临症用药纲目

主　编　何昌善　林绍彬

中国医药科技出版社

内容提要

本书是一部关于疾病和药物的大型医药专著。全书共收载360多种常见病、疑难病，按照病症类型分20章，每个病种的具体内容包括基本概述、治疗原则和用药精选三个部分。基本概述主要阐述具体病症的病因、症状和分类等内容。治疗原则主要介绍当代对该病症进行治疗的主要方法。用药精选收载中西药品6000余种，全面介绍治疗各种病症的西药和中成药。每种西药内容项目有适应证、用法用量、不良反应、禁忌、制剂等，中成药内容有处方组成、功能主治、用法用量、使用注意等。本书适用于广大医药工作者临症选药、用药参考使用，也适合患者及其家属阅读。

图书在版编目（CIP）数据

临症用药纲目/何昌善，林绍彬主编．—北京：中国医药科技出版社，2017.8
ISBN 978－7－5067－8884－7

Ⅰ.①临…　Ⅱ.①何…　②林…　Ⅲ.①临床药学　Ⅳ.①R97

中国版本图书馆CIP数据核字（2016）第310913号

美术编辑　陈君杞
版式设计　张　璐

出版　中国医药科技出版社
地址　北京市海淀区文慧园北路甲22号
邮编　100082
电话　发行：010－62227427　邮购：010－62236938
网址　www.cmstp.com
规格　889×1194mm 1/16
印张　97 1/4
字数　3827千字
版次　2017年8月第1版
印次　2017年8月第1次印刷
印刷　三河市万龙印装有限公司
经销　全国各地新华书店
书号　ISBN 978－7－5067－8884－7
定价　960.00元

编委会

前　言

《临症用药纲目》是一部关于疾病和药物的大型医药专业书，是对当代医药科技进步的系统总结。全书收载了头痛、发热、高血压、糖尿病、肝炎、肺癌等360多种病症，基本收全了所有的常见病、疑难病，同时针对每个具体病症，列出了可用于治疗该病症的中西药品，力求为普天下老百姓临症用药提供一部既专业又通俗易读的大型医药参考书籍。

明代伟大的医药学家李时珍编著的《本草纲目》，载有药物1892种，收集医方11096个，对我国16世纪以前所有药物进行全面收载和总结，为当时的病症用药提供了最全面的医药大典。《本草纲目》对后世医药学的发展发挥了巨大作用，从17世纪起，陆续被译成日、德、英、法、俄等多国文字，享誉全世界，对现代临症用药仍然具有重要的参考价值。

随着现代医药科技的飞速发展，今天人类对疾病的认识又达到了一个新的高度，对药物的探索又取得了新的成果，越来越多的新药研发成功，使更多的病症实现了药到病除的效果。为了全面展示当今医药学家治病用药的最佳方案，充分体现现代医药科技的最新成果，让广大医药工作者和人民群众能够充分享用现代医药科技进步和新药研发上市带来的巨大恩赐，我们组织100多位医药学家，历时十余载，编写了《临症用药纲目》。

本书按照疗效显著、安全低毒、中西兼顾、临床首选的原则，对360多种常见病、疑难病的用药选择进行综合比较，从目前众多中西药品中精选出针对性强、疗效确切的品种进行详细介绍，同时列出了可用于治疗该病症的所有中西药品，供广大医务工作者临症选药、用药参考使用。

该书编写的宗旨，一是对现代医药科技发展和临症用药情况进行全面总结，充分体现现代医药科技进步成果；二是针对具体病症把当今国内外最好的药物介绍给广大医务工作者；三是尝试规范每种病症的正确用药行为，尽量避免不当用药造成的浪费和伤害。

由于编者水平有限，书中若有疏漏或不妥之处，真诚希望广大读者批评指正。特别需要说明的是，本书内容仅供参考，具体病症的用药治疗应由专业医师决定。

《临症用药纲目》编委会

2017年6月

目　录

第一章　呼吸系统病症

1. 感冒

〔基本概述〕

感冒是由多种病毒(鼻病毒、冠状病毒、流感病毒等)感染而引起的上呼吸道感染性疾病。常于机体抵抗力降低时,如受寒、劳累、淋雨等情况,原已在体内定植的或由外界侵入的病毒或细菌迅速生长繁殖,引起本病。临床表现以鼻塞、咳嗽、头痛、恶寒发热、全身不适为其特征。

感冒 90% 左右由病毒引起,细菌感染常继发于病毒感染之后。本病病程一般 5 ~ 7 天,但部分患者易继发支气管炎、肺炎、副鼻窦炎等,少数患者可并发急性心肌炎、肾炎、风湿热等。

中医学认为,感冒是由外邪侵袭人体所致的常见外感疾病,临床早期表现为咽部不适、干燥或疼痛,继之有鼻塞、喷嚏、流涕等,部分患者有咳嗽、痰少或咳白色泡沫痰,重者可有发热、头痛、乏力、全身不适、肌肉疼痛、纳差等。

感冒总体上分为普通感冒(上呼吸道感染)和流行性感冒两大类。

(一)普通感冒

普通感冒是由多种病毒引起的呼吸道常见病,其中以鼻病毒和冠状病毒为主要致病病毒。普通感冒虽多发于初冬,但任何季节,如春季、夏季也可发生,不同季节感冒的致病病毒并非完全一样。由于外感邪气不同、人体体质强弱不一,普通感冒又有风寒感冒、风热感冒和体虚感冒等的不同,并有夹湿、夹暑的兼症等。

1. 风寒感冒

为风寒之邪侵袭肌表所致。临床症状表现为恶寒重,发热轻,无汗,头痛,肢节疼痛,鼻塞声重,喷嚏,时流清涕,咳嗽,痰清稀色白。舌苔薄白而润,脉浮或浮紧。

2. 风热感冒

为风热之邪侵袭肌表所致。临床症状表现为发热,微恶风,汗出不畅,口干而渴,头痛咽痛,鼻塞浊涕,咳嗽痰稠。舌红,苔薄黄,脉浮数。

3. 暑湿感冒

为夏季暑湿侵袭肌体所致。临床症状表现为发于夏季,发热,汗出热不解,鼻塞,流浊涕,头昏重胀痛,身重倦怠,心烦口渴,胸闷欲呕,尿短赤。舌红,苔黄腻,脉濡数。

4. 体虚感冒

素体虚弱,卫表不固,极易为外邪侵袭而致感冒。体虚感冒又分气虚和阴虚等类型。气虚感冒的主要症状:恶寒发热,头痛鼻塞,倦怠乏力,气短懒言,反复发作,稍有不慎则易发病,舌淡,苔薄白,脉浮而无力。阴虚感冒的主要症状:头痛身热,微恶风,无汗或微汗,舌红,苔剥脱或无苔,脉细数。

(二)流行性感冒

流行性感冒简称流感,中医称"时行感冒",是由流感病毒引起的一种常见的急性呼吸道传染病。以冬、春季多见,临床以高热、乏力、头痛、全身酸痛等全身中毒症状重而呼吸道症状较轻为特征。

流感病毒分为甲、乙、丙三型,其特点是容易发生变异。流感病毒不耐热,100℃1 分钟或 56℃30 分钟即可灭活,对常用物理与化学消毒方法敏感,如干燥、紫外线照射、乙醇、乙醚、漂白粉等均可灭活流感病毒。但流感病毒耐低温和干燥,真空干燥或-20℃以下仍可存活。

患者和流感病毒携带者是流行性感冒的传染源,潜伏期末到发病初期传染性最强;主要通过空气飞沫传播,密切接触也可以传播,如与污染玩具、物品等接触;人群对流感病毒普遍易感,感染后免疫力可持续一年左右,不同类型流感病毒间没有交叉免疫。

流感病情较重,证候类似。发病初期及轻症患者与普通感冒临床表现差别不大;典型流感多表现为发热(可在 39℃以上)、畏寒、头痛、乏力、全身不适、肌肉酸痛、咽干、咽痛、咳嗽、鼻塞、流涕,部分患者可有恶心、纳差、便秘或腹泻等表现。大多数流感患者在一周内病情逐步缓解;严重者可并发流感病毒性肺炎、继发细菌性肺炎等。

甲型 H1N1 流感是 2009 年首次发现的流感新病种,其病原体是一种新型的甲型 H1N1 流感病毒。与以往的季节性流感病毒不同,该病毒包含有猪流感、禽流感和人流感三种流感病毒的基因片段。人群对甲型 H1N1 流感病毒普遍易感,并可以人传染人。

甲型 H1N1 流感属于甲型流感的一种。甲型流感病毒有上百种不同的亚型,对于这些亚型的不同命名,来自于 H 和 N 的不同。甲型流感病毒的不同亚型,由于基因序列的不同变化,在病毒的传播性、致死率等方面会有很大的差异。

人感染甲型 H1N1 流感病毒后的早期症状与普通流感

相似,包括发热、咳嗽、咽痛、身体疼痛、头痛、恶寒和疲劳等,有些还会出现腹泻或呕吐、肌肉痛或眼发红等。少数病例病情重,进展迅速,可出现病毒性肺炎,合并呼吸衰竭、多脏器功能损伤,严重者可致死亡。

(三)小儿感冒

小儿感冒与成人略有不同,年幼体弱患儿临床表现症状较重,症情复杂多变,常见夹滞、夹惊等兼症。一些急性传染病的早期,在小儿也可表现为类似感冒的症状,容易导致误诊误治。(详见本书小儿感冒篇)

〔治疗原则〕

感冒病毒最易经由鼻咽腔分泌物传染,预防的重点就是要多洗手,不要共享毛巾。

流感大多属于自限性病毒感染,患者可适当休息,多饮水,进食以清淡饮食为主。对症状严重者可对症治疗,发热、头痛、肌肉疼痛明显者可服用对乙酰氨基酚或阿司匹林(小儿避免使用阿司匹林,以免引起 Reye 综合征);咳嗽者可选用复方甘草片(溶液)或喷托维林治疗;进食不佳者可适当短期补液,如葡萄糖氯化钠或葡萄糖注射液,可加入维生素 C。流感抗病毒治疗的药物有金刚烷胺、金刚乙胺、奥司他韦、扎那米韦等,这些药物需要早期应用,同时奥司他韦、扎那米韦对密切接触者还有预防作用。

一般感冒不需使用抗生素,只需多喝水、多休息,在感冒流行时减少出入公共场所。若有咳嗽、咳痰、流鼻涕、鼻塞则可依不同症状给予药物治疗以减轻不适。

感冒可能会继发细菌感染,但也不宜随便使用抗菌药物治疗。在人体免疫系统杀死病毒后,绝大部分感染会自动痊愈。抗菌药物一般对感冒治疗无效,只有患者继发细菌感染后才需加用抗菌药物。盲目的抗菌药物治疗会增强细菌的耐药性,从而损害人体正常免疫系统。

中医对感冒以"表证"立论,又分风寒、风热、暑湿、虚人外感、时行感冒等。故治疗上应考虑分型分类用药。中医药治疗感冒常有明显效果,而且可供选用的中成药有很多。

〔用药精选〕

一、西药

(一)普通感冒用西药

1. 复方盐酸伪麻黄碱缓释胶囊 Compound Pseudoephedrine Hydrochloride Sustained Release Capsules

本品为复方制剂,含盐酸伪麻黄碱和马来酸氯苯那敏(扑尔敏),能减轻感冒引起的鼻塞、流涕、打喷嚏等症状,是治疗感冒的常用药物之一。

【适应证】本品可减轻普通感冒、流行性感冒引起的上呼吸道症状和鼻窦炎、枯草热所致的各种症状,特别适用于缓解上述疾病的早期临床症状,如打喷嚏、流鼻涕、鼻塞等症状。

【用法用量】口服。成人每 12 小时服 1 粒,24 小时内不应超过 2 粒。

【不良反应】可见头晕、困倦、口干、胃部不适、乏力、大便干燥等。

【禁忌】对本品中任一成分过敏、严重冠状动脉疾病、有精神病史、严重高血压患者禁用。

【孕妇及哺乳期妇女用药】孕妇及哺乳期妇女慎用。

【儿童用药】儿童用量请咨询医师或药师。

【老年用药】老年人应在医师指导下使用。

【其他制剂】复方盐酸伪麻黄碱缓释颗粒;复方伪麻黄碱口服溶液

2. 对乙酰氨基酚 Paracetamol

本品为常用解热镇痛药,通过作用于丘脑下部的体温调节中枢、抑制中枢和外周的前列腺素合成而产生解热镇痛作用,是治疗感冒发热的常用药物之一。

【适应证】用于普通感冒或流行性感冒引起的发热、头痛、关节痛等。也可用于缓解轻至中度疼痛,如头痛、关节痛、偏头痛、牙痛、肌肉痛、神经痛及痛经等。

【用法用量】口服。①成人:一次 0.3 ~ 0.6g,一日 3 ~ 4 次。一日量不超过 2g。②儿童:按体重一次 10 ~ 15mg/kg,每 4 ~ 6 小时一次。12 岁以下的小儿每 24 小时不超过 5 次量。

【不良反应】常规剂量下极少出现不良反应,偶见过敏性皮疹、血小板减少症、粒细胞缺乏症、肝炎等。

【禁忌】对本品成分过敏、严重肝肾功能不全患者禁用。

【孕妇及哺乳期妇女用药】本品可通过胎盘和在乳汁中分泌,孕妇及哺乳期妇女不推荐使用。

【儿童用药】3 岁以下儿童因肝、肾功能发育不全,应避免使用。

【老年用药】老年患者由于肝、肾功能发生减退,半衰期有所延长,易发生不良反应,应慎用或适当减量使用。

【制剂】对乙酰氨基酚片(缓释片、控释片、咀嚼片、泡腾片、分散片、口腔崩解片、胶囊、软胶囊、颗粒、泡腾颗粒、干混悬剂、缓释干混悬剂、糖浆、溶液、口服溶液、口服混悬液、滴剂、混悬滴剂、栓剂、丸、凝胶、注射液)

3. 酚麻美敏片 Compound Hydrobromide Dextromethorphan Tablets

本品为复方制剂,含对乙酰氨基酚、盐酸伪麻黄碱、氢溴酸右美沙芬、马来酸氯苯那敏,具有解热镇痛、减轻鼻黏膜充血、镇咳和抗组胺作用。

【适应证】用于缓解由感冒或流感引起的发热、头痛、咽痛、肌肉酸痛、鼻塞、流涕、打喷嚏、咳嗽等症状。

【用法用量】口服。成人及 12 岁以上儿童:每 6 小时一次,一次 1 ~ 2 片,24 小时不超过 8 片。6 ~ 12 岁儿童:每 6 小时一次,一次 1 片,24 小时不超过 4 片。

【不良反应】偶有轻度嗜睡、多汗、头晕、乏力、恶心、上腹不适、口干和食欲不振、皮疹等,可自行恢复。剂量过大或长期服用可引起造血系统及肝肾损害。

【禁忌】对本品成分及其他拟交感胺类药如肾上腺素、异丙肾上腺素等过敏者禁用。

【孕妇及哺乳期妇女用药】孕妇及哺乳期妇女慎用。

【儿童用药】6岁以下儿童遵医嘱。3岁以下儿童和新生儿因其肝、肾功能发育不全,应避免使用。

【老年用药】60岁以上老年患者应遵医嘱。

【其他制剂】酚麻美敏胶囊(咀嚼片、颗粒、混悬液、口服溶液)

4. 复方氨酚烷胺胶囊 Compound Paracetamol and Amantadine Hydrochloride Capsules

本品为复方制剂,含乙酰氨基酚、盐酸金刚烷胺、马来酸氯苯那敏、人工牛黄、咖啡因。具有抑制前列腺素合成、抑制病毒繁殖、抗过敏和解热镇惊作用。

【适应证】用于缓解普通感冒及流行性感冒引起的发热、头痛、四肢酸痛、打喷嚏、流鼻涕、咽痛等症状,也可用于流行性感冒的预防和治疗。

【用法用量】口服。成人一次1粒,一日2次(早晚各一次)。本品最大剂量一日不宜超过2粒。

【不良反应】①偶见皮疹、恶心、呕吐、出汗、腹痛、厌食及面色苍白等,个别患者初服后出现嗜睡或轻度头晕,停药后症状消失。②偶致高铁血红蛋白症而出现发绀。长期或大量使用对肝、肾功能均有损害。③有时可致幻觉、精神紊乱,偶见有语言含糊不清、不自主眼球运动,一般是中枢神经系统兴奋过度或中毒的表现。④对老年患者,可致排尿困难、昏厥,常引起直立性低血压。⑤偶见白细胞减少。⑥较顽固的不良反应有注意力不能集中、头晕、目眩、易激动、厌食、神经质、皮肤出现紫红色网状斑点或网状青斑、睡眠障碍、梦魇等。少见头痛、视物模糊、口鼻及喉干、便秘、疲劳无力等。⑦长期服用可见下肢肿胀。

【禁忌】对本品成分过敏、活动性消化道溃疡患者禁用。

【孕妇及哺乳期妇女用药】本品中金刚烷胺、对乙酰氨基酚、人工牛黄均可通过胎盘,可能会对胎儿造成不良影响,对胚胎有毒性且能致畸;除人工牛黄不详外,均能通过乳汁分泌,故孕妇及哺乳期妇女禁用。

【儿童用药】不推荐使用。

【老年用药】因肝、肾功能减退,应慎用;或遵医嘱。

【其他制剂】复方氨酚烷胺片(分散片、颗粒)

5. 复方酚咖伪麻胶囊 Compound Paracetamol Caffeine and Pseudoephedrine Hydrochloride Capsules

本品为复方制剂,含对乙酰氨基酚、马来酸氯苯那敏、盐酸氯哌丁、盐酸伪麻黄碱、咖啡因、菠萝酶。具有解热镇痛、收缩上呼吸道毛细血管、抗组胺、抑制咳嗽中枢、消除炎症与水肿的作用。

【适应证】用于缓解普通感冒或流行性感冒引起的发热、头痛、咽痛、鼻塞、流涕、打喷嚏、咳嗽及全身酸痛。

【用法用量】口服。成人一次2粒,一日3次。7~14岁儿童减半,饭后服用。

【不良反应】有轻度头晕、乏力、恶心、上腹部不适、口干、食欲缺乏和皮疹,可自行恢复。

【禁忌】对本品中任一成分过敏者禁用。

【孕妇及哺乳期妇女用药】孕妇及哺乳期妇女慎用。

【儿童用药】7岁以下儿童用量请咨询医师或药师。

【老年用药】老年人使用本品前请咨询医师或药师。

6. 阿司匹林 Aspirin

阿司匹林是一种历史悠久的解热镇痛药,诞生于1899年3月6日。到目前为止,阿司匹林已应用百年,成为世界医药史上三大经典药物之一。阿司匹林能抑制前列腺素的合成,产生良好的解热、镇痛、抗炎、抗风湿作用。现代研究认为,阿司匹林在体内具有抗血栓的作用,它能抑制血小板的释放反应,抑制血小板的聚集,阻止血栓形成,减少心血管事件的发生,可用于预防心脑血管疾病的发作。

【适应证】用于发热(感冒、流感等)、疼痛(头痛、牙痛、神经痛、肌肉痛和痛经等)、风湿病(急性风湿热、风湿性关节炎、类风湿关节炎),以及预防暂时性脑缺血发作、心肌梗死或其他手术后的血栓形成。

近年来,由于发现阿司匹林不良反应较多,因此在感冒方面的应用较少,更多的是用于心脑血管方面。

【用法用量】口服。①成人常用量:抑制血小板聚集,用小剂量,如50~150mg,每24小时一次。

②心脑血管疾病一级预防:一次75~100mg,一日一次;心脑血管疾病二级预防:一次75~150mg,一日一次。

③急性心肌梗死、冠状动脉内药物洗脱支架植入术后:1个月内,建议一次300mg,一日一次。以上肠溶片不可掰开或嚼服。

④急性冠状动脉综合征急诊PCI术前:顿服300mg,应使用非肠溶片或嚼服肠溶片。

⑤小儿常用量:请遵医嘱。

【不良反应】①常见的有恶心、呕吐、上腹部不适或疼痛等胃肠道反应,停药后多可消失。②长期或大剂量服用可有胃肠道出血或溃疡,表现为血性或柏油样便,胃部剧痛或呕吐血性或咖啡样物。③血液系统:凝血酶原减少、凝血时间延长、贫血、粒细胞减少、血小板减少、出血倾向。④在服用一定疗程,血药浓度达200~300μg/L后出现中枢神经症状,表现为头痛、眩晕、可逆性耳鸣、视力和听力减退。用药量过大时,可出现精神错乱、惊厥甚至昏迷等。⑤过敏反应:表现为哮喘、荨麻疹、血管神经性水肿或休克。⑥剂量过大可引起可逆性肝、肾功能损害,停药后可恢复。但有引起肾乳头坏死的报道。

【禁忌】下列情况应禁用:①活动性溃疡病或其他原因引起的消化道出血、出血倾向(出血体质)、血友病或血小板减少症。②有阿司匹林或其他非甾体抗炎药过敏史者,尤其是出现哮喘、神经血管性水肿或休克者。③对阿司匹林及对其他解热镇痛药过敏者。④严重肝、肾功能不全者。

【孕妇及哺乳期妇女用药】本品易于通过胎盘,并可由乳汁分泌,故妊娠期、哺乳期妇女禁用。

【儿童用药】发热伴脱水的患儿慎用。儿童或青少年服用可能发生少见但致命的Reye综合征。

【老年用药】老年患者由于肾功能下降,服用本品易出现毒性反应。

【制剂】①阿司匹林片(缓释片、分散片、咀嚼片、肠溶片、泡腾片、缓释胶囊、肠溶胶囊、散、栓)②阿司匹林精氨酸盐松针

7. 布洛伪麻片 Ibuprofen and Pseudoephedrine Hydrochloride Tablets

本品含布洛芬和盐酸伪麻黄碱,具有解热镇痛及减轻鼻黏膜充血作用。

【适应证】用于感冒、急性鼻炎、急性鼻窦炎等引起的发热、头痛、鼻塞、流涕、咽喉痛、全身酸痛等症状。

【用法用量】饭后口服。成人一次1片,一日3次,24小时内不得超过4次。

【不良反应】可引起胃部不适、恶心、呕吐、食欲不振、口干、心悸、头痛、眩晕等不良反应,一般症状较轻,停药后消失。罕见皮疹。

【禁忌】对本品及其他非甾体抗炎药过敏者禁用。

【孕妇及哺乳期妇女用药】孕妇及哺乳期妇女慎用。

【儿童用药】儿童用量请咨询医师或药师。

【老年用药】老年患者慎用。

【其他制剂】布洛伪麻分散片(缓释片、胶囊、软胶囊、干混悬剂、颗粒)

8. 氨酚伪麻胶囊 Paracetamol And Pseudoephedrine Hydrochloride Capsules

本品含对乙酰氨基酚和盐酸伪麻黄碱,具有解热、镇痛、收缩鼻黏膜血管、消除鼻黏膜充血、减轻鼻塞的作用。

【适应证】用于感冒引起的发热、头痛、周身四肢酸痛、打喷嚏、流涕、鼻塞等症状。

【用法用量】口服。成人一次1~2粒,一日3次。或遵医嘱。

【不良反应】偶见轻度恶心、上腹部不适、头晕等。

【禁忌】对本品成分过敏者禁用。

【孕妇及哺乳期妇女用药】孕妇、哺乳期妇女服用前应咨询医生。

【儿童用药】12岁以下儿童不宜服用。

【老年用药】老年患者慎用或遵医嘱。

【其他制剂】氨酚伪麻片(咀嚼片、颗粒、分散片、滴剂)

9. 氨酚伪麻那敏胶囊 Paracetamol Pseudoephedrine Hydrochloride And Chlorphenamine Maleate Capsules

本品含对乙酰氨基酚、盐酸伪麻黄碱和马来酸氯苯那敏,具有解热镇痛及减轻鼻黏膜充血、肿胀作用。

【适应证】用于感冒引起的各种症状,如发热、头痛、关节痛、打喷嚏、流涕、鼻塞等。

【用法用量】口服。成人一次2粒,一日3次,或遵医嘱。

【不良反应】轻度嗜睡、上腹不适、头晕、纳差、皮疹、乏力、口干等。

【禁忌】对本品任一成分过敏者禁用。

【孕妇及哺乳期妇女用药】孕妇及哺乳期妇女慎用。

【儿童用药】12岁以下小儿不宜服用。

【老年用药】60岁以上患者应遵医嘱。

【其他制剂】氨酚伪麻那敏片(咀嚼片、分散片、颗粒、泡腾颗粒、溶液)

10. 氨咖黄敏胶囊 Paracetamol, Caffein, Atificial Cowbezoar and Chlorphenamine Maleate Capsules

本品为复方制剂,含对乙酰氨基酚、咖啡因、马来酸氯苯那敏、人工牛黄,具有解热镇痛、减轻流涕和鼻塞、打喷嚏症状及解热镇惊作用。

【适应证】用于缓解普通感冒及流行性感冒引起的发热、头痛、鼻塞、咽痛等症状。

【用法用量】口服。成人一次1~2粒,一日3次。

【不良反应】偶见粒细胞、血小板减少,厌食、恶心、呕吐、皮疹等不良反应。

【禁忌】对本品过敏、活动性消化道溃疡患者禁用。

【孕妇及哺乳期妇女用药】本品中对乙酰氨基酚、人工牛黄均可通过胎盘,可能会对胎儿造成不良影响,对胚胎有毒性且能致畸;除人工牛黄不详外,均能通过乳汁分泌,故孕妇及哺乳期妇女禁用。

【儿童用药】儿童不推荐使用。

【老年用药】老年患者因肝、肾功能减退,应慎用。

【其他制剂】氨咖黄敏片(颗粒、口服溶液)

11. 酚美愈伪麻口服溶液 Compound Pseudoephedrine Hydrochloride Oral Solution

本品为复方制剂,含对乙酰氨基酚、盐酸伪麻黄碱、氢溴酸右美沙芬、愈创木酚甘油醚,具有解热镇痛、消除鼻咽部黏膜充血、减轻流涕鼻塞、抑制咳嗽中枢、使呼吸道腺体分泌增加的作用,能缓解由于感冒或流感引起的各种症状。

【适应证】用于缓解普通感冒或流行性感冒引起的发热、头痛、咽痛、周身酸痛、鼻塞、流涕、咳嗽、咯痰等症状。

【用法用量】口服。成人及12岁以上儿童一次20ml,每4~6小时一次,每24小时不超过4次。6~12岁儿童用量减半,用药不超过5日。

【不良反应】有时有轻度头晕、乏力、恶心、上腹部不适、口干、食欲缺乏和皮疹等,可自行恢复。

【禁忌】对本品过敏、严重肝、肾功能不全患者禁用。

【孕妇及哺乳期妇女用药】孕妇及哺乳期妇女慎用。

【老年用药】老年人慎用。

【制剂】酚美愈伪麻口服溶液;酚美愈伪麻分散片

12. 氨酚美伪麻片(日片)/苯酚伪麻片(夜片) Compound Pseudoephedrine Hydrochloride Day& Night Tablets

氨酚美伪麻片为黄色片(日片),含对乙酰氨基酚、盐酸伪麻黄碱、氢溴酸右美沙芬;苯酚伪麻片为蓝色片(夜片),含对乙酰氨基酚、盐酸伪麻黄碱、盐酸苯海拉明。本品具有解

热镇痛、镇咳及减轻鼻黏膜充血作用。

【适应证】本品适用于治疗和减轻感冒引起的发热、头痛、周身四肢酸痛、打喷嚏、流涕、鼻塞、咳嗽等症状。

【用法用量】口服。氨酚美伪麻片:成人和12岁以上儿童,白天每6小时服1~2片,一日2次。苯酚伪麻片:成人和12岁以上儿童,夜晚或临睡前服1~2片。

【不良反应】有时有轻度头晕、乏力、恶心、上腹部不适、口干和食欲不振等,一般可自行恢复。

【禁忌】对日片或夜片中任一药物组分过敏者禁用。

【孕妇及哺乳期妇女用药】妊娠期及哺乳期妇女慎用。

【儿童用药】儿童服用含乙醇过量的饮料对本品易引起过敏。12岁以下儿童患者请遵医嘱。

【老年用药】60岁以上老年患者请遵医嘱。

13. 美愈伪麻胶囊 Guaifenesin, Pseudoephedrine Hydrochloride and Dextromethorphan Hydrobromide Capsules

本品为复方制剂,含愈创木酚甘油醚、盐酸伪麻黄碱、氢溴酸右美沙芬,具有镇咳、祛痰和收缩上呼吸道黏膜血管的作用。

【适应证】抗鼻塞、镇咳、祛痰。用于感冒等疾病引起的鼻咽黏膜充血、鼻塞、打喷嚏、流涕,支气管炎引起的咳嗽、咳痰等对症治疗。

【用法用量】口服。成人一次1~2粒,每6小时一次,或遵医嘱。

【不良反应】胃肠不适,偶见恶心、口干等,可很快消失,自行恢复。

【禁忌】对本品成分过敏、严重冠状动脉疾患或严重高血压及有精神病史患者禁用。

【孕妇及哺乳期妇女用药】孕妇及哺乳期妇女服用本品前应咨询医生。

【儿童用药】请遵医嘱。

【老年用药】请遵医嘱。

【其他制剂】美愈伪麻分散片(颗粒、口服溶液)

14. 双扑伪麻胶囊 Paracetamol Pseudoephedrine Hydrochloride and Chlorphenamine Maleate Capsules

本品为解热镇痛及非甾体抗炎镇痛药,含对乙酰氨基酚、盐酸伪麻黄碱、马来酸氯苯那敏,具有解热镇痛及减轻鼻黏膜充血、肿胀作用。

【适应证】用于感冒引起的各种症状,如发热、头痛、关节痛、喷嚏、流涕、鼻塞等。

【用法用量】口服。成人一次2粒,一日3次,或遵医嘱。

【不良反应】轻度嗜睡、上腹部不适、头晕、纳差、皮疹、乏力、口干等。

【禁忌】对本品任一成分过敏者禁用。

【孕妇及哺乳期妇女用药】孕妇及哺乳期妇女慎用。

【儿童用药】12岁以下小儿不宜服用。

【老年用药】60岁以上患者应遵医嘱。

【其他制剂】双扑伪麻片(分散片、颗粒、口服溶液)

15. 氨酚咖黄烷胺片 Paracetamol, Caffeine, Artificial Cow-bezoar and Amantadine Hydrochloride Tablets

本品为复方制剂,含对乙酰氨基酚、盐酸金刚烷胺、咖啡因、人工牛黄。本品通过抑制前列腺素合成、抑制病毒繁殖而发挥解热镇痛、抗流感病毒和解热镇惊作用。

【适应证】用于缓解普通感冒或流行性感冒引起的发热、头痛、鼻塞、咽喉痛等症状。

【用法用量】口服。成人一次1片,一日2次。

【不良反应】偶见白细胞或血小板减少、厌食、恶心、呕吐、皮疹等。

【禁忌】对本品过敏、严重肝、肾功能不全患者禁用。

【孕妇及哺乳期妇女用药】孕妇及哺乳期妇女慎用。

(二)流行性感冒用西药

1. 盐酸金刚烷胺 Amantadine Hydrochloride

本品是最早用于抑制流感病毒的抗病毒药,能阻止甲型流感病毒穿入呼吸道上皮细胞,对已经穿入细胞内的病毒亦有影响病毒初期复制的作用。近年来发现本品有抗帕金森病的作用。

【适应证】用于预防或治疗甲型流感病毒所引起的呼吸道感染。本品与灭活的甲型流感病毒疫苗合用时可促使机体产生预防性抗体。也可用于帕金森病。

【用法用量】口服。抗病毒:成人一次200mg,一日一次,或一次100mg,每12小时一次,最大量为一日200mg。肾功能障碍者应减少剂量。小儿常用量:1~9岁,每8小时按体重1.5~3mg/kg,或每12小时按体重2.2~4.4mg/kg,也有推荐每12小时按体重用1.5mg/kg的,一日最大量勿超过150mg;9~12岁,每12小时口服100mg;12岁或12岁以上,一般同成人量。

【不良反应】①常见:眩晕、失眠、幻觉、精神混乱;情绪或其他精神改变。②少见:视力模糊、便秘、口鼻及喉干、头痛、皮疹、经常疲劳或无力、呕吐、排尿困难、昏厥。③罕见:语言含糊不清,或不能控制的眼球滚动;咽喉炎及发热。④持续存在或比较顽固难以消失:注意力不集中,头晕目眩,易激动;食欲消失,恶心,神经质,皮肤出现紫红色网状斑点或网状青斑,睡眠障碍或恶梦。⑤长期服用:足部或下肢肿胀,不能解释的呼吸短促,体重迅速增加。⑥逾量中毒:惊厥;严重者情绪或其他精神改变,严重的睡眠障碍或恶梦。

【禁忌】对本品过敏者禁用。

【孕妇及哺乳期妇女用药】本品可通过胎盘,对胚胎有毒性且致畸,孕妇应慎用。本品可由乳汁排泄,哺乳期妇女禁用。

【儿童用药】新生儿与1岁以下婴儿禁用。

【老年用药】慎用。

【制剂】盐酸金刚烷胺片(胶囊、颗粒、糖浆)

2. 盐酸金刚乙胺 Rimantadine Hydrochloride

本品为人工合成抗病毒药,是预防流感和进行流感早期治疗的有效药物。与金刚烷胺相比，本品不良反应发生率较低。

【适应证】用于预防甲型流感病毒株引起的感染，包括禽流感 H5N1、H5N2，甲型 H1N1 流感。本品补充接种的预防作用，可用于儿童及成人，特别推荐用于具有高度危险性的个体，如老年人、免疫缺陷患者、慢性病患者及胰管黏稠物阻塞症和禁忌或不可能接种的个体。不推荐用于 H7N9 流感。

【用法用量】口服。成人及 10 岁以上儿童为一日 0.2g，可一次或分 2 次给药。预防性治疗的开始及持续时间依接触类型而定。与病毒性流感患者密切接触如为同一家庭的成员时，应在 24～48 小时内开始给药，并持续 8～10 日。无密切接触而进行季节性预防，应在病原体鉴定为 A 型流感病毒后即开始给药。预防性治疗应持续 4～6 周。老人因肾清除率随年老而降低，剂量可减至一日 0.1g 或分 2 次给药。1～10 岁儿童，一日 5mg/kg（不超过 150mg），一次或分 2 次服。

【不良反应】①胃肠道反应：恶心，呕吐，腹痛，食欲不振，腹泻。②神经系统障碍：神经过敏，失眠，集中力差，头晕，头痛，老年人步态失调。③其他：无力，口干等。

【禁忌】对金刚烷类药物过敏、严重肝功能不全患者禁用。

【孕妇及哺乳期妇女用药】只有能够证明服用本品对母子的益处大于害处时，才能考虑使用本品。

【儿童用药】1 岁以下婴儿使用本品尚无经验，故不推荐使用。

【制剂】盐酸金刚乙胺片（颗粒、糖浆、口服溶液）

3. 奥司他韦 Oseltamivir

本品为一种非常有效的抗病毒药，对禽流感病毒 H5N1 和 H9N2 有抑制作用，是目前治疗流感的常用药物之一，也是公认的抗禽流感、甲型 H1N1 流感病毒最有效的药物。本品特异性地抑制神经氨酸酶，通过干扰病毒从被感染的宿主细胞中释放，减少甲型或乙型流感病毒的传播。

【适应证】①用于成人及 1 岁和 1 岁以上儿童的甲型和乙型流感的治疗。特别适用于甲型 H1N1 流感的治疗。②用于成人及 13 岁和 13 岁以上青少年的甲型和乙型流感的预防。

【用法用量】口服 5 日，在流感症状开始的 36 小时内开始治疗。①成人和 13 岁以上青少年：一次 75mg，一日 2 次。②1 岁以上儿童：体重≤15kg，一次 30mg，一日 2 次；体重在 15～23kg，一次 45mg，一日 2 次；体重在 23～40kg，一次 60mg，一日 2 次；体重 >40kg，同成人剂量。

预防：在密切接触感染者后 2 日内开始用药，或流感季节时预防流感。一次 75mg，一日一次，至少 7 日。有数据表明，连用药物 6 周安全有效，服药期间一直具有预防作用。

【不良反应】极少见发红、皮疹、皮炎和大疱疹、肝炎和 AST 及 ALT 升高、胰腺炎、血管性水肿、喉部水肿、支气管痉挛、面部水肿、嗜酸粒细胞升高、白细胞下降和血尿。

【禁忌】对奥司他韦及制剂中任何成分过敏者禁用。

【孕妇及哺乳期妇女用药】只有在确认药物的潜在利益大于潜在危险时，孕妇和哺乳期妇女才可以使用本品。

【制剂】磷酸奥司他韦胶囊（颗粒）

4. 扎那米韦 Zanamivir

本品为一种新的抗病毒药物。美国 FDA 于 1999 年 8 月批准用于治疗 A 型和 B 型流感，我国于 2010 年批准用于治疗甲型 H1N1 流感等。本品通过抑制流感病毒的神经氨酸酶而改变流感病毒在感染细胞内的聚集和释放。

【适应证】用于成年患者和 12 岁以上的青少年患者，治疗由 A 型和 B 型流感病毒引起的流感。

【用法用量】本品经口吸入给药。使用前患者应在其主治医生的指导下学习吸入剂正确使用，可能的话应由医师示范使用方法。患者也要仔细阅读并遵守药品包装内的使用说明。本品可用于成年患者和 12 岁以上的青少年患者，一日 2 次，间隔约 12 小时。一次 10mg，分 2 次吸入，或者一次 5mg，连用 5 日。随后数日 2 次的服药时间应尽可能保持一致，剂量间隔 12 小时（如早晨或傍晚）。患者即使感到症状好转也应完成 5 日疗程，并应被告知服用扎那米韦不能减少流感传染的危险性。

【不良反应】本品对哮喘或慢性阻滞性肺疾病患者治疗无效，甚至可能引起危险。对轻、中度支气管哮喘的患者，可诱发支气管痉挛。其他不良反应有轻微头痛、腹泻、恶心、呕吐、眩晕等，发生率低于 2%。

【禁忌】对本品过敏者禁用。

【孕妇及哺乳期妇女用药】慎用。

【制剂】扎那米韦吸入粉雾剂

5. 利巴韦林 Ribavirin

本品是最常用的广谱强效抗病毒药，广泛应用于病毒性疾病的防治。对多种病毒如呼吸道合胞病毒、流感病毒、单纯疱疹病毒、甲肝病毒、腺病毒等都具有抑制作用。

【适应证】用于呼吸道合胞病毒引起的病毒性肺炎和支气管炎；肝功能代偿期的慢性丙型肝炎患者；甲型、乙型流感和副流感病毒感染；病毒性上呼吸道感染；皮肤疱疹病毒感染；疱疹性口腔炎、单纯疱疹病毒性角膜炎；流行性出血热、小儿腺病毒肺炎、腮腺炎、甲型病毒性肝炎、带状疱疹等。

【用法用量】口服。①病毒性呼吸道感染：成人一次 0.15g，一日 3 次，疗程 7 日。②皮肤疱疹病毒感染：成人一次 0.3g，一日 3 次，疗程 7 日。③小儿一日按体重 10mg/kg，分 4 次服用，疗程 7 日。6 岁以下小儿口服剂量未定。

【不良反应】常见的有贫血、乏力等，停药后即消失。较少见的有疲倦、头痛、失眠、食欲减退、恶心、呕吐等，并可致红细胞、白细胞及血红蛋白下降。

【禁忌】①对本品中任何成分过敏者禁用。②胰腺炎患者不可使用本品。③有心脏病史或明显心脏病症状患者不可使用本品。④禁用于血红蛋白异常、重度虚弱患者、重度肝功能异常或失代偿期肝硬化、自身免疫病（包括自身免疫性肝炎)、不能控制的严重精神失常及儿童期严重精神病史者。

【孕妇及哺乳期妇女用药】本品有较强的致畸作用,故禁用于孕妇和有可能怀孕的妇女;少量药物由乳汁排泄,因此哺乳期妇女在用药期间需暂停哺乳,乳汁也应丢弃。

【老年用药】老年人不推荐应用。

【制剂】①利巴韦林片;②利巴韦林分散片;③利巴韦林含片;④利巴韦林胶囊;⑤利巴韦林颗粒;⑥利巴韦林泡腾颗粒;⑦利巴韦林口服溶液;⑧利巴韦林眼膏;⑨利巴韦林滴眼液;⑩利巴韦林滴鼻液;⑪利巴韦林喷剂;⑫利巴韦林气雾剂;⑬利巴韦林注射液;⑭注射用利巴韦林

6. 帕拉米韦氯化钠注射液 Peramivir and Sodium Chloride Injection

本品为强效、选择性的流感病毒神经氨酸酶抑制剂。其活性代谢产物通过抑制甲型和乙型流感病毒的神经氨酸酶,而阻止新形成的病毒颗粒从被感染细胞内释放和感染性病毒在人体内进一步传播。

【适应证】主要用于流感病毒引起的普通流行性感冒、甲型流行性感冒。

【用法用量】静脉滴注,成人一次 100ml,一日 3 次。严重者适当调整剂量或遵医嘱。

【不良反应】主要是支气管炎、咳嗽等,此外还有中枢神经系统的不良反应,如眩晕、头痛、失眠、疲劳等。消化系统不良反应小。

【禁忌】对本品及其同类药物过敏者禁用。

附:用于感冒的其他西药

1. 马来酸氯苯那敏 Chlorphenamine Maleate

【适应证】本品又名扑尔敏,为抗组胺类药。适用于过敏性鼻炎、血管舒缩性鼻炎,以及缓解流泪、打喷嚏、流涕等感冒症状。也可用于皮肤过敏症,如荨麻疹、湿疹、皮炎、药疹、皮肤瘙痒症、神经性皮炎、虫咬症、日光性皮炎等。

2. 盐酸氨溴索 Ambroxol Hydrochloride

见本章“3. 咳嗽”。

3. 氢溴酸右美沙芬 Dextromethorphan Hydrobromide

见本章“3. 咳嗽”。

4. 美扑伪麻口服溶液(片、分散片、胶囊、颗粒、干混悬剂)Compound Dextromethorphan Hydrobromide Solution

【适应证】本品用于减轻普通感冒和流行性感冒引起的发热、头痛、全身酸痛、打喷嚏、流涕、鼻塞、咳嗽、咽痛等症状。

5. 酚氨咖敏片(胶囊、颗粒)Paracetamol, Aminophenazone, Caffeine and Chlorphenamine Maleate Tablets

【适应证】用于感冒,发热,头痛,神经痛及风湿痛等。

6. 对乙酰氨基酚维生素 C 泡腾片 Paracetamol and Vitamin C Effervescent Tablets

【适应证】用于成人及 25kg 以上儿童解热及镇痛,如普通感冒,流行性感冒,头痛,牙痛,痛经等。

7. 麻敏维 C 缓释胶囊 Pseudoephedrine Hydrochloride, Chlorphenamine Maleateand Vitamine C Sustained Release Capsules

【适应证】用于减轻感冒,过敏性鼻炎,鼻炎及鼻窦炎引起的鼻充血症状。

8. 复方甲麻口服溶液 Compound Mephedrine Hydrochloride Oral Solution

【适应证】用于治疗和减轻感冒引起的各种症状,如发热,头痛,周身四肢酸痛,流涕,打喷嚏,咳嗽,咳痰等症状。

9. 氨麻苯美片 Composite Pseudoephedrin Hydrochlorid Tablets

【适应证】用于治疗和减轻感冒引起的发热,头痛,周身及四肢酸痛,打喷嚏,流涕,鼻塞,咳嗽等症状。

10. 酚麻美敏胶囊 Compound Pseudoe-phedrine Hydrochloride Capsules

【适应证】适用于缓解由普通感冒或流行性感冒引起的发热,头痛,咽痛,肌肉酸痛,鼻塞,流涕,打喷嚏,咳嗽等症状。

11. 呱西替柳 Guacetisal

【适应证】用于由感冒、急性支气管炎及慢性支气管炎急性发作等引起的头痛,发热,咳嗽,多痰等症状的对症治疗。

12. 美羧伪麻胶囊(片、颗粒)Composite Carbocisteine Capsules

【适应证】用于治疗和减轻感冒、支气管炎等疾病引起的鼻塞、咳嗽、咯痰等。

13. 布洛芬 Ibuprofen

见第七章“93. 痛风”。

14. 右旋布洛芬片(胶囊、栓、口服混悬液)Dexibuprofen Tablets

见第十二章“142. 痛经”。

15. 右酮洛芬片(肠溶片、胶囊)Dexketoprofen Tablets

【适应证】用于治疗不同病因的轻、中度疼痛,如感冒发热引起的全身疼痛等。

16. 右旋酮洛芬氨丁三醇片(胶囊)Dexketoprofen Trometamol Tablets

【适应证】用于治疗不同病因的轻、中度疼痛,如感冒发热引起的全身疼痛等。

17. 复方布洛伪麻缓释片 Compound Ibuprofen and Pseudoephedrine Hydrochloride Sustained Release Tablets

【适应证】用于缓解普通感冒或流行性感冒引起的发热、头痛、咽喉痛、四肢酸痛、关节痛、鼻塞、流涕、打喷嚏等症状。

18. 阿酚咖片 Aspirin Paracetamol and Caffeine Tablets

见第十二章“142. 痛经”。

19. 复方福尔可定口服溶液(糖浆)Compound Pholcodine Oral Solution

【适应证】用于伤风、流感、咽喉及支气管刺激所引起的咳嗽、痰多咳嗽、干咳、敏感性咳、流涕、鼻塞和咽喉痛。

20. 复方对乙酰氨基酚片 Compound Paracetamol Tablets

【适应证】用于普通感冒或流行性感冒引起的发热,也用于缓解轻至中度疼痛如头痛、关节痛、偏头痛、牙痛、肌肉痛、神经痛、痛经。

21. 氨酚美伪麻片 Compound Pseudoephedrine Hydrochloride Day Tablets

见本章“1. 感冒”。

22. 苯酚伪麻片 Compound Psendoephedrine HydrochlorideNight Tablets

见本章“1. 感冒”。

23. 氨酚那敏三味浸膏胶囊 Paracetamol and Chlorphenamine Maleate WithThree

【适应证】用于缓解普通感冒或流行性感冒引起的发热、头痛、咽痛、鼻塞、咳嗽。

24. 氨酚烷胺咖敏胶囊 Paracetamol, Amantadine, Cffeine and Chlorphenamine Capsules

【适应证】用于缓解普通感冒及流行性感冒引起的发热、头痛、四肢酸痛、打喷嚏、流鼻涕、鼻塞、咽痛等症状。

25. 氨酚烷胺那敏胶囊 Paracetamol, Amantadine Hydrochloride and Chlorphenamine Maleate Capsules

【适应证】用于缓解普通感冒或流行性感冒引起的发热、头痛、鼻塞、咽痛、打喷嚏等症状。

26. 氨酚伪麻美那敏片 Compound Pseudoephedrine Hydrochloride Tablets

【适应证】用于普通感冒或流行性感冒引起的发热、头痛、周身四肢酸痛、打喷嚏、流涕、鼻塞、咳嗽等症状。

27. 氨咖麻敏胶囊 Paracetamol, Caffeine, Pseudoephedrine Hydrochloride and Chlorphenamine Maleate Capsules

【适应证】用于缓解普通感冒及流行性感冒引起的发热、头痛、四肢酸痛、打喷嚏、流鼻涕、鼻塞、咽痛等症状。

28. 氨咖愈敏溶液 Paracetamol Caffeine Guaifenfsin and Chlorphenamine Maleate Solution

【适应证】用于减轻由感冒或流行性感冒引起的发热、头痛、咽痛、鼻塞、流涕、打喷嚏、咳嗽、咯痰等症状。

29. 阿咖片 Aspirin and Caffcine Tablets

【适应证】用于缓解普通感冒或流行性感冒引起的发热,也用于缓解轻至中度疼痛如头痛、关节痛、偏头痛、牙痛、肌肉痛、神经痛、痛经。

30. 贝敏伪麻片(胶囊) Composite Benorilate Pseudoephedrine Tablets

【适应证】用于感冒引起的发热、头痛、关节痛、打喷嚏、流涕、鼻塞等的对症治疗。

31. 酚咖麻敏胶囊

【适应证】用于缓解普通感冒或流行性感冒引起的发热、头痛、鼻塞、流涕、咳痰等症状,以及缓解关节痛、神经痛。

32. 酚咖片(颗粒) Paracetamol and Caffeine Tablets

【适应证】用于减轻或解除中等程度的各种疼痛(头痛、牙痛、肌肉痛、关节痛、痛经等),以及因感冒等引起的发热症状。

33. 酚麻美软胶囊 Paracetamol, Pseudoephedrine Hydrochloride and Dextromethorphan Hydrobromide Soft Capsules

【适应证】用于缓解普通感冒及流行性感冒引起的发热、头痛、四肢酸痛、打喷嚏、流鼻涕、鼻塞、咳嗽、咽痛等症状。

34. 酚明伪麻片 Diphchydramine Hydrochloride Paracetamol Tablets

【适应证】主要用于治疗感冒引起的发热、头痛、四肢疼痛、鼻塞、流涕、打喷嚏等症状。

35. 复方氨酚美沙糖浆 Compound Paracetamoland Dextromethorphan Syrup

【适应证】主要用于普通感冒或流行性感冒引起的发热、头痛、四肢酸痛、打喷嚏、流涕、鼻塞、咳嗽、咳痰、咽痛等症状。

36. 复方氨酚那敏颗粒 Compound Paracetamoland Chlorphenamine Maleate Granules

【适应证】主要用于缓解普通感冒及流行性感冒引起的发热、头痛、咽痛、鼻塞、打喷嚏等症状。

37. 复方氨酚葡锌片 Compound Paracetamoland Zinc Gluconate Tablets

【适应证】用于由感冒引起的鼻塞、流涕、发热、头痛、咳嗽、多痰等的对症治疗。

38. 复方北豆根氨酚那敏片 Compound Asiatic Moonseed, Paracetamol and Chlorphenamine Maleate Tablets

【适应证】主要用于缓解普通感冒或流行性感冒引起的发热、头痛、鼻塞、流涕、咽痛等症状。

39. 氨酚伪麻美芬片 Paracetamol, Pseudoephedrine Hydrochloride, Dextromethorphan Hydrobromide Tablets

【适应证】用于缓解普通感冒及流行性感冒引起的发热、头痛、四肢酸痛、打喷嚏、流涕、鼻塞、咳嗽、咽痛等症状。

40. 氨麻美敏片(胶囊) Dextromethorphan Hydrobromide and Chlorphenamine Maleate Tablets

【适应证】用于普通感冒或流行性感冒引起的发热、头痛、四肢酸痛、打喷嚏、流涕、鼻塞、咳嗽、咽痛等症状。

41. 复方阿司匹林双层片 Compound Aspirin Dilayer Tablets

【适应证】用于普通感冒或流行性感冒引起的发热,也用于缓解轻至中度疼痛如头痛、关节痛、偏头痛、牙痛、肌肉痛、神经痛、痛经。

42. 阿司匹林维生素C泡腾片(肠溶片、肠溶胶囊) Aspirinand Vitamin C Effervescent Tablets

【适应证】用于普通感冒或流行性感冒引起的发热,也用于缓解轻至中度疼痛如头痛、关节痛、偏头痛、牙痛、肌肉痛、神经痛、痛经。

43. 精氨酸阿司匹林片 Arginine Aspirin Tablets

【适应证】用于普通感冒或流行性感冒引起的发热,也用于缓解轻至中度疼痛如头痛、关节痛、偏头痛、牙痛、肌肉痛、神经痛、痛经。

44. 复方忍冬藤阿司匹林片 Compound Honeysuckle Stem and Aspirin Tablets

【适应证】主要用于普通感冒及流行性感冒引起的发热、头痛、周身不适,四肢酸痛、流涕、打喷嚏、咽痛。

45. 复方锌布颗粒 Compound Zinc Gluconate and IbuprofenGranules

【适应证】用于治疗非细菌感染引起的普通感冒及流行性感冒。

46. 复方银翘氨敏胶囊 Compound Yinqiaoand Paracetamol and Chlorphenamine Maleate Capsules

【适应证】主要用于缓解普通感冒及流行性感冒引起的发热、头痛、四肢酸痛、打喷嚏、流涕、鼻塞、咽痛、咳嗽、口干等症状。

47. 咖酚伪麻片 Paracetamol, Pseudoephedrine Hydrochloride and Caffeine Tablets

【适应证】用于缓解感冒引起的发热、头痛、周身四肢酸痛、鼻塞等症状。

48. 复方氨酚肾素片 Compound Paracetamol and Phenylephrine Tablets

【适应证】主要用于缓解普通感冒及流行性感冒引起的发热、头痛、四肢酸痛、打喷嚏、流涕、鼻塞、咽痛等症状,也可用于过敏性鼻炎。

49. 柳酚咖敏 Salicylamide Paracetamol Caffeine Phenylephrine and Brompheniramine Tablets

【适应证】用于缓解普通感冒及流行性感冒引起的发热、头痛、四肢酸痛、打喷嚏、流涕、鼻塞、咽痛等症状。

50. 美尔伪麻溶液 Pseudoephedrine Hydrochloride Chlorphenamine Maleate and Dextromethorphan Hydrobromide Solution

【适应证】用于感冒及过敏引起的鼻塞、流涕、打喷嚏、咳嗽等。

51. 美敏伪麻口服溶液 Compound Pseudoephedrine Hydrochloride Oral Solution

【适应证】用于减轻由感冒、急性气管炎、支气管炎引起的咳嗽、鼻塞、流涕、流泪、打喷嚏等症状。

52. 扑尔伪麻片 Pseudoephedrine Hydrochloride and Chlorphenamine Maleate Tablets

【适应证】用于减轻由感冒、枯草热、过敏性鼻炎及鼻窦炎引起的鼻塞、流涕、打喷嚏等症状。

53. 双分伪麻胶囊(片) Paracetamol Pseudoephedrine Hydrochloride and Dextromethorphan Hydrobromide Capsules

【适应证】主要用于治疗普通感冒和流行性感冒引起的发热、头痛、四肢酸痛、打喷嚏、流涕、鼻塞、咳嗽、咽痛等症状。

54. 伪麻那敏片(胶囊) Chlophenamine Maleate Pseudoephedrine Hydrochloride Tablets

【适应证】用于感冒、过敏性鼻炎引起的鼻塞、流涕、打喷嚏等症状的对症治疗。

55. 锌布片 Ibuprofen, Zinc Gluconate and Chlorphenamine Maleate Tablets

【适应证】用于治疗非细菌感染引起的普通感冒及流行性感冒。

56. 愈酚伪麻颗粒(片、口服溶液) Guaifenesin and Pseudoephedrine Granules

【适应证】用于缓解由普通感冒或流行性感冒引起的鼻塞、流涕、咳嗽、咳痰等症状。

57. 氨酚甲硫氨酸胶囊 Paracetamol and Methionine Capsules

见第十二章“142. 痛经”。

58. 苯海拉明伪麻黄碱胶囊 Diphenhydramine Hydrochloride and Pseudoephedrine Hydrochloride Capsules

【适应证】用于解除和减轻感冒及过敏性鼻炎引起的打喷嚏、流涕、鼻塞、流泪等症状。

59. 氨酚伪麻氯汀片 Paracetamol Pseudophedrine Sulfate and Clemastine Fumarate Tablets

【适应证】用于普通感冒及流行性感冒引起的发热、头痛、关节痛、打喷嚏、流涕、鼻塞、咽喉痛等症状。

60. 卡巴匹林钙颗粒(散) Carbaselate Calcium Granules

【适应证】用于普通感冒或流行性感冒引起的发热,也用于缓解轻至中度疼痛如头痛、关节痛、偏头痛、牙痛、肌肉痛、神经痛、痛经。

61. 氨愈美麻片(分散片) Paracetamol, Guaifenesin, Dextromethorphan Hydrobromide and Pseudoephedrine Hydrochloride Tablets

【适应证】用于缓解普通感冒及流行性感冒引起的发热、头痛、四肢酸痛、打喷嚏、流涕、鼻塞、咳嗽、咳痰、咽痛等症状。

62. 铝镁司片 Aspirin, HeavyMagnesium Carbonate and Dihydroxyaluminium Aminoacetate Tablets

【适应证】用于普通感冒或流行性感冒引起的发热,也用于缓解轻至中度疼痛如头痛、关节痛、偏头痛、牙痛、肌肉痛、神经痛、痛经。

63. 那敏伪麻胶囊 Compound Chlorpheniramine Maleate Pseudoephedrine Hydrochloride Capsules

【适应证】本品可减轻普通感冒、流行性感冒引起的上呼吸道症状和鼻窦炎、枯草热所致的各种症状,特别适用于缓解上述疾病的早期临床症状,如鼻塞、流涕、打喷嚏等症状。

64. 赖氨匹林散(颗粒)Lysine Acetylsalicylate Powder

【适应证】用于普通感冒或流行性感冒引起的发热,也用于缓解轻至中度疼痛如头痛、关节痛、偏头痛、牙痛、肌肉痛、神经痛、痛经。

65. 羚黄氨咖敏片 AntelopeHorn, Artificial Cow-Bezoar, Paracetamol, Caffeinand Cholrphenamine Maleate Tablets

【适应证】用于缓解普通感冒及流行性感冒引起的发热、头痛、四肢酸痛、打喷嚏、流涕、鼻塞、咽痛等症状。

66. 复方氨酚愈敏口服溶液 Compound Paracetamol and Sulfogaiacol Oral Solution

【适应证】用于缓解感冒引起的鼻塞、打喷嚏、流涕、咳嗽、咳痰、发热、头痛、关节痛、肌肉酸痛等之。

67. 美酚伪麻片 Tabellae Dextpomethorphani Hydrobromidi Tablets

【适应证】用于缓解普通感冒和流行性感冒引起的打喷嚏、流涕、鼻塞、咽痛、咳嗽、咳痰等症状。

68. 氨酚氯雷伪麻缓释片 Loratadine, Paracetamoland Pseudoephedrine Sulfate Sustained-ReleaseTablets

【适应证】用于缓解感冒引起的打喷嚏、流涕、鼻塞、咽喉不适、乏力、发热、肌肉酸痛、头痛等症状及季节性过敏性鼻炎。

69. 复方氨酚甲麻口服液(颗粒)Compound Paracetamol and Methylephedrine OralSolu

【适应证】本品能缓解感冒早期引起的症状,如流涕、鼻塞、打喷嚏、咽喉痛、咳嗽、咳痰、恶寒、发热、头痛、关节痛、肌痛等。

70. 美息伪麻拉明分散片 Paracetamol Dextromethorphan Hydrobromide Dipheydramine Hydrobromide and pseudoephedrine Hydrochloride Dispersible Tablets

【适应证】本品适用于治疗和减轻感冒引起的发热、头痛、周身四肢酸痛、流涕、流泪、打喷嚏、鼻塞、咳嗽等症状。

71. 美息伪麻片(软胶囊)Compound Pseudoephedrine Hydrochloride Tablets

【适应证】本品适用于治疗和减轻感冒引起的发热、头痛、周身四肢酸痛、打喷嚏、流涕、鼻塞、咳嗽、咽痛等症状。

72. 盐酸伪麻黄碱缓释片 Pseudoephedrine Hydrochloride Sustained Release

【适应证】用于减轻感冒、过敏性鼻炎、鼻炎及鼻窦炎引起的鼻充血、鼻塞、流涕等症状。

73. 氨酚维C分散片 Paracetamol and Vitamin C Dispersible Tablets

【适应证】用于成人及25kg以上儿童的解热及镇痛,如普通感冒、流行性感冒、头痛、牙痛、痛经等。

74. 氨酚沙芬口服溶液 Acetaminophenand Dextromethorphan Hydrobromide Oral Solution

【适应证】用于缓解感冒引起的发热、咳嗽、头痛、咽喉痛和肌肉酸痛等症状。

75. 氯雷伪麻缓释片 Loratadineand Pseudoephedrine Sulfate Sustained Release Tablets

【适应证】用于缓解过敏性鼻炎或感冒引起的鼻塞、鼻痒、打喷嚏、流涕及流泪等症状。

76. 氨麻溴敏缓释片 Paracetomol, Pseudoephedrine Sulfateand Dexbrompheniramine Maleate Sustained Release Tablets

【适应证】本品适用于治疗普通感冒或流行性感冒引起的发热、头痛、肌肉酸痛、鼻塞、流涕、打喷嚏、流眼泪等症状。

77. 萘普生钠伪麻黄碱缓释片 Naproxen Sodiumand Pseudoephedrine Hydrochloride Sustained Release Tablets

【适应证】用于缓解感冒、过敏性鼻炎引起的鼻塞、流涕、发热、头痛、咽喉痛、周身关节及四肢肌肉酸痛等症状。

78. 氨酚曲麻片 Paracetamol Triprolidine Hydrochloride and Pseudoephedrine Hydrochloride Tablet

【适应证】用于感冒引起的发热、头痛、关节痛、全身酸痛、打喷嚏、流涕、鼻塞等症状的对症治疗。

79. 贝诺酯维 B_1 颗粒 Benorilate and Vitamin B_1 Granules

【适应证】用于普通感冒或流行性感冒引起的发热,也用于缓解轻至中度疼痛如头痛、关节痛、偏头痛、牙痛、肌肉痛、神经痛、痛经。

80. 贝诺酯颗粒(片、分散片、散)Benorilate Granules

【适应证】用于普通感冒或流行性感冒引起的发热,也用于缓解轻至中度疼痛如头痛、关节痛、偏头痛、牙痛、肌肉痛、神经痛、痛经。

81. 氨酚咖那敏片 Paracetamol, Caffeine and Chlorphenamine Tablets

【适应证】用于缓解普通感冒及流行性感冒引起的发热、头痛、四肢酸痛、打喷嚏、流涕、鼻塞、咽痛等症状。

82. 阿酚咖敏片 Aspirin, Paracetamol, Caffeine and Chlorphenamine Maleate Tablets

【适应证】用于缓解普通感冒及流行性感冒引起的发热、头痛、四肢酸痛、打喷嚏、流涕、鼻塞等症状。

83. 阿咖酚胶囊(散)Paracetamol, Caffeine and Aspirin Capsules

【适应证】用于普通感冒或流行性感冒引起的发热,也用于缓解轻至中度疼痛如头痛、关节痛、偏头痛、牙痛、肌肉痛、神经痛、痛经。

84. 卡介菌多糖核酸注射液 BCG Polysaccharide and Nucleic AcidInjection

【适应证】本品系免疫调节剂,主要用于预防和治疗慢性支气管炎、感冒和哮喘。

85. 氨酚匹林咖啡因片 Paracetamol. Aspirinand Caffeine Tablets

【适应证】用于儿童普通感冒或流行性感冒引起的发热,也可用于缓解轻至中度疼痛如头痛、关节痛、偏头痛、牙痛、肌肉痛、神经痛。

86. 氨酚美芬伪麻分散片 Paracetamol, Dextromethorphan Hydrobromide and Pseudoephedrine Hydrochloride Dispersible Tablets

【适应证】用于治疗和减轻感冒引起的发热、头痛、周身四肢酸痛、打喷嚏、流涕、鼻塞、咳嗽等症状。

87. 大流行流感病毒灭活疫苗 Pandemic Influenza Vaccine(inactivated, adjuvanted)

【适应证】本品用于18岁以上人群的预防接种。本疫苗只限于国家储备,不上市销售。在大流行流感发生时或紧急情况下,由国家启动用于大流行流感的预防接种。

88. 流行性感冒亚单位疫苗 Polyvalent Virosomal Influenza Vaccine

【适应证】本品用于对流行性感冒的主动免疫。

89. 甲型H1N1流感病毒裂解疫苗 H1N1 Influenza A Vaccine(Split Virion), Inactivated

【适应证】本品是专门用于预防甲型H1N1流感的疫苗。适用于年龄为3岁以上的人群,用于此型病毒所致流感流行的免疫预防。其有效性在3岁以上的人群中总体产生免疫保护效果达85%以上。接种本疫苗后,可刺激机体产生针对甲型H1N1流感病毒的抗体。

90. 流感全病毒灭活疫苗 Influenza Vaccine(Whole Virion, Inactivated)

【适应证】本疫苗接种后,可刺激机体产生抗流行性感冒病毒的免疫力,用于预防流行性感冒。

91. 流行性感冒病毒裂解疫苗 Inactivated Split Influenza Vaccine

【适应证】用于预防流感、病毒引起的疾病,尤其是易发生并发症的人群。

92. 流感病毒裂解疫苗 Influenza Vaccine(Split Virion), Inactivated

【适应证】本品系用世界卫生组织(WHO)推荐的并经国家食品药品监督管理局批准的流感病毒株,分别接种鸡胚,经培养、收获病毒液,病毒灭活、浓缩和纯化后制成。接种本疫苗2~3周后可产生抗流感病毒感染的免疫力。用于预防流行性感冒。

93. 流感病毒亚单位疫苗 Subunit Influenza Vaccine

【适应证】用于预防流感。

94. 氨酚氯汀伪麻片 Paracetamol, Clemastine Fumarate and Pseudoephedrine Hydrochloride Tablets

【适应证】用于暂时缓解枯草热、过敏性鼻炎和普通感冒引起的发热、头痛、四肢酸痛、打喷嚏、流涕、鼻塞、眼痒、流泪等症。

95. 阿比朵尔 Arbidol

【适应证】用于治疗由A、B型流感病毒引起的上呼吸道感染。

96. 维生素C Vitamin C

见第二章“22. 心肌炎”。

二、中药

(一)普通感冒的风寒感冒用中药

1. 感冒清热颗粒(片、咀嚼片、胶囊、软胶囊、口服液)

【处方组成】荆芥穗、薄荷、防风、柴胡、紫苏叶、葛根、桔梗、苦杏仁、白芷、苦地丁、芦根

【功能主治】疏风散寒,解表清热。用于风寒感冒,头痛发热,恶寒身痛,鼻流清涕,咳嗽咽干。

【用法用量】开水冲服,一次1袋,一日2次。

2. 九味羌活丸(软胶囊、颗粒、口服液、喷雾剂)

【处方组成】羌活、防风、苍术、细辛、川芎、白芷、黄芩、甘草、生地

【功能主治】疏风解表,散寒除湿。用于外感风寒挟湿所致的感冒,症见恶寒,发热,无汗,头重而痛,肢体酸痛。

【用法用量】姜葱汤或温开水送服,一次6~9g,一日2~3次。

3. 感冒疏风颗粒(片、丸、胶囊)

【处方组成】麻黄、苦杏仁、桂枝、白芍、紫苏叶、防风、桔梗、谷芽、甘草、大枣、生姜、独活

【功能主治】散寒解表,宣肺和中。用于风寒感冒所致的发热,咳嗽,头痛怕冷,流清涕,骨节酸痛,四肢疲倦。

【用法用量】口服。一次1袋,一日2次。

【使用注意】孕妇禁用;糖尿病患者禁服。

4. 小青龙合剂(胶囊、颗粒、糖浆)

【处方组成】麻黄、桂枝、白芍、干姜、细辛、炙甘草、法半夏、五味子

【功能主治】解表化饮,止咳平喘。用于风寒水饮,恶寒发热,无汗,喘咳痰稀。

【用法用量】口服,一次10~20ml,一日3次。用时摇匀。

5. 荆防颗粒(合剂)

【处方组成】荆芥、防风、羌活、独活、柴胡、前胡、川芎、枳壳、茯苓、桔梗、甘草

【功能主治】发汗解表,散风祛湿。用于风寒感冒,头痛身痛,恶寒无汗,鼻塞清涕,咳嗽白痰。

【用法用量】开水冲服,一次1袋,一日3次。

6. 正柴胡饮颗粒(胶囊、合剂)

【处方组成】柴胡、陈皮、防风、甘草、赤芍、生姜

【功能主治】表散风寒,解热止痛。用于外感风寒初起:发热恶寒,无汗,头痛,鼻塞,打喷嚏,咽痒咳嗽,四肢酸痛;流行性感冒初起,轻度上呼吸道感染见上述证候者。

【用法用量】含糖颗粒:开水冲服,一次10g,一日3次。无糖颗粒:开水冲服,一次3g,一日3次。

【使用注意】孕妇禁用;糖尿病患者禁服。

7. 感冒软胶囊(片、丸、滴丸、水)

【处方组成】羌活、麻黄、桂枝、荆芥穗、防风、白芷、川芎、

石菖蒲、葛根、薄荷、当归、苦杏仁、黄芩、桔梗

【功能主治】疏风散寒，解表清热。用于外感风寒所致的感冒，症见发热头痛，鼻塞流涕，骨节痛，咳嗽，咽痛。

【用法用量】口服。一次2～4粒，一日2次。

8. 风寒感冒颗粒

【处方组成】麻黄、葛根、紫苏叶、防风、桂枝、白芷、陈皮、苦杏仁、桔梗、甘草、干姜

【功能主治】解表发汗，疏风散寒。用于感冒风寒表证，症见恶寒发热，鼻流清涕，头痛，咳嗽。

【用法用量】开水冲服。一次8g，一日3次；儿童酌减。可食用热粥，以助汗出。

9. 表虚感冒颗粒(胶囊)

【处方组成】桂枝、葛根、白芍、苦杏仁(炒)、生姜、大枣

【功能主治】散风解肌，和营退热。用于感冒风寒表虚证，症见发热恶风，有汗，头痛项强，咳嗽痰白，鼻鸣干呕，苔薄白，脉缓。

【用法用量】开水冲服，一次10～20g，一日2～3次。

10. 柴连口服液

【处方组成】麻黄、柴胡、广藿香、肉桂、连翘、桔梗

【功能主治】解表宣肺，化湿和中。用于感冒风寒挟湿证，症见恶寒发热，头痛鼻塞，咳嗽，咽干，脘闷，恶心。

【用法用量】饭后半小时口服，一次10ml，一日3次。

11. 午时茶颗粒(胶囊)

【处方组成】苍术、柴胡、羌活、防风、白芷、川芎、广藿香、前胡、连翘、陈皮、山楂、枳实、麦芽(炒)、甘草、桔梗、六神曲(炒)、紫苏叶、厚朴、红茶

【功能主治】祛风解表，化湿和中。用于外感风寒，内伤食积证，症见恶寒发热，头痛身楚，胸脘满闷，恶心呕吐，腹痛腹泻。

【用法用量】颗粒开水冲服，一次6g，一日1～2次。

12. 桂枝合剂(颗粒)

【处方组成】桂枝、白芍、生姜、甘草、大枣

【功能主治】解肌发表，调和营卫。用于感冒风寒表虚证，症见头痛发热，鼻塞干呕，汗出恶风。

【用法用量】口服。一次10～15ml，一日3次。

13. 通宣理肺丸(片、胶囊、颗粒、口服液、膏)

【处方组成】紫苏叶、前胡、桔梗、苦杏仁、麻黄、甘草、陈皮、半夏(制)、茯苓、枳壳(炒)、黄芩

【功能主治】解表散寒，宣肺止嗽。用于风寒束表、肺气不宣所致的感冒咳嗽，症见发热，恶寒，咳嗽，鼻塞，流涕，头痛，无汗，肢体酸痛。

【用法用量】口服。水蜜丸一次7g，大蜜丸一次2丸，浓缩丸一次8～10丸，一日2～3次。

14. 表实感冒颗粒

【处方组成】紫苏叶、葛根、白芷、麻黄、防风、桔梗、苦杏仁(炒)、生姜、甘草、桂枝、陈皮

【功能主治】发汗解表，祛风散寒。用于感冒风寒表实证，症见恶寒重，发热轻，无汗，头项强痛，鼻流清涕，咳嗽，痰白稀。

【用法用量】开水冲服，一次10～20g，一日2～3次，儿童酌减。

【使用注意】高血压、心脏病患者慎用。

15. 伤风停片(胶囊)

【处方组成】麻黄、苍术(炒)、荆芥、陈皮、白芷、甘草

【功能主治】发散风寒。用于外感风寒，恶寒发热，头痛，鼻塞，鼻流清涕，肢体酸重，喉痒咳嗽，咳清稀痰，舌质淡红，苔薄白，脉浮紧；上呼吸道感染，感冒，鼻炎等见上述证候者。

【用法用量】口服。一次3片，一日3次。

16. 川芎茶调颗粒(片、散、丸、口服液、袋泡剂)

【处方组成】川芎、白芷、羌活、细辛、防风、荆芥、薄荷、甘草

【功能主治】疏风止痛。用于外感风邪所致的头痛或恶寒、发热、鼻塞。

【用法用量】饭后用温开水或浓茶冲服，一次1袋，一日2次。

17. 防风通圣丸(颗粒)

【处方组成】防风、荆芥穗、薄荷、麻黄、大黄、芒硝、栀子、滑石、桔梗、石膏、川芎、当归、白芍、黄芩、连翘、甘草、白术(炒)

【功能主治】解表通里，清热解毒。用于外寒内热，表里俱实，恶寒壮热，头痛咽干，小便短赤，大便秘结，瘰疬初起，风疹湿疮。

【用法用量】口服。一次6g，一日2次。

(二)普通感冒的风热感冒用中药

1. 银翘解毒丸(片、胶囊、软胶囊、颗粒、合剂、液、滴鼻剂)

【处方组成】金银花、连翘、薄荷、荆芥、淡豆豉、牛蒡子(炒)、桔梗、淡竹叶、甘草

【功能主治】疏风解表，清热解毒。用于风热感冒，症见发热头痛，咳嗽口干，咽喉疼痛。

【用法用量】用芦根汤或温开水送服，一次1丸，一日2～3次。

2. 双黄连口服液(片、分散片、含片、咀嚼片、泡腾片、胶囊、软胶囊、颗粒、糖浆、合剂、滴丸、滴剂、气雾剂、栓剂、注射剂)

【处方组成】金银花、黄芩、连翘

【功能主治】疏风解表，清热解毒。用于外感风热所致的感冒，症见发热，咳嗽，咽痛。

【用法用量】口服。一次20ml，一日3次，小儿酌减或遵医嘱。

【使用注意】风寒感冒者不适用。

3. 感冒灵颗粒(片、胶囊)

【处方组成】岗梅、三叉苦、金盏银盘、野菊花、薄荷油、咖啡因、马来酸氯苯那敏、对乙酰氨基酚

【功能主治】解热镇痛。用于感冒引起的头痛,发热,鼻塞,流涕,咽痛(主要用于风热感冒,也可用于风寒感冒)。

【用法用量】开水冲服,一次10g,一日3次。

【使用注意】严重肝、肾功能不全者禁用。

4. 疏风解毒胶囊

【成分】虎杖、连翘、板蓝根、柴胡、败酱草、马鞭草、芦根、甘草

【功能主治】疏风清热,解毒利咽。用于急性上呼吸道感染属风热证,症见发热,恶风,咽痛,头痛,鼻塞,流浊涕,咳嗽等。

【用法用量】温开水吞服。一次4粒,一日3次。

5. 桑菊感冒片(丸、散、颗粒、糖浆、合剂)

【处方组成】桑叶、菊花、连翘、薄荷素油、苦杏仁、桔梗、甘草、芦根

【功能主治】疏风清热,宣肺止咳。用于风热感冒初起,头痛,咳嗽,口干,咽痛。

【用法用量】口服。一次4~8片,一日2~3次。

6. 感冒清胶囊(片)

【处方组成】南板蓝根、大青叶、金盏银盘、岗梅、山芝麻、对乙酰氨基酚、穿心莲叶、盐酸吗啉胍、马来酸氯苯那敏

【功能主治】疏风解表,清热解毒。用于风热感冒,症见发热头痛,鼻塞流涕,打喷嚏,咽喉肿痛,全身痛。

【用法用量】口服。一次1~2粒,一日3次。

7. 精制银翘解毒胶囊(片)

【处方组成】对乙酰氨基酚、淡豆豉、金银花、连翘、荆芥穗、薄荷脑、淡竹叶、牛蒡子、桔梗、甘草

【功能主治】清热散风,发汗解表。用于感冒风热证,症见发热恶风,头痛,咳嗽,咽喉肿痛。

【用法用量】口服。一次3~5粒,一日2次,儿童酌减。

8. 柴黄片(咀嚼片、泡腾片、胶囊、软胶囊、颗粒、口服液)

【处方组成】柴胡、黄芩

【功能主治】清热解表。用于风热感冒,症见发热,周身不适,头痛目眩,咽喉肿痛。

【用法用量】口服。一次3~5片,一日2次,或遵医嘱。

9. 银黄口服液(片、含片、胶囊、颗粒、注射液)

【处方组成】金银花提取物、黄芩提取物

【功能主治】清热疏风,利咽解毒。用于外感风热、肺胃热盛所致的咽干,咽痛,喉核肿大,口渴,发热;急、慢性扁桃体炎,急、慢性咽炎,上呼吸道感染见上述证候者。

【用法用量】一次10~20ml,一日3次;小儿酌减。

【使用注意】注射液孕妇禁用。

10. 感冒退热颗粒(咀嚼片、泡腾片)

【处方组成】大青叶、板蓝根、连翘、拳参

【功能主治】清热解毒,疏风解表。用于上呼吸道感染,急性扁桃体炎,咽喉炎属外感风热,热毒壅盛证,症见发热,咽喉肿痛。

【用法用量】开水冲服,一次1~2袋,一日3次。

11. 羚翘解毒片(丸、颗粒、口服液)

【处方组成】羚羊角粉、金银花、连翘、薄荷、荆芥穗、淡豆豉、牛蒡子(炒)、桔梗、淡竹叶、甘草

【功能主治】疏风清热,清热解毒。用于外感温邪或风热所致的感冒,症见恶风发热,四肢酸懒,头晕,鼻塞,咳嗽,咽痛。

【用法用量】用芦根汤或温开水送服。一次4片,一日2次。

12. 金莲花片(咀嚼片、分散片、胶囊、软胶囊、颗粒、滴丸、口服液)

【处方组成】金莲花

【功能主治】清热解毒。用于风热袭肺,热毒内盛证,症见发热恶风,咽喉肿痛;上呼吸道感染,咽炎,扁桃体炎见上述证候者。

【用法用量】口服。一次3~4片,一日3次。

13. 风热感冒颗粒

【处方组成】桑叶、菊花、连翘、薄荷、荆芥穗、牛蒡子、板蓝根、苦杏仁、桑枝、六神曲、芦根

【功能主治】清热解表,宣肺利咽。用于外感风热所致的感冒,症见发热恶风,鼻塞头痛,咳嗽痰多。

【用法用量】口服。一次1袋,一日3次。小儿酌减。

14. 风热清口服液

【处方组成】山银花、熊胆粉、青黛、桔梗、瓜蒌皮、甘草

【功能主治】清热解毒,宣肺透表,利咽化痰。用于外感风热所致的感冒,症见发热,微恶风寒,头痛,咳嗽,流涕,口渴,咽痛;急性上呼吸道感染见上述证候者。

【用法用量】口服。一次10ml,一日3~4次。重症加量,儿童酌减,或遵医嘱。

15. 感冒止咳颗粒(片、胶囊、糖浆、合剂)

【处方组成】柴胡、金银花、黄芩、连翘、葛根、青蒿、苦杏仁、桔梗、薄荷脑

【功能主治】清热解表,止咳化痰。用于外感风热所致的感冒,症见发热恶风,头痛鼻塞,咳嗽,咽喉肿痛,周身不适。

【用法用量】开水冲服,一次1袋,一日3次。

16. 板蓝根颗粒(片、咀嚼片、胶囊、糖浆、口服液、茶)

【处方组成】板蓝根

【功能主治】清热解毒,凉血利咽。用于肺胃热盛所致的咽喉肿痛,口咽干燥,腮部肿胀;急性扁桃体炎,腮腺炎见上述证候者。

【用法用量】开水冲服。一次5~10g(或1~2袋),一日3~4次。

17. 复方板蓝根颗粒(胶囊、口服液)

【处方组成】板蓝根、大青叶

【功能主治】清热解毒,凉血。用于风热感冒,咽喉肿痛。

【用法用量】开水冲饮,一次3g,一日3次。

18. 柴胡口服液(注射液、滴丸)

【处方组成】柴胡

【功能主治】解表退热。用于外感发热,症见身热面赤,头痛身楚,口干而渴。

【用法用量】口服。一次10~20ml,一日3次。小儿酌减。

19. 芎菊上清丸(片,颗粒)

【处方组成】川芎、菊花、黄芩、栀子、蔓荆子(炒)、黄连、薄荷、连翘、荆芥穗、羌活、藁本、桔梗、防风、甘草、白芷

【功能主治】清热解表,散风止痛。用于外感风邪引起的恶风身热,偏正头痛,鼻流清涕,牙痛喉痛(主要用于风热感冒,也可用于风寒感冒)。

【用法用量】口服。一次6g,一日2次。

20. 牛黄清感胶囊

【处方组成】金银花、连翘、黄芩、人工牛黄、珍珠母

【功能主治】疏风解表,清热解毒。用于外感风热所致的感冒发热,咳嗽,咽痛。

【用法用量】口服。一次2~4粒,一日3次。

21. 抗感解毒片(颗粒、口服液、胶囊)

【处方组成】葛根、金银花、黄芩、连翘、大青叶、绵马贯众、板蓝根、菊花、白芷、茵陈、栀子

【功能主治】清热解毒,凉血消肿。用于风热感冒,痄腮,流感,腮腺炎。

【用法用量】口服。一次4片,一日3次。

(三)普通感冒的暑湿感冒用中药

1. 藿香正气水(片、丸、滴丸、胶囊、软胶囊、颗粒、口服液、合剂)

【处方组成】苍术、陈皮、厚朴(姜制)、白芷、茯苓、大腹皮、生半夏、甘草浸膏、广藿香油、紫苏叶油

【功能主治】解表化湿,理气和中。用于外感风寒、内伤湿滞或夏伤暑湿所致的感冒,症见头痛昏重,胸膈痞闷,脘腹胀痛,呕吐泄泻;胃肠型感冒见上述证候者。

【用法用量】口服。一次5~10ml,一日2次,用时摇匀。

2. 保济丸(口服液)

【处方组成】钩藤、菊花、蒺藜、厚朴、木香、苍术、天花粉、广藿香、葛根、化橘红、白芷、薏苡仁、稻芽、薄荷、茯苓、广东神曲

【功能主治】解表,祛湿,和中。用于暑湿感冒,症见发热头痛,腹痛腹泻,恶心呕吐,肠胃不适;亦可用于晕车、晕船。

【用法用量】一次1.85~3.7g,一日3次。

【使用注意】孕妇禁用。

3. 暑湿感冒颗粒

【处方组成】藿香、防风、紫苏叶、佩兰、白芷、苦杏仁、大腹皮、香薷、陈皮、半夏、茯苓

【功能主治】清暑祛湿,芳香化浊。用于暑湿感冒,症见胸闷呕吐,腹泻便溏,发热,汗出不畅。

【用法用量】口服。一次8g,一日3次;小儿酌减。

4. 六一散

【处方组成】滑石粉、甘草

【功能主治】清暑利湿。用于感受暑湿所致的发热,身倦,口渴,泄泻,小便黄少;外用治痱子。

【用法用量】调服或包煎服,一次6~9g,一日1~2次;外用,扑撒患处。

5. 藿香水

【处方组成】广藿香、白芷、白术、茯苓、陈皮、紫苏叶、乌药、半夏(姜制)、茵陈、桔梗、甘草

【功能主治】解表化湿,理气和中。用于外感风寒,内伤湿滞,寒热头痛,吐泻,胸膈满闷,脘腹疼痛,尤宜于暑月感寒伤湿、脾胃失和引起上述各症。

【用法用量】口服。一次10~20ml,一日3次。

(四)普通感冒的体虚感冒用中药

1. 玉屏风颗粒(胶囊、软胶囊、口服液、滴丸、袋泡茶)

【处方组成】黄芪、防风(炒)、白术

【功能主治】益气,固表,止汗。用于表虚不固,自汗恶风,面色㿠白,或体虚易感风邪者。

【用法用量】开水冲服,一次1袋,一日3次。

2. 参苏丸(片、胶囊、颗粒、口服液)

【处方组成】党参、柴苏叶、葛根、前胡、茯苓、半夏(制)、陈皮、枳壳(炒)、桔梗、甘草、木香

【功能主治】益气解表,疏风散寒,祛痰止咳。用于身体虚弱、感受风寒所致感冒,症见恶寒发热,头痛鼻塞,咳嗽痰多,胸闷呕逆,乏力气短。

【用法用量】口服。一次6~9g,一日2~3次。

(五)流行性感冒用中药

1. 抗病毒口服液(片、咀嚼片、泡腾片、胶囊、软胶囊、颗粒、糖浆、丸、滴丸)

【处方组成】板蓝根、石膏、芦根、地黄、郁金、知母、石菖蒲、广藿香、连翘

【功能主治】清热祛湿,凉血解毒。用于风热感冒,温病发热及上呼吸道感染,流感,腮腺炎等病毒感染疾患。

【用法用量】口服。一次10ml,一日2~3次(早饭前和午、晚饭后各服一次),小儿酌减。

【使用注意】临床症状较重,病程较长或合并有细菌感染的患者,应加服其他治疗药物。孕妇、哺乳期妇女禁用。

2. 连花清瘟胶囊(片,颗粒)

【处方组成】连翘、金银花、炙麻黄、苦杏仁(炒)、石膏、板蓝根、绵马贯众、鱼腥草、广藿香、大黄、红景天、薄荷脑、甘草

【功能主治】清瘟解毒,宣肺泄热。用于治疗流行性感冒属热毒袭肺证,症见发热,恶寒,肌肉酸痛,鼻塞,流涕,咳嗽,头痛,咽干咽痛,舌偏红,苔黄或黄腻。

【用法用量】口服。一次4粒,一日3次。

3. 清开灵口服液(片、分散片、泡腾片、胶囊、软胶囊、颗粒、口服液、滴丸、注射液)

【处方组成】胆酸、珍珠母、猪去氧胆酸、栀子、水牛角、板

蓝根、黄芩苷、金银花

【功能主治】清热解毒，镇静安神。用于外感风热时毒，火毒内盛所致高热不退，烦躁不安，咽喉肿痛，舌质红绛，苔黄，脉数者；上呼吸道感染，病毒性感冒，急性化脓性扁桃体炎，急性咽炎，急性气管炎，高热等病症属上述证候者。

【用法用量】口服。一次20～30ml，一日2次；儿童酌减。

【使用注意】有恶寒发热等表证者禁用；孕妇禁用。

4. 维C银翘片（胶囊、软胶囊）

【处方组成】金银花、连翘、荆芥、淡豆豉、牛蒡子、桔梗、薄荷素油、芦根、淡竹叶、甘草、维生素C、马来酸氯苯那敏、对乙酰氨基酚

【功能主治】疏风解表，清热解毒。用于外感风热所致的流行性感冒，症见发热，头痛，咳嗽，口干，咽喉疼痛。

【用法用量】口服。一次2片，一日3次。饭后服用。

【使用注意】对本品过敏者禁用。

5. 清热解毒口服液（片、泡腾片、胶囊、软胶囊、颗粒、糖浆、注射液）

【处方组成】石膏、金银花、玄参、地黄、连翘、栀子、甜地丁、黄芩、龙胆、板蓝根、知母、麦冬

【功能主治】清热解毒。用于热毒壅盛所致的发热面赤，烦躁口渴，咽喉肿痛；流感，上呼吸道感染见上述证候者。

【用法用量】口服。一次10～20ml，一日3次，小儿酌减。

6. 羚羊感冒胶囊（片、口服液、软胶囊）

【处方组成】羚羊角、牛蒡子、淡豆豉、金银花、荆芥、连翘、淡竹叶、桔梗、薄荷素油、甘草

【功能主治】清热解表。用于流行性感冒，症见发热恶风，头痛头晕，咳嗽，胸闷，咽喉肿痛。

【用法用量】口服。一次2粒，一日2～3次。

7. 感冒康片

【处方组成】穿心莲叶细粉、野菊花（全草）、一枝黄花、蓝花参、野木瓜

【功能主治】清热，消炎，解毒。用于流感，风热感冒，咽喉肿痛，痢疾肠炎，疖疮肿痛。

【用法用量】口服。一次3～4片，一日2～3次。

8. 金莲清热颗粒（泡腾片、胶囊）

【处方组成】金莲花、大青叶、石膏、知母、地黄、玄参、苦杏仁（炒）

【功能主治】清热解毒，利咽生津，止咳祛痰。用于感冒热毒壅盛证，症见高热，口渴，咽干，咽痛，咳嗽，痰稠；流行性感冒，上呼吸道感染见上述证候者。

【用法用量】口服。成人一次5g，一日4次，高热时每4小时服一次；小儿1岁以下一次2.5g，一日3次，高热时一日4次；1～15岁一次2.5～5g，一日4次，高热时每4小时一次，或遵医嘱。

9. 新雪胶囊（丸、颗粒）

【处方组成】磁石、石膏、滑石、寒水石、硝石、芒硝、栀子、竹叶卷心、广升麻、穿心莲、珍珠层粉、沉香、冰片、人工牛黄

【功能主治】清热解毒。用于外感热病、热毒壅盛证，症见高热、烦躁；扁桃体炎，上呼吸道感染，气管炎，感冒见上述证候者。

【用法用量】口服。一次3粒，一日2次。

10. 清瘟解毒片（丸）

【处方组成】大青叶、连翘、玄参、天花粉、桔梗、牛蒡子（炒）、羌活、防风、葛根、柴胡、黄芩、白芷、川芎、赤芍、甘草、淡竹叶

【功能主治】清瘟解毒。用于外感时疫，憎寒壮热，头痛无汗，口渴咽干，痄腮，大头瘟。

【用法用量】口服。一次6片，一日2～3次。小儿酌减。

11. 芙蓉抗流感胶囊（颗粒）

【处方组成】木芙蓉叶

【功能主治】清肺凉血，散热解毒。用于流行性感冒。

【用法用量】口服。一次4粒，一日3次。

12. 热可平注射液

【处方组成】北柴胡、鹅不食草

【功能主治】清热解表。用于流行性感冒及疟疾的发热。

【用法用量】肌内注射，一次2～4ml，一日2次。

【使用注意】对本品过敏者禁用；孕妇禁用。

13. 复方大青叶合剂（颗粒）

【处方组成】大青叶、金银花、羌活、拳参、大黄

【功能主治】疏风清热，解毒消肿，凉血利胆。用于外感风热或瘟毒所致的发热头痛，咽喉红肿，耳下肿痛，胁痛，黄疸等症；流行性感冒、腮腺炎、急性病毒性肝炎见上述症状者。

【用法用量】口服。一次10～20ml，一日2～3次。用于急性病毒性肝炎，一次30ml，一日3次。

附：用于感冒的其他中药

1. 小柴胡颗粒（片、泡腾片、胶囊、丸）

见第三章“42. 伤寒和副伤寒。”

2. 金牡感冒片

【功能主治】疏风解表，清热解毒。本品用于外感风热，发热恶寒，头痛咳嗽，咽喉肿痛。

3. 散寒解热口服液

【功能主治】散寒解表，宣肺止咳。用于感冒风寒证，症见恶寒重，发热轻，无汗，头痛，肢体酸楚，鼻塞声重，时流清涕，喉痒咳嗽；急性上呼吸道感染见上述证候者。

4. 桑菊银翘散

【功能主治】疏风解表，清热解毒，宣肺止咳。用于风热感冒，症见发热恶风，头痛，咳嗽，咽喉肿痛。

5. 夏桑菊颗粒（胶囊、口服液）

【功能主治】清肝明目，疏风散热，除湿痹，解疮毒。用于

风热感冒，目赤头痛，高血压，头晕耳鸣，咽喉肿痛，疖疮肿毒等症。

6. 金羚感冒片(胶囊)

【功能主治】疏风解表，清热解毒。用于风热感冒，症见发热头痛，咽干口渴；上呼吸道感染见上述证候者。

7. 感冒舒颗粒

【功能主治】疏风清热，发表宣肺。用于风热感冒，头痛体困，发热恶寒，鼻塞流涕，咳嗽咽痛。

8. 强力感冒片

【功能主治】疏风解表，清热解毒。用于风热感冒，症见发热，头痛，口干，咳嗽，咽喉痛。

9. 银翘伤风胶囊

【功能主治】疏风解表，清热解毒。用于外感风热，温病初起，发热恶寒，高热口渴，头痛目赤，咽喉肿痛。

10. 治感佳胶囊

【功能主治】清热解毒，疏风解表。用于温病初起，风热感冒，症见发热恶风，头痛鼻塞，咽喉肿痛，咳嗽痰黄。

11. 银翘双解栓

见本章“5. 气管炎和支气管炎”。

12. 芙朴感冒颗粒

【功能主治】清热解毒，宣肺利咽，宽中理气。用于风热或风热挟湿所致的感冒，症见发热头痛，咽痛，肢体痛，鼻塞，胃纳减退。

13. 桑姜感冒片(胶囊)

【功能主治】散风清热，祛寒止咳。用于外感风热、痰浊阻肺所致的感冒，症见发热头痛，咽喉肿痛，咳嗽痰白。

14. 凉解感冒合剂

【功能主治】辛凉解表、疏风清热。用于风热感冒引起的发热，恶风，头痛，鼻塞流涕，咳嗽，咽喉肿痛。

15. 重感灵胶囊(片)

【功能主治】解表清热，疏风止痛。用于表邪未解、郁里化热引起的重症感冒。症见恶寒，高热，头痛，四肢酸痛，咽痛，鼻塞，咳嗽等。

16. 热感清喷雾剂

【功能主治】疏风清热。用于外感风热所致发热，鼻塞，流涕，头痛等。

17. 消炎退热颗粒

【功能主治】清热解毒，凉血消肿。用于外感热病、热毒壅盛证，症见发热头痛，口干口渴，咽喉肿痛；上呼吸道感染见上述证候者，亦用于疮疖肿痛。

18. 复方蒲公英注射液

【功能主治】清热解毒，疏风止咳。用于风热感冒，肺卫热盛，症见发热头痛，咳嗽痰黄。

19. 复方感冒灵颗粒(片、胶囊)

【功能主治】辛凉解表，清热解毒。用于风热感冒，症见发热，微恶风寒，头身痛，口干而渴，鼻塞涕浊，咽喉红肿疼痛，咳嗽，痰黄黏稠。

20. 复方双花口服液(片、咀嚼片、颗粒、糖浆)

【功能主治】清热解毒，利咽消肿。用于风热外感、风热乳蛾，症见发热，微恶风，头痛，鼻塞流涕，咽红而痛或咽喉干燥灼痛，吞咽则加剧，咽扁桃体红肿，舌边尖红，苔薄黄或舌红苔黄，脉浮数或数。

21. 复方黄芩片

【功能主治】清热解毒，凉血消肿。用于风热上攻、湿热内蕴所致的咽喉肿痛，口舌生疮，感冒发热，湿热泄泻，热淋涩痛，痈肿疮疡。

22. 热炎宁颗粒(片、胶囊、合剂)

见本章“5. 气管炎和支气管炎”。

23. 玉叶解毒颗粒(糖浆)

【功能主治】清热解毒，生津利咽，辛凉解表，清暑利湿。用于风热感冒，喉痹，发热头痛，咽喉肿痛，口干，咳嗽，小便短赤；防治暑热、时令感冒。

24. 银柴颗粒(合剂)

【功能主治】清热，解表，止咳。用于风热感冒，发热咳嗽。

25. 清凉含片

【功能主治】清热解暑，生津止渴。用于受暑受热，口渴恶心，烦闷头昏，咽喉肿痛。

26. 杏苏止咳颗粒(口服液、糖浆、露)

见本章“3. 咳嗽”。

27. 纯阳正气丸(胶囊)

见第三章“43. 腹泻”。

28. 清热银花糖浆

【功能主治】清热解毒，通利小便。用于外感暑湿所致的头痛如裹，目赤口渴，小便不利。

29. 甘露消毒丸

【功能主治】芳香化湿，清热解毒。用于暑湿蕴结，身热肢酸，胸闷腹胀，尿赤黄疸。

30. 祛暑丸(片、露)

【功能主治】消暑去湿，和胃止泻。用于中暑外感，憎寒发热，头痛身倦，腹胀吐泻。

31. 清凉油(棕色清凉油、液体清凉油)

见第九章“103. 头痛与偏头痛”。

32. 抗感冒颗粒

【功能主治】疏风解表，清热解毒。用于风热感冒，发热恶风，鼻塞头痛，咽喉肿痛。

33. 清感丸

【功能主治】祛风清热，解暑，止咳化痰，利咽喉。用于感冒引起的发热，头痛，咽痛咳嗽，痰多。

34. 清热感冒颗粒

【功能主治】清热解表，宣肺止咳。用于伤风感冒引起的头痛，发热，咳嗽。

35. 九味青鹏散

【功能主治】清热止痛，制疠。用于瘟疠疾病，流感引起的发热，肺部疼痛，肺炎，咽喉肿痛等。

36. 清热灵颗粒

【功能主治】清热解毒。用于感冒热邪壅肺证，症见发热，咽喉肿痛。

37. 柴银口服液（颗粒）

【功能主治】清热解毒，利咽止渴。用于上呼吸道感染外感内热证，症见发热恶风，头痛，咽痛，汗出，鼻塞流涕，咳嗽，舌边尖红，苔薄黄等。

38. 调胃消滞丸

【功能主治】疏风解表，散寒化湿，健胃消食。用于感冒属风寒挟湿，内伤食滞证，症见恶寒发热，头痛身困，食少纳呆，嗳腐吞酸，腹痛泄泻。

39. 都梁软胶囊（丸、滴丸）

【功能主治】祛风散寒，活血通络。用于风寒瘀血阻滞脉络所致的头痛，症见头胀痛或刺痛，痛有定处，反复发作，遇风寒诱发或加重。

40. 少阳感冒颗粒

【功能主治】解表散热，和解少阳。用于外感邪犯少阳证，症见寒热往来，胸胁苦满，食欲不振，心烦喜呕，口苦咽干。

41. 鱼金注射液

见本章“6. 肺炎”。

42. 穿心莲片

见第三章“38. 痢疾”。

43. 热毒平胶囊（颗粒）

【功能主治】疏风解表，清热解毒。用于外感表里俱热证，症见发热，恶寒，头痛，咽喉疼痛，咳嗽，痰黏，胸痛，大便干燥；上呼吸道感染、肺炎见上述证候者。

44. 秋燥感冒颗粒

【功能主治】清燥退热，润肺止咳。用于感冒秋燥证，症见恶寒发热，鼻咽口唇干燥，干咳少痰，舌边尖红，苔薄白而干或薄黄少津。

45. 猴耳环消炎片（胶囊、颗粒）

【功能主治】清热解毒，凉血消肿。用于邪热犯肺所致的感冒咳嗽，喉痹，乳蛾，咽喉肿痛，喉核肿大；上呼吸道感染，急性咽喉炎，急性扁桃体炎见上述证候者。

46. 炎宁颗粒（片、胶囊、糖浆）

【功能主治】清热解毒，利湿止痢。用于外感风热、湿毒蕴结所致的发热头痛，咽部红肿，咽痛，喉核肿大，小便淋沥涩痛，泻痢腹痛；上呼吸道感染，扁桃体炎，尿路感染，急性菌痢，肠炎见上述证候者。

47. 羚羊清肺颗粒（胶囊、丸）

【功能主治】清肺利咽，清瘟止嗽。用于肺胃热盛，感受时邪，身热头晕，四肢酸懒，咳嗽痰盛，咽喉肿痛，鼻衄咳血，口干舌燥。

48. 解热清肺糖浆

【功能主治】清热解毒，宣肺利咽，祛痰止咳。用于风温感冒，发热，头痛，咽喉肿痛，咳嗽。

49. 双清口服液

见本章“5. 气管炎和支气管炎”。

50. 感冒消炎片

【功能主治】散风清热，解毒利咽。用于感冒热毒壅盛证，症见发热咳嗽，咽喉肿痛，乳蛾，目赤肿痛。

51. 感冒安片

【功能主治】解热镇痛。用于感冒引起的头痛发热，鼻塞，咳嗽，咽喉痛。

52. 速克感冒片（胶囊）

【功能主治】清热解毒，疏风止痛。用于风热感冒，症见发热，头痛，咽痛；上呼吸道感染见上述证候者。

53. 感特灵胶囊（片）

【功能主治】清热解毒，清肺止咳。用于感冒初期引起的咳嗽，流清涕，头痛目眩。

54. 速感宁胶囊

【功能主治】清热解毒，消炎止痛。用于治疗感冒、流行感冒、咽喉肿痛等。

55. 东山感冒片

【功能主治】清热解毒。用于感冒发热，头痛，咳嗽。

56. 苍莲感冒片

【功能主治】解热镇痛。用于感冒发热，头痛，咽喉肿痛。

57. 抗感灵片

【功能主治】解热镇痛，消炎。用于感冒引起的鼻塞，流涕，咽部痒痛，咳嗽头痛，周身酸痛，发热，以及由感冒引起的扁桃体炎。

58. 金感欣片

【功能主治】清热疏风，解毒止痛。用于感冒引起的头痛发热，鼻塞，咽痒，咳嗽咯痰。

59. 金防感冒颗粒

【功能主治】祛风，解表散寒。用于风寒外感，症见恶寒无汗，发热头痛。

60. 银菊清解片

【功能主治】辛凉透表，清热解毒。用于外感风热，发热恶寒，头痛咳嗽，咽喉肿痛。

61. 金感康胶囊

【功能主治】清热解毒，疏风解表。用于普通感冒、流行性感冒外感风热证，症见发热，头痛，鼻塞，流涕，咳嗽，咽痛。

62. 金石清热颗粒

【功能主治】解表清热。用于风热感冒，症见发热，恶风，汗出，咽喉肿痛，咳嗽，头痛，鼻塞，流涕。

63. 柴石退热颗粒

【功能主治】清热解毒，解表清里。用于风热感冒，症见发热，头痛，或恶风，咽痛，口渴，便秘，尿黄。

64. 柴银感冒颗粒

【功能主治】清热解毒。用于风热感冒，症见发热，头痛，咽痛。

65. 白酱感冒颗粒

【功能主治】清热解毒,疏散风热。用于风热感冒,发热咽痛。

66. 复方穿心莲片

【功能主治】清热解毒,利湿。用于风热感冒,咽喉疼痛,湿热泄泻。

67. 金石感冒茶

【功能主治】疏散表邪,清热解毒,兼以除湿。用于外感风热或风寒化热或兼挟湿邪所致的感冒发热,微恶风寒,无汗或有汗不畅,头痛肢楚,或咳嗽,咽痛,胸脘闷胀不舒,不思饮食。

68. 复方芩兰口服液

【功能主治】辛凉解表,清热解毒。用于外感风热引起的发热,咳嗽,咽痛。

69. 复方金连颗粒(胶囊)

【功能主治】清热解毒。用于风热感冒,咽喉肿痛。

70. 银花感冒颗粒

【功能主治】清热,解表,利咽。用于感冒发热,头痛,咽喉肿痛。

71. 麻桂感冒丸

【功能主治】散寒解表。用于风寒感冒所致的恶寒发热,咳嗽,身痛。

72. 风寒感冒宁颗粒

【功能主治】解表散寒。用于风寒感冒引起的恶寒发热,头痛,鼻塞,流涕。

73. 咳感康口服液

【功能主治】清热解表,止咳化痰。用于感冒发热,头痛鼻塞,咳嗽,咽喉疼痛,四肢怠倦。

74. 口鼻清喷雾剂

【功能主治】疏散风热,清热解毒,清利咽喉。用于外感风热,鼻塞流涕,咽喉肿痛。

75. 大卫颗粒

【功能主治】清热解毒,疏风透表。用于感冒发热,头痛,咳嗽,鼻塞流涕,咽喉肿痛及病毒性感冒见上述证候者。

76. 麻黄止嗽丸

【功能主治】解表散寒,宣肺化痰,止咳平喘。用于感冒风寒,无汗鼻塞,咳嗽痰喘。

77. 抗感口服液(泡腾片、胶囊、颗粒)

【功能主治】清热解毒。用于外感风热引起的感冒,症见发热,头痛,鼻塞,喷嚏,咽痛,全身乏力,酸痛。

78. 感冒炎咳灵糖浆(片、颗粒)

【功能主治】解毒解热,消炎止咳。用于感冒,流感,咽喉炎,扁桃体炎。

79. 榄葱茶

【功能主治】解表,平胃。用于伤风感冒所致的发热,头痛,流涕,喷嚏,喉痒咽痛,胸腹胀满。

80. 加味银翘片

【功能主治】辛凉透表,清热解毒。用于外感风热,发热头痛,咳嗽,口干,咽喉疼痛。

81. 加味藿香正气丸(软胶囊)

【功能主治】解表化湿,理气和中。用于外感风寒,内伤湿滞证,症见头痛昏重,胸膈痞闷,脘腹胀痛,呕吐泄泻;胃肠型感冒见上述证候者。

82. 菊花茶调散

【功能主治】清头明目,解表退热。用于伤风感冒,偏正头痛,鼻塞声哑。

83. 清风油

见第九章"105. 晕动病"。

84. 解表清金散

【功能主治】清热解表,镇咳祛痰。用于感冒鼻塞,发热,咳嗽喘促。

85. 解热感冒片

【功能主治】清热解表。用于外感风寒引起的头痛,鼻塞流涕,发热怕冷,咳嗽音哑,咽喉干痛。

86. 快应茶

【功能主治】解暑清热,生津止渴。用于伤风感冒等病症。

87. 姜枣祛寒颗粒

【功能主治】发散祛寒,和胃温中。用于风寒感冒,胃寒疼痛。

88. 莲花峰茶

【功能主治】疏风散寒,清热解暑,祛痰利湿,健脾开胃,理气和中。用于四时感冒,伤暑挟湿,脘腹胀满,呕吐泄泻。

89. 克感利咽口服液(颗粒)

【功能主治】疏风清热,解毒利咽。用于感冒属风热外侵,邪热内扰证者,症见发热,微恶风,头痛,咽痛,鼻塞流涕,咳嗽痰黏,口渴溲黄。

90. 抗感清热口服液

【功能主治】清热解毒,利咽消肿。主治风热感冒,症见发热,有汗,头痛,鼻塞流涕,喷嚏,咳嗽,吐痰黄稠,咽痛,口渴,全身乏力。

91. 清热凉茶

【功能主治】清热解暑,利湿消滞。用于感冒发热,口舌臭苦,大便秘结。

92. 千金茶

【功能主治】疏风解表,利湿和中。用于四季伤风感冒,中暑发热,腹痛身酸,呕吐泄泻。

93. 双解胶囊

【功能主治】辛散解表,消食化痰。用于外感食伤,痰湿内蕴,症见头痛,鼻流清涕,四肢酸困,胸脘痞满,嗳腐纳呆,咳逆痰多。

94. 金蒿解热颗粒

【功能主治】辛凉解表,清热解毒,化湿祛暑。用于风热感冒挟暑者,症见微感风寒,头痛身重,咽痛咳嗽或胸闷脘胀。

95. 金青解毒丸

【功能主治】辛凉解表,清热解毒。用于感冒发热,头痛,咳嗽,咽喉疼痛。

96. 金青感冒颗粒

【功能主治】辛凉解表,清热解毒。用于感冒发热,头痛咳嗽,咽喉疼痛。

97. 六和茶

【功能主治】清热祛湿,解暑消食。用于感冒发热,头痛身倦,四肢不适,食滞饱胀。

98. 银胡抗感合剂

【功能主治】辛凉解表,清热解毒。用于风热感冒,症见鼻塞流涕,咽喉疼痛。

99. 金梅感冒片

【功能主治】解表祛暑,清热解毒,利咽生津。用于外感风热引起的发热,头痛,咽喉肿痛,咳嗽或夏季中暑发热。

100. 荆菊感冒片

【功能主治】疏风清热,发表解肌。用于伤风感冒,身热恶寒,头痛鼻塞。

101. 荆防败毒丸

【功能主治】清热散风,发表解肌。用于时行性感冒,恶寒发热,头痛咳嗽。

102. 香菊感冒颗粒(软胶囊)

【功能主治】疏风解表,芳香化湿,清暑解热。用于感冒,暑湿外受,症见发热头痛,胸闷无汗。

103. 山腊梅叶颗粒(片、胶囊)

【功能主治】辛凉解表,清热解毒。用于风热感冒,发热,恶寒,咽痛。

104. 参苏宣肺丸

【功能主治】解表散寒,宣肺化痰。用于痰湿阻肺,感冒风寒引起的头痛鼻塞,周身不适,咳嗽痰多,胸膈满闷,气逆恶心。

105. 银花芒果颗粒(片、胶囊)

【功能主治】疏风清热,止咳化痰。用于外感风热所致的咽痛,喉痒;咳嗽及上呼吸道感染见有上述症状者。

106. 银翘片(散、颗粒、合剂、袋泡剂)

【功能主治】疏风解表,清热解毒。用于风热感冒所致的发热头痛,咳嗽口干,咽喉疼痛。

107. 疏风清热胶囊

【功能主治】疏风清热。用于外感风热所致的咽痛的辅助治疗。

108. 藿香祛暑软胶囊

【功能主治】祛暑化湿,解表和中。用于内蕴湿滞、受暑感寒引起的恶寒发热,头痛无汗,四肢酸懒,恶心呕吐,腹痛腹泻。

109. 银胡感冒散

【功能主治】疏风解表,清热解毒。用于风热感冒所致的恶寒发热,鼻塞,喷嚏,咳嗽,头痛,全身不适。

110. 四季抗病毒胶囊(合剂)

【功能主治】清热解毒,消炎退热。用于上呼吸道感染,病毒性感冒,流感,腮腺炎等病毒性感染疾患,症见头痛,发热,流涕,咳嗽等。

111. 紫前膏

【功能主治】散寒解表,止咳化痰。用于风寒感冒所致的头痛无汗,鼻塞流涕,咳嗽。

112. 云实感冒合剂

【功能主治】解表散寒,祛风止痛,止咳化痰。用于风寒感冒所致的头痛,恶寒发热,鼻塞流涕,咳嗽痰多。

113. 银芩胶囊

【功能主治】清热解毒,清宣风热。用于外感风热所致的发热,咳嗽,咽痛及上呼吸道感染见以上症状者。

114. 伤风净喷雾剂

【功能主治】疏风解表,清热通窍。用于感冒引起的鼻塞,流涕。

115. 表热清颗粒(胶囊)

【功能主治】清热解毒,疏风解表。用于风热感冒所致的发热,咽痛;上呼吸道感染、急性扁桃体炎、急性咽炎见上述证候者。

116. 薄荷通吸入剂

【功能主治】散风开窍。为感冒鼻塞的辅助用药。

117. 广东凉茶颗粒

【功能主治】清热解暑,去湿生津。用于四时感冒,发热喉痛,湿热积滞,口干尿黄。

118. 金菊感冒片

【功能主治】清热解毒。用于风热感冒,发热咽痛,口干或渴,咳嗽痰黄。

119. 穿黄清热片(胶囊)

【功能主治】清热解毒。用于急性上呼吸道感染,急性扁桃体炎,咽炎等热毒壅盛者。

120. 炎见宁片

【功能主治】清热燥湿解毒,活血消肿止痛。用于湿热瘀毒蕴结引起的上呼吸道感染,咽炎,扁桃体炎。

121. 清热消炎宁胶囊(软胶囊)

【功能主治】清热解毒。用于流行性感冒,咽炎所致的咽喉痛。

122. 清感穿心莲胶囊

【功能主治】清热利咽,止咳化痰。用于风热感冒,咽喉肿痛,咳嗽;慢性支气管炎、扁桃体炎见上述证候者。

123. 薄荷锭

【功能主治】散风,泄热。用于风热感冒头痛。

124. 扑感片

【功能主治】辛温解表,疏散风寒。用于风寒型感冒、流感所引起的头痛身酸,恶寒发热,喷嚏,流涕,咳痰稀白。

125. 黄石感冒片

【功能主治】清热解毒,止咳化痰。用于感冒,咽炎,扁桃体炎,支气管炎咳嗽。

126. 通鼻抗感剂

【功能主治】通窍,散寒,清热,解毒。用于外感风寒,鼻塞,鼻痒,喷嚏,流涕,头晕,头痛,恶寒,发热,四肢倦怠;轻、中型感冒,慢性单纯性鼻炎,过敏性鼻炎见上述证候者。

127. 正气片

【功能主治】发散风寒,化湿和中。用于伤风感冒,头痛胸闷,吐泻腹胀。

128. 流感茶

【功能主治】祛暑清热,解表化湿。用于暑热感冒,发热恶寒,头痛体倦,食欲不振,胸闷呕恶,舌苔白腻。

129. 伤风感冒颗粒

【功能主治】散风寒,发微汗。用于伤风流涕,咳嗽头痛。

130. 四季平安油

【功能主治】驱风散寒,活血止痛。用于外感风寒所致头昏,鼻塞,关节疼痛,以及跌打损伤所致的瘀血肿痛。

131. 感清糖浆

【功能主治】散寒解表,宣肺止咳。用于风寒感冒引起的头痛,畏寒,发热,流涕,咳嗽。

132. 清凉鼻舒吸入剂

【功能主治】散风开窍。用于感冒鼻塞的辅助用药。

133. 复方木芙蓉涂鼻膏

【功能主治】解表通窍,清热解毒。用于感冒引起的鼻塞,流涕,打喷嚏,鼻腔灼热。

134. 青梅感冒颗粒

【功能主治】清热解表。用于风热感冒所致的头痛,咳嗽,鼻塞。

135. 藿香万应散

【功能主治】解表散寒,理气化湿,和胃止痛。用于外感风寒,内伤湿滞所致的头痛鼻塞,恶心呕吐,胃脘胀痛。

136. 外感平安颗粒(茶)

【功能主治】清热解表,化湿消滞。用于四时感冒,恶寒发热,周身骨痛,头重乏力,感冒挟湿,胸闷食滞。

137. 银菊感冒片

【功能主治】辛凉解表,清热解毒。用于伤风感冒引起的发热,恶寒,头痛咳嗽,咽喉疼痛及扁桃体炎。

138. 治感灵颗粒

【功能主治】解毒清热,清咽利喉。用于感冒发热,头痛,咽喉肿痛,咳嗽。

139. 丹溪玉屏风颗粒

【功能主治】益气,固表,止汗。用于表虚不固,自汗恶风,面色皖白,或体虚易感风邪者。

140. 山地岗感冒颗粒

【功能主治】清热,解毒。用于风热感冒引起的发热,头痛,咽喉肿痛。

141. 银花抗感片

【功能主治】清热解毒。用于伤风感冒,恶寒发热,头痛咳嗽,咽喉肿痛。

142. 复方西羚解毒胶囊(片)

【功能主治】疏风解表,清热解毒。用于外感风热,发热,头痛,咳嗽音哑,咽喉肿痛。

143. 甘露茶

【功能主治】消暑散热,行气消食。用于感冒头痛,发热,食滞。

144. 马兰感寒胶囊

【功能主治】解表散寒,宣肺止咳。用于治疗风寒感冒出现的头痛,恶寒发热,流涕咳嗽。

145. 复方公英胶囊(片)

【功能主治】清热解毒。用于上呼吸道感染。

146. 感冒解表丸

【功能主治】清热解表。用于四时感冒,恶寒发热,头痛头晕,咳嗽,吐泻。

147. 感冒解毒灵颗粒

【功能主治】解表散寒,宣肺止咳,清热解毒。用于感冒,头痛发热,鼻塞流涕,咳嗽咽痛,肢体酸痛,亦可作防治流感常备药。

148. 催汤丸

【功能主治】清热解表,止咳止痛。用于感冒初起,咳嗽头痛,关节酸痛;防治流行性感冒。

149. 复方桑菊感冒片(颗粒、胶囊)

【功能主治】散风清热,利咽止咳。用于风热感冒引起的发热,头晕,咳嗽,咽干,喉痛。

150. 二天油

见第九章“105. 晕动病”。

151. 神曲茶

见第三章“47. 消化不良与食欲不振”。

152. 复方香薷水

【功能主治】解表化湿,醒脾和胃。用于外感风寒,内伤暑湿,寒热头痛,脘腹痞满胀痛,恶心欲吐,肠鸣腹泻。

153. 感冒伤风咳茶

【功能主治】祛风,解表,止咳。用于伤风咳嗽,发热头痛,流涕鼻塞,喷嚏喉痒。

154. 复方野菊感冒颗粒

【功能主治】清热疏风,润燥止咳。用于风热、温燥之邪犯肺而致的发热,头晕咳嗽,咽干喉痛。

155. 抗菌消炎胶囊(片)

【功能主治】清热解表,泻火解毒。用于外感风热,内郁化火所致的风热感冒,咽喉肿痛,实火牙痛。

156. 贯黄感冒胶囊(片、颗粒)

【功能主治】辛凉解毒,宣肺止咳。用于风热感冒,发热恶风,头痛鼻塞,咳嗽痰多。

157. 感愈胶囊

【功能主治】清热解毒,疏风解表。用于风热感冒所致的发热,有汗,鼻塞,咽喉痛,咳嗽。

158. 复方四季青片

【功能主治】清热解毒。用于风热感冒,咳嗽痰多,咽喉肿痛。

159. 感冒解热颗粒(冲剂)

【功能主治】疏风清热。用于伤风感冒所致的发热,头痛,项强,恶风无汗,周身酸重。

160. 感冒解痛散

【功能主治】祛风除湿散寒,宣肺化痰止咳。用于风寒咳嗽,鼻流清涕,声重,恶寒无汗,头痛身困。

161. 感冒咳嗽片(胶囊、颗粒)

【功能主治】清热解毒,止咳化痰。用于感冒发热,头痛、咳嗽。

162. 感冒退烧片

【功能主治】清热散风,解表。用于内热外感风寒引起的四肢酸懒,发热怕冷,鼻流清涕,咳嗽咽痒。

163. 复方金银花颗粒

【功能主治】清热解毒,凉血消肿。用于风热感冒,咽炎,扁桃体炎,目痛,牙痛及痈肿疮疖。

164. 复方藿香片

【功能主治】解表和中,燥湿化浊。用于感冒畏风寒,头痛胀重,体倦肢酸,脘腹不舒。

165. 感冒药片

【功能主治】解表,退热,止痛。用于感冒发热,头痛,周身酸痛。

166. 甘和茶

【功能主治】清暑散热,生津止渴。用于感冒发热,中暑口渴,预防感冒。

167. 发汗解热丸

【功能主治】疏散风寒,解表祛湿。用于风寒湿邪引起的感冒,鼻塞流涕,身重恶寒。

168. 葛蒡合剂

【功能主治】辛凉透表。用于风热感冒,头痛发热,咳嗽咽痛。

169. 忍冬感冒颗粒

【功能主治】清热解毒。用于上呼吸道感染所致的发热,咽痛。

170. 双金连合剂

【功能主治】辛凉解表,清热解毒。用于外感风邪感冒引起的发热,疼痛,咳嗽。

171. 暑热感冒颗粒

【功能主治】祛暑解表,清热,生津。用于感冒病暑热证,症见发热重,恶寒轻,汗出热不退,心烦口渴,溲赤。

172. 复方连蒲颗粒(糖浆)

【功能主治】清热解毒。用于风热感冒,症见发热,咽痛,头胀痛,鼻塞,流浊涕,恶风,咳嗽等。

173. 石岐外感茶(颗粒)

【功能主治】疏风清热,解暑消食。用于外感引起的发热头痛,咳嗽,骨痛,食滞饱胀,喉干舌燥,预防流行性感冒。

174. 三金感冒片

【功能主治】清热解毒。用于风热感冒,症见发热,咽痛,口干。

175. 四季感冒胶囊(片)

【功能主治】清热解表。用于四季风寒感冒引起的发热头痛,鼻流清涕,咳嗽口干,咽喉疼痛,恶心厌食。

176. 生茂午时茶

【功能主治】消暑止渴,开胃进食。用于感冒发热,腹痛呕吐,头痛头晕,湿热积滞。

177. 香石双解袋泡剂

【功能主治】散寒解表,解毒除湿,通腑泻热。用于因夏令感冒表寒里热所致发热,恶寒无汗,头痛身痛,口干咽痛,恶心呕吐,大便秘结,小便短赤。

178. 杏苏感冒颗粒

【功能主治】疏风散寒,化痰止咳。用于外感风寒,鼻塞头痛,咳嗽多痰,胸闷。

179. 杏苏合剂

【功能主治】疏风散寒,宣肺止咳。用于外感风寒,鼻塞声重,恶寒无汗,咳嗽痰稀。

180. 神农茶颗粒

【功能主治】消暑清热,生津止渴。用于伤风感冒。

181. 万应茶

【功能主治】疏风解表,健脾和胃,祛痰利湿。用于外感风寒,食积腹痛,呕吐泄泻,胸满腹胀。

182. 万应甘和茶

【功能主治】芳香解表,燥湿和中,升清降浊。用于感冒发热,腹痛吐泻,暑湿泄泻。

183. 疏风散热胶囊

【功能主治】清热解毒,疏风散热。用于风热感冒,发热头痛,咳嗽口干,咽喉疼痛。

184. 杏苏二陈丸

【功能主治】疏风解表,化痰止咳,理气舒郁。用于风寒感冒,鼻塞头痛及外感风寒引起的咳嗽。

185. 伤风咳茶

【功能主治】解表发散,清肺止咳。用于伤风发热,咳嗽鼻塞。

186. 万宝油

【功能主治】清凉,镇痛,驱风,消炎,抗菌。用于伤风感冒,中暑目眩,头痛牙痛,筋骨疼痛,舟车晕浪,轻度水火烫伤,蚊虫叮咬。

187. 搜风理肺丸

【功能主治】清热解表,宣肺止咳。用于外感风寒,症见发热恶寒,头痛无汗,四肢酸软,鼻塞流涕,咳嗽痰多,胸闷喘息。

188. 散风透热颗粒

【功能主治】清热解毒,散风透热。适用于风热感冒,症见发热，微恶寒，口干，咳嗽，咽喉肿痛。

189. 外感风寒颗粒

【功能主治】解表散寒，退热止咳。用于风寒感冒，恶寒发热，头痛项强，全身酸痛，鼻塞流清涕，咳嗽。

190. 太阳膏

【功能主治】醒脑散热，祛风止痛，用于感冒头痛，头昏目眩。

191. 复方金黄连糖浆

【功能主治】清热解毒。用于风热感冒，症见发热，咽痛，头胀痛，鼻塞，流浊涕，恶风，咳嗽等。

192. 九味双解口服液

【功能主治】解表清热，泻火解毒。用于外感风热表邪所致的风热感冒，表里俱热，症见发热或恶风，头痛，鼻塞，咳嗽，流涕，咽痛或伴红肿，口渴或伴溲赤，便干。

193. 白石清热颗粒

【功能主治】疏风清热，解毒利咽。用于外感风热，或风寒化热，表邪尚在，症见发热，微恶风，头痛鼻塞，咳嗽痰黄，咽红肿痛，口干而渴，舌苔薄白或薄黄，脉浮数。可用于上呼吸道感染，急性扁桃体炎见上述证候者。

194. 葛根汤合剂（片、颗粒）

【功能主治】发汗解表，解肌止痛。用于风寒感冒，恶寒发热，无汗，项背强痛，鼻塞流涕，咳嗽，头痛，肢节酸痛，苔薄白，脉浮紧。

195. 复方一枝蒿颗粒（片）

【功能主治】解表祛风，凉血解毒。用于邪毒所致的感冒发热，咽喉肿痛，病毒性感冒见上述证候者。

196. 万通炎康片（胶囊）

【功能主治】疏风清热，解毒消肿。用于外感风热所致的咽部红肿、牙龈红肿、疮疖肿痛；急、慢性咽炎，扁桃体炎，牙龈炎，疮疖见上述证候者。

197. 兰草颗粒（胶囊）

【功能主治】清热解毒。用于感冒，急性扁桃体炎，咽炎属风热证者。

198. 众生胶囊（片）

【功能主治】清热解毒，活血凉血，消炎止痛。用于上呼吸道感染，急、慢性咽喉炎，急性扁桃腺炎，疮毒等症。

199. 穿心莲内酯胶囊（分散片、软胶囊、滴丸）

【功能主治】清热解毒，抗菌消炎。用于上呼吸道感染风热证所致的咽痛。

200. 消炎灵片（胶囊）

【功能主治】清热解毒，消肿止痛。用于上呼吸道感染，鼻炎，咽喉炎，扁桃体炎。

201. 菊蓝抗流感胶囊（颗粒）

【功能主治】清热解毒。用于风热感冒。

202. 清热去湿茶（片、胶囊）

【功能主治】清热解毒，利水去湿，活血消肿，生津止渴。用于感冒发热，咽喉肿痛，口干舌燥，皮肤疮疖，湿热腹泻，小便赤痛。

203. 蒲公英胶囊（颗粒）

【功能主治】清热消炎。用于上呼吸道感染，急性扁桃体炎，疖肿，乳腺炎。

204. 仔花感冒片（胶囊）

【功能主治】清热解毒，祛风止痛。用于风热感冒，发热头痛，肢体不适。

205. 连知解毒胶囊

【功能主治】清热解毒、泻肺解表，具有明显的抗呼吸道病毒、抑菌、解热和抗炎作用。用于急性上呼吸道感染属外感风热证，症见发热微恶寒，咽部肿痛，头痛咳嗽，鼻塞流涕，肢体酸软，舌红苔薄白或黄等。

206. 白纸扇感冒颗粒

【功能主治】清热解毒，疏风止咳。用于感冒发热，头痛，咳嗽。

207. 金青口服液

【功能主治】疏风清热。用于风热外感，症见发热，头痛，咽痛，咳嗽，舌质红，苔薄白或黄，脉浮数等。

208. 金前感冒胶囊

【功能主治】疏风清热，宣肺利咽，止咳化痰。用于风热犯肺所致感冒，症见咳嗽痰少，鼻塞流涕，喷嚏，咽红痛痒，或微有恶风发热，头痛等上呼吸道感染表现者。

209. 炎热清片（软胶囊、颗粒）

见本章“7. 非典型肺炎”。

210. 复方马缨丹片

【功能主治】清热解毒，疏风解表。用于风热感冒，发热，咽痛，咳嗽。

211. 荆银颗粒

【功能主治】清热宣肺。对治疗肺经风热证，以发热，恶风，咽痛，咳嗽为主症的病毒性感冒等呼吸道疾病安全有效。

212. 荆感胶囊

【功能主治】清热解毒，疏风解表。用于普通感冒，流行性感冒，外感风热证，症见发热，头痛，鼻塞，流涕，咳嗽，咽痛。

213. 复方忍冬野菊感冒片

【功能主治】清热解毒，疏风利咽。用于风热感冒，咽喉肿痛，发热。

214. 复方银花解毒颗粒

【功能主治】辛凉解表，清热解毒。用于普通感冒、流行性感冒属风热证，症见发热，微恶风，鼻塞流涕，咳嗽，咽痛，头痛，全身酸痛，苔薄白或微黄，脉浮数。

215. 复方感冒片（胶囊）

【功能主治】解表散寒。用于风寒感冒，头痛，身痛，恶寒，发热。

216. 桂黄清热颗粒

【功能主治】发汗解表，清热除烦。用于外感风寒，症见发热恶寒，寒热俱重，脉浮紧，身疼痛，不汗出而烦躁；急性上呼吸道感染属风寒表实证兼有郁热者。

217. 莪术油注射液

见第二章“22. 心肌炎”。

218. 热毒宁注射液

【功能主治】清热、疏风、解毒。用于外感风热所致感冒，咳嗽，症见高热，微恶风寒，头痛身痛，咳嗽，痰黄；上呼吸道感染、急性支气管炎见上述证候者。

219. 柴芩软胶囊

见本章“2. 人禽流感”。

220. 柴芩清宁片(胶囊)

【功能主治】清热解毒，和解表里。用于发热恶寒，咽痛，流浊涕等上呼吸道感染之邪在肺卫证。

221. 柴贯解热颗粒

【功能主治】辛凉疏散，清热解毒。用于上呼吸道感染属风热证者，症见发热，微恶风，咽痛咽干，头痛，鼻塞喷嚏，流浊涕等。

222. 柴辛感冒注射液

【功能主治】解表退热。用于感冒引起的鼻塞流涕，喷嚏，咳嗽，头痛，恶寒发热，全身不适等症。

223. 黄芩胶囊

【功能主治】消炎解毒。用于上呼吸道感染，细菌性痢疾等。

224. 麻杏甘石软胶囊

【功能主治】辛凉宣肺，平喘止咳。用于外感身热，咳逆气急，鼻扇，口渴，有汗或无汗。

225. 蒿蓝感冒颗粒

【功能主治】疏风解表，清热解毒。用于外感发热，咳嗽，咽痛。

226. 散寒感冒片(胶囊)

【功能主治】解表散寒，止咳祛痰。用于治疗伤风感冒及感冒合并支气管炎者。

227. 感速康片

【功能主治】清热解毒，消炎止痛。适用于风热感冒，流行性感冒及上呼吸道感染引起的头痛身痛，鼻塞流涕，咳嗽痰黄，咽喉肿痛，齿龈肿痛等病症。

228. 感通片

【功能主治】清热解毒，疏风解表。用于感冒风热证，症见为身热较著，微恶风，头痛鼻塞，咳嗽痰黄，口干痰稠，咽喉红肿。

229. 满山香片

【功能主治】清热解表。用于外感风热，发热头痛，咽痛，身痛。

230. 杏贝止咳颗粒

【功能主治】清宣肺气，止咳化痰。用于外感咳嗽属表寒里热证，症见微恶寒，发热，咳嗽，咯痰，痰稠质黏，口干苦，烦躁等。

231. 七味螃蟹甲丸

【功能主治】清热解毒，消炎止咳。用于感冒咳嗽，气管炎，音哑。

232. 东梅止咳颗粒

【功能主治】祛痰，止咳，疏风清热。用于风热感冒，咳嗽多痰，支气管炎。

233. 苏黄止咳胶囊

见本章“3. 咳嗽”。

234. 消咳平喘口服液

【功能主治】止咳，祛痰，平喘。用于感冒咳嗽，急、慢性支气管炎。

235. 咳痰合剂

【功能主治】用于感冒，支气管炎所致的咳嗽，痰多。

236. 石黄抗菌胶囊

【功能主治】抗菌消炎。用于细菌性痢疾，上呼吸道感染，扁桃体炎，尿路感染。

237. 百蕊颗粒

【功能主治】清热消炎，止咳化痰。用于急、慢性咽喉炎，支气管炎，鼻炎，感冒发热，肺炎等。

238. 金菊利咽口含片

【功能主治】清热解毒，疏风利咽。用于外感风热所致急性咽炎，症见咽痛，咽干，吞咽不利，咽部红肿，口渴，发热，微恶寒，苔薄白或黄，脉浮数。

239. 复方苦木消炎分散片

【功能主治】清热解毒，燥湿止痢。用于细菌性痢疾，急性肠炎及各种急性感染性疾患。也可用于风热感冒，咽喉肿痛。

240. 古威活络酊

【功能主治】镇痛消肿，驱风祛湿，舒筋活络。用于风湿骨痛，伤风感冒，心胃气痛。

241. 板蓝大青片

见第九章“100. 流行性乙型脑炎”。

242. 达斯玛保丸

【功能主治】清热解毒，消炎杀疠。用于脑膜炎，流行性感冒，肺炎，咽炎，疮疡，各种瘟疠疾病。

243. 凉血退热排毒丸

【功能主治】清瘟排毒，凉血退热。用于外感时疫瘟毒，内陷营血，高热不退，神昏谵语。

244. 苦甘颗粒(胶囊)

【功能主治】疏风清热，宣肺化痰，止咳平喘。用于风热感冒及风温肺热引起的恶风，发热，头痛，咽痛，咳嗽，咳痰，气喘。

245. 柴芩清宁胶囊

【功能主治】清热解毒，和解表里用于发热恶寒，咽痛流浊涕等上呼吸道感染之邪在肺卫证。

246. 复方五指柑片(胶囊)

【功能主治】用于中毒性消化不良，急、慢性胃肠炎，痢疾，风热感冒。

247. 然降多吉胶囊

【功能主治】清热解毒,祛风湿,止痛。主治外感发热,风湿热痹。

248. 比拜克胶囊

【功能主治】清热,解毒,通便。用于外感病气分热盛,发热,烦躁,头痛目赤,牙龈肿痛,大便秘结等症。

249. 沙溪凉茶(颗粒)

【功能主治】清热祛暑,除湿导滞。用于暑湿感冒,症见恶寒发热,身倦骨痛,胸膈饱滞,大便不爽。

250. 益元散

【功能主治】清暑利湿。用于感受暑湿,身热心烦,口渴喜饮,小便短赤。

251. 六合定中丸

【功能主治】祛暑除湿,和中消食。用于夏伤暑湿,宿食停滞,寒热头痛,胸闷恶心,吐泻腹痛。

252. 四正丸

【功能主治】祛暑解表,化湿止泻。用于内伤湿滞,外感风寒,头晕身重,恶寒发热,恶心呕吐,饮食无味,腹胀泄泻。

253. 金花清感颗粒

【功能主治】疏风宣肺,清热肺毒。用于单纯型流行性感冒轻症,中医辨证属风热犯肺证者。症见发热,头痛,全身酸痛,咽痛,咳嗽,恶心或恶寒,鼻塞流涕,舌质红,舌苔薄黄,脉数。

2. 人禽流感

〔基本概述〕

人禽流感是人感染高致病性禽流感的简称,是由甲型流感病毒某些亚型中的一些毒株引起的急性呼吸道传染病。其中以H5N1亚型引起的临床症状最重,主要表现为发热、咳嗽、全身不适。重症病例可合并肺炎和全身多脏器功能损伤,病死率高。

近年来一些地方发生H5N1型人禽流感,由于病死率高(超过30%),在世界范围内引起了高度关注。早在1981年,美国即有禽流感病毒H7N7感染人类的报道。1997年,中国香港发生H5N1型人禽流感,导致6人死亡,在世界范围内引起了广泛关注。近年来,人们又先后获得了H9N2、H7N2、H7N3亚型禽流感病毒感染人类的证据。尽管目前人禽流感只是在局部地区出现,但是由于人类对禽流感病毒普遍缺乏免疫力,人类感染H5N1型禽流感病毒后的高病死率及可能出现的病毒变异等,世界卫生组织(WHO)认为该疾病可能是对人类存在潜在威胁最大的疾病之一。

禽流感病毒属甲型流感病毒的一种。依据其外膜血凝素(H)和神经氨酸酶(N)蛋白抗原性的不同,目前可分为16个H亚型(H1~H16)和9个N亚型(N1~N9)。禽甲型流感病毒除感染禽外,还可感染人、猪、马、水貂和海洋哺乳动物。到目前为止,已证实感染人的禽流感病毒亚型为H5N1、H9N2、H7N7、H7N2、H7N3等,其中感染H5N1的患者病情重,病死率高。

禽流感病毒对乙醚、氯仿、丙酮等有机溶剂均敏感。常用消毒剂容易将其灭活,如氧化剂、稀酸、卤素化合物(漂白粉和碘剂)等都能迅速破坏其活性。禽流感病毒对热比较敏感,65℃加热30分钟或煮沸(100℃)2分钟以上可灭活。裸露的病毒在直射阳光下40~48小时即可灭活,如果用紫外线直接照射,可迅速破坏其活性。但该病毒对低温抵抗力较强,在较低温度粪便中可存活1周,在4℃水中可存活1个月,在有甘油存在的情况下可保持活力1年以上。

人禽流感主要是经呼吸道传播,也可通过密切接触感染的家禽分泌物和排泄物、受病毒污染的物品和水等被感染,直接接触病毒毒株也可被感染。传染源主要为患禽流感或携带禽流感病毒的鸡、鸭、鹅等禽类。野禽在禽流感的自然传播中扮演了重要角色。目前尚无人与人之间传播的确切证据。

人禽流感潜伏期一般为1~7天,通常为2~4天。不同亚型的禽流感病毒感染人类后可引起不同的临床症状。感染H9N2亚型的患者通常仅有轻微的上呼吸道感染症状,部分患者甚至没有任何症状;感染H7N7亚型的患者主要表现为结膜炎。重症患者一般均为H5N1亚型病毒感染,患者呈急性起病,早期表现类似普通型流感,主要为发热,体温大多持续在39℃以上,可伴有流涕、鼻塞、咳嗽、咽痛、头痛、肌肉酸痛和全身不适。部分患者可有恶心、腹痛、腹泻、稀水样便等消化道症状。重症患者可出现高热不退,病情发展迅速,大都有临床表现明显的肺炎,可出现急性肺损伤、急性呼吸窘迫综合征(ARDS)、肺出血、胸腔积液、全血细胞减少、多脏器功能衰竭、休克及瑞氏(Reye)综合征等多种并发症。可继发细菌感染,发生败血症。

人禽流感的预后与感染的病毒亚型有关。感染H9N2、H7N7、H7N2、H7N3者大多预后良好。而感染H5N1者预后较差,据目前医学资料报道,病死率超过30%。影响预后的因素还与患者年龄、是否有基础性疾病、是否并发合并症,以及就医、救治的及时性等有关。

〔治疗原则〕

(1)对疑似病例、临床诊断病例和确诊病例应进行隔离治疗。

(2)对症治疗:可应用解热药、缓解鼻黏膜充血药、止咳祛痰药等。儿童忌用阿司匹林或含阿司匹林及其他水杨酸制剂的药物,避免引起儿童瑞氏综合征。

(3)抗病毒治疗:应在发病48小时内试用抗流感病毒药物。

①神经氨酸酶抑制剂:奥司他韦(达菲)为新型抗流感病毒药物,实验室研究表明对禽流感病毒H5N1和H9N2有抑制作用。

②离子通道 M_2 阻滞剂：金刚烷胺和金刚乙胺可抑制禽流感病毒株的复制，早期应用可能有助于阻止病情发展，减轻病情，改善预后，但某些毒株可能对金刚烷胺和金刚乙胺有耐药性，应用中应根据具体情况选择。

(4)中医中药：对人禽流感的预防和治疗也有较好的作用。根据具体的证型可选用相应的药物。

(5)加强支持治疗和预防并发症：注意休息，多饮水，增加营养，给易于消化的饮食。密切观察、监测并预防并发症。抗菌药物应在明确继发细菌感染时或有充分证据提示继发细菌感染时使用。

(6)重症患者应当送入ICU病房进行救治：对于低氧血症的患者应积极进行氧疗。如经常规氧疗患者低氧血症不能纠正，应及时进行机械通气治疗。治疗应按照急性呼吸窘迫综合征(ARDS)的治疗原则，同时应加强呼吸道管理，防止机械通气的相关合并症。出现多脏器功能衰竭时，应当采取相应的治疗措施。机械通气过程中应注意室内通风、空气流向和医护人员防护，防止交叉感染。

〔用药精选〕

一、西药

1. 奥司他韦 Oseltamivir

见本章“1. 感冒”。

2. 帕拉米韦氯化钠注射液 Peramivir and Sodium Chloride Injection

见本章“1. 感冒”。

3. 扎那米韦 Zanamivir

见本章“1. 感冒”。

4. 盐酸金刚烷胺 Amantadine Hydrochloride

见本章“1. 感冒”。

5. 盐酸金刚乙胺 Rimantadine Hydrochloride

见本章“1. 感冒”。

附：用于人禽流感的其他西药

1. 对乙酰氨基酚 Paracetamol

见本章“1. 感冒”。

2. 维生素C Vitamin C

见第二章“22. 心肌炎”。

二、中药

1. 连花清瘟胶囊(片、颗粒)

见本章“1. 感冒”。

2. 双黄连口服液(片、含片、胶囊、颗粒、糖浆、合剂、注射液)

见本章“1. 感冒”。

3. 清热解毒口服液(片、胶囊、泡腾片、软胶囊、颗粒、糖浆、注射液)

见本章“1. 感冒”。

4. 热毒宁注射液

【处方组成】青蒿、金银花、栀子

【功能主治】清热，疏风，解毒。用于外感风热所致感冒，咳嗽，症见高热，微恶风寒，头痛身痛，咳嗽，痰黄；上呼吸道感染，急性支气管炎见上述证候者。

【用法用量】静脉滴注。①成人剂量：一次20ml，以5%葡萄糖注射液或0.9%氯化钠注射液250ml稀释后使用，一日一次。②儿童剂量：请遵医嘱。

【使用注意】对本品过敏者禁用。有药物过敏史者慎用。

5. 疏风解毒胶囊

见本章“1. 感冒”。

6. 金莲清热胶囊(颗粒、泡腾片)

见本章“1. 感冒”。

附：用于人禽流感的其他中药

1. 柴银口服液(颗粒)

【功能主治】清热解毒，利咽止渴。用于上呼吸道感染外感内热证，症见发热恶风，头痛，咽痛，汗出，鼻塞流涕，咳嗽，舌边尖红，苔薄黄等。

2. 银黄口服液(片、含片、胶囊、颗粒、注射液)

见本章“1. 感冒”。

3. 血必净注射液

见本章“7. 非典型肺炎”。

3. 咳嗽

〔基本概述〕

咳嗽是呼吸系统疾病的主要症状，常见于上呼吸道感染、支气管炎、支气管扩张、肺炎等疾病。

咳嗽的产生，是由于异物、刺激性气体、呼吸道内分泌物等刺激呼吸道黏膜里的感受器，通过传入神经传到延髓咳嗽中枢，引起咳嗽。如咳嗽无痰或痰量很少为干咳，常见于急性咽喉炎、支气管炎的初期；急性骤然发生的咳嗽，多见于支气管内异物；长期慢性咳嗽，多见于慢性支气管炎、肺结核等。

西医学认为，咳嗽是人体清除呼吸道内的分泌物或异物的保护性反射动作，通过咳嗽反射能有效清除呼吸道内的分泌物或进入气道的异物。中医认为咳嗽是因外感六淫，脏腑内伤，影响于肺所致的一种有声有痰之病症。

引起咳嗽的原因很多，有呼吸道疾病(如吸入不洁气体、异物、炎症、肿瘤等)、胸膜疾病(如胸膜炎等)、心血管病(如左心功能不全致肺瘀血和肺气肿等)及延髓咳嗽中枢等因素。西医学的上呼吸道感染、咽喉炎、急慢性支气管炎、支气管扩张、肺炎、肺结核、肺气肿、肺部肿瘤等疾病都可能出现咳嗽的症状。此外，耳、脑膜、心脏、食管、胃等内脏的迷走神经受到刺激,有时也会传入咳嗽中枢引起咳嗽。

咳嗽通常按时间长短分为急性咳嗽、亚急性咳嗽和慢性咳嗽三类。

(一)急性咳嗽

咳嗽时间在3周以内的为急性咳嗽。急性咳嗽最常见的病因是普通感冒。其他病因包括急性支气管炎,肺炎,急性鼻窦炎,过敏性鼻炎,慢性支气管炎急性发作,支气管哮喘及气管异物等。

(二)亚急性咳嗽

咳嗽持续时间在3~8周的为亚急性咳嗽。亚急性咳嗽原因较为复杂,最常见的原因是感冒后咳嗽(又称感染后咳嗽)、细菌性鼻窦炎、哮喘等。

(三)慢性咳嗽

咳嗽持续时间超过8周的为慢性咳嗽。也有学者认为咳嗽超过3周的就可称为慢性咳嗽。慢性咳嗽有的可持续数年甚至数十年。

慢性咳嗽原因较多,通常可分为两类:一类为初查X线胸片有明确病变者,如肺炎、肺结核,肺癌等;另一类为X线胸片无明显异常,以咳嗽为主或唯一症状者,即通常所说的慢性咳嗽。

通常所说的慢性咳嗽的主要原因有:咳嗽变异性哮喘、上呼吸道咳嗽综合征(过敏性鼻-支气管炎、鼻后滴漏综合征)、胃-食管反流性咳嗽、嗜酸粒细胞性支气管炎、慢性咽喉炎、慢性支气管炎等。其中以咳嗽变异性哮喘最为常见。

中医还根据咳嗽的病因和表现形式,将咳嗽分为外感咳嗽和内伤咳嗽两大类。中医学认为本病可因外邪侵袭,肺卫受感,肺气不得宣发而引起,为外感咳嗽;也可由脏腑功能失调,累及肺脏,肺气失其肃降而发生,为内伤咳嗽。中医临床根据咳嗽病因及表现的症状不同又可分为风寒咳嗽、风热咳嗽、燥热咳嗽、肺火咳嗽、痰湿犯肺咳嗽、肝火犯肺咳嗽和肺虚咳嗽等多种证型。

〔治疗原则〕

咳嗽是多种肺系疾病的一个重要症状,又是具有独立性的一种病症。咳嗽的病位主要在肺,其基本病机主要为肺失宣降,肺气上逆。辨证当分清外感与内伤,虚实与寒热。外感咳嗽多是新病,常突然发生,病程短,初起多兼有寒热、头痛、鼻塞等表证,属于邪实,治以宣肺散邪为主,根据感邪性质不同而分别论治,切忌早用敛涩留邪之品,只要邪气得散,肺气宣畅,咳嗽自止。内伤咳嗽多是宿病,常反复发作,迁延不止,常兼其他脏腑病症,多属邪实正虚,治当扶正祛邪,分清主次,标本兼顾,还应重视治肝、治脾、治肾等。

咳嗽虽有外感、内伤之分,但两者关系密切,常相互影响致证情复杂或加重,治疗常需寒热并用,虚实兼顾。咳嗽的治疗主要应针对具体的病因采取相应的方法。对症止咳祛痰治疗的作用是减少呼吸道刺激,避免持久剧烈的咳嗽可能使气管病变扩散到邻近的小支气管,或者引起肺泡壁弹性组织的破坏,诱发肺气肿等。止咳的另一方面作用是使患者得以安静和休息,减少体力消耗。

1. 病因治疗

引起咳嗽的原因很多。因此,止咳治疗不是简单地服用止咳药。首先要分析咳嗽的原发因素,针对病因治疗,才会收到好的效果。

2. 对症治疗

止咳治疗主要包括止咳、平喘、祛痰、化痰、减轻呼吸道黏膜水肿、恢复气管内膜纤毛作用等。治疗咳嗽的药物很多,可供选择的中成药就有上百种,西药也有几十种。中医治疗咳嗽,首分外感、内伤,次则分脏腑阴阳。对于外感,有寒、热、痰、燥之分,对于内伤,有脾、肺、肾、肝之别。故设方千百,用法不一,临床使用需要明确辨证后方可选用。治疗外感咳嗽应以祛邪宣肺为主,治疗内伤咳嗽应以调理脏腑、气血为主。

(对于小儿咳嗽、气管炎支气管炎咳嗽、哮喘咳嗽的治疗和用药详见本书小儿咳嗽、气管炎和支气管炎、哮喘等篇章。)

〔用药精选〕

一、西药

1. 复方甘草片 Compound Liquorice Tablets

本品由甘草流浸膏、复方樟脑酊、甘油、愈创甘油醚等组成,为最常用的镇咳祛痰药。本品的运用已有百余年的历史,在我国也有五十多年。因其廉价、安全、药效确切,深受广大患者与医生的喜爱。

【适应证】镇咳祛痰。用于咳嗽痰多。

【用法用量】片剂:一次3~4片,一日3次。口服溶液:一次5~10mg,一日3次,服时振摇。

【不良反应】有轻微的恶心、呕吐反应。

【禁忌】对本品成分过敏者禁用。

【孕妇及哺乳期妇女用药】孕妇及哺乳期妇女慎用。

【其他制剂】复方甘草含片、复方甘草口服溶液

2. 盐酸氨溴索 Ambroxol Hydrochloride

本品为常用的祛痰药,能增加呼吸道黏膜浆液腺的分泌,从而降低痰液黏度;还可促进肺表面活性物质的分泌,增加支气管纤毛运动,使痰液易于咳出。

【适应证】用于急、慢性呼吸道疾病,如急、慢性支气管炎,支气管哮喘,支气管扩张,肺结核等引起的痰液黏稠、咳痰困难。新生儿呼吸窘迫综合征及胸腔手术并发症的预防及治疗。

【用法用量】餐后口服。成人和12岁以上儿童一次30~60mg,一日3次。儿童一日按体重1.2~1.6mg/kg,或遵医嘱。长期治疗时可减为一日2次。

雾化吸入、肌内注射、皮下注射、静脉注射:请遵医嘱。

【不良反应】上腹部不适、食欲缺乏、胃痛、胃部灼热、消

化不良、恶心、呕吐、腹泻、皮疹；罕见头痛、眩晕、血管性水肿。快速静脉注射可引起腰部疼痛和疲乏无力感。

【禁忌】已知对盐酸氨溴索或其他配方成分过敏者不宜使用。

【孕妇及哺乳期妇女用药】孕妇、哺乳期妇女慎用。妊娠初期3个月妇女禁用。

【儿童用药】儿童请选用本品糖浆。

【制剂】盐酸氨溴索片（分散片、咀嚼片、缓释片、口腔崩解片、泡腾片、颗粒、胶囊、缓释胶囊、缓释小丸、糖浆、口服溶液、注射剂、葡萄糖注射液）

3. 可待因 Codeine

本品具有明显的镇咳作用，是临床常用的传统镇咳药之一。因其抑制咳嗽反射，痰液不易排出，故仅适用于无痰性干咳。

【适应证】用于无痰干咳及剧烈、频繁的咳嗽。

【用法用量】口服。成人一次15～30mg，一日3次。极量，一次100mg，一日250mg。儿童按体重一日1～1.5mg/kg，分3次服。

【不良反应】常见：幻想，呼吸微弱、缓慢或不规则，心率或快或慢；少见：惊厥，耳鸣，震颤或不能自控的肌肉运动，荨麻疹，瘙痒、皮疹或颜面浮肿等过敏反应；长期应用产生依赖性，常用量引起依赖性的倾向较其他吗啡类为弱。典型症状为食欲减退、腹泻、牙痛、恶心呕吐、流涕、寒战、打喷嚏、打呵欠、睡眠障碍、胃痉挛、多汗、衰弱无力、心率增快、情绪激动或原因不明的发热。

【禁忌】对本品过敏、痰多黏稠患者禁用。

【孕妇及哺乳期妇女用药】①本品可通过胎盘屏障，使用后致胎儿产生药物依赖，引起新生儿的戒断症状如过度啼哭、打喷嚏、打呵欠、腹泻、呕吐等，故妊娠期间禁用。分娩期应用本品可引起新生儿呼吸抑制。②本品可自乳汁排出，哺乳期妇女应慎用。

【儿童用药】①7岁以下儿童不宜使用本品。②儿童静脉注射可待因可诱发组胺释放，导致血管扩张、严重低血压和呼吸暂停，因此儿童均不宜采用静脉给药。③含可待因的止咳药一般不推荐用于儿童，禁用于1岁以下的婴儿和急性腹泻的幼儿。

【老年用药】老年患者慎用。

【制剂】磷酸可待因片（缓释片、糖浆、注射液）

4. 氢溴酸右美沙芬 Dextromethorphan Hydrobromide

本品为中枢性镇咳药，主要抑制延脑的咳嗽中枢而发挥镇咳作用。

【适应证】用于干咳，适用于感冒、咽喉炎及其他上呼吸道感染时的咳嗽。

【用法用量】口服。成人一次10～15mg，一日3～4次。儿童：2岁以下不宜用。2～6岁，一次2.5～5mg，一日3～4次。6～12岁，一次5～10mg，一日3～4次。

【不良反应】头晕、头痛、嗜睡、易激动、嗳气、食欲减退、便秘、恶心、皮肤过敏，停药后上述反应可自行消失。过量可引起神志不清、支气管痉挛、呼吸抑制。

【禁忌】对本品过敏、有精神病史、驾驶及操作机器者、服用单胺氧化酶抑制剂停药不满2周的患者禁用。

【孕妇及哺乳期妇女用药】妊娠3个月内妇女禁用。中、后期孕妇慎用。哺乳期妇女禁用。

【制剂】氢溴酸右美沙芬片（分散片、咀嚼片、缓释片、胶囊、软胶囊、颗粒、糖浆、口服溶液、滴丸、滴鼻液、注射剂、缓释混悬液、口服液）

5. 复方甲氧那明胶囊 Compound Methoxyphenamine Capsules

本品为复方制剂，含盐酸甲氧那明、那可丁、氨茶碱、马来酸氯苯那敏。本品的配伍不仅可以减轻咽喉及支气管炎症等引起的咳嗽，而且可缓解哮喘发作时的咳嗽，有利于排痰。

【适应证】用于支气管哮喘和喘息性支气管炎，以及其他呼吸系统疾病引起的咳嗽、咳痰、喘息等症状。

【用法用量】15岁以上：一日3次，一次2粒，饭后口服；8岁以上15岁未满：一日3次，一次1粒。可根据年龄与病情适当增减。

【不良反应】偶有皮疹，皮肤发红、瘙痒，恶心、呕吐，食欲不振，眩晕、心悸及排尿困难，停药后消失。

【禁忌】①哺乳期妇女禁用。②哮喘危象、严重心血管疾病患者禁用。③未满8岁的婴幼儿禁用。

【孕妇及哺乳期妇女用药】哺乳期妇女禁用，妊娠妇女慎用。

【儿童用药】未满8岁的婴幼儿禁用，8岁以上儿童使用时，应在家长指导下服用。

【老年用药】老年患者在医师指导下使用。

6. 乙酰半胱氨酸 Acetylcysteine

本品具有较强的祛除黏稠痰液作用。其分子中所含巯基能使痰液中糖蛋白多肽链中的双硫链断裂，降低痰的黏度，使痰易于咳出。

【适应证】用于浓稠痰黏液过多的呼吸系统疾病：急性支气管炎、慢性支气管炎急性发作、支气管扩张症等引起的痰液黏稠、咳出困难。

【用法用量】口服。成人一次0.2g，一日2～3次；儿童一次0.1g，一日2～3次。

静脉滴注、喷雾吸入、气管滴入、气管注入：请遵医嘱。

【不良反应】偶发恶心、呕吐，极少见皮疹、支气管痉挛。

【禁忌】对本品过敏者禁用。

【孕妇及哺乳期妇女用药】严格遵照医嘱。哺乳期妇女用药期间应停止哺乳。

【老年用药】有严重呼吸功能不全的老年患者慎用。

【制剂】乙酰半胱氨酸片（泡腾片、胶囊、颗粒、喷雾剂、注射剂）

7. 羧甲司坦 Carbocisteine

本品为黏痰调节剂，可影响支气管腺体的分泌，使痰液黏滞性降低,易于咯出。

【适应证】用于支气管炎、支气管哮喘等疾病引起的痰液黏稠、咳出困难。

【用法用量】口服。成人一次0.5g,一日3次。儿童一日按体重30mg/kg,分3次服用。

【不良反应】偶有轻度头晕、恶心、胃部不适、腹泻、胃肠道出血和皮疹。

【禁忌】对本品过敏、有活动性胃溃疡的患者禁用。

【孕妇及哺乳期妇女用药】孕妇、哺乳期妇女慎用。

【儿童用药】儿童慎用。

【制剂】羧甲司坦片(含片、泡腾片、泡腾散、颗粒、口服溶液)

8. 溴己新 Bromhexine

本品为常用的祛痰药,直接作用于支气管腺体,能降低黏液的黏稠度,使痰液变稀,易于咳出。

【适应证】用于慢性支气管炎、哮喘、支气管扩张、矽肺等有白色黏痰又不易咯出的患者。

【用法用量】口服。成人一次8~16mg,儿童一次4~8mg,一日3次。

肌内或静脉注射。成人一次4mg,一日2~3次;儿童一次2~4mg,一日3次。或遵医嘱。

【不良反应】少见因刺激胃黏膜而有胃不适症状,少见血清转氨酶升高,可自行恢复。

【禁忌】对本品过敏者禁用。

【孕妇及哺乳期妇女用药】慎用。

【制剂】盐酸溴己新片(气雾剂、注射剂、葡萄糖注射液)

9. 复方氢溴酸右美沙芬胶囊 Compound Dextromethorphan Hydrobromide Capsule

本品为中枢性镇咳药,含氢溴酸右美沙芬和愈创木酚甘油醚。可抑制延脑咳嗽中枢,使呼吸道腺体分泌增加,使痰液稀释,易于咳出。

【适应证】用于上呼吸道感染、急性支气管炎引起的咳嗽、多痰、喘息。

【用法用量】口服。成人一次1~2粒,一日3次。24小时不超过4次。

【不良反应】可见头晕、头痛、嗜睡、易激动、嗳气、食欲缺乏、便秘、恶心、皮肤过敏等,停药后上述反应可自行消失。

【禁忌】对本品过敏者禁用。

【孕妇及哺乳期妇女用药】孕妇及哺乳期妇女慎用。妊娠3个月内妇女禁用。

【老年用药】老年人应在医师指导下使用。

【其他制剂】复方氢溴酸右美沙芬颗粒(糖浆)

10. 喷托维林 Pentoxyverine

本品为常用的镇咳药。对咳嗽中枢有选择性抑制作用,尚有轻度的阿托品样作用和局麻作用,吸收后可轻度抑制支气管内感受器,减弱咳嗽反射,大剂量对支气管平滑肌有解痉作用,故它兼有中枢性和末梢性镇咳作用。其镇咳作用的强度约为可待因的1/3,但无成瘾性。一次给药作用可持续4~6小时。

【适应证】适用于各种原因引起的无痰干咳。

【用法用量】口服。成人一次25mg,一日3~4次;儿童,5岁以上一次6.25~12.5mg,一日2~3次。

【不良反应】少见有便秘、轻度头痛、头晕、嗜睡、口干、恶心、腹胀、腹泻、皮肤过敏等反应。

【禁忌】对本品过敏、青光眼、心力衰弱、驾车及操作机器者禁用。

【孕妇及哺乳期妇女用药】孕妇和哺乳妇女禁用。

【制剂】枸橼酸喷托维林片(糖浆、滴丸)

11. 氯化铵片 Ammonium Chloride Tablets

本品为刺激性祛痰药,由于对黏膜的化学性刺激,反射性地增加痰量,使痰液易于排出,因此有利于不易咳出的黏痰的清除。常与其他止咳祛痰药配成复方制剂。

【适应证】用于干咳及痰不易咳出者(多用于急性呼吸道炎症时痰黏稠不易咳出)。

【用法用量】口服。成人常用量:一次0.3~0.6g,一日3次。小儿常用量:按体重一日40~60mg/kg,或按体表面积1.5g/m^2,分4次服。

【不良反应】可引起恶心、呕吐、胃痛等刺激症状。

【禁忌】对本品过敏,肝、肾功能严重损害(尤其是肝昏迷),肾衰竭,尿毒症,代谢性酸中毒患者禁用。

【孕妇及哺乳期妇女用药】孕妇及哺乳期妇女在医生指导下使用。

【老年用药】慎用。

12. 阿桔片 Compound Platycodon Tablets

本品含阿片粉及桔梗粉,阿片具有中枢镇咳及镇痛作用,长期使用有成瘾性;桔梗为恶心性祛痰药,口服后可刺激胃黏膜引起轻度恶心,反射性地引起呼吸道腺体分泌增加,使痰液变稀,易咯出。

【适应证】有镇咳、祛痰作用。可用于急性支气管炎及慢性支气管炎等有痰的咳嗽。

【用法用量】口服。一次1~2片,一日3次。

【不良反应】长期使用易成瘾。

【禁忌】严重肝功能不全、肺源性心脏病、支气管哮喘者禁用。

【孕妇及哺乳期妇女用药】禁用。

【儿童用药】禁用。

13. 苯丙哌林 Benproperine

本品为非麻醉性镇咳药。有降低咳嗽中枢的兴奋性、降低肺牵张受体冲动和舒张支气管平滑肌作用。其作用较可待因强2~4倍。本品不抑制呼吸,无成瘾性。

【适应证】主要用于刺激性干咳,如急、慢性支气管炎及各种原因引起的咳嗽。

【用法用量】口服。一次20~40mg,一日3次。

【不良反应】偶见口干、胃部灼烧感、头晕、嗜睡、食欲缺乏、乏力和药疹等。

【禁忌】对本品过敏、幽门及十二指肠及肠管闭塞下部尿路闭塞、青光眼、严重心脏病患者禁用。

【孕妇及哺乳期妇女用药】慎用。

【儿童用药】慎用。

【老年用药】高龄者肝、肾功能多低下，为安全起见，应以10mg/d开始。

【制剂】磷酸苯丙哌林片（分散片、缓释片、双层缓释片、胶囊、颗粒、口服溶液）

14. 盐酸二氧丙嗪 Dioxopromethazine Hydrochloride

本品具有较强的镇咳作用，并具有抗组胺、解除平滑肌痉挛、抗炎和局部麻醉作用。用于慢性支气管炎，镇咳疗效显著。

【适应证】用于急、慢性气管炎和各种疾病引起的咳嗽。

【用法用量】口服。成人一次5mg，一日3次；极量：一次10mg，一日30mg。

【不良反应】常见困倦、乏力、嗜睡。

【禁忌】对本品过敏、高空作业及驾驶车辆、操纵机器者禁用。

【制剂】盐酸二氧丙嗪片（颗粒）

15. 左羟丙哌嗪 Levodropropizine

本品为外周性镇咳药，通过对气管、支气管C-纤维外周选择性抑制作用而发挥镇咳作用。

【适应证】适用于急性上呼吸道感染和急性支气管炎引起的干咳和持续性咳嗽。

【用法用量】口服。成人一次60mg，一日3次。

【不良反应】不良反应较少，主要表现为胃肠道反应，恶心、上腹部疼痛、消化不良、呕吐、腹泻；中枢神经系统反应，疲乏、眩晕、嗜睡、头痛及心悸、口干等；偶见视觉障碍，皮疹、呼吸困难罕见。高剂量时可见转氨酶的短暂性升高。

【禁忌】已知或可能对药物极度过敏或痰多者禁用。

【孕妇及哺乳期妇女用药】孕妇、哺乳期妇女禁用。

【制剂】左羟丙哌嗪片（分散片、含片、胶囊、颗粒、口服溶液）

16. 复方磷酸可待因口服溶液 Compound Codeine Phosphate Oral Solution

复方磷酸可待因口服溶液又名联邦止咳露，含磷酸可待因、盐酸麻黄碱、马来酸氯苯那敏和氯化氨等，具有明显的镇咳作用，并有一定的祛痰平喘效应。

【适应证】用于无痰干咳及剧烈、频繁的咳嗽。

【用法用量】口服。成人一次10～15ml，一日3次。儿童用量酌减或遵医嘱。

【不良反应】常见为口干、便秘、头晕、心悸等，一般较轻不影响治疗。

【禁忌】①痰多黏稠不易咳出者不宜使用。②用药期间不宜驾驶车辆、管理机器及高空工作等。

【孕妇及哺乳期妇女用药】孕妇及哺乳期妇女慎用。

【儿童用药】儿童慎用。

【老年用药】老年人慎用。

附：用于咳嗽的其他西药

1. 福尔可定 Pholcodine

【适应证】本品是中枢性镇咳药，与右美沙酚相似，具有中枢性镇咳作用，也有镇静和镇痛作用，可致依赖性。但成瘾性较磷酸可待因弱。用于剧烈干咳和中度疼痛。

2. 复方贝母氯化铵片 Compound Bulbus Fritilillariae Cirr Hosate and Ammonium Chloride Tablets

【适应证】用于各种急、慢性支气管炎，感冒引起的频繁的咳嗽、多痰。

3. 复方甘草氯化铵糖浆 Compound Licorice Extractum and Ammonium Chloride Syrup

【适应证】用于上呼吸道感染（如感冒）引起的鼻塞、咳嗽、咳痰。

4. 愈美甲麻敏糖浆 Guaifenesin, Dextromethorphan Hydrobromide, Methylephedrine Hydrochloride and Chlorphenamine Maleate Syrup

【适应证】用于过敏性咳嗽，急、慢性支气管炎，支气管哮喘及各种呼吸道疾病所致的咳嗽。

5. 桉柠蒎肠溶软胶囊 Eucalyptol, Limonene and Pinene Enteric Soft Capsules

见本章“5. 气管炎和支气管炎”。

6. 复方福尔可定口服溶液（糖浆）Compound Pholcodine Oral Solution

见本章“1. 感冒”。

7. 细辛脑氯化钠注射液 Asarone and Sodium Chloride Injection

【适应证】用于肺炎、支气管哮喘、慢性阻塞性肺疾病伴咳嗽、咯痰、喘息等。

8. 氨溴特罗片（口服液）Ambroxol Hydrochloride and Clenbuterol Hydrochloride Tablets

【适应证】用于急、慢性呼吸道疾病（如急、慢性支气管炎，支气管哮喘，肺气肿等）引起的咳嗽、痰液黏稠、排痰困难、喘息等。

9. 福多司坦片（胶囊、颗粒）Fudosteine Tablets

见本章“5. 气管炎和支气管炎”。

10. 海苯酸替培啶片 Tipepidine Hibenzate Tablets

【适应证】适用于急、慢性支气管炎引起的咳嗽。

11. 愈酚溴新口服溶液 Guaifenesin and Bromhexine Hydrochloride Oral Solution

【适应证】用于急、慢性上呼吸道感染（如普通感冒等），急、慢性支气管炎和支气管扩张引起的痰液黏稠，痰多不易咳出的患者。

12. 愈酚甲麻那敏颗粒(分散片)Guaifenesin, Methylephedrine Hydrochloride and Chlorphenamine Maleate Granules

【适应证】用于因感冒、支气管炎等引起的支气管充血性咳嗽、咯痰。

13. 复方甘草浙贝氯化铵片 Compound Licorice Flitilarry Bule and Ammonium Chloride Tablets

【适应证】用于急、慢性支气管炎引起的咳嗽、咳痰。

14. 复方枇杷氯化铵糖浆

【适应证】用于上呼吸道感染、急性支气管炎引起的咳嗽、多痰、喘息。

15. 复方愈创木酚磺酸钾口服溶液 Compound Guaiacol Potassium Sulfonale Oral Solution

【适应证】用于感冒及过敏性支气管炎引起的咳嗽、多痰。

16. 复方愈酚喷托那敏糖浆 Compound Guaifenesine Pentoxyverine Citrate and Chlorphenamine Maleate Syrup

【适应证】用于各种原因引起的咳嗽、咳痰。

17. 喷托维林氯化铵片(糖浆)Pentoxyverine Citrate and Ammonium Chloride Tablets

【适应证】用于镇咳、祛痰。

18. 右美沙芬愈创甘油醚糖浆 Dextromthorphan Hydrobromide and Guaifenesin Syrup

【适应证】用于上呼吸道感染(如普通感冒和流行性感冒)、支气管炎等引起的咳嗽、咳痰。

19. 愈创维林那敏片 Guaifenesin, Pentoxyverine Citrate and Chlorphenamine Maleate Tablets

【适应证】用于各种原因引起的咳嗽、咳痰。

20. 愈酚喷托异丙嗪颗粒 Sulfogaiacol, Pentoxyverine and Promethazine Granules

【适应证】用于普通感冒或流感引起的咳嗽、咳痰。

21. 愈酚维林片(胶囊)Guaifenesin and Pentoxyverine Citrate Tablets

【适应证】用于感冒引起的咳嗽、咳痰。

22. 愈美胶囊(片、分散片、缓释片、颗粒)Guaifenesin and Dextromethorphan Hydrobromide Capsules

【适应证】用于上呼吸道感染、支气管炎等疾病引起的咳嗽、咳痰。

23. 复方桔梗麻黄碱糖浆 Compound Balloonflower and Ephedrine Syrup

【适应证】用于咳嗽、多痰,也可用于喘息性支气管炎引起的咳嗽。

24. 复方桔梗远志麻黄碱片 Balloonflower, Polygala and Ephedrine Hydrochloride Tablets

【适应证】用于咳嗽、多痰,也可用于喘息性支气管炎引起的咳嗽。

25. 复方麻黄碱糖浆 Compound Ephedrine Hydrochloride Syrup

【适应证】用于支气管炎等引起的咳嗽、多痰。

26. 复方甘草麻黄碱片 Compound Liquorice and Ephedrine Tablets

【适应证】用于咳嗽、咳痰,也可用于喘息性支气管炎及单纯性支气管炎引起的咳嗽。

27. 愈创甘油醚片(颗粒、糖浆)Guaifenesin Tablets

【适应证】用于呼吸道感染引起的咳嗽、多痰。

28. 盐酸美司坦片 Mecysteine Hydrochloride Tablets

【适应证】用于急、慢性支气管炎,感冒等引起的痰液稠厚和咳痰困难。

29. 盐酸氯哌丁片 Tabellae Cloperastini Hydrochloridi

【适应证】用于干咳。

30. 那可丁片(糖浆)NoscapineTablets

【适应证】用于干咳。

31. 西地磷酸苯丙哌林泡腾片 Cydbenproperine Phosphate Effervescent Tables

【适应证】用于治疗急、慢性支气管炎及各种刺激引起的咳嗽。

32. 萘磺酸左丙氧芬 Levopropoxyphene Napsylate

【适应证】本品为非成瘾性、中枢镇咳药,其镇咳强度约为可待因的 1/5。用于治疗急、慢性支气管炎等所引起的干咳。

33. 呱西替柳片(胶囊)Guacetisal Tablets

见本章“1. 感冒”。

34. 愈创木酚甘油醚 Guaifenesin

【适应证】平喘、祛痰。适用于喘息性支气管炎、慢性支气管炎、支气管哮喘。

35. 厄多司坦分散片 Erdosteine Dispersible Tablets

【适应证】祛痰止咳药。用于急、慢性支气管炎,阻塞性肺气肿等疾病引起的咳嗽、咳痰,特别是痰液黏稠不易咳出者。

36. 复方沙芬那敏糖浆 Dextromethorphan Hydrochloride and Chlorphenamine Syrup

【适应证】主要用于消除或缓解因上呼吸道感染和过敏反应引起的咳嗽、痰多而黏稠,或同时伴有鼻塞、流涕及打喷嚏等症状。

二、中药

(一)风寒咳嗽用中药

1. 通宣理肺丸(片、胶囊、颗粒、口服液、膏)

见本章“1. 感冒”。

2. 止咳宁嗽胶囊

【处方组成】桔梗、荆芥、百部、紫菀(制)、白前(制)、前胡、款冬花(蜜炙)、麻黄(蜜炙)、陈皮、苦杏仁(炒)、防风

【功能主治】疏风散寒,宣肺解表,镇咳祛痰。用于风寒

袭肺所致的咳嗽，症见咯痰稀白，鼻流清涕，恶寒身楚或有呕吐。

【用法用量】口服。胶囊一次4～6粒，一日2～3次。

3. 镇咳宁胶囊（含片、糖浆、口服液、滴丸）

【处方组成】甘草流浸膏、桔梗、盐酸麻黄碱、桑白皮

【功能主治】止咳，平喘，祛痰。用于风寒束肺所致的咳嗽，气喘，咯痰；支气管炎，支气管哮喘见上述证候者。

【用法用量】口服。胶囊一次1～2粒，一日3次。

4. 杏苏止咳颗粒（软胶囊、糖浆、口服液、露）

【处方组成】苦杏仁、陈皮、紫苏叶、前胡、桔梗、甘草

【功能主治】宣肺散寒，止咳祛痰。用于风寒感冒咳嗽，气逆。

【用法用量】颗粒开水冲服，一次12g，一日3次，小儿酌减。

5. 风寒咳嗽颗粒（丸）

【处方组成】陈皮、生姜、法半夏、青皮、苦杏仁、麻黄、紫苏叶、五味子、桑白皮、炙甘草

【功能主治】宣肺散寒，祛痰止咳。用于外感风寒，肺气不宣所致的咳喘，症见头痛鼻塞，痰多咳嗽，胸闷气喘。

【用法用量】颗粒开水冲服，一次5g，一日2次。

6. 止嗽青果丸（片、口服液）

【处方组成】西青果、半夏（制）、白果仁、紫苏子（炒）、桑白皮（蜜制）、麻黄、紫苏叶、苦杏仁（去皮炒）、黄芩、浙贝母、石膏、款冬花、甘草、冰片

【功能主治】宣肺化痰，止咳定喘。用于风寒束肺所致的咳嗽痰盛，胸膈满闷，气促作喘，口燥咽干。

【用法用量】口服。一次2丸，一日2次。

7. 苏黄止咳胶囊

【处方组成】麻黄、紫苏叶、地龙、蜜枇杷叶、炒紫苏子、蝉蜕、前胡、炒牛蒡子、五味子

【功能主治】疏风宣肺，止咳利咽。用于风邪犯肺，肺气失宣所致的咳嗽，咽痒，痒时咳嗽，或呛咳阵作，气急，遇冷空气、异味等因素突发或加重，或夜卧晨起咳剧，多呈反复发作，干咳无痰或少痰，舌苔薄白等。感冒后咳嗽及咳嗽变异型哮喘见上述证候者。

【用法用量】口服。一次3粒，一日3次。疗程7～14日。

8. 复方川贝精片（胶囊、颗粒）

【处方组成】麻黄浸膏、川贝母、陈皮、桔梗、五味子、甘草浸膏、法半夏、远志

【功能主治】宣肺化痰，止咳平喘。用于风寒咳嗽，痰喘引起的咳嗽气喘，胸闷，痰多；急、慢性支气管炎见上述证候者。

【用法用量】口服。一次3～6片，一日3次。小儿酌减。

【使用注意】高血压、心脏病患者及孕妇慎用。

9. 止咳宝片

【处方组成】紫菀、橘红、桔梗、枳壳、百部、五味子、陈皮、干姜、荆芥、罂粟壳浸膏、甘草、氯化铵、前胡、薄荷素油

【功能主治】宣肺祛痰，止咳平喘。用于外感风寒所致的咳嗽，痰多清稀，咳甚而喘；慢性支气管炎，上呼吸道感染见上述证候者。

【用法用量】口服。一次2片，一日3次，或遵医嘱。本品连服7日为一疗程，可以连续服用3～5个疗程。

10. 止嗽立效丸（胶囊）

【处方组成】麻黄（制）、苦杏仁（去皮炒）、石膏、甘草、葶苈子、罂粟壳、莱菔子

【功能主治】止嗽，定喘，祛痰。用于风寒咳嗽，喘急气促。

【用法用量】口服。丸剂一次1丸，一日2次。

（二）风热咳嗽用中药

1. 蛇胆川贝液（含片、胶囊、软胶囊、散）

【处方组成】蛇胆汁、川贝母

【功能主治】清肺，止咳，除痰。用于肺热咳嗽，痰多。

【用法用量】口服。一次10ml，一日2次；小儿酌减。

2. 牛黄蛇胆川贝液（片、散、胶囊、软胶囊、滴丸）

【处方组成】人工牛黄、川贝母、蛇胆汁、薄荷脑

【功能主治】清热，化痰，止咳。用于热痰、燥痰咳嗽，症见咳嗽，痰黄或干咳，咯痰不爽。

【用法用量】口服。一次10ml，一日3次，小儿酌减，或遵医嘱。

3. 川贝枇杷糖浆（片、胶囊、颗粒、口服液、膏、露）

【处方组成】川贝母流浸膏、桔梗、枇杷叶、薄荷脑

【功能主治】清热宣肺，化痰止咳。用于风热犯肺，痰热内阻所致的咳嗽痰黄或咯痰不爽，咽喉肿痛，胸闷胀痛；感冒，支气管炎见上述证候者。

【用法用量】口服。一次10ml，一日3次。

4. 急支糖浆（颗粒）

【处方组成】鱼腥草、金荞麦、四季青、麻黄、紫菀、前胡、枳壳、甘草

【功能主治】清热化痰，宣肺止咳。用于外感风热所致的咳嗽，症见发热，恶寒，胸膈满闷，咳嗽咽痛；急性支气管炎，慢性支气管炎急性发作见上述证候者。

【用法用量】口服。成人一次20～30ml，一日3～4次；儿童1岁以内一次5ml，1～3岁一次7ml，3～7岁一次10ml，7岁以上一次15ml，一日3～4次。

5. 感冒止咳颗粒（片、胶囊、糖浆、合剂）

见本章"1. 感冒"。

6. 风热咳嗽胶囊（丸）

【处方组成】桑叶、菊花、薄荷、桔梗、苦杏仁霜、黄芩、连翘、前胡、枇杷叶、浙贝母、甘草

【功能主治】疏风解热，止咳化痰。用于风热犯肺所致的咳嗽，鼻流浊涕，发热头晕，咽干舌燥。

【用法用量】口服。一日3次，早3粒、午4粒、晚3粒。

7. 百咳静糖浆(颗粒)

【处方组成】陈皮、麦冬、前胡、苦杏仁(炒)、清半夏、黄芩、百部(蜜炙)、黄柏、桑白皮、甘草、麻黄(蜜炙)、葶苈子(炒)、紫苏子(炒)、天南星(炒)、桔梗、瓜蒌仁(炒)

【功能主治】清热化痰,止咳平喘。用于外感风热所致的咳嗽,咯痰;感冒,急、慢性支气管炎,百日咳见上述证候者。

【用法用量】口服。1~2 岁一次 5ml;3~5 岁一次 10ml;成人一次 20~25ml,一日 3 次。

8. 止咳平喘糖浆

【处方组成】麻黄、苦杏仁、石膏、水半夏(制)、陈皮、茯苓、桑白皮、罗汉果、鱼腥草、甘草、薄荷素油

【功能主治】清热宣肺,止咳平喘。用于风热感冒引起的咳喘,气粗痰多,周身不适,咽痛。

【用法用量】口服。一次 10~20ml,一日 3 次;小儿酌减。

9. 蛇胆川贝枇杷膏

【处方组成】蛇胆汁、川贝母、枇杷叶、桔梗、半夏、薄荷脑

【功能主治】润肺止咳,祛痰定喘。用于风热犯肺所致的咳嗽痰多,胸闷气促。

【用法用量】口服。一次 15ml,一日 3 次。

10. 解热清肺糖浆

【处方组成】鱼腥草、桑白皮、黄芩、倒扣草、前胡、紫苏叶、紫菀、枳壳、甘草

【功能主治】清热解毒,宣肺利咽,祛痰止咳。用于风热感冒,发热,头痛,咽喉肿痛,咳嗽。

【用法用量】口服。一次 15ml,一日 3 次;小儿酌减。

(三)燥热咳嗽用中药

1. 养阴清肺丸(口服液、糖浆、合剂、膏)

【处方组成】地黄、麦冬、玄参、川贝母、白芍、牡丹皮、薄荷、甘草

【功能主治】养阴润燥,清肺利咽。用于阴虚肺燥,咽喉干痛,干咳少痰或痰中带血。

【用法用量】口服。水蜜丸一次 6g,大蜜丸一次 1 丸,一日 2 次。

2. 蜜炼川贝枇杷膏

【处方组成】川贝母、枇杷叶、桔梗、陈皮、水半夏、北沙参、五味子、款冬花、杏仁水、薄荷脑

【功能主治】清热润肺,止咳化痰。用于肺燥咳嗽,痰黄而黏,胸闷,咽喉痛或痒,声音嘶哑。

【用法用量】口服。一次 15ml,一日 3 次;小儿酌减。

3. 二母宁嗽丸(片、颗粒)

【处方组成】川贝母、知母、石膏、炒栀子、黄芩、蜜桑白皮、茯苓、炒瓜蒌子、陈皮、麸炒枳实、炙甘草、五味子(蒸)

【功能主治】清肺润燥,化痰止咳。用于燥热蕴肺所致的咳嗽,痰黄而黏,不易咳出,胸闷气促,久咳不止,声哑喉痛。

【用法用量】口服。大蜜丸一次 1 丸;水蜜丸一次 6g,一日 2 次。

4. 枇杷叶膏(糖浆)

【处方组成】枇杷叶

【功能主治】清肺润燥,止咳化痰。用于肺热燥咳,痰少咽干。

【用法用量】口服。膏剂一次 9~15g,一日 2 次。糖浆一次 10~20ml,一日 2 次。

5. 罗汉果玉竹颗粒

【处方组成】罗汉果、玉竹

【功能主治】养阴生津,润肺止咳。用于肺燥咳嗽,咽喉干痛。

【用法用量】开水冲服,一次 12g,一日 3 次。

6. 雪梨止咳糖浆

【处方组成】桔梗、苦杏仁(炒)、前胡、紫菀(炙)、款冬花、枇杷叶、梨清膏

【功能主治】清肺,止咳,化痰。用于燥痰阻肺所致的咳嗽、痰少;支气管炎见上述证候者。

【用法用量】口服。一次 10~15ml,一日 3~4 次;小儿减半。

7. 二冬膏

【处方组成】天冬、麦冬

【功能主治】养阴润肺。用于肺阴不足引起的燥咳痰少,痰中带血,鼻干咽痛。

【用法用量】口服。一次 9~15g,一日 2 次。

8. 川贝清肺糖浆(膏)

【处方组成】枇杷叶、苦杏仁、川贝母、麦冬、地黄、甘草、桔梗、薄荷

【功能主治】清肺润燥,止咳化痰。用于干咳,咽干,咽痛。

【用法用量】口服。一次 15~30ml,一日 3 次;7 岁以上儿童用量减半,3~7 岁服 1/3 量。

9. 杏荷止咳糖浆

【处方组成】桑叶、苦杏仁(制)、白芍、青黛、玄参、薄荷、陈皮、桔梗、甘草等

【功能主治】解表清肺,润燥止咳。用于咳嗽属燥热伤肺证,症见干咳无痰,或咯痰不爽,鼻干咽燥,口渴便干,舌边尖红,苔薄少津等。

【用法用量】口服。一次 10ml,一日 3 次。疗程 7 日。

10. 咳克平胶囊

【处方组成】百部、地黄、麦冬、枇杷叶、苦杏仁、浙贝母、前胡、五味子、甘草

【功能主治】养阴润肺,化痰止咳。用于燥热伤肺所致的咳嗽,咳痰不爽,咽干喉痛,唇舌干燥。

【用法用量】口服。一次 3 粒,一日 3 次。

11. 皖贝止咳胶囊

【处方组成】皖贝母总生物碱

【功能主治】润肺清热,化痰止咳。用于肺燥,痰热证,症见咳嗽,痰黏难咯,舌红苔黄等。

【用法用量】口服。一次 2 粒,一日 3 次。

(四)痰多(寒痰、湿痰、痰浊)咳嗽用中药

1. 二陈丸(合剂)

【处方组成】陈皮、半夏(制)、茯苓、甘草

【功能主治】燥湿化痰,理气和胃。用于痰湿停滞导致的咳嗽痰多,胸脘胀闷,恶心呕吐。

【用法用量】口服。一次9~15g,一日2次。

2. 苓桂咳喘宁胶囊

【处方组成】茯苓、法半夏、桂枝、陈皮、龙骨、牡蛎、白术(麸炒)、甘草(蜜炙)、苦杏仁、桔梗、生姜、大枣

【功能主治】温肺化饮,止咳平喘。用于外感风寒,痰湿阻肺所致的咳嗽痰多、喘息胸闷、气短;急、慢性支气管炎见上述证候者。

【用法用量】口服。一次5粒,一日3次。10日为一疗程。

3. 橘红化痰丸(片、胶囊)

【处方组成】化橘红、锦灯笼、川贝母、炒苦杏仁、罂粟壳、五味子、白矾、甘草

【功能主治】敛肺化痰,止咳平喘。用于肺气不敛,痰浊内阻,咳嗽,咯痰,喘促,胸膈满闷。

【用法用量】口服。一次1丸,一日2次。

4. 复方满山红糖浆

【处方组成】满山红、百部、罂粟壳、桔梗、远志

【功能主治】止咳,祛痰,平喘。用于痰浊阻肺所致的咳嗽,痰多,喘息;急、慢性支气管炎见上述证候者。

【用法用量】口服。一次5~10ml,一日3次。

5. 满山红油胶丸

【处方组成】满山红油

【功能主治】止咳祛痰。用于寒痰犯肺所致的咳嗽,咳痰色白;急、慢性支气管炎见上述证候者。

【用法用量】口服。一次0.05~0.1g,一日2~3次。

6. 宁嗽露(糖浆)

【处方组成】麻黄、紫菀、百部(蒸)、甘草、蒲公英

【功能主治】疏风散寒,止咳化痰。用于风寒犯肺,痰浊内阻所致的咳嗽,痰白;急、慢性支气管炎见上述证候者。

【用法用量】口服。一次15ml,一日3次。

【使用注意】孕妇禁用。

7. 咳嗽枇杷糖浆(颗粒)

【处方组成】枇杷叶、车前子、麻黄、百部、苦杏仁、桔梗、甘草、薄荷脑

【功能主治】宣肺化痰,止咳平喘。用于痰浊阻肺,肺气失宣所致的感冒、咳嗽、咯痰,胸闷气促;急、慢性支气管炎见上述症候者。

【用法用量】口服。一次15ml,一日3~4次;小儿酌减。

8. 祛痰止咳颗粒

【处方组成】党参、芫花(醋制)、甘遂(醋制)、水半夏、紫花杜鹃、明矾

【功能主治】健脾燥湿,祛痰止咳。用于脾胃虚弱,水饮内停所致的痰多,咳嗽,喘息;慢性支气管炎、肺气肿、肺源性心脏病见上述症候者。

【用法用量】口服。一次12g,一日2次;小儿酌减,温开水冲服。

9. 橘红痰咳颗粒(泡腾片、液、煎膏)

【处方组成】化橘红、蜜百部、茯苓、半夏(制)、白前、甘草、苦杏仁、五味子

【功能主治】理气化痰,润肺止咳。用于痰浊阻肺所致的咳嗽,气喘,痰多;感冒、支气管炎、咽喉炎见上述证候者。

【用法用量】开水冲服。一次10~20g,一日3次。

10. 蛇胆陈皮口服液(片、散、胶囊、液)

【处方组成】蛇胆汁,陈皮(蒸)

【功能主治】理气化痰,祛风和胃。用于痰浊阻肺,胃失和降,咳嗽,呃逆。

【用法用量】口服。一次10ml,一日2~3次;小儿酌减或遵医嘱。

11. 桔梗冬花片

【处方组成】桔梗、款冬花、远志(制)、甘草

【功能主治】止咳祛痰。用于痰浊阻肺所致的咳嗽痰多;支气管炎见上述证候者。

【用法用量】口服。一次6~8片,一日3次。

12. 杏仁止咳糖浆(片、胶囊、颗粒、膏、糖丸)

【处方组成】杏仁水、百部流浸膏、远志流浸膏、陈皮流浸膏、桔梗流浸膏、甘草流浸膏

【功能主治】化痰止咳。用于痰浊阻肺,咳嗽痰多;急、慢性支气管炎见上述证候者。

【用法用量】口服。一次15ml,一日3~4次。

(五)痰多(热痰)咳嗽用中药

1. 克咳胶囊(片)

【处方组成】麻黄、罂粟壳、甘草、苦杏仁、莱菔子、桔梗、石膏

【功能主治】止嗽,定喘,祛痰。用于咳嗽,喘急气短。

【用法用量】口服。一次3粒,一日2次。

2. 橘红丸(片、胶囊、颗粒)

【处方组成】化橘红、陈皮、半夏(制)、茯苓、甘草、桔梗、苦杏仁、炒紫苏子、紫菀、款冬花、瓜蒌皮、浙贝母、地黄、麦冬、石膏

【功能主治】清肺,化痰,止咳。用于痰热咳嗽,痰多,色黄黏稠,胸闷口干。

【用法用量】口服。水蜜丸一次7.2g,小蜜丸一次12g,大蜜丸一次2丸(每丸重6g)或4丸(每丸重3g),一日2次。

3. 痰咳清片

【处方组成】暴马子皮、满山红、黄芩、盐酸麻黄碱、氯化铵

【功能主治】清肺化痰,止咳平喘。用于痰热阻肺所致的咳嗽胸闷,痰多黄稠;急、慢性支气管炎,支气管哮喘见上述证候者。

【用法用量】口服。一次6片，一日3次。

4. 复方鲜竹沥液

【处方组成】鲜竹沥、鱼腥草、生半夏、生姜、枇杷叶、桔梗、薄荷素油

【功能主治】清热化痰，止咳。用于痰热咳嗽，痰黄黏稠。

【用法用量】口服。一次20ml，一日2~3次。

5. 牛黄蛇胆川贝液（片、散、胶囊、软胶囊、滴丸）

见本节“风热咳嗽用中药”。

6. 清肺化痰丸

【处方组成】胆南星（砂炒）、苦杏仁、法半夏（砂炒）、枳壳（炒）、黄芩（酒炙）、川贝母、麻黄（炙）、桔梗、白苏子、瓜蒌子、陈皮、莱菔子（炒）、款冬花（炙）、茯苓、甘草

【功能主治】降气化痰，止咳平喘。用于痰热阻肺所致的咳嗽痰多，气急喘促。

【用法用量】口服。水蜜丸一次6g，大蜜丸一次1丸，一日2次。

7. 枇杷止咳颗粒（胶囊、软胶囊）

【处方组成】枇杷叶、百部、白前、桑白皮、桔梗、薄荷脑、罂粟壳

【功能主治】止嗽化痰。用于痰热蕴肺所致的咳嗽，咯痰；支气管炎见上述证候者。

【用法用量】开水冲服，一次3g，一日3次；小儿酌减。

8. 强力止咳宁胶囊（片）

【处方组成】金银忍冬叶干膏粉、满山红油

【功能主治】清热化痰，止咳平喘。用于痰热蕴肺所致的咳嗽，痰黄黏稠；急、慢性支气管炎，感冒见上述证候者。

【用法用量】口服。一次4~5粒，一日3次。

9. 三蛇胆川贝糖浆（膏）

【处方组成】蛇胆汁、川贝母、桑白皮、麻黄、枇杷叶、桔梗、牛白藤、白薇、肿节风、百部、薄荷素油

【功能主治】清热润肺，化痰止咳。用于痰热蕴肺所致的咳嗽痰黄。

【用法用量】口服。一次10~15ml，一日3次。

10. 止咳橘红口服液（丸、胶囊、颗粒、合剂）

【处方组成】化橘红、陈皮、法半夏、茯苓、款冬花、甘草、瓜蒌皮、紫菀、麦冬、知母、桔梗、地黄、石膏、苦杏仁（去皮炒）、炒紫苏子

【功能主治】清肺，止咳，化痰。用于痰热阻肺引起的咳嗽痰多，胸满气短，咽干喉痒。

【用法用量】口服。一次10ml，一日2~3次；儿童用量遵医嘱。

11. 止咳枇杷颗粒（胶囊、糖浆、合剂）

【处方组成】枇杷叶、桑白皮、白前、百部、桔梗、薄荷脑

【功能主治】清肺，止咳，化痰。用于痰热阻肺所致的咳嗽痰多；急、慢性支气管炎见上述证候者。

【用法用量】颗粒开水冲服。一次10g，一日3次。

12. 止嗽化痰颗粒（丸）

【处方组成】罂粟壳、桔梗、知母、前胡、陈皮、大黄（制）、炙甘草、川贝母、石膏、苦杏仁、紫苏叶、葶苈子、款冬花（制）、百部（制）、玄参、麦冬、密蒙花、天冬、五味子（制）、枳壳（炒）、瓜蒌子、半夏（姜制）、木香、马兜铃（制）、桑叶

【功能主治】清肺化痰，止嗽定喘。用于痰热阻肺，久咳，咯血，痰喘气逆，喘息不眠。

【用法用量】开水冲服，一次3g，一日一次，临睡前服用，或遵医嘱。

13. 葶贝胶囊

【处方组成】葶苈子、蜜麻黄、川贝母、苦杏仁、瓜蒌皮、石膏、黄芩、鱼腥草、旋覆花、赭石、白果、蛤蚧、桔梗、甘草

【功能主治】清肺化痰，止咳平喘。用于痰热壅肺所致的咳嗽，咯痰，喘息，胸闷，苔黄或黄腻；慢性支气管炎急性发作见上述症状者。

【用法用量】饭后服用。一次4粒，一日3次；7日为一疗程或遵医嘱。

14. 清肺抑火丸（片、胶囊、膏）

【处方组成】黄芩、栀子、知母、浙贝母、黄柏、苦参、桔梗、前胡、天花粉、大黄

【功能主治】清肺止咳，化痰通便。用于痰热阻肺所致的咳嗽，痰黄稠黏，口干咽痛，大便干燥。

【用法用量】口服。水丸一次6g，大蜜丸一次1丸，一日2~3次。

15. 清热镇咳糖浆

【处方组成】葶苈子、矮地茶、鱼腥草、荆芥、知母、前胡、板栗壳、浮海石

【功能主治】清热、镇咳、祛痰。用于痰热蕴肺所致的咳嗽痰黄；感冒，咽炎见上述证候者。

【用法用量】口服。一次15~20ml，一日3次。

16. 芩暴红止咳颗粒（片、分散片、胶囊、口服液、糖浆）

【处方组成】满山红、暴马子皮、黄芩

【功能主治】清热化痰，止咳平喘。用于痰热壅肺所致的咳嗽，痰多；急性支气管炎及慢性支气管炎急性发作见上述证候者。

【用法用量】开水冲服。一次4g，一日3次。

17. 复方百部止咳糖浆（颗粒）

【处方组成】百部（蜜炙）、苦杏仁、桔梗、桑白皮、麦冬、知母、黄芩、陈皮、甘草、天南星（制）、枳壳（炒）

【功能主治】清热、化痰、止咳。用于痰热阻肺所致的咳嗽，痰稠色黄；百日咳见上述证候者。

【用法用量】糖浆口服，一次10~20ml，一日2~3次；小儿酌减。

（六）肺肾阴虚咳嗽用中药

1. 百令胶囊（片，颗粒）

【处方组成】发酵冬虫夏草菌粉

【功能主治】补肺肾，益精气。用于肺肾两虚引起的咳嗽，气喘，咯血，腰背酸痛；慢性支气管炎的辅助治疗。

【用法用量】口服。一次5~15粒（每粒0.2g）或2~6粒（每粒0.5g），一日3次。

2. 金水宝胶囊(片、口服液)

【处方组成】发酵虫草菌粉

【功能主治】补益肺肾,秘精益气。用于肺肾两虚,精气不足,久咳虚喘,神疲乏力,不寐健忘,腰膝酸软,月经不调,阳痿早泄;慢性支气管炎、慢性肾功能不全、高脂血症、肝硬化见上述证候者。

【用法用量】口服。一次3粒,一日3次;用于慢性肾功能不全者,一次6粒,一日3次。

3. 复方梨膏

【处方组成】梨、枇杷叶、白芥子、百部、南沙参、紫菀、款冬花、玉竹、浙贝母、麻黄、苦杏仁、阿胶等31味

【功能主治】养阴润肺,增液生津,化痰止咳。用于阴虚久咳,肺燥咳嗽。

【用法用量】口服。一次20g,一日3~5次。

4. 橘红梨膏

【处方组成】化橘红、梨、川贝母、天冬、麦冬、苦杏仁、枇杷叶、五味子

【功能主治】养阴清肺,止咳化痰。用于肺胃阴虚所致的久咳痰少,口干咽燥。

【用法用量】口服。一次10~15g,一日2~3次。

5. 百合固金丸(片、颗粒、口服液)

【处方组成】百合、地黄、熟地黄、麦冬、玄参、川贝母、当归、白芍、桔梗、甘草

【功能主治】养阴润肺,化痰止咳。用于肺肾阴虚,燥咳少痰,痰中带血,咽干喉痛。

【用法用量】口服。水蜜丸一次6g,大蜜丸一次1丸,一日2次。浓缩丸一次8丸,一日3次。

6. 麦味地黄丸(口服液)

【处方组成】麦冬、五味子、熟地黄、酒萸肉、牡丹皮、山药、茯苓、泽泻

【功能主治】滋肾养肺。用于肺肾阴亏,潮热盗汗,咽干咯血,眩晕耳鸣,腰膝酸软,消渴。

【用法用量】口服。水蜜丸一次6g,小蜜丸一次9g,大蜜丸一次1丸,一日2次。浓缩丸一次8丸,一日3次。

7. 恒制咳喘胶囊

【处方组成】法半夏、红花、生姜、白及、佛手、甘草、紫苏叶、薄荷、香橼、陈皮、红参、西洋参、砂仁、沉香、丁香、豆蔻、肉桂、赭石(煅)

【功能主治】益气养阴,温阳化饮,止咳平喘。用于气阴两虚,阳虚痰阻所致的咳嗽痰喘,胸脘满闷,倦怠乏力。

【用法用量】口服。一次2~4粒,一日2次。

【使用注意】孕妇禁用。

8. 润肺止嗽丸

【处方组成】天冬、地黄、天花粉、瓜蒌子(蜜炙)、蜜桑白皮、炒紫苏子、炒苦杏仁、紫菀、浙贝母、款冬花、桔梗、醋五味子、前胡、醋青皮、陈皮、炙黄芪、炒酸枣仁、黄芩、知母、淡竹叶、炙甘草

【功能主治】润肺定喘,止嗽化痰。用于肺气虚弱所致的咳嗽喘促、痰涎壅盛、久嗽声哑。

【用法用量】口服。一次2丸,一日2次。

【使用注意】孕妇禁用。

9. 参贝北瓜膏(颗粒)

【处方组成】北瓜清膏、党参、南沙参、浙贝母、干姜

【功能主治】益气健脾,润肺化痰,止咳平喘。用于气阴两虚、痰浊阻肺所致的咳嗽气喘、痰多津少。

【用法用量】口服。一次15g,一日3次。

10. 人参保肺丸

【处方组成】人参、五味子(醋炙)、罂粟壳、川贝母、苦杏仁(去皮炒)、麻黄、石膏、玄参、枳实、砂仁、陈皮、甘草

【功能主治】益气补肺,止嗽定喘。用于肺气虚弱,津液亏损引起的虚劳久嗽,气短喘促等症。

【用法用量】口服。一次2丸,一日2~3次。

(七)气管炎、支气管炎咳嗽用中药

1. 强力枇杷露(胶囊、软胶囊、颗粒、膏)

【处方组成】枇杷叶、罂粟壳、百部、白前、桑白皮、桔梗、薄荷脑

【功能主治】清热化痰,敛肺止咳。用于痰热伤肺所致的咳嗽经久不愈,痰少而黄或干咳无痰;急、慢性支气管炎见上述证候者。

【用法用量】口服。露一次15ml,一日3次;小儿酌减。

2. 痰咳净片(散、滴丸)

【处方组成】桔梗、咖啡因、远志、冰片、苦杏仁、五倍子、炙甘草

【功能主治】通窍顺气,镇咳祛痰。用于痰浊阻肺所致的咳嗽,痰多,胸闷,气促,喘息;急、慢性支气管炎,咽喉炎,肺气肿见上述证候者。

【用法用量】含服。一次1片,一日3~6次;小儿酌减。

3. 消咳胶囊(片、颗粒、糖浆)

【处方组成】枇杷叶、罂粟壳、百部、麻黄、桔梗、薄荷脑

【功能主治】止咳化痰,平喘。用于急、慢性支气管炎引起的咳嗽,咳喘,咳痰。

【用法用量】口服。一次2粒,一日3次。

【使用注意】孕妇、儿童禁用。

4. 复方气管炎片(胶囊)

【处方组成】瓜蒌、陈皮、茯苓、甘草、葶苈子、盐酸异丙嗪、磺胺甲噁唑、甲氧苄啶

【功能主治】祛痰,止咳。用于急、慢性支气管炎,咳嗽,痰多属痰浊阻肺者。

【用法用量】口服。一次2~4片,一日3次,饭后服;儿童减半或遵医嘱。

【使用注意】磺胺类药物过敏者及孕妇禁用。

5. 复方满山白糖浆(颗粒)

【处方组成】满山白(鲜)、肿节风(鲜)、盐肤木(鲜)、薄

荷脑

【功能主治】镇咳，祛痰，消炎。用于气管炎、支气管炎、老人慢性支气管炎。

【用法用量】口服。一次 33ml，一日 3 次，小儿酌减。

6. 十味龙胆花胶囊（颗粒）

【处方组成】龙胆花、烈香杜鹃、川贝母、甘草、矮紫堇、小皮、藏木香、螃蟹甲、鸡蛋参、马尿泡

【功能主治】清热化痰，止咳平喘。用于痰热壅肺所致的咳嗽，喘鸣，痰黄，或兼发热，流涕，咽痛，口渴，尿黄，便干等症；急性气管炎，慢性支气管炎急性发作见以上证候者。

【用法用量】口服。一次 3 粒，一日 3 次。疗程 7～14 日。

【使用注意】3 岁以下婴幼儿、孕妇及哺乳期妇女禁用。

7. 慢支固本颗粒

【处方组成】黄芪、白术、当归、防风

【功能主治】补肺健脾，固表和血。用于慢性支气管炎稳定期之肺脾气虚证，症见乏力，自汗，恶风寒，咳嗽，咯痰，易感冒，食欲不振。

【用法用量】开水冲服。一次 10g，一日 2 次。

8. 咳宁颗粒（胶囊、糖浆）

【处方组成】棉花根、松塔、枇杷叶

【功能主治】益气祛痰，镇咳平喘。用于肺虚痰阻所致的咳喘，症见反复咳嗽，咯痰，经久不愈，遇寒即发，咳喘胸满；慢性支气管炎见上述症状者。

【用法用量】开水冲服。一次 10g，一日 3 次。

9. 治咳川贝枇杷露（滴丸）

【处方组成】枇杷叶、桔梗、水半夏、川贝母流浸膏、薄荷脑

【功能主治】清热化痰止咳。用于感冒、支气管炎属痰热阻肺证，症见咳嗽，痰黏或黄。

【用法用量】口服。一次 10～20ml，一日 3～4 次；小儿酌减。

10. 牡荆油胶丸（乳）

【处方组成】牡荆油

【功能主治】祛痰，止咳，平喘。用于慢性支气管炎。

【用法用量】口服。一次 1～2 丸，一日 3 次。

11. 麻杏宣肺颗粒

【处方组成】麻黄、苦杏仁、桔梗、浙贝母、鱼腥草、金银花、陈皮、甘草

【功能主治】宣肺止咳，清热化痰。用于慢性支气管炎急性发作属痰热咳嗽证，症见咳嗽，咯痰，发热，口渴，舌红，苔黄或黄腻。

【用法用量】开水冲服。一次 8g，一日 3 次。

12. 祛痰止咳胶囊

【处方组成】紫花杜鹃、党参、甘遂（醋制）、水半夏、芫花（醋制）、明矾

【功能主治】健脾燥湿，祛痰止咳。主要用于慢性支气管炎及支气管炎合并肺气肿、肺源性心脏病所引起的痰多，咳嗽，喘息等症。

【用法用量】口服。一次 4 粒，一日 2 次；小儿酌减。

13. 益肺健脾颗粒

【处方组成】黄芪、磷酸氢钙、维生素 B_1、太子参、枸橼酸、葡萄糖酸钙、甘草、陈皮

【功能主治】健脾补肺，止咳化痰。用于脾肺气虚所致的慢性支气管炎的缓解期治疗。

【用法用量】开水冲服。一次 8g，一日 3 次；小儿酌减。

14. 清咳平喘颗粒

【处方组成】生石膏、川贝母、金荞麦、鱼腥草、麻黄（炙）、苦杏仁（炙）、矮地茶、枇杷叶、紫苏子（炒）、甘草（炙）

【功能主治】清热宣肺，止咳平喘。用于急性支气管炎、慢性支气管炎急性发作属痰热郁肺证，症见咳嗽气急，甚或喘息，咯痰色黄或不爽，发热，咽痛，便干，苔黄或黄腻等。

【用法用量】开水冲泡，温服。一次 10g，一日 3 次。

15. 强力止咳宁片

【处方组成】金银忍冬叶干膏粉、满山红油

【功能主治】清热化痰，止咳平喘。用于急、慢性气管炎，咳嗽痰多，胸满气喘，感冒咳嗽，肺热实证。

【用法用量】口服。一次 4～5 片，一日 3 次。

16. 润肺膏

【处方组成】莱阳梨清膏、炙黄芪、党参、川贝母、紫菀（蜜炙）、百部（蜜炙）

【功能主治】润肺益气，止咳化痰。用于肺虚气弱所致的久咳痰嗽，气喘，自汗，胸闷；慢性支气管炎见上述证候者。

【用法用量】口服或开水冲服。一次 15g，一日 2 次。

17. 麻芩止咳糖浆

【处方组成】麻黄、黄芩、紫苏叶、防风、鱼腥草、连翘、桔梗、法半夏、苦杏仁、紫菀、罂粟壳、甘草

【功能主治】散寒宣肺，清热化痰，止咳平喘。主治咳嗽表寒里热证，症见咳嗽，咯痰，喘息，痰鸣，恶寒，发热，身痛，口渴，舌红苔薄白或黄；急性支气管炎及慢性支气管炎急性发作期见上述症状者。

【用法用量】口服。一次 10ml，一日 3 次；急性支气管炎 7 日为一疗程，慢性支气管炎急发 14 日为一疗程。

18. 麻芩消咳颗粒

【处方组成】麻黄（蜜炙）、桑白皮、金银花、黄芩、百蕊草、石膏、浙贝母、苦杏仁、紫苏子、款冬花、葶苈子、地龙

【功能主治】清肺化痰，止咳平喘。用于急性支气管炎、慢性支气管炎急性发作属痰热郁肺证。症见咳嗽，喘息，痰黄或稠厚，发热，口干，苔黄腻，舌红等。

【用法用量】开水冲服。一次 8g，一日 3 次。

（八）喘息性咳嗽用中药

1. 蛤蚧定喘胶囊（丸）

【处方组成】蛤蚧、炒紫苏子、瓜蒌子、炒苦杏仁、麻黄、石膏、甘草、紫菀、醋鳖甲、黄芩、麦冬、黄连、百合、煅石膏

【功能主治】滋阴清肺，止咳平喘。用于肺肾两虚、阴虚肺热所致的虚劳咳喘，气短胸满，自汗盗汗。

【用法用量】口服。一次3粒，一日2次，或遵医嘱。

2. 桂龙咳喘宁胶囊(片、颗粒、蜜炼膏)

【处方组成】桂枝、龙骨、白芍、生姜、大枣、炙甘草、牡蛎、黄连、法半夏、瓜蒌皮、炒苦杏仁

【功能主治】止咳化痰，降气平喘。用于外感风寒、痰湿阻肺引起的咳嗽，气喘，痰涎壅盛；急、慢性支气管炎见上述证候者。

【用法用量】胶囊口服，一次5粒，一日3次；颗粒开水冲服，一次6g，一日3次。

【使用注意】用药期间忌烟、酒、猪肉及生冷食物。

3. 咳喘宁口服液(片、胶囊、颗粒)

【处方组成】麻黄、石膏、苦杏仁、桔梗、百部、罂粟壳、甘草

【功能主治】宣通肺气，止咳平喘。用于久咳、痰喘见于痰热证候者，症见咳嗽频作，咯痰色黄，喘促胸闷。

【用法用量】口服。口服液：一次10ml，一日2次；或遵医嘱。

4. 复方蛤青片(胶囊、注射液)

【处方组成】干蟾、黄芪、白果、紫菀、苦杏仁、前胡、附片、南五味子、黑胡椒

【功能主治】补气敛肺，止咳平喘，温化痰饮。用于肺虚咳嗽，气喘痰多；老年慢性气管炎，肺气肿，喘息性支气管炎见上述证候者。

【用法用量】口服。一次3片，一日3次。

【使用注意】孕妇慎用。

5. 补肾防喘片

【处方组成】地黄、熟地黄、淫羊藿(羊油炙)、补骨脂(盐炙)、菟丝子(盐炙)、山药、陈皮、附片

【功能主治】温阳补肾。用于肺肾两虚所致的久病体弱，咳嗽气喘；慢性支气管炎见上述证候者。

【用法用量】口服。一次4～6片，一日3次。3个月为一疗程。

【使用注意】孕妇禁用。

6. 定喘膏

【处方组成】血余炭、洋葱、附子、生川乌、制天南星、干姜

【功能主治】温阳祛痰，止咳定喘。用于阳虚痰阻所致的咳嗽痰多，气急喘促，冬季加重。

【用法用量】温热软化，外贴肺俞穴。

【使用注意】本品为外用贴剂，皮肤过敏者及皮肤破损处禁用。

7. 固本咳喘片(胶囊、颗粒)

【处方组成】党参、白术(麸炒)、茯苓、麦冬、盐补骨脂、炙甘草、醋五味子

【功能主治】益气固表，健脾补肾。用于脾虚痰盛、肾气不固所致的咳嗽，痰多，喘息气促，动则喘剧；慢性支气管炎，肺气肿，支气管哮喘见上述证候者。

【用法用量】口服。片剂一次3片，一日3次；胶囊一次3粒，一日3次。

8. 咳喘顺丸

【处方组成】紫苏子、瓜蒌仁、茯苓、鱼腥草、苦杏仁、半夏(制)、款冬花、桑白皮、前胡、紫菀、陈皮、甘草

【功能主治】宣肺化痰，止咳平喘。用于痰浊壅肺、肺气失宣所致的咳嗽，气喘，痰多，胸闷；慢性支气管炎，支气管哮喘，肺气肿见上述证候者。

【用法用量】口服。一次5g，一日3次，7日为一疗程。

9. 消咳喘糖浆(片、分散片、胶囊)

【处方组成】满山红

【功能主治】止咳，祛痰，平喘。用于寒痰阻肺所致的咳嗽气喘，咯痰色白；慢性支气管炎见上述证候者。

【用法用量】口服。糖浆：一次10ml，一日3次；小儿酌减；片剂：一次4～5片，一日3次；胶囊：一次2粒，一日3次。

10. 如意定喘片(丸)

【处方组成】蛤蚧、制蟾酥、黄芪、地龙、麻黄、党参、苦杏仁、白果、枳实、天冬、南五味子(酒蒸)、麦冬、紫菀、百部、枸杞子、熟地黄、远志、葶苈子、洋金花、石膏、炙甘草

【功能主治】宣肺定喘，止咳化痰，益气养阴。用于气阴两虚所致的久咳气喘，体弱痰多；支气管哮喘，肺气肿，肺心病见上述证候者。

【用法用量】口服。片剂一次2～4片，一日3次。

【使用注意】孕妇禁用。

11. 泻肺定喘片

【处方组成】麻黄(蜜炙)、枸杞子、北沙参、罂粟壳、五味子、葶苈子(炒)、苦杏仁霜、阿胶

【功能主治】泻肺纳气，止咳定喘。用于肺气壅塞、肾不纳气所致的喘咳。

【用法用量】口服。一次5片，一日2次。

12. 哮喘胶囊

【处方组成】罂粟壳、麻黄、桔梗、甘草

【功能主治】止咳定喘。用于咳嗽，哮喘。

【用法用量】口服。一次1～2粒，一日3次。

【使用注意】儿童禁用。

13. 华山参片(滴丸、气雾剂)

【处方组成】华山参

【功能主治】温肺平喘，止咳祛痰。用于寒痰停饮犯肺所致的气喘咳嗽，吐痰清稀；慢性气管炎、喘息性气管炎见上述证候者。

【用法用量】口服。常用量，一次1～2片，一日3次；极量，一次4片，一日3次。

【使用注意】青光眼患者禁用。

附:用于咳嗽的其他中药

1. 京都念慈庵蜜炼川贝枇杷膏

【功能主治】润肺化痰,止咳平喘,护喉利咽,生津补气,调心降火。用于伤风咳嗽,痰稠,痰多气喘,咽喉干痒及声音嘶哑。

2. 杏贝止咳颗粒

见本章“1. 感冒”。

3. 麻杏甘石软胶囊

见本章“1. 感冒”。

4. 礞石滚痰片(丸)

【功能主治】降火逐痰。用于痰火扰心所致的癫狂惊悸,或喘咳痰稠,大便秘结。

5. 三号蛇胆川贝片

【功能主治】清热,祛痰,止咳。用于邪热蕴肺或痰热郁肺,肺失宣降所致的咳嗽咯痰,久咳痰多,咯吐不利。

6. 金贝痰咳清颗粒

见本章“5. 气管炎和支气管炎”。

7. 清气化痰丸

【功能主治】清肺化痰。用于痰热阻肺所致的咳嗽痰多,痰黄黏稠,胸腹满闷。

8. 祛痰灵口服液

见本章“5. 气管炎和支气管炎”。

9. 灯台叶颗粒(片)

【功能主治】止咳,祛痰,消炎。用于痰热阻肺所致的咳嗽,咯痰;慢性支气管炎,百日咳见上述证候者。

10. 羊胆丸

【功能主治】止咳化痰,止血。用于痰火阻肺所致的咳嗽咯痰,痰中带血;百日咳见上述证候者。

11. 清肺消炎丸

见本章“5. 气管炎和支气管炎”。

12. 止嗽咳喘宁糖浆

见本章“4. 哮喘”。

13. 竹沥达痰丸

见第十章“117. 精神分裂症”。

14. 阿胶补血膏(颗粒、口服液)

【功能主治】补益气血,滋阴润肺。用于气血两虚所致的久病体弱,目昏,虚劳咳嗽。

15. 止咳桃花胶囊

【功能主治】清肺,化痰,止咳,通窍散热,镇惊。用于百日咳及久咳不愈症。麻疹合并肺炎之镇咳剂。

16. 复方止咳片(胶囊)

【功能主治】清热解毒,化痰止咳。用于慢性支气管炎咳嗽。

17. 七味螃蟹甲丸

见本章“1. 感冒”。

18. 九龙解毒胶囊

【功能主治】清热解毒,理气止痛。用于痰热壅肺引起的发热,咳嗽,咳吐黄痰,胸痛等症。

19. 东梅止咳颗粒

见本章“1. 感冒”。

20. 甘桔止咳糖浆

【功能主治】止咳祛痰。用于咳嗽多痰,支气管炎。

21. 川贝止嗽合剂

【功能主治】解表宣肺,止咳化痰。用于外感咳嗽。

22. 苏菲咳糖浆

【功能主治】祛痰镇咳。用于咳嗽,气喘,多痰。

23. 贝沥止咳口服液

【功能主治】宣肺清热,化痰止咳。用于外感风热或风寒化热所致的咳嗽咯痰,痰黄稠。

24. 羚羊清肺颗粒(丸、胶囊)

见本章“1. 感冒”。

25. 复方蛇胆陈皮末

【功能主治】清热化痰,祛风解痉。用于风痰内盛所致的痰多咳嗽,惊风抽搐。

26. 远志酊(糖浆、滴丸)

【功能主治】祛痰。用于咳痰不爽。

27. 橘贝半夏颗粒

【功能主治】化痰止咳,宽中下气。用于痰气阻肺所致的咳嗽痰多,胸闷气急。

28. 苏子降气丸

【功能主治】降气化痰,温肾纳气。用于上盛下虚、气逆痰壅所致的咳嗽喘息,胸膈痞塞。

29. 控涎丸

【功能主治】涤痰逐饮。用于痰涎水饮停于胸膈,胸胁隐痛,咳喘痛甚,痰不易出,瘰疬,痰核。

30. 鸡胆口服液(溶液)

【功能主治】用于由上呼吸道感染和急、慢性支气管炎引起的咳嗽和咯痰。

31. 肺力咳胶囊(合剂)

【功能主治】止咳平喘,清热解毒,顺气祛痰。用于咳喘痰多,呼吸不畅;急、慢性支气管炎,肺气肿见上述证候者。

32. 半夏露糖浆(颗粒)

【功能主治】止咳化痰。用于咳嗽多痰,支气管炎。

33. 千金化痰丸

【功能主治】清火化痰,除胸膈痰。用于咳嗽痰多,痰色黄多白少,胸膈痞闷,喘促不安。

34. 舒咳枇杷糖浆

【功能主治】止咳祛痰。用于伤风引起的支气管炎咳嗽。

35. 紫桔止咳糖浆

【功能主治】止咳,化痰。用于咳嗽痰多,咳痰不爽。

36. 天一止咳糖浆

【功能主治】止咳,化痰。用于感冒,咳嗽,多痰。

37. 复方咳喘胶囊

【功能主治】降气祛痰。用于治疗慢性支气管炎咳嗽。

38. 百梅止咳糖浆(颗粒)

【功能主治】疏风宣肺,止咳祛痰。用于风邪犯肺,痰湿内阻所致咳嗽,咯痰;慢性支气管炎见以上症状者。

39. 安嗽片(糖浆)

【功能主治】止咳,祛痰。用于咳嗽多痰。

40. 咳舒糖浆

【功能主治】止咳化痰。用于慢性支气管炎引起的咳嗽,多痰。

41. 咳喘安口服液

【功能主治】止咳,祛痰,平喘。用于慢性支气管炎引起的咳嗽。

42. 桔贝止咳祛痰片

【功能主治】清肺,止咳,化痰。用于治疗慢性支气管炎的咳嗽,痰多,咯痰不爽,胸满气短,咽痛音哑。

43. 八味檀香散(丸)

【功能主治】清热润肺,止咳化痰。用于肺热咳嗽,痰中带脓。

44. 咳特灵胶囊(片、颗粒)

【功能主治】镇咳,祛痰,平喘,消炎。用于咳喘及慢性支气管炎咳嗽。

45. 止咳祛痰糖浆(颗粒)

【功能主治】润肺祛痰,止咳定喘。用于伤风咳嗽,慢性支气管炎及支气管哮喘。

46. 润肺止咳合剂(胶囊)

【功能主治】养阴清热,润肺止咳。用于肺热燥咳,或热病伤阴所致咳嗽。

47. 橘半止咳颗粒

【功能主治】润肺化痰,止咳平喘。用于痰多咳嗽,胸闷气促,咽干发痒。

48. 艾叶油胶囊(软胶囊)

【功能主治】止咳,祛痰。用于慢性支气管炎的咳嗽痰多。

49. 白杏片

【功能主治】止咳化痰。用于慢性支气管炎引起的咳嗽咯痰。

50. 青蒿油软胶囊

【功能主治】祛痰,止咳。用于慢性支气管炎咳嗽。

51. 百花膏

【功能主治】润肺止咳。用于咳嗽痰少,津少咽干。

52. 复方勒马回颗粒

【功能主治】止咳,祛痰。用于咳嗽多痰及支气管炎咳嗽。

53. 止咳平喘膏(糖浆)

【功能主治】清热宣肺,止咳平喘。用于风热感冒,急性支气管炎等引起的咳喘,气粗痰多,周身不适,咽痛等。

54. 芪风固表颗粒

【功能主治】益气固表,健脾,补肺,益肾。用于肺、脾、肾虚弱所致的慢性咳嗽缓解期的辅助治疗。

55. 沙棘片(丸、分散片、糖浆、颗粒)

【功能主治】止咳祛痰,消食化滞。用于咳嗽痰多,消化不良,食积腹痛。

56. 复方太子参止咳益气散

【功能主治】益气养阴,化痰止咳。用于气阴两虚所致咳嗽,咯痰,胸满胀闷,汗多乏力的辅助治疗。

57. 肺宁颗粒(片、分散片、胶囊、丸)

见本章“6. 肺炎”。

58. 杷叶润肺止咳膏

【功能主治】润肺化痰,止咳平喘。用于燥热咳嗽,老人久咳;慢性支气管炎见上述证候者。

59. 梅花润肺口服液

【功能主治】养阴润肺。适用于咳嗽,口干咽燥的辅助治疗。

60. 罗汉果止咳片(胶囊、糖浆、膏)

【功能主治】祛痰止咳。用于感冒咳嗽及支气管炎咳嗽。

61. 麻姜颗粒(胶囊)

【功能主治】宣肺,止咳。用于咳嗽喘息。

62. 麻杏止咳片(颗粒、糖浆)

【功能主治】镇咳,祛痰,平喘。用于急、慢性支气管炎及喘息等。

63. 黄龙咳喘胶囊(片)

【功能主治】益气补肾,宣肺化痰,止咳平喘。用于肺肾气虚、痰热郁肺之咳喘;慢性支气管炎见上述证候者。

64. 法半夏枇杷膏

【功能主治】润肺止咳,理气化痰。用于咳嗽痰多,咳痰不爽,咽喉干燥,喉痒,胸闷气喘。

65. 咳感康口服液

见本章“1. 感冒”。

66. 复方贝母片(散)

【功能主治】清热化痰,止咳平喘。用于肺热咳嗽,喘息。

67. 川贝散

【功能主治】清热润肺,化痰止咳。用于肺热燥咳,干咳少痰,阴虚久咳。

68. 虫草清肺胶囊

【功能主治】润肺补气,清肺化痰,止咳平喘。用于气阴两虚,痰热阻肺所致的咳嗽痰多,气喘胸闷;慢性支气管炎见上述证候者。

69. 理气定喘丸

【功能主治】祛痰止咳,补肺定喘。用于肺虚痰盛引起的咳嗽痰喘,胸膈满闷,心悸气短,口渴咽干。

70. 橘红枇杷胶囊(片)

【功能主治】止咳祛痰,用于咳嗽痰多。

71. 莱阳梨膏

【功能主治】止咳化痰，生津止渴。用于咳嗽痰喘，咽干口渴，声重音哑。

72. 莱阳梨止咳口服液（颗粒、糖浆）

【功能主治】镇咳祛痰。用于伤风感冒引起的咳嗽多痰。

73. 清肺止咳丸

【功能主治】清肺止咳。用于肺热咳嗽，痰多。

74. 宁嗽丸

【功能主治】清热化痰，健脾益气，止咳平喘。用于咳嗽气喘，痰黄而多，胸闷，口干，舌燥，乏力等症。

75. 沙参止咳汤散

【功能主治】清热，止咳，祛痰。用于肺热，咳嗽，多痰，胸背刺痛。

76. 平贝胶囊

【功能主治】清热润肺，止咳化痰。用于肺热咳嗽，痰黏胸闷。

77. 清金止嗽化痰丸

【功能主治】清肺，化痰，止嗽。用于肺热痰盛引起的咳嗽黄痰，胸膈不畅，喉痛音哑，大便干燥。

78. 清燥润肺合剂

【功能主治】清燥润肺。用于燥气伤肺，干咳无痰，气逆而喘，咽干鼻燥，心烦口渴。

79. 桔贝合剂

【功能主治】润肺止咳。用于肺热咳嗽，痰稠色黄，咯痰不爽。

80. 咳嗽糖浆

【功能主治】止咳祛痰。用于咳嗽多痰。

81. 清肺宁嗽丸

【功能主治】清肺，止咳，化痰。用于肺热咳嗽，痰多黏稠。

82. 咳喘停膏

【功能主治】止咳理气平喘。用于伤风感冒，咳嗽，气喘。

83. 咳喘丸

【功能主治】止咳平喘。用于伤风感冒，鼻塞，流涕，咳嗽，气喘，痰多。

84. 勒马回胶囊（片）

【功能主治】清热润肺，止咳化痰，利尿通淋。用于肺痨咳血，咳嗽痰喘，小便不利，热淋涩痛。

85. 石杏痰咳片

【功能主治】疏风宣肺，止咳化痰。用于改善咳嗽，咳痰症状。

86. 紫芪克咳口服液

【功能主治】益气健脾，补肺固肾。用于咳嗽气短，咳痰清稀。

87. 黄龙止咳颗粒

【功能主治】益气补肾，清肺止咳。用于肺肾气虚，痰热郁肺之咳嗽。

88. 七味葡萄散

【功能主治】清肺，止嗽，定喘。用于虚劳咳嗽，年老气喘，胸满郁闷。

89. 海蛤散

【功能主治】化痰清肝。用于肝火内盛所至的咳嗽痰多。

90. 三子止咳胶囊（膏）

【功能主治】降气止咳，化痰消食。用于痰湿阻肺证，症见咳嗽喘逆，或喉中痰鸣，咯吐白色沫状或黏稀痰，痰多胸闷，食少脘痞等；慢性支气管炎见上述证候者。

91. 熊胆川贝口服液

【功能主治】清热化痰，止咳。用于痰热咳嗽，咳痰不止，咯痰不爽。

92. 竹沥合剂（片、胶囊、颗粒、膏）

【功能主治】清热化痰，止咳平喘。用于痰热咳嗽，咽痛，痰黄黏稠，口舌干燥，气促胸闷。

93. 外用止咳散

【功能主治】宣肺祛痰，止咳平喘。用于感冒引起的咳嗽，鼻塞，流涕。

94. 麻苏止咳颗粒

【功能主治】疏风散热，宣肺止咳，理气化痰。用于中、轻度外感风寒，肺气不宣所致的咳嗽，咯痰，恶寒发热，头痛无汗，肢体酸痛，鼻塞声重。

95. 复方罗汉果清肺颗粒

【功能主治】清热化痰，润肺止咳。用于咳嗽痰黄，咯痰不畅，咽干舌燥等证属痰热咳嗽者。

96. 复方梨汁润肺茶

【功能主治】健脾润肺，止咳化痰。用于脾肺两虚证所致咳嗽，咳痰，气短。

97. 健肺丸

【功能主治】补气润肺，止咳化痰。用于气阴两虚所致的咳嗽，痰黏或气急干咳。

98. 黄花杜鹃油滴丸

【功能主治】止咳祛痰，平喘。用于慢性气管炎咳嗽。

99. 益肺止咳胶囊

【功能主治】养阴润肺，止咳祛痰。用于慢性支气管炎引起的咳嗽咯痰。

100. 止咳梨糖浆（浆、煎膏）

【功能主治】润肺，化痰，止咳。用于肺燥咳嗽，干咳痰少，咯痰不爽。

101. 咳欣康片

【功能主治】降气平喘，清肺化痰。用于肺热咳嗽及气管炎咳嗽。

102. 洋参保肺颗粒（丸、胶囊）

【功能主治】滋阴补肺，止咳定喘。用于肺阴虚引起的久嗽咳喘、干咳少痰及口燥咽干，睡卧不安。

103. 咳清胶囊

【功能主治】润肺平喘，止咳化痰。用于感冒及慢性支气管炎引起的咳嗽。

104. 景天清肺胶囊

【功能主治】清热利肺,祛痰止咳。用于痰热阻肺所致咳嗽痰多及慢性支气管炎见以上症状者。

105. 参贝止咳颗粒

【功能主治】清肺,化痰止咳。用于慢性支气管炎咳嗽。

106. 雪梨蜜膏

【功能主治】润肺止咳,利咽润肠。用于肺燥干咳,咽干声嘶,肠燥便秘。

107. 雪梨膏

【功能主治】清肺热,润燥止咳。用于干咳,久咳。

108. 风梅颗粒

【功能主治】止咳化痰。用于感冒及慢性支气管炎引起的咳嗽。

109. 青石颗粒

【功能主治】解表,化饮,清热止咳,平喘祛痰。用于表寒里饮化热所致的咳喘,症见恶寒发热,咳嗽喘促,痰稀色白、量多或淡黄;上呼吸道感染,慢性支气管炎见上述证候者。

110. 牛尾蒿油滴丸

【功能主治】化痰止咳,降气平喘。用于痰浊阻肺所致的气喘咳嗽,痰多;慢性支气管炎见上述证候者。

111. 银杏露

【功能主治】止咳,化痰,定喘。用于慢性支气管炎咳嗽,排痰不爽,久咳气喘。

112. 蛤蚧养肺丸

【功能主治】补虚润肺,止咳化痰。用于咳嗽,精神不振,四肢疲倦。

113. 养肺丸

【功能主治】润肺止嗽,化痰定喘。用于咳嗽痰盛,气促作喘,胸膈不畅,口苦咽干,喉痛音哑,久嗽失眠。

114. 绿及咳喘颗粒

【功能主治】养阴清热,润肺止咳。用于热燥犯肺引起的咳嗽,潮热,盗汗。

115. 固本止咳膏

【功能主治】补肺温肾,止咳祛痰。用于肺肾两虚证,症见咳嗽,咯痰,喘促等;慢性支气管炎见以上证候者。

116. 枇杷止咳胶囊(颗粒)

【功能主治】止嗽化痰。用于咳嗽及支气管炎咳嗽。

117. 紫茶颗粒

【功能主治】祛痰,止咳。用于寒性咳喘。

118. 椰露止咳合剂

【功能主治】清肺化痰,止咳利咽。用于肺热久咳挟风所致的咳嗽痰稠,咽痒,喉痛,口干。

119. 咳灵胶囊

【功能主治】益气补肺,止咳平喘。用于肺气虚弱,津液亏损所致的咳嗽喘促,气短胸满,口渴咽干。

120. 咳平胶囊

【功能主治】润肺止咳,化痰平喘。用于感冒引起的咳喘。

121. 石椒草咳喘颗粒

【功能主治】清热化痰,止咳平喘。用于肺热引起的咳嗽痰稠,口干咽痒;慢性支气管炎见上述证候者。

122. 治咳枇杷露

【功能主治】清肺热、止咳、祛痰。用于风热侵肺引起的口干作渴,咳逆痰多及支气管炎咳嗽。

123. 治咳片

【功能主治】祛痰止咳。用于伤风感冒,咳嗽痰多。

124. 胆酸止咳片

【功能主治】止咳化痰。用于感冒引起的咳嗽。

125. 止嗽片(丸、口服液、袋泡茶)

【功能主治】疏风解表,止咳化痰。用于感冒引起的咳嗽,咯痰不爽。

126. 复方巴旦仁颗粒

【功能主治】止咳化痰,利眠。用于寒性咳嗽,感冒痰多,气喘,失眠。

127. 复方半夏片

【功能主治】止咳化痰。用于咳嗽痰多。

128. 参贝陈皮

【功能主治】止咳化痰,生津消渴。用于肺虚咳嗽,津少口渴。

129. 云草舒肺口服液

【功能主治】滋阴补肾,止咳化痰。适用于肺肾两虚的慢性咳嗽。

130. 咳康含片

【功能主治】止咳化痰,润肺平喘。用于风热所致的咳嗽,咳喘。

131. 咳露口服液

【功能主治】清热,宣肺,平喘,化痰止咳。用于风热犯肺、内郁化火所致的咳嗽痰多或吐痰不爽,咽喉肿痛,胸满气短;感冒咳嗽及慢性支气管炎见上述证候者。

132. 复方川贝止咳糖浆

【功能主治】镇咳祛痰,润肺定喘。用于伤风咳嗽,痰多,气喘。

133. 保宁半夏曲

【功能主治】止咳化痰,平喘降逆,和胃止呕,消痞散结。用于风寒咳嗽,喘息气急,湿痰冷饮,胸脘满闷,久咳不愈,顽痰不化及老年咳嗽。

134. 二母清肺丸

【功能主治】清热化痰,润肺止咳。用于肺热咳嗽,痰涎壅盛,口鼻生疮,咽喉肿痛,大便秘结,小便赤黄。

135. 白绒止咳糖浆

【功能主治】清肺祛痰,疏风止咳。用于风热犯肺或痰热阻肺之咳嗽。

136. 川贝罗汉止咳颗粒

【功能主治】清肺，止咳，祛痰。用于伤风咳嗽。

137. 川贝末胶囊（片）

【功能主治】清热润肺，化痰止咳。用于肺热燥咳，干咳少痰，阴虚劳嗽，咯痰不爽。

138. 复方枇杷叶膏

【功能主治】清肺，止咳，化痰。用于风热咳嗽，咽喉干燥，咯痰不爽。

139. 复方枇杷止咳颗粒

【功能主治】止咳祛痰。用于伤风咳嗽。

140. 补肺丸

【功能主治】补肺益气，止咳平喘。用于肺气不足，气短喘咳，咳声低弱，干咳痰黏，咽干舌燥。

141. 川贝半夏液

【功能主治】润肺止咳。用于阴虚燥咳。

142. 川贝梨糖浆

【功能主治】养阴润肺。用于肺热燥咳，阴虚久咳。

143. 除痰止嗽丸

【功能主治】清肺降火，除痰止嗽。用于肺热痰盛引起的咳嗽气逆，痰黄黏稠，咽喉疼痛，大便干燥。

144. 复方罗汉果止咳片（颗粒）

【功能主治】清热泻肺，镇咳祛痰。用于肺热、肺燥咳嗽。

145. 半夏止咳糖浆

【功能主治】止咳祛痰。用于风寒咳嗽，痰多气逆。

146. 止咳喘颗粒

【功能主治】止咳，平喘，祛痰。用于支气管炎，支气管喘息，痰多，痰稠，感冒咳嗽，肺痈吐脓，胸满胁痛等症。

147. 法制半夏曲

【功能主治】温肺止咳，降逆止呕。用于痰多气喘，因寒清、热稠引起的恶心、呕吐。

148. 复方桔梗止咳片

【功能主治】镇咳祛痰。用于咳嗽痰多。

149. 贝母二冬膏

【功能主治】润肺化痰止咳。用于阴虚肺燥，咳嗽咽干，痰少而黏之症。

150. 贝母花片（流浸膏）

【功能主治】止咳，化痰。用于咳嗽痰多。

151. 贝母梨膏

【功能主治】润肺，止咳，化痰。用于咳嗽痰多，咯痰不爽，咽喉干痛。

152. 川贝银耳糖浆

【功能主治】养阴清肺，生津止咳。用于肺虚久咳，津伤烦渴。

153. 川贝止咳糖浆

【功能主治】宣肺气，散风寒，镇咳祛痰。用于风寒感冒，咳嗽气逆。

154. 川贝止咳露（川贝枇杷露）

【功能主治】止嗽祛痰。用于肺热咳嗽，痰多色黄。

155. 泻白糖浆（丸）

【功能主治】宣肺清热，化痰止咳。用于伤风咳嗽，痰多胸满，口渴舌干，鼻塞不通。

156. 西洋参蜜炼川贝枇杷膏

【功能主治】滋阴润肺，止咳化痰。用于阴虚咳嗽，咽干咽痛，痰少而黏，舌红少苔等。

157. 蛇胆半夏片（散）

【功能主治】祛风化痰，和胃下气。用于呕吐咳嗽，痰多气喘。

158. 蛇胆贝母片（散）

【功能主治】除痰降气。用于风热咳嗽。

159. 十五味沉香丸

【功能主治】调和气血，止咳，安神。用于气血郁滞，胸痛，干咳气短，失眠。

160. 杏苏二陈丸

见本章“1. 感冒”。

161. 蛇胆姜粒

【功能主治】温肺止咳，降逆止呕。用于肺寒咳嗽，吐痰清稀，胃寒作呕，脘腹冷痛。

162. 蛇连川贝散

【功能主治】消炎降气，祛痰止咳。用于风热咳嗽。

163. 五加参蛤蚧精

【功能主治】补肺气、益精血。用于元气亏损，肺虚咳嗽，病后衰弱。

164. 虫草川贝膏

【功能主治】补肺益肾，清肺止咳。用于阴虚久咳及痰热咳嗽。

165. 镇咳糖浆

【功能主治】清热，止咳，化痰。用于感冒咳嗽。

166. 麻黄止嗽胶囊（丸）

【功能主治】解表散寒，宣肺化痰，止咳平喘。用于感冒风寒，无汗鼻塞，咳嗽痰喘。

167. 芩胆止咳片

【功能主治】清热化痰，宣肺止咳。用于风热咳嗽，痰多气促或咳吐腐臭脓痰者。

168. 扫日劳-4 胶囊（沙参止咳胶囊）

【功能主治】清热，止咳，祛痰。用于肺热，咳嗽，多痰，胸背刺痛。

169. 芦根枇杷叶颗粒

【功能主治】润肺化痰，止咳定喘。用于伤风咳嗽、支气管炎。

170. 阿里红咳喘口服液

【功能主治】止咳，平喘，祛痰；用于寒性咳嗽，咯痰不爽，急、慢性支气管炎，哮喘。

171. 青羚散

【功能主治】清热解毒，祛痰止咳。用于肺胃实热证，症见痰热咳嗽，咳吐黄痰，小便短赤，便燥等肺经实热证。

172. 苑叶止咳糖浆

【功能主治】疏风宣肺，化痰止咳。用于风邪犯肺引起的伤风咳嗽，支气管炎。

173. 金咳息颗粒

见本章“9. 肺气肿”。

174. 十六味冬青丸

【功能主治】宽胸顺气，止嗽定喘。用于胸满腹胀，头昏浮肿，寒嗽痰喘。

175. 咳痰合剂

【功能主治】用于感冒、支气管炎、咳嗽、痰多。

176. 复方平贝口服液

【功能主治】清热化痰，泻肺止咳。用于痰热咳嗽证，症见咳嗽频剧，咳痰不爽，口渴咽痛，身热或咳嗽气短，痰多色黄，尿黄便干等。

177. 复方吉祥草含片

【功能主治】宣肺平喘，清热润燥，止咳化痰。用于支气管炎、肺炎所引起的咳嗽、胸闷、痰多等症。

178. 穿王消炎片(胶囊)

见本章“6. 肺炎”。

179. 祛痰平喘片

【功能主治】平喘祛痰。用于咳嗽，咳痰，痰喘。

180. 桔远止咳片

【功能主治】祛痰止咳。用于咳嗽痰多，咳痰不爽。

181. 消咳平喘口服液

见本章“1. 感冒”。

182. 黄芪咳喘糖浆

【功能主治】止咳定喘。用于咳嗽，气喘，支气管炎。

183. 喘络通胶囊

【功能主治】益肺健肾、止咳平喘。用于虚劳久咳及支气管哮喘，肺气肿见以上症状者。

184. 七味血病丸

见本章“13. 矽肺”。

185. 七味沙参汤散

【功能主治】清肺，止咳，祛痰。用于肺热咳嗽，气喘，痰多，急、慢性支气管炎。

186. 三味止咳片

【功能主治】镇咳，祛痰，平喘。用于慢性支气管炎。

187. 三拗片

【功能主治】宣肺解表。用于风寒袭肺证，症见咳嗽声重，咳嗽痰多，痰白清稀；急性支气管炎病情轻者见上述证候者。

188. 黄柏果油软胶囊

【功能主治】止咳、祛痰、平喘。用于慢性支气管炎。

189. 银马解毒颗粒

见本章“5. 气管炎和支气管炎”。

190. 鞘蕊苏胶囊

【功能主治】止咳，平喘。用于痰热证，症见喘咳气急，痰稠色黄，烦闷口渴；慢性支气管炎急性发作见上述证候者。

191. 肺泰胶囊

见本章“11. 肺结核”。

192. 补金胶囊

见本章“9. 肺气肿”。

193. 利肺片(胶囊)

见本章“11. 肺结核”。

194. 芪贝胶囊

见本章“11. 肺结核”。

195. 白百抗痨颗粒

见本章“11. 肺结核”。

196. 金荞麦片(咀嚼片、胶囊)

见本章“6. 肺炎”。

197. 消炎胶囊(片)

【功能主治】抗菌消炎。用于呼吸道感染，发热，肺炎，支气管炎，咳嗽有痰，疖肿等。

198. 二十五味肺病胶囊

【功能主治】清热消炎，宣肺化痰，止咳平喘。用于肺邪病引起的咳痰不止，呼吸急促，肺热，发热，鼻塞，胸胁疼痛，咯血，倦怠等。

199. 满金止咳片

【功能主治】止咳、祛痰、平喘。用于慢性支气管炎引起的咳喘，咳痰、咳喘。

200. 痰喘片

【功能主治】止咳，祛痰，平喘。用于慢性支气管炎。

201. 痰热清注射液

【功能主治】清热，解毒，化痰。用于风温肺热病属痰热阻肺证，症见发热，咳嗽，咯痰不爽，口渴，舌红，苔黄等。可用于急性支气管炎，急性肺炎(早期)出现的上述症状。

202. 散痰宁滴丸

【功能主治】清肺，止咳，平喘。用于支气管炎，咳嗽痰多。

203. 紫花杜鹃胶囊

【功能主治】止咳，祛痰。用于气管炎。

204. 喜炎平注射液

【功能主治】清热解毒，止咳止痢。用于支气管炎，扁桃体炎，细菌性痢疾等。

205. 香叶醇软胶囊

【功能主治】止咳，祛痰。用于慢性支气管炎，咳嗽，痰多，喘憋属痰湿阻肺证者。

206. 复方野马追颗粒(糖浆)

【功能主治】清热解毒，化痰止咳，平喘。用于慢性气管炎，痰多咳喘。

207. 映山红糖浆

【功能主治】祛痰，止咳。用于慢性气管炎。

208. 顺气化痰片(颗粒)

【功能主治】止咳平喘，顺气化痰。用于咳嗽痰多，胸闷气喘，以及支气管炎见以上症状者。

209. 参贝咳喘丸

【功能主治】健脾化痰，补肺益肾，止咳平喘。用于慢性支气管炎属于虚寒型咳嗽，气喘者。

210. 青兰浸膏片

【功能主治】止咳，祛痰，平喘。用于慢性气管炎所致的咳嗽，咯痰，喘息。

211. 金鹃咳喘停合剂

【功能主治】止咳，祛痰。用于慢性支气管炎。

212. 金花止咳颗粒

【功能主治】肃肺清降，化痰止咳。用于急性气管-支气管炎辨证属"痰热证"者，症见咳嗽，咯痰色黄或黏，口干咽燥，大便秘结，舌红苔黄腻，脉滑数。

213. 平喘抗炎胶囊

【功能主治】降气化痰，止咳平喘。用于痰浊阻肺证，症见咽喉肿痛，咳嗽气喘，胸满痰多，脘腹胀痛及气管炎见以上证候者。

214. 兰花咳宁片

【功能主治】风热犯肺，清热解毒，敛肺止咳。用于急慢性支气管炎，久咳，少痰。

215. 丹葶肺心颗粒

【功能主治】清热化痰，止咳平喘，用于肺源性心脏病(发作期)属痰热证，症见咳嗽喘促，痰黄黏稠，或胸闷，心悸，发热，口唇发绀，便干，舌红，苔黄或黄腻等。

216. 补肺活血胶囊

【功能主治】益气活血，补肺固肾。用于肺源性心脏病(缓解期)属气虚血瘀证，症见咳嗽气促或咳喘胸闷，心悸气短，肢冷乏力，腰膝酸软，口唇发绀，舌淡苔白或舌紫暗等。

217. 六味丁香片

【功能主治】清热解毒。用于咽喉肿痛，声音嘶哑，咳嗽。

218. 清热八味胶囊(丸)

【功能主治】清热解毒。用于脏腑热，肺热咳嗽，痰中带血，肝火肋痛。

219. 止咳丸(片、胶囊、合剂)

【功能主治】降气化痰，止咳定喘。用于风寒入肺、肺气不宣引起的咳嗽痰多，喘促胸闷，周身酸痛或久咳不止，以及老年支气管炎咳嗽。

220. 川贝雪梨膏(胶囊、颗粒、糖浆)

【功能主治】润肺止咳，生津利咽。用于阴虚肺热，咳嗽，喘促，口燥咽干。

221. 秋梨润肺膏

【功能主治】润肺止咳，生津利咽。用于久咳，痰少质黏，口燥咽干。

222. 芒果止咳片

【功能主治】宣肺化痰，止咳平喘。用于咳嗽，气喘，痰多。

223. 岩果止咳液

见本章"5. 气管炎和支气管炎"。

224. 射麻口服液

【功能主治】清肺化痰，止咳平喘。用于痰热蕴肺所致的咳嗽、痰多黏稠，胸闷憋气，气促作喘，喉中痰鸣，发热或不发热，舌苔黄或黄白，或舌质红，脉弦滑或滑数。

225. 止嗽定喘口服液(丸、片)

见本章"4. 哮喘"。

226. 冬菀止咳颗粒

见本章"5. 气管炎和支气管炎"。

227. 杏菀止咳颗粒

【功能主治】表散风寒，宣肺降气，化痰止咳。用于风寒袭肺、痰湿内蕴之咳嗽，症见咳嗽声重，或咳嗽反复发作，气急，咽痒，咳痰稀薄色白或痰多黏腻，胸闷，脘痞，或恶寒发热，鼻塞流涕，舌苔白腻，脉浮滑或濡滑；急性支气管炎，慢性支气管炎急性发作见上述证候者。

228. 复方矮地茶胶囊

【功能主治】清热解毒，化痰止咳。用于肺热咳嗽及慢性气管炎等症。

229. 良园枇杷叶膏

【功能主治】清热化痰，宣肺止咳。用于外感风热、肺气失宣所致的风热咳嗽，症见发热，咳嗽，痰黄，气促。

230. 复方蒲公英注射液

见本章"1. 感冒"。

231. 十味龙胆花颗粒(胶囊)

【功能主治】清热化痰，止咳平喘。用于痰热壅肺所致的咳嗽，喘鸣，痰黄，或兼发热，流涕，咽痛，口渴，尿黄，便干。

232. 清热止咳颗粒

【功能主治】清热化痰，宣肺止咳。用于痰热阻肺所致的咳嗽，痰黏稠或黄，发热，咽痛，口渴，胸闷，便干，尿黄；急性支气管炎，慢性支气管炎(单纯型)急性发作见上述证候者。

233. 橘红化痰胶囊

【功能主治】滋阴清热、敛肺止咳、化痰平喘。用于肺肾阴虚咳嗽、咯痰、喘促、胸膈满闷。

234. 咳立停糖浆

【功能主治】镇咳祛痰，用于支气管炎引起的咳嗽痰多。

235. 咳速停胶囊(糖浆)

【功能主治】补气养阴，润肺止咳，益胃生津。用于感冒及慢性支气管炎引起的咳嗽，咽干，咳痰，气喘。

236. 咳喘清片

【功能主治】燥湿化痰，止咳平喘。用于慢性支气管炎。

237. 咳痰清糖浆

【功能主治】化痰止咳。用于急性支气管炎属痰浊壅肺之咳嗽、咯痰。

238. 止嗽化痰丸(胶囊)

【功能主治】清肺止咳,化痰定喘。用于久嗽,咳血,痰喘气逆,喘息不眠。

239. 寒喘祖帕颗粒

【功能主治】镇咳,化痰,温肺止咳。用于急性感冒,寒性乃孜来所致的咳嗽及异常黏液质性哮喘。

4. 哮喘

〔基本概述〕

哮喘是支气管哮喘的简称,是由多种细胞和细胞组分参与的一种慢性气道炎症性疾病。这种慢性气道炎症可造成气道的反应性增高,进而导致反复发作的喘息、咳嗽、胸闷和呼吸困难等症状,这些症状可通过治疗缓解或自行缓解。

哮喘患病率的地区差异性较大,各地患病率1%~13%。据调查,全世界支气管哮喘者约1亿人,我国至少有2000万以上哮喘患者,成为严重威胁人类身体健康的主要慢性疾病。

哮喘的病因还不十分清楚,大多认为是与基因遗传有关的变态反应性疾病,环境因素对发病也起重要的作用。哮喘的诱因(刺激哮喘发作的原因)有多种,包括灰尘及花粉等异物、感冒及支气管炎等,此外,空气温度和湿度的变化也是引起此病的诱因。

哮喘在临床上主要表现为反复发作的喘息、咳嗽、胸闷和呼吸困难,这些症状的发作多与接触变应原、病毒性上呼吸道感染及其他理化因素的刺激有关。

哮喘的分类:20世纪40年代初期,Rackeman提出将哮喘分为外源性哮喘与内源性哮喘,此后,成为国际上较为公认的主要分类方法。①外源性哮喘:包括变应性哮喘(也称过敏性哮喘)、职业性哮喘、药物性哮喘和食入性哮喘等,近年来也常把运动性哮喘归为外源性。外源性哮喘中绝大多数患者有特应性素质或有家庭过敏史,常常伴有过敏性鼻炎、湿疹和麻疹等过敏性病史,患者气道呈高反应性。②内源性哮喘:包括感染性哮喘、月经性哮喘、妊娠性哮喘及阿司匹林性哮喘。与外源性哮喘一样,也存在气道高反应性。内源性哮喘多在40岁以后发病,常年性发作,与季节关系不大。除此之外,其他分类方法也较多,主要有以下几种。①按病因分类:根据不同病因,可分为变应性哮喘、感染性哮喘、运动性哮喘、药物性哮喘、职业性哮喘及特殊类型哮喘(月经性哮喘和妊娠性哮喘)等。②按免疫学分类:可分为变态反应性哮喘和非变态反应性哮喘。③按发病时间分类:可分为常年性哮喘、季节性哮喘、夜间性哮喘。④按发病年龄分类:可分为婴幼儿哮喘、儿童期哮喘、青少年哮喘、成年人哮喘和老年人哮喘。⑤按对糖皮质激素的反应分类:可分为非激素依赖型哮喘、激素依赖型哮喘、激素低抗型哮喘。⑥按病程分类:可分为急性发作期哮喘与缓解期哮喘。

中医学认为,哮喘病是哮病和喘病的合称。但两者病因病机不同,临床表现也有明显区别。哮病的发生,是由宿痰内伏于肺,复因外感、饮食、情志、劳倦等诱因引触,以致痰阻气道,肺失肃降,肺气上逆所致,病理因素以痰为根本,临床表现以呼吸急促,喉间痰鸣为主要特征。喘证是由外感六淫,或内伤饮食、情志,或劳倦、久病,致邪壅于肺,宣降失司所致,或肺不主气,肾失摄纳而成,其病因复杂,可由多种疾病引起,临床表现以呼吸困难,甚至张口抬肩,鼻翼扇动,不能平卧等为主要特征。临床上所说的哮喘,一般是指哮病,是一种发作性的痰鸣气喘疾病。

〔治疗原则〕

尽管哮喘的病因及发病机制均未完全阐明,但只要能够规范地长期治疗,绝大多数患者能够使哮喘症状得到理想的控制,减少复发乃至不发作,与正常人一样生活、工作和学习。

治疗哮喘的方法有两种:一种是制止发作症状的治疗方法,另一种是针对根本原因的治疗方法。药物的治疗应根据病情的严重程度来选用,通常是使用支气管扩张药及止咳、化痰药,发作特别严重时,则使用肾上腺糖皮质激素类药。

1. 间隙发作

对于此类患者只需要按需给予能够迅速缓解症状的速效β_2受体激动剂,如沙丁胺醇。发作间隙期间无须长期用药。

2. 轻度持续

(1)对于持续有症状的患者,应给予长期控制性药物,如氨茶碱或缓释型茶碱。

(2)在此基础上再加用沙丁胺醇。

3. 中度持续

(1)规则应用氨茶碱或缓释型茶碱。

(2)规则吸入β_2受体激动剂沙丁胺醇,必要时可使用沙丁胺醇雾化溶液,持续雾化吸入。

(3)对一些症状控制仍不理想者,可加用口服的糖皮质激素,如泼尼松。

4. 重度持续及危重症

在中度持续的用药基础上,加用:①琥珀酸氢化可的松、口服泼尼松;②静脉应用茶碱类药物。

此外,中医药治疗本病也有显著疗效,可以缓解发作时的症状,且通过缓解期的调治,能达到祛除病根,减少复发的目的。中医学认为,哮、喘有所不同,治疗上应予区分,哮必兼喘,喘则未必兼哮,治疗上要注意发则治标,缓则治本,更应考虑健脾化痰,纳肾平喘,清肺化痰等治疗方法。应分别运用宣肺发表,化痰清肺,补益肺、脾、肾三脏的药物。

〔用药精选〕

一、西药

1. 沙丁胺醇 Salbutamol

本品属β_2肾上腺素受体激动药,可选择性地激动β_2肾上腺素受体,具有较强的支气管舒张作用,是目前最常用的平喘药物之一。

【适应证】①用于防治支气管哮喘、哮喘性支气管炎和肺气肿患者的支气管痉挛;②本品雾化吸入溶液还可用于运动性支气管痉挛及常规疗法无效的慢性支气管痉挛。

【用法用量】口服。成人一次2~4mg,一日3次;儿童一次0.1~0.15mg/kg,一日2~3次。

气雾吸入、粉雾吸入、静脉滴注:请遵医嘱。

【不良反应】常见肌肉震颤;亦可见恶心、心率加快或心律失常;偶见头晕、头昏、头痛、目眩、口舌发干、烦躁、高血压、失眠、呕吐、面部潮红、低钾血症等。

【禁忌】对本品及其他肾上腺素受体激动药过敏者禁用。

【孕妇及哺乳期妇女用药】孕妇及哺乳期妇女慎用。

【老年用药】老年患者及对β-受体兴奋剂敏感者慎用。

【制剂】①沙丁胺醇气雾剂(片、缓释片、控释片、口腔崩解片、胶囊、缓释胶囊、控释胶囊、缓释小丸);②硫酸沙丁胺醇气雾剂(粉雾剂、雾化吸入溶液、注射液);③茶碱沙丁胺醇缓释片;④复方硫酸沙丁胺醇气雾剂

2. 特布他林 Terbutaline

本品为$β_2$肾上腺素受体激动药,能选择性激动$β_2$受体而舒张支气管平滑肌,缓解支气管痉挛等,也是哮喘患者常用的药物。

【适应证】用于支气管哮喘、慢性喘息性支气管炎、阻塞性肺气肿和其他伴有支气管痉挛的肺部疾病。

【用法用量】口服。成人开始1~2周,一次1.25mg,一日2~3次。以后可加至一次2.5mg,一日3次。儿童按体重一日0.065mg/kg,分3次口服。

气雾吸入、雾化液吸入、静脉注射:请遵医嘱。

【不良反应】偶见震颤、强直性痉挛和心悸,不良反应的程度取决于剂量和给药途径。从小剂量逐渐加至治疗量能减少不良反应。不良反应若出现,大多数在开始用药1~2周内自然消失。

【禁忌】对本品及处方中其他成分过敏、对其他肾上腺素受体激动药过敏者禁用。

【孕妇及哺乳期妇女用药】因本品可舒张子宫平滑肌,抑制孕妇的子宫活动能力及分娩,应慎用。

【制剂】硫酸特布他林片(胶囊、颗粒、口服溶液、气雾剂、吸入粉雾剂、注射液、氯化钠注射液)

3. 孟鲁司特钠 Montelukast Sodium

本品是一种能显著改善哮喘炎症指标的强效口服制剂。可有效抑制支气管收缩、黏液分泌、血管通透性增加及嗜酸粒细胞聚集、鼻部气道阻力和鼻阻塞的症状。

【适应证】用于15岁及15岁以上成人哮喘的预防和长期治疗,包括预防白天和夜间的哮喘症状,治疗对阿司匹林敏感的哮喘患者及预防运动诱发的支气管哮喘。也用于减轻季节性过敏性鼻炎引起的症状。

【用法用量】口服。成人及15岁以上儿童:一次10mg,一日一次;6~14岁儿童:一次5mg,一日一次;2~5岁儿童:一次4mg,一日一次,睡前服用咀嚼片。

【不良反应】不良反应较轻微,通常不需终止治疗。临床试验中,本品治疗组有≥1%的患者出现与用药有关的腹痛和头痛。

【禁忌】对本品中的任何成分过敏者禁用。

【孕妇及哺乳期妇女用药】孕妇应避免服用本品。哺乳期妇女慎用。

【儿童用药】6个月以下儿童患者的安全性和有效性尚未研究。

【制剂】孟鲁司特钠片(咀嚼片、颗粒)

4. 布地奈德 Budesonide

本品为具有高效局部抗炎作用的糖皮质激素,能增强内皮细胞、平滑肌细胞和溶酶体膜的稳定性,使组胺等过敏活性介质的释放减少和活性降低,减轻平滑肌的收缩反应。

【适应证】用于支气管哮喘,主要用于慢性持续期支气管哮喘,也可在重度慢性阻塞性肺疾病使用。

【用法用量】吸入。气雾剂:严重哮喘和停用或减量使用口服糖皮质激素的患者,开始使用布地奈德气雾剂的剂量:①成人一日200~1600μg,分2~4次吸入。轻症一次200~400μg,一日2次;重症一次200~400μg,一日4次,一日共800μg。②儿童,a.2~7岁,一日200~400μg,分2~4次吸入;b.8岁以上,一日200~800μg,分2~4次吸入。

粉吸入剂、吸入用混悬液:请遵医嘱。

【不良反应】轻度喉部、舌部和口腔刺激,咳嗽、口干、溃疡、声嘶、咽部疼痛不适;味觉减弱;口咽部念珠菌感染;头痛、头晕;恶心、腹泻、体重增加、疲劳;速发或迟发的过敏反应,包括皮疹、接触性皮炎、荨麻疹、血管性水肿和支气管痉挛;精神症状,如紧张、不安、抑郁和行为障碍等;罕见皮肤瘀血、肾上腺功能减退和生长缓慢。

【禁忌】对本品过敏、中度及重度支气管扩张症患者禁用。

【孕妇及哺乳期妇女用药】孕妇禁用。哺乳期妇女慎用。

【儿童用药】2岁以下小儿应慎用或不用。长期接受吸入治疗的儿童应定期测量身高。

【制剂】布地奈德气雾剂(喷雾剂、鼻喷雾剂、粉雾剂、雾化混悬液)

5. 富马酸福莫特罗 Formoterol Fumarate

本品能直接兴奋支气管$β_2$受体,产生强大而持久的平喘作用。

【适应证】用于缓解由支气管哮喘,急、慢性支气管炎,喘息性支气管炎及肺气肿所引起的呼吸困难等多种症状。

【用量用法】口服。成人一日80~160μg,分2次服。儿童一日4μg/kg体重,分2~3次服。

【不良反应】偶见震颤、心悸、恶心、呕吐。持续过量使用可能会引起心律不齐。

【禁忌】对本品过敏者禁用。

【孕妇及哺乳期妇女用药】孕妇慎用。

【儿童用药】早产儿和新生儿的用药安全性尚未确定。

【老年用药】高龄患者服用时应适当减量。

【制剂】富马酸福莫特罗片(粉吸入剂)

6. 布地奈德福莫特罗粉吸入剂 Budesonide and Formoterol Fumarate Powder for Inhalation

本品为复方制剂,含布地奈德和福莫特罗。

【适应证】适用于需要联合应用吸入皮质激素和长效 β_2-受体激动剂的哮喘患者的常规治疗:吸入皮质激素和"按需"使用短效 β_2受体激动剂不能很好地控制症状的患者;或应用吸入皮质激素和长效 β_2受体激动剂,症状已得到完全控制的患者。

【用法用量】本品不用于哮喘的初始治疗,用药应个体化,并根据病情的严重程度调节剂量。如果某个患者所需剂量超出推荐剂量,则应增开适当剂量的 β-受体激动剂和(或)皮质激素的处方。推荐剂量:成年人和青少年(12 岁和 12 岁以上),80μg/4.5μg/吸:一次 1~2 吸,一日 2 次;160μg/4.5μg/吸:一次 1~2 吸,一日 2 次。

在常规治疗中,当一日 2 次剂量可有效控制症状时,应逐渐减少剂量至最低有效剂量。

【不良反应】布地奈德福莫特罗粉吸入剂含有布地奈德和福莫特罗,这两种药物的不良反应在使用本品时也可出现。两药合并使用后,不良反应的发生率并未增加。最常见的不良反应是 β_2受体激动剂治疗时所出现的可预期的药理学不良反应,如震颤和心悸。这些反应通常可在治疗的几日内减弱或消失。

下面列出了与布地奈德或福莫特罗相关的不良反应。常见(>1/100):中枢神经系统,头痛;心血管系统,心悸;骨骼肌肉系统,震颤;呼吸道,口咽部念珠菌感染、咽部轻度刺激、咳嗽和声嘶。不常见:心血管系统,心动过速;骨骼肌肉系统,肌肉痉挛;中枢神经系统,焦虑、躁动、紧张、恶心、眩晕、睡眠紊乱。罕见(>1/1000):皮肤,皮疹、荨麻疹、瘙痒;呼吸道,支气管痉挛。十分罕见但其中一些可能很严重的不良反应包括:①布地奈德,精神病学症状如抑郁、行为异常(主要见于儿童)、糖皮质激素全身作用的症状和体征(包括肾上腺功能低下)、速发和迟发性过敏反应(包括皮炎、血管神经性水肿和支气管痉挛),以及青肿等。②福莫特罗,心绞痛、高血糖症、味觉异常、血压异常。

和其他吸入治疗一样,罕见发生反常的支气管痉挛。心房颤动、室上性心动过速和其前收缩等心律失常曾见于其他 β_2 激动剂治疗时。

【禁忌】对布地奈德、福莫特罗或吸入乳糖有过敏反应的患者禁用。

【儿童用药】低于 12 岁的儿童有效性和安全性尚无完全确定。

【老年用药】请遵医嘱。

7. 沙美特罗 Salmeterol

本品为新型选择性长效 β_2受体激动剂,一次剂量其支气管扩张作用可持续 12 小时。尚有强大的抑制肺肥大细胞释放过敏反应介质作用,可抑制吸入抗原诱发的早期和迟发相反应,降低气道高反应性。

【适应证】用于哮喘(包括夜间哮喘和运动性哮喘)、喘息性支气管炎和可逆性气道阻塞。

【用法用量】粉雾吸入:成人,每次 50μg,一日 2 次。气雾吸入:剂量用法同上。

【不良反应】偶见震颤、心悸、头痛等。

【制剂】沙美特罗粉雾剂(气雾剂、胶囊)

8. 丙酸氟替卡松 Fluticasone Propionate

本品有强效的糖皮质激素类抗炎作用,能够提高对哮喘症状的控制,减少其他药物,如急救用支气管扩张剂的使用,并能阻止肺功能的下降。本品较低的全身生物利用度使其与全身性给药的皮质激素相比,其副作用的发生率和严重程度明显降低。

【适应证】用于预防和治疗常年性和季节性的变态反应性鼻炎;用于预防性治疗哮喘。

【用法用量】鼻腔喷雾吸入。吸入气雾剂只能经口腔吸入。对吸气和吸药同步进行有困难的患者可以借助储物罐。①成人和 12 岁以上儿童一次每个鼻孔各 100μg,一日 1~2 次,一日最大剂量每个鼻孔一次 200μg。维持量一日一次,每个鼻孔各 50μg。②老年患者用量同成年患者。③4~11 岁儿童一次每个鼻孔各 50μg,一日 1~2 次。一日最大剂量每个鼻孔一次 100μg。维持量应采用能够使症状得到有效控制的最小剂量。

【不良反应】①局部症状,如鼻干、喷嚏。②轻微的血性分泌物或鼻出血。③皮肤反应,如荨麻疹、皮疹、皮炎、血管性水肿。④极少数患者发生溃疡和鼻中隔穿孔。

【禁忌】禁用于对制剂中任何成分有过敏反应的患者。

【制剂】丙酸氟替卡松鼻喷雾剂;丙酸氟替卡松吸入气雾剂

9. 沙美特罗替卡松 Salmeterol and Fluticasone

本品为复方制剂,含沙美特罗和丙酸氟替卡松,两药合用可有效改善症状,并可防止病情恶化。

【适应证】用于可逆性阻塞性气道疾病的常规治疗。包括成人和小儿哮喘。

【用法用量】本品只供经口吸入使用。应该让患者认识到本品必须每天使用才能获得理想益处,即使无症状时也必须如此。医生应定期对患者进行评估,以使患者使用最佳剂量的本品治疗,并且只有在医生的建议下才能改变本品的剂量。推荐剂量:成人及 12 岁以上者,一次 1 吸(沙美特罗 50μg 和丙酸氟替卡松 100μg),一日 2 次,或一次 1 吸(沙美特罗 50μg 和丙酸氟替卡松 250μg),一日 2 次;4 岁以上小儿,一次 1 吸(沙美特罗 50μg 和丙酸氟替卡松 100μg),一日 2 次。

【不良反应】沙美特罗和丙酸氟替卡松的有关副作用如下。①沙美特罗:曾报道震颤、主观性心悸及头痛等 β_2 激动剂的药理学副作用,但均为暂时性,并随常规治疗而减轻。一些患者可出现心律失常(包括心房颤动和室上性心动过速及期外收缩)。通常为敏感型患者。曾有关节痛及过敏反应,包括皮疹、水肿和血管神经性水肿的报道。曾有口咽部刺激的报道。②丙酸氟替卡松:有些患者可出现声嘶和口咽部念珠菌病(鹅口疮)。曾有皮肤过敏反应的报道。可能出现的系统作用包括肾上腺抑制、儿童和青少年发育迟缓、骨矿物密度降低、白内障和青光眼。

【禁忌】对本品中任何成分或赋形剂有过敏史者禁用。氢氧化乳糖为本品的赋形剂(其中含有乳蛋白),对牛奶过敏的患者禁用。本品不适用于缓解急性哮喘发作,缓解急性哮喘发作需要使用快速短效的支气管扩张剂(如沙丁胺醇)。应建议患者随时携带能够快速缓解哮喘急性发作的药物。

【孕妇及哺乳期妇女用药】妊娠和哺乳期间,只有在预期对母亲的益处超过任何对胎儿或孩子的可能危害时才考虑用药。妊娠妇女用药,应将丙酸氟替卡松的剂量调整至可充分控制哮喘的最低有效剂量。

【制剂】沙美特罗替卡松粉吸入剂(气雾剂)

10. 多索茶碱 Doxofylline

本品是甲基黄嘌呤的衍生物,通过抑制平滑肌细胞内的磷酸二酯酶,阻断腺苷受体,干扰平滑肌细胞内钙离子移动,松弛支气管平滑肌。本品也抑制各种炎症介质、细胞因子释放,从而控制气道炎症,降低气道高反应性。

【适应证】用于支气管哮喘、具有喘息症状的支气管炎及其他支气管痉挛引起的呼吸困难。

【用法用量】口服。成人一次0.2~0.4g,一日2次,餐前或餐后3小时服用。

【不良反应】少见心悸、窦性心动过速、上腹部不适、食欲缺乏、恶心、呕吐、兴奋、失眠。如过量服用可出现严重心律失常、阵发性痉挛。

【禁忌】对多索茶碱或黄嘌呤衍生物类药物过敏者、急性心肌梗死患者禁用。

【孕妇及哺乳期妇女用药】哺乳期妇女禁用。妊娠期妇女慎用。

【老年用药】老年患者对本品清除率可能会不同,应进行血药浓度监测。

【制剂】多索茶碱片(胶囊、颗粒、口服溶液、注射液、葡萄糖注射液、氯化钠注射液)

11. 噻托溴铵粉吸入剂 Tiotropium Bromide Powder for Inhalation

本品为长效的抗胆碱能药物。研究显示本品具有剂量依赖性的、可持续24小时的抑制乙酰甲胆碱诱导的支气管收缩作用。本品对支气管的扩张作用具有突出的定位选择性。

【适应证】适用于慢性阻塞性肺病(COPD)的维持治疗,包括慢性支气管炎和肺气肿,伴随性呼吸困难的维持治疗及急性发作的预防。

【用法用量】取噻托溴铵干粉吸入胶囊1粒,放入专用吸入器的刺孔槽内,用手指揿压按钮,胶囊两端分别被细针刺孔,然后将口吸器放入口腔深部,用力吸气,胶囊随着气流产生快速旋转,胶囊中的药粉即喷出囊壳,并随气流进入呼吸道。成人一次1粒,一日一次。

【不良反应】最常见的不良反应为口干(>10%);其次为便秘、念珠菌感染、鼻窦炎、咽炎(>1%);少见全身过敏反应、心动过速、心悸、排尿困难、尿潴留(>0.1%);亦有关于恶心、声音嘶哑和头晕的报道;此外还可能诱发青光眼和Q-T间期延长。

【禁忌】对噻托溴铵、阿托品及阿托品衍生物、乳糖过敏患者禁用。

【孕妇及哺乳期妇女用药】妊娠、哺乳期妇女慎用。

【儿童用药】18岁以下患者不推荐使用本品。

12. 异丙托溴铵 Ipratropium Bromide

本品可以抑制迷走神经诱发的支气管收缩反射。本品通过减少肥大细胞中环磷酸鸟苷(肥大细胞稳定作用)而抑制介导支气管痉挛的介质的释放。吸入本品的支气管扩张作用是局部药物对支气管平滑肌的抗胆碱能作用而引起的,非全身性作用。

【适应证】适用于慢性阻塞性支气管炎伴或不伴有肺气肿,轻到中度支气管哮喘。本品作为支气管扩张剂用于慢性阻塞性肺部疾病引起的支气管痉挛的维持治疗,包括慢性支气管炎和肺气肿。可与吸入性β-受体激动剂合用以治疗慢性阻塞性肺部疾病,包括慢性支气管炎和哮喘引起的急性支气管痉挛。

【用法用量】剂量应根据个体需要加以调整,除非医生特别处方。以下为成人及学龄儿童推荐剂量:一次2喷,一日4次。需要增加药物剂量者,一般一日的剂量不宜超过12喷。如果药物治疗不能产生明显的病情改善或患者的状况恶化,应就诊以寻求新的治疗计划。若发生急性呼吸困难或呼吸困难迅速恶化,应立即就诊。正确使用气雾剂才能获得满意疗效。

【不良反应】①在临床试验中最常见的非呼吸道的不良事件是头痛、恶心和口干。②由于本品全身吸收很少,其抗胆碱能副作用如心率增加和心悸、眼部调节障碍、胃肠道蠕动紊乱、尿潴留是很少见的,并且是可逆性的,但对已有尿道梗阻的患者来讲可能增加其尿潴留的危险性。③同其他吸入治疗一样,可观察到支气管扩张性咳嗽、局部刺激,而吸入刺激所产生的支气管收缩较少出现。④眼部的不良反应:瞳孔扩大,眼压增高。闭角型青光眼慎用。⑤过敏样反应如皮疹及舌、唇、脸部血管性水肿,荨麻疹(包括巨型荨麻疹),喉痉挛和过敏反应均有报道。在一些病例中,存在阳性再激发免疫反应,这些患者中有许多人对药物和(或)食物包括大豆有过敏史。

【禁忌】①对本品的任何成分或对阿托品及其衍生物过敏者禁用。②闭角性青光眼患者慎用,特别应注意确保药物不能接触到眼。

【孕妇及哺乳期妇女用药】慎用。

【儿童用药】尚无12岁以下儿童使用本品的临床经验。

【制剂】①异丙托溴铵气雾剂(吸入溶液);②复方异丙托溴铵气雾剂

13. 氨茶碱 Aminophylline

本品为茶碱与乙二胺的复盐,含茶碱77%~83%,其药理作用主要来自茶碱。乙二胺可增强茶碱的水溶性、生物利用度和作用强度,是治疗支气管哮喘的重要药物。

【适应证】适用于支气管哮喘、喘息型支气管炎、阻塞性肺气肿等缓解喘息症状;也可用于心力衰竭的哮喘(心脏性哮喘)。

【用法用量】口服。成人一次0.1~0.2g,一日3次;极量:一次0.5g,一日1g。儿童按体重一日4~6mg/kg,分2~3次服。

静脉注射、静脉滴注:请遵医嘱。

【不良反应】①常见恶心、呕吐、胃部不适、食欲减退等。也可见头痛、烦躁、易激动、失眠等。②少数患者可出现过敏反应,表现为接触性皮炎、湿疹或脱皮。③也有少数患者由于胃肠道刺激,可见血性呕吐物或柏油样便。④静脉注射过快或茶碱血药浓度高于20μg/ml时,可出现毒性反应,表现为心律失常、心率增快、肌肉颤动或癫痫。

【禁忌】对本品过敏、活动性消化道溃疡和未经控制的惊厥性疾病患者禁用。

【孕妇及哺乳期妇女用药】本品可通过胎盘屏障,亦可随乳汁排出,孕妇、产妇及哺乳期妇女慎用。

【儿童用药】应慎用。新生儿血浆清除率可降低,血清浓度增加;足月新生儿用茶碱后,脑血流速度减慢;幼儿用药后由于利尿及呕吐,易发生兴奋及脱水。

【老年用药】老年人清除茶碱的功能减退,易发生中毒,用量应减少。

【制剂】氨茶碱片(缓释片、注射剂)

14. 茶碱 Theophylline

本品对呼吸道平滑肌有直接松弛作用。主要为通过抑制磷酸二酯酶,使细胞内cAMP含量提高所致。此外,它还可拮抗嘌呤受体,能对抗腺嘌呤等对呼吸道的收缩作用。茶碱能增强膈肌收缩力,尤其在膈肌收缩无力时作用更显著,因此有益于改善呼吸功能。

【适应证】用于缓解成人和3岁以上儿童的支气管哮喘的发作。用于哮喘急性发作后的维持治疗。也用于缓解阻塞性肺疾病伴有的支气管痉挛的症状。

【用法用量】口服。片剂:成人一次0.1~0.2g,一日3次,极量一次0.3g,一日1g。缓释片:成人一次0.2~0.4g,一日一次,晚间服。控释胶囊:成人一次0.2g,一日1~2次,最大剂量一日0.6g。3岁以上儿童可以按0.1g开始治疗,一日最大剂量不应超过10mg/kg。

【不良反应】常见头痛、恶心、呕吐和失眠;少见消化不良、震颤和眩晕。血药浓度较高时可见发热、失水、惊厥等,严重者甚至呼吸心跳停止。

【禁忌】对茶碱不能耐受、未治愈的潜在癫痫患者、严重心功能不全及急性心肌梗死伴有血压降低患者禁用。

【孕妇及哺乳期妇女用药】本品可通过胎盘屏障,也能分泌入乳汁,随乳汁排出,孕妇、产妇及哺乳期妇女慎用。

【儿童用药】慎用。12岁以上儿童请遵医嘱。

【老年用药】老年人因血浆消除率降低,潜在毒性增加,55岁以上患者慎用。

【制剂】①茶碱片(缓释片、缓释胶囊、控释片、控释胶囊、氯化钠注射液);②茶碱沙丁胺醇缓释片

15. 盐酸班布特罗 Bambuterol Hydrochloride

本品口服后在体内转化为β_2受体激动剂——特布他林,特布他林主要激活支气管平滑肌的β_2受体,从而使支气管平滑肌松弛,达到平喘效果。

【适应证】用于支气管哮喘、慢性喘息性支气管炎、阻塞性肺气肿和其他伴有支气管痉挛的肺部疾病。

【用法用量】口服。成人:起始剂量为一次10mg,一日一次,睡前服用。根据临床疗效,1~2周后剂量可调整为一次20mg,一日一次;肾功能不全患者(肾小球滤过率≤50ml/min)起始剂量为一次5mg,一日一次。

儿童:2~5岁,一次5mg,一日一次;2~12岁,一日最高剂量不超过10mg。

【不良反应】肌肉震颤、头痛、心悸、心动过速等;偶见强直性肌肉痉挛。

【禁忌】对本品、特布他林及拟交感胺类药物过敏者禁用。肥厚性心肌病患者禁用。

【孕妇及哺乳期妇女用药】慎用。

【儿童用药】婴幼儿应慎用。

【老年用药】应慎用,初始剂量当减少。

【制剂】盐酸班布特罗片(胶囊、颗粒、口服溶液)

16. 盐酸丙卡特罗 Procaterol Hydrochloride

本品为平喘药,β_2受体激动剂。对支气管平滑肌的β_2肾上腺素受体有较高的选择性,从而起到舒张支气管平滑肌的作用;还具有一定的抗过敏作用和促进呼吸道纤毛运动。

【适应证】适用于支气管哮喘、喘息性支气管炎、伴有支气管反应性增高的急性支气管炎、慢性阻塞性肺部疾病。

【用法用量】口服。成人一次50μg,一日一次,睡前服用,或一次50μg,一日2次,清晨及睡前服用。6岁以上儿童一次25μg,一日1~2次。儿童可依据年龄和症状适当增减。

【不良反应】偶见口干、鼻塞、倦怠、恶心、胃部不适、肌肉震颤、头痛、眩晕或耳鸣;亦见皮疹、心律失常、心悸、面部潮红等。

【禁忌】对本品及肾上腺素受体激动药过敏者禁用。

【孕妇及哺乳期妇女用药】慎用。

【儿童用药】慎用。

【老年用药】慎用或遵医嘱。

【制剂】盐酸丙卡特罗片(胶囊、颗粒、口服溶液、气雾剂、粉雾剂)

17. 二羟丙茶碱 Diprophylline

本品为平滑肌松弛药,有扩张血管和支气管,加强心肌收缩及利尿作用。

【适应证】用于支气管哮喘、具有喘息症状的支气管炎、慢性阻塞性肺疾病等缓解喘息症状。也用于心源性肺水肿引起喘息。尤其适用于不能耐受茶碱的哮喘病例。

【用法用量】口服。成人一次0.1~0.2g,一日3次;极量:一次0.5g。

静脉滴注、静脉注射:请遵医嘱。

【不良反应】类似茶碱。剂量过大时可出现恶心、呕吐、易激动、失眠、心动过速、心律失常,可见发热、脱水、惊厥等症状,严重者甚至呼吸、心搏骤停。

【禁忌】对本品过敏、活动性消化道溃疡和未经控制的惊厥性疾病患者禁用。

【孕妇及哺乳期妇女用药】本品可通过胎盘屏障,也能分泌入乳汁,随乳汁排出,孕妇、产妇及哺乳期妇女慎用。

【儿童用药】新生儿血浆清除率降低,血清浓度增加,应慎用。

【老年用药】老年人因血浆清除率降低,潜在毒性增加,55岁以上患者慎用。

【制剂】二羟丙茶碱片(注射液、葡萄糖注射液、氯化钠注射液)

18. 丙酸倍氯米松 Beclometasone Dipropionate

本品为强效糖皮质激素类药,具有抗炎、抗过敏和止痒等作用。能抑制支气管渗出物,消除支气管黏膜肿胀,解除支气管痉挛。抗炎作用强,气雾吸入后直接作用于呼吸道而发挥平喘作用。

【适应证】用于慢性支气管哮喘,过敏性哮喘和过敏性皮炎等。

【用法用量】吸入。成人及12岁以上儿童:轻微哮喘,一日200~400μg或以上,分2~4次用药;中度哮喘,一日600~1200μg,分2~4次用药;严重哮喘,一日1000~2000μg,分2~4次用药。

5~12岁儿童:一日200~1000μg;4岁以下儿童,一日总剂量100~400μg,分次用药。

【不良反应】常见:口腔及喉部的念珠菌病、声嘶,喉部刺激;偶见:免疫系统失调,如皮疹、风疹、瘙痒症及红斑;罕见:异常支气管痉挛、眼、脸部、嘴唇和喉部的水肿,呼吸困难和支气管痉挛和过敏反应、白内障、青光眼,库欣综合征,肾上腺抑制、儿童和青少年生长发育迟缓、骨矿物质密度减少等内分泌失调,以及焦虑、睡眠紊乱、行为改变,包括活动过度、易激怒(主要见于儿童)等精神失调。

【禁忌】对本品过敏或本品中其他附加成分过敏患者禁用。

【孕妇及哺乳期妇女用药】孕妇避免大面积长期使用。妊娠初3个月,一般不用本品。哺乳期妇女慎用。

【儿童用药】婴幼儿避免大面积长期使用。

【老年用药】避免长期大量封包给药。

【制剂】丙酸倍氯米松气雾剂(粉雾剂)

19. 富马酸酮替芬 Ketotifen Fumarate

本品为平喘药,具有抑制过敏反应介质释放作用和H_1受体拮抗作用。抗过敏作用较强,药效持续时间较长,对皮肤、胃肠、鼻部变态反应有效,对支气管哮喘有较好的防治作用。对儿童哮喘的疗效优于成年哮喘。对外源性哮喘较内源性哮喘疗效产生快。

【适应证】用于过敏性支气管哮喘。

【用法用量】口服。成人:一次1mg,一日2次,极量一日4mg。儿童:4~6岁,一次0.4mg;6~9岁,一次0.5mg;9~14岁,一次0.6mg。以上均为一日1~2次。

【不良反应】常见嗜睡、倦怠、口干、恶心等胃肠道反应。偶见头痛、头晕、迟钝、体重增加。

【禁忌】对本品过敏、车辆驾驶员、机械操作者及高空作业者工作时禁用。

【孕妇及哺乳期妇女用药】孕妇慎用。早期妊娠及哺乳期妇女免用本品。

【儿童用药】新生儿或早产儿不宜使用本品。3岁以下儿童不推荐使用本品。

【老年用药】老年人应用本类药时易发生低血压、精神错乱、滞呆和头晕,应慎用。

【制剂】富马酸酮替芬片(分散片、胶囊、口服溶液、鼻喷雾剂、鼻吸入气雾剂)

20. 扎鲁司特片 Zafirlukast Tablets

本品能有效预防白三烯多肽所致的血管通透性增加而引起的气道水肿,抑制白三烯多肽产生的气道嗜酸粒细胞的浸润,减少气管收缩和炎症,减轻哮喘症状。

【适应证】用于轻、中度慢性哮喘的预防及长期治疗。对于用$β_2$受体激动药治疗不能完全控制病情的哮喘患者,本品可以作为一线维持治疗。

【用法用量】口服。成人及12岁以上儿童:起始剂量,一次20mg,一日2次;维持剂量,一次20mg,一日2次。根据临床反应,剂量可逐步增加至一次最大量40mg,一日2次时疗效更佳。

【不良反应】头痛、胃肠道反应、皮疹、过敏反应(荨麻疹和血管性水肿)、轻微的肢体水肿(极少)、挫伤后出血障碍、粒细胞缺乏症、AST及ALT升高、高胆红素血症。罕见肝功能衰竭。

【禁忌】对本品及其组分过敏、肝功能不全患者禁用。

【孕妇及哺乳期妇女用药】孕妇慎用。本品能经乳汁排泄,哺乳期妇女不宜服用本品。

附:用于哮喘的其他西药

1. 甲泼尼龙 Methylprednisolone

见第八章“95. 风湿与类风湿关节炎”。

2. 注射用甲泼尼龙琥珀酸钠 Methylprednisolone Sodium Succinate for Injection

见第六章“80. 贫血”。

3. 复方茶酮缓释片 Theophylline Ketotifen Sustained Released Tablets

【适应证】用于治疗轻度、中度的支气管哮喘和喘息型支气管炎。

4. 普仑司特 Pranlukast

【适应证】用于支气管哮喘的预防和治疗。

5. 盐酸依匹斯汀 Epinastine Hydrochloride

【适应证】支气管哮喘、荨麻疹、湿疹、皮炎、过敏性鼻炎、皮肤瘙痒症、银屑病等。

6. 曲尼司特 Tranilast

【适应证】本品为抗变态反应药,可用于支气管哮喘及过敏性鼻炎的预防性治疗。

7. 塞曲司特 Seratrodast

【适应证】本品适用于治疗轻、中度支气管哮喘。

8. 福多司坦片(胶囊、颗粒)Fudosteine Tablets

见本章“5. 气管炎和支气管炎”。

9. 注射用细辛脑 Asarone for Injection

【适应证】用于肺炎、支气管哮喘、慢性阻塞性肺疾病伴咳嗽、咯痰、喘息等。

10. 复方倍他米松注射液 Compound Betamethasone Injection

见第八章“95. 风湿与类风湿关节炎”。

11. 粉尘螨滴剂 Dermatophagoides Farinae Drops

【适应证】用于粉尘螨过敏引起的过敏性鼻炎、过敏性哮喘的脱敏治疗。

12. 盐酸肾上腺素 Adrenaline Hydrochlride

【适应证】可用于急性支气管哮喘等。

13. 盐酸异丙肾上腺素 Isoprenaline Hydrochloride

【适应证】可用于支气管哮喘,适用于控制哮喘急性发作,常气雾吸入给药,作用快而强,但持续时间短。

14. 注射用倍他米松磷酸钠 Betamethasone Sodium Phosphate for Injection

【适应证】主要用于过敏性与自身免疫性炎症性疾病。现多用于活动性风湿病、类风湿关节炎、红斑狼疮、严重支气管哮喘、严重皮炎、急性白血病等,也用于某些感染的综合治疗。

15. 舍雷肽酶片 Serrapeptase Tablets

【适应证】用于:①缓解由手术、外伤、慢性副鼻窦炎、乳汁淤积等所引起的肿胀。②治疗由支气管炎、肺炎、支气管哮喘、支气管扩张等所引起的痰液黏稠、咯痰困难。③也可用于麻醉术后的痰液黏稠、咯痰困难。

16. 富马酸氯马斯汀 Clemastine Fumarate

【适应证】主要用于治疗过敏性鼻炎、荨麻疹、湿疹及皮肤瘙痒症等过敏性疾病。亦可用于支气管哮喘的抗过敏治疗。

17. 注射用地塞米松磷酸钠 Dexamethasone Sodium Phosphate for Injection

【适应证】主要用于过敏性与自身免疫性炎症性疾病。多用于结缔组织病、活动性风湿病、类风湿关节炎、红斑狼疮、严重支气管哮喘、严重皮炎、溃疡性结肠炎、急性白血病等,也用于某些严重感染及中毒、恶性淋巴瘤的综合治疗。

18. 甲磺司特 Suplatast Tosilate

【适应证】支气管哮喘,特异反应性皮肤炎,过敏性鼻炎。

19. 复方甘氨酸茶碱钠胶囊(片)Compound Theophylline Sodium Glycinate Capsules

【适应证】适用于支气管哮喘、喘息型支气管炎、阻塞性肺气肿等缓解喘息症状;也可用于心源性肺水肿引起的哮喘。

20. 甘氨酸茶碱钠胶囊(片)Theophylline Sodium Glycinate Capsules

【适应证】适用于支气管哮喘、喘息型支气管炎、阻塞性肺气肿等缓解喘息症状;也可用于心源性肺水肿引起的哮喘。

21. 盐酸甲麻黄碱片 Methylephedrine Hydrochloride Tablets

【适应证】用于支气管哮喘、过敏反应、感冒咳嗽等。

22. 吡嘧司特钾 Pemirolast Potassium

【适应证】用于支气管哮喘的长期治疗。

23. 异丁司特缓释片(缓释胶囊)Ibudilast Sustained release Tablets

【适应证】用于轻、中度支气管哮喘的治疗。

24. 环索奈德气雾剂 Ciclesonide Aerosol

【适应证】作为一种预防性治疗措施用于成人和12周岁以上青少年哮喘患者的维持治疗。

25. 复方曲尼司特胶囊(片)Compound Tranilast Capsules

【适应证】轻、中度支气管哮喘,慢性喘息型支气管炎。

26. 盐酸氨溴索 Ambroxol Hydrochloride

见本章“3. 咳嗽”。

27. 氨溴特罗片(口服液)Ambroxol Hydrochloride and Clenbuterol Hydrochoride Tablets

见本章“1. 感冒”。

28. 复方氯丙那林鱼腥草素钠片 Compound Clorprenaline Hydrochloride Tablet

【适应证】用于支气管哮喘、喘息性支气管炎。

29. 参维灵片 Vitamin B6 and Ganodema LucidumTablets

见第九章“114. 神经衰弱”。

30. 甘草酸铵氯丙那林含片 Chloroprenaline and Glycyrrhizinate Buccal Tablets

【适应证】用于支气管哮喘、喘息性支气管炎等。

31. 盐酸氯丙那林 Clorprenaline Hydrochloride

【适应证】用于支气管哮喘、哮喘型支气管炎、慢性支气管炎、合并肺气肿。

32. 胆茶碱 Choline Theophyllinate

【适应证】用于支气管哮喘，也用于心源性肺水肿引起的哮喘。

33. 盐酸二氧丙嗪 Dioxopromethazine Hydrochloride

见本章“3. 咳嗽”。

34. 短棒杆菌注射液 Corynebacterium Parvum Injection

【适应证】本品对感染性哮喘等也有一定疗效。

35. 复方盐酸甲麻黄碱糖浆 Compound Methylephedrine Hydrochloride Syrup

【适应证】用于治疗流行性感冒、支气管哮喘等。

36. 色甘酸钠 Sodium Cromoglicate

【适应证】主要用于预防哮喘及过敏性鼻炎。

37. 卡介菌多糖核酸注射液 BCG Polysaccharide and Nucleic AcidInjection

见本章“1. 感冒”。

二、中药

1. 桂龙咳喘宁胶囊(片、颗粒、蜜炼膏)

见本章“3. 咳嗽”。

【用法用量】胶囊口服，一次5粒，一日3次；颗粒开水冲服，一次6g，一日3次。

【使用注意】服药期间忌烟、酒、猪肉及生冷食物。

2. 止嗽定喘口服液(丸、片)

【处方组成】麻黄、苦杏仁、甘草、石膏

【功能主治】辛凉宣泄，清肺平喘。用于表寒里热，身热口渴，咳嗽痰盛，喘促气逆，胸膈满闷；急性支气管炎见上述证候者。

【用法用量】口服。口服液：一次10ml，一日2～3次；儿童酌减。丸剂：水丸一次6g，一日2次；浓缩丸一次10粒，一日2～3次。片剂：一次4片，一日2次。

3. 止喘灵注射液(口服液)

【处方组成】麻黄、洋金花、苦杏仁、连翘

【功能主治】宣肺平喘，祛痰止咳。用于痰浊阻肺、肺失宣降所致的哮喘，咳嗽，胸闷，痰多；支气管哮喘，喘息性支气管炎见上述证候者。

【用法用量】肌内注射。一次2ml，一日2～3次；7岁以下儿童酌减。1～2周为一疗程，或遵医嘱。

【使用注意】青光眼患者禁用；孕妇禁用。

4. 咳喘顺丸

见本章“3. 咳嗽”。

5. 咳喘宁口服液(片、胶囊、颗粒)

见本章“3. 咳嗽”。

6. 止咳平喘糖浆

见本章“3. 咳嗽”。

7. 海珠喘息定片

【处方组成】珍珠层粉、胡颓子叶、天花粉、蝉蜕、防风、冰片、甘草、盐酸氯喘、盐酸去氧羟嗪

【功能主治】宣肺平喘，止咳化痰。用于痰浊阻肺，肺气不降所致的咳嗽，咯痰，气喘；支气管哮喘，慢性气管炎见上述证候者。

【用法用量】口服。一次2～4片，一日3次。

【使用注意】孕妇禁用。

8. 蠲哮片

【处方组成】葶苈子，青皮，陈皮，黄荆子，槟榔，大黄，生姜

【功能主治】泻肺除壅，涤痰祛瘀，利气平喘。用于支气管哮喘急性发作期热哮痰瘀伏肺证，症见气粗痰涌，痰鸣如吼，咳呛阵作，痰黄稠厚。

【用法用量】口服。一次8片，一日3次，饭后服用。7日为1个疗程。

【使用注意】孕妇禁用。

9. 消咳喘糖浆(片、分散片、胶囊)

见本章“3. 咳嗽”。

10. 止嗽咳喘宁糖浆

【处方组成】地龙、黄芩、罂粟壳、苦杏仁、紫苏子、法半夏、薄荷油

【功能主治】止咳化痰，降气定喘。用于痰热阻肺、肺气上逆所致的咳嗽咯痰，气逆喘促；慢性支气管炎见上述证候者。

【用法用量】口服。一次10～15ml，一日2～3次，用时摇匀。

【使用注意】孕妇禁用。

11. 降气定喘丸

【处方组成】麻黄、葶苈子、紫苏子、桑白皮、白芥子、陈皮

【功能主治】降气定喘，祛痰止咳。用于痰浊阻肺所致的咳嗽痰多，气逆喘促；慢性支气管炎，支气管哮喘见上述证候者。

【用法用量】口服。一次7g，一日2次。

【使用注意】孕妇禁用。

12. 苓桂咳喘宁胶囊

见本章“3. 咳嗽”。

13. 蛤蚧定喘胶囊(丸)

见本章“3. 咳嗽”。

14. 定喘膏

见本章“3. 咳嗽”。

15. 固肾定喘丸

【处方组成】熟地黄、附片(黑顺片)、牡丹皮、牛膝、盐补

骨脂、砂仁、车前子、茯苓、盐益智仁、肉桂、山药、泽泻、金樱子肉。

【功能主治】温肾纳气，健脾化痰。用于肺脾气虚、肾不纳气所致的咳嗽，气喘，动则尤甚；慢性支气管炎，肺气肿，支气管哮喘见上述证候者。

【用法用量】口服。一次1.5~2.0g，一日2~3次，可在发病预兆前服用，也可预防久喘复发，一般服15日为一疗程。

【使用注意】孕妇禁用。

16. 固本咳喘片(胶囊、颗粒)

见本章“3. 咳嗽”。

17. 如意定喘片(丸)

见本章“3. 咳嗽”。

18. 补肾防喘片

见本章“3. 咳嗽”。

19. 喘可治注射液

【处方组成】淫羊藿、巴戟天

【功能主治】温阳补肾，平喘止咳，有抗过敏、增强体液免疫与细胞免疫的功能。主治哮证属肾虚挟痰证。症见喘促日久，反复发作，面色苍白，腰酸肢软，畏寒，汗多；发时喘促气短，动则加重，喉有痰鸣，咳嗽，痰白清稀不畅，以及支气管炎哮喘急性发作期见上述证候者。

【用法用量】肌内注射。成人：一次4ml，一日2次。儿童：7岁以上，一次2ml，一日2次；7岁以下，一次1ml，一日2次。

【使用注意】孕妇慎用。

附：用于哮喘的其他中药

1. 平喘益气颗粒

【功能主治】宣肺平喘，补肺益气。主治气虚寒哮，症见呼吸急促，喉中哮鸣音，咳嗽，胸闷，神疲乏力，畏风恶寒，少气懒言，自汗，痰白不黏或清稀多泡等病症。

2. 龙香平喘胶囊

【功能主治】活血祛痰，宣肺平喘。用于支气管哮喘属痰瘀阻肺证，症见胸憋，喘息，咳嗽，咯痰，脘腹胀满，面色晦暗等。

3. 喘嗽宁胶囊

见本章“9. 肺气肿”。

4. 小青龙合剂(胶囊、颗粒、糖浆)

见本章“1. 感冒”。

5. 人参保肺丸

见本章“3. 咳嗽”。

6. 百令胶囊(片、颗粒)

见本章“3. 咳嗽”。

7. 镇咳宁胶囊(含片、糖浆、口服液、滴丸)

见本章“3. 咳嗽”。

8. 痰咳清片

见本章“3. 咳嗽”。

9. 牡荆油胶丸(乳)

见本章“3. 咳嗽”。

10. 复方满山红糖浆

见本章“3. 咳嗽”。

11. 参茸黑锡丸

【功能主治】回阳固脱，坠痰定喘。用于肾阳亏虚，痰浊壅肺所致的痰壅气喘，四肢厥冷、大汗不止、猝然昏倒、腹中冷痛。

12. 橘红痰咳颗粒(泡腾片、液、煎膏)

见本章“3. 咳嗽”。

13. 补金片(胶囊)

见本章“9. 肺气肿”。

14. 洋参保肺丸

【功能主治】滋阴补肺，止嗽定喘。用于阴虚肺热，咳嗽痰喘，胸闷气短，口燥咽干，睡卧不安。

15. 桂附地黄丸(胶囊)

见本章“70. 水肿”。

16. 济生肾气丸(片)

见本章“65. 肾病综合征”。

17. 痰饮丸

【功能主治】温补脾肾，助阳化饮。用于脾肾阳虚，痰饮阻肺所致的咳嗽，气促发喘，咯吐白痰，畏寒肢冷，腰酸背冷，腹胀食少。

18. 苏子降气丸

见本章“3. 咳嗽”。

19. 七味都气丸

见本章“78. 遗精”。

20. 二母安嗽丸(片)

【功能主治】清肺化痰，止嗽定喘。用于虚劳久嗽，咳嗽痰喘，骨蒸潮热，音哑声重，口燥舌干，痰涎壅盛。

21. 清肺消炎丸

见本章“5. 气管炎和支气管炎”。

22. 葶贝胶囊

见本章“3. 咳嗽”。

23. 橘红化痰丸(片、胶囊)

见本章“3. 咳嗽”。

24. 清肺化痰丸

见本章“3. 咳嗽”。

25. 射麻口服液

见本章“3. 咳嗽”。

26. 礞石滚痰丸

见本章“117. 精神分裂症”。

27. 止嗽青果丸(片、口服液)

见本章“3. 咳嗽”。

28. 止嗽化痰颗粒(丸)

见本章“3. 咳嗽”。

29. 苦甘颗粒(胶囊)

见本章“1. 感冒”。

30. 祛痰灵口服液

见本章“5. 气管炎和支气管炎”。

31. 金水宝胶囊(片、口服液)

见本章“3. 咳嗽”。

32. 止咳丸(片、胶囊、合剂)

见本章“3. 咳嗽”。

33. 利肺片(胶囊)

见本章“3. 咳嗽”。

34. 至灵胶囊

【功能主治】补肺益肾。用于肺肾两虚所致咳喘,浮肿等症,亦可用于各类肾病,慢性支气管哮喘,慢性肝炎及肿瘤的辅助治疗。

35. 克咳片

【功能主治】止嗽,定喘,祛痰。用于咳嗽,喘急气短。

36. 止嗽立效胶囊

【功能主治】止嗽,定喘,祛痰。用于风寒咳嗽,喘急气促。

37. 息喘丸

【功能主治】益气养阴,清肺平喘,止咳化痰。用于气阴不足,痰热阻肺,喘息气短,吐痰黄黏,咽干口渴。

38. 黄龙咳喘胶囊(片)

见本章“3. 咳嗽”。

39. 复方贝母片(散)

见本章“3. 咳嗽”。

40. 双黄平喘颗粒

见本章“3. 咳嗽”。

41. 七味葡萄散

【功能主治】清肺,止嗽,定喘。用于虚劳咳嗽,年老气喘,胸满郁闷。

42. 复方虫草补肾口服液

【功能主治】补肾益精。用于肾精不足引起的体弱,腰膝酸软,头晕耳鸣,久咳虚喘。

43. 参蛤平喘胶囊

【功能主治】滋补肺肾,纳气平喘。用于肺肾不足所致的气喘,咳嗽,痰多,腰膝酸软。

44. 复方虫草口服液

【功能主治】滋补肝、肾,润肺。用于肝、肾不足及久病所致体虚,记忆减退,咳喘。

45. 青石颗粒

见本章“3. 咳嗽”。

46. 麻杏止咳糖浆

【功能主治】止咳,祛痰,平喘。用于支气管炎咳嗽及喘息。

47. 紫茶颗粒

见本章“3. 咳嗽”。

48. 参芪膏

【功能主治】补脾益肺。用于脾肺气虚,动辄喘乏,四肢无力,食少纳呆,大便溏泄。

49. 喘咳宁片

【功能主治】止咳平喘。用于内素有里热,外又感受风寒所致的咳喘病。

50. 百花定喘丸

【功能主治】清热化痰,止嗽定喘。用于痰热咳喘,胸满不畅,咽干口渴。

51. 蚧党参膏

【功能主治】健脾胃,补肺肾,补中益气,益精助阳,止咳定喘。用于脾胃虚弱,肺气不足,体倦乏力及虚劳喘咳等症的辅助治疗。

52. 地龙注射液

见本章“9. 肺气肿”。

53. 定喘止咳胶囊

【功能主治】宣肺平喘,理气止咳。用于风寒喘咳,胸腹胀满,亦可用于支气管哮喘,支气管炎。

54. 泻肺定喘片

见本章“3. 咳嗽”。

55. 胆龙止喘片

见本章“9. 肺气肿”。

56. 姜胆咳喘片

【功能主治】祛风化痰,止咳平喘。用于支气管哮喘,慢性支气管炎。

57. 哮喘胶囊

见本章“3. 咳嗽”。

58. 喘络通胶囊

见本章“3. 咳嗽”。

59. 麻杏甘石合剂

【功能主治】辛凉宣肺,平喘止咳。用于外感身热,咳逆气急,鼻扇,口渴,有汗或无汗。

60. 喘泰颗粒

【功能主治】宣肺定喘,益肾祛痰。用于支气管哮喘急性发作期表寒里热证。症见呼吸急促,喉中哮鸣,胸胁胀满,咳而不爽,吐痰黏稠,或见形寒,身热,烦闷,身痛,口渴等。

61. 寒喘祖帕颗粒

见本章“3. 咳嗽”。

62. 苏黄止咳胶囊

见本章“3. 咳嗽”。

63. 阿里红咳喘口服液

见本章“3. 咳嗽”。

64. 祛痰平喘片

见本章“3. 咳嗽”。

65. 黄英咳喘糖浆

见本章“3. 咳嗽”。

66. 消咳胶囊(片、颗粒、糖浆)

见本章“3. 咳嗽”。

67. 金荞麦片(咀嚼片、胶囊)

见本章“3. 咳嗽”。

68. 老年咳喘胶囊

【功能主治】滋阴壮阳,扶正固本,提高免疫能力,促进病体康复。用于老年慢性支气管炎及各种体虚证。

69. 咳喘清片

见本章“3. 咳嗽”。

70. 痰喘片

见本章“3. 咳嗽”。

71. 满金止咳片

见本章“3. 咳嗽”。

72. 鞘蕊苏胶囊

见本章“3. 咳嗽”。

73. 复方蛤青胶囊(片)

【功能主治】补气敛肺,止咳平喘,温化痰饮。用于肺虚咳嗽,气喘痰多;老年慢性气管炎、肺气肿、喘息性支气管炎见上述证候者。

74. 参贝咳喘丸

见本章“3. 咳嗽”。

75. 金鹃咳喘停合剂

见本章“3. 咳嗽”。

76. 青兰浸膏片

见本章“3. 咳嗽”。

77. 七味血病丸

见本章“13. 矽肺”。

78. 桂茸固本丸

【功能主治】温补脾肾,益气固本。用于脾肾阳虚所致的形寒肢冷,腰膝酸软,气短喘促,夜尿频多,便溏,腰痛等。

79. 恒制咳喘胶囊

见本章“3. 咳嗽”。

80. 理气定喘丸

见本章“3. 咳嗽”。

81. 止咳喘颗粒

见本章“3. 咳嗽”。

82. 十六味冬青丸

见本章“3. 咳嗽”。

5. 气管炎和支气管炎

〔基本概述〕

气管炎和支气管炎是指气管、支气管黏膜及其周围组织的非特异性炎症。气管炎和支气管炎难以区分,有时候支气管炎也简称为气管炎。

气管炎和支气管炎是病毒或细菌感染、物理、化学刺激或过敏反应等对气管、支气管黏膜损害所造成的炎症,常发生于寒冷季节或气温突然变化时。临床上以长期咳嗽、咯痰或伴有喘息为主要特征。

本病为我国常见多发病之一,发病年龄多在40岁以上,吸烟患者明显高于不吸烟患者,在我国患病率北方高于南方,农村较城市发病率稍高。本病早期症状较轻,多在冬季发作,春暖后缓解,且病程缓慢,故不为人们注意。晚期病变进展,并发阻塞性肺气肿时,肺功能遭受损害,极大地影响健康及劳动力。

中医学认为,本病属于“咳嗽”、“痰饮”、“咳喘”范畴。本病的发生与发展常与外邪的反复侵袭,肺、脾、肾三脏功能失调密切相关。

临床上根据病程及症状的不同主要分为急性支气管炎与慢性支气管炎两者,尤以慢性支气管炎为多见。

(一)急性气管、支气管炎

急性气管、支气管炎是由生物性(病毒、细菌感染)或非生物性(物理、化学刺激或过敏等)因素引起的气管-支气管黏膜的急性炎症。感染初起的病原体多为病毒,而后在病毒感染基础上可并发支原体、衣原体及细菌感染;引起急性气管、支气管炎的理化因素有冷空气、粉尘、刺激气体;过敏物质主要包括各种微生物、蛋白质、药物等。

急性气管、支气管炎多发生在冬、春季节或气候变化时,各种年龄人群都可发生。临床表现为患者大多先有上呼吸道感染症状,其后出现咳嗽,初为干咳,1~2天后咳嗽加剧,痰液增加,从黏液痰转变为黏液脓痰;咳嗽严重者可出现恶心呕吐、胸腹肌肉疼痛;少部分患者有发热,38.3~38.8℃可持续3~5天,随后急性症状消失(但咳嗽可继续数周);体格检查多无特别发现,偶有呼吸音粗糙。如果持续发热,则提示合并肺炎。

(二)慢性支气管炎

慢性支气管炎是指咳嗽、咳痰连续2年以上,每年累积或持续至少3个月,并排除其他引起慢性咳嗽的病因,是多种致病因素共同导致的后果。慢性支气管炎的病因极为复杂,迄今尚有许多因素还不够明了。目前一般将病因分为外因和内因两个方面。外因主要包括吸烟、感染、理化刺激、气候变化和过敏反应等,其中感染的病原体主要有病毒、肺炎衣原体、肺炎支原体、肺炎链球菌、流感杆菌、卡他莫拉菌等。内因则主要包括呼吸道局部防御及免疫功能减低、自主神经功能失调等方面。

慢性支气管炎是我国常见病多发病,特别在老年人发病率更高。本病以长期咳嗽、咳痰或伴有喘息及反复发作为特征,秋冬季节为发病高峰。临床表现为连续2年以上,每年持续3个月以上的咳嗽、咳痰或气喘现象。

慢性支气管炎除了常年咳嗽咳痰外,在气候变化、理化因素刺激、感染等情况下，病情可以加重，即所谓慢性支气管炎急性加重。反复急性加重可加重患者呼吸道损害，逐步导致阻塞性肺病、肺源性心脏病等。

〔治疗原则〕

1. 急性气管炎、支气管炎的治疗

急性气管支气管炎大多不需要应用抗菌药物，多以对症治疗为主。

(1)对症治疗：咳嗽可用喷托维林或复方甘草制剂，祛痰可口服溴己新或氨溴索；有支气管痉挛者可加用氨茶碱；发热过高者可用解热镇痛药。

(2)合并细菌感染者适当应用抗菌药物，一般选用阿莫西林、阿莫西林/克拉维酸钾、头孢氨苄、阿奇霉素等口服。

(3)对有明显诱因者，需要加以去除，如粉尘、有害气体防护等。

2. 慢性支气管炎的治疗

慢性支气管炎的治疗应针对不同的病因、病期和反复发作的特点，采取防治结合的综合措施。细菌感染只是慢性支气管炎急性加重的原因之一，不能单纯依赖抗菌药物治疗。在急性发作期应以控制感染和祛痰、镇咳为主。伴发喘息时，应予解痉平喘的治疗。对临床缓解期宜加强锻炼，增强体质，提高机体抵抗力，预防复发为主。应宣传、教育患者自觉戒烟，避免和减少各种诱发因素。

(1)对症治疗：咳嗽可用喷托维林或复方甘草制剂；祛痰可口服溴己新或氨溴索；有喘息者可口服氨茶碱或沙丁胺醇。

(2)合并细菌感染者适当应用抗菌药物，一般选用阿莫西林、阿莫西林/克拉维酸钾、头孢氨苄、阿奇霉素等口服；重症患者可用头孢曲松、左氧氟沙星静脉滴注治疗。

(3)对有明显诱因者，需要加以去除，如粉尘、有害气体防护等。

3. 气管支气管炎的中医药治疗

气管炎可以分为急性期、迁延期与慢性期。中医学认为，急性期多为表证，可分为风寒、风热、风燥等情况。迁延期则多以化痰祛邪为主，而慢性又可分责肺、脾、肾三脏，治疗上可分脏腑阴阳分治之。

〔用药精选〕

一、西药

(一)抗菌消炎用西药

1. 阿莫西林 Amoxicillin

本品是一种最常用的青霉素类广谱β-内酰胺类抗生素，是目前应用较为广泛的口服青霉素之一，杀菌作用强，穿透细胞壁的能力也强，通过抑制细菌细胞壁合成而发挥杀菌作用。

【适应证】适用于敏感菌(不产β-内酰胺酶菌株)所致的下列感染：①溶血链球菌、肺炎链球菌、葡萄球菌或流感嗜血杆菌所致中耳炎、鼻窦炎、咽炎、扁桃体炎等上呼吸道感染。②大肠埃希菌、奇异变形杆菌或粪肠球菌所致的泌尿生殖道感染。③溶血链球菌、葡萄球菌或大肠埃希菌所致的皮肤软组织感染。④溶血链球菌、肺炎链球菌、葡萄球菌或流感嗜血杆菌所致急性支气管炎、肺炎等下呼吸道感染。⑤急性单纯性淋病。⑥可用于治疗伤寒、伤寒带菌者及钩端螺旋体病。阿莫西林亦可与克拉霉素、兰索拉唑三联用药根除胃、十二指肠幽门螺杆菌，降低消化道溃疡复发率。

【用法用量】①口服：成人一次0.5～1g，一日3～4次；儿童一日按体重50～100mg/kg，分3～4次服用；3个月以下婴儿一日剂量按体重30mg/kg，每12小时一次。

②肌内注射或稀释后静脉滴注：成人一次0.5～1g，一日3～4次；儿童一日按体重50～100mg/kg，分3～4次静脉滴注。

【不良反应】①恶心、呕吐、腹泻及假膜性肠炎等胃肠道反应。②皮疹、药物热和哮喘等过敏反应。③贫血、血小板减少、嗜酸粒细胞增多等。④血清氨基转移酶可轻度增高。⑤由念珠菌或耐药菌引起的二重感染。⑥偶见兴奋、焦虑、失眠、头晕及行为异常等中枢神经系统症状。

【禁忌】青霉素过敏及青霉素皮肤试验阳性、传染性单核细胞增多症、淋巴细胞性白血病、巨细胞病毒感染、淋巴瘤等患者禁用。

【孕妇及哺乳期妇女用药】慎用。孕妇应仅在确有必要时应用本品。本品可经乳汁排出，乳母使用本品后可使婴儿致敏。

【儿童用药】3个月以下儿童慎用。

【老年用药】老年人需调整剂量。

【制剂】①阿莫西林片(分散片、咀嚼片、口腔崩解片、肠溶片、胶囊、颗粒、干混悬剂)；②注射用阿莫西林钠

2. 阿莫西林克拉维酸钾 Amoxicillin and Clavulanate Potassium

本品为阿莫西林与克拉维酸钾的复方制剂。两者合用，可使阿莫西林免遭β-内酰胺酶的水解破坏，从而对产β-内酰胺酶的耐药菌仍然有效。

【适应证】适用于敏感菌引起的各种感染。①上呼吸道感染：鼻窦炎、扁桃体炎、咽炎。②下呼吸道感染：急性支气管炎、慢性支气管炎急性发作、肺炎、肺脓肿和支气管扩张合并感染。③泌尿系统感染：膀胱炎、尿道炎、肾盂肾炎、前列腺炎、盆腔炎、淋病奈瑟菌尿路感染。④皮肤和软组织感染：疖、脓肿、蜂窝织炎、伤口感染、腹内脓毒病等。⑤其他感染：中耳炎、骨髓炎、败血症、腹膜炎和手术后感染。⑥还可用于预防大手术感染，如胃肠、盆腔、头、颈、心脏、肾、关节移植和胆道手术。

【用法用量】①口服。a. 片剂：成人和12岁以上儿童一次1.0g，一日3次，严重感染时剂量可加倍。未经重新检查，连续治疗期不超过14日。b. 干混悬剂、颗粒剂、咀嚼片、分

散片:肺炎及其他中、重度感染,成人一次625mg,每8小时一次,疗程7~10日。其他感染,一次375mg,每8小时一次,疗程7~10日。c. 儿童,请遵医嘱。

②静脉注射或静脉滴注。a. 成人或12岁以上儿童一次1.2g,每8小时一次,严重感染可每6小时一次。b. 儿童,请遵医嘱。

【不良反应】①常见胃肠道反应如腹泻、恶心和呕吐等。②皮疹,尤其易发生于传染性单核细胞增多症者。③可见过敏性休克、药物热和哮喘等。④偶见血清转氨酶升高、嗜酸粒细胞增多、白细胞降低及念球菌或耐药菌引起的二重感染。⑤偶见头痛,罕见失眠、焦虑、行为异常。⑥个别患者注射部位出现静脉炎。

【禁忌】青霉素皮试阳性反应、对本品及其他青霉素类药物过敏、传染性单核细胞增多症、肝功能不全患者禁用。

【孕妇及哺乳期妇女用药】孕妇禁用。哺乳期妇女慎用或用药期间暂停哺乳。

【老年用药】老年患者应根据肾功能情况调整用药剂量或用药间期。

【制剂】①阿莫西林克拉维酸钾片(分散片、咀嚼片、干混悬剂、注射剂);②注射用阿莫西林钠克拉维酸钾

3. 头孢氨苄 Cefalexin

本品属于β-内酰胺类抗生素,是半合成的第一代口服头孢菌素,抗菌谱与头孢噻吩、头孢噻啶基本相同,抗菌效力较两者弱,但本品的特点是耐酸,口服吸收良好,对耐药金葡菌有良好抗菌作用。

【适应证】用于金黄色葡萄球菌、溶血性链球菌、肺炎球菌、大肠杆菌、肺炎杆菌、流感杆菌、痢疾杆菌等敏感菌株引起的下列部位的轻、中度感染:①扁桃体炎、扁桃体周炎、咽喉炎、支气管炎、肺炎、支气管肺炎、哮喘和支气管扩张感染以及手术后胸腔感染。②急性及慢性肾盂肾炎、膀胱炎、前列腺炎及泌尿生殖系感染。③中耳炎、外耳炎、鼻窦炎。④上颌骨周炎、上颌骨骨膜炎、上颌骨骨髓炎、急性腭炎、牙槽脓肿、根尖性牙周炎、智齿周围炎、拔牙后感染。⑤睑腺炎、眼睑炎、急性泪囊炎。⑥毛囊炎、疖、丹毒、蜂窝织炎、脓疱、痈、痤疮感染、皮下脓肿、创伤感染、乳腺炎、淋巴管炎等。

本品为口服制剂,不宜用于重症感染。

【用法用量】口服。①片剂、颗粒剂、干混悬剂、胶囊剂:成人一次250~500mg,一日4次,最高剂量一日4g;儿童一日按体重25~50mg/kg,分4次服。②缓释胶囊:成人及体重20kg以上儿童一日1~2g,分2次于早、晚餐后口服;20kg体重以下儿童,一日按体重40~60mg/kg,分2次于早、晚餐后口服。

【不良反应】①恶心、呕吐、腹泻和腹部不适较为多见。②皮疹、药物热等过敏反应。偶可发生过敏性休克。③头晕、复视、耳鸣、抽搐等神经系统反应。④应用期间偶有出现肾损害。⑤偶有患者出现AST及ALT升高、Coombs试验阳性。溶血性贫血罕见,中性粒细胞减少和抗生素相关性肠炎也有报告。

【禁忌】对头孢类抗生素药过敏者禁用。有青霉素过敏性休克或即刻反应史者禁用。

【孕妇及哺乳期妇女用药】本品透过胎盘屏障,故孕妇应慎用。本品可经乳汁排出,虽至今尚无哺乳期妇女应用头孢菌素类发生问题的报道,但仍须权衡利弊后应用。

【制剂】头孢氨苄片(泡腾片、胶囊、缓释胶囊、颗粒、干糖浆、干悬混剂)

4. 阿奇霉素 Azithromycin

本品是新一代大环内酯类抗生素,是在红霉素结构上修饰后得到的一种广谱抗生素。但阿奇霉素比红霉素具有更广泛的抗菌谱,不良反应更少。由于其血药半衰期长,使得阿奇霉素在停药后的72小时内仍然能够保持最小有效抑菌浓度。这一特点,一方面使其具有长效作用,每日只需一次服药,即可取得如同红霉素每日多次服药那样的治疗效果;另一方面使其不必连续给药。可使得患者依从性显著增高而不良反应明显减少。近年临床在应用阿奇霉素治疗支原体肺炎、泌尿生殖道的支原体感染性疾病时,常常采取序贯疗法,即给药3天停药4天,再给药3天。这样每日一次服药及短时间用药可使得患者依从性显著增高而不良反应明显减少。

【适应证】用于:①化脓性链球菌引起的急性咽炎、急性扁桃体炎。②敏感细菌引起的鼻窦炎、中耳炎、急性支气管炎、慢性支气管炎急性发作。③肺炎链球菌、流感嗜血杆菌以及肺炎支原体所致的肺炎。④沙眼衣原体及非多重耐药淋病奈瑟菌所致的尿道炎和宫颈炎。⑤敏感细菌引起的皮肤软组织感染。

【用法用量】①口服:餐前1小时或餐后2小时服用。a. 成人:沙眼衣原体或敏感淋病奈瑟菌所致性传播疾病,仅需单次口服本品1.0g;对其他感染的治疗:第1日,0.5g顿服,第2~5日,一日0.25g顿服;或一日0.5g顿服,连服3日。b. 小儿:请遵医嘱。

②静脉滴注:请遵医嘱。

【不良反应】①常见:a. 胃肠道反应,腹泻、腹痛、稀便、恶心、呕吐等。b. 局部反应,注射部位疼痛、局部炎症等。c. 皮肤反应,皮疹、瘙痒。d. 其他反应,如畏食、头晕或呼吸困难等。②也可引起下列反应:a. 消化系统,消化不良、胃肠胀气、黏膜炎、口腔念珠菌病、胃炎等。b. 神经系统,头痛、嗜睡等。③过敏反应:发热、皮疹、关节痛、支气管痉挛、过敏性休克和血管神经性水肿等。④其他反应:味觉异常,实验室检查示AST及ALT、肌酐、乳酸脱氢酶、胆红素及碱性磷酸酶升高,白细胞、中性粒细胞及血小板计数减少。

【禁忌】对阿奇霉素、红霉素或其他任何一种大环内酯类药物过敏者禁用。严重肝病患者不应使用本品。

【孕妇及哺乳期妇女用药】慎用。

【儿童用药】应按体重 kg 计算剂量。治疗小于 6 个月小儿中耳炎、社区获得性肺炎及小于 2 岁小儿咽炎或扁桃体炎的疗效与安全性尚未确定。

【制剂】①阿奇霉素片（分散片、肠溶片、胶囊、软胶囊、肠溶胶囊、颗粒、干混悬剂、糖浆、散剂、注射剂）；②注射用盐酸阿奇霉素；③乳糖酸阿奇霉素注射液；注射用乳糖酸阿奇霉素；④注射用马来酸阿奇霉素；马来酸阿奇霉素注射液；⑤注射用门冬氨酸阿奇霉素；⑥阿奇霉素葡萄糖注射液；⑦阿奇霉素氯化钠注射液；⑧注射用阿奇霉素磷酸二氢钠；⑨注射用阿奇霉素枸橼酸二氢钠

5. 头孢曲松 Ceftriaxone

本品为半合成的第三代头孢菌素，通过影响细菌细胞壁的生物合成，导致细菌细胞溶菌死亡。对革兰阳性菌有中度的抗菌作用；对革兰阴性菌的作用强。

【适应证】用于敏感菌所致的肺炎、支气管炎、腹膜炎、胸膜炎，以及皮肤和软组织、尿路、胆道、骨及关节、子宫颈和直物感染、软下病、盆腔炎性疾病、耳鼻喉等部位的感染，还用于败血症和脑膜炎。

【用法用量】用法：肌内注射或静脉注射、滴注。用量：①成人及 12 岁以上儿童一次 1～2g，一日一次。危重病例或由中度敏感菌引起之感染，剂量可增至 4g，一日一次。肾衰竭患者，请遵医嘱。②儿童：剂量请遵医嘱。③疗程：取决于病程。与一般抗生素治疗方案一样，在发热消退或得到细菌被清除的证据以后，应继续使用至少 48～72 小时。

【不良反应】皮疹、瘙痒、发热、支气管痉挛和血清病等过敏反应。头痛或头晕。腹泻、恶心、呕吐、腹痛、结肠炎、胀气、味觉障碍和消化不良。偶见肝、肾功能异常及血液系统改变，如中性粒细胞下降、血小板下降等。注射部位局部反应，如静脉炎和疼痛等。

【禁忌】对本品及头孢菌素类药物过敏、有青霉素过敏性休克史的患者禁用。

【孕妇及哺乳期妇女用药】孕妇前 3 个月禁用。孕妇和哺乳期妇女慎用。

【儿童用药】①新生儿（出生体重小于 2kg 者）的用药安全尚未确定。有黄疸或有黄疸严重倾向的新生儿应慎用或避免使用本品。②头孢曲松不得用于高胆红素血症的新生儿和早产儿的治疗。③在新生儿中，不得与补钙治疗同时进行，否则可能导致头孢曲松的钙盐沉降的危险。④极为罕见的肾沉积病例，多见于 3 岁以上儿童，他们曾接受一日大剂量（如一日≥80mg/kg）治疗，或总剂量超过 10g，并有其他威胁因素（如限制液体、卧床等）。这一事件可以是有症状的或无症状的，会导致肾功能不全，但停药后可以逆转。

【老年用药】除非老年患者虚弱、营养不良或有重度肾功能损害时，老年人应用头孢曲松一般不需调整剂量。

【制剂】注射用头孢曲松钠

6. 左氧氟沙星 Levofloxacin

本品为氧氟沙星的左旋体，属喹诺酮类抗菌药，其体外抗菌活性约为氧氟沙星的 2 倍。具有抗菌谱广、抗菌作用强的特点。

【适应证】用于敏感细菌感染所引起的中、重度感染。①呼吸系统感染：包括敏感革兰阴性杆菌所致急性支气管炎、慢性支气管炎急性发作、弥漫性支气管炎、支气管扩张合并感染、肺炎、扁桃体炎（扁桃体周围脓肿）。②泌尿系统感染：肾盂肾炎、复杂性尿路感染等。③生殖系统感染：急性前列腺炎、急性附睾炎、宫腔感染、子宫附件炎、盆腔炎（疑有厌氧菌感染时可合用甲硝唑）、淋病奈瑟菌尿道炎或宫颈炎（包括产酶株所致者）。④皮肤软组织感染：传染性脓疱病、蜂窝织炎、淋巴管（结）炎、皮下脓肿、肛脓肿等。⑤肠道感染：细菌性痢疾、感染性肠炎、沙门菌属肠炎、伤寒及副伤寒。⑥败血症、粒细胞减少及免疫功能低下患者的各种感染。⑦其他感染：乳腺炎、外伤、烧伤及手术后伤口感染、腹腔感染（必要时合用甲硝唑）、胆囊炎、胆管炎、骨与关节感染及五官科感染等。

【用法用量】①口服。成人常用量为一日 0.3～0.4g，分 2～3 次服用。感染较重或感染病原体敏感性较差者，治疗剂量也可增至一日 0.6g，分 3 次服。疗程 7～14 日。

②静脉滴注。成人一日 0.4g，分 2 次滴注。重度感染患者及病原菌对本品敏感性较差者（如铜绿假单胞菌），一日最大剂量可增至 0.6g，分 2 次滴注。

【不良反应】①胃肠道反应：腹部不适或疼痛、腹泻、恶心或呕吐。②中枢神经系统反应：可有头昏、头痛、嗜睡或失眠。③过敏反应：皮疹、皮肤瘙痒，偶可发生渗出性多形性红斑及血管神经性水肿。光敏反应较少见。④偶可发生：a. 癫痫发作、精神异常、烦躁不安、意识混乱、幻觉、震颤。b. 血尿、发热、皮疹等间质性肾炎表现。c. 静脉炎。d. 结晶尿，多见于高剂量应用时。e. 关节疼痛。⑤少数患者可发生血清氨基转移酶升高、血尿素氮增高及周围血白细胞降低，多属轻度，并呈一过性。

【禁忌】对左氧氟沙星及氟喹诺酮类药过敏、原有癫痫等中枢神经疾患应避免应用本品等氟喹诺酮类，因易发生严重中枢神经系统反应、严重肾功能减退患者禁用，因可发生抽搐等不良反应。

【孕妇及哺乳期妇女用药】禁用。

【儿童用药】18 岁以下儿童禁用。

【老年用药】老年患者常有肾功能减退，因本品部分经肾排出，需减量应用。

【制剂】①左氧氟沙星片（注射剂）；②左氧氟沙星葡萄糖注射液；③盐酸左氧氟沙星片（分散片、胶囊、注射剂）；④盐酸左氧氟沙星葡萄糖注射液（氯化钠注射液）；⑤乳酸左氧氟沙星片（分散片、胶囊、注射剂）；⑥乳酸左氧氟沙星葡萄糖注射液（氯化钠注射液）；⑦甲磺酸左氧氟沙星片（胶囊、注射剂）

7. 头孢呋辛 Cefuroxime

本品属于β-内酰胺类抗生素，为广谱的第二代头孢菌

素,具有较广的抗菌活性。

【适应证】用于敏感细菌所致的下列感染:①呼吸道感染,如中耳炎、鼻窦炎、扁桃体炎、咽炎和急、慢性支气管炎、支气管扩张合并感染、细菌性肺炎、肺脓肿和术后肺部感染。②泌尿系感染。③皮肤及软组织感染。④败血症。⑤脑膜炎。⑥淋病。⑦骨及关节感染。⑧可用于术前或术中防止敏感致病菌的生长,减少术中及术后因污染引起的感染。

【用法用量】①口服。成人一日 0.5 ~ 1g,分 2 次服用。儿童请遵医嘱。

②肌内注射、静脉注射或静脉滴注:请遵医嘱。

【不良反应】①局部反应:如血栓性静脉炎等。②胃肠道反应:如腹泻,恶心、抗生素相关性肠炎等。③过敏反应:常见为皮疹、瘙痒、荨麻疹等。偶见过敏症、药物热．多形红斑、间质性肾炎、毒性表皮剥脱性皮炎、斯 - 约综合征。④血液:可见血红蛋白和红细胞压积减少、短暂性嗜酸粒细胞增多症、短暂性的嗜中性性细胞减少症及白细胞减少症等,偶见血小板减少症。⑤肝功能:可见 ALT 及 AST、碱性磷酸酶、乳酸脱氢酶及血清胆红素一过性升高。⑥其他:尚见呕吐、腹痛、结肠炎、阴道炎(包括阴道念珠球菌病),肝功能异常(包括胆汁郁积),再生障碍性贫血、溶血性贫血、出血,引发癫痫,凝血酶原时间延长,各类血细胞减少,粒细胞缺乏症等。

【禁忌】对本品及其他头孢菌素类过敏、有青霉素过敏性休克或即刻反应史、胃肠道吸收障碍患者禁用。

【孕妇及哺乳期妇女用药】孕妇应权衡利弊慎用本品。头孢呋辛酯可经乳汁分泌,哺乳期妇女应慎用或暂停哺乳。

【儿童用药】3 个月以下儿童不推荐使用。有报道少数患儿使用本品时出现轻、中度听力受损。5 岁以下小儿禁用胶囊剂、片剂,宜服用头孢呋辛酯干混悬剂。

【老年用药】老年(平均年龄 84 岁)患者的血消除半衰期($t_{1/2}$)可延长至约 3.5 小时,因此应在医生指导下根据肾功能情况调整用药剂量或用药间期。

【制剂】①头孢呋辛酯片(分散片、胶囊、颗粒、干混悬剂);②注射用头孢呋辛钠

8. 罗红霉素 Roxithromycin

罗红霉素是新一代大环内酯类抗生素,为红霉素的衍生物,抗菌活性与红霉素相似,其体内抗菌作用比红霉素强 1 ~ 4 倍。本品可透过细菌细胞膜抑制细菌蛋白质的合成。主要作用于革兰阳性菌、厌氧菌、衣原体和支原体等。

【适应证】适用于化脓性链球菌引起的咽炎及扁桃体炎,敏感菌所致的鼻窦炎、中耳炎、急性支气管炎、慢性支气管炎急性发作,肺炎支原体或肺炎衣原体所致的肺炎;沙眼衣原体引起的尿道炎和宫颈炎;敏感细菌引起的皮肤软组织感染,以及军团病等。

【用法用量】空腹口服,一般疗程为 5 ~ 12 日。成人一次 150mg,一日 2 次;也可一次 300mg,一日一次。24 ~ 40kg 的儿童一次 100mg,一日 2 次;12 ~ 23kg 的儿童一次 50mg,一日 2 次。或遵医嘱。

【不良反应】主要不良反应为腹痛、腹泻、恶心、呕吐等胃肠道反应,但发生率明显低于红霉素。偶见皮疹、皮肤瘙痒、头昏、头痛、肝功能异常(ALT 及 AST 升高)、外周血细胞下降等。

【禁忌】对本品、红霉素或其他大环内酯类药物过敏者禁用。

【孕妇及哺乳期妇女用药】孕妇及哺乳期妇女慎用。低于 0.05% 的给药量排入母乳,虽然有报道对婴儿的影响不大,但仍需考虑是否中止授乳。

【制剂】罗红霉素片(分散片、缓释片、胶囊、缓释胶囊、软胶囊、颗粒、干混悬剂)

9. 依诺沙星 Enoxacin

依诺沙星是第三代氟喹诺酮类抗生素,具有广谱、强效杀菌作用,与其他抗菌药物间并无明显交叉耐药性。

【适应证】适用于由敏感菌引起的:①泌尿生殖系统感染,包括单纯性、复杂性尿路感染、细菌性前列腺炎、淋病奈瑟菌尿道炎或宫颈炎(包括产酶株所致者)。②呼吸道感染,包括敏感革兰阴性杆菌所致支气管感染急性发作及肺部感染。③胃肠道感染,由志贺菌属、沙门菌属、产肠毒素大肠埃希菌、亲水气单胞菌、副溶血弧菌等所致。④伤寒。⑤骨和关节感染。⑥皮肤软组织感染。⑦败血症等全身感染。

【用法用量】静脉滴注。每 0.2g 加入到 5% 葡萄糖注射液 100ml 内溶解后,避光静脉滴注。成人一次 0.2g,一日 2 次。重症患者最大剂量一日不超过 0.6g,疗程 7 ~ 10 日,治疗中病情显著好转后即可改用口服制剂。

【不良反应】①胃肠道反应:较为常见,可表现为腹部不适或疼痛、腹泻、恶心或呕吐。②中枢神经系统反应:可有头昏、头痛、嗜睡或失眠。③过敏反应:皮疹、皮肤瘙痒,偶可发生渗出性多形性红斑及血管神经性水肿。少数患者有光敏反应。④偶可发生:a. 癫痫发作、精神异常、烦躁不安、意识混乱、幻觉、震颤。b. 血尿、发热、皮疹等间质性肾炎表现。c. 静脉炎。d. 结晶尿,多见于高剂量应用时。e. 关节疼痛。f. 面部潮红、心悸、胸闷。⑤少数患者可发生血清氨基转移酶升高、血尿素氮增高及周围血白细胞降低,多属轻度,并呈一过性。

【禁忌】对本品及氟喹诺酮类药过敏、肌腱炎、跟腱断裂、缺乏葡萄糖-6-磷酸脱氢酶的患者禁用。

【孕妇及哺乳期妇女用药】孕妇禁用,哺乳期妇女应用本品时应暂停哺乳。

【儿童用药】本品在婴幼儿及 18 岁以下青少年的安全性尚未确定。但本品用于数种幼龄动物时,可致关节病变。因此不宜用于 18 岁以下的小儿及青少年。

【老年用药】老年患者常有肾功能减退,因本品部分经肾排出,需减量应用。

【制剂】①依诺沙星片(分散片、胶囊、注射液);②葡萄糖酸依诺沙星注射剂

10. 头孢拉定 Cefradine

本品为第一代头孢菌素,对不产青霉素酶和产青霉素酶金葡菌、凝固酶阴性葡萄球菌、A 组溶血性链球菌、肺炎链球菌和草绿色链球菌等革兰阳性球菌的部分菌株具有良好抗菌作用。对流感嗜血杆菌的活性较差。作用机制与其他头孢菌素相同,为抑制细菌细胞壁的合成。

【适应证】适用于敏感菌所致的急性咽炎、扁桃体炎、中耳炎、支气管炎和肺炎等呼吸道感染、泌尿生殖道感染及皮肤软组织感染等。本品为口服制剂,不宜用于严重感染。

【用法用量】口服。成人一次 0.25 ~ 0.5g,每 6 小时一次,感染较严重者一次可增至 1g,但一日总量不超过 4g。小儿按体重一次 6.25 ~ 12.5mg/kg,每 6 小时一次。

【不良反应】本品不良反应较轻,发生率也较低,约 6%。恶心、呕吐、腹泻、上腹部不适等胃肠道反应较为常见。药疹发生率为 1% ~ 3%,假膜性肠炎、嗜酸粒细胞增多、直接 Coombs 试验阳性反应、周围血常规白细胞及中性粒细胞减少、头晕、胸闷、念珠菌阴道炎及过敏反应等见于个别患者。少数患者可出现暂时性血尿素氮升高,血清氨基转移酶、血清碱性磷酸酶一过性升高。

【禁忌】对头孢菌素过敏、有青霉素过敏性休克或即刻反应史者禁用。

【孕妇及哺乳期妇女用药】孕妇用药需有确切适应证。哺乳期妇女用药时宜暂停哺乳。

【老年用药】伴有肾功能减退的老年患者,应适当减少剂量或延长给药间期。

【制剂】头孢拉定胶囊(片、分散片、颗粒、干混悬剂)

11. 头孢丙烯 Cefprozil

本品为第二代头孢菌素类药物,具有广谱抗菌作用。通过与细菌细胞膜上的青霉素结合蛋白(PBPs)结合,阻碍细菌细胞壁合成,从而导致细菌的溶解死亡。

【适应证】用于敏感菌所致的下列轻、中度感染。①上呼吸道感染:包括化脓性链球菌性咽炎、扁桃体炎,中耳炎,急性鼻窦炎。②下呼吸道感染:包括急性支气管炎和慢性支气管炎急性发作。③皮肤和皮肤软组织感染。

【用法用量】口服。成人一次 0.5g,一日 1 ~ 2 次。儿童按体重一次 7.5 ~ 20mg/kg,一日 1 ~ 2 次。疗程一般 7 ~ 14 日,但 β-溶血性链球菌所致急性扁桃体炎、咽炎的疗程至少 10 日。

【不良反应】①多见胃肠道反应:软便、腹泻、胃部不适、食欲不振、恶心、呕吐、嗳气等。②血清病样反应:典型症状包括皮肤反应和关节痛。③过敏反应:皮疹、荨麻疹、嗜酸粒细胞增多、药物热等。小儿发生过敏反应较成人多见,多在开始治疗后几日内出现,停药后几日内消失。④其他:血胆红素、血清氨基转移酶、尿素氮及肌酐轻度升高、血红蛋白降低、假膜性肠炎、蛋白尿、管型尿等。尿布疹和二重感染、生殖器瘙痒和阴道炎。⑤中枢神经系统症状:眩晕、活动增多、头痛、精神紧张、失眠。偶见神志混乱和嗜睡。

【禁忌】对本品及其他头孢菌素类过敏者禁用。

【孕妇及哺乳期妇女用药】孕妇慎用。哺乳期妇女服用本品应谨慎或暂停哺乳。

【儿童用药】尚无 6 个月以下小儿患者使用本品的安全性和疗效的资料。然而已有有关其他头孢菌素类药物在新生儿体内蓄积(由于此年龄段小儿的药物半衰期延长)的报道。

【老年用药】老年患者宜在医师指导下根据肾功能情况调整用药剂量或用药间期。

【制剂】头孢丙烯片(分散片、咀嚼片、胶囊、颗粒、混悬剂)

12. 头孢哌酮钠他唑巴坦钠 Cefoperazone Sodium and Tazobactam Sodium

本品为复方制剂,其组分为头孢哌酮和他唑巴坦。头孢哌酮为第三代头孢菌素类抗生素,能够抑制细菌细胞壁合成而起到杀菌作用,他唑巴坦对 β-内酰胺酶有抑制作用,两者发挥协同抗菌作用。

【适应证】本品仅用于治疗由对头孢哌酮单药耐药、对本品敏感的产 β-内酰胺酶细菌引起的中、重度感染。在用于治疗由对头孢哌酮单药敏感菌与对头孢哌酮单药耐药、对本品敏感的产 β-内酰胺酶菌引起的混合感染时,不需要加用其他抗生素。①下呼吸道感染:由产 β-内酰胺酶的铜绿假单胞菌、肺炎链球菌和其他链球菌、肺炎克雷伯菌和其他克雷伯菌属、流感嗜血杆菌、金黄色葡萄球菌等敏感菌所致的肺炎、慢性支气管炎急性发作、急性支气管炎、肺脓肿和其他肺部感染。②泌尿生殖系统感染。③腹腔、盆腔感染。④其他感染:对以上产 β-内酰胺酶的革兰阳性菌和革兰阴性菌所致的败血症,脑膜炎双球菌和流感嗜血杆菌所致的脑膜炎、重症皮肤和软组织感染。

【用法用量】静脉滴注。成人用量:一次 2g,每 8 小时或 12 小时静脉滴注一次。严重肾功能不全的患者(肌酐消除率 >30ml/min),每 12 小时他唑巴坦的剂量应不超过 0.5g。

【不良反应】通常患者对本品的耐受性良好,大多数不良反应为轻度,停药后,不良反应会消失。①胃肠道:与使用其他 β-内酰胺类抗生素一样,本品常见的副作用是胃肠道反应;最常见的是稀便、腹泻,其次是恶心和呕吐。②皮肤反应:本品可引起过敏反应,表现为斑丘疹、荨麻疹、嗜酸粒细胞增多和药物热。③血液:长期使用本品有导致可逆性中性粒细胞减少、血小板减少、凝血酶原时间延长、凝血酶原活力降低,可见于个别病例。出血现象罕见,可用维生素 K 预防和控制。④实验室异常现象:少数病例有谷草转氨酶、谷丙转氨酶、血胆红素一过性增高。⑤其他不良反应:偶有出现头痛、寒战、发热、输注部位疼痛和静脉炎。

【禁忌】对本品任何成分或其他 β-内酰胺类抗生素过敏者禁用。

【孕妇及哺乳期妇女用药】孕妇、哺乳期妇女慎用。

【儿童用药】儿童用药的安全性和有效性尚不明确。必须使用时应权衡利弊。

【老年用药】老年人呈生理性的肝、肾功能减退，因此应慎用本品并需调整剂量。

【制剂】注射用头孢哌酮钠他唑巴坦钠

13. 头孢噻肟钠舒巴坦钠 Cefotaxime Sodium and Sulbactam Sodium

本品为复方制剂，其组分为头孢噻肟钠和舒巴坦钠。头孢噻肟为第三代半合成头孢菌素，通过干扰细菌细胞壁合成而产生抗菌作用。舒巴坦为半合成β-内酰胺酶抑制剂，可保护β-内酰胺类抗生素免受耐药菌β-内酰胺酶的水解破坏。

【适应证】用于治疗由对头孢噻肟单药耐药、对本复方敏感的产β-内酰胺酶细菌引起的中、重度感染。①下呼吸道感染：由产β-内酰胺酶的肺炎链球菌、化脓性链球菌和其他链球菌、金黄色葡萄球菌、大肠埃希菌、克雷伯菌属、流感嗜血杆菌等敏感菌所致的肺炎、慢性支气管炎急性发作、急性支气管炎、肺脓肿和其他肺部感染。②泌尿生殖系统感染。③菌血症或败血症。④皮肤和皮肤软组织感染。⑤腹腔内感染。⑥骨和(或)关节感染。⑦其他：由产β-内酰胺酶的萘瑟菌属、流感嗜血杆菌等敏感菌导致的脑膜炎，以及外科手术预防感染等。

【用法用量】静脉滴注。①成人一日剂量为3～9g(头孢噻肟2～6g、舒巴坦1～3g)，分2～3次注射；严重感染者，每6～8小时注射3～4.5g，其中舒巴坦最大推荐剂量为一日4g。②小儿按体重一日给药75～150mg/kg，必要时300mg/kg，分3次给药。③严重肾功能减退患者应用本品时须适当减量，不能合用强利尿药。

【不良反应】①有皮疹、荨麻疹、瘙痒、药物热、注射部位疼痛、静脉炎、腹泻、恶心、呕吐、食欲不振等。②碱性磷酸酶或血清氨基转移酶轻度升高、暂时性血尿素氮和肌酐升高等。③白细胞减少、嗜酸粒细胞增多或血小板减少等。④偶见头痛、麻木、呼吸困难和面部潮红。⑤极少数患者可发生黏膜念球菌病。

【禁忌】对头孢菌素类及青霉素过敏，或两者交叉变态反应的患者禁用。

【孕妇及哺乳期妇女用药】孕妇应限用于确切适应证的患者，怀孕3个月以内的孕妇应慎用。本品可经乳汁排出，哺乳期妇女应用本品时宜暂停哺乳。

【儿童用药】儿童应用本品需仔细权衡利弊。

【老年用药】老年患者肾功能减退，需调整剂量。

【制剂】注射用头孢噻肟钠舒巴坦钠

14. 加替沙星 Gatifloxacin

本品对以下微生物的大多数细菌株具有抗菌活性：①革兰阳性菌，如金黄色葡萄球菌(仅限于对甲氧西林敏感的菌株)、肺炎链球菌(对青霉素敏感的菌株)。②革兰阴性菌，大肠埃希菌、流感和副流感嗜血杆菌、肺炎克雷伯杆菌、卡他莫拉菌、淋病奈瑟菌、奇异变形杆菌。③其他微生物，如肺炎衣原体、嗜肺性军团杆菌、肺炎支原体。

【适应证】主要用于由敏感病原体所致的各种感染性疾病，包括慢性支气管炎急性发作，急性鼻窦炎，社区获得性肺炎，单纯性尿路感染(膀胱炎)和复杂性尿路感染，急性肾盂肾炎，男性淋球菌性尿路炎症或直肠感染和女性淋球菌性宫颈感染。

【不良反应】常见的不良反应为恶心，阴道炎，腹泻，头痛，眩晕。少见的变态反应为寒战，发热，背痛和胸痛，心悸，腹痛，便秘，消化不良，舌炎，念珠菌性口腔炎，口腔炎，口腔溃疡，呕吐，周围性水肿，多梦，失眠，感觉异常，震颤，血管扩张，眩晕，呼吸困难，咽炎，皮疹，出汗，视觉异常，味觉异常，耳鸣，排尿困难，血尿。

【禁忌】对加替沙星或喹诺酮类药物过敏、糖尿病患者禁用。

【孕妇及哺乳期妇女用药】孕妇和授乳妇女使用本品应谨慎，只有在使用本品所获益处大于对胎儿和婴儿可能的危险性时，才可考虑。

【儿童用药】本品对儿童、青少年(18岁以下)的疗效和安全性尚未建立，目前不推荐使用。

【老年用药】老年患者使用本品应根据其肾功能情况决定用量。

【用法用量】口服。一次400mg，一日一次。静脉滴注，请遵医嘱。

【制剂】①加替沙星片(分散片、注射剂、胶囊、葡萄糖注射液、氯化钠注射液)；②盐酸加替沙星片(注射液、胶囊、氯化钠注射液)；③甲磺酸加替沙星片(分散片、注射剂、胶囊、葡萄糖注射液、氯化钠注射液)

15. 莫西沙星 Moxifloxacin

本品为广谱第四代氟喹诺酮类抗菌药。通过干扰Ⅱ、Ⅳ拓扑异构酶(控制DNA拓扑和DNA复制、修复和转录中的关键酶)抑制细菌细胞的合成，从而起到杀菌作用。

【适应证】主要用于上呼吸道和下呼吸道感染，如急性鼻窦炎、慢性支气管炎急性发作、社区获得性肺炎及皮肤和软组织感染等。也可用于复杂性腹腔内感染。

【用法用量】①口服。成人一次400mg，一日一次。疗程：慢性气管炎急性发作5日；社区获得性肺炎10日；急性鼻窦炎7日；皮肤和软组织感染7日。②静脉滴注。一次0.4g，一日一次，滴注90分钟。

【不良反应】常见腹痛、头痛、恶心、腹泻、呕吐、消化不良、肝功能化验异常、眩晕等。少见乏力、念珠菌病、不适心动过速、QT延长、口干、便秘、胃肠失调、白细胞减少、凝血酶原减少、嗜酸粒细胞增多、肌肉痛、失眠、感觉异常、皮疹等。偶见过敏反应、外周水肿、胃炎、腹泻(难辨梭状芽孢杆菌)、血小板减少、肝功能异常、肌腱异常、紧张、情绪不稳定、耳鸣、弱视、肾功能异常等。

【禁忌】有喹诺酮过敏史、对莫西沙星及其他喹诺酮类或任何辅料过敏者禁用。

【孕妇及哺乳期妇女用药】禁用。

【儿童用药】18 岁以下儿童禁用。

【制剂】①盐酸莫西沙星片；②盐酸莫西沙星氯化钠注射液

16. 头孢克肟 Cefixime

本品为第三代头孢菌素，抗菌谱广，对革兰阳性菌及阴性菌均具有抗菌活性，特别是对革兰阳性菌中的链球菌（肠球菌除外）、肺炎球菌、革兰阴性菌中的淋球菌、布兰汉球菌、大肠埃希菌、克雷伯属、沙雷属、变形杆菌属、流感杆菌等有较强的抗菌作用。本品对各种细菌产生的 β-内酰胺酶具有较强稳定性。

【适应证】用于治疗敏感菌引起的咽炎、扁桃体炎、支气管炎、支气管扩张合并感染、慢性呼吸道疾患继发感染、肺炎、肾盂肾炎、膀胱炎、淋菌性尿道炎、胆囊炎、胆管炎、猩红热、中耳炎、副鼻窦炎、尿路感染、单纯性淋病。

【用法用量】口服。①成人和体重 30kg 以上的儿童：一次 50 ~ 100mg，一日 2 次。重症可增至一次 200mg，一日 2 次。②小儿：按体重一次 1.5 ~ 3mg/kg，一日 2 次。可根据症状适当增减，对于重症患者，可增至一次 6mg/kg，一日 2 次。

【不良反应】头孢克肟不良反应大多短暂而轻微。最常见者为胃肠道反应，其中腹泻 16%，大便次数增多 6%，腹痛 3%，恶心 7%，消化不良 3%，腹胀 4%；发生率低于 2% 的不良反应有皮疹、荨麻疹、药物热、瘙痒、头痛、头昏。极少数患者 GPT、GOT 升高。实验室异常表现为一过性 ALT、AST、ALP、LDH、胆红素、BUN、Cr 升高，血小板和白细胞计数一过性减少和嗜酸粒细胞增多，直接 Coombs 试验阳性等。

【禁忌】对本品或头孢菌素类抗生素有过敏史者禁用。

【孕妇及哺乳期妇女用药】孕妇及哺乳期妇女用药安全性尚未确定，仅在确实需要使用时使用该品，尚不清楚该品是否从乳汁中分泌，必须使用时应暂停哺乳。

【儿童用药】6 个月以下儿童不宜应用。

【老年用药】老年患者慎用。

【制剂】头孢克肟分散片（片、咀嚼片、胶囊、颗粒、干混悬剂）

17. 头孢替安 Cefortiam

本品为第二代头孢菌素类抗生素，对革兰阳性菌的作用与头孢唑林相接近，而对革兰阴性菌，如嗜血杆菌、大肠埃希菌、克雷伯杆菌、奇异变形杆菌等作用较优，对大肠埃希菌、枸橼酸杆菌、吲哚阳性变形杆菌等也有抗菌作用。

【适应证】用于敏感菌所致下列感染。①术后感染；②烧伤感染；③皮肤软组织感染：皮下脓肿、痈、疖等；④骨和关节感染：骨髓炎、化脓性关节炎；⑤呼吸系统感染：扁桃体炎、支气管炎、支气管扩张合并感染、肺炎、肺化脓症、脓胸等；⑥胆路感染：胆管炎、胆囊炎等；⑦泌尿生殖系统感染：肾盂肾炎、膀胱炎、尿路炎、前列腺炎、子宫内膜炎、盆腔炎、子宫旁组织炎、附件炎、前庭大腺炎等；⑧耳、鼻、喉感染：中耳炎、副鼻窦炎、鼻窦炎；⑨其他：败血症、脑脊膜炎、腹膜炎等。

【用法用量】注射给药。成人一日 0.5 ~ 2g，分 2 ~ 4 次给予。严重感染，如败血症也可用至一日 4g。①肌内注射：用 0.25g 利多卡因注射液溶解后作深部静脉注射。②静注：用灭菌注射用水、氯化钠注射液或 5% 葡萄糖注射液溶解，每 0.5g 药物稀释成约 20ml，缓缓推注。③静脉滴注：将一次用量溶于适量的 5% 葡萄糖注射液、氯化钠注射液或氨基酸输液中，于 30 分钟内滴入。

儿童按体重一日 40 ~ 80mg/kg，病重时可增至一日 160mg/kg，分 3 ~ 4 次给予。

【不良反应】偶见过敏反应、胃肠道反应、血常规改变及一过性血清氨基转移酶升高。可致肠道菌群改变，造成维生素 B 和维生素 K 缺乏。偶可致继发感染。大量静脉注射，可致血管疼痛和血栓性静脉炎。

【禁忌】对头孢菌素类抗生素过敏者禁用。

【孕妇及哺乳期妇女用药】孕妇及哺乳期妇女慎用。

【儿童用药】对婴幼儿患者不宜采用头孢替安肌内注射。

【老年用药】老年患者肾功能减退，需调整剂量。

【制剂】注射用盐酸头孢替安

18. 硫酸依替米星 Etimicin Sulfate

本品属氨基糖苷类抗生素，抗菌谱广，对多种病原菌有较好抗菌作用。动物耳毒性实验结果可见本品肌内注射的耳毒性比其他氨基糖苷类抗生素偏低，与奈替米星相似。

【适应证】适用于敏感革兰阴性杆菌所致的各种感染，如支气管炎、肺部感染、膀胱炎、肾盂肾炎、皮肤及软组织感染等。

【用法用量】静脉滴注。成人推荐剂量：对于肾功能正常泌尿系感染或全身性感染的患者，一次 0.1 ~ 0.15g，一日 2 次，稀释于 100ml 的氯化钠注射液或 5% 葡萄糖注射液中，静脉滴注 1 小时。疗程为 5 ~ 10 日。

【不良反应】耳、肾的不良反应主要发生于肾功能不全、剂量过大或过量的患者，表现为眩晕、耳鸣等，个别患者电测听力下降，程度均较轻。偶见尿素氮（BUN）、SCr 或丙氨酸氨基转移酶（ALT）、门冬氨酸氨基转移酶（AST）、碱性磷酸酶（ALP）等肝肾功能指标轻度升高，但停药后即恢复正常。其他罕见的反应有恶心、皮疹、静脉炎、心悸、胸闷及皮肤瘙痒等。

【禁忌】对本品及其他氨基糖苷类抗生素过敏者禁用。

【孕妇及哺乳期妇女用药】孕妇使用本品前必须充分权衡利弊。哺乳期妇女在用药期间需暂停哺乳。

【儿童用药】本品属氨基糖苷类抗生素，儿童慎用。

【老年用药】由于生理性肾功能的衰退，本品剂量与用药间期需调整。

【制剂】①硫酸依替米星注射液；②注射用硫酸依替米星；③硫酸依替米星氯化钠注射液

19. 头孢克洛 Cefaclor

本品属第二代口服头孢菌素，对多种革兰阳性菌和革兰阴性菌均具有很强的杀灭作用。本品的作用机制是抑制细菌细胞壁的合成。

【适应证】适用于敏感菌所致的呼吸道感染，如肺炎、支气管炎、咽喉炎、扁桃体炎等；中耳炎；鼻窦炎；尿路感染，如淋病、肾盂肾炎、膀胱炎；皮肤与皮肤组织感染等；胆道感染等。本品治疗A组溶血性链球菌咽炎和扁桃体炎的疗效与青霉素V相似。

【用法用量】口服。成人一次0.25g，一日3次，严重感染患者剂量可加倍，但一日总剂量不超过4g。小儿按体重一日20～40mg/kg，分3次服用，严重感染患者剂量可加倍，但一日总剂量不超过1g。

【不良反应】①多见胃肠道反应：软便、腹泻、胃部不适、食欲不振、恶心、呕吐、嗳气等。②血清病样反应较其他抗生素多见，小儿尤其常见，典型症状包括皮肤反应和关节痛。③过敏反应：皮疹、荨麻疹、嗜酸粒细胞增多、外阴部瘙痒等。④其他：血清氨基转移酶、尿素氮及肌酐轻度升高、蛋白尿、管型尿等。

【禁忌】对本品及其他头孢菌素类过敏者禁用。

【孕妇及哺乳期妇女用药】孕妇不宜使用本品。哺乳期妇女应慎用或暂停哺乳。

【儿童用药】新生儿的用药安全尚未确定。

【老年用药】老年患者应在医师指导下根据肾功能情况调整用药剂量或用药间期。

【制剂】头孢克洛咀嚼片（分散片、缓释片、缓释胶囊、颗粒、干混悬剂、混悬液）

20. 头孢泊肟酯 Cefpodoxime Proxetil

本品为口服广谱第三代头孢菌素，进入体内后经非特异性酯酶水解为头孢泊肟发挥抗菌作用，对革兰阳性菌和阴性菌均有效。本品对β-内酰胺酶稳定，所以对青霉素和头孢菌素类耐药的许多产β-内酰胺酶的微生物对本品仍敏感。

【适应证】适用于敏感菌引起的下列感染：①呼吸道感染，包括咽喉炎、咽喉脓肿、扁桃体炎、扁桃体周围炎、扁桃体周围脓肿、急性气管支气管炎、慢性支气管炎急性发作、支气管扩张症继发感染、肺炎。②泌尿生殖系统感染，包括肾盂肾炎、膀胱炎、前庭大腺炎、前庭大腺脓肿、淋菌性尿道炎等。③皮肤及软组织感染，包括毛囊炎、疖、疖肿症、痈、丹毒、蜂窝织炎、淋巴管（结）炎、瘭疽、化脓性甲沟炎、皮下脓肿、汗腺炎、族状痤疮、感染性粉瘤、肛门周围脓肿等。④中耳炎、副鼻窦炎。⑤乳腺炎。

【用法用量】餐后口服。成人一次100～200mg，一日1～2次，疗程5～14日。儿童按体重一次5～10mg/kg，一日1～2次，疗程5～10日。

【不良反应】①胃肠道反应：有时出现恶心、呕吐、腹泻、软便、胃痛、腹痛、食欲不振或胃部不适感，偶见便秘等。②过敏症：如出现皮疹、荨麻疹、红斑、瘙痒、发热、淋巴结肿胀或关节痛时应停药并适当处理。③血液：有时出现嗜酸粒细胞增多、血小板减少，偶见粒细胞减少。④肝脏：有时出现AST、ALT、ALF、LDH等上升。⑤肾脏：有时出现BUN、Cr上升。⑥菌群交替症：偶见口腔炎、念珠菌症。⑦维生素缺乏症：偶见维生素K缺乏症状（低凝血酶原血症、出血倾向等）、维生素B群缺乏症状（舌炎、口腔炎、食欲不振、神经炎等）。⑧其他：偶见眩晕、头痛、浮肿。

【禁忌】对头孢菌素过敏者及有青霉素过敏性休克或即刻反应史者禁用。

【孕妇及哺乳期妇女用药】孕妇或可能妊娠的妇女，仅在治疗有益性超过危险性时方可给药。哺乳期妇女服药期间应停止哺乳。

【儿童用药】小于5个月的婴儿的安全性和有效性资料尚未确立。

【老年用药】慎用。

【制剂】头孢泊肟酯干混悬剂（片、分散片、胶囊、颗粒）

21. 复方磺胺甲噁唑 Compound Sulfamethoxazole

本品为磺胺类抗菌药，主要成分为磺胺甲噁唑（SMZ）和甲氧苄啶（TMP），是磺胺类药物中抗菌作用最强而且较常用的复方制剂。两者合用具有抗菌谱广、吸收迅速、不良反应较小等优点。

【适应证】①适用于治疗敏感的流感杆菌、肺炎链球菌所致的成人慢性支气管炎急性发作、儿童急性中耳炎。②适用于治疗大肠埃希菌、克雷伯菌属、肠杆菌属、奇异变形杆菌、普通变形杆菌和莫根菌敏感菌株所致细菌性尿路感染。③适用于治疗产肠毒素大肠埃希菌（ETEC）和志贺菌属所致旅游者腹泻及福氏或宋氏志贺菌敏感菌株所致志贺菌病（志贺菌感染）。④可作为卡氏肺孢子虫肺炎的治疗首选药及预防用药。

【用法用量】口服。①成人常用量：治疗细菌性感染一次甲氧苄啶160mg和磺胺甲噁唑800mg，每12小时服用一次。②成人预防用药：初予甲氧苄啶160mg和磺胺甲噁唑800mg，一日2次，继以相同剂量一日服一次，或一周服3次。③小儿常用量：请遵医嘱。

【不良反应】常见胃肠道反应，有恶心、呕吐等胃肠道刺激症状；过敏反应，常表现为药热、皮疹等，轻者出现红斑性药疹，重者发生大疱性表皮松解、萎缩坏死性或剥脱性皮炎，甚至危及生命；肾毒性，较长期大量使用可出现肾损害；造血系统，偶见溶血性贫血或再生障碍性贫血、血细胞减少或血小板减少、精神错乱、幻觉、抑郁等。如出现皮疹、血常规异常、假膜性肠炎、中枢神经系统毒性等不良反应的早期征兆应立即停药。

【禁忌】对磺胺类和甲氧苄啶过敏、巨幼红细胞性贫血、失水、休克、重度肝肾功能损害患者禁用。

【孕妇及哺乳期妇女用药】禁用。

【儿童用药】新生儿、早产儿及2个月以下婴儿禁用。儿童处于生长发育期，肝肾功能还不完善，用药量应酌减。

【老年用药】老年患者应用本品易发生严重的皮肤过敏及血液系统异常，同时应用利尿剂者更易发生；易致肾损害，老年人应慎用或避免应用本品。

【制剂】复方磺胺甲噁唑片（分散片、胶囊、颗粒、口服混

悬液、注射液）

（二）祛痰止咳平喘等对症治疗用西药

1. 喷托维林 Pentoxyverine

本品为常用的镇咳药。对咳嗽中枢有选择性抑制作用，尚有轻度的阿托品样作用和局麻作用，吸收后可轻度抑制支气管内感受器，减弱咳嗽反射，大剂量对支气管平滑肌有解痉作用，故它兼有中枢性和末梢性镇咳作用。其镇咳作用的强度约为可待因的1/3，但无成瘾性。一次给药作用可持续4～6小时。

【适应证】适用于具有无痰干咳症状的疾病，急性支气管炎，慢性支气管炎及各种原因引起的咳嗽可应用。

【用法用量】口服。成人一次25mg，一日3～4次；儿童，5岁以上一次6.25～12.5mg，一日2～3次。

【不良反应】少见有便秘、轻度头痛、头晕、嗜睡、口干、恶心、腹胀、腹泻、皮肤过敏等反应。

【禁忌】对本品过敏、青光眼、心力衰弱、驾车及操作机器者禁用。

【孕妇及哺乳期妇女用药】孕妇和哺乳妇女禁用。

【制剂】枸橼酸喷托维林片（糖浆、滴丸）

2. 盐酸氨溴索 Ambroxol Hydrochlride

见本章“2. 咳嗽”。

3. 桉柠蒎肠溶软胶囊 Eucalyptus, Lemon Pinene Enteric Soft Capsules

本品由桃金娘科桉属和芸香科桔属及松科松属植物的提取物所组成，为黏液溶解性祛痰药。主要成分为桉油精、柠檬烯及α-蒎烯

【适应证】适用于急、慢性鼻窦炎，急、慢性支气管炎，肺炎，支气管扩张，肺脓肿，慢性阻塞性肺部疾患，肺部真菌感染，肺结核和矽肺等呼吸道疾病。亦可用于支气管造影术后，促进造影剂的排出。

【用法用量】口服。成人：急性患者一次0.3g，一日3～4次；慢性患者一次0.3g，一日2次。本品宜于餐前半小时，凉开水送服，禁用热开水；不可打开或嚼破后服用。

【不良反应】不良反应轻微，偶有胃肠道不适及过敏反应，如皮疹、面部浮肿、呼吸困难和循环障碍。

【禁忌】对本品过敏者禁用。

【孕妇及哺乳期妇女用药】慎用。

4. 氢溴酸右美沙芬 Dextromethorphan Hydrobromide

本品为中枢性镇咳药，主要抑制延脑的咳嗽中枢而发挥作用。

【适应证】用于干咳，适用于感冒、咽喉炎及其他上呼吸道感染时的咳嗽。

【用法用量】口服。成人一次10～15mg，一日3～4次。儿童：2岁以下不宜用；2～6岁，一次2.5～5mg，一日3～4次；6～12岁，一次5～10mg，一日3～4次。

【不良反应】头晕、头痛、嗜睡、易激动、嗳气、食欲减退、便秘、恶心、皮肤过敏，停药后上述反应可自行消失。过量可引起神志不清，支气管痉挛，呼吸抑制。

【禁忌】对本品过敏、有精神病史、驾驶及操作机器者、服用单胺氧化酶抑制剂停药不满2周的患者禁用。

【孕妇及哺乳期妇女用药】妊娠3个月内妇女禁用。中、后期孕妇慎用。哺乳期妇女禁用。

【制剂】氢溴酸右美沙芬片（分散片、咀嚼片、缓释片、胶囊、软胶囊、颗粒、糖浆、口服溶液、滴丸、滴鼻液、注射剂、缓释混悬液、口服液）

5. 复方甘草片 Compound Liquorice Tablets

见本章“2. 咳嗽”。

6. 复方甲氧那明胶囊 Compound Methoxyphenamine Capsules

见本章“2. 咳嗽”。

7. 溴己新 Bromhexine

见本章“2. 咳嗽”。

8. 氨茶碱 Aminophylline

本品为茶碱与乙二胺的复盐，含茶碱77%～83%，其药理作用主要来自茶碱，乙二胺可增强茶碱的水溶性、生物利用度和作用强度。本品为治疗支气管哮喘的重要药物。

【适应证】适用于支气管哮喘、喘息型支气管炎、阻塞性肺气肿等缓解喘息症状；也可用于心力衰竭的哮喘（心源性哮喘）。

【用法用量】口服。成人一次0.1～0.2g，一日3次；极量：一次0.5g，一日1g。儿童按体重一日4～6mg/kg，分2～3次服。

静脉注射、静脉滴注：请遵医嘱。

【不良反应】①常见恶心、呕吐、胃部不适、食欲减退等。也可见头痛、烦躁、易激动、失眠等。②少数患者可出现过敏反应，表现为接触性皮炎、湿疹或脱皮。③也有少数患者由于胃肠道刺激，可见血性呕吐物或柏油样便。④静脉注射过快或茶碱血药浓度高于20μg/ml时，可出现毒性反应，表现为心律失常、心率增快、肌肉震颤或癫痫。

【禁忌】对本品过敏、活动性消化道溃疡和未经控制的惊厥性疾病患者禁用。

【孕妇及哺乳期妇女用药】本品可通过胎盘屏障，亦可随乳汁排出，孕妇、产妇及哺乳期妇女慎用。

【儿童用药】应慎用。新生儿血浆清除率可降低，血清浓度增加；足月新生儿用茶碱后，脑血流速度减慢；幼儿用药后由于利尿及呕吐，易发生兴奋及脱水。

【老年用药】老年人清除茶碱的功能减退，易发生中毒，用量应减少。

【制剂】氨茶碱片（缓释片、注射剂）

9. 福多司坦 Fudosteine

本品属黏液溶解剂，对气管中分泌黏痰液的杯状细胞的过度形成有抑制作用，对高黏度的岩藻黏蛋白的产生有抑制作用，因而使痰液的黏滞性降低，易于咳出。本品还能增加浆液性气管分泌作用，对气管炎症有抑制作用。

【适应证】用于支气管哮喘、慢性喘息性支气管炎、支气管扩张、肺结核,尘肺、慢性阻塞性肺气肿、非典型分枝杆菌病、肺炎、弥漫性支气管炎等呼吸道疾病的祛痰治疗。

【用量用法】口服。成人一次0.4g,一日3次,餐后服用,根据年龄、症状适当调整剂量。

【不良反应】①消化系统:食欲不振、恶心、呕吐、腹痛、胃痛、胃部不适、胃部烧灼感、腹胀、口干、腹泻、便秘。②感觉器官:耳鸣、味觉异常。③精神神经系统:头痛、麻木、眩晕。④泌尿系统:BUN升高、蛋白尿。⑤皮肤黏膜:皮疹、红斑、瘙痒、荨麻疹。⑥Stevens-Johnson症,中毒性表皮坏死症(Lyell症):如出现类似症状,应停止给药,并采取适当处理措施。⑦肝功能损害:可出现伴有AST(GOT)、ALT(GPT)、ALP升高的肝功能损害,应密切观察,若出现异常应停止给药并采取适当处理措施。⑧其他:发热、面色潮红、乏力、胸闷、尿频、惊悸、浮肿。

【禁忌】对本品过敏者禁用。

【孕妇及哺乳期妇女用药】对孕妇只有在判断治疗的有益性大于危险性时才能给予本品。哺乳期妇女给药时应停止哺乳。

【儿童用药】尚未对福多司坦在儿童患者中使用的安全性和有效性进行评价。

【老年用药】老年患者因生理功能低下,应注意减量服用或遵医嘱。

【制剂】福多司坦片(胶囊、颗粒)

附:用于气管炎和支气管炎的其他西药

1. 头孢羟氨苄 Cefadroxil

见第四章"63. 尿道炎、膀胱炎和肾盂肾炎"。

2. 注射用盐酸头孢吡肟 Cefepime Hydrochloride for Injection

【适应证】用于治疗成人和2月龄至16岁儿童敏感细菌引起的中重度感染,包括下呼吸道感染(肺炎和支气管炎)等。

3. 注射用哌拉西林钠舒巴坦钠 Piperacillin Sodium and Sulbactam Sodium for Injection

【适应证】适用于由对哌拉西林耐药对本品敏感的产β-内酰胺酶致病菌引起的多种感染,包括呼吸道感染如肺炎、急性支气管炎、慢性支气管炎急性发作、支气管扩张合并感染、急性肺脓肿、支气管哮喘并感染、肺囊肿并感染等。

4. 甲磺酸帕珠沙星 Pazufloxacin Mesilate

见本章"9. 肺气肿"。

5. 青霉素V钾 Phenoxymethylpenicillin Potassium

【适应证】适用于青霉素敏感菌株所致的轻、中度感染,包括链球菌所致的扁桃体炎、咽喉炎、猩红热、丹毒等;肺炎球菌所致的支气管炎、肺炎、中耳炎、鼻窦炎,以及敏感葡萄球菌所致的皮肤软组织感染等。青霉素也可作为风湿热复发和感染性心内膜炎的预防用药。

6. 米诺环素 Minocycline

见第五章"75. 附睾炎与睾丸炎"。

7. 注射用美洛西林钠舒巴坦钠 Mezlocillin Sodium and Sulbactam Sodium for Injection

见本章"10. 肺脓肿"。

8. 法罗培南钠片 Faropenem Sodium Tablets

见第五章"75. 附睾炎与睾丸炎"。

9. 注射用五水头孢唑林钠 Cefazolin Sodium Pentahydrate for Injection

见第二章"24. 心内膜炎"。

10. 拉氧头孢钠 Latamoxef Sodium

见第三章"56. 腹膜炎"。

11. 匹多莫德 Pidotimod

【适应证】本品为免疫促进剂,适用于:①上、下呼吸道反复感染(咽炎、气管炎、支气管炎、扁桃体炎)。②耳鼻喉科反复感染(鼻炎、鼻窦炎、中耳炎、咽炎、扁桃体炎)。③泌尿系统感染。④妇科感染。⑤化疗后细胞免疫功能低下的临床患者。用以减少急性发作的次数,缩短病程,减轻发作的程度,本品也可作为急性感染时抗生素的辅助用药。

12. 甲磺酸吉米沙星片 Gemifloxacin Mesylate Tablets

【适应证】用于由肺炎链球菌、流感嗜血杆菌及副流感嗜血杆菌或黏膜炎莫拉菌等敏感菌引起的慢性支气管炎的急性发作。也用于社区获得性肺炎、急性鼻窦炎等。

13. 门冬氨酸洛美沙星 Lomefloxacin Aspartate

【适应证】适用于敏感细菌引起的多种感染,包括呼吸道感染,如慢性支气管炎急性发作、支气管扩张伴感染、急性支气管炎及肺炎等,腹腔、胆道、肠道、伤寒等感染。

14. 盐酸头孢他美酯 Cefetamet Pivoxil Hydrochloride

【适应证】适用于敏感菌引起的多种感染:包括下呼吸道感染,如慢性支气管炎急性发作、急性气管炎、急性支气管炎等。

15. 司帕沙星 Sparfloxacin

见第三章"42. 伤寒和副伤寒"。

16. 注射用头孢他啶他唑巴坦钠 Ceftazidime and Tazobactam Sodium for Injection

见本章"6. 肺炎"。

17. 替考拉宁 Teicoplanin

见本章"10. 肺脓肿"。

18. 盐酸头孢卡品酯片 Cefcapene Pivoxil Hydrochloride Tablets

【适应证】用于敏感菌所致的呼吸道感染如肺炎、支气管炎、咽喉炎、扁桃体炎等;中耳炎;鼻窦炎;尿路感染如淋病、肾盂肾炎、膀胱炎;皮肤与皮肤组织感染等;胆道感染等。

19. 阿莫西林舒巴坦匹酯片(咀嚼片、胶囊) Amoxicillin and Pivoxil Sulbactam Tablets

见第四章"63. 尿道炎、膀胱炎和肾盂肾炎"。

20. 利巴韦林 Ribavirin

见本章“6. 肺炎”。

21. 头孢替唑钠 Ceftezole Sodium

见本章“10. 肺脓肿”。

22. 甲磺酸培氟沙星葡萄糖注射液 Pefloxacin Mesylate and Glucose Injection

见第五章“73. 前列腺炎”。

23. 罗红霉素氨溴索片(分散片)Roxithromycin and Ambroxol Hydrochloride Tablets

见本章“6. 肺炎”。

24. 克洛己新片 Cefaclor and Bromhexine Hydrochloride Tablets

见本章“9. 肺气肿”。

25. 普卢利沙星片 Prulifloxacin Tablets

见本章“9. 肺气肿”。

26. 注射用阿莫西林钠舒巴坦钠 Amoxicillin Sodium and Sulbactam Sodium for Injection

见本章“10. 肺脓肿”。

27. 妥布霉素 Tobramycin

见第五章“75. 附睾炎和睾丸炎”。

28. 盐酸仑氨西林片 Lenampicillin Hydrochloride Tablets

【适应证】本品主要治疗敏感菌引起的感染,妇科感染:子宫内感染、子宫附件炎、前庭大腺炎等;如呼吸系统感染:扁桃体炎、咽炎、急性支气管炎、肺炎等。

29. 头孢美唑钠 Cefmetazole Sodium

见本章“10. 肺脓肿”。

30. 阿莫西林双氯西林钠胶囊(片)Amoxicillin and Dicloxacillin Sodium Capsules

【适应证】适用于敏感细菌引起的多种感染。包括:①上呼吸道感染,如扁桃体炎、鼻窦炎、中耳炎等。②下呼吸道感染,如急性与慢性支气管炎、大叶性肺炎与支气管炎、脓胸等。

31. 注射用阿莫西林钠氟氯西林钠 Amoxicillin Sodium and Flucloxacillin Sodium for Injection

见第一章“5. 气管炎和支气管炎”。

32. 克拉霉素 Clarithromycin

见第三章“33. 幽门螺杆菌感染”。

33. 头孢特仑新戊酯 Cefteram Pivoxil

【适应证】用于敏感细菌引起的多种感染性疾病,包括咽喉炎(咽炎、喉炎)、扁桃体炎(扁桃体周围炎、扁桃体周围脓肿)、急性支气管炎、肺炎、慢性支气管炎、弥漫性细支气管炎、支气管扩张(感染时)、慢性呼吸系统疾病的重复感染、肾盂肾炎、膀胱炎、淋菌性尿道炎等。

34. 注射用头孢匹胺钠 Cefpiramide Sodium for Injection

【适应证】用于敏感菌所致的多种感染,如咽喉炎(咽喉脓肿)、急性支气管炎、扁桃体炎(扁桃体周围炎,扁桃体周围脓肿)、慢性支气管炎、支气管扩张(感染时)、慢性呼吸道疾病的继发性感染、肺炎、肺脓肿、脓胸、败血症、脑膜炎等。

35. 莫西沙星 Moxifloxacin

见本章“5. 气管炎和支气管炎”。

36. 氟罗沙星 Fleroxacin

见第三章“42. 伤寒和副伤寒”。

37. 注射用新鱼腥草素钠 Sodium New Houttuy fonatefor Injection

【适应证】用于盆腔炎、附件炎、慢性宫颈炎等妇科各类炎症,并用于上呼吸道感染、慢性支气管炎、肺炎等。

38. 硫酸小诺霉素 Micronomicini Sulfate

【适应证】主要用于革兰阴性菌(如大肠埃希菌、痢疾杆菌、变形杆菌、克雷伯肺炎杆菌、铜绿假单胞菌等)感染引起的败血症、支气管炎、肺炎、腹膜炎、肾盂肾炎、膀胱炎等。对革兰阳性菌(如葡萄球菌、链球菌)所引起的感染亦有效。

39. 地红霉素 Dirithromycin

【适应证】适用于 12 岁以上患者,用于治疗下列敏感菌引起的轻、中度感染:慢性支气管炎急性发作、急性支气管炎、社区获得性肺炎、咽炎和扁桃体炎、单纯性皮肤和软组织感染。

40. 舒他西林 Sultamicillin

【适应证】适用于敏感菌引起的多种感染,包括呼吸系统如鼻窦炎、中耳炎、扁桃体炎等;细菌性肺炎、支气管炎等。

41. 甲苯磺酸妥舒沙星 TosufloxacinTosylate

见第十二章“146. 乳腺炎”。

42. 硫酸奈替米星 Netilmicin Sulfate

【适应证】本品适用于敏感细菌所引起的包括婴儿、儿童等各年龄患者在内的严重或危及生命的细菌感染性疾病的短期治疗。这些感染性疾病包括:①复杂性泌尿道感染。②败血症。③皮肤软组织感染。④腹腔内感染,包括腹膜炎和腹内脓肿。⑤下呼吸道感染。⑥与青霉素 G(或氨苄西林)联合可用于治疗草绿色链球菌心内膜炎。

43. 庆大霉素 Gentamycin

见本章“10. 肺脓肿”。

44. 氨苄西林丙磺舒胶囊 Ampicillinand Probenecid Capsules

【适应证】适用于敏感致病菌所致的多种感染,包括呼吸道感染,如细菌性肺炎、支气管炎等;消化道感染,如细菌性痢疾泌尿系统感染,如膀胱炎、尿道炎、肾盂肾炎、前列腺炎等。

45. 甲苯磺酸托氟沙星 TosufloxacinTosilate

见第五章“75. 附睾炎和睾丸炎”。

46. 头孢地尼 Cefdinir

【适应证】用于对头孢地尼敏感菌引起的多种感染,如咽喉炎、扁桃体炎、急性支气管炎、肺炎;中耳炎、鼻窦炎;肾盂肾炎、膀胱炎、淋菌性尿道炎、附件炎、宫内感染、前庭大腺炎等。

47. 螺旋霉素胶囊 Spiramycin Capsules

【适应证】适用于敏感菌引起的多种感染，包括呼吸道感染，如咽炎、支气管炎、肺炎、鼻炎、鼻窦炎、扁桃体炎、蜂窝组织炎、耳炎、颊口部感染等；泌尿系统感染，如衣原体感染和前列腺感染等。

48. 注射用盐酸甲砜霉素甘氨酸酯 Thiamphenicol Glycinate Hydrochloride for Injection

【适应证】用于敏感菌如流感嗜血杆菌、大肠埃希菌、沙门菌属等所致的呼吸道、尿路、肠道等感染。

50. 托西酸舒他西林 Sultamicillin Tosilate

【适应证】适用于敏感菌引起的感染：①上呼吸道感染：鼻窦炎、中耳炎、扁桃体炎等。②下呼吸道感染，如支气管炎、肺炎等。③泌尿系统感染。④皮肤软组织感染。⑤淋病。

51. 注射用盐酸头孢甲肟 Cofmenoxime Hydrochloride for Injection

【适应证】用于敏感菌引起的下述感染症：①肺炎、支气管炎、支气管扩张合并感染、慢性呼吸系统疾病的继发感染；肺脓肿、脓胸。②肾盂肾炎、膀胱炎；前庭大腺炎、子宫内膜炎、子宫附件炎、盆腔炎、子宫旁组织炎。③胆管炎、胆囊炎、肝脓肿；腹膜炎。④烧伤、手术创伤的继发感染。⑤败血症。⑥脑膜炎。

52. 注射用硫酸头孢噻利 Cefoselis Sulfate for Injection

【适应证】用于敏感菌引起的中度以上症状的多种感染症，包括扁桃腺周围脓肿、慢性支气管炎、支气管扩张（感染时）、慢性呼吸道疾病的二次感染、肺炎、肺化脓症、肾盂肾炎、复杂性膀胱炎、前列腺炎、胆囊炎、胆管炎、腹膜炎、子宫附件炎、宫内感染、子宫旁结合织炎、前庭大腺炎等。

53. 盐酸安妥沙星片 Antofloxacin Hydrochloride Tablets

见第五章“73. 前列腺炎”。

54. 头孢米诺钠 Cefminox Sodium

【适应证】用于敏感细菌引起的多种感染症：呼吸系统感染，如扁桃体炎、扁桃体周围脓肿、支气管炎、细支气管炎、支气管扩张症（感染时）、慢性呼吸道疾患继发感染、肺炎、肺化脓症；腹腔感染，如胆囊炎、胆管炎、腹膜炎；泌尿系统感染，如肾盂肾炎、膀胱炎等。

55. 复方头孢克洛片 Compound Cefaclor Tablets

【适应证】适用于敏感菌引起的呼吸道轻度至中度感染并有咯痰的患者，也可用于慢性支气管炎急性发作，慢性阻塞性肺气肿伴发感染，鼻窦炎等的治疗。当严重感染时，或者由低敏感的细菌引起感染时，可增加使用本品的剂量，以提高治疗效果。

56. 乳酸诺氟沙星注射液 Norfloxacin Lactate Injection

【适应证】适用于敏感菌所引起的呼吸道、泌尿系统、胃肠道感染，如急性支气管炎、慢性支气管炎急性发作，肺炎，急、慢性肾盂肾炎，膀胱炎，伤寒等。

57. 噻托溴铵粉吸入剂 Tiotropium Bromide Powder for Inhalation

见本章“9. 肺气肿”。

58. 富马酸福莫特罗 Formoterol Fumarate

见本章“4. 哮喘”。

59. 舍雷肽酶片 Serrapeptase Tablets

见本章“4. 哮喘”。

60. 异丙托溴铵吸入溶液 Ipratropium Bromide Solusion for Inhalation

【适应证】本品适用于慢性阻塞性支气管炎伴或不伴有肺气肿，轻到中度支气管哮喘。本品作为支气管扩张剂用于慢性阻塞性肺部疾病引起的支气管痉挛的维持治疗，包括慢性支气管炎和肺气肿。可与吸入性β-受体激动剂合用治疗慢性阻塞性肺部疾病，包括慢性支气管炎和哮喘引起的急性支气管痉挛。

61. 茶碱沙丁胺醇缓释片 Theophylline and Salbutamol Sustained Release Tablets

【适应证】用于支气管哮喘，喘息型支气管炎。

62. 厄多司坦片（分散片、胶囊）Erdosteine Tablets

见本章“3. 咳嗽”。

63. 甲泼尼龙 Methylprednisolone

见第八章“95. 风湿与类风湿关节炎”。

64. 替硝唑 Tinidazole

见第二章“38. 痢疾”。

65. 海苯酸替培啶片 Tipepidine Hibenzate Tablets

见本章“3. 咳嗽”。

66. 呱西替柳胶囊（片、干混悬剂）Guacetisal Capsules

见本章“3. 咳嗽”。

67. 参维灵片 Ginseng, VitaminB_6 and Ganodema Lucidum Tablets

见第九章“114. 神经衰弱”。

68. 头孢西丁钠 Cefoxitin Sodium

见第十二章“135. 盆腔炎、附件炎、子宫内膜炎”。

69. 萘磺酸左丙氧芬 Levopropoxyphene Napsylate

见本章“3. 咳嗽”。

70. 阿洛西林钠 Azlocillin Sodium

【适应证】用于敏感的革兰阳性菌、阴性菌所致的各种感染及铜绿假单胞菌感染，包括败血症、脑膜炎、心内膜炎、化脓性胸膜炎、腹膜炎及下呼吸道、胃肠道、胆道、泌尿道、骨及软组织和生殖器官等感染，妇科、产科感染，恶性外耳炎、烧伤、皮肤及手术感染等。

71. 氨曲南 Aztreonam

【适应证】适用于治疗敏感需氧革兰阴性菌所致的各种感染，如尿路感染、下呼吸道感染、败血症、腹腔内感染、妇科感染、术后伤口及烧伤、溃疡等皮肤软组织感染等。亦用于治疗医院内感染中的上述类型感染（如免疫缺陷患者的医院内感染）。

72. 亚胺培南西司他丁钠 Imipenem and Cilastatin Sodium

见本章“6. 肺炎”。

73. 美罗培南 Meropenem

见本章“14. 肺源性心脏病”。

74. 替卡西林钠克拉维酸钾 Ticarcillin Disodium and Clavulanate Potassium

见第二章“56. 腹膜炎”。

75. 硫酸阿米卡星 Amikacin Sulfate

见本章“10. 肺脓肿”。

76. 硫酸异帕米星 Isepamicin Sulfate

【适应证】适用于敏感菌引起的败血症、外伤、烫伤、手术引起的继发性感染、慢性支气管炎、支气管扩张、肺炎、肾盂肾炎、膀胱炎、腹膜炎。

77. 硫酸西索米星 Sisomicin Sulfate

【适应证】适用于革兰阴性杆菌（包括铜绿假单胞菌）、葡萄球菌和其他敏感菌所致的下列感染：呼吸系统感染、泌尿生殖系统感染、胆道感染、皮肤和软组织感染、感染性腹泻及败血症等。用于上述严重感染时宜与青霉素或头孢菌素等联合应用。

78. 硫酸核糖霉素 Ribostamycin Sulfate

【适应证】用于敏感肠杆菌科细菌如大肠埃希菌、克雷伯菌属、变形杆菌属、志贺菌属等引起的各种严重感染，如肺炎等下呼吸道感染、败血症、胆道感染等。通常多与广谱半合成青霉素类、头孢菌素类或其他抗菌药物联合应用。

79. 交沙霉素 Josamycin

【适应证】本品适用于化脓性链球菌引起的咽炎及扁桃体炎，敏感菌所致的鼻窦炎、中耳炎、急性支气管炎及口腔脓肿，肺炎支原体所致的肺炎，敏感细菌引起的皮肤软组织感染，也可用于对青霉素、红霉素耐药的葡萄球菌的感染。

80. 麦白霉素 Meleumycin

【适应证】主要适用于金黄色葡萄球菌、溶血性链球菌、肺炎球菌、白喉杆菌、支原体等敏感菌所致的呼吸道、皮肤、软组织、胆道感染和支原体性肺炎等。

81. 乙酰螺旋霉素 Acetylspiramycin

【适应证】适用于敏感菌所致的轻、中度感染，如咽炎、扁桃体炎、鼻窦炎、中耳炎、牙周炎、急性支气管炎、慢性支气管炎急性发作、肺炎、支原体肺炎、非淋菌性尿道炎、皮肤软组织感染，亦可用于隐孢子虫病，或作为治疗妊娠期妇女弓形体病的选用药物。

82. 环丙沙星 Ciprofloxacin

见第三章“35. 肠炎”。

83. 氧氟沙星 Ofloxacin

见第四章“63. 尿道炎、膀胱炎和肾盂肾炎”。

84. 盐酸洛美沙星 Lomefloxacin Hydrochloride

【适应证】用于敏感菌引起的多种感染，包括呼吸道感染，如慢性支气管炎急性发作、支气管扩张伴感染、急性支气管炎、肺炎等。

85. 甲磺酸培氟沙星 Pefloxacin Mesylate

见第五章“73. 前列腺炎”。

86. 卡介菌多糖核酸注射液 BCG Polysaccharide and Nucleic AcidInjection

见本章“1. 感冒”。

87. 头孢妥仑匹酯 Cefditoren Pivoxil

【适应证】适用于敏感菌引起的下列感染：浅表性皮肤感染、深部皮肤感染、淋巴管及淋巴结炎、慢性脓皮病、外伤、烫伤及手术创口等的继发性感染、肛周脓肿、咽炎及喉炎、扁桃体炎（包括扁桃体周围炎、扁桃体周围脓肿）、急性支气管炎、肺炎、肺脓肿、慢性呼吸系统病变的继发性感染、中耳炎、鼻窦炎、牙周炎、颌炎、膀胱炎、肾盂肾炎、猩红热、百日咳。

二、中药

（一）急性气管炎支气管炎用中药

1. 急支糖浆（颗粒）

见本章“3. 咳嗽”。

2. 冬菀止咳颗粒

【处方组成】麻黄、生姜、细辛、紫菀、款冬花、法半夏、辛夷、苍耳子

【功能主治】祛风散寒、宣肺止咳。用于风寒袭肺证，症见咳嗽，咯痰稀薄色白，咽痒，恶寒，发热等；急性支气管炎见上述证候者。

【用法用量】温开水冲服，一次 5g，一日 3 次。

3. 银翘双解栓

【处方组成】连翘、金银花、黄芩、丁香叶

【功能主治】疏解风热，清肺泻火。用于外感风热，肺热内盛所致的发热，微恶风寒，咽喉肿痛，咳嗽，痰白或黄，口干微渴，舌红苔白或黄，脉浮数或滑数；上呼吸道感染，扁桃体炎，急性支气管炎见上述证候者。

【用法用量】肛门给药。一次 1 粒，一日 3 次；儿童用量酌减。

4. 牛黄消炎灵胶囊

【处方组成】人工牛黄、黄芩、栀子、朱砂、珍珠母、郁金、雄黄、冰片、石膏、水牛角浓缩粉、盐酸小檗碱

【功能主治】清热解毒，镇静安神。用于气分热盛，高热烦躁；上呼吸道感染，肺炎，气管炎见上述证候者。

【用法用量】口服。一次 3～4 粒，一日 2 次。

【使用注意】不宜久服，孕妇禁用。

5. 清开灵口服液（片、分散片、泡腾片、胶囊、软胶囊、颗粒、口服液、滴丸、注射液）

见本章“1. 感冒”。

6. 热炎宁颗粒（片、胶囊、合剂）

【处方组成】蒲公英、虎杖、北败酱、半枝莲

【功能主治】清热解毒。用于外感风热、内郁化火所致的

风热感冒,发热,咽喉肿痛,口苦咽干,咳嗽痰黄,尿黄便结;化脓性扁桃体炎,急性咽炎,急性支气管炎,单纯性肺炎见上述证候者。

【用法用量】颗粒开水冲服。一次1~2袋,一日2~4次。或遵医嘱。

【使用注意】孕妇禁用。

7. 双清口服液

【处方组成】郁金、金银花、连翘、知母、大青叶、石膏、广藿香、地黄、桔梗、甘草

【功能主治】疏透表邪,清热解毒。用于风温肺热、卫气同病,症见发热,微恶风寒,咳嗽,痰黄,头痛,口渴,舌红苔黄或黄白苔相兼,脉浮滑或浮数;急性支气管炎见上述证候者。

【用法用量】口服。一次20ml,一日3次。

8. 止嗽定喘口服液(丸、片)

见本章"4. 哮喘"。

9. 银马解毒颗粒

【处方组成】甘草、金银花、马齿苋、车前草、大黄

【功能主治】清热解毒,消肿散结,化痰止咳。用于肺热咳嗽之急性支气管炎和气管炎。

【用法用量】开水冲服。一次1袋,一日2~3次。

(二)急、慢性气管炎支气管炎用中药

1. 满山白糖浆(胶囊)

【处方组成】满山白

【功能主治】祛痰止咳。用于急、慢性气管炎。

【用法用量】口服。一次10ml,一日2~3次。小儿酌减。

2. 川贝枇杷糖浆(片、胶囊、颗粒、口服液、膏、露)

见本章"3. 咳嗽"。

3. 痰咳净片(散、滴丸)

见本章"3. 咳嗽"。

4. 复方气管炎片(胶囊)

见本章"3. 咳嗽"。

5. 满山红油胶丸

见本章"1. 咳嗽"。

6. 强力枇杷露(胶囊、软胶囊、颗粒、膏)

见本章"3. 咳嗽"。

7. 祛痰灵口服液

【处方组成】鲜竹沥、鱼腥草

【功能主治】清肺化痰。用于痰热壅肺所致的咳嗽,痰多,喘促;急、慢性支气管炎见上述证候者。

【用法用量】口服。一次30ml,一日3次;2岁以下一次15ml,一日2次;2~6岁一次30ml,一日2次;6岁以上一次30ml,一日2~3次。或遵医嘱。

8. 咳嗽枇杷糖浆(颗粒)

见本章"3. 咳嗽"。

9. 痰咳清片

见本章"3. 咳嗽"。

10. 强力止咳宁胶囊(片)

见本章"3. 咳嗽"。

11. 岩果止咳液

【处方组成】石吊兰、果上叶、甘草流浸膏

【功能主治】清热化痰,润肺止咳。用于痰热阻肺所致的咳嗽,咯痰不爽或痰多黄稠;急、慢性支气管炎见上述证候者。

【用法用量】口服。一次15~20ml,一日3次;小儿酌减。服时摇匀。

12. 止咳枇杷颗粒(胶囊、糖浆、合剂)

见本章"3. 咳嗽"。

13. 杏仁止咳糖浆(片、胶囊、颗粒、膏、糖丸)

见本章"3. 咳嗽"。

14. 清肺消炎丸

【处方组成】麻黄、石膏、地龙、牛蒡子、葶苈子、人工牛黄、炒苦杏仁、羚羊角

【功能主治】清肺化痰,止咳平喘。用于痰热阻肺,咳嗽气喘,胸胁胀痛,吐痰黄稠;上呼吸道感染、急性支气管炎、慢性支气管炎急性发作及肺部感染见上述证候者。

【用法用量】口服。周岁以内小儿一次10丸,1~3岁一次20丸,3~6岁一次30丸,6~12岁一次40丸,12岁以上及成人一次60丸,一日3次。

15. 复方川贝精片(胶囊、颗粒)

见本章"3. 咳嗽"。

16. 橘红痰咳颗粒(泡腾片、液、煎膏)

见本章"3. 咳嗽"。

17. 桂龙咳喘宁胶囊(片、颗粒、蜜炼膏)

见本章"3. 咳嗽"。

(三)慢性气管炎支气管炎用中药

1. 消咳喘糖浆(片、分散片、胶囊)

见本章"3. 咳嗽"。

2. 咳喘顺丸

见本章"3. 咳嗽"。

3. 葶贝胶囊

见本章"3. 咳嗽"。

4. 止嗽咳喘宁糖浆

见本章"4. 哮喘"。

5. 海珠喘息定片

见本章"4. 哮喘"。

6. 降气定喘丸

见本章"4. 哮喘"。

7. 复方蛤青片(胶囊、注射液)

见本章"3. 咳嗽"。

8. 咳宁颗粒(胶囊、糖浆)

见本章"3. 咳嗽"。

9. 牡荆油胶丸(乳)

见本章"3. 咳嗽"。

10. 止咳宝片

见本章"3. 咳嗽"。

11. 金贝痰咳清颗粒

【处方组成】浙贝母、金银花、前胡、炒苦杏仁、桑白皮、桔梗、射干、麻黄、川芎、甘草

【功能主治】清肺止咳,化痰平喘。用于痰热阻肺所致的咳嗽、痰黄黏稠、喘息;慢性支气管炎急性发作见上述证候者。

【用法用量】口服。一次7g,一日3次,或遵医嘱。

【使用注意】孕妇禁用。

12. 金水宝胶囊(片、口服液)

见本章"3. 咳嗽"。

13. 补肾防喘片

见本章"3. 咳嗽"。

14. 固肾定喘丸

见本章"4. 哮喘"。

15. 固本咳喘片(胶囊、颗粒)

见本章"3. 咳嗽"。

16. 祛痰止咳颗粒

见本章"3. 咳嗽"。

17. 慢支固本颗粒

见本章"3. 咳嗽"。

附:用于气管炎和支气管炎的其他中药

1. 止咳丸(片、胶囊)

见本章"3. 咳嗽"。

2. 苓桂咳喘宁胶囊

见本章"3. 咳嗽"。

3. 宁嗽露(糖浆)

见本章"3. 咳嗽"。

4. 百咳静糖浆(颗粒)

见本章"3. 咳嗽"。

5. 七味血病丸

见本章"13. 矽肺"。

6. 七味沙参汤散

见本章"3. 咳嗽"。

7. 了哥王胶囊(咀嚼片、颗粒)

见第十二章"146. 乳腺炎"。

8. 三味止咳片

见本章"3. 咳嗽"。

9. 三拗片

见本章"3. 咳嗽"。

10. 百令胶囊(片、颗粒)

见本章"3. 咳嗽"。

11. 北豆根胶囊(片)

【功能主治】清热解毒,止咳,祛痰。用于咽喉肿痛,扁桃体炎,慢性支气管炎。

12. 莲芝消炎胶囊(分散片、软胶囊、滴丸)

见第三章"35. 肠炎"。

13. 枇杷止咳颗粒(胶囊、软胶囊)

见本章"3. 咳嗽"。

14. 治咳川贝枇杷露(滴丸)

见本章"3. 咳嗽"。

15. 镇咳宁胶囊(含片、糖浆、口服液、滴丸)

见本章"3. 咳嗽"。

16. 桔梗冬花片

见本章"3. 咳嗽"。

17. 雪梨止咳糖浆

见本章"3. 咳嗽"。

18. 咳舒糖浆

见本章"3. 咳嗽"。

19. 咳喘安口服液

见本章"3. 咳嗽"。

20. 桔贝止咳祛痰片

见本章"3. 咳嗽"。

21. 咳特灵胶囊(片、颗粒)

见本章"3. 咳嗽"。

22. 艾叶油胶囊(软胶囊)

见本章"3. 咳嗽"。

23. 白杏片

见本章"3. 咳嗽"。

24. 青蒿油软胶囊

见本章"3. 咳嗽"。

25. 肺宁颗粒(片、分散片、胶囊、丸)

见本章"6. 肺炎"。

26. 麻杏止咳颗粒(片、膏)

【功能主治】止咳,祛痰,平喘。用于支气管炎咳嗽及喘息。

27. 慢支紫红丸

【功能主治】健脾去湿,止咳化痰。用于咳嗽痰多,气促,以及慢性支气管炎见上述症状者。

28. 黄龙咳喘胶囊(片)

见本章"3. 咳嗽"。

29. 虫草清肺胶囊

见本章"3. 咳嗽"。

30. 气管炎丸

【功能主治】散寒镇咳,祛痰定喘。用于外感风寒引起的咳嗽,气促哮喘,喉中发痒,痰涎壅盛,胸膈满闷,老年痰喘。

31. 筋骨草胶囊

【功能主治】清热解毒,止咳,祛痰,平喘。用于急、慢性支气管炎所致的咳嗽、痰多。

32. 银黄清肺胶囊

【功能主治】清肺化痰,止咳平喘。用于慢性支气管炎急

性发作之痰热壅肺证，症见咳嗽咯痰，痰黄而黏，胸闷气喘，发热口渴，便干尿黄，舌红，苔黄腻等。

33. 黄花杜鹃油滴丸

见本章“3. 咳嗽”。

34. 益肺止咳胶囊

见本章“3. 咳嗽”。

35. 参贝止咳颗粒

见本章“3. 咳嗽”。

36. 肺宁口服液

【功能主治】清热祛痰，止咳平喘。用于慢性支气管炎急性发作期痰热咳喘证。症见咳嗽，喘息，咳痰不爽，痰黄黏稠，口渴喜饮等。

37. 牛尾蒿油滴丸

见本章“3. 咳嗽”。

38. 固本止咳膏

见本章“3. 咳嗽”。

39. 野马追片（颗粒、糖浆）

【功能主治】化痰，止咳，平喘。用于慢性支气管炎，痰多咳喘。

40. 消炎灵片（胶囊）

见本章“1. 感冒”。

41. 苦甘颗粒（胶囊）

见本章“1. 感冒”。

42. 消炎胶囊（片）

见本章“3. 咳嗽”。

43. 虫草川贝止咳膏

【功能主治】润肺止咳，化痰定喘。用于咳嗽痰多，久咳气喘；慢性支气管炎见上述症状者。

44. 黄荆油胶丸

【功能主治】祛痰，镇咳，平喘。用于慢性支气管炎。

45. 蛹虫草菌粉胶囊

【功能主治】补肺益肾、止咳化痰。用于慢性支气管炎证属肺肾气虚、肾阳不足者。症见咳嗽气喘，咯痰，自汗，恶风，易感，身寒肢冷，腰酸肢软，乏力，头昏，耳鸣等。

46. 扫日劳清肺止咳胶囊

【功能主治】清肺热、止咳、祛痰。用于希拉、血性肺热证，症见烦热口干，咳嗽咯痰，便秘溲赤，舌红，苔黄腻等；急性气管-支气管炎，慢性支气管炎急性发作期见上述症状者。

47. 五味沙棘散

【功能主治】清热祛痰，止咳定喘。用于肺热久嗽，喘促痰多，胸中满闷，胸胁作痛；慢性支气管炎见上述证候者。

48. 白沙糖浆

【功能主治】止咳，祛痰，平喘。用于慢性支气管炎所致的咳嗽痰多，胸闷气急。

49. 灵芝浸膏片

【功能主治】宁心安神，健脾和胃。用于失眠健忘，身体虚弱，神经衰弱，慢性支气管炎，亦可用于冠心病的辅助治疗。

50. 消炎止咳胶囊（片）

【功能主治】消炎，镇咳，化痰，定喘。用于咳嗽痰多，胸满气逆，气管炎。

51. 金振颗粒（口服液）

【功能主治】清热解毒，祛痰止咳。用于小儿痰热蕴肺所致的发热，咳嗽，咳吐黄痰，咳吐不爽，舌质红，苔黄腻；小儿急性支气管炎见上述证候者。

52. 景天清肺胶囊（丸）

见本章“3. 咳嗽”。

53. 平喘抗炎胶囊

见本章“3. 咳嗽”。

54. 兰花咳宁片

见本章“3. 咳嗽”。

55. 老年咳喘胶囊

见本章“4. 哮喘”。

56. 咳喘清片

见本章“3. 咳嗽”。

57. 咳痰清糖浆

见本章“3. 咳嗽”。

58. 半夏露糖浆（颗粒）

见本章“3. 咳嗽”。

59. 青兰浸膏片

见本章“3. 咳嗽”。

60. 金花止咳颗粒

见本章“3. 咳嗽”。

61. 金鹃咳喘停合剂

见本章“3. 咳嗽”。

62. 参贝咳喘丸

见本章“3. 咳嗽”。

63. 顺气化痰片（颗粒）

见本章“3. 咳嗽”。

64. 麻杏宣肺颗粒

见本章“3. 咳嗽”。

65. 映山红糖浆

见本章“3. 咳嗽”。

66. 复方野马追颗粒（糖浆）

见本章“3. 咳嗽”。

67. 复方蒲芩胶囊

见本章“7. 非典型肺炎”。

68. 复方满山白糖浆（颗粒）

见本章“3. 咳嗽”。

69. 香叶醇软胶囊

见本章“3. 咳嗽”。

70. 祛痰止咳胶囊

见本章“3. 咳嗽”。

71. 益肺健脾颗粒

见本章“3. 咳嗽”。

72. 黄柏果油软胶囊

见本章“3. 咳嗽”。

73. 清咳平喘颗粒

见本章“3. 咳嗽”。

74. 喜炎平注射液

见本章“3. 咳嗽”。

75. 紫花杜鹃胶囊

见本章“3. 咳嗽”。

76. 散痰宁滴丸

见本章“3. 咳嗽”。

78. 痰热清注射液

见本章“3. 咳嗽”。

79. 痰喘片

见本章“3. 咳嗽”。

80. 满金止咳片

见本章“3. 咳嗽”。

81. 鞘蕊苏胶囊

见本章“3. 咳嗽”。

82. 炎热清片(软胶囊、颗粒)

见本章“7. 非典型肺炎”。

83. 热毒宁注射液

见本章“2. 人禽流感”。

84. 七味螃蟹甲丸

见本章“1. 感冒”。

85. 清热止咳颗粒

见本章“3. 咳嗽”。

86. 东梅止咳颗粒

见本章“1. 感冒”。

87. 甘桔止咳糖浆

见本章“3. 咳嗽”。

88. 苑叶止咳糖浆

见本章“3. 咳嗽”。

89. 杏菀止咳颗粒

见本章“3. 咳嗽”。

90. 阿里红咳喘口服液

见本章“3. 咳嗽”。

91. 芦根枇杷叶颗粒

【功能主治】润肺化痰,止咳定喘。用于伤风咳嗽、支气管炎。

92. 咳立停糖浆

见本章“3. 咳嗽”。

93. 麻芩止咳糖浆

见本章“3. 咳嗽”。

94. 麻芩消咳颗粒

见本章“3. 咳嗽”。

95. 喘嗽宁胶囊

见本章“9. 肺气肿”。

96. 黄英咳喘糖浆

见本章“3. 咳嗽”。

97. 消咳平喘口服液

见本章“1. 感冒”。

98. 金咳息颗粒

见本章“9. 肺气肿”。

99. 消咳胶囊(片、颗粒、糖浆)

见本章“3. 咳嗽”。

100. 复方矮地茶胶囊

见本章“3. 咳嗽”。

101. 复方吉祥草含片

见本章“3. 咳嗽”。

102. 咳痰合剂

见本章“1. 感冒”。

103. 地龙注射液

见本章“9. 肺气肿”。

104. 定喘止咳胶囊

见本章“4. 哮喘”。

105. 金荞麦片(咀嚼片、胶囊)

见本章“6. 肺炎”。

106. 补金胶囊

见本章“3. 咳嗽”。

107. 胆龙止喘片

见本章“9. 肺气肿”。

108. 姜胆咳喘片

见本章“4. 哮喘”。

109. 炎立消胶囊(丸)

【功能主治】清热解毒,消炎,用于属于热证的细菌性痢疾,急性扁桃体炎,急慢性支气管炎,急性肠胃炎,急性乳腺炎等感染性疾病。

110. 利肺胶囊(片)

见本章“11. 肺结核”。

111. 喘可治注射液

见本章“4. 哮喘”。

112. 雪胆素胶囊

【功能主治】清热解毒,抗菌消炎。用于菌痢,肠炎,支气管炎,急性扁桃体炎。

113. 银密片

【功能主治】增加冠脉血流量,降低冠脉阻力,改善心肌缺血,止咳化痰,镇静安神,提高机体免疫力。用于冠心病,慢性支气管炎,神经衰弱等症。

114. 胃痛平糖浆

【功能主治】缓急止痛、止咳。用于慢性胃炎、胃溃疡、胃十二指肠溃疡、胃肠痉挛引起的疼痛及百日咳,支气管炎。

115. 珍珠灵芝胶囊

【功能主治】养心安神,滋补肝肾。用于慢性肝炎,神经衰弱，头晕失眠，胃肠溃疡，慢性支气管炎，冠心病等症。

116. 解毒降脂胶囊（片）

【功能主治】清热解毒，利湿，并有升高白细胞和降血脂作用。用于急、慢性肝炎，慢性支气管炎及风湿性关节炎；可用于高脂血症，化疗、放疗引起的白细胞降低。

117. 百蕊颗粒

见本章“1. 感冒”。

118. 新雪胶囊（丸、颗粒）

见本章“1. 感冒”。

119. 润肺膏

见本章“3. 咳嗽”。

120. 华山参片（滴丸、气雾剂）

见本章“3. 咳嗽”。

121. 灯台叶颗粒（片）

见本章“3. 咳嗽”。

122. 十五味龙胆花丸

【功能主治】清热理肺，止咳化痰。用于支气管炎所致的咳嗽气喘，声嘶音哑。

123. 复方满山红糖浆

见本章“3. 咳嗽”。

124. 参贝北瓜膏（颗粒）

见本章“3. 咳嗽”。

125. 痰饮丸

见本章“4. 哮喘”。

126. 参茸黑锡丸

见本章“4. 哮喘”。

127. 小青龙胶囊（颗粒、糖浆、合剂）

【功能主治】解表化饮，止咳平喘。用于风寒水饮，恶寒发热，无汗，喘咳痰稀。

128. 清肺化痰丸

见本章“3. 咳嗽”。

129. 射麻口服液

见本章“3. 咳嗽”。

130. 竹沥达痰丸

见第十章“117. 精神分裂症”。

131. 礞石滚痰丸

见本章“4. 哮喘”。

132. 止嗽立效丸（胶囊）

见本章“3. 咳嗽”。

133. 止嗽青果丸（片、口服液）

见本章“3. 咳嗽”。

134. 风寒咳嗽颗粒（丸）

见本章“3. 咳嗽”。

135. 芒果止咳片

见本章“3. 咳嗽”。

136. 苓暴红止咳片（分散片、胶囊、颗粒、口服液、糖浆）

【功能主治】清热化痰，止咳平喘。用于痰热壅肺所致的咳嗽，痰多；急性支气管炎及慢性支气管炎急性发作见上述证候者。

137. 止嗽化痰颗粒（丸）

见本章“3. 咳嗽”。

138. 止咳平喘糖浆

见本章“3. 咳嗽”。

139. 止喘灵注射液（口服液）

见本章“4. 哮喘”。

140. 人参保肺丸

见本章“3. 咳嗽”。

141. 苏子降气丸

见本章“3. 咳嗽”。

143. 七味都气丸

见第五章“78. 遗精”。

144. 蛤蚧定喘胶囊（丸）

见本章“3. 咳嗽”。

145. 橘红化痰丸（片、胶囊）

见本章“3. 咳嗽”。

146. 定喘膏

见本章“3. 咳嗽”。

147. 克咳胶囊

见本章“3. 咳嗽”。

148. 咳喘宁口服液（片、胶囊、颗粒）

见本章“3. 咳嗽”。

149. 止咳喘颗粒

见本章“3. 咳嗽”。

6. 肺炎

〔基本概述〕

肺炎是由细菌、病毒或其他因素（吸入或过敏反应等）引起的肺部炎症，为内、儿科常见病之一。临床以发热、咳嗽、气促、呼吸困难和肺部细湿啰音为主要表现。

肺炎的病因以感染为最常见，如细菌、病毒、支原体、衣原体、真菌、寄生虫等，其他尚有理化因素、免疫损伤、过敏及药物等。临床上所见的急性肺炎绝大多数为各类微生物引起的感染性肺炎，其中又以细菌性肺炎为最常见，约占肺炎的80%。肺炎感染最常见的病原体为肺炎链球菌，其他还有葡萄球菌、流感嗜血杆菌、肺炎克雷伯菌、铜绿假单胞菌、大肠埃希菌、卡他莫拉菌、军团菌、肺炎支原体、肺炎衣原体、病毒、真菌、寄生虫等。引起肺炎的病毒主要有流感病毒、腺病毒，其他尚包括鼻病毒、肠道病毒、副流感病毒和呼吸道合胞病毒等。

肺炎的临床表现主要有发热、咳嗽、多痰、胸痛等，重症者喘气急促、呼吸困难，可危及生命。在全球引起发病和造成死亡的疾病中，肺炎被列为第三位高危害疾病。据估计，我国肺炎患者的年发病率约为0.2%。我国60岁以上的老年人在所患常见病中有26%为肺炎。北京某医院的死因分析表明，肺炎为80岁以上老年人的第一位死因。

医学上对肺炎分类的方法依据有病原体种类、病程和病理形态学等几方面。

1. 根据病原体分类　分为细菌性肺炎、病毒性肺炎、真菌性肺炎、支原体肺炎、衣原体肺炎等。

2. 根据病理形态学分类　分为大叶性肺炎、小叶性肺炎（包括支气管肺炎及毛细支气管炎）和间质性肺炎等。

3. 根据病程分类　分为急性肺炎、迁延性肺炎及慢性肺炎等。急性肺炎病程在1个月内，占肺炎的绝大多数。一般迁延性肺炎病程长达1～3月，超过3个月则为慢性肺炎。

4. 根据发病环境分类　分为社区获得性肺炎、医院获得性肺炎、呼吸机相关性肺炎等。

肺炎属中医学"风温"、"咳嗽"、"肺热"等范畴，可分为风热袭表、邪热壅肺、热毒内陷等几个过程。故中成药治疗肺炎，可于先期介入，通过多种方式帮助抗菌、消炎、匡扶正气等，用药分型如解表疏风、清热解毒、解表清里、化痰止咳、清营开窍、扶正祛邪等。

〔治疗原则〕

肺炎一经诊断，应立即给予药物治疗。肺炎的治疗应根据致病的原因采取相应的措施，主要包括病原治疗、支持疗法及并发症的处理等方面。由于肺炎病原复杂，有条件的医院应在用药前采集合格的标本进行病原学培养。抗菌治疗3天后应根据患者情况做适当地调整。

1. 对症治疗

患者应休息。咳嗽可用喷托维林或复方甘草，咳痰明显者可口服溴己新或氨溴素；体温高者可对症治疗。

2. 抗菌治疗

根据患者年龄、有无基础疾病、病情严重程度等选择抗菌药物。

（1）青壮年、无基础疾病患者可门诊治疗，选用阿莫西林/克拉维酸（或阿莫西林）+红霉素（或阿奇霉素）口服治疗，也可用大剂量青霉素G或头孢唑林静脉滴注+红霉素（或阿奇霉素）口服治疗；疗程1～2周。

（2）老年、有基础疾病、病情稳定者可门诊治疗，可选用头孢呋辛静脉滴注+红霉素（或阿奇霉素）口服治疗；也可用阿莫西林/克拉维酸（或阿莫西林）+红霉素（或阿奇霉素）口服治疗，或左氧氟沙星静脉滴注；疗程1～2周。

（3）吞咽困难或神志不清，有呼吸道吸入厌氧菌感染可能者，可加用克林霉素。

（4）军团菌感染者需用阿奇霉素或左氧氟沙星治疗，疗程2周。

（5）重症肺炎患者：头孢曲松+阿奇霉素静脉滴注治疗，及时住院抢救。

〔用药精选〕

一、西药

1. 青霉素 Benzylpenicillin

本品属于β-内酰胺类抗生素，对溶血性链球菌、肺炎链球菌和不产青霉素酶的葡萄球菌等具有良好抗菌作用。

【适应证】青霉素适用于敏感细菌所致各种感染，如脓肿、菌血症、肺炎和心内膜炎等。其中青霉素为以下感染的首选药物：①溶血性链球菌感染，如咽炎、扁桃体炎、猩红热、丹毒、蜂窝织炎和产褥热等。②肺炎链球菌感染，如肺炎、中耳炎、脑膜炎和菌血症等。③不产青霉素酶葡萄球菌感染。④炭疽。⑤破伤风、气性坏疽等梭状芽孢杆菌感染。⑥梅毒（包括先天性梅毒）。⑦钩端螺旋体病。⑧回归热。⑨白喉。⑩青霉素与氨基糖苷类药物联合用于治疗草绿色链球菌心内膜炎。

青霉素亦可用于治疗：①流行性脑脊髓膜炎。②放线菌病。③淋病。④奋森咽峡炎。⑤莱姆病。⑥多杀巴斯德菌感染。⑦鼠咬热。⑧斯特菌感染。⑨除脆弱拟杆菌以外的许多厌氧菌感染。

【用法用量】①口服：成人一日1～2g；儿童一日按体重50～100mg/kg，分2～4次服用。

②肌内注射、静脉滴注：请遵医嘱。

【不良反应】①过敏反应：青霉素过敏反应较常见，包括荨麻疹等各类皮疹、白细胞减少、间质性肾炎、哮喘发作等和血清病型反应；过敏性休克偶见，一旦发生，必须就地抢救，予以保持气道畅通、吸氧及使用肾上腺素、糖皮质激素等治疗措施。②毒性反应：少见，但静脉滴注大剂量本品或鞘内给药时，可因脑脊液药物浓度过高导致抽搐、肌肉阵挛、昏迷及严重精神症状等（青霉素脑病）。此种反应多见于婴儿、老年人和肾功能不全患者。③赫氏反应和治疗矛盾：用青霉素治疗梅毒、钩端螺旋体病等疾病时可由病原体死亡致症状加剧，称为赫氏反应；治疗矛盾也见于梅毒患者，系治疗后梅毒病灶消失过快，而组织修补相对较慢或病灶部位纤维组织收缩，妨碍器官功能所致。④二重感染：可出现耐青霉素金黄色葡萄球菌、革兰阴性杆菌或念珠菌等二重感染。⑤应用大剂量青霉素钠可因摄入大量钠盐而导致心力衰竭。

【禁忌】有青霉素类药物过敏史或青霉素皮肤试验阳性患者禁用。

【孕妇及哺乳期妇女用药】孕妇应仅在确有必要时使用本品。少量本品从乳汁中分泌，哺乳期妇女用药时宜暂停哺乳。

【儿童用药】婴儿慎用。

【老年用药】慎用。

【制剂】①注射用青霉素钠；②注射用青霉素钾；③青霉素V钾片（含片、分散片、胶囊、颗粒）；④氨苄青霉素干糖浆；⑤氨苄青霉素钠栓；⑥注射用卞星青霉素

2. 阿莫西林克拉维酸钾 Amoxicillin and Clavulanate Potassium

见本章“5. 气管炎和支气管炎”。

3. 阿莫西林 Amoxicillin

见本章“5. 气管炎和支气管炎”。

4. 亚胺培南西司他丁 Imipenem Cilastatin

本品为一非常广谱的新型β-内酰胺类抗生素。亚胺培南既有极强的广谱抗菌活性，又有β-内酰胺酶抑制作用，通过渗入细菌体内与青霉素结合蛋白紧密结合，抑制细菌细胞壁的合成而呈现出强大的抗菌活性；西司他丁可抑制肾细胞分泌的脱氢肽酶，使亚胺培南免受水解破坏。两者联用可杀灭绝大部分革兰阳性和革兰阴性的需氧和厌氧病原菌。

【适应证】适用于由多种病原菌和需氧（厌氧菌）引起的混合感染，以及在病原菌未确定前的早期治疗。①用于由敏感细菌所引起的下列感染：腹腔内感染、下呼吸道感染、妇科感染、败血症、泌尿生殖道感染、骨关节感染、皮肤软组织感染、心内膜炎。②适用于预防已经污染或具有潜在污染性外科手术患者的术后感染。

【用法用量】静脉滴注。①成人：轻度感染一次250mg，每6小时一次，一日总量1g。中度感染一次0.5～1g，每12小时一次，一日总量1.5～2.0g。严重感染一次0.5g，每6小时一次，一日总量2g。不敏感菌引起的感染一次1g，每6～8小时一次，一日总量3～4g。

一次静脉滴注的剂量低于或等于500mg时，静脉滴注时间应不少于20～30分钟；如剂量大于500mg时，静脉滴注时间应不少于40～60分钟。

②儿童：体重≥40kg可按成人剂量给予。儿童和婴儿体重<40kg者，可按15mg/kg，每6小时一次给药。一日总剂量不超过2g。

【不良反应】本品的副作用多轻微而短暂，很少需要停药，极少出现严重的副作用。①局部红斑、疼痛和硬结，血栓性静脉炎。②皮疹、瘙痒、荨麻疹、多形性红斑、约翰逊综合征、血管性水肿、中毒性表皮坏死（罕见）、表皮脱落性皮炎（罕见）、念珠菌病、药物热及过敏反应。③恶心、呕吐、腹泻、牙齿和（或）舌色斑。已报道使用其他所有广谱抗生素均可引起抗生素相关性肠炎。④嗜酸粒细胞增多症、白细胞减少症、中性白细胞减少症，包括粒细胞缺乏症，血小板减少症、血小板增多症和血红蛋白降低，以及凝血酶原时间延长均有报道。⑤AST及ALT、胆红素和（或）血清碱性磷酶升高；肝炎（罕见）。⑥少尿或无尿、多尿、急性肾衰竭（罕见）。⑦可引起血清肌酐和血尿素氮升高的现象；尿液变色的情况是无害的，不应与血尿混淆。⑧可引起中枢神经系统的不良反应，如肌阵挛、精神障碍，包括幻觉、错乱状态或癫痫发作，感觉异常亦有报道。⑨听觉丧失，味觉异常。⑩在粒细胞减少的患者中使用，常出现药物相关性的恶心和（或）呕吐症状。

【禁忌】对本品中的任何成分过敏者禁用。

【孕妇及哺乳期妇女用药】孕妇只有考虑在对胎儿益处大于潜在危险的情况下，才能在妊娠期间给药。哺乳期妇女使用本品时，患者需停止授乳。

【儿童用药】3个月以下婴儿不推荐使用。

【制剂】注射用亚胺培南西司他丁钠

5. 莫西沙星 Moxifloxacin

见本章“5. 气管炎和支气管炎”。

6. 阿奇霉素 Azithromycin

见本章“5. 气管炎和支气管炎”。

7. 左氧氟沙星 Levofloxacin

见本章“5. 气管炎和支气管炎”。

8. 盐酸万古霉素 Vancomycin Hydrochloride

万古霉素是由东方链霉菌株产生的一种糖肽类窄谱抗生素，通过抑制细菌细胞壁的合成而发挥速效杀菌作用。但其作用部位与青霉素类及头孢菌素类不同，主要为抑制细胞壁糖肽的合成，也可能改变细菌细胞膜的渗透性，并选择性地抑制RNA的生物合成。本品不与青霉素类竞争结合部位。细菌对其不易产生耐药性，和其他抗生素之间不会发生交叉耐药，但最近肠球菌中由质粒介导的获得性耐药菌已引起关注。

【适应证】万古霉素的结构特殊，与其他抗生素无交叉耐药性，通常不作为一线药物应用。作为一种第三线药物，在常用抗菌药物无效或不能应用时（如伪膜性肠炎时）应用。可用于治疗甲氧西林耐药葡萄球菌或肠球菌引起的重症感染，包括心内膜炎、脑膜炎、败血症等危重感染；青霉素耐药并对其他抗菌药物均耐药的肺炎链球菌引起的危重感染，以及由于长期使用抗生素并发难辨梭状芽孢杆菌引起的伪膜性肠炎；万古霉素也可用于其他对万古霉素敏感的致病菌如类白喉杆菌引起的重症感染。

【用法用量】①口服（治疗伪膜性肠炎）：成人一次0.5g，每6小时一次，一日量不可超过4g；儿童一日总剂量按体重40mg/kg，分3～4次服用，连服7～10日。一日量不超过2g。

②静脉滴注：请遵医嘱。

肾功能不全及老年患者：请遵医嘱。

【不良反应】①本品过敏反应发生率约为5%，主要表现为皮疹、发热、寒战及过敏样反应。静脉滴注过量或速度过快时可能发生“红颈综合征”，表现为红斑，面颈部甚至胸部潮红，药物热，低血压，甚至发生休克样反应。原因可能与组织胺大量释放有关。②过量用药或肾功能不全时可能发生严重肾损害，表现为血尿、尿量过多或减少，甚至发生尿毒症。③耳毒性：耳鸣，听力减退，甚至听力丧失引起不可逆耳聋。耳毒性可因合用其他有耳、肾毒性药物而加重。④其他：如静脉炎，肌内注射时局部疼痛，组织坏死；口服给药治疗伪膜性肠炎时可发生食欲减退，恶心、呕吐等消化道反应。

【禁忌】对本品过敏，听力减退，耳聋，严重肝、肾功能不全患者禁用。

【孕妇及哺乳期妇女用药】孕妇及哺乳期妇女禁用。

【儿童用药】慎用。未成熟的新生儿及婴幼儿，最好确定所需的万古霉素血清浓度。并用万古霉素及麻醉剂于儿童，会引起红斑及类似组胺反应的面红。

【老年用药】老年患者应调节用药量和用药间隔，监测血中药物浓度慎重给药。

【制剂】①盐酸万古霉素胶囊；②注射用盐酸万古霉素

9. 头孢唑林钠 Cefazolin Sodium

本品属于β-内酰胺类抗生素，为第一代头孢菌素，主要作用于细菌细胞膜，抑制细菌细胞壁的生物合成而起抗菌作用。本品抗菌谱广，除肠球菌属、耐甲氧西林葡萄球菌属外，对其他革兰阳性球菌均有良好抗菌活性。肺炎链球菌和溶血性链球菌对本品高度敏感。白喉杆菌、炭疽杆菌、李斯特菌和梭状芽孢杆菌对本品也甚敏感。

【适应证】适用于治疗敏感细菌所致的中耳炎、支气管炎、肺炎等呼吸道感染、尿路感染、皮肤软组织感染、骨和关节感染、败血症、感染性心内膜炎、肝胆系统感染及眼、耳、鼻、喉科等感染。本品也可作为外科手术前的预防用药。

【用法用量】①用法：静脉缓慢推注、静脉滴注或肌内注射。a. 静脉注射：临用前加适量注射用水完全溶解后于3～5分钟静脉缓慢推注。b. 静脉滴注：加适量注射用水溶解后，再加入氯化钠或葡萄糖注射液100ml稀释后静脉滴注。c. 肌内注射：临用前加灭菌注射用水或氯化钠注射液溶解后使用。

②用量：a. 成人一次0.5～1g，一日2～4次。严重感染可增加至一日6g，分2～4次静脉给予。b. 儿童一日50～100mg/kg，分2～3次静脉缓慢推注，静脉滴注或肌内注射。c. 肾功能减退者：请遵医嘱。

【不良反应】①静脉注射发生的血栓性静脉炎和肌内注射区疼痛均较头孢噻肟少而轻。②药疹发生率为1.1%，嗜酸粒细胞增高的发生率为1.7%，偶有药物热。③个别患者可出现暂时性血清氨基转移酶、碱性磷酸酶升高。④肾功能减退患者应用高剂量（一日12g）的本品时可出现脑病反应。⑤白念珠菌二重感染偶见。

【禁忌】对头孢菌素类过敏、有青霉素过敏性休克或即刻反应史患者禁用。

【孕妇及哺乳期妇女用药】本品乳汁中含量低，但哺乳期妇女用药时仍宜暂停哺乳。

【儿童用药】早产儿及1个月以下的新生儿不推荐应用本品。

【老年用药】本品在老年人中血消除半衰期（$t_{1/2}$）较年轻人明显延长，应按肾功能适当减量或延长给药间期。

【制剂】注射用头孢唑林钠

10. 头孢曲松 Ceftriaxone

见本章"5. 气管炎和支气管炎"。

11. 头孢呋辛 Cefuroxime

见本章"5. 气管炎和支气管炎"。

12. 红霉素 Erythromycin

本品属大环内酯类抗生素，为常用的抗生素，它抗菌谱较广，临床上主要应用于耐药青霉素金葡菌所致的多种严重感染，特别是对军团菌肺炎、支原体肺炎和非典型肺炎等，红霉素是首选药。本品可作为青霉素过敏患者治疗感染的替代用药。

【适应证】适用于支原体肺炎、沙眼衣原体引起的新生儿结膜炎、婴儿肺炎、生殖泌尿道感染（包括非淋病性尿道炎）、军团菌病、白喉（辅助治疗）及白喉带菌者、皮肤软组织感染、百日咳、敏感菌（流感杆菌、肺炎球菌、溶血性链球菌、葡萄球菌等）引起的呼吸道感染（包括肺炎）、链球菌咽峡炎、李斯德菌感染、风湿热的长期预防及心内膜炎的预防、空肠弯曲菌肠炎，以及淋病、梅毒、痤疮等。

【用法用量】①口服：空腹与水同服，分3～4次服用。成人一日1～2g；儿童一日按体重30～50mg/kg。治疗军团菌病，成人每日2～4g，分4次整片吞服。

②静脉滴注：可用乳糖酸红霉素（ErythromycinLactobionate）。成人一次0.5～1.0g，一日2～3次。治疗军团菌病剂量可增加至一日3～4g，分4次，一日不超过4g；儿童一日按体重20～30mg/kg，分2～3次。

【不良反应】常见副作用为呕吐、腹痛、腹泻、纳差等胃肠道反应，与剂量有关。过敏反应包括风疹、轻度皮疹。有听力暂时损害报道，发生于肾功能不好且用药量大的患者。有报道口服红霉素可导致肝功能损害、黄疸。偶有心律不齐、口腔或阴道念珠菌感染。

【禁忌】对本品及其他大环内酯类药物过敏者禁用。

【孕妇及哺乳期妇女用药】本品可进入胎血循环和母乳中，因此孕妇和哺乳期妇女应用时应权衡利弊。

【制剂】①红霉素片（肠溶片、肠溶胶囊、肠溶微丸胶囊）；②硬脂酸红霉素片（胶囊、颗粒）；③注射用乳糖酸红霉素。④琥乙红霉素片（颗粒、胶囊、分散片、干混悬剂、咀嚼片、口腔崩解片）；⑤环酯红霉素片（干混悬剂、胶囊）；⑥依托红霉素片（颗粒、胶囊、混悬液）；⑦罗红霉素片（颗粒、胶囊、分散片、干混悬剂、缓释胶囊、缓释片）；⑧罗红霉素氨溴索片（分散片）

13. 克林霉素 Clindamycin

本品属抗生素类药，为林可霉素的衍生物，抗菌谱与林可霉素同，但抗菌活性较强。本品对需氧革兰阳性球菌有较高抗菌活性，如葡萄球菌属（包括耐青霉素及甲氧西林敏感株）、溶血性链球菌、草绿链球菌、肺炎链球菌等。对厌氧菌亦有良好的抗菌作用。

【适应证】①适用于革兰阳性菌引起的下列各种感染性疾病：a. 扁桃体炎、化脓性中耳炎、鼻窦炎等。b. 急性支气管炎、慢性支气管炎急性发作、肺炎、肺脓肿和支气管扩张合并感染等。c. 皮肤和软组织感染：疖、痈、脓肿、蜂窝组织炎、创伤和手术后感染等。d. 泌尿系统感染：急性尿道炎、急性肾盂肾炎、前列腺炎等。e. 其他：骨髓炎、败血症、腹膜炎和口腔感染等。

②适用于厌氧菌引起的各种感染性疾病：a. 脓胸、肺脓肿、厌氧菌引起的肺部感染。b. 皮肤和软组织感染、败血症。c. 腹腔内感染，腹膜炎、腹腔内脓肿。d. 女性盆腔及生殖器感染，子宫内膜炎、非淋球菌性输卵管及卵巢脓肿、盆腔蜂窝织炎及妇科手术后感染等。也可在治疗某些严重感染

如脓胸、肺脓肿、骨髓炎、败血症等疾病时,先予克林霉素静脉给药,病情稳定后继以本品口服治疗。有应用青霉素指征的患者,如患者对青霉素过敏或不宜用青霉素者,本品可用作替代药物。

【用法用量】①口服。a. 成人一次 0.15 ~ 0.3g,一日 4 次;重症感染可增至一次 0.45g,一日 4 次。b. 4 周或 4 周以上小儿一日按体重 8 ~ 16mg/kg,分 3 ~ 4 次服用。

②肌内注射或静脉滴注:请遵医嘱。

【不良反应】①胃肠道反应:常见恶心、呕吐、腹痛、腹泻等;严重者有腹绞痛、腹部压痛、严重腹泻(水样或脓血样),伴发热、异常口渴和疲乏(假膜性肠炎)。腹泻、肠炎和假膜性肠炎可发生在用药初期,也可发生在停药后数周。②血液系统:偶可发生白细胞减少、中性粒细胞减少、嗜酸粒细胞增多和血小板减少等;罕见再生障碍性贫血。③过敏反应:可见皮疹、瘙痒等,偶见荨麻疹、血管性水肿和血清病反应等,罕见剥脱性皮炎、大疱性皮炎、多形性红斑和 Steven-Johnson 综合征。④肝、肾功能异常,如血清氨基转移酶升高、黄疸等。⑤静脉滴注可能引起静脉炎;肌内注射局部可能出现疼痛、硬结和无菌性脓肿。⑥其他:耳鸣、眩晕、念珠菌感染等。

【禁忌】对本品和林可霉素类过敏者禁用。

【孕妇及哺乳期妇女用药】孕妇慎用。本品可分泌至母乳中,哺乳期妇女使用本品时暂停哺乳。

【儿童用药】出生 4 周以内的婴儿禁用本品。4 岁以内儿童慎用。使用本品时应注意肝、肾功能监测。本品含苯甲醇,禁止用于儿童肌内注射。

【老年用药】患有严重基础疾病的老年人易发生腹泻或假膜性肠炎等不良反应,用药时需密切观察。

【制剂】①盐酸克林霉素片(胶囊、注射剂);②克林霉素磷酸酯片(分散片、胶囊、溶液、注射剂);③克林霉素磷酸酯葡萄糖注射液(氯化钠注射液)

14. 氨苄西林钠舒巴坦钠 Ampicillin Sodium and Sulbactam Sodium

氨苄西林为广谱半合成青霉素,属于 β-内酰胺类抗生素,毒性极低。抗菌谱与青霉素相似。对溶血性链球菌、肺炎链球菌和不产青霉素酶的葡萄球菌具有较强抗菌作用,与青霉素相仿或稍逊于青霉素。舒巴坦与氨苄西林联合应用,不仅可保护 β-内酰胺类抗生素(氨苄西林)免受酶的水解破坏,增强其抗菌作用,而且还扩大了抗菌谱,增强了抗菌活性,具有广谱、耐酶的特点。

【适应证】适用于敏感菌(包括产 β-内酰胺酶菌株)引起的呼吸道感染(肺炎,急、慢性支气管炎和百日咳等)、消化道感染(肝、胆感染性疾患,急、慢性胃肠炎,细菌性痢疾、伤寒及副伤寒等)、泌尿系感染(淋病、尿道炎、膀胱炎等)、五官科、皮肤软组织感染及脑膜炎、败血症、心内膜炎等。作为预防用药以降低腹部和盆腔手术后患者伤口感染的发生率,减少手术后发生脓毒血症的危险。

【用法用量】深部肌内注射、静脉注射或静脉滴注。将一次药量溶于 50 ~ 100ml 稀释液中,于 10 ~ 15 分钟内静脉滴注。成人一次 1.5 ~ 3g(包括氨苄西林钠和舒巴坦钠),每 6 小时一次。肌内注射一日剂量不超过 6g;静脉用药一日剂量不超过 12g(舒巴坦钠一日剂量最高不超过 4g)。儿童按体重一日 100 ~ 200mg/kg,分次给药。肾功能受损的患者(肌酐清除率≤30ml/min),应减少给药次数。

【不良反应】本品不良反应发生率低于 10%,其中因严重不良反应而需停止治疗仅 0.7%。①肌内注射或静脉给药时致注射部位疼痛较为多见,约占 3.6%。②皮疹发生率较其他青霉素类药高,占 1% ~6%。偶有发生剥脱性皮炎、过敏性休克的报道。③少数患者用药后可出现血清丙氨酸氨基转移酶、天冬氨酸氨基转移酶一过性升高。④偶有腹泻、恶心等胃肠道症状。

【禁忌】对青霉素类抗生素有过敏史者禁用。传染性单核细胞增多症、巨细胞病毒感染、淋巴细胞白血病、淋巴瘤等患者应用本品易发生皮疹,不宜应用。

【孕妇及哺乳期妇女用药】慎用。

【老年用药】老年患者肾功能减退,需调整剂量。

【制剂】注射用氨苄西林钠舒巴坦钠

15. 头孢噻肟 Cefotaxime

本品属 β-内酰胺类抗生素,为第三代头孢菌素,抗菌谱广。本品对流感杆菌、淋病奈瑟菌(包括产 β-内酰胺酶株)、脑膜炎奈瑟菌和卡他莫拉菌等均有强大的活性,对肺炎链球菌、产青霉素酶或不产酶金黄色葡萄球菌有较好的抗菌作用。

【适应证】适用于敏感细菌所致的肺炎及其他下呼吸道感染、尿路感染、脑膜炎、败血症、腹腔感染、盆腔感染、皮肤软组织感染、生殖道感染、骨和关节感染等。头孢噻肟可以作为小儿脑膜炎的选用药物。

【用法用量】①用法:肌内注射、静脉注射、静脉滴注。②剂量:a. 成人,单次肌内注射 0.5 ~ 1.0g,中、重度感染一次肌内注射 1 ~ 2.0g,每 8 ~ 12 小时一次。静脉注射或静脉滴注一日 2 ~ 6g,分 2 ~ 3 次;严重感染者每 6 ~ 8 小时 2 ~ 3g,一日最高剂量不超过 12g。治疗无并发症的肺炎链球菌肺炎或急性尿路感染,每 12 小时 1g。b. 儿童:请遵医嘱。c. 严重肾功能减退患者:请遵医嘱。

【不良反应】不良反应发生率低,3% ~5%。①有皮疹和药物热、静脉炎、腹泻、恶心、呕吐、食欲不振等。②碱性磷酸酶或血清氨基转移酶轻度升高、暂时性血尿素氮和肌酐升高等。③少见白细胞减少、嗜酸粒细胞增多或血小板减少。④偶见头痛、麻木、呼吸困难和面部潮红。⑤极少数患者可发生黏膜念珠菌病。

【禁忌】对头孢菌素过敏者及有青霉素过敏性休克或即刻反应史者禁用本品。

【孕妇及哺乳期妇女用药】本品可透过血胎盘屏障进入胎儿血循环,孕妇应限用于有确切适应证的患者。本品可经乳汁排出,哺乳期妇女应用本品时宜暂停哺乳。

【儿童用药】婴幼儿不宜作肌内注射。

【老年用药】老年患者用药根据肾功能适当减量。

【制剂】注射用头孢噻肟钠；注射用头孢噻肟钠舒巴坦钠

16. 头孢他啶 Ceftazidime

本品属于β-内酰胺类抗生素，为第三代头孢菌素类药，对大肠埃希菌、肺炎杆菌等肠埃希菌科细菌和流感嗜血杆菌、铜绿假单胞菌等有高度抗菌活性。肺炎球菌、溶血性链球菌等革兰阳性球菌对本品也高度敏感。

【适应证】用于：①敏感细菌所引起的单一感染及由两种或两种以上的敏感菌引起的混合感染。全身性的严重感染；呼吸道感染；耳鼻喉感染；尿路感染；皮肤及软组织感染；胃肠、胆及腹部感染；骨骼及关节感染；与血液透析和腹膜透析及持续腹膜透析（CAPD）有关的感染。②脑膜炎。仅在得到敏感试验结果后，才能应用单一的头孢他啶治疗。③耐其他抗生素（包括氨基糖苷类和多数头孢菌素）的感染。如果合适，可联同氨基糖苷类或其他β-内酰胺类抗生素使用，例如在严重中性粒细胞减少时，或在怀疑是脆弱拟杆菌感染时，与另一种抗厌氧菌抗生素合用。④经尿道前列腺切除手术的预防治疗。

【用法用量】①用法：a. 静脉给药或深部肌内注射给药。b. 最好使用新配制的注射液。如果不能实现，存放在2～8℃冰箱中保存24小时可保持药效。c. 肌内注射，用时可用0.5%或1%盐酸利多卡因注射液配制。

②用量：剂量依感染的严重程度、微生物敏感性及患者年龄、体重和肾功能而定。a. 成人：一日1～6g，分每8小时或每12小时作静脉注射或肌内注射给药。肾功能正常的成年人，一日剂量最高可达9g。b. 儿童：请遵医嘱。c. 老年患者：请遵医嘱。d. 肾功能损害者：请遵医嘱。

【不良反应】本品的不良反应少见而轻微。①胃肠道：恶心、腹泻、呕吐、腹痛等。②过敏反应：皮疹、荨麻疹、皮肤瘙痒、嗜酸粒细胞增多。③中枢神经系统：头痛、眩晕、味觉异常。④其他：血清肝酶、BUN、肌酐增高。

【禁忌】对本品或头孢菌素类过敏者禁用。

【孕妇及哺乳期妇女用药】慎用。

【儿童用药】有黄疸的新生儿或有黄疸严重倾向的新生儿禁用。

【制剂】注射用头孢他啶、注射用头孢他啶他唑巴坦钠

17. 头孢吡肟 Cefepime

本品为广谱第四代头孢菌素，用于对头孢吡肟敏感的多种细菌引起的中、重度感染。

【适应证】适用于下呼吸道感染（肺炎和支气管炎），单纯性下尿路感染和复杂性尿路感染（包括肾盂肾炎），非复杂性皮肤和皮肤软组织感染，复杂性腹腔内感染（包括腹膜炎和胆道感染），妇产科感染，败血症，以及中性粒细胞减少伴发热患者的经验治疗。也可用于儿童细菌性脑脊髓膜炎。

【用法用量】①用法：静脉滴注或深部肌内注射给药。

②用量：a. 成人：成人和16岁以上儿童或体重40kg以上者一次1～2g，每12小时一次，静脉滴注，疗程7～10日。b. 儿童：请遵医嘱。c. 肾功能不全患者：请遵医嘱。

【不良反应】①常见腹泻，皮疹和注射局部反应，如静脉炎，注射部位疼痛和炎症。②其他包括恶心，呕吐，过敏，瘙痒，发热，感觉异常和头痛。③肾功能不全患者而未相应调整头孢吡肟剂量时可引起脑病，肌痉挛，癫痫。④治疗儿童脑膜炎患者，偶有惊厥、嗜睡、神经紧张和头痛，主要是由脑膜炎引起，与本品无明显关系。⑤偶有肠炎（包括伪膜性肠炎）、口腔念珠菌感染。⑥实验室检查异常多为一过性，停药即可恢复，包括血清磷升高或减少，ALT或AST升高，嗜酸粒细胞增多，凝血酶原时间延长。碱性磷酸酶、血尿素氮、肌酐、血钾、总胆红素升高，血钙降低，红细胞压积减少。与其他头孢菌素类抗生素类似，也有白细胞减少、粒细胞减少、血小板减少的报道。⑦还可引起Stevens-Johnson综合征、多形性红斑、毒性表皮坏死、肾功能紊乱、毒性肾病、再生障碍性贫血、溶血性贫血、出血、肝功能紊乱（胆汁淤积）和血细胞减少等。

【禁忌】对头孢吡肟或L-精氨酸、头孢菌素类药物、青霉素或其他β-内酰胺类抗生素有过敏反应的患者禁用。

【孕妇及哺乳期妇女用药】慎用。

【老年用药】肾功能不全的老年患者，使用时应根据肾功能调整剂量。

【制剂】注射用盐酸头孢吡肟

18. 厄他培南 Ertapenem

本品是一种新型碳青霉烯类抗生素，通过与青霉素结合蛋白（PBP）结合，干扰细菌细胞壁的合成，而发挥抗菌作用。

【适应证】用于由敏感菌株引起的下列中、重度感染。①继发性腹腔感染：由大肠埃希菌、梭状芽孢杆菌、迟缓真杆菌、消化链球菌属、脆弱拟杆菌、吉氏拟杆菌、卵形拟杆菌、多形拟杆菌或单形拟杆菌引起者。②复杂性皮肤及附属器感染：由金黄色葡萄球菌（仅指对甲氧西林敏感菌株）、化脓性链球菌、大肠埃希菌或消化链球菌属引起者。③社区获得性肺炎：由肺炎链球菌（仅指对青霉素敏感的菌株，包括合并菌血症的病例）、流感嗜血杆菌（仅指β-内酰胺酶阴性菌株）或卡他莫拉球菌引起者。④复杂性尿路感染，包括肾盂肾炎，由大肠埃希菌或肺炎克雷伯杆菌引起者。⑤急性盆腔感染，包括产后子宫内膜炎、流产感染和妇产科术后感染：由无乳链球菌、大肠埃希菌、脆弱拟杆菌、不解糖卟啉单胞菌、消化链球菌属或双路普雷沃菌属引起者。⑥菌血症。

【用法用量】①用法：静脉滴注、肌内注射。②用量：成人一次1g，一日一次。继发性腹腔内感染：疗程5～14日；复杂性皮肤及附属器感染：疗程7～14日；社区获得性肺炎和复杂性尿路感染：疗程10～14日；急性盆腔感染（包括产后子宫内膜炎、流产感染和妇产科术后感染）：疗程3～10日。③肾功能不全患者：请遵医嘱。

【不良反应】①常见：腹泻、恶心、呕吐、头痛、皮疹、阴道炎、血栓性静脉炎。②偶见：头晕，嗜睡，失眠，癫痫发作，精神错乱，低血压，呼吸困难，口腔念珠菌病，便秘，泛酸，与艰难梭状芽孢杆菌相关的腹泻，口干，消化不良，食欲减退，红斑，瘙痒，全身不适及给药部位的异常（如腹痛，味觉倒错，无力/疲劳，念珠菌病，水肿/肿胀，发热，疼痛，胸痛），阴道瘙

痒，变态反应，真菌感染。③罕见：过敏样反应、幻觉。

【禁忌】①对本品或其他碳青霉烯类过敏者禁用。②本品肌内注射由利多卡因溶液稀释，不得改用于静脉给药，也不得用于利多卡因过敏者或合并严重休克、房室传导阻滞等其他利多卡因禁忌证患者。

【孕妇及哺乳期妇女用药】孕妇不推荐使用。本品经乳汁分泌，哺乳期妇女应用本品应停止哺乳。

【儿童用药】18岁以下患者不推荐使用本品。

【老年用药】老年人应根据肾功能调整剂量。

【制剂】注射用厄他培南

19. 头孢哌酮钠舒巴坦钠 Cefoperazone Sodium and Sulbactum Sodium

见本章"5. 气管炎和支气管炎"。

20. 哌拉西林钠他唑巴坦钠 Piperacillin Sodium and Tazobactam Sodium

哌拉西林为半合成青霉素类抗生素，他唑巴坦为β-内酰胺酶抑制药。适用于对哌拉西林耐药、但对哌拉西林他唑巴坦敏感的产β-内酰胺酶的细菌引起的中、重度感染。

【适应证】适用于对哌拉西林耐药，但对哌拉西林他唑巴坦敏感的产β-内酰胺酶的细菌引起的中、重度感染：大肠埃希菌和拟杆菌属（脆弱拟杆菌、卵形拟杆菌、多形拟杆菌或普通拟杆菌）所致的阑尾炎（伴发穿孔或脓肿）和腹膜炎；金黄色葡萄球菌所致的中、重度医院获得性肺炎（医院内肺炎）、非复杂性和复杂性皮肤及软组织感染，包括蜂窝织炎、皮肤脓肿、缺血性或糖尿病性足部感染；大肠埃希菌所致的产后子宫内膜炎或盆腔炎性疾病；流感嗜血杆菌所致的社区获得性肺炎（仅限中度）。还用于治疗敏感细菌所致的全身和（或）局部细菌感染。

【用法用量】静脉滴注：成人及12岁以上儿童，一次4.5g，每8小时一次，或一次3.375g，每6小时一次。治疗获得性肺炎时，起始剂量为一次3.375g，每4小时一次，同时合并使用氨基糖苷类药物；如果未分离出铜绿假单胞菌，可根据感染程度及病情考虑停用氨基糖苷类药物。

【不良反应】可见腹泻、便秘、恶心、呕吐、腹痛、消化不良；斑丘疹、疱疹、荨麻疹、湿疹；烦躁、头晕、焦虑；鼻炎、呼吸困难等。

本品与氨基糖苷类药物联合治疗时常见皮疹、瘙痒；腹泻、恶心、呕吐；过敏反应；注射局部刺激反应、疼痛、静脉炎、血栓性静脉炎和水肿；其他如血小板减少、胰腺炎、发热、发热伴嗜酸粒细胞增多、AST及ALT升高等。

【禁忌】对青霉素类、头孢菌素类抗生素或β-内酰胺酶抑制药过敏者禁用。

【孕妇及哺乳期妇女用药】孕妇慎用。哺乳期妇女应用本品应暂停哺乳。

【老年用药】老年患者肾功能减退，应适当调整剂量。

【制剂】注射用哌拉西林钠他唑巴坦钠

21. 利巴韦林 Ribavirin

见本章"1. 感冒"。

22. 复方磺胺甲噁唑 Compound Sulfamethoxazole

见本章"5. 气管炎和支气管炎"。

附：用于肺炎的其他西药

1. 克拉霉素 Clarithromycin

见第三章"33. 幽门螺杆菌感染"。

2. 氟氯西林钠 Flucloxacillin Sodium

见本章"10. 肺脓肿"。

3. 司帕沙星 Sparfloxacin

见第三章"42. 伤寒和副伤寒"。

4. 米诺环素 Minocycline

见第五章"75. 附睾炎和睾丸炎"。

5. 夫西地酸钠 Sodium Fusidate

【适应证】用于各种敏感细菌，尤其是葡萄球菌引起的各种感染，如骨髓炎、败血症、心内膜炎，反复感染的囊性纤维化、肺炎、皮肤及软组织感染，外科及创伤性感染等。

6. 五水头孢唑林钠 Cefazolin Sodium Pentahydrate

【适应证】适用于敏感菌所致的支气管炎及肺炎等呼吸道感染，尿路感染，皮肤软组织感染，骨和关节感染，败血症，感染性心内膜炎，肝胆系统感染及眼、耳、鼻、喉科等感染。

7. 注射用甲泼尼龙琥珀酸钠 Methylprednisolone Sodium Succinate for Injection

见第六章"80. 贫血"。

8. 福多司坦片（胶囊、颗粒）Fudosteine Tablets

见本章"5. 气管炎和支气管炎"。

9. 乳酸诺氟沙星注射液 Norfloxacin Lactate Injection

见本章"5. 气管炎和支气管炎"。

10. 硫酸奈替米星 Netilmicin Sulfate

见本章"5. 气管炎和支气管炎"。

11. 氨曲南 Aztreonam

见本章"5. 气管炎和支气管炎"。

12. 注射用比阿培南 Biapenem for injection

【适应证】本品适用于治疗由敏感细菌所引起的败血症、肺炎、肺部脓肿、慢性呼吸道疾病引起的二次感染、难治性膀胱炎、肾盂肾炎、腹膜炎、妇科附件炎等。

13. 美罗培南 Meropenem

见本章"14. 肺源性心脏病"。

14. 注射用美洛西林钠舒巴坦钠 Mezlocillin Sodium and Sulbactam Sodium for Injection

见本章"10. 肺脓肿"。

15. 替硝唑 Tinidazole

见第二章"38. 痢疾"。

16. 盐酸仑氨西林片 Lenampicillin Hydrochloride Tablets

见本章"5. 气管炎和支气管炎"。

17. 注射用哌拉西林钠舒巴坦钠 Piperacillin Sodium and Sulbactam Sodium for Injection

见本章"5. 气管炎和支气管炎"。

18. 氟康唑 Fluconazole

见第九章“98. 脑膜炎”。

19. 克洛己新片 Cefaclor and Bromhexine Hydrochloride Tablets

见本章“9. 肺气肿”。

20. 注射用新鱼腥草素钠 Sodium New Houttuyfonate for Injection

见本章“5. 气管炎和支气管炎”。

21. 盐酸头孢卡品酯片 Cefcapene Pivoxil Hydrochloride Tablets

见本章“5. 气管炎和支气管炎”。

22. 甲磺酸帕珠沙星 Pazufloxacin Mesilate

见本章“9. 肺气肿”。

23. 硫酸小诺霉素 Micronomicini Sulfate

见本章“5. 气管炎和支气管炎”。

24. 阿莫西林舒巴坦匹酯片(咀嚼片、胶囊) Amoxicillin and Pivoxil Sulbactam Tablets

见第四章“63. 尿道炎、膀胱炎和肾盂肾炎”。

25. 注射用头孢他啶他唑巴坦钠 Ceftazidime and Tazobactam Sodium for Injection

见本章“6. 肺炎”。

26. 注射用头孢曲松钠他唑巴坦钠 Ceftriaxone Sodium and Tazobactam Sodium for Injection

见第四章“63. 尿道炎、膀胱炎和肾盂肾炎”。

27. 依诺沙星 Enoxacin

见本章“5. 气管炎和支气管炎”。

28. 注射用头孢哌酮钠他唑巴坦钠 Cefoperazone Sodium and Tazobactam Sodium for Injection

见第三章“53. 胆囊炎”。

29. 大蒜素注射液 Allitridium Injection

【适应证】适用于深部真菌和细菌感染,用于防治急、慢性细菌性痢疾和肠炎、百日咳、肺部和消化道的真菌感染、白色念珠菌菌血症、隐球菌性脑膜炎、肺结核等。

30. 注射用头孢西酮钠 Cefazedone Sodium for Injection

见第三章“56. 腹膜炎”。

31. 普卢利沙星片 Prulifloxacin Tablets

见本章“9. 肺气肿”。

32. 加替沙星 Gatifloxacin

见本章“5. 气管炎和支气管炎”。

33. 门冬氨酸洛美沙星 Lomefloxacin Aspartate

见本章“5. 气管炎和支气管炎”。

34. 23 价肺炎球菌多糖疫苗 Pneumococcal Vaccine, Polyvalent

【适应证】适用于 2 岁以上高危人群预防肺炎球菌性肺炎。13 价肺炎球菌多糖结合疫苗(13-valent Pneumococcal polysaccharide Conjugate Vaccine)用于婴幼儿的主动免疫,以预防由肺炎球菌血清型 1、3、4、5、6A、6B、7F、9V、14、18C、19A、19F 和 23F 引起的侵袭性疾病(包括菌血症性肺炎、脑膜炎、败血症和菌血症等)。肺炎链球菌是引起侵袭性疾病及肺炎和上呼吸道感染的最常见病因。

35. 法罗培南钠片 Faropenem Sodium Tablets

见第五章“75. 附睾炎和睾丸炎”。

36. 头孢羟氨苄 Cefadroxil

见第四章“63. 尿道炎、膀胱炎和肾盂肾炎”。

37. 托西酸舒他西林 Sultamicillin Tosilate

见本章“5. 气管炎和支气管炎”。

38. 妥布霉素 Tobramycin

见第五章“75. 附睾炎和睾丸炎”。

39. 硫酸头孢匹罗 Cefpirome Sulfatefor

【适应证】主要用于严重的下呼吸道感染(如支气管肺炎、大叶性肺炎);严重的泌尿系感染;皮肤及软组织感染(如蜂窝织炎、皮肤脓肿及伤口感染);中性粒细胞减少患者所患严重感染;败血症菌血症等。

40. 注射用硫酸头孢噻利 Cefoselis Sulfate for Injection

见本章“5. 气管炎和支气管炎”。

41. 炎琥宁 Potassium Sodium Dehydroandro and rographolide Succinate

【适应证】本品有清热解毒及抗病毒作用,主要用于病毒性肺炎和病毒性上呼吸道感染。

42. 头孢替安 Cefortiam

见本章“5. 气管炎和支气管炎”。

43. 更昔洛韦 Ganciclovir

【适应证】用于免疫损伤引起巨细胞病毒感染的患者。①用于免疫功能损伤(包括艾滋病患者)发生的巨细胞病毒性视网膜炎的维持治疗。②预防可能发生于器官移植受者的巨细胞病毒感染。③预防晚期 HIV 感染患者的巨细胞病毒感染,如肺炎或胃肠道感染。④可试用于病毒性心肌炎等。

44. 氟罗沙星 Fleroxacin

见第三章“42. 伤寒和副伤寒”。

45. 氨苄西林丙磺舒胶囊 Ampicillin and Probenecid Capsules

见本章“5. 气管炎和支气管炎”。

46. 硫酸依替米星 Etimicin Sulfate

见本章“5. 气管炎和支气管炎”。

47. 注射用盐酸头孢甲肟 Cofmenoxime Hydrochloride for Injection

见本章“5. 气管炎和支气管炎”。

48. 盐酸安妥沙星片 Antofloxacin Hydrochloride Tablets

见第五章“73. 前列腺炎”。

49. 注射用呋脲苄青霉素钠 Furoylureidum Penicillinum Natricum for Injection

【适应证】用于铜绿假单胞菌引起的各种感染,脑膜炎球菌、链球菌、肺炎球菌引起的感染,金黄色葡萄球菌、大肠埃希菌、伤寒杆菌、变形杆菌、痢疾杆菌等引起的肺部感染、脑膜炎、痢疾、尿路感染、败血症等。

50. 拉氧头孢钠 Latamoxef Sodium

见第三章“56. 腹膜炎”。

51. 甲苯磺酸妥舒沙星 Tosufloxacin Tosylate

见第十二章“146. 乳腺炎”。

52. 穿琥宁氯化钠注射液 Potassium Dehydroandrographolide Succinate and Sodium Chloride Injection

【适应证】用于病毒性肺炎、病毒性上呼吸道感染等。

53. 头孢泊肟酯 Cefpodoxime Proxetil

见本章“5. 气管炎和支气管炎”。

54. 乙酰螺旋霉素 Acetylspiramycin

见本章“5. 气管炎和支气管炎”。

55. 螺旋霉素胶囊 Spiramycin Capsules

见本章“5. 气管炎和支气管炎”。

56. 头孢美唑钠 Cefmetazole Sodium

见本章“10. 肺脓肿”。

57. 注射用阿莫西林钠舒巴坦钠 Amoxicillin Sodium and Sulbactam Sodium for Injection

见本章“10. 肺脓肿”。

58. 注射用阿莫西林钠氟氯西林钠 Amoxicillin Sodium and Flucloxacillin Sodium for Injection

见本章“5. 气管炎和支气管炎”。

59. 甲苯磺酸托氟沙星 Tosufloxacin Tosilate

见第五章“75. 附睾炎和睾丸炎”。

60. 头孢克洛 Cefaclor

见本章“5. 气管炎和支气管炎”。

61. 头孢特仑新戊酯 Cefteram Pivoxil

见本章“5. 气管炎和支气管炎”。

62. 地红霉素 Dirithromycin

见本章“5. 气管炎和支气管炎”。

63. 头孢拉定 Cefradine

见本章“5. 气管炎和支气管炎”。

64. 头孢替唑钠 Ceftezole Sodium

见本章“10. 肺脓肿”。

65. 麦白霉素 Meleumycin

见本章“5. 气管炎和支气管炎”。

66. 头孢地尼 Cefdinir

见本章“5. 气管炎和支气管炎”。

67. 替考拉宁 Teicoplanin

见本章“10. 肺脓肿”。

68. 阿莫西林双氯西林钠胶囊(片) Amoxicillin and Dicloxacillin Sodium Capsules

见本章“5. 气管炎和支气管炎”。

69. 注射用头孢匹胺钠 Cefpiramide Sodium for Injection

见本章“5. 气管炎和支气管炎”。

70. 头孢米诺钠 Cefminox Sodium

见本章“5. 气管炎和支气管炎”。

71. 头孢克肟 Cefixime

见本章“5. 气管炎和支气管炎”。

72. b型流感嗜血杆菌结合疫苗 Haemophilus Influenzae Typeb Conjugate Vaccine

【适应证】用于预防由b型流感嗜血杆菌感染导致的脑膜炎、肺炎、败血症、蜂窝织炎、关节炎、会厌炎等感染性疾病。

73. 注射用细辛脑 Asarone for Injection

见本章“4. 哮喘”。

74. 普鲁卡因青霉素 Procaine Benzylpenicillin

【适应证】由于本品血药浓度较低，故其应用仅限于青霉素高度敏感病原体所致的轻、中度感染，如A组链球菌所致的扁桃体炎、猩红热、丹毒、肺炎链球菌肺炎、青霉素敏感金葡菌所致疖、痈，以及奋森咽峡炎等。

75. 磺苄西林钠 Sulbenicillin Sodium

【适应证】用于对本品敏感的铜绿假单胞菌、某些变形杆菌属及其他敏感革兰阴性菌所致肺炎、尿路感染、复杂性皮肤软组织感染和败血症等。对本品敏感菌所致腹腔感染、盆腔感染宜与抗厌氧菌药物联合应用。

76. 阿洛西林钠 Azlocillin Sodium

见本章“5. 气管炎和支气管炎”。

77. 头孢氨苄 Cefalexin

见本章“5. 气管炎和支气管炎”。

78. 头孢硫脒 Cefathiamidine

【适应证】用于敏感菌所引起呼吸系统，肝胆系统，五官、尿路感染及心内膜炎、败血症。

79. 头孢孟多酯钠 Cefamandole Nafate

【适应证】本品为第二代头孢菌素，除具头孢唑啉相同的作用外，还对一些革兰阴性菌有抗菌作用。适用于敏感细菌所致的肺部感染、尿路感染、胆道感染、皮肤软组织感染、骨和关节感染，以及败血症、腹腔感染等。

80. 头孢尼西钠 Cefonicid Sodium

【适应证】适用于革兰阳性和部分革兰阴性菌感染，对铜绿假单胞菌无效。临床上主要用于敏感菌所致各种感染，如呼吸道感染、肾盂肾炎、尿路感染、腹膜炎、菌血症及皮肤、软组织、骨和关节等感染。由于尿浓度高，对尿路感染疗效较高。

81. 头孢地嗪钠 Cefodizime Sodium

【适应证】本品属于第三代头孢菌素，且广谱抗菌作用，对多数细菌产生的β-内酰胺酸稳定。用于敏感菌引起的感染，如上、下泌尿道感染，下呼吸道感染，淋病等。

82. 头孢唑肟钠 Ceftizoxime Sodium

见第四章“63. 尿道炎、膀胱炎和肾盂肾炎”。

83. 帕尼培南倍他米隆 Panipenem and Betamipron

见第五章“75. 附睾炎和睾丸炎”。

84. 替卡西林克拉维酸钾 Ticarcillin-Clavulanate Potassium

【适应证】本品适用于治疗各种细菌感染,其作用范围广泛,主要适应证如下:严重感染如败血症、菌血症、腹膜炎、腹腔脓毒症、特殊人群(继发于免疫系统抑制或受损)的感染、术后感染、骨及关节感染、皮肤及软组织感染、呼吸道感染、严重或复杂的泌尿系感染(如肾盂肾炎)、耳鼻喉感染。

85. 硫酸阿米卡星 Amikacin Sulfate

见本章"10. 肺脓肿"。

86. 硫酸异帕米星 Isepamicin Sulfate

见本章"5. 气管炎和支气管炎"。

87. 硫酸西索米星 Sisomicin Sulfate

见本章"5. 气管炎和支气管炎"。

88. 硫酸核糖霉素 Ribostamycin Sulfate

见本章"5. 气管炎和支气管炎"。

89. 交沙霉素 Josamycin

见本章"5. 气管炎和支气管炎"。

90. 盐酸林可霉素 Lincomycin Hydrochloride

【适应证】适用于敏感葡萄球菌属、链球菌属、肺炎链球菌及厌氧菌所致的呼吸道感染、皮肤软组织感染、女性生殖道感染和盆腔感染及腹腔感染等,后两种病种可根据情况单用本品或与其他抗菌药联合应用。

91. 盐酸去甲万古霉素 Norvancomycin Hydrochloride

见第二章"24. 心内膜炎"。

92. 磷霉素 Fosfomycin

【适应证】适用于对磷霉素敏感的致病菌所致的多种感染,包括呼吸道感染,如鼻咽炎、扁桃体炎、气管炎、早期慢性支气管炎、肺炎等。

93. 利奈唑胺 Linezolid

见本章"10. 肺脓肿"。

94. 环丙沙星 Ciprofloxacin

见第三章"35. 肠炎"。

95. 氧氟沙星 Ofloxacin

见第四章"63. 尿道炎、膀胱炎和肾盂肾炎"。

96. 氟胞嘧啶 Flucytosine

见第九章"98. 脑膜炎"。

97. 伊曲康唑 Itraconazole

见第十二章"134. 阴道炎"。

98. AC 群脑膜炎球菌(结合)b 型流感嗜血杆菌(结合)联合疫苗

【适应证】用于预防 A 群、C 群脑膜炎球菌及 b 型流感嗜血杆菌引起的感染性疾病,如脑脊髓膜炎、肺炎、败血症、会厌炎等。

99. 头孢妥仑匹酯 Cefditoren Povoxic

【适应证】本品适用于敏感菌引起的下列感染:浅表性皮肤感染、深部皮肤感染、淋巴管及淋巴结炎、慢性脓皮病、外伤、烫伤以及手术创口等的继发性感染、肛周脓肿、咽炎及喉炎、扁桃体炎(包括扁桃体周围炎、扁桃体周围脓肿)、急性支气管炎、肺炎、肺脓肿、慢性呼吸系统病变的继发性感染、中耳炎、鼻窦炎、牙周炎、颌炎、膀胱炎、肾盂肾炎、猩红热、百日咳。

100. 苹果酸奈诺沙星胶囊 Nemonoxacin Malate Capsules

【适应证】用于治疗社区获得性肺炎。

二、中药

1. 注射用双黄连(双黄连注射液)

【处方组成】连翘、金银花、黄芩

【功能主治】清热解毒,疏风解表。用于外感风热所致的发热,咳嗽,咽痛;上呼吸道感染,轻型肺炎,扁桃体炎见上述证候者。

【用法用量】粉针静脉滴注。一次按体重 60mg/kg,一日一次,或遵医嘱。临用前,先以适量灭菌注射用水充分溶解,再用氯化钠注射液或 5% 葡萄糖注射液 500ml 稀释。

注射液静脉注射,一次 10 ~ 20ml,一日 1 ~ 2 次。静脉滴注,一次按体重 1ml/kg,加入生理盐水或 5% ~ 10% 葡萄糖溶液中。

肌内注射一次 2 ~ 4ml,一日 2 次。

【使用注意】对本品过敏者禁用;孕妇禁用。

2. 莲必治注射液

【处方组成】亚硫酸氢钠穿心莲内酯

【功能主治】清热解毒,抗菌消炎。用于细菌性痢疾,肺炎,急性扁桃体炎。

【用法用量】肌内注射:一次 0.1 ~ 0.2g,一日 2 次。静脉滴注:一次 0.4 ~ 0.75g,加于 5% 葡萄糖注射液或氯化钠注射液中滴注。

【使用注意】对本品过敏,高敏体质患者禁用。孕妇慎用。

3. 热炎宁颗粒(片、胶囊、合剂)

见本章"5. 气管炎和支气管炎"。

4. 清开灵注射液

【处方组成】胆酸、珍珠母(粉)、猪去氧胆酸、栀子、水牛角(粉)、板蓝根、黄芩苷、金银花

【功能主治】清热解毒,化痰通络,醒神开窍。用于热病,神昏,中风偏瘫,神志不清;急性肝炎,上呼吸道感染,肺炎,脑血栓形成、脑出血见上述证候者。

【用法用量】肌内注射,一日 2 ~ 4ml。重症患者静脉滴注,一日 20 ~ 40ml,以 10% 葡萄糖注射液 200ml 或氯化钠注射液 100ml 稀释后使用。

【使用注意】有恶寒发热等表证者禁用;孕妇禁用。

5. 肺宁颗粒(片、分散片、胶囊、丸)

【处方组成】紫菀

【功能主治】清热祛痰,镇咳平喘。用于肺内感染,慢性支气管炎,喘息性支气管炎,急性呼吸道感染等。

【用法用量】开水冲服。一次10g,一日3次。

6. 肿节风片(分散片、咀嚼片、胶囊、软胶囊、颗粒、滴丸、注射液)

【处方组成】肿节风浸膏

【功能主治】清热解毒,消肿散结。用于肺炎,阑尾炎,蜂窝织炎属热毒壅盛证候者,并可用于癌症辅助治疗。

【用法用量】口服。一次3片,一日3次。

【使用注意】对本品过敏者禁用。孕妇及过敏体质者慎用。

7. 牛黄消炎灵胶囊

见本章“5. 气管炎和支气管炎”。

8. 清肺消炎丸

见本章“5. 气管炎和支气管炎”。

9. 金荞麦片(咀嚼片、胶囊)

【处方组成】金荞麦

【功能主治】清热解毒,排脓祛瘀,祛痰止咳平喘。用于急性肺脓疡,急、慢性气管炎,喘息型慢性气管炎、支气管哮喘及细菌性痢疾。症见咳吐腥臭脓血痰液或咳嗽痰多,喘息痰鸣及大便泻下赤白脓血。

【用法用量】口服。一次4~5片,一日3次。

10. 鱼金注射液

【处方组成】鱼腥草、金银花

【功能主治】清热解毒。用于风热犯肺,热毒内盛所致的发热咳嗽,痰黄;上呼吸道感染,支气管肺炎,病毒性肺炎见上述证候者。

【用法用量】肌内注射。一次2~4ml,一日2~4次。

【使用注意】对鱼腥草类过敏或严重不良反应病史、孕妇禁用。

11. 鱼腥草注射液

【处方组成】鱼腥草

【功能主治】清热,解毒,利湿。用于肺脓疡,痰热咳嗽,白带,尿路感染,痈疖。

【用法用量】肌内注射。一次2~4ml,一日4~6ml。

【使用注意】对本品过敏、孕妇、儿童禁用。

12. 炎热清片(软胶囊、颗粒)

【处方组成】柴胡、黄芩、龙胆、栀子、石膏、知母、玄参、薄荷脑

【功能主治】解表清里,清热解毒。用于呼吸道炎,支气管炎,肺炎,急性扁桃体炎。也可用于泌尿系统感染,胆道感染。

【用法用量】口服。一次3片,一日3次,重症者服用量加倍;儿童酌减,或遵医嘱。

13. 炎可宁胶囊(丸)

【处方组成】黄柏、大黄、黄芩、板蓝根、黄连

【功能主治】清热泻火,消炎止痢。用于急性扁桃腺炎,细菌性肺炎,急性结膜炎,中耳炎,疖痈瘰疬,急性乳腺炎,肠炎,细菌性痢疾及急性尿路感染。

【用法用量】口服。一次3~4粒,一日3次。

【使用注意】孕妇禁用。

14. 复方蒲芩胶囊

【处方组成】蒲公英提取物、北豆根提取物、黄芩提取物、三棵针提取物

【功能主治】清热消炎。用于急、慢性支气管炎,肺炎,扁桃体炎,牙龈炎等。

【用法用量】口服。一次2~4粒,一日3次,饭后服用或遵医嘱。

15. 穿王消炎片(胶囊)

【处方组成】穿心莲、了哥王

【功能主治】消炎解毒。用于痰热咳喘,腹痛,以及急慢性扁桃体炎,咽喉炎,肺炎,急性肠胃炎,急性细菌性痢疾见以上症状者。

【用法用量】口服。一次4片,一日3次。

【使用注意】孕妇禁用。

16. 了哥王颗粒(咀嚼片、胶囊)

【处方组成】了哥王

【功能主治】消炎,解毒。用于支气管炎,肺炎,扁桃体炎,腮腺炎,乳腺炎,蜂窝织炎。

【用法用量】口服。一次5g,一日3次。

【使用注意】孕妇禁用。

17. 热毒宁注射液

见本章“2. 人禽流感”。

附:用于肺炎的其他中药

1. 二十五味肺病胶囊

见本章“3. 咳嗽”。

2. 消炎胶囊(片)

见本章“3. 咳嗽”。

3. 九味青鹏散

【功能主治】清热止痛,制疠。用于瘟疠疾病,流感引起的发热、肺部疼痛、肺炎、嗓子肿痛等。

4. 止咳桃花胶囊

见本章“3. 咳嗽”。

5. 复方吉祥草含片

见本章“3. 咳嗽”。

6. 痰热清注射液

见本章“3. 咳嗽”。

7. 达斯玛保丸

见本章“1. 感冒”。

8. 地龙注射液

见本章“9. 肺气肿”。

9. 百蕊颗粒

见本章“1. 感冒”。

7. 非典型肺炎(SARS)

〔基本概述〕

非典型肺炎简称“非典”,又称严重急性呼吸综合征(Severe Acute Respiratory Syndromes,SARS),是一种因感染SARS相关冠状病毒而导致的以发热、干咳、胸闷为主要症状,严重者出现快速进展的呼吸系统衰竭的传染性疾病。此病病死率约为15%,主要在冬、春季节发病。

2003年发生的SARS是一种新的呼吸道传染病,极强的传染性与病情的快速进展是此病的主要特点。其发病机制与机体免疫系统受损有关。病毒在侵入机体后,进行复制,可引起机体的异常免疫反应,由于机体免疫系统受破坏,导致患者的免疫缺陷。同时SARS病毒可以直接损伤免疫系统特别是淋巴细胞。

引发非典蔓延的SARS病毒属于一种新的冠状病毒。2003年4月16日WHO在日内瓦宣布,一种新的冠状病毒是SARS的病原,并将其命名为SARS冠状病毒(SARS-CoV)。该病毒对温度敏感,随温度升高抵抗力下降,37℃可存活4天,56℃加热90分钟、75℃加热30分钟能够灭活病毒。紫外线照射60分钟可杀死病毒。病毒对有机溶剂敏感,乙醚4℃条件下作用24小时可完全灭活病毒,75%乙醇作用5分钟可使病毒失去活力,含氯的消毒剂作用5分钟可以灭活病毒。

大多数情况下,SARS-CoV感染时,人体免疫系统能够激发体液免疫和细胞免疫反应并逐渐控制感染、清除病毒。患者体内出现的病毒N蛋白和核酸可以作为SARS-CoV早期感染的标志。N蛋白能诱发较强的免疫反应,因此可用于抗体检测。

一、流行与传播

1. 传染源 现有资料表明,SARS患者是最主要的传染源。极少数患者在刚出现症状时即具有传染性。一般情况下传染性随病程而逐渐增强,在发病的第2周最具传染力。通常认为症状明显的患者传染性较强,特别是持续高热、频繁咳嗽、出现急性呼吸窘迫综合征(ARDS)时传染性较强,退热后传染性迅速下降。尚未发现治愈出院者有传染他人的证据。

并非所有患者都有同等传染力,有的患者可造成多人甚至几十人感染(即超级传播现象),但有的患者却未传播他人。老年人及具有中枢神经系统,心脑血管,肝、肾疾病或慢性阻塞性肺病,糖尿病,肿瘤等基础性疾病的患者,不但较其他人容易感染SARS-CoV,而且感染后更容易成为超级传播者。影响超级传播的因素还包括患者同易感者的接触方式和频次、个人免疫功能及个人防护情况等。

越来越多的流行病学和分子生物学的证据支持SARS-CoV由某种动物宿主传播给人类的观点。诸多方面的研究结果证明果子狸等野生动物是SARS-CoV的主要载体之一。人类SARS-CoV可能来源于果子狸等野生动物,但仍需要更多的证据加以证实。

2. 传播途径 近距离呼吸道飞沫传播,即通过与患者近距离接触,吸入患者咳出的含有病毒颗粒的飞沫,是SARS经呼吸道传播的主要方式,也是SARS传播最重要的途径。气溶胶传播,即通过空气污染物气溶胶颗粒这一载体在空气中做中距离传播,是经空气传播的另一种方式,被高度怀疑为严重流行疫区的医院和个别社区暴发的传播途径之一。通过手接触传播是另一种重要的传播途径,因易感者的手直接或间接接触了患者的分泌物、排泄物及其他被污染的物品,再经手接触口、鼻、眼黏膜致病毒侵入机体而实现传播。目前尚不能排除经肠道传播的可能性。尚无经过血液途径、性途径传播和垂直传播的流行病学证据。尚无证据表明苍蝇、蚊子、蟑螂等媒介昆虫可以传播SARS-CoV。

影响传播的因素很多,其中密切接触是最主要的因素,包括治疗或护理、探视患者;与患者共同生活;直接接触患者的呼吸道分泌物或体液等。在医院抢救、护理危重患者和进行吸痰、气管插管、咽拭子取样等操作,是医护人员感染的重要途径。医院病房环境通风不良、患者病情危重、医护或探访人员个人防护不当使感染危险性增加。另外如飞机、电梯等相对密闭、不通风的环境都是可能发生传播的场所。

3. 人群易感性 一般认为人群普遍易感,但儿童感染率较低,原因尚不清楚。医护人员和患者家属与亲友在治疗、护理、陪护、探望患者时,同患者近距离接触次数多,接触时间长,如果防护措施不力,很容易感染SARS。从事SARS-CoV相关实验室操作的工作人员和果子狸等野生动物饲养销售的人员,在一定条件下,也是可能被感染的高危人群。

二、临床特征

临床主要表现为发热(>38℃)和咳嗽、呼吸加速、气促或呼吸窘迫综合征,肺部啰音或有肺实变体征。

1. 潜伏期 SARS的潜伏期通常限于2周之内,一般2~10天。

2. 临床症状 急性起病,自发病之日起,2~3周内病情都可处于进展状态。主要有以下三类症状。

(1)发热及相关症状:常以发热为首发和主要症状,体温一般高于38℃,常呈持续性高热,可伴有畏寒、肌肉酸痛、关节酸痛、头痛、乏力。在早期,使用退热药可有效;进入进展期,通常难以用退热药控制高热。使用糖皮质激素可对热型造成干扰。

(2)呼吸系统症状:咳嗽不多见,表现为干咳,少痰,少数患者出现咽痛。可有胸闷,严重者逐渐出现呼吸加速、气促,甚至呼吸窘迫。常无上呼吸道卡他症状。呼吸困难和低氧血症多见于发病6~12天后。

(3)其他方面症状:部分患者出现腹泻、恶心、呕吐等消化道症状。

3. 体征　SARS患者的肺部体征常不明显,部分患者可闻及少许湿啰音,或有肺实变体征。偶有局部叩浊、呼吸音减低等少量胸腔积液的体征。

〔治疗原则〕

非典型肺炎(SARS)是一种新近发现的,由SARS-CoV病毒引起的传染病,所以,针对细菌有效的任何抗生素类药物,均对此疾病无明显疗效。

虽然SARS的致病原已经基本明确,但发病机制仍不清楚,目前尚缺少针对病因的治疗。基于上述认识,临床上应以对症支持治疗和针对并发症的治疗为主。应避免盲目应用药物治疗,尤其应避免多种药物(如抗生素等)长期、大剂量地联合应用。

1. 一般治疗与病情监测

卧床休息,注意维持水、电解质平衡,避免用力和剧烈咳嗽。密切观察病情变化(不少患者在发病后的2~3周内都可能属于进展期)。一般早期给予持续鼻导管吸氧。

根据病情需要,每天定时或持续监测脉搏容积血氧饱和度(SpO_2)。定期复查血常规、尿常规、血电解质、肝肾功能、心肌酶谱、T淋巴细胞亚群(有条件时)和X线胸片等。

2. 对症治疗

(1)体温高于38.5℃,或全身酸痛明显者,可使用解热镇痛药。高热者给予冰敷、酒精擦浴、降温毯等物理降温措施。儿童禁用水杨酸类解热镇痛药。

(2)咳嗽、咯痰者可给予镇咳、祛痰药。

(3)有心、肝、肾等器官功能损害者,应采取相应治疗。

(4)腹泻患者应注意补液及纠正水、电解质失衡。

3. 糖皮质激素的使用

应用糖皮质激素的目的在于抑制异常的免疫病理反应,减轻严重的全身炎症反应状态,防止或减轻后期的肺纤维化。主要选用甲泼尼龙、泼尼松或泼尼松龙等。但要严格掌握糖皮质激素的使用指征、控制糖皮质激素的剂量和疗程,以减轻或避免激素引起的不良反应。具备以下指征之一时可考虑应用糖皮质激素:①有严重的中毒症状,持续高热不退,经对症治疗5天以上最高体温仍超过39℃;②X线胸片显示多发或大片阴影,进展迅速,48小时之内病灶面积增大>50%且在正位胸片上占双肺总面积的1/4以上;③达到急性肺损伤或ARDS的诊断标准。

开始使用糖皮质激素时宜静脉给药,当临床表现改善或X线胸片显示肺内阴影有所吸收时,应及时减量停用。一般每3~5天减量1/3,通常静脉给药1~2周后可改为口服泼尼松或泼尼松龙,一般不超过4周,不宜过大剂量或过长疗程。应同时应用制酸剂和胃黏膜保护剂,还应警惕骨缺血性改变和继发感染,包括细菌和(或)真菌感染,以及原已稳定的结核病灶的复发和扩散。

4. 抗病毒治疗

目前尚未发现针对SARS-CoV的特异性药物。临床回顾性分析资料显示,利巴韦林等常用抗病毒药对SARS无效。蛋白酶抑制剂类药物咯匹那韦及利托那韦的疗效尚待验证。

5. 免疫治疗

胸腺肽、干扰素、静脉用丙种球蛋白等非特异性免疫增强剂对SARS的疗效尚未肯定,不推荐常规使用。SARS恢复期血清的临床疗效尚未被证实,对诊断明确的高危患者,可在严密观察下试用。

6. 抗菌药物的使用

抗菌药物的应用目的主要有两个,一是用于对疑似患者的试验治疗,以帮助鉴别诊断;二是用于治疗和控制继发细菌、真菌感染。

鉴于SARS常与社区获得性肺炎(CAP)相混淆,而后者常见致病原为肺炎链球菌、肺炎支原体、流感嗜血杆菌等,在诊断不清时可选用新喹诺酮类或β-内酰胺类联合大环内酯类药物试验治疗。继发感染的致病原包括革兰阴性杆菌、耐药革兰阳性球菌、真菌及结核杆菌,应有针对性地选用适当的抗菌药物。

7. 心理治疗

对疑似病例,应合理安排收住条件,减少患者担心院内交叉感染的压力;对确诊病例,应加强关心与解释,引导患者加深对本病的自限性和可治愈性的认识。

在接诊患者时,医护人员要以友善的态度与患者交流。在患者充分理解的前提下,积极给予心理支持。医护人员的肢体语言,也能给患者增添战胜疾病的力量。对于康复期患者,应帮助其打消复发和传染他人的顾虑。对于将要出院的患者,可叮嘱其在出院后2周内暂勿与同事、朋友来往,尽量避免不愉快的事情发生而增加心理负担。

8. 重症SARS的治疗原则

尽管多数SARS患者的病情可以自然缓解,但大约有30%的病例属于重症病例,其中部分可能进展至急性肺损伤或ARDS,甚至死亡。因此对重症患者必须严密动态观察,加强监护,及时给予呼吸支持,合理使用糖皮质激素,加强营养支持和器官功能保护,注意水、电解质和酸碱平衡,预防和治疗继发感染,及时处理合并症。

(1)监护与一般治疗:一般治疗及病情监测与非重症患者基本相同,但重症患者还应加强对生命体征、出入液量、心电图及血糖的监测。当血糖高于正常水平时,可应用胰岛素将其控制在正常范围,可能有助于减少并发症。

(2)呼吸支持治疗:对重症SARS患者应该经常监测SpO_2的变化。活动后SpO_2下降是呼吸衰竭的早期表现,应该给予及时的处理。

①氧疗:对于重症病例,即使在休息状态下无缺氧的表现,也应给予持续鼻导管吸氧。有低氧血症者,通常需要较高的吸入氧流量,应使SpO_2维持在93%或以上,必要时可选

用面罩吸氧。应尽量避免脱离氧疗的活动(如上洗手间、医疗检查等)。若经充分氧疗后,呼吸负荷仍保持在较高的水平,则应及时考虑无创人工通气。

②无创正压人工通气(NIPPV):NIPPV 可以改善呼吸困难的症状,改善肺的氧合功能,有利于患者度过危险期,有可能减少有创通气的应用。

若应用 NIPPV2 小时仍没达到预期效果(SpO2≥93%,气促改善),可考虑改为有创通气。

③有创正压人工通气:对 SARS 患者实施有创正压人工通气的指征:①使用 NIPPV 治疗不耐受,或呼吸困难无改善,氧合功能改善不满意,$PaO_2 < 70mmHg$,并显示病情恶化趋势;②有危及生命的临床表现或多器官功能衰竭,需要紧急进行气管插管抢救。

在通气的过程中,对呼吸不协调及焦虑的患者应予充分镇静,必要时予肌松药,以防止氧合功能下降。

(3)糖皮质激素的应用:对于重症且达到急性肺损伤标准的病例,应该及时规律地使用糖皮质激素如甲泼尼龙等,以减轻肺的渗出、损伤和后期的肺纤维化,并改善肺的氧合功能。

(4)临床营养支持:由于大部分重症患者存在营养不良,因此早期应鼓励进食易消化的食物。当病情恶化不能正常进食时,应及时给予临床营养支持,采用肠内营养与肠外营养相结合的方法。

(5)预防和治疗继发感染:重症患者通常免疫功能低下,需要密切监测和及时处理继发感染,必要时可慎重地进行预防性抗感染治疗。

9. 中医药治疗

本病符合《素问·刺法论》"五疫之至,皆相染易,无问大小,病状相似"的论述,属于中医学"瘟疫"、"热病"的范畴。其病因为疫毒之邪,由口鼻而入,主要病位在肺,亦可累及其他脏腑。其基本病机为邪毒壅肺、湿痰瘀阻、肺气郁闭、气阴亏虚。

中医药治疗的原则是早预防、早治疗、重祛邪、早扶正、防传变,也就是预防、祛邪、扶正和辨证论治的原则。中药汤剂和中成药的应用都有一定的疗效,可根据不同的证候辨证使用。

(1)退热类:适用于早期、进展期发热。可选用瓜霜退热灵胶囊、新雪颗粒、柴胡注射液等。

(2)清热解毒类:适用于早期、进展期的疫毒犯肺证、疫毒壅肺证、肺闭喘憋证。可选用清开灵注射液、双黄连粉针、鱼腥草注射液、清开灵口服液、双黄连口服液、梅花点舌丹、紫金锭等。

(3)清热、化痰、开窍类:适用于重症的高热、烦躁、谵语等。可选用安宫牛黄丸(或胶囊),也可选用紫血丹、至宝丹。痰多黏稠者可选用猴枣散。

(4)活血化瘀祛湿类:适用于进展期肺闭喘憋证。可选用复方丹参注射液、血府逐瘀口服液(或颗粒、胶囊)、藿香正气软胶囊(或丸、水)、血必净注射液等。

(5)扶正类:适用于各期有正气亏虚者。可选用生脉注射液、参麦注射液、参附注射液、黄芪注射液、生脉饮、百令胶囊等。

〔用药精选〕

对非典型肺炎(SARS)的治疗目前尚没有针对病因特别有效的药物,临床上应采取综合措施,以对症支持治疗和针对并发症的治疗为主。

一、西药

1. 氢化可的松 Hydrocortisone

本品为糖皮质激素类药物,具有抗炎、免疫抑制、抗毒素和抗休克作用。还有扩张血管,增强心肌收缩力,改善微循环作用。

【适应证】本品适用于过敏性、炎症性与自身免疫性疾病:①原发性或继发性肾上腺皮质功能减退症的替代治疗。②合成糖皮质激素所需酶系缺陷所致的各型肾上腺皮质增生症。③自身免疫性疾病,如系统性红斑狼疮、重症多发性皮肌炎、严重支气管哮喘、风湿病、风湿性关节炎、皮肌炎、自身免疫性出血、血管炎、肾病综合征、血小板减少性紫癜、重症肌无力。④过敏性疾病,严重支气管哮喘、血管神经性水肿、血清病、过敏性鼻炎。⑤用于器官移植的抗排斥反应,如心、肝、肾、肺组织移植。⑥各种急性中毒性感染、病毒感染,如细菌性痢疾、中毒性肺炎、重症伤寒、结核性脑膜炎、胸膜炎。⑦血液疾病,如急性白血病、淋巴瘤等。⑧炎症性疾患,如阶段性结肠炎、溃疡性结肠炎、损伤性关节炎。

【用法用量】口服。抗炎和免疫抑制,一日 2.5~10mg/kg,分 3~4 次给药,每隔 6~8 小时给药一次;替代治疗,一日 $20 \sim 25mg/m^2$,分 3 次给药,每隔 8 小时给药一次。

静脉滴注:各种危重病例的抢救,一次 100~200mg;肾上腺皮质功能减退及腺垂体功能减退、严重过敏反应、哮喘持续状态及休克,一次 100mg,连续应用不宜超过 3~5 日。或遵医嘱。

鞘内注射:一次 25~50mg,摇匀后关节或鞘内注射。

【不良反应】偶见有局部刺激、过敏反应、瘙痒、烧灼感或干燥感。

长期大量应用可致皮肤萎缩、色素脱失、毛细血管扩张、酒渣样皮炎、口周皮炎;并可致医源性库欣综合征,表现有满月脸、向心性肥胖、紫纹、出血倾向、痤疮、糖尿病倾向、高血压、骨质疏松或骨折、血钙和血钾降低、广泛小动脉粥样硬化、下肢水肿、创面愈合不良、月经紊乱、股骨头坏死、儿童生长发育受抑及精神症状(欣快感、激动、烦躁不安、定向力障碍等);其他不良反应尚可见肌无力、肌萎缩、胃肠道刺激、恶心、呕吐、消化性溃疡、肠穿孔、胰腺炎、水钠潴留、水肿、青光眼、白内障、眼压增高、颅内压增高等。

少见用药后出现血胆固醇、血脂肪酸升高,淋巴细胞、单核细胞、嗜酸粒细胞、嗜碱粒细胞计数下降,多形白细胞计数下降,血小板计数下降或增加。

若快速静脉滴注给予大剂量可能发生全身性过敏反应,表现为面部肿胀、鼻黏膜及眼睑肿胀、荨麻疹、气短、胸闷、喘鸣等。

外用偶见有局部烧灼感、瘙痒、刺激及干燥感,若长期、大面积使用,可能导致皮肤萎缩、毛细血管扩张、皮肤条纹及痤疮,甚至出现全身性不良反应。

有时患者在停药后出现头晕、昏厥倾向、腹痛或背痛、低热、食欲减退、恶心、呕吐、肌肉或关节疼痛、头痛、乏力、软弱,经仔细检查如能排除肾上腺皮质功能减退和原来疾病的复发,则可考虑为对糖皮质激素的依赖综合征。

【禁忌】对本品及其他甾体激素过敏、有严重精神病史和癫痫、活动性消化性溃疡、新近胃肠吻合手术、骨折、创伤修复期、角膜溃疡、肾上腺皮质功能亢进、水痘、麻疹、较重的骨质疏松症患者禁用。未能控制的结核性、化脓性、细菌性和病毒性感染者忌用。

【孕妇及哺乳期妇女用药】权衡利弊情况下,尽可能避免使用。

【儿童用药】小儿如长期使用肾上腺皮质激素,需十分慎重。肾上腺皮质功能低下症及先天性肾上腺皮质增生症例外。儿童宜尽量应用小剂量。

【老年用药】老年患者用糖皮质激素易发生高血压及糖尿病。老年患者尤其是更年期后的女性应用糖皮质激素易加重骨质疏松。

【制剂】①氢化可的松片(注射液);②醋酸氢化可的松注射液

2. 泼尼松 Prednisone

本品属肾上腺皮质激素类药物,具有抗炎、抗过敏、抗风湿、免疫抑制作用。当严重中毒性感染时,与大量抗菌药物配合使用,可有良好的降温、抗毒、抗炎、抗休克及促进症状缓解作用。其水钠潴留及排钾作用比可的松小,抗炎及抗过敏作用较强,副作用较少,故比较常用。

【适应证】本品适用于过敏性与自身免疫性炎症性疾病:①重症多发性皮肌炎、严重支气管哮喘、风湿病、皮肌炎、血管炎、溃疡性结肠炎、肾病综合征等。②治疗各种急性严重性细菌感染、重症肌无力。③血小板减少性紫癜、粒细胞减少症、急性淋巴性白血病、各种肾上腺皮质功能不足症。④用于器官移植的抗排斥反应。⑤过敏性疾病、胶原性疾病(系统性红斑狼疮、结节性动脉周围炎等)。⑥剥脱性皮炎、药物性皮炎、天疱疮、神经性皮炎、荨麻疹、湿疹等皮肤疾病。⑦用于肿瘤如急性淋巴性白血病、恶性淋巴瘤。⑧对糖皮质激素敏感的眼部炎症。

【用法用量】口服。一次5~10mg,一日2~3次,一日10~60mg。

【不良反应】长期超生理剂量的应用,可出现并发感染、向心性肥胖、满月脸、紫纹、皮肤变薄、肌无力、肌萎缩、低血钾、浮肿、恶心、呕吐、高血压、糖尿、痤疮、多毛、感染、胰腺炎、伤口愈合不良、骨质疏松、诱发或加重消化道溃疡、儿童生长抑制、诱发精神症状等。长期使用可引起青光眼、白内障。

其他不良反应见氢化可的松。

【禁忌】糖皮质激素过敏、活动性肺结核、严重精神疾病、癫痫、活动性消化性溃疡、糖尿病、新近胃肠吻合手术、骨折、创伤修复期、单纯疱疹性或溃疡性角膜炎、未能控制的感染者、较重的骨质疏松、未进行抗感染治疗的急性化脓性眼部感染者禁用。

肾上腺皮质功能亢进、动脉粥样硬化、心力衰竭、肠道疾病或慢性营养不良、肝功能不全者不宜使用。

【孕妇及哺乳期妇女用药】孕妇禁用。乳母接受大剂量给药,则不应哺乳。

【儿童用药】可抑制患儿的生长和发育,长期使用应采用短效(如可的松)或中效(泼尼松),避免使用长效(如地塞米松)。口服中效制剂隔日疗法可减轻对生长的抑制作用。长程使用必须密切观察患儿发生骨质疏松症、股骨头缺血性坏死、青光眼、白内障的危险性。

【老年用药】老年患者用糖皮质激素易发生高血压。老年患者尤其是更年期后的女性应用糖皮质激素易发生骨质疏松。

【制剂】醋酸泼尼松片

3. 泼尼松龙 Prednisolone

本品属肾上腺皮质激素类药物,具有抗炎及抗过敏作用。当严重中毒性感染时,与大量抗菌药物配合使用,可有良好的降温、抗毒、抗炎、抗休克及促进症状缓解作用。其水钠潴留及排钾作用比可的松小,抗炎及抗过敏作用较强,不良反应较少。可用于肝功能不全的患者。

【适应证】用于各种急性严重细菌感染、过敏性疾病、胶原性疾病(红斑狼疮、结节性动脉周围炎等)、风湿病、肾病综合征、严重的支气管哮喘、血小板减少性紫癜、粒细胞较少症、急性淋巴性白血病、各种肾上腺皮质功能不足症、剥脱性皮炎、天疱疮、神经性皮炎、湿疹等症。泼尼松龙无需经肝脏转化可直接发挥效应,适用于肝功能不全者。

【用法用量】①口服:过敏性、自身免疫性及炎症性疾病,一日10~60mg,儿童一日1~2mg/kg,分2~3次给药。②肌内注射(泼尼松龙磷酸酯钠):一日10~40mg,必要时可加量。③静脉滴注(泼尼松龙磷酸酯钠):一次10~20mg,加入5%葡萄糖注射液500ml中静脉滴注。静脉注射用于危重患者,一次10~20mg,必要时可重复。

【不良反应】长期超生理剂量的应用,可出现向心性肥胖、满月脸、紫纹、皮肤变薄、肌无力、肌萎缩、低血钾、浮肿、恶心、呕吐、高血压、糖尿、痤疮、多毛、感染、胰腺炎、伤口愈合不良、骨质疏松、诱发或加重消化道溃疡、儿童生长抑制、诱发精神症状等。眼部长期大量应用,可引起眼压升高,导致视神经损害、视野缺损、后囊膜下白内障、继发性真菌或病毒感染等。

【禁忌】糖皮质激素过敏者；活动性肺结核；未进行抗感染治疗的急性化脓性眼部感染者；严重精神疾病、癫痫、活动性消化性溃疡、糖尿病、新近胃肠吻合手术、骨折、创伤修复期、角膜溃疡、未能控制的感染者、较重的骨质疏松者。

【孕妇及哺乳期妇女用药】孕妇禁用。乳母接受大剂量给药，则不应哺乳。

【儿童用药】慎用。激素可抑制患儿的生长和发育，如有必要长期使用，应采用短效（如可的松）或中效制剂（泼尼松），避免使用长效制剂（如地塞米松）。口服中效制剂隔日疗法可减轻对生长的抑制作用。儿童或少年患者长期使用糖皮质激素必须密切观察，患儿发生骨质疏松症、股骨头缺血性坏死、青光眼、白内障的危险性都增加。

【老年用药】老年患者用糖皮质激素易发生高血压。老年患者尤其是更年性后的女性应用糖皮质激素易发生骨质疏松。

【制剂】①泼尼松龙片；②醋酸泼尼松龙片（注射液）；③泼尼松龙磷酸酯钠注射液

附：用于非典型肺炎（SARS）的其他西药

1. 地塞米松 Dexamethasone

见第六章“83. 紫癜”。

2. 福多司坦 Fudosteine

见本章“5. 气管炎和支气管炎”。

3. 人免疫球蛋白 Human Immunoglobulin

见第三章“49. 肝炎”。

4. 维生素 C VitaminC

见第二章“22. 心肌炎”。

二、中药

1. 注射用双黄连（双黄连注射液）

见本章“6. 肺炎”。

2. 莲必治注射液

见本章“6. 肺炎”。

3. 清开灵注射液

见本章“6. 肺炎”。

4. 牛黄消炎灵胶囊

见本章“5. 气管炎和支气管炎”。

5. 清肺消炎丸

见本章“5. 气管炎和支气管炎”。

6. 鱼金注射液

见本章“6. 肺炎”。

7. 鱼腥草注射液

见本章“6. 肺炎”。

8. 血必净注射液

【处方组成】红花、赤芍、川芎、丹参、当归

【功能主治】化瘀解毒。用于温热类疾病，症见发热、喘促、心悸、烦躁等瘀毒互结证；适用于因感染诱发的全身炎症反应综合征；也可配合治疗多器官功能失常综合征的脏器功能受损。

【用法用量】静脉注射。全身炎症反应综合征：50ml 加生理盐水 100ml 静脉滴注，在 30 ~ 40 分钟内滴毕，一日 2 次。病情重者，一日 3 次。多器官功能失常综合征：100ml 加生理盐水 100ml 静脉滴注，在 30 ~ 40 分钟内滴毕，一日 2 次。病情重者，一日 3 ~ 4 次。

【使用注意】孕妇禁用，对本品过敏者慎用。

9. 金莲清热胶囊（颗粒、泡腾片）

见本章“2. 人禽流感”。

附：用于非典型肺炎（SARS）的其他中药

参麦注射液

【功能主治】益气固脱，养阴生津，生脉。用于治疗气阴两虚型之休克、冠心病、病毒性心肌炎、慢性肺源性心脏病、粒细胞减少症；能提高肿瘤患者的免疫功能，与化疗药物合用时，有一定的增效作用，并能减少化疗药物所引起的不良反应。

8. 中东呼吸综合征（MERS）

〔基本概述〕

中东呼吸综合征（Middle East Respiratory Syndrome，MERS）是 2012 年 9 月发现的，由一种新型冠状病毒引起的发热呼吸道疾病。世界卫生组织将该冠状病毒命名为中东呼吸综合征冠状病毒（Middle East Respiratory Syndrome Coronavirus，MERS-CoV）。MERS 的全称是中东呼吸症候群冠状病毒感染症。

MERS-CoV 病毒于 2012 年 9 月在沙特阿拉伯首次被发现，继而在中东其他国家及欧洲蔓延。感染者多会出现严重的呼吸系统综合征并伴有急性肾衰竭。2013 年 5 月 23 日世界卫生组织将这种疾病命名为“中东呼吸综合征”。该病因与 SARS 同属冠状病毒而得名，出于通俗易懂的考虑，媒体经常把 MERS 称为新 SARS，但事实上，虽然这两种病毒同属于冠状病毒，但它们在基因上具有明确的差异，而且使用不同的受体。

以下国家先后报告了中东呼吸综合征病例：中东地区的沙特阿拉伯、阿联酋、约旦、科威特、阿曼、卡塔尔和也门；非洲的埃及和突尼斯；欧洲的法国、德国、荷兰、希腊、意大利和英国；亚洲的菲律宾、马来西亚和黎巴嫩以及北美的美国。病毒似乎在整个阿拉伯半岛广泛循环。近期中东以外地区报告的所有病例最初均在中东感染，然后输入到中东以外地区。这些旅行相关病例在本国内似乎没有感染其他人。

2013 年法国和英国的输入性病例导致了有限的人传人传播；2015 年韩国也报告了大量的病例。2015 年 5 月 28 日，我国广东省惠州市出现一例输入性中东呼吸综合征(MERS，曾被称为类 SARS)疑似病例，29 日确诊为 MERS。患者为韩国确认病例的密切接触者。

截止 2015 年 5 月 25 日，据世界卫生组织(WHO)公布数据显示，全球累计实验室确诊的感染 MERS-CoV 病例(简称 MERS)共 1139 例，其中 431 例死亡(病死率 37.8%)。这些病例来自 24 个国家和地区，病例最多国家为沙特阿拉伯，病例多集中在沙特阿拉伯、阿联酋等中东地区，该地区以外国家的确诊病例发病前多有中东地区工作或旅游史。

中东呼吸综合征症状类似"非典"，典型病例常呈现发热、咳嗽和气短等症状，在检查中经常发现肺炎表现。胃肠道症状，如腹泻等也有报道。重症病例可导致呼吸衰竭，需要在重症监护室内机械通气和支持治疗。部分病例可出现器官衰竭，尤其是肾衰竭和感染性休克。该病毒似乎会导致免疫力低下的人群，老年人和伴有慢性病(如糖尿病、癌症和慢性肺部疾病)的人群发生更严重的疾病。

部分人感染病毒后并不会出现症状。目前，还未确切了解人类如何感染该病毒的。在某些情况下，病毒似乎通过密切接触传播。这常出现在家庭成员、患者和医护工作者之中。最近，医护工作者感染报告增加。在一些社区病例中未找到可能的感染源。他们有可能是因为暴露于动物、人或者其他感染源而感染。

该病可以人传人，但仅仅在有限的范围内。这种病毒在人与人之间传播似乎不大容易，除非有密切接触，如看护患者时未进行保护。在医院内集聚性病例中，人际间传播更容易，特别是感染预防与控制措施不足的时候。到目前为止，没有证据表明有持续的社区内传播。

病毒全部的感染来源尚不完全清楚。但在埃及、卡塔尔和沙特的骆驼中分离到和人类病毒株相匹配的病毒株。很多研究已经在非洲和中东的骆驼中发现病毒抗体。人和骆驼的病毒基因序列数据表明两者之间存在密切联系。可能还存在其他宿主。科学家推测，一种或更多种动物携带了中东呼吸系统综合征冠状病毒，并最终将其传染给人类。如今，他们或许最终在一个"不太可能"的物种中找到了线索：已经退役的赛驼。

〔治疗原则〕

目前尚无可用的疫苗或特异性治疗方法。治疗方法是支持性的和基于患者的临床状况应当采取适当措施，减少将病毒从感染患者传给其他患者、医务人员和探访者的危险。应当针对医务人员开展感染防控技能教育和培训并定期更新知识。

在最初的 47 例患者中，有 42 例(89%)在重症监护室治疗，34 例(72%)接受机械通气。平均机械通气时间为 7 天，平均死亡时间为 14 天。大多数患者接受奥司他韦和覆盖常见社区获得性肺炎病原菌的抗菌药物治疗。其中有 5 例患者经验性接受氟康唑治疗，2 例应用激素，5 例应用利巴韦林，1 例应用干扰素-α 以及 5 例应用免疫球蛋白。

2013 年以来，先后有人实验证明了霉酚酸具有针对新型 MERS-CoV 的体外抗病毒活性，同时提示干扰素 β_{1b} 和霉酚酸应考虑作为中东呼吸系统综合征(MERS)的试验性治疗。有人开发了对 MERS 病毒具有高抑制活性的全人源单克隆抗体($m^3 36$)。该抗体是目前针对 MERS 病毒最好的治疗药物之一，具有极强的病毒中和活性，与 MERS 病毒的结合亲和力常数达到"皮摩尔"(picomolar)级别。体外实验显示，该抗体针对 MERS 假病毒的中和活性达到 0.005μg/ml，针对 MERS 活病毒的中和活性达到 0.07μg/ml。也有人使用鸵鸟蛋培植出大量 MERS 病毒的预防抗体，并开始大量生产。这种抗体可以覆盖侵入人体细胞的 MERS 病毒，并起到很好的预防作用。

作为一般的预防措施，目前前往农场、市场、谷仓或者有其他动物场所的任何人，都应该采取一般的卫生措施，如接触动物前后要经常洗手，避免接触患病动物。

食用生的或未煮熟的动物产品(如奶和肉)，带来了多种病原微生物感染的高风险。通过烹饪或巴氏灭菌法适当处理的动物产品可安全食用，但也需小心处理，避免与未煮过的食物交叉污染。骆驼肉和奶在加热灭菌、烹饪或其他热处理后是可以持续消费的营养产品。

在更多的信息被获得之前，患有糖尿病，慢性肺部疾病，肾衰竭，或免疫力低下的人群被认为是患 MERS-CoV 的高风险人群。因此，这些人群应避免与骆驼接触，或者吃尚未煮熟的肉类。

骆驼农场和屠宰场的工人应该有良好的个人卫生习惯，如在接触动物后勤洗手、可行的面部保护和穿防护服(工作后需要脱下和每天清洗)。工人们还应该避免让家庭成员接触被骆驼或骆驼排泄物污染的脏工作服、鞋子或其他物品。不宰杀食用生病的动物。避免直接接触已经确认被 MERS-CoV 感染的动物。

附 1：综合症与综合征的区别

平日里，人们对于综合征比较熟悉，而综合征则较少见。综合症和综合征虽只有一字之差，但意思大不相同。

综合征，医学名词，是指动植物疾病、功能失调、病态呈病灶或损伤的一组典型证候或症状。从医学上讲，综合征具有两个内涵：一是一组"证候"，而不是一个独立的疾病。如：非典流行时的"呼吸窘迫综合征"，就是多种疾病恶化时都可能发生的危重病情。二是同时包括数项基本特征。如，"获得性免疫缺陷综合征(AIDS，艾滋)"的命名就表明，艾滋病患者都符合两个基本条件："获得性"(不是遗传性)和"免疫缺陷"，而个体患者可以表现为恶性肿瘤、肺炎、霉菌感染等多种多样的具体疾病。

综合症是一医学术语,指在某些可能的疾病出现时,经常会同时出现的临床特称、症状、现象,此时医师可针对出现的其中一种表征,警觉可能一并出现的相关变化,然而实际的病原、确定诊断的疾病名称或相关生理变化可能无法确知。而有些过去未知的疾病表现,经过研究后仍然保留综合症的称呼。

在医学上,“症”、“征”并列时,“症”是“症状”,如头痛、视物模糊、呕吐等,是患者能感知的不适;而“征”是“体征”,特指医生检查发现的异常变化,如眼底出血、心脏杂音、病理反射等。

附2:MERS防控方案

2015年6月5日,国家卫生和计划生育委员会(卫计委)印发MERS防控方案第二版。这是国家卫计委继2013年《中东呼吸综合征疫情防控方案(第一版)》公布之后,首次对其修订。国家卫计委称,此举是为适应防控形势的变化。

按照新公布的《中东呼吸综合征疫情防控方案(第二版)》,国家卫计委细化了对不明原因发热患者询问病史的规定,新增加了韩国旅行史等。方案指出,各级各类医疗机构的医务人员在日常诊疗活动中,应提高对中东呼吸综合征病例的诊断和报告意识,对于不明原因发热病例,应注意询问发病前14天内的旅行史或可疑的暴露史,了解本人或其密切接触的类似患者有无赴沙特、阿联酋、卡塔尔、约旦等中东国家以及韩国等其他有中东呼吸综合征病例国家的旅行史,或可疑动物(如单峰骆驼)类似病例的接触史。

附3:MERS与SARS的区别

最近的讨论多集中在MERS与SARS在临床及实验室的相似处上。这两种冠状病毒都会引起急性呼吸窘迫综合征,而2002年11月在中国南方爆发的SARS更为公众熟知。SARS自中国南方快速蔓延至中国香港,乃至全球,最终造成8422人患病,916人死亡(病死率约11%)。MERS在临床表现上与SARS有些相似之处,但仍存在很多不同。MERS病死率更高。

〔用药精选〕

对中东呼吸综合征的治疗,目前尚没有明显有效的中西药品。治疗主要以对症和支持治疗为主。

9. 肺气肿

〔基本概述〕

肺气肿是指肺充气过度,肺终末细支气管远端部分包括呼吸性细支气管、肺泡管、肺泡囊和肺泡的膨胀和过度充气,导致肺组织弹力减退,容积增大,肺功能减退的一种阻塞性肺疾患。

肺气肿又称阻塞性肺气肿,是慢性支气管炎或其他慢性肺部疾患发展的结果。本病常继发于慢性支气管炎,支气管哮喘和肺纤维化,为临床常见病、多发病之一,在我国的发病率为0.6%~4.3%。

肺气肿发病缓慢,常以咳、喘、痰开始,逐渐出现气急,呼长吸短,且进行性加重,甚至丧失劳动力。由于肺泡及毛细血管的损害,不能完成吸入氧气、排出二氧化碳的任务,导致缺氧,致使肺部遭到破坏,所剩余的组织不能维持身体输氧的功能时,就会出现缺氧的状态,而使呼吸困难,甚至威胁生命安全。

肺气肿按其发病原因可分为如下几种类型:老年性肺气肿,代偿性肺气肿,间质性肺气肿,灶性肺气肿,旁间隔性肺气肿,阻塞性肺气肿等。临床上最常见的是阻塞性肺气肿。

近数十年来阻塞性肺气肿的发病率显著增高,这是由于大气污染、吸烟和肺部慢性感染等诱发慢性支气管炎,进一步演变为本病。根据普查,我国慢性支气管炎患病率为3.9%,50岁以上达15%或更多。阻塞性肺气肿的患病率全国不一致,最低为0.6%,最高为4.3%。本病为慢性病变,病程长,影响健康和劳动力,给社会生产和经济带来巨大损失。以美国为例,由于阻塞性肺气肿的医疗费用和缺勤等经济损失,每年达数十亿美元。

阻塞性肺气肿病因极为复杂,发病机制至今尚未完全阐明,一般认为是多种因素协同作用形成的。引起慢性支气管炎的各种因素如感染、吸烟、大气污染、职业性粉尘和有害气体的长期吸入、过敏等,均可引起阻塞性肺气肿。①吸烟纸烟含有多种有害成分,如焦油、烟碱和一氧化碳等。吸烟者可反射性引起支气管痉挛,减弱肺泡巨噬细胞的作用。②大气污染气候和经济条件相似情况下,大气污染严重地区肺气肿发病率比污染较轻地区高。③感染呼吸道病毒和细菌感染与肺气肿的发生有一定关系。反复感染可引起支气管黏膜充血、水肿,腺体增生、肥大,分泌功能亢进,管壁增厚狭窄,引起气道阻塞。肺部感染时肺蛋白酶活性增高与肺气肿形成也可能有关。

本病起病隐潜,开始时一般没有明显症状。以慢性支气管炎为病因者,往往有多年的咳嗽、咳痰史。慢性支气管炎并发肺气肿,往往在咳嗽、咳痰的基础上,出现逐渐加重的呼吸困难。最初仅在劳动、上楼、登山、爬坡时出现气促,病情进一步发展,即使静止状态下也会出现气促。

肺气肿属于中医学的“肺胀”范畴。本病的发生,多因久病肺虚,痰浊潴留,复感外邪而诱发。病变首先在肺,继则影响脾、肾,后期病及心脏。其病理因素主要为痰浊、水饮与血瘀互为影响,兼见同病。如一般早期以痰浊为主,渐而痰瘀并见,终至痰浊、血瘀、水饮错杂为患。本病是多种慢性肺系疾病后期转归而成,病程缠绵不休,经常反复发作,难于根治。如治疗不当,极易发生变端,出现喘脱的危象。

〔治疗原则〕

对肺气肿的治疗目前尚没有特别有效的药物，本症的治疗应采取综合措施。由于肺气肿患者在冬天易患呼吸道感染，应酌情使用抗菌药物、祛痰剂和支气管扩张剂。同时，患病后应保持心理平衡、必须戒烟、预防感冒、适当锻炼、适当用药、家庭氧疗以及饮食疗法等。

1. 改善患者一般状况

肺气肿患者每因呼吸道感染而症状进一步加重，肺功能也更趋减损。因此提高机体抵抗力，防止感冒和下呼吸道感染至关重要，可采取耐寒锻炼、肌内注射核酪或卡介苗素等。同时应重视营养素的摄入，改善营养状况。

全身运动如步行、踏车、活动平板、广播操、太极拳等不仅增加肌肉活动度，而且也锻炼呼吸循环功能。应当根据病情制定方案，例如气功、太极拳、呼吸操、定量行走或登梯练习。

2. 适当应用舒张支气管药物

如氨茶碱，β_2 受体兴奋剂。如有过敏因素存在，可适当选用皮质激素。

3. 根据病原菌或经验应用有效抗生素

如青霉素、庆大霉素、左氧氟沙星、莫西沙星、头孢菌素等。

4. 呼吸训练

肺气肿患者常呈浅速呼吸，呼吸效率差。指导患者作深而缓的腹式呼吸，使呼吸阻力减低，潮气量增大，死腔通气比率减少，气体分布均匀，改善通气/血液比例失调。

5. 呼吸肌锻炼

肺气肿患者因肺过度充气、营养不良和缺氧等因素，对呼吸肌产生不良影响。在肺部感染等情况下，呼吸负荷进一步加重，可引起呼吸肌疲劳，是呼吸衰竭的诱因之一。通过缩唇呼吸或二氧化碳过度通气等锻炼，可改善呼吸肌功能。

6. 家庭氧疗

经过抗感染、祛痰和支气管解痉剂治疗，缓解期动脉血氧分压仍在 7.33kPa(60mmHg)以下者应进行家庭氧疗。每天 12～15 小时的给氧能延长寿命，若能达到每天 24 小时的持续氧疗，效果更好。

7. 其他

非创伤性机械通气的开展为阻塞性肺气肿患者家庭机械通气提供了条件。一般经鼻罩或口鼻罩或呼吸机连接。家庭间断机械通气可以使呼吸肌休息，缓解呼吸肌疲劳，改善呼吸肌功能。

近年来国外开展肺移植术治疗晚期肺气肿患者。单肺移植较为简单，并发症和死亡率也较低。

8. 中医中药治疗

应有侧重地分别选用扶正祛邪的不同治疗方法，在缓解期，则应以扶正为主，提高抗病能力，并重视原发病的治疗，尽量减少发作；在发作期，则应着重针对具体症状，辨证治疗。治疗本病还必须掌握好各个不同时期的用药尺度，兼顾标本，并配合呼吸吐纳等身体锻炼、注意饮食起居的调摄等，才能有较好的远期疗效。肺气肿病理常虚实夹杂，实则痰、气、瘀等有形无形之邪停留于肺脏，虚则肺、脾、肾脏器虚弱，无力排除实邪，故治疗上应考虑攻补兼施，标本兼治。可以选用单种中成药，也可多种同时使用。

〔用药精选〕

一、西药

(一) 止咳平喘用西药

1. 沙丁胺醇 Salbutamol

见本章“4. 哮喘”。

2. 特布他林 Terbutaline

见本章“4. 哮喘”。

3. 噻托溴铵粉吸入剂 Tiotropium Bromide Powder for Inhalation

见本章“4. 哮喘”。

4. 布地奈德福莫特罗 Budesonide and Formoterol

见本章“4. 哮喘”。

5. 沙美特罗替卡松 Salmeterol and Fluticasone

见本章“4. 哮喘”。

6. 多索茶碱 Doxofylline

见本章“4. 哮喘”。

7. 马来酸茚达特罗吸入粉雾剂 Indacaterol Maleate Powder for Inhalation

茚达特罗是一种长效的 β_2 肾上腺素受体激动剂。吸入茚达特罗后其在肺内局部发挥支气管扩张剂的作用。

【适应证】本品为支气管扩张剂，适用于成人慢性阻塞性肺疾病(COPD)患者的维持治疗。

【用法用量】推荐剂量：每次使用比斯海乐(药粉吸入器)吸入一粒 150μg 胶囊的内容物，一日一次。仅遵医嘱增加剂量。应该在每日相同时间使用昂润比斯海乐。如果漏用一次药物，下次仍应在次日相同时间用药。

肝功能损害：轻、中度肝功能损害的患者无须调整剂量。尚无重度肝功能损害患者应用昂润比斯海乐的资料。

肾功能损害：肾功能损害的患者无须调整剂量。

【不良反应】使用推荐剂量时最常见的不良反应包括：鼻咽炎(14.3%)、上呼吸道感染(14.2%)、咳嗽(8.2%)、头痛(3.7%)及肌肉痉挛(3.5%)。大多数不良反应为轻度或中度，不良反应发生率随治疗继续而降低。COPD 患者吸入本品(推荐剂量)后的不良反应是由于 β_2 肾上腺素受体激动而产生的全身性效应，但不具有临床意义。平均心率改变低于每分钟一次，少见心动过速，且发生率与安慰剂相似。

【儿童用药】尚无儿童(小于 18 岁)应用本品的资料。

【老年用药】虽然随着年龄的增长会伴有最大血浆药物浓度和全身暴露量的增加，但老年患者无须调整剂量。

【孕妇及哺乳期妇女用药】尚不明确。

8. 异丙托溴铵 Ipratropium Bromide

见本章“4. 哮喘”。

9. 氨茶碱 Aminophylline

见本章“4. 哮喘”。

10. 二羟丙茶碱 Diprophylline

见本章“4. 哮喘”。

11. 盐酸丙卡特罗 Procaterol Hydrochloride

见本章“4. 哮喘”。

(二)抗菌消炎用西药

1. 左氧氟沙星 Levofloxacin

见本章“5. 气管炎和支气管炎”。

2. 莫西沙星 Moxifloxacin

见本章“5. 气管炎和支气管炎”。

3. 普卢利沙星 Prulifloxacin

本品对革兰阳性菌及革兰阴性菌有广谱抗菌作用,特别表现出对铜绿假单胞菌、大肠埃希菌等革兰阴性菌较强的抗菌力。

【适应证】用于敏感菌引起的下列感染:①浅表性皮肤感染症(急性浅表性毛囊炎、传染性脓痂疹)、深部皮肤感染症(蜂窝织炎、丹毒、疖、疖肿症、痈、化脓性甲沟炎)、慢性脓皮症(感染性皮脂腺囊肿、化脓性汗腺炎、皮下脓肿)。②肛门周围脓肿、外伤和烫伤及手术创伤等浅表性继发性感染。③急性上呼吸道感染(咽喉炎、扁桃体炎、急性支气管炎等)、慢性呼吸系统疾病的继发性感染(慢性支气管炎、弥漫性细支气管炎、支气管扩张、肺气肿、肺纤维病、支气管哮喘等)和肺炎。④膀胱炎、肾盂肾炎、前列腺炎。⑤胆囊炎、胆管炎。⑥感染性肠炎、细菌性痢疾、沙门菌病、霍乱。⑦子宫内感染、子宫附件炎。⑧眼睑炎、睑腺炎。⑨中耳炎、鼻窦炎。

【用法用量】口服。一次 0.2g,一日 2 次,根据症状可适当调整剂量,但一次用量不得超过 0.3g。对肺炎、慢性呼吸器官疾病的继发性感染患者,一次 0.3g,一日 2 次。

【不良反应】主要有胃肠道反应,AST(GOT)及 ALT(GPT)升高。过敏反应。罕见跟腱炎、腱断裂等腱障碍、横纹肌溶解症,低血糖,血常规异常,肝、肾功能不全,心律失常、QT 间期延长,重症大肠炎,痉挛、精神错乱、抑郁等精神症状。

【禁忌】对本品有过敏史、严重肾障碍、癫痫等痉挛性疾病的患者禁用。

【孕妇及哺乳期妇女用药】孕妇禁用。哺乳期妇女使用时应暂停哺乳。

【儿童用药】低体重出生儿、新生儿、受乳儿、幼儿和儿童的安全性还没有确立,所以不要服用。

【老年用药】老年患者的药物半衰期延长,可使药物在血液中持续保持较高的浓度,故应慎重给药,减少给药剂量或间隔给药。

【制剂】普卢利沙星片(分散片、胶囊)

4. 甲磺酸帕珠沙星 Pazufloxacin Mesilate

本品属喹诺酮类抗菌药,具有抗菌谱广、抗菌作用强的特点。

【适应证】本品适用于敏感细菌引起的下列感染:①慢性呼吸道疾病继发感染,如慢性支气管炎、弥漫性细支气管炎、支气管扩张、肺气肿、肺间质纤维化、支气管哮喘、陈旧性肺结核等;肺炎,肺脓肿。②肾盂肾炎、复杂性膀胱炎、前列腺炎。③烧伤创面感染,外科伤口感染。④胆囊炎、胆管炎、肝脓肿。⑤腹腔内脓肿、腹膜炎。⑥生殖器官感染,如子宫附件炎,子宫内膜炎;盆腔炎。

【用法用量】静脉滴注,时间为 30~60 分钟。一次 0.5g,一日 2 次,可根据患者的年龄和病情酌情减量。疗程为 7~14 日。

【不良反应】本品主要临床不良反应为腹泻、皮疹、恶心、呕吐,实验室检查可见 ALT、AST、ALP、r-GTP 升高,嗜酸粒细胞增加。

【禁忌】对帕珠沙星及喹诺酮类药物有过敏史的患者禁用。

【孕妇及哺乳期妇女用药】孕妇及有可能怀孕的妇女禁用;因药物可通过乳汁分泌,哺乳期妇女应用时应停止哺乳。

【儿童用药】儿童用药的安全性尚未建立,建议儿童禁用本品。

【老年用药】老年患者用药监测血药浓度、尿排泄量时,Cmax,AUC 升高,尿中回收率下降,因此老年患者应用本品时应注意剂量。

【制剂】①注射用甲磺酸帕珠沙星;②甲磺酸帕珠沙星氯化钠注射液

5. 克洛己新 Cefaclor and Bromhexine Hydrochloride

本品为复方制剂,含头孢克洛和盐酸溴己新。头孢克洛为广谱半合成头孢菌素,具有广谱抗菌作用;盐酸溴己新能使痰中的黏多糖纤维化和裂解,使痰液黏稠度降低,分泌增加,从而使痰液变稀,易于咳出,使呼吸道通畅。

【适应证】用于敏感菌引起的上、下呼吸道感染,咽炎,扁桃体炎,急、慢性支气管炎,肺炎,感染性肺气肿,鼻窦炎和尿路感染,皮肤软组织感染,胆道感染等症的治疗。

【用法用量】口服。成人一次 1 片(袋),一日 3 次,由医生确定服用本品的疗程。

【不良反应】副作用一般轻微,主要有消化道及神经系统症状,当停药后几日,这些症状会自然消失。在长期使用头孢菌素类药物时,可能会导致不敏感菌的大量繁殖,出现腹泻、伪膜性结肠炎等消化道症状。个别情况下会出现暂时性肝不适、过敏性症状等,情况严重时请停药就医。

【禁忌】对头孢菌素类抗生素或溴己新有过敏史的患者禁用。

【孕妇及哺乳期妇女用药】孕妇慎用;哺乳期妇女不应服用本品。

【儿童用药】儿童用药的安全有效性尚未确定。

【老年用药】老年患者应在医生指导下根据肾功能情况调整用药剂量或用药间期。

【制剂】克洛己新片(干混悬剂)

附:用于肺气肿的其他西药

1. 厄多司坦片(分散片、胶囊)Erdosteine Tablets

见本章“5. 气管炎和支气管炎”。

2. 甘氨酸茶碱钠胶囊(片)Theophylline Sodium Glycinate Capsules

见本章“4. 哮喘”。

3. 福多司坦片(胶囊、颗粒)Fudosteine Tablets

见本章“5. 气管炎和支气管炎”。

4. 富马酸福莫特罗 Formoterol Fumarate

见本章“4. 哮喘”。

5. 桉柠蒎肠溶软胶囊 Eucalyptol, Limonene and Pinene Enteric Soft Capsules

见本章“5. 气管炎和支气管炎”。

6. 青霉素 Benzylpenicillin

见本章“10. 肺脓肿”。

7. 头孢唑林钠 Cefazolin Sodium

见本章“6. 肺炎”。

8. 环丙沙星 Ciprofloxacin

见第三章“35. 肠炎”。

9. 庆大霉素 Gentamycin

见本章“10. 肺脓肿”。

10. 注射用甲泼尼龙琥珀酸钠 Methylprednisolone Sodium Succinate for Injection

见第六章“80. 贫血”。

二、中药

1. 痰咳净片(散、滴丸)

见本章“3. 咳嗽”。

2. 如意定喘片(丸)

见本章“3. 咳嗽”。

3. 补金片(胶囊)

【处方组成】陈皮、乌梢蛇(去头、炒)、桔梗、浙贝母、黄精(蒸)、麦冬、蛤蟆油、紫河车、龟甲胶、红参、茯苓、核桃仁、鹿角胶、鸡蛋黄油、百部(蜜炙)、白及、蛤蚧(去头、足)、当归

【功能主治】补肾益肺,健脾化痰,止咳平喘。用于肺结核,慢性支气管炎,肺气肿,肺源性心脏病缓解期。

【用法用量】口服。一次5~6片,一日2次。

4. 固肾定喘丸

见本章“4. 哮喘”。

5. 金咳息颗粒

【处方组成】蛤蚧、生晒参、黄芪、川贝母、五味子、桑白皮(蜜制)、苦杏仁、玄参、当归、白芍、茯苓、甘草

【功能主治】补肺纳气,止咳平喘,理肺化痰。用于肺脾两虚,肾不纳气所致久咳痰白气喘阵作,动则益甚,疲乏无力,畏寒背冷,苔白,脉沉等,或用于慢性气管炎迁延、缓解期,轻度慢性阻塞性肺气肿见上述证候者。

【用法用量】口服。一次2g,一日3次。

【使用注意】急性期表现有痰热壅肺和阴虚肺燥证候者禁用。

6. 喘嗽宁胶囊

【处方组成】白果、苦杏仁、地龙、桑白皮、陈皮、黄芩、茯苓、白前、苦参、甘草

【功能主治】清热平喘,止咳化痰。用于支气管哮喘,喘息型支气管炎,肺气肿,肺源性心脏病早期。

【用法用量】口服。一次3~4粒,一日3次。

7. 地龙注射液

【处方组成】广地龙

【功能主治】平喘止咳。用于支气管哮喘所致的咳嗽、喘息。也可用于上呼吸道感染、支气管炎、肺炎所致的咳喘,老年慢性支气管炎,肺气肿,肺源性心脏病所致的咳喘。

【用法用量】肌内注射,一次2ml(首次1ml),一日1~2次。

【使用注意】孕妇、低血压或休克患者禁用。

8. 胆龙止喘片

【处方组成】地龙、百部、猪胆粉、白芥子、白矾、生姜、乌梅、氨茶碱、盐酸异丙嗪

【功能主治】止咳、平喘化痰。用于老年慢性气管炎,哮喘性支气管炎和肺气肿等。

【用法用量】口服。一次3~4片,一日3次,或遵医嘱。

9. 祛痰止咳胶囊

见本章“3. 咳嗽”。

10. 复方蛤青片(胶囊、注射液)

见本章“3. 咳嗽”。

11. 肺心片

【处方组成】丹参、红花、虎杖、制附片、淫羊藿、补骨脂、玉竹、北沙参、黄芪、姜黄、南沙参、甘草

【功能主治】温肾活血,益气养阴。用于慢性肺源性心脏病缓解期及阻塞性肺气肿属肺肾两虚、瘀血阻络证的辅助治疗。

【使用注意】孕妇禁用。

12. 喘可治注射液

见本章“4. 哮喘”。

附:用于肺气肿的其他中药

1. 喘络通胶囊

见本章“3. 咳嗽”。

2. 七味血病丸

见本章“13. 矽肺”。

10. 肺脓肿

〔基本概述〕

肺脓肿是由多种病原菌所引起的肺组织化脓性感染。肺脓肿感染来源主要在于内源性吸入和血流感染。吸入性感染者多因口咽部疾病、昏迷、麻醉等导致口鼻咽部寄生菌吸入肺内，造成细小呼吸道阻塞感染，细菌以厌氧菌为主，也可混合金黄色葡萄球菌、链球菌、大肠埃希菌等感染；血源性肺脓肿多源自身体其他部位感染，细菌经血流播散而致，病原菌以金黄色葡萄球菌最为常见。

肺脓肿患者临床表现多急性起病，以畏寒、发热开始，体温可高达39℃以上，伴咳嗽、咳黏液或黏液脓性痰；脓肿溃破于支气管后，患者咳嗽加剧、咳出大量脓痰，体温随即下降；由于肺脓肿感染以厌氧菌为主，痰液常带有腥臭味。

肺脓肿在中医学中属于“肺痈”的范畴，多为在正气内虚或痰热素盛、湿热内蕴的基础上感受外邪所致。

〔治疗原则〕

确定感染病原对选择抗感染治疗非常必要。应采集脓液进行普通与厌氧培养；怀疑血源性肺脓肿者，同时进行血培养。

1. 抗感染治疗

吸入性感染者多以厌氧菌为主，可选择大剂量青霉素 G（240 万 U，静脉滴注，每 6 小时一次）+ 克林霉素（0.6g，静脉滴注，每 8 小时一次）或甲硝唑（0.5g，静脉滴注，每 6 ~ 8 小时一次）；血源性感染者可选择苯唑西林（2g，静脉滴注，每 6 小时一次）或头孢唑林（2g，静脉滴注，每 8 小时一次）+ 阿米卡星（0.2g，肌内注射，每 8 ~ 12 小时一次）或庆大霉素（8 万 U，肌内注射，每 8 小时一次）；有细菌检验结果后，结合临床与细菌药敏结果决定调整抗菌药物治疗；肺脓肿抗菌药物疗程 6 ~ 10 周，病情稳定后，可以改为口服抗菌药物。

对青霉素过敏者，吸入性感染可选用甲硝唑 + 克林霉素等；血液感染可选用万古霉素等。

2. 脓液引流

脓液引流对肺脓肿治疗非常重要，一般采用体位引流的方法，将脓肿部位置于高位，在患部轻拍，每次 10 ~ 15 分钟，每日 2 ~ 3 次。也可采取纤维支气管镜进行局部冲洗。

3. 支持治疗

对营养不良者，需加强支持治疗，包括鼓励进食、输注葡萄糖液等。

〔用药精选〕

一、西药

1. 万古霉素 Vancomycin

见本章“6. 肺炎”。

2. 利奈唑胺 Linezolid

【适应证】用于敏感菌引起的感染：耐万古霉素的屎肠球菌引起的感染，包括并发的菌血症；致病菌为金黄色葡萄球菌（甲氧西林敏感或耐甲氧西林的菌株）或肺炎链球菌（包括多重耐药菌株）引起的院内获得性肺炎；金黄色葡萄球菌（甲氧西林敏感或耐甲氧西林的菌株）、化脓链球菌或无乳链球菌引起的复杂性皮肤或皮肤软组织感染，包括未并发骨髓炎的糖尿病足部感染。金黄色葡萄球菌（仅为甲氧西林敏感的菌株）或化脓链球菌引起的非复杂性皮肤或皮肤软组织感染；由肺炎链球菌（包括对多药耐药的菌株）、金黄色葡萄球菌（仅为甲氧西林敏感的菌株）所致的社区获得性肺炎及伴发的菌血症。

【用法用量】口服或静脉滴注。滴注时间 30 ~ 120 分钟。

成人或 12 岁以上儿童：每 12 小时静脉滴注或口服 600mg，疗程 10 ~ 14 日。儿童（新生儿 ~ 11 岁）：按体重每 8 小时静脉注射或口服 10mg/kg，疗程 10 ~ 14 日。

【禁忌】对利奈唑胺或其制剂中的成分（枸橼酸钠、枸橼酸、葡萄糖。利奈唑胺口服干混悬剂中含苯丙氨酸）过敏的患者禁用。

【不良反应】①常见失眠、头晕、头痛、腹泻、恶心、呕吐、便秘、皮疹、瘙痒、发热、口腔念珠菌病、阴道念珠菌病、真菌感染。

用药时间过长（超过 28 天）时的不良反应有骨髓抑制（包括贫血、白细胞减少、各类血细胞减少和血小板减少）、周围神经病和视神经病（有的进展至失明）、乳酸性酸中毒。

与 5-羟色胺类药（包括抗抑郁药，如选择性 5-羟色胺再摄取抑制剂）合用时可能发生 5-羟色胺综合征。

【制剂】利奈唑胺注射液（葡萄糖注射液、片、口服混悬液）

3. 替考拉宁 Teicoplanin

本品为一种新型糖肽类非肠道给药抗生素，其抗菌谱与万古霉素相似，具有很强的杀菌活性。由于替考拉宁独特的作用机制，很少出现耐替考拉宁的菌株。所以对青霉素类及头孢菌素类，大环内酯类、四环素和氯霉素，氨基糖苷类和利福平耐药的革兰阳性菌，仍对替考拉宁敏感。对金黄色葡萄球菌的作用比万古霉素更强，不良反应更少。

【适应证】主要用于金黄色葡萄球菌及链球菌属等敏感菌所致的严重感染，如心内膜炎、骨髓炎、败血症及呼吸道、泌尿系统、皮肤、软组织等的感染。①各种严重的革兰阳性菌感染，包括不能用青霉素类及头孢菌素类抗生素治疗或上述抗生素治疗失败的严重葡萄球菌感染，或对其他抗生素耐药的葡萄球菌感染。②敏感菌金黄色葡萄球菌、凝固酶阴性葡萄球菌（包括对甲氧西林敏感及耐药菌）、链球菌、肠球菌、单核细胞增多性李司特菌、棒状杆菌、艰难梭菌、消化链球菌等所致的感染，包括下呼吸道感染、泌尿系感染、败血症、心内膜炎、腹膜炎、骨关节感染、皮肤软组织感染。③作为万古霉素和甲硝唑的替代药。④在矫形手术具有革兰阳性菌感染的高危因素时,本品也可作预防用。

【用法用量】肌内或静脉注射、静脉滴注。

①成人:a. 中度,静脉给药首剂 0.4g,以后维持剂量 0.2g,一日一次。b. 重度,静脉给药首剂每 12 小时 0.4g,连续 3 次,以后维持剂量 0.4g,一日一次。②儿童:请遵医嘱。

【不良反应】①局部疼痛、红斑、血栓性静脉炎。②皮疹、瘙痒、发热、支气管痉挛、过敏反应。③恶心、呕吐、腹泻。④嗜酸粒细胞增多、白细胞减少、中性粒细胞减少、血小板减少或增多。⑤AST 及 ALT 碱性磷酸酶增高,一过性血肌酐增高。⑥嗜睡,头晕,头痛。⑦轻度听力下降,耳鸣和前庭功能紊乱。

【禁忌】有替考拉宁过敏史者禁用。

【孕妇及哺乳期妇女用药】怀孕期间及哺乳期间一般不应用。

【儿童用药】可用于 2 个月以上儿童的革兰阳性菌感染。

【老年用药】除非有肾损害,否则老年患者无须调整剂量。

【制剂】注射用替考拉宁

4. 甲硝唑 Metronidazole

本品为硝基咪唑衍生物,对大多数厌氧菌具有强大抗菌作用。甲硝唑对缺氧情况下生长的细胞和厌氧微生物起杀灭作用,但对需氧菌和兼性厌氧菌无作用。本品具有广谱抗厌氧菌和抗原虫的作用及强大的杀灭滴虫的作用。

【适应证】适用于各种厌氧菌感染,如败血症、心内膜炎、脓胸、肺脓肿、腹腔感染、盆腔感染、妇科感染、骨和关节感染、脑膜炎、脑脓肿、皮肤软组织感染、艰难梭菌引起的抗生素相关肠炎、幽门螺杆菌相关胃炎或消化性溃疡、牙周感染及加德纳菌阴道炎等。还可用于治疗肠道和肠外阿米巴病(如阿米巴肝脓肿、胸腔阿米巴病等)、阴道滴虫病、小袋虫病、皮肤利什曼病、麦地那龙线虫感染、贾第虫病。

【用法用量】口服。成人一日 0.6 ~ 1.2g,分 3 次服,7 ~ 10 日为一个疗程。儿童一日按体重 20 ~ 50mg/kg 服用。

【不良反应】常见的不良反应有:胃肠道反应,如恶心、食欲减退、呕吐、腹泻、腹部不适、味觉改变、口干、口腔金属味等;可逆性粒细胞减少;过敏反应、皮疹、荨麻疹等;中枢神经系统症状,如头痛、眩晕、昏厥、共济失调和精神错乱等;局部反应如血栓性静脉炎等;其他有发热、阴道念珠菌感染、尿色发棕黑等,可能为本品代谢物所致。

本品最严重的不良反应为高剂量时可引起癫痫发作和周围神经病变,后者主要表现为肢端麻木和感觉异常。某些病例长程用药时可产生持续周围神经病变。

【禁忌】对本品和其他咪唑类药物有过敏史、有活动性中枢神经系统疾患和血液病患者禁用。服药期间应禁止饮酒,防止发生因乙醛脱氢酶抑制而造成的急性乙醛大量蓄积而引发的生命危险。

【孕妇及哺乳期妇女用药】孕妇禁用。不推荐用于授乳妇女,若必须用药,应中断授乳,并在疗程结束后 24 ~ 48 小时方可重新授乳。

【老年用药】老年人由于肝功能减退,应用本品时药动学有所改变,需监测血药浓度。

【制剂】①甲硝唑片(缓释片、含片、口颊片、胶囊、注射剂、凝胶);②人工牛黄甲硝唑胶囊

5. 头孢哌酮钠舒巴坦钠 Cefoperazone Sodium and Sulbactum Sodium

见本章“6. 肺炎”。

6. 头孢曲松 Ceftriaxone

见本章“6. 肺炎”。

7. 莫西沙星 Moxifloxacin

见本章“5. 气管炎和支气管炎”。

8. 头孢丙烯 Cefprozil

本品为第二代头孢菌素类药物,具有广谱抗菌作用。通过与细菌细胞膜上的青霉素结合蛋白(PBPs)结合,阻碍细菌细胞壁合成,从而导致细菌的溶解死亡。

【适应证】用于敏感菌所致的下列轻、中度感染。①上呼吸道感染,包括化脓性链球菌性咽炎/扁桃体炎,中耳炎,急性鼻窦炎。②下呼吸道感染,包括急性支气管炎和慢性支气管炎急性发作。③皮肤和皮肤软组织感染。

【用法用量】口服。成人一次 0.5g,一日 1 ~ 2 次。儿童按体重一次 7.5 ~ 20mg/kg,一日 1 ~ 2 次。疗程一般 7 ~ 14 日,但 β-溶血性链球菌所致急性扁桃体炎、咽炎的疗程至少 10 日。

【不良反应】①多见胃肠道反应:软便、腹泻、胃部不适、食欲不振、恶心、呕吐、嗳气等。②血清病样反应:典型症状包括皮肤反应和关节痛。③过敏反应:皮疹、荨麻疹、嗜酸粒细胞增多、药物热等。小儿发生过敏反应较成人多见,多在开始治疗后几日内出现,停药后几日内消失。④其他:血胆红素、血清氨基转移酶、尿素氮及肌酐轻度升高、血红蛋白降低、假膜性肠炎、蛋白尿、管型尿等。尿布疹和二重感染、生殖器瘙痒和阴道炎。⑤中枢神经系统症状:眩晕、活动增多、头痛、精神紧张、失眠。偶见神志混乱和嗜睡。

【禁忌】对本品及其他头孢菌素类过敏者禁用。

【孕妇及哺乳期妇女用药】孕妇慎用。哺乳期妇女服用本品应谨慎或暂停哺乳。

【儿童用药】尚无 6 个月以下小儿患者使用本品的安全性和疗效的资料。然而已有有关其他头孢菌素类药物在新生儿体内蓄积(由于此年龄段小儿的药物半衰期延长)的报道。

【老年用药】老年患者宜在医师指导下根据肾功能情况调整用药剂量或用药间期。

【制剂】头孢丙烯片(分散片、咀嚼片、胶囊、颗粒、混悬剂)

9. 青霉素 Benzylpenicillin

见本章“6. 肺炎”。

10. 克林霉素 Clindamycin

见本章“6. 肺炎”。

11. 苯唑西林 Oxacillin

本品为青霉素类抗生素,对产青霉素酶葡萄球菌具有良好抗菌活性,对各种链球菌及不产青霉素酶的葡萄球菌抗菌活性则逊于青霉素。

【适应证】主要用于耐青霉素葡萄球菌所致的各种感染,如败血症、心内膜炎、烧伤、骨髓炎、呼吸道感染、脑膜炎、软组织感染等,也可用于化脓性链球菌或肺炎球菌与耐青霉素葡萄球菌所致的混合感染。

【用法用量】①空腹口服:a. 成人一次0.5~1.0g,重症患者一次1~1.5g,一日3~4次。b. 儿童一日按体重70~100mg/kg,分3~4次。新生儿体重2.5kg以下者,一日120mg;体重2.5kg以上者,一日160mg。

②肌内注射、静脉注射、静脉滴注:请遵医嘱。

【不良反应】①过敏反应:荨麻疹等各类皮疹较常见,白细胞减少、间质性肾炎、哮喘发作等和血清病型反应少见;过敏性休克偶见,一旦发生,必须就地抢救,予以保持气道畅通、吸氧及使用肾上腺素、糖皮质激素等治疗措施。②胃肠反应:可引起恶心、呕吐、腹胀、腹泻、食欲不振等,偶见梭状芽孢杆菌引起的抗生素关联性肠炎。③偶可引起血清氨基转移酶升高,停药后症状消失。④大剂量静脉给药(16~18g)特别当患者有肾功能损害时可引起神经系统反应,如神志不清、抽搐、惊厥。⑤偶见有中性粒细胞减少症或粒细胞缺乏症。⑥急性间质性肾炎伴肾衰竭也有报告。⑦有报道婴儿使用大剂量本品后出现血尿、蛋白尿和尿毒症。

【禁忌】有青霉素类药物过敏史者或青霉素皮肤试验阳性患者禁用。

【孕妇及哺乳期妇女用药】孕妇应仅在确有必要时使用本品。少量本品从乳汁中分泌,哺乳期妇女用药时宜暂停哺乳。

【儿童用药】新生儿尤其早产儿应慎用。

【老年用药】老年患者应在医师指导下根据肾功能情况调整用药剂量或用药间期。

【制剂】①苯唑西林钠片(胶囊);②注射用苯唑西林钠

12. 头孢唑林钠 Cefazolin Sodium

本品属于β-内酰胺类抗生素,为第一代头孢菌素,主要作用于细菌细胞膜,抑制细菌细胞壁的生物合成而起抗菌作用。本品抗菌谱广,除肠球菌属、耐甲氧西林葡萄球菌属外,对其他革兰阳性球菌均有良好抗菌活性,肺炎链球菌和溶血性链球菌对本品高度敏感。白喉杆菌、炭疽杆菌、李斯特菌和梭状芽孢杆菌对本品也甚敏感。

【适应证】适用于治疗敏感细菌所致的中耳炎、支气管炎、肺炎等呼吸道感染、尿路感染、皮肤软组织感染、骨和关节感染、败血症、感染性心内膜炎、肝胆系统感染及眼、耳、鼻、喉科等感染。本品也可作为外科手术前的预防用药。

【用法用量】①用法:静脉缓慢推注、静脉滴注或肌内注射。②用量:a. 成人一次0.5~1g,一日2~4次。严重感染可增加至一日6g,分2~4次静脉给予。b. 儿童一日50~100mg/kg,分2~3次静脉缓慢推注,静脉滴注或肌内注射。c. 肾功能减退者:请遵医嘱。

【不良反应】①静脉注射发生的血栓性静脉炎和肌内注射区疼痛均较头孢噻吩少而轻。②药疹发生率为1.1%,嗜酸粒细胞增高的发生率为1.7%,偶有药物热。③个别患者可出现暂时性血清氨基转移酶、碱性磷酸酶升高。④肾功能减退患者应用高剂量(一日12g)的本品时可出现脑病反应。⑤白色念珠菌二重感染偶见。

【禁忌】对头孢菌素类过敏、有青霉素过敏性休克或即刻反应史患者禁用。

【孕妇及哺乳期妇女用药】本品乳汁中含量低,但哺乳期妇女用药时仍宜暂停哺乳。

【儿童用药】早产儿及1个月以下的新生儿不推荐应用本品。

【老年用药】本品在老年人中血消除半衰期(t1/2)较年轻人明显延长,应按肾功能适当减量或延长给药间期。

【制剂】注射用头孢唑林钠

13. 阿米卡星 Amikacin

本品为半合成氨基糖苷类抗生素,抗菌谱与庆大霉素相似,对金黄色葡萄球菌、铜绿假单胞菌、大肠埃希菌及变形杆菌等均有效。对其他氨基糖苷类抗生素耐药菌株,本品亦有显效。阿米卡星与半合成青霉素类或头孢菌素类合用常可获协同抗菌作用。

【适应证】适用于铜绿假单胞菌及其他假单胞菌、大肠埃希菌、变形杆菌属、克雷伯菌属、肠杆菌属、沙雷菌属、不动杆菌属等敏感革兰阴性杆菌与葡萄球菌属(甲氧西林敏感株)所致严重感染,如菌血症或败血症、细菌性心内膜炎、下呼吸道感染、骨关节感染、胆道感染、腹腔感染、复杂性尿路感染、皮肤软组织感染等。

由于本品对多数氨基糖苷类钝化酶稳定,故尤其适用于治疗革兰阴性杆菌对卡那霉素、庆大霉素或妥布霉素耐药菌株所致的严重感染。

【用法用量】肌内注射或静脉滴注。①成人:单纯性尿路感染对常用抗菌药耐药者每12小时0.2g;用于其他全身感染每12小时7.5mg/kg,或每24小时15mg/kg。一日不超过1.5g,疗程不超过10日。②小儿:首剂按体重10mg/kg,继以每12小时7.5mg/kg,或每24小时15mg/kg。③肾功能减退患者:请遵医嘱。

【不良反应】①患者听力减退、耳鸣或耳部饱满感;少数患者亦可发生眩晕、步履不稳等症状。听力减退一般于停药后症状不再加重,但个别在停药后可能继续发展至耳聋。②本品有一定肾毒性,出现血尿,排尿次数或尿量减少,血尿素氮、血肌酐值增高。肾损害大多为可逆性,发生率<10%,停药后可恢复。但亦有个别出现肾衰竭的报道。③软弱无力、嗜睡、呼吸困难等神经肌肉阻滞作用少见。④胃肠道反应:恶心、呕吐、食欲不振、腹胀、腹泻。⑤其他有头痛、麻木、

针刺感染、震颤、抽搐、关节痛、药物热、嗜酸性粒细胞增多、肝功能异常、视力模糊等。⑥长期应用后亦可引起念珠菌二重感染。

【禁忌】对阿米卡星或其他氨基糖苷类过敏的患者禁用。

【孕妇及哺乳期妇女用药】妊娠妇女使用本品前必须充分权衡利弊。哺乳期妇女用药时宜暂停哺乳。

【儿童用药】氨基糖苷类在儿科中应慎用,尤其早产儿及新生儿的肾脏组织尚未发育完全,使本类药物的半衰期延长,药物易在体内蓄积产生毒性反应。

【老年用药】老年患者的肾功能有一定程度的生理性减退,即使肾功能的测定值在正常范围内,仍应采用较小治疗量。老年患者应用本品后较易产生各种毒性反应,应尽可能在疗程中监测血药浓度。

【制剂】①阿米卡星注射液;②注射用硫酸阿米卡星

14. 庆大霉素 Gentamicin

庆大霉素属于氨基糖苷类抗生素,由小单孢菌所产生,为一种多组分抗生素。本品通过干扰细菌蛋白质合成而发挥抗菌作用,主要用于治疗细菌感染,尤其是革兰阴性菌引起的感染。

【适应证】①用于敏感革兰阴性杆菌,如大肠埃希菌、克雷伯菌属、肠杆菌属、变形杆菌属、沙雷菌属、铜绿假单胞菌以及葡萄球菌甲氧西林敏感株所致的严重感染,如败血症、下呼吸道感染、肠道感染、盆腔感染、腹腔感染、皮肤软组织感染、复杂性尿路感染等。治疗腹腔感染及盆腔感染时应与抗厌氧菌药物合用。与青霉素(或氨苄西林)合用可治疗肠球菌属感染。②用于敏感细菌所致中枢神经系统感染,如脑膜炎、脑室炎时,可同时用本品鞘内注射作为辅助治疗。

【用法用量】①口服:成人一日 240~640mg,分 4 次服用。儿童按体重一日 5~10mg/kg,分 4 次服用。②肌内注射、静脉滴注、鞘内及脑室内给药:请遵医嘱。

【不良反应】①用药过程中可能引起听力减退、耳鸣或耳部饱满感等耳毒性反应,影响前庭功能时可发生步履不稳、眩晕。也可能发生血尿、排尿次数显著减少或尿量减少、食欲减退、极度口渴等肾毒性反应。发生率较低者有因神经肌肉阻滞或肾毒性引起的呼吸困难、嗜睡、软弱无力等。偶有皮疹、恶心、呕吐、肝功能减退、白细胞减少、粒细胞减少、贫血、低血压等。②少数患者停药后可发生听力减退、耳鸣或耳部饱满感等耳毒性症状,应引起注意。③全身给药合并鞘内注射可能引起腿部抽搐、皮疹、发热和全身痉挛等。④长期服用,因肠道菌群失调可致稀便,停药后即恢复正常。

【禁忌】对本品或其他氨基糖苷类抗生素过敏者禁用。

【孕妇及哺乳期妇女用药】虽然本品口服后吸收很少,但由于吸收部分可通过胎盘进入胎儿循环,故孕妇仍宜慎用。哺乳期妇女用药期间应暂停哺乳。

【儿童用药】由于潜在的耳毒性和肾毒性,小儿宜慎用本品,尤其早产儿及新生儿。

【老年用药】由于潜在的耳毒性和肾毒性,老年患者宜慎用本品。老年患者的肾功能有一定程度的生理性减退,即使肾功能测定值在正常范围内,仍应采用较小治疗量。

【制剂】①硫酸庆大霉素片(缓释片、肠溶片、咀嚼片、泡腾片、胶囊、颗粒、注射液);②注射用硫酸庆大霉素

15. 阿莫西林钠舒巴坦钠 Amoxicillin Sodium and Sulbactam Sodium

本品为复方制剂,由阿莫西林钠和舒巴坦钠组成。阿莫西林系杀菌性广谱抗生素,舒巴坦钠系不可逆的广谱β-内酰胺酶抑制剂,可有效地抑制耐药菌产生的β-内酰胺酶,使阿莫西林免遭β-内酰胺酶的破坏。

【适应证】适用于敏感菌所致的下列感染:①上呼吸道感染,如耳、鼻、喉部感染,即中耳炎、窦炎、扁桃体炎和咽炎等。②下呼吸道感染,如肺炎、急性支气管炎和慢性支气管炎急性发作、支气管扩张、脓胸、肺脓肿。③泌尿生殖系统感染,如肾盂肾炎、膀胱炎和尿道炎等。④皮肤及软组织感染,如蜂窝组织炎、伤口感染、疖病、脓性皮炎和脓疱病、性病、淋病等。⑤盆腔感染,妇科感染、产后感染等。⑥口腔脓肿,如手术用药等。⑦严重系统感染,如脑膜炎、细菌性心内膜炎、腹膜炎、骨髓炎、伤寒和副伤寒、预防心内膜炎等。

【用法用量】肌内注射或稀释后静脉滴注给药。一次 1.5~3g,一日 2~3 次。中、重度感染用量为一日 4.5~6.0g,严重感染用量为一日 9.0g 或一日 150mg/kg,分 2~3 次静脉滴注。疗程为 7~14 日,重症感染者可适当延长疗程。肾功能不全患者用量酌减。

【不良反应】①局部不良反应:注射部位疼痛、血栓性静脉炎。②全身不良反应:常见腹泻和面部潮红,少见皮疹(红斑性斑丘疹损伤、荨麻疹)、瘙痒、恶心、呕吐、念珠菌感染、疲劳、不适、头痛、胸痛、腹胀、舌炎、尿潴留、排尿困难、浮肿、面部肿胀、红斑、寒战、咽部发紧、胸骨痛、鼻衄和黏膜出血。③血清转氨酶升高等。

【禁忌】对青霉素类、β-内酰胺类抗生素、舒巴坦过敏患者禁用。

【孕妇及哺乳期妇女用药】孕妇及哺乳期妇女应用本品的安全性尚未确立。孕妇应仅在确有必要时应用本品;由于乳汁中可分泌少量阿莫西林,乳母服用后可能导致婴儿过敏,哺乳期妇女慎用。

【儿童用药】尚无临床资料说明 1 岁以下儿童用药的安全性。

【老年用药】同成年人用药,肾功能不全酌减。

【制剂】注射用阿莫西林钠舒巴坦钠

16. 氟氯西林钠 Flucloxacillin Sodium

氟氯西林为半合成异噁唑类青霉素,可有效对抗耐青霉素的金黄色葡萄球菌感染和对青霉素敏感的金黄色葡萄球菌、溶血性链球菌(化脓链球菌)、肺炎双球菌等所致感染。

【适应证】主要适用于耐青霉素的葡萄球菌和对本品敏感的致病菌引起的轻、中度感染,包括:①皮肤软组织感染:如脓肿,疖,疽,蜂窝组织炎创口感染,烧伤,皮肤移植监护,

皮肤溃疡,湿疹,痤疮,手术预防等。②呼吸道及耳鼻喉科感染:如肺炎,脓胸,肺脓肿,咽炎,扁桃腺炎,中/外耳炎,鼻窦炎。③内科感染:如心内膜炎,脑膜炎,急性肠胃炎等。④妇科感染:败血症性流产,产褥期感染,阴道炎,盆腔炎,附件炎等。⑤外科感染:阑尾炎,手足感染,甲沟炎,胆囊炎,乳腺炎等。

【用法用量】口服。成人一次0.25~0.5g,一日4~6次,饭前2小时服。儿童:2~10岁为成人剂量的1/2,<2岁为成人剂量的1/4。

静脉滴注、静脉注射:一日2~4g,分2~4次注射。溶于20ml注射用水中,在3~4分钟内缓注或加入输液中静脉滴注。胸腔内注射:一日250mg,溶于5~10ml注射用水中。

【不良反应】①偶见胃肠道副作用如轻度而短暂的恶心、呕吐、腹泻。②偶见肝炎和胆汁郁积性黄疸。③和其他青霉素类一样,极少见伪膜性肠炎。④可见典型的过敏反应如荨麻疹,紫癜,斑疹和斑丘疹。⑤大剂量非肠道给药可出现神经毒性、中性粒细胞减少症和白细胞减少症。⑥静脉给药曾观察到血栓性静脉炎。

【禁忌】对本品及其他青霉素类、头孢菌素类、青霉胺过敏,与氟氯西林相关联的黄疸/肝功能障碍史患者禁用。

【孕妇及哺乳期妇女用药】只有当潜在的优势大于潜在的危险时,才将氟氯西林用于孕妇及哺乳期妇女。

【儿童用药】由于本品可少量分泌入乳汁,因此有引起婴儿致敏的危险,但这种危险很小。

【老年用药】肾功能严重减退时,应适当减少使用量。

【制剂】①氟氯西林钠胶囊(颗粒);②注射用氟氯西林钠

17. 美洛西林钠舒巴坦钠 Mezlocillin Sodium and Sulbactam Sodium

本品为复方制剂,其组分为美洛西林钠与舒巴坦钠。

【适应证】本品适用于产β-内酰胺酶耐药菌引起的中、重度感染性疾病,包括:①呼吸系统感染,如中耳炎、鼻窦炎、扁桃体炎、咽炎、肺炎、急性支气管炎和慢性支气管炎急性发作、支气管扩张、脓胸、肺脓肿等。②泌尿生殖系统感染,如肾盂肾炎、膀胱炎和尿道炎等。③腹腔感染,如胆道感染等。④皮肤及软组织感染,如蜂窝组织炎、伤口感染、疖病、脓性皮炎和脓疱病。⑤性病,如淋病等。⑥盆腔,如妇科感染、产后感染等。⑦严重系统感染,如脑膜炎、细菌性心内膜炎、腹膜炎、败血症、脓毒症等。

对于致命的全身性细菌感染、未知微生物或不敏感微生物所致感染、重度感染及混合感染等,如使用本品,建议与其他杀菌剂联合用药治疗。

【用法用量】静脉滴注。用前用适量灭菌注射用水或氯化钠注射液溶解后,再加入0.9%氯化钠注射液或5%葡萄糖氯化钠注射液或5%~10%葡萄糖注射液100ml中静脉滴注,一次滴注时间为30~50分钟。成人剂量:一次3.75g(美洛西林3.0g,舒巴坦0.75g),每8小时或12小时一次,疗程7~14日。

【不良反应】常见不良反应:①胃肠道如腹泻、恶心、呕吐等。②过敏,偶有皮疹、瘙痒。出现荨麻疹时必须停药,也不能继续用其他青霉素类消炎药治疗。罕见嗜曙红细胞增多、药物性发热、急性间质性肾炎及脉管炎。个别出现致命的过敏性休克。③血液系统,罕见血小板功能紊乱如出血时间延长、紫癜或黏膜出血,通常仅见于严重肾功能损害患者中。④中枢神经系统:焦虑、肌肉痉挛及惊厥等,肾功能损害患者由于大脑疾病增加了药物进入脑脊液,可增加惊厥发生率。⑤局部反应,注射部位罕见血栓性静脉炎或疼痛。⑥实验室检查,AST、ALT、碱性磷酸酶升高,低钾血症、胆红素升高、肌酐升高、非蛋白氮升高及Coombs试验阳性等。

【禁忌】对青霉素类药物或舒巴坦过敏者禁用。

【孕妇及哺乳期妇女用药】本品可透过胎盘和进入乳汁,妊娠和哺乳妇女慎用。

【儿童用药】1~14岁儿童及体重超过3kg的婴儿,一次给药75mg/kg,一日2~3次。体重不足3kg者,一次75mg/kg,一日2次。

【老年用药】可参照成人用剂量,但伴有肝、肾功能不良的患者,剂量应调整。

【制剂】注射用美洛西林钠舒巴坦钠

18. 拉氧头孢 Latamoxef

本品为新型半合成β-内酰胺类的广谱抗生素。由于对β-内酰胺酶极为稳定,对革兰阴性菌和厌氧菌具有强大的抗菌力,对革兰阳性菌作用略弱,对铜绿假单胞菌亦有一定的抗菌作用。

【适应证】用于敏感菌引起的各种感染症,如败血症、脑膜炎、呼吸系统感染症(肺炎、支气管炎、支气管扩张症、肺化脓症、脓胸等),消化系统感染症(胆道炎、胆囊炎等),腹腔内感染症(肝脓疡、腹膜炎等),泌尿系统及生殖系统感染症等。

【用法用量】静脉滴注、静脉注射或肌内注射,成人一日1~2g,分2次;小儿按体重一日40~80mg/kg,分2~4次,并依年龄、症状适当增减。难治性或严重感染时,成人增加至一日4g,小儿一日150mg/kg,分2~4次给药。

【不良反应】不良反应轻微,很少发生过敏性休克,主要有皮疹、荨麻疹、瘙痒、恶心、呕吐、腹泻、腹痛等,偶有转氨酶(SGPT、SGOT)升高,停药后均可自行消失。

【禁忌】对本品及头孢菌素类有过敏反应史者禁用。

【孕妇及哺乳期妇女用药】孕妇、哺乳期妇女慎用。

【老年用药】老年患者慎用。

【制剂】注射用拉氧头孢钠

19. 头孢美唑 Cefmetazole

头孢美唑钠对β-内酰胺酶高度稳定,对产β-内酰胺酶以及不产β-内酰胺酶的敏感菌具有相同强的抗菌活性。

【适应证】用于金黄色葡萄球菌、大肠埃希菌、肺炎杆菌、变形杆菌、摩氏摩根菌、普罗维登斯菌属、拟杆菌属、消化链球菌属及普罗沃菌属(双路普雷沃菌除外)所引起的下述感染:败血症、急性支气管炎、肺炎、慢性呼吸道疾病继发感染、肺脓肿、脓胸;胆管炎、胆囊炎;腹膜炎;肾盂肾炎,膀胱炎;前庭大腺炎、子宫内感染、子宫附件炎、子宫旁组织炎;颌骨周围蜂窝织炎、颌炎。

【用法用量】成人一日1~2g(效价),分2次静脉注射或静脉滴注。小儿按体重一日25~100mg(效价)/kg,分2~4次静脉注射或者静脉滴注。难治性或严重感染症,可随症状将一日量成人增至4g(效价)、小儿增至150mg(效价)/kg,分2~4次给药。

【不良反应】①恶心、呕吐和腹泻等胃肠道反应多见。②可见皮疹、发热等过敏反应,偶见过敏性休克症状。③偶致肝肾毒性(肝肾功能异常)。④长期用药时可致菌群失调,发生二重感染。⑤本品肌内注射或静脉给药时可致注射部位局部红肿、疼痛、硬结,严重者可致血栓性静脉炎。⑥有报道,用药后偶见头痛、低血压、心动过速等症状。

【禁忌】对本品及其他头孢菌素类药过敏、有青霉素过敏性休克史者禁用。

【孕妇及哺乳期妇女用药】慎用。

【儿童用药】早产儿、新生儿慎用。

【老年用药】老年患者慎用。

【制剂】注射用头孢美唑钠

20. 头孢替唑钠 Ceftezole Sodium

头孢替唑钠为半合成的头孢菌素衍生物,通过抑制细菌细胞壁的合成而发挥抗菌活性。头孢替唑钠对下列细菌有抗菌活性:①需氧革兰阳性菌:金黄色葡萄球菌、肺炎链球菌、化脓性链球菌。②需氧革兰阴性菌:大肠埃希菌、肺炎克雷伯杆菌、变形杆菌。

【适应证】用于败血症、肺炎、支气管炎、支气管扩张症(感染时)、慢性呼吸系统疾病的继发性感染、肺脓肿、腹膜炎、肾盂肾炎、膀胱炎、尿道炎。也可用于皮肤与软组织感染,痈、脓肿、蜂窝织炎、淋巴结炎、乳腺炎等。

【用法用量】静脉给药或肌内注射。成人一次0.5~2g,一日2次。重症感染,剂量可按医嘱适当增加;儿童按体重一次10~40mg/kg,一日2次。

【不良反应】①休克:极少发生,需严密观察。如出现不适感、口内异常感、哮喘、眩晕、突然排便异常、耳鸣、出汗等症状,应立即停止用药。②过敏反应,如皮疹、荨麻疹、皮肤发红、瘙痒、发热等,停药即消失。③罕见严重肾功能异常,偶见血肌酐升高,应立即停药,进行必要处理。④罕见粒细胞减少,白细胞减少,嗜酸粒细胞增多,血小板减少,GOT、GPT、碱性磷酸酶增加,有上述异常时,应立即停药。⑤偶见胃肠道反应,如恶心、呕吐、腹泻等,罕见伪膜性肠炎,当有腹痛、腹泻出现时,应立即停药。⑥菌群失调:罕见发生念珠菌症。⑦罕见发生维生素K缺乏症和B组维生素缺乏症。⑧罕见间质性肺炎、毒理性发热、咳嗽、呼吸困难、胸部X线异常、嗜酸粒细胞增多,应停止用药并给予相应的治疗。⑨其他:罕见头痛、全身不适感、发热、浅表性舌炎。

【禁忌】对本品或其他头孢菌素类抗生素过敏者禁用。对利多卡因或酰基苯胺类局部麻醉剂有过敏史者禁用本品肌内注射。

【孕妇及哺乳期妇女用药】孕妇及哺乳期妇女慎用。

【老年用药】对老年患者用药前后要进行严密的临床观察。

【制剂】注射用头孢替唑钠

附:用于肺脓肿的其他西药

1. 盐酸氨溴索 Ambroxol Hydrochlride

见本章"3. 咳嗽"。

2. 桉柠蒎肠溶软胶囊 Eucalyptol,Limonene and Pinene Enteric Soft Capsules

见本章"5. 气管炎和支气管炎"。

3. 头孢噻肟钠 Cefotaxime Sodium

见第三章"56. 腹膜炎"。

4. 注射用硫酸头孢噻利 Cefoselis Sulfate for Injection

见本章"5. 气管炎和支气管炎"。

5. 注射用盐酸头孢甲肟 Cofmenoxime Hydrochloride for Injection

见本章"5. 气管炎和支气管炎"。

6. 法罗培南钠片 Faropenem Sodium Tablets

见第五章"75. 附睾炎和睾丸炎"。

7. 注射用比阿培南 Biapenem for Injection

见本章"6. 肺炎"。

8. 注射用头孢匹胺钠 Cefpiramide Sodium for Injection

见本章"5. 气管炎和支气管炎"。

9. 阿莫西林克拉维酸钾 Amoxicillin and Clavulanate Potassium

见本章"5. 气管炎和支气管炎"。

10. 米诺环素 Minocycline

见第五章"75. 附睾炎与睾丸炎"。

11. 头孢米诺钠 Cefminox Sodium

见本章"5. 气管炎和支气管炎"。

12. 甲磺酸帕珠沙星 Pazufloxacin Mesilate

见本章"9. 肺气肿"。

13. 阿莫西林双氯西林钠胶囊(片)Amoxicillin and Dicloxacillin Sodium Capsules

见本章"5. 气管炎和支气管炎"。

14. 注射用阿莫西林钠氟氯西林钠 Amoxicillin Sodium and Flucloxacillin Sodium for Injection

见本章"5. 气管炎和支气管炎"。

15. 注射用头孢曲松钠他唑巴坦钠 Ceftriaxone Sodium and Tazobactam Sodium for Injection

见第四章"63. 尿道炎、膀胱炎和肾盂肾炎"。

16. 注射用头孢哌酮钠他唑巴坦钠 Cefoperazone Sodium and Tazobactam Sodium for Injection

见第三章“53. 胆囊炎”。

17. 盐酸林可霉素 Lincomycin Hydrochloride

见本章“6. 肺炎”。

18. 头孢硫脒 Cefathiamidine

见本章“6. 肺炎”。

19. 帕尼培南倍他米隆 Panipenem and Betamipron

见第五章“75. 附睾炎和睾丸炎”。

二、中药

1. 鱼腥草注射液

见本章“6. 肺炎”。

2. 肺宁颗粒(片、分散片、胶囊、丸)

见本章“6. 肺炎”。

3. 金荞麦片(咀嚼片、胶囊)

见本章“6. 肺炎”。

11. 肺结核

〔基本概述〕

肺结核是由结核杆菌引起的慢性传染病,是全国十大死亡病因之一。本病除少数可急起发病外,临床上多呈慢性过程。常有低热、乏力等全身症状和咳嗽、咯血等呼吸系统表现。

1882年,德国科学家罗伯特·科赫宣布发现了结核杆菌,并将其分为人型、牛型、鸟型和鼠型4型,其中人型菌是人类结核病的主要病原体。

结核菌属于分枝杆菌,涂片染色具有抗酸性,亦称抗酸杆菌。对外抵抗力强,在阴湿处能生存5个月以上,但在烈日曝晒下2小时,5%~12%来苏水接触2~12小时,70%乙醇接触2分钟,或煮沸1分钟,能被杀死。而最简单的杀菌方法是将痰吐在纸上直接烧掉。

肺结核俗称“肺痨病”,90%以上是通过呼吸道传染的,传染源是排菌的肺结核患者。患者通过咳嗽、打喷嚏、高声喧哗等使带菌液体喷出体外,健康人吸入后就会被感染。

肺结核大多起病缓渐,病程经过较长,有低热、乏力、食欲不振、咳嗽和少量咯血的临床表现。全身毒性症状表现为午后低热、乏力、食欲减退、体重减轻、盗汗等。当肺部病灶急剧进展播散时,可有高热。妇女可有月经失调或闭经。呼吸系统表现有干咳或有少量痰液。约1/3患者有不同程度的咯血。当炎症波及壁层胸膜时,相应胸壁有刺痛,一般并不剧烈,随呼吸和咳嗽而加重。慢性重症肺结核者呼吸功能受损,出现呼吸困难。

肺结核根据起病原因和病变程度一般分为原发性肺结核、血行播散型肺结核、浸润型肺结核和慢性纤维空洞型肺结核等类型。初次感染时为原发(Ⅰ型);而原发性感染后遗留的病灶,在人抵抗力下降时,可能重新继发感染(Ⅱ型~Ⅳ型)。

1. 原发性肺结核(Ⅰ型)　常见于小儿,多无症状,有时表现为低热、轻咳、出汗、心率快、食欲差等;少数有呼吸音减弱,偶可闻及干性或湿性啰音。

2. 血行播散型肺结核(Ⅱ型)　部分为急性粟粒型肺结核,起病急剧,有寒战、高热,有的体温可达40℃以上,血白细胞可减少,血沉加速,X线提示肺内有细小如粟粒、大小较均匀的病灶。部分为亚急性与慢性血行播散性肺结核,病程较缓慢,X线提示肺内病灶新旧不等,大小不均匀。

3. 浸润型肺结核(Ⅲ型)　肺部有渗出、浸润及不同程度的干酪样病变。多数发病缓慢,早期无明显症状,后渐出现发热、咳嗽、盗汗、胸痛、消瘦、咳痰及咯血。血常规检查可见血沉增快,痰结核菌培养为阳性。

4. 慢性纤维空洞型肺结核(Ⅳ型)　反复出现发热、咳嗽、咯血、胸痛、盗汗、食欲减退等,胸廓变形,病侧胸廓下陷,肋间隙变窄,呼吸运动受限,气管向患侧移位,呼吸减弱。血常规检查可见血沉增快,痰结核菌培养为阳性,X线显示病灶空洞、纤维化、支气管播散三大特征。

〔治疗原则〕

抗生素、卡介苗和化学药物的问世是人类在与肺结核抗争史上里程碑式的胜利。1945年,特效药链霉素的问世使肺结核不再是“不治之症”。此后,雷米封(异烟肼)、利福平、乙胺丁醇等药物的相继合成,更令全球肺结核病得到非常有效的控制。在预防方面,主要以卡介苗(BCG)接种和化学药物预防为主。其中1952年异烟肼的问世,使化学药物预防获得成功。异烟肼杀菌力强,副作用少,且又经济,便于服用,在防治结核病方面起到了决定性作用。

抗结核化学药物对肺结核的治疗起着决定性的作用,合理的化疗可使病灶全部灭菌、痊愈。常用的药物有异烟肼(又称雷米封)、利福平、链霉素、吡嗪酰胺和乙胺丁醇等。传统的休息和营养起着辅助作用。已被确诊为肺结核的患者,除了坚持治疗外,还要注意休息,增加营养,保持乐观情绪,适当加强体育锻炼,以增强抵抗能力。

肺结核的治疗应遵循以下5条原则:一是早期,一旦确诊立即用药;二是联用,联合应用2种或2种以上抗结核药物以保证疗效和防止产生耐药性,减少不良反应;三是适量;四是规律,切忌遗漏和中断;五是全程,一般均需服药1年以上方可停药。

中医认为肺痨与“痨虫”有关,所以补虚培元、抗痨杀虫为治疗肺痨的基本原则。补虚培元,旨在增强正气,以提高抗病能力,促进疾病的康复。就病理性质而言,补虚以滋阴为主,若合并气虚、阳虚者,则当同时兼顾益气、温阳;就脏腑而言,补虚重在补肺,并注意脏腑整体关系,同时补益脾肾。

抗痨杀虫，旨在针对本病的特异病因进行治疗。治疗上除了抗痨，还要注意补益肺、脾、肾。

〔用药精选〕

一、西药

1. 异烟肼 Isoniazid

本品是最常用有效的抗结核病药，对结核分枝杆菌具有良好的抗菌作用。它可以抑制结核菌菌壁分枝菌酸成分的合成，使细菌丧失耐酸性、疏水性和增殖力而死亡。

【适应证】用于各型肺结核病的治疗，也用于结核性脑膜炎和其他肺外结核病。①异烟肼单用适用于各型结核患者预防：a. 新近确诊为结核病患者的家庭成员或密切接触者。b. 结核菌素试验（PPD）阳性同时脑部X线检查符合非进行性结核病。c. 痰菌阳性，过去未接受过正规抗结核治疗的。d. 正在接受免疫抑制剂或长期激素治疗的患者，某些血液病或网状内皮系统疾病（如白血病、霍奇金病）、糖尿病、矽肺或胃切除术等患者，结核菌素试验呈阳性反应者。e. 35岁以下结核菌素试验阳性的患者。②异烟肼与其他抗结核药联合，适用于各型结核病的治疗，包括结核性脑膜炎及其他分枝杆菌感染。

【用法用量】①口服。a. 成人：预防，一日0.3g，顿服；治疗，与其他抗结核药合用，按体重一日口服5mg/kg，最高0.3g；或一日15mg/kg，最高900mg，一周服用2～3次。b. 儿童：预防，按体重一日10mg/kg，最高0.3g，顿服；治疗，按体重一日10～20mg/kg，最高0.3g，顿服。

②肌内注射、静脉注射或静脉滴注：请遵医嘱。

【不良反应】主要为周围神经炎及肝毒性，加用维生素B_6虽可减少毒性反应，但也可影响疗效。①肝：可引起轻度一过性肝损害如AST及ALT升高及黄疸等，发生率为10%～20%。服药期间饮酒可使肝损害增加。表现为食欲不佳、异常乏力或软弱、恶心或呕吐、深色尿、眼或皮肤黄染。②神经系统：表现为步态不稳、麻木针刺感、烧灼感或手脚疼痛。此种反应在铅中毒、动脉硬化、甲状腺功能亢进、糖尿病、酒精中毒、营养不良及孕妇等较易发生。其他如兴奋、欣快感、失眠、丧失自主力、中毒性脑病或中毒性精神病则均属少见，视神经炎及萎缩等严重毒性反应偶有报道。③变态反应：包括发热、多形性皮疹、淋巴结病、脉管炎等。一旦发生，应立即停药，如需再用，应从小剂量开始，逐渐增加剂量。④血液系统：可有粒细胞减少、嗜酸粒细胞增多、血小板减少、高铁血红蛋白血症等。⑤其他：口干、维生素B_6缺乏症、高血糖症、代谢性酸中毒、内分泌功能障碍等偶有报道。

【禁忌】对本品过敏的患者禁用。

【孕妇及哺乳期妇女用药】孕妇应避免应用。如确有指征应用时，必须充分权衡利弊。哺乳期间应充分权衡利弊后决定是否用药，如用药则宜停止哺乳。

【儿童用药】新生儿肝乙酰化能力较差，以致消除半衰期延长，新生儿用药时应密切观察不良反应。

【老年用药】50岁以上患者用药引起肝炎的发生率较高，治疗时更需密切注意肝功能的变化，必要时减少剂量或同时酌情使用保护肝功能的制剂。

【制剂】①异烟肼片（注射剂）；②异烟肼氯化钠注射液；③异福片（胶囊）；④异福酰胺片（胶囊）

2. 利福平 Rifampicin

本品是常用有效的抗结核病药。本品抗菌谱广，对多种病原微生物均有抗菌活性，对结核分枝杆菌和部分非结核分枝杆菌（包括麻风分枝杆菌等）均有明显的杀菌作用。

【适应证】①本品与其他抗结核药联合用于各种结核病的初治与复治，包括结核性脑膜炎、结核性胸膜炎、结核性心包炎的治疗。对肺结核的治疗效果显著。②本品与其他药物联合用于麻风、非结核分枝杆菌感染的治疗。

【用法用量】①口服。a. 成人：抗结核治疗，一日0.45～6g，空腹顿服，一日不超过1.2g。b. 儿童：抗结核治疗，1个月以上者一日按体重10～20mg/kg，空腹顿服，一日量不超过0.6g。c. 老年患者：按一日10mg/kg，空腹顿服。

②静脉滴注：请遵医嘱。

【不良反应】①多见消化道反应：厌食、恶心、呕吐、上腹部不适、腹泻等胃肠道反应，但均能耐受。②肝毒性为主要不良反应：在疗程最初数周内，少数患者可出现AST及ALT升高、肝大和黄疸，大多为无症状的AST及ALT一过性升高，在疗程中可自行恢复，老年人、酗酒者、营养不良、原有肝病或其他因素造成肝功能异常者较易发生。③变态反应：大剂量间歇疗法后偶可出现"流感样症候群"，表现为畏寒、寒战、发热、不适、呼吸困难、头昏、嗜睡及肌肉疼痛等，发生频率与剂量大小及间歇时间有明显关系。偶可发生急性溶血或肾衰竭，目前认为其产生机制属过敏反应。④其他：偶见白细胞减少、凝血酶原时间缩短、头痛、眩晕、视力障碍等。

【禁忌】对利福平或利福霉素类抗菌药过敏、肝功能严重不全、胆道阻塞患者禁用。

【孕妇及哺乳期妇女用药】3个月以内孕妇禁用。3个月以上孕妇慎用。利福平可由乳汁排泄，哺乳期妇女应充分权衡利弊后决定是否用药。

【儿童用药】5岁以下小儿慎用。

【老年用药】老年患者肝功能有所减退，用药量应酌减。

【制剂】①利福平片（胶囊、胶丸、注射剂）；②利福平异烟肼片（胶囊）

3. 乙胺丁醇 Ethambutol

本品为人工合成的抑菌性抗结核药，对各型分枝杆菌具有高度抗菌活性，可渗入分枝杆菌体内干扰RNA的合成从而抑制细菌的繁殖。本品只对生长繁殖期的分枝杆菌有效。

【适应证】适用于与其他抗结核药联合治疗结核分枝杆菌所致的肺结核和肺外结核。亦可用于结核性脑膜炎及非典型分枝杆菌感染的治疗。

【用法用量】口服。成人及13岁以上儿童，与其他抗结核药合用：①结核初治，按体重 15mg/kg，一日一次顿服；或一次 25～30mg/kg，最高 2.5g，一周 3 次；或 50mg/kg，最高 2.5g，一周 2 次。②结核复治，按体重 25mg/kg，一日一次顿服，连续 60 日，继以按体重 15mg/kg，一日一次顿服。③非典型分枝杆菌感染，一日 15～25mg/kg，一次顿服。

【不良反应】①常见视力模糊、眼痛、红绿色盲或视力减退、视野缩小（视神经炎一日按体重剂量 25mg/kg 以上时易发生）。视力变化可为单侧或双侧。②少见畏寒、关节肿痛（趾、踝、膝关节）、病变关节表面皮肤发热发紧感（急性痛风、高尿酸血症）。③罕见皮疹、发热、关节痛等过敏反应；或麻木，针刺感、烧灼痛或手足软弱无力（周围神经炎）。

【禁忌】对本品过敏、视力减退、酒精中毒、糖尿病患者禁用。

【孕妇及哺乳期妇女用药】禁用。

【儿童用药】乳幼儿禁用本品。不推荐用于 13 岁以下儿童，13 岁以上小儿用量与成人相同。

【老年用药】老年患者因生理性肾功能减退，应按肾功能调整用量。

【制剂】盐酸乙胺丁醇片（胶囊）

4. 吡嗪酰胺 Pyrazinamide

本品对人型结核杆菌有较好的抗菌作用，尤其对处于酸性环境中缓慢生长的吞噬细胞内的结核菌是目前最佳杀菌药物。本品在中性、碱性环境中几乎无抑菌作用。

【适应证】本品仅对分枝杆菌有效，与其他抗结核药（如链霉素、异烟肼、利福平及乙胺丁醇）联合用于治疗结核病。

【用法用量】口服。成人：与其他抗结核药联合，一日 15～30mg/kg 顿服，最高一日 2g；或一次 50～70mg/kg，一周 2～3 次；一周服 3 次者最高一次 3g，一周服 2 次者最高一次 4g。亦可采用间歇给药法，一周用药 2 次，一次 50mg/kg。

【不良反应】对肝功能可造成损害，引起肝功能异常或肝区压痛，用药期间定期检查肝功能。本品可引起胃肠道反应、关节疼痛、神经过敏、排尿困难及轻度发热，严重者应停药。关节痛是由高尿酸血症引起，常为轻度，有自限性。少见食欲减退、发热、异常乏力或软弱、眼或皮肤黄染（肝毒性），畏寒。

【禁忌】对本品过敏者禁用。

【孕妇及哺乳期妇女用药】孕妇结核病患者可先用异烟肼、利福平和乙胺丁醇治疗 9 个月，如对上述药物中任一种耐药而对吡嗪酰胺可能敏感者可考虑采用。哺乳期妇女禁用。

【儿童用药】吡嗪酰胺具较大毒性，儿童不宜应用。必须应用时需权衡利弊后决定。

【制剂】吡嗪酰胺片（胶囊）

5. 链霉素 Streptomycin

链霉素为氨基糖苷类抗生素，对结核分枝杆菌有强大的抗菌作用。作用于细菌体内的核糖体，抑制结核杆菌蛋白质合成，从而杀灭或者抑制结核杆菌生长。

【适应证】本品主要与其他抗结核药联合用于结核分枝杆菌所致各种结核病的初治病例，或其他敏感分枝杆菌感染。

【用法用量】肌内注射，与其他抗结核药合用。成人一次 0.75g，一日一次。如采用间歇疗法，一次 1g，一周给药 2～3 次；儿童按体重 20mg/kg，一日一次，一日最大剂量不超过 1g；老年患者一次 0.5～0.75g，一日一次。

【不良反应】①前庭和耳蜗神经损害：多见于听力减退、耳鸣或耳部胀满感。②神经肌肉阻滞作用：可引起面部、口唇、四肢麻木，偶见呼吸抑制。③过敏反应：以皮疹、药物热、嗜酸粒细胞增多症状较多，偶可引起血管神经性水肿、过敏性出血性紫癜、过敏性休克等。过敏性休克的发生率低于青霉素，但死亡率较高。④肾毒性：常与耳毒性同时出现，引起蛋白尿、管型尿、血尿、排尿次数减少或尿量减少，一般停药后可恢复，严重时可发生氮质血症、肾衰竭。⑤有用药后发生视力减退（视神经炎）的报道。

【禁忌】对链霉素或其他氨基糖苷类药过敏者禁用。

【孕妇及哺乳期妇女用药】妊娠前 3 个月内禁用。据报道本品曾引起胎儿听力损害，妊娠妇女在使用本品前必须充分权衡利弊。哺乳期妇女用药期间宜暂停哺乳。

【儿童用药】慎用。尤其早产儿及新生儿的肾组织尚未发育完全，使本品的半衰期延长，药物易在体内积蓄而产生毒性反应。

【老年用药】老年患者应用氨基糖苷类后易产生各种毒性反应，应尽可能在疗程中监测血药浓度。老年患者的肾功能有一定程度生理性减退，即使肾功能测定值在正常范围内仍应采用较小治疗量。

【制剂】①链霉素注射液；②硫酸链霉素片（注射剂）

6. 利福喷丁 Rifapentine

本品为半合成广谱杀菌剂，抗菌谱性质与利福平相同，对结核杆菌、麻风杆菌、金黄色葡萄球菌、某些病毒、衣原体等微生物有抗菌作用，其抗结核杆菌的作用比利福平强 2～10 倍。对利福类以外的抗结核药物耐药的结核杆菌也有较强的作用，但对鸟分枝杆菌耐药。

【适应证】①与其他抗结核药联合用于各种结核病的初治与复治，但不宜用于结核性脑膜炎。②医务人员直接观察下的短程化疗。③非结核性分枝杆菌感染的治疗。④联合用于麻风治疗。⑤对其他抗金黄色葡萄球菌抗生素耐药的重症金黄色葡萄球菌感染。

【用法用量】空腹口服。成人抗结核，一次 0.6g（体重 < 55kg 者应酌减），一周 1～2 次，疗程为 6～9 个月，或遵医嘱。

【不良反应】少数病例可出现白细胞、血小板减少；AST 及 ALT 升高；皮疹、头昏、失眠等。少见胃肠道反应。如果出现流感症候群、免疫性血小板降低或过敏性休克样反应需及时停药。

【禁忌】对本品或利福霉素类抗菌药过敏、肝功能严重不全、胆道阻塞、黄疸患者禁用。

【孕妇及哺乳期妇女用药】孕妇禁用。哺乳期妇女经权衡利弊后决定用药,应暂停哺乳。

【儿童用药】5岁以下小儿应用的安全性尚未确定。

【老年用药】老年患者肝功能有所减退,用药量应酌减。

【制剂】利福喷丁胶囊(分散片)

7. 利福布汀 Rifabutin

本品为利福霉素类抗生素,具有广谱抗菌活性。抑制对结核杆菌DNA依赖的RNA多聚酶,干扰细菌DNA的生物合成。

【适应证】主要用于分歧杆菌的肺部感染,对利福平耐药的结核杆菌菌株有效。也用于艾滋病患者鸟分枝杆菌感染综合征,肺炎,慢性抗药性肺结核。

【用法用量】口服。①鸟分枝杆菌感染:一次0.3g,一日一次,如有恶心、呕吐等胃肠道不适者,可改为一次0.15g,一日2次,进食同时服药可减轻胃肠道反应。②结核:一次0.15~0.3g,一日一次。③严重肾功能不全者(肌酐清除率<30ml/min):剂量减半。

【不良反应】①常见胃肠道反应、皮疹、贫血、黄疸、AST或ALT升高。②偶见头晕、头痛、失眠、精神异常、发热、关节痛、血小板减少、嗜酸粒细胞增多、呼吸困难、末梢神经炎。③罕见休克反应,尿液和泪液可呈红色。

【禁忌】对利福布汀或其他利福霉素类过敏、活动性结核病、用药后出现过血小板减少性紫癜的患者禁用。

【孕妇及哺乳期妇女用药】妊娠初始3个月应避免使用;妊娠3个月以上的患者有明确指征使用时,应充分权衡利弊后决定是否采用。哺乳期妇女用药应暂停哺乳。

【儿童用药】新生儿禁用。儿童慎用,喂药时最好与食物混合。

【老年用药】老年患者慎用。从最低剂量开始,同时监测肝、肾及心脏功能。

【制剂】利福布汀胶囊

8. 对氨基水杨酸钠 SodiumAminosalicylate

本品对结核杆菌有抑菌作用。主要用作二线抗结核药物。

【适应证】适用于结核分枝杆菌所致的肺及肺外结核病。本品仅对分枝杆菌有效,单独应用时结核杆菌对本品能迅速产生耐药性,因此必须与其他抗结核药合用。链霉素和异烟肼与本品合用时能延缓结核杆菌对前二者耐药性的产生。

【用法用量】①口服:a. 成人一次2~3g,一日4次。b. 儿童按体重一日0.2~0.3g/kg,分3~4次服。一日剂量不超过12g。②静脉滴注:a. 成人一日4~12g,临用前加注射用水适量使溶解后再用5%葡萄糖注射液500ml稀释,2~3小时滴完。b. 儿童一日0.2~0.3g/kg。

【不良反应】常见食欲不振、恶心、呕吐、腹痛、腹泻;过敏反应有瘙痒、皮疹、药物热、哮喘、嗜酸粒细胞增多;少见胃溃疡及出血、血尿、蛋白尿、肝功能损害及粒细胞减少。

【禁忌】对本品过敏者禁用。

【孕妇及哺乳期妇女用药】慎用。

【儿童用药】儿童严格按用法用量服用。

【制剂】①对氨基水杨酸钠片(肠溶片);②注射用对氨基水杨酸钠

9. 帕司烟肼 Pasiniazid

本品是由异烟肼和对氨基水杨酸化学合成的一种新的抗结核药。本药是结核菌抑制剂,在血液中可维持较高而持久的浓度。抗结核作用较单用异烟肼或对氨基水杨酸强,且耐药菌产生较迟。本品尚可用于抗麻风。

【适应证】①联合用于治疗各型肺结核、支气管内膜结核及肺外结核。②与结核病相关手术的保护药。③预防长期或大剂量皮质激素、免疫抑制治疗时的结核感染或复发。④对麻风也有一定的疗效。

【用法用量】口服。治疗:与其他抗结核药合用,成人一日按体重10~20mg/kg,顿服;儿童视需要可增至一日按体重20~40mg/kg,顿服。预防:一日按体重10~15mg/kg,顿服。

【不良反应】偶见头晕、头痛、失眠、发热、皮疹、恶心、乏力、黄疸、周围神经炎、视神经炎及血细胞减少等。

【禁忌】对本品过敏、精神病、癫痫、严重肝功能障碍患者禁用。

【孕妇及哺乳期妇女用药】慎用。

【儿童用药】12岁以下儿童慎用。

【制剂】帕司烟肼胶囊

10. 丙硫异烟胺 Protionamide

本品为异烟酸的衍生物,抑制结核杆菌分枝菌酸的合成。仅对分枝杆菌有效,对结核分枝杆菌的作用取决于感染部位的药物浓度,低浓度时仅具有抑菌作用,高浓度具有杀菌作用。

【适应证】与其他抗结核药联合用于结核病经一线药(如链霉素、异烟肼、利福平和乙胺丁醇)治疗无效者。

【用法用量】口服。成人一次250mg,一日2~3次;小儿一次按体重4~5mg/kg,一日3次。

【不良反应】①发生率较高者有:精神忧郁(中枢神经系统毒性)。②发生率较少者有:步态不稳或麻木、针刺感、烧灼感、手足疼痛(周围神经炎)、精神错乱或其他精神改变(中枢神经系统毒性)、眼或皮肤黄染(黄疸、肝炎)。③发生率极少者:视力模糊或视力减退、合并或不合并眼痛(视神经炎)、月经失调或怕冷、性欲减退(男子)、皮肤干而粗糙、甲状腺功能减退、关节疼痛、僵直肿胀。④如持续发生以下情况者应予注意:腹泻、唾液增多、流口水、食欲减退、口中金属味、恶心、口痛、胃痛、胃部不适、呕吐(胃肠道紊乱、中枢神经系统毒性)、眩晕(包括从卧位或坐位起身时)、嗜睡、软弱(中枢神经系统毒性)。

【禁忌】对丙硫异烟胺过敏、抑郁症、精神病患者禁用。

【孕妇及哺乳期妇女用药】孕妇禁用。

【儿童用药】12岁以下儿童不宜服用。

【制剂】丙硫异烟胺片(肠溶片)

附：用于肺结核的其他西药

1. 异福片(胶囊) Rifampicin and Isoniazid Tablets

见本章"12. 胸膜炎"。

2. 异福酰胺片(胶囊) Rifampicin, Isoniazid and Pyrazinamide Tablets

见本章"12. 胸膜炎"。

3. 乙胺吡嗪利福异烟片 Ethambutol Hydrochloride, Pyrazinamide, Rifampicin and Isoniazid Tablets

【适应证】适用于肺结核短程疗法的最初2个月的强化治疗，在此阶段必须每日服用。

4. 乙胺利福异烟片 Ethambutol Hydrochloride, Rifampincin and Isoniazid Tablets

【适应证】本品含利福平、异烟肼和盐酸乙胺丁醇。适用于成人各类结核病复治痰菌涂片阳性患者继续期治疗。

5. 异烟腙片 Ftivazide Tablets

【适应证】为二线抗结核药，当用异烟肼产生不良反应时可改用本品。

6. 乙硫异烟胺 Ethionamide

【适应证】常与其他抗结核病药联合应用，以增强疗效和避免病菌产生耐药性。

7. 利福平异烟肼片 Rifampicin and Isoniazid Tablets

见本章"12. 胸膜炎"。

8. 硫酸卷曲霉素 Capreomycin Sulfate

【适应证】适用于肺结核病的二线治疗药物，经一线抗结核药(如链霉素、异烟肼、利福平和乙胺丁醇)治疗失败者，或对上述药物中的一种或数种产生毒性作用或细菌耐药时，本品可作为联合用药之一。

9. 环丝氨酸 Cycloserine

【适应证】主要用于耐药结核杆菌的感染。

10. 维生素 B_6 Vitamin B_6

见第二章"46. 呕吐"。

11. 皮内注射用卡介苗 BCG Vaccine for Intradermal Injection, Freeze Dried

【适应证】用于预防结核病，接种对象为出生3个月以内的婴儿或用旧结核菌素试验阴性的儿童。

12. 重组人白介素-2 Recombinant Human Interleukin-2

【适应证】本品对某些病毒性，杆菌性疾病，胞内寄生菌感染性疾病，如乙型肝炎、麻风病、肺结核、白色念珠菌感染等也具有一定的治疗作用。

13. 桃金娘油 Myrtol

见本章"13. 矽肺"。

14. 注射用甲泼尼龙琥珀酸钠 Methylprednisolone Sodium Succinate for Injection

见第六章"80. 贫血"。

15. 冻干治疗用母牛分枝杆菌菌苗 Freeze-driedM. vaccae for Therapy

【适应证】本品为双向免疫调节制剂，可作为抗结核等免疫治疗。

16. 甲磺酸帕珠沙星 Pazufloxacin Mesilate

见本章"9. 肺气肿"。

17. 大蒜素葡萄糖注射液 Allitride and Glucose Injection

【适应证】适用于深部真菌和细菌感染，用于防治急、慢性细菌性痢疾和肠炎、百日咳、肺部和消化道的真菌感染、白色念珠菌菌血症、隐球菌性脑膜炎、肺结核等。不推荐常规使用，建议若其他抗感染药无效或不能耐受时选用。

18. 福多司坦片(胶囊、颗粒) Fudosteine Tablets

见本章"5. 气管炎和支气管炎"。

19. 桉柠蒎肠溶软胶囊 Eucalyptol, Limonene and Pinene Enteric Soft Capsules

见本章"5. 气管炎和支气管炎"。

20. 草分枝杆菌 F. U. 36 注射液 Mycobacterium Phlei F. U. 36 Injection

【适应证】本品为免疫调节剂，主要用于肺和肺外结核的辅助治疗。

21. 利福霉素钠 Rifamycin Sodium

【适应证】用于结核杆菌感染的疾病和重症耐甲氧西林的金黄色葡萄球菌、表面葡萄球菌及难治性军团菌感染的联合治疗。

22. 环丝氨酸胶囊 Cycloserine Capsules

【适应证】用于治疗对本品敏感的活动性结核病，但需与其他有效抗结核药物联用。由于可能引起严重精神错乱，故临床应用受到一定限制。

23. 卡介菌纯蛋白衍生物(BCG-PPD) Purified Protein Derivative of BCG

【适应证】本品为卡介菌纯蛋白衍生物(BCG—PPD)和稀释制剂(每 ml 含 50IU)经国家标准品标化，达到完全一致。供卡介菌接种对象选择、卡介苗接种后质量监测及对结核病的临床诊断之用。

24. 结核菌素纯蛋白衍生物 Purified Protein Derivative of Tuberculin(TB-PPD)

【适应证】用于结核病的临床诊断、卡介苗接种对象的选择及卡介苗接种后机体免疫反应的监测。

25. 富马酸贝达喹啉片 Bedaquiline Fumarate Tablets

【适应证】本品是一种二芳基喹啉类抗分枝杆菌药物，作为联合治疗的一部分，适用于治疗成人(≥18岁)耐多药肺结核(MDR－TB)。只有当不能提供其他有效的治疗方案时，方可使用本品。

二、中药

1. 白百抗痨颗粒

【处方组成】白及、百部、浙贝母、薏苡仁、三七、红大戟

【功能主治】敛肺止咳，养阴清热。用于肺痨引起的咳

嗽,痰中带血。

【用法用量】口服。一次15g,一日2~3次,开水冲服,一月为一疗程;或遵医嘱。

【使用注意】需与抗结核药联合应用。

2. 利肺胶囊(片)

【处方组成】百部、白及、枇杷叶、百合、冬虫夏草、蛤蚧粉、五味子、牡蛎、甘草

【功能主治】驱痨补肺,镇咳化痰。用于肺痨咳嗽,咯痰,咯血,气虚哮喘,慢性气管炎等。

【用法用量】口服。一次2粒,一日3次。

3. 抗痨胶囊

【处方组成】矮地茶、百部、穿破石、五指毛桃、白及、桑白皮

【功能主治】散瘀止血,祛痰止咳。用于肺虚久咳,痰中带血。

【用法用量】口服。一次3粒,一日3次。

4. 芪甲利肺胶囊

【处方组成】黄芪、鳖甲、地骨皮、蛤蚧、冬虫夏草、白及、珍珠、连翘、夏枯草、乌梢蛇、百部、川贝母、黄芩、鱼腥草

【功能主治】益气养阴、退热抗痨。与规范方案的抗结核化学药品配合用于肺结核的辅助治疗,可促进发热,咳嗽无力,气短,咯痰少而黏,或痰中带血,或少量咯血,或咳甚胸痛,或午后潮热,乏力,盗汗,恶心呕吐,食欲不振等症状的缓解或改善;可促进痰(结核)菌阴转及肺部病灶的吸收。

【用法用量】口服。一次3粒,一日3次。初治:疗程为6个月。复治:疗程为8个月。

【使用注意】禁食生冷,辛辣,动物油脂食物。

5. 补金片(胶囊)

见本章“9. 肺气肿”。

6. 肺泰胶囊

【处方组成】苦荬菜、黄芩、北沙参、瓜蒌、太子参、百部、枇杷叶、川贝母、白及

【功能主治】清热化痰,润肺杀虫。与抗结核化学药品联合使用,用于浸润型肺结核病属痰热兼阴虚证。症见发热,或咯血,咳嗽,或痰中带血,乏力,纳差,颧红,盗汗等。有加快病灶吸收和症状缓解的作用。

【用法用量】口服。一次5粒,一日3次,初治者6个月为一疗程;复治者8个月为一疗程。

【使用注意】孕妇禁用。

7. 复方柳菊胶囊(颗粒)

【处方组成】旱柳叶、野菊花、白花蛇舌草

【功能主治】清热解毒。用于肺结核病。

【用法用量】口服。一次5粒,一日3次;或遵医嘱。

8. 白及胶囊

【处方组成】白及

【功能主治】收敛止血、消肿生肌。用于咯血吐血,疮疡肿毒,肺结核咯血,消化性溃疡出血。

【用法用量】口服。一次2~4粒,一日3次。

9. 芪贝胶囊

【处方组成】黄芪、冬虫夏草、蛤蚧、川贝母、百部(蜜炙)、百合、白果、白及、薏苡仁、北沙参、熟地黄、麦冬、茯苓、蒲公英、牡蛎

【功能主治】养阴益气,调补肺肾。用于肺痨气阴两虚证,症见咳嗽,咯血,潮热,乏力,盗汗等。肺结核病辅助用药。

【用法用量】饭前服,一次10粒,一日3次;6个月为1个疗程。与抗结核药联合应用。

附:用于肺结核的其他中药

1. 健脾润肺丸

【功能主治】滋阴润肺,止咳化痰,健脾开胃。用于痨疾,肺阴亏耗,潮热盗汗,咳嗽咯血,食欲减退,气短无力,肌肉瘦削等肺痨诸症。并可辅助治疗抗痨药物引起的肝功能损害。

2. 三七血伤宁胶囊(散)

见本章“57. 消化道出血”。

3. 益气止血颗粒

【功能主治】益气,止血,固表,健脾。用于咯血,吐血,久服可预防感冒。

4. 荷叶丸

见本章“69. 尿血”。

5. 润肺化痰丸

【功能主治】润肺止嗽,化痰定喘。用于肺经燥热引起的咳嗽痰黏,痰中带血,气喘胸满,口燥咽干。

6. 百合固金丸(片、颗粒、口服液)

见本章“3. 咳嗽”。

7. 琼玉膏

【功能主治】补虚健脾。用于气阴不足,肺虚干咳,形体消瘦。

8. 二冬膏

见本章“3. 咳嗽”。

9. 蛤蚧定喘胶囊(丸)

见本章“3. 咳嗽”。

10. 阿胶补血膏(颗粒、口服液)

见本章“3. 咳嗽”。

11. 麦味地黄丸(口服液)

见本章“3. 咳嗽”。

12. 血见宁散

【功能主治】止血。用于消化道出血,咯血。

13. 血宁安吉杷尔糖浆

见第三章“60. 便血”。

14. 花蕊石止血散

见第三章“57. 消化道出血”。

15. 大补阴丸

见第五章“78. 遗精”。

16. 河车大造丸

见第五章“78. 遗精”。

17. 山东阿胶膏

见第六章“80. 贫血”。

18. 人参固本丸

【功能主治】滋阴益气,固本培元。用于阴虚气弱,虚劳,咳嗽,心悸气短,骨蒸潮热,腰酸耳鸣,盗汗,大便干燥。

19. 骨痨敌注射液

见第六章“85. 淋巴结肿大与淋巴结炎”。

12. 胸膜炎

〔基本概述〕

胸膜炎是各种原因引起的胸膜壁层和脏层的炎症。大多为继发于肺部和胸部的病变,也可为全身性疾病的局部表现。临床上胸膜炎有多种类型,以结核性胸膜炎最为常见。

胸膜炎又称“肋膜炎”,是致病因素(通常为病毒或细菌)刺激胸膜所致的胸膜炎症。胸腔内可有液体积聚(渗出性胸膜炎)或无液体积聚(干性胸膜炎)。炎症消退后,胸膜可恢复至正常,或发生两层胸膜相互粘连。

胸膜炎的病因有多种,如感染、恶性肿瘤、结缔组织病、肺栓塞等。结核性胸膜炎是最常见的一种。

不同病因所致的胸膜炎可伴有相应疾病的临床表现。临床主要表现为胸痛、咳嗽、胸闷、气急,甚则呼吸困难,感染性胸膜炎或胸腔积液继发感染时,可有恶寒、发热。

胸膜炎最常见的症状为胸痛。突然发生的胸痛是胸膜炎的主要症状。典型的胸痛为刺痛,在呼吸和咳嗽时加重。胸膜炎胸痛常突然出现,程度差异较大。有的疼痛仅为隐隐不适,或仅在患者深呼吸或咳嗽时出现。有的疼痛则表现为剧烈的刺痛,亦可表现为持续存在并因深呼吸或咳嗽而加剧的疼痛。胸痛为壁层胸膜的炎症所致,通常出现于正对炎症部位的胸壁。亦可表现为腹部、颈部或肩部的牵涉痛。

渗出性胸膜炎时,随着胸膜腔内渗出液的增多,胸痛减弱或消失,患者常有咳嗽,可有呼吸困难。如果发生大量积液,可致两层胸膜相互分离,则胸痛可消失。大量胸腔积液可致呼吸时单侧或双侧肺扩张受限,发生呼吸困难。

干性胸膜炎时,胸膜表面有少量纤维渗出,表现为剧烈胸痛,似针刺状。此外常有发热、消瘦、疲乏、食欲不振等全身症状。

本病属中医“咳嗽”、“悬饮”、“胁痛”范畴。

〔治疗原则〕

胸膜炎的治疗视其病因而定。细菌感染所致者,应给予抗生素治疗。病毒感染所致者,无需抗感染治疗。自身免疫疾病所致者,治疗基础疾病可使胸膜炎消退。

结核性胸膜炎的治疗主要包括结核药物治疗;加速胸液的吸收,必要时抽液治疗;防止和减少胸膜增厚和粘连,在抗结核治疗的前提下,选用肾上腺皮质激素等。

1. 抗微生物类药物治疗

(1)抗结核药物治疗:适用于结核性干性或渗出性胸膜炎的治疗。常用异烟肼或利福平或乙胺丁醇,连续服药3个月。链霉素肌内注射1～2月,与口服药交替使用,总计疗程6～9月。

(2)非结核性胸膜炎:应针对原发病(如感染、肿瘤等)选择相应的药物治疗。

(3)化脓性胸膜炎或结核性脓胸伴感染者:青霉素肌内注射,并可于胸腔内再加注。

2. 缓解疼痛 口服阿司匹林或吲哚美辛,或可待因。

3. 胸腔穿刺抽液 适用于渗出性胸膜炎胸腔大量积液,有明显呼吸困难,或积液久治仍不吸收者。

4. 激素治疗 与抗结核药物联用,对消除全身毒性症状,促进积液吸收,防止胸膜增厚粘连,有积极的治疗作用。可选用泼尼松等。

5. 调养 治疗应坚持、彻底。同时要注意休息,给予高蛋白及高维生素饮食。

〔用药精选〕

一、西药

(一)结核性胸膜炎用西药

1. 异烟肼 Isoniazid

见本章“11. 肺结核”。

2. 利福平 Rifampicin

见本章“11. 肺结核”。

3. 乙胺丁醇 Ethambutol

见本章“11. 肺结核”。

4. 吡嗪酰胺 Pyrazinamide

见本章“11. 肺结核”。

5. 链霉素 Streptomycin

见本章“11. 肺结核”。

6. 利福喷丁 Rifapentine

见本章“11. 肺结核”。

7. 利福布汀 Rifabutin

见本章“11. 肺结核”。

8. 对氨基水杨酸钠 Sodium Aminosalicylate

见本章“11. 肺结核”。

9. 帕司烟肼 Pasiniazid

见本章“11. 肺结核”。

10. 丙硫异烟胺 Protionamide

见本章“11. 肺结核”。

（二）非结核性胸膜炎用西药

1. 青霉素 Benzylpenicillin

见本章“10. 肺脓肿”。

2. 克林霉素 Clindamycin

见本章“10. 肺脓肿”。

3. 甲硝唑 Metronidazole

见本章“10. 肺脓肿”。

4. 莫西沙星 Moxifloxacin

见本章“5. 气管炎和支气管炎”。

5. 头孢丙烯 Cefprozil

见本章“5. 气管炎和支气管炎”。

6. 头孢哌酮钠舒巴坦钠 Cefoperazone Sodium and Sulbactum Sodium

见本章“6. 肺炎”。

7. 头孢曲松 Ceftriaxone

见本章“6. 肺炎”。

附：用于胸膜炎的其他西药

1. 醋酸泼尼松片 Prednisone Acetate Tablets

见本章“7. 非典型肺炎”。

2. 卡泊芬净 Caspofungin

【适应证】可用于念珠菌属血液感染、腹腔脓肿、腹膜炎和胸腔感染等。

二、中药

对胸膜炎的治疗目前尚没有明显有效的中药制剂。

13. 矽肺

〔基本概述〕

矽肺又称硅肺，是由于长期吸入大量含有游离二氧化硅粉尘所引起，以肺部广泛的结节性纤维化为主的疾病。

矽肺是尘肺中最常见、进展最快、危害最严重的一种类型，多见于采矿、采煤、矿石粉碎等作业的工人中。矽肺的发生、发展与空气中的粉尘浓度、尘粒大小、接触时间、劳动强度及人体防御功能有关。矽肺发病比较慢，接触低浓度游离二氧化硅粉尘多在15～20年后发病，但发病后即使脱离粉尘作业，病变仍可继续发展。少数由于持续吸入高浓度、高游离二氧化硅含量的粉尘，经1～2年即发病者，称为“速发型矽肺”。在脱离粉尘作业若干年后诊断为矽肺，称为“晚发型矽肺”。

矽肺的临床表现有3种形式：慢性矽肺、急性矽肺和加速性矽肺，以慢性矽肺最为常见。慢性矽肺早期可无症状或症状不明显，随着病情的进展可出现多种症状。但症状无特异性，而且症状轻重程度往往与矽肺病变并不一致。气促症状较早出现，呈进行性加重。早期常感胸闷、胸痛、刺激性咳嗽，易并发感染。患者尚可有头昏、乏力、失眠、心悸、胃纳不佳等症状。并发感染或吸烟者可有咳痰，少数患者有血痰，合并肺结核、肺癌或支气管扩张时可反复或大量咯血。

〔治疗原则〕

对矽肺患者的治疗应采取综合性措施，包括脱离粉尘作业，另行安排适当工作，在药物治疗的基础上加强营养和妥善的康复治疗，生活规律化，以延缓病情进展和预防并发症的发生。

目前尚无能使矽肺病变完全逆转的药物。药物的治疗主要是早期阻止或抑制矽肺的进展，改善病情、减轻症状。主要药物有克矽平、汉防己碱、羟基磷酸哌喹、柠檬铝等。对症治疗可使用止咳祛痰和平喘的药物。

中医认为此病以标实本虚为主，治疗上应以清热润燥、补气祛痰、补益肺肾、双补肺脾等方式来调理。可以帮助患者恢复正气，抗邪外出。同时可以选用有修复肺组织的中药制剂来帮助抗纤维化。

〔用药精选〕

一、西药

1. 汉防己甲素 Tetrandrine

本品是从汉防己科植物中提取的双苄基异喹啉类生物碱。能使矽肺内胶原合成量减少，对急性矽肺疗效较好。

【适应证】主要用于单纯性各期矽肺及煤矽肺。此外，还用于早期轻度高血压、风湿痛、关节痛、神经痛等。

【用法用量】用于矽肺：①口服，一次60～100mg，一日3次。服药6日，停药一日，3个月为一疗程。②静脉注射或静脉滴注，一日200～300mg，用5%葡萄糖注射液或氯化钠注射液稀释后，缓慢注射或滴注。服药6日，停药一日，3个月为一疗程。

【不良反应】不良反应较轻、较少。主要为食欲减退、转氨酶升高、心率减慢等。少数人可有轻度嗜睡、乏力、恶心、腹或胃部不适等。长期口服可引起面部等色素沉着，停药后可消退。个别人服后大便次数增加，停药后症状可缓解。静脉注射部位可能发生疼痛或静脉炎。

【禁忌】对本品过敏、肝肾等脏器发生器质性病变患者禁用。

【孕妇及哺乳期妇女用药】孕妇禁用。

【制剂】汉防己甲素片（注射液）

2. 哌喹 Piperaquine

本品为抗疟药，其抗疟作用与氯喹相类似。并有延缓矽肺病情进展的作用。

【适应证】主要用于疟疾症状的抑制性预防，也可用于疟疾的治疗。现也试用于矽肺的防治。

【用量用法】矽肺的防治:①预防,一次服500mg,10～15日一次,1月量1000～1500mg。②治疗,一次500～750mg,一周一次,1月量2000mg。以半年为一疗程,间歇1月后,进行第2个疗程,总疗程3～5年。

【不良反应】服药后偶有头昏、嗜睡、乏力、胃部不适、面部和口唇麻木感,轻者一般休息后能自愈。个别会有皮疹或过敏,药厂粉碎工人长期吸入时会使呼吸免疫力降低。

【禁忌】严重急性肝、肾及心脏疾患禁用。

【孕妇及哺乳期妇女用药】孕妇慎用。

【制剂】磷酸哌喹片

3. 桉柠蒎肠溶软胶囊 Eucalyptus Lemon Pinene Enteric Soft Capsules

见本章“5. 气管炎和支气管炎”。

4. 噻托溴铵粉吸入剂 Tiotropium Bromide Powder for Inhalation

见本章“4. 哮喘”。

5. 福多司坦 Fudosteine

见本章“5. 气管炎和支气管炎”。

6. 桃金娘油 Myrtol

本品为桃金娘科树叶提取物,具有促进痰液排出、抗炎、杀菌作用。

【适应证】用于急、慢性鼻窦炎和支气管炎,也适用于支气管扩张、慢性阻塞性肺疾患、肺部真菌感染、肺结核、矽肺,可在支气管造影术后使用,以利于造影剂的排出。

【用法用量】口服。急性病患者:成人一次300mg,4～10岁儿童一次120mg,一日3～4次。慢性病患者:成人一次300mg,4～10岁儿童一次120mg,一日2次。

【不良反应】极个别有胃肠道不适及原有的肾结石和胆结石的移动。偶有过敏反应,如皮疹、面部浮肿、呼吸困难和循环障碍。

【禁忌】对本品过敏者禁用。

【孕妇及哺乳期妇女用药】孕妇在医生的指导下服用本品无危险性。但应充分考虑到本品的亲脂性而可进入乳汁。

【制剂】桃金娘油胶囊:①120mg。②300mg

附:用于矽肺的其他西药

1. 布地奈德福莫特罗 Budesonide and Formoterol

见本章“9. 肺气肿”。

2. 沙美特罗替卡松 Salmeterol and Fluticasone

见本章“4. 哮喘”。

3. 乙酰半胱氨酸 Acetylcysteine

见本章“3. 咳嗽”。

4. 吡非尼酮胶囊 Pirfenidone Capsules

【适应证】本品适用于确诊或疑似特发性肺纤维化(IPF)的治疗。

二、中药

1. 千金藤素片

【处方组成】千金藤素

【功能主治】用于矽肺及煤工尘肺的预防和治疗。

【用法用量】口服。治疗矽肺:一日0.24g,分1～3次服用,一周服6日,连服5个月,停药1个月,一年为1个疗程。预防矽肺:一次80mg,一日一次,一周服6日,连服10个月,停药2个月,一年为1个疗程。

【使用注意】孕妇禁用。

2. 矽肺宁片

【处方组成】连钱草、虎杖、岩白菜素等

【功能主治】活血散结;清热化痰,止咳平喘。适用于矽肺、煤矽肺等引起的咳嗽,胸闷,胸痛,气短,乏力等症。

【用法用量】口服。每次4片,一日3次,饭后温开水送服。一年为一疗程。

3. 洋参保肺胶囊

【处方组成】西洋参、玄参、桔梗、五味子(醋炙)、罂粟壳、石膏、川贝母、甘草、陈皮、砂仁、枳实、麻黄、百部、苦仁等

【功能主治】清热解毒、止咳化痰,降气平喘。适用于久病咳喘,胸满多痰,肺炎,尘肺,矽肺,痰黏咯血,气短喘咳,外感风寒,痰湿阻肺引起的咳嗽。

【用法用量】口服。一日2次,一次3粒(重症患者加服1粒)。

【使用注意】孕妇忌服

4. 七味血病丸

【处方组成】藏紫草、木香、寒水石(制)、甘草、余甘子(去核)、巴夏嘎、藏木香

【功能主治】清热,化坏血,清肺止咳。用于培根坏血窜散引起的肺病,血盛上壅,目赤,咳嗽,咯血痰,声哑,喉肿,胸满。急、慢性气管炎,喘息性气管炎,哮喘,上呼吸道感染,烟肺,尘肺,矽肺,咳嗽,肺气肿,肺源性心脏病咳脓血等。

【用法用量】一次6丸,一日2～3次。将药丸碾碎或用水泡开后服用。

14. 肺源性心脏病(肺心病)

〔基本概述〕

肺源性心脏病简称肺心病,是指由于各种胸、肺及支气管病变而继发引起的肺动脉高压,最后导致以右心室肥大为特点,伴或不伴有右心衰竭的一类心脏病。

肺心病在我国比较多见,其平均患病率约为0.5%,住院病死率在15%左右。本病常年存在,但多在冬春季由于并发呼吸道感染而导致呼吸衰竭和心力衰竭,病死率较高。

大多数肺心病是从慢性支气管炎、阻塞性肺气肿发展而

来,少部分与支气管哮喘、肺结核、支气管扩张有关。此外,脊柱后侧弯和其他胸廓畸形、胸廓改形术后、胸膜纤维化、神经肌肉疾患(如脊髓灰质炎、肌营养不良等)、过度肥胖伴肺泡通气障碍、肺血管弯曲或扭转及慢性高原病缺氧致肺血管长期收缩等也可引起是肺心病。

肺心病进展缓慢,临床上可分为功能代偿期与功能失代偿期二个阶段,但其界限有时并不十分明显。

肺心功能代偿期症状主要有咳嗽、咯痰、活动后心悸、气短、乏力等症状,即以原发胸、肺疾患的表现症状及肺动脉高压、右心室肥大的体征为主。肺心功能失代偿期症状一般先出现呼吸衰竭,而后发生心力衰竭。肺心病的呼吸衰竭常由呼吸道感染所诱发,缺氧时患者主要表现气短、胸闷、心悸、乏力、发绀。严重缺氧时可造成肝、肾功能损害,缺氧纠正后,肝、肾功能可恢复正常。病变进一步发展时发生低氧血症和高碳酸血症,可出现精神神经障碍,严重者表现为狂躁不安、大吵大叫,或神志恍惚、嗜睡不醒,称之为肺性脑病。心力衰竭往往发生在呼吸衰竭的基础上,患者表现气急、发绀、心慌、尿少、上腹胀满、水肿等。

此外,由于肺心病是以心、肺病变为基础的多脏器受损害的疾病,因此在重症患者中,可有肾功能不全、弥散性血管内凝血、肾上腺皮质功能减退所致面颊色素沉着等表现。

肺源性心脏病在中医典籍中并无专门论述,但根据病因病机,可以与痰饮、血淤、心肾阳虚等对应,属于中医学"喘证""痰证""水肿""饮证"范畴。治疗则根据病情发展,按化痰平喘,温阳利水,益气复脉、化瘀行气等进行治疗。

〔治疗原则〕

绝大多数肺心病是慢性支气管炎、支气管哮喘并发肺气肿的后果,而呼吸道感染又是发生呼吸衰竭和心力衰竭的常见诱因,因此积极防治这些疾病是避免肺心病发生的根本措施,需要积极予以控制。因而临症主要选用抗感染的药物和抗心力衰竭的药物予以控制。对已发生肺心病的患者,应针对缓解期和急性期分别加以处理。

1. 缓解期治疗是防止肺心病发展的关键,可采用以下措施。

(1)冷水擦身和膈式呼吸及缩唇呼气以改善肺脏通气等耐寒及康复锻炼。

(2)镇咳、祛痰、平喘和抗感染等对症治疗。

(3)提高机体免疫力药物如核酸酪素注射液(或麻疹减毒疫苗)。气管炎菌苗皮下注射、免疫核糖核酸、胎盘脂多糖肌内注射、人参、转移因子、左旋咪唑口服等。

(4)中医中药治疗:中医认为本病主要证候为肺气虚,其主要表现为肺功能不全。治疗上宜扶正固本、活血化瘀,以提高机体抵抗力,改善肺循环情况。可选用党参、黄芪、沙参、麦冬、丹参、红花等。对缓解期患者进行康复治疗及开展家庭病床工作能明显降低急性期的发作。

2. 急性发作期治疗

(1)治疗呼吸衰竭

①氨茶碱静脉滴注。

②糖皮质激素:地塞米松静脉滴注,或泼尼松口服。

③祛痰药:常用药物有氨溴索口服或溴己新口服。

④抗菌药物:呼吸道感染是发生呼吸衰竭和心力衰竭的常见诱因,故需积极应用药物予以控制。如有发热,特别是咳嗽痰量增多并呈脓性时应积极给予抗菌药物治疗。抗菌药物选择应依据患者肺功能及常见的致病菌,结合患者所在地区致病菌及耐药流行情况,选择敏感抗菌药物。目前主张联合用药。一般首选青霉素,也可据病情选氨苄西林、羧苄西林、头孢菌素等。有条件时,根据痰培养和药物敏感试验来选用药物,则更为合理。长期应用抗生素要防止真菌感染。一旦真菌成为肺部感染的主要病原菌,应调整或停用抗生素,给予抗真菌治疗。

⑤必要时应用呼吸机治疗。

(2)控制心力衰竭

①利尿剂:一般用排钾利尿剂氢氯噻嗪口服;联合应用保钾利尿剂氨苯蝶啶口服,或螺内酯口服。连续用药3~5天后需停药3~4天。水肿严重、尿量甚少者,可临时给呋塞米口服或静脉注射,但不可多用。在利尿过程中,需监测电解质。

②强心剂:一般无须应用。对顽固性心力衰竭(呼吸衰竭改善后心力衰竭仍无好转),伴有左心衰竭,或伴有室上性快速心律失常者,可慎用强心剂。一般静脉注射去乙酰毛花苷或口服地高辛,剂量掌握在治疗一般心力衰竭量的1/2左右。

③血管扩张药:常用药物有尼群地平或酚妥拉明。

④抗心律失常:需注意治疗病因,包括控制感染、纠正缺氧、纠正酸碱和电解质失衡等。病因消除后心律失常往往会自行消失。在此基础上,对室上性心动过速、心房颤动可用去乙酰毛花苷,多发性房性期前收缩用维拉帕米,多发性室性期前收缩与室性心动过速可用胺碘酮等。

⑤抗凝剂:常应用小剂量肝素,每日50mg稀释后静脉滴注。

〔用药精选〕

肺源性心脏病绝大多数是慢性支气管炎、支气管哮喘并发肺气肿的后果,而呼吸道感染又是发生呼吸衰竭和心力衰竭的常见诱因,因而临症主要选用抗感染的药物和抗心力衰竭的药物予以控制。

一、西药

(一)抗肺部感染用西药

1. 头孢哌酮 Cefoperazone

本品属于β-内酰胺类抗生素,为第三代头孢菌素类药。对大肠埃希菌、克雷伯菌属、变形杆菌属、伤寒沙门菌、志贺菌属、枸橼酸杆菌属等肠杆菌科细菌和铜绿假单胞菌有良好抗菌作用,流感杆菌、淋病奈瑟菌和脑膜炎奈瑟菌对本品高度敏感。

【适应证】适用于敏感菌所致的各种感染,如肺炎及其他下呼吸道感染、尿路感染、胆道感染、皮肤软组织感染、败血症、腹膜炎、盆腔感染等。

【用法用量】肌内注射、静脉注射或静脉滴注。①成人常用量:一般感染,一次1~2g,每12小时一次;严重感染,一次2~3g,每8小时一次。接受血液透析者,透析后应补给一次剂量。成人一日剂量不超过9g,但在免疫缺陷患者有严重感染时,剂量可加大至一日12g。

②小儿常用量:一日50~200mg/kg,分2~3次静脉滴注。

【不良反应】①皮疹较为多见,达2.3%或以上。②少数患者尚可发生腹泻、腹痛、嗜酸粒细胞增多,轻度中性粒细胞减少。③暂时性血清氨基转移酶、碱性磷酸酶、尿素氮或血肌酐升高。④血小板减少、凝血酶原时间延长等可见于个别病例。偶有出血者,可用维生素K预防或控制。⑤菌群失调可在少数患者出现。⑥应用本品期间饮酒或接受含乙醇的药物或饮料者可出现双硫仑(disulfiram)样反应。

【禁忌】对头孢菌素类过敏及有青霉素过敏休克和即刻反应史者禁用本品。

【孕妇及哺乳期妇女用药】哺乳期妇女应用本品时宜暂停哺乳。

【儿童用药】本品治疗婴儿感染也获较好疗效,但对早产儿和新生儿的研究尚缺乏资料。新生儿和早产儿应用本品时,应权衡利弊,谨慎考虑。

【制剂】注射用头孢哌酮钠

2. 头孢哌酮钠舒巴坦钠 Cefoperazone Sodium and Sulbactum Sodium

见本章"6. 肺炎"。

3. 莫西沙星 Moxifloxacin

见本章"5. 气管炎和支气管炎"。

4. 美罗培南 Meropenem

本品为人工合成的广谱碳青霉烯类抗生素,通过抑制细菌细胞壁的合成而产生抗菌作用。

【适应证】用于由单一或多种敏感细菌引起的成人及儿童的下列感染:肺炎及院内获得性肺炎;尿路感染;腹腔内感染;妇科感染(例如子宫内膜炎);皮肤及软组织感染;脑膜炎;败血症。

【用法用量】根据感染的类型和严重程度而定。

①成人。治疗肺炎、尿路感染、妇科感染例如子宫内膜炎、皮肤及附属器感染:一次0.5g,每8小时一次。院内获得性肺炎、腹膜炎、推定有感染的中性粒细胞减低患者及败血症:一次1.0g,每8小时一次。

②儿童。3个月~12岁:一次10~20mg/kg,每8小时一次。体重大于50kg:按照成人剂量给药。脑膜炎:一次40mg/kg,每8小时一次。

【不良反应】严重不良反应少见,临床试验中可见下列不良反应:①过敏反应,主要有皮疹、瘙痒、药热等过敏反应,偶见过敏性休克。②消化系统,主要有腹泻、恶心、呕吐、便秘等胃肠道症状。③肝脏,偶见肝功异常、胆汁淤积型黄疸等。④肾脏,偶见排尿困难和急性肾衰竭。⑤中枢神经系统,偶见失眠、焦虑、意识模糊、眩晕、神经过敏、感觉异常、幻觉、抑郁、痉挛、意识障碍等中枢神经系统症状。国外有报道,用药后偶可诱发癫痫发作。⑥血液系统:偶见胃肠道出血、鼻出血和腹腔积血等出血症状。⑦注射给药时可致局部疼痛、红肿、硬结,严重者可致血栓性静脉炎。

【禁忌】对本品及其他碳青霉烯类抗生素有过敏史、使用丙戊酸钠的患者禁用。

【孕妇及哺乳期妇女用药】尚未确立本品在妊娠期给药的安全性,当判断利大于弊时,才可用于妊娠期或有可能妊娠的妇女。给药期间应避免哺乳。

【儿童用药】3个月以下婴儿使用本品的安全性和有效性尚未确立。

【老年用药】用于老年人时,可因生理功能下降或维生素K缺乏而应慎用。

【制剂】注射用美罗培南

见本章"6. 肺炎"。

6. 庆大霉素 Gentamicin

见本章"10. 肺脓肿"。

7. 氨苄西林 Ampicillin

本品为广谱半合成青霉素,属于β-内酰胺类抗生素,毒性极低。氨苄西林通过抑制细菌细胞壁合成发挥杀菌作用,抗菌谱与青霉素相似。对溶血性链球菌、肺炎链球菌和不产青霉素酶的葡萄球菌具较强抗菌作用,与青霉素相仿或稍逊于青霉素。氨苄西林对草绿色链球菌亦有良好抗菌作用,对肠球菌属和李斯德菌属的作用优于青霉素。

【适应证】用于敏感菌所致的呼吸道感染、胃肠道感染、尿路感染、软组织感染、心内膜炎、脑膜炎、败血症等。

【用法用量】口服。宜空腹口服。①成人一次0.5g,一日3次。②儿童,6~12岁0.25g,2~6岁0.17g,一日3次。1岁以下儿童一日按体重0.05~0.15g/kg,分3~4次服用。或遵医嘱。

肌内注射、静脉滴注、静脉注射:请遵医嘱。

【不良反应】不良反应与青霉素相仿,以过敏反应较为常见。①皮疹是最常见的反应,多发生于用药后5日,呈荨麻疹或斑丘疹。②亦可发生间质性肾炎。③过敏性休克偶见,一旦发生,必须就地抢救,予以保持气道畅通、吸氧及给用肾上腺素、糖皮质激素等治疗措施。④偶见粒细胞和血小板减少。⑤少见抗生素相关性肠炎。⑥少数患者出现AST及ALT升高。⑦大剂量氨苄西林静脉给药可发生抽搐等神经系统毒性症状。

【禁忌】有青霉素类药物过敏史或青霉素皮肤试验阳性、

尿酸性肾结石、痛风急性发作、活动性消化道溃疡患者禁用。

【孕妇及哺乳期妇女用药】孕妇应在确有必要时使用本品。哺乳期妇女用药时宜暂停哺乳。

【儿童用药】慎用。婴儿应用氨苄西林后可出现颅内压增高,表现为前囟隆起。

【老年用药】由于生理性肾功能的衰退,用量应适当减少。

【制剂】①氨苄西林片(胶囊、颗粒);②注射用氨苄西林钠

8. 头孢呋辛 Cefuroxime

见本章“6. 肺炎”。

9. 头孢曲松 Ceftriaxone

见本章“6. 肺炎”。

10. 头孢噻吩钠 CefalotinSodium

本品为第一代头孢菌素,属于β-内酰胺类抗生素,抗菌谱广。

【适应证】适用于耐青霉素金葡菌(甲氧西林耐药者除外)和敏感革兰阴性杆菌所致的呼吸道感染、软组织感染、尿路感染、败血症等。

【用法用量】①成人肌内或静脉注射:一次0.5~1g,每6小时一次。严重感染患者的一日剂量可加大至6~8g。预防手术后感染可于术前0.5~1小时用1~2g,手术时间超过3小时者可于手术期间给予1~2g,根据病情可于术后每6小时一次,术后24小时内停药。如为心脏手术、人工关节成形术等,预防性应用可于术后维持2日。成人一日最高剂量不超过12g。

②小儿一日按体重50~100mg/kg,分4次给药。1周内的新生儿为每12小时按体重20mg/kg;1周以上者每8小时按体重20mg/kg。

③肾功能减退患者:请遵医嘱。

【不良反应】①肌内注射局部疼痛较为多见,可有硬块、压痛和温度升高。大剂量或长时间静脉滴注头孢噻吩钠后血栓性静脉炎的发生率可高达20%。②较常见的不良反应为皮疹,嗜酸粒细胞增多、药物热、血清病样反应等过敏反应。过敏性休克极少发生。③粒细胞减少和溶血性贫血偶可发生。④高剂量时可发生惊厥和其他中枢神经系统症状,肾功能减退患者尤易发生。⑤恶心、呕吐等胃肠道不良反应少见。⑥可发生由艰难梭菌所致的腹泻和假膜性肠炎。⑦大剂量使用本品可发生脑病。

【禁忌】有头孢菌素过敏和青霉素过敏性休克史者禁用。

【孕妇及哺乳期妇女用药】孕妇用药需有确切适应证。哺乳期妇女应用本品时宜暂停哺乳。

【老年用药】根据肾功能适当减量或延长给药间期。

【制剂】注射用头孢噻吩钠

11. 红霉素 Erythromycin

见本章“6. 肺炎”。

12. 阿米卡星 Amikacin

见本章“10. 肺脓肿”。

(二)心脏病用西药

1. 去乙酰毛花苷 Deslanoside

本品系天然存在于毛花洋地黄中的强心苷,是最常用的强心药之一。本品速效,其作用较洋地黄、地高辛快。本品在提取过程中,可经水解失去葡萄糖和乙酸而成地高辛。

【适应证】①用于心力衰竭。由于其作用较快,主要适用于急性心功能不全或慢性心功能不全急性加重的患者。②亦可用于控制伴快速心室率的心房颤动、心房扑动患者的心室率。

【用法用量】肌内注射或静脉注射。成人用5%葡萄糖注射液20ml稀释后缓慢静脉注射,2周内未用过洋地黄毒苷,或在1周内未用过地高辛的患者,初始剂量0.4~0.6mg,以后每2~4小时可再给0.2~0.4mg,总量一日1~1.6mg。

儿童按下列剂量分2~3次间隔3~4小时给予。早产儿和足月新生儿或肾功能减退、心肌炎患儿,一日0.022mg/kg;2~3岁,一日0.025mg/kg。

本品静脉注射获满意疗效后,可改用地高辛常用维持量以保持疗效。

【不良反应】常见:心律失常、食欲缺乏、恶心、呕吐、下腹痛无力和软弱;少见:视力模糊、色视、腹泻、中枢神经系统反应如精神抑郁或错乱;罕见:嗜睡、头痛、皮疹和荨麻疹。

【禁忌】①任何洋地黄类制剂中毒者。②室性心动过速、心室颤动、梗阻性肥厚型心肌病(若伴收缩功能不全或心房颤动仍可考虑)。③预激综合征伴心房颤动或心房扑动者。

【孕妇及哺乳期妇女用药】本品可通过胎盘,故妊娠后期母体用量可能适当增加,分娩后6周减量。本品可排入乳汁,哺乳期妇女应用须权衡利弊。

【儿童用药】新生儿对本品的耐受性不定,其肾清除减少;早产儿与未成熟儿对本品敏感,按其不成熟程度而减小剂量。按体重或体表面积,1月以上婴儿比成人用量略大。

【老年用药】老年人肝、肾功能不全,表观分布容积减小或电解质平衡失调者,对本品耐受性低,必须减少剂量。

【制剂】去乙酰毛花苷注射液

2. 地高辛 Digoxin

本品由毛花洋地黄提纯制得,是最常用的强心药之一。能够增加心肌收缩力,使衰竭心脏心排血量增加,血流动力学状态改善,消除交感神经张力的反射性增高,并增强迷走神经张力,因而减慢心率。

【适应证】①用于急、慢性心力衰竭。尤其适用于伴有快速心室率的心房颤动的心力衰竭(心功能不全)。②用于控制伴有快速心室率的心房颤动、心房扑动患者的心室率及室上性心动过速。

【用法用量】①口服。a. 成人:一次0.125~0.5mg,一日一次,7日可达稳态血药浓度;若快速负荷量,可一次0.25mg,每6~8小时一次,总剂量一日0.75~1.25mg;维持量一次0.125~0.5mg,一日一次。b. 儿童一日总量:早产儿按体重0.02~0.03mg/kg;1月以下新生儿按体重0.03~

0.04mg/kg；1个月~2岁，按体重0.05~0.06mg/kg；2~5岁，按体重0.03~0.04mg/kg；5~10岁，按体重0.02~0.035mg/kg；10岁或10岁以上，按成人常用量。总量分3次或每6~8小时一次给予，维持剂量为总量的1/5~1/3，分2次，每12小时一次或一日一次。

②静脉注射。请遵医嘱。

【不良反应】常见：心律失常、食欲缺乏、恶心、呕吐、下腹痛无力和软弱；少见：视力模糊、色视、腹泻、中枢神经系统反应如精神抑郁或错乱；罕见：嗜睡、头痛、皮疹和荨麻疹。

【禁忌】①任何洋地黄类制剂中毒者。②室性心动过速、心室颤动、梗阻性肥厚型心肌病（若伴收缩功能不全或心房颤动仍可考虑）。③预激综合征伴心房颤动或心房扑动者。

【孕妇及哺乳期妇女用药】本品可通过胎盘，故妊娠后期母体用量可能适当增加，分娩后6周减量。本品可排入乳汁，哺乳期妇女应用须权衡利弊。

【儿童用药】新生儿对本品的耐受性不定，其肾清除减少；早产儿与未成熟儿对本品敏感，按其不成熟程度而减小剂量。按体重或体表面积，1个月以上婴儿比成人用量略大。

【老年用药】老年人肝肾功能不全，表观分布容积减小或电解质平衡失调者，对本品耐受性低，必须减少剂量。

【制剂】①地高辛片（酏剂、口服溶液、注射液）；②甲地高辛片

附：用于肺源性心脏病的其他西药

1. 氢氯噻嗪 Hydrochlorothiazide

见第二章“16. 心力衰竭”。

2. 呋塞米 Furosemide

见第二章“16. 心力衰竭”。

3. 桉柠蒎肠溶软胶囊 Eucalyptol, Limonene and Pinene Enteric Soft Capsules

见本章“5. 气管炎和支气管炎”。

4. 噻托溴铵 Tiotropium Bromide

【适应证】本品为特异选择性的抗胆碱药物，具有毒蕈碱受体亚型M1~M5类似的亲和力，它通过抑制平滑肌M3受体，产生支气管扩张作用。本品用于一日一次，长期维持治疗COPD患者伴有的支气管痉挛，包括慢性支气管炎和肺气肿。

5. 布地奈德福莫特罗 Budesonide and Formoterol

见本章“9. 肺气肿”。

6. 沙美特罗氟替卡松 Salmeterol and Fluticasone

【适应证】用于可逆性阻塞性气道疾病的常规治疗。包括成人和小儿哮喘。

7. 多索茶碱 Doxofylline

见本章“4. 哮喘”。

8. 螺内酯 Spironolactone

见第二章“16. 心力衰竭”。

二、中药

1. 生脉饮（胶囊、颗粒、注射液）

【处方组成】红参、麦冬、五味子

【功能主治】益气复脉，养阴生津。用于气阴两亏，心悸气短，脉微自汗。

【用法用量】口服。一次10ml，一日3次。

【使用注意】警惕注射液的过敏反应。

2. 地奥心血康胶囊（片、颗粒、口服液、胶囊、糖浆、袋泡茶、注射液）

【处方组成】薯蓣科植物黄山药或穿龙薯蓣的根茎提取物

【功能主治】活血化瘀，行气止痛，扩张冠脉血管，改善心肌缺血。用于预防和治疗冠心病，心绞痛及瘀血内阻之胸痹、眩晕、气短、心悸、胸闷或痛。

【用法用量】口服。一次1~2粒，一日3次。

【使用注意】有出血倾向者禁用。

3. 丹葶肺心颗粒

【处方组成】麻黄、石膏、鱼腥草、前胡、苦杏仁、浙贝母、葶苈子、桑白皮、枳壳、丹参、川芎、太子参、甘草

【功能主治】清热化痰，止咳平喘，用于肺心病（发作期）属痰热证，症见咳嗽喘促，痰黄黏稠，或胸闷，心悸，发热，口唇发绀，便干，舌红，苔黄或黄腻等。

【用法用量】温开水冲服，一次10g，一日3次，4周为一个疗程。

4. 心脉隆注射液

【处方组成】心脉隆浸膏

【功能主治】益气活血，通阳利水。为慢性肺源性心脏病引起的慢性充血性心力衰竭的辅助用药。可用于改善气阳两虚，瘀血内阻的慢性充血性心力衰竭引起的心悸，浮肿，气短，面色晦暗，口唇发绀等症状。

【用法用量】静脉滴注。加5%葡萄糖溶液或生理盐水200ml，滴速每分钟20~40滴。按体重一次5mg/kg，一日2次，上午8点和下午16点各静点一次。5日为一疗程。

【使用注意】①对本品及蟑螂过敏、皮试阳性、孕妇、哺乳期、严重肝肾功能不全、有严重出血倾向者禁用。②用药期间出现皮疹者宜停用。

5. 补肺活血胶囊

【处方组成】黄芪、赤芍、补骨脂

【功能主治】益气活血，补肺固肾。用于肺心病（缓解期）属气虚血瘀证，症见咳嗽气促或咳喘胸闷，心悸气短，肢冷乏力，腰膝酸软，口唇发绀，舌淡苔白或舌紫暗等。

【用法用量】口服。一次4粒，一日3次。一个疗程90日。

6. 丹红注射液（滴注液）

【处方组成】丹参，红花

【功能主治】活血化瘀，通脉舒络。用于瘀血闭阻所致的

胸痹及中风,症见胸痛,胸闷,心悸,口眼㖞斜,言语蹇涩,肢体麻木,活动不利等症;冠心病、心绞痛、心肌梗死,瘀血型肺心病,缺血性脑病、脑血栓。

【用法用量】肌内注射,一次2~4ml,一日1~2次;静脉注射,一次4ml,加入50%葡萄糖注射液20ml稀释后缓慢注射,一日1~2次;静脉滴注,一次20~40ml,加入5%葡萄糖注射液100~500ml稀释后缓慢滴注,一日1~2次;伴有糖尿病等特殊情况时,改用0.9%的生理盐水稀释后使用;或遵医嘱。

【使用注意】有出血倾向者、孕妇禁用。

7. 肺心片

见本章“9. 肺气肿”。

8. 肺心夏治胶囊

【处方组成】西洋参、地黄、熟地黄、天冬、麦冬、知母、川贝母、苦杏仁、枇杷叶、百部、杜仲、补骨脂、沉香、蜂房、蛤蚧、丹参、柏子仁、茯苓、土鳖虫、薤白、葶苈子、葛根

【功能主治】补肺肾之阴,温肾纳气,化痰通络宁心,用于肺肾两虚型肺心病的辅助治疗。

【用法用量】口服。一次3~4粒,一日3次。

【使用注意】咳喘兼外感患者禁用。

9. 喘嗽宁胶囊

见本章“9. 肺气肿”。

10. 地龙注射液

见本章“9. 肺气肿”。

11. 补金片(胶囊)

见本章“9. 肺气肿”。

12. 祛痰止咳胶囊

见本章“3. 咳嗽”。

13. 七味血病丸

见本章“13. 矽肺”。

14. 参附注射液

【处方组成】红参、附片

【功能主治】回阳救逆,益气固脱。主要用于阳气暴脱的厥脱证(感染性、失血性、失液性休克等);也可用于阳虚(气虚)所致的惊悸,怔忡,喘咳,胃疼,泄泻,痹症等。

【用法用量】肌内注射:一次2~4ml,一日1~2次。静脉滴注、静脉推注:请遵医嘱。

【使用注意】对本品过敏或有严重不良反应病史、新生儿、婴幼儿禁用。

附:用于肺源性心脏病的其他中药

1. 苏子降气丸

见本章“3. 咳嗽”。

第二章　心血管系统病症

15. 心脏病

〔基本概述〕

心脏病是心脏疾病的总称，包括先天性心脏病、风湿性心脏病、高血压心脏病、肺源性心脏病、冠心病、心肌炎等各种心脏病。

心脏病是人类健康的头号杀手。全世界1/3的人死亡是因心脏病引起的，而我国，每年有几十万人死于心脏病。

心脏病的病因多种多样，不同类型的心脏病病因也不相同。一般认为以下人群为心脏病的高发人群：年龄>45岁的男性、>55岁的女性；吸烟者；高血压患者；糖尿病患者；高胆固醇血症患者；有家族遗传病史者；肥胖者；缺乏运动或工作紧张者。

虽然年龄、性别、家族遗传病史等危险因素难以改变，但是如果有效控制其危险因素，就能有效预防某些心脏病。在日常生活中学会自我管理，建立良好的健康的生活方式，对心脏病患者而言，至关重要。正常人应从儿童时期就开始注意饮食、积极地参加体育锻炼，来预防心脏病。

(一)先天性心脏病

人在胚胎发育时期(怀孕初期2~3个月内)，由于心脏及大血管的形成障碍而引起的局部解剖结构异常，或出生后应自动关闭的通道未能闭合的心脏，称为先天性心脏病，简称先心病。常见先天性心脏病主要包括房间隔缺损、室间隔缺损、动脉导管未闭、肺动脉瓣狭窄、法洛四联症、完全性大动脉转位等类型，临床上以心功能不全、发绀及发育不良等为主要表现。

先天性心脏病是遗传和环境因素等复杂关系相互作用的结果。一般认为妊娠早期(5~8周)是胎儿心脏在母体发育最重要的时期，一些内在或外在因素影响到胎儿心脏的正常发育是造成先天性心脏病的重要原因。比如孕妇在孕早期内发生病毒感染(流感、风疹、腮腺炎)、服用某些药物(抗肿瘤药物、抗糖尿病药物)、接触放射线等。因此，加强对孕妇的保健，特别是在妊娠早期积极预防风疹、流感等风疹病毒性疾病和避免与发病有关的一切因素，对预防先天性心脏病具有积极意义。

先天性心脏病还与遗传因素有一定的关系。在同一家庭中，父母与子女或兄弟姐妹中同患先天性心脏病的并不少见，但确切的联系目前尚不完全清楚。

(二)风湿性心脏病

风湿性心脏病简称风心病，是风湿病变侵犯心脏的后果，表现为瓣膜狭窄和(或)关闭不全，患者中女多于男。受损的瓣膜以二尖瓣为最常见，也可以几个瓣膜同时受累，称为联合瓣膜病变。

风湿性心脏病是溶血性链球菌感染引起的病态反应的一部分表现。它在心脏部位的病理变化主要发生在心脏瓣膜部位。临床症状取决于瓣膜病变的部位、程度及病程。患病初期常常无明显症状，在严重病变时，单纯二尖瓣狭窄可出现呼吸困难、咯血及咳嗽；二尖瓣关闭不全可表现为乏力、呼吸困难；主动脉瓣狭窄可出现呼吸困难、心绞痛、晕厥；主动脉瓣关闭不全可表现为心悸、头晕及呼吸困难等症状。风心病进展至晚期常导致右心衰竭。

(三)高血压心脏病

高血压心脏病是由于血压长期升高使左心室负荷逐渐加重，左心室因代偿而逐渐肥厚和扩张而形成的器质性心脏病。

高血压心脏病一般出现在高血压病起病数年至十余年后。各型高血压达到一定的时间和程度使左心室负荷加重，继而发生左心室肥厚、增大或(和)功能不全者，均可称为高血压心脏病。

高血压心脏病根据心功能变化情况可分为心功能代偿期和心功能失代偿期。在心功能代偿期，患者可无明显自觉症状，但在心功能失代偿期，则逐渐出现左心衰竭的症状，开始时仅在劳累、饱食或说话过多时感心悸、气喘、咳嗽，以后症状逐渐加重。上述症状呈阵发性发作，多表现为夜间阵发性呼吸困难并痰中带血，严重时可发生急性肺水肿。

〔治疗原则〕

心脏病的类型较多，不同的心脏疾病治疗方法也不相同，对于先天性心脏病和风湿性心脏病，治疗应以手术为主。对于高血压心脏病，治疗应以药物为主。

1. 先天性心脏病的治疗方法和区别

先天性心脏病的种类较多，也很复杂。严重的先天性心脏病不及时治疗，早期死亡率较高。先天性心脏病除个别小室间隔缺损在5岁前有自愈的机会，绝大多数需手术治疗。先天性心脏病的治疗方法有手术治疗、介入治疗和药物治疗等多种。只要做好早期诊断，及时治疗，绝大部分先天性心脏病都能通过手术根治，术后能和正常人一样生活、工作。

先天性心脏病治疗方法主要有两种：手术治疗与介入治疗。手术治疗为主要治疗方式，适用于各种简单先天性心脏病（如室间隔缺损、房间隔缺损、动脉导管未闭等）及复杂先天性心脏病（如合并肺动脉高压的先天性心脏病、法洛四联征及其他有发绀现象的心脏病）。介入治疗为近几年发展起来的一种新型治疗方法，主要适用于动脉导管未闭、房间隔缺损及部分室间隔缺损不合并其他需手术矫正的畸形患儿。两者的区别主要在于，手术治疗适用范围较广，能根治各种简单、复杂先天性心脏病，但有一定的创伤，术后恢复时间较长，少数患者可能出现心律失常、胸腔、心腔积液等并发症，还会留下手术瘢痕影响美观。而介入治疗适用范围较窄，价格较高，但无创伤，术后恢复快，无手术瘢痕。

什么时候适宜手术应根据病情决定。手术最佳治疗时间取决于多种因素，其中包括先天畸形的复杂程度、患儿的年龄及体重、全身发育及营养状态等。一般简单的先天性心脏病，建议1～5岁为宜。因为年龄过小，体重偏低，全身发育及营养状态较差，会增加手术风险；年龄过大，心脏会代偿性增大，有的甚至会出现肺动脉压力增高，同样会增加手术难度，术后恢复时间也较长。对于合并肺动脉高压、先天畸形严重且影响生长发育、畸形威胁患儿生命、复杂畸形需分期手术者手术越早越好，不受年龄限制。

药物治疗主要使用强心、利尿等药物，对改善先天性心脏病的症状有一定作用，但难以根治。

2. 风湿性心脏病预防和治疗原则

风湿性心脏病是风湿病的后果，积极预防甲型溶血性链球菌感染是预防本病的关键。加强体育锻炼，增强机体抗病能力，也有重要的预防作用。积极有效地治疗链球菌感染，如根治扁桃体炎、龋齿和副鼻窦炎等慢性病灶，可预防和减少本病发生。

风湿性心脏病引起的瓣膜病变不论是狭窄、关闭不全或者同时存在狭窄与关闭不全，到出现明显临床症状时都需要手术治疗，任何药物均不能使损害的瓣膜消除或逆转。对病变瓣膜进行修复或者置换，这类手术开始于二十世纪五六十年代，目前技术上已经非常成熟，疗效显著。

药物的作用主要是针对预防感染、改善心力衰竭症状及防止血栓栓塞并发症等。

3. 高血压心脏病的防治原则

高血压心脏病发生和发展的最重要因素，是长期持续的高血压状态，因此，在高血压心脏病的预防和治疗中，对高血压的治疗是至关重要的一环。尤其是在高血压心脏病未发生前，就应该采取积极有效的措施治疗高血压。

对原发性高血压应根据分级治疗的原则，选用合适的降压药和其他非药物治疗措施。使血压控制在较适宜的水平，避免增加心脏负担的因素，以防发生心力衰竭。对于继发性高血压，要针对引起血压升高的原发病进行治疗。同时采取降压措施，使血压控制在正常范围内，防止和延缓心脏病发生。

对于已发生高血压心脏病，而心脏功能处于代偿期者，要避免能增加心脏负担的因素，如体力劳动、高盐饮食、上呼吸道感染、嗜好烟酒及精神刺激等；对于高血压心脏病处于失代偿期，已发生左心衰竭者，要积极治疗心力衰竭，减轻心脏前、后负荷，予以扩血管药物、利尿、强心治疗。心力衰竭纠正后，血压要保持在可控制的范围内。若患者呈现心肌收缩力低下或反复发生心力衰竭者，可用地高辛维持量口服治疗，同时治疗各种合并症，如高脂血症、糖尿病、冠心病，防止心力衰竭复发。

〔用药精选〕

一、西药

1. 地高辛 Digoxin

见本章“14. 肺源性心脏病”。

2. 去乙酰毛花苷 Deslanoside

见本章“14. 肺源性心脏病”。

3. 米力农 Milrinone

本品是磷酸二酯酶抑制剂，具有加强心肌收缩力、增加心排血量和血管扩张作用。耐受性较好，对伴有传导阻滞的患者较安全。本品口服时不良反应较重，不宜长期应用。

【适应证】用于对洋地黄、利尿药、血管扩张药治疗无效或欠佳的急、慢性顽固性充血性心力衰竭。

【不良反应】少见头痛、室性心律失常、无力、血小板计数减少；过量时可有低血压、心动过速。

【禁忌】对本品过敏、严重室性心律失常患者禁用。

【孕妇及哺乳期妇女用药】孕妇及哺乳期妇女应慎用。

【儿童用药】儿童慎用。

【用法用量】静脉注射：负荷量25～75μg/kg，5～10分钟缓慢静脉注射，以后以0.25～1.0μg/(kg · min)速度维持。最大剂量一日1.13mg/kg。

【制剂】①米力农注射液；②注射用米力农；③乳酸米力农注射液；④米力农葡萄糖注射液（氯化钠注射液）

4. 硝酸甘油 Nitroglycerin

本品为最常用的血管扩张药。通过松弛血管平滑肌，引起血管扩张，缓解心绞痛。片剂用于舌下含服立即吸收，生物利用度80%；而口服因肝脏首过效应，生物利用度仅为8%。舌下给药2～3分钟起效，5分钟达到最大效应，作用持续10～30分钟。

【适应证】用于冠心病心绞痛的治疗及预防，也可用于降低血压或治疗充血性心力衰竭。

【不良反应】①头痛：可于用药后立即发生，可为剧痛和呈持续性。②偶可发生眩晕、虚弱、心悸和其他直立性低血压的表现，尤其在直立、制动的患者。③治疗剂量可发生明显的低血压反应，表现为恶心、呕吐、虚弱、出汗、苍白和虚脱。④晕厥、面红、药疹和剥脱性皮炎均有报道。

【禁忌】禁用于心肌梗死早期（有严重低血压及心动过速时）、梗阻性心肌病、严重贫血、青光眼、颅内压增高、脑出血或头颅外伤和已知对硝酸甘油过敏的患者。还禁用于使用枸橼酸西地那非（万艾可）的患者，后者增强硝酸甘油的降压作用。严重肾功能损害及严重肝功能损害者禁用。

【孕妇及哺乳期妇女用药】确有必要时方可用于孕妇。哺乳期妇女应慎用。

【用法用量】①舌下含服：片剂，一次 0.25 ~ 0.5mg，每 5 分钟可重复 1 片，如 15 分钟内总量达 3 片后疼痛持续存在，应立即就医。可在活动前 5 ~ 10 分钟预防性使用。②控释口颊片剂：置于口颊犬齿龈上，一次 1mg，一日 3 ~ 4 次。效果不佳时，可一次 2.5mg，一日 3 ~ 4 次。勿置于舌下、咀嚼或吞服，避免睡前使用。③气雾剂、贴片、注射液的用法用量，请遵医嘱。

【制剂】硝酸甘油片（控释口颊片、溶液、气雾剂、注射液）

5. 硝酸异山梨酯 Isosorbide Dinitrate

本品作用类似硝酸甘油，也是最常用的血管扩张药。可直接松弛血管平滑肌，特别是小血管平滑肌，使周围血管扩张，外周阻力减少，回心血量减少，心排血量降低，心脏负荷减轻，心肌耗氧量降低，解除心肌缺氧，因而心绞痛得到缓解。此外尚能促进侧支循环的形成。

【适应证】用于治疗和预防各型心绞痛，也可用于治疗对洋地黄苷或利尿剂效果不满意的充血性心力衰竭患者。

【不良反应】用药初期可能会出现硝酸酯引起的血管扩张性头痛，还可能出现面部潮红、眩晕、直立性低血压和反射性心动过速。偶见血压明显降低、心动过缓和心绞痛加重，罕见虚脱及晕厥。

个别患者偶见过敏性皮疹、恶心、心悸等症状，停药后即可消失。当见有搏动性头痛时，一般在连续使用后可自行消失，严重时应减少用量或加用镇痛药。

【禁忌】急性循环衰竭（休克、循环性虚脱）、严重低血压（收缩压 <90mmHg）、急性心肌梗死伴低充盈压（除非在有持续血流动力学监测的条件下）、肥厚梗阻型心肌病、缩窄性心包炎或心包填塞、严重贫血、青光眼、颅内压增高、原发性肺动脉高压、对硝基化合物过敏者、脑出血、虚脱患者禁用。

【孕妇及哺乳期妇女用药】妊娠期前 3 个月的孕妇及授乳期者需在医生指导下慎用。

【用法用量】①口服。a. 片剂：预防心绞痛，一次 5 ~ 10mg，一日 2 ~ 3 次，一日总量 10 ~ 30mg；缓解症状：舌下含服，一次 5mg。治疗心力衰竭，一次 5 ~ 20mg，6 ~ 8 小时一次。b. 缓释片、缓释胶囊：一次 20 ~ 40mg，一日 2 次，需个体化调整剂量。本品不可掰开或嚼服。②气雾剂、喷雾剂、注射剂、乳膏剂的用法用量，请遵医嘱。

【制剂】①硝酸异山梨酯片（缓释片、缓释胶囊、气雾剂、喷雾剂、乳膏、注射剂）；②硝酸异山梨酯葡萄糖注射液

6. 单硝酸异山梨酯 Isosorbide Mononitrate

单硝酸异山梨酯为硝酸异山梨酯的主要活性代谢产物。可通过扩张外周血管，特别是增加静脉血容量，减少回流量，降低心脏前、后负荷，而减少心肌耗氧量；同时还可通过促进心肌血流重新分布而改善缺血区血流供应，可能通过这两方面发挥抗心肌缺血作用。

【适应证】用于冠心病的长期治疗，心绞痛的预防，心肌梗死后持续心绞痛的治疗，与洋地黄、利尿剂联合治疗慢性充血性心力衰竭。

【不良反应】用药初期可能会出现硝酸酯引起的血管扩张性头痛，通常连续使用数日后，症状可消失。还可能出现面部潮红、眩晕、直立性低血压和反射性心动过速。偶见血压明显降低，心动过缓，心绞痛加重和晕厥，间或可有剥脱性皮炎发生。

【禁忌】对硝酸山梨酯或本品任何成分过敏、青光眼、休克、严重低血压（收缩压 <90mmHg）、急性心肌梗死、主动脉瓣和（或）二尖瓣狭窄、肥厚梗阻型心肌病、缩窄性心包炎、原发性肺动脉高压、低血容量、严重脑动脉硬化、颅内压增高、对硝基化合物过敏患者禁用。

【孕妇及哺乳期妇女用药】慎用。

【儿童用药】不推荐用于儿童。

【老年用药】老年患者对本类药物的敏感性可能更高，更易发生头晕等反应。

【用法用量】①口服：一次 10 ~ 20mg，一日 2 ~ 3 次，严重病例可一次 40mg，一日 2 ~ 3 次。缓释制剂于晨服，初始剂量一次 50mg 或 60mg，一日一次，需个体化给药。②注射：用氯化钠注射液或 5% 葡萄糖注射液溶解并稀释。静脉注射：初始剂量 1 小时 1 ~ 2mg，最大剂量 1 小时 8 ~ 10mg，需个体化调整剂量。

【制剂】①单硝酸异山梨酯片（缓释片、分散片、胶囊、缓释胶囊、胶丸、缓释小丸、滴丸、喷雾剂、注射剂）；②单硝酸异山梨酯葡萄糖注射液（氯化钠注射液）

7. 硝苯地平 Nifedipine

本品属钙通道阻滞药。能同时舒张正常供血区和缺血区的冠状动脉，解除和预防冠状动脉痉挛，并可抑制心肌收缩，降低心肌代谢，减少心肌耗氧量。能舒张外周阻力血管，降低外周阻力，可使收缩血压和舒张血压降低，减轻心脏后负荷。

【适应证】用于高血压，冠心病，心绞痛。

【不良反应】常见面部潮红，头晕，头痛，恶心，下肢肿胀，低血压，心动过速。较少见呼吸困难。罕见胸痛，昏厥，胆石症，过敏性肝炎。

【禁忌】对硝苯地平过敏、心源性休克患者禁用。

【孕妇及哺乳期妇女用药】孕妇应用必须权衡利弊。硝苯地平可分泌入乳汁，哺乳妇女应停药或停止哺乳。

【儿童用药】儿童禁用。

【老年用药】老年人用药应从小剂量开始。硝苯地平在老年人的半衰期延长，应用时注意调整剂量。

【用法用量】①口服。a. 片剂、胶囊剂：初始剂量一次10mg，一日3次，维持剂量一次10～20mg，一日3次；冠脉痉挛者可一次20～30mg，一日3～4次，单次最大剂量30mg，一日最大剂量120mg。b. 缓释制剂：一次10～20mg，一日2次，单次最大剂量40mg，一日最大剂量120mg。c. 控释片剂：一次30mg，一日一次。缓控释制剂不可掰开或嚼服。

②静脉滴注：请遵医嘱。

【制剂】硝苯地平片（缓释片、控释片、胶囊、缓释胶囊、软胶囊、滴丸、注射液）

8. 卡托普利 Captopril

本品属于血管紧张素转移酶抑制药，能够降低外周血管阻力，并通过抑制醛固酮分泌，减少水钠潴留。本品还可通过干扰缓激肽的降解扩张外周血管。对心力衰竭患者，本品也可降低肺毛细血管楔压及肺血管阻力，增加心排血量及运动耐受时间。

【适应证】用于高血压，心力衰竭，高血压急症。

【不良反应】常见皮疹，心悸，心动过速，胸痛，咳嗽，味觉迟钝。少见蛋白尿，眩晕，头痛，昏厥，血管性水肿，心率快而律不齐，面部潮红或苍白，白细胞与粒细胞减少。

【禁忌】对本品或其他血管紧张素转换酶抑制剂过敏者禁用。双侧肾动脉狭窄、有血管神经性水肿史者禁用。

【孕妇及哺乳期妇女用药】孕妇吸收ACEI可影响胎儿发育，甚至引起胎儿死亡，孕妇禁用。本品可排入乳汁，其浓度约为母体血药浓度的1%，故授乳妇女应用时必须权衡利弊。

【儿童用药】仅限于其他降压治疗无效者。

【老年用药】老年人对降压作用较敏感，应用本品须酌减剂量。

【用法用量】①口服。a. 成人：初始剂量一次12.5mg，一日2～3次，根据耐受情况逐渐增至一次50mg，一日2～3次，近期大量服用利尿药者初始剂量一次6.25mg，一日3次。b. 儿童：初始剂量按体重一次0.3mg/kg，一日3次，必要时每8～24小时增加0.3mg/kg。

②静脉注射：请遵医嘱。

【制剂】卡托普利片（缓释片、胶囊、滴丸、注射剂）

9. 硝普钠 Sodium Nitroprusside

本品为强有力的血管扩张药，能直接松弛小动脉与静脉血管平滑肌，具有强大的舒张血管平滑肌的作用。本品作用迅速，维持时间短，不降低冠脉血流、肾血流及肾小球滤过率，是一种强效反应迅速的周围血管扩张剂，能使衰竭的左心室排血量增加。

【适应证】用于高血压急症（高血压危象、高血压脑病、恶性高血压、嗜铬细胞瘤手术前后阵发性高血压、外科麻醉期间进行控制性降压），也用于急性心力衰竭，急性肺水肿。

【不良反应】①血压降低过快过剧时可出现眩晕，大汗，头痛，肌肉颤搐，神经紧张，焦虑，烦躁，胃痛，反射性心动过速，心律失常，症状的发生与静脉给药速度有关。②硫氰酸盐中毒或逾量时，可出现运动失调，视力模糊，谵妄，眩晕，头痛，意识丧失，恶心，呕吐，耳鸣，气短。③氰化物中毒或超量时，可出现反射消失，昏迷，心音遥远，低血压，脉搏消失，皮肤粉红色，呼吸浅，瞳孔散大。④皮肤：光敏感，皮肤石板蓝样色素沉着，过敏性皮疹。

【禁忌】对本品成分过敏、代偿性高血压（如动静脉分流或主动脉缩窄）患者禁用。

【孕妇及哺乳期妇女用药】孕妇慎用。

【老年用药】老年人用本品需注意增龄时肾功能减退对本品排泄的影响，老年人对降压反应也比较敏感，故用量宜酌减。

【用法用量】静脉滴注：成人开始按体重0.5μg（kg·min）。根据治疗反应以0.5μg（kg·min）递增，逐渐调整剂量，常用剂量为3μg（kg·min），极量为10μg（kg·min），总量为3500μg/kg。儿童常用量按体重1.4μg（kg·min），按效应逐渐调整用量。并严密监测血压、心率，防止血压过度降低

【制剂】注射用硝普钠

10. 普萘洛尔 Propranolol

本品属于β-肾上腺受体阻滞剂，为传统常用的抗心血管疾病的药物。可降低心肌收缩性、自律性、传导性和兴奋性，减慢心率，减少心排血量和心肌耗氧量。

【适应证】①作为二级预防，降低心肌梗死死亡率。②高血压（单独或与其他抗高血压药合用）。③劳力性心绞痛。④控制室上性快速心律失常、室性心律失常，特别是与儿茶酚胺有关或洋地黄引起心律失常。可用于洋地黄疗效不佳的心房扑动、心房颤动心室率的控制，也可用于顽固性期前收缩，改善患者的症状。⑤降低肥厚型心肌病流出道压差，减轻心绞痛、心悸与昏厥等症状。⑥配合α-受体阻滞剂用于嗜铬细胞瘤患者控制心动过速。⑦用于控制甲状腺功能亢进症的心率过快，也可用于治疗甲状腺危象。

【不良反应】①眩晕，头昏，支气管痉挛，呼吸困难，充血性心力衰竭，神志模糊（尤见于老年人），精神抑郁，反应迟钝，发热，咽痛，粒细胞缺乏，出血倾向（血小板减小），四肢冰冷，腹泻，倦怠，眼、口、皮肤干燥，指趾麻木，异常疲乏等；嗜睡，失眠，恶心，皮疹。②个别病例有周身性红斑狼疮样反应，多关节病综合征，幻视，性功能障碍（或性欲下降）。③剂量过大时引起低血压（血压下降），心动过缓，惊厥，呕吐，可诱发缺血性脑梗死，可有心源性休克，甚至死亡。

【禁忌】支气管哮喘、心源性休克、Ⅱ～Ⅲ度房室传导阻滞、重度或急性心力衰竭、窦性心动过缓患者禁用。

【孕妇及哺乳期妇女用药】必须慎用，不宜作为孕妇第一线治疗用药。本品可少量从乳汁中分泌，故哺乳期妇女

慎用。

【老年用药】因老年患者对药物代谢与排泄能力低，使用本品时应适当调节剂量。

【用法用量】①口服。a. 高血压：初始剂量一次10mg，一日3～4次，可单独使用或与利尿剂合用。剂量应逐渐增加，一日最大剂量200mg。b. 心绞痛：一次5～10mg，一日3～4次；每3日可增加10～20mg，可渐增至一日200mg，分次服用。c. 室上性、室性快速性心律失常：一日10～30mg，分3～4次服，根据需要及耐受程度调整用量。d. 心肌梗死：一日30～240mg，分2～3次服。e. 肥厚型心肌病：一次10～20mg，一日3～4次。按需要及耐受程度调整剂量。

②静脉注射。a. 成人：缓慢注射一次1～3mg，必要时5分钟后可重复，总量5mg。b. 儿童：按体重一次0.01～0.1mg/kg，缓慢注入（大于10分钟），不宜超过1mg。

【制剂】盐酸普萘洛尔片（缓释片、缓释胶囊、注射液）

11. 阿替洛尔 Atenolol

本品为选择性β_1-肾上腺素受体阻滞剂，可降低血压，减轻由运动所致的血压增高，减少心绞痛发作的严重程度和频率，改善急性心肌梗死患者的耗氧指数。早期用药可缩小心肌梗死面积和预防再梗死，长期应用可降低心肌梗死或卒中的死亡率。

【适应证】用于高血压，心绞痛，心肌梗死，心律失常，甲状腺功能亢进，嗜铬细胞瘤。

【不良反应】可见低血压，心动过缓，头晕，四肢冰冷，疲劳，乏力，肠胃不适，精神抑郁，脱发，血小板减少症，银屑病样皮肤反应，银屑病恶化，皮疹及眼干燥症等。罕见心脏传导阻滞。

【禁忌】Ⅱ～Ⅲ度心脏传导阻滞、心源性休克、低血压、严重心力衰竭、病态窦房结综合征及严重窦性心动过缓者禁用。

【孕妇及哺乳期妇女用药】孕妇禁用。本品在乳汁中有明显的聚集，哺乳期妇女服用时应谨慎小心。

【儿童用药】注意监测心率、血压。

【老年用药】所需剂量可以减少，尤其是肾功能衰退的患者。

【用法用量】①口服：成人初始剂量，一次6.25～12.5mg，一日2次，按需要及耐受量渐增至50～200mg；儿童初始剂量，按体重一次0.25～0.5mg/kg，一日2次。

②静脉注射、静脉滴注：请遵医嘱。

【制剂】①阿替洛尔片；②阿替洛尔注射液

12. 美托洛尔 Metoprolol

本品属β-肾上腺素受体阻滞剂，对高血压患者能显著降低血压，但并不引起直立性低血压和电解质紊乱；对心绞痛患者可减少发作次数并提高运动耐量，长期服用可减少心肌梗死的发生率，用作心肌梗死后治疗时可减少再梗死的发生率，降低心肌梗死后的死亡率。因此很适合于治疗高血压和心绞痛。

【适应证】用于高血压，心绞痛，心肌梗死，肥厚型心肌病，主动脉夹层，心律失常，心房颤动控制心室率，甲状腺功能亢进症，心脏神经症，慢性心力衰竭，预防和治疗急性心肌梗死患者的心肌缺血、快速型心律失常和胸痛。

【不良反应】可见心率减慢，心脏传导阻滞，血压降低，心力衰竭加重，外周血管痉挛导致的四肢冰冷或脉搏不能触及，雷诺现象；疲乏和眩晕，抑郁，头痛，多梦，失眠，幻觉；恶心，胃痛，便秘，腹泻；气急，关节痛，瘙痒，腹膜后腔纤维变性，耳聋，眼痛等。

【禁忌】失代偿性心力衰竭（肺水肿，低灌注和低血压）、显著心动过缓（心率＜45/min）、心源性休克、重度或急性心力衰竭、末梢循环灌注不良、Ⅱ度或Ⅲ度房室传导阻滞、病态窦房结综合征、严重的周围血管疾病、哮喘、喘息性支气管炎及对本品中任一成分过敏者禁用。

治疗室上性快速心律失常时，收缩压小于110mmHg的患者不宜采用酒石酸美托洛尔静脉给药。

【孕妇及哺乳期妇女用药】对胎儿和新生儿可产生不利影响，尤其是心动过缓，在妊娠或分娩期间不宜使用。哺乳期妇女必须慎用。

【老年用药】老年人对本品的代谢和排泄能力减低，应适当调节剂量。

【用法用量】①口服。a. 高血压：普通制剂一次100～200mg，一日2次；缓释制剂一次47.5～95mg，一日一次；控释制剂一日0.1g，早晨顿服或遵医嘱。b. 心绞痛、心律失常、肥厚型心肌病、甲状腺功能亢进：普通制剂一次25～50mg，一日2～3次，或一次100mg，一日2次；缓释制剂一次95～190mg，一日一次；控释制剂：一日0.1g，早晨顿服。c. 心力衰竭：应在使用洋地黄和（或）利尿剂、ACEI等抗心力衰竭的治疗基础上使用本品。

②静脉注射：请遵医嘱。

【制剂】①酒石酸美托洛尔片（缓释片、控释片、胶囊、注射剂）；②琥珀酸美托洛尔缓释片

13. 卡维地洛片（分散片）Carvedilol Tablets

卡维地洛是第三代β-受体阻滞剂，可治疗原发性高血压，可单独用药，也可和其他降压药合用。对左室射血分数、心功能、肾功能、肾血流灌注、外周血流量、血浆电解质和血脂水平没有影响，不影响心率或使其稍微减慢，极少产生水钠潴留。

【适应证】①原发性高血压：可单独用药，也可和其他降压药合用，尤其是噻嗪类利尿剂。②心功能不全：轻度或中度心功能不全（NYHA分级Ⅱ或Ⅲ级），合并应用洋地黄类药物、利尿剂和血管紧张素转换酶抑制剂（ACEI）。也可用于ACEI不耐受和使用或不使用洋地黄类药物、肼苯哒嗪或硝酸酯类药物治疗的心功能不全者。

【不良反应】偶见轻度头晕、头痛、乏力、心动过缓、直立性低血压、胃肠不适、荨麻疹、瘙痒、扁平苔藓样皮肤反应、房室传导阻滞和心衰加重（心力衰竭患者可有头晕，偶尔出现

不同部位不同程度的水肿)、血清转氨酶改变、血小板减少、白细胞减少、四肢疼痛等。

【禁忌】对本品过敏、NYHA 分级Ⅳ级失代偿性心功能不全需要静脉使用正性肌力药物、哮喘、伴有支气管痉挛的慢性阻塞性肺疾病(COPD)、过敏性鼻炎、肝功能异常、Ⅱ~Ⅲ度房室传导阻滞、严重心动过缓、病态窦房结综合征、心源性休克、严重低血压、手术前48小时、糖尿病酮症酸中毒、代谢性酸中毒患者禁用。

【孕妇及哺乳期妇女用药】只有卡维地洛对胎儿的有益性大于危险性时,方可用于孕妇。哺乳妇女应停药或停止哺乳。

【儿童用药】年龄 <18 岁患者的安全性和疗效尚不明确。

【用法用量】口服。剂量必须个体化,需在医师的密切监测下加量。心功能不全:在使用本品之前,洋地黄类药物、利尿剂和 ACEI(如果应用)的剂量必须稳定。推荐起始剂量一次3.125mg,一日2次,口服2周。如果可耐受,可增至一次6.25mg,一日2次。此后可每隔2周剂量加倍至患者可耐受的最大剂量。每次应用新剂量时,需观察患者有无眩晕或轻度头痛1小时。推荐最大剂量:85kg 者,一次 25mg,一日 2 次;85kg 者,一次 50mg,一日 2 次。本品须和食物一起服用,以减慢吸收,降低直立性低血压的发生。

如果心功能不全患者发生心动过缓(脉搏每分钟 55 次),必须减量。

附:用于心脏病的其他西药

1. 环磷腺苷 Adenosine Cyclphosphate

见本章“22. 心肌炎”。

2. 烟酰胺 Nicotinamide

【适应证】片剂用于预防和治疗烟酸缺乏症,如糙皮病等。注射剂主要用于防治烟酸缺乏的糙皮病、冠心病、病毒性心肌炎、风湿性心肌炎及少数洋地黄中毒等伴发的心律失常,有防止心脏传导阻滞的作用。

3. 门冬氨酸钾镁 Potassium Aspartate and Magnesium Aspartate

【适应证】电解质补充药。可用于低钾血症、洋地黄中毒引起的心律失常(主要是室性心律失常)及心肌炎后遗症、充血性心力衰竭、心肌梗死的辅助治疗。

4. 心肌肽 Cardiomyopeptide

【适应证】本品可作为心脏外科手术围术期心肌保护的辅助药物。

5. 磷酸肌酸钠 Creatine Phosphate Sodium

【适应证】用于:①心脏手术时加入心脏停搏液中保护心肌。②缺血状态下的心肌代谢异常。

6. 前列地尔 Alprostadil

见本章“27. 脉管炎”。

二、中药

1. 麝香保心丸

【处方组成】人工麝香、人参提取物、人工牛黄、肉桂、苏合香、蟾酥、冰片

【功能主治】芳香温通,益气强心。用于气滞血瘀所致的胸痹,症见心前区疼痛、固定不移;心肌缺血所致的心绞痛、心肌梗死见上述证候者。

【用法用量】口服。一次1~2丸,一日3次;或症状发作时服用。

【使用注意】孕妇禁用。

2. 速效救心丸

【处方组成】川芎、冰片

【功能主治】行气活血,祛瘀止痛,增加冠脉血流量,缓解心绞痛。用于气滞血瘀型冠心病,心绞痛。

【用法用量】含服。一次4~6粒,一日3次;急性发作时,一次10~15粒。

【使用注意】孕妇禁用。

3. 复方丹参片(胶囊、颗粒、丸、滴丸、喷雾剂、气雾剂)

【处方组成】丹参、三七、冰片

【功能主治】活血化瘀,理气止痛。用于气滞血瘀所致的胸痹,症见胸闷、心前区刺痛;冠心病心绞痛见上述证候者。

【用法用量】口服。片剂一次3片(薄膜衣小片、糖衣片)或1片(薄膜衣大片),一日3次。

【使用注意】孕妇慎用。

4. 丹参片(颗粒)

【处方组成】丹参

【功能主治】活血化瘀。用于瘀血闭阻所致的胸痹,症见胸部疼痛、痛处固定、舌质紫暗;冠心病心绞痛见上述证候者。

【用法用量】口服。一次3~4片,一日3次。

【使用注意】月经期及有出血倾向者禁用。

5. 注射用丹参(丹参注射液)

【处方组成】丹参

【功能主治】活血通脉。用于胸痹血瘀证候、胸部刺痛、绞痛,痛有定处,或有心悸。可用于冠心病心绞痛见上述证候者。

【用法用量】注射用丹参:静脉滴注。临用前先以适量注射用水充分溶解,再用生理盐水或5%葡萄糖注射液500ml稀释,一次400mg,一日一次。

丹参注射液:肌内注射,一次2~4ml,一日1~2次;静脉注射,一次4ml(用50%葡萄糖注射液20ml稀释后使用),一日1~2次;静脉滴注,一次10~20ml(用5%葡萄糖注射液100~500ml稀释后使用),一日一次。或遵医嘱。

【使用注意】月经期及有出血倾向者、孕妇禁用。

6. 生脉饮(胶囊、颗粒)

见本章“14. 肺源性心脏病”。

7. 地奥心血康胶囊(片、颗粒、口服液)

见本章“14. 肺源性心脏病”。

8. 通心络胶囊(片)

【处方组成】人参、水蛭、全蝎、赤芍、蝉蜕、土鳖虫、蜈蚣、檀香、降香、乳香(制)、酸枣仁(炒)、冰片

【功能主治】益气活血,通络止痛。用于冠心病心绞痛属心气虚乏、血瘀阻络证,症见胸部憋闷,刺痛、绞痛,固定不移,心悸自汗,气短乏力,舌质紫暗或有瘀斑,脉细涩或结代。亦用于气虚血瘀络阻型中风病,症见半身不遂或偏身麻木,口舌㖞斜,言语不利。

【用法用量】口服。一次 2 ~4 粒,一日 3 次。

【使用注意】出血性疾患、孕妇及妇女经期及阴虚火旺型中风禁用。

9. 冠心苏合丸(胶囊、软胶囊、滴丸)

【处方组成】苏合香、冰片、乳香(制)、檀香、土木香

【功能主治】理气,宽胸,止痛。用于寒凝气滞、心脉不通所致的胸痹,症见胸闷,心前区疼痛;冠心病心绞痛见上述证候者。

【用法用量】嚼碎服。一次 1 丸,一日 2 ~ 3 次;或遵医嘱。

【使用注意】孕妇禁用。

10. 冠心丹参片(胶囊、颗粒、滴丸)

【处方组成】丹参、三七、降香油

【功能主治】活血化瘀,理气止痛。用于气滞血瘀所致的胸闷,胸痹,心悸,气短;冠心病心绞痛见上述证候者。

【用法用量】口服。一次 3 片,一日 3 次。

【使用注意】月经期妇女及有出血倾向者禁用。

11. 冠心生脉口服液

【处方组成】人参、麦冬、醋五味子、丹参、赤芍、郁金、三七

【功能主治】益气生津,活血通脉。用于气阴不足、心脉瘀阻所致的心悸气短,胸闷作痛,自汗乏力,脉微结代。

【用法用量】口服。一次 10 ~20ml,一日 2 次。

【使用注意】孕妇慎用。

12. 心脉隆注射液

见本章“14. 肺源性心脏病”。

13. 大株红景天片(胶囊)

【处方组成】大株红景天

【功能主治】活血化瘀,通脉止痛。用于心血瘀阻引起的冠心病心绞痛,症见胸痛、胸闷、心慌、气短等。

【用法用量】口服。一次 2 片,一日 3 次。

【使用注意】孕妇禁用。

14. 大株红景天注射液

【处方组成】红景天

【功能主治】活血化瘀。用于治疗冠心病稳定型劳累性心绞痛,中医辨证为心血瘀阻证,症见胸部刺痛,绞痛,固定不移,痛引肩背及臂内侧,胸闷,心悸不宁,唇舌紫暗,脉细涩。

【用法用量】静脉滴注。一次 10ml,加入 250ml 的 5% 葡萄糖注射液中,一日一次,10 日为一疗程。

【使用注意】妊娠期妇女禁用。

15. 注射用红花黄色素(红花黄色素氯化钠注射液)

【处方组成】红花黄色素

【功能主治】活血化瘀,通脉止痛。用于心血瘀阻引起的Ⅰ、Ⅱ、Ⅲ级的稳定型劳力性心绞痛,症见胸痛,胸闷,心慌,气短等。

【用法用量】静脉滴注,注射用红花黄色素 100mg,加入 0.9% 氯化钠注射液 250ml 中,静脉缓慢滴注,一日一次;14 天为一疗程。

【使用注意】对本品过敏者禁用,孕妇禁用。

16. 心可舒胶囊(片、咀嚼片、颗粒、丸)

【处方组成】丹参、葛根、三七、山楂、木香

【功能主治】活血化瘀,行气止痛。用于气滞血瘀引起的胸闷,心悸,头晕,头痛,颈项疼痛;冠心病心绞痛、高血脂、高血压、心律失常见上述证候者。

【用法用量】口服。一次 4 粒,一日 3 次;或遵医嘱。

【使用注意】孕妇慎用。

17. 补益强心片

【处方组成】人参、黄芪、香加皮、丹参、麦冬、葶苈子

【功能主治】益气养阴、活血利水。用于冠心病、高血压性心脏病所致慢性充血性心力衰竭(心功能Ⅱ ~ Ⅲ级),中医辨证属气阴两虚兼血瘀水停证,症见心悸,气短,乏力,胸闷,胸痛,面色苍白,汗出,口干,浮肿,口唇青紫等。

【用法用量】口服。每次 4 片,一日 3 次,2 周为 1 个疗程。

【禁忌】Ⅱ度以上房室传导阻滞者禁用。对本品过敏者禁用。

附:用于心脏病的其他中药

1. 丹七片(胶囊、软胶囊)

【功能主治】活血化淤。用于血淤气滞,心胸痹痛,眩晕头痛,经期腹痛。

2. 双丹颗粒(片、胶囊、口服液)

【功能主治】活血化瘀,通脉止痛。用于瘀血痹阻所致的胸痹,症见胸闷心痛。

3. 心脑舒通胶囊(片)

【功能主治】活血化瘀,舒利血脉。用于瘀血阻络所致的胸痹心痛,中风恢复期的半身不遂、语言障碍和动脉硬化等心脑血管缺血性疾患,以及血液高黏症。

4. 灯盏细辛胶囊

见第九章“101. 脑中风、短暂性脑缺血发作和脑梗死”。

5. 血府逐瘀软胶囊(片、颗粒、丸、口服液)

【功能主治】活血化瘀,行气止痛。用于瘀血内阻证,症

见头痛或胸痛,内热瞀闷,失眠多梦,心悸怔忡,急躁善怒。

6. 参芍片(胶囊)

【功能主治】活血化瘀,益气止痛。用于气虚血瘀所致的胸闷,胸痛,心悸,气短。

7. 益气复脉颗粒(胶囊、口服液)

【功能主治】益气复脉,养阴生津,改善冠状动脉循环,降低心肌耗氧量等功能。用于冠心病,心绞痛,扩张型心肌病,气阴两虚,心悸气短,脉微自汗等症。

8. 七叶神安片

【功能主治】益气安神,活血止痛。用于心气不足、心血瘀阻所致的心悸,失眠,胸痛,胸闷。

9. 熊胆救心丸

【功能主治】强心益气,芳香开窍。用于心气不足所致的胸痹,症见胸闷,心痛,气短,心悸。

10. 心脑欣胶囊(片)

【功能主治】益气养阴,活血化瘀。用于气阴不足,瘀血阻滞所引起头晕,头痛,心悸,气喘,乏力。

11. 稳心颗粒(胶囊、片)

见本章“21. 心律失常”。

12. 通窍镇痛散

见第三章“39. 霍乱”。

13. 苏合香丸

见本章“27. 脉管炎”。

14. 银杏叶提取物注射液

【功能主治】主要用于脑部、周围血流循环障碍。

15. 活血通脉胶囊

【功能主治】破血逐瘀,活血散瘀,通经,通脉止痛。用于症瘕痞块,血瘀闭经,跌打损伤及高脂血症,见有眩晕、胸闷、心痛、体胖等属于痰瘀凝聚者。

16. 西红花总苷片

【功能主治】活血化瘀、通脉止痛。用于胸痹心痛(冠心病心绞痛)心血瘀阻证。症见胸痛、胸闷、憋气、心悸。舌紫暗或有瘀点、瘀斑。

17. 补心气口服液

【功能主治】补益心气,理气止痛。用于气短、心悸、乏力、头晕等心气虚损型胸痹心痛。

18. 丹参保心茶

【功能主治】活血化瘀。用于心血瘀阻型胸痹的辅助治疗,可缓解胸闷、心痛、心悸。

19. 蚁黄通络胶囊

【功能主治】益肾补气,化瘀通络。适用于以神疲乏力,少气懒言,心悸自汗,腰膝酸软,骨节疼痛,胸痛胸闷等为主要表现的心脑血管疾病、关节炎等的辅助治疗。

20. 天王补心丸(浓缩丸、片、丹、液)

【功能主治】滋阴养血,补心安神。用于心阴不足,心悸健忘,失眠多梦,大便干燥。

21. 诺迪康胶囊(片、口服液)

见本章“17. 冠心病与心绞痛”。

22. 麝香通心滴丸

【功能主治】芳香 益气通脉,活血化瘀止痛。用于冠心病稳定型劳累性心绞痛,中医辨证气虚血瘀证,症见胸痛胸闷,心悸气短,神倦乏力。

23. 十一味甘露胶囊(丸)

【功能主治】养心安神,调和气血。用于“宁龙”病及“培龙”病引起的头痛,心区疼痛,心悸,背胀,烦闷,烦躁;“培龙”引起的头昏,恶心呕吐,泛酸等。

16. 心力衰竭(心功能不全)

〔基本概述〕

心力衰竭也称为“心功能不全”,是指各种心脏病发展到严重阶段所表现出的临床综合征,常见病因为冠心病、高血压、心脏瓣膜病、心肌病等。

心力衰竭发病率较高,死亡率亦高。疲劳、气短、心悸、体重减轻、肌肉松弛萎缩,整日卧床,是临床常见的综合征。

心力衰竭往往由各种疾病引起心肌收缩能力减弱,从而使心脏的血液输出量减少,不足以满足机体的需要,并由此产生一系列症状和体征。心瓣膜疾病、冠状动脉硬化、高血压、内分泌疾病、细菌毒素、急性肺梗死、肺气肿或其他慢性肺脏疾患等均可引起心脏病而产生心力衰竭的表现。妊娠、劳累、静脉内迅速大量补液等均可加重有病心脏的负担,而诱发心力衰竭。

心力衰竭有多种分类标准,按其发展进程可分为急性心力衰竭和慢性心力衰竭;按发生的基本原理可分为收缩性心力衰竭和舒张性心力衰竭等。

(一)急性心力衰竭

急性心力衰竭是由于各种原因,使心脏排血量在短时间内急剧下降,甚至丧失排血功能而引起。根据心脏排血功能减退的程度、速度和持续时间的不同,以及代偿功能的差别有昏厥、休克、急性肺水肿、心脏骤停等不同表现。

(二)慢性心力衰竭

慢性心力衰竭是由于心脏收缩和(或)舒张功能严重低下或负荷过重,使泵血明显减少,不能满足全身代谢需要而产生的临床综合征。慢性心力衰竭的主要症状是呼吸困难、倦怠乏力、喘息、水肿等。

简单地说,心力衰竭(心功能不全)就是由于心脏功能异常,不能满足身体各组织器官对于心脏泵血的需求而引起的一系列临床症状。本病在中医学中属“心悸怔忡”、“水肿”、“喘证”、“痰饮”等范畴。一般分为心肾气虚、阳虚、气阳两虚或心肾阴虚、阴阳两虚等。

〔治疗原则〕

心力衰竭的治疗原则是改善症状,去除诱因,纠正病因,适当限盐限水等。对于急性心力衰竭,需采取紧急措施,使患者取坐位或半卧位,两腿下垂,使下肢静脉回流减少,高流量给氧并合理用药等。对于慢性心力衰竭,需长期用药物治疗。

1. 利尿剂

有水肿或肺部湿性啰音时均应给予利尿剂。氢氯噻嗪或呋塞米,一般从小剂量开始,疗效不明显时逐渐增加剂量。

2. 硝酸酯类

急性期可以静脉滴注硝酸甘油,病情稳定后可以改为口服硝酸异山梨酯。

3. 洋地黄

有症状患者可以口服地高辛。

4. 血管紧张素转换酶抑制剂(ACEI)

所有慢性收缩性心力衰竭患者均应长期使用 ACEI 卡托普利或依那普利等,除非有禁忌证或不能耐受时(例如严重咳嗽)。必须从小剂量开始,如血压、血钾和肾功能等能耐受则每隔 3 ~7 天剂量加倍,直至达到目标剂量或最大耐受剂量。

5. β-受体阻断剂

适用于所有慢性稳定性收缩性心力衰竭,且无显著体液潴留的心力衰竭患者,只要没有禁忌证(支气管哮喘、严重心动过缓及房室传导阻滞),且血压、心率等能够耐受就应当长期使用美托洛尔或阿替洛尔等。必须从极小剂量开始,每 2 ~4 周剂量加倍,直至目标剂量或最大耐受剂量后长期维持。

6. 螺内酯

症状明显的患者可以应用螺内醋,以期迅速减少有效循环血量,减轻心脏前负荷和肺瘀血及水肿。

7. 胺碘酮

严重心律失常可用胺碘酮。

8. 吗啡类

对于急性心力衰竭患者,静脉注射吗啡,可迅速扩张体静脉,减少静脉回心血量,降低左房压。还能减轻烦躁不安和呼吸困难,降低周围动脉阻力,从而减轻左室后负荷,增加心排血量。

〔用药精选〕

一、西药

1. 地高辛 Digoxin

见本章“14. 肺源性心脏病”。

2. 去乙酰毛花苷 Deslanoside

见本章“14. 肺源性心脏病”。

3. 洋地黄毒苷 Digitoxin

本品为洋地黄的提纯制剂,其效价约为洋地黄的 1000 倍。它能选择性直接作用于心脏,增强心肌收缩力,减慢心律抑制心脏传导系统,使心搏出量和心排血量增加,改善肺循环和体循环。

【适应证】主要用于充血型心力衰竭,由于其作用慢而持久,适用于慢性心功能不全患者长期服用。尤其适用于伴有肾功能损害的充血型心力衰竭患者。

【不良反应】①常见:新出现的心律失常、胃纳不佳或恶心、呕吐(刺激延髓中枢)、下腹痛、无力等。②少见:视力模糊或黄视(中毒症状)、腹泻、中枢神经系统反应如精神抑郁或错乱。③罕见:嗜睡、头痛及皮疹、荨麻疹(过敏反应)。④中毒表现:心律失常最重要,最常见为室性早搏,约占心脏反应的 33%。其次为房室传导阻滞,阵发性或加速性交界性心动过速,阵发性房性心动过速伴房室传导阻滞,室性心动过速、窦性停搏、心室颤动等。儿童中心律失常比其他反应多见,但室性心律失常比成人少见。新生儿可有 P-R 间期延长。

【禁忌】任何强心苷制剂中毒、室性心动过速、心室颤动、梗阻性肥厚型心肌病(若伴收缩功能不全或心房颤动仍可考虑)、预激综合征伴心房颤动或扑动患者禁用。

【孕妇及哺乳期妇女用药】本品可通过胎盘,故妊娠后期母体用量可能增加,分娩后 6 周减量。本品可排入乳汁,哺乳期妇女应用须权衡利弊。

【儿童用药】新生儿对本品的耐受性不定,其肾清除减少;早产儿与未成熟儿对本品敏感,按其不成熟程度而减小剂量。按体重或体表面积,1 个月以上婴儿比成人用量略大。

【老年用药】老年人肝肾功能不全,表观分布容积减小或电解质平衡失调者,对本品耐受性低,必须减少剂量。尤其适用于伴有肾功能损害的心力衰竭患者。

【用法用量】口服。成人:洋地黄化总量 0.7 ~1.2mg,每 6 ~8 小时给 0.05 ~0.1mg;维持量为一日 0.05 ~0.1mg。小儿:请遵医嘱。

【制剂】洋地黄毒苷片

4. 毒毛花苷 K Strophanthin k

本品系从夹竹桃科植物绿毒毛旋花种子中提取的强心苷,其化学极性高,脂溶性低,为常用的高效、速效、短效强心苷。

【适应证】适用于急性充血性心力衰竭,特别适用于洋地黄无效的患者,亦可用于心率正常或心率缓慢的心房颤动的急性心力衰竭患者。

【不良反应】①常见:新出现的心律失常、胃纳不佳或恶心、呕吐(刺激延髓中枢)、下腹痛、明显的无力、软弱。②少见:视力模糊或“黄视”(中毒症状)、腹泻、中枢神经系统反应如精神抑郁或错乱。③罕见:嗜睡、头痛及皮疹、荨麻疹(过敏反应)等。④中毒表现,心律失常最重要,最常见为室性期前收缩,约占心脏不良反应的 33%。其次为房室传导阻滞,阵发性或加速性交界区心动过速,阵发性房性心动过速伴房室传导阻滞,室性心动过速、心室颤动、窦性停搏等。⑤儿童中心律失常比其他反应多见,但室性心律失常比成人少见。新生儿可有 P-R 间期延长。⑥皮下注射可以引起局部炎症反应。

【禁忌】任何强心苷制剂中毒、室性心动过速、心室颤动、梗阻性肥厚型心肌病(若伴收缩功能不全或心房颤动仍可考虑)、预激综合征伴心房颤动或扑动、Ⅱ度以上 AVB(房-室传导阻滞)患者禁用。

【孕妇及哺乳期妇女用药】本品可通过胎盘,故妊娠后期用量可能适当增加,分娩后 6 周减量。本品可排入乳汁,哺乳期妇女应用时,停止哺乳。

【儿童用药】新生儿对本品的耐受性不定,其肾清除减少;早产儿与未成熟儿对本品敏感,按其不成熟程度而减小剂量。按体重或体表面积,1 个月以上婴儿比成人用量略大。

【老年用药】老年人肝肾功能不全,表观分布容积减小或电解质平衡失调者,对本品耐受性低,必须减少剂量。

【用法用量】静脉注射。成人:首剂 0.125～0.25mg,加入等渗葡萄糖液 20～40ml 内缓慢注入(时间不少于 5 分钟),2 小时后按需要重复再给一次 0.125～0.25mg,总量一日 0.25～0.5mg;极量:静脉注射一次 0.5mg,一日 1mg。病情好转后,可改用洋地黄口服制剂。成人致死量为 10mg。小儿:按体重 0.007～0.01mg/kg 或按体表面积 0.3mg/m^2,首剂给予一半剂量,其余分成几个相等部分,间隔 0.5～2 小时给予。

【制剂】毒毛花苷 K 注射液

5. 硝酸甘油 Nitroglycerin

见本章“15. 心脏病”。

6. 硝酸异山梨酯 Isosorbide Dinitrate

见本章“15. 心脏病”。

7. 卡托普利 Captopril

见本章“15. 心脏病”。

8. 依那普利 Enalapril

本品为血管紧张素转换酶抑制剂(ACEI),对血管紧张素转化酶起强烈抑制作用,降低血管紧张素Ⅱ的含量,造成全身血管舒张,血压下降。

【适应证】用于原发性高血压,肾性高血压,心力衰竭。

【不良反应】①常见:头晕,头痛,疲乏,咳嗽。②少见:肌肉痉挛,口干,恶心,呕吐,腹泻,便秘,消化不良,心悸,心动过速,阳痿,直立性低血压,失眠,神经过敏,感觉异常,皮疹。③罕见:血管神经性水肿,男子女性型乳房。

【禁忌】对本品过敏、双侧肾动脉狭窄、有血管神经性水肿史的患者禁用。

【孕妇及哺乳期妇女用药】妊娠期不主张使用此药。哺乳母亲使用本品时应谨慎。

【儿童用药】儿童无须调整剂量。新生儿和肾小球滤过率小于 30ml/min 的儿童患者中不推荐使用。

【老年用药】老年人对降压作用较敏感,应用本品须酌减剂量。

【用法用量】口服。心力衰竭:初始剂量一次 2.5mg,一日一次,并密切监测反应,根据耐受情况逐渐加量至一日 5～20mg,分 1～2 次服。

【制剂】马来酸依那普利片(分散片、口腔崩解片、胶囊)

9. 硝普钠 Sodium Nitroprusside

见本章“15. 心脏病”。

10. 氢氯噻嗪 Hydrochlorothiazide

本品是一种中效利尿药,又是抗高血压药。主要是抑制肾小管对 Na^+、Cl^- 的主动重吸收,增加胃肠道对 Na^+ 的排泄而起到利尿作用及降压作用。

【适应证】用于水肿性疾病(充血性心力衰竭、肝硬化腹水等),高血压,中枢性或肾性尿崩症,肾石症(预防含钙盐成分形成的结石)。

【不良反应】①常见:与水电解质紊乱有关的症状,如直立性低血压,休克,低钾血症,低氯血症,低氯性碱中毒,低钠血症,低钙血症,以及与此有关的口渴,乏力,肌肉酸痛,心律失常。②少见:过敏反应(皮疹、间质性肾炎、心搏骤停),视觉模糊,黄视症,光敏感,头晕,头痛,纳差,恶心,呕吐,腹痛,腹泻,胰腺炎,肌肉强直,粒细胞减少,血小板减少性紫癜,再生障碍性贫血,肝功能损害,指(趾)感觉异常,高糖血症,尿糖阳性,原有糖尿病加重,高尿酸血症。耳鸣、听力障碍多见于大剂量静脉快速注射时(每分钟剂量大于 4～15mg),多为暂时性,少数为不可逆性,尤其当与其他有耳毒性的药物同时应用时。在高钙血症时,可引起肾结石。尚有报道本品可加重特发性水肿。

【禁忌】对本品及磺酰胺类药过敏、肝性脑病患者禁用。

【孕妇及哺乳期妇女用药】孕妇慎用。哺乳期妇女不宜服用。

【儿童用药】慎用于有黄疸的婴儿,因本类药物可使血胆红素升高。

【老年用药】老年人应用本类药物较易发生低血压、电解质紊乱和肾功能损害。

【用法用量】口服。①成人:水肿性疾病,一次 25～50mg,一日 1～2 次,隔日治疗,或一周连服 3～5 日;高血压,一日 25～100mg,分 1～2 次服用,并按降压效果调整剂量。

②儿童:请遵医嘱。

【制剂】氢氯噻嗪片

11. 呋塞米 Furosemide

本品为强效利尿剂。能增加水、钠、氯、钾、钙、镁、磷等电解质的排泄,还可扩张肾血管、降低肺毛细血管通透性,随着剂量加大,利尿效果明显增强。其利尿作用迅速、强大,多用于其他利尿药无效的严重病例。

【适应证】①充血性心力衰竭,肝硬化,肾脏疾病(肾炎、肾病及各种原因所致的急、慢性肾衰竭),与其他药物合用治疗急性肺水肿和急性脑水肿等。②预防急性肾衰竭:用于各种原因导致的肾血流灌注不足,如失水、休克、中毒、麻醉意外及循环功能不全等。在纠正血容量不足的同时及时应用，可减少急性肾小管坏死的机会。③高血压危象。④高钾血症、高钙血症、稀释性低钠血症（尤其是当血钠浓度低于120mmol/L时）。⑤抗利尿激素分泌过多症。⑥急性药物及毒物中毒。

【不良反应】常见：与水、电解质紊乱有关，尤其是大剂量或长期应用时，如直立性低血压，休克，低钾血症，低氯血症，低氯性碱中毒，低钠血症，低钙血症及与此有关的口渴，乏力，肌肉酸痛，心律失常等。②少见：有过敏反应（包括皮疹、间质性肾炎甚至心搏骤停），视觉模糊，黄视症，光敏感，头晕，头痛，纳差，恶心，呕吐，腹痛，腹泻，胰腺炎，肌肉强直等，骨髓抑制导致粒细胞减少，血小板减少性紫癜和再生障碍性贫血，肝功能损害，指（趾）感觉异常，高糖血症，尿糖阳性，原有糖尿病加重，高尿酸血症。耳鸣、听力障碍多见于大剂量静脉快速注射时（每分钟剂量大于4～15mg），多为暂时性，少数为不可逆性，尤其当与其他有耳毒性的药物同时应用时。在高钙血症时，可引起肾结石。尚有报道本品可加重特发性水肿。

【禁忌】对磺酰胺类、噻嗪类药物过敏，低钾血症、肝昏迷、超量服用洋地黄患者禁用。

【孕妇及哺乳期妇女用药】妊娠前3个月应尽量避免应用。孕妇只有在心力衰竭的情况下，才有必要服用本品。本品可经乳汁分泌，哺乳期妇女应慎用。

【儿童用药】本品在新生儿的半衰期明显延长，故新生儿用药间隔应延长。

【老年用药】老年人应用本品时发生低血压、电解质紊乱，血栓形成和肾功能损害的机会增多。

【用法用量】①口服。a. 成人：起始20～40mg，一日一次，必要时6～8小时后追加20～40mg，直至出现满意利尿效果。最大剂量虽可达一日600mg，但一般应控制在100mg以内，分2～3次服，以防过度利尿和不良反应发生。部分患者剂量可减少至20～40mg，隔日一次，或一周中连续服药2～4日，一日20～40mg。b. 儿童：请遵医嘱。

②静脉注射：请遵医嘱。

【制剂】①呋塞米片（注射剂）；②复方呋塞米片（含呋塞米和盐酸阿米洛利）

12. 多巴酚丁胺 Dobutamine

本品属β-肾上腺素受体激动药。对心肌有正性肌力和较弱的正性频率作用，从而增强心肌收缩力，增加心排血量，降低肺毛细血管楔压。本品可与硝普钠等血管扩张药联合使用。

【适应证】用于治疗各种不同原因引起的心肌收缩力衰弱的心力衰竭，如冠心病引起的急性心肌梗死泵衰竭，扩张型心肌病，风湿性瓣膜病引起的心力衰竭，心脏直视手术后所致的低排血量综合征以及难治性心力衰竭等。

【不良反应】可见心悸、恶心、头痛、胸痛、气短等。如出现收缩压升高、心率增快，则多与剂量有关，应减量或暂停用药。

【禁忌】对本品或其他拟交感药过敏、梗阻性肥厚型心肌病患者禁用。

【孕妇及哺乳期妇女用药】慎用。

【用法用量】静脉滴注。将多巴酚丁胺加于5%葡萄糖液或氯化钠注射液中稀释后使用。一次250mg，以2.5～10μg（kg·min）给予，速度在15μg（kg·min）以下时，心率和外周血管阻力基本无变化；偶用大于15μg（kg·min），但需注意过大剂量仍然有可能加速心率并产生心律失常。

【制剂】①盐酸多巴酚丁胺注射液；②注射用盐酸多巴酚丁胺；③盐酸多巴酚丁胺葡萄糖注射液

13. 甲磺酸酚妥拉明 Phentolamine Mesylate

本品为α-受体阻断药，通过阻断α-受体和间接激动β-受体，迅速使周围血管扩张，可显著降低外周血管阻力，增加周围血容量，改善微循环。本品对心脏有兴奋作用，使心肌收缩力增加、心率加快、心排血量增加。

【适应证】①用于诊断嗜铬细胞瘤及治疗其所致的高血压发作，包括手术切除时出现的高血压，也可根据血压对本品的反应用于协助诊断嗜铬细胞瘤。②治疗左心衰竭。③治疗去甲肾上腺素静脉给药外溢，用于防止皮肤坏死。④口服用于勃起功能障碍。

【不良反应】常见有鼻塞，心悸，面色潮红，头晕，乏力，胸闷，恶心，呕吐和腹泻等。少数患者可有心率，收缩压，舒张压轻度变化。极个别患者可能发生直立性低血压。

【禁忌】对本品过敏、低血压、严重动脉硬化、心脏器质性损害、肾功能不全、胃与十二指肠溃疡患者禁用。

【孕妇及哺乳期妇女用药】需权衡利弊再慎用。

【老年用药】老年人用本品诱发低温的可能性增大，应适当减量。

【用法用量】成人：用于心力衰竭时减轻心脏负荷，静脉滴注0.17～0.4mg/min。小儿：请遵医嘱。

【制剂】甲磺酸酚妥拉明片（分散片、胶囊、颗粒、注射剂）；注射用甲磺酸酚妥拉明

14. 米力农 Milrinone

见本章“15. 心脏病”。

15. 福辛普利钠 Fosinopril Sodium

本品为抗高血压药，系血管紧张素转换酶抑制药，在体内转变成具有药理活性的福辛普利钠，后者能抑制血管紧张素转换酶，降低血管紧张素Ⅱ和醛固酮的浓度，使外周血管扩张，血管阻力降低，而产生降压效应。

【适应证】用于治疗高血压和心力衰竭。治疗高血压时，可单独使用作为初始治疗药物，或与其他抗高血压药物联合使用。治疗心力衰竭时，可与利尿剂合用。

【不良反应】①常见头晕、咳嗽、上呼吸道症状、恶心或呕吐、腹泻和腹痛、心悸或胸痛、皮疹或瘙痒、骨骼肌疼痛或感

觉异常、疲劳和味觉障碍。②在治疗心力衰竭的试验中,与其他ACE抑制相同,引起低血压,包括直立性低血压。偶有报道用ACE抑制治疗的患者发生胰腺炎,在某些病例已被证明是致命的。③副作用的发生率和类型在年轻患者和老年患者之间无区别。④实验室检查显示有轻度暂时性的血红蛋白和红细胞值减少,偶见血尿素轻度升高。

【禁忌】对本品或其他血管紧张素转换酶抑制剂过敏患者禁用。

【孕妇及哺乳期妇女用药】孕妇及哺乳期妇女禁用。

【儿童用药】对小儿用药的研究不充分。在新生儿和婴儿,会有引起少尿和神经异常的危险,可能与本品引起血压降低后肾与脑缺血有关。

【用法用量】口服。①心力衰竭:本品应与利尿剂合用。初始剂量一次10mg,一日一次,并行严密的医学监护,如果患者能很好耐受,则可逐渐增量至一次40mg,一日一次。即使在初始剂量后出现低血压,也应继续谨慎地增加剂量,并有效地处理低血压症状。

②心力衰竭的高危患者:以下患者应在医院内开始治疗:严重心功能不全(NYHAⅣ级);对首剂低血压有特殊危险的患者,如接受多种或高剂量利尿剂的患者(如>80mg速尿),血容量减少、血钠过少(血钠<130med/L),已有低血压(收缩压<90mmHg)的患者,以及患不稳定性心功能不全和接受高剂量血管扩张剂治疗的患者。

③老年人及肝或肾功能减退的患者无须降低剂量。

【制剂】福辛普利钠片(胶囊)

16. 冻干重组人脑利钠肽 Lyophilized Recombinant Human Brain Natriuretic Peptide

人脑利钠肽与特异性的利钠肽受体相结合,引起了细胞内环单磷酸鸟苷(cGMP)的浓度升高和平滑肌细胞的舒张。cGMP能扩张动脉和静脉,迅速降低全身动脉压、右房压和肺毛细管楔压,从而降低心脏的前、后负荷,并迅速减轻心力衰竭患者的呼吸困难程度和全身症状。

【适应证】适用于患有休息或轻微活动时呼吸困难的急性失代偿心力衰竭患者的静脉治疗。

【不良反应】常见低血压,其他不良反应多表现为头痛,恶心,室性速心动过速,血肌酐升高等。

【禁忌】对本品中任何一种成分过敏、心源性休克、收缩压<90mmHg的患者禁用。

【孕妇及哺乳期妇女用药】只有当医生判断本品治疗的益处大于对胎儿的风险时,才能使用。对哺乳期妇女治疗时,应慎重使用。

【用法用量】采用按负荷剂量静脉推注本品,随后按维持剂量进行静脉滴注。首先以1.5μg/kg静脉冲击后,以0.0075μg(kg·min)的速度连续静脉滴注。

17. 吲达帕胺 Indapamide

本品是一种磺胺类利尿剂,具有利尿和钙拮抗作用,通过抑制远端肾小管皮质稀释段的再吸收水与电解质而发挥作用。

【适应证】用于治疗高血压。也用于治疗充血性心力衰竭时的水钠潴留、水肿。

【不良反应】比较轻而短暂,呈剂量相关。①较少见:腹泻,头痛,食欲减低,失眠,反胃,直立性低血压。②少见:皮疹,瘙痒等过敏反应;低血钠、低血钾、低氯性碱中毒。

【禁忌】对磺胺过敏、严重肝肾功能不全、肝性脑病、低钾血症患者禁用。

【孕妇及哺乳期妇女用药】孕妇禁用。哺乳期妇女使用应避免哺乳。

【老年用药】老年人对降压作用与电解质改变较敏感,且常有肾功能变化,应用本品时需注意。

【用法用量】口服。一次2.5mg,一日一次。可在一周后增至一次5mg,一日一次。

【制剂】吲达帕胺片(缓释片、胶囊、缓释胶囊、滴丸)

18. 螺内酯 Spironolactone

本品为醛固酮拮抗剂,可阻抑醛固酮作用于远曲肾小管所引起的潴钠排钾及水潴留。当血液醛固酮浓度不高,本品作用也弱。反之,在继发性醛固酮增多时,则本品作用显著。

【适应证】①水肿性疾病:与其他利尿药合用,治疗充血性水肿、肝硬化腹水、肾性水肿等水肿性疾病,其目的在于纠正上述疾病伴发的继发性醛固酮分泌增多,并对抗其他利尿药的排钾作用。也用于特发性水肿的治疗。②高血压:作为治疗高血压的辅助药物。③原发性醛固酮增多症:本品可用于此病的诊断和治疗。④低钾血症的预防:与噻嗪类利尿药合用,增强利尿效应和预防低钾血症。

【不良反应】①常见高钾血症(尤其在肾功能不全或补钾时易发生);胃肠道反应,如恶心、呕吐、胃痉挛和腹泻。②长期大量应用可出现男性乳房增大,阳痿,女性月经不规则,多毛症,停药后消失。③低钠血症:较少见。④偶见头痛,皮疹。

【禁忌】高钾血症、低钠血症、严重肾功能不全患者禁用。

【孕妇及哺乳期妇女用药】孕妇、哺乳期妇女慎用。

【老年用药】老年人用药较易发生高钾血症和利尿过度。

【用法用量】口服。成人:①水肿性疾病,一日40~120mg,分2~4次服,至少连服5日。以后酌情调整剂量。②高血压,开始一日40~80mg,分次服用,至少2周,以后酌情调整剂量。不宜与血管紧张素转换酶抑制剂合用,以免增加发生高钾血症的机会。

儿童:请遵医嘱。

【制剂】①螺内酯片;②螺内酯胶囊

附:用于心力衰竭的其他西药

1. 单硝酸异山梨酯 Isosorbide Mononitrate

见本章“15. 心脏病”。

2. 培哚普利 Perindopril

【适应证】用于高血压与充血性心力衰竭。

3. 美托洛尔 Metoprolol

见本章“17. 冠心病与心绞痛”。

4. 雷米普利片 Ramipril Tablets

【适应证】原发性高血压,充血性心力衰竭,急性心肌梗死(2～9日)后出现的轻到中度心力衰竭。

5. 缬沙坦 Valsartan

见本章“25. 高血压”。

6. 坎地沙坦酯 Candesartan Cilexetil

见本章“25. 高血压”。

7. 富马酸比索洛尔 Bisoprolol Fumarate

见本章“25. 高血压”。

8. 依普利酮 Eplerenone

【适应证】用于原发性高血压及心肌梗死后的心力衰竭。

9. 阿米洛利 Amiloride

【适应证】主要用于治疗水肿性疾病,亦可用于难治性低钾血症的辅助治疗。

10. 氨力农 Amrinone

【适应证】适用于对洋地黄、利尿剂、血管扩张剂治疗无效或效果欠佳的各种原因引起的急、慢性顽固性充血性心力衰竭。

11. 门冬氨酸钾镁 Potassium Aspartate and Magnesium Aspartate

见本章“15. 心脏病”。

12. 环磷腺苷葡胺 Meglumine Adenosine Cyclophosphate

见本章“22. 心肌炎”。

13. 左西孟旦注射液 Levosimendan Injection

【适应证】适用于传统治疗(利尿剂、血管紧张素转换酶抑制剂和洋地黄类)疗效不佳,并且需要增加心肌收缩力的急性失代偿心力衰竭(ADHF)的短期治疗。

14. 托伐普坦片 Tolvaptan Tablets

【适应证】适用于治疗各种疾病引起的高溶性和等溶性低钠血症,包括心力衰竭、肝硬化腹水和抗利尿激素分泌异常综合征等疾病。

15. 依那普利拉注射液 Enalaprilat Injection

【适应证】①适用于治疗急进型或高血压危象需迅速降压者及稳定型心力衰竭者,尤其适用于处于昏迷状态及因各种原因不能口服给药的患者。②本品不降低脑血流,故亦适用于因血压下降可能使脑供血不足带来危险的患者。

16. 依前列醇 Epoprostenol

【适应证】可用于不稳定型心绞痛、心肌梗死、顽固性心力衰竭、外周血管痉挛性疾病及肺动脉高压等。其抗血小板聚集作用可用于防止血栓形成。用于治疗某些心血管疾病和血液透析时(比肝素更为安全)作为抗凝剂;末梢血管病如雷诺病,用药后明显减少发作次数和发作持续时间;也用于血小板消耗综合征及减少血小板在体外循环中的损失等。

17. 阿替洛尔注射液 Atenolol Injection

见本章“17. 冠心病与心绞痛”。

18. 盐酸贝那普利 Benazepril Hydrochloride

【适应证】用于治疗高血压,以及充血性心力衰竭患者的辅助治疗。

19. 辅酶 Q10Coenzyme Q10 Ubidecarenone

见本章“22. 心肌炎”。

20. 卡维地洛 Carvedilol

见本章“15. 心脏病”。

21. 托拉塞米片(胶囊、注射液)Torasemide Tablets

见第四章“66. 肾衰竭与尿毒症”。

22. 戊四氮 Pentetrazole

【适应证】用于急性循环衰竭、各种原因所致的呼吸抑制及巴比妥类药物中毒。

23. 吗啡 Morphine

【适应证】可缓解心肌梗死和左心衰竭及心源性肺水肿。

24. 奈西立肽 Nesiritide

【适应证】用于急性代偿失调性充血性心力衰竭伴休息时或轻微活动时呼吸困难的患者,降低肺毛细血管嵌楔压,改善呼吸困难症状。

25. 赖诺普利 Lisinopril

【适应证】用于治疗原发性和肾性高血压、充血性心力衰竭,以及在24小时内血流动力学稳定的急性心肌梗死。

26. 西拉普利 Cilazapril

【适应证】用于治疗各种程度原发性高血压和肾性高血压,也可与洋地黄和(或)利尿剂合用作为治疗慢性心力衰竭的辅助药物。

27. 盐酸喹那普利 Quinapril Hydrochloride

【适应证】用于高血压及充血性心力衰竭。

28. 布美他尼 Bumetanide

见第四章“66. 肾衰竭与尿毒症”。

29. 盐酸哌唑嗪 Prazosin Hydrochloride

见本章“25. 高血压”。

30. 盐酸乌拉地尔 Urapidil Hydrochloride

【适应证】重症高血压,高血压危象,围术期高血压,充血性心力衰竭。

31. 盐酸肼屈嗪 Hdralzine Hydrochloride

【适应证】用于高血压、心力衰竭。

32. 苄氟噻嗪 Bendrofluazide

见第四章“64. 肾炎”。

33. 盐酸奥普力农注射液 Olprinone Hydrochloride Injection

【适应证】本品为心脏兴奋剂,用于治疗对其他治疗无效的急性心功能不全。在由冠脉阻塞或普萘洛尔产生的急性心力衰竭中,静脉滴注本品30μg/kg可逆转心脏抑制。

34. 盐酸伊伐布雷片 Ivabradine Hydrochloride Tablets

【适应证】主要用于慢性心力衰竭等。

二、中药

1. 参附强心丸

【处方组成】人参、附子(制)、桑白皮、猪苓、葶苈子、大黄

【功能主治】益气助阳,强心利水。用于慢性心力衰竭而引起的心悸,气短,胸闷,喘促,颜面和四肢浮肿等症,属于心肾阳虚者。

【用法与用量】口服。一次2丸,一日2~3次。

【使用注意】孕妇禁用。

2. 生脉饮(胶囊、颗粒)

见本章“14. 肺源性心脏病”。

3. 心宝丸

【处方组成】洋金花、人参、肉桂、附子、鹿茸、冰片、麝香、三七、蟾酥

【功能主治】温补心肾,益气助阳,活血通脉。用于治疗心肾阳虚、心脉瘀阻引起的慢性心功能不全;窦房结功能不全引起的心动过缓、病态窦房结综合征及缺血性心脏病引起的心绞痛及心电图缺血性改变。

【用法用量】口服。慢性心功能不全按心功能1、2、3级一次分别用120mg、240mg、360mg,一日3次,一疗程为2个月;在心功能正常后改为日维持量60~120mg。

【使用注意】阴虚内热、肝阳上亢、痰火内盛者及孕妇、青光眼患者忌服。

4. 黄芪注射液

【处方组成】黄芪

【功能主治】益气养元,扶正祛邪,养心通脉,健脾利湿。用于心气虚损,血脉淤阻之病毒性心肌炎,心功能不全及脾虚湿困之肝炎。

【用法用量】肌内注射。一次2~4ml,一日1~2次。静脉滴注。一次10~20ml,一日一次;或遵医嘱,临用前用5%葡萄糖注射液250~500ml稀释后滴注。

【使用注意】对本品过敏者禁用。孕妇、低血压患者慎用。

5. 芪苈强心胶囊

【处方组成】黄芪、人参、附子、丹参、葶苈子、泽泻、玉竹、桂枝、红花、香加皮、陈皮

【功能主治】益气温阳,活血通络,利水消肿。用于冠心病、高血压病所致轻、中度充血性心力衰竭证属阳气虚乏,络瘀水停证。症见心慌气短,动则加剧,夜间不能平卧,下肢浮肿,倦怠乏力,小便短少,口唇青紫,畏寒肢冷,咳吐稀白痰等。

【用法用量】口服。一次4粒,一日3次。

6. 心脉隆注射液

见本章“14. 肺源性心脏病”。

7. 补益强心片

见本章“15. 心脏病”。

8. 芪参益气滴丸

【处方组成】黄芪、丹参、三七、降香

【功能主治】益气通脉,活血止痛。用于气虚血瘀型胸痹。症见胸闷胸痛,气短乏力,心悸,面色少华,自汗,舌体胖有齿痕,舌质暗或紫暗或有瘀斑,脉沉或沉弦。适用于冠心病、心绞痛见上述证候者。

【用法用量】餐后半小时服用,一次0.5g,一日3次。4周为一疗程或遵医嘱。

【使用注意】孕妇慎用。

9. 冰七片(胶囊)

【处方组成】三七、冰片等

【功能主治】活血理气,开窍止痛。用于气滞血瘀的胸痹,症见胸痛,胸闷,憋气等;冠心病、心绞痛、心肌缺血、心律失常、心室肥大、心肌梗死、心力衰竭、心慌心悸、胸闷气短见上述症状者。

【用法用量】口服。一次2片,一日3次。

10. 注射用益气复脉(冻干)

【处方组成】红参、麦冬、五味子

【功能主治】益气复脉,养阴生津。用于冠心病劳力性心绞痛气阴两虚证,症见胸痹心痛、心悸气短,倦怠懒言,头晕目眩,面色少华,舌淡,少苔或剥苔,脉细弱或结代;冠心病所致慢性左心功能不全Ⅱ、Ⅲ级气阴两虚证,症见心悸,气短甚则气急喘促,胸闷隐痛,时作时止,倦怠乏力,面色苍白,动则汗出,舌淡少苔或薄苔,脉细弱或结代。

【用法用量】静脉滴注。一次8瓶(每瓶用5ml注射用水溶解),再用250ml~500ml 5%葡萄糖注射液稀释后静脉滴注。疗程2周或遵医嘱。

【禁忌】过敏体质者禁用。

11. 参附注射液

见本章“14. 肺源性心脏病”。

附:用于心力衰竭的其他中药

1. 灯盏花素片(分散片、咀嚼片、滴丸、注射液)

见本章“17. 冠心病与心绞痛”。

2. 灯盏生脉胶囊

【功能主治】益气养阴,活血健脑。用于气阴两虚、瘀阻脑络引起的胸痹心痛,中风后遗症,症见痴呆,健忘,手足麻木症;冠心病心绞痛、缺血性心脑血管疾病、高脂血症见上述证候者。

3. 补心气口服液

见本章“15. 心脏病”。

17. 冠心病与心绞痛

〔基本概述〕

(一)冠心病

冠心病是冠状动脉性心脏病的简称，是指因冠状动脉狭窄、供血不足而引起的心肌功能障碍和(或)器质性病变。冠状动脉粥样硬化占冠状动脉性心脏病的绝大多数(95%～99%)，因此，习惯上把冠状动脉性心脏病视为冠状动脉粥样硬化性心脏病同义词。

冠心病是一种最常见的心脏病，本病病因至今尚未完全清楚，但认为与高血压、高脂血症、高黏血症、糖尿病、内分泌功能低下及年龄大等因素有关。引起冠心病的直接原因主要有冠状动脉粥样硬化、冠状动脉痉挛和炎症性冠状动脉狭窄等几个方面。

冠心病症状大多表现为胸腔中央发生一种压榨性疼痛，并可迁延至颈、颔、手臂及胃部。冠状动脉性心脏病发作的其他可能症状有眩晕、气促、出汗、寒战、恶心及昏厥。严重者可能因为心力衰竭而死亡。

冠心病心绞痛属中医“胸痹”和“心痛”范畴，病在心，与脾和肝、肾三脏有关。中医认为“人年四十，阴气自半”，肾气已虚，鼓动血脉运行之力不足，机体内已有血行迟缓，聚湿生痰，瘀而不通之势，这是本病发生的前提和基础。

(二)心绞痛

心绞痛是冠状动脉供血不足导致心肌急剧、暂时的缺血所引起的临床症状。其特点为阵发性的前胸压榨性疼痛感觉，可伴有其他症状。疼痛主要位于胸骨后部，可放射至心前区与左上肢，常发生于劳动或情绪激动时，每次发作3～5分钟，可数日一次，也可一日数次，一般经过休息或服用硝酸酯制剂后消失。本病多见于40岁以上的男性，劳累、情绪激动、饱餐、寒冷、阴雨天气等是其常见的诱因。

心绞痛的根本原因是由于冠状动脉粥样硬化，使血管管腔狭窄、痉挛或一过性阻塞，导致心肌急剧、短暂的缺血所致。因此，心绞痛往往与冠心病相伴而成。有人认为冠心病患者中，有50%左右的患者会出现心绞痛的症状。

典型心绞痛发作是突然发生的位于胸骨体上段或中段之后的压榨性、闷胀性或窒息性疼痛，亦可能波及大部分心前区，可放射至左肩、左上肢前内侧，达无名指和小指，偶可伴有濒死的恐惧感觉，往往迫使患者立即停止活动，重者还出汗。疼痛历时1～5分钟，很少超过15分钟；休息或含有硝酸甘油片，在1～2分钟内(很少超过5分钟)消失。常在体力劳累、情绪激动(发怒、焦急、过度兴奋)、受寒、饱食、吸烟时发生，贫血、心动过速或休克亦可诱发。不典型的心绞痛，疼痛可位于胸骨下段、左心前区或上腹部，放射至颈、下颌、左肩胛部或右前胸，疼痛可很快或仅有左前胸不适发闷感。

心绞痛主要分为慢性稳定型心绞痛及不稳定型心绞痛两类。

1. 慢性稳定型心绞痛　由于冠状动脉粥样硬化致使管腔狭窄，直径减少大于50%～75%以上时，体力或精神应激可诱发心肌缺血，引起心绞痛。临床上心绞痛发作的诱因、频率、性质、程度、缓解方式等在数周内无显著变化。

2. 不稳定型心绞痛　主要由于冠状动脉粥样硬化斑块纤维帽破裂或斑块内出血、表面血小板聚集，血栓形成或诱发冠状动脉痉挛，导致心肌缺血。其心绞痛发作不一定与劳累相关，可在休息时或睡眠中发作。心绞痛程度重、持续时间较长、硝酸酯类药物缓解作用较弱。重者可出现明显心电图缺血性ST-T变化，此类心绞痛在临床上一般列入“急性冠状动脉综合征”(acutecoronarysyndrome，ACS)范畴。

心绞痛在中医学中属于“心痛”、“胸痹”等范畴，多由心脏阴阳气血偏虚，以及寒凝、热结、痰阻、气滞、血瘀等因素所致。

〔治疗原则〕

1. 冠心病的治疗

冠心病的治疗要根据病情的缓急程度采取相应的措施。对于急性冠状动脉综合征的患者需密切注意血压、心率、心律的变化，止痛、改善缺血是最重要的，同时要减少剧烈的搬动和活动，呼叫急救中心。

冠心病的一般药物治疗方法如下

(1)阿司匹林口服或嚼服。

(2)舌下含服硝酸甘油，或以硝酸甘油注射剂加入盐水中静脉滴注，根据症状缓解及血压情况调整滴速。

(3)如果有进行性胸痛，并且没有禁忌证(哮喘、低血压、心动过缓等)，口服β-受体阻断剂(美托洛尔或阿替洛尔)。

(4)频发性心肌缺血并且β-受体阻断剂为禁忌时，在没有严重左心室功能受损或其他禁忌时，可以开始以非二氢吡啶类钙拮抗剂，如维拉帕米口服治疗。

(5)如血压偏高可增加血管紧张素转换酶抑制剂，如卡托普利口服或依那普利口服；也用于左心室收缩功能障碍或心力衰竭及合并糖尿病的急性冠状动脉综合征患者。

(6)早期给予他汀类药物，可以改善预后，降低终点事件。在急性冠状动脉综合征患者可给予辛伐他汀口服。

2. 心绞痛的治疗

心绞痛的治疗首先要控制诱发因素，针对发生心绞痛的危险因素进行治疗，其治疗应包括改善预后的药物和缓解心肌缺血药物。发作时可应用硝酸酯类等药物进行控制。对有冠状动脉狭窄的患者，必要时可行血管重建术等治疗。

(1)发作时的治疗

①休息:发作时立刻休息,一般患者在停止活动后症状即可消除。

②药物治疗:较重的发作,可使用作用快的硝酸酯制剂。这类药物除扩张冠状动脉,降低其阻力,增加其血流量外,还通过对周围血管的扩张作用,减少静脉回心血量,降低心室容量、心腔内压、心排血量和血压,减低心脏前、后负荷和心肌的需氧,从而缓解心绞痛。

急性发作时除给予休息、吸氧、硝酸甘油或硝酸异山梨酯舌下含服外,常采用静脉滴注。对无低血压或禁忌证者,应及早开始应用肾上腺素β-受体拮抗药。对症状缓解不理想者可加用钙通道阻滞剂。在心绞痛发作时伴有ST段抬高的患者,钙通道阻滞剂应为首选。应避免单独使用肾上腺素β受体拮抗药。抗凝及抗血小板聚集治疗极为重要,首选抗凝药为低分子肝素或肝素,抗血小板药阿司匹林与氯吡格雷联用,并尽早开始他汀类药物治疗。

(2)缓解期的治疗:宜尽量避免各种确知足以诱致发作的因素。调节饮食,特别是一次进食不应过饱;禁绝烟酒。调整日常生活与工作量;减轻精神负担;保持适当的体力活动,但以不致发生疼痛症状为度;一般不需卧床休息。在初次发作(初发型)或发作加多、加重(恶化型),或卧位型、变异型、中间综合征、梗死后心绞痛等,疑为心肌梗死前奏的患者,应予休息一段时间。

缓解期可选用缓释或长效硝酸酯类制剂与规格。肾上腺素β-受体拮抗药常与硝酸酯类合用,可增强疗效。肾上腺素β-受体拮抗药对稳定型心绞痛患者可减少发作、增加运动耐量,无禁忌证者应首选。心绞痛控制不满意时可加用钙通道阻滞剂,后者还具有解除冠状动脉痉挛的作用,对变异型心绞痛应首选。

使用作用持久的抗心绞痛药物,以预防心绞痛发作,可单独选用、交替应用或联合应用下列作用持久的药物。

①硝酸酯制剂:主要有硝酸异山梨醇、单硝酸异山梨醇、四硝酸戊四醇酯、长效硝酸甘油制剂等。

②β受体阻滞剂(β阻滞剂):常用的有普萘洛尔、氧烯洛尔、阿普洛尔、吲哚洛尔、索他洛尔、美托洛尔、阿替洛尔、醋丁洛尔、纳多洛尔等。

③钙通道阻滞剂:常用的有维拉帕米、硝苯地平、地尔硫䓬。新的制剂有尼卡地平,尼索地平,氨氯地平,非洛地平,苄普地尔等。

④冠状动脉扩张剂:主要有吗多明、胺碘酮、乙氧黄酮、卡波罗孟、奥昔非君、氨茶碱、罂粟碱等。

(3)中医中药治疗:中医认为,心绞痛发作期的治疗应从健脾化痰,活血化瘀,舒肝理气入手。

根据中医学辨证论治采用治标和治本两法。治标,主要在疼痛期应用,以"通"为主,有活血、化瘀、理气、通阳、化痰等法;治本,一般在缓解期应用,以调整阴阳、脏腑、气血为主、有补阳、滋阴、补气血、调理脏腑等法。其中以"活血化瘀"法(常用丹参、红花、川芎、蒲黄、郁金等)和"芳香温通"法(常用苏合香丸、苏冰滴丸、宽胸丸、保心丸、麝香保心丸等)最为常用。特别是近年来运用活血化瘀圣药"三七"治疗心绞痛取得可喜成果,经临床试验,对心绞痛、冠心病等症有效率达92%。此外,针刺或穴位按摩治疗也有一定疗效。

(4)其他治疗:低分子右旋糖酐或羟乙基淀粉注射液,作用为改善微循环的灌流,可用于心绞痛的频繁发作。抗凝剂如肝素、溶血栓药和抗血小板药可用于治疗不稳定型心绞痛。高压氧治疗增加全身的氧供应,可使顽固的心绞痛得到改善,但疗效不易巩固。体外反搏治疗可能增加冠状动脉的血供,也可考虑应用。兼有早期心力衰竭者,治疗心绞痛的同时宜用快速作用的洋地黄类制剂。

(5)外科手术:主要是在体外循环下施行主动脉-冠状动脉旁路移植手术,取患者自身的大腿静脉作为旁路移植的材料,一端吻合在主动脉,另一端吻合在有病变的冠状动脉段的远端;或游离胸廓内动脉与病变冠状动脉远端吻合,引主动脉的血流以改善病变冠状动脉所供血心肌的血流供应。

对于药物治疗效果不佳,心绞痛发作时伴有严重心律失常、心功能不全、血流动力学障碍等患者,应及早采用介入治疗(PCI)或外科手术治疗(CABG)

〔用药精选〕

冠心病与心绞痛关系极为密切,一般来说,有半数以上的冠心病患者可能会出现心绞痛的症状。因此治疗冠心病的药物大都对心绞痛也有良效。

一、西药

1. 硝酸甘油 Nitroglycerin

见本章"15. 心脏病"。

2. 单硝酸异山梨酯 Isosorbide Mononitrate

见本章"15. 心脏病"。

3. 硝酸异山梨酯 Isosorbide Dinitrate

见本章"15. 心脏病"。

4. 硝苯地平 Nifedipine

见本章"15. 心脏病"。

5. 阿司匹林 Aspirin

见本章"1. 感冒"。

6. 普萘洛尔 Propranolol

见本章"15. 心脏病"。

7. 阿替洛尔 Atenolol

见本章"15. 心脏病"。

8. 美托洛尔 Metoprolol

见本章"15. 心脏病"。

9. 复方单硝酸异山梨酯缓释片 Compound Isosorbide Mononitrate Sustained Release Tablets

本品为复方制剂,含单硝酸异山梨酯和阿司匹林。

【适应证】用于预防心绞痛初发后的再次发作。

【不良反应】①常见胃肠道反应,胃痛、胃肠道轻微出血,偶见恶心、呕吐和腹泻。小剂量乙酰水杨酸能减少尿酸的排泄，对易感者可引起痛风的发作。②治疗初期可见硝酸盐性头痛、皮肤血管扩张、血压降低、头晕、心率加快、恶心、呕吐及面红。这些症状在长期治疗过程中会逐渐消失。治疗期间饮酒会强化副作用，适应能力下降。③其他：皮疹、出凝血功能障碍、血管性水肿、支气管痉挛等。出现眩晕和耳鸣时（特别是儿童和老人）可能是严重的中毒症状。

【禁忌】对本品及非甾体抗炎药过敏、哮喘、脑出血、出凝血功能障碍、颅脑损伤、心脏病发作、低血压、血容量减少、消化性溃疡、严重贫血、严重脑供血不足、急性心肌梗死伴有左心室充盈压降低患者禁用。禁与硝酸酯类药物合用。

【孕妇及哺乳期妇女用药】孕妇应慎用本品，妊娠初和最后3个月的妇女应禁用本品。哺乳期妇女应慎用，当服用大剂量时（阿司匹林一日超过150mg）应终止哺乳。

【儿童用药】不要给小于16岁的儿童使用本品，除非有特殊的情况，如川崎病。

【老年用药】老年患者对本类药物的敏感性可能更高，更易发生头晕等反应。严重肝或肾功能不全者需特别小心。

【用法用量】口服。整片吞服，勿嚼碎。每天早晨同一时间服用。起始常用剂量为一日1片，遵医嘱调整剂量，停药应向医生咨询，漏服后不宜加量服用。

10. 盐酸地尔硫䓬 Diltiazem Hydrochloride

本品可有效扩张心外膜和心内膜下的冠状动脉，缓解自发性心绞痛或由麦角新碱诱发冠状动脉痉挛所致心绞痛；通过减慢心率和降低血压，减少心肌需氧量，增加运动耐量并缓解劳力性心绞痛。本品可使血管平滑肌松弛，周围血管阻力下降，血压降低。本品有负性肌力作用，并可减慢窦房结和房室结的传导。

【适应证】用于：①冠状动脉痉挛引起的心绞痛和劳力型心绞痛。②高血压。

【不良反应】①常见：浮肿、头痛、恶心、眩晕、皮疹、无力。②少见：心绞痛、心律失常、房室传导阻滞、心动过缓、束支传导阻滞、充血性心力衰竭、心电图异常、低血压、心悸、晕厥、心动过速、室性期前收缩、多梦、遗忘、抑郁、步态异常、幻觉、失眠、神经质、感觉异常、性格改变、嗜睡、震颤、厌食、便秘、腹泻、味觉障碍、消化不良、口渴、呕吐、体重增加、碱性磷酸酶、乳酸脱氢酶、谷草转氨酶、谷丙转氨酶轻度升高、皮肤瘀点、光敏感、瘙痒、荨麻疹。③其他：弱视、CPK升高、口干、呼吸困难、鼻出血、易激惹、高血糖、高尿酸血症、阳痿、肌痉挛、鼻充血、多尿、夜尿增多、耳鸣、骨关节痛、脱发、多形性红斑、锥体外系综合征、齿龈增生、溶血性贫血、出血时间延长、白细胞减少、紫癜、视网膜病变、血小板减少、剥脱性皮炎。

【禁忌】对本品过敏、病态窦房结综合征未安装起搏器、Ⅱ或Ⅲ度房室传导阻滞未安装起搏器、收缩压低于12kPa（90mmHg）、急性心肌梗死或肺充血患者禁用。

【孕妇及哺乳期妇女用药】孕妇及哺乳期妇女应用本品须权衡利弊。如哺乳期妇女确有必要应用本品，须暂停哺乳。

【老年用药】建议老年患者可以从正常人常用剂量减半开始用药。

【用法用量】口服。一次90～180mg，一日一次，或遵医嘱。

【制剂】①盐酸地尔硫䓬片（缓释片、缓释胶囊、控释胶囊、注射液）；②注射用盐酸地尔硫䓬

11. 盐酸维拉帕米 Verapamil Hydrochloride

本品扩张心脏冠状动脉主干和小动脉，拮抗冠状动脉痉挛，减少总外周阻力，降低心肌耗氧量。

【适应证】①心绞痛：变异型心绞痛、不稳定型心绞痛。②心律失常。③原发性高血压。

【不良反应】发生率在1%～10%的不良反应：便秘、眩晕、轻度头痛、恶心、低血压、头痛、外周水肿、充血性心力衰竭、窦性心动过缓、房室传导阻滞、皮疹、乏力、心悸、转氨酶（伴或不伴碱性磷酸酶和胆红素）一过性升高。发生率<1%的不良反应：低血压、心动过速、潮红、溢乳、牙龈增生、非梗阻性麻痹性肠梗阻等。

【禁忌】对本品过敏、左心衰竭、低血压、急性心肌梗死并发心动过缓、心源性休克、病态窦房结综合征、严重心脏传导功能障碍（如窦房传导阻滞，Ⅱ或Ⅲ度房室传导阻滞）、预激综合征并发心房扑动或心房颤动、充血性心力衰竭患者禁用。

【孕妇及哺乳期妇女用药】孕妇避免使用，哺乳期妇女服用本品期间应暂停哺乳。

【儿童用药】18岁以下儿童的安全性和疗效尚未确定。

【老年用药】老年人清除半衰期可能延长且易发生肝或肾功能不全，建议老年人从小剂量开始服用。

【用法用量】①口服。心绞痛：一次180mg，一日一次；原发性高血压：一次180mg，一日一次。②静脉注射、静脉滴注：请遵医嘱。

【制剂】盐酸维拉帕米片（缓释片、缓释胶囊、缓释小丸、注射液）

12. 曲匹地尔 Trapidil

本品可抑制cAMP磷酸二酯酶的活性，扩张冠状动脉作用强于硝酸甘油，利于侧支循环建立；抑制血栓素A（TXA2）的合成，促进前列环素（PGI2）的生成，可扩张末梢动脉及静脉抑制血小板的聚集，对已形成的聚集起解聚作用。

【适应证】用于治疗及预防冠心病、心绞痛、心肌梗死等。

【不良反应】可引起血压下降等不良反应。

【禁忌】对本品过敏、颅内出血未止患者禁用。

【孕妇及哺乳期妇女用药】孕妇及哺乳期妇女禁用。

【用法用量】口服。一次50～100mg，一日3次，或遵医嘱。

【制剂】曲匹地尔片；曲匹地尔胶囊

13. 硫酸氢氯吡格雷片 Clopidogrel Hydrogen Sulfate Tablets

本品为血小板聚集抑制剂,能选择性地抑制 ADP 与血小板受体的结合,抑制激活 ADP 与糖蛋白 GPⅡb/Ⅲa 复合物,从而抑制血小板的聚集。也可抑制非 ADP 引起的血小板聚集,不影响磷酸二酯酶的活性。通过不可逆地改变血小板 ADP 受体,使血小板的寿命受到影响。

【适应证】预防和治疗因血小板高聚集状态引起的心、脑及其他动脉的循环障碍疾病。

【不良反应】偶见胃肠道反应(如腹痛、消化不良、便秘或腹泻),皮疹,皮肤黏膜出血。罕见白细胞减少和粒细胞缺乏。

【禁忌】对本品成分过敏、严重的肝损伤、近期有活动性出血(如消化性溃疡或颅内出血等)患者禁用。

【孕妇及哺乳期妇女用药】妊娠妇女只有在必须应用时才可应用。哺乳期妇女使用时应停止哺乳。

【用法用量】口服。一次 75mg,一日 1 ~2 次。可与食物同服也可单独服用。

14. 盐酸曲美他嗪 Trimetazidine Hydrochloride

本品属于抗心绞痛药,具有对抗肾上腺素、去甲肾上腺素及加压素的作用,能降低血管阻力,增加冠状动脉及循环血流量,促进心肌代谢及心肌能量的产生。同时能降低心肌耗氧量,从而改善心肌氧的供需平衡。亦能增加对强心苷的耐受性。

【适应证】用于心绞痛发作的预防性治疗;眩晕和耳鸣的辅助性对症治疗。

【不良反应】极少数患者有胃肠不适(恶心、呕吐)。

【禁忌】对本品任一组分过敏者禁用。

【孕妇及哺乳期妇女用药】从安全的角度考虑,最好避免在妊娠期间服用本品。由于缺乏通过乳汁分泌的资料,建议治疗期间不要哺乳。

【儿童用药】儿童用药的安全性和有效性尚未确定。

【老年用药】遵医嘱。

【用法用量】一次 20mg,一日 3 次,餐前服用。

【制剂】①盐酸曲美他嗪片;②盐酸曲美他嗪缓释片;③盐酸曲美他嗪胶囊

附:用于冠心病和心绞痛的其他西药

1. 辛伐他汀 Simvastatin

见本章“19. 高脂血症”。

2. 阿托伐他汀钙 Atorvastatin Calcium

见本章“19. 高脂血症”。

3. 瑞舒伐他汀钙 Rosuvastatin Calcium

见本章“19. 高脂血症”。

4. 氟伐他汀钠 Fluvastatin Sodium

见本章“19. 高脂血症”。

5. 辅酶 Q10 Coenzyme Q10

见本章“22. 心肌炎”。

6. 环磷腺苷葡胺 Meglumine Adenosine Cyclophosphate

见本章“22. 心肌炎”。

7. 环磷腺苷 Adenosine Cyclphosphate

见本章“22. 心肌炎”。

8. 藻酸双酯钠 Alginic Sodium Diester

见本章“19. 高脂血症”。

9. 阿魏酸钠 Sodium Ferulate

【适应证】用于动脉粥样硬化、冠心病、脑血管病、肾小球疾病、肺动脉高压、糖尿病性血管病变、脉管炎等血管性病症的辅助治疗,亦可用于偏头痛、血管性头痛的治疗。

10. 长春西汀 Vinpocetine

见第九章“101. 脑中风、短暂性脑缺血发作和脑栓塞”。

11. 果糖二磷酸钠 Fructose Sodium Diphosphate

见第三章“51. 脂肪肝”。

12. 银杏蜜环口服溶液 Ginkgo Leaf Extract and Armillariella Mellea Powders Oral Solution

【适应证】主要用于冠心病、心绞痛,缺血性脑血管疾病,可改善心、脑缺血性症状。

13. 铝镁匹林片 Dihydroxyaluminum Aminoacetate, Heavy Magnesium Carbonate and Aspirin Tablets

【适应证】本品为复方制剂,其组分为阿司匹林、重质碳酸镁、甘羟铝。用于下述情况需使用阿司匹林抑制血小板黏附和聚集,但患者不能耐受阿司匹林的胃肠道反应时:不稳定型心绞痛、急性心肌梗死、局部缺血性脑血管障碍等。

14. 依前列醇 Epoprostenol

见本章“16. 心力衰竭”。

15. 川芎嗪 Ligustrazine

见本章“27. 脉管炎”。

16. 尼可地尔 Nicorandil

【适应证】用于冠心病、心绞痛的治疗。

17. 阿司匹林双嘧达莫片(缓释片、缓释胶囊)Aspirinand Dipyridamole Tablets

【适应证】用于防治血栓栓塞,降低心肌梗死、脑血栓的形成及慢性心绞痛的治疗;也可用于外科手术后的心脏瓣膜病及人工瓣膜手术后原发性、复发性血栓静脉炎等。

18. 依诺肝素钠 Enoxaparin Sodium

见本章“18. 心肌梗死”。

19. 低分子肝素钠凝胶 LowMolecular WeightHeparin Sodium Gel

【适应证】可与阿司匹林合用,预防与不稳定型心绞痛和非 Q 波型心肌梗死有关的局部缺血并发症。

20. 氨氯地平 Amlodipine

【适应证】用于:①高血压。可单独使用本品治疗,也可与其他抗高血压药物合用。②慢性稳定型心绞痛及变异型心绞痛。可单独使用本品治疗也可与其他抗心绞痛药物合用。

21. 左旋氨氯地平 Levamlodipine

【适应证】高血压，心绞痛。

22. 盐酸贝尼地平 Benidipine Hydrochloride

【适应证】本品用于治疗高血压和心绞痛。

23. 依替巴肽注射液 Eptifibatide Injection

见本章"18. 心肌梗死"。

24. 依替巴肽 Eptifibatide

见本章"18. 心肌梗死"。

25. 马来酸桂哌齐特 Cinepazide Maleate

见本章"18. 心肌梗死"。

26. 葛根素 Puerarin

【适应证】辅助治疗冠心病，心绞痛，心肌梗死，视网膜动、静脉阻塞，突发性耳聋。

27. 比伐卢定 Bivalirudin

【适应证】主要用于预防血管成型介入治疗不稳定型心绞痛前后的缺血性并发症。

28. 盐酸屈他维林 Drotaverine Hydrochloride

见第三章"36. 肠易激综合征(IBS)"。

29. 盐酸替罗非班 Tirofiban Hydrochloride

【适应证】可与肝素联用，适用于不稳定型心绞痛或非Q波心肌梗死患者，预防心脏缺血事件，同时也适用于冠脉缺血综合征患者进行冠脉血管成形术或冠脉内斑块切除术，以预防与经治冠脉突然闭塞有关的心脏缺血并发症。

30. 右旋糖酐 40 Dextran 40

见本章"27. 脉管炎(血栓闭塞性脉管炎)"。

31. 复方右旋糖酐 40 Compound Dextran 40

见本章"27. 脉管炎"。

32. 盐酸贝凡洛尔 Bevantolol Hydrochloride

【适应证】适用于高血压，心绞痛。

33. 盐酸苄普地尔 Bepridil Hydrochloride

【适应证】适用于治疗慢性稳定型心绞痛(典型的劳累型心绞痛)。因本品具有潜在的导致致命性心律失常(包括尖端扭转型室性心动过速)作用，故只适用于其他药物治疗无效(或不能耐受)的顽固性稳定型心绞痛的短期治疗(疗程不超过1个月)。本品可单独给药或与β-阻滞剂和(或)硝酸酯合用。

34. 非洛地平 Felodipine

【适应证】高血压、稳定型心绞痛。

35. 吉非罗齐 Gemfibrozil

见本章"19. 高脂血症"。

36. 考来替泊 Colestipol

【适应证】主要用于Ⅱa型高脂蛋白血症、冠心病危险性大而控制饮食治疗无效者。

37. 盐酸噻氯匹定 Tiolopidine Hydrochloride

见第九章"101. 脑中风、短暂性脑缺血发作和脑栓塞"。

38. 双嘧达莫 Dipyridamole

见第九章"101. 脑中风、短暂性脑缺血发作和脑栓塞"。

39. 达肝素钠 Dalteparin Sodium

见本章"28. 静脉炎"。

40. 肝素钠 Heparin Sodium

见本章"28. 静脉炎"。

41. 肝素钙 Heparin Calcium

见本章"28. 静脉炎"。

42. 盐酸尼卡地平 Nicardipine Hydrochloride

见本章"25. 高血压"。

43. 尼索地平 Nisoldipine

【适应证】用于高血压、心绞痛。

44. 富马酸比索洛尔 Bisoprolol Fumarate

见本章"25. 高血压"。

45. 盐酸阿罗洛尔 Arotinolol Hydrochloride

【适应证】原发性高血压(轻~中度)，心绞痛，心动过速性心律失常，原发性震颤。

46. 磺达肝癸钠注射液 Fondaparinux Sodium Injection

见本章"28. 静脉炎"。

47. 硫酸氯吡格雷 ClopidogrelSulfate

【适应证】预防和治疗因血小板高聚集状态引起的心、脑及其他动脉的循环障碍疾病。

48. 亚硝酸异戊酯 Isopropylnitrite

【适应证】治疗氰化物中毒及心绞痛急性发作。

49. 银杏叶提取物 ExtractOfGinkgoBilobaLeaves

【适应证】用于脑部、外周和冠状动脉血液循环障碍。①急、慢性脑功能不全及其后遗症如卒中、注意力不集中、记忆力衰退、阿尔茨海默病。②缺血性心脏疾病：冠状动脉供血不足、心绞痛、心肌梗死。③末梢循环障碍：各种动脉闭塞症，间歇性跛行症、手脚麻痹冰冷等。

50. 马来酸噻吗洛尔 TimololMaleate

见本章"17. 冠心病与心绞痛"。

51. 华法林 Warfarin

见本章"18. 心肌梗死"。

52. 那屈肝素钙 Nadroparin Calcium

见本章"28. 脉管炎"。

二、中药

1. 银杏叶片(分散片、胶囊、软胶囊、颗粒、丸、滴丸、滴剂、口服液、酊、注射液)

【处方组成】银杏叶提取物

【功能主治】活血化瘀通络。用于瘀血阻络引起的胸痹心痛、中风、半身不遂，舌强语謇；冠心病稳定型心绞痛、脑梗死见上述证候者。

【用法用量】口服。一次2片(总黄酮醇苷9.6mg、萜类内酯2.4mg)或一次1片(总黄酮醇苷19.2mg、萜类内酯4.8mg)，一日3次；或遵医嘱。

【使用注意】月经期及有出血倾向者禁用。

2. 速效救心丸

见本章"15. 心脏病"。

3. 复方丹参片(胶囊、颗粒、滴丸、喷雾剂、气雾剂)

见本章“15. 心脏病”。

4. 注射用丹参(丹参注射液)

见本章“15. 心脏病”。

5. 地奥心血康胶囊(片、颗粒、口服液)

见本章“14. 肺源性心脏病”。

6. 通心络胶囊(片)

见本章“15. 心脏病”。

7. 冠心苏合丸(胶囊、软胶囊、滴丸)

见本章“15. 心脏病”。

8. 心可舒胶囊(片、咀嚼片、颗粒、丸)

见本章“15. 心脏病”。

9. 血栓通胶囊(注射剂)

【处方组成】三七总皂苷

【功能主治】活血祛瘀,通脉活络。用于脑络瘀阻引起的中风偏瘫,心脉瘀阻引起的心痛;脑梗死、冠心病心绞痛见上述证候者。

【用法用量】口服。一次1粒,一日3次。

【注意事项】孕妇慎用。

10. 血塞通片(分散片、咀嚼片、泡腾片、胶囊、颗粒、滴丸、注射剂)

【成分】三七总皂苷

【功能主治】活血祛瘀,通脉活络,抑制血小板聚集和增加脑血流量。用于脑络瘀阻,中风偏瘫,心脉瘀阻,胸痹心痛;脑血管病后遗症,冠心病、心绞痛属上述证候者。

【用法用量】口服。一次50~100mg,一日3次。

11. 灯盏花素片(分散片、咀嚼片、滴丸、注射液)

【处方组成】灯盏花素

【功能主治】活血化瘀,通络止痛。用于中风后遗症,冠心病,心绞痛。

【用法用量】口服。一次2片,一日3次。

【使用注意】脑出血急性期或有出血倾向者禁用。

12. 诺迪康胶囊(片、口服液)

【处方组成】圣地红景天

【功能主治】益气活血,通脉止痛。用于气虚血瘀所致胸痹,症见胸闷,刺痛或隐痛,心悸气短,神疲乏力,少气懒言,头晕目眩;冠心病心绞痛见上述证候者。

【用法用量】口服。一次1~2粒,一日3次。

【使用注意】孕妇慎用。

13. 香丹注射液

【处方组成】丹参、降香

【功能主治】扩张血管,增进冠状动脉血流量。用于心绞痛,亦可用于心肌梗死等。

【用法用量】静脉滴注。一次10~20ml,用5%~10%葡萄糖注射液250~500ml稀释后使用;或遵医嘱。

【使用注意】孕妇、月经期妇女及有出血倾向者禁用。

14. 益心舒胶囊(片、颗粒、丸)

【处方组成】人参、麦冬、五味子、黄芪、丹参、川芎、山楂

【功能主治】益气复脉,活血化瘀,养阴生津。用于气阴两虚,瘀血阻脉所致的胸痹,症见胸痛胸闷,心悸气短,脉结代;冠心病心绞痛见上述证候者。

【用法用量】口服。一次3粒,一日3次。

15. 银丹心脑通软胶囊

【处方组成】银杏叶、丹参、灯盏细辛、三七、山楂、绞股蓝、大蒜、天然冰片

【功能主治】活血化瘀、行气止痛,消食化滞。用于气滞血瘀引起的胸痹,症见胸痛,胸闷,气短,心悸等;冠心病心绞痛,高脂血症,脑动脉硬化,中风,中风后遗症见上述症状者。

【用法用量】口服。一次2~4粒,一日3次。

16. 麝香保心丸

见本章“15. 心脏病”。

17. 冠心丹参片(胶囊、颗粒、滴丸)

见本章“15. 心脏病”。

18. 大株红景天片(胶囊)

见本章“15. 心脏病”。

19. 心达康胶囊(片、分散片、咀嚼片、软胶囊、滴丸)

【处方组成】沙棘

【功能主治】化瘀通脉。用于心血瘀阻型冠心病心绞痛,症见心悸,心痛,气短胸闷等。

【用法用量】口服。一次10mg,一日3次,1个月为一疗程。

【使用注意】月经期妇女及有出血倾向者禁用。

20. 益心酮片(分散片、胶囊、软胶囊、滴丸)

【处方组成】山楂叶提取物

【功能主治】活血化瘀,宣通血脉。用于瘀血阻脉所致的胸痹,症见胸闷憋气,心前区刺痛,心悸健忘,眩晕耳鸣;冠心病心绞痛,高脂血症,脑动脉供血不足见上述证候者。

【用法用量】口服。一次2~3片,一日3次。

21. 心通口服液

【处方组成】黄芪、党参、麦冬、何首乌、淫羊藿、葛根、当归、丹参、皂角刺、海藻、昆布、牡蛎、枳实

【功能主治】益气活血,化痰通络。用于气阴两虚、痰瘀痹阻所致的胸痹,症见心痛,胸闷,气短,呕恶,纳呆;冠心病心绞痛见上述证候者。

【用法用量】口服。一次10~20ml,一日2~3次。

【使用注意】孕妇禁用。

22. 精制冠心胶囊(片、软胶囊、颗粒、口服液)

【处方组成】丹参、赤芍、川芎、红花、降香

【功能主治】活血化瘀。用于瘀血内停所致的胸痹,症见胸闷、心前区刺痛;冠心病心绞痛见上述证候者。

【用法用量】口服。一次2~3粒,一日3次。软胶囊一次4~5粒,一日3次。

【使用注意】孕妇禁用。

23. 乐脉颗粒(片、分散片、胶囊、丸)

【处方组成】丹参、川芎、赤芍、红花、香附、木香、山楂

【功能主治】行气活血，化瘀通脉。用于气滞血瘀所致的头痛，眩晕，胸痛，心悸；冠心病心绞痛，多发性脑梗死见上述证候者。

【用法用量】开水冲服，一次1~2袋，一日3次。

【使用注意】孕妇禁用。

24. 大株红景天注射液

见本章“15. 心脏病”。

25. 参松养心胶囊

【处方组成】人参、麦冬、山茱萸、丹参、炒酸枣仁、桑寄生、赤芍、土鳖虫、甘松、黄连、南五味子、龙骨

【功能主治】益气养阴，活血通络，清心安神。用于治疗气阴两虚、心络瘀阻引起的冠心病室性期前收缩，症见心悸不安，气短乏力，动则加剧，胸部闷痛，失眠多梦，盗汗，神倦懒言。

【用法用量】口服。一次2~4粒，一日3次。

【使用注意】孕妇禁用。

26. 心安宁片(胶囊)

【处方组成】葛根、山楂、制何首乌、珍珠粉

【功能主治】养阴宁心，化瘀通络，降血脂。用于血脂过高，心绞痛及高血压引起的头痛，头晕，耳鸣，心悸。

【用法用量】口服。一次4~5片，一日3次。

27. 舒血宁注射液(片)

【处方组成】银杏叶

【功能主治】扩张血管，改善微循环。用于缺血性心脑血管疾病，冠心病，心绞痛，脑栓塞，脑血管痉挛等。

【用法用量】肌内注射，一次10ml，一日1~2次。静脉滴注，一日20ml，用5%葡萄糖注射液稀释成250ml或500ml后使用，或遵医嘱。

【使用注意】孕妇及心力衰竭者慎用。

28. 芪冬颐心颗粒(口服液)

【处方组成】黄芪、麦冬、生晒参、茯苓、地黄、龟板(烫)、紫石英(煅)、桂枝、淫羊藿、金银花、丹参、郁金、枳壳

【功能主治】益气养阴，安神止悸，理气化瘀，通络活血，健脾强心。用于胸痹，心悸，怔忡等症。

【用法用量】饭后口服，一次1袋，一日3次。或遵医嘱。

【使用注意】孕妇禁用。

附：用于冠心病和心绞痛的其他中药

1. 血栓心脉宁胶囊(片)

见本章“101. 脑中风、短暂性脑缺血发作和脑栓塞”。

2. 脑心通丸(片、胶囊)

【功能主治】益气活血，化瘀通络。用于气虚血滞、脉络瘀阻所致中风中经络，半身不遂、肢体麻木、口眼歪斜、舌强语謇及胸痹心痛、胸闷、心悸、气短；脑梗死、冠心病心绞痛属上述证候者。

3. 强力脑心康口服液(片、胶囊)

【功能主治】改善循环，活血化瘀，宁心安神。用于冠心病，心绞痛，头痛，眩晕，神经衰弱(临床表现为心悸，心慌，失眠，健忘，头痛，头晕，气短，乏力等症状)。

4. 冠心生脉口服液

见本章“15. 心脏病”。

5. 心脑康胶囊(片)

【功能主治】活血化瘀，通窍止痛。用于瘀血阻络所致的胸痹，眩晕，症见胸闷，心前区刺痛，眩晕，头痛；冠心病心绞痛，脑动脉硬化见上述证候者。

6. 保心片(胶囊)

【功能主治】滋补肝肾，活血化瘀。用于肝肾不足，瘀血内停所致的胸痹，症见胸闷，心前区刺痛；冠心病心绞痛见上述证候者。

7. 心宝丸

见本章“16. 心力衰竭”。

8. 保心宁胶囊(片)

【功能主治】活血化瘀，行气止痛，用于心绞痛，心律失常，改善冠心病症状等。

9. 延枳丹胶囊

【功能主治】宣痹豁痰，活血通脉。用于痰浊壅滞挟瘀引起的冠心病心绞痛，症见胸闷，胸痛，气短，肢体沉重，形体肥胖，痰多，舌质紫黯，苔浊腻，脉弦滑。

10. 盾叶冠心宁片

【功能主治】活血化瘀，行气止痛，养血安神。用于治疗胸痹、心痛属气滞血瘀证，高脂血症，以及冠心病、心绞痛见上述证候者。对胸闷，心悸，头晕，失眠等症有改善作用。

11. 冠脉宁片(胶囊)

【功能主治】活血化瘀，行气止痛。用于以胸部刺痛，固定不移，入夜更甚，心悸不宁，舌质紫黯，脉沉弦为主症的冠心病心绞痛，冠状动脉供血不足。

12. 冠心安口服液(滴丸)

【功能主治】宽胸散结，活血行气。用于气滞血瘀型冠心病心绞痛引起的胸痛，憋气，心悸，气短，乏力，心力衰竭等症。

13. 心脑宁胶囊

【功能主治】活血行气，通络止痛。用于气滞血瘀的胸痹、头痛、眩晕，症见胸闷刺痛，心悸不宁，头晕目眩等，以及冠心病，脑动脉硬化见上述证候者。

14. 心宁片

【功能主治】理气止痛，活血化瘀。用于气滞血瘀所致胸痹，症见胸闷、胸痛、心悸、气短；冠心病心绞痛见上述证候者。

15. 冠心康颗粒(胶囊)

【功能主治】活血行气,化瘀止痛。用于血瘀气滞、心脉痹阻所致冠心病、心绞痛。

16. 可达灵片

【功能主治】活血化瘀,理气止痛。用于冠心病,心绞痛,急性心肌梗死,陈旧性心肌梗死之胸闷憋气、心悸、眩晕。

17. 舒心降脂片

【功能主治】活血化瘀,通阳降浊,行气止痛。用于气血痰浊痹阻,胸痹心痛,心悸失眠,脘痞乏力,冠心病、高脂血症见上述证候者。

18. 黄杨宁片(分散片)

见本章“21. 心律失常”。

19. 麝香心脑乐片(胶囊)

【功能主治】活血化瘀,开窍止痛。用于冠心病心绞痛,心肌梗死,脑血栓等。

20. 宽胸气雾剂

【功能主治】辛温通阳,理气止痛。用于阴寒阻滞,气机郁痹所致的胸痹,症见胸闷,心痛,形寒肢冷;冠心病心绞痛见上述证候者。

21. 心痛舒喷雾剂

【功能主治】活血化瘀,凉血止痛。用于缓解或改善心血瘀阻所致冠心病心绞痛急性发作时的临床症状和心电图异常。

22. 山玫胶囊(片)

【功能主治】益气化瘀。用于冠心病,脑动脉硬化气滞血瘀证,症见胸痛,痛有定处,胸闷憋气,或眩晕,心悸、气短,乏力,舌质紫黯。

23. 心痛康胶囊(片)

【功能主治】益气活血,温阳养阴,散结止痛。用于气滞血瘀所致的胸痹,症见心胸刺痛或闷痛,痛有定处,心悸气短或兼有神疲自汗,咽干心烦;冠心病,心绞痛见上述证候者。

24. 舒心口服液(糖浆)

【功能主治】补益心气,活血化瘀。用于心气不足、瘀血内阻所致的胸痹,气滞血瘀所致的胸痹,症见胸闷憋气,心前区刺痛,气短乏力;冠心病心绞痛见上述证候者。

25. 冠心静片(胶囊)

【功能主治】活血化瘀,益气通脉,宣痹止痛。用于气虚血瘀,胸痹心痛,气短,心悸,冠心病,心绞痛,陈旧性心肌梗死属上述证候者。

26. 益心口服液(胶囊、颗粒)

【功能主治】益气,养阴,通脉。用于心气虚或气阴两虚型的胸痹患者,症见心悸,乏力,胸痛,胸闷,心烦,失眠,汗多,眩晕,口干,面色少华或面色潮红,舌质淡红,胖嫩或有齿痕,脉弦细或沉细、涩、结代等。

27. 益心丸

【功能主治】益气温阳,活血止痛。用于心气不足,心阳不振,瘀血闭阻所致的胸痹,症见胸闷心痛,心悸气短,畏寒肢冷,乏力自汗;冠心病心绞痛见上述证候者。

28. 丹红注射液(滴注液)

见本章“14. 肺源性心脏病”。

29. 心脑清软胶囊

【功能主治】活血散瘀,通经止痛,开窍醒神。用于瘀血阻滞所致的中风,中经络,半身不遂,口眼㖞斜,胸痹心痛。脑梗死,冠心病,心绞痛及高脂血症见上述证候者。

30. 灯盏花颗粒(滴丸)

【功效主治】活血化瘀,通经活络。用于脑络瘀阻,中风偏瘫,心脉痹阻,胸痹心痛;缺血性脑病,冠心病,心绞痛见上述证候者。

31. 灯盏细辛注射液(软胶囊、合剂)

【功能主治】活血祛瘀,通络止痛。用于瘀血阻滞,中风偏瘫,肢体麻木,口眼㖞斜,语言謇涩及胸痹心痛;缺血性中风,冠心病心绞痛见上述证候者。

32. 麝香心脑通片(胶囊)

【功能主治】活血化瘀,开窍止痛。用于瘀血阻络所致中风、中经络及冠心病、心绞痛,症见胸闷刺痛,口眼㖞斜,半身不遂。

33. 注射用脑心康(冻干)

【功能主治】补气益血,通脉活络。用于气虚血瘀所致的脑梗死及轻、中度冠心病心绞痛。

34. 益脉康胶囊(分散片、软胶囊、滴丸)

【功能主治】活血化瘀,有改善脑血循环,增加脑血流量,增加心肌对缺血、缺氧的耐受性,改善微循环的作用。用于缺血性脑血管病及脑出血后遗症瘫痪,眼底视网膜静脉阻塞,冠心病,血管炎性皮肤病,风湿病。

35. 心悦胶囊

【功能主治】益气养心,和血。用于冠心病心绞痛属于气阴两虚证者。

36. 丹香冠心注射液

见本章“18. 心肌梗死”。

37. 双红活血片(胶囊)

【功能主治】益气活血,祛瘀通脉。用于气虚血瘀引起的胸痹及中风恢复期;冠心病心绞痛及脑栓塞恢复期属上述证候者。

38. 丹香葡萄糖滴注射液

【功能主治】活血理气。用于瘀血闭阻所致的胸痹及中风后遗症;冠心病心绞痛、心肌梗死及脑梗死后遗症属上述证候者。

39. 山海丹胶囊(颗粒)

【功能主治】活血通络。用于心脉瘀阻,胸痹。

40. 心舒宝片(胶囊)

【功能主治】活血化瘀,益气止痛。用于冠心病,气虚血瘀引起的胸闷,心绞痛,以及高血压、高血脂、动脉硬化等。

41. 养心氏片

【功能主治】益气活血,化瘀止痛。用于气虚血瘀所致的胸痹,症见心悸气短,胸闷,心前区刺痛;冠心病心绞痛见上述证候者。

42. 镇心痛口服液(颗粒)

【功能主治】益气活血,通络化痰。用于气虚血瘀、痰阻脉络,心阳失展所致的胸痹,症见胸痛,胸闷,心悸,气短,乏力肢冷;冠心病心绞痛见上述证候者。

43. 脉络通颗粒(胶囊)

【功能主治】益气活血,化瘀止痛。用于气虚血瘀所致的胸痹,症见心胸疼痛,胸闷气短,头痛眩晕;冠心病,心绞痛见上述证候者及中风所致的肢体麻木,半身不遂。

44. 脉络通片

【功能主治】行气活血、化瘀止痛,通脉活络。用于胸痹引起的心胸疼痛、胸闷气短、头痛眩晕及冠心病引起的心绞痛、心肌梗死,高血压及脑血管意外,肢体动脉硬化闭塞症,血栓性静脉炎。症见胸部刺痛,固定不移,或心悸不宁,失眠,面色黯、舌质紫黯或有瘀斑,瘀点,脉涩或沉弦。

45. 心可宁胶囊

【功能主治】活血散瘀,开窍止痛。用于冠心病,心绞痛,胸闷,心悸,眩晕。

46. 活心丸

【功能主治】益气活血,温经通脉。主治胸痹,心痛,用于冠心病心绞痛。

47. 益脑宁片(胶囊)

见本章“20. 动脉硬化”。

48. 灵宝护心丹

见本章“21. 心律失常”。

49. 康尔心胶囊

【功能主治】益气活血,滋阴补肾,增加冠脉血流量,降血脂。用于治疗冠心病心绞痛,胸闷气短等症。

50. 洛布桑胶囊

【功能主治】益气养阴,活血通脉。用于气阴两虚,心血瘀阻所致的胸痹心痛,胸闷,胸部刺痛或隐痛,心悸气短,倦怠懒言,头晕目眩,面色少华等症;冠心病心绞痛见上述证候者。

51. 心荣口服液(片、胶囊、颗粒)

【功能主治】助阳,益气,养阴。用于心阳不振,气阴两虚所致的胸痹,症见胸闷隐痛,心悸气短,头晕目眩,倦怠懒言,面色少华;冠心病见上述证候者。

52. 益气复脉颗粒(胶囊、口服液)

见本章“15. 心脏病”。

53. 益心通脉颗粒

【功能主治】益气养阴,活血通络。用于气阴两虚、瘀血阻络所致的胸痹,症见胸闷心痛,心悸气短,倦怠汗出,咽喉干燥;冠心病心绞痛见上述证候者。

54. 心元胶囊

【功能主治】滋肾养心,活血化瘀。用于胸痹心肾阴虚、心血瘀阻证,症见胸闷不适,胸部刺痛或绞痛,或胸痛彻背,固定不移,入夜更甚,心悸盗汗,心烦不寐,腰酸膝软,耳鸣头晕;冠心病稳定型劳力性心绞痛,高脂血症见上述证候者。

55. 滋心阴口服液(胶囊、颗粒)

【功能主治】滋养心阴,活血止痛。用于阴虚血瘀所致的胸痹,症见胸闷胸痛,心悸怔忡,五心烦热,夜眠不安,舌红少苔;冠心病心绞痛见上述证候者。

56. 黄芪生脉饮(颗粒)

见本章“14. 肺源性心脏病”。

57. 神香苏合丸

【功能主治】温通宣痹,行气化浊。用于寒凝心脉、气机不畅所致的胸痹,症见心痛,胸闷,胀满,遇寒加重;冠心病心绞痛见上述证候者。

58. 银丹心泰滴丸

【功能主治】活血化瘀,通脉止痛。用于瘀血闭阻引起的胸痹,症见胸闷,胸痛,心悸;冠心病心绞痛属上述证候者。

59. 参桂胶囊

【功能主治】益气通阳,活血化瘀。用于心阳不振、气虚血瘀所致的胸痹,症见胸部刺痛,固定不移,入夜更甚,遇冷加重,或畏寒喜暖,面色少华,脉沉细;劳力性冠心病、心绞痛见上述证候者。

60. 芪苈强心胶囊

见本章“16. 心力衰竭”。

61. 正心泰胶囊(片、颗粒)

【功能主治】补气活血,化瘀通脉。用于气虚血瘀所致的胸痹,症见胸痛,胸闷,心悸,气短,乏力;冠心病心绞痛见上述证候者。

62. 舒胸胶囊(片、颗粒)

【功能主治】活血化瘀,通络止痛。用于瘀血阻滞所致的胸痹,症见胸闷,心前区刺痛;冠心病心绞痛见上述证候者。

63. 三七冠心宁胶囊(合剂、滴丸)

【功能主治】活血益气,宣畅心阳,疏通心脉,蠲除瘀阻。用于胸痹或心脉瘀阻所致之胸闷,心痛,气促,心悸等症。

64. 振源胶囊(片、口服液)

【功能主治】益气养阴。用于气阴两虚的久病虚弱,症见心慌,气短,乏力,口干。

65. 活血通脉片

【功能主治】活血通脉,强心镇痛。用于冠状动脉硬化引起的心绞痛,胸闷气短,心气不足,瘀血作痛。

66. 吉如心片

【功能主治】行气活血,养心安神。用于心血瘀阻型胸痹,症见胸部刺痛,绞痛或胸部闷痛,胸闷憋气,心悸等。用于治疗冠心病心绞痛及预防心绞痛发作。

67. 杏灵颗粒(片、分散片、胶囊、滴丸)

【功能主治】活血化瘀。用于血瘀型胸痹及血瘀型轻度脑动脉硬化引起的眩晕;冠心病,心绞痛。

68. 银杏酮酯分散片(滴丸)

【功能主治】活血化瘀,通脉舒络。用于血淤引起的胸痹、眩晕,症见胸闷胸痛,心悸乏力,头痛耳鸣,失眠健忘;冠心病心绞痛,脑动脉硬化见上述证候者。

69. 银杏达莫注射液

【功能主治】用于预防和治疗冠心病、血栓栓塞性疾病。

70. 利脑心胶囊(片)

见本章"18. 心肌梗死"。

71. 丹蒌片

【功能主治】宽胸通阳,化痰散结,活血化瘀。用于痰瘀互结所致的胸痹心痛,症见胸闷胸痛,憋气,舌质紫暗,苔白腻;冠心病心绞痛见上述证候者。

72. 心脑联通胶囊

【功能主治】活血化瘀,通络止痛。用于瘀血闭阻引起的胸痹、眩晕,症见胸闷,胸痛,心悸,头晕,头痛耳鸣等,以及冠心病,心绞痛,脑动脉硬化及高脂血症见上述证候者。

74. 天参胶囊

【功能主治】益气行滞,化瘀止痛。用于气滞血瘀所致冠心病心绞痛。

75. 三七丹参颗粒(片、胶囊)

【功能主治】活血化瘀,理气止痛。长期服用有预防和治疗冠心病,心绞痛的作用。

76. 丹七胶囊(软胶囊)

【功能主治】活血化瘀。用于血瘀气滞,心胸痹痛,眩晕头痛,经期腹痛。

77. 八味沉香胶囊(片、散、丸)

【功能主治】清心热,养心,安神,开窍。用于热病攻心,神昏谵语,冠心病心绞痛。

78. 九味沉香胶囊

【功能主治】益气行滞,通络止痛,用于冠心病,心绞痛,脑梗死、偏瘫后遗症,动脉硬化,高血脂,脑供血不足等。

79. 三味檀香汤散(胶囊、颗粒、口服液)

见本章"21. 心律失常"。

80. 心益好胶囊

【功能主治】活血化瘀,行气止痛,益心宁神。用于冠心病,心绞痛所致的胸闷,心悸,气短等。

81. 心舒宁片(胶囊)

【功能主治】活血化瘀。用于心脉瘀阻所致的胸痹,心痛,冠心病心绞痛,冠状动脉供血不全见上述证候者。

82. 心舒乐片

【功能主治】活血化瘀,舒通心脉。用于瘀血闭阻的胸痹,症见胸闷胸痛,舌暗瘀斑等,以及冠心病见上述症状者。

83. 心舒胶囊

【功能主治】行气活血,通窍,解郁。用于冠心病引起的胸闷气短,心绞痛。症见胸部憋闷,刺痛、绞痛,固定不移,心悸失眠,气短乏力。

84. 心痛宁滴丸(喷雾剂)

【功能主治】温经活血,理气止痛。用于寒凝气滞,血瘀阻络引起的胸痹心痛,遇寒发作,舌暗或有瘀斑者。

85. 双参龙胶囊

【功能主治】益气活血、舒心通脉。用于气虚血瘀所致的胸痹,症见胸痛,胸闷,心悸,气短,乏力等;冠心病心绞痛及缺血性脑血管病见上述证候者。

86. 玫果口服液

【功能主治】理气活血。用于气滞血瘀的胸痹,症见胸痛,胸闷憋气等或冠心病,高脂血症见上述症状者。

87. 冠心七味胶囊

【功能主治】活血化瘀,强心止痛。用于冠心病,心烦心悸,心绞痛。

88. 冠心七味滴丸

【功能主治】活血化瘀,行气止痛。用于冠心病稳定性劳力型心绞痛1、2级,属心血瘀阻证,症见胸痛、胸闷,心悸不宁,舌紫黯,脉细涩。

89. 冠心丹芍片

【功能主治】活血化瘀,通脉止痛。用于瘀血闭阻所致的胸痹,症见胸闷,胸痛,心悸、憋气等症;冠心病心绞痛见上述证候者。

90. 冠心舒通胶囊

【功能主治】活血化瘀,通经活络,行气止痛。用于心血瘀阻所致的胸痹,症见胸痛,胸闷,心慌,气短;冠心病心绞痛见上述证候者。

91. 舒冠胶囊(颗粒)

【功能主治】养阴活血,益气温阳。用于防治冠心病心绞痛,动脉粥样硬化,高脂血症及抗血栓形成等。

92. 通脉胶囊(片、颗粒、滴丸)

【功能主治】活血通脉。用于缺血性心脑血管疾病,动脉硬化,脑血栓,脑缺血,冠心病心绞痛。

93. 愈风宁心胶囊(片、软胶囊、颗粒、丸、滴丸、口服液)

见本章"25. 高血压"。

94. 心脑健胶囊(片)

【功能主治】清利头目,醒神健脑,化浊降脂。用于头晕目眩,胸闷气短,倦怠乏力,精神不振,记忆力减退等症,用于高脂血症、高血压病、冠心病、脑动脉硬化及其他伴有高凝状态的疾病。对心血管病伴高纤维蛋白原症及动脉粥样硬化,肿瘤放疗、化疗所致的白细胞减少症有防治作用。

95. 健心胶囊

【功能主治】活血、止痛。用于心肌劳损,心绞痛,动脉硬化等症。

96. 软脉灵口服液

见本章"20. 动脉硬化"。

97. 冠心宁注射液(片)

【功能主治】活血化瘀,通脉养心。用于冠心病心绞痛。

98. 参麦注射液

见本章"7. 非典型肺炎"。

99. 薯蓣皂苷片

【功能主治】用于冠心病,心绞痛的辅助治疗。亦可用于并发高血压,高三酰甘油、高胆固醇等症的患者。

100. 丹芪舒心胶囊

【功能主治】活血化瘀,益气通脉。用于心血瘀阻兼气虚所引起的胸痹，症见胸中憋闷，刺痛，心悸，气短，乏力，脉沉细等；冠心病心绞痛见上述症状者。

101. 人参茎叶总皂苷注射液

【功能主治】滋补强壮、安神益智、增强机体免疫功能，调节内分泌和自主神经功能紊乱，增强心肌收缩力，提高心脏功能和保肝作用。主要用于冠心病，更年期综合征、久病体虚等。

102. 心血宁片(胶囊)

【功能主治】活血化瘀，通络止痛。用于心血瘀阻，瘀阻脑络引起的胸痹，眩晕；冠心病，高血压，心绞痛、高脂血症等见上述证候者。

103. 心安软胶囊

【功能主治】扩张冠状血管，改善心肌供血量，降低血脂。用于治疗冠心病，心绞痛，胸闷心悸，高血压等。

104. 心欣舒胶囊

见本章“22. 心肌炎”。

105. 瓜蒌皮注射液

【功能主治】行气除满，开胸除痹。用于痰浊阻络之冠心病，稳定型心绞痛。

106. 芎香通脉丸

【功能主治】活血化痰，芳香温通。用于痰瘀互阻引起的胸痹，症见胸闷，胸痛，心悸气短，身困体乏等；冠心病心绞痛属上述证候者。

107. 回心康片

【功能主治】益气活血，镇静平肝。用于气虚血瘀，肝阳上亢引起的胸痹，眩晕，症见胸痹，胸闷，心悸，头晕等症；冠心病，高血压属上述证候者。

108. 延丹胶囊

【功能主治】活血祛瘀，理气止痛。用于冠心病劳累性心绞痛气滞血瘀证，症见胸痛，胸闷，心慌，憋气等。

109. 十一味甘露胶囊(丸)

见本章“15. 心脏病”。

110. 延寄参胶囊

【功能主治】活血益气，温补心肾，通脉止痛。用于心血瘀阻兼心肾气虚的劳累性冠心病心绞痛，症见胸痛，胸闷，心悸气短，乏力，腰膝酸软等。

111. 血府逐瘀软胶囊(片、颗粒、丸、口服液)

见本章“15. 心脏病”。

112. 血脉通胶囊

【功能主治】活血化瘀。用于瘀血闭阻引起的胸痹，症见胸闷，胸痛，心悸等；冠心病心绞痛属上述证候者。

113. 灯盏生脉胶囊

见本章“16. 心力衰竭”。

114. 冰七片(胶囊)

见本章“16. 心力衰竭”。

115. 羊藿三七片(胶囊)

【功能主治】温阳通脉，化瘀止痛。用于阳虚血瘀所致的胸痹，症见胸痛，胸闷，心悸，乏力，气短等；冠心病心绞痛属上述证候者。

116. 芪丹通脉片

【功能主治】益气活血，通脉止痛。用于轻、中度稳定型劳力性冠心病心绞痛，中医辨证为气虚血瘀证。症见胸部闷痛，刺痛，绞痛，固定不移、气短乏力，心悸，自汗，舌质淡暗或暗红，或舌质紫暗，或有瘀点，瘀斑，脉沉无力或脉沉涩。

117. 芪参胶囊

【功能主治】益气活血，化瘀止痛。用于冠心病稳定型心绞痛证属气虚血瘀者，症见胸部刺痛或隐痛、胸闷气短，心悸头晕，倦怠乏力，汗出，舌淡暗或有瘀斑，脉弦细或细涩者。

118. 三七龙血竭胶囊

【功能主治】用于心脑缺血性疾病，血栓病和高脂血症。

119. 通脉灵胶囊(片)

【功能主治】活血化瘀，通脉止痛。用于心绞痛和心肌梗死。

120. 补益强心片

见本章“15. 心脏病”。

121. 苦碟子注射液

【功能主治】活血止痛、清热祛瘀。用于瘀血闭阻的胸痹，症见胸闷、心痛，口苦，舌暗红或存瘀斑等。适用于冠心病、心绞痛见上述病状者。亦可用于脑梗死者。

122. 金银三七胶囊

【功能主治】理气活血，祛瘀止痛。用于瘀血闭阻所致胸痹，症见胸闷，胸痛，心悸等，以及冠心病，心绞痛属上述证候者。

123. 金槐冠心片

【功能主治】活血散结，通脉止痛。适用于热结血瘀，脉络阻滞之冠心病，心绞痛。

124. 注射用丹参多酚酸盐

【功能主治】活血、化瘀、通脉。用于冠心病稳定型心绞痛，分级为Ⅰ、Ⅱ级，心绞痛症状表现为轻、中度，中医辨证为心血瘀阻证者，症见胸痛，胸闷，心悸。

125. 注射用红花黄色素(红花黄色素氯化钠注射液)

见本章“15. 心脏病”。

126. 注射用益气复脉(冻干)

见本章“16. 心力衰竭”。

127. 参七心疏胶囊(片)

【功能主治】理气活血，通络止痛。用于气滞血瘀引起的胸痹，症见胸闷，胸痛，心悸等；冠心病心绞痛属上述证候者。

128. 参龙宁心胶囊

见本章“21. 心律失常”。

129. 复方马其通胶囊

【功能主治】活血化瘀，通络止痛。改善心肌缺血，增加冠脉血流量，降低冠脉阻力、降低心肌耗氧量，对缺血性脑组织有保护作用，扩张脑血管，增加脑组织供血供氧，增加外周血流量，扩张外周血管，抑制动脉血栓形成。

130. 复方龙血竭胶囊

【功能主治】活血化瘀，通窍止痛。用于心血瘀阻证，症见胸闷疼痛，固定不移，入夜更甚，时或心悸不宁，舌质紫暗，脉沉。

131. 通脉养心口服液(丸)

【功能主治】益气养阴，通脉止痛。用于冠心病气阴两虚证，症见胸痛，胸闷，心悸，气短，脉弦细。

132. 香通片

【功能主治】活血通脉，益气养阴，芳香宣通。用于心血瘀阻兼气阴两虚型冠心病心绞痛引起的胸痛，胸闷气短，心悸不宁，疲倦乏力，口干口渴等症。

133. 香菊活血丸

【功能主治】行气活血，化浊止痛。用于气滞血瘀，湿浊阻络所致胸痹心痛；冠心病心绞痛见上述症状者。

134. 脉平片

【功能主治】活血化瘀。用于瘀血闭阻的胸痹、心痛病，症见胸闷，胸痛，心悸，舌黯或有瘀斑等，冠心病，心绞痛，高脂血症见上述症状者。

135. 脑心清胶囊

见本章“20. 动脉硬化”。

136. 冠脉康胶囊(片)

【功能主治】活血化瘀，理气止痛，有扩张冠状血管，增加血流量的作用。用于冠心病的胸闷和心绞痛，对高胆固醇血症和高三酰甘油血症亦有一定疗效。

137. 海丹胶囊

【功能主治】化痰软坚，活血化瘀。用于冠心病心绞痛属于痰瘀痹阻证，症见胸痛胸闷，脘痞纳呆，肢体沉重，舌暗苔腻者。

138. 益气温阳胶囊

【功能主治】温阳益气，活血通络。用于阳气不足，瘀血。痹阻型轻、中度冠心病稳定型心绞痛，症见胸痛，胸闷，心悸，气短，乏力，怕冷等。

139. 益心康泰胶囊

【功能主治】益气行滞，化瘀通脉，通腑降浊。用于气虚血瘀所致胸痹心痛，心悸气短，倦怠乏力，大便秘结；冠心病心绞痛，高脂血症见上述证候者。

140. 通脉刺五加胶囊

【功能主治】活血化瘀。用于瘀血闭阻所致的胸痹心病，症见胸痛，胸闷，心悸等；冠心病心绞痛属于上述证候者。

141. 通心舒胶囊

【功能主治】益气行滞，化瘀止痛。用于气虚血滞，胸痹心痛，心悸气短；冠心病心绞痛见上述证候者。

142. 银盏心脉滴丸

【功能主治】活血化瘀，通脉止痛。用于瘀血闭阻引起的冠心病心绞痛，症见胸闷，胸痛，心悸，气短等。

143. 康尔心颗粒

【功能主治】益气活血，滋阴补肾。用于冠心病，心绞痛，气阴两虚挟瘀证，症见胸闷、胸痛，心悸，气短，舌偏红或见瘀点，脉细弱等。

144. 康脉益心片

【功能主治】活血益气，开窍止痛。用于冠心病稳定型心绞痛，属气虚血瘀证者，症见胸部刺痛或绞痛，活动加重，气短，胸闷，乏力，时或心悸不宁等。

145. 葛兰心宁软胶囊

【功能主治】活血化瘀，通络止痛。用于瘀血闭阻所致的冠心病、心绞痛。

146. 紫丹活血片(胶囊)

【功能主治】活血化瘀，理气止痛。用于气滞血瘀所致胸痹(冠心病心绞痛)，眩晕(脑动脉硬化症)。

147. 银密片

见本章“5. 气管炎和支气管炎”。

148. 舒心通脉胶囊

【功能主治】理气活血，通络止痛，理气宣痹；扩张冠脉血管，改善心肌缺血。用于气滞血瘀引起的胸痹，症见胸痹，胸闷，心悸等；冠心病、心绞痛见上述证候者。

149. 彝心康胶囊

【功能主治】活血通络、散瘀止痛。用于治疗冠心病、冠脉供血不足和因心脑供血不全所致的头晕、心悸、胸闷、胸痛、气短、心律不齐等病症，是预防中老年人血栓形成、心脑疾病发生的理想药物。

150. 解心痛胶囊

【功能主治】宽胸理气，通脉止痛。用于治疗冠心病，胸闷，心绞痛。

151. 麝香心痛宁片

【功能主治】行气开窍，活血化瘀，通络止痛。用于气滞血瘀型冠心病心绞痛所致胸痛，胸闷，两胁胀痛，气短，心悸等症。

152. 麝香心痛膏

【功能主治】芳香开窍，理气止痛。用于气滞血瘀引起的胸痹心痛，症见胸痹，胸痛，憋气等。

153. 麝香通心滴丸

见本章“15. 心脏病”。

154. 理气活血滴丸

【功能主治】辛温散寒，理气活血止痛。主治心阳不足，心血瘀阻所致的胸痹心痛(冠心病心绞痛)，症见胸闷，胸痛，心悸，气短，甚则胸痛彻背，感寒痛甚，呼吸不畅，舌质淡或暗，舌苔白，脉沉细。

155. 愈心痛胶囊

【功能主治】益气活血，通脉止痛。用于气虚血瘀证的劳力性冠心病心绞痛患者，症见胸部刺痛或绞痛，痛有定处，胸闷气短，倦怠乏力等。

156. 苏孜阿甫片

【功能主治】活血化瘀，理气，开窍，增加皮肤色素。用于动脉硬化，冠心病，肝脏疾病，白癜风，水肿，胃病等。

157. 丹参益心胶囊

【功能主治】活血化瘀，通络止痛。用于瘀血阻滞所致冠心病、心绞痛。

158. 丹芎通脉颗粒

【功能主治】活血理气，滋补肾阴。用于冠心病心绞痛气滞血瘀兼肾阴不足证，症见胸闷，胸痛，心悸，头晕，失眠，耳鸣，腰膝酸软。

159. 丹玉通脉颗粒

【功能主治】活血祛瘀，理气止痛。用于稳定型劳力性冠心病心绞痛Ⅰ、Ⅱ级，中医辨证为心血瘀阻证，症见胸痛或胸闷，心悸不宁。

160. 心速宁胶囊

见本章“21. 心律失常”。

161. 心脉安片

见本章“21. 心律失常”。

162. 珍珠灵芝胶囊

见本章“5. 气管炎和支气管炎”。

163. 复心胶囊

见本章“21. 心律失常”。

164. 补虚通瘀颗粒

见本章“20. 动脉硬化”。

165. 灵芝菌合剂

见本章“19. 高脂血症”。

166. 二夏清心片

见第十章“120. 神经症性障碍”。

167. 活力源胶囊

【功能主治】益气养阴，强心益肾。适用于气阴两虚心肾两亏的健忘失眠，记忆力减退。冠心病，慢性肝炎，糖尿病及绝经期综合征而见上述证候者。

168. 抗栓保心片

【功能主治】活血化瘀，通络止痛，益气降脂。用于气血瘀滞所致的胸闷，憋痛，心悸等症及冠心病心绞痛，心律不齐，高血脂符合上述证候者。

169. 苏冰滴丸

见本章“18. 心肌梗死”。

170. 速效心痛喷雾剂

【功能主治】清热凉血，活血止痛。用于偏热型轻、中度胸痹心痛，痛兼烦热，舌苔色黄。

171. 复方血栓通胶囊

【功能主治】活血化瘀，益气养阴。用于血瘀兼气阴两虚证的视网膜静脉阻塞，症见视力下降或视觉异常，眼底瘀血征象，神疲乏力，咽干，口干；以及用于血瘀兼气阴两虚的稳定型劳力性心绞痛，症见胸闷，胸痛，心悸，心慌，气短，乏力，心烦，口干。

172. 八味三香散

【功能主治】理气活血。用于气滞血瘀引起的胸痹，症见胸闷，胸痛，心悸等。

18. 心肌梗死

〔基本概述〕

心肌梗死简称心梗，又称心肌梗死，是指心肌的缺血性坏死。

心梗是在冠状动脉病变的基础上，冠状动脉的血流急剧减少或中断，使相应的心肌出现严重而持久的急性缺血，最终导致心肌缺血性坏死。心肌梗死的原因，多数是冠状动脉粥样硬化斑块或在此基础上血栓形成，造成血管管腔堵塞所致。

本病在欧美最常见，在美国每年约有150万人发生心肌梗死。中国在世界上属低发区，但近年逐渐增多，年发病率约为0.5‰，其中城市高于农村。本病男性多于女性，患病年龄在40岁以上者占87%～96.5%。女性发病较男性晚10年，男性患病的高峰年龄为51～60岁，女性则为61～70，随年龄增长男女比例的差别逐渐缩小。多数患者伴有或在发病前有高血压，近半数的患者以往有心绞痛。吸烟、肥胖、糖尿病和缺少体力活动者较易患病。

心肌梗死既可发生于频发心绞痛的患者，也可发生在原来并无症状的患者中。心梗90%以上是在冠状动脉粥样硬化病变基础上血栓形成而引起的，较少见于冠状动脉痉挛。少数病例是由炎症、畸形等造成管腔狭窄闭塞，使心肌严重而持久缺血达1小时以上而发生心肌坏死。

心肌梗死的发生常有一些诱因，包括过劳、情绪激动、大出血、休克、脱水、外科手术或严重心律失常等。凡是各种能增加心肌耗氧量或诱发冠状动脉痉挛的体力或精神因素，都可能使冠心病患者发生急性心肌梗死，常见的诱因有过劳、激动、暴饮暴食、寒冷刺激以及便秘时屏气用力等。此外，休克、出血与心动过速等亦可诱发。有的患者发病时无明显诱因，常在安静或睡眠时发病。

约半数以上的急性心肌梗死患者在起病前1～2天或1～2周有乏力、胸部不适，活动时心悸、气急、烦躁、心绞痛等前驱症状。最常见的是原有的稳定型心绞痛变为不稳定型，或继往无心绞痛，突然出现长时间心绞痛。其中以新发生心绞痛或原有的心绞痛加重为最突出。

按临床过程和心电图的表现，本病可分为急性、亚急性和慢性三期，但临床症状主要出现在急性期中，部分患者还有一些先兆表现。突然发生或出现较以往更剧烈而频繁的心绞痛，心绞痛持续时间较以往长，诱因不明显，硝酸甘油疗效差。心绞痛发作时伴有恶心、呕吐、大汗、心动过缓、急性心功能不全、严重心律失常或血压有较大波动等，都可能是心肌梗死的先兆（梗死前心绞痛）。如此时心电图示ST段一时性明显抬高或压低，T波倒置或增高，更应警惕近期内发生心肌梗死的可能。及时积极治疗，有可能使部分患者避免发生心肌梗死。

心梗的症状随梗死的大小、部位、发展速度和原来心脏的功能情况等而轻重不同。急性心肌梗死起病急而凶险，死亡率高，属冠心病的严重类型。典型的心肌梗死症状包括突然发作剧烈持久的心前区、胸骨后压榨性疼痛，休息和含硝酸甘油不能缓解，多数伴有出汗、面色苍白、恶心呕吐、恐惧或濒死感，可并发心律失常、休克或心力衰竭，常可危及生命。急性心肌梗死后6～8周即进入陈旧性心肌梗死阶段（稳定期）。陈旧性心肌梗死可以有明确的或不太明确的急性心肌梗死病程，有些患者在陈旧性心肌梗死阶段可以无任何症状，仅在行心电图或其他检查时发现，也可表现为心绞痛或心功能不全。

〔治疗原则〕

1. 预防

心肌梗死患者长期口服小剂量的阿司匹林或双嘧达莫对抗血小板的聚集和黏附，被认为有预防心肌梗死复发的作用。阿司匹林可使心肌梗死死亡率、再梗死率和脑卒中的发生率下降25%～50%，如无禁忌证应长期使用。

2. 及时而积极地治疗先兆症状

先兆症状的出现可能为心肌梗死濒临的表现。及时而积极地按治疗心肌梗死的措施处理，可减少这些患者发生心肌梗死的机会。

3. 心肌梗死急性期的治疗

在此期间，治疗原则是保护和维持心脏功能，挽救濒死的心肌，防止梗死扩大，缩小心肌缺血范围，及时处理各种并发症。尽量使患者不但能度过急性期危险阶段，而且康复后还能保有较多有功能的心肌，维持较有效的生活。

（1）入院前的处理：急性心肌梗死患者约2/3在被送到医院之前已经死亡，因此，缩短起病至住院间的一段时间，并在这期间进行积极的治疗，对挽救这部分患者的生命，有重要意义。对病情严重的患者，发病后宜就地进行抢救，待患者情况稳定容许转送时，才转送医院继续治疗。转送患者的救护车上，宜配备监护设备，以便在转送途中亦能继续监护病情的变化，及时予以处理。

2. 监护和一般治疗

①休息：患者应立即收入重症监护室（ICU）卧床休息，保持环境安静，减少探视，防止不良刺激。

②吸氧：最初2～3天内，间断或持续地通过鼻管或面罩吸氧。

③监测措施：进行心电图、血压和呼吸的监测，必要时还监测血流动力变化5～7天。密切观察病情，为适时做出治疗措施提供客观的依据。

④护理措施：第一周完全卧床休息，加强护理，护理人员必须以全心全意为人民服务的精神，不厌其烦地帮助患者吃饭、洗脸、翻身、使用便器。患者进食不宜过饱，食物以易消化、含较少脂肪而少产气者为宜。限制钠的摄入量，要给予必需的热量和营养。保持大便通畅，大便时不宜用力，如便秘可给予缓泻剂。第二周可在床上起坐，逐步离床，在床旁站立和在室内缓步走动。近年来有人主张患者早期（在第一周）即开始下床活动，但病重或有并发症的患者，卧床时间不宜太短。

（3）缓解疼痛：用哌替啶（杜冷丁）或吗啡肌内注射或口服。亦可试用硝酸甘油或亚硝酸异山梨醇舌下含服或静脉滴注，但均要注意监测血压变化。中药可用苏冰滴丸、苏合香丸、冠心苏合丸或宽胸丸含用或口服，或复方丹参注射液静脉注射。近年有人提出用β-受体阻滞剂如美托洛尔、普萘洛尔、阿替洛尔、噻吗洛尔等，认为对血压较高、心率较快的前壁梗死患者有止痛效果且能改善预后，但用药过程要密切注意血压、心率和心功能。

（4）再灌注心肌：应尽快应用溶解冠状动脉内血栓的药物以恢复心肌灌注，挽救濒死的心肌或缩小心肌梗死的范围，保护心室功能，并消除疼痛。

①静脉应用溶血栓药：可选用尿激酶、链激酶、重组组织型纤溶酶原激活剂（rtPA）、单链尿激酶型纤溶酶原激活剂（SCUPA）、甲氧苯基化纤溶酶原链激酶复合物（APSAC）等。

②冠状动脉内应用溶血栓药：先做选择性冠状动脉造影，随后注入硝酸甘油或尿激酶、链激酶等。

用药物溶解血栓，被阻塞的冠状动脉再通率平均在75%左右。未再通的血管还可用PTCA使之扩张和再通。近年有主张直接用PTCA使冠状动脉再通而不需先用溶解血栓的药物，认为再通率可达90%。

（5）其他治疗：根据病情和并发病的具体情况，采取消除心律失常、治疗休克和治疗心力衰竭等措施。

（6）中医中药治疗：中医学用于"回阳救逆"的四逆汤（熟附子、干姜、炙甘草）、独参汤或参附汤，对治疗本病伴血压降低或休克者有一定疗效。患者如兼有阴虚表现时可用生脉散（人参、五味子、麦冬）。这些方剂均已制成针剂，紧急使用也较方便。

4. 心肌梗死稳定期的治疗

在此期间，治疗原则是扩张冠状动脉，减少和防止心肌缺血的发生。通过他汀类药物稳定斑块，抗血小板防止血栓形成。改善心功能，预防或治疗心律失常，控制危险因素。

（1）抗血小板治疗：如无禁忌证，终身口服阿司匹林75～150mg，一日一次。

（2）扩张冠状动脉、增加冠状动脉供血：若有心绞痛可口服硝酸酯类，具体用法同稳定型心绞痛。

（3）β受体阻断剂：该药有减少心肌缺血、改善心肌梗死患者远期预后的作用，如无禁忌证应长期服用，具体用法和注意事项同稳定型心绞痛。

（4）稳定斑块：辛伐他汀20～40mg，一日一次，晚上睡前服用；如无禁忌证应终身服用。

〔用药精选〕

一、西药

1. 尿激酶 Urokinase

本品系从新鲜健康人尿中提取的一种酶，为常用有效的溶血栓药。能激活体内纤溶酶原转为纤溶酶，从而水解纤维蛋白使新鲜形成的血栓溶解。本品对新形成的血栓起效快、效果好。

【适应证】用于血栓栓塞性疾病的溶栓治疗（包括急性广泛性肺栓塞、胸痛6～12小时内的冠状动脉栓塞和心肌梗死、症状短于3～6小时的急性期脑血管栓塞、视网膜动脉栓塞和其他外周动脉栓塞症状严重的髂-股静脉血栓形成者）；人工心瓣手术后预防血栓形成；保持血管插管和胸腔及心包腔引流管的通畅。溶栓的疗效均需后继的肝素抗凝加以维持。

【不良反应】常见出血；头痛，恶心，呕吐，食欲缺乏；少见有发热，过敏等。

【禁忌】急性内脏出血，急性颅内出血，陈旧性脑梗死，近2个月内进行过颅内或脊髓内外科手术，颅内肿瘤，动静脉畸形或动脉瘤，血液凝固异常、严重难控制的高血压患者，主动脉夹层，感染性心内膜炎。相对禁忌证包括延长的心肺复苏术，严重高血压，近4周内的外伤，3周内手术或组织穿刺，分娩后10日，活动性溃疡病，重症肝脏疾患。

【孕妇及哺乳期妇女用药】除非急需用本品，否则孕妇不用。哺乳期妇女慎用。

【老年用药】70岁以上老年患者慎用。

【用法用量】本品临用前应以氯化钠注射液或5%葡萄糖注射液配制。

急性心肌梗死：建议以氯化钠注射液配制后，尿激酶按6000U/min冠状动脉内连续滴注2小时，滴注前应先行静脉给予肝素2500～10000U。也可将本品150万U配制后静脉滴注，30分钟滴完。

【制剂】①注射用尿激酶；②注射用重组人尿激酶原

2. 链激酶（溶栓酶）Streptokinase

本品是由重组链激酶与纤溶酶原结合成的复合物，然后把纤溶酶原激活成纤溶酶。通过纤溶酶催化血栓主要基质纤维蛋白水解，从而使血栓溶解，血管再通，能治疗以血栓形成为主要病理变化的疾病。

【适应证】用于急性心肌梗死等血栓性疾病。急性心肌梗死溶栓治疗应尽早开始，争取发病12小时内开始治疗。

【不良反应】可见发热，寒战，恶心，呕吐，肩背痛，过敏性皮疹；低血压（静脉滴注）；罕见过敏性休克；出血（穿刺部位出血，皮肤瘀斑，胃肠道、泌尿道或呼吸道出血）；脑出血；再灌注心律失常，偶见缓慢心律失常、加速性室性自搏性心率、室性期前收缩或心室颤动等；偶见溶血性贫血，黄疸及ALT升高；溶栓后继发性栓塞（肺栓塞，脑栓塞或胆固醇栓塞等）。

【禁忌】对本品过敏者；2周内有出血、手术、外伤史、心肺复苏或不能实施压迫止血的血管穿刺等者；近2周内有溃疡出血病史、食管静脉曲张、溃疡性结肠炎或出血性视网膜病变者；未控制的高血压（血压>180/110mmHg）；不能排除主动脉夹层动脉瘤患者；凝血障碍及出血性疾病患者；严重肝肾功能障碍患者；二尖瓣狭窄合并心房颤动伴左房血栓者；感染性心内膜炎患者；链球菌感染者。

【孕妇及哺乳期妇女用药】禁用。

【用法用量】急性心肌梗死静脉溶栓治疗：链激酶150万U溶解于5%葡萄糖100ml，静脉滴注1小时。应尽早开始，争取发病12小时内开始治疗。对于特殊患者（如体重过低或明显超重），可根据具体情况适当增减剂量（按2万U/kg体重计）。

【制剂】注射用重组链激酶

3. 肝素 Heparin

肝素属黏多糖类物质，在体内外都具有延长血凝时间的作用，为常用的抗凝血药。

【适应证】用于防治血栓形成或栓塞性疾病（如心肌梗死，血栓性静脉炎，肺栓塞等），各种原因引起的弥散性血管内凝血，血液透析、体外循环、导管术、微血管手术等操作中及某些血液标本或器械的抗凝处理。

【不良反应】用药过多可致自发性出血；偶可引起过敏反应如哮喘、鼻炎、荨麻疹、结膜炎、发热等；肝素诱导的血小板减少症；长期应用偶可产生暂时性脱发、腹泻、骨质疏松和自发性骨折等；肌内注射可引起局部血肿；肝功能不良者长期使用可引起抗凝血酶Ⅲ耗竭而血栓形成倾向。

【禁忌】对本品过敏；有自发出血倾向者；血液凝固迟缓者（如血友病，紫癜，血小板减少）；外伤或术后渗血；先兆流产或产后出血者；亚急性感染性心内膜炎；海绵窦细菌性血栓形成；胃、十二指肠溃疡；严重肝、肾功能不全；重症高血压；胆囊疾患及黄疸。

【孕妇及哺乳期妇女用药】孕妇禁用。妊娠最后期和产后，有增加母体出血危险，慎用。

【老年用药】60岁以上老年人对本品较敏感，用药期间容易出血，应减量并加强随访。

【用法用量】注射。①成人常用量。深部皮下注射：一次5000～10000U，以后每8小时8000～10000U或每12小时15000～20000U，或根据凝血试验监测结果调整剂量。每24小时总量30000～40000U。

静脉注射：首次5000～10000U之后，或按体重每4小时100U/kg，用氯化钠注射液稀释后应用。

静脉滴注：一日20000～40000U，加至氯化钠注射液1000ml中持续滴注。静脉滴注前应先静脉注射5000U作为初始剂量。

预防性治疗：高危血栓形成患者，在外科手术前2小时5000U肝素皮下注射，但避免硬膜外麻醉，然后每隔8～12小时给5000U，共约7日。

②儿童。静脉注射或静脉滴注:请遵医嘱。

【制剂】①肝素钠注射剂;②肝素钙注射剂;③肝素钠含片

4. 阿司匹林 Aspirin

见第一章"1. 感冒"。

5. 瑞替普酶 Reteplase(rPA)

本品可以使纤维蛋白溶解酶原激活为有活性的纤溶蛋白溶解酶,以降解血栓中的纤维蛋白,发挥溶栓作用。

【适应证】适用于成人由冠状动脉梗死引起的急性心肌梗死的溶栓疗法,能够改善心肌梗死后的心室功能。本品应在症状发生后12小时内,尽可能早期使用。发病后6小时内比发病后7~12小时之间使用,治疗效果更好。

【不良反应】①出血:最常见的不良反应是出血,与溶栓治疗有关的出血可分为:a. 内脏出血,包括颅内、腹膜后或消化道、泌尿道、呼吸道。b. 浅表或体表出血,主要有穿刺或破损部位(如静脉切开插管部位、动脉穿刺部位、新近外科手术部位)。②过敏反应,在10000例接受rPA治疗的患者中,有3例发生过敏反应。③其他,心肌梗死患者在使用rPA治疗时也会出现许多心肌梗死本身也具有的其他症状,无法分清是否由rPA引起。包括心源性休克、心律失常、(窦性心动过缓、室上性心动过速、加速性室性心律、早期复极综合征、期前收缩、室性心动过速、心室颤动、房室传导阻滞)、肺水肿、心力衰竭、心脏停搏、再发性心绞痛、再梗死、心脏穿孔、二尖瓣反流、心包渗出、心包炎、急性心脏填塞、静脉血栓形成及栓塞和电机械分离。有些并发症十分凶险,可以导致死亡。其他不良反应也有报道,如恶心、呕吐、发热及低血压。

【禁忌】以下患者禁用:活动性内出血、脑血管意外史、新近(2个月内)颅脑或脊柱的手术及外伤史、颅内肿瘤、动静脉畸型或动脉瘤、已知的出血体质、严重的未控制的高血压。

【孕妇及哺乳期妇女用药】妊娠可以增加出血的危险性,故在妊娠期间,rPA必须在权衡效果及可能引起的流产后慎用。哺乳期妇女使用本品应极为慎重。

【儿童用药】尚无rPA在儿童使用时的安全性及疗效的研究资料。

【老年用药】在患者≥70岁时,尤其是收缩压≥160mmHg时,使用rPA应特别注意。

【用法用量】本品只能静脉使用。rPA应该10MU+10MU分两次静脉注射,每次取本品10MU溶于10ml注射用水中,缓慢推注2分钟以上,两次间隔为30分钟。注射时应该使用单独的静脉通路,不能与其他药物混合后给药,也不能与其他药物使用共同的静脉通路。没有多于两次给药的重复用药的经验。

【制剂】注射用瑞替普酶

6. 依替巴肽 Eptifibatide

依替巴肽能够通过阻止纤维蛋白原,血管假性血友病因子和其他粘连的配体与GPⅡb/Ⅲa的结合来可逆的抑制血小板聚集。

【适应证】用于急性冠状动脉综合征患者的治疗(不稳定型心绞痛/非ST段抬高性心肌梗死):①即将接受药物治疗的患者以及接受经皮冠脉介入治疗(PCI)的患者。②接受PCI治疗的患者,包括接受冠状动脉内支架置入术的患者。

【不良反应】①常见出血、严重出血包括颅内出血及其他引起血红蛋白降低超过5g/dl的出血事件:a. 轻微出血包括自发的肉眼血尿,吐血,其他可以观测到的血红蛋白A降低超过3g/dl,以及其他血红蛋白降低超过4g/dl但是少于5g/dl的出血事件。b. 大部分严重出血事件发生于血管插管部位。体重偏轻的患者引发出血的危险性会增加。②其他不良反应:颅内出血和卒中,血小板减少,变应性反应,低血压。

【禁忌】以下患者应禁用本品:有出血素质史、前30日内出现过活动性异常出血、未得到有效控制的严重高血压、前6周内接受过大型外科手术、前30日内出现过卒中或曾有出血性卒中史、正在或即将服用其他羟嗪类GPⅡb/Ⅲa抑制剂、肾透析依赖。

【用法用量】依替巴肽的安全性和有效性已在与肝素和阿司匹林联用的临床研究中建立。临床研究中对依替巴肽使用了不同的给药方案。具体用药请遵医嘱。

【制剂】依替巴肽注射液

7. 依诺肝素钠 Enoxaparin Sodium

本品系低分子肝素钠的一种。为具有高抗Xa(100I. U./mg)活性和较低抗Ⅱa或抗凝血酶(28I. U./mg左右)活性的低分子肝素。

【适应证】①预防静脉栓塞性疾病(防止静脉内血栓形成)尤其与某些手术有关的栓塞。②用于血液透析体外循环中,防止血栓形成。③治疗深静脉血栓形成。④治疗急性不稳定型心绞痛及非Q波心肌梗死,与阿司匹林同用。

【不良反应】与其他药物相同,本品可产生不同程度的不良反应。①出血:使用任何抗凝剂都可产生此反应。出现此种情况时,应立即通知医生。②部分注射部位瘀点、瘀斑。③局部或全身过敏反应。④血小板减少症(血小板计数异常降低):应立即通知医师。⑤少见注射部位严重皮疹发生:向医师咨询。⑥使用本品治疗几个月后可能出现骨质疏松倾向(骨脱矿质导致的骨脆症)。⑦增加血中某些酶的水平(转氨酶)。

在蛛网膜下腔或硬膜外麻醉时,使用低分子肝素,极少有椎管内血肿的报告。当出现任何未提及的不良反应时应立即向医师或药师咨询。

【禁忌】下列情况禁用本品:对肝素及低分子肝素过敏、严重凝血障碍、有低分子肝素或肝素诱导的血小板减少症史(以往有血小板数明显下降)、活动性消化道溃疡或有出血倾向的器官损伤、急性感染性心内膜炎、心脏瓣膜置换术所致的感染。

本品不推荐用于下列情况:严重肾功能损害、出血性脑卒中、难以控制的动脉高压、与其他药物共用。

【孕妇及哺乳期妇女用药】妊娠期不宜使用本品,哺乳期使用本品建议停止哺乳。

【儿童用药】本品不适于儿童。

【老年用药】用于预防时老年患者无须调整剂量。用于治疗时应测定抗Xa活性。

【用法用量】皮下用药。1mg(0.01ml)低分子肝素产生相当于100IU. 抗Xa活性(100AxaIU)。为预防及治疗目的而使用低分子肝素时应采用深部皮下注射给药,用于血液透析体外循环时为血管内途径给药。禁止肌内注射。具体用药请遵医嘱。

【制剂】依诺肝素钠注射液

8. 阿司匹林双嘧达莫 Aspirin and Dipyridamole

本品为双嘧达莫与阿司匹林组成的复方制剂。本品的抗血栓作用为双嘧达莫和阿司匹林的联合抗血小板作用。

【适应证】用于防治血栓栓塞,降低心肌梗死、脑血栓的形成以及慢性心绞痛的治疗;也可用于外科手术后的心瓣膜病及人工瓣膜手术后原发性、复发性血栓静脉炎等。

【不良反应】偶见头痛、眩晕、耳鸣、轻度胃肠道反应和皮疹、荨麻疹,减量或停药后可恢复。

【禁忌】对本品过敏、低血压伴心肌梗死、严重肝功能损害、低凝血酶原血症、维生素K缺乏和血友病患者禁用。

【孕妇及哺乳期妇女用药】孕妇及哺乳期妇女禁用。

【老年用药】国外文献报道,老年健康人(>65岁)用本复方制剂后,双嘧达莫血浆浓度(以AUC检测)比55岁以下的血浆浓度高40%。老年人应用本品应适当调整剂量。

【用法用量】口服。成人一次阿司匹林25mg、双嘧达莫200mg,一日2次。可与食物同服,也可分开。缓释制剂应吞服,不能咀嚼。

【制剂】阿司匹林双嘧达莫片(缓释片、缓释胶囊)

9. 注射用重组人组织型纤溶酶原激酶衍生物 Recombinant Human Tissue-type Plasminogen Activator Derivative for Injection

本品可以使纤维蛋白溶解酶原激活为有活性的纤溶蛋白溶解酶,以降解血栓中的纤维蛋白,发挥溶栓作用。

【适应证】适用于成人由冠状动脉梗死引起的急性心肌梗死的溶栓疗法,能够改善心肌梗死后的心室功能。本品应在症状发生后12小时内,尽可能早期使用。

【不良反应】①出血:a. 内脏出血,包括颅内、腹膜后或消化道、泌尿道、呼吸道。b. 浅表或体表出血:主要有穿刺或破损部位(如静脉切开插管部位、动脉穿刺部位、新近外科手术部位)。②过敏反应:在10000例接受rPA治疗的患者中,有3例发生过敏反应。③其他:心肌梗死患者在使用rPA治疗时也会出现许多心肌梗死本身也具有的其他症状,无法分清是否由rPA引起。包括:心源性休克、心律失常、(窦性心动过缓、室上性心动过速、加速性室性心律、早期复极综合征、期前收缩、室性心动过速、心室纤颤、房室传导阻滞)、肺水肿、心力衰竭、心脏停搏、再发性心绞痛、再梗死、心脏穿孔、二尖瓣反流、心包渗出、心包炎、急性心脏填塞、静脉血栓形成及栓塞和电机械分离。有些并发症十分凶险,可以导致死亡。其他不良反应也有报道,如恶心、呕吐、发热及低血压。

【禁忌】活动性内出血、脑血管意外史、新近(2个月内)颅脑或脊柱的手术及外伤史、颅内肿瘤、动静脉畸型或动脉瘤、已知有出血倾向(如出血体质)、严重的未控制的高血压患者禁用。

【孕妇及哺乳期妇女用药】妊娠可以增加出血的危险性,故在妊娠期间,rPA必须在权衡效果及可能引起的流产后慎用。哺乳期妇女使用本品应极为慎重。

【老年用药】在患者>75岁时,尤其是收缩压>160mmHg时,使用rPA应特别注意。

【用法用量】本品只能静脉使用。rPA应该18mg+18mg分两次静脉注射,每次缓慢推注2分钟以上,两次间隔为30分钟。注射时应该使用单独的静脉通路,不能与其他药物混合后给药,也不能与其他药物使用共同的静脉通路。没有多于两次给药的重复用药的经验。具体用药请遵医嘱。

【制剂】注射用重组人组织型纤溶酶原激酶衍生物

10. 普萘洛尔 Propranolol

见本章“15. 心脏病”。

11. 阿替洛尔 Atenolol

见本章“15. 心脏病”。

12. 美托洛尔 Metoprolol

见本章“15. 心脏病”。

13. 华法林 Warfarin

本品为双香豆素类中效抗凝剂。其作用机制为竞争性对抗维生素K的作用,抑制肝细胞中凝血因子的合成,还具有降低凝血酶诱导的血小板聚集反应的作用,因而具有抗凝和抗血小板聚集功能。

【适应证】适用于需长期持续抗凝的患者:①能防止血栓的形成及发展,用于治疗血栓栓塞性疾病。②治疗手术后或创伤后的静脉血栓形成,并可作心肌梗死的辅助用药。③对曾有血栓栓塞病患者及有术后血栓并发症危险者,可予预防性用药。

【不良反应】过量易致各种出血。早期表现有瘀斑、紫癜、牙龈出血、鼻出血、伤口出血经久不愈、月经量过多等。出血可发生在任何部位,特别是泌尿道和消化道。肠壁血肿可致亚急性肠梗阻,也可见硬膜下颅内血肿和穿刺部位血肿。偶见不良反应有恶心、呕吐、腹泻、瘙痒性皮疹,过敏反应及皮肤坏死。大量口服甚至出现双侧乳房坏死,微血管病或溶血性贫血及大范围皮肤坏疽;一次量过大的尤其危险。

【禁忌】肝肾功能损害、严重高血压、凝血功能障碍伴有出血倾向、活动性溃疡、外伤、先兆流产、近期手术患者禁用。

【孕妇及哺乳期妇女用药】妊娠早期3个月及妊娠后期3个月禁用本品。遗传性易栓症孕妇应用本品治疗时可给予小剂量肝素并接受严密的实验监控。少量华法林可由乳汁分泌,哺乳期妇女一日服5~10mg,血药浓度一般为0.48~

1.8μg/ml,乳汁及婴儿血浆中药物浓度极低,对婴儿影响较小。

【儿童用药】应按个体所需调整剂量。

【老年用药】老年人应慎用,且用量应适当减少并个体化。

【用法用量】口服。成人常用量:避免冲击治疗口服第1~3日3~4mg(年老体弱及糖尿病患者半量即可),3日后可给维持量一日2.5~5mg(可参考凝血时间调整剂量使INR值达2~3)。因本品起效缓慢,治疗初3日由于血浆抗凝蛋白细胞被抑制可以存在短暂高凝状态,如需立即产生抗凝作用,可在开始同时应用肝素,待本品充分发挥抗凝效果后再停用肝素。

【制剂】华法林钠片

14. 丹参酮ⅡA磺酸钠注射液 Sulfotanshinone Sodium Injection

本品能增加冠脉流量,改善缺血区心肌的侧支循环及局部供血,改善心肌的代谢紊乱,提高心肌耐缺氧能力,抑制血小板聚集及抗血栓形成,缩小实验动物缺血心肌梗死面积,在一定剂量下亦能增强心肌收缩力。

【适应证】可用于冠心病,心绞痛,心肌梗死,也可用于室性期前收缩。

【用法用量】肌内注射:40~80mg/次,一日一次。静脉注射:40~80mg/次,以25%葡萄糖注射液20ml稀释。静脉滴注:40~80mg,以5%葡萄糖注射液250~500ml稀释,一日一次。

【不良反应】部分患者肌内注射后有疼痛。个别有皮疹反应。

【禁忌】对本品过敏者禁用。

附:用于心肌梗死的其他西药

1. 注射用重组葡激酶 Recombinant Staphylokinase for Injection(r-Sak)

【适应证】急性ST段抬高心肌梗死的溶栓治疗。本品应在心梗发病后尽可能6小时内使用,最长不超过12小时。

2. 辛伐他汀 Simvastatin

见本章“19. 高脂血症”。

3. 右旋糖酐40Dextran40

见本章“27. 脉管炎”。

4. 双嘧达莫 Dipyridamole

见第九章“101. 脑中风、短暂性脑缺血发作和脑栓塞”。

5. 门冬氨酸钾镁 Potassium Aspartate and Magnesium Aspartate

见本章“15. 心脏病”。

6. 环磷腺苷 Adenosine Cyclphosphate

见本章“22. 心肌炎”。

7. 雷米普利片 Ramipril Tablets

见本章“16. 心力衰竭”。

8. 盐酸替罗非班 Tirofiban Hydrochloride

见本章“17. 冠心病和心绞痛”。

9. 马来酸桂哌齐特 Cinepazide Maleate

见本章“18. 心肌梗死”。

10. 铝镁匹林片 Dihydroxyaluminum Aminoacetate, Heavy Magnesium Carbonate and Aspirin Tablets

见本章“17. 冠心病和心绞痛”。

11. 盐酸噻氯匹定 Ticlopidine Hydrochloride

【适应证】用于预防和治疗因血小板高聚集状态引起的心、脑及其他动脉的循环障碍性疾病,如短暂性脑缺血发作、缺血性脑卒中、冠心病及间歇性跛行。

12. 硝酸甘油 Nitroglycerin

【适应证】用于治疗或预防心绞痛、心力衰竭和心肌梗死等。

13. 硝酸异山梨酯 Isosorbide Dinitrate

见本章“15. 心脏病”。

14. 银杏叶提取物注射液 Extract of Ginkgo Biloba Leaves Injection

见本章“17. 冠心病与心绞痛”。

15. 吗啡 Morphine

见本章“16. 心力衰竭”。

16. 去甲肾上腺素 Noradrenaline

【适应证】用于急性心肌梗死、体外循环引起的低血压;对血容量不足所致的休克、低血压或嗜铬细胞瘤切除术后的低血压,作为急救时补充血容量的辅助治疗;也可用于椎管内阻滞时的低血压及心搏骤停复苏后血压维持。

17. 缬沙坦 Valsartan

见本章“25. 高血压”。

18. 马来酸噻吗洛尔 Timolol Maleate

见本章“17. 冠心病与心绞痛”。

19. 曲匹地尔 Trapidil

【适应证】用于治疗及预防冠心病、心绞痛、心肌梗死等。

20. 阿托伐他汀钙 Atorvastatin Calcium

见本章“19. 高脂血症”。

21. 依普利酮 Eplerenone

见本章“16. 心力衰竭”。

22. 那曲肝素钙 Nadroparin Calcium

【适应证】可用于不稳定型心绞痛和非ST段抬高心肌梗死急性期的治疗。

23. 达肝素钠 Dalteparin Sodium

见本章“28. 静脉炎”。

24. 磺达肝癸钠注射液 Fondaparinux Sodium Injection

见本章“28. 静脉炎”。

25. 硫酸氯吡格雷 Clopidogrel Sulfate

【适应证】适用于有过近期发作的卒中、心肌梗死和确诊外周动脉疾病的患者,可减少动脉粥样硬化性事件的发生(如心肌梗死,卒中和血管性死亡)。

26. 阿替普酶 Alteplase

【适应证】①急性心肌梗死。②血流不稳定的急性大面积肺栓塞。③急性缺血性脑卒中。

27. 替奈普酶 Tenecteplase

【适应证】用于急性ST段抬高型心肌梗死患者的溶栓治疗,以降低病死率。

28. 葛根素 Puerarin

见本章"17. 冠心病和心绞痛"。

29. 依替巴肽注射液 Eptifibatide Injection

见本章"18. 心肌梗死"。

30. 注射用重组人TNK组织型纤溶酶原激活剂 Recombinant Human TNK Tissue-type Plasminogen Activator for Injection

【适应证】主要用于ST段抬高型急性心肌梗死患者的溶栓。

二、中药

1. 麝香保心丸

见本章"15. 心脏病"。

2. 苏冰滴丸

【处方组成】苏合香脂、冰片

【功能主治】芳香开窍,通脉止痛。用于冠心病、胸闷、心绞痛、心肌梗死。也可用于中风所致的突然昏迷、牙关紧闭、不省人事及中暑所致昏迷等症。

【用法用量】一次2~4粒,一日3次。病发时立即吞服或含服。

3. 芪参益气滴丸

见本章"16. 心力衰竭"。

4. 丹香冠心注射液

【处方组成】丹参、降香

【功能主治】活血化瘀、理气止痛。用于冠心病心绞痛、心肌梗死属瘀血痹阻证。

【用法用量】①肌内注射,一次2~4ml,一日1~2次。②静脉注射,一次4ml,用50%葡萄糖注射液20ml稀释后应用,一日一次。③静脉滴注,一次10~16ml,用5%葡萄糖注射液100~500ml稀释后应用,一日一次。

【使用注意】对本品过敏、孕妇及哺乳期妇女禁用。

5. 丹香葡萄糖滴注液

【处方组成】丹参、降香

【功能主治】活血理气。用于瘀血闭阻所致的胸痹及中风后遗症:冠心病,心绞痛,心肌梗死及脑梗死后遗症属上述证候者。

【用法用量】静脉滴注,一次100ml或250ml,一日一次;或遵医嘱。

6. 冰七片(胶囊)

见本章"16. 心力衰竭"。

7. 丹红注射液(滴注液)

见本章"14. 肺源性心脏病"。

8. 通脉灵胶囊

【处方组成】丹参、红花、郁金、地黄、降香、川芎、乳香(制)、没药(制)

【功能主治】活血化瘀,通脉止痛。用于心绞痛和心肌梗死。

【用法用量】口服。一次3粒,一日3次。

【使用注意】孕妇禁用。

9. 利脑心胶囊(片)

【处方组成】赤芍、川芎、丹参、地龙、甘草、葛根、枸杞、红花、九节菖蒲、牛膝、酸枣仁、郁金、远志、泽泻、制何首乌

【功能主治】活血祛瘀,行气化痰,通络止痛。用于气滞血瘀、痰浊阻络所致的胸痹刺痛、绞痛,固定不移,入夜更甚,心悸不宁,头晕头痛;冠心病、心肌梗死、脑动脉硬化、脑血栓见上述证候者。

【用法用量】口服。一次4粒,一日3次,饭后服用。

【使用注意】孕妇慎用。

附:用于心肌梗死的其他中药

1. 冠心苏合丸(胶囊、软胶囊、滴丸)

见本章"15. 心脏病"。

2. 苏合香丸

见本章"15. 心脏病"。

3. 复方丹参片(胶囊、颗粒、滴丸、气雾剂)

见本章"15. 心脏病"。

4. 丹参片(颗粒)

见本章"15. 心脏病"。

5. 丹参滴丸

【功能主治】活血化瘀,理气止痛。用于胸中憋闷,心绞痛。

6. 注射用丹参(丹参注射液)

见本章"15. 心脏病"。

7. 生脉饮(胶囊、颗粒)

见第一章"5. 气管炎和支气管炎"。

8. 心通口服液

见本章"17. 冠心病与心绞痛"。

9. 大株红景天片(胶囊)

见本章"15. 心脏病"。

10. 大株红景天注射液

见本章"15. 心脏病"。

11. 注射用红花黄色素(红花黄色素氯化钠注射液)

见本章"15. 心脏病"。

12. 三七冠心宁胶囊(合剂、滴丸)

见本章"17. 冠心病与心绞痛"。

13. 冠心宁注射液(片)

见本章“17. 冠心病与心绞痛”。

19. 高脂血症

〔基本概述〕

高脂血症是指各种原因导致的血浆中胆固醇(TC)和(或)三酰甘油(TG)升高。实际上高脂血症也泛指包括高低密度脂蛋白、低高密度脂蛋白血症在内的各种血脂异常,包括高胆固醇血症、高三酰甘油血症、混合型血脂异常以及低高密度脂蛋白胆固醇(HDL-C)血症。

高脂血症主要分原发性高脂血症和继发性高脂血症两大类,区分高脂血症是否是继发性意义重大,有继发性病因者应针对病因治疗。原发性高脂血症一般与遗传因素有关,是由于单基因缺陷或多基因缺陷,使参与脂蛋白转运和代谢的受体、酶或载脂蛋白异常所致,或由于环境因素(饮食、营养)和通过未知的机制而致。继发性高脂血症多继发于某些代谢性紊乱疾病,糖尿病、肾病综合征、甲状腺功能减退症、系统性红斑狼疮等系统疾病,以及利尿剂、糖皮质激素等药物均可导致继发性高脂血症。

高脂血症是中老年人常见的疾病之一,也是倍受关注和严重影响中老年人正常生活的疾病。对人体来说,高脂血症的危害很大。高脂血症是动脉粥样硬化的最主要原因,动脉粥样硬化可引起心、脑、血管疾病,其中最常见的一种致命性疾病就是冠心病。大量研究资料表明,高脂血症是脑卒中、冠心病、心肌梗死、心脏猝死等的危险因素。此外,高脂血症还可引起胆石症,所以危害很大。

根据《中国成人血脂异常防治指南》建议,中国成人血清总胆固醇(TC)≥6.22mmol/L,低密度脂蛋白胆固醇(LDL-C)≥4.14mmol/L,高密度脂蛋白胆固醇(HDL-C)≤1.04mmol/L,三酰甘油(TG)≥2.26mmol/L时诊断为高脂血症。

高脂血症根据程度不同,临床表现不一,一般高脂血症者多表现为头晕、神疲乏力、失眠健忘、肢体麻木、胸闷、心悸等,有的患者血脂高但无症状,常常是在体检化验血液时发现高脂血症。另外,高脂血症常常伴随着体重超重与肥胖。高血脂较重时会出现头晕目眩、头痛、胸闷、气短、心慌、胸痛、乏力、口角㖞斜、不能说话、肢体麻木等症状,最终会导致冠心病、脑卒中等严重疾病,并出现相应表现。长期血脂高,脂质在血管内皮沉积所引起的动脉粥样硬化,会引起冠心病和周围动脉疾病等,表现为心绞痛、心肌梗死、脑卒中和间歇性跛行(肢体活动后疼痛)。少数高血脂还可出现角膜弓和高脂血症眼底改变。

高脂血症属中医学的“痰证”“痰浊”“虚损”“胸痹”“眩晕”等范畴。其病因有素体脾虚痰盛;或胃火素旺,饮食不节,恣食肥甘,痰浊内生;或年老体虚,脏气衰减,阴虚痰滞,终致痰积血瘀,化为脂浊,滞留体内而为病。可从肝、肾、脾三脏论治,治以养肝、柔肝、补肾、滋阴之法,常可达到降低血脂的目的。

〔治疗原则〕

高脂血症是心脑血管病发病的危险因素,而许多有关降低胆固醇防治心脑血管病的研究结果表明,降低血浆胆固醇可降低冠心病、脑卒中事件发生的危险性。

由于血脂异常与饮食和生活方式有密切关系,所以饮食治疗和改善生活方式是血脂异常治疗的基础措施。无论是否进行药物调脂治疗都必须坚持控制饮食和改善生活方式。现代医学对本病的治疗,主要采用饮食疗法,以低脂低糖食物为主,无效时可适当加用一些降脂药物。

临床上供选用的调脂药物可分为:①羟甲基戊二酰辅酶A还原酶抑制剂(他汀类);②贝特类(贝丁酸类);③烟酸类;④其他。

他汀类能显著降低TC、LDL-C和ApoB,也降低TG水平和轻度升高HDL-C。此外,还可能具有抗炎、保护血管内皮功能等作用,这些作用可能与冠心病事件减少有关。

贝特类亦称苯氧芳酸类药物,此类药物主要降低血浆TG和提高HDL-C水平,促进胆固醇的逆向转运,并使LDL亚型由小而密颗粒向大而疏松颗粒转变。

烟酸类:烟酸属B族维生素,当用量超过作为维生素作用的剂量时,可有明显的降脂作用。已知烟酸增加ApoAI和ApoAⅡ的合成。烟酸有速释剂和缓释剂两种,临床主要应用缓释剂型。

其他:①胆酸螯合剂:主要阻碍胆酸的肠肝循环,促进胆酸随大便排出,阻断胆汁酸中胆固醇的重吸收。通过反馈机制刺激肝细胞膜表面的LDL受体,加速血液中LDL清除,结果使血清LDL-C水平降低。②胆固醇吸收抑制剂:依折麦布口服后有效地抑制胆固醇和植物固醇的吸收,减少胆固醇向肝脏的释放,加速LDL的代谢。③普罗布考:此药通过掺入到脂蛋白颗粒中影响脂蛋白代谢,而产生调脂作用。可使血浆TC、LDL-C降低,但也明显降低HDL-C。主要适用于高胆固醇血症,尤其是纯合子型家族性高胆固醇血症。

〔用药精选〕

一、西药

1. 辛伐他汀 Simvastatin

本品为常用有效的降血脂药。能使高脂血症血清、肝脏、主动脉中胆固醇、极低密度脂蛋白胆固醇、低密度脂蛋白胆固醇水平降低,中度降低血清三酰甘油水平和增高血高密度脂蛋白水平。由此产生对动脉粥样硬化和冠心病的防治作用。

【适应证】①高脂血症:对于原发性高胆固醇症、杂合子家族性高胆固醇血症或混合性高胆固醇血症患者，当饮食控制及其他非药物治疗不理想时，辛伐他汀可用于降低升高的总胆固醇、低密度脂蛋白胆固醇、载脂蛋白 B 和三酰甘油。且辛伐他汀升高高密度脂蛋白胆固醇，从而降低低密度脂蛋白/高密度脂蛋白和总胆固醇/高密度脂蛋白的比率。对于纯合子家族性高胆固醇血症患者，当饮食控制及非饮食疗法不理想时，辛伐他汀可用于降低升高的总胆固醇、低密度脂蛋白胆固醇和载脂蛋白 B。②冠心病：对于冠心病合并高胆固醇血症的患者，辛伐他汀适用于：a. 减少死亡的危险性。b. 减少冠心病死亡及非致死性心肌梗死的危险性。c. 减少卒中和短暂性脑缺血的危险性。d. 减少心肌血管再通手术（冠状动脉搭桥术及经皮气囊冠状动脉成形术）的危险性。e. 延缓冠状动脉粥样硬化的进程，包括减低新病灶及全堵塞的形成。

【不良反应】常见恶心、腹泻、皮疹、消化不良、瘙痒、脱发、眩晕；罕见肌痛，胰腺炎，感觉异常，外周神经病变，血清门冬氨酸氨基转移酶显著和持续升高，横纹肌溶解，肝炎，黄疸，血管神经性水肿，脉管炎，血小板减少症，嗜酸粒细胞增多，关节痛，光敏感性，发热，潮红，呼吸困难等。

【禁忌】对本品过敏、活动性肝脏疾病或无法解释的血清氨基转移酶持续升高患者禁用。

【孕妇及哺乳期妇女用药】妊娠期妇女禁用本品。服用辛伐他汀的妇女不宜给予母乳。

【儿童用药】已经建立在 10～17 岁的杂合子家族性高胆固醇血症的儿童中使用本品的安全性。

【用法用量】口服。高胆固醇血症：初始剂量一次 10～20mg，晚间顿服。心血管事件高危人群推荐初始剂量一次 20～40mg，晚间顿服。调整剂量应间隔 4 周以上。

纯合子家族性高胆固醇血症：推荐一次 40mg，晚间顿服；或一日 80mg，分早晨 20mg、午间 20mg 和晚间 40mg 服用。

杂合子家族性高胆固醇血症的儿童（10～17 岁）：推荐初始剂量一日 10mg，晚间顿服。最大剂量为 40mg，应按个体化调整剂量。

【制剂】辛伐他汀片（分散片、咀嚼片、胶囊、干混悬剂、滴丸）

2. 洛伐他汀 Lovastatin

本品在体内竞争性地抑制胆固醇合成过程中的限速酶羟甲戊二酰辅酶 A 还原酶，使胆固醇的合成减少，也使低密度脂蛋白受体合成增加，主要作用部位在肝脏，结果使血胆固醇和低密度脂蛋白胆固醇水平降低，由此对动脉粥样硬化和冠心病的防治产生作用。本品还降低血清三酰甘油水平和增高血高密度脂蛋白水平。

【适应证】用于治疗高胆固醇血症和混合型高脂血症。

【不良反应】①常见：胃肠道不适、腹泻、胀气，其他还有头痛、皮疹、头晕、视觉模糊和味觉障碍。②偶可引起血氨基转移酶可逆性升高。因此需监测肝功能。③少见：阳痿、失眠。④罕见：肌炎、肌痛、横纹肌溶解，表现为肌肉疼痛、乏力、发热，并伴有血肌酸磷酸激酶升高、肌红蛋白尿等，横纹肌溶解可导致肾衰竭，但较罕见。⑤有报道发生过肝炎、胰腺炎及过敏反应如血管神经性水肿。

【禁忌】对洛伐他汀过敏、活动性肝病、不明原因血氨基转移酶持续升高的患者禁用。

【孕妇及哺乳期妇女用药】不推荐使用。

【老年用药】老年患者需根据肝肾功能调整剂量。

【用法用量】口服。成人一次 10～20mg，一日一次，晚餐时服用。剂量可按需要调整，但最大剂量不超过一日 80mg。

【制剂】①洛伐他汀片；②洛伐他汀分散片；③洛伐他汀胶囊

3. 普伐他汀钠 Pravastatin Sodium

本品为调节血脂药及抗动脉粥样硬化药。本品可逆性地抑制 HMG-COA 还原酶，从而抑制胆固醇的生物合成。并且通过抑制 LDL-C 的前体一极低密度脂蛋白（VLDL-C）在肝脏中的合成从而抑制 LDL-C 的生成。

【适应证】适用于饮食限制仍不能控制的原发性高胆固醇血症或合并有高三酰甘油血症患者（Ⅱa 和Ⅱb 型）。

【不良反应】常见：腹泻、胀气、眩晕、头痛、恶心、皮疹；少见阳痿、失眠；罕见：肌痛、肌炎、横纹肌溶解（肌肉疼痛，发热，乏力常伴血肌酸磷酸激酶增高）。

【禁忌】对本品过敏、活动性肝病、肝功能试验持续升高者禁用。

【孕妇及哺乳期妇女用药】禁用。

【儿童用药】18 岁以下患者暂不推荐使用。

【老年用药】高龄者应考虑随年龄增长而引起的肾功能降低，应定期进行血液检查。

【用法用量】口服。初始剂量一次 10～20mg，睡前顿服。最大剂量一日 40mg。

【制剂】①普伐他汀钠片；②普伐他汀钠胶囊

4. 非诺贝特 Fenofibrate

本品通过抑制极低密度脂蛋白和三酰甘油的生成并同时使其分解代谢增多，降低血低密度脂蛋白、胆固醇和三酰甘油；还使载脂蛋白 AⅠ和 AⅡ生成增加，从而增高高密度脂蛋白。本品尚有降低正常人及高尿酸血症患者的血尿酸作用。

【适应证】本品用于治疗成人饮食控制疗法效果不理想的高脂血症，其降三酰甘油及混合型高脂血症作用较胆固醇作用明显。

【不良反应】少数患者服药后有胃肠道不适、嗳气或一过性 ALT、AST 及 BUN 升高；偶有口干、胃纳减退、大便次数增多、腹胀、皮疹、头痛、眩晕及疲乏；罕有肌炎、肌痛和明显的 CPK 增高。出现可疑肌病或 CPK 明显增高的患者应停用本品。如果感到肌肉疼痛，肌肉无力，应立即停药，并与医生取得联系。

【禁忌】对非诺贝特过敏、有胆囊疾病史、患胆石症、严重肾功能不全、肝功能不全、原发性胆汁性肝硬化或不明原因的肝功能持续异常、有出血倾向患者禁用。

【孕妇及哺乳期妇女用药】孕妇及哺乳期妇女禁用。

【儿童用药】儿童禁用。

【老年用药】如有肾功能不良时,须适当减少本品用药剂量。

【用法用量】口服。成人一次 0.1g,一日 3 次,待血脂明显下降后改用维持量,一次 0.1g,一日 1~2 次。为减少胃部不适,可与饮食同服。

【制剂】非诺贝特片(分散片、咀嚼片、胶囊、缓释胶囊、胶丸、缓释小丸、微粉颗粒)

5. 吉非罗齐 Gemfibrozil

本品属降血脂药。本品降低血三酰甘油而增高血高密度脂蛋白浓度,虽可轻度降低血低密度脂蛋白胆固醇血浓度,但在Ⅳ型高脂蛋白血症可能使低密度脂蛋白有所增高。

【适应证】用于高脂血症。适用于严重Ⅳ或Ⅴ型高脂蛋白血症、冠心病危险性大而饮食控制、减轻体重等治疗无效者。也适用于Ⅱb 型高脂蛋白血症、冠心病危险性大而饮食控制、减轻体重、其他血脂调节药物治疗无效者。

鉴于本品对人类有潜在致癌的危险性,使用时应严格限制在指定的适应证范围内,且疗效不明显时应及时停药。

【不良反应】①常见胃肠道不适,如消化不良、厌食、恶心、呕吐、饱胀感等,其他较少见的有头痛、头晕、乏力、皮疹、瘙痒、阳痿等。②偶有胆石症或肌炎(肌痛、乏力)。本品属氯贝丁酸衍生物,可引起肌炎、肌病和横纹肌溶解综合征,表现为肌痛合并血肌酸磷酸激酶升高、肌红蛋白尿,并可导致肾衰竭,但较罕见。患有肾病综合征及其他肾损害而导致血白蛋白减少或甲状腺功能亢进患者,发生肌病的危险性增加。③偶有肝功能试验(血氨基转移酶、乳酸脱氢酶、胆红素、碱性磷酸酶增高)异常,但停药后可恢复正常。④偶有轻度贫血及白细胞计数减少,但长期应用又可稳定,个别有严重贫血、白细胞减少、血小板减少和骨髓抑制。

【禁忌】对吉非罗齐过敏、胆囊疾病、胆石症、肝功能不全或原发性胆汁性肝硬化、严重肾功能不全、肾病综合征引起血清蛋白减少的患者禁用。

【孕妇及哺乳期妇女用药】孕妇禁用。哺乳期妇女不宜服用本品。

【儿童用药】儿童慎用。

【老年用药】肾功能减退的老年人应适当减量。

【用法用量】口服。成人一次 0.3~0.6g,一日 2 次,早餐及晚餐前 30 分钟服用。

肾功能不良:请遵医嘱。

【制剂】①吉非罗齐片;②吉非罗齐胶囊

6. 氯贝丁酯胶囊 Clofibrate Capsules

本品属降血脂药,通过降低极低密度脂蛋白,达到降血脂的目的。

【适应证】用于高脂血症。其降三酰甘油作用较降胆固醇作用明显。

鉴于本品对人类有潜在致癌的危险性,使用时应严格限制在指定的适应范围内,且疗效不明显时应及时停药。

【不良反应】①长期用本品使胆石症胆囊疾患加剧而需手术。②有增加周围血管病、肺栓塞、血栓性静脉炎、心绞痛、心律失常和间歇性跛行发生的危险。③偶见胸痛、气短、心绞痛;血肌酸磷酸激酶和血清氨基转移酶增加,但并非由于心肌梗死。④常见腹泻与恶心:较少见,心律失常;白细胞减少或贫血而有发热、寒战、声哑、背痛、排尿困难;因肾毒性作用而见血尿、尿少、足与下肢浮肿。⑤少见但持续存在须加以注意的有:流感样综合征(肌痛、乏力,常见于肾病患者,并常伴有肌酸磷酸激酶和血氨基转移酶增高),头痛、胃痛、性功能减退、呕吐等。⑥可降低非致命性心肌梗死发生率,但并不一定减少心血管病的死亡率和致命性心肌梗死的发生。本品有增加非心血管原因引起死亡的危险。

【禁忌】对氯贝丁酯过敏、原发性胆汁性肝硬化、肝肾功能不全的患者禁用。

【孕妇及哺乳期妇女用药】禁用。

【老年用药】肾功能减退的老年人应适当减量。

【用法用量】口服。成人一次 0.25~0.5g,一日 3~4 次。为减少胃肠道反应,本品宜与饮食同进,开始时宜采用小剂量,以后逐渐增量,但在治疗的第 1 个月内应达到规定剂量,停药时最好也采取递减方式;有时在开始服药的第一个月内疗效不显著,继续服用可见效,需长期服用。停药后,血清胆固醇和三酰甘油可能回升甚至超过原有水平,故应采用饮食控制疗法并监测血脂至稳定。治疗 3 个月无效即应停药,但治疗结节性黄色瘤可能需时一年。肝肾功能不全的患者,用药需减量。

7. 阿托伐他汀钙 Atorvastatin Calcium

本品通过抑制 HMG-CoA 还原酶和胆固醇在肝脏的生物合成而降低血浆胆固醇和低密度脂蛋白胆固醇水平,中度降低血清三酰甘油水平和增高血高密度脂蛋白水平。由此对动脉粥样硬化和冠心病的防治产生作用。

【适应证】用于治疗高胆固醇血症和混合型高脂血症;冠心病和脑卒中的防治。

【不良反应】常见:胃肠道不适(便秘,胃胀气,消化不良,腹痛),头痛,头晕,感觉异常,失眠,皮疹,瘙痒,视觉模糊,味觉障碍。少见:厌食,呕吐,血小板减少症,脱发,高糖血症,低糖血症,胰腺炎,外周神经病,阳痿。罕见:肝炎,胆汁淤积性黄疸,肌炎,肌痛,横纹肌溶解(表现为肌肉疼痛,乏力,发热,并伴有血肌酸激酶升高,肌红蛋白尿等)。

【禁忌】对本品过敏、活动性肝脏疾病及血清 AST 及 ALT 持续超过正常上限 3 倍且原因不明、肌病患者禁用。

【孕妇及哺乳期妇女用药】孕期和哺乳期妇女禁用阿托伐他汀钙。

【儿童用药】儿童中使用经验仅限少数严重血脂紊乱者,推荐初始剂量为一日 10mg,最大剂量可一日 80mg。尚无对儿童生长发育的安全性资料。

【老年用药】老年患者需根据肝肾功能调整剂量。

【用法用量】口服。原发性高胆固醇血症和混合型高脂血症：初始剂量一日 10mg。

杂合子型家族性高胆固醇血症：初始剂量为一次 10mg，一日一次。逐步加量（间隔 4 周）至 40mg，如仍不满意，可将剂量增加至一次 80mg，一日一次或加用胆酸螯合剂。

纯合子型家族性高胆固醇血症：一次 10～80mg，一日一次。

预防性用于存在冠心病危险因素的患者，一日 10mg，一日一次。

【制剂】①阿托伐他汀钙片；②阿托伐他汀钙分散片；③阿托伐他汀钙胶囊

8. 氟伐他汀钠 Fluvastatin Sodium

本品是降胆固醇药物。本品的作用部位在肝脏，具有抑制内源性胆固醇的合成，降低肝细胞内胆固醇的含量，刺激低密度脂蛋白（LDL）受体的合成，提高 LDL 微粒的摄取，降低血浆总胆固醇浓度的作用。

【适应证】用于饮食治疗未能完全控制的原发性高胆固醇血症和原发性混合型血脂异常（FredricksonⅡa 和Ⅱb 型）。

【不良反应】①发生率 1% 以上：失眠、恶心、腹痛、头痛、消化不良。②发生率 0.5～0.9%：窦炎、胀气、感觉减退、牙病、尿路感染、转氨酶升高。③过敏反应：皮疹、荨麻疹，极罕见皮肤反应、血小板减少症、血管性水肿、面部水肿、血管炎和红斑狼疮样反应。

【禁忌】已知对氟伐他汀或药物的其他任何成分过敏、活动性肝病、持续的不能解释的转氨酶升高、严重肾功能不全的患者禁用。

【孕妇及哺乳期妇女用药】孕妇、哺乳期妇女禁用。育龄妇女只有在采取足够的避孕措施下方可使用。

【儿童用药】儿童长期应用的安全性未确定，不推荐使用。

【老年用药】无证据显示老年患者的耐受性降低或需要调整剂量。

【用法用量】在开始本品治疗前及治疗期间，患者必须坚持低胆固醇饮食。推荐剂量为每日晚间 20～40mg 顿服。

【制剂】①氟伐他汀钠片；②氟伐他汀钠缓释片；③氟伐他汀钠胶囊

9. 瑞舒伐他汀钙 Rosuvastatin Calcium

瑞舒伐他汀是一种选择性 HMG-CoA 还原酶抑制剂。本品被肝脏摄取率高，并具有选择性，肝脏是降低胆固醇的作用靶器官。

【适应证】用于混合型血脂异常症，原发性高胆固醇血症，纯合子家族性高胆固醇血症。

【不良反应】主要为头痛，头晕眼花，便秘，恶心呕吐，腹痛，肌痛，肌病，以及虚弱乏力等，罕见肌病和横纹肌溶解。这些不良反应的发生率均较低，且一般是轻度和暂时的。

【禁忌】对本品中任何成分过敏、活动性肝病、原因不明的血清转氨酶持续升高、任何一种血清转氨酶水平升至正常范围的上限 3 倍、肌肉疾病、严重肾功能损害（肌酐清除率 < 30ml/min）、同时接受环孢素治疗的患者禁用。

【孕妇及哺乳期妇女用药】妊娠、哺乳、有可能怀孕而未采用适当避孕措施的妇女禁用。如果患者在使用本品期间怀孕，应立即停止治疗。瑞舒伐他汀在大鼠的乳汁中有分泌，没有和人乳汁中分泌相关的数据。

【儿童用药】儿童用药的经验仅限于少量患有纯合子家族性高胆固醇血症的小儿患者（8 岁或以上）。目前不建议儿科使用本品。儿童用药应由专门医师监督使用。

【老年用药】老年患者可以使用本品，并且不需做剂量调整。

【用法用量】口服。本品可在一日中任何时候给药，可在进食或空腹时服用。一次 10mg，一日一次，大多数患者可以控制在这一剂量。4 周后如有必要，可以调整到一次 20mg，一日一次。

患有严重高胆固醇血症（包括家族性高胆固醇血症）的患者，在使用上述剂量不足以达到治疗效果时，可以调整到一次 40mg，一日一次。

【制剂】①瑞舒伐他汀钙片；②瑞舒伐他汀钙分散片；③瑞舒伐他汀钙胶囊

10. 匹伐他汀钙片 Pitavastatin Calcium Tablets

本品通过拮抗胆固醇生合成途径中的限速酶—HMG-CoA 还原酶，从而阻碍肝脏的胆固醇生合成。促进肝脏中低密度脂蛋白（LDL）受体的表达和 LDL 由血液进入肝脏，因此降低总胆固醇。此外，持续抑制肝脏内胆固醇的生物合成，减少向血液中分泌极低密度脂蛋白（VLDL），降低血浆中的三酰甘油。

【适应证】用于高脂血症和家族性高胆固醇血症的治疗。

【不良反应】主要有腹痛、药疹、倦怠感、麻木、瘙痒等。与临床检查值相关的异常主要是 γ-GTP 上升、CK（CPK）上升、血清 ALT（GPT）上升、血清 AST（GOT）上升等。

重大的不良反应：①横纹肌溶解症：易引起肌肉痛、乏力，检查发现 CK（CPK）上升，血和尿中的肌红蛋白上升等，并伴随有急性肾功能损害。②肌病：出现全身肌肉痛、肌肉压痛及显著的 CK（CPK）上升。③肝功能损害、黄疸：会引起伴有 AST（GOT）、ALT（GPT）显著上升的肝功能损害、黄疸，因此需进行定期的肝功能检查，发现异常时立即停止给药。

【禁忌】对本品过敏、严重肝功能障碍或胆管闭塞、正服用环孢霉素的患者禁用。

下列患者原则上禁止使用，但在必要时可以慎用：临床检查肾功能异常同时服用本品和苯氧乙酸类药物，只在不得已时才可使用。

【孕妇及哺乳期妇女用药】孕妇、准备受孕妇女、哺乳期妇女禁止使用。

【老年用药】老年人生理功能下降，出现不良反应时应注意减少用药量。有报道表明,老年人容易发生横纹肌溶解症。

【用法用量】成人一次1~2mg,一日一次,饭后口服。根据年龄、病情可酌情增减药量,低密度脂蛋白值下降不明显时,可考虑增加药量,一日最大用药量为4mg。

11. 苯扎贝特 Bezafibrate

本品为氯贝丁酸衍生物类血脂调节药。本品降低血三酰甘油的作用比降低血胆固醇为强,也使高密度脂蛋白升高。此外本品尚可降低血纤维蛋白原。

【适应证】用于治疗高三酰甘油血症、高胆固醇血症、混合型高脂血症。

【不良反应】①常见胃肠道不适,如消化不良、厌食、恶心、呕吐、饱胀感、胃部不适等,较少见的有头痛、头晕、乏力、皮疹、瘙痒、阳痿、贫血及白细胞计数减少等。②偶有胆石症或肌炎(肌痛、乏力)。本品属氯贝丁酸衍生物,有可能引起肌炎、肌病和横纹肌溶解综合征,导致血肌酸磷酸激酶升高。横纹肌溶解主要表现为肌痛合并血肌酸磷酸激酶升高、肌红蛋白尿,并可导致肾衰竭,但较罕见。患有肾病综合征及其他肾损害而导致血白蛋白减少或甲状腺功能亢进患者,发生肌病的危险性增加。③偶有血氨基转移酶增高。

【禁忌】对苯扎贝特过敏、胆囊疾病、胆石症、肝功能不全或原发性胆汁性肝硬化、严重肾功能不全、肾病综合征患者禁用。

【孕妇及哺乳期妇女用药】孕妇不推荐使用。哺乳期妇女不宜服用。

【儿童用药】儿童服用本品的疗效及安全性,目前尚无实验研究加以证实,故不宜应用。

【老年用药】老年人应根据肝肾功能状态调节用药剂量。如有肾功能不良时,需适当减少本品用药量。

【用法用量】口服。成人一次200~400mg,一日3次。可在饭后或与饭同服。疗效佳者维持量可一次400mg,一日2次。

肾功能障碍患者:请遵医嘱。

【制剂】①苯扎贝特片;②苯扎贝特缓释片;③苯扎贝特胶囊

12. 阿昔莫司 Acipimox

阿昔莫司为烟酸的衍生物,能抑制游离脂肪酸从脂肪组织释放,降低血中极低密度(VLDL)和低密度(LDL)脂蛋白浓度,降低三酰甘油和总胆固醇水平。

【适应证】用于高三酰甘油血症(Ⅳ型高脂蛋白血症);高胆固醇血症(Ⅱa型高脂蛋白血症);高三酰甘油和高胆固醇血症(Ⅱb型,Ⅲ型及Ⅴ型高脂蛋白血症)。

【不良反应】常见面部潮红;少见头痛;偶见恶心、呕吐、胃部不适、腹痛、腹泻;极少数发生过敏反应,皮疹、荨麻疹、哮喘、低血压。

【禁忌】对本品过敏、消化性溃疡患者禁用。

【孕妇及哺乳期妇女用药】禁用。

【儿童用药】禁用。

【用法用量】口服。一次250mg,一日2~3次,餐后服用。Ⅳ型高脂血症:一次0.25g,一日2次;Ⅱb、Ⅲ及Ⅴ型高脂血症:一次0.25g,一日3次。根据血中三酰甘油及胆固醇水平调整剂量,一日总量不超过1200mg,餐后服用。

肾功能不全患者应根据肌酐清除率水平而调整剂量:请遵医嘱。

【制剂】①阿昔莫司分散片;②阿昔莫司胶囊

13. 维生素E Vitamin E

维生素E是一种基本营养素。作为重要的抗氧化剂,有清除自由基和消除细胞内脂褐素沉积的作用,可防止机体细胞因氧化而破坏,以延缓组织细胞的衰老过程,能改善脂质代谢,促进心血管健康,防止动脉硬化症的发生。

【适应证】①未成熟儿及低出生体重婴儿常规应用本品,可预防维生素E缺乏引起的溶血性贫血,并可减轻由于氧中毒所致的球后纤维组织形成(可致盲)及支气管-肺系统发育不良。但亦有人认为上述作用尚需进一步研究证实。②用于进行性肌营养不良的辅助治疗。③可用于预防心脑血管疾病。降低血浆胆固醇水平、抑制平滑肌细胞增殖、抑制血小板粘连和聚集等,这些作用的整体效果是预防动脉粥样硬化,包括冠状动脉硬化和脑动脉硬化等。④其他:还能够促进性激素分泌,使男子精子活力和数量增加,使女子雌性激素浓度增高,提高生育能力,预防流产。

【不良反应】①长期大量(每日量400~800mg)服用,可引起视力模糊、乳腺肿大、腹泻、头晕、流感样综合征、头痛、恶心及胃痉挛、乏力软弱。②长期服用超量(一日量大于800mg),对维生素K缺乏患者可引起出血倾向,改变内分泌代谢(甲状腺、垂体和肾上腺),改变免疫机制,影响性功能,并有出现血栓性静脉炎或栓塞的危险。

【禁忌】对本品过敏者禁用。当药品性状发生改变时禁止使用。

【孕妇及哺乳期妇女用药】孕妇摄入正常膳食时,尚未发现有确切的维生素E缺乏,维生素E能部分通过胎盘,胎儿仅获得母亲血药浓度的20%~30%,故低出生体重婴儿,出生后可因贮存少而致本品缺乏。

【用法用量】口服。成人一次50~100mg,一日2~3次,或遵医嘱。小儿一日1mg/kg,早产儿一日15~20mg。慢性胆汁郁积婴儿每日口服水溶性维生素E制剂15~25mg。

【制剂】维生素E片(胶丸、软胶囊、注射液)

14. 维生素E烟酸酯胶囊(软胶囊、胶丸、颗粒)Vitamin E Nicotinicate Capsules

维生素E可防止膜及其多价不饱和脂酸受自由基损伤。保护红细胞免于溶血,保护神经与肌肉免受氧自由基损伤,维持神经、肌肉的正常发育与功能,亦可能为某些酶系统的辅助因子;烟酸为脂质氨基酸、蛋白、嘌呤代谢、组织呼吸的氧化作用和糖原分解所必需,可减低辅酶A的利用,通过抑制极低密度脂蛋白(VLDL)的合成而影响血中胆固醇的运载。

【适应证】用于高脂血症及动脉粥样硬化的防治。

【不良反应】可有颈、面部感觉温热，皮肤发红、头痛等反应，亦可出现严重皮肤潮红、瘙痒、胃肠道不适。

【禁忌】对本品过敏、活动性溃疡患者禁用。

【孕妇及哺乳期妇女用药】孕妇禁用。

【儿童用药】2 岁以下小儿胆固醇为正常发育所需，不推荐应用烟酸降低血脂。

【用法用量】口服。一次 100 ~ 200mg，一日 3 次。

15. 普罗布考 Probucol

本品为血脂调节药，具有抗动脉粥样硬化作用，对血三酰甘油的影响小，有显著的抗氧化作用，延缓动脉粥样硬化斑块的形成，消退已形成的动脉粥样硬化斑块。

【适应证】用于治疗高胆固醇血症。

【不良反应】常见腹泻，胀气，腹痛，恶心，呕吐；少见头痛，头晕，感觉异常，失眠，耳鸣，皮疹，皮肤瘙痒等；罕见心电图 Q-T 间期延长，室性心动过速，血小板减少；有发生血管神经性水肿的报道。

【禁忌】对本品过敏、近期心肌损害（如心肌梗死）、严重室性心律失常、心源性晕厥或不明原因晕厥、Q-T 间期延长或正在使用延长 Q-T 间期的药物、血钾或血镁过低患者禁用。

【孕妇及哺乳期妇女用药】不推荐用于孕妇及哺乳期妇女。

【儿童用药】儿童不宜应用。

【老年用药】肾功能减退时本品剂量应减少。本品用于 65 岁以上老年人，其降胆固醇和低密度脂蛋白胆固醇的效果较年轻患者更为显著。

【用法用量】口服。一次 0.5g，一日 2 次，早、晚餐时服用。

【制剂】普罗布考片

16. 依折麦布 Ezetimibe

本品是一种强效降脂药物，附着于小肠绒毛刷状缘，抑制胆固醇的吸收，降低小肠中的胆固醇向肝脏中的转运，使得肝脏胆固醇贮量降低从而增加血液中胆固醇的清除。抑制小肠对胆固醇吸收的 54%。

【适应证】用于原发性高胆固醇血症、纯合子家族性高胆固醇血症、纯合子谷甾醇血症。

【不良反应】①单独应用本品：常见腹痛、腹泻、肠胃气胀、疲倦。②与他汀类联合应用：常见头痛、肌痛、乏力、周围性水肿、ALT 升高、AST 升高。③与非诺贝特联合用药：常见腹部疼痛。

【禁忌】对本品过敏、活动性肝病、不明原因的血清 AST 及 ALT 持续升高的患者禁用。

【孕妇及哺乳期妇女用药】孕妇慎用。除非能够证明其潜在益处大于对婴儿的潜在的危险性，本品不宜用于哺乳期妇女。

【儿童用药】不推荐 10 岁以下儿童应用本品。

【用法用量】口服。成人一次 10mg，一日一次。可单独服用或与他汀类联合应用或与非诺贝特联合应用。本品可在一日之内任何时间服用，可空腹或与食物同时服用。

患者在接受本品治疗的过程中，应坚持适当的低脂饮食。

【制剂】依折麦布片

17. 藻酸双酯钠 Alginic Sodium Diester

本品系以海藻提取物为原料制得的多糖类化合物，能明显降低血液黏度，改善微循环。本品能使凝血酶失活，抑制由于血管内膜受损、腺苷二磷酸（ADP）和凝血酶激活等所致的血小板聚集，具有抗凝血的作用。本品应用后还能使血浆中总胆固醇、三酰甘油和低密度脂蛋白（LDL）的含量降低，高密度脂蛋白（HDL）的水平升高，具有降血脂的作用。

【适应证】缺血性心、脑血管病（脑血栓、脑栓塞、冠心病）和高脂血症。

【不良反应】不良反应的发生率为 5% ~ 23%，可有发热、白细胞及血小板减少、血压降低、肝功能及心电图异常、子宫或眼结膜下出血、过敏反应、头痛、心悸、烦躁、乏力、嗜睡等。

【禁忌】对本品过敏、有出血性疾病或出血倾向、严重肝肾功能不全患者禁用。

【用法用量】①口服。一次 50 ~ 100mg，一日 2 ~ 3 次。

②静脉滴注。成人按体重一次 1 ~ 3mg/kg，临用前溶于 250 ~ 500ml 生理盐水中，缓慢滴注（滴速应不大于 0.75mg/kg/小时），一日一次，10 ~ 14 日为一疗程。一日最大用量不能超过 150mg。

【制剂】①藻酸双酯钠片；②注射用藻酸双酯钠；③藻酸双酯钠氯化钠注射液

附：用于高脂血症的其他西药

1. 多廿烷醇片 Policosanol Tablets

【适应证】为降胆固醇药物，适用于Ⅱa（总胆固醇及 ldl-c 升高）和Ⅱb（总胆固醇、ldl-c 三酰甘油升高）的高脂血症患者。

2. 泛硫乙胺片 Pantethine Tablets

【适应证】可用于高脂血症的治疗。

3. 烟酸 Nicotinic Acid

【适应证】主要用于防治糙皮病等烟酸缺乏病。也用作血管扩张药，治疗高脂血症等。烟酸缓释片主要用于高胆固醇血症的辅助治疗。

4. 蛹油 α-亚麻酸乙酯胶丸 Bombyx Mori Oil Ethyl Linolenate Soft Capsules

【适应证】本品降低三酰甘油，适用于高脂血症，也用于慢性肝炎的治疗。

5. 盐酸考来维仑 Colesevelam Hydrochloride

【适应证】可以用于降血脂，减肥。

6. 考来烯胺 Cholestyramine

【适应证】本品可用于Ⅱα型高脂血症,高胆固醇血症。本品降低血浆总胆固醇和低密度脂蛋白浓度,对血清三酰甘油浓度无影响或使之轻度升高,因此,对单纯三酰甘油升高者无效。

7. 考来替泊 Colestipol

见本章“17. 冠心病和心绞痛”。

8. 胆碱 Choline

见本章“20. 动脉硬化”。

9. 烟酸缓释片 Nicotinic Acid Sustained - release Tablets

【适应证】用于限制饱和脂肪和胆固醇的摄入及采用其他非药物措施效果不佳时的辅助治疗。

10. 大豆磷脂散 Soya Lecithin Powder

【适应证】用于高血脂高胆固醇动脉硬化的治疗。

二、中药

1. 血脂康胶囊(片)

【处方组成】红曲

【功能主治】除湿祛痰,活血化瘀,健脾消食。用于脾虚痰瘀阻滞所致的气短,乏力,头晕,头痛,胸闷,腹胀,食少纳呆等;高脂血症;也可用于由高脂血症及动脉粥样硬化引起的心脑血管疾病的辅助治疗。

【用法用量】口服。一次2粒,一日2次,早,晚餐后服用;轻、中度患者一日2粒,晚饭后服用。或遵医嘱。

2. 降脂灵颗粒(片、分散片)

【处方组成】制何首乌、枸杞子、黄精、山楂、决明子、桑寄生、木香、泽泻(盐制)

【功能主治】滋补肝肾,养血明目。用于肝肾阴虚之头晕目眩,须发早白等,对高脂血症,高血压,冠心病亦有效。

【用法用量】口服。一次3~5g,一日3次。

3. 脂脉康胶囊

【处方组成】普洱茶、刺五加、山楂、莱菔子、荷叶、葛根、菊花、黄芪、黄精、何首乌、茺蔚子、杜仲、大黄(酒制)、三七、槐花、桑寄生

【功能主治】消食,降脂,通血脉,益气血。用于瘀浊内阻,气血不足所致的动脉硬化症,高脂血症。

【用法用量】口服。一次5粒,一日3次。

4. 绞股蓝总苷片(分散片、胶囊、软胶囊、颗粒、滴丸、口服液)

【处方组成】绞股蓝总苷

【功能主治】益气健脾,祛痰降脂。用于高脂血症,症见心悸气短,胸闷肢麻,眩晕头痛,健忘耳鸣,自汗乏力,脘腹胀满等,或心脾气虚、痰阻血瘀者。

【用法用量】口服。一次2~3片,一日3次。

5. 脂必妥片(咀嚼片、胶囊)

【处方组成】红曲

【功能主治】健脾消食,除湿祛痰,活血化瘀。用于脾瘀阻滞,症见气短,乏力,头晕,头痛,胸闷,腹胀,食少纳呆等;高脂血症;也可用于高脂血症及动脉粥样硬化引起的其他心脑血管疾病的辅助治疗。

【用法用量】口服。一次3片,一日2次,早晚饭后服用或遵医嘱。

6. 荷丹片(胶囊)

【处方组成】荷叶、丹参、山楂、番泻叶、盐补骨脂

【功能主治】化痰降浊,活血化瘀。用于高脂血症属痰浊挟瘀证候者。

【用法用量】口服。糖衣片一次5片,薄膜衣片一次2片,一日3次。饭前服用。8周为一个疗程,或遵医嘱。

【使用注意】孕妇禁用。

7. 血脂宁丸

【处方组成】决明子、山楂、荷叶、制何首乌

【功能主治】化浊降脂,润肠通便。用于痰浊阻滞型高脂血症,症见头昏胸闷、大便干燥。

【用法用量】口服。一次2丸,一日2~3次。

【使用注意】严重胃溃疡、胃酸分泌多者禁用或慎用。

8. 血脂灵片(胶囊)

【处方组成】泽泻、决明子、山楂、制何首乌

【功能主治】化浊降脂,润肠通便。用于痰浊阻滞型高脂血症,症见头昏胸闷、大便干燥。

【用法用量】口服。一次4~5片,一日3次。

9. 苏子油软胶囊

【处方组成】苏子油

【功能主治】行气消痰,降脂通脉。用于高脂血症,中医辨证为痰涎阻遏证者。症见头重如裹,胸闷,呕恶痰涎,肢麻沉重;高胆固醇血症,高三酰甘油血症,混合高脂血症。

【用法用量】口服。一次4粒,一日2次,早、晚餐后半小时服用。

10. 五加芪菊颗粒

【处方组成】刺五加、菊花、黄芪、山楂、麦芽

【功能主治】益气健脾,消食导滞。用于脾虚食滞所致的高脂血症。

【用法用量】开水冲服。一次10g,一日2~3次。

11. 月芝软胶囊

【处方组成】灵芝、月见草油、大豆磷脂

【功能主治】利湿化痰,补益气血。用于高脂血症,高血压,糖尿病。

【用法用量】口服。治疗量一次3-4粒,一日3次。预防量一次2粒,一日2次。

12. 通脉降脂片(胶囊、咀嚼片、颗粒)

见本章“17. 冠心病与心绞痛”。

13. 调脂片

【处方组成】制何首乌、决明子、茵陈、水蛭、山楂、大黄、郁金

【功能主治】滋肾清肝，化痰祛瘀。用于证属肝肾阴虚、痰瘀内阻的原发性高脂血症。

【用法用量】口服。一次5片，一日3次，饭后服用。

【使用注意】孕妇禁用。

14. 乌杞调脂口服液

【处方组成】制何首乌、枸杞子、决明子、菊花、红花、山楂、陈皮

【功能主治】滋补肝肾，活血通络。用于肝肾阴虚兼血淤证之高脂血症。

【用法用量】口服。一次10ml，一日3次。

15. 乌丹降脂颗粒

【处方组成】何首乌、丹参、山药、麦冬、泽泻、黄芪、山楂、茶叶

【功能主治】益气活血。用于气虚血瘀所致的高脂血症，症见头晕耳鸣，胸闷肢麻，口干舌暗等。

【用法用量】开水冲服。一次12g，一日2次。

16. 复方降脂片(胶囊)

【处方组成】蒲公英、山楂、槲寄生、黄芪、五味子

【功能主治】清热，散结，降脂。用于郁热浊阻所致的高脂血症。

【用法用量】口服。一次4~6片，一日3次。

17. 月见草油胶丸(软胶囊、乳)

【处方组成】月见草油

【功能主治】用于防治动脉粥样硬化、高脂血症。

【用法用量】口服。一次5~6粒，一日2次，或遵医嘱。

【使用注意】对本品过敏、出血性疾病、孕妇禁用。

18. 降脂减肥片(胶囊)

【处方组成】何首乌、葛根、枸杞子、丹参、茵陈、泽泻、大黄、菟丝子、三七、松花粉

【功能主治】滋补肝肾，养益精血，扶正固本，通络定痛，健脾豁痰，明目生津，润肠通便。用于各型高脂血症，心脑血管硬化，单纯性肥胖，习惯性便秘，痔疮出血。

【用法用量】口服。一次4~6片，一日3次。

【使用注意】孕妇禁用。

19. 决明降脂胶囊

【处方组成】决明子、茵陈、何首乌、桑寄生、维生素C、维生素B_2、烟酸

【功能主治】降血脂，降血清胆固醇。用于冠心病或慢性肝炎所引起的高脂血症，血清胆固醇增高症。

【用法用量】口服。一次4~6粒，一日3次。

20. 山楂精降脂片(分散片、软胶囊、滴丸)

【处方组成】山楂

【功能主治】消积化瘀。用于高脂血症。

【用法用量】口服。一次1~2片，一日3次。

21. 藤丹胶囊

【处方组成】钩藤、丹参、川芎、三七、防己、黄芪、桑寄生、夏枯草等

【功能主治】平肝潜阳、清脑通脉、活血化瘀、降压解痉；适用于高血压，高血脂引起的头痛，眩晕，失眠，心悸，肢体麻木，心烦易怒及高血压并发症的治疗。

【用法用量】口服。高血压病Ⅰ级，一次3粒，一日3次；高血压病Ⅱ级，一次5粒，一日3次，饭后服用。疗程4周。

附：用于高脂血症的其他中药

1. 五子降脂胶囊

【功能主治】补肾活血，祛瘀降脂。用于高脂血症辨证属肾虚血瘀者，症见腰膝酸软、耳鸣、乏力、气短、懒言、胸闷、胸部刺痛，舌质暗淡或有瘀斑。脉沉、涩或细、弱。

2. 三七脂肝丸(颗粒)

【功能主治】健脾化浊，祛痰软坚。用于脂肪肝、高脂血症属肝郁脾虚证者。

3. 山庄降脂片(颗粒)

【功能主治】清热活血，降浊通便。用于痰浊瘀滞所致的高血压、高脂血症，也可用于预防动脉粥样硬化。

4. 降脂宁颗粒(胶囊)

【功能主治】降血脂，软化血管。用于增强冠状动脉血液循环，抗心律不齐及高脂血症。

5. 降脂宁片

【功能主治】行气散瘀，活血通经，益精血，降血脂。用于胸痹心痛，眩晕耳鸣，肢体麻木，高脂血症或合并高血压、冠心病、动脉硬化等的高脂血症。

6. 血滞通胶囊

【功能主治】通阳散结，行气导滞。用于高脂血症血瘀痰阻所致的胸闷、乏力、腹胀等。

7. 金泽冠心胶囊(片)

【功能主治】降血脂，增加心肌营养性血流量，降低心肌耗氧量。用于冠心病心绞痛和高脂血症。

8. 蜂蜡素胶囊

【功能主治】健脾益胃，化浊除痰，调理血脂。主治高脂血症属痰浊阻遏证者。

9. 脉安颗粒

【功能主治】治疗高脂蛋白血症，用于降低血清胆固醇，防止动脉粥样硬化，对降低三酰甘油，β-脂蛋白也有一定作用。

10. 冠脉康胶囊(片)

见本章"17. 冠心病与心绞痛"。

11. 血脂平胶囊

【功能主治】苗医：及抡给仰当糯；洗抡苛，柯陇蒙，纳英，蒙柯蒙苍兴。中医：活血祛痰。用于痰瘀互阻引起的高脂血症，症见胸闷、气短、乏力、心悸、头晕等。

12. 心安宁片(胶囊)

见本章"17. 冠心病与心绞痛"。

13. 益心酮片(分散片、胶囊、软胶囊、滴丸)

见本章"17. 冠心病与心绞痛"。

14. 维脂康胶囊

【功能主治】行气,活血,降浊。适用于气滞痰浊性高脂血症。

15. 首乌丸

【功能主治】补肝肾,强筋骨,乌须发。用于肝肾两虚,头晕目花,耳鸣,腰酸肢麻,须发早白;亦用于高脂血症。

16. 明泽胶囊

【功能主治】滋补肝肾,益气活血。用于肝肾阴虚型高脂血症的辅助治疗。

17. 荷叶调脂茶

【功能主治】利湿、降浊、通便。用于湿热内蕴之高脂血症。

18. 大蒜油软胶囊

【功能主治】健脾、化湿、祛痰。适用于痰浊阻遏所致的高脂血症的辅助治疗。

19. 祛浊胶囊

【功能主治】消食和胃,健脾祛浊。用于湿浊脾滞型高脂血症的辅助治疗,症见神疲懒言,头晕目眩,胸闷气短,四肢困重,纳呆腹胀,大便不爽等。

20. 祛浊茶

【功能主治】祛浊利湿,清热通便。用于高脂血症、单纯性肥胖症属湿浊阻滞证。

21. 绿子活血化瘀茶

【功能主治】活血化瘀,降浊。适用于痰浊内滞型高脂血症。

22. 降脂通便胶囊

【功能主治】泻热通便,健脾益气。用于胃肠实热、脾气亏虚所致的大便秘结,腹胀纳呆,形体肥胖,气短肢倦等症。

23. 杜仲双降袋泡剂

见第九章“103. 头痛和偏头痛”。

24. 松龄血脉康胶囊

见第九章“103. 头痛和偏头痛”。

25. 桑葛降脂丸

【功能主治】补肾健脾,通下化瘀,清热利湿。用于脾肾两虚、痰浊血瘀型高脂血症。

26. 葶苈降血脂片

【功能主治】宣通异滞,通络散结,消痰渗湿。用于痰湿证引起的眩晕,四肢沉重,神疲少气,肢麻,胸闷,舌苔黄腻或白腻等症。临床用于高脂血症、防止动脉粥样硬化、高血压、冠心病等心脑血管疾病。

27. 丹田降脂丸

【功能主治】活血化瘀,健脾补肾,能降低血清脂质,改善微循环。用于高脂血症。

28. 健脾降脂颗粒

【功能主治】健脾化浊,益气活血。用于脾运失调、气虚、血瘀引起的高脂血症,症见眩晕耳鸣,胸闷纳呆,心悸气短等。

29. 脂康颗粒

【功能主治】滋阴清肝,活血通络。用于肝肾阴虚挟瘀之高脂血症,症见头晕或胀或痛,耳鸣眼花,腰膝酸软,手足心热,胸闷,口干,大便干结。

30. 消栓通络胶囊(片、颗粒)

【功能主治】活血化瘀,温经通络。用于瘀血阻络所致的中风,症见神情呆滞,言语謇涩,手足发凉,肢体疼痛;缺血性中风及高脂血症见上述证候者。

31. 心脉通胶囊(片)

见本章“25. 高血压”。

32. 心可舒胶囊(片、咀嚼片、颗粒、丸)

见本章“15. 心脏病”。

33. 丹香清脂颗粒

【功能主治】活血化瘀,行气通络。用于高脂血症属气滞血瘀证者。

34. 脂必泰胶囊

【功能主治】消痰化瘀、健脾和胃。主治痰瘀互结、气血不利所致的高脂血症。症见头昏,胸闷,腹胀,食欲减退,神疲乏力等。

35. 降脂平口服液

【功能主治】用于高脂血症。其降三酰甘油作用较降胆固醇作用明显。鉴于本品对人体有潜在致癌的危险性,使用时应严格限制在指定的适应范围内,且疗效不明显时应及时停药。

36. 四味雪莲花颗粒

【功能主治】安神养心。改善新陈代谢促进血液循环,软化血管增加血管弹性,对高脂血症、高血压、冠心病、高黏滞血症、动脉粥样硬化、脑血管硬化,脑老化、脑缺氧、失眠健忘及阿尔茨海默病等老年性疾病有显著疗效。

37. 血脉清片

【功能主治】活血祛瘀。用于瘀血证的高脂血症。症见刺痛,脉络瘀血,肢体麻木等。

38. 决明平脂胶囊

【功能主治】清肝润肠。用于阴虚肝旺所致的高脂血症。

39. 沥水调脂胶囊

【功能主治】燥湿祛痰,健脾理气,活血化瘀。用于高脂血症的痰浊兼瘀血证,症见头晕目眩,胸闷或胸胁胀痛,心悸气短,体倦乏力,舌质紫黯或有瘀斑,苔腻。

40. 沙棘油软胶囊

【功能主治】消食化滞,和胃降逆,活血化瘀;用于气滞血瘀,胃气上逆所致的脘腹胀痛,嗳气泛酸,胸闷,纳呆;也可用于反流性食管炎或消化性溃疡见上述症状者的辅助治疗。

41. 保利尔胶囊

【功能主治】行气活血,化瘀解滞,升清降浊。用于高脂血症气滞血瘀、痰浊内阻证,症见胸闷,气短,心胸刺痛,眩晕,头痛等。

42. 明萱降脂颗粒

【功能主治】降脂通络。适用于痰瘀血结高脂血症。

43. 降脂通脉胶囊

【功能主治】降脂化浊，化痰祛湿，活血通脉。用于痰瘀阻滞所致的高脂血症。防治动脉粥样硬化。

44. 降脂通络软胶囊

【功能主治】活血行气，降脂祛浊。适用于高脂血症，症见胸胁胀痛、心前区刺痛、胸闷、舌尖边有瘀点或瘀斑、脉弦或涩等属血瘀气滞者。

45. 降脂排毒胶囊

【功能主治】清热排毒，化瘀降脂。用于浊瘀互阻，高脂血症。

46. 姜黄清脂胶囊（丸、片）

【功能主治】活血化瘀。用于瘀血阻络所致的高脂血症。

47. 脂欣康颗粒

【功能主治】清热祛痰。用于痰热内阻引起的高脂血症。症见头胀，眩晕，身困，体胖。

48. 脂清片（胶囊）

【功能主治】滋补肝肾，活血化瘀。用于肝肾阴虚所致高脂血症。

49. 泰脂安胶囊

【功能主治】滋养肝肾。用于肝肾阴虚、阴虚阳亢证所致的原发性高脂血症。症见头晕胀痛，口干，烦躁，易怒，肢麻，腰酸，舌红少苔，脉细。

50. 消瘀降脂胶囊

【功能主治】活血化瘀、祛痰泻浊、消积降脂。用于高脂血症，中医辨证属血瘀痰阻证，症见胸胁闷痛、头晕、头痛、耳鸣、舌质暗红或有瘀点或瘀斑，苔腻，脉沉涩或弦滑。

51. 排毒降脂胶囊

【功能主治】清热，解毒，祛浊。用于痰浊瘀阻引起的高脂血症。症见头晕，胸闷，体胖，便秘等。

52. 排毒清脂片（胶囊、软胶囊、颗粒）

见第七章“88. 肥胖症”。

53. 黄香颗粒

【功能主治】活血化浊降脂。用于瘀浊湿阻所致的高脂血症。

54. 葛山降脂颗粒

【功能主治】活血化瘀，补益肝肾。用于治疗痰瘀阻滞兼肝肾不足引起的原发性高脂血症。症见头昏，胸闷，肢困，纳呆，腹胀，失眠，健忘，腰酸等。

55. 紫苏降脂软胶囊

【功能主治】祛痰化浊。用于高脂血症属痰浊阻遏证者。

56. 黑加仑油软胶囊

【功能主治】活血化瘀，祛脂消痰。用于高脂血症属痰凝血瘀证，症见胸闷，胸部刺痛，头晕头重，或见肢体沉重，麻木，纳呆，舌胖或有齿痕，或有瘀斑、瘀点，脉沉涩或弦滑。

57. 藏降脂胶囊

【功能主治】活血化痰。用于痰瘀血阻引起的高脂血症。

58. 蒲参胶囊

【功能主治】活血祛瘀，滋阴化浊。用于高脂血症的血瘀症。症见头晕目眩，头部刺痛，胸闷憋气，心悸怔忡，肢体麻木；舌质紫黯或有瘀点，脉象细涩。

59. 心脑联通胶囊

见本章“17. 冠心病与心绞痛”。

60. 灯盏生脉胶囊

见本章“16. 心力衰竭”。

61. 玫果口服液

见本章“17. 冠心病与心绞痛”。

62. 心血宁片（胶囊）

见本章“17. 冠心病与心绞痛”。

63. 舒冠胶囊（颗粒）

见本章“17. 冠心病与心绞痛”。

64. 益心康泰胶囊

见本章“17. 冠心病与心绞痛”。

65. 脉平片

见本章“17. 冠心病与心绞痛”。

66. 强力定眩胶囊（片）

【功能主治】降压、降脂、定眩。用于高血压、动脉硬化、高脂血症，以及上述诸病引起的头痛，头晕，目眩，耳鸣，失眠等症。

67. 苦丁降压胶囊

【功能主治】清肝明目，凉血活血。用于治疗高血压，高血脂，高胆固醇等。

68. 山绿茶降压片（胶囊）

见本章“25. 高血压”。

69. 罗布麻降压胶囊（片）

见本章“25. 高血压”。

70. 解毒降脂胶囊

见第一章“气管炎和支气管炎”。

71. 减肥胶囊（茶）

见第七章“88. 肥胖症”。

72. 心脑清软胶囊

见本章“17. 冠心病与心绞痛”。

73. 灵芝菌合剂

见本章“17. 冠心病与心绞痛”。

74. 心脑舒通胶囊（片）

见本章“15. 心脏病”。

75. 川黄口服液（颗粒）

【功能主治】益气养血、滋补肝肾、活血化瘀。能改善气血两虚、肝肾不足所致的神疲乏力，头晕目眩，腰膝酸软等症。对免疫功能低下、放化疗后白细胞减少及高脂血症等有辅助治疗作用。

76. 舒心降脂片

见本章“17. 冠心病与心绞痛”。

77. 脉康合剂

【功能主治】益气，活血，通络。用于高脂血症、脑梗死后遗症,可改善肢体麻木不利、胸闷、气短乏力、头晕、语言蹇涩、舌黯等症状。

78. 三七龙血竭胶囊

见本章"17. 冠心病与心绞痛"。

79. 心脑健胶囊(片)

见本章"17. 冠心病与心绞痛"。

80. 灵精胶囊

【功能主治】健脾益肾,化痰祛瘀。用于脾肾两虚、瘀浊阻滞型高脂血症的辅助治疗。

20. 动脉硬化

〔基本概述〕

动脉硬化是动脉的一种非炎症性病变,可使动脉管壁增厚、变硬,失去弹性和管腔狭小。常见的动脉硬化有动脉粥样硬化、动脉中膜钙化和小动脉硬化三种。

动脉硬化是随着人年龄增长而出现的血管疾病,其规律通常是在青少年时期发生,至中老年时期加重、发病。男性较女性多,近年来本病在我国逐渐增多,成为老年人死亡主要原因之一。

动脉粥样硬化是一组动脉硬化的血管病中常见的最重要的一种,其特点是受累动脉病变从内膜开始。一般先有脂质和复合糖类积聚、出血及血栓形成,纤维组织增生及钙质沉着,并有动脉中层的逐渐蜕变和钙化,病变常累及弹性及大中等肌性动脉,一旦发展到足以阻塞动脉腔,则该动脉所供应的组织或器官将缺血或坏死。由于在动脉内膜积聚的脂质外观呈黄色粥样,因此称为动脉粥样硬化。

动脉粥样硬化就是动脉壁上沉积了一层像小米粥样的脂类,使动脉弹性减低、管腔变窄的病变。高血压是促进动脉粥样硬化发生、发展的重要因子,而动脉因粥样硬化所致的狭窄又可引起继发性高血压。因此二者之间互相影响,互相促进,形影不离。高血压促进动脉粥样硬化,多发生于大、中动脉,包括心脏的冠状动脉、头部的脑动脉等这些要塞通道。高血压致使血液冲击血管内膜,导致管壁增厚、管腔变细。管壁内膜受损后易为胆固醇、脂质沉积,加重了动脉粥样斑块的形成。因此,高血压是动脉粥样硬化的危险因子。

动脉粥样硬化是动脉硬化的一种,大、中动脉内膜出现含胆固醇、类脂肪等的黄色物质,多由脂肪代谢紊乱,神经血管功能失调引起。常导致血栓形成、供血障碍等。也叫粥样硬化。

(一)动脉粥样硬化病因

①高血压:高血压患者动脉粥样硬化发病率明显增高;②高脂血症:动脉粥样硬化常见于高胆固醇血症;③吸烟;④糖尿病;⑤肥胖。

(二)临床表现症状

动脉粥样硬化的症状主要决定于血管病变及受累器官的缺血程度。主动脉粥样硬化常无症状;冠状动脉粥样硬化者,若管径狭窄达75%以上,则可发生心绞痛、心肌梗死、心律失常,甚至猝死;脑动脉硬化可引起脑缺血、脑萎缩,或造成脑血管破裂出血;肾动脉粥样硬化常引起夜尿、顽固性高血压,严重者可有肾功能不全;肠系膜动脉粥样硬化可表现为饱餐后腹痛便血等症状;下肢动脉粥样硬化引起血管腔严重狭窄者可出现间歇性跛行、足背动脉搏动消失,严重者甚至可发生坏疽。

〔治疗原则〕

1. 综合治疗

(1)合理饮食,饮食总热量不应过高防止超重。

(2)坚持适量的体力活动。

(3)合理安排工作及生活。

(4)其他方面:提倡不吸烟,可饮少量酒。

(5)控制易患因素:如患有糖尿病、应及时控制血糖,包括饮食控制。2型糖尿病的降糖药物应以不引起高胰岛素血症为宜如达美康等;如有高血压则应给降压药,使血压降至适当水平;如有血胆固醇增高,则应控制高胆固醇,适当给予降脂药物。

2. 药物治疗

(1)降血脂药物:①他汀类;②贝特类;③烟酸;④考来烯胺;⑤氯贝丁酯;⑥不饱和脂肪酸如益寿宁、血脂平及心脉乐等;⑦藻酸双酯钠。

(2)抗血小板药物:①阿司匹林;②双密达莫;③氯吡格雷;④西洛他唑。

(3)另有水蛭素具有抗血小板作用:血小板聚集,在动脉粥样硬化的发生发展中发挥重要作用,血管内皮细胞损伤(包括动脉粥样硬化斑块破裂)和血管内皮功能减退是引起血小板激活的第一步。以上情况使内皮下胶原组织暴露。天然水蛭素通过抑制凝血酶诱导的血小板激活,具有明确的抑制血小板聚集作用。

〔用药精选〕

一、西药

1. 辛伐他汀 Simvastatin

本品为常用有效的降血脂药。能使高脂血症血清、肝脏、主动脉中胆固醇、极低密度脂蛋白胆固醇、低密度脂蛋白胆固醇水平降低,中度降低血清三酰甘油水平和增高血高密度脂蛋白水平。由此产生对动脉粥样硬化和冠心病的防治作用。

【适应证】①高脂血症。②冠心病:对于冠心病合并高胆固醇血症的患者,辛伐他汀适用于:a. 减少死亡的危险性。b. 减少冠心病死亡及非致死性心肌梗死的危险性。c. 减少卒中和短暂性脑缺血的危险性。d. 减少心肌血管再通手术(冠状动脉搭桥术及经皮气囊冠状动脉成形术)的危险性。e. 延缓冠状动脉粥样硬化的进程,包括减低新病灶及全堵塞的形成。

【不良反应】常见：恶心、腹泻、皮疹、消化不良、瘙痒、脱发、眩晕；罕见：肌痛，胰腺炎，感觉异常，外周神经病变，血清门冬氨酸氨基转移酶显著和持续升高，横纹肌溶解，肝炎，黄疸，血管神经性水肿，脉管炎，血小板减少症，嗜酸性粒细胞增多，关节痛，光敏感性，发热，潮红，呼吸困难等。

【禁忌】对本品过敏、活动性肝脏疾病或无法解释的血清氨基转移酶持续升高患者禁用。

【孕妇及哺乳期妇女用药】妊娠期妇女禁用本品。服用辛伐他汀的妇女不宜给予母乳。

【儿童用药】已经建立在10～17岁的杂合子家族性高胆固醇血症的儿童中使用本品的安全性。

【用法用量】口服。高胆固醇血症：初始剂量一次10～20mg，晚间顿服。心血管事件高危人群推荐初始剂量一次20～40mg，晚间顿服。调整剂量应间隔4周以上。

纯合子家族性高胆固醇血症：推荐一次40mg，晚间顿服；或一日80mg，分早晨20mg、午间20mg和晚间40mg服用。

杂合子家族性高胆固醇血症的儿童（10～17岁）：推荐初始剂量一日10mg，晚间顿服。最大剂量为40mg，应按个体化调整剂量。

【制剂】辛伐他汀片（分散片、咀嚼片、胶囊、干混悬剂、滴丸）

2. 马来酸桂哌齐特注射液 Cinepazide Maleate Injection

本品为钙离子通道阻滞剂。可使血管平滑肌松弛，脑血管、冠状血管和外周血管扩张，从而缓解血管痉挛、降低血管阻力、增加血流量；降低氧耗；使cAMP数量增加；降低血液的黏性，改善微循环；通过提高脑血管的血流量，改善脑的代谢。

【适应证】①脑血管疾病：脑动脉硬化，一过性脑缺血发作，脑血栓形成，脑栓塞，脑出血后遗症和脑外伤后遗症。②心血管疾病：冠心病、心绞痛，如用于治疗心肌梗死，应配合有关药物综合治疗。③外周血管疾病：下肢动脉粥样硬化病，血栓闭塞性脉管炎，动脉炎、雷诺病等。

【不良反应】①血液：偶见粒细胞缺乏，有时会发生白细胞减少，偶见血小板减少。③消化系统：有时有腹泻、腹痛、便秘、胃痛、胃胀等肠胃道功能紊乱等。③神经系统：有时会头痛、头晕、失眠、神经衰弱等，偶见瞌睡症状。④皮肤：有时会出现皮疹、瘙痒。⑤肝脏：有时会出现AST、ALT升高，偶有AL～P升高。⑥肾脏：有时会出现BUN升高。

【禁忌】对本品过敏、颅内出血后止血不完全（止血困难）、白细胞减少、服用本品造成白细胞减少史的患者禁用。

【孕妇及哺乳期妇女用药】孕妇及哺乳期妇女慎用。

【儿童用药】尚无儿童安全性的资料，不推荐儿童使用。

【老年用药】应适当减低用药剂量。

【用法用量】静脉滴注。一次1支，溶于500ml 10%的葡萄糖或生理盐水中，速度为100ml/h；一日一次。

3. 胆碱 Choline

胆碱是一种强有机碱，乙酰胆碱的前体，是卵磷脂和鞘磷脂的重要组成部分。胆碱的作用主要有：促进脑发育和提高记忆能力；保证信息传递；调控细胞凋亡；构成生物膜的重要组成成分；促进脂肪代谢；促进体内甲基代谢；降低血清胆固醇。

【适应证】可用于治疗因脂肪代谢异常而引起的脂肪肝、肝硬化、动脉粥样硬化和心脏病。

【不良反应】在大剂量时偶尔会出现胃肠道紊乱（腹泻）。过量的乙酰胆碱对神经节和骨骼肌的作用很易从兴奋转入抑制，出现昏迷、呼吸抑制、循环衰竭。

【禁忌】对本品过敏者禁用。

【用法用量】口服。成人一日500～1000mg。

4. 维生素E VitaminE

维生素E是一种基本营养素。维生素E在防治心脑血管疾病、肿瘤、糖尿病及其他并发症、中枢神经系统疾病、运动系统疾病、皮肤疾病等方面具有广泛的作用。

【适应证】用于预防心脑血管疾病。降低血浆胆固醇水平、抑制平滑肌细胞增殖、抑制血小板粘连和聚集等，这些作用的整体效果是预防动脉粥样硬化，包括冠状动脉硬化和脑动脉硬化等。

【不良反应】①长期服用大量（一日量400～800mg），可引起视力模糊、乳腺肿大、腹泻、头晕、流感样综合征、头痛、恶心及胃痉挛、乏力软弱。②长期服用超量（一日量大于800mg），对维生素K缺乏患者可引起出血倾向，改变内分泌代谢（甲状腺、垂体和肾上腺），改变免疫机制，影响性功能，并有出现血栓性静脉炎或栓塞的危险。

【禁忌】对本品过敏者禁用。

【孕妇及哺乳期妇女用药】孕妇摄入正常膳食时，尚未发现有确切的维生素E缺乏。维生素E能部分通过胎盘，胎儿仅获得母亲血药浓度的20%～30%，故低出生体重婴儿，出生后可因贮存少而致本品缺乏。

【用法用量】口服。成人一次50～100mg，一日2～3次，或遵医嘱。小儿一日1mg/kg，早产儿一日15～20mg。慢性胆汁淤积婴儿一日口服水溶性维生素E制剂15～25mg。

【制剂】维生素E片（胶丸、软胶囊、注射液）

5. 维生素E烟酸酯胶囊（软胶囊、胶丸、颗粒）Vitamin E Nicotinicate Capsules

维生素E可防止膜及其多价不饱和脂酸受自由基损伤。烟酸为脂质氨基酸、蛋白、嘌呤代谢、组织呼吸的氧化作用和糖原分解所必需，可减低辅酶A的利用，通过抑制极低密度脂蛋白（VLDL）的合成而影响血中胆固醇的运载。

【适应证】用于高脂血症及动脉粥样硬化的防治。

【不良反应】可有颈、面部感觉温热，皮肤发红，头痛等反应,亦可出现严重皮肤潮红、瘙痒、胃肠道不适。

【禁忌】对本品过敏、活动性溃疡患者禁用。

【孕妇及哺乳期妇女用药】孕妇禁用。

【儿童用药】2 岁以下小儿胆固醇为正常发育所需,不推荐应用烟酸降低血脂。

【用法用量】口服。一次 100 ~ 200mg,一日 3 次。

附:用于动脉硬化的其他西药

1. 注射用硫酸软骨素 Chondroitin Sulfate for Injection

【适应证】本品具有抗动脉粥样硬化及抗粥样斑块形成作用。用于神经性头痛、神经痛、关节痛、动脉硬化等疾病的辅助治疗。

2. 长春西汀 Vinpocetine

见本章“101. 脑中风、短暂性脑缺血发作和脑栓塞”。

3. 盐酸吡硫醇 Pyritinol Hydrochloride

见第九章“104. 头晕”。

4. 小牛血清去蛋白肠溶胶囊 Deproteinised Calf Serum Enteric Capsules

【适应证】本品是一种无蛋白质的小牛血清提取物。用于改善脑供血不足、颅脑外伤引起的神经功能缺损。如:脑梗死、脑出血、蛛网膜下腔出血、老年性痴呆、脑炎、脑动脉硬化、颅脑外伤、蛛网膜下腔出血、颅内肿瘤、糖尿病性周围神经病变、糖尿病足、烧烫伤、动脉血管病、伤口愈合等。

5. 西洛他唑胶囊 Cilostazol Capsules

见本章“27. 脉管炎”。

6. 甲磺酸双氢麦角毒碱注射液 Dihydroergotoxine Methanesulfonate Injection

见本章“27. 脉管炎”。

7. 氨酪酸氯化钠注射液 Aminobutyric Acid and Sodium Chloride Injection

【适应证】本品在体内与血氨结合生成尿素排出体外,有降低血氨及促进大脑新陈代谢的作用;能增强葡萄糖磷酸酯化酶的活性,利于脑细胞功能的恢复。用于脑卒中后遗症、脑动脉硬化症、头部外伤后遗症及一氧化碳中毒所致昏迷的辅助治疗;亦可用于各型肝昏迷。

8. 吲哚布芬片 Indobufen Tablets

【适应证】吲哚布芬是一种异吲哚啉基苯基丁酸衍生物,为一种血小板聚集的抑制剂。用于动脉硬化所致的缺血性心、脑血管和周围血管疾病,静脉血栓形成、血脂代谢障碍等;也可用于体外循环手术时防止血栓形成。

9. 双嘧达莫 Dipyridamole

见第九章“101. 脑中风、短暂性缺血发作和脑栓塞”。

10. 维生素 B_6 VitaminB_6

见第三章“46. 呕吐”。

11. 前列地尔 Alprostadil

见本章“27. 脉管炎”。

12. 硫酸氢氯吡格雷片 Clopidogrel Hydrogen Sulfate Tablets

见本章“17. 冠心病和心绞痛”。

二、中药

1. 通脉颗粒(片、胶囊、滴丸)

【处方组成】丹参、川芎、葛根

【功能主治】活血通脉。用于缺血性心脑血管疾病,动脉硬化,脑血栓,脑缺血,冠心病心绞痛。

【用法用量】开水冲服。一次 10g,一日 2 ~ 3 次。

2. 天麻首乌片(胶囊)

【处方组成】天麻、白芷、何首乌、熟地黄、丹参、川芎、当归、炒蒺藜、桑叶、墨旱莲、女贞子、白芍、黄精、甘草

【功能主治】滋阴补肾,养血息风。用于肝肾阴虚所致的头晕目眩,头痛耳鸣,口苦咽干,腰膝酸软,脱发,白发;脑动脉硬化,早期高血压,血管神经性头痛,脂溢性脱发见上述证候者。

【用法用量】口服。一次 6 片,一日 3 次。

【使用注意】孕妇禁用。

3. 软脉灵口服液

【处方组成】熟地黄、五味子、枸杞子、牛膝、茯苓、制何首乌、白芍、柏子仁、远志、炙黄芪、陈皮、淫羊藿、当归、川芎、丹参、人参

【功能主治】滋补肝肾,益气活血。用于肝肾阴虚、气虚血瘀所致的头晕,失眠,胸闷,胸痛,心悸,气短,乏力;早期脑动脉硬化,冠心病,心肌炎,中风后遗症见上述证候者。

【用法用量】口服。一次 10ml,一日 3 次。四十天为一个疗程。

4. 脑得生胶囊(丸、片、咀嚼片、颗粒、袋泡剂)

【处方组成】三七、川芎、红花、葛根、山楂(去核)

【功能主治】活血化瘀,通经活络。用于瘀血阻络所致的眩晕、中风,症见肢体不用,言语不利及头晕目眩;脑动脉硬化,缺血性中风及脑出血后遗症见上述证候者。

【用法用量】口服。一次 1.8g,一日 3 次。

【使用注意】孕妇、脑出血急性期患者禁用。

5. 古汉养生精口服液(片、颗粒)

见本章“17. 冠心病与心绞痛”。

6. 月见草油胶丸(软胶囊、乳)

见本章“19. 高脂血症”。

7. 益脑宁片(胶囊)

【处方组成】炙黄芪、党参、麦芽、制何首乌、灵芝、女贞子、墨旱莲、槲寄生、天麻、钩藤、丹参、赤芍、地龙、山楂、琥珀

【功能主治】益气补肾,活血通脉。用于气虚血瘀、肝肾不足所致的中风、胸痹,症见半身不遂,口舌㖞斜,言语謇涩,肢体麻木或胸痛,胸闷,憋气;中风后遗症,冠心病心绞痛及高血压病见上述证候者。

【用法用量】口服。一次 4 ~ 5 片,一日 3 次。

【使用注意】孕妇慎用。

8. 补虚通瘀颗粒

【处方组成】红参、黄芪、刺五加、赤芍、丹参、桂枝

【功能主治】益气补虚，活血通络。用于气虚血瘀所致动脉硬化，冠心病。

【用法用量】开水冲服。一次12～24g，一日2～3次。

【使用注意】糖尿病患者慎用。

9. 血瘀通颗粒

【处方组成】黄芪、当归、川芎、羌活、葛根、升麻

【功能主治】益气养血，祛瘀通络。用于动脉粥样硬化性血栓性脑梗死属于中风病中经络恢复期属气虚血瘀证者，症见半身不遂，音喑失语，口舌㖞斜，偏身麻木，气短乏力，心悸，面色㿠白，自汗出，手足肿胀，便溏，口流涎，舌质暗淡，舌苔白腻或有齿痕，脉沉细者。

【用法用量】温开水冲服。一次10g，一日3次。

【使用注意】孕妇慎用。

10. 葛酮通络胶囊

【处方组成】葛根总黄酮

【功能主治】活血化瘀。用于缺血性中风中经络恢复期瘀血痹阻脉络证。症见半身不遂，口舌㖞斜，偏身麻木，语言不利，头晕目眩，颈项强痛等。动脉粥样硬化性血栓性脑梗死和腔隙性脑梗死见上述证候者。

【用法用量】口服。一次2粒，一日2次。

【使用注意】对本品过敏者禁用。肝功能不全者慎用。

11. 脑塞安胶囊

【处方组成】水蛭、虻虫、大黄、桃仁。

【功能主治】破血祛瘀，通经透络。用于动脉粥样硬化性血栓性脑梗死恢复期中医辨证为中风中经络血瘀证者，症见半身不遂，口舌㖞斜，舌强语蹇或不语，偏身麻木，舌质暗淡有瘀斑，脉沉细或沉弦。

【用法用量】口服。一次4粒，一日2次。四周为一疗程。

【使用注意】血压偏低、溃疡、有出血倾向患者禁用。

12. 消眩止晕片

【处方组成】火炭母、鸡矢藤、姜半夏、白术、天麻、丹参、当归、白芍、茯苓、木瓜、枳实、砂仁、石菖蒲、白芷

【功能主治】豁痰，化瘀，平肝。用于脑动脉硬化患者因肝阳挟痰瘀上扰所致眩晕症。

【用法用量】口服。一次5片，一日3次，4周为一疗程。

【使用注意】孕妇慎用。

13. 路路通注射液

【处方组成】三七总皂苷

【功能主治】活血祛瘀，通脉活络。用于中风偏瘫、瘀血阻络证；动脉粥状硬化性血栓性脑梗死、脑栓塞、视网膜中央静脉阻塞见瘀血阻络证者。

【用法用量】肌内注射：一次100mg，一日1～2次；静脉滴注：一次200～400mg，用5%～10%葡萄糖注射液250～500ml稀释后缓缓滴注，一日一次。

14. 复方丹蛭片

【处方组成】黄芪、丹参、水蛭、地龙、川芎

【功能主治】益气通络，活血化瘀。用于动脉硬化性血栓性脑梗死恢复期中风中经络之气虚血瘀证，症见半身不遂，口舌㖞斜，语言謇涩，偏身麻木，气短乏力，头晕，舌质暗淡，有瘀斑等。

【用法用量】饭后口服。一次5片，一日3次，疗程6周。

【使用注意】孕妇、脑出血患者禁用。

15. 龙生蛭胶囊

【处方组成】黄芪、水蛭、川芎、当归、红花、桃仁、赤芍、木香、石菖蒲、地龙、桑寄生、刺五加浸膏

【功能主治】补气活血，逐瘀通络。用于动脉硬化性脑梗死恢复期中医辨证为气虚血瘀型中风中经络者，症见半身不遂，偏身麻木，口角㖞斜，语言不利等。

【用法用量】口服。一次5粒，一日3次。疗程4周。

【使用注意】孕妇禁用。

16. 注射用丹参(丹参注射液)

见本章“15. 心脏病”。

17. 舒血宁注射液(片)

见本章“17. 冠心病与心绞痛”。

18. 大株红景天注射液

见本章“15. 心脏病”。

19. 脑心清胶囊

【处方组成】柿叶干浸膏

【功能主治】活血化瘀，通络。用于脉络瘀阻，眩晕头痛，肢体麻木，胸痹心痛，胸中憋闷，心悸气短；冠心病、脑动脉硬化症见上述证候者。

【用法用量】口服。一次2～4粒，一日3次。

附：用于动脉硬化的其他中药

1. 镇脑宁胶囊

见第九章“103. 头痛和偏头痛”。

2. 山玫胶囊(片)

见本章“17. 冠心病与心绞痛”。

3. 心脑康胶囊(片)

见本章“17. 冠心病与心绞痛”。

4. 益脑胶囊

【功能主治】补气养阴，滋肾健脑，益智安神。用于神经衰弱，脑动脉硬化引起的体倦头晕，失眠多梦，记忆力减退等属于心肝肾不足，气阴两虚患者。

5. 益心酮片(分散片、胶囊、软胶囊、滴丸)

见本章“17. 冠心病与心绞痛”。

6. 心脑宁胶囊

见本章“17. 冠心病与心绞痛”。

7. 心脑联通胶囊

见本章“17. 冠心病与心绞痛”。

8. 舒冠胶囊(颗粒)

见本章“17. 冠心病与心绞痛”。

9. 心舒宁片(胶囊)

见本章“17. 冠心病与心绞痛”。

10. 疏血通注射液

【功能主治】活血化瘀,通经活络。用于瘀血阻络所致的中风中经络急性期,症见半身不遂,口舌㖞斜、言语蹇涩。急性期脑梗死见上述证候者。

11. 银丹心脑通软胶囊

见本章“17. 冠心病与心绞痛”。

12. 紫丹活血片(胶囊)

见本章“17. 冠心病与心绞痛”。

13. 银杏酮酯分散片(滴丸)

见本章“17. 冠心病与心绞痛”。

14. 健心胶囊

见本章“17. 冠心病与心绞痛”。

15. 利脑心胶囊(片)

见本章“18. 心肌梗死”。

16. 杏灵颗粒(片、分散片、胶囊、滴丸)

见本章“17. 冠心病与心绞痛”。

17. 强力定眩胶囊(片)

见本章“19. 高脂血症”。

18. 罗布麻降压胶囊(片)

见本章“19. 高脂血症”。

19. 脉络宁注射液(颗粒、口服液)

见本章“27. 脉管炎”。

20. 利舒康胶囊

【功能主治】健脾补肾,生精养血,益肺宁心。用于脾肾不足,精血亏虚所致头晕目眩,心悸气短,动辄喘乏,食少纳差,腰膝酸软,易于疲劳,以及高原反应,高原红细胞增多症见上述证候者。

21. 心脑舒通胶囊(片)

见本章“15. 心脏病”。

22. 维脂康胶囊

见本章“17. 冠心病与心绞痛”。

23. 血脂康胶囊(片)

见本章“17. 冠心病与心绞痛”。

24. 脂脉康胶囊

见本章“19. 高脂血症”。

25. 降脂宁片

见本章“19. 高脂血症”。

26. 脂必妥片(咀嚼片、胶囊)

见本章“19. 高脂血症”。

27. 脉安颗粒

见本章“19. 高脂血症”。

28. 山庄降脂片(颗粒)

见本章“19. 高脂血症”。

29. 通脉降脂片(胶囊、咀嚼片、颗粒)

见本章“19. 高脂血症”。

30. 苏孜阿甫片

见本章“17. 冠心病与心绞痛”。

31. 降脂通脉胶囊

见本章“19. 高脂血症”。

32. 脉康合剂

见本章“19. 高脂血症”。

33. 复方血栓通胶囊(片、颗粒、滴丸)

见本章“17. 冠心病与心绞痛”。

34. 心脑健胶囊(片)

见本章“17. 冠心病与心绞痛”。

35. 蛭芎胶囊

【功能主治】活血化瘀,通经活络。用于脑动脉硬化症及中风病恢复期瘀血阻络所致的眩晕,头痛,语言謇涩,肢体麻木、疼痛。

21. 心律失常

〔基本概述〕

心律失常是由于窦房结激动异常或激动产生于窦房结以外,激动的传导缓慢、阻滞或经异常通道传导,即心脏活动的起源和(或)传导障碍导致心脏搏动的频率和(或)节律异常。心律失常是心血管疾病中重要的一组疾病,它可单独发病亦可与心血管病伴发,可突然发作而致猝死,亦可持续累及心脏而衰竭。

(一)病因

心律失常可见于各种器质性心脏病,其中以冠状动脉粥样硬化性心脏病(简称冠心病)、心肌病、心肌炎和风湿性心脏病(简称风心病)为多见,尤其在发生心力衰竭或急性心肌梗死时,发生在基本健康者或自主神经功能失调患者中的心律失常也不少见。其他病因尚有电解质或内分泌失调、麻醉、低温、胸腔或心脏手术,药物作用和中枢神经系统疾病等,部分病因不明。

(二)临床表现

心律失常的血流动力学改变的临床表现主要取决于心律失常的性质、类型、心功能及对血流动力学影响的程度,如轻度的窦性心动过缓,窦性心律不齐,偶发的房性期前收缩,Ⅰ度房室传导阻滞等对血流动力学影响甚小,故无明显的临床表现。较严重的心律失常,如病态窦房结综合征,快速心房颤动,阵发性室上性心动过速,持续性室性心动过速等,可引起心悸,胸闷,头晕,低血压,出汗,严重者可出现晕厥,阿-斯综合征,甚至猝死,由于心律失常的类型不同,临床表现各异,主要有以下几种表现。

1. 冠状动脉供血不足的表现 各种心律失常均可引起

冠状动脉血流量降低，各种心律失常虽然可以引起冠状动脉血流降低，但较少引起心肌缺血。然而，对有冠心病的患者，各种心律失常都可以诱发或加重心肌缺血，主要表现为心绞痛、气短、周围血管衰竭、急性心力衰竭、急性心肌梗死等。

2. 脑动脉供血不足的表现　不同的心律失常对脑血流量的影响也不同。脑血管正常者，上述血流动力学的障碍不致造成严重后果，倘若脑血管发生病变时，则足以导致脑供血不足，其表现为头晕、乏力、视物模糊、暂时性全盲，甚至失语、瘫痪、抽搐、昏迷等一过性或永久性的脑损害。

3. 肾动脉供血不足的表现　心律失常发生后，肾血流量也发生不同的减少，临床表现有少尿、蛋白尿、氮质血症等。

4. 肠系膜动脉供血不足的表现　快速心律失常时，血流量降低，肠系膜动脉痉挛，可产生胃肠道缺血的临床表现，如腹胀、腹痛、腹泻，甚至发生出血、溃疡或麻痹。

5. 心功能不全的表现　主要为咳嗽、呼吸困难、倦怠、乏力等。

心律失常属于中医学的“心悸”“怔忡”等范畴。

〔治疗原则〕

1. 一般治疗

心律失常的发病原因很复杂，对它的治疗也多种多样。针对不同的发病机制，目前有通过异丙肾上腺素、阿托品等西药增加心肌自律性和（或）加速传导的，有通过心脏起搏器、电除颤、射频消融等非药物疗法治疗的。某些情况下，采用压迫眼球、按摩颈动脉窦、捏鼻用力呼气和屏气等方法，也能通过反射性兴奋迷走神经来缓解心律失常。

2. 常用抗心律失常药物

目前临床应用的抗心律失常药物已近50余种，至今还没有统一的分类标准。大多数学者同意根据药物对心脏的不同作用原理将抗心律失常药物分以下四类，以指导临床合理用药，其中Ⅰ类药又分为A、B、C三个亚类。

（1）Ⅰ类，钠通道阻滞药：①ⅠA类，适度阻滞钠通道，属此类的有奎尼丁等药。②ⅠB类，轻度阻滞钠通道，属此类的有利多卡因等药。③ⅠC类，明显阻滞钠通道，属此类的有氟卡尼等药。

（2）Ⅱ类，β肾上腺素受体阻断药：因阻断β受体而有效，代表性药物为普萘洛尔。

（3）Ⅲ类，选择地延长复极过程的药：代表药物有胺碘酮。

（4）Ⅳ类，钙拮抗药：它们阻滞钙离子通道而抑制 Ca^{+} 内流，代表性药有维拉帕米。

长期服用抗心律失常药均有不同程度的副作用，严重的可引起室性心律失常或心脏传导阻滞而致命。因此，临床应用时应严格掌握适应证，注意不良反应，以便随时应急。

3. 心律失常的预防

（1）生活要规律，保证充足的睡眠。

（2）居住环境力求清幽，避免喧闹，庭院、阳台多种花草，有利于怡养性情。

（3）注意劳逸结合，根据自身的情况选择合适的体育锻炼，如散步、太极拳、气功等，节制房事，预防感冒。

（4）尽力保持标准体重，勿贪饮食，因为发胖或会使心脏负荷加重。

（5）注意季节、时令、气候的变化，因为寒冷、闷热的天气，以及对疾病影响较大的节气，如立春、夏至、立冬、冬至等容易诱发或加重心律失常，应提前做好防护，分别采取保暖，通风、降温等措施。

（6）饮食以易消化、清淡、营养丰富、少食多餐、低盐低脂、高蛋白、多种维生素、清洁卫生、冷热合适、定时定量为原则，心律失常患者禁忌浓茶、咖啡、香烟、烈酒、煎炸及过咸、过甜、过黏食品，少食细粮、松花蛋、动物内脏，兼有水肿者，应限制饮水量。

（7）精神情志的正常与否，同心律失常发生关系密切，设法消除紧张、恐惧、忧虑、烦恼、愤怒等不良情绪刺激，保持正常心态，七情和合。

（8）患者除日常口服药外，还应备有医生开具的应急药品，如普萘洛尔、速效救心丸、硝苯地平、阿托品等。

〔用药精选〕

一、西药

1. 美西律 Mexiletine

本品为常用的抗心律失常药之一。具有抗心律失常、抗惊厥及局部麻醉作用。

【适应证】主要用于慢性室性心律失常，如室性期前收缩、室性心动过速等。

【不良反应】恶心、呕吐、肝功能损害、头晕、震颤、共济失调、眼球震颤、嗜睡、昏迷及惊厥、复视、视物模糊、精神失常、失眠、窦性心动过缓及窦性停搏、胸痛、室性心动过速、低血压、心力衰竭、皮疹，极个别有白细胞及血小板减少。

【禁忌】心源性休克和有Ⅱ或Ⅲ度房室传导阻滞及双束支阻滞（除非已有起搏器）、病态窦房结综合征者禁用。

【孕妇及哺乳期妇女用药】建议哺乳期妇女禁用。

【老年用药】老年人用药需监测肝功能。

【用法用量】本品有效血药浓度0.5～2μg/ml，与中毒血药浓度（2μg/ml以上）相近。少数患者在有效浓度时即出现严重不良反应。①口服：首次200～300mg，必要时2小时后再服100～200mg。维持量一日400～800mg，分2～3次服。极量一日1200mg，分3次服。②静脉注射：请遵医嘱。

【制剂】盐酸美西律片（胶囊、注射液）

2. 普罗帕酮 Propafenone

本品为高效抗心律失常药，是一种具有局部麻醉作用的第一类抗心律失常药物（钠通道阻滞药），属广谱抗心律失常药物。作用于心房、心室激动形成中心以及激动传导系统，并能延长心房、房室结和心室不应期,提高心肌细胞阀电位作用,对由异位刺激或再入功能所引起的心律失常有较好效果。

【适应证】用于阵发性室性心动过速及室上性心动过速,预激综合征者伴室上性心动过速,危及生命或被医生认为需要治疗的严重伴有症状的室性快速型心律失常,心房扑动或心房颤动的预防,各类期前收缩。

【不良反应】口干,唇舌麻木,头痛,头晕,恶心,呕吐,便秘,胆汁郁积性肝损伤,房室传导阻滞,Q-T 间期延长,P-R 间期轻度延长,QRS 时间延长等。

【禁忌】无起搏器保护的窦房结功能障碍、严重的房室传导阻滞、双束支传导阻滞者、严重充血性心力衰竭、心源性休克、严重低血压及对该药过敏者禁用。

【孕妇及哺乳期妇女用药】不应用于孕妇(特别是妊娠前3个月)和哺乳期妇女。

【老年用药】老年患者用药后可能出现血压下降。且老年患者易发生肝、肾功能损害,因此要谨慎应用。老年患者的有效剂量较正常低。

【用法用量】①口服。一次 100~200mg,一日 3~4 次。维持量,一日 300~600mg,分 2~4 次服用。②静脉注射:请遵医嘱。

【制剂】盐酸普罗帕酮片(胶囊、注射液)

3. 普鲁卡因胺 Procainamide

本品为抗心律失常药和局麻药,能延长心房的不应期,降低房室的传导性及心肌的自律性。但对心肌收缩力的抑制较奎尼丁弱。

【适应证】用于危及生命的室性心律失常。适用于阵发性心动过速、频发期前收缩(对室性期前收缩、室性心动过速疗效较好),对心房颤动和心房扑动疗效较差,常与奎尼丁交替使用。

【不良反应】可见心脏停搏、传导阻滞及室性心律失常、心电图出现 QRS 波增宽、P-R 及 Q-T 间期延长、"RonT"、多型性室性心动过速或心室颤动、严重低血压,心脏传导异常、口苦、恶心、呕吐、腹泻、肝大、AST 及 ALT 升高、荨麻疹、瘙痒、血管神经性水肿及斑丘疹;另见红斑狼疮样综合征:发热、寒战、关节痛、皮肤损害、腹痛等;头晕,精神抑郁及伴幻觉的精神失常,溶血性或再生不良性贫血,粒细胞减少,嗜酸性粒细胞增多,血小板减少及骨髓肉芽肿,血浆凝血酶原时间及部分凝血活酶时间延长,肉芽肿性肝炎及肾病综合征,进行性肌病及 Sjogren 综合征。

【禁忌】对本品过敏、病态窦房结综合征(除非已有起搏器)、Ⅱ度或Ⅲ度房室传导阻滞(除非已有起搏器)、红斑狼疮(包括有既往史者)、低钾血症、重症肌无力、地高辛中毒患者禁用。

【孕妇及哺乳期妇女用药】本品可透过胎盘屏障在胎儿体内蓄积,妊娠及哺乳期妇女应用时需权衡利弊。

【老年用药】老年人应酌情调整剂量。

【用法用量】①口服:成人一次 0.25~0.5g,每 4 小时一次。②静脉注射:请遵医嘱。

【制剂】①盐酸普鲁卡因胺片;②盐酸普鲁卡因胺注射液

4. 普萘洛尔 Propranolol

本品属于 β-肾上腺受体阻滞剂,为传统常用的抗心血管疾病的药物。可降低心肌收缩性、自律性、传导性和兴奋性,减慢心率,减少心排血量和心肌耗氧量。对二尖瓣脱垂综合征有关的房性或室性心律失常,本品常作为第一线药物使用;对肥大性心肌病患者,可降低室上性心律失常的发生率。

【适应证】①作为二级预防,降低心肌梗死死亡率。②高血压(单独或与其他抗高血压药合用)。③劳力性心绞痛。④控制室上性快速心律失常、室性心律失常,特别是与儿茶酚胺有关或洋地黄引起心律失常。可用于洋地黄疗效不佳的心房扑动、心房颤动心室率的控制,也可用于顽固性期前收缩,改善患者的症状。⑤减低肥厚型心肌病流出道压差,减轻心绞痛、心悸与昏厥等症状。⑥配合 α 受体阻滞剂用于嗜铬细胞瘤患者控制心动过速。⑦用于控制甲状腺功能亢进症的心率过快,也可用于治疗甲状腺危象。

【不良反应】①眩晕,头昏,支气管痉挛,呼吸困难,充血性心力衰竭,神志模糊(尤见于老年人),精神抑郁,反应迟钝,发热,咽痛,粒细胞缺乏,出血倾向(血小板减小),四肢冰冷,腹泻,倦怠,眼、口、皮肤干燥,指(趾)麻木,异常疲乏等;嗜睡,失眠,恶心,皮疹。②个别病例有周身性红斑狼疮样反应,多关节病综合征,幻视,性功能障碍(或性欲下降)。③剂量过大时引起低血压(血压下降),心动过缓,惊厥,呕吐,可诱发缺血性脑梗死,可有心源性休克,甚至死亡。

【禁忌】支气管哮喘、心源性休克、Ⅱ~Ⅲ度房室传导阻滞、重度或急性心力衰竭、窦性心动过缓患者禁用。

【孕妇及哺乳期妇女用药】必须慎用,不宜作为孕妇第一线治疗用药;本品可少量从乳汁中分泌,故哺乳期妇女慎用。

【老年用药】因老年患者对药物代谢与排泄能力低,使用本品时应适当调节剂量。

【用法用量】①口服:室上性、室性快速性心律失常,一次 10~30mg,一日 3~4 次,根据需要及耐受程度调整用量。②静脉注射:请遵医嘱。

【制剂】①盐酸普萘洛尔片(缓释片、缓释胶囊、注射液)

5. 阿替洛尔 Atenolol

本品为选择性 β_1-肾上腺素受体阻滞剂,可降低血压、减轻由运动所致的血压增高,减少心绞痛发作的严重程度和频率,改善急性心肌梗死患者的耗氧指数。早期用药可缩小心肌梗死面积和预防再梗死,长期应用可降低心肌梗死或卒中的死亡率。

【适应证】用于高血压、心绞痛、心肌梗死、心律失常、甲状腺功能亢进、嗜铬细胞瘤。

【不良反应】可见低血压,心动过缓,头晕,四肢冰冷,疲劳,乏力,肠胃不适,精神抑郁,脱发,血小板减少症,牛皮癣样皮肤反应,牛皮癣恶化,皮疹及干眼等。罕见心脏传导阻滞。

【禁忌】Ⅱ～Ⅲ度心脏传导阻滞、心源性休克、低血压、严重心力衰竭、病态窦房结综合征及严重窦性心动过缓者禁用。

【孕妇及哺乳期妇女用药】孕妇禁用。本品在乳汁中有明显的聚集，哺乳期妇女服用时应谨慎小心。

【儿童用药】注意监测心率、血压。

【老年用药】所需剂量可以减少，尤其是肾功能衰退的患者。

【用法用量】①口服：成人初始剂量，一次 6.25～12.5mg，一日 2 次，按需要及耐受量渐增至 50～200mg；儿童初始剂量，按体重一次 0.25～0.5mg/kg，一日 2 次。②静脉注射、静脉滴注：请遵医嘱。

【制剂】①阿替洛尔片；②阿替洛尔注射液

6. 美托洛尔 Metoprolol

本品属 β-肾上腺素受体阻滞剂，对高血压患者能显著降低血压，但并不引起直立性低血压和电解质紊乱；对心绞痛患者可减少发作次数并提高运动耐量，长期服用可减少心肌梗死的发生率，用作心肌梗死后治疗时可减少再梗死的发生率，降低心肌梗死后的死亡率。因此很适合于治疗高血压和心绞痛。

【适应证】用于高血压，心绞痛，心肌梗死，肥厚型心肌病，主动脉夹层，心律失常，心房颤动控制心室率，甲状腺功能亢进症，心脏神经症，慢性心力衰竭，预防和治疗急性心肌梗死患者的心肌缺血、快速型心律失常和胸痛。

【不良反应】可见心率减慢，心脏传导阻滞，血压降低，心力衰竭加重，外周血管痉挛导致的四肢冰冷或脉搏不能触及，雷诺现象；疲乏和眩晕，抑郁，头痛，多梦，失眠，幻觉；恶心，胃痛，便秘，腹泻；气急，关节痛，瘙痒，腹膜后腔纤维变性，耳聋，眼痛等。

【禁忌】失代偿性心力衰竭（肺水肿，低灌注和低血压）、显著心动过缓（心率＜45/min）、心源性休克、重度或急性心力衰竭、末梢循环灌注不良、Ⅱ度或Ⅲ度房室传导阻滞、病态窦房结综合征、严重的周围血管疾病、哮喘、喘息性支气管炎及对本品中任一成分过敏者禁用。

治疗室上性快速心律失常时，收缩压小于 110mmHg 的患者不宜采用酒石酸美托洛尔静脉给药。

【孕妇及哺乳期妇女用药】对胎儿和新生儿可产生不利影响，尤其是心动过缓，在妊娠或分娩期间不宜使用。哺乳期妇女必须慎用。

【老年用药】老年人对本品的代谢和排泄能力减低，应适当调节剂量。

【用法用量】①口服。心绞痛、心律失常、肥厚型心肌病、甲状腺功能亢进：普通制剂一次 25～50mg，一日 2～3 次，或一次 100mg，一日 2 次；缓释制剂一次 95～190mg，一日一次；控释制剂：一日 0.1g，早晨顿服。②静脉注射。注射给药易出现心率、血压及心搏出量的急剧变化，应在心电监测下谨慎使用。室上性快速型心律失常：初始以 1～2mg/min 静脉注射，一次 5mg；如病情需要，可间隔 5 分钟重复注射，总剂量 10～15mg，注射后 4～6 小时，心律失常已经控制，用口服制剂维持，一次剂量不超过 50mg，一日 2～3 次。

【制剂】①酒石酸美托洛尔片（缓释片、控释片、胶囊、注射剂）；②琥珀酸美托洛尔缓释片

7. 胺碘酮 Amiodarone

本品为广谱抗心律失常药，疗效显著，但因副作用较多，目前被列为二线的抗心律失常药。主要用于其他治疗无效或不宜采用其他治疗的严重心律失常。

【适应证】用于房性心律失常（心房扑动，心房颤动转律和转律后窦性心律的维持）；结性心律失常；室性心律失常（治疗危及生命的室性期前收缩和室性心动过速以及室性心律过速或心室颤动的预防）；伴预激综合征的心律失常。尤其上述心律失常合并器质性心脏病的患者（冠状动脉供血不足及心力衰竭）。

口服适用于危及生命的阵发室性心动过速及心室颤动的预防，也可用于其他药物无效的阵发性室上性心动过速、阵发心房扑动、心房颤动，包括合并预激综合征者及持续心房颤动、心房扑动电转复后的维持治疗。可用于持续心房颤动、心房扑动时心室率的控制。

【不良反应】窦性心动过缓、窦性停搏、房室传导阻滞，偶有 Q-T 间期延长伴扭转性室性心动过速；甲状腺功能亢进或低下；角膜黄棕色色素沉着；便秘、偶见恶心、呕吐、食欲缺乏；少见震颤、共济失调、近端肌无力、锥体外体征；长期服药可有光敏感、皮肤石板蓝样色素沉着、皮疹、肝炎或脂肪浸润、氨基转移酶增高、过敏性肺炎，肺间质或肺泡纤维性肺炎、小支气管腔闭塞、限制性肺功能改变；低血钙症及血清肌酐升高。

【禁忌】窦性心动过缓，窦房阻滞和病态窦房结综合征，除非已安装起搏器（有窦性停搏的危险）；严重房室传导异常（除非已安装起搏器）；与能诱发尖端扭转性室速的药物合用；甲状腺功能异常；已知对碘、胺碘酮或其中任何赋形剂过敏。

【孕妇及哺乳期妇女用药】禁用。

【老年用药】本品可使老年患者心率明显减慢，老年人应用时需严密监测心电图、肺功能。

【用法用量】①口服。用于治疗室上性心律失常：一日 0.4～0.6g，分 2～3 次服，1～2 周后根据需要改为一日 0.2～0.4g 维持，部分患者可减至一日 0.2g、一周 5 日或更小剂量维持；治疗严重室性心律失常：一日 0.6～1.2g，分 3 次服用，1～2 周后根据需要逐渐改为一日 0.2～0.4g 维持。建议维持量宜应用最小有效剂量，根据个体反应，可给以一日 100～400mg。亦可隔日 200mg 或一日 100mg。

②静脉滴注：请遵医嘱。

【制剂】盐酸胺碘酮片（分散片、胶囊、注射剂）

8. 维拉帕米 Verapamil

本品为钙通道阻滞药，属Ⅳ类抗心律失常药。

【适应证】口服用于心绞痛，室上性心律失常，原发性高血压；注射剂用于快速阵发性室上性心动过速的转复，心房扑动或心房颤动心室率的暂时控制。本品对中止阵发性室上性心动过速奏效迅速，效果显著，为治疗室上性心动过速的首选药物。

【不良反应】常见便秘；偶见恶心、头晕、头痛、面部潮红、疲乏、神经衰弱、足踝水肿、皮肤瘙痒、红斑、皮疹，血管性水肿；罕见过敏、肌肉痛、关节痛、感觉异常；长期用药后出现齿龈增生，男性乳腺发育；静脉或大剂量给药可能出现低血压，心力衰竭，心动过缓，心脏传导阻滞，心脏停搏。

【禁忌】对本品过敏、急性心肌梗死并发心动过缓、低血压、左心衰竭、心源性休克、病态窦房结综合征、严重心脏传导功能障碍（如窦房传导阻滞，Ⅱ或Ⅲ度房室传导阻滞）、预激综合征并发心房扑动或心房纤颤、充血性心力衰竭患者禁用。

【孕妇及哺乳期妇女用药】孕妇应避免使用，哺乳期妇女服用本品期间应暂停哺乳。

【老年用药】老年人清除半衰期可能延长且易发生肝或肾功能不全，建议老年人从小剂量开始服用。

【用法用量】①口服：a. 心律失常，慢性心房纤颤服用洋地黄者，维拉帕米一日 240～320mg，分 3～4 次。b. 预防阵发性室上性心动过速，未服用洋地黄者，维拉帕米一日 240～480mg，分 3～4 次。②静脉注射、静脉滴注：请遵医嘱。

【制剂】盐酸维拉帕米片（缓释片、缓释胶囊、缓释小丸、注射剂）

9. 腺苷 Adenosine

腺苷是一种遍布人体细胞的内源性嘌呤核苷，能使房室结传导减慢，阻断房室结折返途径，使阵发性室上性心动过速（PSVT）（伴或不伴预激综合征）患者恢复正常窦性心律。腺苷对心血管系统和肌体的许多其他系统及组织均有生理作用。

【适应证】用于阵发性室上性心动过速，超声心动图药物负荷试验等。

【不良反应】常见：恶心、头晕、潮红、呼吸困难，胸部不适；罕见：低血压，上肢不适，ST 段压低，Ⅰ度或Ⅱ度房室传导阻滞，神经过敏；严重的有背部不适，无力，出汗，心悸，倦睡，腹痛，情绪不稳，咳嗽，视力模糊，口干，耳不适，金属味等；非致命的心肌梗死，Ⅲ度房室传导阻滞，室性心动过速，心动过缓，窦房传导阻滞，窦性停搏等。

【禁忌】对本品过敏、Ⅱ度或Ⅲ度房室传导阻滞、病态窦房结综合征（带有人工起搏器者除外）、心房颤动或扑动伴异常旁路、已知或估计有支气管狭窄或支气管痉挛的肺部疾病患者禁用。

【孕妇及哺乳期妇女用药】慎用。

【用法用量】①静脉注射。成人：起始剂量为 6mg，经周围静脉快速注射（1～2 秒内），然后用生理盐水冲洗，以在心脏达到较高浓度。如在用药后 1～2 分钟无效，可再快速静注 12mg（1～2 秒内），必要时可再重复一次 12mg，直至症状改善。对已经使用过钙拮抗剂、β-受体阻滞剂、丙吡胺的患者或有病态窦房结综合征的老人，腺苷剂量应减为 3mg 或更小。服用茶碱者对腺苷不太敏感，可能需要较大剂量。

②诊断。成人按体重 140μg（kg·min），静脉滴注 6 分钟，总剂量 0.8mg/kg。

【制剂】腺苷注射液

10. 盐酸地尔硫䓬 Diltiazem Hydrochloride

本品为钙离子通道阻滞剂。作用于心肌、冠脉血管、末梢血管的平滑肌以及房室结等部位的钙离子通道，通过对心肌细胞慢钙通道的抑制使窦房结和房室结的自律性和传导性降低，故用于治疗室上性快速心律失常。

【适应证】用于室上性心动过速；手术时异常高血压的急救处置；高血压急症；不稳定型心绞痛。

【不良反应】常见不良反应为：心动过缓（1.1%），低血压（0.7%），Ⅰ度房室传导阻滞（0.4%），Ⅱ度房室传导阻滞（0.3%），房室交界性心律（0.3%）等。

【禁忌】对本品过敏、病态窦房结综合征未安装起搏器、Ⅱ或Ⅲ度房室传导阻滞未安装起搏器、收缩压低于 12kPa（90mmHg）、急性心肌梗死或肺充血患者禁用。

【孕妇及哺乳期妇女用药】孕妇及哺乳期妇女应用本品须权衡利弊。如哺乳期妇女确有必要应用本品，须暂停哺乳。

【老年用药】建议老年患者从常用剂量减半开始用药。

【用法用量】静脉注射：成人用量，初次为 10mg，临用前用氯化钠注射液或葡萄糖注射液溶解、稀释成 1% 浓度，在 3 分钟内缓慢注射，或按体重 0.15～0.25mg/kg 计算剂量，15 分钟后可重复，也可按体重 5～15μg（kg·min）静脉滴注。

【制剂】注射用盐酸地尔硫䓬

11. 盐酸艾司洛尔 Esmolol Hydrochloride

本品是一快速起效的作用时间短的选择性的 β-肾上腺素受体阻滞剂。具有减缓静息和运动心率，降低血压，降低心肌耗氧量的作用。

【适应证】用于心房颤动、心房扑动时控制心室率；围手术期高血压；窦性心动过速。

【不良反应】大多为轻度、一过性。最重要的不良反应是低血压。有报道使用艾司洛尔单纯控制心室率发生死亡。①发生率 >1%：注射时低血压（63%），停止用药后持续低血压（80%），无症状性低血压（25%），症状性低血压（出汗、眩晕）（12%），出汗伴低血压（10%），注射部位反应包括炎症和不耐受（8%），恶心（7%），眩晕（3%），嗜睡（3%）。②发生率为 1%：外周缺血，神志不清，头痛，易激惹，乏力，呕吐。③发生率 <1%：偏瘫，无力，抑郁，思维异常，焦虑，食欲缺乏，轻度头痛，癫痫发作，气管痉挛，打鼾，呼吸困难，鼻充血，干啰音，湿啰音，消化不良，便秘，口干，腹部不适，味觉倒错，注射部位水肿、红斑、皮肤褪色、烧灼感，血栓性静脉炎和外渗性皮肤坏死，尿潴留，语言障碍，视觉异常，肩胛中部疼痛，

寒战，发热。

【禁忌】对本品过敏、窦性心动过缓、Ⅰ度以上房室传导阻滞、心源性休克、明显心力衰竭、支气管哮喘或有支气管哮喘病史、严重慢性阻塞性肺病、难治性心功能不全患者禁用。

【孕妇及哺乳期妇女用药】只在非常必要时方可用于孕妇。哺乳期妇女用药应终止哺乳。

【老年用药】老年人对降压、降心率作用敏感，肾功能较差，应用本品时需慎重。

【用法用量】①控制心房颤动、心房扑动时心室率：成人先静脉注射负荷量 0.5mg(kg·min)约 1 分钟，随后静脉点滴维持量，自 0.05mg(kg·min)开始，4 分钟后若疗效理想则继续维持，若疗效不佳可重复给予负荷量并将维持量以 0.05mg(kg·min)的幅度递增。维持量最大可加至 0.3mg(kg·min)，但 0.2mg(kg·min)以上的剂量未显示能带来明显的好处。

②治疗围术期高血压或心动过速：请遵医嘱。

【制剂】①盐酸艾司洛尔注射液；②注射用盐酸艾司洛尔

12. 盐酸索他洛尔 Sotalol Hydrochloride

本品属于Ⅲ类抗心律失常药。与其他 β-受体阻滞剂一样，可减慢心率，延长 AH 间期和房室结传导。但它不仅延长心房、心室肌的有效不应期，还延长房室结、希司浦顷野系统及房室旁路束的不应期。增加心脏每搏时细胞内钙离子和心肌收缩力，提高心室颤动阈值，达到抗心律失常和抗颤动的作用。

【适应证】适用于各种危及生命的室性快速型心律失常。

【不良反应】静脉注射常见的副作用为低血压、心动过缓、传导阻滞，其他不良反应为疲倦、呼吸困难、无力、眩晕。与其他抗心律失常药物相似，本品在某些患者可产生致心律失常的不良反应，即可以诱发新的心律失常或使已有的心律失常加重。其中包括诱发尖端扭转型室性心动过速。

【禁忌】对本品过敏、支气管哮喘、窦性心动过缓(清醒时 <50bpm)、Ⅱ和Ⅲ度房室传导阻滞(除非植有起搏器)、先天性或获得性长 QT 综合征、心源性休克、未控制的充血性心力衰竭患者禁用。

【孕妇及哺乳期妇女用药】孕妇、哺乳期妇女慎用。

【老年用药】需慎用，特别肾功能不全、电解质紊乱者。

【用法用量】本品用药剂量必须根据每一患者的治疗反应和耐受性而定，致心律失常可能发生在治疗开始时。推荐剂量为 0.5 ~ 1.5mg/kg，稀释于 5% 葡萄糖 20ml，10 分钟内缓慢推注，如有必要可在 6 小时后重复使用。

【制剂】①盐酸索他洛尔注射液；②注射用盐酸索他洛尔

13. 多非利特 Dofetilide

本品为钾离子通道阻滞剂，能选择性阻断心脏钾离子通道的快速部分，延长动作电位时程(Ikr)。在临床试验中，60% ~70% 的患者在使用本品一年内保持心律正常。

【适应证】本品用于心房颤动(AF)、心房扑动(AFL)、室上性心动过速。

【不良反应】本品不良反应有呼吸道感染或呼吸困难、面部浮肿、荨麻疹、头痛、眩晕、心动过速、腹泻、恶心、呕吐、食欲不振、出汗、口渴、胸痛、流感样症状、失眠等。

【禁忌】对本品过敏、有期前收缩或束支阻滞、先天性 QT 间期延长、有多源性室性心动过速、低钾血症、低镁血症的患者禁用，也不与其他 QT 间期延长药物合用。肌酐清除率小于 20ml/min 时禁用。

【孕妇及哺乳期妇女用药】孕妇和哺乳期妇女禁用。

【用法用量】①口服。一次 0.125 ~ 0.5mg，一日 2 次。首次服用本品最好住院，并以肌酐清除率调整剂量。肌酐清除率为 20 ~ 40ml/min 时，一次 0.125mg，一日 2 次；肌酐清除率为 40 ~ 60ml/min 时，一次 0.25mg，一日 2 次；肌酐清除率大于 60ml/min 时，一次 0.5mg，一日 2 次。②静脉给药。急性发作时应静脉给药，剂量为 4 ~ 8μg/kg。

【制剂】多非利特胶囊

14. 伊布利特 Ibutilide

本品为甲基磺酰胺的衍生物，具有延长复极的作用，属于第Ⅲ类抗心律失常药物。临床研究表明，本品起效快，在 10min 内快速静脉滴注本品 0.03mg/kg 时或在 8h 内缓慢静滴 0.1mg/kg 时，可使 QT 间期延长 38% ~43%。QT 间期延长的幅度与伊布利特的血浆浓度成正相关。

【适应证】本品用于治疗快速心房颤动、心房扑动。

【不良反应】本品耐受良好，可引起尖端扭转型室速，持续单形态室性心过速，非持续单形态室性心过速，AV 传导阻滞，束支传导阻滞，室性期前收缩，室上性期前收缩，低血压，直立性低血压，心动过缓，窦性心动过缓，结性心律失常，充血性心力衰竭，心动过速，窦性心动过速，室上性心动过速，心室自身节律，高血压，QT 间期延长，心悸，晕厥，肾衰竭。其他不良反应为恶心、头痛。

【禁忌】严重心动过缓、哺乳期、严重心力衰竭、低钾血症、低镁血症、妊娠期妇女原有 QT 间期延长和扭转型室性心动过速发作史患者禁用。

【孕妇及哺乳期妇女用药】孕妇禁用，除非临床意义大于对胚胎的潜在危险。使用伊布利特治疗过程中应放弃母乳喂养。

【儿童用药】本品在 18 岁以下患者的安全性和有效性还不明确。

【老年用药】老年患者通常从最低剂量开始，因为在老年患者中药物降低心、肝、肾功能及引起并发症或需其他药物治疗的概率较大。

【用法用量】静脉滴注。对体重 >60kg 的患者，推荐剂量为 1mg，在 10 分钟内静脉滴注完。如无效，相隔 10 分钟后再以相同剂量静脉滴注。对体重 <60kg 患者，二次剂量均应为 0.01mg/kg。

【制剂】富马酸伊布利特注射液

附:用于心律失常的其他西药

1. 地高辛片 Digoxin Tablets

见第一章“14. 肺源性心脏病”。

2. 苯妥英钠 Phenytoin Sodium

见第九章“109. 癫痫”。

3. 辅酶 Q10 CoenzymeQ10

见本章“22. 心肌炎”。

4. 门冬氨酸钾注射液 Potassium Aspartate Injection

【适应证】电解质补充药。用于低钾血症,低钾及洋地黄中毒引起的心律失常,病毒性肝炎,肝硬化和肝性脑病的治疗。

5. 门冬氨酸钾镁 Potassium Aspartate and Magnesium

见本章“15. 心脏病”。

6. 盐酸关附甲素注射液 Acehytisine Hydrochloride Injection

【适应证】用于阵发性室上性心动过速。

7. 环磷腺苷葡胺 Meglumine Adenosine Cyclophosphate

见本章“22. 心肌炎”。

8. 盐酸去氧肾上腺素 Phenylephrine Hydrochloride

见本章“30. 休克”。

9. 氯化钾 Potassium Chloride

【适应证】①治疗各种原因引起的低钾血症。②预防低钾血症,尤其是发生低钾血症对患者危害较大时。③洋地黄中毒引起频发性、多源性期前收缩或快速心律失常。但有传导阻滞时忌用本品。

10. 去乙酰毛花苷注射液 Deslanoside Injection

见本章“15. 心脏病”。

11. 盐酸阿罗洛尔 Arotinolol Hydrochloride

见本章“17. 冠心病与心绞痛”。

12. 硫酸奎尼丁 Quinidine Sulfate

【适应证】口服主要适用于心房颤动或心房扑动经电转复后的维持治疗。虽对房性期前收缩、阵发性室上性心动过速、预激综合征伴室上性心律失常、室性早搏、室性心动过速有效,并有转复心房颤动或心房扑动的作用,但由于不良反应较多,目前已少用。

13. 磷酸丙吡胺 Disopyramide phosphate

【适应证】用于其他药物无效的危及生命的室性心律失常。

14. 盐酸利多卡因 Lidocaine Hydrochloride

【适应证】本品为局麻药及抗心律失常药。主要用于浸润麻醉、硬膜外麻醉、表面麻醉(包括在胸腔镜检查或腹腔手术时作黏膜麻醉用)及神经传导阻滞。也用于急性心肌梗死后室性期前收缩和室性心动过速,亦可用于洋地黄类中毒、心脏外科手术及心导管引起的室性心律失常。本品对室上性心律失常通常无效。

15. 盐酸莫雷西嗪 Moracizine Hydrochloride

【适应证】口服主要适用于室性心律失常,包括室性期前收缩及室性心动过速。

16. 葡萄糖酸钙 Calcium Gluconate

【适应证】静脉注射可用于治疗高钾血症所致的心律失常,提高心肌兴奋性。

17. 乳酸钠 Sodium Lactate

【适应证】用于纠正代谢性酸中毒,腹膜透析液中缓冲剂、高钾血症伴严重心律失常 QRS 波增宽者。

18. 司美利特 Sematilide

【适应证】用于心律失常。

19. 盐酸尼非卡兰 Nifekalant Hydrochloride

【适应证】用于其他抗心律失常药无效或不耐受的严重的室性心律失常、心室颤动患者的治疗。

二、中药

1. 稳心颗粒(胶囊、片)

【处方组成】党参、黄精、三七、琥珀、甘松

【功能主治】益气养阴,活血化瘀。用于气阴两虚、心脉瘀阻所致的心悸不宁、气短乏力、胸闷胸痛;室性期前收缩、房性早搏见上述证候者。

【用法用量】开水冲服。一次 1 袋,一日 3 次;或遵医嘱。

【使用注意】孕妇慎用。

2. 宁心宝胶囊(口服液)

【处方组成】虫草头孢菌粉

【功能主治】本品有提高窦性心律,改善窦房结、房室传导功能,改善心脏功能的作用。用于多种心律失常,房室传导阻滞,难治性缓慢型心律失常,传导阻滞。

【用法用量】口服。一次 1 粒,一日 3 次;或遵医嘱。

3. 心可舒胶囊(片、咀嚼片、颗粒、丸)

见本章“15. 心脏病”。

4. 黄杨宁片(分散片)

【处方组成】环维黄杨星 D

【功能主治】行气活血,通络止痛。用于气滞血瘀所致的胸痹心痛,脉结代;冠心病,心律失常见上述证候者。

【用法用量】口服。一次 1~2mg,一日 2~3 次。

【使用注意】孕妇禁用。

5. 灵宝护心丹

【处方组成】人工麝香、蟾酥、人工牛黄、冰片、红参、三七、琥珀、丹参、苏合香

【功能主治】强心益气,通阳复脉,芳香开窍,活血镇痛。用于气滞血瘀所致的胸痹,症见胸闷气短,心前区疼痛,脉结代;心动过缓型病态窦房结综合征及冠心病心绞痛,心律失常见上述证候者。

【用法用量】口服。一次 3~4 丸,一日 3~4 次。饭后服用或遵医嘱。

【使用注意】孕妇禁用。

6. 炙甘草合剂

【处方组成】甘草(蜜炙)、生姜、人参、地黄、桂枝、阿胶、麦冬、黑芝麻、大枣

【功能主治】益气补阴，补血复脉。用于气虚血少，心动悸，脉结代，气短羸瘦，虚热咳嗽。近年也用于病毒性心肌炎，功能性心律不齐，期外收缩等心脏病。

【用法与用量】口服。一次15～25ml，一日3次。用时摇匀。

7. 益心复脉颗粒

【处方组成】生晒参、麦冬、五味子、黄芪、丹参、川芎

【功能主治】益气养阴，活血复脉。用于气阴两虚、瘀血阻脉所致的胸痹，症见胸闷胸痛，心悸气短，脉结代。

【用法用量】开水冲服。一次10g，一日2～3次。

【使用注意】孕妇慎用。

8. 参松养心胶囊

见本章“17. 冠心病与心绞痛”。

9. 心脉安片

【处方组成】人参、黄芪、丹参、赤芍、麦冬、冰片

【功能主治】益气、养阴、活血定悸。用于心悸气阴两虚兼心血瘀阻证（轻、中度冠心病室性期前收缩），症见心悸，气短，胸闷胸痛，疲怠乏力，舌红苔少，脉结、代或促。

【用法用量】口服。一次4片，一日3次。

【使用注意】孕妇禁用。

10. 柏子养心片（丸、胶囊）

【处方组成】柏子仁、党参、炙黄芪、川芎、当归、茯苓、制远志、酸枣仁、肉桂、醋五味子、半夏曲、炙甘草、朱砂

【功能主治】补气，养血，安神。用于心气虚寒，心悸易惊，失眠多梦，健忘。

【用法用量】口服。一次3～4片，一日2次。

11. 心速宁胶囊

【处方组成】黄连、半夏、茯苓、枳实、常山、莲子心、苦参、青蒿、人参、麦冬、甘草

【功能主治】清热化痰，宁心定悸。主治痰热扰心所致的心悸，胸闷，心烦，易惊，口干口苦，失眠多梦，眩晕，脉结代等症。适用于冠心病、病毒性心肌炎引起的轻、中度室性期前收缩见上述症状者。

【用法用量】口服。一次4粒，一日3次。

【使用注意】孕妇禁用。

12. 参仙升脉口服液

【处方组成】红参、淫羊藿、补骨脂（盐炙）、枸杞子、麻黄、细辛、丹参、水蛭

【功能主治】温补心肾，活血化瘀。用于阳虚脉迟证，症见脉迟，脉结，心悸，胸闷，畏寒肢冷，腰膝酸软，气短乏力或头晕，舌质暗淡或有齿痕，或舌有瘀斑，瘀点。相当于轻、中度窦性心动过缓（心率>50次）和轻度病态窦房结综合征不合并有室上性快速心律失常的心肾阳虚，寒凝血脉证。

【用法用量】口服。一次20ml，一日2次；或遵医嘱。

【使用注意】肝阳上亢、湿热内盛、病态窦房结综合征中的慢-快综合征、病态窦房结综合征需安装起搏器的患者禁用。孕妇及哺乳期妇女、高血压、严重心脏病患者慎用。

13. 复脉定胶囊

【处方组成】党参、黄芪、远志、桑葚、川芎

【功能主治】补气活血，宁心安神。用于气虚血瘀所致的怔忡、心悸、脉结代；轻、中度房性期前收缩或室性期前收缩见有上述证候者。

【用法用量】口服。一次3粒，一日3次。

【使用注意】多源性室性期前收缩、R在T上的室性期前收缩及其他严重心律失常患者禁用。

14. 复心胶囊

【处方组成】山楂叶提取物

【功能主治】具有减少左心室做功，降低心肌耗氧量，维持氧代谢平衡，促进微动脉血流及恢复血管径作用。用于胸闷心痛，心悸气短，冠心病，心绞痛，心律失常。

【用法用量】口服。一次2～4粒，一日3次。

15. 三味檀香汤散（胶囊、颗粒、口服液）

【处方组成】檀香、肉豆蔻、广枣

【功能主治】清热。用于清心热。用于气血不通、气血相搏引起的心前区刺痛，胸闷不舒，心慌气短，心烦失眠，心神不宁，烦躁不安等症。临床用于冠心病、心绞痛、心肌缺血、心律失常等心血管病的预防和治疗。

【用法用量】口服。一次3～4g，一日2～3次；煎服冷却后服用。

16. 冰七片（胶囊）

见本章“18. 心肌梗死”。

17. 参龙宁心胶囊

【处方组成】人参、麦冬、地黄、葛根、黄连、莲子心、羌活、地龙、甘草（密炙）

【功能主治】益气养阴、宁心复脉。用于气阴两虚，心火亢盛所致的胸痹、心悸，症见胸闷心悸，气短乏力，口干汗出，少寐多梦，脉结代；冠心病和成年人恢复期病毒性心肌炎出现的轻度或中度室性期前收缩见上述证候者。

【用法用量】口服。一次4粒，一日3次。

【使用注意】孕妇禁用。

附：用于心律失常的其他中药

1. 参柏舒心胶囊

【功能主治】活血祛瘀，养阴益气，定悸除烦。用于心悸、怔忡、心烦失眠。

2. 生脉饮（胶囊、颗粒）

见本章“14. 肺源性心脏病”。

3. 冠心生脉口服液

见本章“15. 心脏病”。

4. 天王补心丸（浓缩丸、片、丹、液）

【功能主治】滋阴养血，补心安神。用于心阴不足，心悸健忘，失眠多梦，大便干燥。

5. 人参归脾丸

见第三章“60. 便血”。

6. 养心定悸膏（颗粒、口服液）

【功能主治】养血益气，复脉定悸。用于气虚血少，心悸气短，心律不齐，盗汗失眠，咽干舌燥，大便干结。

7. 养血安神片（丸、颗粒、糖浆）

【功能主治】滋阴养血，宁心安神。用于阴虚血少所致的头眩心悸，失眠健忘。

8. 田七补丸

【功能主治】补肝益肾，益气养血。用于气血不足引起的面色苍白，心悸气短，精神疲倦，体虚潮热，腰酸腿软。

9. 十全大补丸（口服液）

见第十二章“140. 月经失调”。

10. 消疲灵颗粒

【功能主治】益气活血，养血安神。用于过度疲劳引起的心悸气短，四肢酸痛，全身无力，精神疲惫，烦躁失眠，食欲不振和病后体质虚弱。

11. 心脑舒口服液

见第九章“107. 老年性痴呆”。

12. 补肾益脑片

见第五章“78. 遗精”。

13. 参茸卫生丸

见本章“26. 低血压”。

14. 安神补心丸（胶囊、颗粒）

【功能主治】养心安神。用于心血不足、虚火内扰所致的心悸失眠，头晕耳鸣。

15. 安神补心六味丸

【功能主治】祛“赫依”，镇静。用于心慌，气短。

16. 安神胶囊

见第九章“115. 失眠”。

17. 安神健脑液

【功能主治】益气养血，滋阴生津，养心安神。用于气血两亏、阴津不足所致的失眠多梦，神疲健忘，头晕头痛，心悸乏力，口干津少等症。

18. 归脾丸（浓缩丸、合剂）

见第三章“60. 便血”。

19. 参芪五味子片（胶囊）

见第九章“115. 失眠”。

20. 阿胶三宝膏

见第六章“80. 贫血”。

21. 养阴镇静片（丸）

【功能主治】滋阴养血，镇惊安神。用于心血不足，怔神健忘，心烦不安，心悸失眠。

22. 七叶神安片（分散片、滴丸）

见本章“15. 心脏病”。

23. 心宝丸

见本章“16. 心力衰竭”。

24. 复方北五味子片

见第九章“115. 失眠”。

25. 宁心补肾丸

【功能主治】宁心补肾。用于肾虚耳鸣，头晕眼花，惊悸不宁，盗汗体倦，腰膝酸软。

26. 宁神灵颗粒

【功能主治】舒肝开郁，镇惊安神。用于头昏头痛，心烦易怒，心悸不宁，胸闷少气，少寐多梦。

27. 琥珀安神丸

【功能主治】育阴养血、补心安神。用于心血不足、怔忡健忘，心悸失眠，虚烦不安。

28. 天麻灵芝合剂

【功能主治】补益肝肾，养心安神。用于肝肾不足引起的失眠，头晕，目眩，心悸，腰膝酸软，体虚乏力。

29. 珍芝安神胶囊

【功能主治】滋阴清热，养心安神。适用于阴虚火旺所致的不寐心悸，头晕耳鸣，五心烦热。

30. 养心丸

【功能主治】益气，养血，安神。适用于心悸气血两虚证，可改善头晕目眩，心悸，失眠，多梦。

31. 心神安胶囊

【功能主治】健脾益气，养心安神。用于心脾两虚证，症见倦怠乏力，神疲健忘，心慌，失眠多梦。

32. 珍灵胶囊

【功能主治】补气养血，宁心安神。用于心脾两虚证，症见神疲乏力，心悸失眠等。

33. 珍合灵片

【功能主治】养心安神。用于心悸、失眠。

34. 人参珍珠口服液

【功能主治】补气健脾，安神益智。用于心悸失眠，头昏目糊，健忘，乏力。

35. 心脑欣胶囊（片）

见本章“15. 心脏病”。

36. 人参茎叶皂苷片（胶囊）

【功能主治】健脾益气。用于气虚引起的心悸，气短，疲乏无力，纳呆。

37. 神康宁丸

【功能主治】滋阴养血。用于阴虚火旺所致心悸失眠，眩晕耳鸣。

38. 参德力糖浆

【功能主治】强心，安神，止痛止泻。用于异常胆汁质所引起的心悸，心胸疼痛，头痛头晕，胃痛腹泻等。

39. 止眩安神颗粒

【功能主治】补肝肾，益气血，安心神。用于肝肾不足，气血亏损所致的眩晕，耳鸣，失眠，心悸。

40. 蓝芷安脑胶囊

【功能主治】宁心安神，补血止痛。用于心肝血虚所引起的头痛，失眠，心悸，乏力。

41. 柏子滋心丸(浓缩丸)

【功能主治】滋阴养心，安神益智。用于心血亏损，神志不宁，精神恍惚，夜多怪梦，怔忡惊悸，健忘遗泄。

42. 舒心颗粒

【功能主治】活血祛瘀，养阴益气，定悸除烦。用于心悸，怔忡，心烦失眠。

43. 阿胶远志膏

【功能主治】宁心安神。用于气阴两虚所致的心悸，头晕，失眠，多梦。

44. 松补力胶囊(口服液)

【功能主治】养心，安神，增强胃功能。用于心悸，神经衰弱，腹痛，胃病等。

45. 降脂宁颗粒(胶囊)

见本章"19. 高脂血症"。

46. 银蓝通络口服液

【功能主治】益气活血通络。适用于头晕，心悸，疲劳等属气虚血瘀证者。

22. 心肌炎

〔基本概述〕

(一)心肌炎

心肌炎是心肌发生的局限性或弥漫性的急性或慢性炎症病变，可分为感染性和非感染性两大类。心肌炎的症状轻重不一，病情严重程度不等。轻者可无自觉症状；严重者可并发严重心律失常、心功能不全甚至猝死。近年来病毒性心肌炎的发病率显著增多，这里重点介绍病毒性心肌炎。

心肌炎可原发于心肌，也可是全身性疾病的一部分。病因有感染、理化因素、药物等，最常见的是病毒性心肌炎，其中又以肠道病毒，尤其是柯萨奇B病毒感染最多见，水痘、EB病毒也可引起。

(二)病毒性心肌炎

病毒性心肌炎(VMC)是指嗜心性病毒感染引起的，以心肌非特异性间质性炎症为主要病变的心肌炎。临床上以柯萨奇病毒(coxsackieB组和A组)，腺病毒，巨细胞病毒，脊髓灰质炎病毒和流感病毒较常见。临床观察到SARS冠状病毒和最近流行的甲型H1N1新型病毒也可致VMC。发病夏秋季为高，多见于儿童及青少年，婴儿及孕妇患者特别险恶。心肌炎呈现急性或慢性过程。轻可无症状，重至弥漫性心肌炎引起暴发性致命性充血性心力衰竭。资料表明，VMC已成为危害人们健康的常见病，应引起足够重视。

病毒性心肌炎的发病机制目前仍不十分清楚，在初始的全身性感染后经为时数周的间歇期再特征性地发展为心肌炎，说明急性期病毒对心肌细胞的直接损伤及随后发生的免疫反应是VMC发生和发展的主要机制。

病毒性心肌炎的主要临床表现如下：在上呼吸道感染，腹泻等病毒感染后3周内出现以下心脏表现：如出现不能用一般原因解释的感染后重度乏力，胸闷，头晕(心排血量降低)、心尖第一心音明显减弱，舒张期奔马律，心包摩擦音，心脏扩大，充血性心力衰竭或阿-斯综合征等。出现下列心律失常或心电图改变者：①窦性心动过速，房室传导阻滞，窦房阻滞或束支阻滞。②多源，成对室性期前收缩，自主性房性或交界性心动过速，阵发性或非阵发性室性心动过速，心房或心室扑动或颤动。②2个以上导联ST段呈水平型或下斜型下移0.05mV或ST段异常抬高或出现异常Q波。

中医学认为，病毒性心肌炎的主要病因是由风热湿毒，热毒炽盛，损伤心之气阴所致，而过度疲劳，情志不遂或紧张等可诱发本病。治疗以益心气，养心阴，活血通脉为基本原则。对邪毒犯心者，清热解毒；心阳虚衰者，回阳救逆；肺脾气虚者，益气固表；痰瘀互结者，涤痰化瘀开闭。

〔治疗原则〕

1. 心肌炎的治疗

对于心肌炎的治疗目前尚无特殊有效的药物，临床需要静养并采取综合治疗的方法。患者一旦诊断为心肌炎，应立即采取治疗措施，强调早期、综合治疗，以免延误病情，错过治疗的有利时机。

诊断为心肌炎的患者，应卧床休息。早期、合理的休息极为重要，可使发生炎性病变的心肌尽快修复，防止病情进一步恶化。急性病毒性心肌炎患者尽早卧床休息；有严重心律失常、心力衰竭的患者，卧床休息1个月，半年内不参加体力活动；无心脏形态功能改变者，休息半个月，3个月内不参加重体力活动。

药物治疗主要有以下几个方面。

(1)针对病因治疗：病毒性心肌炎可给予抗病毒药金刚烷胺等，中药板蓝根、金银花、连翘等也有些疗效；细菌性心肌炎患者则需静脉点滴青霉素或克林霉素等抗生素；梅毒性心肌炎患者需同时进行驱梅治疗等一系列措施，以去除或控制导致心肌损害的病因，防止病情进一步发展。

(2)促进心肌修复：心肌炎患者可吸入氧气及应用一些改善心肌代谢的药物，以促进心肌的修复，阻止病情进一步发展，减少并发症的发生。临床上常用的此类药物有大剂量维生素C、能量极化液(成分包括三磷酸腺苷、辅酶A、氯化钾、胰岛素及葡萄糖)、辅酶Q10、肌苷等。这些药物均可改善心肌代谢，对心肌的修复十分有利。

(3)免疫抑制剂糖皮质激素的应用：一般发病10天内不主张应用，但如有高热、心力衰竭、严重心律失常、心源性休克者可短期使用地塞米松或泼尼松、氢化可的松等。

(4)对症治疗：出现心力衰竭者，按常规心力衰竭治疗，但洋地黄用量要偏小。同时根据心律失常情况选择抗心律失常药物治疗。

(5)中医辨证论治:对邪热犯心者,清热解毒,宁心复脉;气阴两虚者,益气养阴,宁心复脉;心阳虚衰者,温振心阳,回阳救逆;痰瘀互结者,化痰宁心,活血化瘀;正虚邪恋者,扶正祛邪,养心复脉。

2. 病毒性心肌炎的治疗

病毒性心肌炎的治疗总体上仍缺乏有效地特异手段,目前仍以综合治疗为主。

(1)一般治疗:采用对症支持营养治疗。实验性心肌炎动物运动使病情恶化。心肌炎好发于年轻人,故限制体育活动很重要。急性期全休3个月,运动员应6个月内禁止各项运动,直到心脏大小和功能恢复正常为止。

(2)抗病毒治疗:早期抗病毒治疗可抑制病毒复制。据报道,用利巴韦林200或400μg(g·d)治疗柯萨奇病毒所致的小鼠病毒性心肌炎有良好疗效。国内一般临床用量为10~15g/(Kg·d),分两次肌内注射或静脉注射。巨细胞病毒感染则更昔洛韦更有效。干扰素可以选择性抑制病毒mRNA与宿主细胞核蛋白体的结合,使蛋白质合成障碍,同时抑制新机抗体的产生,增强巨噬细胞的功能,调节细胞表面抗原的表达,从而具有较强的抗侵袭作用。WIN54854是一种新型的抗病毒药物,能阻止病毒脱衣壳和穿入细胞。据报道CVB3心肌炎小鼠早期使用它可明显提高生存率,但仍未见相关的临床报道。抗病毒药往往在感染病毒的早期才能有疗效。

(3)免疫治疗:①免疫抑制剂治疗最近国内外研究较多,疗效不一。②免疫球蛋白目前用它治疗VMC的临床研究结果矛盾,有待进一步研究。③免疫吸附治疗VMC以自身免疫为主时,血液中存在多种抗心肌抗体,免疫吸附治疗壳选择性去除血液中的炎症因子,抗心肌抗体等,对急性重症心肌炎可能有益。Wallukat等首先开展这一治疗,发现可使抗β-受体抗体水平显著下降,心功能显著改善。

(4)血管紧张素转换酶抑制剂、β-受体阻滞剂、钙离子拮抗剂、醛固酮受体拮抗剂及抗氧化治疗:多项研究证明血管紧张素转换酶抑制剂可使VMC的心脏和体重之比以及心室肥厚减少。

和ACEI一样,β-受体阻滞剂也用于鼠心肌炎实验模型中。结果显示,早期应用可能有害,而在慢性期阶段则可改善心力衰竭。VMC慢性期主要表现为心肌纤维化。有研究发现,用螺内酯对VMC小鼠进行干预,发现心肌纤维化密切相关的部分基因的表达明显下降,从而使Ⅰ、Ⅲ型胶原生成减少,并预防和逆转了心肌纤维化及外周血管的重构。大量研究证明,氧自由基升高与VMC的发病密切相关。采用抗氧化剂治疗疗效肯定。如维生素C,辅酶Q10,辅酶A,维生素E等。特别是维生素C疗效最肯定,且无副作用。临床上的近期疗效较好。万爽力是一种3-酮酰辅酶(3-KAT)抑制剂,经选择抑制3-KAT而减少脂肪酸氧化,刺激葡萄糖氧化,葡萄糖氧化率的增加减少了氢离子与乳酸的堆积,限制了由于细胞内pH下降而造成的能量消费效应。有研究显示,心力衰竭患者经万爽力治疗后机体抗氧化能力提高,左心室收缩功能得到显著改善。近年来,病毒性心肌炎并发心功能不全的患者中已有采用万爽力治疗者,其确切疗效有待进一步观察。

(5)中医中药治疗:黄芪、苦参、牛磺酸经临床证实疗效较好。症状及心律失常改善的总有效率明显高于单用西药治疗的对照组。

(6)非甾体类抗炎药物:如吲哚美辛、布洛芬等。目前对此类药应用的看法是:急性期禁用,慢性期应加以限制。

(7)其他治疗:①机械辅助治疗暴发性心肌炎在极短时间内出现泵衰竭,病死率高,早期进行机械辅助循环可帮助患者度过危重阶段。但易发生感染和栓塞、机械故障等。②埋藏式心律转复除颤器(ICD)研究少,因为患者病情多可自动缓解,需要植入也应推迟几个月方可进行。③心脏移植结局较差,VMC仍可在移植的心脏再发。

近年开展的自体骨髓干细胞移植,可能为VMC后扩张型心肌病的治疗提供另一选择。

总之,由于VMC的发病机制尚不完全清楚,我们对其研究将一直在深入,新的检查技术,新的治疗手段有待大规模的临床验证。

〔用药精选〕

一、西药

1. 三磷酸腺苷二钠 Adenosine Disodium Triphosphate

本品为一种辅酶,属细胞代谢改善药,有改善肌体代谢的作用,参与体内脂肪、蛋白质、糖、核酸及核苷酸的代谢;同时又是体内能量的主要来源,适用于细胞损伤后细胞酶减退引起的疾病。

【适应证】用于室上性心动过速、心力衰竭、心肌炎、心肌梗死、脑动脉硬化、冠状动脉硬化、急性脊髓灰质炎等。

【不良反应】可见咳嗽、发热、头晕、呃逆、胸闷及暂时性呼吸困难,有哮喘病史者可能诱发哮喘;可见低血压,转复心律时有短暂的心脏停搏;极少数患者可出现一过性丙氨酸氨基转移酶升高;大剂量肌内注射,可引起局部疼痛,少数患者可出现关节酸痛和下肢痛;少见荨麻疹,偶见过敏性休克。

【禁忌】对本品过敏、严重慢性气管炎、哮喘、房室传导阻滞、病窦综合征、窦房结功能不全患者不宜使用。

【老年用药】本品对窦房结有明显抑制,因此60岁以上老年人应慎用或不用。

【用法用量】肌内注射或静脉注射。一次10~20mg,一日10~40mg。

【制剂】三磷酸腺苷二钠片(肠溶胶囊、注射剂)

2. 辅酶Q10 CoenzymeQ10

辅酶Q10具有促进氧化磷酸化反应和保护生物膜结构完整性的功能,在体内呼吸链中质子移位及电子传递中起重要作用,它是细胞呼吸和细胞代谢的激活剂,能有效驱动人体细胞产生能量，强化心肌功能，改善心肌缺血状况，缓解心肌缺氧，增加心排血量，降低外周血管阻力，缓解心力衰竭和心律失常。辅酶 Q10 在心血管病中应用日益广泛。辅酶 Q10 也是重要的抗氧化剂和非特异性免疫增强剂，其抗氧化性对于动脉粥样硬化的形成和发展过程具有一定的抑制作用，是预防动脉硬化形成最有效的抗氧化成分。

【适应证】用于慢性心功能不全，病毒性心肌炎，急、慢性肝炎。在进行基础治疗过程中用于轻度或中度的充血性心力衰竭，以改善浮肿、肺充血、肝大和心绞痛等症状。用于癌症等的辅助治疗，减轻放疗、化疗等引起的某些不良反应。

【不良反应】可有胃部不适、食欲减退、恶心、腹泻、心悸，偶见皮疹。

【禁忌】对本品过敏者禁用。

【用法用量】①口服。成人一次 5 ~ 10mg，一日 3 次，饭后服用。②肌内或静脉注射。一日 5 ~ 10mg，2 ~ 4 周为 1 个疗程。

【制剂】辅酶 Q10 片（胶囊、软胶囊、注射液）

3. 肌苷 Inosine

肌苷属细胞代谢改善药。本品参与体内核酸代谢、能量代谢和蛋白质的合成，活化丙酮酸氧化酶系，提高辅酶 A 的活性，使低能缺氧状态下的组织细胞继续顺利进行代谢，有助于肝细胞功能的恢复，可刺激体内产生抗体并促进肠道对铁的吸收。

【适应证】用于急、慢性肝炎的辅助治疗，白细胞或血小板减少症，胆囊炎和心肌炎，风湿性心脏病，肺源性心脏病，高血压心脏病等，以及中心视网膜炎、视神经萎缩等的辅助治疗。

【不良反应】偶见胃部不适、轻度腹痛、腹泻。

【禁忌】对本品过敏者禁用。

【孕妇及哺乳期妇女用药】应在医师指导下使用。

【用法用量】①口服：成人一次 200 ~ 600mg，一日 3 次；小儿一次 100 ~ 200mg，一日 3 次。必要时剂量可加倍（如肝病）。②肌内注射：一次 100 ~ 200mg，一日 1 ~ 2 次。③静脉注射或滴注：一次 200 ~ 600mg，一日 1 ~ 2 次。

【制剂】肌苷片（胶囊、颗粒、口服溶液、注射剂）

4. 盐酸吗啉胍 Moroxydine Hydrochloride

本品为传统常用的抗病毒药，对多种病毒（包括流感病毒、副流感病毒、鼻病毒、冠状病毒、腺病毒等）有抑制作用。

【适应证】用于流感、流行性腮腺炎、水痘、疱疹、滤泡性结膜炎等的防治，也可用于病毒性心肌炎的治疗。

【不良反应】可引起出汗、食欲不振及低血糖等反应。

【禁忌】对本品过敏者禁用。

【儿童用药】小儿使用较安全。

【用法用量】①口服：成人一次 0.2g，一日 3 ~ 4 次。小儿按体重一日 10 ~ 20mg/kg，分 3 次服用。②肌内注射：一次 100mg，一日 1 ~ 2 次。

【制剂】盐酸吗啉胍片（注射液）

5. 维生素 CVitamin C

【适应证】大剂量维生素 C（一日 500 ~ 1000mg）可提高人体的免疫力，增强中性粒细胞的趋化性和变形能力，提高杀菌能力和抗病毒作用。还可以增加冠状动脉血流量，促进心肌代谢，增加心肌对葡萄糖的利用，有利于心肌修复。①主要用于防治坏血病，也可用于各种急慢性传染性疾病及紫癜等辅助治疗。克山病患者发生心源性休克时，可用大剂量本品治疗。②用于慢性铁中毒的治疗（维生素 C 促进去铁胺对铁的络合，使铁排出加速）。③用于特发性高铁血红蛋白血症的治疗有效。④下列情况时维生素 C 的需要量增加：胃肠道疾病、营养不良、在妊娠期或哺乳期等。

【不良反应】①长期服用（一日 2 ~ 3g）可引起停药后坏血病。②长期应用大量维生素 C 偶可引起尿酸盐、半胱氨酸盐或草酸盐结石。③大量应用（一日 1g 以上）可引起腹泻、皮肤红而亮、头痛、尿频（一日用量 600mg 以上时）、恶心呕吐、胃痉挛。

【孕妇及哺乳期妇女用药】妊娠妇女大量摄入可能对胎儿有害，但未经动物实验证实。

【用法用量】①口服：一日 50 ~ 100mg。②肌内或静脉注射：成人一次 100 ~ 250mg，一日 1 ~ 3 次；小儿一日 100 ~ 300mg，分次注射。

【制剂】①维生素 C 片；②维生素 C 注射液

6. 果糖二磷酸钠口服溶液（胶囊）Fructose Sodium Diphosphate Oral Solution

本品能使细胞内三磷酸腺苷和磷酸肌酸的浓度增加，促进钾离子内流，有益于缺血、缺氧状态下细胞的能量代谢和葡萄糖利用。从而可使缺血心肌减轻损伤。

【适应证】用于改善冠心病的心绞痛、急性心肌梗死、心律失常和心力衰竭的心肌缺血及病毒性心肌炎的辅助治疗。亦可用于改善脑梗死、脑出血等引起的脑缺氧症状。

【不良反应】主要表现为消化系统的轻微症状，如腹胀、恶心、上腹烧灼感、稀便等，患者一般可以耐受，不需停药。

【禁忌】对本品过敏、高磷酸盐血症、肾衰竭患者禁用。

【用法用量】口服。一次 10 ~ 20ml，一日 2 ~ 3 次。

【制剂】果糖二磷酸钠口服溶液（胶囊）

7. 环磷腺苷 Adenosine Cyclphosphate

环磷腺苷在细胞内发挥激素调节生理功能和物质代谢作用，能改变细胞膜的功能，促使网织肌浆质内的钙离子进入肌纤维，从而增强心肌收缩，并可促进呼吸链氧化酶的活性，改善心肌缺氧，缓解冠心病症状及改善心电图。此外，对糖、脂肪代谢、核酸、蛋白质的合成调节等起着重要的作用。

【适应证】用于心绞痛、心肌梗死、心肌炎及心源性休克。对改善风湿性心脏病的心悸、气急、胸闷等症状有一定的作用。对急性白血病结合化疗可提高疗效，亦可用于急性白血病的诱导缓解。此外，对老年慢性支气管炎、各种肝炎和银屑病也有一定疗效。

【不良反应】偶见发热和皮疹。大剂量静脉注射［按体重达0.5mg(kg·min)]时,可引起腹痛、头痛、肌痛、睾丸痛、背痛、四肢无力、恶心、手脚麻木、高热等。

【禁忌】对药物中任一成分过敏、病态窦房结综合征、支气管哮喘、心绞痛患者禁用。

【用法用量】①肌内注射、静脉注射:一次20mg,一日2次。②静脉滴注:一次40mg,一日一次。

【制剂】①环磷腺苷注射液;②注射用环磷腺苷

8. 环磷腺苷葡胺 Meglumine Adenosine Cyclophosphate

本品为非洋地黄类强心剂,能增加心肌收缩力,改善心脏泵血功能,扩张血管,降低心肌耗氧量;改善心肌细胞代谢,保护缺血、缺氧的心肌;改善窦房结P细胞功能。

【适应证】用于心力衰竭、心肌炎、病态窦房结综合征、冠心病及心肌病,可用于心律失常的辅助治疗。

【不良反应】偶见心悸、心慌、头晕等症状。

【禁忌】对本品过敏者禁用。

【用法用量】①静脉滴注:一次60~180mg,一日一次,加入200~500ml 5%葡萄糖注射液稀释后静脉滴注。②静脉推注。一次90mg,一日一次,加入20~40ml 25%或10%葡萄糖注射液稀释后缓慢静脉推注。

【制剂】①环磷腺苷葡胺注射液;②注射用环磷腺苷葡胺

9. 注射用三磷酸腺苷二钠氯化镁 Adenosine Disodium Triphosphate and Magnesium Chloride for Injection

本品能够进入缺血缺氧的心肌细胞线粒体,支持细胞功能,改善细胞内外的钠、钾、镁平衡失调,抑制细胞内Ca^{2+}聚集。清除氧自由基的,保护细胞,促进功能恢复。

【适应证】本品为辅助用药,可用于急性、慢性活动型肝炎,缺血性脑血管病后遗症,脑损伤,心肌炎等病症的辅助治疗。

【不良反应】静脉滴速过快有降压作用,可引起胸闷、全身灼热感,停药或减慢滴速可恢复正常水平。

【禁忌】对本品过敏、新患心肌梗死、新患脑出血患者禁用。

【用法用量】静脉滴注。一次按体重5mg/kg,溶于5%葡萄糖注射液250~500ml中,混匀。初始滴速控制在每分钟20滴以内,如无异常,5分钟后控制在每分钟50滴以内。一日一次;或遵医嘱。

附:用于心肌炎的其他西药

1. 阿昔洛韦 Aciclovir

见第九章“98. 脑膜炎”。

2. 更昔洛韦 Ganciclovir

见第一章“6. 肺炎”。

3. 奥司他韦 Oseltamivir

见第一章“1. 感冒”。

4. 门冬氨酸钾镁 Potassium Aspartate and Magnesium

见本章“15. 心脏病”。

二、中药

1. 荣心丸

【处方组成】玉竹、炙甘草、五味子、丹参、降香、山楂、蓼大青叶、苦参

【功能主治】益气养阴、活血解毒。用于轻、中型儿童及成年人病毒性心肌炎证属气阴两虚证及气阴两虚兼血瘀证者,症见胸闷、心悸、气短、乏力,头晕、多汗、心前区不适或疼痛等。

【用法用量】口服。成人一次6~8丸,一日3次。儿童:1~3岁,一次2丸;3~6岁,一次3丸;6岁以上,一次4丸;一日3次,或遵医嘱。

2. 黄芪注射液

见本章“16. 心力衰竭”。

3. 心肌康颗粒

【处方组成】黄芪、麦冬、当归、白芍、川芎、丹参、红花、金银花、大青叶、葛根、防风、枳壳、甘草

【功能主治】益气养阴,活血解毒。用于病毒性心肌炎病程超过1个月的急性期轻型和恢复期、迁延期轻中型属气阴两虚兼有瘀热证,症见心悸、气短、胸闷或胸痛、乏力、失眠、多梦者。

【用法用量】冲服。成人一次1袋,一日2次。儿童:3岁,一次1/4袋;4~6岁,一次1/2袋;7~10岁,一次3/4袋;饭后服用。4周为一个疗程。

【使用注意】孕妇慎用。

4. 芪冬颐心口服液(颗粒)

【处方组成】黄芪、麦冬、生晒参、茯苓、地黄、龟板(烫)、紫石英(煅)、桂枝、淫羊藿、金银花、丹参、郁金、枳壳

【功能主治】益气养心,安神止悸。用于气阴两虚所致的心悸、胸闷、胸痛、气短乏力、失眠多梦、自汗、盗汗、心烦;病毒性心肌炎、冠心病心绞痛见上述证候者。

【用法用量】饭后口服。一次20ml,一日3次,或遵医嘱。一疗程为28日。

【使用注意】孕妇禁用。

5. 芪参益气滴丸

见本章“16. 心力衰竭”。

6. 莪术油注射液

【处方组成】莪术油

【功能主治】用于病毒引起的感冒、上呼吸道感染、小儿病毒性肺炎;消化道溃疡,甲型病毒性肝炎,小儿病毒性肠炎及病毒性心肌炎、脑炎等。

【用法用量】静脉滴注。用5%葡萄糖注射液或0.9%氯化钠注射液稀释后滴注。成人或12岁以上儿童一日一次,一次0.2~0.4g;6个月以上婴幼儿一次0.1g;6个月以下减半或遵医嘱;7~10日为一疗程。

【使用注意】对本品过敏者禁用。忌与丁香配伍。

7. 心欣舒胶囊

【处方组成】黄芪、地黄、五味子、丹参、赤芍、桂枝、人参

茎叶总皂苷

【功能主治】益气活血，滋阴荣心。用于气阴两虚所致的胸痹、心悸；冠心病，心绞痛，心肌炎见上述证候者。

【用法用量】口服。一次 5 粒，一日 3 次。

8. 参龙宁心胶囊

见本章“21. 心律失常”。

9. 心速宁胶囊

见本章“21. 心律失常”。

10. 健心胶囊

见本章“17. 冠心病与心绞痛”。

11. 柏子养心片（丸、胶囊）

见本章“21. 心律失常”。

附：用于心肌炎的其他中药

1. 生脉饮（胶囊、颗粒）

见本章“14. 肺源性心脏病”。

2. 黄芪生脉饮（颗粒）

见本章“14. 肺源性心脏病”。

23. 心包炎

〔基本概述〕

心脏外面有脏层和壁层两层心包膜，如它们发生炎症改变即为心包炎，可使心脏受压而舒张受限制。

导致心包炎的原因有多种，细菌、病毒、自身免疫反应以及物理、化学等因素均可引起心包炎。

心包炎可分为急性和慢性两类，慢性心包炎较严重的类型是缩窄性心包炎。

（一）急性心包炎

急性心包炎为心包脏层和壁层的急性炎症。以往常见的病因是风湿热、结核及细菌性。近年来，病毒感染、肿瘤、尿毒症及心肌梗死后心包炎明显增多。根据病理变化，急性心包炎又可分为纤维蛋白性和渗出性两种。

纤维蛋白性心包炎的症状主要表现为心前区疼痛，性质为锐痛或闷痛，可随呼吸、咳嗽、吞咽、体位改变而加重。心包摩擦音是典型的体征，可持续数小时或数天，当积液量增多摩擦音即消失。多数患者有发热、多汗等症状。渗出性心包炎的临床表现取决于积液对心脏的压塞程度，少量心包积液，可无任何自觉症状，大量心包积液可出现呼吸困难、咳嗽、声嘶、吞咽困难等。

（二）慢性缩窄性心包炎

慢性缩窄性心包炎是指心脏被致密厚实的纤维化或钙化心包所包围，使心室舒张期充盈受限，从而降低心脏功能。本病大多继发于急性心包炎，结核性最常见，其次为化脓性、创伤性，肿瘤也是病因的一种。症状主要为呼吸困难、腹胀、乏力、头晕、食欲减退、咳嗽、体重减轻和肝区疼痛等。

中医认为本病多属“心痛”、“胸痹”、“痰饮”、“水肿”等病症范畴。其发病，尤其是心包积液多与脾胃受损，水湿内停，阻滞于心包络有关。水饮停聚于心包，可内迫于心，外逼于肺，致使喘憋不适。治疗当以去水饮之邪为要。

〔治疗原则〕

本病的治疗原则是以针对原发疾病的治疗为主，同时采取排除积液、解除心脏压塞症状和对症治疗的方法。

1. 急性心包炎　应早期诊断及时治疗，防止发展。药物治疗有以下几个方面。

（1）结核性心包炎：采用抗结核药物异烟肼、利福平和吡嗪酰胺等，剂量应足够。对有心包积液者，应早期应用足量的泼尼松等激素。

（2）化脓性心包炎所致的心包积液：将心包穿刺液做培养并做药物敏感试验，选用青霉素或其他敏感抗菌药物治疗。

（3）对症治疗：疼痛明显时可给予布洛芬等止痛药物。大量渗液或有心包压塞症状者，可施行心包穿刺术抽液减压。

2. 慢性缩窄性心包炎　一旦确定诊断，外科手术是根本的治疗措施。药物治疗主要有以下几个方面。

（1）降低体循环静脉压，控制钠盐。

（2）酌情应用氢氯噻嗪或呋塞米等利尿剂。

（3）心房颤动时可使用地高辛等，以控制心室率。

〔用药精选〕

一、西药

（一）结核性心包炎用西药

1. 异烟肼 Isoniazid

本品是最常用有效的抗结核病药，对结核分枝杆菌具有良好的抗菌作用。

【适应证】用于各型肺结核病的治疗，也用于结核性脑膜炎和其他肺外结核病。包括结核性脑膜炎以及其他分枝杆菌感染。

【不良反应】常用剂量的不良反应发生率较低。①肝脏：轻度一过性肝损害如 AST 及 ALT 升高及黄疸等。服药期间饮酒可使肝损害增加。②神经系统：周围神经炎。表现为步态不稳、麻木针刺感、烧灼感或手脚疼痛。③变态反应：包括发热、多形性皮疹、淋巴结病、脉管炎等。④血液系统：可有粒细胞减少、嗜酸粒细胞增多、血小板减少、高铁血红蛋白血症等。⑤其他：口干、维生素 B_6 缺乏症、高血糖症、代谢性酸中毒、内分泌功能障碍等偶有报道。

【禁忌】对本品过敏者禁用。

【孕妇及哺乳期妇女用药】孕妇应避免应用。哺乳期间如用药则宜停止哺乳。

【儿童用药】新生儿肝脏乙酰化能力较差,以致消除半衰期延长,新生儿用药时应密切观察不良反应。

【老年用药】50 岁以上患者用药引起肝炎的发生率较高,治疗时更需密切注意肝功能的变化,必要时减少剂量或同时酌情使用保护肝功能的制剂。

【用法用量】①口服。成人:a. 预防,一日 0.3g,顿服;b. 治疗,与其他抗结核药合用,按体重一日口服 5mg/kg,最高 0.3g;或一日 15mg/kg,最高 900mg,一周服用2~3 次,但要注意肝功能损害和周围神经炎的发生。

②肌内注射、局部注射、静脉注射或静脉滴注。请遵医嘱。

【制剂】①异烟肼片(注射剂);②异烟肼氯化钠注射液;③异福片(胶囊);④异福酰胺片(胶囊)

2. 利福平 Rifampicin

本品是常用有效的抗结核病药。本品抗菌谱广,对多种病原微生物均有抗菌活性,对结核分枝杆菌和部分非结核分枝杆菌(包括麻风分枝杆菌等)均有明显的杀菌作用。

【适应证】①本品与其他抗结核药联合用于各种结核病的初治与复治,包括结核性脑膜炎、结核性胸膜炎、结核性心包炎的治疗。对肺结核的治疗效果显著。②本品与其他药物联合用于麻风、非结核分枝杆菌感染的治疗。③本品与万古霉素(静脉)可联合用于甲氧西林耐药葡萄球菌所致的严重感染。利福平与红霉素联合方案用于军团菌属严重感染。④用于无症状脑膜炎奈瑟菌带菌者,以消除鼻咽部脑膜炎奈瑟菌;但不适用于脑膜炎奈瑟菌感染的治疗。

【不良反应】①多见消化道反应:厌食、恶心、呕吐、上腹部不适、腹泻等。②肝毒性为主要不良反应:在疗程最初数周内,少数患者可出现肝大和黄疸,多为无症状的 AST 及 ALT 一过性升高,在疗程中可自行恢复,老年人、酗酒者、营养不良、原有肝病或其他因素造成肝功能异常者较易发生。③变态反应:大剂量间歇疗法后偶可出现“流感样症候群”,表现为畏寒、寒战、发热、不适、呼吸困难、头昏、嗜睡及肌肉疼痛等。偶可发生急性溶血或肾衰竭。④偶见白细胞减少、凝血酶原时间缩短、头痛、眩晕、视力障碍等。

【禁忌】对利福平或利福霉素类抗菌药过敏、肝功能严重不全、胆道阻塞患者禁用。

【孕妇及哺乳期妇女用药】3 个月以内孕妇禁用。3 个月以上孕妇、哺乳期妇女慎用。

【儿童用药】5 岁以下小儿慎用。

【老年用药】老年患者肝功能有所减退,用药量应酌减。

【用法用量】①口服。a. 成人:抗结核治疗,一日 0.45~6g,空腹顿服,一日不超过 1.2g;b. 脑膜炎奈瑟菌带菌者,5mg/kg,每 12 小时一次,连续 2 日;c. 老年患者:按一日 10mg/kg,空腹顿服。

②静脉滴注。以无菌操作法用5%葡萄糖注射液或氯化钠注射液 500ml 稀释本品后静脉滴注,建议滴注时间超过 2~3 小时。

【制剂】①利福平片(胶囊、胶丸、注射剂);②利福平异烟肼片(胶囊)

(二)细菌性心包炎用西药

1. 青霉素 Benzylpenicillin

见第一章“6. 肺炎”。

附:用于心包炎的其他西药

1. 乙胺丁醇 Ethambutol

见第一章“12. 胸膜炎”。

2. 醋酸泼尼松片 Prednisone Acetate Tablets

见第一章“7. 非典型肺炎”。

二、中药

对心包炎的治疗目前尚无明显有效的中药制剂。

24. 心内膜炎

〔基本概述〕

心内膜炎是心脏瓣膜与心室内膜的炎症性疾病。临床上以感染性心内膜炎为最多见。

感染性心内膜炎是多种病原微生物直接感染心瓣膜与心室内膜所致。由于抗菌药物的应用、风湿性心瓣膜病的减少、人口老龄化及心脏手术的广泛开展,感染性心内膜炎流行病学情况已经发生深刻变化。我国心内膜炎的基础疾病已经从风湿性心瓣膜病转变为以退行性瓣膜病、先天性心脏病、静脉药瘾等为主,瓣膜感染部位、病原菌也有所不同,虽然草绿色链球菌仍然占心内膜炎病原菌较大比例,但金黄色葡萄球菌、表皮葡萄球菌、真菌等感染也呈增多趋势。

非感染性心内膜炎是由于创伤、局部血液涡流、循环免疫中的复合物等原因,在心瓣膜和邻近的心内膜上形成了无菌性血栓性疣赘物。非感染性心内膜炎的赘生物虽然不是由病原体直接引起,但可成为循环中微生物停留的核心,产生栓子或损害瓣膜功能。

引起感染性心内膜炎常见的病原菌有草绿色链球菌、肠球菌属、葡萄球菌属、念珠菌属、需氧革兰阴性杆菌等感染。非感染性心内膜炎主要由风湿热、类风湿、系统性红斑狼疮及肿瘤等所致。

心内膜炎临床主要表现为发热(≥38℃)及心脏、血管等方面的症状,如动脉栓塞等。感染性心内膜炎典型的临床表现有发热、杂音、贫血、栓塞、皮肤病损、脾大和血细菌培养阳性等。

〔治疗原则〕

1. 感染性心内膜炎的治疗

怀疑感染性心内膜炎者,需要在进行抗菌药物治疗前进行血培养，临床应根据血培养结果选择或调整抗菌药物治疗。

(1)风湿性心瓣膜病、先天性心脏病、心脏手术已超过12个月的患者感染病原菌多以草绿色链球菌为主，抗感染治疗选择大剂量青霉素G静脉滴注+阿米卡星或庆大霉素肌内注射。

(2)心脏手术后时间在12个月以内及静脉药隐者发生的心内膜炎，葡萄球菌所占比例较大，可选用苯唑西林或头孢唑林静脉滴注+阿米卡星庆大霉素肌内注射。

(3)抗菌治疗效果不明显患者或其他特殊情况患者可考虑外科手术治疗。

2. 非感染性心内膜炎的治疗

非感染性心内膜炎的发生与肿瘤、DIC等有关，因此关键是治疗原发病。抗凝治疗选用肝素或华法林静脉注射，阻止纤维蛋白和血小板在瓣膜上沉积和聚集，对防止血栓发生有一定疗效。

〔用药精选〕

一、西药

1. 青霉素 Benzylpenicillin

见本章“6. 肺炎”。

2. 苯唑西林 Oxacillin

见第一章“10. 肺脓肿”。

3. 氨苄西林 Ampicillin

见第一章“14. 肺源性心脏病”。

4. 亚胺培南西司他丁 Imipenem Cilastatin

见第一章“6. 肺炎”。

5. 阿米卡星 Amikacin

见第一章“10. 肺脓肿”。

6. 万古霉素 Vancomycin

见第一章“6. 肺炎”。

7. 去甲万古霉素 Norvancomycin

去甲万古霉素与万古霉素的化学结构相近，活性比万古霉素稍强，属快效杀菌剂，对葡萄球菌属包括金葡菌和凝固酶阴性葡萄球菌中甲氧西林敏感及耐药株、各种链球菌、肺炎链球菌及肠球菌属等多数革兰阳性菌均有良好抗菌作用。革兰阴性菌对本品均耐药。

【适应证】①适用于葡萄球菌属(包括甲氧西林耐药菌株和多重耐药菌株)所致心内膜炎、骨髓炎、肺炎、败血症或软组织感染等。②青霉素过敏者不能采用青霉素类或头孢菌素类，或经上述抗生素治疗无效的严重葡萄球菌感染患者，可选用。③本品也可用于对青霉素过敏者的肠球菌心内膜炎、棒状杆菌属(类白喉杆菌属)心内膜炎的治疗。④用于血液透析患者发生葡萄球菌属所致动、静脉分流感染的治疗。

【不良反应】①大剂量和长时间应用易发生：a. 毒性：听神经损害、听力减退甚至缺失、耳鸣或耳部饱胀感。b. 肾毒性：主要损害肾小管。早期有蛋白尿、管型尿，继之出现血尿、尿量或排尿次数显著增多或减少等，严重者可致肾衰竭。②变态反应：快速大剂量静脉给药，少数患者出现“红颈综合征”，发热、昏厥、瘙痒、恶心或呕吐、心动过速、皮疹或面潮红，颈根、上身、背、臂等处发红或麻刺感(释放组胺)，偶有低血压和休克。发生率低于万古霉素。③过敏反应：少见皮肤瘙痒、药物热等，偶见过敏性休克。④其他：注射时可致注射部位剧烈疼痛，严重者可致血栓性静脉炎。

【禁忌】对万古霉素类抗生素过敏者禁用。

【孕妇及哺乳期妇女用药】妊娠期患者避免应用。哺乳期妇女慎用。

【儿童用药】新生儿与早产儿不宜选用。

【老年用药】用于老年患者有引起耳毒性与肾毒性的危险(听力减退或丧失)。老年患者即使肾功能测定在正常范围内，使用时应采用较小治疗剂量。

【用法用量】静脉缓慢滴注。临用前加适量注射用水溶解，再用氯化钠注射液或5%葡萄糖注射液稀释成0.5%的溶液，滴注时间在60分钟以上。如采取连续滴注给药，则可将一日量药物加到24小时内所用的输液中给予。

成人：一日0.8～1.6g(80万～160万U)，分2～3次静脉滴注。

儿童：一日按体重16～24mg/kg(1.6～2.4万U/kg)，分2次静滴。

【制剂】注射用盐酸去甲万古霉素

8. 替考拉宁 Teicoplanin

本品为一种新型糖肽类非肠道给药抗生素，其抗菌谱与万古霉素相似，具有强的杀菌活性。由于替考拉宁独特的作用机制，很少出现耐替考拉宁的菌株。所以对青霉素类及头孢菌素类，大环内酯类、四环素和氯霉素，氨基糖苷类和利福平耐药的革兰阳性菌，仍对替考拉宁敏感。对金黄色葡萄球菌的作用比万古霉素更强，不良反应更少。

【适应证】主要用于金黄色葡萄球菌及链球菌属等敏感菌所致的严重感染，如心内膜炎、骨髓炎、败血症及呼吸道、泌尿道、皮肤、软组织等的感染。①各种严重的革兰阳性菌感染，包括不能用青霉素类及头孢素类抗生素治疗或上述抗生素治疗失败的严重葡萄球菌感染，或对其他抗生素耐药的葡萄球菌感染。②敏感菌金葡菌、凝固酶阴性葡萄球菌(包括对甲氧西林敏感及耐药菌)、链球菌、肠球菌、单核细胞增多性李司特菌、棒状杆菌、艰难梭菌、消化链球菌等所致的感染，包括下呼吸道感染、泌尿道感染、败血症、心内膜炎、腹膜炎、骨关节感染、皮肤软组织感染。③作为万古霉素和甲硝唑的替代药。④在矫形手术具有革兰阳性菌感染的高危因素时，本品也可作预防用。

【不良反应】①局部疼痛、红斑、血栓性静脉炎。②皮疹、瘙痒、发热、支气管痉挛、过敏反应。③恶心、呕吐、腹泻。④嗜酸粒细胞增多、白细胞减少、中性粒细胞减少、血小板减少或增多。⑤AST 及 ALT 碱性磷酸酶增高，一过性血肌酐增高。⑥嗜睡、头晕，头痛。⑦轻度听力下降，耳鸣和前庭功能紊乱。

【禁忌】有替考拉宁过敏史者禁用。

【孕妇及哺乳期妇女用药】怀孕期间及哺乳期间一般不应用。

【儿童用药】可用于2月以上儿童的革兰阳性菌感染。

【老年用药】除非有肾损害，否则老年患者无须调整剂量。

【用法用量】肌内或静脉注射、静脉滴注。

①成人：a. 中度：下呼吸道感染、泌尿道感染、皮肤软组织感染。静脉给药首剂0.4g，以后维持剂量0.2g，一日一次。b. 重度：骨关节感染、败血症、心内膜炎、腹膜炎等。静脉给药首剂每12小时0.4g，连续3次，以后维持剂量0.4g，一日一次。

②儿童：请遵医嘱。

【制剂】注射用替考拉宁

9. 美洛西林钠舒巴坦钠 Mezlocillin Sodium and Sulbactam Sodium

本品为复方制剂，其组分为美洛西林钠与舒巴坦钠。

【适应证】适用于产 β-内酰胺酶耐药菌引起的中、重度感染性疾病，包括：①呼吸系统感染：中耳炎、鼻窦炎、扁桃体炎、咽炎、肺炎、急性支气管炎和慢性支气管炎急性发作、支气管扩张、脓胸、肺脓肿等。②泌尿生殖系统感染：肾盂肾炎、膀胱炎和尿道炎等。③腹腔感染：胆道感染等。④皮肤及软组织感染：蜂窝织炎、伤口感染、疖病、脓性皮炎和脓疱病。⑤性病：淋病等。⑥盆腔：妇科感染、产后感染等。⑦严重系统感染：脑膜炎、细菌性心内膜炎、腹膜炎、败血症、脓毒症等。

对于致命的全身性细菌感染、未知微生物或不敏感微生物所致感染、重度感染及混合感染等，如使用本品，建议与其他杀菌剂联合用药治疗。

【不良反应】常见不良反应：①胃肠道：腹泻、恶心、呕吐等。②过敏：偶有皮疹、瘙痒。出现荨麻疹时必须停药，也不能继续用其他青霉素类消炎药治疗。罕见嗜曙红细胞增多、药物性发热、急性间质性肾炎及脉管炎。个别出现致命的过敏性休克。③血液系统：罕见血小板功能紊乱如出血时间延长、紫癜或黏膜出血，通常仅见于严重肾功能损害患者中。④中枢神经系统：焦虑、肌肉痉挛及惊厥等，肾功能损害患者由于大脑疾病增加了药物进入脑脊液，可增加惊厥发生率。⑤局部反应：注射部位罕见血栓性静脉炎或疼痛。⑥实验室检查：AST，ALT、碱性磷酸酶升高，低钾血症、胆红素升高、肌酐升高、非蛋白氮升高及 Coombs 试验阳性等。

【禁忌】对青霉素类药物或舒巴坦过敏者禁用。

【孕妇及哺乳期妇女用药】本品可透过胎盘和进入乳汁，妊娠和哺乳妇女慎用。

【老年用药】可参照成人用剂量，但伴有肝、肾功能不良的患者，剂量应调整。

【用法用量】静脉滴注。成人一次3.75g（美洛西林3.0g，舒巴坦0.75g），每8小时或12小时一次，疗程7～14日。儿童：1～14岁儿童及体重超过3kg的婴儿，一次给药75mg/kg，一日2～3次。体重不足3kg者，一次75mg/kg，一日2次。

【制剂】注射用美洛西林钠舒巴坦钠

10. 注射用五水头孢唑林钠 Cefazolin Sodium Pentahydrate for Injection

头孢唑啉为第一代头孢菌素，抗菌谱广。除肠球菌属、耐甲氧西林葡萄球菌属外，本品对其他革兰阳性球菌均有良好抗菌活性，肺炎链球菌和溶血性链球菌对本品高度敏感。

【适应证】适用于治疗敏感细菌所致的支气管炎及肺炎等呼吸道感染、尿路感染、皮肤软组织感染、骨和关节感染、败血症、感染性心内膜炎、肝胆系统感染及眼、耳、鼻、喉科等感染。本品也可作为外科手术前的预防用药。

【不良反应】本品的不良反应发生率低。①静脉注射发生的血栓性静脉炎和肌内注射区疼痛均较头孢噻吩少而轻。②药疹发生率为1.1%，嗜酸粒细胞增高的发生率为1.7%，偶有药物热。③个别患者可出现暂时性血清氨基转移酶、碱性磷酸酶升高。④肾功能减退患者应用高剂量（一日12g）的本品时可出现脑病反应。⑤白色念珠菌二重感染偶见。

【禁忌】对头孢菌素过敏、有青霉素过敏性休克或即刻反应史者禁用本品。

【孕妇及哺乳期妇女用药】本品乳汁中含量低，但哺乳期妇女用药时仍宜暂停哺乳。

【儿童用药】早产儿及1个月以下的新生儿不推荐应用本品。

【老年用药】本品在老年人中 $T_{1/2}$ 较年轻人明显延长，应按肾功能适当减量或延长给药间期。

【用法用量】静脉缓慢推注、静脉滴注或肌内注射。①成人常用量：一次0.5～1g，一日2～4次，严重感染可增加至一日6g，分2～4次静脉给予。②儿童常用量：一日50～100mg/kg，分2～3次。③肾功能减退者：请遵医嘱。

11. 注射用头孢西丁钠 Cefoxitin Sodium for Injection

头孢西丁钠由于结构上的特点使其对细菌产生的 β-内酰胺酶具有很高的抵抗性。对厌氧菌有效及对 β-内酰胺酶稳定，故特别适用需氧及厌氧菌混合感染，以及对于由产 β-内酰胺酶而对本品敏感细菌引起的感染。

【适应证】适用于对本品敏感的细菌引起的下列感染：上、下呼吸道感染，泌尿道感染包括无并发症的淋病，腹膜炎及其他腹腔内、盆腔内感染，败血症（包括伤寒），妇科感染，骨、关节软组织感染，心内膜炎。

【不良反应】本品不良反应轻微。常见：静脉注射后可出现血栓性静脉炎，肌内注射后可有局部硬结压痛。偶见变态反应（皮疹、瘙痒、嗜酸粒细胞增多、发热、呼吸困难等）、低血压、腹泻、恶心、呕吐、白细胞减少、血小板减少、贫血及 ALT、AST、ALP、LDH、BUN 或血清 Cr 值一过性升高。

【禁忌】对本品及头孢菌素类抗生素过敏、有青霉素过敏性休克病史的患者禁用。

【孕妇及哺乳期妇女用药】孕妇及哺乳期妇女慎用。

【儿童用药】早产儿、新生儿慎用。对 6 岁以下小儿,本品不宜采用肌内注射。

【老年用药】老年患者慎用。

【用法用量】肌内注射、静脉注射或静脉滴注。成人常用量为一次 1 ~ 2g,每 6 ~ 8 小时一次。或根据致病菌的敏感程度及病情调整剂量。3 个月以内婴儿不宜使用;3 个月以上儿童一次 13.3 ~ 26.7mg/kg,每 6 小时一次,或一次 20 ~ 40mg/kg,每 8 小时一次。

肾功能不全患者:请遵医嘱。

12. 琥乙红霉素 Erythromycin Ethylsuccinate

本品属大环内酯类抗生素,为红霉素的琥珀酸乙酯,在胃酸中较红霉素稳定。本品系抑菌剂,在高浓度时也具有杀菌作用。

【适应证】本品作为青霉素过敏患者治疗下列感染的替代用药:①溶血性链球菌、肺炎链球菌等所致的急性扁桃体炎、急性咽炎、鼻窦炎;溶血性链球菌所致的猩红热、蜂窝织炎;白喉及白喉带菌者;气性坏疽、炭疽、破伤风;放线菌病;梅毒;李斯特菌病等。②军团菌病。③肺炎支原体肺炎。④肺炎衣原体肺炎。⑤衣原体属、支原体属所致泌尿生殖系感染。⑥沙眼衣原体结膜炎。⑦厌氧菌所致的口腔感染。⑧空肠弯曲菌肠炎。⑨百日咳。⑩风湿热复发、感染性心内膜炎(风湿性心脏病、先天性心脏病、心脏瓣膜置换术后)及口腔、上呼吸道医疗操作时的预防用药(青霉素的替代用药)。

【不良反应】①服用本品后发生肝毒性反应者较服用其他红霉素制剂为多见,服药数日或 1 ~ 2 周后患者可出现乏力、恶心、呕吐、腹痛、皮疹、发热等。有时可出现黄疸,肝功能试验显示淤胆,停药后常可恢复。②胃肠道反应有腹泻、恶心、呕吐、中上腹痛、口舌疼痛、胃纳减退等,其发生率与剂量大小有关。③大剂量〈≥4g/d〉应用时,尤其肝、肾疾病患者或老年患者,可能引起听力减退,主要与血药浓度过高(>12mg/L)有关,停药后大多可恢复。④过敏反应表现为药物热、皮疹、嗜酸性粒细胞增多等,发生率 0.5% ~ 1%。⑤其他,偶有心律失常,口腔或阴道念珠菌感染。

【禁忌】对本品或其他红霉素制剂过敏、慢性肝病、肝功能损害患者禁用。

【孕妇及哺乳期妇女用药】孕妇禁用。哺乳期妇女慎用或暂停哺乳。

【用法用量】口服。成人一日 1.6g,分 2 ~ 4 次服用。

小儿按体重一次 7.5 ~ 12.5mg/kg,一日 4 次;或一次 15 ~ 25mg/kg,一日 2 次;严重感染一日量可加倍,分 4 次服用。

【制剂】琥乙红霉素片(分散片、咀嚼片、口腔崩解片、胶囊、颗粒、干混悬剂)

附:用于心内膜炎的其他西药

1. 氟氯西林 Flucloxacillin

见第三章“41. 阑尾炎”。

2. 夫西地酸 Fusidate

【适应证】主治由各种敏感细菌,尤其是葡萄球菌引起的各种感染,如骨髓炎、败血症、心内膜炎,反复感染的囊性纤维化、肺炎、皮肤及软组织感染,外科及创伤性感染等。

3. 妥布霉素氯化钠注射液 Tobramycin and Sodium Chloride Injection

见第五章“75. 附睾炎和睾丸炎”。

4. 甲磺酸培氟沙星葡萄糖注射液 Pefloxacin Mesylate-and Glucose Injection

见第五章“73. 前列腺炎”。

5. 注射用阿莫西林钠舒巴坦钠 Amoxicillin Sodiumand Sulbactam Sodium for Injection

见第一章“10. 肺脓肿”。

6. 注射用阿莫西林钠氟氯西林钠 Amoxicillin Sodium and Flucloxacillin Sodium for Injection

见第一章“5. 气管炎和支气管炎”。

7. 两性霉素 B Amphotericin B

见第九章“98. 脑膜炎”。

8. 阿莫西林舒巴坦匹酯片(咀嚼片、胶囊)Amoxicillin and Pivoxil Sulbactam Tablets

见第四章“63. 尿道炎、膀胱炎和肾盂肾炎”。

9. 甲硝唑 Metronidazole

见第一章“10. 肺脓肿”。

10. 头孢噻吩钠 Cefalotin Sodium

见本章“15. 心脏病”。

11. 头孢唑林钠 Cefazolin Sodium

见第一章“6. 肺炎”。

12. 美罗培南 Meropenem

见第一章“14. 肺源性心脏病”。

13. 头孢哌酮舒巴坦 Cefoperazone and Sulbactam

【适应证】用于由敏感菌所引起的下列感染:呼吸道感染;泌尿道感染;腹膜炎、胆囊炎、胆管炎及其他腹腔内感染;败血症;脑膜炎;皮肤和软组织感染;骨及骨关节感染;盆腔炎、子宫内膜炎、淋病及其他生殖系统感染。

14. 链霉素 Streptomycin

见第一章“11. 肺结核”。

15. 硫酸庆大霉素 Gentamycin Sulfate

见第一章“10. 肺脓肿”。

16. 硫酸奈替米星 Netilmicin Sulfate

见第一章“5. 气管炎和支气管炎”。

17. 莫西沙星 Moxifloxacin

见第一章“5. 气管炎和支气管炎”。

18. 达托霉素 Daptomycin

【适应证】用于金黄色葡萄球菌(包括甲氧西林敏感和甲氧西林耐药)导致的伴发右侧感染性心内膜炎的血流感染(菌血症)。如果确定或怀疑的病原体包括革兰阴性菌或厌氧菌,则临床上可采用联合抗菌治疗。

二、中药

对心内膜炎的治疗目前尚无明显有效的中药制剂。

25. 高血压

〔基本概述〕

高血压是指以血压升高为主要临床表现的综合征,又称为高血压病。长期的血压升高可影响重要脏器如心、脑、肾的结构和功能,最终导致这些器官的功能衰竭。

高血压临床上可分为原发性及继发性两大类。发病原因不明的称之为原发性高血压,是一种与遗传、环境有关的可导致心、脑、肾及周围血管、眼底等靶器官病理损害并致功能障碍的常见心血管疾病,占总高血压患者的90%以上。另有10%左右的高血压患者,其血压的升高是因为本身有明确而独立的病因及疾病所引起,称之为继发性高血压。

按照世界卫生组织(WHO)建议使用的血压标准是:正常成人收缩压≤140mmHg(18.6kPa),舒张压≤90mmHg(12kPa)。高血压的诊断标准为:在未用抗高血压药情况下,收缩压≥140mmHg 和(或)舒张压≥90mmHg。按血压水平将高血压分为1、2、3级。1级高血压(轻度)收缩压140~159mmHg,舒张压90~99mmHg;2级高血压(中度)收缩压160~179mmHg,舒张压100~109mmHg;3级高血压(重度)收缩压≥180mmHg,舒张压≥110mmHg。收缩压≥140mmHg和舒张压<90mmHg单列为单纯性收缩期高血压。

诊断高血压时,必须多次测量血压,至少有连续两次舒张期血压的平均值在90mmHg(12.0kPa)或以上才能确诊为高血压。休息5分钟以上,2次以上非同日测得的血压≥140/90mmHg可以诊断为高血压。仅一次血压升高者尚不能确诊,但需随访观察。

高血压是一种世界性的常见疾病,世界各国的患病率高达10%~20%,并可导致脑血管、心脏、肾脏的病变,是危害人类健康的主要疾病。临床主要表现为体循环动脉血压持续升高并伴有心、脑、肾及血管壁的结构与功能的进行性损害,起病及经过缓慢,最终死亡原因为心力衰竭、肾衰竭及脑血管意外。

原发性高血压的发病原因迄今尚未阐明,普遍认为是在一定的遗传背景下由于多种环境因素参与使正常血压调节机制失代偿所致。研究表明高血压的发病主要与年龄、食盐、体重、遗传、环境与职业等因素有关。

约半数以上的高血压患者无明显症状,另有50%左右的患者有头痛、头晕,颈部发硬等症状,血压急剧增高的患者可有恶心、呕吐、胸闷等症状。高血压伴心脏损害,可有胸闷、气短。高血压伴肾脏损害可出现夜尿增多。

高血压常见的并发症有冠心病、糖尿病、心力衰竭、脑出血、高血脂、肾功能不全、周围动脉疾病、卒中、左心室肥厚等。在高血压的各种并发症中,以心、脑、肾的损害最为显著。

〔治疗原则〕

高血压的治疗应遵循长期、系统、个体化的原则,以期稳定、安全地控制血压。同时应高度重视对靶器官的保护和生活质量的提高。除服降压药外,应注意不宜紧张、抽烟、食物中限制食盐。

在开始正规抗高血压药物治疗前所有病例均应接受3~6个月的以控制钠盐摄入和运动疗法为主要内容的非药物治疗阶段。药物治疗宜从单一种类、小剂量开始并逐步调整以达持续、稳定控制血压的目标,必要时可联合用药。治疗方案应考虑年龄、性别、职业、靶器官损害情况等因素,坚持个体化原则。治疗过程应防止过度降低血压,以免影响器官灌注。

同时要注意劳逸结合,保持足够的睡眠,参加力所能及的工作、体力劳动和体育锻炼。注意饮食调节,以低盐、低动物脂肪饮食为宜,并避免进富含胆固醇的食物。肥胖者适当控制食量和总热量,适当减轻体重,不吸烟。

合理使用降压药物,使血压维持在正常或接近正常水平,对减轻症状,延缓病情进展以及防止脑血管意外、心力衰竭和肾功能衰竭等并发症都有作用。降压药物种类很多,各有其特点,目前趋向于作用持久,服用次数减少的长效制剂或剂型,以方便患者服用。目前通常将高血压药主要分为6大类:利尿药、β-受体阻滞药、钙通道阻滞药(CCB)、血管紧张素转换酶抑制药(ACEI)、血管紧张素受体Ⅱ拮抗药(ARB)和α-受体拮抗药。

(1)利尿降压药:通过利尿排钠,降低容量负荷,改善增高的血压。如氢氯噻嗪、环戊甲噻嗪、氯噻酮、呋塞米等。

(2)β-受体阻滞药:通过降低心率及交感活性使心排血量降低从而起到降压作用。如普萘洛尔、氨酰心安、美多心安等。

(3)钙通道阻滞药(CCB):通过拮抗平滑肌上的L-型钙离子通道从而发挥扩血管(二氢吡啶类)及降低心排血量(非二氢吡啶类)的降压作用。如硝苯地平、氨氯地平等。

(4)血管紧张素转换酶抑制药(ACEI):通过抑制ACE酶使血管紧张素Ⅱ减少,增加缓激肽生成而降压。如卡托普利、依那普利等。

(5)血管紧张素Ⅱ受体拮抗药(ARB):通过拮抗血管紧张Ⅱ的AT1受体有可能继而激活AT2受体发挥降压作用。

(6)α受体拮抗药:通过拮抗血管平滑肌上的 α_1 受体,

使血管扩张而降压。

此外还有固定复方制剂：通过不同降压机制，药物的小剂量联合起到协同降压、不良反应下降作用。如复方降压片、复方罗布麻片、安达血平片等。降压中成药有山楂降压胶囊、牛黄降压丸、脑力清等。

药物治疗的基本方法如下。

1. 利尿剂

适用于轻、中度及老年高血压。同其他类降压药联用能增强其他降压药物的疗效。噻嗪类利尿剂如氢氯噻嗪具有排钾作用，降压效果良好。保钾利尿剂螺内酯不宜与血管紧张素转换酶抑制剂合用，以免增加发生高钾血症的机会。氨苯蝶啶与其他利尿药合用时，剂量可减少。襻利尿剂呋塞米主要用于肾功能不全时。高血压急症或高血压危象时需肌内或静脉注射。吲达帕胺兼有利尿和血管扩张作用，能有效降压而较少引起低血钾的副作用。

2. β-受体阻滞药

适用于心率较快的中、青年患者或有冠心病合并心绞痛高血压患者。常用美托洛尔、阿替洛尔或普萘洛尔。

3. 钙通道阻滞药（CCB）

二氢吡啶类钙拮抗剂起效较快，作用强，剂量与疗效呈正相关，与其他类型降压药物联合治疗能明显增强降压作用。常用硝苯地平（心痛定）、尼群地平等。

4. 血管紧张素转换酶抑制药（ACEI）

起效缓慢，3～4周达最大作用，限制钠盐摄入或联合使用利尿剂可使起效迅速和作用增强。特别适用于伴有心力衰竭、心肌梗死后、糖耐量减低或糖尿病肾病的高血压患者。常用卡托普利、依那普利等。

5. 固定复方制剂

通过多种药物小剂量联合，达到有效降压和减少副作用的目的。常用复方利血平、氨苯蝶啶等。对于有抑郁倾向患者应当小心使用。

6. 联合治疗

适用于2级以上高血压以及高危的高血压患者，常见的联合方案：尼群地平或硝苯地平＋依那普利；尼群地平＋美托洛尔或阿替洛尔；尼群地平＋吲达帕胺或氢氯噻嗪等。

继发性高血压是继发于其他疾病或原因的高血压，血压升高仅是这些疾病的一个临床表现。继发性高血压的临床表现、并发症和后果与原发性高血压相似，但继发性高血压有明确的病因，治疗方法与原发性高血压完全不同。继发性高血压首先是治疗原发疾病，才能有效地控制血压的升高，单用降压药治疗效果不佳。所以原发性高血压与继发性高血压的鉴别诊断对于高血压的治疗是非常重要的。

〔用药精选〕

一、西药

1. 卡托普利 Captopril

本品属于血管紧张素转移酶抑制药。能够降低外周血管阻力，并通过抑制醛固酮分泌，减少水钠潴留。本品还可通过干扰缓激肽的降解扩张外周血管。

【适应证】用于高血压，心力衰竭，高血压急症。

【不良反应】常见皮疹，心悸，心动过速，胸痛，咳嗽，味觉迟钝；少见蛋白尿，眩晕，头痛，昏厥，血管性水肿，心率快而不齐，面部潮红或苍白，白细胞与粒细胞减少。

【禁忌】对本品或其他血管紧张素转换酶抑制剂过敏、双侧肾动脉狭窄、有血管神经性水肿史患者禁用。

【孕妇及哺乳期妇女用药】孕妇吸收ACEI可影响胎儿发育，甚至引起胎儿死亡，孕妇禁用。本品可排入乳汁，其浓度约为母体血药浓度的1%，故授乳妇女应用须权衡利弊。

【儿童用药】仅限于其他降压治疗无效者。

【老年用药】老年人对降压作用较敏感，应用本品须酌减剂量。

【用法用量】①口服。a. 成人：初始剂量一次12.5mg，一日2～3次，根据耐受情况逐渐增至一次50mg，一日2～3次，近期大量服用利尿药者初始剂量一次6.25mg，一日3次。b. 儿童：初始剂量按体重一次0.3mg/kg，一日3次，必要时每8～24小时增加0.3mg/kg。

②静脉注射。请遵医嘱。

【制剂】卡托普利片（缓释片、胶囊、滴丸、注射剂）

2. 依那普利 Enalapril

本品为血管紧张素转换酶抑制剂（ACEI），对血管紧张素转化酶起强烈抑制作用，降低血管紧张素Ⅱ的含量，造成全身血管舒张，血压下降。

【适应证】用于原发性高血压，肾性高血压，心力衰竭。

【不良反应】常见头晕，头痛，疲乏，咳嗽；少见肌肉痉挛，口干，恶心，呕吐，腹泻，便秘，消化不良，心悸，心动过速，阳痿，直立性低血压，失眠，神经过敏，感觉异常，皮疹；罕见血管神经性水肿，男子女性型乳房。

【禁忌】对本品过敏、双侧肾动脉狭窄、有血管神经性水肿史的患者禁用。

【孕妇及哺乳期妇女用药】妊娠期不主张使用此药。哺乳期妇女使用本品时应谨慎。

【儿童用药】儿童无须调整剂量。新生儿和肾小球滤过率小于30ml/min的儿童患者中不推荐使用。

【老年用药】老年人对降压作用较敏感，应用本品须酌减剂量。

【用法用量】口服。①原发性高血压：初始剂量一次5～10mg，一日一次。维持剂量一次10～20mg，一日一次，最大剂量一日40mg，分1～2次服。②肾性高血压：初始剂量一次5mg或以下，一日一次，根据需要调整剂量。服用利尿药时应提前2～3日停用利尿药，或减小初始剂量。

【制剂】马来酸依那普利片（分散片、口腔崩解片、胶囊）

3. 硝普钠 Sodium Nitroprusside

本品为强有力的血管扩张药，能直接松弛小动脉与静脉血管平滑肌，具有强大的舒张血管平滑肌的作用。本品作用迅速，维持时间短，不降低冠脉血流、肾血流及肾小球滤过率，是一种强效反应迅速的周围血管扩张剂。

【适应证】用于高血压急症（高血压危象、高血压脑病、恶性高血压、嗜铬细胞瘤手术前后阵发性高血压、外科麻醉期间进行控制性降压）。也用于急性心力衰竭，急性肺水肿。

【不良反应】①血压降低过快过剧时可出现眩晕，大汗，头痛，肌肉颤搐，神经紧张，焦虑，烦躁，胃痛，反射性心动过速，心律失常，症状的发生与静脉给药速度有关。②硫氰酸盐中毒或逾量时，可出现运动失调，视力模糊，谵妄，眩晕，头痛，意识丧失，恶心，呕吐，耳鸣，气短。③氰化物中毒或超量时，可出现反射消失，昏迷，心音遥远，低血压，脉搏消失，皮肤粉红色，呼吸浅，瞳孔散大。④皮肤：光敏感，皮肤石板蓝样色素沉着，过敏性皮疹。

【禁忌】对本品成分过敏、代偿性高血压（如动、静脉分流或主动脉缩窄）患者禁用。

【孕妇及哺乳期妇女用药】孕妇慎用。

【老年用药】老年人用本品须注意增龄时肾功能减退对本品排泄的影响，老年人对降压反应也比较敏感，故用量宜酌减。

【用法用量】静脉滴注：成人开始按体重 0.5μg/（kg·min）。根据治疗反应以 0.5μg/（kg·min）递增，逐渐调整剂量，常用剂量为3μg/（kg·min），极量为10μg/（kg·min），总量为3500μg/kg。儿童常用量按体重 1.4μg/（kg·min），按效应逐渐调整用量。并严密监测血压、心率，防止血压过度降低。

【制剂】注射用硝普钠

4. 硝苯地平 Nifedipine

本品属钙通道阻滞药。能同时舒张正常供血区和缺血区的冠状动脉，解除和预防冠状动脉痉挛，并可抑制心肌收缩，降低心肌代谢，减少心肌耗氧量。能舒张外周阻力血管，降低外周阻力，可使收缩血压和舒张血压降低，减轻心脏后负荷。

【适应证】用于高血压，冠心病，心绞痛。

【不良反应】常见面部潮红、头晕、头痛、恶心、下肢肿胀、低血压、心动过速。较少见呼吸困难。罕见胸痛、昏厥、胆石症、过敏性肝炎。

【禁忌】对硝苯地平过敏、心源性休克患者禁用。

【孕妇及哺乳期妇女用药】孕妇应用必须权衡利弊。硝苯地平可分泌入乳汁，哺乳期妇女应停药或停止哺乳。

【儿童用药】儿童禁用。

【老年用药】老年人用药应从小剂量开始。硝苯地平在老年人的半衰期延长，应用时注意调整剂量。

【用法用量】①口服：a. 片剂、胶囊剂：初始剂量一次10mg，一日3次，维持剂量一次10～20mg，一日3次；冠脉痉挛者可一次20～30mg，一日3～4次，单次最大剂量30mg，一日最大剂量120mg。b. 缓释制剂：一次10～20mg，一日2次，单次最大剂量40mg，一日最大剂量120mg。c. 控释片剂：一次30mg，一日一次。缓控释制剂不可掰开或嚼服。

②静脉滴注：请遵医嘱。

【制剂】硝苯地平片（缓释片、控释片、胶囊、缓释胶囊、软胶囊、滴丸、注射液）

5. 尼群地平 Nitrendipine

本品为选择性作用于血管平滑肌的钙离子拮抗剂。能降低心肌耗氧量，对缺血性心肌有保护作用。可降低总外周阻力，使血压下降。

【适应证】用于各类高血压病。尤其适用于血压较高，需要快速降压及用其他药物治疗效果不佳的患者。本品对冠心病和高血脂也有一定的改善作用和降低血脂效果。

【不良反应】较少见的有头痛、面部潮红。少见的有头晕、恶心、低血压、足踝部水肿、心绞痛发作，一过性低血压。本品过敏者可出现过敏性肝炎、皮疹，甚至剥脱性皮炎等。

【禁忌】对本品过敏及严重主动脉瓣狭窄的患者禁用。

【孕妇及哺乳期妇女用药】慎用。

【老年用药】老年人应减少剂量，服用β-受体拮抗药者应慎重加用本品，并从小剂量开始。推荐老年人初始剂量为一日10mg。

【用法用量】口服。初始剂量一次10mg，一日一次，以后可调整为一次10mg，一日2～3次；或一次20mg，一日2次。

【制剂】尼群地平片（贴片、软胶囊）

6. 氨氯地平 Amlodipine

本品是二氢吡啶类钙拮抗剂（钙离子拮抗剂或慢通道阻滞剂）。本品选择性抑制钙离子跨膜进入平滑肌细胞和心肌细胞，对平滑肌的作用大于心肌。本品也是外周动脉扩张剂，直接作用于血管平滑肌，降低外周血管阻力，从而降低血压。

【适应证】①高血压。可单独使用本品治疗也可与其他抗高血压药物合用。②慢性稳定型心绞痛及变异型心绞痛。可单独使用本品治疗也可与其他抗心绞痛药物合用。

【不良反应】较常见的不良反应有头痛、水肿、疲劳、失眠、恶心、腹痛、面红、心悸和头晕。较为少见的不良反应为心绞痛，低血压，心动过缓，直立性低血压、瘙痒、皮疹、呼吸困难、无力、肌肉痉挛和消化不良。与其他钙拮抗剂相似，极少有心肌梗死和胸痛的不良反应报道，而且这些不良反应不能与患者本身的基础疾病明确区分；尚未发现与本品有关的实验室检查参数异常。

【禁忌】对二氢吡啶类钙拮抗剂过敏的患者禁用。

【孕妇及哺乳期妇女用药】仅在无其他更安全的代替药物和疾病本身对母子的危险性更大时才推荐使用。

【老人用药】开始宜用较小剂量，再渐增为妥。

【用法用量】口服。①治疗高血压：起始剂量为5mg，一日一次，最大不超过10mg，一日一次。老年、体弱、肝功能损害患者及联用其他抗高血压药物的患者，初始剂量可为2.5mg，一日一次。②治疗心绞痛：推荐剂量为5～10mg，一日一次.

【制剂】①苯磺酸氨氯地平片（分散片、胶囊、滴丸）；②马来酸氨氯地平片（分散片、胶囊、滴丸）；③L-门冬氨酸氨氯地平片

7. 复方地巴唑氢氯噻嗪胶囊 Compound Bendazol and Hydrochlorothiazide Capsules

本品为复方制剂，其组分为地巴唑、盐酸异丙嗪、磷酸氯喹、硫酸胍生、维生素 B_6、氯化钾、利舍平、氯氮䓬、氢氯噻嗪、乳酸钙、维生素 B_1、三硅酸镁。

【适应证】用于高血压病。

【不良反应】①长期服用本品时有腹泻、眩晕、倦怠、乏力口干、嗜睡、食欲减退、恶心、呕吐、鼻塞，亦可有耳鸣、皮疹、头痛、头晕、抑郁、心动过缓等症状。若症状持续出现需加注意。②需注意直立性低血压、电解平衡失调、低钾血症、低钠血症、低氯血症等。③本品中含利血平，久用可引起震颤麻痹、精神抑郁症并可使消化道溃疡症状加重。④本品中氯氮䓬有撤药症状，停用后有失眠、异常激惹状态及神经质。老年体弱、肝病患者对其中枢抑制作用较敏感。

【禁忌】①孕妇及哺乳期妇女禁用。②婴幼儿禁用。③严重肝肾功能不全患者禁用。④严重心力衰竭患者禁用。⑤对本品成分过敏者禁用。

【孕妇及哺乳期妇女用药】本复方制剂含盐酸异丙嗪，孕妇服用时可诱发婴儿的黄疸和锥体外系症状。动物实验显示利血平可致大鼠幼仔畸形及致癌作用。因此，孕妇及哺乳妇女禁用。

【儿童用药】抗组胺药对婴儿特别是新生儿和早产儿有较大的危险性，故婴幼儿禁用。

【老年用药】老年人对降压作用敏感，且可随增龄而肾功能减低，故用量宜酌减。

【用法用量】口服。常用量一次 1 粒，一日 3 次或遵医嘱。血压下降后，持续稳定者可递减剂量，给予维持量一次一粒，一日一次。

8. 奥美沙坦酯 Olmesartan Medoxomil

奥美沙坦酯是一种前体药物，经胃肠道吸收水解为奥美沙坦。奥美沙坦为选择性血管紧张素Ⅱ1 型受体（AT1）拮抗剂，通过选择性阻断血管紧张素Ⅱ与血管平滑肌 AT1 受体的结合而阻断血管紧张素Ⅱ的收缩血管作用，因此它的作用独立于 AngⅡ合成途径之外。

【适应证】本品适用于高血压的治疗。

【用法用量】剂量应个体化。在血容量正常的患者中，作为单一治疗的药物，通常推荐起始剂量为 20mg，一日一次。对经 2 周治疗后仍需进一步降低血压的患者，剂量可增至 40mg。本品可以与其他利尿剂合用，也可以与其他抗高血压药物联合使用。

【不良反应】①临床试验经验：在多达 3275 例患者的对照临床试验中评价了奥美沙坦酯的安全性，其中约 900 例患者至少接受了 6 个月的治疗，525 例以上患者至少接受了 1 年的治疗。结果显示，奥美沙坦酯有很好的耐受性，不良事件发生率与安慰剂组相似。不良事件通常轻微且短暂，并与剂量、性别、年龄及种族差异无关。

在安慰剂对照临床试验中，接受奥美沙坦酯治疗的患者中唯一的一项发生率大于 1% 且高于安慰剂治疗组的不良事件是头晕。发生率低于安慰剂组或与安慰剂组相似，大于 1% 的不良事件有背痛、支气管炎、肌酸磷酸激酶升高、腹泻、头痛、血尿、高血糖症、高三酰甘油血症、流感样症状、咽炎、鼻炎和鼻窦炎。咳嗽的发生率在安慰剂组（0.7%）和奥美沙坦酯组（0.9%）患者中相似。发生率与安慰剂组相似，低于 1% 大于 0.5% 的不良事件有：胸痛、乏力、疼痛、外周性水肿、眩晕、腹痛、消化不良、肠胃炎、恶心、心动过速、高胆固醇血症、高脂血症、高尿酸血症、关节疼痛、关节炎、肌肉疼痛、骨骼疼痛、皮疹和面部水肿等。上述不良事件是否与服用本品有关尚不明确。

实验室检查结果：偶见血红蛋白和血细胞比容略有下降（分别平均下降了大约 0.3g/dl 和 0.3 体积百分比）。偶见肝脏酶上升和（或）血胆红素上升，但会自行恢复正常。

②上市后经验：以下为上市后报告的不良反应。因这些不良反应来自于人数不确定的患者的自发报告，通常并不能确切评估其发生率以及与药物的因果关系。全身：乏力、血管性水肿、过敏性反应。胃肠道：呕吐。代谢和营养系统：高钾血症。肌肉骨骼系统：横纹肌溶解症。泌尿生殖系统：急性肾衰竭、血肌酐升高。皮肤与附属器官：脱发、瘙痒、荨麻疹。

【禁忌】对本品所含成分过敏者禁用。不可将本品与阿利吉仑联合用于糖尿病患者。

【儿童用药】本品不能用于 1 岁以下儿童高血压的治疗。

【老年用药】临床试验中，没有观察到本品在老年患者与年轻患者之间药效或者安全性方面的总体差异，老年患者服用本品不需调整剂量。但是不能排除某些年龄较大的个别患者敏感性较高的可能。

【孕妇及哺乳期妇女用药】目前没有孕妇使用本品的临床经验。一旦发现妊娠，应尽快停止使用本品。

【制剂】奥美沙坦酯片（胶囊）

9. 普萘洛尔 Propranolol

本品属于 β-肾上腺受体阻滞断剂，为传统常用的抗心血管疾病的药物。可降低心肌收缩性、自律性、传导性和兴奋性，减慢心率，减少心排血量和心肌耗氧量。对二尖瓣脱垂综合征有关的房性或室性心律失常，本品常作为第一线药物使用；对肥大性心肌病患者，可降低室上性心律失常的发生率。

【适应证】①作为二级预防，降低心肌梗死死亡率。②高血压（单独或与其他抗高血压药合用）。③劳力性心绞痛。④控制室上性快速心律失常、室性心律失常，特别是与儿茶酚胺有关或洋地黄引起心律失常。可用于洋地黄疗效不佳的心房扑动、心房颤动心室率的控制，也可用于顽固性期前收缩，改善患者的症状。⑤减低肥厚型心肌病流出道压差，

减轻心绞痛、心悸与晕厥等症状。⑥配合 α-受体阻滞剂用于嗜铬细胞瘤患者控制心动过速。⑦用于控制甲状腺功能亢进症的心率过快，也可用于治疗甲状腺危象。

【不良反应】①眩晕，头昏，支气管痉挛，呼吸困难，充血性心力衰竭，神志模糊（尤见于老年人），精神抑郁，反应迟钝，发热，咽痛，粒细胞缺乏，出血倾向（血小板减小），四肢冰冷，腹泻，倦怠，眼、口、皮肤干燥，指趾麻木，异常疲乏等；嗜睡，失眠，恶心，皮疹。②个别病例有周身性红斑狼疮样反应，多关节病综合征，幻视，性功能障碍（或性欲下降）。③剂量过大时引起低血压（血压下降），心动过缓，惊厥，呕吐，可诱发缺血性脑梗死，可有心源性休克，甚至死亡。

【禁忌】支气管哮喘、心源性休克、Ⅱ～Ⅲ度房室传导阻滞、重度或急性心力衰竭、窦性心动过缓患者禁用。

【孕妇及哺乳期妇女用药】必须慎用，不宜作为孕妇一线治疗用药；本品可少量从乳汁中分泌，故哺乳期妇女慎用。

【老年用药】因老年患者对药物代谢与排泄能力低，使用本品时应适当调节剂量。

【用法用量】①口服。高血压：初始剂量一次 10mg，一日 3～4 次，可单独使用或与利尿剂合用。剂量应逐渐增加，一日最大剂量 200mg。

②静脉注射。a. 成人：缓慢注射一次 1～3mg，必要时 5 分钟后可重复，总量 5mg。b. 儿童：按体重一次 0.01～0.1mg/kg，缓慢注入（大于 10 分钟），不宜超过 1mg。

【制剂】盐酸普萘洛尔片（缓释片、缓释胶囊、注射液）

10. 阿替洛尔 Atenolol

本品为选择性 $β_1$-肾上腺素受体阻滞剂，可降低血压、减轻由运动所致的血压增高，减少心绞痛发作的严重程度和频率，改善急性心肌梗死患者的耗氧指数。早期用药可缩小心肌梗死面积和预防再梗死，长期应用可降低心肌梗死或卒中的死亡率。

【适应证】用于高血压、心绞痛、心肌梗死、心律失常、甲状腺功能亢进、嗜铬细胞瘤。

【不良反应】可见低血压，心动过缓，头晕，四肢冰冷，疲劳，乏力，肠胃不适，精神抑郁，脱发，血小板减少症，银屑病样皮肤反应，牛皮癣恶化，皮疹及干眼等。罕见心脏传导阻滞。

【禁忌】Ⅱ～Ⅲ度心脏传导阻滞、心源性休克、低血压、严重心力衰竭、病态窦房结综合征及严重窦性心动过缓者禁用。

【孕妇及哺乳期妇女用药】孕妇禁用。本品在乳汁中有明显的聚集，哺乳期妇女服用时应谨慎小心。

【儿童用药】注意监测心率、血压。

【老年用药】所需剂量可以减少，尤其是肾功能衰退的患者。

【用法用量】①口服：成人初始剂量，一次 6.25～12.5mg，一日 2 次，按需要及耐受量渐增至 50～200mg；儿童初始剂量，按体重一次 0.25～0.5mg/kg，一日 2 次。

②静脉注射、静脉滴注：请遵医嘱。

【制剂】①阿替洛尔片；②阿替洛尔注射液

11. 美托洛尔 Metoprolol

本品属 β-肾上腺素受体阻滞剂，对高血压患者能显著降低血压，但并不引起直立性低血压和电解质紊乱；对心绞痛患者可减少发作次数并提高运动耐量，长期服用可减少心肌梗死的发生率，用作心肌梗死后治疗时可减少再梗死的发生率，降低心肌梗死后的死亡率。因此很适合于治疗高血压和心绞痛。

【适应证】用于高血压，心绞痛，心肌梗死，肥厚型心肌病，主动脉夹层，心律失常，心房颤动控制心室率，甲状腺功能亢进症，心脏神经症，慢性心力衰竭，预防和治疗急性心肌梗死患者的心肌缺血、快速型心律失常和胸痛。

【不良反应】可见心率减慢，心脏传导阻滞，血压降低，心力衰竭加重，外周血管痉挛导致的四肢冰冷或脉搏不能触及，雷诺现象；疲乏和眩晕，抑郁，头痛，多梦，失眠，幻觉；恶心，胃痛，便秘，腹泻；气急，关节痛，瘙痒，腹膜后腔纤维变性，耳聋，眼痛等。

【禁忌】失代偿性心力衰竭（肺水肿，低灌注和低血压）、显著心动过缓（心率 < 45/min）、心源性休克、重度或急性心力衰竭、末梢循环灌注不良、Ⅱ度或Ⅲ度房室传导阻滞、病态窦房结综合征、严重的周围血管疾病、哮喘、喘息性支气管炎及对本品中任一成分过敏者禁用。

治疗室上性快速心律失常时，收缩压小于 110mmHg 的患者不宜采用本品静脉给药。

【孕妇及哺乳期妇女用药】对胎儿和新生儿可产生不利影响，尤其是心动过缓，在妊娠或分娩期间不宜使用。哺乳期妇女必须慎用。

【老年用药】老年人对本品的代谢和排泄能力减低，应适当调节剂量。

【用法用量】①口服。a. 高血压：普通制剂一次 100～200mg，一日 2 次；缓释制剂一次 47.5～95mg，一日一次；控释制剂一日 0.1g，早晨顿服或遵医嘱。b. 心绞痛、心律失常、肥厚型心肌病、甲状腺功能亢进：普通制剂一次 25～50mg，一日 2～3 次，或一次 100mg，一日 2 次；缓释制剂一次 95～190mg，一日一次；控释制剂：一日 0.1g，早晨顿服。c. 心力衰竭：应在使用洋地黄和（或）利尿剂、ACEI 等抗心力衰竭的治疗基础上使用本品。

②静脉注射：请遵医嘱。

【制剂】①酒石酸美托洛尔片（缓释片、控释片、胶囊、注射剂）；②琥珀酸美托洛尔缓释片

12. 乌拉地尔 Urapidil

本品为 $α_1$-受体阻滞剂，具有外周和中枢双重降压作用。外周主要阻断突触后 $α_1$-受体，使血管扩张显著降低外周阻力；中枢作用主要通过激动 5-羟色胺-1A 受体，降低延髓心血管中枢的交感反馈调节而降压。

【适应证】各种类型高血压，重症高血压，高血压危象，难

治性高血压,控制围术期高血压、充血性心力衰竭。

【不良反应】可见头痛,头晕,恶心,呕吐,出汗,烦躁,乏力,心悸,心律失常,呼吸困难;少见过敏反应(瘙痒,皮肤发红,皮疹等);罕见血小板计数减少;超量用药可见头晕,直立性低血压,虚脱,疲劳等。

【禁忌】对本品过敏、主动脉峡部狭窄或动静脉分流(肾透析时的分流除外)患者禁用。

【孕妇及哺乳期妇女用药】哺乳期妇女禁用。孕妇仅在绝对必要的情况下方可使用本品。

【老年用药】老年患者须慎用本品,初始剂量宜小。

【用法用量】①口服。缓释制剂:一次 30~60mg,一日 2 次,维持剂量一日 30~180mg。

②静脉注射、静脉滴注:请遵医嘱。

【制剂】①乌拉地尔缓释片(缓释胶囊、注射液、葡萄糖注射液、氯化钠注射液);②盐酸乌拉地尔注射液;③注射用盐酸乌拉地尔

13. 甲磺酸酚妥拉明 Phentolamine Mesylate

本品为 α-受体阻滞药,能拮抗血液循环中肾上腺素和去甲肾上腺素的作用,使血管扩张而降低周围血管阻力;拮抗儿茶酚胺效应,用于诊治嗜铬细胞瘤,但对正常人或原发性高血压患者的血压影响甚少。

【适应证】①用于诊断嗜铬细胞瘤及治疗其所致的高血压发作,包括手术切除时出现的高血压,也可根据血压对本品的反应用于协助诊断嗜铬细胞瘤。②治疗左心室衰竭。③治疗去甲肾上腺素静脉给药外溢,用于防止皮肤坏死。④口服用于勃起功能障碍。

【不良反应】常见有鼻塞、心悸、面色潮红、头晕、乏力、胸闷、恶心、呕吐和腹泻等,少数患者可有心率、收缩压、舒张压轻度变化,极个别患者可能发生直立性低血压。

【禁忌】对本品过敏、低血压、严重动脉硬化、心脏器质性损害、肾功能不全、胃与十二指肠溃疡患者禁用。

【孕妇及哺乳期妇女用药】需权衡利弊再慎用。

【老年用药】老年人用本品诱发低温的可能性增大,应适当减量。

【用法用量】①口服:一次 25~100mg,一日 4~6 次。

②静脉注射或静滴:请遵医嘱。

【制剂】甲磺酸酚妥拉明片(分散片、胶囊、颗粒、注射剂)

14. 甲基多巴 Methyldopa

甲基多巴为芳香氨酸脱羧酶抑制剂。在体内产生代谢产物 α-甲基去甲基去甲肾上腺素,激动中枢 α-受体,从而抑制对心、肾和周围血管的交感冲动输出,与此同时,周围血管阻力及血浆肾素活性也降低,血压因而下降。

【适应证】用于高血压。

【不良反应】常见下肢水肿、口干、头痛、乏力;较少见药物热、嗜酸性粒细胞增多、肝功能变化、精神改变(抑郁或焦虑、梦呓、失眠)、性功能减低、乳房增大、恶心、呕吐、腹泻、晕倒等;少见肝功能损害、骨髓抑制、白细胞及血小板减少、溶血性贫血、帕金森病样改变等。

【禁忌】对本品过敏、活动性肝脏疾病、Coombs 试验阳性患者禁用。

【孕妇及哺乳期妇女用药】在必要的情况下甲基多巴可用于妊娠期妇女。可分泌入乳,不建议哺乳期服用本品。

【老年用药】老年人对降压作用敏感,且肾功能较差,须酌减药量。

【用法用量】口服。成人一次 250mg,一日 2~3 次。每 2 日调整剂量一次,至达预期疗效。一般晚上加量以减少药物的过度镇静作用。若与噻嗪类利尿药合用时,初始剂量一日 0.5g,维持剂量一日 0.5~2g,分 2~4 次服,最大剂量一日小于3g。用药 2~3 个月后可产生耐药性,给利尿药可恢复疗效。

儿童按体重一日 10mg/kg,分 2~4 次服。以后每 2 日调整剂量一次,至达到疗效。最大剂量一日 65mg/kg 或 3g。

【制剂】甲基多巴片

15. 利血平 Reserpine

利血平为肾上腺素能神经抑制药,可阻止肾上腺素能神经末梢内介质的贮存,将囊泡中具有升压作用的介质耗竭达到抗高血压、减慢心率和抑制中枢神经系统的作用。本品作用于下丘脑部位产生镇静作用,可缓解高血压患者焦虑、紧张和头痛。

【适应证】用于高血压,高血压危象。

【不良反应】大量口服或注射给药易出现不良反应。常见:注意力不集中、倦怠、晕厥、头痛、乏力、神经紧张、抑郁、焦虑、多梦、梦呓、清晨失眠、阳痿、性欲减退、帕金森症等;较常见:腹泻、眩晕、口干、食欲减退、恶心、呕吐、鼻塞等,上述不良反应持续出现时须多加注意;较少见:便血、呕血、胃痛、心律失常、心动过缓、支气管痉挛、手指强硬颤动等;偶见:体液潴留、充血性心力衰竭、皮肤潮红、皮疹、视物模糊等。

【禁忌】对本品及萝芙木制剂过敏、活动性溃疡、溃疡性结肠炎、精神病、抑郁症、严重肾功能障碍患者禁用。

【孕妇及哺乳期妇女用药】本品可通过胎盘屏障,导致新生儿呼吸系统抑制、鼻充血、发绀、厌食、嗜睡、心动过缓、新生儿紧抱反射受到抑制等,孕妇禁用。哺乳妇女慎用。

【儿童用药】儿童减量慎用。

【老年用药】老年人减量慎用。

【用法用量】①口服。初始剂量一次 0.1~0.25mg,一日一次,经 1~2 周调整剂量,最大剂量一次 0.5mg。②肌内注射。高血压危象时首次 0.5~1mg,以后按需要每 4~6 小时肌内注射 0.4~0.6mg。

【制剂】①利血平片(注射液);②复方利血平氨苯蝶啶片;③复方降压片

16. 妥拉唑林 Tolazoline

本品为短效 α-受体阻断药。对 α-受体阻断作用与酚妥拉明相似,但较弱,能使周围血管舒张而降压,但降压作用不

稳定。能兴奋心肌及增加胃酸分泌。

【适应证】①用于治疗经给氧或机械呼吸而系统动脉血氧浓度仍达不到理想水平的新生儿持续性肺动脉高压。②血管痉挛性疾病，如肢端动脉痉挛症、手足发绀、闭塞性血栓静脉炎等。③控制嗜铬细胞瘤症状。④纠正静脉注射血管收缩药外漏所致的血管收缩。

【不良反应】常见胃肠道出血、低氯性碱中毒、体循环低血压、急性肾功能损害；较少见有恶心、呕吐、腹泻、上腹痛、麻刺感、寒冷、发抖、出汗、周围血管扩张、皮肤潮红、反射性心动过速；罕见瞳孔扩大。

【禁忌】对本品过敏、缺血性心脏病、冠心病、低血压、脑血管意外、消化性溃疡、肾功能不全、已确诊的青光眼患者禁用。

【儿童用药】婴儿使用本品后曾有发生低氯性碱中毒、急性肾衰竭和十二指肠穿孔的报道。适当减少剂量能增加使用本品的安全性。婴儿预先使用抗酸剂可能会防止胃肠道出血的发生。新生儿不应使用含有苯甲醇的稀释液。

【用法用量】①口服：一次 25mg，一日 3 次。②肌内注射：一次 25mg。③皮下浸润：5mg 溶于生理盐水 10～20ml，浸润注射于药液外漏部位。④静脉注射或静脉滴注：请遵医嘱。

【制剂】盐酸妥拉唑林注射液

16. 盐酸尼卡地平 Nicardipine Hydrochloride

本品为钙通道阻滞剂，可抑制心肌与血管平滑肌的跨膜钙离子内流而不改变血钙浓度。降低人体外周血管阻力，使血压下降，但是不改变血压的昼夜节律变化。此作用在高血压患者大于正常血压者，降压时有反射性心率加快和心肌收缩性增强。

【适应证】①手术时异常高血压的紧急处理。②高血压急症。

【不良反应】①循环系统：心动过速、心慌、面赤、全身不适感、心电图变化。②肝脏：肝功能障碍（GOT、GPT 等的上升）。③肾脏：BUN、肌酐会上升。④消化系统：恶心。⑤其他：血氧过少、头痛、体温上升、尿量减少、血液总胆固醇下降。

【禁忌】对本品过敏、颅内出血尚未完全止血、脑卒中急性期颅内压增高患者禁用。

【孕妇及哺乳期妇女用药】孕妇权衡利弊后慎用。哺乳期妇女应用本品应停止哺乳。

【老年用药】老年人用药时，应从低剂量开始，仔细观察病情，慎重给予。

【用法用量】①口服。高血压：起始剂量一次 20mg，一日 3 次，可随反应调整剂量至一次 40mg，一日 3 次。

②静脉滴注。请遵医嘱。

【制剂】①盐酸尼卡地平片（缓释片、缓释胶囊、注射液、葡萄糖注射液、氯化钠注射液）；②注射用盐酸尼卡地平

18. 缬沙坦 Valsartan

缬沙坦属于非肽类、口服有效的血管紧张素Ⅱ（AT）受体拮抗剂。试验均表明缬沙坦具有良好的降压作用，对心收缩功能及心率无明显影响。与食物同时服用并不影响其疗效。可与氢氯噻嗪合用，降压作用可以增强。

【适应证】用于原发性高血压。

【不良反应】常见头痛和水肿，程度轻微且呈一过性。与 ACE Ⅰ 相比，干咳的发生率明显少。其他包括腹泻、偏头痛，偶见转氨酶增加、白细胞及血小板减少、高血钾等，极少有荨麻疹及血管神经性水肿发生。

【禁忌】对本品过敏、严重肾衰竭患者禁用。

【孕妇及哺乳期妇女用药】禁用。

【老年用药】不需调整剂量。

【用法用量】口服。起始剂量为 80mg，一日一次。一般 4 周无效时可加大剂量至 160mg，一日一次。国外临床应用资料报道，最大剂量可达 320mg，一日一次。重度高血压及药物增量后血压下降仍不满意者，可加用小剂量的利尿剂（如噻嗪类）或其他降压药物。

【制剂】①缬沙坦片（分散片、胶囊）；②缬沙坦氢氯噻嗪片（分散片、胶囊）

19. 吲达帕胺 Indapamide

本品是一种磺胺类利尿剂，具有利尿和钙拮抗作用，通过抑制远端肾小管皮质稀释段的再吸收水与电解质而发挥作用。

【适应证】用于治疗高血压。也用于治疗充血性心力衰竭时的水钠潴留浮肿。

【不良反应】比较轻而短暂，呈剂量相关。①较少见的有腹泻、头痛、食欲减低、失眠、反胃、直立性低血压。②少见的有皮疹、瘙痒等过敏反应；低血钠、低血钾、低氯性碱中毒。

【禁忌】对磺胺过敏、严重肝肾功能不全、肝性脑病、低钾血症患者禁用。

【孕妇及哺乳期妇女用药】孕妇禁用。哺乳期妇女使用应避免哺乳。

【老年用药】老年人对降压作用与电解质改变较敏感，且常有肾功能变化，须慎用。

【用法用量】口服。一次 2.5mg，一日一次。可在一周后增至一次 5mg，一日一次。

【制剂】吲达帕胺片（缓释片、胶囊、缓释胶囊、滴丸）

20. 硫酸镁 Magnesium Sulfate

镁离子可抑制中枢神经的活动，抑制运动神经-肌肉接头乙酰胆碱的释放，降低或解除肌肉收缩作用，使痉挛的外周血管扩张，降低血压，对子痫有预防和治疗作用，对子宫平滑肌收缩也有抑制作用，可用于治疗早产。

【适应证】①用于妊娠高血压综合征、先兆子痫和子痫。也可用于治疗早产。②用于发作频繁而其他治疗效果不好的心绞痛患者，对伴有高血压的患者效果较好。③用于惊厥、尿毒症、破伤风、高血压脑病、急性肾性高血压危象。

【不良反应】①可引起嗳气、腹痛、食欲减退等。②连续服用硫酸镁可引起便秘，部分患者可出现麻痹性肠梗阻，停

药后好转。③导泻时如浓度过高,可引起脱水;胃肠道有溃疡、破损之处,易造成镁离子大量的吸收而引起中毒。④静脉注射硫酸镁常引起潮红、出汗、口干等,快速静脉注射时可引起恶心、呕吐、心慌、头晕,个别出现眼球震颤,减慢注射速度症状可消失。⑤极少数血钙降低,出现低钙血症。

【禁忌】对本品过敏、心脏传导阻滞、心肌损害、严重肾功能不全、急腹症、经期妇女、肠道失血患者禁用。

【孕妇及哺乳期妇女用药】镁离子可自由透过胎盘,造成新生儿高血镁症,孕妇禁用。

【儿童用药】慎用。

【老年用药】老年患者尤其年龄在60岁以上者慎用本品。

【用法用量】肌内注射、静脉注射、静脉滴注:请遵医嘱。

【制剂】①硫酸镁口服溶液;②硫酸镁注射液

21. 比索洛尔 Bisoprolol

本品为选择性β-肾上腺素能受体阻滞剂,临床上用于降低血压。

【适应证】主要用于高血压和心绞痛,慢性稳定型心力衰竭。

【不良反应】①服药初期可能出现轻度乏力、胸闷、头晕、心动过缓、嗜睡、心悸、头痛和下肢浮肿等,继续服药后均自动减轻或消失。②在极少数情况下出现胃肠道功能紊乱(腹泻、便秘、恶心、腹痛)及皮肤反应(如红斑、瘙痒)。③偶见血压明显下降,脉搏缓慢或房室传导失常。④有时产生麻刺感或四肢冰凉,在极少情况下,会导致肌肉无力,肌肉痛性痉挛及泪液减少。⑤间歇性跛行或雷诺现象的患者,服药初期病情可能加重,原有心肌功能不全者亦可使病情加剧。⑥偶尔出现气道阻力增加。⑦伴有糖尿病的老年患者,其糖耐量可能降低,并掩盖低血糖表现(如心跳加快)。

【禁忌】对本品过敏、心源性休克、低血压、明显的心功能不全、病态窦房结综合征和明确的窦性心动过缓、Ⅱ~Ⅲ度房室传导阻滞、支气管哮喘患者禁用。

【孕妇及哺乳期妇女用药】禁用。

【老年用药】老年患者不必调整剂量。但有明显肾或肝功能不全时必须调整剂量。

【用法用量】口服。起始剂量2.5mg,一日一次,最大剂量一日不超过10mg。

【制剂】①富马酸比索洛尔片;②富马酸比索洛尔胶囊

22. 盐酸哌唑嗪 Prazosin Hydrochloride

本品为选择性突触后α_1-受体阻滞药,是喹唑啉衍生物。可松弛血管平滑肌,扩张周围血管,降低周围血管阻力,降低血压;本品扩张动脉和静脉,降低心脏前负荷与后负荷,使左心室舒张末压下降,改善心功能,治疗心力衰竭。

【适应证】用于轻、中度高血压。

【不良反应】可见眩晕、头痛、嗜睡、精神不振、心悸、恶心;少见呕吐、腹泻、便秘、水肿、直立性低血压、晕厥、头晕、抑郁、易激动、皮疹、瘙痒、尿频、视物模糊、巩膜充血、鼻塞、鼻出血;发生率低于1%的不良反应有:腹部不适、腹痛、肝功能异常、胰腺炎、心动过速、感觉异常、幻觉、脱发、扁平苔藓、大小便失禁、阳痿、阴茎持续勃起;偶见:耳鸣、发热、出汗、关节炎和抗核抗体阳性。

【禁忌】对本品过敏、主动脉瓣狭窄、二尖瓣狭窄、肺栓塞及缩窄性心包疾病所致充血性心力衰竭患者禁用。

【孕妇及哺乳期妇女用药】尚未发现对胎儿及新生儿有异常影响的报道,可单独或与其他药物联合应用来控制妊娠期严重高血压。对哺乳期妇女未见不良反应。

【儿童用药】7岁以下一次0.25mg,一日2~3次;7~12岁一次0.5mg,一日2~3次,按疗效调整剂量。

【老年用药】①老年人对本品的降压作用敏感,应加以注意。②本品有使老年人发生体温过低的可能性。③老年人肾功能降低时剂量需减小。

【用法用量】口服。①高血压:初量一次0.5mg,一日3次,4~6日后可一日递增0.5~1mg,视反应可渐增至一次1~2mg,一日3~4次。②充血性心力衰竭:初量一日0.5mg,渐增至一日4mg,分2~3次用药;常用维持量:一日4~20mg,分3次服;极量:一日20mg。

【制剂】盐酸哌唑嗪片

23. 坎地沙坦酯 Candesartan Cilexetil

本品为选择性血管紧张素Ⅱ受体(ATⅡ)拮抗剂,通过与血管平滑肌ATⅡ受体结合而拮抗血管紧张素Ⅱ的血管收缩作用,从而降低末梢血管阻力。

【适应证】用于治疗原发性高血压。本品可单独使用,也可与其他抗高血压药物联用。

【不良反应】①血管性水肿:面部、口唇、舌、咽、喉头等。②晕厥和失去意识。③急性肾衰竭。④高血钾。⑤肝功能恶化或黄疸:可出现AST(GOT)、ACT(GPTO,γ-GTP)等值升高的肝功能障碍或黄疸。⑥粒细胞缺乏症。⑦横纹肌溶解:表现为肌痛、虚弱、CK增加、血中和尿中的肌球蛋白。⑧间质性肺炎:伴有发热、咳嗽、呼吸困难、胸部X线检查异常等表现。

【禁忌】对本品有过敏史、严重的肝肾功能不全、胆汁淤和患者禁用。

【孕妇及哺乳期妇女用药】孕妇或有妊娠可能的妇女禁用本品。哺乳期妇女避免用药,必须服药时,应停止哺乳。

【老年用药】老年人不应过度降压(有可能引起脑梗死等)。应在观察患者的状态下慎重用。对于肝、肾功能正常的老年人起始剂量为4mg,用于肾功能或肝功能不全患者时建议起始剂量为2mg,剂量需根据病情而增减。

【用法用量】口服。成人一次4~8mg,一日一次,必要时可增加剂量至12mg。

【制剂】①坎地沙坦酯片;②坎地沙坦酯分散片;③坎地沙坦酯胶囊

24. 缬沙坦氨氯地平 Valsartan and Amlodipine

本品由缬沙坦和氨氯地平两种成分组成,氨氯地平属于钙通道阻滞剂药,缬沙坦属于血管紧张素Ⅱ拮抗剂。两种成分合用的降压效果优于单药治疗。

【适应证】治疗原发性高血压。本品用于单药治疗不能充分控制血压的患者。

【不良反应】不良反应通常轻微且短暂,只有极少数情况下需要停药。不良反应的总体发生率为非剂量依赖性,且与性别、年龄和种族均无关。在安慰剂对照的临床研究中,缬沙坦氨氯地平片治疗组有1.8%的患者由于副作用而停药,安慰剂组中此患者比例为2.1%。最常见的停药原因为外周水肿(0.4%)和眩晕(0.2%)。

【禁忌】对本品过敏、遗传性血管水肿、服用ACE抑制剂或血管紧张素Ⅱ受体拮抗剂治疗早期即发展成血管性水肿的患者禁用。

【孕妇及哺乳期妇女用药】孕妇和哺乳期妇女禁用。

【老年用药】需要以较低剂量开始治疗。

【用法用量】口服。氨氯地平一次5~10mg,缬沙坦一次80~320mg。一日一次。

【制剂】缬沙坦氨氯地平片

25. 阿利沙坦酯片 Allisartan Isoproxil Tablets

【适应证】用于轻、中度原发性高血压的治疗。

【用法用量】本品对大多数患者,通常起始和维持剂量为每天一次240mg,继续增加剂量不能进一步提高疗效。治疗4周可达到最大降压效果。食物会降低本品的吸收,建议不与食物同时服用。

【不良反应】本品不良反应一般轻微且短暂,多数可自行缓解或对症处理后缓解。

【禁忌】对本品任何成分过敏者禁用。妊娠中末期及哺乳期间禁用。

附:用于高血压的其他西药

1. 氢氯噻嗪 Hydrochlorothiazide

见本章“16. 心力衰竭”。

2. 呋塞米 Furosemide

见本章“16. 心力衰竭”。

3. 非洛地平 Felodipine

见本章“17. 冠心病和心绞痛”。

4. 培哚普利 Perindopril

见本章“16. 心力衰竭”。

5. 雷米普利 Ramipril

【适应证】原发性高血压;充血性心力衰竭;急性心肌梗死(2~9日)后出现的轻到中度心力衰竭。

6. 注射用甲磺酸二氢麦角碱 Dihydroergotoxine Methanesulfonate for Injection

见本章“27. 脉管炎”。

7. 西尼地平片(胶囊、软胶囊) Cilnidipine Tablets

【适应证】用于高血压患者的治疗。

8. 甲氯噻嗪片 Methyclothiazide Tablets

见第四章“70. 水肿”。

9. 马来酸依那普利叶酸片 Enalapril Maleate and Folic Acid Tablets

【适应证】本品是由马来酸依那普利和叶酸的不同剂量组合。用于治疗伴有血浆同型半胱氨酸水平升高的原发性高血压。马来酸依那普利降低高血压患者的血压,叶酸可以降低血浆同型半胱氨酸水平。

10. 盐酸马尼地平片 Manidipine Hydrochloride Tablets

【适应证】用于高血压,尤其适用于低肾素型高血压患者。对肾功能已损伤者也适用。

11. 盐酸特拉唑嗪 Terazosin Hydrochloride

见第五章“74. 前列腺增生”。

12. 奥美沙坦酯氢氯噻嗪片 Olmesartan Medoxomil and Hydrochlorothiazide Tablets

【适应证】适用于高血压的治疗。本品为固定剂量复方制剂,不适用于高血压的初始治疗。通常在采用奥美沙坦酯或氢氯噻嗪单药治疗无法获得满意疗效后再开始使用复方治疗。

13. 培哚普利吲达帕胺片 Perindopril and Indapamide Tablets

【适应证】原发性高血压。本品适用于单独服用培哚普利不能完全控制血压的患者。

14. 福辛普利钠胶囊 Fosinopril SodiumCapsules

【适应证】用于治疗高血压和心力衰竭。治疗高血压时,可单独使用作为初始治疗药物,或与其他抗高血压药物联合使用。治疗心力衰竭时,可与利尿剂合用。

15. 盐酸维拉帕米 Verapamil Hydrochloride

见本章“17. 冠心病和心绞痛”。

16. 赖诺普利氢氯噻嗪片 Lisinopril and Hydrochlorothiazide Tablets

【适应证】本品为复方制剂,含赖诺普利和氢氯噻嗪。用于治疗高血压。本品不适用于高血压的初始治疗,适用于赖诺普利或氢氯噻嗪单独治疗不能满意控制血压的患者,也适用于两单药联合治疗获得满意疗效后的替代治疗。

17. 尼索地平胶囊(缓释片、口腔崩解片、缓释胶囊、胶丸) Nisoldipine Capsules

【适应证】治疗原发性轻、中度高血压和心绞痛。尤其适用于冠心病合并高血压的患者。

18. 盐酸贝那普利 Benazepril Hydrochloride

见本章“16. 心力衰竭”。

19. 贝那普利氢氯噻嗪片 Benazepril Hydrochloride and Hydrochlorothiazide Tablets

【适应证】用于高血压(单药治疗不能控制)。

20. 盐酸咪达普利片 Imidapril Hydrochloride Tablets

【适应证】治疗原发性高血压;肾实质性病变所致继发性高血压。

21. 辅酶 Q10 CoenzymeQ10

见本章“22. 心肌炎”。

22. 赖诺普利 Lisinopril

见本章“16. 心力衰竭”。

23. 西拉普利 Cilazapril

见本章“16. 心力衰竭”。

24. 硝酸异山梨酯 Isosorbide Dinitrate

见本章“15. 心脏病”。

25. 盐酸喹那普利 Quinapril Hydrochloride

见本章“16. 心力衰竭”。

26. 氯沙坦钾 Losartan Potassium

【适应证】适用于治疗原发性高血压。

27. 厄贝沙坦片（分散片、胶囊）Irbesartan Tablets

【适应证】治疗原发性高血压。合并高血压的 2 型糖尿病肾病的治疗。

28. 厄贝沙坦氢氯噻嗪片（分散片、胶囊）Irbesartan and Hydrochlorothiazide Tablets

【适应证】用于治疗原发性高血压。该固定剂量复方用于治疗单用厄贝沙坦或氢氯噻嗪不能有效控制血压的患者。

29. 替米沙坦 Telmisartan

【适应证】用于原发性高血压的治疗。

30. 依普沙坦 Eprosartan

【适应证】用于治疗原发性高血压。

31. 伊洛前列素 Iloprost

【适应证】治疗中度原发性肺动脉高压。

32. 拉西地平 Lacidipine

【适应证】用于轻、中度高血压的治疗。

33. 苯磺酸左旋氨氯地平 Levamlodipine Besylate

【适应证】主要用于高血压和心绞痛。

34. 马来酸左旋氨氯地平片（分散片）Levoamlodipine Maleate Tablets

【适应证】①高血压病。可单独使用本品治疗也可与其他抗高血压药物合用。②慢性稳定型心绞痛及变异型心绞痛。可单独使用本品治疗也可与其他抗心绞痛药物合用。

35. 盐酸贝尼地平 Benidipine Hydrochloride

【适应证】本品用于治疗高血压和心绞痛。

36. 盐酸地尔硫䓬 Diltiazem Hydrochloride

见本章“17. 冠心病和心绞痛”。

37. 盐酸艾司洛尔 Esmolol Hydrochloride

见本章“21. 心律失常”。

38. 卡维地洛 Carvedilol

见本章“15. 心脏病”。

39. 盐酸阿罗洛尔 Arotinolol Hydrochloride

见本章“17. 冠心病与心绞痛”。

40. 马来酸噻吗洛尔 Timolol Maleate

见本章“17. 冠心病与心绞痛”。

41. 盐酸拉贝洛尔 Labetalol Hydrochloride

【适应证】主要用于高血压和高血压急症。

42. 甲磺酸多沙唑嗪片（缓释片、胶囊）Doxazosin Mesylate

见第五章“74. 前列腺增生”。

43. 苄氟噻嗪 Bendrofluazide

见第四章“64. 肾炎”。

44. 氯噻酮 Chlortalidone

见第四章“70. 水肿”。

45. 托拉塞米片（胶囊、注射液）Torasemide Tablets

见第四章“66. 肾衰竭与尿毒症”。

46. 螺内酯 Spironolactone

见本章“16. 心力衰竭”。

47. 盐酸肼屈嗪 Hdralzine Hydrochloride

【适应证】主要用于高血压，心力衰竭。

48. 二氮嗪 Diazoxide

【适应证】主要用于高血压危象，急进型高血压或高血压脑病。另外还可用于升高血糖。

49. 盐酸可乐定 Clonidine Hydrochloride

【适应证】主要用于治疗高血压，高血压急症，偏头痛，绝经期潮热，痛经及戒绝阿片瘾毒症状。

50. 米诺地尔 Minoxidil

【适应证】用于治疗高血压（二或三线用药）。

51. 硫酸胍乙啶 Guanethidine Sulfate

【适应证】用于治疗高血压。不作为一线用药，常在其他降压药治疗不满意时采用或与其他药物合用。

52. 依普利酮 Eplerenone

见本章“16. 心力衰竭”。

53. 门冬氨酸镁 Magnesium Aspartate

【适应证】主要用于治疗原发性与继发性镁缺乏症，可用于治疗心脏病、高血压、卒中等与镁缺乏有关的多种疾病。

54. 替米沙坦氢氯噻嗪片（胶囊）Telmisartan and Hydrochlorothiazide Tablets

【适应证】本品为复方制剂，含替米沙坦和氢氯噻嗪。用于治疗原发性高血压。主要用于治疗单用替米沙坦不能充分控制血压的患者。

55. 尼群洛尔片 Nitrendipine and Atenolol Tablets

【适应证】用于治疗轻、中度原发性高血压。

56. 比索洛尔氢氯噻嗪片 Bisoprolol Fumarate and Hydrochlorothiazide Tablets

【适应证】用于轻、中度高血压。

57. 甲磺酸双氢麦角毒碱注射液 Dihydroergotoxine Methanesulfonate Injection

见本章“27. 脉管炎”。

58. 复方依那普利片 Compound Enalapril Tablets

【适应证】本品仅适用于经剂量调整后需联合应用至少

依那普利 5mg 和氢氯噻嗪 12.5mg 控制血压的高血压患者，不适合初治患者。

59. 依那普利氢氯噻嗪片(分散片、咀嚼片) Enalapril Maleate and Hydrochlorothiazide Tablets

【适应证】本品仅适用于单一药物治疗不能有效控制血压，需要联合用药治疗的患者。本品不适合初始治疗。

60. 依那普利拉注射液 Enalaprilat Injection

见本章“16. 心力衰竭”。

61. 盐酸贝凡洛尔片(胶囊) Bevantolol Hydrochloride Tablets

【适应证】治疗原发性高血压。

62. 盐酸乐卡地平 Lercanidipine Hydrochloride

【适应证】用于治疗轻、中度原发性高血压。

63. 坎地氢噻片 Candesartan Cilexetil and Hydrochlorothiazide Tablets

【适应证】本品为复方制剂，含坎地沙坦酯和氢氯噻嗪。用于治疗高血压。本品不适用于高血压的初始治疗，适用于单用坎地沙坦酯或氢氯噻嗪不能有效控制血压的成年人原发性高血压，或两药联合用药同剂量的替代治疗。

64. 阿折地平片(胶囊) Azelnidipine Tablets

【适应证】用于治疗高血压症。

65. 注射用布美他尼 Bumetanide Injection

见第四章“66. 肾衰竭与尿毒症”。

66. 盐酸莫索尼定片(胶囊) Moxonidine Hydrochloride Tablets

【适应证】治疗轻、中度原发性高血压。

67. 氨氯地平贝那普利片 Amlodipine Besylate and Benazepril Hydrochloride Tablets

【适应证】治疗原发性高血压，缓解心绞痛。

68. 丁酸氯维地平注射液 CleviprexInjection Injection

【适应证】用于不宜口服治疗或口服治疗无效的高血压。

69. 环轮宁注射液 Cycleanine Dimethobromide Injection

【适应证】麻醉期间控制性降压药。如动脉导管未闭结扎术，脑膜瘤切除术的控制性降压，小儿麻醉期间控制性降压等。

70. 磷酸利美尼定片 Rilmenidine Dihydrogen Phosphate Tablets

【适应证】本品是一种新型的中枢抗高血压药物，能选择性作用于控制降压作用的延髓背侧区，促进血压下降，并能增加压力感受器的敏感性，避免直立性低血压。

71. 波生坦片 Bosentan Tablets

【适应证】用于治疗 WHOⅢ期和Ⅳ期原发性肺动脉高压患者的肺动脉高压，或者硬皮病引起的肺动脉高压。

二、中药

1. 降压平片

【处方组成】夏枯草、葛根、珍珠母、菊花、淡竹叶、芦丁、槲寄生、黄芩、薄荷脑、地龙、地黄

【功能主治】降压，清头目。用于高血压及高血压引起的头晕、目眩。

【用法用量】口服。一次 4 片，一日 3 次。

2. 清脑降压片(胶囊、颗粒)

【处方组成】黄芩、夏枯草、槐米、煅磁石、牛膝、当归、地黄、丹参、水蛭、钩藤、决明子、地龙、珍珠母

【功能主治】平肝潜阳。用于肝阳上亢所致的眩晕，症见头晕、头痛、项强、血压偏高。

【用法用量】口服。一次 4~6 片，一日 3 次。

【使用注意】孕妇禁用。

3. 降压颗粒(丸、袋泡茶)

【处方组成】决明子、夏枯草、钩藤、茺蔚子、黄芩、茶叶

【功能主治】清热泻火，平肝明目。用于高血压病肝火旺盛所致的头痛、眩晕、目胀牙痛等症。

【用法用量】开水冲服。一次 15g，一日 3 次。

4. 安宫降压丸

【处方组成】郁金、黄连、栀子、黄芩、天麻、珍珠母、黄芪、白芍、党参、麦冬、醋五味子、川芎、人工牛黄、水牛角浓缩粉、冰片

【功能主治】清热镇惊，平肝潜阳。用于肝阳上亢、肝火上炎所致的眩晕，症见头晕，目眩，心烦，目赤，口苦，耳鸣耳聋；高血压见上述证候者。

【用法用量】口服。一次 1~2 丸，一日 2 次。

【使用注意】孕妇慎用。

5. 山菊降压片(胶囊、颗粒)

【处方组成】山楂、菊花、盐泽泻、夏枯草、小蓟、炒决明子

【功能主治】平肝潜阳。用于阴虚阳亢所致的头痛眩晕、耳鸣健忘、腰膝酸软、五心烦热、心悸失眠；高血压见上述证候者。

【用法用量】口服。小片一次 5 片(每片重 0.3g)；大片一次 3 片(每片重 0.5g)，一日 2 次，或遵医嘱。

6. 牛黄降压丸(片、胶囊)

【处方组成】羚羊角，珍珠，水牛角浓缩粉、人工牛黄、冰片、白芍、党参、黄芪、决明子、川芎、黄芩提取物、甘松、薄荷、郁金

【功能主治】清心化痰，平肝安神。用于心肝火旺、痰热壅胜所致的头晕目眩、头痛失眠、烦躁不安；高血压病见上述证候者。

【用法用量】口服。水蜜丸一次 20~40 丸，一日一次；大蜜丸一次 1~2 丸，一日一次。

【使用注意】腹泻者禁用。

7. 天母降压片

【处方组成】天麻、珍珠母、钩藤、菊花、桑葚

【功能主治】平肝潜阳。用于高血压病肝阳上亢证，症见眩晕、头痛、心悸、心烦、失眠、脉弦等。

【用法用量】口服。一次 4 片，一日 3 次。或遵医嘱。

【使用注意】孕妇慎用。

8. 醒脑降压丸

【处方组成】黄芩、雄黄、黄连、郁金、栀子、玄精石、珍珠母、辛夷、零陵香、朱砂、冰片

【功能主治】通窍醒脑,清心镇静。用于火热上扰阻窍所致的眩晕头痛,言语不利,痰涎壅盛;高血压病见上述证候者。

【用法用量】口服。一次10~15粒,一日1~2次。

【使用注意】孕妇、胃肠溃疡者禁用。

9. 罗布麻降压胶囊(片)

【处方组成】罗布麻、夏枯草、钩藤、泽泻、珍珠母、牛膝、山楂、菊花

【功能主治】平肝潜阳,熄风活血,通络止痛。用于肝阳上亢,瘀血阻络,头晕,目眩,头痛,烦躁;高血压、高血脂、动脉硬化见上述证候者。

【用法用量】口服。一次2~3粒,一日3次。

10. 山绿茶降压片(胶囊)

【处方组成】山绿茶

【功能主治】清热泻火,平肝潜阳。用于眩晕耳鸣,头痛头胀,心烦易怒,少寐多梦;高血压、高脂血症见上述证候者。

【用法用量】口服。一次2~4片,一日3次。

11. 脑立清丸(胶囊)

【处方组成】磁石、赭石、珍珠母、清半夏、酒曲、酒曲(炒)、牛膝、薄荷脑、冰片、猪胆汁(或猪胆粉)

【功能主治】平肝潜阳,醒脑安神。用于肝阳上亢,头晕目眩,耳鸣口苦,心烦难寐;高血压见上述证候者。

【用法用量】丸剂口服,一次10丸,一日2次。

【使用注意】孕妇及体弱虚寒者禁用。

12. 复方羚角降压片(胶囊)

【处方组成】羚羊角、夏枯草、黄芩、槲寄生

【功能主治】平肝泄热。用于肝火上炎、肝阳上亢所致的头晕、头胀、头痛、耳鸣;高血压病见上述证候者。

【用法用量】口服。一次4片,一日2~3次。

13. 养阴降压胶囊

【处方组成】龟甲(沙烫)、牛黄、天麻、白芍、人参、青木香、钩藤、夏枯草、冰片、珍珠层粉、赭石(煅醋淬)、槐米、五味子(醋炙)、大黄(酒炙)、石膏、吴茱萸(醋炙)

【功能主治】滋阴潜阳,平肝安神,活血通络。用于肝肾阴虚、肝阳上亢引起的高血压病:头晕、头痛,颈部不适,目眩耳鸣,行走不稳,心悸心疼,烦躁易怒,失眠多梦。

【用法用量】口服。一次4~6粒,一日2~3次。

14. 还精煎口服液

【处方组成】地黄、熟地黄、何首乌、桑葚子、女贞子、沙苑子、锁阳、钟乳石、牛膝、菟丝子、续断、白术(炒)、远志(炙)、石菖蒲、菊花、细辛、地骨皮、车前子

【功能主治】补肾填精,扶正祛邪,阴阳两补,益元强壮。用于肾虚所致头晕心悸,腰酸肢软,以及中老年原发性高血压。

【用法用量】口服。一次10ml,一日2~3次。

15. 心脉通胶囊(片)

【处方组成】当归、丹参、毛冬青、葛根、牛膝、钩藤、槐花、三七、决明子、夏枯草

【功能主治】活血化瘀,通脉养心,降压降脂。用于高血压,高脂血症等。

【用法用量】口服。一次4粒,一日3次。

【使用注意】孕妇禁用。

16. 愈风宁心胶囊(片、软胶囊、颗粒、丸、滴丸、口服液)

【处方组成】葛根

【功能主治】解痉止痛,增强脑及冠脉血流量。用于高血压头晕,头痛,颈项疼痛,冠心病,心绞痛,神经性头痛,早期突发性耳聋。

【用法用量】口服。一次4粒,一日3次。

17. 杜仲平压胶囊(分散片)

【处方组成】杜仲叶

【功能主治】降血压,强筋健骨。用于高血压,头晕目眩,腰膝酸痛,筋骨痿软等症。

【用法用量】口服。一次2粒,一日2~3次。

18. 珍菊降压片

【处方组成】野菊花膏粉、珍珠层粉、盐酸可乐定、氢氯噻嗪、芦丁

【功能主治】降压,用于高血压症。

【用法用量】口服。一次1片,一日3次,或遵医嘱。

【使用注意】孕妇及对氢氯噻嗪、可乐定、磺胺类药物过敏患者禁用。

19. 天麻钩藤颗粒

【处方组成】天麻、钩藤、石决明、栀子、黄芩、牛膝、盐杜仲、益母草、桑寄生、首乌藤、茯苓

【功能主治】平肝息风,清热安神。用于肝阳上亢所引起的头痛、眩晕、耳鸣、眼花、震颤、失眠;高血压见上述证候者。

【用法用量】开水冲服。一次1袋,一日3次,或遵医嘱。

20. 菊明降压片(丸)

【处方组成】野菊花、决明子

【功能主治】降压。用于原发性高血压,慢性肾炎性高血压。

【用法用量】口服。一次10片,一日2次。

21. 藤丹胶囊

见本章“19. 高脂血症”。

22. 柏艾胶囊

【处方组成】侧柏叶、地黄、艾叶、荷叶

【功能主治】滋阴活血,泻火平肝。用于原发性高血压1、2级,中医辨证为阴虚阳亢、肝火上炎证,症见眩晕、头痛、腰膝酸软、心悸、舌质红,少苔。

【用法用量】口服。每次3粒,每天2次。

附:用于高血压的其他中药

1. 清肝降压胶囊

见第九章“103. 头痛和偏头痛”。

2. 复方夏枯草降压颗粒(糖浆)

【功能主治】平肝降火,止眩。用于肝火上炎,眩晕头痛,失眠多梦,心烦口苦。

3. 罗黄降压片

【功能主治】清肝降火、活血化瘀。用于肝火上炎引起头晕目眩,心烦少眠,大便秘结。

4. 高血压速降丸

【功能主治】清热熄风,平肝降逆。用于虚火上升引起的目眩头晕,脑中胀痛,颈项强直,颜面红赤,烦躁不宁,言语不清,头重脚轻,行步不稳,知觉减退。

5. 山庄降脂片(颗粒)

见本章“19. 高脂血症”。

6. 心可舒胶囊(片、咀嚼片、颗粒、丸)

见本章“15. 心脏病”。

7. 心安宁片(胶囊)

见本章“17. 冠心病与心绞痛”。

8. 全杜仲胶囊

【功能主治】降血压,补肝肾,强筋骨。用于高血压症,肾虚腰痛,腰膝无力。

9. 血压安巴布膏

【功能主治】苗医:转呼觉蒙西轮,蒙柯,陇蒙柯,阿心赊。中医:平肝泻火。用于肝阳上亢引起的眩晕,症见头晕目眩,耳鸣失眠,心悸不宁等;高血压属上述证候者。

10. 苦丁降压胶囊

见本章“19. 高脂血症”。

11. 罗己降压片

【功能主治】平肝、清热、降压。适用于高血压病。

12. 罗布麻叶胶囊

【功能主治】用于肝阳眩晕,心悸失眠,浮肿尿少;高血压病,神经衰弱,肾炎浮肿。

13. 复方杜仲丸(片、胶囊)

【功能主治】补肾、平肝、清热。用于肾虚肝旺之高血压症。

14. 强力定眩胶囊(片)

见本章“19. 高脂血症”。

15. 莱葛颗粒

【功能主治】运脾祛痰,活血化瘀。用于高血压(Ⅱ期)痰湿夹瘀证。症见头晕,头重,胸闷,腹胀,舌暗苔腻、脉弦滑等。

16. 康脉心口服液

【功能主治】补血活血。用于阴虚阳亢兼血瘀引起的Ⅱ期高血压病,症见眩晕,头部刺痛,腰膝酸软,心悸,失眠等。

17. 舒络片

【功能主治】清肝泻火,凉血降压。适用于高血压。

18. 常松八味沉香散(胶囊)

【功能主治】清心安神,行气降压。用于气血不调,胸闷气促,胸背疼痛,高血压,心血管疾病。

19. 稳压胶囊

【功能主治】彝医:色加者聂吐,色尼土,色布土,色凯奴。中医:滋阴潜阳。用于高血压属阴虚阳亢证,症见头痛,眩晕,心悸等。

20. 月芝软胶囊

见本章“19. 高脂血症”。

21. 芪苈强心胶囊

见本章“16. 心力衰竭”。

22. 心血宁片(胶囊)

见本章“17. 冠心病与心绞痛”。

23. 心安软胶囊

见本章“17. 冠心病与心绞痛”。

24. 回心康片

见本章“17. 冠心病与心绞痛”。

25. 补益强心片

见本章“15. 心脏病”。

26. 银丹心脑通软胶囊

见本章“16. 心律失常”。

27. 虎杖叶胶囊

【功能主治】平肝潜阳。用于肝阳上亢引起的眩晕,症见头晕,头昏,头痛等症;高血压属上述证候者。

28. 尿毒灵软膏

见第四章“66. 肾衰竭”。

29. 醒脑安神片

见第十章“120. 神经症性障碍”。

30. 松龄血脉康胶囊

见本章“19. 高脂血症”。

31. 天麻首乌片(胶囊)

见本章“20. 动脉硬化”。

32. 杜仲双降袋泡剂

见第九章“103. 头痛和偏头痛”。

33. 晕痛定片(胶囊)

见第九章“103. 头痛和偏头痛”。

34. 复方罗布麻颗粒

见第九章“104. 头晕”。

35. 心脑静片

见第九章“104. 头晕”。

36. 镇脑宁胶囊

见第九章“103. 头痛和偏头痛”。

37. 逐瘀通脉胶囊

见第九章“103. 头痛和偏头痛”。

38. 益脑宁片(胶囊)

见本章“20. 动脉硬化”。

39. 益龄精

【功能主治】补肝肾,益精髓。用于头昏目眩,耳鸣心悸,乏力,咽干失眠,高血压见有上述症状者亦可使用。

40. 脉舒平袋泡茶

【功能主治】清肝降火,滋养肝肾。适用于肝火亢盛或阴虚阳亢型高血压病的辅助治疗,可改善由高血压引起的头痛、头晕、耳鸣、失眠等症状。

41. 二至益元酒

【功能主治】滋补肝肾。用于肝肾不足所致的腰膝酸痛,目眩失眠。

42. 全天麻胶囊(片)

见第九章“103. 头痛和偏头痛”。

43. 心脑健胶囊(片)

见本章“17. 冠心病与心绞痛”。

44. 罗布麻茶

【功能主治】平肝安神,清热利水。用于肝阳眩晕,心悸失眠,浮肿尿少;高血压病,神经衰弱,肾炎浮肿。

26. 低血压

〔基本概述〕

低血压是血压过低症的统称。无论是由于生理或病理原因造成血压收缩压低于100mmHg,那就会形成低血压。一般来说,当最高血压值在100～110mmHg以下,便可称为低血压。

低血压细分有起立性低血压及自发性低血压,前者属暂时性的,而后者则属持续性的。当血压由正常或较高的水平突然下降至明显低于正常范围时,称为急性低血压,可表现为晕厥和休克;慢性低血压则指血压呈持续降低的状态。平时我们讨论的低血压大多为慢性低血压。据统计慢性低血压发病率为4%左右,老年人群中可高达10%。

引起慢性低血压的原因多由一些疾病所致。常见的有慢性肾上腺皮质功能减退症(艾迪生病)、慢性胰腺炎、慢性肝炎、重症糖尿病、营养吸收不良综合征、高度主动脉瓣狭窄、二尖瓣狭窄、肺源性梗阻型心脏病、缩窄性心包炎,严重心力衰竭、脊髓病、慢性营养不良等。

服了某些药物,也可以使血压下降,如降压药物中的肼苯哒嗪、胍乙啶、呱唑嗪,镇静药中的氯丙嗪等,可引起直立性低血压。

一部分健康人,也可有低血压现象,多见于女性,其中体质较弱者居多,也有的是家族遗传。这一类低血压,一般没有自觉症状,有少数人可能是因同时存在有其他慢性疾病或营养不良,会有头晕、头痛、心慌、无力等现象。

低血压患者因血压下降,导致血液循环缓慢,远端毛细血管缺血,以致影响组织细胞氧气和营养的供应及二氧化碳及代谢废物的排泄。尤其影响了大脑和心脏的血液供应,在临床上可表现出一系列症状。病情轻微的症状可有:头晕、头痛、食欲不振、疲劳、脸色苍白、消化不良、晕车晕船等;严重症状包括直立性眩晕、四肢冷、心悸、呼吸困难、共济失调、发音含糊,甚至昏厥,需长期卧床。

继发性低血压是指在某些疾病中作为症状之一而出现的低血压,如脑垂体功能减退、结核病、恶性肿瘤、慢性肝病及营养不良等。

〔治疗原则〕

低血压患者轻者如无任何症状,无须药物治疗。主要治疗为积极参加体育锻炼,改善体质,增加营养,多喝水,多喝汤,每日食盐略多于常人。重者伴有明显症状,必须给予积极治疗,改善症状,提高生活质量,防止严重危害发生。

近年来推出α-受体激动剂管通(主要成分为盐酸米多君),具有血管张力调节功能,可增加外周动、静脉阻力,防止下肢大量血液淤滞,并能收缩动脉血管,达到提高血压,增加大脑、心脏等重要脏器的血液供应,改善低血压的症状,如头晕、乏力、易疲劳等症状。其他药物还有甲肾上腺素、间羟胺、去氧肾上腺素、甲氧明麻黄素和氟氢可的松等,中药生脉饮等的治疗也有一定的效果。

对于继发性低血压的治疗,关键在于对原发病进行积极治疗,随着原发病的好转,继发性低血压就会得到相应的改善。

中医学认为低血压属于虚证范畴,有气虚、阳虚、气阴两虚等证,治以补益为主。

〔用药精选〕

一、西药

1. 盐酸米多君 Midodrine Hydrochloride

本品是一种前体药物,其代谢的活性产物脱甘氨酸米多君为α_1-激动剂,通过激活动脉和静脉脉管系统的α-肾上腺素能受体,使血管收缩,从而使血压升高,并出现反射性心动过缓,导致心排血量和肾血流量的轻度减少。

【适应证】用于下肢静脉充血时血循环体位性功能失调而造成的低血压,外科术后、产后失血以及气候变化、晨间起床后的疲乏所致的低血压症等。也用于女性压力性尿失禁。

【不良反应】罕见心律不齐、寒战、皮疹,剂量较大时可导致反射性心动过缓,头、颈部出现鸡皮疙瘩,或有排尿不尽的感觉。心率每分钟可少于60次。

【禁忌】对本品过敏、严重心血管疾病、高血压、心律失常、急性肾脏疾病、肾功能不全、前列腺肥大伴残留尿、机械性尿阻塞、尿潴留、嗜铬细胞瘤、甲状腺功能亢进、青光眼患者禁用。

【孕妇及哺乳期妇女用药】禁用本品。

【老年用药】65岁或年龄更长者与小于65岁的患者比较,男性和女性患者比较,米多君和脱甘氨酸米多君的血药浓度均相似,所以无须调整推荐剂量。

【用法用量】口服。根据患者自主神经的张力和反应性来进行治疗并作相应的调整。建议成人开始剂量2.5mg,一日 2～3 次。根据患者对此药耐受能力，可将上述剂量每 3～4 日增加一次。为防止卧位高血压，不应在晚餐后或就寝前 4 小时内服用。

【制剂】盐酸米多君片

2. 去甲肾上腺素 Noradrenaline

本品为儿茶酚胺类药，是强烈的 α-受体激动药，同时也激动 β 受体。通过 α-受体的激动，可引起血管极度收缩，使血压升高，冠状动脉血流增加；通过 β 受体的激动，使心肌收缩加强，心排血量增加。α 受体激动的心脏方面表现主要是心肌收缩力增强，心率加快，心排血量增高；升压过高可引起反射性心率减慢，同时外周总阻力增加，因而心排血量反可有所下降。

【适应证】用于急性心肌梗死、体外循环引起的低血压；对血容量不足所致的休克、低血压或嗜铬细胞瘤切除术后的低血压，作为急救时补充血容量的辅助治疗；也可用于椎管内阻滞时的低血压及心搏骤停复苏后血压维持。

【不良反应】①药液外漏可引起局部组织坏死。②本品强烈的血管收缩可以使重要脏器器官血流减少，肾血流量锐减后尿量减少，组织供血不足导致缺氧和酸中毒；持久或大量使用时，可使回心血流量减少，外周血管阻力升高，心排血量减少，后果严重。③静脉输注时沿静脉径路皮肤发白，注射局部皮肤破溃，皮肤发绀，发红，严重可眩晕，上述反应虽属少见，但后果严重。④个别患者因过敏而有皮疹、面部水肿。⑤在缺氧、电解质平衡失调、器质性心脏病患者中或逾量时，可出现心律失常；血压升高后可出现反射性心率减慢。⑥以下反应如持续出现应注意：焦虑不安、眩晕、头痛、皮肤苍白、心悸、失眠等。⑦逾量时可出现严重头痛及高血压、心率缓慢、呕吐、抽搐等。

【禁忌】禁止与含卤素的麻醉剂和其他儿茶酚胺类药合并使用，可卡因中毒及心动过速患者禁用。

【孕妇及哺乳期妇女用药】孕妇应权衡利弊慎用。

【老年用药】老年人长期或大量使用，可使心排血量减低。

【用法用量】静脉滴注。本品宜用 5% 葡萄糖注射液或葡萄糖氯化钠注射液稀释，不宜以氯化钠注射液稀释。

成人常用量：开始以 8～12μg/min 速度滴注，调整滴速以使血压升到理想水平；维持量为 2～4μg/min。在必要时可增加剂量，但需注意保持或补足血容量。

【制剂】重酒石酸去甲肾上腺素注射液

3. 间羟胺 Metaraminol

本品主要直接激动 α-肾上腺素受体而起作用，亦可间接地促使去甲肾上腺素自其储存囊泡释放，对心脏的 β_1-受体也有激动作用。由于血管收缩，收缩压和舒张压均升高，通过迷走神经反射使心率相应地减慢，对心排血量影响不大。

【适应证】用于防治椎管内阻滞麻醉时发生的急性低血压，由于出血、药物过敏、手术并发症及脑外伤或脑肿瘤合并休克而发生的低血压的辅助对症治疗，心源性休克或败血症所致的低血压。

【不良反应】升压反应过快过猛可致急性肺水肿，心律失常，心跳停顿。

【禁忌】对本品过敏者禁用。

【孕妇及哺乳期妇女用药】孕妇禁用。

【用法用量】①成人。a. 肌内或皮下注射：一次 2～10mg，在重复用药前对初始量效应至少应观察 10 分钟。b. 静脉注射：初量 0.5～5mg，继而静脉滴注。c. 静脉滴注：将间羟胺 15～100mg 加入 5% 葡萄糖液或氯化钠注射液 500ml 中滴注，调节滴速以维持合适的血压。极量一次 100mg（0.3～0.4mg/min）。

②儿童用药。请遵医嘱。

【制剂】重酒石酸间羟胺注射液

4. 去氧肾上腺素 Phenylephrine

本品为 α_1-受体激动剂，对 β 受体的作用十分微弱。药理作用与去甲肾上腺素相似，但较弱和较持久。本品主要作用是收缩血管，升高血压。

【适应证】用于休克及麻醉时维持血压，也用于室上性心动过速。

【不良反应】少见胸部不适，胸痛，眩晕，易激怒，震颤，呼吸困难，虚弱；持续头痛，异常心率缓慢，呕吐，头胀或手足麻刺痛感（提示用药过量）；静脉注射给药治疗阵发性心动过速时常见心率加快或不规则（提示过量）。

【禁忌】对本品过敏、高血压、冠状动脉硬化、甲状腺功能亢进、糖尿病、心肌梗死、近 2 周内用过单胺氧化酶抑制剂的患者禁用。

【孕妇及哺乳期妇女用药】妊娠期妇女在非必要时应避免使用。

【老年用药】老年人慎用，以免引起严重的心动过缓、心排血量降低，应适当减量。

【用法用量】①成人：轻或中度低血压：肌内注射一次 2～5mg，再次给药应间隔 1～2 小时。静脉注射一次 0.2mg，按需要再次给药间隔应为 10～15 分钟。

严重低血压和休克：以 5% 葡萄糖或氯化钠注射液每 500ml 中加本品 10mg 静脉滴注，开始时滴速为 0.1～0.18mg/min，血压稳定后递减至 0.04～0.06mg/min，滴速根据反应调节。

②儿童：预防蛛网膜下腔阻滞期间低血压：肌内注射，按体重 40～80μg/kg。轻到中度低血压：肌内注射，按体重 0.1mg/kg 或按体表面积 $3mg/m^2$，必要时 1～2 小时后重复一次。

【制剂】①盐酸去氧肾上腺素注射液；②注射用盐酸去氧肾上腺素

5. 麻黄碱 Ephedrine

麻黄碱又称麻黄素，是从中药麻黄中分离的一种生物碱，属芳烃仲胺类生物碱，为麻黄平喘有效成分。本品有松弛支气管平滑肌，收缩血管、兴奋中枢等作用。升压作用较弱，但较持久，使血管收缩，但无后扩张作用。

【适应证】①用于预防支气管哮喘发作和缓解轻度哮喘

发作，对急性重度哮喘发作疗效不佳。②用于蛛网膜下隙麻醉或硬膜外麻醉引起的低血压及慢性低血压症。③治疗各种原因引起的鼻黏膜充血、肿胀引起的鼻塞。

【不良反应】偶见一过性轻微烧灼感，干燥感，头痛，头晕，心率加快，大剂量或长期使用可引起精神兴奋、震颤、焦虑、失眠、心痛、心悸、心动过速等。麻黄碱用于患有前列腺肥大的患者，有时可引起排尿困难，导致尿潴留。

【禁忌】对本品过敏、甲状腺功能亢进、高血压、动脉硬化、心绞痛、萎缩性鼻炎患者禁用。

【孕妇及哺乳期妇女用药】剖宫产麻醉过程中用本品维持血压，可加速胎儿心跳，当母体血压超过 17.3/10.7kPa (130/80mmHg)时不宜用；本品可分泌入乳汁，哺乳期妇女禁用。

【老年用药】老年人、前列腺肥大患者服药过多和时间过久则可引起排尿困难，故应注意避免过量和长久使用。

【用法用量】蛛网膜下腔麻醉或硬膜外麻醉时维持血压：麻醉前皮内注射或肌内注射 20～50mg；慢性低血压症：口服。一次 20～50mg，一日 2～3 次。

【制剂】盐酸麻黄碱片（糖浆、注射液）

6. 琥珀酰明胶注射液 Succinylated Gelatin Injectim

本品为胶体性血浆代用品，能增加血浆容量，使静脉回流量、动脉血压和外周灌注增加，其产生的渗透性利尿作用有助于维持休克患者的肾功能。

【适应证】用于低血容量性休克、手术创伤、烧伤及感染的血容量补充，手术前后及手术间稳定血液循环，体外循环（血液透析，人工心肺机）血液稀释，脊髓及硬膜外麻醉后的低血压的预防。

【不良反应】偶见过敏反应，可出现轻微荨麻疹。严重不良反应的发生率在 1/6000～1/13000，由血管活性物质释放引起。患者通常表现为变态反应。须立即停止输入本品，进一步处理根据反应严重程度而定。

【禁忌】对本品过敏、循环超负荷、水潴留、严重肾衰竭、出血素质、肺水肿的患者禁用。

【孕妇及哺乳期妇女用药】应用时应权衡利弊。

【用法用量】静脉输注。剂量和速度取决于患者脉搏、血压、外周组织灌注量、尿量等，必要时可加压输注。如果血液或血浆丢失不严重，或术前或术中预防性治疗，一般 1～3 小时输注 500～1000ml；低血容量休克、容量补充和维持，可在 24 小时内输注 10～15L（红细胞压积不应低于 25%，年龄大者不应低于 30%，同时避免血液稀释引起的凝血异常）；严重急性失血致生命垂危时，可在 5～10 分钟内加压输注 500ml，进一步输注量视缺乏程度而定。

附：用于低血压的其他西药

1. 屈昔多巴胶囊 Droxldopacapsules

【适应证】本品是一种抗帕金森病药物。用于改善由帕金森引起的步态僵直和直立性头晕；改善由 Shy-Drager 综合征或家族性淀粉样多神经病所致的直立性低血压、直立性头晕和昏厥；改善血液透析患者由于直立性低血压引发的头晕和乏力。

2. 氟氢可的松 Fludrocortisone

【适应证】本品有抗炎、抗过敏作用。在治疗原发性肾上腺皮质功能减退症中，可与糖皮质类固醇一起用于替代治疗。也用于低肾素低醛固酮综合征和自主性神经病变所致直立性低血压等。

二、中药

1. 生脉饮（胶囊、颗粒）

见第一章“14. 肺源性心脏病”。

2. 养血饮口服液

【处方组成】当归、黄芪、鹿角胶、阿胶、大枣

【功能主治】补气养血，益肾助脾。用于气血两亏，崩漏下血，体虚羸弱，血小板减少及贫血，对放疗和化疗后引起的白细胞减少症有一定的治疗作用。

【用法用量】口服。一次 10ml，一日 2 次。

3. 气血康口服液

【处方组成】三七（鲜）、黄芪、人参、葛根

【功能主治】抗衰，扶正培本，益气强心，健脾固本，滋阴润燥，生津止咳；并有提高机体免疫力，升高白细胞和血色素的作用。用于神倦乏力，气短心悸，阴虚津少，口干舌燥；也用于肿瘤患者虚衰及放疗、化疗手术后出现的一切虚症。

【用法用量】口服。一次 10～30ml，一日 1～2 次，或遵医嘱。

4. 驴胶补血颗粒

【处方组成】阿胶、黄芪、党参、熟地黄、白术、当归

【功能主治】补血、益气、调经。用于久病气血两虚所致的体虚乏力，面黄肌瘦，头晕目眩，月经过少，闭经。

【用法用量】开水冲服。一次 1 袋，一日 2 次。

5. 参茸卫生丸

【处方组成】龙眼肉、鹿角、大枣、香附（醋制）、肉苁蓉（酒制）、杜仲（盐制）、当归、猪腰子、牛膝、琥珀、人参、鹿茸等五十一味

【功能主治】补血益气，兴奋精神。用于身体衰弱，气血两亏，思虑过度，精神不足，筋骨无力，心脏衰弱，腰膝酸痛，梦遗滑精，自汗盗汗，头昏眼花，妇女血寒，赤白带下，白带量多，崩漏不止，腰痛腹痛。

【用法用量】口服。一次 1 丸，一日 2 次。

6. 古汉养生精口服液（片、颗粒）

见本章“19. 高脂血症”。

27. 脉管炎（血栓闭塞性脉管炎）

〔基本概述〕

血栓闭塞性脉管炎简称脉管炎，是一种炎性阻塞性血管

疾病,好发于四肢末端,尤以下肢更为多见。本病病因至今尚不清楚,研究推测可能与吸烟(特别是长期大量抽烟)、寒冷刺激、自身免疫、遗传、内分泌等因素有关。典型的临床表现为间歇性跛行、休息痛及游走性血栓性静脉炎。患肢病变常累及血管全层,导致管腔狭窄、闭塞,肢端失去营养,出现溃疡、坏死。后期(坏死期)患肢由于严重的血液循环障碍,发生溃疡或坏死,大多数局限在足趾或足部,向上蔓延至踝关节或小腿者很少见。疼痛剧烈难忍,患者常抱膝而坐,捶胸顿足,号啕大叫,痛不欲生。坏疽的足趾脱落后,常遗留溃疡而经久不愈。全身常伴有发热、口干、食欲减退、失眠、便秘、尿黄赤等症状。严重影响患者的生存质量。

本病多发生于青壮年男性,北方较南方为多,患者大多有重度嗜烟史,女性少见。因其病因不明,主要病变是周围肢体远端动脉阻塞,血供障碍,动脉流出道差,动脉重建往往无法进行或疗效差。因此,应根据病情和病变范围,选择各种中西医治疗方法,结合手术综合治疗。综合治疗如方法得当,可使大多数患者免除截肢之苦。一般治疗包括戒烟、注意保暖、进行适宜运动促进血液循环。

血栓闭塞性脉管炎中医学称"脱疽"、"十指零落"等。初起患趾(指)怕冷、苍白、麻木、间歇性跛行,继则疼痛剧烈,日久患趾(指)坏死变黑,甚至趾(指)节脱落。本病病因较复杂,一般认为主要由于先天肾阳不足,后天脾运不健,加之寒湿侵袭,凝滞脉络所致。治宜温经散寒,活血化瘀,通络止痛等。

〔治疗原则〕

治疗原则主要着重于改善和增进肢体血液循环,解除和减轻疼痛,挽救肢体,恢复劳动力。

目前治疗本病疗效确切的药物较少,主要有扩张血管和抗血栓的药物以及活血祛瘀的中药等。亦可行高压氧舱疗法,对解除疼痛、促进溃疡愈合有益。必要时可行手术治疗或介入治疗。

1. 非手术治疗

(1)一般治疗:除禁烟外,尚应防止受冷、受潮和外伤,也不能过热,以免组织缺氧量增加。患肢进行锻炼,做高举下垂运动,如 Buerper 运动,即患者平卧,先抬高患肢 45 度以上,再在床边下垂 2 ~ 3 分钟,然后放置水平位 2 分钟,并做足部旋转、伸屈活动,反复活动 20 分钟,每日数次。或单纯步行,行走速度、距离均以不产生跛行为标准。

(2)药物治疗:包括血管扩张药、抗血栓形成的药物以及活血化瘀的中药等。常用的药物有低分子肝素、前列腺素 E_1、硝苯地平、哌唑嗪、脉通、栓必通、复方丹参注射液、蝮蛇抗栓酶、毛冬青片、毛冬青注射液等。

2. 手术治疗

手术治疗的目的只是针对本病所造成的缺血,促进或重建肢体动脉供血,以改善或消除因缺血所引起的后果。不能指望手术作为本病的直接或特殊疗法。

3. 介入治疗

介入治疗相当于一个血管腔内的手术,不需要开刀即能达到手术效果。介入技术最具代表性的是血管内超声消融技术,通过一定波长的超声波把已经堵塞的血管复通。

4. 血管内灌注疗法

通过动脉灌注局部给药,提高局部的血药浓度,疗效明显增加,尤其适合动、静脉血栓类疾病及脉管炎等动脉阻塞性疾病。

5. 干细胞移植技术

干细胞移植技术是目前国际上最先进的医疗技术之一,适合于各种原因导致的慢性下肢缺血性疾病如脉管炎、动脉硬化闭塞症、糖尿病足等非手术治疗无效,影像学检查病变血管无流出道,无法行手术搭桥,或尽管有较好流出道动脉,有搭桥成功可能,但是年老体弱、无法耐受手术的患者。优势是:不存在免疫排异反应,不涉及胚胎干细胞伦理问题,手术无风险,远期效果明显,适合中老年慢性肢体缺血患者,具有可重复性,可重复多次使用以达到最佳效果。

6. 中医辨证治疗

脉管炎属于中医学"脱疽"、"十指零落"等范畴,可分为虚寒型、湿热型、瘀滞型和热毒型等。虚寒型初见下肢发凉、怕冷、麻木、疼痛,同时伴有疲乏感,局部胀紧压迫感或足底垫物感。有间歇性跛行,行走时因小腿沉困、憋胀,距离越来越短。治疗宜温经散寒,益气活血,化淤通络。湿热型表现为患肢怕冷、疼痛,常为游走性。行走时下肢酸困、憋胀、沉重乏力;下肢常出现肿块或结节,红肿热痛;患肢有时水肿。治疗宜先清热凉血,继而化瘀、散结、利湿。瘀滞型表现为患肢怕冷,触之冰凉,疼痛呈持续性,皮肤紫红、暗红或青紫色,足端皮肤有瘀点。治疗宜温经通络,活血化瘀。热毒型表现为患肢疼痛,白天轻夜间重,肢体局部红肿,大便干。治疗宜清热解毒,化瘀通络。此类型大多指(趾)骨肌肉坏死,疼痛难忍,创面极易感染,此时寒热湿细菌毒素等侵犯脉络,末梢血液循环障碍严重,此时不宜单纯使用脉通、维脑路通等扩张血管药,宜中西医结合用中药清热解毒,配合抗生素促使炎症消退,再给以活血化瘀的药物治疗。

〔用药精选〕

一、西药

1. 低分子肝素 LowMolecular Weight Heparin

低分子量肝素由具有抗血栓形成和抗凝作用的普通肝素解聚而成。具有明显而持久的抗血栓作用,抗血栓形成活性强于抗凝血活性。因而在出现抗栓作用的同时出血的危险性较小。

【适应证】临床用于预防手术后血栓栓塞、深静脉血栓形成、肺栓塞、血液透析时体外循环的抗凝剂、末梢血管病变等,治疗已形成的深静脉栓塞。有报道用于因肝素引起的过敏或血小板减少症的替代治疗。

【不良反应】轻度出血现象,少数患者有血小板减少,有紫癜病例用药后的部分患者会出现红斑加深或轻度痛的症状。偶见注射局部皮肤病变或轻度瘀血,一过性皮肤过敏。

本品为酶诱导剂,少数患者使用后谷丙转氨酶轻度升高,停药后恢复。

【禁忌】对本品过敏、有血小板减少史或过敏史、发生出血或有严重出血倾向的连续性凝血障碍、手术引起的器官损伤性出血、急性细菌性心内膜炎、外伤性脑血管出血患者禁用。

【孕妇及哺乳期妇女用药】妊娠初3个月或产后妇女使用本品,可能增加母体出血危险,需慎用。

【儿童用药】有用于儿童(6～16岁)血液透析的报道。

【老年用药】由于60岁以上老年人(特别是女性)对肝素较敏感,故使用本品期间可能易出血,需注意。

【用法用量】①皮下注射和静脉注射。剂量单位以抗Xa因子活性单位(anti-XaIU)计算,血液透析、血液灌流。a. 单次剂量:常规治疗患者,以70～80anti-XaIU/kg体重计量。b. 连续剂量:初次急性患者,开始前以30～40anti-XaIU/kg体重计量以后,按每小时10～15anti-XaIU/kg体重计量。c. 有出血危险的危重患者,开始前以10～15anti-XaIU/kg体重计量,以后按每小时5anti-XaIU/kg体重计量。d. 特殊情况(如体重>60kg,患者体重减轻、增加或血液状态改变)剂量应根据需要个体化调整。

②外用。以本品凝胶适量涂于患处及周围,并温和按摩数分钟,一日2次。

【制剂】①低分子肝素钙注射液;②低分子肝素钠注射液;③低分子肝素钠凝胶

2. 前列地尔 Alprostadil

前列地尔又称前列腺素E_1,是广泛存在于体内的生物活性物质,具有多种药理作用。改善血液动力学,扩张血管,降低外周阻力;改善血液流变学,可抑制血小板凝集,促进血栓周围已活化的血小板逆转,改善红细胞的变形能力;可激活脂蛋白酶及促进甘油三酯水解,降低血脂和血黏度;可刺激血管内皮细胞产生组织型纤溶性物质(t-PA),具有一定的直接溶栓作用;通过抑制血管平滑肌细胞的游离Ca^{2+},抑制血管交感神经末梢释放去甲肾上腺素,使血管平滑肌舒张,改善微循环。

【适应证】①慢性动脉闭塞症(血栓闭塞性脉管炎、闭塞性动脉硬化症等)引起的四肢溃疡及微小血管循环障碍引起的四肢静息疼痛,改善心脑血管微循环障碍。②脏器移植术后抗栓治疗,用以抑制移植后血管内的血栓形成。③动脉导管依赖性先天性心脏病,用以缓解低氧血症,保持导管血流以等待时机手术治疗。④用于慢性肝炎的辅助治疗。⑤适用于勃起功能障碍疾病的诊断和治疗。

【不良反应】可有头晕、头痛、发热、疲劳感、食欲减退、恶心、腹泻、腹痛、低血压、室上性期前收缩、心动过速、便秘、转氨酶升高等。有时出现加重心力衰竭、肺水肿、胸部发紧感、血压下降等。注射部位有时出现血管痛、血管炎、发红,偶见发硬、瘙痒等。阴茎海绵体注射有阴茎疼痛和异常勃起。偶见休克、面部潮红、心悸、发麻、嗜酸性粒细胞增多、白细胞减少、视力下降、口腔肿胀感、脱发、四肢疼痛、水肿、荨麻疹。

【禁忌】对本品过敏、严重心力衰竭、镰刀细胞贫血、血小板增多症、红细胞增多症、多发性骨髓瘤、有静脉血栓倾向、高黏度血症患者禁用。

【孕妇及哺乳期妇女用药】禁止使用。

【儿童用药】小儿先天性心脏病患者用药,推荐输注速度为按体重5μg(kg·min)。

【用法用量】静脉滴注。溶于500ml注射用生理盐水或5%葡萄糖注射液中,静脉滴注(2～3小时)。血栓性脉管炎、闭塞性动脉硬化:一日剂量40～100μg。

【制剂】①前列地尔注射液;②注射用前列地尔;③注射用前列地尔干乳剂

3. 蝮蛇抗栓酶 Ahylysantinfarctase

本品系从蝮蛇蛇毒中分离出的酶制剂,能降低血脂,降低血液中纤维蛋白原浓度,降低血液黏度,减少血小板数量,并抑制其功能。

【适应证】用于治疗脑血栓栓塞急性期及恢复期,血栓闭塞性脉管炎,深部静脉炎、雷诺病,大动脉炎及用于断肢(指)再植中抗凝。

【不良反应】可出现嗜睡、头痛及患肢乏力等,有出血倾向及过敏反应,可引起心动过缓和心动过速,停药后可恢复正常。

【禁忌】有出血倾向、活动性肺结核、溃疡、严重高血压、亚急性心内膜炎、癫痫、肝肾功能不全、月经期妇女禁用。

【用法用量】静脉滴注。一次0.25～0.5U,或一次0.008U/kg,一日一次,总量不宜超过0.75U,用生理盐水或5%葡萄糖液250ml稀释,滴速以每分钟40滴为宜。15～20次为一个疗程,一般用药1～2个疗程,重症可用3个疗程。2个疗程无效者可考虑停药。

【制剂】①蝮蛇抗栓酶注射液;②注射用精制蝮蛇抗栓酶

4. 巴曲酶 Batroxobin

巴曲酶又名凝血酶样酶、去纤维蛋白酶,是由矛头蛇蛇毒提取制得,具有降低血黏度、分解血纤维蛋白原、抑制血栓形成、溶解血栓的作用。

【适应证】①急性缺血性脑血管疾病。②突发性耳聋。③伴随有缺血症状的慢性动脉闭塞症(闭塞性血栓脉管炎、闭塞性动脉硬化症)。④振动病患者的末梢循环障碍。

【不良反应】①注射部位出血、创面出血、大便隐血,偶见消化道出血、血尿、紫癜等。②发热、头痛、头晕、头胀、耳鸣、胸痛等。③恶心、呕吐等消化道反应。④皮疹等过敏反应。⑤偶见患者SGOT、SGPT值上升。

【禁忌】对本品过敏、出凝血障碍性疾病、血管障碍致出血倾向、活动性消化道溃疡、疑有颅内出血、新近手术、有出血可能(内脏肿瘤、消化道憩室炎、亚急性细菌性心内膜炎、重症高血压、重症糖尿病)、正使用具有抗凝及抑制血小板功能药物(如阿司匹林)、正使用抗纤溶性制剂、血纤维蛋白原浓度低于100mg/dl、重度肝肾功能障碍、乳头肌断裂、室中隔穿孔、心源性休克、多脏器功能衰竭患者禁用。

【孕妇及哺乳期妇女用药】应在治疗上的有益性大于危险性时才能使用。哺乳期如果必须使用时应停止哺乳。

【老年用药】70 岁以上高龄患者慎用。

【用法用量】成人首次用量为 10BU,维持量可减为 5BU,隔日一次。本品使用前先用 100ml 以上的生理盐水稀释,静脉滴注 1 小时以上。

【制剂】巴曲酶注射液

5. 己酮可可碱 Pentoxifylline

己酮可可碱是一种非选择性磷酸二酯抑制剂,能阻断 cAMP 转变为 AMP。本品及其代谢产物能通过降低血液黏度而改善血液流变性,可增加慢性外周动脉血管疾病患者受累微循环的血流,提高其组织供氧量。

【适应证】主要用于伴有间歇性跛行的慢性闭塞性脉管炎;也用于缺血性脑卒中后脑循环改善等。

【不良反应】①常见:恶心、头晕、头痛、厌食、腹胀、呕吐等。②少见:血压降低、呼吸不规则、水肿、焦虑、抑郁、抽搐、厌食、便秘、口干、口渴、血管性水肿、皮疹、指甲发亮、视力模糊、结膜炎、中央盲点扩大、味觉减退、唾液增多、白细胞减少、肌肉酸痛、体重改变等。③偶见:心绞痛、心律不齐、黄疸、肝炎、肝功能异常、血液纤维蛋白原降低、再生不良性贫血和白血病等。

【禁忌】对本品及其他甲黄嘌呤过敏、急性心肌梗死、严重冠状动脉硬化、严重高血压、脑出血、广泛视网膜出血、严重心律失常患者禁用。

【孕妇及哺乳期妇女用药】妊娠妇女应用应考虑利弊。哺乳期妇女禁用。

【儿童用药】儿童不推荐使用。

【老年用药】老年患者在肝代谢减慢,通过肾、粪便排泄速率减慢,应酌情减量。

【用法用量】①口服。一次 100 ~ 400mg,一日 3 次。缓释制剂一次 400mg,一日一次。

②静脉滴注:请遵医嘱。

【制剂】①己酮可可碱肠溶片(缓释片、肠溶胶囊、缓释胶囊、注射剂);②己酮可可碱葡萄糖注射液(氯化钠注射液)

6. 西洛他唑胶囊 Cilostazol Capsules

本品通过抑制血小板及血管平滑肌内磷酸二酯酶活性,增加血小板及平滑肌内 cAMP 浓度、发挥抗血小板作用及血管扩张作用。对慢性动脉闭塞患者采用体积描记法显示,能增加足、腓肠肌部位的组织血流量,使下肢血压指数上升、皮肤血流增加及四肢皮温升高,并改善间歇跛行。

【适应证】①适用于治疗由动脉粥样硬化、大动脉炎、血栓闭塞性脉管炎、糖尿病所致的慢性动脉闭塞症。②本品能改善肢体缺血所引起的慢性溃疡、疼痛、发冷及间歇跛行,并可用作上述疾病外科治疗(如血管成形术、血管移植术、交感神经切除术)后的补充治疗以缓解症状、改善循环及抑制移植血管内血栓形成。

【不良反应】①主要为血管扩张引起的头痛、头晕及心悸等,个别出现血压偏高。②其次为腹胀、恶心、呕吐、胃不适、腹痛等消化道症状。③少数患者出现肝功能异常、尿频,尿素氮、肌酐及尿酸值异常。过敏症状包括皮疹、瘙痒。④其他偶有白细胞减少、皮下出血、消化道出血、鼻出血、血尿、眼底出血等报道。

【禁忌】对本品过敏、患有 3 ~ 4 级充血性心力衰竭、血友病、毛细血管脆弱症、上消化道出血、咯血等患者禁用。

【孕妇及哺乳期妇女用药】妊娠及哺乳期妇女、计划或可能妊娠的妇女禁用。

【用法用量】口服。成人一次 100mg,一日 2 次。可根据病情适当增减。

7. 川芎嗪 Ligustrazine

本品具有抗血小板聚集,扩张小动脉,改善微循环和活血化瘀作用。并对已聚集的血小板有解聚作用。

【适应证】适用于缺血性心脑血管病。用于闭塞性脑血管疾病如脑供血不全、脑血栓形成、脑栓塞及其他缺血性血管疾病如冠心病、脉管炎等。

【不良反应】偶有口干、嗜睡等。本品酸性较强,穴位注射刺激性较强。

【禁忌】对本品过敏、脑出血及有出血倾向患者禁用。

【孕妇及哺乳期妇女用药】孕妇及哺乳期妇女慎用。

【用法用量】①口服:一次 50 ~ 100mg,一日 3 次,1 个月为 1 个疗程。

②肌内注射、静脉滴注:请遵医嘱。

【制剂】①盐酸川芎嗪注射液(葡萄糖注射液、氯化钠注射液);②注射用盐酸川芎嗪;③磷酸川芎嗪片(胶囊、滴丸、注射液、葡萄糖注射液、氯化钠注射液);④注射用磷酸川芎嗪

8. 马来酸桂哌齐特注射液 Cinepazide Maleate Injection

本品为钙离子通道阻滞剂。可使血管平滑肌松弛,脑血管、冠状血管和外周血管扩张,从而缓解血管痉挛、降低血管阻力、增加血流量;本品能提高红细胞的柔韧性和变形性,提高其通过细小血管的能力,降低血液的黏性,改善微循环;通过提高脑血管的血流量,改善脑的代谢。

【适应证】①脑血管疾病:脑动脉硬化,一过性脑缺血发作,脑血栓形成,脑栓塞,脑出血后遗症和脑外伤后遗症。②心血管疾病:冠心病、心绞痛,如用于治疗心肌梗死,应配合有关药物综合治疗。③外周血管疾病:下肢动脉粥样硬化病,血栓闭塞性脉管炎,动脉炎,雷诺病等。

【不良反应】①血液:偶见粒细胞缺乏,有时会发生白细胞减少,偶见血小板减少。②消化系统:有时有腹泻、腹痛、便秘、胃痛、胃胀等胃肠道功能紊乱等。③神经系统:有时会出现头痛、头晕、失眠、神经衰弱等,偶见瞌睡症状。④皮肤:有时会出现皮疹、瘙痒。⑤肝脏:有时会出现 AST、ALT 升

高，偶有 AL-P 升高。⑥肾脏：有时会出现 BUN 升高。

【禁忌】对本品过敏、颅内出血后止血不完全（止血困难）、白细胞减少、服用本品造成白细胞减少史的患者禁用。

【孕妇及哺乳期妇女用药】孕妇及哺乳期妇女慎用。

【儿童用药】尚无儿童安全性的资料，不推荐儿童使用。

【老年用药】应适当减少用药剂量。

【用法用量】静脉滴注。一次 1 支，溶于 500ml 10% 的葡萄糖或生理盐水中，速度为 100ml/h；一日一次。

9. 贝前列素钠片 Beraprost Sodium Tablets

本品有抗血小板作用和扩张血管的作用。

【适应证】用于改善慢性动脉闭塞性疾病引起的溃疡、间歇性跛行、疼痛和冷感等症状。

【不良反应】①严重不良反应：出血倾向（脑出血、消化道出血、肺出血、眼底出血）、休克、间质性肺炎、肝功能低下、心绞痛、心肌梗死。②其他：血小板减少、白细胞减少、皮疹、头痛、头晕、恶心、腹泻、腹痛、食欲不振，GOT、GPT、γ-GTP、LDH、BUN 升高，黄疸、尿频、颜面潮红、发热、心悸、皮肤潮红、三酰甘油升高、背痛、脱毛、咳嗽。

【禁忌】对本品过敏、血友病、毛细血管脆弱症、上消化道出血、尿路出血、咯血、眼底出血的患者禁用。

【孕妇及哺乳期妇女用药】妊娠妇女禁服本品。哺乳期妇女必须服用时，应停止哺乳。

【老年用药】老年患者服用时应注意用药量（通常老年人生理功能有所下降）。

【用法用量】成人饭后口服。一次 40μg，一日 3 次。

10. 注射用甲磺酸二氢麦角碱 Co-dergocrine Mesylate for Injection

本品促进神经细胞能量代谢，增加脑细胞血氧供应，增加 ATP 的生成，进而改善脑神经细胞的新陈代谢。改善脑血液循环，可使毛细血管前括约肌扩张增加脑血流量，改善微循环，改善其血氧供应。本品还可防止血栓形成。

【适应证】适用于脑供血不足、急性缺血性脑卒中、卒中或脑外伤后遗症及阿尔茨海默病；外周血管病（血管栓塞性脉管炎、雷诺病、手足发绀、动脉硬化和糖尿病引起的功能紊乱）、颈部综合征、血管性耳蜗前庭综合征、血管性视网膜病变；血管性偏头痛和其他头痛、高血压。

【不良反应】常见恶心、呕吐、腹胀、厌食、视物模糊、失眠、眩晕、鼻充血及皮疹。偶见头晕、心动过缓、直立性低血压和功能亢进。

【禁忌】对本品过敏、明显的心搏徐缓、严重低血压、严重肝肾功能障碍、卟啉症、精神病患者禁用。

【孕妇及哺乳期妇女用药】孕妇及哺乳期妇女禁用。

【用法用量】静脉滴注、肌内注射或皮下推注。常用量一次 0.3～0.6mg，一日 2 次。

11. 甲磺酸双氢麦角毒碱注射液 Dihydroergotoxine Methanesulfonate Injection

【适应证】脑供血不足、急性缺血性脑卒中、卒中或脑外伤后遗症及阿尔茨海默病。外周血管病（血管栓塞性脉管炎、雷诺病、手足发绀、动脉硬化和糖尿病引起的功能紊乱）、颈部综合征、血管性耳蜗前庭综合征、血管性视网膜病变。血管性偏头痛和其他头痛、高血压。

【用法用量】静脉滴注或缓慢推注，一次 2 支，一日一次或两次。肌内注射或皮下注射；一次一支，一日 2 次。

【禁忌】对本品过敏者，血管疾病患者、动脉炎患者、冠心病患者、严重的肝功能损伤患者及脓血症患者禁用。孕妇及哺乳期患者禁用。

12. 右旋糖酐 40Dextran 40

本品为血容量扩充剂，静注后能提高血浆胶体渗透压，吸收血管外水分而增加血容量，升高和维持血压。其扩充血容量作用比右旋糖酐 70 弱且短暂，但改善微循环的作用比右旋糖酐 70 强。它可使已经聚集的红细胞和血小板解聚，降低血液黏滞性，改善微循环，防止血栓形成。此外，还具有渗透性利尿作用。

【适应证】①休克：用于失血、创伤、烧伤等各种原因引起的休克和中毒性休克。②预防手术后静脉血栓形成。用于肢体再植和血管外科手术等预防术后血栓形成。③血管栓塞性疾病：用于心绞痛、脑血栓形成、脑供血不足、血栓闭塞性脉管炎等。④体外循环时，代替部分血液，预充人工心肺机，既节省血液又可改善循环。

【不良反应】①过敏反应：少数患者可出现过敏反应，表现为皮肤瘙痒、荨麻疹、恶心、呕吐、哮喘，重者口唇发绀、虚脱、血压剧降、支气管痉挛，个别患者甚至出现过敏性休克，直至死亡。过敏反应的发生率 0.03%～4.7%。过敏体质者用前应做皮试。②偶见发热、寒战、淋巴结肿大、关节炎等。③出血倾向可引起凝血障碍，使出血时间延长，该反应常与剂量有关。

【禁忌】①充血性心力衰竭及其他血容量过多的患者禁用。②严重血小板减少，凝血障碍等出血患者禁用。③心、肝、肾功能不良患者慎用；少尿或无尿者禁用。④活动性肺结核患者慎用。⑤有过敏史者慎用。少尿或无尿者禁用。

【孕妇及哺乳期妇女用药】不可在分娩时与止痛药或硬膜外麻醉一起作为预防或治疗之用。因产妇对右旋糖酐过敏或发生类过敏性反应时可导致子宫张力过高使胎儿缺氧。有致死性危险或造成婴儿神经系统严重的后果。

【用法用量】静脉滴注，用量视病情而定，成人常用量一次 250～500ml，24 小时内不超过 1000～1500ml。婴儿用量为 5ml/kg，儿童用量为 10ml/kg。治疗血管栓塞性疾病：应缓慢静脉滴注，一般每次 250～500ml，每日或隔日一次，7～10 次为 1 个疗程。

【制剂】注射用右旋糖酐 40；右旋糖酐 40 氯化钠注射液；右旋糖酐 40 葡萄糖注射液

13. 复方右旋糖酐 40 注射液 Compound Dextran 40 Injection

本品为复方制剂，其主要组分：右旋糖酐 40、氯化钙、氯化钾、氯化钠、乳酸钠。右旋糖酐为血容量扩充剂，能提高血浆胶体透压，吸收血管外水分而增加血容量，维持血压。可使已经聚集的红细胞和血小板解聚,降低血液黏滞性,改善微循环,防止血栓形成。

【适应证】①各种休克:失血、创伤、烧伤及中毒性休克,还可早期预防因休克引起的弥散性血管内凝血。体外物质循环时,还可以替代部分血液予充心肺机。②血栓性疾病:如脑血栓形成、心绞痛和心肌梗死、血栓闭塞性脉管炎、视网膜动静脉血栓、皮肤缺血性溃疡等。③肢体再植和血管外科手术,可预防术后血栓形成。

【不良反应】①重大不良反应:休克、急性肾衰竭、过敏性休克。②少见:延长出血时间或引起出血倾向、恶心、呕吐、荨麻疹,大剂量和(或)快速给药可引起大脑、肺和外周性水肿。

【禁忌】对本品过敏、充血性心力衰竭、高乳酸血症的患者禁用。

【老年用药】由于老年人生理功能降低,用药时应采取合适的措施,如减慢输注速度。

【用法用量】静脉滴注。成人一次 500ml,应根据患者年龄、临床表现和体重调整用量。加入体外循环液的剂量为 20 ~ 30ml/kg,以右旋糖酐 40 计为 2 ~ 3g/kg。

附:用于脉管炎的其他西药

1. 阿魏酸钠 Sodium Ferulate

见本章“17. 冠心病与心绞痛”。

2. 尿激酶 Urokinase

见本章“18. 心肌梗死”。

3. 蕲蛇酶注射液 Acutase Injection

见第九章“101. 脑中风、短暂性脑缺血发作和脑栓塞”。

4. 银杏叶提取物注射液 Extract of Ginkgo Biloba Leaves Injection

见本章“18. 心肌梗死”。

5. 尼麦角林 Nicergoline

见第九章“104. 头晕”。

6. 吲哚布芬片 Indobufen Tablets

见本章“20. 动脉硬化”。

7. 氢溴酸山莨菪碱 Anisodamine Hydrobromide

见第九章“113. 肋间神经痛”。

8. 那屈肝素钙 Nadroparin Calcium

见本章“28. 脉管炎”。

二、中药

1. 脉络宁注射液(颗粒、口服液)

【处方组成】牛膝、玄参、石斛、金银花

【功能主治】养阴清热,活血祛瘀。用于阴虚内热、血脉瘀阻所致的脱疽,症见患肢红肿热痛,破溃,持续性静止痛,夜间为甚,兼见腰膝酸软、口干欲饮;血栓闭塞性脉管炎,动脉硬化性闭塞症见上述证候者。亦用于脑梗死阴虚风动,瘀毒阻络证,症见半身不遂,口舌㖞斜,偏身麻木,语言不利。

【用法用量】静脉滴注。一次 10 ~ 20ml,一日一次;用 5% 葡萄糖注射液或生理盐水 250 ~ 500ml 稀释后滴注,10 ~ 14 日为 1 个疗程,重症患者可连续使用 2 ~ 3 个疗程。

【使用注意】对本品过敏、孕妇禁用。

2. 通脉宝膏

【处方组成】金银花、天花粉、野菊花、当归、蒲公英、赤芍、天葵子、石斛、鸡血藤、玄参、甘草、牛膝、苦地丁、延胡索(醋炙)、黄芩、黄芪、白术(麸炒)

【功能主治】清热解毒,益气滋阴,活血通络。用于血栓闭塞性脉管炎症属热毒炽盛,热盛伤阴者及血栓性静脉炎等。

【用法用量】口服。一次 25 ~ 50g,一日 2 次;或遵医嘱。

3. 通塞脉片(分散片、胶囊、颗粒)

【处方组成】当归、牛膝、黄芪、党参、石斛、玄参、金银花、甘草

【功能主治】活血通络、益气养阴。用于轻、中度动脉粥样硬化性血栓性脑梗死(缺血性中风中经络)恢复期气虚血瘀证,症状表现为半身不遂,偏身麻木,口眼㖞斜,言语不利,肢体感觉减退或消失等;用于血栓性脉管炎(脱疽)的毒热证。

【用法用量】口服。一次 5 ~ 6 片,一日 3 次。

4. 脉管复康片(胶囊)

【处方组成】丹参、鸡血藤、郁金、乳香、没药

【功能主治】活血化瘀、通经活络。用于瘀血阻滞,脉管不通引起的脉管炎,硬皮病,动脉硬化性下肢血管闭塞症,对冠心病,脑血栓后遗症也有一定治疗作用。

【用法用量】口服。一次 4 片,一日 3 次。

5. 毛冬青胶囊(片、注射液)

【处方组成】毛冬青浸膏

【功能主治】心血管疾病用药,有扩张血管及抗菌消炎作用。用于冠状动脉硬化性心脏病,血栓闭塞性脉管炎,并用于中心性视网膜炎,小儿肺炎。

【用法用量】口服。一次 3 粒,一日 3 次。

6. 抗栓胶囊

【处方组成】当归尾、丹参、僵蚕、壁虎、土鳖虫、蜈蚣、水蛭、蜂房、地龙、马钱子、麝香、蟾酥等 19 味

【功能主治】活血化瘀,抗栓通脉。用于血栓闭塞性脉管炎瘀血阻络证。对脑血栓,心肌梗死,血栓性静脉炎等亦有较好的辅助治疗作用。

【用法用量】口服。一次 5 ~ 8 粒,一日 3 次。

【使用注意】孕妇禁用。

附:用于脉管炎的其他中药

1. 银杏叶片(分散片、胶囊、软胶囊、丸、滴丸、滴剂、颗粒、口服液、酊)

见本章“17. 冠心病与心绞痛”。

2. 舒血宁注射液(片)

见本章“17. 冠心病与心绞痛”。

3. 银杏达莫注射液

见本章“17. 冠心病与心绞痛”。

4. 益脉康分散片(软胶囊、滴丸)

见第九章“102. 脑出血”。

28. 静脉炎(血栓性静脉炎)

〔基本概述〕

静脉炎是血栓性静脉炎的简称,指静脉血管发炎。其病理变化是血管内膜增生,管腔变窄,血流缓慢。本病患者男性多于女性,而且大多为青壮年。

引起静脉血栓形成的病因很多,如创伤、手术、妊娠、分娩、心脏病、恶性肿瘤、口服避孕药及长期站立、下蹲、久坐、久卧受潮湿等,较常见是各种外科手术后引发。促发静脉血栓形成的因素包括静脉淤滞、血管损伤及高凝状态。临床上很多涉及以上三方面的因素均可客观导致静脉血栓形成。静脉炎病因主要是由外伤或静脉插管或输入刺激性液体导致血管壁的损伤及静脉曲张引起的静脉内血液淤滞。

静脉炎病理变化特点为静脉血管壁的损伤,血流状态的改变及血液高凝状态等。根据病变部位不同,静脉炎可分为浅静脉炎和深静脉炎。深静脉血栓形成:主要是由于血液淤滞及高凝状态所引起,所以血栓与血栓壁仅有轻度粘连,容易脱落成为栓子而形成肺栓塞同时深静脉血栓形成使血液回流受到明显的影响,导致远端组织水肿及缺氧,形成慢性静脉功能不全综合征。浅静脉血栓形成:由于浅静脉血栓形成不致造成肺栓塞和慢性静脉功能不全,因此在临床上远不如深静脉血栓形成重要。本症常伴发于长时间或反复静脉输液,特别是输入刺激性较大的药物时。在曲张的静脉内也常可发生。静脉壁常有不同程度的炎热形成病变,腔内血栓常与管壁粘连而不易脱落。由于交通支的连系有时可同时形成深、浅静脉血栓。

静脉输入各种抗生素或高渗葡萄糖溶液或因机械直接损伤静脉壁,还有长期静脉曲张引起的血液淤滞等,而导致静脉血管内膜损害,形成血栓,迅速导致整条浅静脉壁的炎症反应,甚至累及静脉周围组织,并有渗出液,局部表现有疼痛、肿胀和压痛的索条柱,往往伴有全身反应,但多不严重。

静脉炎的主要临床表现为沿静脉走行的红、肿、痛和明显的压痛,并可触及索状静脉;全身反应少见。下肢静脉的压力升高。静脉造影可显示阻塞的部位和程度。浅静脉炎患者,患肢局部红肿,疼痛,行走时加重,可触及痛性索状硬条或串珠样结节。深部静脉炎患者,发病突然,患肢呈凹陷性肿胀,皮肤呈暗红色,有广泛的静脉怒张或曲张以及毛细血管扩张;后期出现营养障碍性改变,伴有瘀积性皮炎、色素沉着或浅表性溃疡,股、胫周径较健肢粗1cm以上,行走时肿痛加重,静卧后减轻,静脉造影可见患肢深静脉血管狭窄或堵塞。

浅静脉血栓形成不致造成肺栓塞和慢性静脉功能不全,因此在临床上远不如深静脉血栓形成重要。本症常伴发于长时间或反复静脉输液,特别是输入刺激性较大的药物时。游走性血栓浅静脉炎,是指浅静脉炎症发生部位不定,此起彼伏,反复发作而言,是人体浅静脉炎中的一种特殊类型。游走性表浅静脉血栓往往是恶性肿瘤的征象,也可见于脉管炎如闭塞性血栓性脉管炎时。

深静血栓形成临床上有些患者可以毫无局部症状,而以肺栓塞为首发症状,因此在临床评价时应特别注意髂、股深静脉血栓形成,常为单侧。患肢肿胀发热,沿静脉走向可能发红有压痛,并可触及索状改变。

血栓性静脉炎在中医学中属于肿胀、脉痹、筋痹等的范畴。中医学认为该病病因病机为气血淤滞,阻滞于络脉及气血阴阳失调和湿热下注,内外二因合至而发为本病。

〔治疗原则〕

本病通常不需住院治疗,需要卧床休息,治疗时可多饮水。

治疗原则主要是患肢休息并抬高超过心脏水平,必要时穿弹力袜或用弹性绷带包扎;可口服阿司匹林,有栓塞者应早期使用肝素。

西医治疗:选用肝素等抗凝、溶栓剂或血栓摘除手术等对症治疗,一般预后较差,副作用较大。

中医辨证治疗:本病急性发作期多见于血热壅滞,络损致瘀,应用凉血化瘀法;如遇风热或湿热致瘀者,可选用祛风清解化瘀法。慢性阶段多见于气虚瘀留湿滞之证,常用益气活血利湿法调理。

1. 深静脉血栓形成的治疗

深静脉血栓形成在临床上受到重视是由于其严重的致死并发症——肺栓塞,以及遗留的慢性静脉功能不全综合征。

治疗深静脉血栓形成的主要目的是预防肺栓塞,特别是病程早期,血栓松软与血管壁粘连不紧,极易脱落,应采取积极的治疗措施。

(1)卧床,抬高患肢超过心脏水平,直至水肿及压痛消失。

(2)使用抗凝剂防止血栓增大,并可起动内源性溶栓过程。肝素5000~10000U一次静脉注射,以后以1000~1500U/h额持续静脉滴注,其滴速以激活的部分凝血活酶时间(APTT)2倍于对照值为调整指标。肝素间断静脉或者皮下注射也可采用。

华法林在用肝素后1周内与肝素同时开始使用,与肝素重叠用药4~5天。调整华法林剂量的指标为凝血酶原时间长于对照值4~7秒。

急性近端深静脉血栓形成抗凝治疗至少持续6-12个月以防复发。对复发性病例或恶性肿瘤等高凝状态不能消除的病例,抗凝治疗的持续时间可无限制。

(3)如因出血素质而不宜用抗凝治疗者,预防肺栓塞可用机械性阻隔方法。近年来已用经皮穿刺法在下腔静脉内置入滤器的措施替代过去的下静脉折叠手术治疗。

(4)溶栓治疗:尿激酶也有一定的效果,虽不能证明预防肺栓塞方面优于抗凝治疗,但如早期应用,可加速血栓溶解,有利于保护静脉瓣,减少后遗的静脉功能不全。

(5)中药制剂:脉络舒通、脉络宁等在临床使用多年,疗效确切,尤其是远期疗效较好,无明显副作用,可作为本病的主要用药。

2. 浅静脉血栓形成的治疗

主要采取非手术支持疗法,如休息、患肢抬高、热敷。非甾体抗炎药可止痛并可防止血栓发展。对大隐静脉血栓应密切观察,如发展至隐-股静脉连接处,则应考虑抗凝治疗以防止深静脉血栓形成。

〔用药精选〕

一、西药

1. 肝素钠 Heparin Sodium

本品是黏多糖硫酸酯类抗凝血药,系自猪的肠黏膜或牛肺中提取精制的一种硫酸氨基葡聚糖的钠盐,属黏多糖类物质。

【适应证】用于防治血栓形成或栓塞性疾病(如心肌梗死、血栓性静脉炎、肺栓塞等);各种原因引起的弥漫性血管内凝血(DIC);也用于血液透析、体外循环、导管术、微血管手术等操作中及某些血液标本或器械的抗凝处理。

【不良反应】毒性较低,偶可引起过敏反应及血小板减少,常发生在用药初5~9日,开始治疗1个月内应定期监测血小板计数。偶见一次性脱发和腹泻。尚可引起骨质疏松和自发性骨折。肝功能不良者长期使用可引起抗凝血酶-Ⅲ耗竭而血栓形成倾向。肌内注射可引起局部血肿。

【禁忌】对肝素过敏、有自发出血倾向、血液凝固迟缓(如血友病、紫癜、血小板减少)、严重高血压、脑出血、溃疡病、创伤、外科手术后及严重肝功能不全患者禁用。

【孕妇及哺乳期妇女用药】孕妇、先兆流产、产后出血禁用。

【儿童用药】①静脉注射:按体重一次注入50U/kg,以后每4小时给予50~100U。②静脉滴注:按体重注入50U/kg,以后按体表面积24小时给予一日20000U/m^2,加入氯化钠注射液中缓慢滴注。

【老年用药】60岁以上老年人,尤其是老年妇女对本品较敏感,用药期间容易出血,应减量并加强用药随访。

【用法用量】①深部皮下注射:首次5000~10000U,以后每8小时8000~10000U或每12小时15000~20000U;每24小时总量30000~40000U,一般均能达到满意效果。②静脉注射:首次5000~10000U,之后按体重每4小时100U/kg,用氯化钠注射液稀释后应用。③静脉滴注:一日20000~40000U加至氯化钠注射液1000ml中持续滴注。滴注前可先静脉注射5000U作为初始剂量。④预防性治疗:高危血栓形成患者,大多是用于腹部手术之后,以防止深部静脉血栓。在外科手术前2小时先给5000U肝素皮下注射,但麻醉方式应避免硬膜外麻醉,然后每隔8~12小时5000U,共约7日。⑤含服。肝素钠含片一次1~2片,一日3次,舌下含服或遵医嘱。

【制剂】①肝素钠注射液;②低分子肝素钠凝胶;③低分子量肝素钠注射液;④注射用低分子量肝素钠。⑤肝素钠含片(乳膏)

2. 肝素钙 Heparin Calcium

本品属抗凝血药,系自猪或牛的肠黏膜中提取的硫酸氨基葡聚糖的钙盐,属黏多糖类物质。本品既具有肝素钠的抗凝血、消血栓功能,又稳定、速效、安全,减少瘀点和血肿硬结。近年来研究发现,肝素钙还有调血脂、抗炎、抗补体、抗过敏、免疫调节等多种非抗凝方面的药理作用。

【适应证】抗凝血药,可阻抑血液的凝固过程,用于防止血栓的形成。血液透析时预防血凝块形成,也可用于治疗深部静脉血栓形成。

【不良反应】局部刺激,可见注射局部小结节和血肿,数日后自行消失。长期用药可引起出血,血小板减少及骨质疏松等。过敏反应较少见。

【禁忌】对本品过敏、急性细菌性心内膜炎、血小板减少症在有本品时体外凝集反应阳性者禁用。

【孕妇及哺乳期妇女用药】妊娠初3个月或产后妇女使用本品,可能增加母体出血危险,需慎用。

【儿童用药】有用于儿童(6~16岁)血液透析的报道。

【老年用药】由于60岁以上老年人(特别是女性)对肝素较敏感,故使用本品期间可能易出血,需注意。

【用法用量】①成人剂量:a. 深部皮下注射。首次5000~10000U,以后每8小时5000~10000U或每12小时10000~20000U,或根据凝血试验监测结果调整。用前以1~2ml注射用水溶解。b. 静脉注射。首次5000~10000U,以后按体重每4小时50~100U/kg,或根据凝血试验监测结果确定。用前先以氯化钠注射液50~100ml溶解。c. 静脉滴注。一日20000~40000U,加至氯化钠注射液1000ml中24小时持续点滴。之前常先以5000U静脉注射作为初始剂量。d. 预防性应用。术前2小时深部皮下注射5000U,之后每8~12小时重复上述剂量,持续7日。用前以1~2ml注射用水溶解。

②儿童剂量:请遵医嘱。

【制剂】①肝素钙注射液;②注射用肝素钙;③低分子量肝素钙注射液;④注射用低分子量肝素钙

3. 依诺肝素钠 Enoxaparin Sodium

本品系低分子肝素钠的一种。为具有高抗Ⅹa活性和较低抗Ⅱa或抗凝血酶活性的低分子肝素。

【适应证】①预防静脉栓塞性疾病(防止静脉内血栓形成),尤其与某些手术有关的栓塞。②用于血液透析体外循环中,防止血栓形成。③治疗深静脉血栓形成。④治疗急性不稳定型心绞痛及非Q波心肌梗死,与阿司匹林同用。

【不良反应】与其他药物相同,本品可产生不同程度的不良反应。①出血:使用任何抗凝剂都可产生此反应。出现此种情况时,应立即通知医生。②部分注射部位瘀点、瘀斑。③局部或全身过敏反应。④血小板减少症(血小板计数异常降低),应立即通知医师。⑤少见注射部位严重皮疹发生,应向医师咨询。⑥使用本品治疗几个月后可能出现骨质疏松倾向(骨脱矿质导致的骨脆症)。⑦增加血中某些酶的水平(转氨酶)。

在蛛网膜下隙或硬膜外麻醉时,使用低分子肝素,极少有椎管内血肿的报告。当出现任何未提及的不良反应时应立即向医师或药师咨询。

【禁忌】下列情况禁用本品:对肝素及低分子肝素过敏、严重凝血障碍、有低分子肝素或肝素诱导的血小板减少症史(以往有血小板数明显下降)、活动性消化道溃疡或有出血倾向的器官损伤、急性感染性心内膜炎、心脏瓣膜置换术所致的感染。

本品不推荐用于下列情况:严重肾功能损害,出血性脑卒中,难以控制的动脉高压,与其他药物共用。

【孕妇及哺乳期妇女用药】妊娠期不宜使用本品,哺乳期使用本品建议停止哺乳。

【儿童用药】本品不适于儿童。

【老年用药】用于预防时老年患者无须调整剂量。用于治疗时应测定抗Ⅹa活性。

【用法用量】皮下用药。1mg(0.01ml)低分子肝素产生相当于100IU抗Ⅹa活性(100AxaIU)。为预防及治疗目的而使用低分子肝素时应采用深部皮下注射给药,用于血液透析体外循环时为血管内途径给药。禁止肌内注射。具体用药请遵医嘱。

【制剂】依诺肝素钠注射液

4. 华法林 Warfarin

本品为双香豆素类中效抗凝剂。其作用机制为竞争性对抗维生素K的作用,抑制肝细胞中凝血因子的合成,还具有降低凝血酶诱导的血小板聚集反应的作用,因而具有抗凝和抗血小板聚集功能。

【适应证】适用于需长期持续抗凝的患者。①能防止血栓的形成及发展,用于治疗血栓栓塞性疾病。②治疗手术后或创伤后的静脉血栓形成,并可作心肌梗死的辅助用药。③对曾有血栓栓塞病患者及有术后血栓并发症危险者,可用于预防性用药。

【不良反应】过量易致各种出血。早期表现有瘀斑、紫癜、牙龈出血、鼻出血、伤口出血经久不愈,月经量过多等。出血可发生在任何部位,特别是泌尿和消化道。肠壁血肿可致亚急性肠梗阻,也可见硬膜下颅内血肿和穿刺部位血肿。偶见不良反应有恶心、呕吐、腹泻、瘙痒性皮疹、过敏反应及皮肤坏死。大量口服甚至出现双侧乳房坏死,微血管病或溶血性贫血及大范围皮肤坏疽;一次量过大的尤其危险。

【禁忌】肝肾功能损害、严重高血压、凝血功能障碍伴有出血倾向、活动性溃疡、外伤、先兆流产、近期手术患者禁用。

【孕妇及哺乳期妇女用药】妊娠早期3个月及妊娠后期3个月禁用本品。遗传性易栓症孕妇应用本品治疗时可给予小剂量肝素并接受严密的试验监控。少量华法林可由乳汁分泌,哺乳期妇女一日服5~10mg,血药浓度一般为0.48~1.8μg/ml,乳汁及婴儿血浆中药物浓度极低,对婴儿影响较小。

【儿童用药】应按个体所需调整剂量。

【老年用药】老年人应慎用,且用量应适当减少并个体化。

【用法用量】口服。成人常用量:避免冲击治疗口服第1~3日3~4mg(年老体弱及糖尿病患者半量即可),3日后可给维持量一日2.5~5mg(可参考凝血时间调整剂量,使INR值达2~3)。因本品起效缓慢,治疗初3日由于血浆抗凝蛋白细胞被抑制可以存在短暂高凝状态,如需立即产生抗凝作用,可在开始同时应用肝素,待本品充分发挥抗凝效果后再停用肝素。

【制剂】华法林钠片

5. 链激酶(溶栓酶)Streptokinase

本品是由重组链激酶与纤溶酶原结合成的复合物,然后把纤溶酶原激活成纤溶酶。通过纤溶酶催化血栓主要基质纤维蛋白水解,从而使血栓溶解,血管再通;同时重组链激酶的溶栓作用因纤维蛋白的存在而增强,因此重组链激酶能有效特异地溶解血栓或血块,能治疗以血栓形成为主要病理变化的疾病。

【适应证】用于急性心肌梗死等血栓性疾病。急性心肌梗死溶栓治疗应尽早开始,争取发病12小时内开始治疗。

【不良反应】可见发热,寒战,恶心,呕吐,肩背痛,过敏性皮疹;低血压(静脉滴注);罕见过敏性休克;出血(穿刺部位出血,皮肤瘀斑,胃肠道、泌尿道或呼吸道出血);脑出血;再灌注心律失常,偶见缓慢心律失常、加速性室性自搏性心率、室性期前收缩或心室颤动等;偶见溶血性贫血,黄疸及ALT升高;溶栓后继发性栓塞(肺栓塞、脑栓塞或胆固醇栓塞等)。

【禁忌】对本品过敏者;2周内有出血、手术、外伤史、心肺复苏或不能实施压迫止血的血管穿刺等者;近2周内有溃疡出血病史、食管静脉曲张、溃疡性结肠炎或出血性视网膜病变者;未控制的高血压(血压>180/110mmHg);不能排除主动脉夹层动脉瘤患者;凝血障碍及出血性疾病患者;严重肝肾功能障碍患者;二尖瓣狭窄合并心房颤动伴左房血栓者;感染性心内膜炎患者;链球菌感染者。

【孕妇及哺乳期妇女用药】禁用。

【用法用量】急性心肌梗死静脉溶栓治疗:链激酶150万U溶解于5%葡萄糖100ml,静脉滴注1小时。应尽早开始,争取发病12小时内开始治疗。对于特殊患者(如体重过低或明显超重),可根据具体情况适当增减剂量(按2万U/kg体重计)。

【制剂】注射用重组链激酶

6. 尿激酶 Urokinase

尿激酶系从新鲜健康人尿中提取的一种酶,为常用有效的溶血栓药。能激活体内纤溶酶原转为纤溶酶,从而水解纤维蛋白使新鲜形成的血栓溶解。本品对新形成的血栓起效快、效果好。

【适应证】用于血栓栓塞性疾病的溶栓治疗(包括急性广泛性肺栓塞、胸痛6~12小时内的冠状动脉栓塞和心肌梗死、症状短于3~6小时的急性期脑血管栓塞、视网膜动脉栓塞和其他外周动脉栓塞症状严重的髂-股静脉血栓形成者);人工心瓣手术后预防血栓形成;保持血管插管和胸腔及心包腔引流管的通畅。溶栓的疗效均需后继的肝素抗凝加以维持。

【不良反应】常见有出血,头痛,恶心,呕吐,食欲缺乏;少见有发热,过敏等。

【禁忌】急性内脏出血,急性颅内出血,陈旧性脑梗死,近2个月内进行过颅内或脊髓内外科手术,颅内肿瘤,动静脉畸形或动脉瘤,血液凝固异常、严重难控制的高血压患者,主动脉夹层,感染性心内膜炎。相对禁忌证包括延长的心肺复苏术,严重高血压,近4周内的外伤,3周内手术或组织穿刺,分娩后10日,活动性溃疡病,重症肝脏疾患。

【孕妇及哺乳期妇女用药】除非急需用本品,否则孕妇不用。哺乳期妇女慎用。

【老年用药】70岁以上老年患者慎用。

【用法用量】本品临用前应以氯化钠注射液或5%葡萄糖注射液配制。

肺栓塞:初次剂量按体重4400U/kg,以0.9%氯化钠注射液或5%葡萄糖注射液配制,以90ml/h速度10分钟内滴完;其后以4400U/h的给药速度,连续静脉滴注2小时或12小时。也可按体重15000U/kg,氯化钠注射液配制后肺动脉内注入;必要时,可根据情况调整剂量,间隔24小时重复一次,最多使用3次。

心肌梗死:建议以氯化钠注射液配制后,按6000U/min冠状动脉内连续滴注2小时,滴注前应先行静脉给予肝素2500~10000U。也可将本品150万U配制后静脉滴注,30分钟滴完。

外周动脉血栓:以0.9%氯化钠注射液配制本品(浓度2500U/ml),4000U/min速度经导管注入血凝块。每2小时夹闭导管一次;可调整滴入速度为1000U/min,直至血块溶解。

防治心脏瓣膜替换术后的血栓形成:可用本品4400U/kg,0.9%氯化钠注射液配制后10分钟到15分钟滴完。然后以每小时4400U/kg静脉滴注维持。当瓣膜功能正常后即停止用药;如用药24小时仍无效或发生严重出血倾向应停药。

【制剂】①注射用尿激酶;②注射用重组人尿激酶原

7. 棓丙酯 Propylgallate

【适应证】用于预防与治疗脑血栓、冠心病以及外科手术的并发症——血栓性深静脉炎等。

【用法用量】加至250~500ml生理盐水或5%葡萄糖注射液中静脉缓缓滴注。一日一次,一次120~180mg,10~15天为一个疗程。或遵医嘱。

【禁忌】对本品任何成分过敏者禁用。

【不良反应】少数患者静脉滴注后有一过性心率减慢或谷丙转氨酶轻度增高,停药1~2周内可自行恢复正常。

【制剂】棓丙酯注射液(葡萄糖注射液、氯化钠注射液)

8. 阿司匹林双嘧达莫 Aspirin and Dipyridamole

本品为双嘧达莫与阿司匹林组成的复方制剂。本品的抗血栓作用为双嘧达莫和阿司匹林的联合抗血小板作用。

【适应证】用于防治血栓栓塞,降低心肌梗死、脑血栓的形成以及慢性心绞痛的治疗;也可用于外科手术后的心瓣膜病及人工瓣膜手术后原发性、复发性血栓静脉炎等。

【不良反应】偶见头痛、眩晕、耳鸣、轻度胃肠道反应和皮疹、荨麻疹,减量或停药后可恢复。

【禁忌】对本品过敏、低血压伴心肌梗死、严重肝功能损害、低凝血酶原血症、维生素K缺乏和血友病患者禁用。

【孕妇及哺乳期妇女用药】孕妇及哺乳期妇女禁用。

【老年用药】国外文献报道,老年健康人(>65岁)用本复方制剂后,双嘧达莫血浆浓度(以AUC检测)比55岁以下的血浆浓度高40%。老年人应用本品应适当调整剂量。

【用法用量】口服。成人一次阿司匹林25mg、双嘧达莫200mg,一日2次。可与食物同服,也可分开。缓释制剂应吞服,不能咀嚼。

【制剂】阿司匹林双嘧达莫片(缓释片、缓释胶囊)

9. 曲克芦丁 Troxerutin

本品为抗血小板药物。能抑制血小板的聚集,防止血栓形成。同时能对抗5-羟色胺、缓激肽引起的血管损伤,增加毛细血管抵抗力,降低毛细血管通透性,可防止血管通透性升高引起的水肿。

【适应证】用于缺血性脑血管病(如脑血栓形成、脑栓塞)、血栓性静脉炎、中心性视网膜炎、血管通透性增高所致水肿等。

【不良反应】偶见过敏反应,潮红、头痛及胃肠道不适等。曾有患者静脉滴注本品出现急性脑水肿、心律失常及肝脏毒性反应的报道。

【禁忌】对本品过敏者禁用。

【孕妇及哺乳期妇女用药】妊娠及哺乳期妇女慎用。

【儿童用药】尚缺乏本品儿童用药的研究和文献资料,不推荐儿童使用本品。

【用法用量】①口服:一次120~180mg,一日3次。②肌内注射：一次 60 ~ 150mg，一日 2 次。20 日为 1 个疗程，可用 1 ~ 3 个疗程，每疗程间隔 3 ~ 7 日。③静脉滴注：一次 0.24 ~ 0.48g，一日一次。用 5% ~ 10% 葡萄糖注射液或低分子右旋糖酐注射液稀释后滴注，20 日为 1 个疗程，或遵医嘱。

【制剂】①曲克芦丁片（胶囊、颗粒、口服溶液、注射液、氯化钠注射液）；②注射用曲克芦丁

10. 达肝素钠 Dalteparin Sodium

本品是一种含有达肝素钠的抗血栓剂，是一种低分子量肝素钠，来源于猪肠黏膜。主要通过抗凝血酶（AT）而增强其对凝血因子 Xa 和凝血酶的抑制，从而发挥其抗血栓形成的作用。

【适应证】血液透析的预防凝血和深静脉血栓的治疗；不稳定型冠状动脉疾病；预防与手术有关的血栓形成。

【不良反应】可引起出血，尤其在大剂量时。常见皮下血肿。罕见血小板减少、皮肤坏死、过敏反应和注射部位以外出血，少见肝转氨酶过性轻度至中度升高、过敏样反应。

【禁忌】对本品过敏、急性胃十二指肠溃疡和脑出血、严重凝血疾患、脓毒性心内膜炎、中枢神经系统或眼及耳损伤或（和）施行手术、血小板减少、治疗急性深静脉血栓形成时伴用局部麻醉的患者禁用。

【孕妇及哺乳期妇女用药】不推荐妊娠妇女使用本品。尚无资料显示本品能否进入乳汁。

【用法用量】剂量个体化。

【制剂】达肝素钠注射液

11. 那曲肝素钙 Enoxaparin Sodium

那屈肝素钙抗血栓形成作用很强，但引起出血倾向极小。那屈肝素钙尚能溶血栓，对人体具有持久性抗血栓形成作用。适用于整形外科和一般外科术后预防性治疗静脉血栓形成。血液透析时防止体外循环过程发生凝血。

【适应证】①主要用于预防整形外科和一般外科手术后静脉血栓的形成和血液透析时体外循环发生的凝血。②预防深静脉血栓形成及肺栓塞，治疗已经形成的深静脉血栓。

【不良反应】①那屈肝素钙可能引起血小板减少，偶见氨基转移酶及碱性磷酸酶异常，罕见注射局部瘀斑、肝功能异常。②有报道使用鞘内硬膜外麻醉或术后留置硬膜外导管的同时注射那屈肝素钙，可发生脊柱内出血，后者会引起不同程度的神经损伤，包括长期或永久性的麻痹。

【禁忌】对那屈肝素钙过敏、急性细菌性心内膜炎、凝血功能严重不正常、血小板缺乏症、体外血小板聚集试验阳性、对肝素或肉类制品过敏、活动性胃及十二指肠溃疡、脑血管意外（伴全身性血栓者除外）患者禁用。

【孕妇及哺乳期妇女用药】妊娠前 3 个月内妇女禁用。哺乳期妇女慎用。

【老年用药】本品在老年人中清除率稍有减慢，但若肾功能在正常范围内，则不必改变预防治疗时的使用剂量和注射时间。

【用法用量】①静脉注射：一次 1mg/kg，一日 2 次。必要时可予负荷剂量 30mg 静脉注射。②动脉注射：按体重 1mg/kg 给药，于动脉导管中注入，可防止体外循环凝血。如患者有严重出血危险（特别是在手术前后透析）或有进行性出血症状时，每次透析可按 0.5mg/kg 或 0.75mg/kg 给药。

【制剂】那曲肝素钙注射液；注射用那屈肝素钙

12. 磺达肝癸钠 Fondaparinux Sodium

磺达肝癸钠是一种人工合成的、活化因子 X 选择性抑制剂。抗血栓药物。

【适应证】本品用于进行下肢重大骨科手术，如髋关节骨折、重大膝关节手术或者髋关节置换术等患者，预防静脉血栓栓塞事件的发生。

【不良反应】常见：手术后出血、贫血；不常见：出血（鼻出血，胃肠道出血，咳血，血尿，血肿），血小板减少症、紫癜，血小板增生症，血小板异常，凝血异常，恶心，呕吐，肝酶升高，肝功能异常，皮疹，瘙痒症，水肿，外周水肿，发热，伤口溢液；罕见：手术后伤口感染，过敏反应，低钾血症，焦虑，嗜睡，眩晕，头昏，头痛和谵妄，腹痛，消化不良，胃炎，便秘，腹泻，胆红素血症，胸痛，疲倦，潮红，腿痛，生殖器水肿，潮热，晕厥。

【禁忌】对本品过敏、具有临床意义的活动性出血、急性细菌性心内膜炎、肌酐清除率 < 20mL/min 的严重肾损害患者禁用。

【孕妇及哺乳期妇女用药】孕妇及哺乳期妇女避免使用。

【儿童用药】本品在 17 岁以下患者中的安全性和疗效尚没有研究。

【老年用药】由于肾功能会随年龄增大而降低，老年人对磺达肝癸钠的消除能力会减低。大于 75 岁的老年人在进行骨科手术时，其血浆清除比小于 65 岁的患者低 1.2 ~ 1.4 倍。

【用法用量】接受重大骨科手术的患者：手术后皮下注射给药。一次 2.5mg，一日一次。如术后已止血，初始剂量应在术后 6 小时给予。治疗应持续至静脉血栓栓塞的风险已减少，患者可起床走动，至少术后 5 ~ 9 日。接受髋关节骨折手术的患者静脉血栓栓塞的风险持续至术后 9 日以上。这些患者应延长预防使用磺达肝癸钠的时间，需再增加 24 日。

【制剂】磺达肝癸钠注射液

13. 低分子肝素 LowMolecular Weight Heparin

见本章“27. 脉管炎”。

14. 双香豆素片 Dicoumarol Tablets

本品为人工合成的抗凝血药物。其抗凝血作用与肝素不同，主要与维生素 K 发生可逆性竞争，抑制依赖维生素 K 的Ⅱ、Ⅶ、Ⅸ、Ⅹ凝血因子在肝细胞中的合成，使凝血酶原含量降低，防止血栓的形成。

【适应证】用于预防及治疗血管内血栓栓塞性疾病，施行手术或受伤后血栓性静脉炎、肺栓塞、心肌梗死及心房纤颤引起的栓塞。适用于需长期维持抗凝者。对急性动脉闭塞，需迅速抗凝时，一般先用肝素控制危状，再用本品维持治疗。

遗传性易栓症需长期抗凝者,与肝素合并用药3~5日,再以本品长期维持抗凝。

【不良反应】过量易致出血,最常见的是无症状的血尿、瘀斑、鼻出血、齿龈出血和咯血。个别患者可出现头昏、恶心、腹泻、皮肤过敏反应,严重持续性头痛、腹痛、背痛。长期服用如突然停药,部分患者于1~3个月内可加重冠状动脉闭塞及栓塞形成。

【禁忌】对本品过敏、有出血倾向、严重肝肾功能不全、严重高血压、活动性消化性溃疡、亚急性感染性心内膜炎患者禁用。

【孕妇及哺乳期妇女用药】孕妇禁用。哺乳期妇女慎用。

【儿童用药】小儿常用量应按个体所需进行调整。

【老年用药】65岁以上老年人应适当减少用量。每2月测定凝血酶原时间INR值。

【用法用量】口服。第一日2~3次,一次0.1g,第二日以后一日1~2次,一次0.05g。根据凝血酶原时间决定增减剂量,凝血酶原时间宜控制在25~30秒(正常值12秒)或INR值2~3。维持量0.05~0.1g,一日一次。极量一次0.3g。与肝素联合应用可达到满意效果。具体方法是:在24~48小时内静脉注射肝素5000~10000u(分4~8次静脉注射),或在24小时内静脉滴注肝素15000~20000u,同时口服双香豆素片,第一次0.2~0.3g,以后用维持量一日0.05~0.1g,并参考凝血酶原时间的数值来调整剂量。

15. 去纤酶 Defibrinogenase

去纤酶系长白山白眉蝮蛇或尖吻蝮蛇蛇毒中提取的丝氨酸蛋白酶单成分制剂。有降低血浆纤维蛋白原、降低血液黏度和抗血小板聚集的作用。

【适应证】①用于治疗血栓栓塞性疾病,如脑血栓形成、脑栓塞、四肢动静脉血栓形成、视网膜静脉栓塞、肺栓塞等。②对冠状动脉粥样硬化性心脏病(冠心病)、心绞痛、心肌梗死也有一定疗效,能使心绞痛症状缓解和消失。

【不良反应】本品是除去出血毒与神经毒的纯品,故不良反应较少。①头痛,头晕。②少数患者出现皮下瘀斑,牙出血,荨麻疹等,极个别严重的会产生过敏性休克。

【禁忌】对本品过敏、有出血史或出血倾向、凝血功能低下、严重肝肾功能障碍、其他脏器功能衰竭患者禁用。

【孕妇及哺乳期妇女用药】妊娠妇女禁用。哺乳期妇女使用时应停止哺乳。

【儿童用药】儿童用药的安全性尚未确定,不宜使用。

【老年用药】70岁以上老年患者慎用。

【用法用量】静脉滴注。一次0.25~1NIH凝血酶单位/kg,每4~7日一次,3~4次为一个疗程。用前须先做皮试。

16. 蝮蛇抗栓酶 Ahylysantinfarctase

见本章“27. 脉管炎”。

附:用于静脉炎的其他西药

1. 右旋糖酐 dextran

见本章“30. 休克”。

2. 双嘧达莫 Dipyridamole

见第九章“101. 脑中风、短暂性脑缺血发作和脑栓塞”。

3. 噻氯匹定 Ticlopidine

【适应证】本品为强效抗血小板药。对ADP诱导的血小板聚集有较强的抑制作用。对胶原、凝血酶、花生四烯酸、肾上腺素及血小板活化因子等诱导的血小板聚集均有抑制作用,还可抑制血小板的释放反应,具有一定的解聚作用。临床用于各种动脉血栓形成及急性血栓性动脉炎,也可用于冠心病并发心肌缺血、心绞痛及冠状动脉的血栓形成,治疗血管手术和体外循环发生的血栓、栓塞及慢性动脉闭塞等。

4. 巴曲酶 Batroxobin

见本章“27. 脉管炎”。

5. 降纤酶 Defibrase

见第九章“101. 脑中风、短暂性脑缺血发作和脑栓塞”。

6. 阿司匹林 Aspirin

见第一章“1. 感冒”。

7. 硫酸氢氯吡格雷片 Clopidogrel Hydrogen Sulfate Tablets

见本章“17. 冠心病与心绞痛”。

8. 达比加群酯 Dabigatran Etexilate

【适应证】本品是强效、竞争性、可逆性、直接凝血酶抑制剂,也是血浆中的主要活性成分。抑制凝血酶可预防血栓形成。还可抑制游离凝血酶、与纤维蛋白结合的凝血酶和凝血酶诱导的血小板聚集。用于预防存在以下一个或多个危险因素的成人非瓣膜性心房颤动患者的卒中和全身性栓塞(SEE):①先前曾有卒中、短暂性脑缺血发作或全身性栓塞。②左心室射血分数<40%。③伴有症状的心力衰竭,纽约心脏病协会(NYHA)心功能分级≥2级。④年龄≥75岁。⑤年龄≥65岁,且伴有以下任一疾病:糖尿病、冠心病或高血压。

9. 利伐沙班 Rivaroxaban

【适应证】本品为抗凝药,主要用于预防和治疗静脉血栓形成(VTE)。

10. 阿西美辛 Acemetacin

【适应证】本品可用于浅表静脉炎(血栓性静脉炎)或其他血管炎症等。

11. 地奥司明片 Diosmin Tablets

见本章“29. 静脉曲张”。

二、中药

1. 脉络舒通颗粒(丸)

【处方组成】黄芪、金银花、苍术、薏苡仁、水蛭、全蝎、蜈蚣、黄柏、当归、白芍、甘草、玄参

【功能主治】清热解毒，化瘀通络，祛湿消肿。用于湿热瘀阻脉络证候的血栓性浅静脉炎、非急性期深静脉血栓形成所致的下肢肢体肿胀，疼痛，肤色暗红或伴有条索状物。

【用法用量】温开水冲服。一次20g，一日3次。

【使用注意】孕妇、深静脉血栓形成初发一周内患者禁用。

2. 脉络宁注射液（颗粒、口服液）

见本章“27. 脉管炎”。

3. 通塞脉片（分散片、胶囊、颗粒）

见本章“27. 脉管炎”。

4. 通脉宝膏

见本章“27. 脉管炎”。

5. 脉管复康片（胶囊）

见本章“27. 脉管炎”。

6. 消肿痛醋膏

【处方组成】黄柏、伸筋草、生半夏、五倍子（面炒，去虫）

【功能主治】清热解毒，活血祛瘀，消肿止痛。用于闭合性软组织损伤，带状疱疹，流行性腮腺炎，血栓静脉炎等。

【用法用量】外用，涂于患处，约1.5mm厚，其上盖5～6层纱布。

【使用注意】开放性软组织损伤及颜面损伤禁用；用药后出现红痒小丘疹或小水疱，应暂停药，并用冷开水清洗，皮肤反应消失后，可继续用药。

7. 抗栓胶囊

见本章“27. 脉管炎”。

29. 静脉曲张

〔基本概述〕

静脉曲张俗称“浮脚筋”，是静脉系统最常见的疾病。形成的主要原因是因长时间维持相同姿势很少改变，血液蓄积下肢，日积月累，破坏静脉瓣膜而产生静脉压过高，造成静脉曲张。

静脉曲张多发生在下肢，腿部皮肤冒出红色或蓝色，像是蜘蛛网、蚯蚓的扭曲血管，或者像树瘤般的硬块结节，静脉发生异常的扩大肿胀和曲张。

下肢静脉曲张是静脉系统最重要的疾病，也是四肢血管疾患中最常见的疾病之一。通常在四肢血管疾病的大多数病例中，常因静脉曲张及其合并症尤其是溃疡而就医。教师、外科医师、护士、发型师、专柜店员、厨师、餐厅服务员等需长时间站立的职业皆是高危险群。此外静脉曲张和遗传、口服避孕药及怀孕也有关。

静脉曲张以女性多见，可能由于妊娠能诱发或加重静脉曲张。但在没有妊娠的女性，其发病率也比男性高（男:女＝1:3），其原因可能是女性骨盆较宽大，血管结构过度弯曲，以及月经期、妊娠期和绝经期时均可使骨盆内的静脉增加充血。妊娠期易发生静脉曲张的另一原因是妊娠期四肢浅静脉的张力降低，使其易于扩张，这种情况在产后可恢复。

静脉曲张、脉管炎是临床多发病，发病复杂，治疗困难，严重危害着人类的身体健康和生活质量。据最新的权威医学调查统计结果显示：在血管类疾病中，静脉曲张、脉管炎发病率高达90%，出现青筋凸起、皮肤变色、溃疡、举步维艰、疼痛难忍，下肢坏疽等严重症状者占脉管疾病患者的60%以上，给患者带来了极大的痛苦

正常情况下，下肢静脉回流是依靠心脏搏动而产生的舒缩力量，在深筋膜内包围深静脉的肌肉产生的泵的作用，以及呼吸运动时胸腔内负压吸引三方面的协同作用。静脉瓣膜起着血液回流中单向限制作用。若有瓣膜缺陷，则单向限制作用就会丧失，而引起血液倒流对下一级静脉瓣膜产生额外冲击，久之就会导致下级静脉瓣膜的逐级破坏。静脉中瓣膜的破坏使倒流的血液对静脉壁产生巨大的压力，即可引起静脉相对薄弱的部分膨胀。而长期站立、重体力劳动、妊娠、慢性咳嗽、长期便秘等可使静脉内压力增高，进一步加剧了血液对瓣膜的冲击力和静脉壁的压力，导致静脉曲张。长期的静脉曲张，血液淤滞，最终产生瘀积性皮炎，色素沉着和慢性硬结型蜂窝组织炎或形成溃疡。

静脉曲张的原因，多是因为静脉的瓣膜出了毛病。即瓣膜失效血液积压。①静脉壁薄弱和瓣膜缺陷：静脉壁相对薄弱，在静脉压作用下可以扩张，瓣窦处的扩张导致原有的静脉瓣膜无法紧密闭合，发生瓣膜功能相对不全，血液倒流。瓣膜发育不良或缺失，亦不能发挥有效地防止倒流作用，导致发病。②静脉内压持久升高：静脉血本身由于重力作用，对瓣膜产生一定的压力，正常情况下对其不会造成损害，但当静脉内压力持续升高时，瓣膜会承受过重的压力，逐渐松弛、脱垂，使之关闭不全。这多见于长期站立工作，重体力劳动、妊娠、慢性咳嗽、长期便秘等。③年龄、性别：由于肢体静脉压仅在身体长度达最高时方达最大压力，青春期前身体不高，故静脉口径较小，均可防止静脉扩张，所以尽管30岁前有患严重静脉曲张，但大多数是随年龄增大，静脉壁和瓣膜逐渐失去其张力，症状加剧迫使患者就医。

静脉曲张是一个恶性循环，当静脉其中一个瓣膜坏掉，失去输送血液回心脏的功能，血液积在静脉，静脉受压扩张，牵连到下一个瓣膜，瓣膜无法覆盖过度扩张的静脉，也失去活塞功能，接着影响第三、第四个瓣膜。

静脉曲张病情发展缓慢，患者多为女性，一般在30岁左右发病，待50岁以后，才会出现疼痛或不适的症状。静脉曲张发生在表层静脉或深层静脉，表层静脉曲张的患者，其小腿或大腿上出现弯弯曲曲或网状青筋，至于深层静脉，患处毫无症状。

静脉曲张最常见的症状是，当患者站起来时，腿部会出现明显的蓝色肿大静脉，最常见部位是在小腿后面或踝部到腹股沟之间靠腿部内侧的任何地方。静脉曲张也可能发生

在肛门附近。如果是怀孕妇女,静脉曲张会发生在阴道内。表层静脉曲张多由大腿开始,伸延至小腿,而深层静脉曲张则可在下肢任何一个位置出现。

原发性静脉曲张患者早期多无局部症状,逐渐发展可出现以下临床表现:①患肢常感酸、沉、胀痛、易疲劳、乏力。②患肢浅静脉隆起、扩张、变曲,甚至迂曲或团块状,站立时更明显。③肿胀:在踝部、足背可出现轻微的水肿,严重者小腿下段亦可有轻度水肿。

静脉曲张属于中医学“筋瘤”范畴。下肢静脉曲张并发溃疡则属于“臁疮”的范畴。中医学认为,本病乃因先天禀赋不足,筋脉薄弱,加之久行久立,过度劳累,进一步损伤筋脉,以致经脉不合,气血运行不畅,血壅于下,瘀血阻滞脉络扩张充盈,日久交错盘曲而成。日久类似瘤体之状。亦有因远行、劳累之后,涉水淋雨、遭受寒湿,寒凝血脉,瘀滞筋脉络道而为病。瘀久不散,化生湿热,流注于下肢经络,复因搔抓、虫咬等诱发,则腐溃成疮,日久难收敛。

〔治疗原则〕

因人体没有自我修复瓣膜的机制,所以静脉曲张为一种不可逆的现象,但是我们仍可藉由非手术治疗(如使用弹性袜、运动、饮食及生活作息的改变)来预防静脉曲张的范围扩大及减轻其症状。走路、游泳、脚踏车等较缓和的运动,除能改善循环外,还能降低新的静脉曲张发生的速率。在饮食方面,应多吃高纤维、低脂饮食及加强维生素 C、E 的补充。在日常生活方面,则应控制体重,避免服用避孕药,避免穿过紧的衣物及高跟鞋、跷二郎腿及避免久坐或久站。每天睡前将腿抬高一段时间,睡觉时可侧睡左边以降低骨盆腔静脉的压力。抽烟会使得血压升高及动、静脉受损,静脉曲张的患者应立即戒烟。

大多数的患者静脉曲张并不严重且不需治疗,保健与预防是最重要的。但若静脉曲张太严重时则容易产生反复溃疡、感染和出血的现象,误信偏方或用错治疗方法反而会加重静脉曲张的症状。

1. 压迫治疗法

使用弹性袜,利用外在的压力来减少运动时产生的水肿。理论上说,弹性袜的压力,在足踝部最大,往上逐渐减少其压力。通常最好能穿至大腿的弹性袜。弹性袜最好是在清晨尚未起床时开始穿,一直到夜间上床后再脱掉。如果病患已因静脉高压而产生腿部溃疡,则应尊重医师的指导服用抗生素和利尿剂并辅以特殊卫材治疗。

2. 硬化剂治疗

将高张性溶液(如高浓度盐水或硬化剂)注射到曲张的静脉,破坏血管内膜,使其封愈后消失。但仅能治疗小的曲张血管,且治疗中可能会有剧痛、色素沉淀,甚至发炎、红肿、溃烂等后遗症,且有容易复发及复发后难以处理的问题,所以仅适用于少数患者。

3. 血管外镭射或脉冲光

和去除斑点的镭射美容原理一样,优点是只需局部麻醉,治疗时间短,疼痛低,伤口相当小,不会留下难看瘢痕,可立刻行走。但只针对微细的蜘蛛状静脉曲张,要自费且需数次疗程才有效。

4. 外科抽除手术

在腹股沟做切口,切断结扎或抽出大隐静脉,需要半身或全身麻醉,需住院 2~3 天。若静脉曲张太严重时,可能需要数个小伤口,一段段地抽除曲张静脉。治疗完整但有皮下瘀青及伤口较疼痛的缺点。

5. 血管内烧灼治疗

在膝盖或足踝内侧做小切口,放入极细的导管,用高频波(或称射频)或镭射光束烧灼、阻断曲张的静脉血流。单纯的血管内烧灼治疗手术有可在局部麻醉情况下进行、不必住院、瘢痕与疼痛较少、治疗后绑上弹绷就可走动回家,成功率高等优点。不过健保不给付,需自费,且大多数病患可能不仅单以此法即可解决,需辅以其他方式如微创静脉曲张旋切系统才可有较完整的治疗。

微创静脉曲张旋切内视镜系统:使用内视镜及抽吸旋切方式将蚯蚓般的静脉绞碎吸出,伤口比传统手术小,较美观,但有麻醉及住院需要且耗材需自费。

6. 静脉曲张激光闭合术(静脉 EVLT 技术)

应用半导体激光传导的特性,将细细的光导纤维穿刺进入血管内,通过传导激光,从而达到精确损毁血管内膜,使静脉纤维化达到血管闭合的目的,迄今为止,EVLT 激光治疗术是治疗静脉曲张损伤最小、操作最简便、方法最安全、名副其实的微创技术。

7. 中医辨证论治

静脉曲张属于中医学“筋瘤”范畴。下肢静脉曲张并发溃疡则属于“臁疮”的范畴。采用清热利湿、和营消肿、调补脾胃、升阳益气等方法也可取得一定疗效。

8. 静脉曲张四疗法

一般来说,静脉曲张不会对生命构成危险,无须接受任何治疗;但情况严重时,血液受压挤出血管,引致发炎,长期发炎使肌肉变硬、纤维化、溃烂变黑。当感到双脚发痒、疼痛,出现湿疹、红肿,就需要找医生帮忙。

(1)外科手术:严重的静脉曲张,瓣膜功能失调,医生可以透过手术,把出现问题的静脉抽出体外,但这个治疗方案只限于浅层静脉曲张。若问题来自穿孔静脉,医生会利用内窥镜,把穿孔静脉的筋膜束起,阻止血液进出穿孔静脉,问题便得到解决。

(2)硬化疗法:在静脉曲张部分注射一种硬化液,使静脉萎缩收窄,只限于治疗膝盖以下的静脉曲张。

(3)压力疗法:深层静脉曲张,可使用弹力绷带包扎下肢,对静脉加压,阻止局部高血压,促进血液流动。

(4)美腿运动:轻微的静脉曲张,虽说无痛无害,但却有碍观瞻。一些简单的小活动,可以舒缓静脉曲张,阻止病程恶化。如锻炼小腿肌肉、跑步等。

〔用药精选〕

一、西药

1. 七叶皂苷钠 Sodium Aescinate

本品是从七叶树科植物天师栗的干燥成熟种子提取得到的三萜皂苷的钠盐，主要成分为七叶皂苷钠 A 和 B。①增加静脉回流、减轻静脉瘀血症状：肢体肿胀、疼痛、瘙痒、疲劳和沉重感等。还明显降低血液黏稠度。②增强血管弹性、增加血管张力：抑制血液中蛋白酶的作用，使静脉壁糖蛋白胶原纤维不受破坏，恢复静脉的强度及弹性。

【适应证】用于脑水肿、创伤或手术所致肿胀，也用于静脉回流障碍性疾病。

【不良反应】可见注射部位疼痛，必要时可用 0.25% 普鲁卡因封闭。偶见皮疹，停药即消失。

【禁忌】对本品过敏、肾损伤、肾衰竭、肾功能不全患者禁用。本品禁用于动脉、肌内或皮下注射。

【孕妇及哺乳期妇女用药】孕妇禁用，哺乳期妇女慎用。

【儿童用药】不宜用本品治疗儿童心脏手术后肿胀。

【用法用量】①口服。一次 30～60mg，早、晚各一次，20 日为一疗程。

②静脉注射、静脉滴注。成人按体重一日 0.1～0.4mg/kg，或取本品 5～10mg 溶于 10% 葡萄糖注射液 10～20ml 或 0.9% 氯化钠注射液 250ml 中供静脉滴注或静脉推注。重症患者可多次给药，但一日总量不得超过 20mg。疗程 7～10 日。

【制剂】①七叶皂苷钠片；②七叶皂苷钠注射液；③注射用七叶皂苷钠

2. 地奥司明片 Diosmin Tablets

本品为增加静脉张力性药物和血管保护剂。可降低静脉扩张性和静脉血淤滞；使毛细血管壁渗透能力正常化并增强其抵抗性。

【适应证】①静脉、淋巴功能不全相关的各种症状（如静脉性水肿、软组织肿胀、四肢沉重、麻木、疼痛、晨起酸胀不适感、血栓性静脉炎及深静脉血栓形成综合征等）；②治疗急性痔发作的各种症状（如痔静脉曲张引起的肛门潮湿、瘙痒、便血、疼痛等内外痔的急性发作症状）。

【不良反应】有少数轻微胃肠反应和自主神经紊乱的报道，但不至于必须中断治疗。

【禁忌】对本品任何成分过敏者禁用。

【孕妇及哺乳期妇女用药】目前尚无对妊娠有害作用的报道。治疗期间不推荐母乳喂养。

【老年用药】遵医嘱。

【用法用量】口服。常用量一日 2 片；治疗急性痔发作，前四日一日 6 片，以后三日，一日 4 片。将一日剂量平均分为 2 次于午餐和晚餐时服用。

二、中药

1. 伤疖膏

【处方组成】黄芩、连翘、生天南星、白芷、冰片、薄荷脑、水杨酸甲酯

【功能主治】清热解毒，消肿止痛。用于热毒蕴结肌肤所致的疮疡，症见红，肿，热，痛，未溃破。亦用于乳腺炎、静脉炎及其他皮肤创伤。

【用法用量】外用，贴于患处，每日更换一次。

【使用注意】肿疡阴证者禁用。

2. 九圣散

【处方组成】苍术、黄柏、紫苏叶、苦杏仁、薄荷、乳香、没药、轻粉、红粉

【功能主治】解毒消肿，燥湿止痒。用于湿毒瘀阻肌肤所致的湿疮，臁疮，黄水疮，症见皮肤湿烂、溃疡、渗出脓水。

【用法用量】外用，用花椒油或食用植物油调敷或撒布患处。

【使用注意】孕妇、对汞过敏者禁用。不可内服。

3. 生肌散

【处方组成】象皮（滑石烫）、儿茶、赤石脂、龙骨（煅）、血竭、乳香、没药（醋炙）、冰片

【功能主治】解毒，生肌。用于疮疖久溃，肌肉不生，久不收口。

【用法用量】外用。取本品少许，撒于患处。

【使用注意】溃烂初期、肿疡未溃、溃疡腐肉未尽者禁用。

4. 脉管复康片（胶囊）

见本章“27. 脉管炎”。

5. 疮疡膏

【处方组成】白芷、血竭、川芎、红花、当归、大黄、升麻、土鳖虫

【功能主治】消肿散结，活血化瘀，拔脓生肌。用于慢性下肢溃疡，乳腺炎及疖、痈。

【用法用量】加温软化，贴于患处。

30. 休克

〔基本概述〕

休克是指各种致病因素作用引起有效循环血量急剧减少，导致器官和组织微循环灌注不足，致使组织缺氧、细胞代谢紊乱和器官功能受损的综合征。

根据休克的发病过程可分为休克早期和休克期。

休克早期患者表现为精神紧张、兴奋或烦躁不安、皮肤苍白、四肢发冷、心跳呼吸加快、尿量减少等症状。休克期患者随病情进展，出冷汗、四肢冰凉，皮肤很明显的苍白、尿少或无尿、口唇肢端发青，严重时全身皮肤黏膜出现明显发青

等症状。神经系统由兴奋转为抑制,表现为表情淡漠、反应迟钝,严重时出现意识模糊、昏迷。血压下降,甚至血压测不出。

休克在中医学中属于“厥”“脱证”等范畴,是由于邪毒内陷,或内伤脏气、亡津失血等原因导致的气血逆乱、正气耗脱的危重病症。以脉微欲绝、表情淡漠,或烦躁不安、大汗淋漓、四肢厥冷为主要临床表现。

休克根据致病的原因不同,主要有以下几种类型。

(一)低血容量性休克(失血性休克)

低血容量性休克是临床常见危重情况,系指各种原因引起的全血、血浆或体液和电解质丢失导致循环衰竭,不能维持正常的机体组织血供以及氧和其他营养物质的供给。根本原因为有效血容量下降。

导致血容量下降的常见原因分为出血性和非出血性。出血性原因包括胃肠道出血、创伤手术出血,内出血如腹腔脏器破裂出血及动脉瘤破裂出血。非出血性原因包括脱水,如腹泻、呕吐、糖尿病、利尿剂过量等;积液,如腹水等;皮肤失水,如烧伤等。

(二)感染性休克

感染性休克是指由微生物及其毒素等产物所引起的全身炎症反应综合征伴休克。临床表现主要为组织灌注不足及血乳酸增高,晚期可出现 DIC 和重要脏器功能衰竭。

感染性休克的诊断必须证实有菌血症存在或有明确感染部位。

(三)过敏性休克

过敏性休克是外界某些抗原物质进入已致敏的机体后,通过免疫机制在短时间内发生的一种强烈的多脏器累及症候群。

过敏性休克的表现与程度、机体反应性、抗原进入量及途径有很大差别,通常突然发生且很剧烈,若不及时处理,常可危及生命。

(四)损伤性休克

损伤性休克多见于一些遭受严重损伤的患者,如骨折、挤压伤、大手术等。

血浆或全血丧失至体外,加上损伤部位的出血、水肿和渗出到组织间隙的液体不能参与循环,可使循环血量大减,导致受伤组织逐渐坏死或分解,产生具有血管抑制作用的蛋白分解产物,如组织胺、蛋白酶等,引起微血管扩张和管壁通透性增加,也使有效循环血量进一步减少,组织更加缺血。

〔治疗原则〕

1. 低血容量性休克的治疗

(1)积极纠正休克,治疗原发病。

(2)补充血容量。①补液:补液速度原则是先快后慢,先晶体液,0.9% 盐水;后胶体液,可选用右旋糖酐。补液量视失液量决定。②血液制品:失血量大时,应备血,积极进行输血。

(3)使用血管活性药。常用多巴胺、去甲肾上腺素等。

(4)纠正酸中毒及电解质紊乱:存在严重酸中毒(PH < 7.1)时可给予 5% 碳酸氢钠静脉注射,视酸中毒程度决定用量。同时根据电解质紊乱情况,适量补充电解质。

(5)病因治疗:迅速查明原因,制止继续出血或失液,出血量大内科保守治疗无效时,应积极进行手术或介入止血治疗。

(6)休克晚期可能会出现各种脏器功能衰竭,应注意器官支持治疗。

2. 感染性休克的治疗

(1)补充血容量:首选 0.9% 氯化钠注射液快速滴入;也可选用低分子右旋糖酐快速滴入。

(2)使用血管活性药:常用多巴胺、去甲肾上腺素等。

(3)控制感染:应注意病灶的清除,抗菌药物可先用,不必等细菌培养结果。根据临床判断感染是由革兰阳性菌还是革兰阴性菌引起选择抗菌药物。

革兰阳性球菌:首选青霉素 G。对青霉素过敏者可用红霉素。革兰阴性杆菌:首选静脉给予氨苄西林或头孢唑林钠加庆大霉素或阿米卡星。对青霉素过敏者可用红霉素加一种氨基糖苷类药。如上述抗菌药物用后无效者可选用头孢曲松、庆大霉素。对于革兰阴性杆菌所致重症感染或铜绿假单胞菌全身感染,可加大用量。厌氧菌:首选甲硝唑静脉滴注,亦可用青霉素 G 等。

(4)纠正酸中毒:当 pH < 7.1 时,可少量补充 5% 碳酸氢钠。

(5)糖皮质激素的应用:如经过补液及血管活性药物治疗,低血压状态仍不能纠正,可给予氢化可的松,疗程小于 7 天。

(6)强心药的使用:休克合并心功能不全时,可选用去乙酰毛花苷 0.2 ~ 0.4mg,以后视病情可继续增加。

(7)休克晚期可能会出现各种脏器功能衰竭,应注意器官支持治疗。

(8)当当血色素小于 7g/dl 时,应备血,并积极进行输血治疗。

3. 过敏性休克的治疗

(1)立即纠正休克,脱离过敏原,进行抗过敏治疗。

(2)立即停止进入并移开可疑的过敏原或致病药物。

(3)保持呼吸道畅通,吸氧,必要时气管切开或呼吸机支持治疗。

(4)立即给予 0.1% 肾上腺素皮下注射或静脉滴注。

(5)使用皮质激素氢化可的松静脉滴注或地塞米松注射。

(6)补充血容量可用 0.9% 生理盐水 500ml 快速滴入,继之可选用 5% 葡萄糖或右旋糖酐滴入。

(7)血管药物治疗常用多巴胺、去甲肾上腺素等。

(8)抗过敏治疗常用氯苯那敏或异丙嗪肌内注射。

(9)解除支气管痉挛常用氨茶碱等。

(10)同时应积极治疗休克所致的并发症。

4. 损伤性休克的治疗

常用平衡盐液、氯化钠及高渗氯化钠注射液。

(1)原则上在第一个30分钟快速静脉输注乳酸钠林格,或氯化钠,或复方氯化钠,或5%葡萄糖氯化钠注射液1000~1500ml;如休克不缓解可再快速注入1000ml乳酸钠林格,或氯化钠,或复方氯化钠注射液或5%葡萄糖氯化钠注射液。

(2)选用7.5%氯化钠注射液50ml于3~4分钟静脉注入,15分钟后重复一次,以后每30分钟一次,4小时内注入总量400ml。然后用乳酸钠林格或氯化钠或复方氯化钠注射液或5%葡萄糖氯化钠注射液维持血压。

(3)血管活性药常用多巴胺、去甲肾上腺素等。

〔用药精选〕

一、西药

1. 肾上腺素 Adrenaline

本品兼有α-受体和β-受体激动作用。α-受体激动引起皮肤、黏膜、内脏血管收缩。β-受体激动引起冠状血管扩张,骨骼肌、心肌兴奋,心率增快,支气管平滑肌、胃肠道平滑肌松弛。对血压的影响与剂量有关,常用剂量使收缩压上升。

【适应证】主要适用于因支气管痉挛所致严重呼吸困难,可迅速缓解药物等引起的过敏性休克,亦可用于延长浸润麻醉用药的作用时间。各种原因引起的心搏骤停进行心肺复苏的主要抢救用药。

【不良反应】①心悸、头痛、血压升高、震颤、无力、眩晕、呕吐、四肢发凉。②有时可有心律失常,严重者可由于心室颤动而致死。③用药局部可有水肿、充血、炎症。

【禁忌】对本品过敏、高血压、器质性心脏病、冠状动脉疾病、糖尿病、甲状腺功能亢进、洋地黄中毒、外伤性及出血性休克、心源性哮喘患者禁用。

【孕妇及哺乳期妇女用药】本品可透过胎盘。必须应用本品时应慎用。

【儿童用药】必须应用本品时应慎用。

【老年用药】老年人对拟交感神经药敏感,必须应用本品时宜慎重。

【用法用量】皮下注射。一次0.25-1mg;极量:一次1mg。

【制剂】盐酸肾上腺素注射液

2. 去甲肾上腺素 Noradrenaline

本品为强烈的α-受体激动药,同时也激动β-受体。通过α-受体的激动,可引起血管极度收缩,血压升高,冠状动脉血流增加;通过β-受体的激动,使心肌收缩加强,心排血量增加。α-受体激动的心脏方面表现主要是心肌收缩力增强,心率加快,心排血量增高;升压过高可引起反射性心率减慢,同时外周总阻力增加,因而心排血量反可有所下降。

【适应证】用于急性心肌梗死、体外循环引起的低血压;对血容量不足所致的休克、低血压或嗜铬细胞瘤切除术后的低血压,作为急救时补充血容量的辅助治疗;也可用于椎管内阻滞时的低血压及心搏骤停复苏后血压维持。

【不良反应】①药液外漏可引起局部组织坏死。②本品强烈的血管收缩作用可以使重要脏器器官血流减少,肾血流量锐减后尿量减少,组织供血不足导致缺氧和酸中毒;持久或大量使用时,可使回心血量减少,外周血管阻力升高,心排血量减少,后果严重。③静脉输注时沿静脉径路皮肤发白,注射局部皮肤破溃,皮肤发绀,发红,严重可眩晕,上述反应虽属少见,但后果严重。④个别患者因过敏而有皮疹、面部水肿。⑤在缺氧、电解质平衡失调、器质性心脏病患者中或逾量时,可出现心律失常;血压升高后可出现反射性心率减慢。⑥以下反应如持续出现应注意:焦虑不安、眩晕、头痛、皮肤苍白、心悸、失眠等。⑦逾量时可出现严重头痛及高血压、心率缓慢、呕吐、抽搐等。

【禁忌】禁止与含卤素的麻醉剂和其他儿茶酚胺类药合并使用,可卡因中毒及心动过速患者禁用。

【孕妇及哺乳期妇女用药】孕妇应权衡利弊慎用。

【老年用药】老年人长期或大量使用,可使心排血量减低。

【用法用量】静脉滴注。本品宜用5%葡萄糖注射液或葡萄糖氯化钠注射液稀释,不宜以氯化钠注射液稀释。

成人常用量:开始以8~12μg/min速度滴注,调整滴速以使血压升到理想水平;维持量为2~4μg/min。在必要时可增加剂量,但需注意保持或补足血容量。

【制剂】重酒石酸去甲肾上腺素注射液

3. 异丙肾上腺素 Isoprenaline

本品为β-受体激动剂,对β_1和β_2-受体均有强大的激动作用,对α-受体几无作用。主要作用于心脏β_1-受体,使心收缩力增强,心率加快,传导加速,心排血量和心肌耗氧量增加;作用于血管平滑肌β_2-受体,使骨骼肌血管明显舒张,肾、肠系膜血管及冠状动脉亦不同程度舒张,血管总外周阻力降低。其心血管作用导致收缩压升高,舒张压降低,脉压差变大。

【适应证】①治疗心源性或感染性休克。②治疗完全性房室传导阻滞、心搏骤停。

【不良反应】常见的不良反应有口咽发干、心悸不宁;少见的不良反应有头晕、目眩、面潮红、恶心、心率增速、震颤、多汗、乏力等。

【禁忌】对本品过敏、心绞痛、心肌梗死、甲状腺功能亢进、嗜铬细胞瘤患者禁用。

【孕妇及哺乳期妇女用药】美国FDA妊娠危险性分类为C类。

【用法用量】①救治心搏骤停,心腔内注射0.5~1mg。②Ⅲ度房室传导阻滞,心率每分钟不及40次时,可以本品0.5~1mg加在5%葡萄糖注射液200~300ml内缓慢静脉滴注。

【制剂】①盐酸异丙肾上腺素片;②盐酸异丙肾上腺素气

雾剂;③盐酸异丙肾上腺素注射液

4. 间羟胺 Metaraminol

本品主要直接激动 α-肾上腺素受体而起作用,亦可间接地促使去甲肾上腺素自其储存囊泡释放,对心脏的 β_1-受体也有激动作用。由于血管收缩,收缩压和舒张压均升高,通过迷走神经反射使心率相应地减慢,对心排血量影响不大。

【适应证】用于防治椎管内阻滞麻醉时发生的急性低血压,由于出血、药物过敏、手术并发症及脑外伤或脑肿瘤合并休克而发生的低血压的辅助对症治疗,心源性休克或败血症所致的低血压。

【不良反应】升压反应过快过猛可致急性肺水肿、心律失常、心跳停顿。

【禁忌】对本品过敏者禁用。

【孕妇及哺乳期妇女用药】孕妇禁用。

【用法用量】①成人:a. 肌内或皮下注射,一次 2～10mg,在重复用药前对初始量效应至少应观察 10 分钟。b. 静脉注射:初量 0.5～5mg,继而静脉滴注。c. 静脉滴注:将间羟胺 15～100mg 加入 5% 葡萄糖液或氯化钠注射液 500ml 中滴注,调节滴速以维持合适的血压。极量一次 100mg(0.3～0.4mg/min)。

②儿童用药:请遵医嘱。

【制剂】重酒石酸间羟胺注射液

5. 盐酸去氧肾上腺素 Phenylephrine Hydrochloride

本品为 α_1-受体激动剂,对 β-受体的作用十分微弱。药理作用与去甲肾上腺素相似,但较弱和较持久。本品主要作用是收缩血管,升高血压。

【适应证】用于休克及麻醉时维持血压,室上性心动过速。

【不良反应】少见胸部不适,胸痛,眩晕,易激怒,震颤,呼吸困难,虚弱;持续头痛,异常心率缓慢,呕吐,头胀或手足麻刺痛感(提示用药过量);静脉注射给药治疗阵发性心动过速时常见心率加快或不规则(提示过量)。

【禁忌】高血压,冠状动脉硬化,甲状腺功能亢进,糖尿病,心肌梗死,近两周内用过单胺氧化酶抑制剂。孕妇应避免使用。

【孕妇及哺乳期妇女用药】动物实验发现有胎儿毒性,妊娠晚期或分娩期间使用,可使子宫的收缩增强,血流量减少,引起胎儿缺氧和心动过缓,故妊娠期妇女在非必要时应避免使用。

【老年用药】老年人慎用,以免引起严重的心动过缓、心排血量降低,应适当减量。

【用法用量】①成人:治疗严重低血压和休克:以 5% 葡萄糖注射液或氯化钠注射液每 500ml 中加本品 10mg(1:50000 浓度)静脉滴注,开始时滴速为每分钟 0.1～0.18mg,血压稳定后递减至每分钟 0.04～0.06mg,滴速根据反应调节。

②儿童:请遵医嘱。

【制剂】①盐酸去氧肾上腺素注射液;②注射用盐酸去氧肾上腺素

6. 人血白蛋白 Human Albumin

本品可增加血容量和维持血浆胶体渗透压,以此维持正常与恒定的血容量;同时在血循环中,1g 白蛋白可保留 18ml 水,每 5g 白蛋白保留循环内水分的能力约相当于 100ml 血浆或 200ml 全血的功能,从而起到增加循环血容量和维持血浆胶体渗透压的作用。

【适应证】①失血创伤、烧伤引起的休克。②脑水肿及损伤引起的颅内压升高。③肝硬化及肾病引起的水肿或腹水。④低蛋白血症的防治。⑤新生儿高胆红素血症。⑥用于心肺分流术、烧伤的辅助治疗、血液透析的辅助治疗和成人呼吸窘迫综合征。

【不良反应】偶见荨麻疹、寒战、发热或血压下降。快速输注可引起血管超负荷导致肺水肿,偶有过敏反应。

【禁忌】对白蛋白严重过敏、高血压、急性心脏病、正常血容量及高血容量的心力衰竭、严重贫血、肾功能不全患者禁用。

【孕妇及哺乳期妇女用药】对孕妇或可能怀孕妇女的用药应慎重,如有必要应用时,应在医师指导和严密观察下使用。

【儿童用药】对儿科患者的安全性和有效性还没有建立。如果剂量对儿童的体重是合适的,给儿童使用 5% 人血白蛋白溶液不会产生危险。

【用法用量】一般采用静脉滴注或静脉推注。用量由医师酌情考虑。一般因严重烧伤或失血等所致休克,可直接注射本品 5～10g,隔 4～6 小时重复注射一次。在治疗肾病及肝硬化等慢性白蛋白缺乏症时,可一日注射本品 5～10g,直至水肿消失,血清白蛋白含量恢复正常为止。

【制剂】①人血白蛋白;②冻干人血白蛋白;③全氟丙烷人血白蛋白微球注射液;④实验用冻干人血白蛋白试剂

7. 多巴胺 Dopamine

本品主要作用于多巴胺受体,激动交感神经系统肾上腺素受体和位于肾、肠系膜、冠状动脉、脑动脉的多巴胺受体其效应为剂量依赖性。对于伴有心肌收缩力减弱、尿量减少而血容量已补足的休克患者尤为适用。

【适应证】适用于心肌梗死、创伤、内毒素败血症、心脏手术、肾衰竭、充血性心力衰竭等引起的休克综合征;补充血容量后休克仍不能纠正者,尤其有少尿及周围血管阻力正常或较低的休克。由于本品可增加心排血量,也用于洋地黄和利尿剂无效的心功能不全。

【不良反应】常见的有胸痛、呼吸困难、心悸、心律失常(尤其用大剂量)、全身软弱无力感;心跳缓慢、头痛、恶心呕吐者少见。长期应用大剂量或小剂量用于外周血管病患者,出现的反应有手足疼痛或手足发凉;外周血管长期收缩,可能导致局部坏死或坏疽;过量时可出现血压升高,此时应停药,必要时给予 α-受体阻滞剂。

【禁忌】对本品过敏者禁用。

【孕妇及哺乳期妇女用药】孕妇应用时必须权衡利弊。

【用法用量】静脉注射。成人常用量，开始时按体重 1 ~ 5μg(kg · min)，10 分钟内以 1 ~ 4μg(kg · min)速度递增，以达到最大疗效。

【制剂】①盐酸多巴胺注射液；②注射用盐酸多巴胺

8. 多巴酚丁胺 Dobutamine

本品属 β-肾上腺素受体激动药。对心肌有正性肌力和较弱的正性频率作用，从而增强心肌收缩力，增加心排血量，降低肺毛细血管楔压。本品可与硝普钠等血管扩张药联合使用。

【适应证】适用于因器质性心脏病或心脏外科手术等引起的心力衰竭和休克等的短期支持治疗。

【不良反应】可见心悸、恶心、头痛、胸痛、气短等。如出现收缩压升高、心率增快，则多与剂量有关，应减量或暂停用药。

【禁忌】对本品或其他拟交感药过敏、梗阻性肥厚型心肌病患者禁用。

【孕妇及哺乳期妇女用药】慎用。

【用法用量】静脉滴注。将多巴酚丁胺加于 5% 葡萄糖液或氯化钠注射液中稀释后使用。一次 250mg，以 2.5 ~ 10μg(kg · min)给予，速度在 15μg(kg · min)以下时，心率和外周血管阻力基本无变化；偶用大于 15μg(kg · min)，但需注意过大剂量仍然有可能加速心率并产生心律失常。

【制剂】①盐酸多巴酚丁胺注射液；②注射用盐酸多巴酚丁胺；③盐酸多巴酚丁胺葡萄糖注射液

9. 右旋糖酐 40 Dextran 40

本品为血容量扩充药物，可以扩充血容量、维持血浆胶体渗透压，降低血液黏滞性，改善微循环，增加血流量、防止红细胞凝聚。

【适应证】①休克：失血、创伤、烧伤等各种原因引起的休克和中毒性休克。②预防手术后静脉血栓形成：肢体再植和血管外科手术等预防术后血栓形成。③血管栓塞性疾病：心绞痛、脑血栓形成、脑供血不足、血栓闭塞性脉管炎等。④体外循环时，代替部分血液，预充人工心肺机，既节省血液又可改善循环。

【不良反应】①过敏反应：少数患者表现为皮肤瘙痒、荨麻疹、恶心、呕吐、哮喘，重者口唇发绀、虚脱、血压剧降、支气管痉挛，个别患者甚至出现过敏性休克，直至死亡。过敏反应的发生率 0.03% ~ 4.7%。过敏体质者用前应做皮试。②偶见发热、寒战、淋巴结肿大、关节炎等。③出血倾向：可引起凝血障碍，使出血时间延长，常与剂量有关。

【禁忌】对本品过敏、充血性心力衰竭、血容量过多、严重血小板减少、凝血障碍、少尿或无尿患者禁用。

【孕妇及哺乳期妇女用药】不可在分娩时与止痛药或硬膜外麻醉一起作为预防或治疗之用。因产妇对右旋糖酐过敏或发生类过敏性反应时可导致子宫张力过高使胎儿缺氧。有致死性危险或造成婴儿神经系统严重的后果。

【儿童用药】用量视病情而定，婴儿用量为 5ml/kg，儿童用量为 10ml/kg。

【老年用药】避免用量过大。

【用法用量】静脉滴注。用量视病情而定，成人常用量一次 250 ~ 500ml，24 小时内不超 1000 ~ 1500ml。休克病例：用量可较大，速度可快，滴注速度为 20 ~ 40ml/min，第一日最大剂量可用至 20ml/kg，在使用前必须纠正脱水。

【制剂】①右旋糖酐 40 葡萄糖注射液；②右旋糖酐 40 氯化钠注射液

10. 复方右旋糖酐 40 注射液 Compound Dextran 40 Injection

本品为复方制剂，其组分为：右旋糖酐 40、氯化钙、氯化钾、氯化钠、乳酸钠。右旋糖酐为血容量扩充剂，能提高血浆胶体透压，吸收血管外水分而增加血容量，维持血压。可使已经聚集的红细胞和血小板解聚，降低血液黏滞性，改善微循环，防止血栓形成。

【适应证】①各种休克：失血、创伤、烧伤及中毒性休克，还可早期预防因休克引起的弥散性血管内凝血。体外循环时，还可以替代部分血液，予充人工心肺机。②血栓性疾病：如脑血栓形成、心绞痛和心肌梗死、血栓闭塞性脉管炎、视网膜动静脉血栓、皮肤缺血性溃疡等。③肢体再植和血管外科手术，可预防术后血栓形成。

【不良反应】①重大不良反应：休克、急性肾衰竭、过敏性休克。②少见：延长出血时间或引起出血倾向、恶心、呕吐、荨麻疹，大剂量和(或)快速给药可引起大脑、肺和外周性水肿。

【禁忌】对本品过敏、充血性心力衰竭、高乳酸血症的患者禁用。

【老年用药】由于老年人生理功能降低，用药时应采取合适的措施，如减慢输注速度。

【用法用量】静脉滴注。成人一次 500ml，应根据患者年龄、临床表现和体重调整用量。加入体外循环液的剂量为 20 ~ 30ml/kg，以右旋糖酐 40 计为 2 ~ 3g/kg。

11. 羟乙基淀粉 Hydroxyethyl Starch

本品为一种较好的血容量扩张剂。静脉滴注后，可较长时间停留于血液中，从而提高血浆胶体渗透压，使组织液回流增多，血容量迅速增加，同时出现红细胞计数、血细胞比容、血红蛋白量和血液黏滞度均下降，并且可延缓血栓的形成和发展。在失血性休克时，输入羟乙基淀粉可使血压回升，肾血流量和尿量增多，微循环障碍改善。

【适应证】用于各种手术、外伤的失血、中毒性休克等的补液。

【不良反应】偶有过敏反应(如荨麻疹、瘙痒等)，亦可出现发热、寒战、呕吐、流感样症状、颌下腺与腮腺肿大及下肢水肿等。大量输入后可影响凝血功能，出现自发性出血。

【禁忌】对本品过敏、液体负荷过重(水分过多)包括肺水肿、少尿或无尿的肾衰竭、正接受透析治疗、颅内出血、严重高钠或高氯血症患者禁用。

【孕妇及哺乳期妇女用药】孕妇(尤其是妊娠早期妇女)不宜使用。

【用法用量】静脉滴注。在低血容量休克时,为尽快增加血容量,可较快滴注,滴速及用量视病情而定,一般为一次500~1000ml,最大量不超过一日1500ml(相当于一日20ml/kg)。出血少于500ml、血红蛋白及血压正常者,可只输羟乙基淀粉,不输全血。为减低血液黏稠度,改善微循环,可一日滴注250~500ml,连续滴注10~14日。

【制剂】羟乙基淀粉40氯化钠注射液;羟乙基淀粉20氯化钠注射液;羟乙基淀粉200/0.5氯化钠注射液;羟乙基淀粉130/0.4氯化钠注射液

12. 高渗氯化钠羟乙基淀粉40注射液 Hypertonic Sodium Chloride Hydroxyethyl Starch 40 Injection

本品为血容量扩充剂,静脉滴注后,较长时间停留于血液中,提高血浆渗透压,使组织液回流增多,迅速增加血容量,稀释血液,并增加细胞膜负电荷,使已聚集的细胞解聚,降低全身血黏度,改善微循环。

【适应证】用于低血容量性休克,如失血性、烧伤性及手术中休克等;血栓闭塞性疾患。

【不良反应】偶可发生输液反应。少数患者出现荨麻疹、瘙痒。

【禁忌】对本品过敏、有出血疾病或出血性疾病病史、严重心脏病、高血压、严重神经系统疾病、严重肝肾功能不全、严重血液病患者禁用。

【孕妇及哺乳期妇女用药】孕妇禁用。

【儿童用药】儿童禁用。

【老年用药】老年人心血管的调节功能比较差并常伴有其他疾病,因此应慎用本品。

【用法用量】静脉滴注。一次250~500ml,最大用量不超过750ml。

附:用于休克的其他西药

1. 特利加压素 Terlipressin

【适应证】用于顽固性(对儿茶酚胺抵抗性)休克,如败血症性休克等对扩容和(或)儿茶酚胺等常规治疗无反应时。

2. 甲泼尼龙 Methylprednisolone

见第八章"95. 风湿与类风湿关节炎"。

3. 琥珀酰明胶注射液 Succinylated GelatinInjectim

见本章"26. 低血压"。

4. 注射用甲泼尼龙琥珀酸钠 Methylprednisolone Sodium Succinate for Injection

见第六章"80. 贫血"。

5. 辅酶Q10 CoenzymeQ10

见本章"22. 心肌炎"。

6. 注射用盐酸二甲弗林 Dimefline Hydrochloride for Injection

【适应证】常用于麻醉、催眠药物所引起的呼吸抑制及各种疾病引起的中枢性呼吸衰竭,以及手术、外伤等引起的虚脱和休克。

7. 硫酸阿托品 Atropine Sulfate

见第三章"31. 胃炎"。

8. 氢溴酸山莨菪碱 Anisodamine Hydrobromide

【适应证】用于感染中毒性休克,血管痉挛和栓塞引起的循环障碍,包括脑血栓形成、脑栓塞、瘫痪、脑血管痉挛、眩晕症、血管神经性头痛、血栓闭塞性脉管炎、平滑肌痉挛等。

9. 氢溴酸东莨菪碱 Scopolamine Hydrobromide

见第九章"105. 晕动症"。

10. 酚妥拉明 Phentolamine

【适应证】可与正性肌力药物联合治疗难治性充血性心力衰竭,与去甲肾上腺素类升压药物联合治疗心源性休克、中毒性休克和重症肺炎。

11. 细胞色素C　Cytochrome C

【适应证】用于各种组织缺氧急救的辅助治疗,如一氧化碳中毒、催眠药中毒、氰化物中毒、新生儿窒息、严重休克期缺氧、脑血管意外、脑震荡后遗症、麻醉及肺部疾病引起的呼吸困难和各种心脏疾患引起的心肌缺氧的治疗。

12. 盐酸酚苄明 Phenoxybenzamine Hydrochloride

【适应证】①嗜铬细胞瘤的治疗、诊断和术前准备。②周围血管痉挛性疾病、休克。③前列腺增生引起的尿潴留,非机械梗阻所致的排尿困难。

13. 维生素C Vitamin C

见第二章"22. 心肌炎"。

二、中药

1. 参附注射液

见第一章"14. 肺源性心脏病"。

2. 生脉饮注射液

见第一章"14. 肺源性心脏病"。

附:用于休克的其他中药

血必净注射液

见第一章"14. 肺源性心脏病"。

第三章　消化系统病症

31. 胃炎

〔基本概述〕

胃炎是指各种原因引起的胃黏膜炎症。临床上分为急性胃炎和慢性胃炎两大类。

胃炎属中医学"胃脘痛"、"痞满"、"吞酸"、"嘈杂"、"纳呆"等范畴。中医认为，慢性胃炎多因长期情志不遂，饮食不节，劳逸失常，导致肝气郁结，脾失健运，胃脘失和，日久中气亏虚，从而引发种种症状。

(一)急性胃炎

急性胃炎是由多种病因引起的胃黏膜急性炎症，病程短，短期内可治愈。以细菌及其毒素引起最常见。常见的病因包括药物(如非甾体类抗炎药 NSAIDS)、乙醇、感染(幽门螺杆菌等)、应激、胆汁反流、缺血等。通常由不洁饮食引起。本病一般急性起病，表现为急性腹痛、恶心、呕吐等，常合并急性肠炎。若只表现恶心、呕吐、上腹痛则为急性胃炎，若伴腹泻则为急性胃肠炎。如伴胃黏膜糜烂出血，可有呕血、黑便等上消化道出血表现，但大量出血少见。急性化脓性胃炎可以出现寒战、高热。

(二)慢性胃炎

慢性胃炎为不同致病损伤因子长期作用于胃黏膜引起的慢性炎性改变或萎缩性的改变，其中幽门螺杆菌(Hp)感染是一个很重要的因素。一般又分为慢性浅表性胃炎和慢性萎缩性胃炎两种类型。

1. 慢性浅表性胃炎

慢性浅表性胃炎是慢性胃炎发展的最初阶段。主要病因为刺激性食物和药物、细菌或病毒及其毒素、胆汁反流、幽门螺杆菌感染及精神因素等。常见于青壮年，男性多于女性。主要表现为消化不良症状，如上腹部饱胀不适、恶心、嗳气等；或酸相关性症状，如饥饿性上腹疼痛、泛酸等。症状时轻时重，反复发生，常因受凉，进食过凉、过硬，辛辣刺激性食物或饮酒饱餐后症状加重。合并糜烂时，可出现反复小量出血或大出血，表现为黑便、呕血或大便潜血阳性，可伴有贫血，多为缺铁性贫血。

2. 慢性萎缩性胃炎

慢性萎缩性胃炎是胃黏膜在炎症基础上出现胃腺体数目绝对或相对减少等组织病理学改变的一类慢性胃炎，可伴有炎性改变、胃腺体形态学改变(肠腺化生)及异型增生。萎缩、肠腺化生和异型增生是胃癌的癌前病变。主要病因包括幽门螺杆菌、胃酸和胃蛋白酶、十二指肠反流、胃排空异常、药物(包括食物)、机体自身免疫紊乱及影响胃黏膜修复能力的全身疾病等。

症状主要分为酸相关症状，如上腹烧灼样疼痛、饥饿痛、泛酸、烧心等；动力相关症状，如早饱、腹胀、嗳气等；以及消化吸收不良症状，包括食欲不振，摄入富含脂肪及蛋白质食物后出现腹胀、腹泻、排气增加等症状。大部分患者症状无特异性。部分患者可出现恶性贫血(巨幼细胞性贫血，维生素 B_{12}治疗有效)。合并糜烂时可出现少量出血，表现为黑便或便潜血阳性。

〔治疗原则〕

1. 急性胃炎的治疗

(1)去除病因，停用对胃黏膜有损伤的药物，如非甾体类抗炎药(NSAIDS)，阿司匹林及乙醇等诱因，根除幽门螺杆菌。如有细菌感染者可加用抗感染药，一般按常用顺序选择盐酸小檗碱、环丙沙星、诺氟沙星等。

(2)必要时禁食 1～2 餐。

(3)注意电解质紊乱及脱水。

(4)对症处理，如用解痉药阿托品、颠茄、氢溴酸山莨菪碱等。对于以泛酸、上腹隐痛、烧灼感为主要表现的患者，可给予抗酸药雷尼替丁、法莫替丁等；以恶心、呕吐或上腹胀为主要表现者可给予多潘立酮、甲氧氯普胺；以痉挛性疼痛为主者，可予颠茄、山莨菪碱(654-2)、阿托品对症处理。对于有胃黏膜糜烂、出血的患者，在应用抑酸药物的同时，可给予胃黏膜保护剂枸橼酸铋钾等。

急性胃炎为常见疾病之一，中医认为其病机有痰食阻滞、湿热积滞、肝胆郁热、瘀血阻络，肝胃气滞等，发病时也可选取适当的中成药进行治疗。

2. 慢性胃炎的治疗

慢性胃炎的病因、临床症状多种多样，用药治疗亦要个体化治疗，尤其要注意精神、心理因素。

(1)去除病因，削弱攻击因子：停用对胃黏膜有损伤的药物，如非甾体类抗炎药(NSAIDS)、阿司匹林等。

(2)抗酸或抑酸治疗：抗酸药包括复方氢氧化铝、铝碳酸镁，雷尼替丁或法莫替丁等，其特点是作用快而强。症状改善后应减量或按需治疗。抑酸药物有奥美拉唑、兰索拉唑和泮托拉唑等，适当抑制胃酸分泌有利于减轻胃黏膜的损伤和炎症的修复。

(3)根除幽门螺杆菌：Hp感染是慢性胃炎的重要致病原因之一，根除Hp治疗有利于慢性胃炎的恢复。治疗效果不佳时可进一步进行幽门螺杆菌检测，阳性者予以根除幽门螺杆菌。治疗方案有三联疗法或四联疗法。

①根除Hp的三联疗法用药：质子泵抑制药如兰索拉唑或奥美拉唑、泮托拉唑+阿莫西林或甲硝唑+克拉霉素，一日2次，疗程7~14日，根除率70%~84%(阿莫西林过敏者可以换用左氧氟沙星)。

②根除Hp的四联疗法用药有以下两种：质子泵抑制药如兰索拉唑或奥美拉唑、泮托拉唑+铋剂+阿莫西林+四环素，一日2次，疗程10~14日；质子泵抑制药如兰索拉唑或奥美拉唑、泮托拉唑+铋剂+呋喃唑酮+四环素，一日2次，疗程10~14日。

四联疗法的根除率为80%~90%。

虽然Hp是慢性胃炎的重要致病因素，但根除治疗后其症状缓解率也只有30%左右。

(4)保护胃黏膜：使用枸橼酸铋钾等，主要作用是促进黏液分泌、细胞再生，稳定细胞膜，增加内源性前列腺素E。

(5)对症治疗：当胃炎导致胃痉挛性疼痛时可适当选用抗胆碱药物，如颠茄、阿托品、山莨菪碱、曲美布汀、匹维溴胺等；当腺体萎缩，黏膜屏障作用减退，胃酸、消化酶分泌减弱，致胃化学性消化功能减退胀满，使用乳酶生等助消化药物，可协助改善消化不良症状；动力失调与慢性胃炎互为因果，促进胃排空有利于改善胃炎症状和防止复发，促胃排空药有多潘立酮或甲氧氯普胺等，可短期应用。

(6)手术治疗：慢性萎缩性胃炎伴重度异型增生在目前多认为系癌前病变，有人主张应考虑手术治疗。胃镜检查所见即使是炎症、糜烂或溃疡，而病理检查发现有癌变可疑者，即应考虑手术治疗。病理检查为胃黏膜轻度间变或肠腺化生者，则不应急于手术，而宜每3~6个月进行X线或纤维胃镜及胃黏膜活检随访。

慢性胃炎病程长，诱因多，中医认为其常见证型较多，有脾胃湿热，肝胃不和，脾胃气虚，肝胃气滞，脾胃阳虚，脾胃阴虚，食积胃炎、气血瘀阻等。根据证型不同，可以选取清热燥湿、补气健脾、行气和胃、益气养阴、温中养胃、消食和胃或舒肝和胃、行气活血等适当的中成药治疗，并可配合使用止痛类中成药。

〔用药精选〕

一、西药

(一)急性胃炎痉挛疼痛用西药

1. 阿托品 Atropine

本品为典型的M胆碱受体阻滞剂。除一般的抗M胆碱作用解除胃肠平滑肌痉挛、抑制腺体分泌、扩大瞳孔、升高眼压、视力调节麻痹、心率加快、支气管扩张等外，大剂量时能作用于血管平滑肌，扩张血管、解除痉挛性收缩，改善微循环。此外，阿托品能兴奋或抑制中枢神经系统，具有一定的剂量依赖性。对心脏、肠和支气管平滑肌作用比其他颠茄生物碱更强而持久。

【适应证】①各种内脏绞痛，如胃肠绞痛及膀胱刺激症状。对胆绞痛、肾绞痛的疗效较差。②全身麻醉前给药、严重盗汗和流涎症。③迷走神经过度兴奋所致的窦房传导阻滞、房室传导阻滞等缓慢型心律失常，也可用于继发于窦房结功能低下而出现的室性异位节律。④抗休克。⑤解救有机磷酸酯类中毒。

【不良反应】常见：便秘、出汗减少、口鼻咽喉干燥、视物模糊、皮肤潮红、排尿困难、胃肠动力低下、胃食管反流；少见：眼压升高、过敏性皮疹、疱疹；接触性药物性眼睑结膜炎。

【禁忌】对本品过敏、青光眼、前列腺增生、高热患者禁用。

【孕妇及哺乳期妇女用药】本品对孕妇的安全性尚不明确，静脉注射本品可使胎儿心动过速。孕妇使用需考虑利弊。本品可分泌至乳汁，并有抑制泌乳作用，哺乳期妇女慎用。

【儿童用药】婴幼儿对本品的毒性反应极敏感，特别是痉挛性麻痹与脑损伤的小儿，反应更强，环境温度较高时，因闭汗有体温急骤升高的危险，应用时要严密观察。

【老年用药】老年人容易发生抗M胆碱样副作用，如排尿困难、便秘、口干(特别是男性)，也易诱发未经诊断的青光眼，一经发现，应即停药。本品对老年人尤易致汗液分泌减少，影响散热，故夏天慎用。

【用法用量】①成人。a. 口服：一次0.3~0.6mg，一日3次，极量一次1mg或一日3mg。b. 皮下注射、肌内注射、静脉注射：请遵医嘱。

②儿童。a. 口服：按体重0.01mg/kg，每4~6小时一次。b. 静脉注射：请遵医嘱。

【制剂】①硫酸阿托品片；②硫酸阿托品注射液；③注射用硫酸阿托品

2. 山莨菪碱 Anisodamine

山莨菪碱为阻断M胆碱受体的抗胆碱药，作用与阿托品相似或稍弱。可使平滑肌明显松弛，并能解除血管痉挛(尤其是微血管)，同时有镇痛作用。

【适应证】用于缓解胃肠道、胆管、胰管、输尿管等痉挛引起的绞痛、感染中毒性休克、血管痉挛和栓塞引起的循环障碍，抢救有机磷中毒、各种神经痛、眩晕症、眼底疾病、突发性耳聋。

【不良反应】口干、面部潮红、轻度扩瞳、视近物模糊；心率加快、排尿困难，用量过大时可出现阿托品样中毒症状。

【禁忌】对本品过敏、颅内压增高、脑出血急性期、青光眼、前列腺增生、新鲜眼底出血、幽门梗阻、肠梗阻、恶性肿瘤患者禁用。

【孕妇及哺乳期妇女用药】孕妇禁用。

【儿童用药】婴幼儿慎用。

【老年用药】年老体虚者慎用。老年男性多患有前列腺肥大，用药后易致前列腺充血导致尿潴留发生。

【用法用量】口服。一次 5～10mg，一日 3 次。

肌内注射：一般慢性疾病，成人一次 5～10mg，一日 1～2 次。

静脉注射：用于抗休克及有机磷中毒，成人一次 10～40mg，必要时每隔 10～30 分钟重复给药，也可增加剂量，病情好转时逐渐延长给药间隔，直至停药。

【制剂】①氢溴酸山莨菪碱片；②氢溴酸山莨菪碱注射液；③消旋山莨菪碱片；④盐酸消旋山莨菪碱氯化钠注射液

3. 注射用丁溴东莨菪碱 Scopolamine Butylbromide for Injection

本品为 M 胆碱受体阻滞药，能选择性地缓解胃肠道、胆道及泌尿道平滑肌痉挛和抑制其蠕动，解除血管平滑肌痉挛及改善微循环。

【适应证】①用于胃、十二指肠、结肠内窥镜检查的术前准备，内镜逆行胰胆管造影，以及胃、十二指肠、结肠的气钡低张造影或腹部 CT 扫描的术前准备，可减少或抑制胃肠道蠕动。②用于各种病因引起的胃肠道痉挛、胆绞痛、肾绞痛或胃肠道蠕动亢进等。

【不良反应】可出现口渴、视力调节障碍、嗜睡、心悸、面部潮红、恶心、呕吐、眩晕、头痛等反应。

【禁忌】对本品过敏、严重心脏病、器质性幽门狭窄、麻痹性肠梗阻患者禁用。

【儿童用药】婴幼儿、小儿慎用。

【老年用药】老年人用药前应排除心脏病和前列腺肥大等病史。

【用法用量】肌内注射、静脉注射或溶于 5% 葡萄糖注射液、0.9% 氯化钠注射液静脉滴注。成人每次 10～20mg，或一次用 10mg，间隔 20～30 分钟后再用 10mg。

（二）急性胃炎一般治疗用西药

1. 铝碳酸镁 Hydrotalcite

本品为抗酸药及治疗消化性溃疡病药。直接作用于病变部位，不吸收进入血液。能迅速、持久地中和胃酸，可逆性、选择性结合胆酸，持续阻止胃蛋白酶对胃的损伤，并增强胃黏膜保护因子的作用。

【适应证】①胃溃疡及十二指肠溃疡；②急、慢性胃炎及十二指肠壶腹炎；③反流性食管炎；④与胃酸过多有关的胃部不适，如胃灼痛、泛酸及腹胀、恶心、呕吐等症状的对症治疗；⑤预防非甾体类药物引起的胃黏膜损伤。

【不良反应】可见胃肠不适、消化不良、呕吐、腹泻。长期服用可致血清电解质变化。

【禁忌】对本品过敏、胃酸缺乏、结肠或回肠造口术、低磷血症、不明原因的胃肠出血、阑尾炎、溃疡性结肠炎、憩室炎、慢性腹泻、肠梗阻患者禁用。

【孕妇及哺乳期妇女用药】妊娠期前 3 个月慎用。

【儿童用药】儿童必须在成人的监护下使用。

【用法用量】口服。一次 0.5～1.0g，一日 3～4 次，两餐之间或睡前嚼服。

【制剂】铝碳酸镁片（咀嚼片、颗粒、悬胶液、混悬液）

2. 替普瑞酮 Teprenone

替普瑞酮为萜烯类的一种，具有广谱抗溃疡作用，对各种实验性溃疡及胃黏膜病变有较强的抗溃疡作用和改善胃黏膜病变的作用。

【适应证】①急性胃炎、慢性胃炎急性加重期胃黏膜病变（糜烂、出血、潮红、浮肿）的改善。②胃溃疡。

【不良反应】偶见便秘，腹胀感，腹痛，腹泻，口干，恶心，皮疹，瘙痒，血清总胆固醇水平升高，可见 GOT 及 GPT 轻度升高。

【禁忌】对本品过敏者禁用。

【孕妇及哺乳期妇女用药】对妊娠或有可能妊娠的妇女给药，应慎重权衡获益和风险。

【老年用药】一般情况下，老年人的生理代谢功能有所降低，故需注意减量给药。

【用法用量】口服。成人一次 50mg，一日 3 次，饭后服用。

【制剂】替普瑞酮胶囊

3. 瑞巴派特 Rebamipide

本品为胃黏膜保护剂。有预防溃疡发生和促进溃疡愈合作用，可增加胃黏膜血流量、前列腺素 E_2 的合成和胃黏液分泌。可清除氧自由基，促进消化性溃疡的愈合及炎症的改善。

【适应证】①胃溃疡。②急性胃炎、慢性胃炎急性加重期胃黏膜病变（糜烂、出血、充血、水肿）的改善。

【不良反应】腹胀、便秘等。据资料报道服用瑞巴派特后，可出现口渴、头晕、恶心、呕吐、烧心、嗳气、腹痛、腹泻、喉部异物感、肝功能异常、BUN 升高、乳房发胀、溢乳、月经紊乱及过敏症状（瘙痒、皮疹、湿疹）。

【禁忌】对本品过敏者禁用。

【孕妇及哺乳期妇女用药】对于孕妇或有可能妊娠的妇女，只有在判断治疗上的有益性大于危险性时才可以给药。哺乳期妇女用药时应避免哺乳。

【老年用药】由于一般老年患者生理功能低下，应注意消化系统的副作用。

【用法用量】口服。成人一次0.1g,一日3次。

【制剂】①瑞巴派特片;②瑞巴派特胶囊

4. 曲昔匹特胶囊 Troxipide Capsules

曲昔匹特为一新型防御因子增强型胃炎、胃溃疡治疗剂,对各种试验性溃疡均有抑制作用;促进胃溃疡部位的修复作用;增加胃黏膜的血流量,促进组织的修复;调整胃黏膜结构成分,使其正常化;增加胃黏膜前列腺素量。

【适应证】胃溃疡。改善急性胃炎及慢性胃炎急性发作期的胃黏膜病变(糜烂、出血、发红、浮肿)。

【不良反应】①消化系统:有时出现便秘,偶有腹胀、胸部烧灼、恶心等。②肝脏:有时出现GOT、GPT上升,偶有ALP、γ-GTP上升等肝功异常。③过敏:偶有瘙痒、发疹等。④其他:偶见头重、全身乏力、心悸等。

【禁忌】对本品过敏者禁用。

【孕妇及哺乳期妇女用药】孕妇及有妊娠可能的妇女应权衡利弊后,再予投药。哺乳妇女服用本品期间应停止哺乳。

【老年用药】老年人肝肾功能随年龄增长而下降,服用药应慎重。

【用法用量】饭后口服。成人一次100mg,一日3次;或遵医嘱。

(三)慢性胃炎用西药

1. 甲氧氯普胺 Metoclopramide

本品为止吐药。可作用于延髓催吐化学感受区(CTZ)中多巴胺受体而提高CTZ的阈值,具有强大的中枢性镇吐作用。

【适应证】①慢性胃炎、胃下垂伴胃动力低下、功能性消化不良,胆胰疾病等引起的腹胀、腹痛、嗳气、胃灼热及食欲不振等。②迷走神经切除后胃潴留,糖尿病性胃排空功能障碍,胃-食管反流病。③各种原因引起的恶心、呕吐。④硬皮病等引起的消化不良。

【不良反应】常见:昏睡、烦躁不安、倦怠无力;少见:乳腺肿痛、泌乳、恶心、便秘、皮疹、腹泻、眩晕、头痛、容易激动。注射给药可引起直立性低血压。大剂量或长期应用可引起锥体外系反应。

【禁忌】对普鲁卡因或普鲁卡因胺过敏、癫痫、胃肠道出血、机械性梗阻或穿孔、嗜铬细胞瘤、乳腺癌放疗或化疗、抗精神病药致迟发性运动功能障碍史患者禁用。

【孕妇及哺乳期妇女用药】孕妇及哺乳妇女不宜使用。

【儿童用药】小儿不宜长期应用。

【老年用药】老年人大量长期应用容易出现锥体外系症状,不宜长期应用。

【用法用量】①口服。a. 一般性治疗:一次5~10mg,一日10~30mg,餐前30分钟服用。b. 糖尿病性胃排空功能障碍:于症状出现前30分钟口服10mg,或于三餐前及睡前口服5~10mg,一日4次。

②肌内注射、静脉滴注:请遵医嘱。

【制剂】①甲氧氯普胺片;②甲氧氯普胺注射液

2. 复方颠茄铋镁片 Compound Magnesium Trisilicate-ang Sodium Bicarbonate Tablets

本品为复方制剂,含三硅酸镁、次硝酸铋、碳酸氢钠、木香、陈皮、甘草、石菖蒲、大黄、颠茄流浸膏。本品为抗酸与胃黏膜保护类非处方药药品,能中和胃酸,缓解胃烧灼及胃痛;形成保护膜,促进黏膜再生;制止胃肠异常发酵;行气健脾;抑制胃液分泌,解除平滑肌痉挛,又可使胃排空延缓。

【适应证】用于慢性胃炎及胃酸过多引起的胃痛、胃灼热(烧心)、泛酸。

【不良反应】少数患者有轻度胃肠不适。

【禁忌】对本品过敏、青光眼、前列腺肥大、尿潴留、阑尾炎及急腹症、骨折、低磷血症患者禁用。

【孕妇及哺乳期妇女用药】孕妇及哺乳期妇女应在医师指导下使用。

【用法用量】口服。成人一次3~5片,一日3次。

3. 复方芦荟维U片 Compound Aloe and Vitamin U Tablets

本品为复方制剂,含维生素U、碳酸氢钠、三硅酸镁、颠茄流浸膏、芦荟。本品为抗溃疡病药,属于抗酸类非处方药药品。可促进肉芽生长发育和黏膜再生,加速创口愈合,中和胃酸,解除胃酸过多及胃痛、烧心症状,抑制腺体分泌,解除平滑肌痉挛引起的疼痛。

【适应证】用于慢性胃炎及缓解胃酸过多引起的胃痛、胃灼热感(烧心)、泛酸。

【不良反应】偶见眼痛、眼压升高、过敏性皮疹或疱疹、味觉异常、呼吸变慢、疲乏、无力及肾结石等。

【禁忌】对本品过敏、阑尾炎或有类似症状、前列腺肥大、青光眼患者禁用。

【孕妇及哺乳期妇女用药】妊娠及哺乳期妇女应在医师指导下使用。

【儿童用药】儿童用量请咨询医师或药师。

【用法用量】口服。一次1~2片,一日3次。饭后服用。

4. 复方木香铝镁片 Compound Aucklandia, Aluminium and Magnesium Tablets

本品为复方制剂,含氢氧化铝、三硅酸镁、氧化镁、碳酸钙、白及、木香、甘草流浸膏、颠茄流浸膏。本品为抗酸及胃黏膜保护类非处方药药品。能中和过多的胃酸,抑制胃液分泌,解除平滑肌痉挛,可使胃排空延缓,行气止痛,调中导滞,收敛止血,保护胃黏膜。

【适应证】用于慢性胃炎及缓解胃酸过多引起胃痛、胃灼热感(烧心)、泛酸。

【不良反应】肾功能不全患者长期应用可能会有铝蓄积中毒,出现精神症状。

【禁忌】对本品过敏、阑尾炎或有类似症状、前列腺肥大、青光眼、低磷血症(如吸收不良综合征)患者禁用。

【孕妇及哺乳期妇女用药】孕妇及哺乳期妇女禁用。

【老年用药】老年人长期应用可导致骨质疏松。

【儿童用药】儿童用量请咨询医师或药师。

【用法用量】口服。成人一次2～3片，一日3次。饭前1小时嚼碎后服用。

5. 复方维生素U胶囊 Compound Vitamin U Capsules

本品为复方制剂，含氢氧化铝、三硅酸镁、维生素U、甘草浸膏粉、罗通定、白及、淀粉酶、胆粉、薄荷脑。本品为抗酸药及治疗消化性溃疡病药。具有中和胃酸、抑制胃酸分泌、解痉止痛、保护胃黏膜、促进胃黏膜再生和溃疡愈合及收敛和止血等功效。

【适应证】用于缓解胃酸过多引起的胃痛、胃烧灼感，反酸、慢性胃炎。

【不良反应】少数患者有轻度口干和口腔异味感。

【禁忌】对本品中任一成分过敏者禁用。

【孕妇及哺乳期妇女用药】妊娠期前3个月慎用。

【儿童用药】儿童用量请咨询医师或药师。

【用法用量】口服。一次4粒，一日4次，饭后服。

6. 复方溴丙胺太林铝镁片 Compound Propantheline Bromide, Aluminium and Magnesium Tablets

本品为复方制剂，含溴丙胺太林、氢氧化铝、甘草酸单铵、三硅酸镁、氧化镁、叶绿素铜钠、薄荷脑。本品为抗酸及胃黏膜保护类非处方药，能选择性缓解胃肠道平滑肌痉挛，并具有中和胃酸、保护胃黏膜作用。

【适应证】用于慢性胃炎及缓解胃酸过多引起的泛酸、胃灼热感（烧心）和胃痛。

【不良反应】①可见口干、面红、视力模糊、尿潴留、头痛、心悸等。②肾功能不全患者长期应用可能有铝蓄积中毒的危险，出现精神症状。

【禁忌】对本品过敏、青光眼、阑尾炎、急腹症或肠梗阻、前列腺肥大、尿潴留、溃疡性结肠炎、慢性腹泻、严重肾功能不全、消化道出血诊断不明、术前患者禁用。

【儿童用药】儿童在医师指导下使用。

【老年用药】老年人长期服用可导致骨质疏松。

【用法用量】口服。一次2～4片，一日3次。

7. 复方延胡索氢氧化铝片 Compound Corydalis Tuber and Aluminium Hydroxyde Tablets

本品为复方制剂，含海螵蛸（去壳）、延胡索（醋制）、氢氧化铝、甘草浸膏。本品为抗酸和胃黏膜保护类非处方药，可吸附胃蛋白酶、中和胃酸，减少胃酸分泌，降低胃蛋白酶活性，促进上皮细胞分泌 HCO_3^- 和防止氢离子逆弥散，从而起到抗酸和胃黏膜保护作用。

【适应证】用于慢性胃炎及缓解胃酸过多引起的胃痛、胃灼热感（烧心）、泛酸。

【不良反应】肾功能不全患者长期应用可能会产生铝蓄积中毒，出现精神症状。

【禁忌】对本品过敏、骨折患者禁用。

【儿童用药】儿童用量请咨询医师或药师。

【老年用药】老年人长期服用，可致骨质疏松。

【用法用量】口服。一次4～5片，一日3次。

8. 复方丙谷胺西咪替丁片 Compound Proglumide and Cimetidine Tablets

本品为复方制剂，含丙谷胺、尿囊素、西咪替丁、珍珠粉。本品为抗酸及胃黏膜保护类非处方药，能控制胃酸和抑制胃蛋白酶的分泌，保护胃黏膜，促进上皮细胞增长，减少胃蛋白酶及胃酸对黏膜的刺激和腐蚀。

【适应证】用于缓解胃酸过多所致的胃痛、胃灼热感（烧心）、泛酸、慢性胃炎。

【不良反应】偶见口干、失眠、腹胀、神经紊乱、咽喉热痛、倦怠、不明原因出血或瘀斑、粒细胞减少。

【禁忌】对本品过敏者禁用。

【孕妇及哺乳期妇女用药】孕妇及哺乳期妇女禁用。

【儿童用药】在医师指导下使用。

【老年用药】在医师指导下使用。

【用法用量】口服。成人一次2片，一日3次，饭后2小时服用。

9. 盖胃平片 Gaviscon Tablets

本品为复方制剂，含三硅酸镁、氢氧化铝、海藻酸。具有中和胃酸、保护胃黏膜的作用。

【适应证】用于缓解胃酸过多引起的胃灼热感（烧心）及慢性胃炎。

【不良反应】长期服用本品，偶见发生肾硅酸盐结石。

【禁忌】严重肾功能不全、阑尾炎、急腹症或肠梗阻、溃疡性结肠炎、慢性腹泻者禁用。

【孕妇及哺乳期妇女用药】妊娠期前3个月慎用。

【儿童用药】儿童用量请咨询医师或药师。

【用法用量】口服。成人一次2～4片，一日3次，饭后、睡前或发病时嚼碎服用。

10. 硫糖铝小檗碱片 Sucralfate and Berberine Tablets

本品为复方制剂，含硫糖铝和盐酸小檗碱。能直接在炎症处形成一薄膜，保护炎症黏膜，抵御胃酸的侵袭，并对细菌有微弱的抑菌作用，对肠道感染也有效。

【适应证】用于慢性胃炎、胃肠炎。

【不良反应】较常见不良反应为便秘，少见或偶见的有腰痛、腹泻、恶心、眩晕、嗜睡、口干、消化不良、疲劳、皮疹、药热。

【禁忌】对本品过敏、溶血性贫血、葡萄糖-6-磷酸脱氢酶缺乏患者禁用。

【孕妇及哺乳期妇女用药】孕妇及哺乳期妇女慎用。

【儿童用药】儿童用量请咨询医师或药师。

【用法用量】口服。成人一次5片，一日3～4次，餐前1小时或睡前空腹服用。

11. 铝镁颠茄片 Aluminum Magnesum and Belladonna Tablets

本品为复方制剂，含氢氧化铝、氧化镁、颠茄流浸膏、姜粉、桂皮粉。本品能中和过多胃酸，抑制胃酸分泌，缓解因胃酸过多而引起的胃痛、胃烧灼感，可抑制腺体分泌、解除平滑肌痉挛引起的胃痛，增强消化功能，排除肠道积气。

【适应证】用于胃酸过多引起的胃痛、胃烧灼感（烧心），慢性胃炎。

【不良反应】肾功能不全患者长期应用可能会有铝蓄积中毒，出现精神症状。

【禁忌】对本品过敏、阑尾炎或类似症状者、前列腺肥大、青光眼、骨折患者禁用。

【孕妇及哺乳期妇女用药】孕妇、哺乳期妇女禁用。

【儿童用药】儿童用量请咨询医师或药师。

【老年用药】老年人长期服用，可致骨质疏松。

【用法用量】口服。成人一次2～4片，一日3次。饭前半小时或胃痛发作时服用。

12. 铝镁混悬液 Aluminium and Magnesium Suspension

铝镁混悬液含氢氧化铝、氢氧化镁、硅酸铝镁，为抑酸、抗反流、治疗溃疡的药物，能中和过多的胃酸，可在炎症处形成胶体薄膜，保护胃黏膜。

【适应证】用于缓解胃酸过多引起的胃痛、胃灼热感（烧心）、反酸，也用于慢性胃炎。

【不良反应】肾功能不全患者长期应用可能会有铝蓄积中毒，出现精神症状。

【禁忌】对本品过敏、肾功能不全患者禁用。

【孕妇及哺乳期妇女用药】孕妇及哺乳期妇女应在医师指导下使用。

【儿童用药】儿童用量请咨询医师或药师。

【老年用药】老年人长期服用，可致骨质疏松。

【用法用量】口服。一次15ml，一日3次。

13. 维U颠茄铝镁胶囊 Vitamin U, Aluminium Hydroxide and Magnesium Trisilicate Capsules

本品为复方制剂，含维生素U（碘甲基蛋氨酸）、氢氧化铝、三硅酸镁、颠茄流浸膏。本品为抗酸及胃黏膜保护类非处方药，可促进肉芽发育和黏膜再生，中和过多的胃酸，以缓解胃痛及烧心等症状，抑制腺体分泌，解除平滑肌痉挛引起的疼痛。

【适应证】用于缓解胃肠痉挛性疼痛，以及缓解胃酸过多引起的胃痛、胃灼热感（烧心）、泛酸，也可用于慢性胃炎。

【不良反应】少见眼痛、眼压升高、皮疹，肾功能不全患者长期应用可能会有铝蓄积中毒，出现精神症状。

【禁忌】对本品过敏、青光眼、前列腺肥大患者禁用。

【孕妇及哺乳期妇女用药】应在医师指导下使用。妊娠3个月内慎用。

【儿童用药】儿童用量请咨询医师或药师。

【老年用药】老年人长期应用会导致骨质疏松。

【用法用量】口服。成人一次1～2粒，一日3次。

【其他制剂】维U颠茄铝镁片

14. 铝碳酸镁 Hydrotalcite

本品为抗酸药及治疗消化性溃疡病药。直接作用于病变部位，不吸收进入血液。能迅速、持久地中和胃酸，可逆性、选择性结合胆酸，持续阻止胃蛋白酶对胃的损伤，并增强胃黏膜保护因子的作用。

【适应证】①胃溃疡及十二指肠溃疡。②急、慢性胃炎及十二指肠壶腹炎。③反流性食管炎。④与胃酸过多有关的胃部不适，如胃灼痛、泛酸及腹胀、恶心、呕吐等症状的对症治疗。⑤预防非甾体类药物引起的胃黏膜损伤。

【不良反应】可见胃肠不适、消化不良、呕吐、腹泻。长期服用可致血清电解质变化。

【禁忌】对本品过敏、胃酸缺乏、结肠或回肠造口术、低磷血症、不明原因的胃肠出血、阑尾炎、溃疡性结肠炎、憩室炎、慢性腹泻、肠梗阻患者禁用。

【孕妇及哺乳期妇女用药】妊娠期前3个月慎用。

【儿童用药】儿童必须在成人的监护下使用。

【用法用量】口服。一次0.5～1.0g，一日3～4次，两餐之间或睡前嚼服。

【制剂】铝碳酸镁片（咀嚼片、颗粒、悬胶液、混悬液）

附：用于胃炎的其他西药

1. 鼠李铋镁片 Cascara, Bismuth Subnitrate and Magnesium Carbonate Tablets

【适应证】本品为复方制剂，含碱式硝酸铋、碳酸氢钠、重质碳酸镁、弗朗鼠李皮。本品为抗酸及胃黏膜保护类药。用于缓解胃酸过多引起的胃烧灼感、胃痛及慢性胃炎。

2. 复方庆大霉素普鲁卡因胶囊 Compound Gentamycin Sulfate and Procaine Hydrochloride Capsules

【适应证】本品为复方制剂，含硫酸庆大霉素、盐酸普鲁卡因、维生素B_{12}。用于急、慢性胃炎缓解症状。

3. 马来酸曲美布汀 Trimebutine Maleate

见本章“36. 肠易激综合征”。

4. 索法酮干混悬剂 Solfacone for Suspension

【适应证】主要用于急性胃炎和慢性胃炎急性发作的治疗。

5. 曲昔派特胶囊 Troxipide Capsules

【适应证】用于：①胃溃疡。②改善急性胃炎及慢性胃炎急性发作期的胃黏膜病变（糜烂、出血、发红、浮肿）。

6. 依卡倍特钠颗粒 Ecabet Sodium Granules

【适应证】①胃溃疡。②改善急性胃炎及慢性胃炎急性发作期的胃黏膜病变（糜烂、出血、发红、浮肿）。

7. 枸橼酸铋钾 Bismuth Potassium Citrate

见本章“32. 胃、十二指肠溃疡”。

8. 胶体果胶铋胶囊（颗粒、散、干混悬剂）Colloidal Bismuth Pectin Capsules

见本章“32. 胃、十二指肠溃疡”。

9. 复方尿囊素片 Compound Allantoin Tablets

【适应证】消化道黏膜保护药。用于胃溃疡，十二指肠球部溃疡,慢性胃炎。

10. 维U颠茄铝胶囊 VitaminU, Belladonna and Aluminium Capsules

【适应证】主要用于胃溃疡,十二指肠溃疡,各类慢性胃炎(浅表、萎缩性、糜烂性等),胃酸过多,胃痉挛等。

11. 复方铝酸铋片(胶囊、颗粒) Compound Bismuth Aluminate Tablets

【适应证】用于缓解胃酸过多引起的胃痛,胃灼热感,泛酸,慢性胃炎。

12. 复方胃膜素片 Compound Gastric Muicn Tablets

【适应证】主要用于慢性胃炎及缓解胃酸过多引起的胃痛、胃灼热感(烧心)、反酸。

13. 复方氢氧化铝片 Compound Aluminium Hydroxide Tablets

见本章"32. 胃、十二指肠溃疡"。

14. 复方碱式硝酸铋片 Compound Bismuth Subnitrate Tablets

【适应证】用于缓解胃酸过多引起的胃烧灼感、胃痛及慢性胃炎。

15. 复方甘铋镁片 Compound Glycyrrhiza, Bismuth and Magnesium Tablets

【适应证】用于胃酸过多,胃痛,慢性胃炎。

16. 铋镁碳酸氢钠片 Bismuth, Magnesium and Sodium Bicarbonate Tablets

【适应证】用于缓解胃酸过多引起的胃痛,胃烧灼感、泛酸,慢性胃炎。

17. 碱式碳酸铋片 Bismuth Subcarbonate Tablets

见本章"42. 伤寒和副伤寒"。

18. 羔羊胃提取物维 B_{12} 胶囊 Lamb'sTripeExtract and Vitamin B_{12} Capsule

【适应证】用于慢性胃炎所致的上腹部不适,胀满,食欲不振等。对婴儿吐奶和消化不良性腹泻有良好效果。

19. 胶体酒石酸铋胶囊 Colloidal Bismuth Tartrate Capsules

见本章"37. 结肠炎"。

20. 甘羟铝片 Dihydroxyaluminium Aminoacetate Tablets

【适应证】用于胃及十二指肠溃疡、慢性浅表性胃炎。

21. 硫糖铝片(分散片、咀嚼片、胶囊、颗粒、混悬液、混悬凝胶) Sucralfate Tablets

【适应证】用于胃、十二指肠溃疡及胃炎。

22. 亮菌甲素 ArmillarisinA

【适应证】用于急性胆囊炎,慢性胆囊炎发作,其他胆道疾病并发急性感染及慢性浅表性胃炎,慢性浅表性萎缩性胃炎。

23. 镁加铝咀嚼片 Magaldrate Chewable Tablets

见本章"45. 食管炎"。

24. 马来酸伊索拉定 Irsogladine Maleate

【适应证】胃溃疡,也可用于急性胃炎或慢性胃炎急性加重期时胃黏膜损伤的改善。

25. 吉法酯 Gefarnate

【适应证】用于胃及十二指肠溃疡,急慢性胃炎,胃酸过多,胃灼热感,腹胀,消化不良,空肠溃疡及痉挛。

26. 米索前列醇 Misoprostol

见第十二章"154. 引产和终止妊娠"。

27. 丙谷胺 Proglumide

【适应证】用于胃和十二指肠溃疡,慢性浅表性胃炎,十二指肠球炎。

28. 枸橼酸铋雷尼替丁 Ranitidine Bismuth Citrate

见本章"32. 胃、十二指肠溃疡"。

29. 熊去氧胆酸 Ursodeoxycholic Acid

见本章"54. 胆结石"。

30. 生长抑素 Somatostatin

见本章"57. 胰腺炎"。

31. 甲硝唑 Metronidazole

见第一章"10. 肺脓肿"。

32. 替硝唑 Tinidazole

见本章"38. 痢疾"。

33. 呋喃唑酮 Furazolidone

见本章"33. 幽门螺杆菌感染"。

34. 注射用盐酸奈福泮 Nefopam Hydrochloride for Injection

【适应证】本品为一种新型的非麻醉性镇痛药,兼有轻度的解热和肌松作用。对中、重度疼痛有效。主要用于术后止痛、癌症痛、急性外伤痛。亦用于急性胃炎、胆道蛔虫症、输尿管结石等内脏平滑肌绞痛。

35. 多潘立酮 Domperidone

见本章"45. 食管炎"。

36. 奥替溴铵 Otilonium Bromide

见本章"36. 肠易激综合征"。

37. 复方颠茄氢氧化铝片(散) Compound Belladonna and Aluminium Hydroxide Tablets

【适应证】用于胃痛、胃胀、反酸、呕吐。

38. 海藻酸铝镁颗粒 Aluminium Hydroxide, Alginic Acid and Magnesium Trisilicate Granules

【适应证】用于反流性食管炎、胆汁反流性胃炎。

39. 碳酸钙甘氨酸胶囊 Calcium Carbonate and Glycine Capsules

【适应证】主要用于因胃酸分泌过多引起的胃烧灼感,泛酸及胃痛和胃肠胀气。

二、中药

(一)急性胃炎用中药

1. 颠茄片(酊、流浸膏)

【处方组成】颠茄浸膏

【功能主治】抗胆碱药,缓解胃肠道平滑肌痉挛性疼痛。用于胃及十二指肠溃疡,胃肠道、肾、胆绞痛等。

【用法用量】口服。①颠茄片:成人一次10mg,一日3次。必要时4小时可重复一次。②颠茄酊:一次0.3~1.0ml,极量一次1.5ml,一日3次。

【使用注意】青光眼患者禁用。

2. 胃力片(胶囊)

【处方组成】半夏(姜制)、木香、枳实(制)、大黄、龙胆

【功能主治】行气止痛,和胃利胆,消积导滞,通腑降浊。用于饮食不节,痰浊中阻,痞满呕吐,胃脘胁肋疼痛,食欲不振,大便秘结;急性胃炎,胆囊炎属上述证候者。

【用法用量】口服。一次2~3片,一日3次。

【使用注意】孕妇慎用。

3. 胃肠宁片(颗粒)

【处方组成】布渣叶、辣蓼、番石榴叶、火炭母、功劳木

【功能主治】清热祛湿,健胃止泻。用于急性胃肠炎,小儿消化不良。

【用法用量】口服。一次6片,一日3次;小儿酌减。

4. 胃康灵胶囊(丸、片、颗粒)

【处方组成】白芍、白及、三七、甘草、茯苓、延胡索、海螵蛸、颠茄浸膏

【功能主治】柔肝和胃,散瘀止血,缓急止痛,去腐生新。用于肝胃不和、瘀血阻络所致的胃脘疼痛、连及两胁、嗳气、泛酸;急、慢性胃炎,胃、十二指肠溃疡,胃出血见上述证候者。

【用法用量】口服。一次4粒,一日3次。饭后服用。

5. 清胰利胆颗粒(丸)

【处方组成】牡蛎、姜黄、金银花、柴胡、大黄、延胡索(醋制)、牡丹皮、赤芍。

【功能主治】行气解郁,活血止痛,疏肝利胆,解毒通便。用于急性胰腺炎,急性胃炎等症。

【用法用量】开水冲服。一次13g,一日2~3次。

6. 养胃宁胶囊

【处方组成】当归、水红花子(炒)、香附(醋)、香橼、土木香、豆蔻、草豆蔻、人参、五灵脂、甘草(蜜炙)、莱菔子(炒)、大黄。

【功能主治】调中养胃,理气止痛。用于急、慢性胃炎,溃疡病,胃神经官能症。

【用法用量】口服。一次6粒,一日2~3次。

【使用注意】孕妇禁用。

7. 气滞胃痛颗粒(片、胶囊)

【处方组成】柴胡、延胡索(炙)、枳壳、香附(炙)、白芍、炙甘草

【功能主治】舒肝理气,和胃止痛。用于肝郁气滞,胸痞胀满,胃脘疼痛。

【用法用量】开水冲服。一次5g,一日3次。

【使用注意】孕妇慎用。

8. 十三味青兰散

【处方组成】甘青青兰、川木香、余甘子、石榴子、巴夏嘎、绿绒蒿、矮紫堇、酸藤果、豆蔻、荜茇、干姜、芫荽果等十三味。

【功能主治】理气健胃,消炎止痛。用于“培根木布”病引起的胃肠溃疡绞痛,脘腹胀痛,急、慢性胃炎。

【用法用量】口服。一次1g,一日2次。

【使用注意】孕妇禁用。

(二)慢性胃炎用中药

1. 三九胃泰颗粒(胶囊)

【处方组成】三桠苦、九里香、两面针、木香、黄芩、茯苓、地黄、白芍。

【功能主治】消炎止痛,理气健胃。用于浅表性胃炎,糜烂性胃炎。

【用法用量】开水冲服。一次1袋,一日2次。

【使用注意】胃寒患者慎用。

2. 复方陈香胃片

【处方组成】陈皮、木香、石菖蒲、大黄、碳酸氢钠、重质碳酸镁、氢氧化铝

【功能主治】行气和胃,制酸止痛。用于脾胃气滞所致的胃脘疼痛、脘腹痞满、嗳气吞酸;胃及十二指肠溃疡、慢性胃炎见上述证候者。

【用法用量】口服。一次4片(片重0.28g);一次2片(片重0.56g),一日3次。

【使用注意】孕妇慎用。

3. 养胃舒胶囊(软胶囊、颗粒、片)

【处方组成】党参、陈皮、黄精(蒸)、山药、干姜、菟丝子、白术(炒)、玄参、乌梅、山楂、北沙参

【功能主治】扶正固本,滋阴养胃,调理中焦,行气消导。用于慢性萎缩性胃炎,慢性胃炎所引起的胃脘热胀痛,手足心热,口干,口苦,纳差,消瘦等症。

【用法用量】口服。一次3粒,一日2次。

4. 温胃舒胶囊(片、泡腾片、颗粒)

【处方组成】党参、附片(黑顺片)、炙黄芪、肉桂、山药、肉苁蓉(酒蒸)、白术(清炒)、南山楂(炒)、乌梅、砂仁、陈皮、补骨脂。

【功能主治】温中养胃,行气止痛。用于中焦虚寒所致的胃痛,症见胃脘冷痛,腹胀嗳气,纳差食少,畏寒无力;慢性萎缩性胃炎,浅表性胃炎见上述证候者。

【用法用量】口服。一次3粒,一日2次。

【使用注意】胃大出血时禁用。

5. 胃脘舒颗粒(片)

【处方组成】党参、白芍、山楂(炭)、陈皮、甘草、醋延

胡索

【功能主治】益气阴，健脾胃，消痞满。用于脾虚气滞所致的胃脘痞满，嗳气纳差，时有隐痛；萎缩性胃炎见上述证候者。

【用法用量】开水冲服。一次7g，一日2次，或遵医嘱。

【使用注意】孕妇慎用。

6. 虚寒胃痛颗粒（胶囊）

【处方组成】炙黄芪、炙甘草、桂枝、党参、白芍、高良姜、大枣、干姜

【功能主治】益气健脾，温胃止痛。用于脾虚胃弱所致的胃痛，症见胃脘隐痛，喜温喜按，遇冷或空腹加重；十二指肠球部溃疡，慢性萎缩性胃炎见上述证候者。

【用法用量】开水冲服。一次1袋，一日3次。

7. 胃乃安胶囊

【处方组成】黄芪、三七、红参、珍珠层粉、人工牛黄

【功能主治】补气健脾，活血止痛。用于脾胃气虚，瘀血阻滞所致的胃痛，症见胃脘隐痛或刺痛，纳呆食少；慢性胃炎，胃及十二指肠溃疡见上述证候者。

【用法用量】口服。一次4粒，一日3次。

【使用注意】孕妇慎用。

8. 胃得安片（胶囊）

【处方组成】白术、苍术、神曲、泽泻、川芎、海螵蛸、草豆蔻、莱菔子、陈皮（制）、瓜蒌、槟榔、甘草、马兰草、绿衣枳实、麦芽、姜半夏、茯苓、黄柏、山姜子、黄芩、干姜、香附（制）、厚朴、木香、紫河车

【功能主治】和胃止痛，健脾消食。用于慢性胃炎，胃溃疡，十二指肠溃疡等。

【用法用量】口服。一次5片，一日3～4次。

9. 胃苏颗粒（泡腾片）

【处方组成】紫苏梗、香附、陈皮、香橼、佛手、枳壳、槟榔、炒鸡内金

【功能主治】疏肝理气，和胃止痛。用于肝胃气滞所致的胃脘痛，症见胃脘胀痛，窜及两胁，得嗳气或矢气则舒，情绪郁怒则加重，胸闷食少，排便不畅，舌苔薄白，脉弦；慢性胃炎及消化性溃疡见上述证候者。

【用法用量】开水冲服。一次1袋，一日3次。15日为一个疗程，或遵医嘱。

10. 胃炎宁颗粒

【处方组成】檀香、木香（煨）、细辛、肉桂、赤小豆、鸡内金、甘草（蜜炙）、山楂、乌梅、薏苡仁（炒）

【功能主治】温中醒脾，和胃降逆，芳香化浊，消导化食。用于萎缩性胃炎，浅表性胃炎及其他胃炎，胃窦炎及伤食湿重引起的消化不良等症。

【用法用量】口服。一次15g，一日3次。

11. 丹桂香颗粒（胶囊）

【处方组成】炙黄芪、桂枝、吴茱萸、肉桂、细辛、桃仁、红花、当归、川芎、赤芍、丹参、牡丹皮、延胡索、片姜黄、三棱、莪术、水蛭、木香、枳壳、乌药、黄连、地黄、炙甘草

【功能主治】益气温胃，散寒行气，活血止痛。用于脾胃虚寒，气滞血瘀所致的胃脘痞满疼痛，食少纳差，嗳气，嘈杂，腹胀；慢性萎缩性胃炎见上述证候者。

【用法用量】口服。一次1袋，一日3次，饭前半小时服用。

【使用注意】孕妇及月经过多者禁用。

12. 胃疡灵颗粒（胶囊）

【处方组成】黄芪、炙甘草、白芍、大枣、桂枝、生姜

【功能主治】温中益气，缓急止痛。用于脾胃虚寒、中气不足所致的胃痛，症见脘腹胀痛，喜温喜按，食少乏力，舌淡脉弱；胃及十二指肠溃疡，慢性胃炎见上述证候者。

【用法用量】开水冲服。一次20g，一日3次。

13. 复方田七胃痛胶囊（片）

【处方组成】三七、延胡索、香附、吴茱萸、瓦楞子、枯矾、甘草、白芍、白及、川楝子、氧化镁、碳酸氢钠、颠茄流浸膏

【功能主治】制酸止痛，理气化瘀，温中健脾，收敛止血。用于胃酸过多，胃脘痛，胃溃疡，十二指肠球部溃疡及慢性胃炎。

【用法用量】口服。一次3～4粒，一日3次。维持用量：症状消失后，持续用药15日，一次2粒，一日2次。

【使用注意】孕妇及月经过多者禁用。

14. 胃尔宁片

【处方组成】党参、厚朴、法半夏、天花粉、海螵蛸、木香、马钱子粉

【功能主治】健脾化湿，理气止痛。用于脾虚气滞引起的胃脘胀痛，嗳气吞酸，纳差乏力，舌淡苔白，脉沉细滑；慢性胃炎见上述证候者。

【用法用量】口服。一次4片，一日3次。

【使用注意】孕妇禁用。

15. 猴头健胃灵胶囊（片）

【处方组成】猴头菌培养物物、海螵蛸、醋延胡索、酒白芍、醋香附、甘草

【功能主治】舒肝和胃，理气止痛。用于肝胃不和，胃脘胁肋胀痛，呕吐吞酸；慢性胃炎，胃及十二指肠溃疡见上述证候者。

【用法用量】口服。一次4粒，一日3次；或遵医嘱。

16. 快胃片

【处方组成】海螵蛸、枯矾、醋延胡索、白及、甘草

【功能主治】制酸和胃，收敛止痛。用于肝胃不和所致的胃脘疼痛，呕吐泛酸，纳食减少；浅表性胃炎，胃及十二指肠溃疡，胃窦炎见上述证候者。

【用法用量】口服。薄膜衣片（片重0.35g）一次6片，11～15岁一次4片；薄膜衣片（片重0.7g）一次3片，11～15岁一次2片；一日3次，饭前1～2小时服。

17. 安中片

【处方组成】桂枝、醋延胡索、煅牡蛎、小茴香、砂仁、高良

姜、甘草

【功能主治】温中散寒,理气止痛,和胃止呕。用于阳虚胃寒所致的胃痛,症见胃痛绵绵,畏寒喜暖,泛吐清水,神疲肢冷;慢性胃炎,胃及十二指肠溃疡见上述证候者。

【用法用量】口服。一次4~6片,儿童一次2~3片;一日3次。薄膜衣片:一次2~3片,儿童一次1~1.5片;一日3次。或遵医嘱。

【使用注意】急性胃炎,出血性溃疡禁用。

18. 摩罗丹

【处方组成】百合、茯苓、玄参、乌药、泽泻、麦冬、当归、白术(麸炒)、茵陈、白芍、石斛、九节菖蒲、川芎、三七、地榆、延胡索(醋炙)、蒲黄、鸡内金(炒香)

【功能主治】和胃降逆,健脾消胀,通络定痛。用于慢性萎缩性胃炎及胃痛,胀满,痞闷,纳呆,嗳气,烧心等症。

【用法用量】口服。大蜜丸一次1~2丸,小蜜丸一次55~110粒,一日3次,饭前用米汤或温开水送下;或遵医嘱。

【使用注意】孕妇慎用。

19. 安胃片(胶囊、颗粒)

【处方组成】醋延胡索、枯矾、海螵蛸(去壳)

【功能主治】行气活血,制酸止痛。用于气滞血瘀所致的胃脘刺痛,吞酸嗳气,脘闷不舒;胃及十二指肠溃疡,慢性胃炎见上述证候者。

【用法用量】口服。一次5~7片,一日3~4次。

20. 胃康胶囊

【处方组成】白及、海螵蛸、香附、黄芪、白芍、三七、鸡内金、鸡蛋壳(炒焦)、乳香、没药、百草霜

【功能主治】行气健胃,化瘀止血,制酸止痛。用于气滞血瘀所致的胃脘疼痛,痛处固定,吞酸嘈杂,或见吐血,黑便;胃及十二指肠溃疡,慢性胃炎,上消化道出血见上述证候者。

【用法用量】口服。一次2~4粒,一日3次。

【使用注意】孕妇慎用。

21. 荜铃胃痛颗粒

【处方组成】荜澄茄、川楝子、醋延胡索、酒大黄、黄连、吴茱萸、醋香附、香橼、佛手、海螵蛸、煅瓦楞子

【功能主治】行气活血,和胃止痛。用于气滞血瘀所致的胃脘痛;慢性胃炎见有上述证候者。

【用法用量】开水冲服。一次5g,一日3次。

【使用注意】孕妇慎用。

22. 胃力康颗粒

【处方组成】醋柴胡、赤芍、枳壳(麸炒)、木香、丹参、延胡索、莪术、黄连、吴茱萸、酒大黄、党参、甘草。

【功能主治】行气活血,泄热和胃。用于气滞血瘀兼肝胃郁热所致的胃脘疼痛,胀闷,灼热,嗳气泛酸,烦躁易怒,口干口苦;慢性浅表性胃炎,消化性溃疡见上述证候者。

【用法用量】口服。一次10g,一日3次,6周为一疗程。

【使用注意】孕妇、脾虚便溏及糖尿病患者禁用。

23. 胃尔康片

【处方组成】党参、天花粉、乌梅、木香、山楂、五味子、马钱子粉。

【功能主治】益气养阴,和胃通络。用于脾胃阴虚所致的胃脘灼痛,嘈杂嗳气,口干纳少,舌红少苔,脉细;慢性浅表性胃炎,慢性萎缩性胃炎见上述证候者。

【用法用量】口服。一次3片,第一周一日4次,第二周起一日3次,疗程8周。

【使用注意】孕妇禁用。

24. 养胃颗粒

【处方组成】炙黄芪、党参、白芍、甘草、陈皮、香附、乌梅、山药

【功能主治】养胃健脾,理气和中。用于脾虚气滞所致的胃痛,症见胃脘不舒,胀满疼痛,嗳气食少;慢性萎缩性胃炎见上述证候者。

【用法用量】开水冲服。一次1袋,一日3次。

25. 胃乐新颗粒(胶囊)

【处方组成】猴头菌

【功能主治】养阴和胃。用于胃阴不足,胃气失和所致的胃脘疼痛或痞塞不适、纳少腹胀或大便潜血;慢性萎缩性胃炎,胃及十二指肠球部溃疡,结肠炎,消化不良见上述证候者。

【用法用量】开水冲服。一次5g,一日3次。

26. 胃安胶囊

【处方组成】石斛、黄柏、南沙参、山楂、枳壳(炒)、黄精、甘草、白芍

【功能主治】养阴益胃,补脾消炎,行气止痛。用于萎缩性胃炎,出现胃脘嘈杂,上腹隐痛,咽干口燥,舌红少津,脉细数等胃阴虚证候者。

【用法用量】饭后2小时服用。一次8粒,一日3次。

27. 香砂养胃丸(胶囊、软胶囊、颗粒、口服液、乳剂)

【处方组成】木香、砂仁、白术、陈皮、茯苓、半夏(制)、醋香附、枳实(炒)、豆蔻(去壳)、姜厚朴、广藿香、甘草

【功能主治】温中和胃。用于胃阳不足,湿阻气滞所致的胃痛、痞满,症见胃痛隐隐,脘闷不舒,呕吐酸水,嘈杂不适,不思饮食,四肢倦怠。

【用法用量】口服。一次9g,一日2次。

28. 猴头菌片

【处方组成】猴头菌丝体

【功能主治】益气养血,扶正培本。用于气血病症引起的胃溃疡,十二指肠溃疡,慢性胃炎,萎缩性胃炎等。

【用法用量】口服。一次3~4片,一日3次。

(三)胃痛用中药

1. 胃痛丸(片)

【处方组成】沉香、木香、丁香、醋乳香、姜半夏、醋香附、枳壳(麸炒)、醋延胡索、醋五灵脂、当归、红花、六神曲(炒)、砂仁、豆蔻、猪牙皂、乌药、高良姜、肉桂

【功能主治】舒肝和胃，理气止痛。用于胃部疼痛，肝郁气滞，胸胁胀满，恶心呕吐。

【用法用量】姜水、红糖水或温开水送服，一次60粒，一日2次。

【使用注意】孕妇禁用。

2. 元胡胃舒胶囊(片)

【处方组成】阿魏、海螵蛸、鸡内金(炒)、决明子、木香、醋延胡索、醋香附

【功能主治】舒肝和胃，制酸止痛。用于肝胃不和所致的胃痛，痞满，纳差，泛酸，恶心，呕吐。

【用法用量】口服。一次2~4粒，一日3次。

【使用注意】孕妇禁用。

3. 香药胃安片(胶囊)

【处方组成】乳香(制)、没药(制)、莪术、红花、苏术、木香、乌药、青皮、枳壳、肉桂、当归、五加皮、地黄、栀子、赤芍、蒲黄(炭)、血竭、广陈皮、五灵脂。

【功能主治】活血化瘀，理气止痛。用于气滞血瘀所致的胃脘痛，症见胃脘胀痛或刺痛，两胁胀闷，嘈杂，吞酸及消化性溃疡见上述证候者。

【用法用量】口服。一次3片，一日2次。8周为一疗程，或遵医嘱。

【使用注意】孕妇、月经过多的妇女禁用。

4. 良附丸(软胶囊)

【处方组成】高良姜、醋香附

【功能主治】温胃理气。用于寒凝气滞，脘痛吐酸，胸腹胀满。

【用法用量】口服。一次3~6g，一日2次。

5. 仲景胃灵丸(片、胶囊)

【处方组成】肉桂、延胡索、牡蛎、小茴香、砂仁、高良姜、白芍、炙甘草

【功能主治】温中散寒，健胃止痛。用于脾胃虚弱，食欲不振，寒凝胃痛，脘腹胀满，呕吐酸水或清水。

【用法用量】口服。一次1.2g，一日3次；儿童酌减。

6. 安胃止痛散(片、胶囊)

【处方组成】海螵蛸、小茴香、珍珠母、肉桂、干姜、山柰、大黄、丁香、陈皮(制)、花椒、薄荷脑、甘草

【功能主治】和胃制酸，理气止痛。用于胃气不和引起的胃脘胀闷疼痛，反胃吞酸。

【用法用量】口服。一次1.5g，一日3次。

【使用注意】孕妇禁用。

7. 胃得康片(胶囊)

【处方组成】延胡索(醋制)、佛手、鸡骨香、白及、枯矾、石菖蒲

【功能主治】行气止痛。用于气滞所致的胃痛。

【用法用量】口服。一次4片，一日3次。

【使用注意】孕妇、哺乳期妇女禁用。

8. 胃舒宁颗粒(片、胶囊)

【处方组成】甘草、海螵蛸、白芍、白术、延胡索、党参

【功能主治】补气健脾，制酸止痛。用于脾胃气虚，肝胃不和所致的胃脘疼痛，喜温喜按，泛吐酸水；胃及十二指肠溃疡见上述证候者。

【用法用量】开水冲服。一次1袋，一日3次。

9. 复方元胡止痛片(胶囊)

【处方组成】醋延胡索、醋香附、川楝子、徐长卿

【功能主治】疏气止痛。用于肝胃气痛，胃脘胀痛，胸肋痛，月经痛。

【用法用量】口服。一次2~4片，一日3次。

10. 复方胃宁片(胶囊)

【处方组成】延胡索、猴头菌粉、海螵蛸

【功能主治】理气止痛，制酸。用于肝胃不和，胃脘疼痛，吞酸嗳气。

【用法用量】口服。一次4~5片，一日3次；儿童用量酌减或遵医嘱。

11. 养阴清胃颗粒

【处方组成】石斛、知母、黄连、苦参、茯苓、白术、黄芪、白及、马齿苋、枳壳、威灵仙、地榆、射干、连翘

【功能主治】养阴清胃，健脾和中。用于郁热蕴温、伤及气阴所致的胃痛，症见胃脘痞满或疼痛，胃灼热感，恶心呕吐，泛酸呕苦，口臭不爽，便干；慢性萎缩性胃炎见上述证候者。

【用法用量】饭前30分钟开水冲服。一次15g，一日2次；10周为一疗程。

12. 阴虚胃痛颗粒(片、胶囊)

【处方组成】北沙参、麦冬、石斛、川楝子、玉竹、白芍、炙甘草

【功能主治】养阴益胃，缓急止痛。用于胃阴不足所致的胃脘隐隐灼痛，口干舌燥，纳呆干呕；慢性胃炎，消化性溃疡见上述证候者。

【用法用量】开水冲服。一次10g，一日3次。

13. 胃痛定胶囊

【处方组成】沉香、丁香、木香、人参、豆蔻、白胡椒、高良姜、肉桂、巴豆霜、红花、枳壳、雄黄

【功能主治】舒气，化郁，逐寒止痛。用于胃寒痛，胃气痛，食积痛。

【用法用量】口服。一次1粒，一日2次；重症一次2粒。

【使用注意】孕妇禁用。

14. 复方胃痛胶囊

【处方组成】五香血藤、大果木姜子、徐长卿、吴茱萸、金果榄、拳参

【功能主治】行气活血，散寒止痛。用于寒凝气滞血瘀所致的胃脘刺痛，嗳气吞酸，食欲不振；浅表性胃炎及胃、十二指肠溃疡。

【用法用量】饭后服用。一次2~3粒，一日2次；或遵

医嘱。

【使用注意】肾脏病患者、孕妇、新生儿禁用。

15. 宽中老蔻丸

【处方组成】豆蔻、肉桂、丁香、当归、山楂(炒)、陈皮、莱菔子、木香、厚朴(姜制)、牵牛子(炒)、砂仁、醋莪术、姜半夏、醋三棱、枳壳(炒)、草果仁(炒)、槟榔(炒)、川芎、六神曲(炒)、白术(炒)、大黄(酒炒)、乌药、甘草、青皮(炒)

【功能主治】舒气开胃,化瘀止痛。用于寒凝气滞所致的胸脘胀闷,胃痛腹痛。

【用法用量】口服。一次1丸,一日2次。

【使用注意】孕妇禁用。

16. 清胃止痛微丸

【处方组成】黄连、白芍、地榆、白及、鸡内金

【功能主治】清胃泻火,柔肝止痛。用于胃脘痛(消化性溃疡,慢性浅表性胃炎)火郁证,症见胃脘灼痛拒按,口干苦,喜冷饮,烦躁易怒,泛酸,嘈杂,舌红,苔黄,脉弦数等。

【用法用量】口服。一次3.2g,一日3次,6周为一疗程,或遵医嘱。

【使用注意】孕妇慎用。

17. 东方胃药胶囊

【处方组成】柴胡、黄连、香附、白芍、法落海、枳实、大黄、延胡索、川芎、地黄、牡丹皮、吴茱萸、薤白、木香

【功能主治】舒肝和胃、理气活血、清热止痛,用于肝胃不和,瘀热阻络所致的胃脘疼痛,嗳气,吞酸,嘈杂,饮食不振,烦躁易怒,口干口苦等;胃溃疡、慢性浅表性胃炎见上述证候者。

【用法用量】口服。一次4粒,一日3次;或遵医嘱。

【使用注意】孕妇禁用。

18. 龙七胃康片

【处方组成】蛟龙木、七叶莲、陈皮、甘草、木香、氢氧化铝、氧化镁、次硝酸铋。

【功能主治】健脾,止血止痛,制酸,收敛。用于治胃痛,胃及十二指肠溃疡,慢性胃炎,属脾胃气虚证者。

【用法用量】口服。一次3片,一日3次。

19. 胃友新片

【处方组成】大黄、龙胆、生姜、马钱子、氢氧化铝。

【功能主治】泄热和胃,制酸止痛。用于肝胃郁热引起的胃脘灼痛、脘腹胀满、吞酸嘈杂、嗳气呃逆,口干口苦,恶心呕吐,大便干燥,舌红苔黄等症及消化性溃疡,慢性胃炎等见上述证候者。

【用法用量】口服。一次4~5片,一日3次;亦可嚼碎服用。

【使用注意】孕妇及脾胃虚寒者禁用。

20. 胃刻宁片(胶囊)

【处方组成】白屈菜、黄柏、海螵蛸、白矾(煅)、薄荷脑

【功能主治】和胃止痛,止酸消胀。用于胃溃疡,十二指肠溃疡,慢性胃炎所致的胃痛,嗳气,吐酸等症。

【用法用量】口服。一次4~6片,一日3次。

21. 复方猴头胶囊

【处方组成】猴头菇、硫糖铝、次硝酸铋、三硅酸镁

【功能主治】制酸和胃。用于改善胃溃疡,十二指肠溃疡及慢性胃炎引起的胃脘疼痛,嗳气,嘈杂,泛酸等症。

【用法用量】口服。一次4粒,一日3次,饭前30分钟服,28日为一疗程。

22. 丹桂香颗粒(胶囊)

【处方组成】炙黄芪、桂枝、吴茱萸、肉桂、细辛、桃仁、红花、当归、川芎、赤芍、丹参、牡丹皮、延胡索、片姜黄、三棱、莪术、水蛭、木香、枳壳、乌药、黄连、地黄、炙甘草

【功能主治】益气温胃,散寒行气,活血止痛。用于脾胃虚寒、气滞血瘀所致的胃脘痞满疼痛、食少纳差、嗳气嘈杂、腹胀;慢性萎缩性胃炎见上述证候者。

【用法用量】口服。一次1袋,一日3次,饭前半小时服用。

【使用注意】孕妇及月经过多者禁用。

附:用于胃炎的其他中药

1. 复方五指柑片(胶囊)

【功能主治】用于中毒性消化不良,急、慢性胃肠炎,痢疾,风热感冒。

2. 祛瘀益胃胶囊(片)

【功能主治】健脾和胃,化瘀止痛。用于脾虚气滞血瘀所致的胃脘痛及慢性浅表性胃炎见以上症状者。

3. 参梅健胃胶囊

【功能主治】养阴和胃。用于胃痛灼热,嘈杂似饥,口咽干燥,大便干结;浅表性胃炎,胃阴不足型慢性胃炎及各种胃部不适症。

4. 十五味黑药丸(胶囊)

【功能主治】散寒消食,破瘀消积。用于慢性肠胃炎,胃出血,胃冷痛,消化不良,食欲不振,呕吐泄泻,腹部有痞块及嗳气频作。

5. 金佛止痛丸

【功能主治】行气止痛,舒肝和胃,祛瘀。用于胃脘气痛,月经痛,慢性浅表性胃炎引起的疼痛。

6. 胃复春片(胶囊)

【功能主治】健脾益气,活血解毒。用于胃癌前期病变及胃癌手术后辅助治疗。

7. 健胃消炎颗粒

【功能主治】健脾和胃,理气活血。用于脾胃不和所致的上腹疼痛、痞满纳差以及慢性胃炎见上述证候者。

8. 胆胃康胶囊

见本章"50. 黄疸"。

9. 二十一味寒水石散

【功能主治】制酸,止痛。用于培根木布引起的呕吐酸

水，胃部刺痛，大便干燥。

10. 九味渣驯丸

【功能主治】清热解毒，活血凉血。用于胃中血热，胆热症，胃炎，胃出血，赤巴引起的热症。

11. 胃可安胶囊

【功能主治】温中醒脾，和胃降逆，行气止痛。用于脾胃虚寒气滞所致的脘腹冷痛，胸胁胀满，食欲不振；消化性溃疡病，慢性胃炎见上述症状者。

12. 香砂六君丸（片、合剂）

见本章“47. 消化不良与食欲不振”。

13. 胃乐胶囊

【功能主治】行气止痛。用于胃胀闷疼痛，嗳气泛酸，恶心呕吐，食少，疲乏无力，大便不畅；也可用于慢性浅表性胃炎见上述症状者。

14. 肝胃气痛片

【功能主治】健胃制酸。用于肝胃不和所致的胃胀反酸作痛，积食停滞，食欲不振。

15. 胃复宁胶囊

【功能主治】消食化积，止痛，制酸。用于胸腹胀满，食欲不振。

16. 胃痛宁片

【功能主治】清热燥湿，理气和胃，制酸止痛。用于湿热互结所致胃、十二指肠溃疡，胃炎。症见胃脘痉痛，胃酸过多，脘闷嗳气，泛酸嘈杂，食欲不振，大便秘结，小便短赤。

17. 陈香露白露片（胶囊）

【功能主治】健胃和中，理气止痛。用于胃溃疡，糜烂性胃炎，胃酸过多，急、慢性胃炎，肠胃神经官能症和十二指肠炎等。

18. 七味胃痛胶囊

【功能主治】温中行气，制酸止痛。用于寒凝气滞所致胃脘胀痛，遇寒加重，烧心吞酸，嗳气饱胀，恶心呕吐，食欲不振；浅表性胃炎见上述证候者。

19. 救必应胃痛片（胶囊）

【功能主治】健胃止痛。用于肝胃不和所致的胃脘痛；慢性浅表性胃炎见上述症状者。

20. 新健胃片

【功能主治】清热燥湿，制酸和胃。用于肝胃郁热所致的反胃吞酸，胃脘痞闷，消化不良。

21. 正胃片（胶囊）

【功能主治】清热凉血，健脾和胃，制酸止痛。用于胃热烧灼，脘腹刺痛，呕恶吞酸，食少倦怠，慢性胃炎、胃及十二指肠溃疡属上述症状者。

22. 沉香化气丸（片、胶囊）

见本章“44. 腹痛”。

23. 荆花胃康胶丸

见本章“32. 胃、十二指肠溃疡”。

24. 参苓健胃口服液

【功能主治】健脾化湿，理气和胃。用于脾虚，湿阻，气滞引起的胃痛、食少、纳呆、泛酸的辅助治疗。

25. 复胃散胶囊（片）

见本章“32. 胃、十二指肠溃疡”。

26. 参芪健胃颗粒

【功能主治】温中健脾，理气和胃。主治脾胃虚寒型胃脘胀痛，痞闷不适，喜热喜按，嗳气呃逆等症。

27. 健脾五味丸（布特格勒其-5）

【功能主治】健脾和胃，理气镇痛。用于“赫依协日”、“宝日”、“巴达干”病引起的胃脘胀满，上腹疼痛等症。

28. 潞党参膏滋

【功能主治】补中益气，健脾益肺。用于脾肺虚弱，气短心悸，食少便溏，虚喘咳嗽。主治脾虚型小儿泄泻，贫血，慢性胃炎。

29. 九气心痛丸

【功能主治】理气，散寒，止痛。用于胃脘疼痛，两胁胀痛，癥瘕积聚。

30. 和中理脾丸

见本章“43. 腹泻”。

31. 脾胃舒丸

【功能主治】疏肝理气，健脾和胃，消积化食。用于消化不良，不思饮食，胃脘嘈杂，腹胀肠鸣，恶心呕吐，大便溏泻，胁肋胀痛，急躁易怒，头晕乏力，失眠多梦等症。对慢性胃炎，慢性肝炎，早期肝硬化出现上述证候者有效。

32. 健胃宽胸丸

【功能主治】健胃宽胸，除湿化痰。用于胸腹胀满，气滞不舒，脾胃不和，痰饮湿盛。

33. 暖胃舒乐片（胶囊、颗粒）

【功能主治】温中补虚，调和肝脾，行气活血，止痛生肌。用于脾胃虚寒及肝脾不和型慢性胃炎，症见脘腹疼痛，腹胀喜温，泛酸嗳气。

34. 八味和胃口服液

【功能主治】养阴和胃，理气止痛。适用于胃阴虚证所致的胃中嘈杂，胃脘隐痛，口燥咽干，大便干结。

35. 胃乐宁片

【功能主治】养阴和胃。用于胃脘疼痛，痞满，腹胀及胃、十二指肠溃疡，慢性萎缩性胃炎等症。

36. 胃泰和胶囊

【功能主治】健脾益气，疏肝和胃，温中散寒，理气止痛。适用于气滞虚寒型胃脘痛。

37. 七味解痛口服液

【功能主治】行气活血，调经止痛。适用于由气滞血瘀证引起的胃脘痛，原发性痛经症状的缓解。

38. 海洋胃药

见本章“32. 胃、十二指肠溃疡”。

39. 香元和胃颗粒

【功能主治】健脾和胃，理气止痛。用于胃痛气滞证引起的胃脘胀痛，食欲不振。

40. 胃肠健胶囊

【功能主治】温中散寒，行气和胃。适用于脾胃虚寒所致的胃脘疼痛，纳少腹胀，少气懒言，便溏。

41. 胃舒欣颗粒

【功能主治】养阴清热，和胃止痛。用于胃热阴伤所致的胃脘疼痛，嗳气吞酸。

42. 胃泰胶囊

【功能主治】温中和胃，行气止痛。用于脾胃虚弱，寒凝气滞所致的胃脘冷痛。

43. 温胃降逆颗粒

【功能主治】温中散寒，缓急止痛。用于胃寒所致的胃脘疼痛，食欲不振，恶心呕吐；慢性浅表性胃炎见上述证候者。

44. 香砂参术茶

【功能主治】益气健脾，理气止痛。用于脾胃气虚所致的胃痛绵绵，乏力，纳差腹胀，便溏的辅助治疗。

45. 消痞和胃胶囊

【功能主治】理气和胃，消痞止痛。用于脾胃气滞所致的胃脘灼热胀痛，泛吐酸水，痞满嘈杂。

46. 温胃止痛膏

【功能主治】健脾温阳，行气止痛。用于脾胃虚寒证所致的胃脘疼痛，腹胀，呃逆嗳气，形寒肢冷等症的辅助治疗。

47. 锁阳三味片

【功能主治】理气制酸，和胃止痛。用于胃酸分泌过多，泛酸，胃部不适或疼痛，消化不良。

48. 金莲胃舒片

【功能主治】舒肝和胃。用于肝胃不和兼胃热证所致的胃痛，反酸。

49. 香榆胃舒合剂

【功能主治】清热和胃，理气止痛。用于寒热错杂所致的胃脘疼痛，泛酸嗳气，口苦口臭，纳呆食少症状的改善。

50. 仙人掌胃康胶囊

【功能主治】清热养胃，行气止痛。用于胃热气滞所致的脘腹热痛，胸胁胀满，食欲不振，嗳气吞酸，以及慢性浅表性胃炎见上述证候者。

51. 心胃止痛胶囊

【功能主治】行气止痛。用于气滞血瘀所致的胃脘疼痛，嗳气吞酸，胀满及胸闷胸痛，心悸气短。

52. 制酸止痛胶囊

【功能主治】健脾行气，和胃止痛。用于脾虚气滞所致胃脘疼痛，腹胀胁痛，嗳气吞酸，及慢性浅表性胃炎见上述证候者。

53. 猴菇饮（片、口服液）

【功能主治】养胃和中。用于慢性浅表性胃炎引起的胃脘痛。

54. 元和正胃片

【功能主治】降逆和胃，制酸止痛。用于胃痛，脘腹胀满，饮食积滞，食欲不振，胃胀泛酸，消化不良。

55. 雪山胃宝丸（胶囊）

【功能主治】健胃消食，散寒止痛。用于脾胃虚弱，寒凝食滞所致的胃脘胀痛，饮食不消，以及慢性浅表性胃炎见上述证候者。

56. 甘海胃康胶囊（片）

【功能主治】健脾和胃，收敛止痛。用于脾虚气滞所致的胃脘痛，以及慢性浅表性胃炎见上述证候。

57. 九龙胃药胶囊

【功能主治】温胃散寒，理气止痛。用于寒邪客胃所致的胃脘痛；以及慢性浅表性胃炎见以上证候者。

58. 参柴颗粒（胶囊）

【功能主治】疏肝和胃。用于肝胃不和所致的脘、胁胀痛，呕吐泛酸，烦躁口苦，神疲纳差；慢性浅表性胃炎见有上述证候者。

59. 丹佛胃尔康颗粒

【功能主治】健脾和胃。用于慢性浅表性胃炎之脾胃虚弱证引起的胃脘痛，食少纳呆，食后胀满等症状。

60. 胃乐舒口服液

【功能主治】滋补强壮，健脾和中，化瘀止痛。用于脾虚胃痛，胃脘痛（胃炎，慢性萎缩性胃炎，胃及十二指肠溃疡）。

61. 野苏胶囊（颗粒）

【功能主治】理气调中，和胃止痛。用于气滞寒凝所致的胃脘疼痛、腹胀、嗳气等症。

62. 香砂和中丸

【功能主治】健脾燥湿，和中消食。用于脾胃不和，不思饮食，胸满腹胀，恶心呕吐，嗳气吞酸。

63. 益胃口服液（膏）

【功能主治】理气活血，和胃止痛。用于气滞血瘀，胃失和降，胃痛吞酸，呕恶食少；胃及十二指肠溃疡病及慢性胃炎见上述证候者。

64. 智托洁白丸（片）

【功能主治】清胃热，制酸，止咳。用于慢性胃炎，“培根木布”，胃痛，呕吐酸水，胸痛，咳嗽，音哑，胃部壅寒，呼吸不畅。

65. 胃复舒胶囊

【功能主治】理气消胀，清热和胃。用于寒热错杂所致的胃胀，痞满疼痛，嗳气吞酸，食欲减退；慢性浅表性胃炎见上述证候者。

66. 平胃丸（片）

【功能主治】燥湿健脾，宽胸消胀。用于脾胃湿盛，不思饮食，脘腹胀满，恶心呕吐，吞酸嗳气。

67. 双姜胃痛丸

【功能主治】理气止痛，和胃降逆。用于中焦气滞所致胃脘痞满胀痛，嗳气吞酸；慢性浅表性胃炎见上述证候者。

68. 复方春砂颗粒

见本章“47. 消化不良与食欲不振”。

69. 复方制金柑颗粒

【功能主治】舒肝理气，健胃镇痛。用于胃气痛，腹胀，嗳气及胸闷不舒。

70. 调胃丹

【功能主治】健胃宽中，疏肝顺气。用于胃酸胃寒，胸中胀满，倒饱嘈杂，胃口疼痛。

71. 调胃舒肝丸

【功能主治】舒肝和胃，解郁止痛。用于脾胃不和，肝郁不舒引起的胃脘刺痛，两胁胀满，嗳气吞酸，饮食无味。

72. 胃益胶囊

【功能主治】疏肝理气，和胃止痛，健脾消食。用于肝胃气滞，脘胁胀痛，食欲不振，嗳气呃逆。

73. 香砂平胃颗粒（丸）

见本章“46. 呕吐”。

74. 胃气痛片

【功能主治】理气，和胃，止痛。用于胃脘疼痛，胸腹胀满，呕吐酸水，消化不良。

75. 胃安宁片

【功能主治】制酸敛溃，解痉止痛。用于慢性胃炎，症见胃痛，泛酸。

76. 胃病丸

【功能主治】健脾化滞，理气止呕。用于脾胃虚弱，消化不良引起的胃脘疼痛，气逆胸满，倒饱嘈杂，嗳气吞酸，呕吐恶心，宿食停水，食欲不振，大便不调。

77. 胃可宁（片）

【功能主治】收敛，制酸、止痛。用于胃痛泛酸，胃及十二指肠溃疡。

78. 胃立康片

【功能主治】健胃和中，顺气化滞。用于消化不良，倒饱嘈杂，呕吐胀满，肠鸣泻下。

79. 天凤胃痛散

【功能主治】制酸，止痛。用于胃痛，胃溃疡，十二指肠溃疡，胃酸过多。

80. 乌甘散

【功能主治】制酸止痛。用于胃及十二指肠溃疡。

81. 舒肝健胃丸

【功能主治】疏肝开郁，导滞和中。用于肝胃不和引起的胃脘胀痛，胸胁满闷，呕吐吞酸，腹胀便秘。

82. 四方胃片（胶囊）

【功能主治】调肝和胃，制酸止痛。用于肝胃不和所致的胃脘疼痛，呕吐吞酸，食少便溏；消化不良，胃及十二指肠溃疡见上述证候者。

83. 温胃阿亚然及片

【功能主治】清除胃中异常黑胆质，消肿开胃。用于胃满疼痛，食欲减少。

84. 胃疼宁片

见本章“32. 胃、十二指肠溃疡”。

85. 胃炎康胶囊

【功能主治】疏肝和胃，缓急止痛。主治胃脘疼痛，呕恶泛酸，烧灼不适。用于十二指肠溃疡，胆汁反流性胃炎，慢性胃炎等具有以上症状者。

86. 胃舒片

【功能主治】清热和胃，制酸止痛。用于肝胃郁热引起的泛酸嘈杂，胃脘疼痛，口苦口干，腹胀。

87. 理气暖胃颗粒

【功能主治】用于由急、慢性胃炎，消化性溃疡等引起的胃脘胀痛或痛窜两胁，且喜温喜按，嗳气、食欲不振，泛酸，恶心呕吐，乏力，便秘或腹泻等症。

88. 益气和胃胶囊

【功能主治】健脾和胃，通络止痛。用于慢性非萎缩性胃炎、脾胃虚弱兼胃热瘀阻证，症见胃脘痞满胀痛，食少纳呆，大便溏薄，体倦乏力，舌淡苔薄黄，脉细。

89. 半夏和胃颗粒

【功能主治】和胃降逆，平调寒热。用于脾虚胃热所致的胃脘胀满，神疲乏力，胃纳减少，嗳气泛酸，口苦口干，大便溏或不爽；也可用于浅表性胃炎或消化性溃疡出现的上述证候者。

90. 延参健胃胶囊

【功能主治】健脾和胃，平调寒热，除痞止痛。用于治疗本虚标实、寒热错杂之慢性萎缩性胃炎，症见胃脘痞满，疼痛，纳差，嗳气，嘈杂，体倦乏力等。

91. 快胃舒肝丸

见本章“52. 肝硬化”。

92. 肠胃舒胶囊

见本章“44. 腹痛”。

93. 陇马陆胃药胶囊

【功能主治】健胃消食，制酸止痛。主要用于治疗胃炎。

94. 和胃降逆胶囊

【功能主治】活血理气，清热化瘀，和胃降逆。用于慢性浅表性胃炎，慢性萎缩性胃炎及伴有胆汁反流，肠腺上皮化生，非典型增生属气滞血瘀证者。

95. 金红片（颗粒）

【功能主治】疏肝解郁，理气活血，和胃止痛。用于慢性浅表性胃炎肝胃不和，症见胃脘胀痛，攻窜两肋，吞酸嗳气，苔白，脉弦等。

96. 砂连和胃胶囊

【功能主治】清热养阴，理气和胃。用于胃热阴伤，兼有气滞所致的胃脘疼痛，口臭，呃逆，胁痛。

97. 胃复片

【功能主治】理气活血，和胃止痛，生肌健脾。适用于脾胃不和、中焦气血阻滞所致的胃脘痛，腹胀，泛酸，嗳气，口苦等症。

98. 胃康宁胶囊

【功能主治】柔肝和胃，散瘀，缓解止痛。用于肝胃不和、瘀血阻络所致的胃脘疼痛连及两胁，嗳气，泛酸；慢性胃炎见上述证候者。

99. 胃痞消颗粒

【功能主治】益气养阴、化瘀解毒、行气止痛。用于慢性萎缩性胃炎，症见胃痛灼热、痞满嘈杂、乏力纳差、口干苦、大便干结等气阴两虚兼瘀热内结证。

100. 胃痛平糖浆

见第一章“5. 气管炎与支气管炎”。

101. 平溃散

见本章“32. 胃、十二指肠溃疡”。

102. 嗨诺愔秋齐胶囊

【功能主治】温中和胃，理气止痛。用于寒凝气滞所致的胃脘冷痛；慢性胃炎及十二指肠溃疡见上述证候者。

103. 云胃宁胶囊

【功能主治】温中散寒，解痉止痛。用于寒凝血瘀所致胃及十二指肠溃疡，慢性胃炎，胃痉挛所致的胃脘痛。

104. 胃灵颗粒

【功能主治】健胃和中，制酸，止痛。用于慢性浅表性胃炎引起的胃脘痛，泛酸。

105. 珍黄胃片

【功能主治】芳香健胃，行气止痛，止血生肌。用于气滞血瘀、湿浊中阻所致的胃脘胀痛，纳差吞酸；慢性胃炎见上述证候者。

106. 连苏胶囊

【功能主治】理气调中，和胃止痛。用于气滞寒凝所致的胃脘疼痛，腹胀，嗳气等症。

107. 溃疡颗粒

【功能主治】健胃、消炎、止痛；用于胃溃疡，十二指肠溃疡，急、慢性胃炎。

32. 胃、十二指肠溃疡

〔基本概述〕

胃溃疡和十二指肠溃疡是指胃肠道黏膜在胃酸和胃蛋白酶等的腐蚀作用下发生的溃疡，其深度达到或穿透黏膜肌层。胃、十二指肠溃疡是常见的消化性溃疡，有时简称为溃疡病。

胃溃疡好发于中老年人，十二指肠溃疡则以中青年人为主。男性患消化性溃疡的比例高于女性。和胃溃疡相比，患十二指肠溃疡的人更多，约为胃溃疡的3倍。

溃疡的形成有各种因素，胃酸分泌过多、幽门螺杆菌(Hp)感染和胃黏膜保护作用减弱等因素是引起消化性溃疡的主要环节。胃排空延缓和胆汁反流、胃肠肽的作用、遗传因素、药物因素、环境因素和精神因素等，都和消化性溃疡的发生有关。

溃疡病以反复发作的节律性上腹痛为临床特点，常伴有嗳气、反酸、灼热、嘈杂等感觉，少数患者可表现为上腹不适等消化不良症状，极少数则以呕血、黑便、急性穿孔等为首发症状。

典型的胃及十二指肠溃疡多有长期、慢性、周期性、节律性上腹痛，与饮食密切相关。十二指肠溃疡多有饥饿痛及夜间痛，进食可缓解；而胃溃疡则为进食后痛。胃溃疡的疼痛部位多位于上腹正中及左上腹，而十二指肠溃疡则位于右上腹，当溃疡位于后壁时，可表现为背部痛，上消化道出血(呕血、黑便)及胃穿孔为其合并症。

消化性溃疡疼痛的节律性表现为：十二指肠溃疡疼痛多在餐后2～3小时出现，持续至下次进餐或服用抗酸药后完全缓解。胃溃疡疼痛多在餐后半小时出现，持续1～2小时逐渐消失，直至下次进餐后重复上述规律。十二指肠溃疡可出现夜间疼痛。疼痛的周期性表现为：大多数患者反复发作，持续数天至数月后继以较长时间的缓解，病程中发作期与缓解期交替。

溃疡病属于中医学的“胃脘痛”“肝胃气痛”“心痛”“吞酸”等范畴。民间多称为“心口痛”“胃气痛”“胃痛”“饥饱痨”等。在类证中分寒证、热证、气阴两虚、气陷等，但仍多属虚证，表现为久病体弱，痛喜温按，得食可缓，食少便溏，神疲乏力，面色无华，舌质淡，苔厚腻或滑白，脉弱。治则以调中和胃、益气生津、滋阴升阳、健脾为主，随症加减。

〔治疗原则〕

消化性溃疡确诊后一般采取综合性治疗，目的是缓解临床症状，促进溃疡愈合，防止溃疡复发，减少并发症。无并发症的消化性溃疡患者首先采用内科治疗，包括休息、减少精神应激、消除有害环境因素、药物治疗等。近年来，随着强效抑制胃酸分泌的 H_2 受体阻断剂和胃黏膜保护剂等药物的开发应用，消化性溃疡的治愈率已经明显增加。

一般药物治疗主要包括降低胃酸药、黏膜保护药、胃肠动力药、质子泵抑制药等。常用的制酸药有复方氢氧化铝等；H_2 受体拮抗药有雷尼替丁、法莫替丁、西咪替丁等；质子泵抑制药有奥美拉唑、兰索拉唑等；黏膜保护药有枸橼酸铋钾等。

对存在感染幽门螺杆菌的溃疡患者，预防溃疡复发和并发症的第一步是给予根除幽门螺杆菌治疗。根除治疗的方案有如下几种：①奥美拉唑＋阿莫西林＋甲硝唑；②奥美拉唑＋枸橼酸铋钾＋阿莫西林＋甲硝唑；③奥美拉唑＋枸橼酸铋钾＋左氧氟沙星＋甲硝唑；④奥美拉唑＋枸橼酸铋钾＋阿莫西林＋左氧氟沙星；⑤奥美拉唑＋枸橼酸铋钾＋阿莫西林＋克拉霉素。各方案均为疗程7～14天(对于耐药严重的病例，可考虑疗程14天，但不要超过14天)。

对于内科治疗无效的顽固性溃疡或出现并发症的患者要考虑手术治疗。

近年来，NSAID(如阿司匹林、布洛芬等)相关的消化性溃疡逐渐增多，而且多无症状(15%～45%)，溃疡并发症发生率也高(1%～4%)。对于不能停用NSAID治疗者，首选质子泵抑制药治疗，也可使用 H_2 受体拮抗药或米索前列醇。

除 NSAID 相关的消化性溃疡外，几乎所有的十二指肠溃疡和大部分胃溃疡都与 Hp 感染有关，及时根除 Hp 对促进溃疡愈合、预防溃疡复发十分重要。

NSAID 和 Hp 是消化性溃疡发生的两个独立的危险因素，单纯根除 Hp 并不能减少 NSAID 相关溃疡的风险。但对有溃疡史的使用 NSAID 的患者还是推荐行 Hp 根除治疗，而且初次使用 NSAID 前根除 Hp 可降低 NSAID 溃疡的发生率。

胃溃疡属于慢性疾病，治愈后也容易复发，所以即使临床症状消除，仍需要注意饮食调理。中医学认为，慢性胃溃疡的常见证型有胃气不和、气阴亏虚、气血淤滞、肝木犯胃、脾胃湿热、脾胃虚寒等，根据证型不同，可以选取适当的中成药治疗。

〔用药精选〕

一、西药

1. 雷尼替丁 Ranitidine

本品为抗酸药及治疗消化性溃疡病药。为强效的 H_2 受体阻滞剂，抑制胃酸作用以摩尔计为西咪替丁的 5 ~ 12 倍，可抑制夜间和食物激发的胃液的分泌量和浓度。药效维持时间较长。

【适应证】用于胃及十二指肠溃疡、吻合口溃疡、应激性溃疡、反流性食管炎、胃泌素瘤、上消化道出血及其他高胃酸分泌疾病。

【不良反应】可见恶心、皮疹、便秘、乏力、头痛、头晕；偶见静脉注射后出现心动过缓；少见轻度肝功能损伤。长期服用可持续降低胃液酸度，利于胃内细菌繁殖。

【禁忌】对本品过敏、严重肾功能不全、苯丙酮尿症、急性间歇性血卟啉病患者禁用。

【孕妇及哺乳期妇女用药】孕妇及哺乳期妇女禁用。

【儿童用药】8 岁以下儿童禁用。

【老年用药】老年人的肝肾功能降低，为保证用药安全，剂量应进行调整。

【用法用量】①口服：a. 消化性溃疡急性期一次 150mg，一日 2 次，早、晚餐时服，或 300mg 睡前顿服，疗程 4 ~ 8 周，如需要可治疗 12 周。b. 维持治疗一日 150mg，夜间顿服，疗程 1 年以上。c. 反流性食管炎一次 150mg，一日 2 次，或 300mg 夜间顿服，疗程 8 ~ 12 周，中至重度食管炎可增加至一次 150mg，一日 4 次，疗程 12 周，维持治疗一次 150mg，一日 2 次。

②肌内注射、静脉注射、静脉滴注：请遵医嘱。

③严重肾功能损坏患者（肌酐清除率小于 50ml/min）：请遵医嘱。

【制剂】①盐酸雷尼替丁片（咀嚼片、泡腾片、胶囊、泡腾颗粒、糖浆、口服溶液、注射剂）；②盐酸雷尼替丁氯化钠注射液

2. 法莫替丁 Famotidine

本品为组胺 H_2 受体拮抗剂。对胃酸、胃蛋白酶分泌具有抑制作用。对动物实验性溃疡有一定保护作用。服药后约 1 小时起效，作用可维持 12 小时以上。

【适应证】用于胃及十二指肠溃疡、吻合口溃疡、反流性食管炎、上消化道出血（消化性溃疡、急性应激性溃疡、出血性胃炎所致）、胃泌素瘤。

【不良反应】少数患者可有口干、头晕、失眠、便秘、腹泻、皮疹、面部潮红。偶有白细胞减少、轻度转氨酶增高等。

【禁忌】对本品过敏、严重肾功能不全者禁用。

【孕妇及哺乳期妇女用药】妊娠及哺乳期妇女禁用。

【儿童用药】对小儿的安全性尚未确立。婴幼儿慎用。

【老年用药】由于老年患者肝肾功能低下或有潜在心脏疾病或患有高血压等，应根据老年患者的体质确定剂量，并慎用。

【用法用量】①口服：a. 活动性胃十二指肠溃疡一次 20mg，一日 2 次，早晚服用，或睡前一次服用 40mg，疗程 4 ~ 6 周。b. 十二指肠溃疡的维持治疗或预防复发一日 20mg，睡前顿服。c. 反流性食管炎 Ⅰ/Ⅱ 度一日 20mg，Ⅲ/Ⅳ 度一日 40mg，分 2 次于早晚餐后服用，疗程 4 ~ 8 周。

②静脉注射、静脉滴注：请遵医嘱。

③肾功能不全：应酌情减量或延长用药间隔时间。肌酐清除率≤30ml/min 时，可予一日 20mg，睡前顿服。

【制剂】①法莫替丁片（分散片、咀嚼片）、胶囊、颗粒、散、注射剂、葡萄糖注射液、氯化钠注射液；②法莫替丁钙镁咀嚼片

3. 西咪替丁 Cimetidine

本品为抗酸药及治疗消化性溃疡病药，有显著抑制胃酸分泌的作用，能明显抑制基础和夜间胃酸分泌，也能抑制由组胺、分肽胃泌素、胰岛素和食物等刺激引起的胃酸分泌，并使其酸度降低，对因化学刺激引起的腐蚀性胃炎有预防和保护作用，对应激性胃溃疡和上消化道出血也有明显疗效。

【适应证】用于胃及十二指肠溃疡、吻合口溃疡、应激性溃疡、反流性食管炎、胃泌素瘤、上消化道出血。

【不良反应】①常见腹泻、头晕、乏力、头痛和皮疹等。②本品有轻度抗雄性激素作用，用药剂量较大（1.6g/d 以上）时可引起男性乳房发育、女性溢乳、性欲减退、阳痿、精子计数减少等，停药后即可消失。③本品可通过血 ~ 脑脊液屏障，具有一定的神经毒性。偶见精神紊乱，多见于老年、幼儿、重病患者，停药后 48 小时内能恢复。在治疗酗酒者的胃肠道合并症时，可出现震颤性谵妄，酷似戒酒综合征。④罕见过敏反应、发热、关节痛、肌痛、粒细胞减少、血小板减少、间质性肾炎、肝脏毒性、心动过缓、心动过速等。

【禁忌】对本品过敏、严重肾功能不全、急性胰腺炎患者禁用。

【孕妇及哺乳期妇女用药】本品能通过胎盘屏障，能进入乳汁，孕妇和哺乳期妇女禁用。

【儿童用药】幼儿容易出现中枢神经系统毒性反应，应慎用。

【老年用药】本品经肾脏的清除率随年龄的增长而减少，因此，对老年患者应减少剂量，以防止中毒性精神错乱的发生。

【用法用量】①口服：a. 十二指肠溃疡或病理性高分泌状态一次 200～400mg，一日 2～4 次，或 800mg 睡前一次服用，疗程 4～6 周。b. 预防溃疡复发一次 400mg，睡前服用。

②肌内注射、静脉注射、静脉滴注：请遵医嘱。

③肾功能不全应减量：请遵医嘱。

【制剂】①西咪替丁片（咀嚼片、缓释片、胶囊、口服乳、注射剂）；②西咪替丁氯化钠注射液

4. 枸橼酸铋雷尼替丁 Ranitidine Bismuth Citrate

本品是由枸橼酸铋和雷尼替丁经化学合成的一种新化合物，既具有雷尼替丁的抑制胃酸、胃蛋白酶分泌的作用，又具有枸橼酸铋的抗幽门螺杆菌和保护胃黏膜的作用。

【适应证】①胃、十二指肠溃疡。②与抗生素合用，根除幽门螺杆菌。

【不良反应】过敏反应罕见，包括皮肤瘙痒、皮疹等；可能出现肝功能异常；偶见头痛、关节痛及胃肠道功能紊乱，如恶心、腹泻、腹部不适、胃痛、便秘等；罕见粒细胞减少。

【禁忌】对本品过敏、重度肾功能损害患者禁用。

【孕妇及哺乳期妇女用药】不建议用于孕妇及哺乳期妇女。

【儿童用药】不建议用于儿童。

【用法用量】口服。一次 0.35～0.4g，一日 2 次，餐前服用，疗程不宜超过 6 周。与抗菌药物合用的剂量和疗程应遵医嘱。

【制剂】①枸橼酸铋雷尼替丁片；②枸橼酸铋雷尼替丁胶囊

5. 奥美拉唑 Omeprazole

本品为抗酸药及治疗消化性溃疡病药，是一种能够有效抑制胃酸分泌的质子泵抑制剂。选择性地作用于胃黏膜壁细胞，对各种原因引起的胃酸分泌具有强而持久的抑制作用。

【适应证】用于胃及十二指肠溃疡、反流性食管炎、胃泌素瘤、消化性溃疡急性出血、急性胃黏膜病变出血，与抗生素联合用于 Hp 根除治疗。

【不良反应】本品耐受性良好，曾有头痛、腹泻、便秘、腹痛、恶心或呕吐和腹胀等报道，偶见血清氨基转移酶（ALT、AST）增高、皮疹、眩晕、嗜睡、失眠等反应，上述反应与治疗本身的因果关系尚未确定。

【禁忌】对本品过敏、严重肾功能不全者禁用。

【孕妇及哺乳期妇女用药】虽然动物实验表明本品无胎儿毒性或致畸作用，但孕期妇女一般不用，哺乳期妇女也应慎用。

【儿童用药】尚无儿童用药经验，婴幼儿禁用。

【老年用药】老年患者无需调整剂量。

【用法用量】①口服：a. 胃、十二指肠溃疡一次 20mg，清晨顿服。十二指肠溃疡疗程 2～4 周，胃溃疡疗程 4～8 周。b. 难治性消化性溃疡一次 20mg，一日 2 次，或一次 40mg，一日一次。c. 反流性食管炎一日 20～60mg，晨起顿服或早晚各一次，疗程 4～8 周。

②静脉注射、静脉滴注：请遵医嘱。

【制剂】①奥美拉唑肠溶片（肠溶胶囊、微丸、肠溶微丸）；②奥美拉唑钠肠溶片；③奥美拉唑镁肠溶片；④注射用奥美拉唑钠

6. 兰索拉唑 Lansoprazole

本品为抗酸药及治疗消化性溃疡病药，新型抑制胃酸分泌的药物，对基础胃酸分泌和所有刺激物（如组胺、氨甲酰胆碱等）所致的胃酸分泌均有显著抑制作用。

【适应证】用于胃及十二指肠溃疡、反流性食管炎、胃泌素瘤、消化性溃疡急性出血、急性胃黏膜病变出血，与抗生素联合用于 Hp 根除治疗。

【不良反应】①过敏：偶有皮疹、瘙痒等症状，如出现上述症状时请停止用药。②肝脏：偶有 ALT、AST、ALP、LDH、γ-GTP 上升等现象，须细心观察，如有异常现象应采取停药等适当方法处置。③血液：偶有贫血、白细胞减少，嗜酸粒细胞增多等症状，血小板减少之症状极少发生。④消化道，偶有便秘、腹泻、口渴、腹胀等症状。⑤精神神经系统，偶有头痛、嗜睡等症状。失眠、头晕等症状极少发生。⑥其他：偶有发热、总胆固醇上升、尿酸上升等症状。

【禁忌】对本品过敏者禁用。

【孕妇及哺乳期妇女用药】孕妇或有可能怀孕的妇女，需事先判断治疗上的益处超过危险性时，方可用药。哺乳期妇女禁用。

【儿童用药】小儿不宜使用。

【老年用药】老年患者的胃酸分泌能力和其他生理功能均会降低，慎用。

【用法用量】①口服：a. 治疗胃及十二指肠溃疡一次 15～30mg，一日一次，于清晨口服，十二指肠溃疡疗程 4 周，胃溃疡为 4～6 周，反流性食管炎为 8～10 周。b. 胃泌素瘤因人而异，可加大至一日 120mg。

肝肾功能不全患者一次 15mg，一日一次。

②静脉滴注：请遵医嘱。

【制剂】①兰索拉唑肠溶片（胶囊、肠溶胶囊）；②注射用兰索拉唑

7. 泮托拉唑 Pantoprazole

本品为抗酸药及治疗消化性溃疡病药，可有效地抑制胃酸的分泌。

【适应证】用于胃及十二指肠溃疡、反流性食管炎、胃泌素瘤、消化性溃疡急性出血、急性胃黏膜病变出血，与抗生素联合用于 Hp 根除治疗。

【不良反应】本品少见引起头痛和腹泻。罕见出现恶心、

上腹痛、腹胀、皮疹、皮肤瘙痒及头晕的报道。个别病例少见出现水肿、发热和一过性的视力减退(视物模糊)。如果发现以上未被列出的副作用,请通知您的医师或药师。

【禁忌】对本品过敏者禁用。在根除幽门螺杆菌感染的联合疗法中,有中、重度肝肾功能障碍者禁用。

【孕妇及哺乳期妇女用药】妊娠期与哺乳期妇女禁用。

【儿童用药】本品儿童用药疗效及安全性资料尚未建立,婴幼儿禁用。

【老年用药】老年人用药剂量无须调整,不宜超过一日 40mg。

【用法用量】①口服。a. 常规剂量:一次 40mg,一日一次,早餐前服用,十二指肠溃疡疗程 2~4 周,胃溃疡及反流性食管炎疗程 4~8 周。b. 伴有幽门螺杆菌感染的十二指肠溃疡或胃溃疡的联合疗法:本品 40mg 一日 2 次 + 阿莫西林 1g 一日 2 次 + 克拉霉素 500mg 一日 2 次;或本品 40mg 一日 2 次 + 甲硝唑 500mg 一日 2 次 + 克拉霉素 500mg 一日 2 次;或本品 40mg 一日 2 次 + 阿莫西林 1g 一日 2 次 + 甲硝唑 500mg 一日 2 次,一般持续 7 日。

肾功能不全者剂量不宜超过一日 40mg。

严重肝功能衰竭患者剂量应减少至隔日 40mg。

②静脉滴注:请遵医嘱。

【制剂】①泮托拉唑钠肠溶片(肠溶胶囊、肠溶微丸胶囊);②注射用泮托拉唑钠

8. 埃索美拉唑 Esomeprazole

本品是一种质子泵抑制剂,通过抑制胃壁细胞的 H^+/K^+-ATP 酶来降低胃酸分泌,防止胃酸的形成。

【适应证】用于胃及十二指肠溃疡、反流性食管炎、胃泌素瘤、消化性溃疡急性出血、急性胃黏膜病变出血,与抗生素联合用于 Hp 根除治疗。

【不良反应】常见:头痛、腹痛、腹泻、腹胀、恶心、呕吐、便秘;少见:皮炎、瘙痒、荨麻疹、头昏、口干;罕见:过敏性反应,如血管性水肿,过敏反应,肝转氨酶升高。

【禁忌】对本品、奥美拉唑或其他苯并咪唑类化合物过敏者禁用。

【孕妇及哺乳期妇女用药】妊娠期妇女使用埃索美拉唑应慎重。哺乳期妇女禁用。

【儿童用药】儿童禁用。

【老年用药】老年患者无须调整用药剂量。

【用法用量】①口服。a. 糜烂性食管炎一次 40mg,一日一次,疗程 4 周,如食管炎未治愈或症状持续的患者建议再治疗 4 周。b. 食管炎维持治疗一次 20mg,一日一次;GERD 一次 20mg,一日一次,如果用药 4 周后症状未得到控制,应对患者进一步检查,一旦症状消除,即按需治疗。

②肾功能不全无须调整剂量;轻、中度肝功能损害无须调整剂量,严重肝功能损害,本品一日剂量不应超过 20mg。或遵医嘱。

③静脉注射、静脉滴注:请遵医嘱。

【制剂】①埃索美拉唑镁肠溶片;②注射用埃索美拉唑钠

9. 雷贝拉唑钠 Rabeprazole Sodium

本品是一种新型的质子泵抑制剂,具有选择性强烈抑制幽门螺杆菌(Hp)作用。

【适应证】适用于:①活动性十二指肠溃疡。②良性活动性胃溃疡。③伴有临床症状的侵蚀性或溃疡性的胃-食管反流征(GORD)。④与适当的抗生素合用,可根治幽门螺杆菌阳性的十二指肠溃疡。⑤侵蚀性或溃疡性胃-食管反流征的维持期治疗。

【不良反应】偶见(发生率 0.1% ~5%):光敏性反应、头痛、恶心、呕吐、便秘、腹泻、皮疹;红细胞减少、白细胞减少、白细胞增多、嗜酸粒细胞增多、嗜中性粒细胞增多、淋巴细胞减少;ALT、AST、ALP、γ-GTP、LDH、总胆红素、总胆固醇、BUN 升高;蛋白尿等。罕见(发生率 <0.1%):休克、心悸、心动过缓、消化不良、胸痛、肌痛、视力减退、失眠、困倦、握力低下、口齿不清、步态蹒跚、溶血性贫血等。

【禁忌】对雷贝拉唑钠、苯丙咪唑替代品或本制剂中任何赋形剂过敏者禁用。

【孕妇及哺乳期妇女用药】孕妇或有可能妊娠的妇女,只有在其治疗有益性大于危险性的前提下方可使用;哺乳期妇女必须用药时,应暂停给婴儿哺乳。

【老年用药】本品主要通过肝脏代谢,一般高龄者功能低下,会产生副作用,如发生严重副作用时,要暂停用药。

【用法用量】①本品不能咀嚼或压碎,应整片吞服。a. 活动性十二指肠溃疡和活动性良性胃溃疡:一次 20mg,一日一次,晨服。b. 侵蚀性或溃疡性胃-食管反流征:一次 20mg,一日一次,疗程 4~8 周。c. 胃-食管反流征的维持治疗:一次 10mg 或 20mg,一次 20mg,疗程 12 个月。d. 幽门螺杆菌的根治性治疗:与适当的抗生素合用,可根治幽门螺旋杆菌阳性的十二指肠溃疡。应在早晨、餐前服用。

②肝、肾功能不全患者的用药:请遵医嘱。

【制剂】①雷贝拉唑钠肠溶片;②雷贝拉唑钠肠溶胶囊

10. 氢氧化铝 Aluminum Hydroxide

本品对胃酸的分泌无直接影响,对胃内已存在的胃酸起中和或缓冲的化学反应,可导致胃内 pH 值升高,从而使胃酸过多的症状得以缓解。

【适应证】用于胃酸过多、胃及十二指肠溃疡、反流性食管炎的治疗。

【不良反应】便秘、肠梗阻;长期服用能引起低磷血症导致骨软化、骨质疏松;铝中毒,透析性痴呆。

【禁忌】对本品过敏、阑尾炎、骨折、急腹症患者禁用。

【孕妇及哺乳期妇女用药】妊娠期前 3 个月慎用。

【儿童用药】早产儿和婴幼儿禁用。儿童用量请咨询医师或药师。

【用法用量】口服。①氢氧化铝片:一次 0.6~0.9g,一日 3 次,餐前 1 小时服。②氢氧化铝凝胶:一次 5~8ml,一日 3 次,餐前 1 小时服,病情严重时剂量可加倍。③复方氢氧化

铝片:一次2~4片,一日3~4次,餐前半小时或胃痛发作时嚼碎后服用。

【制剂】①氢氧化铝片;②氢氧化铝凝胶;③复方氢氧化铝片

11. 铝碳酸镁 Hydrotalcite

本品为抗酸药及治疗消化性溃疡病药。直接作用于病变部位,不吸收进入血液。能迅速、持久地中和胃酸,可逆性、选择性结合胆酸,持续阻止胃蛋白酶对胃的损伤,并增强胃黏膜保护因子的作用。

【适应证】①胃溃疡及十二指肠溃疡。②急、慢性胃炎及十二指肠壶腹炎。③反流性食管炎。④与胃酸过多有关的胃部不适,如胃灼痛、泛酸及腹胀、恶心、呕吐等症状的对症治疗。⑤预防非甾体类药物引起的胃黏膜损伤。

【不良反应】可见胃肠不适、消化不良、呕吐、腹泻。长期服用可致血清电解质变化。

【禁忌】对本品过敏、胃酸缺乏、结肠或回肠造口术、低磷血症、不明原因的胃肠出血、阑尾炎、溃疡性结肠炎、憩室炎、慢性腹泻、肠梗阻患者禁用。

【孕妇及哺乳期妇女用药】妊娠期前3个月慎用。

【儿童用药】儿童必须在成人的监护下使用。

【用法用量】口服。一次0.5~1.0g,一日3~4次,两餐之间或睡前嚼服。

【制剂】铝碳酸镁片(咀嚼片、颗粒、悬胶液、混悬液)

12. 枸橼酸铋钾 Bismuth Potassium Citrate

本品为抗酸药及治疗消化性溃疡病药,主要成分是三钾二枸橼酸铋。在胃的酸性环境中形成弥散性的保护层覆盖于溃疡面上,阻止胃酸、酶及食物对溃疡的侵袭。本品还可降低胃蛋白酶活性,增加黏蛋白分泌,促进黏膜释放前列腺素,从而保护胃黏膜。另外,本品对幽门螺杆菌(Hp)具有杀灭作用,因而可促进胃炎的愈合。

【适应证】用于胃及十二指肠溃疡、慢性浅表性胃炎、红斑渗出性胃炎、糜烂性胃炎、Hp感染的根除治疗。

【不良反应】本品不良反应小,少数可见服用后口中带有氨味、舌苔变黑、便秘、灰褐色便、失眠及乏力等,一般停药后即自行消失。胶囊无口腔异味及舌苔污染不良反应。

【禁忌】对本品过敏、严重肾功能不全者禁用。

【孕妇及哺乳期妇女用药】孕妇禁用,哺乳期妇女遵医嘱。

【儿童用药】儿童慎用,遵医嘱。

【用法用量】口服。一次0.3g,一日4次,前3次于三餐前半小时、第4次于晚餐后2小时服用;或一日2次,早晚各服0.6g。疗程4周,如继续服用,应遵医嘱。

【制剂】①枸橼酸铋钾片(咀嚼片、胶囊、颗粒);②枸橼酸铋口服溶液

13. 拉呋替丁 Lafutidine

本品为H_2受体阻滞药,可持续抑制胃酸分泌;作用于胃黏膜辣椒素敏感的传入神经元,发挥胃黏膜保护、促进黏膜修复、增加胃黏膜血流量和增加黏液分泌的作用。

【适应证】用于胃溃疡和十二指肠溃疡。

【不良反应】①严重不良反应:a. 肝功能损害,AST、ALT、r-GTP等升高。b. 粒细胞、血小板减少,咽喉疼痛、全身倦怠、发热等。②与其他H_2受体阻滞药类似的严重不良反应:可引起休克、过敏样症状、全血细胞减少、再生障碍性贫血、血小板减少、间质性肾炎、Stevens-Johnson综合征、中毒性表皮坏死症(Lycll综合征)、横纹肌溶解症、房室传导阻滞和不全收缩等。③其他:白细胞数增加,AST、ALT、ALP、r-GTP、总胆红素升高,尿蛋白异常,便秘,血清尿酸升高、Cl升高等。

【禁忌】对本品或其中成分过敏者禁用。

【孕妇及哺乳期妇女用药】妊娠或怀疑妊娠的妇女,除非治疗上可能的获益大于对胎儿的危险,否则不应服用本品。授乳期妇女给药期间应停止授乳。

【老年用药】老年人生理功能减低,需注意用量、给药间隔期,在密切观察下慎重给药。

【用法用量】口服。一次10mg,一日2次。餐后或睡前服用。

【制剂】拉呋替丁片(分散片、胶囊、颗粒)

14. 胶体果胶铋 Colloidal Bismmth Pectin

本品口服后可在胃黏膜上形成保护性薄膜,并能刺激胃黏膜上皮细胞分泌黏液,增加对黏膜的保护作用。此外,能杀灭幽门螺杆菌,促进胃炎愈合。

【适应证】①用于胃及十二指肠溃疡,慢性胃炎。②与抗生素联合,用于胃幽门螺杆菌的根除治疗。

【不良反应】服药期间大便呈无光泽的黑褐色,偶有轻度便秘。

【禁忌】对本品过敏、严重肾功能不全患者禁用。

【孕妇及哺乳期妇女用药】孕妇禁用。哺乳期妇女应用本品时应暂停哺乳。

【用法用量】口服。一次0.15g,一日4次,餐前1小时及睡前服用。

【制剂】胶体果胶铋胶囊(散、颗粒、干混悬剂)

15. 瑞巴派特 Rebamipide

本品为胃黏膜保护剂。有预防溃疡发生和促进溃疡愈合的作用,可增加胃黏膜血流量、前列腺素E_2的合成和胃黏液分泌。可清除氧自由基,促进消化性溃疡的愈合及炎症的改善。

【适应证】①胃溃疡。②急性胃炎、慢性胃炎急性加重期胃黏膜病变(糜烂、出血、充血、水肿)的改善。

【不良反应】腹胀、便秘等。据资料报道,服用瑞巴派特后可出现口渴、头晕、恶心、呕吐、胃烧灼热、嗳气、腹痛、腹泻、喉部异物感、肝功能异常、BUN升高、乳房发胀、溢乳、月经紊乱及过敏症状(瘙痒、皮疹、湿疹)。

【禁忌】对本品过敏者禁用。

【孕妇及哺乳期妇女用药】对于孕妇或有可能妊娠的妇女,只有在判断治疗上的有益性大于危险性时才可以给药。

哺乳期妇女用药时应避免哺乳。

【老年用药】由于一般老年患者生理功能低下，应注意消化系统的副作用。

【用法用量】口服。成人一次 0.1g，一日 3 次。

【制剂】①瑞巴派特片；②瑞巴派特胶囊

16. 尼扎替丁 Nizatidine

本品为组胺 H_2 受体拮抗剂。作用于分泌胃酸的胃壁细胞上的 H_2 受体，阻断胃酸形成并使基础胃酸降低，亦可抑制食物和化学刺激所致的胃酸分泌。

【适应证】适用于预防和缓解因膳食引发的发作性烧心和胃食管反流性疾病(GERD)，以及因 GERD 出现的烧心(灼热感)等症状；治疗内镜诊断的食管炎(包括糜烂和溃疡性食管炎)、良性胃溃疡、活动性十二指肠溃疡以及十二指肠溃疡愈合后的维持治疗。

【不良反应】本品耐受性良好，可能出现的不良反应为贫血、荨麻疹、头痛等。

【禁忌】对本品或其他组胺 H_2 受体拮抗剂过敏者禁用。

【孕妇及哺乳期妇女用药】孕妇慎用。哺乳期妇女用药期间须停止授乳。

【儿童用药】12 岁以下儿童服用本品的疗效和安全性尚不确定，建议儿童不使用。

【老年用药】部分老年患者肌酐清除率可能低于 50ml/min，用量应相应减少。

【用法用量】口服。①活动性十二指肠溃疡一次 300mg，一日一次；或一次 150mg，一日 2 次。疗程 8 周。②十二指肠溃疡愈合后的维持治疗一次 150mg，一日一次。③胃-食管反流性疾病一次 150mg，一日 2 次；糜烂性食管炎、溃疡性食管炎和因 GERD 出现的烧心症状，疗程可用至 12 周。④良性胃溃疡一次 300mg，一日一次；或一次 150mg，一日 2 次。疗程 8 周。

【制剂】①尼扎替丁片；②尼扎替丁分散片；③尼扎替丁胶囊

17. 尿囊素铝片 Aldioxa Tablets

本品服后覆盖在胃肠道壁上，中和胃酸，并游离出具有促进肉芽组织形成及黏膜上皮组织再生的母体化学成分，产生抗溃疡效果；可改善胃黏膜微小血管新生及血流，促进黏液的合成分泌，从而达到预防和治疗黏膜损伤的目的。

【适应证】适用于胃及十二指肠溃疡的治疗。

【不良反应】偶有便秘、稀便、口干等症状，停药后自行消失。

【禁忌】对本品成分过敏、接受透析疗法的患者禁用。

【用法用量】口服。一次 0.2～0.4g，一日 3 次，两餐之间服用。可在临睡前加服一次。胃酸过多者可与其他抗酸药物同服。

附：用于胃、十二指肠溃疡的其他西药

1. 艾普拉唑肠溶片 Ilaprazole Enteric-Coated Tablets

【适应证】适用于治疗十二指肠溃疡。

2. 铝镁二甲硅油咀嚼片 Alumina, Magnesia and Dimethicone Chawable Tablets

【适应证】用于胃酸过多，胃及十二指肠溃疡和胃肠道胀气。

3. 匹维溴铵片 Pinaverium Bromide Tablets

见本章“36. 肠易激综合征”。

4. 曲昔派特胶囊 Troxipide Capsules

见本章“31. 胃炎”。

5. 依卡倍特钠颗粒 Ecabet Sodium Granules

见本章“31. 胃炎”。

6. 替普瑞酮胶囊 Teprenone Capsules

见本章“31. 胃炎”。

7. 谷氨酰胺胶囊(颗粒) Glutamine Capsules

【适应证】用于改善胃溃疡和十二指肠溃疡的症状。

8. 镁加铝咀嚼片 Magaldrate Chewable Tablets

见本章“45. 食管炎”。

9. 复方碳酸钙咀嚼片 Compound Calcium Carbonate Chewable Tablets

【适应证】用于因胃酸分泌过多引起的胃痛、胃烧灼感、泛酸以及胃肠胀气。

10. 三硅酸镁片 Magnesium Trisilicate Tablets

【适应证】用于缓解胃酸过多引起的胃灼热(烧心)。

11. 神黄钠铝胶囊 Medicated Leaven, Rhubarb, Sodium Bicarbonate and Aluminium Hydroxide Capsules

【适应证】用于胃酸过多症及其引起的胃痛、食欲缺乏及消化不良等。

12. 碳酸氢钠片 Sodium Bicarbonate Tablets

见第四章“66. 肾衰竭与尿毒症”。

13. 生长抑素 Somatostatin

见本章“57. 胰腺炎”。

14. 马来酸伊索拉定 Irsogladine Maleate

见本章“31. 胃炎”。

15. 盐酸哌仑西平片 Pirenzepine Hydrochloride Tablets

【适应证】主要用于抑制胃酸及缓解胃痉挛所致的疼痛。

16. 吉法酯 Gefarnate

见本章“31. 胃炎”。

17. 米索前列醇 Misoprostol

见第十二章“154. 引产和终止妊娠”。

18. 丙谷胺 Proglumide

见本章“31. 胃炎”。

19. 罗沙替丁醋酸酯 Roxatidine Acetate

【适应证】用于胃溃疡、十二指肠溃疡、吻合口溃疡、胃泌素瘤、反流性食管炎，也用于麻醉前给药防止吸入性肺炎。

20. 替硝唑 Tinidazole

见本章“38. 痢疾”。

21. 碱式碳酸铋片 Bismuth Subcarbonate Tablets

见本章“42. 伤寒和副伤寒”。

22. 复方颠茄氢氧化铝片(散)Compound Belladonna and Aluminium HydroxideTablets

见本章“31. 胃炎”。

23. 碳酸钙甘氨酸胶囊 Calcium Carbonate and Glycine Capsules

见本章“31. 胃炎”。

24. 复方尿囊素片 Compound Allantoin Tablets

见本章“31. 胃炎”。

25. 维U颠茄铝胶囊 VitaminU, Belladonna and Aluminium Capsules

见本章“31. 胃炎”。

26. 复方铝酸铋片(胶囊、颗粒)Compound Bismuth Aluminate Tablets

见本章“31. 胃炎”。

27. 复方雷尼替丁胶囊(片、颗粒)Compound Ranitidine Capsules

【适应证】治疗十二指肠溃疡及良性胃溃疡。与适宜抗生素合用治疗幽门螺杆菌感染。

28. 复方胃膜素片 Compound Gastric Muicn Tablets

见本章“31. 胃炎”。

29. 复方氢氧化铝片 Compound Aluminium Hydroxide Tablets

见本章“32. 胃、十二指肠溃疡”。

30. 复方碱式硝酸铋片 Compound Bismuth Subnitrate Tablets

见本章“31. 胃炎”。

31. 复方甘铋镁片 Compound Glycyrrhiza, Bismuth and Magnesium Tablets

见本章“31. 胃炎”。

32. 碳酸钙口服混悬液 Calcium Carbonate Oral Suspension

【适应证】用于缓解由胃酸过多引起的上腹痛、泛酸、胃烧灼感和上腹不适等。

33. 铋镁碳酸氢钠片 Bismuth, Magnesium and Sodium Bicarbonate Tablets

见本章“31. 胃炎”。

34. 胶体酒石酸铋胶囊 Colloidal Bismuth Tartrate Capsules

见本章“37. 结肠炎”。

35. 甘羟铝片 Dihydroxyaluminium Aminoacetate Tablets

见本章“31. 胃炎”。

36. 铋镁豆蔻片 Bismuth Subcarbonate Magnesium Carbonate and Fructus Amomi Rotundus Tablets

【适应证】用于胃酸过多而引起的胃痛。

37. 铝镁加混悬液 Almagate Suspension

【适应证】用于治疗胃及十二指肠溃疡或胃酸过多引起的泛酸,烧心,疼痛,腹胀,嗳气等症状。

38. 硫糖铝片(分散片、咀嚼片、胶囊、颗粒、混悬液、混悬凝胶)Sucralfate Tablets

见本章“31. 胃炎”。

39. 呋喃唑酮 Furazolidone

见本章“33. 幽门螺杆菌感染”。

40. 复方石菖蒲碱式硝酸铋片 Compund Bismuth Subnitrate Tablets

【适应证】用于胃、十二指肠溃疡及胃炎等。

41. 磷酸铝凝胶 Aluminium Phosphate Gel

见本章“45. 食管炎”。

42. 麦滋林-S颗粒 Marzulene-S Granule

【适应证】治疗胃、十二指肠溃疡,急性和慢性胃炎,并有较好的预防溃疡复发的作用。

43. 阿莫西林片(分散片、咀嚼片、口腔崩解片、肠溶片、胶囊、颗粒、干混悬剂)Amoxicillin

见第一章“5. 气管炎和支气管炎”。

44. 甲硝唑片(缓释片、胶囊)Metronidazole Tablets

见第一章“10. 肺脓肿”。

45. 奥美拉唑碳酸氢钠胶囊 Omeprazole and Sodium Bicarbonate Capsule

【适应证】用于治疗十二指肠溃疡、胃溃疡、胃-食管反流病及已愈合糜烂性食管炎的维持治疗。

46. 聚普瑞锌颗粒 Polaprezine Granule

【适应证】本品用于胃及十二肠溃疡。

二、中药

1. 溃疡胶囊

【处方组成】瓦楞子、鸡蛋壳、陈皮、枯矾、水红花子、珍珠粉、仙鹤草

【功能主治】收敛制酸,和胃止痛。用于胃气不和所致的胃脘疼痛,呕恶泛酸;胃及十二指肠溃疡见上述证候者。

【用法用量】口服。一次2粒,一日3次。

2. 安胃片(胶囊、颗粒)

见本章“31. 胃炎”。

3. 复方陈香胃片

见本章“31. 胃炎”。

4. 复胃散胶囊(片)

【处方组成】黄芪(炙)、白芷、白及、醋延胡索、白芍、海螵蛸、炙甘草

【功能主治】补气健脾,制酸止痛,止血生肌。用于胃酸过多,吐血便血,食减形瘦,胃及十二指肠溃疡等症。

【用法用量】饭前服用。一次4~6粒,一日3次;伴吐血、便血者,一次12粒,一日3次;或遵医嘱。

5. 健胃愈疡片(胶囊、颗粒)

【处方组成】柴胡、党参、白芍、延胡索、白及、珍珠层粉、青黛、甘草

【功能主治】疏肝健脾,生肌止痛。用于肝郁脾虚、肝胃不和所致的胃痛,症见脘腹胀痛,嗳气吞酸,烦躁不适,腹胀便溏;消化性溃疡见上述证候者。

【用法用量】口服。一次4~5片,一日4次。

6. 荆花胃康胶丸

【处方组成】土荆芥、水团花

【功能主治】理气散寒,清热化瘀。用于寒热错杂、气滞血瘀所致的胃脘胀闷疼痛、嗳气、泛酸、嘈杂、口苦;十二指肠溃疡见上述证候者。

【用法用量】饭前服,一次2粒,一日3次;4周为一疗程,或遵医嘱。

【使用注意】孕妇禁用。

7. 胃药胶囊

【处方组成】醋延胡索、海螵蛸(漂)、土木香、枯矾、鸡蛋壳(炒)、煅珍珠母

【功能主治】制酸止痛。用于肝胃不和所致的胃脘疼痛、胃酸过多、嘈杂泛酸;胃及十二指肠溃疡见上述证候者。

【用法用量】口服。一次2~3粒,一日3次。

8. 胃康胶囊

见本章“31. 胃炎”。

9. 胃舒宁颗粒(片、胶囊)

见本章“31. 胃炎”。

10. 溃得康颗粒

【处方组成】黄连、蒲公英、苦参、三七、黄芪、浙贝母、白及、白蔹、海螵蛸、豆蔻、砂仁、甘草

【功能主治】清热和胃,制酸止痛。用于胃脘痛郁热证,症见胃脘痛势急迫,有灼热感,泛酸,嗳气,便秘,舌红,苔黄,脉弦数,以及消化性溃疡见于上述证候者。

【用法用量】空腹口服。一次10g,一日2次。6周为一疗程,或遵医嘱。

【禁忌】孕妇禁用。

11. 胃疡灵颗粒(胶囊)

见本章“11. 胃炎”。

12. 复方田七胃痛胶囊(片)

见本章“11. 胃炎”。

13. 黄芪健胃膏

【处方组成】黄芪、白芍、桂枝、生姜、甘草、大枣

【功能主治】补气温中,缓急止痛。用于脾胃虚寒,腹痛拘急,心悸自汗,以及于胃、十二脂溃疡,胃肠功能紊乱。

【用法用量】口服。一次15~20g,一日2次。

【使用注意】舌红苔黄、消化道出血者忌用。

14. 珍珠胃安丸

【处方组成】珍珠层粉、甘草、豆豉姜、陈皮、徐长卿

【功能主治】行气止痛,宽中和胃。用于气滞所致的胃痛,症见胃脘疼痛胀满,泛吐酸水,嘈杂似饥;胃及十二指肠溃疡见上述证候者。

【用法用量】口服。一次1.5g,一日4次,饭后及睡前服。

15. 乌贝散(胶囊,颗粒)

【处方组成】海螵蛸(去壳)、浙贝母、陈皮油

【功能主治】制酸止痛,收敛止血。用于肝胃不和所致的胃脘疼痛,泛吐酸水,嘈杂似饥;胃及十二指肠溃疡见上述证候者。

【用法用量】饭前口服。一次3g,一日3次;十二指肠溃疡者可加倍服用。

16. 和胃片

【处方组成】蒲公英、丹参、瓦楞子(煅)、郁金、赤芍、川芎、黄芩、洋金花、甘草

【功能主治】疏肝清热,凉血活血,祛瘀生新,和胃止痛。用于消化性溃疡及胃痛腹胀,嗳气泛酸,恶心呕吐等症。

【用法用量】口服。一次4片,一日4次。

【使用注意】孕妇慎用。

17. 胃祥宁颗粒

【处方组成】女贞子

【功能主治】养阴柔肝止痛,润燥通便。用于阴虚胃燥,胃脘胀痛,腹胀,嗳气,口渴,便秘;消化性溃疡,慢性胃炎见上述证候者。

【用法用量】口服。一次3g,一日2次。

18. 胃疼宁片

【处方组成】山橿、鸡蛋壳粉、蜂蜜。

【功能主治】温中,行气,制酸,止痛。用于胃脘胀满,嗳气吞酸,消化性溃疡。

【用法用量】口服。一次3片,一日3次。

19. 珍杉理胃片

【处方组成】杉木果、醋延胡索、珍珠层粉、三叉苦

【功能主治】调中和胃、行气活血、解毒生肌。用于寒热夹杂、气血阻滞所致的胃脘疼痛,嗳气,泛酸,腹胀,大便时溏时硬等;十二指肠溃疡见上述证候者。

【用法用量】口服。一次2片,一日4次,6周为一疗程;或遵医嘱。

【使用注意】孕妇禁用。

20. 溃平宁颗粒(胶囊)

【处方组成】大黄浸膏、白及、延胡索粗碱

【功能主治】止血,止痛,收敛。用于胃溃疡,十二指肠溃疡,合并上消化道出血症。

【用法用量】开水冲服。一次4g,一日3~4次。

21. 海洋胃药(丸)

【处方组成】海星、陈皮(炭)、牡蛎(煅)、瓦楞子(煅)、黄芪、白术(炒)、枯矾、干姜、胡椒

【功能主治】益气健脾,温中止痛。用于脾胃虚弱,胃寒作痛,胃酸过多及由胃、十二指肠溃疡所致上述证候。

【用法用量】口服。一次4~6片,一日3次。小儿酌减。

【使用注意】孕妇禁用。

22. 虚寒胃痛颗粒(胶囊)

见本章“31. 胃炎”。

23. 止血定痛片

【处方组成】三七、煅花蕊石、海螵蛸、甘草

【功能主治】散瘀,止血,止痛。用于十二指肠溃疡疼痛,胃酸过多,出血属血瘀证者。

【用法用量】口服。一次6片,一日3次。

24. 平溃散

【处方组成】白术、甘草、海螵蛸、厚朴、黄柏、绞股蓝总皂苷、沙棘

【功能主治】健脾和胃,清热化湿,理气。主治由脾胃湿热所致的消化性溃疡,慢性胃炎及反流性食管炎,属脾虚湿热证。

【用法用量】口服。一次6g,一日3次;或遵医嘱。

25. 胃热清胶囊

【处方组成】救必应、大黄、醋延胡索、甘松、青黛、珍珠层粉、甘草

【功能主治】清热解郁,理气止痛,活血祛瘀。用于郁热或兼有气滞血瘀所致的胃脘胀痛,有灼热感,痛势急迫,食入痛重,口干而苦,便秘易怒,舌红苔黄等症;胃及十二指肠溃疡见上述证候者。

【用法用量】口服。一次4粒,一日4次,6周为一疗程;或遵医嘱。

【使用注意】脾胃虚寒者慎用。

26. 东方胃药胶囊

见本章"31. 胃炎"。

27. 胃得安片(胶囊)

见本章"31. 胃炎"。

附:用于胃、十二指肠溃疡的其他中药

1. 溃疡颗粒

见本章"31. 胃炎"。

2. 十七味寒水石丸

【功能主治】温胃,消食,止酸,愈溃疡。用于血胆溢入胃内,"木布病"引起的胃火衰弱,泛酸吐血,溃疡肿瘤,大便秘结等。

3. 十三味青兰散

见本章"31. 胃炎"。

4. 云胃宁胶囊

见本章"31. 胃炎"。

5. 双金胃肠胶囊

【功能主治】疏肝和胃、制酸止痛。用于胃、十二指肠溃疡属肝胃气滞兼血瘀证,症见胃脘疼痛,胀满不适,两胁胀痛,嗳气呃逆,嘈杂泛酸,食欲不振等。

6. 双金胃疡胶囊

【功能主治】舒肝理气,健胃止痛,收敛止血。用于肝胃气滞血瘀所致的胃脘刺痛,呕吐吞酸,脘腹胀痛;胃及十二指肠溃疡见上述证候者。

7. 龙七胃康片

见本章"31. 胃炎"。

8. 胃乃安胶囊

见本章"31. 胃炎"。

9. 养胃宁胶囊

见本章"31. 胃炎"。

10. 胃苏颗粒(泡腾片)

见本章"31. 胃炎"。

11. 猴头健胃灵胶囊(片)

见本章"31. 胃炎"。

12. 快胃片

见本章"31. 胃炎"。

13. 四方胃片(胶囊)

见本章"31. 胃炎"。

14. 安中片

见本章"31. 胃炎"。

15. 胃康灵胶囊(丸、片、颗粒)

见本章"31. 胃炎"。

16. 胃乐新颗粒(胶囊)

见本章"31. 胃炎"。

17. 阴虚胃痛颗粒(片、胶囊)

见本章"31. 胃炎"。

18. 小建中合剂(片、胶囊、颗粒)

见本章"42. 伤寒和副伤寒"。

19. 胃散

【功能主治】制酸收敛。用于胃酸过多引起的胃痛,以及消化不良属气滞证者。

20. 良姜胃疡胶囊

【功能主治】温胃散寒,理气止痛。用于寒凝气滞所致胃脘疼痛,喜温喜按,泛酸嘈杂。

21. 胃疡安胶囊

【功能主治】活血止痛,收敛止血。用于胃热痰痞,血瘀气滞,胃脘胀痛,胃溃疡及十二指肠溃疡,萎缩性胃炎。

22. 沙棘籽油软胶囊(口服液)

【功能主治】消食化滞,和胃降逆,活血化瘀;用于气滞血瘀,胃气上逆所致的脘腹胀痛,嗳气反酸,胸闷,纳呆等症;也可用于反流性食管炎或消化性溃疡见上述症状者的辅助治疗。

23. 胃太平胶囊

【功能主治】健脾制酸,理气化瘀,止血止痛。用于脾胃虚弱,气血瘀滞所致胃脘疼痛,嘈杂泛酸,大便潜血,倦怠乏力;胃及十二指肠溃疡见上述证候者。

24. 帕朱丸(胶囊)

【功能主治】健胃散寒,除痰,破痞瘤,养荣强壮。用于单一型培根病,胃痞瘤,胃溃疡引起的消化不良,胃脘胀痛、胸烧,泛酸。亦可用于功能性消化不良。

25. 参胶胶囊

【功能主治】健脾益气,和胃止痛。用于胃痛或消化性溃疡属脾虚证者。

26. 胃友新片

见本章"31. 胃炎"。

27. 胃可安胶囊

见本章"31. 胃炎"。

28. 胃刻宁片(胶囊)

见本章"31. 胃炎"。

29. 养胃舍胶囊(软胶囊、颗粒、片)

见本章"31. 胃炎"。

30. 二十一味寒水石散

见本章"31. 胃炎"。

31. 胃舒止痛片(胶囊)

见本章"31. 胃炎"。

32. 复方猴头胶囊

见本章"31. 胃炎"。

33. 香砂胃痛散

【功能主治】制酸和胃,疏肝止痛。用于肝胃不和之胃痛,高酸性消化溃疡见上述症状者。

34. 保胃胶囊

【功能主治】散寒止痛,益气健脾。用于中焦虚寒所致的胃脘疼痛,喜温喜按,以及胃和十二指肠溃疡见上述证候者。

35. 海贝胃疡胶囊

【功能主治】行气,制酸,止痛。用于气滞胃脘所致的胃及十二指肠溃疡、胃炎。

36. 海甘胃片

【功能主治】健脾疏肝,和胃止痛。用于治疗脾虚肝郁证之消化性溃疡。

37. 海桂胶囊

【功能主治】温中和胃,清热止痛。用于寒热错杂所致的胃脘疼痛、喜温喜按,口苦口干,吞酸嘈杂,嗳气,胃脘痞满等;十二指肠球部溃疡见上述证候者。

38. 雪胆胃肠丸

【功能主治】温中散寒、理气止痛。用于中焦虚寒所致的胃脘冷痛,嗳气吞酸,便溏;以及胃、十二指肠溃疡,十二指肠炎、直肠炎表现为上述症状者。

39. 温胃舒胶囊(片、泡腾片、颗粒)

见本章"31. 胃炎"。

40. 紫地宁血散(颗粒)

见本章"57. 消化道出血"。

41. 蒲元和胃胶囊

【功能主治】行气和胃止痛。用于胃脘胀痛,嗳气泛酸,烦躁易怒,胁胀等;慢性胃炎,萎缩性胃炎,胃及十二指肠溃疡属气滞证者。

42. 颠茄口腔崩解片

【功能主治】抗胆碱药,解除平滑肌痉挛,抑制腺体分泌。用于胃及十二指肠溃疡,胃肠道、肾、胆绞痛等。

43. 莪术油注射液

见第二章"22. 心肌炎"。

44. 胃痛平糖浆

见第一章"5. 气管炎与支气管炎"。

45. 嗨诺惰秋齐胶囊

见本章"31. 胃炎"。

46. 清胃止痛微丸

见本章"31. 胃炎"。

47. 理气暖胃颗粒

见本章"31. 胃炎"。

48. 复方胃痛胶囊

见本章"31. 胃炎"。

49. 快胃舒肝丸

见本章"31. 胃炎"。

50. 半夏和胃颗粒

见本章"31. 胃炎"。

51. 珍宝解毒胶囊

【功能主治】清热解毒,化浊和胃。用于浊毒中阻所致的恶心呕吐,泄泻腹痛,消化性溃疡,食物中毒。

52. 白及胶囊

见第一章"11. 肺结核"。

53. 珍珠灵芝胶囊

见第一章"5. 气管炎和支气管炎"。

54. 仁青芒觉胶囊

【功能主治】清热解毒,益肝养胃,愈疮明目醒神,滋补强身。用于自然毒、配制毒等各种中毒症;培根、木布等疾病;急、慢性胃溃疡,腹水等。

55. 颠茄片(酊)

见本章"31. 胃炎"。

33. 幽门螺杆菌感染

〔基本概述〕

幽门螺杆菌(Hp)感染是引起急、慢性胃炎和消化性溃疡重要的因素。有人认为除 NSAID 相关的消化性溃疡外,几乎所有的十二指肠溃疡和大部分胃溃疡、慢性胃炎都与幽门螺杆菌感染有关。因此及时根除幽门螺杆菌对促进溃疡愈合、预防溃疡复发、解除胃炎症状等都十分重要。

〔治疗原则〕

初始治疗方案可以采用疗程为 1 周的三联疗法,包含质子泵抑制剂(PPI)、克拉霉素、阿莫西林或甲硝唑。如果患者因为其他原因的感染使用过甲硝唑,初始方案中最好不再用甲硝唑。通常情况下疗程结束后无须使用质子泵抑制药或

H_2受体拮抗药继续抑酸治疗，除非溃疡较大，或伴发出血、穿孔。治疗失败常常是因为抗生素耐药或依从性差。阿莫西林耐药很罕见，但是克拉霉素和甲硝唑耐药则很常见，而且可以发生在治疗过程中。

为期2周的三联疗法与1周的三联疗法相比可能有更高的根除率，但是不良反应更常见，而且较差的依从性将会抵消所有的优势。我国当前推荐10日疗程。

根除治疗Hp的方案主要有三联疗法和四联疗法两种。

1. 三联疗法

质子泵抑制药如兰索拉唑或奥美拉唑、泮托拉唑（常规剂量）+阿莫西林（1.0g）或甲硝唑（0.5g）+克拉霉素（0.5g），一日2次，疗程7～14日，根除率为70%～84%；（阿莫西林过敏者可以换用左氧氟沙星一日0.5g）。

2. 四联疗法

根除率80%～90%。

（1）质子泵抑制药如兰索拉唑或奥美拉唑、泮托拉唑（常规剂量）+铋剂（常规剂量）+阿莫西林（0.5g，一日3次）+四环素（0.75～1.0g），一日2次，疗程10～14日；

（2）质子泵抑制药如兰索拉唑或奥美拉唑、泮托拉唑（常规剂量）+铋剂（常规剂量）+呋喃唑酮（0.1g）+四环素（0.75～1.0g），一日2次，疗程10～14日。

四联疗法的根除率80%～90%。

对幽门螺杆菌感染的治疗，也可以用抗菌抗炎的中成药进行直接抑杀，并可选择调节免疫的中成药对Hp进行辅助抑杀。

〔用药精选〕

一、西药

1. 奥美拉唑 Omeprazole

见本章“32. 胃、十二指肠溃疡”相关内容。

【用法用量】治疗幽门螺杆菌（Hp）感染的用法用量，请遵医嘱。

2. 兰索拉唑 Lansoprazole

见本章“32. 胃、十二指肠溃疡”相关内容。

【用法用量】与抗生素联合用于Hp根除治疗的用法用量，请遵医嘱。

3. 泮托拉唑 Pantoprazole

见本章“32. 胃、十二指肠溃疡”相关内容。

4. 枸橼酸铋钾 Bismuth Potassium Citrate

见本章“32. 胃、十二指肠溃疡”相关内容。

5. 阿莫西林 Amoxicillin

见第一章“5. 气管炎和支气管炎”。

6. 甲硝唑 Metronidazole

见第一章“10. 肺脓肿”。

亦可作为某些污染或可能污染手术的预防用药，如结肠直肠择期手术等。

还可用于治疗肠道和肠外阿米巴病（如阿米巴肝脓肿、胸腔阿米巴病等）、滴虫阴道炎、小袋虫病、皮肤利什曼病、麦地那龙线虫感染、贾第虫病。

7. 克拉霉素 Clarithromycin

克拉霉素是红霉素的衍生物。为最新大环内酯类抗生素。抗菌谱与红霉素、罗红霉素等相同，但对革兰阳性菌如链球菌属、肺炎球菌、葡萄球菌的抗菌作用略优，且对诱导产生的红霉素耐药菌株亦具一定抗菌活性。此外，与其他药物合用，对由幽门螺杆菌引起的胃及十二指肠溃疡根治率最高。

【适应证】用于敏感菌所引起的感染：①鼻咽感染，扁桃体炎、咽炎、鼻窦炎。②下呼吸道感染，急性支气管炎、慢性支气管炎急性发作和肺炎。③皮肤软组织感染，脓疱病、丹毒、毛囊炎、疖和伤口感染。④急性中耳炎、肺炎支原体肺炎、沙眼衣原体引起的尿道炎及宫颈炎等。⑤与其他药物联合用于鸟分枝杆菌感染、幽门螺杆菌感染的治疗。

【不良反应】①胃肠道不适（如恶心、胃灼热、腹痛或腹泻）、头痛和皮疹，氨基转移酶可能暂时升高，停药后可恢复正常。②过敏反应，轻者为药疹、荨麻疹，重者为过敏性休克。

【禁忌】对克拉霉素或大环内酯类药物过敏、严重肝功能损害、水电解质紊乱、服用特非那丁、某些心脏病（包括心律失常、心动过缓、Q-T间期延长、缺血性心脏病、充血性心力衰竭等）患者禁用。

【孕妇及哺乳期妇女用药】孕妇禁用。哺乳期妇女慎用（宜暂停哺乳）。

【儿童用药】12岁以上儿童按成人量。12岁以下儿童不应用。6个月以下儿童的疗效和安全性尚未确定。

【老年用药】65岁以上老年人用药时需特别注意不良反应。

【用法用量】口服。成人一次0.25g，每12小时一次；重症感染者一次0.5g，每12小时一次。儿童一日按体重10～15mg/kg给药，分2～3次服用。或遵医嘱。

【制剂】①克拉霉素软胶囊（缓释片、缓释胶囊、干混悬剂）；②乳糖酸克拉霉素片（胶囊）

8. 呋喃唑酮 Furazolidone

本品为硝基呋喃类抗菌药，对革兰阳性及阴性菌均有一定抗菌作用。在一定浓度下对毛滴虫、贾第鞭毛虫也有活性。其作用机制为干扰细菌氧化还原酶，从而阻断细菌的正常代谢。

【适应证】用于敏感菌所致的细菌性痢疾，肠炎，霍乱，伤寒，副伤寒，贾第鞭毛虫病，滴虫病等。与抗酸药等合用治疗幽门螺杆菌所致的消化性溃疡、胃窦炎。

【不良反应】主要有恶心、呕吐、腹泻、头痛、头晕、药物热、皮疹、肛门瘙痒、哮喘、直立性低血压、低血糖、肺浸润等，偶可出现溶血性贫血、黄疸及多发性神经炎。

【禁忌】对本品过敏者禁用。

【孕妇及哺乳期妇女用药】孕妇及哺乳期妇女禁用。

【儿童用药】新生儿禁用。

【用法用量】口服。肠道感染疗程为5~7日，贾第鞭毛虫病疗程为7~10日。成人一次0.1g，一日3~4次。儿童按体重一日5~10mg/kg，分4次服。

【制剂】呋喃唑酮片。

9. 埃索美拉唑 Esomeprazole

见本章“32. 胃、十二指肠溃疡”相关内容。

10. 胶体果胶铋 Colloidal Bismmth Pectin

见本章“32. 胃、十二指肠溃疡”相关内容。

附：用于幽门螺杆菌感染的其他西药

1. 替硝唑 Tinidazole

见本章“38. 痢疾”。

2. 尿素[^{13}C]片（散剂、胶囊）呼气试验药盒 The Kit For [^{13}C]-Urea Breath Test

【适应证】用于诊断胃幽门螺杆菌感染。

3. 尿素[^{14}C]胶囊 Urea [^{14}C] Capsules

【适应证】用于诊断幽门螺杆菌（Hp）感染。

4. 碱式碳酸铋片 Bismuth Subcarbonate Tablets

见本章“43. 腹泻”。

5. 枸橼酸铋雷尼替丁 Ranitidine Bismuth Citrate

见本章“32. 胃、十二指肠溃疡”。

二、中药

1. 荆花胃康胶丸

见本章“32. 胃、十二指肠溃疡”。

附：用于幽门螺杆菌感染的其他中药

1. 加味左金丸

【功能主治】平肝降逆、疏郁止痛。用于肝郁化火、肝胃不和引起的胸脘痞闷、急躁易怒、嗳气吞酸、胃痛少食。

2. 中满分消丸

【功能主治】健脾行气，利湿清热。用于脾虚气滞、湿热蕴结引起的宿食，蓄水，脘腹胀痛，烦热口苦，倒饱嘈杂，二便不利。

3. 枳术丸（颗粒）

见本章“47. 消化不良与食欲不振”。

34. 胃下垂

〔基本概述〕

胃下垂是指站立时，胃的下缘达盆腔，胃小弯弧线最低点降至髂嵴连线以下的病症。本症多见于体形消瘦、身材比较修长的人。由于胃壁张力减低和周围韧带松弛腹壁脂肪缺乏者而引起。常同时并发其他内脏的下垂。

本病的发生多是由于膈肌悬吊力不足，肝胃、膈胃韧带功能减退而松弛，腹内压下降及腹肌松弛等因素，加上体形或体质等因素，使胃呈极度低张的鱼钩状，即为胃下垂所见的无张力型胃。经产妇女、多次腹部手术有切口疝，以及慢性消耗性疾病进行性消瘦者，经常卧床少活动者，也容易产生胃下垂。

西医学认为，胃下垂是一种功能性疾病，乃由于胃平滑肌或韧带松弛所致。患者因长期劳累，大脑过度疲劳，强烈的神经刺激和情绪波动不断作用于大脑皮层，使皮层和皮层下中枢功能失调，导致自主神经功能紊乱，逆使胃紧张力减弱，蠕动缓慢，功能减退。但少数患者，因胃肠蠕动亢进，食物在胃内停留时间较短，营养物质不易被吸收，消化功能低下，故日渐消瘦，也可导致胃下垂和其他内脏下垂。

胃下垂的主要表现：消瘦、乏力、胃部胀闷不舒，食后更甚，腹部似有物下坠，平卧时减轻，腹痛无周期性及节律性，常有呕吐、嗳气，饱餐后脐下部可见隆起，而在上腹部反而凹陷。上腹部可扪及强烈的主动脉搏动。X线胃肠钡餐检查可帮助确诊。

轻度下垂者一般无症状，下垂明显者有上腹不适，饱胀，饭后明显，伴恶心、嗳气、厌食、便秘等，有时腹部有深部隐痛感，常于餐后，站立及劳累后加重。长期胃下垂者常有消瘦、乏力、站立性昏厥、低血压、心悸、失眠、头痛等症状。

中医学虽无“胃下垂”病名的记载，但认为此症乃中气不足，气虚下陷所致。由于禀赋不足，机体素弱，七情内伤，饮食劳倦等，均可导致脾胃运化失常，升降失调，脾气不升，反而下陷，则可导致胃下垂和其他脏器下垂。

〔治疗原则〕

治疗胃下垂首先是加强腹肌锻炼，增强腹肌张力，纠正不良的习惯性体位，使用甲氧氯普胺、多潘立酮、吗丁啉等药解除上腹饱胀或嗳气、恶心等症状，并用助消化药帮助消化。必要进可用胃托辅助治疗，也可用温灸的按摩增强胃的张力，减轻下垂引起的症状。

1. 西医治疗

（1）上腹不适、隐痛、消化不良等可参照慢性胃炎治疗。

（2）腹胀、胃排空缓慢者，可给予多潘立酮、莫沙必利等。

（3）使用三磷酸腺苷（ATP）治疗，也有一定的效果。

（4）必要时放置胃托。

2. 中医治疗

中医将胃下垂归为“胃缓”，认为长期饮食失节，或七情内伤，或劳倦过度，导致脾胃虚弱，中气下陷，升降失常而发病。益气健脾升陷是本病的治疗原则，中医辨证结合其他治疗方法能取得较好疗效。治疗当以温中健脾，益气升举为原则。中药治疗胃下垂，可以以补气升提为主，兼顾诸症，加用滋阴健脾、理气疏肝、温阳化饮、活血化瘀类的药物。

3. 运动锻炼治疗

加强腹部肌肉的锻炼,每天坚持做仰卧起坐,以增强腹肌张力,对胃下垂的治疗有较好的疗效。对于体形消瘦者的胃下垂治疗,运动锻炼是最好的方法。经常锻炼身体可使肌肉,尤其是腹部肌肉保持一定的张力,对于胃下垂的恢复是非常有益的,但注意不宜做过分剧烈的运动,如跳高、跑步等。最适宜胃下垂治疗的运动项目是柔软体操、单杠、双杠、游泳等,这些运动有利于腹壁肌肉力量的增加和胃肠肌肉的紧张度加强,患者可根据自己的体力情况适当选择。在锻炼的过程中,应逐渐增加运动量,由少到多,长期坚持,持之以恒。

4. 加强饮食营养

在运动锻炼的同时应加强饮食营养。因为胃下垂的人大多食量较小,所以选择的食物应富有营养,容易消化而体积又小。食物搭配上应注意动物蛋白和脂肪酌量多一些,蔬菜和米面类食物少一些,并可采用少吃多餐的方法,增加次数,减轻胃的负担。

〔用药精选〕

一、西药

甲氧氯普胺 Metoclopramide

本品为止吐药,可作用与延髓催吐化学感受区(CTZ)中多巴胺受体而提高 CTZ 的阙值,具有强大的中枢性镇吐作用。

【适应证】用于:①慢性胃炎、胃下垂伴胃动力低下、功能性消化不良,胆胰疾病等引起的腹胀、腹痛、嗳气、胃灼热及食欲不振等。②迷走神经切除后胃潴留,糖尿病性胃排空功能障碍,胃食管反流病。③各种原因引起的恶心、呕吐。④硬皮病等引起的消化不良。

【不良反应】常见昏睡、烦躁不安、倦怠无力。少见乳腺肿痛、泌乳、恶心、便秘、皮疹、腹泻、眩晕、头痛、容易激动。注射给药可引起直立性低血压。大剂量或长期应用可引起锥体外系反应。

【禁忌】对普鲁卡因或普鲁卡因胺过敏、癫痫、胃肠道出血、机械性肠梗阻或穿孔、嗜铬细胞瘤、乳腺癌放疗或化疗、抗精神病药致迟发性运动功能障碍史患者禁用。

【孕妇及哺乳期妇女用药】孕妇、哺乳妇女不宜使用。

【儿童用药】小儿不宜长期应用。

【老年用药】老年人大量长期应用容易出现锥体外系症状,不宜长期应用。

【用法用量】①口服。a. 一般性治疗:一次 5~10mg,一日 10~30mg,餐前 30 分钟服用。b. 糖尿病性胃排空功能障碍:于症状出现前 30 分钟口服 10mg,或于三餐前及睡前口服 5~10mg,一日 4 次。

②肌内注射、静脉滴注:请遵医嘱。

【制剂】①甲氧氯普胺片;②甲氧氯普胺注射液

附:用于胃下垂的其他西药

1. 多潘立酮 Domperidone

见本章“45. 食管炎”。

2. 乳酶生 Lactasin

见本章“43. 腹泻”。

3. 胃蛋白酶 Pepsin

见本章“47. 消化不良与食欲不振”。

二、中药

1. 补气升提片

【处方组成】人参芦、党参、黄芪、白术、广升麻、阿胶、炙甘草

【功能主治】补中益气,升阳举陷。用于脾气不足,中气下陷所致的神疲乏力,心悸气短,小腹坠胀,纳少,便溏;胃下垂,脱肛,子宫脱垂见上述证候者。

【用法用量】口服. 一次 5 片,一日 3 次;年老、年幼、体弱者酌减。

2. 补中益气丸(片、颗粒、合剂、口服液)

【处方组成】炙黄芪、党参、炙甘草、炒白术、当归、升麻、柴胡、陈皮

【功能主治】补中益气,升阳举陷。用于脾胃虚弱、中气下陷所致的泄泻,脱肛,阴挺,症见体倦乏力,食少腹胀,便溏久泻,肛门下坠或脱肛,子宫下垂。

【用法用量】口服。小蜜丸一次 9g,大蜜丸一次 1 丸,水丸一次 6g,一日 2~3 次。

3. 升提胶囊(颗粒)

【处方组成】黄芪、党参、枳壳、白术、升麻

【功能主治】升阳益气。用于气虚下陷、劳伤虚损引起的胃下垂,子宫下垂,脱肛等症。

【用法用量】口服。一次 4 粒,一日 2 次。

附:用于胃下垂的其他中药

养胃舒胶囊(软胶囊、颗粒、片)

见本章“31. 胃炎”。

35. 肠炎

〔基本概述〕

肠炎是肠黏膜的急性或慢性炎症。肠炎不是一种独立的疾病,它常广泛地涉及胃和结肠。因此,所谓的肠炎,实际上是胃肠炎、小肠炎和结肠炎的统称。

肠炎极为普遍,全世界每年发病 30 亿~50 亿人次,尤以发展中国家发病率和病死率为高,特别是儿童。根据世界卫生组织统计,在发展中国家中,感染性腹泻是儿童发病率最

高的传染病，病死率约为20‰，仅在亚、非、拉地区，每年就要夺去约460万婴幼儿的生命。

肠炎主要是由细菌、病毒、真菌和寄生虫等引起的胃肠炎、小肠炎和结肠炎。临床表现有恶心、呕吐、腹痛、腹泻、稀水便或黏液脓血便。部分患者可有发热及里急后重感，故亦称感染性腹泻。

肠道感染除细菌性痢疾、霍乱、鼠伤寒等外，其他细菌性、病毒性、寄生虫、真菌和原因不明的感染性腹泻均可称为肠炎。

肠炎的病因以细菌和病毒引起者最为常见。少数肠炎病因不明。细菌性肠炎的致病菌以痢疾杆菌最常见，其次为空肠弯曲菌和沙门菌。在病毒性胃肠炎中，轮状病毒是婴幼儿腹泻的主要病因，而诺瓦克病毒是成人和大龄儿童流行性病毒性胃肠炎的主要病因。寄生虫引起的肠炎以溶组织内阿米巴较为常见。真菌性肠炎以白色念珠菌引起的最多。此外，生活无规律和精神过度紧张也是引起此病的一个原因。

肠炎按病程长短不同，分为急性和慢性两类。慢性肠炎病程一般在2个月以上，临床常见的有慢性细菌性痢疾、慢性阿米巴痢疾、血吸虫病、非特异性溃疡性结肠炎和局限性肠炎等。

细菌性肠炎的病原菌又可分产肠毒素性和侵袭性两大类。不同病原菌引起的肠炎，有不同的发病机制和临床表现。肠毒素性细菌性肠炎如霍乱，发病机制是致病菌黏附而不侵入肠黏膜，在细菌生长繁殖过程中分泌肠毒素，和小肠黏膜的上皮细胞膜受体结合，通过一系列的酶反应，使小肠黏膜大量分泌水和电解质，潴留在肠腔内引起水泻，称为“分泌性腹泻”。此类患者除小肠黏膜上皮细胞有分泌亢进外，肠道的病理改变往往没有或者很轻，因此基本临床表现是腹泻次数较多，为大量水样便，无脓血，一般无腹痛，无里急后重感，常伴有呕吐，容易发生水、电解质紊乱及酸中毒，全身中毒症状较轻，大便镜检常无红、白细胞或极少。侵袭性细菌性肠炎如细菌性痢疾，致病菌黏附并侵入肠黏膜和黏膜下层，引起明显的炎症。此类肠炎的基本临床表现是全身毒血症明显，有高热，重症患者可发生感染性休克，大便可呈黏液脓血便，便量少，便次多，腹痛明显，呈阵发性绞痛，若病变侵及下部结肠特别是直肠，可出现里急后重感，乙状结肠镜检查，可见弥漫性炎症及溃疡，若仅侵袭小肠或上部结肠，则大便含水量较多，不伴里急后重，大便镜检有多数白细胞，尤其是下部结肠炎时更为明显。

肠炎属中医呕吐、腹痛、泄泻、霍乱、绞肠痧、脱证等病症范畴。其病因有感受时邪、饮食所伤、情志失调及脏腑虚弱等，但主要关键在于脾胃功能障碍和胃肠功能失调。尤其是夏秋之际，暑湿交蒸，病者或贪冷凉或误食腐蚀之物，致脾胃受伤，升降失司，清浊不分，乱于胃肠而致吐泻发为本病。

〔治疗原则〕

肠炎的治疗主要有以下几方面。

1. 病原治疗 病毒性肠炎一般不需病原治疗，可自愈。肠毒素性细菌性肠炎一般也不应用抗菌药。侵袭性细菌性肠炎，最好根据细菌药物敏感试验结果选用抗菌药。患细菌性痢疾时，因痢疾杆菌对常用抗菌药广泛耐药，一般可选用复方磺胺甲噁唑（复方新诺明）、吡哌酸、庆大霉素、丁胺卡那霉素等。空肠弯曲菌肠炎可用红霉素、庆大霉素、氯霉素等治疗。耶尔森氏小肠结肠炎杆菌肠炎一般应用庆大霉素、卡那霉素、复方磺胺甲噁唑、四环素、氯霉素等。沙门氏菌肠炎轻型患者可不用抗菌药，重型患者可用氯霉素或复方磺胺甲噁唑。侵袭性大肠埃希菌性肠炎用新霉素、黏菌素和庆大霉素等治疗，可获良好效果。阿米巴痢疾、雅尔氏鞭毛虫和滴虫引起的肠炎，可用甲硝唑（灭滴灵）治疗。白色念珠菌肠炎以制霉菌素口服，疗效较好。伴有全身性真菌感染者，则需应用两性霉素B治疗。

2. 补充液体及纠正电解质和酸中毒 轻度脱水而且呕吐不重者，可口服补液盐。WHO推荐的口服液配方为氯化钠3.5g，碳酸氢钠2.5g，氯化钾1.5g，葡萄糖20g或蔗糖40g，加水1000ml。脱水或呕吐较重者，可静脉输入生理盐水等渗碳酸氢钠和氯化钾溶液以及葡萄糖。

3. 减少肠道蠕动和分泌性药物 可小量应用阿托品、颠茄以减轻肠道蠕动，可止痛及止泻。也可应用氯丙嗪，有镇静作用，并可抑制肠毒素引起的肠黏膜过度分泌，使大便次数及便量减少。

肠炎治疗方案应个体化，对内科治疗无效及严重并发症者需外科手术治疗。

〔用药精选〕

一、西药

1. 盐酸小檗碱 Berberine Hydrochloride

小檗碱又称黄连素，对溶血性链球菌，金黄色葡萄球菌，淋球菌和弗氏、志贺痢疾杆菌等均有抗菌作用，并有增强白细胞吞噬作用，对结核杆菌、鼠疫菌也有不同程度的抑制作用，对大鼠的阿米巴菌也有抑制效用。小檗碱的盐酸盐（俗称盐酸黄连素）已广泛用于治疗胃肠炎、细菌性痢疾等，对肺结核、猩红热、急性扁桃体炎和呼吸道感染也有一定疗效。

【适应证】用于志贺菌、霍乱弧菌等敏感病原菌感染所致的胃肠炎、细菌性痢疾等肠道感染。

【不良反应】口服后不良反应较少，偶见呕吐、恶心、皮疹、药物热，停药后可消失。静脉注射或滴注可致静脉炎、血管扩张、血压下降、心脏抑制等，严重时可发生阿-斯综合征，甚至死亡。我国已经淘汰本品注射剂。

【禁忌】对本品过敏、遗传性6-磷酸葡萄糖脱氢酶缺乏、溶血性贫血患者禁用。

【孕妇及哺乳期妇女用药】孕妇及哺乳期妇女应慎用。

【儿童用药】因本品可引起溶血性贫血导致黄疸,故葡萄糖-6-磷酸脱氢酶缺乏的儿童禁用。

【用法用量】口服。一次0.1~0.3g,一日3次。

【制剂】①盐酸小檗碱片;②盐酸小檗碱胶囊

2. 庆大霉素 Gentamicin

见第一章"10. 肺脓肿"。

3. 新霉素 Neomycin

本品与链霉素、卡那霉素,庆大霉素同属于氨基糖苷类抗生素。对葡萄球菌属(甲氧西林敏感株)、棒状杆菌属、大肠埃希菌、克雷伯菌属、变形杆菌属等肠杆菌科细菌有良好抗菌作用,对各组链球菌、肺炎链球菌、肠球菌属等活性差。

【适应证】①敏感菌所致的肠道感染。②结肠手术前肠道准备或肝昏迷时作为辅助治疗。

【不良反应】①可引起食欲减退、恶心、腹泻等。②较少发现听力减退、耳鸣或耳部饱满感;头昏或步履不稳;尿量或排尿次数显著减少或极度口渴。③偶可引起肠黏膜萎缩而导致吸收不良综合征及脂肪性腹泻,甚至抗生素相关性肠炎。

【禁忌】对新霉素或其他氨基糖苷类抗生素过敏的患者禁用。

【孕妇及哺乳期妇女用药】妊娠期妇女宜慎用本品。用药期间哺乳期妇女应暂停哺乳。

【儿童用药】早产儿及新生儿中缺乏安全应用本品的资料,故不宜应用。

【老年用药】老年患者宜慎用本品。

【用法用量】口服。①成人一次0.25~0.5g,一日4次。肝性脑病的辅助治疗,一次0.5~1g,每6小时一次,疗程5~6日。结肠手术前准备,一小时0.5g,连用4次,继以每4小时0.5g,共24小时。②小儿按体重一日25~50mg/kg,分4次服用。

【制剂】硫酸新霉素片

4. 红霉素 Erythromycin

见第一章"6. 肺炎"。

5. 呋喃唑酮 Furazolidone

见本章"33. 幽门螺杆菌感染"。

6. 蒙脱石 Montmorillonite

本品口服后,药物可均匀地覆盖在整个肠腔表面,可吸附多种病原体,将其固定在肠腔表面,而后随肠蠕动排出体外,从而避免肠细胞被病原体损伤。本品对大肠埃希菌素、金黄色葡萄球毒素和霍乱毒素也有固定作用,同时减少肠道运动失调,恢复肠蠕动的正常节律,维护肠道消化和吸收功能。

【适应证】用于成人及儿童的急、慢性腹泻,食管、胃及十二指肠疾病引起的相关疼痛症状的辅助治疗,但不能作为解痉剂使用。

【不良反应】极少数患者可出现轻微便秘,减量后可继续服用。

【禁忌】对本品过敏者禁用。

【用法用量】将本品倒入50ml水中,摇匀后口服。成人一次3g,一日3次;1岁以下幼儿一日3g,分2次服用;1~2岁幼儿,一次3g;2岁以上幼儿一次3g,平均一日1~2次。

急性腹泻者首次剂量加倍。

【制剂】蒙脱石散(颗粒、分散片、混悬液)

7. 口服补液盐 Oral Rehydration Salts

本品是世界卫生组织推荐的治疗急性腹泻脱水有优异疗效的药物,处方组成合理,价廉易得,方便高效,其纠正脱水的速度优于静脉滴注。世界卫生组织1967年制定的口服补液盐配方,其成分是氯化钠3.5g、碳酸氢钠2.5g和葡萄糖20g,加水至1000ml后饮用,用于治疗小儿消化不良和秋季腹泻引起的轻度及中度脱水。

【适应证】本品对急性腹泻脱水疗效显著,常作为静脉补液后的维持治疗用。用于:①预防和治疗体内失水。对腹泻、呕吐、经皮肤和呼吸道等液体丢失引起的轻、中度失水的防治,可补充水、钾和钠。重度失水需静脉补液。②治疗腹泻时体液丢失。

【不良反应】胃肠道反应,如恶心、呕吐等,见于口服浓度过高、饮用速度过快时。本品经充分稀释,以上副作用不易发生。

【禁忌】少尿或无尿;严重失水、有休克征象时应静脉补液;严重腹泻,粪便量超过30ml/(kg·min),此时患者往往不能口服足够量的口服补液盐;葡萄糖吸收障碍;由于严重呕吐等原因不能口服者;肠梗阻、肠麻痹和肠穿孔。

【儿童用药】婴幼儿应用本品时需少量多次给予,当剂量超过一日100ml/kg时,需给予饮水、以免发生高钠血症。

【用法用量】口服或胃管滴注。轻度脱水一日30~50ml/kg,中、重度脱水一日80~110ml/kg,4~6小时内服完或滴完。腹泻停止,应立即停服,以防出现高钠血症。对小儿或有恶心、呕吐而口服困难的患者,可采用直肠输注法,输注宜缓慢,一般于4~6小时内补完累积损失量。

8. 复方磺胺甲噁唑 Compound Sulfamethoxazole

见第一章"5. 气管和支气管炎"。

9. 左氧氟沙星 Levofloxacin

见第一章"5. 气管和支气管炎"。

10. 诺氟沙星 Norfloxacin

本品为氟喹诺酮类抗菌药,具广谱抗菌作用。

【适应证】用于敏感菌所引起的呼吸道、泌尿道、胃肠道感染,如急性支气管炎、慢性支气管炎急性发作、肺炎、肾盂肾炎、膀胱炎、伤寒等。也可作为腹腔手术预防用药。

【不良反应】①胃肠道反应:较为常见,可表现为腹部不适或疼痛、腹泻、恶心或呕吐。②中枢神经系统反应:可有头晕、头痛、嗜睡或失眠。③过敏反应:皮疹、皮肤瘙痒、面部潮红、胸闷等,偶可发生渗出性多形性红斑及血管神经性水肿。少数患者有光敏反应。④偶可发生:癫痫发作、精神异常、烦躁不安、意识混乱、幻觉、震颤；血尿、发热、皮疹等间质性肾炎表现；静脉炎；结晶尿，多见于高剂量应用时；关节疼痛。⑤少数患者可发生 AST 及 ALT 升高、血尿素氮增高及周围血白细胞降低，多属轻度，并呈一过性。

【禁忌】对本品及任何一种喹诺酮类药物有过敏史者禁用。

【孕妇及哺乳期妇女用药】孕妇、哺乳期妇女禁用。

【儿童用药】18 岁以下儿童禁用。

【老年用药】老年患者常伴有肾功能减退，应减量使用。

【用法用量】①口服。a. 肠道感染，一次 300～400mg，一日 2 次，疗程 5～7 日。b. 伤寒沙门菌感染，一日 800～1200mg，分 2～3 次服用，疗程 14～21 日。

②静脉滴注：请遵医嘱。

【制剂】①诺氟沙星片(胶囊、注射液)；②诺氟沙星葡萄糖注射液

11. 环丙沙星 Ciprofloxacin

本品为合成的第三代喹诺酮类抗菌药物，属高效广谱抗菌药，抗菌活性在喹诺酮类药物中最强。除对革兰阴性杆菌有高度抗菌活性外，尚对葡萄球菌属具有良好抗菌作用，对肺炎球菌、链球菌属的作用略差于葡萄球菌属。该品对部分分枝杆菌、沙眼衣原体、溶脲脲原体、人型支原体等亦具抑制作用。

【适应证】适用于敏感菌引起的下列疾病。①呼吸道感染：包括敏感革兰阴性杆菌所致支气管感染急性发作及肺部感染、扁桃体炎、咽炎、鼻窦炎及中耳炎。②泌尿生殖系统感染：包括单纯性、复杂性尿路感染，细菌性前列腺炎，淋病奈瑟菌尿道炎或宫颈炎(包括产酶株所致者)。③肠道感染：由志贺菌属、沙门菌属、产肠毒素大肠埃希菌、亲水气单胞菌、副溶血弧菌等所致，包括细菌性痢疾、伤寒。④骨和关节感染。⑤皮肤软组织感染。⑥败血症等全身感染。

【不良反应】主要有胃肠道反应、中枢神经系症状、过敏反应和实验室检测异常，偶有恶心、呕吐、腹泻、腹痛、眩晕、头痛、震颤、皮疹、血清谷丙转氨酶上升，偶可导致癫痫，甚至惊厥(过量易于发生)，均属轻度或中度，故很少影响治疗的继续进行。停药后即可消失。

【禁忌】对本品或其他喹诺酮类药物有过敏史者禁用。

【孕妇及哺乳期妇女用药】禁用。

【儿童用药】禁用。

【老年用药】老年患者常有肾功能减退，因本品部分经肾排出，需减量应用。

【用法用量】①口服。a. 常用量一日 0.5～1.5g，分 2 次服。b. 肠道感染一日 1g，分 2 次，疗程 5～7 日。c. 伤寒一日 1.5g，分 2 次服，疗程 10～14 日。

②静脉滴注：请遵医嘱。

【制剂】环丙沙星缓释片；盐酸环丙沙星片；盐酸环丙沙星胶囊；盐酸环丙沙星滴眼液；盐酸环丙沙星眼膏；盐酸环丙沙星乳膏；盐酸环丙沙星软膏；盐酸环丙沙星滴耳液；盐酸环丙沙星凝胶；盐酸环丙沙星栓；盐酸环丙沙星注射液；注射用盐酸环丙沙星。③乳酸环丙沙星滴眼液；乳酸环丙沙星阴道泡腾片；乳酸环丙沙星注射液；注射用乳酸环丙沙星。

12. 黏菌素 Colistin

本品为抗革兰阴性杆菌抗生素，具杀菌作用，对大多数革兰阴性杆菌有较强抗菌作用，对铜绿假单胞菌的作用更为显著，对大肠埃希菌、沙门菌、痢疾杆菌、流感杆菌、百日咳杆菌、产气杆菌及肺炎杆菌等也有良好的作用。

【适应证】本品为局部感染主要的治疗药物，如呼吸系统感染、腹膜炎、胆管感染、尿路感染、烧伤感染、眼角膜感染及败血症等。特别是胃肠道感染如细菌性腹泻，因食物中毒、杆菌痢疾、溃疡性结肠炎、胃肠炎引起之腹泻等。

【不良反应】可发生皮疹、瘙痒等过敏症状。胃肠道副作用有恶心、呕吐、食欲不振、腹泻等反应。

【禁忌】对黏菌素过敏者禁用。

【孕妇及哺乳期妇女用药】因有肾毒性，妊娠妇女不宜使用。本品可能影响乳儿肠道菌群，哺乳期妇女宜慎用。

【老年用药】老年人应根据肾功能确定剂量或给药间隔。

【用法用量】①口服。成人一日 100 万～300 万 U，分 3 次服。儿童一次 25 万～50 万 U，一日 3～4 次。宜空腹给药。

②肌内注射或静脉滴注。请遵医嘱。

【制剂】①硫酸黏菌素片；②注射用硫酸多黏菌素 B

附：用于肠炎的其他西药

1. 甲硝唑 Metronidazole

见第一章“10. 肺脓肿”。

2. 柳氮磺吡啶 Sulfasalazine

见本章“37. 结肠炎”。

3. 盐酸甲砜霉素甘氨酸酯 Thiamphenicol Glycinate Hydrochloride

【适应证】用于敏感菌如流感嗜血杆菌、大肠埃希菌、沙门菌属等所致的呼吸道、尿路、肠道等感染。

4. 司帕沙星 Sparfloxacin

见本章“42. 伤寒和副伤寒”。

5. 依诺沙星 Enoxacin

见第一章“5. 气管炎和支气管炎”。

6. 米诺环素 Minocycline

见第五章“75. 附睾炎与睾丸炎”。

7. 奥替溴铵 OtiloniumBromide

见本章“36. 肠易激综合征”。

8. 复方谷氨酰胺肠溶胶囊(颗粒) Compound Glutamin Entersoluble Capsules

见本章“36. 肠易激综合征”。

9. 复方木香小檗碱片 Compound Ancklandia and Ber-

berine Tablets

【适应证】用于治疗肠道感染、腹泻。

10. 吡哌酸 PipemidicAcid

【适应证】用于敏感菌革兰阴性杆菌所致的尿路感染、细菌性肠道感染。

11. 地衣芽孢杆菌活菌胶囊(颗粒)Bacillus Licheniformis Capsule

【适应证】本品以活菌进入肠道后,对葡萄球菌、酵母样菌等致病菌有拮抗作用,而对双歧杆菌、乳酸杆菌、拟杆菌、消化链球菌有促进生长作用,从而可调整菌群失调达到治疗目的。用于细菌或真菌引起的急、慢性肠炎、腹泻。也可用于其他原因引起的胃肠道菌群失调的防治。

12. 蜡样芽孢杆菌活菌制剂 Live Bacillus Cereus Capsules

【适应证】主要用于婴幼儿腹泻、慢性腹泻、肠功能紊乱及肠炎的治疗。

13. 乳酸菌素片(分散片、咀嚼片、颗粒)Lacidophilin Tablets

见本章"47. 消化不良与食欲不振"。

14. 鞣酸苦参碱片(胶囊)Sophora Alkaloids Tannate Capsules

【适应证】用于治疗肠道感染,腹泻。

15. 盐酸安妥沙星片 Antofloxacin Hydrochloride Tablets

见第五章"73. 前列腺炎"。

16. 大蒜素注射液 Allitridium Injection

见第一章"6. 肺炎"。

17. 普卢利沙星 Prulifloxacin

见第一章"9. 肺气肿"。

18. 门冬氨酸洛美沙星 Lomefloxacin Aspartate

见第一章"5. 气管炎和支气管炎"。

19. 氟氯西林 Flucloxacillin

见第三章"41. 阑尾炎"。

20. 利福昔明 Rifaximin

见本章"43. 腹泻"。

21. 硫唑嘌呤 Azathioprine

见第六章"80. 贫血"。

22. 甲氨蝶呤 Methotrexate

【适应证】可用于重度或顽固性 IBD(炎症性肠病、溃疡性结肠炎等)。

23. 乳酶生 Lactasin

【适应证】用于消化不良、肠炎、腹泻等。

24. 维生素 D_2 Vitamin D_2

见第七章"91. 甲状腺功能减退症"。

25. 维生素 D_3 注射液 VitaminD_3 Injection

见第七章"91. 甲状腺功能减退症"。

26. 盐酸万古霉素 Vancomycin Hydrochloride

见第一章"6. 肺炎"。

27. 盐酸去甲万古霉素 Norvancomycin Hydrochloride

见第二章"24. 心内膜炎"。

28. 磺胺异噁唑 Sulfafurazole

【适应证】主要用于敏感菌所致的尿路感染及肠道感染。

29. 泛酸钙(维生素 B_5)Calcium Pantothenate

【适应证】适用于泛酸钙缺乏,如吸收不良综合征、热带口炎性腹泻、乳糜泻、局限性肠炎等。

30. 双歧杆菌活菌胶囊 LiveBifidobacterium Preparation, Oral

【适应证】用于治疗肠道菌群失调引起的急、慢性腹泻,便秘,也可用于治疗急、慢性肠炎,肠易激综合征以及辅助治疗因肠道菌群失调所致内毒素血症。

31. 枯草杆菌、肠球菌二联活菌多维颗粒 Live Combined B. Subtilisand E. Faecium Granuleswith Multivitamines

【适应证】适用于消化不良、肠道菌群紊乱引起的腹泻、便秘、腹胀、肠道内异常发酵、肠炎、使用抗生素引起的肠黏膜损伤等症。

32. 酪酸梭状芽孢杆菌制剂 Clostridium Butyricum Capsule, live

见本章"36. 肠易激综合征"。

33. 甲苯磺酸托氟沙星 TosufloxacinTosilate

见第五章"75. 附睾炎与睾丸炎"。

34. 甲苯磺酸妥舒沙星 Tosufloxacin Tosylate

见第五章"146. 乳腺炎"。

二、中药

(一)急性肠炎用中药

1. 泻痢消胶囊(片)

【处方组成】酒黄连、苍术(炒)、酒白芍、木香、吴茱萸(盐炙)、姜厚朴、槟榔、枳壳(炒)、陈皮、泽泻、茯苓、甘草

【功能主治】清热燥湿,行气止痛。用于大肠湿热所致的腹痛泄泻,大便不爽,下痢脓血,肛门灼热,里急后重,心烦口渴,小便黄赤,舌质红,苔薄黄或黄腻,脉濡数;急性肠炎,结肠炎,痢疾见上述证候者。

【用法用量】口服。一次 3 粒,一日 3 次。

【使用注意】孕妇慎用。

2. 痢特敏片(胶囊、颗粒)

【处方组成】仙鹤草与翻白草的浸膏粉、甲氧苄氨嘧啶

【功能主治】清热解毒,抗菌止痢。用于急性痢疾,肠炎与腹泻属湿热证者。

【用法用量】口服。一次 4 片,一日 3 次。

【使用注意】孕妇、对磺胺类药过敏者禁用。肝、肾功能不全者慎用。

3. 葛根芩连片(丸、胶囊、颗粒、口服液)

【处方组成】葛根、黄芩、黄连、炙甘草

【功能主治】解肌清热,止泻止痢。用于湿热蕴结所致的

泄泻，痢疾，症见身热烦渴，下痢臭秽，腹痛不适。

【用法用量】口服。一次 3 ~4 片，一日 3 次。

4. 复方黄连素片

【处方组成】盐酸小檗碱、木香、吴茱萸、白芍

【功能主治】清热燥湿，行气止痛，止痢止泻。用于大肠湿热，赤白下痢，里急后重或暴注下泻，肛门灼热；肠炎、痢疾见上述证候者。

【用法用量】口服。一次 4 片，一日 3 次。

5. 连蒲双清片

【处方组成】盐酸小檗碱、蒲公英浸膏

【功能主治】清热解毒，燥湿止痢。用于肠炎痢疾，疖肿外伤发炎，乳腺炎，胆囊炎等。

【用法用量】口服。一次 2 片，一日 3 次；儿童酌减。

6. 白蒲黄片(胶囊、颗粒)

【处方组成】白头翁、蒲公英、黄芩、黄柏。

【功能主治】清热凉血，解毒消炎。用于肠炎，痢疾等。

【用法用量】口服。一次 3 ~6 片，一日 3 次。

7. 复方苦参肠炎康片

【处方组成】苦参、黄连、黄芩、白芍、车前子、金银花、甘草、颠茄流浸膏

【功能主治】清热燥湿止泻。用于湿热泄泻，症见泄泻急迫或泻而不爽，肛门灼热，腹痛，小便短赤；急性肠炎见上述证候者。

【用法用量】口服。一日 3 次，一次 4 片，3 日为一疗程，或遵医嘱。

【使用注意】青光眼患者慎用。

8. 腹可安片(分散片)

【处方组成】扭肚藤、火炭母、车前草、救必应、石榴皮

【功能主治】清热利湿，收敛止痛。用于急性胃肠炎，消化不良引起的腹痛，腹泻，呕吐。

【用法用量】口服。一次 4 片，一日 3 次。

9. 克泻灵片(胶囊)

【处方组成】苦豆草总生物碱

【功能主治】清热解毒，祛风燥湿。用于湿热泄泻，痢疾。

【用法用量】口服。一次 2 ~3 片，一日 3 次，饭后服用。

【使用注意】孕妇禁用。

10. 胃肠宁片(颗粒)

见本章“31. 胃炎”。

11. 莲芝消炎胶囊(分散片、软胶囊、滴丸)

【处方组成】穿心莲总内酯、山芝麻干浸膏

【功能主治】清热，解毒，消炎。用于胃肠炎，支气管炎，扁桃体炎，咽喉炎，肺炎等。

【用法用量】口服。一次 1 粒，一日 3 次。

12. 功劳去火片(胶囊)

【处方组成】功劳木、黄柏、黄芩、栀子

【功能主治】清热解毒。用于实热火毒所致的急性咽喉炎，急性胆囊炎，急性肠炎。

【用法用量】口服。糖衣片一次 5 片，薄膜衣片一次 3 片，一日 3 次。

13. 复方红根草片

【处方组成】红根草、鱼腥草、金银花、野菊花、穿心莲

【功能主治】清热解毒。用于急性咽喉炎，扁桃体炎，肠炎，痢疾等。

【用法用量】口服。一次 4 片，一日 3 ~4 次。

【使用注意】孕妇慎用。

14. 炎宁颗粒(片、胶囊、糖浆)

【处方组成】鹿茸草、白花蛇舌草、鸭跖草

【功能主治】清热解毒，利湿止痢。用于外感风热，湿毒蕴结所致的发热头痛，咽部红肿，咽痛，喉核肿大，小便淋沥涩痛，泻痢腹痛；上呼吸道感染，扁桃体炎，尿路感染，急性细菌性痢疾，肠炎见上述证候者。

【用法用量】开水冲服。一次 14g，一日 3 ~4 次。

15. 双黄肠炎分散片

【处方组成】小檗皮提取物、黄芩提取物

【功能主治】泻火解毒，燥湿止泻。用于湿热泄泻，症见大便次数增多，泻下急迫或泻下不爽，大便色黄秽臭，肛门灼热，腹痛，烦热口渴，小便短黄，舌苔黄腻，脉濡数或滑数，急性肠炎见上述证候者。

【用法用量】口服。一次 2 片，一日 3 次。

(二)急、慢性肠炎均可用中药

1. 复方仙鹤草肠炎片(胶囊)

【处方组成】仙鹤草、黄连、木香、蝉蜕、石菖蒲、桔梗

【功能主治】清热燥湿，健脾止泻。用于脾虚湿热内蕴所致的泄泻急迫，泻而不爽或大便溏泻，食少倦怠，腹胀腹痛；急、慢性肠炎见上述证候者。

【用法用量】口服。一次 3 粒，一日 3 次，饭后服。

【使用注意】孕妇、哺乳期妇女禁用。

2. 肠康片(胶囊)

【处方组成】盐酸小檗碱、木香、吴茱萸(制)

【功能主治】清热燥湿，理气止痛。用于湿热泄泻，痢疾腹痛，里急后重。

【用法用量】口服。一次 2 ~4 片，一日 2 次。

3. 涩肠止泻散

【处方组成】膨润土、岩陀

【功能主治】彝医：嗨补习希，嗨补扎凯奴。中医：收敛止泻，健脾和胃。用于脾胃气虚所致泄泻及消化不良见上述症状者。

【用法用量】口服。1 ~2 岁一日 4 ~8g；2 岁以上一日 8 ~12g，分 3 次服用；成人一次 4g，一日 3 次。两餐间服用。

【使用注意】孕妇禁用。

4. 胃肠安丸

【处方组成】木香、沉香、枳壳(麸炒)、檀香、大黄、厚朴(姜炙)、人工麝香、巴豆霜、大枣(去核)、川芎

【功能主治】芳香化浊，理气止痛，健胃导滞。用于湿浊

中阻、食滞不化所致的腹泻,纳差,恶心,呕吐,腹胀,腹痛;消化不良,肠炎,痢疾见上述证候者。

【用法用量】口服。成人:小丸,一次 20 丸,一日 3 次;大丸,一次 4 丸,一日 3 次。小儿:请遵医嘱。

5. 香连丸(片、胶囊)

【处方组成】萸黄连、木香

【功能主治】清热化湿,行气止痛。用于大肠湿热所致的痢疾,症见大便脓血,里急后重,发热腹痛;肠炎,细菌性痢疾见上述证候者。

【用法用量】口服。水丸一次 3 ~ 6g,一日 2 ~ 3 次;小儿酌减。浓缩丸一次 6 ~ 12 丸,一日 2 ~ 3 次;小儿酌减。

6. 肠炎宁片(咀嚼片、胶囊、颗粒、丸、糖浆、口服液)

【处方组成】地锦草、黄毛耳草、樟树根、香薷、枫香树叶

【功能主治】清热利湿,行气。用于大肠湿热所致的泄泻、痢疾,症见大便泄泻,或大便脓血,里急后重,腹痛腹胀;急、慢性胃肠炎,腹泻,细菌性痢疾,小儿消化不良见上述证候者。

【用法用量】口服。一次 4 ~ 6 片,一日 3 ~ 4 次;小儿酌减。

【使用注意】孕妇禁用。

7. 千喜胶囊

【处方组成】穿心莲、千里光

【功能主治】清热解毒,消炎止痛,止泻止痢。用于肠炎,结肠炎,细菌性痢疾和鼻窦炎等。

【用法用量】口服。一次 2 ~ 3 粒,一日 3 ~ 4 次,重症患者首次可服 4 ~ 6 粒。

8. 苦豆子片

【处方组成】苦豆子

【功能主治】清肠,燥湿。用于急性细菌性痢疾,腹泻及急、慢性肠胃炎属湿热证者。

【用法用量】口服。一次 3 片,一日 3 次;儿童酌减或遵医嘱。

(三)慢性肠炎用中药

1. 胃肠灵胶囊(片)

【处方组成】钻地风、白及、海螵蛸、砂仁、干姜、胡椒、党参、山楂、白芍、甘草

【功能主治】温中祛寒,健脾止泻。用于中焦虚寒,寒湿内盛,脘腹冷痛,大便稀溏或泄泻。

【用法用量】口服。一次 5 粒,一日 3 次。

2. 固本益肠片

【处方组成】党参、炒白术、补骨脂、麸炒山药、黄芪、炮姜、酒当归、炒白芍、醋延胡索、煨木香、地榆炭、煅赤石脂、儿茶、炙甘草

【功能主治】健脾温肾,涩肠止泻。用于脾肾阳虚所致的泄泻,症见腹痛绵绵、大便清稀或有黏液及黏液血便,食少腹胀,腰酸乏力,形寒肢冷,舌淡苔白,脉虚;慢性肠炎见上述证候者。

【用法用量】口服。一次小片 8 片,大片 4 片,一日 3 次。

3. 止泻灵颗粒

【处方组成】党参、白术(炒)、陈皮、白扁豆(炒)、薏苡仁(炒)、山药、莲子、泽泻、茯苓

【功能主治】补脾益气,渗湿止泻。用于脾胃虚弱所致的大便溏泄,饮食减少,食后腹胀,倦怠懒言,以及慢性肠炎见上述证候者。

【用法用量】口服。一次 12g,一日 3 次,六岁以下儿童减半或遵医嘱。

4. 补脾益肠丸

【处方组成】外层:黄芪、党参(米炒)、砂仁、白芍、当归(土炒)、白术(土炒)、肉桂。内层:醋延胡索、荔枝核、炮姜、炙甘草、防风、木香、盐补骨脂、煅赤石脂。

【功能主治】益气养血,温阳行气,涩肠止泻。用于脾虚气滞所致的泄泻,症见腹胀疼痛,肠鸣泄泻,黏液血便;慢性结肠炎,溃疡性结肠炎,过敏性结肠炎见上述证候者。

【用法用量】口服。一次 6g,一日 3 次;儿童酌减;重症加量或遵医嘱。30 日为一疗程,一般连服 2 ~ 3 个疗程。

【使用注意】孕妇禁用。

5. 参苓白术散(片、丸、胶囊、颗粒、口服液)

【处方组成】人参、茯苓、白术(炒)、山药、白扁豆(炒)、莲子、薏苡仁(炒)、砂仁、桔梗、甘草

【功能主治】补脾胃,益肺气。用于脾胃虚弱,食少便溏,气短咳嗽,肢倦乏力。

【用法用量】口服。一次 6 ~ 9g,一日 2 ~ 3 次。

6. 四神丸(片)

【处方组成】肉豆蔻(煨)、补骨脂(盐炒)、五味子(醋制)、吴茱萸(制)、大枣(去核)

【功能主治】温肾散寒,涩肠止泻。用于肾阳不足所致的泄泻,症见肠鸣腹胀,五更溏泻,食少不化,久泻不止,面黄肢冷。

【用法用量】口服。一次 9g,一日 1 ~ 2 次。

7. 理中丸(片)

【处方组成】党参、土白术、炙甘草、炮姜

【功能主治】温中散寒,健胃。用于脾胃虚寒,呕吐泄泻,胸满腹痛,消化不良。

【用法用量】口服。大蜜丸一次 1 丸,一日 2 次,小儿酌减;浓缩丸一次 8 丸,一日 3 次。

8. 桂附理中丸

【处方组成】肉桂、附片、党参、炒白术、炮姜、炙甘草。

【功能主治】补肾助阳,温中健脾。用于肾阳衰弱,脾胃虚寒,脘腹冷痛,呕吐泄泻,四肢厥冷。

【用法用量】用姜汤或温开水送服。一次 1 丸,一日 2 次。

【使用注意】孕妇慎用。

9. 补中益气丸(片、颗粒、合剂、口服液)

见本章“34. 胃下垂”。

附：用于肠炎的其他中药

1. 诃苓止泻胶囊

【功能主治】清热化湿、收涩止泻。用于腹泻便溏，迁延日久，急、慢性肠炎，结肠炎，非特异性溃疡性结肠炎，过敏性结肠炎，细菌性痢疾，五更泻，酒后腹泻，腹痛腹泻，腹胀肠鸣，久泻不愈者及各种肠道疾病。

2. 香连化滞丸

见本章“38. 痢疾”。

3. 肠泰合剂

【功能主治】益气健脾，消食和胃。用于脾胃气虚所致的神疲懒言，体倦无力，食少腹胀，大便稀溏。

4. 加味香连丸

见本章“35. 肠炎”。

5. 和胃止泻胶囊

【功能主治】清热利湿，收敛止泻。用于赤痢，热泻，肠炎等。

6. 连番止泻胶囊

【功能主治】清热解毒，燥湿止泻。用于轮状病毒性肠炎、致泻性大肠埃希菌性肠炎所致的急性感染性腹泻，中医辨证属于湿热泄泻，症见泄泻腹痛，泻下急迫，或大便不爽，粪色黄褐，或呈稀水便，气味臭秽，肛门灼热，口渴，小便短赤，脉滑数或濡滑。

7. 肠舒片（胶囊）

【功能主治】清肠止痢。用于大肠湿热蕴结所致的肠炎、痢疾。

8. 肠舒通栓

【功能主治】肠道清洁剂。可用于肠镜检查、X 线腹部摄片或造影检查前肠道清洁准备。也可用于排便障碍、纤维结肠镜检查前肠道清洁准备、外科及妇科手术前的肠道清洁准备。

9. 黄藤素片（分散片、胶囊、软胶囊）

【功能主治】清热解毒。用于妇科炎症，细菌性痢疾，肠炎，呼吸道及泌尿道感染，外科感染，眼结膜炎。

10. 痢必灵片

见本章“38. 痢疾”。

11. 苦参胶囊（片）

【功能主治】清热燥湿，杀虫。用于湿热蕴蓄下焦所致的痢疾，肠炎，热淋及阴痒阴肿，湿疹，湿疮等。

12. 地锦草胶囊

【功能主治】清热解毒，凉血止血。用于痢疾，肠炎，咳血，尿血，便血，崩漏，痈肿疮疔。

13. 复方地锦胶囊

【功能主治】清热，利湿。用于细菌性痢疾，肠炎。

14. 菌白敏片

【功能主治】收敛解毒，凉血止血。用于急、慢性肠炎及细菌性痢疾属湿热症者。

15. 白连止痢胶囊

【功能主治】清热燥湿，涩肠止泻。用于痢疾，肠炎，属于大肠湿热证者。

16. 千里光胶囊

【功能主治】抗菌消炎。用于细菌性痢疾，肠炎，结膜炎，上呼吸道感染。

17. 复方苦木消炎分散片

见第一章“1. 感冒”。

18. 珠芽蓼止泻胶囊（颗粒）

【功能主治】清热燥湿。用于细菌性痢疾，肠炎属大肠湿热证，症见腹泻稀水样便，下痢脓血，里急后重，肛门灼热。

19. 雪胆素胶囊

见第一章“5. 气管炎与支气管炎”。

20. 千紫红胶囊（片、颗粒）

【功能主治】清热凉血，收敛止泻。用于肠炎，细菌性痢疾、小儿腹泻。

21. 莪术油注射液

见第二章“22. 心肌炎”。

22. 金锁昆都尔片

见第四章“68. 尿失禁与尿崩症”。

23. 炎可宁胶囊（丸）

见第一章“6. 肺炎”。

24. 清热散结胶囊（片）

【功能主治】消炎解毒，散结止痛。用于急性结膜炎，急性咽喉炎，急性扁桃体炎，急性肠炎，急性细菌性痢疾，上呼吸道炎，急性支气管炎，淋巴结炎，疮疖疼痛，中耳炎，皮炎湿疹。

25. 解毒止泻片（胶囊）

【功能主治】清热解毒，利湿止泻。用于胃肠湿热所致的腹泻，腹胀，腹痛；急性肠炎见上述症状者。

26. 复方五指柑片（胶囊）

【功能主治】用于中毒性消化不良，急、慢性胃肠炎，痢疾，风热感冒。

36. 肠易激综合征（IBS）

〔基本概述〕

肠易激综合征亦称肠道易激惹综合征，指一组包括腹痛、腹胀、排便习惯改变和大便性状异常、黏液便等表现的临床综合征，持续存在或反复发作，经检查排除可以引起上述症状的器质性疾病。

本病是胃肠道最常见和最重要的功能性疾病，多见于壮年，男性略少于女性，50 岁后首次发病者极少。在普通人群进行问卷调查，有 IBS 症状者欧美报道为 10%-20%，我国北京一组报道为 8.7%。患者以中青年居多，50 岁以后首次发病少见。男女比例约1:2。

本病最主要的临床表现是腹痛与排便习惯和粪便性状的改变。①腹痛:几乎所有IBS患者都有不同程度的腹痛。部位不定,以下腹和左下腹多见。多于排便或排气后缓解。②腹泻:一般每日3~5次,少数严重发作期可达十数次。大便多呈稀糊状,也可为成形软便或稀水样。多带有黏液,部分患者粪质少而黏液量很多,但绝无脓血。排便不干扰睡眠。部分患者腹泻与便秘交替发生。③便秘:排便困难,粪便干结、量少,呈羊粪状或细杆状,表面可附黏液。④其他消化道症状:多伴腹胀或腹胀感,可有排便不尽感、排便窘迫感。⑤全身症状:相当部分患者可有失眠、焦虑、抑郁、头昏、头痛等精神症状。⑥体征:无明显体征,可在相应部分有轻压痛,部分患者可触及腊肠样肠管,直肠指检可感到肛门痉挛、张力较高,可有触痛。

肠易激综合征是一种具有特殊病理生理基础的、独立的肠功能紊乱性疾病。本病肠道无结构上的异常,但对刺激和生理反应过度或出现反常现象。过去称此为"结肠功能紊乱"、"结肠痉挛"、"结肠过敏"、"痉挛性结肠炎"、"黏液性结肠炎"等。由于肠道功能紊乱不局限于结肠,故统称为肠道易激综合征。其特征为腹痛、腹胀、便秘或腹泻。

本病根据临床特点可分为腹泻型、便秘型、腹泻便秘交替型以及胀气型。IBS主要的临床类型有两种:①便秘型:伴有周期性便秘与较频繁的正常大便交替,大便经常有白色黏液,疼痛呈绞榨样,阵发性发作,或持续性隐痛,排便后可缓解。进食常会促发症状,也可以出现腹胀、恶心、消化不良和烧心等症状;②腹泻型:特别是在进食刚开始,或结束时出现突发性腹泻。夜间腹泻很少,常有疼痛、腹胀和直肠紧迫感,也可出现大便失禁等情况。

肠易激综合征的病因尚不明确,找不到任何解剖学的原因。情绪因素、饮食、药物或激素均可促发或加重这种高张力的胃肠道运动。有些患者有焦虑症;尤其是恐惧症,成年抑郁症和躯体症状化障碍。然而,应激和情绪困扰并不总是伴有症状的发作和反复。有些IBS患者表现有一种有获得性的异常病理行为,比如,他们倾向于将精神上的困扰表达为消化道的主诉,通常是腹痛,内科医生在评估IBS,尤其是有顽固性症状的患者时,应了解其有否无法解决的心理问题,包括性虐待和躯体恶习。

肠易激综合征是一个全球性的问题,随着近年来人们生活节奏的加快、饮食结构的改变,神经、精神、感染因素所致的肠易激综合征发病率有上升趋势。对生活质量和工作造成一定的困扰。一般来说,中青年是高发人群,其中女性发病多于男性,脑力劳动者高于体力劳动者。

根据本病的临床表现,中医学认为与肝、脾、胃等脏腑功能失调有关,对于时常腹泻的情况可以使用健脾止泻,温阳止泻,疏肝调气,清利湿热,涩肠止泻等方法来治疗。而对于便秘,便秘腹泻互现的则要适当使用润肠通便、清利湿热、理气通便的方法来调理。

〔治疗原则〕

1. 一般治疗

建立良好的生活习惯。饮食上避免诱发症状的食物,且要因人而异,一般而言宜避免产气的食物如乳制品、大豆等。高纤维食物有助改善便秘。对失眠、焦虑者可适当给予镇静药。

2. 药物治疗

(1)胃肠解痉药:抗胆碱药物可作为症状重的腹痛的短期对症治疗。钙离子通道阻止剂如硝苯地平对腹痛、腹泻有一定疗效,匹维溴胺为选择性作用于胃肠道平滑肌的钙离子通道阻止剂,故副作用少,用法为50mg,一日3次。

(2)止泻药:洛哌丁胺或复方地芬诺酯止泻效果好,适用于腹泻症状较重者,但不宜长期使用。一般的腹泻宜使用吸附止泻药如蒙脱石散、药用炭等。

(3)泻药:对便秘型患者酌情使用泻药,但不宜长期使用。半纤维素或亲水胶体,在肠内不被消化和吸收,而具强大亲水性,在肠腔内吸水膨胀增加肠内容物水分及容积,起到促进肠蠕动、软化大便的作用,被认为是治疗IBS便秘比较理想的药物。如欧车前子制剂和天然高分子多聚糖等。

(4)抗抑郁药:对腹痛、腹泻症状重而上述治疗无效且精神症状无明显者可试用。

(5)奥美拉唑肠溶片、谷维素片联合治疗。

(6)肠道菌群调节药如双歧杆菌、乳酸杆菌等制剂,可纠正肠道菌群失调,对腹胀、腹泻有效。促胃肠动力药如莫沙必利有助便秘改善。

(7)胃肠动力双向调节剂:马来酸曲美布丁片,它通过作用于外周ENS阿片受体、直接作用于胃肠道平滑肌、影响胃肠肽类的释放三种途径调节胃肠动力紊乱。

3. 心理和行为疗法

包括心理治疗、催眠术、生物反馈疗法,国外报道有一定疗效。

治疗有支持性和对症性。医师具有同情心的理解和引导非常重要。医师必须解释基础疾病的性质,并令人信服地向患者证实没有器质性疾病的存在,这就需要时间去倾听患者诉说并向他们解释正常肠道生理和肠道对应激食物或药物的高敏感性。这些解释工作使我们有基础尝试重新建立肠道运动的正常规律和选择适合于该患者的具体疗法。应该强调IBS继续治疗上的流行性,长期性和需要,应该寻找、评估和治疗心理应激,焦虑和情绪异常。有规律的体力活动有助于缓解压力和促进肠道功能,尤其是便秘患者。

一般而言,应该恢复正常饮食。腹胀和气胀的患者还是少食或不食豆类、卷心菜和其他含可发酵糖类的食物为宜,少吃苹果、葡萄汁、香蕉、各种坚果和葡萄干也可减少胀气的发生。对乳糖不耐受患者应减少牛奶或乳制品的摄入,山梨醇、甘露醇、果糖,或山梨醇和果糖一并摄入也可使肠道功能紊乱。山梨醇和甘露醇是一种用于营养的食物或作为药物载体的人工加甜剂，而果糖是水果、浆果和植物的基本成分，餐后腹痛的患者可试用低脂高蛋白质饮食。

增加膳食纤维对许多 IBS 患者有利，尤其是便秘型患者。可给予刺激性小的食物，如糠麸，开始每餐 15ml（1 汤匙），并随液体摄入的增加而增加．或者服用欧车前草亲水胶浆液剂，每次用两杯水合服，此法常可使肠内水分得到稳定并有增加容积的作用。这些制剂有助于肠道内水分的潴留，可预防便秘也可减少结肠转运时间，而且还可作为震荡吸附剂防止肠壁之间的痉挛。加入少量纤维通过吸收水分和硬化大便也可有助于减少 IBS 的腹泻。然而，纤维的过量应用会导致腹胀和腹泻，所以纤维的应用应遵循个体化原则。

抗胆碱能药物（如莨菪碱 0.125mg，餐前 30 ~ 60 分钟）可以配合纤维素应用。不主张用麻醉药、镇静剂、催眠药和其他可产生依赖性的药物。对于腹泻患者，可于餐前给予苯乙哌啶 2.5 ~ 5mg（1 ~ 2 片）或洛哌丁胺 2 ~ 4mg（1 ~ 2 粒），因为可以发生对止泻效应的耐受性，所以不主张长期应用止泻药。抗抑郁症药物（如脱甲丙咪嗪，丙咪嗪和阿米替林，每日 50 ~ 100mg）对两种类型 IBS 的患者都有帮助，除了便秘和腹泻，另外抗抑郁药物还可缓解腹痛和腹胀，这些药物可以通过下调来自肠道的脊髓和皮质的传入神经的活动来减轻疼痛。最后，含某些芳香油（镇痛剂）可通过松弛平滑肌来缓解某些患者的痉挛性疼痛，在这类患者中胡椒油是最常用制剂。

4. 中医治疗

根据本病的临床表现，属于中医学的“腹痛”“便秘”与“郁证”范畴。从病变的部位来看，虽病在大肠，但却与肝、脾、胃等脏腑功能失调有关。

病因病理可以概括为：情志失调而致肝气郁滞，肝脾不和，引起肠道气机不畅，肠腑传导失司；或因中寒日久，脾阳虚弱损及肾阳，阳虚不能温煦中焦，运化失常而致泄泻。此外，饮食、劳倦与寒温失常可影响脏腑功能失调而发生本病。临床中应用中医辨证治疗能收到较好效果。

〔用药精选〕

一、西药

1. 匹维溴铵 Pinaverium Bromide

本品对胃肠道具有高度选择性解痉作用，通过阻断钙离子流入肠壁平滑肌细胞，防止肌肉过度收缩而达到解痉作用，能消除肠平滑肌的高反应性，并增加肠道蠕动能力。

【适应证】①对症治疗与肠功能紊乱有关的疼痛，肠蠕动异常及不适，肠易激综合征（肠功能紊乱）和结肠痉挛。②对症治疗与胆道功能紊乱有关的疼痛，消化性溃疡和胆囊运动障碍。③为钡剂灌肠做准备。

【不良反应】极少数人中观察到轻微的胃肠不适。极个别出现皮疹样过敏反应。

【禁忌】对本品过敏者禁用。

【孕妇及哺乳期妇女用药】妊娠期间禁止服用。在妊娠晚期摄入溴化物，可能影响新生儿神经系统（低张和镇静）。由于尚无是否进入乳汁的相关资料，哺乳期间应避免服用。

【儿童用药】因临床数据不足，本品不推荐给儿童使用。

【用法用量】口服。一次 50mg，一日 3 次，根据病情可增至一次 100mg。钡灌肠准备时，检查前 3 日一次 100mg，一日 2 次，在检查前清晨再口服 100mg。

【制剂】匹维溴铵片

2. 奥替溴铵 Otilonium Bromide

本品属解痉挛和抗胆碱能药物，对于消化道平滑肌具有选择性和强烈的解痉挛作用。可用于运动功能亢进，不同原因和不同部位以及由于平滑肌纤维病理性萎缩引起的痉挛反应。

【适应证】适用于胃肠道痉挛和运动功能障碍（肠易激综合征、胃炎、胃十二指肠炎、肠炎、食管病变）。也可用于内镜检查前准备（食管-胃-十二指肠镜、结肠镜、直肠镜等）。

【不良反应】偶见恶心，呕吐，上腹部疼痛，腹部不适，头疼，头晕。

【禁忌】对本品过敏者禁用。

【孕妇及哺乳期妇女用药】只在必要的情况，并在医生观察的条件下，才能让孕妇和哺乳期妇女使用。

【用法用量】口服。根据医嘱，一次 1 ~ 2 片，一日 2 ~ 3次。

【制剂】奥替溴铵片

3. 欧车前亲水胶 Psyllium Hydrophilic Mucilloid

本品是一种无刺激性的、纯天然水溶性纤维，为容积性泻药。本品在肠道中遇水膨胀形成黏液团，使大肠内粪便膨胀软化，易于排出；同时形成的黏液团可将肠壁皱褶内的残留毒素一并吸附在黏液团内并随之排出；黏液团还能结合胃肠内胆固醇，起到降低胆固醇的作用。

【适应证】用于功能性便秘、肠易激综合征、疼痛性憩室病、高胆固醇血症、非特异性腹泻、糖尿病及肛肠手术后的辅助治疗。

【不良反应】偶有轻微的腹胀、恶心、便秘、肠绞痛等。从小剂量开始可避免，坚持服用可消失。对车前敏感者，吸入或摄入本品可能会引起过敏反应。亦有支气管痉挛、鼻炎等变态反应。

【禁忌】对本品过敏、原因不明的腹痛、炎症性肠道病变、肠梗阻、胃肠出血及粪便嵌塞患者禁用。

【孕妇及哺乳期妇女用药】妊娠及哺乳期妇女禁用。

【儿童用药】婴幼儿禁用。

【用法用量】将本品倒入杯中，加入 200ml 温水搅拌均匀后服用。成人一次 5.8g，一日 1 ~ 3 次。儿童：6 ~ 12 岁为成人的一半，6 岁以下请遵医嘱。

【制剂】欧车前亲水胶散

4. 马来酸曲美布汀 Trimebutine Maleate

本品对消化道运动具有调节作用。胃功能亢进时使其受抑制，功能低下时使其活动增强，使胃的不规则运动趋于规律化。可使慢性胃炎所致的胃排空障碍得到改善。

【适应证】用于:①胃肠运动功能紊乱引起的食欲不振、恶心、呕吐、嗳气、腹胀、腹鸣、腹痛、腹泻、便秘等症状的改善。②肠道易激惹综合征。

【不良反应】本品不良反应发生率约为0.4%。偶见便秘、腹泻、肠鸣、口内麻木感等症状,偶见肝功能GOT及GPT上升、心悸,偶发困倦、眩晕、头痛等症状,停药后可消失。

【禁忌】对本品过敏者禁用。

【孕妇及哺乳期妇女用药】孕妇、哺乳期的妇女慎用。

【儿童用药】儿童慎用。

【老年用药】老年人生理功能较弱,用药时加以注意。

【用法用量】口服。①慢性胃炎:一次0.1g,一日3次;或遵医嘱。②肠道易激惹综合征:一次0.1~0.2g,一日3次;或遵医嘱。

【制剂】马来酸曲美布汀片(分散片、缓释片、胶囊、干混悬剂)

5. 复方嗜酸乳杆菌片 Compound Eosinophil-Lactobacillus Tablets

本品是由中国株嗜酸乳杆菌菌粉、日本株嗜酸乳杆菌菌粉、粪链球菌菌粉、枯草杆菌菌粉组成的复方片剂,为肠道菌群调整药。可分解糖类产生乳酸,提高肠道酸度,从而抑制肠道致病菌繁殖。

【适应证】用于各种原因引起的肠道菌群紊乱、急性腹泻、慢性腹泻、肠易激综合征、抗生素相关性腹泻等的治疗。亦可用于预防和减少抗生素及化疗药物所致的肠道菌群紊乱的辅助治疗。

【不良反应】偶见皮疹,头晕,口干,恶心,呕吐,便秘等。

【禁忌】对本品过敏者禁用。

【儿童用药】儿童用量请咨询医师或药师。

【用法用量】口服。成人一次0.5~1g,一日3次。

6. 盐酸屈他维林 Drotaverine Hydrochloride

本品为特异性平滑肌解痉药,对血管、胃肠道及胆道等平滑肌均有松弛作用,可解除或预防功能性或神经性的平滑肌痉挛。本品只作用于平滑肌而不影响自主神经系统,故可用于抗胆碱类解痉药禁忌的青光眼和前列腺肥大的患者。

【适应证】①用于胃肠道痉挛、肠易激综合征等,也用于减轻痢疾患者的里急后重症状。②用于胆绞痛和胆管痉挛、胆囊炎、胆管炎等。③用于肾绞痛和泌尿道痉挛,肾结石、输尿管结石、肾盂肾炎、膀胱炎。④用于子宫痉挛,如痛经、先兆流产。⑤用于冠状动脉功能不全、闭塞性动脉内膜炎、心绞痛。

【不良反应】偶见过敏性皮炎、头痛、头晕、恶心、心悸和低血压。本品注射时可有眩晕、心悸、多汗等。

【禁忌】对本品过敏、严重房室传导阻滞、严重肝肾功能损害、卟啉病患者禁用。

【孕妇及哺乳期妇女用药】妊娠及哺乳期应避免使用本品。

【用法用量】①口服:成人一次40~80mg,一日3次;6岁以下儿童一次20~40mg,一日80~120mg;6岁以上儿童一次40mg,一日80~200mg。

②皮下、肌内注射:成人一次40~80mg,一日1~3次。

③静脉注射:急性结石绞痛,可用40~80mg(以葡萄糖注射液稀释)缓慢静脉注射。

【制剂】①盐酸屈他维林片;②盐酸屈他维林注射液

7. 聚卡波非钙片 Calcium Polycarbophil Tablets

本品为亲水的聚丙烯酸树脂,为肠道吸水剂,对水具有显著的结合能力,能吸收自身重量60倍的水。用于治疗腹泻时可吸收排泄物中的游离水分,使之形成冻胶状,产生成形大便。作为容积性泻药时,能保留肠道内的游离水分,使肠道内压力增加,肠蠕动增强,产生成形大便。

【适应证】用于便秘,如慢性便秘、肠易激综合征、肠憩室疾病及孕妇、老人、康复期患者的便秘,也能用于水性腹泻。

【不良反应】偶可出现呕吐、胃痉挛。有腹胀、胃肠胀气的报道。

【禁忌】对本品过敏、肠梗阻或粪便嵌塞、吞咽困难的患者禁用。

【用法用量】口服。成人一次1.0g,一日3次。儿童一次0.5g,一日2~3次。

8. 酪酸梭状芽孢杆菌制剂 Clostridium Butyricum Capsule, live

本品能耐受胃酸进入肠道,分泌肠黏膜再生和修复的重要营养物质酪酸(丁酸),修复受损伤的肠黏膜,消除炎症,营养肠道。并能促进双歧杆菌等肠道有益菌生长,抑制痢疾志贺菌等肠道有害菌生长,恢复肠道菌群平衡,减少胺、氨、吲哚等肠道毒素的产生及对肠黏膜的毒害,恢复肠免疫功能和正常的生理功能。

【适应证】用于急、慢性腹泻,肠易激综合征,假膜性肠炎,消化不良等疾病的对症治疗。

【禁忌】对本品过敏者禁用。

【用法用量】口服。一次2片,一日3次,儿童酌减。

9. 复方谷氨酰胺肠溶胶囊(颗粒)Compound Glutamin Entresoluble Capsules

本品可改善肠道的吸收、分泌及运动功能;增强肠黏膜屏障功能,阻止或减少肠内细菌及毒素入血;促进受损肠黏膜的修复及功能重建。

【适应证】主要用于各种原因所致的急、慢性肠道疾病,如肠道功能紊乱、肠易激综合征及非感染性腹泻。

【禁忌】对本品过敏者禁用。

【孕妇及哺乳期妇女用药】孕妇及哺乳妇女慎用。

【用法用量】口服。成人一次2~3粒,一日3次。

附:用于肠易激综合征的其他西药

1. 双歧杆菌 Bifidobactria

见本章“43. 腹泻”。

2. 洛哌丁胺 Loperamide

见本章“43. 腹泻”。

3. 复方地芬诺酯 Compound Diphenoxylate

见本章“43. 腹泻”。

4. 蒙脱石 Montmorillonite

见本章“35. 肠炎”。

5. 蜡样芽孢杆菌活菌胶囊(片)Live Bacillus Cereus Capsules

【适应证】主要用于婴幼儿腹泻、慢性腹泻、肠功能紊乱及肠炎的治疗。

二、中药

1. 术苓健脾胶囊

【处方组成】苍术、白术、赤苓、猪苓、泽泻、陈皮、淮山药、扁豆衣、炒薏苡仁、萹蓄、萆薢、骨碎补、党参、茯苓、滑石、甘草等

【功能主治】健脾益肾,理气,化湿清热。用于肠易激综合征(腹泻型),中医辨证属于脾肾气虚兼气滞湿热证,症见腹痛,腹泻,腹胀,神疲乏力,腰膝酸软,肛门灼热,口黏苦,情绪不安等。

【用法用量】口服。一次3粒,一日3次。

【使用注意】对本品过敏者禁用。

2. 痛泻宁颗粒

【处方组成】白芍、青皮、薤白、白术

【功能主治】柔肝缓急,疏肝行气,理脾运湿。用于肝气犯脾所致的腹痛,腹泻,腹胀,腹部不适等症;肠易激综合征(腹泻型)等见上述证候者。

【用法用量】口服。一次5g,一日3次。

3. 肠康片(胶囊)

见本章“35. 肠炎”。

4. 丁蔻理中丸

【处方组成】丁香、豆蔻、党参、白术(炒)、干姜、炙甘草

【功能主治】温中散寒,补脾健胃。用于脾胃虚寒所致的脘腹疼痛,呕吐泄泻,消化不良。

【用法用量】口服。一次6~9g,一日2次。

【禁忌】孕妇、感冒发热患者禁用。

5. 参苓白术散(片、丸、胶囊、颗粒、口服液)

见本章“35. 肠炎”。

6. 固肠胶囊

【处方组成】赤石脂、黄连、黄柏、诃子等。

【功能主治】散寒清热,调和气血,涩肠止泻。用于肠易激综合征表现为寒热错杂,虚实互见之久泻者。症见大便清稀,或夹有少许白黏冻,或完谷不化,甚则滑脱不禁,腹痛肠鸣,畏寒肢冷,腰膝酸软。

【用法用量】口服。一次4粒,一日3次。4周为一疗程。

【使用注意】孕妇慎用。

附:用于肠易激综合征的其他中药

1. 四神丸(片)

见本章“35. 肠炎”。

2. 乌梅丸

见第十一章“126. 蛔虫病”。

3. 枳术丸(颗粒)

见本章“47. 消化不良与食欲不振”。

4. 葛根芩连片(丸、胶囊、颗粒、口服液)

见本章“35. 肠炎”。

5. 固肠止泻丸(胶囊)

见本章“37. 结肠炎”。

6. 苁蓉通便口服液

见本章“48. 便秘”。

7. 麻仁丸

见本章“40. 肠梗阻”。

8. 四磨汤口服液

【功能主治】顺气降逆,消积止痛。用于婴幼儿乳食内滞证,症见腹胀,腹痛,啼哭不安,厌食纳差,腹泻或便秘;中老年气滞,食积证,症见脘腹胀满,腹痛,便秘。

9. 木香顺气丸(颗粒)

【功能主治】行气化湿,健脾和胃。用于湿浊中阻,脾胃不和所致的胸膈痞闷,脘腹胀痛,呕吐恶心,嗳气纳呆。

10. 香连丸(片、胶囊)

见本章“35. 肠炎”。

11. 六味安消散(片、丸、胶囊)

见本章“47. 消化不良与食欲不振”。

12. 枫蓼肠胃康颗粒(片、分散片、胶囊、口服液、合剂)

见本章“43. 腹泻”。

13. 缓痛止泻软胶囊

【功能主治】用于肝郁脾虚所致的肠鸣腹痛,腹痛即泻,泻后痛缓,常因情志不畅而发或加重,脉弦,苔薄白;肠易激综合征(腹泻型)见上述证候者。

37. 结肠炎

〔基本概述〕

结肠炎是一种局限于结肠黏膜及黏膜下层的炎症过程,是以直肠、结肠黏膜非特异性炎症、溃疡形成为主的病变。病灶多位于乙状结肠和直肠,也可延伸至降结肠,甚至整个结肠。主要症状有腹痛、腹泻、里急后重、黏液脓血便。临床表现为每日多次不明原因的腹泻,伴有便血或黏液便及腹痛,多呈反复发作,受饮食、精神的诱发。

据统计本病欧美国家发病率较高,患病率占40/10万~100/10万;发病率占3/10万~11.5/10万。在国内目前尚未

见精确统计报告数据,但近年来似有增多趋势。本病可发生于任何年龄,但以 20～40 岁为多。男女发病率无明显差别。

本病起病多缓慢,病情轻重不一,病程漫长,常反复发作。腹泻是主要症状,排出脓血便、黏液血便或血便,常伴里急后重,有腹痛→便意→排便→缓解的特点。腹痛一般多为隐痛或绞痛,常位于左下腹或小腹。其他表现有食欲不振、腹胀、恶心、呕吐及肝大等;左下腹可有压痛,有时能触及痉挛的结肠。常见的全身症状有消瘦、乏力、发热、贫血等。有少部分患者在慢性的病程中,病情突然恶化或初次发病就呈暴发性,表现严重腹泻,每日 10～30 次,排出含血、脓、黏液的粪便,并有高热、呕吐、心动过速、衰竭、失水、电解质紊乱、神志昏迷甚至结肠穿孔,不及时治疗可以造成死亡。

溃疡性结肠炎是一种原因不明的慢性结肠炎,又称慢性非特异性溃疡性结肠炎,以区别于各种特异性炎症。病变主要限于结肠的黏膜,表现为炎症或溃疡,多累及直肠和远端结肠但可向近端扩展,以至遍及整个结肠。溃疡性结肠炎起病缓慢,一般呈慢性迁延过程。病程长,症状反复出现,可迁延数年至十余年。

溃疡性结肠炎的病因尚未完全清楚,目前认为本病发病主要由于免疫机制异常,细胞、体液免疫反应均参与,并与遗传因素有关。感染和精神因素可能参与发病。精神刺激、劳累、饮食失调多为本病的发作诱因。

溃疡性结肠炎起病多数缓慢,少数可急性起病,病程呈慢性,迁延数年至十余年,常有发作期与缓解期交替或持续性逐渐加重,偶呈急性暴发,临床表现以黏液脓血便、腹痛、腹泻或里急后重为主;急性危重病例患者,有全身症状,常合并有肠道外疾病和肝损害、大关节炎、皮肤损伤、心肌病变、多发性口腔溃疡、虹膜睫状体炎及内分泌病症。主要临床表现是腹泻、大便有黏液脓血、腹痛及里急后重。

过敏性结肠炎与溃疡性结肠炎不同,是一种原因不明的肠道运动功能改变、X 线和内镜检查未发现器质性改变。一般认为可能与高级神经功能失调有关,部分病例也可能是变态反应在结肠的表现。

过敏性结肠炎属于胃肠功能障碍性疾病,其发病与精神、心理、饮食、环境等因素有关。临床主要表现为腹部不适或长期反复发作腹痛,腹痛部位多在左下腹,一般为持续性钝痛,可持续数分钟到数日不等。在排便、排气后可暂时得到缓解。还可有些头痛、乏力、失眠、心悸、出汗等神经血管不稳定症状以及嗳气症。

过敏性结肠炎主要表现为腹痛、腹胀、腹泻、便秘、黏液便等,以腹痛和慢性腹泻为主要表现。腹痛以左下腹及下腹部为主,轻重不等,排便或排气后可缓解。大便次数增多,每日 2～6 次或更多,多为糊状便或稀便,但不带血。还有一些患者 4～7 天排便一次,大便干结,排便困难。此外,可有上消化道症状如上腹不适、嗳气、泛酸、烧心等。许多患者还合并有乏力、身体消瘦、失眠、焦虑、头昏、头痛等自主神经功能紊乱的症状。临床上,将过敏性结肠炎分为四个主要类型:腹泻型、腹痛型、腹泻便秘交替型和黏液便型。

中医学认为结肠炎大多为湿热壅结、脾肾阳虚、气血两虚、气滞血瘀、饮食失调、劳累过度、精神因素而诱发。中医常根据腹泻的情况进行分型论治,从而对治愈结肠炎及预防结肠癌有一定作用。

〔治疗原则〕

1. 一般治疗

休息、进柔软、易消化富营养饮食,补充多种维生素。贫血严重者可输血,腹泻严重者应补液,纠正电解质紊乱。

2. 药物治疗

主要药物有柳氮磺胺吡啶、糖皮质激素、免疫抑制剂。部位低者可用上述口服药物加氢化可的松 50～100mg,保留灌肠,1～2 次/d,出血严重者可加用止血药物。中重型患者可口服泼尼松 40mg/d,或静滴氢化可的松琥珀酸钠 300mg/d,症状好转后逐步减量。有时需加用广谱抗生素以控制继发感染。

近年研制成的 5-ASA 特殊制剂巴柳氮,用偶氮键结合 5-ASA 制成,在结肠内分解释放大量有效成分,从而提高疗效,减少副作用,缺点是价格昂贵。巴柳氮钠早期由 Biorex 公司研制,英国 AstraSalix 制药有限公司首次上市。巴柳氮钠给患有结肠炎、结肠溃疡、局限性肠炎的患者更新更多的选择。

3. 外科治疗

肠穿孔、严重出血、肠梗阻、癌变、多发性息肉、中毒性巨结肠、结肠周围脓肿或瘘管形成可手术治疗。

4. 中医治疗

中医学认为本病属于“痢疾”“泄泻”“肠风”“下利”等范畴。主要病因是肠道湿热。在治疗方面,主张进行辨证施治,以清肠化湿为主。

5. 其他方面

除了药物治疗外,注意生活的调摄对本病的康复也十分重要,一般宜进食低纤维、低脂肪、易消化而富有营养的食物,对有或可疑不能耐受的食物,如牛奶、花生等尽量避免;忌食辛冷刺激之品,戒烟酒。腹痛腹泻者,宜食低渣、低脂肪、低乳糖饮食,特别是对病情较重、脓血便明显、营养不良的患者,可采取肠内营养加肠外营养的方法治疗,病情特别重的,应采取全肠外营养治疗。长期出血的患者,注意补充铁剂。保持心情舒畅,起居有常,避免劳累过度,防止肠道感染,增强体质,对预防本病的发作也可起到一定的作用。

6. 对过敏性结肠炎的治疗

由于该症不属感染性腹泻,因此不宜轻易反复用抗生素。滥用抗生素容易导致肠道菌群紊乱,甚至二重感染,反而会加重腹泻。

治疗顽固性过敏最有效的措施是寻找出过敏诱发因子(变应原),但要在 2 万种不同的诱发因子中准确地找到致病因子犹如大海里捞针。最新权威实验证实:过敏人群体内自由基数量比非过敏人群高许多!自由基对人体免疫系统侵害是过敏体质形成的基础,还会直接氧化人体的肥大细胞和嗜碱粒细胞,导致细胞膜破裂释放出组织胺,产生过敏反应。因此,改善过敏体质就要清除自由基。

世界卫生组织 WHO 在其关于免疫脱敏治疗的指导性文件中明确指出,"免疫脱敏治疗是唯一可以彻底治疗过敏性疾病的根本性治疗方法"。

国际过敏研究权威组织也提出,使用高品质的标准化脱敏制剂,同时应该使用最佳的过敏症治疗方案,包括清除变应原、患者免疫修复、过敏并发炎症适当的对症药物治疗、标准化脱敏制剂免疫治疗,简称"四合一的四联疗法"方案。

中医学认为,本病病因主要由于饮食不节、情志失调和房事过度而致脾、肝、肾功能障碍。慢性结肠炎的发展过程中,逐渐出现肝气不调,肾阳虚衰,命门火衰,不能温煦脾阳,而致泄泻遂成本病。证型有肝脾不和,气血不和,脾肾阳虚,湿热积滞等,可随证治之。

〔用药精选〕

一、西药

1. 巴柳氮钠 Balsalazide Sodium

巴柳氮钠是一种前体药物,口服后以原药形式到达结肠,在结肠细菌的作用下释放出 5-氨基水杨酸和 4-氨基苯甲酰-β-丙氨酸。5-氨基水杨酸可能通过阻断结肠中花生四烯酸代谢产物的生成而发挥减轻炎症的作用。

【适应证】轻度至中度活动性溃疡性结肠炎。

【不良反应】常见不良反应:腹痛、腹泻;偶见消化系统:恶心呕吐、食欲不振、便秘、消化不良、腹胀、口干、黄疸;呼吸系统:咳嗽、咽炎、鼻炎;其他:头痛、关节痛、肌痛、疲乏、失眠、泌尿系统感染。

【禁忌】对水杨酸、巴柳氮钠及其代谢物过敏者禁用。严重肾功能不全患者禁用。

【孕妇及哺乳期妇女用药】本品可透过胎盘屏障,孕妇仍应权衡利弊,尤其在妊娠前 3 个月内。本品在母乳中含量很低,但只有当医生判定其益处大于危险性时方可应用。

【用法用量】口服。成人一次 2.25g,一日 3 次,直至症状消失。一般疗程 8 周,最多服用 12 周。

【制剂】巴柳氮钠片(胶囊、颗粒)

2. 柳氮磺吡啶 Sulfasalazine

本品为磺胺类抗菌药。口服不易吸收,吸收部分在肠微生物作用下分解成 5-氨基水杨酸和磺胺吡啶。5-氨基水杨酸与肠壁结缔组织络合后较长时间停留在肠壁组织中起到抗菌消炎和免疫抑制作用,如减少大肠埃希菌和梭状芽孢杆菌,同时抑制前列腺素的合成以及其他炎症介质白三烯的合成。

【适应证】用于:①炎症性肠病,即急、慢性溃疡性结肠炎和克罗恩病,并可预防溃疡性结肠炎的复发。②肠道手术后预防感染。③类风湿性关节炎和强直性脊柱炎的治疗。

【不良反应】常见恶心、厌食、体温升高、红斑、瘙痒、头痛、心悸。少见且与剂量有关的不良反应有红细胞异常(如溶血性贫血、巨红细胞症)、发绀、胃痛及腹痛、头晕、耳鸣、蛋白尿、血尿、皮肤黄染。可能与剂量无关的不良反应有:骨髓抑制如伴有白细胞减少、粒细胞减少、血小板减少、肝炎、胰腺炎、周围神经病变、无菌性脑膜炎、出疹、荨麻疹、多形性红斑、剥脱性皮炎、表皮坏死溶解综合征、光敏感性、肺部并发症(纤维性肺泡炎伴有如呼吸困难、咳嗽、发热、嗜酸粒细胞增多症)、眶周水肿、血清病、LE 综合征、肾病综合征;曾报道使用柳氮磺吡啶治疗的男性出现精液缺乏性不育,停止用药可逆转此反应。

【禁忌】对磺胺及水杨酸盐过敏、肠梗阻或泌尿系梗阻、急性间歇性卟啉症患者禁用。

【孕妇及哺乳期妇女用药】孕妇及哺乳期妇女禁用。

【儿童用药】新生儿及 2 岁以下儿童禁用。

【老年用药】老年患者应用磺胺药发生严重不良反应的概率增加,如严重皮疹、肾损害、骨髓抑制和血小板减少等,是老年人严重不良反应中常见者。因此老年人宜避免应用,确有指征时需权衡利弊后决定。

【用法用量】口服。成人起始量一日 2~3g,分 3~4 次服,无明显不适量,可渐增至一日 4~6g,待肠病症状缓解后逐渐减量至维持量,一日 1.5~2g。

小儿起始量为一日 40~60mg/kg,分 3~6 次服,病情缓解后改为维持量一日 30mg/kg,分 3~4 次服。

【制剂】柳氮磺吡啶肠溶片(肠溶胶囊、栓)

3. 胶体酒石酸铋胶囊 ColloidalBismuth Tartrate Capsules

本品为胃肠黏膜保护药。口服后在胃液内形成胶体性能甚佳的溶胶,与溃疡面及炎症表面有很强的亲和力,能形成有效的保护膜,隔离胃酸,保护受损的黏膜,并刺激胃肠黏膜上皮细胞分泌黏液,促进上皮细胞自身修复。

【适应证】用于治疗消化性溃疡,特别是幽门螺杆菌相关性溃疡;亦可用于慢性结肠炎、溃疡性结肠炎所致腹泻及慢性浅表性和萎缩性胃炎。

【不良反应】偶可出现恶心、便秘等消化道症状。

【禁忌】对本品过敏及肾功能不全者禁用。

【孕妇及哺乳期妇女用药】孕妇禁用。哺乳期妇女应用本品时应暂停哺乳。

【用法用量】口服。一次 165mg,一日 4 次,分别于 3 餐前 1 小时及临睡时服用。

4. 氢化可的松 Hydrocortisone

见第一章"7. 非典型肺炎"。

5. 美沙拉嗪 Mesalazine

本品作用于炎症黏膜,抑制引起炎症的前列腺素合成和炎症介质白三烯的形成,对肠壁炎症有显著的消炎作用。

【适应证】①用于溃疡性结肠炎的治疗:包括急性发作期的治疗和防止复发的维持期治疗。②用于克罗恩病急性发作期的治疗。

【不良反应】可能引起轻微胃部不适。偶有恶心、头痛、头晕等。

【禁忌】对水杨酸类药物及本品的赋形剂过敏者禁用。

【孕妇及哺乳期妇女用药】孕妇和哺乳期妇女禁用。

【儿童用药】2 岁以下儿童不宜使用本品,2 岁以上儿童 20～30mg/kg,或遵医嘱。

【老年用药】高龄患者用本品应酌减。

【用法用量】口服。肠溶片应吞服,不要咀嚼。①溃疡性结肠炎:急性发作,一次 1g,一日 4 次;维持治疗,一次 0.5g,一日 3 次。或遵医嘱。②节段性回肠炎:一次 1g,一日 4 次。或遵医嘱。

【制剂】美沙拉嗪肠溶片;美沙拉秦缓释颗粒;美沙拉嗪栓

6. 奥沙拉秦钠 Olsalazine Sodium

本品作用于结肠炎症黏膜,抑制前列腺素合成,抑制炎症介质白三烯的形成,降低肠壁细胞膜的通透性,减轻肠黏膜水肿,发挥抗炎作用。

【适应证】治疗急、慢性溃疡性结肠炎与节段性回肠炎,及其缓解期的长期维持治疗。

【不良反应】最常见腹泻,通常短暂,在治疗开始或增加剂量时发生,减少用量后可缓解;其他不良反应为头痛,恶心,腹痛,皮疹,头晕和关节痛。

【禁忌】对水杨酸过敏、严重肝肾功能损害患者禁用。

【孕妇及哺乳期妇女用药】孕妇禁用。哺乳期妇女应用本品时应暂停哺乳。

【用法用量】口服。①成人:开始一日 1g,分次服用,以后逐渐提高剂量至一日 3g,分 3～4 次服用。长期维持治疗一次 0.5g,一日 2 次。②儿童:开始一日 20～40mg/kg。长期维持治一日 15～30mg/kg,或遵医嘱。本品应在进餐时伴服。

【制剂】奥沙拉秦钠胶囊。

附:用于结肠炎的其他西药

1. 注射用地塞米松磷酸钠 Dexamethasone Sodium Phosphate for Injection

见第一章"4. 哮喘"。

2. 复方倍他米松注射液 Compound Betamethasone Injection

见第八章"95. 风湿与类风湿关节炎"。

3. 蒙脱石 Montmorillonite

见本章"35. 肠炎"。

4. 利福昔明 Rifaximin

见本章"43. 腹泻"。

5. 注射用甲泼尼龙琥珀酸钠 Methylprednisolone Sodium Succinate for Injection

见第六章"80. 贫血"。

6. 甲泼尼龙 Methylprednisolone

见第八章"95. 风湿与类风湿关节炎"。

7. 复方地芬诺酯 Compound Diphenoxylate

见本章"43. 腹泻"。

8. 环孢素 Ciclosporin

见第四章"65. 肾病综合征"。

9. 英夫利昔单抗 Infliximab

【适应证】克罗恩病、类风湿关节炎、强直性脊柱炎、牛皮癣关节炎、溃疡性结肠炎。

10. 硫唑嘌呤 Azathioprine

见第六章"80. 贫血"。

11. 醋酸泼尼松片 Prednisone Acetate Tablets

见第一章"7. 非典型肺炎"。

二、中药

1. 肠胃宁片(胶囊)

【处方组成】党参、白术、黄芪、赤石脂、姜炭、木香、砂仁、补骨脂、葛根、防风、白芍、延胡索、当归、儿茶、罂粟壳、炙甘草

【功能主治】健脾益肾,温中止痛,涩肠止泻。用于脾肾阳虚所致的泄泻,症见大便不调,五更泄泻,时带黏液,伴腹胀腹痛,胃脘不舒,小腹坠胀;慢性结肠炎,溃疡性结肠炎,肠功能紊乱见上述证候者。

【用法用量】口服。一次 4～5 片,一日 3 次。

【使用注意】儿童慎用。

2. 补脾益肠丸

见本章"35. 肠炎"。

3. 固肠止泻丸(胶囊)

【处方组成】乌梅(或乌梅肉)、黄连、干姜、木香、罂粟壳、延胡索。

【功能主治】调和肝脾,涩肠止痛。用于肝脾不和,泻痢腹痛;慢性非特异性溃疡性结肠炎见上述证候者。

【用法用量】口服。一次 4g(浓缩丸)或一次 5g(水丸),一日 3 次。

4. 参倍固肠胶囊

【处方组成】五倍子、肉豆蔻(煨)、诃子肉(煨)、乌梅、木香、苍术、茯苓、鹿角霜、红参等

【功能主治】固肠止泻,散寒清热,调和气血。用于肝脾不和,泻痢腹痛;慢性非特异性溃疡性结肠炎见上述证候者。

【用法用量】口服。一次 4～6 粒,一日 3 次,饭后服或遵医嘱。

【使用注意】孕妇慎用。

5. 诃芩止泻胶囊

见本章"35. 肠炎"。

6. 虎地肠溶胶囊

【处方组成】朱砂七、虎杖、地榆炭、北败酱、白花蛇舌草、二色补血草、白及、甘草

【功能主治】清热，利温，凉血。用于非特异性溃疡性结肠炎、慢性细菌性痢疾温热蕴结证，症见腹痛，下痢脓血，里急后重等。

【用法用量】口服。一次 4 粒，一日 3 次，4 ~ 6 周为一疗程。

【使用注意】孕妇慎用。

7. 泻痢消胶囊(片)

见本章“35. 肠炎”。

附：用于结肠炎的其他中药

1. 葛根芩连片(丸、胶囊、颗粒、口服液)

见本章“35. 肠炎”。

2. 止红肠辟丸

见本章“60. 便血”。

3. 连翘四味胶囊

【功能主治】清腑热，止泻。用于肠热，痢疾，腹痛，腹泻。

4. 脏连丸

见本章“57. 消化道出血”。

5. 四神丸(片)

见本章“35. 肠炎”。

6. 五味苦参肠溶胶囊

【功能主治】清热燥湿，解毒敛疮，凉血止血。用于轻、中度溃疡性结肠炎(活动期)、中医辨证属于湿热内蕴者。症见腹泻、黏液脓血便、腹痛、里急后重、肛门灼热、发热、食少纳呆、口干口苦、大便秽臭、舌苔黄腻、脉滑数。

38. 痢疾

〔基本概述〕

痢疾是常见的肠道传染病，可分为细菌性痢疾和阿米巴痢疾两大类。

(一)细菌性痢疾

细菌性痢疾是由志贺菌属(又称痢疾杆菌)引起的肠道传染病。细菌性痢疾主要发患者群为儿童与青壮年，夏秋季节多发，特别在学龄前儿童发病率较高。

细菌性痢疾属于我国乙类法定传染病。志贺菌包括福氏、宋氏、鲍氏与志贺四种，近年流行的主要菌种为福氏志贺菌。细菌经由污染食物饮水传播，侵袭结肠，特别是乙状结肠与直肠，引起肠道黏膜固有层炎症。临床主要表现为腹痛、腹泻、里急后重和黏液脓血便，部分患者有畏寒、发热、脱水，严重者出现血压下降、昏迷、惊厥等中毒性菌痢。急性细菌性痢疾若治疗不及时、伴随其他肠道疾病可反复发作成为慢性细菌性痢疾。

细菌性痢疾在中医学中属于“疫毒痢”等范畴，是由感受湿热疫毒所致。严重者临床以突然高热、迅速昏迷、抽搐，甚则内闭外脱为主要特征。治疗以清热解毒、开闭固脱为基本原则。

(二)阿米巴痢疾

阿米巴痢疾是由溶组织阿米巴原虫引起的肠道传染病，病变主要在盲肠与升结肠。临床上以腹痛、腹泻、排暗红色果酱样大便为特征。本病易变为慢性，并可引起肝脓肿等并发症。

阿米巴痢疾典型临床表现：起病缓慢，以腹痛腹泻为主，腹泻次数为每日 10 次左右，腹泻粪质较多，典型大便呈果酱样，带有血和黏液，有腐败腥臭味；体检发现有下腹压痛。轻症和慢性患者症状不典型，重症(暴发性阿米巴痢疾)则发病急，以高热、感染中毒症状开始起病，大便次数多，呈血水样，奇臭，可有感染中毒休克表现。

本病遍及全球，多见于热带与亚热带。我国多见于北方。发病率农村高于城市，男性高于女性，成人多于儿童。大多为散发，夏秋季发病较多，偶因水源污染等因素而暴发流行。慢性阿米巴痢疾多因急性期治疗不当或患者体质较差，症状反复出现，迁延不愈达 2 个月以上者，发作期的临床症状与急性的相仿，久病可出现贫血、消瘦、营养不良及肝肿大。

阿米巴痢疾属于我国法定乙类传染病。西医学认为本病的慢性患者和无症状的带虫者是本病的主要传染源，其排出粪便中的阿米巴原虫包囊通过手、食物、饮水、苍蝇和蟑螂等途径，由口经消化道进入人体。

痢疾，中医学亦称“肠游”“滞下”等，含有肠腑“闭滞不利”的意思。在儿童和老年患者中，常因急骤发病，高热惊厥，厥脱昏迷而导致死亡，故须积极防治。中医药对各类型痢疾有良好的疗效，尤其是久痢，在辨证的基础上，采用内服中成药常能收到显著的效果。痢疾的基本病机是邪气壅滞肠中，只有祛除邪气之壅滞，才能恢复肠腑传导之职，避免气血之凝滞，脂膜血络之损伤，故为治本之法。因此，清除肠中之湿热、疫毒、冷积、饮食等滞邪颇为重要。常用祛湿、清热、温中、解毒、消食、导滞、通下等法，以达祛邪导滞之目的。

〔治疗原则〕

1. 细菌性痢疾治疗原则

志贺菌近年来对各种抗菌药物耐药性不断上升，多重耐药株也日益增多，原常用抗菌药物如磺胺药、氯霉素、氨苄西林等耐药率已达 50% 以上，不再适合于细菌性痢疾的首选治疗。

(1)一般处理：患者应休息，适当饮水；对脱水严重患者可以采用口服补液盐补液。

(2)抗菌药物治疗：喹诺酮类药物为成人细菌性痢疾治疗的首选药物。但一般不推荐应用于儿童、孕妇及哺乳期妇女。常用药物如诺氟沙星、环丙沙星、左氧氟沙星等。其他可以选择的抗菌药物包括氨基糖苷类(阿米卡星、庆大霉素)、复方磺胺甲噁唑；对消化道症状明显者，可先予静脉注射,症状缓解后改为口服给药,一般疗程 5 ~7 天。对细菌性痢疾重型或中毒性病例,可选用头孢曲松治疗。有药敏结果时则根据药敏结果选用抗菌药物。

(3)对中毒性菌痢患者:需要积极抢救,注意降温(氢化可的松、地塞米松)、止惊(甘露醇脱水、地西泮止惊)、纠正休克(输注葡萄糖氯化钠补液、碳酸氢钠纠正酸中毒、多巴胺调节血管活性),同时转有抢救条件的医疗机构进一步抢救。

4. 慢性细菌性痢疾 可选用 2 种以上抗菌药物联合应用(药物同上),延长疗程到 2 周以上,必要时辅以抗菌药物、糖皮质激素等保留灌肠;同时去除各种慢性化诱因。

2. 阿米巴痢疾治疗原则

(1)一般治疗:急性期患者注意休息,进食流质少渣饮食;暴发性阿米巴痢疾需要积极补液、纠正水电解质酸碱平衡紊乱,可补充葡萄糖盐水、碳酸氢钠等。

(2)病原治疗:甲硝唑(灭滴灵)适合于各种类型肠道阿米巴痢疾的治疗,同类药还有替硝唑、奥硝唑等也可选用。

(3)其他:慢性阿米巴痢疾患者除积极病原治疗外,还需要针对其慢性化原因(如合并感染、饮食习惯、器质性肠道病变等),加以纠正。

(三)中医药治疗

中医认为本病常因饮食不节或进食不洁之物,脾胃受伤,则湿热或寒湿之邪乘虚侵袭胃肠,以致气血阻滞,化为脓血,而为痢疾。常用祛湿、清热、温中、解毒、消食等法进行治疗,但总以导滞、通下为主。治疗上可以选择清利湿热,解毒凉血,滋阴止痢、消食导滞、温中燥湿,涩肠止痢等相应的中成药。

〔用药精选〕

一、西药

(一)细菌性痢疾用西药

1. 诺氟沙星 Norfloxacin

本品为氟喹诺酮类抗菌药,具广谱抗菌作用,尤其对需氧革兰阴性杆菌的抗菌活性高,对下列细菌在体外具良好抗菌作用:肠杆菌科的大部分细菌,包括枸橼酸杆菌属、阴沟肠杆菌、产气肠杆菌等肠杆菌属、大肠埃希菌、克雷伯菌属、变形菌属、沙门菌属、志贺菌属、弧菌属、耶尔森菌等。诺氟沙星体外对多重耐药菌亦具抗菌活性。对青霉素耐药的淋病奈瑟菌、流感嗜血杆菌和卡他莫拉菌亦有良好抗菌作用。

【适应证】用于敏感菌所引起的呼吸道、泌尿道、胃肠道感染,如急性支气管炎、慢性支气管炎急性发作、肺炎、肾盂肾炎、膀胱炎、伤寒等。也可作为腹腔手术预防用药。

【不良反应】①胃肠道反应:较为常见,可表现为腹部不适或疼痛、腹泻、恶心或呕吐。②中枢神经系统反应:可有头晕、头痛、嗜睡或失眠。③过敏反应:皮疹、皮肤瘙痒、面部潮红、胸闷等,偶可发生渗出性多形性红斑及血管神经性水肿。少数患者有光敏反应。④偶可发生:癫痫发作、精神异常、烦躁不安、意识混乱、幻觉、震颤;血尿、发热、皮疹等间质性肾炎表现;静脉炎;结晶尿,多见于高剂量应用时;关节疼痛。⑤少数患者可发生 AST 及 ALT 升高、血尿素氮增高及周围血白细胞降低,多属轻度,并呈一过性。

【禁忌】对本品及任何一种喹诺酮类药物有过敏史者禁用。

【孕妇及哺乳期妇女用药】孕妇、哺乳期妇女禁用。

【儿童用药】18 岁以下儿童禁用。

【老年用药】老年患者常伴有肾功能减退,应减量使用。

【用法用量】①口服。a. 肠道感染,一次 300 ~400mg,一日 2 次,疗程 5 ~ 7 日。b. 伤寒沙门菌感染,一日 800 ~1200mg,分 2 ~3 次服用,疗程 14 ~21 日。

②静脉滴注:请遵医嘱。

【制剂】①诺氟沙星片(胶囊、注射液);②诺氟沙星葡萄糖注射液

2. 环丙沙星 Ciprofloxacin

本品为合成的第三代喹诺酮类抗菌药物,属高效广谱抗菌药,抗菌活性在喹诺酮类药物中最强。除对革兰阴性杆菌有高度抗菌活性外,尚对葡萄球菌属具有良好抗菌作用,对肺炎球菌、链球菌属的作用略差于葡萄球菌属。本品对部分分枝杆菌、沙眼衣原体、溶脲脲原体、人型支原体等亦具抑制作用。

【适应证】适用于敏感菌引起的:①呼吸道感染:包括敏感革兰阴性杆菌所致支气管感染急性发作及肺部感染、扁桃体炎、咽炎、鼻窦炎及中耳炎。②泌尿生殖系统感染:包括单纯性、复杂性尿路感染、细菌性前列腺炎、淋病奈瑟菌尿道炎或宫颈炎(包括产酶株所致者)。③肠道感染:由志贺菌属、沙门菌属、产肠毒素大肠埃希菌、亲水气单胞菌、副溶血弧菌等所致,包括细菌性痢疾、伤寒。④骨和关节感染。⑤皮肤软组织感染。⑥败血症等全身感染。

【不良反应】主要为胃肠道反应、中枢神经系症状、过敏反应和实验室检测异常,偶有恶心、呕吐、腹泻、腹痛、眩晕、头痛、震颤、皮疹、血清谷丙转氨酶上升,偶可导致癫痫、甚至惊厥(过量易于发生),均属轻度或中度,故很少影响治疗的继续进行。停药后即可消失。

【禁忌】对本品或其他喹诺酮类药物有过敏史者禁用。

【孕妇及哺乳期妇女用药】禁用。

【儿童用药】禁用。

【老年用药】老年患者常有肾功能减退,因本品部分经肾排出,需减量应用。

【用法用量】①口服。a. 常用量一日 0.5 ~1.5g,分 2 次服。b. 肠道感染一日 1g,分 2 次,疗程 5 ~7 日。c. 伤寒一日 1.5g,分 2 次服,疗程 10 ~14 日。

②静脉滴注:请遵医嘱。

【制剂】①环丙沙星缓释片;②盐酸环丙沙星片(胶囊、注射剂);③乳酸环丙沙星注射剂

3. 左氧氟沙星 Levofloxacin

见第一章“5. 气管炎和支气管炎”。

4. 庆大霉素 Gentamicin

见第一章"10. 肺脓肿"。

5. 盐酸小檗碱 Berberine Hydrochloride

见本章"35. 肠炎"。

6. 呋喃唑酮 Furazolidone

见本章"35. 肠炎"。

7. 复方磺胺甲噁唑 Compound Sulfamethoxazole

见第一章"6. 支气管、支气管炎"。

8. 口服补液盐 Oral Rehydration Salts

见本章"35. 肠炎"。

9. 蒙脱石 Montmorillonite

见本章"35. 肠炎"。

(二)阿米巴痢疾用西药

1. 甲硝唑 Metronidazole

见第一章"10. 肺脓肿"。

2. 替硝唑 Tinidazole

替硝唑与甲硝唑同属硝基咪唑类。本品对大多数厌氧菌具有较强抗菌作用。对阿米巴和兰氏贾第虫的作用优于甲硝唑。

【适应证】①用于各种厌氧菌感染,如败血症、骨髓炎、腹腔感染、盆腔感染、肺支气管感染、鼻窦炎、皮肤蜂窝组织炎、牙周感染及术后伤口感染。②用于结肠直肠手术、妇产科手术及口腔手术等的术前预防用药。③用于肠道及肠道外阿米巴病、阴道滴虫病、贾第虫病、加得纳菌阴道炎等的治疗。④也可作为甲硝唑的替代药,用于幽门螺杆菌所致的胃窦炎及消化性溃疡的治疗。

【不良反应】少见而轻微,主要为恶心、呕吐、上腹痛、食欲下降及口腔金属味,可有头痛、眩晕、皮肤瘙痒、皮疹、便秘及全身不适。此外还可有血管神经性水肿、中性粒细胞减少、双硫仑样反应及黑尿,偶见滴注部位轻度静脉炎。高剂量时也可引起癫痫发作和周围神经病变。

【禁忌】对本品或吡咯类药物有过敏史、有活动性中枢神经疾患、血液恶液质患者禁用。

【孕妇及哺乳期妇女用药】妊娠3个月内禁用。3个月以上的孕妇只有具明确指征时才选用本品;哺乳期妇女应避免使用。若必须用药,应暂停哺乳,并在停药3日后方可授乳。

【儿童用药】12岁以下患者禁用。

【老年用药】老年人由于肝功能减退,应用本品时需监测血药浓度。

【用法用量】①口服。肠阿米巴病:一次0.5g,一日2次,疗程5~10日;或一次2g,一日一次,疗程2~3日;小儿一日50mg/kg,顿服3日。肠外阿米巴病:一次2g,一日一次,疗程3~5日。厌氧菌感染:一次1g,一日一次,首剂量加倍,一般疗程5~6日,或根据病情决定。预防手术后厌氧菌感染:手术前12小时一次顿服2g。

②静脉滴注:请遵医嘱。

【制剂】①替硝唑片(胶囊、注射液);②注射用替硝唑

3. 盐酸依米丁 EmetinHydrochloride

依米丁能杀灭溶组织阿米巴滋养体,适用于急性阿米巴痢疾急需控制症状者。其作用是通过抑制肽链的延长,而使寄生虫和哺乳动物细胞中的蛋白质合成受阻。依米丁只能杀死肠壁及组织中的滋养体,而不能消灭肠腔中的滋养体。

【适应证】用于治疗阿米巴痢疾和肠外阿米巴病如阿米巴肝脓肿等,主要用于甲硝唑或氯喹无效的患者。

【不良反应】①局部反应:注射的部位可有疼痛,有时出现坏死及蜂窝组织炎,甚至脓肿。②胃肠道反应:恶心、呕吐、腹泻等。③神经肌肉反应:常见的有肌肉疼痛和无力,特别是四肢和颈部;有时可因全身无力而出现呼吸困难。④心脏反应:低血压、心前区疼痛、心动过速和心律不齐,常是心脏受损的征象。心电图改变尤其是T波低平或倒置、QT间期延长,这些变化提示心肌早期中毒的征象。

【禁忌】对本品过敏、重症心脏病、高度贫血、即将手术的患者、肝肾功能明显减退者禁用。

【孕妇及哺乳期妇女用药】依米丁对胎儿有毒性作用,因此孕妇禁用。

【儿童用药】儿童的剂量也为一日1mg/kg,可分2次注射,儿童的疗程不要超过5日。婴幼儿禁用。

【老年用药】老年患者的剂量应减少50%。

【用法用量】治阿米巴痢疾:一日1mg/kg(体重过高者以60kg计算),分2次作深部皮下注射,连用6~10日为一疗程。如未愈,间隔1月后再用第2个疗程。

【制剂】盐酸依米丁注射液

4. 二氯尼特 Diloxanidee

本品为二氯乙酰胺类衍生物,一种新型的抗阿米巴病药,适用于轻度阿米巴肠病。在体外,能直接杀灭阿米巴原虫,其有效浓度为0.01~0.1μg/ml。其作用机制可能系干扰阿米巴原虫蛋白质合成。

【适应证】为治疗无症状带阿米巴包囊者的首选药。直接杀死阿米巴原虫,对肠内外阿米巴均有效,可与依米丁或氯喹合用。治疗溶组织阿米巴、滴虫、肠鞭毛虫、利什曼原虫病。

【不良反应】以腹胀最为常见。偶有恶心、呕吐、腹痛、食管炎、持续性腹泻、皮肤瘙痒、荨麻疹、蛋白尿和含糊的麻刺感觉,治疗完成后即消失。

【禁忌】对本品过敏者禁用。

【孕妇及哺乳期妇女用药】孕妇不宜服用。

【儿童用药】2岁以下儿童不宜服用。

【用法用量】口服。成人一次500mg,一日3次,10日为1个疗程。间隔数周后可重复1个疗程;儿童按体重30mg/kg,分3次给药,连续10日为1疗程。

【制剂】二氯尼特片

5. 双碘喹啉 Diiodohydroxyquinoline

本品为卤化喹啉类作用于阿米巴包囊的抗阿米巴药。

本品能抑制肠内阿米巴共生菌,使阿米巴生长繁殖受到抑制而起到抗阿米巴作用,临床可用于轻型或无症状阿米巴痢疾。

【适应证】用于治疗轻型或无明显症状的阿米巴痢疾。与依米丁、甲硝唑合用,治疗急性阿米巴痢疾及较顽固病例。

【不良反应】主要为腹泻,但不常见,一般在治疗第2、3日开始,不需停药,数日后即可自行消失。还可出现恶心、呕吐。大剂量可致肝功能减退。可见瘙痒、皮疹、甲状腺肿大(与药物中含碘有关)。也可见发热、寒战、头痛和眩晕。

【禁忌】对碘过敏、甲状腺肿大、严重肝肾疾病、神经紊乱患者禁用。

【孕妇及哺乳期妇女用药】妊娠及哺乳期妇女慎用。

【用法用量】口服。成人一次400~600mg,一日3次,连服14~21日;儿童一次10mg/kg,一日3次,连服14~21日。重复治疗需间隔15~20日。

【制剂】双碘喹啉片

6. 卡巴胂 Carbarsone

本品是人工合成的5价胂剂,能抑制阿米巴原虫体内的巯基酶系,杀灭阿米巴滋养体,效力较依米丁差,接近于喹碘仿,对肠外阿米巴无效;本品还有抗滴虫及丝虫的作用。

【适应证】用于治疗慢性阿米巴痢疾,也可用于丝虫病等的治疗。

【不良反应】常见胃肠反应,偶有皮疹、荨麻疹、恶心、呕吐及腹泻。严重反应为体重减轻及多尿,偶见粒细胞减少、肝炎、剥脱性皮炎。

【禁忌】对胂剂过敏者禁用。

【用法用量】口服。治疗阿米巴痢疾:成人一次0.1~0.2g,一日3次;儿童一日8mg/kg,分次服用,其他同成人。连用10日为1个疗程,必要时可重复。或用其1%溶液(内加2%碳酸氢钠)200ml,隔日保留灌肠一次,一疗程5次。

【制剂】卡巴胂片

7. 塞克硝唑 Secnidazole

本品为硝基咪唑类抗原虫和厌氧菌药物,作用于原虫或厌氧菌的生长期,破坏DNA链或抑制DNA的合成,导致原虫和厌氧菌死亡。本品对泌尿生殖器内滴虫、肠道及组织内阿米巴原虫和贾第鞭毛虫等有较强的杀灭作用。

【适应证】主要用于治疗下述疾病:①由阴道毛滴虫引起的尿道炎和阴道炎。②肠阿米巴病肝阿米巴病。③肝阿米巴病。④贾第鞭毛虫病。

【不良反应】常见口腔金属异味。偶见消化道紊乱(如恶心、呕吐、腹泻、腹痛)、皮肤过敏反应(如皮疹、荨麻疹、瘙痒)、深色尿、白细胞减少(停药后恢复正常)。罕见眩晕、头痛、中度的神经功能紊乱。

【禁忌】对塞克硝唑或硝基咪唑类药物过敏者禁用。

【孕妇及哺乳期妇女用药】妊娠或有可能妊娠的妇女禁用;服药期间,哺乳期妇女应避免授乳。

【儿童用药】12岁以上儿童,单次服用本品的剂量为30mg/kg,或在医生指导下使用。

【用法用量】餐前口服。①肠阿米巴病有症状的急性阿米巴病:成人,2g,单次服用;儿童,30mg/kg,单次服用。无症状的急性阿米巴病:成人一次2g,一日一次,连服3日;儿童一次30mg/kg,一日一次,连服3日。②肝阿米巴病:成人一日1.5g,一次或分次口服,连服5日;儿童一次30mg/kg,一次或分次口服,连服5日。

【制剂】①塞克硝唑片;②塞克硝唑分散片;③塞克硝唑胶囊

8. 奥硝唑 Ornidazole

本品为第三代硝基咪唑类衍生物,通过其分子中的硝基,在无氧环境中还原成氨基或通过自由基的形成,与细胞成分相互作用,从而导致微生物死亡。

【适应证】①用于治疗由脆弱拟杆菌、狄氏拟杆菌、卵形拟杆菌、多形拟杆菌、普通拟杆菌、梭状芽孢杆菌、真杆茵、消化球菌和消化链球、笋门螺杆菌、黑色素拟杆蕾、梭杆菌、CO_2噬织维菌、牙龈类杆菌等敏感厌氧菌所引起的多种感染性疾病。a. 腹部感染:腹膜炎、腹内脓肿、肝脓肿等。b. 盆腔感染:子宫内膜炎、子宫肌炎、输卵管或卵巢脓肿、盆腔软组织感染、嗜血杆菌阴道炎等。c. 口腔感染:牙周炎、根尖周炎,冠周炎,急性溃疡性龈炎等。d. 外科感染:伤口感染、表皮脓肿、压疮溃疡感染、蜂窝组织炎、气性坏疽等。e. 脑部感染:脑膜炎、脑脓肿。f. 败血症、菌血症等严重厌氧菌感染等。②用于手术前预防感染和手术后厌氧菌感染的治疗。③治疗消化系统严重阿米巴虫病,如阿米巴痢疾、阿米巴肝脓肿等。

【不良反应】①消化系统:轻度胃部不适(恶心、呕吐)、胃痛、口腔异味。②神经系统:头痛、困倦、眩晕、颤抖、运动失调、周围神经病、癫痫发作、意识短暂消失、四肢麻木、痉挛、精神错乱。③过敏反应:皮疹、瘙痒。④局部反应:刺感、疼痛。⑤其他:白细胞减少等。

【禁忌】对本品及其他硝基咪唑类药物过敏、脑和脊髓发生病变、癫痫、器官硬化症、造血功能低下、慢性酒精中毒患者禁用。

【孕妇及哺乳期妇女用药】妊娠早期(妊娠前3个月)和哺乳期妇女慎用。

【儿童用药】儿童慎用。建议3岁以下儿童不用。

【用法用量】将本品用适量5%葡萄糖注射液、10%葡萄糖注射液或0.9%氯化钠注射液溶解后,再加入该液体中缓慢静脉滴注,滴注浓度5mg/ml,每100ml滴注时间不少于30分钟。

用量:①预防用药,术前1~2小时静滴1g奥硝唑,术后12小时静滴500mg,术后24小时静脉滴注500mg。②厌氧菌感染:起始剂量0.5~1g,然后每12小时静脉滴注0.5g,连用3~6日。如症状改善,建议改用口服剂。③严重阿米巴病:起始剂量0.5~1g,然后每12小时静脉滴注0.5g,连用3~6日。④儿童:按体重一日20~30mg/kg,每12小时静脉滴注一次，滴注时间30分钟。

儿童剂量为每日20～30mg/kg，每12小时静脉滴注一次，滴注时间为30分钟。

【制剂】注射用奥硝唑；奥硝唑片（胶囊、阴道栓、阴道泡腾片、葡萄糖注射液、氯化钠注射液）。

附：用于痢疾的其他西药

1. 普卢利沙星 Prulifloxacin

见第一章“9. 肺气肿”。

2. 葡萄糖酸依诺沙星注射液 Enoxacin Gluconate Injection

见本章“42. 伤寒和副伤寒”。

3. 氟罗沙星 Fleroxacin

见本章“42. 伤寒”。

4. 甲苯磺酸托氟沙星 Tosufloxacin Tosilate

见第五章“75. 附睾炎与睾丸炎”。

5. 甲苯磺酸妥舒沙星 Tosufloxacin Tosylate

见第十二章“146. 乳腺炎”。

6. 司帕沙星 Sparfloxacin

见本章“42. 伤寒和副伤寒”。

7. 盐酸安妥沙星片 Antofloxacin Hydrochloride Tablets

见第五章“73. 前列腺炎”。

8. 大蒜素注射液 Allitridium Injection

见第一章“6. 肺炎”。

9. 氨苄西林丙磺舒胶囊 Ampicillin and Probenecid Capsules

见第一章“5. 气管炎和支气管炎”。

10. 注射用呋脲苄青霉素钠 Furoylureidum Penicillinum Natricum for Injection

见第一章“6. 肺炎”。

11. 米诺环素 Minocycline

见第五章“附睾炎和睾丸炎”。

12. 口服福氏、宋内氏痢疾双价活疫苗 Oral Bivalent Live Vaccine of S. flexneriza-S. sonnei

【适应证】服用本疫苗后，可使机体产生分泌性抗体。用于预防细菌性痢疾。

13. 硫酸巴龙霉素 Paromomycin Sulfate

【适应证】可用于肠道阿米巴病、细菌性痢疾、细菌性肠道感染等。

14. 磷霉素 Fosfomycin

【适应证】用于敏感菌所致肠道感染，如细菌性肠炎、细菌性痢疾等。

二、中药

1. 香连丸（片、胶囊）

见本章“35. 肠炎”。

2. 加味香连丸（片）

见本章“35. 肠炎”。

3. 香连化滞丸

【处方组成】黄连、木香、黄芩、麸炒枳实、姜厚朴、陈皮、醋青皮、当归、白芍（炒）、槟榔（炒）、滑石、甘草

【功能主治】清热利湿，行血化滞。用于湿热凝滞引起的里急后重，腹痛下痢。

【用法用量】口服。一次8g，一日2次。

【使用注意】孕妇禁用。

4. 葛根芩连片（丸、胶囊、颗粒、口服液）

见本章“35. 肠炎”。

5. 泻痢消胶囊（片）

见本章“35. 肠炎”。

6. 木香槟榔丸

【处方组成】木香、槟榔、枳壳（炒）、陈皮、青皮（醋炒）、香附（醋制）、醋三棱、莪术（醋炙）、黄连、黄柏（酒炒）、大黄、炒牵牛子、芒硝

【功能主治】行气导滞，泻热通便。用于湿热内停，赤白痢疾，里急后重，胃肠积滞，脘腹胀痛，大便不通。

【用法用量】口服。一次3～6g，一日2～3次。

【使用注意】孕妇禁用。

7. 莲必治注射液

见第一章“6. 肺炎”。

8. 穿心莲片（胶囊）

【处方组成】穿心莲

【功能主治】清热解毒，凉血消肿。用于邪毒内盛，感冒发热，咽喉肿痛，口舌生疮，顿咳劳嗽，泄泻痢疾，热淋涩痛，痈肿疮疡，毒蛇咬伤。

【用法用量】口服。一次2～3片（小片），一日3～4次；或一次1～2片（大片），一日3次。

9. 黄连胶囊

【处方组成】黄连

【功能主治】清热燥湿，泻火解毒。用于湿热蕴毒所致的痢疾、黄疸，症见发热、黄疸、吐泻、纳呆、尿黄如茶、目赤吞酸、牙龈肿痛，或大便脓血。

【用法用量】口服。一次2～6粒，一日3次。

10. 芩连片（胶囊）

【处方组成】黄芩、连翘、黄连、黄柏、赤芍、甘草

【功能主治】清热解毒，消肿止痛。用于脏腑蕴热，头痛目赤，口鼻生疮，热痢腹痛，湿热带下，疮疖肿痛。

【用法用量】口服。一次4片，一日2～3次。

11. 肠康片（胶囊）

见本章“35. 肠炎”。

12. 痢必灵片

【处方组成】苦参、白芍、木香

【功能主治】清热燥湿。用于湿热痢疾、热泻、腹痛等症。

【用法用量】口服。一次3片，一日3次；儿童酌减。

13. 痢特敏片(胶囊、颗粒)

见本章“35. 肠炎”。

14. 连蒲双清片

见本章“35. 肠炎”。

15. 白蒲黄片(胶囊、颗粒)

见本章“35. 肠炎”。

16. 肠胃适胶囊

【处方组成】功劳木、鸡骨香、黄连须、救必应、凤尾草、葛根、两面针、防己

【功能主治】清热解毒,利湿止泻。用于大肠湿热所致的泄泻,痢疾,症见腹痛,腹泻,或里急后重,便下脓血;急性胃肠炎、痢疾见上述证候者。

【用法用量】口服。一次4~6粒,一日4次,空腹服。

17. 肠炎宁片(咀嚼片、胶囊、颗粒、丸、糖浆、口服液)

见本章“35. 肠炎”。

18. 复方黄连素片

见本章“35. 肠炎”。

19. 克泻灵片(胶囊)

见本章“35. 肠炎”。

20. 复方红根草片

见本章“35. 肠炎”。

21. 炎宁颗粒(片、胶囊、糖浆)

见本章“35. 肠炎”。

22. 驻车丸

【处方组成】黄连、炮姜、当归、阿胶

【功能主治】滋阴,止痢。用于久痢伤阴,赤痢腹痛,里急后重,休息痢。

【用法用量】口服。一次6~9g,一日3次。

23. 三黄片(胶囊)

【处方组成】大黄、盐酸小檗碱、黄芩浸膏

【功能主治】清热解毒,泻火通便。用于三焦热盛所致的目赤肿痛,口鼻生疮,咽喉肿痛,牙龈肿痛,心烦口渴,尿黄,便秘;亦用于急性胃肠炎,痢疾。

【用法用量】口服。小片一次4片,大片一次2片,一日2次,小儿酌减。

【使用注意】孕妇慎用。

24. 新清宁片(胶囊)

【处方组成】熟大黄

【功能主治】清热解毒,泻火通便。用于内结实热所致的喉肿,牙痛,目赤,便秘,下痢,发热;感染性炎症见上述证候者。

【用法用量】口服。一次3~5片,一日3次;必要时可适当增量;学龄前儿童酌减或遵医嘱;用于便秘,临睡前服5片。

【使用注意】孕妇禁用。

25. 莲胆消炎片(胶囊、颗粒、滴丸)

【处方组成】穿心莲、苦木

【功能主治】清热解毒。用于热毒引起的腹痛腹泻,里急后重,大便带黏液脓血和细菌性痢疾。

【用法用量】口服。一次4~6片,一日3~4次。

26. 胃肠安丸

见本章“35. 肠炎”。

附:用于痢疾的其他中药

1. 紫金锭(散)

【功能主治】辟瘟解毒,消肿止痛。用于中暑,脘腹胀痛,恶心呕吐,痢疾泄泻,小儿痰厥;外治疔疮疖肿,痄腮,丹毒,喉风。

2. 石黄抗菌胶囊

见第一章“1. 感冒”。

3. 飞扬肠胃炎片(胶囊)

【功能主治】泻火解毒,除湿止痢。用于细菌性痢疾,急、慢性肠胃炎。

4. 白连止痢胶囊

见本章“35. 肠炎”。

5. 三味泻痢颗粒

【功能主治】涩肠止泻。用于大肠湿热所致的久痢,急痢。

6. 千里光胶囊

见本章“35. 肠炎”。

7. 白头翁止痢片

【功能主治】清热解毒,凉血止痢。用于热毒血痢,久痢不止等。

8. 止泻利颗粒

【功能主治】收敛止泻,解毒消食。用于湿热泄泻痢疾,久泻久痢,伤食泄泻等。

9. 枳实导滞丸

见本章“47. 消化不良与食欲不振”。

10. 四逆散

【功能主治】透解郁热,疏肝理脾。用于热厥手足不温,脘腹胁痛,泄痢下重。

11. 乌梅丸

见第十一章“126. 蛔虫病”。

12. 胃肠灵胶囊(片)

见本章“35. 肠炎”。

13. 地锦草胶囊

见本章“35. 肠炎”。

14. 复方木麻黄片(胶囊)

【功能主治】散寒止痢。用于寒湿痢疾。

15. 苦豆子片

见本章“35. 肠炎”。

16. 炎痢净片

【功能主治】清热燥湿,和血止痢。用于细菌性痢疾急性肠胃炎,属于大肠湿热、气血不和之证。

17. 炎立消胶囊(丸)

见第一章"5. 气管炎与支气管炎"。

18. 复方苦木消炎分散片

见第一章"1. 感冒"。

19. 珠芽蓼止泻胶囊(颗粒)

见本章"35. 腹泻"。

20. 雪胆素胶囊

见第一章"5. 气管炎与支气管炎"。

21. 猴耳环消炎片(胶囊、颗粒)

见第一章"1. 感冒"。

22. 喜炎平注射液

见第一章"3. 咳嗽"。

23. 穿王消炎片(胶囊)

见第一章"3. 咳嗽"。

24. 虎地肠溶胶囊

见本章"37. 结肠炎"。

25. 连翘四味胶囊

见本章"37. 结肠炎"。

26. 肠胃舒胶囊

见本章"44. 腹痛"。

27. 湿热片

【功能主治】清热燥湿,涩肠止痢。用于腹痛、泄泻、血痢,属大肠湿热证。

28. 复方白头翁片(胶囊)

【功能主治】清热解毒,燥湿止痢。用于大肠湿热引起的泄泻、痢疾等。

29. 千紫红胶囊(片、颗粒)

见本章"35. 肠炎"。

30. 炎可宁胶囊(丸)

见第一章"6. 肺炎"。

31. 双黄消炎胶囊

【功能主治】消炎。用于咽喉痛、腹泄、慢性痢疾。

32. 泻痢固肠丸(片)

【功能主治】健脾化湿,益气固肠。用于脾胃虚弱,久痢久泻脱肛,腹胀腹痛,肢体疲乏。

33. 痛泻宁颗粒

见本章"36. 肠易激综合征"。

34. 桂附理中丸

见本章"35. 肠炎"。

35. 参桂理中丸

见本章"43. 腹泻"。

36. 四神丸(片)

见本章"35. 肠炎"。

37. 参倍固肠胶囊

见本章"37. 结肠炎"。

38. 复方五指柑片(胶囊)

见第一章"1. 感冒"。

39. 霍乱

〔基本概述〕

霍乱是由霍乱弧菌所致的烈性肠道传染病,属于我国法定甲类传染病。霍乱弧菌能产生霍乱毒素,造成分泌性腹泻,即使不再进食也会不断腹泻,米泔水样的粪便是霍乱的特征。

霍乱是由霍乱弧菌 O1 群和 O139 群引起的急性腹泻疾病,多数由不洁的海鲜食品引起,病发高峰期在夏季,能在数小时内造成腹泻、脱水甚至死亡。历史上多次霍乱世界性大流行已经造成大量人员死亡。

水源污染是造成霍乱流行的主要原因。霍乱弧菌存在于水中,最常见的感染原因是食用被患者粪便污染过的水。霍乱弧菌进入人体肠道后,黏附在小肠上皮细胞繁殖,产生主要致病物质霍乱肠毒素,毒素通过激活小肠上皮细胞分泌功能导致以水泄为主要表现的急性腹泻。临床上以剧烈无痛性泻吐、洗米水样大便、严重脱水、肌肉痛性痉挛及周围循环衰竭等为特征。

霍乱弧菌进入人体的唯一途径是通过饮食,由口腔经胃到小肠。此菌对胃酸十分敏感,因而多数被胃酸杀死,只有那些通过胃酸屏障而进入小肠碱性环境的少数弧菌,在穿过小肠黏膜表面的黏液层之后,才黏附于小肠上皮细胞表面并在这里繁殖,同时产生外毒素性质的霍乱肠毒素,引起肠液的大量分泌,出现剧烈腹泻和反射性呕吐。

霍乱在中医学中又称"触恶",泛指突然剧烈吐泻,心腹绞痛的疾病。中医认为霍乱的病因病机由于感受暑湿、邪阻中焦、秽浊撩乱胃肠,遂成洞泄呕吐。吐泻重则秽浊凝滞,脉络闭塞,阳气暴伤,阴液干枯,可因心阳衰竭而死亡。根据病程发展不同,邪阻中焦则应化湿和中,阴阳暴伤则宜急固阴阳。

〔治疗原则〕

补液为本病的主要治疗手段,并按消化道传染病严密隔离。病区工作人员须严格遵守消毒隔离制度,以防交叉感染。

1. 快速补液

纠正脱水为本病的主要治疗手段。口服补液对霍乱患者治疗非常有价值。入院后最初 2 小时应快速输液以尽快纠正低血容量休克及酸中毒:轻型补液 3000 ~ 4000ml;中型补液 4000 ~ 8000ml;重型补液 8000 ~ 12000ml。

重度脱水患者,口服补液不能及时纠正脱水时,可同时静脉补液,补液种类可有氯化钠注射液、葡萄糖氯化钠注射液、复方氯化钠注射液等。同时要注意纠正休克及酸中毒,适当补充乳酸钠或碳酸氢钠;见有尿液后可用氯化钾进行行补钾。

2. 抗菌治疗

不是霍乱的主要治疗手段,主要在于减少排菌量,缩短排菌期;可选用诺氟沙星、多西环素、复方磺胺甲噁唑片、四环素等。

3. 对症治疗

频繁呕吐可给阿托品;剧烈腹泻可酌情使用肾上腺皮质激素;肌肉痉挛可静脉缓注10%葡萄糖酸钙、热敷、按摩;周围循环衰竭者在大量补液纠正酸中毒后,血压仍不回升者,可用间羟胺或多巴胺等药物。

〔用药精选〕

一、西药

1. 多西环素 Doxycycline

本品为四环素类抗生素,抗菌谱与四环素、土霉素基本相同,体内、外抗菌力均较四环素为强。微生物对本品与四环素、土霉素等有密切的交叉耐药性。

【适应证】用于立克次体病,如流行性斑疹伤寒、地方性斑疹伤寒、落矶山热、恙虫病和Q热;支原体属感染;衣原体属感染,包括鹦鹉热、性病、淋巴肉芽肿、非特异性尿道炎、输卵管炎、宫颈炎及沙眼;回归热:布鲁菌病、霍乱、兔热病、鼠疫、软下疳,治疗布鲁菌病和鼠疫时需与氨基糖苷类联合应用。还可用于对青霉素类过敏患者的破伤风、气性坏疽、雅司、梅毒、淋病和钩端螺旋体病以及放线菌属、李斯特菌感染。中、重度痤疮患者作为辅助治疗。

【不良反应】①消化系统:可引起恶心、呕吐、腹痛、腹泻等胃肠道反应。偶有食管炎和食管溃疡,多发生于服药后立即卧床的患者。②肝毒性:通常为脂肪肝变性,多见于妊娠期妇女、原有肾功能损害的患者。③过敏反应:多为斑丘疹和红斑,少数可有荨麻疹、血管神经性水肿、过敏性紫癜、心包炎以及系统性红斑狼疮皮损加重,表皮剥脱性皮炎并不常见。偶有过敏性休克和哮喘。④血液系统:偶可引起溶血性贫血、血小板减少、中性粒细胞减少和嗜酸粒细胞减少。⑤中枢神经系统:偶可致良性颅内压增高,表现为头痛、呕吐、视盘水肿等。⑥二重感染:长期应用可发生耐药金黄色葡萄球菌、革兰阴性菌和真菌等引起的消化道、呼吸道和尿路感染,严重者可致败血症。⑦四环素类的应用可使人体内正常菌群减少,并致维生素缺乏、真菌繁殖,出现口干、咽炎、口角炎和舌炎等。

【禁忌】有四环素类药物过敏史者禁用。

【孕妇及哺乳期妇女用药】本品可透过胎盘屏障进入胎儿体内,沉积在牙齿和骨的钙质区内,引起胎儿牙齿变色、牙釉质再生不良及抑制胎儿骨骼生长,在动物实验中有致畸胎作用,孕妇不宜应用;本品可自乳汁分泌,乳汁中浓度较高,哺乳期妇女应用时应暂停哺乳。

【儿童用药】8岁以下儿童禁用。

【用法用量】口服。成人:抗菌感染:第一日100mg,每12小时一次,继以100~200mg,一日一次;或50~100mg,每12小时一次。

儿童:8岁以上者按体重一日2.2mg/kg,每12小时一次,继以2.2~4.4mg/kg,一日一次;或2.2mg/kg,每12小时一次;体重超过45kg者用量同成人。

【制剂】盐酸多西环素片(分散片、胶囊、肠溶胶囊、干混悬剂)

2. 四环素 Tetracycline

本品为广谱抑菌剂,高浓度时具杀菌作用。除了常见的革兰阳性菌、革兰阴性菌及厌氧菌外,多数立克次体属、支原体属、衣原体属、非典型分枝杆菌属、螺旋体也对本品敏感。本品对革兰阳性菌的作用优于革兰阴性菌,但肠球菌属对其耐药。

【适应证】①本品作为首选或选用药物应用于下列疾病:a. 立克次体病,包括流行性斑疹伤寒、地方性斑疹伤寒、洛矶山热、恙虫病和Q热。b. 支原体属感染。c. 衣原体属感染,包括鹦鹉热、性病、淋巴肉芽肿、非特异性尿道炎、输卵管炎、宫颈炎及沙眼。d. 回归热。e. 布鲁菌病。f. 霍乱。g. 兔热病。h. 鼠疫。i. 软下疳。治疗布鲁菌病和鼠疫时需与氨基糖苷类联合应用。②由于目前常见致病菌对四环素类耐药现象严重,仅在病原菌对本品呈现敏感时,方有指征选用该类药物。本品不宜用于治疗溶血性链球菌及葡萄球菌感染。③本品可用于对青霉素类过敏的破伤风、气性坏疽、雅司、梅毒、淋病和钩端螺旋体病以及放线菌属、单核细胞增多性李斯特菌感染的患者。

【不良反应】①胃肠道症状:恶心、呕吐、上腹不适、腹胀、腹泻,偶见胰腺炎、食管炎和食管溃疡等,多发生于服药后立即上床的患者。②肝毒性:通常为脂肪肝变性,妊娠期妇女、原有肾功能损害的患者易发生肝毒性,但亦可发生于并无上述情况的患者。偶可引起胰腺炎,也可与肝毒性同时发生,患者并不伴有原发肝病。③变态反应:多为斑丘疹和红斑,少数出现荨麻疹、血管神经性水肿、过敏性紫癜、心包炎及系统性红斑狼疮皮疹加重,表皮剥脱性皮炎并不常见。偶有过敏性休克和哮喘发生。某些患者日晒时会有光敏现象。④血液系统:偶可引起溶血性贫血、血小板减少、中性粒细胞减少和嗜酸粒细胞减少。⑤中枢神经系统:偶见良性颅内压增高,表现为头痛、呕吐、视盘水肿等。⑥肾毒性:原有显著肾功能损害的患者可发生氮质血症加重、高磷酸血症和酸中毒。⑦二重感染:长期应用本品可诱发耐药金黄色葡萄球菌、革兰阴性杆菌和真菌等引起的消化道、呼吸道和尿路感染,严重者可致败血症。⑧四环素类的应用可使人体内正常菌群减少,导致维生素缺乏、真菌繁殖,出现口干、咽炎、口角炎、舌炎、舌苔色暗或变色等。⑨静脉应用时,局部可产生疼痛等刺激症状,严重者发生血栓性静脉炎。

【禁忌】有四环素类药物过敏史者禁用。

【孕妇及哺乳期妇女用药】本品可透过胎盘屏障进入胎

儿体内，沉积在牙和骨的钙质区内，引起胎儿牙变色，牙釉质再生不良及抑制胎儿骨骼生长，在动物中有致畸胎作用。妊娠期间患者对四环素的肝毒性反应尤为敏感，因此孕妇应避免使用此类药物。如确有指征应用本品时一日滴注剂量以1g为宜，不应超过1g，其血药浓度应保持在15mg/L以下。哺乳期妇女应用时应暂停授乳。

【儿童用药】四环素可在任何骨组织中形成稳定的钙化合物，导致恒齿黄染、牙釉质发育不良和骨生长抑制，故8岁以下小儿不宜使用。

【老年用药】老年患者常伴有肾功能减退，因此需调整剂量。应用本品，易引起肝毒性，故老年患者需慎用。

【用法用量】口服。成人一次0.25～0.5g，每6小时一次；8岁以上儿童一日25～50mg/kg，分4次服用。疗程7～14日。

静脉滴注。请遵医嘱。

【制剂】①四环素片（胶囊）；②盐酸四环素片（胶囊）；③注射用盐酸四环素

3. 盐酸美他环素 Metacycline Hydrochloride

本品属于四环素类抗生素，对淋病奈瑟菌具一定抗菌活性，但耐青霉素的淋球菌对美他环素也耐药，与四环素类不同品种之间存在交叉耐药。

【适应证】①本品作为首选或选用药物可用于下列疾病：a. 立克次体病，包括流行性斑疹伤寒、地方性斑疹伤寒、洛矶山热、恙虫病和Q热。b. 支原体属感染。c. 衣原体属感染，包括鹦鹉热、性病性淋巴肉芽肿、非淋菌性尿道炎、输卵管炎、宫颈炎及沙眼。d. 回归热。e. 布鲁菌病。f. 霍乱。g. 兔热病。h. 鼠疫。i. 软下疳。治疗布鲁菌病和鼠疫时需与氨基糖苷类联合应用。②由于目前常见致病菌对四环素类耐药现象严重，仅在病原菌对本品呈现敏感时，方有指征选用该类药物。本品不宜用于溶血性链球菌感染及葡萄球菌感染。③本品可用于对青霉素类过敏的破伤风、气性坏疽、雅司、梅毒、淋菌性尿道炎、宫颈炎和钩端螺旋体病以及放线菌属和李斯特菌感染。④可用于中、重度痤疮的辅助治疗。

【不良反应】①消化系统：口服可引起恶心、呕吐、腹痛、腹泻等胃肠道反应。偶有食管炎和食管溃疡的报道，多发生于服药后立即卧床的患者。②肝毒性：通常为脂肪肝变性，多见于妊娠期妇女、原有肾功能损害的患者。③过敏反应：多为斑丘疹和红斑，少数可有荨麻疹、血管神经性水肿、过敏性紫癜、心包炎以及系统性红斑狼疮皮损加重，表皮剥脱性皮炎并不常见。偶有过敏性休克和哮喘。④血液系统：偶见溶血性贫血、血小板减少、中性粒细胞减少和嗜酸粒细胞减少。⑤中枢神经系统：偶见良性颅内压增高，表现为头痛、呕吐、神盘水肿等。⑥二重感染：长期应用本品可发生耐药金黄色葡萄球菌、革兰阴性菌和真菌等引起的消化道、呼吸道和尿路感染，严重者可致败血症。⑦四环素类的应用可使人体内正常菌群减少，并致维生素缺乏、真菌繁殖，出现口干、咽炎、口角炎和舌炎等。

【禁忌】有四环素类药物过敏史者禁用。

【孕妇及哺乳期妇女用药】本品可透过胎盘屏障进入胎儿体内，沉积在牙齿和骨的钙质区内，引起胎儿牙齿变色，牙釉质再生不良及抑制胎儿骨骼生长，在动物中有致畸胎作用，妊娠期妇女不宜应用。哺乳期妇女应用时应暂停授乳。

【儿童用药】8岁以下小儿不宜用本品。

【老年用药】老年患者常伴有肾功能减退，剂量宜适当调整。老年患者应用本品，易引起肝毒性，需慎用。

【用法用量】口服。成人每12小时300mg，8岁以上小儿每12小时按体重5mg/kg。

【制剂】①盐酸美他环素片；②盐酸美他环素分散片；③盐酸美他环素胶囊

4. 普卢利沙星 Prulifloxacin

本品主要作用于细菌DNA，通过阻碍DNA拓扑异构酶使细菌DNA无法形成超螺旋，造成染色体的不可逆损害，导致细菌无法分裂繁殖。本品对革兰阳性菌以及革兰阴性菌有广谱抗菌，特别表现出对铜绿假单胞菌、大肠埃希菌等革兰阴性菌较强的抗菌力。

【适应证】用于治疗对普卢利沙星敏感菌引起的下列感染：①浅表性皮肤感染症（急性浅表性毛囊炎、传染性脓痂疹）、深部皮肤感染症（蜂窝织炎、丹毒、疖、疖肿症、痈、化脓性甲沟炎）、慢性脓皮症（感染性皮脂腺囊肿、化脓性汗腺炎、皮下脓肿）。②肛门周围脓肿、外伤和烫伤以及手术创伤等浅表性继发性感染。③急性上呼吸道感染（咽喉炎、扁桃体炎、急性支气管炎等）、慢性呼吸系统疾病的继发性感染（慢性支气管炎、弥漫性细支气管炎、支气管扩张、肺气肿、肺纤维病、支气管哮喘等）和肺炎。④膀胱炎、肾盂肾炎、前列腺炎。⑤胆囊炎、胆管炎。⑥感染性肠炎、细菌性痢疾、沙门菌病、霍乱。⑦子宫内感染、子宫附件炎。⑧眼睑炎、睑腺炎。⑨中耳炎、鼻窦炎。

【不良反应】胃肠道反应，AST（GOT）及ALT（GPT）升高。过敏反应。罕见跟腱炎、腱断裂等腱障碍，横纹肌溶解症，低血糖，血常规异常，肝、肾功能不全，心律失常，QT间期延长，重症大肠炎，痉挛、精神错乱、抑郁等精神症状。

【禁忌】对本品有过敏史、严重肾功能障碍、癫痫等痉挛性疾病的患者禁用。

【孕妇及哺乳期妇女用药】孕妇禁用。哺乳期妇女使用时应暂停哺乳。

【儿童用药】低体重出生儿、新生儿、受乳儿、幼儿和儿童的安全性还没有确立，所以不要服用。

【老年用药】老年患者的药物半衰期延长，可使药物在血液中持续保持较高的浓度，故应慎重给药，减少给药剂量或间隔给药。

【用法用量】口服。一次0.2～0.3g，一日2次。

【制剂】普卢利沙星片（分散片、胶囊）

5. 口服补液盐 Oral Rehydration Salts

见本章“35. 肠炎”。

6. 重组 B 亚单位/菌体霍乱疫苗(肠溶胶囊) Recombinant B Subunit/cell Cholera Vaccine (Enteric-Coated Capsule)

【适应证】本品用于预防霍乱。建议在 2 岁或 2 岁以上的儿童、青少年和有接触或传播危险的成人中使用,主要包括以下人员:卫生条件较差的地区、霍乱流行和受流行感染威胁地区的人群;旅游者、旅游服务人员,水上居民;饮食业与食品加工业、医务防疫人员;遭受自然灾害地区的人员;军队执行野外战勤任务的人员;野外特种作业人员;港口、铁路沿线工作人员;下水道、粪便、垃圾处理人员。

【用法用量】本品供口服用。初次免疫者须服本品 3 次,分别于 0、7、28 天口服,每次一粒。接受过本品免疫的人员,可视疫情于流行季节前加强一次,方法、剂量同上。

【禁忌】发热、严重高血压,心、肝、肾病、艾滋病及活动性结核。孕妇及 2 岁以下婴幼儿。对本制剂过敏或服后发现不良反应者,停止服用。

【不良反应】口服本品后一般无反应,有的可有腹痛、荨麻疹、恶心、腹泻等,均属轻度,一般不需处理,可自愈。如有严重反应,应及时诊治。

附:用于霍乱的其他西药

1. 诺氟沙星 Norfloxacin

见本章"35. 肠炎"。

2. 环丙沙星 Ciprofloxacin

见本章"35. 肠炎"。

3. 左氧氟沙星 Levofloxacin

见第一章"5. 气管炎和支气管炎"。

4. 复方磺胺甲噁唑 Compound Sulfamethoxazole

见第一章"5. 气管炎和支气管炎"。

5. 盐酸土霉素 Oxytetracycline Hydrochloride

【适应证】本品可作为下列疾病的选用药物:①立克次体病,包括流行性斑疹伤寒、地方性斑疹伤寒、无斑疹落基山斑点热、恙虫病和 Q 热。②支原体属感染。③衣原体属感染,包括鹦鹉热、性病、淋巴肉芽肿、非特异性尿道炎、输卵管炎、宫颈炎及沙眼。④回归热。⑤布鲁菌病。⑥霍乱。⑦兔热病。⑧鼠疫。⑨软下疳。治疗布鲁菌病和鼠疫时需与氨基糖苷类联合应用。

6. 呋喃唑酮 Furazolidone

见本章"33. 幽门螺杆菌感染"。

二、中药

1. 藿香正气水(片、丸、滴丸、胶囊、软胶囊、颗粒、口服液、合剂)

见第一章"1. 感冒"。

2. 通窍镇痛散

【处方组成】石菖蒲、郁金、荜茇、醋香附、木香、丁香、檀香、沉香、苏合香、安息香、冰片、乳香

【功能主治】行气活血,通窍止痛。用于痰瘀闭阻,心胸憋闷疼痛,或中恶气闭,霍乱,吐泻。

【用法用量】姜汤或温开水送服。一次 3g,一日 2 次。

【使用注意】孕妇禁用。

3. 周氏回生丸

【处方组成】五倍子、檀香、木香、沉香、丁香、甘草、千金子霜、红大戟(醋制)、山慈菇、六神曲(麸炒)、人工麝香、雄黄、冰片、朱砂

【功能主治】祛暑散寒,解毒辟秽,化湿止痛。用于霍乱吐泻,痧胀腹痛。

【用法用量】口服。一次 10 丸,一日 2 次。

【使用注意】孕妇禁用。

附:用于霍乱的其他中药

1. 纯阳正气丸(胶囊)

见本章"43. 腹泻"。

2. 诸葛行军散

【功能主治】消暑解毒,辟秽利窍。用于中暑昏晕,腹痛吐泻,热症烦闷,小儿惊闭等症。

3. 生脉饮(胶囊、颗粒)

见第一章"14. 肺源性心脏病"。

4. 附子理中丸(片、口服液)

见本章"43. 腹泻"。

40. 肠梗阻

〔基本概述〕

肠梗阻是指肠内容物在肠道中通过受阻。为常见急腹症,可因多种因素引起。起病初,梗阻肠段先有解剖和功能性改变,继则发生体液和电解质的丢失、肠壁循环障碍、坏死和继发感染,最后可致毒血症、休克、死亡。当然,如能及时诊断、积极治疗大多能逆转病情的发展,以致治愈。

肠梗阻是肠腔的物理性或机能性阻塞、发病部位主要为小肠。小肠肠腔发生机械阻塞或小肠正常生理位置发生不可逆变化(肠套叠、嵌闭和扭转等)。小肠梗阻不仅使肠腔机械性不通,而且伴随局部血液循环严重障碍,致使剧烈腹痛、呕吐或休克等变化。本病发生急剧,病程发展迅速,预后甚重,如治疗不及时死亡率高。

肠梗阻的临床表现主要特点是腹痛、腹胀、呕吐、排便排气停止等。单纯性机械性肠梗阻一般为阵发性剧烈绞痛。呕吐在梗阻后很快即可发生,然后即进入一段静止期,再发呕吐时间视梗阻部位而定。腹胀一般在梗阻发生一段时间以后开始出现。在完全性梗阻发生后排便排气即停止。早期单纯性肠梗阻患者,全身情况无明显变化,后可出现脉搏

细速、血压下降、面色苍白、眼窝凹陷、皮肤弹性减退，四肢发凉等休克征象。

肠梗阻在中医学中称为“肠结”，多因饮食不节，寒邪凝滞，热邪郁闭，气血瘀阻，燥屎内结或虫积阻滞等多种因素，导致肠道通降功能失常，滞塞不通而引起。治宜行气活血，通腑攻下等。

〔治疗原则〕

随着对肠梗阻病理生理认识的不断提高和治疗方法的改进，特别是开展中西医结合治疗，其效果显著提高，约有2/3的患者可经非手术疗法而治愈。但病情严重者，死亡率仍可达10%左右。

发生肠梗阻后，不要盲目喂食，患儿首先要禁食水，以减轻腹胀，体位选半卧位，严密观察病情变化，在医生指导下进行治疗。如果是粘连性肠梗阻，在缓解期，勿进食较硬的食物，以半流体为主，蛔虫性肠梗阻在缓解后应行驱虫治疗。

对于单纯性肠梗阻、无血液循环障碍的或不完全性的肠梗阻，可采用禁食、胃肠减压、补液、抗感染等非手术方法，以纠正水和电解质紊乱，或采用灌肠，来刺激肠道，促其排便。若上述治疗后症状未减，甚至加重，趋向完全性肠梗阻，应及时手术治疗，去除肠梗阻的病因，以恢复肠道通畅。

1. 纠正脱水、电解质丢失和酸碱平衡失调

脱水与电解质的丢失与病情及病类有关。应根据临床经验与血化验结果予以估计。一般成人症状较轻的约需补液1500ml，有明显呕吐的则需补液3000ml，而伴周围循环衰竭和低血压时则需补液4000ml以上。若病情一时不能缓解则尚需补给从胃肠减压和尿中排泄的量及正常的每日需要量。当尿量排泄正常时，尚需补给钾盐。低位肠梗阻多因碱性肠液丢失易有酸中毒，而高位肠梗阻则因胃液和钾的丢失易发生碱中毒，皆应予以相应的纠正。在绞窄性肠梗阻和机械性肠梗阻的晚期，可有血浆和全血丢失，产生血液浓缩或血容量的不足，故尚应补给全血或血浆、白蛋白等方能有效地纠正循环障碍。

在制订或修改此项计划时，必须根据患者的呕吐情况，脱水体征，每小时尿量和尿比重，血钠、钾、氯离子、二氧化碳结合力、血肌酐及血细胞压积、中心静脉压的测定结果，加以调整。由于酸中毒、血浓缩、钾离子从细胞内逸出，血钾测定有时不能真实地反映细胞缺钾情况，而应进行心电图检查作为补充。补充体液和电解质、纠正酸碱平衡失调的目的在于维持机体内环境的相对稳定，保持机体的抗病能力，使患者在肠梗阻解除之前能度过难关，能在有利的条件下经受外科手术治疗。

2. 胃肠减压

通过胃肠插管减压可引出吞入的气体和滞留的液体，解除肠膨胀，避免吸入性肺炎，减轻呕吐，改善由于腹胀引起的循环和呼吸窘迫症状，在一定程度上能改善梗阻以上肠管的瘀血、水肿和血液循环。少数轻型单纯性肠梗阻经有效的减压后肠腔可恢复通畅。胃肠减压可减少手术操作困难，增加手术的安全性。减压管一般有两种：较短的一种（Levin管）可放置在胃或十二指肠内，操作方便，对高位小肠梗阻减压有效；另一种减压管长数来（Miller ~ Abbott管），适用于较低位小肠梗阻和麻痹性肠梗阻的减压，但操作费时，放置时需要X线透视以确定管端的位置。结肠梗阻发生肠膨胀时，插管减压无效，常需手术减压。

3. 控制感染和毒血症

肠梗阻时间过长或发生绞窄时，肠壁和腹膜常有多种细菌感染（如大肠埃希菌、梭形芽孢杆菌、链球菌等），积极地采用以抗革兰阴性杆菌为重点的广谱抗生素静脉滴注治疗十分重要，动物实验和临床实践都证实应用抗生素可以显著降低肠梗阻的死亡率。

4. 解除梗阻、恢复肠道功能

对一般单纯性机械性肠梗阻，尤其是早期不完全性肠梗阻，如由蛔虫、粪块堵塞或炎症粘连所致的肠梗阻等可行非手术治疗。早期肠套叠、肠扭转引起的肠梗阻亦可在严密的观察下先行非手术治疗。动力性肠梗阻除非伴有外科情况，不需手术治疗。

5. 中医中药辨证治疗

肠梗阻的中医治疗措施通常有中药（通里攻下为主，辅以理气开郁和活血化瘀）、针刺等。

6. 外科手术治疗

绝大多数机械性肠梗阻需做外科手术治疗，缺血性肠梗阻和绞窄性肠梗阻更宜及时手术处理。

外科手术的主要内容：①松解粘连或嵌顿性疝整复扭转或套叠的肠管等以消除梗阻的局部原因；②切除坏死的或有肿瘤的肠段引流脓肿等以清除局部病变；③肠造瘘术可解除肠膨胀便利肠段切除肠吻合术可绕过病变肠段恢复肠道的通畅。

〔用药精选〕

一、西药

液状石蜡 Liquid Paraffin

本品属矿物油，在肠内不被消化，吸收极少，对肠壁和粪便起润滑作用，且能阻止肠内水分吸收，软化大便，使之易于排出。

【适应证】用于肠梗阻，肠粪块嵌塞，便秘；也用于器械润滑。

【不良反应】①曾有报道，在全身性吸收液状石蜡后在肝、脾或肠系膜淋巴结内发生异物肉芽肿或液状石蜡瘤。②导泻时可致肛门瘙痒。

【禁忌】对本品过敏者禁用。

【儿童用药】婴幼儿禁用。

【老年用药】老年患者服药不慎，偶可致脂性肺炎。不宜长期服用。

【用法用量】口服。成人一次 15～45ml，一日 2 次；6 岁以上儿童一次 10～15ml，睡前服用。

附：用于肠梗阻的其他西药

1. 枸橼酸莫沙必利 Mosapride Citrate

见本章“47. 消化不良与食欲不振”。

2. 西沙必利 Cisapride

【适应证】西沙必利为胃肠促动力药，可加强并协调胃肠运动，防止食物滞留与反流。明显加强胃窦-十二指肠的消化活性，协调并加强胃排空，增加小肠、大肠的蠕动并缩短肠运动时间，但不影响胃分泌。用于：①X 线、内镜检查为阴性的上消化道不适，症状为早饱、饭后饱胀、食量减低、胃胀、嗳气过多、食欲缺乏、恶心、呕吐或类似溃疡的主诉（上腹部灼痛）。②胃食管反流，包括食管炎的治疗及维持治疗。③假性肠梗阻。本品可改善蠕动不足和胃肠内容物滞留。④慢性便秘。

二、中药

1. 通便灵胶囊（茶）

【处方组成】番泻叶、当归、肉苁蓉

【功能主治】泻热导滞，润肠通便。用于热结便秘，长期卧床便秘，一时性腹胀便秘，老年习惯性便秘。

【用法用量】口服。一次 5～6 粒，一日 3 次。

【使用注意】孕妇禁用。

2. 麻仁丸（胶囊、软胶囊、合剂）

【处方组成】火麻仁、苦杏仁、大黄、枳实（炒）、姜厚朴、炒白芍

【功能主治】润肠通便。用于肠热津亏所致的便秘，症见大便干结难下、腹部胀满不舒；习惯性便秘见上述证候者。

【用法用量】口服。水蜜丸一次 6g，小蜜丸一次 9g，大蜜丸一次 1 丸，一日 1～2 次。

41. 阑尾炎

〔基本概述〕

阑尾炎是阑尾的炎症，是最常见的腹部外科疾病。临床上常有转移性右下腹部疼痛、体温升高、呕吐和中性粒细胞增多等表现。

阑尾炎可发生在任何年龄，但以青壮年为多见，20～30 岁为发病高峰。临床上将阑尾炎分为急性阑尾炎和慢性阑尾炎两种。

由于阑尾紧紧挨着盲肠，所以许多人把阑尾炎与盲肠炎混为一谈，实际上它们是两种不同的疾病。阑尾又称蚓突，是细长弯曲的盲管，在腹部的右下方，位于盲肠与回肠之间。阑尾的长度平均 7～9cm，也可变动于 2～20cm，上端开口于盲肠，远端游离并闭锁。阑尾外径介于 0.5～1.0cm，管腔的内径狭小，静止时仅有 0.2 厘米。阑尾根部一般在右髂前上棘到脐连线的外 1/3 处，此处称阑尾点，又叫麦氏点，阑尾炎时，此处常有明显压痛。

阑尾近端与盲肠相通，远端闭锁．由于阑尾腔细小，又是盲管．食物残渣和粪石等容易掉入腔内，堵塞管腔引起发炎。阑尾腔内平时有大量肠道细菌存在，当有梗阻时，梗阻远端的腔内压力升高，阑尾壁的血循环受到影响，黏膜的损害为细菌侵入造成条件，有时阑尾腔内的粪块、食物残块、寄生虫、异物等虽然并未造成梗阻，但能使阑尾黏膜受到机械性损伤，也便于细菌侵入。此外胃肠道功能紊乱也可使阑尾壁内的肌肉发生痉挛，影响阑尾的排空甚至影响阑尾壁的血循环，也是发炎的原因。细菌可经血循环侵入阑尾引起发炎，属于血源性感染。

以前人们认为，阑尾是人类进化过程中退化的器官，无重要生理功能，对人体的作用不大，切除阑尾对机体无不良影响。故患阑尾炎后，可以将它切除，但这些观念正在改变！西医学研究对阑尾功能有了许多新的认识，特别是免疫学和移植外科的发展，给临床外科医生提示：应严格掌握阑尾切除术的适应证，对附带的阑尾切除更要持慎重态度。阑尾具有丰富的淋巴组织，参与机体的免疫功能，应归于中枢免疫器官，它担负着机体的细胞免疫和体液免疫两大功能。最新研究成果证实，阑尾还具有分泌细胞，能分泌多种物质和各种消化酶，以及促使肠管蠕动的激素和与生长有关的激素等。近来人们还发现，人体的阑尾并非退化器官，它能分泌免疫活性物质，切除阑尾的患者中，恶性肿瘤发病率明显升高。

阑尾炎在中医学中属于“肠痈”的范畴，多因饮食不节、寒温不适、暴急奔走、忧思抑郁等多种因素，导致肠道功能失调，传化失利，糟粕积滞而成。

（一）急性阑尾炎

急性阑尾炎是腹部外科中最为常见的疾病之一。据估计，每一千个居民中每年将有一人会发生急性阑尾炎。急性阑尾炎可发生在任何年龄，从出生的新生儿到 80～90 岁的高龄均可发病，但以青壮年为多见，尤其是 20～30 岁年龄组为高峰，约占总数的 40%。

急性阑尾炎若不早期治疗，可以发展为阑尾坏疽及穿孔，并发局限性或弥漫性腹膜炎。到目前为止，急性阑尾炎仍有 0.1%～0.5% 的死亡率。急性阑尾炎发生弥漫性腹膜炎后的死亡率为 5%～10%。因此如何提高疗效，减少误诊，仍然值得重视。

急性阑尾炎的临床表现是持续伴阵发性加剧的右下腹痛。典型的临床表现为上腹部和脐部周围疼痛，数小时后疼痛转移到右下腹，并在右下腹有显著的触痛。除了明显腹痛之外，患者也会出现食欲差、恶心、呕吐、腹泻、体温升高等现象，多数患者白细胞和中性白细胞计数增高。右下腹阑尾区（麦氏点）压痛是本病重要的一个体征。

急性阑尾炎一般分四种类型：急性单纯性阑尾炎，急性化脓性阑尾炎，坏疽及穿孔性阑尾炎和阑尾周围脓肿。

(二)慢性阑尾炎

慢性阑尾炎在临床上是一个独立的疾病。确诊慢性阑尾炎有时相当困难,国内统计慢性阑尾炎手术后症状未见减轻者高达35%,其主要原因是诊断上的错误。

原发性慢性阑尾炎的特点为起病隐匿,症状发展缓慢,病程持续较长,几个月到几年。病初无急性发作史,病程中也无反复急性发作的现象。

继发性慢性阑尾炎的特点是首次急性阑尾炎发病后,经非手术治疗而愈或自行缓解,其后遗留有临床症状,久治不愈,病程中可再次或多次急性发作。

慢性阑尾炎的症状主要有以下几个方面。

(1)腹部疼痛:主要位于右下腹部,其特点是间断性隐痛或胀痛,时重时轻,部位比较固定。多数患者在饱餐,运动和长期站立后,诱发腹痛发生。病程中可能有急性阑尾炎的发作。

(2)胃肠道反应:患者常觉轻重不等的消化不良、胃纳不佳。病程较长者可出现消瘦、体重下降。一般无恶心和呕吐,也无腹胀,但老年患者可伴有便秘。

(3)腹部压痛:压痛是唯一的体征,主要位于右下腹部,一般范围较小,位置恒定,重压时才能出现。无肌紧张和反跳痛,一般无腹部包块,但有时可触到胀气的盲肠。

若患者从无急性阑尾炎病史,而主诉慢性右下腹痛,不宜轻易诊断为慢性阑尾炎而切除阑尾,应注意排除其他回盲部疾病,如肿瘤、结核、非特异性盲肠炎、克罗恩病及移动性盲肠症等,也应排除精神神经因素,否则切除阑尾会遇到困难,即或无其他病变也不一定能消除症状。

〔治疗原则〕

1. 急性阑尾炎的治疗

单纯性急性阑尾炎采用非手术疗法,多数患者可治愈,但遗有慢性炎症或管腔狭小者易于复发,所以急性阑尾炎一旦诊断明确,仍应急诊手术将病变的阑尾切除。妊娠期因盆腔充血,阑尾炎症发展更快,所以也应及时手术。目前手术方法比较安全,绝大多数手术效果是良好的。诊断不明者,若患者有局部腹膜炎表现或全身感染证据明显,也应开腹检查,以免延误治疗。术中若发现阑尾无急性炎症表现,则应探查有无其他急性病变。患者就诊时若阑尾炎已形成周围脓肿,应先行非手术治疗,脓肿吸收后,过3个月或半年再切除阑尾。

传统上以剖腹开刀切除为治疗方式,近来医界开始运用腹腔镜手术来处理急性阑尾炎和盲肠炎,因具有瘢痕小、恢复快的优点,逐渐被患者接受。

非手术疗法主要是抗感染(即消炎),但应当做好随时住院治疗的准备工作,以免延误治疗使病情发展到严重程度造成治疗困难。非手术疗法用药要早,最好在炎症未发展成腹膜炎时能控制住。可选用以下药物:青霉素、庆大霉素、头孢氨苄等。

针灸治疗急性阑尾炎,始见于20世纪50年代初。近年来的大量实践已完全证实,针灸可作为单纯性阑尾炎和轻型化脓性阑尾炎的主要治疗方法,对其他类型的急性阑尾炎,针灸也是有效的辅助疗法。在治疗方法上,可以说应有尽有,几乎各种穴位刺激之法都有报道,特别是近年发展起来的穴位激光照射针治疗,不仅疗效与其他方法相似,而且较安全而无痛苦,更易为患者所接受。

中西医结合非手术治疗急性阑尾炎曾取得较好的治愈率。该病相当于中医学历代医家所记述之肠痈。多因饮食失节,寒温不调,情志所伤,暴急奔走等所诱发。

中西医结合治疗该病通常分为三期,即瘀滞期、蕴热期、毒热期。瘀滞期以行气活血,辅以清热解毒;蕴热期则以清热解毒及行气活血并举,辅以通便或利湿药物;毒热期应以大剂清热解毒为主,通里攻下,行气活血为辅。方药可采用大黄牡丹皮汤及红藤煎加减。亦可配合使用针灸疗法及局部外敷中药。若体虚无大热者,可选用薏苡附子败酱散。同时在治疗过程中须严密观察患者血常规、体温、体征等变化,必要时配合使用抗生素、输液等。对非手术治疗效果欠佳之病例,则应迅即做出判断,尽快施以手术治疗,若已引致阑尾周围脓肿,或并发弥漫性腹膜炎的病例,临床亦以尽快手术治疗为妥。

2. 慢性阑尾炎的治疗

手术治疗是唯一有效的方法,但在决定行阑尾切除术时应特别慎重。

(1)慢性阑尾炎确诊后,原则上应手术治疗,切除病理性阑尾,特别是有急性发作史的患者,更应及时手术。对诊断可疑的患者或有严重并存病的高龄患者,应暂行非手术治疗,在门诊追踪观察。

(2)手术中如发现阑尾外观基本正常,不能轻易只切除阑尾后关腹,应仔细检查阑尾附近的组织和器官如回盲部,回肠末段一米,小肠系膜及其淋巴结。女性患者还应仔细探查盆腔及附件,以防误诊和漏诊。

(3)手术后应对每一位患者进行一段时间的随访,以了解切除阑尾后的实际效果。

〔用药精选〕

一、西药

1. 哌拉西林钠他唑巴坦钠 Piperacillin Sodium and Tazobactarn Sodium

见第一章“6. 肺炎”。

2. 亚胺培南西司他丁 Imipenem-Cilastatin

见第一章“6. 肺炎”。

3. 氟氯西林 Flucloxacillin

氟氯西林为半合成异噁唑类青霉素,通过侧链改变形成空间位阻,有效对抗细菌耐青霉素酶作用;其强大抗菌作用源于干扰细菌细胞壁黏肽的生物合成,可有效对抗耐青霉素的金黄色葡萄球菌感染和对青霉素敏感的金黄色葡萄球菌、溶血性链球菌(化脓链球菌)、肺炎双球菌等所致感染。

【适应证】主要适用于耐青霉素的葡萄球菌和对本品敏感的致病菌引起的感染。①皮肤软组织感染,如脓肿、疖、疽、蜂窝组织炎创口感染、烧伤、皮肤移植监护、皮肤溃疡、湿疹、痤疮、手术预防等。②呼吸道及耳鼻喉科感染:如肺炎、脓胸、肺脓肿、咽炎、扁桃体炎、中(外)耳炎,鼻窦炎。③内科感染,如心内膜炎、脑膜炎、急性肠胃炎等。④妇科感染:败血症性流产、产妇期感染、阴道炎、盆腔炎、附件炎等。⑤外科感染:阑尾炎、手足感染、甲沟炎、胆囊炎、乳腺炎等。

【不良反应】①偶见胃肠道副作用,如轻度而短暂的恶心、呕吐、腹泻。②偶见肝炎和胆汁淤积性黄疸。③和其他青霉素类一样,极少见伪膜性肠炎。④可见典型的过敏反应如荨麻疹、紫癜、斑疹和斑丘疹。⑤大剂量非肠道给药可出现神经毒性、中性粒细胞减少症和白细胞减少症。⑥静脉给药曾观察到血栓性静脉炎。

【禁忌】对本品及其他青霉素类、头孢菌素类、青霉胺过敏,与氟氯西林相关联的黄疸/肝功能障碍史患者禁用。

【孕妇及哺乳期妇女用药】只有当潜在的优势大于潜在的危险时,才将氟氯西林用于孕妇及哺乳期妇女。本品可少量分泌入乳汁,因此有引起婴儿致敏的危险,但这种危险很小。

【老年用药】肾功能严重减退时,应适当减少使用量。

【用法用量】口服。成人一次 0.25~0.5g,一日 4~6 次,饭前 2 小时服。儿童:2~10 岁为成人剂量的 1/2,<2 岁为成人剂量的 1/4。

静脉滴注、静脉注射:一日 2~4g,分 2~4 次注射。溶于 20ml 注射用水中,在 3~4 分钟内缓注或加入输液中静滴。胸腔内注射:一日 250mg,溶于 5~10ml 注射用水中。

【制剂】①氟氯西林钠胶囊(颗粒);②注射用氟氯西林钠

4. 青霉素 Benzylpenicillin

见第一章“5. 气管炎和支气管炎”。

5. 头孢氨苄 Cefalexin

见第一章“5. 气管炎和支气管炎”。

6. 头孢曲松 Ceftriaxone

见第一章“6. 肺炎”。

7. 庆大霉素 Gentamicin

见第一章“10. 肺脓肿”。

8. 左氧氟沙星 Levofloxacin

见第一章“5. 气管炎和支气管炎”。

附:用于阑尾炎的其他西药

1. 头孢哌酮钠舒巴坦钠 Cefoperazone Sodium and Sulbactum Sodium

见第一章“6. 肺炎”。

2. 头孢孟多酯钠 Cefamandole Nafate

见第一章“6. 肺炎”。

3. 注射用头孢米诺钠 Cefminox Sodium for Injection

【适应证】本品对革兰阳性菌和革兰阴性菌有广谱抗菌活性,特别对大肠埃希菌、克雷伯杆菌属、流感嗜血杆菌、变形杆菌属及脆弱拟杆菌有很强的抗菌作用。用于治疗敏感细菌引起的下列感染:①呼吸系统感染,扁桃体炎、扁桃体周围脓肿、支气管炎、细支气管炎、支气管扩张症(感染时)、慢性呼吸道疾患继发感染、肺炎、肺化脓症。②泌尿系统感染,肾盂肾炎、膀胱炎。③腹腔感染,胆囊炎、胆管炎、腹膜炎。④盆腔感染,盆腔腹膜炎、子宫附件炎、子宫内感染、盆腔炎、子宫旁组织炎。⑤败血症。

4. 莫西沙星 Moxifloxacin

见第一章“5. 气管炎和支气管炎”。

5. 吗啉硝唑氯化钠注射液

【适应证】联合手术可用于治疗化脓性和坏疽性阑尾炎。

6. 注射用替加环素

【适应证】用于 18 岁及 18 岁以上复杂皮肤和皮肤结构感染或者复杂腹内感染患者的治疗。包括复杂阑尾炎、烧伤感染、腹内脓肿、深部软组织感染及溃疡感染。

二、中药

肿节风片(分散片、咀嚼片、胶囊、软胶囊、颗粒、滴丸、注射液)

见第一章“6. 肺炎”。

附:用于阑尾炎的其他中药

大败毒胶囊

【功能主治】清血败毒,消肿止痛。用于脏腑毒热,血液不清引起的梅毒,血淋,白浊,尿道刺痛,大便秘结,疥疮,痈疽疮疡,红肿疼痛。

42. 伤寒和副伤寒

〔基本概述〕

伤寒和副伤寒是由伤寒杆菌、副伤寒杆菌引起的急性肠道传染病,属于我国法定乙类传染病,典型的临床表现包括持续高热、玫瑰疹和相对缓脉、神经系统中毒症状、消化道症状、肝脾大及白细胞低下等。

伤寒与副伤寒是一组临床表现相似的感染性疾病,分别由伤寒杆菌、副伤寒杆菌经消化道入侵人体感染而致。常见的传染源为遭病菌污染的水源,或者是被伤寒患者或带菌者接触过的食物。病原菌经食物进入人体后,先在肠系膜淋巴组织中生长繁殖,释放入血,进入肝、脾、骨髓等大量繁殖,再次入血,引起人体典型感染发作。伤寒与副伤寒患者与带菌者是其主要传染源,经消化道传播,在水源受到污染时,可引起暴发性流行;人群普遍易感,夏秋季节多发。

伤寒又称为肠热病,但本病的临床表现主要系病原经血播散至全身各器官,而并非肠道局部病变所引起。持续发热为伤寒与副伤寒最主要临床表现,患者体温逐步上升,极期表现为稽留高热;体检发现典型皮肤玫瑰疹、肝脾大、相对缓脉、表情淡漠等;重者可发生肠穿孔、肠出血。副伤寒的临床表现与伤寒相似,但一般病情较轻,病程较短,病死率较低。

然而,中医学的伤寒或伤寒病,广义是一切外感热病的总称,狭义是外感风寒之邪而发的疾病,与西医学的伤寒和副伤寒概念并不相同,不可混淆。

中医学有关伤寒的记载,始见于《黄帝内经·素问》。继后,《难经》明确指出,伤寒的含义有广有狭。汉代张仲景"勤求古训,博采众方",以六经证治为纲要,撰写了《伤寒论》一书,使中医学理法方药得到和谐统一,从而奠定了辨证论治的基础,无论对外感热病和其他系统疾病,都有重要的指导意义。中医学伤寒的致病因素包括外因、内因。广义伤寒各种疾病的外因为风、寒、暑、湿、燥、火六淫之邪;狭义伤寒由冬令感受风寒所致。伤寒发病的内因为正气虚亏,如果素体虚弱,或劳倦饥饿,起居失常,寒温不适,房事不节,均可导致正气虚亏,易被外邪侵犯成病。

〔治疗原则〕

1. 一般治疗

患者适当休息,进食流质或半流质食物,避免多渣与产气食物,以免诱发肠出血或肠穿孔;高热患者可适当补液,物理降温为主。

2. 病原治疗

(1)氟喹诺酮类药物:为首选治疗,成人常用诺氟沙星、环丙沙星或左氧氟沙星,疗程 10~14 天;口服困难者可先静脉滴注,继后改为口服给药。慢性病原携带者需要治疗至少 4 周以上。

氟喹诺酮类药物因其影响骨骼发育,孕妇及 18 岁以下儿童禁用;哺乳期妇女慎用。

(2)头孢菌素类药物:适用于儿童与孕妇,常用头孢曲松或头孢噻肟、氨苄西林、阿莫西林等。

3. 对合并症的治疗

(1)肠出血:酌量输血;禁用泻剂及灌肠;作手术治疗无效应考虑手术治疗。

(2)肠穿孔:除局限者外,应及早手术治疗,同时控制腹膜炎。

4. 中医中药治疗

对伤寒杆菌和副伤寒杆菌引起的伤寒和副伤寒病,可以根据病症发展情况随症治之,但此病多发展迅速,在目前的医疗条件下,更宜中西药结合治疗或是中药汤剂治疗。

〔用药精选〕

一、西药

1. 左氧氟沙星 Levofloxacin

见第一章"5. 气管炎和支气管炎"。

2. 诺氟沙星 Norfloxacin

见本章"35. 肠炎"。

3. 环丙沙星 Ciprofloxacin

见本章"35. 肠炎"。

4. 阿莫西林 Amoxicillin

见第一章"5. 气管炎和支气管炎"。

5. 依诺沙星 Enoxacin

见第一章"5. 气管炎和支气管炎"。

6. 氟罗沙星 Fleroxacin

本品为喹诺酮类抗菌药,作用机制是通过抑制细菌的 DNA 旋转酶而起杀菌作用。

【适应证】用于敏感菌引起的急性支气管炎、慢性支气管炎急性发作及肺炎等呼吸系统感染;膀胱炎、肾盂肾炎、前列腺炎、附睾炎、淋病奈瑟菌性尿道炎等泌尿生殖系统感染;伤寒沙门菌感染、细菌性痢疾等消化系统感染;皮肤软组织感染、骨感染、腹腔感染及盆腔感染等。

【不良反应】①胃肠道反应较为常见,可表现为腹部不适或疼痛、腹泻、恶心呕吐、食欲不振等。②中枢神经系统反应可有头昏、头痛、兴奋、嗜睡或失眠。③过敏反应有皮疹、皮肤瘙痒,偶可发生渗出性多形性红斑及血管神经性水肿。少数患者有光敏反应。④少数患者可发生血氨基转移酶、血尿素氮增高及周围血常规白细胞降低,多属轻度,并呈一过性。⑤偶可发生:a. 癫痫发作、精神异常、烦躁不安、意识混乱、幻觉、震颤;b. 血尿、发热、皮疹等间质性肾炎表现;c. 结晶尿,多见于高剂量应用时。d. 关节疼痛。

【禁忌】对本品及喹诺酮类药物过敏者禁用。

【孕妇及哺乳期妇女用药】氟喹诺酮类可透过胎盘屏障,并可分泌至乳汁中,其浓度接近血药浓度,故孕妇及哺乳期妇女禁用。

【儿童用药】18 岁以下患者禁用。在由多重耐药菌引起的感染,细菌仅对氟喹诺酮类呈现敏感时,权衡利弊后小儿才可应用本品。

【老年用药】老年患者肾功能有所减退,用药量应酌减。

【用法用量】①口服:一日 0.2~0.4g,分 1~2 次服,一般疗程 7~14 日。②静脉滴注:避光缓慢滴注,一次 0.2~0.4g,一日一次,稀释于 5% 葡萄糖 250~500ml 注射液中。

【制剂】①氟罗沙星片(分散片、胶囊、注射液、葡萄糖注射液)。②注射用氟罗沙星

7. 司帕沙星 Sparfloxacin

本品为广谱氟喹诺酮类抗生素。本品抑制细菌 DNA 旋转酶,从而阻碍 DNA 复制,产生杀菌作用。本品在化学结构

上和作用形式上与β-内酰胺类抗生素不同，因此，对于β-内酰胺类抗生素耐药的细菌对本品仍敏感。尽管本品与其他氟喹诺酮类药物之间已发现有交叉耐药性，但是某些对其他氟喹诺酮类药物耐药的微生物对本品仍敏感。

【适应证】用于由敏感菌引起的轻、中度感染。①呼吸系统：急性咽炎、急性扁桃体炎、中耳炎、副鼻窦炎、支气管炎、支气管扩张合并感染、肺炎等。②肠道：细菌性痢疾、伤寒、感染性肠炎、沙门菌肠炎等。③胆道：胆囊炎、胆管炎等。④泌尿生殖系统：膀胱炎、肾盂肾炎、前列腺炎、淋病奈瑟菌性尿道炎、非淋病奈瑟菌性尿道炎、子宫附件炎、子宫内感染、子宫颈炎、前庭大腺炎等及由溶脲脲原体、沙眼衣原体所致的泌尿生殖道感染。⑤皮肤、软组织感染：如脓胞疮、集簇性痤疮、毛囊炎、疖、疖肿、痈、丹毒、蜂窝织炎、淋巴结炎、淋巴管炎、皮下脓肿、汗腺炎、乳腺炎、外伤及手术伤口感染等。⑥口腔感染：如牙周组织炎、牙冠周炎、腭炎等。

【不良反应】司帕沙星可引起下列反应：①消化系统：恶心、呕吐、食欲不振、上腹部不适、软便、腹泻、腹胀、便秘、血便、口腔炎等。②过敏（含光敏感反应）：皮疹、发热、局部发红、水肿、瘙痒、水疱、红斑、充血等。③中枢神经系统：头痛、头昏、烦躁、失眠、痉挛、震颤等。④实验室检查：本品可致AST、ALT、ALP、LDH、BUN、Cr及总胆红素升高，也可致嗜酸粒细胞增多及白细胞、红细胞、血红蛋白和血小板降低等；国外有QT轻度延长的报告。⑤其他：偶见肌腱炎、伪膜性肠炎、间质性肺炎、休克、过敏综合征（呼吸困难、浮肿、声音嘶哑、潮红、瘙痒等）、眼黏膜综合征（史蒂文斯-约翰逊综合征）、低血糖、麻木感、不舒服感、疲倦感等。

【禁忌】对喹诺酮类药物过敏者禁用。

【孕妇及哺乳期妇女用药】氟喹诺酮类可透过胎盘屏障，可分泌到乳汁中，其浓度接近血药浓度，孕妇及哺乳期妇女禁用。

【儿童用药】18岁以下患者使用本品的安全性和有效性尚未建立，禁用本品。

【老年用药】高龄者慎用本品，若使用应适当降低用量。

【用法用量】口服。一次0.1～0.3g，最多不超过0.4g，一日一次，疗程一般4～7日以上，可根据病情适当增减，或遵医嘱。

【制剂】①司帕沙星片（分散片、胶囊、颗粒）。②乳酸司帕沙星片

附：用于伤寒和副伤寒的其他西药

1. 伤寒Vi多糖疫苗 Vi Polysaccharide Typhoid Vaccine

【适应证】本疫苗接种后，可使机体产生体液免疫应答。用于预防伤寒沙门菌引起的伤寒病。

2. 盐酸美他环素 Metacycline Hydrochloride

见本章“39. 霍乱”。

3. 阿莫西林舒巴坦匹酯片（咀嚼片、胶囊）Amoxicillin and Pivoxil Sulbactam Tablets

见第四章“63. 尿道炎、膀胱炎和肾盂肾炎”。

4. 普卢利沙星 Prulifloxacin

见第一章“9. 肺气肿”。

5. 门冬氨酸洛美沙星 Lomefloxacin Aspartate

见第一章“5. 气管炎和支气管炎”。

6. 四环素 Tetracycline

见本章“39. 霍乱”。

7. 氯霉素 Chloramphenicol

【适应证】用于伤寒和副伤寒；严重沙门菌属感染合并败血症等。

8. 棕榈氯霉素 Chloramphenicol Palmitate

【适应证】用于伤寒和其他沙门菌属感染，为敏感菌株所致伤寒、副伤寒的选用药物，由沙门菌属感染的胃肠炎一般不宜应用本品，如病情严重，有合并败血症可能时仍可选用。也可用于Q热、无斑疹洛基山斑点热、地方性斑疹伤寒等的治疗。

9. 琥珀氯霉素 Chloramphenicol Succinate

【适应证】用于伤寒和其他沙门菌属感染，为敏感菌株所致伤寒、副伤寒的选用药物，由沙门菌属感染的胃肠炎一般不宜应用本品，如病情严重，有合并败血症可能时仍可选用。也可用于Q热、无斑疹洛基山斑点热、地方性斑疹伤寒等的治疗。

10. 氧氟沙星 Ofloxacin

见第四章“63. 尿道炎、膀胱炎和肾盂肾炎”。

11. 甲磺酸培氟沙星 Pefloxacin Mesylate

见第五章“73. 前列腺炎”。

12. 呋喃唑酮 Furazolidone

见本章“33. 幽门螺杆菌感染”。

13. 盐酸安妥沙星 Antofloxacin Hydrochloride

见第五章“73. 前列腺炎”。

二、中药

1. 小柴胡颗粒（片、泡腾片、胶囊、丸）

【处方组成】柴胡、黄芩、半夏（姜制）、党参、生姜、甘草、大枣

【功能主治】解表散热，疏肝和胃。用于外感病，邪犯少阳证，症见寒热往来，胸胁苦满，食欲不振，心烦喜呕，口苦咽干。

【用法用量】开水冲服，一次1～2袋，一日3次。

2. 小建中合剂（片、胶囊、颗粒）

【处方组成】桂枝、白芍、炙甘草、生姜、大枣

【功能主治】温中补虚，缓急止痛。用于脾胃虚寒，脘腹疼痛，喜温喜按，嘈杂吞酸，食少；胃及十二指肠溃疡见上述证候者。

【用法用量】口服。一次20～30ml，一日3次。用时摇匀。

43. 腹泻

〔基本概述〕

腹泻是指排便次数增多,粪质稀薄,或带有黏液、脓血或未消化的食物。如排便次数超过一日3次以上,或每天粪便总量大于200g,其中粪便含水量大于85%,则可认为是腹泻。

正常人一般每日排便一次,个别人每日排便2~3次或每2~3日一次,粪便的性状正常,每日排出粪便的平均重量为150~200g,含水分为60%~75%。

腹泻可分为急性与慢性两种,病程超过3周者属慢性腹泻。

引起腹泻的原因很多,包括感染、炎症、消化不良、吸收障碍、过敏反应及肠道内外肿瘤等。根据腹泻的原因也可以分为感染性腹泻(如急性胃肠炎、痢疾、假膜性肠炎及真菌性肠炎等)和非感染性腹泻(如溃疡性结肠炎、消化不良及结肠直肠肿瘤等)。

急性腹泻最常见的原因是感染,可能病原菌主要有志贺菌属、沙门菌属、空肠弯曲菌、大肠埃希菌、病毒、寄生虫等。其次还有食物中毒、药物引起的腹泻等。

慢性腹泻通常不是由于感染性病原体造成。常见的病因如下。

(1)消化系统疾病:①胃癌、胃切除术后;②感染性疾病;③炎症性肠病;④结肠息肉、结肠癌、肠淋巴瘤、类癌;⑤嗜酸细胞性胃肠炎、放射性肠炎、缺血性肠炎;⑥肠功能紊乱(失调);⑦吸收不良综合征;⑧慢性肝炎、长期梗阻性黄疸、肝硬化、慢性胰腺炎、肝癌、胆管癌、胰腺癌、胃泌素瘤、VIP瘤等。

(2)全身性疾病:①甲状腺功能亢进症、糖尿病、类癌综合征、嗜铬细胞瘤、慢性肾上腺皮质功能减退、甲状旁腺功能减退、腺垂体功能减退;②尿毒症;③系统性红斑狼疮、结节性多动脉炎、混合性风湿免疫疾病;④食物过敏、烟酸缺乏等。

(3)滥用泻药、长期服用某些药物等。

腹泻属于中医学的"泄泻"、"大便溏薄"的范畴。泄泻病变脏腑主要在脾、胃和大小肠。其致病原因有感受外邪、饮食不节、情志所伤及脏腑虚弱等,脾虚、湿盛是导致本病发生的重要因素,两者互相影响,互为因果。

〔治疗原则〕

腹泻是一种常见症状,治疗应针对病因。但相当部分的腹泻要根据其病理生理特点给予对症和支持治疗。

1. 病因治疗

应根据不同病因进行相应的治疗,详见各相关疾病的治疗。对感染性腹泻必须抗感染治疗,以针对病原体的抗菌治疗最为理想。复方磺胺甲噁唑、氟哌酸(诺氟沙星)、环丙氟哌酸(环丙沙星)、氟嗪酸(氧氟沙星)对细菌性痢疾、沙门菌或产毒性大肠埃希菌、螺杆菌感染有效,甲硝唑对溶组织阿米巴、梨形鞭毛虫感染有效。因此,这数种药物常用于急性感染性腹泻,包括预防和治疗所谓旅行者腹泻。

2. 对症治疗

慢性腹泻病因复杂,在对症治疗的同时,关键是要寻找病因。

非感染性腹泻可选用止泻药对症治疗,蒙脱石散(颗粒、分散片、混悬液)不但有止泻作用,同时还有消炎作用,且口感良好,无明显不良反应,尤易为小儿、老年所接受,对感染和非感染性腹泻都适用。

非感染性慢性腹泻也可给予微生态制剂治疗,选用乳酶生、培菲康、整肠生等。

腹泻在中医中的治疗有清热利湿,健脾利湿,温中止泻,消食导滞,涩肠止泻等方法。

〔用药精选〕

一、西药

(一)止泻药及对症治疗药

1. 蒙脱石 Montmorillonite

见本章"35. 肠炎"。

2. 口服补液盐 Oral Rehydration Salts

见本章"35. 肠炎"。

3. 药用炭 Medicinal Charcoal

本品具有丰富的孔隙,能吸附导致腹泻及腹部不适的多种有毒或无毒的刺激性物质及肠内异常发酵产生的气体,减轻对肠壁的刺激,减少肠蠕动,从而起到止泻的作用。还可在胃肠道内迅速吸附肌酐、尿酸等有毒物质,降低毒性物质在血液中的浓度。

【适应证】用于腹泻及胃肠胀气、食物生物碱等中毒后解毒,还用于各种原因引起的急、慢性肾衰竭,尿毒症,高尿酸血症,痛风。可减少和延缓慢性肾衰竭患者的血液透析次数。

【不良反应】可出现恶心,长期服用可出现便秘。

【禁忌】对本品过敏者禁用。

【儿童用药】服用药用炭可影响小儿营养,禁止长期用于3岁以下小儿。

【用法用量】口服。解毒:成人30~100g混悬于水中服下。肠道疾病:成人一次1~3g,一日3次。儿童一次0.3~0.6g,一日3次。

【制剂】①药用炭片;②药用炭胶囊

4. 碱式碳酸铋 Bismuth Subcarbonate

本品为抗酸剂,口服后可迅速中和胃酸,生成的铋盐可在炎症处的溃疡表面形成保护膜,抵御胃酸的侵袭而具有收敛作用。此外还可杀灭幽门螺杆菌而促进炎症愈合。同时可与肠腔内异常发酵产生的硫化氢结合，抑制肠蠕动，起到止泻作用。

【适应证】用于胃肠功能不全及吸收不良引起的腹胀、腹泻等，高酸性的慢性胃炎、溃疡病，并与抗菌药物联合应用治疗与 Hp 感染有关的消化性溃疡。本品糊剂外用治疗轻度烧伤、溃疡及湿疹等。

【不良反应】①用药期间舌苔和大便可呈黑色。②偶可引起可逆性精神失常。③中和胃酸时所产生的二氧化碳可能引起嗳气和继发性胃酸分泌增加，以及引起严重胃溃疡者的溃疡穿孔。④大剂量长期服用可引起便秘和碱中毒。

【禁忌】对本品过敏、肠道高位阻塞性疾病、发热患者禁用。

【孕妇及哺乳期妇女用药】孕妇禁用。

【儿童用药】3 岁以下儿童禁用。

【用法用量】口服。成人一次 0.6 ~ 2.0g，一日 3 次，餐前服用；3 ~ 5 岁儿童，一次 0.2 ~ 0.6g，5 岁以上儿童，一次 0.6 ~ 1g，均一日 3 次，餐前服用。

外用。涂敷患处，一日 2 次。

【制剂】①碱式碳酸铋片；②碱式碳酸铋糊剂

5. 洛哌丁胺 Loperamide

本品为止泻药。作用于肠壁的阿片受体，阻止乙酰胆碱和前列腺素的释放，从而抑制肠蠕动，延长肠内容物的滞留时间。可增加肛门括约肌的张力，因此可抑制大便失禁和便急，也可用于肛门直肠手术的患者。

【适应证】适用于急性腹泻及各种病因引起的慢性腹泻，对胃、肠部分切除术后和甲状腺功能亢进引起的腹泻也有较好疗效。本品尤其适用于临床上应用其他止泻药效果不显著的慢性功能性腹泻。也用于回肠造瘘术者，可减少排便量和次数，增加大便稠硬度。

【不良反应】不良反应轻微，主要有发疹、瘙痒、口干及腹胀、恶心、食欲不振，偶有呕吐，也可有头晕、头痛、乏力。

【禁忌】对本品过敏、急性溃疡性结肠炎及广谱抗生素引起的伪膜性肠炎、伴有高热和脓血便的急性细菌性痢疾患者禁用。

【孕妇及哺乳期妇女用药】孕妇，尤其是在妊娠的前 3 个月内的孕妇，应权衡利弊使用。本品可少量分泌于乳汁中，因此哺乳期妇女不宜使用本品。

【儿童用药】禁用于 2 岁以下的婴幼儿。5 岁以下的儿童不宜使用。儿童应在医生指导下使用本品。

【老年用药】老年患者中有习惯性便秘者慎用，用量酌加控制。

【用法用量】口服。成人首次 4mg，以后每腹泻一次再服 2mg，直至腹泻停止或一日用量达 16 ~ 20mg，连续 5 日，若无效则停服；儿童首次 2mg，以后每腹泻一次服 2mg，至腹泻停止，最大用量一日 8 ~ 12mg。

慢性腹泻待显效后成人一日服 4 ~ 8mg，长期维持。

【制剂】①盐酸洛哌丁胺胶囊；②盐酸洛哌丁胺颗粒

6. 复方地芬诺酯 Compound Diphenoxylate

地芬诺酯为哌替啶的衍生物，具有收敛和止泻作用。本品能阻滞肠黏膜上的受体，消除肠黏膜的蠕动反射而减弱肠蠕动，并使肠内容物通过延迟，利于肠内水分的吸收，显示较强的止泻作用。阿托品具有解痉止分泌作用。两者合用具协同作用，且可减少地芬诺酯的依赖性。

【适应证】用于急、慢性功能性腹泻及慢性肠炎。

【不良反应】不良反应少见，服药后偶见口干、恶心、呕吐、头痛、嗜睡、抑郁、烦躁、失眠、皮疹、腹胀及肠梗阻等，减量或停药后消失。

【禁忌】严重溃疡性结肠炎患者有发生中毒性巨结肠可能青光眼及黄疸患者禁用。

【孕妇及哺乳期妇女用药】妊娠期妇女长期服用本品可引起新生儿的戒断及呼吸抑制症状，并有致畸作用，孕妇禁用；哺乳期妇女亦应慎用。

【儿童用药】新生儿和幼儿可引起呼吸抑制，故婴儿不推荐使用，2 岁以下小儿禁用。儿童服用本品一定要十分慎重，因易出现迟发性地芬诺酯中毒，且儿童对本品的反应也有很大的变异性。使用本品时，必须考虑患儿营养状况和药物的水解度。2 ~ 13 岁儿童应使用本品溶液剂而不要使用片剂。

【用法用量】口服。成人一次 2.5 ~ 5mg，一日 2 ~ 3 次，首剂加倍，饭后服。至腹泻控制时，应即减少剂量。小儿：8 ~ 12 岁一次 2.5mg，一日 4 次；6 ~ 8 岁一次 2.5mg，一日 3 次；2 ~ 5 岁，一次 2.5mg，一日 2 次。

【制剂】①复方地芬诺酯片；②复方地芬诺酯溶液

7. 乳酶生 Lactasin

乳酶生为助消化类非处方药药品，是一种传统的活肠球菌的干燥制剂，在肠内分解糖类生成乳酸，使肠内酸度增高，从而抑制腐败菌的生长繁殖，并防止肠内发酵，减少产气，因而有促进消化和止泻作用。

【适应证】用于消化不良、腹胀及小儿饮食失调所引起的腹泻、绿便等。

【禁忌】对本品过敏者禁用。

【用法用量】口服。成人一次 0.3 ~ 1g，一日 3 次，餐前服用。1 岁以下儿童一次 0.1g；5 岁以下儿童一次 0.2 ~ 0.3g；5 岁以上儿童一次 0.3 ~ 0.6g，均一日 3 次，餐前服用。

【制剂】乳酶生片。

8. 枯草杆菌、肠球菌二联活菌肠溶胶囊 Live Combined Bacillus Subtilis and Enterococcus Faecium Enteric-coated Capsules

本品所含的枯草杆菌、肠球菌两种活菌是健康人肠道正常菌群成员。服用本品可直接补充正常生理活菌，抑制肠道内有害细菌过度繁殖，调整肠道菌群。

【适应证】治疗肠道菌群失调（抗生素、化疗药物等）引起的腹泻、便秘、肠炎、腹胀、消化不良、食欲不振等。

【不良反应】偶见恶心、头痛、头晕、心慌。儿童极罕见有服用本品腹泻次数增加的现象,停药后可恢复。

【禁忌】对本品过敏者禁用。

【儿童用药】3 个月以下婴儿请在药师或医师指导下服用;小于 3 岁的婴幼儿,不宜直接服用以免呛咳。

【用法用量】口服。一次 1 ~ 2 粒,一日 2 ~ 3 次;或遵医嘱。12 岁以下儿童可服用本品颗粒剂。

9. 枯草杆菌二联活菌颗粒 Combined Bacillus Subtilis and Enterococcus Faecium Granuleswith Multivitamine

本品含有两种活菌——枯草杆菌和肠球菌,可直接补充正常生理菌丛,抑制致病菌,促进营养物质的消化、吸收,抑制肠源性毒素的产生和吸收,达到调整肠道内菌群失调的目的。本品含有婴幼儿生长发育所必需的多种维生素、微量元素及矿物质钙,可补充因消化不良或腹泻所致的缺乏。

【适应证】适用于因肠道菌群失调引起的腹泻、便秘、胀气、消化不良等。

【不良反应】罕见腹泻次数增加,停药后可恢复。

【禁忌】对本品过敏者禁用。

【儿童用药】小于 3 岁的婴幼儿,不宜直接服用以免呛咳。

【用法用量】用 40℃以下温开水或牛奶冲服,也可直接服用。2 岁以下一次 1g,一日 1 ~ 2 次;2 岁以上一次 1 ~ 2g,一日 1 ~ 2 次。

10. 双歧杆菌 Bifidobactria

双歧杆菌是一种活菌制剂,具有维护肠道正常细菌菌群平衡、抑制病原菌的生长,防止便秘、下痢和胃肠障碍等功能。临床上,双歧杆菌具有调整肠道功能紊乱作用。可以预防腹泻,减少便秘,即双向调节。这种调节能起到预防和治疗各种肠道疾病的效果。

【适应证】用于急、慢性腹泻,习惯性便秘,结肠炎,小儿厌食,消化不良,也可治疗抗生素、放疗、化疗、手术等引起的胃肠不适,改善肝功能,提高免疫力。

【禁忌】对口服双歧杆菌活菌制剂过敏者禁用。

【用法用量】饭后温水送服,一次 2g,一日 2 次,婴幼儿酌减,重症加倍。幼儿可直接嚼服,婴儿可将药片碾碎溶于 50℃以下温水或牛奶中服用。

【制剂】①双歧杆菌活菌散(胶囊);②双歧杆菌三联活菌散(胶囊、肠溶胶囊);③双歧杆菌四联活菌片

11. 枯草杆菌活菌胶囊 Bacillus Subtilis Capsules, live

本品有抑制肠道致病菌生长、改善肠道微生态环境的作用。

【适应证】本品适用于急性腹泻,某些肠道致病菌感染引起的轻、中度腹泻,以及肠道菌群失调所致的腹泻。

【禁忌】对本品过敏者禁用。

【孕妇及哺乳期妇女用药】孕妇避免使用,哺乳期妇女慎用。

【儿童用药】剂量酌减。

【老年用药】按常规剂量服用。

【用法用量】口服。一次 0.5 ~ 0.75g,一日 3 次,首次加倍。

12. 酪酸梭菌二联活菌胶囊(散)Combined Clostridium Butyricum and Bifidobacterium Capsules, Live

酪酸梭菌能够抑制 O1 群埃尔托型霍乱弧菌、O139 霍乱弧菌、肠出血性大肠埃希菌 O157 等肠道致病性菌的生长;本品对痢疾志贺菌、猪霍乱沙门菌的生长也有抑制作用。

【适应证】适用于急性非特异性感染引起的急性腹泻,抗生素、慢性肝病等多种原因引起的肠道菌群失调及相关的急慢性腹泻和消化不良。

【不良反应】在Ⅰ ~ Ⅲ期临床研究中,仅个别患者出现轻度皮疹,可自行消退。

【禁忌】对微生态制剂有过敏史者禁用。

【孕妇及哺乳期妇女用药】可服用本品。

【儿童用药】口服。一次 1 粒,一日 2 次;或遵医嘱。

【老年用药】可服用本品,用法用量与成人相同或遵医嘱。

【用法用量】用凉开水送服。一次 3 粒,一日 2 次。急性腹泻,连用 3 ~ 7 日;慢性腹泻,连用 14 ~ 21 日,或遵医嘱。

13. 复方谷氨酰胺肠溶胶囊(颗粒)Compound Glutamin Entresoluble Capsules

本品可改善肠道的吸收、分泌及运动功能;增强肠黏膜屏障功能,阻止或减少肠内细菌及毒素入血;促进受损肠黏膜的修复及功能重建。

【适应证】主要用于各种原因所致的急、慢性肠道疾病,如肠道功能紊乱、肠易激综合征及非感染性腹泻。

【禁忌】对本品过敏者禁用。

【孕妇及哺乳期妇女用药】孕妇及哺乳妇女慎用。

【用法用量】口服。成人一次 2 ~ 3 粒,一日 3 次。

14. 复方嗜酸乳杆菌片 Compound Eosinophil-Lactobacillus Tablets

本品是由中国株嗜酸乳杆菌菌粉、日本株嗜酸乳杆菌菌粉、粪链球菌菌粉、枯草杆菌菌粉组成的复方片剂。为肠道菌群调整药,可分解糖类产生乳酸,提高肠道酸度,从而抑制肠道致病菌繁殖。

【适应证】用于肠道菌群失调引起的肠功能紊乱,如轻型急性腹泻等。

【禁忌】对本品过敏者禁用。

【儿童用药】儿童用量请咨询医师或药师。

【用法用量】口服。成人一次 0.5 ~ 1g,一日 3 次。

(二)抗菌消炎止泻药

1. 盐酸小檗碱 Berberine Hydrochloride

见本章“35. 肠炎”。

【用法用量】口服。一次 0.1 ~ 0.3g,一日 3 次。

【制剂】①盐酸小檗碱片;②盐酸小檗碱胶囊。

2. 诺氟沙星 Norfloxacin

见本章“38. 痢疾”。

3. 环丙沙星 Ciprofloxacin

见本章“38. 痢疾”。

4. 左氧氟沙星 Levofloxacin

见第一章“5. 气管炎和支气管炎”。

5. 柳氮磺吡啶 Sulfasalazine

见本章“结肠炎”。

6. 氨苄西林 Ampicillin

见第一章“肺源性心脏病”。

7. 利福昔明 Rifaximin

利福昔明是广谱肠道抗生素。对多数革兰氏阳性菌和革兰阴性菌,包括需氧菌和厌氧菌的感染具有杀菌作用。利福昔明口服时不被胃肠道吸收,所以它是通过杀灭肠道的病原体而在局部发挥抗菌作用。

【适应证】用于对利福昔明敏感的病原菌引起的肠道感染,包括急性和慢性肠道感染、腹泻综合征、夏季腹泻、旅行者腹泻和小肠结肠炎等。

【不良反应】本品不良反应发生率低(<1%),常见胃肠道不适,如恶心腹痛、腹胀和呕吐,偶见荨麻疹。

【禁忌】对本品或利福霉素过敏、肠梗阻、严重的肠道溃疡性病变患者禁用。

【孕妇及哺乳期妇女用药】妊娠期妇女需权衡利弊后用药。哺乳期妇女可在有适当医疗监测的情况下服用本品。

【儿童用药】建议6岁以下儿童不要服用。

【用法用量】口服。成人一次0.2g,一日3~4次。6~12岁儿童一次0.1~0.2g,一日4次;12岁以上儿童,剂量同成人。

可根据医嘱调节剂量和服用次数。除非是遵照医嘱的情况下,每一疗程不应超过7日。

【制剂】利福昔明片(胶囊、软胶囊、干混悬剂)

附:用于腹泻的其他西药

1. 酪酸梭菌活菌片(胶囊、散)Clostridium butyricum Tablets, Live

【适应证】本品可抑制各种肠道有害细菌发育,减少其增殖和产生毒素,减少肠道内水分潴留,促进有益菌双歧杆菌的生长。抑制肠黏膜萎缩,使粪便中水分含量减少,排便得到改善。用于治疗和改善因各种原因引起的肠道菌群紊乱所致的消化道症状。

2. 地衣芽孢杆菌活菌胶囊(颗粒)Bacillus Licheniformis Capsule

见本章“35. 肠炎”。

3. 复方消化酶胶囊(Ⅰ)Compound Digestive Enzyme Capsules(Ⅰ)

见本章“47. 消化不良与食欲不振”。

4. 胰酶肠溶片(肠溶胶囊)Pamcreatin Enteric-coated Tablets

见本章“47. 消化不良与食欲不振”。

5. 复方阿嗪米特肠溶片 Compound Azintamide Enteric-coated Tablets

见本章“47. 消化不良与食欲不振”。

6. 布拉氏酵母菌散 Saccharomycesboulardii Sachets

【适应证】治疗成人或儿童急性感染或非特异性腹泻;预防和治疗抗生素诱发的结肠炎和腹泻;预防由管饲引起的腹泻;治疗肠易激综合征。

7. 复方谷氨酰胺肠溶胶囊(颗粒)Compound Glutamin Entersoluble Capsules

见本章“36. 肠易激综合征”。

8. 呋喃唑酮 Furazolidone

见本章“33. 幽门螺杆菌感染”。

9. 复方磺胺甲噁唑 Compound Sulfamethoxazole

见第一章“5. 气管炎和支气管炎”。

10. 复方丁香罗勒口服混悬液 Compound Ocimun Oil Oral Suspension

【适应证】用于治疗成人及儿童急、慢性腹泻。

11. 次水杨酸铋 Bismuth Subsalicylate

【适应证】①治疗各种腹泻(包括旅行者腹泻),缓解由此引起的腹部绞痛。②缓解上腹隐痛不适、餐后饱胀、嗳气、恶心、泛酸等消化不良症状。

12. 头孢哌酮 Cefoperazone

见第一章“14. 肺源性心脏病”。

13. 头孢哌酮钠舒巴坦钠 Cefoperazone Sodium and Sulbactum Sodium

见第一章“6. 肺炎”。

14. 注射用阿莫西林钠氟氯西林钠 Amoxicillin Sodium and Flucloxacillin Sodium for Injection

见第一章“5. 气管炎和支气管炎”。

15. 氟氯西林 Flucloxacillin

见本章“41. 阑尾炎”。

16. 硫酸西索米星 Sisomicin Sulfate

见第一章“5. 气管炎和支气管炎”。

17. 复方倍他米松注射液 Compound Betamethasone Injection

见第八章“95. 风湿与类风湿关节炎”。

18. 氧氟沙星 Ofloxacin

见第四章“63. 尿道炎、膀胱炎和肾盂肾炎”。

19. 甲磺酸培氟沙星 Pefloxacin Mesylate

见第五章“73. 前列腺炎”。

20. 复方木香小檗碱片 Compound Ancklandia and Berberine Tablets

见本章“35. 肠炎”。

21. 鞣酸蛋白片(散)Albumin Tannate Tablets

【适应证】用于消化不良性腹泻。

22. 鞣酸苦参碱胶囊(片)Sophora Alkaloids Tannate Capsules

【适应证】用于治疗急慢性肠炎,肠易激惹综合征,功能性腹泻。

23. 蜡样芽孢杆菌活菌制剂 LiveBacillus Cereus Capsules

见本章“35. 肠炎”。

24. 复合乳酸菌胶囊 Lactobacillus Complex Capsules

【适应证】用于肠道菌群失调引起的肠功能紊乱，如急、慢性腹泻等。

25. 凝结芽孢杆菌活菌片 Bacillus coagulans Tablets, Live

【适应证】治疗因肠道菌群失调引起的急、慢性腹泻，慢性便秘，腹胀和消化不良等症。

26. 硫糖铝小檗碱片 Sucralfate and BerberineTablets

见本章“31. 胃炎”。

27. 泛酸钙（维生素 B_5）Calcium Pantothenate

见本章“37. 结肠炎”。

28. 枯草芽孢杆菌活菌胶囊 Bacillussubtills Capsule, live

【适应证】适用于急性腹泻、某些肠道致病菌感染引起的轻、中度腹泻，以及肠道菌群失调所致的腹泻。

29. 酪酸梭状芽孢杆菌制剂 Clostridium Butyricum Capsule, live

见本章“36. 肠易激综合征”。

30. 乳酸菌素片（分散片、咀嚼片、颗粒）Lacidophilin Tablets

见本章“47. 消化不良与食欲不振”。

31. 维生素 D_2 VitaminD_2

见第七章“91. 甲状腺功能减退症”。

32. 维生素 D_3 注射液 VitaminD_3 Injection

见第七章“91. 甲状腺功能减退症”。

33. 维生素 B_{12} Vitamin B_{12}

见第六章“80. 贫血”。

34. 消旋卡多曲 Racecadotril

【适应证】用于成人及儿童急性腹泻。

35. 甲硝唑 Metronidazole

见第一章“10. 肺脓肿”。

36. 阿莫西林钠舒巴坦钠 Amoxicillin Sodium and Sulbactam Sodium

见第一章“10. 肺脓肿”。

二、中药

1. 藿香正气水（片、丸、滴丸、胶囊、软胶囊、颗粒、口服液、合剂）

见第一章“1. 感冒”。

2. 香连丸（片、胶囊）

见本章“35. 肠炎”。

3. 加味香连丸（片）

见本章“35. 肠炎”。

4. 香连化滞丸

见本章“38. 痢疾”。

5. 葛根芩连片（丸、胶囊、颗粒、口服液）

见本章“35. 肠炎”。

6. 泻定胶囊

【处方组成】丁香、炮姜、山楂炭、铁苋菜、石榴皮

【功能主治】温中燥湿，涩肠止泻。用于轻、中度急性泻泄（小儿寒湿症），症见肠鸣食少，腹胀痛，舌苔薄白或白腻，泄泻清稀，甚至水样。

【用法用量】温开水送服。一次 3～5 粒，一日 4 次。1 岁以下一次 1 粒；1～3 岁一次 2 粒；3～12 岁一次 3 粒；或遵医嘱。

7. 胃肠安丸

见本章“35. 肠炎”。

8. 补脾益肠丸

见本章“35. 肠炎”。

9. 四神丸（片）

见本章“35. 肠炎”。

10. 和中理脾丸

【处方组成】党参、麸炒白术、苍术（米泔炙）、茯苓、甘草、陈皮、法半夏、木香、砂仁、枳壳（去瓤麸炒）、姜厚朴、豆蔻、醋香附、广藿香、南山楂、麸炒六神曲、麦芽（炒）、莱菔子（炒）

【功能主治】理脾和胃。用于脾胃不和引起的胸膈痞闷，脘腹胀满，恶心呕吐，不思饮食，大便不调。

【用法用量】口服。一次 1 丸，一日 2 次。

11. 参桂理中丸

【处方组成】人参、肉桂、干姜、附子（制）、炒白术、甘草

【功能主治】温中散寒，祛湿定痛。用于脾胃虚寒，阳气不足所致的腹痛泄泻，手足厥冷，胃寒呕吐，寒湿疝气及妇女虚寒痛经。

【用法用量】姜汤或温开水送服，一次 4～8g，一日 1～2 次。

【使用注意】孕妇禁用。

12. 保济丸（口服液）

见第一章“1. 感冒”。

13. 纯阳正气丸（胶囊）

【处方组成】广藿香、姜半夏、木香、陈皮、丁香、肉桂、苍术、白术、茯苓、朱砂、硝石、硼砂、雄黄、煅金礞石、麝香、冰片

【功能主治】温中散寒。用于暑天感寒受湿，腹痛吐泻，胸膈胀满，头痛恶寒，肢体酸重。

【用法用量】口服。一次 1.5～3g，一日 1～2 次。

【使用注意】孕妇禁用。

14. 肠胃适胶囊

见本章“38. 痢疾”。

15. 肠炎宁片（咀嚼片、胶囊、颗粒、丸、糖浆、口服液）

见本章“35. 肠炎”。

16. 枫蓼肠胃康颗粒(片、分散片、胶囊、口服液、合剂)

【处方组成】牛耳枫、辣蓼

【功能主治】清热除湿化滞。用于急性胃肠炎,属伤食泄泻型及湿热泄泻型者,症见腹痛腹满,泄泻臭秽,恶心呕腐或有发热恶寒苔黄脉数等。亦可用于食滞胃痛而症见胃脘痛,拒按,恶食欲吐,嗳腐吞酸,舌苔厚腻或黄腻脉滑数者。

【用法用量】开水冲服。一次3g,一日3次。浅表性胃炎15日为一疗程。

17. 开胃健脾丸

【处方组成】白术、党参、茯苓、木香、黄连、六神曲(炒)、陈皮、砂仁、炒麦芽、山楂、山药、煨肉豆蔻、炙甘草。

【功能主治】健脾和胃。用于脾胃虚弱、中气不和所致的泄泻,痞满,症见食欲不振,嗳气吞酸,腹胀泄泻;消化不良见上述证候者。

【用法用量】口服。一次6~9g,一日2次。

18. 克泻胶囊

【处方组成】番石榴叶、茯苓、炒山楂、麦芽、炒六神曲、黄连、白芍、泽泻

【功能主治】清热利湿,消食止泻。适用于湿热或兼食滞所致泄泻,症见泻下急迫,或泻而不爽,肛门灼热,泻下粪便呈稀水状或黏腻,或臭如败卵夹有不化物,脘腹痞满,酸腐痞满,吞酸,呕吐。

【用法用量】口服。成人一次6粒,一日3次。

【使用注意】孕妇禁用;泄泻时腹部热胀痛者忌服。

19. 肠康片(胶囊)

见本章“35. 肠炎”。

20. 痢必灵片

见本章“35. 肠炎”。

21. 痢特敏片(胶囊、颗粒)

见本章“35. 肠炎”。

22. 克泻灵片(胶囊)

见本章“35. 肠炎”。

23. 涩肠止泻散

见本章“35. 肠炎”。

24. 附子理中丸(片、口服液)

【成分】附子(制)、党参、炒白术、干姜、甘草

【功能主治】温中健脾。用于脾胃虚寒,脘腹冷痛,呕吐泄泻,手足不温。

【用法用量】口服。水蜜丸一次6g,大蜜丸一次1丸,一日2~3次。

【使用注意】孕妇慎用。

25. 固本益肠片

见本章“35. 肠炎”。

26. 固肠止泻丸(胶囊)

见本章“37. 结肠炎”。

27. 和胃止泻胶囊

【处方组成】盐酸小檗碱、拳参

【功能主治】清热利湿,收敛止泻。用于赤痢,热泻,肠炎等。

【用法用量】口服。一次2~3粒,一日3次,温开水送服。

附:用于腹泻的其他中药

1. 术苓健脾胶囊

见本章“36. 肠易激综合征”。

2. 补中益气丸(片、颗粒、合剂、口服液)

见本章“34. 胃下垂”。

3. 复方黄芩片

见第一章“1. 感冒”。

4. 代温灸膏

【功能主治】温通经脉,散寒镇痛。用于风寒阻络所致的痹病,症见腰背、四肢关节冷痛;寒伤脾胃所致的脘腹冷痛,虚寒泄泻;慢性风湿性关节炎、慢性胃肠炎见上述证候者。

5. 腹可安片(分散片)

见本章“47. 消化不良与食欲不振”。

6. 止泻利颗粒

见本章“38. 痢疾”。

7. 胃肠宁片(颗粒)

见本章“31. 胃炎”。

8. 复方苦参肠炎康片

见本章“35. 肠炎”。

9. 四正丸

见第一章“1. 感冒”。

10. 六合定中丸

见本章“47. 消化不良与食欲不振”。

11. 理中丸(片)

见本章“35. 肠炎”。

12. 丁蔻理中丸

见本章“36. 肠易激综合征”。

13. 参苓健脾胃颗粒

【功能主治】补脾健胃,利湿止泻。用于脾胃虚弱,饮食不消,或泻或吐,形瘦色萎,神疲乏力。

14. 香苏调胃片

【功能主治】解表和中、健胃化滞。用于胃肠积滞、外感时邪所致的身热体倦、饮食少进、呕吐乳食、腹胀便泻、小便不利。

15. 复方仙鹤草肠炎片(胶囊)

见本章“47. 消化不良与食欲不振”。

16. 胃肠灵胶囊(片)

见本章“47. 消化不良与食欲不振”。

17. 桂附理中丸

见本章“47. 消化不良与食欲不振”。

18. 肠胃宁片(胶囊)

见本章“37. 结肠炎”。

19. 白蒲黄片(胶囊、颗粒)

见本章“47. 消化不良与食欲不振”。

20. 复方黄连素片

见本章“35. 肠炎”。

21. 苍苓止泻口服液

【功能主治】清热除湿,运脾止泻。用于湿热所致的小儿泄泻,症见水样或蛋花样粪便,或挟有黏液,无热或发热,腹胀,舌红,苔黄等;小儿轮状病毒性肠炎见以上症状者。

22. 五味黄连丸

【功能主治】消炎,止泻,止痛。用于胃肠炎,久泻腹痛,胆偏盛引起的厌食。

23. 结肠宁(灌肠剂)

【功能主治】活血化瘀,清肠止泻。用于慢性结肠炎性腹泻(慢性细菌性痢疾、慢性结肠炎、溃疡性结肠炎)。

24. 周氏回生丸

见本章“39. 霍乱”。

25. 千紫红胶囊(片、颗粒)

见本章“35. 肠炎”。

26. 十五味黑药丸(胶囊)

见本章“31. 胃炎”。

27. 诃苓止泻胶囊

见本章“35. 肠炎”。

28. 泻痢消胶囊(片)

见本章“35. 肠炎”。

29. 复方白头翁片(胶囊)

见本章“38. 痢疾”。

30. 黄柏片

见第七章“94. 汗症”。

31. 黄厚止泻滴丸

【功能主治】清热燥湿止泻,行气宽中止痛。用于急性腹泻之湿热证,症见大便泄泻,泻下急迫或泻下不爽,腹胀或腹痛,恶心,口干,小便短黄,舌苔白腻或黄腻,脉濡或滑。

32. 猴耳环消炎片(胶囊、颗粒)

见第一章“1. 感冒”。

33. 春梅颗粒

见第十一章“126. 蛔虫病”。

34. 穿王消炎片(胶囊)

见第一章“3. 咳嗽”。

35. 固肠胶囊

见本章“36. 肠易激综合征”。

36. 痛泻宁颗粒

见本章“36. 肠易激综合征”。

37. 连翘四味胶囊

见本章“37. 结肠炎”。

38. 三味泻痢颗粒

见本章“38. 痢疾”。

39. 珍宝解毒胶囊

见本章“32. 胃、十二指肠溃疡”。

40. 湿热片

见本章“38. 痢疾”。

41. 清艾绒

见第十二章“150. 胎漏、胎动不安与保胎”。

42. 双黄消炎胶囊

见本章“38. 痢疾”。

43. 珠芽蓼止泻胶囊(颗粒)

见本章“35. 肠炎”。

44. 炎痢净片

见本章“38. 痢疾”。

45. 苦豆子片

见本章“35. 肠炎”。

46. 白连止痢胶囊

见本章“35. 肠炎”。

47. 金锁昆都尔片

见第四章“60. 尿失禁与尿崩症”。

48. 五苓散(片、胶囊)

见第四章“70. 水肿”。

49. 理气暖胃颗粒

见本章“35. 肠炎”。

50. 香砂六君丸(片、合剂)

见本章“47. 消化不良与食欲不振。”

51. 参苓白术散(片、丸、胶囊、颗粒、口服液)

见本章“35. 肠炎”。

52. 人参健脾丸

【功能主治】健脾益气,和胃止泻。用于脾胃虚弱所致的饮食不化,脘闷嘈杂,恶心呕吐,腹痛便溏,不思饮食,体弱倦怠。

53. 御制平安丸

见本章“46. 呕吐”。

54. 启脾丸(口服液)

见本章“47. 消化不良与食欲不振。”

55. 苋菜黄连素胶囊

【功能主治】清热燥湿止泻。用于急性腹泻属湿热证者,症见大便次数增多,便稀溏,泻泄急迫或不畅,肛门灼热,烦热口渴,腹痛,小便黄赤,舌苔腻。

56. 和胃整肠丸

【功能主治】温中和胃,理气止痛。适用于邪滞中焦所致的恶心、呕吐、纳差、胃痛、腹痛、胃胀、腹胀、泄泻。

57. 倍芪腹泻贴

见第四章“68. 尿失禁与尿崩症”。

58. 桔香祛暑和胃茶

【功能主治】祛暑解表,理气和胃。用于感受暑湿所致的恶心,呕吐,泄泻的辅助治疗。

59. 正露丸

【功能主治】化滞止泻,用于饮食不节或水土不服引起的成人及小儿腹泻,属于湿热、食滞证者。症见食欲不振,恶心呕吐,腹胀腹泻,消化不良。

60. 肠泰合剂

见本章“35. 肠炎”。

61. 清热去湿茶(片、胶囊)

见第一章“1. 感冒”。

62. 健脾理肠片

【功能主治】健脾益气,温和止泻,行气消胀。主要用于脾虚腹泻、腹痛、纳差、乏力。

63. 洁白丸(胶囊)

【功能主治】健脾和胃,止痛止吐,分清泌浊。用于胸腹胀满,胃脘疼痛,消化不良,呕逆泄泻,小便不利。

64. 健胃止疼五味胶囊(哈日嘎日迪-5)

【功能主治】祛寒健胃,止痛。用于胃肠痉挛,脘腹冷疼,食欲不振,寒性呕吐,腹泻。

65. 糊药

【功能主治】开胃消食,理气,化滞。用于消化不良,停食反胃,嗳腐吞酸,脘腹胀痛,食积,腹泻。

66. 莲花峰茶

见第一章“1. 感冒”。

67. 健脾资生丸

【功能主治】补益脾胃,消食止泻。用于脾胃虚弱,消化不良,脘腹闷胀,慢性腹泻。

68. 开胃加瓦日西阿米勒片

【功能主治】增强食欲,行气消胀。用于肝胆疾患所致的腹胃胀满,食欲不振,消化不良,腹泻。

69. 莲胆消炎片(胶囊、颗粒、滴丸)

见本章“38. 痢疾”。

70. 康腹止泻片

【功能主治】化滞止泻,用于饮食不节或水土不服引起的成人及小儿腹泻,属于湿热、食滞证者。症见食欲不振,恶心呕吐,腹胀腹泻,消化不良。

71. 千金茶

见第一章“1. 感冒”。

72. 九味清热胶囊

【功能主治】清热解毒,辟秽消暑,和中止泻。用于水土不服,湿热中阻所致的腹泻。

73. 石榴健胃散(片、丸、胶囊)

【功能主治】温胃益火,化滞除温,温通脉道。用于消化不良、食欲不振、寒性腹泻等。

74. 肠胃散

【功能主治】温中散寒,燥湿止泻。用于寒湿蕴结所致的泄泻,腹痛肠鸣。

75. 香芷正气胶囊

【功能主治】醒脾化湿,温中止泻。用于寒湿困脾所致的腹泻,恶心呕吐。

76. 肚痛健胃整肠丸

【功能主治】用于消化不良,水土不服和食物不洁所致肠胃不适,腹胀肚痛,泄泻。

77. 饿求齐胶囊(片、颗粒)

【功能主治】健脾燥湿,收敛止泻。用于脾虚湿盛所致的腹泻。

78. 湘曲

【功能主治】健胃利湿,消积导滞。用于感冒风寒,肠胃积滞所致的胸膈饱满,腹痛吐泻。

79. 五味清浊丸(散)

【功能主治】开郁消食,暖胃。用于食欲不振,消化不良,胃脘冷痛,满闷嗳气,腹胀泄泻。

80. 泻停封胶囊

【功能主治】清热解毒,燥湿止泻。用于腹泻,伤食泄泻,脘腹疼痛,口臭,嗳气。

81. 泻停胶囊

【功能主治】清热燥湿,止泻。用于大肠湿热所致的腹痛泄泻。

82. 绿梅止泻颗粒

【功能主治】消食化滞止泻。用于腹泻,腹胀,消化不良。

83. 金菊五花茶颗粒

【功能主治】清热利湿,凉血解毒,清肝明目。用于大肠湿热所致的泄泻,痢疾,便血,痔血及肝热目赤,风热咽痛,口舌溃烂。

84. 龙虎人丹

见第九章“105. 晕动症”。

85. 克痢痧胶囊

【功能主治】解毒辟秽,理气止泻。用于泄泻,痢疾和痧气(中暑)。

86. 养脾散

【功能主治】养脾健胃,开郁消食。用于脾胃虚弱、水土不服引起的消化不良,饮食积滞,脘腹胀满,嗳气吞酸,腹泻下痢,食欲不振,面黄肌瘦等症。

87. 正气片

见第一章“1. 感冒”。

88. 楂曲平胃合剂

【功能主治】燥湿健脾,消食散满。用于脾胃不和,不思饮食,脘腹胀满,呕吐恶心,噫气吞酸,大便溏泄。

89. 解毒止泻片(胶囊)

见本章“35. 肠炎”。

90. 参苓健体粉

【功能主治】补气健脾,和胃渗湿。用于消化不良,食欲不振,面黄肌瘦,精神疲乏,慢性腹泻。

91. 参苓健脾丸

【功能主治】健脾,开胃,消食。用于脾胃虚弱,消化不良,面色萎黄,脘腹胀满,肠鸣腹泻。

92. 止泻灵颗粒

见本章“31. 胃炎”。

93. 参德力糖浆

见第二章“21. 心律失常”。

94. 养胃片

【功能主治】健胃消食，理气止痛。用于胃肠虚弱，消化不良，胸膈满闷，腹痛呕吐，肠鸣泄泻。

95. 资生丸

【功能主治】健脾开胃，消食止泻。用于脾虚不适，胃虚不纳，神倦力乏，腹满泄泻。

96. 萸连片

【功能主治】泻火止痛。用于脘胁疼痛，嗳气吐酸，大便热泻。

97. 柴芍六君丸

【功能主治】舒肝解郁，健脾和胃，益气养血。用于脾胃虚弱，肝胃不和，脾虚溏泄，呕吐吞酸，腹胀腹痛。

98. 复方香薷水

见第一章“1. 感冒”。

99. 闽东建曲

【功能主治】芳香化湿，疏风解表，消食开胃。用于伤风感冒，夏令中暑，怕冷发热，头痛身痛，呕吐腹泻，消化不良，胸闷腹胀。

100. 调胃消滞丸

见第一章“1. 感冒”。

101. 肠舒止泻胶囊（片）

【功能主治】益气健脾，清热化湿。用于脾虚湿热所致的慢性泄泻。

102. 消食健脾丸

【功能主治】健脾消食，除湿止泻。用于脾胃虚弱，消化不良，气虚湿滞，食积腹泻。

103. 舒腹贴膏

【功能主治】温中散寒，行气止痛。用于胃脘痛，腹痛腹胀，恶心，呕吐，食欲不振，肠鸣腹泻，小儿泄泻。

104. 香砂理中丸

【功能主治】健脾和胃，温中行气。用于脾胃虚寒，气滞腹痛，反胃泄泻。

105. 万应甘和茶

见第一章“1. 感冒”。

106. 万应茶

见第一章“1. 感冒”。

107. 温六散

【功能主治】祛暑散寒，除呕止泻。用于暑月受寒，呕吐泄泻。

108. 温中止泻丸

【功能主治】健脾暖胃，消积舒气，止痛止泻。用于脾胃虚弱，食滞胀气，腹痛呕吐，寒湿肠鸣泄泻。

109. 升阳十一味丸（那仁满都拉）

【功能主治】温肾，利水，消食，燥“协日乌素”。用于胃寒，消化不良，肾寒腰痛，寒性腹泻。

44. 腹痛

〔基本概述〕

腹痛是指由于各种原因引起的腹腔内外脏器的病变，而表现为腹部的疼痛。

腹痛可分为急性与慢性两类。病因极为复杂，可出现在多种内、外科疾病中，包括炎症、肿瘤、出血、梗阻、穿孔、创伤及功能障碍等。

引起腹痛的疾病甚多，兹举最常见和较有代表性者分述如下：①急性胃肠炎：腹痛以上腹部与脐周部为主，常呈持续性急痛伴阵发性加剧。常伴恶心、呕吐、腹泻，亦可有发热。体格检查时可发现上腹部或及脐周部有压痛，多无肌紧张，更无反跳痛，肠鸣音稍亢进。结合发病前可有不洁饮食史不难诊断。②胃、十二指肠溃疡：好发于中青年，腹痛以中上腹部为主，大多为持续性疼痛，多在空腹时发作，进食或服制酸剂可以缓解为其特点。体格检查可有中上腹压痛，但无肌紧张亦无反跳痛。频繁发作时可伴粪便隐血试验阳性。胃肠钡餐检查或内镜检查可以确立诊断。若原有胃、十二指肠溃疡病史或有类似症状，突然发生中上腹部烈痛、如刀割样，并迅速扩展至全腹，检查时全腹压痛，腹肌紧张，呈“板样强直”，有反跳痛、肠鸣消失，出现气腹和移动性浊音，肝浊音区缩小或消失则提示为胃、十二指肠穿孔。腹部X线平片证实膈下有游离气体、腹腔穿刺得炎性渗液诊断可以确定。③急性阑尾炎：大多数患者起病时先感中腹持续性隐痛，数小时后转移至右下腹，呈持续性隐痛，伴阵发性加剧。亦有少数患者起病时即感右下腹痛。中上腹隐痛经数小时后转右下腹痛为急性阑尾炎疼痛的特点。可伴发热与恶寒。检查可在麦克伯尼点（麦氏点）有压痛，并可有肌紧张，是为阑尾炎的典型体征。结合白细胞总数及中性粒细胞增高，急性阑尾炎的诊断可以明确。若急性阑尾炎未获及时诊断、处理，1～2日后右下腹部呈持续性痛，麦克伯尼点（麦氏点）周围压痛、肌紧张及反跳痛明显，白细胞总数及中性粒细胞显著增高，则可能已成坏疽性阑尾炎。若在右下腹扪及边缘模糊的肿块，则已形成阑尾包块。④胆囊炎、胆结石：此病好发于中老年妇女。慢性胆囊炎者常感右上腹部隐痛、进食脂肪餐后加剧，并向右肩部放射。急性胆囊炎常在脂肪餐后发作，呈右上腹持续性剧痛、向右肩部放射，多伴有发热、恶心呕吐。患胆石症者多同伴有慢性胆囊炎。胆石进入胆囊管或在胆管中移动时可引起右上腹阵发性绞痛，亦向右肩背部放射。亦常伴恶性。体格检查时在右上腹有明显压痛和肌紧张，Murphy征阳性是胆囊炎的特征。若有黄疸出现说明胆道已有梗阻,如能扪及胆囊说明梗阻已较完全。急性胆囊炎发作时白细胞总数及中性粒细胞明显增高。超声检查与X线检查可以确诊。⑤急性胰腺炎:多在饱餐后突然发作,中上腹持续性剧痛,常伴恶心呕吐及发热。上腹部深压痛、肌紧张及反跳痛不甚明显。血清淀粉酶明显增高可以确诊本病。不过血清淀粉酶的增高常在发病后6~8小时,故发病初期如若血清淀粉酶不高不能排除此病的可能。如若腹痛扩展至全腹,并迅速出现休克症状,检查发现满腹压痛,并有肌紧张及反跳痛,甚至发现腹水及脐周、腹侧皮肤斑,则提示为出血坏死性胰腺炎。此时血清淀粉酶或明显增高或反不增高。X线腹部平片可见胃与小肠充分扩张而结肠多不含气而塌陷。CT检查可见胰腺肿大、周围脂肪层消失。⑥肠梗阻:肠梗阻可见于各种年龄的患者,儿童以蛔虫症、肠套叠等引起的为多。成人以疝或肠粘连引起的多,老人则可由结肠癌等引起。肠梗阻的疼痛多在脐周,呈阵发性绞痛,伴呕吐与停止排便排气。体征检查时可见肠型、腹部压痛明显,肠鸣音亢进,甚至可闻"气过水"声。如若腹痛呈持续性疼痛伴阵发性加剧,腹部压痛明显伴肌紧张及反跳痛,或更发现腹水,并迅速呈现休克者则提示为绞窄性肠梗阻。X线平片检查,若发现肠腔充气,并有多数液平时肠梗阻的诊断即可确立。⑦腹腔脏器破裂:常见的有因外力导致的脾破裂,肝癌结节因外力作用或自发破裂,宫外孕的自发破裂等。发病突然,持续性剧痛涉及全腹,常伴休克。检查时多发现为全腹压痛,可有肌紧张,多有反跳痛。常可发现腹腔积血的体征。腹腔穿刺得积血即可证实为腹腔脏器破裂。宫外孕破裂出血如在腹腔未能穿刺到可穿刺后穹窿部位,常有阳性结果。实时超声检查、甲胎蛋白化验、CT检查、妇科检查等有助于常见脏器破裂的鉴别诊断。⑧输尿管结石:腹痛常突然发生,多在左或右侧腹部呈阵发性绞痛,并向会阴部放射。腹部压痛不明显。疼痛发作时可见血尿为本病的特征,腹部X线摄片、静脉肾盂造影等可以明确诊断。⑨急性心肌梗死:见于中老年人,梗死的部位如在膈面,尤其面积较大者多有上腹部痛。其痛多在劳累、紧张或饱餐后突然发作,呈持续性绞痛,并向左肩或双臂内侧部位放射。常伴恶心,可有休克。体征检查时上腹部或有轻度压痛、无肌紧张和反跳痛,但心脏听诊多有心律紊乱。做心电图检查可以确诊本病。⑩铅中毒:见于长期接触铅粉尘或烟尘的人,偶尔亦见由误服大量铅化合物起者。铅中毒有急性与慢性之分。但无论急性、慢性,阵发性腹绞痛则为其特征。其发作突然,多在脐周部。常伴腹胀、便秘及食欲不振等。检查时腹部体征有不明显,无固定压痛点,肠鸣音多减弱。此外,齿龈边缘可见铅线,为铅中毒特征性体征。周围血中可见嗜碱性点彩红细胞,血铅和尿铅的升高可以确立诊断。

产后腹痛是指产妇分娩以后,以小腹疼痛为主要症状的腹痛,也称儿枕痛。本病的临床特征是产妇分娩以后,小腹疼痛不伴有寒热者。引起产后腹痛的主要病因病机有血虚和血瘀两个方面。血虚,由于产时伤血,冲任空虚,胞脉失养,或因血少气弱,运行无力,以致血流不畅,迟滞而痛;血瘀,产后正气虚弱,寒邪侵入胞脉,瘀血内阻,或因情志不畅,肝气郁结,疏泄失常,气机不宣,瘀血内停,恶露当下不下,以致腹痛。西医学的产后宫缩痛及产褥感染引起的腹痛属于产后腹痛的范畴。

此外,妇科疾病中发生慢性腹痛的最常见的原因是慢性盆腔炎。有的是由于急性盆腔炎治疗不彻底而发展成为慢性;也有的一开始就是慢性,常在疲劳、运动或性生活后急性发作;生殖器的恶性肿瘤常表现为起病缓慢而后逐渐加剧。如果在两次月经期期间发生周期性一侧下腹隐痛应考虑排卵期疼痛;周期性下腹疼痛而无月经来潮可见于先天性生殖道畸形(如处女膜闭锁、阴道横隔等)或术后宫腔、宫颈粘连;宫颈糜烂严重或严重子宫脱垂时也可出现下腹隐痛、下坠并向腰骶部放射;不明原因的腹痛,往往患者自觉腹痛明显,而医生检查未发现异常,只有在腹腔镜下才能证实是一种盆腔静脉瘀血症。

小孩常腹痛可能是肠痉挛。如果孩子的腹痛只是偶尔发生或发生次数并不频繁,一般不用服药治疗,大约经过几分钟或十几分钟,甚至数秒钟,腹痛往往会自然缓解。如孩子患的是所谓的"肠痉挛症",也就是说,腹痛的症状可连续几天,或一天之内要痛几次,甚至因腹痛影响孩子的学习和生活,这时就需要给孩子服用解痉药及抗过敏的药物,如颠茄及非那根等。同时还可采取一些临时止痛措施,包括腹部的局部保暖,应用暖水袋,按摩或针灸等方法。经过以上的处理,肠痉挛一般可在3天左右逐渐缓解。

有些孩子通过药物治疗及家长的细心照料,腹痛虽然可以缓解,但仍是反复发作。每次到医院看病几乎都诊断为"肠痉挛"。这时就应做进一步的详细检查,如胃肠电图、胃肠道钡餐造影检查及腹部B超检查等,以排除腹部其他疾病的可能性。如果各项检查都是正常时,就可明确诊断为"原发性肠痉挛症"。临床经验表明,这种病一般随着年龄的增长,腹痛往往可以自然痊愈。

中医学认为,小儿腹痛的原因主要有感受寒邪,乳食积滞,脏腑虚冷,气滞血瘀,蛔虫扰动等。治疗以调理气机,疏通经脉为主,并根据不同的病因采取温经散寒,消食导滞,扶正补虚,活血化瘀等方法。而产后腹痛的原因以血虚血瘀为主,治疗应以中药为主,并根据不同的证型和临床表现进行辨证施治,对血虚者给予补血益气,对血瘀者给予活血散寒止痛。

〔治疗原则〕

对腹痛者的治疗应查明病因,针对病因进行治疗。适当给予解痉药物如阿托品、654-2(东莨菪碱)或维生素K_3可暂时缓解腹痛。有些如绞窄性肠梗阻、胃肠道穿孔、坏死性胰腺炎、急性阑尾炎等尚应及时进行手术治疗。

腹痛的治疗主要包括以下方面。

(1)禁食、输液、纠正水、电解质和酸碱平衡的紊乱。

(2)积极抢救休克。

(3)有胃肠梗阻者应予胃肠减压。

(4)应用广谱抗生素以预防和控制感染。

(5)可酌情应用解痉止痛剂,除非诊断已经明确应禁用麻醉止痛剂。

(6)中医辨证论治:腹痛是指胃脘以下,耻骨毛际以上部位发生疼痛为主要表现的一种脾胃肠病症。中医学认为多种原因导致脏腑气机不利,经脉气血阻滞,脏腑经络失养,皆可引起腹痛。文献中的"脐腹痛"、"小腹痛"、"少腹痛"、"环脐而痛"、"绕脐痛"等,均属本病范畴。临床可分为寒邪内阻、湿热积滞、饮食停滞、气机郁滞、瘀血阻滞、中虚脏寒等证型并可选用相应的中成药治疗。

〔用药精选〕

一、西药

对腹痛的治疗应查明原因,针对病因进行治疗。下面仅列出对症治疗的西药。

1. 阿托品 Atropine

见本章"36. 胃炎"。

2. 颠茄 Belladonna

本品为胃肠解痉药类非处方药药品。有解除胃肠道痉挛、抑制胃酸分泌作用,用于胃肠道平滑肌痉挛及溃疡病的辅助治疗。

【适应证】缓解胃肠道痉挛性疼痛。用于胃及十二指肠溃疡,轻度胃肠、平滑肌痉挛,胆绞痛,输尿管结石等引起的腹痛,胃炎及胃痉挛引起的呕吐和腹泻,迷走神经兴奋导致的多汗,流涎,心率慢,头晕等。

【不良反应】较常见的有:便秘、出汗减少、口鼻咽喉及皮肤干燥、视力模糊、排尿困难(尤其老年人)。少见的有:眼痛、眼压升高、过敏性皮疹或疱疹。

【禁忌】对本品过敏、青光眼、前列腺增生、心动过速患者禁用。

【孕妇及哺乳期妇女用药】孕妇慎用。哺乳期妇女禁用。

【儿童用药】儿童应在医师指导下使用。

【老年用药】老年患者应在医师指导下使用。

【用法用量】口服。①颠茄片:成人一次 10mg,一日 3 次,必要时 4 小时可重复一次。②颠茄酊:一次 0.3ml ~ 1.0ml,极量一次 1.5ml,一日 3 次。③颠茄流浸膏:一次 0.01 ~0.03ml,一日 3 次。极量一次 0.06ml,一日 0.2ml。

【制剂】①颠茄片;②颠茄酊;③颠茄流浸膏

3. 热敷袋 Foment Bag

本品为镇痛类非处方药药品。铁屑为二价铁,在氧化还原过程中,能产生 40 ~60℃ 的热度,可维持 20 ~26 小时,从而达到物理治疗止痛的目的。

【适应证】用于肩周炎、腰腿痛、关节痛、坐骨神经痛、软组织损伤、胃寒、腹痛、痛经。

【禁忌】对本品过敏、开放性损伤、血肿早期患者禁用。

【用法用量】外用。剪开外袋,轻揉内袋,即可发热,将热袋装在绷带内,除去绷带上的密封,将绷带上药面对准患部,热敷 24 小时。

4. 次水杨酸铋分散片 Bismuth Subsalicylate Dispersible Tablets

本品治疗腹泻和功能性消化不良的机制包括以下方面:本品的活性成分覆盖于胃黏膜表面,保护胃黏膜,减少胃的不良刺激;抗分泌作用;吸附细菌毒素(如大肠埃希氏菌产生的毒素或霍乱弧菌产生的肠毒素);对病原性微生物的直接抗菌活性。

【适应证】①治疗各种腹泻(包括旅行者腹泻),缓解由此引起的腹部绞痛。②缓解上腹隐痛不适、餐后饱胀、嗳气、恶心、泛酸等消化不良症状。

【不良反应】轻度便秘,停药后即自行消失,不影响继续用药。

【禁忌】对阿司匹林或次水杨酸铋过敏、出血性疾病、溃疡病患者禁用。

【用法用量】口服。①成人一次 2 片,一日 3 次。② 9 ~ 12 岁儿童一次 1 片,一日 3 次;6 ~9 岁儿童一次 2/3 片,一日 3 次;3 ~6 岁儿童一次 1/3 片,一日 3 次。

5. 丁溴东莨菪碱 Scopolamine Butylbromide

本品为外周抗胆碱药。对肠道平滑肌的解痉作用较阿托品、山莨菪碱强,能选择性地缓解胃肠道、胆道及泌尿道平滑肌痉挛和抑制其蠕动,而对心脏、瞳孔及涎腺的影响较小,故很少出现类似阿托品引起的中枢神经兴奋、扩瞳、抑制唾液分泌等不良反应。

【适应证】①用于治疗各种病因引起的胃肠道痉挛、胆绞痛、肾绞痛或胃肠道蠕动亢进等。也可用于子宫痉挛。②用于胃、十二指肠、结肠的纤维内镜检查的术前准备,以减少肠道蠕动。③用于内镜逆行胰胆管造影,以抑制术前或术中的肠道蠕动。④用于胃、十二指肠、结肠的气钡低张造影或腹部 CT 扫描,以减少或抑制肠道蠕动。

【不良反应】可出现口渴、视力调节障碍、嗜睡、心悸、面部潮红、恶心、呕吐、眩晕、头痛等反应。

【禁忌】对本品过敏、严重心脏病、器质性幽门狭窄或麻痹性肠梗阻患者禁用。

【儿童用药】婴幼儿、小儿慎用。

【老年用药】老年人用药前应除外心脏病和前列腺肥大等病史。

【用法用量】口服。成人一次 10 ~20mg,一日 3 次;或一次 10mg,一日 3 ~5 次;小儿一日 0.4mg/kg,分 4 次口服。

肌内注射、静脉注射:请遵医嘱。

【制剂】①丁溴东莨菪碱片;②丁溴东莨菪碱胶囊;③丁溴东莨菪碱注射液;④注射用丁溴东莨菪碱

6. 山莨菪碱 Anisodamine

山莨菪碱为阻断 M 胆碱受体的抗胆碱药,作用与阿托品相似或稍弱。可使平滑肌明显松弛,并能解除血管痉挛(尤其是微血管),同时有镇痛作用。因口服吸收较差,临床多用注射剂。

【适应证】用于缓解胃肠道、胆管、胰管、输尿管等痉挛引起的绞痛;感染中毒性休克、血管痉挛和栓塞引起的循环障碍;抢救有机磷中毒;各种神经痛、眩晕症、眼底疾病、突发性耳聋。

【不良反应】口干、面部潮红、轻度扩瞳、视近物模糊;心率加快、排尿困难,用量过大时可出现阿托品样中毒症状。

【禁忌】对本品过敏、颅内压增高、脑出血急性期、青光眼、前列腺增生、新鲜眼底出血、幽门梗阻、肠梗阻、恶性肿瘤患者禁用。

【孕妇及哺乳期妇女用药】孕妇禁用。

【儿童用药】婴幼儿慎用。

【老年用药】年老体虚者慎用。老年男性多患有前列腺肥大,用药后易致前列腺充血导致尿潴留发生。

【用法用量】①口服:一次5~10mg,一日3次。②肌内注射、静脉注射:请遵医嘱。

【制剂】①氢溴酸山莨菪碱片;②氢溴酸山莨菪碱注射液;③消旋山莨菪碱片;④盐酸消旋山莨菪碱氯化钠注射液

7. 马来酸曲美布汀 Trimebutine Maleate

本品对消化道运动具有调节作用。胃功能亢进时使其受抑制,功能低下时使其活动增强,使胃的不规则运动趋于规律化。可使慢性胃炎所致的胃排空障碍得到改善。

【适应证】①胃肠运动功能紊乱引起的食欲不振、恶心、呕吐、嗳气、腹胀、腹鸣、腹痛、腹泻、便秘等症状的改善。②肠易激综合征。

【不良反应】本品不良反应发生率约为0.4%。偶见便秘、腹泻、肠鸣、口内麻木感等症状,偶见肝功能GOT及GPT上升、心悸,偶发困倦、眩晕、头痛等症状,停药后可消失。

【禁忌】对本品过敏者禁用。

【孕妇及哺乳期妇女用药】孕妇、哺乳期妇女慎用。

【儿童用药】儿童慎用。

【老年用药】老年人生理功能较弱,用药时加以注意。

【用法用量】口服。①慢性胃炎:一次0.1g,一日3次;或遵医嘱。②肠易激综合征:一次0.1~0.2g,一日3次;或遵医嘱。

【制剂】马来酸曲美布汀片(分散片、缓释片、胶囊、干混悬剂)

8. 匹维溴铵 Pinaverium Bromide

匹维溴铵是一种对胃肠道具有高度选择性解痉作用的钙拮抗药,通过阻断钙离子流入肠壁平滑肌细胞,防止肌肉过度收缩而达到解痉作用,能消除肠平滑肌的高反应性,并增加肠道蠕动能力。

【适应证】①对症治疗与肠功能紊乱有关的疼痛,肠蠕动异常及不适,肠易激综合征(肠功能紊乱)和结肠痉挛。②对症治疗与胆道功能紊乱有关的疼痛,消化性溃疡和胆囊运动障碍。③为钡剂灌肠做准备。

【不良反应】极少数人中观察到轻微的胃肠不适。极个别出现皮疹样过敏反应。

【禁忌】对过敏者禁用。

【孕妇及哺乳期妇女用药】妊娠期间禁止服用。在妊娠晚期摄入溴化物,可能影响新生儿神经系统(低张和镇静)。由于尚无是否进入乳汁的相关资料,哺乳期间应避免服用。

【儿童用药】因临床数据不足,本品不推荐给儿童使用。

【用法用量】口服。一次50mg,一日3次,根据病情可增至一次100mg。钡灌肠准备时,检查前3日一次100mg,一日2次,在检查前清晨再口服100mg。

【制剂】匹维溴铵片

9. 盐酸屈他维林 Drotaverine Hydrochloride

本品为特异性平滑肌解痉药,对血管、胃肠道及胆道等平滑肌均有松弛作用,用于解除或预防功能性或神经性的平滑肌痉挛。

【适应证】①用于胃肠道痉挛、肠易激综合征等,也用于减轻痢疾患者的里急后重症状。②用于胆绞痛和胆管痉挛、胆囊炎、胆管炎等。③用于肾绞痛和泌尿道痉挛,肾结石、输尿管结石、肾盂肾炎、膀胱炎。④用于子宫痉挛,如痛经、先兆流产。⑤用于冠状动脉功能不全、闭塞性动脉内膜炎、心绞痛。

【不良反应】偶见过敏性皮炎、头痛、头晕、恶心、心悸和低血压。本品注射时可有眩晕、心悸、多汗等。

【禁忌】对本品过敏、严重房室传导阻滞、严重肝肾功能损害、卟啉病患者禁用。

【孕妇及哺乳期妇女用药】妊娠及哺乳期应避免使用本品。

【用法用量】①口服。成人一次40~80mg,一日3次。6岁以下儿童一次20~40mg,一日80~120mg;6岁以上儿童一次40mg,一日80~200mg。

②皮下注射、肌内注射、静脉注射:请遵医嘱。

【制剂】①盐酸屈他维林片;②盐酸屈他维林注射液。

附:用于腹痛的其他西药

1. 氢溴酸东莨菪碱 Scopolamine Hydrobromide

见第九章“105. 晕动症”。

2. 盐酸替利定口服溶液(片)Tilidine Hydrochloride Oral Solution

见第九章“111. 神经痛和三叉神经痛”。

3. 蒙脱石 Montmorilonite

见本章“35. 肠炎”。

二、中药

1. 少腹逐瘀丸(颗粒)

【处方组成】当归、蒲黄、五灵脂(醋炒)、赤芍、小茴香

(盐炒)、延胡索(醋制)、没药(炒)、川芎、肉桂、炮姜

【功能主治】温经活血,散寒止痛。用于寒凝血瘀所致的月经后期、痛经、产后腹痛,症见行经后错、行经小腹冷痛、经血紫暗、有血块、产后小腹疼痛喜热、拒按。

【用法用量】温黄酒或温开水送服。一次1丸,一日2~3次。

【使用注意】孕妇禁用。

2. 良附丸(软胶囊)

见本章“31. 胃炎”。

3. 妇康丸

【处方组成】白术、党参、茯苓、苍术(米泔水制)、川芎、熟地黄、川牛膝、蒲黄、香附、乳香、木瓜、延胡索、高良姜、没药、青皮、地榆(炭)、当归、乌药、白芍、桃仁(去皮尖,炒)、益母草、羌活、山茱萸、三棱、木香、陈皮、五灵脂

【功能主治】益气养血,行气化瘀。用于产后气血不足,虚中夹瘀,寒热错杂的胁腹胀痛,腹痛,头身疼痛,恶露不绝,血晕昏迷,大便秘结,无乳等症。

【用法用量】温开水或黄酒送服。一日2次,首次服通气丸一袋,以后5次,一次服妇康丸蜜丸2丸,或水蜜丸一袋。

4. 化癥回生片

【处方组成】益母草、红花、水蛭、三棱、大黄、麝香、姜黄、虻虫、干漆、阿魏、延胡索、乳香等35味

【功能主治】消癥化瘀。用于癥积,产后瘀血,少腹疼痛拒按,适用于属血瘀气滞型的原发性支气管肺癌及原发性肝癌等。

【用法用量】饭前温酒送服。一次5~6片,一日2次。

【使用注意】孕妇禁用。

5. 元胡止痛片(胶囊、软胶囊、口服液)

【处方组成】醋延胡索、白芷

【功能主治】理气,活血,止痛。用于气滞血瘀的胃痛,胁痛,头痛及痛经。

【用法用量】口服。一次4~6片,一日3次,或遵医嘱。

6. 纯阳正气丸(胶囊)

见本章“43. 腹泻”。

7. 药艾条

【处方组成】艾叶、桂枝、高良姜、广藿香、降香、香附、白芷、陈皮、丹参、生川乌

【功能主治】行气血,逐寒湿。用于风寒湿痹,肌肉酸麻,关节、四肢疼痛,脘腹冷痛。

【用法用量】直接灸法。一次适量,红晕为度,一日1~2次;或遵医嘱。

8. 暖脐膏

【处方组成】当归、白芷、乌药、小茴香、八角茴香、木香、香附、乳香、母丁香、没药、肉桂、沉香、人工麝香

【功能主治】温里散寒,行气止痛。用于寒凝气滞,少腹冷痛,脘腹痞满,大便溏泻。

【用法用量】外用,加温软化,贴于脐上。

【使用注意】孕妇禁用。

9. 十香暖脐膏

【处方组成】八角茴香、小茴香(盐炙)、乌药、香附、当归、白芷、母丁香、肉桂、沉香、乳香(醋炙)、没药(醋炙)、木香

【功能主治】温中,散寒,止痛。用于脾肾虚寒引起的脘腹冷痛,腹胀腹泻,腰痛寒疝,宫寒带下。

【用法用量】生姜擦净患处,加温软化,贴于脐腹或痛处。

【使用注意】孕妇禁用。

10. 十香丸

【处方组成】沉香、木香、丁香、小茴香(炒)、香附(制)、陈皮、乌药、泽泻(盐水炒)、荔枝核(炒)、猪牙皂

【功能主治】疏肝行气,散寒止痛。用于气滞寒凝引起的疝气,腹痛等症。

【用法用量】口服。一次1丸,一日1~2次。

【使用注意】孕妇慎用。

11. 十香止痛丸

【处方组成】香附(醋炙)、乌药、檀香、延胡索(醋炙)、香橼、蒲黄、沉香、厚朴(姜汁炙)、零陵香、降香、丁香、五灵脂(醋炙)、木香、香排草、砂仁、乳香(醋炙)、高良姜、熟大黄

【功能主治】疏气解郁,散寒止痛。用于气滞胃寒,两肋胀满,胃脘刺痛,腹部隐痛。

【用法用量】口服。一次1丸,一日2次。

【使用注意】孕妇慎用。

12. 桂附理中丸

见本章“35. 肠炎”。

13. 丁蔻理中丸

见本章“36. 肠易激综合征”。

14. 附子理中丸(片、口服液)

见本章“43. 腹泻”。

15. 参桂理中丸

见本章“38. 痢疾”。

16. 沉香化气丸(片、胶囊)

【处方组成】沉香、木香、广藿香、醋香附、砂仁、陈皮、醋莪术、六神曲(炒)、炒麦芽、甘草

【功能主治】理气疏肝,消积和胃。用于肝胃气滞,脘腹胀痛,胸膈痞满,不思饮食,嗳气泛酸。

【用法用量】口服。一次3~6g,一日2次。

【使用注意】孕妇慎用。

17. 生化丸

【处方组成】当归、川芎、桃仁、干姜(炒炭)、甘草

【功能主治】养血祛瘀。用于产后受寒恶露不行或行而不畅,夹有血块,小腹冷痛。

【用法用量】口服。一次1丸,一日3次。

18. 新生化颗粒(片)

【处方组成】当归、益母草、川芎、桃仁、红花、炙甘草、干姜(炭)

【功能主治】活血、祛瘀、止痛。用于产后恶露不行,少腹疼痛,也可试用于上节育环后引起阴道流血,月经过多。

【用法用量】热水冲服。一次2袋,一日2~3次。

19. 术苓健脾胶囊

见本章“36. 肠易激综合征”。

20. 痛泻宁颗粒

见本章“36. 肠易激综合征”。

21. 宽中老蔻丸

见本章“31. 胃炎”。

22. 妇痛宁滴丸

【处方组成】当归油

【功能主治】解痉止痛。用于妇女痛经,产后宫缩痛,感染性腹泻引起的急性腹痛等。

【用法用量】口服。顿服10~15粒;或一日服2次,一次10~15粒。

23. 枫蓼肠胃康颗粒(片、分散片、胶囊、口服液、合剂)

见本章“43. 腹泻”。

24. 痢特敏片(胶囊、颗粒)

见本章“35. 肠炎”。

25. 参倍固肠胶囊

见本章“37. 结肠炎”。

26. 虎地肠溶胶囊

见本章“37. 结肠炎”。

27. 肠胃舒胶囊

【处方组成】草果、木香、蜘蛛香、紫地榆、草血竭

【功能主治】清热燥湿,行气止痛,用于急、慢性肠炎,胃炎,十二指肠溃疡,结肠炎,直肠炎,脓血便,腹痛,里急后重等症。

【用法用量】口服。一次3~5粒,一日3次;儿童酌减。

附:用于腹痛的其他中药

1. 连翘四味胶囊

见本章“37. 结肠炎”。

2. 固肠止泻丸(胶囊)

见本章“37. 结肠炎”。

3. 十一味草果丸

【功能主治】健脾。用于寒热脾症引起的腹胀,肠鸣,脾区疼痛,舌和口唇发紫,消化不良,矢气频频。

4. 七味诃子散

【功能主治】清热,镇痛。用于劳伤引起的脾大,疼痛,脾热等。

5. 清艾绒

见本章“43. 腹泻”。

6. 湿热片

见本章“38. 痢疾”。

7. 穿工消炎片(胶囊)

见第一章“3. 咳嗽”。

8. 珍宝解毒胶囊

见本章“32. 胃、十二指肠药物”。

9. 风寒砂熨剂

【功能主治】祛风散寒,活血止痛。用于腰腿酸痛,四肢麻木,闪腰岔气,腹痛痞块,风湿性关节作痛。

10. 鸡矢藤注射液

【功能主治】祛风止痛。用于风湿痹阻,瘀血阻滞所致的筋骨痛,外伤和手术疼痛,腹痛等。

11. 缬草提取物胶囊

见第十章“121. 癔症”。

12. 胜红清热片(胶囊)

【功能主治】清热解毒,理气止痛,化瘀散结。用于湿热下注,气滞血瘀,慢性盆腔炎见有腹部疼痛者。

13. 金丹附延颗粒

【功能主治】清热利湿,活血化瘀,行气止痛。主治慢性盆腔炎证属湿热内蕴,症见下腹及腰骶坠胀疼痛等。

14. 金英胶囊

【功能主治】清热解毒,祛湿止带。用于慢性盆腔炎、中医辨证属湿热蕴结证,症见下腹、腰骶部胀痛不适,带下量多,色黄质稠,或伴低热起伏,神疲乏力,经前腹痛加重,月经量多或经期延长,小便黄赤,舌苔黄腻。

15. 红虎灌肠液

【功能主治】清热解毒,化湿除带,祛瘀止痛,散结消肿。主治慢性盆腔炎所致小腹疼痛,腰骶酸痛,带下量多,下腹结块,或有发热,以及输卵管症导致的不孕症等。

16. 萨热大鹏丸

【功能主治】消炎止痛。用于妇女白带过多,男性血尿,寒热肾病,急性腹痛,尿道感染。

17. 妇炎泰颗粒

【功能主治】清热解毒,活血化瘀,行气止痛,除湿软坚。用于慢性盆腔炎属于湿热瘀毒结证者,可改善下腹胀痛或刺痛。

18. 宫瘤清胶囊(颗粒、片)

见第十二章“138. 子宫肌瘤”。

19. 宫瘤宁片(胶囊、颗粒)

【功能主治】软坚散结,活血化瘀,扶正固本。用于子宫肌瘤(肌壁间、浆膜下)气滞血瘀证。症见经期延长,经量过多,经色紫黯有块,小腹或乳房胀痛等。

20. 桂枝茯苓胶囊(片、丸)

见第十二章“136. 盆腔炎、附件炎和子宫内膜”。

21. 槟榔七味丸

【功能主治】祛寒补肾。用于肾寒肾虚,腰腿疼痛,小腹胀满,头昏眼花,耳鸣。

22. 复方芦荟片

见本章“48. 便秘”。

23. 参茸鹿胎丸

见第十二章“147. 不孕症”。

24. 经前安片

见第十二章“141. 经前期综合征”。

25. 经前舒颗粒

见第十二章“141. 经前期综合征”。

26. 十一味能消胶囊(丸)

见第十二章“154. 引产和在终止妊娠”。

27. 香附调经止痛丸

【功能主治】开郁顺气,调经养血。用于气滞经闭,胸闷气郁,两胁胀痛,饮食减少,四肢无力,腹内作痛,湿寒白带。

28. 慈航片(胶囊、丸)

【功能主治】逐瘀生新。用于妇女经血不调,癥瘕痞块,产后血晕,恶露不尽。

29. 孕妇金花胶囊(片)

【功能主治】清热、安胎。用于孕妇头痛,眩晕,口鼻生疮,咽喉肿痛,双目赤肿,牙龈疼痛,或胎动下坠,小腹作痛,心烦不安,口干咽燥,渴喜冷饮,小便短黄等症。

30. 产后逐瘀胶囊(颗粒)

【功能主治】活血调经,祛瘀止痛。用于产后瘀血不净,少妇腹痛。

31. 茜芷片(胶囊)

见第十二章“159. 计划生育避孕”。

32. 产妇安胶囊(丸、合剂)

【功能主治】祛瘀生新。用于产后瘀血腹痛,恶露不尽。

33. 妇月康颗粒

见本章“39. 霍乱”。

34. 补血益母颗粒(丸、糖浆)

见第十二章“155. 产后出血与产后恶露不尽”。

35. 小建中合剂(片、胶囊、颗粒)

见本章“32. 胃、十二指肠溃疡”。

36. 参坤养血口服液(胶囊、颗粒)

见第十二章“155. 产后出血与产后恶露不尽”。

37. 藿香正气水(片、丸、滴丸、胶囊、软胶囊、颗粒、口服液、合剂)

见第一章“1. 感冒”。

38. 香连丸(片、胶囊)

见本章“35. 肠炎”。

39. 葛根芩连片(丸、胶囊、颗粒、口服液)

见本章“35. 肠炎”。

40. 活络油

见第九章“105. 晕动症”。

41. 云香祛风止痛酊(云香精)

【功能主治】祛风除湿,活血止痛。用于风湿骨痛,伤风感冒,头痛,肚痛,心胃气痛,冻疮。

42. 肚痛丸

【功能主治】温中散寒,理气止痛。用于寒凝气滞所致的腹中冷痛,胸胁胀闷,呕逆吐酸。

43. 丁桂儿脐贴

【功能主治】健脾温中,散寒止泻。适用于小儿泄泻、腹痛的辅助治疗。

44. 复方丁香开胃贴

【功能主治】健脾开胃,燥湿和中,调气导滞。适用于由脾胃虚弱或寒湿困脾所致的食少纳呆,脘腹胀满,大便溏泄,嗳气欲呕,腹痛肠鸣的辅助治疗。

45. 肠泰合剂

见本章“35. 肠炎”。

46. 驱风保济油

见第九章“105. 晕动症”。

47. 健脾理肠片

见本章“43. 腹泻”。

48. 健胃止疼五味胶囊(哈日嘎日迪-5)

见本章“43. 腹泻”。

49. 木香分气丸

见本章“46. 呕吐”。

50. 七香止痛丸

【功能主治】温中散寒,行气止痛。用于脘腹气滞疼痛。

51. 肠胃散

见本章“43. 腹泻”。

52. 花红胶囊(片、颗粒)

【功能主治】清热解毒,燥湿止带,祛瘀止痛。用于湿热瘀滞所致带下病,月经不调,症见带下量多,色黄质稠,小腹隐痛,腰骶酸痛,经行腹痛;慢性盆腔炎,附件炎,子宫内膜炎见上述证候者。

53. 肚痛健胃整肠丸

见本章“43. 腹泻”。

54. 湘曲

见本章“43. 腹泻”。

55. 泻停封胶囊

见本章“43. 腹泻”。

56. 泻停胶囊

见本章“43. 腹泻”。

57. 六合定中丸

见本章“43. 腹泻”。

58. 沙棘籽油软胶囊(口服液)

见本章“32. 胃、十二指肠溃疡”。

59. 延胡胃安胶囊

【功能主治】疏肝和胃,制酸止痛。用于肝胃不和所致的呕吐吞酸,脘腹胀痛,不思饮食。

60. 苏南山肚痛丸

见本章“61. 疝气”。

61. 姜颗粒

【功能主治】暖脾胃,散风寒。用于胃寒,心腹冷痛,胀满或外感风寒。

62. 木香通气丸

【功能主治】行气化湿，健脾和胃。用于湿浊阻滞所致的胸膈痞闷，脘腹胀痛，呕吐恶心，嗳气纳呆。

63. 御制平安丸

见本章“46. 呕吐”。

64. 隔山消积颗粒

【功能主治】消积行气。用于脾胃气滞所致的食积内停，脘腹胀痛，不思饮食，嗳腐吞酸。

65. 腹可安片(分散片)

见本章“43. 腹泻”。

66. 胃肠灵胶囊(片)

见本章“35. 肠炎”。

67. 理中丸(片)

见本章“35. 肠炎”。

68. 楂曲平胃合剂

见本章“43. 腹泻”。

69. 解毒止泻片(胶囊)

见本章“35. 肠炎”。

70. 参鹿膏

【功能主治】补气养血，调经。用于气血虚弱引起的腰腿疼痛，精神疲倦，经血不调，产后瘀血腹痛。

71. 坤复康胶囊

【功能主治】活血化瘀，清利湿热。用于气滞血瘀，湿热蕴结所致的带下量多，下腹隐痛。

72. 黄芪建中丸

【功能主治】补气散寒，健胃和中。用于脾胃虚寒所致的恶寒腹痛，身体虚弱。

73. 养胃片

见本章“43. 腹泻”。

74. 益母丸(颗粒)

见第十二章“140. 月经失调”。

75. 沉香降气丸

【功能主治】理气消胀。用于肝胃气滞所致的胸膈胀满，气滞腹痛。

76. 百草油

见第九章“105. 晕动病”。

77. 保济丸(口服液)

见第一章“1. 感冒”。

78. 柴芍六君丸

见本章“43. 腹泻”。

79. 神曲茶

见本章“47. 消化不良与食欲不振”。

80. 妇乐片(胶囊、糖浆)

【功能主治】清热凉血，消肿止痛。用于盆腔炎、附件炎、子宫内膜炎等引起的带下。腹痛。

81. 复方热敷散

【功能主治】祛风散寒，温筋通脉，活血化瘀，活络消肿；消炎，止痛。用于骨关节、韧带等软组织的挫伤、损伤和扭伤，骨退行性病变引起的疼痛、水肿和炎症，如关节炎、颈椎病、肩周炎、腰肌劳损、坐骨神经痛等，也可用于胃寒腹痛、妇女痛经及高寒、地下作业者的劳动保护。

82. 复方香薷水

见第一章“1. 感冒”。

83. 利膈丸

【功能主治】宽胸利膈，消积止痛。用于气滞不舒，胸膈胀满，脘腹疼痛，停饮。

84. 蛇胆姜粒

见第一章“3. 咳嗽”。

85. 五灵止痛胶囊(片)

【功能主治】行气止痛，通经活络，祛瘀散结，开窍辟秽。用于因气滞血瘀、邪闭所致的胸胁痛、胃脘痛、痛经、腹痛，亦可用于扭挫伤、骨折等痛症。

86. 山楂内消丸

【功能主治】开胃化滞，破气消食。用于倒饱吞酸，胸满气胀，肚腹疼痛，痞块癥瘕，大便燥结。

87. 舒肝止痛丸

【功能主治】舒肝理气，和胃止痛。用于肝胃不和，肝气郁结，胸胁胀满，呕吐酸水，脘腹疼痛。

88. 乌金胶囊

【功能主治】调经化瘀。用于气郁结滞，胸胁刺痛，产后瘀血，小腹疼痛，五心烦热，面黄肌瘦。

89. 固本益肠片

见本章“35. 肠炎”。

90. 舒气丸

【功能主治】消气破滞，理气止痛。用于胃肠积滞，胸闷脘痛，脘腹胀痛，呕恶便秘。

91. 保和丸(片、咀嚼片、颗粒、口服溶液)

见本章“47. 消化不良与食欲不振”。

92. 香果健消片(胶囊)

见本章“47. 消化不良与食欲不振”。

93. 莲胆消炎片(胶囊、颗粒、滴丸)

见本章“38. 痢疾”。

94. 越鞠丸(片、胶囊)

见第九章“113. 肋间神经痛”。

95. 洁白丸(胶囊)

见本章“43. 腹泻”。

96. 调胃消滞丸

见第一章“1. 感冒”。

97. 丁桂温胃散(胶囊)

【功能主治】温胃散寒，行气止痛。用于寒性脘痛及寒性腹痛。

98. 木香顺气丸(颗粒)

见本章“36. 肠易激综合征”。

99. 补脾益肠丸

见本章“35. 肠炎”。

100. 消食顺气片

【功能主治】消食健胃。用于消化不良，气胀饱闷，食积引起的腹胀腹痛。

101. 舒腹贴膏

见本章“43. 腹泻”。

102. 万应甘和茶

见第一章“1. 感冒”。

103. 生茂午时茶

见第一章“1. 感冒”。

104. 香砂理中丸

见本章“43. 腹泻”。

105. 醒脾开胃颗粒

见本章“47. 消化不良与食欲不振”。

106. 万应茶

见第一章“1. 感冒”。

107. 四制香附丸

【功能主治】理气和血，补血调经。用于血虚气滞，月经不调，胸腹胀痛。

108. 五味黄连丸

见本章“43. 腹泻”。

109. 温中止泻丸

见本章“43. 腹泻”。

110. 松补力胶囊(口服液)

见第二章“21. 心律失常”。

111. 木香槟榔丸

见本章“38. 痢疾”。

112. 宫炎平片(分散片、胶囊、滴丸)

见第十二章“135. 盆腔炎、附件炎和子宫内膜炎”。

113. 金刚藤片(咀嚼片、分散片、胶囊、软胶囊、颗粒、丸、口服液、糖浆)

见第十二章“147. 不孕症”。

114. 女金丸(片、胶囊、丹丸)

见第十二章“140. 月经失调”。

115. 丹鳌胶囊

见第十二章“138. 子宫肌瘤”。

45. 食管炎

〔基本概述〕

食管炎是指食管黏膜浅层或深层组织由于受到不正常的刺激，食管黏膜发生水肿和充血而引发的炎症。这些刺激有胃酸、十二指肠反呕上来的胆汁、烈酒、辣椒、太热的菜汤、过于浓热的茶等。

食管炎的原因有许多。严重呕吐后，或长期放置鼻胃管，或服用阿司匹林、误服强酸强碱、非类固醇类消炎药，或接受化学治疗、放射治疗之患者，或是患者本身抵抗力下降而受结核菌或念珠菌或病毒感染等，均可导致食管炎。

食管炎的症状主要是以吞咽疼痛、困难、心口灼热及胸骨后疼痛居多，当食管炎严重时可引起食管痉挛及食管狭窄。当食管下端因发炎导致黏膜变性继而长出胃的柱状上皮细胞时叫做巴洛食管，此与食管癌有一定的关联，必须长期追踪其变化。一般食管炎之出血较轻微，但也可能引起吐血或解沥青便。当感到“烧心”或“心口疼”，喝热水或吃刺激性食物时胸骨后痛感明显，都是食管炎的症状。

食管炎症状主要有以下几点。①胸骨后烧灼感或疼痛：胸骨后烧灼感或疼痛为该病的主要症状。症状多在食后1小时左右发生，半卧位、躯体前屈或剧烈运动可诱发，而过热、过酸食物则可使之加重。胃酸缺乏者，烧灼感主要由胆汁反流所致。烧灼感的严重程度不一定与病变的轻重一致。严重食管炎尤其在瘢痕形成者，可无或仅有轻微烧灼感。②反酸：每餐后、身体前屈或夜间卧床睡觉时，有酸性液体或食物从胃、食管反流至咽部或口腔。此症状多在胸骨后烧灼感或烧灼疼痛发生前出现。③咽下困难：初期常可因食管炎引起继发性食管痉挛而出现间歇性咽下困难。后期则可由于食管瘢痕形成狭窄，烧灼感和烧灼痛逐渐减轻而为永久性咽下困难所替代，进食固体食物时可引起堵塞感或疼痛。④出血及贫血：严重食管炎者可出现食管黏膜糜烂而致出血，多为慢性少量出血。长期或大量出血均可导致缺铁性贫血。

正常情况下，胃酸是不会反流到食管的，食管下半段有一处高压区，阻挡胃酸向食管反流，如果贲门因故变松，高压区的压力会下降甚至消失，胃酸、胆汁就会反流到食管，对食管黏膜刺激强烈，引发食管炎。餐后平躺，进食过量，甜食或油腻食物吃得太多都会引起胃里的东西向食管反流。

食管炎的分类如下。

(一)急性食管炎

1. 单纯性卡他性炎 常因食入刺激性强的或高温食物引起。

2. 化脓性炎 多继发于食管憩室引起的食物潴留、腐败、感染，或形成脓肿，或沿食管壁扩散造成蜂窝织炎。进而可继发纵隔炎、胸膜炎与脓胸。

3. 坏死性食管炎 强酸强碱等化学腐蚀剂可造成食管黏膜坏死及溃疡形成，愈合后可引起瘢痕狭窄。此外，还可由某些传染病如伤寒、猩红热、白喉等的炎症病变波及到食管黏膜所致。

(二)慢性食管炎

1. 单纯性慢性食管炎 常由于长期摄入刺激性食物，重度吸烟，食管狭窄致食物潴留与慢性瘀血等引起。病理变化常呈现食管上皮局限性增生与不全角化，还可形成黏膜白斑。

2. 反流性食管炎 是指胃内容物反流入食管而引起的食管下段黏膜炎性病变。

3. Barrett 食管炎 慢性反流性食管炎可引起食管下段黏膜的鳞状上皮被胃黏膜柱状上皮所取代，成为 Barrett 食管，该处可发生溃疡或癌变（Barrett 食管腺癌）。

食管炎相当于中医学"吞酸""吐酸""胸痹""噎食""噎膈""吐血"等范畴。其病是饮食不节、情志不畅和脾胃虚弱等。饮食不节可直接伤及食管与胃，并可助热化火，化燥伤津，食管失于濡养，若嗜食肥甘厚味可助湿生热，湿热蕴结，痰结气阻，食管不利，胃气不降，甚则上逆而发生本病。

〔治疗原则〕

1. 去除病因，合理给予柔软流质食物，禁喂粗、硬、干、粉等刺激性食物。

2. 抗酸止吐

口服氢氧化铝每千克体重、0.1 ~ 0.3mg，或氧化镁 0.2mg。呕吐时，口服胃复安，每千克体重 0.2 ~ 0.5mg，一日 2 ~ 3 次。

3. 抗菌消炎 肌内注射青霉素，一日 2 次；真菌感染时，静脉滴注两性霉素 B，每千克体重 0.5mg，隔天一次。

4. 可选用的西药

（1）抗酸剂：包括单一的或复方的碱性药物，可任选一种或几种联合使用，8 ~ 12 周为一疗程。

①氢氧化铝凝胶剂：每次服用 4 ~ 6ml，一日 3 次，饭前 1 小时和睡前服用，病情严重时剂量可加倍。

②氢氧化铝片剂：使用较少，服法为每次 0.6 ~ 0.9g，一日 3 次，饭前服用。

③复方氢氧化铝：每次 2 ~ 4 片，一日 3 ~ 4 次，饭前 30 分钟或胃痛发作时嚼碎后服用。

④胶体次枸橼酸铋：每次 1 包，一日 3 ~ 4 次，化水冲服，饭前半小时和睡前服用。共用药 4 ~ 8 周，一般用药不要超过 8 周。开始下一个疗程前的 2 个月内不要服用任何铋剂。

（2）抑酸剂：是治疗本病的主要药物，但治愈后一旦停药，症状可复发。因此长疗程维持治疗十分必要。维持治疗的用药剂量一般采用治疗量的半量，维持地间愈长，复发率愈低。

①法莫替丁：每次 20mg，一日 2 次，饭后或睡前服用。8 ~ 12 周为一疗程。

②奥美拉唑：每日用药 20mg，一日一次。

③雷尼替丁：每次口服 0.15g，早晚各服一次，连服 8 ~ 12 周为一疗程。

（3）胃动力药物

①多潘立酮（吗丁啉）：每次 10 ~ 20mg，一日 3 次，饭前服用。

②甲氧氯普铵（胃复安）：口服每次 5 ~ 10mg，一日 2 ~ 3 次，饭前服用。肌内注射每次 10 ~ 20mg，一般每日每千克体重用药量不宜超过 0.5mg。

（4）胃黏膜保护剂：硫糖铝，每次 1g，一日 4 次，餐后 2 ~ 3 小时服用，需嚼碎吞服。

5. 中医中药治疗

中医认为本病有寒热之分，以热证多见，属热者，多由肝郁化热犯胃所致；因寒者，多因脾胃虚弱，肝气以强凌弱犯胃而成。但总以肝气犯胃、胃失和降为基本病机。热证治法以清肝泻火，和胃降逆为主；寒证以温中散寒，和胃制酸为要。

〔用药精选〕

一、西药

1. 奥美拉唑 Omeprazole

见本章"32. 胃、十二指肠溃疡"。

2. 埃索美拉唑 Esomeprazole

见本章"32. 胃、十二指肠溃疡"。

3. 雷贝拉唑钠 Rabeprazole Sodium

见本章"胃、十二指肠溃疡"。

4. 兰索拉唑 Lansoprazole

见本章"胃、十二指肠溃疡"。

5. 泮托拉唑 Pantoprazole

见本章"32. 胃、十二指肠溃疡"。

6. 铝碳酸镁 Hydrotalcite

见本章"胃、十二指肠溃疡"。

7. 磷酸铝凝胶 Aluminium Phosphate Gel

本品能中和缓冲胃酸，使胃内 pH 升高，从而缓解胃酸过多的症状。与氢氧化铝相比，本品中和胃酸的能力较弱而缓慢，但本品不引起体内磷酸盐的丢失，不影响磷、钙平衡。凝胶剂的磷酸铝能形成胶体保护性薄膜能隔离并保护损伤组织。

【适应证】本品能缓解胃酸过多引起的反酸等症状，适用于胃及十二指肠溃疡及反流性食管炎等酸相关性疾病的抗酸治疗。

【不良反应】本品偶可引起便秘，可给予足量的水加以避免。建议同时服用缓泻剂。

【禁忌】慢性肾功能衰竭患者禁用，高磷血症禁用。

【儿童用药】剂量减半。

【老年用药】本品对卧床不起或老年患者，有时会有便秘现象，此时可采用灌肠法。

【用法用量】口服。一次 1 ~ 2 袋，一日 2 ~ 3 次。用前充分摇匀，亦可伴开水或牛奶服用。

食管疾病于饭后给药。食管裂孔、胃-食管反流、食管炎于饭后和晚上睡觉前服用。胃炎、胃溃疡于饭前半小时前服用。十二指肠溃疡于饭后 3 小时及疼痛时服用。

8. 雷尼替丁 Ranitidine

见本章"32. 胃、十二指肠溃疡"。

9. 法莫替丁 Famotidine

见本章"32. 胃、十二指肠溃疡"。

10. 氢氧化铝 Aluminium Hydroxide

见本章“32. 胃、十二指肠溃疡”。

11. 镁加铝咀嚼片 Magaldrate Chewable Tablets

本品为抗酸药,抗酸作用迅速,缓冲作用平稳,因不产生二氧化碳而不引起胃腹胀满及嗳气。可与胆酸、胃蛋白酶等侵袭因子结合,对胃黏膜具有保护作用。

【适应证】用于缓解消化道溃疡、反流性食管炎、急慢性胃炎等酸相关性疾病的症状,如泛酸、上腹痛、烧心、腹部不适、嗳气、腹胀等。

【不良反应】可有胃肠道不适、轻微恶心、便秘或腹泻、皮疹,偶可能有转氨酶(AST)升高。

【禁忌】对本品过敏、疑有肝昏迷的肝硬化、肾功能衰竭、尿毒症患者禁用。

【用法用量】两餐间及睡前嚼服。一次 1 片,一日 3 次。推荐疗程为 2 周。

12. 尼扎替丁 Nizatidine

见本章“32. 胃、十二指肠溃疡”。

13. 多潘立酮 Domperidone

本品为助消化药,属于胃肠促动力药类非处方药。本品直接作用于胃肠壁,可增加胃肠道的蠕动和张力,促进胃排空,增加胃窦和十二指肠运动,协调幽门的收缩,同时也能增强食管的蠕动和食管下端括约肌的张力,抑制恶心、呕吐。本品不易透过血-脑屏障。

【适应证】①因胃排空延缓、胃食管反流、食管炎引起的消化不良。②功能性、器质性、感染性、饮食性、反射性治疗及化疗引起的恶心和呕吐。

【不良反应】头痛、头晕、嗜睡、倦怠、神经过敏;罕见张力障碍性反应、癫痫发作;非哺乳期泌乳、更年期后妇女及男性乳房胀痛、月经失调;偶见口干、便秘、腹泻、痉挛性腹痛、心律失常、一过性皮疹或瘙痒。

【禁忌】对本品过敏、嗜铬细胞瘤、乳腺癌、分泌催乳素的垂体肿瘤(催乳素瘤)、机械性肠梗阻、胃肠道出血、穿孔患者禁用。

【孕妇及哺乳期妇女用药】孕妇慎用,哺乳期妇女使用本品期间应停止哺乳。

【儿童用药】1 岁以下小儿不能完全排除发生中枢神经系统不良反应的可能性,慎用。儿童用药的指征仅限于控制化疗相关的恶心、呕吐。建议儿童使用多潘立酮混悬液。

【用法用量】口服。成人一次 10mg 或 10ml,一日 3 ~ 4 次;儿童按体重一次 0.3mg/kg,一日 3 ~ 4 次;餐前 15 ~ 30 分钟服用。

【制剂】①多潘立酮片(分散片、口腔崩解片、胶囊、混悬液);②马来酸多潘立酮片

附:用于食管炎的其他西药

1. 西咪替丁 Cimetidine

见本章“32. 胃、十二指肠溃疡”。

2. 注射用盐酸罗沙替丁醋酸酯 Racanisodamine Hydrochloride Injection

【适应证】适用于良性溃疡、十二指肠溃疡、吻合口溃疡、Zollinger-Ellison 综合征、反流性食管炎;也可用于麻醉前给药。

3. 西沙必利 Cisapride

见本章“40. 肠梗阻”。

4. 枸橼酸莫沙必利 Mosapride Citrate

见本章“47. 消化不良与食欲不振”。

5. 甲氧氯普胺 Metoclopramide

见本章“31. 胃炎”。

6. 法莫替丁钙镁咀嚼片 Famotidine, Calcium Carbonate and Magnesium Hydroxide Chewable Tablets

见本章“32. 胃、十二指肠溃疡”。

7. 复方氢氧化铝片 Compound Aluminium Hydroxide Tablets

见本章“32. 胃、十二指肠溃疡”。

8. 酒石酸西尼必利片 Cinitapride Hydrogen Tartrate Tablets

【适应证】本品为促胃、肠动力药。用于胃食管反流及功能性胃肠道运动失调。

9. 注射用艾司奥美拉唑钠 Esomeprazole Sedium for Injection

【适应证】①作为当口服液疗法不适用时,胃食管反流病的替代疗法。②用于口服疗法不适用的急性胃或十二指肠溃疡出血的低危患者(胃镜下 Forrest 分级Ⅱc ~ Ⅲ)。

二、中药

1. 平溃散

见本章“32. 胃、十二指肠溃疡”。

2. 左金丸(胶囊)

【处方组成】黄连、吴茱萸

【功能主治】泻火,疏肝,和胃,止痛。用于肝火犯胃,脘胁疼痛、口苦嘈杂,呕吐酸水,不喜热饮。

【用法用量】口服。一次 3 ~ 6g,一日 2 次。

46. 呕吐

〔基本概述〕

呕吐是指胃内容物或一部分小肠内容物通过食管经口吐出的一种反射动作。

呕吐是临床常见症状。恶心常为呕吐的前驱感觉,也可单独出现。

呕吐通常表现为上腹部特殊不适感,常伴有头晕、流涎、脉缓、血压降低以及迷走神经兴奋等症状。

呕吐可将有害物质从胃内排出而起保护作用,但持久而剧烈的呕吐可引起脱水、电解质紊乱等并发症。

引起呕吐的原因很多,许多消化道疾病如急性胃肠炎、贲门痉挛、肝炎、胰腺炎、胆囊炎等,以及某些颅脑、神经系统疾患都可出现呕吐的症状。许多药物也有恶心呕吐的副作用。呕吐还是妇女早期妊娠反应的主要症状。在儿科临床工作中,呕吐是极为常见的消化道症状,可发生于多种疾病,涉及各系统和所有年龄组,需要认真鉴别。

呕吐在临床上十分常见。多因消化系统本身病变所致,也可因消化系统以外的全身性疾病导致。要想对恶心与呕吐作出正确诊断,需要去医院进行全面系统的检查。反复和持续的剧烈呕吐多引起严重并发症,故应该予以重视,及时到医院检查治疗。

中医学认为,呕吐的发生,既可因外邪犯胃引起,也可由内伤引起。呕吐的病因主要有外邪犯胃、饮食停滞、痰饮内停、肝气犯胃、脾胃虚寒,脾胃阴虚等方面。故治疗可分为化湿止呕、消食化滞、祛痰化饮、疏肝和胃,温中止呕,滋阴和胃等。

小儿呕吐可由于消化系统疾病引起,也可见于全身各系统和器官的多种疾病。其可以为单一的症状,也可以是多种危重疾病的复杂症状之一。故稍有疏忽,常可延误诊断,甚或危及生命(详见第十三章184. 小儿呕吐)。

〔治疗原则〕

(1)呕吐较重时,应暂禁食、禁饮水4~6小时,以防误入气管。呕吐停止后逐渐进食。

(2)昏迷患者头侧位,及时擦净口腔内呕吐物,禁止用毛巾堵住鼻、口腔。警惕呕吐物呛入气管。

(3)一般呕吐可给予镇静药、止吐药治疗,如地西泮、甲氧氯普胺、多潘立酮等。

(4)剧烈呕吐者应尽快送医院查明原因,及时处理。

(5)中医根据不同病因辨证治疗,采用解表散寒、和胃化浊、消食化滞、和胃止呕、温化痰饮、疏肝理气、温中健脾、和胃降逆等方法,可取得较好的疗效。

〔用药精选〕

一、西药

1. 甲氧氯普胺 Metoclopramide

见本章“34. 胃下垂”。

2. 多潘立酮 Domperidone

见本章“45. 食管炎(食管炎)”。

3. 维生素 B_6 Vitamin B_6

【适应证】用于妊娠、放射病及抗癌药所致的呕吐、脂溢性皮炎等。

【不良反应】维生素 B_6 在肾功能正常时几乎不产生毒性,但长期大量应用本品可致严重的周围神经炎,出现神经感觉异常,步态不稳,手足麻木。

【禁忌】对本品过敏者禁用。

【孕妇及哺乳期妇女用药】孕妇接受超量维生素 B_6,可致新生儿产生维生素 B_6 依赖综合征。

【儿童用药】酌情减量使用或遵医嘱。

【老年用药】酌情减量使用或遵医嘱。

【用法用量】①口服。一次10~20mg,一日30~60mg。

②皮下注射或肌内注射。一次50~100mg,一日一次。

③静脉注射。请遵医嘱。

【制剂】①维生素 B_6 片(注射液);②注射用维生素 B_6

4. 托烷司琼 Tropisetron

本品是一种外周神经元及中枢神经系统5-羟色胺3(5-HT_3)受体的强效、高选择性的竞争拮抗剂。其止呕吐作用可能与其通过对中枢5-HT_3 受体的直接阻断而抑制最后区的迷走神经的刺激作用有关。

【适应证】用于预防和治疗癌症化疗引起的恶心和呕吐。

【不良反应】本品通常耐受性良好,推荐剂量下的不良反应为一过性。常见的有头痛、便秘、眩晕、疲劳和胃肠功能紊乱如腹痛和腹泻等。其中某些症状可能由同时应用的化疗药或原来的疾病引起的。

【禁忌】对本品过敏者禁用。

【孕妇及哺乳期妇女用药】孕妇禁用,哺乳期妇女如用药应停止哺乳。

【儿童用药】一般不推荐使用,如病情需要必须使用时再酌情使用。尚无2岁以下儿童的用药经验。

【老年用药】老年人应用无须调整剂量。

【用法用量】成人推荐剂量为一日5mg,一日一次,疗程为6日。

儿童:一般不推荐用于儿童,如病情需要必须使用时,可参照下列剂量:2岁以上按体重0.2mg/kg,一日最高可达6mg。

肝或肾功能不全患者:如果采用一日5mg,共6日的给药方案,则不必减量。

【制剂】①盐酸托烷司琼片(胶囊、口服溶液、注射剂);②枸橼酸托烷司琼注射液;③甲磺酸托烷司琼片(注射液)

5. 雷莫司琼 Ramosetron

本品为5-HT_3 受体拮抗剂。5-羟色胺与存在于消化道黏膜内传入迷走神经末梢的5-HT_3 受体结合,刺激呕吐中枢诱发呕吐。本品通过阻断5-HT_3 受体而发挥止吐作用。

【适应证】预防和治疗抗恶性肿瘤药物治疗所引起的恶心、呕吐等消化道症状。

【不良反应】主要不良反应是体热、头痛、头重等。严重不良反应:对本品过敏者可出现过敏症状,如胸闷、呼吸困难、喘鸣、颜面潮红、发红、瘙痒、发绀、血压降低甚至休克等。发生率尚不明确。在国外有使用其他5-HT_3 受体拮抗型止吐药出现癫痫样发作的报告。

【禁忌】对本品成分有过敏史者禁用。

【孕妇及哺乳期妇女用药】对孕妇和可能怀孕的妇女，只有在判断治疗方面的有益性大于危险性时方可给药。哺乳期妇女用药时应停止哺乳。

【老年用药】老年患者生理功能低下，应密切观察患者状态，慎重给药。

【用法用量】静脉注射。成人一次 0.3mg，用 0.9% 氯化钠注射液 2ml 溶解后静脉注射，一日一次。可根据年龄、症状不同适当增减用量。效果不明显时，可追加给药相同剂量，但日用量不应超过 0.6mg。

【制剂】①盐酸雷莫司琼注射液；②注射用盐酸雷莫司琼

6. 盐酸帕洛诺司琼 Palonosetron Hydrochloride

本品是一种抑制恶心呕吐药，属于新型高选择性、高亲和性 5-HT_3 受体拮抗剂。可阻断肠道中迷走神经末梢，阻止信号传递至 5-HT 受体触发区，减少恶心和呕吐的发生率。

【适应证】①预防重度致吐化疗引起的急性恶心、呕吐。②预防中度致吐化疗引起的恶心、呕吐。

【不良反应】①常见便秘；少见腹泻、腹痛、消化不良和口干。②中枢神经系统：可见头痛；罕见头昏、失眠、疲乏或无力、焦虑。③心血管系统：偶见低血压、心动过缓或非持续性心动过速；罕见高血压、心肌缺血、QT 间期延长和期前收缩。④泌尿生殖系统：偶见尿潴留。⑤肌肉骨骼系统：罕见关节痛。⑥肝脏：罕见血清氨基转移酶升高。⑦眼：罕见眼刺激和弱视。⑧过敏反应：罕见过敏性皮炎或非特异性皮疹。⑨其他：罕见疲乏、运动病和耳鸣。⑩代谢、内分泌系统：有高钾血症的报道。

【禁忌】对本品及其任何组分过敏的患者禁用。

【孕妇及哺乳期妇女用药】怀孕期间应慎用本品。哺乳期妇女应充分考虑使用药物的必要性之后，来决定是否停止哺乳或停止用药。

【儿童用药】18 岁以下的患者用本品的安全性和有效性尚未经研究确定。

【老年用药】老年患者用帕洛诺司琼无须调整剂量和特殊监护。

【用法用量】静脉注射。推荐剂量为：化疗前约 30 分钟，单剂量静脉注射帕洛诺司琼 0.25mg，注射时间为 30 秒以上。不推荐 7 日内重复用药。

【制剂】盐酸帕洛诺司琼注射液；盐酸帕洛诺司琼胶囊

7. 甲磺酸多拉司琼 Dolasetron Mesylate

本品是一种选择性 5-羟色胺 3（5-HT_3）受体拮抗剂，作用类似于昂丹司琼和格拉司琼。本品口服和静脉注射对防治癌症化疗引起的恶心或呕吐均有效。5-HT_3 受体拮抗剂联用地塞米松或其他皮质激素对预防癌症化疗引起的急性呕吐是最有效的复合治疗方案。

【适应证】适用于肿瘤治疗药物引起的恶心或呕吐，也可用于预防和治疗手术后的恶心或呕吐。

【不良反应】化疗诱发的恶心和呕吐研究中患者出现的不良反应：头痛、腹泻、发热、疲劳、肝功能异常、腹痛、高血压、疼痛、头晕、恶寒、寒战，包括 SGOT、SGPT 升高。

术后恶心和呕吐研究中患者出现的不良反应：头痛、头晕、嗜睡、疼痛、尿潴留。

与治疗有关或因果关系不明的少见的不良反应：①低血压、水肿；皮疹，多汗；便秘、消化不良、腹痛、厌食；味觉反常，视觉异常；AST（SGOT）和（或）ALT（SGPT）值暂时性升高；面红，眩晕，感觉异常，震颤；激动，睡眠障碍，人格解体（一种综合征）；静脉注射部位疼痛或烧灼感。②罕见胰腺炎，耳鸣，畏光，血尿，鼻衄，凝血酶原时间延长，PTT 延长，贫血，紫癜/血肿，血小板减少，过敏反应，颜面浮肿，荨麻疹；高胆红素，血 GGT、碱性磷酸酶升高；肌痛，关节痛；共济失调，抽搐；精神错乱，焦虑，异常做梦；呼吸困难，支气管痉挛；排尿困难、多尿、急性肾衰竭；外周局部缺血，血栓静脉炎/静脉炎。

【禁忌】对本品过敏者禁用。

【孕妇及哺乳期妇女用药】怀孕期只有在确实需要时才能使用本品。哺乳期妇女使用本品应谨慎。

【儿童用药】国外研究，患儿对本品有很好的耐受性，接受肿瘤化疗患儿的效果与成人一致。没有用于儿童术后恶心和呕吐的有效性研究资料。尚无 2 岁以下患儿使用本品的经验。

【老年用药】老年患者无须调整剂量。

【用法用量】静脉注射、静脉滴注：请遵医嘱。

【制剂】甲磺酸多拉司琼注射液

8. 盐酸昂丹司琼 Ondansetron Hydrochloride

本品是一强效、高选择性的 5-HT_3 受体拮抗剂，有强止吐作用。本品系通过拮抗位于周围和中枢神经局部的神经元的 5-HT 受体而发挥止吐作用。对化疗、放疗引起的恶心、呕吐有很强的抑制作用。尚能抑制因阿片诱导的恶心。由于本品的高选择性作用，因而不具有其他止吐药的副作用，如锥体外系反应、过度镇静等。

【适应证】①细胞毒性药物化疗和放射治疗引起的恶心呕吐。②预防和治疗手术后的恶心呕吐。

【不良反应】可有头痛、腹部不适、便秘、口干、皮疹，偶见支气管哮喘或过敏反应、短暂性无症状氨基转移酶增加。上述反应轻微，无须特殊处理。个别患者有癫痫发作，并有胸痛、心律不齐、低血压及心动过缓的罕见报告。

【禁忌】对本品过敏、胃肠梗阻患者禁用。

【孕妇及哺乳期妇女用药】不推荐怀孕期特别是前 3 个月内使用本品。哺乳期妇女如用药应停止哺乳。

【儿童用药】请遵医嘱。

【老年用药】65 岁以上患者对本品耐受性良好，无须调整剂量、用药次数和给药途径。

【用法用量】①高度催吐的化疗药引起的呕吐：化疗前 15 分钟、化疗后 4 小时、8 小时各静脉注射本品 8mg，停止化疗以后每 8 ~ 12 小时口服本品 8mg，连用 5 日。②催吐程度不太强的化疗药引起的呕吐：化疗前 15 分钟静脉注射本品 8mg，以后每 8 ~ 12 小时口服本品 8mg，连用 5 日。③放射治疗引起的呕吐:首剂须于放疗前1~2小时口服本品8mg,以后每8小时口服8mg,疗程视放疗的疗程而定。④预防手术后的恶心呕吐:在麻醉前1小时口服本品8mg,随后每隔8小时口服本品8mg 2次。

【制剂】盐酸昂丹司琼片(口腔崩解片、胶囊、注射剂)

9. 盐酸阿扎司琼 Azasetron Hydrochloride

本品为选择性的5-HT_3受体拮抗剂,对顺铂等抗肿瘤药引起的恶心及呕吐有明显抑制作用。

【适应证】用于细胞毒类药物化疗所致的恶心、呕吐等消化道症状。

【不良反应】部分患者出现口渴、便秘、头痛、头晕、腹部不适等。上述反应轻微,无须特殊处理。严重者曾有发生过敏性休克的报道。故使用时应密切观察患者的反应,如发生异常应立即停药,并给予适当处理。

【禁忌】对本品及5-HT_3受体阻断剂过敏、胃肠道梗阻患者禁用。

【孕妇及哺乳期妇女用药】孕妇除非必需外,不宜使用。哺乳妇女使用本品时应停止哺乳。

【老年用药】本品主要从肾脏排泄,由于高龄者多见肾功能降低,会持续血中高浓度,并可能出现头痛等副作用。应根据患者状态给药。出现副作用时应减量(例如5mg)。

【用法用量】①口服:一次10mg,一日一次,于化疗前60分钟口服。对高度催吐的化疗药物引起的严重呕吐,可于化疗后8~12小时加服5~10mg。

②静脉注射:一次10mg,一日一次,用40ml生理盐水稀释后,于化疗前30分钟缓慢静脉注射。

【制剂】①盐酸阿扎司琼片;②盐酸阿扎司琼注射液;③盐酸阿扎司琼氯化钠注射液

10. 盐酸格拉司琼 Granisetron Hydrochloride

本品是一种高选择性的5-HT_3受体拮抗剂,对因放疗、化疗及手术引起的恶心和呕吐具有良好的预防和治疗作用。本品选择性高,无锥体外系反应、过度镇静等副作用。

【适应证】用于放疗、细胞毒类药物化疗引起的恶心和呕吐的预防与治疗。

【不良反应】常见不良反应为头痛、倦怠、发热、便秘及胃肠道功能紊乱,偶有短暂性无症状肝转氨酶增高。上述反应轻微,无须特殊处理。

【禁忌】对本品或有关化合物过敏、胃肠道梗阻患者禁用。

【孕妇及哺乳期妇女用药】孕妇除非必需外,不宜使用。哺乳期妇女需慎用,若使用本品时应停止哺乳。

【儿童用药】2~16岁儿童推荐剂量10μg/kg,2岁以下儿童用药情况尚不明确。

【老年用药】老年人无须调整剂量。

【用法用量】本品通过口服给药与静脉、肌内注射给药配合使用。①成人一次1mg,一日2次。②儿童一次20μg/kg,一日2次。一般于化疗前1小时服用,第二次为12小时后服用。

静脉滴注、肌内注射:请遵医嘱。

【制剂】盐酸格拉司琼片(分散片、口腔崩解片、胶囊、注射剂、葡萄糖注射液)

11. 苹果酸氯波比利片 Clebopride Malate Tablets

本品为高选择性的苯甲酰胺类多巴胺受体拮抗剂。可促进胃肠道动力、加速胃肠蠕动,加强并协调胃肠运动;具有抑制恶心和止吐作用。

【适应证】用于胃、食管反流、功能性消化不良,糖尿病性胃轻瘫和恶心呕吐时的对症治疗。

【不良反应】偶见口干、头昏、倦怠、乏力、嗜睡、腹泻、腹痛等,停药后即可恢复正常。

【禁忌】对本品过敏、机械性胃肠道梗阻、帕金森病患者禁用。

【孕妇及哺乳期妇女用药】孕妇慎用。

【儿童用药】儿童慎用。

【老年用药】高龄者慎用。

【用法用量】口服。首次服用半片(0.34mg),一次0.68mg,一日2~3次。早晚或餐前30分钟服用。

附:用于呕吐的其他西药

1. 盐酸氯丙嗪 Chlorpromazine Hydrochloride

见第十章“120. 神经症状障碍”。

2. 劳拉西泮 Lorazepam

见第十章“119. 焦虑症”。

3. 舒必利 Sulpiride

见第十章“117. 精神分裂症”。

4. 茶苯海明 Dimenhydrinate

见第九章“104. 头晕”。

5. 盐酸异丙嗪 Promethazine Hydrochloride

见第九章“104. 头晕”。

6. 口服补液盐 Oral Rehydration Salts

见本章“31. 胃炎”。

二、中药

1. 保济丸(口服液)

见第一章“1. 感冒”。

2. 藿香正气水(片、丸、滴丸、胶囊、软胶囊、颗粒、口服液、合剂)

见第一章“1. 感冒”。

3. 御制平安丸

【处方组成】苍术(炒)、陈皮、厚朴(炙)、甘草、山楂(焦)、老范志万应神曲、麦芽(炒)、枳实(炒)、红豆蔻、白豆蔻、草豆蔻、肉豆蔻、沉香、木香、檀香、丁香

【功能主治】温中和胃,行气止痛,降逆止呕,消食导滞。用于晕车晕船,恶心呕吐,肠胃不和,胸膈痞满,嗳腐厌食,脘

腹胀痛，大便溏泻等症。

【用法用量】口服。一次1.5～3g，一日一次，用温开水或姜汤送服。

【使用注意】孕妇慎用。

4. 参桂理中丸

见本章“38. 痢疾”。

5. 戊己丸

【处方组成】黄连、吴茱萸(制)、白芍(炒)。

【功能主治】泻肝和胃，降逆止呕。用于肝火犯胃、肝胃不和所致的胃脘灼热疼痛、呕吐吞酸、口苦嘈杂、腹痛泄泻。

【用法用量】口服。一次3～6g，一日2次。

6. 海洋胃药(丸)

见本章“32. 胃、十二指肠溃疡”。

7. 香砂平胃颗粒(丸)

见本章“31. 胃炎”。

8. 丁蔻理中丸

见本章“36. 肠易激综合征”。

9. 沉香舒气丸

见本章“36. 肠易激综合征”。

10. 纯阳正气丸(胶囊)

见本章“43. 腹泻”。

11. 和中理脾丸

见本章“43. 腹泻”。

12. 木香分气丸

【处方组成】木香、砂仁、丁香、檀香、醋香附、广藿香、陈皮、厚朴(姜炙)、枳实、豆蔻、醋莪术、山楂(炒)、白术(麸炒)、甘松、槟榔、甘草

【功能主治】宽胸消胀，理气止呕。用于肝郁气滞、脾胃不和所致的胸膈痞闷、两胁胀满、胃脘疼痛、倒饱嘈杂、恶心呕吐、嗳气吞酸。

【用法用量】口服。一次6g，一日2次。

【使用注意】孕妇慎用。

13. 理中丸(片)

见本章“35. 肠炎”。

14. 桂附理中丸

见本章“35. 肠炎”。

15. 海昆肾喜胶囊

【处方组成】褐藻多糖硫酸酯。

【功能主治】化浊排毒。用于慢性肾功能衰竭(代偿期、失代偿期和尿毒症早期)。症见恶心，呕吐，纳差，腹胀，身重困倦，尿少，浮肿，苔厚腻。

【用法用量】口服。一次2粒，一日3次；2个月为一疗程。餐后1小时服用。

16. 香砂养胃丸(胶囊、软胶囊、颗粒、口服液、乳剂)

见本章“31. 胃炎”。

附：用于呕吐的其他中药

1. 珍宝解毒胶囊

见本章“32. 胃、十二指肠溃疡”。

2. 七十味松石丸

【功能主治】疏肝利胆，祛瘀止痛。用于肝郁气滞、湿热瘀阻所致胸胁胀痛，呕吐呃逆，食欲不振；急、慢性肝炎见上述证候者。

3. 十五味黑药丸(胶囊)

见本章“31. 胃炎”。

4. 肾康注射液

见第四章“66. 肾衰竭”。

5. 尿毒排析散

见第四章“66. 肾衰竭”。

6. 尿毒灵软膏

见第四章“66. 肾衰竭”。

7. 蛇胆陈皮口服液(片、散、胶囊、液)

见第1章“3. 咳嗽”。

8. 良附丸(软胶囊)

见本章“31. 胃炎”。

9. 柴胡舒肝丸

【功能主治】疏肝理气，消胀止痛。用于肝气不舒，胸胁痞闷，食滞不消，呕吐酸水。

10. 参苓健脾胃颗粒

见本章“43. 腹泻”。

11. 香苏正胃丸

【功能主治】解表化湿，和中消食。用于小儿暑湿感冒，症见头痛发热，停食停乳，腹痛胀满，呕吐泄泻，小便不利。

12. 小儿香橘丸

【功能主治】健脾和胃，消食止泻。用于脾虚食滞所致的呕吐便泻、脾胃不和、身热腹胀、面黄肌瘦、不思饮食。

13. 舒肝丸(片)

【功能主治】舒肝和胃，理气止痛。用于肝郁气滞，胸胁胀满，胃脘疼痛，嘈杂呕吐，嗳气泛酸。

14. 桔香祛暑和胃茶

见本章“43. 腹泻”。

15. 闽东建曲

见本章“43. 腹泻”。

16. 清胃和中丸

【功能主治】清胃，导滞。用于胃热气滞引起的脘腹胀满，烦热口苦，恶心呕吐，饮食少进，大便秘结。

17. 洁白丸(胶囊)

见本章“43. 腹泻”。

18. 玫瑰花口服液

【功能主治】补益支配器官。用于心慌气短，胃痛呕吐，神疲乏力。

19. 木香理气片

【功能主治】行气宽中，化滞通便。用于气郁不舒，停食停水，胸胁痞闷，脘腹胀满，恶心呕吐，倒饱嘈杂，大便秘结。

20. 莲花峰茶

见第一章“1. 感冒”。

21. 千金茶

见第一章“1. 感冒”。

22. 十一味甘露胶囊（丸）

见第二章“15. 心脏病”。

23. 香芷正气胶囊

见本章“43. 腹泻”。

24. 延胡胃安胶囊

见本章“44. 腹痛”。

25. 龙虎人丹

见第九章“105. 晕动病”。

26. 人丹

【功能主治】驱风健胃。用于消化不良，恶心呕吐，晕船，轻度中暑，酒醉饱滞。

27. 木香通气丸

见本章“44. 腹痛”。

28. 腹可安片（分散片）

见本章“35. 肠炎”。

29. 楂曲平胃合剂

见本章“43. 腹泻”。

30. 保和丸

见本章“47. 消化不良与食欲不振”。

31. 养胃片

见本章“43. 腹泻”。

32. 百草油

见第九章“105. 晕动病”。

33. 草豆蔻酊

【功能主治】温中化湿，行气止痛，健胃消食。用于食欲不振，胃脘胀痛，恶心呕逆，吞酸嘈杂。

34. 柴芍六君丸

见本章“43. 腹泻”。

35. 复方香薷水

见第一章“1. 感冒”。

36. 香砂胃苓丸

【功能主治】祛湿运脾，行气和胃。适用于水湿内停之呕吐，泄泻，浮肿，眩晕，小便不利等症。

37. 法制半夏曲

见第一章“3. 咳嗽”。

38. 沉香曲

【功能主治】疏表化滞，疏肝和胃。用于表邪未尽，肝胃气滞，胸闷脘胀，胁肋作痛，吞酸呕吐。

39. 木香顺气丸（颗粒）

见本章“36. 肠易激综合征”。

40. 霞天曲

【功能主治】健脾，和胃，祛痰除湿。用于脾胃虚弱、痰饮积停引起的食少便溏，胸脘痞闷，恶心欲吐。

41. 无极丸

【功能主治】清热祛暑，避秽止呕。用于中暑受热，呕吐恶心，身热烦倦，头目眩晕，伤酒伤食，消化不良，水土不服，晕车晕船。

42. 舒肝调气丸

【功能主治】疏气开郁，健胃消食。用于两胁胀满，胸中烦闷，呕吐恶心，气逆不顺，倒饱嘈杂，消化不良，大便燥结。

43. 舒肝和胃丸（口服液）

见第九章“113. 肋间神经痛”。

44. 蛇胆半夏片（散）

见第一章“3. 咳嗽”。

45. 香苏调胃片

见本章“45. 腹泻”。

46. 砂仁驱风油

见第九章“111. 神经痛和三叉神经痛”。

47. 生茂午时茶

见第一章“1. 感冒”。

48. 万应茶

见第一章“1. 感冒”。

49. 温六散

见本章“45. 腹泻”。

50. 温中止泻丸

见本章“45. 腹泻”。

51. 蛇胆姜粒

见第一章“3. 咳嗽”。

47. 消化不良与食欲不振

〔基本概述〕

（一）消化不良

消化不良是一种临床症候群，是由胃动力障碍所引起的疾病，也包括胃蠕动不好的胃轻瘫和食管反流病。

消化吸收不良综合征是由于各种疾病引起小肠对摄入的营养物质消化（消化食品）和吸收不足而造成的临床症候群。其病因各异，而临床表现和实验室检查有相同之处，即对蛋白质（蛋白质食品）、脂肪、糖类、维生素（维生素食品）、矿物质和水等的消化吸收障碍，常以脂肪消化吸收不良最为突出，称为脂肪泻，也可有多种营养素的吸收障碍。

消化不良症状说明消化过程受到了某种原因的干扰。消化不良可以是偶然的，也可以是慢性持续的。偶然的消化不良可以由进食过饱、饮酒过量、经常服用止痛药如阿司匹林等引起。在精神紧张时进食，或进食不习惯的饮食也可引起。

慢性持续性的消化不良可以是神经性的，即精神因素引起的，也可以是某些器质性疾病，如慢性胃炎、胃及十二指肠溃疡、慢性肝炎等消耗性疾病引起，胆囊摘除后的患者也可经常发生消化不良。不管哪种原因，都因为胃缺乏动力，胃肠功能紊乱，不能正常进行工作，食物在胃内停留时间过长所致。

消化不良的症状特征有食欲不振、进食后腹部饱胀，腹部有压迫感和(或)腹痛，可放射到胸部，呃气，胃灼热感，轻度恶心、呕吐，舌苔厚腻。

消化不良症状主要表现为断断续续地有上腹部不适或疼痛、饱胀、胃灼热感、泛酸、嗳气等。常因胸闷、早饱感、腹胀等不适而不愿进食或尽量少进食，夜里也不易安睡，睡后常有噩梦。到医院检查，除胃镜下能见到浅表性胃炎外，其他检查如B超、X线造影及血液生化检查等，都不能检查出异常表现。

消化不良主要分为功能性消化不良和器质性消化不良。

功能性消化不良：凡具有上述消化不良症状，而无确切的器质性疾病可解释者，称为功能性消化不良(FD)。此类消化不良发生率最高，大部分人都有经历。发病原因主要和精神心理因素有关，如情绪波动、睡眠状态、休息不好、烟酒刺激等。西方国家资料统计FD占消化系统疾病的20%～40%。根据症状不同，FD可分为3个亚型。

(1)溃疡样消化不良型：它以消化性溃疡的症状为特征，而又无溃疡的存在。新近研究发现常常面临应激的患者可出现应激反应，有胃酸排出的间歇性升高，加之动力障碍使胃酸对黏膜损害的作用延长和增加。因此，此型患者可因进食或服用 H_2 受体拮抗剂而好转。

(2)动力障碍样消化不良型：它以胃潴留症状为特征的临床表现为主，患者存在难以定位的上腹痛或不适，常由进食引起或餐后加重，同时有餐后上腹发胀、早饱、恶心或呕吐、食欲不佳等。

(3)特异性消化不良型：有FD症状，但不符合上述两组特征性消化不良的患者。

器质性消化不良：经过检查可明确认定是由某器官病变引起消化不良症状，如肝病、胆道疾病、胰腺疾病、糖尿病等。对于这些患者来说，治疗的时候主要针对病因治疗，辅助补充消化酶或者改善胃动力来缓解消化不良症状。

消化不良症状发生后应及时检查，首先要确认是否伴随其他疾病。

消化不良可由特发性、先天性、炎症性、传染性或胰腺疾病所致，也可继发于多种全身性疾病。引起消化不良的原因很多，包括胃和十二指肠部位的慢性炎症，使食管、胃、十二指肠的正常蠕动功能失调。患者精神不愉快、长期闷闷不乐或突然受到猛烈的刺激等均可引起。胃轻瘫则是由糖尿病、原发性神经性厌食和胃切除术所致。

老年人的消化功能减退，易受情绪影响，有时食物稍粗糙或生冷及食物过多过油腻时也可诱发。

值得强调的是，一般的轻型消化不良，大都由于情绪不好、工作过于紧张、天寒受凉或多食不易消化食物所引起，仅有轻微的上腹不适、饱胀、烧心等症状。

功能性消化不良属中医的"胃痞"、"脘痞"、"胃痛"、"嘈杂"等范畴。其病在胃，涉及肝脾，病机主要为脾胃虚弱、气机不利、胃失和降。治疗上主要以补益脾胃，疏肝和胃、消食降逆等方法为主。

(二)食欲不振

食欲不振是指进食的欲望降低。完全的不思进食则称厌食。

食欲不振的主要原因有以下几个方面。

①过度的体力劳动或脑力劳动：会引起胃壁供血不足，胃分泌减少，使胃消化功能减弱。②饥饱不均：胃经常处于饥饿状态，久之会造成胃黏膜损伤，引起食欲不振。③情绪紧张过度疲劳：在当今快节奏和竞争的社会中，人们容易引起失眠、焦虑等紧张情绪，导致胃内分泌酸干扰功能失调，引起食欲不振。④暴饮暴食使胃过度扩张：食物停留时间过长，轻则造成黏膜损伤，重则造成胃穿孔。⑤酗酒吸烟：酒精可损伤舌头上专管味觉的味蕾，酒精也可直接损伤胃黏膜，如果患有溃疡病、慢性胃炎，酗酒会加重病情，甚至造成胃和十二指肠穿孔；烟雾对胃黏膜的危害并不小于饮酒，吸烟也会引起慢性胃炎。⑥生冷食物：经常吃生冷食物，尤其是睡前吃生冷食物易导致胃寒，出现恶心、呕吐、食欲不振。⑦药物因素：有些慢性疾病需要长期服药，某些药物长期服用可导致药源性味觉障碍。有时也与环境、心理状态、食品的加工等有一定的关系。⑧睡前饱食：晚餐过饱，必然使胃肠负担加重，胃液分泌紊乱，易出现食欲下降。另外，还可导致肥胖、睡眠不实、结石、糖尿病等。⑨饱食后运动：饱食后短时间内剧烈运动会导致胃蠕动增快，继而出现胃痉挛，出现胃部长期不适、恶心呕吐、食欲不振，有的甚至可能造成胃扭转。

此外，食欲不振还多见于急、慢性胃炎，胃癌，肺结核，尿毒症，心力衰竭，肝炎，肝硬化，慢性肾上腺功能减退，神经性厌食，化疗药物的副作用等。

幼儿食欲不振或厌食的原因主要有以下几种：①饭前的剧烈运动，抑制了视丘下的食欲中枢，胃口自然不开，多见于贪玩儿童。②孩子饮食无定时，进食零食过多，使食欲中枢长期受到刺激，而后转入抑制状态。③因偏食造成某些稀有元素(如锌、铜、铁、钙)缺乏，致使参与机体组织代谢的酵素失去活性，食欲自然不佳。④家长对孩子活动限制过度。因运动量太少，机体能量消耗量过少，缺乏饥饿感而不想吃。⑤父母对进食量较小的孩子，强迫进食，甚至采取打骂等过激手段，造成心理压抑，食欲反而下降。⑥有些孩子患有各种慢性疾病或肠寄生虫病，而未加以适当治疗处理。

〔治疗原则〕

1. 消化不良的治疗

功能性消化不良的病因和发病机制尚不完全明了，多数学者认为该病由多种因素所致，现已公认其主要的发病机制为胃肠运动障碍、胃酸分泌异常、内脏感知过敏，而精神心理因素、饮食因素、幽门螺杆菌感染和胃肠激素等的作用尚在探索中。

功能性消化不良治疗方法的选择均为经验性的，尚无一种方法或药物对所有的患者都有肯定的疗效，也缺乏客观可靠的疗效判定标准。治疗的基本原则是在建立相互信任的医患关系的基础上，因人而异采取个体化、综合治疗措施。其中中医辨证治疗也是一种重要的治疗方法。

功能性消化不良在治疗时，注意健脾和胃，疏肝理气，使脾气得升，胃气得降，肝气得舒，病则得治。

（二）食欲不振的治疗

对食欲不振的治疗，首先要明确是什么原因或哪种疾病引起，才能针对病因有效治疗。

对孩子的食欲不振，可以从人、食、物等三方面来着手。

人的方面：可在孩子们开始学习吃饭时，养成全家定时用餐的习惯，并且不让孩子在餐前吃零食，以免影响正餐食欲。

食的方面：可加强菜色上的口味及变化，由于夏季懊热，多少会影响大人小孩的食欲，因此烹调方式可以凉拌代替，使口感清爽；或在菜肴中添加水果，例如西红柿、菠萝、芒果等食材，亦有开胃的作用。

物的方面：可使用较可爱，或是孩子喜欢、自己挑选的餐具，将会增进孩子们用餐的兴趣。要培养孩子们正确的饮食习惯，须以循序渐进的方式，纠正孩子爱吃零食、喝冰凉饮料的坏习惯，并以身作则，尽量让全家一起享受用餐的乐趣。

〔用药精选〕

一、西药

1. 乳酶生 Lactasin

见本章“43. 腹泻”。

2. 多潘立酮 Domperidone

见本章“34. 胃下垂”。

【适应证】①因胃排空延缓、胃食管反流、食管炎引起的消化不良。②功能性、器质性、感染性、饮食性、反射性治疗及化疗引起的恶心和呕吐。

【不良反应】头痛、头晕、嗜睡、倦怠、神经过敏；罕见张力障碍性反应、癫痫发作；非哺乳期泌乳、更年期后妇女及男性乳房胀痛、月经失调；偶见口干、便秘、腹泻、痉挛性腹痛、心律失常、一过性皮疹或瘙痒。

【禁忌】对本品过敏、嗜铬细胞瘤、乳腺癌、分泌催乳素的垂体肿瘤（催乳素瘤）、机械性肠梗阻、胃肠道出血、穿孔患者禁用。

【孕妇及哺乳期妇女用药】孕妇慎用，哺乳期妇女使用本品期间应停止哺乳。

【儿童用药】1 岁以下小儿不能完全排除发生中枢神经系统不良反应的可能性，慎用。儿童用药的指征仅限于控制化疗相关的恶心、呕吐。建议儿童使用多潘立酮混悬液。

【用法用量】口服。成人一次 10mg 或 10ml，一日 3～4 次；儿童按体重一次 0.3mg/kg，一日 3～4 次；餐前 15～30 分钟服用。

【制剂】①多潘立酮片（分散片、口腔崩解片、胶囊、混悬液）；②马来酸多潘立酮片。

3. 胰酶 Pancreatin

本品是胰蛋白酶、胰淀粉酶、胰脂肪酶的混合物。在中性或弱碱性条件下活性较强。胰蛋白酶能使蛋白质转化为蛋白胨，胰淀粉酶能使淀粉转化为糖，胰脂肪酶则能使脂肪分解为甘油及脂肪酸，从而促进消化、增进食欲。

【适应证】用于消化不良，食欲不振及肝、胰腺疾病引起的消化障碍，也用于先天性胰功能不全、腹部手术和外伤胰腺切除导致的胰功能不全，或未经手术切除后天引起的胰功能不全及酒精中毒引起的慢性胰腺炎等。

【不良反应】与药物相关的不良反应发生率很低。偶有腹泻、便秘、胃不适感、恶心及皮疹报道。但由于胰酶分泌不足也常伴有这些症状，且患者常伴随其他用药，这些反应与胰酶的相关性尚无法证实。

【禁忌】对本品过敏、胰腺炎早期、已知猪蛋白制品过敏患者禁用。

【孕期及哺乳期妇女用药】孕期及哺乳期妇女慎用。

【儿童用药】儿童用量请咨询医师或药师。

【用法用量】口服。一次 0.3～1g，一日 3 次，饭前半小时服用。

【制剂】①胰酶肠溶片；②胰酶肠溶胶囊；③复方胰酶散

4. 胃蛋白酶 Pepsin

胃蛋白酶由胃部中的胃黏膜主细胞所分泌，是一种助消化性蛋白酶，能在胃酸参与下将食物中的蛋白质分解为小的肽片段。

【适应证】用于消化不良，消化功能减退及某些慢性疾病引起的胃蛋白酶缺乏。

【禁忌】对本品过敏者禁用。

【儿童用药】儿童用量请咨询医师或药师。

【用法用量】口服。①胃蛋白酶片：成人一次 0.2～0.4g，一日 3 次，餐前服用。②含糖胃蛋白酶片：一次 2～4g，一日 3 次，餐前服用，同时服稀盐酸一次 0.5～2ml。③胃蛋白酶口服溶液：一次 20ml，一日 2～3 次，饭后服用。

【制剂】①胃蛋白酶片（颗粒、口服溶液）；②含糖胃蛋白酶；③复方胃蛋白酶颗粒（散）

5. 多酶片 Multienzyme Tablets

本品为复方制剂，含胃蛋白酶、胰蛋白酶、胰淀粉酶，胰脂肪酶等。本品所含的胃蛋白酶能将蛋白质水解为蛋白胨，胰蛋白酶则可进一步将蛋白胨水解成短肽等，胰淀粉酶和胰脂肪酶则起消化淀粉和脂肪的作用。

【适应证】助消化药。用于胰腺疾病引起的消化障碍和胃蛋白酶缺乏或消化功能减退引起的消化不良症。

【禁忌】对本品过敏者禁用。

【用法用量】口服。一次2~3片,一日3次。

6. 复方消化酶胶囊(Ⅰ)Compound Digestive Enzyme Capsules(Ⅰ)

本品为复方制剂,含胃蛋白酶、木瓜酶、淀粉酶、熊去氧胆酸、纤维素酶、胰酶、胰脂酶。本品能促进各种植物纤维素分解,促进蛋白质、脂肪及糖类的消化吸收,促进肠内气体排除,消除腹部胀满感。

【适应证】用于食欲缺乏、消化不良,包括腹部不适、嗳气、早饱、餐后腹胀、恶心、排气过多、脂肪便,也可用于胆囊炎和胆结石以及胆囊切除患者的消化不良。

【不良反应】有呕吐、泄泻、软便。可能发生口内不快感。

【禁忌】对本品过敏、急性肝炎、胆道完全闭锁患者禁用。

【儿童用药】儿童用量请咨询医师或药师。

【用法用量】口服。一次1~2粒,一日3次,餐后服用。

7. 复方阿嗪米特肠溶片 Compound Azintamide Enteric-coated Tablets

本品是由助消化酶制品胰酶和纤维素酶、促进胆汁分泌药阿嗪米特及消胀药二甲基硅油组成的复方制剂。

【适应证】用于因胆汁分泌不足或消化酶缺乏而引起的症状。

【禁忌】对本品过敏、肝功能障碍、因胆石症引起的胆绞痛、胆管阻塞、急性肝炎患者禁用。

【用法用量】口服。一次1~2片,一日3次,餐后服用。

8. 米曲菌胰酶片 Oryz-Aspergillus Enzyme And Pancreatin Tablet

米曲菌胰酶片含胰酶、蛋白酶、淀粉酶、米曲菌酶、植物纤维素酶、半植物纤维素酶等。

【适应证】适用于各种原因引起的消化不良。

【禁忌】对米曲菌提取物及胰酶过敏、急性胰腺炎患者禁用。

【用法用量】口服。一次1片,一日3次。

9. 嗜酸菌 Acidophilus

嗜酸菌是一种对身体友好的细菌,它能平衡消化系统功能,促进免疫系统和增加对传染的抵抗力。本品能刺激胃肠内分泌活动,增强胃肠蠕动,调整胃肠酸碱平衡,抑制肠道内腐败菌群和促进消化。

【适应证】用于肠内异常发酵、消化不良、肠炎、小儿腹泻和营养不良等。

【禁忌】对本品过敏、对乳糖、半乳糖及乳制品有高敏性者禁用。

【制剂】①嗜酸菌片;②嗜酸菌散

10. 乳酸菌素片(分散片、咀嚼片、颗粒)Lacidophilin Tablets

本品在肠道形成保护层,阻止病原菌、病毒的侵袭;刺激肠道分泌抗体,提高肠道免疫力;选择性杀死肠道致病菌,保护促进有益菌的生长;调节肠黏膜电解质、水分平衡;促进胃液分泌,增强消化功能。

【适应证】用于肠内异常发酵、消化不良、肠炎和小儿腹泻。

【禁忌】对本品过敏,对乳糖、半乳糖及乳制品有高敏性者禁用。

【用法用量】嚼服。成人一次1.2~2.4g(按乳酸菌素计),一日3次;小儿一次0.4~0.8g(按乳酸菌素计),一日3次。

11. 干酵母片 Yeast Tablets

本品是含有丰富的蛋白质、转糖酶和烟酸、叶酸、维生素B_1、维生素B_2、维生素B_6、维生素B_{12}等。对消化不良有辅助治疗作用。

【适应证】用于营养不良、消化不良、食欲不振及B族维生素缺乏症。

【不良反应】过量服用可致腹泻。

【禁忌】对本品过敏者禁用。

【孕妇及哺乳期妇女用药】应在医师指导下使用。

【用法用量】口服。成人一次3~6片,儿童一次1~3片,一日3次。饭后嚼碎服。

12. 盐酸伊托必利 Itopride Hydrochloride

本品为胃肠促动力药。具有良好的胃动力作用,可增强胃、十二指肠收缩力,加速胃排空,并有抑制呕吐的作用。

【适应证】适用于功能性消化不良引起的各种症状,如上腹部不适、餐后饱胀、早饱、食欲不振、恶心、呕吐等。

【不良反应】①消化系统:偶见腹泻,腹痛,便秘,唾液分泌增加。②神经精神系统:偶见头痛,睡眠障碍等。③血液系统:偶见白细胞减少(确认应停药)。④过敏:皮疹、发热、瘙痒等。偶见血BUN、肌酐值升高。背部疼痛、疲乏、手指发麻、手抖等。

【禁忌】对本品成分过敏、胃肠道出血、机械梗阻或穿孔时禁用。

【孕妇及哺乳期妇女用药】只有确认其治疗上的有益性高于危险性时才可以给药。服用本品时应当避免哺乳。

【儿童用药】儿童服用本品的安全性资料尚未确立,应避免服用。

【老年用药】由于老年人的生理功能下降,常易发生不良反应,因此老年人在服用本品后需仔细观察,一旦出现不良反应,需采取减量或停药等措施。

【用法用量】饭前口服。成人一次50mg,一日3次。根据年龄症状适量酌减。

【制剂】盐酸伊托必利片(分散片、胶囊、颗粒)。

13. 枸橼酸莫沙必利 Mosapride Citrate

莫沙必利为促胃肠动力药,能促进乙酰胆碱的释放,刺激胃肠道而发挥促动力作用,从而改善功能性消化不良患者的胃肠道症状,但不影响胃酸的分泌。

【适应证】用于功能性消化不良、胃食管反流病、糖尿病胃轻瘫、胃大部切除术患者的胃功能障碍。

【不良反应】主要为腹泻、腹痛、口干、皮疹、倦怠、头晕；偶见嗜酸粒细胞增多、三酰甘油升高、AST 及 ALT 升高、碱性磷酸酶及 γ~谷氨酰转肽酶升高。另可见心电图的异常改变，或出现心悸反应。

【禁忌】对本品成分过敏、胃肠道出血、机械梗阻或穿孔时禁用。

【孕妇及哺乳期妇女用药】因其安全性尚未确定，应避免使用本品。

【儿童用药】儿童使用本品的安全性尚未确定，应避免使用本品。

【老年用药】老年人用药需注意观察，发现不良反应应立即进行适当处理，如减量用药。

【用法用量】口服。一次 5mg，一日 3 次，餐前服用。

【制剂】枸橼酸莫沙必利片（分散片、胶囊、口服溶液）

14. 消化酶片 Digestive Enzyme Tablets

本品中复合消化酶对淀粉、蛋白、纤维等具有消化作用，脂肪酶能促进脂肪类食物的消化，酒曲蛋白酶对蛋白和脂肪具有消化作用。

【适应证】适用于消化不良患者，用于缓解食欲不振（食欲减退）、胃腹胀满等症状。

【不良反应】有少数出现 ALT 轻度升高、腹泻、头晕及失眠。

【禁忌】对本品过敏者禁用。

【儿童用药】幼儿的各器官正在健全发育之中，避免造成酶分泌的紊乱，5 岁以下禁用。

【用法用量】饭后口服。推荐成人一次 3 片，一日 3 次，疗程 2 周。

附：用于消化不良和食欲不振的其他西药

1. 西沙必利 Cisapride

见本章“40. 肠梗阻”。

2. 次水杨酸铋 BismuthSubsalicylate

见本章“43. 腹泻”。

3. 苹果酸氯波比利片 ClebOprideMalateTablets

见本章“46. 呕吐”。

4. 复方维生素 U 片 Compound Vitamin U Tablets

【适应证】用于胃酸过多、胃灼热、胃部不适、胃部饱食感、胃胀、胸闷、打嗝（嗳气）、恶心（想呕吐、反胃、醉酒后恶心感等）、饮酒过多、胃痛、促进消化、消化不良、食欲缺乏、食物过量。

5. 淀粉酶口服溶液 Diastase Oral Solution

见本章“47. 消化不良与食欲不振”。

6. 酪酸梭菌活菌片（胶囊、散）Clostridium Butyricum Tablets，Live

见本章“43. 腹泻”。

7. 复方胃蛋白酶颗粒 Compound Saccharated Pepsin Granules

【适应证】用于消化不良、食欲缺乏。

8. 枯草杆菌、肠球菌二联活菌多维颗粒 Live Combined B. Subtilis and E. Faecium Granuleswith Multivitamines

见本章“37. 结肠炎”。

9. 维生素 BT 片 Vitamin BT Tablets

【适应证】用于治疗消化器官功能失调而引起的腹部胀满，恶心，嗳气，胃灼热症；老年性消化功能不良合并症；妊娠引起的胃肠功能障碍及婴儿、儿童厌食症。

10. 凝结芽孢杆菌活菌片 Bacillus coagulans Tablets，Live

见本章“43. 腹泻”。

11. 龙胆碳酸氢钠片（散）Chinese Gentian and Sodium BicarbonateTablets

【适应证】用于消化不良、食欲不振及泛酸等。

12. 复方龙胆碳酸氢钠片 Compound Gentian and Sodium Bicarbonate Tablets

【适应证】用于胃酸过多、食欲缺乏、消化不良。

13. 食母生片 Saccharated Yeast Tablets

【适应证】用于防治维生素 B 族缺乏症，也可用于食欲缺乏、消化不良的辅助治疗。

14. 茴三硫 Anethole Trithione

见本章“53. 胆囊炎”。

15. 甲氧氯普胺 Metoclopramide

见本章“31. 胃炎”。

16. 乳糖酶 Lactase

【适应证】适用于由于缺乏糖酶而在进食乳制品（如牛奶）后出现胃肠胀气、肠痉挛及腹泻等不适症状。

17. 双歧杆菌活菌胶囊 Live Lactobaciuus capsules

见本章“35. 肠炎”。

18. 双歧杆菌四联活菌片 Bifidobacterium Tetravaccine Tablets

见本章“43. 腹泻”。

19. 双歧杆菌三联活菌胶囊（肠溶胶囊、散）Triple viable capsules

【适应证】用于因肠道菌群失调引起的急、慢性腹泻，便秘，也可用于治疗轻、中型急性腹泻，慢性腹泻及消化不良、腹胀，以及辅助治疗因肠道菌群失调引起的内毒素血症。

20. 酪酸梭状芽孢杆菌制剂 Clostridium Butyricum Capsule，live

见本章“36. 肠易激综合征”。

21. 维生素 B_1 Vitamin B_1

见第九章“111. 面神经炎”。

22. 枯草杆菌二联活菌颗粒 Combined Bacillus Subtilis and Enterococcus Faecium Granuleswith Multivitamine

【适应证】见本章“43. 腹泻”。

23. 复方淀粉酶口服溶液 Compound Diastase Oral Solution

【适应证】用于淀粉酶缺乏引起的消化不良，肠胃不适等症。

24. 地衣芽孢杆菌活菌胶囊(颗粒)Bacillus Licheniformis Capsule

见本章“35. 肠炎”。

二、中药

1. 六味安消散(胶囊、片、丸)

【处方组成】藏木香，大黄，山柰、北寒水石(煅)、诃子、碱花

【功能主治】和胃健脾，消积导滞，活血止痛。用于脾胃不和、积滞内停所致的胃痛胀满，消化不良，便秘、痛经。

【用法用量】口服。一次1.5～3g，一日2～3次。

【使用注意】孕妇禁用。

2. 槟榔四消丸(片)

【处方组成】槟榔、酒大黄、炒牵牛子、猪牙皂(炒)、醋香附、五灵脂(醋炙)

【功能主治】消食导滞，行气泻水。用于食积痰饮，消化不良，脘腹胀满，嗳气吞酸，大便秘结。

【用法用量】口服。大蜜丸一次1丸，一日2次；水丸一次6g，一日2次。

【使用注意】孕妇禁用。

3. 六合定中丸

【处方组成】广藿香、紫苏叶、香薷、木香、檀香、姜厚朴、枳壳(炒)、陈皮、桔梗、甘草、茯苓、木瓜、炒白扁豆、炒山楂、六神曲(炒)、炒麦芽、炒稻芽

【功能主治】祛暑除湿，和中消食。用于夏伤暑湿，宿食停滞，寒热头痛，胸闷恶心，吐泻腹痛。

【用法用量】口服。一次3～6g，一日2～3次。

4. 沉香化滞丸

【处方组成】沉香、炒牵牛子、炒枳实、五灵脂(制)、炒山楂、枳壳(炒)、陈皮、香附(制)、厚朴(制)、莪术(制)、砂仁、三棱(制)、木香、青皮、大黄

【功能主治】理气化滞。用于饮食停滞，胸腹胀满。

【用法用量】口服。一次6g，一日2次。

【使用注意】孕妇禁用。

5. 开胸顺气丸(胶囊)

【处方组成】槟榔、炒牵牛子、陈皮、木香、姜厚朴、醋三棱、醋莪术、猪牙皂

【功能主治】消积化滞，行气止痛。用于气郁食滞所致的胸胁胀满，胃脘疼痛，嗳气呕恶，食少纳呆。

【用法用量】口服。一次3～9g，一日1～2次。

【使用注意】孕妇禁用。

6. 开胃理脾口服液

【处方组成】党参、白术(麸炒)、茯苓、甘草(蜜炙)、山药(麸炒)、陈皮、木香、白芍、焦神曲、焦麦芽、焦谷芽。

【功能主治】开胃健脾。用于脾胃不和引起的饮食无味，嗳气倒呃，胃脘胀满。

【用法用量】口服。一次10ml，一日2～3次。

7. 大山楂丸(片、咀嚼片、颗粒)

【处方组成】山楂、六神曲(麸炒)、炒麦芽。

【功能主治】开胃消食。用于食积内停所致的食欲不振，消化不良，脘腹胀闷。

【用法用量】口服。一次1～2丸，一日1～3次；小儿酌减。

8. 保和丸(片、咀嚼片、颗粒、口服溶液)

【处方组成】焦山楂、六神曲(炒)、半夏(制)、茯苓、陈皮、连翘、炒莱菔子、炒麦芽

【功能主治】消食，导滞，和胃。用于食积停滞，脘腹胀满，嗳腐吞酸，不欲饮食。

【用法用量】口服。大蜜丸一次1～2丸，一日2次；水丸一次6～9g，一日2次；小儿酌减。小儿酌减。

9. 山楂化滞丸

【处方组成】山楂、麦芽、六神曲、槟榔、莱菔子、牵牛子

【功能主治】消食导滞。用于饮食不节所致的食积，症见脘腹胀满，纳少饱胀，大便秘结。

【用法用量】口服。一次2丸，一日1～2次。

【使用注意】孕妇禁用。

10. 枳实导滞丸

【处方组成】枳实(炒)、大黄、黄连(姜汁炙)、黄芩、六神曲(炒)、白术(炒)、茯苓、泽泻

【功能主治】消积导滞，清利湿热。用于饮食积滞、湿热内阻所致的脘腹胀痛，不思饮食，大便秘结，痢疾里急后重。

【用法用量】口服。一次6～9g，一日2次。

11. 加味保和丸

【处方组成】白术(麸炒)、茯苓、陈皮、姜厚朴、枳实、枳壳(麸炒)、醋香附、炒山楂、六神曲(麸炒)、炒麦芽、法半夏

【功能主治】健胃理气，利湿和中。用于饮食不消，胸膈闷满，嗳气呕恶。

【用法用量】口服。一次6g，一日2次。

12. 调中四消丸

【处方组成】炒牵牛子、醋香附、五灵脂(醋炙)、猪牙皂、熟大黄

【功能主治】消食化滞，利水止痛。用于停食腹胀脘痛，二便不利。

【用法用量】口服。一次6g，一日一次；或遵医嘱。

【使用注意】孕妇禁用。

13. 健胃消食片(胶囊、颗粒、口服液)

【处方组成】太子参、陈皮、山药、炒麦芽、山楂

【功能主治】健胃消食。用于脾胃虚弱所致的食积，症见不思饮食，嗳腐酸臭，脘腹胀满；消化不良见上述证候者。

【用法用量】口服。可以咀嚼。规格(片重0.5g)：成人

一次4~6片;儿童2~4岁一次2片,5~8岁一次3片,9~14岁一次4片;一日3次。规格(片重0.8g):成人一次3片,一日3次;小儿酌减。

14. 香果健消片(胶囊)

【处方组成】蜘蛛香(炒焦)、草果(去壳、炒焦)、木香(炒)、糯米

【功能主治】健胃消食。用于消化不良,气胀饱闷,食积腹痛,胸脘胀腹。

【用法用量】口服。一次2~5片,一日3次。

【使用注意】孕妇禁用。

15. 枳术丸(颗粒)

【处方组成】枳实(炒)、麸炒白术

【功能主治】健脾消食,行气化湿。用于脾胃虚弱,食少不化,脘腹痞满。

【用法用量】口服。一次6g,一日2次。

16. 醒脾开胃颗粒

【处方组成】谷芽、稻芽、荷叶、香椽、佛手、白芍、甘草、使君子、冬瓜子(炒)

【功能主治】醒脾调中,升发胃气。用于面黄乏力,食欲低下,腹胀腹痛,食少便多。

【用法用量】开水冲服。一次14g,一日2次。

17. 复方春砂颗粒

【处方组成】砂仁叶油、化橘红、白术、枳壳

【功能主治】行气温中,健脾开胃,止痛消胀。用于脾胃虚寒引起的胃脘痛和消化不良。

【用法用量】开水冲服。一次10g,一日3次。

18. 越鞠保和丸

【处方组成】栀子(姜制)、六神曲(麸炒)、醋香附、川芎、苍术、木香、槟榔

【功能主治】疏肝解郁,开胃消食。用于气食郁滞所致的胃痛,症见脘腹胀痛,倒饱嘈杂,纳呆食少,大便不调;消化不良见上述证候者。

【用法用量】口服。一次6g,一日1~2次。

【使用注意】孕妇慎用。

19. 健胃片

【处方组成】炒山楂、六神曲(炒)、炒麦芽、槟榔(炒焦)、醋鸡内金、苍术(米泔制)、草豆蔻、陈皮、生姜、柴胡、白芍、川楝子、醋延胡索、甘草浸膏

【功能主治】健胃止痛。用于胃弱食滞引起的胃脘胀痛,倒饱嘈杂,嗳气食臭,大便不调。

【用法用量】口服。一次6片,一日3次。

20. 香砂六君丸(片、合剂)

【处方组成】木香、砂仁、党参、炒白术、茯苓、炙甘草、陈皮、姜半夏

【功能主治】益气健脾,和胃。用于脾虚气滞,消化不良,嗳气食少,脘腹胀满,大便溏泄。

【用法用量】口服。一次6~9g,一日2~3次。

21. 开胃健脾丸

见本章"43. 腹泻"。

22. 启脾丸(口服液)

【处方组成】人参、炒白术、茯苓、甘草、陈皮、山药、莲子(炒)、炒山楂、六神曲(炒)、炒麦芽、泽泻

【功能主治】健脾和胃。用于脾胃虚弱,消化不良,腹胀便溏。

【用法用量】口服。一次1丸,一日2~3次;3岁以内小儿酌减。

23. 复方消食颗粒

【处方组成】苍术、白术、神曲茶、广山楂、薏苡仁、饿蚂蝗

【功能主治】健脾利湿,开胃导滞。用于食积不化、食欲不振、便溏消瘦。

【用法用量】开水冲服。一次14g,一日3次;周岁以内小儿酌减或遵医嘱。

24. 神曲茶

【处方组成】六神曲(炒)、麦芽、炒山楂、广藿香、醋香附、陈皮,苍术(炒)、紫苏叶、槟榔、桔梗、姜厚朴、白芷、姜半夏、茯苓、砂仁、豆蔻、甘草

【功能主治】解表祛风,健胃消食。用于风寒感冒,头痛,咳嗽,伤食腹痛,呕吐泄泻。

【用法用量】用沸水泡服或加生姜1~2片煎服,一次2块,一日2次;小儿酌减。

25. 六神曲

【处方组成】辣蓼、青蒿、苍耳草、赤小豆、苦杏仁、麦麸、面粉

【功能主治】健脾和胃,消食调中。用于脾胃虚弱,饮食停滞,胸痞腹胀,呕吐泻痢,小儿食积。

【用法用量】水煎服。一次6~12g;或粉碎后入茶、丸、散等制剂用。

【使用注意】哺乳期妇女慎用。

26. 五味石榴丸

【处方组成】石榴子、桂皮、荜茇、豆蔻、干姜

【功能主治】温胃消食。用于胃寒腹胀,消化不良,手足发冷,肾腰疼痛。

【用法用量】口服。一次6~8丸,早晨空腹服。

27. 艽龙胶囊

【处方组成】龙胆总苷

【功能主治】清肝泄热。用于功能性消化不良属肝胃郁热证者,症见胃脘饱胀,脘部烧灼,口干口苦。

【用法用量】口服。一次2粒,一日3次。4周为一疗程。

【使用注意】脾胃虚寒者禁用。

28. 烂积丸

【处方组成】三棱(麸炒)、醋莪术、炒山楂、醋青皮、陈皮、枳实、槟榔、炒牵牛子、大黄

【功能主治】消积,化滞,驱虫。用于脾胃不和引起的食

滞积聚，胸满，痞闷，腹胀坚硬，嘈杂吐酸，虫积腹痛，大便秘结。

【用法用量】口服。一次 6g，一日 2 次；小儿酌减。

【使用注意】孕妇禁用。

附：用于消化不良和食欲不振的其他中药

1. 复方五指柑片（胶囊）

见第一章“1. 感冒”。

2. 丁蔻理中丸

见本章“36. 肠易激综合征”。

3. 建曲

【功能主治】解表和中。用于寒热头痛，食滞阻中，呕吐胀满。

4. 开胃丸

【功能主治】健脾和胃，理气除胀。用于消化不良，脘腹胀满，不思饮食。

5. 人参健脾丸

见本章“43. 腹泻”。

6. 胃乐新颗粒（胶囊）

见本章“31. 胃炎”。

7. 胃逆康胶囊

【功能主治】疏肝泄热，和胃降逆，制酸止痛。用于肝胃不和郁热证引起的胸脘胁痛，嗳气呃逆，吐酸嘈杂，脘胀纳呆，口干口苦；功能性消化不良见上述证候者。

8. 胃炎宁颗粒

见本章“31. 胃炎”。

9. 胃复宁胶囊

见本章“31. 胃炎”。

10. 神曲胃痛胶囊（片）

【功能主治】止痛生肌，理气，健脾消食。用于胃酸过多，胃痛，食欲不振，消化不良。

11. 活胃胶囊（散）

【功能主治】理气和胃，降逆止呕。用于肝郁气逆、脾胃不和引起的胸肋胀满，胃脘疼痛，气逆嘈杂，呕吐吞酸，消化不良。

12. 猕猴桃颗粒

【功能主治】调中理气，增进食欲，促进消化。用于消化不良，食欲不振，改善儿童营养不良的辅助治疗。

13. 消积洁白丸

【功能主治】温中散寒，消积止痛。用于中焦虚寒，食积内停，痞满胀痛，消化不良。

14. 洁白丸（胶囊）

见本章“43. 腹泻”。

15. 芪枣健胃茶

【功能主治】健脾和胃，消食止泻。用于脾胃虚弱所致的消化不良，食滞伤中，胃痛，泄泻的辅助治疗。

16. 沙棘干乳剂

【功能主治】消食化滞，活血散瘀，理气止痛。用于功能性消化不良、小儿厌食所致的胃腹胀痛，食欲不振，纳差食少，恶心呕吐等症的辅助治疗。

17. 沙棘片（丸、分散片、糖浆、颗粒）

见第一章“3. 咳嗽”。

18. 沙棘籽油软胶囊（口服液）

见本章“32. 胃、十二指肠溃疡”。

19. 胃痛定胶囊

见本章“31. 胃炎”。

20. 八味安宁散

【功能主治】消食，止血行瘀。用于经血过多，崩漏，消化不良，胃胀满，腰肾疼痛。

21. 降浊健美颗粒

见第七章“88. 肥胖症”。

22. 仲景胃灵丸（片、胶囊）

见本章“31. 胃炎”。

23. 健脾增力丸

【功能主治】健脾消食。用于脾胃不健，腹胀久泻，面黄肌瘦，消化不良，食欲不振。

24. 帕朱丸（胶囊）

见本章“32. 胃、十二指肠溃疡”。

25. 橘半枳术丸

【功能主治】健胃消食，利湿化痰。用于脾虚食滞，不思饮食，消化不良，呕吐痰饮。

26. 曲麦枳术丸

【功能主治】健脾消食。用于脾虚停滞，脘腹痞满，倒饱嘈杂，不思饮食。

27. 脾舒宁颗粒

【功能主治】健脾消食，宁心安神。用于脾虚湿滞，食欲不振，心烦失眠。

28. 脾胃舒丸

见本章“31. 胃炎”。

29. 平纳糖膏

【功能主治】熟化和清除寒性体液，养胃镇咳。用于胃寒呕恶，胃腹胀满，消化不良，咳喘。

30. 脾胃健口服液

【功能主治】健脾益气，开胃消食。用于脾胃气虚所致的厌食，偏食，胸腹胀满，大便溏薄，神疲懒言等症。

31. 罗浮山凉茶颗粒

【功能主治】清热解暑，生津止渴，消食化滞，利尿除湿。用于感冒中暑，烦热口渴，小便短赤，消化不良。

32. 健脾八珍糕

【功能主治】健脾益胃。用于老年、小儿及病后脾胃虚弱，消化不良，面色萎黄，腹胀便溏。

33. 开郁顺气丸

见第九章“113. 肋间神经痛”。

34. 麦芽片

【功能主治】助消化药。用于缺乏淀粉酶所引起的消化不良。

35. 焦楂化滞丸

【功能主治】消食宽中，理气消胀。用于饮食停滞，肠胃不和，气滞不舒，膨闷胀饱。

36. 复方莪术油软胶囊

【功能主治】行气破瘀，消积止痛。用于气滞血瘀，饮食积滞所致之胃脘疼痛，食欲不振，嘈杂饱胀。

37. 健脾安神合剂

见第九章“114. 神经衰弱”。

38. 开胃山楂丸

【功能主治】行气健脾，消食导滞。用于饮食积滞所致的脘腹胀满、食后疼痛；消化不良见上述证候者。

39. 糊药

见本章“43. 腹泻”。

40. 参苓白术散（片、丸、胶囊、颗粒、口服液）

见本章“35. 肠炎”。

41. 健胃十味丸（浩道敦-10）

【功能主治】暖胃助消。用于寒热积聚，消化不良，胃胀不适，呕吐泄泻。

42. 理中丸（片）

见本章“46. 呕吐”。

43. 健脾资生丸

见本章“43. 腹泻”。

44. 宽胸舒气化滞丸

【功能主治】疏气宽中，消积化滞。用于肝胃不和，气郁结滞引起的两胁胀满，呃逆积滞，胃脘刺痛，积聚痞块，大便秘结。

45. 双香顺气胶囊

【功能主治】舒肝和胃，理气化滞。用于肝郁气滞、胃失和降所致的胁肋或脘腹胀满疼痛，不思饮食，嗳腐吞酸，甚则恶心呕吐，大便不爽及胃肠功能紊乱，消化不良症见上述症状者。

46. 六味能消丸（片、胶囊）

见本章“48. 便秘”。

47. 六和茶

见第一章“1. 感冒”。

48. 苓麦消食颗粒

【功能主治】健脾开胃，消食导滞。用于改善胃脘胀满，食少纳呆等消化不良症状。

49. 参术健中口服液

【功能主治】益气健脾，和中安神。适用于饮食停滞，胃脘胀闷，纳呆食少，失眠多梦，头晕心悸，神倦乏力。

50. 参术胶囊

【功能主治】健脾和胃，消食化滞，理气止痛。用于脾胃气滞所引起的脘腹胀痛，少气懒言，食少便溏。

51. 食消饮

【功能主治】消食导滞，除积消胀，调理肠胃。用于脘腹胀满，积食不化，嗳腐纳差。

52. 石榴健胃散（片、丸、胶囊）

见本章“43. 腹泻”。

53. 楂麦健脾颗粒

【功能主治】消食导滞，开胃健脾。用于饮食积滞引起的食欲不振、脘腹饱胀的辅助治疗。

54. 肚痛健胃整肠丸

见本章“43. 腹泻”。

55. 四味脾胃舒颗粒（片）

见本章“43. 腹泻”。

56. 锁阳三味片

见本章“31. 胃炎”。

57. 藿香清胃片（胶囊、颗粒）

【功能主治】清热化湿，醒脾消滞。用于脾胃伏火引起的消化不良，脘腹胀满，不思饮食、口苦口臭等症。

58. 香砂平胃颗粒（丸）

见本章“31. 胃炎”。

59. 舒胃药酒

【功能主治】温中散寒，理气止痛。用于寒凝气滞所致的胃脘痛，消化不良。

60. 益气健脾口服液

【功能主治】健脾益气，和胃化食。用于脾胃虚弱证的辅助治疗，症见不思饮食，食后腹胀，神倦乏力，面色不华，大便不调；儿童症见自汗，盗汗，消化不良，伤食，脾虚疳积。

61. 五味清浊丸（散）

见本章“43. 腹泻”。

62. 泉州茶饼

【功能主治】散寒理气，健脾开胃，利湿消积。用于伤风感冒，脾胃失调，食积腹痛。

63. 消食颗粒

【功能主治】健胃消食。用于脾胃气滞，食积内停所致的脘腹胀满，腹泻便溏。

64. 消食养胃片

【功能主治】和胃止呕，舒气宽胸。用于胃脾虚弱，消化不良引起的两肋胀满，胃脘作疼，饱胀嘈杂，呕吐酸水，面色萎黄，四肢倦怠。

65. 枳陈消食口服液

【功能主治】健脾和胃，理气化滞。适用于脾虚所致的不思饮食，面黄肌瘦，神疲易倦，胃脘胀满的辅助治疗。

66. 食积口服液（颗粒）

【功能主治】消积化食。用于食积停滞所致的偏食、厌食。

67. 人丹

见本章“46. 呕吐”。

68. 能安均宁胶囊

【功能主治】温运脾胃,除痰化湿。用于脾胃不和所致的消化不良,胃痛腹胀。

69. 能安均宁散

【功能主治】湿运脾胃,除痰化湿。用于“培根”的合并症和混合症,消化不良,胃痛腹胀等。

70. 养脾散

见本章“43. 腹泻”。

71. 隔山消积颗粒

见本章“44. 腹痛”。

72. 腹可安片(分散片)

见本章“35. 肠炎”。

73. 越鞠二陈丸

【功能主治】理气解郁,化痰和中,用于胸腹闷胀,嗳气不断,吞酸呕吐,消化不良,咳嗽痰多。

74. 越鞠丸(片、胶囊)

见第九章“113. 肋间神经痛”。

75. 阿那日五味散

【功能主治】温胃,消食。用于胃脘寒痛,消化不良,肾寒腰痛。

76. 参苓健体粉

见本章“43. 腹泻”。

77. 阿那日十四味散

【功能主治】健脾消积,温中散寒。用于脾胃寒湿,胸胁胀满,恶呃痞满,消化不良。

78. 参苓健脾丸

见本章“43. 腹泻”。

79. 加味香砂枳术丸

【功能主治】健胃,理气,消食。用于饮食不节所致的胸膈胀满,痞闷疼痛,不思饮食。

80. 健脾化滞锭

【功能主治】健胃补脾,消滞化食。用于脾胃不和所致的消化不良,身体衰弱,面色萎黄,腹胀便溏。

81. 七珠健胃茶

【功能主治】行气健脾,消积导滞,清热利湿。用于脾虚食滞所引起的消化不良,精神疲倦。

82. 紫蔻丸

【功能主治】温中行气,健胃消食。用于寒郁气滞或饮食所至的消化不良,恶心呕吐,嗳气吞酸,胀满,胃脘疼痛。

83. 养胃片

见本章“43. 腹泻”。

84. 采云曲

【功能主治】祛风散寒,健胃消食。用于感受风寒,饮食停滞,胸闷腹胀,呕吐嗳酸,消化不良。

85. 山楂茯苓颗粒

【功能主治】健脾,祛湿,开胃。用于湿阻脾胃所致的身重,纳呆,便溏。

86. 资生丸

见本章“43. 腹泻”。

87. 制金柑丸

【功能主治】疏肝理气,和胃止痛。用于肝胃气痛,胸胁胀满,不思饮食。

88. 四磨汤口服液

见本章“36. 肠易激综合征”。

89. 四味光明盐汤散

【功能主治】温胃散寒,消食化滞。用于脾胃虚寒,食滞不消所致的消化不良,胃脘胀痛。

90. 益脾壮身散

【功能主治】健脾消食,滋补强身。用于消化不良,小儿厌食,老年脾胃虚弱。

91. 复方草豆蔻酊

【功能主治】驱风健胃。芳香矫味药。

92. 草豆蔻酊

见本章“46. 呕吐”。

93. 散寒药茶

【功能主治】调解寒性气质,养胃,助食,爽神。用于湿寒所致的消化不良,关节骨痛,腰腿痛,头痛神疲。

94. 保济丸(口服液)

见第一章“1. 感冒”。

95. 参术健脾丸

【功能主治】健脾消食。用于脾胃虚弱,食少便溏,消化不良,脘腹胀满。

96. 白蔻调中丸

【功能主治】调理脾胃,促进消化。用于脾胃不和,气郁不舒,胸胃胀满,呕逆嘈杂。

97. 复方龙胆酊

【功能主治】苦味健胃药。

98. 沉香舒郁片(丸)

见第十章“118. 抑郁症与双相情感障碍”。

99. 甘露茶

见第一章“1. 感冒”。

100. 四方胃片(胶囊)

见本章“31. 胃炎”。

101. 陈夏六君子丸

【功能主治】补脾健胃,理气化痰。用于脾胃虚弱,食少不化,腹胀胸闷,气虚痰多。

102. 香砂枳术丸

【功能主治】健脾开胃,行气消痞。用于脾虚气滞,脘腹痞闷,食欲不振,大便溏软。

103. 调胃消滞丸

见第一章“1. 感冒”。

104. 丁沉透膈丸

【功能主治】健脾和胃,行气消胀。用于胃脘疼痛,气郁结滞,胸膈痞闷,嗳气吐酸,消化不良。

105. 沉香理气丸

【功能主治】化滞利气。用于脾胃失和,气郁不舒,食滞腹胀,嗳气吞酸。

106. 沉香利气丸

【功能主治】行气舒郁,健胃导滞。用于气郁不舒、消化不良引起的胸胁痞满,嗳气吞酸,胃脘胀痛,大便秘结。

107. 调气丸

【功能主治】调气止痛,健胃消食。用于胃脘胀闷,胃口疼痛,呃逆,嗳腐吞酸,腹满带下,便泻痢疾。

108. 复方鸡内金片

【功能主治】健脾开胃,消食化积。用于脾胃不和引起的食积胀满,饮食停滞,呕吐泄泻。

109. 八宝瑞生丸

【功能主治】散寒化湿,理气消食。用于脾胃寒湿,脘腹胀满,食积气滞,寒疝腹痛等。

110. 大温中丸

【功能主治】健脾祛湿,理气消胀。用于脾虚湿阻,气滞腹胀。

111. 补脾消食片

【功能主治】补脾健胃,消食化滞。用于脾胃虚弱,消化不良,腹胀腹泻,食欲不振。

112. 加味白药丸

【功能主治】健胃消食。用于消化不良,胃腹胀痛,肠鸣,食欲不振。

113. 加味四消丸

【功能主治】消导食、水、气、积。用于气郁积滞、停食停水引起的胸膈满闷,腹胀积聚,胃脘作痛,二便不利。

114. 山楂调中丸

【功能主治】消食健脾,和胃。用于内积食滞,不思饮食,伤食作泄。

115. 石榴日轮丸

【功能主治】温补胃肾。用于消化不良,腰腿冷痛,小便频数,脚背浮肿。

116. 霞天曲

见本章“46. 呕吐”。

117. 无极丸

见本章“46. 呕吐”。

118. 胃病丸

见本章“31. 胃炎”。

119. 胃立康片

见本章“31. 胃炎”。

120. 消食健脾丸

见本章“43. 腹泻”。

121. 消食健胃片

【功能主治】开胃消食,消积。用于食欲不振,消化不良,脘腹胀满。

122. 消食顺气片

见本章“44. 腹痛”。

123. 四君子丸(颗粒、合剂、袋泡剂)

【功能主治】益气健脾。用于脾胃气虚,胃纳不佳,食少便溏。

124. 舒肝丸(片)

见本章“46. 呕吐”。

125. 消积顺气丸

【功能主治】开胸顺气,消积导滞。用于饮食不节,积滞内停,气郁不舒所致的胸腹痞满胀痛,胃脘疼痛,呕吐恶心,以及赤白痢疾。

126. 消积丸

【功能主治】消积行滞。用于食积,肉积,水积,气积。

127. 砂仁驱风油

见第九章“111. 神经痛与三叉神经痛”。

128. 顺气消食化痰丸

【功能主治】顺气,消食,化痰。用于积食不化,胸膈胀闷,气逆不顺,咳嗽痰多,酒食生痰。

129. 香砂和胃丸

【功能主治】健脾开胃,行气化滞。用于脾胃虚弱、消化不良引起的食欲不振,脘腹胀痛,吞酸嘈杂,大便不调。

130. 万应茶

见第一章“1. 感冒”。

131. 五芝地仙金髓膏

【功能主治】健脾开胃,滋肾清肝,益气生津,清利头目。用于胁胀脘痞,消化不良,耳鸣目眩,记忆衰退,口干津少,四肢无力等。

132. 舒泰丸

【功能主治】疏肝理气。用于膨闷胀饱,食滞不消,呕逆吞酸。

133. 八味肉桂胶囊

【功能主治】温中散寒,行气止痛。用于脾胃虚寒所致的胃脘冷痛,食欲不振,消化不良。

134. 升阳十一味丸

见本章“43. 腹泻”。

135. 山楂麦曲颗粒

【功能主治】开胃消食。用于食欲不振,消化不良,脘腹胀满。

136. 山楂内消丸

见本章“44. 腹痛”。

137. 达立通颗粒

【功能主治】清热解郁,和胃降逆,通利消滞。用于肝胃郁热所致痞满证,症见胃脘胀满,嗳气,纳差,胃中灼热,嘈杂泛酸,脘腹疼痛,口干口苦;运动障碍型功能性消化不良见上述证候者。

138. 十一味草果丸

见本章“44. 腹痛”。

139. 化积颗粒

【功能主治】消积治疳。用于小儿疳气型疳积，腹胀腹痛，面黄肌瘦，消化不良。

140. 枳术宽中胶囊

【功能主治】健脾和胃，理气消痞。用于胃痞（脾虚气滞），症见呕吐，反胃，纳呆、泛酸等，以及功能性消化不良见以上症状者。

141. 复方乌梹颗粒

【功能主治】理气消胀，和胃清热。用于功能性消化不良之脾胃气滞兼热证，症见胃脘饱胀或胀满，胃脘胀痛，吐酸嘈杂，大便不畅或便结等，属治疗辅助用药。

142. 菖蒲四味胶囊（丸）（述达格-4）

【功能主治】镇"巴达干赫依"，消喘止痛。用于膈肌痉挛，胸闷气短，胸肋刺痛，消化不良。

143. 寒水石小灰散

【功能主治】消食导滞，散结消痞。用于食积内停，脘腹痞满，不思饮食。

144. 朴实颗粒

【功能主治】行气消胀，导滞通腑。用于非胃肠手术（胆囊、阑尾、盆腔及腹膜后肾及输尿管手术）后，能促进胃肠道蠕动及改善腹胀。

145. 十五味黑药丸（胶囊）

见本章"31. 胃炎"。

146. 健脾丸（颗粒、糖浆）

【功能主治】健脾开胃。用于脾胃虚弱，脘腹胀满，食少便溏。

147. 薏芽健脾凝胶

【功能主治】健脾益胃，化湿消滞。用于小儿厌食症所见面色萎黄，消瘦神疲，纳差腹胀，腹泻便溏。

48. 便秘

〔基本概述〕

便秘是指排便次数减少，一般每周小于3次，排便困难及粪便干结等症状。便秘多是功能性的，少数是器质性疾病所继发的。

便秘是一种临床常见的症状，多数人都得过便秘，而老年人、妇女及儿童则最为多见。有些正常人数天才排便一次，但无不适感，这种情况不属便秘。

便秘在程度上有轻有重，在时间上可以是暂时的，也可以是长久的。便秘多见于老年人，一般分为急性与慢性两大类。

引起便秘的原因很多，有肠道病变、全身性病变和神经系统病变，其中肠激综合征是很常见的便秘原因。经常服用某些药物也易引起便秘，如止痛剂、肌肉松弛剂，以及某些含铁、铝、钙制剂等也可引起便秘。急性便秘常由肠梗阻、肠麻痹、急性腹膜炎、脑血管意外等急性疾病引起；慢性便秘病因较复杂，任何肠蠕动功能失调、直肠神经反射异常及精神因素等均可引起便秘。便秘也可由肛周疾病如痔、瘘、结肠癌、直疝等引起。此外，生活习惯不良、饮食过于精细少渣、缺乏食物纤维、液体量摄入不足等，也是引起便秘的原因。

中医认为，便秘主要由肠胃积热、气机郁滞、津液不足和脾肾虚寒等原因所引起，有热秘、气秘、虚秘、冷秘等类型。小儿便秘的常见原因是饮食因素，多因饮食不当，过食辛辣、香燥、炙煿之品，或食物过于精细，致燥热内结，肠腑传导失常引起便秘；亦有因先天不足，或后天失养，或他病影响，或用药不当，或汗出在过等因，致气血不足，肠腑失于濡养，传导无力而便秘。治疗便秘以润肠通便为基本原则。

〔治疗原则〕

便秘治疗的目的是改善症状，消除病因，恢复正常肠动力和排便的生理功能。服用药物和使用开塞露是治疗便秘的重要手段。治疗上首先要去除病因，选药方面要注意药效、安全性及药物的依赖作用。一般主张选用膨松药和渗透性通便药（如聚乙二醇4000、乳果糖），避免长期或滥用刺激性泻药。

1. 一般治疗

合理饮食，增加膳食纤维及饮水量，多吃蔬菜、水果、玉米、大豆等食物，养成定时排便习惯，避免用力排便，并增加运动，积极调整心态。

2. 积极治疗原发疾病，如肛周疾病等

对于器质性疾病继发的便秘，应重视器质性疾病的诊断及治疗，可同时对便秘症状给予相应处理。对于无报警症状（如消瘦、贫血、便血、腹痛、腹部包块等）及全身其他器质性疾病存在的证据或经过检查除外相关器质性疾病而诊断为功能性便秘者，治疗原则是首先对患者进行科学的生理管理，培养良好的精神、心理状态，合理的饮食结构和良好的排便习惯。除特殊情况，如冠心病不能用力排便者或有痔出血风险者，一般不首先使用泻药，更不能滥用泻药。对于以上科学的生理管理仍不能解除便秘的患者，可选择药物治疗。

3. 药物治疗

治疗便秘的药物包括容积性泻药、渗透性泻药、刺激性泻药、润滑性泻药（粪便软化剂）、肠道清洗剂及胃肠动力药。有的药物不只属于一种类型，而为混合型。关于药物的选择需要强调个体化，可单一用药，也可联合用药。

治疗时宜交替使用各种泻药，并避免用强烈的泻药。酌情使用容积泻剂、润滑性泻剂（如甘油、石蜡油）、高渗性泻剂（乳果糖、山梨醇等）、刺激性泻剂（蓖麻油、蒽醌类药物）、促动力药（如多潘立酮、甲氧氯普胺）、通便药（如酚酞片、开塞露等）。

对于一般的慢性便秘患者，最好选容积性泻药或渗透性泻药，而不要长期应用刺激性泻药。因为刺激性泻药可造成泻剂性结肠，引起药物剂量增加而疗效降低，加重便秘。但可以偶尔或必要时使用。

对于有轻度排便不尽感的患者，可以短期应用刺激性泻药，但应警惕肠绞痛、直肠粪便嵌塞、大便失禁。

对于年老体弱多病的慢性便秘患者，需长期规律应用泻药，最好不要间断，以维持正常排便，预防粪便嵌塞。

对于妊娠期妇女，在调整饮食和生活习惯后仍不能解除便秘时，可以使用中等剂量吸收较少的泻药。推荐使用容积性泻药和渗透性泻药，如乳果糖。如有需要刺激肠道蠕动时，尚可使用刺激性泻药或胃肠动力药。

对于儿童，如果大便延迟3天以上可能造成排干便时疼痛，并导致肛裂、肛周痉挛，最终引起不敢排便的条件反射，因此应该在经验丰富的儿科专家指导下应用泻药，父母和看护人需要调整泻药的剂量，以建立规律的排便习惯，保持粪便成形，不干结，无排便不适感。发生粪便嵌塞的儿童，可以口服聚乙二醇制剂以软化、清除粪便。直肠给药可能有效，但常会增加儿童痛苦而拒绝。如果经聚乙二醇治疗嵌塞粪便仍未排出，可以在深度镇静的情况下进行灌肠。严重粪便嵌塞或者恐惧的儿童，比较适宜进行麻醉下手工排出嵌塞的粪便。

中医学在通便时，要注意避免一味苦寒泻下，针对病机，体质可选用清热通便，行气通便，润肠通便，补虚通便等不同的治疗方法。

〔用药精选〕

一、西药

1. 乳果糖 Lactulose

乳果糖在结肠中被消化道菌丛转化成低分子量有机酸，导致肠道内pH值下降，并通过渗透作用增加结肠内容量。上述作用刺激结肠蠕动，保持大便通畅，缓解便秘，同时恢复结肠的生理节律。

【适应证】①便秘：调节结肠的生理节律，用于治疗慢性功能性便秘。②肝性脑病(PSE)：用于治疗和预防肝昏迷或昏迷前状态。

【不良反应】治疗初始几天可能会有腹胀，通常继续治疗即可消失，当剂量高于推荐治疗剂量时，可能会出现腹痛和腹泻，此时应减少使用剂量。如果长期大剂量服用(通常仅见于PSE的治疗)，患者可能会因腹泻出现电解质紊乱。产妇吃后可能会以奶水方式传递给婴儿，造成婴儿腹泻。

【禁忌】对本品过敏、胃肠道梗阻、急腹症、对乳糖或半乳糖不耐受、乳酸血症、尿毒症、糖尿病酸中毒者禁用。

【孕妇及哺乳期妇女用药】推荐剂量的本品可用于妊娠期和哺乳期。妊娠期头三个月慎用。

【儿童用药】儿童用量请咨询医师或药师。

【老年用药】服药超过6个月的老年患者应及时测定血清蛋白。

【用法用量】口服。用于便秘：成人一次5～10g，一日1～2次；6～12岁儿童一次5g，1～5岁儿童一次3g，婴儿一次1.5g，均一日1～2次。

【制剂】乳果糖粉(口服溶液、溶液、浓溶液)

2. 聚乙二醇4000 Macrogol 4000

大分子聚乙二醇(4000)是线性长链聚合物，通过氢键固定水分子，使水分保留在结肠内，增加粪便含水量并软化粪便，恢复粪便体积和重量至正常，促进排便的最终完成，从而改善便秘症状。

【适应证】用于成人及8岁以上(包括8岁)儿童便秘的症状治疗。

【不良反应】因为在消化道内不被吸收或吸收量极少，潜在毒性极低。可能会导致腹泻，少数甚至腹胀、腹痛，恶心，停药后24～48小时将恢复正常，可减少剂量继续治疗。罕有过敏反应，如皮疹、荨麻疹和水肿。特例报道有过敏性休克。

【禁忌】对本品过敏、炎症性器质性肠病(溃疡性结肠炎、克罗恩病)、肠梗阻、肠穿孔、胃潴留、消化道出血、中毒性肠炎、中毒性巨结肠和肠扭转、未确诊的腹痛患者禁用。

【孕妇及哺乳期妇女用药】在妊娠期，需在医生指导下使用聚乙二醇4000。

【儿童用药】①儿童应为短期治疗，疗程最好不超过3个月，可配合其他通便措施。②因含有山梨糖醇，果糖不耐受(遗传性代谢病)患儿禁用该药。③对运动神经功能障碍的儿童，经鼻胃管给予大量聚乙二醇和电解质，有气管吸入的危险。

【用法用量】口服。成人和8岁以上儿童一次10g，一日1～2次，或一日20g，一次顿服，将每袋本品溶解在一杯水中服用。

【制剂】聚乙二醇4000散

3. 硫酸镁 Magnesium Sulfate

本品口服不易被肠道吸收，停留于肠腔内，使肠内容物的渗透压升高，使肠腔内保有大量水分，容积增大，刺激肠壁增加肠蠕动而致泻。为峻泻剂，主要用于清除肠道内毒物，亦用于某些驱肠虫药后的导泻，及治疗便秘。

【适应证】①用于便秘、肠内异常发酵，亦可与驱虫剂并用；与活性炭合用，可治疗食物或药物中毒。②用于阻塞性黄疸及慢性胆囊炎。③用于惊厥、子痫、尿毒症、破伤风、高血压脑病及急性肾性高血压危象等。④也用于发作频繁而其他治疗效果不好的心绞痛患者，对伴有高血压的患者效果较好。⑤外用热敷，消炎去肿。

【不良反应】①可引起嗳气、腹痛、食欲减退等。②连续服用硫酸镁可引起便秘，部分患者可出现麻痹性肠梗阻，停药后好转。③导泻时如浓度过高，可引起脱水；胃肠道有溃疡、破损之处，易造成镁离子大量的吸收而引起中毒。④静脉注射硫酸镁常引起潮红、出汗、口干等，快速静注时可引起恶心、呕吐、心慌、头晕，个别出现眼球震颤，减慢注射速度症状可消失。⑤极少数血钙降低,出现低钙血症。

【禁忌】对本品过敏、心脏传导阻滞、心肌损害、严重肾功能不全、急腹症、经期妇女、肠道失血患者禁用。

【孕妇及哺乳期妇女用药】镁离子可自由透过胎盘,造成新生儿高血镁症,孕妇禁用。

【儿童用药】慎用。

【老年用药】老年患者尤其年龄在60岁以上者慎用本品。

【用法用量】①口服。导泻:一次5~20g,一日一次,用水100~400ml溶解后顿服。利胆:服用33%的溶液剂,一次10ml,一日3次。

②肌内注射、静脉滴注、静脉注射:请遵医嘱。

【制剂】①硫酸镁口服溶液;②硫酸镁注射液

4. 酚酞 Phenolphthalein

本品主要作用于结肠平滑肌,使肠蠕动增加,同时又能抑制肠道内水分的吸收,使水和电解质在结肠蓄积,产生缓泻作用。其作用缓和,很少引起肠道痉挛。

【适应证】用于治疗习惯性顽固性便秘。也可在结肠镜检查或X线检查时用作肠道清洁剂。

【不良反应】偶能引起皮炎、药疹、瘙痒和灼痛等过敏反应,以及肠炎、出血倾向等。长期用药可使血糖升高,血钾降低,可产生对药物的依赖性。

【禁忌】对本品过敏、阑尾炎、肠梗阻、未明确诊断的直肠出血、充血性心力衰竭、高血压、粪块阻塞者禁用。

【孕妇及哺乳期妇女用药】孕妇慎用,哺乳期妇女禁用。

【儿童用药】幼儿慎用,婴儿禁用。

【用法用量】口服。成人一日50~200mg,根据患者情况而增减;2~5岁儿童一日15~20mg,6岁以上儿童一日25~50mg。一般应睡前顿服,服药后约8小时排便。

【制剂】①酚酞片;②酚酞含片

5. 甘油 Glycerol

本品能润滑并刺激肠壁,高浓度甘油水溶液为高渗溶液,促使直肠分泌水分,软化大便,并加强蠕动。

【适应证】栓剂用于便秘,或50%灌肠。10%~20%液涂擦用于皮肤皲裂、剥离等。本品也可用作溶媒、湿润剂和甜味剂等。

【不良反应】大量口服可引起头痛、恶心和高血糖等。

【禁忌】对本品过敏者禁用。

【用法用量】①直肠塞入:栓剂一次1粒塞入肛门(成人用3g,儿童用1.5g),对儿童及年老体弱者较为适宜。也可用本品50%溶液灌肠。②降眼压和降颅内压:口服50%甘油溶液(含0.9%氯化钠),一次200ml,一日一次,必要时一日2次,但要间隔6~8小时

【制剂】①甘油栓;②甘油灌肠剂;③开塞露(甘油)。

6. 开塞露 Glycerine Enema

开塞露是一种润滑剂,成分主要是甘油和其他辅助药物。

【适应证】用于小儿、老年体弱便秘者的治疗。临床上通常运用开塞露刺激肠壁引起排便反射来协助排便。

【不良反应】如经常使用,直肠被刺激次数多,它的敏感性就越差,一旦适应了该药物将不再有反应,特别是那些大便干结且量少的患者,长期依赖开塞露排便会更困难。开塞露造成肠壁干燥,经常使用会引起习惯性便秘,也会有依赖性。

【禁忌】对本品过敏者禁用。

【孕妇及哺乳期妇女用药】开塞露可能会引起局部组织的强烈收缩,造成孕妇短暂缺血,引发慢性炎症。孕妇不宜使用开塞露。

【儿童用药】由于儿童肠黏膜十分娇嫩,山梨醇的刺激会影响到他们的胃肠道功能。儿童尤其不宜使用开塞露。

【用法用量】患者取左侧卧位,将一次性导尿管插入肛门20~30mm,将开塞露在导尿管末端衔接注入开塞露40~60ml,拔出导尿管,左手用卫生纸按住肛门,右手按摩患者腹部下脘、梁门、章门、关元、天枢、气冲等穴,如不能循经取穴,可自升结肠、横结肠、降结肠按顺时针做环形按摩,力度适宜,直到患者有便意为止。

7. 液状石蜡 Liquid Paraffin

见本章“霍乱”。

8. 无水硫酸钠肠溶胶囊 Anhydrous Sodium Fulfate Eneric-coated Capsules

本品不易为肠道吸收,易溶于水,可在肠内形成高渗盐溶液,从而保持水分,扩张肠道,增强蠕动,且同时还具有化学刺激作用,但不损害肠黏膜。

【适用症】本品适用于由下列原因引起的单纯性、继发性急性便秘。①由于日常生活改变而继发的便秘。②饮食不当或饮食成分改变引起的便秘(如食物中缺少维生素)。③肛门疾患所致的继发性便秘(如痔、肛裂、肛瘘)。④强制性卧床所致的继发性便秘。⑤因服用某些药物所致的便秘。

【禁忌】对本品过敏、因严重器质性病变肠梗阻引起的近期排便困难者禁用。

【孕妇及哺乳期妇女用药】孕妇禁用。

【用法用量】口服。一次5粒,一日1~3次,第一次服药后在6~12小时内排除大便,不再用药,如果服药后第12小时未排除大便,追服一次5粒,追服后第6小时仍未排便,可再追服一次5粒。

附:用于便秘的其他西药

1. 欧车前亲水胶 Psyllium Hydrophilic Mucilloid

见本章“36. 肠易激综合征”。

2. 比沙可啶 Bisacodyl

【适应证】用于急、慢性便秘和习惯性便秘。也用于腹部X线检查或内镜检查前及手术前后清洁肠道。

3. 拉克替醇散 Lactitol Powder

【适应证】本品适用于肝性脑病和慢性便秘的治疗。

4. 聚卡波非钙片 Calcium Polycarbophil Tablets

见本章"36. 肠易激综合征"。

5. 双歧杆菌乳杆菌三联活菌片 Live Combined Bifidobacterium and Lactobacillus Tablets

【适应证】用于治疗肠道菌群失调引起的腹泻、慢性腹泻、抗生素治疗无效的腹泻及便秘。

6. 车前番泻颗粒 Plantain and Senna Granules

【适应证】用于急、慢性便秘。特别是调节长期卧床患者及产后患者的肠功能，同时可以减轻痔患者排便时的痛苦。

7. 羧甲纤维素钠颗粒 Carboxymethylcellulose Sodium Granules

【适应证】用于轻、中度便秘的治疗。

8. 枯草杆菌、肠球菌二联活菌多维颗粒 Live Combined B. Subtilis and E. Faecium Granuleswith Multivitamines

见本章"35. 肠炎"。

9. 富马酸亚铁多库酯钠胶囊 Ferrous Eumanate and Docusate Sodium Capsules

【适应证】用于各种原因引起的慢性失血、营养不良，妊娠、儿童发育期等引起的缺铁性贫血，尤适用于因服铁剂而产生便秘者。

10. 双歧杆菌活菌胶囊 Live Bifidobacterium Preparation, Oral

见本章"35. 肠炎"。

11. 凝结芽孢杆菌活菌片 Bacillus coagulans Tablets, Live

见本章"43. 腹泻"。

12. 双歧杆菌四联活菌片 Combined Bifidobacterium, Lactobacillus, Enterococcus and Bacilluscereus Tablets, Live

见本章"43. 腹泻"。

13. 小麦纤维素颗粒 Testa Triticum Tricum Purif

【适应证】用于便秘；作为肠激惹、憩室病、肛裂和痔疮等伴发的便秘的辅助治疗；也可用于手术后软化大便。

14. 多库酯钠片 Docusate Sodium Tablets

【适应证】本品可用于偶发性便秘。

15. 多库酯钠丹蒽醌胶囊 Docusate Sodium and Dantron Capsules

【适应证】适用于孕妇、痔疮、老弱、心血管病及肛门、妇产科等实施手术后患者出现的便秘。

二、中药

1. 麻仁润肠丸(软胶囊)

【处方组成】火麻仁、炒苦杏仁、大黄、木香、陈皮、白芍

【功能主治】润肠通便。用于肠胃积热，胸腹胀满，大便秘结。

【用法用量】口服。一次1~2丸，一日2次。

【使用注意】孕妇禁用。

2. 麻仁丸(胶囊、软胶囊、合剂)

见本章"40. 肠梗阻"。

3. 舒秘胶囊

【处方组成】芦荟

【功能主治】清热通便。用于功能性便秘属热秘者。

【用法用量】口服。一次2粒，一日一次，睡前服。

【使用注意】孕妇及虚性便秘者慎用。

4. 清宁丸

【处方组成】大黄、绿豆、车前草、炒白术、黑豆、半夏(制)、醋香附、桑叶、桃枝、牛乳、姜厚朴、麦芽、陈皮、侧柏叶

【功能主治】清热泻火，消肿通便。用于火毒内蕴所致的咽喉肿痛，口舌生疮，头晕耳鸣，目赤牙痛，腹中胀满、大便秘结。

【用法用量】口服。大蜜丸一次1丸；水蜜丸一次6g，一日1~2次。

【使用注意】孕妇禁用。

5. 木香槟榔丸

见本章"38. 痢疾"。

6. 便秘通

【处方组成】白术、肉苁蓉(淡)、枳壳

【功能主治】健脾益气，润肠通便。适用于虚性便秘，尤其是脾虚及脾肾两虚型便秘患者，症见大便秘结，面色无华，腹胀，神疲气短，头晕耳鸣，腰膝酸软。

【用法用量】口服。一次20ml，一日2次。

7. 麻仁滋脾丸

【处方组成】大黄(制)、火麻仁、当归、姜厚朴、炒苦杏仁、麸炒枳实、郁李仁、白芍

【功能主治】润肠通便，消食导滞。用于胃肠积热、肠燥津伤所致的大便秘结，胸腹胀满，饮食无味，烦躁不宁，舌红少津。

【用法用量】口服。一次1丸，一日2次。

【使用注意】孕妇慎用。

8. 润肠丸(胶囊、软胶囊)

【处方组成】桃仁、羌活、大黄、当归、火麻仁

【功能主治】润肠通便。用于实热便秘。

【用法用量】口服。一次6~9g，一日1~2次。宜空腹服。

【使用注意】孕妇、体弱及虚寒性便秘患者不宜服用。

9. 搜风顺气丸

【处方组成】酒大黄、山药、独活、火麻仁、车前子、菟丝子、槟榔、郁李仁、牛膝、防风、枳壳

【功能主治】搜风顺气，润肠通便。用于肠胃积热，胸膈痞闷，大便燥结。

【用法用量】口服。一次1丸，一日1~2次。

【使用注意】孕妇禁用。

10. 苁蓉通便口服液

【处方组成】肉苁蓉、何首乌、麸炒枳实

【功能主治】润肠通便。用于老年便秘，产后便秘。

【用法用量】口服。一次 10 ~ 20ml，一日一次，睡前或清晨服用。

【使用注意】孕妇慎用。

11. 九制大黄丸

【处方组成】大黄

【功能主治】通便润燥，消食化滞。用于胃肠积滞，湿热下痢，口渴不休，停食停水，胸热心烦，大便燥结，小便赤黄。

【用法用量】口服。一次 6g，一日一次。

【使用注意】孕妇禁用。久病、体弱者慎用。

12. 通便灵胶囊（茶）

见本章“40. 肠梗阻”。

13. 复方芦荟片（胶囊）

【处方组成】芦荟、青黛、朱砂、琥珀

【功能主治】调肝益肾，清热润肠，宁心安神。用于习惯性便秘，大便燥结或因大便数日不通引起的腹胀、腹痛等。

【用法用量】口服。一次 2 ~ 4 片，一日 1 ~ 2 次。

【使用注意】孕妇禁用；肝、肾功能不全者慎用。

14. 通幽润燥丸

【处方组成】麸炒枳壳、木香、姜厚朴、桃仁（去皮）、红花、当归、炒苦杏仁、火麻仁、郁李仁、熟地黄、地黄、黄芩、槟榔、熟大黄、大黄、甘草

【功能主治】清热导滞，润肠通便。用于胃肠积热所致的便秘，症见大便不通、脘腹胀满、口苦尿黄。

【用法用量】口服。一次 1 ~ 2 丸，一日 2 次。

【使用注意】孕妇禁用；年老体弱者慎用。

15. 通便宁片

【处方组成】番泻叶、干膏粉、牵牛子、白豆蔻、砂仁

【功能主治】宽中理气，泻下通便。用于肠胃实热积滞所致的便秘，症见大便秘结，腹痛拒按，腹胀纳呆，口干口苦，小便短赤，舌红苔黄，脉弦滑数。

【用法用量】口服。一次 4 片，一日一次。如服药 8 小时后不排便再服一次，或遵医嘱。

【使用注意】孕妇、完全肠梗阻患者禁用。

16. 当归龙荟丸

【处方组成】酒当归、龙胆（酒炙）、芦荟、青黛、栀子、酒黄连、酒黄芩、盐黄柏、酒大黄、木香、人工麝香

【功能主治】泻火通便。用于肝胆火旺，心烦不宁，头晕目眩，耳鸣耳聋，胁肋疼痛，脘腹胀痛，大便秘结。

【用法用量】口服。一次 6g，一日 2 次。

【使用注意】孕妇禁用。

17. 清泻丸

【处方组成】大黄、黄芩、枳实、甘草、朱砂粉

【功能主治】清热，通便，消滞。用于实热积滞所致的大便秘结。

【用法用量】口服。一次 5.4g。

【使用注意】孕妇禁用。

18. 增液口服液（颗粒）

【处方组成】玄参、山麦冬、生地黄

【功能主治】养阴生津，增液润燥。用于高热后，阴津亏损之便秘，兼见口渴咽干，口唇干燥，小便短赤，舌红少津等。

【用法用量】口服。一次 20ml，一日 3 次，或遵医嘱。

【使用注意】孕妇及脾虚便溏者慎用。

19. 新清宁片（胶囊）

见本章“38. 痢疾”。

20. 导便栓

【处方组成】猪胆膏、醋酸洗必泰。

【功能主治】润肠通便。用于肠燥便秘。

【用法用量】直肠给药，便秘时使用。一次 1 粒，或遵医嘱。塞入肛门内约 3cm 深处为宜。

21. 六味安消散（片、丸、胶囊）

见本章“47. 消化不良与食欲不振”。

22. 六味能消丸（片、胶囊）

【处方组成】藏木香、干姜、诃子、大黄、寒水石、碱花

【功能主治】助消化，消肿，理气和胃。用于积食不化，胃疼痛，胸腹肿胀，大便干燥。

【用法用量】口服。一次 2 ~ 2.5g，一日 2 次。

【使用注意】孕妇及哺乳期妇女禁用。

附：用于便秘的其他中药

1. 牛黄至宝丸

【功能主治】清热解毒，泻火通便。用于胃肠积热所致的头痛眩晕，目赤耳鸣，口燥咽干、大便燥结。

2. 大黄清胃丸

【功能主治】清热通便。用于胃火炽盛所致的口燥舌干，头痛目眩，大便燥结。

3. 胃力片（胶囊）

见本章“31. 胃炎”。

4. 宽胸舒气化滞丸

见本章“47. 消化不良与食欲不振”。

5. 胃肠复元膏

见本章“31. 胃炎”。

6. 地榆槐角丸

【功能主治】疏风凉血，泻热润燥。用于脏腑实热、大肠火盛所致的肠风便血，痔疮肛瘘、湿热便秘，肛门肿痛。

7. 清火片

【功能主治】清热泻火，通便。用于咽喉肿痛，牙痛，头目眩晕，口鼻生疮，风火目赤，大便不通。

8. 三黄片（胶囊）

见本章“38. 痢疾”。

9. 龙荟丸

【功能主治】泻火通便。用于肝胆火旺，大便秘结，小便赤涩。

10. 槐菊颗粒

【功能主治】滋养肝肾，平肝清热，润肠通便。对阴虚阳亢证所致的头晕目眩，面赤口干，烦躁易怒，大便干结等症有改善作用。

11. 泻热合剂

【功能主治】清热，解毒，通便。用于胸膈烦热，头昏目赤，口舌生疮，咽喉疼痛，小便赤黄，大便秘结。

12. 黄连上清丸（片、胶囊、颗粒）

【功能主治】散风清热，泻火止痛。用于风热上攻、肺胃热盛所致的头晕目眩，暴发火眼，牙痛，口舌生疮，咽喉肿痛，耳痛耳鸣，大便秘结，小便短赤。

13. 滋阴润肠口服液

【功能主治】养阴清热，润肠通便。用于阴虚内热所致的大便干结，排便不畅，口干咽燥的辅助治疗。

14. 消积通便胶囊

【功能主治】泻热通便。用于胃肠实热所致的便秘，脘腹胀痛，食欲不振。

15. 黄连双清丸

【功能主治】清热通便。用于头目眩晕，牙龈肿痛，口舌生疮，便秘尿赤。

16. 小儿秘通口服液

【功能主治】润肠通便，消食健胃。用于功能性便秘。

17. 防风通圣丸（颗粒）

见第一章“1. 感冒”。

18. 桑葚颗粒

【功能主治】滋阴益肾，补血润燥。用于阴亏血燥引起的腰膝酸软，眩晕失眠，目昏耳鸣，肠燥便秘，口干舌燥，须发早白。

19. 黄明胶

【功能主治】滋阴润燥，养血止血。用于体虚便秘，肾虚遗精，吐血、呕血，胎漏，崩漏。

20. 润通丸

【功能主治】润肠通便，和血疏风。用于津枯气滞证，症见大便秘结，小便短赤，或有身热，口干，腹胀或痛。

21. 润燥止痒胶囊

【功能主治】养血滋阴，祛风止痒，润肠通便。用于血虚风燥所致的皮肤瘙痒，痤疮，便秘。

22. 痔炎消颗粒（片、胶囊）

见本章“58. 痔疮”。

23. 清肠通便胶囊

【功能主治】清热通便，行气止痛。用于热结气滞所致的大便秘结。

24. 清火养元胶囊（片）

【功能主治】清热泻火，安神通便。用于热病所致的心烦，目赤肿痛，颜面痤疮，夜寐不宁，大便秘结。

25. 清润丸

【功能主治】清热，润肠，通便，导滞。用于积热便秘。

26. 复方锁阳口服液

【功能主治】补肝肾，益精血，强筋骨。用于腰膝痿软，肠燥便秘。

27. 轻舒颗粒

【功能主治】补肾益精，补益气血，润肠通便。用于肾虚精亏所致的便秘。

28. 益气润肠膏

【功能主治】润肠通便，健胃利气。用于大便秘结引起的腹胀，饮食乏味，口干舌燥等症，对于老年人便秘效果尤佳。

29. 通滞埃提勒菲力沙那片

【功能主治】开通阻滞，通便止痛。用于热性头痛、便秘、瘙痒及关节疼痛。

30. 通阻合牙日仙拜尔片

见第十二章“143. 闭经”。

31. 通便消痤胶囊（片）

【功能主治】益气活血，通便排毒。用于气虚血瘀，热毒内盛所致便秘、痤疮、颜面色斑。

32. 雪梨蜜膏

见第一章“3. 咳嗽”。

33. 一清颗粒（片、胶囊）

【功能主治】清热泻火解毒，化瘀凉血止血。用于火毒血热所致的身热烦躁，目赤口疮，咽喉牙龈肿痛，大便秘结，吐血，咯血，衄血，痔血；咽炎，扁桃体炎，牙龈炎见上述证候者。

34. 导赤丸

【功能主治】清热泻火，利尿通便。用于火热内盛所致的口舌生疮，咽喉疼痛，心胸烦热，小便短赤，大便秘结。

35. 上清丸（片）

【功能主治】清热散风，解毒，通便。用于头晕耳鸣，目赤，鼻窦炎，口舌生疮，牙龈肿痛，大便秘结。

36. 京制牛黄解毒片

【功能主治】清热解毒，散风止痛。用于肺胃蕴热引起的头目眩晕，口鼻生疮，风火牙痛，暴发火眼，咽喉疼痛，痄腮红肿，耳鸣肿痛，大便秘结，皮肤刺痒。

37. 牛黄解毒片（丸、胶囊、软胶囊）

【功能主治】清热解毒。用于火热内盛，咽喉肿痛，牙龈肿痛，口舌生疮，目赤肿痛。

38. 牛黄清胃丸

【功能主治】清胃泻火，润燥通便。用于心胃火盛，头晕目眩，口舌生疮，牙龈肿痛，乳蛾咽痛，便秘尿赤。

39. 通乐颗粒

【功能主治】滋阴补肾，润肠通便。用于阴虚便秘，症见大便秘结，口干，咽燥，烦热；习惯性、功能性便秘见于上述症状者。

40. 五仁润肠丸

【功能主治】润肠通便。用于老年体弱，津亏便秘，腹胀食少。

41. 麝香牛黄丸

【功能主治】清热解毒。用于热毒内盛所致的头晕目赤，咽干咳嗽，风火牙疼，大便秘结。

42. 大黄三味片

【功能主治】清热通便。用于热结便秘，胃胀胃痛，呕逆吞酸。

43. 双黄祛风丸

【功能主治】化痰祛风，泻火通便。用于身热面赤，腹胀厌食，大便干燥，惊悸不安。

44. 芪蓉润肠口服液

【功能主治】益气养阴，健脾滋肾，润肠通便。用于气阴两虚，脾肾不足，大肠失于濡润而致的虚证便秘。

45. 芦荟珍珠胶囊

【功能主治】清热导滞、行气通便。用于因气滞热盛所致的大便秘结，排便困难，脘腹胀满，口苦口干等；功能性便秘见上述证候者。

46. 润畅胶囊

【功能主治】滋阴润肠，导滞通便。用于阴津不足或兼有气滞的便秘患者。

47. 清便丸

【功能主治】清热利湿，通利二便。用于湿热蕴结，小便赤热，腑热便秘，目赤牙痛。

48. 降脂减肥片(胶囊)

见第二章“19. 高脂血症”。

49. 四味雪莲花颗粒

【功能主治】活血温经，化浊除脂。用于痰浊瘀阻所致高脂血症。

50. 清肝降压胶囊

见第九章“103. 头痛和偏头痛”。

51. 理气暖胃颗粒

【功能主治】用于由急、慢性胃炎，消化性溃疡等引起的胃脘胀痛或痛窜两胁，且喜温喜按，嗳气、食欲不振，泛酸、恶心呕吐，乏力，便秘或腹泻等症。

52. 十七味寒水石丸

见本章“32. 胃、十二指肠溃疡”。

53. 津力达口服液(颗粒)

见第七章“86. 糖尿病”。

54. 礞石滚痰丸(片)

见第十章“117. 精神分裂症”。

55. 排毒养颜片(胶囊)

【功能主治】益气活血，通便排毒。用于气虚血瘀，热毒内盛，便秘，痤疮，颜面色斑，高脂血症。

56. 益气通便颗粒

【功能主治】益气生津，通便润肠。

57. 便秘通软膏

【功能主治】通便消胀，顺气导滞。用于大便秘结，腹中胀痛，胸胁痞满，嗳气腹闷。

58. 便通胶囊(片)

【功能主治】健脾益肾，润肠通便。用于脾肾不足，肠腑气滞所致的便秘。症见大便秘结或排便乏力，神疲气短，头晕目眩，腰膝酸软等；原发性习惯性便秘、肛周疾患所引起的便秘见以上证候者。

59. 大黄通便胶囊(片、颗粒)

【功能主治】清热通便。用于实热食滞所致的便秘，食欲不振。

60. 地黄润通口服液

【功能主治】养血生津，润肠通便。用于血热阴虚所致肠燥便秘的辅助治疗。

61. 栀子金花丸

【功能主治】清热泻火，凉血解毒。用于肺胃热盛，口舌生疮，牙龈肿痛，目赤眩晕，咽喉肿痛，吐血衄血，大便秘结。

62. 清胃和中丸

见本章“46. 呕吐”。

63. 玫瑰花糖膏

【功能主治】舒心爽神，健胃止痛。用于肝郁津滞引起的胁闷腹胀，胃痛，心烦，健忘，便秘，食少。

64. 木香理气片

见本章“46. 呕吐”。

65. 琥珀利气丸

【功能主治】平肝，利气，消食，通便。用于停食，停水，脘腹胀闷作痛，吞酸嘈杂，大便燥结。

66. 凉膈丸

【功能主治】消炎解热，消火凉膈。用于上焦热盛，咽喉不利，牙疼痛，大便秘结，小便赤黄。

67. 秘治胶囊

【功能主治】清热导滞，缓泻通便。用于胃肠实热所致的大便干结，排便困难，甚则肛裂便血，口苦口干，小便短赤。

68. 便乃通茶

【功能主治】润燥通便。用于老年津亏肠燥所致的便秘。

69. 润肠通秘茶

【功能主治】益气养血，润肠通便。用于气血两虚型便秘患者的症状缓解。

70. 双仁润肠口服液

【功能主治】滋阴生津，润肠通便。适用于阴虚及妇女产后血虚等所致的虚性便秘。

71. 十五制清宁丸

【功能主治】清理胃肠，泻热通便。用于胃肠积热，饮食停滞，腹胁胀满，头晕口干，大便秘结。

72. 黄连解毒丸

【功能主治】泻火，解毒，通便。用于三焦积热所致的口舌生疮，目赤头痛，便秘溲赤，心胸烦热，咽痛，疮疖。

73. 通舒口爽胶囊

【功能主治】清热除湿，化浊通便。用于大肠湿热所致的便秘，口臭，牙龈肿痛。

74. 熊胆降热胶囊

【功能主治】清热解毒通便。用于外感热病所致发热烦躁，头痛目赤，牙龈肿痛，大便秘结。

75. 槟榔四消丸(片)

见本章“47. 消化不良与食欲不振”。

76. 复方牛黄清胃丸

【功能主治】清热泻火，解毒通便。用于胃肠实热所致的口舌生疮，牙龈肿痛，咽膈不利，大便秘结，小便短赤。

77. 莫家清宁丸

【功能主治】清理胃肠，泻热润便。用于饮食停滞，腹肋膨胀，头昏耳鸣，口燥舌干，咽喉不利，两目红赤，牙痛，大便秘结，小便赤黄。

78. 番泻叶颗粒

【功能主治】见第十章“128. 姜片虫病”。

79. 大黄泻火散

【功能主治】清热泻火。用于胸膈烦热，口渴便秘。

80. 常通舒颗粒

【功能主治】滋阴养血，润肠通便。用于习惯性便秘，老年性便秘及产后便秘。

81. 牛黄上清胶囊(软胶囊、丸、片)

【功能主治】清热泻火，散风止痛。用于热毒内盛、风火上攻所致的头痛眩晕、目赤耳鸣、咽喉肿痛、口舌生疮、牙龈肿痛、大便燥结。

82. 降脂通便胶囊

见第二章“19. 高脂血症”。

83. 生脉增液通胶囊

【功能主治】滋阴益气，润肠通便。用于气阴两虚、肠燥津枯之虚性便秘。

84. 枳实导滞丸

见本章“47. 消化不良与食欲不振”。

85. 芪黄通秘软胶囊

【功能主治】益气养血、润肠通便。用于功能性便秘。

86. 首荟通便胶囊

【功能主治】养阴益气，泻浊通便。用于功能性便秘，中医辨证属气阴两虚兼毒邪内蕴证者，症见便秘，腹胀，口燥咽干，神疲乏力，五心烦热，舌质红嫩或淡，舌苔白或白腻，脉沉细或滑数等症。

49. 肝炎

〔基本概述〕

肝炎是指肝的炎症，是一类严重危害人体健康的疾病。我们通常所说的肝炎，主要是指病毒性肝炎。因其致病病原体的不同而有甲型肝炎、乙型肝炎、丙型肝炎、丁型肝炎、戊型肝炎和庚型肝炎等六种类型。另外，因大量、长期饮酒引起的肝炎，叫做酒精性肝炎；对肝有损害的药物引起的肝炎，叫做药物性肝炎；还有由于机体免疫功能紊乱引起的肝炎，叫做自身免疫反应性肝炎。

肝炎根据病情缓急程度分为急性肝炎和慢性肝炎两大类。

(一)急性肝炎

急性肝炎多急性起病，常有发热、恶心、厌油、纳差、腹胀、便清、明显乏力等，大多有轻、中度肝大，质地软，常有触痛或叩击痛，脾可轻度大，部分有黄疸。

急性肝炎(如乙型或丙型肝炎)迁延不愈，病程超过半年者，称为慢性肝炎。有的乙型肝炎起病隐匿，待临床发现疾病时已成慢性。

(二)慢性肝炎

慢性肝炎又分为慢性迁延性和慢性活动性肝炎两种。慢性迁延性肝炎常见症状为乏力，食欲不振，肝区轻微疼痛，偶尔出现黄疸，肝轻度大，质地可中等硬，轻微压痛；少数患者可有脾肿大；一般不发展成肝硬变，预后良好。慢性活动性肝炎临床症状较重，病程经过以病情反复加剧为其特征；乏力、厌食、腹胀、肝区痛等症状明显，中等度黄疸，肝大，脾常可触及，肝病面容，有蜘蛛痣及肝掌；一般认为慢性活动性肝炎容易导致肝硬变。

引起肝炎的原因有多种，最常见的是病毒造成的，此外还有自身免疫功能紊乱、药物损害等原因造成的。酗酒也可以导致肝炎。肝炎根据发病的原因不同，又可分为病毒性肝炎、酒精性肝炎、自身免疫性肝炎、中毒性肝炎、药物性肝炎等多种类型。

(一)病毒性肝炎

病毒性肝炎是由一组嗜肝病毒引起，以肝损害为主的传染病，属于我国乙类传染病。迄今为止，确定的肝炎病毒包括甲型、乙型、丙型、丁型、戊型和庚型六种．其中甲型、戊型肝炎为消化道传染．多表现为急性过程，一般不慢性化；乙型、丙型、丁型和庚型多为体液传染(血液、注射等途径)，具有慢性化趋势。我国乙型肝炎感染人数多，是我国肝硬化、肝癌的主要原因。

病毒性肝炎临床表现差别较大，一般分为急性肝炎、慢性肝炎、重症肝炎。慢性肝炎根据病情轻重可分为慢性迁延型与慢性活动型两种。

急性黄疸型肝炎为病毒性肝炎的典型表现，分为黄疸前期、黄疸期和恢复期；黄疸前期患者多有低热、乏力、食欲减退、恶心呕吐、肝区不适或胀痛、腹胀、便秘或腹泻等，体征可不明显；黄疸期患者出现皮肤巩膜黄染、肝脏肿大、肝压痛或叩击痛等；恢复期患者精神食欲逐渐好转、黄疸消退、肝回缩；病程2~3个月。急性无黄疸型肝炎症状较黄疸型轻，一般需要通过肝功能检查才能诊断；重症肝炎起病可急性，也可缓慢，可表现为暴发性肝衰竭、慢性肝衰竭等多种形式。

病毒性肝炎属于我国乙类传染病。我国已经实施甲型、乙型肝炎计划免疫,新生儿、儿童都需要进行疫苗接种预防感染。消化道传染的甲型、戊型肝炎需要采取适当隔离措施;体液传播的病毒性肝炎,病毒阳性时可采取生活隔离,无须单独饮食,也不是从事饮食行业的禁忌。

1. 甲型肝炎

甲型肝炎是甲型病毒性肝炎的简称,是由甲型肝炎病毒(HAV)引起的一种急性传染病。主要是经粪-口消化道传播途径感染,即由患者粪便中的甲肝病毒污染水源、食物、用具及生活密切接触经口进入胃肠道而传播。

甲肝病毒随患者粪便排出体外,通过污染水源、食物、海产品(如毛蚶等)、食具等的传播可造成散发性流行或大流行。血液中的 HAV 也可通过输血或注射方式传播,但由于 HAV 在患者血液中持续时间远较乙型肝炎病毒为短,故此种传播方式较为少见。

甲肝病毒对各种外界因素有较强的抵抗力而能长期在外界环境中存活,能通过各种污染物品(手、日常用品、衣物、被单等)以及水和食物传播,也可经苍蝇携带而传播。人类感染 HAV 后,大多表现为亚临床或隐性感染,仅少数人表现为急性甲型肝炎。一般可完全恢复,不转为慢性肝炎,亦无慢性携带者。

甲型肝炎的潜伏期为 15 ~45 天,病毒常在患者转氨酸升高前的 5 ~6 天就存在于患者的血液和粪便中。发病 2 ~3 周后,随着血清中特异性抗体的产生,血液和粪便的传染性也逐渐消失。

甲型肝炎临床上表现为急性起病,有畏寒、发热、食欲减退、恶心、疲乏、肝大及肝功能异常。部分病例出现黄疸,无症状感染病例较常见,一般不转为慢性和病原携带状态。

本病在临床上分为急性黄疸型、急性无黄疸型、淤胆型与重症型四个类型,整个病程 2 ~4 个月。

2. 乙型肝炎

乙型肝炎是乙型病毒性肝炎的简称,是由乙型肝炎病毒(HBV)引起的肝炎性疾病。本病遍及全球,临床表现为乏力、食欲减退、恶心、呕吐、厌油、腹泻及腹胀,部分病例有发热、黄疸,约有半数患者起病隐匿,在检查中发现。

乙型肝炎是一种世界性疾病,发展中国家发病率高。据统计,全世界乙肝病毒携带者超过 2.8 亿,我国约占 9300 万。多数无症状,其中 1/3 出现肝损害的临床表现。目前我国大约有乙肝患者 3000 万。

乙型肝炎病毒(HBV)广泛存在于乙肝患者的血液、汗液、唾液、月经、乳汁及泪液等分泌物中,主要通过血液、性接触、密切接触等进行传播,所以乙肝发病具有家族性。与乙肝急性期和慢性肝炎急性发作期时患者的上述体液及分泌物接触后,HBV 进入血液中即可传染上乙型肝炎。此外,公共场所、理发店、美容院等容易被 HBV 污染,如浴池、剃刀等均可传染 HBV。

乙型肝炎病毒的抵抗力较强,但 65℃10 小时、煮沸 10 分钟或高压蒸气均可灭活 HBV。含氯制剂、环氧乙烷、戊二醛、过氧乙酸和碘化剂等也有较好的灭活效果。

乙型肝炎根据其临床表现可分为急性乙型肝炎(包括黄疸型和无黄疸型)、淤胆型、慢性乙型肝炎(包括慢性迁延性肝炎和慢性活动性肝炎)和重型乙型肝炎等类型。

乙型肝炎的并发症主要有肝源性糖尿病、脂肪肝、肝硬化、肝癌和肝性脑病等。

3. 丙型肝炎、丁型肝炎、戊型肝炎和庚型肝炎

分别由丙型肝炎病毒、丁型肝炎病毒、戊型肝炎病毒和庚型肝炎病毒导致而成,因发病率较少,不做详细阐述。

(二)酒精性肝炎

酒精性肝炎早期可无明显症状,但肝已有病理改变,发病前往往有短期内大量饮酒史,有明显体重减轻,食欲不振,恶心,呕吐,全身倦怠乏力,发热,腹痛及腹泻,上消化道出血及精神症状。体征有黄疸,肝大和压痛,同时有脾大,面色发灰,腹水,浮肿及蜘蛛痣,食管静脉曲张。从实验室检查看,有贫血和中性白细胞增多,血清胆红素增高,转氨酶中度升高,谷氨酸脱氢酶和碱性磷酸酶活力增高,凝血酶原时间延长等。

(三)自身免疫性肝炎

自身免疫性肝炎比较少见,多与其他自身免疫性疾病相伴,是近年来新确定的疾病之一。该病在欧美国家有较高的发病率,如美国该病占慢性肝病的 10% ~15%,我国目前对于该病的报道也日渐增多,有必要提高对本病的认识。自身免疫性肝炎是由于自身免疫所引起的一组慢性肝炎综合征,由于其表现与病毒性肝炎极为相似,常与病毒性肝炎混淆,但两者的治疗迥然不同。

自身免疫性肝炎多呈缓慢发病,少数可呈急性发病。患者常表现为乏力、黄疸、肝脾大、皮肤瘙痒和体重下降不明显等症状。病情发展至肝硬化后,可出现腹水、肝性脑病、食管静脉曲张出血。自身免疫性肝炎患者还常伴有肝外系统免疫性疾病,最常见为甲状腺炎、溃疡性结肠炎等。实验室检查以 γ 球蛋白升高最为显著,以 IgG 为主,一般为正常值的 2 倍以上。肝功能检测血清胆红素、谷草转氨酶、谷丙转氨酶、碱性磷酸酶均可升高,血清白蛋白、胆固醇酯降低,反映了自身免疫性肝炎以肝细胞损害为主的特征。

(四)中毒性肝炎

中毒性肝炎是由自然环境中物理、化学、生物等亲肝毒物(如磷、砷、四氯化碳等)所致的肝病变。主要是细胞毒作用的结果。诊断主要靠临床表现如黄疸、肝大、压痛及胃肠道症状等,同时结合个人所接触的自然环境。尽早避免所接触的毒物并予以对症处理,预后良好,仅少数导致慢性肝病,死亡率很低。有的短期内死于肝衰竭。

(五)药物性肝炎

由药物引起肝组织损害而发生的肝炎叫做药物性肝炎。据研究,药物的代谢大部分是由肝细胞中的内质网完成的。肝既是药物代谢的主要场所,同时也成了药物毒性反应的主要靶器官。如果某类药使用时间过长、剂量过大,或属于特异体质的患者,都有导致肝损害的可能;尤其是肝功能不全的患者其受损害的可能性则更大些,产生的危害性也相对更大些。

有关统计资料表明,目前约有11类200余种药物可不同程度地对肝有损害作用。肝是人体最重要的代谢器官,药物大多经肝代谢,因此凡是用药不慎,滥用药物都可引起肝损害,即所谓药物性肝炎。

药物性肝炎的临床症状可有肝区不适,腹胀,食欲减退,恶心,乏力等。实验室检查,最早最常见的为血清转氨酶增高,亦可发生黄疸,血胆红素增高,其他尚有血碱性磷酸酶、谷氨酰转肽酶增高。药物性肝炎的临床表现很像急性病毒性肝炎,如果不注意患者用药情况,误诊为病毒性肝炎住入隔离病房者屡见不鲜。

早期发现药物性肝炎,及时停用有关药物,极大多数患者可恢复,只有很少的药物性肝炎,可演变为慢性肝炎。

〔治疗原则〕

1. 肝炎治疗的基本原则

(1)病毒性肝炎治疗主要包括对症保肝治疗与抗病毒治疗。近年来,有关病毒性肝炎的治疗有了较大进步,但对一般急性肝炎治疗还是以保肝治疗为主。①病毒性肝炎患者多需要适当休息,急性期和症状明显者需要卧床休息;避免饮酒和使用对肝脏有害的药物。

②保肝治疗:患者食欲不振,一般可采用静脉输注葡萄糖、维生素C、维生素B族;口服药物有维生素C、联苯双酯等,具有降酶效果。③重症肝炎治疗主要包括对症为主,纠正低蛋白血症、促进黄疸排泄、改善凝血功能、应用免疫调节剂等,部分患者可采用人工肝治疗。

(2)甲型肝炎和戊型肝炎只引起急性肝炎,绝大多数病例为自限性,无特殊抗病毒治疗。急性乙型肝炎大多数亦无须抗病毒治疗。急性丙型肝炎早期应用干扰素~α可能降低慢性化风险。慢性乙型肝炎和慢性丙型肝炎符合抗病毒治疗指征者,可给予抗病毒治疗。

(3)乙型与丙型病毒性肝炎可进行病原治疗,乙肝治疗药物包括干扰素、抗病毒核苷类物、胸腺素等,丙型肝炎主要治疗药物为干扰素和利巴韦林。

治疗慢性乙型肝炎的一线药为普通干扰素α(1b,2a及2b)和聚乙二醇化干扰素α(2a和2b),但后一类疗效更高。其优点为具有抗病毒和免疫调节双重作用,疗程固定、疗效比较持久,但不良反应较明显,不适于失代偿期肝病以及正接受(或近期接受过)免疫抑制剂治疗的患者。

在我国已批准用于治疗慢性乙型肝炎的核苷(酸)类似物包括拉米夫定、阿德福韦酯、恩替卡韦及替比夫定,它们也均为治疗慢性乙型肝炎的一线用药。其优点为服用方便、抗病毒活性强、无明显不良反应,且可用于失代偿期肝病患者;其缺点为血清转换率较低、疗程长且不固定、容易产生耐药性。

治疗慢性丙型肝炎的药物主要为干扰素类的普通干扰素α(1b,2a及2b)和聚乙二醇化干扰素α(2a和2b)。利巴韦林可提高干扰素的抗丙型肝炎病毒效果,但单独应用无明显抗丙型肝炎病毒效果。目前有关临床指南均推荐聚乙二醇化干扰素α联合利巴韦林作为首选治疗;亦可应用普通干扰素α联合应利巴韦林,但以前一种方案疗效显著。对于有利巴韦林禁忌证或不能耐受者,可单独应用聚乙二醇化干扰素α或普通干扰素α。在开始治疗之前应测定HCVRNA载量,最好也测定HCV基因型,因为病毒载量低、基因型为2/3型者疗效较好,所需疗程也较短。

2. 甲型肝炎具体治疗原则

本病的治疗以休息、营养为主,辅以适当药物,避免饮酒、疲劳和使用损肝药物。

(1)我国已经实施甲型、乙型肝炎计划免疫,新生儿、儿童都需要进行疫苗接种预防感染。注射甲肝疫苗是非常有效的预防手段,我国生产的甲肝减毒活疫苗及灭活疫苗,注射一次即可获得持久免疫力。

(2)甲型肝炎是一种有自限病程的急性传染病,除了少数特别严重的暴发型病例外,其他所有病例预后良好。自然病程不超过3~6周。只需根据病情给予适当休息、营养和对症支持疗法,防止继发感染及其他损害,即可迅速恢复健康。

(3)甲型肝炎只引起急性肝炎,绝大多数病例为自限性,无特殊抗病毒治疗。患者食欲不振,一般可采用静脉输注葡萄糖、维生素C、维生素B族;口服药物有维生素C、联苯双酯等。重症肝炎治疗主要包括对症为主,纠正低蛋白血症、促进黄疸排泄、改善出凝血功能等。

3. 乙型肝炎具体治疗原则

乙型肝炎的治疗应根据临床类型不同采取相应的治疗措施。总的原则是:以适当休息、合理营养为主,选择性使用药物为辅。应忌酒、防止过劳及避免应用损肝药物。用药要掌握宜简不宜繁。乙肝疫苗的应用是预防和控制乙型肝炎的根本措施。急性乙型肝炎大多数亦无须抗病毒治疗,慢性乙型肝炎符合抗病毒治疗指征者,可给予抗病毒治疗。

(1)急性乙型肝炎的治疗:早期严格卧床休息最为重要,症状明显好转可逐渐增加活动量,以不感到疲劳为原则,治疗至症状消失,隔离期满,肝功能正常可出院。经1~3个月休息,逐步恢复工作。

饮食以合乎患者口味,易消化的清淡食物为宜。应含多种维生素,有足够的热量及适量的蛋白质,脂肪不宜限制过严。如进食少或有呕吐者,应用10%葡萄糖液加入维生素C、葡醛内酯、普通胰岛素,静脉滴注,一日一次。也可加入能量合剂及10%氯化钾。

(2)慢性乙型肝炎的治疗:主要包括抗病毒复制、提高机体免疫功能、保护肝细胞、促进肝细胞再生以及中医药治疗、基础治疗及心理治疗等综合治疗。因病情易反复和HBV复制指标持续阳性,可按情况选用下列方法。

①抗病毒治疗:乙肝肝炎抗病毒治疗药物包括干扰素、抗病毒核苷类似物、胸腺肽等。治疗慢性乙型肝炎的一线药为普通干扰素α(1b,2a及2b)和聚乙二醇化干扰素α(2a和2b),但后一类疗效更高。其优点为具有抗病毒和免疫调节双重作用,疗程固定、疗效比较持久;但不良反应较明显,不适于失代偿期肝病以及正接受(或近期接受过)免疫抑制剂治疗的患者。

在我国已批准用于治疗慢性乙型肝炎的核苷(酸)类似物包括拉米夫定、阿德福韦酯、恩替卡韦及替比夫定,它们也均为治疗慢性乙型肝炎的一线用药。其优点为服用方便、抗病毒活性强、无明显不良反应,且可用于失代偿期肝病患者;其缺点为血清转换率较低、疗程长且不固定、容易产生耐药性。

②免疫调节药:目的在于提高抗病毒免疫。胸腺肽,通过影响cAMP而增强T细胞活性;白细胞介素2(IL~2)能刺激免疫效应细胞增殖及诱生γ-干扰素。

③保护肝细胞药物:益肝灵由水飞蓟草种子提取的黄体苷,可稳定肝细胞膜,促进肝细胞再生。用法为一次2片、一日3次,疗程3个月;强力宁自甘草中提取的甘草甜素,对四氯化碳中毒性肝损害有效,对肝炎治疗,以降酶作用较好,停药后有反跳。现有同类产品甘利欣注射液,经研究降酶效果优于强力宁;齐墩果酸片、联苯双酯等,均有降酶作用。

(3)重型乙型肝炎的治疗:重症肝炎的治疗主要包括对症为主,纠正低蛋白血症、促进黄疸排泄、改善出凝血功能等。

(4)无症状HBsAg携带者的治疗:凡有HBV复制指标阳性者,适用抗病毒药物治疗,首选干扰素α-IFN。

(四)病毒性肝炎的主要用药原则

(1)慢性乙型肝炎:可用阿德福韦酯,恩替卡韦,替比夫定,拉米夫定,普通干扰素α,聚乙二醇化干扰素α-2a,聚乙二醇化干扰素α-2b等。

(2)丙型肝炎:可用利巴韦林,聚乙二醇化干扰素α-2a,聚乙二醇化干扰素α-2b,普通干扰素α等。

(3)丁型肝炎:可用干扰素类药物治疗。

〔用药精选〕

一、西药

(一)甲型肝炎用西药

1. 甲型肝炎减毒活疫苗 Hepatitis A Vaccine, Live

本品系用甲型肝炎病毒减毒株接种人二倍体细胞,经培养、收获病毒液、提纯制成。为澄明液体。免疫程序参考预防接种总论。

【适应证】接种本疫苗后可刺激机体产生抗甲型肝炎病毒的免疫力,用于预防甲型肝炎。

接种对象为年龄1周岁以上的甲肝易感者。

【不良反应】注射疫苗后少数可能出现局部疼痛、红肿,一般72小时内自行缓解。偶有皮疹出现,不需特殊处理,必要时可对症治疗。

【禁忌】过敏体质、身体不适、腋温超过37.5℃、急性传染病或其他严重疾病、免疫缺陷或接受免疫抑制剂者禁用。

【孕妇及哺乳期妇女用药】妊娠期妇女慎用。

【用法用量】加1.0mL灭菌注射水,待完全溶解摇匀后使用。上臂外侧三角肌附着处,皮肤消毒待干后,皮下一次注射。

【制剂】甲型肝炎减毒活疫苗;冻干甲型肝炎减毒活疫苗

2. 甲型肝炎灭活疫苗 Inactitaved Hepatitis A Vaccine

本品系用甲型肝炎病毒株接种人胚肺二倍体细胞株,经培养繁殖、收获、提纯、甲醛灭活和氢氧化铝吸附制成。

【适应证】接种本疫苗后可刺激机体产生甲型肝炎病毒的中和抗体,用于预防甲型肝炎。接种对象为年龄1周岁以上的甲型肝炎易感者。

【不良反应】注射疫苗后少数人可能出现轻度发热、局部疼痛、轻微发红,一般24~48小时内自行缓解。

【禁忌】过敏体质、身体不适、腋温超过37.5℃、急性传染病或其他严重疾病、免疫缺陷或接受免疫抑制剂者禁用。

【孕妇及哺乳期妇女用药】只有特别需要时,方可给孕妇注射本疫苗。哺乳妇女慎用。

【用法用量】注射前须摇匀。用75%的乙醇消毒上臂外侧三角肌附着处皮肤,待干后肌内注射。1~15周岁使用儿童剂型,16周岁以上使用成人剂型。

基础免疫一次,6~12个月内加强免疫一次。

3. 人免疫球蛋白(丙种球蛋白) Human Immunoglobulin

本品系由健康人血浆制备而成。注射免疫球蛋白是一种被动免疫疗法。它是把免疫球蛋白内含有的大量抗体输给受者,使之从低或无免疫状态很快达到暂时免疫保护状态。由于抗体与抗原相互作用起到直接中和毒素与杀死细菌和病毒,因此免疫球蛋白制品对预防细菌、病毒性感染有一定的作用。

【适应证】主要用于预防麻疹和传染性肝炎。若与抗生素合并使用,可提高对某些严重细菌和病毒感染的疗效。

【不良反应】一般无不良反应,少数人会出现注射部位红肿、疼痛反应,无须特殊处理,可自行恢复。

【禁忌】对人免疫球蛋白过敏或有其他严重过敏史、有抗IgA抗体的选择性IgA缺乏者禁用。

【孕妇及哺乳期妇女用药】对孕妇或可能怀孕妇女的用药应慎重,如有必要应用时,应在医师指导和严密观察下使用。

【儿童用药】本品尚无专门对儿童用药的临床研究资料。但本品的长期临床用药经验尚未发现对儿童有任何伤害作用。

【老年用药】本品尚无专门对老年用药的临床研究资料。但本品的长期临床用药经验尚未发现对老年人有任何伤害作用。

【用法用量】本品只限肌内注射,不得用于静脉输注。患者的最佳用药剂量和疗程应根据其具体病情而定。预防传染性肝炎:按体重注射 0.05~0.1ml/kg,或成人一次 3ml,儿童一次 1.5~3ml,一次注射预防效果通常为 1 个月左右。

【制剂】人免疫球蛋白;静注人免疫球蛋白(pH4);冻干静注人免疫球蛋白(pH4);冻干静脉注射用人免疫球蛋白(pH4)

4. 利巴韦林 Ribavirin

见第一章“感冒”。

(二)乙型肝炎用西药

1. 阿德福韦酯 Adefovir Dipivoxil

阿德福韦是一种单磷酸腺苷的无环核苷类药物,在细胞激酶的作用下被磷酸化为有活性的代谢产物即阿德福韦二磷酸盐。具有抗逆转录病毒、嗜肝病毒和疱疹病毒的广谱抗病毒作用。可以显著抑制乙型肝炎病毒的复制。

【适应证】用于有乙型肝炎病毒活动复制证据,并伴有 ALT 或 AST 持续升高或肝脏组织学活动性病变的肝功能代偿的成年慢性乙型肝炎患者。

【不良反应】常见虚弱、头痛、恶心、腹痛、腹胀、腹泻和消化不良。

【禁忌】对阿德福韦酯过敏者禁用。

【孕妇及哺乳期妇女用药】妊娠妇女慎用。哺乳期妇女使用本品应避免授乳。

【儿童用药】18 岁以下儿童不宜应用。

【老年用药】在 65 岁以上老年患者中的疗效和安全性尚未明确。

【用法用量】口服。成人一次 10mg,一日一次。患者应当定期监测乙型肝炎生化指标、病毒学指标和血清标志物,至少每 6 个月一次。

【制剂】①阿德福韦酯片(分散片);②阿德福韦酯胶囊

2. 恩替卡韦 Entecavir

本品为鸟嘌呤核苷类似物,通过磷酸化成为具有活性的三磷酸盐,对乙肝病毒(HBV)多聚酶具有抑制作用。

【适应证】用于病毒复制活跃、血清 ALT 持续升高或肝脏组织学显示有活动性病变的慢性成人乙型肝炎。目前主要用于乙肝抗病毒治疗,具有起效快,抵制乙肝病毒强,低耐药的特点,是慢性乙肝患者抗病毒治疗的首选。

【不良反应】①常见 ALT 升高、疲乏、眩晕、恶心、腹痛、腹部不适、肝区不适、肌痛、失眠和皮疹。②使用恩替卡韦的患者在治疗过程中发生 ALT 增高至 10 倍的正常值上限和基线值的 2 倍时,通常继续用药一段时间,ALT 可恢复正常;在此之前或同时伴随有病毒载量 2 个对数值的下降。故在用药期间,需定期检测肝功能。

【禁忌】对恩替卡韦或制剂中任何成分过敏者禁用。

【孕妇及哺乳期妇女用药】妊娠妇女应用时应当对胎儿潜在的风险利益做出充分的权衡,采取适当的干预措施以防止新生儿感染 HBV。哺乳期妇女慎用。

【儿童用药】16 岁以下儿童患者使用的安全性和有效性数据尚未建立。

【老年用药】恩替卡韦主要由肾排泄,在肾功能损伤的患者中,可能发生毒性反应的危险性更高。老年患者多数肾功能有所下降,因此应注意药物剂量的选择,并且监测肾功能。

【用法用量】口服。应空腹服用(餐前或餐后至少 2 小时)。成人一次 0.5mg,一日一次。拉米夫定治疗时病毒血症或出现拉米夫定耐药突变的患者为一次 1mg,一日一次。

肾功能不全患者:请遵医嘱。

【制剂】①恩替卡韦片(分散片、胶囊);②马来酸恩替卡韦片

3. 替比夫定 Telbivudine

替比夫定为胸腺嘧啶脱氧核苷类抗乙肝病毒(HBV)DNA 多聚酶药物。替比夫定同时抑制乙肝病毒 DNA 第一链和第二链的合成。

【适应证】用于有乙型肝炎病毒活动复制证据、并伴有 ATL 或 AST 持续升高或肝组织学活动性病变的肝功能代偿的成年慢性乙型肝炎。

【不良反应】常见恶心、腹泻、腹胀、消化不良、头晕、头痛、皮疹、血淀粉酶升高、脂肪酶升高、ALT 升高、CK 升高等。偶见关节痛、肌痛、全身不适、AST 升高等。

【禁忌】对替比夫定及本品的其他任何成分过敏的患者禁用。

【孕妇及哺乳期妇女用药】对妊娠妇女只有在利益大于风险时,方可使用。哺乳期妇女使用时应避免授乳。

【儿童用药】儿童和青少年不宜使用。

【老年用药】65 岁以上老年患者使用时,应监测肾功能并相应调整药物的剂量和用法。

【用法用量】口服。①成人一次 600mg,一日一次。②肾功能不全:请遵医嘱。

【制剂】替比夫定片

4. 拉米夫定 Lamivudine

拉米夫定是核苷类抗病毒药,对乙型肝炎病毒(HBV)的抑制作用持续于整个治疗过程。同时使血清转氨酶降至正常,长期应用可显著改善肝坏死炎症性改变并减轻或阻止肝脏纤维化的进展。

【适应证】用于乙型肝炎病毒复制的慢性乙型肝炎。

【不良反应】常见上呼吸道感染样症状、头痛、恶心、身体不适、腹痛和腹泻,症状一般较轻并可自行缓解。

【禁忌】对拉米夫定或制剂中任何成分过敏者禁用。

【孕妇及哺乳期妇女用药】妊娠最初 3 个月的患者不宜使用。妊娠 3 个月以上的患者使用需权衡利弊。哺乳期妇女服用时暂停哺乳。

孕妇服用后仍应对新生儿进行常规的乙型肝炎免疫接种。

【儿童用药】目前尚无 16 岁以下患者的疗效和安全性

资料。

【用法用量】口服。成人一次 0.1g，一日一次。

【制剂】①拉米夫定片；②拉米夫定胶囊

5. 重组人干扰素 α Recombinant Human Interferon α

本品具有广谱抗病毒、抗肿瘤、抑制细胞增殖及提高免疫功能等作用。干扰素与细胞表面受体结合诱导细胞产生多种抗病毒蛋白，抑制病毒在细胞内繁殖，提高免疫功能包括增强巨噬细胞的吞噬功能，增强淋巴细胞对靶细胞的细胞毒性和天然杀伤性细胞的功能。

【适应证】①病毒性感染：成人慢性乙型或丙型病毒性肝炎、带状疱疹、尖锐湿疣等。②肿瘤：毛细胞性白血病、慢性髓细胞性白血病、多发性骨髓瘤、非霍奇金淋巴瘤、恶性黑色素瘤、肾细胞癌等。

【不良反应】①常见发热、疲乏、头痛、肌痛、关节痛等，常出现在用药后第一周，不良反应多在注射 48 小时后消失。②少见出现粒细胞减少、血小板减少等，停药后可恢复。③偶见厌食、恶心、腹泻、呕吐、脱发、血压升高或降低、神经系统功能紊乱等。④极少数患者使用后出现高血糖。有症状者应经常检查和随访血糖。⑤极少数患者使用 α-干扰素后有严重的肝功能障碍症和肝衰竭。⑥极少出现自身免疫现象（如脉管炎、关节炎、溶血性贫血、甲状腺功能障碍和系统性红斑狼疮）。

【禁忌】对重组人干扰素的各种制剂及其所含的任何成分有过敏史、患有严重心脏疾病、严重的肝肾或骨髓功能不正常、癫痫或中枢神经系统功能损伤及其他严重疾病不能耐受的患者禁用。

【孕妇及哺乳期妇女用药】只有当其对母体的益处大于对胎儿的潜在危险时方可使用。哺乳期妇女女应根据对母体的重要程度决定是否中止哺乳或中止用药。

注射液含赋形剂苯甲醇，对生产或剖宫产前给予时可能对早产儿有毒副作用的危险。

【儿童用药】对儿童的安全及疗效尚未定论，故不推荐儿童使用。

【老年用药】有心脏病或癌症晚期的老年患者，用药前及治疗期间应做心电图检查，根据需要做剂量调整或停止用药。

【用法用量】成人，肌内注射或皮下注射：请遵医嘱。

【制剂】①重组人干扰素 α-1b 注射液（α-2a 注射液、α-2b 注射液）；②注射用重组人干扰素 α-1b（α-2a、α-2b）。

6. 聚乙二醇干扰素 α-2a 注射液 Peginterferon alfa-2a Solution for Injection

本品是聚乙二醇（PEG）与重组干扰素 α-2a 结合形成的长效干扰素。

【适应证】①用于治疗成人慢性乙型肝炎。患者不能处于肝病失代偿期，慢性乙型肝炎必须经过血清标志物（AST、ALT、HBsAg，HBV-DNA）确诊。通常也需获取组织学证据。②未接受过治疗的慢性丙型肝炎成年患者。患者必须无肝失代偿表现，慢性丙型肝炎须经血清标记物确证（抗 HCV 抗体和 HCV-RNA）。通常诊断要经组织学确证。

【不良反应】①淋巴结肿大、贫血和血小板减少。②甲状腺功能减退和甲状腺功能亢进。③记忆力障碍、味觉改变、感觉异常、感觉迟钝、震颤、情感障碍、情绪改变、神经过敏、攻击意识、性欲减退、勃起障碍。④视物模糊、眼干、眼部炎症、眼痛。⑤心悸。⑥上呼吸道感染、咽痛、鼻炎、鼻咽炎、鼻窦充血、肺充血、胸部紧缩感、劳累性呼吸困难、鼻出血。⑦胃炎、腹胀、口干、口腔溃疡、牙龈出血、牙龈炎、唇炎、便秘。⑧皮肤疾病、皮疹、湿疹、牛皮癣、荨麻疹、光过敏反应、多汗、盗汗。⑨骨骼肌、结缔组织和骨骼：骨痛、背痛、颈部疼痛、肌肉痉挛、肌肉无力、骨骼肌疼痛。⑩全身异常和注射局部反应：流感样疾病、不适、嗜睡、寒战、潮热、虚弱、单纯疱疹、胸痛。

【禁忌】对本品过敏、自身免疫性慢性肝炎、严重肝功能障碍或失代偿性肝硬化、有严重心脏疾病史（包括 6 个月内有不稳定或未控制的心脏病）、严重的精神疾病或病史（主要是抑郁）患者禁用。

【孕妇及哺乳期妇女用药】妊娠和哺乳期禁用。根据药物治疗对母亲的重要性来决定停止哺乳还是停止治疗。

【儿童用药】本品注射液含苯甲醇，新生儿和 3 岁以下儿童禁用。18 岁以下儿童慎用。

【用法用量】请遵医嘱。

【制剂】聚乙二醇干扰素 α-2a 注射液

7. 乙型肝炎人免疫球蛋白 Human Hepatitis BImmunoglobulin

本品含有高效价的乙型肝炎表面抗体，能与相应抗原专一结合起到被动免疫的作用。

【适应证】主要用于乙型肝炎预防。适用于：①乙型肝炎表面抗原（HBsAg）阳性母亲所生的婴儿。②意外感染的人群。③与乙型肝炎患者和乙型肝炎病毒携带者密切接触者。

【不良反应】一般不会出现不良反应，少数人有红肿、疼痛感，无须特殊处理，可自行恢复。

【禁忌】对人免疫球蛋白过敏或有其他严重过敏史、有 IgA 抗体的选择性 IgA 缺乏者禁用。

【孕妇及哺乳期妇女用药】孕妇或可能怀孕妇女的用药应慎重，如有必要应用时，应在医师指导和严密观察下使用。

【用法用量】本品只限肌内注射，不得用于静脉输注。①母婴阻断：HBsAg 阳性母亲所生婴儿出生 24 小时内注射本品 100IU；注射乙型肝炎疫苗的剂量及时间见乙型肝炎疫苗说明书或按医生推荐的其他适宜方案。②乙型肝炎预防：一次注射量儿童为 100IU，成人为 200IU，必要时可间隔 3 ~ 4 周再注射一次。③意外感染者，立即（最迟不超过 7 日）按体重注射 8I ~ 10IU/kg，隔月再注射一次。

【制剂】乙型肝炎人免疫球蛋白；冻干乙型肝炎人免疫球蛋白；静注乙型肝炎人免疫球蛋白（pH4）；冻干静注乙型肝炎人免疫球蛋白（pH4）

8. 乙型肝炎疫苗 Hepatitis B Vaccine

本疫苗接种后，可刺激机体产生抗乙型肝炎病毒的免疫力，用于预防乙型肝炎。

【适应证】适用于乙型肝炎易感者，尤其下列人员：①新生儿，特别是母亲为 HBsAg、HBeAg 阳性者。②从事医疗工作的医护人员及接触血液的实验人员。

【不良反应】个别人可有注射部位疼痛、红肿或中、低度发热，一般不需特殊处理，可自行缓解，必要时可对症治疗。

【禁忌】对酵母或本品任何成分过敏、肝炎、急性感染、发热及其他严重疾病患者禁用。血清病、支气管哮喘、过敏性荨麻疹，对青霉素、磺胺等药物过敏者，不宜乙肝疫苗接种。

【孕妇及哺乳期妇女用药】孕妇不宜接种乙肝疫苗。

【儿童用药】①患有皮炎、化脓性皮肤病、严重湿疹的小儿不宜乙肝疫苗接种，等待病愈后方可进行乙肝疫苗接种。②患有严重心、肝、肾疾病和活动型结核病的小儿不宜乙肝疫苗接种。③神经系统包括脑、发育不正常，有脑炎后遗症、癫痫病的小儿不宜乙肝疫苗接种。④有腋下或淋巴结肿大的小儿不宜乙肝疫苗接种，应查明病因治愈后再乙肝疫苗接种。⑤有哮喘、荨麻疹等过敏体质的小儿不宜乙肝疫苗接种。⑥低体重、早产、剖腹产等非正常出生的新生儿，严重营养不良、严重佝偻病、先天性免疫缺陷的小儿不宜接种。

【用法用量】①本疫苗注射前要充分摇匀。②注射部位为上臂三角肌肌内。③新生儿在出生后 24 小时内注射第 1 针，1 个月及 6 个月后注射第 2、3 针；其他人群免疫程序为 0、1、6 个月。免疫剂量每人次均为 10μg/0.5ml。

【制剂】①重组乙型肝炎疫苗（酿酒酵母、汉逊酵母、CHO 细胞）。②甲、乙型肝炎联合疫苗

（三）丙型肝炎用西药

1. 聚乙二醇干扰素 α-2b 注射剂 Peginterferon alfa-2b Injection

聚乙二醇干扰素 α-2b 的生物活性来自于其组成成分重组人干扰素 α-2b。干扰素在细胞表面通过与特异性细胞膜受体结合，在感染了病毒的细胞内抑制病毒复制、抑制细胞增殖以及增强巨噬细胞吞噬活动、增加淋巴细胞对靶细胞的特异性细胞毒性等一系列免疫调控活动。所有这些过程均产生了干扰素的治疗效应。

【适应证】用于成人慢性丙型肝炎，并患有代偿性肝脏疾病，也可用于治疗 HBeAg 阴性的慢性乙型肝炎。患者代偿性肝脏疾病。

【不良反应】多为轻度或中度，治疗不受影响。常见：①注射部位疼痛/炎症、疲乏感、寒战、发热、压抑感、关节痛、恶心、脱发、骨骼肌疼痛、易激动、流感样症状、失眠、腹泻、腹痛、虚弱、咽炎、体重下降、厌食、焦虑、注意力障碍、头痛、头晕及注射部位反应等。②瘙痒、皮肤干燥、不适感、出汗增加、身体右上象限痛、中性粒细胞减少、白细胞减少、贫血、皮疹、呕吐、口干、情绪不稳、精神紧张、呼吸困难、病毒感染、嗜睡、甲状腺功能失调、胸痛、消化不良、面红、感觉异常、咳嗽、激动不安、副鼻窦炎、张力过强、感觉过敏、视物模糊、意识障碍、胃肠胀气、性欲减退、皮肤红斑、眼痛、情感淡漠、感觉减退、稀粪、结膜炎、鼻充血、便秘、眩晕、月经过多、月经失调。

【禁忌】对聚乙二醇干扰素 α-2b 或任何一种干扰素或某一赋形剂过敏、自身免疫性肝炎、自身免疫性疾病病史、肝功能失代偿、严重肾衰竭（肌酐清除率 <50ml/min）患者禁用。

【孕妇及哺乳期妇女用药】妊娠期间禁用本品；尚不清楚该药品中的成分能否经乳汁分泌，应考虑药品对哺乳期妇女的重要程度以决定停药还是停止哺乳。

【儿童用药】不推荐儿童或年龄在 18 岁以下的青少年应用本品。

【用法用量】皮下注射。一周一次。体重 65kg 以下者，一次 40μg。体重 65kg 以上者，一次 50μg；用时口服利巴韦林。疗程 6 个月。

（四）戊型肝炎用西药

1. 重组戊型肝炎疫苗（大肠埃希菌）Hepatitis E Vaccine（E. coli）

接种本品后，可刺激机体产生抗戊型肝炎病毒的免疫力，用于预防戊型肝炎。

【适应证】用于预防戊型肝炎病毒感染。

【禁忌】对本品任何成分过敏、有接种其他疫苗过敏史、患血小板减少症或其他凝血障碍、对卡那霉素或其他糖苷类药物有过敏史、急性疾病、严重慢性疾病、慢性疾病的急性发作期或发热、未控制的癫痫和其他进行性神经系统疾病患者禁用。

【孕妇及哺乳期妇女用药】应充分权衡利弊后决定是否适用本品。

【用法用量】适用于 16 岁及以上易感人群。推荐用于戊型肝炎病毒感染的重点高风险人群，如畜牧养殖者、餐饮业人员、学生或部队官兵、育龄期妇女、疫区旅行者等。

免疫程序：按 0、1、6 月接种方案于上臂三角肌进行 3 次肌内注射，即当日接种第一剂；第一剂接种后 1 个月接种第二剂；第一剂接种后 6 个月接种第三剂。

本品注射前充分摇匀，开启后应立即使用。

（五）其他肝炎用西药

1. 硫普罗宁 Tiopronin

本品是一种与青霉胺性质相似的含巯基药物，具有保护肝脏组织及细胞的作用。此外，本品还可以通过巯基与自由基的可逆结合，清除自由基。

【适应证】适用于病毒性肝炎，酒精性肝炎，药物性肝炎，重金属中毒性肝炎，脂肪肝及肝硬化早期；降低放疗、化疗的毒副作用，升高白细胞并加速肝细胞的恢复，降低骨髓染色体畸变率和皮肤溃疡的发生，并能预防放疗所致二次肿瘤的发生；对老年性早期白内障和玻璃体浑浊有显著治疗作用；预防和治疗泌尿系统胱氨酸结石；有抗炎抗过敏作用，对皮炎、湿疹、痤疮及荨麻疹有较好疗效。

【不良反应】偶见皮疹、皮肤瘙痒、发热等过敏反应。也

有恶心、呕吐、腹泻和食欲减退等胃肠道反应。

【禁忌】对本品有过敏史、重症肝炎并伴有高度黄疸、顽固性腹水、消化道出血、肾功能不全合并糖尿病、急性重症铅、汞中毒、既往使用本药时发生过粒细胞缺乏症、再生障碍性贫血、血小板减少或其他严重不良反应的患者禁用。

【孕妇及哺乳期妇女用药】妊娠期妇女禁用。本品可通过乳汁排泄,有使乳儿发生严重不良反应的潜在危险,故哺乳期妇女禁用。

【儿童用药】禁用。

【老年用药】老年患者慎用。

【用法用量】①口服:一次 100 ~ 200mg,一日 3 次,连服 12 周,停药 3 个月后继续下个疗程。

②静脉滴注:一次 0.2g,一日一次,连续 4 周。配制方法:临用前溶于 5% ~ 10% 的葡萄糖注射液 250ml ~ 500ml,按常规静脉滴注。

【制剂】①硫普罗宁片(肠溶片、肠溶胶囊、注射液);②注射用硫普罗宁

2. 复方甘草酸苷 Compound Glycyrrhizin

本品为复方制剂,含甘草酸苷、甘氨酸、蛋氨酸。本品具有抗炎症作用,包括抗过敏作用、对花生四烯酸代谢酶的阻碍;免疫调节作用;对实验性肝细胞损伤的抑制作用;抑制病毒增殖和对病毒的灭活作用。

【适应证】用于治疗慢性肝病,改善肝功能异常。也可用于治疗湿疹、皮肤炎、荨麻疹。

【不良反应】①休克、过敏性休克:血压下降、意识不清、呼吸困难,心肺衰竭,潮红,颜面浮肿等。②过敏样症状:呼吸困难,潮红,颜面浮肿等。③假性醛固酮症:增大药量或长期连续使用,可出现重度低血钾症、血压上升、钠及液体潴留、浮肿、尿量减少、体重增加等。④可出现由于低血钾症导致的乏力、肌力低下、肌肉痛、四肢痉挛、麻痹等横纹肌溶解症症状。

【禁忌】对本品既往有过敏史、醛固酮症、肌病、低血钾症、有血氨升高倾向的末期肝硬化患者禁用。

【孕妇及哺乳期妇女用药】应在权衡使用本品后利大于弊的情况下谨慎使用。

【老年用药】高龄者有易发低血钾副作用倾向,因此需在密切观察基础上,慎重给药。

【儿童用药】小儿一次 25mg,一日 3 次,饭后服用。

【用法用量】①口服:成人一次 50 ~ 75mg,一日 3 次,饭后服。

②静脉注射。用 0.9% 氯化钠注射液或 5% 葡萄糖注射液适量溶解后静脉注射。成人通常一次 10 ~ 40mg(以甘草酸苷计),一日一次。可依年龄、症状适当增减。慢性肝病可一日一次,用 0.9% 氯化钠注射液或 5% 葡萄糖注射液适量溶解后静脉注射或静脉滴注。可依年龄、症状适当增减。最大用药剂量一日 200mg(以甘草酸苷计)。给药浓度以 40mg(以甘草酸苷计)/20ml 为宜。

【制剂】①复方甘草酸苷片(胶囊、注射液)。②注射用复方甘草酸苷

3. 复方甘草酸单铵 S Compound Ammonium Glycyrrhetate S

本品为复方制剂,含甘草酸单铵 S、甘氨酸、盐酸半胱氨酸。

【适应证】用于急、慢性、迁延型肝炎引起的肝功能异常;对中毒性肝炎、外伤性肝炎以及癌症有一定的辅助治疗作用。亦可用于食物中毒、药物中毒、药物过敏等。

【不良反应】纳差、恶心、呕吐、腹胀,以及皮肤瘙痒、荨麻疹、口干和浮肿,心脑血管系统常见头痛、头晕、心悸及高血压增高,以上症状一般较轻,不影响治疗。

【禁忌】对本品过敏、严重低钾血症、高钠血症、高血压、心力衰竭、肾衰竭患者禁用。

【用法用量】①静脉滴注:一次 40 ~ 160mg(以甘草酸单铵计),加入 5% 葡萄糖或 0.9% 氯化钠 250 ~ 500ml 注射液稀释后,缓慢滴注,一日一次。临用前每瓶加 5% 葡萄糖或 0.9% 氯化钠注射液 5ml 使溶解。

②静脉注射:一次 40 ~ 160mg(以甘草酸单铵计),加入 20 ~ 80ml 25% 葡萄糖注射液,缓慢静脉滴注。一日一次。临用前每瓶加 5% 葡萄糖注射液 5ml 使溶解。

【制剂】①复方甘草酸单铵 S 注射液(葡萄糖注射液、氯化钠注射液);②注射用复方甘草酸单铵 S

4. 甘草酸二铵 Diammonium Glycyrrhizinate

本品是中药甘草有效成分的提取物,具有较强的抗炎、保护肝细胞膜及改善肝功能的作用。

【适应证】本品适用于伴有谷丙转氨酶升高的急、慢性病毒性肝炎的治疗。

【不良反应】主要有纳差、恶心、呕吐、腹胀,以及皮肤瘙痒、荨麻疹、口干和水肿,心脑血管系统有头痛、头晕、胸闷、心悸及血压升高,以上症状一般较轻,不必停药。

【禁忌】对本品过敏、严重低钾血症、高钠血症、高血压、心力衰竭、肾衰竭患者禁用。

【孕妇及哺乳期妇女用药】孕妇不宜使用。

【儿童用药】新生儿、婴幼儿的剂量和不良反应尚未确立,暂不用。

【用法用量】①口服:一次 150mg,一日 3 次。

②静脉滴注:一次 0.15g,用注射用水溶解后,再以 10% 葡萄糖注射液 250ml 稀释后缓慢滴注,一日一次。

【制剂】①甘草酸二铵胶囊(肠溶胶囊、肠溶片、注射液、葡萄糖注射液、氯化钠注射液);②注射用甘草酸二铵

5. 苦参素 Oxymatrine

本品可降低动物的血清转氨酶和肝中羟脯氨酸含量,减轻肝的病变程度和降低感染乙型肝炎病毒(HBV)鸭的血清 DHBV-DNA 水平。

【适应证】①用于慢性乙型病毒性肝炎的治疗。②用于肿瘤放疗、化疗引起的白细胞低下和其他原因引起的白细胞

减少症。

【不良反应】肌内注射时,个别患者注射后出现局部疼痛,改为深部注射后可减轻。常见的不良反应有头晕、恶心、呕吐、口苦、腹泻、上腹不适或疼痛,偶见皮疹、胸闷、发热、症状一般可自行缓解,个别患者可出现注射部位发红。

【禁忌】对本品过敏,有严重血液、心、肝、肾及内分泌疾患者禁用。

【孕妇及哺乳期妇女用药】孕妇不宜使用。哺乳期妇女慎用。

【老年用药】减量或遵医嘱。

【用法用量】①口服:一次 0.2 ~ 0.3g,一日 3 次;3 个月为一疗程,或遵医嘱。

②肌内注射、静脉滴注:请遵医嘱。

【制剂】①苦参素片(分散片、胶囊、软胶囊、注射液、葡萄糖注射液、氯化钠注射液);②注射用苦参素

6. 苦参碱 Marine

苦参碱对胆汁郁积型黄疸模型小鼠腹腔注射给药,可降低其 ALT 和 AST 及血清结合胆红素水平,并减轻模型动物的肝细胞损害。

【适应证】用于使慢性肝炎患者的丙氨酸氨基转移酶及胆红素恢复正常。

【不良反应】偶有轻度恶心、腹胀、头痛、眩晕等不良反应。

【禁忌】对本品过敏者禁用。

【孕妇及哺乳期妇女用药】孕妇及哺乳期妇女禁用。

【老年用药】减量或遵医嘱。

【用法用量】缓慢静脉滴注。一次 0.15g,一日一次。2 个月为一疗程。

【制剂】①苦参碱栓(阴道泡腾片、葡萄糖注射液、氯化钠注射液);②注射用苦参碱

7. 黄芩苷胶囊 Baicalin Capsules

本品对乙型肝炎表面抗原、e 抗原、核心抗原有较显著的抑制作用,对乙型肝炎病毒 DNA 复制也有抑制作用;用药后能明显降低谷丙转氨酶,对肝有较好的保护作用。

【适应证】用于急、慢性肝炎、迁延性肝炎的辅助治疗。

【禁忌】对本品过敏者禁用。

【孕妇及哺乳期妇女用药】孕妇慎用。

【用法用量】口服。一次 2 粒,一日 3 次。

8. 联苯双酯 Bifendate

本品对肝炎主要症状如肝区痛,乏力,腹胀等的改善有一定疗效,但对肝脾大的改变无效。

【适应证】主要用于慢性迁延性和活动性乙型肝炎所致血清谷丙转氨酶持续升高者,也适用于丙型肝炎以及因药物或化学毒物引起的转氨酶升高者。

【用法用量】口服每次 25mg,一日量 75 ~ 150mg。多采用一日 3 次。

【不良反应】个别病例服用后可出现轻度恶心,偶有皮疹发生。

【禁忌】①对本品过敏者禁用;②肝硬化者禁用;③孕妇及哺乳期妇女禁用。

【儿童用药】儿童用药剂量酌减。

【孕妇及哺乳期妇女用药】孕妇及哺乳期妇女禁用。

【老人用药】老年患者慎用本品。

【制剂】联苯双酯片(胶囊、滴丸);复方联苯双酯片(颗粒)

9. 盐酸精氨酸注射液 Arginine Hydrochloride Injection

本品为氨基酸类药物。可在人体内参与鸟氨酸循环,促进尿素的形成,使人体内产生的氨,经鸟氨酸循环转变成无毒的尿素,从尿中排除,从而降低血氨浓度。

【适应证】用于各种肝昏迷忌钠患者。

【用法用量】静脉滴注。一次 15 ~ 20g,于 4 小时以上滴完或遵医嘱。

【不良反应】①可引起高氯性酸中毒,以及血中尿素、肌酸、肌酐浓度升高。②少数患者可出现过敏反应。③静滴过快,可引起流涎、面部潮红及呕吐等。④有报道肝肾功能不良或糖尿病患者使用本品可引起高钾血症。⑤静脉滴注本品可引起肢体麻木和头痛、恶心、呕吐及局部静脉炎。静脉给予大剂量精氨酸可使外周血管扩张而引起低血压。

【禁忌】①对本品中任何成分过敏者禁用。②高氯性酸中毒、肾功能不全及无尿患者禁用。③暴发性肝衰竭患者,因体内缺乏精氨酸酶不宜使用本品。

【孕妇及哺乳期妇女用药】不推荐孕妇及哺乳期妇女使用本品。

【儿童用药】尚无本品用于儿童肝昏迷治疗的研究资料和报道。

【老年患者用药】尚无老年患者用药的研究数据,可参考其他项下内容或遵医嘱。

10. 促肝细胞生长素 Hepatocyte Growth-promoting Factors

本品系从乳猪肝中提取的以小分子量多肽为主的活性物质。

【适应证】用于各种重型病毒性肝炎(急性、亚急性、慢性重症肝炎的早期或中期)的辅助治疗。

【用法用量】静脉注射:一次 80 ~ 100mg,一日一次. 肌内注射:一次 40mg,一日 2 次.

【不良反应】个别病例可出现低热和皮疹,可自行缓解。

【禁忌】对本品过敏者禁用。

【制剂】注射用促肝细胞生长素;促肝细胞生长素颗粒(肠溶胶囊、注射液)

11. 门冬氨酸鸟氨酸 Ornithine Aspartate

本品能直接参与肝细胞的代谢,激活肝解毒功能中的两个关键酶,协助清除对人体有害的自由基,增强肝的排毒功能,迅速降低过高的血氨,促进肝细胞自身的修复和再生,从而有效地改善肝功能,恢复机体的能量平衡。

【适应证】用于治疗因急、慢性肝病如肝硬化、脂肪肝、肝炎所致的高血氨症,特别适用于因肝疾患引起的中枢神经系统症状的解除及肝昏迷的抢救。

【用法用量】急性肝炎,每天 5 ~ 10g 静脉滴注。慢性肝炎或肝硬化,每天 10 ~ 20g 静脉滴注(病情严重者可酌量增加,但根据目前的临床经验,每天不超过 40g 为宜)。肝昏迷治疗可以参考以下方案:第一天的第一个 6 小时内用 20g,第二个 6 小时内分两次给药,每次 10g,静脉注射。

【不良反应】大剂量静注时(>40k/L)会有轻、中度的消化道反应,可能出现恶心,呕吐或者腹胀等,减少用量或减慢滴速(<10g/L)时,以上反应明显减轻。

【禁忌】对氨基酸类药物过敏者及严重的肾衰竭(血清肌酐>3mg/100ml)患者禁用。

【孕妇及哺乳期妇女用药】安全性尚未确定。动物实验中未发现本品有生殖毒性作用。

【儿童用药】用量酌减,请遵守医嘱。

【制剂】注射用门冬氨酸鸟氨酸;门冬氨酸鸟氨酸颗粒剂

12. 谷胱甘肽 Glutathione

本品可维持细胞的正常代谢与保护细胞膜的完整性,能抑制脂肪肝的形成,可与亲电子基与自由基等有害物质结合,从而产生解毒和保护细胞的疗效。

【适应证】适用于各种肝病,对酒精中毒性肝病、药物中毒性肝病有肯定疗效,对乙型、丙型病毒性肝炎中的慢性活动型有改善症状和肝功能的作用。

【不良反应】可有皮疹、胃痛、恶心、呕吐等,注射局部轻度疼痛。

【禁忌】对谷胱甘肽过敏者禁用。

【用法用量】①置于颊黏膜与齿龈间含服。成人一次 0.3g,一日 3 次,30 日为一疗程。②肌内或静脉注射:将本品注射剂用所附的 2ml 维生素 C 注射液溶解后使用。一次 50-100mg,一日 1-2 次。

【制剂】①谷胱甘肽含片;②注射用谷胱甘肽

13. 还原型谷胱甘肽 Reduced Glutathione

还原型谷胱甘肽(GSH)是人类细胞质中自然合成的一种肽,由谷氨酸、半胱氨酸和甘氨酸组成,为维持细胞生物功能具有重要作用。

【适应证】①肝损伤:病毒性肝病,药物性肝病,中毒性肝损伤,脂肪肝,肝硬化等。②肾损伤:急性药物性肾损伤,尿毒症。③化、放疗保护。④糖尿病并发症,神经病变。⑤缺血缺氧性脑病;各种低氧血症。

【不良反应】偶有食欲不振,恶心,呕吐,上腹痛等症状。罕见突发性皮疹。注射局部轻度疼痛。

【禁忌】对本品过敏者禁用。

【用法用量】①口服。成人一次 400mg,一日 3 次。疗程 12 周。②静脉注射、肌内注射:请遵医嘱。

【制剂】①还原型谷胱甘肽片;②注射用还原型谷胱甘肽;③注射用还原型谷胱甘肽钠。

14. 水飞蓟宾 Silibinin

本品是从菊科水飞蓟属植物水飞蓟果实中提出分离而得的一种黄酮类化合物。水飞蓟宾能够稳定肝细胞膜,保护肝细胞的酶系统,清除肝细胞内的活性氧自由基,从而提高肝脏的解毒能力,避免肝细胞在长期接触毒物、服用肝毒性药物、吸烟,饮酒等情况下受到损伤。

【适应证】用于急、慢性肝炎,脂肪肝的肝功能异常的恢复。

【不良反应】主要表现为轻微的胃肠道症状(恶心、呃逆)和胸闷等。

【禁忌】对本品过敏者禁用。

【孕妇及哺乳期妇女用药】妊娠、哺乳期妇女用药的安全性尚未确定。请遵医嘱。

【用法用量】口服。成人一次 2 ~ 4 粒,一日 3 次。或遵医嘱。

【制剂】水飞蓟宾胶囊

15. 美他多辛 Metadoxine

美他多辛能够改善由于长期饮酒导致的肝功能损害。动物实验显示,美他多辛具有抗肝细胞脂质过氧化的作用,可以减轻慢性酒精中毒动物肝细胞内脂肪的蓄积。

【适应证】用于酒精性肝病。

【不良反应】长期服用本品或大量服药,偶尔可使少数患者发生周围神经疾病,暂停服药后多可自然减退。如出现说明书中未出现之不良反应,请患者与医生或药剂师联系。

【禁忌】对本品过敏、支气管哮喘患者禁用。

【孕妇及哺乳期妇女用药】妊娠期及哺乳期妇女慎用。

【儿童用药】不建议用于儿童。

【用法用量】口服。一次 0.5g,一日 2 次。

【制剂】美他多辛片(胶囊、口服液、注射液)

附:用于肝炎的其他西药

1. 维生素 C Vitamin C

见第二章"22. 心肌炎"。

2. 六维磷脂软胶囊 Hexavitamin and Soya Lecithin Soft Capsules

见本章"52. 肝硬化"。

3. 抗乙肝转移因子口服液 Transfer Factor Against Hepatitis B for Oral

【适应证】本品主要用于 HBeAg 和 HBV-DNA 阳性的慢性乙型肝炎患者。

4. 葡醛酸钠 Sodium Glucuronic Acid

见本章"51. 脂肪肝"。

5. 果糖二磷酸钠口服溶液(胶囊)Fructose Sodium Diphosphate Oral Solution

见第二章"22. 心肌炎"。

6. 注射用脱氧核苷酸钠 Sodium Deoxyribonucleotide for Injection

见第六章"82. 血小板减少症"。

7. 注射用核糖核酸Ⅱ RibonucleicAcid for InjectionⅡ

【适应证】本品为免疫调节药．适用于胰腺癌、肝癌、胃癌、肺癌、乳腺癌、软组织肉瘤及其他癌症的辅助治疗,对乙型肝炎的辅助治疗有较好的效果。本品亦可用于其他免疫功能低下引起的各种疾病。

8. 注射用肝水解肽 Heparolysate for Injection

见本章"52. 肝硬化"。

9. 甲硫氨酸维 B_1 注射液 Methionine and VitaminB_1 Injection

见本章"51. 脂肪肝"。

10. 氨酚甲硫氨酸胶囊 Paracetamol and Methionine Capsules

见第十二章"142. 痛经"。

11. 注射用胸腺肽 Thymopolypeptides for Injection

【适应证】用于治疗各种原发性或继发性T细胞缺陷病,某些自身免疫性疾病,各种细胞免疫功能低下的疾病及肿瘤的辅助治疗。其中包括:各型重症肝炎、慢性活动性肝炎、慢性迁延性肝炎及肝硬化等。

12. 胸腺肽氯化钠注射液 Thymopolypeptides and Sodium Chloride Injection

【适应证】用于治疗各种原发性或继发性T细胞缺陷病,某些自身免疫性疾病,各种细胞免疫功能低下的疾病及肿瘤的辅助治疗。

13. 胸腺五肽 Thymopentin

【适应证】本品为免疫双向调节药,可用于18岁以上的慢性乙型肝炎患者。

14. 注射用三磷酸腺苷二钠氯化镁 Adenosine Disodium Triphosphate and Magnesium Chloride for Injection

见第二章"22. 心肌炎"。

15. 门冬氨酸钾注射液 Potassium Aspartate Injection

见第二章"21. 心律失常"。

16. 参维灵片 Vitamin B_6 and Ganodema Lucidum Tablets

见第九章"114. 神经衰弱"。

17. 齐墩果酸片(胶囊) Tabellae Acidi Oleanolici

【适应证】主要用于急、慢性肝炎的辅助治疗。

18. 葡醛内酯片 Glucurolatone Tablets

见本章"52. 肝硬化"。

19. 肌苷片(胶囊、颗粒、口服溶液、注射液) Lnosine Tablets

见第二章"22. 心肌炎"。

20. 多烯磷脂酰胆碱 Polyene Phosphatidylcholine

见本章"51. 脂肪肝"。

21. 香菇多糖 Lentinan

【适应证】用于恶性肿瘤的辅助治疗。尚用于乙型病毒性肝炎。

22. 重组人白介素-2 Recombinant Human Interleukin-2

见第一章"11. 肺结核"。

23. 辅酶A Coenzyme A

见第六章"81. 白细胞减少和粒细胞缺乏"。

24. 辅酶Q10 Coenzyme Q10

见第二章"22. 心肌炎"。

25. 二氯乙酸二异丙胺 Diisopropylamine Dichloroacetate

【适应证】用于慢性肝病引起的肝功能损害。

26. 三磷酸胞苷二钠 Cytidine Disodium Triphosphate

见第九章"81. 脑震荡"。

27. 硫唑嘌呤 Azathioprine

见第六章"80. 贫血"。

28. 马洛替酯 Malotilate

见第十一章"124. 血吸虫病"。

29. 异甘草酸镁注射液 Magnesium Isoglycyrrhizinate Injection

见本章"50. 黄疸"。

30. 环磷腺苷注射液 Adenosini Cyclophosphas Injection

见第二章"22. 心肌炎"。

31. 蛹油α-亚麻酸乙酯胶丸 Bombyx Mori Oil Ethyl Linolenate Soft Capsules

见第二章"19. 高脂血症"。

32. 复方二氯醋酸二异丙胺 Compound Diisopropylamine Dichloroacetate

见本章"51. 脂肪肝"。

33. 门冬氨酸钾镁 Potassium Aspartate and Magnesium Aspartate

见第二章"15. 心脏病"。

34. 谷氨酸 Glutamic Acid

【适应证】本品系肝昏迷和某些精神-神经系统疾病(如精神分裂症和癫痫小发作)治疗的辅助用药。

35. 丁二磺酸腺苷蛋氨酸 Ademetionine 1,4-butanedisulfonate

【适应证】肝硬化前和肝硬化所致肝内胆汁郁积妊娠期肝内胆汁郁积

36. 茴三硫 Anethel Trithione

见本章"53. 胆囊炎"。

37. 乳果糖 Lactulose

见本章"48. 便秘"。

38. 富马酸替诺福韦二吡呋酯片 Tenofovir Disoproxil Fumarate Tablets

【适应证】适用于与其他抗逆转录病毒药物联用,治疗成人 HIV-1 感染。也可用于治疗成人的慢性乙型肝炎。

39. 复方氨基酸注射液(3AA) Compound Amino Acid Injection(3AA)

【适应证】本品为复方制剂,含 L-缬氨酸、L-亮氨酸和 L-异亮氨酸。用于各种原因引起的肝性脑病、重症肝炎以及肝硬化、慢性活动性肝炎。

40. 复方氨基酸注射液(6AA) Compound AminoAcid Injection(6AA)

【适应证】本品为复方制剂,含缬氨酸、亮氨酸、异亮氨酸、精氨酸、谷氨酸、门冬氨酸。用于慢性肝性脑病、慢性迁延性肝炎、慢性活动性肝炎、亚急性及慢性重型肝炎引起的氨基酸代谢紊乱。

41. 聚肌胞注射液 Polyinosinic-Polycytidylic Acid Injection

【适应证】主要用于治疗病毒性角膜炎、单纯疱疹。也可用于慢性病毒性肝炎的辅助治疗。

42. 吸附百日咳、白喉、破伤风、乙型肝炎联合疫苗 Absorbed Diphtheria Tetanus Pertussis and r-Hepatitis B Combined Vaccine

【适应证】用于预防百日咳、白喉、破伤风、乙型肝炎。

43. 注射用胸腺法新 Thymalfasin for Injection

【适应证】用于:①慢性乙型肝炎。②作为免疫损害患者的疫苗免疫应答增强剂。免疫系统功能受到抑制者,包括接受慢性血液透析和老年病患者,本品可增强患者对病毒性疫苗,例如流感疫苗或乙肝疫苗的免疫应答。

44. 双环醇片 Bicyclol Tablets

【适应证】本品可用于治疗慢性肝炎所致的氨基转移酶升高。

45. 精氨酸谷氨酸注射液 Arginine Glutamate Ihjection

【适应证】用于慢性肝病引起的高血氨症的辅助治疗。

46. 达卡他韦 Daclatasvir

【适应证】可用于慢性丙型肝炎的治疗。

47. 索非布韦 Sofosbuvir

【适应证】可用于慢性型肝炎的治疗。

二、中药

(一)急性肝炎(包括甲型、乙型)用中药

1. 黄疸肝炎丸

【处方组成】茵陈、滇柴胡、炒栀子、青叶胆、醋延胡索、郁金(醋炙)、醋香附、麸炒枳壳、槟榔、青皮、佛手、酒白芍、甘草

【功能主治】疏肝理气,利胆退黄。用于肝气不舒、湿热蕴结所致的黄疸,症见皮肤黄染,胸胁胀痛,小便短赤;急性肝炎,胆囊炎见上述证候者。

【用法用量】口服。一次 1～2 丸,一日 3 次。

【使用注意】孕妇禁用。

2. 复方大青叶合剂(颗粒)

见第一章"1. 感冒"。

3. 垂阴茶颗粒(糖浆)

【处方组成】垂盆草、阴行草、矮地茶

【功能主治】清热解毒,除湿退黄。用于急性黄疸型肝炎、中毒性肝炎等。

【用法用量】口服。一次 6g,一日 3 次,开水冲服。

4. 鸡骨草肝炎丸(颗粒)

【处方组成】鸡骨草、茵陈、地耳草、桃金娘根、鸭脚艾、鹰不泊

【功能主治】疏肝,清热,利湿,祛黄。用于黄疸型和无黄疸型急性传染性肝炎。

【用法用量】口服。一次 2g,一日 2 次。

5. 小儿肝炎颗粒

【处方组成】茵陈、栀子(姜炙)、黄芩、黄柏、山楂(炒焦)、大豆黄卷、郁金、通草。

【功能主治】清热利湿,解郁止痛。用于肝胆湿热所致的黄疸、胁痛、腹胀、发热、恶心呕吐,食欲减退,身体倦懒,皮肤黄染;黄疸型肝炎或无黄疸型肝炎见上述证候者。

【用法用量】开水冲服,1～3 岁一次 5～10g,4～7 岁一次 10～15g,8～10 岁一次 15g,11 岁以上酌增,一日 3 次。

(二)急、慢性肝炎(包括甲型、乙型)用中药

1. 茵栀黄口服液(胶囊、软胶囊、颗粒、片、泡腾片、注射液)

【处方组成】茵陈提取物、栀子提取物、黄芩提取物、金银花提取物

【功能主治】清热解毒,利湿退黄。用于肝胆湿热所致的黄疸,症见面目悉黄、胸胁胀痛、恶心呕吐、小便赤黄;急、慢性肝炎见上述证候者。

【用法用量】口服液一次 10ml,一日 3 次。

2. 茵山莲颗粒

【处方组成】茵陈、半枝莲、五味子、栀子、甘草、板蓝根

【功能主治】清热解毒利湿。用于湿热蕴毒所致的胁痛、口苦、尿黄、舌苔黄腻、脉弦滑数;急、慢性肝炎,胆囊炎见上述证候者。

【用法用量】开水冲服,一次 3～9g,一日 2 次,或遵医嘱。

3. 茵白肝炎胶囊(颗粒)

【处方组成】茵陈,泽兰,滑石,白茅根,蒲公英,甘草

【功能主治】清热解毒,利湿退黄,理气活血。用于急性黄疸型肝炎,对湿热型慢性肝炎也有明显效果。

【用法用量】口服。一次 4 粒,一天 2 次。

4. 茵莲清肝颗粒(合剂)

【处方组成】茵陈、板蓝根、绵马贯众、茯苓、郁金、当归、红花、琥珀、白芍(炒)、白花蛇舌草、半枝莲、广藿香、佩兰、砂仁、虎杖、丹参、泽兰、柴胡、重楼

【功能主治】清热解毒,化湿和胃,疏肝活血。用于肝胆湿热所致的胁痛,症见胁腹胀痛或刺痛,口苦,尿黄,纳呆,乏力;病毒性肝炎见上述证候者。

【用法用量】颗粒温开水冲服。一次 10g(1 袋),一日

3次。

【使用注意】孕妇禁用。

5. 茵胆平肝胶囊

【处方组成】茵陈、龙胆、黄芩、猪胆粉、栀子、白芍(炒)、当归、甘草

【功能主治】清热、利湿、退黄。用于肝胆湿热所致的胁痛,口苦,尿黄,身目发黄;急、慢性肝炎见上述证候者。

【用法用量】口服。一次2粒,一日3次。

6. 肝炎康复丸

【处方组成】茵陈、郁金、板蓝根、当归、菊花、金钱草、丹参、滑石、拳参

【功能主治】清热解毒,利湿化郁。用于肝胆湿热所致的黄疸,症见目黄身黄,胁痛乏力,尿黄口苦;急、慢性肝炎见上述证候者。

【用法用量】口服。一次1丸,一日3次。

【使用注意】孕妇禁用。

7. 健肝灵胶囊(片)

【处方组成】五味子种子浸出物、灵芝浸膏、丹参浸膏

【功能主治】益气健脾,活血化瘀;具有降低谷丙转胺酶的作用。用于急性、迁延性、慢性肝炎。

【用法用量】口服。一次2~3粒,一日3次。肝功能恢复正常后,应继续服用1~2个月,用量酌减。

8. 乙肝舒康片(胶囊、颗粒)

【处方组成】叶下珠、白花蛇舌草、虎杖、丹参、黄芪、何首乌等

【功能主治】清热解毒,活血化瘀。用于湿热瘀阻所致的急、慢性乙型肝炎,见有乏力,纳差,脘胀等症。

【用法用量】口服。一次4片,一日3次。

【使用注意】孕妇禁用。

9. 利肝隆颗粒(片、胶囊)

【处方组成】板蓝根、茵陈、郁金、五味子、甘草、当归、黄芪、刺五加浸膏

【功能主治】疏肝解郁,清热解毒,益气养血。用于肝郁湿热、气血两虚所致的两胁胀痛或隐痛,乏力,尿黄;急、慢性肝炎见上述证候者。

【用法用量】颗粒开水冲服,一次1袋,一日3次,小儿酌减。

10. 益肝灵片(分散片、液体胶囊、软胶囊、滴丸)

【处方组成】水飞蓟素

【功能主治】保肝药。具有改善肝功能、保护肝细胞膜的作用,用于急、慢性肝炎。

【用法用量】口服。一次2片,一日3次。

11. 鸡骨草胶囊(丸、片)

【处方组成】鸡骨草、茵陈、栀子、三七、人工牛黄、猪胆汁、白芍、牛至、枸杞子、大枣

【功能主治】疏肝利胆,清热解毒。用于肝胆湿热所致的右胁胀痛,脘腹胀满,口苦,尿黄;急、慢性肝炎,胆囊炎见上述证候者。

【用法用量】胶囊口服,一次4粒,一日3次。

12. 片仔癀(胶囊)

【处方组成】牛黄、麝香、三七、蛇胆等

【功能主治】清热解毒,凉血化瘀,消肿止痛。用于热毒血瘀所致急、慢性病毒性肝炎,痈疽疔疮,无名肿毒,跌打损伤及各种炎症。

【用法用量】口服。每次0.6克,8岁以下儿童每次0.15~0.3克,一日2~3次;外用研末用冷开水或食醋少许调匀涂在患处,一日数次,常保持湿润。胶囊口服,一次2粒,1~5岁儿童一次1粒;一日3次,或遵医嘱。

【使用注意】孕妇禁用。

13. 八宝丹(胶囊)

【处方组成】牛黄、蛇胆、珍珠、三七、羚羊角、麝香等

【功能主治】清利湿热,活血解毒,去黄止痛。适用于湿热蕴结所致发热,黄疸,小便黄赤,恶心呕吐,纳呆,胁痛腹胀,舌苔黄腻或厚腻干白,或湿热下注所致尿道灼热刺痛,小腹胀痛;传染性病毒性肝炎、急性胆囊炎、急性泌尿系感染等见上述证候者。

【用法用量】锭剂口服:1~8岁,一次0.15~0.3克;8岁以上一次0.6克,一日2~3次,温开水送服。胶囊口服;1~8岁,一次半粒至1粒;8岁以上一次2粒,一日2~3次,温开水送服。

【使用注意】孕妇禁用。

14. 利肝片

【处方组成】金钱草、猪胆汁

【功能主治】清肝利胆。用于肝胆湿热所致的胁痛,症见口苦,尿黄,胁肋胀痛,舌苔黄腻;急、慢性肝炎,胆囊炎见上述证候者。

【用法用量】一次2~4片,一日3次。

15. 当飞利肝宁片(胶囊)

【处方组成】水飞蓟、当药

【功能主治】清利湿热,益肝退黄。用于湿热郁蒸所致的黄疸,症见面黄或目黄、口苦尿黄、纳少乏力;急、慢性肝炎见上述证候者。

【用法用量】口服。一次2片,一日3次;小儿酌减,或遵医嘱。胶囊口服,一次4粒,一日3次;小儿酌减,或遵医嘱。

16. 利肝康片

【处方组成】青叶胆总苷

【功能主治】舒肝健脾。用于急、慢性肝炎属肝郁脾虚证。

【用法用量】口服。糖衣片一次4片,薄膜衣片一次2片,一日3次。宜在饭后30分钟服用。

17. 健肝乐颗粒

【处方组成】白芍、甘草

【功能主治】养血护肝,解毒止痛。有降低转氨酶,消褪黄疸以及改善各类肝炎临床症状的作用。用于治疗急、慢性

病毒性肝炎等。

【用法用量】开水冲服,一次 15g,一日 2 次,12 岁以下小儿酌减或遵医嘱。

18. 二十五味松石丸

【处方组成】松石、诃子(去核)、铁屑(诃子制)、小伞虎耳草、檀香、广木香、绿绒蒿、唐古特乌头、西红花、麝香、牛黄等二十五味

【功能主治】消热解毒,疏肝利胆,化瘀。用于肝郁气滞,血瘀,肝中毒,肝痛,肝硬化,肝渗水及各种急、慢性肝炎和胆囊炎等。

【用法用量】开水泡服,一次 1 丸,一日一次。

19. 藏茵陈胶囊(颗粒、片)

【处方组成】藏茵陈

【功能主治】清热解毒,舒肝利胆,退黄。用于急、慢性肝炎,慢性胆囊炎。

【用法用量】口服。一次 2 ~ 3 粒,一日 3 次。片剂口服,一次 5 ~ 6 片,一日 3 次。

20. 乙肝健片

【处方组成】花锚草、黄芪、甘草

【功能主治】利胆退黄,改善肝功能,调节免疫功能。用于急、慢性乙型肝炎和其他肝炎。

【用法用量】口服。A、B 片合用,一次各 2 ~ 3 片,一日 3 次。

【使用注意】孕妇禁用。

21. 肝必复胶囊(软胶囊)

【处方组成】树舌多糖

【功能主治】具有免疫调节功能,可促使乙型肝炎表面抗原转阴。用于治疗乙型肝炎。

【用法用量】口服。一次 2 粒,一日 3 次。

22. 苦黄注射液(颗粒)

【处方组成】茵陈、大黄、苦参、大青叶、柴胡

【功能主治】疏肝清热,利湿退黄。用于肝胆湿热所致的黄疸,症见面目悉黄,胸胁胀满,乏力,纳差;急、慢性肝炎见上述证候者。

【用法用量】静脉滴注:用 5% 或 10% 的葡萄糖注射液 500ml 稀释后使用,一次 10-60ml,一日一次,15 天为一疗程;重症及淤胆型肝炎患者每次用量可增加至 60ml,或遵医嘱。颗粒口服:一次 1 袋,一日 3 次。

【使用注意】孕妇禁用。

23. 肝舒乐颗粒

【处方组成】夏枯草、蒲公英、柴胡、白茅根、茵陈、虎杖、马蓝草、苍术、甘草

【功能主治】疏肝利胆,清热利湿。用于肝胆湿热所致的黄疸,腹胀,症见黄疸或无黄疸,尿黄,胁腹胀满;急、慢性肝炎见上述证候者。

【用法用量】开水冲服,一次 20 克,一日 3 次,儿童酌减

24. 肝福颗粒

【处方组成】金钱草、茵陈、板蓝根、黄芩、枳壳(炒)、柴胡(制)、栀子、五仁醇浸膏

【功能主治】清热利湿,疏肝理气。用于湿热蕴结、肝胆郁滞所致的胁痛,症见口苦,胁肋胀痛,尿黄,舌苔黄腻,脉弦滑数;急、慢性肝炎,胆囊炎见上述证候者。

【用法用量】口服。一次 25g,一日 3 次。

25. 参芪肝康胶囊(片)

【处方组成】当归、党参、水飞蓟、五味子、茵陈、黄芪、刺五加

【功能主治】祛湿清热,调和肝脾。用于湿热内蕴、肝脾不和所致的胁痛,脘闷腹胀,倦怠乏力,食欲不振,大便稀溏;急、慢性肝炎见上述证候者。

【用法用量】口服。一次 5 粒,一日 3 次。

26. 复方益肝丸

【处方组成】茵陈、板蓝根、龙胆、野菊花、蒲公英、山豆根、垂盆草、蝉蜕、苦杏仁、人工牛黄、夏枯草、车前子、土茯苓、胡黄连、牡丹皮、丹参、红花、大黄、香附、青皮、枳壳、槟榔、鸡内金、人参、桂枝、五味子、柴胡、炙甘草

【功能主治】清热利湿,疏肝理脾,化瘀散结。用于湿热毒蕴所致的胁肋胀痛,黄疸,口干口苦,苔黄脉弦;急、慢性肝炎见上述证候者。

【用法用量】口服。一次 4g,一日 3 次,饭后服用。

【使用注意】孕妇禁用。

27. 乙肝灵丸(胶囊)

【处方组成】大黄、白芍、菌陈、柴胡、贯众、人参、黄芪、甘草

【功能主治】清热解毒,疏肝健脾。用于毒热蕴结、肝郁脾虚所致的胁痛、腹胀、乏力、便干、尿黄;乙型病毒性肝炎见上述证候者。

【用法用量】口服。一次 2g,一日 3 次;小儿酌减。20 ~ 50 天为一疗程。

【使用注意】孕妇禁用。

28. 灭澳灵片

【成分】板蓝根、刺五加、金银花、冬虫夏草

【功能主治】清热解毒,益肝补肾。用于急、慢性乙型肝炎及表面抗原健康带毒者。

【用法用量】口服。一次 4 片,一日 3 次。

(三)慢性肝炎(主要是乙型肝炎)用中药

1. 乙肝宁颗粒(片)

【处方组成】黄芪、白花蛇舌草、茵陈、金钱草、党参、蒲公英、制何首乌、牡丹皮、丹参、茯苓、白芍、白术、川楝子。

【功能主治】补气健脾,活血化瘀,清热解毒。用于慢性肝炎属脾气虚弱,血瘀阻络,湿热毒蕴证,症见胁痛,腹胀,乏力,尿黄;对急性肝炎属上述证候者亦有一定疗效。

【用法用量】口服。一次 1 袋,一日 3 次;儿童酌减。治疗慢性肝炎者以 3 个月为一疗程。

2. 复方木鸡颗粒(合剂)

【处方组成】云芝提取物、核桃楸皮、山豆根、菟丝子

【功能主治】清热燥湿,解热固本。具有抑制甲胎蛋白升高的作用。用于湿热蕴结证的慢性肝炎,甲胎蛋白持续阳性患者,并可用于湿热蕴结证肝癌患者化疗的辅助治疗。

【用法用量】口服。一次10g,一日3次。饭后服。

3. 乙肝养阴活血颗粒

【处方组成】地黄、北沙参、麦冬、女贞子(酒炙)、五味子、黄芪、当归、白芍、何首乌(制)、阿胶珠、黄精(蒸)、泽兰、牡蛎、橘红、丹参、川楝子

【功能主治】滋补肝肾,活血化瘀。用于肝肾阴虚型慢性肝炎,症见面色晦暗,头晕耳鸣,五心烦热,腰腿酸软,齿鼻衄血,胁下痞块,赤缕红斑,舌质红少苔,脉沉弦,细涩。

【用法用量】开水冲服,一次20g或一次10g(无蔗糖),一日3次。

【使用注意】忌烟、酒、油腻;肝胆湿热,脾虚气滞者忌用。

4. 乙肝益气解郁颗粒

【处方组成】柴胡(醋炙)、枳壳、白芍、丹参、黄芪、党参、黄连、橘叶、法半夏、瓜蒌、刺五加、茯苓、桂枝、决明子、山楂、五味子

【功能主治】益气化湿,疏肝解郁。用于肝郁脾虚型慢性肝炎,症见胁痛腹胀,痞满纳呆,身倦乏力,大便溏薄,舌质淡暗,舌体肿或有齿痕,舌苔薄白或白腻,脉沉弦或沉缓。

【用法用量】开水冲服,一次2袋或一次1袋(无蔗糖),一日3次。

【使用注意】忌烟、酒、油腻;肝胆湿热,邪实证者忌用。

5. 茵芪肝复颗粒

【处方组成】茵陈、焦栀子、大黄、白花蛇舌草、猪苓、柴胡、当归、黄芪、党参、甘草

【功能主治】清热解毒利湿,疏肝补脾。用于慢性乙型病毒性肝炎肝胆湿热兼脾虚肝郁证,症见右胁胀满,恶心厌油,纳差食少,口淡乏味。

【用法用量】口服。一次18g,一日3次。

【使用注意】孕妇禁用。

6. 护肝片(胶囊、颗粒、丸)

【处方组成】柴胡、茵陈、板蓝根、五味子、猪胆粉、绿豆

【功能主治】疏肝理气,健脾消食。具有降低转氨酶作用。用于慢性肝炎及早期肝硬化。

【用法用量】口服。一次4片,一日3次。

7. 乙肝清热解毒颗粒(胶囊、片)

【处方组成】虎杖、白花蛇舌草、北豆根、拳参、茵陈、白茅根、茜草、淫羊藿、甘草、土茯苓、蚕砂、野菊花、橘红

【功能主治】清肝利胆,解毒。用于肝胆湿热所致的胁痛,黄疸或无黄疸,发热或低热,口干苦或黏臭,厌油,胃肠不适,舌红苔厚腻,脉弦滑数;慢性乙型肝炎见上述证候者。

【用法用量】颗粒开水冲服,一次2袋,一日3次。胶囊口服,一次6粒,一日3次。片剂口服,一次4~8片,一日3次。

【使用注意】孕妇禁用。

8. 虎驹乙肝胶囊(片)

【处方组成】虎杖、蚂蚁、柴胡、茵陈、枸杞子、黄芪、板蓝根、五味子、丹参、三七、大枣

【功能主治】疏肝健脾,利湿清热,活血化瘀。用于慢性乙型肝炎肝郁脾虚,湿热瘀滞证,症见胁肋胀满疼痛,脘闷腹胀,胃纳不佳,四肢倦怠,小便色黄。

【用法用量】饭后温开水送服。一次5粒,一日3次,3个月为一疗程,或遵医嘱。

【使用注意】孕妇禁用。

9. 双虎清肝颗粒

【处方组成】金银花、虎杖、黄连、白花蛇舌草、蒲公英、丹参、野菊花、紫花地丁、法半夏、甘草、瓜蒌、麸炒枳实

【功能主治】清热利湿,化痰宽中,理气活血。用于湿热内蕴所致的胃脘痞闷,口干不欲饮,恶心厌油,食少纳差,胁肋隐痛,腹部胀满,大便黏滞不爽或臭秽,或身目发黄,舌质黯,边红,舌苔厚腻或腻,脉弦滑或弦数者;慢性乙型肝炎见上述证候者。

【用法用量】开水冲服。一次1~2袋,一日2次。或遵医嘱。

【使用注意】孕妇禁用。

10. 五灵丸(胶囊)

【处方组成】五味子、灵芝、丹参、柴胡

【功能主治】疏肝健脾活血。用于肝郁脾虚挟瘀所致的胁肋胀痛、腹胀嗳气、疲乏无力;慢性乙型病毒性肝炎见上述证候者。

【用法用量】口服。一次1丸,一日3次,饭后半小时服用。一个月为一疗程或遵医嘱。

11. 肝达康颗粒(片)

【处方组成】北柴胡(醋炙)、白芍(醋炙)、当归(酒炙)、茜草、白术(麸炒)、茯苓、鳖甲(醋炙)、湘曲、党参、白茅根、枳实(麸炒)、青皮(麸炒)、砂仁、地龙(炒)、甘草

【功能主治】疏肝健脾,化瘀通络。用于肝郁脾虚兼血瘀所致的疲乏纳差,胁痛腹胀,大便溏薄,胁下痞块,舌色淡或色暗有瘀点,脉弦缓或涩;慢性乙型病毒性肝炎见上述证候者。

【用法用量】颗粒口服,一次8g,一日3次。疗程1个月,可持续使用3个月。

【使用注意】孕妇禁用。

12. 强肝糖浆(片、丸、胶囊、颗粒)

【处方组成】茵陈、板蓝根、当归、白芍、丹参、郁金、生黄芪、党参、泽泻、黄精、地黄、山药、山楂、六神曲、秦艽、甘草

【功能主治】健脾疏肝,清热利湿,益气养血。用于肝郁脾虚、湿热蕴结所致的两胁胀痛,乏力,脘痞,腹胀,面色无华,腰膝酸软;慢性肝炎见上述证候者。

【用法用量】糖浆口服．一次10ml,一日2次,每服六日

停一日，八周为一疗程，停一周，再进行第2个疗程。

13. 和络舒肝片（胶囊）

【处方组成】白术（炒）、白芍、三棱、香附（制）、莪术、当归、木瓜、大黄、红花、鳖甲（炙）、桃仁、郁金、茵陈、海藻、昆布、玄参、地黄、熟地黄、虎杖、土鳖虫、柴胡、制何首乌、凌霄花、蜣螂、五灵脂、黑豆、半边莲

【功能主治】疏肝和络，活血化瘀，清热化湿，滋养肝肾。用于瘀血阻络，湿热蕴结，肝肾不足所致的胁痛，癥积，症见胁下痞块，唇青面黑，肌肤甲错，腰酸尿黄，舌有瘀斑；慢性病毒性肝炎、早期肝硬化见上述证候者。

【用法用量】片剂饭后温开水送服，一次5片，一日3次，或遵医嘱，小儿酌减。

【使用注意】孕妇禁用。

14. 肝苏颗粒（胶囊、软胶囊、片、分散片、丸、糖浆）

【处方组成】扯根菜

【功能主治】降酶，保肝，退黄，健脾。用于慢性活动性肝炎、乙型肝炎，也可用于急性病毒性肝炎。

【用法用量】颗粒口服，一次9g，一日3次，小儿酌减。

15. 五羚丹胶囊

【处方组成】五味子（醋制）、丹参、羚羊角

【功能主治】益气活血，凉肝解毒。用于气阴不足，邪毒蕴结，瘀血阻滞所致的胸胁疼痛，口苦咽干，倦怠纳差等症；慢性、迁延性肝炎长期谷丙转氨酶单项不降见上述证候者。

【用法用量】口服。一次2粒，一日3次。

16. 复方益肝灵片（胶囊、软胶囊）

【处方组成】水飞蓟素、五仁醇浸膏

【功能主治】益肝滋肾，解毒祛湿。用于肝肾阴虚，湿毒未清所致的胁痛，症见胁痛、纳差、腹胀、腰酸乏力、尿黄；慢性病毒性肝炎见上述证候者。

【用法用量】片剂口服，一次4片，一日3次，饭后服用。胶囊口服。一次4粒，一日3次，12周为一疗程，或遵医嘱。

17. 肝宁片（胶囊）

【处方组成】斑蝥、糯米、紫草

【功能主治】清热解毒，化瘀散结。用于毒热瘀滞所致的胁痛，症见口苦，胁肋刺痛，赤缕红斑，尿黄；慢性病毒性肝炎见上述证候者。

【用法用量】口服。一次2～3片，一日3次，温开水送下。

【使用注意】孕妇禁用。

18. 复方熊胆乙肝胶囊

【处方组成】熊胆粉、龙胆、丹参、柴胡、虎杖、板蓝根、郁金、白芍、枸杞子、黄芪、茯苓、麦芽（炒）、甘草

【功能主治】清热利湿。用于慢性乙型肝炎湿热中阻证，症见胸胁脘闷，口黏口苦，恶心厌油，纳呆，倦怠乏力，肢体困重或身目发黄。

【用法用量】饭后口服。一次6粒，一日3次，或遵医嘱。

【使用注意】孕妇禁用。

19. 清肝扶正胶囊

【处方组成】黄连、蜂王浆冻干粉、青黛、五味子、大黄、山豆根

【功能主治】清热解毒，泻火燥湿，疏肝健脾。用于慢性乙型肝炎湿热困脾证。症见胁痛，口苦，神疲乏力，纳后腹胀，或黄疸，大便溏而不爽或便秘，舌苔黄腻。

【用法用量】口服。一次4粒，一日3次，3个月为一疗程，或遵医嘱。

【使用注意】孕妇禁用。

20. 澳泰乐颗粒（片、胶囊）

【处方组成】返魂草、郁金、黄精、白芍、麦芽

【功能主治】疏肝理气，清热解毒。用于肝郁毒蕴所致的胁肋胀痛、口苦纳呆、乏力；慢性肝炎见上述证候者。

【用法用量】口服。一次1袋，一日3次。

21. 肝脾康胶囊

【处方组成】柴胡、黄芪、青皮、白芍、白术、板蓝根、姜黄、茯苓、水蛭、三七、郁金、鸡内金（炒）、熊胆粉、水牛角浓缩粉

【功能主治】疏肝健脾、活血清热。用于肝郁脾虚、毒瘀内蕴所致的胁肋胀痛、胸脘痞闷、食少纳呆、神疲乏力、面色晦暗、胁下积块；慢性病毒性肝炎、早期肝硬化见上述证候者。

【用法用量】餐前半小时口服。一次5粒，一日3次。3个月为一个疗程，或遵医嘱。

【使用注意】孕妇禁用。

22. 慢肝养阴胶囊（片）

【处方组成】地黄、枸杞子、北沙参、麦冬、人参、党参、五味子、当归、川楝子、桂枝

【功能主治】养阴清热，滋补肝肾。用于肝肾阴虚所致的胁痛、癥积，症见胁痛，乏力，腰酸，目涩；慢性病毒性肝炎见上述证候者。

【用法用量】口服。一次4粒，一日3次。

23. 乙肝解毒胶囊（丸）

【处方组成】黄柏、草河车、黄芩、大黄、胡黄连、土茯苓、黑矾、贯众

【功能主治】清热解毒，疏肝利胆。用于乙型病毒性肝炎，辨证属于肝胆湿热内蕴者，症见肝区热痛，全身乏力，口苦咽干，头晕耳鸣或面红耳赤，心烦易怒，大便干结，小便少而黄，舌苔黄腻，脉滑数或弦数。

【用法用量】口服。成人一次4粒，一日3次；小儿酌减或遵医嘱。

【禁忌】孕妇忌服；脾胃虚弱者忌服。

24. 五酯片（咀嚼片、颗粒、软胶囊、滴丸、微丸）

【处方组成】南五味子醇浸膏

【功能主治】能降低血清谷丙转氨酶。可用于慢性、迁延性肝炎谷丙转氨酶升高者。

【用法用量】口服。一次3片，一日3次。

25. 云芝肝泰胶囊(片、颗粒)

【处方组成】云芝提取物

【功能主治】免疫调节剂。主要用于治疗慢性活动性肝炎。

【用法用量】口服。一次4粒,一日3次。

26. 甘草甜素胶囊

【处方组成】甘草酸单钾盐

【功能主治】治疗肝炎药,用于慢性乙型病毒性肝炎。

【用法用量】口服。一次150mg(2粒),一日2次。

【使用注意】过敏体质或对本品成分过敏者禁用。

27. 复肝康胶囊(颗粒)

【处方组成】柴胡、丹参、香附(醋炙)、黄芪、红花、桃仁(火熚)、当归、赤勺、白芍(炒)、川芎、虎杖、牡丹皮、地黄

【功能主治】理血疏肝,益脾解毒。主治肝郁不舒、气滞血瘀所致情志失和,胁肋胀满作痛;痛有定处,腹满,纳呆,乏力等症。适用于上述证型的慢性病毒性肝炎。

【用法用量】口服。一次4粒,一日3次,小儿酌减;或遵医嘱。

28. 叶下珠胶囊(片、分散片、颗粒)

【处方组成】叶下珠

【功能主治】清热解毒,祛湿利胆。用于肝胆湿热所致的胁痛,腹胀,纳差,恶心,便溏;慢性病毒性肝炎见上述证候者。

【用法用量】口服。一次2~4粒,一日3次。

29. 复方五仁醇胶囊

【处方组成】五仁醇浸膏、茵陈、白芍、碳酸钙

【功能主治】清热利胆,平肝养血,降低血清谷丙转氨酶。用于治疗迁延性、慢性病毒性肝炎。

【用法用量】口服。一次3粒,一日3次,四周为一疗程。肝功能正常后再服2个疗程,药量可酌减。

附:用于肝炎的其他中药

1. 二十味疏肝胶囊

【功能主治】清热利湿,疏肝理脾,化瘀散结。用于肝胆湿热,气滞血瘀所敛的胁痛,脘胀;急、慢性乙型病毒性肝炎见上述证候者。

2. 六味五灵片

【功能主治】滋肾养肝,活血解毒。用于治疗慢性乙型肝炎氨基转移酶升高,中医辨证属于肝肾不足,邪毒瘀热互结,症见胁肋疼痛,腰膝酸软,口干咽燥,倦怠,乏力,纳差,脘胀,身目发黄或不黄,小便色黄,头昏目眩,两目干涩,手足心热,失眠多梦,舌暗红或有瘀斑,苔少或无苔,脉弦细。

3. 牛至肝康丸

【功能主治】疏肝利胆,健脾益气,利湿解毒。用于肝郁脾虚,湿毒内阻所致的急、慢性肝炎。

4. 大黄总蒽醌胶囊

【功能主治】用于治疗湿热型黄疸肝炎。

5. 十三味疏肝胶囊

【功能主治】清热利湿,疏肝理脾,化瘀散结。用于肝胆湿热,气滞血瘀所致的胁痛,脘胀;急、慢性乙型病毒性肝炎见上述证候者。

6. 十四味疏肝胶囊

【功能主治】清热利湿,疏肝理脾,化瘀散结。用于肝胆湿热,气滞血瘀所致的胁痛,脘胀;急、慢性乙型肝炎见上述证候者。

7. 松石丸

【功能主治】清热解毒,疏肝利胆。用于肝郁气滞血瘀及热性肝病。

8. 七十味松石丸

见本章“46. 呕吐”。

9. 七味红花殊胜散(丸)

【功能主治】清利湿热。用于肝胆湿热所致的胁肋胀痛,脘腹胀痛;急、慢性肝炎见上述症状者。

10. 七味肝胆清胶囊(颗粒)

见本章“53. 胆囊炎”。

11. 七味铁屑胶囊(丸)

见本章“51. 脂肪肝”。

12. 八味西红花清肝热胶囊(散)

【功能主治】清肝热。用于肝胆疾病。

13. 三白草肝炎颗粒(糖浆)

【功能主治】清热利湿,疏肝解郁,祛瘀退黄,利胆降酶,用于慢性肝炎,急性黄疸和无黄疸型肝炎。

14. 天胡荽愈肝片

【功能主治】清热解毒,疏肝利胆。用于肝胆湿热所致的急、慢性肝炎。

15. 五灵肝复胶囊

【功能主治】养阴生津,疏肝解郁、清热解毒。用于慢性病毒性肝炎属肝肾不足,湿热滞留者。

16. 五味金色胶囊

【功能主治】清热利胆,消食。用于黄疸型肝炎,胆区痛,胃痛,恶心呕吐,口苦。

17. 清肝败毒丸

【功能主治】清热利湿解毒。用于急、慢性肝炎属肝胆湿热证者。

18. 清肝颗粒(胶囊、注射液)

【功能主治】清热解毒,疏肝退黄。用于急、慢性肝炎属肝胆湿热证者。

19. 清肝毒胶囊

【功能主治】清热解毒,利湿化瘀. 用于急性甲、乙型肝炎属肝胆湿热证者,症见胁肋胀痛,烦热口苦,恶心纳呆,脘闷腹胀,神倦乏力,小便黄赤等。

20. 田基黄颗粒(胶囊、糖浆、注射液)

【功能主治】清热利湿,散瘀消肿。用于病毒性肝炎属肝胆湿热证者。

21. 甲芪肝纤颗粒

【功能主治】舒肝活血，健脾祛湿。用于乙型肝炎肝纤维化透明质酸、Ⅳ型胶原、层粘连蛋白等血清学指标异常属肝郁血瘀兼脾虚湿滞者，症见胁肋疼痛，肝脾大，脘腹胀满，神疲乏力，纳差，便溏，舌质紫黯或有瘀斑，舌苔腻。

22. 当药片

【功能主治】清热祛湿。用于急、慢性肝炎属湿热黄疸证者。

23. 四十二味疏肝胶囊

【功能主治】清热利湿，疏肝理脾，化瘀散结。用于肝胆湿热，气滞血瘀所致的胁痛，脘胀；急、慢性乙型肝炎见上述证候者。

24. 芫蒿护肝片(胶囊)

【功能主治】解毒护肝。用于肝损害所致的全身乏力，食欲不振，腹胀，肝区疼痛及失眠等症；急、慢性病毒性肝炎和中毒性肝炎具有上述症状者。

25. 花栀清肝颗粒

【功能主治】清热利湿，疏肝利胆。用于肝胆湿热所致黄疸性肝炎引起的肌肤发黄、食欲不振、胁痛等症。

26. 芪桑益肝丸

【功能主治】活血化瘀、养血柔肝、解毒利胆、行气健脾，适用于各类肝炎，尤其对无黄疸型慢性肝炎、迁延性肝炎、活动性肝炎、肝硬化、脂肪肝、酒精肝、中毒性肝炎、乙肝及丙肝等。亦适用于肝病引起的胁肋疼痛、腹胀、乏力、纳呆、肝脾肿大、肝功能异常等。

27. 扶正化瘀胶囊(片)

见本章“52. 肝硬化”。

28. 护肝宁胶囊(片、丸)

【功能主治】清热利湿、益肝化瘀、疏肝止痛；退黄，降低谷丙转氨酶、用于急性肝炎及慢性肝炎。

29. 肝龙胶囊

【功能主治】疏肝理脾，活血解毒。主治胁痛肝郁脾虚兼瘀血证，症见胁肋胀痛或刺痛，恶心嗳气，神疲乏力，食欲不振，食后腹胀，大便溏，舌色淡或紫，脉象细涩或脉弦等。用于慢性乙型肝炎见上述症状者。

30. 肝乐欣胶囊

【功能主治】清热解毒，利胆退黄。用于肝胆湿热所致的急、慢性肝炎。

31. 肝加欣片(胶囊)

【功能主治】舒肝解郁，清热利湿。用于慢性病毒性肝炎肝郁脾虚证，症见胸胁胀痛，神疲乏力，食欲不振，燥躁等。

32. 肝达片(胶囊)

【功能主治】滋补肝肾，健脾活血。用于慢性迁延性及慢性活动性乙型病毒性肝炎见肝肾亏损、脾虚挟瘀证候者，症见胁肋疼痛，腹胀纳差，倦怠乏力，头晕目眩，五心烦热，腰膝酸软等。

33. 肝欣泰注射液

【功能主治】清肝潜阳、镇静安神。用于急、慢性肝炎阴虚阳亢证之降酶，神经衰弱。

34. 肝净注射液

【功能主治】清热，利湿，解毒。用于急性肝炎，慢性肝炎属肝胆湿热证者。

35. 肝毒净颗粒(丸)

【功能主治】清化湿热瘀毒。用于慢性乙型病毒性肝炎湿热瘀毒所致症状：肝区胀痛或刺痛，纳差，脘痞，泛恶，腹胀，腿酸乏力，口干苦黏，大便或溏或秘，小便黄等。

36. 肝畅胶囊

【功能主治】疏肝、利胆、解毒。用于肝胆湿热所引起的胸胁胀痛，食欲不振；急性肝炎见上述证候者。

37. 肝复颗粒

【功能主治】清热解毒，疏肝利胆，活血化瘀。用于肝胆湿热，气滞血瘀所致的急、慢性肝炎。

38. 肝络欣丸

【功能主治】益气补肾，活血养肝，行滞化湿。用于慢性乙型病毒性肝炎气阴两虚，湿瘀阻络证，症见胁肋隐痛，经久难愈，腹胀纳差，脘痞泛恶，倦怠乏力，腰膝酸软，口干，面色黯滞等。

39. 肝泰舒胶囊

【功能主治】清热解毒，疏肝利胆。用于乙型肝炎肝胆湿热证。

40. 肝速康胶囊(片)

【功能主治】有降酶、降浊、调整机体免疫功能、改善代谢障碍及肝病症状、加速肝功能恢复等作用。用于急性、慢性、迁延性肝炎。

41. 肝悦片

【功能主治】疏肝健脾，理气活血。用于慢性乙型病毒性肝炎属肝郁脾虚证者。

42. 肝健胶囊

【功能主治】清热解毒，疏肝利胆。用于病毒性肝炎肝胆湿热证者。

43. 肝爽颗粒

见本章“52. 肝硬化”。

44. 肝得治片

【功能主治】清热解毒，活血化瘀，护肝理脾，降转氨酶。用于慢性肝炎。

45. 肝康片

【功能主治】清肝利湿。用于肝胆湿热所致的黄疸，症见周身、小便俱黄，体疲乏力，纳呆，恶心厌油，苔黄腻，脉弦滑数；急、慢性肝炎，胆囊炎见上述证候者。

46. 肝康宁片

【功能主治】清热解毒，活血疏肝，健脾祛湿。用于急、慢性肝炎，湿热疫毒蕴结、肝郁脾虚证候所见胁痛腹胀，口苦纳呆，恶心，厌油，黄疸日久不退或反复出现，小便发黄、大便偏干或黏滞不爽、神疲乏力等症。

47. 肝喜乐片(颗粒)

见本章“52. 肝硬化”。

48. 肝舒胶囊

【功能主治】清热化湿,健胃消食。用于慢性乙型肝炎湿热内蕴、脾胃不运证,症见肝区不舒,胃呆乏力,腹胀,口苦,尿黄等。

49. 陆英胶囊(颗粒)

【功能主治】疏肝健脾,活血化瘀,利尿消肿。用于急性病毒性肝炎。

50. 苦栀颗粒

【功能主治】清利肝胆湿热,健脾和胃,用于急性肝炎及慢性乙型病毒性肝炎湿热蕴结证,症见胁腹胀痛,恶心呕吐,倦怠乏力,纳食不香等。

51. 板蓝解毒注射液

【功能主治】清热解毒。用于无黄疸型慢性肝炎属肝胆湿热证。

52. 松栀丸

【功能主治】清热利湿,解毒化瘀,健脾益气。用于治疗慢性丙型病毒性肝炎湿热阻络兼脾虚证,口苦口干,食欲不振,体倦乏力,肝脾大,舌质紫黯,舌苔黄腻等病症。

53. 岩黄连注射液

【功能主治】清热解毒。用于急、慢性肝炎属肝胆湿热证者。

54. 金马肝泰片(胶囊、颗粒)

【功能主治】清热解毒,健脾利湿,活血化瘀。用于肝胆湿热,气滞血瘀所致的急、慢性肝炎。

55. 金酸萍片(颗粒、糖浆)

【功能主治】清热解毒,利湿退黄,有恢复肝功能、降低转氨酶的作用。用于急性黄疸型肝炎,慢性肝炎,重症肝炎。

56. 宜肝乐颗粒

【功能主治】清热解毒,利胆退黄。用于肝胆湿热所致的急、慢性乙型肝炎。

57. 金香疏肝片

【功能主治】疏肝健脾,解郁安神。用于轻、中度肝郁脾虚证,症见精神抑郁、情绪不宁、胸胁胀痛,腹胀纳呆,苔薄腻,脉弦等。

58. 降酶灵片(胶囊)

【功能主治】抗肝炎药,具有降低谷丙转氨酶的作用。用于急性、迁延性、慢性肝炎。

59. 参灵肝康胶囊

【功能主治】清热化结,消肿止痛,调和气血,养肝益肾。用于急、慢性乙型肝炎。对改善气滞血瘀,肝肾不足引起的食欲不振,厌油口苦,胁肋胀痛,脘腹胀满,倦怠乏力,急躁易怒,小便赤黄等症有效。

60. 复肝能片(胶囊)

【功能主治】益气活血,清热利湿。用于慢性肝炎属气虚血瘀、湿热停滞证者。

61. 参柴肝康片(软胶囊)

【功能主治】益气舒肝,用于急、慢性肝炎属气虚肝郁证者。

62. 珍珠灵芝胶囊

见第一章“5. 气管炎与支气管炎”。

63. 复肝宁胶囊(片、颗粒)

【功能主治】舒肝健脾,清热利湿。用于乙型肝炎表面抗原阳性属于肝旺脾虚,热毒较盛者。

64. 珍熊胆丸

【功能主治】清热解毒、疏肝利胆。用于急、慢性肝炎,胆囊炎属肝胆湿热证者。

65. 茵陈退黄胶囊

【功能主治】清热解毒,利湿退黄。用于急、慢性肝炎肝胆湿热证引起的小便红赤,头晕口苦,食少纳呆等。

66. 蚁参护肝口服液

【功能主治】益气养阴,通络化瘀。用于气阴两虚兼瘀血阻络所致的慢性乙型迁延型肝炎。症见胁肋隐痛,倦怠乏力,纳食不香,潮热,口干,面色黯滞等。

67. 复方丹栀颗粒

【用法用量】开水冲服,一次 10g,一日 2 ~ 3 次;或遵医嘱。

68. 复方垂盆草胶囊

【功能主治】清热解毒,活血利湿,有降低丙氨酸氨基转移酶的作用。用于急、慢性肝炎。

69. 复方蒂达胶囊

【功能主治】清热利湿,舒肝利胆。用于肝胆湿热所致的急、慢性肝炎。

70. 香菇多糖片(胶囊、注射液)

【功能主治】益气健脾,补虚扶正。用于慢性乙型迁延性肝炎及消化道肿瘤的放、化疗辅助药。

71. 柔肝解毒片

【功能主治】柔肝健脾,清热解毒。用于改善肝肾阴虚,肝郁脾虚兼有湿热的患者所见的身倦乏力,纳差腹胀,胁肋胀痛等症。

72. 珠子肝泰片(胶囊)

【功能主治】清热利湿,益气健肝。用于脾虚湿热所致的胸胁胀痛,倦怠无力,便溏。乙型肝炎见上述证候者。

73. 益肝乐胶囊

见本章“50. 黄疸”。

74. 益肝解毒茶

【功能主治】清热利湿。用于肝胆湿热所致的急、慢性肝炎。

75. 黄疸茵陈片(颗粒)

见本章“50. 黄疸”。

76. 黄萱益肝散(丸)

【功能主治】清热解毒,疏肝利胆。用于肝胆湿热所致的慢性乙型肝炎。

77. 银龙清肝片

见本章“50. 黄疸”。

78. 清热疏肝口服液

见本章“50. 黄疸”。

79. 朝阳胶囊

【功能主治】温肾健脾，疏肝散郁，化湿解毒。用于慢性肝炎属脾肾不足，肝郁血滞，痰湿内阻者。症见面色晦暗或晄白，神疲乏力，纳呆腹胀，胁肋隐痛，胁下痞块，小便清或淡黄，大便溏或不爽，腰酸腿软，面颈血痣或见肝掌，舌体胶大，舌色暗淡，舌苔白或腻，脉弦而濡或沉弦或弦细等。

80. 葫芦素胶囊（片）

【功能主治】解毒清热，利湿退黄。用于湿热毒盛所致慢性肝炎及原发性肝癌的辅助治疗。

81. 舒肝宁注射液

见本章“50. 黄疸”。

82. 紫叶丹胶囊

【功能主治】清肝解毒、活血化瘀。用于慢性乙型病毒性肝炎辨证属湿热内蕴兼气虚血瘀型者。症见脘腹胀满，胁肋疼痛，食欲不振，乏力口苦等。

83. 舒肝益脾颗粒（胶囊、液）

【功能主治】清化湿热，疏肝利胆，解毒退黄，健脾和胃。用于湿热阻滞而致的急、慢性肝炎，迁延性肝炎，胆囊炎等，症见脾胃虚弱，体倦乏力，肋腹胀痛，胃纳欠佳者。

84. 愈肝龙颗粒

见本章“52. 肝硬化”。

85. 解毒护肝颗粒

【功能主治】清热解毒除湿，健脾益气活血。适用于慢性乙型肝炎湿热中阻证，兼脾气亏虚，瘀血阻络者。

86. 解毒降脂胶囊（片）

见第一章“5. 气管炎和支气管炎”。

87. 慢肝宁片（胶囊）

【功能主治】补益肝肾、益气活血、清利湿热。用于慢性乙型病毒性肝炎、肝肾阴虚、湿瘀阻络证。症见头晕目涩，腰膝酸软，胁肋隐痛，纳呆，神疲乏力，五心烦热、大便不爽等。

88. 慢肝解郁胶囊（丸）

【功能主治】疏肝解郁，健脾养血。用于迁延性肝炎或慢性肝炎，症见肝区胀痛，胸闷不舒，食欲不振，腹胀便溏者。

89. 舒肝消积丸

【功能主治】清热利湿，舒肝健脾，理气化瘀。用于慢性乙型肝炎肝郁脾虚、湿热内蕴、气滞血瘀证。症见胁痛，脘腹胀闷，厌油腻，恶心呕吐，疲乏无力。

90. 碧云砂乙肝颗粒

【功能主治】清肝解毒，理气活血。用于治疗乙型病毒性肝炎属肝胆湿热证。

91. 蜜桶花胶囊（颗粒）

【功能主治】清热解毒，除湿利胆，用于肝胆湿热所致的急、慢性肝炎。

92. 熊胆舒肝利胆胶囊

【功能主治】利湿热，疏肝止痛，用于肝胆湿热所致的急、慢性病毒性肝炎。

93. 赤丹退黄颗粒

见本章“50. 黄疸”。

94. 利胆止痛胶囊

见本章“50. 黄疸”。

95. 垂盆草分散片（颗粒）

【功能主治】清利湿热，解毒。用于湿热黄疸，小便不利，痈肿疮疡，急、慢性肝炎。

96. 穿金益肝片

见本章“52. 肝硬化”。

97. 安络化纤丸

见本章“52. 肝硬化”。

98. 秘诀清凉散（胶囊）

见本章“52. 肝硬化”。

99. 莪术油注射液

见第二章“22. 心肌炎”。

100. 五味獐牙菜汤散

【功能主治】利胆，清热。用于胆囊炎，黄疸型肝炎。

101. 八味獐牙菜丸（胶囊、片）

【功能主治】清热，消炎。用于胆囊炎，初期黄疸型肝炎。

102. 九味獐牙菜丸（胶囊）

【功效主治】清热，消炎，止痛。用于胆囊炎，初期黄疸型肝炎。

103. 增抗宁片（颗粒、胶囊、口服液）

见第六章“81. 白细胞减少和粒细胞缺乏症”。

104. 快胃舒肝丸

见本章“52. 肝硬化”。

105. 板蓝大青片

见第九章“100. 流行性乙型脑炎”。

106. 活力源胶囊

见第二章“17. 冠心病与心绞痛”。

107. 华蟾素胶囊（口服液、片、注射液）

【功能主治】解毒，消肿，止痛。主要用于中、晚期肿瘤的治疗，亦可用于慢性乙型肝炎等症。

108. 五仁醇软胶囊

【功能主治】滋补肝肾，用于急、慢性肝炎（丙氨酸氨基转移酶偏高）而具有肝肾阴虚之症者。

109. 黄芪注射液

见第二章“16. 心力衰竭”。

110. 红花清肝十三味丸

【功能主治】清肝热，除“亚玛”病，解毒。用于肝功能衰退，配毒症，“亚玛”病，腰肾损伤，尿频，尿血。尤其对血热引起的眼病有效。（“配毒症”指药物、食物、酒精等引起的肝中毒症状。如：药物中毒性肝炎，酒精肝，脂肪肝。）

111. 复方鳖甲软肝片

见本章“52. 肝硬化”。

112. 养肝胶囊(口服液)

【功能主治】疏肝健脾,益气活血。用于肝郁脾虚挟瘀证所致的乏力,倦怠,食欲减退,腹胀,大便溏,胁下痞块。亦适用于肝炎后肝硬化具有上述症状者的辅助治疗。

113. 龙牙肝泰胶囊

【功能主治】降酶保肝。适用于急性肝炎、慢性肝炎转氨酶偏高的辅助治疗。

114. 九味牛黄丸

【功能主治】清肝热。用于肝大,肝区疼痛,恶心,目赤。各种肝炎,培根,木布病。

115. 护肝胶囊(片、颗粒)

【功能主治】疏肝理气,健脾消食。具有降低转氨酶作用。用于慢性肝炎、迁延性肝炎及早期肝硬化等。

116. 清肝利胆胶囊(口服液)

【功能主治】清热利胆,解痉止痛,益气健脾,活血化瘀,具有降低谷丙转氨酶的作用。用于急性、迁延性、慢性肝炎,急、慢性胆囊炎,胆管炎,胆囊、胆道结石合并感染等。

50. 黄疸

〔基本概述〕

黄疸又称黄胆,俗称黄病,是一种因人体血液中的胆红素浓度增高,所引起的皮肤、黏膜和眼球巩膜及其他组织被染成黄色的症状。

黄疸是高胆红素血症,临床表现为血中胆红素增高而使巩膜、皮肤、黏膜以及其他组织和体液出现黄染。某些肝脏病、胆囊病和血液病经常会引发黄疸的症状。通常,血液的胆红素浓度高于2~3mg/dl时,这些部分便会出现肉眼可辨别的颜色。

当血清胆红素浓度为17.1~34.2μmol(1~2mg/dl)时,而肉眼看不出黄疸者称隐性黄疸。如血清胆红素浓度高于34.2μmol/L(2mg/dl)时则为显性黄疸。

黄疸的原因主要有:①由于红细胞破坏增加,胆红素生成过多而引起的溶血性黄疸。②肝细胞病变以致胆红素代谢失常而引起的肝细胞性黄疸。③肝内或肝外胆管系统发生机械性梗阻,影响胆红素的排泄,导致梗阻性(阻塞性)黄疸。④肝细胞有某些先天性缺陷,不能完成胆红素的正常代谢而发生的先天性非溶血性黄疸。

黄疸的主要症状表现为:①皮肤、巩膜等组织的黄染,黄疸加深时,尿、痰、泪液及汗液也被黄染,唾液一般不变色。②尿和粪的色泽改变。③消化道症状,常有腹胀、腹痛、食欲不振、恶心、呕吐、腹泄或便秘等症状。④胆盐血症的表现,主要症状有皮肤瘙痒、心动过缓、腹胀、脂肪泄、夜盲症、乏力、精神萎靡和头痛等。

新生儿黄疸也称胎黄,以出生后皮肤、巩膜、小便出现黄色为主要特征。胎黄有生理性、病理性之区别。生理性胎黄是指婴儿出生后2~3天出现黄疸,足月儿于出生后10~14天自行消退,早产儿可延迟至3~4周消退,食欲良好,睡眠正常,一般无其他症状;病理性胎黄出现时间或早或迟,有在生后24小时内出现,也有生后2~3周方见,消退时间延长,或消退后又复见,或黄疸程度较重,伴有精神萎靡、嗜睡或睡眠不宁、纳呆等表现。

中医对于黄疸可以分为阴黄,阳黄,萎黄,湿热黄疸等。分别可以采取温中退黄,利湿退黄,健脾益气等方案治疗。

〔治疗原则〕

(1)积极治疗原发病。

(2)对症治疗。

(3)中医辨证论治。黄疸常见的证候有湿热内蕴、热毒炽盛、胆道阻滞、寒湿内阻、瘀血停滞、脾虚血亏等方面,治宜清利湿热退黄为主,并根据不同的证候采取相应的方法。

〔用药精选〕

一、西药

1. 复方甘草酸单铵注射液 Compound Ammonium Glycyrrhetate Injection

本品为复方制剂,含甘草酸单铵盐S、盐酸半胱氨酸与甘氨酸。

【适应证】用于急、慢性病毒性肝炎引起的肝功能异常;对中毒性肝炎有一定的辅助治疗作用;亦可用于食物中毒、药物中毒、药物过敏等。

【不良反应】纳差、恶心、呕吐、腹胀,以及皮肤瘙痒、荨麻疹、口干和浮肿,水钠潴留、低钾血症,假性醛固酮症;心脑血管系统常见头痛、头晕、心悸及高血压增高,以上症状一般较轻,不影响治疗。偶见胸闷、口渴及过敏反应。

【禁忌】对本品过敏、严重低钾血症、高钠血症、高血压、心力衰竭、肾衰竭、醛固酮症及肿瘤患者禁用。

【用法用量】静脉滴注。一次20~80ml,加入5%葡萄糖或0.9%氯化钠250~500ml注射液稀释后,缓慢滴注。一日一次。静脉注射。一次20~80ml,加入等量5%葡萄糖注射液,缓慢静脉推注。一日一次。

【老年用药】高龄患者慎用。

2. 异甘草酸镁注射液 Magnesium Isoglycyrrhizinate Injection

异甘草酸镁是一种肝细胞保护剂,具有抗炎、保护肝细胞膜及改善肝功能的作用。

【适应证】本品适用于慢性病毒性肝炎。改善肝功能异常。

【不良反应】①假性醛固酮症:本品Ⅱ期Ⅲ期临床研究中未出现。据文献报道,甘草酸制剂由于增量或长期使用,可出现低钾血症,增加低钾血症的发病率,存在血压上升,钠、体液潴留,浮肿、体重增加等假性醛固酮症的危险,因此要充分注意观察血清钾值的测定等,发现异常情况,应停止给药。另外,作为低钾血症的结果可能出现乏力感、肌力低下等症状。②其他:本品Ⅲ期临床研究中出现少数患者有心悸、睑水肿、头晕、皮疹、呕吐,未出现血压升高和电解质改变。

【禁忌】严重低钾血症、高钠血症、高血压、心力衰竭、肾衰竭的患者禁用。

【孕妇及哺乳期妇女用药】目前尚未有这方面的用药经验,暂不推荐使用。

【儿童用药】新生儿、婴幼儿的剂量和不良反应尚未确定,不推荐使用本品。

【老年用药】目前尚未有这方面的用药经验。应注意观察患者的病情,慎重用药。

【用法用量】静脉滴注。一次 0.1g,一日一次。以 10%葡萄糖注射液 250ml 稀释后静脉滴注,4 周为一疗程或遵医嘱。如病情需要,一日可用至 0.2g。

3. 还原型谷胱甘肽 Reduced Glutathione

还原型谷胱甘肽(GSH)是人类细胞质中自然合成的一种肽,由谷氨酸、半胱氨酸和甘氨酸组成,为维持细胞生物功能具有重要作用。

【适应证】①肝损伤:病毒性肝病,药物性肝病,中毒性肝损伤,脂肪肝,肝硬化等。②肾损伤:急性药物性肾损伤,尿毒症。③化放疗保护。④糖尿病:并发症,神经病变。⑤缺血缺氧性脑病;各种低氧血症。

【不良反应】偶有食欲不振,恶心,呕吐,上腹痛等症状。罕见突发性皮疹。注射局部轻度疼痛。

【禁忌】对本品过敏者禁用。

【用法用量】①口服。成人一次 400mg,一日 3 次。疗程 12 周。②静脉注射、肌内注射:请遵医嘱。

【制剂】①还原型谷胱甘肽片;②注射用还原型谷胱甘肽。③注射用还原型谷胱甘肽钠

附:用于黄疸的其他西药

维生素 D Vitamin D

见第七章“91. 甲状腺功能减退症”。

二、中药

1. 黄疸肝炎丸

见本章“49. 肝炎”。

2. 黄连胶囊

见本章“38. 痢疾”。

3. 苦黄注射液(颗粒)

见本章“49. 肝炎”。

4. 茵栀黄口服液(片、泡腾片、胶囊、软胶囊、颗粒、注射液)

见本章“49. 肝炎”。

5. 肝舒乐颗粒

见本章“49. 肝炎”。

6. 当飞利肝宁片(胶囊)

见本章“49. 肝炎”。

7. 肝炎康复丸

见本章“49. 肝炎”。

8. 乙肝清热解毒颗粒(胶囊、片)

见本章“49. 肝炎”。

9. 垂阴茶颗粒(糖浆)

见本章“49. 肝炎”。

10. 复方益肝丸

见本章“49. 肝炎”。

11. 茵胆平肝胶囊

见本章“49. 肝炎”。

12. 复方熊胆乙肝胶囊

见本章“49. 肝炎”。

13. 清肝扶正胶囊

见本章“49. 肝炎”。

【使用注意】孕妇禁用。

14. 新癀片

【处方组成】肿节风、三七、人工牛黄、猪胆粉、肖梵天花、珍珠层粉、水牛角浓缩粉、红曲、吲哚美辛

【功能主治】清热解毒,活血化瘀,消肿止痛。用于热毒瘀血所致的咽喉肿痛,牙痛,痹痛,胁痛,黄疸,无名肿毒。

【用法用量】口服。一次 2～4 片,一日 3 次,小儿酌减。外用,用冷开水调化,敷患处。

15. 小儿肝炎颗粒

见本章“49. 肝炎”。

16. 茵陈五苓丸(糖浆)

【处方组成】茵陈、白术(炒)、茯苓、猪苓、肉桂、泽泻

【功能主治】清湿热,利小便。用于肝胆湿热,脾肺郁结所致的黄疸,症见身目发黄,脘腹胀满,小便不利。

【用法用量】口服。一次 6g,一日 2 次。

17. 赤丹退黄颗粒

【处方组成】赤芍、丹参、葛根、瓜蒌

【功能主治】凉血清肝、活血退黄。用于治疗急、慢性病毒性淤胆型肝炎之黄疸(瘀热发黄症),症见身目俱黄、小便自利,大黄干,胁肋隐痛或不适,皮肤瘙痒,口渴喜饮等。

【用法用量】口服。一次 1 袋,一日 3 次,8 周为一疗程。

18. 利胆止痛胶囊

【处方组成】柴胡(炒)、赤芍、枳壳(炒)、甘草、茵陈、延胡索(炒)、苍术、川楝子(炒)、仙鹤草、板蓝根、蒲公英、姜黄

【功能主治】清热利胆,理气止痛。用于肝胆湿热所致的胁痛,黄疸(如急、慢性肝炎,胆囊炎)。

【用法用量】口服,一次 3 粒,一日 3 次。

19. 苦黄颗粒

【处方组成】茵陈、柴胡、大青叶、大黄、苦参。

【功能主治】清热利湿,疏肝退黄。用于因湿热内蕴引起的黄疸型病毒性肝炎患者的退黄。

【用法用量】口服。一次1袋,一日3次。

【使用注意】孕妇及绞窄性肠梗阻患者禁用。

20. 胆胃康胶囊

【处方组成】青叶胆、西南黄芩、枳壳、竹叶柴胡、白芍、泽泻、茯苓、菌陈、淡竹叶、灯心草

【功能主治】舒肝利胆,清利湿热。用于肝胆湿热所致的胁痛,黄疸,以及胆汁反流性胃炎,胆囊炎见上述症状者。

【用法用量】口服。一次1~2粒,一日3次;饭后服用。

【用法用量】孕妇禁用。

21. 穿金益肝片

【处方组成】穿破石、铁包金、虎杖、广金钱草、水牛角、绞股蓝、黄芪、龟甲

【功能主治】清热利湿、解毒退黄。用于黄疸、胁痛及急、慢性肝炎属肝胆湿热证者。

【用法用量】口服。一次4片,一日3次;或遵医嘱。

【用法用量】孕妇禁用。

22. 清热卡森胶囊(颗粒)

【处方组成】菊苣

【功能主治】清肝利胆,健胃消食,利尿消肿。用于湿热黄疸,胃痛食少,水肿尿少。

【用法用量】口服。一次4粒,一日3次。

23. 青叶胆片(胶囊)175

【处方组成】青叶胆

【功能主治】清肝利胆,清热利湿。用于黄疸尿赤,热淋涩痛。

【用法用量】口服。一次4~5片,一日4次。

24. 黄疸茵陈片(颗粒)

【处方组成】茵陈、大黄(制)、黄芩、甘草

【功能主治】清热利湿,退黄疸。用于治疗急、慢性黄疸型传染性肝炎。

【用法用量】口服。一次3片,一日2次。

【使用注意】①对本品过敏者禁用。②阴黄及湿重于热者不宜用本品。

25. 舒肝宁注射液

【处方组成】茵陈提取物、栀子提取物、黄芩苷、板蓝根提取物、灵芝提取物

【功能主治】清热解毒,利湿退黄,益气扶正,保肝护肝。用于湿热黄疸,症见面目俱黄,胸肋胀满,恶心呕吐,小便黄赤,乏力,纳差,便溏;急、慢性病毒性肝炎见前述症状者。

【用法用量】静脉滴注,一次10~20ml,用10%葡萄糖注射液250~500ml稀释后静脉滴注,一日一次;症状缓解后可改用肌内注射,一日2~4ml,一日一次。

26. 清热疏肝口服液

【处方组成】茵陈、柴胡、板蓝根、白芍、桃仁

【功能主治】清热利湿,疏肝解郁,和血通络。用于急性黄疸型肝炎,慢性肝炎属肝胆湿热证。

【用法用量】口服。一次20ml,一日3次,25日为一疗程;或遵医嘱。

【使用注意】孕妇禁用。

27. 银龙清肝片

【处方组成】积雪草、金银花、茵陈、龙胆

【功能主治】清热利湿,疏肝利胆。用于肝胆湿热所致的急性黄疸型肝炎。

【用法用量】口服。一次6~10片,一日3次,20日为一疗程。

28. 益肝乐胶囊

【处方组成】垂盆草、郁金、板兰根、柴胡、云芝多糖、五味子

【功能主治】清热利湿,疏肝解郁。用于湿热蕴蒸,身目俱黄或两胁痞满,疼痛,体倦懒食,溲赤便溏,舌苔黄腻等;急、慢性病毒性肝炎属上述证候者。

【用法用量】口服。一次6~8粒,一日2次。

附:用于黄疸的其他中药

1. 茵陈退黄胶囊

见本章“49. 肝炎”。

2. 当药片

见本章“49. 肝炎”。

3. 金酸萍片(颗粒、糖浆)

见本章“49. 肝炎”。

4. 肝康宁片

见本章“49. 肝炎”。

5. 肝康片

见本章“49. 肝炎”。

6. 花栀清肝颗粒

见本章“49. 肝炎”。

7. 五味金色胶囊

见本章“49. 肝炎”。

8. 三白草肝炎颗粒(糖浆)

见本章“49. 肝炎”。

9. 益胆片(胶囊)

见本章“53. 胆囊炎”。

10. 黄柏片

见第七章“94. 汗症”。

11. 垂盆草颗粒(分散片)

【功能主治】清利湿热,解毒。用于湿热黄疸,小便不利,痈肿疮疡,急、慢性病毒性肝炎。

12. 茵白肝炎胶囊(颗粒)

见本章“49. 肝炎”。

13. 虎驹乙肝胶囊(片)

见本章“49. 肝炎”。

14. 五味獐牙菜汤散

见本章“49. 肝炎”。

15. 鸡骨草肝炎丸（颗粒）

见本章“49. 肝炎”。

16. 八味獐牙菜丸（胶囊、片）

见本章“49. 肝炎”。

17. 九味獐牙菜丸（胶囊）

见本章“49. 肝炎”。

18. 大黄总蒽醌胶囊

见本章“49. 肝炎”。

51. 脂肪肝

〔基本概述〕

脂肪肝是由各种原因引起的肝细胞内脂肪堆积过多的病变。

正常人的肝内总脂肪量约占肝重的5%，内含磷脂、甘油三酯、脂酸、胆固醇及胆固醇脂。脂肪量超过5%为轻度脂肪肝，超过10%为中度脂肪肝，超过25%为重度脂肪肝。当肝内总脂肪量超过30%时，用B超才能检查出来，被B超检查确诊为“脂肪肝”。而脂肪肝患者，总脂量可达40%～50%，有些达60%以上，主要是三酰甘油及脂酸，而磷脂、胆固醇及胆固醇脂只少量增加。

脂肪肝的发病率近几年在欧美和我国迅速上升，成为仅次于病毒性肝炎的第二大肝病，已被公认为隐蔽性肝硬化的常见原因。

脂肪肝多发于肥胖者、过量饮酒者、高脂饮食者、少动者、慢性肝病患者及中老年糖尿病患者。肥胖、过量饮酒、糖尿病是脂肪肝的三大主要病因。

脂肪肝按发病原理不同，一般可分为肥胖、过食性脂肪肝，肝炎后脂肪肝，酒精性脂肪肝，营养缺乏性脂肪肝，药物性脂肪肝，糖尿病性脂肪肝，妊娠性脂肪肝和不明原因的隐源性脂肪肝等。脂肪肝按轻重程度不同又分为轻度脂肪肝、中度脂肪肝和重度脂肪肝。脂肪肝按病理学进程不同，又可分为早期（单纯性脂肪肝）、中期（脂肪性肝炎）和晚期（脂肪性肝纤维化、脂肪性肝硬化）等。

脂肪肝临床表现多样，轻者无症状，重者病情凶猛。轻度脂肪肝多无临床症状，有的仅有疲乏感，易被忽视。而且多数脂肪肝患者较胖，故更难发现轻微的自觉症状。因此目前脂肪肝患者多于体检时偶然发现。中、重度脂肪肝有类似慢性病毒性肝炎的表现，可有食欲不振、疲倦乏力、恶心、呕吐、体重减轻、肝区或右上腹隐痛等。肝轻度增大可有触痛，质地稍韧、边缘钝、表面光滑，少数患者可有脾大和肝掌。

当肝内脂肪沉积过多时，可使肝被膜膨胀、肝韧带牵拉，而引起右上腹剧烈疼痛或压痛、发热、白细胞增多，易误诊为急腹症而作剖腹手术。脂肪囊泡破裂时，脂肪颗粒进入血液也可引起脑、肺血管脂肪栓塞而突然死亡。若肝细胞脂肪堆积压迫肝窦或小胆管时，门静脉血流及胆汁排泄受阻，出现门静脉高压及胆汁淤积。

因化学物品中毒、药物中毒或妊娠期导致的脂肪肝，其临床表现多呈急性或亚急性肝坏死的表现，易与重症肝炎相混淆。

此外，脂肪肝患者也常有舌炎、口角炎、皮肤瘀斑、四肢麻木、四肢感觉异常等末梢神经炎的改变。少数患者也可有消化道出血、牙龈出血、鼻衄等。重度脂肪肝患者可以有腹水和下肢水肿，电解质紊乱如低钠、低钾血症等。

脂肪肝表现多样，遇有诊断困难时，可做肝活检确诊。

脂肪肝常可引发下列疾病：①肝硬化和肝癌：脂肪肝长期得不到治疗会引起肝细胞缺血坏死，从而诱发肝纤维化和肝硬化等多种恶性肝病。脂肪肝患者并发肝硬化、肝癌的概率是正常人的150倍。②消化系统疾病。③动脉粥样硬化和心脑血管疾病。④影响性功能。⑤影响视力。

中医对于脂肪肝并无专门的论述，但多属于中医痰饮，瘀血，湿热困于脾胃，抑或肝郁脾虚。故可以通过疏肝、理气、健脾等方法来治疗，并配合降脂、攻下进行治疗。

〔治疗原则〕

一般而言，脂肪肝属可逆性疾病，早期诊断并及时治疗常可恢复正常。治疗的关键是减轻体重，重点在控制饮食，同时要加强体育锻炼、经常进行户外活动。

对于其他原因引起的脂肪肝，应及早检查，找出病因，对因治疗，绝大多数脂肪肝是可以恢复正常的。

药物治疗方面，目前西药尚无防治脂肪肝特别有效的药物，一般常选用保护肝细胞、去脂药物及抗氧化剂等，如维生素B、C、E、卵磷脂、熊去氧胆酸、水飞蓟素、肌苷、辅酶A、还原型谷胱甘肽、牛磺酸、肉毒碱乳清酸盐、肝泰乐，以及某些降脂药物（例如：肝脂清）等。上述药物虽然很多，但大多仍需要进一步验证其疗效以及安全性，因此，应在医生指导下正确选用，切不可滥用。中药以长期调理性的治疗最好。中药如制何首乌和山楂等，都能降低血脂，防止胆固醇在肝内沉积，一般需要1～3月见效。

〔用药精选〕

脂肪肝的治疗，目前尚无特别有效的药物。下列药物仅起有限的辅助作用。比起药物使用，养成健康的生活方式对于预防和治疗脂肪肝更有重要意义。

一、西药

1. 甲硫氨酸 Methionine

甲硫氨酸是构成人体的必需氨基酸之一，参与蛋白质合成。因其不能在体内自身生成，所以必须由外部获得。如果甲硫氨酸缺乏就会导致体内蛋白质合成受阻，造成机体损害。

【功能主治】用于脂肪肝,以及酒精和磺胺等药物引起的肝损害。

【用法用量】口服。一次 1~3g,一日 3 次,饭后服。

【不良反应】可引起恶心、呕吐及精神障碍。

【禁忌】对本品过敏、酸中毒、肝昏迷患者禁用。

【制剂】甲硫氨酸片;氨酚甲硫氨酸胶囊;甲硫氨酸维 B_1 注射液

2. 水飞蓟宾 Silibinin

见本章“49. 肝炎”。

3. 硫普罗宁 Tiopronin

硫普罗宁是一种与青霉胺性质相似的含巯基药物,具有保护肝组织及细胞的作用。

【适应证】适用于病毒性肝炎,酒精性肝炎,药物性肝炎,重金属中毒性肝炎,脂肪肝及肝硬化早期;降低放疗、化疗的毒副作用,升高白细胞并加速肝细胞的恢复,降低骨髓染色体畸变率和皮肤溃疡的发生,并能预防放疗所致二次肿瘤的发生;对老年性早期白内障和玻璃体浑浊有显著治疗作用;预防和治疗泌尿系统胱氨酸结石;有抗炎抗过敏作用,对皮炎、湿疹、痤疮及荨麻疹有较好疗效。

【不良反应】偶见皮疹、皮肤瘙痒、发热等过敏反应。也有恶心、呕吐、腹泻和食欲减退等胃肠道反应。

【禁忌】对本品有过敏史、重症肝炎并伴有高度黄疸、顽固性腹水、消化道出血、肾功能不全合并糖尿病、急性重症铅、汞中毒、既往使用本药时发生过粒细胞缺乏症、再生障碍性贫血、血小板减少或其他严重不良反应的患者禁用。

【孕妇及哺乳期妇女用药】妊娠期妇女禁用。本品可通过乳汁排泄,有使乳儿发生严重不良反应的潜在危险,故哺乳期妇女禁用。

【儿童用药】禁用。

【老年用药】老年患者慎用。

【用法用量】口服。一次 100~200mg,一日 3 次,连服 12 周,停药 3 个月后继续下个疗程。静脉滴注:一次 0.2g,一日一次,连续 4 周。配制方法:临用前溶于 5%~10% 的葡萄糖注射液 250~500ml,按常规静脉滴注。

【制剂】①硫普罗宁片;②硫普罗宁肠溶片;③硫普罗宁肠溶胶囊;④硫普罗宁注射液;⑤注射用硫普罗宁

4. 还原型谷胱甘肽 Reduced Glutathione

还原型谷胱甘肽(GSH)是人类细胞质中自然合成的一种肽,由谷氨酸、半胱氨酸和甘氨酸组成,为维持细胞生物功能具有重要作用。

【适应证】①肝损伤:病毒性肝病,药物性肝病,中毒性肝损伤,脂肪肝,肝硬化等。②肾损伤:急性药物性肾损伤,尿毒症。③化、放疗保护。④糖尿病:并发症,神经病变。⑤缺血缺氧性脑病;各种低氧血症。

【不良反应】偶有食欲不振,恶心,呕吐,上腹痛等症状。罕见突发性皮疹。注射局部轻度疼痛。

【禁忌】对本品过敏者禁用。

【用法用量】①口服。成人一次 400mg,一日 3 次。疗程 12 周。②静脉注射、肌内注射:请遵医嘱。

【制剂】①还原型谷胱甘肽片;②注射用还原型谷胱甘肽;③注射用还原型谷胱甘肽钠

5. 多烯磷脂酰胆碱 Polyene Phosphatidylcholine

本品使受损的肝功能和酶活力恢复正常、调节肝的能量平衡、促进肝组织再生、将中性脂肪和胆固醇转化成容易代谢的形式、稳定胆汁。

【适应证】辅助改善中毒性肝损伤(如药物、毒物、化学物质和乙醇引起的肝损伤等)以及脂肪肝和肝炎患者的食欲不振、右上腹压迫感。

【不良反应】极少数患者可能对本品中所含的苯甲醇产生过敏性反应。在大剂量时偶尔会出现胃肠道紊乱(腹泻)。

【禁忌】对本品过敏者禁用。

【孕妇及哺乳期妇女用药】慎用,遵医嘱。

【儿童用药】新生儿及早产儿禁用。儿童用量酌减,或遵医嘱。

【老年用药】慎用,遵医嘱。

【用法用量】口服。餐后用足够量的液体整粒吞服,不要咀嚼(推荐餐中服用)。开始时一次 456mg(2 粒胶囊),一日 3 次。一日服用量最大不能超过 1368mg(6 粒胶囊)。一段时间后,剂量可减至一日 3 次,一次 228mg(1 粒胶囊)维持剂量。疗程遵医嘱。

静脉注射、静脉输注:请遵医嘱。

【制剂】①多烯磷脂酰胆碱胶囊;②多烯磷脂酰胆碱注射液

6. 门冬氨酸鸟氨酸 Ornithine Aspartate

本品能直接参与肝细胞的代谢,激活肝解毒功能中的两个关键酶,协助清除对人体有害的自由基,增强肝的排毒功能,迅速降低过高的血氨,促进肝细胞自身的修复和再生,从而有效地改善肝功能,恢复机体的能量平衡。

【适应证】治疗因急、慢性肝病如肝硬化、脂肪肝、肝炎所致的高血氨症,特别适用于因肝的引起的中枢神经系统症状的解除及肝昏迷的抢救。

【不良反应】大剂量静注时(>40k/L)会有轻、中度的消化道反应,可能出现恶心,呕吐或者腹胀等,减少用量或减慢滴速(<10g/L)时,以上反应明显减轻。

【禁忌】对氨基酸类药物过敏、严重肾衰竭(血清肌酐>3mg/100ml)患者禁用。

【孕妇及哺乳期妇女用药】安全性尚未确定。动物实验中未发现本品有生殖毒性作用。

【儿童用药】用量酌减,请遵守医嘱。

【用法用量】①静脉滴注:急性肝炎,一日 5-10g;慢性肝炎或肝硬化,一日 10~20g(病情严重者一日不超过 40g 为宜)。

②静脉注射:请遵医嘱。

【制剂】①门冬氨酸鸟氨酸颗粒;②注射用门冬氨酸鸟氨酸

7. 复方二氯醋酸二异丙胺 Compound Diisopropylamine Dichloroacetate

本品消耗、转运肝脂肪,降低动脉血中的甘油及游离脂肪酸的浓度,减少肝对甘油的吸收;抑制脂肪动员,抑制胆固醇的合成,抑制脂肪酸的合成;改善肝细胞的能量代谢;增强肝细胞膜的流动性,促进受损肝细胞的功能修复,提高组织细胞呼吸功能及氧利用率;提高脂肪酸的代谢活性,加速脂肪酸的氧化,为肝功能恢复创造条件。

【适应证】护肝药。用于脂肪肝,肝内胆汁淤积、一般肝功能障碍。用于急、慢性病毒性肝炎,肝肿大,早期肝硬化。

【不良反应】偶见眩晕,口渴,食欲不振等,可自行消失。

【禁忌】对本品过敏者禁用,如出现过敏反应,停药后症状即消失。

【孕妇及哺乳期妇女用药】妊娠期未见不良影响,但建议慎用。哺乳期不受影响。

【用法用量】以二氯醋酸二异丙胺计。①口服:一次 20-40mg,一日 1-3 次,或遵医嘱。

②肌内注射、静脉注射、静脉滴注:请遵医嘱。

【制剂】①复方二氯醋酸二异丙胺片;②复方二氯醋酸二异丙胺注射液;③注射用复方二氯醋酸二异丙胺

8. 果糖二磷酸钠 Fructose Diphosphate Sodium

本品能调节葡萄糖代谢中多种酶系的活性,改善细胞缺氧、缺血的状态,有利于受损肝细胞的恢复。

【适应证】①用于心肌炎、心肌病及冠心病的治疗。②用于缺血缺氧性脑病、脑供血不足、高热或缺氧性颅脑损伤的治疗。③用于脂肪肝,急、慢性肝炎,肝硬化及酒精性肝病等疾病的治疗。

【不良反应】偶见腹胀、恶心、上腹烧灼感、稀便等消化道的轻微症状,患者可以耐受,不需停药。

【禁忌】对本品过敏、高磷酸血症、肾衰竭患者禁用。

【孕妇及哺乳期妇女用药】怀孕期最后 3 个月的妇女接受 FDP 治疗无不良作用。

【儿童用药】取决于医生对儿童临床状态的评价,医生应该权衡利弊。

【用法用量】①口服:一次 1-2g,一日 2-3 次。②静脉滴注:请遵医嘱。

【制剂】①果糖二磷酸钠片(胶囊、口服溶液、注射液);②注射用果糖二磷酸钠

附:用于脂肪肝的其他西药

1. 复方蛋氨酸胆碱片 Compound Methionine and Choline Bitartrate Tablets

【适应证】治疗脂肪肝。对急性病毒性肝炎、慢性病毒性肝炎、肝硬化等有一定的辅助治疗作用。

2. 六维磷脂软胶囊 Hexavitamin and Soya Lecithin Soft Capsules

见本章"51. 脂硬化"。

二、中药

1. 化滞柔肝颗粒

【处方组成】茵陈、决明子(清炒)、大黄(酒炖)、泽泻、猪苓、山楂、麸炒苍术、麸炒白术、陈皮、瓜蒌、女贞子(酒蒸)、墨旱莲、枸杞子、小蓟、醋柴胡、甘草

【功能主治】清热利湿、化浊解毒、祛瘀柔肝。用于非酒精性单纯性脂肪肝湿热中阻证,症见肝区不适或隐痛,乏力,食欲减退,舌苔黄腻。

【用法用量】开水冲服。一次 1 袋,一日 3 次,每服 6 日需停服一日或遵医嘱。

【使用注意】对本品过敏者禁用。

2. 壳脂胶囊

【处方组成】甲壳、制何首乌、茵陈、丹参、牛膝

【功能主治】清化湿浊,活血散结,补益肝肾。用于治疗非酒精性脂肪肝湿浊内蕴、气滞血瘀或兼有肝肾不足郁热证,症见肝区闷胀不适或闷痛、耳鸣、胸闷气短、肢麻体重、腰膝酸软、口苦口黏、尿黄、舌质暗红、苔薄黄腻、脉或弦数或弦滑等。

【用法用量】口服。一次 5 粒,一日 3 次。

【使用注意】对本品过敏、妊娠及哺乳期妇女禁用。

3. 七味铁屑胶囊(丸)

【处方组成】铁屑(诃子制)、北寒水石(奶制)、藏木香、木香、甘青青兰、红花、五灵脂膏等

【功能主治】行气活血,平肝清热止痛。用于肝区疼痛,肝大。乙型病毒性肝炎、酒精性肝病、脂肪肝见上述证候者。

【用法用量】口服。一次 2 粒,一日 2 次。

4. 大黄利胆片(胶囊)

【处方组成】大黄、手掌参、余甘子

【功能主治】清热利湿,解毒退黄。用于肝胆湿热所致的胁痛,口苦,食欲不振等症;胆囊炎,脂肪肝见上述证候者。

【用法用量】口服。一次 2 片,一日 2-3 次。

【使用注意】孕妇禁用。

5. 参泽舒肝胶囊

【处方组成】山楂、泽泻、茵陈、黄芪、葛根、丹参、虎杖、决明子、大黄、柴胡

【功能主治】祛湿降浊,疏肝健脾。用于非酒精性脂肪性肝炎,伴随肝酶升高,中医辨证属于瘀血湿热内阻者,症见肝区不适或疼痛,痛处不移,脘腹胀满,体倦身重,形体肥胖,恶心,纳差,大便不调,小便黄等。

【用法用量】口服。一次 5 粒,一日 3 次。疗程 8 周。

附:用于脂肪肝的其他中药

快胃舒肝丸

见本章"52. 肝硬化"。

52. 肝硬化

〔基本概述〕

肝硬化是一种常见的慢性肝病,可由一种或多种原因引起肝损害,肝呈进行性、弥漫性、纤维性病变。

肝硬化不是一种独立的疾病,而是各种慢性肝炎性疾病的最后发展阶段,以肝组织弥漫性纤维化、假小叶和再生结节形成为特征,临床上主要表现为肝细胞功能障碍和门静脉高压症。

肝硬化的病因在我国主要是病毒性肝炎,占病因的60% ~80%,其次是酒精性肝病,其他病因还有自身免疫性肝病、遗传代谢性疾病、营养不良及循环障碍等。在我国病毒性肝炎(尤其是乙型和丙型病毒性肝炎)是引起肝硬化的主要原因,其中大部分发展为门静脉性肝硬化;在欧美国家因慢性酒精中毒引起的肝硬化可占大多数;某些化学毒物如砷、四氯化碳、黄磷等对肝长期作用可引起肝硬化;长期服用一些对肝有损害的药物也可以引起肝硬化。

肝硬化起病隐匿,病程进展缓慢,临床上分为肝硬化代偿期和失代偿期。早期可无明显症状,或仅表现为一些非特异性症状,如乏力、腹胀、腹泻、消瘦及低热等。后期则出现一系列不同程度的门静脉高压症状(如腹水、脾大)和肝功能障碍,甚至并发肝性脑病、食管胃底静脉曲张破裂出血等。

中医没有肝硬化的病名,只有与肝硬化相类似的症状,最早见于《黄帝内经》。《灵枢 · 水胀》篇云:"鼓胀何如?"岐伯曰:"腹胀身皆大,大于肤胀等也"、"色苍黄,腹筋起,此其候也"。对症状的描述颇为详细。《难经 · 五十六难》谓:"脾之积名曰痞气,在胃脘,覆大如盘,久不愈,令人四肢不收,发黄疸,饮食不发肌肤"。其症状的描述与肝硬化引起的脾大颇为吻合。西医学的肝硬化,或肝硬化腹水,属中医的"单腹胀""水臌"的范畴。

〔治疗原则〕

肝硬化目前尚无特效药物治疗方法,治疗原则是去除病因、积极治疗原发病,后期则主要防治并发症。

肝硬化的治疗是综合性的。首先针对病因进行治疗,如酒精性肝硬化患者必须戒酒;乙型肝炎病毒复制活跃伴肝纤维化患者可行抗病毒治疗,忌用对肝有损害的药物。晚期主要针对并发症治疗。目前尚无肯定有效的逆转肝硬化的药物,部分临床试验结果提示活血化瘀软坚的中药用于早期肝硬化的抗纤维化治疗有一定疗效。

对于基础治疗无效或大量腹水者应使用利尿剂,临床常用的利尿剂是螺内酯和呋塞米。在应用利尿剂治疗肝硬化腹水时一般不单独用药,而是将呋塞米和螺内酯联合应用,这样既可以加强利尿效果,又能减少不良反应。使用中可以根据病情逐渐调整两种药物的剂量,如果利尿效果或体重下降不明显,可以每隔3 ~5 天适当增加剂量。

对于出现上消化道大出血,严重肝性脑病等并发症的患者应针对具体病情采取相应的救治措施。

本病的治疗关键在于早期诊断,针对病因给予相应处理,阻止肝硬化进一步发展,后期积极防治并发症,终末期则只能有赖于肝移植。

肝硬化往往因并发症而死亡,上消化道出血为肝硬化最常见的并发症,而肝性脑病是肝硬化最常见的死亡原因。因此,肝硬化的预防和治疗方法是:合理膳食、平衡营养、改善肝功能、抗肝纤维化治疗、积极预防并发症。

肝硬化本身为不可逆的病理过程,中医多将其归为"臌胀""单腹胀""积聚"等证候。因此,可以选择适当的中成药,通过疏肝健脾,清热解毒,清利湿浊,活血化瘀,滋肾保肝等方式来进行调理,辅助治疗。

〔用药精选〕

一、西药

1. 腺苷蛋氨酸 Ademetionine

本品在肝内可发挥抗胆汁淤积的作用。

【适应证】用于治疗肝硬化前和肝硬化所致肝内胆汁郁积。治疗妊娠期肝内胆汁郁积。

【不良反应】①因为本品只有在酸性环境中才能保持活性,故有少数患者服药后有胃灼热、上腹痛。②对本药特别敏感的患者,偶可引起昼夜节律紊乱,睡前服用催眠药可减轻此症状。③其他还有浅表性静脉炎、恶心、腹泻、出汗和头痛等。

以上症状均表现轻微、短暂,不需中断治疗。

【禁忌】对本品过敏者禁用。

【孕妇及哺乳期妇女用药】本品可用于妊娠期和哺乳期。

【儿童用药】儿童慎用。

【用法用量】口服。维持治疗,一日1 ~2mg;肌内或静脉注射:初始治疗,一日0.5 ~1g,连续2 周。

【制剂】丁二磺酸腺苷蛋氨酸肠溶片;注射用丁二磺酸腺苷蛋氨酸

2. 葡醛内酯 Glucurolactone

本品进入机体后可与含有羟基或羧基的毒物结合,形成低毒或无毒结合物由尿排出,有保护肝及解毒作用。另外,葡萄糖醛酸可使肝糖原含量增加,脂肪储量减少。

【适应证】用于急、慢性病毒性肝炎、肝硬化等肝病,食物或药物中毒解毒,还用于关节炎、风湿病等的辅助治疗。

【不良反应】偶有面红、轻度胃肠不适等,减量或停药后即可消失。

【禁忌】对本品过敏者禁用。

【孕妇及哺乳期妇女用药】在医师指导下使用本品。

【儿童用药】儿童应在医师指导下使用本品。

【用量用法】口服：一次0.1～0.2g，一日3次。肌内注射或静脉注射：一次0.1～0.2g，一日1～2次。静脉滴注：一日0.2～0.4g，置于葡萄糖液中。

【制剂】①葡醛内酯片；②葡醛内酯胶囊；③葡醛内酯注射液

3. 硫普罗宁 Tiopronin

硫普罗宁是一种与青霉胺性质相似的含巯基药物，具有保护肝组织及细胞的作用。此外，硫普罗宁还可以通过巯基与自由基的可逆结合，清除自由基。

【适应证】适用于病毒性肝炎，酒精性肝炎，药物性肝炎，重金属中毒性肝炎，脂肪肝及肝硬化早期；降低放疗、化疗的毒副作用，升高白细胞并加速肝细胞的恢复，降低骨髓染色体畸变率和皮肤溃疡的发生，并能预防放疗所致二次肿瘤的发生；对老年性早期白内障和玻璃体浑浊有显著治疗作用；预防和治疗泌尿系统胱氨酸结石；有抗炎抗过敏作用，对皮炎、湿疹、痤疮及荨麻疹有较好疗效。

【不良反应】偶见皮疹、皮肤瘙痒、发热等过敏反应。也有恶心、呕吐、腹泻和食欲减退等胃肠道反应。

【禁忌】对本品有过敏史、重症肝炎并伴有高度黄疸、顽固性腹水、消化道出血、肾功能不全合并糖尿病、急性重症铅、汞中毒，既往使用本药时发生过粒细胞缺乏症、再生障碍性贫血、血小板减少或其他严重不良反应的患者禁用。

【孕妇及哺乳期妇女用药】妊娠期妇女禁用。本品可通过乳汁排泄，有使乳儿发生严重不良反应的潜在危险，故哺乳期妇女禁用。

【儿童用药】禁用。

【老年用药】老年患者慎用。

【用法用量】口服。一次100～200mg，一日3次，连服12周，停药3个月后继续下个疗程。静脉滴注：请遵医嘱。

【制剂】①硫普罗宁片；②硫普罗宁肠溶片；③硫普罗宁肠溶胶囊；④硫普罗宁注射液；⑤注射用硫普罗宁

4. 门冬氨酸鸟氨酸 Ornithine Aspartate

见本章“肝炎”。

5. 复方二氯醋酸二异丙胺 Compound Diisopropylamine Dichloroacetate

本品为复方制剂，其组成为：二氯醋酸二异丙胺、葡萄糖酸钠。

【适应证】护肝药。用于脂肪肝，肝内胆汁淤积、一般肝能障碍。用于急、慢性病毒性肝炎，肝肿大，早期肝硬化。

【不良反应】偶见眩晕，口渴，食欲不振等，可自行消失。

【禁忌】对本品过敏者禁用，如出现过敏反应，停药后症状即消失。

【孕妇及哺乳期妇女用药】妊娠期未见不良影响，但建议慎用。哺乳期不受影响。

【用法用量】①口服。一次20～40mg，一日1～3次，或遵医嘱。

②肌内注射：一次40mg，一日1～2次；静脉注射：一次40mg，一日1～2次；静脉滴注：一次40～80mg，一日1～2次，用5%或10%葡萄糖溶液或0.9%氯化钠溶液稀释至适量(50ml～100ml)。疗程请遵医嘱。

【制剂】①复方二氯醋酸二异丙胺片；②复方二氯醋酸二异丙胺注射液；③注射用复方二氯醋酸二异丙胺

6. 果糖二磷酸钠 Fructose Diphasphate Sodium

果糖二磷酸钠是存在于人体内的细胞代谢物，能调节葡萄糖代谢中多种酶系的活性，改善细胞缺氧、缺血的状态，有利于受损肝细胞的恢复。

【适应证】①用于心肌炎、心肌病及冠心病的治疗；②用于缺血缺氧性脑病、脑供血不足、高热或缺氧性颅脑损伤的治疗；③用于脂肪肝，急、慢性病毒性肝炎、肝硬化及酒精性肝病等疾病的治疗。

【用法用量】①口服：一次1～2g，一日2～3次。②静脉滴注：请遵医嘱。

【不良反应】偶见腹胀、恶心、上腹烧灼感、稀便等消化道的轻微症状，患者可以耐受，不需停药。

【禁忌】对本品过敏，高磷酸血症，肾衰竭者禁用。

【制剂】果糖二磷酸钠片(胶囊、口服溶液、注射液)；注射用果糖二磷酸钠

7. 葡醛酸钠 Sodium Glucuronic Acid

本品进入机体后，在酶的作用下变为葡萄糖醛酸而起作用，可降低肝淀粉酶的活性，阻止糖原分解，使肝糖原含量增加，脂肪贮量减少。本品能与肝内及肠内含有羟基或羧基的毒物结合变为低毒或无毒的葡萄醛酸结合物而由尿中排出。

【适应证】用于急、慢性病毒性肝炎和肝硬化的辅助治疗。对食物或药物中毒时的保肝及解毒有辅助作用。

【禁忌】对本品过敏者禁用。

【儿童用药】儿童慎用或用量酌减。

【用法用量】肌内注射或静脉滴注。一次0.133～0.266g，一日1～2次。

【制剂】①葡醛酸钠注射液；②注射用葡醛酸钠；③葡醛酸钠氯化钠注射液

8. 肝水解肽 Heparolysate

本品系由健康猪的肝经酶水解提取制得的含有多肽类、核酸类、氨基酸类物质的无菌冻干粉。本品能促进蛋白质合成、减少蛋白质分解，促进正常肝细胞的增殖和再生。对四氯化碳诱导的肝细胞损伤有较好的保护作用，降低谷丙转氨酶，促进病变组织恢复。

【适应证】用于慢性肝炎、肝硬化等疾病的辅助治疗。

【禁忌】对本品过敏、肝昏迷、严重氮质血症及氨基酸代谢障碍患者禁用。

【用法用量】①肌内注射：一次20mg-40mg.用注射用水2ml溶解后注射，一日一次。②静脉滴注：一次100mg，一日一次，用5%或10%葡萄糖注射液500ml溶解后缓慢滴注。

【制剂】注射用肝水解肽

9. 还原型谷胱甘肽 Reduced Glutathione

见本章"51. 脂肪肝"。

附:用于肝硬化的其他西药

1. 螺内酯 Spironolactone

见第二章"16. 心力衰竭"。

2. 呋塞米 Furosemide

见第二章"16. 心力衰竭"。

3. 多烯磷脂酰胆碱 Polyene Phosphatidylcholine

见本章"51. 脂肪肝"。

4. 六维磷脂软胶囊 Hexavitamin and Soya Lecithin Soft Capsules

【适应证】本品为复方制剂,含大豆磷脂,烟酰胺、维生素 B_1、维生素 B_2、维生素 B_6、维生素 B_{12}、维生素 E。本品为磷脂和相关维生素的补充剂,辅助用于脂肪肝等引起的肝功能失常。对急、慢性肝炎,肝硬化,肝性昏迷,肝中毒症,各种原因引起的肝脂肪变性,胆汁淤积,肝肾综合征,预防胆结石的形成,放射治疗综合征,手术前后的保健,尤其是肝胆手术的前后均有显著疗效。

5. 复方氨维片(胶囊)Compound AminoAcid and Vitamin Tablets

【适应证】用于各种疾病导致的低蛋白血症的辅助治疗,如慢性肝病、肝硬化或肾病所致的低蛋白血症及外科术后或恶性肿瘤所致的负氮平衡和低蛋白血症的营养补充治疗。

6. 氢氯噻嗪 Hydrochlorothiazide

见第一章"10. 肺脓肿"。

7. 苦参素 Marine

见本章"49. 肝炎"。

8. 水飞蓟宾 Silibinin

见本章"49. 肝炎"。

9. 门冬氨酸钾镁 Potassium Aspartate and Magnesium Aspartate

见第二章"15. 心脏病"。

10. 促肝细胞生长素 Hepatocyte Growth-promoting Factor

见本章"49. 肝炎"。

11. 复方支链氨基酸颗粒 Branched Chain Amino Acid-Mixture

【适应证】本品为氨基酸类药,可改善各种肝病引起的支链氨基酸/芳香氨基酸比失常,促进血浆中白蛋白的合成,用于病毒性肝炎及其他病因所致慢性肝病及肝硬化的辅助治疗。

12. 苄氟噻嗪 Bendrofluazide

见第四章"63. 肾炎"。

13. 维生素 D_2 Vitamin D_2

见第七章"91. 甲状腺功能减退症"。

14. 维生素 D_3 Vitamin D_3

见第七章"91. 甲状腺功能减退症"。

15. 维生素 B_{12} Vitamin B_{12}

见第六章"80. 贫血"。

16. 复方氨基酸注射液(3AA)Compound Amino AcidInjection(3AA)

见本章"49. 肝炎"。

17. 复方氨基酸注射液(6AA)Compound Amino AcidInjection(6AA)

见本章"49. 肝炎"。

18. 人血白蛋白 Human Albumin

见第二章"30. 休克"。

19. 甲硫氨酸维 B_1 注射液 Methionine and VitaminB_1 Injection

见本章"51. 脂肪肝"。

20. 氨酚甲硫氨酸胶囊 Paracetamol and Methionine Capsules

见第十二章"142. 痛经"。

21. 托伐普坦片 Tolvaptan Tablet

见第二章"16. 心力衰竭"。

22. 门冬氨酸钾 Potassium Aspartate

见第二章"15. 心脏病"。

23. 马洛替酯 Malotilate

见第十一章"124. 血吸虫病"。

24. 生长抑素 Somatostatin

见本章"55. 胰腺炎"。

25. 维生素 C Vitamin C

见第二章"22. 心肌炎"。

26. 醋酸奥曲肽 OctreotideAcetate

【适应证】可用于肝硬化所致食管-胃静脉曲张出血的紧急治疗,与特殊治疗(如内镜硬化剂治疗)合用。

二、中药

1. 和络舒肝片(胶囊)

见本章"49. 肝炎"。

2. 护肝片(胶囊、颗粒、丸)

见本章"49. 肝炎"。

3. 肝脾康胶囊

见本章"49. 肝炎"。

4. 金水宝胶囊(片、口服液)

见第一章"3. 咳嗽"。

5. 扶正化瘀胶囊(片)

【处方组成】丹参、发酵虫草菌粉、桃仁、松花粉、绞股蓝、五味子(制)

【功能主治】活血祛瘀,益精养肝。用于乙型病毒性肝炎肝纤维化属瘀血阻络、肝肾不足证,症见胁下痞块,胁肋疼痛,面色晦暗,或见赤缕红斑,腰膝酸软,疲倦乏力,头晕目涩,舌质暗红或有瘀斑,苔薄或微黄,脉弦细。

【用法用量】口服。一次 5 粒,一日 3 次,24 周为一疗程。

6. 二十五味绿绒蒿丸(胶囊)

【处方组成】绿绒蒿、天竺黄、丁香、肉桂、木香、藏木香、沉香、葡萄、渣驯膏、代赭石、红花、西红花、熊胆粉、人工麝香、小伞虎耳草、巴夏嘎、波棱瓜子、香附、荜茇、余甘子、干姜、甘草、甘青青兰、寒水石、人工牛黄、诃子

【功能主治】解毒,清肝热。用于中毒及“木布”降于胆腑,肝热,肝大,肝硬化,肝胃瘀血疼痛等新旧肝病。

【用法用量】口服。一次 4~5 丸,一日 2 次。

7. 甘参胶囊

【处方组成】醋甘遂、大黄、炒牵牛子、槟榔、醋香附、猪苓、醋鳖甲、猪牙皂(炒)、红参、黄芪、炒白术、当归、大枣(去核)、人工麝香

【功能主治】行气逐水,兼益气养血。用于乙型病毒性肝炎后肝硬化的腹水,中医辨证属臌胀病水湿停聚,兼见脾虚证候者。

【用法用量】口服。一次 4 粒,一日 2 次,餐前半小时服用。疗程 2 周。

【使用注意】①呕血、便血、肝昏迷先兆者及孕妇禁用。②低血钾者慎用。

8. 安络化纤丸

【处方组成】地黄、三七、水蛭、僵蚕、地龙、白术、郁金、牛黄、瓦楞子、牡丹皮、大黄、生麦芽、鸡内金、水牛角浓缩粉

【功能主治】健脾养肝,凉血活血,软坚散结。用于慢性乙型病毒性肝炎、乙型病毒性肝炎后早、中期肝硬化。表现为肝脾两虚,瘀热互结证候者,症见胁肋疼痛,脘腹胀满,神疲乏力,口干咽燥,纳食减少,便溏不爽,小便黄等。

【用法用量】口服。一次 6g,一日 2~3 次,或遵医嘱,3 个月为一个疗程。

【使用注意】孕妇禁用。

9. 秘诀清凉散(胶囊)

【处方组成】寒水石、檀香、降香、沉香、诃子(去核)、豆蔻、红花、天竺黄、肉豆蔻、苹果、余甘子、石榴子、止泻木子、荜茇、木香、甘青青兰、獐牙菜、巴夏嘎、绿绒蒿、波棱瓜子、榜嘎、体外培育牛黄、人工麝香

【功能主治】清热解毒,凉血热,化培根痰湿。用于病毒性肝炎,酒精性肝炎,肝硬化,肝癌引起的肝区疼痛、肝大,黄染,亦可用于热病余邪。(藏医理论中“化培根痰湿”是指消除由病毒性肝炎、肝硬化、肝癌引起的肝腹水)。

【用法用量】一次 2g,一日 2~3 次。用温开水送服。

10. 快胃舒肝丸

【处方组成】柴胡、当归、白芍、香附(醋制)、木香、沉香、厚朴(姜制)、枳壳(麸炒)、丁香、六神曲(炒焦)、陈皮、茯苓、白扁豆(炒)、甘草、青皮(醋制)、槟榔(焦)、豆蔻、砂仁、枳实(麸炒)、鸡内金(炒)、延胡索(醋制)、龙胆、白术等 28 味

【功能主治】健胃止呕,疏郁定痛。主治肝郁食滞,两肋膨胀,胃脘刺痛,嗳气吞酸,呕吐恶心,饮食无味,身体倦怠。临床用于治疗各种慢性胃炎,胃窦炎,胃及十二指肠溃疡,慢性肝炎,肝硬化,脂肪肝及其他肝损害。

【用法用量】口服。一次 6g,一日 2 次。

【使用注意】婴幼儿、孕妇、哺乳期妇女禁用;肝、肾功能不全者禁服。

11. 肝喜乐片(颗粒)

【处方组成】五味子、刺五加、齐墩果酸

【功能主治】有降低谷丙转氨酶,保护及促进肝细胞再生功能。用于急性病毒性肝炎,慢性迁延型肝炎和早期肝硬化等症。

【用法用量】口服。一次 4 片,一日 3 次。

12. 愈肝龙颗粒

【处方组成】茵陈、小檗根、柴胡、蒲公英、黄芩、紫草

【功能主治】清肝利湿。用于急、慢性肝炎,初期肝硬化,水肿属肝肿胆湿热证者。

【用法用量】开水冲服,一次 15g,一日 3 次,小儿酌减。

13. 肝爽颗粒

【处方组成】党参、柴胡(醋制)、白芍、当归、茯苓、白术(炒)、枳壳(炒)、蒲公英、虎杖、夏枯草、丹参、桃仁、鳖甲(烫)

【功能主治】疏肝健脾,清热散瘀,保肝护肝,软坚散结。用于急、慢性肝炎,肝硬化,肝功能损害。

【用法用量】口服。一次 3g,一日 3 次。

14. 甲芪肝纤颗粒

【处方组成】黄芪、防己、茯苓、厚朴、延胡索、赤芍、牛膝、桃仁、莪术、鳖甲、土鳖虫

【功能主治】舒肝活血,健脾祛湿。用于乙型肝炎肝纤维化透明质酸、Ⅳ型胶原、层粘连蛋白等血清学指标异常属肝郁血瘀兼脾虚湿滞者,症见胁肋疼痛,肝脾大,脘腹胀满,神疲乏力,纳差,便溏,舌质紫暗或有瘀斑,舌苔腻。

【用法用量】开水冲服。一次 1 袋,一日 3 次,3 个月为一疗程。

【使用注意】孕妇禁用。

15. 复方鳖甲软肝片

【处方组成】鳖甲(制)、莪术、赤芍、当归、三七、党参、黄芪、紫河车、冬虫夏草、板蓝根、连翘

【功能主治】软坚散结,化瘀解毒,益气养血。用于慢性乙型病毒性肝炎肝纤维化,以及早期肝硬化属瘀血阻络,气血亏虚兼热毒未尽证。症见胁肋隐痛或肋下痞块,面色晦黯,脘腹胀满,纳差便溏,神疲乏力,口干且苦,赤缕红丝等。

【用法用量】口服。一次 4 片,一日 3 次,6 个月为一疗程,或遵医嘱。

【禁忌】孕妇禁服。

16. 鳖甲煎丸

【处方组成】鳖甲胶、阿胶、蜂房、鼠妇虫、土鳖虫、蜣螂、

硝石、柴胡、黄芩、半夏、党参、干姜、厚朴、桂枝、白芍、射干、桃仁、牡丹皮、大黄、凌霄花、葶苈子、石韦、瞿麦

【功能主治】活血化瘀,软坚散结。适用于胁下癥块。

【用法用量】口服。一次 3 克,一日 2 ~ 3 次,温开水送服。

【注意事项】孕妇忌服。

17. 人参鳖甲煎丸

【处方组成】人参、桃仁、射干、白芍(麸炒)、干姜、鼠妇虫、大黄、黄芩、葶苈子、石韦、蜂房(炒)、牡丹皮、桂枝、瞿麦(炒)、厚朴(制)、蜣螂虫、银硝、土鳖虫(炒)、凌霄花、鳖甲胶、柴胡、阿胶、生半夏(漂洗)

【功能主治】活血化瘀,软坚散结。用于胁下癥块属气滞血瘀证。

【用法用量】饭前口服。一次 3 克,一日 3 次。

附:用于肝硬化的其他中药

1. 肝宁片(胶囊)

见本章“49. 肝炎”。

2. 益肝灵片(分散片、胶囊、滴丸)

见本章“49. 肝炎”。

3. 中华肝灵胶囊(片)

【功能主治】舒肝理气,化瘀散结。用于肝郁气滞血阻,两胁胀痛,食少便溏,积聚不消,舌有瘀斑,脉沉涩无力。

4. 慢肝养阴胶囊

见本章“49. 肝炎”。

5. 仁青芒觉胶囊

见本章“32. 胃、十二指肠溃疡”。

6. 平消胶囊(片)

【功能主治】活血化瘀,散结消肿,解毒止痛。对毒瘀内结所致的肿瘤患者具有缓解症状、缩小瘤体、提高机体免疫力、延长患者生存时间的作用。

7. 护肝胶囊(片、颗粒)

见本章“49. 肝炎”。

53. 胆囊炎

〔基本概述〕

胆囊炎系胆囊的病变,大多数合并胆囊结石,临床上多见,尤以肥胖、多产、40 岁左右的女性发病率较高。

西医学认为本病多发生于胆石症的基础上,其病因主要是胆囊管梗阻、细菌感染和胆固醇代谢失常。当胆囊管阻塞(结石等)时,胆汁潴留,胆色素被吸收,引起胆汁成分改变,刺激胆囊发生炎症,属于梗阻性胆囊炎。全身感染或局部病灶之病菌经血行、淋巴、胆道、肠道或邻近器官炎症扩散等侵入胆囊,引起胆囊炎症,属于感染性胆囊炎。由于胆固醇的代谢发生紊乱,而致胆固醇沉积于胆囊的内壁上,引起慢性炎症,属于代谢性胆囊炎。

中医认为,胆囊炎由肝胆郁热、疏泄失常所致。古人多称为“胆胀”。中医药治疗当以清利肝胆、疏肝行气、活血化瘀等为治。对于合并胆石症的,应当佐以排石治疗。

胆囊炎按发病缓急程度主要分为急性和慢性两种。

(一)急性胆囊炎

急性胆囊炎系因化学性刺激或细菌感染引起的胆囊急性炎症,临床表现为右上腹疼痛伴恶心、呕吐、轻度黄疸、发热和白细胞增多等,是常见外科急腹症之一,也是胆囊结石常见的并发症。

急性胆囊炎发病主要与胆汁淤滞和细菌感染密切相关。主要致病菌为大肠埃希菌(占 60% ~70%)、克雷伯菌属、肠球菌属、葡萄球菌属、拟杆菌属、梭菌属等革兰阴性菌,多由肠道经胆总管逆行进入胆囊,少数经门静脉系统至肝,再随胆汁流入胆囊。

不少急性胆囊炎患者在进油腻晚餐后半夜发病,因高脂饮食能使胆囊加强收缩,而平卧又易于小胆石滑入并嵌顿胆囊管。主要表现为右上腹持续性疼痛、阵发性加剧,可向右肩背放射;常伴发热、恶心呕吐,但寒战少见,黄疸轻。腹部检查发现右上腹饱满,胆囊区腹肌紧张、明显压痛、反跳痛。

(二)慢性胆囊炎

慢性胆囊炎一部分为急性胆囊炎迁延而成,但多数既往并无急性发作史。约 70% 的患者伴有结石。

一般认为胆囊小结石易阻塞胆囊管,引起急性胆囊炎;而较大的结石常无明显的腹部绞痛,仅引起慢性胆囊炎的表现。几乎所有胆囊内有结石的患者都有慢性胆囊炎。慢性胆囊炎可以是急性胆囊炎发作过后的后遗症。也有相当一部分慢性胆囊炎是在不知不觉中发生的,以前从来没有急性胆囊炎的病史。

慢性胆囊炎症状、体征不典型。多数表现为胆源性消化不良,厌油腻食物、上腹部闷胀、嗳气、胃部灼热等,与溃疡病或慢性阑尾炎近似;有时因结石梗阻胆囊管,可呈急性发作,但当结石移动、梗阻解除,即迅速好转。查体,胆囊区可有轻度压痛或叩击痛;若胆囊积水,常能扪及圆形、光滑的囊性肿块。

〔治疗原则〕

1. 急性胆囊炎的治疗

(1)解痉镇痛对症治疗:有阵发性腹痛者,可予以山莨菪碱或阿托品肌内注射。诊断明确而腹痛剧烈者必要时可用哌替啶肌内注射。吗啡可使胆道平滑肌张力增加,故不宜使用。可用 33% 硫酸镁溶液口服或胃管注入利胆治疗。

(2)抗生素应用:急性胆囊炎应及时控制感染,改善症状。胆系感染的细菌可能为大肠埃希菌、肠球杆菌、肺炎杆菌、其他革兰阴性杆菌和厌氧菌。宜选用在胆汁中浓度高的药物。一般可用第二、三代头孢菌素,第三代喹诺酮及抗厌

氧菌药物。

(3)口服溶石治疗:各种口服溶石药物如鹅去氧胆酸、熊去氧胆酸等,均是通过降低胆固醇饱和度起到溶石作用,故仅对胆固醇结石有效。

(4)急性胆囊炎一般主张经12~24小时积极的内科治疗,待症状缓解再择期手术切除。发生坏死、化脓、穿孔、嵌顿结石者,应及时外科手术治疗。

2. 慢性胆囊炎的治疗

(1)如果患者有急性发作,按急性胆囊炎处理。

(2)手术治疗:慢性胆囊炎无论有无结石,因胆囊已丧失功能,且为感染病灶,均应择期手术切除。手术一般择期在胆囊炎发作2个月后进行,这样可减少胆囊周围的粘连与胆囊水肿。对于反复发作胆绞痛、胆囊无功能、有急性发作,尤其是伴有结石者,更应手术治疗。手术还可起到预防胆囊癌的作用。

(3)综合治疗:低脂饮食,口服利胆药,如硫酸镁、消炎利胆片、清肝利胆口服液、保胆健素等;应用熊去氧胆酸、鹅去氧胆酸、消石素等溶石;有寄生虫感染者应当驱虫治疗。

(4)饮食疗法:慢性胆囊炎的膳食,应根据病情给予低脂肪、低胆固醇的半流质食物或低脂肪,低胆固醇的软食。

(5)中医疗法:中医学认为,慢性胆囊炎多为肝胆郁热、疏泄失常所致。当以清利肝胆、疏肝行气为治。

〔用药精选〕

一、西药

(一)抗感染用西药

1. 头孢哌酮钠舒巴坦钠 Cefoperazone Sodium and Sulbactum Sodium

见第一章"6. 肺炎"。

2. 头孢曲松 Ceftriaxone

见第一章"6. 肺炎"。

【制剂】注射用头孢曲松钠。

3. 盐酸头孢甲肟 Cefmnoxime Hydrochloride

头孢甲肟为第三代半合成的头孢菌素类广谱抗生素,通过抑制细菌细胞壁的生物合成而达到杀菌作用。体外试验表明,本品对革兰阳性菌和阴性菌均有作用。

【适应证】用于敏感菌引起的下述感染症:①肺炎、支气管炎、支气管扩张合并感染、慢性呼吸系统疾病的继发感染;肺脓肿、脓胸。②肾盂肾炎、膀胱炎;前庭大腺炎、子宫内膜炎、子宫附件炎、盆腔炎、子宫旁组织炎。③胆管炎、胆囊炎、肝脓肿、腹膜炎。④烧伤、手术创伤的继发感染。⑤败血症。⑥脑脊膜炎。

【不良反应】①严重不良反应:有时引起休克;偶有急性肾功能不全等严重肾功能障碍;有时出现粒细胞减少或无粒细胞症;有时出现伪膜性结肠炎等伴随血便的严重性结肠炎;伴有发热、咳嗽、呼吸困难、胸部X射线异常,嗜酸粒细胞增多等的间质性肺炎和PIE综合征;对肾功能不全的患者,大量用药时,有时引起痉挛等。

②其他不良反应:过敏症,如皮疹、荨麻疹、红斑、瘙痒、淋巴腺肿大、关节痛;血液,如贫血、嗜酸性细胞增多、血小板减少;肝脏,如ALT、AST、ALP、LDH升高、黄疸、r-GTP升高;消化道:腹泻、恶心、呕吐、食欲不振、腹痛;菌群失调症,如口腔炎、念珠菌症;维生素缺乏症,如维生素K缺乏症状(低凝酶原血症、出血倾向等)、维生素B缺乏症状(舌炎、口腔炎、食欲不振、神经炎等);其他,如倦怠感、蹒跚、头痛。

【禁忌】对本品及头孢菌素类有过敏反应史者禁用。

【孕妇及哺乳期妇女用药】孕妇及哺乳期妇女使用本品需权衡利弊。

【儿童用药】早产儿、新生儿用药的安全性尚不确定。

【老年用药】老年患者多数生理功能下降,易出现副作用。有时出现维生素K缺乏而有出血倾向。

【用法用量】静脉滴注。①轻度感染:成人一日1~2g,分2次静脉滴注;小儿按体重一日40~80mg/kg,分3~4次静脉滴注。②中、重度感染:成人可增至一日4g,分2~4次静脉滴注,也可根据临床情况进行剂量调整;小儿可增至按体重一日160mg/kg,分3~4次静脉滴注;脑脊膜炎:可增量至按体重一日200mg/kg,分3~4次静脉滴注。

【制剂】注射用盐酸头孢甲肟。

4. 甲磺酸帕珠沙星 Pazufloxacin Mesilate

本品属喹诺酮类抗菌药,具有抗菌谱广、抗菌作用强的特点。

【适应证】本品适用于敏感细菌引起的下列感染:①慢性呼吸道疾病继发感染,如慢性支气管炎、弥漫性细支气管炎、支气管扩张、肺气肿、肺间质纤维化、支气管哮喘、陈旧性肺结核等;肺炎,肺脓肿;②肾盂肾炎、复杂性膀胱炎、前列腺炎;③烧伤创面感染,外科伤口感染;④胆囊炎、胆管炎、肝脓肿;⑤腹腔内脓肿、腹膜炎;⑥生殖器官感染,如子宫附件炎,子宫内膜炎;盆腔炎。

【不良反应】本品主要临床不良反应为腹泻、皮疹、恶心、呕吐,实验室检查可见ALT、AST、ALP、r-GTP升高,嗜酸粒细胞增加。

【禁忌】对帕珠沙星及喹诺酮类药物有过敏史的患者禁用。

【孕妇及哺乳期妇女用药】孕妇及有可能怀孕的妇女禁用;因药物可通过乳汁分泌,哺乳期妇女应用时应停止哺乳。

【儿童用药】儿童用药的安全性尚未建立,建议儿童禁用本品。

【老年用药】老年患者用药监测血药浓度、尿排泄量时,Cmax、AUC升高,尿中回收率下降,因此老年患者应用本品时应注意剂量。

【用法用量】用法:静脉滴注,静脉滴注时间为30~60分钟。用量:一次0.5g,一日2次,可根据患者的年龄和病情酌情减量,如一次0.3g,一日2次。疗程为7~14天。

【制剂】甲磺酸帕珠沙星注射液(氯化钠注射液);注射用甲磺酸帕珠沙星

5. 头孢替安 Cefortiam

见第一章“5. 气管炎、支气管炎”。

6. 头孢哌酮钠他唑巴坦钠 Cefoperazone Sodium and Tazobactam Sodium

本品为复方制剂,其组分为头孢哌酮和他唑巴坦。头孢哌酮为第三代头孢菌素类抗生素,能够抑制细菌细胞壁合成而起到杀菌作用,他唑巴坦对β-内酰胺酶有抑制作用,两者发挥协同抗菌作用。适用于上呼吸道、下呼吸道、泌尿系统等中、重度感染。

【适应证】仅用于治疗由对头孢哌酮单药耐药、对本品敏感的产β-内酰胺酶细菌引起的中、重度感染。在用于治疗由对头孢哌酮单药敏感菌与对头孢哌酮单药耐药、对本品敏感的产β-内酰胺酶菌引起的混合感染时,不需要加用其他抗生素。

(1)下呼吸道感染:由产β-内酰胺酶的铜绿假单胞菌、肺炎链球菌和其他链球菌、肺炎克雷伯菌和其他克雷伯菌属、流感嗜血杆菌、金黄色葡萄球菌等敏感菌所致的肺炎、慢性支气管炎急性发作、急性支气管炎、肺脓肿和其他肺部感染。

(2)泌尿生殖系统感染:由产β-内酰胺酶的大肠埃希菌、变形杆菌、克雷伯菌属、铜绿假单胞菌、葡萄球菌属等敏感菌所致的急性肾盂肾炎、慢性肾盂肾炎急性发作、复杂性尿路感染、子宫内膜炎、淋病和其他生殖道感染。

(3)腹腔、盆腔感染:由产β-内酰胺酶的肠杆菌属细菌、大肠埃希菌、克雷伯菌、铜绿假单胞菌、枸橼酸杆菌属、拟杆菌消化链球茵、梭状芽孢杆菌所致的腹膜炎、胆囊炎、胆管炎和其他腹腔内感染、盆腔炎等。

(4)其他感染 对以上产β-内酰胺酶的革兰阳性菌和革兰阴性菌所致的败血症,脑膜炎双球菌和流感嗜血杆菌所致的脑膜炎、重症皮肤和软组织感染。

【用法用量】静脉滴注。成人用量:每次2g(1瓶),每8小时或12小时静脉滴注一次。严重肾功能不全的患者(肌酐消除率<30ml/min),每12小时他唑巴坦的剂量应不超过0.5g。

【不良反应】通常患者对本品的耐受性良好,大多数不良反应为轻度,停药后,不良反应会消失。①胃肠道:与使用其他β-内酰胺类抗生素一样,本品常见的副作用是胃肠道反应;最常见的是稀便、腹泻,其次是恶心和呕吐。②皮肤反应:本品可引起过敏反应,表现为斑丘疹、荨麻疹、嗜酸性粒细胞增多和药物热。③血液:长期使用本品有导致可逆性中性粒细胞减少、血小板减少、凝血酶原时间延长、凝血酶原活力降低,可见于个别病例。出血现象罕见,可用维生素K预防和控制。④实验室异常现象:少数病例有谷草转氨酶、谷丙转氨酶、血胆红素一过性增高。⑤其他不良反应:偶有出现头痛、寒战发热、输注部位疼痛和静脉炎。

【禁忌】对本品任何成分或其他β-内酰胺类抗生素过敏者禁用。

【孕妇及哺乳期妇女用药】孕妇、哺乳期妇女慎用。

【儿童用药】儿童用药的安全性和有效性尚不明确。必须使用时应权衡利弊。

【老年用药】老年人呈生理性的肝、肾功能减退,因此应慎用本品并需调整剂量。

【制剂】注射用头孢哌酮钠他唑巴坦钠

7. 头孢克肟 Cefixime

见第一章“5. 气管炎、支气管炎”。

(二)对症治疗用西药

1. 茴三硫 Anethole Trithione

本品为胆汁成分泌促进剂,具有促进胆汁、胆酸、胆色素分泌、活化肝细胞,增加肝解毒的功能。可用于胆囊炎,胆石症,急、慢性肝炎等,增强胆囊和胆道造影效果,并可与其他药物配合治疗黄疸性肝炎,也可治疗唾液缺乏。

【适应证】用于胆囊炎,胆结石及消化不适,急、慢性肝炎的辅助治疗。也用于肿瘤放疗性口干、精神药物引起的口干、老年腺体萎缩引起的口干。

【不良反应】①有时可发生腹胀、腹泻、腹痛、恶心、肠鸣等胃肠反应及荨麻疹、发热、头痛等过敏反应。②本药可引起尿液变色。③长期服用可致甲状腺功能亢进。

【禁忌】对本品过敏、胆道完全梗阻者禁用。

【注意事项】①甲状腺功能亢进者慎用。②本品解酒作用显著,饮酒前5~10min服用效果最佳。③如出现荨麻疹样红斑,应即停药,可消失。

【孕妇及哺乳期妇女用药】孕妇及哺乳期妇女慎用

【用法用量】口服。一次25mg,一日3次,或遵医嘱。

【制剂】茴三硫片(胶囊)

2. 柠檬烯胶囊 Limonene Capsules

本品为柠檬烯、橙皮苷及植物甾醇等的复合物,为利胆药,具有利胆、溶石、理气开胃、消炎、止痛等作用。

【适应证】适用于胆囊炎、胆管炎、胆结石、胆道术后综合征以及消化不良等治疗。

【用法用量】口服。一日3次,每次3~5粒。连服3周为一疗程。

3. 去氢胆酸 Dehydrocholic Acid

本品为胆酸的合成衍生物,有利胆作用。可促进胆汁分泌,增加胆汁容量,使胆汁稀释,胆道畅通,起到胆道内冲洗作用。胆道有炎症时,本品可使分泌大量低黏度的胆汁而消除淤滞,防止上行性胆道感染;胆道存在小结石时,阻碍胆汁的流出,本品尚有排除结石的作用。

本品可促进胆色素排泄和利尿。对脂肪的消化、吸收也有一定的促进作用。

【适应证】用于慢性胆囊炎的辅助治疗。

【不良反应】可出现呼吸困难、心搏骤停、心律紊乱、肌痉挛、极度疲乏无力,症状均属轻微短暂,但长期滥用或一时用量过多,可导致电解质失衡。

【禁忌】对本品过敏、重症肝炎、充血性心力衰竭、原因不明的直肠出血、胆道完全阻塞及严重肝、肾功能减退患者禁用。

【孕妇及哺乳期妇女用药】妊娠初期3个月慎用。

【儿童用药】12岁以下儿童不宜使用本品。

【用法用量】①口服:一次0.25~0.5g,一日3次。②静脉注射:一日0.5g,根据病情逐渐增至一日2.0g。

【制剂】①去氢胆酸片;②去氢胆酸钠注射液

4. 胆酸钠 Sodium Cholate

【适应证】本品为利胆药。用于胆汁缺乏及胆囊炎等。

【禁忌】对本品过敏者禁用。

【用法用量】口服。一次0.1~0.4g,一日3次。

【制剂】胆酸钠片

附:用于胆囊炎的其他西药

1. 米诺环素 Minocycline

见第五章"75. 附睾炎与睾丸炎"。

2. 普卢利沙星 Prulifloxacin

见第一章"9. 肺气肿"。

3. 亮菌甲素 Armillarisin A

见本章"31. 胃炎"。

4. 氟氯西林 Flucloxacillin

见本章"41. 阑尾炎"。

5. 硫酸镁 Magnesium Sulfate

见第二章"25. 高血压"。

6. 盐酸头孢卡品酯片 Cefcapene Pivoxil Hydrochloride Tablets

见第一章"5. 气管炎和支气管炎"。

7. 哌拉西林 Piperacillin

见本章"56. 腹膜炎"。

8. 氢溴酸山莨菪碱片(注射液)Anisodamine

见第九章"113. 肋间神经痛"。

9. 颠茄 Belladonna

【适应证】见本章"44. 腹痛"。

10. 硫酸阿托品片(注射液)Atropine

见第三章"31. 胃炎"。

11. 门冬氨酸洛美沙星 Lomefloxacin Aspartate

见第一章"5. 气管炎和支气管炎"。

12. 盐酸安妥沙星 Antofloxacin Hydrochloride

见第五章"73. 前列腺炎"。

13. 盐酸屈他维林 Drotaverine Hydrochloride

见本章"36. 肠易激综合征"。

14. 司帕沙星 Sparfloxacin

见本章"42. 伤寒和副伤寒"。

15. 美洛西林钠舒巴坦钠 Mezlocillin sodium and sulbactam sodium

见第一章"10. 肺脓肿"。

16. 硫酸头孢噻利 Cefoselis Sulfate

【适应证】用于敏感菌引起的中度以上症状的感染症,包括胆囊炎、胆管炎、肾盂肾炎、膀胱炎、前列腺炎、腹膜炎、淋巴管(节)炎等。

17. 头孢替唑钠 Ceftezole Sodium

见第一章"10. 肺脓肿"。

18. 硫酸阿米卡星 Amikacin Sulfate

见第一章"10. 肺脓肿"。

19. 硫酸核糖霉素 Ribostamycin Sulfate

见第一章"5. 气管炎和支气管炎"。

20. 甲苯磺酸托氟沙星 Tosufloxacin Tosilate

见第五章"75. 附睾炎与睾丸炎"。

21. 头孢克洛 Cefaclor

见第一章"5. 气管炎、支气管炎"。

22. 头孢米诺钠 Cefminox Sodium

见第一章"5. 气管炎和支气管炎"。

23. 拉氧头孢钠 Latamoxef Sodium

见本章"56. 腹膜炎"。

24. 头孢美唑钠 Cefmetazole Sodium

见第一章"10. 肺脓肿"。

25. 头胞唑林钠 Cefazolin Sodium

见第一章"6. 肺炎"。

26. 甲苯磺酸妥舒沙星片 Tosufloxacin Tosylate

见第十二章"146. 乳腺炎"。

27. 头孢吡肟 Cefepime

见第一章"6. 肺炎"。

28. 克洛己新片 Cefaclor and Bromhexine Hydrochloride Tablets

见第一章"9. 肺气肿"。

29. 亚胺培南西司他丁钠 Imipenem and Cilastatin Sodium

见第一章"6. 肺炎"。

30. 苯丙醇 Phenylpropanol

见本章"54. 胆结石"。

二、中药

1. 消炎利胆片(分散片、颗粒、胶囊、软胶囊、滴丸)

【处方组成】穿心莲、溪黄草、苦木

【功能主治】清热,祛湿,利胆。用于肝胆湿热所致的口苦、胁痛;急性胆囊炎、胆管炎见上述证候者。

【用法用量】口服。一次6片(小片)或3片(大片),一日3次。

2. 复方胆通片(胶囊)

【处方组成】胆通、溪黄草、茵陈、穿心莲、大黄

【功能主治】清热利胆,解痉止痛。用于急、慢性胆囊炎,

胆管炎,胆囊、胆道结石合并感染,胆囊术后综合征,胆道功能性疾患等。

【使用注意】孕妇禁用。

3. 胆宁片

【处方组成】大黄、虎杖、青皮、陈皮、郁金、山楂、白茅根

【功能主治】疏肝利胆,清热通下。用于肝郁气滞,湿热未清所致右上腹隐隐作痛,食入作胀,胃纳不香,嗳气,便秘;慢性胆囊炎见上述证候者。

【用法用量】口服。一次 5 片,一日 3 次。饭后服。

4. 胆乐胶囊

【处方组成】猪胆汁酸,陈皮,山楂,郁金,连钱草。

【功能主治】理气止痛,利胆排石。用于肝郁气滞所致的胁痛、胆胀,症见胁肋胀痛、纳呆尿黄;慢性胆囊炎、胆石症见上述证候者。

【用法用量】口服。一次 4 粒,一日 3 次。

5. 利胆片

【处方组成】茵陈、柴胡、白芍、金钱草、黄芩、大黄、芒硝、知母、金银花、大青叶、木香

【功能主治】疏肝止痛,清热利湿。用于肝胆湿热所致的胁痛,症见胁肋及胃腹部疼痛,按之痛剧,大便不通,小便短赤,身热头痛,呕吐不食;胆道疾患见上述证候者。

【用法用量】口服。6 ~ 10 片,一日 3 次。

【使用注意】孕妇慎用。

6. 乌军治胆片(胶囊)

【处方组成】乌梅、大黄、栀子、枳实、槟榔、姜黄、牛至、佛手、威灵仙、甘草等

【功能主治】疏肝解郁,利胆排石,泄热止痛。用于肝胆湿热所致的胁痛,胆胀,症见胁肋胀痛,发热,尿黄;胆囊炎、胆道感染或胆道手术后见上述证候者。

【用法用量】口服。一次 4 片,一日 3 次。

【使用注意】孕妇慎用。

7. 金胆片

【处方组成】龙胆、金钱草、虎杖、猪胆膏

【功能主治】清利肝胆湿热。用于肝胆湿热所致的胁痛、胆胀,症见胁肋胀痛,便干,尿黄,口苦;胆石症、胆囊炎见上述证候者。

【用法用量】口服。一次 5 片,一日 2 ~ 3 次。

【使用注意】孕妇禁用。

8. 龙胆泻肝丸(颗粒、口服液)

【处方组成】龙胆、柴胡、黄芩、栀子(炒)、泽泻、木通、盐车前子、酒当归、地黄、炙甘草

【功能主治】清肝胆,利湿热。用于肝胆湿热,头晕目眩,耳鸣耳聋,耳肿疼痛,胁痛口苦,尿赤涩痛,湿热带下。

【用法用量】丸剂口服,大蜜丸一次 1 ~ 2 丸,一日 2 次;水丸一次 3 ~ 6g,一日 2 次。

【使用注意】孕妇慎用。

9. 胰胆炎合剂

【处方组成】柴胡、黄芩、厚朴、大黄、枳实、蒲公英、赤芍、北败酱、法半夏、甘草

【功能主治】清泻肝胆湿热。用于急性胰腺炎,急性胆囊炎肝胆湿热证,症见两胁胀痛,烦躁易怒,口干口苦,大便干结;慢性胰腺炎,慢性胆囊炎急性发作见上述证候者。

【用法用量】口服。一次用药液 20ml,冲服药粉 1g,一日 2 次。急性期服药量加倍,症状缓解后,根据大便情况酌减药服量,或遵医嘱。

10. 胆石通胶囊

【处方组成】广金钱草、柴胡、大黄、黄芩、绵茵陈、蒲公英、溪黄草、枳壳、水线草、鹅胆粉

【功能主治】清热利湿,利胆排石。用于肝胆湿热所致的胁痛、胆胀,症见右胁胀痛,痞满呕恶,尿黄口苦;胆石症、胆囊炎见上述证候者。

【用法用量】口服。一次 4 ~ 6 粒,一日 3 次。

【使用注意】孕妇慎用。

11. 利胆排石片(散、胶囊、颗粒)

【处方组成】金钱草、茵陈、黄芩、木香、郁金、大黄、槟榔、枳实(麸炒)、芒硝、厚朴(姜制)

【功能主治】清热利湿,利胆排石。用于湿热蕴毒,腑气不通所致的胁痛,胆胀,症见胁肋胀痛,发热,尿黄,大便不通,胆囊炎,胆石症见上述证候者。

【用法与用量】片剂口服,排石:一次 6 ~ 10 片,一日 2 次;炎症:一次 4 ~ 6 片,一日 2 次。颗粒口服,排石:一次 6g,一日 2 次;炎症:一次 3g,一日 2 次。

【使用注意】孕妇禁用。

12. 功劳去火片(胶囊)

见本章“35. 肠炎”。

13. 金龙舒胆颗粒(胶囊)

【处方组成】金钱草、龙胆、茵陈、柴胡、黄芩、青皮、木香、滑石、大黄、硝石、丹参、莪术

【功能主治】清热利胆,疏肝理气。用于湿热气滞所致的两胁胀痛,恶心呕吐,厌油腻;急、慢性胆囊炎见上述证候者。

【用法用量】开水冲服,一次 20g,一日 3 次。

【使用注意】孕妇禁用。

14. 胆康片(胶囊)

【处方组成】柴胡、蒲公英、大黄、茵陈、人工牛黄、栀子、郁金、薄荷油

【功能主治】疏肝利胆,清热解毒,理气止痛。用于急慢性胆囊炎,胆道结石。

【用法用量】片剂:口服,一次 4 ~ 5 片,一日 3 次。30 日为一疗程。胶囊:口服,一次 4 粒,一日 3 次,30 日为一疗程。

15. 大黄利胆片(胶囊)

见本章“51. 脂肪肝”。

16. 大柴胡颗粒

【处方组成】柴胡、大黄、枳实(炒)、黄芩、半夏(姜)、芍

药、大枣、生姜

【功能主治】和解少阳，内泻热结。用于因少阳不和、肝胆湿热所致的右上腹隐痛或胀满不适，口苦，恶心呕吐，大便秘结，舌红苔黄腻，脉弦数或弦滑；胆囊炎见上述证候者。

【用法用量】开水冲服。一次1袋，一日3次。

17. 金黄利胆胶囊

【处方组成】川西獐牙菜、金钱草、大黄

【功能主治】疏肝利胆，清热解毒。用于急、慢性胆囊炎属肝胆湿热证者。

【用法用量】口服。一次2~3粒，一日3次。

【使用注意】孕妇禁用。

18. 胆炎康胶囊

【处方组成】连钱草、土大黄、虎耳草、小花清风藤、凤尾草、黄芩、黄柏、穿心莲

【功能主治】清热利湿，排石止痛。用于肝胆湿热蕴结所致急、慢性胆囊炎，胆管炎，胆石症，以及胆囊手术后综合征。

【用法用量】口服。一次2~4粒，一日3次。

【使用注意】孕妇禁用。

19. 胆舒胶囊（软胶囊、滴丸）

【处方组成】薄荷素油

【功能主治】疏肝理气、利胆。主要用于慢性结石性胆囊炎，慢性胆囊炎及胆结石肝胆郁结，湿热胃滞证。

【用法用量】口服。饭后服1~2粒/次，3次/日；或遵医嘱。

20. 消石利胆胶囊

【处方组成】柴胡（醋制）、青皮、黄芩、金钱草、海金沙、大黄、白芍、郁金、茵陈、姜黄、三棱（醋制）、威灵仙等

【功能主治】疏肝利胆，行气止痛，清热解毒排石。用于慢性胆囊炎，胆囊结石，胆管炎，胆囊手术后综合征及胆道功能性疾病。

【用法用量】口服。一次3粒，一日3次。

【使用注意】孕妇禁用。

21. 七味肝胆清胶囊（颗粒）

【处方组成】兔耳草、獐牙菜、金钱草、大黄、红花、黄芪、甘草等

【功能主治】清肝胆，利湿热。用于肝炎，急、慢性胆囊炎属肝胆湿热证。

【用法用量】口服。一次2粒，一日2次，必要时加服一次，或遵医嘱。

22. 胆石通利片（胶囊）

【处方组成】金钱草、茵陈、郁金、陈皮、黄芩、乳香（制）、硝石、白矾、大黄、三棱、栀子、甘草、没药

【功能主治】清热利胆，化瘀排石。用于肝胆湿热所致的急、慢性胆囊炎，胆结石等。

【用法用量】口服。一次5片，一日3次。

【使用注意】孕妇禁用。

23. 胰胆舒胶囊（颗粒）

【处方组成】姜黄、赤芍、蒲公英、牡蛎、延胡索、大黄、柴胡

【功能主治】散瘀行气、活血止痛，用于急、慢性胰腺炎或胆囊炎属气滞血瘀，热毒内盛者。

【用法用量】口服。一次4粒，一日2~3次。

24. 益胆片（胶囊）

【处方组成】郁金、白矾、硝石、玄参、金银花、滑石粉、甘草

【功能主治】行气散结，清热通淋。用于胆结石，肾结石，膀胱结石，阻塞性黄疸，胆囊炎等病见湿热蕴结之症者。

【用法用量】口服。一次3片，一日2次。

【使用注意】孕妇慎用。

附：用于胆囊炎的其他中药

1. 排石利胆胶囊（片、颗粒）

【功能主治】疏肝理气，利胆排石。用于胆囊炎，胆石症。

2. 二十五味獐牙菜散（丸）

【功能主治】清热，利胆。用于各种“赤巴”病，“龙”病合并症，慢性胆囊炎等。

3. 升清胶囊

【功能主治】清热除湿，行气活血。主治慢性胆囊（管）炎或合并胆石症，属气血郁滞，湿热蕴结证者。

4. 十五味赛尔斗丸

【功能主治】清利肝胆，排石退黄。用于胆囊炎、胆石症、胆总管结石属肝胆湿热者。

5. 五味獐牙菜汤散

见本章“49. 肝炎”。

6. 八味獐牙菜丸（胶囊、片）

见本章“49. 肝炎”。

7. 九味獐牙菜丸（胶囊）

见本章“49. 肝炎”。

8. 肝胆清胶囊（片）

【功能主治】清热祛湿，利胆排石。用于肝胆湿热所致的胆囊炎、胆石症。

9. 十味蒂达胶囊

【功能主治】疏肝理气，清热解毒，利胆溶石。用于肝胆湿热所致胁痛，症见右上腹钝痛或绞痛，口苦，恶心，嗳气，泛酸，腹胀；慢性胆囊炎或胆石症见上述证候者；热源性赤巴（即藏语称谓，热症性肝胆疾病）。

10. 黄疸肝炎丸

见本章“49. 肝炎”。

11. 胆清胶囊

【功能主治】清热利湿，疏肝利胆。用于肝胆湿热所致的脘胁疼痛，呃逆呕恶，口干口苦，大便秘结。

12. 肝福颗粒

见本章“49. 肝炎”。

13. 茵山莲颗粒

见本章“49. 肝炎”。

14. 胃力片(胶囊)

见本章“31. 胃炎”。

15. 连蒲双清片

见本章“35. 肠炎”。

16. 利胆清丸

【功能主治】清热祛湿,疏肝利胆,活血止痛。用于慢性胆囊炎湿热蕴结兼血瘀症,症见两胁持续性胀痛或刺痛,压痛或叩痛,右肩背胀痛,口苦,腹胀,发热或寒热往来,恶心,厌油腻,纳差,口干不欲饮,尿黄,大便秘结。

17. 利胆解毒胶囊

【功能主治】清热解毒,理气止痛。用于胆囊炎属肝胆湿热证者。

18. 炎热清片(颗粒、软胶囊)

见第一章“6. 肺炎”。

19. 藏茵陈片(胶囊、颗粒)

【功能主治】清热解毒,疏肝利胆。用于急性肝炎,慢性肝炎,慢性胆囊炎属肝胆湿热证者。

20. 舒肝益脾颗粒(胶囊)

见本章“49. 肝炎”。

21. 珍熊胆丸

见本章“49. 肝炎”。

22. 肝康片

见本章“49. 肝炎”。

23. 鸡骨草胶囊(丸、片)

见本章“49. 肝炎”。

24. 利胆止痛胶囊

见本章“50. 黄疸”。

25. 胆胃康胶囊

见本章“50. 黄疸”。

26. 结石清胶囊

【功能主治】利胆排石,活血止痛。用于肝胆湿热蕴结所致胆囊炎、胆石症。

27. 胆舒排石颗粒

【功能主治】清热化湿、行气化瘀、利胆排石。用于胆囊结石合并慢性胆囊炎,中医辨证属于湿热兼气血瘀阻者,症见右上腹胀满疼痛,纳差,便秘,泛酸,恶心,口苦,咽干等。

28. 舒胆胶囊

【功能主治】疏肝利胆止痛,清热解毒排石。用于胆囊炎、胆管炎、胆道术后感染及胆道结石。

29. 清肝利胆胶囊(口服液)

见本章“49. 肝炎”。

30. 胆益宁片

【功能主治】疏肝止痛,清热利胆。用于急、慢性胆囊炎,胆道感染,胆囊和胆道结石。

54. 胆结石

〔基本概述〕

胆结石又称胆石症、胆石病,是指发生于胆道系统的结石,包括胆囊结石、肝内胆管结石及胆总管结石。胆结石根据其成分不同,又可分为胆固醇结石、胆红素(胆色素)结石及混合性结石等类型,其中以胆固醇结石最为多见。

我国胆结石的发病率约在15%,其中女性占大多数。在我国的胆结石患者中,胆囊结石发生率约为53%,肝内胆管结石约为36%,胆总管结石约为11%。

胆结石形成原因迄今仍未完全明确,可能为一综合因素。在我国,肠道寄生虫和细菌感染可能是胆石症的主要病因,其他如胆汁中成分的改变,胆盐浓度减低、胆固醇超饱和、胆囊排空障碍等都可能导致结石的形成。

胆石症的临床表现以右上腹胆性绞痛、黄疸和发热为三大主证,其疼痛往往于夜间、饱餐后或进食高脂肪食物后发作,疼痛可向右肩或右肩胛部放射。

〔治疗原则〕

目前对本病的治疗以手术疗法为主,药物溶石疗法也有一定的效果。

1. 胆石症的手术疗法

主要有以下几种手术方法:①传统开腹手术切除胆囊取石;②开腹探查胆管取石;③腹腔镜微小切口切除胆囊;④腹腔镜联合胆道镜探查胆管取石。

2. 胆石症的非手术疗法

(1)溶石疗法(口服胆酸等药物溶石):形成胆囊结石的主要机制是胆汁理化成分的改变。鹅去氧胆酸可使肝分泌胆固醇减少,从而可使胆囊内胆汁中胆固醇转为非饱和状态,胆囊内胆固醇结石有可能溶解消失。但此药对肝有一定的毒性,如谷丙转氨酶升高等,并可刺激结肠引起腹泻。目前溶石治疗的药物主要是鹅去氧胆酸和其衍生物熊去氧胆酸。疗程为6~24个月。溶解结石的有效率一般为30%~70%。但溶石治疗的药物昂贵,且有一定的副作用和毒性反应,停药后复发率高(据统计3年复发率可达25%),因此有一定的局限性。

(2)接触溶石(经PTC注入辛酸甘油单酯等药物溶石)。

(3)体外冲击波震波碎石(ESWL):就是利用碎石仪器所产生的机械冲击波(震波),击碎人体内的结石。体外冲击波治疗胆石症一般历时60~75分钟,胆囊内结石便可粉碎。此外,还采用B型超声实时成像,对结石定位,并监控碎石的过程。

(4)体内接触碎石(经胆道镜置入液电碎石机、激光等能源接触碎石)。

(5)经内镜微创手术取石碎石。

(6)中医药疏肝利胆,溶石碎石促排石:使用胆通、金胆片、胆宁片等药物,也可取得一定效果。

一般认为,胆囊结石是诱发胆囊癌的重要因素之一。胆囊长期受慢性炎症和胆结石内胆酸、胆碱的刺激,容易使胆囊黏膜发生癌变。胆囊炎胆石症还常可引起胰腺炎,由胆道疾病引起的急性胰腺炎约占 50%。因此,预防和治疗胆结石、胆囊炎也非常重要。

〔用药精选〕

一、西药

1. 熊去氧胆酸 Ursodeoxycholic Acid

本品可增加胆汁酸的分泌,导致胆汁酸成分的变化,使本品在胆汁中的含量增加。通过抑制胆固醇在肠道内的重吸收和降低胆固醇向胆汁中的分泌,显著降低胆汁中胆固醇及胆固醇酯的摩尔浓度和胆固醇的饱和指数,从而有利于结石中胆固醇逐渐溶解。

【适应证】用于胆固醇型胆结石及胆汁缺乏性脂肪泻,也可用于预防药物性结石形成及治疗脂肪痢(回肠切除术后)。

【不良反应】常见腹泻,偶有便秘、变态反应、瘙痒、头痛、头晕、胃痛、胰腺炎和心动过缓等。治疗期可引起胆结石钙化,软便。

【禁忌】严重肝功能减退、胆道完全梗阻、急性胆囊炎、胆管炎、胆结石钙化、出现胆管痉挛或胆绞痛时禁用。

【孕妇及哺乳期妇女用药】孕妇及哺乳期妇女慎用。

【老年用药】老年患者慎用。

【用法用量】口服。成人按体重一日 8 ~ 10mg/kg,早、晚进餐时分次给予。疗程最短为 6 个月,6 个月后超声波检查及胆囊造影无改善者可停药;如结石已有部分溶解则继续服药直至结石完全溶解。

【制剂】①熊去氧胆酸片;②熊去氧胆酸胶囊

2. 牛磺熊去氧胆酸胶囊 Tauroursodeoxycholic Acid Capsules

本品可增加胆汁酸的分泌,导致胆汁酸成分的变化,使其在胆汁中含量增加。本品还可抑制肝脏胆固醇的合成,降低胆汁中胆固醇及胆固醇酯的量和胆固醇的饱和指数,从而有利于胆汁中胆固醇逐渐溶解。

【适应证】用于溶解胆固醇结石。①在胆囊或胆管存在 1 个或多个 X-射线可见的直径小于 2cm 的胆固醇结石。②拒绝手术治疗或不适合手术治疗。③十二指肠插管胆汁检查证实胆固醇过饱和。

【不良反应】偶有肠道功能紊乱发生,通常在继续进行治疗后消失。恶心、呕吐、上腹不适、隐痛、水样泻极少发生。

【禁忌】对本品过敏、消化道溃疡活动期患者禁用。

【孕妇及哺乳期妇女用药】孕妇及哺乳期妇女禁用。

【老年用药】老年患者慎用。

【用法用量】口服。一日 5-10mg/kg(2-3 粒 250mg 胶囊),可分 2-3 次于饭后服用;但晚饭后才可以服用 2 粒。

3. 茴三硫 Anethole Trithione

本品为胆汁成分分泌促进剂,具有促进胆汁、胆酸、胆色素分泌、活化肝细胞,增加肝解毒的功能。可用于胆囊炎,胆石症,急、慢性肝炎等,增强胆囊和胆道造影效果,并可与其他药物配合治疗黄疸性肝炎,也可治疗唾液缺乏。

【适应证】用于胆囊炎、胆结石及消化不适,急、慢性肝炎的辅助治疗。也用于肿瘤放疗性口干、精神药物引起的口干、老年腺体萎缩引起的口干。

【不良反应】①有时可发生腹胀、腹泻、腹痛、恶心、肠鸣等胃肠反应及荨麻疹、发热、头痛等过敏反应。②本药可引起尿液变色。③长期服用可致甲状腺功能亢进。

【禁忌】对本品过敏、胆道完全梗阻者禁用。

【孕妇及哺乳期妇女用药】孕妇及哺乳期妇女慎用。

【用法用量】口服。一次 25mg,一日 3 次,或遵医嘱。

【制剂】①茴三硫片;②茴三硫胶囊

4. 鹅去氧胆酸 Chenodeoxycholic Acid

本品主要作用是降低胆汁内胆固醇的饱和度。绝大多数患者服用本品后,脂类恢复微胶粒状态,胆固醇就处于不饱和状态,从而使结石中的胆固醇溶解、脱落。大剂量的 CDCA(每日 10 ~ 15mg/kg)可以抑制胆固醇的合成,并增加胆石症患者胆汁的分泌,但其中的胆盐和磷脂分泌量维持不变。

【适应证】用于胆固醇性胆结石症,对胆色素性结石和混合性结石也有一定疗效。

【不良反应】①最常见的副作用为腹泻(30% ~ 50%),表现为下腹痉挛痛,随之出现水样便,与剂量有关,减量后即消失,大多数患者如逐渐增加剂量是可以耐受的。②少数患者(30%)可有短暂可逆的 AST(SGOT)升高。③部分患者可出现皮肤瘙痒、头晕、恶心、腹胀。

【禁忌】对本品过敏、胆道完全梗阻、严重肝功能减退、肠炎患者禁用。

【孕妇及哺乳期妇女用药】孕妇及哺乳期妇女禁用本品。

【儿童用药】6 岁以下儿童不宜使用本品。

【老年用药】老年患者尤其年龄在 60 岁以上者慎用本品。

【用法用量】口服。一般为按体重一日 12 ~ 15mg/kg,肥胖者应稍增量,可达一日 18 ~ 20mg/kg。分早、晚两次,与进餐或牛奶同服。疗程 6 个月以上。

【制剂】鹅去氧胆酸胶囊

5. 颠茄 Belladonna

见本章“44. 腹痛”。

6. 山莨菪碱 Anisodamine

见本章“31. 胃炎”。

7. 阿托品 Atropine

见本章“31. 胃炎”。

8. 苯丙醇 Phenylpropanol

本品有促进胆汁分泌的作用,服后可减轻腹胀、腹痛、恶心厌油等症状,有帮助消化、增加食欲,排除小胆石等效用,并能加速胆固醇转变成胆酸的过程,有降低血胆固醇的作用。

【适应证】用于胆囊炎、胆道感染、胆石症、胆道手术后综合征和高胆固醇血症、脂肪肝、慢性肝炎等,并可用于与肝胆疾病有关的消化不良综合征。

【不良反应】偶有胃部不适,减量或停药后即消失。

【禁忌】对本品过敏、肝性脑病、胆道阻塞性黄疸、胆囊积脓、严重肝功能减退、高胆红素血症患者禁用。

【孕妇及哺乳期妇女用药】妊娠初期3个月慎用。

【儿童用药】儿童用量请咨询医师或药师。

【用法用量】口服。一次0.1~0.2g,一日3次,饭后服。

【制剂】苯丙醇软胶囊

9. 去氢胆酸 Dehydrocholic Acid

本品为胆酸的合成衍生物,有利胆作用。可促进胆汁分泌,增加胆汁容量,使胆汁稀释,胆道畅通,起到胆道内冲洗作用。胆道有炎症时,本品可使分泌大量低黏度的胆汁而消除淤滞,防止上行性胆道感染;胆道存在小结石时,阻碍胆汁的流出,本品尚有排除结石的作用。

【适应证】胆囊及胆道功能失调、胆囊切除术后综合征、胆石症、慢性胆囊炎以及某些肝病(如慢性肝炎)和促进胆囊造影剂的排出等。

【不良反应】可出现呼吸困难、心搏骤停、心律紊乱、肌痉挛、极度疲乏无力,症状均属轻微短暂,但长期滥用或一时用量过多,可导致电解质失衡。

【禁忌】对本品过敏、重症肝炎、充血性心力衰竭、原因不明的直肠出血、胆道完全阻塞及严重肝肾功能减退患者禁用。

【孕妇及哺乳期妇女用药】妊娠初期3个月慎用。

【儿童用药】12岁以下儿童不宜使用本品。

【用法用量】口服。一次0.25~0.5g,一日3次。静脉注射:一日0.5g,根据病情逐渐增至一日2.0g。

【制剂】①去氢胆酸片;②去氢胆酸钠注射液

附:用于胆结石的其他西药

1. 盐酸屈他维林 Drotaverine Hydrochloride

见本章“36. 肠易激综合征”。

2. 间苯三酚注射液 Phloroglucinol Injection

【适应证】消化系统和胆道功能障碍引起的急性痉挛性疼痛;急性痉挛性尿道、膀胱、肾绞痛;妇科痉挛性疼痛。

3. 多烯磷脂酰胆碱 Polyene Phosphatidylcholine

见本章“51. 脂肪肝”。

4. 盐酸替利定口服溶液(片) Tilidine Hydrochloride Oral Solution

见第九章“111. 神经痛和三叉神经痛”。

二、中药

1. 金钱胆通口服液(颗粒)

【处方组成】连钱草、金钱草、茵陈、虎杖、柴胡、蒲公英、香附(制)、丹参、决明子、乌梅

【功能主治】清利湿热、疏通肝胆、止痛排石。用于胆石症湿热郁结于少阳胆腑之胁痛。痛在右胁,固定不移,或继发绞痛,上引肩背,便秘尿黄,甚至身目俱黄发热,舌质暗红,苔厚腻或黄腻,脉弦滑或弦紧。

【用法用量】口服。一日4次,第一次2支,后三次各服1支。3周为一疗程。

【使用注意】孕妇禁用。

2. 复方胆通片(胶囊)

见本章“53. 胆囊炎”。

3. 胆乐胶囊

见本章“53. 胆囊炎”。

4. 利胆片

见本章“53. 胆囊炎”。

5. 乌军治胆片

见本章“53. 胆囊炎”。

6. 金胆片

见本章“53. 胆囊炎”。

7. 胆石通胶囊

见本章“53. 胆囊炎”。

8. 利胆排石片(颗粒、胶囊、散)

见本章“53. 胆囊炎”。

9. 胆石清片

【处方组成】硝石、大黄、芒硝、羊胆汁、威灵仙等

【功能主治】消石化积,清热利胆,行气止痛。用于胆囊结石。

【用法用量】口服。一次5~8片,一日3次,或遵医嘱。

10. 胆宁片

见本章“53. 胆囊炎”。

11. 胆石利通片(胶囊)

【处方组成】硝石(制)、白矾、郁金、三棱、猪胆膏、金钱草、陈皮、乳香(制)、没药(制)、大黄、甘草

【功能主治】理气解郁,化瘀散结,利胆排石。用于胆石病气滞证,症见右上腹胀满疼痛,痛引肩背,胃脘痞满,厌食油腻。

【用法用量】口服。一次6片,一日3次,或遵医嘱。

【使用注意】①胆管狭窄、畸形或结石巨大或结石嵌顿禁用。②孕妇禁用。

12. 胆康片(胶囊)

见本章“53. 胆囊炎”。

13. 胆石片

【处方组成】牛胆水、火硝、鸡内金(炒)、枳壳、香附、木香、延胡索、黄连、白术、吴茱萸、高良姜、山楂等

【功效主治】疏肝利胆、行气止痛。用于胆囊结石和肝内胆管结石气滞证,症见右上腹疼痛,或阵发性绞痛,痛引肩背,腹胀,胃脘痞满,厌食油腻等。

【用法用量】口服。一次 6 片,一日 3 次,3 个月为一疗程。

14. 胆石通利片(胶囊)

见本章“53. 胆囊炎”。

15. 金钱草胶囊(颗粒、片)

【处方组成】金钱草

【功能主治】清利湿热,通淋,消肿。用于热淋,沙淋,尿涩作痛,黄疸尿赤,肝胆结石,尿路结石。

【用法用量】口服。一次 3~6 粒,一日 3 次。

【使用注意】孕妇禁用。

16. 胆舒胶囊(软胶囊、滴丸)

见本章“53. 胆囊炎”。

17. 益胆片(胶囊)

见本章“53. 胆囊炎”。

18. 消石利胆胶囊

见本章“53. 胆囊炎”。

附:用于胆结石的其他中药

1. 胆舒排石颗粒

见本章“53. 胆囊炎”。

2. 结石清胶囊

见本章“53. 胆囊炎”。

3. 胆炎康胶囊

见本章“53. 胆囊炎”。

4. 金龙舒胆颗粒(胶囊)

见本章“53. 胆囊炎”。

5. 肝胆清胶囊(片)

见本章“53. 胆囊炎”。

6. 十五味赛尔斗丸

见本章“53. 胆囊炎”。

7. 升清胶囊

见本章“53. 胆囊炎”。

8. 排石利胆胶囊(片、颗粒)

见本章“53. 胆囊炎”。

9. 舒胆胶囊

见本章“53. 胆囊炎”。

10. 清肝利胆胶囊(口服液)

见本章“49. 肝炎”。

11. 胆益宁片

见本章“53. 胆囊炎”。

55. 胰腺炎

〔基本概述〕

胰腺位于左上腹部,胃的后方,呈细长带状。胰腺分泌消化淀粉、蛋白质、脂肪的消化酶。

胰腺炎是胰腺因胰蛋白酶的自身消化作用而引起的炎症性疾病,分急性胰腺炎及慢性胰腺炎两种类型。多发于 20~50 岁的青壮年。

中医学称胰腺炎为“胰瘅”,多因饮食不节,情志不畅,蛔虫上扰,或外感风寒湿邪等原因引起。

(一)急性胰腺炎

急性胰腺炎是多种原因导致胰酶在胰腺内被激活后引起胰腺组织自身消化、水肿、出血甚至坏死的炎症反应。临床上以急性上腹痛、呕吐、腹胀、发热和血中胰酶升高等为主要特点,病情程度轻重不等,轻者以胰腺水肿为主,临床多见,病情常呈自限性,预后良好,又称为轻症急性胰腺炎。少数重症患者的胰腺出血坏死,常继发感染、腹膜炎和休克等多种并发症,病死率高,称为重症急性胰腺炎。

引起急性胰腺炎的主要原因有胆道疾病(如胆石症、胆道梗阻等)、饮酒、暴饮暴食、油腻饮食等。

典型的急性胰腺炎临床表现特点为突然发作的急剧上腹痛,并向后背放射,腹痛突发、程度较剧烈、持续性,可有阵发性加剧,主要位于中上腹,可伴有腰背部带状放射,弯腰和蜷曲体位常可好转,进食后易加剧,可伴有呕吐、腹胀、发热,重症患者可出现低血压、呼吸困难、休克等。轻症患者主要体征为中上腹压痛,重症患者常可出现肠麻痹、腹膜刺激征等体征。

(二)慢性胰腺炎

慢性胰腺炎是指由于各种原因所致的胰腺局部、节段性或弥漫性的慢性进展性炎症,导致胰腺组织和(或)胰腺功能不可逆的损害。临床表现为反复发作性或持续性腹痛、腹泻或脂肪泻、消瘦、黄疸、腹部包块和糖尿病等。

引起慢性胰腺炎的主要因素有胆道疾病(如胆石症等)、慢性酒精中毒、高钙血症、高脂血症、风湿免疫性疾病、遗传等。

慢性胰腺炎是急性胰腺炎反复发作造成的一种胰腺慢性进行性破坏的疾病。但有的病例急性期不明显,症状隐匿,发现时即属慢性。

典型的慢性胰腺炎可出现五联征,即腹痛、胰腺钙化、胰腺假性囊肿、脂肪泻和糖尿病。腹痛程度较剧烈、持续性、主要位于中上腹,可伴有腰背部带状放射疼痛,弯腰和蜷曲体位常可好转,进食后易加剧,尤其进油食及夜间较明显。体征方面:多数仅有轻度压痛,与腹痛程度不一致,当发生假性囊肿时,可扪及表面光滑的包块,胆总管受到压迫时可出现

黄疸。

〔治疗原则〕

1. 急性胰腺炎的治疗

急性胰腺炎的治疗应采取综合措施,包括禁食、抑制胰腺分泌、解痉镇痛、纠正休克和水电解质酸碱平衡紊乱、防治感染以及防治各种并发症。

(1)药物治疗

①急性胰腺炎可以发生或并发各种细菌感染和病毒感染,主要病原菌有肠杆菌科、肠球菌属、厌氧菌、表皮葡萄球菌、金黄色葡萄球菌、念珠菌属以及如腮腺炎病毒、腺病毒等。病毒或细菌可通过血液或淋巴进入胰腺组织,而引起胰腺炎。抗菌药物主要用于胆源性胰腺炎、重症胰腺炎和有感染证据的胰腺炎患者。比如左氧氟沙星静脉滴注,疗程不定,一般随着病情好转或感染控制而停用。一般联合应用甲硝唑,以加强抗厌氧菌效果。还可以选用对胰腺具有较好渗透作用的替卡西林克拉维酸钾、哌拉西林他唑巴坦、头孢哌酮舒巴坦、亚胺培南西司他汀等抗菌药物。

②甲氧氯普胺主要用于患者恶心和呕吐症状比较明显时,静脉注射或肌内注射。多为短期使用,长期连续使用易引起锥体外系症状,如震颤、共济失调。

③法莫替丁可以抑制胃酸分泌,减少胰液分泌,还可以预防应激性胃黏膜损害。疗程不定,一般随着病情好转而停用。

(2)手术治疗:对于胰腺坏死合并感染,胰腺脓肿,胰腺假性囊肿,胆道梗阻或感染及诊断未明确疑有腹腔脏器穿孔或肠坏死者需手术治疗。

2. 慢性胰腺炎的治疗

慢性胰腺炎的治疗有药物治疗和手术治疗两个方面。当腹痛顽固,内科治疗无效或并发其他疾病时,可考虑手术治疗。

药物治疗应建立在病因治疗和基本治疗基础之上,包括戒酒、积极治疗胆道疾病、低脂肪和高蛋白饮食,避免饱食等。

(1)法莫替丁可以抑制胃酸分泌,减少胰液分泌,还可以预防应激性胃黏膜损害。疗程不定,多用于急性发作期,随着病情好转而停用。

(2)合并糖尿病时可给予胰岛素治疗。营养不良者应注意补充营养,脂溶性维生素(如维生素 K_1)以及维生素 B_{12}、叶酸等,严重营养不良者可考虑要素饮食或全胃肠外营养。

〔用药精选〕

一、西药

1. 乌司他丁 Ulinastatin

本品系从人尿提取精制的糖蛋白,属蛋白酶抑制剂。具有抑制胰蛋白酶等各种胰酶活性的作用,常用于胰腺炎的治疗。此外,本品尚有稳定溶酶体膜、抑制溶酶体酶的释放和抑制心肌抑制因子产生等作用,故而可用于急性循环衰竭的抢救治疗当中。

【适应证】用于急性胰腺炎,慢性复发性胰腺炎。也用于急性循环衰竭的抢救辅助用药。

【不良反应】①血液系统:偶见白细胞减少或嗜酸粒细胞增多。②消化系统:偶见恶心、呕吐、腹泻,偶有 AST、ALT 上升。③注射部位:偶见血管痛、发红、瘙痒感、皮疹等。④偶见过敏,出现过敏症状应立即停药,并适当处理。

【禁忌】对本品过敏者禁用。

【孕妇及哺乳期妇女用药】对孕妇和可能妊娠妇女应根据病情需要慎用。哺乳妇女如必须使用应避免哺乳。

【儿童用药】儿童用药的安全性尚未确定。

【老年用药】高龄患者应适当减量。

【用法用量】静脉滴注、静脉推注。治疗急性胰腺炎、慢性复发性胰腺炎:初期一次 10 万单位溶于 500ml 5% 葡萄糖注射液或 0.9% 生理盐水注射液中静脉滴注,一次静脉滴注 1-2 小时,一日 1-3 次,以后随症状消退而减量。

【制剂】①乌司他丁注射液;②注射用乌司他丁

2. 奥曲肽 Octreotide

本品为一种人工合成的八肽环装化合物,具有与天然内源性生长抑素类似的作用,但作用较强且持久,半衰期较天然抑素长 30 倍。本品有多种生理活性,如抑制生长激素、促甲状腺素、胃肠道和胰内分泌激素的病理性分泌过多,对胃酸、胰酶、胰高血糖素和胰岛素的分泌也有抑制作用。本品能降低胃运动和胆囊排空,抑制胆囊排空,抑制缩胆囊素-胰酶泌素的分泌,减少胰腺分泌,对胰腺实质细胞膜有直接保护作用。

【适应证】由于本品具多种生理活性,故应用范围广泛。临床主要用于以下几个方面:门静脉高压引起的食管静脉曲张出血,应激性溃疡及消化道出血,重型胰腺炎,缓解由胃、肠及胰内分泌系统肿瘤所引起的症状,突眼性甲状腺肿和肢端肥大症,胃肠道瘘管。

【不良反应】主要不良反应有注射部位疼痛或针刺感,一般可于 15 分钟后缓解。消化道不良反应有厌食、恶心、呕吐、腹泻、腹部痉挛疼痛等,偶见高血糖、胆石症、糖耐受异常和肝功能有异常等。

【禁忌】对奥曲肽或本品中任一赋形剂过敏者禁用。

【孕妇及哺乳期妇女用药】尚无使用经验,仅在绝对需要的情况下使用。

【儿童用药】本品用于儿童的经验有限,儿童禁用。

【老年用药】尚无证据表明,老年患者对本品的耐受性有所下降,故使用本品不须减少剂量。

【用法用量】静脉滴注、静脉注射、皮下注射。①治疗门静脉高压引起的食管静脉曲张出血:静脉滴注,一次 0.1mg,以后 0.5mg,每 2 小时一次。②应激性溃疡及消化道出血:皮下注射,一次 0.1mg,一日 3 次。③重型胰腺炎:皮下注射,一次 0.1mg，一日 4 次，疗程 3-7 日。

【制剂】①醋酸奥曲肽注射液；②注射用醋酸奥曲肽

3. 生长抑素 Somatostatin

本品可以抑制生长激素、促甲状腺激素、胰岛素、胰高血糖素的分泌。减少胰腺的内外分泌以及胃小肠和胆囊的分泌，降低酶活性，对胰腺细胞有保护作用。

【适应证】用于肝硬化门静脉高压所致的食管静脉出血；消化性溃疡应激性溃疡、糜烂性胃炎所致的上消化道出血；预防和治疗急性胰腺炎及其并发症；胰、胆、肠瘘的辅助治疗；还可用于肢端肥大症、胃泌素瘤、胰岛素瘤及血管活性肠肽瘤。

【用量用法】①上消化道大出血：先缓慢静脉注射负荷量 250μg，，继以 250μg/h 静脉滴注，止血后应连续给药 48～72 小时。②胰、胆、肠瘘 250μg/h 静脉滴注，直至瘘管闭合，闭合后继用 1～3 天。③急性胰腺炎应尽早使用，静脉滴注 250μg/h，，连续 72～120 小时；预防胰腺手术并发症连续用 5 天；对行 ERCP 检查者应于术前 2～3 小时就开始使用本品。

【不良反应】①少数患者产生眩晕、耳鸣、脸红。②注射本品的速度超过 50μg/分时，则会产生恶心、呕吐。

【制剂】注射用生长抑素

4. 胰酶胶囊 Pancreatin Capsules

本药属于胰酶替代药品，用于治疗胰酶分泌不足，对脂肪、糖类及蛋白质有水解作用。

【适应证】本品可用于治疗胰腺外分泌不足，如常见于（但不限于）囊性纤维化、慢性胰腺炎、胰腺切除术后、胃切除术后、肿瘤引起的胰腺管或胆总管阻塞胰酶替代治疗亦可用于胰腺疼痛，老年性胰腺外分泌不足。

【用法用量】初始剂量为每次 1～2 粒。与餐同服，然后根据症状调整剂量。临床治疗经验表明，有效剂量一般为每日 5～15 粒。本品宜用水整粒吞服，为方便吞咽，亦可打开胶囊，将微粒与水或流质同服，切忌嚼碎后服用。

【不良反应】与药物相关的不良反应发生率很低（小于 1%）。偶有腹泻、便秘、胃不适感、恶心及皮疹报道。但由于胰酶分泌不足也常伴有这些症状，且患者常伴随其他用药，这些反应与胰酶的相关性尚无法证实。

【禁忌】禁用于急性胰腺炎早期，禁用于已知对猪蛋白制品过敏者。

附：用于胰腺炎的其他西药

1. 肠内营养粉（AA）Enteral Nutritional Powder（AA）

【适应证】适应证与其他肠内营养剂相同，但更侧重于消化道仅有部分功能、胰病的患者，如：有营养风险的轻型胰腺炎、重症胰腺炎的恢复期、有营养风险的慢性胰腺功能故障患者等。

2. 山莨菪碱 Anisodamine

见本章“31. 胃炎”。

3. 甲磺酸加贝酯 Gabexate Mesilate

【适应证】用于急性轻型（水肿型）胰腺炎的治疗，也可用于急性出血坏死型胰腺炎的辅助治疗。

二、中药

1. 胰胆炎合剂

见本章“53. 胆囊炎”。

2. 清胰利胆颗粒（丸）

见本章“31. 胃炎”。

3. 胰胆舒胶囊（颗粒）

见本章“53. 胆囊炎”。

56. 腹膜炎

〔基本概述〕

腹膜炎是腹腔壁层腹膜和脏层腹膜的炎症，可由细菌、化学、物理损伤等引起。按发病机制可分为原发性腹膜炎和继发性腹膜炎。

引起腹膜炎的病因主要有消化道穿孔，消化道内容物漏入腹腔，膀胱破裂，生殖系统穿孔及破裂，腹壁透创、腹壁挫伤，腹部手术后感染，手术中消毒液刺激以及腹部脏器炎症继发感染等。

原发性腹膜炎的可能病原菌主要是肠杆菌科、肠球菌属、偶有厌氧菌等。继发性腹膜炎的可能病原菌是肠杆菌科、铜绿假单胞菌、拟杆菌属、肠球菌属、拟杆菌属等。

急性腹膜炎时，腹痛严重、腹壁紧张、弓腰收腹。腹部触诊有明显的压痛、反跳痛、是腹膜炎的标志性体征，称为腹膜刺激征。患者有抗拒感，精神沉郁，胸式呼吸、体温升高、食欲减少、有时有呕吐症状。当腹膜炎炎性渗出明显时，腹部可因液体聚积而膨大，造成机体脱水、消瘦、贫血。严重的渗出性腹膜炎，可造成内脏器官相互粘连，影响胃肠蠕动及其他腹部器官的正常生理功能。粘连性腹膜炎往往预后不良。

〔治疗原则〕

腹膜炎的治疗原则是积极消除引起腹膜炎的病因，并彻底清洗吸尽腹腔内存在之脓液和渗出液，或促使渗出液尽快吸收、局限。急性腹膜炎的治疗可分为非手术治疗和手术治疗两种。

1. 非手术治疗

（1）体位：在无休克时，患者应取半卧位，经常活动双下肢，改换受压部位，以防发生静脉血栓形成和压疮。

（2）禁食：对胃肠道穿孔患者必须绝对禁食，以减少胃肠道内容物继续漏出。

（3）胃肠减压：可以减轻胃肠道膨胀，改善胃肠壁血运，是腹膜炎患者不可缺少的治疗。

（4）静脉输液：腹膜炎禁食患者必须通过输液以纠正水电解质和酸碱失调。

（5）补充热量与营养：急性腹膜炎需要大量的热量与营养以补其需要。

（6）抗生素的应用：早期即应选用大量广谱抗生素，之后再根据细菌培养结果加以调整，给药途径以静脉滴注较好。

（7）镇痛：为减轻患者痛苦，适当地应用镇静止痛剂是必要的。

2. 手术治疗

（1）病灶处理：清除腹膜炎的病因是手术治疗的主要目的。

（2）清理腹腔：在消除病因后，应尽可能地吸尽腹腔内的脓汁，清除腹腔内的食物和残渣、粪便、异物等。

（3）引流：以便残存的炎症得到控制，局限和消失。

3. 中医药治疗

急性腹膜炎起病急，发展快，中成药治疗有一定局限性，但在慢性腹膜炎和急性腹膜炎的辅助治疗和病后调理中，中成药仍有较好的效果。

〔用药精选〕

一、西药

1. 头孢哌酮钠舒巴坦钠 Cefoperazone Sodium and Sulbactum Sodium

见本章“6. 肺炎”。

2. 头孢噻肟钠 Cefotaxime

头孢噻肟属β-内酰胺类抗生素，为第三代头孢菌素，抗菌谱广。本品抑制细菌细胞壁的合成，对阴性杆菌产生的广谱β-内酰胺酶稳定，有强大的抗阴性杆菌作用。头孢噻肟对流感杆菌、淋病奈瑟菌（包括产β内酰胺酶株）、脑膜炎奈瑟菌和卡他莫拉菌等均有强大的活性，对肺炎链球菌、产青霉素酶或不产酶金黄色葡萄球菌有较好抗菌作用。

【适应证】适用于敏感细菌所致的肺炎及其他下呼吸道感染、尿路感染、脑膜炎、败血症、腹腔感染、盆腔感染、皮肤软组织感染、生殖道感染、骨和关节感染等。头孢噻肟可以作为小儿脑膜炎的选用药物。

【不良反应】不良反应发生率低，3%～5%。①有皮疹和药物热、静脉炎、腹泻、恶心、呕吐、食欲不振等。②碱性磷酸酶或血清氨基转移酶轻度升高、暂时性血尿素氮和肌酐升高等。③白细胞减少、嗜酸粒细胞增多或血小板减少少见。④偶见头痛、麻木、呼吸困难和面部潮红。⑤极少数患者可发生黏膜念珠菌病。

【禁忌】对头孢菌素过敏者及有青霉素过敏性休克或即刻反应史者禁用本品。

【孕妇及哺乳期妇女用药】本品可透过胎盘屏障进入胎儿血循环，孕妇应限用于有确切适应证的患者。本品可经乳汁排出，哺乳期妇女应用本品时宜暂停哺乳。

【儿童用药】婴幼儿不宜做肌内注射。

【老年用药】老年患者用药根据肾功能适当减量。

【用法用量】①用法：肌内注射、静脉注射、静脉滴注。

②剂量：a. 成人，单次肌内注射0.5～1.0g，中至重度感染一次肌内注射1～2.0g，每8～12小时一次。静脉注射或静脉滴注一日2～6g，分2～3次；严重感染者每6～8小时2～3g，一日最高剂量不超过12g。b. 儿童，新生儿日龄小于等于7日者每12小时50mg/kg，出生大于7日者，每8小时50mg/kg。c. 严重肾功能减退患者应用本品时须适当减量。

【制剂】注射用头孢噻肟钠

3. 头孢曲松钠 Ceftriaxone Sodium

本品为半合成的第三代头孢菌素类抗生素，主要是抑制细菌细胞壁生物合成中的转肽作用，导致细菌细胞溶菌死亡。对革兰阳性菌有中度的抗菌作用。对革兰阴性菌的作用强。

【适应证】用于敏感菌所致的肺炎、支气管炎、腹膜炎、胸膜炎，以及皮肤和软组织、尿路、胆道、骨及关节、耳鼻喉等部位的感染，还用于败血症和脑膜炎。

【不良反应】皮疹、瘙痒、发热、支气管痉挛和血清病等过敏反应。头痛或头晕、腹泻、恶心、呕吐、腹痛、结肠炎、胀气、味觉障碍和消化不良。偶见肝、肾功能异常及血液系统改变，如中性粒细胞下降、血小板下降等。注射部位局部反应，如静脉炎和疼痛等。

【禁忌】对本品及头孢菌素类药物过敏者禁用。有青霉素过敏性休克史的患者避免应用本品。

【孕妇及哺乳期妇女用药】孕妇前3个月禁用。孕妇和哺乳期妇女慎用。

【儿童用药】①新生儿（出生体重小于2kg者）的用药安全尚未确定。有黄疸或有黄疸严重倾向的新生儿应慎用或避免使用本品。②头孢曲松不得用于高胆红素血的新生儿和早产儿的治疗。体外研究显示头孢曲松可从血清蛋白结合部位取代胆红素，从而引起这些患者的胆红素脑病。③在新生儿中，不得与补钙治疗同时进行，否则可能导致头孢曲松的钙盐沉降的危险。④极为罕见的肾沉积病例，多见于3岁以上儿童，他们曾接受一日大剂量（如一日≥80mg/kg）治疗，或总剂量超过10g，并有其他威胁因素（如限制液体、卧床等）。这一事件可以是有症状的或无症状的，会导致肾功能不全，但停药后可以逆转。

【老年用药】除非老年患者虚弱、营养不良或有重度肾功能损害时，老年人应用头孢曲松一般不需调整剂量。

【用法用量】①用法：肌内注射或静脉注射、滴注。

②用量：a. 成人及12岁以上儿童1～2g，一日一次。危重病例或由中度敏感菌引起之感染，剂量可增至4g，一日一次。b. 儿童：请遵医嘱。

【制剂】注射用头孢曲松钠

4. 替卡西林钠克拉维酸钾 Ticarcillin Disodium and Clavulanate Potassium

替卡西林是青霉素类广谱杀菌剂，而克拉维酸则是一种不可逆性高效β-内酰胺酶抑制剂。克拉维酸通过阻断β-内酰胺酶，破坏细菌的防御屏障，与替卡西林配伍成为具有广谱杀菌作用的抗生素，适用于对广泛的细菌感染性疾病的经验治疗。

【适应证】用于各种敏感菌感染。①严重感染：败血症、菌血症、腹膜炎腹腔内脓肿、特殊人群（继发于免疫系统抑制或受损）的感染、术后感染、骨及关节感染、皮肤及软组织感染、呼吸道感染、严重的或复杂的泌尿道感染（如：肾盂肾炎）。②耳、鼻、喉感染。

【不良反应】过敏反应如皮疹、大疱疹、荨麻疹。恶心、呕吐和腹泻。AST和（或）ALT增高。个别报道出现肝炎和胆汁淤积性黄疸。罕见假膜性结肠炎、低钾血症、惊厥。血小板减少症，白细胞减少症和出血现象。静脉注射部位血栓性静脉炎。

【禁忌】对β-内酰胺类抗生素过敏者禁用。

【孕妇及哺乳期妇女用药】本品用于孕妇应权衡利弊，不推荐孕妇使用；本品可用于哺乳期妇女。

【用法用量】①用法：静脉滴注，不用于肌内注射。

②用量：常用量一次1.6～3.2g，每6～8小时给药一次，最大剂量一次3.2g，每4小时给药一次。

儿童常用量：按体重一次80mg/kg，每6～8小时给药一次；新生儿期的用量：一次80mg/kg，每12小时给药一次，继而可增至每8小时给药一次。

【制剂】注射用替卡西林钠克拉维酸钾

5. 哌拉西林钠他唑巴坦钠 Piperacillin Sodium and Tazobactarn Sodium

哌拉西林为半合成青霉素类抗生素，他唑巴坦为β内酰胺酶抑制药。适用于对哌拉西林耐药、但对哌拉西林他唑巴坦敏感的产β内酰胺酶的细菌引起的中、重度感染。

【适应证】①对哌拉西林耐药，但对哌拉西林他唑巴坦敏感的产β内酰胺酶的细菌引起的中、重度感染。如大肠埃希菌和拟杆菌属（脆弱拟杆菌、卵形拟杆菌、多形拟杆菌或普通拟杆菌）所致的阑尾炎（伴发穿孔或脓肿）和腹膜炎；金黄色葡萄球菌所致的中、重度医院获得性肺炎，非复杂性和复杂性皮肤及软组织感染，包括蜂窝织炎、皮肤脓肿、缺血性或糖尿病性足部感染；大肠埃希菌所致的产后子宫内膜炎或盆腔炎性疾病；流感嗜血杆菌所致的社区获得性肺炎（仅限中度）。②敏感细菌所致的全身和（或）局部细菌感染。

【不良反应】可见腹泻、便秘、恶心、呕吐、腹痛、消化不良；斑丘疹、疱疹、荨麻疹、湿疹；烦躁、头晕、焦虑；鼻炎、呼吸困难等。

本品与氨基糖苷类药物联合治疗时常见：皮疹、瘙痒；腹泻、恶心、呕吐；过敏反应；注射局部刺激反应、疼痛、静脉炎、血栓性静脉炎和水肿；其他如血小板减少、胰腺炎、发热、发热伴嗜酸粒细胞增多、AST及ALT升高等。

【禁忌】对青霉素类、头孢菌素类抗生素或β内酰胺酶抑制药过敏者禁用。

【孕妇及哺乳期妇女用药】孕妇慎用。哺乳期妇女应用本品应暂停哺乳。

【儿童用药】12岁以下儿童使用本品的安全有效性尚不清楚。

【老年用药】老年患者肾功能减退，应适当调整剂量。

【用法用量】静脉滴注。成人及12岁以上儿童，一次4.5g，每8小时一次；或一次3.375g，每6小时一次。治疗获得性肺炎时，起始剂量为一次3.375g，每4小时一次，同时合并使用氨基糖苷类药物；如果未分离出铜绿假单胞菌，可根据感染程度及病情考虑停用氨基糖苷类药物。

【制剂】注射用哌拉西林钠他唑巴坦钠

6. 头孢他啶 Ceftazidime

见本章“6. 肺炎”。

7. 头孢吡肟 Cefepime

见本章“6. 肺炎”。

8. 亚胺培南西司他丁 Imipenem And Cilastatin

见本章“6. 肺炎”。

9. 美罗培南 Meropenem

见第一章“14. 肺心病”。

10. 拉氧头孢钠 Latamoxef Sodium

本品为新型半合成β-内酰胺类的广谱抗生素。由于对β-内酰胺酶极为稳定，对革兰阴性菌和厌氧菌具有强大的抗菌力，对革兰阳性菌作用略弱，对铜绿假单胞菌亦有一定的抗菌作用。

【适应证】用于敏感菌引起的各种感染症，如败血症、脑膜炎、呼吸系统感染症（肺炎、支气管炎、支气管扩张症、肺化脓症、脓胸等）、消化系统感染症（胆道炎、胆囊炎等）、腹腔内感染症（肝脓疡、腹膜炎等）、泌尿系统及生殖系统感染症等。

【用法用量】静滴、静注或肌注，成人1～2g/天，分2次；小儿40～80mg/kg，分2～4次，并依年龄、症状适当增减。难治性或严重感染时，成人增加至4g/天，小儿150mg(kg·d)，分2～4次给药。

【不良反应】不良反应轻微，很少发生过敏性休克，主要有皮疹、荨麻疹、瘙痒、恶心、呕吐、腹泻、腹痛等，偶有转氨酶（SGPT、SGOT）升高，停药后均可自行消失。

【禁忌】对本品及头孢菌素类有过敏反应史者禁用。

【孕妇及哺乳期妇女用药】孕妇、哺乳期妇女慎用。

【老年用药】老年患者慎用。

【制剂】注射用拉氧头孢钠

11. 头孢西酮钠 Cefazedone Sodium

本品为第一代头孢菌素类抗生素，通过干扰和阻止细菌细胞壁的合成发挥抑菌和杀菌作用。

【适应证】用于敏感菌所致的呼吸系统、消化系统（胆道感染，腹膜炎）、泌尿系统、生殖系统、皮肤与软组织、骨与关节感染；也可作为外科手术前的预防用药。

【不良反应】①过敏反应：主要表现为发热，皮疹，红斑等,罕见休克。②消化系统:偶见恶心、呕吐、食欲不振等。注射速度过快可引起恶心。罕见伪膜性肠炎等伴有血便的重症肠炎。③神经系统:偶见头痛,头晕等。④血液循环系统:偶见凝血功能障碍,有致出血的报道。极少数情况下可出现白细胞、血小板和中性粒细胞减少,贫血。⑤泌尿生殖系统:偶见血清肌酐和血尿素氮一过性升高,罕见间质性肾炎。⑥肝和胆管:偶见碱性磷酸酶、谷草转氨酶、谷丙转氨酶升高,罕见胆汁淤积性黄疸型肝炎。⑦局部反应:偶可引起注射部位瘀血红肿。极个别情况下,可以引起血栓。⑧其他:长期用药可致菌群失调,发生二重感染;也有引起维素生缺乏的报道。

【禁忌】对本品或对头孢类抗生素有过敏史、肠梗阻患者禁用。

【孕妇及哺乳期妇女用药】妊娠3个月以内的孕妇慎用本品;虽然有数据显示本品在母乳中含量极低(<1μg/ml),但仍建议哺乳期妇女慎用本品。

【儿童用药】早产儿和新生儿不推荐应用本品。

【老年用药】老年患者常伴有肾功能减退,应适当减少剂量或延长给药间期。

【用法用量】肌内注射、静脉注射或静脉滴注:遵医嘱。

【制剂】注射用头孢西酮钠

12. 氟罗沙星 Fleroxacin

【适应证】可用于对本品敏感细菌引起的急性支气管炎、慢性支气管炎急性发作及肺炎等呼吸系统感染;膀胱炎、肾盂肾炎、前列腺炎、附睾炎、淋病奈瑟菌性尿道炎等泌尿生殖系统感染;伤寒沙门菌感染、细菌性痢疾等消化系统感染;皮肤软组织感染、骨感染、腹腔感染及盆腔感染等。

【用法用量】口服。成人常用量,一日0.2~0.4g(2~4片),分1~2次服,一般疗程7~14日。

静脉滴注:请遵医嘱。

【不良反应】①胃肠道反应较为常见,可表现为腹部不适或疼痛、腹泻、恶心呕吐、食欲不振等。②中枢神经系统反应可有头昏、头痛、兴奋、嗜睡或失眠。③过敏反应有皮疹、皮肤瘙痒,偶可发生渗出性多形性红斑及血管神经性水肿。少数患者有光敏反应。④少数患者可发生血氨基转移酶、血尿素氮增高,周围血白细胞降低,多属轻度,并呈一过性。⑤偶可发生:a. 癫痫发作、精神异常、烦躁不安、意识模糊,幻觉,震颤;b. 血尿、发热、皮疹等间质性肾炎表现;c. 结晶尿、多见于高剂量应用时;d. 关节疼痛。

【禁忌】①对本品或喹诺酮类药物过敏者禁用。②孕妇、哺乳期妇女及18岁以下者禁用。

【制剂】①氟罗沙星片(分散片、胶囊、注射液)。②注射用氟罗沙星。③氟罗沙星葡萄糖注射液

13. 阿莫西林钠舒巴坦钠 Amoxicillin Sodium and Sulbactam Sodium

见第一章“10. 肺脓肿”。

14. 阿莫西林克拉维酸钾 Amoxicillin and Clavulanate Potassium

见第一章“5. 气管炎和支气管炎”。

附:用于腹膜炎的其他西药

1. 头孢替安 Cefortiam

见第一章“5. 气管炎和支气管炎”。

2. 左奥硝唑 Levornidazole

【适应证】本品用于治疗敏感厌氧菌所引起的多种感染性疾病,包括腹部感染,如腹膜炎、腹内脓肿、肝脓肿等。

3. 注射用硫酸头孢噻利 CefoselisSulfate for Injection

见第一章“5. 气管炎和支气管炎”。

4. 奥硝唑 Ornidazole

见本章“38. 痢疾”。

5. 盐酸安妥沙星片 Antofloxacin Hydrochloride Tablets

见第五章“73. 前列腺炎”。

6. 硫酸奈替米星 Netilmicin Sulfate

见第一章“5. 气管炎和支气管炎”。

7. 门冬氨酸洛美沙星 Lomefloxacin Aspartate

见第一章“5. 气管炎和支气管炎”。

8. 甲磺酸帕珠沙星 Pazufloxacin Mesilate

见第一章“9. 肺气肿”。

9. 注射用头孢他啶他唑巴坦钠 Ceftazidime and Tazobactam Sodium for Injection

见第一章“6. 肺炎”。

10. 盐酸林可霉素 Lincomycin Hydrochloride

见第一章“6. 肺炎”。

11. 注射用盐酸头孢甲肟 Cofmenoxime Hydrochloride for Injection

见第一章“5. 气管炎和支气管炎”。

12. 注射用头孢曲松钠他唑巴坦钠 Ceftriaxone Sodium and Tazobactam Sodium for Injection

见第四章“63. 尿道炎、膀胱炎和肾盂肾炎”。

13. 注射用头孢哌酮钠他唑巴坦钠 Cefoperazone Sodium and Tazobactam Sodium for Injection

见第一章“5. 气管炎和支气管炎”。

14. 阿莫西林舒巴坦匹酯片(咀嚼片、胶囊) Amoxicillin and Pivoxil Sulbactam Tablets

见第四章“63. 尿道炎、膀胱炎和肾盂肾炎”。

15. 注射用头孢噻肟钠舒巴坦钠 Cefotaxime Sodium and Sulbactam Sodium for Injection

见第一章“5. 气管炎和支气管炎”。

16. 硫酸小诺霉素 Micronomicini Sulfate

见第一章“5. 气管炎和支气管炎”。

17. 米诺环素 Minocycline

见第五章“75. 附睾炎与睾丸炎”。

18. 美洛西林钠舒巴坦钠 Mezlocillin Sodium and Sul-

bactam Sodium

见第一章“10. 肺脓肿”。

19. 注射用氨苄西林钠舒巴坦钠 Ampicillin Sodium and Sulbactam Sodium for Injection

见第一章“6. 肺炎”。

20. 妥布霉素氯化钠注射液 Tobramycin and Sodium Chloride Injection

见第五章“75. 附睾炎与睾丸炎”。

21. 头孢匹胺钠 Cefpiramide Sodium

【适应证】用于敏感菌所致的多种感染,如腹膜炎(包括盆腔腹膜炎、膀胱直肠陷凹脓肿)等。

22. 替考拉宁 Teicoplanin

见第一章“10. 肺脓肿”。

23. 头孢美唑 Cefmetazole

见第一章“10. 肺脓肿”。

24. 克林霉素磷酸酯 Clindamycin Phosphate

【适应证】用于革兰阳性菌及厌氧菌引起的各种感染性疾病,包括腹膜炎、腹腔内脓肿等。

25. 头孢米诺钠 Cefminox Sodium

见第一章“5. 气管炎和支气管炎”。

26. 头孢西丁钠 Cefoxitin Sodium

见第十二章“135. 盆腔炎、附件炎和子宫内膜炎”。

27. 注射用比阿培南 Biapenem for Injection

见第一章“6. 肺炎”。

28. 卡泊芬净 Caspofungin

见第一章“12. 胸膜炎”。

29. 米卡芬净 Micafungin

【适应证】可用于治疗念珠菌属血流感染、念珠菌腹膜炎等。

30. 头孢替唑钠 Ceftezole Sodium

见第一章“10. 肺脓肿”。

31. 头孢唑肟钠 Ceftizoxime Sodium

见第四章“63. 尿道炎、膀胱炎和肾盂肾炎”。

32. 替加环素 Tigecycline

【适应证】用于18岁及18岁以上复杂皮肤和皮肤结构感染或者复杂腹内感染患者的治疗。包括复杂阑尾炎、烧伤感染、腹膜炎、腹内脓肿、深部软组织感染及溃疡感染等。

33. 环丙沙星 Ciprofloxacin

【适应证】见本章“35. 肠炎”。

34. 替硝唑 Tinidazole

【适应证】见本章“38. 痢疾”。

35. 磺苄西林钠 Sulbenicillin Sodium

见第一章“6. 肺炎”。

36. 阿洛西林钠 Azlocillin Sodium

见第一章“5. 气管炎和支气管炎”。

37. 头孢硫脒 Cefathiamidine

见第一章“6. 肺炎”。

38. 头孢孟多酯钠 Cefamandole Nafate

见第一章“6. 肺炎”。

39. 氨曲南 Aztreonam

见第一章“5. 气管炎和支气管炎”。

40. 帕尼培南倍他米隆 Panipenem and Betamipron

见第五章“75. 附睾炎与睾丸炎”。

41. 厄他培南 Ertapenem

见第一章“6. 肺炎”。

42. 硫酸阿米卡星 Amikacin Sulfate

见第一章“10. 肺脓肿”。

43. 硫酸异帕米星 Isepamicin Sulfate

见第一章“5. 气管炎和支气管炎”。

44. 硫酸西索米星 Sisomicin Sulfate

见第一章“5. 气管炎和支气管炎”。

45. 磷霉素 Fosfomycin

【适应证】用于敏感菌所致的呼吸道感染、尿路感染、皮肤软组织感染等。与其他抗生素联合应用治疗由敏感菌所致重症感染如败血症、腹膜炎、骨髓炎等。

46. 氧氟沙星 Ofloxacin

见第四章“63. 尿道炎、膀胱炎和肾盂肾炎”。

47. 莫西沙星 Moxifloxacin

见第一章“5. 气管炎和支气管炎”。

48. 甲硝唑 Metronidazole

见第一章“10. 肺脓肿”。

49. 氟康唑 Fluconazole

见第九章“98. 脑膜炎”。

50. 两性霉素 B Amphotericin B

见第九章“98. 脑膜炎”。

51. 伏立康唑 Voriconazole

【适应证】本品是一种广谱的三唑类抗真菌药,用于治疗侵袭性曲霉病;治疗对氟康唑耐药的念珠菌引起的严重侵袭性感染(包括皮肤感染、腹部、肾、膀胱等感染)。本品应主要用于治疗免疫缺陷患者中进行性的、可能威胁生命的感染。

二、中药

对腹膜炎的治疗目前尚没有明显有效的中药制剂。

57. 消化道出血

〔基本概述〕

消化道出血是指从食管到肛门的管道,包括胃、十二指肠、空肠、回肠、盲肠、结肠及直肠疾病引起的出血。

消化道短时间内大量出血称急性大量出血,临床表现为呕血、黑便、血便等,并伴有血容量减少引起的急性周围循环障碍,为临床常见急症。另有一类消化道出血称隐性消化道出血,临床上肉眼不能观察到粪便异常,仅有粪便潜血试验阳性结果如(或)存在缺铁性贫血,容易被忽视,应予以注意。

上消化道出血是指十二指肠悬韧带以上的消化道出血,包括食管、胃、十二指肠、胰胆管、胃空肠吻合术后吻合口附近疾病引起的出血。上消化道出血的常见病因是消化性溃疡、胃黏膜糜烂性病变、食管胃底静脉曲张及胃癌等。下消化道出血是指十二指肠悬韧带以下的肠段出血,包括空肠、回肠、结肠以及直肠病变引起的出血,习惯上不包括痔、肛裂引起的出血。下消化道出血的常见病因是结肠、直肠癌、肠道息肉、炎症性病变及憩室等。

〔治疗原则〕

1. 一般治疗

消化道活动性出血期间需禁食,并给予足够的补液支持治疗(输注生理盐水、葡萄糖或葡萄糖盐水),立即查血型并配血。出现下列情况需紧急输血。

(1)改变体位出现晕厥、血压下降和心率增快。

(2)失血性休克。

(3)血红蛋白低于70g/L或红细胞比容低于25%。

(4)心率大于120次/分。

(5)大量呕血及黑便。

2. 用药方案

(1)对于消化性溃疡和急性胃黏膜病变所引起的出血,常规给予抑酸治疗。急性出血期首选质子泵抑制剂,如奥美拉唑,静脉注射。也可选用H_2受体拮抗剂,如法莫替丁或者雷尼替丁静脉注射或滴注,直至出血止住后,可改为口服给药。

(2)上消化道出血的患者在活动性出血时可紧急予去甲肾上腺素加冰生理盐水分次口服,可局部收缩血管辅助止血。对于左半结肠出血的下消化道出血的患者有时给予凝血酶保留灌肠。

3. 消化道出血应做出病因诊断 对于急性大出血的患者应在保证生命体征平稳的情况下进行进一步诊治。经内科积极治疗仍大量出血不止危及患者生命,需行手术治疗。

中医认为,消化道出血有血热出血,血瘀出血,气不摄血等,因此治疗出血时应考虑病机,中成药分别可选用凉血止血,化瘀止血,补气止血等,适当兼用收涩止血药。

〔用药精选〕

一、西药

1. 奥美拉唑 Omeprazole

见本章“82. 胃、十二指肠溃疡”。

2. 卡络磺钠 Carbazochrome Sodium

本品能降低毛细血管的通透性,增进毛细血管断裂端的回缩作用,增加毛细血管对损伤的抵抗力,常用于毛细血管通透性增加而产生的多种出血。

【适应证】用于泌尿系统、上消化道、呼吸道和妇产科出血疾病。对泌尿系统疗效较显著,亦可用于手术出血的预防及治疗等。

【用法用量】肌内注射:一次20ml,一日2次,或临用前加入氯化钠注射液中静脉滴注,一次60~80mg。

【不良反应】个别患者出现恶心、眩晕及注射部位红、痛,未见严重不良反应。

【禁忌】对本品过敏者禁用。

【制剂】①卡络磺钠注射液;②卡络磺钠氯化钠注射液;③注射用卡络磺钠

3. 兰索拉唑 Lansoprazole

见本章“32. 胃、十二指肠溃疡”。

4. 泮托拉唑 Pantoprazole

见本章“32. 胃、十二指肠溃疡”。

5. 埃索美拉唑 Esomeprazole

见本章“32. 胃、十二指肠溃疡”。

6. 法莫替丁 Famotidine

见本章“32. 胃、十二指肠溃疡”。

7. 雷尼替丁 Ranitidine

见本章“32. 胃、十二指肠溃疡”。

8. 西咪替丁 Cimetidine

见本章“32. 胃、十二指肠溃疡”。

9. 生长抑素 Somatostatin

见本章“55. 胰腺炎”。

附:用于消化道出血的其他西药

1. 鞣酸加压素 Vasopvessin Tannic

见第四章“68. 尿失禁与尿崩症”。

2. 特利加压素 Terlipressin

【适应证】用于胃肠道出血,如食管静脉曲张出血、胃或十二指肠溃疡出血,以及其他胃肠道出血等。

3. 盐酸罗沙替丁醋酸酯 Roxatidine acetate hydrochloride

【适应证】可用于上消化道出血(由消化性溃疡、急性应激性溃疡、出血性胃炎等引起)的低危患者。

4. 氢氧化铝 Aluminium Hydroxide

见本章“32. 胃、十二指肠溃疡”。

5. 奥曲肽 Octreotide

见本章“55. 胰腺炎”。

6. 枸橼酸铋雷尼替丁 Ranitidine Bismuth Citrate

见本章“32. 胃、十二指肠溃疡”。

二、中药

1. 三七血伤宁胶囊(散)

【处方组成】三七、重楼、制草乌、大叶紫珠、山药、黑紫藜芦、冰片

【功能主治】止血镇痛，祛瘀生新。用于瘀血阻滞、血不归经所致的咯血、吐血、月经过多、痛经、闭经、外伤出血、痔出血；胃及十二指肠溃疡出血、支气管扩张出血、肺结核咯血、功能性子宫出血。

【用法用量】胶囊温开水送服，成人每次服1粒（重症者2粒），一日3次，每隔4小时服一次，初服者若无副作用，可如法连服多次；小儿2～5岁，一次1/10粒，5岁以上一次1/5粒。

【使用注意】孕妇禁用；肝肾功能不全者禁用。

2. 止血定痛片

见本章“32. 胃、十二指肠溃疡”。

3. 云南白药（胶囊、片）

【处方组成】三七、麝香、草乌等

【功能主治】化瘀止血，活血止痛，解毒消肿。用于跌打损伤，瘀血肿痛，吐血、咳血、便血、痔血、崩漏下血，支气管扩张及肺结核咳血，溃疡病出血，疮疡肿毒及软组织挫伤，闭合性骨折，以及皮肤感染性疾病。

【用法用量】散剂口服，每次0.25～0.5克，一日4次（2～5岁按成人量1/4服用，5～12岁按成人量1/2服用）。

4. 云南红药胶囊

【处方组成】三七、重楼、制黄草乌、紫金龙、玉葡萄根、滑叶跌打、大麻药、金铁锁、西南黄芩、石菖蒲

【功能主治】散瘀止血，祛风除湿，活血止痛。用于瘀血痹阻或风湿阻络所致的鼻衄，咯血，吐血，痔疮出血，月经过多，痹病，跌打损伤；胃溃疡出血，支气管扩张咯血，功能性子宫出血，眼底出血，眼结膜出血，软组织挫伤，风湿性关节炎，风湿性腰腿痛见上述证候者。

【用法用量】口服。一次2～3粒，一日3次。

【使用注意】孕妇禁用。

5. 紫珠止血液

【处方组成】紫珠草叶

【功能主治】清热解毒，收敛止血。用于胃肠道出血、便血、咯血以及外伤出血等。

【用法用量】口服。一次40ml，一日2～3次，亦可用胃管灌胃。外用，取本品制成纱布条使用。

6. 紫地宁血散

【处方组成】大叶紫珠、地菍

【功能主治】清热凉血，收敛止血。用于胃中积热所致的吐血，便血；胃及十二指肠溃疡出血见上述证候者。

【用法用量】口服。一次8克，一日3～4次。

7. 裸花紫珠片（分散片、胶囊、软胶囊、颗粒、合剂）

【处方组成】裸花紫珠浸膏

【功能主治】清热解毒，收敛止血。用于血热毒盛所致的鼻衄，咯血，吐血，崩漏下血；呼吸道出血，消化道出血，子宫功能性出血，人工流产后出血见上述证候者。

【用法用量】片剂口服，一次3～5片，一日3～4次。

8. 槐角丸

【处方组成】槐角（炒）、地榆（炭）、黄芩、枳壳（炒）、当归、防风

【功能主治】清肠疏风，凉血止血。用于血热所致的肠风便血，痔肿痛。

【用法用量】口服。水蜜丸一次6g，小蜜丸一次9g，大蜜丸一次1丸，一日2次。

9. 胃康胶囊

见本章“31. 胃炎”。

10. 脏连丸

【处方组成】黄芩、黄连、地黄、赤芍、当归、槐角、槐花、荆芥穗、地榆炭、阿胶

【功能主治】清肠止血，用于肠热便血，肛门灼热，痔疮肿痛。

【用法用量】口服。水蜜丸一次6～9g，小蜜丸一次9g，大蜜丸一次1丸，一日2次。

11. 止血复脉合剂

【处方组成】阿胶、附子、川芎、大黄

【功能主治】止血祛瘀，滋阴复脉。用于上消化道出血量多，症见烦躁或神志淡漠，肢冷，汗出，脉弱无力等症。可作为失血性休克的辅助治疗药物。

【用法用量】口服。一次20～40ml，一日3～4次，或遵医嘱。

12. 痛血康胶囊

【处方组成】重楼、草乌、金铁锁、化血丹等

【功能主治】止血镇痛，活血化瘀。用于跌打损伤，外伤出血，以及胃、十二指肠溃疡、炎症引起的轻度出血。

【用法用量】口服。一次0.2g，一日3次，儿童酌减。

13. 花蕊石止血散

【处方组成】花蕊石

【功能主治】化瘀，止血。用于咯血，便血，胃及十二指肠等上消化道出血，亦可用于轻度呼吸道出血。

【用法与用量】口服，一次4～8g，一日3次。

14. 白及胶囊

见第一章“11. 肺结核”。

15. 三七止血片（咀嚼片、胶囊）

【处方组成】三七、地锦草

【功能主治】行瘀止血，消肿、定痛。用于吐血，衄血，血痢血崩，产后流血不止，月经过多及外伤出血。

【用法用量】口服。一次3片，一日3次；儿童酌减。

附：用于消化道出血的其他中药

1. 胃药胶囊

见本章“32. 胃、十二指肠溃疡”。

2. 一清颗粒（片、胶囊）

见本章“48. 便秘”。

3. 三七片（胶囊）

见第十二章“144. 功能失调性子宫出血（功血）与崩

漏”。

4. 益气止血颗粒

见第一章“11. 肺结核”。

5. 四红丹

见本章“60. 便血”。

6. 荷叶丸

见第四章“69. 尿血”。

7. 复方大红袍止血片(胶囊)

见第十二章“144. 功能失调性子宫出血(功血)与崩漏”。

8. 断血流胶囊(颗粒、片、口服液)

见本章“60. 便血”

9. 致康胶囊

见本章“60. 便血”

10. 血宁安吉杷尔糖浆

见第一章“11. 肺结核”。

11. 止血胶囊

【功能主治】清热凉血,止血。用于因血热引起的月经过多,鼻衄,咳血,吐血,咯血。

12. 止血宁胶囊

见第十二章“144. 功能失调性子宫出血(功血)与崩漏”。

13. 止血宝胶囊(片、颗粒)

见本章“60. 便血”。

14. 十五味黑药丸(胶囊)

见本章“31. 胃炎”。

15. 二十六味通经散

【功能主治】止血散瘀,调经活血。用于“木布病”,胃肠溃疡出血、肝血增盛,月经不调,闭经,经血逆行,血瘀症瘕,胸背疼痛等。

58. 痔疮

〔基本概述〕

痔疮是人体直肠末端黏膜下和肛管皮下的静脉丛发生扩张和屈曲所形成的柔软静脉团。根据痔的部位不同分为内痔、外痔、混合痔等。发作时有便血、疼痛、脱肛和坠胀等症状。

痔疮是人类特有的常见病、多发病,男女均可得病,女性的发病率约为67%,男性的发病率约为53%;任何年龄都可发病,其中20～40岁的人较为多见,并随着年龄的增长而逐渐加重,故有“十人九痔”之说。而痔中又以内痔最为常见,约占60%,外痔占16%,混合痔占24%。

目前多数学者认为痔是“血管性肛管垫”,是正常解剖的一部分,普遍存在于所有年龄、男女性及各种族,不能认为是一种病,只有合并出血、脱垂、疼痛等症状时,才能称为病。

痔疮发病原因颇多,久坐、久站、劳累等使人体长时间处于一种固定体位,从而影响血液循环,使盆腔内血流缓慢和腹内脏器充血,引起痔静脉过度充盈、曲张、隆起、静脉壁张力下降而引起痔疮。若运动不足,肠蠕动减慢,粪便下行迟缓或因习惯性便秘,从而压迫静脉,使局部充血和血液回流障碍,引起痔静脉内压升高,静脉壁抵抗力降低,也可导致痔疮。据临床观察及统计普查结果分析,不同职业患者的患病率有显著差异,机关干部、汽车司机、售货员、教师的患病率明显升高。

医学所指痔疮包括内痔、外痔、混合痔。内痔是长在肛门管起始处的痔,如果膨胀的静脉位于更下方,几乎是在肛管口上,这种曲张的静脉就叫外痔。外痔有时会脱出或突现于肛管口外。但这种情形只有在排便时才会发生,排便后它又会缩回原来的位置。无论内痔还是外痔,都可能发生血栓。在发生血栓时,痔中的血液凝结成块,从而引起疼痛。

痔疮的临床表现症状是患处作痛、便血。严重时,痔块会凸出肛门外(脱垂),排便后才缩回。

中医学认为,脏腑本虚、气血亏损是痔的发病基础,而情志内伤、劳倦过度、长期便秘、饮食不节、妇女妊娠等为诱因,使脏腑阴阳失调,气血运行不畅,经络受阻,燥热内生,热与血相搏,气血纵横,经脉交错,结滞不散而成。

〔治疗原则〕

目前治疗痔疮的方法归纳为非手术治疗和手术治疗两大类。非手术治疗包括局部用药、口服用药、注射疗法、物理疗法、胶圈套扎等。

手术疗法有一定的并发症,要严格掌握其适应证,一般应只限于其他疗法失败或不适宜其他保守疗法者。

痔疮的具体治疗方法很多,可以根据病情选择。

1. 注射疗法

注射疗法,既将药物注入痔核内治疗痔疮的方法。注射疗法对大部分内痔有良好效果,特别是出血痔,应作为首选。临床通常使用的注射剂主要有硬化萎缩剂和枯痔坏死脱落剂两种。硬化剂适用于各期内痔,目前临床上比较常用。注射疗法的目的是将硬化剂注入痔块周围,产生无菌炎性反应,达到小血管闭塞和痔块内纤维增生、硬化萎缩的目的。常用的硬化剂有5%苯酚植物油、5%鱼肝油酸钠、5%盐酸奎宁尿素水溶液及4%明矾水溶液等。注射疗法通过100多年的临床实践证明,对人体无隐蔽性损害,已成为世界公认的疗法。

2. 枯痔法(枯痔钉疗法)

采用具有腐蚀作用的药物制成散剂、钉剂,敷于痔体或插入痔内,使其枯萎、坏死、脱落。目前多采用黄柏、大黄制成的“二黄枯痔钉”。

3. 胶圈套扎疗法

其原理是通过器械将小型胶圈套入内痔的根部,利用胶圈较强的弹性阻断内痔的血运，使痔缺血、坏死、脱落而治愈。

4. 冷冻疗法

应用液态氮(-196℃)通过特殊探头与痔块接触，使痔组织冻结、坏死、脱落而治愈。

5. 红外线照射疗法

通过红外线照射，产生黏膜下纤维化，固定肛垫，减轻脱垂，达到治愈痔的目的。

6. 肛管扩张疗法

肛管扩张法是将肛管狭窄处扩开，或做内括约肌切断术，可打断恶性循环，从而治愈痔。

7. 手术疗法

久治不愈或已形成较大的混合痔或花环痔者，应手术治疗。目的是摘除痔核或用缝扎等机械方法使之栓塞或萎陷。外痔急性血栓形成，则需立即切开，取出血块。一般外痔多无须特殊治疗。

8. 内服药、外用药及贴药疗法

内服药、外用药及贴药非手术治疗也能改善症状，起到较好的治疗效果。

〔用药精选〕

一、西药

1. 醋酸氯己定痔疮栓 Chlorhexidine Acetate Suppositories

本品为痔疮用药，具有抗菌谱广、抗菌作用较强以及可止血的特点。

【适应证】用于内痔、外痔等肛肠疾病及手术前后的消毒和预防感染。

【不良反应】偶见局部刺激和过敏反应。

【禁忌】对本品过敏者禁用。

【用法用量】肛门给药。将患处洗净后，取栓剂，除去外包装，带上指套后将栓剂轻轻塞入肛门。一次 1 枚，一日 1～2 次。

2. 复方角菜酸酯栓 Compound Carraghenates Suppositories

本品为复方制剂，含角菜酸酯，二氧化钛，氧化锌。角菜酸酯系海藻提取物，可以在肛门直肠黏膜表面形成一层膜状结构，并长时间地覆盖于黏膜表面，对有炎症或受损的黏膜起保护作用，而其所在产生的润滑作用可使粪便易于排出；二氧化钛和氧化锌有止痒和减轻肛门、直肠黏膜充血的作用，从而保护黏膜。

【适应证】用于痔疮及其他肛门疾患引起的疼痛、瘙痒、肿胀和出血的对症治疗；亦可用于缓解肛门局部手术后的不适。

【用法用量】塞入肛门内，一次 1 枚，一日 1～2 次。

【其他制剂】复方角菜酸酯乳膏

3. 地奥司明片 Diosmin Tablets

本品为增加静脉张力性药物和血管保护剂。可降低静脉扩张性和静脉血瘀滞；使毛细血管壁渗透能力正常化并增强其抵抗性。

【适应证】①静脉、淋巴功能不全相关的各种症状(如静脉性水肿、软组织肿胀、四肢沉重、麻木、疼痛、晨起酸胀不适感、血栓性静脉炎及深静脉血栓形成综合征等)；②治疗急性痔发作的各种症状(如痔静脉曲张引起的肛门潮湿、瘙痒、便血、疼痛等内外痔的急性发作症状)。

【不良反应】有少数轻微胃肠反应和自主神经紊乱的报告，但未至于必须中断治疗。

【禁忌】对本品任何成分过敏者禁用。

【孕妇及哺乳期妇女用药】目前尚无对妊娠有害作用的报告。治疗期间不推荐母乳喂养。

【老年用药】请遵医嘱。

【用法用量】口服。常用量一日 2 片；治疗急性痔发作，前四日一日 6 片，以后三日，一日 4 片。将一日剂量平均分为 2 次于午餐和晚餐时服用。

附：用于痔疮的其他西药

1. 硝酸甘油软膏 Nitroglycerin Ointment

【适应证】本品用于治疗肛裂与缓解肛裂引起的疼痛。

2. 复方次没食子酸铋栓 Compound Bismuth Subgallate Suppositories

【适应证】主要用于内、外痔的炎症及出血。

3. 水杨酸苯佐卡因软膏 Salicylic Acid and Benzocaine Ointment

【适应证】主要用于小面积轻度创面、溃疡和痔疮的镇痛。

4. 聚维酮碘栓 Povidone Iodine Suppositories

【适应证】主要用于念珠菌性外阴阴道病、细菌性阴道病及混合感染性阴道炎。也可用于痔疮。

5. 吲哚美辛三七冰片栓 Compound Indomethacin Suppositories

【适应证】主要用于内痔的止痛和止血。

6. 鱼石脂颠茄软膏 Ichthammol and Belladonna Ointment

【适应证】主要用于治疗痔疮。

7. 鱼肝油酸钠注射液 Sodium Morrhuate Injection

【适应证】本品为血管硬化剂，用于血管瘤、静脉曲张、内痔、颞合关节病(脱位或半脱位者)，也用于妇科、外科等创面渗血和出血。

8. 高锰酸钾 Potassium Permanganate

【适应证】本品为强氧化剂。对各种细菌、真菌等致病微生物有杀灭作用。用于急性皮炎或急性湿疹的湿敷，清洗溃疡或脓疮，以及痔疮坐浴。

二、中药

1. 马应龙麝香痔疮膏

【处方组成】人工麝香、人工牛黄、珍珠、煅炉甘石粉、硼砂、冰片、琥珀

【功能主治】清热燥湿，活血消肿，去腐生肌。用于湿热瘀阻所致的各类痔疮、肛裂，症见大便出血，或疼痛、有下坠感；亦用于肛周湿疹。

【用法用量】外用，涂擦患处。

【使用注意】孕妇慎用或遵医嘱。

2. 复方片仔癀痔疮软膏

【处方组成】片仔癀、珍珠粉、琥珀、冰片

【功能主治】清热解毒，散瘀镇痛，止血消痔。用于内、外痔，混合痔。

【用法用量】外用。取适量注入肛门或涂患处，一日2～3次。

3. 云南白药痔疮膏

【处方组成】国家保密方

【功能主治】化瘀止血，活血止痛，解毒消肿。用于内痔Ⅰ、Ⅱ、Ⅲ期及其混合痔之便血、痔黏膜改变，炎性外痔之红肿及痔疮之肛门肿痛等。

【用法用量】用药前排便，清水清洗患部，外敷或纳肛，一次1～1.5克，一日2次，10天为一疗程。

【使用注意】孕妇禁用。

4. 京万红痔疮膏

【处方组成】地黄、穿山甲、木瓜、川芎、白芷、棕榈、血余炭、地榆、赤芍、土鳖虫、大黄、黄芩、当归、五倍子、桃仁、苦参、黄柏、胡黄连、白蔹、木鳖子、黄连、罂粟壳、苍术、栀子、乌梅、半边莲、红花、槐米、金银花、紫草、血竭、乳香、没药、槐角、雷丸、刺猬皮、冰片

【功能主治】清热解毒、化瘀止痛、收敛止血。用于初期内痔、肛裂、肛周炎、混合痔等。

【用法用量】外敷。便后洗净，将膏挤入肛门内。一日一次。

5. 痔宁片(胶囊)

【处方组成】地榆炭、侧柏叶炭、地黄、槐米、酒白芍、荆芥炭、当归、黄芩、枳壳、刺猬皮(制)、乌梅、甘草

【功能主治】清热凉血，润燥疏风。用于实热内结或湿热瘀滞所致的痔疮出血、肿痛。

【用法用量】口服。一次3～4片，一日3次。

【使用注意】孕妇慎用。

6. 痔炎消颗粒(胶囊、片)

【处方组成】火麻仁、紫珠叶、槐花、山银花、地榆、白芍、三七、白茅根、茵陈、枳壳

【功能主治】清热解毒，润肠通便，止血，止痛，消肿。用于血热毒盛所致的痔疮肿痛、肛裂疼痛及痔手术后大便困难、便血及老年人便秘。

【用法用量】口服。一次10～20g或一次3～6g(无蔗糖)，一日3次。

【使用注意】孕妇慎用。

7. 消痔软膏

【处方组成】熊胆粉、地榆、冰片

【功能主治】凉血止血，消肿止痛。用于炎性、血栓性外痔及Ⅰ、Ⅱ期内痔属风热瘀阻或湿热壅滞证。

【用法用量】外用。用药前用温水清洗局部，治疗内痔：将注入头轻轻插入肛内，把药膏推入肛内；治疗外痔：将药膏均匀涂敷患处，外用清洁纱布覆盖。一次2～3g，一日2次。

8. 痔康片(胶囊、袋泡剂)

【处方组成】金银花、槐花、地榆炭、黄芩、大黄、豨莶草

【功能主治】清热凉血，泻热通便。用于热毒风盛或湿热下注所致的便血、肛门肿痛、有下坠感；一、二期内痔见上述证候者。

【用法用量】口服。一次3片，一日3次。7天为一疗程，或遵医嘱。

【使用注意】孕妇禁用。

9. 熊胆痔灵膏(栓)

【处方组成】熊胆粉、冰片、煅炉甘石、珍珠母、胆糖膏、蛋黄油

【功能主治】清热解毒，消肿止痛，敛疮生肌，止痒，止血。用于痔疮肿痛出血，痔漏，肠风下血，肛窦炎及内痔手术出血。

【用法用量】膏剂外用，洗净肛门，涂布于肛门内外，一日2次。栓剂直肠给药。一次1粒，一日2次。

10. 麝香痔疮栓

【处方组成】人工麝香、珍珠、冰片、炉甘石粉、三七、五倍子、人工牛黄、颠茄流浸膏。

【功能主治】清热解毒，消肿止痛，止血生肌。用于大肠热盛所致的大便出血，血色鲜红，肛门灼热疼痛；各类痔疮和肛裂见上述证候者。

【用法用量】早晚或大便后塞于肛门内，一次1粒，一日2次，或遵医嘱。

【使用注意】孕妇慎用。

11. 参蛇花痔疮膏

【处方组成】苦参、蛇床子、黄柏、金银花、五倍子、白矾、炉甘石、当归、甘草

【功能主治】清热燥湿，消肿止痛。用于风伤肠络、湿热下注型痔疮(内痔、外痔、混合痔)引起的便血，肛门红肿热痛等。

【用法用量】外用。用前洗净肛门，一次2g，一日一次。

【使用注意】孕妇慎用。

12. 消痔灵片

【处方组成】五倍子、白蔹、卷柏、地榆、槐米、牛羊胆酸

【功能主治】收敛止血，解毒敛疮。用于内、外痔疮。

【用法用量】口服。一次2～3片，一日3次。

13. 消痔灵注射液

【处方组成】明矾、鞣酸、三氯叔丁醇、低分子右旋糖酐注射液、枸橼酸钠、亚硫酸氢钠、甘油

【功能主治】收敛、止血。用于内痔出血，各期内痔，静脉曲张性混合痔。

【用法用量】肛门镜下内痔局部注射。内痔出血，早期内痔：用本品原液注射到黏膜下层；用量以不超过内痔的体积为宜。中、晚期内痔和静脉曲张性混合痔：按四步注射法进行。第一步注射到内痔上方黏膜下层动脉区；第二步注射到内痔黏膜下层；第三步注射到黏膜固有层；第四步注射到齿线上方痔底部黏膜下层。或遵医嘱。

【使用注意】对本品及普鲁卡因过敏、内痔嵌顿发炎、皮赘性外痔患者禁用。

14. 痔特佳片（胶囊）

【处方组成】槐角（炒）、地榆炭、黄芩、当归、枳壳（炒）、防风、阿胶、鞣质

【功能主治】清热凉血，收敛止血，祛风消肿。用于血热风盛、湿热下注所致的一、二期内痔，血栓性外痔，肛窦炎、直肠炎。

【用法用量】口服。片剂一次2～4片，一日2次。胶囊一次2～4粒，一日2次。

【使用注意】孕妇慎用。

15. 六味消痔片（胶囊）

【处方组成】薯莨、槐角、决明子、牡蛎（煅）、人参、山豆根

【功能主治】清热消肿，收敛止血。用于湿热瘀阻引起的Ⅰ、Ⅱ期内痔，症见痔核脱垂，滴血射血，肛门坠胀。

【用法用量】口服。一次6片，一日3次，或遵医嘱。

16. 九华膏

【处方组成】滑石粉、硼砂、川贝母、银朱、龙骨、冰片

【功能主治】祛湿敛疮、消肿止痛。用于外痔肿痛、内痔嵌顿及内痔术后等证。

【用法用量】外用，将患处用淡盐水洗净，然后敷本膏。每排便后更换一次。

17. 九华痔疮栓

【处方组成】大黄、浙贝母、侧柏叶（炒）、厚朴、紫草、白及、冰片

【功能主治】清热凉血，化瘀止血，消肿止痛。用于血热毒盛所致的痔疮、肛裂等肛门疾患。

【用法用量】外用。大便后或临睡前用温水洗净肛门，塞入栓剂1粒。一次1粒，一日一次；痔疮严重或出血量较多者，早晚各塞1粒。

【使用注意】孕妇禁用。

18. 肛泰栓（软膏、贴膏）

【处方组成】地榆（炭）、五倍子、冰片、盐酸小檗碱、盐酸罂粟碱

【功能主治】凉血止血，清热解毒，燥湿敛疮，消肿止痛。用于治疗大肠湿热瘀阻所引起的内痔、外痔、混合痔等出现的便血、肿胀、疼痛。

【用法用量】栓剂直肠给药。一次1粒，一日1～2次。早、晚或便后使用。软膏外用，一日1～2次，早、晚或便后使用。贴膏外用，一次1片，一日一次。

19. 肤痔清软膏

【处方组成】金果榄、土大黄、黄柏、朱砂根、野菊花、紫花地丁、雪胆、苦参、冰片、重楼、黄药子、姜黄、地榆、南苦丁茶

【功能主治】清热解毒，化瘀消肿，除湿止痒。用于湿热蕴结所致手足癣、体癣、腹癣、浸淫疮、内痔、外痔，肿痛出血，带下病。

【用法用量】外用。先用温开水洗净患处，取本品适量直接涂擦于患处或注入患处。轻症每日一次，重症早晚各一次

20. 柏花草胶囊

【处方组成】黄柏、灵芝、仙鹤草、红花、百合

【功能主治】清热利湿、活血消肿止痛。柏花草胶囊用于Ⅰ、Ⅱ期内痔湿热下注证，症见便血、肛门肿痛、肛门潮湿、坠胀，舌红苔黄，脉弦细数

【用法用量】口服。一次4粒，一日3次。疗程7天。

21. 消肿痔疮片（胶囊）

【处方组成】马勃、薯莨、牡蛎（煅）、山豆根

【功能主治】清热凉血，消肿止痛。用于内痔出血，外痔肿痛。

【用法用量】口服。一次4～6片，一日3次，饭后服用。

【使用注意】孕妇禁用。

22. 化痔栓（片、胶囊）

【处方组成】次没食子酸铋、苦参、黄柏、洋金花、冰片

【功能主治】清热燥湿，收涩止血。用于大肠湿热所致的内、外痔，混合痔疮。

【用法用量】患者取侧卧位，置入肛门2～2.5cm深处。一次1粒，一日1～2次。

23. 痔疮片（胶囊）

【处方组成】大黄、蒺藜、功劳木、白芷、冰片、猪胆粉

【功能主治】清热解毒，凉血止痛，祛风消肿。用于各种痔疮，肛裂，大便秘结。

【用法用量】口服。一次4～5片，一日3次。

附：用于痔疮的其他中药

1. 痔痛安搽剂

【功能主治】清热燥湿，凉血止血，消肿止痛。用于湿热蕴结所致的外痔肿痛，肛周瘙痒。

2. 地榆槐角丸

见本章“48. 便秘”。

3. 复方消痔栓

【功能主治】收敛止血。用于治疗各期内内痔出血，可作为治疗痔疮的辅助药物。

4. 痔舒适洗液

【功能主治】清热燥湿,化瘀解毒,止血消肿,止痛止痒。用于内痔,外痔,混合痔及痔疮引起的肛裂,便血,肛窦炎等。

5. 熊胆痔疮膏

【功能主治】清热解毒、收湿敛疮。用于痔疮痛痒、肛门破裂、红肿流水。

6. 痔疾栓(洗液)

【功能主治】解毒燥湿,收敛止血。用于湿热内蕴所致的内痔少量出血。

7. 化痔灵片

【功能主治】凉血,收敛,消炎。用于内、外痔疮。

8. 疗痔胶囊

【功能主治】清热燥湿,收敛止血。用于湿热蕴结所致的内痔出血,外痔肿痛。

9. 平痔胶囊

【功能主治】清热解毒,凉血止血。用于大肠湿热蕴结所致内痔出血,外痔肿痛。

10. 痔疮外洗药

【功能主治】祛毒止痒,消肿止痛。用于痔漏、肛门痛痒。

11. 芍倍注射液

【功能主治】收敛固涩,凉血止血,活血化瘀。用于各期内痔及静脉曲张型混合痔治疗中的止血、使痔核萎缩。

12. 肛康穆库利片

【功能主治】清除异常黑胆质,消肿,止痛,止血。用于治疗痔疮。

13. 矾藤痔注射液

【功能主治】清热解毒,收敛止血,消肿止痛。用于大肠湿热所致痔疮。

14. 金玄痔科熏洗散

【功能与主治】消肿止痛、祛风燥湿,用于痔疮术后、炎性外痔所致的肛门肿胀、疼痛,中医辨证为湿热壅滞证。

15. 三味痔疮栓

【功能主治】收敛止血、消肿止痛、燥湿止痒。用于内痔出血、内痔痔核脱出、肛门肿痛。

16. 赛霉安乳膏

见第十二章“136. 宫颈炎与宫颈糜烂”。

17. 灯心止血胶囊

【功能主治】清热利湿,收敛止血。用于内痔出血、人工流产术后、放置宫内节育器术后轻度出血。

18. 降脂减肥片(胶囊)

见第七章“88. 肥胖症”。

19. 复方大红袍止血片(胶囊)

见第十二章“144. 功能失调性子宫出血(功血)与崩漏”。

20. 七味刺榆颗粒

【功能主治】清热利湿,凉血止血,祛瘀消肿。用于Ⅰ、Ⅱ期内痔,中医辨证属于湿热下注证,症见便血,肛门坠胀,疼痛,舌质红,苔薄黄,脉数等。

21. 一清颗粒(片、胶囊、软胶囊)

见本章“48. 便秘”。

22. 远兴痔疮水

【功能主治】活血化瘀,消肿止痛,止血止痒。用于外痔,内痔,混合痔。

23. 肛安片(软膏、栓)

【功能主治】凉血止血,清热解毒,燥湿敛疮,消肿止痛。用于内痔、外痔、混合痔等出现的便血、肿胀、疼痛。

24. 复方青蒿搽剂(喷雾剂)

【功能主治】清热解毒,化瘀止血,消肿止痛。用于大肠湿热所致炎性外痔,血栓性外痔。

25. 活血益痔酊

【功能主治】活血散结,清热除湿。用于外痔,肛门瘙痒的辅助治疗。

26. 槐角地榆丸

【功能主治】清热止血,消肿止痛。用于大便下血,大肠积热,痔疮肿痛。

27. 牛黄痔清栓

【功能主治】清热解毒祛湿,消肿镇痛止血。用于湿热瘀阻之肛隐窝炎、痔引起的肛门疼痛、肿胀、出血。

28. 普济痔疮栓

【功能主治】清热解毒,凉血止血,用于热症便血。对各期内痔、便血及混合痔肿胀等有较好的疗效。

29. 丹栀口服液

【功能主治】清热除湿,凉血止血,润肠通便。适用于缓解风热瘀阻、湿热壅滞型痔疮引起的肛门肿痛,便时滴血,大便燥结。

30. 七味酸藤果丸

见第十二章“126. 蛔虫病”。

31. 化瘀止痛栓

【功能主治】清热燥湿,凉血化瘀,消肿止痛。用于缓解内痔、外痔、混合痔引起的红肿,疼痛,少量出血。

32. 熊胆栓

【功能主治】清热解毒,化瘀消肿。用于血热瘀阻所致的痔疮。

33. 榆槐片

【功能主治】清热燥湿,凉血止血。用于内痔少量出血,外痔肛门肿痛。

34. 肛舒颗粒

【功能主治】清热解毒,凉血止血,散瘀消肿,润肠通便。对痔疮引起的少量便血,疼痛,肿胀有缓解作用。

35. 七厘软膏

【功能主治】化瘀消肿,止痛止血。用于血淤疼痛,跌打损伤,血栓外痔。

36. 槐榆清热止血胶囊

【功能主治】清热,止血,消肿止痛。治疗湿热所致的Ⅰ、

Ⅱ期内痔,混合痔急性发作时出现的便血,肛门坠胀疼痛等。

37. 止红肠辟丸

见本章“60. 便血”。

38. 痔疮止血丸(颗粒)

【功能主治】清解肠风湿热,凉血止血。用于痔疮出血,肠风下血,血色鲜红者。

39. 三七化痔丸

【功能主治】清热解毒,止血止痛。用于外痔清肠解毒;内痔出血脱肛,消肿止痛,收缩脱肛。

40. 痔康舒口服液

【功能主治】清热解毒,凉血止血,理气润肠,消肿止痛。对痔疮所致便血,疼痛,肿胀有缓解作用。

41. 脏连丸

见本章“57. 消化道出血”。

42. 痔痛宁气雾剂

【功能主治】活血消肿,解毒止痛。用于气血瘀滞,湿热下注所致的炎性外痔,肛门肿痛,肛周瘙痒,溃疡性肛裂。

43. 九味痔疮胶囊

【功能主治】清热解毒,燥湿消肿,凉血止血。用于湿热蕴结所致内痔出血,外痔肿痛。

44. 复方藤果痔疮栓

【功能主治】清热解毒,凉血消肿。用于大肠湿热瘀阻所致的痔疮肿痛。

45. 鳖甲消痔胶囊

【功能主治】清热解毒,凉血止血,消肿止痛。用于湿热蕴结所致的内痔出血,外痔肿痛,肛周瘙痒。

46. 复方双金痔疮膏

【功能主治】清热解毒,消肿止痛,用于缓解痔疮所致的肿胀,疼痛等症状。

47. 复方酸藤消痔胶囊

【功能主治】清热解毒,凉血消肿。用于大肠湿热瘀阻所致的痔疮肿痛。

48. 痔瘘舒丸

【功能与主治】清热燥湿,祛风止血,化瘀散结。用于湿热壅滞之Ⅰ、Ⅱ期内痔,混合痔及肛瘘。

49. 痔速宁胶囊(片、颗粒)

【功能主治】解毒消炎,止血止痛,退肿通便,收缩痔核,用于内痔、外痔、混合痔、肛裂等。

50. 止血灵胶囊

见第十二章“138. 子宫肌瘤”。

51. 槐角丸

见本章“57. 消化道出血”。

52. 槐芩软膏

【功能主治】清热止血,消肿止痛。用于Ⅰ、Ⅱ期内痔或混合痔湿热下注证。症见便血、坠痛、局部不适、痔核脱垂。

59. 脱肛

〔基本概述〕

脱肛是指直肠或直肠黏膜脱出肛门外的病症。

脱肛又称肛管直肠脱垂,是直肠黏膜、肛管、直肠全层和部分乙状结肠向下移位,脱出肛门外的一种疾病,多见于体质虚弱的小儿和老年人,身高瘦弱者也易发生。

幼儿发育不全,骶骨弧度较直,肛门括约肌肌力较弱,啼哭和腹泻常诱发脱垂,以部分脱垂较常见。成人因内痔经常脱出也可诱发,以直肠黏膜脱垂为多。女性因骨盆下口较大,多次分娩,可使盆底筋膜和肌肉松弛,故发病率高于男性。

引起脱肛的主要原因有:先天不足,发育不全,直肠缺乏周围软组织及骶骨弯度的支持;病久体弱,营养不良或久泻久痢,使坐骨直肠窝的脂肪被吸收,直肠失去扶持;气血衰退,年迈机体衰弱,妇女多次分娩,骨盆肌肉松弛,不易固摄;膀胱结石、慢性咳嗽等持续性增加腹压的疾病,使直肠黏膜下层组织松弛,黏膜与肌层分离,导致脱肛;内痔三期,肛直肠息肉,肛直肠肿瘤等病症,经常脱出导致肛管括约肌松弛,并将直肠黏膜向下牵引;也有见于内痔环切术后,损及肛管皮肤,形成直肠黏膜外露脱垂。

本病的临床症状,早期便后有黏膜自肛门脱出,并可自行缩回;以后渐渐不能自行回复,需用手上托能复位,常有少许黏液自肛门流出,排便后有下坠感和排便不尽感,排便次数增多;而后咳嗽、喷嚏、走路、久站或稍一用力即可脱出,脱出后局部有发胀感,也可感到腰骶部胀痛,脱出的黏膜有黏液分泌,黏膜常受刺激可发生充血、水肿、糜烂和溃疡,分泌物可夹杂血性黏液,刺激肛周皮肤,引起瘙痒。

由于肛括约肌松弛,很少发生嵌顿,一但嵌顿发生,患者即感到局部剧痛,肿物不能用手托复位,脱出肛管很快出现肿胀、充血和发绀、黏膜皱襞消失,如不及时治疗,可发生绞窄和坏死。

临床上按脱垂程度轻重分成三度:一度为直肠黏膜脱出,二度为直肠全层脱出,三度为直肠及乙状结肠脱出。

中医学认为脱肛一般与中气不足或大肠湿热有关,所以治疗上应当以补气升提和清热消痔的方法治疗,清热消痔后一般仍当补中升提善后。

〔治疗原则〕

本病的治疗分内外药物治疗、针灸、注射和手术治疗。内治以补气、升提、固摄为主;外治用中药熏洗、外敷以收敛固涩;针灸益气固摄,增强盆腔内张力,增强对直肠支持固定作用;注射硬化剂可使直肠与周围组织或直肠各层组织发生粘连固定,使直肠不再下脱;结扎术可扎除部分脱垂的黏膜,并人为形成疤痕，产生粘连固定支持作用。现代医学用经腹直肠悬吊固定术，效果并不稳定，且手术操作复杂，约有20%复发；盆底重建术，手术复杂，并发症多，疗效也不完全满意，故现较少用。

如果脱肛继发于便秘、腹泻等疾病，就要积极治疗原发病。治疗期间不能蹲位排便，要立位、侧卧位或仰卧位排便，小婴儿可直腿排便，大孩子可坐高盆排便，就是把便盆放在高椅子上排便。如能坚持1～2个月，多数脱肛可以痊愈。如改变排便方法后脱肛未愈则可行手法复位，用纱布折成厚垫，压住肛门，用黏膏将两臀拉紧粘牢，令小儿卧床1～2周，坚持卧位排便，多可痊愈。

中医学认为本病多为气虚下陷，长时间腹泻不愈、久病卧床伤气或大便干结引起，治以补益中气，升提下陷为主。

〔用药精选〕

一、西药

对脱肛的治疗目前尚没有明显有效的西药制剂。

二、中药

1. 补中益气丸（合剂、颗粒、口服液）

见本章"34. 胃下垂"。

2. 补气升提片

见本章"34. 胃下垂"。

3. 升提胶囊（颗粒）

见本章"34. 胃下垂"。

60. 便血

〔基本概述〕

血液从肛门排出，大便带血，或全为血便，颜色呈鲜红、暗红或柏油样，均称为便血。便血一般见于下消化道出血，特别是结肠与直肠的出血，但偶尔可见上消化道出血。

便血的原因较多，几乎全消化道出血均可引起便血，但常见原因有：①上消化道出血（见呕血）。②小肠出血，如肠结核、局限性肠炎、急性出血性坏死性肠炎、小肠肿瘤、肠套叠等。③结肠出血，如痢疾、溃疡性结肠炎、局限性肠炎、结肠癌等。④直肠出血，如直肠癌、直肠损害、痔疮、肛裂等。⑤其他疾病，如各种血液病、流行性出血热、伤寒与副伤寒、钩虫病、维生素缺乏症等。

便血的颜色取决于消化道出血的部位、出血量与血液在肠道停留的时间。上消化道出血及小肠出血多为暗红色或黑便，由于表面覆有一薄层黏液，故常带有光泽。但若出血速度较快、出血量多、肠蠕动增快时，血便可呈暗红色或鲜红色。结肠与直肠出血时，由于血液停留于肠内时间较短，往往排出鲜红色或较鲜红色血便。右半结肠出血，血液常与粪便相混合，可排"果酱样"血便。直肠、乙状结肠出血，血液常附着于粪便表面。急性大量便血，患者可出现急性失血性贫血与急性周围循环功能不全的表现。

如果大便呈柏油状或呈黑色，出血部位多在于上消化道，也就是说，胃和十二指肠出血的可能性居多。如果血色紫红，混有黏液，并伴有恶臭，应考虑肠道肿瘤，特别是直肠癌的可能。如果便血呈鲜红色，且成滴状附于大便的表面，那么出血部位大多在肛门或距肛门不远的部位，应考虑痔疮、肛裂、直肠癌的出血。但值得注意的是，如果上消化道大量出血时，由于血液在消化道停留时间短，血色也可以是鲜红的，这一点需要认真鉴别。

儿童出现便血，多由直肠息肉引起，一般息肉引起的便血，血色鲜红、无痛、血与大便不混合。儿童出现阵发性腹痛、右下腹部可摸到肿块、血便呈果酱状，则应高度警惕小儿肠套叠的发生，有以上症状时，应该及时到医院就诊，以免贻误病情。

成年人出现黏液状血便，并伴下腹部疼痛、便频等症状，一般多是溃疡性结肠炎引起的症状。

便血呈鲜红色，常挂于干硬大便的一侧，大便后肛门出现周期性疼痛的，多见于肛裂。便血伴有皮肤、黏膜或其他器官出血现象者，多见于血液系统疾病及其他全身性疾病，如白血病、弥散性血管内凝血等。

值得一提的是，有些疾病引起的便血量很小，常常用肉眼不能发现，而少量的消化道出血，是早期结肠癌的重要症征，如能尽早发现便血，对确诊疾病及取得治疗的良好时机有着重要的意义。临床上一般以大便潜血试验来检查粪便中混有的少量血液。当患者发现自己有便血症状时，就应尽早去医院就诊，及早治疗。

便血的诊断除依据病史、体检资料外，消化系内镜检查是首选措施。必要时还可作X线钡剂造影、核素、血管造影等检查，以帮助诊断。

中医学认为，大凡便血，致病原因有二，一是脾虚不能统血，二是湿热下注伤损大肠阴络。脾气虚弱证见下血质稀色淡，淋沥不断，或便血紫黯，伴见面色不华、神疲懒言、眩晕耳鸣、腹痛隐隐、喜热畏寒，苔薄白质淡或有齿痕。属脾虚气弱，统摄失职，宜温中健脾法；湿热下注见大便下血如溅，如质清色鲜、手足心热、咽干口燥者，属热迫大肠，伤及血络，宜凉血止血法；若血下污浊、质稠量多、大便不畅、小便热涩，多为大肠湿热，用清热利湿解毒法。如便血日久，湿热未清，营阴已亏者，治当虚实兼顾，和营清热。

〔治疗原则〕

治疗便血的关键，是要分清出血的轻重缓急，临证处理应注意以下几个方面的问题。

（1）治疗便血首先应止血，临床上要根据出血原因、部位、出血量及速度，采取不同的止血措施。如局部药物止血，局部手术止血及全身药物止血等。肛门局部轻度出血，则以局部止血为主;大出血时,则应立即采取全身止血,并配合局部手术止血措施。

(2)肛裂、内痔、直肠息肉等间断性便血,发病缓慢,量较少,则局部应用凉血止血药效果较好。当出血量较大、而患者又不愿手术治疗时,可配合全身应用止血药。

(3)慢性感染性肠病导致的黏液血便、脓血便,要针对肠病综合治疗,不能简单止血,否则只治标不治本。

(4)肛门直肠术后原发或继发性出血,量较多,病情急迫,则应立即采取局部止血措施,找到出血点,予以结扎或压迫止血,同时配合全身止血,局部与全身治疗同步进行。

(5)血液病导致的便血,采用全身止血,药量要大,并配合局部止血处理。

(6)消化性溃疡出血在现有的检查条件下找不到出血灶者,要及时全身止血。上消化道溃疡所致的黑便,除了按常规止血外,还要抗酸治溃疡。

(7)患有心脑动脉硬化、脑栓塞者合并便血时,止血药的应用必须适时适量,避免过度止血加重心脑疾病。

(8)中医学认为便血分近血、远血、痔疮出血等不同情况,亦有血热出血,气不摄血,血淤出血之分,故中药应当在辨证准确的情况下,选择凉血止血,补气止血,温中止血,化瘀止血,收敛止血,消痔止血等不同的方法。

中医治疗便血应辨寒热虚实,如大便滴血或喷射状出血,血色鲜红,舌红,苔薄白或薄黄,脉浮数,属肠风下血,治应凉血祛风止血,方用凉血地黄汤加减;便血色鲜,量多,肛内肿物脱出,肛门灼热,或便带脓血,肛门下坠,下腹隐痛,苔薄黄,脉弦数,证属湿热下注,治应清热燥湿止血,方选脏连丸加减;便血色暗,或伴肛门肿痛,或伴腹痛,舌暗红,苔白或黄,脉弦涩,属气滞血瘀,治应行气化瘀止血,方用止痛如神汤加减;若便血色淡清稀,面色少华,神疲乏力,少气懒言,纳呆便溏,舌淡胖,边有齿痕,苔薄白,脉沉细,证属脾虚不固,中气下陷,治宜健脾益气,方用补中益气汤加减。

〔用药精选〕

一、西药

1. 氨甲苯酸 Aminomethylbenzoic Acid

本品为促凝血药。能竞争性阻抑纤溶酶原吸附在纤维蛋白网上,从而防止其激活,保护纤维蛋白不被纤溶酶降解而达到止血作用。

【适应证】用于纤维蛋白溶解过程亢进所致的出血,如肝、肺、胰、前列腺、肾上腺、甲状腺等手术时的异常出血;妇产科和产后出血及肺结核咯血或痰中带血、血尿、前列腺肥大出血、上消化道出血等。此外,尚可用于链激酶或尿激酶过量引起的出血。

【不良反应】偶有头昏、头痛、腫部不适。有心肌梗死倾向者应慎用。长期应用有可能促进血栓形成。

【禁忌】对本品过敏、有血栓形成倾向、有栓塞性血管病史患者禁用。

【用法用量】①口服:一次 0.25 ~ 0.5g,一日 2 ~ 3 次,一日总量为 2g。②静脉注射或滴注:以 5% ~ 10% 葡萄糖注射液或生理盐水 10 ~ 20ml 稀释,一次 0.1 ~ 0.3g,一日不超过 0.6g。儿童一次 0.1g。

【制剂】①氨甲苯酸片;②氨甲苯酸注射液;③注射用氨甲苯酸。氨甲苯酸葡萄糖注射液

2. 肾上腺色腙 Carbazochrome

本品能促进毛细血管收缩,降低毛细血管通透性,增进断裂毛细血管断端的回缩,而起到止血作用。

【适应证】本品常用于特发性紫癜、视网膜出血,慢性肺出血、胃肠道出血、鼻衄、咯血、血尿、痔出血、子宫出血、脑出血等。

【不良反应】大量应用可产生水杨酸反应,如恶心、呕吐、头晕、耳鸣、视力减退等。还可引起精神障碍及异常脑电图活动。注射部位有痛感。

【禁忌】对本品及水杨酸过敏者禁用。

【孕妇及哺乳期妇女用药】妊娠及哺乳期妇女慎用。

【儿童用药】5 岁以下小儿剂量减半。

【用法用量】①口服:一次 2.5-5mg,一日 3 次。②肌内注射:一次 5-10mg,一日 2-3 次。严重出血一次 10 ~ 20mg,每 2 ~ 4 小时一次。③静脉滴注:一次 60 ~ 80mg,临用前,加灭菌注射用水或 0.9% 氯化钠注射液适量使溶解。

【制剂】①肾上腺色腙片;②肾上腺色腙注射液

3. 氨基己酸 Aminocaproic Acid

本品是抗纤维蛋白溶解药。能抑制纤维蛋白溶酶原的激活因子,使纤维蛋白溶酶原不能激活为纤维蛋白溶酶,从而抑制纤维蛋白的溶解,产生止血作用。高浓度时,本品对纤维蛋白溶酶还有直接抑制作用,对于纤维蛋白溶酶活性增高所致的出血症有良好疗效。

【适应证】适用于预防及治疗血纤维蛋白溶解亢进引起的各种出血。①前列腺、尿道、肺、肝、胰、脑、子宫、肾上腺、甲状腺等富有纤溶酶原激活物脏器的外伤或手术出血,组织纤溶酶原激活物(t-PA)、链激酶或尿激酶过量引起的出血。②弥漫性血管内凝血(DIC)晚期,以防继发性纤溶亢进症。③可作为血友病患者拔牙或口腔手术后出血或月经过多的辅助治疗。④可用于上消化道出血、咯血、原发性血小板减少性紫癜和白血病等各种出血的对症治疗,对一般慢性渗血效果显著。

【不良反应】常见恶心、呕吐和腹泻;其次为眩晕、瘙痒、头晕、耳鸣、全身不适、鼻塞、皮疹等。当一日剂量超过 16g 时,尤易发生。快速静脉滴注可出现低血压、心律失常,少数人可发生惊厥及心脏或肝脏损害。大剂量或疗程超过四周可产生肌痛、软弱、疲劳、肌红蛋白尿,甚至肾功能衰竭等,停药后可缓解恢复。

【禁忌】对本品过敏、有血栓形成倾向、有栓塞性血管病史、弥散性血管内凝血高凝期患者禁用。

【孕妇及哺乳期妇女用药】因本品易形成血栓和心、肝、肾功能损害，孕妇慎用。

【用法用量】①口服：成人一次 2g，小儿按体重 0.1g/kg，一日 3～4 次，可连用 7～10 日或更久。

②静脉滴注：本品在体内的有效抑制纤维蛋白溶解的浓度至少为 130g/ml。对外科手术出血或内科大量出血者，迅速止血，要求迅速达到上述血液浓度。

初量可取 4～6g（20% 溶液）溶于 100ml 生理盐水或 5%～10% 葡萄糖溶液中，于 15～30 分钟滴完。持续剂量为每小时 1g，可滴注也可口服。维持 12～24 小时或更久，依病情而定。

【制剂】氨基己酸片；氨基己酸注射液；氨基己酸氯化钠注射液

4. 氨甲环酸 Tranexamic Acid

氨甲环酸能竞争性阻抑纤溶酶原在纤维蛋白上吸附，从而防止其激活，保护纤维蛋白不被纤溶酶所降解和溶解，最终达到止血效果。本品尚能直接抑制纤溶酶活力，减少纤溶酶激活补体的作用，从而达到防止遗传性血管神经性水肿的发生。

【适应证】用于急性或慢性、局限性或全身性原发性纤维蛋白溶解亢进所致的各种出血。①前列腺、尿道、肺、脑、子宫、肾上腺、甲状腺、肝等富有纤溶酶原激活物脏器的外伤或手术出血。②用作组织型纤溶酶原激活物（t～PA）、链激酶及尿激酶的拮抗物。③人工流产、胎盘早期剥落、死胎和羊水栓塞引起的纤溶性出血。④局部纤溶性增高的月经过多、眼前房出血及严重鼻出血。⑤防止或减轻因子Ⅷ或因子Ⅸ缺乏的血友病患者拔牙或口腔手术后的出血。⑥中枢动脉瘤破裂所致的轻度出血。⑦治疗遗传性血管性水肿，可减少其发作次数和严重度。⑧血友病患者发生活动性出血，可联合应用本品。

【不良反应】偶有药物过量所致颅内血栓形成和出血；尚有腹泻、恶心及呕吐；较少见经期不适；注射后少见视力模糊、头痛、头晕、疲乏等。必须持续应用本品转久者，应做眼科检查监护（例如视力测验、视觉、视野和眼底）。

【禁忌】对本品过敏、有血栓形成倾向、有纤维蛋白沉积时的患者禁用。

【孕妇及哺乳期妇女用药】妊娠及哺乳期妇女慎用。

【老年用药】一般高龄患者因生理功能的减退，应注意减少用药量，或遵医嘱。

【用法用量】①口服：一次 1～1.5g，一日 2～6g。②静脉注射或静脉滴注：一次 0.25～0.5g，一日 0.75～2g。以葡萄糖注射液或氯化钠注射液稀释后使用。

【制剂】①氨甲环酸片；②氨甲环酸胶囊；③氨甲环酸注射液；④注射用氨甲环酸。氨甲环酸氯化钠注射液

5. 二乙酰氨乙酸乙二胺 Ethylenediamine Diaceturate

本品①抑制纤溶酶原激活物，使纤溶酶原不能激活为纤溶酶，从而抑制纤维蛋白的溶解，产生止血作用。②促进血小板释放活性物质，增强血小板的聚集性和黏附性，缩短凝血时间，产生止血作用。③增强毛细血管的抵抗力，降低毛细血管的通透性，从而减少出血。

【适应证】适用于预防和治疗各种原因的出血。对手术渗血、外科出血、呼吸道出血、五官出血、妇科出血、痔出血、泌尿道出血、癌出血、消化道出血、颅脑出血等均有较好疗效。

【用法用量】静脉滴注。常用量每次 0.6g 或遵医嘱，每日最高限量为 1.2g。凡遇急救性情况，第一次可大剂量静脉注射和静脉滴注（请使用二乙酰氨乙酸乙二胺注射液或注射用二乙酰氨乙酸乙二胺）同时应用。

【不良反应】可能出现的不良反应有头昏、心率减慢、乏力、皮肤麻木、发热感、口干、呕吐、恶心等。大多能自行消失或停药后能消失。

【禁忌证】对本品或含本品药物过敏者禁用。

【孕妇及哺乳期妇女用药】尚不明确。

【儿童用药】尚不明确。

【老年患者用药】尚缺乏本品老年患者用药的安全性研究资料。

【药物过量】尚缺乏本品药物过量的报道。一旦过量，应给予对症和支持治疗。

【制剂】注射用二乙酰氨乙酸乙二胺；二乙酰氨乙酸乙二胺氯化钠注射液；二乙酰氨乙酸乙二胺葡萄糖注射液

附：用于便血的其他西药

1. 聚桂醇 Lauromacrogol

见本章“57. 消化道出血”。

2. 卡络磺钠 Carbazochrome Sodium Sulfonate

见本章“57. 消化道出血”。

3. 蛇毒血凝酶 Hemocoagulase

【适应证】本品可用于需减少流血或止血的各种医疗情况，如外科、内科、妇产科、眼科、耳鼻喉科、口腔科等临床科室的出血及出血性疾病；也可用来预防出血，如手术前用药，可避免或减少手术部位及手术后出血。

4. 血凝酶 Hemocoagulase Atrox

见第六章“84. 血友病”。

5. 人凝血酶 Thrombin（Human）

【适应证】局部止血药，辅助用于处理腹部切口创面的渗血。或遵医嘱使用本品。

6. 猪源纤维蛋白黏合剂 Porcine Fibrin SealantKit

【适应证】用于止血、封闭创面、促愈合、防粘连、药物缓释。

二、中药

1. 槐角丸

见本章“57. 消化道出血”。

2. 止红肠辟丸

【处方组成】地黄(炭)、地榆炭、槐花、侧柏炭、黄芩、栀子、黄连、荆芥穗、阿胶、白芍、当归、乌梅、升麻

【功能主治】清热凉血,养血止血。用于血热所致的肠风便血,痔疮下血。

【用法用量】口服。小丸一次6丸,大丸一次1丸,一日2次。

【使用注意】虚寒证出血者禁用。

3. 脏连丸

见本章“57. 消化道出血”。

4. 人参归脾丸

【处方组成】由人参、白术(麸炒)、茯苓、炙黄芪、当归、龙眼、酸枣仁(炒)、远志(去心甘草炙)、木香、炙甘草

【功能主治】益气补血,健脾养心。用于心脾两虚、气血不足所致的心悸,怔忡,健忘失眠,食少体倦,面色萎黄及脾不统血所致的便血,吐血,崩漏、带下。

【用法用量】口服。大蜜丸一次1丸,水蜜丸一次6g,小蜜丸一次9g,浓缩丸一次30丸,一日2次。

5. 归脾丸(浓缩丸、合剂)

【处方组成】党参、炒白术、炙黄芪、炙甘草、茯苓、制远志、炒酸枣仁、龙眼、当归、木香、大枣(去核)

【功能主治】益气健脾,养血安神。用于心脾两虚,气短心悸,失眠多梦,头昏头晕,肢倦乏力,食欲不振,崩漏便血。

【用法用量】丸剂用温开水或生姜汤送服。水蜜丸一次6g,小蜜丸一次9g,大蜜丸一次1丸,一日3次。浓缩丸口服,一次8~10丸,一日3次。合剂口服,一次10~20ml,一日3次,用时摇匀。

6. 复方拳参片

【处方组成】白及、海螵蛸、拳参、寻骨风、陈皮

【功能主治】收敛止血,制酸止痛。用于胃热所致的胃痛,症见胃脘疼痛、嘈杂吞酸,或见吐血、便血。

【用法用量】口服。一次6~8片,一日3次。空腹服用。

7. 紫珠止血液

见本章“57. 消化道出血”。

8. 紫地宁血散

见本章“57. 消化道出血”。

9. 鹿角胶颗粒

【处方组成】鹿角胶

【功能主治】温补肝肾,益精养血。用于肝肾不足所致的腰膝酸冷、阳痿遗精、虚劳羸瘦、崩漏下血、便血尿血、阴疽肿痛。

【用法用量】开水冲服,一次3~6g,一日1~2次。

10. 四红丹

【处方组成】地榆(炭)、槐花(炭)、大黄、大黄(炭)、当归、当归(炭)

【功能主治】清热止血。用于血热所致的吐血,衄血,便血,崩漏下血。

【用法用量】口服。一次1丸,一日2次。

11. 云南白药(胶囊、片)

见本章“57. 消化道出血”。

12. 止血宝胶囊(片、颗粒)

【处方组成】小蓟

【功能主治】凉血止血,祛瘀消肿。用于血热妄行所致的鼻出血,吐血,尿血,便血,崩漏下血。

【用法用量】胶囊口服,一次2~4粒,一日2~3次。颗粒口服。一次1袋,一日2~3次。

13. 致康胶囊

【处方组成】大黄、黄连、三七、白芷、阿胶、龙骨(煅)、白及、没药(制)、海螵蛸、茜草、龙血竭等14味药

【功能主治】清热凉血,化瘀止血。用于呕血,崩漏及便血等。

【用法用量】口服。一次2~4粒,一日3次;或遵医嘱。

【使用注意】孕妇禁用。

14. 花蕊石止血散

见本章“57. 消化道出血”。

15. 血宁安吉杷尔糖浆

见第一章“11. 肺结核”。

16. 断血流胶囊(软胶囊、颗粒、片、分散片、泡腾片、口服液、滴丸)

【处方组成】断血流

【功能主治】凉血止血。用于血热妄行所致的月经过多,崩漏,吐血,咯血,衄血,尿血,便血,血色鲜红或紫红;功能失调性子宫出血,子宫肌瘤出血及多种出血症,单纯性紫癜,原发性血小板减少性紫癜见上述证候者。

【用法用量】胶囊口服,一次3~6粒,一日3次。片剂口服,一次3~6片,一日3次。颗粒口服,一次10g,一日3次。口服液一次10ml,一日3次。

附:用于便血的其他中药

1. 云南白药痔疮膏

见本章“58. 痔疮”。

2. 马应龙麝香痔疮膏

见本章“58. 痔疮”。

3. 七味刺榆颗粒

见本章“58. 痔疮”。

4. 槐榆清热止血胶囊

见本章“58. 痔疮”。

5. 参蛇花痔疮膏

见本章“58. 痔疮”。

6. 七厘散(胶囊)

【功能主治】化瘀消肿,止痛止血。用于跌打损伤,血瘀疼痛,外伤出血。

7. 三七化痔丸

见本章“58. 痔疮”。

8. 地锦草胶囊

【功能主治】清热解毒，凉血止血。用于痢疾，肠炎，咳血，尿血，便血，崩漏，痈肿疮疖。

9. 槐芩软膏

【功能主治】清热止血，消肿止痛，用于Ⅰ、Ⅱ期内痔或混合痔湿热下注证。症见便血，坠痛，局部不适，痔核脱垂。

61. 疝气

〔基本概述〕

疝气是指人体组织或器官一部分离开了原来的部位，通过人体间隙、缺损或薄弱部位进入另一部位。俗称“小肠串气”，有脐疝、腹股沟直疝、斜疝、切口疝、手术复发疝、白线疝、股疝等。

疝气多是因为咳嗽、喷嚏、用力过度、腹部过肥、用力排便、妇女妊娠、小儿过度啼哭、老年腹壁强度退行性变等原因引起。

疝气的症状最主要的是在腹股沟区，可以看到或摸到肿块。婴儿多系母亲在换尿布时发现，较大的小儿则多于入浴时或健康门诊时发现的。引起肿块出现的诱因是腹压的上升，最常见的原因是哭泣，其他的还有咳嗽、排便、排尿等。当病儿安静或睡眠时，则忽隐忽现。肿块系由腹腔内的器官脱出到疝气袋所形成，脱出的器官以小肠居多，因此摸起来感觉柔软，退回去时常会伴有咕噜咕噜的杂音，其他如大肠、阑尾、大网膜等亦可能脱出。女性则以卵巢脱出较多，因此常可摸到似拇指大、较硬且多半有压痛的肿块。

疝气的形成和患者的体质有着很大的关系。中医认为，疝气病是由于小孩发育不健全，老年人体质虚弱、中气不足、寒气、湿气、浊气、怒气乘虚进入导致气血运行受阻不畅滞留，腹腔内产生负压，导致腹腔内气压增大，迫使腹腔内的游离脏器如：小肠、盲肠、大网膜、膀胱、卵巢、输卵管等脏器见孔就钻所致，也就是说导致疝气的根本原因就是气血不畅。

〔治疗原则〕

疝气的治疗主要有两大类，手术治疗和非手术治疗。要根据患者的具体病情选择治疗途径，目前，手术治疗是根治疝气的唯一方法，目前，正规的无张力疝修补术术后复发率已不到1%。非手术治疗对阻止疝的发展有一定的作用。轻度的疝可试用非手术治疗。中老年人可选用做辅助治疗。儿童疝应根据具体情况确定。

1. 非手术疗法

保守治疗主要有药物疗法和疝气带疗法两类。

药物疗法：能缓解疝气导致的腹胀、腹痛、便秘等症状，从而使疝气减轻；不足之处是无法控制疝气脱出。常用中成药有疝气内消丸、桔核丸、补中益气丸等；或用肉桂研末醋调，纱布包敷脐部等。

疝气带疗法：能迅速阻止疝的凸出，从而有效阻止疝气发展、缓解疝气导致的腹胀、腹痛、便秘等症状。疝气带治疗的缺点是只能治疗可复性小肠疝，无法治疗水疝。

2. 手术疗法

手术疗法有疝修补术、疝补片修补术、疝腹腔镜修补术三类。①疝修补术：是通过将缺损周围组织缝合修补疝环口。②疝补片修补术：是用一种补片材料覆盖缺损修补疝环口。③疝腹腔镜修补术：是通过腔镜完成疝补片修补术。

3. 中医药治疗

中医学认为疝有气、血、虚、实之分，故治疗上应以理气、温中、活血、行气等不同方法来治疗。中成药在此方面较汤剂有所欠缺，但仍可选用适当中成药辅助调理。

〔用药精选〕

一、西药

对疝气的治疗目前尚没有明显有效的西药制剂。

二、中药

1. 茴香橘核丸

【处方组成】小茴香（盐炒）、八角茴香、橘核（盐炒）、荔枝核、补骨脂（盐炒）、肉桂、川楝子、延胡索（醋制）、莪术（醋制）、木香、香附（醋制）、青皮（醋炒）、昆布、槟榔、乳香（制）、桃仁、穿山甲（制）

【功能主治】散寒行气，消肿止痛。用于寒疝，睾丸肿痛。

【用法用量】口服。一次6~9g，一日2次。

2. 参桂理中丸

见本章“38. 痢疾”。

3. 十香丸

见本章“44. 腹痛”。

4. 苏南山肚痛丸

【处方组成】白芍、川楝子、陈皮、木香、香附（制）、血竭、甘草、丹参、郁金、乳香（炒）、没药（炒）

【功能主治】行气止痛。用于肚痛，食滞腹痛，胃气痛，月经痛，小肠疝气痛，胁痛。

【用法用量】口服。一次1瓶，一日1~2次。

【使用注意】孕妇及妇女月经量多者禁用。

附：用于疝气的其他中药

1. 补中益气丸（片、颗粒、合剂、口服液）

见本章“34. 胃下垂”。

2. 桂枝茯苓丸（胶囊、片）

【功能主治】活血，化瘀，消癥。用于妇人宿有癥块，或血瘀经闭，行经腹痛，产后恶露不尽。

第四章　泌尿系统疾病

62. 尿路感染(泌尿系统感染)

〔基本概述〕

尿路感染也称泌尿系统感染,是由细菌(极少数可由真菌、原虫、病毒)直接侵袭泌尿排泄系统(包括肾、输尿管、膀胱以及尿道等)而引起的感染。

尿路感染主要包括尿道炎、膀胱炎和肾盂肾炎。

一般来说,泌尿系统感染多与卫生不良有关,大约50%的女性至少患过一次泌尿系统感染,20%的女性则有多次感染。临床上常见的为下尿道感染即膀胱炎,是老年妇女的常见病、多发病,其发病率高于男性8~10倍。

泌尿系统感染的细菌多为革兰阴性菌,尤其是大肠埃希菌引起的感染。病原体通常经两个途径之一侵入尿路。最常见的途径是经尿道口向上扩散的上行性感染;另一可能的途径是经血源性途径直接感染肾脏。正常情况下,尿道口及其周围是有细菌寄生的,但一般不引起感染。当机体抵抗力下降或尿道黏膜有轻微损伤时,或者细菌的毒力大,黏附尿道黏膜和上行的能力强,容易侵袭膀胱和肾脏,造成感染。由于女性尿道口靠近肛门,且女性尿道远较男性为短而宽,女婴的尿道口常被粪便污染,故更易致病。血行感染是细菌从身体内的感染灶(如扁桃体炎、鼻窦炎、龋齿或皮肤感染等)侵入血流,到达肾脏,先在肾皮质引起多发性小脓疡,然后,沿肾小管向下扩散至肾乳头和肾盏、肾盂黏膜,但炎症亦可从肾乳头部有轻微损伤的乳头集合管(如尿中的结晶损伤)开始,然后向上向下扩散。血行感染途径较为少见,不及10%。血行感染比较多见于新生儿,或金黄色葡萄球菌败血症患者的血行性肾感染。

尿路感染根据感染发生的部位分为上尿路感染和下尿路感染。上尿路感染主要指肾盂肾炎,即肾实质和肾盂的感染性炎症,是由于细菌入侵肾所致。肾盂肾炎临床上分为急性肾盂肾炎和慢性肾盂肾炎。急性肾盂肾炎多数是致病菌经膀胱、输尿管而到达肾,引起炎症,主要表现急性间质性炎症和肾小管上皮细胞不同程度的坏死。慢性肾盂肾炎常由急性肾盂肾炎反复发作不愈而来,病程超过半年以上。下尿路感染主要为尿道炎和膀胱炎,其感染性炎症仅局限于尿道和膀胱。

尿路感染的临床表现比较广泛。主要表现为尿频、尿急、尿痛、排尿不适等尿路刺激症状。这些症状,不同的患者表现为轻重程度不一。急性期炎症患者往往有明显的尿路刺激征;但在老年人、小儿及慢性尿路感染患者,通常症状较轻。全身中毒症状,如发热、寒战、头痛等主要见于上尿路感染患者,特别是急性尿路感染及伴有尿路梗阻的患者尤为多见。此外尿路感染者尿常规检查可有白细胞、红细胞甚或蛋白;血常规可能有白细胞升高,尿细菌培养阳性。

尿路感染在中医学中属于“淋证”等范畴,主要病因为湿热蕴结膀胱所致,治以清热利湿,益气补肾为主。

〔治疗原则〕

尿路感染的治疗主要有对症支持治疗、针对病原体的抗菌治疗和维持水电解质平衡等方面。对所有尿路感染的患者均鼓励多喝水,喝水少的患者应给予输液,保证每日尿量在2000ml以上。部分尿路感染患者可配合服用中药治疗。

(1)抗菌药物治疗:应早期用药,彻底治疗。根据细菌药物敏感试验,选用有效抗生素。也可先用复方磺胺甲噁唑或选用喹诺酮类、氨苄青霉素或羟氨苄青霉素、头孢菌素类等,待检验结果报告后再行调整。为防耐药菌株的产生,可采用联合用药或交替用药,即每种药物用2~3周后轮换应用,以提高疗效。

(2)慢性感染应寻找并去除病因,排除尿路梗阻及畸形等,并需要两类抗生素联合应用。中医药治疗也可起到较好的效果。对伴有严重膀胱输尿管反流,出现明显瘢痕等解剖异常者应予手术矫正。

(3)目前淋球菌性尿道炎也很常见,如有者,应先按淋病治疗。

〔用药精选〕

具体尿路感染的用药请详见尿道炎、膀胱炎和肾盂肾炎及淋病章节。

63. 尿道炎、膀胱炎和肾盂肾炎

〔基本概述〕

尿道炎、膀胱炎和肾盂肾炎均属于尿路感染的范畴,临症用药基本相同。

(一)尿道炎

尿道炎是一种常见的疾病,多见于女性。临床上可分为急性和慢性两种。根据感染的病原体不同,又分为淋菌性尿道炎和非淋菌性尿道炎两类。

淋菌性尿道炎是指淋病双球菌致成的尿道炎,也称为特异性尿道炎。而非淋菌性尿道炎则指的是淋病双球菌以外的其他微生物所致的尿道炎,也称为非特异性尿道炎。

在非淋菌性尿道炎中,感染的病原菌有衣原体、支原体、毛滴虫及大肠埃希菌、链球菌和葡萄球菌等。

引起尿道炎的淋球菌和衣原体、支原体是引起不育症的致病菌之一。衣原体、支原体因其引起尿道炎症状不显著,甚至无症状,很多人误以为没有症状就没有性病,延误了检查治疗时机。感染支原体长时间不治疗,会附着于男性精子尾部引起精子活力明显减弱,以至影响受孕。在女性引起输卵管等盆腔的炎症,导致受精通道的阻塞,也会影响生育。现代青年中,有不少不育患者最后都发现这个病因,值得引起注意。

尿道炎的典型症状分为淋菌性尿道炎和非淋菌性尿道炎。淋菌性尿道炎常发生尿频、尿急、尿痛、阴道分泌物异常或增多、外阴刺痒及烧灼感,偶有下腹及腰痛、月经不规律。非淋菌病尿道炎由多种病原体引起,除有尿道炎症外,还常有宫颈炎等生殖道炎症发生。

急性尿道炎在男性患者中的主要症状是有较多尿道分泌物,开始为黏液性,逐渐变为脓性,在女性患者中尿道分泌物少见。无论男女,排尿时尿道均有烧灼痛、尿频和尿急,重者可发生尿道痉挛。尿液检查有脓细胞和红细胞。慢性尿道炎尿道分泌物逐渐减少,或者仅在清晨第一次排尿时,可见在尿道口附有少量浆液性分泌物。排尿刺激症状已不像急性期显著,部分患者可无症状。

(二)膀胱炎

膀胱炎是临床常见、多发的感染性疾病,具有顽固性和迁延性,治疗时间长,复发率高,主要表现为尿频、尿急、尿痛、血尿、脓尿、腰腹酸痛等。

膀胱炎是最为常见的尿路感染,多见于女性,特别是生育期与老年女性发病率高。

膀胱炎可以分为急性膀胱炎和复发性膀胱炎,复发性膀胱炎每次发作的临床表现和治疗与急性膀胱炎相同。

引起急性膀胱炎的微生物以细菌为主,常见细菌有大肠埃希菌、葡萄球菌;膀胱炎多因细菌经尿道上行感染而致。复发性膀胱炎与尿路畸形、结石、膀胱反流、糖尿病、雌激素水平低下等有关。

膀胱炎的临床表现是急性起病的尿路刺激症状,即尿频、尿急、尿痛,严重者甚至出现尿失禁;尿液浑浊、血尿,甚至尿血现象也比较普遍。急性膀胱炎多伴有下腹部疼痛与压痛,发热少见。新婚期女性发生的急性膀胱炎称为蜜月综合征。部分急性膀胱炎可不治自愈。

慢性膀胱炎多继发于泌尿生殖系统的其他疾病,症状与急性膀胱炎相似,但较缓和,无高热,症状可持续数周或间歇性发作,使患者乏力、消瘦,出现腰腹部及膀胱会阴区不舒适或隐痛,有时会出现头昏、眩晕等神经衰弱症状。

(三)肾盂肾炎

肾盂肾炎是指肾盂、肾盏以及肾实质的炎症,根据临床表现与病程分为急性肾盂肾炎和慢性肾盂肾炎,慢性肾盂肾炎急性发作的处理与急性肾盂肾炎相似。

肾盂肾炎是我国肾衰竭的常见原因,多见于女性,尤其在育龄期妇女常见;在肾脏结构异常、结石、膀胱反流等人群发生率也高。肾盂肾炎可单侧或双侧肾脏受累。

肾盂肾炎绝大部分由细菌感染而致,常见病原菌为大肠埃希菌、克雷伯菌、变形杆菌、肠球菌等。慢性肾盂肾炎多系急性肾盂肾炎治疗不及时、不彻底而引起,一般认为病程超过6个月以上为慢性。

肾盂肾炎典型临床表现是急性起病,畏寒、寒战、高热,体温可在38~39℃,伴头痛、乏力、全身酸痛、恶心、呕吐等;泌尿系统表现有腹痛、腰痛,向膀胱区放射;肾区叩痛、肋脊角压痛;部分患者伴有尿频、尿急和尿痛等尿路刺激症状。慢性肾盂肾炎急性发作者症状可不典型,可能单纯以发热、全身不适为主,部分患者有腰部不适或腰痛。实验室检查急性肾盂肾炎或慢性肾盂肾炎急性发作者血白细胞和中性粒细胞增加。

肾盂肾炎属中医"淋症"范畴,以湿热下注、肾阳不足等为主要病机。

〔治疗原则〕

1. 尿道炎的治疗

尿道炎的治疗原则主要有以下几个方面。

(1)大量饮水,使尿量增加,排尿时可冲洗尿道分泌物。

(2)使用镇静止痛解痉药物,减轻疼痛。

(3)注意休息,急性期短期内避免性生活。

(4)抗生素治疗,根据细菌培养和药敏试验选择有效抗菌素。

(5)慢性尿道炎或尿道内有狭窄,除药物治疗外,应行尿道扩张。

(6)目前淋球菌性尿道炎也很常见,如有,应先按淋病治疗。

2. 膀胱炎的治疗

膀胱炎的治疗原则主要有以下几个方面。

(1)症状明显者需要适当休息,多饮水。

(2)抗菌治疗一般口服3天下列药物之一即可:复方磺胺甲噁唑、诺氟沙星或呋喃妥因。

(3)复发性膀胱炎患者需要积极寻找复发原因,积极治疗相关基础疾病。对复发性膀胱炎需要消除导致复发的原因,可用阿莫西林克拉维酸钾口服;复发频率过高患者,可采用每晚睡前口服一次上述药物预防复发。

(4)慢性膀胱炎最重要的是查明致病菌的种类及药物敏感试验的结果、寻找引起感染持续或复发的原因,采取相应的治疗措施。

(5)对上述治疗无效者,需要进行小便培养,根据细菌种类与药物敏感性选择药物。

3. 肾盂肾炎的治疗

(1)一般治疗:患者应多饮水、勤排尿,适当休息,以降低髓质渗透压,提高机体吞噬细胞功能。

(2)抗菌治疗:急性肾盂肾炎可选择环丙沙星或左氧氟沙星或阿莫西林克拉维酸钾口服;也可选用复方磺胺甲噁唑。严重者可选择头孢呋辛或头孢曲松静脉滴注,疗程1~2周,慢性肾盂肾炎可选择上述药物,但疗程应为4~6周以彻底杀死肾组织内细菌。

(3)对于肾盂肾炎的诱发因素,如结石、尿路梗阻、糖尿病等. 需要积极治疗。

〔用药精选〕

一、西药

(一)尿道炎、膀胱炎和肾盂肾炎用西药

1. 左氧氟沙星 Levofloxacin

见第一章"5. 气管炎和支气管炎"。

2. 头孢曲松钠 Ceftriaxone Sodium

见第三章"56. 腹膜炎"。

3. 硫酸依替米星 Etimicin Sulfate

本品系半合成水溶性抗生素,属氨基糖苷类,抗菌谱广,对多种病原菌有较好抗菌作用。动物耳毒性实验结果可见本品肌内注射的耳毒性比其他氨基糖苷类抗生素偏低,与奈替米星相似。

【适应证】适用于敏感革兰阴性杆菌所致的各种感染,如支气管炎、肺部感染、膀胱炎、肾盂肾炎、皮肤及软组织感染等。

【不良反应】耳、肾的不良反应主要发生于肾功能不全、剂量过大或过量的患者,表现为眩晕、耳鸣等,个别患者电测听力下降,程度均较轻。偶见尿素氮(BUN)、SCr或丙氨酸氨基转移酶(ALT)、门冬氨酸氨基转移酶(AST)、碱性磷酸酶(ALP)等肝肾功能指标轻度升高,但停药后即恢复正常。其他罕见的反应有恶心、皮疹、静脉炎、心悸、胸闷及皮肤瘙痒等。

【禁忌】对本品及其他氨基糖苷类抗生素过敏者禁用。

【孕妇及哺乳期妇女用药】孕妇使用本品前必须充分权衡利弊。哺乳期妇女在用药期间需暂停哺乳。

【儿童用药】本品属氨基糖苷类抗生素,儿童慎用。

【老年用药】由于生理性肾功能的衰退,本品剂量与用药间期需调整。

【用法用量】静脉滴注。成人一次0.1~0.15g,稀释于100ml氯化钠注射液或5%葡萄糖注射液中,静脉滴注1小时,一日2次,疗程为5~10日;或200~300mg溶于100ml氯化钠注射液或5%葡萄糖注射液中静脉滴注1小时,一日一次,疗程5~10日。

病情严重或败血症者可适当延长疗程,必要时可与β-内酰胺类或其他抗生素联合应用。

【制剂】①硫酸依替米星注射液;②注射用硫酸依替米星

4. 头孢噻肟钠 Cefotaxime Sodium

见第三章"56. 腹膜炎"。

5. 头孢克肟 Cefixime

见第一章"5. 气管炎和支气管炎"。

6. 大观霉素 Spectinomycin

本品为链霉菌产生的氨基糖苷类抗生素。主要对淋病奈瑟菌有高度抗菌活性,对产生β-内酰胺酶的淋病奈瑟菌也有良好的抗菌活性;对许多肠杆菌科细菌具中度抗菌活性。

【适应证】主要用于奈瑟氏淋球菌所致的尿道炎、前列腺炎、宫颈炎和直肠感染,以及对青霉素、四环素等耐药菌株引起的感染。由于多数淋病患者同时合并沙眼衣原体感染,因此应用本品治疗后应继续以7日疗程的四环素或多西环素或红霉素治疗。

【不良反应】注射部位疼痛,荨麻疹,眩晕,恶心,感冒样症状,发热,失眠,尿量减少,血红蛋白、血球比容降低,碱性磷酸酯酶、BUN及SGPT升高。

【禁忌】对本品及氨基糖苷类抗生素过敏史者及肾病患者禁用。

【孕妇及哺乳期妇女用药】孕妇禁用。哺乳期妇女若使用本品,应暂停哺乳。

【儿童用药】本品的稀释液中含0.9%的苯甲醇,可能引起新生儿产生致命性喘息综合征,新生儿禁用。小儿淋病患者对青霉素类或头孢菌素类过敏者可应用本品。

【用法用量】仅供肌内注射。成人用于宫颈、直肠或尿道淋病奈瑟菌感染,单剂一次肌内注射2g;用于播散性淋病,一次肌内注射2g,每12小时一次,共3日。一次最大剂量4g,于左右两侧臀部肌内注射。

小儿体重45kg以下者,按体重单剂一次肌内注射40mg/kg;45kg以上者,单剂一次肌内注射2g。

【制剂】注射用盐酸大观霉素

7. 阿莫西林 Amoxicillin

见第一章"5. 气管炎和支气管炎"。

8. 阿莫西林钠舒巴坦钠 Amoxicillin Sodium and Sulbactam Sodium

见第三章"56. 腹膜炎"。

9. 阿莫西林舒巴坦匹酯 Amoxicillin and Pivoxil Sulbactan

【适应证】本品适用对阿莫西林耐药但对本品敏感的产β-内酰胺酶致病菌引起的下列轻、中度感染性疾病:①上呼吸道感染:如耳、鼻、喉部感染,即中耳炎、鼻窦炎、扁桃体炎和咽炎等;②下呼吸道感染:如肺炎、急性支气管炎和慢性支

气管炎急性发作、支气管扩张等;③泌尿生殖系统感染:如膀胱炎和尿道炎、肾盂肾炎、妇科感染、产后感染等;④皮肤及软组织感染:如蜂窝组织炎、伤口感染、疖病、脓性皮炎和脓疱病;性病;淋病等;⑤口腔感染:如口腔脓肿、手术用药等;⑥其他感染:如细菌性心内膜炎、腹膜炎、骨髓炎、伤寒和副伤寒、预防心内膜炎等。

【用法用量】口服。成人和12岁以上儿童每次1~2片,每8小时服用1次;9个月~2岁儿童每次1/4片,每8小时服用1次;2~6岁儿童每次1/2片,每8小时服用1次;6~12岁儿童每次1片,每8小时服用1次。中度肾功能不全患者每12小时服用1~2片;严重肾功能不全患者每12小时服用少于1片。

【禁忌】对青霉素类或头孢菌素类药物过敏者禁用。

【制剂】阿莫西林舒巴坦匹酯片(咀嚼片、胶囊)

10. 氨苄西林钠舒巴坦钠 Ampicillin Sodium and Sulbactam Sodium

见第一章“6. 肺炎”。

11. 头孢唑林钠 Cefazolin Sodium

见第一章“6. 肺炎”。

12. 头孢呋辛 Cefuroxime

见第一章“5. 气管炎和支气管炎”。

13. 头孢唑肟钠 Ceftizoxime Sodium

头孢唑肟钠属第三代头孢菌素,具广谱抗菌作用,对多种革兰阳性菌和革兰阴性菌产生的广谱β-内酰胺酶(包括青霉素酶和头孢菌素酶)稳定。

【适应证】敏感菌所致的下呼吸道感染、尿路感染、腹腔感染、盆腔感染、败血症、皮肤软组织感染、骨和关节感染、肺炎链球菌或流感嗜血杆菌所致脑膜炎和单纯性淋病。

【不良反应】①皮疹、瘙痒和药物热等过敏反应、腹泻、恶心、呕吐、食欲不振等。②碱性磷酸酶、血清氨基转移酶轻度升高、暂时性血胆红素、血尿素氮和肌酐升高等。③贫血(包括溶血性贫血)、白细胞减少、嗜酸粒细胞增多或血小板减少少见。④偶见头痛、麻木、眩晕、维生素K和维生素B缺乏症、过敏性休克。⑤极少数患者可发生黏膜念珠菌病。⑥注射部位烧灼感、蜂窝织炎、静脉炎(静脉注射者)、疼痛、硬化和感觉异常等。

【禁忌】对该品及其他头孢菌素过敏者禁用。

【孕妇及哺乳期妇女用药】孕妇只在有明确指征时应用。本品有少量可分泌至乳汁中,哺乳期妇女应用该品时应暂停哺乳。

【儿童用药】6个月以下小儿使用该品的安全性和有效性尚未确定。

【老年用药】老年患者常伴有肾功能减退,应适当减少剂量或延长给药间期。

【用法用量】成人常用量:一次1~2g,每8~12小时一次;严重感染者可增至一次3~4g,每8小时一次。治疗非复杂性尿路感染时,一次0.5g,每12小时一次。

6个月及6个月以上的婴儿和儿童常用量:按体重一次50mg/kg,每6~8小时一次。

【制剂】注射用头孢唑肟钠:①0.5g(50万单位)。②1g(100万单位)

14. 头孢泊肟酯 Cefpodoxime Proxetil

见第一章“5. 气管炎和支气管炎”。

15. 加替沙星 Gatifloxacin

见第一章“5. 气管炎和支气管炎”。

16. 氧氟沙星 Ofloxacin

本品具广谱抗菌作用,尤其对需氧革兰阴性杆菌的抗菌活性高。常对多重耐药菌也具有抗菌活性。对青霉素耐药的淋病奈瑟菌、产酶流感嗜血杆菌和莫拉菌属均具有高度抗菌活性。

【适应证】用于敏感菌所引起的:①泌尿生殖系统感染,包括单纯性、复杂性尿路感染、细菌性前列腺炎、淋病奈瑟菌尿道炎或宫颈炎(包括产酶株所致者)。②呼吸道感染,包括敏感革兰阴性杆菌所致支气管感染急性发作及肺部感染及结核分枝杆菌引起的感染。③胃肠道感染,由志贺菌属、沙门菌属、产肠毒素大肠埃希菌、亲水气单胞菌、副溶血弧菌等所致。④伤寒。⑤骨和关节感染。⑥皮肤软组织感染。⑦败血症等全身感染。

【不良反应】①胃肠道反应:较为常见,可表现为腹部不适或疼痛、腹泻、恶心或呕吐。②中枢神经系统反应:可有头晕、头痛、嗜睡或失眠。③过敏反应:皮疹、皮肤瘙痒、面部潮红、胸闷等,偶可发生渗出性多形性红斑及血管神经性水肿。少数患者有光敏反应。④偶可发生:癫痫发作、精神异常、烦躁不安、意识混乱、幻觉、震颤;血尿、发热、皮疹等间质性肾炎表现;静脉炎;结晶尿,多见于高剂量应用时;关节疼痛。⑤少数患者可发生AST及ALT升高、血尿素氮增高及周围血常规白细胞降低,多属轻度,并呈一过性。

【禁忌】对本品及喹诺酮类药过敏的患者禁用。

【孕妇及哺乳期妇女用药】孕妇禁用。哺乳期妇女应用该品时,应停止哺乳。

【儿童用药】18岁以下儿童禁用。

【老年用药】老年患者常有肾功能减退,因本品部分经肾排出,需减量应用。

【用法用量】口服或静脉缓慢滴注。

成人常用量:①急性单纯性下尿路感染:一次0.2g,一日2次,疗程5~7日;复杂性尿路感染:一次0.2g,一日2次,疗程10~14日。②前列腺炎:一次0.3g,一日2次,疗程6周;衣原体宫颈炎或尿道炎,一次0.3g,一日2次,疗程7~14日。③单纯性淋病:一次0.4g,单剂量

【制剂】①氧氟沙星片(缓释片、胶囊、颗粒、注射液、氯化钠注射液);②注射用氧氟沙星

17. 诺氟沙星 Norfloxacin

见第三章“35. 肠炎”。

18. 环丙沙星 Ciprofloxacin

见第三章“35. 肠炎”。

19. 阿奇霉素 Azithromycin

见第一章“5. 气管炎和支气管炎”。

20. 红霉素 Erythromycin

见第一章“6. 肺炎”。

21. 复方磺胺甲噁唑 Compound Sulfamethoxazole

见第一章“5. 气管炎和支气管炎”。

22. 头孢羟氨苄 Cefadroxil

头孢羟氨苄为第一代口服的头孢菌素,对革兰阳性菌一般有较好的抗菌作用,对革兰阴性菌和部分厌氧菌亦有一定的抗菌活性。通过抑制细菌细胞壁的合成而产生杀菌作用。

【适应证】主要用于敏感菌所致的下列感染。①上呼吸道感染:扁桃体炎、喉炎、咽炎、中耳炎、鼻窦炎、乳突炎。②下呼吸道感染:急性及慢性支气管炎、支气管扩张症、支气管肺炎、大叶性肺炎、肺脓肿。③尿路感染:尿道炎、膀胱炎、肾盂肾炎、前列腺炎。④皮肤软组织感染:伤口感染、脓肿、蜂窝织炎、疖病、骨髓炎。

【不良反应】不良反应少而轻,总发生率约为4%,以胃肠道反应为主。少数人有恶心、食欲下降、皮疹等,停药后自行消失。偶可发生过敏性休克,也可出现尿素氮,血清氨基转移酶,血清碱性磷酸酶一过性升高。

【禁忌】对本品及头孢菌素类过敏者禁用。

【孕妇及哺乳期妇女用药】孕妇用药需有确切适应证。本品亦可进入乳汁,虽至今尚无哺乳期妇女应用头孢菌素类发生问题的报道,但仍须权衡利弊后应用。

【老年用药】老年患者肾功能减退,须调整剂量。

【用法用量】口服。成人一次0.5~1.0g,一日2次或遵医嘱,小儿按体重每12小时15~20mg/kg。

【制剂】①头孢羟氨苄片;②头孢羟氨苄分散片;③头孢羟氨苄咀嚼片;④头孢羟氨苄胶囊;⑤头孢羟氨苄颗粒。头孢羟氨苄干混悬剂

(二)淋菌性尿道炎用西药

具体请详见淋病章节,也可参见上述尿道炎、膀胱炎和肾盂肾炎用西药的部分药品。

附:用于尿道炎、膀胱炎和肾盂肾炎的其他西药

1. 头孢地嗪钠 Cefodizime Sodium

见第一章“6. 肺炎”。

2. 头孢他美酯 Cefetamet Pivoxil

【适应证】适用于敏感菌引起的多种感染,包括泌尿系统感染,如非复杂性尿路感染、复杂性尿路感染(包括肾盂肾炎),男性急性淋球菌性尿道炎等。

3. 头孢硫脒 Cefathiamidine

见第一章“6. 肺炎”。

4. 头孢替唑钠 Ceftezole Sodium

见第一章“10. 肺脓肿”。

5. 头孢替安 Cefortiam

见第一章“5. 气管炎和支气管炎”。

6. 依诺沙星 Enoxacin

见第一章“5. 气管炎和支气管炎”。

7. 甲磺酸培氟沙星 Pefloxacin Mesylate

见第五章“73. 前列腺炎”。

8. 硫酸奈替米星 Netilmicin Sulfate

见第一章“5. 气管炎和支气管炎”。

9. 司帕沙星 Sparfloxacin

见第三章“42. 伤寒和副伤寒”。

10. 头孢吡肟 Cefepime

见第一章“6. 肺炎”。

11. 帕尼培南倍他米隆 Panipenem and Betamipron

见第五章“75. 附睾炎与睾丸炎”。

12. 拉氧头孢钠 Latamoxef Sodium

见第四章“56. 腹膜炎”。

13. 氨苄西林 Ampicillin

见第一章“14. 肺源性心脏病”。

14. 氨苄西林丙磺舒胶囊 Ampicillin and Probenecid Capsules

见第一章“5. 气管炎和支气管炎”。

15. 塞克硝唑 Secnidazole

见本章“38. 痢疾”。

16. 头孢特仑新戊酯 Celfteram Pivoxil

见第一章“5. 气管炎和支气管炎”。

17. 洛美沙星 Lomefloxacin

【适应证】适用于敏感细菌引起的多种感染,包括泌尿生殖系统感染:急性膀胱炎、急性肾盂肾炎、复杂性尿路感染、慢性尿路感染急性发作、急慢性前列腺炎、单纯性淋病等。

18. 头孢地尼 Cefdinir

见第一章“5. 气管炎和支气管炎”。

19. 双氯西林钠 Amoxicillin and Dicloxocillin Sodium

【适应证】本品适用于敏感细菌所致的多种感染,包括生殖泌尿道感染,如膀胱炎、尿道炎、肾盂肾炎、脓毒性流产、产后脓毒症、盆腔感染、软下疳、淋病等。

20. 米诺环素 Minocycline

见第五章“75. 附睾炎与睾丸炎”。

21. 甲苯磺酸妥舒沙星 Tosufloxacin Tosylate

见第十二章“146. 乳腺炎”。

22. 甲苯磺酸托氟沙星 Tosufloxacin Tosilate

见第五章“75. 附睾炎和睾丸炎”。

23. 头孢拉定 Cefradine

见第一章“5. 气管炎和支气管炎”。

24. 莫西沙星 Moxifloxacin

见第一章“5. 气管炎和支气管炎”。

25. 甲氧苄啶 Trimethoprim

【适应证】本品为广谱抗菌药,抗菌谱与磺胺药类似,用

于敏感菌所致的急性单纯性下尿路感染初发病例。很少单用,一般均与磺胺药,如磺胺甲噁唑或磺胺嘧啶合用。

26. 匹美西林 Pivmecillinam

【适应证】用于泌尿系统感染,亦用于呼吸道感染、肠道感染及伤寒等。

27. 头孢氨苄 Cefalexin

见第一章“5. 气管炎和支气管炎”。

28. 头孢克洛 Cefaclor

见第一章“5. 气管炎和支气管炎”。

29. 硫酸小诺霉素 Micronomicini Sulfate

见第一章“5. 气管炎和支气管炎”。

30. 硫酸核糖霉素 Ribostamycin Sulfate

见第一章“5. 气管炎和支气管炎”。

31. 头孢美唑 Cefmetazole

见第一章“10. 肺脓肿”。

32. 妥布霉素氯化钠注射液 Tobramycin and Sodium Chloride Injection

见第五章“73. 前列腺炎”。

33. 头孢匹胺 Cefpiramide

【适应证】用于对本药敏感的细菌所致的各种感染,包括肾盂肾炎、胆管炎等。

34. 硫酸阿米卡星 Amikacin Sulfate

见第一章“10. 肺脓肿”。

35. 硫酸异帕米星 Isepamicin Sulfate

见第一章“5. 气管炎和支气管炎”。

36. 头孢噻吩钠 Cefalotin Sodium

见第二章“15. 心脏病”。

37. 普卢利沙星 Prulifloxacin

见第一章“9. 肺气肿”。

38. 头孢孟多酯钠 Cefamandole Nafate

见第一章“6. 肺炎”。

39. 磺胺甲噁唑 Sulfamethoxazole

【适应证】可用于敏感细菌所致的急性单纯性尿路感染等。为治疗沙眼衣原体所致宫颈炎和尿道炎的次选药物,治疗杜克雷嗜血杆菌所致软下疳的次选药物。

40. 磺胺异噁唑 Sulfafurazole

见第三章“35. 结肠炎”。

41. 吡哌酸 PipemidicAcid

见第三章“35. 结肠炎”。

42. 乌洛托品 Methenamine

【适应证】用于泌尿道感染;对革兰阴性杆菌引起的膀胱炎、肾盂炎有效;还可用于残余尿增多的尿路继发感染;用于泌尿道术后及膀胱镜检查后留置导尿管者;局部外用适用于治疗疣、足癣、腋臭和汗脚。

43. 头孢尼西钠 Cefonicid Sodium

见第一章“6. 肺炎”。

44. 厄他培南 Ertapenem

见第一章“6. 肺炎”。

45. 头孢哌酮 Cefoperazone

见第一章“14. 肺源性心脏病”。

46. 头孢哌酮钠舒巴坦钠 Cefoperazone Sodium and Sulbactum Sodium

见第一章“6. 肺炎”。

47. 头孢哌酮钠他唑巴坦钠 Cefoperazone Sodium and Tazobactam Sodium

见第一章“5. 气管炎和支气管炎”。

48. 舒他西林 Sultamicillin

见第一章“5. 气管炎和支气管炎”。

49. 硫酸西索米星 Sisomicin Sulfate

见第一章“5. 气管炎和支气管炎”。

50. 磺苄西林钠 Sulbenicillin Sodium

见第一章“6. 肺炎”。

51. 阿洛西林钠 Azlocillinsodium

见第一章“5. 气管炎和支气管炎”。

52. 美洛西林钠 MezlocillinSodium

【适应证】主要用于敏感菌株所致的呼吸系统、泌尿系统、消化系统、妇科和生殖器官等感染。

53. 美洛西林钠舒巴坦钠 Mezlocillinsodium and Sulbactamsodium

见第一章“10. 肺脓肿”。

54. 甲磺酸帕珠沙星 Pazufloxacin Mesilate

见第一章“9. 肺气肿”。

55. 头孢西丁钠 Cefoxitin Sodium

见第十二章“135. 盆腔炎、附件炎和子宫内膜炎”。

56. 亚胺培南西司他丁钠 Imipenem and Cilastatin Sodium

见第一章“6. 肺炎”。

57. 美罗培南 Meropenem

见第一章“14. 肺源性心脏病”。

58. 两性霉素 B Amphotericin B

见第九章“98. 脑膜炎”。

59. 氟胞嘧啶 Flucytosine

见第九章“98. 脑膜炎”。

60. 氟康唑 Fluconazole

见第九章“98. 脑膜炎”。

61. 法罗培南钠 Faropenem Sodium

见第五章“75. 附睾炎与睾丸炎”。

62. 匹多莫德 Pidotimod

见第一章“5. 气管炎和支气管炎”。

63. 青霉素 Benzylpenicillin

见第一章“10. 肺脓肿”。

64. 盐酸头孢甲肟 Cefmnoxime Hydrochloride

见第三章“53. 胆囊炎”。

65. 阿奇霉素磷酸二氢钠 Azithromycin Sodium Dihydrogen Phosphate

见第二章“5. 气管炎和支气管炎”。

66. 氟氯西林钠 Flucloxacillin Sodium

见第一章“10. 肺脓肿”。

67. 盐酸仑氨西林 Lenampicillin Hydrochloride

【适应证】用于敏感菌引起的感染,包括泌尿系统感染:单纯性膀胱炎、淋菌性尿道炎;妇科感染:子宫内感染、子宫附件炎、前庭大腺炎等。

68. 盐酸非那吡啶 Phenazopyridine Hydrochloride

【适应证】用以缓解尿路感染或刺激引起的泌尿道疼痛、尿道口烧灼感、尿急、尿频等不适症状。

69. 磷酸二氢钾 Potassium Dihydrogen Phosphate

【适应证】本品可酸化尿液,作为尿路感染的辅助用药及含钙肾结石的预防用药。

70. 哌拉西林 Piperacillin

见第三章“56. 腹膜炎”。

71. 哌拉西林钠舒巴坦钠 Piperacillin Sodium and Sulbactam Sodium

【适应证】本品为复方制剂,含哌拉西林钠和舒巴坦钠。适用于敏感菌引起的中、重度感染,包括泌尿系统感染等。

72. 盐酸安妥沙星 Antofloxacin Hydrochloride

见第五章“75. 前列腺炎”。

73. 阿莫西林钠氟氯西林钠 Amoxicillin Sodium and Flucloxacillin Sodium

【适应证】本品适用于敏感菌引起的呼吸道感染、消化道感染、泌尿道感染、皮肤软组织感染、骨和关节感染、口腔及耳鼻喉感染等。

74. 替考拉宁 Teicoplanin

见第一章“10. 肺脓肿”。

75. 硫酸头孢匹罗 Cefpirome Sulfate

见第一章“6. 肺炎”。

76. 盐酸头孢卡品酯 Cefcapene Pivoxil Hydrochloride

见第一章“5. 气管炎和支气管炎”。

77. 氨曲南 Aztreonam

见第一章“5. 气管炎和支气管炎”。

78. 克洛己新 Cefaclor and Bromhexine

见第一章“9. 肺气肿”。

79. 头孢他啶 Ceftazidime

见第一章“6. 肺炎”。

80. 头孢他啶他唑巴坦钠 Ceftazidime and Tazobactam Sodium

见第一章“6. 肺炎”。

81. 甲砜霉素 Thiamphenicol

【适应证】主要用于敏感菌如流感嗜血杆菌、大肠埃希菌、沙门菌属等所致的呼吸道、尿路、肠道等感染。

82. 盐酸甲砜霉素甘氨酸酯 Thiamphenicol Glycinate Hydrochloride

见第三章“35. 肠炎”。

83. 夫西地酸钠 Sodium Fusidate

见第一章“6. 肺炎”。

84. 五水头孢唑林钠 Cefazolin Sodium Pentahydrate

见第一章“6. 肺炎”。

85. 替卡西林钠克拉维酸钾 Ticarcillin Sodium and Clavulanate Potassium

见第三章“56. 腹膜炎”。

86. 盐酸四环素 Tetracycline Hydrochloride

【适应证】①用于下列疾病:a. 立克次体病,包括流行性斑疹伤寒、地方性斑疹伤寒、洛矶山热、恙虫病和Q热。b. 支原体属感染。c. 衣原体属感染,包括鹦鹉热、性病、淋巴肉芽肿、非特异性尿道炎、输卵管炎、宫颈炎及沙眼。d. 回归热。e. 布鲁菌病。f. 霍乱。g. 兔热病。h. 鼠疫。i. 软下疳。治疗布鲁菌病和鼠疫时需与氨基糖苷类联合应用。②可用于对青霉素类过敏的破伤风、气性坏疽、雅司、梅毒、淋病和钩端螺旋体病以及放线菌属、单核细胞增多性李斯特菌感染的患者。

87. 盐酸土霉素 Oxytetracycline Hydrochloride

见第三章“39. 霍乱”。

88. 盐酸多西环素 Doxycycline Hydrochloride

见第一章“39. 霍乱”。

89. 盐酸美他环素 Metacycline Hydrochloride

见第三章“39. 霍乱”。

90. 吉他霉素 Kitasamycin

【适应证】主要用于敏感的革兰阳性菌所致的皮肤、软组织感染、胆道感染、呼吸道感染、链球菌咽峡炎、猩红热、白喉、军团菌病、百日咳及淋病、非淋病性尿道炎、痤疮等。

91. 氟罗沙星 Fleroxacin

见第三章“42. 伤寒和副伤寒”。

92. 尼美舒利 Nimesulide

见第八章“95. 风湿与类风湿关节炎”。

93. 呋喃妥因 Nitrofurantoin

【适应证】本品具有广谱抗菌性质,用于敏感菌所致的急性单纯性下尿路感染,也可用于尿路感染的预防。

94. 巴洛沙星 Balofloxacin

【适应证】巴洛沙星为氟喹诺酮类抗菌药,用于治疗敏感菌引起的单纯性尿路感染,如膀胱炎、尿道炎等。

95. 硫酸头孢噻利 CefoselisSulfate

见第三章“53. 胆囊炎”。

96. 比阿培南 Biapenem

【适应证】适用于治疗由敏感细菌所引起的败血症、肺炎、肺部脓肿、慢性呼吸道疾病引起的二次感染、难治性膀胱炎、肾盂肾炎、腹膜炎、妇科附件炎等。

97. 盐酸屈他维林 Drotaverine Hydrochloride

见第三章“36. 肠易激综合征”。

98. 阿莫西林双氯西林钠 Amoxicillin and Dicloxocillin Sodium

【适应证】本品适用于敏感细菌所致的多种感染，包括生殖泌尿道感染如膀胱炎、尿道炎、肾盂肾炎、脓毒性流产、产后脓毒症、盆腔感染、软下疳、淋病等。

99. 头孢米诺钠 Cefminox Sodium

见第一章“5. 气管炎和支气管炎”。

100. 磷霉素 Fosfomycin

见第三章“56. 腹膜炎”。

101. 磷霉素氨丁三醇散 Fosfomycin Trometamol Powder

【适应证】用于敏感的致病菌所引起的下尿路感染如膀胱炎、尿道炎等。

102. 乙酰螺旋霉素 Acetylspiramycin

见第一章“5. 气管炎和支气管炎”。

二、中药

1. 银花泌炎灵片

【处方组成】金银花、半枝莲、萹蓄、瞿麦、石韦、川木通、车前子、淡竹叶、桑寄生、灯芯草

【功能主治】清热解毒、利湿通淋。用于急性肾盂肾炎，急性膀胱炎，下焦湿热证，症见发热恶寒、尿频、尿急、尿道刺痛或尿血、腰痛等。

【用法用量】口服。一次 4 片，一日 4 次。两周为一疗程。可连服 3 个疗程，或遵医嘱。

【使用注意】孕妇禁用、哺乳期妇女慎用。

2. 三金片(颗粒、胶囊)

【处方组成】金樱根、菝葜羊开口、金沙藤、积雪草

【功能主治】清热解毒，利湿通淋，益肾。用于下焦湿热所致的热淋、小便短赤、淋沥涩痛、尿急频数；急、慢性肾盂肾炎，膀胱炎，尿路感染见上述证候者。

【用法用量】片剂口服，小片一次 5 片，大片一次 3 片，一日 3 ~ 4 次。

3. 肾舒颗粒

【处方组成】白花蛇舌草、萹蓄、大青叶、淡竹叶、地黄、茯苓、甘草、海金沙藤、黄柏、瞿麦

【功能主治】清热解毒，利水通淋。用于下焦湿热所致的热淋，症见尿频、尿急、尿痛；尿道炎，膀胱炎，急、慢性肾盂肾炎见上述证候者。

【用法用量】开水冲服，一次 30g，一日 3 次。小儿酌减或遵医嘱。

【使用注意】孕妇禁用。

4. 八正合剂(片、胶囊、颗粒)

【处方组成】瞿麦、车前子(炒)、萹蓄、大黄、滑石、川木通、栀子、甘草、灯心草

【功能主治】清热，利尿，通淋。用于湿热下注，小便短赤，淋沥涩痛，口燥咽干。

【用法用量】口服。一次 15 ~ 20ml，一日 3 次，用时摇匀。

【使用注意】孕妇禁用。

5. 复方石韦片(颗粒、胶囊)

【处方组成】石韦、萹蓄、苦参、黄芪

【功能主治】清热燥湿，利尿通淋。用于下焦湿热所致的热淋，症见小便不利，尿频，尿急，尿痛，下肢浮肿；急性肾小球肾炎，肾盂肾炎，膀胱炎，尿道炎见上述证候者。

【用法用量】片剂口服，一次 5 片，一日 3 次，15 天为一疗程，可连服 2 个疗程。

6. 妇科分清丸

【处方组成】当归、白芍、川芎、地黄、栀子、黄连、石韦、海金沙、甘草、木通、滑石

【功能主治】清热利湿，活血止痛。用于湿热瘀阻下焦所致的妇女热淋证，症见尿频，尿急，尿少涩痛，尿赤浑浊。

【用法用量】口服。一次 9g，一日 2 次。

【使用注意】孕妇慎用。

7. 复方金钱草颗粒

【处方组成】广金钱草、车前草、石韦、玉米须

【功能主治】清热祛湿，通淋排石。用于湿热下注所致的热淋、石淋，症见尿频，尿急，尿痛，腰痛等；泌尿系结石，尿路感染见上述证候者。

【用法用量】开水冲服，一次 1 ~ 2 袋，一日 3 次。

8. 尿感宁颗粒

【处方组成】海金沙藤、连钱草、凤尾草、紫花地丁、葎草

【功能主治】清热解毒，利尿通淋。用于膀胱湿热所致淋证，症见尿频、尿急、尿道涩痛，尿色偏黄，小便淋漓不尽；急、慢性尿路感染见上述证候者。

【用法用量】开水冲服，一次 1 袋，一日 3 ~ 4 次。

9. 热淋清片(咀嚼片、颗粒、胶囊、软胶囊、糖浆)

【处方组成】头花蓼

【功能主治】清热泻火，利尿通淋。用于下焦湿热所致的热淋，症见尿频、尿急、尿痛；尿路感染，肾盂肾炎见上述证候者。

【用法用量】片剂口服，一次 3 ~ 6 片，一日 3 次。儿童酌减，或遵医嘱。

10. 分清五淋丸

【处方组成】木通、盐车前子、黄芩、茯苓、猪苓、黄柏、大黄、萹蓄、瞿麦、知母、泽泻、栀子、甘草、滑石

【功能主治】清热泻火，利尿通淋。用于湿热下注所致的淋证，症见小便黄赤，尿频尿急，尿道灼热涩痛。

【用法用量】口服。一次 6g，一日 2 ~ 3 次。

【使用注意】孕妇慎用。

11. 宁泌泰胶囊

【处方组成】四季红、芙蓉叶、仙鹤草、大风藤、白茅根、连翘、三颗针

【功能主治】清热解毒、利湿通淋。用于湿热蕴结所致淋证，症见小便不利，淋漓涩痛，尿血；下尿路感染，慢性前列腺

炎见上述证候者。

【用法用量】口服。一次3～4粒，一日3次；7天为一疗程，或遵医嘱。

【注意事项】孕妇慎服。

12. 八味小檗皮散（胶囊）

【处方组成】小檗皮，荜茇，余甘子，麝香，熊胆，甘草，红花，京墨等

【功能主治】消炎止痛，固精止血。用于尿道感染，尿频，尿急，尿痛，白浊，血尿，滑精等。

【用法用量】一次2g，一日2次，用温开水送服。

【使用注意】孕妇慎用。

13. 四味姜黄汤散

【处方组成】姜黄、小檗皮、余甘子、蒺藜

【功能主治】清热，利尿。用于尿道炎，尿频，尿急。

【用法用量】一次4～5g，一日2次，水煎服。

14. 三清胶囊（片）

【处方组成】猪苓、茯苓、泽泻、地黄、枸杞子、车前子、白茅根、白术、陈皮、桑白皮、大腹皮、金银花、连翘、续断、藕节（炒炭）

【功能主治】清热利湿，凉血止血。用于下焦湿热所致急、慢性肾盂肾炎，泌尿系感染引起的小便不利，恶寒发热，尿频，尿急，少腹疼痛等。

【用法用量】口服。一次5～8粒，一日3次。

15. 尿路康颗粒

【处方组成】益母草、墨旱莲、车前草、灯心草、广金钱草、黄精、山药等

【功能主治】清热利湿、健脾益肾。用于下焦湿热、脾肾两虚所致的淋证小便不利，淋沥涩痛；非淋菌性尿道炎见上述证候者。

【用法用量】温开水冲服，一次1袋，一日2次，或遵医嘱。

【禁忌】孕妇忌服。

16. 解毒通淋丸

【处方组成】八角莲、半枝莲、半边莲、重楼、虎杖、猫爪草、泽泻、赭石

【适应证】清热，利湿，通淋，用于下焦湿热所致的非淋菌性尿道炎，症见尿频，尿痛，尿急。

【用法用量】口服。一次4克，一日3次。

【禁忌】孕妇慎用

17. 桂蒲肾清片（胶囊）

【处方组成】诃子、蒺茣子、人工牛黄、蒲公英、三七、鸡内金、肉桂、菟丝子、莲子、琥珀、阿胶、泽泻

【功能主治】清热利湿解毒，化瘀通淋止痛。用于湿热下注，毒瘀互阻所致尿频，尿急，尿痛，尿血，腰痛乏力等症：尿路感染，急、慢性肾盂肾炎、非淋菌性尿道炎见上述证候者。

【用法用量】口服。一次4片，一日3～4次。

【禁忌】孕妇禁用。

18. 十三味菥蓂胶囊

【处方组成】菥蓂子、芒果核、蒲桃、大托叶云实、紫草茸、茜草、山矾叶、圆柏、诃子、豆蔻、刀豆、波棱瓜子、巴夏嘎等十三味藏药材组成

【功能主治】清热，通淋，消炎止痛。用于淋病，睾丸肿大，膀胱炎，腰痛等症。

【用法用量】口服。一次3～4粒，一日2～3次。

【使用注意】孕妇慎用。

20. 清淋颗粒（片、胶囊）

【处方组成】瞿麦、萹蓄、木通、车前子（盐炒）、滑石、栀子、大黄、炙甘草

【功能主治】清热泻火，利水通淋。用于膀胱湿热所致的淋症、癃闭，症见尿频涩痛，淋沥不畅，小腹胀满，口干咽燥。

【用法用量】颗粒开水冲服。一次1袋。一日2次，小儿酌减。

21. 金钱通淋口服液（颗粒）

【处方组成】金钱草、海金沙、忍冬藤、白茅根、石韦

【功能主治】清热祛湿，利水通淋。用于下焦湿热所致的淋证，症见尿频尿急，灼热刺痛，腰痛拒按，尿色黄赤；急性膀胱炎，急性肾盂肾炎及慢性肾盂肾炎急性发作见上述证候者。

【用法用量】口服液一次20ml，一日3次，2周为一疗程或遵医嘱。颗粒口服，一次5～10g，一日3次，2周为一疗程或遵医嘱。

22. 消淋败毒散（丸）

【处方组成】土茯苓、金银花、牛黄、羚羊角粉、川木通、泽泻、车前子（盐炒）、大黄、川芎、防风、薏苡仁、甘草

【功能主治】清热解毒，祛湿通淋，用于下焦湿热证，症见尿频或急，尿道灼痛，尿黄赤，腰痛或小腹胀痛，舌红苔腻；急、慢性非特异性下尿路细菌感染见上述证候者。

【用法用量】饭后30分钟用温开水冲服，一次5g，一日2～3次，2周为一疗程。

【使用注意】孕妇禁用。

23. 清热通淋胶囊（片）

【处方组成】爵床、苦参、白茅根、硼砂

【功能主治】清热、利湿、通淋。用于下焦湿热所致的热淋，症见小便频急，尿道刺痛，尿液浑浊，口干苦；急性下尿路感染见上述证候者。

【用法用量】胶囊口服，一次4粒，一日3次，或遵医嘱。2周为一疗程。

【使用注意】孕妇禁用。

24. 金砂五淋丸

【处方组成】海金砂、猪苓、瞿麦、大黄、赤芍、扁蓄、茯苓、川木通、黄柏、地黄、车前子、黄芩、当归

【功能主治】清热，通淋。用于膀胱湿热，小便浑浊，淋沥作痛。

【用法用量】灯心草汤或温开水送服，一次6g，一日2～

3次。

25. 五淋化石胶囊(丸)

【处方组成】广金钱草、鸡内金、泽泻、沙牛、琥珀、黄芪、石韦、海金沙、车前子、甘草、延胡索醋制等

【功能主治】通淋利湿,化石止痛,用于淋证,癃闭,尿路感染,尿路结石,前列腺炎,乳糜尿见上述证候者。

【用法用量】口服。一次5粒,一日3次。

26. 复肾宁片(胶囊)

【处方组成】车前子、萹蓄、知母(盐)、益母草、大黄(制)、栀子、黄柏(盐)、牡丹皮、甘草、附子(炙)

【功能主治】清利湿热,通阳化瘀。用于湿热下注、瘀血阻滞所致的热淋,症见尿频,尿急,尿痛,腰痛;急、慢性尿路感染(急、慢性膀胱炎,急、慢性肾盂肾炎)见上述证候者。

【用法用量】口服。一次6片,一日3次。

【使用注意】孕妇慎用。

附:用于尿道炎、膀胱炎和肾盂肾炎的其他中药

1. 双冬胶囊

【功能主治】可用于治疗非淋性尿道炎。

2. 连参通淋片

【功能主治】清热祛湿,利水通淋。用于非淋菌性尿道炎的辅助治疗,中医辨证属于湿热下注者,症见尿频,尿急,尿痛,尿道红肿刺痒,尿道口有分泌物,舌红苔黄腻,脉濡数。

3. 结石通片(胶囊)

见本章"72. 肾结石、膀胱结石和尿道结石"。

4. 复方石淋通片(胶囊)

见本章"72. 肾结石、膀胱结石和尿道结石"。

5. 癃清片(胶囊)

见本章"74. 前列腺增生"。

6. 泌尿宁颗粒(胶囊)

【功能主治】清热通淋,利尿止痛,补肾固本。用于热淋,小便赤涩热痛及泌尿系感染。

7. 五淋丸

见本章"67. 乳糜尿与白浊"。

8. 龙胆泻肝丸(颗粒、口服液)

见第三章"53. 胆囊炎"。

9. 四季草颗粒(片)

【功能主治】清热解毒,利尿通淋。用于湿热蕴结所致淋证,症见排尿不畅,淋漓涩痛。

10. 克淋通胶囊

【功能主治】清热泻火,利尿通淋。用于湿热下注、热结膀胱所致的热淋,症见小便频数,尿急,尿痛,小腹胀痛,腰痛,苔黄腻,脉滑数。

11. 清浊祛毒丸

【功能主治】清热解毒,利湿去浊。用于湿热下注所致尿频,尿急,尿痛等。

12. 萨热大鹏丸

见第三章"44. 腹痛"。**13. 协日嘎四味汤胶囊**

【功能主治】利尿,泻湿热。用于急性下尿路感染属膀胱热证者,症见尿急,尿频,尿道灼热刺痛等。

14. 肾安胶囊(片)

【功能主治】清热解毒,利尿通淋。用于湿热蕴结所致淋证,症见小便不利,淋沥涩痛;下尿路感染见上述证候者。

15. 肾苓颗粒

【功能主治】清热解毒,利湿通淋。用于减轻或缓解轻、中度急性单纯性下尿路感染下焦湿热证出现的尿频,尿急,尿道灼热刺痛,尿黄等症。

16. 泌淋胶囊(颗粒)

【功能主治】清热解毒,利尿通淋。用于湿热蕴结所致淋证,症见小便不利,淋漓涩痛;尿路感染见上述证候者。

17. 泌宁胶囊

【功能主治】清热解毒,利尿通淋。用于湿热蕴结所致的小便黄赤,灼热刺痛,小腹拘急等。

18. 泌淋清胶囊

【功能主治】清热解毒,利尿通淋。用于湿热蕴结所致的小便不利,淋漓涩痛,尿血;急性非特异性尿路感染,前列腺炎见上述证候者。

19. 泌感颗粒

【功能主治】清热利湿。用于下焦湿热,症见尿频,尿急,尿痛等。

20. 通淋胶囊(片)

【功能主治】清热、利湿通淋。用于下焦湿热所致热淋。症见小便频急、尿道刺痛、尿痛、尿液浑浊、口干苦等;急性下尿路泌尿系感染见于上述症状者。

21. 黄柏八味片

见第十二章"135. 盆腔炎、附件炎和子宫内膜炎"。

22. 炎宁颗粒(片、胶囊、糖浆)

见第三章"35. 肠炎"。

23. 炎热清片(颗粒、软胶囊)

见第一章"6. 肺炎"。

24. 石黄抗菌胶囊

见第一章"1. 感冒"。

25. 血尿安片(胶囊)

见本章"69. 尿血"。

26. 炎可宁胶囊(丸)

见第一章"6. 肺炎"。

27. 鱼腥草注射液

见第一章"6. 肺炎"。

28. 肾茶袋泡茶

【功能主治】清热解毒,利水通淋。用于膀胱湿热所致的尿急,尿热。

29. 净石灵胶囊(片)

见本章"72. 肾结石、膀胱结石和尿道结石"。

30. 肾康栓

【功能主治】降逆泄浊、益气活血、通腑利湿。用于慢性肾衰竭，属湿浊血瘀证；症见恶心呕吐，口中黏腻，面色晦暗，身重困倦，腰痛，纳呆，腹胀，肌肤甲错，肢体麻木，舌质紫黯或有瘀点，舌苔厚腻，脉涩或细涩。

31. 荡涤灵颗粒

【功能主治】清热祛湿，利水通淋。用于下焦湿热所致的热淋，症见尿频，尿急，尿痛；尿路感染见上述证候者。

32. 前列宁胶囊

见第五章"73. 前列腺炎"。

64. 肾炎

〔基本概述〕

肾炎种类很多，通常指的是肾小球肾炎。根据最初发病原因可分为原发性肾小球肾炎与继发性肾小球肾炎。按照时间长短来划分，则分为急性肾炎（又称为急性肾小球肾炎）与慢性肾炎（又称为慢性肾小球肾炎）。

（一）急性肾炎

急性肾炎是急性肾小球肾炎的简称，是常见的肾病。临床上表现为急性起病，以水肿、血尿、蛋白尿和高血压为主要表现。大多发生于感染后，尤其是发生于溶血性链球菌感染后。

急性肾炎主要是由β-溶血性链球菌A组感染引起的一种免疫复合物性肾小球肾炎。链球菌胞膜和胞浆中的阳离子抗原先种植于肾小球，再结合循环特异抗体形成免疫复合物而致病。

急性肾炎可发生于任何年龄，但以儿童、青少年多见，男性多于女性。多数有溶血性链球菌感染史，一般是在上呼吸道感染或皮肤感染1～3周后发病。起病急，出现血尿、蛋白尿、水肿、高血压，甚至少尿，少数可发生急性肾衰竭。严重时可致左心衰竭及高血压脑病。

急性肾炎一般在4～6周内逐渐恢复，少数呈进行性病变，演变成慢性肾小球肾炎。

急性肾炎在中医学中多属于"水肿（阳水）"、"尿血"等范畴，主要是由外感风热湿毒，使肺脾肾功能失调，三焦气化失司，水湿潴留化热，湿热弥漫三焦所致。治以清热解毒，淡渗利湿，宣肺祛邪为主。

（二）慢性肾炎

慢性肾炎是慢性肾小球肾炎的简称，系指各种病因引起的不同病理类型的双侧肾小球弥漫性或局灶性炎症疾病。

慢性肾炎临床起病隐匿，病程冗长，病情发展缓慢。本病少数（15%～20%）是由急性肾小球肾炎转变而来，但多数患者起病时即属慢性，病因不明。

大部分慢性肾炎患者无急性肾炎病史，故目前较多学者认为慢性肾小球肾炎与急性肾炎之间无肯定的关联，它可能是由于各种细菌、病毒或原虫等感染通过免疫机制、炎症介质因子及非免疫机制等引起，与链球菌感染并无明确关系。

慢性肾炎的主要临床表现是水肿、高血压和尿异常。

（1）水肿：在整个疾病的过程中，大多数患者会出现不同程度的水肿。水肿程度可轻可重，轻者仅早晨起床后发现眼眶周围、面部肿胀或午后双下肢踝部出现水肿。严重的患者，可出现全身水肿。然而也有极少数患者，在整个病程中始终不出现水肿，往往容易被忽视。

（2）高血压：有些患者是以高血压症状求治的，通过化验尿后，才知道是慢性肾炎引起的血压升高。对慢性肾炎患者来说，高血压的发生是一个迟早的过程，其血压升高可以是持续性的，也可以间歇出现，并以舒张压升高（高于12.7kPa）为特点。

（3）尿异常：尿异常几乎是慢性肾炎患者必有的现象，包括尿量变化和镜检的异常。有水肿的患者会出现尿量减少，且水肿程度越重，尿量减少越明显，无水肿患者尿量多数正常。当患者肾脏受到严重损害，尿的浓缩—稀释功能发生障碍后，还会出现夜尿量增多和尿比重下降等现象。把慢性肾炎患者的尿液放到显微镜下观察，可以发现几乎所有的患者都有蛋白尿。在尿沉渣中可以见到程度不等的红细胞、白细胞、颗粒管型、透明管型。当急性发作时，可有明显的血尿，甚至出现肉眼血尿。

除此之外，慢性肾炎患者还会出现头晕失眠、神疲纳差，不耐疲劳、程度不等的贫血等临床症状。

〔治疗原则〕

1. 急性肾炎治疗原则

本病为自限性疾病，治疗以休息和对症治疗为主，少数急性肾功能衰竭病例应予透析，待其自然恢复。不宜应用激素及细胞毒药物。

（1）一般治疗：在肉眼血尿消失、水肿消退及血压恢复正常前应卧床休息。予低盐饮食，尤其有水肿及高血压时。肾功能正常者蛋白质入量应保持正常，但氮质血症时应限制蛋白质摄入，并予高质量蛋白（富含必需氨基酸的动物蛋白）。仅明显少尿的急性肾衰竭病例才限制液体入量。

（2）治疗感染灶：首选青霉素（过敏者更换为对革兰阳性菌高度敏感的大环内酯类、头孢第一代抗生素）。反复发作的慢性扁桃体炎是导致肾炎的重要因素之一，待肾炎病情稳定后可作扁桃体摘除，术前、术后2周需注射青霉素。

（3）对症治疗：利尿、消肿、降血压。常用噻嗪类利尿剂（如氢氯噻嗪），必要时才予利尿作用更强的袢利尿剂（如呋塞米）注射或分次口服。利尿后高血压值仍不满意时，可加用钙通道阻滞剂（如硝苯吡啶）或血管扩张药（如肼酞嗪）。但保钾利尿药（如氨苯蝶啶及安体舒通）及血管紧张素转化酶抑制剂，少尿时应慎用，以防诱发高血钾。

（4）中医药治疗：中医认为急性肾炎是由风邪、湿热、疮毒内侵所致,影响肺、脾、肾三经的气化功能,故急性期治疗应以祛邪为主,治以清热利湿。根据辨证可分为风寒、风热、湿热,分别予以宣肺利尿,凉血解毒等疗法。本病恢复期脉证表现不很明确,辨证不易掌握,仍以清热利湿为主,佐以养阴,但不可温补。

(5)透析治疗:少数发生急性肾衰竭而有透析指征时,应及时给予透析(血液透析或腹膜透析皆可)。由于本病具有自愈倾向,肾功能多可逐渐恢复,一般不需要长期维持透析。

2. 慢性肾炎治疗原则

慢性肾炎是由多种病因、多种病理类型组成的原发于肾小球的一组疾病。慢性肾炎病程长(甚至数十年),以蛋白尿、血尿、水肿、高血压为临床表现。本病治疗困难,大多渐进为慢性肾衰竭,预后较差。如采用正确及时的中西医结合治疗,效果比较明显。

治疗慢性肾炎应以防止或延缓肾功能减退为目的,限制食物中蛋白质的摄入量,低盐饮食,控制高血压,避免感染、劳累,避免应用肾毒性药物等。

(1)一般治疗:患者无明显水肿、高血压、血尿和蛋白尿不严重,无肾功能不全表现,可以自理生活,甚至可以从事轻微劳动,但要防止呼吸道感染,切忌劳累,勿使用对肾脏有毒性作用的药物。有明显高血压、水肿者或短期内有肾功能减退者,应卧床休息,并限制食盐的摄入量至2~3g/d。对尿中丢失蛋白质较多,肾功能尚可者,宜补充生物效价高的动物蛋白,如鸡蛋、牛奶、鱼类和瘦肉等,已有肾功能减退者(内生肌酐清除率在30ml/min左右),应适量限制蛋白质在30g/d左右,必要时加口服适量必需氨基酸。

(2)对氮质血症的处理

①短期内出现氮质血症或第一次出现,或在近期有进行性升高者均应卧床休息、限制过多活动。

②饮食与营养:对无明显水肿和高血压者不必限制水分和钠盐摄入,适当增加水分以增加尿量十分重要。对轻、中度氮质血症患者不限制蛋白质摄入,以维持体内正氮平衡,特别是每日丢失蛋白质量较多的患者更应重视。对大量蛋白尿伴轻度氮质血症时可增加植物蛋白如大豆等。重度氮质血症或近期内进行性氮质血症者适当限制蛋白质摄入。

③关于尿量与尿渗透浓度:一般慢性肾炎氮质血症患者尿渗透浓度常在400mOsm/L或以下,若每日尿量仅1L,则不足排出含氮溶质,故应要求尿量在1.5L或以上,适当饮水或喝淡茶可达到此目的,必要时可间断服用利尿剂。

④控制高血压:慢性肾炎氮质血症和肾实质性高血压常提示预后不良,持续或重度肾性高血压又可加重氮质血症。用一般降压药虽可降低外周血管阻力但不一定就降低肾小球内血管阻力。肾小球入球和出球小动脉阻力增强使肾小球滤过功能降低。钙通道阻断剂如硝苯地平等能否降低肾小球内压力保护肾功能尚有异议。现已公认血管紧张素转换酶抑制剂ACEI或ARB不仅降低外周血管阻力,它尚可抑制组织中肾素-血管紧张素系统,降低肾小球、出球小动脉张力,改善肾小球内血流动力学改变的作用。对中、重度高血压,心脏肥厚患者使用ACEI尚可减少或抑制血管紧张素Ⅱ促心肌、血管平滑肌增生肥大和血管壁中层增厚的作用,此对防止慢性肾炎高血压患者血管壁增厚和心肌细胞增生肥大十分有利。但ACEI引起肾小球出球小动脉张力降低,有时可使GFR下降,故在氮质血症时使用ACEI剂量不宜过大,且应密切观察肾功能,更不宜使用保钾利尿剂,以免发生高钾血症。常用药物为卡托普利、苯那普利(洛汀新)、依那普利或西那普利,苯那普利、西那普利与依那普利为长效ACEI,若未能控制高血压可加用氨氯地平(络活喜)。

⑤高尿酸血症的处理:少数慢性肾炎氮质血症患者合并高尿酸血症。血尿酸增高与内生肌酐清除率降低并不呈比例,说明高尿酸血症不是氮质血症的结果,使用别嘌醇降低血尿酸可改善肾功能,但剂量宜小,用药时间要短,减药要快。不宜用增加尿酸排泄的药物。

⑥其他:肾小球肾炎时肾组织中浸润的炎症细胞可产生大量氧自由基,肾小球系膜细胞受到免疫复合物、膜攻击复合物和血小板激活因子等刺激也可产生活性氧。氧自由基可直接损伤或通过膜脂质过氧化反应破坏肾小球基膜、上皮细胞。此外,许多肾小球疾病患者抗氧化能力低下,表现为血抗氧化酶如血清超氧歧化酶减少和抗氧化剂维生素B_2、维生素E及锌和硒等降低。因此,临床上如何抑制肾组织氧自由基产生,是否应用抗氧化剂、用哪种抗氧化剂为好均值得进一步观察和积累经验。慢性肾炎肾病综合征常伴有不同程度高脂血症,引发肾组织产生脂质过氧化物,加速肾小球硬化和肾小管损伤。提高血白蛋白水平可降低血脂浓度。

总之,慢性肾炎氮质血症患者是站在走向慢性肾衰竭或病情稳定的十字路口线上,对短期内进行性的氮质血症或第一次出现的氮质血症应仔细寻找原因,切勿简单地认为是慢性肾炎发展的阶段。不少病例在去除诱发因素后,在相当长时期内尚可保持良好的肾功能。

(3)慢性肾炎蛋白尿、潜血治疗的新方法:慢性肾炎由于各种原因导致肾脏固有细胞受损,肾小球选择滤过性功能发生障碍,蛋白大量随尿液排出,尿常规化验指标检查中显示尿蛋白阳性。所以慢性肾炎治疗尤其是针对蛋白尿的治疗,需要以修复受损的肾脏固有细胞作为治疗入手点。

①穴位注射:选用足三里、三阴交、水道、肾俞等为注射穴位,配合具有免疫解毒作用的中药,穴位注射后,药物除发挥自身作用外,刺激穴位还可以加速血液循环,促进尿蛋白转阴,并利用药物的温热性对穴位的刺激,达到温经通络、行气活血的作用,从而使慢性肾炎得以康复。该疗法10次为1个疗程,平均治疗1~3个疗程即有明显好转。

②肾脂肪囊注射:肾脏外面有一层外衣,称为脂肪囊,它是一种疏松脂肪组织,包绕于肾脏周围,并有一定的容积。传统的药物治疗通常是全身用药,治疗效果不佳,且副作用大。肾囊内注射药物治疗是一种新的肾脏疾病局部治疗方法,是在B超引导下将药物直接注入肾脂肪囊内,使药物发

挥作用。

目前认为肾小球高灌注和高滤过引起肾小球硬化，肾小管高代谢引起肾小管萎缩、间质纤维化，两者是导致慢性肾衰竭——尿毒症的主要原因。

采用肾脂肪囊药物注射内皮素抑制剂，直接作用于肾脏，抑制内皮素及血管紧张素Ⅱ的分泌，扩张出球小动脉，减轻肾小球内压力及阻止肾间质纤维化，而达到治疗肾衰竭——尿毒症的目的。

〔用药精选〕

一、西药

1. 青霉素 Benzylpenicillin

见第一章“6. 肺炎”。

2. 头孢氨苄 Cefalexin

见第一章“6. 肺炎”。

3. 红霉素 Erythromycin

见第一章“6. 肺炎”。

4. 氢氯噻嗪 Hydrochlorothiazide

见第二章“25. 高血压”。

5. 呋塞米 Furosemide

见第二章“25. 高血压”。

6. 螺内酯 Spironolactone

见第二章“25. 高血压”。

7. 苄氟噻嗪 Bendrofluazide

本品作用与氢氯噻嗪相似，但利尿作用比其强，且持久。也有较好的降压作用。

【适应证】①水肿性疾病：排泄体内过多的钠和水，减少细胞外容量，消除水肿。常见的包括充血性心力衰竭，肝硬化腹水，肾病综合征，急、慢性肾炎水肿，慢性肾衰竭早期，肾上腺皮质激素和雌激素治疗所致的钠、水潴留。②原发性高血压：可单独或与其他降压药联合作用。③中枢性或肾性尿崩症。④肾石症：主要用于预防含钙盐成分形成的结石。

【不良反应】①胃肠道反应：包括厌食、呕吐、胃刺激、肠痉挛等。罕见肝内胆汁淤积性黄疸。②中枢神经系统反应：包括头痛和眩晕等。③血液系统反应：罕见白细胞减少、血小板减少和再生障碍性贫血。④皮肤过敏反应：紫癜、皮疹、光敏性皮炎等。⑤心血管反应：包括直立性低血压，作用可被乙醇和巴比妥类安眠药增强。⑥其他：包括低血糖、糖尿、高尿酸血症、肌肉痉挛、无力等。

出现以上不良反应时，应减少剂量或停药。

【禁忌】对本品过敏、高血压合并痛风的患者禁用。

【孕妇及哺乳期妇女用药】本品能通过胎盘屏障，对妊娠高血压综合征无预防作用，故孕妇使用应慎重。本品经乳汁分泌，哺乳期妇女不宜服用。

【儿童用药】小儿用药无特殊注意事项，但慎用于有黄疸的婴儿，因本类药可使血胆红素升高。

【老年用药】老年人应用本品较易发生低血压、电解质紊乱和肾功能损害。

【用法用量】口服。①成人：治疗水肿性疾病或尿崩症，开始一次2.5～10mg，一日1～2次，或隔日服用，或一周连续服用3～5日。维持阶段则2.5～5mg，一日一次，或隔日一次，或一周连续服用3～5日。

②小儿：治疗水肿性疾病或尿崩症，开始一日按体重0.4mg/kg或按体表面积12mg/m^2，单次或分2次服用。维持阶段，一日0.05～0.1mg/kg，或1.5～3mg/m^2。

【制剂】苄氟噻嗪片

8. 来氟米特 Leflunomide

本品为一种具有抗增殖活性的异噁唑类免疫抑制剂，其作用机制主要是抑制二氢乳清酸脱氢酶的活性，从而影响活化淋巴细胞的嘧啶合成。体内、外试验表明本品具有抗炎作用。

【适应证】①适用于成人类风湿关节炎，有改善病情作用。②狼疮性肾炎。

【用法用量】①成人治疗狼疮性肾炎：口服。根据病情选择适当剂量，推荐剂量一日一次，一次20～40mg，病情缓解后适当减量。可与糖皮质激素联用，或遵医嘱。

【不良反应】①胃肠道：口腔溃疡、消化不良、恶心、呕吐、腹泻，腹泻严重者宜停药。②肝酶升高：AST及ALT升高达正常值3倍者宜停药，低于3倍则减量。③血白细胞计数下降至3.0×10^9/L时宜停药，(3.0～3.5)×10^9/L则减量。④其他：脱发、乏力、血压升高、头晕、皮疹、瘙痒、呼吸道感染。

【禁忌】对本品及其代谢产物过敏者及严重肝脏损害患者禁用。对本品及其代谢产物过敏者及严重肝脏损害患者禁用。

【儿童用药】对儿童应用本品的疗效和安全性还没有研究，故年龄小于18岁的患者，建议不要使用本品。

【孕妇及哺乳期妇女用药】孕妇及尚未采取可靠避孕措施的育龄妇女及哺乳期妇女禁用。

【制剂】来氟米特片；来氟米特胶囊

附：用于肾炎的其他西药

1. 氨苯蝶啶 Triamterene

见本章“65. 肾病综合征”。

2. 阿奇霉素磷酸二氢钠 Azithromycin Sodium Dihydrogen Phosphate

【适应证】用于对阿奇霉素敏感的病原微生物引起的多种感染，包括泌尿、生殖系统感染：急性肾盂肾炎、慢性肾炎急性发作、急性膀胱炎、急性尿道炎，复杂尿路感染（包括支原体、衣原体引起的泌尿和生殖系统感染）等。

3. 复方倍他米松注射液 Compound Betamethasone Injection

见第八章“95. 风湿与类风湿关节炎”。

4. 阿魏酸哌嗪 Piperazine Ferulate

【适应证】适用于各类伴有镜下血尿和高凝状态的肾小球疾病，如肾炎、慢性肾炎、肾病综合征早期尿毒症及冠心病、脑梗死、脉管炎等的辅助治疗。

二、中药

1. 肾炎温阳片（胶囊）

【处方组成】人参、黄芪、附子、党参、茯苓、香加皮、白术、肉桂、大香、大黄、葶苈子

【功能主治】温肾健脾，化气行水。用于慢性肾炎脾肾阳虚证，症见全身浮肿，面色苍白，脘腹胀满，纳少，便溏，神倦，尿少。

【用法用量】口服。片剂一次4～5片，一日3次。胶囊一次3粒，一日3次。

【使用注意】对本品过敏者及孕妇禁用。

2. 肾炎灵片（胶囊、颗粒）

【处方组成】旱莲草、女贞子、地黄、山药、当归、川芎、赤芍、狗脊（烫）、茯苓、猪苓、车前子（盐炒）、茜草、大蓟、小蓟、栀子、马齿苋、地榆

【功能主治】清热利尿，凉血止血，滋阴补肾。用于下焦湿热，热迫血行，肾阴不足所致的浮肿，腰痛，尿频，尿血；慢性肾炎见上述证候者。

【用法用量】胶囊口服。一次6～7粒，一日3次。

【使用注意】孕妇禁用。

3. 肾炎舒片（颗粒、胶囊）

【处方组成】苍术、茯苓、白茅根、防己、人参（去芦）、黄精、菟丝子、枸杞子、金银花、蒲公英

【功能主治】益肾健脾，利水消肿。用于脾肾阳虚，水湿内停所致的水肿，症见浮肿，腰痛，乏力，怕冷，夜尿多；慢性肾炎见上述证候者。

【用法用量】片剂口服，一次6片，一日3次；小儿酌减。

4. 肾炎四味片（丸、胶囊、颗粒）

【处方组成】细梗胡枝子、黄芩、石韦、黄芪

【功能主治】清热利尿，补气健脾。用于湿热内蕴兼气虚所致的水肿，症见浮肿，腰痛，乏力，小便不利；慢性肾炎见上述证候者。

【用法用量】片剂口服。一次8片（小片或糖衣片）；一次4片（大片），一日3次。

【使用注意】孕妇禁用。

5. 肾炎安胶囊（颗粒）

【处方组成】山牡荆

【功能主治】清热解毒，利湿消肿。用于湿热蕴结之水肿，淋证及符合本证候之急性肾炎，急性肾盂肾炎，尿路感染，慢性肾炎，肾病综合征等。

【用法用量】胶囊：口服，一次1～2粒，一日3～4次。颗粒：开水冲服，一次10～20g，一日3～4次。

6. 复方肾炎片

【处方组成】丹参、黄芪、茯苓、牵牛子、车前子、白茅根、芦根、黄精、半枝莲、菟丝子、山楂等十五味

【功能主治】活血化瘀，利尿消肿。用于湿热蕴结所致急、慢性肾炎水肿，血尿，蛋白尿。

【用法用量】口服。一次3片，一日3次。

【使用注意】孕妇禁用。

7. 肾炎平颗粒

【处方组成】金樱子、益母草、女贞子、墨旱莲、莲须、紫苏叶、山药、蝉蜕、白术、党参、黄芪、菟丝子、茯苓

【功能主治】疏风活血，补气健脾，补肾益精。适用于脾虚湿困及脾肾两虚之轻度浮肿，倦怠乏力，头晕耳鸣，纳呆食少，腰膝疲软，夜尿增多等症。

【用法用量】开水冲服，一次15g，一日2次，1～3个月为一疗程。

8. 肾炎消肿片

【处方组成】桂枝、茯苓、苍术、陈皮、香加皮、大腹皮、姜皮、冬瓜皮、益母草、泽泻、椒目、黄柏

【功能主治】健脾渗湿，通阳利水。用于脾虚气滞，水湿内停所致的水肿，症见肢体浮肿，晨起面肿甚，按之凹陷，身体重倦，尿少，脘腹胀满，舌苔白腻，脉沉缓；急、慢性肾炎见上述证候者。

【用法用量】口服。一次4～5片，一日3次。

9. 肾炎解热片

【处方组成】白茅根、连翘、荆芥、杏仁（炒）、陈皮、大腹皮、泽泻（盐制）、茯苓、桂枝、车前子（炒）、赤小豆、生石膏、蒲公英、蝉蜕

【功能主治】疏解风热，宣肺利水。用于风热犯肺所致的水肿，症见发热恶寒，头面浮肿，咽喉干痛，肢体酸痛，小便短赤，舌苔薄黄，脉浮数；急性肾炎见上述证候者。

【用法用量】口服。一次4～5片（每片重0.32～0.34g），一次3片（每片重0.56g），一日3次。

10. 肾炎康复片

【处方组成】西洋参、人参、地黄、盐杜仲、山药、白花蛇舌草、黑豆、土茯苓、益母草、丹参、泽泻、白茅根、桔梗

【功能主治】益气养阴，补肾健脾，清除余毒。用于气阴两虚，脾肾不足，湿热内停所致的神疲乏力，腰膝酸软，面目，四肢浮肿，头晕耳鸣；慢性肾炎，蛋白尿，血尿见上述证候者。

【用法用量】口服。一次8片，一日3次，小儿酌减或遵医嘱。

【使用注意】孕妇禁用；急性肾炎水肿，不宜。

11. 肾复康胶囊（片）

【处方组成】土茯苓、槐花、白茅根、益母草、广藿香

【功能主治】清热利尿，益肾化浊。用于热淋涩痛，急性肾炎水肿，慢性肾炎发作。

【用法用量】口服。一次4～6粒，一日3次。

12. 肾康宁片（胶囊）

【处方组成】黄芪、淡附片、益母草、锁阳、丹参、茯苓、泽泻、山药

【功能主治】补脾温肾、渗湿活血。用于脾肾阳虚,血瘀湿阻所致的水肿,症见浮肿,乏力,腰膝冷痛;慢性肾炎见上述证候者。

【用法用量】口服。一次5片,一日3次。

13. 复方石韦片(颗粒、胶囊)

见本章"63. 尿道炎、膀胱炎和肾盂肾炎"。

14. 强肾颗粒(片)

【处方组成】鹿茸、山药、山茱萸、熟地黄、枸杞子、丹参、补骨脂、牡丹皮、桑葚、益母草、茯苓、泽泻、杜仲、人参茎叶总皂苷

【功能主治】补肾填精,益气壮阳。用于阴阳两虚所致的肾虚水肿,腰痛,遗精,阳痿,早泄,夜尿频数;慢性肾炎和久治不愈的肾盂肾炎见上述证候者。

【用法用量】颗粒口服,一次3g,一日3次。或遵医嘱。

【使用注意】孕妇慎用。

15. 贞芪益肾颗粒

【处方组成】黄芪、女贞子、墨旱莲、石韦等

【适应证】用于慢性肾小球肾炎气阴两虚兼湿热证者。

【用法用量】口服。一次1袋,一日3次。

16. 千斤肾安宁胶囊

【处方组成】千斤拔、羊藿、补骨脂、冬虫夏草、红参、黄精、制何首乌、地黄、薏苡仁、广山药、芡实、鹰不扑、三七、大黄

【功能主治】补肾健脾,利尿降浊。用于慢性肾炎普通型(脾肾两虚症),氮质血症期慢性肾功能不全。

【用法用量】口服。一次4粒,一日3次;开水送服或遵医嘱。

17. 虫草芪参胶囊

【处方组成】纯天然冬虫夏草、黄芪、丹参、红花、酸枣仁(炒)

【功能主治】补肺益肾,活血化瘀。用于慢性肾炎属肺肾气虚,兼血瘀证者;症见腰酸或腰痛固定,肢体水肿,乏力,蛋白尿或易感冒等。

【用法用量】口服。一次4粒,一日3次。

【使用注意】孕妇禁用。

18. 济生肾气片(丸)

【处方组成】车前子、茯苓、附子、牡丹皮、牛膝、肉桂、山药、山茱萸、熟地黄、泽泻

【功能主治】温肾化气,利水消肿。用于肾虚水肿,腰膝酸重,小便不利,痰饮喘咳,慢性肾炎。

【用法用量】口服。一次6片,一日3次。

19. 地黄叶总苷胶囊

【处方组成】地黄叶总苷

【功能主治】滋阴补肾,凉血活血。用于慢性肾小球肾炎轻症属气阴两虚证者,症见蛋白尿,血尿,面色无华,少气无力,手足心热,腰痛,浮肿,疲倦乏力,口干咽燥,头晕耳鸣,舌红少苔,脉细弱等。

【用法用量】口服。一日2次,一次2粒,疗程为8周。

20. 益肾化湿颗粒

【处方组成】人参、黄芪、白术、茯苓、泽泻、半夏、羌活、独活、防风、柴胡、黄连、白芍、陈皮、炙甘草、生姜、大枣

【功能主治】升阳补脾,益肾化湿,利水消肿。用于慢性肾小球肾炎(肾功能:SCr < 2mg/dl)脾虚湿盛证出现的蛋白尿,兼见水肿,疲倦乏力,畏寒肢冷,纳少等。

【用法用量】开水冲服。一次1袋,一日3次。疗程为2个月。

21. 益肾消肿丸

【处方组成】熟地黄、地黄、茯苓、泽泻、地骨皮、女贞子(酒炙)、怀牛膝(去头)、五味子(醋炙)、车前子(盐炙)、肉桂(去粗皮)、郁金、附子(炙)等13味

【功能主治】温补肾阳,化气行水。用于肾阳虚证,症见水肿,腰酸腿软,尿频量少,痰饮喘咳;慢性肾炎见上述证候者。

【用法用量】口服。一次1丸,一日2次。

【禁忌】孕妇忌服。

22. 肾元胶囊

【处方组成】瓜子金、水蛭、益母草

【功能主治】活血化瘀,利水消肿。用于水肿属于瘀血内阻,水湿阻滞证者,以及慢性肾炎引起的水肿,腰痛,蛋白尿,头晕,乏力等。

【用法用量】口服。一次4~5粒,一日3次。

23. 慢肾宁合剂

【处方组成】黄芪、桂枝、淫羊藿、地黄、阿胶、茯苓、泽泻(盐炒)、黄芩(酒炒)、败酱草、牡丹皮、益母草

【功能主治】益气温阳,利湿化瘀。主治肺脾气虚,脾肾阳虚所致的水肿,头晕,乏力,纳差及慢性肾炎见于上述症状者。

【用法用量】口服。一次25~35ml(小儿酌减),一日3次,2~3个月为一疗程,或遵医嘱。

附:用于肾炎的其他中药

1. 肾炎片

见本章"70. 水肿"。

2. 罗布麻叶胶囊

见第二章"25. 高血压"。

3. 益肾康胶囊

【功能主治】清利湿热。用于慢性肾小球肾炎属下焦湿热证者。

4. 黄蛭益肾胶囊

【功能主治】补气养阴,健脾益肾,化瘀利水。用于轻、中度慢性原发性普通型肾炎的气阴两虚证,或兼有血瘀、水湿者。

5. 肾康注射液(栓)

见本章"66. 肾衰竭"。

6. 肾安胶囊(片)

见本章“63. 尿道炎、膀胱炎和肾盂肾炎”。

7. 肾苓颗粒

见本章“63. 尿道炎、膀胱炎和肾盂肾炎”。

8. 血尿片

见本章“69. 尿血”。

9. 结石通片(胶囊)

见本章“72. 肾结石、膀胱结石和尿道结石”。

10. 十六味马蔺子丸

见第五章“75. 附睾炎与睾丸炎”。

11. 五苓散(片、胶囊)

见本章“70. 水肿”。

12. 舟车丸

见本章“70. 水肿”。

13. 金匮肾气丸

见本章“65. 肾病综合征”。

14. 十味诃子片

见本章“69. 尿血”。

15. 罗布麻茶

见第二章“25. 高血压”。

65. 肾病综合征

〔基本概述〕

肾病综合征简称肾病,是一组由多种原因引起的肾小球基底膜通透性增加,导致血浆中大量蛋白丢失的临床症候群。临床以大量蛋白尿、低白蛋白血症、高脂血症和明显水肿为主要特点。

肾病综合征是多种原发性或继发性肾小球肾炎的临床表现,分为原发性和继发性两大类。常见的原发性肾小球肾炎包括肾小球微小病变性肾病、膜性肾病、IgA 肾病、局灶节段性肾小球硬化症、系膜增生性肾炎、系膜毛细血管性肾炎等;常见的继发性肾小球肾炎包括:狼疮性肾炎、乙型肝炎病毒相关性肾炎等。上述肾小球疾病的诊断有赖于肾穿刺活检病理诊断。肾病综合征对慢性肾病的诊断和治疗具有指导作用。

肾病综合征不是一种独立性疾病,而是肾小球疾病中的一组临床症候群。典型表现为大量蛋白尿、低白蛋白血症、水肿伴或不伴有高脂血症。大量蛋白尿是肾小球疾病的特征。由于低蛋白血症、高脂血症和水肿都是大量蛋白尿的后果,因此,诊断的标准应以大量蛋白尿和低血浆白蛋白为主。

许多疾病可引起肾小球毛细血管滤过膜的损伤,导致肾病综合征。成人和儿童的大部分肾病综合征为原发性。继发性肾病综合征的原因为:感染、药物(汞、有机金属、青霉胺和海洛因等)、毒素及过敏、肿瘤(肺、胃、结肠、乳腺实体瘤和淋巴瘤等)、系统性红斑狼疮、过敏性紫癜淀粉样变及糖尿病等。成人肾病综合征的 1/3 和儿童的 10% 可由继发性因素引起。

肾病综合征在中医学中多属“水肿(阴水)”、“肾水”等范畴。中医学认为脾肾功能不足是本病发生的内因,而感受外邪是本病发作或复发的常见诱因。治疗以益气健脾,温阳利水,养阴滋肾为主。

〔治疗原则〕

1. 一般性治疗

低盐饮食,少食动物性油脂,多食含可溶性纤维食品(如豆类食品)等。在水肿和低蛋白血症较严重时,应注意卧床休息。

2. 常用药物

目前对原发性肾病综合征及某些继发性肾病综合征的治疗以肾上腺皮质激素(泼尼松等)作为诱导肾病缓解的首选药物。常用药物治疗如下。

(1)肾上腺糖皮质激素:主要包括泼尼松、泼尼松龙、甲泼尼松龙等。激素可以通过抑制炎症反应、抑制免疫反应、影响肾小球基底膜通透性、消除尿蛋白。糖皮质激素对肾病综合征的疗效反应在很大程度上取决于其病理类型,一般认为只有微小病变性肾病的疗效最为肯定。通常是在肾活检后,在慢性肾小球肾炎病理诊断明确后才给以泼尼松治疗。大剂量服用泼尼松时,可出现严重不良反应或并发症,如感染、股骨头坏死和骨折、活动性出血、高血压、电解质紊乱等。因此在服用泼尼松期间,应嘱患者定期就诊,根据病情变化和不良反应、并发症等,及时调整剂量。

(2)利尿剂:常用的利尿剂主要包括噻嗪类、髓袢利尿剂和保钾利尿剂等,如氢氯噻嗪、螺内酯、氨苯蝶啶、呋塞米等。通常应从小剂量开始。为增强疗效常常需要联合使用,但要注意监测患者血压、血容量、电解质和酸碱平衡改变等,尤其是在使用较大剂量、联合应用,以及在儿童和老年患者中应用时更应注意监测。

(3)免疫抑制剂:在治疗肾病综合征时,肾上腺糖皮质激素常需要联合其他免疫抑制剂,以便增强疗效和减少疾病复发等。免疫抑制剂一般不单独使用。主要包括雷公藤多苷等。但雷公藤多苷对生殖系统有明显影响,可导致女性患者月经紊乱甚至闭经等,可影响男性患者精子的发育等。偶尔还有引起急性肾衰竭的报告,有严重心血管疾病的老年患者、严重肝和肾功能障碍的患者应慎用。

〔用药精选〕

一、西药

1. 泼尼松 Prednisone

见第一章“7. 非典型肺炎”。

2. 泼尼松龙 Prednisolone

见第一章“7. 非典型肺炎”。

3. 氢化可的松 Hydrocortisone

见第一章“7. 非典型肺炎”。

4. 氢氯噻嗪 Hydrochlorothiazide

见第二章“25. 高血压”。

5. 呋塞米 Furosemide

见第二章“25. 高血压”。

6. 螺内酯 Spironolactone

见第二章“25. 高血压”。

7. 氨苯蝶啶 Triamterene

本品为低效利尿药,其留钾排钠作用与螺内酯相似。但本品不是醛固酮拮抗剂,用药后一般不必补充钾盐。

【适应证】慢性心力衰竭,肝硬化腹水,肾病综合征,肾上腺糖皮质激素治疗过程中发生的水钠潴留、特发性水肿。亦用于对氢氯噻嗪或螺内酯无效者。

【不良反应】常见高钾血症;偶见恶心、呕吐、嗜睡、轻度腹泻、软弱、口干及皮疹、肝损害、肝功能异常、巨幼红细胞性贫血等;大剂量长期使用或与螺内酯合用,可出现血钾过高现象,停药后症状可逐渐消失;少见低钠血症、头晕、头痛、光敏感;罕见过敏反应、血液系统损害(粒细胞减少、血小板减少性紫癜、巨幼红细胞性贫血)、肾结石。

【禁忌】对本品过敏、高钾血症、尿闭、严重或进行性肾病、肾病综合征以外的肾功能不全、严重的肝病及对本品过敏者禁用。

【孕妇及哺乳期妇女用药】动物实验显示本品能透过胎盘,在母牛的实验显示本品可经乳汁分泌,但在人类的情况尚不清楚。孕妇慎用。授乳妇女使用本品时应停止授乳。

【老年用药】老年人应用本品较易发生高钾血症和肾损害。

【用法用量】口服。成人:开始一日 25 ~ 100mg,分 2 次服用,与其他利尿药合用时,剂量可减少。维持阶段可改为隔日疗法。最大剂量不超过一日 300mg。

小儿:开始一日按体重 2 ~ 4mg/kg 或按体表面积 120mg/m^2,分 2 次服用,一日或隔日疗法。以后酌情调整剂量。最大剂量不超过一日 6mg/kg 或 300mg/m^2。

【制剂】①氨苯蝶啶片;②氨苯蝶啶氢氯噻嗪片;③复方氨苯蝶啶胶囊

8. 人血白蛋白 Human Albumin

见第二章“30. 休克”。

9. 环孢素 Ciclosporin

本品为一种选择性作用于 T 淋巴细胞的强效免疫抑制剂。

【适应证】主要用于:①预防同种异体肾、肝、心、骨髓等器官或组织移植所发生的排斥反应,也适用于预防及治疗骨髓移植时发生的移植物抗宿主反应(GVHD)。②经其他免疫抑制剂治疗无效的狼疮肾炎、内源性葡萄膜炎、类风湿关节炎、银屑病、难治性肾病综合征等自身免疫性疾病。

【不良反应】①常见厌食、恶心、呕吐、齿龈增生伴出血、疼痛,约 1/3 用药者有肾毒性,可出现血清肌酐、尿素氮增高,肾小球滤过率减低等肾功能损害、高血压等。牙龈增生一般在停药 6 个月后消失。慢性、进行性肾中毒多于治疗后约 12 个月发生。②少见惊厥,其原因可能为本品对肾毒性及低镁血症有关。本品尚可引起 AST 及 ALT 升高、胆汁郁积、高胆红素血症、高血糖、多毛症、手震颤、高尿酸血症伴血小板减少、溶血性贫血、四肢感觉异常、下肢痛性痉挛等。有报道本品可促进 ADP 诱发血小板聚集,增加血栓烷 A_2 的释放和凝血活酶的生成,增强因子Ⅶ的活性,减少前列环素产生,诱发血栓形成。③罕见胰腺炎、白细胞减少、雷诺综合征、糖尿病、血尿等(过敏反应一般只发生在经静脉途径给药的患者,表现为面、颈部发红,气喘、呼吸短促等)。

【禁忌】对环孢素及任何赋形剂过敏、严重肝肾损害、未控制的高血压、感染及恶性肿瘤者禁用。

【孕妇及哺乳期妇女用药】孕妇禁用。本品由乳汁分泌,对哺乳的婴儿可产生高血压、肾毒性、恶性肿瘤等潜在危险,故服用本品期间不得哺乳。

【儿童用药】小儿常用量:器官移植初始剂量按体重一日 6 ~ 11mg/kg,维持量一日 2 ~ 6mg/kg。1 岁以下儿童不宜用。

【老年用药】老年人因易合并肾功能不全,故应慎用本品。

【用法用量】下列剂量范围仅作为用药的指南。环孢素血浓度的常规监测是很重要的,该结果可用来决定本品的剂量,以达到预期的血药浓度。除了某些情况需静脉滴注外,对大部分病例,推荐口服治疗。

①成人:a. 器官移植,采用三联免疫抑制方案时,起始剂量一日 6 ~ 11mg/kg,并根据血药浓度调整剂量,每 2 周减量一日 0.5 ~ 1mg/kg,维持剂量一日 2 ~ 6mg/kg,分 2 次口服。在整个治疗过程,必须在有免疫抑制治疗经验医生的指导下进行。b. 狼疮肾炎、难治性肾病综合征,初始剂量一日 4 ~ 5mg/kg,分 2 ~ 3 次口服,出现明显疗效后缓慢减量至一日 2 ~ 3mg/kg,疗程 3 ~ 6 个月以上。

②儿童:用量可按或稍高于成人剂量计算。

【制剂】①环孢素胶囊;②环孢素软胶囊;③环孢素口服溶液;④环孢素滴眼液;⑤环孢素注射液

附:用于肾病综合征的其他西药

1. 吗替麦考酚酯 Mycophenolate Mofetil

【适应证】本品对肾移植后排斥反应的预防和难治性排斥的治疗极其有效。用于预防同种肾移植患者的排斥反应及治疗难治性排斥反应,可与环孢素和糖皮质激素同时应用。

2. 他克莫司 Tacrolimus

【适应证】本品是一种强力的新型免疫抑制剂。用于预防肝、肾脏移植术后的排斥反应,治疗肝脏及肾脏移植术后应用其他免疫抑制药无法控制的排斥反应。

3. 厄贝沙坦片(分散片、胶囊) Irbesartan Tablets

见第二章“25. 高血压”。

4. 血液透析液 Hemodialysis Solution

【适应证】血液透析临床意指血液中的一些废物通过半渗透膜除去。血液透析是一种较安全、易行、应用广泛的血液净化方法之一。血液透析液用于:①终末期肾病。②急性肾损伤。③药物或毒物中毒。④严重水、电解质和酸碱平衡紊乱。⑤其他:如严重高热、低体温等。

5. 复方倍他米松注射液 Compound Betamethasone Injection

见第八章“风湿与类风湿关节炎”。

6. 阿魏酸哌嗪 Piperazine Ferulate

见本章“64. 肾炎”。

7. 双价肾综合征出血热灭活疫苗 Haemorrhagic Fever with Renal Syndrome Bivalent Vaccine, Inactivated

【适应证】本品系用Ⅰ型和Ⅱ型肾综合征出血热病毒分别感染原代地鼠肾细胞,培养后收获病毒液,用甲醛溶液灭活病毒,加入氢氧化铝制成。用于预防肾综合征出血热,出血热疫区的居民及进入该区的人员,主要对象为16-60岁的高危人群。

8. 双价肾综合征出血热纯化疫苗 Haemorrhagic Fever-with Renal Syndrome Bivalent Purified Vaccine

【适应证】本品推荐用于肾综合征出血热疫区的居民及进入该地区的人员,主要对象为16~60岁的高危人群。接种本疫苗后,可刺激机体产生抗Ⅰ型和Ⅱ型肾综合征出血热病毒的中和抗体。用于预防Ⅰ型和Ⅱ型肾综合征出血热。

9. 胰激肽原酶 Pancreatic Kininogenase

【适应证】本品为血管扩张药,有改善微循环作用。主要用于微循环障碍性疾病,如糖尿病引起的肾病,周围神经病,视网膜病,眼底病及缺血性脑血管病,也可用于高血压病的辅助治疗。

10. 邻碘[^{131}I]马尿酸钠注射液 Sodium Iodohippurate [^{131}I] Injection

【适应证】用于肾及泌尿系统功能的检查。

11. 锝[^{99m}Tc]喷替酸盐注射液 Technetium [99mTc] Pentetate Injection

【适应证】肾动态显像、肾功能测定、肾小球滤过率测量和监测移植肾等。

二、中药

1. 雷公藤片(多苷片、多苷片、双层片、总萜片)

【处方组成】雷公藤多苷

【功能主治】祛风解毒,除湿消肿,舒筋通络。有抗炎及抑制细胞免疫和体液免疫等作用,用于风湿热瘀、毒邪阻滞所致的类风湿关节炎、银屑病关节炎、系统性红斑狼疮、肾病综合征。

【用法用量】口服。一次1~2片,一日2~3次。或遵医嘱。

【使用注意】孕妇禁用。

2. 肾炎安胶囊(颗粒)

见本章“64. 肾炎”。

3. 肾炎康复片

见本章“64. 肾炎”。

4. 济生肾气丸(片)

【处方组成】熟地黄、山茱萸(制)、牡丹皮、山药、茯苓、泽泻、肉桂、附子(制)、牛膝、车前子

【功能主治】温肾化气,利水消肿。用于肾阳不足,水湿内停所致的肾虚水肿,腰膝酸重,小便不利,痰饮咳喘。

【用法用量】口服。水蜜丸一次6g,小蜜丸一次9g,大蜜丸一次1丸,一日2~3次。片剂口服,一次6片,一日3次。

5. 金匮肾气丸

【处方组成】地黄、山药、山茱萸(酒炙)、茯苓、牡丹皮、泽泻、桂枝、附子(炙)、牛膝(去头)、车前子(盐炙)

【功能主治】温补肾阳,化气行水。用于肾虚水肿,腰膝酸软,小便不利,畏寒肢冷。

【用法用量】口服。一次1丸,一日2次。

【使用注意】孕妇禁用。

6. 六味地黄丸(颗粒、胶囊、软胶囊、片、咀嚼片、口服液)

【处方组成】熟地黄、酒萸肉、牡丹皮、山药、茯苓、泽泻

【功能主治】滋阴补肾。用于肾阴亏损,头晕耳鸣,腰膝酸软,骨蒸潮热,盗汗遗精,消渴。

【用法用量】丸剂口服。水蜜丸一次6g,小蜜丸一次9g,大蜜丸一次1丸,一日2次。浓缩丸口服,一次8g,一日3次。儿童酌减或遵医嘱。

7. 十八味诃子利尿胶囊

【处方组成】诃子、红花、豆蔻、岩精膏、山矾叶、紫草茸、藏茜草、余甘子、姜黄、小檗皮、蒺藜、金礞石、刺柏、小伞虎耳草、赛北紫堇、刀豆、熊胆、牛黄等

【功能主治】益肾固精,利尿。用于肾病,腰肾疼痛,尿频,小便浑浊,糖尿病,遗精。

【用法用量】口服。一次2~3粒,一日2次。

【禁忌】孕妇禁用。

附:用于肾病综合征的其他中药

褐藻多糖硫酸酯

【功能主治】褐藻多糖硫酸酯是从褐藻中提取的一类硫酸化多糖,主要有褐藻多糖和硫酸基组成。主要功效:①抑制肿瘤细胞生长,治疗癌症。②治疗心脑血管疾病。③治疗肾衰竭。褐藻多糖硫酸酯,已经被成功的运用到肾衰竭的治疗。褐藻多糖硫酸酯能够降低血肌酐,改善尿蛋白含量,对于肾衰竭和肾病综合征有极其明显的效果。

66. 肾衰竭(肾功能不全)与尿毒症

〔基本概述〕

(一)肾衰竭

肾衰竭也称肾功能不全,是肾脏功能部分或全部丧失的病理状态。

肾功能不全是由多种原因引起的,肾小球严重破坏,使身体在排泄代谢废物和调节水电解质、酸碱平衡等方面出现紊乱的临床综合征。预后严重,是威胁生命的主要病症之一。按其发作之急缓分为急性肾功能不全和慢性肾功能不全。

中医认为本病主因与脾肾虚损有关,诱因则责之于外邪与过劳。一是外邪侵袭,因多数患者由风水发展而来,部分患者虽无风水史,但有反复感染风热和湿热的病史;二为脏腑虚损,由于其他慢性病、先天不足、后天失养、六淫侵袭、七情所伤、劳倦过度、药物损害、房事不节及肾虚或年老肾气自衰等各种原因的影响而削弱机体正气,使抵抗力下降,阴阳平衡失调,加之外来风热、湿热等乘虚内侵脏腑所致。

1. 急性肾衰竭

急性肾衰竭是指以肾小球滤过率在短期内(数小时至数周)急剧下降、代谢产物潴留、水电解质及酸碱平衡紊乱为特征的临床综合征。根据病因不同分为肾前性、肾性和肾后性急性肾衰竭。狭义的急性肾衰竭是指急性肾小管坏死,临床上最常见的原因是肾缺血和(或)肾毒性损伤。根据尿量的多少,急性肾衰竭分为少尿型(<400ml/d)和非少尿型(>400ml/d)。典型的急性肾小管坏死病程演变一般经过三个阶段,即少尿期、多尿期和恢复期。根据分解代谢的不同,急性肾衰竭又分为高分解代谢型和非高分解代谢型,前者一日血尿素氮上升>8.9mmol/L、血肌酐上升>177μmol/L。

各种肾毒性物质如药物、细菌的内毒素、重金属毒物及生物毒等作用于肾脏均可导致肾衰竭。急性肾衰竭按病因可分为:①肾前性多由于血容量不足如呕吐、腹泻、大量出汗、利尿、出血等引起细胞外液丢失,或在严重心力衰竭或全身血管扩张如过敏性休克、麻醉、使用降压药等致心排出量减少所引起。②肾后性,肾后性因素多为可纠正性,如尿路结石、两侧肾盂积水、前列腺疾患和肿瘤等引起尿路梗阻。③肾实质性,常见的原因有急性肾间质病变如过敏性、感染性、代谢性、肿瘤等因素引起;肾小球和肾小管疾患如急性肾小球肾炎、肾病综合征、血管炎、恶性肾小球动脉硬化、肾皮质坏死等。

2. 慢性肾衰竭

慢性肾衰竭是指慢性肾脏疾病患者肾小球滤过率下降,导致体内代谢产物蓄积,水、电解质和酸碱平衡紊乱及全身各脏器损害的综合征。慢性肾衰竭分为四期:肾功能代偿期、肾功能失代偿期、肾衰竭期和尿毒症期。

慢性肾衰竭临床表现是由多种毒素及代谢产物潴留引起的,涉及全身各系统,早期表现为无力、精神欠佳,以后出现食欲差、恶心、呕吐等消化系统症状。病情进一步发展出现贫血、心悸、皮肤瘙痒、肢体感觉异常、麻木。晚期侵及心血管系统出现高血压、心包炎、心肌病、心律紊乱及心力衰竭;侵及血液系统出现严重贫血,有出血倾向(鼻衄、牙龈出血、皮肤瘀斑等);侵及呼吸系统出现间质性肺炎,患者有胸痛和胸腔积液表现;侵及中枢神经系统表现为表情淡漠、注意力不能集中,重者有癫痫发作及昏迷,还可有下肢周围神经病变之表现。由于钙、磷代谢紊乱,维生素D代谢障碍和继发甲状旁腺功能亢进导致肾性骨病,表现为骨痛、行走困难,易发生骨折。性腺功能障碍,女性表现为月经不规则,甚至停经,男性表现为性欲减退,免疫功能低下,可频发感染等。

(二)尿毒症

尿毒症是指急性或慢性肾功能不全发展到严重阶段时,由于代谢物蓄积和水、电解质和酸碱平衡紊乱以致内分泌功能失调而引起机体出现的一系列自体中毒症状。

尿毒症实际上是指人体不能通过肾脏产生尿液,将体内代谢产生的废物和过多的水分排出体外,导致水、电解质和酸碱平衡紊乱。是肾功能丧失后,机体内部生化过程紊乱而产生的一系列复杂的综合征。

由于肾脏严重损害,肾脏失去净化血液的功能,废物和液体就会在体内堆积,人体就会产生各种症状,即尿毒症。引起尿毒症的病因主要有慢性肾小球肾炎、慢性肾盂肾炎、肾结核、肾小动脉硬化症、泌尿道结石、前列腺肥大、膀胱癌、红斑狼疮、糖尿病等。

尿毒症的胃肠道症状出现最早,常有纳差、恶心、呕吐和腹泻,口中有氨味,齿龈也常发炎,口腔黏膜溃烂出血等;神经系统可有失眠、烦躁、四肢麻木灼痛,晚期出现嗜睡甚至抽搐、昏迷;心血管系统可出现高血压及由心包炎及心力衰竭引起的心前区疼痛、心悸、气急、胸闷、浮肿、不能平卧等;血液系统可出现贫血及黏膜出血现象;呼吸系统可有肺炎及胸膜炎引起的咳嗽、胸痛等。

尿毒症患者多数血压高、贫血貌或面色黝黑,颜面或下肢浮肿。可有精神神志异常、全身或局部出血、呼吸浅快或端坐呼吸、颈静脉怒张、肺部干湿性啰音、心界扩大、胸膜或心包摩擦音、心率或心律改变、肝大及腹水等体征。尿毒症患者易罹患各种感染,如呼吸道感染、泌尿道感染或皮肤感染等。

〔治疗原则〕

1. 急性肾衰竭的治疗

急性肾衰竭的治疗原则,一般包括去除可逆的病因,纠正水与电解质代谢紊乱,防治并发症,必要时及时进行血液净化治疗。

少尿期治疗,控制液体入量,以"量出为入"为原则(可按前日尿量加500ml计算);注意代谢性酸中毒及高血钾症的监测与处理,前者可以口服或静脉滴注碳酸氢钠,后者多采取普通胰岛素与葡萄糖溶液静脉滴注,和(或)10%葡萄糖酸钙10ml静脉注射,和(或)钙型或钠型降钾离子交换树脂(如聚磺苯乙烯钠一次15~30g,一日1~2次)口服或保留灌肠等。

急性肾衰竭开始血液净化治疗的指征为:①利尿剂(如呋塞米20~400mg/d)难以控制的容量负荷过重(肺水肿、脑水肿和高血压等);②药物治疗难以控制的高钾血症;③肾功能严重受损,血肌酐水平迅速升高(48小时升高至基线值的300%以上)。血液净化治疗,包括血液透析、腹膜透析和连续性血液净化等。对于高分解代谢型的急性肾衰竭患者,应尽早进行血液净化治疗。

蛋白质摄入量宜控制至一日0.6~0.8g/kg,并补充足够的热量一日30~35kcal/kg。已进行血液净化治疗的患者则应适当增加蛋白质的摄入量。

多尿期治疗,重点是维持水、电解质和酸碱平衡,控制氮质血症和防止各种并发症。恢复期无须特殊治疗,需随访肾功能。

2. 慢性肾衰竭的治疗

慢性肾衰竭的治疗原则是综合治疗,及时地诊断和治疗原发病,针对病因治疗,是防治肾衰竭的关键。同时要进行合理的饮食方案,给予优质低蛋白、高热量饮食,有尿少、水肿、心功能不全者要控制饮水量和输液量,并采用药物治疗,对危重患者,应及时进行透析治疗。慢性肾衰竭的治疗主要是防治并发症,强调个体化治疗。

(1)营养治疗:通常从肾功能失代偿期开始给予患者优质低蛋白饮食治疗;如肾功能严重受损或蛋白摄入较低,则应补充必需氨基酸制剂或复方α-酮酸。患者必需摄入足够热量。已接受血液透析或腹膜透析治疗的患者应适当增加蛋白质的摄入量。

(2)控制高血压:降压药物宜选用那些既可有效控制高血压,又有保护靶器官(心、肾、脑等)作用的药物。主张联合用药,如福辛普利或厄贝沙坦加利尿剂等方案,若血压仍未达标,可以加用β或/和α-受体阻滞剂如卡维地洛及血管扩张剂等,也可选用复方制剂如氯沙坦氢氯噻嗪片,或厄贝沙坦氢氯噻嗪片。

(3)纠正肾性贫血:血红蛋白<100~110g/L的患者即可开始使用重组人促红素治疗。直至血红蛋白上升至120g/L为达标。在维持达标的前提下,其后每月调整用量,适当减少重组人促红素用量。在应用重组人促红素时同时应补充铁剂(口服硫酸亚铁或富马酸亚铁或静脉补充铁剂)、叶酸、维生素B_{12}类药物。

(4)钙磷代谢紊乱和肾性骨病的治疗:以口服碳酸钙较好。对明显高钙血症或血清钙磷乘积>55mg^2/dl^2者,则应暂停应用钙剂,以防转移性钙化的加重;此时可短期服用氢氧化铝制剂,待钙磷乘积<55mg^2/dl^2时,再服用钙剂。对明显低钙血症患者,可口服骨化三醇;对已有不良性骨病的患者,不宜应用骨化三醇或其类似物。

(5)纠正代谢性中毒:主要是补充碳酸氢钠,轻者一日1.5~3.0g,分3次服用;中、重度患者一日3~15g,必要时可静脉输入。可将纠正酸中毒所需之碳酸氢钠总量分3~6次给予,在48~72小时或更长时间后基本纠正酸中毒。对有明显心力衰竭的患者,要防止碳酸氢钠输入过多,输入速度宜慢,以免加重心脏负荷。

(6)水钠代谢紊乱的防治:水肿者应限制盐和水的摄入,也可根据需要应用袢利尿剂(如呋塞米、布美他尼、托拉塞米等),对并发急性左心衰竭患者,常需及时给予血液透析或持续性血液滤过治疗。

(7)高钾血症的防治:首先应积极预防高钾血症的发生。在限制钾摄入的同时,还应注意及时纠正酸中毒。对已有高钾血症的患者,应采取更积极的措施。对严重高钾血症(血钾>6.5mmol/L),且伴有少尿、利尿效果欠佳者,应及时给予血液透析治疗。

(8)促进尿毒症性毒素的肠道排泄:口服吸附剂,如药用炭、包醛氧化淀粉等,也可选用大黄制剂口服或保留灌肠。

尿毒症期的患者应接受血液净化治疗。必要时可考虑进行血液透析或腹膜透析治疗。

3. 尿毒症的治疗

(1)外手术疗法

①饮食治疗:低蛋白饮食,避免含氮代谢废物及毒物在体内蓄积,使肾功能进一步恶化。低磷饮食,可使残存肾单位内钙的沉积减轻。供给足够热量,以减少蛋白质分解,有利于减轻氮质血症。一般饮食中糖类应占40%,脂肪应占30%~40%。

②治疗高血压:有效控制高血压,可延缓病情的恶化速度。

③口服氧化淀粉、尿毒清、肾衰宁、海昆肾喜胶囊等中成药祛湿排毒,使血尿素氮下降。

④口服钙剂和维生素治疗肾性骨病。

⑤增加铁剂和叶酸的摄入有利改善肾性贫血,必要时可应用促红细胞生成素。

(2)透析治疗:尿毒症虽是致命的疾病,但也并不是无药可医。对无诱发因素的病例,肾功能不可逆转时,可考虑做透析治疗。透析疗法包括腹膜、血液透析(人工肾)两种。近年来,由于透析疗法的普遍应用,使晚期尿毒症患者有5年以上存活并保持一定劳动力者不少。因此,透析疗法是治疗晚期尿毒症的有效方法之一。

(3)肾移植

①尿毒症患者肾移植年龄范围以12~65岁为宜;患者的年龄大于65岁,如心脏、肺脏及肝脏器官功能正常,血压平稳,精神状态良好者,也可考虑做肾移植术。

②慢性肾炎尿毒症终末期或其他肾脏疾病而致的不可

逆转的肾衰竭。

③经过血透或腹透治疗后，尿毒症患者一般情况好，体内无潜在的感染病灶，能耐受肾移植手术者。

④无活动性溃疡、肿瘤、肝炎及结核病史，也无精神、神经系统病史的尿毒症患者。

⑤与供肾者的组织配型良好者。

肾移植是目前治疗尿毒症疗效最好的方法，最长生存期可达30年。随着肾移植成功率的提高，大多数肾移植中心对移植受者无绝对年龄限制，主要依据患者的身体状况决定是否施予肾移植。

(4)中医论治：中医学认为尿毒症属于阴盛阳虚证，也就是阴寒之邪将真阳凝滞，使生机不能发动的结果，可采用降浊还原法治疗尿毒症。平素起居、饮食有节，讲究卫生，避免外邪侵袭，尤其在传染病流行的季节和地区更应加强预防措施；不过食辛辣炙煿厚味，以免滋生湿热；调畅情志，保持精神愉快，使气血畅达而避免产生气滞血瘀；加强体育锻炼，提高机体防御能力。

〔用药精选〕

一、西药

1. 复方氨基酸注射液(9AA) Compound Amino Acid Injection (9AA)

本品为氨基酸类药，可补充体内必需氨基酸，使蛋白质合成显著增加而改善营养状况。慢性肾衰竭时，体内大多数必需氨基酸血浆浓度下降，而非必需氨基酸血浆浓度正常或升高。该品可使下降的必需氨基酸血浆浓度恢复。

【适应证】用于急性和慢性肾功能不全患者的肠道外支持；大手术、外伤或脓毒血症引起的严重肾衰竭及急性和慢性肾衰竭。

【不良反应】静脉滴注速度过快能引起恶心、呕吐、心悸、寒战等反应。应及时减慢给药速度(静滴每分钟15滴为宜)，老年人和危重患者尤要注意。

【禁忌】氨基酸代谢紊乱、严重肝功能损害、心功能不全、水肿、低血钾、低血钠患者禁用。

【用法用量】静脉滴注：成人一日250～500ml，缓慢滴注。小儿用量遵医嘱。进行透析的急、慢性肾衰竭患者一日1000ml，最大剂量不超过1500ml。滴速不超过每分钟15滴。

2. 复方氨基酸注射液(18AA) Compound Amino Acids Injection(18AA)

本品为复方制剂，含游离氨基酸(TAA)、必需氨基酸(EAA)及非必需氨基酸(NEAA)。对肾功能不全的大白鼠和狗，通过改善肾功能不全时的氨基酸代谢和蛋白代谢而产生了营养效果，且没有导致肾功能恶化、血氨值上升及肝内三酰甘油含量的增加。

【适应证】用于急、慢性肾功能不全患者出现营养不良性水肿(低蛋白血症)、低营养状态及手术前后的氨基酸补充。

【不良反应】①心血管系统：偶见胸部不适、心悸等。②胃肠道：偶见恶心、呕吐、食欲缺乏等。③过敏反应：偶有全身瘙痒感，罕见发疹、全身荨麻疹等。④其他：a. 偶见头痛、鼻塞、流涕。b. 罕见畏寒、发热、热感、头部灼烧感、血管痛等。c. 偶见代谢性酸中毒、肌酸酐升高、天门冬氨酸氨基转移酶和丙氨酸氨基转移酶升高。d. 非透析患者用药后可能出现血清尿素氮(BUN)升高和碳酸氢根减少。e. 有报道肾功能不全者用药(可提供氮源)后可出现高氨血症、意识障碍，故患者可能表现出反应迟钝、自主动作或自主言语异常。

【禁忌】氨基酸代谢紊乱、严重肝功能损害、心功能不全、水肿、低血钾、低血钠患者禁用。

【孕妇及哺乳期妇女用药】如孕妇必须使用应权衡利弊。药物对哺乳的影响：尚无使用经验，暂不推荐使用。

【儿童用药】尚无使用经验，安全性尚未确立。

【老年用药】高龄患者生理功能低下，应注意减速、减量给药。

【用法用量】①外周静脉给药。慢性肾功能不全：成人一次200ml，一日一次，缓慢静脉滴注。根据年龄、症状和体重适当增减。透析时在透析结束前60～90分钟由透析回路的静脉一侧注入。使用本品时热量给予最好在1500kcal/d以上。

②中心静脉给药：成人一日400ml，根据年龄、症状和体重适当增减。

③急性肾功能不全：成人一日400ml通过中心静脉持续滴注，并根据年龄、症状和体重适当增减。

3. 复方α-酮酸片 Compound α-KetoAcid Tablets

本品为复方制剂，含4种酮氨基酸钙、1种羟氨基酸钙和5种氨基酸。每片含总氮量36mg、总钙量约50mg。本品可提供必需氨基酸并尽量减少氨基氮的摄入。配合低蛋白饮食，可减少氮的摄入，同时可避免因蛋白摄入不足及营养不良引起的不良后果。

【适应证】用于配合低蛋白饮食，预防和治疗因慢性肾功能不全造成蛋白质代谢失调引起的损害。通常用于肾小球滤过率低于每分钟25ml的患者。低蛋白饮食要求成人一日蛋白摄入量40g或40g以下。

【不良反应】加重高钙血症。注意：定期检测血钙水平，保证足够的热卡供给。个别人服用后会出现上、中腹饱满感。

【禁忌】高钙血症和氨基酸代谢紊乱患者禁用。

【用法用量】口服。成人一次4～8片，一日3次，用餐期间，整片吞服。

4. 呋塞米 Furosemide

见第二章“25. 高血压”。

5. 布美他尼 Bumetanide

本品对水和电解质的排泄作用基本同呋塞米，其利尿作用为呋塞米的20～60倍。主要抑制肾小管髓襻升支厚壁段对NaCl的主动重吸收，对近端小管重吸收Na^+也有抑制作用,但对远端肾小管无作用,故排钾作用小于呋塞米。能扩张肾血管,降低肾血管阻力,使肾血管血流量尤其是肾皮质深部血流量增加,在布美他尼的利尿作用中具有重要意义,也是其用于预防急性肾衰竭的理论基础。

【适应证】①水肿性疾病:包括充血性心力衰竭、肝硬化、肾脏疾病(肾炎、肾病及各种原因所致的急、慢性肾功能衰竭),尤其是应用其他利尿药效果不佳时,应用本类药物仍可能有效。与其他药物合用治疗急性肺水肿和急性脑水肿等。②高血压:在高血压的梯度疗法中,不作为治疗原发性高血压的首选药物,但当噻嗪类药物疗效不佳,尤其当伴有肾功能不全或出现高血压危象时,本类药物尤为适用。③预防急性肾衰竭:用于各种原因导致肾脏血流灌注不足,例如失水、休克、中毒、麻醉意外及循环功能不全等,在纠正血容量不足的同时及时应用,可减少急性肾小管坏死的机会。④高钾血症及高钙血症。⑤稀释性低钠血症:尤其是当血钠浓度低于120mmol/L时。⑥抗利尿激素分泌过多症(SIADH)。⑦急性药物、毒物中毒等的治疗,如巴比妥类药物中毒等。⑧对某些呋塞米无效的病例仍可能有效。

【用法用量】用适量注射用水溶解后静脉或肌内注射。①成人:治疗水肿性疾病或高血压,静脉或肌内注射起始0.5~1mg,必要时每隔2~3小时重复,最大剂量为每日10mg;治疗急性肺水肿,静脉注射起始1~2mg,必要时隔20分钟重复,也可2~5mg稀释后缓慢滴注(不短于30~60分钟)。②小儿:肌内或静脉注射,一次按体重0.01~0.02mg/kg,必要时4~6小时一次。

【不良反应】常见者与水、电解质紊乱有关,尤其是大剂量或长期使用时,如直立性低血压、休克、低血钾症、低氯血症、低氯性碱中毒、低钠血症、低钙血症及与此有关的口渴、乏力、肌肉酸痛、心律失常等。少见者有过敏反应(包括皮疹、甚至心脏骤停)、视力模糊、头晕、头痛、纳差、恶心、呕吐、腹痛、胰腺炎、肌肉强直等,骨髓抑制导致粒细胞减少,血小板减少性紫癜和再生障碍性贫血,肝功能损害,指(趾)感觉异常,高糖血症,尿糖阳性,原有糖尿病加重,高尿酸血症。耳鸣、听力障碍多见于大剂量静脉快速注射时(每分钟剂量大于4~15mg),多为暂时性,少数为不可逆性,尤其当与其他有耳毒性的药物同时应用时。在高钙血症时,可引起肾结石。尚有报道本药可加重特发性水肿。偶见未婚男性遗精和阴茎勃起困难。大剂量可发生肌肉酸痛、胸痛。对糖代谢的影响可能小于呋塞米。

【孕妇及哺乳期妇女用药】①本药可通过胎盘屏障,孕妇尤其是妊娠前3个月应尽量避免应用。对妊娠高血压综合征无预防作用。动物实验表明本品可致胎儿肾盂积水,延缓胎儿生长和骨化,流产和胎儿死亡率升高。②本药可经乳汁分泌,哺乳期妇女应慎用。

【儿童用药】本药在新生儿的半衰期明显延长,故新生儿用药间隔应延长。

【老年患者用药】老年人应用本药时发生低血压、电解质紊乱,血栓形成和肾功能损害的机会增多。

【制剂】注射用布美他尼,布美他尼注射液

6. 托拉塞米 Torasemide

本品为磺酰脲吡啶类利尿药。

【适应证】用于充血性心力衰竭、肝硬化腹水、肾脏疾病所致的水肿患者;也可用于原发性高血压患者。

【不良反应】常见不良反应有头痛、眩晕、疲乏、食欲减退、肌肉痉挛、恶心呕吐、高血糖、高尿酸血症、便秘和腹泻;长期大量使用可能发生水和电解质平衡失调。治疗初期和年龄较大的患者常发生多尿,个别患者由于血液浓缩而引起低血压、精神紊乱、血栓性并发症及心或脑缺血引起心律紊乱、心绞痛、急性心肌梗死或昏厥等,低血钾可发生在低钾饮食、呕吐、腹泻、过多使用泻药和肝功能异常的患者。个别患者可出现皮肤过敏,偶见瘙痒、皮疹、光敏反应,罕见口干、肢体感觉异常、视觉障碍。

【禁忌】肾衰竭无尿、肝昏迷前期或肝昏迷、对本品及磺酰脲类过敏、低血压、低血容量、低钾或低钠血症、严重排尿困难(如前列腺肥大)患者禁用。

【孕妇及哺乳期妇女用药】孕妇服用本品时需衡量利弊。哺乳期妇女应慎用本品。

【儿童用药】儿童使用托拉塞米的疗效和安全性资料尚未建立,应慎用本品。

【老年用药】在美国进行本品的临床试验中,24%的患者年龄在65岁以上,大约4%的患者的年龄在75岁以上老人。结果显示,老年患者服用本品疗效及安全性与年轻患者相比并未显示与年龄有关的差异。

【用法用量】①口服。治疗充血性心力衰竭、肾衰竭及肾脏疾病所致的水肿:一般初始剂量为10mg,一日一次。以后根据病情调整剂量,一般一日最高不超过200mg。

②静脉注射。a. 治疗充血性心力衰竭所致的水肿、肝功能衰竭腹水、脑水肿:一般初始剂量为10mg,一日一次,缓慢静脉注射,也可用5%葡萄糖溶液或生理盐水稀释后进行静脉注射;如疗效不满意可增加剂量直至满意疗效。b. 肾衰竭和肾病综合征所致的水肿:初始剂量20mg,一日一次,以后根据需要可逐渐增加剂量,遵医嘱。c. 如需长期用药者应尽早从静脉给药转为口服给药。

【制剂】①托拉塞米片;②托拉塞米胶囊;③托拉塞米注射液;④注射用托拉塞米

7. 碳酸氢钠 Sodium Bicarbonate

本品为抗酸药。用于碱化尿液及酸血症,也可用于胃酸过多。

【适应证】①用于代谢性酸中毒:治疗轻至中度代谢性酸中毒,以口服为宜。重度代谢性酸中毒则应静脉滴注,如严重肾病、循环衰竭、心肺复苏、体外循环及严重的原发性乳酸酸中毒、糖尿病酮症酸中毒等。②碱化尿液:用于尿酸性肾结石的预防,减少磺胺类药物的肾毒性及急性溶血,防止血红蛋白沉积在肾小管。③作为制酸药,治疗胃酸过多引起的症状。④静脉滴注对某些药物中毒有非特异性的治疗作用,如巴比妥类、水杨酸类药物及甲醇等中毒。

【不良反应】①口服时由于在胃内产生大量二氧化碳，引起呃逆、胃肠充气、继发性胃酸分泌增加等。较少见的有胃痉挛、口渴(细胞外浓度过高引起细胞脱水。②长期应用可引起尿频、尿急、持续性头痛、食欲减退、恶心呕吐、异常疲倦虚弱。③剂量偏大或存在肾功能不全时，可出现水肿、精神症状、肌肉疼痛或抽搐、呼吸减慢、口内异味。

大量注射时可出现心律失常、肌肉痉挛、疼痛、异常疲倦虚弱等，主要由于代谢性碱中毒引起低钾血症所致。

【禁忌】对本品过敏者禁用。禁用于吞食强酸中毒时的洗胃。

【孕妇及哺乳期妇女用药】长期或大量应用可致代谢性碱中毒，并且钠负荷过高引起水肿等，孕妇应慎用。本品可经乳汁分泌，但对婴儿的影响尚无有关资料。

【儿童用药】治疗酸中毒，参考成人剂量。心肺复苏抢救时，首次静脉注射按体重1mmol/kg，以后根据血气分析结果调整用量。

【用法用量】代谢性酸中毒：口服，一次0.5～2g，一日3次；静脉滴注，请遵医嘱。

【制剂】①碳酸氢钠片；②碳酸氢钠注射液

8. 人血白蛋白 Human Albumin

见第二章“30. 休克”。

9. 苄氟噻嗪 Bendrofluazide

见本章“64. 肾炎”。

10. 包醛氧淀粉胶囊 Coated Aldehyde Oxystarch Capsules

本品是将氧化淀粉颗粒表面进行覆醛处理而制成的一种新型尿素氮吸附剂。胃肠道中的氨、氮等有害物质可通过覆醛处理层与氧化淀粉的醛基结合生成希夫碱络合物从粪便中排出，故能降低血中非蛋白氮和尿素氮的浓度，从而起到治疗作用。由于其醛基不与胃肠道直接接触，从而消除了患者服用氧化淀粉所发生的不良生理反应。

【适应证】本品是尿素氮吸附药，主要用于各种原因造成的氮质血症、尿毒症。

【不良反应】少数患者有轻度腹痛、腹泻、呕吐等症状，由于本品具吸水性，使肠容量增加刺激肠蠕动所致。可自行消退或减量后症状消失。

【禁忌】消化道出血、急性肠道感染者禁用。

【用法用量】口服。一次5～10g，一日2～3次，餐后用热开水浸泡后服，或用温水冲服，或遵医嘱。

【制剂】①包醛氧淀粉散；②包醛氧淀粉胶囊

11. 环孢素 Ciclosporin

见本章“65. 肾病综合征”。

附：用于肾衰竭与尿毒症的其他西药

1. 重组人促红素 Erythropoietin

见第六章“80. 贫血”。

2. 西罗莫司 Sirolimus

【适应证】西罗莫司又称雷帕霉素，是一种大环内酯抗生素类免疫抑制剂。适用于接受肾移植的患者，预防器官排斥。建议与环孢素和皮质类固醇类联合使用。

3. 他克莫司 Tacrolimus

见本章“65. 肾病综合征”。

4. 吗替麦考酚酯(麦考酚吗乙酯)Mycophenolate mofetil

见本章“65. 肾病综合征”。

5. 聚苯乙烯磺酸钠 Sodium Polystyrene Sulfonate

【适应证】本品适用于治疗急、慢性肾衰竭，肾病综合征，狼疮性肾炎，肝-肾综合征等并发的高钾血症。

6. 聚苯乙烯磺酸钙 Calcium Polystyrene Sulphonate

【适应证】本品为降血钾药，主要用于预防和治疗急、慢性肾功能不全和肾衰竭患者的高钾血症。

7. 血液透析液 Hemodialysis Solution

见本章“65. 肾病综合征”。

8. 血液滤过置换液 Hemofiltration Replacement Fluid

【适应证】本品为以血液滤过方法治疗急、慢性肾衰竭技术中的辅助药物。以电解质成分为主，用于血滤时置换体内的水分和电解质，替代肾脏部分功能(肾小管的重吸收功能)。用于急、慢性肾衰竭，心力衰竭，尿毒症性心包积液，急性肺水肿，难治性高血压，肝衰竭(肝性脑病的最佳治疗方法)。

9. 腹膜透析液 Peritoneal Dialysis Solution

【适应证】腹膜透析是以腹膜为半透膜，通过溶质浓度梯度差可使血液中尿毒物质从透析液中清除，并维持电解质及酸碱平衡，代替了肾脏的部分功能。腹膜透析液用于急性肾衰竭、慢性肾衰竭、急性药物或毒物中毒、顽固性心力衰竭、顽固性水肿、电解质紊乱及酸碱平衡失调。

10. 氢氯噻嗪 Hydrochlorothiazide

见第二章“16. 心力衰竭”。

11. 骨化三醇 Calcitriol

主要用于绝经后及老年性骨质疏松症，肾性骨营养不良症(慢性肾衰竭，特别是进行血液透析或腹膜透析的患者)，手术后甲状旁腺功能低下，特发性甲状旁腺功能低下，假性甲状旁腺功能低下，维生素D依赖性佝偻病，低血磷性抗维生素D型佝偻病。

12. 维生素D Vitamin D

见第七章“91. 甲状腺功能减退症”。

13. 复方甘露醇注射液 Compound Mannitol Injection

见本章“70. 水肿”。

14. 咪唑立宾片 Mizoribine Teblets

【适应证】用于抑制肾移植时的排异反应。

15. 重组抗CD25人源化单克隆抗体注射液 Recombinant Humanized Anti-CD25 Monoclonal Antibody Injection-Recombinant Humanized Anti-CD25 Monoclonal Antibody

Injection

【适应证】本品适用于预防肾移植后急性排斥反应的发生,可与含钙调素抑制剂和皮质类固醇激素的免疫抑制方案联用。

16. 氢氧化铝 Aluminium Hydroxide

见第三章“32. 胃、十二指肠溃疡”。

17. 阿魏酸哌嗪片(胶囊、分散片) Piperazine Ferulate Tablets

【适应证】适用于各类伴有镜下血尿和高凝状态的肾小球疾病,如肾炎、慢性肾炎、肾病综合征、早期尿毒症及冠心病、脑梗死、脉管炎等的辅助治疗。

18. 左卡尼汀 Levocarnitine

【适应证】适用于慢性肾衰竭长期血透患者因继发肉碱缺乏产生的一系列并发症状,临床表现如心肌病、骨骼肌病、心律失常、高脂血症,以及低血压和透析中肌痉挛等。

二、中药

1. 肾衰宁胶囊(颗粒、片)

【处方组成】太子参、黄连、法半夏、陈皮、茯苓、大黄、丹参、牛膝、红花、甘草

【功能主治】益气健脾,活血化瘀,通腑泄浊。用于脾胃气虚,浊瘀内阻,升降失调所致的面色萎黄,腰痛倦怠、恶心呕吐,食欲不振,小便不利,大便黏滞;慢性肾功能不全见上述证候者。

【用法用量】胶囊口服。一次4~6粒,一日3~4次。45天为一疗程,小儿酌减。

【使用注意】有出血症状者及孕妇禁用。

2. 尿毒清颗粒

【处方组成】大黄、黄芪、桑白皮、苦参、白术、茯苓、白芍、制何首乌、党参、丹参、川芎、车前草、半夏(姜制)、柴胡、菊花、甘草

【功能主治】通腑降浊,健脾利湿,活血化瘀。用于脾肾亏损,湿浊内停,瘀血阻滞所致的少气乏力,腰膝酸软,恶心呕吐,肢体浮肿,面色萎黄;慢性肾衰竭(氮质血症期和尿毒症早期)见上述证候者。

【用法用量】温开水冲服,一日4次,6、12、18时各服1袋,22时服2袋。每日最大服用量为8袋;也可另定服药时间,但两次服药间隔勿超过8小时。

3. 尿毒灵软膏

【处方组成】大黄、金银花、连翘、黄柏、栀子、土茯苓、青黛、丹参、红花、地榆、蒺藜、钩藤、槐米、龙骨(煅)、牡蛎(煅)、生晒参、枸杞子、麦冬、桂枝、白茅根

【功能主治】通腑泻浊,利尿消肿。用于全身浮肿,恶心呕吐,大便不通,无尿少尿,头痛烦躁,舌黄,苔腻,脉实有力,以及肾衰竭、氮质血症及肾性高血压。

【用法用量】本品为外用软膏剂。直肠给药,一次1支,一日1~2次,早晚或便后使用。使用时用盖上的尖端刺破管口,套上配备的保洁头,插入肛门内给药。7天为一疗程,可以连用2个疗程。

【使用注意】①患者有直肠疾病或腹泻每日3次以上者慎用。②本品临床试验中有个别病例ALT出现轻度异常,未肯定与使用本品有因果关系。

4. 尿毒灵灌肠液

【处方组成】甲组:大黄、连翘、龙骨(锻)、蒺藜、牡蛎(煅)、丹参、桂枝、槐米、钩藤、青黛、栀子、地榆、黄柏、土茯苓、金银花;乙组:生晒参、麦冬、枸杞子、白茅根、红花

【功能主治】通腑泄浊,通利消肿。用于湿浊内阻、脾肾衰败所致的全身浮肿,恶心呕吐,大便不通,无尿少尿,头痛烦躁,舌黄,苔腻,脉实有力;慢性肾衰竭,氮质血症及肾性高血压见上述证候者。

【用法与用量】将甲、乙组(甲组10g、乙组100ml)混合,摇匀,一次灌肠,一日1~2次。

【使用注意】孕妇禁用。

5. 尿毒排析散

【成分】昆布、腐敏、牡蛎(煅)

【功能主治】解毒泄浊。用于血清肌酐(SCr)小于707mol/L的慢性肾衰竭患者,症见恶心,呕吐,纳差,腹胀,身重困倦,尿少,浮肿,皮肤瘙痒,苔腻等。

【用法用量】口服。一次1袋,一日2次,将药用温开水浸泡30分钟,于早饭前1小时、晚上睡觉前空腹服用,2个月为一疗程

【禁忌】消化道活动性出血期间。Ⅲ度心力衰竭者慎用或遵医嘱服用。

6. 金水宝胶囊(片、口服液)

见第一章“3. 咳嗽”。

7. 肾康注射液

【处方组成】大黄、黄芪、丹参、红花

【功能主治】具有降逆泄浊、益气活血、通腑利湿的功效。适用于慢性肾衰竭,属湿浊血瘀证;症见恶心呕吐,口中黏腻,面色晦暗,身重困倦,腰痛,纳呆,腹胀,肌肤甲错,肢体麻木,舌质紫黯或有瘀点,舌苔厚腻,脉涩或细涩。

【用法用量】静脉滴注,一次100ml(5支),一日一次,使用时用10%葡萄糖注射液液300ml稀释。每分钟20~30滴。疗程4周。

【禁忌】①急性心力衰竭、肾衰竭者慎用;②高血钾危象者慎用。

8. 海昆肾喜胶囊

见第三章“46. 呕吐”。

9. 康肾准颗粒

【处方组成】连钱草、忍冬藤、石韦、白茅根、茜草、老鹳草、葛根、石菖蒲、陈皮、水蜈蚣、艾叶

【功能主治】滤血毒,通肾瘀;升清降浊,调和阴阳,恢复机体正常代谢。对各种病因所致的肾功能不全代偿期,氮质高血症期,尿毒症期的少尿,浮肿,高血压,蛋白尿、血尿等有

较好的临床疗效。

【用法用量】口服。一次12g，一日3次；30天为一疗程；或遵医嘱。

10. 肾元胶囊

见本章“66. 肾炎”。

11. 千斤肾安宁胶囊

见本章“66. 肾炎”。

附：用于肾功能衰竭与尿毒症的其他中药

1. 参乌益肾片

【功能主治】用于慢性肾衰竭(CRF)。

2. 褐藻多糖硫酸酯

见本章“65. 肾病综合征”。

67. 乳糜尿与白浊

〔基本概述〕

(一)乳糜尿

乳糜尿是因乳糜液逆流进入尿中，导致尿液外观呈不同程度乳白色的一种病症。如含有较多的血液则称为乳糜血尿。

乳糜尿的特征是小便浑浊如乳汁，或似泔水、豆浆而名。乳糜尿发病年龄以30～60岁为最高。

乳糜尿的发病原因，目前认为是胸导管阻塞，局部淋巴管炎症损害，致淋巴动力学的改变，淋巴液进入尿路，发生乳糜尿。另外有一部分患者与斑氏丝虫病流行有关，由于丝虫进入淋巴管，造成淋巴管损害而成。

乳糜尿的临床表现为反复发作的乳白色尿，伴血尿，多在高脂肪餐或劳累后诱发或加重，有的伴其他丝虫病症状。

乳糜尿的复发率较高，据有关报道一般在20%～30%，其复发的原因为劳累过度、酗酒、进高脂肪餐、感冒发热、胎前产后等。经验证明，农村大忙季节(劳累)、季节前后(多脂餐)复发较多。

乳糜尿属于中医“膏淋”范畴。中医学认为，乳糜尿发病原因与脾肾二脏有密切关系。脾为生化之源，肾为藏精之所。脾虚则运化无权，肾亏则封藏失司，而致精微下泄，清浊不分，下经膀胱，故小便浑浊，如乳汁或如脂膏。所以乳糜尿的病因有脾阳下陷，中气不足，湿热下注，肾阴亏虚等。

(二)白浊

白浊，又称尿精，系指在排尿后或排尿时从尿道口滴出白色浊物，可伴小便涩痛的一种病症。《黄帝内经》称之为白淫。

小便浑浊色白。《诸病源候论·虚劳小便白浊候》：“胞冷肾损，故小便白而浊也。”亦称便浊、溺浊、尿浊。是溺孔常流白色浊物而小便自清的疾患。又称精浊。《证治准绳·赤白浊》：“今患浊者，虽便时茎中如刀割火灼而溺自清，唯窍端时有秽物如疮脓目眵，淋沥不断，初与便溺不相混滥。”

白浊的病因：①房室因素：阴茎持续性勃起，但无正常、完整射精过程者；②饮食因素：嗜食辛辣刺激性食物，过度饮酒等；③起居因素：驾车、办公等久坐不起，或饮水较少，或小便忍持；④其他不良因素：涉水，淋雨，感冒风寒等；过度手淫，房事过度，劳伤精气，致肾气虚衰；或因平素酗酒，肥甘厚味，使脾胃运化失常，湿浊内生；或因感受外邪，久坐压迫会阴部，均可阻隔经脉，气滞血瘀导致本病。

白浊的临床表现主要有：小便浑浊色白。或伴尿频、尿急、尿痛、小腹、睾丸、会阴部不适等症状。

(三)滴白

滴白，是慢性前列腺炎征象之一。因前列腺发炎，前列腺液分泌增多，多则自行溢出，常在早晨起来时发现尿道口有稀薄水样分泌物滴出，也可出现较黏稠的乳白色黏液，最明显的是在小便结束后或排大便时，在尿道口排出一二滴白色物，在中医学中也有称为白浊，现代统称滴白。

〔治疗原则〕

1. 乳糜尿的治疗

(1)因乳糜尿发作有较高的自然缓解率，部分患者无须特殊处理也能自行停止。发作期间应卧床休息，忌食脂肪油类食物和剧烈活动，多饮水。发作期间应取头低足高位卧床休息，并给予低脂肪、高蛋白、高维生素饮食。

(2)若血液检查证明有丝虫病，应予药物治疗。常用有效的药物为枸橼酸乙胺嗪(海群生)，

(3)乳糜块引起尿道梗阻时，可经膀胱镜冲洗。

(4)用1%～2%硝酸银溶液5ml灌洗肾盂，保留2～3分钟后再以生理盐水冲洗，间隔1～2周施行一次。或用12.5%碘化钠液10ml缓慢灌注肾盂，用刺激性药液促使乳糜瘘口闭合。本法治疗有一定的效果，但容易复发。且肾盂灌注疗法存在一定的危险性。

(5)乳糜尿中医治疗基本方法是补中益气，清热利湿，健脾益肾。在辨证上，早期湿热标实为主；病久脾肾亏虚，后期为虚实互相夹杂。中草药治疗常以荠菜为主，加用赤芍、萹蓄、黄精、萆薢、凤尾草、碧玉散，可泡饮或煎服。

(6)反复发作病情严重且经上述治疗无效者，可施行手术治疗，包括肾蒂周围淋巴管剥脱结扎术、腰干淋巴管—精索内静脉(或卵巢静脉)吻合术等。手术较为复杂，且术后也有复发者。

2. 白浊的治疗

中医治疗应内治与外治相结合。内治主要针对前列腺精浊相混，精络淤阻的病机，泄浊行淤，清利精络；外治主要解决精浊凝集，精络不畅的病变特征，散淤消积，疏畅精络。内治以内服汤剂为主；外治当施以局部按摩方法。在内治、外治的同时，并可使用其他疗法。

3. 滴白的治疗

详见慢性前列腺炎章节。

〔用药精选〕

一、西药

1. 枸橼酸乙胺嗪(海群生)Diethylcarbamazine Citrate

本品对丝虫成虫(除盘尾丝虫外)及微丝蚴均有杀灭作用。

【适应证】用于班氏丝虫、马来丝虫和罗阿丝虫感染,也用于盘尾丝虫病。对前三者一次或多次治疗后可根治,但对盘尾丝虫病,因本品不能杀死成虫,故不能根治,亦可用于热带嗜酸红细胞增多症患者。可试用于丝虫病引起的乳糜尿等。

【不良反应】乙胺嗪本身的毒性甚低,偶可引起食欲减退、恶心、呕吐、头晕、头痛、乏力、失眠等。治疗期间的反应多由于大量微丝蚴和成虫杀灭后释放异性蛋白所致,可有畏寒、发热、头痛、肌肉关节酸痛、皮疹、瘙痒等。偶见过敏性喉头水肿、支气管痉挛、暂时性蛋白尿、血尿、肝大和压痛等。成虫死亡后尚可引起局部反应如淋巴管炎、淋巴结炎、精索炎、附睾炎等,并出现结节。马来丝虫病患者出现的反应常较斑氏丝虫病者为重,血中微丝蚴数多者反应也较重。盘尾丝虫病患者反应亦较严重。

【禁忌】对本品过敏者禁用。

【孕妇及哺乳期妇女用药】孕妇、哺乳期妇女应暂缓治疗。

【儿童用药】对儿童有蛔虫感染者应先驱蛔虫。

【用法用量】口服(餐后)。①治疗班氏丝虫病及重度感染马来丝虫病:总量4.2g,7日疗法。即一日0.6g,分2~3次服,7日为一疗程。间隔1~2个月,可应用2~3个疗程。②治疗马来丝虫病:可用大剂量短疗程法,即1~1.5g,夜间顿服法,也可间歇服用2~3个疗程。②治疗罗阿丝虫病:宜用小剂量,一次按体重2mg/kg,一日3次,连服2~3周,必要时间隔3~4周可复治。③治疗盘尾丝虫病:初期药物剂量宜小,按体重不超过0.5mg/kg,第1日一次,第2日2次,第3日增至1mg/kg,口服3次,如无严重不良反应,增至2mg/kg,一日3次,总疗程14日。如初治全身反应严重,可暂停用或减少剂量。必要时可给以肾上腺皮质激素。④预防:在丝虫病流行区,有将乙胺嗪掺拌入食盐中,制成药盐全民食用以杀死血液中微丝蚴,防治效果迅速可靠,为消灭丝虫病传染源的较好措施。

【制剂】枸橼酸乙胺嗪片

附:用于乳糜尿与白浊的其他西药

1. 伊维菌素 Ivermectin

见第十一章“125. 丝虫病”。

2. 左旋咪唑 Levamisole

见第十一章“126. 蛔虫病”。

二、中药

1. 五淋化石丸(胶囊)

【处方组成】广金钱草、海金沙、鸡内金、泽泻、沙牛、琥珀、黄芪、石韦、车前子、延胡索(醋制)、甘草

【功能主治】通淋利湿,化石止痛,用于淋证,癃闭;尿路感染,尿路结石,前列腺炎,乳糜尿见上述证候者。

【用法用量】丸剂口服,一次5丸,一日3次。胶囊口服,一次5粒,一日3次。

【使用注意】孕妇禁用。

2. 五淋丸

【处方组成】海金沙、木通、栀子(姜制)、黄连、石韦(去毛)、茯苓皮、琥珀、地黄、甘草、川芎、当归、白芍

【功能主治】清热利湿,分清止淋。用于下焦湿热所致的淋证,症见尿频,尿急,小便涩痛,浑浊不清。

【用法用量】口服。一次6g,一日2次。

3. 萆薢分清丸

【处方组成】粉萆薢、石菖蒲、甘草、乌药、盐益智仁

【功能主治】分清化浊,温肾利湿。用于肾不化气,清浊不分所致的白浊,小便频数。

【用法用量】口服。一次6~9g,一日2次。

【使用注意】忌食油腻、茶、醋及辛辣刺激性食物。

4. 分清五淋丸

见本章“63. 尿道炎、膀胱炎和肾盂肾炎”。

5. 益肾液(丸、糖浆)

【处方组成】枸杞子、菟丝子、覆盆子、车前子(盐炒)、五味子(酒制)

【功能主治】填精补髓,益肾扶阳。用于身体虚弱,肾亏阳痿,梦遗滑精,尿液浑浊。

【用法用量】口服液一次30ml,一日一次。片剂一次6片,一日3次。丸剂一次9g,一日3次,饭前用淡盐汤送服。

附:用于乳糜尿与白浊的其他中药

金锁固精丸

见第五章“77. 早泄”。

68. 尿失禁与尿崩症

〔基本概述〕

尿失禁是由于膀胱括约肌损伤或神经功能障碍而丧失排尿自控能力,使尿液不自主流出的一种病症。

尿失禁是老龄化国家老年人最常见的症状之一,也是泌尿外科最常见的症状之一。作为一种临床常见疾病,尿失禁症可由精神因素、神经系统疾病、分娩、外伤等引起,其临床表现为尿液间断性或持续性不由自主地从尿道流出。虽然

尿失禁并不引起器质性病变,但严重影响了患者的生活质量,并造成巨大的心理压力,影响患者在社会中的正常交往。

尿失禁按照症状可分为充溢性尿失禁、无阻力性尿失禁、反射性尿失禁、急迫性尿失禁及压力性尿失禁5类。

充溢性尿失禁是由于下尿路有较严重的机械性(如前列腺增生)或功能性梗阻引起尿潴留,当膀胱内压上升到一定程度并超过尿道阻力时,尿液不断地自尿道中滴出。无阻力性尿失禁是由于尿道阻力完全丧失,膀胱内不能储存尿液,患者在站立时尿液全部由尿道流出。反射性尿失禁是由完全的上运动神经元病变引起,排尿依靠脊髓反射,患者不自主地间歇排尿(间歇性尿失禁),排尿没有感觉。急迫性尿失禁可由部分上运动神经元病变或急性膀胱炎等强烈的局部刺激引起,患者有十分严重的尿频、尿急症状,由于强烈的逼尿肌无抑制性收缩而发生尿失禁。压力性尿失禁是当腹压增加时(如咳嗽、打喷嚏、上楼梯或跑步时)即有尿液自尿道流出。

尿失禁的病因主要有下列几项:①先天性疾患,如尿道上裂。②创伤,如妇女生产时的创伤,骨盆骨折等。③手术,成人为前列腺手术、尿道狭窄修补术等;儿童为后尿道瓣膜手术等。④各种原因引起的神经源性膀胱疾病。

不论男性或女性,膀胱颈部(交感神经所控制的尿道平滑肌)是制止尿液外流的主要力量。对于男性,近侧尿道括约肌功能完全丧失(如前列腺增生手术后)而远侧尿道括约肌完好者,仍能控制排尿如常。如远侧尿道括约肌功能同时受到损害,则依损害的轻重可引起不同程度的尿失禁。对于女性,当膀胱颈部功能完全丧失时会引起压力性尿失禁。

〔治疗原则〕

1. 非手术治疗

(1)雌激素替代疗法:世界各国专家都积极主张应用雌激素替代疗法补充更年期妇女体内雌激素不足,以防治老年性阴道炎、压力性尿失禁、冠心病、骨质疏松症等。由于压力性尿失禁患者并发尿路感染率极高。因此,雌激素替代疗法和抗感染应同时进行,才可在短期内获得满意疗效。

(2)运动疗法:约有70%的压力性尿失禁患者可通过加强盆底肌张力的锻炼而使症状得到减轻或获得纠正。其方法为:每日进行45~100次紧缩肛门及阴道运动,每次3~5秒;平躺在床上,每天至少进行仰卧起坐运动2次;平卧在床上进行快捷而有规律的伸缩双腿运动,每日3次;提倡蹲式排便,蹲式排便有益于盆底肌张力的维持或提高。

(3)中医针灸疗法:针刺中极、关元、足三里、三阴交等穴位,也可提升盆底肌的张力,从而改善膀胱功能。

2. 手术治疗

非手术治疗适于轻度尿失禁患者,对于中、重度的患者,必须采取手术治疗。传统的手术方法一般采取阴道前壁修补,远期疗效差,且仅限于轻度尿失禁患者。国外有采用无张力尿道悬吊术、膀胱颈悬吊术等治疗女性压力性尿失禁取得良好效果。其方法是使用生物相容性很好的悬吊带,通过微创手术进行膀胱颈悬吊。手术后,患者体内的纤维组织会逐渐长入聚丙烯网带内,故能有效长久保持尿道支撑,有人把这种吊带称为柔性支架。

〔用药精选〕

一、西药

1. 托特罗定 Tolterodine

本品为竞争性M胆碱受体阻滞剂,动物实验结果提示本品对膀胱的选择性高于唾液腺,但尚未得到临床证实。

【适应证】用于因膀胱过度兴奋引起的尿频、尿急或紧迫性尿失禁症状的治疗。

【不良反应】常见口干、消化不良、便秘、腹痛、胀气、呕吐、头痛、眼干燥症、皮肤干燥、思睡、神经质;少见胸痛、过敏反应、尿闭、精神障碍。

【禁忌】对本品过敏、尿潴留、胃滞纳、未经控制的窄角型青光眼、重症肌无力、严重的溃疡性结肠炎、中毒性巨结肠患者禁用。

【孕妇及哺乳期妇女用药】孕妇慎用本品,哺乳期间服用本品应停止哺乳。

【儿童用药】尚无儿童用药经验,不推荐儿童使用。

【用法用量】口服。成人初始的推荐剂量为一次2mg,一日2次。根据患者的反应和耐受程度,剂量可下调到一次1mg,一日2次。对于肝功能明显低下和正在服用CYP3A4抑制剂者,推荐剂量为一次1mg,一日2次。

【制剂】①酒石酸托特罗定片;②酒石酸托特罗定缓释片;③酒石酸托特罗定分散片;④酒石酸托特罗定胶囊;⑤酒石酸托特罗定缓释胶囊。富马酸托特罗定片

2. 去氨加压素 Desmopressin

【适应证】本品主要用于治疗中枢性尿崩症。服用本品后可减少尿液排出,增加尿渗透压,减低血浆渗透压,从而减少尿频和夜尿。本品还可以用于治疗夜间遗尿症(5岁或以上的患者)及血友病等。

【不良反应】疲劳、头痛、恶心和胃痛。一过性血压降低,伴有反射性心动过速及面部潮红、眩晕。治疗时若有对水分摄入进行限制,则有可能导致水潴留,并有伴发症状,如血钠降低、体重增加,严重情形下可发生痉挛。

【禁忌】对本品过敏、习惯性或精神性烦渴症患者、心功能不全或其他疾患需服用利尿剂的患者不可使用本品。

【孕妇及哺乳期妇女用药】研究证明,在妊娠期内使用去氨加压素的孕妇并不会出现畸形的儿童;去氨加压素可分泌入乳汁,但应用治疗剂量时不会对儿童产生影响。

【儿童用药】慎用于年幼患者。

【老年用药】慎用于年老患者。

【用法用量】①口服。a. 中枢性尿崩症:一次100-200μg,一日3次,一日总剂量为200μg至1.2mg。b. 夜间遗

尿症:首量为 200μg,睡前服用,若疗效不显著可增至 400μg。连续服用 3 个月后停用至少 1 周,以便评估是否需要继续治疗。

②静脉注射、肌内注射或皮下注射:请遵医嘱。

【制剂】①醋酸去氨加压素片;②醋酸去氨加压素注射液;③注射用醋酸去氨加压素

3. 盐酸奥昔布宁 Oxybutynin Hydrochloride

本品为解痉药,具有较强的平滑肌解痉作用和抗胆碱能作用,也有镇痛作用。可选择性作用于膀胱逼尿肌,降低膀胱内压,增加容量,减少不自主性的膀胱收缩,而缓解尿急、尿频和尿失禁等。

【适应证】用于无抑制性和反流性神经源性膀胱功能障碍患者与排尿有关的症状缓解,如尿急、尿频、尿失禁、夜尿和遗尿等。

【不良反应】少数患者可出现口干、少汗、视力模糊、心悸、嗜睡、头晕、恶心、呕吐、便秘、阳痿、抑制泌乳等抗胆碱能药物所产生的类似症状,个别患者可见过敏反应或药物特异反应,如荨麻疹和其他皮肤症状。

【禁忌】青光眼、部分或完全胃肠道梗阻、麻痹性肠梗阻、老年或衰弱患者的肠张力缺乏、重症肌无力、阻塞性尿道疾病、处于出血性心血管状态不稳定的患者禁用。

【孕妇及哺乳期妇女用药】妊娠期、哺乳期妇女应慎用本品。

【儿童用药】5 岁以下儿童的临床数据不足,不推荐使用。

【老年用药】老年患者慎用。

【用法用量】口服。缓释制剂需吞服,不能嚼碎或压碎。成人一次 5mg,一日 2~3 次,最大剂量一次 5mg,一日 4 次或遵医嘱;5 岁以上儿童一次 5mg,一日 2 次,最大剂量一次 5mg,一日 3 次或遵医嘱。

【制剂】①盐酸奥昔布宁片;②盐酸奥昔布宁缓释片;③盐酸奥昔布宁胶囊;④盐酸奥昔布宁缓释胶囊;⑤盐酸奥昔布宁口服溶液

4. 盐酸黄酮哌酯 Flavoxate Hydrochloride Flavoxate

本品为平滑肌松弛药。对泌尿生殖系统的平滑肌具有选择性解痉作用,因而能直接解除泌尿生殖系统平滑肌的痉挛,使肌肉松弛,消除尿频、尿急、尿失禁及尿道膀胱平滑肌痉挛引起的下腹部疼痛。

【适应证】用于以下疾病引起的尿频、尿急、尿痛、排尿困难及尿失禁等症状:①下尿路感染性疾病(前列腺炎、膀胱炎、尿道炎等)。②下尿路梗阻性疾病(早、中期前列腺增生症,痉挛性、功能性尿道狭窄)。③下尿路器械检查后或手术后(前列腺摘除术、尿道扩张、膀胱腔内手术)。④尿道综合征。⑤急迫性尿失禁。

【不良反应】个别患者可出现胃部不适、恶心、呕吐、口渴、嗜睡、视力模糊、心悸及皮疹等。

【禁忌】胃肠道梗阻或出血、贲门失弛缓症、尿道阻塞失代偿者、有神经精神症状及心肝肾功能严重受损者、司机与高空作业人员禁用。

【孕妇及哺乳期妇女用药】尚未获得孕妇使用后的研究资料,因而孕妇慎用。

【儿童用药】12 岁以下儿童不宜服用。

【药物相互作用】勿与大量维生素 C 或钾盐合用。

【用法用量】口服。一次 0.2g,一日 3~4 次,病情严重时可适当增加用量。

【制剂】①盐酸黄酮哌酯片;②盐酸黄酮哌酯胶囊

5. 盐酸米多君 Midodrine Hydrochloride

本品通过激活动脉和静脉脉管系统的 α-肾上腺素能受体,使血管收缩,血压升高,出现反射性心动过缓,导致心排血量和肾血流量轻度减少。还可使膀胱内括约肌张力增高,导致排尿延迟。

【适应证】用于下肢静脉充血时血循环体位性功能失调而造成的低血压,外科术后、产后失血及气候变化、晨间起床后的疲乏所致的低血压等。也用于女性压力性尿失禁。

【不良反应】罕见心律不齐、寒战、皮疹,剂量较大时可导致反射性心动过缓,头、颈部出现"鸡皮疙瘩",或有排尿不尽的感觉。心率每分钟可少于 60 次。

【禁忌】对本品过敏、严重心血管疾病、高血压、心律失常、急性肾脏疾病、肾功能不全、前列腺肥大伴残留尿、机械性尿阻塞、尿潴留、嗜铬细胞瘤、甲状腺功能亢进、青光眼患者禁用。

【孕妇及哺乳期妇女用药】禁用本品。

【老年用药】65 岁或年龄更长者与小于 65 岁的患者比较,男性和女性患者比较,米多君和脱甘氨酸米多君的血药浓度均相似,所以无须调整推荐剂量。

【用法用量】口服。根据患者自主神经的张力和反应性来进行治疗并做相应的调整。建议成人开始剂量 2.5mg,一日 2-3 次。根据患者对此药耐受能力,可将上述剂量每 3~4 日增加一次。为防止卧位高血压,不应在晚餐后或就寝前 4 小时内服用。

压力性尿失禁,成人一次 2.5~5mg,一日 2~3 次,在有经验医生指导下根据患者情况加以调整。

【制剂】盐酸米多君片

6. 鞣酸加压素 Vasopvessin Tanate

本品为抗利尿激素药。能提高肾集合管上皮细胞的通透性而增加水的重吸收,使尿量减少,尿渗透压升高。

【适应证】用于治疗尿崩症。

【不良反应】可引起变异性鼻炎、气喘、肺泡炎。剂量过大可发生水中毒及突发性严重多尿,少数病例发生严重过敏皮疹,注射部位硬结。

【禁忌】对本品过敏、呼吸道和副鼻窦疾患、哮喘、高血压、冠状动脉疾病、动脉硬化、心力衰竭、慢性肾炎氮质血症患者禁用。

【孕妇及哺乳期妇女用药】孕妇禁用。

【用法用量】深部肌内注射:常用量一次0.2~1ml,或遵医嘱。本品剂量多少视病情而定,耐受量低的患者不可多用,耐受量高者,可注射1ml。

用于治疗尿崩症,应视用药后多尿减轻情况以决定给药间隔时间。一次注射0.3ml,可维持2~6天,注射1ml,可维持10日左右。

【制剂】鞣酸加压素注射液

7. 曲司氯铵 Trospium Chloride

本品可松弛膀胱平滑肌,使膀胱容量增加。对胃肠、胆道和泌尿道也有一定作用。

【适应证】用于治疗由于逼尿肌不稳定或逼尿肌反射亢进引起的尿频、尿急和急迫性尿失禁等症。

【用法用量】口服。一日2次,一次1片(相当于每日40mg)。或遵医嘱。严重的肾功能不全[肌酐清除率在10~30ml/min·1.73m^2]患者的推荐剂量为每日或隔日1片(即每日或隔日20mg)。应饭前空腹用水冲服,整片服用。应由医师决定服药疗程。并且在3~6个月的定期随访时由医师决定是否延续治疗。

【不良反应】本品常见的不良反应:口干、消化不良、便秘、腹痛、恶心;少见:排尿障碍(如出现残余尿)、心动过速、调节障碍(这常出现在远视眼且未被合理纠正的患者)、腹泻、腹胀、呼吸困难、皮肤潮红、全身无力、胸痛;偶见:尿潴留、快速性心律不齐、皮肤血管性水肿、轻度至中度的血清转氨酶升高、头痛、晕厥、幻觉、躁狂、眼干、视力模糊、视觉异常、横纹肌溶解。

【禁忌】对本品及其中成分过敏、尿潴留、前列腺增生伴尿潴留、胃潴留、未控制的闭角型青光眼(高眼压)、心动过速(心率快,有时心律不规则)、重症肌无力(表现为劳累状况下肌肉快速疲劳)、严重溃疡性结肠炎、毒性巨结肠、需透析的肾功能不全患者禁用。

【孕妇及哺乳期妇女用药】目前尚无妊娠期应用本品的有效资料。只有对母体的益处高于对胎儿的危险时方可用于孕妇。本品可经大鼠乳汁分泌,尚不知本品是否经人乳汁分泌,只有当可能的受益高于对新生儿的危险时方可用于哺乳期妇女。

【儿童用药】儿童用药安全性尚未评价,12岁以下儿童禁用本品。

【制剂】①曲司氯铵片;②曲司氯铵胶囊

8. 盐酸丙哌维林 Propiverine Hydrochloride

本品增加膀胱容量,抑制排尿运动,抑制电刺激引起的膀胱收缩。可直接作用于平滑肌,并有抗胆碱作用,但主要是因为其直接抑制平滑肌而抑制排尿运动。

【适应证】适用于治疗以下原因引起的尿频和尿失禁:神经性膀胱功能障碍、神经性尿失禁、慢性膀胱炎、前列腺炎的尿路刺激症状。

【不良反应】可有口渴、便秘、腹痛、排尿困难、残余尿、头痛、眩晕、幻觉、皮疹、荨麻疹,个别肝转氨酶升高、白细胞降低。罕见的严重不良反应有眼压升高、麻痹性肠梗阻。

【禁忌】对本品过敏、幽门梗阻、肠梗阻、下尿路梗阻者,青光眼、严重心脏病患者禁用。

【孕妇及哺乳期妇女用药】孕妇、哺乳期妇女未进行安全性评价,最好不要给药。

【儿童用药】小儿未进行安全性评价,最好不要给药。

【用法用量】口服。成人一次20mg,一日一次,饭后服用。高龄患者一日10mg起。

【制剂】盐酸丙哌维林片

附:用于尿失禁与尿崩症的其他西药

1. 溴吡斯的明 Pyridostigmine Bromide

见第九章“110. 重症肌无力”。

2. 雌三醇 Estriol

见第十二章“134. 阴道炎”。

3. 普罗雌烯 Promestriene

见第十二章“134. 阴道炎”。

4. 氯烯雌醚 Chlorotrianisene

见第十二章“134. 阴道炎”。

5. 戊酸雌二醇片 Estradiol Valerate Tablets

见第十二章“134. 阴道炎”。

二、中药

1. 缩泉丸

【处方组成】山药、益智(盐炒)、乌药

【功能主治】补肾缩尿。用于肾虚所致的小便频数、夜间遗尿。

【用法用量】口服。一次3~6克,一日3次。

2. 固精麦斯哈片(胶囊)

【处方组成】阿纳其根、熏鲁香、小豆蔻、香附、西红花、肉豆蔻、郁金、丁香、甘松、草果、玫瑰花

【功能主治】增强机体摄力,强身补脑,固精缩尿,乌发。用于遗尿,体弱,头发早白,神疲乏力。

【用法用量】口服。一次4~6片,一日2次。

3. 蚁陈固涩口服液

【处方组成】黑蚂蚁、陈皮、甘草等

【功能主治】益气补肾,固涩小便。适用于小便频数,遗尿,神疲乏力,畏寒肢冷。

【用法用量】口服。一次10毫升,一日4次。

【禁忌】孕妇禁用。

4. 人参卫生丸

【处方组成】人参、茯苓、炙黄芪、泽泻(炒)、胡芦巴、肉苁蓉(制)、芡实、党参、熟地黄、白术(制)、白芍(制)、石菖蒲、狗脊、巴戟天(制)、山药、锁阳(制)、酸枣仁(炒)等

【功能主治】补肝肾,益气血。用于肝肾不足,气血亏损所致的体质虚弱,遗尿。

【用法用量】口服。小蜜丸一次9克,一日一次。

【禁忌】儿童、孕妇、哺乳期妇女、糖尿病患者禁用。

5. 遗尿停胶囊

【处方组成】文冠果子仁霜

【功能主治】益气健脾、补肾缩尿。用于肾气不足和肺脾气虚所致的儿童功能性遗尿。症见睡中遗尿,尿色清,面色无华,神疲乏力,舌淡,脉沉无力。

【用法用量】口服。3~7岁,一次6粒,一日2次;8~14岁,一次8粒,一日2次;15~20岁,一次服10粒,一日服2次,

6. 金锁昆都尔片

【处方组成】乳香、香附、木香、橡子、干姜、胡椒

【功能主治】除湿,收敛,固精。用于遗精,遗尿,肠炎,腹泻,白带等。

【用法用量】口服。一次3~6片,一日2次。

7. 倍芪腹泻贴

【处方组成】五倍子、黄芪、肉桂、木香

【功能主治】收涩敛肺,补气健脾,益肾助阳。用于脾肺气虚、脾肾阳虚所致的腹泻,自汗,盗汗及遗尿的辅助治疗。

【用法用量】脐部洗净后贴敷,一次1片,一片可贴敷1~2日。

【禁忌】孕妇及感染性腹泻患者禁用。

69. 尿血

〔基本概述〕

尿血或称血尿,是指血从小便中排出,尿色因之而呈淡红、鲜红、红赤,甚或夹杂血块的病症。

正常的尿液含有极少量的红细胞。未经离心的尿液在显微镜下每个高倍视野可有红细胞0~2个,如果超过此数,即为尿血。西医认为,正常人的离心尿沉渣中镜检每高倍视野≥3个红细胞时,即称为血尿。

产生血尿的原因很多,但主要由泌尿系统疾病引起,凡泌尿系统疾病、尿路邻近器官疾病,全身性或其他器官疾病,都能引起尿血。如肾结核、肾炎、尿路感染、尿路结石、尿路肿瘤等。尿血95%以上是由于泌尿系本身疾病所致,其中以肾小球疾病(急性肾炎、急进性肾炎、膜增殖性肾炎、系膜增生性肾炎、局灶性肾小球硬化症等)、肾囊肿、结石(肾、输尿管、膀胱、尿道结石)、前列腺增生、尿路感染性疾病(结核、肾盂肾炎、膀胱尿道炎、前列腺炎)及肿瘤(肾、输尿管、膀胱、前列腺肿瘤)最为多见。其他如凝血异常的疾病(特发性或药物性血小板减少、血友病、坏血病等)、全身性疾病(再生障碍性贫血、白血病、系统性红斑狼疮、皮肌炎、钩端螺旋体病、流行性出血热等)也可引起血尿。

血尿同时伴有较长期的尿频、尿急、尿痛者,以肾结核的可能性较大;如血尿伴眼睑、面部或全身浮肿,血压增高及发热等症状,可能是急性肾炎;如血尿伴剧烈的尿频、尿急、尿痛者,大多为急性膀胱炎;如排尿不畅、尿道口不痛,但肉眼见淡红色尿或显微镜下见红细胞微量者,多为前列腺炎症;血尿伴腰痛症状者,有时发生剧烈的阵发性腰痛、肾绞痛者,可能为肾或输尿管结石;年龄在40岁以上,无明显症状和疼痛的血尿,可能有泌尿系统肿瘤;血尿、腰痛与体位及日常活动有明显关系者,如症状在卧床休息后好转,体力活动增加后加重,则肾下垂的可能性较大;如血尿伴全身其他部位出血者,可能由血液病引起。

尿血指小便中混有血液或夹杂血块。古代又称"溺血"、"溲血"。尿血与血淋相似而有别,若小便时不痛者为尿血,小便时点滴涩痛,痛苦难忍者即为血淋。

中医学认为,无论何种疾病引起的尿血,都是因为热扰血分所致,热蓄肾与膀胱是尿血的主要病理机制,但又与心火、小肠火、肝火下迫及阴虚内热,损伤脉络有关,致使营血受热而妄行,血从尿出。

〔治疗原则〕

(1)血尿是一个严重的症状,患者极度恐惧。应与患者进行安慰和解释,说明1000ml尿中有1~3ml血就为肉眼血尿。失血是不严重的。注意劳逸结合,避免剧烈运动。

发现红色尿后,不要惊慌失措,首先要分清是真性血尿还是假性血尿。有些药物可以引起红色尿,如氨基比林、苯妥黄钠、利福平、酚红等,需与真性血尿区别。

(2)查明原因,积极治疗泌尿系统的炎症、结石等疾病。

引起血尿的原因有许多,大致包括以下情况:①泌尿系统疾病,如各种肾炎(急性肾小球肾炎、病毒性肾炎、遗传肾炎、紫癜性肾炎),结石(肾、膀胱、尿道),心及肾结核、各种先天畸形、外伤、肿瘤等。②全身性病症,如出血性疾病、白血病、心力衰竭、败血症、维生素C及K缺乏、高钙尿症、新生儿出症等。③物理化学因素:如食物过敏、放射线照射、药物、毒物、运动后等。

血尿的原因可以从其是否伴有其他症状进行分析。无症状的血尿应首先考虑泌尿系肿瘤的可能性。血尿伴有疼痛,尤其是伴有绞痛应考虑尿路结石,如伴有尿痛及尿流中断,应考虑膀胱结石,如伴有明显膀胱刺激症状,则以尿路感染、泌尿系结核及膀胱肿瘤等为多见。此外,应结合患者病史、年龄、血尿的色泽、程度等对血尿的原因进行综合判断。

(3)中医治疗:中医学认为,尿血之症,多因热扰血分,热蓄肾与膀胱,损伤脉络,致营血妄行,血从尿出而致尿血,发病部位在肾和膀胱,但与心、小肠、肝、脾有密切联系,并有虚实之别。常见的有心火亢盛,膀胱湿热,肝胆湿热,肾虚火旺,脾肾两亏等证。应予辨证论治。

〔用药精选〕

一、西药

1. 人凝血因子Ⅷ Human Coagulation Factor Ⅷ

本品对缺乏人凝血因子Ⅷ所致的凝血功能障碍具有纠正作用。

【适应证】主要用于防治甲型血友病和获得性凝血因子Ⅷ缺乏而致的出血症状及这类患者的手术出血治疗。

【不良反应】①不良反应包括寒战、恶心、头晕或头痛，输注过快可引起头痛、发热、荨麻疹。这些症状通常是暂时的，可不做特殊处理。②个别患者可发生轻度过敏反应。③本品大量输注会产生溶血反应(制品中含抗A、抗B红细胞凝集素)或超容量性心衰，每天输注超过20U/kg时可出现肺水肿。④注射局部烧灼感或炎症。⑤本品有可能成为病毒性肝炎和艾滋病的传染源，虽经提纯灭活处理也不能保证不被传染(尤其是肝炎病毒)。

【禁忌】对本品过敏者禁用。

【孕妇及哺乳期妇女用药】人凝血因子Ⅷ制剂仅在十分必需的情况下才给孕妇使用。

【儿童用药】应慎用。

【用法用量】①用法：本品专供静脉输注，应在临床医师的严格监督下使用。用前应先以25～37℃灭菌注射用水或5%葡萄糖注射液按瓶签的标示量注入瓶内。

②用量：给药剂量必须参照体重、是否存在抑制物，出血的严重程度等因素。请遵医嘱。

【制剂】①人凝血因子Ⅷ；②冻干人凝血因子Ⅷ

2. 维生素K　Vitamin K

维生素K又名甲萘醌，属于脂溶性维生素。根据分子结构中所含取代基(R)的不同，包括K_1、K_2、K_3三种。维生素K的主要功能就是能促进血液凝固。缺乏维生素K者一旦皮肤被刺破，流出的血液不易凝固，出血点不能自行封闭，就会流血不止。

【适应证】用于维生素K缺乏引起的出血，如梗阻性黄疸、胆瘘、慢性腹泻等所致的出血，香豆素类、水杨酸钠等所致的低凝血酶原血症，新生儿出血，以及长期应用广谱抗生素所致的体内维生素K缺乏。

【不良反应】①口服后可致恶心、呕吐等胃肠道反应。②较大剂量可致新生儿、早产儿溶血性贫血、高胆红素血症及黄疸。在红细胞6-磷酸脱氢酶缺乏症患者可诱发急性溶血性贫血。③大剂量使用可致肝损害。④偶见过敏反应。⑤肌内注射局部可引起红肿和疼痛；静脉注射过快，超过5mg/min，可引起面部潮红、出汗、支气管痉挛、心动过速、低血压等，曾有快速静脉注射致死的报道。

【禁忌】对本品过敏、严重肝脏疾患或肝功能不全、严重梗阻性黄疸、小肠吸收不良所致腹泻等病例，不宜使用。

【孕妇及哺乳期妇女用药】本品可通过胎盘，故对临产孕妇应尽量避免使用。

【儿童用药】较大剂量维生素K_3可在新生儿特别是早产儿引起溶血性贫血、高胆红素血症及核黄疸症。新生儿出血症：肌内或皮下注射，一次1mg，8小时后可重复给药。

【用量用法】①片剂口服。a. 维生素K_1片：一次10mg，一日3次，或遵医嘱。b. 维生素K_3片：一次4mg，一日3次。c. 维生素K_4片：口服，一次2～4mg，一日3次。阻塞性黄疸术前治疗，一日10～20mg，连用1周。

②维生素K_1注射液：肌内或深部皮下注射，请遵医嘱。

③维生素K_3注射液：肌内注射，请遵医嘱。

【制剂】①维生素K_1片；②维生素K_3片；③维生素K_4片；④维生素K_1注射液；⑤维生素K_3注射液

3. 人凝血酶原复合物 Human Prothrombin Complex

本品从健康人新鲜血浆分离而得，含有因子Ⅱ、Ⅶ、Ⅸ和Ⅹ。能补充血浆凝血因子，促进凝血。

【适应证】主要用于治疗先天性和获得性凝血因子Ⅱ、Ⅶ、Ⅸ、Ⅹ缺乏症：①凝血因子Ⅱ、Ⅶ、Ⅸ、Ⅹ缺乏症包括乙型血友病。②抗凝剂过量、维生素K缺乏症。③因肝病导致的凝血机制紊乱。④各种原因所致的凝血酶原时间延长而拟做外科手术患者。⑤治疗已产生因子Ⅷ抑制物的甲型血友病患者的出血症状。⑥逆转香豆素类抗凝剂诱导的出血。

【不良反应】一般无不良反应，快速滴注时可引起发热、潮红、头痛等副反应，减缓或停止滴注，上述症状即可消失。

【禁忌】对本品过敏、因子Ⅶ缺乏、肝病所致弥散性血管内凝血者禁用。

【孕妇及哺乳期妇女用药】应慎重。如有必要应用时应在医师指导和严密观察下使用。

【老年用药】一般老年人的生理机能降低，故应视患者状态慎重用药。

【药物相互作用】不可与其他药物合用。

【用法用量】用法：本品专供静脉输注，应在临床医师的严格监督下使用。请遵医嘱。

用量：①使用剂量随因子缺乏程度而异，一般每千克体重输注10～20血浆当量单位，以后凝血因子Ⅶ缺乏者每隔6～8小时，凝血因子Ⅸ缺乏者每隔24小时，凝血因子Ⅱ和凝血因子Ⅹ缺乏者，每隔24～48小时，可减少或酌情减少剂量输用，一般历时2～3日。②在出血量较大或大手术时可根据病情适当增加剂量。③凝血酶原时间延长患者如拟作脾切除者要先于手术前用药，术中和术后根据病情决定。

【制剂】①人凝血酶原复合物；②冻干人凝血酶原复合物

4. 氨甲苯酸 Aminomethylbenzoic Acid

见第三章“60. 便血”。

5. 氨基己酸 Aminocaproic Acid

见第三章“60. 便血”。

6. 卡络磺钠 Carbazochrome Sodium Sulfonate

本品能降低毛细血管的通透性，增加毛细血管断裂端的回缩作用；增加毛细血管对损伤的抵抗力，常用于毛细血管通透性增加而产生的多种出血。

【适应证】用于泌尿系统、上消化道、呼吸道和妇产科疾病出血。对泌尿系统出血疗效较显著,可用于手术出血的预防及治疗等。

【用法用量】肌内注射:一次20ml,一日2次,或临用前加入氯化钠注射液中静脉滴注,一次60~80mg。

【不良反应】个别患者出现恶心、眩晕及注射部位红、痛,未见严重不良反应。

【制剂】卡络磺钠注射液;卡络磺钠氯化钠注射液

附:用于尿血的其他西药

肾上腺色腙 Carbazochrome

【适应证】本品能促进毛细血管收缩,降低毛细血管通透性,增进断裂毛细血管断端的回缩,而起到止血作用。常用于特发性紫癜、视网膜出血、慢性肺出血、胃肠道出血、鼻衄、咯血、血尿、痔出血、子宫出血、脑出血等。

二、中药

1. 裸花紫珠片(分散片、胶囊、软胶囊、颗粒、合剂)

见第三章"57. 消化道出血"。

2. 血尿片(胶囊)

【处方组成】棕榈子、菝葜、薏苡仁

【功能主治】清热利湿,凉血止血,用于急、慢性肾盂肾炎血尿,肾小球肾炎血尿,泌尿结石及肾挫伤引起的血尿及不明原因引起的血尿。亦可作为治疗泌尿系统肿瘤的辅助药物。

【用法用量】口服。一次5片,一天3次。

3. 血尿安片(胶囊)

【处方组成】肾茶、小蓟、白茅根、黄柏

【功能主治】清热利湿,凉血止血。用于湿热蕴结所致尿血,尿频,尿急,尿痛;泌尿系统感染见上述证候者。

【用法用量】口服。一次2片,一日3次

4. 鹿角胶颗粒

见第三章"60. 便血"。

5. 止血宝胶囊(片、颗粒)

见第三章"60. 便血"。

6. 荷叶丸

【处方组成】荷叶、藕节、大蓟(炭)、小蓟(炭)、知母、黄芩(炭)、地黄(炭)、棕榈(炭)、栀子(焦)、茅根(炭)、玄参、白芍、当归、香墨

【功能主治】凉血止血。用于血热所致的咯血,衄血,尿血,便血,崩漏。

【用法用量】口服。一次1丸,一日2~3次。

7. 断血流胶囊(软胶囊、颗粒、片、分散片、泡腾片、口服液、滴丸)

见第三章"60. 便血"。

8. 景天三七糖浆

【处方组成】景天三七

【功能主治】止血。用于各种出血病症。

【用法用量】口服。一次15~25ml,一日3次。

9. 维血宁颗粒(合剂)

【处方组成】虎杖、白芍(炒)、仙鹤草、地黄、鸡血藤、熟地黄、墨旱莲、太子参

【功能主治】滋阴养血,清热凉血。用于阴虚血热所致的出血;血小板减少症见上述证候者。

【用法用量】颗粒开水冲服,一次1袋,一日3次。小儿酌减或遵医嘱。

10. 尿通卡克乃其片

【处方组成】酸浆、黄瓜子、血竭、西黄蓍胶、阿拉伯胶、巴旦仁、甘草浸膏、乳香、芹菜籽、阿片

【功能主治】止痛,利尿。用于尿痛,尿不尽,尿血,尿道流脓等。

【用法用量】口服。一次3~5片,一日2次。

11. 十味诃子片

【处方组成】诃子、藏茜草、红花、刀豆、豆蔻、山矾叶、渣驯膏、紫草茸,獐牙菜、圆柏膏

【功能主治】清肾热,利尿。用于肾炎,腰膝酸软,尿频或尿闭,血尿,尿道结石等。

【用法用量】口服。一次4~6片,一日2次。

12. 地黄叶总苷胶囊

见本章"64. 肾炎"。

13. 血宁安吉杷尔糖浆

见第三章"60. 便血"。

14. 肾炎舒片(颗粒、胶囊)

见本章"64. 肾炎"。

15. 肾炎康复片

见本章"64. 肾炎"。

附:用于尿血的其他中药

1. 萨热大鹏丸

见第三章"44. 腹痛"。

2. 结石通片(胶囊)

见本章"72. 肾结石、膀胱结石和尿道结石"。

3. 宁泌泰胶囊

见本章"63. 尿道炎、膀胱炎和肾盂肾炎"。

4. 地锦草胶囊

见第三章"35. 肠炎"。

5. 叶金排石胶囊

见本章"72. 肾结石、膀胱结石和尿道结石"。

6. 康肾颗粒

【功能主治】滤血毒,通肾瘀;升清降浊,调和阴阳,恢复机体正常代谢。对各种病因所致的肾功能不全代偿期,氮质

高血症期,尿毒症期的少尿、浮肿、高血压、蛋白尿、血尿等有较好的临床疗效。

7. 黄柏八味片

见第十二章“135. 盆腔炎、附件炎和子宫内膜炎”。

8. 复方肾炎片

见本章“64. 肾炎”。

9. 肾炎灵片(胶囊、颗粒)

见本章“64. 肾炎”。

10. 大败毒胶囊

见第三章“41. 阑尾炎”。

11. 肾石通颗粒(丸、片)

见本章“72. 肾结石、膀胱结石和尿道结石”。

70. 水肿

〔基本概述〕

水肿是体内水液潴留,泛溢肌肤,引起眼睑、头面、四肢、腹背、阴囊甚至全身浮肿的一种病症。重者可伴有胸水、腹水等。

水肿是血管外的组织间隙中有过多的体液积聚,为临床常见症状之一。水肿表现为手指按压皮下组织少的部位(如小腿前侧)时,有明显的凹陷。肾炎、肾病综合征、肺源性心脏病、充血性心力衰竭、肝硬化、内分泌失调及营养障碍等疾病都可能出现水肿的症状。习惯上,将过多的体液在体腔中积聚称为积水或积液,如胸腔积水、腹腔积水、心包积水等。

根据水肿波及的范围分为全身性水肿和局限性部水肿两大类。

(一)全身性水肿按照其病因可分为以下类别

1. 心源性水肿 由风湿病、原发性高血压、梅毒等各种病因及瓣膜、心肌等各种病变引起的充血性心力衰竭、缩窄性心包炎等。

2. 肾源性水肿 由急性肾小球肾炎、慢性肾小球肾炎、肾病综合征、肾盂肾炎、肾衰竭、肾动脉硬化症、肾小管病变等引起。

3. 肝源性水肿 由肝硬化、肝坏死、肝癌、急性肝炎等引起。

4. 营养不良性水肿 由食物摄入不足、消化吸收障碍、排泄或丢失过多以及蛋白质合成功能受损等引起。

5. 结缔组织病所致的水肿 常见于红斑狼疮、硬皮病及皮肌炎等。

6. 变态反应性水肿 如血清病等。

7. 内分泌性水肿 抗利尿激素分泌异常综合征、肾上腺皮质功能亢进、甲状腺功能低下或甲状腺功能亢进等。

8. 特发性水肿 该型水肿为一种原因未明或原因尚未确定的(原因可能一种以上)综合征,多见于妇女,往往与月经的周期性有关。

9. 其他 如贫血性水肿、妊娠中毒性水肿等。

(二)局限性水肿按照其病因可分为以下类别

1. 静脉梗阻性水肿 常见于血栓性静脉炎、下肢静脉曲张等。

2. 淋巴梗阻性水肿 常见于丝虫病的象皮腿、流行性腮腺炎所致胸前水肿等。

3. 炎症性水肿 常见于丹毒、疖肿、蜂窝组织炎等所致的局部水肿。

4. 变态反应性水肿 常见于血管神经性水肿、接触性皮炎等。

中医学认为水肿是全身气化功能障碍的一种表现,与肺、脾、肾、三焦各脏腑密切相关。中医将水肿分为阳水和阴水两类。

(一)阳水

发病急,初起面目微肿,继之则遍及全身,腰以上肿甚,皮肤光亮,阴囊肿亮,胸中烦闷,呼吸急促;或形寒无汗,苔白滑,脉浮紧;或咽喉肿痛,苔薄黄,脉浮数。

(二)阴水

发病较缓,足跗水肿,渐及周身,身肿以腰以下为甚,按之凹陷,复平较慢,皮肤晦暗,小便短少;或兼脘闷腹胀,纳减便溏,四肢倦怠,舌苔白腻,脉象濡缓;或兼腰痛腿酸,畏寒肢冷,神疲乏力,舌淡苔白,脉沉细无力。

〔治疗原则〕

1. 西医方法

西医学对水肿的治疗主要有两个方面:一是祛除病因,针对引起水肿的原因给予对因治疗;二是对症治疗,使用利尿剂。

2. 中医疗法

水肿的治疗,中医学早有经验。张仲景在《金匮要略·水气病脉证并治》中提出:“诸有水者,腰以下肿,当利小便;腰以上肿,当发汗乃愈”,辩证地运用了发汗、利小便的两大治法,对后世产生了深远的影响,一直沿用至今。

根据上述所论,水肿的治疗原则应分阴阳而治,阳水主要治以发汗、利小便、宣肺健脾,水势壅盛则可酌情暂行攻逐,总以祛邪为主;阴水则主要治以温阳益气、健脾、益肾、补心,兼利小便,酌情化瘀,总以扶正助气化为治。虚实并见者,则攻补兼施。

中医对水肿的治法有宣肺利水,健脾化湿、利水消肿,温中健脾、行气利水以及温肾利水等。

〔用药精选〕

一、西药

1. 氢氯噻嗪 Hydrochlorothiazide

见第二章“25. 高血压”。

2. 呋塞米 Furosemide

见第二章“25. 高血压”。

3. 布美他尼 Bumetanide

见本章“66. 肾衰竭”。

4. 托拉塞米 Torasemide

见本章“66. 肾衰竭”。

5. 螺内酯 Spironolactone

见第二章“25. 高血压”。

6. 人血白蛋白 Human Albumin

见第二章“30. 休克”。

7. 氨苯蝶啶 Triamterene

见第二章“25. 高血压”。

8. 苄氟噻嗪 Bendrofluazide

见本章“66. 肾炎”。

9. 氯噻酮 Chlortalidone

本品主要抑制远端小管前段和近端小管对氯化钠的重吸收,增加胃肠道对钠离子的排泄,发挥利尿、降压作用。

【适应证】①水肿性疾病:排泄体内过多的钠和水,减少细胞外液容量,消除水肿。常见的包括充血性心力衰竭,肝硬化腹水,肾病综合征,急、慢性肾炎水肿,慢性肾衰竭早期,肾上腺皮质激素和雌激素治疗所致的钠、水潴留。②高血压:可单独或与其他降压药联合应用,主要用于治疗原发性高血压。③中枢性或肾性尿崩症。④肾石症:主要用于预防含钙盐成分形成的结石。

【不良反应】大多数不良反应与剂量和疗程有关。①水、电解质紊乱:低钾血症、低氯性碱中毒或低氯、低钾性碱中毒、低钠血症、脱水,常见口干、烦渴、肌肉痉挛、恶心、呕吐和极度疲乏无力等。②高血糖:糖耐量降低,血糖升高,此可能与抑制胰岛素释放有关。③高尿酸血症:干扰肾小管排泄尿酸,少数可诱发痛风发作。由于通常无关节疼痛,故高尿酸血症易被忽视。④过敏反应:如皮疹、荨麻疹等,但较为少见。⑤血白细胞减少或缺乏症、血小板减少性紫癜等亦少见。⑥其他:如胆囊炎、胰腺炎、性功能减退、光敏感、色觉障碍等,但较罕见。

【禁忌】对本品过敏者禁用。

【孕妇及哺乳期妇女用药】本品能通过胎盘屏障,对妊娠高血压综合征无预防作用,故孕妇使用应慎重。哺乳期妇女不宜服用。

【儿童用药】慎用于有黄疸的婴儿,因本类药可使血胆红素升高。

【老年用药】老年人用本品较易发生低血压、电解质紊乱和肾功能损害。

【用法用量】口服。①成人:水肿性疾病,一日 25 ~ 100mg,或隔日 100 ~ 200mg;也可以一日 100 ~ 200mg,一周连服 3 日;也有一日剂量达 400mg。当肾脏疾病肾小球滤过率低于 10ml/min 时,用药间歇应在 24 ~ 48 小时以上。②小儿:按体重 2mg/kg,一日一次,一周连服 3 日,并根据疗效调整剂量。

【制剂】氯噻酮片

10. 甲氯噻嗪 Methyclothiazide

本品主要是抑制肾小管对 Na^+、Cl^-的主动重吸收、增加胃肠道对 Na^+ 的排泄而起到利尿及降压作用。

【适用症】用于各种水肿(以对心脏性水肿疗效较好)、各期高血压及尿崩症。治疗高血压一般与降压药合用。

【不良反应】①水、电解质紊乱:低钾血症,低氯性碱中毒或低氯、低钾性碱中毒,低钠血症,脱水,常见口干,烦渴,肌肉痉挛,恶心,呕吐和极度疲乏无力等。②高血糖:糖耐量降低,血糖升高,此可能与抑制胰岛素释放有关。③高尿酸血症:干扰肾小管排泄尿酸,少数可诱发痛风发作。由于通常无关节疼痛,故高尿酸血症易被忽视。④过敏反应:如皮疹、荨麻疹等,但较为少见。⑤血白细胞减少或缺乏症、血小板减少性紫癜等亦少见。⑥其他:如胆囊炎、胰腺炎、性功能减退、光敏感、色觉障碍等,但较罕见。

【禁忌】对磺胺药过敏、肝性脑病患者禁用。

【孕妇及哺乳期妇女用药】孕妇使用应慎重。哺乳期妇女不宜服用。

【儿童用药】慎用于有黄疸的婴儿。

【用法用量】口服。利尿:一次 2.5 ~ 10mg,一日一次。

【制剂】甲氯噻嗪片

11. 泊利噻嗪 Polythiazide

本品主要是抑制肾小管对 Na^+、Cl^-的主动重吸收、增加胃肠道对 Na^+ 的排泄而起到利尿作用及降压作用。

【适应证】①水肿性疾病,排泄体内过多的钠和水,减少细胞外液容量,消除水肿。常见的包括充血性心力衰竭,肝硬化腹水,肾病综合征,急、慢性肾炎水肿,慢性肾衰竭早期,肾上腺皮质激素和雌激素治疗所致的钠、水潴留。②高血压,可单独或与其他降压药联合应用,主要用于治疗原发性高血压。③中枢性或肾性尿崩症。④肾石症,主要用于预防含钙盐成分形成的结石。

【不良反应】①常见:与水电解质紊乱有关的症状,如直立性低血压,休克,低钾血症,低氯血症,低氯性碱中毒,低钠血症,低钙血症及与此有关的口渴,乏力,肌肉酸痛,心律失常。②少见:过敏反应(皮疹、间质性肾炎、心脏骤停),视觉模糊,黄视症,光敏感,头晕,头痛,纳差,恶心,呕吐,腹痛,腹泻,胰腺炎,肌肉强直,粒细胞减少,血小板减少性紫癜,再生障碍性贫血,肝功能损害,指(趾)感觉异常,高糖血症,尿糖阳性,原有糖尿病加重,高尿酸血症。耳鸣、听力障碍多见于大剂量静脉快速注射时(每分钟剂量大于 4 ~ 15mg),多为暂时性,少数为不可逆性,尤其当与其他有耳毒性的药物同时应用时。在高钙血症时,可引起肾结石。尚有报道本药可加重特发性水肿。

【禁忌】对本品、磺酰胺类药过敏者及肝性脑病患者禁用。

【孕妇及哺乳期妇女用药】本品能通过胎盘屏障,孕妇使用应慎重。哺乳期妇女不宜服用。

【儿童用药】慎用于有黄疸的婴儿，因本类药可使血胆红素升高。

【老年用药】老年人用本品较易发生低血压、电解质紊乱和肾功能损害。

【用法用量】口服。水肿性疾病：开始一次 1 ~ 4mg，一日一次。维持量为一日 1 ~ 2mg，某些患者维持量可达到一日 4mg。

【制剂】泊利噻嗪片

12. 贝美噻嗪 Bemetizide

本品为噻嗪类利尿药，主要是抑制肾小管对 Na^+、Cl^- 的主动重吸收、增加胃肠道对 Na^+ 的排泄而起到利尿作用及降压作用。

【适应证】①用于水肿性疾病（如充血性心力衰竭，肝硬化腹水，肾病综合征，急、慢性肾炎水肿，慢性肾衰竭早期、肾上腺皮质激素和雌激素治疗所致的水钠潴留），以排泄体内过多的钠和水，减少细胞外液容量，消除水肿。②用于原发性高血压。③治疗中枢性尿崩症或肾性尿崩症。④用于肾结石，主要是预防钙盐形成的结石。

【不良反应】①常见：与水电解质紊乱有关的症状，如直立性低血压，休克，低钾血症，低氯血症，低氯性碱中毒，低钠血症，低钙血症及与此有关的口渴，乏力，肌肉酸痛，心律失常。②少见：过敏反应（皮疹、间质性肾炎、心搏骤停），视觉模糊，黄视症，光敏感，头晕，头痛，纳差，恶心，呕吐，腹痛，腹泻，胰腺炎，肌肉强直，粒细胞减少，血小板减少性紫癜，再生障碍性贫血，肝功能损害，指（趾）感觉异常，高糖血症，尿糖阳性，原有糖尿病加重，高尿酸血症。耳鸣、听力障碍多见于大剂量静脉快速注射时（每分钟剂量 >4 ~ 15mg），多为暂时性，少数为不可逆性，尤其当与其他有耳毒性的药物同时应用时。在高钙血症时，可引起肾结石。尚有报道本品可加重特发性水肿。

【禁忌】对噻嗪类、磺胺类药物过敏、肝性脑病患者禁用。

【孕妇及哺乳期妇女用药】本品能通过胎盘屏障，有可能使胎儿、新生儿产生黄疸、血小板减少等，孕妇禁用。本品可自乳汁分泌，哺乳期妇女不宜应用。

【儿童用药】慎用于有黄疸的婴儿，因本类药可使血胆红素升高。

【老年用药】老年人用本品较易发生低血压、电解质紊乱和肾功能损害。

【用法用量】口服。一次 25 ~ 50mg，一日或隔日一次。

【制剂】贝美噻嗪片

13. 阿佐塞米 Azosemide

本品为作用于髓襻的利尿药，能抑制亨利襻升支部分对钠、钾和氯离子的重吸收。作用类似呋塞米，但降压作用较弱和抗利尿激素作用较强。

【适应证】用于心脏、肝脏和肾脏疾病引起的水肿。

【不良反应】大剂量长期使用可发生水和电解质平衡紊乱，出现血凝，血中尿酸和血糖水平升高。个别患者可出现胃肠道不适，便秘，食欲不振，皮肤过敏反应，胰腺炎，血常规变化和血脂升高。

【禁忌】中毒、肝昏迷、低血钠、低血钾、低血容量、过敏患者禁用。

【孕妇及哺乳期妇女用药】孕妇或有妊娠可能性的妇女，只有在判断治疗的有益性高于危险性时方可给药。避免对哺乳妇女给药，不得已给药时，须中止哺乳。

【儿童用药】未足月婴儿、哺乳期婴儿慎用。

【老年用药】老年患者易出现低血钠、低血钾，需慎重给药，从小剂量开始，密切观察患者的状态，对于心源性水肿的老年患者，利尿作用导致血容量减少，有诱发脑梗死等血栓性疾病的可能。

【用法用量】口服。40 ~ 80mg，于早餐时顿服。

【制剂】阿佐塞米片

14. 盐酸阿米洛利 Amiloride Hydrochloride

本品为较强的保钾利尿药，其作用部位为远曲小管和皮质的集合管。降低该部位氢、钾分泌和钠、钾的交换，因而保钾利尿。常和氢氯噻嗪、呋塞米合用，因不经肝代谢，肝功能损害者仍可应用。

【适应证】主要用于治疗水肿性疾病，亦可用于难治性低钾血症的辅助治疗。

【不良反应】可有口干，恶心，腹胀，头昏，胸闷等副作用，一般不需停药。

【禁忌】高血钾或有高血钾倾向、无尿、急性肾衰竭者禁用。

【孕妇及哺乳期妇女用药】本品对孕妇有无不良作用尚不明确，如出现低钾血症应在医师指导下用药。尚无试验证实本品能否经乳汁分泌。

【老年用药】老年人应用本品较易出现高钾血症和肾损害等，用药期间应密切观察。

【用法用量】口服。一次 2.5 ~ 5mg，一日一次，必要时一日 2 次，早晚各一次或遵医嘱，与食物同服。

【制剂】①盐酸阿米洛利片；②复方盐酸阿米洛利片

15. 甘露醇 Mannitol

本品为单糖，在体内不被代谢，经肾小球滤过后在肾小管内甚少被重吸收，起到组织脱水、渗透利尿的作用。

【适应证】①组织脱水药：用于治疗各种原因引起的脑水肿，降低颅内压，防止脑疝。②降低眼压：可有效降低眼压，应用于其他降眼压药无效时或眼内手术前准备。③渗透性利尿药：用于鉴别肾前性因素或急性肾衰竭引起的少尿。亦可应用于预防各种原因引起的急性肾小管坏死。④作为辅助性利尿措施治疗肾病综合征、肝硬化腹水，尤其是当伴有低蛋白血症时。⑤对某些药物逾量或毒物中毒（如巴比妥类药物、锂、水杨酸盐和溴化物等），本药可促进上述物质的排泄，并防止肾毒性。⑥作为冲洗剂，应用于经尿道内做前列腺切除术。⑦术前肠道准备。

【不良反应】水和电解质紊乱最为常见。①快速大量静注甘露醇可引起体内甘露醇积聚,血容量迅速大量增多(尤其是急、慢性肾功能衰竭时),导致心力衰竭(尤其有心功能损害时),稀释性低钠血症,偶可致高钾血症;②不适当地过度利尿导致血容量减少,加重少尿;③大量细胞内液转移至细胞外可致组织脱水,并可引起中枢神经系统症状。

还可出现寒战、发热、排尿困难、血栓性静脉炎。甘露醇外渗可致组织水肿、皮肤坏死。过敏引起皮疹、荨麻疹、呼吸困难、过敏性休克。头晕、视力模糊。高渗引起口渴。渗透性肾病(或称甘露醇肾病),主要见于大剂量快速静脉滴注时。临床上出现尿量减少,甚至急性肾衰竭。渗透性肾病常见于老年肾血流量减少及低钠、脱水患者。

【禁忌】对本品过敏、心功能不全、心力衰竭、已确诊为急性肾小管坏死的无尿患者(包括对试用甘露醇无反应者)、严重失水、颅内活动性出血、急性肺水肿、严重肺瘀血患者禁用。

【孕妇及哺乳期妇女用药】甘露醇能透过胎盘屏障。孕妇慎用。

【老年用药】老年人应用本药较易出现肾损害,且随年龄增长,发生肾损害的机会增多。适当控制用量。

【用法用量】①成人常用量。a. 利尿:按体重 1 ~ 2g/kg,20% 溶液 250ml 静脉滴注,并调整剂量使尿量维持在每小时 30 ~ 50ml。b. 治疗脑水肿、颅内高压和青光眼:按体重 0. 25 ~ 2g/kg,15% ~ 25% 浓度于 30 ~ 60 分钟内静脉滴注。当患者衰弱时,剂量应减小至 0. 5g/kg。严密随访肾功能。

②小儿常用量。a. 利尿:按体重 0. 25 ~ 2g/kg 或按体表面积 $60g/m^2$,以 15% ~ 20% 溶液 2 ~ 6 小时内静脉滴注。b. 治疗脑水肿、颅内高压和青光眼:按体重 1 ~ 2g/kg 或按体表面积 $30 \sim 60g/m^2$,以 15% ~ 20% 浓度于 30 ~ 60 分钟内静脉滴注。患者衰弱时剂量减至 0. 5g/kg。

【制剂】甘露醇注射液;复方甘露醇注射液

附:用于水肿的其他西药

1. 依他尼酸 Etacrynic Acid

【适应证】本品主要通过抑制肾小管髓袢厚壁段对 NaCl 的主动重吸收,抑制肾小管对 Na^+、Cl^- 的主动重吸收起到利尿作用;增加胃肠道对 Na^+ 的排泄,产生降压作用。用于:①水肿性疾病,包括充血性心力衰竭、肝硬化、肾脏疾病(肾炎、肾病及各种原因所致的急、慢性肾衰竭),尤其是应用其他利尿药效果不佳时,应用本类药物仍可能有效。与其他药物合用治疗急性肺水肿和急性脑水肿等。②高血压,在高血压的阶梯疗法中,不作为治疗原发性高血压的首选药物,但当噻嗪类药物疗效不佳,尤其当伴有肾功能不全或出现高血压危象时,本类药物尤为适用。③预防急性肾衰竭,用于各种原因导致肾脏血流灌注不足,例如失水、休克、中毒、麻醉意外及循环功能不全等,在纠正血容量不足的同时及时应用,可减少急性肾小管坏死的机会。④高钾血症及高钙血症。⑤稀释性低钠血症,尤其是当血钠浓度低于 120mmol/L 时。⑥抗利尿激素分泌过多症(SIADH)。⑦急性药物毒物中毒,如巴比妥类药物中毒等。

2. 吲达帕胺 Indapamide

见第一章“16. 心力衰竭”。

3. 茶碱 Theophylline

见第一章“4. 哮喘”。

4. 山梨醇 Sorbitol

见第六章“80. 贫血”。

5. 甘油果糖氯化钠注射液 Glycerol Fructose and Sodium Chloride Injection

见第九章“98. 脑膜炎”。

6. 乙酰唑胺 Acetazolamide

【适应证】可用于治疗各种类型的青光眼及降低抗青光眼和某些内眼手术前的眼压,是短期控制各型青光眼眼压升高的有效降眼压的辅助药物。也用于心源性水肿、脑水肿等。

7. 腹膜透析液 Peritoneal Dialysis Solution

见本章“66. 肾衰竭与尿毒症”。

8. 司坦唑醇 Stanozolol

【适应证】本品为蛋白同化类固醇类药,具有促进蛋白质合成、抑制蛋白质异生、降低血胆固醇和三酰甘油、促使钙磷沉积和减轻骨髓抑制等作用。可用于遗传性血管神经性水肿的预防和治疗等。

9. 达那唑 Danazol

【适应证】主要用于对其他药物治疗不能忍受或治疗无效的子宫内膜异位症,有明显的疗效,也可用于自发性血小板减少性紫癜、遗传性血管性水肿、系统性红斑狼疮、男子女性型乳房、青春期性早熟与不孕症等。

10. 盐酸异丙嗪 Promethazine Hydrochloride

见第九章“104. 头晕”。

11. 甲泼尼龙 Methylprednisolone

见第八章“95. 风湿与类风湿关节炎”。

12. 曲克芦丁 Troxerutin

见第二章“28. 静脉炎”。

13. 七叶皂苷钠 Sodium Aescinate

见第二章“29. 静脉曲张”。

14. 苯噻啶 Pizotifen

见第九章“103. 头痛和偏头痛”。

二、中药

1. 肾炎康复片

见本章“64. 肾炎”。

2. 肾炎温阳片(胶囊)

见本章“64. 肾炎”。

3. 肾炎片

【处方组成】一枝黄花、马鞭草、白茅根、车前草、葫芦壳、

白前

【功能主治】清热解毒，利水消肿。用于急慢性肾炎和泌尿道感染。

【用法用量】口服。一次6～8片，一日3次。

4. 肾炎舒片（颗粒、胶囊）

见本章"64. 肾炎"。

5. 肾炎安胶囊（颗粒）

见本章"65. 肾病综合征"。

6. 复方肾炎片

见本章"64. 肾炎"。

7. 肾炎消肿片

见本章"64. 肾炎"。

8. 五苓散（片、胶囊）

【处方组成】猪苓、茯苓、泽泻、肉桂、炒白术

【功能主治】温阳化气，利湿利水。用于阳不化气、水湿内停所致的水肿，症见小便不利，水肿腹胀，呕逆泄泻，渴不思饮。

【用法用量】散剂口服。一次6～9g，一日2次。片剂口服，一次4～5片，一日3次。

9. 舟车丸

【处方组成】牵牛子（炒）、大黄、甘遂（醋制）、芫花（醋制）、红大戟（醋制）、陈皮、青皮（醋制）、木香、轻粉

【功能主治】行气利水。用于水停气滞所致的水肿，症见蓄水腹胀，四肢浮肿，胸腹胀满，停饮喘急，大便秘结、小便短少。

【用法用量】口服。一次3g，一日一次。

【使用注意】孕妇禁用。

10. 济生肾气丸（片）

见第四章"65. 肾病综合征"。

11. 金匮肾气丸（片）

见第四章"65. 肾病综合征"。

12. 肾炎四味片（丸、胶囊、颗粒）

见本章"64. 肾炎"。

13. 肾衰宁胶囊（颗粒、片）

见本章"66. 肾衰竭"。

14. 肾康宁片（胶囊）

见本章"64. 肾炎"。

15. 强肾颗粒（片）

见本章"64. 肾炎"。

16. 肾炎解热片

见本章"64. 肾炎"。

17. 尿毒灵软膏

见本章"66. 肾衰竭"。

18. 尿毒灵灌肠液

见本章"66. 肾衰竭"。

19. 肾炎灵片（胶囊、颗粒）

见本章"64. 肾炎"。

20. 尿毒清颗粒

见本章"66. 肾衰竭"。

21. 桂附地黄丸（胶囊、口服液）

【处方组成】肉桂、附子（制）、熟地黄、酒萸肉、牡丹皮、山药、茯苓、泽泻

【功能主治】温补肾阳。用于肾阳不足，腰膝酸冷，肢体浮肿，小便不利或反多，痰饮喘咳，消渴。

【用法用量】口服。水蜜丸一次6g，小蜜丸一次9g，大蜜丸一次1丸，一日2次。浓缩丸口服，一次8丸，一日3次。

22. 肾复康胶囊（片）

见本章"64. 肾炎"。

23. 黄葵胶囊

【处方组成】黄蜀葵

【功能主治】清利湿热，解毒消肿。用于慢性肾炎之湿热症，症见浮肿，腰痛，蛋白尿，血尿，舌苔黄腻。

【用法用量】口服。每次5粒，一日3次；8周为一疗程。

【使用注意】孕妇禁用。

24. 八味石灰华丸

【处方组成】石灰华、红花、丁香、荜茇、绿绒蒿、石榴子、肉桂、甘肃棘豆膏等

【功能主治】利尿消肿。用于多种浮肿病，咳嗽气喘，疲乏无力，腿肿胀，尿少，食欲不振，特别是用于热性水肿效果甚佳。

【用法用量】一次4～5丸，一日2～3次。

25. 肾元胶囊

见本章"64. 肾炎"。

26. 益肾消肿丸

见本章"64. 肾炎"。

27. 甘参胶囊

见第三章"52. 肝硬化"。

28. 慢肾宁合剂

见本章"64. 肾炎"。

附：用于水肿的其他中药

1. 复方石韦片（咀嚼片、胶囊、颗粒）

见本章"63. 尿道炎、膀胱炎和肾盂肾炎"。

2. 森登四味汤散

【功能主治】清热，燥"协日乌素"。用于关节炎，水肿。

3. 苏孜阿甫片

见第二章"17. 冠心病与心绞痛"。

4. 愈肝龙颗粒

见第三章"49. 肝炎"。

5. 罗布麻叶胶囊

见第二章"25. 高血压"。

6. 清热卡森胶囊（颗粒）

见第三章"50. 黄疸"。

7. 益肾化湿颗粒

见本章“64. 肾炎”。

8. 地黄叶总苷胶囊

见本章“64. 肾炎”。

9. 虫草芪参胶囊

见本章“64. 肾炎”。

10. 康肾颗粒

见本章“69. 尿血”。

11. 尿毒排析散

见本章“66. 肾衰竭”。

12. 海昆肾喜胶囊

见本章“46. 呕吐”。

13. 吉祥安坤丸

【功能主治】调经活血,补气安神。用于月经不调,产后发烧,心神不安,头昏头痛,腰膝无力,四肢浮肿,乳房肿胀。

14. 结石通片(胶囊)

见本章“72. 肾结石、膀胱结石和尿道结石”。

71. 尿路结石(泌尿系结石)

〔基本概述〕

尿路结石又称尿结石、尿石症、泌尿系结石,是泌尿系统各部位结石病的总称,根据结石所在部位的不同,分为肾结石、输尿管结石、膀胱结石和尿道结石。

我国是泌尿系结石高发区之一,发病率为1% ~5%。本病男性多于女性,南方高于北方。结石多为草酸钙,其次为磷酸钙、尿酸及胱氨酸结石等。

尿路结石是泌尿系统极为常见的疾病,结石不但会引起疼痛、血尿、还会引起尿路感染。如果结石长期阻塞泌尿道,造成肾积水,损害肾功能。

尿路结石形成的因素有多种。尿中结石晶体的盐类呈超饱和状态是形成结石的主要因素。饮食中动物蛋白、精制糖增多,纤维素减少,将促使尿路结石形成。大量饮水使尿液稀释,能减少尿中晶体形成。尿路梗阻,导致晶体或基质在引流较差部位沉积,尿液滞留继发尿路感染,有利于结石形成。

尿路结石的主要表现症状是腰腹疼痛、尿血、小便涩痛、排不出尿等。大部分肾结石或输尿管结石引起肾积水时可有腰部疼痛(钝痛)的表现。肾绞痛是输尿管结石的主要表现,是由于结石在输尿管内移动所致,表现为腰腹部剧痛,有时向下腹部、腹股沟、阴囊或大阴唇放射,可伴有恶心和呕吐。血尿常伴随疼痛出现,少部分患者表现为肉眼血尿。严重时可以导致肾功能受损或衰竭。当结石不动、无梗阻及感染时,有的患者可长期无症状,体检时被超声发现。

利用B超检查泌尿系的结石,直观、方便、无创伤。B超可以发现2mm以上X线阳性和阴性结石。还可以了解结石以上尿路的扩张程度。但由于受到肠道的影响,超声波对输尿管中下段结石的敏感性较低。

尿路结石属中医学“石淋”范畴,常以小便排出砂石为主证,多因湿热之邪蕴结下焦,煎熬尿浊杂质,结为砂石而成。治宜清热利湿,通淋排石等。

〔治疗原则〕

泌尿系结石的治疗目的是去除病因,清除结石,保护肾功能,防止结石复发。治疗尿路结石从两方面考虑,一是治疗原发病如代谢紊乱、感染或已存在的解剖因素;另一方面是处理结石的并发症即梗阻,感染。最简单而有效的是大量饮水,稀释尿可延缓尿石生长及防止尿石再发,有感染时大量饮水多可促进引流。

治疗方法主要有以下几种。

(1)药物治疗:

包括肾绞痛的解痉止痛、直径小于6mm光滑结石的排石治疗和控制结石伴发的感染。

①肾绞痛的治疗:肾绞痛是泌尿系的主要表现,首先需要解痉止痛治疗。常用的解痉药有山莨菪碱、硫酸阿托品;其他可选择的药物有硝苯地平、黄体酮等。

止痛药可以用非甾体类镇痛抗炎药物,常用的有吲哚美辛栓肛门塞入;或阿片类镇痛药哌替啶肌内注射。止痛药需要配合阿托品、山莨菪碱等解痉类药物一起使用。

α-受体阻断剂可以缓解输尿管平滑肌痉挛,具有缓解疼痛和排石的作用,常用特拉唑嗪。

②排石治疗:药物排石治疗适用于结石直径小于0.6cm,结石表面光滑,结石以下尿路无梗阻的情况。排石方法是每日饮水2000 ~3000ml,口服α-受体阻断剂特拉唑嗪或钙离子阻断剂硝苯地平,同时适度做颠簸运动以促使排石。

药物排石治疗6周后,如果结石未排出或病情进展,则需酌情采用其他治疗,如体外冲击波碎石、经皮肾镜、输尿管镜或开放手术等外科取石方法。

③伴有感染时,要给予有效的抗菌药物。

(2)体外冲击波碎石治疗:这是一种利用水下高压放电引起水的爆炸性气化,释放巨大能量,于是水中产生超声速的冲击波。这种强大的冲击波经过聚焦,将分散的力量集中起来,瞄准人体内的尿路结石,将结石粉碎,然后碎石随尿液排出。

(3)手术取石治疗:对一些结石引起尿流梗阻已影响肾功能或经非手术疗法无效,无体外冲击波碎石条件者,应考虑手术治疗,争取尽快开刀将结石取出。

(4)尿酸结石和胱氨酸结石的溶石治疗。

(5)针对结石的病因治疗。

〔用药精选〕

具体尿路结石的用药请详见肾结石、膀胱结石和尿道结石章节。

72. 肾结石、膀胱结石和尿道结石

〔基本概述〕

（一）肾结石

肾结石是泌尿系统结石的一种常见的类型，多数位于肾盂肾盏内。

根据结石成分的不同，肾结石可分为草酸钙结石、磷酸钙结石、尿酸（尿酸盐）结石、磷酸铵镁结石、胱氨酸结石及嘌呤结石等。大多数结石可混合两种或两种以上的成分。其中以草酸钙结石占绝大部分（80%以上）。

肾结石形成的主要原因就是饮食。它是由饮食中可形成结石的有关成分摄入过多引起的。体内草酸的大量积存，是导致肾结石的主要因素之一，如菠菜、豆类、葡萄、可可、茶叶、橘子、番茄、马铃薯、李子、竹笋等这些人们普遍爱吃的东西，正是含草酸较高的食物。动物内脏、海产食品、花生、豆角、菠菜等，均含有较多的嘌呤成分。嘌呤进入体内后，要进行新陈代谢，它代谢的最终产物是尿酸。尿酸可促使尿中草酸盐沉淀。各种动物的肉类，尤其是肥猪肉，都是脂肪多的食品。体内脂肪会减少肠道中可结合的钙，因而引起对草酸盐的吸收增多，如果一旦出现排泄功能故障，如出汗多、喝水少，尿量少，肾结石很可能就在这种情况下形成。

肾结石的临床表现个别差异很大，与结石的病因、成分、大小、数目、位置、活动度、有无梗阻感染以及肾实质病理损害的程度等因素有关。轻者可以完全没有症状，严重的可发生无尿、肾衰竭、中毒性休克以及死亡。

肾结石引起的疼痛可分为钝痛和绞痛。疼痛常位于腰部和腹部，多数呈阵发性，亦可为持续疼痛。有的疼痛可能仅表现为腰部酸胀不适，活动或劳动可促使疼痛发作或加重。结石嵌顿在肾盂输尿管交界部或输尿管内下降时，可出现肾绞痛，为突然发作的阵发性刀割样疼痛，疼痛剧烈难忍，患者辗转不安，疼痛从腰部或侧腹部向下放射至膀胱区、外阴部及大腿内侧，有时有大汗、恶心呕吐。由于结石对黏膜损伤较重，故常有肉眼血尿或镜下血尿。疼痛和血尿常在患者活动较多时诱发。肾结石患者尿中可排出沙石，特别在疼痛和血尿发作时，尿内可混有沙粒或小结石。结石并发感染时，尿中出现脓细胞，有尿频、尿痛症状。当继发急性肾盂肾炎或肾积水时，可有发热、畏寒、寒战等全身症状。双侧肾结石完全梗阻时，可导致无尿。

本病属于中医学“淋症”范畴，是以小便不爽，尿道刺痛为特点。常以小便排出砂石为主证，中医称之为“石淋”。

（二）膀胱结石

膀胱结石是指在膀胱内形成的结石，分为原发性膀胱结石和继发性膀胱结石。前者是指在膀胱内形成的结石，多由于营养不良引起，多发于儿童。随着我国经济的不断发展，儿童膀胱结石现已呈下降趋势。后者则是指来源于上尿路或继发于下尿路梗阻、感染、膀胱异物或神经源性膀胱等因素而形成的膀胱结石。在经济发达地区，膀胱结石主要发生于老年男性，且多患前列腺增生症或尿道狭窄；而在贫困地区则多见于儿童，女性少见。

膀胱结石的典型症状是排尿中断并感疼痛，放射至阴茎头部及远端尿道，伴排尿困难和膀胱刺激症状。小儿患者常用手搓拉阴茎头，改变姿势后，症状缓解后继续排尿。结石较大者这种症状更为显著。结石在膀胱中的刺激及其引起的膀胱炎使患儿排尿频繁，同时因造成黏膜溃疡，可以发生血尿，最初常表现为终末血尿。因腹压增加常并发脱肛。前列腺增生并发膀胱结石时，排尿困难加重或伴感染症状。结石位于膀胱憩室者，常无上述症状，仅表现为尿路感染。

（三）尿道结石

尿道结石可分为原发性和继发性两类。原发性尿道结石指开始就在尿道内生成的结石，尿道狭窄、感染、潴留性囊肿、黏膜损伤、憩室及异物等为其病因。继发性尿道结石指结石先在尿道上方的泌尿系统中形成后排入尿道并停留在尿道内，多停留在尿道生理膨大部位及狭窄部的近侧。原发性尿道结石少见。因此尿道结石多来自其上的泌尿系统。在男性，尿道结石易嵌顿在前列腺尿道、尿道舟状窝或尿道外口处。

尿道结石临床主要表现为排尿困难，排尿费力，可呈滴沥状，有时出现尿流中断及尿潴留。排尿有时有明显的疼痛，且放射至阴茎头部。后尿道结石有会阴和阴囊部疼痛。阴茎部结石在疼痛部位可摸到肿物，用力排尿时可将结石排出。完全梗阻则发生急性尿潴留。并发感染者尿道有脓性分泌物。女性尿道憩室结石主要为下尿路感染症状，有尿频、排尿痛、夜尿多、脓尿及血尿、性交痛为突出的症状，有时有尿道排脓。男性尿道憩室中结石除尿道有分泌物及尿痛外在阴茎下方还可出现一逐渐增大且较硬的肿物，有明显压痛但无排尿梗阻症状。

〔治疗原则〕

1. 肾结石的治疗

肾结石的治疗有以下几种。

（1）对症治疗：解痉、止痛、补液、抗炎、中药治疗。

（2）排石治疗：结石直径<1.0cm，肾功能好，无合并感染，病程短，能活动的患者选用。

（3）溶石治疗：服用药物，大量饮水，调节尿液pH，控制饮食种类等方法。适合于尿酸盐及胱氨酸结石。

（4）体外震波碎石术。

（5）经皮肾镜取石，碎石术。

（6）手术治疗　根据不同病情选用肾盂切开取石术，肾实质切开取石术，肾部分切除术，肾切除术，肾造瘘术和体外肾切开取石术等。

2. 膀胱结石的治疗

膀胱结石的治疗原则是取净结石，纠正结石成因。膀胱感染严重时，应用抗生素治疗。

(1)开放经膀胱镜下机械、液电、弹道、超声气压碎石术。

(2)经耻骨上膀胱切开取石术。简便易行，安全可靠，不需特殊设备，且能同时处理膀胱内其他病变。

(3)体外冲击波碎石因价格昂贵，一般少用。

3. 尿道结石的治疗

(1)非手术治疗：适用于结石 <1cm，结石位置有向下移动倾向、肾功能无明显影响、无尿路感染的患者。

①输尿管套石：在膀胱镜下用套石篮将结石拉出，适用于小的活动性的中下段尿道结石。

②体外冲击波碎石：主要适用于上段输尿管结石。

③输尿管镜下取石或碎石：输尿管扩张后放入输尿管镜，见到结石用液电或超声碎石器碎之，结石也可直接用取石钳取出。

(2)手术输尿管切开取石：适用于结石 >1cm，且表面粗糙不能自行排出者，或有输尿管狭窄及感染的患者，结石引起尿流梗阻已影响肾功能，或经非手术疗法无效，无体外冲击波碎石条件者，应考虑手术治疗。原则上对双侧肾结石先取手术简便安全的一侧；一侧肾结石，另一侧输尿管结石，先取输尿管结石；双侧输尿管结石先取肾积水严重的一侧．对有严重梗阻、全身虚弱不宜行较复杂的取石手术者，可先行肾造瘘。术前术后必须应用消炎治疗。

〔用药精选〕

一、西药

1. 枸橼酸钾 Potassium Citrate

本品为补钾剂。口服枸橼酸钾后，可碱化尿液不利于盐(草酸钙、磷酸钙和尿酸)的结晶析出，从而抑制尿结石的形成；尿中增加的枸橼酸和钙离子络合，降低钙离子活性和减少草酸钙饱和度。枸橼酸还能抑制草酸钙、磷酸钙自发成核。

【适应证】用于低血钾症、钾缺乏症、利尿及碱化尿液，防治泌尿系结石。

【不良反应】①异味感及胃肠道刺激症状：如恶心、呕吐、腹痛、腹泻。在空腹、剂量较大及有胃肠道疾病者更易发生。患者的粪便中可能存在蜡基质。②高钾血症：应用过量或原有肾功能损害时易发生，表现为软弱、乏力、手足口唇麻木、不明原因的焦虑、意识模糊、呼吸困难、心律减慢、心律失常、传导阻滞，甚至心搏骤停。心电图表现为高而尖的 T 波、并逐渐出现 P-R 间期延长、P 波消失、QRS 波变宽、出现正弦波。

【禁忌】①高钾血症：包括慢性肾衰竭、未控制的糖尿病、急性脱水、过度的剧烈运动后、肾上腺功能不全、广泛的组织损伤或服用保钾利尿药。②患有延迟或阻止片剂通过消化道疾病：如胃排空延迟、食管压迫、肠梗阻或狭窄或服用抗胆碱能药物进行治疗。③消化道溃疡。④尿路感染活动期(伴有尿素分解细菌或其他细菌，其与钙结石或鸟粪石相关)。⑤肾功能不全。

【孕妇及哺乳期妇女用药】只有当确实需要时，本品才可用于孕妇和哺乳期妇女。

【儿童用药】本品用于儿童的安全性和有效性尚未确定。

【老年用药】老年人肾清除 K^+ 能力下降，应用钾盐时较易发生高钾血症。

【用量用法】口服。①枸橼酸钾缓释片：与食物同服或餐后 30 分钟内服用。a. 严重的低枸橼酸尿症(尿枸橼酸量 <150mg/d)，起始剂量为一次 30mEq，一日 2 次，或一次 20mEq，一日 3 次。b. 轻度至中度低枸橼酸尿症(尿枸橼酸量 >150mg/d)，起始剂量为一次 15mEq，一日 2 次，或一次 10mEq，一日 3 次。

②枸橼酸钾颗粒：温开水冲服，一次 2～4g，一日 3 次，或遵医嘱。

③枸橼酸钾口服溶液：一次 20ml～40ml，一日 3 次，或遵医嘱。

【制剂】①枸橼酸钾缓释片；②枸橼酸钾颗粒；③枸橼酸钾口服溶液

2. 别嘌醇 Allopurinol

本品为痛风，抑制次黄嘌呤氧化酶，使尿酸生成减少，降低血中尿酸浓度，减少尿酸盐在骨、关节及肾脏的沉着，有助于痛风结节及尿酸结石的重新溶解，促使痛风结节的消散，避免尿酸结石的沉积。

【适应证】①慢性原发性及继发性痛风的治疗，而对急性痛风无效。②用于治疗伴有或不伴有痛风症状的尿酸性肾病。③用于反复发作性尿酸结石患者，以预防结石的形成。④预防白血病、淋巴瘤或其他肿瘤在化疗或放疗后继发的组织内尿酸盐沉积、肾结石等。对已经形成的尿酸结石，也有助于结石的重新溶解。⑤还可用于非尿酸性结石如复发性钙结石尤其是草酸钙结石，它可显著降低结石的形成。

【用法用量】口服。成人常用量：初始剂量一次 50mg，一日 1～2 次，每周可递增 50～100mg，至一日 200～300mg，分 2～3 次服。每 2 周测血和尿尿酸水平，如已达正常水平，则不再增量，如仍高可再递增。但一日最大量不得大于 600mg。儿童治疗继发性高尿酸血症常用量：6 岁以内每次 50mg，一日 1～3 次；6～10 岁，一次 100mg，一日 1～3 次。剂量可酌情调整。

【不良反应】发生率为 2%-5%，其中有些患者需停药，停药后一般能恢复正常。①皮疹(常为斑丘疹)、皮肤瘙痒或荨麻疹等较常见。重症则可能发生其他过敏反应，如剥脱性皮炎、紫癜性病变、多形性红斑、Stevens-Johnson 综合征和中毒性上皮坏死溶解。②胃肠道反应：恶心、呕吐、腹泻、胃痛及阵发性腹痛、胃纳减退、口腔溃疡等。③神经系统：周围神经炎,如手足麻木、刺痛或疼痛等,发生率 <1%。头痛、眩晕、嗜睡、视觉和味觉障碍等。④血液系统:白细胞计数减少、血小板减少或贫血,少见。但不论出现一条或几条明显减少,或骨髓抑制都应停药。⑤其他:脱发、发热、淋巴结肿大、男性乳腺发育、高血压、肝毒性、间质性肾炎及过敏性血管炎等。

【禁忌】对本品过敏严重、肝肾功能不全、明显血细胞低下者禁用。

【孕妇及哺乳期妇女用药】孕妇禁用。

【儿童用药】儿童用药剂量应酌情调整。

【老年用药】老年人应谨慎用药,由于肾功能衰减宜用较小剂量,并应减少一日用量。

【制剂】①别嘌醇片;②别嘌醇缓释片;③别嘌醇缓释胶囊;④复方别嘌醇片

3. 枸橼酸氢钾钠颗粒 Potassium Sodium Hydrogen Citrate Granules

本品可增加尿液 pH 和枸橼酸根的排泄,减少尿液的钙离子浓度。钙离子浓度的减少能降低尿液中能形成结石的钙盐饱和度。pH 的升高能增加尿酸和胱氨酸结石的可溶性。

【适应证】用于溶解尿酸结石和防止新结石的形成,作为胱氨酸结石和胱氨酸尿的维持治疗。

【用法用量】除另有说明,每日剂量为 4 标准量匙(每量匙为 2.5g,共 10g 颗粒),分 3 次饭后服用,早晨、中午各 1 量匙,晚上服 2 量匙,颗粒可以用水冲服。或遵医嘱。

【不良反应】偶有轻度胃肠道不适。

【禁忌】枸橼酸氢钾钠不能用于急性或慢性肾衰竭患者,或当绝对禁用氯化钠时不能使用。枸橼酸氢钾钠也禁用于严重的酸碱平衡失调(碱代谢)或慢性泌尿道尿素分解菌感染。

【制剂】枸橼酸氢钾钠颗粒

4. 碳酸氢钠 Sodium Bicarbonate

见本章“肾衰竭”。

附:用于肾结石、膀胱结石和尿道结石的其他西药

1. 青霉胺 Penicillamine

【适应证】本品是青霉素的代谢产物,重金属解毒药。本品能络合重金属形成稳定和可溶性复合物由尿排出,与沉积在肝和脑组织的铜结合形成可溶性复合物由尿排出,预防胱氨酸结石的形成,使已形成的胱氨酸结石逐渐溶解。用于治疗肝豆状核变性病,慢性铅、汞中毒,胱氨酸尿及其结石症,慢性肝炎、类风湿关节炎,也用于皮肤和软组织胶原病。

2. 磷酸二氢钾 Potassium Dihydrogen Phosphate

【适应证】本品为一种磷酸盐,可酸化尿液,增加钙在尿液中的溶解度,防止钙沉积,从而预防含钙肾结石的复发。也可消除尿路感染时含氨尿液的气味和混浊现象。可作为尿路感染的辅助用药及含钙肾结石的预防用药。

3. 山莨菪碱 Anisodamine

见第三章“31. 胃炎”。

4. 阿托品 Atropine

见第三章“31. 胃炎”。

5. 注射用盐酸奈福泮 Nefopam Hydrochloride for Injection

见第三章“31. 胃炎”。

6. 盐酸屈他维林 Drotaverine Hydrochloride

见第二章“36. 肠易激综合征”。

7. 双氯芬酸钠盐酸利多卡因注射液 Diclofenac Sodium and Lidocaine Hydrochloride Injection

见第八章“96. 强直性脊柱炎”。

8. 间苯三酚 Phlorlglucinol

【适应证】用于消化系统和胆道功能障碍引起的急性痉挛性疼痛;急性痉挛性尿道、膀胱、肾绞痛;妇科痉挛性疼痛。

9. 盐酸替利定口服溶液(片)Tilidine Hydrochloride Oral Solution

见第九章“111. 神经痛和三叉神经痛”。

二、中药

1. 排石颗粒

【处方组成】连钱草、盐车前子、木通、徐长卿、石韦、瞿麦、忍冬藤、滑石、苘麻子、甘草

【功能主治】清热利水,通淋排石。用于下焦湿热所致的石淋,症见腰腹疼痛,排尿不畅或伴有血尿;泌尿系统结石见上述证候者。

【用法用量】开水冲服,一次 1 袋,一日 3 次;或遵医嘱。

【使用注意】孕妇禁用。

2. 复方金钱草颗粒

见第九章“103. 头痛与偏头痛”。

3. 肾石通颗粒(片、丸)

【处方组成】金钱草、王不留行(炒)、萹蓄、瞿麦、海金沙、丹参、鸡内金(烫)、延胡索(醋制)、牛膝、木香

【功能主治】清热通淋,化瘀排石。用于湿热下注,瘀血内阻所致的石淋,症见腰腹疼痛,尿血,尿频,尿急,尿痛;泌尿系结石如肾结石、肾盂结石,膀胱结石,输尿管结石见上述证候者。

【用法用量】温开水送服,一次 1 袋,一日 2 次。

【使用注意】孕妇禁用。

4. 五淋化石丸(胶囊)

见本章“67. 乳糜尿与白浊”。

5. 复方石淋通片(胶囊)

【处方组成】广金钱草、石韦、海金沙、滑石粉、忍冬藤

【功能主治】清热利湿,通淋排石。用于下焦湿热所致的

热淋,石淋,症见肾区绞痛,尿频,尿涩痛;尿路结石、泌尿系感染见上述证候者。

【用法用量】片剂口服,一次6片,一日3次。

【使用注意】孕妇禁用。

6. 金钱草片(颗粒、胶囊)

【处方组成】金钱草

【功能主治】清热利湿,利尿通淋。用于湿热下注所致的热淋,石淋,症见肾区绞痛,尿频,尿急,尿赤涩痛;尿路结石见上述证候者。

【用法用量】片剂口服,一次4~8片,一日3次。颗粒开水冲服,一次10g,一日3次。

7. 净石灵胶囊(片)

【处方组成】广金钱草、黄芪、茯苓、萹蓄、海金沙、淫羊藿、夏枯草、滑石、延胡索(醋制)、当归、巴戟天、赤芍、冬葵子、车前子、桃仁、鸡内金、甘草

【功能主治】益气温阳,利尿排石。用于下焦湿热、脾肾亏虚所致的热淋、石淋,症见尿频、尿急、尿痛、腰痛、腹痛、乏力;泌尿系结石、尿路感染见上述证候者。

【用法用量】胶囊口服,一次5粒,一日3次(疗程为6周左右),饭后1小时饮水300~500ml,并做跳跃运动10~15次,体弱者酌减。每次排尿注意结石排出情况。

【使用注意】孕妇禁用。

8. 尿路通片(胶囊)

【处方组成】金钱草、海金沙、冬葵子、鸡内金(炒)、延胡索(醋制)、郁金、小蓟、泽泻、芒硝

【功能主治】清热利湿,通淋排石。用于下焦湿热所致的石淋,症见腰痛,少腹急满,小便频数,短赤,溺时涩痛难忍,淋漓不爽,苔黄腻,脉弦滑或滑数。

【用法用量】片剂口服,一次4~6片,一日3次,或遵医嘱。

【使用注意】孕妇及哺乳期妇女禁用。

9. 消石片(胶囊)

【处方组成】威灵仙、核桃、红穿破石、水河剑、半边莲、铁线草、猪苓、郁金、琥珀、乌药

【功能主治】清热利尿,通淋排石。用于湿热下注所致的石淋,症见腰痛,尿频,尿急,尿涩痛;泌尿系结石见上述证候者。

【用法用量】口服。一次4~6片,一日3次。

【使用注意】孕妇禁用。

10. 石淋通片(颗粒)

【处方组成】广金钱草

【功能主治】清热利尿,通淋排石。用于湿热下注所致的热淋,石淋,症见尿频,尿急,尿痛或尿有砂石;尿路结石,肾盂肾炎见上述证候者。

【用法用量】片剂口服,一次5片,一日3次。

11. 结石通片(胶囊)

【处方组成】广金钱草、玉米须、石韦、鸡骨草、茯苓、车前草、海金沙草、白茅根

【功能主治】清热利湿,通淋排石,止痛止血。用于下焦湿热所致的淋证,症见小便淋沥浑浊,尿道灼痛;泌尿系统感染,肾炎水肿,尿路结石见上述证候者。

【用法用量】片剂口服:一次5片,一日3次。

【使用注意】孕妇禁用。

12. 叶金排石胶囊

【成分】槲叶、广金钱草、氧化镁、维生素B_6

【功能主治】清热利湿,通淋排石。用于属湿热蕴结所致的砂淋、石淋,症见腰痛,少腹拘急,或尿中带血,小便黄或淋沥不爽或频数,舌苔黄或黄腻,脉弦数等;泌尿系结石见上述证候者。

【用法用量】口服。一次2粒,一日3次。

【禁忌】输尿管、尿道畸形者忌用。孕妇禁用。

13. 仙黄胶囊

【处方组成】威灵仙、麻黄

【功能主治】行气活血。用于尿路结石气滞血瘀证,结石的横径≤0.8cm;纵径≤1.0cm。

【用法用量】饭后口服。一次2粒,一日2次。疗程为一个月。

14. 结石康胶囊

【处方组成】三叶青,广金钱草,海金沙,琥珀,预知子,黄芪,毛柱铁线莲,延胡索,乌药,三棱,鸡内金,威灵仙

【功能主治】清热利湿,益气活血,利尿排石。适用于肾、输尿管或膀胱的小结石(结石横径≤1.0cm,纵径≤1.8cm),或是肾输尿管结石经过体外碎石后,粉碎之小结石在肾、输尿管内结集凝结成团块状或条索状不能自排,中医辨证属于湿热蕴结兼气滞血瘀证者。症见腰腹疼痛、排尿困难,小便淋漓不尽,尿血等。

【用法用量】口服。每次4粒,一日3次。2个月为一疗程。

15. 荡石胶囊

【处方组成】苘麻子、石峭、海浮石、蛤壳、茯苓、小蓟、玄明粉、牛膝、甘草

【功能主治】清热利尿,通淋石。用于肾结石,输尿管、膀胱等泌尿系统结石。

【用法用量】口服。一次6粒,一日3次。

【禁忌】孕妇忌服。

附:用于肾结石、膀胱结石和尿道结石的其他中药

1. 金甲排石胶囊

【功能主治】活血化瘀,利尿通淋。用于砂淋,石淋等属于湿热瘀阻证候者。

2. 血尿片

见本章"69. 尿血"。

3. 十味诃子片

见本章“69. 尿血”。

4. 益胆胶囊

【功能主治】行气散结，清热通淋。用于胆结石，肾结石，膀胱结石，阻塞性黄疸，胆囊炎等病见湿热蕴结之症者。

5. 益胆片(胶囊)

见第三章“53. 胆囊炎”。

第五章　男性生殖系统疾病

73. 前列腺炎

〔基本概述〕

前列腺炎是由于前列腺受到微生物等病原体感染或某些非感染因素刺激而发生的炎症反应，以及由此造成的前列腺区域不适或疼痛、排尿异常等临床表现。其特点是尿频、尿急、尿痛、尿道口常有精液溢出，并伴有会阴部、腰骶部、耻骨上区等部位的隐痛不适和夜尿增多、排尿不畅等症状。

前列腺炎分为急性和慢性两类。急性前列腺炎是前列腺的急性感染性疾病，由细菌感染引起，80% 为大肠埃希菌感染；慢性前列腺炎可分为细菌性、非细菌性和前列腺痛，可以由细菌感染引起，也可以由其他非感染性因素引起。

前列腺炎可以影响各个年龄段的成年男性。50 岁以下的成年男性患病率较高。本病发病可能与季节、饮食、性活动、泌尿生殖道炎症、良性前列腺增生或下尿路综合征、职业、社会经济状况及精神心理因素等有关。

急性前列腺炎常突然发病，临床表现为寒战、发热、疲乏无力等全身症状，伴有会阴部和耻骨上疼痛、尿路刺激症状和排尿困难，甚至出现急性尿潴留。

慢性细菌性前列腺炎可表现为反复发作的下尿路感染。慢性非细菌性前列腺炎主要表现为会阴、阴茎、肛周部、尿道、耻骨部或腰骶部等部位的疼痛和尿急、尿频、尿痛、夜尿增多、排尿不畅和滴白等排尿异常症状。由于慢性疼痛久治不愈，可能伴有性功能障碍、焦虑、抑郁、失眠、记忆力下降等。

前列腺炎在中医学中属于“精浊”等范畴，多为虚实夹杂，邪实内停，或肾气亏虚等原因所致。治宜活血化瘀，利尿通淋，或滋补肾阴，温肾固精。

〔治疗原则〕

药物是治疗前列腺炎的主要手段，可以辅助以物理、心理治疗。选择治疗方法时多倾向根据病情及个体化原则进行综合治疗，尽量避免有创伤的方法，治疗过程需定期随诊并调整治疗方案。

1. 急性前列腺炎的治疗

(1)在未明确致病菌前，首先选择静脉应用广谱抗生素，如喹诺酮类抗菌药物或第三代头孢菌素左氧氟沙星、环丙沙星或头孢曲松钠、头孢呋辛、氨苄西林等。如疗效不满意，再根据细菌培养结果及药敏结果及时调整药物。待发热等症状改善后，改用口服药物(如氟喹诺酮类抗菌药物)，疗程至少 4 周，症状较轻的 2 ~ 4 周。

(2)同时要注意全身支持治疗，卧床休息，多饮水，退热止痛。

(3)急性前列腺炎伴有尿潴留者可采用耻骨上膀胱穿刺造瘘术，尽量避免经尿道留置导尿。并发前列腺脓肿形成者应行外科引流。

2. 慢性前列腺炎的治疗

(1)一般治疗：健康教育、心理和行为辅导有积极作用。患者应戒酒，忌辛辣刺激食物；避免憋尿、久坐或长时间骑车，注意保暖，加强体育锻炼，每晚温水坐浴，适当的性生活。

(2)药物治疗

①抗菌药物治疗：选用喹诺酮类药物如环丙沙星、左氧氟沙星、诺氟沙星等；或选用磺胺类药物如复方磺胺甲噁唑等。上述两类药物对前列腺腺泡有较强的穿透力，可作为首选药物。其他如头孢菌素、红霉素等也有较好的疗效。一般先口服氟喹诺酮等抗菌药物 2 ~ 4 周，临床症状确有减轻时，继续应用抗菌药物；疗效不满意者，可改用其他敏感抗菌药物，总疗程为 4 ~ 6 周。

部分患者可能有沙眼衣原体、溶脲脲原体或人型支原体等细胞内病原体感染，可以服用红霉素或阿奇霉素。

②α 受体阻断剂：特拉唑嗪等能松弛前列腺和膀胱等部位的平滑肌而改善下尿路症状和疼痛，可用于慢性前列腺炎尤其是前列腺痛的治疗。

③其他：解痉、止痛、催眠镇静对症治疗。

〔用药精选〕

一、西药

1. 司帕沙星

见第三章“42. 伤寒和副伤寒”。

2. 诺氟沙星 Norfloxacin

见第三章"35. 肠炎"。

3. 环丙沙星 Ciprofloxacin

见第三章"35. 肠炎"。

4. 左氧氟沙星 Levofloxacin

见第一章"5. 气管炎和支气管炎"。

5. 盐酸安妥沙星 Antofloxacin Hydrochloride

【适应证】适用于敏感细菌所引起的下列轻、中度感染。①呼吸系统感染：急性支气管炎、慢性支气管炎急性发作、弥漫性细支气管炎、支气管扩张合并感染、肺炎、扁桃体炎（扁桃体周围脓肿）；②泌尿系统感染：肾盂肾炎、复杂性尿路感染等；③生殖系统感染：急性前列腺炎、急性附睾炎、宫腔感染、子宫附件炎、盆腔炎（疑有厌氧菌感染时可合用甲硝唑）；④皮肤软组织感染：传染性脓疱病、蜂窝织炎、淋巴管（结）炎、皮下脓肿、肛周脓肿等；⑤肠道感染：细菌性痢疾、感染性肠炎、沙门菌属肠炎、伤寒及副伤寒；⑥败血症、粒细胞减少及免疫功能低下患者的各种感染；⑦其他感染：乳腺炎、外伤、烧伤及手术后伤口感染、腹腔感染（必要时合用甲硝唑）、胆囊炎、胆管炎、骨与关节感染以及五官科感染等。

【用法用量】口服。一次 0.1g，一日 2 次，或遵医嘱。

【不良反应】消化系统：恶心、胃部不适、谷丙转氨酶（ALT）升高；神经系统：头晕。少见不良反应发生率（0.1% <1%）：全身反应，乏力、双下肢水肿；心血管系统心慌、室性期前收缩；消化系统，口干、纳差、呕吐、腹痛、大便干，谷草转氨酶（AST）升高、谷氨酰转肽酶（GGT）升高、总胆红素（TBIL）升高；泌尿系统，尿频；神经系统，头痛、失眠、嗜睡、眩晕；皮肤和附件，皮疹；血液系统，白细胞减少、中性粒细胞降低；代谢和营养，血糖升高、乳酸脱氢酶（LDH）升高。上述不良反应发生率低，患者一般均能耐受。

【禁忌】①禁用于对安妥沙星或喹诺酮类药物过敏者。②禁用于癫痫患者。③禁用于孕妇及哺乳期妇女、18 岁以下患者。④禁用于有潜在的心律失常或 QT 间期延长患者，如严重的心动过缓或急性心肌缺血患者。

【制剂】盐酸安妥沙星片

6. 普适泰片 ProstatTablets

本品为治疗良性前列腺增生症（BPH）和慢性、非细菌性前列腺炎用药，其作用机制可能与抑制白三烯、前列腺素合成有关。

【适应证】用于良性前列腺增生，慢性、非细菌性前列腺炎。

【不良反应】多数患者对本品高度耐受，仅极少数人有轻微的腹胀、胃灼热和恶心，停药后症状即会消失。

【禁忌】对本品过敏者禁用。

【儿童用药】儿童禁用。

【老年用药】老年患者无须改变剂量。

【用法用量】口服。一次 1 片，一日 2 次，疗程 3 ~ 6 个月，或遵医嘱。6 个月可以收到最佳疗效，如有必要可以继续服用。

7. 头孢替安 Cefotiam

见第一章"5. 气管炎和支气管炎"。

8. 氧氟沙星 Ofloxacin

见第四章"63. 尿道炎、膀胱炎和肾盂肾炎"。

9. 甲磺酸培氟沙星 Pefloxacin Mesylate

甲磺酸培氟沙星为喹诺酮类抗菌药，具有广谱抗菌作用，通过作用于细菌 DNA 螺旋酶的 A 亚单位，抑制 DNA 的合成和复制而导致细菌死亡。

【适应证】适用于由敏感菌引起的：①泌尿生殖系统感染，包括单纯性、复杂性尿路感染、细菌性前列腺炎；②呼吸道感染，包括敏感革兰阴性杆菌所致支气管感染急性发作及肺部感染；③胃肠道感染，由志贺菌属、沙门菌属等所致；④伤寒；⑤皮肤软组织感染。

【不良反应】①胃肠道反应：较为常见，可表现为腹部不适或疼痛、腹泻、恶心或呕吐。②中枢神经系统反应：可有头昏、头痛、嗜睡或失眠。③过敏反应：皮疹、皮肤瘙痒，偶可发生渗出性多形性红斑及血管神经性水肿。少数患者有光敏反应。④偶可发生：a. 癫痫发作、精神异常、烦躁不安、意识混乱、幻觉、震颤；b. 血尿、发热、皮疹等间质性肾炎表现；c. 结晶尿，多见于高剂量应用时；d. 关节疼痛。⑤少数患者可发生血清氨基转移酶升高、血尿素氮增高及周围血常规白细胞降低，多属轻度，并呈一过性。

【禁忌】对本品及氟喹诺酮类药过敏患者禁用。

【孕妇及哺乳期妇女用药】孕妇禁用，哺乳期妇女应用本品时应暂停哺乳。

【儿童用药】18 岁以下的小儿及青少年禁用。

【老年用药】老年患者常有肾功能减退，因本品部分经肾排出，需减量应用。

【用法用量】口服。成人一日 0.4 ~ 0.8g，分 2 次服用。

静脉滴注：成人常用量，一次 0.4g，加入 5% 葡萄糖溶液 250ml 中缓慢静脉滴入，每 12 小时一次。患有黄疸的患者，每天用药一次；患有腹水的患者每 36 小时用药一次；患有黄疸和腹水的患者，每 48 小时用药一次。或遵医嘱。

【制剂】①甲磺酸培氟沙星片；②甲磺酸培氟沙星胶囊；③甲磺酸培氟沙星乳膏；④甲磺酸培氟沙星注射液；⑤注射用甲磺酸培氟沙星

附：用于前列腺炎的其他西药

1. 复方磺胺甲噁唑 Compound Sulfamethoxazole

见第一章"5. 气管炎和支气管炎"。

2. 依诺沙星 Enoxacin

见第一章"5. 气管炎和支气管炎"。

3. 尼美舒利 Nimesulide

见第八章"95. 风湿与类风湿关节炎"。

4. 米诺环素 Minocycline

见第五章“75. 附睾炎与睾丸炎”。

5. 普卢利沙星 Prulifloxacin

见第一章“9. 肺气肿”。

6. 阿莫西林克拉维酸钾 Amoxicillin and Clavulanate Potassium

见第一章“5. 气管炎和支气管炎”。

7. 复方蓝棕果片 Compound Sabal Berry Tablets

【适应证】本品为复方制剂,含蓝棕果提取物和狭叶金光菊提取物。用于非细菌性前列腺炎和有尿路梗死症状的良性前列腺增生症;膀胱刺激征。

8. 氟氯西林钠 Flucloxacillin Sodium

见第一章“10. 肺脓肿”。

9. 螺旋霉素胶囊 Spiramycin

见第一章“5. 气管炎和支气管炎”。

10. 法罗培南钠 Faropenem Sodium

见本章“75. 附睾炎与睾丸炎”。

11. 洛美沙星 Lomefloxacin

见第四章“63. 尿道炎、膀胱炎和肾盂肾炎”。

12. 硫酸头孢噻利 Cefoselis Sulfate

见第三章“53. 胆囊炎”。

13. 甲苯磺酸妥舒沙星 Tosufloxacin Tosylate

见第十二章“146. 乳腺炎”。

14. 甲苯磺酸托氟沙星 Tosufloxacin Tosilate

见第五章“75. 附睾炎与睾丸炎”。

15. 头孢羟氨苄 Cefadroxil

见第四章“63. 尿道炎、膀胱炎和肾盂肾炎”。

16. 甲磺酸帕珠沙星 Pazufloxacin Mesilate and Sodium Chloride

见第一章“9. 肺气肿”。

17. 氨苄西林丙磺舒胶囊 Ampicillin and Probenecid

见第一章“5. 气管炎和支气管炎”。

18. 盐酸坦索罗辛缓释胶囊 Tamsulosin Hydrochloride Sustained Release Capsules

见本章“74. 前列腺增生”。

19. 莫西沙星 Moxifloxacin

见第一章“气管炎和支气管炎”。

20. 氨苄西林 Ampicillin

见第一章“14. 肺源性心脏病”。

21. 氟罗沙星 Fleroxacin

见第三章“42. 伤寒和副伤寒”。

22. 头孢唑林钠 Cefazolin Sodium

见第一章“6. 肺炎”。

23. 妥布霉素 Tobramycinand

见第五章“75. 附睾炎与睾丸炎”。

二、中药

1. 前列泰胶囊(丸、片、颗粒)

【处方组成】益母草、萹蓄、红花、油菜蜂花粉、知母(盐炒)、黄柏(盐炒)

【功能主治】清热利湿,活血散结。用于慢性前列腺炎湿热夹瘀证。

【用法用量】胶囊口服,一次5粒,一日3次。

【使用注意】过敏体质,尤其对花粉过敏者禁用。

2. 前列通片(胶囊、栓)

【处方组成】黄芪、肉桂油、关黄柏、车前子、广东王不留行、两头尖、琥珀、泽兰、蒲公英、八角茴香油

【功能主治】清利湿浊,化瘀散结。用于热瘀蕴结下焦所致的轻、中度癃闭。症见排尿不畅,尿流变细,小便频数,可伴尿急,尿痛或腰痛;前列腺炎和前列腺增生见上述证候者。

【用法用量】口服。一次4~6片,一日3次。30~45日为一疗程。

【使用注意】孕妇慎用。

3. 前列清茶

【处方组成】绞股蓝、苦丁茶、薏苡仁、桑葚等

【功能主治】清热,利湿,通淋。用于慢性前列腺炎湿热下注证。症见尿频,尿急,时有疼痛,尿有余沥。

【用法用量】开水泡服,一次1袋,一日3~4次

4. 前列舒丸(胶囊)

【处方组成】熟地黄、薏苡仁、冬瓜子、山茱萸、山药、牡丹皮、苍术、桃仁、泽泻、茯苓、桂枝、附子(制)、韭菜子、淫羊藿、甘草

【功能主治】扶正固本,益肾利尿。用于肾虚所致的淋证,症见尿频,尿急,排尿滴沥不尽;慢性前列腺炎及前列腺增生见上述证候者。

【用法用量】口服。水蜜丸一次6~12g,大蜜丸一次1~2丸,一日3次;或遵医嘱。

5. 前列舒乐片(胶囊、软胶囊、颗粒、丸、泡腾片)

【处方组成】淫羊藿、黄芪、川牛膝、车前草、蒲黄

【功能主治】补肾益气,化瘀通淋。用于肾脾两虚,血瘀湿阻所致的淋证,症见腰膝酸软,神疲乏力,小腹坠胀,淋沥不爽,尿道涩痛;前列腺增生症,慢性前列腺炎见上述证候者。

【用法用量】片剂口服,一次4片。一日3次。胶囊口服,一次5粒,一日3次。颗粒开水冲服,一次6g,一日3次。

6. 前列舒通胶囊

【处方组成】黄柏、赤芍、当归、川芎、土茯苓、三棱、泽泻、马齿苋、马鞭草、虎耳草、柴胡、川牛膝、甘草

【功能主治】清热利湿,化瘀散结。用于慢性前列腺炎,前列腺增生属湿热瘀阻证,症见尿急,尿淋沥,会阴、下腹或腰骶部或疼痛,阴囊潮湿等。

【用法用量】口服。一次3粒,一日3次。

7. 前列回春片(胶囊、丸)

【处方组成】虎杖、地龙、木通、车前子、黄柏、茯苓、萹蓄、穿山甲(炮)、蜈蚣、白花蛇舌草、鹿茸、淫羊藿、枸杞子、五味子、菟丝子、黄芪、莱菔子、王不留行、甘草

【功能主治】益肾活血,清热通淋。用于肾气不足、湿热瘀阻所致的淋证,症见尿频,尿急,尿痛,排尿滴沥不尽,阳痿早泄;慢性前列腺炎见上述证候者。

【用法用量】片剂口服,一次5片,一日2~3次。

8. 前列通瘀片(胶囊)

【处方组成】赤芍,土鳖虫,穿山甲,桃仁,石韦,夏枯草,白芷,黄芪,鹿衔草,牡蛎,通草

【功能主治】活血化瘀,清热通淋。用于慢性前列腺炎瘀血阻滞、湿热内蕴证,症见尿频尿急,余沥不尽,会阴、下腹或腰骶部坠胀疼痛,或尿道灼势,阴囊潮湿,舌紫黯或瘀斑,舌苔黄腻。

【用法用量】片剂饭后口服。一次5片,一日3次,1个月为一疗程。

【使用注意】孕妇及活动性出血者禁用。

9. 前列消胶囊

【处方组成】金樱子、鹿茸、白术、大黄、虎杖、土茯苓、苦参、泽泻、川木通、薏苡仁、蜈蚣

【功能主治】清热利湿。用于前列腺炎属下焦湿热证者,症见为尿频,尿急,尿涩痛,小便淋漓不尽,腰膝酸软等。

【用法用量】一次5粒,一日3次;或遵医嘱。

【使用注意】脾虚者慎用。

10. 前列宁胶囊

【处方组成】菥蓂子、石韦、蒲公英、刺柏、诃子、刀豆、芒果核、蒲桃、大托叶云实、紫草茸、藏茜草、红花、豆蔻

【功能主治】清热解毒,化瘀通淋。用于热毒瘀阻所引起的尿频,尿急,尿痛属中医淋证者。对各种急、慢性前列腺炎,前列腺增生,膀胱炎,尿道感染等泌尿系统疾病有奇效。

【用法用量】口服。一次3粒,一日2次。

【使用注意】孕妇禁用。

11. 前列平胶囊

【处方组成】红花、泽兰、石韦、乳香、没药

【功能主治】清热利湿,化瘀止痛。用于湿热瘀阻所致的急、慢性前列腺炎,前列腺增生症。

【用法用量】口服。一次5粒,一日3次。

12. 前列金丹片(胶囊)

【处方组成】丹参、赤芍、泽兰、桃仁、红花、延胡索、王不留行、金银花、败酱草、茯苓、泽泻、大枣

【功能主治】清湿热、散瘀结;用于湿热瘀阻型的慢性前列腺炎及前列腺增生(肥大)的辅助治疗,可改善排尿困难,会阴胀痛,夜尿频数及尿急、尿痛等症状。

【用法用量】口服。一次6片,一日3次;慢性前列腺炎20天为一疗程,前列腺增生症连服40天为一疗程。

13. 前列欣胶囊

【处方组成】丹参、赤芍、炒桃仁、没药(炒)、红花、泽兰、炒王不留行、皂角刺、败酱草、蒲公英、川楝子、白芷、石韦、枸杞子

【功能主治】活血化瘀,清热利湿。用于瘀血凝聚、湿热下注所致的淋证,症见尿急,尿痛,排尿不畅,滴沥不净;慢性前列腺炎,前列腺增生见上述证候者。

【用法用量】口服。一次4~6粒,一日3次;或遵医嘱。

【使用注意】偶见胃脘不适者,一般不影响继续治疗。

14. 前列倍喜胶囊

【处方组成】猪鬃草、蝼蛄、王不留行、皂角刺、刺猬皮

【功能主治】消利湿热,活血化瘀,利尿通淋。用于湿热瘀阻所致的小便不利,淋漓涩痛;前列腺炎,前列腺增生见上述证候者。

【用法用量】饭前口服,一次6粒,一日3次,20天为一疗程;或遵医嘱。

【使用注意】孕妇禁用。

15. 前列康舒胶囊

【处方组成】土茯苓、虎杖、鳖甲、莪术、淫羊藿、黄芪、枸杞子

【功能主治】解毒活血,补气益肾。用于肾虚湿热瘀阻型慢性前列腺炎的治疗,可改善尿频、尿急、尿痛、腰膝酸软、会阴胀痛、睾丸隐痛等症状。

【用法用量】口服。一次5粒,一日3次,疗程2周。

【使用注意】①在医生指导下用药。②治疗期间禁烟、酒,忌房事。

16. 五淋化石丸(胶囊)

见第四章“67. 乳糜尿与白浊”。

17. 男康片

【处方组成】白花蛇舌草、红花、赤芍、熟地黄、肉苁蓉、甘草(蜜炙)、蒲公英、败酱草、黄柏、鱼腥草、淫羊藿、覆盆子、鹿衔草、白术、黄芪、菟丝子、紫花地丁、野菊花、当归

【功能主治】益肾活血,清热解毒。用于肾虚血瘀、湿热蕴结所致的淋证,症见尿频,尿急,小腹胀满;慢性前列腺炎见上述证候者。

【用法用量】口服。一次4~5片,一日3次;或遵医嘱。

18. 野菊花栓

【处方组成】野菊花

【功能主治】抗菌消炎,用于前列腺炎及慢性盆腔炎等疾病。

【用法用量】肛门给药。一次1粒,一日1~2次;或遵医嘱。

19. 普乐安胶囊(片)

【处方组成】油菜花花粉

【功能主治】补肾固本。用于肾气不固所致的癃闭,症见腰膝酸软,排尿不畅,尿后余沥或失禁;慢性前列腺炎及前列腺增生症见上述证候者。

【用法用量】胶囊口服,一次4~6粒,一日3次。片剂口服,一次3~4片,一日3次。

20. 宁泌泰胶囊

见第四章“63. 尿道炎、膀胱炎和肾盂肾炎”。

21. 双石通淋胶囊

【处方组成】关黄柏、粉萆薢、败酱草、青黛、滑石、车前子、石菖蒲、茯苓、苍术、丹参

【功能主治】清热利湿,化浊通淋。用于慢性前列腺炎属湿热壅阻证。症见尿道灼热,小便频急,尿后余沥不尽,尿道滴白,阴部潮湿,会阴、少腹、腰骶部疼痛或不适,舌质红苔黄,脉弦或弦滑等。

【用法用量】口服。一次4粒,一日3次。疗程28天。

22. 五虎丹胶囊

【处方组成】虎杖、大血藤、丹参、山慈菇、红大戟、五倍子、人工麝香

【功能主治】清热利湿,活血散结。用于慢性非特异性前列腺炎湿热蕴结兼血瘀证。症见尿频,尿急,尿痛,尿道灼热,尿道口常有少量黏液,余沥不尽,口苦,小便短黄,舌暗红或舌紫黯,舌边瘀点或瘀斑,舌苔黄腻或黄,脉弦涩或弦滑。

【用法用量】口服。一次2粒,一日3次。疗程28天。

23. 补肾通淋颗粒

【处方组成】补骨脂、黄芪、王不留行、赤芍、桃仁、海藻、茯苓、牛膝、肉桂、黄柏、柴胡

【功能主治】补肾通淋,化瘀散结。用于肾阳不足,湿瘀互结,膀胱气化不利所致慢性前列腺炎。症见小溲,滴沥不爽,小腹胀满疼痛,精神萎靡,腰膝酸软,尿有白浊。

【用法用量】开水冲服,一次1袋,一日2次。

24. 金草通淋颗粒

【处方组成】金钱草、绵萆薢、瞿麦、黄柏、三七、川楝子、桃仁、乌药、牛膝

【功能主治】清热利湿,活血通淋。用于慢性非特异性前列腺炎属湿热下注,瘀血阻滞证者,症见尿频,尿急,尿道灼热涩痛,尿浊,尿道口滴白,舌黯或红或有瘀点、瘀斑,苔薄黄或黄腻等。

【用法用量】开水冲服。一次1袋,一日3次。疗程28天。

附:用于前列腺炎的其他中药

1. 西帕依麦孜彼子片(胶囊、颗粒)

【功能主治】增强机体营养力、摄住力及排泄力,清浊利尿。用于前列腺炎和前列腺增生所致小便频数,余沥不尽,腰膝酸软,头晕目眩,寐差耳鸣,早泄梦遗等。

2. 大发表胶囊

【功能主治】清热利湿,通淋止痛。用于湿热蕴结所致淋症,症见小便不利,淋沥涩痛;慢性前列腺炎属上述证候者。

3. 龙金通淋胶囊

【功能主治】清热利湿,化瘀通淋。用于湿热瘀阻所致的淋证,症见尿急,尿频,尿痛;前列腺炎,前列腺增生症见上述证候者。

4. 丹益片

【功能主治】活血化瘀,清热利湿。用于慢性非细菌性前列腺炎瘀血阻滞湿热下注证,症见尿痛,尿频,尿急,尿道灼热,尿后滴沥,舌红苔黄或黄腻或舌质黯或有瘀点、瘀斑,脉弦或涩或滑等。

5. 前列安栓

【功能主治】清热利尿,通淋散结。用于湿热流注精室、蕴结壅阻所致的尿道口滴白,不适,会阴,睾丸疼痛,腰胀痛。可用于精浊、白浊、劳淋(慢性前列腺炎)等病见以上证候者。

6. 萆薢分清丸

见第四章“67. 乳糜尿与白浊”。

7. 沙苑子胶囊(颗粒)

【功能主治】温补肝肾,固精,缩尿,明目。用于肾虚腰痛,遗精早泄,白浊带下,小便余沥,眩晕目昏。

8. 灵泽片

【功能主治】益肾活血,散节利水;用于轻、中度良性前列腺增生肾虚血瘀湿阻证出现的尿频,排尿困难,尿线变细,淋漓不尽,腰膝酸软等症。

9. 尿清舒颗粒

【功能主治】清热利湿,利水通淋。用于湿热蕴结所致淋症,小便不利,淋沥涩痛;慢性前列腺炎属上述证候。

10. 前列解毒胶囊

【功能主治】解毒利湿,通淋化瘀。用于慢性前列腺炎属湿热挟瘀证,症见小便频急,尿后余沥,尿后滴白,尿道涩痛,少腹疼痛,会阴不适,腰骶疼痛,阴囊潮湿,睾丸疼痛。

11. 铁帚清浊丸

【功能主治】清热解毒,利湿去浊。用于慢性前列腺炎、前列腺肥大之湿热下注型证候。症见尿频,尿急,尿痛,有灼热感,排尿或大便时尿道口有白浊溢出,少腹、会阴、腰骶、睾丸坠胀不适,性功能减退,遗精早泄,精囊炎等。

12. 解毒活血栓

【功能主治】清热祛湿,解毒活血。用于慢性前列腺炎属湿热挟瘀证者,症见尿频,尿急,小便赤涩热痛,阴囊潮湿,会阴、少腹坠胀疼痛等。

13. 癃疏清颗粒

【功能主治】清热解毒,利湿通淋,活血化瘀。用于慢性前列腺炎湿热内蕴兼血瘀证所致的小便频急,尿道涩痛,尿后余沥不尽,少腹疼痛,会阴不适等症。

14. 泌淋清胶囊

见第四章“63. 尿道炎、膀胱炎和肾盂肾炎”。

15. 黄柏八味片

见第十二章“135. 盆腔炎、附件炎和子宫内膜炎”。

16. 八味小檗皮胶囊(散)

见第四章“63. 尿道炎、膀胱炎和肾盂肾炎”。

17. 癃清片(胶囊)

见本章“74. 前列腺增生”。

18. 康肾丸

见本章“79. 男性不育症”。

19. 泽桂癃爽胶囊(片)

见本章“74. 前列腺增生”。

74. 前列腺增生

〔基本概述〕

前列腺增生又称前列腺肥大,是一种前列腺明显增大而影响老年男性健康的常见病。

良性前列腺增生是引起中老年男性排尿障碍的最常见病因。主要表现为尿频、尿急、排尿困难、夜尿增多、充盈尿失禁及急、慢性尿潴留等症状。

前列腺增生通常发生在40岁以后,表现为前列腺间质和腺体成分的增生,随着年龄的增长,临床上逐渐出现前列腺肥大,膀胱刺激症状、排尿梗阻症状及相关并发症。

西医学认为,前列腺增生与内分泌系统有关,是前列腺内层尿道腺和尿道下腺上皮细胞及基质增生,腺泡囊性扩张,结缔组织及平滑肌节样增生所致。其增生的主要原因是内分泌紊乱,与性激素的代谢异常有关。

前列腺增生临床主要表现为尿频、尿急、排尿等待,费力,尿线变细,间断,夜尿次数多,尿不干净。如果残余尿的量与正常的膀胱容量相等时,当一听到流水声或因其他刺激引起反射时,就会自动地溢出尿液。随着疾病的进展,可能会出现急性尿潴留(急性尿道梗阻,完全失去自动排尿的能力)、反复血尿、复发性尿路感染、结石产生及肾功能损害等并发症。

前列腺增生属于中医学“精癃”等范畴,主要病因是肾虚血瘀所致。治宜清热化湿,通利水道,或补中益气,活血化瘀,滋肾养阴,补肾温阳。

〔治疗原则〕

前列腺增生的治疗方法很多,概括起来有手术治疗和非手术治疗两大类。非手术治疗目前有局部渗透法、直肠注药加红外线法、局部注射法等。

轻度症状的前列腺增生患者可采取观察等待,即对患者进行定期随访、教育、生活方式指导等非药物和非手术措施。重度患者或下尿路症状已明显影响生活质量者则需选择手术治疗,尤其是药物治疗效果不佳或拒绝接受药物治疗的患者,可以考虑外科摘除治疗。

良性前列腺增生患者药物治疗的短期目标是缓解患者的下尿路症状,提高生活质量。长期目标是延缓疾病的临床进展,预防或延缓急性尿潴留等合并症的发生。

药物治疗适于轻、中度症状的增生患者。良性前列腺增生的治疗药主要包括α_1-受体拮抗药、还原酶抑制剂及植物制剂等。特拉唑嗪可长期服用。一般开始先服用1mg,每晚1次,如无明显副作用再改为2mg,每晚1次。服药后48小时即可出现症状改善。

〔用药精选〕

一、西药

1. 盐酸坦索罗辛缓释胶囊 Tamsulosin Hydrochloride Sustained Release Capsules

本品属治疗良性前列腺增生症(BPH)用药,为选择性α_1-肾上腺素受体阻断剂。其主要作用机制是选择性地阻断前列腺中的α_1-肾上腺素受体,松弛前列腺平滑肌,从而改善良性前列腺增生所致的排尿困难等症状。

【适应证】用于前列腺增生症引起的排尿障碍。

【用法用量】成人每日一次,每次1粒(0.2mg),饭后口服。根据年龄、症状的不同可适当增减。

【不良反应】①神经精神系统:偶见头晕、蹒跚感等症状。②循环系统:偶见血压下降、心率加快等。③过敏反应:偶尔可出现皮疹,出现这种症状时应停止服药。④消化系统:偶见恶心、呕吐、胃部不适、腹痛、食欲不振等。⑤肝功能:偶见GOT、GPT、LDH升高。⑥其他:偶见鼻塞、浮肿、吞咽困难、倦怠感等。

【禁忌】对本品过敏者禁用。

【儿童用药】儿童禁用。

【老年用药】因高龄者中常伴有肾功能低下者,这种情况下应充分注意观察患者服药后的状况,如得不到期待的效果,不应继续增量,而应改用其他适当的处置方法。

2. 盐酸特拉唑嗪 Terazosin Hydrochloride

本品为选择性α_1-受体阻滞剂,能降低外周血管阻力,对收缩压和舒张压都有降低作用;具有松弛膀胱和前列腺平滑肌的作用,可缓解良性前列腺肥大而引起的排尿困难症状。

【适应证】用于治疗高血压,可单独使用或与其他抗高血压药同时使用;用于改善良性前列腺增生症患者的排尿症状,如尿频、尿急、尿线变细、排尿困难、夜尿增多、排尿不尽感等。

【不良反应】常见体虚、疲乏、心悸、恶心、外周水肿、眩晕、嗜睡、鼻充血/鼻炎和视觉模糊/弱视。其他可见背痛、头痛、心动过速、直立性低血压、晕厥、水肿、体重增加、肢端疼痛、性欲降低、抑郁、神经质、感觉异常、呼吸困难、鼻窦炎、阳痿。偶见过敏反应、血小板减少症和阴茎异常勃起等。

【禁忌】已知对本品及α-受体拮抗剂过敏、肠梗死、胃肠道出血及阻塞性尿道疾病患者禁用。

【孕妇及哺乳期妇女用药】妊娠期间并不推荐使用本品,

孕妇应用必须权衡利弊。哺乳期妇女使用本品时应停止授乳。

【儿童用药】本品对儿童的安全性和有效性尚未确定。12 周岁以下儿童禁用。

【老年用药】老年患者服用本品时，较年轻患者更易发生直立性低血压，应注意避免体位的突然性变化，起立时动作宜缓慢；老年人对降压作用较敏感，应用本品须加注意，可能会有本品引起的低温。

【用法用量】口服。如果停药几天或更长时间，应使用首次给药方案重新开始治疗。在临床试验中，除首次用药在睡前外，其他用药时间宜在早晨。

治疗良性前列腺增生：①首次剂量为 1mg，且不应超量，睡前服药。首次给药期间应密切观察患者，以避免发生严重的低血压。②维持剂量应渐增至 2mg、5mg 或 10mg，一日一次，直至获得满意的症状和（或）流速改善。③常用剂量 10mg，一日一次。持续 4～6 周，对一日 20mg 剂量不适宜或没有反应的患者，是否可以使用更高的剂量治疗，目前尚不清楚。④联合用药，与其他抗高血压药，特别是钙通道阻滞剂维拉帕米联合使用时，应特别小心，避免引起明显的低血压并应减少本品的用量。

【制剂】盐酸特拉唑嗪片（胶囊、滴丸）

3. 甲磺酸多沙唑嗪 Doxazosin Mesylate

本品可选择性阻断前列腺平滑肌基质/被膜和膀胱颈的 α-肾上腺素受体，能改善有症状的前列腺增生患者的尿动力学和临床症状。

【适应证】用于原发性高血压；良性前列腺增生。

【不良反应】常见直立性低血压、头晕、乏力、外周性水肿、呼吸困难、头痛、全身不适、直立性头晕、眩晕、虚弱、嗜睡、腹痛、腹泻、恶心、呕吐、胃肠炎、口干、背痛、胸痛、心悸、心动过速、肌痛、支气管炎、咳嗽、瘙痒、尿失禁、膀胱炎及鼻炎、阴茎异常勃起、阳痿、皮疹、血小板减少症、紫癜、鼻出血、白细胞减少、血尿、胆汁淤积、黄疸、肝功能异常及视力模糊。

【禁忌】对喹唑啉类（哌唑嗪、特拉唑嗪）或本品的任何成分过敏，服用本品后发生严重低血压，近期心肌梗死，胃、肠道梗阻，食管梗阻，胃、肠道腔径缩窄病史者禁用。

【孕妇及哺乳期妇女用药】孕期应避免使用本品。哺乳期不应使用本品。

【老年用药】本品在老年高血压患者可能有明显低血压反应，须减少每日维持量；本品在良性前列腺增生治疗中，老年人和非老年人的安全性和有效性是一致的。

【用法用量】口服。首剂及调整剂量时宜睡前服。初始剂量 1mg，如无不良反应，第 2 日起一日 2mg。根据临床反应，可于第 2 周末（即第 3 周初）再增加剂量，最大可至 4mg。

维持量为 1～8mg，一日一次，但超过 4mg 易引起直立性低血压。国外研究资料提示本品最大使用剂量至一日 16mg。

【制剂】甲磺酸多沙唑嗪片（缓释片、胶囊）

4. 盐酸阿夫唑嗪 Alfuzosin Hydrochloride

本品是一种选择性 α_1-受体阻滞剂，对于膀胱三角部、尿道及前列腺的 α_1-受体具有特异性，可降低尿道压力，从而减少排尿阻力。

【适应证】用于缓解良性前列腺增生症的症状与体征。

【不良反应】①常见：胃肠道紊乱、恶心、胃痛、腹泻、眩晕、头昏、不适、头痛。②罕见：直立性低血压、晕厥、心动过速、心悸、胸痛、乏力、嗜睡、水肿、皮肤潮红、口干、皮疹、瘙痒。

【禁忌】对本品过敏、严重肝功能不全、肾衰竭（肌酐清除率 <30ml/min）、低血压、直立性低血压、肠梗死（片剂中含蓖麻油）患者禁用。

【孕妇及哺乳期妇女用药】孕妇及哺乳期妇女禁用本品。

【儿童用药】儿童禁用本品。

【老年用药】①老年人慎用。65 岁以上起始剂量应为 2.5mg，一日 2 次，一日剂量不超过 10mg。②正在服用抗高血压药的高龄患者在服药后数小时内可能发生直立性低血压，同时可能伴有其他症状（头晕，疲劳和出汗）。如症状得不到预期效果，不应继续增量，而应改用其他适当的治疗方法。③对于年老患者，鉴于其对药物较大的敏感性，可减少每日剂量。

【用法用量】口服。首次治疗从晚间开始。用于良性前列腺增生：一次 2.5mg，一日 3 次，最大剂量一日 10mg；缓释片一次 10mg，一日一次，晚餐后立即服用，整片吞服，不能掰开或咀嚼。

【制剂】盐酸阿夫唑嗪片（缓释片）

5. 坦洛新 Tamsulosin

本品是新型 a_1-受体阻滞剂，可选择性地阻断膀胱颈、前列腺腺体及被膜的平滑肌 a_1 受体，降低平滑肌张力，降低下尿路阻力，从而改善因前列腺肥大引起的排尿障碍。由于本品是通过改善尿道、膀胱颈及前列腺部位平滑肌功能而达到治疗目的，并非缩小增生腺体，故适用于轻、中度患者及未导致严重排尿障碍者，如已发生严重尿潴留时不应单独服用本品。

【适应证】用于治疗前列腺增生所致的异常排尿症状，如尿频、夜尿增多、排尿困难等。

【不良反应】①精神神经系统：偶见头晕、蹒跚感等。②循环系统：偶见血压下降、心率加快等。③消化系统：偶见恶心、呕吐、胃部不适、腹痛、食欲缺乏等。④过敏反应：偶尔可出现皮疹。⑤偶见肝功能异常、鼻塞、水肿、吞咽困难、倦怠感等。

【禁忌】对本品及 α-受体阻滞剂有过敏史、肾功能障碍患者禁用。

【孕妇及哺乳期妇女用药】妇女不推荐使用本品。

【儿童用药】儿童不推荐使用本品。

【老年用药】①本品对血管平滑肌影响极小，但老年人服药后仍应稍事休息。②应注意用药后状况，如得不到期待的效果不应继续增量，应改用其他方法治疗。③伴有肾功能不全的老年患者勿随意增量。

【用法用量】口服。一次 0.2mg，一日一次，餐后服用。可根据年龄、症状适当增减。注意不要嚼碎胶囊内的颗粒。

【制剂】①盐酸坦洛新缓释片；②盐酸坦洛新缓释胶囊

6. 非那雄胺 Finasteride

本品通过降低血液和前列腺组织中的二氢睾酮水平而抑制前列腺增生，改善良性前列腺增生的相关临床症状。长期用药，前列腺体积也明显减少，最大尿流率增加，总体症状及梗阻性症状均有改善。

【适应证】适用于前列腺肥大患者：①用于治疗和控制良性前列腺增生及预防泌尿系统事件：a. 降低发生急性尿潴留的危险性；b. 降低需经尿道切除前列腺和前列腺切除术的危险性。②本品可使肥大的前列腺缩小，改善尿流及改善前列腺增生有关的症状。③适用于治疗男性秃发（雄激素性秃发），能促进头发生长并防止继续脱发。

【不良反应】可见性欲减退、阳痿、射精量减少、乳房不适（乳腺增生及乳房触痛）、过敏反应（瘙痒、风疹、面唇部肿胀等）、睾丸疼痛等。

【禁忌】对本品任何成分过敏者禁用。

【孕妇及哺乳期妇女用药】本品禁用于怀孕或可能受孕的妇女。孕妇不能触摸本品的碎片和裂片，否则对男性胎儿有影响。本品不适用于哺乳期妇女。

【儿童用药】儿童禁用。

【老年用药】药代动力学研究显示本品的消除能力在 70 岁以上老人中稍有降低，但剂量不需要调整。

【用法用量】口服。前列腺增生：一次 5mg，一日一次，6 个月为 1 个疗程。用于脱发治疗：一次 1mg，一日一次，4 个月为 1 个疗程。

【制剂】①非那雄胺片；②非那雄胺分散片；③非那雄胺胶囊

7. 依立雄胺 Epristeride

本品为选择性的和非竞争性的类固醇Ⅱ型 5a-还原酶抑制剂，通过抑制睾酮转化为双氢睾酮而降低前列腺腺体内双氢睾酮的含量，导致增生的前列腺体萎缩。

【适应证】用于治疗良性前列腺增生症，改善良性前列腺增生的有关症状。

【不良反应】可见恶心、食欲减退、腹胀、腹泻、口干、头昏、失眠、全身乏力、皮疹、性欲下降、勃起功能障碍、射精量下降、耳鸣、耳塞、髋部痛等，其发生率约为 6.63%。实验室检查异常发生率为 2.49%，包括肝功能异常（AST 及 ALT 升高、总胆红素升高）、肾功能异常（尿素氮升高、肌酐升高）、血常规异常（血红蛋白降低、白细胞降低、血小板降低）。

【禁忌】对本品组分过敏者禁用。

【孕妇及哺乳期妇女用药】本品禁用于怀孕或可能受孕的妇女。哺乳期妇女禁用。

【儿童用药】儿童禁用。

【老年用药】无需对老年患者进行剂量调整。

【用法用量】口服。一次 5mg，一日 2 次，餐前或餐后均可，疗程 4 个月或遵照医嘱。

【制剂】依立雄胺

8. 普适泰片 Prostat Tablets

本品为治疗良性前列腺增生症（BPH）和慢性、非细菌性前列腺炎用药，其作用机制可能与抑制白三烯、前列腺素合成有关。

【适应证】用于良性前列腺增生，慢性、非细菌性前列腺炎。

【不良反应】多数患者对本品高度耐受，仅极少数人有轻微的腹胀、胃灼热和恶心，停药后症状即会消失。

【禁忌】对本品过敏者禁用。

【儿童用药】儿童禁用。

【老年用药】老年患者无须改变剂量。

【用法用量】口服。一次 1 片，一日 2 次，疗程 3～6 个月；或遵医嘱。6 个月可以收到最佳疗效，如有必要可以继续服用。

9. 非洲臀果木提取物 Extractum Prunus Africanae

本品是治疗良性前列腺增生的生长因子抑制剂，具有同时作用于前列腺和膀胱的双重功效。可减少体内过量的前列腺素及其中沉积的胆固醇，抑制前列腺组织的增生；抑制膀胱壁纤维化，改善膀胱壁弹性，对膀胱功能具有保护作用。同时还有消炎、利尿和抗水肿的作用。

【适应证】用于治疗由前列腺增生（前列腺体积增大）引起的排尿障碍。

【不良反应】少数患者服药后可能出现胃肠道反应，如恶心、便秘、腹泻等。

【禁忌】对本品过敏者禁用。

【用法用量】口服。一次 50mg，一日 2 次，饭前服用为宜。6 周为一疗程。也可延至 8 周。如果需要可重复治疗。

【制剂】非洲臀果木提取物胶囊

10. 萘哌地尔片 Naftopidil

【适应证】用于缓解良性前列腺增生症（BPH）引起的尿路梗阻症状，如尿频、尿急、夜尿频繁、排尿不完全、排尿延迟、排尿间断及尿失禁、尿痛等症状。

【用法用量】口服。通常成人初始用量为一次 25mg（1 片），一日一次，于睡前服用，剂量可随临床疗效做适当调整，每日最大剂量不得超过 75mg（3 片），高龄患者应从低剂量（12.5mg/d）开始用药，同时注意监护。

【禁忌】对本品成分有过敏史者禁用。

【不良反应】偶见头昏、起立性眩晕、头重、头痛、耳鸣、便秘、胃部不适、浮肿、寒战、AST 升高和 ALT 升高。

【制剂】萘哌地尔片；萘哌地尔分散片；萘哌地尔胶囊

附：用于前列腺增生的其他西药

1. 盐酸酚苄明 Phenoxybenzamine Hydrochloride

见第二章“30. 休克”。

2. 氯烯雌醚 Chlorotrianisene

见第十二章“134. 阴道炎”。

3. 赛洛多辛 Silodosin

【适应证】本品通过阻断前列腺、膀胱、输尿管中的 α_1 受体起作用,松弛这些组织中的平滑肌,减轻 BHP 相关症状,用于改善良性前列腺增生(也称为前列腺肥大)引起的症状。

4. 谷丙甘氨酸片(胶囊)GlutamicAcid, Alanine and Glycine Tabletes

【适应证】本品为复方制剂,含谷氨酸、丙氨酸、甘氨酸,用于前列腺增生引起的尿频、排尿困难及尿潴留症。

5. 爱普列特片 Epristeride Tablets

【适应证】适用于治疗良性前列腺增生症,改善因良性前列腺增生的有关症状。

6. 复方蓝棕果片 Compound Sabal Berry Tablets

见本章“73. 前列腺炎”。

二、中药

1. 前列安通片(胶囊)

【处方组成】黄柏、赤芍、丹参、桃仁、泽兰、乌药、王不留行、白芷

【功能主治】清热利湿,活血化瘀。用于湿热瘀阻证,症见尿频,尿急,排尿不畅,小腹胀痛等;前列腺增生见上述证候者。

【用法用量】口服。一次 4 ~ 6 片,一日 3 次;或遵医嘱。

2. 前列癃闭通胶囊(片、颗粒)

【处方组成】黄芪、土鳖虫、冬葵果、桃仁、桂枝、淫羊藿、柴胡、茯苓、虎杖、枳壳、川牛膝

【功能主治】益气温阳,活血利水。用于肾虚血瘀所致癃闭,症见尿频,排尿延缓、费力,尿后余沥,腰膝酸软;前列腺增生见上述证候者。

【用法用量】口服。一次 4 粒,一日 3 次。

3. 前列舒通胶囊

见本章“73. 前列腺炎”。

4. 温肾前列胶囊(片)

【处方组成】熟地黄、淫羊藿、山药、茯苓、山茱萸、泽泻、牡丹皮、肉桂、附子、牛膝、虎杖、萹蓄、瞿麦、车前子

【功能主治】益肾利湿。用于肾虚挟湿的良性前列腺增生症,症见小便淋漓,腰膝酸软,身疲乏力等。

【用法用量】口服。一次 4 ~ 6 粒,一日 2 ~ 3 次。

【禁忌】孕妇及哺乳期妇女禁服。严重心脏病,高血压,肝、肾疾病忌服。

5. 前列闭尔通栓

【处方组成】马鞭草、王不留行、白花蛇舌草、三七、穿山甲(制)、土鳖虫、琥珀、蜈蚣、栀子、黄连、黄柏

【功能主治】祛瘀通闭,用于良性前列腺增生症,夜尿频多,尿道灼热,排尿困难,小腹胀满,尿后余沥不尽。

【用法用量】直肠塞入。睡前和晨起排便后使用,将本品塞入肛门 4 ~ 6cm 处,每次 1 粒,一日 2 次。30 天为 1 个周期。

6. 前列泰胶囊(丸、片、颗粒)

见本章“73. 前列腺炎”。

7. 前列通片(胶囊、栓)

见本章“73. 前列腺炎”。

8. 前列舒丸(胶囊)

见本章“73. 前列腺炎”。

9. 前列舒乐片(胶囊、软胶囊、颗粒、丸、泡腾片)

见本章“73. 前列腺炎”。

10. 前列宁胶囊

见本章“73. 前列腺炎”。

11. 前列平胶囊

见本章“73. 前列腺炎”。

12. 前列金丹片(胶囊)

见本章“73. 前列腺炎”。

13. 前列欣胶囊

见本章“73. 前列腺炎”。

14. 前列倍喜胶囊

见本章“73. 前列腺炎”。

15. 癃清片(胶囊)

【处方组成】泽泻、车前子、败酱草、金银花、牡丹皮、白花蛇舌草、赤芍、仙鹤草、黄连、黄柏

【功能主治】清热解毒,凉血通淋。用于下焦湿热所致的热淋,症见尿频,尿急,尿痛,腰痛,小腹坠胀。亦用于慢性前列腺炎湿热蕴结兼瘀血证,症见小便频急,尿后余沥不尽,尿道灼热,会阴少腹腰骶部疼痛或不适等。

【用法用量】片剂口服,一次 6 片,一日 2 次;重症一次 8 片,一日 3 次。

16. 清淋颗粒(片剂、胶囊)

见第四章“63. 尿道炎、膀胱炎和肾盂肾炎”。

17. 癃闭通胶囊

【处方组成】穿山甲(砂烫)、肉桂

【功能主治】活血软坚,温阳利水。用于血瘀凝聚、膀胱气化不利所致的癃闭,症见排尿不畅,夜尿频数,尿细无力,淋沥不尽;前列腺增生症早期见上述证候者。

【用法用量】口服。一次 5 粒,一日 2 次,早、晚饭前半小时温开水送服,或遵医嘱。

18. 癃闭舒胶囊(片)

【处方组成】补骨脂、益母草、金钱草、海金沙、琥珀、山慈姑

【功能主治】温肾活血,清热通淋。用于肾气不足,湿热瘀阻所致的癃闭,症见尿频,尿急,尿赤,尿痛,尿细如线,小腹拘急疼痛,腰膝酸软;前列腺增生症见上述证候者。

【用法用量】胶囊口服。一次 3 粒,一日 2 次。片剂口服,一次 3 片,一日 2 次。

【使用注意】①妊娠及有活动性出血疾病者禁用。②有

肝功能损害者禁用。

19. 泽桂癃爽胶囊(片)

【处方组成】泽兰、肉桂、皂角刺

【功能主治】行瘀散结,化气利水。用于膀胱瘀阻所致的癃闭,症见夜尿频多,排尿困难,小腹胀满;前列腺增生症见上述证候者。

【用法用量】胶囊口服,一次 2 粒,一日 3 次。30 天为一疗程。

20. 普乐安胶囊(片)

见本章“73. 前列腺炎”。

21. 尿塞通片(胶囊)

【处方组成】丹参、泽兰、桃仁、红花、赤芍、白芷、陈皮、泽泻、王不留行、败酱、川楝子、小茴香(盐制)、黄柏(盐制)

【功能主治】理气活血,通淋散结。用于气滞血瘀、下焦湿热所致的轻、中度癃闭,症见排尿不畅,尿流变细,尿频,尿急;前列腺增生症见上述证候者。

【用法用量】口服。片剂一次 4 ~ 6 片,一日 3 次。

【使用注意】孕妇禁用。

22. 古汉养生精(片、颗粒)

见第二章“20. 动脉硬化”。

23. 翁沥通片(胶囊、颗粒)

【处方组成】薏苡仁、浙贝母、川木通、栀子(炒)、金银花、旋覆花、泽兰、大黄、铜绿、甘草、黄芪(蜜炙)

【功能主治】清热利湿,散结祛瘀。用于证属湿热蕴结,痰瘀交阻之前列腺增生症,症见尿频,尿急,或尿细,排尿困难等。

【用法用量】饭后服,一次 3 片,一日 2 次。

【禁忌】绞窄性肠梗阻患者及结,直肠黑病变患者禁用。

24. 复方雪参胶囊

【处方组成】三七、三棱、海马、猪苓、皂角刺、莪术、泽兰等十七味

【功能主治】活血化瘀,消肿散结,利水通淋。主治前列腺增生所致排尿困难,尿阻闭,尿滴沥,尿线细,尿频,尿急,尿等待及尿淋痛等症。

【用法用量】口服。一次 3 粒,一天 3 次,四周一疗程。

25. 黄莪胶囊

【处方组成】黄芪、桃仁、莪术、大黄、土茯苓、薏苡仁、益母草、夏枯草、肉桂、北豆根、桔梗、川牛膝

【功能主治】益气活血,清利湿热。用于Ⅰ、Ⅱ期良性前列腺增生症气虚血瘀、湿热阻滞证。症见排尿困难,尿意频急,或小腹胀满或疼痛,舌质淡紫或有瘀点,苔薄黄腻,脉细。

【用法用量】口服。一次 4 粒,一日 3 次。疗程 42 天。

【禁忌】严重胃炎、胃及十二指肠溃疡者禁用。

26. 舒泌通丸(片、胶囊、颗粒)

【处方组成】川木通、钩藤、野菊花、金钱草

【功能主治】清热解毒,利尿通淋,软坚散结。用于湿热蕴结所致癃闭,小便量少,热赤不爽;前列腺肥大见上述证候者。

【用法用量】口服。一次 5 ~ 10 丸,一日 3 次。

附:用于前列腺腺增生的其他中药

1. 前列桂黄片

【功能主治】用于Ⅰ、Ⅱ期前腺增生的尿路瘀阻证,症见小便频数,尿急迫,小便不畅,尿后余沥,舌紫、有瘀点,脉涩或弦。

2. 川参通注射液

【功能主治】活血化瘀、清肺利水。用于良性前列腺增生症所致的小便不畅,排尿费力,淋漓不尽等症。

3. 夏荔芪胶囊

【功能主治】健脾益肾,利水散结。用于良性前列腺增生症。

4. 癃开颗粒

【功能主治】补肾益气、活血化瘀。用于改善轻、中度老年性良性前列腺增生症肾虚血瘀证出现的夜尿频数,排尿困难,腰膝酸软,小便胀痛等症。

5. 康肾丸

见本章“79. 男性不育症”。

6. 龙金通淋胶囊

见本章“73. 前列腺炎”。

7. 灵泽片

见本章“73. 前列腺炎”。

8. 铁帚清浊丸

见本章“73. 前列腺炎”。

9. 西帕依麦孜彼子片(胶囊、颗粒)

见本章“73. 前列腺炎”。

75. 附睾炎与睾丸炎

〔基本概述〕

(一)附睾炎

附睾炎多见于青壮年。常由泌尿系感染逆行蔓延到附睾引起。淋巴管和血行途径感染少见。在导尿、尿道扩张、长期留置尿管、经尿道前列腺电切术后时有发生。

附睾炎可分为急性和慢性,多为单侧发病。病原菌常为大肠埃希菌、变形杆菌、葡萄球菌等。

急性附睾炎临床症状是患侧阴囊突然肿大疼痛,伴有发热、寒战、全身不适。慢性附睾炎临床症状是患侧阴囊坠胀,不适,附睾局部硬结,与睾丸界限清楚,有轻度压痛。

(二)睾丸炎

睾丸本身很少发生细菌感染,多数是由于临近的附睾炎引起。所以又称为附睾-睾丸炎。

常见的致病菌为葡萄球菌、链球菌、大肠埃希菌。病毒可以直接侵犯睾丸,多见的是流行性腮腺炎病毒,故常在流行性腮腺炎后不久发病。

睾丸炎临床主要表现为高热、畏寒、患侧睾丸疼痛,并有阴囊、大腿根部及腹股沟区放射痛。

流行性腮腺炎合并睾丸炎者,有时可见到腮腺肿大与疼痛现象。

〔治疗原则〕

1. 附睾炎的治疗

(1)急性附睾炎

①注意休息,托起阴囊,早期冷敷。

②选用有效抗菌药物,如喹诺酮、头孢菌素、广谱青霉素等有效抗菌药物(抗菌药物用法参考以上尿路感染章节),疗程4周。

③急性附睾炎有脓肿形成可行切开引流。

(2)慢性附睾炎

①采用热敷、理疗。

②急性发作时可使用抗菌药物。

③慢性附睾炎久治不愈,疼痛不能缓解者可考虑行附睾切除。

2. 睾丸炎的治疗

(1)使用有效抗菌药物,如头孢菌素类、喹诺酮类、青霉素类,氨基糖苷类,一般静脉用药5~7天炎症有所控制后改为口服。

(2)如为病毒性睾丸炎,可予相应抗病毒治疗。

附睾炎和睾丸炎在中医学中都属于子痈、子痰等范畴,多因外感湿热,或湿热内生,瘀血内停而致。治宜清热利湿,化瘀散结,消肿止痛等。

〔用药精选〕

一、西药

1. 左氧氟沙星 Levofloxacin

见第一章"5. 气管炎和支气管炎"。

2. 帕尼培南倍他米隆 Panipenem and Betamipron

本品为复方制剂,其组分为帕尼培南和倍他米隆。帕尼培南为抗菌成分,对含有厌氧菌的革兰阳性菌及阴性菌有广谱抗菌作用,对各种细菌产生的β-内酰胺酶具有稳定性。对青霉素结合蛋白具有高亲和性,可阻碍细菌的细胞壁合成从而起到杀菌作用;倍他米隆通过阻断帕尼培南向肾皮质转运减少其肾毒性。

【适应证】用于由敏感菌引起的下列感染症:败血症、感染性心内膜炎。丹毒、蜂窝织炎、淋巴管(结)炎。肛门周围脓肿、外伤和烧伤及手术创伤等的表面性二次感染、骨髓炎、关节炎。咽喉炎(咽喉脓肿)、急性支气管炎、扁桃体炎(扁桃体周围炎、扁桃体周围脓肿)、慢性支气管炎、支气管扩张症(感染时)、慢性呼吸道疾患继发感染、肺炎、肺化脓症、脓胸。肾盂肾炎、膀胱炎、前列腺炎、附睾炎。胆囊炎、胆管炎、肝脓肿。腹膜炎、盆腔腹膜炎、道格拉斯脓肿。子宫附件炎、子宫内感染、子宫旁组织炎、前庭大腺炎。脑膜炎。眼窝感染、全眼球炎(包括眼内炎)。中耳炎、副鼻窦炎、化脓性唾液腺炎。颌炎、腭骨周围蜂窝织炎。

【不良反应】主要表现为腹泻、恶心、呕吐等胃肠道症状。少数患者用药后可出现肝功能损害、皮疹、抽搐等。偶见休克、皮肤黏膜综合征、中毒性表皮坏死症、急性肾功能不全、意识障碍、假膜性肠炎、粒细胞缺乏症、全血细胞减少症、溶血性贫血、间质性肺炎等。

【禁忌】对本品过敏、正在使用丙戊酸钠的患者禁用。

【孕妇及哺乳期妇女用药】孕妇不宜应用。

【儿童用药】早产儿、新生儿不宜应用。

【老年用药】本品经肾脏排泄,老年患者可因生理功能低下出现血药浓度的升高。有报道老年患者应用同类药物时发生因维生素K缺乏而致的出血倾向。

【用法用量】成人一日1g,分2次给药,一次静脉滴注30分钟以上;重症或难治愈的感染症患者可增至一日2g,分2次给药,一次滴注时间应在60分钟以上。

儿童按体重一日30~60mg/kg,分3次给药,一次静脉滴注30分钟以上;重症或难治愈的感染症患者可增至按体重一日100mg/kg,分3~4次给药。

本品给药量不得超过一日2g。

【制剂】注射用帕尼培南倍他米隆:①0.25g;②0.5g

3. 米诺环素 Minocycline

本品为半合成的四环素类抗生素,是四环素类抗生素中抗菌作用最强的品种。本品系抑菌药,但在高浓度时,也具有杀菌作用。

【适应证】用于对本品敏感的葡萄球菌、链球菌、肺炎球菌、淋病奈瑟菌、痢疾杆菌、大肠埃希菌、克雷伯菌、变形杆菌、铜绿假单胞菌、梅毒螺旋体及衣原体等引起的感染:①败血症、菌血症。②浅表性化脓性感染:毛囊炎、脓皮症、疖、疖肿症、痈、蜂窝织炎、汗腺炎、痤疮、皮脂囊肿粉瘤、乳头状皮肤炎、甲沟炎、脓肿、鸡眼继发性感染、扁桃体炎、肩周缘炎、咽炎、泪囊炎、眼睑缘炎、睑腺炎、牙龈炎、牙冠周围炎、牙科性上腭窦炎、感染性上腭囊肿、牙周炎、外耳炎、外阴炎、阴道炎、创伤感染、手术后感染。③深部化脓性疾病:乳腺炎、淋巴管(结)炎、腭下腺炎、骨髓炎、骨炎。④急慢性支气管炎、喘息型支气管炎、支气管扩张、支气管肺炎、肺炎、细菌性肺炎、非典型性肺炎、肺部化脓症。⑤痢疾、肠炎、感染性食物中毒、胆管炎、胆囊炎。⑥腹膜炎。⑦肾盂肾炎、肾盂炎、肾盂膀胱炎、尿道炎、膀胱炎、前列腺炎、附睾炎、子宫内膜感染、淋病、男性非淋病性尿道炎、宫颈沙眼衣原体感染等。⑧中耳炎、副鼻窦炎、耳下腺炎。⑨梅毒。

【不良反应】①菌群失调:本品引起菌群失调较为多见。轻者引起维生素缺乏,也常可见到由于白色念珠菌和其他耐药菌所引起的二重感染。亦可发生难辨梭菌性假膜性肠炎。②消化道反应:食欲不振,恶心,呕吐,腹痛,腹泻,口腔炎,舌炎,肛门周围炎等;偶可发生食管溃疡。③肝损害:偶见恶心,呕吐,黄疸,脂肪肝,血清氨基转移酶升高,呕血和便血等,严重者可昏迷而死亡。④肾损害:可加重肾功能不全者的肾损害，导致血尿素氮和肌酐值升高。⑤影响牙和骨发育：本品可沉积于牙和骨中，造成牙黄染，并影响胎儿，新生儿和婴幼儿骨骼的正常发育。⑥过敏反应：主要表现为皮疹，荨麻疹，药物热，光敏性皮炎和哮喘等。罕见全身性红斑狼疮，若出现，应立即停药并给予适当处理。⑦可见眩晕，耳鸣，共济失调伴恶心，呕吐等前庭功能紊乱（呈剂量依赖性，女性比男性多见），常发生于最初几次剂量时，一般停药24～48小时后可恢复。⑧血液系统：偶有溶血性贫血，血小板减少，中性粒细胞减少，嗜酸粒细胞增多等。⑨维生素缺乏症：偶有维生素K缺乏症状（低凝血酶原症，出血倾向等），维生素B族缺乏症状（舌炎，口腔炎，食欲不振，神经炎等）等。⑩颅内压升高：偶见呕吐，头痛，复视，视盘水肿，前囟膨隆等颅内压升高症状，应立即停药。⑪休克：偶有休克现象发生，须注意观察，如发现有不适感，口内异常感，哮喘，便意，耳鸣等症状时，应立即停药，并做适当处理。⑫皮肤：斑丘疹，红斑样皮疹等；偶见剥脱性皮炎，混合性药疹，多形性红斑和Steven-Johnson综合征。长期服用本品，偶有指甲、皮肤、黏膜处色素沉着现象发生。⑬其他：偶有头晕，倦怠感等。长期服用本品，可使甲状腺变为棕黑色，甲状腺功能异常少见。罕见听力受损。

【禁忌】对本品及其他四环素类过敏者禁用。

【孕妇及哺乳期妇女用药】本品可透过血-胎盘屏障进入胎儿体内，沉积在牙和骨的钙质区中，引起胎儿牙釉质发育不良，并抑制胎儿骨骼生长；在动物实验中有致畸胎作用，故孕妇和准备怀孕的妇女禁用。本品在乳汁中浓度较高，虽然可与乳汁中的钙形成不溶性络合物，吸收甚少，但由于本品可引起牙永久性变色，牙釉质发育不良，并抑制婴幼儿骨骼的发育生长，故哺乳期妇女用药期间应暂停哺乳。

【儿童用药】由于本品可引起牙齿永久性变色，牙釉质发育不良，并抑制骨骼的发育生长，故8岁以下小儿禁用。

【老年用药】65岁以上的老年患者剂量选择要谨慎，通常从最小剂量开始，因为老年人出现肝脏、肾脏或心脏功能降低的可能较高，并可能同时患有其他疾病或正在使用其他药物治疗。

【用法用量】口服。成人首次剂量0.2g，以后每12小时0.1g，或遵医嘱。8岁以上小儿首次剂量按体重4mg/kg，以后一次2～4mg/kg。

【制剂】①盐酸米诺环素片；②盐酸米诺环素胶囊

4. 甲苯磺酸托氟沙星 Tosufloxacin Tosilate

【适应证】适用于敏感菌所引起的下列轻、中度感染：①呼吸系统感染，咽喉炎、扁桃体炎、扁桃体周围脓肿、急性气管炎、肺炎、慢性气管炎、支气管扩张继发感染、细支气管炎、慢性呼吸系统疾病继发感染等；②泌尿生殖系统感染，肾盂肾炎、膀胱炎、前列腺炎、附睾炎、淋菌性尿道炎、非淋菌性尿道炎、子宫附件炎、子宫内感染、子宫体炎等；③胆道感染，胆囊炎、胆管炎等；④肠道感染，细菌性痢疾、感染性肠炎等；⑤皮肤软组织感染，毛囊炎（脓疱性痤疮），疖、疖肿症、丹毒、蜂窝织炎、痈、皮下脓疮、多发性痤疮、感染性粉瘤、肛周脓肿、汗腺炎等；⑥眼、耳、鼻、口腔感染，外耳炎、中耳炎、副鼻腔炎、化脓性唾液腺炎、眼睑炎、麦粒肿、泪囊炎、睑板腺炎、齿周组织炎、齿冠周围炎、鄂窦炎等；⑦其他感染：乳腺炎、骨髓炎、化脓性关节炎、外伤及手术创伤后伤口感染等。

【用法用量】一般感染：成人每日口服300～450mg，分2～3次服用。严重感染：成人每日口服600mg，分2～3次服用。为避免耐药性的产生，原则上应确认感染后使用，用药疗程要根据病情而定。

【不良反应】①过敏反应：皮疹、瘙痒、红斑、浮肿、过敏症、发热等；②消化系统反应：恶心、呕吐、腹痛、腹泻、食欲不振、便秘等；③神经系统反应：头痛、头晕、失眠、骨骼肌无力、倦怠乏力等；④血液系统反应：白细胞减少、嗜酸粒细胞增多、血小板减少等；⑤实验室检查：BUN升高、AST升高、ALT升高等；⑥其他：偶可出现急性肾功能不全、无粒性白细胞、伪膜性结肠炎、低血糖等。

【禁忌】对本品或其成分或其他喹诺酮类药物过敏者，孕妇、哺乳期妇女，18岁以下患者禁用。

【孕妇用药】由于对妊娠期妇女的安全性尚未考察，不能判定对胎儿的影响，妊娠期妇女禁用；药物可通过乳汁进入婴儿体内，对婴儿的影响也尚不能明确判定，哺乳期妇女禁用。

【儿童用药】本品对儿童的安全性尚不能明确判定，18岁以下患者禁用。

【老年用药】本品主要经肾脏排泄，老年患者的肾功能低下，对药物的排泄能力下降，血中浓度高，且维持时间较长。因而，老年患者慎用。

【制剂】甲苯磺酸托氟沙星胶囊

5. 拉氧头孢 Latamoxef

本品为新型半合成β-内酰胺类的广谱抗生素。由于对β-内酰胺酶极为稳定，对革兰阴性菌和厌氧菌具有强大的抗菌力，对革兰阳性菌作用略弱，对铜绿假单胞亦有一定的抗菌作用。

【适应证】用于敏感菌引起的各种感染症，如败血症、脑膜炎、呼吸系统感染症（肺炎、支气管炎、支气管扩张症、肺化脓症、脓胸等），消化系统感染症（胆道炎、胆囊炎等），腹腔内感染症（肝脓疡、腹膜炎等），泌尿系统及生殖系统感染症（肾盂肾炎、膀胱炎、尿道炎、淋病、附睾炎、子宫内膜炎等）。

【用法用量】静脉滴注、静脉注射或肌内注射，成人1～2g/d，分2次；小儿40～80mg/kg，分2～4次，并依年龄、症状适当增减。难治性或严重感染时，成人增加至4g/d，小儿150mg/(kg·d)，分2～4次给药。

【不良反应】不良反应轻微，很少发生过敏性休克，主要有皮疹、荨麻疹、瘙痒、恶心、呕吐、腹泻、腹痛等，偶有转氨酶（SGPT、SGOT）升高，停药后均可自行消失。

【禁忌】对本品及头孢菌素类有过敏反应史者禁用。

【孕妇及哺乳期妇女用药】孕妇、哺乳期妇女慎用。

【老年用药】老年患者慎用。

【制剂】注射用拉氧头孢钠

6. 妥布霉素 Tobramycin

本品属氨基糖苷类抗生素。抗菌谱与庆大霉素近似。本品对铜绿假单胞菌的抗菌作用较庆大霉素强3~5倍，对庆大霉素中度敏感的铜绿假单胞菌对本品高度敏感。

【适应证】主要用于葡萄球菌和革兰阴性杆菌所致的泌尿系统感染，如肾盂肾炎、膀胱炎、附睾炎、盆腔炎、前列腺炎等；呼吸道感染，如肺炎、急或慢性支气管炎等；皮肤软组织及骨、关节感染；腹腔感染；革兰阴性杆菌尤其是铜绿假单胞菌所致的败血症，以及革兰阴性杆菌所致脑膜炎、亚急性细菌性心内膜炎。本品可与青霉素类或头孢菌素类抗生素合用，治疗混合性感染、免疫功能低下患者的感染及各种难治性感染。

【用法用量】静脉滴注，在疗程中宜定期测定患者的血药峰、谷浓度，并按此调整剂量。处理严重感染时首次宜给予冲击量，以保证药物在组织和体液中迅速达到有效浓度，剂量应按标准体重（去除过多脂肪）计算。本品可肌内注射或静脉注射，7~10天为一疗程。肾功能正常的患者用药量按体重一日2~3mg/kg，分2~4次给药，严重感染患者为按体重一日4~5mg/kg，临床症状改善后应降至按体重一日3mg/kg。婴儿和儿童用药量为按体重一日3~5mg/kg，肾功能障碍或老年患者，需减少首剂用药量或延长给药间隔。

【不良反应】①全身给药合并鞘内注射可能引起腿部抽搐、皮疹、发热和全身痉挛等。②发生率较多者有听力减退、耳鸣或耳部饱满感（耳毒性）、血尿、排尿次数显著减少或尿量减少、食欲减退、极度口渴（肾毒性）、步履不稳、眩晕（耳毒性、影响前庭、肾毒性）。发生率较低者有呼吸困难、嗜睡、极度软弱无力（神经肌肉阻滞或肾毒性）。本品引起肾功能减退的发生率较庆大霉素低。③停药后如发生听力减退、耳鸣或耳部饱满感，须注意耳毒性。

【禁忌】对本品及其他氨基糖苷类过敏、本人或家族中有人因使用链霉素引起耳聋或其他耳聋、肾衰竭患者禁用。

【孕妇及哺乳期妇女用药】孕妇禁用。哺乳期妇女慎用或用药期间暂停哺乳。

【儿童用药】由于氨基糖苷类抗生素有潜在的毒性，用药时需对患者严密观察，尤其对可能有肾疾患或长期大量使用的患者需慎用。对早产儿、新生儿应特别慎用。

【老人用药】老年患者应用本品时易引起耳、肾毒性，必须使用本品时应严密随访监测血药浓度、听力和肾功能。

【制剂】妥布霉素氯化钠注射液

7. 法罗培南钠 Faropenem Sodium

本品是一种新的碳青霉烯类药物，属非典型内酰胺类抗生素，通过其共价键与参与细胞壁合成的青霉素结合蛋白（PBP）结合而抑制细菌细胞壁的合成，使细菌胞壁缺损、菌体膨胀裂解，从而达到抗菌作用。

【适应证】用于由葡萄球菌、链球菌、肺炎球菌、肠球菌、卡他莫拉克菌、大肠埃希菌、柠檬酸杆菌、克雷伯杆菌、肠杆菌、奇异变形杆菌、流感嗜血杆菌、消化链球菌、痤疮丙酸杆菌、拟杆菌等敏感菌所致的下列感染性疾病：①泌尿系统感染，肾盂肾炎、膀胱炎、前列腺炎、睾丸炎；②呼吸系统感染，咽喉炎、扁桃体炎、急慢性支气管炎、肺炎、肺脓肿（肺脓疡病）；③子宫附件炎、子宫内感染、前庭大腺炎；④浅表性皮肤感染症、深层皮肤感染症，痤疮（伴有化脓性炎症）；⑤淋巴管炎、淋巴结炎、乳腺炎、肛周脓肿、外伤、烫伤和手术创伤等继发性感染；⑥泪囊炎、睑腺炎、睑板腺炎、角膜炎（含角膜溃疡）；⑦外耳炎、中耳炎、鼻窦炎；⑧牙周组织炎、牙周炎、腭炎。

【不良反应】主要不良反应为腹泻、腹痛、稀便、发疹、恶心等。实验室检查方面，受试者ALT（GPT）上升、AST上升、嗜酸粒细胞增多。

【禁忌】对本品过敏者禁用。

【孕妇及哺乳期妇女用药】孕妇的安全性尚未确立，必须使用时应权衡利弊。因本品可进入乳汁，使用本品期间避免哺乳。

【儿童用药】尚未确立小儿用药的安全性。

【老年用药】老年患者应从一次150mg剂量开始用药，并且在充分观察患者状态下慎重用药。由于老年患者发生腹泻、稀便可能会出现机体状态恶化，因此一旦出现此类症状应了解原因，充分观察。如果和药物相关应立即停止用药，并采取适当措施。老年患者可能发生维生素K缺乏所致出血倾向。

【用法用量】应由医生根据感染类型、严重程度及患者的具体情况适当增减本药剂量。成人患者通常一次150~300mg，一日3次。推荐用法用量如下：对浅表性皮肤感染症、深层皮肤感染症、淋巴结炎、慢性脓皮病，乳腺炎、肛周脓肿、外伤、烫伤和手术创伤等（浅表性）二次感染，咽喉炎、急慢性支气管炎、扁桃体炎，子宫附件炎、子宫内感染、前庭大腺炎，眼睑炎，睑腺炎、泪囊炎、睑板腺炎、角膜炎、角膜溃疡，外耳炎、牙周组织炎、牙周炎、腭炎等，口服法罗培南钠片，成人患者通常一次150~200mg，一日3次。对肺炎、肺脓肿，肾盂肾炎、膀胱炎（除单纯性膀胱炎外）、前列腺炎、睾丸炎、中耳炎、鼻窦炎等，口服法罗培南钠片，成人患者通常一次200~300mg，一日3次。

【制剂】法罗培南钠片（胶囊、颗粒）

附：用于附睾炎与睾丸炎的其他西药

1. 头孢唑林钠 CefazolinSodium

见第一章“6. 肺炎”。

2. 盐酸安妥沙星 Antofloxacin Hydrochloride

【适应证】适用于敏感细菌所引起的多种轻、中度感染，包括泌尿系统感染：肾盂肾炎、复杂性尿路感染等；生殖系统感染：急性前列腺炎、急性附睾炎、宫腔感染、子宫附件炎、盆腔炎（疑有厌氧菌感染时可合用甲硝唑）等。

3. 妥舒沙星 Tosufloxacin

【适应证】本品为喹诺酮类广谱抗菌药，适用于敏感菌所致的多种感染，包括泌尿生殖系统感染：肾盂肾炎、膀胱炎、前列腺炎、附睾炎、尿道炎、子宫内膜炎等。

4. 氟罗沙星 Fleroxacin

见第三章“42. 伤寒和副伤寒”。

5. 美洛西林 Mezlocillin

【适应证】本品是一种高效苯咪唑青霉素类抗生素，抗菌作用类似于羧苄青霉素，但其作用范围更广，抗菌谱也较天然青霉素广泛。用于敏感菌所致的呼吸系统感染、泌尿系统感染、生殖系统感染及血流感染等。

6. 阿洛西林 Azlocillin

【适应证】本品为青霉素类抗生素，第三代广谱半合成青霉素，对革兰阳性菌、阴性菌及铜绿假单胞菌均有良好的抗菌作用。用于敏感的革兰阳性菌、阴性菌所致的各种感染及铜绿假单胞菌感染，包括败血症、脑膜炎、心内膜炎、化脓性胸膜炎、腹膜炎及下呼吸道、胃肠道、胆道、泌尿道、骨及软组织和生殖器官等感染，妇科、产科感染，恶性外耳炎，烧伤、皮肤及手术感染等。

7. 头孢氨苄 Cefalexin

见第一章“5. 气管炎和支气管炎”。

8. 头孢噻肟 Cefotaxime

见第一章“5. 肺炎”。

9. 头孢曲松 Ceftriaxone

见第一章“5. 肺炎”。

10. 亚胺培南西司他丁 Imipenem and Cilastatin Sodium

见第一章“6. 肺炎”。

二、中药

1. 银花泌炎灵片

见第四章“63. 尿道炎、膀胱炎和肾盂肾炎”。

2. 三金片(颗粒、胶囊)

见第四章“63. 尿道炎、膀胱炎和肾盂肾炎”。

3. 热淋清片(颗粒、胶囊、软胶囊、糖浆)

见第四章“63. 尿道炎、膀胱炎和肾盂肾炎”。

4. 十六味马蔺子丸

【处方组成】马蔺子、马尿泡、豆蔻、荮蓂、螃蟹、芒果核、蒲桃、大托叶云实、紫草茸、圆柏枝膏、诃子、藏茜草、波棱瓜子、巴夏嘎、藏紫草、刀豆等

【功能与主治】清热消肿。用于睾丸肿瘤、肾炎引起的下肢疼痛，寒性肾病，亦可用于睾丸结核等。

【用法与用量】一次3～4丸，一日2～3次。

5. 十三味荮蓂胶囊

见第四章“63. 尿道炎、膀胱炎和肾盂肾炎”。

附：用于附睾炎与睾丸炎的其他中药

1. 肾舒颗粒

见第四章“63. 尿道炎、膀胱炎和肾盂肾炎”。

76. 阳痿

〔基本概述〕

阳痿又称勃起功能障碍(ED)，是指性生活时阴茎勃起硬度不足于插入阴道内，或阴茎勃起维持时间不足于完成满意的性生活。

引起阳痿的原因很多。一是精神方面的因素，如夫妻间感情冷漠，或因某些原因产生紧张心情，可导致阳痿。如果性交次数过多，使勃起中枢经常处于紧张状态，久而久之，也可出现阳痿。二是生理方面的原因，如阴茎勃起中枢发生异常。一些重要器官如肝、肾、心、肺患严重疾病时，尤其是长期患病，也可能会影响到性生理的精神控制。此外，患脑垂体疾病、睾丸因损伤或疾病被切除以后，患肾上腺功能不全或糖尿病的患者，都会发生阳痿。还有人因酗酒、长期过量接受放射线、过多地应用催眠药和抗肿瘤药物或麻醉药品，也会导致阳痿。

勃起功能障碍可以分为心理性ED、神经性ED、血管性ED、低雄激素性ED、药物性ED及系统性疾病所致的ED。

中医认为，阳痿是因命门衰微，或气血两虚，或湿热下注等原因引起，治宜辨明原因，补肾壮阳，或补益心脾，或清化湿热。

〔治疗原则〕

(1)勃起功能障碍的治疗首先选择口服药物选择性磷酸二酯酶-5型(PDE5)抑制剂，包括西地那非、伐地那非和他达拉非。以上三种药物作为性生活需要时服用的一次性治疗药物，上述三种药物均可在性生活前1小时左右服用，服用后需要足够的性刺激才起效。上述三种药物在治疗勃起功能障碍的作用机制相同，疗效接近80%左右，轻度一过性不良反应发生率约15%，大量临床使用证明治疗各种原因引起ED安全有效。而且上述三种药物具有轻度降低血压的作用，如果硝酸酯类药物同时服用可能显著降低血压引起心血管危险，因此均禁忌配伍使用，服用α1受体拮抗药的患者限制配伍使用上述药物。上述三种药物的半衰期分别为他达拉非17.5小时，西地那非、伐地那非分别为4小时，患者根据需要选择药物。

(2)研究表明，睾丸功能障碍引起雄激素水平降低的ED患者可用雄激素制剂(十一酸睾酮胶囊)补充治疗。

(3)如果口服选择性PDE5抑制剂无效的患者，可以选择罂粟碱、酚妥拉明和前列腺素E_1等(任选一种)阴茎海绵

体内药物注射疗法。但是,阴茎海绵体内药物注射疗法必须在医生指导下,明确筛选个体化药物剂量,熟练药物注射方法,熟悉可能发生的并发症,如药物使用过量引起阴茎异常勃起的严重并发症应采取紧急治疗措施。

目前,口服 PDE5 抑制剂治疗无效的患者,可试用阴茎海绵体药物注射疗法。阴茎海绵体内药物注射疗法须取得患者知情同意书,在医生指导下使用,首先调整最佳安全有效治疗剂量,从小剂量开始逐渐加大剂量直到诱发满意的勃起为止。在患者自己注射过程中,每天必须按预定的剂量只注射一次,以防异常勃起发生。一旦发生 4 小时以上的持续勃起可诊断为异常勃起,立即到医院进行紧急处理。

(4)对于上述药物治疗无效的严重器质性勃起功能障碍患者通常需要进行阴茎起勃器植入手术治疗。

〔用药精选〕

一、西药

1. 枸橼酸西地那非 Sildenatil Citrate

西地那非通过选择性抑制 PDE5,增强一氧化氮(NO)-cGMP 途径,升高 cGMP 水平而导致阴茎海绵体平滑肌松弛,使勃起功能障碍患者对性刺激产生自然的勃起反应。

【适应证】用于治疗阴茎勃起功能障碍。

【不良反应】常见头痛、面部潮红、消化不良、鼻塞及视觉异常等。视觉异常为轻度和一过性的,主要表现为视物色淡、光感增强或视物模糊。较严重的不良反应为心脑血管反应:如心肌梗死、心源性猝死、心律失常、脑出血等;泌尿系统可见勃起时间长、异常勃起和血尿;神经系统可见癫痫发作和焦虑;眼部可见视网膜血管病变或出血、玻璃体脱离、黄斑周围水肿等。

【禁忌】服用硝酸酯类药者、对西地那非中任何成分过敏、色素视网膜炎患者禁用。

【老年用药】健康老年志愿者(≥65 岁)的西地那非清除率降低,游离血药浓度比年青健康志愿者(18~45 岁)约高 40%。故 65 岁以上老年患者应减少剂量。

【用法用量】①年龄 18 岁以上成人首次剂量 50mg,在性生活前 1 小时左右服用,根据药效反应,可以对单次剂量进行调整,一般剂量为 25~100mg。24 小时内最多服用一次,单次最大剂量 100mg。②年龄 65 岁以上、肝脏受损、重度肾损害患者的起始剂量以 25mg 为宜。

【制剂】枸橼酸西地那非片

2. 盐酸伐地那非 Vardenafil Hydrochloride

伐地那非通过抑制人体阴茎海绵体内降解 cGMP 的磷酸二酯酶 5 型(PDE5),增加性刺激作用下海绵体局部内源性的一氧化氮的释放,从而增强性刺激的自然反应,发挥治疗作用使阴茎勃起。

【适应证】治疗男性阴茎勃起功能障碍。

【不良反应】通常是一过性、轻度到中度的。可见头痛、面色潮红;少见消化不良、恶心、眩晕、鼻炎;偶见面部水肿、光过敏反应、背痛、肝功能异常、GGTP 升高、肌酸激酶升高、肌痛、嗜睡、呼吸困难、视觉异常、多泪、阴茎异常勃起症(包括勃起延长或疼痛);罕见过敏反应(包括喉部水肿)、心绞痛、低血压、心肌缺血、直立性低血压、昏厥、神经紧张、鼻出血、青光眼。

【禁忌】对本品任何成分过敏、正在服用硝酸盐类或一氧化氮供体治疗的患者禁用。

【儿童用药】18 岁以下儿童禁用。

【老年用药】老年患者(≥65 岁)伐地那非的清除率减少,应减少服用剂量,起始剂量考虑为 5mg。

【用法用量】口服。18 岁以上成人首次剂量 10mg,在性生活前 25~60 分钟(4~5 小时也可)服用,根据药效反应,可以对单次剂量进行调整,可以增加到 20mg 或减少到 5mg,24 小时内最多服用一次。最大推荐剂量为一日 20mg。

【制剂】盐酸伐地那非片

3. 他达拉非 Tadalafil

他达拉非是环磷酸鸟苷(cGMP)特异性磷酸二酯酶 5(PDE5)的选择性、可逆性抑制剂。当性刺激导致局部释放一氧化氮,PDE5 受到他达拉非抑制,使阴茎海绵体内 cGMP 水平提高,导致平滑肌松弛,血液流入阴茎组织,产生勃起。如无性刺激,他达拉非不发生作用。

【适应证】用于勃起功能障碍及肺动脉高压。

【不良反应】常见头痛、消化不良、头晕、眼花、面部潮红、鼻腔充血、背痛、肌痛等。少见睑肿胀、眼痛和结膜充血。本品不良反应短暂而轻微。

【禁忌】对本品成分过敏、正在服用任何形式的硝酸盐类药物的患者禁用。下列心血管疾病患者严禁服用他达拉非:①在最近 90 天内发生过心肌梗死。②不稳定型心绞痛或在性交过程中发生过心绞痛。③在过去 6 个月内达到纽约心脏病协会诊断标准 2 级或超过 2 级的心力衰竭患者。④难治性心律失常、低血压(<90/50mmHg),或难治性高血压。⑤最近 6 个月内发生过卒中。

【儿童用药】18 岁以下儿童禁用。

【老年用药】健康老年受试者(65 岁或以上)口服他达拉非清除率较低,使得 AUC 比 19~45 岁的健康受试者高 25%。这一年龄的影响无临床意义,且无须调整剂量。

【用法用量】口服。①成年人推荐剂量为 10mg,在进行性生活之前服用,不受进食的影响。如果效果不显著,可以服用 20mg。可至少在性生活前 30 分钟服用。最大服药频率为一日一次。最好不要连续每日服用他达拉非,因为尚未确定长期服用的安全性。

②重度肾功能不全的患者,最大推荐剂量为 10mg。

③肝功能不全患者,推荐剂量为 10mg。

【制剂】他达拉非片

4. 十一酸睾酮 Testosterone Undecanoate

本品为雄激素类药,为睾酮的十一酸酯,是睾酮的衍生物。可促进男性生长、男性第二性征和睾丸、副性腺结构的发育。促进蛋白质合成和减少分解,增强免疫功能,促进骨骼生长。促进红细胞生成,反馈性抑制促性腺激素分泌,抑制雌激素分泌。

【适应证】用于:①原发性或继发性睾丸功能减退。②男孩体质性青春期延迟。③乳腺癌转移的姑息性治疗。④再生障碍性贫血的辅助治疗。⑤中老年部分性雄激素缺乏综合征。

【不良反应】常见多毛、痤疮、阴茎异常勃起及其他性刺激过度症状、精子减少、精液量减少和水钠潴留。偶见胃肠不适或过敏反应。在青春期前男孩中可有性早熟、阴茎勃起增加、阴茎增大、骺骨早闭。

【禁忌】对本品中的任何成分过敏、已确诊或怀疑为前列腺癌或乳腺癌的男子禁用。

【孕妇及哺乳期妇女用药】在妊娠及哺乳期间禁用。

【儿童用药】儿童长期应用可导致早熟、骨骼早闭,影响生长发育,应慎用。

【老年用药】老年患者代谢功能低下,前列腺易增生,应慎用。

【用法用量】①口服:必须在专科医生指导下使用。起始剂量一日120~160mg,用药2周后,以一日40~120mg的剂量维持。早晚于餐后服用,若每日服用的胶囊成单数,可在早上多服1粒,或遵医嘱。

②肌内注射:一次250mg,1个月一次。

【制剂】①十一酸睾酮胶囊;②十一酸睾酮软胶囊;③十一酸睾酮注射液

5. 前列地尔 Alprostadil

前列地尔又称前列腺素 E_1,是广泛存在于体内的生物活性物质,具有多种药理作用,如改善血液动力学,扩张血管,降低外周阻力,改善微循环等。

【适应证】①慢性动脉闭塞症(血栓闭塞性脉管炎、闭塞性动脉硬化症等)引起的四肢溃疡及微小血管循环障碍引起的四肢静息疼痛,改善心脑血管微循环障碍。②脏器移植术后抗栓治疗,用以抑制移植后血管内的血栓形成。③动脉导管依赖性先天性心脏病,用以缓解低氧血症,保持导管血流以等待时机手术治疗。④用于慢性肝炎的辅助治疗。⑤适用于勃起功能障碍疾病的诊断和治疗。

【不良反应】可有头晕、头痛、发热、疲劳感、食欲减退、恶心、腹泻、腹痛、低血压、室上性期前收缩、心动过速、便秘、转氨酶升高等。有时出现加重心力衰竭、肺水肿、胸部发紧感、血压下降等。注射部位有时出现血管痛、血管炎、发红,偶见发硬、瘙痒等。阴茎海绵体注射有阴茎疼痛和异常勃起。偶见休克、面部潮红、心悸、发麻、嗜酸粒细胞增多、白细胞减少、视力下降、口腔肿胀感、脱发、四肢疼痛、水肿、荨麻疹。

【禁忌】严重心力衰竭(心功能不全)、既往对本制剂有过敏史、患镰刀细胞贫血、血小板增多症、红细胞增多症、多发性骨髓瘤、白血病而易诱发阴茎异常勃起、阴茎解剖学畸形(成角、海绵体纤维化、佩罗尼病)、阴茎植入假体、有静脉血栓倾向或高黏度血症者禁用。

【孕妇及哺乳期妇女用药】禁止使用本品。

【儿童用药】小儿先天性心脏病患者用药,推荐输注速度为按体重5μg/(kg·min)。

【用法用量】①静脉滴注:治疗心肌梗死、血栓性脉管炎、闭塞性动脉硬化等,请遵医嘱。

⑤海绵体内直接注射。a. 勃起功能障碍:一次10~20μg,一日一次或一周3次。具体给药方法:首次剂量2.5μg,间隔5~10秒,如有轻微反应,再次剂量可增至5μg;然后根据勃起反应,可再增加剂量5~10μg,以达到充分勃起而且勃起持续时间不超过1小时为最佳剂量。b. 神经性勃起功能障碍:首次剂量1.25μg,再次剂量2.5μg,第三次剂量5μg,然后每次增加5μg,直至达到满意勃起则为最合适剂量

在专业医师指导下,按每个患者的阴茎勃起程度确定剂量,直到该剂量使阴茎勃起能完成性交且勃起时间不超过1小时。维持治疗:调整剂量需按照初始剂量时的标准,注射频度不超过一日一次及一周3次。

【制剂】①前列地尔乳膏;前列地尔尿道栓;前列地尔注射液;注射用前列地尔干乳剂;注射用前列地尔;前列腺素 E_1 乳膏

6. 甲磺酸酚妥拉明 Phentolamine Mesilate

本品为α-受体阻断药,通过阻断α-受体和间接激动β-受体,迅速使周围血管扩张,可显著降低外周血管阻力,增加周围血容量,改善微循环。本品对心脏有兴奋作用,使心肌收缩力增加、心率加快、心排血量增加。

【适应证】①用于诊断嗜铬细胞瘤及治疗其所致的高血压发作,包括手术切除时出现的高血压,也可根据血压对本品的反应用于协助诊断嗜铬细胞瘤。②治疗左心衰竭。③治疗去甲肾上腺素静脉给药外溢,用于防止皮肤坏死。④口服用于勃起功能障碍。

【不良反应】常见有鼻塞、心悸、面色潮红、头晕、乏力、胸闷、恶心、呕吐和腹泻等,少数患者可有心率、收缩压、舒张压轻度变化,极个别患者可能发生直立性低血压。

【禁忌】对本品过敏、低血压、严重动脉硬化、心脏器质性损害、肾功能不全、胃与十二指肠溃疡患者禁用。

【孕妇及哺乳期妇女用药】哺乳期妇女不建议使用本品。孕妇应用需权衡利弊。

【老年用药】老年人用本品诱发低温的可能性增大,应适当减量。

【用法用量】口服。一次25~80mg,一日一次。

【制剂】甲磺酸酚妥拉明片(分散片、胶囊、颗粒、注射剂)

7. 庚酸睾酮 Testosterone Enanthate

本品为激素类药,作用与蛋白同化作用相当,促进蛋白质合成,抑制蛋白质分解,促进肌肉增长,增加体重,刺激骨髓红细胞增生,对勃起组织具有直接作用。

【适应证】适用于男性性功能不全、性器官发育不良、不育症、隐睾症和无睾症等。也可用于女性功能性子宫出血、更年期综合征、乳腺癌及性器官癌;肝硬化、再生障碍性贫血、骨质疏松症等消耗性疾病。

【不良反应】大剂量或长期使用,可引起痤疮、多毛现象。多数睾酮衍生物,均能干扰肝内毛细胆管的排泄功能,引起郁积性黄疸,肝功能异常。可致水钠潴留和水肿。妇女用后可有男性化症状。

【禁忌】对本品过敏、前列腺增生、前列腺癌患者禁用。

【孕妇及哺乳期妇女用药】禁用。

【儿童用药】儿童应用可严重影响生长发育,不宜使用。

【老年用药】慎用。

【用法用量】肌内注射。治疗男性性功能减退、无睾症及隐睾症或垂体功能减退的替代治疗:一次100~200mg,2~4周一次。

【制剂】庚酸睾酮注射液

附:用于阳痿的其他西药

1. 盐酸阿扑吗啡舌下片 Apomorphine Hydrochloride Sublingual Tablets

【适应证】本品适用于治疗男性勃起功能障碍。

2. 睾酮贴剂 Testosterone Patch

见本章“79. 男性不育症”。

3. 人绒毛膜促性腺激素(人绒促性素)Human Chorionic Gonadotropiin

见本章“79. 男性不育症”。

4. 甲磺酸溴隐亭 Bromocriptine Mesilate

见本章“79. 男性不育症”。

5. 丙酸睾酮 Testosterone Propionate

【适应证】本品为睾酮的丙酸酯,雄激素类药。促进男性性器官的形成、发育、成熟,并对抗雌激素,抑制子宫内膜生长及卵巢垂体功能。促进蛋白质合成代谢、兴奋骨髓造血功能,刺激血细胞的生成。用于:①原发性或继发性男性性功能低下。②男性青春期发育迟缓。③绝经期后女性晚期乳腺癌的姑息性治疗。

二、中药

1. 参雄温阳胶囊

【处方组成】人参茎叶皂苷、枸杞子、沙苑子、蜂王浆、雄蜂蛹、兔睾丸

【功能主治】补肾壮阳。用于肾阳虚衰所致的阳痿,早泄,遗精。

【用法用量】口服。一次1~2粒,一日1~2次。

【禁忌】忌辛辣、鱼腥食物。

2. 五子衍宗丸(片、口服液)

【处方组成】枸杞子、菟丝子(炒)、覆盆子、五味子(蒸)、盐车前子

【功能主治】补肾益精。用于肾虚精亏所致的阳痿不育,遗精早泄,腰痛,尿后余沥。

【用法用量】丸剂口服,水蜜丸一次6g,小蜜丸一次9g,大蜜丸一次1丸,一日2次;片剂口服,一次6片,一日3次。口服液一次5~10ml,一日2次。

3. 蚕蛾公补片(合剂、酒、胶囊)

【处方组成】雄蚕蛾(制)、人参、白术(炒)、熟地黄、当归、补骨脂(盐制)、枸杞子、菟丝子(盐制)、仙茅、肉苁蓉、淫羊藿、蛇床子

【功能主治】补肾壮阳,养血,填精。用于肾阳虚损,阳痿早泄,性功能衰退。

【用法用量】片剂口服,一次3~6片,一日3次。合剂口服,一次10ml,一日3次。

4. 海马多鞭丸

【处方组成】海马、蛤蚧、韭菜子、锁阳、鹿茸(去毛)、补骨脂(制)、小茴香(制)、菟丝子(制)、沙苑子(制)、山茱萸(制)、炒白术、盐杜仲、红参、母丁香、牛膝、茯苓、山药、黄芪、当归、龙骨(煅)、甘草(制)、肉桂、雀脑、五味子、枸杞子、狗鞭、驴鞭、牛鞭、貂鞭、熟地、附子(制)、肉苁蓉、巴戟天、淫羊藿

【功能主治】补肾壮阳,填精益髓。用于肾精亏虚所致的腰腿酸软,疲乏无力,阳痿不举,滑精早泄。

【用法用量】口服。一次2g,一日2次,用黄酒或淡盐开水送服。

5. 疏肝益阳胶囊

【处方组成】蒺藜、柴胡、蜂房、地龙、水蛭、九香虫、紫梢花、蛇床子、远志、肉苁蓉、菟丝子、五味子、巴戟天、蜈蚣、石菖蒲

【功能主治】疏肝解郁,活血补肾。用于肝郁肾虚和肝郁肾虚兼血瘀证所致功能性阳痿和轻度动脉供血不足性阳痿,症见阳痿,阴茎痿软不举或举而不坚,胸闷善太息,胸胁胀满,腰膝酸软,舌淡或有瘀斑,脉弦或弦细。

【用法用量】口服。每次4粒,一日3次,4周为一疗程。

6. 强龙益肾片(胶囊)

【处方组成】鹿茸、阳起石、黄芪、龙骨、牡蛎、海螵蛸、丁香、花椒目、防风

【功能主治】补肾壮阳,安神定志。用于肾阳不足所致的阳痿早泄,腰腿酸软,夜寐不安。

【用法用量】片剂口服。一次2~3片,一日3次。胶囊口服,一次2~3粒,一日3次。

7. 温肾助阳药酒

【处方组成】补骨脂、淫羊藿、制何首乌、熟地黄、山茱萸、枸杞子、巴戟天、菟丝子、肉苁蓉、葱籽、韭菜子、蛤蚧、山药、阳起石、泽泻(制)、牡丹皮、茯苓、蜂蜜

【功能主治】温肾助阳。用于肾阳不足所致的腰膝酸软,畏寒怕冷,精神萎靡,阳痿不举、舌淡苔白,脉沉细。

【用法用量】口服。一次10～20ml，一日2次。1个月为一疗程，必要时可用2个疗程或遵医嘱。

8. 仙乐雄胶囊

【处方组成】人参、鹿茸、牛鞭、狗鞭、淫羊藿、熟地黄

【功能主治】益气助阳，补肾填精。用于肾阳不足，精气亏损所致的头昏耳鸣，腰膝酸软，阳痿不举。

【用法用量】口服。一次1～2粒，一日3次。

9. 颐和春胶囊(颗粒、口服液)

【处方组成】人参、川牛膝、狗肾(制)、锁阳、鹿茸(去毛)、淫羊藿、鹿鞭(制)、沙参、冰片、蛇床子、熟地黄、韭菜子(炒)、复盆子、附子(制)、路路通

【功能主治】补肾壮阳。用于肾阳虚衰所致的腰膝酸软、阳痿、遗精。

【用法用量】口服。一次4～5粒，一日2次。

10. 蚕龙液

【处方组成】雄蚕蛾、刺五加、菟丝子(酒制)、淫羊藿、熟地黄(盐制)、补骨脂(盐制)

【功能主治】补肾壮阳，填精益髓。用于肾虚精亏所致的阳痿，早泄，梦遗，滑精，腰膝酸痛，小便频数。

【用法用量】口服。一次30～40ml，一日2次。

11. 生力胶囊(片)

【处方组成】人参、肉苁蓉、熟地黄、淫羊藿、枸杞子、荔枝核、沙苑子、丁香、沉香、远志

【功能主治】益气壮阳，补肾填精。用于阴阳两虚所致的腰酸膝软、神疲乏力、头晕耳鸣、阳痿早泄。

【用法用量】胶囊口服，一次2～4粒，一日3次，空腹服用。片剂口服，一次2～4片，一日3次，空腹服用。

12. 还少胶囊

【处方组成】熟地黄、山茱萸、山药(炒)、枸杞子、杜仲(盐制)、巴戟天(炒)、肉苁蓉、远志(甘草炙)、石菖蒲、五味子、小茴香(盐制)、楮实子、牛膝、茯苓、大枣(去核)

【功能主治】温肾补脾，养血益精。用于脾肾两虚、精血亏耗所致的腰膝酸痛，阳痿，遗精，耳鸣，目眩，肌体瘦弱，食欲减退，牙根酸痛。

【用法用量】口服。一次5粒，一日2～3次。

13. 抗衰复春片

【处方组成】红参、鹿茸、何首乌、地黄、羊肾(炙)、肉苁蓉(制)、淫羊藿(炙)、灵芝、巴戟天、续断、当归、五味子、泽泻、丹参、三七、青皮、山楂(炒)、麦芽(炒)、六神曲(炒)、茵陈

【功能主治】温肾壮阳，补养阴血。用于阴阳两虚所致的阳痿、早泄、腰膝酸软、四肢乏力、神情倦怠、眩晕。

【用法用量】口服。一次6片，一日2～3次。

14. 麒麟丸

【处方组成】制何首乌、墨旱莲、淫羊藿、菟丝子、锁阳、党参、郁金、枸杞子、覆盆子、山药、丹参、黄芪、白芍、青皮、桑葚

【功能主治】补肾填精，益气养血。用于肾虚精亏，气血不足所致的腰膝酸软，倦怠乏力，面色不华，阳痿早泄。

【用法用量】口服。一次6克，一日2～3次，或遵医嘱。

15. 三宝胶囊

【处方组成】人参，鹿茸，当归，山药，龟甲(醋炙)，砂仁(炒)，山茱萸，灵芝，熟地黄，丹参，五味子，菟丝子(炒)，肉苁蓉，何首乌，菊花，牡丹皮，赤芍，杜仲，麦冬，泽泻，玄参

【功能主治】益肾填精，养心安神。用于肾精亏虚、心血不足所致的腰酸腿软，阳痿遗精，头晕眼花，耳鸣耳聋，心悸失眠，食欲不振。

【用法用量】口服。一次3～5粒，一日2次。

16. 回春胶囊

【处方组成】海马、蛤蚧、仙茅(制)、鹿鞭、牛鞭(制)、狗肾(制)、阳起石(煅)、肉苁蓉、五味子、鹿角胶、韭菜子、淫羊藿、刺五加浸膏、黄柏(盐制)

【功能主治】补肾助阳，益精润燥。用于肾阳亏虚所致的腰痛，神疲，健忘，阳痿。

【用法用量】口服。一次4粒，一日3次，淡盐水送下。

17. 强阳保肾丸

【处方组成】淫羊藿(炙)、阳起石(煅，酒淬)、肉苁蓉(酒制)、胡芦巴(盐水炙)、补骨脂(盐水炙)、五味子(醋制)、沙苑子、蛇床子、覆盆子、韭菜子、芡实(麸炒)、肉桂、小茴香(盐水炙)、茯苓、远志(甘草制)

【功能主治】补肾助阳。用于肾阳不足所致的腰酸腿软，精神倦怠，阳痿遗精。

【用法用量】口服。一次6g，一日2次。

18. 健阳片(胶囊)

【处方组成】蜈蚣粉，淫羊藿，甘草，蜂王浆

【功能主治】补肾助阳。用于肾阳不足所致的阳痿，早泄。

【用法用量】黄酒或温开水送服，一次4片，一日2次，早晚服。胶囊黄酒或温开水送服，一次3粒，一日2次，早晚服。

19. 鹿角胶颗粒

见第三章“60. 便血”。

20. 肾宝合剂(糖浆)

【处方组成】蛇床子、川芎、菟丝子、补骨脂、茯苓、红参、小茴香、五味子、金樱子、白术、当归、覆盆子、制何首乌、车前子、熟地黄、枸杞子、山药、淫羊藿、胡芦巴、黄芪、肉苁蓉、炙甘草

【功能主治】温补肾阳，固精益气。用于肾阳亏虚、精气不足所致的阳痿遗精，腰腿酸痛，精神不振，夜尿频多，畏寒怕冷，月经过多，白带清稀。

【用法用量】口服。一次10～20ml，一日3次。

21. 男宝胶囊

【处方组成】鹿茸、海马、阿胶、牡丹皮、黄芪、驴肾、狗肾、人参、当归、杜仲、肉桂、枸杞子、菟丝子、附子、巴戟天、肉苁蓉、熟地黄、茯苓、白术、山茱萸、淫羊藿、补肾脂、覆盆子、胡

芦巴、麦冬、锁阳、仙茅、川续断、牛膝、玄参、甘草

【功能主治】壮阳补肾。用于肾阳不足引起的性欲淡漠，阳痿滑泄，腰腿酸痛，肾囊湿冷，精神萎靡，食欲不振等症。

【用法用量】口服。一次2～3粒，一日2次，早晚服。

22. 龟鹿补肾丸(片、胶囊、口服液)

【处方组成】盐菟丝子、淫羊藿(蒸)、续断(盐蒸)、锁阳(蒸)、狗脊(盐蒸)、酸枣仁(炒)、制何首乌、炙甘草、陈皮(蒸)、鹿角胶(炒)、熟地黄、龟甲胶(炒)、金樱子(蒸)、炙黄芪、山药(炒)、覆盆子(蒸)

【功能主治】补肾壮阳，益气血，壮筋骨。用于肾阳虚所致的身体虚弱，精神疲乏，腰腿酸软，头晕目眩，精冷，性欲减退，小便夜多，健忘，失眠。

【用法用量】丸剂口服，水蜜丸一次4.5～9g，大蜜丸一次6～12g，一日2次。

23. 益肾灵颗粒(胶囊)

【处方组成】枸杞子、女贞子、附子(制)、芡实(炒)、车前子(炒)、补骨脂(炒)、覆盆子、五味子、桑葚、沙苑子、韭菜子(炒)、淫羊藿、金樱子

【功能主治】温阳补肾。用于肾气亏虚、阳气不足所致的阳痿，早泄，遗精或弱精症。

【用法用量】颗粒开水冲服，一次1袋，一日3次。胶囊口服，一次3～4粒，一日3次。

24. 龟鹿二仙膏

【处方组成】龟甲、鹿角、党参、枸杞子

【功能主治】温肾益精，补气养血。用于肾虚精亏所致的腰膝酸软，遗精，阳痿。

【用法用量】口服。一次15～20g，一日3次。

25. 参茸强肾片

【处方组成】人参(去芦)、鹿茸(去毛)、鹿肾、牛肾、海狗肾、黄芪、当归、肉苁蓉、阳起石、枸杞子、杜仲、附片、菟丝子、熟地黄、淫羊藿、韭菜子(炒)、硬脂酸镁

【功能主治】补肾壮阳，填精益髓。用于肾阳不足，精血亏损而致的肢倦神疲，眩晕健忘，阳痿早泄，阴茎短小，不育不孕，腰膝冷痛等症。

【用法用量】口服。一次5～6片，一日2次。

26. 添精补肾膏

【处方组成】党参、制远志、淫羊藿、炙黄芪、茯苓、狗脊、酒肉苁蓉、熟地黄、当归、巴戟天(酒制)、盐杜仲、枸杞子、锁阳(酒蒸)、川牛膝、龟甲胶、鹿角胶

【功能主治】温肾助阳，补益精血。用于肾阳亏虚、精血不足所致的腰膝酸软，精神萎靡，畏寒怕冷，阳痿遗精。

【用法用量】冲服或炖服。一次9g，或遵医嘱。

27. 鱼鳔丸

【处方组成】鱼鳔(滑石烫)、巴戟天(去心甘草炙)、杜仲炭、菟丝子、肉苁蓉(酒炙)、鹿角胶、鹿角霜、山茱萸(酒炙)、沙苑子、覆盆子、五味子(醋炙)、石斛、天冬、麦冬、枸杞子、白术(麸炒)、山药、当归、地黄、熟地黄、茯苓、花椒(去目)、木香、赤石脂(煅醋淬)、泽泻、车前子(盐炙)、酸枣仁(炒)、柏子仁、远志(甘草炙)、石菖蒲、地骨皮、牛膝、莲须

【功能主治】补肝肾、益精血。用于肝肾不足，气血两虚所致的腰膝酸软无力，头晕耳鸣，失眠健忘，阳痿，遗精，早泄，骨蒸潮热。

【用法用量】口服。一次2丸，一日2次。

28. 海龙蛤蚧口服液

【处方组成】海龙、蛤蚧、鹿茸、淫羊藿(羊油炙)、羊鞭、阳起石、肉苁蓉、锁阳、羊外肾、莲须、菟丝子、韭菜子、蛇床子、肉桂、熟地黄、地黄、枸杞子、何首乌、川芎、当归、人参、黄芪、花椒、豆蔻、陈皮、沉香、泽泻、黄芩、甘草

【功能主治】温肾壮阳，补益精血。用于肾阳虚衰所致的腰膝酸软，面色无华，头目眩晕，阳痿，遗精，宫冷不孕。

【用法用量】口服。一次10ml，一日2次。

29. 金匮肾气丸

见第四章“65. 肾病综合征”。

附：用于阳痿的其他中药

1. 复方蚂蚁胶囊

【功能主治】补肾益精，温脾通络。用于中老年人肾虚或脾虚引起的腰背酸痛，头晕耳鸣，体倦乏力，神疲纳少。

2. 右归丸(胶囊)

见本章“78. 遗精”。

3. 强肾颗粒(片)

见第四章“64. 肾炎”。

4. 金水宝胶囊(片、口服液)

见第一章“3. 咳嗽”。

5. 巴戟口服液

见本章“77. 早泄”。

6. 延龄长春胶囊

见本章“77. 早泄”。

7. 补肾强身胶囊(片)

见本章“78. 遗精”。

8. 古汉养生精口服液(片、颗粒)

见第二章“20. 动脉硬化”。

9. 腰肾膏

见本章“78. 遗精”。

10. 三肾丸

见本章“77. 早泄”。

11. 巴戟振阳胶囊

【功能主治】补肾壮阳。用于肾阳不足所致的功能性阳痿等症。

12. 八味益肾丸

【功能主治】温阳补肾，养血填精。用于肾阳不足所致的功能性阳痿，气怯神疲，畏寒肢冷，腰膝酸软等。

13. 三肾温阳酒

【功能主治】温肾壮阳。主要用于肾阳不足，症见腰膝冷痛，阳事不举，阴囊湿冷。

14. 引阳索胶囊(片、颗粒)

见本章“77. 早泄”。

15. 仙灵脾片(咀嚼片、胶囊)

【功能主治】补肾强心，壮阳通痹。用于阳痿遗精，筋骨痿软，胸闷头晕，气短乏力，风湿痹痛等(也用于性功能减退的阳痿遗精，也可用于冠心病，更年期高血压，胸闷气短及风湿症)。

16. 仙茸壮阳片

【功能主治】补肾壮阳。用于体虚、阳痿肾寒。

17. 补肾助阳丸

【功能主治】滋阴壮阳，补肾益精。用于肾虚体弱，腰膝无力，梦遗阳痿。

18. 补肾斑龙胶囊(片)

见本章“77. 早泄”。

19. 深海龙胶囊(丸)

【功能主治】温补肾阳，益髓填精。用于肾阳虚所致的腰膝酸软，畏寒肢冷，神疲乏力，头晕，耳鸣，心悸，失眠，小便频数及性功能减退。

20. 龟龄集

见本章“78. 遗精”。

21. 补肾康乐胶囊

【功能主治】益肾助阳，补益气血，添精生髓，强身健脑。用于肾虚精亏，气血两虚所致的未老先衰，腰腿酸痛，疲乏无力，失眠，健忘，精神恍惚，性功能减退。

22. 前列回春片(胶囊、丸)

见本章“73. 前列腺炎”。

23. 首乌强身片

【功能主治】补肝肾，强筋骨。用于肝肾虚弱，头晕眼花，四肢酸麻，腰膝无力，夜尿频多。

24. 龙鹿胶囊(丸)

见本章“79. 男性不育症”。

25. 补肾填精丸

【功能主治】补气补血，温肾壮阳。用于气血亏损，肾气不足，腰膝无力，阳痿精冷。

26. 参茸颗粒

【功能主治】补心气，益心肾。用于体虚神怯，心悸气短，腰膝酸软，阳痿遗精。

27. 复方淫羊藿口服液

【功能主治】温补肾阳。适用于肾阳虚衰所致畏寒肢冷，腰膝酸软，头晕目眩，气短喘息，倦怠乏力。

28. 参蛾温肾口服液

【功能主治】温肾助阳。适用于肾阳虚所致神疲乏力，畏寒肢冷，腰膝酸软，尿后余沥的辅助治疗。

29. 益肾兴阳胶囊

【功能主治】补肾益气，固精。用于肾阳亏虚引起的腰酸腿软，精神疲倦，头晕耳鸣，失眠健忘。

30. 力补金秋胶囊

【功能主治】益气固本，滋阴壮阳。用于肾阳不足、气血亏损所引起的腰膝酸软，畏寒肢冷，神疲乏力，失眠健忘，头晕耳鸣，以及阳痿，遗精，早泄。

31. 参茸补肾片

【功能主治】补肾壮阳，益气养血。用于阴阳两虚，症见阳痿，阴冷，梦遗滑精，神疲乏力等。

32. 复方手参丸

【功能主治】温肾助阳。用于肾阳不足，阴精亏虚，阳痿遗精，或有失眠健忘。

33. 复方玄驹胶囊

【功能主治】温肾、壮阳、益精、祛风湿。用于肾阳虚，症见神疲乏力，精神不振，腰膝酸软，少腹阴器发凉，精冷滑泄，肢冷尿频，性欲低下，功能性勃起功能障碍等。亦可用于改善类风湿关节炎肾阳不足、风寒痹阻证引起的关节疼痛、肿胀症状。

34. 蚕茸柱天胶囊

【功能主治】温补肾阳，填补精血。用于久病体虚，神疲乏力，饮食少进。大便不实，畏寒肢准，腰膝酸软，阳痿不举患者。

35. 海马强肾丸

【功能主治】补肾填精，壮阳起痿。用于肾阴阳两虚所致阳痿遗精，腰膝酸软。

36. 益肾壮阳膏

【功能主治】补肾壮阳、活血通络。用于阴茎勃起功能障碍，中医辨证属肾阳虚者。

37. 鹿仙补肾片

【功能主治】补肾助阳。用于肾阳不足所致阳痿，腰膝酸软。

38. 锁仙补肾口服液

【功能主治】补肾助阳。用于肾阳不足所致的阳痿遗精，腰膝酸软，头晕耳鸣等。

39. 康肾丸

见本章“79. 男性不育症”。

40. 手掌参三十七味丸

【功能主治】补肾壮阳，温中散寒。用于脾肾虚寒，腰酸腿痛，遗精阳痿，脘腹气痛，纳差便溏。

41. 丹绿补肾胶囊

【功能主治】补肾滋阴壮阳。用于阴阳两虚所致阳痿遗精，腰膝酸软，身体乏力。

42. 龙苓春合剂

【功能主治】补肾助阳，填精补血。用于阴阳两虚，腰腿冷痛，手足不温，阳痿早泄，食欲不振，倦怠乏力。

43. 金锁固精丸

见本章“77. 早泄”。

77. 早泄

〔基本概述〕

早泄是指阴茎尚未接触阴道，或一经接触立即射精的不正常现象。

临床上对阴茎勃起未进入阴道即射精，或进入后不久（一般在2分钟以内）射精都诊断为早泄。

早泄80%以上是由于心理的因素造成的。患者的兴奋性过高，射精阈值较低，也就是过于敏感，导致大脑皮层对射精中枢调控障碍。精神焦虑、紧张等都不容易控制射精这种反射作用。因此早泄患者的自我心理调节是最有效的治疗方法。

尚有20%左右的早泄属于器质性的，其原因有外生殖器先天畸形、包茎、龟头或包皮的炎症、尿道炎、阴茎炎、多发性硬化、脊髓肿瘤、脑血管意外、附睾炎、慢性前列腺炎等都可反射性地影响脊髓中枢，引起早泄。某种全身疾病，体质衰弱，也可以使性功能失调，出现早泄。对于器质性疾病引起的早泄则需要进行医学或者物理疗法。

早泄的表现形式大致有三种类型：其一是习惯性早泄，指成年以后性交一贯早泄者，这种人的性生理功能正常，性欲旺盛，阴茎勃起有力，交媾迫不及待，大多见于青壮年人。其二是年老性早泄，是由性功能减退引起，中年以后或老年人逐渐发生的射精时间提前，常伴有性欲减退与阴茎勃起无力。其三是偶见早泄，大多在身心疲惫，情绪波动时发生，原本无早泄，在某种精神或躯体的应激情况之后急性发生的早泄，常伴勃起乏力。

中医学认为，肾藏精，主生殖，司精关开阖。肾之阴阳平衡，则精液藏泄正常，当藏则藏。若肾之阴阳失去平衡，精关开阖功能失司，则精液封藏不固，出现早泄。如肾气不足，禀赋素弱，固精液之功能虚弱；或肝肾阴虚，相热下注，致精关封藏失固；或心脾亏虚，摄纳无务；或情志不遂，郁怒伤肝，肝郁化火；或恐惧伤肾；或手淫成性，斫伤肾精；或恣情纵欲，损耗肾精等，均可导致封藏之本失司而发生早泄。

〔治疗原则〕

早泄从根本上说是射精所需要的刺激阈太低，因此，早泄的治疗无非是提高射精刺激阈。临床经验表明，训练因素在射精时间长短上的影响是强有力的。

早泄的原因较多，应针对不同病因，采用相应的对策。首先要普及性知识，全面了解不同夫妻的性生活史，结合患者的具体情况，提出指导性建议，克服思想上的焦虑；性交前的安抚时间必不可少，男方适当分散注意力，不能过分紧张，夫妻双方做好配合，采用各种行为治疗来延长发动射精的时间，同时配合药物治疗，都可起到较好的效果。

对于早泄的治疗还可辅以部分用药，提升射精阈值。临床上可配制辛香液（丁香10g、细辛6g、乙醇100ml，浸泡3天）用棉签蘸浸出液在性交前1小时涂于龟头及冠状沟部，以降低末梢神经理念，提升性交时的射精阈值，从而起到推迟射精的作用；同时外用的爱勃力喷剂也有很不错的效果。

早泄也可用溴剂或鲁米那等镇静剂。在阴茎头涂擦局部麻醉剂，或者25%硫酸镁肌内注射。丙咪嗪对早泄也有一定的效果。

物理疗法包括腰骶部超短波透热疗法、温水浴、矿泉浴等也可辅助治疗。

中医学认为，早泄以虚证为多。阴虚火亢症表现为手足心烦热，腰膝酸软，阴茎易勃，交媾迫切，夜寐易醒等；肾气不固症表现为体弱畏寒，小便清长，夜尿多，阴茎勃起不坚等。治疗方法以驱寒补肾为主。

〔用药精选〕

一、西药

盐酸达泊西汀片 Dapoxetine Hydrochloride Tablet

达泊西汀治疗早泄的作用机制可能与其抑制神经元对5-羟色胺的再吸收，从而影响神经递质作用于细胞突触前后受体的电位差有关。人类的射精主要由交感神经系统介导。射精的反射通路来源于脊髓反射中心，该通路由脑干介导，而该反射中心最初会受到许多脑核（内侧视前核和下脑室旁核）的影响。在大鼠中，达泊西汀通过作用于脊椎上水平抑制射精驱动反射，这其中外侧巨细胞旁核（LPGi）是一个必要的脑部结构。支配精囊、输精管、前列腺、尿道球部肌肉和膀胱颈的神经节后交感神经纤维可使上述器官协同收缩以实现射精。达泊西汀可以调节大鼠的这种射精反射，从而延长阴部运动神经元反射放电（PMRD）的潜伏期，并减少PMRD的持续时间。

【适应证】适用于治疗符合下列所有条件的18～64岁男性早泄（PE）患者：①阴茎在插入阴道之前、过程当中或者插入后不久，以及未获性满足之前仅仅由于极小的性刺激即发生持续的或反复的射精；②因早泄（PE）而导致的显著性个人苦恼或人际交往障碍；③射精控制能力不佳。

【用法用量】口服。药片应完整片吞下。建议患者至少用一满杯水送服药物。患者应尽量避免晕厥或头晕等前驱症状所引起的受伤。①成年男性（18～64岁）：对于所有患者推荐的首次剂量为30mg，需要在性生活之前约1～3小时服用。如果服用30mg后效果不够满意且副作用尚在可接受范围以内，可以将用药剂量增加至最大推荐剂量的60mg。推荐的最大用药剂量使用频率为每24小时一次。本品可以在餐前或餐后服用（参见药代动力学部分）。如果医生选用本品治疗早泄，应当在使用该药品治疗后首个4周评价风险与患者报告的受益，或者在使用6次治疗剂量以后评估患者的风险-利益平衡并决定是否继续使用本品治疗。②老年人(65岁及以上)：尚未评估本品在65岁及以上患者人群中使用的安全性和疗效，其主要原因为有关本产品在该人群中使用的数据极为有限（参见药代动力学部分）。儿童及青少年本品不用于18岁以下人群。③肾损伤患者：轻度或中度肾损伤患者服用本品时不需要进行剂量调整，但是应谨慎服用。不推荐本品用于重度肾损伤患者（参见药代动力学部分）。

【不良反应】临床试验中最常见的（≥5%）药物不良反应包括头痛、眩晕、恶心、腹泻、失眠和疲劳。最常见的导致停药的事件包括恶心和眩晕。

【禁忌】①本品禁止用于已知对盐酸达泊西汀或任何辅料过敏的患者。②本品禁止用于心脏有明显病理状况的患者。③本品既不能与单胺氧化酶抑制剂（MAOIs）共同使用，也不能在单胺氧化酶抑制剂治疗停止后14天内使用。同样，在停用本品后7天内也不能使用单胺氧化酶抑制剂。④本品既不能与硫利达嗪共同使用，也不能在硫利达嗪治疗停止后14天之内使用。同样，在停用本品后7天内也不能服用硫利达嗪。⑤本品禁用于同时服用酮康唑、伊曲康唑、利托那韦、沙奎那韦、泰利霉素、奈法唑酮、萘芬纳韦、阿扎那韦等强细胞色素P4503A4抑制剂的患者。⑥本品禁止用于中度和重度肝损伤患者。

【儿童用药】本品不应用于18岁以下人群。

【老年用药】①尚未评估本品在65岁及以上患者人群中使用的安全性和疗效，其主要原因为本产品在该人群中使用的数据极为有限。②对使用60mg盐酸达泊西汀的单次给药临床药理学研究的分析表明，健康老年男性与健康青年男性在药代动力学参数（Cmax，AUCinf，Tmax）上没有显著差异。

【孕妇及哺乳期妇女用药】妇女不适合使用本品。

二、中药

1. 锁阳固精丸

【处方组成】锁阳、肉苁蓉（蒸）、制巴戟天、补骨脂（盐炒）、菟丝子、杜仲（炭）、八角茴香、韭菜子、芡实（炒）、莲子、莲须、煅牡蛎、龙骨（煅）、鹿角霜、熟地黄、山茱萸（制）、牡丹皮、山药、茯苓、泽泻、知母、黄柏、牛膝、大青盐

【功能主治】温肾固精。用于肾阳不足所致的腰膝酸软，头晕耳鸣，遗精早泄。

【用法用量】口服。水蜜丸一次6g，大蜜丸一次1丸，一日2次。

2. 五子衍宗丸（片、口服液）

见本章“76. 阳痿”。

3. 前列回春片（丸、胶囊）

见本章“73. 前列腺炎”。

4. 强肾颗粒（片）

见第四章“64. 肾炎”。

5. 金水宝胶囊（片、口服液）

见第一章“3. 咳嗽”。

6. 益肾灵颗粒（胶囊）

见本章“76. 阳痿”。

7. 强龙益肾胶囊（片）

【处方组成】鹿茸、阳起石、黄芪、龙骨、牡蛎、海螵蛸、丁香、花椒目、防风

【功能主治】补肾壮阳，安神定志。用于肾阳不足所致的阳痿早泄，腰腿酸软，夜寐不安。

【用法用量】胶囊口服，一次2～3粒，一日3次。片剂口服。一次2～3片，一日3次。

8. 蚕蛾公补片（胶囊、合剂、酒）

见本章“76. 阳痿”。

9. 海马多鞭丸

见本章“76. 阳痿”。

10. 巴戟口服液

【处方组成】巴戟天、何首乌、杜仲、肉苁蓉、续断、仙茅、金樱子、淫羊藿（叶）、覆盆子、当归、党参、熟地黄、枸杞子、甘草、黄芪、狗脊

【功能主治】补肾壮腰，固精止遗，调经。用于肾阳虚所致的神疲乏力，阳痿，早泄，滑泄，夜尿频，腰膝软弱，月经不调，闭经。

【用法用量】口服。一次10ml，一日3次。

11. 延龄长春胶囊

【处方组成】鹿茸（去毛）、鹿鞭、狗鞭、猪睾丸、大海米、狗骨、海马、蛤蚧（去头足）、熟地黄、龟甲胶、黄精（酒制）、制何首乌、山茱萸、人参、蛇床子、淫羊藿（炙）、钟乳石（煅）

【功能主治】补肾壮阳，填精补髓。用于肾阳不足，精血亏虚所致的腰膝酸痛，畏寒肢冷，阳痿早泄，须发早白。

【用法用量】口服。一次4～6粒，一日2～3次。

12. 蚕龙液

见本章“76. 阳痿”。

13. 七宝美髯丸（颗粒、胶囊、口服液）

【处方组成】制何首乌、当归、补骨脂（黑芝麻炒）、枸杞子（酒蒸）、菟丝子（炒）、茯苓、牛膝（酒蒸）

【功能主治】滋补肝肾。用于肝肾不足所致的须发早白，遗精早泄，头眩耳鸣，腰酸背痛。

【用法用量】丸剂：淡盐汤或温开水送服，一次1丸，一日2次。颗粒开水冲服，一次8g，一日2次。胶囊：口服，一次3粒，一日2次。口服液一次10ml，一日2次。

14. 生力胶囊（片）

见本章“76. 阳痿”。

15. 抗衰复春片

见本章“76. 阳痿”。

16. 麒麟丸

见本章“76. 阳痿”。

17. 金锁固精丸

【处方组成】沙苑子(炒)、芡实(蒸)、莲须、莲子、龙骨(煅)、牡蛎(煅)

【功能主治】固精涩精。用于肾虚不固,遗精滑泄,神疲乏力,四肢酸软,腰痛耳鸣。

【用法用量】口服。淡盐水送服,一次1丸,一日2次。

18. 鱼膘丸

【处方组成】鱼鳔(滑石烫)、巴戟天(去心甘草炙)、杜仲炭、菟丝子、肉苁蓉(酒炙)、鹿角胶、鹿角霜、山茱萸(酒炙)、沙苑子、覆盆子、五味子(醋炙)、石斛、天冬、麦冬、枸杞子、白术(麸炒)、山药、当归、地黄、熟地黄、茯苓、花椒(去目)、木香、赤石脂(煅醋淬)、泽泻、车前子(盐炙)、酸枣仁(炒)、柏子仁、远志(甘草炙)、石菖蒲、地骨皮、牛膝、莲须

【功能主治】补肝肾,益精血。用于肝肾不足,气血两虚所致的腰膝酸软无力,头晕耳鸣,失眠健忘,阳痿,遗精,早泄,骨蒸潮热。

【用法用量】口服。一次2丸,一日2次。

19. 健阳片(胶囊)

见本章"76. 阳痿"。

20. 三肾丸

【处方组成】驴肾(烫)、鹿肾(烫)、海马(烫)、核桃仁、人参、母丁香、韭菜子、枸杞子、仙茅、补骨脂、鹿茸、山药、肉桂、山茱萸、肉苁蓉、淫羊藿、八角茴香、蛇床子、小茴香、熟地黄、蛤蚧(油炙)、附子、紫梢花、覆盆子、巴戟天、菟丝饼、荜澄茄、桑螵蛸

【功能主治】补肾益精,温壮元阳。用于肾精亏损,元阳不足所致的阳痿滑精,腰膝酸冷,气短神疲。

【用法用量】用淡盐汤送服,一次1丸,一日3次。

21. 男宝胶囊

见本章"76. 阳痿"。

22. 补肾斑龙胶囊(片)

【处方组成】鹿茸、酸枣仁(炒)、鹿角胶、柏子仁霜、鹿角霜、黄芪、人参、当归(酒制)、淫羊藿(制)、附子(制)、肉苁蓉、熟地黄、韭菜子

【功能主治】补肾壮阳,填精益髓。用于肾虚,阳痿,早泄,遗精,性欲减退等症。

【用法用量】口服。一次4~6粒,一日3次。

【禁忌】高血压患者忌服。

23. 蚕蛾公补合剂(酒、胶囊)

【处方组成】雄蚕蛾(制)、人参、白术(炒)、熟地黄、当归、补骨脂(盐制)、枸杞子、菟丝子(盐制)、仙茅、肉苁蓉、淫羊藿、蛇床子

【功能主治】补肾壮阳,养血,填精。用于肾阳虚损,阳痿早泄,宫冷不孕,性功能衰退等症。

【用法用量】口服。一次10ml,一日3次。

24. 健阳胶囊

【处方组成】蜈蚣粉,淫羊藿提取物粉,甘草提取物粉,蜂王浆

【功能主治】补肾益精,助阳兴萎。用于肾虚阳衰引起的阳痿、早泄。

【用法用量】黄酒或温开水送服,一次3粒,一日2次,早晚服。疗程30天。

25. 引阳索胶囊(片、颗粒)

【处方组成】淫羊藿浸青、五味子浸膏

【功能主治】补肾壮阳,生津。用于阳痿早泄,腰膝酸软,津亏自汗,头目眩晕等症。

【用法用量】口服。一次2粒,一日3次。

26. 参雄温阳胶囊

见本章"76. 阳痿"。

附:用于早泄的其他中药

1. 力补金秋胶囊

见本章"76. 阳痿"。

2. 海龙蛤蚧口服液

见本章"76. 阳痿"。

3. 补肾康乐胶囊

见本章"76. 阳痿"。

4. 健脑补肾丸

见第九章"114. 神经衰弱"。

5. 深海龙胶囊(丸)

见本章"76. 阳痿"。

6. 龟龄集

见本章"78. 遗精"。

7. 龟鹿二仙膏

见本章"76. 阳痿"。

8. 龟鹿补肾丸(片、胶囊、口服液)

见本章"76. 阳痿"。

9. 首乌强身片

见本章"76. 阳痿"。

10. 补肾强身胶囊(片)

见本章"78. 遗精"。

11. 古汉养生精口服液(片、颗粒)

见第二章"20. 动脉硬化"。

12. 右归丸(胶囊)

见本章"78. 遗精"。

13. 添精补肾膏

见本章"76. 阳痿"。

14. 沙苑子胶囊(颗粒)

见本章"73. 前列腺炎"。

15. 铁帚清浊丸

见本章"73. 前列腺炎"。

16. 参茸强肾片

见本章"76. 阳痿"。

17. 康肾丸

见本章“79. 男性不育症”。

18. 龙苓春合剂

见本章“76. 阳痿”。

78. 遗精

〔基本概述〕

遗精是指不因性生活而精液自行排出。有梦而遗精的,称为“梦遗”,多在睡眠中发生,病情一般较轻。无梦而遗精,甚至清醒时精液自行流出的,称为“滑精”,病情一向较重。

遗精分生理性遗精与病理性遗精两种类型。生理性遗精是指未婚青年或婚后分居,一般2周或更长时间遗精一次,不引起身体任何不适。可以无梦而遗,也可有梦而遗。倘若遗精次数频繁,几天发生一次或一个月内发生4~5次以上,或婚后男子有了有规律的性生活仍有发生频繁的遗精;或仅有性欲观念即出现遗精或滑精,则多属病态。病理性遗精比较复杂,诸多病因均可引起,多见于慢性神经衰弱、慢性前列腺炎、慢性消耗性疾患。

中医学认为遗精多由肾虚精关不固,或心肾不交,或湿热下注所致。西医学的神经衰弱、前列腺炎、精囊炎等疾患都可能引起遗精。

遗精次数过多,可能引起身体的病态反应,如头晕、乏力、腰酸腿软、心慌气短、精神萎靡、早泄阳痿等。

〔治疗原则〕

对于遗精治疗,首先要积极治疗原发疾病,原来的疾患治好了,遗精自然会销声匿迹。其次,是调整生活方式,合理安排作息时间,放松身心,遗精也会相应减轻或消失。也可可进行冷水浴的治疗,即每天用冷水冲洗阴囊1~2次,每次2~3分钟,对遗精也有一定的效果。

西药地西泮、利眠宁、舒乐安定、谷维素、乙烯雌酚等也可试用于遗精的治疗。

对于遗精严重,身体虚弱的患者,首先可用当归四逆汤进行通经活血,服用一段时间之后可以改服四逆汤,寒邪去尽,遗精自然而止,此后可以进行食疗,慢慢将身体恢复起来。对于轻度患者,只需服用大剂四逆汤便能很快治愈。

〔用药精选〕

一、西药

对遗精的治疗,目前尚没有明显有效的西药制剂。

二、中药

1. 五子衍宗丸(片、口服液)

见本章“76. 阳痿”。

2. 龟鹿二仙膏

见本章“76. 阳痿”。

3. 右归丸(胶囊)

【处方组成】熟地黄、炮附片、肉桂、山药、酒萸肉、菟丝子、鹿角胶、枸杞子、当归、盐杜仲

【功能主治】温补肾阳,填精止遗。用于肾阳不足,命门火衰,腰膝酸冷,精神不振,怯寒畏冷,阳痿遗精,大便溏薄,尿频而清。

【用法用量】口服。小蜜丸一次9g,大蜜丸一次1丸,一日3次。

4. 益肾灵颗粒(胶囊)

见本章“76. 阳痿”。

5. 添精补肾膏

见本章“76. 阳痿”。

6. 龟龄集

【处方组成】红参、鹿茸、海马、枸杞子、丁香、穿山甲、雀脑、牛膝、锁阳、熟地黄、补骨脂、菟丝子、杜仲、石燕、肉苁蓉、甘草、天冬、淫羊藿、大青盐、砂仁

【功能主治】强身补脑,固肾补气,增进食欲。用于肾亏阳弱、记忆减退、夜梦精溢、腰酸腿软、气虚咳嗽,五更泄泻、食欲不振。

【用法用量】口服。一次0.6g,一日一次,早饭前用淡盐水送服。

7. 大补阴丸

【处方组成】熟地黄、盐知母、盐黄柏、醋龟甲、猪脊髓

【功能主治】滋阴降火。用于阴虚火旺,潮热盗汗,咳嗽咯血,耳鸣遗精。

【用法用量】口服。水蜜丸一次6g,一日2~3次;大蜜丸一次1丸,一日2次。

8. 知柏地黄丸(口服液、片)

【处方组成】知母、黄柏、熟地黄、山茱萸、牡丹皮、山药、茯苓、泽泻

【功能主治】滋阴降火。用于阴虚火旺,潮热盗汗,口干咽痛,耳鸣遗精,小便短赤。

【用法用量】口服。水蜜丸一次6g,小蜜丸一次9g,大蜜丸一次1丸,一日2次;浓缩丸一次8丸,一日3次。

9. 六味地黄丸(浓缩丸、胶囊、软胶囊、颗粒、口服液、片、咀嚼片、膏)

见第四章“65. 肾病综合征”。

10. 河车大造丸

【处方组成】紫河车、熟地黄、天冬、麦冬、盐杜仲、牛膝(盐炒)、盐黄柏、醋龟甲

【功能主治】滋阴清热,补肾益肺。用于肺肾两虚,虚劳咳嗽,骨蒸潮热,盗汗遗精,腰膝酸软。

【用法用量】口服。水蜜丸一次6g,小蜜丸一次9g,大蜜丸一次1丸,一日2次。

11. 锁阳固精丸

见本章“77. 早泄”。

12. 金锁固精丸

见本章“77. 早泄”。

13. 金樱子膏

【处方组成】金樱子

【功能主治】补肾固精。用于肾虚不固所致的遗精，遗尿，白带过多。

【用法用量】口服。一次10~15g，一日2次。

14. 七味都气丸

【处方组成】醋五味子、山茱萸(制)、茯苓、牡丹皮、熟地黄、山药、泽泻

【功能主治】补肾纳气，涩精止遗。用于肾不纳气所致的喘促，胸闷，久咳，咽干，气短，遗精，盗汗，小便频数。

【用法用量】口服。一次9g，一日2次。

15. 七宝美髯丸(颗粒、胶囊、口服液)

见本章“77. 早泄”。

16. 鱼鳔丸

见本章“76. 阳痿”。

17. 鹿角胶颗粒

见第三章“60. 便血”。

18. 滋肾宁神丸

【处方组成】熟地黄、制何首乌、金樱子、黄精(制)、菟丝子(制)、女贞子、五味子、山药、茯苓、牛大力、五指毛桃、珍珠母、丹参、白芍(炒)、酸枣仁(炒)、首乌藤

【功能主治】滋补肝肾，宁心安神。用于肝肾阴亏所致的头晕耳鸣，失眠多梦，怔忡健忘，腰酸遗精；神经衰弱见上述证候者。

【用法用量】口服。一次10g，一日2次。

19. 海马多鞭丸

见本章“76. 阳痿”。

20. 蚕龙液

见本章“76. 阳痿”。

21. 补肾强身胶囊(片)

【处方组成】淫羊霍、狗脊(制)、女贞子(制)、菟丝子、金樱子

【功能主治】补肾填精。用于肾虚精亏所致的腰膝酸软，头晕耳鸣，目眩心悸，阳痿遗精。

【用法用量】胶囊：口服，一次3粒，一日3次。片剂：口服，一次5片，一日3次；或遵医嘱。

22. 古汉养生精口服液(片、颗粒)

见第二章“20. 动脉硬化”。

23. 补肾益脑片(丸、胶囊)

【处方组成】红参，鹿茸(去毛)，酸枣仁(炒)，熟地黄，茯苓，玄参，远志(蜜炙)，麦冬，五味子，当归，川芎，牛膝，山药(炒)，补骨脂(盐制)，枸杞子，朱砂

【功能主治】补肾生精，益气养血。用于气血两虚，肾虚精亏所致的心悸，气短，失眠，健忘，遗精，盗汗，腰腿酸软，耳鸣耳聋。

【用法用量】片剂口服，一次4~6片，一日2次。丸剂口服，一次8~12丸，一日2次。胶囊口服，一次3-4粒，一日2次。

24. 三宝胶囊

见本章“76. 阳痿”。

25. 强肾颗粒(片)

见第四章“64. 肾炎”。

26. 腰肾膏

【处方组成】肉苁蓉、八角茴香、熟地黄、补骨脂、淫羊藿、蛇床子、牛膝、续断、甘草、杜仲、菟丝子、枸杞子、车前子、小茴香、附子、五味子、乳香、没药、丁香、锁阳、樟脑、冰片、薄荷油、肉桂油、枫香脂稠膏、水杨酸甲酯、盐酸苯海拉明

【功能主治】温肾助阳，强筋壮骨。用于肾阳不足所致的腰膝酸痛，夜尿频数，遗精早泄，阳痿。

【用法用量】外用，贴于腰部两侧腰眼穴或加贴脐下关元穴，痛症贴患处。

27. 强阳保肾丸

见本章“76. 阳痿”。

28. 海龙蛤蚧口服液

见本章“76. 阳痿”。

29. 颐和春胶囊(颗粒、口服液)

见本章“76. 阳痿”。

附：用于遗精的其他中药

1. 参茸卫生丸

见第二章“21. 心律失常”。

2. 人参固本丸

见第一章“11. 肺结核”。

3. 左归丸

【功能主治】滋阴补肾。用于真阴不足，腰酸膝软，遗精，盗汗，神疲口燥。

4. 肾宝合剂(糖浆)

见本章“76. 阳痿”。

5. 巴戟口服液

见本章“77. 早泄”。

6. 健脑补肾丸

见第九章“114. 神经衰弱”。

7. 还少胶囊

见本章“76. 阳痿”。

8. 沙苑子胶囊(颗粒)

见本章“73. 前列腺炎”。

9. 力补金秋胶囊

见本章“76. 阳痿”。

10. 长春药酒

【功能主治】暖肾益精，祛风湿，壮筋骨，调和气血。用于

肾虚腰痛,遗精,风湿骨痛,气虚血弱。

11. 锁精丸

【功能主治】补养心脾,益肾固精。用于自汗盗汗,失眠多梦,腰膝酸软,肢体瘦弱。

12. 益肾兴阳胶囊

见本章“76. 阳痿”。

13. 补肾丸

【功能主治】锁阳固精,滋阴补肾。用于肾水不足,头晕咳嗽,腰膝酸痛,梦遗滑精。

14. 龙虱补肾酒

【功能主治】益肾固精。用于肾部亏损,身体虚弱,夜多小便,午夜梦精。

15. 参茸颗粒

见本章“76. 阳痿”。

16. 水陆二味片

【功能主治】涩精,止带。用于肾虚,精关不固,男子滑精,妇女白带。

17. 保真膏

【功能主治】温经益肾,暖宫散寒。用于肾气不固所致梦遗滑精,肾寒精冷,遗淋白浊,腰酸腹痛,妇女子宫寒冷,经血不调,经期腹痛。

18. 金锁昆都尔片

见第四章“68. 尿失禁与尿崩症”。

19. 八味小檗皮胶囊(散)

见本章“73. 前列腺炎”。

20. 黄柏片

见第七章“94. 汗症”。

21. 黄柏八味片

见第十二章“135. 盆腔炎、附件炎和子宫内膜炎”。

22. 十八味诃子利尿胶囊

见第四章“65. 肾病综合征”。

23. 龙鹿丸(胶囊)

【功能主治】温肾壮阳、益气滋肾。用于元气亏虚,精神萎靡,食欲不振;男子阳衰,精寒无子,遗精阳痿,举而不坚;女子宫寒,久不孕育。

24. 参雄温阳胶囊

见本章“76. 阳痿”。

25. 铁帚清浊丸

见本章“73. 前列腺炎”。

26. 手掌参三十七味丸

见本章“76. 阳痿”。

27. 丹绿补肾胶囊

见本章“76. 阳痿”。

28. 藿杞补肾片

【功能主治】温肾助阳,填精生髓,涩精止遗。适用于肾阳不足、精血亏虚之虚劳羸瘦,以及畏寒肢冷,腰膝酸软,头晕目眩,夜尿频数,遗精等症。

29. 三鞭温阳胶囊

【功能主治】强身补脑,固肾补气,增进食欲。用于肾亏阳弱,记忆减退,夜梦精溢,腰酸腿软,气虚咳嗽,五更溏泻,食欲不振。

30. 补肾助阳丸

见本章“76. 阳痿”。

31. 补肾斑龙胶囊(片)

见本章“77. 早泄”。

32. 锁仙补肾口服液

见本章“76. 阳痿”。

33. 海马强肾丸

见本章“76. 阳痿”。

34. 复方手参丸

见本章“76. 阳痿”。

35. 参茸补肾片

见本章“76. 阳痿”。

36. 仙灵脾片(胶囊、咀嚼片)

见本章“76. 阳痿”。

37. 还原固精丸

【功能主治】固精涩精。用于肾虚不固,遗精滑泄,神疲乏力,四肢酸软,腰痛耳鸣。

79. 男性不育症

〔基本概述〕

男性不育症是指由于男性因素引起的不育。一般把夫妇婚后同居2年以上未采取任何避孕措施而女方未怀孕者,称为不育症。不育原因属于男方者,称男性不育。

在已婚夫妇中,不能生育者约为10%。在不孕的原因中,单属女方因素约为50%,单纯男方因素约为30%,男女共有因素约20%。

男性不育症可能是多种综合因素造成的结果,而不是一种独立的疾病,主要原因有精液异常、男性外生殖器发育不良、男性性活动和性机能异常等方面。依病因学分析,导致男性不育的因素有下列多种:①精液异常,如无精子或精子数量过少,活动减弱,形态异常。②睾丸异常或睾丸损伤。③精子运送受阻,如附睾及输精管结核可使输精管阻塞,阻碍精子通过,阳痿、早泄等性功能障碍都不能使精子进入女性阴道。④鞘膜积液压迫睾丸血液循环,可导致睾丸感染或萎缩。⑤男性内分泌受下丘脑-垂体-睾丸轴调解垂体、甲状腺及肾上腺素功能障碍所致的少精子症和无精子症可引起不育。⑥遗传因素,如性染色体异常的Klinefelter综合征、男性Turner综合征等。⑦免疫因素,如精子精浆在体内产生对抗自身精子的抗体,射出的精子将发生自身凝集而不能使女性受孕。⑧生殖器官感染,如细菌、病毒、原虫等感染可以直接损害睾丸,导致睾丸萎缩,睾丸结核,破坏睾丸组织,严重地影响生精能力及降低精子的活性而导致不孕。流行性腮腺炎病毒侵犯睾丸时,可引起睾丸发炎,严重的流行性腮腺炎病毒会使睾丸组织萎缩,使精曲细管的机构遭到破坏,引发不育。⑨神经功能障碍及神经系统疾病所致的不育,如截瘫、阳痿等。⑩精索静脉曲张可以影响睾丸生精功能从而导致不育。⑪有些慢性咳嗽、多痰等呼吸系统疾病导致的男性鞭毛异常症,可使精子尾部的超微结构发生异常而导致不育。⑫有些慢性疾病如甲状腺疾病、肝脏疾病、糖尿病、肾衰竭等均可导致不育。⑬动脉硬化患者及糖尿病患者,常常伴有睾丸小动脉疾病,使产生精子的能力衰退而引起不育。⑭环境影响如坑道内过热的矿工、锅炉工等;内衣过紧;过度吸烟饮酒;缺氧情况下,均可影响生育能力。⑮男子在过度负重的情况下,可以使睾丸内生精减少而导致不育。⑯患者精神心理状态的异常,使神经内分泌发生紊乱而导致睾丸生精功能低下,或引起性交功能障碍而引起不育。⑰麻醉药、镇静药、降压药及激素类药物不仅可以影响男子性功能,而且也影响睾丸生精功能导致不育。抗癫痫药对生精有直接的影响。⑱现代工业发展造成的环境污染,使人类遭受多种毒性化学物质的损害,同时也影响睾丸的生精功能导致不育。⑲我国个别产棉区的农民曾因长期大量食用粗制棉籽油(含有棉酚)后,导致睾丸萎缩而造成不育。

中医学认为男性不育的原因有先天不足,肾精不充;肾气不足,精关不固或肾精亏耗,滑脱不禁,或房劳过度,肾不藏精,或情志紧张,精气失调等。该病病因不外乎肾、肾精、气虚及至肾阳虚,肾阴虚,肾阴阳两虚。治疗以温肾助阳、滋肾益肾为主要大法,在补肾的同时还要注意兼症。

〔治疗原则〕

治疗男性因素引起的不育,首先应该找到引起不育的真正原因,并根据原因采取针对性的治疗,以免误诊误治而加重病情。男性不育症的治疗有病因治疗、内分泌治疗、非特异性治疗、手术治疗、人工授精及补充锌、硒治疗等多种方法。

对于生殖道感染(附睾炎、精囊炎、慢性前列腺炎等)引起的不育应以抗生素抗炎治疗为主,辅以提高精子活力的药物。对无精子症、少精子症及特发性不育,应以性激素类药物作内分泌治疗为主。对精子活力低下者,应以提高精子活力的药物治疗为主。对精索静脉曲张,输精管道梗阻、隐睾症、尿道上下裂导致不育者,宜行手术治疗,辅以内分泌药物和其他辅助药物治疗。对于绝对不育者(如无精子症),应做人工授精。

现代研究发现,微量元素尤其是以锌、硒两种元素对男性生殖健康有着举足轻重的作用。有效合理地补充对男性不育和前列腺炎等疾病能起到很好的预防辅助治疗的效果。研究表明锌元素可以维持和助长男性性功能、提高精子数量。缺锌会使男性性激素分泌减少,性功能不全、睾丸缩小,从而影响精子的生成、成熟,最终使得精子数目减少、活力下降、精液液化延迟。硒元素是精液中过氧化物酶的重要组成部分,当精液中硒元素含量降低时,这个酶的活性就降低,不能抑制精子细胞膜脂质过氧化反应,造成精子损伤,死精增多,活性下降。因此,合理地补充锌、硒等元素,也可起到一定的治疗作用。

中医中药辨证治疗男性不育症,或活血化瘀,或清肝补肾,或补肾益精,或疏肝调冲,也可起到较好的作用。

〔用药精选〕

一、西药

1. 人绒毛膜促性腺激素(人绒促性素)Human Chorionic Gonadotropiin

人绒毛膜促性腺激素是由胎盘的滋养层细胞分泌的一种糖蛋白,它是由α和β-二聚体的糖蛋白组成。本品维持月经黄体的寿命;促进雄激素芳香化转化为雌激素,刺激孕酮形成;抑制植物凝集素对淋巴细胞的刺激作用;刺激胎儿睾丸分泌睾酮促进男性性分化,促进性腺发育及雄性激素的分泌,促进第二性征发育;与母体甲状腺细胞TSH受体结合,刺激甲状腺活性。本品能促进性腺发育。

【适应证】女性:无排卵或卵泡成熟障碍引起的不育症;辅助生育技术控制性超量刺激方案的一部分。男性:促性腺激素减退性性腺功能减退症、少精、无精、男性不育、促性腺垂体功能不足引起的青春期延迟,隐睾。

【不良反应】皮疹罕见,高剂量偶尔可引起男性患者出现体液潴留。

【禁忌】确诊或疑有雄激素依赖性肿瘤,如男性的前列腺癌和乳房癌。

【用法用量】个体化剂量。

【制剂】①人绒毛膜促性腺激素注射液;②人绒毛膜促性腺激素试剂盒;③人绒毛膜促性腺激素放免药盒;④人绒毛膜促性腺激素诊断试剂

2. 尿促性素 Menotropins

本品为促性腺激素类药,又称绝经后促性腺激素。主要具有促卵泡生成素(FSH)的作用,促进卵巢中卵泡发育成熟和睾丸生成并分泌甾体性激素。使女性子宫内膜增生,男性促进曲细精管发育、造精细胞分裂和精子成熟。

【适应证】①治疗垂体功能低下的无排卵患者可使卵泡发育,与绒促性素合用,可促使排卵功能恢复与妊娠,但对原发的卵巢衰竭无效。②与绒促性素合用治疗男性原发或继发的促性腺激素低下,刺激生精功能。

【不良反应】主要为卵巢过度刺激综合征,表现为下腹不适或胀感、腹痛、恶心、呕吐、卵巢增大。严重可致胸闷、气急、尿量减少、胸水、腹水、甚至卵泡囊肿破裂出血等。此外尚有多胎妊娠和早产等。

【禁忌】对本品过敏、卵巢衰竭、绝经、在诱导排卵时有原因不明的异常阴道出血、子宫肌瘤、卵巢囊肿或增大、多囊泡性卵巢、颅内病变、肾上腺功能不全、甲状腺功能不全、妊娠、肿瘤、血栓栓塞性疾病、男性前列腺癌或其他雄激素依赖性疾病。

【孕妇及哺乳期妇女用药】孕妇禁用。

【用法用量】肌内注射。男性垂体性性腺功能低下刺激生精作用:一周 3 次肌内注射 FSH75 或 50 单位和 LH75 或 150 单位。

【制剂】注射用尿促性素

3. 甲磺酸溴隐亭 Bromocriptine Mesilate

本品为多肽类麦角生物碱,选择性地激动多巴胺受体,改善震颤、僵直、活动迟缓和帕金森病任何阶段的其他症状;可抑制垂体前叶的泌乳素的分泌,用于由泌乳素过高引起的各种病症,如可使合并闭经或无排卵的乳溢患者排卵及月经周期正常化等;能降低肢端肥大症患者血浆中生长激素和泌乳素水平,改善患者的临床症状和糖耐量。

【适应证】①垂体泌乳素瘤及其所致的女性闭经、溢乳;男性性功能减退。为治疗泌乳素微腺瘤的首选用药,也可作为大腺瘤的手术前用药,以缩小肿瘤。对无法手术的大腺瘤常作为放射治疗的辅助治疗。②高泌乳素血症所致的男、女性不育或不孕的治疗。③用作抑制流产后、死胎后及产后不需或不宜哺乳者的乳汁分泌。④原发性帕金森病或脑炎后帕金森综合征,常作为左旋多巴和卡比多巴等药物的辅助性用药。⑤肢端肥大症手术或放射治疗的辅助用药。

【不良反应】治疗初期,有些患者可能出现恶心,极少数患者可能出现眩晕、疲乏、呕吐或腹泻。可引起直立性低血压,个别患者出现虚脱。下列不良反应亦有报道:鼻塞、便秘、嗜睡、头痛,少数患者偶有精神紊乱、精神运动性兴奋、幻觉、运动障碍、口干、下肢痉挛、肌肉疼痛、皮肤过敏反应及脱发。这些副作用大多与剂量有关,通常降低剂量即可控制。

长期用药少数患者出现感觉障碍、周围动脉障碍(如肢体末梢缺血),以及由寒冷引起的手指、脚趾可逆性苍白(特别是患雷诺病的患者)。偶有报道发生动脉痉挛和坏疽、心绞痛加重、心动过缓及短暂的心律失常(束支传导阻滞)。少数病例在使用溴隐亭抑制分娩后泌乳时发生高血压、心肌梗死、癫痫发作、中风及精神障碍。长期治疗(数年)且每日剂量在 30mg 或以上的患者出现腹膜后和胸膜纤维化,但仅限于接受溴隐亭治疗帕金森病的患者。

【禁忌】已知对本品任何成分或其他麦角碱过敏、控制不满意的高血压或高血压史、妊娠(包括子痫、子痫前期)高血压、分娩后及产褥期高血压、冠心病及其他严重的心血管疾病、急性卟啉病、严重精神障碍和(或)病史、脑血管意外、心肌梗死、动脉阻塞性疾病、Raynaud's 征、肢端肥大症伴有溃疡病或出血史、尼古丁成瘾病史者禁用。

【孕妇及哺乳期妇女用药】禁用。

【老年用药】临床观察发现老年人应用本品易发生中枢神经系统的不良反应,应加以注意。

【用法用量】口服。乳溢或催乳激素引起的闭经、月经病和低生育力:起始剂量一次 0.125mg,一日 2 ~ 3 次,可逐渐增至一次 0.25mg,一日 2 ~ 3 次,饭后服用。

【制剂】甲磺酸溴隐亭片

4. 维生素 E Vitamin E

维生素 E 是一种基本营养素。作为重要的抗氧化剂,有清除自由基和消除细胞内脂褐素沉积的作用,可防止机体细胞因氧化而破坏,以延缓组织细胞的衰老过程,能改善脂质代谢,促进心血管健康,防止动脉硬化症的发生。维生素 E 在防治心脑血管疾病、肿瘤、糖尿病及其他并发症、中枢神经系统疾病、运动系统疾病、皮肤疾病等方面具有广泛的作用。

【适应证】①未成熟儿及低出生体重婴儿常规应用本品,可预防维生素 E 缺乏引起的溶血性贫血,并可减轻由于氧中毒所致的球后纤维组织形成(可致盲)及支气管-肺系统发育不良。但亦有人认为上述作用尚需进一步研究证实。②用于进行性肌营养不良的辅助治疗。③用于可预防心脑血管疾病。降低血浆胆固醇水平、抑制平滑肌细胞增殖、抑制血小板粘连和聚集等,这些作用的整体效果是预防动脉粥样硬化,包括冠状动脉硬化和脑动脉硬化等。④促进性激素分泌,使男子精子活力和数量增加,使女子雌性激素浓度增高,提高生育能力,预防流产。

【不良反应】①长期服用大量(一日量 400 ~ 800mg),可引起视力模糊、乳腺肿大、腹泻、头晕、流感样综合征、头痛、恶心及胃痉挛、乏力软弱。②长期服用超量(一日量大于 800mg),对维生素 K 缺乏患者可引起出血倾向,改变内分泌代谢(甲状腺、垂体和肾上腺),改变免疫机制,影响性功能,并有出现血栓性静脉炎或栓塞的危险。

【禁忌】对本品过敏者禁用。

【孕妇及哺乳期妇女用药】孕妇摄入正常膳食时,尚未发现有确切的维生素 E 缺乏,维生素 E 能部分通过胎盘,胎儿仅获得母亲血药浓度的 20% ~ 30%,故低出生体重婴儿,出生后可因贮存少而致本品缺乏。

【用法用量】口服。成人一次 50 ~ 100mg,一日 2 ~ 3 次;或遵医嘱。

【制剂】①维生素 E 片;②维生素 E 胶丸;③维生素 E 软胶囊;④维生素 E 注射液

5. 睾酮 Testosterone

睾酮又称睾丸酮、睾丸素或睾甾酮,是一种类固醇荷尔蒙,由男性的睾丸或女性的卵巢分泌,肾上腺亦分泌少量睾酮,具有维持肌肉强度及质量、维持骨质密度及强度、提神及提升体能等作用。睾酮对男子生殖器官及其他重要器官的作用相当复杂,其生物化学过程尚未完全阐明。但是,睾酮可能影响许多身体系统和功能,包括血生成,体内钙平衡,骨矿化作用,脂代谢,糖代谢和前列腺增长。

【适应证】主要用于无睾症长期替代治疗、男性性腺功能减退、性腺发育不良、男性更年期综合征、阳痿。还可用于子宫肌瘤、功能性子宫出血、子宫内膜异位、绝经后乳腺癌、小儿再生障碍性贫血和男孩青春期延迟等。

【不良反应】可有恶心、呕吐、消化不良、腹泻等。长期大量使用可致水钠潴留、水肿、黄疸、痤疮、精子数量减少、肝功能障碍等;对女性患者可有轻微男性化反应,如痤疮、多毛症、声音变粗、阴蒂肥大等。

【禁忌】对本品过敏、肝病、肾病、高血压、前列腺癌患者禁用。

【孕妇及哺乳期妇女用药】孕妇禁用。

【老年用药】老人用量宜酌减。

【儿童用药】婴幼儿按体重一日 0.05mg/kg。

【用量用法】①口服:成人起始量一日 10~30mg,分 2~3 次服;病情得到控制后改为维持量,一日 5~10mg,连用 4~8 周为 1 个疗程,重复疗程时应间隔 1~2 个月。

②皮下埋植:一次 75mg,每 6 周一次。

【制剂】①睾丸酮片;②睾丸酮埋植片;③睾酮贴剂;④睾酮放免药盒;⑤丙酸睾丸酮注射剂

附:用于男性不育症的其他西药

1. 枸橼酸氯米芬 Clomifene Citrate

见第十二章"147. 不孕症"。

2. 葡萄糖酸锌 Zinc Gluconate

【适应证】用于治疗缺锌引起的营养不良、厌食症、异食癖、口腔溃疡、痤疮、儿童生长发育迟缓、男性性腺功能低下等。

二、中药

1. 五子衍宗丸(片、胶囊、颗粒、口服液)

见本章"76. 阳痿"。

2. 生精片(胶囊)

【处方组成】鹿茸、枸杞子、人参、冬虫夏草、菟丝子、沙苑子、淫草藿、黄精、何首乌、桑葚、补骨脂、骨碎补、仙茅、金樱子、覆盆子、杜仲、大血藤、马鞭草、银杏叶等

【功能主治】补精益肾,滋阴壮阳。用于肾阳不足所致腰膝酸软,头晕耳鸣,神疲乏力,男子无精、少精、弱精、精液不液化等症。

【用法用量】口服、一次 4 片,一日 3 次。

【禁忌】阴虚火旺者禁用;不宜与藜芦、五灵脂等同服。

3. 仙鹿口服液

【处方组成】菟丝子、麦冬、淫羊藿、鹿角胶、熟地黄、枸杞子、龟板胶、黄精、女贞子、泽泻、人参、山药

【适应证】滋阴补肾,填精益髓。用于肾阴亏损所致的精子数目少,精子活动力下降之男性不育症。

【用法用量】口服;一次 10ml,一日 3 次,3 个月为一疗程。

【注意事项】感冒、发热勿服。

4. 黄精赞育胶囊

【处方组成】何首乌、黄精、枸杞子、菟丝子、五味子、熟地黄等

【功能主治】补肾填精,清热利湿。用于肾虚精亏夹湿热型弱精子症、少精子症引起的男性不育,症见腰膝酸软,阴囊潮湿等,精液检查见精子稀少,活动力差。

【用法用量】口服。一次 4 粒,一日 3 次。3 个月为一疗程。

5. 龙鹿胶囊(丸)

【处方组成】人参、鹿茸、淫羊藿、狗鞭、驴鞭、熟地黄、山茱萸、五味子(酒蒸)、海龙、附子(制)、补骨脂(盐水炙)、肉苁蓉、锁阳、巴戟天、枸杞子、麦冬、山药(麸炒)、当归、黄芪、白术(土炒)、茯苓、菟丝子、覆盆子、牡丹皮、杜仲、续断

【功能主治】温肾壮阳、益气滋肾。用于元气亏虚,精神萎靡,食欲不振;男子阳衰,精寒无子,遗精阳痿,举而不坚;女子宫寒,久不孕育。

【用法用量】口服。一次 3~5 粒,一日 3 次。

6. 参茸强肾片

见本章"76. 阳痿"。

7. 康肾丸

【处方组成】鹿茸、人参、冬虫草、枸杞、海狗鞭、容从蓉、淫羊藿、龙胆草、生栀、黄芩、生地、车前子、泽泻等

【功能主治】补肝肾。用于中老年人肾虚引起的前列腺炎、前列腺肥大、精子畸形、死精少精、男子不育、阳痿早泄尿频、尿急。

【用法用量】一日 3 次,一次 6 粒

附:用于男性不育症的其他中药

1. 六味地黄丸(浓缩丸、胶囊、软胶囊、颗粒、片、咀嚼片、口服液)

见第四章"65. 肾病综合征"。

2. 右归丸(胶囊)

见本章"78. 遗精"。

3. 知柏地黄丸(片、口服液)

见本章"78. 遗精"。

4. 麒麟丸

见本章"76. 阳痿"。

5. 金匮肾气丸(片)

见第四章"65. 肾病综合征"。

第六章　血液和淋巴系统疾病

80. 贫血

〔基本概述〕

贫血是指外周血单位容积内血红蛋白量、红细胞数和(或)血细胞容积低于正常参考值,一般以血红蛋白(Hb)值低于正常参考值95%的下限作为贫血的诊断标准。

国内贫血的诊断标准:海平面地区,成年男子的Hb低于120g/L,成年女子的血红蛋白低于110g/L,孕妇低于110g/L。

贫血是一种症状,而不是具体的疾病。如果由许多原因导致的不同的贫血具有类似的临床表现和血液学特征,则可归纳为一种综合征。贫血按照不同的发病机制和细胞形态学特征可分为不同类别。按发病机制可分为造血不良,红细胞破坏过多及急、慢性失血三类。造血不良中包括缺铁性贫血、巨幼细胞性贫血、再生障碍性贫血等;红细胞破坏过多中包括溶血性贫血等;失血中包括失血后贫血等。

贫血症状的有无及轻重除与原发疾病的性质有关外,主要取决于贫血的程度及其发生的速度,同时也与患者年龄、有无其他心肺疾病及心血管系统的代偿能力相关。皮肤黏膜苍白是贫血最常见的体征,但观察指甲、手掌皮肤皱褶处、口唇黏膜和睑结膜苍白更为可靠。疲倦、乏力、头晕、耳鸣、记忆力减退、思想不集中都是贫血早期和常见的症状。

中医学中虽然没有贫血的名称,但从患者临床所呈现的证候,如面色苍白、身倦无力、心悸、气短、眩晕、精神不振、脉见细象等,则类似于"血虚""阴虚"诸疾。一般可将贫血划入"血虚"或"虚劳亡血"的范畴,而"虚劳"是脏腑亏损、元气虚弱所致多种慢性疾病的总称。

(一)缺铁性贫血

缺铁性贫血是指体内储存铁缺乏导致血红素合成障碍而发生的小细胞低色素性贫血。常见的铁缺乏的原因有铁摄入不足(食物中铁的含量不足、需求量增加)和铁丢失过多(女性月经过多、胃肠道慢性失血、慢性咯血等)、吸收障碍(胃全切或次全切、小肠吸收不良综合征)。

缺铁性贫血临床表现有两个方面:一是组织器官缺氧导致的贫血的一般表现,常见症状有头晕、头痛、乏力、易倦、心悸、活动后气短、眼花、耳鸣等;二是组织器官缺铁的特殊表现,如口角炎、舌乳突萎缩、舌炎、异食癖。严重的缺铁可有匙状指甲(反甲)、食欲减退、恶心及便秘。儿童可出现生长发育迟缓或行为异常。

(二)巨幼细胞贫血

巨幼细胞贫血是因叶酸和(或)维生素 B_{12} 缺乏,细胞核DNA合成障碍引起血细胞生成异常的贫血。

由于细胞核和细胞浆的发育不平衡,红细胞、粒细胞及巨核细胞的体积增大,呈现形态与功能均不正常的巨型改变,骨髓呈增生象,血常规为全血细胞减少。

巨幼细胞贫血的临床表现起病隐匿,多有明显贫血症状,如头晕、乏力、活动后气短及消化道症状如腹泻、腹胀,反复发作的舌炎,其中舌炎最突出,表现为舌质红、舌面光滑、舌乳头萎缩的"牛肉舌",伴疼痛。严重者因红细胞未发育成熟就在骨髓内遭破坏,即原位溶血,可出现轻度黄疸。维生素 B_{12} 缺乏者可出现神经系统,包括手足对称性麻木、感觉障碍、步态不稳、行走困难等,部分小儿、老年人维生素 B_{12} 缺乏者及少数叶酸缺乏者可出现抑郁、嗜睡或精神错乱等精神异常。

(三)溶血性贫血

溶血性贫血系指各种原因导致红细胞破坏增多、增速,超过造血代偿能力而引起的一种贫血。

溶血性贫血发病的基本问题是红细胞寿命缩短,其主要机制为红细胞膜的异常、血红蛋白的异常,以及机械因素损伤等。

溶血性贫血的临床表现与溶血的缓急程度和场所有关。急性溶血起病急骤,可突发腰背及四肢酸痛、寒战、高热、面色苍白和黄疸。这是由于红细胞大量破坏,其分解产物对机体的毒性作用所致。游离血红蛋白在血浆内浓度过高时,即由尿液排出,出现血红蛋白尿,尿色如浓红茶或酱油样,12小时后可出现黄疸。溶血产物损害肾小管细胞,引起坏死和血红蛋白沉积于肾小管,以及周围循环衰竭等因素,可致急性肾衰竭。慢性溶血起病较缓慢,症状相对轻,有贫血、黄疸、肝脾大三大特征。

(四)再生障碍性贫血

再生障碍性贫血(简称再障)是由多种病因、多种发病机制引起的一种骨髓造血功能衰竭症,主要表现为骨髓有核细胞增生低下、全血细胞减少及由其导致的贫血、出血和感染。

再生障碍性贫血可以分为原发性和继发性两类。目前认为原发性再障与T淋巴细胞异常活化、功能亢进造成骨髓损伤、造血细胞凋亡和造血功能衰竭密切相关。继发性再障发病原因主要包括某些药物的服用、某些化学物品的接触、放射线的过量接触及免疫因素和病毒感染等。

根据起病缓急、病情轻重、骨髓破坏程度和转归等，再生障碍性贫血又可分为急性和慢性两型。急性型多见于儿童和青壮年，男多于女，起病多急骤，常以贫血显著或出血严重为主要特征，少数以高热并发感染为主要临床表现；出血不仅表现在皮肤黏膜出血，还常有内脏出血，如呕血、便血、尿血、子宫出血、眼底出血及颅内出血，后者常为本病的死亡原因。慢性型成人多于儿童，男多于女，起病多缓慢，常以贫血发病；出血程度较轻，常见的出血部位有皮下、鼻黏膜及牙龈，女性可有月经过多，很少有内脏出血，感染少见且较轻。

再生障碍性贫血似乎属于中医学“虚劳”“虚损”及“血证”的范畴，以往被认为是“不治之症”，随着科学技术的发展和中西医结合治疗的实践，对其预后已有明显改观。

〔治疗原则〕

1. 缺铁性贫血的治疗

(1)去除导致缺铁的病因：病因治疗对纠正贫血的效果、速度及防止复发均有重要意义。如治疗溃疡病出血、妇女月经过多等。

(2)补充铁剂治疗：补充足量的铁直至恢复正常铁储存量。

①口服补铁：口服硫酸亚铁，同时服用维生素C，可增加铁的吸收。口服铁剂有效者网织红细胞在治疗后3～4天开始上升，第10天达高峰，血红蛋白随后上升，一般2个月后达正常水平。血红蛋白恢复正常后仍需继续铁剂治疗，待血清铁蛋白恢复到50μg/L再停药。如果不能耐受口服硫酸亚铁，可换用其他口服制剂。

②注射铁剂：若口服铁剂不能耐受或不能吸收，或长期血液透析不能维持铁平衡，或失血速度过快，需迅速补充，可改用右旋糖酐铁深部肌内注射，每周2～3次，直到铁蛋白达50μg/L。

2. 巨幼细胞贫血的治疗

(1)去除导致叶酸或维生素B_{12}缺乏的病因，纠正偏食及不良的烹调习惯。

(2)补充叶酸或维生素B_{12}

①叶酸缺乏的补充：口服叶酸制剂，补充足量直至补足应有的贮存量。胃肠道不能吸收叶酸者可肌内注射四氢叶酸钙，直至血红蛋白恢复正常。

②维生素B_{12}缺乏的补充：肌内注射维生素B_{12}，直至血红蛋白恢复正常后改维持量。恶性贫血或胃切除的需要终身维持治疗。

③其他原因导致的巨幼细胞贫血：如药物导致应尽量减药或停药，亚叶酸可以有效对抗叶酸拮抗剂抑制二氢叶酸还原酶的作用。

3. 溶血性贫血治疗

对溶血性贫血的治疗主要包括病因治疗、肾上腺皮质激素(治疗首选药物)、免疫抑制剂、脾切除、血浆置换等多种方法。

(1)病因治疗：去除病因和诱因极为重要。继发于其他疾病者，要积极治疗原发病。

(2)糖皮质激素和其他免疫抑制剂：对免疫溶血性贫血有效，可用泼尼松口服，或氢化可的松静脉滴注，或应用免疫抑制剂如环磷酰胺、硫唑嘌呤、抗胸腺球蛋白(ATG)或抗淋巴细胞球蛋白(ALG)和环孢素(CsA)等。

(3)脾切除术：对药物治疗无效的溶血性贫血，可考虑作脾切除术。

(4)输血：可以改善贫血症状，但要严格掌握其适应证，必须输血时宜用经生理盐水洗涤三次的红细胞。

(5)中医辨证论治：中医认为本病为先天不足、后天失养引起的。本病位在肝胆脾胃，病因主要责之于湿热，与先天胎禀有关。治疗的基本法则为清热化湿、解毒退黄。治疗上以补虚、活血化瘀、清利湿热并重。黄疸明显时以清利湿热为主；晚期后积聚形成时加用活血化瘀药。

4. 再生障碍性贫血的治疗

本病的治疗包括病因治疗、支持疗法和促进骨髓造血功能恢复的各种治疗措施。慢性型一般以雄激素为主，辅以其他综合治疗。急性型预后差，上述治疗常无效，诊断一旦确立，宜及早选用骨髓移植或抗淋巴细胞球蛋白等治疗。

(1)支持疗法：急性型要完全卧床休息，慢性型以卧床休息为主，适当进行活动；需注意饮食卫生，提供高蛋白、高维生素易消化食物；予以保护性隔离，有条件可住血液层流病房。避免出血，防止外伤及剧烈活动；杜绝接触危险因素，包括对骨髓有损伤作用和抑制血小板功能的药物。输血要掌握指征，尽量输注红细胞悬液；准备做骨髓移植者，输注辐照或过滤后的红细胞和血小板悬液。严重出血者宜输入单采浓缩血小板悬液。长期输血导致血清铁蛋白水平超过1000μg/L时应给予祛铁治疗。

(2)雄激素：雄激素为治疗慢性再障首选药物。常用雄激素有司坦唑(康力龙)、甲氧雄烯醇酮、羟甲烯龙、氟甲睾酮、丙酸睾酮、庚酸睾酮、环戊丙酸睾酮、十一酸睾酮(安雄)、苯丙酸诺龙、葵酸诺龙、本胆烷醇酮和达那唑等。雄激素对造血干细胞具有直接刺激作用，促使其增殖和分化。雄激素必须在一定量残存的造血干细胞基础上，才能发挥作用，急性、重型再障常无效，慢性再障有一定的疗效，但用药剂量要大，持续时间要长。

(3)骨髓移植：骨髓移植是治疗干细胞缺陷引起再障的最佳方法，且能达到根治的目的。对年龄<40岁且有HLA相合同胞供者的重型再障患者，如无活动性感染和出血，可首选HLA相合同胞供者骨髓移植。年龄≥40岁的重型再障，在抗胸腺细胞球蛋白/抗淋巴细胞球蛋白联合环孢素治

疗失败后,也可采用HLA相合同胞供者骨髓移植。

(4)免疫抑制剂:对年龄≥40岁或年龄虽<40岁,但无HLA相合同胞供者的患者首选胸腺球蛋白(ATG)或抗淋巴细胞球蛋白(ALG)和环孢素(CsA)促骨髓造血治疗(雄激素、造血生长因子)。其机制主要可能通过去除抑制性T淋巴细胞对骨髓造血的抑制,也有认为尚有免疫刺激作用,通过产生较多造血调节因子促进干细胞增殖,此外可能对造血干细胞本身还有直接刺激作用。

(5)造血细胞因子和联合治疗:再障是造血干细胞疾病引起的贫血,红细胞生成素等造血生长因子治疗再障必需大剂量才可能有效。重组人集落刺激因子治疗再障对提高中性粒细胞,减少感染可能有一定效果,但对改善贫血和血小板减少效果不佳。

(6)中医药治疗:治宜补肾为本,兼益气活血。目前国内治疗慢性再障常用雄激素合并中医补肾法治疗,取得较好的发展。

〔用药精选〕

一、西药

(一)缺铁性贫血用西药

1. 硫酸亚铁 Ferrous Sulfate

本品为矿物质类补铁药品。铁是红细胞中血红蛋白的组成元素。缺铁时,红细胞合成血红蛋白量减少,致使红细胞体积变小,携氧能力下降,形成缺铁性贫血。口服本品可补充铁元素,纠正缺铁性贫血。

【适应证】用于各种原因(如慢性失血、营养不良、妊娠、儿童发育期等)引起的缺铁性贫血的治疗及预防。

【不良反应】①可见胃肠道不良反应,如恶心、呕吐、上腹疼痛、便秘。②本品可减少肠蠕动,引起便秘,并排黑便。

【禁忌】①对本品过敏者禁用。②肝、肾功能严重损害,尤其是伴有未经治疗的尿路感染者禁用。③铁负荷过高、血色病或含铁血黄素沉着症患者禁用。④非缺铁性贫血(如铁蛋白生成障碍性贫血)患者禁用。

【用法用量】口服。硫酸亚铁片:①成人:a. 预防量,一次0.3g,一日一次,餐后服用。b. 治疗量,一次0.3g,一日3次。②儿童:a. 预防量,一日5mg/kg;b. 治疗量,1岁以下,一次60mg,一日3次;1~5岁,一次120mg,一日3次;6~12岁,一次0.3g,一日2次。

【制剂】硫酸亚铁片(缓释片、含片、糖浆)

2. 富马酸亚铁 Ferrous Fumarate

本品为矿物质类补铁药品。口服本品可补充铁元素,纠正缺铁性贫血。

【适应证】用于各种原因(如慢性失血、营养不良、妊娠、儿童发育期等)引起的缺铁性贫血的治疗及预防。

【不良反应】①可见胃肠道不良反应,如恶心、呕吐、上腹疼痛、便秘。②本品可减少肠蠕动,引起便秘,并排黑便。

【禁忌】①对本品过敏者禁用。②肝、肾功能严重损害,尤其是伴有未经治疗的尿路感染者禁用。③铁负荷过高、血色病或含铁血黄素沉着症患者禁用。④非缺铁性贫血(如珠蛋白生长障碍性贫血)患者禁用。

【孕妇及哺乳期妇女用药】妊娠期补充铁剂以在妊娠中、后期最为适当,由于此时铁摄入量减少而需要量增加。

【老年用药】老年患者口服铁剂以治疗缺钦性贫血,必要时可适当增加剂量,因为胃液分泌减少,胃酸缺乏,铁自肠黏膜吸收减少。

【用法用量】口服。①成人:a. 预防量,一次0.2g,一日一次。b. 治疗量,一次0.2~0.4g,一日3次。②儿童:1岁以下,一次35mg,一日3次;1~5岁,一次70mg,一日3次;6~12岁,一次140mg,一日3次。

【制剂】富马酸亚铁片(咀嚼片、胶囊、软胶囊、颗粒、混悬液、胶丸)

3. 葡萄糖酸亚铁 Ferrous Gluconate

本品为矿物质类补铁药品。口服本品可补充铁元素,纠正缺铁性贫血。

【适应证】用于各种原因(如慢性失血、营养不良、妊娠、儿童发育期等)引起的缺铁性贫血的治疗及预防。

【不良反应】①可见胃肠道不良反应,如恶心、呕吐、上腹疼痛、便秘。②本品可减少肠蠕动,引起便秘,并排黑便。

【禁忌】①对本品过敏者禁用。②肝、肾功能严重损害,尤其是伴有未经治疗的尿路感染者禁用。③铁负荷过高、血色病或含铁血黄素沉着症患者禁用。④非缺铁性贫血(如地中海贫血)患者禁用。

【孕妇及哺乳期妇女用药】本品适宜孕妇、哺乳期妇女使用。中、后期妊娠妇女铁摄入量减少,而需要量增加,此时是补铁最佳时期。治疗剂量铁对胎儿和哺乳无不良影响。

【儿童用药】体重大于25kg儿童,服用葡萄糖酸亚铁胶囊较方便;体重小于25kg儿童或婴儿适宜选用其他口服铁制剂,如口服液或糖浆。

【用法用量】口服。①成人:预防量,一次0.3g,一日一次;治疗量,一次0.3~0.6g,一日3次。②儿童:按体重一日30mg/kg,分3次服用。

【制剂】葡萄糖酸亚铁片(胶囊、糖浆)

4. 琥珀酸亚铁 Ferrous Succinate

本品为矿物质类补铁药品。口服本品可补充铁元素,纠正缺铁性贫血。

【适应证】用于各种原因(如慢性失血、营养不良、妊娠、儿童发育期等)引起的缺铁性贫血的治疗及预防。

【不良反应】①可见胃肠道不良反应,如恶心、呕吐、上腹疼痛、便秘。②本品可减少肠蠕动,引起便秘,并排黑便。

【禁忌】①对本品过敏者禁用。②肝、肾功能严重损害,尤其是伴有未经治疗的尿路感染者禁用。③铁负荷过高、血色病或含铁血黄素沉着症患者禁用。④非缺铁性贫血(如铁蛋白生成障碍性贫血)患者禁用。

【孕妇及哺乳期妇女用药】本品适宜孕妇、哺乳期妇女使用。中、后期妊娠妇女铁摄入量减少,而需要量增加,此时是补铁最佳时期。治疗剂量铁对胎儿和哺乳无不良影响。

【儿童用药】为了防止过量中毒,儿童按体重一日9~18mg/kg,分3次服用为宜。

【用法用量】口服。①成人:预防量,一次0.1~0.2g,一日一次;治疗量,一次0.1~0.2g,一日3次,餐后服用。②儿童:按体重一日6~18mg/kg,分3次服用。

【制剂】琥珀酸亚铁片(咀嚼片、缓释片、胶囊、颗粒)

5. 多糖铁复合物胶囊 Iron Polysaccharide Complex Capsules

本品是一种铁元素含量高达46%的低分子量多糖铁复合物。作为铁元素补充剂,可迅速提高血铁水平与升高血红蛋白。

【适应证】用于治疗单纯性缺铁性贫血。

【不良反应】罕见恶心,呕吐,胃肠道刺激或便秘。

【禁忌】①对本品过敏者禁用。②肝、肾功能严重损害,尤其是伴有未经治疗的尿路感染者禁用。③铁负荷过高、血色病或含铁血黄素沉着症患者禁用。④非缺铁性贫血(如铁蛋白生成障碍性贫血)患者禁用。

【孕妇及哺乳期妇女用药】对于治疗孕产妇缺铁性贫血,其优越性尤为突出。

【儿童用药】婴儿补铁过量时,多数新生儿易发生大肠埃希菌感染。

【药物相互作用】①抗酸药、四环素类药可阻碍铁的吸收和利用。②长期较大量补锌可影响铁的代谢。

【用法用量】口服。成人一次150~300mg,一日一次;儿童需在医生的指导下使用。

6. 右旋糖酐铁 Iron Dextran

本品为矿物质类补铁药品,是右旋糖酐和铁的络合物,为可溶性铁。口服本品可补充铁元素,纠正缺铁性贫血。

【适应证】用于各种原因(如慢性失血、营养不良、妊娠、儿童发育期等)引起的缺铁性贫血的治疗及预防。

【不良反应】①可见胃肠道不良反应,如恶心、呕吐、上腹疼痛、便秘。②本品可减少肠蠕动,引起便秘,并排黑便。③过敏反应:偶见皮肤瘙痒、荨麻疹、发热、呼吸困难、胸痛、恶心、低血压、淋巴结肿大、消化不良、腹泻、潮红、头痛、心脏停搏、关节肌肉疼痛,严重者可出现过敏性休克。④本品注射后,可产生局部疼痛及色素沉着。偶有注射部位的静脉疼痛和感染的报道。

【禁忌】①对本品过敏、已知对铁单糖或双糖过敏者禁用。②肝、肾功能严重损害,尤其是伴有未经治疗的尿路感染者禁用。无尿者禁用。③铁负荷过高或铁利用紊乱、血色病或含铁血黄素沉着症患者禁用。④非缺铁性贫血(如珠蛋白生长障碍性贫血)患者禁用。⑤代偿失调的肝硬化,传染性肝炎,急、慢性感染,哮喘,湿疹或其他特应性变态反应患者禁用。

【孕妇及哺乳期妇女用药】不能用于妊娠初始3个月内的妇女。早期妊娠妇女慎用,妊娠后期贫血严重者可遵医嘱应用。

【儿童用药】本品含苯甲醇,禁止用于儿童肌内注射。儿童用量请咨询医师或药师。

【老年用药】老年人用量请咨询医师或药师。

【用法用量】①口服:成人一次50~100mg,一日1~3次,饭后服。

②肌内注射、静脉注射、静脉滴注:一日100~200mg,根据补铁总量确定,一周2~3次,或遵医嘱。

【制剂】右旋糖酐铁片(分散片、颗粒、口服液、注射液)

7. 蔗糖铁 Iron Sucrese

本品为氢氧化铁蔗糖复合物。本品毒性很低,为快速、高效、安全的缺铁性贫血治疗制剂。无法耐受右旋糖酐铁的患者也可安全使用本品。

【适应证】用于正在补充促红细胞生成素的长期血液透析的患者缺铁性贫血的治疗。

【不良反应】偶可出现金属味、头痛、低血压;极少见胃、肠功能障碍,发热,肌肉痛等;罕见过敏反应。

【禁忌】非缺铁性贫血、铁过量或铁利用障碍、对单糖或二糖铁复合物过敏者禁用。

【孕妇及哺乳期妇女用药】妊娠初始3个月内禁用。

【儿童用药】婴儿补铁过量易发生大肠埃希菌感染。维生素E缺乏时,铁过量(超过8mg/kg)可加重缺乏维生素E的早产儿红细胞溶血现象。非肠道使用的铁剂对有感染的儿童会产生不利影响。

【药物相互作用】和所有非肠道铁剂一样,本品会减少口服铁剂的吸收,不能与口服铁剂同时使用。口服铁剂的治疗应在注射完本品的5日之后开始服用。

【药物过量】用药过量会导致急性铁过载,表现为高铁血症。用药过量应采用有效的方法必使用铁螯合剂。

【用法用量】静脉滴注、缓慢注射或直接注射到透析器的静脉端。常用剂量:①成年人和老年人,根据血红蛋白水平,一次5~10ml(100~200mg铁元素),一周2~3次。②儿童,根据血红蛋白水平,一次0.15ml/kg(3mg/kg),一周2~3次。

【制剂】①蔗糖铁注射液;②注射用蔗糖铁

8. 枸橼酸铁铵 Ferric Ammonium Citrate

枸橼酸铁铵又名柠檬酸铁铵,是铁、氨和柠檬酸的复合盐,一般用作补血剂。

【适应证】①用于各种原因(如慢性失血、营养不良、妊娠、儿童发育期等)引起的缺铁性贫血的治疗及预防。②用于磁共振腹部成像,对消化道(胃、十二指肠及空肠)进行造影。

【不良反应】①可见胃肠道不良反应,如恶心、呕吐、上腹疼痛、便秘等。②可排黑便,因铁与肠内硫化氢结合生成黑色硫化铁,从而使大便变黑,患者无须顾虑。

【禁忌】①对本品过敏者禁用。②肝、肾功能严重损害,患有或怀疑完全肠梗阻或肠穿孔患者禁用。③铁负荷过高、血色病或含铁血黄素沉着症患者禁用。④非缺铁性贫血（如铁蛋白生成障碍性贫血）患者禁用。

【孕妇及哺乳期妇女用药】孕妇给药的安全性尚未确定，因此孕妇、产妇、哺乳期妇女及可能怀孕的妇女慎用。

【儿童用药】儿童应在成人监护下使用，切勿过量服用。

【老年用药】老年患者口服本品以治疗缺铁性贫血，因为胃液分泌减少、胃酸缺乏，铁自肠黏膜吸收减少，必要时可适当增加剂量，治疗1个月仍无效者，宜改用注射铁剂。

【用法用量】口服。一次0.5～2g，一日3次。

【制剂】①枸橼酸铁铵泡腾散剂（泡腾颗粒）；②复方枸橼酸铁铵糖浆

9. 乳酸亚铁 Ferrous Lactate

本品为矿物质类补铁药品，抗贫血药。本品吸收率较高，可作为铁元素的补充剂。

【适应证】用于治疗缺铁性贫血。

【不良反应】①可见胃肠道不良反应，如恶心、呕吐、上腹疼痛、便秘。②本品可减少肠蠕动，引起便秘，并排黑便。

【禁忌】①对本品过敏者禁用。②肝、肾功能严重损害，尤其是伴有未经治疗的尿路感染者禁用。③铁负荷过高、血色病或含铁血黄素沉着症患者禁用。④非缺铁性贫血（如铁蛋白生成障碍性贫血）患者禁用。

【孕妇及哺乳期妇女用药】孕妇补充铁剂在妊娠中、后期最为适当，此时铁摄入量减少而需要量增加。

【用法用量】口服。成人一次0.3g，一日3次，饭后服用。儿童遵医嘱。

【制剂】乳酸亚铁片（胶囊、糖浆、口服液）

10. 山梨醇铁 Ferric Sorbitex

山梨醇铁属于抗贫血药。对缺铁患者补充铁剂后，血红蛋白合成加速，与组织缺铁和含铁酶活性降低症状有关，如生长迟缓、行为异常、体力不足、黏膜组织变化及皮肤、指甲病变都能逐渐得以纠正。

【适应证】一般不做首选铁剂。主要用于预防和治疗各种不宜口服铁剂者，如溃疡性结肠炎、口服治疗无效的缺铁性贫血、需要迅速纠正贫血状况者。

【不良反应】注射后有金属味及注射局部疼痛；少数患者可有发热、心动过速及关节痛等过敏反应。有报道，个别患者因肌内注射本品，出现过敏性休克和（或）心脏毒性而死亡。

【禁忌】血色病或含铁血黄素沉着症、溶血性贫血、已知对铁过敏者及肝、肾功能损害者禁用。

【孕妇及哺乳期妇女用药】本品控制性研究未能显示出任何对胎儿或婴儿的危害性。

【儿童用药】以小儿体重计算，体重超过6kg，一次1ml，一日一次；体重低于6kg，一次0.5ml，一日一次。

【用法用量】深部肌内注射。成人：一次1～2ml，1～3日一次。儿童：体重大于6kg，一次1ml，一日一次；体重小于6kg，一次0.5ml，一日一次。

贫血纠正后应继续使用一段时间以补充储存铁。

【制剂】山梨醇铁注射液

11. 蛋白琥珀酸铁口服溶液 Iron Proteinsuccinylate Oral Solution

本品中的铁与乳剂琥珀酸蛋白结合，形成铁-蛋白络合物，用以治疗各种缺铁性贫血。

【适应证】用于绝对和相对缺铁性贫血的治疗，由于铁摄入量不足或吸收障碍、急性或慢性失血及各种年龄患者的感染所引起的隐性或显性缺铁性贫血的治疗，妊娠与哺乳期贫血的治疗。

【用法用量】本品均口服。成人：每天1～2瓶（相当于三价铁40～80mg），遵医嘱分两次在饭前口服。儿童：每天按体重1.5ml/kg（相当于每天三价铁4ml/kg体重），应遵医嘱分两次于饭前口服。

【不良反应】偶有发生。尤其用药过量时易发生胃、肠道功能紊乱（如腹泻、结肠痉挛、恶心、呕吐、上腹疼痛），在减量或停药后可消失。

【禁忌】对本药品过敏者及含铁血黄素沉着、血色素沉着、再生障碍性贫血、溶血性贫血、铁利用障碍性贫血、慢性胰腺炎合肝硬化患者禁用。

【儿童用药】儿童每天按体重1.5ml/kg（相当于每天三价铁4ml/kg体重），应遵医嘱分两次于饭前口服。

【老年患者用药】本品未进行老年用药相关试验研究，但预计不存在限制本品在老年人使用的特殊问题。

【孕妇及哺乳期妇女用药】本品适用于妊娠与哺乳期妇女贫血的治疗。

（二）巨幼细胞贫血用西药

1. 叶酸 Folic Acid

叶酸为B族维生素，有促进骨髓中幼细胞成熟的作用，人类如缺乏叶酸可引起巨幼细胞贫血及白细胞减少症，对孕妇尤其重要。叶酸经二氢叶酸还原酶及维生素B_{12}的作用形成四氢叶酸，进而参与细胞的DNA合成，促进细胞的分裂与成熟。叶酸缺乏时，DNA合成减慢，但RNA合成不受影响，结果在骨髓中生成细胞体积较大而细胞核发育较幼稚的血细胞，尤以红细胞最为明显，及时补充可有治疗效应。在怀孕前期和怀孕中期补充足够的叶酸能够降低神经管畸形和唇裂胎儿的出生率。

【适应证】各种原因引起的叶酸缺乏及由叶酸缺乏所致的巨幼细胞贫血；小剂量用于妊娠期妇女预防胎儿神经管畸形。

【不良反应】长期用药可以出现厌食、恶心、腹胀等胃、肠道症状。大量服用可使尿呈黄色。罕见过敏反应。

【禁忌】非叶酸缺乏的贫血或诊断不明的贫血、对叶酸及其代谢物过敏者禁用。

【用法用量】①口服：成人治疗量，一次5～10mg，一日3次，直至血常规恢复正常；小儿一日5～15mg；预防量，一次

0.4mg,一日一次。

②肌内注射:一次 10～20mg。

【制剂】①叶酸片(注射液);②注射用叶酸

2. 亚叶酸钙 Calicum Folinate

本品为四氢叶酸的甲酰衍生物,系叶酸在体内的活化形式。

【适应证】叶酸拮抗剂(如甲氨蝶呤、乙胺嘧啶或甲氧苄啶等)的解毒剂;由叶酸缺乏引起的巨幼细胞贫血;当口服叶酸治疗效果不佳时;与氟尿嘧啶联合应用,治疗晚期结肠癌、直肠癌。

【不良反应】偶见皮疹、荨麻疹或哮喘等过敏反应。

【禁忌】恶性贫血及维生素 B_{12} 缺乏引起的巨幼细胞贫血禁用。

【孕妇及哺乳期妇女用药】如非确实必要,本品不应在妊娠期使用。尚不清楚本品是经人乳汁分泌,哺乳妇女应慎用本品。

【儿童用药】服用抗癫痫药的儿童应慎用本品。

【用法用量】①口服。治疗巨幼细胞贫血:首剂 5～15mg,6～8 小时一次,连续 2 日,根据甲氨蝶呤浓度调节剂量。

②肌内注射。a. 治疗巨幼细胞贫血:在停用甲氨蝶呤后,用 6～15mg/m^2,每 6～8 小时一次,直到甲氨蝶呤浓度在 5×10～8mol/L 以下,一般需持续 2 日。b. 叶酸缺乏所致的巨幼细胞贫血口服效果不佳者:肌内注射,一日 1mg。

【制剂】①亚叶酸钙片(分散片、胶囊、注射液、氯化钠注射液)②注射用亚叶酸钙

3. 维生素 B_{12} Vitamin B_{12}

本品是一种水溶性维生素,是唯一含有主要矿物质的维生素,很难被人体吸收。在吸收时需要与钙结合,才能有利于人体的功能活动。

【适应证】用于治疗恶性贫血;与叶酸合用治疗其他巨幼细胞贫血、抗叶酸药引起的贫血及脂肪泻;亦用于某些神经系统疾患如神经炎、神经萎缩,肝脏疾病如肝硬化、肝炎等,以及血液系统疾病如白细胞减少症、再生障碍性贫血等的治疗。

【不良反应】有低血钾及高尿酸血症等不良反应报道。肌内注射偶可引起皮疹、瘙痒、腹泻及过敏性哮喘,但发生率低,极个别有过敏性休克。

【禁忌】对维生素 B_{12} 有过敏史、有家族遗传性球后视神经炎及弱视症者禁用。

【老年用药】老年人经常会对维生素 B_{12} 吸收困难,因此必须通过注射予以补充。

【用法用量】肌内注射。成人:一日 0.025～0.1mg 或隔日 0.05～0.2mg。儿童:一次 25～100μg,一日或隔日一次。避免同一部位反复给药,对新生儿、早产儿、婴儿、幼儿要特别小心。

【制剂】维生素 B_{12} 片(溶液、注射液)

4. 甲钴胺 Mecobalamin

甲钴胺是一种内源性的辅酶 B_{12},参与一碳单位循环,在由同型半胱氨酸合成蛋氨酸的转甲基反应过程中起重要作用。

【适应证】用于:①周围神经病。②因缺乏维生素 B_{12} 引起的巨幼细胞贫血的治疗。

【不良反应】偶见食欲不振、胃肠道功能紊乱、恶心、呕吐、软便、腹泻等消化系统症状及皮疹。注射用药时偶见皮疹、头痛、出汗、发热,注射部位疼痛、硬结等。

【禁忌】对本品成分过敏者禁用。

【孕妇及哺乳期妇女用药】妊娠及哺乳期妇女用药的安全性尚不明确,应在医生指导下服用。

【儿童用药】可使用本品,但应在医生指导下服用。

【老年用药】由于老年人功能减退,建议在医生指导下酌情减少用量。

【用法用量】①口服。成人一次 0.5mg,一日 3 次,可按年龄、症状酌情增减。

②肌内注射或静脉注射。成人:①巨幼细胞贫血,一次 0.5mg,一日一次,一周 3 次。给药约 2 个月后,作为维持治疗,一次 0.5mg,1～3 个月一次。本品抗惊厥的作用类似苯妥英钠,对突触部位的强直后期强化有抑制作用,并阻止病灶内异常放电的扩散。

【制剂】①甲钴胺片(分散片、胶囊、注射液);②注射用甲钴胺

5. 腺苷钴胺 Cobamamide

腺苷钴胺是氰钴型维生素 B_{12} 的同类物,能促进红细胞的发育与成熟,是细胞生长增殖和维持神经髓鞘完整所必需的物质。

【适应证】用于巨幼细胞贫血、营养不良性贫血、妊娠期贫血、多发性神经炎、神经根炎、三叉神经痛、坐骨神经痛、神经麻痹等。也可用于营养性神经疾患及放射线和药物引起的白细胞减少症的辅助治疗。

【不良反应】口服偶可引起过敏反应;肌内注射偶可引起皮疹、瘙痒、腹泻、过敏性哮喘。长期应用可出现缺铁性贫血。

【禁忌】对本品过敏、家族遗传性球后视神经炎及烟草中毒性弱视症者禁用。

【用法用量】口服。成人一次 0.5～1.5mg,一日 3 次;肌内注射:一次 0.5～1.5mg,一日一次。

【制剂】①腺苷钴胺片(注射液);②注射用腺苷钴胺

(三)溶血性贫血用西药

1. 硫唑嘌呤 Azathioprine

硫唑嘌呤系巯嘌呤的衍生物,在体内分解为巯嘌呤而起作用。抑制淋巴细胞的增殖,即阻止抗原敏感淋巴细胞转化为免疫母细胞,产生免疫抑制作用。本品对 T 淋巴细胞的抑制作用较强。

【适应证】①急、慢性白血病,对慢性粒细胞型白血病近

期疗效较好，作用快，但缓解期短。②后天性溶血性贫血、特发性血小板减少性紫癜、系统性红斑狼疮。③慢性类风湿关节炎、慢性活动性肝炎（与自体免疫有关的肝炎）、原发性胆汁性肝硬变。④甲状腺功能亢进、重症肌无力。⑤其他：慢性非特异性溃疡性结肠炎、节段性肠炎、多发性神经根炎、狼疮性肾炎、增殖性肾炎、Wegener 肉芽肿等。

【不良反应】①过敏反应：如全身不适、头晕、恶心、呕吐、腹泻、发热、寒战、肌痛、关节痛、肝功能异常和低血压。②造血功能：可能产生剂量相关性、可逆性骨髓抑制，常见白细胞减少症，偶见贫血及血小板减少性紫癜。③感染：使用本品和肾上腺皮质激素的器官移植受者对病毒、真菌和细菌感染的易感性增加。④胃肠道反应：偶有恶心，餐后服药可缓解，罕见胰腺炎。⑤肺部反应：罕见可逆性肺炎。

【禁忌】对本品及6-巯基嘌呤过敏者禁用。

【孕妇及哺乳期妇女用药】可致畸胎，孕妇禁用。哺乳期妇女慎用。

【老年用药】老年人用药的副作用发生率较其他患者高，应采用推荐剂量范围的低限值。

【用法用量】①口服。a. 常用量按体重一日 1.5～4mg/kg，一日一次或分次口服。b. 异体移植，按体重一日 2～5mg/kg，一日一次或分次口服。c. 白血病，按体重一日 1.5～3mg/kg，一日一次或分次口服。

②注射剂：只有在无法口服时才由静脉给药，且当口服疗法可以耐受时即应停用。

【制剂】硫唑嘌呤片

2. 注射用甲泼尼龙琥珀酸钠 Methylprednisolone Sodium Succinate for Injection

本品为可供静脉及肌内注射用的甲泼尼龙，具有很强的抗炎、免疫抑制及抗过敏活性。

【适应证】本品为糖皮质激素类药物，对多种疾病有治疗作用。可用于治疗血液病：获得性（自身免疫性）溶血性贫血；成人自发性血小板减少性紫癜（仅允许静脉注射，禁忌肌内注射）；成人继发型血小板减少；成人红细胞减少（红细胞性贫血）；先天性（红细胞）再生不良性贫血等，也可用于风湿性疾病的治疗：作为短期使用的辅助药物（帮助患者度过急性期或危重期），用于创伤后骨关节炎；骨关节炎引发的滑膜炎；类风湿关节炎，包括幼年型类风湿关节炎（个别患者可能需要低剂量维持治疗）；急性或亚急性滑囊炎；上踝炎；急性非特异性腱鞘炎；急性痛风性关节炎；银屑病关节炎；强直性脊柱炎等。本品有抗炎治疗作用，可用于胶原疾病（免疫复合物疾病）危重期或维持治疗：系统性红斑狼疮和狼疮性肾炎；急性风湿性心肌炎全身性皮肌炎（多发性肌炎）；结节性多动脉炎；古德帕斯彻综合征等。

【用法用量】本品可静脉注射或肌内注射给药，或静脉滴注给药，紧急情况的治疗应使用静脉注射。

本品的一般初始剂量从 10mg 到 500mg 不等，以临床疾病而变化。大剂量甲基泼尼松龙可用于短期内控制某些急性重症疾病，婴儿和儿童可减量，但依据应是疾病的严重程度及患者的反应，而不是年龄和体型。每 24 小时的总量不应少于 0.5mg/kg 体重。

用药数天后，必须逐步递减用药剂量或逐步停药。如果慢性疾病自发缓解，应停止治疗。长期治疗的患者应定期做常规实验室检查，如尿常规、饭后 2 小时血糖、血压和体重、胸部 X 线检查。有溃疡史或明显消化不良的患者应做上消化道 X 线检查，中断长期治疗的患者也需要做医疗监护。

【不良反应】据国外研究资料报道，可能会观察到全身性不良反应。尽管在短期时很少出现，但仍应仔细随访。这是类固醇治疗的随访工作的一部分，并不针对某一药物。糖皮质激素（如甲基泼尼松龙）可能的不良反应为体液与电解质紊乱：相对于可的松和氢化可的松，合成的衍生物（如甲基泼尼松龙）较少发生盐皮质激素作用，限钠、补钾的饮食可能是必要的，所有皮质类固醇都会增加钙离子的丧失；钠潴留；体液潴留；某些敏感患者的充血性心力衰竭；钾离子丧失；低钾性碱中毒；高血压。肌肉骨骼系统：肌无力；类固醇性肌病；骨质疏松；压迫性脊椎骨折；无菌性坏死；病理性骨折。胃、肠道：可能发生穿孔或出血的消化道溃疡；消化道出血；胰腺炎；食管炎；肠穿孔。皮肤病：妨碍伤口愈合；皮肤变薄脆弱；瘀点和瘀斑；反复局部皮下注射可能引起局部皮肤萎缩。神经系统疾病：颅内压升高；假性脑肿瘤；癫痫发作；眩晕；服用皮质类固醇可能出现下列精神紊乱的症状：欣快感、失眠、情绪变化、个性改变及重度抑郁直至明显的精神病表现。内分泌：月经失调；出现库欣体态；抑制儿童生长；抑制垂体-肾上腺皮质轴；糖耐量降低，引发潜在的糖尿病；增加糖尿病患者对胰岛素和口服降糖药的需求。眼部：长期使用糖皮质激素可能引起后房囊下白内障、青光眼（可能累及视神经），并增加眼部继发性真菌或病毒感染的机会，为防止角膜穿孔，糖皮质激素应慎用于眼部单纯疱疹患者；眼压增高；眼球突出。代谢方面：因蛋白质分解造成负氮平衡。免疫系统：掩盖感染；潜在感染发作；机会性感染；过敏反应；可能抑制皮试反应。以下不良反应与胃肠道外给予类固醇激素有关：过敏反应，伴有或不伴有循环性虚脱；心脏停搏；支气管痉挛；低血压或高血压；心律不齐。据报道，短时间内静脉注射大剂量甲基泼尼松龙（10 分钟内所给的量超过 0.5g）会引起心律不齐和（或）循环性虚脱和（或）心脏停搏。也有报道大剂量甲基泼尼松龙会引起心动过缓，但与给药速度或滴注时间可能无关。另有报道大剂量糖皮质激素会引起心动过速。

【禁忌】①全身性霉菌感染。②已知对药物成分过敏者。③特殊危险人群。对属于下列特殊危险人群的患者应采取严密的医疗监护并应尽可能缩短疗程（同时参见“注意事项”和“不良反应”）：儿童、糖尿病患者、高血压患者、有精神病史者、有明显症状的某些感染性疾病（如结核病）或有明显症状的某些病毒性疾病（如波及眼部的疱疹及带状疱疹）。

【孕妇及哺乳期妇女用药】一些动物实验表明，妊娠期间服用大剂量皮质类固醇可能引起胎儿畸形。因未做过足够的人类生殖研究,因而当皮质类固醇用于孕妇、哺乳期妇女或准备生育的妇女时,应仔细权衡其益处与它对母亲和胚胎或胎儿的潜在威胁之间的关系。只有当确实需要时,皮质类固醇才可用于孕妇。

【儿童用药】长期每天分次给予糖皮质激素会抑制儿童的生长,这种治疗方法只可用于非常严重的情况。婴儿和儿童可减量,但依据应是疾病的严重程度及患者的反应,而不是年龄和体型。每24小时的总量不应少于0.5mg/kg体重。

【老年用药】请遵医嘱慎用。

(四)再生障碍性贫血用西药

1. 重组人粒细胞刺激因子 Recombinant Human Granulocyte Colony-stimulating Factor

本品为利用基因重组技术生产的人粒细胞集落刺激因子,是调节骨髓中粒系造血的主要细胞因子之一,选择性作用于粒系造血祖细胞,促进其增殖、分化,并可增加粒系终末分化细胞的功能。

【适应证】①癌症化疗等原因导致中性粒细胞减少症:癌症患者使用骨髓抑制性化疗药物,特别在强烈的骨髓剥夺性化学药物治疗后,注射本品有助于预防中性粒细胞减少症的发生,减轻中性粒细胞减少的程度,缩短粒细胞缺乏症的持续时间,加速粒细胞数的恢复,从而减少合并感染发热的危险性。②促进骨髓移植后的中性粒细胞数升高。③骨髓发育不良综合征引起的中性粒细胞减少症,再生障碍性贫血引起的中性粒细胞减少症,先天性、特发性中性粒细胞减少症,骨髓增生异常综合征伴中性粒细胞减少症,周期性中性粒细胞减少症。

【不良反应】①肌肉骨骼系统:有时肌肉酸痛、骨痛、腰痛、胸痛。②消化系统:胃肠道紊乱(厌食、恶心、呕吐及腹泻等),肝AST及ALT升高。③其他:发热、头痛、乏力、皮疹、脱发、碱性磷酸酶和乳酸脱氢酶升高、注射部位反应及白细胞增多。④极少数会出现休克、间质性肺炎、成人呼吸窘迫综合征、幼稚细胞增加。⑤长期用药有时出现脾大,大多经影像学检查才发现。

【禁忌】①对粒细胞集落刺激因子过敏者及对大肠埃希菌表达的其他制剂过敏者禁用。②严重肝、肾、心、肺功能障碍者禁用。③骨髓中幼稚粒细胞未显著减少的骨髓性白血病患者或外周血中检出幼稚粒细胞的骨髓性白血病患者禁用。

【孕妇及哺乳期妇女用药】孕期安全性尚未建立。当证实孕妇用药潜在利益大于对胎儿的潜在危险,应予以使用。哺乳期妇女用药前应停止哺乳。

【儿童用药】儿童患者慎用,并给予适当监测;由于本品对新生儿和婴幼儿的安全性尚未确定,建议不用本品。每日用药的4个月至17岁患者未发现长期毒性效应,其生长、发育、性征和内分泌均未改变。

【老年用药】老年患者的生理功能比较低下,需观察患者的状态,注意用量及间隔,慎重给药。其安全性和有效性尚未建立。

【用法用量】治疗再生障碍性贫血所致中性粒细胞减少症。成人在其中性粒细胞低于1000/mm^3时,2~5μg/kg,一日一次,皮下或静脉注射给药。

【制剂】①重组人粒细胞刺激因子注射液;②注射用重组人粒细胞刺激因子;③聚乙二醇化重组人粒细胞刺激因子注射液

2. 重组人促红素注射液 Recombinant Human Erythropoietin Injection

红细胞生成素是由肾脏分泌的一种活性糖蛋白,作用于骨髓中红系造血祖细胞,能促进其增殖、分化。本品能经由后期母红细胞祖细胞(CFU-E)引导出明显的刺激集落的生成效果。在高浓度下,本品亦可刺激早期母红细胞祖细胞(BFU-E)而引导出集落的形成。

【适应证】用于肾功能不全所致贫血,包括慢性肾衰竭行血液透析、腹膜透析治疗及非透析患者。

【不良反应】①少数患者用药初期可出现头痛、低热、乏力等,个别患者可出现肌痛、关节痛等,多数经对症处理后可以好转,不影响继续用药。②极少数患者用药后可出现皮疹或荨麻疹等过敏反应,包括过敏性休克。③心脑血管系统:血压升高、原有的高血压恶化和因高血压脑病而有头痛、意识障碍、痉挛发生,甚至可引起脑出血。④血液系统:随着红细胞压积增高,血黏度明显增高,应注意防止血栓形成。⑤肝脏:偶有GOT及GPT的上升。⑥胃肠:有时会有恶心、呕吐、食欲不振、腹泻的情况发生。

【禁忌】未控制的重度高血压、对本品或其他红细胞生成素制剂过敏、合并感染者(宜控制感染后再使用本品)禁用。

【孕妇及哺乳期妇女用药】孕妇及哺乳期妇女慎用。

【儿童用药】对早产儿、新生儿、婴儿用药的安全性尚未确立。

【老年用药】高龄患者应用本品时,要注意监测血压及红细胞压积,并适当调整用药剂量与次数。

【用法用量】皮下注射或静脉注射:一周分2~3次给药,给药剂量需依据患者的贫血程度、年龄及其他相关因素调整,请遵医嘱。

【制剂】重组人促红素注射液;注射用重组人促红素

3. 重组人粒细胞巨噬细胞刺激因子 Recombinant Human Granulocyte Macrophage Stimulating Factor

本品作用于造血祖细胞,促进其增殖和分化,其重要作用是刺激粒细胞、单核巨噬细胞成熟,促进成熟细胞向外周血释放,并能促进巨噬细胞及嗜酸性细胞的多种功能。

【适应证】①预防和治疗肿瘤放疗或化疗后引起的白细胞减少症。②治疗骨髓造血功能障碍及骨髓增生异常综合征。③预防白细胞减少可能潜在的感染并发症。④使感染引起的中性粒细胞减少的恢复加快。

【不良反应】本品的安全性与剂量和给药途径有关。大部分不良反应多属轻到中度,严重的反应罕见。最常见的不良反应为发热、寒战、恶心、呼吸困难、腹泻，一般的常规对症处理便可使之缓解；其次有皮疹、胸痛、骨痛和腹泻等。据国外报道，低血压和低氧综合征在首次给药时可能出现，但以后给药则无此现象。不良反应发生多与静脉推注和快速滴注及剂量大于 32μg/(kg·d)有关。

【禁忌】对本品或制剂中任何成分有过敏史、自身免疫性血小板减少性紫癜患者禁用。

【孕妇及哺乳期妇女用药】孕妇及哺乳期妇女使用本品的安全性尚未建立，应慎重使用。

【儿童用药】慎用。

【老年用药】观察患者的状态，注意用量和时间间隔，慎重给药。

【用法用量】治疗骨髓增生异常综合征/再生障碍性贫血：按体重 3μg/(kg·d)，皮下注射，需 2～4 日才观察到白细胞增高的最初效应，以后调节剂量使白细胞计数维持在所期望水平，通常 <10000/μl。

【制剂】①重组人粒细胞巨噬细胞刺激因子注射液；②注射用重组人粒细胞巨噬细胞刺激因子

4. 重组人白细胞介素-11 Recombinant Human Interleukin-11

本品是一种淋巴因子，可使细胞毒性 T 细胞、自然杀伤细胞和淋巴因子活化的杀伤细胞增殖，并使其杀伤活性增强，还可以促进淋巴细胞分泌抗体和干扰素，具有促进机体免疫反应等作用。

【适应证】①用于肾细胞癌、黑色素瘤、乳腺癌、膀胱癌、肝癌、直肠癌、淋巴癌、肺癌等恶性肿瘤的治疗，用于癌性胸腹水的控制，也可以用于淋巴因子激活的杀伤细胞的培养。②用于手术、放疗及化疗后的肿瘤患者的治疗，可增强机体免疫功能。③用于先天或后天免疫缺陷症的治疗，提高患者细胞免疫功能和抗感染能力。④各种自身免疫病的治疗：如类风湿关节炎、系统性红斑狼疮、干燥综合征等。⑤对某些病毒性、细菌性疾病、胞内寄生菌感染性疾病如乙型肝炎、麻风病、肺结核、白色念珠菌感染等具有一定的治疗作用。⑥用于再生障碍性贫血时的血小板减少。

【不良反应】①常见发热、寒战，与用药剂量有关，一般是一过性发热(38℃左右)，亦可有寒战、高热，停药后 3～4 小时体温多可自行恢复到正常。个别患者可出现恶心、呕吐、类感冒症状。②皮下注射局部可出现红肿、硬结、疼痛，停药后可自行恢复。③使用较大剂量时，可引起毛细血管渗漏综合征，表现为低血压、末梢水肿、暂时性肾功能不全等。使用本品应严格掌握安全剂量，出现上述反应可对症治疗。

【禁忌】同类产品国外曾发生严重过敏反应。因此，对本品及本品中其他成分过敏者禁用，对血液制品及大肠埃希菌表达的其他生物制剂有过敏史者禁用。

【孕妇及哺乳期妇女用药】妊娠妇女当使用本品的有利因素超过胎儿可能承担的风险时，才可应用。本品对乳儿有潜在的不良反应，哺乳期妇女使用本品应停止哺乳。

【儿童用药】18 岁以下儿童用药的安全性和药效尚未得到确证。

【老年用药】老年患者慎用。

【用法用量】本品应在临床医师指导下使用。

①静脉滴注：一次 10 万～80 万 IU，加入到 50ml 氯化钠注射液中，静脉滴注 2～3 小时，一日一次，4～6 周为一疗程。

②皮下注射：一次 50 万～100 万 IU，用 2ml 氯化钠注射液溶解，皮下注射，一周 2～3 次，6 周为一疗程。

【制剂】①重组人白细胞介素-11 注射液；②注射用重组人白细胞介素-11

5. 庚酸睾酮 Testosterone Enanthate

本品为激素类药，作用与蛋白同化作用相当，促进蛋白质合成，抑制蛋白质分解，促进肌肉增长，增加体重，刺激骨髓红细胞增生，对勃起组织具有直接作用。

【适应证】适用于男性性功能不全、性器官发育不良、不育症、隐睾症和无睾症等。也可用于女性功能性子宫出血、更年期综合征、乳腺癌及性器官癌；肝硬化、再生障碍性贫血、骨质疏松症等消耗性疾病。

【不良反应】大剂量或长期使用，可引起痤疮、多毛现象。多数睾酮衍生物，均能干扰肝内毛细胆管的排泄功能，引起淤积性黄疸，肝功能异常。可致水钠潴留和水肿。妇女用后可有男性化症状。

【禁忌】对本品过敏、前列腺增生、前列腺癌患者禁用。

【孕妇及哺乳期妇女用药】禁用。

【儿童用药】儿童应用可严重影响生长发育，不宜使用。

【老年用药】慎用。

【用法用量】肌内注射。治疗再生障碍性贫血：一次 100～400mg，开始隔日一次，以后一周一次。

【制剂】庚酸睾酮注射液

6. 抗人 T 细胞免疫球蛋白 Anti-human T Lymphocyte Porcine Immunoglobulin

本品是一种高效价兔抗人 T 淋巴细胞免疫球蛋白制剂，具有免疫抑制活性，对 T 淋巴免疫细胞有特异的免疫排斥反应。

【适应证】主要用于临床器官移植的免疫排斥预防及治疗，骨髓移植的移植物抗宿主反应的预防，以及再生障碍性贫血等病的治疗。自身免疫性溶血性贫血、原发性血小板减少性紫癜及自身免疫病也可使用。

【不良反应】注射本品后由于 T 淋巴细胞的破坏，如有体温轻度上升、寒战等属正常现象，短期内自行消退。多次使用后可能发生荨麻疹、血清病，甚至过敏性休克，应停止使用。两次注射间隔尽可能不超过 4～5 日，以降低变态反应发生的可能性。如发生过敏性休克，立即按临床过敏性休克诊疗常规处理。发生血清病，一般 3～5 日可自愈。可按临床血清病诊疗常规处理。

【禁忌】对异种蛋白过敏、严重病毒感染、寄生虫感染、全身性霉菌感染，免疫功能减退、恶性肿瘤、免疫功能减退、其他细胞免疫功能极度减退、血小板严重缺乏(如血小板小于50000/mm^3)的患者禁用。

【孕妇及哺乳期妇女用药】禁用。

【老年用药】应慎用,在医护人员的严密监视下进行。

【用法用量】①将本品稀释于250~500ml氯化钠注射液中(幼儿酌减稀释用的氯化钠注射液量),静脉滴注。开始速度每分钟5~10滴,如10分钟后无反应,再逐渐加速,全量在1~2小时内输完。②一般按体重注射20~30mg/kg共5次,每次间隔2~3日,需要时可每日注射。

【制剂】①抗人T细胞猪免疫球蛋白;②抗人T细胞兔免疫球蛋白

附:用于贫血的其他西药

1. 硫酸锌 Zinc Sulfate

【适应证】用于锌缺乏引起的食欲不振、贫血、生长发育迟缓、营养性侏儒及肠病性肢端皮炎等;也可用于异食癖,类风湿关节炎,间歇性跛行,痤疮,慢性溃疡等的辅助治疗。

2. 枸橼酸锌 Zinc Citrate

【适应证】用于锌缺乏引起的食欲不振、贫血、生长发育迟缓、营养性侏儒及肠病性肢端皮炎等,也可用于类风湿关节炎等的治疗。

3. 利可君 Leucogen

见本章“81. 白细板减少和粒细胞缺乏症”。

4. 复方硫酸亚铁叶酸片 Compound Ferrous Sulfate And Folic Acid Tables

【适应证】本品为复方制剂,含硫酸亚铁、叶酸、干酵母、当归、黄芪、白术等。主要用于缺铁性贫血。

5. 复方硫酸亚铁颗粒 Compound Ferrous Sufate Granules

【适应证】用于防治小儿缺铁性贫血,也可用于孕妇、哺乳期妇女和月经过多妇女的缺铁性贫血。

6. 复方三维亚铁口服溶液 Compound Trivitamins and Ferrous Oral Solution

【适应证】用于慢性失血、妊娠、儿童发育期等引起的缺铁性贫血。

7. 二维亚铁颗粒 Compound Ferrous Fumarate and Vitamin B Granules

【适应证】用于各种原因引起的缺铁性贫血。

8. 富马酸亚铁多库酯钠胶囊 Ferrous Eumanate and Docusate Sadium Capsules

【适应证】用于各种原因引起的慢性失血、营养不良,妊娠、儿童发育期等引起的缺铁性贫血,尤适用于因服铁剂而产生便秘者。

9. 枸橼酸铁铵维 B$_1$ 糖浆 Compound Ferric Ammonium Citrate Syrup

【适应证】用于各种原因引起的缺铁性贫血,如慢性失血、营养不良、妊娠、儿童发育期等。

10. 维铁缓释片 Ferrous Sulfate and Vitamin Complex Sustained-release Tablets

【适应证】用于明确原因的缺铁性贫血及B族维生素的补充。

11. 铁铵锌铜维 B$_1$ 糖浆 Ferric, Ammonium, Zinc, Cupric and Vitamin B$_1$ Syrup

【适应证】用于各种原因如慢性失血、营养不良、儿童发育期等引起的缺铁性贫血。

12. 甘露聚糖肽胶囊(口服溶液) Mannatide Capsules

见本章“82. 血小板减少症”。

13. 注射用脱氧核苷酸钠 Sodium Deoxyribonucleotide for Injection

【适应证】用于急、慢性肝炎,白细胞减少症,血小板减少症及再生障碍性贫血等的辅助治疗。

14. 维生素 E Vitamin E

见第二章“19. 高脂血症”。

15. 抗胸腺细胞球蛋白 Lymphocyte Immune Globulin

【适应证】本品为免疫抑制剂。用于减轻肾移植患者的同种移植排斥反应。也用于不宜接受骨髓移植的中至重度再生障碍性贫血。

16. 十一酸睾酮 Testosterone Undecanoate

见第五章“76. 阳痿”。

17. 司坦唑醇 Stanozolol

【适应证】本品为蛋白同化类固醇类药,用于遗传性血管神经性水肿的预防和治疗;严重创伤、慢性感染、营养不良等消耗性疾病;也用于再生障碍性贫血等难治性贫血的治疗。

18. 葵酸诺龙 Nandrolone Decanoate

【适应证】本品主要用于严重创伤、慢性感染、营养不良等慢性消耗性疾病和各种难治性贫血。

19. 短棒杆菌 Corynebacterium Parvum

【适应证】主要用于癌性胸水,结合手术治疗早、中期肺癌等。对牛皮癣(银屑病)、再生障碍性贫血、女阴白斑、感染性哮喘等也有一定疗效。

20. 脐带血

【适应证】脐带血中的造血干细胞可以用来治疗多种血液系统疾病和免疫系统疾病,包括血液系统恶性肿瘤(如急性白血病、慢性白血病、多发性骨髓瘤、骨髓异常增生综合征、淋巴瘤等)、血红蛋白病(如珠蛋白生成障碍性贫血)、骨髓造血功能衰竭(如再生障碍性贫血)、先天性代谢性疾病、先天性免疫缺陷疾病、自身免疫性疾病、某些实体肿瘤(如小细胞肺癌、神经母细胞瘤、卵巢癌,进行性肌营养不良等)。

二、中药

1. 生血宁片

【处方组成】蚕砂提取物

【功能主治】益气补血。用于缺铁性贫血属气血两虚证者,症见面部、肌肤萎黄或苍白,神疲乏力,眩晕耳鸣,心悸气短,舌淡或胖,脉弱等。主要用于治疗因铁摄入不足、铁需求量增加、铁吸收不良、慢性失血、手术后失血、慢性肾病、肿瘤等引起的缺铁性贫血。

【用法用量】轻度缺铁性贫血患者,一日 2 次,一次 2 片:中、重度患者,一日 3 次,一次 2 片:儿童患者,一日 3 次,一次 1 片。30 天为一疗程。

2. 阿胶三宝膏

【处方组成】阿胶、大枣、黄芪

【功能主治】补气血,健脾胃。用于气血两亏、脾胃虚弱所致的心悸,气短,崩漏,浮肿,食少。

【用法用量】开水冲服。一次 10g,一日 2 次。

3. 益气养血口服液

【处方组成】人参、黄芪、党参、麦冬、当归、炒白术、地黄、制何首乌、五味子、陈皮、地骨皮、鹿茸、淫羊藿

【功能主治】益气养血。用于气血不足所致的气短心悸,面色不华,体虚乏力。

【用法用量】口服。一次 15~20ml,一日 3 次。

4. 养血饮口服液

见第二章“26. 低血压”。

5. 阿胶补血膏(颗粒、口服液)

见第一章“3. 咳嗽”。

6. 生血丸

【处方组成】鹿茸、黄柏、山药、炒白术、桑枝、炒白扁豆、稻芽、紫河车

【功能主治】补肾健脾,填精养血。用于脾肾虚弱所致的面黄肌瘦、体倦乏力、眩晕、食少、便溏;放、化疗后全血细胞减少及再生障碍性贫血见上述证候者。

【用法用量】口服。一次 5g,一日 3 次;小儿酌减。

【使用注意】阴虚内热,舌质红、少苔者慎用。

7. 生血片

【处方组成】胎盘、阿胶、海螵蛸、肉桂、绿矾

【功能主治】补气助阳,益精生血。用于缺铁性贫血。

【用法用量】口服。一次 4~5 片,一日 2~3 次。

8. 生血宝颗粒(合剂)

【处方组成】制何首乌、女贞子、桑葚、墨旱莲、白芍、黄芪、狗脊

【功能主治】滋补肝肾,益气生血。用于肝肾不足、气血两虚所致的神疲乏力,腰膝酸软,头晕耳鸣,心悸,气短,失眠,咽干,纳差食少;放、化疗所致的白细胞减少,缺铁性贫血见上述证候者。

【用法用量】开水冲服。一次 8g,一日 2~3 次。

9. 复方阿胶浆(胶囊、颗粒)

【处方组成】阿胶、人参、熟地黄、党参、山楂

【功能主治】补气养血。用于气血两虚,头晕目眩,心悸失眠,食欲不振及白细胞减少症和贫血。

【用法用量】口服。一次 20ml,一日 3 次。

10. 健脾生血片(颗粒)

【处方组成】党参、茯苓、炒白术、甘草、黄芪、山药、炒鸡内金、醋龟甲、山麦冬、醋南五味子、龙骨、煅牡蛎、大枣、硫酸亚铁

【功能主治】健脾和胃,养血安神。用于脾胃虚弱及心脾两虚所致的血虚证,症见面色萎黄或㿠白,食少纳呆,脘腹胀闷,大便不调,烦躁多汗,倦怠乏力,舌胖色淡,苔薄白,脉细弱;缺铁性贫血见上述证候者。

【用法用量】片剂,饭后口服,一岁以内一次 0.5 片;1~3 岁一次 1 片;3~5 岁一次 1.5 片;5~12 岁一次 2 片;成人一次 3 片;一日 3 次,或遵医嘱,4 周为一疗程。

11. 升血颗粒(升血灵颗粒)

【处方组成】皂矾、黄芪、山楂、新阿胶、大枣

【功能主治】补气养血。用于气血两虚所致的面色㿠白、眩晕、心悸、神疲乏力、气短;缺铁性贫血见上述证候者。

【用法用量】口服。小儿周岁内一次 5g,1~3 岁一次 10g,3 岁以上及成人一次 15g,一日 3 次。

12. 新血宝胶囊

【处方组成】鸡血藤、黄芪、大枣、当归、白术、陈皮、硫酸亚铁

【功能主治】补血益气,健脾和胃。用于缺铁性贫血所致的气血两虚证。

【用法用量】口服。一次 2 粒,一日 3 次。10~20 天为一疗程。

【使用注意】饭后服;忌与茶、咖啡及含鞣酸类药物合用。

13. 当归补血口服液(丸)

【处方组成】当归、黄芪

【功能主治】补养气血。用于气血两虚证。

【用法用量】口服液一次 10ml,一日 2 次。

14. 益血生胶囊(片)

【处方组成】阿胶、龟甲胶、鹿角胶、鹿血、牛髓、紫河车、鹿茸、茯苓、黄芪(蜜制)、白芍、当归、党参、熟地黄、白术(麸炒)、制何首乌、大枣、炒山楂、炒麦芽、炒鸡内金、知母(盐制)、大黄(酒制)、花生衣

【功能主治】健脾补肾,生血填精。用于脾肾两虚,精血不足所致的面色无华,眩晕气短,体倦乏力,腰膝酸软;缺铁性贫血,慢性再生障碍性贫血见上述证候者。

【用法用量】口服。一次 4 粒,一日 3 次,儿童酌减。

15. 复方皂矾丸(片、胶囊)

【处方组成】皂矾、西洋参、海马、肉桂、大枣(去核)、核桃仁

【功能主治】温肾健髓,益气养阴,生血止血。用于再生障碍性贫血,白细胞减少症,血小板减少症,骨髓增生异常综合征及放疗和化疗引起的骨髓损伤,白细胞减少属肾阳不足、气血两虚证者。

【用法用量】口服。一次 7~9 丸,一日 3 次,饭后即服。

【使用注意】本品含活血通经之品,孕妇禁用。

16. 驴胶补血颗粒

见第二章“26. 低血压”。

17. 山东阿胶膏

【处方组成】阿胶、黄芪、枸杞子、白芍、党参、白术、甘草

【功能主治】补益气血,润燥。用于气血两虚所致的虚劳咳嗽,吐血,妇女崩漏,胎动不安。

【用法用量】开水冲服。一次 20 ~25g,一日 3 次

18. 益中生血片(胶囊)

【处方组成】党参、山药、薏苡仁(炒)、陈皮、法半夏、草豆蔻、大枣、绿矾、甘草

【功能主治】健脾和胃,益气生血。用于脾胃虚弱、气血两虚所致的面色萎黄,头晕,纳差,心悸气短,食后腹胀,神疲倦怠,失眠健忘,大便溏泻,舌淡或有齿痕,脉细弱;缺铁性贫血见上述证候者。

【用法用量】片剂口服,一次 6 片,一日 3 次,饭后服用。

19. 益气维血颗粒

【处方组成】猪血提取物、黄芪、大枣

【功能主治】补血益气。用于气血两虚所致的面色萎黄或苍白,眩晕,神疲乏力,少气懒言,自汗,唇舌色淡,脉细弱;缺铁性贫血见上述证候者。

【用法用量】口服。成人一日 3 次,一次 10g;儿童一日 2 次,一次 10g;3 岁以下儿童一日 2 次,一次 5g,或遵医嘱。

20. 阿胶益寿晶(口服液)

【处方组成】黄芪(蜜炙)、人参、阿胶、熟地黄、制何首乌、陈皮、木香、甘草

【功能主治】补气养血,用于气血双亏所致的早衰,四肢无力,腰膝酸软,面黄肌瘦,健忘失眠,妇女产后诸虚证。

【用法用量】开水冲服,一次 10g,一日 1 ~2 次。

21. 十全大补口服液(丸)

【处方组成】党参、白术(炒)、茯苓、炙甘草、当归、川芎、白芍(酒炒)、熟地黄、炙黄芪、肉桂

【功能主治】温补气血。用于气血两虚,面色苍白,气短心悸,头晕自汗,体倦乏力,四肢不温,月经量多。

【用法用量】口服液口服,一次 1 瓶,一日 2 ~3 次。

22. 再造生血片(胶囊)

【处方组成】菟丝子(酒制)、红参、鸡血藤、阿胶、当归、女贞子、黄芪、益母草、熟地黄、白芍、制何首乌、淫羊藿、黄精(酒制)、鹿茸(去毛)、党参、麦冬、仙鹤草、白术(炒)、补骨脂(盐制)、枸杞子、墨旱莲

【功能主治】补肝益肾,补气养血。用于肝肾不足,气血两虚所致的血虚虚劳,症见心悸气短,头晕目眩,倦怠乏力,腰膝酸软,面色苍白,唇甲色淡,或伴出血;再生障碍性贫血、缺铁性贫血见上述证候者。

【用法用量】口服。一次 5 片,一日 3 次。

23. 养血安神丸(片、糖浆、颗粒)

【处方组成】首乌藤、鸡血藤、熟地黄、生地黄、合欢皮、墨旱莲、仙鹤草

【功能主治】滋阴养血,宁心安神。用于阴虚血少所致的头眩心悸、失眠健忘。

【用法用量】丸剂口服,一次 6g,一日 3 次。

24. 阿归养血颗粒(糖浆、胶囊、口服液)

【处方组成】当归,党参,白芍,甘草(蜜炙),茯苓,黄芪,熟地黄,川芎,阿胶

【功能主治】补养气血。用于气血亏虚,面色萎黄,头晕乏力,月经量少色淡。

【用法用量】口服。一次 1 袋,一日 3 次。

25. 阿胶胶囊(颗粒、泡腾颗粒、口服液)

【处方组成】阿胶

【功能主治】补血滋阴,润燥,止血。用于血虚萎黄,眩晕心悸,肌萎无力,心烦不眠,虚风内动,肺燥咳嗽,劳嗽咯血,吐血尿血,便血崩漏,妊娠胎漏。

【用法用量】胶囊口服,一次 3 ~9 粒,一日 2 次。

附:用于贫血的其他中药

1. 生脉饮(胶囊、颗粒、注射液)

见第一章“14. 肺源性心脏病”。

2. 精乌胶囊(颗粒)

【功能主治】补肝肾,益精血。用于肝肾亏虚所致的失眠多梦,耳鸣健忘,须发早白。

3. 消疲灵颗粒

见第二章“21. 心律失常”。

4. 益气养元颗粒

见第十二章“140. 月经失调”。

5. 薯蓣丸

见第十二章“143. 闭经”。

6. 八珍丸(颗粒、胶囊)

见第十二章“140. 月经失调”。

7. 人参养荣丸

【功能主治】温补气血。用于心脾不足,气血两亏,形瘦神疲,食少便溏,病后虚弱。

8. 归芍地黄丸

见第九章“104. 头晕”。

9. 参茸阿胶

【功能主治】补益气血。用于气血两虚所致的头晕、神疲体倦、月经不调。

10. 升气养元糖浆

【功能主治】益气、健脾、养血。用于气血不足、脾胃虚弱所致的面色萎黄、四肢乏力。

11. 龟甲胶颗粒

【功能主治】滋阴,养血,止血。用于阴虚潮热,骨蒸盗汗,腰膝酸软,血虚萎黄,崩漏带下。

12. 益血晶颗粒

【功能主治】益气补血。用于缺铁性贫血属轻、中度者,中

医辨证为气血两虚证，症见面色苍白或面色萎黄，神疲乏力，面浮足肿，胸闷不舒，眩晕，耳鸣，自汗，心悸，失眠，气短懒言等。

13. 维血康糖浆（颗粒）

【功能主治】补肾健脾，补血养阴。适用于脾肾不足，精血亏虚，面色萎黄，眩晕耳鸣，腰膝酸软，倦怠体瘦；营养性贫血、缺铁性贫血属上述证候者。

14. 肝精补血素口服液

见第九章“114. 神经衰竭”。

15. 强力蜂乳浆胶丸

见第九章“114. 神经衰竭”。

16. 复方红衣补血口服液

【功能主治】补血，益气，健脾。用于缺铁性贫血的辅助治疗。

17. 螺旋藻胶囊（片）

【功能主治】益气养血，化痰降浊。用于气血亏虚，痰浊内蕴，面色萎黄，头晕头昏，四肢倦怠，食欲不振；病后体虚，贫血，营养不良属上述证候者。

18. 潞党参膏滋

见第三章“31. 胃炎”。

19. 归参补血片

【功能主治】温补脾肾，益气荣血。用于脾肾两虚引起的虚劳贫血，缺铁性贫血，面色苍白，体弱肢冷，心悸。

20. 健脾补血片（颗粒）

【功能主治】补血，益气，健脾和胃，消积。用于脾虚血少所致的面黄肌瘦，食少体倦及营养性、缺铁性贫血。

21. 灵芝桂圆酒

【功能主治】滋补强壮，温补气血，健脾益肺，保肝护肾。用于身体瘦弱，产后虚弱，贫血，须发早白的辅助治疗。

22. 六味枸杞口服液

【功能主治】补“旅送”（体质），益气养血。用于缺铁性贫血所致的身体虚弱，面色萎黄，头晕眼花，心悸失眠。

23. 归芪口服液（颗粒）

【功能主治】补气生血。用于气血两虚引起的贫血症。

24. 归芪养血糖浆（口服液）

见第十二章“140. 月经失调”。

25. 血速升颗粒

【功能主治】益气温阳，养血活血。用于气血亏虚引起的贫血及各种失血性疾病。

26. 桃芪生血胶囊

【功能主治】益气生血，健脾补肾。用于气血不足，脾肾虚损证，症见面色萎黄，头晕目眩，腰膝酸软；缺铁性贫血见上述证候者。

27. 养血口服液

【功能主治】补血益气，健脾和胃。用于缺铁性贫血的辅助用药。

28. 绿茸益血胶囊

【功能主治】健脾，益肾，补血。用于缺铁性贫血，症见面色萎黄，眩晕耳鸣，失眠健忘，食欲不振，疲乏无力，肢体麻木。

29. 惠血生胶囊（片）

【功能主治】补益气血，化瘀生新。用于气血两虚，瘀血阻滞所致的贫血。

30. 熟三七片（丸、散）

【功能主治】补血和血。用于贫血，失血虚弱，月经不调。

31. 当归益血膏

【功能主治】滋补气血。用于贫血，头晕，心悸健忘，妇女月经不调，产后血虚、体弱。

32. 强骨生血口服液

【功能主治】益气生血，滋补肝肾，填髓壮骨。用于气血不足，肝肾亏虚，面色萎黄，筋骨萎软；缺铁性贫血、小儿佝偻病、妇女妊娠缺钙、骨质疏松见上述证候者。

33. 当归调经颗粒

【功能主治】补血助气，调经。用于贫血衰弱，病后、产后血虚及月经不调，痛经。

34. 阿胶当归合剂

【功能主治】补养气血。用于气血亏虚所致贫血，产后血虚，体弱，月经不调。

35. 安神糖浆

【功能主治】养血安神。用于贫血体虚，头昏，失眠，腰酸，四肢疲乏。

36. 参芪首乌补汁

【功能主治】补气养血，益肝肾。用于气血不足，肝、肾亏损贫血，神经衰弱，产后血亏。

37. 养血当归胶囊

见第十二章“140. 月经失调”。

38. 壮血药酒

【功能主治】补气血，通经络，壮筋骨，健脾胃。用于贫血，病后体质虚弱，腰膝酸痛，妇女带下，月经不调。

39. 补血当归精

【功能主治】滋补气血。用于头晕，身体衰弱，妇女月经不调，产后血虚体弱，贫血。

40. 肝肾康糖浆

【功能主治】滋补肝肾，调气益血，收敛精气。用于贫血，黄瘦，须发早白。

41. 复方阿胶补血颗粒

【功能主治】补气养血。用于气血两虚所致的倦怠乏力，面色无华，头晕目眩，失眠多梦，心悸气短，以及缺铁性贫血见上述证候者。

42. 血复生胶囊

见第七章“94. 汗症”。

43. 石榴补血糖浆

【功能主治】补血气。用于气血虚引起的气短，头晕，心悸，健忘等。

44. 血宝片

见本章“81. 白细胞减少和粒细胞缺乏症”。

45. 和血片

【功能主治】健脾燥湿,补气生血。用于脾胃虚弱,气血不足,面色萎黄,心悸乏力;缺铁性贫血见上述证候者。

46. 姜竭补血合剂

【功能主治】补脾生血,祛瘀生新。用于脾虚血瘀所致贫血,放、化疗及其他原因造成的白细胞减少症,以及肿瘤患者在放、化疗过程中辅助治疗作用。

47. 妇科养荣胶囊

见第十二章“147. 不孕症”。

48. 地榆升白片(胶囊)

见本章“81. 白细胞减少和粒细胞缺乏症”。

49. 慈航片(丸、胶囊)

见第三章“44. 腹痛”。

50. 肾元胶囊

见第四章“64. 肾炎”。

81. 白细胞减少和粒细胞缺乏症

〔基本概述〕

当外周血白细胞计数低于 $4\times10^9/L$ 时称为白细胞减少。由于白细胞主要由中性粒细胞组成(50% ~70%),所以白细胞减少大多数情况下是因为中性粒细胞减少所致。当中性粒细胞绝对计数低于 $2.0\times10^9/L$,称为粒细胞减少;低于 $0.5\times10^9/L$,称为粒细胞缺乏症,为重症粒细胞减少症,极容易发生严重的难以控制的感染。

白细胞减少病因分为先天性和获得性两种。前者主要为先天性疾病,多在婴幼儿发病,常伴有其他多系统症状;后者的常见诱因有放射线和化学物质、药物引起的损伤、免疫介导的骨髓损伤、骨髓被异常细胞浸润、粒细胞成熟障碍、严重感染等。

白细胞减少多继发于全身性疾病,临床表现以原发疾病为主,多数白细胞减少者病程短暂呈自限性。粒细胞缺乏症与一般白细胞减少表现完全不同,几乎均可发生严重感染,起病急骤,临床主要表现为突发畏寒高热,周身不适,肺、泌尿系、口咽部和皮肤是最常见的感染部位。

白细胞减少症在中医学无此病名,据其主症主要有乏力、头晕、心悸、易外感发热等,归属于中医学“气血虚”、“虚劳”、“温病”、“诸虚不足”等范畴。

〔治疗原则〕

(1)首先要治疗原发病,停止使用或接触对造血系统有害的药物、气体及射线等。

(2)提高粒细胞药物

①重组人粒细胞集落刺激因子和重组人粒细胞-巨噬细胞集落刺激因子等。

②免疫抑制剂:糖皮质激素和环孢素 A。

③升白细胞药物:利血升(利可君)、维生素 B_6、脱氧核苷酸等。

(3)异基因骨髓移植。

(4)脾摘除术:一般仅用于确诊为脾功能亢进及 Felty 综合征患者。

〔用药精选〕

一、西药

1. 重组人粒细胞刺激因子 Recombinant Human Granulocyte Colony-Stimulating Factor

见本章“80. 贫血”。

2. 重组人粒细胞巨噬细胞刺激因子 Recombinant Human Granulocyte Macrophage Stimulating Factor

见本章“80. 贫血”。

3. 利可君 Leucogen

本品为促进白细胞增生药,半胱氨酸的衍生物,具有促进骨髓内粒细胞生长和成熟作用,刺激白细胞及血小板增生。

【适应证】用于预防、治疗白细胞减少症,治疗再生障碍性贫血及血小板减少症,用于预防和治疗放射性照射、化学药物所引起的白细胞减少等病症,特别是与放射线疗法或抗癌药物并用,则有优越的临床效果。

【禁忌】对本品过敏者禁用。

【用法用量】口服。成人一次 20mg,一日 3 次;小儿一次 10mg,一日 2 ~3 次。

【制剂】利可君片

4. 鲨肝醇 Batilol

本品为 α-正十八碳甘油醚,为动物体内固有的促进白细胞增生药。在骨髓造血组织中含量较多,可能是体内造血因子之一。有促进白细胞增生及抗放射线的作用,还可对抗由于苯中毒和细胞毒类药物引起的造血系统抑制。

【适应证】①用于治疗各种原因引起的白细胞减少症,如放射线、抗肿瘤药物、有机溶剂等所致的白细胞减少症。②用于治疗不明原因所致的白细胞减少症。一般以近期疗效较好。

【不良反应】治疗剂量偶见口干、肠鸣音亢进。

【禁忌】对本品过敏者禁用。

【孕妇及哺乳期妇女用药】孕妇及哺乳期妇女可应用本品。

【儿童用药】儿童可应用本品。

【老年用药】老年患者可应用本品。

【用法用量】口服。①成人一日 50 ~150mg,分 3 次服,4 ~6 周为一疗程。预防量:一次 25mg,一日 2 次。②儿童按体重一次 1～2mg/kg，一日 3 次。

【制剂】鲨肝醇片

5. 维生素 B_4 Vitamin B_4

维生素 B_4 为升白细胞药，是核酸的组成部分，在体内参与 RNA 和 DNA 合成，当白细胞缺乏时，它能促进白细胞增生。

【适应证】用于防治各种原因引起的白细胞减少症、急性粒细胞减少症，尤其是对肿瘤化学和放射治疗及苯中毒等引起的白细胞减少症。

【孕妇及哺乳期妇女用药】慎用。

【用法用量】①口服。成人：一次 10-20mg，一日 3 次。小儿：一次 5-10mg，一日 2 次。②肌内注射或静脉注射：一日20～30mg。

【制剂】①维生素 B_4 片；②注射用维生素 B_4

6. 辅酶 A CoenzymeA

辅酶 A 对糖、脂肪及蛋白质的代谢起重要作用，其中对脂肪代谢的促进作用更加重要。本品能激活体内的物质代谢，加强物质在体内的氧化并供给能量。

【适应证】用于白细胞减少症、原发性血小板减少性紫癜及功能性低热的辅助治疗。

【禁忌】对本品过敏、急性心肌梗死患者禁用。

【用法用量】①静脉滴注：一次 50～200 单位，一日 50～400 单位，临用前用 5% 葡萄糖注射液 500ml 溶解后静脉滴注。②肌内注射：一次 50～200 单位，一日 50～400 单位，临用前用氯化钠注射液 2ml 溶解后注射。

【制剂】注射用辅酶

7. 脱氧核苷酸钠 Sodium Deoxyribonucleotide

本品为促进白细胞增生药，是一种具有遗传特性的化学物质，与蛋白质相结合成核蛋白，为生物体的基本物质。

【适应证】主要用于治疗急性白细胞减少症，对慢性白细胞减少症、再生障碍性贫血等也有一定疗效。

【不良反应】偶有一过性血压下降。

【禁忌】对本品过敏者禁用。

【用法用量】①口服：一次 60mg，一日 3 次。

②肌内注射：一次 50～100mg，一日一次。

③静脉滴注：一次 50～150mg，一日一次，30 日为一疗程。本品加入到 250ml 的 5% 葡萄糖注射液中，缓慢滴注(2ml/min)。

【制剂】①脱氧核苷酸钠片(注射液)；②注射用脱氧核苷酸钠

8. 氨肽素 Ampeptide Elemente

本品为促进白细胞增生药，是从动物脏器提取的活性物质，含有多种氨基酸、肽类和微量金属元素，能增强机体的代谢，促进血细胞的增殖、分化、成熟与释放，对提升白细胞和血小板均有较好的作用。

【适应证】用于原发性血小板减少性紫癜、再生障碍性贫血、白细胞减少症、过敏性紫癜。亦可用于银屑病。

【不良反应】个别患者服用后有腹部不适。

【禁忌】对本品过敏者禁用。

【用法用量】口服。一次 1g，一日 3 次。儿童用药酌减或遵医嘱。

【制剂】氨肽素片：0.2g

9. 腺嘌呤 Adenine

本品是合成的核酸前体物，也是体内的一种辅酶，在体内参与 RNA 和 DNA 合成，具有刺激白细胞增生的作用。但应考虑是否有促进肿瘤发展的可能性，权衡利弊后选用。

【适应证】用于防治各种原因引起的白细胞减少症、急性粒细胞减少症，尤其是对肿瘤化学和放射治疗及苯中毒等引起的白细胞减少症。

【不良反应】推荐剂量下未见明显不良反应。

【用法用量】口服。成人一次 10～20mg，一日 3 次。儿童一次 5-10mg，一日 2 次。

肌内注射或静脉注射：一日 20～30mg。

【制剂】腺嘌呤片；注射用腺嘌呤

10. 小檗胺 Berbamine

本品为促进白细胞增生药。具有刺激骨髓细胞增殖作用，能提高造血干细胞集落因子的含量，促进骨髓造血干细胞和粒细胞的增殖，并向粒细胞分化。此外，本品还具有增强机体免疫力，抗结核，扩张血管，抗心肌缺氧、缺血，抗心律失常等作用。

【适应证】用于各种原因引起的白细胞减少症。预防癌症放、化疗后白细胞减少。亦可用于硅沉着病(矽肺)、苯中毒、血小板减少症。

【不良反应】少数患者服药后出现头痛、无力、便秘、口干并伴有阵发性腹痛、腹胀等症状，但继续服药均能耐受，服药一周后不适症状可自行减轻可消失。偶见心慌，咳喘。

【禁忌】对本品过敏、溶血性贫血、葡萄糖-6-磷酸脱氢酶缺乏的儿童(可致溶血性贫血而致黄疸)患者禁用。

【孕妇及哺乳期妇女用药】请严格遵医嘱。妊娠及哺乳期妇女慎用，尤其是妊娠早期妇女。

【儿童用药】请严格遵医嘱。

【老年用药】请严格遵医嘱。

【用法用量】口服。一次 112mg，一日 3 次，或遵医嘱。

【制剂】盐酸小檗胺片

附：用于白细胞减少和粒细胞缺乏症的其他西药

1. 维生素 B_6 Vitamin B_6

见第三章“46. 呕吐”。

2. 硫普罗宁 Tiopronin

见第三章“49. 肝炎”。

3. 肌苷 Inosine

见第二章“22. 心肌炎”。

4. 苦参素 Marine

见第三章“49. 肝炎”。

5. 雌二醇 Estradiol

见第十二章“158. 更年期综合征”。

6. 甘露聚糖肽胶囊(口服溶液) Mannatide Capsules

见本章“82. 血小板减少症”。

7. 参维灵片 Vitamin B_6 and Ganodema Lucidum Tablets

见第九章“114. 神经衰弱”。

8. 腺苷钴胺片 Cobamamide Tablets

【适应证】用于巨幼细胞贫血、营养不良性贫血、妊娠期贫血、多发性神经炎、神经根炎、三叉神经痛、坐骨神经痛、神经麻痹等。也可用于营养性神经疾患及放射线和药物引起的白细胞减少症的辅助治疗。

9. 咖啡酸片 Caffeic acid Tablets

见本章“82. 血小板减少症”。

10. 注射用去甲斑蝥酸钠 Disodium Norcantharidate For Injection

【适应证】用于肝癌、食管癌、胃和贲门癌、肺癌等及白细胞低下症。亦可作为癌瘤术前用药或用于联合化疗中。

二、中药

1. 生白口服液(合剂、颗粒)

【处方组成】淫羊藿、补骨脂、附子、枸杞子、黄芪等

【功能主治】温肾健脾,补益气血。用于癌症放、化疗引起的白细胞减少属脾肾阳虚,气血不足证者,症见神疲乏力,少气懒言,畏寒肢冷,纳差便溏,腰膝酸软等。

【用法用量】口服。一次 40ml,一日 3 次,用温开水送服。或遵医嘱。

【使用注意】阴虚火旺及有出血倾向者禁用。热毒证禁用。孕妇禁用。

2. 生血丸

见本章“80. 贫血”。

3. 生血宝颗粒(合剂)

见本章“80. 贫血”。

4. 复方阿胶浆(胶囊、颗粒)

见本章“80. 贫血”。

5. 健脾生血片(颗粒)

见本章“80. 贫血”。

6. 升血颗粒(升血灵颗粒)

见本章“80. 贫血”。

7. 新血宝胶囊

见本章“80. 贫血”。

8. 益血生胶囊(片)

见本章“80. 贫血”。

9. 复方扶芳藤合剂(胶囊)

【处方组成】扶芳藤、黄芪、红参

【功能主治】益气补血,健脾养心。用于气血不足,心脾两虚证,症见气短胸闷,少气懒言,神疲乏力,自汗,心悸健忘,失眠多梦,面色不华,纳谷不馨,脘腹胀满,大便溏软,舌淡胖或有齿痕,脉细弱;神经衰弱、白细胞减少症见上述证候者。

【用法用量】口服。合剂一次 15ml,一日 2 次。

10. 紫芝多糖片

【处方组成】紫芝多糖

【功能主治】滋补强壮,养心安神。用于神经衰弱、白细胞和血小板减少症,电离辐射及职业性造血损伤及肿瘤患者放、化疗后白细胞下降。

【用法用量】口服。一次 3 片。饭后服。

11. 升血调元汤(颗粒)

【处方组成】鸡血藤、骨碎补、何首乌、黄芪、麦芽、女贞子、党参、佛手

【功能主治】益气养血,补肾健脾。用于脾肾不足、气血两亏所致的头目眩晕,心悸,气短,神疲乏力,腰膝酸软,夜尿频数;白细胞减少症见上述证候者。

【用法用量】汤口服,一次 25~50ml,一日 2 次。颗粒开水冲服。一次 10~20g(2~4 袋)。一日 2 次。

12. 安多霖胶囊

【处方组成】国家食品药品监督管理局保密方

【功能主治】益气补血,扶正解毒。主治气血两虚证,适用于放、化疗引起的白细胞下降,免疫功能低下,食欲不振,神疲乏力,头晕气短等症。对肿瘤放射治疗中因辐射损伤造成的淋巴细胞微核率增高等有改善作用,可用于辐射损伤。

【用法用量】口服。一次 4 粒,一日 3 次。

13. 地榆升白片(胶囊)

【处方组成】地榆

【功能主治】升高白细胞。用于白细胞减少症,也可用于血小板减少、再生障碍性贫血。

【用法用量】口服。一次 2~4 片,一日 3 次。

14. 芪枣口服液

【处方组成】黄芪、茯苓、鸡血藤干膏、大枣

【功能主治】益气补血,健脾和胃。用于白细胞减少症及病后体虚,肝脏亏损所致的免疫力下降等症。

【用法用量】口服。一次 1~2 支,一日 3 次。

15. 健血颗粒

【处方组成】黄芪、山茱萸(酒炙)、太子参、丹参、白术(麸炒)、茯苓、川芎、枳壳(去瓤麸炒)、甘草(炙)、大枣

【功能主治】益气养血,祛瘀生新。用于放、化疗及接触有机溶剂引起的白细胞减少症,以及原因不明的白细胞减少症。

【用法用量】开水冲服,一次 15g,一日 3 次,或遵医嘱。

16. 补白颗粒

【处方组成】补骨脂、白扁豆、淫羊藿、丹参、柴胡、黑大豆、赤小豆、苦参

【功能主治】健脾温肾。用于慢性白细胞减少症属脾肾不足者。

【用法用量】开水冲服,一次15g,一日3次。

17. 蜂皇胎胶囊

【处方组成】蜂皇幼虫冻干粉

【功能主治】益肝健脾,养血宁神。用于体虚乏力,神经衰弱,失眠多梦,食少纳呆;亦可用于因放射引起的白细胞减少症。

【用法用量】口服。一次2粒,一日2次。

18. 增抗宁片(颗粒、胶囊、口服液)

【处方组成】白芍、黄芪、大枣、甜叶菊

【功能主治】益气健脾,养阴生津,清热,并能提高机体免疫功能。用于化、放疗及不明原因引起的白细胞减少症,青春型痤疮,亦可用于慢性肝炎的治疗。

【用法用量】口服。一次6片,一日4次。

19. 血宝片

【处方组成】熟地黄、当归、漏芦、丹参、党参、鸡血藤、附子、桂枝、枸杞子、仙鹤草、川芎、炙黄芪、补骨脂、制何首乌、虎杖、牛西西、连翘、赤芍、女贞子、牡丹皮、狗脊、刺五加、鹿茸、紫河车、阿胶、白术(炒)、陈皮、人参、水牛角浓缩粉、牛髓

【功能主治】补阴培阳,益肾健脾。用于再生障碍性贫血,白细胞缺乏症,原发性血小板减少症,紫癜。

【用法用量】口服。一次4~5片,一日3次,小儿酌减。

20. 复方皂矾丸(胶囊、片)

见本章“80. 贫血”。

21. 芪胶升白胶囊

【处方组成】大枣、阿胶、血人参、淫羊藿、苦参、黄芪、当归

【功能主治】补血益气。用于气血亏损所引起的头昏眼花,气短乏力,自汗盗汗,以及白细胞减少症见上述证候者。

【用法用量】口服。一次4粒,一日3次,或遵医嘱。

附:用于白细胞减少和粒细胞缺乏症的其他中药

1. 姜竭补血合剂

见本章“80. 贫血”。

2. 解毒降脂胶囊(片)

见第二章“5. 气管炎和支气管炎”。

3. 血复生胶囊

见第七章“94. 汗症”。

4. 艾愈胶囊

【功能主治】补气养血,健脾生津,养阴扶阳。用于癌症放、化疗引起的白细胞减少、精神不振等不良反应的辅助治疗。

5. 芪天扶正胶囊

【功能主治】益气滋阴,补肾培本。与规范方案的抗肿瘤化学药品配合用于非小细胞肺癌属气阴两虚证,可改善患者神疲乏力,少气懒言,口干咽燥,自汗盗汗,面色晄白,或咳嗽咯痰,或纳呆,或痰中带血等症状;减轻由化疗引起的免疫功能低下,以及白细胞下降及恶心、呕吐、脱发等现象,改善患者生活质量。

6. 参丹散结胶囊

【功能主治】理气化痰、活血行瘀。用于治疗乳腺癌,肺癌,胃肠癌等,改善肿瘤患者胸痛,面色晄白,纳谷少馨,少气懒言,气短等症状,合并化疗能明显提高患者的生活质量,提高NK细胞活性,对化疗中的白细胞降低有保护作用。

7. 康艾扶正片(胶囊)

见本章“82. 血小板减少症”。

8. 解毒维康片(胶囊)

【功能主治】清热解毒,补益肝肾。用于白血病热毒壅盛,肝肾不足证及放、化疗引起的血细胞减少等症。

9. 川黄口服液(颗粒)

见第二章“19. 高脂血症”。

10. 注射用黄芪多糖

见第七章“94. 汗症”。

82. 血小板减少症

〔基本概述〕

血小板疾病是由于血小板数量减少(血小板减少症)或功能减退(血小板功能不全)导致止血栓形成不良和出血而引起的疾病。

血小板减少症可能源于血小板产生不足,脾对血小板的阻留,血小板破坏或利用增加及被稀释。无论何种原因所致的严重血小板减少,都可引起典型的出血:多发性瘀斑,最常见于小腿;或在受轻微外伤的部位出现小的散在性瘀斑;黏膜出血(鼻出血,胃肠道和泌尿生殖道和阴道出血)和手术后大量出血。胃肠道大量出血和中枢神经系统内出血可危及生命,然而血小板减少症不会像继发于凝血性疾病(如血友病)那样表现出组织内出血(如深部内脏血肿或关节积血)。

血小板是人体血液中的有形成分之一。形状不规则,比红细胞和白细胞小得多,无细胞核,成年人血液中血小板数量为$100 \sim 300 \times 10^9/L$,它有质膜,没有细胞核结构,一般呈圆形,体积小于红细胞和白细胞。

血小板在长期内被看作是血液中的无功能的细胞碎片。直到1882年意大利医师J. B. 比佐泽罗发现它们在血管损伤后的止血过程中起着重要作用,才首次提出血小板的命名。

血小板具有特定的形态结构和生化组成,在正常血液中有较恒定的数量,血小板正常值为$100 \sim 300 \times 10^9/L$。在止血、伤口愈合、炎症反应、血栓形成及器官移植排斥等生理和病理过程中有重要作用。

血小板是由骨髓造血组织中的巨核细胞产生。一般认为血小板的生成受血液中的血小板生成素调节,但其详细过

程和机制尚不清楚。血小板寿命7～14天，每天约更新总量的1/10，衰老的血小板大多在脾中被清除。

血小板的功能主要是促进止血和加速凝血，同时血小板还有维护毛细血管壁完整性的功能。血小板在止血和凝血过程中，具有形成血栓，堵塞创口，释放与凝血有关的各种因子等功能。在小血管破裂处，血小板聚集成血小板栓，堵住破裂口，并释放肾上腺素，5-羟色胺等具有收缩血管作用的物质，是促进血液凝固的重要因子之一。血小板还有营养和支持毛细血管内皮细胞的作用，使毛细血管的脆性减少。

血小板数量、质量异常可引起出血性疾病。数量减少见于血小板减少性紫癜、脾功能亢进、再生障碍性贫血和白血病等症。数量增多见于原发性血小板增多症、真性红细胞增多症等病症。质量异常可见于血小板无力症。

20世纪60年代以来已确证血小板有吞噬病毒、细菌和其他颗粒物的功能。血小板因能吞噬病毒而引人注目，在血小板内没有核遗传物质，被血小板吞噬的病毒将失去增殖的可能。临床上也见到患病毒性疾病时总出现血小板减少症。因此血小板有可能与皮肤、黏膜和白细胞一样是构成机体对抗病毒的一道防线。

血小板减少的发病原因主要是由可引起骨髓再生障碍或低下的药物造成的。①在一定剂量下易引起骨髓再生障碍或低下的化学物质及药物有苯、二甲苯等；烷化剂：如氮芥、环磷酰胺、苯丙酸氮芥等；抗代谢药如阿糖胞苷、巯基嘌呤等；抗癌抗生素类如正定霉素、阿霉素等；其他如有机砷等。②可以引起骨髓再生障碍或低下的药物如氯霉素、磺胺类药物、青霉素、链霉素、新青Ⅰ号、三甲双酮、苯妥英钠、乙琥胺、抗甲状腺药（如甲巯咪唑、丙基硫氧嘧啶、卡比马唑）、糖尿病药（如甲磺丁脲、氯磺丁脲、氯磺丙脲等）、保泰松、吲哚美辛、地西泮及镇静药（氯氮草、氯丙嗪等）、金制剂、染发剂、曲吡那敏、乙酰唑胺等。③选择性抑制巨核细胞制造血小板的药物如氯噻嗪类药、雌激素类、乙醇、甲磺丁脲、瑞斯脱霉素等。

此外，再生障碍性贫血与骨髓病性疾病，理化因素抑制骨髓，先天性巨核细胞生成不良，血小板生成素缺乏，脾脏疾病，感染性疾病等都可导致血小板减少。

药物性免疫性血小板减少症出血症状发生前有潜伏期，短者可于服药后数小时内发病，长者可以数月后发病。一般5～10天。常伴有畏寒、发热、头痛、恶心、呕吐等。其他免疫性血小板减少症患者表现全身皮肤紫癜，鼻衄或女性月经过多，疲乏无力，面色苍白，尿色加深。偶尔还可见肾受损征象如高血压、血尿、氮质血症等。神经系统的症状甚少见。

血小板减少性紫癜的典型症状表现为出血，在发病前期，皮肤会出现针扎样红点，之后会发展成块状血小板减少性紫癜，紫癜的大小不等，小的如黄豆粒，大的能达到手掌那么大。出现血小板减少性紫癜的部位一般在体表皮肤比较松弛的部位，如颈部、眼周围、下肢等，并伴有肿痛，严重的会在口腔黏膜部位出现紫斑。血液中正常血小板数量为30万/立方毫米，患病时可减少到4万～5万，当血小板数量降至2万时，患者就有可能出现消化道出血、脑出血、血尿等，危及生命。

〔治疗原则〕

血小板减少症的治疗随其病因和严重程度而多变，需迅速鉴别病因，若有可能应予以纠正。

由于血小板反复输注会产生同种血小板抗体，造成疗效的降低，因而要间歇性使用以预防上述抗体产生。若血小板减少是由于血小板消耗，则血小板输注应保留于治疗致命性或中枢神经系出血。若由于骨髓衰竭引起的血小板减少，则血小板输注保留于治疗急性出血或严重性血小板减少（如血小板数＜10000/μl）。

成年人的治疗通常开始口服皮质类固醇（例如泼尼松每日1mg/kg），如有效，血小板计数将在2～6周内恢复正常，然后逐步递减皮质类固醇．但大多数患者的疗效不够满意，或是减少肾上腺类固醇剂量后即复发。

脾切除可使50%～60%患者得到缓解，对于用类固醇和脾切除治疗难以奏效的患者，使用其他药物的疗效尚未证实。

由于慢性血小板减少性紫癜病程长，同时慢性血小板减少性紫癜患者死亡率低，而对治疗方法的利弊仍须慎重权衡。应用合成的雄激素（达那唑）或使用硫唑嘌呤、长春新碱、环磷酰胺或环孢素的免疫抑制疗法的效果并不一致。

对血小板减少性紫癜伴致死性出血的患者，可使用免疫球蛋白静脉注射，这可抑制单核巨噬细胞的清除包被抗体血小板的作用。免疫球蛋白剂量1g/kg，1天或连续2天。患者血小板数常可在2～4天内上升，但仅维持2～4周。大剂量甲泼尼松1g/（kg·d）静脉输注3天，可使血小板数迅速上升，且费用略低于免疫球蛋白。对那些有致命性出血的患者亦应输注血小板。由于糖皮质类固醇或免疫球蛋白可能预期在几天内显效，因而对血小板减少性紫癜患者不应预防性输注血小板。

患儿治疗与成人相反，使用皮质类固醇或免疫球蛋白可迅速恢复血小板数，但不能改善临床结果。由于大多患儿在几天或几周内可从严重血小板减少症自发性恢复，有时推荐单用支持疗法。对使用皮质类固醇或免疫球蛋白无效的慢性型持发性血小板减少性紫癜患儿脾切除术应至少推迟6～12个月，这是由于无脾患儿增加了严重感染的危险，即使患病经年累月，大多患儿可自发性缓解。

中医治疗血小板减少症有了新的进展。多数学者认为本病为本虚标实之证，其主要病机为热、虚、瘀三种。本病的病因病机以虚为本，火伤血络，络伤血瘀是目标。从病位看，主要在肝、脾、肾三脏。急性型以热为主，慢性型虚、热、瘀俱见。用现代医学来说系免疫系统的问题，研究发现运用中药治疗与修复免疫缺陷取得了成功，在医学界上称为“中医药DBT免疫平衡修复法”。

〔用药精选〕

一、西药

1. 利可君 Leucogen

见本章“80. 贫血”。

2. 重组人白细胞介素-11 Recombinant Human Interleukin-11

见本章“80. 贫血”。

3. 重组人血小板生成素 Recombinant Human Thrombopoietin

重组人血小板生成素是利用基因重组技术由中国仓鼠卵巢细胞表达，经提纯制成的全长糖基化血小板生成素，与内源性血小板生成素具有相似的升高血小板的药理作用。血小板生成素对巨核细胞生成的各阶段均有刺激作用，包括前体细胞的增殖和多倍体巨核细胞的发育及成熟，从而升高血小板数目。

【适应证】本品适用于治疗实体瘤化疗后所致的血小板减少症，适用对象为血小板低于 $50\times10^9/L$ 且医生认为有必要升高血小板治疗的患者。

【不良反应】偶有发热、寒战、全身不适、肌肉关节酸痛、头痛头晕、血压升高等（均低于2%），一般不需处理，多可自行恢复。个别患者症状明显时可对症处理。

【禁忌】对本品成分过敏、严重心脑血管疾病、患有其他血液高凝状疾病及近期发生血栓病、合并严重感染患者禁用。

【孕妇及哺乳期妇女用药】对孕妇及哺乳期妇女的用药安全性尚未确立，故原则上不宜应用。

【用法用量】本品应在临床医师指导下使用。具体用法、剂量和疗程因病而异：恶性实体肿瘤化疗时，预计药物剂量可能引起血小板减少及诱发出血且需要升高血小板时，可于给药结束后6～24小时皮下注射本品，剂量为按体重一日300U/kg，一日一次，连续应用14日；用药过程中待血小板计数恢复至 $100\times10^9/L$ 以上，或血小板计数绝对值升高 $\geq50\times10^9/L$ 时即应停用。当化疗中伴发白细胞严重减少或出现贫血时，本品可分别与重组人粒细胞集落刺激因子或重组人红细胞生成素合并使用。

【制剂】重组人血小板生成素注射液

4. 浓缩血小板悬液 Concentrated Platelet Suspension

对血小板计数严重降低、伴有出血或出血倾向的患者给予输注浓缩血小板悬液，能迅速提高患者的血小板数量，制止或防止大出血，改善患者的预后，为其他治疗措施争取时间。

【适应证】主要用于治疗严重血小板减少症、血小板功能紊乱等。

【不良反应】少见轻度的过敏反应，如全身皮肤瘙痒、红斑、荨麻疹、血管神经性水肿。

【用量用法】按体重一次0.1U/kg，每3～4日输注一次。制品在输注前必须在室温下静置1小时，然后通过无菌混合器进行汇总混合，用带有标准滤网的特制血小板器，以患者可以耐受的最快速度输入。

【规格】混悬液（每1U由400ml全血制成）

5. 硫唑嘌呤 Azathioprine

见本章“80. 贫血”。

6. 咖啡酸片 Caffeic Acid Tablets

本品为止血升白细胞药，具有收缩增固微血管、提高凝血因子的功能、升高白细胞和血小板的作用。

【适应证】用于外科手术时预防出血或止血，以及内科、妇产科等出血性疾病的止血。也用于各种原因引起的白细胞减少症、血小板减少症。

【用法用量】口服。一次0.1～0.3g，一日3次，14日为一疗程，可连续应用数疗程。

7. 注射用脱氧核苷酸钠 Sodium Deoxyribonucleotide for Injection

本品系由鱼精蛋白或小牛胸腺中提取的脱氧核糖核酸经酶解制成。本品是一种具有遗传特性的物质，与蛋白质相结合核蛋白，生物体的基本物质。有促进细胞生长，增强细胞活力的功能，以及改变机体代谢的作用。

【适应证】用于急、慢性肝炎，白细胞减少症，血小板减少症及再生障碍性贫血等的辅助治疗。

【用法用量】肌内注射。一次50mg（1支），一日一次。临用前，用氯化钠注射液或灭菌注射用水溶解后应用。

【禁忌】对本品过敏者禁用。

附：用于血小板减少症的其他西药

1. 氢化可的松 Hydrocortisone

见第一章“7. 非典型肺炎”。

2. 泼尼松（强的松）Prednisone

见第一章“7. 非典型肺炎”。

3. 达那唑 Danazol

【适应证】用于对其他药物治疗不能忍受或治疗无效的子宫内膜异位症有明显的疗效，也可用于治疗纤维囊性乳腺病。并推广应用到自发性血小板减少性紫癜、遗传性血管性水肿、系统性红斑狼疮、男子女性型乳房、青春期性早熟与不孕症。

二、中药

1. 维血宁颗粒（口服液）

见第四章“69. 尿血”。

2. 复方皂矾丸（胶囊、片）

见本章“80. 贫血”。

3. 养血饮口服液

见第二章“26. 低血压”。

4. 紫芝多糖片

见本章“81. 白细胞减少和粒细胞缺乏症”。

5. 升血小板胶囊

【处方组成】青黛、连翘、仙鹤草、牡丹皮、甘草

【功能主治】清热解毒,凉血止血,散瘀消斑。用于原发性血小板减少性紫癜。

【用法用量】口服。一次4粒,一日3次。

6. 断血流胶囊(软胶囊、颗粒、片、分散片、泡腾片、口服液、滴丸)

见第三章“60. 便血”。

7. 血美安片(胶囊)

【处方组成】猪蹄甲、地黄、赤芍、牡丹皮

【功能主治】清热养阴,凉血活血。用于原发性血小板减少性紫癜血热伤阴挟瘀证,症见皮肤紫癜,齿衄,鼻衄,妇女月经过多,口渴,烦热,盗汗等。

【用法用量】口服。一次6片,一日3次。小儿酌减。1个月为一个疗程,或遵医嘱。

【使用注意】孕妇禁用。

8. 地榆升白片(胶囊)

见本章“81. 白细胞减少和粒细胞缺乏症”。

9. 血宝片

见本章“81. 白细胞减少和粒细胞缺乏症”。

10. 康艾扶正片(胶囊)

【处方组成】灵芝、黄芪、刺梨、熟地黄、女贞子、淫羊藿、半夏(姜制)

【功能主治】益气解毒,散结消肿,和胃安神。用于肿瘤放化疗引起的白细胞下降,血小板减少,免疫功能降低所致的体虚乏力,食欲不振,呕吐,失眠等症的辅助治疗。

【用法用量】口服。一次1~2片,一日3次。

83. 紫癜

〔基本概述〕

血细胞从毛细血管内向外流出进入皮肤或皮下组织引起的损害称为紫癜。引起紫癜的原因主要有两个方面:一是血管本身发生病变,血管壁受损伤(细菌毒素、化学毒品等)或血管壁的渗透性、脆性增高(维生素缺乏等),引起血细胞外漏,如单纯性紫癜、过敏性紫癜、血管内压增高性紫癜等;二是血液系统病变,由于血液系统凝血功能发生障碍引起的出血,如血小板减少性紫癜、血友病、纤维蛋白原减少性紫癜病所致的凝血酶原减少性紫癜、应用过多抗凝药物引起的紫癜等。

(一)血管性紫癜

血管性紫癜是血管壁及周围组织异常所致的出血性疾病。

1. 单纯性紫癜

单纯性紫癜是指无其他病症,自发地在皮肤,尤其在双下肢反复出现紫癜的一种出血性疾病,不经治疗可以自行消退。发病以青年女性为主,常与月经周期有关。激素对血管和周围组织的影响可能是单纯性紫癜的发病机制。

单纯性紫癜临床主要表现为轻微创伤后或自发性出现皮肤瘀点或瘀斑,以双下肢为主,不经治疗,瘀斑可自行消退,留下青黄色色素沉着斑块,以后逐渐消失。单纯性紫癜常反复发作,在月经期加重。患者一般无内脏和其他部位出血。

2. 过敏性紫癜

过敏性紫癜是一种较常见的毛细血管变态反应性出血性疾病,可能与血管的自身免疫损伤有关。本病发病机制不明,可能的病因包括细菌、病毒的感染,食物过敏,昆虫叮咬,寄生虫感染或药物过敏等。本病主要见于儿童及青少年。冬、春季为本病的发病高峰期,发病前1~3周有上呼吸道感染史。

过敏性紫癜临床表现以对称性紫癜、关节痛、腹痛、黑便、血尿为特征,其中以紫癜最具诊断特异性,表现为对称性的以双下肢伸侧及臀部,分批出血的紫癜,大小不等,呈紫红色,略高于皮肤,可相互融合,常伴荨麻疹、多形性红斑及局限或弥漫性水肿。可有腹痛、关节痛或累及肾。血小板计数、血小板功能和凝血功能试验正常。

(二)特发性血小板减少性紫癜

特发性血小板减少性紫癜(简称ITP)亦称原发性或免疫性血小板减少性紫癜,是一种获得性自身免疫性出血性疾病。目前认为该病的发病机制包括两个方面:一是体液和细胞免疫介导的血小板过度破坏;二是体液和细胞免疫介导的巨核细胞数量和质量异常,导致血小板生成不足。

本病特点是外周血小板显著减少,骨髓巨核细胞发育成熟障碍。临床以皮肤黏膜出血为主要表现,严重者可有内脏或其他部位出血如鼻出血、牙龈渗血、妇女月经量过多等症状,并发颅内出血是本病的致死病因,中枢神经系统出血罕见但常危及生命。部分患者仅有血小板减少,没有出血症状。患者可有明显的乏力症状。

紫癜以皮肤出血斑及出血点为特征,属于中医学的“紫斑”、“肌衄”、“血证”等范畴。中医学认为,本病的发生由热与虚所致,与五脏功能失调有密切关系,其病因主要为感受热邪、迫血妄行、劳倦久病、脏腑虚羸或瘀血内阻所致。治宜疏风清热、泻火解毒、凉血止血、消斑,或清肝扶脾、滋阴降火、益气养血等。

〔治疗原则〕

1. 血管性紫癜的治疗

(1)去除病因,控制感染。停止接触可能引起过敏的物质,停用可能引起过敏的食物和药物,控制感染。

(2)支持疗法及对症处理:急性期可平卧休息数日,通过

减轻下肢静脉压力,避免下肢紫癜。有消化道出血者,可禁食,予静脉补液。仅大便潜血阳性者,如腹痛不重,可进流食。

(3)药物治疗

①抗组织胺类药物:包括盐酸异丙嗪、马来酸氯苯那敏(扑尔敏)、阿司咪唑(息斯敏)等。

②保护血管的药物:如维生素C等。

③止血药物:卡巴克洛(安络血)、酚磺乙胺(止血敏)等。

④肾上腺皮质激素:对关节型、腹型及皮肤型疗效好,对肾型无效。

⑤免疫抑制剂:以上疗法作用不佳时可使用,特别是肾型患者。

⑥抗凝治疗:急进型肾炎、肾病综合征患者除使用糖皮质激素、免疫抑制剂外还可以使用抗凝治疗,如肝素、华法林等。

2. 特发性血小板减少性紫癜的治疗

(1)对于血小板计数≥30×10^9/L,无出血表现且不从事增加出血危险的工作或活动的成人患者发生出血的危险性比较小,可不予治疗,进行观察。

(2)对于有出血症状的患者,则无论此时血小板减少程度,都应该积极治疗。

(3)一线药物治疗:目前西医治疗血小板减少性紫癜首选一线药物是激素,服用后血小板一般可升高。泼尼松从1mg/(kg·d),分次或顿服,有效者逐渐减量最小剂量至维持,总疗程3~6个月。泼尼松治疗4周仍无反应,说明泼尼松治疗无效,应迅速减量至停用。

(4)二线治疗:激素无效或有效后复发、需较大剂量激素方可维持血小板计数在安全范围,或有激素禁忌证,可酌情予脾切除手术,或采用其他免疫抑制剂,常用的有硫唑嘌呤、环孢素A、达那唑、CD20单克隆抗体等。

(5)急症患者、不能耐受糖皮质激素或者拟行脾切除术前、合并妊娠或分娩前、部分慢作用药物起效前可静脉输注人血丙种球蛋白。

〔用药精选〕

一、西药

1. 酚磺乙胺 Etamsylate

本品能使血管收缩,降低毛细血管通透性,也能增强血小板聚集性和黏附性,促进血小板释放凝血活性物质,缩短凝血时间,达到止血效果。

【适应证】用于防治各种手术前后的出血,也可用于血小板功能不良、血管脆性增加而引起的出血。亦可用于呕血、尿血等。

【用法用量】①肌内或静脉注射一次0.25~0.5g,一日0.5~1.5g。静脉滴注:一次0.25~0.75g,一日2~3次,稀释后滴注。②预防手术后出血:术前15~30分钟静脉滴注或肌内注射0.25~0.5g,必要时2小时后再注射0.25g。

【不良反应】本品毒性低,可有恶心、头痛、皮疹、暂时性低血压等,偶有静脉注射后发生过敏性休克的报道。

【禁忌】对本药过敏者。

【制剂】酚磺乙胺注射液

2. 氨甲环酸 Tranexamic Acid

见第三章"60. 便血"。

3. 氨基己酸 Aminocaproic Acid

见第三章"60. 便血"。

4. 硫唑嘌呤 Azathioprine

见本章"80. 贫血"。

5. 人免疫球蛋白 Human Immunoglobulin

注射丙种球蛋白是一种被动免疫疗法。它是把免疫球蛋白内含有的大量抗体输给受者,使之从低或无免疫状态很快达到暂时免疫保护状态。具有免疫替代和免疫调节的双重治疗作用,增强机体的抗感染能力和免疫调节功能。

【适应证】①原发性免疫球蛋白缺乏症:如X连锁低免疫球蛋白血症,常见变异性免疫缺陷病、免疫球蛋白G亚型缺陷病等。②继发性免疫球蛋白缺陷病:如重症感染、新生儿败血症等。③自身免疫性疾病:如原发性血小板减少性紫癜、川崎病等。

【不良反应】偶可发生过敏反应,如不适、荨麻疹、咳嗽、发热、喉头水肿,严重者可发生过敏性休克。肌内注射时局部可有疼痛。个别患者在输注时出现一过性头痛、心慌、恶心等,少数人会出现注射部位红肿、疼痛反应,无须特殊处理,可自行恢复。

【禁忌】对免疫球蛋白过敏或有其他严重过敏史、有IgA抗体的选择性IgA缺乏者、发热患者禁用。

【孕妇及哺乳期妇女用药】人胎盘血制备的丙种球蛋白中含有少量A或B血型物质,故O型血孕妇使用时要慎重,否则可能产生高滴度的抗A、抗B抗体,从而引起新生儿溶血;丙种球蛋白是血制品,如质量控制不严,可能使孕妇和胎儿传染乙型病毒性肝炎和丙型病毒性肝炎。

【儿童用药】1岁以内婴幼儿正是自体合成丙种球蛋白产生抗体之时,滥用本品将抑制抗体株产生,故如非必要,一般不宜使用。

【用法用量】静脉滴注。治疗特发性血小板减少性紫癜:一日按体重400mg/kg,连续5日,维持量一日400mg/kg,间隔时间视血小板计数和病情而定,一般1周一次。

【其他制剂】①静注人免疫球蛋白(pH4);②冻干静注人免疫球蛋白(pH4)

6. 泼尼松 Prednisone

见第一章"7. 非典型肺炎"。

7. 地塞米松 Dexamethasone

本品为上腺皮质激素类药,具有抗炎、抗过敏、抗风湿、免疫抑制作用。

【适应证】主要用于治疗严重细菌感染和严重过敏性疾病、各种血小板减少性紫癜、粒细胞减少症、严重皮肤病、器官移植的免疫排斥反应、肿瘤治疗及对糖皮质激素敏感的眼部炎症等。

【不良反应】糖皮质激素在应用生理剂量替代治疗时无明显不良反应,不良反应多发生在应用药理剂量时,而且与疗程、剂量、用药种类、用法及给药途径等有密切关系。常见不良反应有以下几类。

(1)长程使用可引起以下副作用:医源性库欣综合征面容和体态、体重增加、下肢水肿、紫纹、易出血倾向、创口愈合不良、痤疮、月经紊乱、肱骨头或股骨头缺血性坏死、骨质疏松及骨折(包括脊椎压缩性骨折、长骨病理性骨折)、肌无力、肌萎缩、低血钾综合征、胃肠道刺激(恶心、呕吐)、胰腺炎、消化性溃疡或穿孔,儿童生长受到抑制、青光眼、白内障、良性颅内压升高综合征、糖耐量减退和糖尿病加重。

(2)患者可出现精神症状:欣快感、激动、谵妄、不安、定向力障碍,也可表现为抑制。精神症状由易发生与患慢性消耗性疾病的人及以往有过精神不正常者。

(3)并发感染为主要不良反应:以真菌、结核菌、葡萄球菌、变形杆菌、铜绿假单胞菌和各种疱疹病毒为主。

(4)糖皮质激素停药综合征:有时患者在停药后出现头晕、昏厥倾向、腹痛或背痛、低热、食欲减退、恶心、呕吐、肌肉或关节疼痛、头痛、乏力、软弱,经仔细检查如能排除肾上腺皮质功能减退和原来疾病的复燃,则可考虑为对糖皮质激素的依赖综合征。

【禁忌】对本品及肾上腺皮质激素类药物有过敏史患者禁用。高血压、血栓、胃与十二指肠溃疡、精神病、电解质代谢异常、心肌梗死、内脏手术、青光眼等患者一般不宜使用。特殊情况下权衡利弊使用,但应注意病情恶化的可能。

【孕妇及哺乳期妇女用药】孕妇不宜使用。妊娠期妇女使用可增加胎盘功能不全、新生儿体重减少或死胎的发生率,动物实验有致畸作用,应权衡利弊使用。乳母接受大剂量给药,则不应哺乳,防止药物经乳汁排泄,造成婴儿生长抑制、肾上腺功能抑制等不良反应。

【儿童用药】小儿如使用肾上腺皮质激素,须十分慎重,用激素可抑制患儿的生长和发育,如确有必要长期使用时,应使用短效或中效制剂,避免使用长效地塞米松制剂。并观察颅内压的变化。

【老年用药】易产生高血压及糖尿病,老年患者尤其是更年期后的女性使用易加重骨质疏松。

【用法用量】①口服:成人开始剂量为一次 0.75~3.00mg,一日 2~4 次。维持量一日 0.75~1.5mg,视病情而定。

②肌内注射、静脉注射、静脉滴注:请遵医嘱。

【制剂】地塞米松片;醋酸地塞米松片;地塞米松磷酸钠注射液;注射用地塞米松磷酸钠

附:用于紫癜的其他西药

1. 维生素 C Vitamin C

见第二章"22. 心肌炎"。

2. 达那唑 Danazol

见本章"82. 血小板减少症"。

3. 罗米司亭注射液 Nplate(romiplostim)

【适应证】用于治疗那些对目前常用药无应答的免疫性血小板减少性紫癜(ITP),但它仅获准作为二线药物用于那些未进行脾切除,且不适宜接受手术治疗的成人 ITP 患者。

4. 维 C 橙皮苷颗粒 Aurantium and Vitamin C Granules

【适应证】用于维生素 C 和橙皮苷缺乏所致的疾病,如紫癜、坏血病等。

5. 注射用甲泼尼龙琥珀酸钠 Methylprednisolone Sodium Succinate for Injection

见本章"80. 贫血"。

二、中药

1. 血康口服液(胶囊)

【处方组成】肿节风浸膏粉

【功能主治】活血化瘀,消肿散结,凉血止血。用于血热妄行,皮肤紫斑;原发性及继发性血小板减少性紫癜。

【用法用量】口服。一次 10~20ml,一日 3~4 次;小儿酌减;可连服 1 个月。胶囊口服,一次 1~2 粒,一日 3~4 次;小儿酌减;可连服 1 个月。

【使用注意】孕妇禁用。

2. 血美安胶囊(片)

【处方组成】猪蹄甲、地黄、赤芍、牡丹皮

【功能主治】清热养阴,凉血活血。用于原发性血小板减少性紫癜血热伤阴挟瘀证,症见皮肤紫癜、齿衄、鼻衄、妇女月经过多、口渴、烦热、盗汗。

【用法用量】口服。一次 6 粒,一日 3 次;小儿酌减。1 个月为一疗程,或遵医嘱。

【使用注意】孕妇禁用。

3. 固本统血颗粒

【处方组成】锁阳、菟丝子、肉桂、巴戟天、黄芪、山药、附子、枸杞子、党参、淫羊藿

【功能主治】温肾健脾,填精益气。用于阳气虚损、血失固摄所致的紫斑,症见畏寒肢冷,腰酸乏力,尿清便溏,皮下紫斑,其色淡暗。亦可用于轻型原发性血小板减少性紫癜见上述证候者。

【用法用量】饭前开水冲服。一次 1 袋,一日 2 次。1 个月为一疗程。

【使用注意】孕妇慎用;高血压患者慎用。

4. 江南卷柏片

【处方组成】江南卷柏

【功能主治】清热凉血。适用于血热所致的肌衄,症见皮下有散在紫癜,出血点,舌质红,脉数细。

【用法用量】口服。一次5~6片,一日3次。

【使用注意】孕妇禁用。

5. 升血小板胶囊

见本章“82. 血小板减少症”。

6. 断血流胶囊(软胶囊、颗粒、片、分散片、泡腾片、口服液、滴丸)

见第三章“60. 便血”。

附:用于紫癜的其他中药

血宝片

见本章“81. 白细胞减少和粒细胞缺乏症”。

84. 血友病

〔基本概述〕

血友病是一组由于血液中某些凝血因子的缺乏而导致患者产生严重凝血障碍的遗传性出血性疾病,包括血友病A(甲)、血友病B(乙)。前者表现为凝血因子Ⅷ(FⅧ)缺乏,后者表现为凝血因子Ⅸ(FⅨ)缺乏,均由相应的凝血因子基因突变引起。本病是X染色体连锁的隐性遗传性出血性疾病,在先天性出血性疾病中最为常见,出血是该病的主要临床表现。发病患者绝大多数为男性,女性患者极其罕见。

血友病A和血友病B的临床表现相同,主要表现为关节、肌肉和深部组织出血,也可有胃肠道、泌尿道、中枢神经系统出血及拔牙后出血不止等。若反复出血,不及时治疗可导致关节畸形和(或)假肿瘤形成,严重者可危及生命。外伤或手术后延迟性出血是本病的特点。

根据FⅧ或FⅨ的活性水平可将血友病分为轻型(>5%,≤40%)、中间型(1%~5%)和重型(<1%)。轻型患者一般很少出血,只有在损伤或手术后才发生出血;重型患者自幼即有出血,可发生于身体的任何部位;中间型患者出血的严重程度介于轻型和重型之间。

血友病在临床上以出血为主要症状,属于中医学的“血证”范畴。古籍《血证论》提出的止血、消瘀、宁血、补血的治血四法,是治疗血证的大纲。

〔治疗原则〕

血友病患者应避免肌内注射和外伤,尽量避免各种手术,禁服阿司匹林和其他非甾体解热镇痛药及所有可能影响血小板聚集的药物。若有出血应及时给予足量的替代治疗。

1. 局部止血治疗

包括局部压迫、放置冰袋、局部用血浆、止血粉、凝血酶或明胶海绵贴敷等。

2. 替代疗法

替代治疗的目的是将患者血浆FⅧ或FⅨ活性提高到足以止血的水平。

血友病A的替代治疗首选人基因重组FⅧ制剂或病毒灭活的血源性FⅧ制剂,无条件者可选用冷沉淀或新鲜冰冻血浆等。血友病B的替代治疗首选人基因重组FⅨ制剂或病毒灭活的血源性凝血酶原复合物,无条件者可选用新鲜冰冻血浆等。替代治疗的剂量选择,取决于血友病类型、出血的严重程度和所希望达到的血浆因子水平。

3. 去氨基-D-精氨酸血管加压素

主要用于轻型血友病A。

4. 抗纤溶药物

常用氨甲环酸、6-氨基己酸,有血尿及脑出血者禁用。

5. 抑制物的处理

若出现治疗效果不如既往,应该考虑患者可能产生了抑制物,应进行凝血因子抑制物滴度测定。要彻底清除抑制物,需进行免疫耐受诱导治疗。

6. 预防治疗

预防治疗以维持正常关节和肌肉功能为目标,是血友病规范治疗的重要组成部分。目前国际上应用的预防治疗方案为Utrecht方案等。

〔用药精选〕

一、西药

1. 人凝血因子Ⅷ Human Coagulation FactorⅧ

本品对缺乏人凝血因子Ⅷ所致的凝血功能障碍具有纠正作用。

【适应证】主要用于防治甲型血友病和获得性凝血因子Ⅷ缺乏而致的出血症状及这类患者的手术出血治疗。其冷沉淀物亦可用于治疗血管性血友病、低纤维蛋白原血症及因子Ⅷ缺乏症。并可作为纤维蛋白原的来源用于弥散性血管内凝血。

【不良反应】①不良反应包括寒战、恶心、头晕或头痛,输注过快可引起头痛、发热、荨麻疹。这些症状通常是暂时的,可不做特殊处理。②个别患者可发生轻度过敏反应,严重者血压下降及休克。③本品大量输注会产生溶血反应(制品中含抗A、抗B红细胞凝集素)或超容量性心力衰竭,每天输注超过20U/kg时可出现肺水肿。④由纯化猪血浆制备的产品可引起血小板减少及出血。⑤注射局部烧灼感或炎症。⑥有高纤维蛋白原血症或血栓形成的报道。⑦本品有可能成为病毒性肝炎和艾滋病的传染源,虽经提纯灭活处理也不能保证不被传染(尤其是肝炎病毒)。

【禁忌】对本品过敏者禁用。

【孕妇及哺乳期妇女用药】人凝血因子Ⅷ制剂仅在十分必须的情况下才给孕妇使用。

【儿童用药】应慎重。

【用法用量】①用法：本品专供静脉输注，应在临床医师的严格监督下使用。

②用量：给药剂量必须参照体重、是否存在抑制物，出血的严重程度等因素。下列公式可用于计算剂量：

所需因子Ⅷ剂量（U）= 患者体重（kg）×需提高的因子Ⅷ浓度×0.5

按世界卫生组织（WHO）标准，1U 因子约相当于 1ml 新鲜血浆中因子Ⅷ的活性，可提高血浆因子Ⅷ浓度 2%。

a. 预防自发性出血：25～40U/kg，一周 3 次。

b. 轻度至中度出血：10～15U/kg，将因子Ⅷ水平提高到正常人水平的 20%～30%。

c. 较严重出血或小手术：需将因子Ⅷ水平提高到正常人水平的 30%～50%，通常首次剂量 15～25U/kg。如需要，每隔 8～12 小时给予维持剂量 10～15U/kg。

d. 大出血：危急生命的出血如口腔、泌尿道及中枢神经系统出血或重要器官如颈、喉、腹膜后、髂腰肌附近的出血。首次剂量 40U/kg，然后每隔 8～12 小时给予维持剂量 20～25U/kg。疗程需由医师决定。

e. 手术：只有当凝血因子Ⅷ抑制物水平无异常增高时，方可考虑择期手术。手术开始时血液中因子Ⅷ浓度需达到正常水平的 60%～120%。通常在术前按 30～40U/kg 给药。术后 4 天内因子Ⅷ最低应保持在正常人水平的 60%，接下去的 4 天减至 40%。

e. 获得性因子Ⅷ抑制物增多症：应给予大剂量的凝血因子Ⅷ，一般超过治疗血友病患者所需剂量 1 倍以上。

【制剂】①人凝血因子Ⅷ；②注射用重组人凝血因子Ⅷ

2. 人凝血酶原复合物 Human Prothrombin Complex

本品从健康人新鲜血浆分离而得，含有因子Ⅱ、Ⅶ、Ⅸ和Ⅹ，能补充血浆凝血因子，促进凝血。维生素 K 缺乏和严重肝脏疾患均可造成这四个因子的缺乏。而上述任何一个因子的缺乏都可导致凝血障碍，输注本品能提高血液中凝血因子Ⅱ、Ⅶ、Ⅸ、Ⅹ的浓度。

【适应证】主要用于治疗先天性和获得性凝血因子Ⅱ、Ⅶ、Ⅸ、Ⅹ缺乏症：①凝血因子Ⅱ、Ⅶ、Ⅸ、Ⅹ缺乏症包括乙型血友病。②抗凝剂过量、维生素 K 缺乏症。③因肝病导致的凝血机制紊乱。④各种原因所致的凝血酶原时间延长而拟作外科手术患者。⑤治疗已产生因子Ⅷ抑制物的甲型血友病患者的出血症状。⑥逆转香豆素类抗凝剂诱导的出血。

【不良反应】少数患者会出现面部潮红、眼睑水肿、皮疹及呼吸急促等过敏反应，严重者甚至血压下降或过敏性休克；偶可伴发血栓形成；快速静脉滴注可出现发热、寒战、头痛、潮红、恶心、呕吐及气短；A、B 或 AB 血型患者大量输注时，偶可发生溶血。

【禁忌】对本品过敏、因子Ⅶ缺乏、肝病所致弥散性血管内凝血者禁用。

【孕妇及哺乳期妇女用药】应慎重。如有必要应用时应在医师指导和严密观察下使用。

【儿童用药】婴幼儿易发生血栓性合并症，应慎用。

【老年用药】一般老年人的生理功能降低，故应视患者状态慎重用药。

【用法用量】用法：本品专供静脉输注，应在临床医师的严格监督下使用。

用量：①使用剂量随因子缺乏程度而异，一般每千克体重输注 10～20 血浆当量单位，以后凝血因子Ⅶ缺乏者每隔 6～8 小时，凝血因子Ⅸ缺乏者每隔 24 小时，凝血因子Ⅱ和凝血因子Ⅹ缺乏者，每隔 24～48 小时，可减少或酌情减少剂量输用，一般历时 2～3 日。②在出血量较大或大手术时可根据病情适当增加剂量。③凝血酶原时间延长患者如拟作脾切除者要先于手术前用药，术中和术后根据病情决定。

【制剂】①人凝血酶原复合物；②冻干人凝血酶原复合物

3. 重组人活化凝血因子Ⅶ Recombinant Activated Factor Ⅶ

本品与细胞表面表达的 TF（组织因子）形成复合物，通过增强凝血酶激活的血小板表面上的凝血酶生成，通过激活纤维蛋白溶解抑制物对纤溶的抑制作用，并通过增强循环中的血小板的黏附和聚集，诱导止血及形成稳定的纤维蛋白凝块。

【适应证】用于治疗存在有因子Ⅷ（FⅧ）和因子Ⅸ（FⅨ）抗体（抑制物）的先天性血友病和继发性血友病患者的自发性或手术性出血。也用于在外科手术过程中或有创操作中的出血、凝血因子Ⅷ或Ⅸ的抑制物 5BU 的先天性血友病、预计对注射凝血因子Ⅷ或凝血因子 IX 具有高记忆应答的先天性血友病、获得性血友病、先天性 FⅦ缺乏症、具有 GPⅡb～Ⅲa 和（或）HLA 抗体和既往或现在对血小板输注无效或不佳的血小板无力症患者。

【不良反应】可能出现皮疹。

【禁忌】对本品中含有的活性成分、赋形剂、小鼠、仓鼠或牛蛋白过敏者禁用。

【孕妇及哺乳期妇女用药】妊娠妇女应在有明确需要时才使用本品。

【儿童用药】应慎重。

【用法用量】①伴有抑制物的血友病 A 或 B 或获得性血友病：应在出血发作开始后尽早给予本品。静脉推注给药，推荐起始剂量为按体重 90μg/kg。初次注射本品后可能需再次注射。疗程和注射的间隔将随出血的严重性、所进行的有创操作或外科手术而不同。最初用药间隔 2～3 小时，以达到止血效果。如需继续治疗，一旦达到有效的止血效果，只要治疗需要，可增至每隔 4、6、8 或 12 小时给药。

②轻度至中度出血发作：门诊治疗中早期干预的剂量设定为 90μg/kg，可有效地治疗轻度至中度关节、肌肉和黏膜与皮肤出血。间隔 3 小时给药 1～3 次以达到止血效果。再注射一次以维持止血作用。门诊治疗疗程不得超过 24 小时。

③严重出血发作：建议起始剂量为 90μg/kg，可在患者去医院途中给药。剂量因出血的类型和严重程度而异。最初

的用药频率应每隔2小时给药一次,直到临床情况改善。如果需要继续治疗,可增至每隔3小时给药,持续1～2日。之后只要治疗需要,可连续增至每隔4、6、8或12小时给药。对于大出血发作,可能治疗2～3周,但如果临床需要,可继续使用本品治疗。

④有创操作/外科手术:治疗之前应立即给予90μg/kg的起始剂量。2小时后重复此剂量。随后根据所进行的有创操作和患者的临床状态。在前24～48小时内间隔2～3小时给药。在大的外科手术中,应间隔2～4小时按该剂量给药,连续6～7日。在接下来的2周治疗中,用药间隔可增至6～8小时。进行大的外科手术的患者可给药到2～3周,直至痊愈。

⑤凝血因子Ⅶ缺乏症:治疗出血发作和预防外科手术或有创操作中出血的推荐剂量范围为15～30μg/kg,每隔4～6小时给药。直至达到止血效果。注射剂量和频率应视个体而定。

⑥血小板无力症:治疗出血发作和预防外科手术或有创操作中的出血的推荐剂量为90μg(范围80～120μg)/kg,用药间隔为2小时(1.5～2.5小时)。为确保有效地止血,应至少给药3次。由于连续滴注可能疗效不佳,因此建议采用推注给药途径。对于非难治性患者血小板输注是血小板无力症的一线治疗方法。

【制剂】注射用重组人活化凝血因子Ⅶ

4. 氨基己酸 Aminocaproic Acid

见第三章"60. 便血"。

5. 氨甲环酸 Tranexamic Acid

见第三章"60. 便血"。

6. 人纤维蛋白原 Human Fibrinogen

本品是一种由肝合成的具有凝血功能的蛋白质,是纤维蛋白的前体。在凝血过程中,纤维蛋白原经凝血酶酶解变成纤维蛋白,在纤维蛋白稳定因子(FXⅢ)作用下,形成坚实纤维蛋白,发挥有效的止血作用。

【适应证】临床上用于因妊娠中毒症、死胎、胎盘早剥、产后大出血、外伤、大手术或内出血等引起的纤维蛋白原缺乏而造成的凝血障碍,以及先天性低纤维蛋白原血症。此外,本品还可用于制备人血纤维蛋白海绵,用于脑、肝、肾、胸腔等手术的出血。

【不良反应】①可有发绀、心动过速发生。快速过量注入可能发生血管内凝血。②少数患者会出现过敏反应和发热,严重反应者应采取应急处理措施。③本品含有不超过3%的盐酸精氨酸作为稳定剂,大剂量使用时可能存在代谢性酸中毒等风险。④使用本品有感染经血液传播疾病(如乙型病毒性肝炎)的危险。

【禁忌】对本品过敏、血栓形成、心肌梗死、心功能不全患者禁用。

【孕妇及哺乳期妇女用药】对孕妇和哺乳期妇女用本品应慎重,只有经过利弊权衡后认为患者确有必要使用时方可应用,并应在医师指导和严密观察下使用。

【用法用量】静脉注射:将本品及灭菌注射用水预温至30～37℃,按标示量注入预温的灭菌注射用水,置30～37℃水浴中,轻轻摇动(不可剧烈振摇以免蛋白变性)至完全溶解后,以每分钟40滴的速度进行静脉滴注。静脉滴注时使用有筛检程式的输血器,以防不溶性蛋白微粒输入。一般首次给1～2g,如需要可遵照医嘱继续给药。

2%的本品等渗盐水溶液可用于局部止血。

【制剂】①冻干人纤维蛋白原;②注射用人纤维蛋白原

7. 凝血酶 Thrombin

本品能使纤维蛋白原转化成纤维蛋白。局部应用后作用于病灶表面的血液很快形成稳定的凝血块,用于控制毛细血管、静脉出血。凝血酶对血液凝固系统的其他作用尚包括诱发血小板聚集及继发释放反应等。

【适应证】用于手术中不易结扎的小血管止血、消化道出血及外伤出血等。

【不良反应】偶可致过敏反应;外科止血中应用本品曾有致低热反应的报道。

【禁忌】对本品有过敏史或过敏体质者禁用。

【孕妇及哺乳期妇女用药】孕妇只在具有明显指征,病情必需时才能使用。

【用法用量】①局部止血:用0.9%氯化钠注射液溶解成50～200U/ml的溶液,喷雾或用本品干粉喷洒于创面。

②消化道止血:用0.9%氯化钠注射液或温开水(不超37℃)溶解成10～100U/ml的溶液,口服或局部灌注,也可根据出血部位及程度增减浓度、次数。

【制剂】凝血酶冻干粉

8. 血凝酶 Hemocoagulase Atrox

本品为促凝血药。具有类凝血酶样作用,能缩短出血时间,减少出血量。

【适应证】用于需减少流血或用于止血的各种医疗情况,如外科、内科、妇产科、眼科、耳鼻咽喉科、口腔科等临床科室的出血及出血性疾病;也可用来预防出血,如手术前用药,可避免或减少手术部位及手术后出血。

【不良反应】偶见过敏样反应。

【禁忌】对本品或同类药物过敏、有血栓病史者禁用。

【孕妇及哺乳期妇女用药】除非紧急情况,孕妇不宜使用本品。孕期未超过3个月的妇女不宜使用。

【用法用量】灭菌注射用水溶解,静脉、肌内或皮下注射,也可局部用药。

一般出血:成人1～2KU;儿童0.3～0.5KU。

紧急出血:立即静注0.25～0.5KU,同时肌内注射1KU。

外科手术:术前一日晚肌内注射1KU,术前1小时肌内注射1KU,术前15分钟静脉注射1KU,术后3日,每日肌内注射1KU。

咯血:每12小时皮下注射1KU,必要时,开始时再加静注1KU,最好是加入10ml的0.9%氯化钠注射液中注射。

异常出血:剂量加倍,间隔6小时肌内注射1KU,至出血完全停止。

局部外用:本品溶液可直接以注射器喷射于血块清除后的创面局部,并酌情以敷料压迫(如拔牙、鼻出血等)。

【制剂】注射用血凝酶:1KU。进口血凝酶1KU为国产血凝酶1单位

9. 维生素K Vitamin K

维生素K是具有叶绿醌生物活性的一类物质。维生素K_1、K_2是天然存在的,是脂溶性维生素。而维生素K_3、K_4(醋酸甲萘氢醌)是通过人工合成的,是水溶性的维生素。维生素K的主要功能就是能促进血液凝固。缺乏维生素K的人一旦皮肤被刺破,流出的血液不易凝固,出血点不能自行封闭,就会流血不止。维生素K具有防止新生婴儿出血疾病、预防内出血及痔疮、减少生理期大量出血、促进血液正常凝固等功能,促进血液凝固,还参与骨骼代谢。

【适应证】用于维生素K缺乏引起的出血,如梗阻性黄疸、胆瘘、慢性腹泻等所致的出血,香豆素类、水杨酸钠等所致的低凝血酶原血症,新生儿出血及长期应用广谱抗生素所致的体内维生素K缺乏。

【不良反应】①口服后可致恶心、呕吐等胃肠道反应。②较大剂量可致新生儿、早产儿溶血性贫血、高胆红素血症及黄疸。在红细胞-6-磷酸脱氢酶缺乏症患者可诱发急性溶血性贫血。③大剂量使用可致肝损害。④偶见过敏反应。⑤肌内注射局部可引起红肿和疼痛;静脉注射过快,超过5mg/min,可引起面部潮红、出汗、支气管痉挛、心动过速、低血压等,曾有快速静脉注射致死的报道。

【禁忌】对本品过敏、严重肝脏疾患或肝功不全、严重梗阻性黄疸、小肠吸收不良所致腹泻等病例,不宜使用。

【孕妇及哺乳期妇女用药】本品可通过胎盘,故对临产孕妇应尽量避免使用。

【儿童用药】较大剂量维生素K_3可在新生儿特别是早产儿引起溶血性贫血、高胆红素血症及核黄疸症。新生儿出血症:肌内或皮下注射,一次1mg,8小时后可重复给药。

【用量用法】①片剂口服。a. 维生素K_1片:一次10mg,一日3次,或遵医嘱。b. 维生素K_3片:一次4mg,一日3次。c. 维生素K_4片:一次2~4mg,一日3次。阻塞性黄疸术前治疗,一日10~20mg,连用一周。

②维生素K_1注射液。a. 低凝血酶原血症:肌内或深部皮下注射,一次10mg,一日1-2次,24小时内总量不超过40mg。b. 预防新生儿出血:可于分娩前12~24小时给母亲肌内注射或缓慢静脉注射2~5mg;也可在新生儿出生后肌内注射或皮下注射0.5~1mg,8小时后可重复。

③维生素K_3注射液。肌内注射:a. 止血,一次2~4mg,一日4~8mg。b. 防止新生儿出血,可在产前1周给孕妇肌内注射,一日2~4mg。c. 解痉止痛,一次8~16mg。

【制剂】①维生素K_1片;②维生素K_3片;③维生素K_4片;④维生素K_1注射液;⑤维生素K_3注射液。醋酸甲萘氢醌片;醋酸甲萘氢醌注射液

10. 肾上腺色腙 Carbazochrome

本品能促进毛细血管收缩,降低毛细血管通透性,增进断裂毛细血管断端的回缩,而起到止血作用。

【适应证】用于因毛细血管损伤及通透性增加所致的出血,如鼻出血、视网膜出血、咯血、胃肠出血、血尿、痔疮及子宫出血等。也用于血小板减少性紫癜,但止血效果不十分理想。

【不良反应】大量应用可产生水杨酸反应,如恶心、呕吐、头晕、耳鸣、视力减退等。还可引起精神障碍及异常脑电图活动。注射部位有痛感。

【禁忌】对本品及水杨酸过敏者禁用。

【孕妇及哺乳期妇女用药】妊娠及哺乳期妇女慎用。

【儿童用药】5岁以下小儿剂量减半。

【用法用量】①口服:一次2.5-5mg,一日3次。②肌内注射:一次5-10mg,一日2-3次。严重出血一次10-20mg,每2~4小时一次。

【制剂】肾上腺色腙片;②肾上腺色腙注射液

11. 氨甲苯酸 Aminomethylbenzoic Acid

本品为促凝血药。能竞争性阻抑纤溶酶原吸附在纤维蛋白网上,从而防止其激活,保护纤维蛋白不被纤溶酶降解而达到止血作用。

【适应证】氨甲苯酸用于纤维蛋白溶解过程亢进所致的出血,如肝、肺、胰、前列腺、肾上腺、甲状腺等手术时的异常出血;妇产科和产后出血及肺结核咯血或痰中带血、血尿、前列腺肥大出血、上消化道出血等。此外,尚可用于链激酶或尿激酶过量引起的出血。

【不良反应】偶有头昏、头痛、眼部不适。有心肌梗死倾向者应慎用。

【禁忌】对本品过敏、有血栓形成倾向、有栓塞性血管病史患者禁用。

【用法用量】①口服:一次0.25~0.5g,一日2~3次,一日总量为2g。②静脉注射或滴注:以5%~10%葡萄糖注射液或生理盐水10~20ml稀释,一次0.1~0.3g,一日不超过0.6g。儿童一次0.1g。

【制剂】①氨甲苯酸片;②氨甲苯酸注射液;③注射用氨甲苯酸。氨甲苯酸葡萄糖注射液

附:用于血友病的其他西药

1. 硫酸鱼精蛋白注射液 Protamine Sulfate Injection

【适应证】抗肝素药。用于因注射肝素过量所引起的出血。

2. 去氨加压素 Desmopressin

见第四章“68. 尿失禁与尿崩症”。

二、中药

1. 止血宝胶囊(片、颗粒)

见第三章“60. 便血”。

2. 血美安胶囊(片)

见本章“83. 紫癜”。

3. 断血流胶囊(片、分散片、泡腾片、软胶囊、颗粒、口服液、滴丸)

见第三章“60. 便血”。

4. 景天三七糖浆

见第四章“69. 尿血”。

5. 维血宁颗粒(口服液)

见第四章“69. 尿血”。

6. 固本统血颗粒

见本章“83. 紫癜”。

附:用于血友病的其他中药

云南白药(胶囊、片)

见第三章“57. 消化道出血”。

85. 淋巴结肿大与淋巴结炎

〔基本概述〕

淋巴结分布全身,是人体重要的免疫器官,按其位置可分为浅表淋巴结和深部淋巴结。正常淋巴结多在0.2~0.5 cm,常呈组群分布。每一组群淋巴结收集相应引流区域的淋巴液,如耳后、乳突区的淋巴结收集头皮范围内的淋巴液;颌下淋巴结群收集口底、颊黏膜、牙龈等处的淋巴液;颈部淋巴结收集鼻、咽、喉、气管、甲状腺等处的淋巴液;锁骨上淋巴结群左侧收集食管、胃等器官的淋巴液,右侧收集气管、胸膜、肺等处的淋巴液;腋窝淋巴结群收集躯干上部、乳腺、胸壁等处的淋巴液;腹股沟淋巴结群收集下肢及会阴部的淋巴液。了解两者之间的关系,对于判断原发病灶的部位及性质有重要临床意义。

(一)淋巴结肿大

淋巴结肿大是淋巴结因内部细胞增生或肿瘤细胞浸润而体积增大的现象。临床常可通过触摸颌下、颈部、锁骨上窝、腋窝和腹股沟等部位而发现,但肺门、纵隔、腹膜后和肠系膜等体内肿大的淋巴结则要靠X线、CT和B超等才能发现。

淋巴结肿大的主要原因有以下几种。

(1)感染:由致病微生物引起的急、慢性炎症,如细菌、病毒、立克次体等引起如急性蜂窝织炎、化脓性扁桃体炎、牙龈炎、传染性单核细胞增多症、恙虫病、结核等。

(2)肿瘤:①淋巴瘤;②各型急、慢性白血病;③浆细胞肿瘤:多发性骨髓瘤、原发性巨球蛋白血症;④肿瘤转移:肺癌、胃癌、肝癌、乳腺癌、鼻咽癌等。

(3)反应性增生:①坏死性增生性淋巴结病;②血清病及血清病样反应;③变应性亚败血症;④系统性红斑狼疮风湿病等。

(4)细胞增生代谢异常:①郎格汉斯细胞增生症(组织细胞增生症X);②脂质沉积病;③结节病。

淋巴结肿大可分为局限性和全身性。局限性淋巴结肿大常由引流区域组织和器官的非特异性炎症引起,亦可为淋巴结引流部位的恶性肿瘤淋巴道转移,淋巴结结核也常引起局限性淋巴结肿大。全身性淋巴结肿大常见的原因为各种感染病原体直接侵犯、免疫反应及肿瘤疾病侵犯。在确定淋巴结肿大后,关键是确定其原因和性质,局部肿大伴明显疼痛者常提示感染;进行性无痛性肿大者常提示恶性肿瘤性疾病。淋巴结穿刺活检可帮助确诊。

(二)淋巴结炎

淋巴结炎是一种感染性疾病,由淋巴结所属引流区域的急、慢性炎症累及淋巴结所引起的非特异性炎症,如上肢、乳腺、胸壁、背部和脐以上腹壁的感染引起腋部淋巴结炎;下肢、脐以下腹壁、会阴和臀部的感染,可以发生腹股沟部淋巴结炎;头、面、口腔、颈部和肩部感染,引起颌下及颈部的淋巴结炎。根据起病缓急、病程长短,淋巴结炎可分为急性和慢性淋巴结炎。

〔治疗原则〕

淋巴结肿大的原因有多种,表现形式不同,应针对不同病因和类型加以预防和治疗。如淋巴腺结核可应用链霉素和雷米封等,若为恶性淋巴瘤,应以联合化疗为主,若为癌症晚期转移,则预后极差。对于感染性淋巴结炎引起的淋巴结肿大可用抗感染药物治疗。

〔用药精选〕

一、西药

(一)淋巴结炎用西药

1. 头孢替唑钠 Ceftezole Sodium

本品通过抑制细菌细胞壁的合成而发挥抗菌活性。

【适应证】用于呼吸系统感染、泌尿系统感染、败血症、腹膜炎。也用于皮肤及软组织感染,痈、脓肿、蜂窝织炎、淋巴结炎、乳腺炎等。

【不良反应】①休克:极少发生,需严密观察。如出现不适感、口内异常感、哮喘、眩晕、突然排便异常、耳鸣、出汗等症状,应立即停止用药,并予必要处理。②少数有过敏反应,如皮疹、荨麻疹、皮肤发红、瘙痒、发热等,停药即消失。③罕见严重肾功能异常,偶见血肌酐升高,应立即停药,进行必要处理。④罕见粒细胞减少、白细胞减少、嗜酸粒细胞增多、血小板减少、GOT、GPT、碱性磷酸酶增加,应立即停药。⑤偶见胃肠道反应,如恶心、呕吐、腹泻等,罕见伪膜性肠炎,当有腹痛、腹泻出现时,应立即停药。⑥菌群失调:罕见发生念珠菌症。⑦罕见发生维生素K缺乏症和B组维生素缺乏症。⑧罕见间质性肺炎、毒理性发热、咳嗽、呼吸困难、胸部X线异常、嗜酸粒细胞增多,应停止用药并给予相应的治疗。⑨其他:罕见头痛、全身不适感、发热、浅表性舌炎。

【禁忌】对本品或其他头孢菌素类抗生素过敏者禁用。对利多卡因或酰基苯胺类局部麻醉剂有过敏史者禁用本品肌内注射。

【用法用量】静脉给药或肌内注射。成人一次0.5~2g,一日2次。重症感染,剂量可按医嘱适当增加;儿童按体重一次10~40mg/kg,一日2次。

【制剂】①头孢替唑钠注射液;②注射用头孢替唑钠

2. 米诺环素 Minocycline

见第五章"75. 附睾炎与睾丸炎"。

3. 法罗培南钠 Faropenem Sodium

见第五章"75. 附睾炎与睾丸炎"。

4. 司帕沙星 Sparfloxacin

见第五章"75. 附睾炎与睾丸炎"。

5. 盐酸安妥沙星片 Antofloxacin Hydrochloride

见第五章"73. 前列腺炎"。

附:用于淋巴结肿大与淋巴结炎的其他西药

硫酸头孢噻利 Cefoselis Sulfate

【适应证】用于由敏感菌引起的中度以上症状的多种感染症,包括淋巴管(节)炎等。

二、中药

1. 如意金黄散

【处方组成】姜黄、大黄、黄柏、苍术、厚朴、陈皮、甘草、生天南星、白芷、天花粉

【功能主治】清热解毒,消肿止痛。用于热毒瘀滞肌肤所致疮疖肿痛、丹毒流注,症见肌肤红、肿、热、痛,亦可用于跌打损伤。

【用法用量】外用,红肿,烦热,疼痛,用清茶调敷;漫肿无头,用醋或葱酒调敷;亦可用植物油或蜂蜜调敷;一日数次。

【使用注意】疮疡阴证者禁用。外用药,不可内服。

2. 龙珠软膏

【处方组成】人工麝香、人工牛黄、珍珠(制)、琥珀、硼砂、冰片、炉甘石(煅)、硇砂

【功能主治】清热解毒,消肿止痛,祛腐生肌。用于疖、痈属热毒蕴结证,也可用于浅Ⅱ度烧伤。

【用法用量】外用。取适量膏药涂抹患处,或摊于纱布上贴患处,一日一次,溃前涂药宜厚,溃后涂药宜薄。

【使用注意】疮疡阴证者禁用。

3. 夏枯草膏

【处方组成】夏枯草

【功能主治】清火,散结,消肿。用于火热内蕴所致的头痛,眩晕,瘰疬,瘿瘤,乳痈肿痛;甲状腺肿大,淋巴结结核,乳腺增生病见上述证候者。

【用法用量】口服。一次9g,一日2次。

4. 牛黄醒消丸

【处方组成】牛黄,麝香,乳香(醋制),没药(醋制),雄黄

【功能主治】清热解毒,活血祛瘀,消肿止痛。用于热毒郁滞,痰瘀互结所致的痈疽发背,瘰疬流注,乳痈乳岩,无名肿毒。

【用法用量】用黄酒或温开水送服,一次3g,一日1~2次;患在上部,临睡前服;患在下部,空腹时服。

【使用注意】①孕妇禁用。②疮疡阴证者禁用。

5. 小金丸(胶囊、片)

【处方组成】麝香或人工麝香、木鳖子(去壳去油)、制草乌、枫香脂、醋乳香、醋没药、五灵脂(醋炒)、酒当归、地龙、香墨

【功能主治】散结消肿,化瘀止痛。用于痰气凝滞所致的瘰疬、瘿瘤、乳岩、乳癖,症见肌肤或肌肤下肿块一处或数处、推之能动,或骨及骨关节肿大,皮色不变,肿硬作痛。

【用法用量】丸剂打碎后口服,一次1.2~3g,一日2次,小儿酌减。

【使用注意】孕妇禁用。

6. 散结灵胶囊

【处方组成】草乌(甘草银花炙)、木鳖子、地龙、乳香(醋炙)、没药(醋炙)、枫香脂、五灵脂(醋炙)、石菖蒲、当归、香墨

【功能主治】行气活血,散结消肿。用于气滞痰凝所致的瘰疬、阴疽,症见肌肤或肌肤下肿块一处或数处、按之中硬、推之能动,或骨及骨关节肿、均有皮色不变,肿硬作痛。

【用法用量】口服。一次3粒,一日3次。

【使用注意】①孕妇、哺乳期妇女禁用。②疮疡阳证者禁用。

7. 内消瘰疬丸(片)

【处方组成】夏枯草、浙贝母、海藻、白蔹、天花粉、连翘、熟大黄、玄明粉、蛤壳(煅)、大青盐、枳壳、桔梗、薄荷脑、地黄、当归、玄参、甘草

【功能主治】化痰,软坚,散结。用于痰湿凝滞所致的瘰疬,症见皮下结块、不热不痛。

【用法用量】口服。一次9g,一日1~2次。

【使用注意】疮疡阳证者禁用。

8. 阳和解凝膏

【处方组成】鲜牛蒡草(或干品)、鲜凤仙透骨草(或干品)、生川乌、桂枝、大黄、当归、生草乌、生附子、地龙、僵蚕、赤芍、白芷、白蔹、白及、川芎、续断、防风、荆芥、五灵脂、木香、香橼、陈皮、肉桂、乳香、没药、苏合香、麝香

【功能主治】温阳化湿,消肿散结。用于脾肾阳虚,痰瘀互结所致的阴疽,瘰疬未溃,寒湿痹痛。

【用法用量】外用,加温软化,贴于患处。

【使用注意】孕妇禁用。

9. 骨痨敌注射液

【处方组成】三七、黄芪、骨碎补、乳香(制)、没药(制)

【功能主治】益气养血，补肾壮骨，活血化瘀。用于骨关节结核，淋巴结核，肺结核属气血不足，瘀血阻络证的辅助治疗。

【用法用量】肌内注射，一次2~4ml，一日1~2次。

【使用注意】孕妇禁用。

10. 西黄丸

【处方组成】牛黄，麝香，乳香(醋制)，没药(醋制)

【功能主治】清热解毒，消肿散结。用于热毒蕴结所致的痈疽疔毒，瘰疬，流注，癌肿。

【用法用量】口服。一次3g，一日2次。

【使用注意】孕妇禁用。

11. 五海瘿瘤丸

【处方组成】海带、海藻、海螵蛸、蛤壳、昆布、白芷、木香、海螺、夏枯草、川芎

【功能主治】软坚消肿。用于痰核瘿瘤，瘰疬，乳核。

【用法用量】口服。一次1丸，一日2次。

【使用注意】孕妇禁用。

12. 化核膏药

【处方组成】大黄、昆布、牵牛子、夏枯草、大皂角、乳香、没药、芥子、白芷、紫荆皮、石菖蒲、海藻

【功能主治】软坚散结，化痰消肿。用于寒痰凝结，瘰疬结核。

【用法用量】外用。温热展开，贴患处；每隔3~5日换药一次。

【注意事项】各种瘰疬未溃者适用，已溃者禁用。

【使用注意】孕妇禁用。瘰疬已溃者禁用。

13. 夏枯草片(颗粒)

【处方组成】夏枯草

【功能主治】清火，散结，消肿。用于火热内蕴所致的头痛，眩晕，瘰疬，瘿瘤，乳痈肿痛；甲状腺肿大、淋巴结核、乳腺增生病见上述证候者。

【用法用量】夏枯草片口服，一次6片，一日2次。

附：用于淋巴结肿大与淋巴结炎的其他中药

1. 胆黄片

【功能主治】清热解毒，祛痰消瘰。用于阴虚痰火凝结所致瘰疬、痰核诸症。

2. 解毒散结胶囊

【功能主治】清热解毒，消肿散结。主治急性化脓性颌下淋巴结炎。

第七章　内分泌与代谢系统疾病

86. 糖尿病

〔基本概述〕

糖尿病是一组由多病因引起的以慢性高血糖为特征的代谢病，是由于胰岛素分泌和(或)作用缺陷所引起。长期糖类及脂肪、蛋白质代谢紊乱可引起多系统损害，导致眼、肾、神经、心脏、血管等组织器官慢性进行性病变、功能减退及衰竭；病情严重或应激时可发生急性严重代谢紊乱，如糖尿病酮症酸中毒、高渗高血糖综合征。

大部分糖尿病患者可按照病因、发病机制分为1型和2型糖尿病，少数患者为妊娠糖尿病或其他特殊类型糖尿病(如青年人中的成人发病型糖尿病、妖精貌综合征、胰腺肿瘤、巨细胞病毒感染所致糖尿病等)。1型糖尿病的主要病因是由于自身免疫对胰岛B细胞破坏后造成胰岛素分泌的绝对缺乏，但也有些特发性1型糖尿病无自身免疫证据，故1型糖尿病患者需终身胰岛素治疗来维持生命。2型糖尿病的发生是从以胰岛素抵抗为主伴胰岛素进行性分泌不足到以胰岛素进行性分泌不足为主伴胰岛素抵抗，早期可通过药物治疗控制。

糖尿病是常见病、多发病。随着我国经济的高速发展，生活方式西方化和人口老龄化，肥胖率上升，我国糖尿病患病率也呈快速增长趋势。现成年人糖尿病患病率达9.7%，而糖尿病前期的比例更高达15.5%。

糖尿病血糖控制不好时会出现急性严重代谢紊乱如糖尿病酮症酸中毒、糖尿病高渗性昏迷；长期血糖控制不理想时会出现大血管病变如动脉粥样硬化、冠心病、高血压、脑血管疾病、周围血管疾病等，以及微血管病变如糖尿病肾病、糖尿病视网膜病变、糖尿病神经病变等。

糖尿病典型临床表现为多尿、多饮、多食和体重减轻的“三多一少”症状。

糖尿病是心血管疾病的重要危险因素，是冠心病的等危症，控制糖尿病患者的血糖至最佳水平可以减少糖尿病血管并发症的发生风险。糖尿病治疗的目的在于减轻症状并将长期并发症的发生风险降到最低，故血糖必须严格控制。患者可通过控制饮食、减轻体重、加强运动、口服降糖药和(或)应用胰岛素控制血糖，治疗过程中要注意避免发生低血糖，特别是患糖尿病并接受胰岛素治疗的司机应警惕严重低血糖的发生并应采取防治措施，如在车内准备糖或食物，并应确保能找到可替换的司机。

糖尿病属于中医学“消渴症”的范畴，我国最早的医书《黄帝内经·素问》及《灵枢》中就记载了“消渴症”这一病名。汉代名医张仲景《金匮要略》之消渴篇对“三多”症状亦有记载。中医学对本病的病因病机论述较为详细，一般认为主要是由于素体阴虚，五脏柔弱，复因饮食不节，过食肥甘，情志失调，劳欲过度，而导致肾阴亏虚，肺胃燥热。

〔治疗原则〕

1. 糖尿病血糖控制良好指标

空腹血糖为4.4～6.1mmol/L，非空腹血糖4.4～8.0mmol/L，糖化血红蛋白小于6.5%。2型糖尿病所有治疗应基于合理的饮食、适当的运动等生活方式，就诊时糖化血红蛋白小于7.5%则可单药治疗；就诊时糖化血红蛋白大于7.5%则可两药联合治疗。

2. 治疗药物的使用

(1)磺酰脲类：属于胰岛素促泌剂，主要作用为刺激B细胞分泌胰岛素，其促胰岛素分泌作用不依赖于血糖浓度，可发生低血糖事件。建议从小剂量开始，餐前半小时服用。目前常用的有格列本脲、格列吡嗪、格列齐特、格列喹酮、格列美脲。

(2)格列奈类：非磺酰脲类胰岛素促泌剂，此类药物具有吸收快、起效快和作用时间短的特点，主要用于控制餐后高血糖，也有一定降低空腹血糖的作用，适用于餐后血糖高为主的患者。目前临床上应用的有瑞格列奈和那格列奈。

(3)双胍类：主要是通过抑制肝葡萄糖输出，改善外周组织对胰岛素的敏感性、增加对葡萄糖的摄取和利用而降低血糖。目前广泛应用的是二甲双胍，为目前我国及多国和国际学术组织推荐的一线用药和联合用药中的基础用药。

(4)噻唑烷二酮类：主要通过增加靶组织对胰岛素作用的敏感性而降低血糖，体重增加和水肿是其常见副作用。临床上应用的有罗格列酮和吡格列酮。

(5)α-糖苷酶抑制剂：通过抑制小肠刷状缘α-葡萄糖苷酶从而延迟糖类吸收，降低餐后高血糖。临床上应用的有阿卡波糖、伏格列波糖、米格列醇。

(6)DDP-4抑制剂：抑制DDP-4活性增加餐后肠促胰素

水平，从而起到促进胰岛素分泌作用，并抑制胰高血糖的分泌。单用不增加低血糖发生风险。目前的已生产的药物有西格列汀、沙格列汀、维格列汀、利拉列汀、阿格列汀。

(7)多巴胺受体激动剂：主要通过影响下丘脑对代谢的调节，增加胰岛素的敏感性，此类药物不导致低血糖。主要药物为速效溴隐亭。

(8)胰岛素：直接补充体内胰岛素的不足。目前主要使用的胰岛素有短效、中效、长效及长效胰岛素，可依据患者的情况选择不同种类的胰岛素。

(9)GLP-1受体激动剂：通过激动GLP-1受体而发挥降糖作用，单用不引起低血糖。目前国内上市的有利拉鲁肽和艾塞那肽。

〔用药精选〕

一、西药

1. 胰岛素 Insulin

胰岛素为降血糖药，是机体内唯一降低血糖的激素，也是唯一同时促进糖原、脂肪、蛋白质合成的激素。包括以下多方面的作用：①抑制肝糖原分解及糖原异生作用，减少肝输出葡萄糖。②促使肝摄取葡萄糖及肝糖原的合成。③促使肌肉和脂肪组织摄取葡萄糖和氨基酸，促使蛋白质和脂肪的合成和贮存。④促使肝生成极低密度脂蛋白并激活脂蛋白脂酶，促使极低密度脂蛋白的分解。⑤抑制脂肪及肌肉中脂肪和蛋白质的分解，抑制酮体的生成并促进周围组织对酮体的利用。

【适应证】主要用于1型糖尿病和2型糖尿病：①重度消瘦营养不良者；②轻、中度经饮食和口服降血糖药治疗无效者；③合并严重代谢紊乱（如酮症酸中毒、高渗性昏迷或乳酸性酸中毒）、重度感染、消耗性疾病（如肺结核、肝硬化）和进行性视网膜、肾、神经等病变及急性心肌梗死、脑血管意外者；④合并妊娠、分娩及大手术者。也可用于纠正细胞内缺钾。

【不良反应】过敏反应：注射部位红肿、瘙痒、荨麻疹、血管神经性水肿；低血糖反应：出汗、心悸、乏力，重者出现意识障碍、共济失调、心动过速甚至昏迷；胰岛素抵抗，日剂量需超过200单位以上；注射部位脂肪萎缩、脂肪增生；眼屈光失调；偶见过敏性休克。

【禁忌】对本品过敏、低血糖、肝硬化、溶血性黄疸、胰腺炎、肾炎患者禁用。

【孕妇及哺乳期妇女用药】糖尿病孕妇在妊娠期间对胰岛素需要量增加，分娩后需要量减少；如妊娠中发现的糖尿病为妊娠糖尿病，分娩后应终止胰岛素治疗；随访其血糖，再根据有无糖尿病决定治疗。

【儿童用药】儿童易产生低血糖，血糖波动幅度较大，调整剂量应为0.5～1单位，逐步增加或减少；青春期少年适当增加剂量，青春期后再逐渐减少。

【老年用药】老年人易发生低血糖，需特别注意饮食、体力活动的适量。

【用法用量】使用方法及剂量应个体化。动物胰岛素皮下注射：0.5～1小时起效，2～4小时达高峰，作用维持6～8小时；人胰岛素皮下注射：0.5小时内起效，1～3小时达高峰，作用持续时间大约8小时。人胰岛素较动物胰岛素起效快，作用时间长。不同部位皮下注射的吸收差别很大。静脉注射后10～30分钟起效，10～30分钟达高峰，持续0.5～1小时，在血液循环中半衰期为5～10分钟。

具体用法用量，请遵医嘱。

【制剂】①胰岛素注射液（短效胰岛素）；②重组人胰岛素注射液；③混合重组人胰岛素注射液；④重组赖脯胰岛素注射液；⑤门冬胰岛素注射液；⑥低精蛋白锌胰岛素注射液（中效胰岛素）；⑦精蛋白锌胰岛素注射液（长效胰岛素）；⑧精蛋白重组人胰岛素注射液；⑨精蛋白锌重组人胰岛素注射液；⑩精蛋白重组人胰岛素混合注射液；⑪精蛋白锌重组人胰岛素混合注射液；⑫精蛋白锌重组赖脯胰岛素混合注射液；⑬生物合成人胰岛素注射液；⑭精蛋白生物合成人胰岛素注射液；⑮甘精胰岛素注射液；⑯重组甘精胰岛素注射液（超长效胰岛素）；⑰谷赖胰岛素注射液；⑱地特胰岛素注射液；⑲注射用三磷酸腺苷辅酶胰岛素

2. 格列吡嗪 Glipizide

本品是第二代磺酰脲类口服降糖药。能促进胰岛B细胞分泌胰岛素，增强胰岛素对靶组织的作用；亦能刺激胰岛α细胞，使胰高血糖素分泌受抑制。尚有抑制肝糖原分解、促进肌肉利用和消耗葡萄糖的作用。

【适应证】用于经饮食控制及体育锻炼2～3个月疗效不满意的轻、中度2型糖尿病，但此类患者的胰岛B细胞尚有一定的分泌功能且无急性并发症，不合并妊娠，无严重的慢性并发症。

【不良反应】①较常见的为胃、肠道症状（如恶心、上腹胀满），头痛等，减少剂量即可缓解。②个别患者可出现皮肤过敏。③偶见低血糖，尤其是年老体弱者、活动过度者、不规则进食、饮酒或肝功能损害者。④亦偶见造血系统可逆性变化的报道。

【禁忌】对本品及磺胺药过敏、1型糖尿病、糖尿病低血糖昏迷或昏迷前期、糖尿病合并酮症酸中毒、晚期尿毒症、严重烧伤、感染、外伤和大手术、肝肾功能不全、白细胞减少患者禁用。

【孕妇及哺乳期妇女用药】动物实验和临床观察证明磺酰脲类可造成死胎和胎儿畸形，孕妇禁用。本品可通过乳汁排出，哺乳期妇女不宜使用，以免婴儿发生低血糖。

【老年用药】65岁以上老年人达稳态时间较年轻人延长1～2日，老年人慎用。从小剂量开始，逐渐调整剂量，建议初始用量一日2.5mg。

【用法用量】口服。治疗剂量因人而异，根据血糖监测调整剂量。①控释片：常用起始剂量为一日5mg，与早餐同服；

对降糖药敏感者可由更低剂量起始；使用本品3个月后测定糖化血红蛋白，若血糖未能满意控制可加大剂量；多数患者一日服10mg，部分患者需15mg，最大日剂量20mg。②速释片：一般推荐剂量为一日2.5～20mg，早餐前30分钟服用；初始剂量一日2.5～5mg，逐渐调整至合适剂量；一日剂量超过15mg时，应分成2～3次，餐前服用。

老年、体弱或营养不良、肝肾功能损害患者的起始和维持剂量均应采取保守原则，以避免低血糖发生。

【制剂】格列吡嗪片（分散片、缓释片、控释片、口腔崩解片、胶囊、缓释胶囊）

3. 格列齐特 Gliclazide

本品是第二代磺脲类降血糖药。选择性地作用于胰岛B细胞，促进胰岛素分泌，并提高进食葡萄糖后的胰岛素释放，使肝糖原生成和输出受到抑制。本品还能降低血小板的聚集和黏附力，有助于糖尿病微血管病变的防治。

【适应证】用于单用饮食疗法、运动疗法和减轻体重不足以控制血糖水平的成人2型糖尿病。

【不良反应】常见：低血糖；少见：胃肠道功能障碍，如腹痛、恶心、呕吐、消化不良、腹泻、便秘；罕见：皮疹、瘙痒、荨麻疹、红斑、斑丘疹、肝氨基转移酶水平增高、肝炎等；极罕见：贫血、白细胞减少、血小板减少、粒细胞减少等。暂时性视力障碍（可能因开始治疗时血糖水平变化所致）。

【禁忌】对本品及磺胺药过敏、1型糖尿病、糖尿病低血糖昏迷或昏迷前期、糖尿病合并酮症酸中毒、晚期尿毒症、严重烧伤、感染、外伤和大手术、严重肝肾功能不全、白细胞减少、应用咪康唑治疗患者禁用。

【孕妇及哺乳期妇女用药】动物实验和临床观察证明磺脲类降血糖药可致畸，而且由乳汁排出，故孕妇及乳母不宜使用。

【老年用药】用药量适当减少。从小剂量开始，逐渐调整剂量。

【用法用量】口服。①缓释片：a. 首次建议剂量为一日30mg，于早餐时服用。如血糖水平控制不佳，剂量可逐次增至一日60mg、90mg或120mg，一次增量间隔至少4周（如治疗2周后血糖仍无下降时除外），最大日剂量为120mg。b. 65岁以上患者开始治疗时一日一次，一次15mg（1/2片）。c. 高危患者，如严重或代偿较差的内分泌疾病（垂体前叶功能不足、甲状腺功能减退、肾上腺功能不足）、长期和（或）大剂量皮质激素治疗撤停、严重心血管疾病（严重冠心病、颈动脉严重受损、弥漫性血管病变），建议以一日30mg最小剂量开始治疗。

②口服普通片：一次80mg，早、晚两餐前服用；开始时一日2次，连服2～3周，然后根据血糖水平调整用量；初始日剂量为40～80mg，一般一日剂量为80～240mg，根据反应调整剂量；最大日剂量不超过320mg。

③用缓释片（30mg）代替普通片（80mg）：这两种规格剂量相当，替代时必须监测血糖。

④用缓释片代替其他口服降糖药：应考虑先前使用药物的降糖强度和血浆半衰期，以免药物累加引起低血糖风险。

【制剂】格列齐特片（分散片、缓释片、胶囊、缓释胶囊）

4. 格列喹酮 Gliquidone

本品为第二代磺脲类口服降血糖药，高活性亲胰岛B细胞剂，与胰岛B细胞膜上的特异性受体结合，可诱导产生适量胰岛素，以降低血糖浓度。本品在治疗早期以促进内源性胰岛素分泌为主，经一段时间治疗后其主要作用在于改善周围组织对胰岛素的敏感性。

【适应证】用于2型糖尿病。本品是目前磺脲类口服降血糖药中唯一不受肾功能影响的药物，故可用于肾功能受损的糖尿病患者。

【不良反应】极少数人有皮肤过敏、胃肠道反应、轻度低血糖反应及血液系统方面的改变。

【禁忌】对本品及磺胺药过敏、1型糖尿病、糖尿病低血糖昏迷或昏迷前期、糖尿病合并酸中毒或酮症、严重肝肾功能不全、白细胞减少、低血糖、晚期尿毒症患者禁用。

【孕妇及哺乳期妇女用药】动物实验和临床观察证明本品可造成死胎和胎儿畸形，孕妇禁用。本品可通过乳汁排出，哺乳期妇女不宜使用，以免婴儿发生低血糖。

【用法用量】口服。应在餐前30分钟服用。一般日剂量为15～120mg，酌情调整，通常日剂量为30mg以内者可于早餐前一次服用；更大剂量应分3次，分别于餐前服用；最大日剂量不得超过180mg。

【制剂】格列喹酮片（分散片、胶囊）

5. 格列美脲 Glimepiride

本品是第三代磺酰脲类抗糖尿病药，具有抑制肝葡萄糖合成、促进肌肉组织对外周葡萄糖的摄取及促进胰岛素分泌的作用。

【适应证】适用于单纯饮食控制和锻炼未能控制血糖的2型糖尿病患者。用于食物、运动疗法及减轻体重均不能满意控制血糖的2型糖尿病。

【不良反应】①年老体弱患者在治疗初期、不规则进食、饮酒、肝肾功能损害患者可引起低血糖症，发生率为2%。②少见恶心呕吐、腹泻、腹痛。③个别病例报道血清肝脏转氨酶升高。④皮肤过敏：少见瘙痒、红斑、荨麻疹。⑤罕见中度的血小板减少、白细胞减少、红细胞减少症、粒细胞减少、溶血性贫血和全血细胞减少。⑥其他：少见头痛、乏力、头晕。

【禁忌】对本品及磺胺药过敏、1型糖尿病、糖尿病低血糖昏迷或昏迷前期、糖尿病合并酮症酸中毒、晚期尿毒症、严重烧伤、感染、外伤和大手术、严重肝肾功能不全、白细胞减少、应用咪康唑治疗患者禁用。

【孕妇及哺乳期妇女用药】妊娠期不能服用本品，否则会伤害胎儿，妊娠期患者应使用胰岛素。对计划怀孕的患者应建议换用胰岛素治疗。为了防止可能自乳汁吸收伤害婴儿，哺乳期妇女不要服用本品，需改为胰岛素治疗或停止哺乳。

【儿童用药】尚无格列美脲对儿童患者的安全性和有效性的研究，故不推荐儿童应用。

【老年用药】老年患者慎用。建议从小剂量1mg开始治疗，根据空腹血糖水平调整用药剂量。

【用法用量】口服。起始剂量一次1mg，一日一次顿服；建议早餐前不久或早餐中服用，若不进早餐则于第一次正餐前不久或餐中服用；以适量水整片吞服；如漏服一次，不能以加大下次剂量来纠正。如血糖控制不满意，可每隔1～2周逐步增加剂量至一日2mg、3mg、4mg，最大推荐剂量为一日6mg。

从其他口服降糖药改用本品时，一般考虑原使用药物的降糖强度和血浆半衰期，以免药物累加引起低血糖反应风险；从胰岛素改用本品应在医生严密监测下进行。

【制剂】格列美脲片（分散片、口腔崩解片、胶囊、滴丸）

6. 格列本脲 Glibenclamide

本品为降血糖药。可刺激胰腺胰岛B细胞分泌胰岛素，通过增加门静脉胰岛素水平或对肝脏直接作用，抑制肝糖原分解和糖异生作用，肝生成和输出葡萄糖减少，降低空腹血糖和餐后血糖。

【适应证】用于轻、中度2型糖尿病。

【不良反应】主要为低血糖，在剧烈活动或用药量过大或进餐延迟时较易发生。低血糖不严重者，进食、饮糖水大多可缓解。但肝肾功能不全者及年老、体弱者可引起严重低血糖，诱发心肌梗死或脑梗死，甚至导致死亡。

常见腹泻、恶心、呕吐、头痛、胃痛或胃肠不适；少见皮疹、严重黄疸、肝功能损害、骨髓抑制、粒细胞减少（表现为咽痛、发热、感染）、血小板减少症（表现为出血、紫癜）等。

【禁忌】对本品及其他磺酰脲类过敏、对磺胺类或赋形剂过敏、1型糖尿病、严重代偿失调性酸中毒、糖尿病低血糖昏迷、酮症酸中毒、严重肝肾功能不全、严重烧伤、感染、外伤和重大手术等应激情况、白细胞减少患者禁用。

【孕妇及哺乳期妇女用药】磺酰脲类降血糖药物可造成死胎和胎儿畸形，孕妇不宜服用。本品可由乳汁排出，乳母不宜服用，以免婴儿发生低血糖。

【儿童用药】儿童不宜服用。

【老年用药】老年患者对本品的代谢和排泄能力下降，应从小剂量开始，慎用本品。

【用法用量】口服。一般患者开始一次2.5mg，早餐前或早餐及午餐前各一次。轻症者一次1.25mg，一日3次，三餐前服。用药7日后剂量递增（一周增加2.5mg）。一般用量为一日5～10mg，最大用量一日不超过15mg。

【制剂】格列本脲片（胶囊）

7. 盐酸二甲双胍 Metformin Hydrochloride

本品为降血糖药，可降低2型糖尿病患者空腹及餐后高血糖。对2型糖尿病单独应用时一般不引起低血糖。

【适应证】首选用于单纯饮食控制及体育锻炼治疗无效的2型糖尿病，特别是肥胖的2型糖尿病。对磺酰脲类疗效较差的糖尿病患者与磺酰脲类口服降血糖药合用。

【不良反应】常见腹泻、恶心、呕吐、胃胀、乏力、消化不良、腹部不适及头痛；少见大便异常、低血糖、肌痛、头昏、头晕、指甲异常、皮疹、出汗增加、味觉异常、胸部不适、寒战、流感症状、潮热、心悸、体重减轻等；罕见乳酸性酸中毒。

【禁忌】下列情况应禁用：对本品过敏、肝肾功能不全或肌酐清除率异常、心功能衰竭（休克）、急性心肌梗死、严重心肺疾病、严重感染或外伤、外科大手术、临床有低血压和缺氧、急慢性代谢性酸中毒（包括糖尿病酮症酸中毒）、并发严重糖尿病肾病或糖尿病眼底病变、酗酒、维生素B_{12}及叶酸缺乏未纠正、需接受血管内注射碘化造影剂检查前。

【孕妇及哺乳期妇女用药】孕妇及哺乳期妇女禁用。

【儿童用药】本品在儿童中临床安全性和有效性尚未证实。

【老年用药】65岁以上老年患者因肾功能减弱，可能出现乳酸性酸中毒，宜慎用。

【用法用量】口服。从小剂量开始渐增剂量。通常起始剂量为一次0.5g，一日2次；或0.85g，一日一次；随餐服用；可1周增加0.5g，或每2周增加0.85g，逐渐加至一日2g，分次服用。10～16岁的2型糖尿病患者本品的一日最高剂量为2000mg；成人最大推荐剂量为一日2550mg；对需进一步控制血糖患者，剂量可以加至一日2550mg（即一次0.85g，一日3次）；一日剂量超过2g时，为了更好地耐受，最好随3餐分次服用。

【制剂】盐酸二甲双胍片（缓释片、肠溶片、胶囊、缓释胶囊、肠溶胶囊）

8. 瑞格列奈 Repaglinide

本品为短效口服促胰岛素分泌降糖药。其作用快于磺酰脲类，故餐后降血糖作用较快。能显著改善2型糖尿病患者的血糖控制。

【适应证】用于饮食控制、降低体重及运动锻炼不能有效控制高血糖的2型糖尿病患者。与二甲双胍合用，协同作用更好。

【不良反应】偶见：瘙痒、皮疹、荨麻疹；罕见：低血糖、腹痛、恶心、皮肤过敏反应；非常罕见：腹泻腹痛、恶心、呕吐、便秘、视觉异常、AST及ALI升高。

【禁忌】已知对本品任一成分过敏、1型糖尿病、伴随或不伴昏迷的糖尿病酮症酸中毒、严重肝功能不全、严重肝肾功能不全患者禁用。

【孕妇及哺乳期妇女用药】怀孕期和哺乳期妇女禁用。

【儿童用药】12岁以下儿童禁用。

【老年用药】75岁以上的患者不宜使用。

【用法用量】口服。在主餐前15分钟服用，剂量因人而异。推荐起始剂量为0.5mg，以后如需要可每周或每2周做调整。接受其他口服降血糖药治疗的患者转用本品时的推荐起始剂量为1mg；最大的推荐剂量为4mg，但最大日剂量不应超过16mg。

【制剂】瑞格列奈片(分散片)

9. 那格列奈 Nateglinide

本品为短效胰岛素促泌剂。刺激胰岛素分泌的作用快且持续时间短,有利于降低餐后血糖。本品特点是减少与药物控制相关的低血糖发生的危险性,以及减少胰岛B细胞衰竭的可能性。

【适应证】可单独用于经饮食和运动不能有效控制高血糖的2型糖尿病;可与二甲双胍合用协同作用更好。不适用于对磺酰脲类降糖药治疗不理想的2型糖尿病患者。

【不良反应】常见低血糖(2.4%),少见AST及ALT升高、瘙痒、皮疹、荨麻疹。

【禁忌】对本品过敏、1型糖尿病、糖尿病酮症酸中毒患者禁用。

【孕妇及哺乳期妇女用药】妊娠及哺乳期妇女禁用。

【儿童用药】不推荐儿童使用那格列奈。

【用法用量】口服。本品可单独应用,也可与二甲双胍合用。起始剂量一次60mg,一日3次,主餐前15分钟服用。常用剂量为餐前60~120mg,并根据HbAlc检测结果调整剂量。

【制剂】那格列奈片(分散片、胶囊)

10. 罗格列酮 Rosiglitazone

本品属噻唑烷二酮类抗糖尿病药,通过增加组织对胰岛素的敏感性、提高细胞对葡萄糖的利用而降低血糖,可降低空腹血糖,对餐后血糖亦有明显的降低作用。

【适应证】用于2型糖尿病。也可与磺酰脲类或双胍类药合用治疗单用时血糖控制不佳者。

【不良反应】常见上呼吸道感染、头痛、背痛、高血糖、疲劳、鼻窦炎、腹泻、低血糖;偶见贫血、水肿、充血性心力衰竭、肺水肿和胸腔积液;罕见肝功能异常、血管性水肿和荨麻疹;非常罕见黄斑水肿。

【禁忌】对本品过敏、Ⅲ级和Ⅳ级(HYHA)心力衰竭、2型糖尿病有活动性肝脏疾患的临床表现、肝肾和肺功能不全、AST及ALT升高大于正常上限2.5倍、伴有酮症酸中毒、糖尿病昏迷前期或并发感染、急性发热患者禁用。

【孕妇及哺乳期妇女用药】孕妇和可能怀孕的妇女应权衡利弊。本品可移行入乳汁,哺乳期妇女服用本品期间应避免哺乳。

【儿童用药】儿童用药的安全性尚未确定,18岁以下患者禁用。

【老年用药】65岁以上老年患者慎用本品。老年患者可能有轻至中度水肿及轻度贫血。

【用法用量】口服。①单药治疗:初始剂量为一日4mg,单次或分2次口服,8~12周后如空腹血糖下降不满意,剂量可加至一日8mg,单次或分2次口服。②与二甲双胍合用治疗:初始剂量为一日4mg,单次或分2次口服,12周后如空腹血糖下降不满意,剂量可加至一日8mg,单次或分2次口服。③与磺酰脲类合用治疗:剂量为一日2mg或4mg,单次或分2次口服。本品可空腹或进餐时服用。

【制剂】①罗格列酮片、罗格列酮钠片;②盐酸罗格列酮片(胶囊);③马来酸罗格列酮片;④酒石酸罗格列酮片(分散片、胶囊)

11. 吡格列酮 Pioglitazone

本品为噻唑烷二酮类2型糖尿病(或非胰岛素依赖性糖尿病,NIDDM)治疗药物,属胰岛素增敏剂。可减少胰岛素抵抗性,抑制肝葡萄糖生成,通过提高外周和肝脏的胰岛素敏感性来控制血糖水平,提高外周组织的葡萄糖利用,从而降低血糖。

【适应证】用于2型糖尿病患者,以饮食和运动改善血糖时的辅助治疗。本品可单独使用;在饮食、运动与吡格列酮单独治疗不能满意控制血糖时,可与磺酰脲类、二甲双胍或胰岛素合用。

【不良反应】常见上呼吸道感染、头痛、鼻窦炎、肌痛、贫血、牙病、糖尿病恶化、喉炎、低血糖。

【禁忌】对本品过敏、心功能Ⅲ级或Ⅳ级、有心力衰竭史、有活动性肝脏疾患的临床表现或AST及ALT升高大于正常上限2.5倍、有膀胱癌病史或存在不明原因的肉眼血尿、严重肾功能障碍、感染患者禁用。

【孕妇及哺乳期妇女用药】妊娠期妇女只有当对胎儿潜在的好处超过潜在风险时才能使用本品。哺乳期妇女不应使用本品。

【儿童用药】本品不宜用于18岁以下患者。

【用法用量】口服。①单药治疗:初始剂量一次15mg或30mg,一日一次,反应不佳时可加量直至45mg,一日一次。②与磺酰脲类合用:本品可为15mg或30mg,一日一次,当开始本品治疗时,磺酰脲类药物剂量可维持不变;当患者发生低血糖时,应减少磺酰脲用量。③与二甲双胍合用:本品可为15mg或30mg,一日一次,开始本品治疗时,二甲双胍剂量可维持不变。④与胰岛素合用:本品为15mg或30mg,一日一次,开始本品治疗时,胰岛素用量可维持不变,出现低血糖时可降低胰岛素量。

最大推荐量不应超过一日45mg,一日一次;联合用药勿超过30mg,一日一次。

【制剂】盐酸吡格列酮片(分散片、口腔崩解片、胶囊)

12. 阿卡波糖 Acarbose

本品为新型口服降糖药。在肠道内竞争性抑制葡萄糖苷水解酶,降低多糖及蔗糖分解成葡萄糖,使糖的吸收相应减缓,使餐后血糖降低。

【适应证】配合饮食控制用于2型糖尿病;降低糖耐量低减者的餐后血糖。

【不良反应】常见胃肠胀气和肠鸣音;偶见腹泻、腹胀和便秘;极少见腹痛,个别可能出现红斑、皮疹和荨麻疹等。一日150~300mg用药者个别人发生与临床相关的肝功能异常,为一过性的(超过正常高限3倍),极个别情况出现黄疸和(或)肝炎合并肝损害。

【禁忌】对本品过敏、有明显消化或吸收障碍的胃肠慢性功能紊乱、因肠胀气可能恶化的疾患(如 Roemheid 综合征、严重疝气、肠梗阻和肠溃疡)、严重肾功能不全患者禁用。

【孕妇及哺乳期妇女用药】妊娠及哺乳期妇女禁用。

【儿童用药】18 岁以下患者禁用。

【用法用量】口服。用餐前即刻吞服或前几口食物一起嚼服,剂量需个体化。一般推荐剂量为一次 50mg,一日 3 次,以后逐渐增加至一次 100mg,一日 3 次;个别情况下可增至一次 200mg,或遵医嘱。

【制剂】①阿卡波糖片(咀嚼片);②阿卡波糖胶囊

13. 伏格列波糖 Voglibose

本品为 α-葡萄糖苷酶抑制剂。通过选择性抑制小肠壁细胞 α-葡萄糖苷酶而抑制糖类分解为单糖,从而阻碍、延缓糖类的吸收和降解,降低餐后高血糖,达到治疗糖尿病的目的。

【适应证】用于改善糖尿病患者餐后高血糖。

【不良反应】常见胃肠胀气和肠鸣音;偶见腹泻、腹胀、腹痛、稀便、肠鸣增强、便秘、食欲减退、恶心、呕吐、胃灼热、口腔炎、口渴、味觉异常;少见红斑、皮疹和荨麻疹、麻痹、颜面水肿、朦胧眼、发热感、倦怠感、乏力感、高钾血症、血清淀粉酶上升、高密度脂蛋白降低、发汗、脱毛;罕见肠壁囊样积气症、光敏感、头痛、眩晕、蹒跚、困倦、血小板减少。一日 150 ~ 300mg 用药者个别人发生与临床相关的肝功能异常,为一过性的(超过正常高限 3 倍),极个别情况出现黄疸和(或)肝炎合并肝损害。

【禁忌】对本品过敏、严重酮症、糖尿病昏迷或昏迷前、严重感染、手术前后或严重创伤、严重肾功能不全患者禁用。

【孕妇及哺乳期妇女用药】孕妇、产妇和哺乳期妇女应慎用。孕妇或有可能妊娠的妇女,只有判定治疗的有益性大于危险性时才可用药。哺乳期妇女不得不用药时应停止哺乳。

【老年用药】老年人生理功能下降,应从小剂量开始用药(如一次 0.1mg),并留意观察血糖值及消化系统症状等的发生,同时应慎重用药。

【用法用量】口服。成人一次 0.2mg,一日 3 次,餐前服用,服药后即可进餐。疗效不明显时根据临床观察可将一次量增至 0.3mg。

【制剂】伏格列波糖片(分散片、咀嚼片、胶囊)

14. 磷酸西格列汀 Sitagliptin Phosphate

本品为二肽基肽酶-4 抑制剂。能够提高肠促胰岛激素的生理机制,影响胰腺中的 B 细胞和 α 细胞来调节葡萄糖水平。

【适应证】本品配合饮食控制和运动,用于改善 2 型糖尿病患者的血糖控制。

【不良反应】可能出现超敏反应,肝酶升高,上呼吸道感染,鼻咽炎。

【禁忌】对本品中任何成分过敏、1 型糖尿病、糖尿病酮症酸中毒患者禁用。

【孕妇及哺乳期妇女用药】孕妇及哺乳期妇女禁用。

【儿童用药】尚未确定本品在 18 岁以下儿童患者中使用的安全性和有效性。

【老年用药】本品在老年患者(≥65 岁)中使用的安全性和有效性与较年轻的患者相当,不需要进行剂量调整。由于不建议中、重度肾功能不全的患者使用本品,因此建议在开始使用本品前及使用过程中定期评估患者的肾功能。

【用法用量】口服。推荐剂量为一次 100mg,一日一次。

肾功能不全患者:请遵医嘱。

【制剂】磷酸西格列汀片

15. 艾塞那肽注射液 Exenatide Injection

本品在葡萄糖浓度升高的情况下,可促进胰岛素从 B 细胞中释放,减少 2 型糖尿病患者空腹和餐后血糖浓度,从而改善血糖控制。

【适应证】适用于服用二甲双胍、磺脲类、噻唑烷二酮类、二甲双胍和磺脲类联用、二甲双胍和噻唑烷二酮类联用不能有效控制血糖的 2 型糖尿病患者的辅助治疗以改善血糖控制。

【禁忌】禁用于已知对艾塞那肽或百泌达其他成分高度敏感的患者。

【老年用药】患者(年龄为 22 ~ 73 岁)群体药代动力学分析提示年龄对艾塞那肽的药代动力学特点没有影响。

【用法用量】本品仅用于皮下注射。应在大腿、腹部或上臂皮下注射给药。推荐起始剂量为 5μg,每日 2 次,于早餐和晚餐(或每日 2 次正餐前,大约间隔 6 小时或更长时间)前 60 分钟内给药。餐后不可给药。治疗 1 个月后,可根据临床反应将剂量增加至 10μg。本品与二甲双胍或噻唑烷二酮类联用时,如果联用后不会因低血糖而需调整二甲双胍或噻唑烷二酮类的剂量,则可继续沿用原二甲双胍或噻唑烷二酮类的剂量。本品与磺脲类联用时,为降低低血糖的风险可考虑减少磺脲类的剂量。本品是澄清、无色的液体,如果出现颗粒或溶液浑浊或有颜色则不能使用。

附:用于糖尿病的其他西药

1. 米格列醇 Miglitol

【适应证】单用或与磺酰脲类药合用于非胰岛素依赖型糖尿病。

2. 维格列汀 Vildagliptin

【适应证】用于治疗 2 型糖尿病。当二甲双胍作为单药治疗用至最大耐受剂量仍不能有效控制血糖时,本品可与二甲双胍联合使用。

3. 沙格列汀 Saxagliptin

【适应证】用于 2 型糖尿病。单药治疗:可作为单药治疗,在饮食和运动基础上改善血糖控制。当单独使用盐酸二甲双胍血糖控制不佳时,本品可与盐酸二甲双胍联合使用,在饮食和运动基础上改善血糖控制。

4. 利格列汀 Linagliptin

【适应证】用于2型糖尿病成年中膳食和运动的辅助治疗改善血糖控制。

5. 苯磺酸阿格列汀片 Alogliptin Benzoate Tablets

【适应证】用于2型糖尿病。

6. 二甲双胍格列齐特片 Metformin Hydrochloride and Gliclazide Tablets

【适应证】当2型糖尿病患者需要用格列齐特片和盐酸二甲双胍片联合治疗时,可用本品作为替代治疗。

7. 二甲双胍格列吡嗪片(胶囊)Metformin Hydrochloride and Glipizide Tablets

【适应证】本品用于2型糖尿病的初始治疗,用于改善单独采取饮食、运动疗法不能充分控制血糖的2型糖尿病。

8. 二甲双胍马来酸罗格列酮片 Metformin Hydrochloride and Rosiglitazone Maleate Tablets

【适应证】在饮食控制和运动的基础上,本品适用于目前正在使用罗格列酮和二甲双胍联合治疗的患者或单用二甲双胍治疗后血糖控制不佳的患者的血糖改善。

9. 吡格列酮二甲双胍片 Pioglitazone Hydrochloride and Metformin Hydrochloride Tablets

【适应证】2型糖尿病,适用于单独使用盐酸二甲双胍治疗效果不佳及使用盐酸吡格列酮和盐酸二甲双胍联合治疗的患者。

10. 利拉鲁肽注射液 Liraglutide Injection

【适应证】适用于成人2型糖尿病患者控制血糖;适用于单用二甲双胍或磺脲类药物最大可耐受剂量治疗后血糖仍控制不佳的患者,与二甲双胍或磺脲类药物联合应用。

11. 羟苯磺酸钙胶囊 Calcium Dobsilate Capsules

【适应证】用于糖尿病引起的视网膜病变。

12. 转化糖注射液 Invert Sugar Injection

【适应证】适用于需要非口服途径补充水分或能源的患者的补液治疗。尤其是下列情况:糖尿病患者的能量补充剂;烧创伤、术后及感染等胰岛素抵抗(糖尿病状态)患者的能量补充剂;药物中毒;酒精中毒。

13. 生长抑素 Somatostatin

【适应证】用于肝硬化门静脉高压所致的食管静脉出血;消化性溃疡、应激性溃疡、糜烂性胃炎所致的上消化道出血;也可用于糖尿病酮症酸中毒的辅助治疗。

14. 瑞格列奈二甲双胍片 Repaglinide and Metformin Tablets

【适应证】用于治疗糖尿病。

15. 木糖醇 Xylitol

【适应证】用于糖尿病患者的糖代用品。

16. 米格列奈钙 Mitiglinide

【适应证】改善2型糖尿病患者进食后血糖的变化,用于食物疗法及运动疗法未取得效果的糖尿病患者。

17. 硫辛酸 DrugsInstructions

【适应证】用于糖尿病周围神经病变引起的感觉异常。

18. 依帕司他 Epalrestat

【适应证】糖尿病神经性病变。

19. 贝那鲁肽注射液 Benaglutide Injection

【适应证】主要用于2型糖尿病的治疗。

二、中药

1. 消渴丸

【处方组成】葛根、地黄、黄芪、天花粉、玉米须、南五味子、山药、格列本脲

【功能主治】滋肾养阴,益气生津。用于气阴两虚所致的消渴病,症见多饮、多尿、多食、消瘦、体倦乏力、睡眠差、腰痛;2型糖尿病见上述证候者。

【用法用量】口服。一次5~10丸,一日2~3次。饭前用温开水送服。或遵医嘱。

【使用注意】①孕妇禁用。②本品含格列本脲(优降糖)。下列情况应禁用:1型糖尿病患者;2型糖尿病伴有酮症酸中毒、昏迷、严重烧伤、感染、严重外伤和重大手术者;孕妇、哺乳期妇女;肝、肾功能不全者;白细胞减少、粒细胞缺乏、血小板减少等患者;对磺胺类药物过敏者。

2. 玉泉胶囊(颗粒、丸、散)

【处方组成】地黄、茯苓、甘草、葛根、黄芪、麦冬、人参、天花粉、乌梅、五味子

【功能主治】益气养阴,生津止渴。用于气阴两虚所致的消渴病,症见气短乏力,口渴喜饮,易饥烦热;2型糖尿病见上述证候者。

【用法用量】口服。一次4粒,一日4次。

【使用注意】孕妇禁用。

3. 津力达口服液(颗粒)

【处方组成】人参、黄精(制)、苍术(炒)、苦参、麦冬、地黄、何首乌(制)、山茱萸、茯苓、佩兰、黄连、知母、淫羊藿(炙)、丹参、葛根、荔枝核、地骨皮

【适应证】益气养阴,健脾运津。用于消渴病气阴两虚证,症见口渴多饮,消谷易饥,尿多,形体渐瘦,倦怠乏力,自汗盗汗,五心烦热,便秘等。2型糖尿病见上述证候者。

【用法用量】口服。一次20ml,一日3次。8周为一疗程,或遵医嘱。对已经使用西药患者,可合并使用本品,并根据血糖情况,酌情调整西药用量。

4. 人知降糖胶囊

【处方组成】知母、人参等

【功能主治】益气养阴,清热生津。用于2型糖尿病属气阴两虚兼燥热伤津症的辅助治疗,缓解以下症状:倦怠乏力,气短懒言,口干口渴,五心烦热,自汗盗汗,多食易饥,便秘溲赤,心悸失眠,腰酸不舒。

【用法用量】温开水送服,一次5粒,一日3次。疗程8周。

5. 降糖通脉片(胶囊)

【处方组成】太子参、黄芪、黄精、天冬、麦冬、玄参、天花粉、苍术、知母、葛根、黄连、丹参、益母草、赤芍、水蛭、川牛膝、鸡血藤、威灵仙、荔枝核、地龙、川芎

【功能主治】益气养阴,活血化瘀,通经活络。用于气阴不足,瘀血阻络所致消渴,多饮、多食、多尿、消瘦、乏力;2 型糖尿病见上述证候者。

【用法用量】口服。一次 3～4 片,一日 3 次;饭后服用或遵医嘱。

6. 益津降糖口服液(胶囊、颗粒)

【处方组成】人参、白术、茯苓、仙人掌、甘草

【功能主治】健脾益气,生津止渴。用于气阴两虚引起的消渴病,症见乏力自汗,口渴喜饮,多尿,多食善饮,舌苔花剥,少津,脉细少力;2 型糖尿病见上述证候者。

【用法用量】口服液一次 20ml,一日 3 次,饭前服用或遵医嘱。

7. 天芪降糖胶囊

【主要成分】黄芪、天花粉、女贞子、石斛、生晒参、地骨皮、黄连

【功能主治】益气养阴、清热生津。用于 2 型糖尿病气阴两虚证,症见倦怠乏力,口渴喜饮,五心烦热,自汗,盗汗,气短懒言,心悸失眠等,有一定的降血糖作用。

【用法用量】口服。一次 5 粒,一日 3 次,8 周为一疗程,或遵医嘱。

【禁忌】孕妇忌用。

8. 消渴平片(胶囊)

【处方组成】人参、黄连、天花粉、天冬、黄芪、丹参、枸杞子、沙苑子、葛根、知母、五倍子、五味子

【功能主治】益气养阴,清热泻火。用于阴虚燥热,气阴两虚所致的消渴病,症见口渴喜饮、多尿、多食、消瘦、气短、乏力、手足心热;2 型糖尿病见上述证候者。

【用法用量】口服。一次 6～8 片,一日 3 次。或遵医嘱。

【使用注意】孕妇禁用。

9. 糖脉康颗粒(片、胶囊)

【处方组成】黄芪、地黄、赤芍、丹参、葛根、桑叶、淫羊藿等

【功能主治】养阴清热,活血化瘀,益气固肾。用于糖尿病气阴两虚所致的倦怠乏力,气短懒言,自汗,盗汗,五心烦热,口渴喜饮,胸中闷痛,肢体麻木或刺痛,便秘,舌红少津,舌体胖大,苔薄或花剥,或舌黯有瘀斑,脉弦细或细数,或沉涩等症及 2 型糖尿病并发症见上述证候者。

【用法用量】口服。一次 1 袋,一日 3 次。

【使用注意】孕妇慎服或遵医嘱。

10. 降糖甲片(颗粒、胶囊)

【处方组成】黄芪、酒黄精、地黄、太子参、天花粉

【功能主治】补中益气,养阴生津。用于气阴两虚型消渴病(2 型糖尿病)。

【用法用量】口服。一次 6 片,一日 3 次。

11. 养阴降糖片(颗粒)

【处方组成】黄芪、党参、葛根、枸杞子、玄参、玉竹、地黄、知母、牡丹皮、川芎、虎杖、五味子

【功能主治】养阴益气,清热活血。用于气阴不足,内热消渴,症见烦热口渴,多食多饮,倦怠乏力;2 型糖尿病见上述证候者。

【用法用量】口服。一次 8 片(糖衣片芯重 0.33g,薄膜衣片重 0.36g),一次 4 片(薄膜衣片重 0.72g),一日 3 次。

12. 消渴灵片(胶囊、颗粒、丸)

【处方组成】地黄、五味子、麦冬、牡丹皮、黄芪、黄连、茯苓、红参、天花粉、石膏、枸杞子

【功能主治】益气养阴,清热泻火,生津止渴。用于气阴两虚所致的消渴病,症见多饮,多尿,多食,消瘦,气短乏力;2 型轻度、中度糖尿病见上述证候者。

【用法用量】片剂口服,一次 8 片,一日 3 次。

【使用注意】孕妇禁用。

13. 参芪消渴胶囊

【处方组成】天花粉、乌梅肉、枇杷叶、麦冬、五味子、瓜蒌、人参、黄芪、粉葛、檀香

【功能主治】益气养阴,生津止渴。用于消渴病气阴两虚证,症见口渴喜饮,自汗盗汗,倦怠乏力,五心烦热;2 型糖尿病见上述证候者。

【用法用量】口服。一次 6 粒,一日 3 次。

14. 参芪降糖胶囊(颗粒、片)

【处方组成】人参茎叶皂苷、五味子、黄芪、山药、地黄、覆盆子、麦冬、茯苓、天花粉、泽泻、枸杞子

【功能主治】益气养阴,健脾补肾。用于气阴两虚所致的消渴病,症见咽干口燥,口渴多饮,多食多尿,消瘦,倦怠乏力;2 型糖尿病见上述证候者。

【用法用量】胶囊口服,一次 3 粒,一日 3 次;1 个月为一疗程,效果不显著或治疗前症状较重者,每次用量可达 8 粒,一日 3 次。

15. 参精止渴丸

【处方组成】红参、黄芪、黄精、茯苓、白术、葛根、五味子、黄连、大黄、甘草

【功能主治】益气养阴,生津止渴。用于气阴两亏、内热津伤所致的消渴,症见少气乏力,口干多饮,易饥,形体消瘦;2 型糖尿病见上述证候者。

【用法用量】口服。一次 10g,一日 2～3 次。

16. 消糖灵胶囊(片、颗粒)

【处方组成】人参、黄连、天花粉、杜仲、黄芪、丹参、枸杞子、沙苑子、白芍、知母、五味子、格列本脲

【功能主治】益气养阴,清热泻火。用于阴虚燥热、气阴两虚所致的消渴病,症见口渴喜饮,体倦乏力,多食,多尿,消瘦。

【用法用量】口服。一次 3 粒,一日 2 次;或遵医嘱。

【使用注意】①孕妇禁用。②本品含格列本脲(优降糖)。下列情况应禁用:1 型糖尿病患者;2 型糖尿病伴有酮症酸中毒、昏迷、严重烧伤、感染、严重外伤和重大手术者;孕妇、哺乳期妇女;肝、肾功能不全者;白细胞减少、粒细胞缺乏、血小板减少等患者;对磺胺类药物过敏者。

17. 愈三消胶囊

【处方组成】黄芪、地黄、熟地黄、麦冬、天冬、玄参、五味子、淫羊藿(制)、丹参、红花、当归、黄连、红参、鹿茸、知母、党参、天花粉

【功能主治】养阴生津,益气活血。用于轻、中度2型糖尿病属气阴两虚挟瘀证,症见口渴喜饮,易饥多食,疲倦乏力,自汗盗汗,舌质黯,有瘀斑,脉细数。

【用法用量】饭前口服,一次8粒,一日3次。3个月为一个疗程,或遵医嘱。

【使用注意】孕妇禁用。

18. 消渴安胶囊

【处方组成】地黄、知母、黄连、地骨皮、枸杞子、玉竹、人参、丹参

【功能主治】清热生津,益气养阴,活血化瘀。用于阴虚燥热兼气虚血瘀所致的消渴病,症见口渴多饮,多食易饥,五心烦热,大便秘结,倦怠乏力,自汗;2型糖尿病见上述证候者。

【用法用量】口服。一次3粒,一日3次,或遵医嘱。

19. 芪蛭降糖胶囊(片)

【处方组成】黄芪、地黄、黄精、水蛭

【功能主治】益气养阴,活血化瘀。用于气阴两虚兼血瘀所致的消渴病,症见口渴多饮,多尿易饥,倦怠乏力,自汗盗汗,面色晦暗,肢体麻木;2型糖尿病见上述证候者。

【用法用量】胶囊口服,一次5粒,一日3次,疗程3个月。

【使用注意】孕妇禁用。

20. 降糖舒胶囊(片、丸)

【处方组成】熟地黄、地黄、枸杞子、刺五加、黄芪、玄参、麦冬、知母、葛根、人参、黄精、天花粉、益智仁、牡蛎、丹参、荔枝核、生石膏、芡实、山药、五味子、乌药、枳壳

【功能主治】益气养阴,生津止渴。用于气阴两虚所致的消渴病,症见口渴,多饮,多尿,多食,消瘦,乏力;2型糖尿病见上述证候者。

【用法用量】胶囊口服,一次4~6粒,一日3次。

【使用注意】孕妇禁用。

21. 降糖胶囊

【处方组成】人参、知母、三颗针、干姜、五味子、人参茎叶皂苷

【功能主治】清热生津,滋阴润燥。用于阴虚燥热所致的消渴病,症见多饮,多尿,多食,消瘦,体倦无力。

【用法用量】口服。一次4~6粒,一日3次。

22. 糖尿灵片

【处方组成】天花粉、葛根、生地黄、麦冬、五味子、甘草、糯米(炒黄)、南瓜粉

【功能主治】滋阴清热,生津止渴。用于阴虚燥热所致的消渴病,症见口渴,多饮,多尿,多食,消瘦,五心烦热;2型糖尿病见上述证候者。

【用法用量】口服。一次4~6片,一日3次。

【使用注意】孕妇禁用。

23. 金芪降糖片(胶囊、丸)

【处方组成】黄连、黄芪、金银花

【功能主治】清热泻火,补益中气。用于内热兼气虚所致的消渴病,症见口渴喜饮,易饥多食,气短乏力;2型糖尿病轻、中度见上述证候者。

【用法用量】片剂饭前半小时口服,一次7~10片,一日3次,疗程2个月或遵医嘱。

24. 糖尿乐胶囊(片)

【处方组成】天花粉、红参、山药、黄芪、地黄、枸杞子、知母、山茱萸、葛根、五味子、天冬、茯苓、鸡内金(炒)

【功能主治】益气养阴,生津止渴。用于气阴两虚所致的消渴病,症见多食,多饮,多尿,消瘦,四肢无力。

【用法用量】胶囊口服,一次3~4粒,一日3次。

【使用注意】孕妇禁用。

附:用于糖尿病的其他中药

1. 渴乐宁胶囊(颗粒)

见本章“94. 汗症”。

2. 十味降糖颗粒

见本章“94. 汗症”。

3. 玉兰降糖胶囊

【功能主治】清热养阴,生津止渴。用于阴虚内热所致的消渴病,2型糖尿病及并发症的改善。

4. 生津消渴胶囊

【功能主治】清热润肺,生津止渴。用于消渴病引起的口渴多饮,口干舌燥等。

5. 芪药消渴胶囊

见本章“94. 汗症”。

6. 六味地黄丸(浓缩丸、胶囊、软胶囊、颗粒、口服液、片、咀嚼片)

见第四章“65. 肾病综合征”。

7. 止渴养阴胶囊

【功能主治】益气养阴,滋肾健脾。适用于气阴两虚、脾肾不足证,2型糖尿病的辅助治疗,可改善口渴多饮,消谷善饥,尿多便干,倦怠乏力,心悸失眠,腰膝酸软,自汗盗汗,五心烦热等症状。

8. 天麦消渴片

见本章“94. 汗症”。

9. 麦味地黄丸(口服液)

见第一章“3. 咳嗽”。

10. 山药参芪丸

【功能主治】益气养阴、生津止渴。用于消渴病，症见口干、多饮，精神不振，乏力属气阴两虚者。

11. 玉苓消渴茶

【功能主治】用于气阴不足所致2型糖尿病引起的口渴多饮，消瘦乏力，尿频量多等症。

12. 七味消渴胶囊

【功能主治】滋阴壮阳，益气活血。用于消渴病（糖尿病2型），阴阳两虚兼气虚血瘀证。

13. 五黄养阴颗粒

见本章“94. 汗症”。

14. 木丹颗粒

见本章“94. 汗症”。

15. 甘芍消渴片

【功能主治】益阴养血。用于成人阴血虚证的轻型糖尿病。

16. 七味糖脉舒胶囊（片）

【功能主治】滋阴润燥，生津消渴。用于困倦乏力，精神不振，口渴消瘦，2型糖尿病及并发症。

17. 麦芪降糖丸

【功能主治】益气养阴，生津除烦，用于糖尿病气阴两虚证。

18. 杞药消渴口服液

【功能主治】益气养阴，补益肝肾，清热除烦。用于气阴两虚证糖尿病的辅助治疗，可改善口渴多饮，消谷善饥，小便频多，气短乏力，腰膝酸软，心烦不寐等症状。

19. 益气糖康胶囊

【功能主治】益气养阴，温阳活血。用于气阴两虚证糖尿病的辅助治疗，可改善口渴喜饮，消谷善饥，小便量多，神疲乏力，自汗盗汗，急躁心烦等症。

20. 双瓜糖安胶囊

【功能主治】清热生津，益气养阴。用于气阴两虚证糖尿病的辅助治疗，可改善口渴喜饮，多食易饥，小便量多，形体消瘦，倦怠乏力等症。

21. 参花消渴茶

【功能主治】滋阴补肾，益气生津。适用于2型糖尿病气阴两虚，肾气不足证，可改善口渴喜饮，多食易饥，倦怠乏力，腰膝酸软，烦热失眠等症。

22. 地骨降糖丸（胶囊）

【功能主治】滋阴润燥，化瘀通络。用于阴虚血瘀所引起的消渴；2型糖尿病见上述证候者。

23. 芪丹通络颗粒

【功能主治】活血温阳，通络止痛。用于治疗糖尿病周围神经病变属气虚血瘀、寒凝脉阻证。

24. 杞黄降糖胶囊

【功能主治】益气养阴、清热生津。用于2型糖尿病属气阴两虚兼燥热伤津证。

25. 沙梅消渴胶囊

【功能主治】养阴润燥，生津止渴。用于阴虚内热所致的消渴；2型糖尿病见上述证候者。

26. 金糖宁胶囊

【功能主治】化浊祛湿，活血定痛。用于2型糖尿病属湿浊中阻兼血瘀证，症见脘腹胀满，头身困重，倦怠乏力，大便不爽，或肢体麻木，肢体疼痛等。

27. 金鳝消渴颗粒

【功能主治】滋阴清热，生津止渴。用于阴虚燥热所致的消渴；2型糖尿病见上述证候者。

28. 降糖宁胶囊（片）

【功能主治】益气，养阴，生津。用于糖尿病属气阴两虚者。

29. 降糖宁胶囊（片、颗粒）

【功能主治】益气养阴，生津止渴。用于糖尿病症见多饮，多尿，多食，体倦无力，脉细数无力等。

30. 参芪山药膏

【功能主治】益气养阴，生津止渴。用于消渴病气阴两虚证。

31. 珍芪降糖胶囊

【功能主治】益气养阴，清热生津。用于气阴两虚，肺胃有热之消渴症。

32. 枸杞消渴胶囊

【功能主治】益气养阴，生津止渴。用于气阴两虚所致消渴，2型糖尿病见上述证候者。

33. 消渴通脉口服液

【功能主治】益气养阴清热，活血化瘀通络。主治消渴病，气阴两虚，兼血瘀证。症见倦怠，乏力，口干，肢体麻木，疼痛，甚则青紫溃破等。适用于2型糖尿病周围神经病变。

34. 消渴清颗粒

见本章“94. 汗症”。

35. 消渴康颗粒

【功能主治】清热养阴，生津止渴。用于2型糖尿病阴虚热盛型。症见口渴喜饮，消谷易饥，小便频数，急躁易怒，怕热心烦，大便干结等。

36. 益气生津降糖胶囊

【功能主治】润肺清胃，滋肾，益气生津。用于气阴两虚糖尿病的辅助治疗。

37. 益阴消渴胶囊

【功能主治】益气养阴，清热生津。用于气阴不足所致的消渴，以及2型糖尿病见上述证候者。

38. 通脉降糖胶囊

见本章“94. 汗症”。

39. 清胃消渴胶囊

【功能主治】清胃泻火，养阴润燥。用于多食善饥，形体逐渐消瘦，兼有口渴多尿，大便干燥，脉滑数有力。

40. 葛芪胶囊

见本章“94. 汗症”。

41. 渴络欣胶囊

【功能主治】益气养阴、活血化瘀。用于糖尿病肾病属气阴两虚兼夹血瘀证,症见咽干口燥,倦怠乏力,多食易饥,气短懒言,五心烦热,肢体疼痛,尿混或浑浊。

42. 糖乐片(胶囊)

【功能主治】滋阴补肾,益气润肺,生津消渴。用于糖尿病引起的多食,多饮,多尿,神疲乏力,四肢酸软等症。

43. 糖维胶囊

见本章“94. 汗症”。

44. 露水草胶囊

【功能主治】滋阴清热,生津止渴。用于阴虚内热所致的消渴;2 型糖尿病见上述证候者。

45. 花芪胶囊

【功能主治】益气养阴,润燥清热。用于消渴属气阴两虚兼燥热证,症见多食善饥,口渴多饮,尿频量多,神疲乏力,气短懒言,自汗盗汗,五心烦热,心悸失眠,便秘等。

46. 活力源胶囊

见第二章“17. 冠心病与心绞痛”。

47. 十八味诃子利尿胶囊(丸)

见第四章“65. 肾病综合征”。

48. 月芝软胶囊

见第三章“19. 高脂血症”。

49. 桂附地黄丸(胶囊、口服液)

见第四章“70. 水肿”。

50. 益气消渴颗粒

【功能主治】益气养阴,生津止渴。用于 2 型糖尿病气阴两虚证候,改善倦怠乏力,口干舌燥,烦渴多饮等症。

87. 低血糖症

〔基本概述〕

血糖,即血液中所含的糖,通常是指葡萄糖,是机体能源之一。主要来源是食物中的淀粉和糖类。

低血糖症是指血葡萄糖(简称血糖)浓度低于正常而出现交感神经兴奋增高和脑功能障碍,从而引起饥饿感、心悸、出汗、精神失常等症状的综合征。一般以血浆血糖浓度 < 2. 8mmol/L,或全血葡萄糖 < 2. 5mmol/L 为低血糖。异常低血糖诊断标准通常为男 < 50mg/dl(< 2. 78mmol/L),女 < 40mg/dl(<2. 5mmol/L)(饥饿 72 小时后正常男性,女性最低值),婴儿和儿童 <40mg/dl(2. 22mmol/L)。

低血糖症病因多种,发病机制复杂。成人血糖低于 2. 8mmol/L(50mg/dl)时,可认为是血糖过低,但是否出现临床症状,个体差异较大。大多数低血糖见于胰岛素或磺脲类药治疗患者或新近饮酒者。

低血糖症按病因和发病机制可分为两类,即自发性低血糖症和外源性低血糖症。自发性低血糖症又分饥饿性(空腹)低血糖症和反应性(餐后)低血糖症,外源性低血糖症见于用口服降糖药或胰岛素过量的糖尿病患者。

低血糖又可以分为药物诱导(最常见原因)和非药物诱导两大类。

(一)药物诱导低血糖症

胰岛素、乙醇、磺脲类药引起的低血糖占住院患者的大多数。酒精性低血糖的特征是意识障碍,木僵,昏迷,发生在血酒精含量明显升高的患者,主要是由于低血糖造成的。肝酒精氧化作用引起胞质中 NADH/NAD 比值升高,抑制葡萄糖异生过程中血浆底物利用(乳酸,丙氨酸),从而使肝糖输出减少,血糖降低,后者可兴奋血浆 FFA 和血酮水平升高。常伴有血浆乳酸和血酮水平升高及代谢性酸中毒。该综合征发生在长期饥饿后饮酒的患者,使肝糖输出依赖糖异生。酒精性低血糖需立即治疗。即使血液酒精含量低于合法安全驾车规定界线 100mg/dl(22nmol/L),也可诱发低血糖。快速静脉推注 50% 葡萄糖 50ml,然后 5% 葡萄糖生理盐水静脉注射(常加维生素 B_1)后,意识会很快清醒,继而代谢性酸中毒得以纠正。

其他不常引起低血糖的药物包括水杨酸盐(最常见于儿童)、普萘洛尔、喷他脒、丙吡胺、存在于未成熟西非荔枝果中的降糖氨酸 A、恶性疟疾患者使用的奎宁。

(二)非药物诱导低血糖症

包括饥饿性低血糖,特点是中枢神经系统症状,往往在禁食或锻炼时发作;反应性低血糖,特点是进食引起的肾上腺素能神经兴奋症状。饥饿性低血糖的血糖值较反应性低血糖更低,持续时间更长。有些低血糖以主要在儿童或婴儿为特点,另一些低血糖则主要出现在成人。

此外,胰岛细胞瘤或癌(胰岛素瘤)并不常见,主要发生在成人,引起的饥饿性低血糖往往是可以治愈的。它可作为一个独立疾病或作为多发性内分泌腺瘤(MEN 综合征)1 型的一部分,癌占胰岛素瘤 10%。胰岛素瘤的低血糖源于胰岛素分泌的调节障碍,在饥饿和锻炼时出现临床症状。虽然血浆胰岛素绝对值不会明显升高,但在低血糖和长期饥饿时血浆胰岛素会不适当地升高。

广泛性肝病可引起饥饿性低血糖(非心源性肝硬化患者引起低血糖罕见)非糖尿病患者中出现自身免疫性低血糖罕见,发病机制不清楚。在胰岛素抵抗的糖尿病患者出现的胰岛素受体抗体及黑棘皮病有时出现的胰岛素受体抗体,有类似胰岛素的作用,可诱发饥饿性低血糖。

慢性肾衰竭患者有时出现饥饿性低血糖,一般无特殊原因。胰岛素治疗中的糖尿病性肾病的患者,由于胰岛素降解减少及对胰岛素需求减少,可出现低血糖症。任何年龄的恶液质和内毒素休克患者可出现饥饿性低血糖症。伴生长激素和皮质醇缺乏的垂体功能低下患者可出现饥饿性低血糖症。在非糖尿病患者中,艾迪生病(原发性肾上腺皮质功能不足）引起低血糖罕见，但在饥饿时可出现，在1型糖尿病患者中发生率增高，经常出现低血糖症及对胰岛素需要量减少。

低血糖症的主要症状和体征：肾上腺素能症状包括出汗、手颤、心慌、饥饿、烦躁、头痛、癫痫发作、偏瘫，视物模糊及昏迷等。交感神经兴奋症状：饥饿感、软弱无力、面色苍白、头晕、心慌、脉快、出冷汗、肢体颤抖等。脑功能障碍症状：惊悸、情绪激动、幻觉、狂躁、抽搐、嗜睡甚至昏迷死亡。

低血糖症不是一个独立的疾病，而是由于某些病理和生理原因使血糖降至生理底线以下。早期识别本症，及时治疗甚为重要，可以治愈。严重而长期的低血糖症可致广泛的中枢神经损害，造成不可逆性神经病变，甚至死亡。

〔治疗原则〕

1. 对症治疗

轻度低血糖患者，可口服果汁或糖水等治疗；有服用阿卡波糖史者，只能用葡萄糖液治疗。对重症或无法口服者用50%葡萄糖液50ml，静脉注射。在大剂量应用胰岛素或口服降糖药的患者，存在再发低血糖危险，需要持续维持静脉滴注葡萄糖液。该类低血糖症的患者持续治疗48～72小时。

2. 病因治疗

（1）胰岛素瘤：外科手术仍为最有效的治疗方法。对无法手术的癌肿患者，可选择化疗，但疗效并不理想。

（2）肾上腺皮质功能减退：用激素替代治疗，常用氢化可的松100mg静脉点滴，能快速有效地恢复正常血糖水平。

（3）反应性低血糖症：选择含低糖类及高蛋白的食物，并注意少量多餐的进食方法；果胶可减轻胃手术后反应性低血糖。可用普鲁本辛15mg，一日3次，口服。

（4）酒精性低血糖症：严禁酗酒。静脉注射葡萄糖液后尚未能迅速恢复者，可加用氢化可的松100～300mg，静脉注射。

3. 一般方法

通常急性肾上腺素能症状和早期中枢神经系统症状给予口服葡萄糖或含葡萄糖食物时能够缓解。胰岛素或磺脲药治疗患者若突然出现意识混乱，行为异常，建议饮用1杯果汁或加3匙糖的糖水，应告诉患者家属这些处理办法：一杯牛奶亦可奏效，建议胰岛素治疗患者随时携带糖果或葡萄片。磺脲药治疗患者，尤其是长效药和氯磺丙脲，若饮食不足，可在数小时或数天内反复低血糖发作。当口服葡萄糖不足以缓解低血糖时，可静脉推注葡萄糖或胰高血糖素。

当症状严重或患者不能口服葡萄糖时，应静脉推注50%葡萄糖50～100ml，继而10%葡萄糖持续静脉滴注（可能需要20%或30%葡萄糖）。开始10%葡萄糖静脉滴注几分钟后应用血糖仪监测血糖，以后要反复多次测血糖，调整静脉滴注速率以维持正常血糖水平。对有中枢神经系统症状的儿童，开始治疗用10%葡萄糖，以每分钟3～5mg/kg速率静脉滴注，根据血糖水平调整滴速，保持血糖水平正常。一般而言，儿科医生不主张对婴儿或儿童用50%葡萄糖静脉推注或用>10%葡萄糖静脉滴注，因为这样可引起渗透压改变，在某些患者中可诱发明显高血糖症及强烈兴奋胰岛素分泌。

非胰岛素分泌间质瘤对手术切除疗效好。患者睡前及夜间多次摄入糖类时，可长时间不出现症状性低血糖（有时数年）。当肿瘤大部分切除有困难或肿瘤重新长大至一定体积时，出现低血糖症，这时可能需要胃造口术，需24小时不断给予大量糖类。

对口服葡萄糖疗效不好而静推葡萄糖有困难的严重低血糖症，可采用胰高血糖素治疗。对急症治疗很有效。胰高血糖素是粉剂，须用稀释剂稀释。成人常用剂量是0.5～1U，皮下、肌内或静脉注射；儿童为0.025～0.1mg/kg（最大剂量1mg）。若胰高血糖有效，低血糖症的临床症状通常在10～25分钟内缓解。若患者对1U胰高血糖素在25分钟内无反应，再一次注射不可能有效，不主张第二次注射。主要副作用是恶心，呕吐。胰高血糖素的疗效主要取决于肝糖原储存量，胰高血糖素对饥饿或长期低血糖患者几乎没有疗效。

胰岛素分泌胰岛细胞瘤需要手术治疗。最多见单个胰岛素瘤，切除可治愈，但肿瘤定位困难（约14%胰岛素瘤为多发性），常需再次手术或胰腺部分切除。术前，二氮嗪和奥曲肽可用于抑制胰岛素分泌。有胰岛素分泌的胰岛细胞癌患者一般预后差。

由于摄入果糖，半乳糖或亮氨酸激发的低血糖症，治疗方法是限制或阻止这些物质的摄入。发生在胃肠道术后或特发性饮食性低血糖需要多次、少量高蛋白、糖类饮食。

4. 低血糖的急救措施

（1）绝对卧床休息，迅速补充葡萄糖是决定预后的关键。及时补糖将使症状完全缓解；而延误治疗则出现不可逆的脑损害。因此，应强调在低血糖发作的当时，立即给予任何含糖较高的物质，如饼干、果汁等。重症者应注意误使食物吸入肺中呛入气管引起吸入性肺炎或肺不张。

（2）能自己进食的低血糖患者，饮食应低糖，高蛋白，高脂肪，少食多餐，必要时午夜加饮糖料一次。

（3）静脉推注50%葡萄糖40～60ml是低血糖抢救最常用和有效的方法。若病情不严重，尚水造成严重脑功能损害，则症状可迅速缓解，神志可立即清醒。

有条件的患者应立即用血糖仪进行测定，血糖小于3.8μmol/l者，应迅速补充含糖类的食物，如半杯甜果汁、半杯糖水、1汤匙蜂蜜、3～5块饼干、3～4块方糖、2～3块糖果等。10～15分钟后，若症状还未消失可再吃一次。若症状消除，但距离下一餐还有1个多小时，则加食一份主食，如1片面包、1个馒头、3～5块饼干等。如出现神志不清、突发昏迷等，家属应尽早将患者送往医院。

〔用药精选〕

一、西药

1. 葡萄糖 Glucose

葡萄糖是人体主要的热量来源之一,每 1g 葡萄糖可产生 4kcal(16.7kJ)热能,故被用来补充热量。

【适应证】①补充能量和体液;用于各种原因引起的进食不足或大量体液丢失(如呕吐、腹泻等),全静脉内营养,饥饿性酮症。②低血糖症。③高钾血症。④高渗溶液用作组织脱水剂。⑤配制腹膜透析液。⑥药物稀释剂。⑦静脉法葡萄糖耐量试验。⑧供配制 GIK(极化液)液用。

【不良反应】①静脉炎:发生于高渗葡萄糖注射液滴注时。用大静脉滴注,静脉炎发生率下降。②高浓度葡萄糖注射液外渗可致局部肿痛。③反应性低血糖:合并使用胰岛素过量,原有低血糖倾向及全静脉营养疗法突然停止时易发生。④高血糖非酮症昏迷:多见于糖尿病、应激状态、使用大量糖皮质激素、尿毒症腹膜透析患者腹腔内给予高渗葡萄糖溶液及全营养疗法时。⑤电解质紊乱:长期单纯补给葡萄糖易出现低钾、低钠及低磷血症。⑥原有心功能不全。⑦高钾血症:2 型糖尿病应用高浓度葡萄糖时偶有发生。

【禁忌】糖尿病酮症酸中毒未控制、高血糖非酮症性高渗状态患者禁用。

【孕妇及哺乳期妇女用药】分娩时注射过多葡萄糖,可刺激胎儿胰岛素分泌,发生产后婴儿低血糖。

【儿童用药】补液过快、过多,可致心悸、心律失常,甚至急性左侧心力衰竭。补液量和速度应严格控制。

【老年用药】补液过快、过多,可致心悸、心律失常,甚至急性左侧心力衰竭。补液量和速度应严格控制。

【用法用量】用于低糖血症:重者可先予用 50% 葡萄糖注射液 20~40ml 静脉推注。

【制剂】①口服葡萄糖;②葡萄糖注射液

2. 盐酸高血糖素 Glucagon Hydrochloride

高血糖素又名胰高糖素、升血糖素、胰高血糖素,是胰岛 α 细胞分泌的一种重要激素。能强烈促进肝糖原分解和糖异生,故使血糖明显增高;能促进脂肪的分解,使血中游离的脂肪酸增多;还可使氨基酸加速进入肝细胞,脱去氨基,经糖异生途径转化成糖。

【适应证】本品主要用于低血糖症,在一时不能口服或静脉注射葡萄糖时特别有用。不过,通常低血糖时仍应首选葡萄糖。近来亦用于心源性休克。

【不良反应】偶有发生恶心和呕吐,特别是剂量超过 1mg 或注射太快(少于 1 分钟)时,可能会出现暂时心跳加速。少数患者可能会有过敏反应。罕见严重的不良反应。

【禁忌】对本品或注射液中其他成分过敏、有肾上腺肿瘤的患者禁用。

【用量用法】肌内注射、皮下注射或静脉注射。①用于低血糖症:一次 0.5~1.0mg,5 分钟左右即可见效。如 20 分钟仍不见效,则应尽快应用葡萄糖。②用于心源性休克:连续静脉输注,60 分钟,1~12mg。

【制剂】注射用盐酸高血糖素

附:用于低血糖症的其他西药

混合糖电解质注射液 Carbohydrate and Electrolyte Injection

【适应证】本品与葡萄糖电解质输液比较,其血液总酮体明显降低,肝糖原显著升高,本品中混合的葡萄糖、果糖及木糖醇在体内均可有效被利用。手术后的血糖及尿糖排泄率明显降低,即使在耐糖作用降低时糖分的利用也很良好。用于不能口服给药或口服给药不能充分摄取时,补充和维持水分及电解质,并补给能量。

二、中药

对低血糖症的治疗,目前尚没有明显有效的中药制剂。

88. 肥胖症

〔基本概述〕

肥胖症是指体内脂肪堆积过多和(或)分布异常、体重增加,是遗传因素、环境因素等多种因素相互作用所引起的慢性代谢性疾病。肥胖症的实质是体内脂肪绝对量增加。

评估肥胖的方法很多,但较简便且最为常用的方法为体重指数(BMI),而腰围或腰/臀比可反映脂肪分布。计算公式为:BMI = 体重(kg)/身高^2(m^2),腰围测量髂前上棘和第 12 肋下缘连线中点水平,臀围测量环绕臀部的骨盆最突出点的周径。目前国内的成人肥胖诊断标准:BMI 值≥24kg/m^2为超重,BMI 值≥28kg/m^2为肥胖,男性腰围≥90cm 和女性腰围≥85cm 为腹型肥胖。儿童肥胖诊断标准:BMI≥同龄人同性别儿童 BMI 的 95 百分位值;腰围≥同龄人同性别儿童腰围的 95 百分位值为腹型肥胖。

引起肥胖的原因:遗传与环境因素;物质代谢与内分泌功能的改变;能量的摄入过多,消耗减少;脂肪细胞数目的增多与肥大;神经精神因素;生活及饮食习惯等。

当前肥胖已经成为全世界的公共卫生问题,并且严重威胁到人们的健康。随着现代社会的发展,生活水平的提高,肥胖症有逐年增加的趋势。2010 年国民体质监测公报示我国成人超重率为 32.1%,肥胖率为 9.9%。

肥胖可以引发多种疾病,如高血压、冠心病、心绞痛、脑血管疾病、糖尿病、高脂血症、高尿酸血症、女性月经不调等。肥胖还能增加人们患恶性肿瘤的概率。此外,肥胖症者动作迟缓,工作疲劳,常有腰、背、腿痛,不能耐受高温,影响体型美。

肥胖不仅是单一的疾病，它可以通过集体的代谢作用，引起全身多个系统异常，如循环系统、消化系统、呼吸系统，严重的危害患者的健康和生命，是多种疾病的罪魁祸首，增加了糖尿病、高血压、脂质异常、缺血性心脏病、脑血管疾病、胆石症、骨关节病、多囊性卵巢综合征及癌症的发生。肥胖患者患猝死、脑卒中、冠心病、充血心力衰竭、糖尿病、高血压的风险远远高于非肥胖者。

肥胖症一般分为单纯性肥胖、继发性肥胖和药物性肥胖等类型。医学意义上的肥胖，是指一定程度的明显超重与脂肪层过厚，是体内脂肪，尤其是三酰甘油积聚过多而导致的一种状态。肥胖可分为单纯性肥胖和继发性肥胖两大类。平时我们所见到的肥胖多属于前者，单纯性肥胖所占比例高达95%。单纯性肥胖是一种找不到原因的肥胖，医学上也可把它称为原发性肥胖，可能与遗传、饮食和运动习惯有关。所谓继发性肥胖，是指由于其他健康问题所导致的肥胖，也就是说继发性肥胖是有因可查的肥胖。继发性肥胖占肥胖的比例仅为1%。根据引起肥胖的原因，又可将继发性肥胖分为下丘脑性肥胖、垂体性肥胖、甲状腺功能低下性肥胖、库欣综合征导致的肥胖、性腺功能低下性肥胖等，分别因下丘脑、垂体、甲状腺、肾上腺和性腺疾病而致。其中，成人以库欣综合征和甲状腺功能低下性肥胖为多见，儿童中以颅咽管瘤所致的下丘脑性肥胖为最多。

（一）单纯性肥胖

无明显病因可循者称单纯性肥胖。单纯性肥胖是各种肥胖最常见的一种，约占肥胖人群的95%，简言之就是非疾病引起的肥胖。这类患者全身脂肪分布比较均匀，没有内分泌紊乱现象，也无代谢障碍性疾病，其家族往往有肥胖病史。单纯性肥胖又分为体质性肥胖和过食性肥胖两种。

体质性肥胖，是由于遗传和机体脂肪细胞数目增多而造成的。这类人的体内物质代谢较慢，物质合成的速度大于分解的速度。脂肪细胞大而多，遍布全身。

过食性肥胖也称为获得性肥胖，是由于饮食过量引起，食物中甜食、油腻食物多，摄入的热量大大超过身体生长和活动的需要，多余的热量转化为脂肪，促进脂肪细胞肥大与细胞数目增加，脂肪多分布于躯干。

（二）继发性肥胖

继发性肥胖是由于疾病引起的肥胖。由于下丘脑垂体疾病（如腺垂体功能减退症、炎症、肿瘤、创伤等）、皮质醇增多症（又称库欣综合征）、甲状腺功能减退症、性腺功能减退症等都可能导致续发性肥胖。续发性肥胖是由内分泌紊乱或代谢障碍引起的一类疾病，占肥胖人群的2%～5%，虽然同样具有体内脂肪沉积过多的特征，但仍然以原发性疾病的临床症状为主要表现，肥胖只是这类患者的重要症状之一。

（三）药物性肥胖

药物性肥胖约占肥胖患者群2%左右。有些药物在有效治疗某些疾病的同时，还有导致身体肥胖的副作用。如应用肾上腺皮质激素类药物（如地塞米松等）治疗过敏性疾病、风湿病、类风湿病、哮喘病等，同时可以使患者形成继发性肥胖；雌性激素及含雌性激素的避孕药有时会使妇女发胖，或者说容易使妇女发胖。

〔治疗原则〕

对单纯性肥胖症的治疗首先要采取健康的生活方式，改变饮食和运动习惯，限制脂肪和含糖食品，控制饮食，加强体力劳动和体育锻炼，使摄入总热量低于消耗量。经过饮食治疗和体育锻炼措施无明显效果时，可给予药物治疗。

对继发性肥胖症的治疗主要是要针对引起肥胖的原发疾病进行治疗。

治疗肥胖症的药物包括非中枢性作用减重药，如胃肠道脂肪酶抑制剂奥利司他，通过减慢胃肠道中食物脂肪水解过程，减少脂肪吸收，促进能量负平衡，从而达到减肥的效果；中枢性作用减重药，通过调节摄食中枢的神经递质如儿茶酚胺、血清素通路等发挥作用，如拟儿茶酚胺类制剂苯丁胺、拟血清素制剂氟西汀；兼有减重作用的降糖药，如二甲双胍、α糖苷酶抑制剂、GLP-1受体激动剂。

重度肥胖、减重失败而又有严重并发症，这些并发症有可能通过体重减轻而改善者可采取外科手术治疗。

〔用药精选〕

一、西药

1. 奥利司他 Orlistat

本品是长效和强效的特异性胃肠道脂肪酶抑制剂。通过与胃中的胃脂肪酶和小肠腔内的胰脂肪酶的活性丝氨酸部位形成共价键，使酶失活，而发挥治疗作用。失活的酶不能将食物中的脂肪（主要是三酰甘油）水解为可吸收的游离脂肪酸和单酰基甘油。未消化的三酰甘油不能被身体吸收，从而减少热量摄入，控制体重。

【适应证】用于肥胖或体重超重患者（体重指数≥24）的治疗。结合微低热能饮食适用于肥胖和体重超重者包括那些已经出现与肥胖相关的危险因素的患者的长期治疗。具有长期的体重控制（减轻体重、维持体重和预防反弹）的疗效，服用奥利司他可以降低与肥胖相关的危险因素和与肥胖相关的其他疾病的发病率，包括2型糖尿病、高血脂、高血压等。

【不良反应】①常见：油性斑点、胃肠排气增多、大便紧急感、脂肪（油）性大便、脂肪泻、大便次数增多和大便失禁。随膳食中脂肪成分增加，发生率也相应增高。大部分患者用药一段时间后可改善。②较多出现的胃肠道急性反应有腹痛/腹部不适、胃肠胀气、水样便、软便、直肠痛/直肠部不适、牙不适、牙龈不适。③其他少见的有上呼吸道感染、下呼吸道感染、流行性感冒、头痛、月经失调、焦虑、疲劳、泌尿系感染。④罕见：转氨酶升高、碱性磷酸酶升高和重度肝炎，并出现肝衰竭病例，部分患者需要进行肝移植或可直接导致死亡。

⑤罕见过敏反应：表现为瘙痒、皮疹、荨麻疹、血管神经性水肿、支气管痉挛，出现大疱疹十分罕见。上市后监测还发现有胰腺炎的报道。

【禁忌】对本品及其中任何一种成分过敏、慢性吸收不良综合征、胆汁郁积症、器质性肥胖（如甲状腺功能减退）患者禁用。

【孕妇及哺乳期妇女用药】孕妇及哺乳期妇女不宜使用。

【儿童用药】18 岁以下儿童不宜使用本品。

【用法用量】餐时或餐后 1 小时内口服 120mg。如果有一餐未进或食物中不含脂肪，则可省略一次服药。

【制剂】①奥利司他片；②奥利司他胶囊

2. 右苯丙胺 Dexamphetamine

本品为食欲抑制剂，主要是刺激下丘脑饱觉中枢，从而抑制食欲中枢，引起食欲减退。

【适应证】用于治疗肥胖症，同时应结合饮食限制和体力活动，也用于发作性睡病、慢性酒精中毒及疲劳等。

【不良反应】①常见不良反应均因中枢超兴奋所引起，如失眠、惊梦、紧张、坐立不安、易激惹、欣快感，继而疲劳和抑郁。②可发生口干、厌食、腹部痉挛和其他胃肠道不适。③还会出现头晕、头痛、震颤、出汗、心动过速、心悸、血压时高时低、性欲降低和阳痿。④横纹肌溶解所致肌肉损伤、肾损伤及精神异常也有报道。⑤长期使用可致心肌病，但罕见。⑥儿童如使用过久可引起发育迟缓。

【禁忌】对本品过敏、中重度高血压、心血管疾病、冠心病、甲状腺功能亢进、过度兴奋、神经官能症患者禁用。

【孕妇及哺乳期妇女用药】孕妇及哺乳期妇女禁用。

【儿童用药】6 岁以下儿童禁用。

【老年用药】老年患者禁用。

【用量用法】口服：一次 2.5～10mg，一日 2～3 次（饭前半小时服用），最后一次服药应在就寝前数小时，以免失眠。6～12 周为一疗程。极量为一次 20mg，一日 2 次。

【制剂】右苯丙胺片

3. 安非拉酮 Amfepramone

本品为非苯丙胺类食欲抑制剂，其中枢兴奋作用比苯丙胺小。通过兴奋下丘脑腹内侧的饱食中枢，促进 5－羟色胺的释放；抑制下丘脑摄食中枢，阻止 5－羟色胺的再摄取，从而产生饱食感，达到控制食欲、降低食量的作用。

【适应证】用于各种程度的单纯性肥胖症及伴有冠心病、高血压、糖尿病的肥胖患者。

【不良反应】常见不良反应有激动、失眠、口干、恶心、便秘或腹泻等。

【禁忌】对本品过敏、精神抑郁、癫痫患者禁用。

【孕妇及哺乳期妇女用药】孕妇、哺乳期妇女禁用。

【用法用量】口服。一次 25mg，一日 2～3 次，饭前 0.5～1 小时服用。如疗效不显，而耐受良好时，可增加剂量至一日 100mg，即傍晚加服一次 25mg。每一疗程为1.5～2.5 个月，必要时可隔 3 个月重复疗程。长效制剂可用75～100mg，一日一次。

【制剂】盐酸安非拉酮片

4. 氯苄雷司 Clobenzorex

本品为苯丙胺类食欲抑制剂。

【适应证】适用于各种肥胖症。

【不良反应】①常见不良反应均因中枢超兴奋所引起，如失眠、惊梦、紧张、坐立不安、易激惹、欣快感，继而疲劳和抑郁。②可发生口干、厌食、腹部痉挛和其他胃肠道不适。③还会出现头晕、头痛、震颤、出汗、心动过速、心悸、血压时高时低、性欲降低和阳痿。④横纹肌溶解所致肌肉损伤、肾损伤及精神异常也有报道。⑤长期使用可致心肌病，但罕见。⑥儿童如使用过久可引起发育迟缓。

【禁忌】对本品过敏、高血压、心血管疾病、甲状腺功能亢进症患者禁用。

【用法用量】口服。早晨起床时 30mg，午饭前 1 小时 30mg。

【制剂】氯苄雷司胶囊

5. 芬普雷司 Fenproporex

本品为苯丙胺类食欲抑制剂。

【适应证】适用于各种肥胖症。

【不良反应】可有失眠、不安、神经过敏、头晕、震颤、血压升高、头痛、心悸、口干、恶心、散瞳等。

【禁忌】对本品过敏、高血压、心血管疾病、甲状腺功能亢进症患者禁用。

【用法用量】口服。早晨或习惯性饥饿前半小时，一次 20mg，一日一次。长效制剂一日服用一次即可。

【制剂】芬普雷司片

6. 美芬雷司 Mefenorex

本品为苯丙胺类食欲抑制剂。

【适应证】适用于各种肥胖症。

【不良反应】可有失眠、不安、神经过敏、头晕、震颤、血压升高、头痛、心悸、口干、恶心、散瞳等。

【禁忌】对本品过敏、高血压、心血管疾病、甲状腺功能亢进症患者禁用。

【用法用量】口服。每日早晨一次 40mg。长效制剂一日服用一次即可。

【制剂】美芬雷司片

附：用于肥胖症的其他西药

1. 盐酸二甲双胍 Metformin Hydrochloride

见本章“86. 糖尿病”。

2. 盐酸苯乙双胍 Phenformin Hydrochloride

【适应证】用于单纯饮食控制不满意的 2 型糖尿病患者，尤其是肥胖者和伴高胰岛素血症者，不仅有降血糖作用，还可能有助于减轻体重和高胰岛素血症的效果。

二、中药

1. 化浊轻身颗粒

【处方组成】何首乌、龙胆、夏枯草、玄参、陈皮、益母草、黄芪、冬瓜皮

【功能主治】滋补肝肾，清热降浊。用于肝肾阴虚、痰湿郁结所致的单纯性肥胖症，以及肥胖症伴有高血压、糖尿病、闭经、月经不调。

【用法用量】开水冲服，一次2.5～5g，一日2次。饭前服。

2. 轻身减肥片(胶囊)

【处方组成】黄芪、防己、白术、泽泻、山楂、水牛角、丹参、川芎、茵陈、大黄、淫羊藿

【功能主治】轻身减肥，益气健脾，活血化瘀，宽胸去积。用于单纯性肥胖。

【用法用量】口服。一次4～5片，一日3次。

3. 减肥胶囊(茶)

【处方组成】海藻酸钠、番泻叶、虎杖、人参茎叶皂苷粉

【功能主治】清热，活血，降浊。用于痰瘀互结之高脂血症。

【用法用量】口服。一次4粒，一日3次，饭前40分钟温开水服用。

4. 降脂减肥片(胶囊)

见第二章“19. 高脂血症”。

5. 减肥通圣片

【处方组成】大黄(酒制)、麻黄、枳壳、当归、白术、荆芥、白芍、黄芩、元明粉、栀子、桔梗、石膏、苦参、滑石粉、川芎、昆布、薄荷油

【功能主治】清热燥湿，化痰减肥。用于湿热痰浊内阻之肥胖症。

【用法用量】口服。一次6片，一日3次，30天为一疗程。

【使用注意】孕妇禁用。

6. 降浊健美颗粒

【处方组成】山楂、莱菔子、枳实、厚朴、菊花、麦芽、陈皮、火麻仁、绿茶叶、六神曲、糊精、阿司帕坦

【适应证】消积导滞，利湿降浊，活血祛瘀。用于湿浊瘀阻，消化不良，身体肥胖，疲劳神倦。

【用法用量】开水冲服，一次3～6g，一日3～4次。

7. 排毒清脂片(颗粒、胶囊、软胶囊)

【处方组成】大黄、西洋参、麦冬

【功能主治】化瘀降脂，通便消痤。用于浊瘀内阻所致的单纯性肥胖，高脂血症，痤疮。

【用法用量】口服。一次2片，一日2～3次。

【禁忌】孕妇忌用。

附：用于肥胖症的其他中药

1. 祛浊茶

见第二章“19. 高脂血症”。

2. 降脂通便胶囊

见第二章“19. 高脂血症”。

3. 月见草油胶丸(软胶囊、乳)

见第二章“19. 高脂血症”。

89. 甲状腺肿大

〔基本概述〕

甲状腺肿是指良性甲状腺上皮细胞增生形成的甲状腺肿大。单纯性甲状腺肿也称为非毒性甲状腺肿，是指非炎症和肿瘤原因，不伴有临床甲状腺功能异常的甲状腺肿。单纯性甲状腺肿患者约占人群的5%，女性发病率是男性的3～5倍。

单纯性甲状腺肿大主要有两种类型。

(一)地方性甲状腺肿

地方性甲状腺肿是碘缺乏病的主要表现之一。地方性甲状腺肿的主要原因是碘缺乏，多见于山区和远离海洋的地区。碘是甲状腺合成甲状腺激素的重要原料之一，碘缺乏时合成甲状腺激素不足，反馈引起垂体分泌过量的促甲状腺激素(TSH)，刺激甲状腺增生肥大。甲状腺在长期TSH刺激下出现增生或萎缩的区域出血、纤维化和钙化，也可出现自主性功能增高和毒性结节性甲状腺肿。机体需碘量增加的情况下如妊娠期、哺乳期、青春期等患病率可增加。

(二)散发性甲状腺肿

散发性甲状腺肿原因复杂。外源性因素包括食物中的碘化物、致甲状腺肿物质和药物等。内源性因素包括儿童先天性甲状腺激素合成障碍，如甲状腺内的碘转运障碍、过氧化物酶活性缺乏、碘化酪氨酸耦联障碍、异常甲状腺球蛋白形成、甲状腺球蛋白水解障碍、脱碘酶缺乏等。上述障碍导致甲状腺激素合成减少，TSH分泌反馈性增加，导致甲状腺肿。严重者可以出现甲状腺功能减退症。

甲状腺肿大可分三度：外观没有肿大，但是触诊能及者为Ⅰ度；即能看到，又能触及，但是肿大没有超过胸锁乳突肌外缘者为Ⅱ度；肿大超过胸锁乳突肌外缘者为Ⅲ度。B超是确定甲状腺肿的主要检查方法。

〔治疗原则〕

除有压迫症状者可手术治疗外，甲状腺肿本身一般不需治疗，主要是改善碘营养状态。食物加碘是目前国际上公认的预防碘缺乏病的有效措施。

WHO推荐的成人每日碘摄入量为150μg。1996年起，我国采用全民食盐碘化的方法防治碘缺乏病，至今历时17

年,碘缺乏病得到了有效的控制。2011 年我国修改国家食盐加碘标准,将碘浓度从原来的不低于 40mg/kg 修改为 20 ~ 30mg/kg。各地可以根据本地区的自然碘资源基础制定本地的食盐加碘浓度。同时防治碘缺乏病要注意碘过量的倾向。而防治碘缺乏病的重点在妊娠和哺乳期妇女,妊娠和哺乳期妇女除保证正常饮食的碘摄入量之外,每日需要额外补碘 150μg。

对甲状腺肿大明显者可以试用左甲状腺素,对甲状腺肿明显、有压迫症状者应积极采取手术治疗。

多结节性甲状腺肿的治疗较困难,尤其是对老年患者。可以给予左甲状腺素,但疗效常不明显。

〔用药精选〕

一、西药

1. 左甲状腺素钠 Levothyroxine Sodium

本品中所含有的合成左甲状腺素与甲状腺自然分泌的甲状腺素相同。它与内源性激素一样,在外周器官中被转化为 T_3,然后通过与 T_3 受体结合发挥其特定作用。人体不能够区分内源性或外源性的左甲状腺素。

【适应证】适用于先天性甲状腺功能减退症(克汀病)与儿童及成人的各种原因引起的甲状腺功能减退症的长期替代治疗,也可用于单纯性甲状腺肿、慢性淋巴性甲状腺炎、甲状腺癌手术后的抑制及替代治疗。有时可用于甲状腺功能亢进症的辅助治疗,也可用于甲状腺的抑制试验。

【不良反应】甲状腺激素如用量适当无任何不良反应。使用过量则引起心动过速、心悸、心绞痛、心律失常、头痛、神经质、兴奋、不安、失眠、骨骼肌痉挛、肌无力、震颤、出汗、潮红、怕热、发热、腹泻、呕吐、体重减轻等类似甲状腺功能亢进的症状。T_3 过量时,不良反应的发生较 T_4 或甲状腺粉快。减量或停药可使所有症状消失。T_4 过量所致者,症状消失较缓慢。

【禁忌】对本品及其辅料高度敏感、各种原因引起的甲状腺功能亢进、糖尿病、冠心病、非甲状腺功能低下性心力衰竭、快速型心律失常、心肌梗死、未经治疗的肾上腺功能不足、垂体功能不足患者禁用。

【孕妇及哺乳期妇女用药】在妊娠期及哺乳期应特别坚持使用甲状腺激素的治疗,妊娠期间将左甲状腺素与抗甲状腺素药共同治疗甲状腺功能亢进是禁忌的,因为抗甲状腺素药能跨过胎盘,且可引起胎儿甲状腺素功能减退症。与左甲状腺素联合治疗需要有一个较高剂量的抗甲状腺素药。与左甲状腺素相反,抗甲状腺素药能跨过胎盘且可引起胎儿甲状腺功能减退症。

对于患有甲状腺功能亢进症的哺乳妇女,必须单独使用抗甲状腺药物进行治疗。妊娠时的替代剂量需要增加 30% ~ 50%。

【老年用药】老年患者则需要较低的剂量,大约一日 1.0μg/kg。

【用法用量】①口服。本品应于早餐前 0.5 小时,空腹将一日剂量一次性给予。一日剂量应个体化,根据实验室及临床检查的结果确定。成人:一般最初一日 25 ~ 50μg,最大量不超过 100μg,可每隔 2 ~ 4 周增加 25 ~ 50μg,直至维持正常代谢为止。一般维持剂量为一日 50 ~ 200μg。

②静脉注射。适用于黏液性水肿昏迷,首次剂量宜较大,一日 200 ~ 400μg,以后一日 50 ~ 100μg,直到患者清醒改为口服给药。

【制剂】①左甲状腺素钠片;②左甲状腺素钠注射液

2. 碘 Iodine

碘是人体的必需微量元素之一,健康成人体内的碘的总量为 30mg。碘是甲状腺合成甲状腺素的主要原料。小剂量碘制剂,作为供给碘原料以合成甲状腺素,纠正原来垂体促甲状腺素分泌过多,而使肿大的甲状腺缩小变硬及血管减少,以利于手术;大剂量碘剂作为抗甲状腺药暂时控制甲状腺功能亢进症。这可能通过抑制甲状腺球蛋白水解酶,阻止游离甲状腺激素释放入血。仅用于甲状腺危象,以迅速改善症状,且必须同时配合应用硫脲类药物。

【适应证】①地方性甲状腺肿的治疗和预防。②甲状腺功能亢进手术前准备。③甲状腺危象。④核泄漏意外事件中可防止放射性碘进入甲状腺而致癌变。

【不良反应】①过敏反应,不常见。可在服药后立即发生,或数小时后出现血管性水肿,表现为上肢、下肢、颜面部、口唇、舌或喉部水肿,也可出现皮肤红斑或风团、发热、不适。②关节疼痛、嗜酸粒细胞增多、淋巴结肿大,不常见。③长期服用,可出现口腔、咽喉部烧灼感、流涎、金属味、齿和牙龈疼痛、胃部不适、剧烈头痛等碘中毒症状;也可出现高钾血症,表现为神志模糊、心律失常、手足麻木刺痛、下肢沉重无力。④腹泻、恶心、呕吐和胃痛等消化道不良反应,不常见。⑤动脉周围炎,类白血病样嗜酸粒细胞增多,罕见。

【禁忌】对碘化物过敏、活动性肺结核、伴发急性心肌梗死及急性肝炎的患者禁用。

【孕妇及哺乳期妇女用药】碘化物能通过胎盘,造成胎儿甲状腺功能异常和(或)甲状腺肿大,妊娠妇女禁用。碘化物能分泌入乳汁,哺乳易致婴儿皮疹,甲状腺功能受到抑制,故妇女哺乳期间应禁用或暂停哺乳。

【儿童用药】婴幼儿使用碘液易致皮疹,影响甲状腺功能,应禁用。

【用法用量】口服。为减少刺激可用冷开水稀释后服用或与食物同服。

①治疗地方性甲状腺肿:早期患者口服碘化钾一日 15mg,20 日为一疗程,隔 3 个月再服一疗程;或口服复方碘溶液,一日 0.1 ~ 0.5ml,2 周为一疗程。

②预防地方性甲状腺肿:根据当地缺碘情况而定,一般一日 100μg。

【制剂】①碘化钾片;②复方碘溶液;③复方碘溶液注

射剂

3. 碘化油 Iodinated Oil

本品属诊断用药,也用于防治地方性甲状腺肿。碘为合成甲状腺激素的原料,治疗量和预防量碘剂可弥补食物中碘的不足,使甲状腺素的合成和分泌保持或逐渐恢复到正常水平,腺体随之缩小,从而治疗地方性甲状腺肿。

【适应证】①用于预防和治疗地方性甲状腺肿、地方性克汀病及肝恶性肿瘤的栓塞治疗。②X线诊断用阳性造影剂。用于支气管造影,子宫输卵管造影,鼻窦、腮腺管及其他腔道和瘘管造影。

【不良反应】①偶见碘过敏反应,在给药后即刻或数小时发生,主要表现为血管神经性水肿,呼吸道黏膜刺激、肿胀和分泌物增多等症状。②碘化油进入支气管可刺激黏膜引起咳嗽,析出游离碘后刺激性增大,且易发生碘中毒。③可导致甲状腺功能亢进。④可促使结核病灶恶化。⑤本品进入肺泡、腹腔等组织内可引起异物反应,生成肉芽肿。⑥在淋巴造影检查后24小时内可观察到38~39℃的发热。在放射影像中,经常观察到一过性的碘油粟粒,特别是使用高剂量或剂量不当之后。这在临床上通常没有报道。在个别病例中,可观察到肺或脑栓塞。脊髓意外少见。⑦子宫输卵管碘油造影有可能引起碘化油进入血管,发生肺动脉栓塞和盆腔粘连、结核性盆腔脓肿恶化等。

【禁忌】①对碘过敏、甲状腺功能亢进、老年结节性甲状腺肿、甲状腺肿瘤、有严重心肝肺疾患、急性支气管炎症、发热患者禁用。②下列情况禁做支气管造影:近期大咯血、急性呼吸道感染、肺炎、高热、肺功能严重低下、体质极度衰弱。③下列情况禁做子宫输卵管造影:月经期、子宫出血、妊娠(可致流产)。

【孕妇及哺乳期妇女用药】①本品可通过胎盘和乳汁排出,可引起新生儿甲状腺肿,孕妇应用时应权衡利弊。禁用于哺乳期妇女。②在妇女怀孕前即给予一定剂量,可保证母体在整个妊娠期间乃至哺乳期间都有足够的碘补充,从而有效地预防克汀病。③在造影时腹部多次接受X线照射对胎儿不利;妊娠做子宫输卵管造影可致流产。

【用法用量】①口服。一次0.4~0.6g,半年一次。7岁以下儿童减半。

②肌内注射。防治地方性甲状腺肿,深部肌内注射。成人常用量:1000mg碘或3ml(30%);小儿常用量:1岁以下125mg碘,1~4岁250mg碘,5~9岁750mg碘,10岁以上按成人剂量。注射一次可维持药效5年。

【制剂】碘化油咀嚼片(软胶囊、颗粒、注射液)

4. 碘酸钾 Potassium Iodate

本品为抗甲状腺药物。所含碘可参与甲状腺素的构成,缺碘时可致甲状腺肿及功能减退。

【适应证】补碘药。可用于缺碘人群预防地方性甲状腺肿和地方性克汀病等碘缺乏病。

【不良反应】对上呼吸道、眼及皮肤有刺激性。口服引起头晕、恶心、呕吐、眩晕及胃肠道刺激。可致视神经损害。

【禁忌】对碘过敏、甲状腺功能亢进患者禁用。

【孕妇及哺乳期妇女用药】母乳喂养期间,母婴不要同时服用。

【用法用量】口服。一次0.3~0.4mg,一日一次。4岁以下儿童减半。选用本品及选择剂量时,应同时考虑其他方式碘的摄入量(如膳食等)。需长期补充时,应定期测定尿碘。

【制剂】碘酸钾片(颗粒)

二、中药

1. 消瘿丸

【处方组成】昆布、海藻、蛤壳、浙贝母、桔梗、夏枯草、陈皮、槟榔

【功能主治】散结消瘿。用于痰火郁结所致的瘿瘤初起;单纯型地方性甲状腺肿见上述证候者。

【用法用量】口服。一次1丸,一日3次,饭前服用;小儿酌减。

2. 夏枯草膏(颗粒、片、口服液)

见第六章"85. 淋巴结肿大与淋巴结炎"。

3. 甲亢灵片

【处方组成】墨旱莲、丹参、夏枯草、山药、龙骨(煅)、牡蛎(煅)

【功能主治】平肝潜阳,软坚散结。用于阴虚阳亢所致的心悸,汗多,烦躁,易怒,咽干;甲状腺功能亢进见上述证候者。

【用法用量】口服。一次6~7片,一日3次。

4. 牛黄醒消丸

见第六章"85. 淋巴结肿大与淋巴结炎"。

5. 小金丸(胶囊、片)

见第六章"85. 淋巴结肿大与淋巴结炎"。

6. 散结灵胶囊

见第六章"85. 淋巴结肿大与淋巴结炎"。

7. 内消瘰疬丸(片)

见第六章"85. 淋巴结肿大与淋巴结炎"。

8. 阳和解凝膏

见第六章"85. 淋巴结肿大与淋巴结炎"。

9. 西黄丸

见第六章"85. 淋巴结肿大与淋巴结炎"。

10. 五海瘿瘤丸

见第六章"85. 淋巴结肿大与淋巴结炎"。

附:用于甲状腺肿大的其他中药

1. 化核膏药

见第六章"85. 淋巴结肿大与淋巴结炎"。

2. 胆黄片

见第六章"85. 淋巴结肿大与淋巴结炎"。

3. 解毒散结胶囊

见第六章“85. 淋巴结肿大与淋巴结炎”。

90. 甲状腺功能亢进症(甲亢)

〔基本概述〕

甲状腺功能亢进症简称甲亢,指甲状腺呈现高功能状态,产生和释放过多的甲状腺激素所致的一组疾病,其共同特征为甲状腺激素分泌增加而导致的高代谢和交感神经系统的兴奋性增加,病因不同者各有其不同的临床表现。

甲亢的诱发与自身免疫、遗传和环境等因素有密切关系,其中以自身免疫因素最为重要。环境因素主要有创伤、精神刺激、感染等,虽然不少甲亢的诱发主要与自身免疫、遗传因素有关,但发不发病却和环境因素有密切关系。如果避免这些诱发因素有可能不出现甲亢症状,或延迟出现甲亢症状,或减轻甲亢的症状。

临床表现主要由循环中甲状腺激素过多引起,其症状和体征的严重程度与病史长短、激素升高的程度和患者年龄等因素有关。症状主要有易激动、烦躁失眠、心悸、乏力、怕热、多汗、消瘦、食欲亢进、大便次数增多或腹泻、女性月经稀少,可伴发周期性瘫痪(亚洲,青壮年男性多见)和近端肌肉进行性无力、萎缩,后者称为甲状腺肌病,以肩胛带和骨盆带肌群受累为主。Graves 病有 1% 伴发重症肌无力。少数老年患者高代谢症状不典型,相反表现为乏力、心悸、厌食、抑郁、嗜睡、体重明显减少,称为“淡漠型甲亢”。查体可见不同程度的甲状腺肿大和突眼、手颤、颈部血管杂音等。

其诊断标准为:①高代谢症状和体征;②甲状腺肿大;③血清总甲状腺素(TT_4)、血清游离甲状腺素(FT_4)增高,促甲状腺激素(TSH)减低,具备以上三项诊断即可成立,应注意的是淡漠型甲亢的高代谢症状不明显,仅表现为明显消瘦或心房颤动,尤其是在老年患者;少数患者无甲状腺肿大;T_3 型甲亢仅有血清 TT_3 增高。

本病男女均可发病,但以中青年女性(20~40 岁)多见,男女比例为 1:4~6。目前甲亢的患病率为 1%。甲亢按其病因不同可分为多种类型,其中最常见的病因是弥漫性毒性甲状腺肿(Graves 病),为一种器官特异性自身免疫病,占甲亢的 80% 以上。

中医学认为甲状腺疾病多因肝郁火伏,以致激动肝火,或情志内伤,肝气郁结而引发。其发病机制与经、孕、产、乳等生理功能失调及体质因素等有一定关系。甲亢病位在颈部,临床上呈现的颈肿、怕热汗出、心悸心烦、消谷善饥、性急易怒、指舌颤动、形体消瘦等症状,是一个多脏腑受病、多病机并存的复杂的病理过程。本病初起多实,病久则由实转虚或虚实夹杂。治疗上常通过疏肝理气、滋阴降火、化瘀活血、益气宁心、软坚散结等多个方面,以达到标本兼治的效果。

〔治疗原则〕

甲亢的主要治疗药物有抗甲状腺药(ATD),如丙硫氧嘧啶、甲巯咪唑。其他治疗药物有碘剂、β-受体拮抗剂等。

(1)初发甲亢,无手术适应证及肝功能、血常规正常者,可用抗甲状腺药物治疗。治疗期:甲巯咪唑每次 10~20mg,每天一次口服;或丙硫氧嘧啶每次 50~150mg,每天 2~3 次口服。维持期:当血清甲状腺激素达到正常后减量,维持剂量甲巯咪唑每次 5~10mg,每天一次口服或丙硫氧嘧啶每次 50mg,每天 2~3 次。维持时间 12~18 个月;每 2 个月复查血清甲状腺激素。治疗期间不主张伍用左甲状腺素。

(2)配合药物治疗,患者应禁食含碘食物。注意休息、加强营养。心悸明显时,可加用普萘洛尔。

(3)甲状腺肿大Ⅱ度以上;对 ATD 过敏;ATD 治疗或者手术治疗后复发;甲亢合并心脏病;甲亢伴白细胞减少、血小板减少或全血细胞减少;甲亢合并肝、肾等脏器功能损害;拒绝手术治疗或者有手术禁忌证;浸润性突眼;对轻度和稳定期的中、重度 Graves 眼病患者可单用^{131}I 治疗甲亢,对活动期患者可加用糖皮质激素。主要的并发症为反射性甲状腺炎、诱发甲状腺危象、加重活动性 Graves 眼病。

(4)甲状腺肿大显著,有压迫症状;中、重度甲亢,长期服药无效,或停药复发,或不能坚持服药者;胸骨后甲状腺肿;细针穿刺细胞学检查怀疑恶变;ATD 治疗无效或过敏的妊娠患者,可手术治疗,妊娠患者在妊娠 T_2(4~6 个月)施行。主要并发症为手术损伤导致永久性甲状旁腺功能减退和喉返神经损伤。

〔用药精选〕

一、西药

1. 丙硫氧嘧啶 Propylthiouracil(PTU)

本品为抗甲状腺药物。抑制甲状腺内过氧化物酶,阻止甲状腺内酪氨酸碘化及碘化酪氨酸的缩合,从而抑制甲状腺素的合成。同时,在外周组织中抑制 T_4 变为 T_3,使血清中活性较强的 T_3 含量较快降低。

【适应证】用于各种类型的甲状腺功能亢进症,尤其适用于:①病情较轻,甲状腺轻至中度肿大患者;②青少年及儿童、老年患者;③甲状腺手术后复发、又不适于放射性^{131}I 治疗者;④手术前准备,常与碘剂合用;⑤作为^{131}I 放疗的辅助治疗;⑥甲状腺危象抢救的首选用药。

【不良反应】常见有头痛、眩晕、关节痛、唾液腺和淋巴结肿大及胃、肠道反应;也有皮疹、药热等过敏反应,有的皮疹可发展为剥落性皮炎。个别患者可致黄疸和中毒性肝炎。最严重的不良反应为粒细胞缺乏症,故用药期间应定期检查血常规,白细胞数低于 4×10^9/L 或中性粒细胞低于 5×10^9/L 时,应按医嘱停用或调整用药。

【禁忌】结节性甲状腺肿伴甲状腺功能亢进、甲状腺癌、严重肝功能损害、白细胞严重缺乏、对硫脲类药物过敏患者禁用。

【孕妇及哺乳期妇女用药】孕妇慎用,哺乳期妇女禁用。

【儿童用药】小儿用药过程中,应避免出现甲状腺功能减低。

【老年用药】老年人尤其肾功能减退者,用药量应减少。如发现甲状腺功能减低时,应加用甲状腺片。

【用法用量】口服。用药剂量应个体化,根据病情、治疗反应及甲状腺功能检查结果随时调整。

①甲状腺功能亢进症:开始剂量一般为一日300mg,视病情轻重介于150~400mg,分次口服,一日最大量600mg。病情控制后逐渐减量,维持量一日50~150mg,视病情调整。治疗过程中出现甲状腺功能减退或甲状腺明显增大时可酌情加用左甲状腺素或甲状腺片;小儿开始剂量一日按体重4mg/kg,分次口服,维持量酌减。

经适量抗甲状腺药物治疗约2周,症状开始好转,经8~12周后,病情可得到控制。此时应减量,否则会出现甲状腺功能减退症。减量期可历时约8周,先减至原用量的2/3,然后减至1/2,如病情稳定,可继续减至维持量。维持量应根据病情适当增减。疗程一般为12~18个月。

达到此阶段后,如病情控制良好,所需维持量甚小,甲状腺肿大减轻,血管杂音减弱或消失,血中甲状腺自身抗体(甲状腺兴奋性抗体、甲状腺球蛋白抗体、甲状腺微粒体抗体)转为阴性,则停药后持续缓解的可能性较大,反之则停药后复发的可能性大,对于后一类患者宜延长抗甲状腺药物的疗程,或考虑改用甲状腺手术或放射性碘治疗。

②甲状腺功能亢进的术前准备:一日200~600mg,减少麻醉和术后并发症,防止诱发甲状腺危象,使甲状腺功能接近正常,然后加服碘剂2周后再手术。

③甲状腺危象:一日0.4~1g,分3~4次,连服7日,待危象控制后,改为常用剂量。

【制剂】①丙硫氧嘧啶片;②丙硫氧嘧啶肠溶片;③丙硫氧嘧啶肠溶胶囊

2. 甲巯咪唑 Thiamazole

本品为抗甲状腺药物。本品抑制甲状腺内过氧化物酶,从而阻碍甲状腺素(T_4)和三碘甲状腺原氨酸(T_3)的合成。可抑制B淋巴细胞合成抗体,降低血循环中甲状腺刺激性抗体的水平,使抑制性T细胞功能恢复正常。

【适应证】用于各种类型的甲状腺功能亢进症,包括Graves病(伴自身免疫功能紊乱、甲状腺弥漫性肿大、可有突眼)、甲状腺腺瘤、结节性甲状腺肿及甲状腺癌所引起者。在Graves病中,尤其适用于:①病情较轻,甲状腺轻至中度肿大患者;②青少年及儿童、老年患者;③甲状腺手术后复发,又不适于用放射性^{131}I治疗者;④手术前准备;⑤作为^{131}I放疗的辅助治疗。

【不良反应】有皮疹或皮肤瘙痒,此时根据情况停药或减量,并加用抗过敏药物。有轻度白细胞减少;少见严重的粒细胞缺乏。可发生再生障碍性贫血。在治疗过程中,应定期检查血常规。可有味觉减退、恶心、呕吐、上腹不适、关节痛、头晕、头痛、脉管炎、红斑狼疮样综合征。罕见有肝炎、间质性肺炎、肾炎和累及肾脏的血管炎。

【禁忌】对本品过敏、结节性甲状腺肿合并甲状腺功能亢进症、甲状腺癌患者禁用。

【孕妇及哺乳期妇女用药】孕妇慎用,宜采用最小有效剂量。哺乳期妇女禁用。

【儿童用药】小儿应根据病情调节用量,开始时剂量为一日按体重0.4mg/kg,分次口服。维持量按病情决定。用药过程中酌情应加用甲状腺片,避免出现甲状腺功能减低。

【老年用药】老年人尤其肾功能减退者,用药量应减少。如发现甲状腺功能减低,应及时减量或加用甲状腺片。

【用法用量】口服。①成人开始用量一般为一日30mg,可按病情轻重调节为15~40mg,一日最大量60mg,分次口服;病情控制后,逐渐减量,一日维持量按病情需要介于5~15mg。②小儿开始时剂量为一日按体重0.4mg/kg,分次口服。维持量约减半,按病情决定。维持量可在清晨早餐后顿服。

疗程一般为12~18个月。达到此阶段后,如病情控制良好,所需维持量甚小,甲状腺肿大减轻,血管杂音减弱或消失,血中甲状腺自身抗体(甲状腺兴奋性抗体、甲状腺球蛋白抗体、甲状腺微粒体抗体)转为阴性,则停药后持续缓解的可能性较大,反之则停药后复发的可能性大,对于后一类患者宜延长抗甲状腺药物的疗程,或考虑改用甲状腺手术或放射性碘治疗。

【制剂】甲巯咪唑片(肠溶片)

3. 卡比马唑 Carbimazole

本品为抗甲状腺药物。抑制甲状腺内过氧化物酶,从而阻碍甲状腺素(T_4)和三碘甲状腺原氨酸(T_3)的合成。可抑制B淋巴细胞合成抗体,降低血循环中甲状腺刺激性抗体的水平,使抑制性T细胞功能恢复正常。

【适应证】用于各种类型的甲状腺功能亢进症,包括Graves病(伴自身免疫功能紊乱、甲状腺弥漫性肿大,可有突眼),甲状腺腺瘤,结节性甲状腺肿及甲状腺癌所引起者。在Graves病中,尤其适用于:①病情较轻,甲状腺轻至中度肿大患者;②青少年及儿童、老年患者;③甲状腺手术后复发,又不适于用放射性^{131}I治疗者;④手术前准备;⑤作为^{131}I放疗的辅助治疗。

【不良反应】较多见皮疹或皮肤瘙痒及白细胞减少;较少见严重的粒细胞缺乏症;可能出现再生障碍性贫血;还可能致味觉减退、恶心、呕吐、上腹不适、关节痛、头晕头痛、脉管炎、红斑狼疮样综合征。罕见有肝炎、间质性肺炎、肾炎和累及肾脏的血管炎,少见致血小板减少、凝血酶原减少或因子Ⅶ减少。

【禁忌】对本品过敏、甲状腺癌、甲状腺危象患者禁用。

【孕妇及哺乳期妇女用药】哺乳期妇女禁用,孕妇慎用。

【儿童用药】用药过程中应酌情加用甲状腺片,避免出现甲状腺功能减低。

【老年用药】老年人尤其肾功能减退者,用药量应减少。如发现甲状腺功能减低,应及时减量或加用甲状腺片。

【用量用法】口服。成人:开始剂量一般为一日30mg,可按病情轻重调节为15~40mg,一日最大量60mg,分次口服;病情控制后,逐渐减量,每日维持量按病情需要介于5~15mg,疗程一般18~24个月。小儿:开始时用量为一日按体重0.4mg/kg,分次口服。维持量按病情决定。

【制剂】卡比马唑片

4. 碘 Iodine

见本章“89. 甲状腺肿大”。

5. 碘【^{131}I】化钠 Sodium Iodide【^{131}I】

碘是甲状腺滤泡上皮细胞制造甲状腺激素的原料之一,在体内碘含量正常情况下口服Na^{131}I后,甲状腺吸收^{131}I的速度和量与其功能程度有关,据此可以诊断甲状腺功能亢进和低下;引入适当量的^{131}I,可以使甲状腺组织受到集中照射而出现一定的破坏达到治疗甲亢和功能性甲状腺癌转移灶的目的。

【适应证】主要用于诊断和治疗甲状腺疾病及制备碘【^{131}I】标记化合物。

【不良反应】①少数患者在一周内有乏力、食欲减退、恶心等轻微反应,一般在数日内即可消失。服碘【^{131}I】后2周左右可出现甲状腺功能亢进症状加剧的现象,个别患者甚至发生甲状腺危象,其原因可能是在电离辐射作用下甲状腺激素大量释放入血液以及精神刺激、感染等诱发之故。②碘【^{131}I】治疗甲亢最重要的并发症是永久性甲状腺功能低下症。治疗后时间越长,发生率越高,国外发病率每年递增2%~3%,我国约为1.0%。③碘【^{131}I】治疗甲状腺癌转移灶,由于剂量较大可出现:胃肠道反应(恶心、呕吐)、一过性骨髓抑制、放射性唾液腺炎、急性甲状腺危象。治疗后3日左右可以发生颈部疼痛和肿胀、吞咽时疼痛、喉部疼痛及咳嗽,用止痛药后往往不易生效。治疗后2~3个月可发生头发暂时性脱落等。

【禁忌】对本品过敏、年龄在25岁以下、伴发急性心肌梗死或急性肝炎、严重心肝肾衰竭、活动性肺结核、重度浸润性突眼症、甲状腺危象、甲状腺不能摄碘的患者禁用。

【孕妇及哺乳期妇女用药】孕妇禁用,哺乳期妇女慎用,用后需停哺乳1~2日。

【用法用量】①胶囊:空腹口服。一次1粒(74~333kBq,2~9μCi),50~150ml温开水送下。②口服溶液:a. 甲状腺吸碘【^{131}I】试验:空腹口服74~370kBq(2~10μCi)。b. 甲状腺显像:空腹口服1.85~3.7kBq(50~100μCi)。c. 甲状腺疾病治疗:一般按甲状腺组织2590~3700kBq(70~100μCi)/g或遵医嘱。

【制剂】①碘【^{131}I】化钠胶囊(口服溶液);②放射性碘【^{125}I】化钠溶液

附:用于甲状腺功能亢进症(甲亢)的其他西药

1. 盐酸普萘洛尔 Propranolol Hydrochloride

见第二章“15. 心脏病”。

2. 阿替洛尔 Atenolol

见第二章“15. 心脏病”。

3. 美托洛尔 Metoprolol

见第二章“15. 心脏病”。

4. 注射用普罗瑞林 Protirelin for Injection

【适应证】辅助用于:①诊断甲亢病。②鉴别诊断甲状腺功能低下的病变部位(原发性或继发性垂体功能不足)。③判断下丘脑-垂体-甲状腺轴功能,测验垂体分泌的贮备功能。

二、中药

1. 甲亢灵片(胶囊、颗粒)

见本章“89. 甲状腺肿大”。

2. 小金丸(胶囊、片)

见第六章“85. 淋巴结肿大与淋巴结炎”。

3. 五海瘿瘤丸

见第六章“85. 淋巴结肿大与淋巴结炎”。

4. 抑亢散(丸)

【处方组成】羚羊角、白芍、天竺黄、桑葚、延胡索(醋炙)、青皮(醋炙)、香附、玄参、石决明、黄精、黄药子、天冬、女贞子、地黄

【功能主治】育阴潜阳,豁痰散结,降逆和中。用于瘿病(甲状腺功能亢进)引起的突眼,多汗心烦,心悸怔忡,口渴,多食,肌体消瘦,四肢震颤等。

【用法用量】口服。一次1袋,一日2次。

5. 龙珠平亢丸

【处方组成】玄参、龙胆、地黄、麦冬、白芍、鳖甲(醋制)、牡蛎、夏枯草、郁金、牡丹皮、浙贝母、海藻等十五味

【功能主治】滋阴清火,养心宁神,化痰软坚。用于阴虚型甲状腺功能亢进症所致之恶热,食欲亢进,心悸,心烦,多汗,疲乏,手颤等症状。

【用法用量】口服,一次4g,一日3次。

6. 夏枯草膏(片、颗粒、口服液)

见第六章“85. 淋巴结肿大与淋巴结炎”。

附:用于甲状腺功能亢进症(甲亢)的其他中药

1. 大补阴丸

见第五章“78. 遗精”。

2. 天王补心丸(浓缩丸、片)

见第二章“15. 心脏病”。

3. 如意金黄散

见第六章“85. 淋巴结肿大与淋巴结炎”。

4. 龙珠软膏

见第六章“85. 淋巴结肿大与淋巴结炎”。

5. 牛黄醒消丸

见第六章“85. 淋巴结肿大与淋巴结炎”。

6. 散结灵胶囊

见本章“89. 甲状腺肿大”。

7. 内消瘰疬丸(片)

见第六章“85. 淋巴结肿大与淋巴结炎”。

8. 阳和解凝膏

见第六章“85. 淋巴结肿大与淋巴结炎”。

9. 西黄丸

见第六章“85. 淋巴结肿大与淋巴结炎”。

10. 化核膏药

见第六章“85. 淋巴结肿大与淋巴结炎”。

11. 解毒散结胶囊

见第六章“85. 淋巴结肿大与淋巴结炎”。

12. 胆黄片

见第六章“85. 淋巴结肿大与淋巴结炎”。

91. 甲状腺功能减退症(甲减)

〔基本概述〕

甲状腺功能减退症简称甲减,是由各种原因导致的低甲状腺激素血症或甲状腺激素抵抗而引起的全身性低代谢综合征,其病理特征是黏多糖在组织和皮肤堆积,表现为黏液性水肿。国外报道的临床甲减患病率为0.8%~1.0%,发病率为3.5/1000;我国学者报告的临床甲减患病率是1.0%,发病率为2.9/1000。

引起甲减的原因有甲状腺本身疾病所致,如先天性甲状腺缺如或甲状腺发育不全、甲状腺萎缩、甲状腺炎、甲状腺破坏性治疗(放射性碘,手术)等;也有继发于其他疾病所致,如垂体病、垂体瘤、下丘脑综合征、下丘脑肿瘤,或产后垂体缺血性坏死等疾病都有可能导致促甲状腺激素、甲状腺激素减少。此外,由于缺碘而致甲状腺激素合成障碍,最终也可以发展成甲状腺功能减退,称为地方性甲状腺肿。抗甲状腺药物如锂盐、硫脲类、咪唑类等过量时也可引起甲减。甲状腺手术切除过多,放射性碘治疗后甲状腺萎缩及硫脲类等抗甲状腺药物治疗过量而抑制了过氧化物酶,也可阻碍甲状腺激素的合成。

本病起病于成人者,称成人型甲减:成年起病,有神经、循环、消化等系统兴奋性减退和低代谢的临床表现,血中甲状腺激素低于正常。本病起病于胎儿或新生儿者,称呆小病:起病于胎儿或新生儿,除成人型表现外,尚有智力低下和特殊面容,血中甲状腺激素低于正常。本病起病于儿童者,称幼年型甲减:幼年患者表现似呆小病。较大儿童则状如成人型甲减,且生长发育受影响,青春期发育延迟,智力与学习成绩差。

成年型甲减多见于中年女性,男女之比约为1:5,起病隐匿,病程较长,少数患者缺乏特异症状和体征。症状主要表现以代谢率减低和交感神经兴奋性下降为主,病情轻的早期患者可以没有特异症状。典型患者畏寒、乏力、手足肿胀感、嗜睡、记忆力减退、少汗、关节疼痛、体重增加、便秘,女性月经紊乱,或者月经过多、不孕。查体典型的患者可有表情呆滞,反应迟钝,声音嘶哑,听力障碍,面色苍白,颜面和(或)眼睑水肿,唇厚舌大,常有齿痕,皮肤干燥、粗糙、脱皮屑,皮肤温度低、水肿、手脚掌皮肤可呈姜黄色,毛发稀疏干燥,跟腱反射时间延长,脉搏减慢。少数病例出现胫前黏液性水肿。本病累及心脏可以出现心包积液和心力衰竭。重症患者可发生黏液性水肿昏迷。呆小病患者智力发育迟缓,囟门关闭延迟,四肢粗短,出牙、换牙延迟,骨龄延迟,性器官发育延迟。幼年型甲减幼年发病者除体格发育迟缓和面容改变不如呆小病显著外,余均与呆小病相似;较大儿童及青春期发病者,大多似成人,伴有不同程度的生长阻滞,青春期迟缓。

本病属于中医学“虚劳”“水肿”“五迟”等病的范畴。患者呈阳虚气耗之象,多有黏液性水肿之症。中医学认为,甲减的发生常与情志刺激、饮食不当、外邪侵袭、手术创伤或药物中毒等因素有关。治疗方法主要有疏肝解郁、化痰散结、清心泻火、清热解毒、活血化瘀、软坚散结、温补脾肾、益气养血等。

〔治疗原则〕

甲状腺功能减退症的治疗主要是替代治疗,多数患者为终身替代。常用药物有甲状腺片、左甲状腺素、三碘甲状腺原氨酸等。服用甲状腺片进行替代治疗,成人开始为一日20~40mg,逐渐增加。

此外还有对症治疗、病因治疗等。对症治疗包括纠正贫血、补充维生素等;病因治疗包括去除引起甲减的原因,如疾病、药物、缺碘等,在行放射性碘或手术治疗时,应注意预防甲减的发生。

〔用药精选〕

一、西药

1. 左甲状腺素钠 Levothyroxine Sodium

本品中所含有的合成左甲状腺素与甲状腺自然分泌的甲状腺素相同。它与内源性激素一样,在外周器官中被转化为T_3,然后通过与T_3受体结合发挥其特定作用。

【适应证】适用于先天性甲状腺功能减退症(克汀病)与儿童及成人的各种原因引起的甲状腺功能减退症的长期替代治疗,也可用于单纯性甲状腺肿、慢性淋巴性甲状腺炎、甲状腺癌手术后的抑制(及替代)治疗。

【不良反应】本品如用量适当一般无不良反应。使用过量则引起心动过速、心悸、心绞痛、心律失常、头痛、神经质、兴奋、不安、失眠、骨骼肌痉挛、肌无力、震颤、出汗、潮红、怕热、发热、腹泻、呕吐、体重减轻等类似甲状腺功能亢进的症状。

【禁忌】对本品及其辅料高度敏感、各种原因引起的甲状腺功能亢进、糖尿病、冠心病、非甲状腺功能低下性心力衰竭、快速型心律失常、心肌梗死、未经治疗的肾上腺功能不足、垂体功能不足、甲状腺毒症患者禁用。

【孕妇及哺乳期妇女用药】在妊娠期及哺乳期应特别坚持使用甲状腺激素的治疗。妊娠期间将左甲状腺素与抗甲状腺素药共同治疗甲状腺功能亢进是禁忌的,因为抗甲状腺素药能通过胎盘且可引起胎儿甲状腺功能减退症。

【老年用药】老年患者则需要较低的剂量,大约一日1.0μg/kg。

【用法用量】①口服。本品应于早餐前0.5小时,空腹将一日剂量一次性给予。一日剂量应个体化,根据实验室及临床检查的结果确定。成人:一般最初一日25~50μg,最大量不超过100μg,可每隔2~4周增加25~50μg,直至维持正常代谢为止。一般维持剂量为一日50~200μg。

②静脉注射。适用于黏液性水肿昏迷,首次剂量宜较大,一日200~400μg,以后一日50~100μg,直到患者清醒改为口服给药。

【制剂】①左甲状腺素钠片;②左甲状腺素钠注射液

2. 甲状腺片 Thyroid Tablets

本品为甲状腺激素药,有促进分解代谢(升热作用)和合成代谢的作用,对人体正常代谢及生长发育有重要影响,对婴幼儿中枢神经的发育甚为重要。

【适应证】用于各种原因所引起的甲状腺功能减退症和全身黏液性水肿(呆小病、克汀病)。

【不良反应】长期或过量使用可引起甲状腺功能亢进的表现,如心悸、手颤、多汗、怕热、兴奋、易怒、失眠;头痛、呕吐、体重减轻和经期紊乱。老年人和心脏病患者可出现心绞痛、心肌梗死。过量可致胸痛、气促和心跳加速而不规则。

【禁忌】对本品过敏、心绞痛、冠心病、快速型心律失常患者禁用。

【孕妇及哺乳期妇女用药】可引起胎儿及婴儿甲状腺功能紊乱,应慎用。

【老年用药】老年患者对甲状腺激素较敏感,超过60岁者甲状腺激素替代需要量比年轻人约低25%,而且老年患者心血管功能较差,应慎用。

【用法用量】口服。用药应高度个体化。成人常用量:开始为一日10~20mg,逐渐增加,维持量一般为一日40~120mg,少数患者需一日160mg。

婴儿及儿童完全替代量:1岁以内8~15mg;1~2岁20~45mg;2~7岁45~60mg;7岁以上60~120mg。开始剂量应为完全替代剂量的1/3,逐渐加量。由于本品T_3、T_4的含量及两者比例不恒定,在治疗中应根据临床症状及T_3、T_4、TSH检查调整剂量。

3. 维生素D(维生素D_2、维生素D_3)Vitamin D

维生素D是一种脂溶性维生素,与健康关系较密切的是维生素D_2和维生素D_3。它们存在于部分天然食物中。维生素D可参与钙和磷的代谢,促进其吸收,并对骨质形成有重要作用。

【适应证】①用于维生素D缺乏症的预防与治疗。如绝对素食者、肠外营养患者、胰腺功能不全伴吸收不良综合征、肝胆疾病(肝功能损害、肝硬化、阻塞性黄疸)、小肠疾病(脂性腹泻、局限性肠炎、长期腹泻)、胃切除等。②用于慢性低钙血症、低磷血症、佝偻病及伴有慢性肾功能不全的骨软化症、家族性低磷血症及甲状旁腺功能低下(术后、特发性或假性甲状旁腺功能低下)的治疗。③用于治疗急、慢性及潜在手术后手足抽搐症及特发性手足抽搐症。

【不良反应】便秘、腹泻、持续性头痛、食欲减退、口内有金属味、恶心呕吐、口渴、疲乏、无力;骨痛、尿浑浊、惊厥、高血压、眼对光刺激敏感度增加、心律失常、偶有精神异常、皮肤瘙痒、肌痛、严重腹痛(有时误诊为胰腺炎)、夜间多尿、体重下降。

【禁忌】高血钙症、维生素D增多症、高磷血症伴肾性佝偻病患者禁用。

【孕妇及哺乳期妇女用药】高钙血症孕妇可伴有对维生素D_3敏感,应注意剂量调整。

【儿童用药】婴儿对维生素D_3敏感性个体间差异大,用量应慎重酌定。

【用法用量】口服。甲状旁腺功能低下,成人一日1.25~3.75mg;小儿一日1.25~5mg。

【制剂】维生素D_2片;维生素D_2丸;维生素D_2软胶囊;维生素D滴剂;维生素D_2注射液;维生素D_3胶丸;维生素D_3注射液;钙维D_3咀嚼片

二、中药

对甲状腺功能减退症的治疗目前尚没有明显有效的中药制剂。

92. 生长激素缺乏性侏儒症

〔基本概述〕

生长激素缺乏性侏儒症(GHD)又称垂体性侏儒症,患者在出生后或儿童期起病,因下丘脑-垂体-胰岛素样生长因子(IGF-1)生长轴障碍而导致生长缓慢,身材矮小,但比例匀称。按病因可为特发性、继发性GHD及生长激素不敏感综合征;按病变部位可分为垂体性和下丘脑性GHD;可为单一性生长激素(GH)缺乏,也可伴有腺垂体其他激素缺乏。本病多见于男性,男女比例为3~4∶1。

临床表现主要为躯体生长发育迟缓,出生时身长和体重往往正常,数月后躯体生长迟缓,但常不被发觉,多在2~3

岁后与同龄儿童差别愈见明显,但生长并不完全停止只是速度极为缓慢,3 岁以下低于每年 7cm,3 岁至青春期每年不超过 4 ~5cm,体态一般尚匀称,成年后多仍保持童年体型和外貌,皮肤较细腻,有皱纹,皮下脂肪有时可略丰满,营养状态一般良好,成年升高一般不超过 130cm。性器官不发育或第二性征缺乏,男性生殖器小,与幼儿相似,睾丸细小,多伴隐睾症,无胡须;女性表现为原发性闭经,乳房不发育。智力与年龄相称。骨骼发育不全。可能表现为 Laron 侏儒症,表现为身材矮小、肥胖,头相对较大,鞍鼻,前额突出,外生殖器和睾丸细小,性发育迟缓,但血浆 GH 水平正常或升高,IGF-1 及 IGF-1 结合蛋白、GH 结合蛋白低,对外源性 GH 治疗无反应。鞍区肿瘤肿瘤所致者可有颅内占位效应如头痛、视力减退与视野缺损等。

中医学认为本病的发生与脾肾亏损,气血不足,水湿内聚,阴阳俱虚有关。病因可归咎于先天因素和后天因素两个方面。先天因素多由于父母精血亏虚而影响胎儿的生长发育;后天因素或因食物中毒,或因罹患温热疾病,或为高热灼伤津液,耗伤气血、精髓,致使脉络失养,影响生长发育;或因久病致脾肾亏虚,气血不足,不能滋养脑髓所致。病因为脑瘤者多由痰浊化毒凝结所致。若由于创伤、手术、放射治疗等因素起病者,均有正气虚亏之证候。

〔治疗原则〕

本病的防治主要根据原发疾病而定。生长激素缺乏症一旦确诊,应尽早使用生长激素替代治疗,开始治疗年龄愈小,效果愈好。目前已广泛使用的有国产基因重组人生长激素。如不及时治疗,或治疗不当,很可能发展成侏儒症。

体育锻炼可加强机体新陈代谢过程,加速血液循环,促进生长激素分泌,加快骨组织生长,从而有益于人体长高。鼓励孩子蹦蹦跳跳是促进长身体的积极因素,能使身高的生理效应得到较好的发挥。

由颅内肿瘤引起的侏儒症者,可考虑手术治疗或放射治疗。

〔用药精选〕

一、西药

1. 重组人生长激素 Recombinant Human Growth Hormone

本品具有与人体内源生长激素同等的作用,刺激骨骺端软骨细胞分化、增殖,刺激软骨基质细胞增长,刺激成骨细胞分化、增殖,引起线形生长加速及骨骼变宽;促进全身蛋白质合成,纠正手术等创伤后的负氮平衡状态,纠正重度感染及肝硬化等所致的低蛋白血症;刺激免疫球蛋白合成,刺激淋巴样组织,巨噬细胞和淋巴细胞的增殖,增强抗感染能力;刺激烧伤创面及手术切口胶原体细胞合成纤维细胞,巨噬细胞分裂增殖,加速伤口愈合;促进心肌蛋白合成,增加心肌收缩力,降低心肌耗氧量,调节脂肪代谢,降低血清胆固醇、低密度脂蛋白的水平;补充生长激素不足或缺乏,调节成人的脂肪代谢、骨代谢、心肾功能。

【适应证】用于内源性生长激素缺乏、慢性肾衰竭及唐氏综合征所致儿童生长缓慢;重度烧伤的治疗;已明确的下丘脑-垂体疾病所致的生长激素缺乏症和经两种不同的生长激素刺激试验确诊的生长激素显著缺乏。

【不良反应】生长激素可引起一过性高血糖现象,通常随用药时间延长或停药后恢复正常。临床试验中有 1% 的身材矮小儿童有副作用,常见注射部位局部一过性反应(疼痛、发麻、红肿等)和体液潴留的症状(外周水肿、关节痛或肌痛),这些副作用发生较早,发生率随用药时间而降低,罕见影响日常活动。长期注射重组人生长激素在少数患者体内引起抗体产生,抗体结合力低,无确切临床意义,但如果预期的生长效果未能达到,则可能有抗体产生,抗体结合力超过 2mg/L,则可能会影响疗效。

【禁忌】骨骺闭合的儿童、肿瘤、颅内进行性损伤、严重全身感染等危重患者在机体急性休克期、糖尿病患者禁用。

【孕妇及哺乳期妇女用药】孕妇及哺乳期妇女不宜使用。

【儿童用药】儿童对于生长激素在药理毒理、药代动力学方面与成人无明显差异,可根据体重安全使用。

【老年用药】老年人对于生长激素在药理毒理、药代动力学方面与成人无明显差异,可安全使用。

【用法用量】用于促儿童生长的剂量因人而异,推荐剂量为按体重一日 0. 1 ~0. 15IU/kg,一日一次,皮下注射,疗程为 3 个月至 3 年,或遵医嘱。

【制剂】注射用重组人生长激素

附:用于生长激素缺乏性侏儒症的其他西药

1. 人绒毛膜促性腺激素注射液 Human Chorionic Gonadotropiin Injection(HCG)

【适应证】本品能促进黄体形成与分泌,或促进间质细胞分泌睾丸素。可用于促性腺垂体功能不足引起的青春期延迟、隐睾等。

2. 葡萄糖酸钙 Calcium Gluconate

【适应证】本品为补钙剂。用于:①钙缺乏,急性血钙过低、碱中毒及甲状旁腺功能低下所致的手足抽搐症,维生素 D 缺乏症等。②过敏性疾患。③镁中毒时的解救。④氟中毒的解救。⑤心脏复苏时应用,如高血钾、低血钙或钙通道阻滞引起的心功能异常的解救。

3. 乳酸钙 Calcium Lactate

【适应证】本品为补钙剂。用于预防和治疗钙缺乏症,如骨质疏松、手足抽搐症、骨发育不全、佝偻病,以及儿童、妊娠和哺乳期妇女、绝经期妇女、老年人钙的补充。

4. 碳酸钙 Calcium Carbonate

【适应证】补钙药。用于预防和治疗钙缺乏症,如骨质疏松、手足抽搐症、骨发育不全、佝偻病，以及妊娠和哺乳期妇女、绝经期妇女钙的补充。

二、中药

对生长激素缺乏性侏儒症的治疗目前尚没有明显有效的中药制剂。

93. 痛风(高尿酸血症)

〔基本概述〕

痛风是由于尿酸在人体血液中浓度过高，在软组织如关节膜或肌腱里形成针状结晶，导致身体免疫系统过度反应(敏感)而造成痛苦的炎症。一般发作部位为踇趾关节、踝关节、膝关节等。长期痛风患者有发作于手指关节，甚至耳廓的病例。急性痛风发作部位出现红、肿、热、剧烈疼痛，一般多在午夜发作，可使人从睡眠中惊醒。痛风初期，发作多见于下肢。

血尿酸水平持续高于正常为高尿酸血症。尿酸是嘌呤代谢的产物，嘌呤代谢障碍可导致人体内血尿酸生成增加或排出减少。当尿酸盐析出形成结晶，并在关节的软骨、滑膜、肌腱、肾等处沉积时即引起痛风。血尿酸长期在体内堆积，在如酗酒、过度疲劳、走路过多引起的关节疲劳、关节受伤、寒冷、摄入大量高嘌呤食物等一些诱发因素的作用下，可出现痛风发作。

高尿酸血症的程度越高，病程越长，发生晶体沉积和急性痛风发作的机会就越大。然而，仍有很多高尿酸血症的人并未发生痛风，因此高尿酸血症并非一定引起痛风。

痛风可以由饮食、天气变化如温度气压突变、外伤等多方面引发。饮酒容易引发痛风，因为酒精在肝组织代谢时，大量吸收水分，使得原来已经接近饱和的尿酸，加速进入软组织形成结晶。

仅有血尿酸持续升高而无临床症状者，为高尿酸血症。当中年以上，特别是男性，突然出现第一跖趾、踝等单个关节剧烈红、肿、痛、热等急性关节炎的表现，结合血尿酸水平升高，秋水仙碱治疗能迅速缓解症状者，应考虑痛风。关节滑囊液检查发现尿酸盐结晶，则可确诊痛风。在明确痛风和高尿酸血症后，还应进一步确定是原发性还是继发性。

中医学中亦有"痛风"病名，且历代医家有所论述。同时现代医学所讲的痛风还相当于中医学的"痛痹""历节"等证。中医治疗痛风，急性发作期以祛邪为主，治法有除湿泄浊、祛风散寒、清热解毒、活血通络等。缓解期扶正祛邪，用健脾益气、补益肝肾等。

〔治疗原则〕

(1)应迅速终止发作，纠正高尿酸血症，使尿酸保持在正常范围，防止复发，防止尿酸结石形成及其对关节、肾功能的损害。急性痛风性关节炎以控制关节炎的症状(红、肿、痛)为目的。常用药有非甾体抗炎药(阿司匹林及水杨酸钠禁用)和秋水仙碱。非甾体抗炎药(NSAID)对已确诊的痛风急性发作有效。如上述两类药效果差或不宜用时可考虑用糖皮质激素。

(2)为配合药物治疗，应防止超重、肥胖，严格戒酒。在饮食方面应限制蛋白质的摄入量；少食果糖(防止腺嘌呤核苷酸分解)；避免进食高嘌呤食物(如动物内脏、脑、凤尾鱼、沙丁鱼、鱼卵、牡蛎、贝壳类等)；多饮水，使每日尿量在2000ml以上。禁酒、饮食控制、生活调节对防止痛风的发生极为重要。

(3)秋水仙碱用于急性期痛风性关节炎、短期预防痛风性关节炎急性发作。用本品治疗急性痛风，每一疗程间应停药3日，以免发生蓄积中毒，尽量避免静脉注射或口服长期给药，即使痛风发作期也不要静脉注射与口服并用。孕妇及哺乳期妇女应禁用。

(4)别嘌醇用于具有痛风史的高尿酸血症，预防痛风关节炎复发。本品可同时应用秋水仙碱或非甾体抗炎药治疗痛风性关节炎急性发作。用药期间要确保摄入充足的水分(一日2~3升)，并维持尿液碱性或微碱性，以减少尿酸结石及肾内尿酸沉积的危险。对于无症状的高尿酸血症不宜用本品。

(5)碳酸氢钠用于碱化尿液，尿pH在6.0以下时应用。但对少尿或无尿、钠潴留并有水肿时、原发性高血压及妊娠期妇女等应慎用。

(6)痛风性关节炎症状基本控制后2~3周开始采取降血尿酸措施。目的是预防急性关节炎复发，导致关节骨破坏，肾结石形成。降血尿酸药物有抑制尿酸生成的别嘌醇和促使尿酸通过肾排出的苯溴马隆及丙磺舒。

(7)无症状的高尿酸血症不一定需要治疗。

〔用药精选〕

一、西药

1. 秋水仙碱 Colchicine

本品为解热镇痛及非甾体抗炎镇痛药。具有抑制中性白细胞的趋化、黏附和吞噬作用；抑制磷脂酶 A_2，减少单核细胞和中性粒细胞释放前列腺素和白三烯；控制关节局部的疼痛、肿胀及炎症反应。

【适应证】治疗痛风性关节炎的急性发作，预防复发性痛风性关节炎的急性发作。

【不良反应】常见恶心、呕吐、腹痛、腹泻，药物过量也可以引起严重腹泻、胃肠道出血、皮疹和肝肾损害；少见周围神经炎、肌病、脱发、精子生成受抑制、休克、血尿、抽搐及意识障碍，死亡率高，多见于静脉用药及老年人；长期应用有导致骨髓抑制的可能。

【禁忌】对本品过敏、对骨髓增生低下、肝肾功能中重度不全患者禁用。

【孕妇及哺乳期妇女用药】本品可致畸胎,孕妇及哺乳期妇女禁用。

【老年用药】对老年人应减少剂量。因为本品的中毒量常与其体内蓄积剂量有关,当肾排泄功能下降时容易造成积蓄中毒。本品又需经肠肝循环解毒,肝功能不良时解毒能力下降,亦易促使毒性加重。

【用法用量】口服。①急性期:初始剂量1mg,之后一次0.5mg,一日3次,最多每2小时一次,直至疼痛缓解,或出现呕吐或腹泻,24小时内最大剂量6mg;3日内不得重复此疗程。另一方案为一次1mg,一日3次,一周后剂量减半,疗程2~3周。

②预防痛风:一次0.5mg,一日2次。疗程酌定,并注意不良反应的出现,如出现应随时停药。

③在应用别嘌醇或促尿酸排泄药物治疗慢性痛风时,亦可同时给予本品以预防发作。(注意:在使用秋水仙碱治疗急性痛风性关节炎时,应避免与别嘌醇同用,因为在急性发作期,别嘌醇促使尿酸结晶溶解会加重疼痛症状,应在平稳期服用别嘌醇等药物控制尿酸水平。)

【制剂】①秋水仙碱片;②复方秋水仙碱注射剂

2. 别嘌醇 Allopurinol

见第四章"72. 肾结石、膀胱结石和尿道结石"。

3. 苯溴马隆 Benzbromarone

本品属苯骈呋喃衍生物,为促尿酸排泄药,主要通过抑制肾近曲小管对尿酸的重吸收,降低血浆过高的尿酸浓度而发挥抗痛风的作用,它不仅缓解疼痛,减轻红肿,还能使痛风结节消散。

【适应证】用于有痛风史的高尿酸血症,慢性痛风性关节炎或痛风石伴有高尿酸血症者。

【不良反应】可见恶心、腹部不适、肾结石、肾绞痛、诱发痛风性关节炎急性发作;少见发热、皮疹、肝肾功能损害等。

【禁忌】对本品过敏、痛风性关节炎急性发作期(单独应用)、有中重度肾功能损害(肾小球滤过率小于20ml/min)、肾结石患者禁用。

【孕妇及哺乳期妇女用药】孕妇及哺乳期妇女禁用。

【儿童用药】本品对儿童用药的安全性和有效性尚未研究,故不推荐儿童使用。

【老年用药】老年人一般生理功能下降,所以要减量用药或遵医嘱。

【用法用量】口服。初始剂量一日25mg,之后根据血清或尿尿酸浓度调整剂量,无不良反应可渐增至一日100mg,宜餐后服用。服药1~3周内查血清及尿尿酸浓度,视病情而定维持量,连用3~6个月。根据尿液pH决定是否口服碳酸氢钠。

【制剂】①苯溴马隆片;②苯溴马隆胶囊

4. 丙磺舒 Probenecid

本品为肾小管阻断药物,抑制肾小管对尿酸盐的再吸收,促进尿酸的排泄,使尿酸血浆浓度降低,减少尿酸的沉积,促进尿酸沉积物的再吸收,从而发挥抗慢性痛风的作用。

【适应证】①高尿酸血症伴慢性痛风性关节炎及痛风石,但必须具备以下条件:a. 肾小球滤过率大于50~60ml/min;b. 无肾结石或肾结石史;c. 非酸性尿;d. 不服用水杨酸类药物者。②作为抗生素治疗的辅助用药,与青霉素、氨苄西林、苯唑西林、邻氯西林、萘夫西林等抗生素同用时,可抑制这些抗生素的排出,提高血药浓度并能维持较长时间。

【不良反应】有恶心、呕吐、食欲减退和头痛,还可出现尿酸结石、尿频、面部潮红、牙龈疼痛、呼吸困难、皮肤瘙痒,发热、皮疹、过敏反应等。极个别患者有出血、粒细胞减少、再生性障碍性贫血、肾病综合征、肝坏死等。

【禁忌】对本品及磺胺类药过敏、对青霉素类及头孢菌素类药物过敏、青霉素皮肤试验阳性、肾功能不全、尿酸性肾结石、痛风急性发作、活动性消化道溃疡、伴有肿瘤的高尿酸血症、使用细胞毒的抗癌药、放射治疗患者禁用。

【孕妇及哺乳期妇女用药】本品能通过胎盘出现于脐血中。孕妇及哺乳期妇女禁用。

【儿童用药】2岁以下儿童禁用。

【老年用药】老年患者因肾功能减退,用量酌减。

【用法用量】口服。慢性痛风:一次0.25g,一日2次。一周后可增至一次0.5~1g,一日2次;增加青霉素类的作用:一次0.5g,一日4次,儿童25mg/kg,3~9小时一次。

【制剂】①丙磺舒片;②氨苄西林丙磺舒分散片;③氨苄西林丙磺舒口腔崩解片;④氨苄西林丙磺舒胶囊;⑤氨苄西林丙磺舒颗粒

5. 非布司他片 Febuxostat Tablets

本品为黄嘌呤氧化酶抑制剂,通过减少血清尿酸达到疗效。

【适应证】适用于具有痛风症状的高尿酸血症的长期治疗。

【用法用量】推荐本品剂量为40mg或80mg,每日一次。

【不良反应】虚弱、胸痛/不适、水肿、疲劳、情绪异常、步态障碍、流行性感冒症状、痞气、疼痛、口渴。

【禁忌】正在服用硫唑嘌呤、巯嘌呤或胆茶碱的患者禁用本品。

【儿童用药】18以下儿童患者使用本品的安全性及有效性尚未确定。

【老年患者用药】老年患者使用本品无须剂量调整。与其他年龄组相比,在安全性及有效性方面无临床显著差异,但不排除有些老年患者对本品较敏感。老年患者(≥65岁)多剂量口服给药非布佐司他片的 C_{max} 及AUC24与年轻患者(18~40岁)相似。

【孕妇及哺乳期妇女用药】孕妇及哺乳期妇女慎用。

6. 双氯芬酸钠 Diclofenac Sodium

本品通过抑制环氧合酶从而减少前列腺素的合成,以及一定程度上抑制脂氧酶而减少白三烯、缓激肽等产物的生成发挥解热镇痛及抗炎作用。

【适应证】①急、慢性风湿性关节炎,急、慢性强直性脊椎炎,骨关节炎。②肩周炎、滑囊炎、肌腱炎及腱鞘炎。③腰背痛、扭伤、劳损及其他软组织损伤。④急性痛风。⑤痛经或子宫附件炎、牙痛和术后疼痛。⑥创伤后的疼痛与炎症,如扭伤、肌肉拉伤等。⑦耳鼻喉严重的感染性疼痛和炎症(如扁桃体炎、耳炎、鼻窦炎等),应同时使用抗感染药物。

【不良反应】①可引起头痛及腹痛、便秘、腹泻、胃烧灼感、恶心、消化不良等胃肠道反应。②偶见头痛、头晕、眩晕。血清谷氨酸草酰乙酸转氨酶(GOT)、血清谷氨酸丙酮酸转氨酶(GPT)升高。③少见的有肾功能下降,可导致水钠潴留,表现为尿量少、面部水肿、体重骤增等。极少数可引起心律失常、耳鸣等。④罕见:皮疹、胃肠道出血、消化性溃疡、呕血、黑便、消化道溃疡、穿孔、出血性腹泻、困睡,过敏反应如哮喘、肝炎、水肿。⑤有导致骨髓抑制或使之加重的可能。

【禁忌】对本品及阿司匹林或其他非甾体抗炎药过敏、哮喘、荨麻疹或其他变态反应、胃肠道出血患者禁用。

【孕妇及哺乳期妇女用药】在妊娠期间,一般不宜使用,尤其是妊娠后3个月。哺乳期妇女不宜服用。

【儿童用药】16岁以下的儿童不宜服用或遵医嘱。

【老年用药】慎用。

【用法用量】口服。①成人常用量:①关节炎,一日75~150mg,分3次服,疗效满意后可逐渐减量。②急性疼痛:首次50mg,以后25~50mg,每6~8小时一次。②小儿常用量:一日0.5~2.0mg/kg,一日最大量为3.0mg/kg,分3次服。

【制剂】①双氯芬酸钠片(肠溶片、缓释片、含片、贴片、缓释胶囊、肠溶缓释胶囊、乳膏、搽剂、栓、气雾剂、喷雾剂、注射液);②双氯芬酸钠利多卡因注射液;③双氯芬酸钠盐酸利多卡因注射液。

7. 布洛芬 Ibuprofen

本品为抗炎镇痛药,是有效的环氧合酶抑制剂,具有解热、镇痛及抗炎作用。

【适应证】①缓解类风湿关节炎、骨关节炎、脊柱关节病、痛风性关节炎、风湿性关节炎等各种慢性关节炎的急性发作期或持续性的关节肿痛症状,无病因治疗及控制病程的作用。②治疗非关节性的各种软组织风湿性疼痛,如肩痛、腱鞘炎、滑囊炎、肌痛及运动后损伤性疼痛等。③急性轻、中度疼痛,如手术后、创伤后、劳损后、原发性痛经、牙痛、头痛等。④对成人和儿童的发热有解热作用。

【不良反应】消化道症状,包括消化不良、胃烧灼感、胃痛、恶心、呕吐;少见的有胃溃疡和消化道出血,以及头痛、嗜睡、眩晕、耳鸣、皮疹、支气管哮喘发作、肝酶升高、血压升高、白细胞计数减少、水肿等;罕见的为肾功能不全。

【禁忌】对阿司匹林或其他非甾体消炎药过敏,服用此类药物诱发哮喘、鼻炎或荨麻疹,活动期消化道溃疡、严重肝病及中、重度肾功能不全患者禁用。

【孕妇及哺乳期妇女用药】孕妇及哺乳期妇女禁用。

【儿童用药】2岁以下婴幼儿应遵医嘱。有消化道溃疡史、高血压患儿慎用。合并抗凝治疗的患儿,服药的最初几日应随时监测其凝血酶原时间。

【用法用量】口服。①成人常用量:一次0.4~0.6g,一日3~4次。一日最大剂量为2.4g。缓释剂型一次0.3g,一日2次。②小儿常用量:一次按体重5mg/k~10mg/kg,一日3次。

外用:搽剂,涂于患处,一日3次。

【制剂】①布洛芬片(分散片、缓释片、口腔崩解片、泡腾片、胶囊、缓释胶囊、软胶囊、颗粒、干混悬剂、口服溶液、糖浆、混悬液、缓释混悬液、混悬滴剂);②布洛芬乳膏(搽剂、凝胶)

附:用于痛风的其他西药

1. 依托考昔 Etoncoxib

【适应证】本品为非甾体抗炎药,具有抗炎、镇痛和解热作用。用于治疗骨关节炎急性期和慢性期的症状和体征,治疗急性痛风性关节炎;可治疗原发性痛经。

2. 萘普生 Naproxen

见第八章“95. 风湿与类风湿关节炎”。

3. 非诺洛芬钙 Fenoprofen Calcium

【适应证】本品为苯丙酸衍生物,属非甾体类抗炎药。用于急性或慢性类风湿关节炎、急性及慢性骨关节炎、强直性脊椎炎、急性痛风性关节炎、血管性头痛及其他疼痛的预防和治疗。

4. 芬布芬 Fenbufen

见第八章“96. 强直性脊柱炎”。

5. 酮洛芬 Ketoprofen

见第十二章“142. 痛经”。

6. 奥沙普嗪 Oxaprozin

【适应证】本品是一种新的非甾体抗炎药,对消化道损伤作用轻微,而且药效具有持久性。适用于风湿性关节炎、类风湿关节炎、骨关节炎、强直性脊椎炎、肩关节周围炎、颈肩腕症候群、痛风及外伤和手术后消炎镇痛。

7. 吲哚美辛 Indometacin

见第八章“95. 风湿与类风湿关节炎”。

8. 阿西美辛 Acemetacin

【适应证】本品属于非甾体抗炎药,可通过抑制前列腺素的合成而产生抗炎、镇痛、解热作用。用于类风湿关节炎、骨关节炎、强直性脊椎炎;肩周炎、滑囊炎、腱鞘炎;腰背痛、扭伤、劳损及其他软组织损伤;急性痛风;痛经、牙痛和术后疼痛。

9. 萘丁美酮 Nabumetone

见第八章“95. 风湿与类风湿关节炎”。

10. 依托度酸 Etodolac

见第八章“95. 风湿与类风湿关节炎”。

11. 右酮洛芬 Dexketoprofen

【适应证】本品适用于治疗不同病因的轻、中度疼痛，如类风湿关节炎、骨性关节炎、强直性脊柱炎、痛风性关节炎的关节痛，以及痛经、牙痛、手术后痛、癌性疼痛、急性扭伤或软组织挫伤疼痛和感冒发热引起的全身疼痛等各种急、慢性疼痛。

12. 右旋酮洛芬氨丁三醇 Dexketoprofen Trometamol

【适应证】适用于治疗不同病因的轻、中度疼痛，如类风湿关节炎、骨性关节炎、强直性脊柱炎、痛风性关节炎等的关节痛，以及痛经、牙痛、手术后痛、癌性疼痛、急性扭伤或软组织挫伤疼痛和感冒发热引起的全身疼痛等各种急、慢性疼痛。

13. 复方别嘌醇片 Compound Allopurinol Tablets

【适应证】用于：①原发性和继发性高尿酸血症，尤其是尿酸生成过多而引起的高尿酸血症；②反复发作或慢性痛风者；③痛风石；④尿酸性肾结石和（或）尿酸性肾病；⑤有肾功能不全的高尿酸血症。

14. 注射用双氯芬酸钠利多卡因 Diclofanac Sodium and Lidocaine Hydrochloride for Injection

【适应证】本品为镇痛药，可用于多种疾病引起的疼痛，包括急性痛风发作的疼痛。

15. 注射用甲泼尼龙琥珀酸钠 Methylprednisolone Sodium Succinate for Injection

见第六章"80. 贫血"。

16. 苯磺唑酮 Sulfinpyrazone

【适应证】本品在体内具有抑制血小板聚集和释放的作用，能可逆性地抑制血小板前列腺合成酶。可竞争性抑制尿酸盐在近曲小管的主动重吸收，增加尿酸的排泄，降低血中尿酸的浓度，减缓或预防痛风结节形成和关节的痛风病变。①适用于慢性痛风，痛风性关节炎。减缓或预防痛风结节的形成和关节的痛风病变。②抑制血小板聚集，增加血小板存活时间。用于缺血性心脏病和脑血管疾病的防治，如冠状动脉粥样硬化性心脏病、心肌梗死、暂时性脑缺血发作和脑梗死等；也用于防止瓣膜性心脏病、动脉栓塞并发症及手术后静脉血栓形成的预防。③有微弱的抗炎和镇痛作用。也可用于高尿酸血症。

二、中药

1. 痛风定胶囊（片）

【处方组成】秦艽、黄柏、延胡索、赤芍、川牛膝、泽泻、车前子、土茯苓

【功能主治】清热祛湿，活血通络定痛。用于湿热瘀阻所致的痹病，症见关节红肿热痛，伴有发热，汗出不解，口渴心烦，小便黄，舌红，苔黄腻，脉滑数；痛风见上述证候者。

【用法用量】口服。一次4粒，一日3次。

【使用注意】孕妇禁用。

2. 痛风舒片（胶囊）

【处方组成】大黄、车前子、泽泻、川牛膝、防己

【功能主治】清热，利湿，解毒。用于湿热瘀阻所致的痛风病。

【用法用量】口服。一次2～4片，一日3次，饭后服用。

3. 十五味乳鹏胶囊（丸）

【处方组成】乳香、宽筋藤、决明子、渣驯膏、黄葵子、藏菖蒲、松生等、诃子（去核）、川木香、余甘子、人工麝香、铁棒槌（制）等十五味

【功能主治】消炎止痛，干黄水。用于关节红肿疼痛，发痒痛风，黄水积聚。

【用法用量】口服。一次2～4粒，一日2次。

4. 二十五味驴血胶囊（丸）

【处方组成】驴血，生等膏，降香，檀香，宽筋藤，毛诃子，诃子，石灰华，余甘子，肉豆蔻，丁香，草果，豆蔻，决明子，乳香，木棉花，黄葵子，翼首草，龙胆草，莲座虎耳草，巴夏嘎，秦皮，西红花，人工牛黄等二十五味

【功能主治】祛风，除湿，干黄水。用于关节炎，类风湿关节炎，痛风，痹病引起的四肢关节肿大疼痛，变形，黄水积聚等。

【用法用量】口服。一次3粒，一日2～3次。

5. 肿痛气雾剂（搽剂、凝胶）

【处方组成】七叶莲、滇草乌、三七、雪上一枝蒿、金铁锁、火把花根、八角莲、金叶子、玉葡萄根、披麻草、重楼、灯盏细辛、栀子、白芷、白及、薄荷脑、甘草、冰片、麝香

【功能主治】消肿镇痛，活血化瘀，舒筋活络，化痞散结。用于跌打损伤，风湿关节痛，肩周炎，痛风，关节炎，乳腺小叶增生。

【用法用量】外用，摇匀后喷于伤患处，一日2～3次。

附：用于痛风的其他中药

1. 雪山金罗汉止痛涂膜剂

【功能主治】活血，消肿，止痛。用于急、慢性扭挫伤，风湿性关节炎，类风湿关节炎，痛风，肩周炎，骨质增生所致的肢体关节疼痛肿胀，以及神经性头痛。

2. 风痛灵

【功能主治】活血化瘀，消肿止痛。用于扭挫伤痛，风湿痹痛，冻疮红肿。

3. 五味甘露药浴颗粒（散）

【功能主治】解表发汗、消炎止痛、平黄水、活血通络。用于各种皮肤病及风湿、类风湿关节炎，痛风，偏瘫，妇女产后疾病。软组扭伤等症。

94. 汗症（多汗症）

〔基本概述〕

汗症又称多汗症，是指皮肤出汗异常过多的现象。原因

有器质性和功能性两种,前者见于内分泌失调、神经系统疾患及感染等;后者由情绪紧张等精神因素引起。

多汗症是由于本身的汗腺过于发达,或交感神经过度兴奋引起汗腺过多分泌的一种疾病。交感神经支配全身的出汗,正常情况下交感神经通过控制出汗散热来调节人体的体温,但是多汗症患者的出汗和面部潮红则失去了正常的控制。西医学的多种疾病如甲状腺功能亢进、自主神经功能紊乱、风湿热、结核病、低血糖、虚脱、休克、佝偻病、更年期综合征等都可表现以出汗为主要的症状。

因为交感神经过度亢进,而不是由其他组织器官疾病造成的多汗症,在医学上称之为原发性多汗症。绝大部分的多汗症患者,都属于此种多汗症;有少数人是因为身体其他组织器官的疾病而造成出汗的增加,此种情况称为继发性多汗症,例如甲状腺功能亢进,内分泌疾病,精神疾病,脑、脊髓外伤,肿瘤,以及更年期内分泌失调等。

多汗症可分为局限性多汗症及全身性多汗症,以局限性多汗症多见,其中以手掌多汗症和腋窝多汗症更为常见,其次是足跖、鼻尖、前额、阴部等部位;全身性多汗者皮肤表面常是湿润的,而且有阵发性的出汗。

局限性多汗症发病年龄多为自幼开始,至青少年期加重并伴随终身,有的患者25岁之后会有一个自然减轻的趋势。患者常伴有末梢血液循环功能障碍,如手足皮肤湿冷、青紫或苍白、易生冻疮等。手掌出汗太多,双手太湿而不敢和别人握手,甚至写字时也会因手上的汗水过多而弄污纸张;足部出汗常使袜子、鞋垫湿透,可自觉行走时足底会打滑,甚至出现过多的汗液浸渍皮肤,使皮肤发白,趾间糜烂,常导致真菌、细菌滋生,引起足臭、足癣等;腋部出汗可见汗水从腋窝下往下滴淌,衣服常会被汗水浸湿。当有细菌侵入感染,腋下不仅可发出难闻的气味(即腋臭),还可并发皮肤炎症等。

多汗症从发病原因上大致可分为三类。一是由于全身性疾病造成的,如内分泌失调(甲状腺功能亢进、糖尿病、垂体功能亢进等)、神经系统疾病、部分感染性疾病(疟疾、结核等)和长期患病造成体质虚弱。只要这些全身性疾病得到控制后多汗的情况就能得到解决。二是精神性出汗,由于高度紧张和情绪激动造成,是因为交感神经失调所致,内服一些镇静药(如阿托品、普鲁本辛、颠茄合剂等)具有暂时性的效果,但有口干等副作用。三是味觉性出汗,属于另一种生理现象,如吃某些刺激性的食物(辣椒、大蒜、生姜、可可、咖啡)后引起的多汗,这种情况一般不必进行治疗,只须忌口。对于小儿来说,病理性多汗比较常见的疾病有佝偻病、低血糖、肺炎、结核等。

全身性多汗可以是一种异常的生理性反应,或某些疾病如甲状腺功能亢进、糖尿病等的症状之一。局部多汗可由于交感神经损伤或异常的反应,乙酸胆碱分泌增多,导致小汗腺分泌过多的汗液。

多汗症在中医学中也称"汗症",是指在安静状态下,全身或局部无故出汗过多,甚至大汗淋淋。是人体阴阳失调、营卫不和、腠理不固而引起的汗液外泄失常的病症,分自汗和盗汗两种类型,若清醒时汗出,动则尤甚者为自汗;若睡中汗出,醒来自止者为盗汗。自汗多因气虚引起,盗汗多因阴虚所致。调和阴阳、益气固表、滋阴清热是中医治疗汗症的基本法则。

〔治疗原则〕

多汗症根据不同病因给予相应治疗。主要是采取病因治疗、抗胆碱能药物、镇静药、手术等方法。

因全身疾病引起者,应针对全身性疾病治本;因精神因素引起者,则应作精神治疗,对患者耐心解释,避免精神紧张。局部治疗原则为抑制汗液分泌、干燥、收敛。常用的为铝盐的水溶液,如醋酸铝溶液、明矾溶液(5%)、氯化铝溶液(20%～25%),腋部还可试用氯化铝乙醇溶液(6.25%)。也可用格隆溴铵电离子透入治疗。

传统的治疗方法虽然很多,但往往难以奏效,其中包括收敛剂、止汗剂、镇静剂、催眠疗法、心理疗法、电离子透入法和针灸等。胸交感神经节或交感神经干切除术是目前治疗多汗症唯一有效而持久的方法。目前陆军总医院胸外科开展的电视胸腔镜下胸交感神经干切除术创伤小、显露好、定位准确、安全可靠、术后恢复快、疗效满意而持久,可同期完成双侧手术,患者乐于接受。术后患者多汗症状立即消失,2～3天出院,无并发症。术后随访,所有患者出院就能参加正常工作和学习,未有复发症状,疗效满意。电视胸腔镜下胸交感神经干切断术适用于原发性多汗症,是目前治疗多汗症有效的手段。

〔用药精选〕

一、西药

1. 乌洛托品溶液 Methenamine Solution

本品具有杀菌、收敛、止汗作用。

【适应证】用于手足多汗及腋臭(狐臭)。

【用法用量】外用。用于手足多汗一日一次,每次适量,用手指均匀涂于患处;用于腋臭,一周一次,每次适量涂搽腋下。

【不良反应】尚不明确。

【禁忌】患处皮肤破损时禁用。

2. 甲醛溶液 Formaldehyde Solution

本品可杀灭各类微生物,包括细菌、芽孢。有机物可明显降低其杀微生物作用。本品也有硬化组织和止汗作用。

【适应证】甲醛溶液与其蒸发的气体均可用于对各种污染表面的消毒与灭菌。临床用作消毒防腐药,用于器械、手套、标本等的防腐。也用于治疗手足多汗或腋臭。

【不良反应】其气体对黏膜与呼吸道有强烈刺激性,引起流泪、咳嗽,导致支气管炎。液体可致皮肤角质化、过敏性皮炎。误服甲醛可引起呕吐、腹痛,甚至休克死亡。

【禁忌】对本品过敏者禁用。

【用法用量】①溶液消毒:略。②气体熏蒸消毒:略。③外用:涂擦。5% ~10%的本品溶液用于止汗及表面消毒等。

附:用于汗症的其他西药

1. 复方紫荆皮水杨酸溶液 Compound Redbud Bark and Salicylic Acid Solution

【适应证】用于足癣,亦用于手足多汗症。

2. 稀戊二醛溶液 Dilute Glutaral Solution

【适应证】用于器械消毒,亦可用于治疗寻常疣和多汗症。

3. 格隆溴铵片 Glycopyrrolate Tablets

【适应证】本品主要用于胃肠痉挛、胃溃疡及十二指肠溃疡、慢性胃炎、胃液分泌过多等。也可用于治疗手足局限性多汗症和支气管痉挛等。

二、中药

(一)用于多汗的中药

1. 复芪止汗颗粒

【处方组成】黄芪、党参、麻黄根、炒白术、煅牡蛎、五味子(蒸)

【功能主治】益气,固表,敛汗。用于表虚不固,多汗,倦怠,乏力。

【用法用量】用开水冲服。儿童5岁以下一次20g,一日2次;5~12岁一次20g,一日3次;成人一次40g,一日2次。

2. 渴乐宁胶囊(颗粒)

【处方组成】黄芪、黄精(酒炙)、地黄、太子参、天花粉

【功能主治】益气、养阴、生津。用于气阴两虚型消渴病(2型糖尿病)。症见口渴多饮,五心烦热,无力多汗,心慌气短等。

【用法用量】胶囊口服,一次4粒,一日3次,3个月为一疗程。

3. 葛芪胶囊

【处方组成】葛根、人参、黄芪、生地黄、玄参、天花粉等

【功能主治】益气养阴,生津止渴。用于气阴两虚所致消渴病(糖尿病),症见倦怠乏力,气短懒言,烦热多汗,口渴喜饮,小便清长耳鸣腰酸,以及2型糖尿病见以上症状者。

【用法用量】口服。每日3次,每次2~3粒。

4. 甲亢灵片(胶囊、颗粒)

见本章“89. 甲状腺肿大”。

5. 抑亢散(丸)

见本章“89. 甲状腺肿大”。

6. 龙珠平亢丸

见本章“89. 甲状腺肿大”。

7. 六味安神胶囊

【处方组成】地黄、酸枣仁、莲子心、远志(炙)、陈皮、甘草

【功能主治】滋阴清心,化痰安神。用于失眠症中医辨证属阴虚火旺夹痰症者。症见失眠,心烦,心悸,易汗,口干少津,健忘,胸脘痞闷,舌红苔腻,脉细滑数等。

【用法用量】口服。一次3粒,一日3次。疗程为4周。

8. 舒肝解郁胶囊

【处方组成】贯叶金丝桃、刺五加

【功能主治】疏肝解郁,健脾安神。适用于轻、中度单相忧郁症属肝郁脾虚证者。症见情绪低落,兴趣下降,迟滞,入睡困难,早醒,多梦,紧张不安,急躁易怒,食少纳呆,胸闷,疲乏无力,多汗,疼痛,舌苔白或腻,脉弦或细。

【用法用量】口服。一次2粒,一日2次,早晚各一次。疗程为6周。

9. 九味镇心颗粒

【处方组成】人参(去芦)、酸枣仁、五味子、茯苓、远志、延胡索、天冬、熟地黄、肉桂

【功能主治】养心补脾,益气安神。用于广泛性焦虑症心脾两虚证。症见善思多虑不解,失眠或多梦,心悸,食欲不振,神疲乏力,头晕,易汗出,善太息,面色萎黄,舌淡苔薄白,脉弦细或沉细。

【用法用量】温开水冲服。早、中、晚各服1袋,一日3次。

(二)用于自汗的中药

1. 玉屏风颗粒(口服液、胶囊、软胶囊、丸、袋泡茶)

见第一章“1. 感冒”。

2. 黄芪精

【处方组成】黄芪

【功能主治】补血养气,固本止汗。用于气虚血亏所致的表虚自汗,四肢乏力,久病虚弱。

【用法用量】口服。一次10ml,一日2次,早晚服用。

3. 生脉饮(口服液、胶囊、颗粒、片、糖浆、袋泡茶、注射液)

见第一章“14. 肺源性心脏病”。

4. 引阳索胶囊(片、颗粒)

见第五章“77. 早泄”。

5. 通脉降糖胶囊

【处方组成】太子参、丹参、黄连、黄芪、绞股蓝、山药、苍术、玄参、冬葵果、水蛭、葛根

【功能主治】养阴清热、清热活血。用于气阴两虚,脉络瘀阻所致的消渴病(糖尿病)。症见神疲乏力,肢麻疼痛,头晕耳鸣,自汗等。

【用法用量】口服。一次3粒,一日3次。

6. 糖维胶囊

【处方组成】黄芪、西洋参、黄精、天花粉、葛根、黄连、丹参、格列本脲

【功能主治】益气养阴,化瘀降糖。用于气阴两虚夹瘀型2型糖尿病。症见倦怠乏力,自汗,口渴喜饮,心烦,溲赤,舌

暗或有瘀斑,舌干少津,苔薄或花剥,脉细数。

【用法用量】餐前30分钟口服,轻型一次3粒,中、重型一次5粒,一日3次。或遵医嘱。

【使用注意】严重肾功能不全、糖尿病伴酮症酸中毒、昏迷、1型糖尿病患者及孕妇禁用。

7. 益津降糖胶囊(颗粒、口服液)

【处方组成】人参、白术、茯苓、仙人掌、甘草

【功能主治】健脾益气,生津止渴。用于气阴两虚型消渴病,症见乏力自汗,口渴喜饮,多尿,多食善饥,舌苔花剥,少津,脉细少力;2型糖尿病见上述证候者。

【用法用量】口服。一次5粒,一日4次,饭前和晚上睡前服用。或遵医嘱。

8. 芪药消渴胶囊

【处方组成】西洋参、黄芪、山药、生地黄、山茱萸、枸杞子、麦冬、知母、天花、五味子、五倍子、葛根

【功能主治】益气养阴,健脾补肾。用于2型糖尿病(属气阴不足、脾肾两虚证)的辅助治疗。症见气短乏力,腰膝酸软,口干咽燥,小便数多;或自汗,手足心热,头眩耳鸣,肌肉消瘦,舌红少苔或舌淡体胖等。

【用法用量】每次6粒,每日3次,4周为一疗程。

9. 木丹颗粒

【处方组成】黄芪、延胡索(醋制)、三七、赤芍、丹参、川芎、红花、苏木、鸡血藤

【功能主治】益气活血,通络止痛。用于治疗糖尿病性周围神经病变属气虚络阻证,临床表现为四肢末梢及躯干部麻木、疼痛及感觉异常;或见肌肤甲错、面色晦暗、倦怠乏力、神疲懒言、自汗等。

【使用注意】过敏体质及对本品过敏者禁用。

【用法用量】饭后半小时服用,用温开水冲服。一次1袋,一日3次。4周为一疗程,可连续服用2个疗程。

10. 注射用黄芪多糖

【处方组成】黄芪多糖

【功能主治】益气补虚。用于倦怠乏力、少气懒言、自汗、气短、食欲不振属气虚证,因化疗后白细胞减少,生活质量降低,免疫功能低下的肿瘤患者。

【用法用量】静脉滴注,用注射器抽取10ml生理盐水加入到西林瓶中,立即振摇至药品完全溶解,然后将其加入到500ml 0.9%氯化钠注射液或5%~10%的葡萄糖注射液中,滴注时间不少于2.5小时。一次250mg,一日一次。免疫功能低下者疗程21天,其他疗程7天。

【使用注意】①皮试阳性者禁用。②孕妇忌用。

(三)用于盗汗的中药

1. 知柏地黄丸(颗粒、口服液)

见第五章“78. 遗精”。

2. 六味地黄丸(浓缩丸、胶囊、软胶囊、颗粒、口服液、片、咀嚼片、膏)

见第四章“65. 肾病综合征”。

3. 黄柏片

【处方组成】黄柏

【功能主治】清热燥湿,泻火除蒸,解毒疗疮。用于湿热泻痢,黄疸,带下,热淋,脚气,痿躄,骨蒸劳热,盗汗,遗精,疮疡肿毒,湿疹瘙痒。

【用法与用量】口服,一次3~4片,一日3~4次。

4. 血美安片(胶囊)

见第六章“82. 血小板减少症”。

5. 消渴清颗粒

【处方组成】知母、苍术、黄连、蒲黄、地锦草

【功效主治】滋阴清热,活血化瘀。配合抗糖尿病化学药品用于2型糖尿病属阴虚热盛挟血瘀证的治疗;可改善该证所见口渴欲饮,多食易饥,怕热心烦,溲赤或尿多,大便干结,或胸中闷痛,或肢体麻木、刺痛,以及盗汗等症。

【用法用量】温开水冲服。一次1袋,一日3次。疗程8周。

【使用注意】孕妇禁用;有出血倾向者慎用;肝、肾功能不全者慎用。

6. 炙甘草颗粒

【处方组成】甘草等

【功能主治】养血益气,定悸。用于气虚血少所致的心悸气短,盗汗失眠,咽干舌燥,大便干结。

【用法用量】口服。一次1袋,一日2次。

【使用注意】孕妇禁用;腹胀便溏、食少苔腻者禁服;糖尿病患者禁服。

(四)用于自汗和盗汗的中药

1. 虚汗停颗粒(胶囊、糖浆)

【处方组成】黄芪、浮小麦、大枣、糯稻根、牡蛎(煅)

【功能主治】益气养阴,固表敛汗。用于气阴不足所致的自汗,盗汗及小儿盗汗。

【用法用量】开水冲服,一次10g,一日3次。4周岁以下儿童,一次5g,一日2次;4周岁以上儿童,一次5g,一日3次。

2. 血复生胶囊

【处方组成】黄芪(炙)、当归、白芍、熟地黄、川芎、女贞子、墨旱莲、茯苓、山药、天花粉、牡丹皮、泽泻、川牛膝、甘草等

【功能主治】益气养血,滋阴凉血,化瘀解毒。用于气血两虚,阴虚津亏,自汗盗汗,烦躁失眠,出血紫斑等恶性贫血,癌症放、化疗的血常规异常;尤其对白细胞减少症有明显的升高或调整血常规作用。

【用法用量】口服。一次2~4粒,一日3次。小儿酌减或遵医嘱。

3. 糖脉康颗粒(片、胶囊)

见本章“86. 糖尿病”。

4. 天芪降糖胶囊

见本章“86. 糖尿病”。

5. 天麦消渴片

【处方组成】天花粉、麦冬、五味子;吡考啉酸铬

【功能主治】滋阴、清热、生津;可用于消渴病气阴两虚,阴虚内热证,症见口渴喜饮,消谷善饥,形体消瘦,气短乏力,自汗盗汗及五心烦热。本品适用于2型糖尿病。

【用法用量】口服。1~2片,一日2次;最佳剂量:一次2片,一日2次。

6. 十味降糖颗粒

【处方组成】人参、黄芪、地骨皮、葛根、知母、山药、天花粉、五味子、鸡内金、格列本脲等

【功能主治】益气养阴,生津止渴。十味降糖颗粒用于2型糖尿病中气阴两虚证者,表现为倦怠乏力,自汗盗汗,气短懒言,口渴喜饮,五心烦热,心悸失眠,溲赤便秘,舌红少津,舌体胖大,苔薄或花剥,脉弦细或细数。

【用法用量】温开水冲服,一次6克,一日3次。

【使用注意】妊娠妇女、糖尿性昏迷患者禁用。

7. 津力达口服液(颗粒)

见本章“86. 糖尿病”。

8. 芪蛭降糖片(胶囊)

【处方组成】黄芪、地黄、黄精、水蛭

【功能主治】益气养阴,活血化瘀,用于气阴两虚、血瘀引起的口渴多饮,多尿易饥,体瘦乏力,自汗盗汗,面色晦暗,肢体麻木;2型糖尿病。

【用法用量】口服。一次5片,一日3次。疗程3个月。

【使用注意】孕妇禁用。

9. 五黄养阴颗粒

【处方组成】黄连、黄芪、地黄、黄芩、姜黄

【功能主治】燥湿化痰、益气养阴。用于消渴病属痰湿内滞、气阴两虚证,症见口渴喜饮,多食善饥,尿频尿多,头身困重,呕恶痰涎,倦怠乏力,气短懒言,自汗盗汗,心悸失眠,体形肥胖,咽燥口干,心烦畏热,溲赤便秘等。(主要用于2型糖尿病的辅助治疗,起降糖降脂的作用)

【用法用量】开水冲服。一次1袋,一日3次,疗程8周。

10. 人知降糖胶囊

见本章“86. 糖尿病”。

附:用于汗症的其他中药

1. 花芪胶囊

见本章“86. 糖尿病”。

2. 桂枝合剂(颗粒)

见第一章“1. 感冒”。

3. 复方北五味子片

见第九章“115. 失眠”。

4. 复方太子参止咳益气散

见第一章“3. 咳嗽”。

5. 河车大造丸(胶囊)

见第五章“78. 遗精”。

6. 浓缩养荣丸

【功能主治】补气养血,健脾安神。用于脾肺虚损,气血不足,食欲不振,惊悸盗汗,健忘。

7. 河车补丸

【功能主治】滋肾阴,补元气。用于肾阴不足,元气亏损引起;身体消瘦,精神疲倦,腰酸腿软,自汗盗汗。

8. 宁心补肾丸

见第二章“21. 心律失常”。

9. 固本丸

【功能主治】滋阴补气,清肺降火。用于气阴两虚,症见潮热,咳嗽,形体瘦弱,自汗盗汗,乏力或病后津伤。

10. 麦味地黄丸(片、口服液、合剂)

见第一章“3. 咳嗽”。

11. 龟甲胶(颗粒)

见第六章“80. 贫血”。

12. 七宝美髯丸(颗粒、胶囊、口服液)

见第五章“77. 早泄”。

13. 健儿口服液

【功能主治】扶正祛邪,固表止汗,健脾和胃。用于脾虚胃弱引起的少食,多汗,睡眠不宁。

14. 黄芪颗粒

【功能主治】补气固表。用于气短心悸,自汗。

15. 左归丸

见第五章“78. 遗精”。

16. 大补阴丸

见第五章“78. 遗精”。

17. 锁精丸

见第五章“78. 遗精”。

18. 桑葚膏

【功能主治】补肝肾,益精血。用于肝肾精血亏损引起的身体消瘦,腰膝酸软,盗汗,头晕眼花,口渴咽干。

19. 五味子颗粒(糖浆)

【功能主治】敛气生津,补益肺肾。用于头晕,失眠,自汗盗汗,气短口干及神经衰弱。

20. 五加参归芪精

【功能主治】扶正固本,补气固表,补血养血。用于久病衰弱,失眠自汗,腰腿酸软,气短心悸。

21. 倍芪腹泻贴

见第四章“68. 尿失禁与尿崩症”。

第八章　风湿和免疫性疾病

95. 风湿与类风湿关节炎

〔基本概述〕

（一）风湿、风湿性疾病和风湿热

风湿在医学上是指关节及其周围软组织不明原因的慢性疼痛。风湿性疾病（简称风湿病）则指一大类病因各不相同但共同点为累及关节及周围软组织，包括肌肉、韧带、滑囊、筋膜的疾病，以疼痛、肿胀和活动障碍为主要临床表现的一大类疾病的总称。风湿病涉及的范围广泛，包括弥漫性结缔组织病、脊柱关节病、退行性或代谢性骨关节病及感染性关节炎等十大类百余种疾病。风湿病目前病因与发病机制尚不明确，主要考虑与遗传、自身免疫、代谢或感染后反应异常相关。它们的发病机制各异，各病的症状组合重叠但又各不相同。

风湿病在中医学中属于痹证。我国《黄帝内经》把风、寒、湿三气合称为痹，是人体感受风、寒、湿邪而致身痛或身重、关节疼痛，屈伸不利的疾病。中医学认为风湿病的发生，主要与正虚、邪侵及痰浊瘀血有关。中医治疗风湿病遵循辨证论治原则，首当辨明虚实寒热。病属实者，以肢体关节肿胀、疼痛、麻木为主症，无正气虚弱表现。病属虚者，伴气血损伤、脏腑亏虚证候。临床治疗风湿病通常按病症寒热性质主要分为风寒湿痹与风湿热痹两型。

风湿热是上呼吸道 A 组乙型溶血性链球菌感染后引起的一种自身免疫性疾病，可有全身结缔组织病变，尤好侵犯关节、心脏、皮肤，偶可累及神经系统、血管、浆膜及肺、肾等内脏。本病多发于冬春阴雨季节，潮湿和寒冷是重要诱因，居室过于拥挤、营养低下、医药缺乏等因素有利于链球菌繁殖和传播，多构成本病流行。风湿热多见于青少年，男女比例相当。

风湿热有五个主要表现：游走性多发性关节炎、心脏炎、皮下结节、环形红斑、舞蹈病。这些表现可以单独出现或合并出现，并可产生许多临床亚型。其中关节炎是风湿热最常见的临床表现，呈游走性、多发性关节炎，以膝、踝、肘、腕、肩等大关节受累为主，局部可有红、肿、灼热、疼痛和压痛。急性炎症一般于 2～4 周消退不留后遗症。实验室检查可见血沉加快，抗“O”（血清抗链球菌溶血素）滴度升高，类风湿因子（RF）阴性。

（二）风湿性关节炎

风湿性关节炎是风湿性疾病中的一种，以关节和肌肉游走性酸楚、重著、疼痛为特征，属自体免疫性疾病（变态反应性疾病），是风湿热的主要表现之一，多以急性发热及关节疼痛起病。风湿性关节炎多见于成年人，常发生于膝、肩、肘、腕等大关节，发病多在上呼吸道感染之后，出现游走性关节痛、肿及发热和其他风湿热的表现。

风湿性关节炎的典型表现是轻度或中度发热，游走性多关节炎，受累关节多为膝、踝、肩、肘、腕等大关节，常见由一个关节转移至另一个关节，病变局部呈现红肿、灼热、剧痛，部分患者也有几个关节同时发病，不典型的患者仅有关节疼痛而无其他炎症表现，急性炎症一般于 2～4 周消退不留后遗症。若风湿活动影响心脏则可发生心肌炎甚至遗留心脏瓣膜病变。

西医理论认为，风湿性关节炎是风湿热最常见的一种临床表现。风湿性关节炎是由链球菌感染所引起的，与 A 组溶血性链球菌感染引起的变态反应有关。风湿性关节炎起病较急，受累关节以大关节为主。开始侵及下肢关节者占 85%，膝和踝关节最为常见。其次为肩、肘和腕关节，手和足的小关节少见。血化验血沉加快，抗“O”（血清抗链球菌溶血素）滴度升高，类风湿因子（RF）阴性。关节病变呈多发性和游走性，关节局部炎症明显，表现有红、肿、热、痛、压痛及活动受限，持续时间不长，常在数日内自行消退。关节炎症消退后不留残疾，复发者少见。

（三）类风湿关节炎

类风湿关节炎（Rheumatoidarthritis，RA）简称类风湿，是一种以关节滑膜炎为特征，侵蚀性关节炎为主要表现的全身性自身免疫性疾病。类风湿关节炎的病因尚不明确，一般认为遗传、感染、内分泌因素及寒冷刺激、疲劳等因素在其发病中具有重要作用。本病多见于中年女性，主要表现为以小关节受累为主的慢性、对称性、进行性多关节炎，随病情进展，造成关节软骨、骨和关节囊破坏，最终导致关节畸形和功能丧失。

RA 起病多隐匿，临床以关节症状为主，但部分患者起病急剧。隐匿起病者，发病初期症状不典型，可表现为一个或几个关节的肿或疼痛。起病急剧者，几天或数周内出现典型的关节症状。RA 关节炎常表现为对称性、持续性关节肿胀和疼痛，常伴有晨僵，可持续1小时以上。受累关节以近端指间关节、掌指关节、腕、肘、膝和足趾关节最为多见，并伴活动受限。最为常见的关节畸形是腕和肘关节强直、掌指关节的半脱位、手指的“天鹅颈”及“纽扣花”样畸形。除关节表现外，其全身表现及脏器受累亦不少见，类风湿结节为RA具有诊断价值的特征性皮肤表现。RA亦可累及心、肺、消化系统等，其中由RA所导致的肺纤维化并不罕见，应予重视。

实验室检查中60%～80%RA患者血清类风湿因子(RF)升高。其他自身抗体如抗环瓜氨酸多肽(CCP)、抗角质蛋白抗体(AKA)、抗核周因子(APF)和等自身抗体对RA有较高的诊断特异性。

类风湿关节炎与风湿性关节炎临床表现的主要不同在于：风湿性关节炎为风湿热的表现之一，多见青少年，发病多在上呼吸道感染之后，多急性起病，表现为游走性、大关节为主的多关节炎，一般以膝和踝关节最为常见，手的小关节很少见。关节炎症消退后一般不留永久性损害，X线关节平片骨质无异常，血清类风湿因子阴性，抗链球菌溶血素阳性。风湿性关节炎的治疗药物主要是青霉素。类风湿关节炎多见于30～50岁女性，起病隐匿、缓慢，主要表现对称性、持续性、多发性小关节炎，一般以双手的近端指间关节、掌指关节、腕关节多见，血清类风湿因子阳性，抗链球菌溶血素阴性。类风湿关节炎如不规范治疗，绝大多数会出现关节破坏、畸形，治疗一般以甲氨蝶呤、来氟米特等抗风湿药物为主。

附：骨性关节炎

关节炎是一种常见的慢性疾病，最常见的是骨性关节炎(或称骨关节炎)和类风湿关节炎两种。骨性关节炎的具体内容详见本书骨科疾病的有关章节。

〔治疗原则〕

1. 对风湿热的治疗

治疗目标：去除诱因，清除链球菌感染；迅速缓解临床症状；处理各种并发症和合并症；提高患者身体素质和生活质量。

(1)一般治疗：注意保暖，避免潮湿和受寒，加强体格锻炼，提高抗病能力。有心肌炎者应卧床休息，待体温正常、心动过速控制、心电图改善后，继续卧床休息3～4周后恢复活动。急性关节炎早期亦应卧床休息，至血沉、体温正常后开始活动。

(2)消除链球菌感染灶：青霉素是首选药，只要怀疑该诊断，应及时予青霉素治疗，80万～160万U/d，分2次肌内注射，连续10天，或长效青霉素60万U(体重小于27kg儿童)或120万U(成年人)注射一次。对青霉素过敏者可改用头孢菌素类、红霉素、林可霉素、克拉霉素、阿奇霉素或林可霉素，连续10天。

(3)抗风湿治疗：对单纯关节受累，首选非甾体抗炎药(常用阿司匹林)，开始剂量成人3～4g/d，小儿80～100mg/(kg·d)，分3～4次口服，疗程为6～8周。对已发生心脏炎者，一般采用糖皮质激素治疗，常用泼尼松，开始剂量成人30～40mg/d，小儿1.0～1.5mg/(kg·d)，分3～4次口服，病情缓解后减量至10～15mg/d维持治疗。为防止停用激素后出现反跳现象，可于停用激素前2周或更早一些时间加用阿司匹林，待激素停用2～3周后才停用阿司匹林，心脏炎者抗风湿治疗最少12周。

(4)预防急性风湿热复发：目前公认长效青霉素为预防再感染的最佳药，儿童60万U，成人120万U，肌内注射，每3周一次。对青霉素过敏者，可口服红霉素0.25g，每日2次，或磺胺嘧啶0.5g，早、晚各一次。成人患者的预防性治疗不得短于5年，儿童患者至少应持续至18岁。对有心瓣膜病变者应终身预防。

2. 对风湿性关节炎的治疗

关节炎和关节痛是许多风湿病的共有症状，其主要特征是疼痛，有的伴有肿胀。治疗时有必要探索其原发病而予以治疗，同时必须给予镇痛药对症治疗。在病因(如外伤)或原发病未能控制时亦应给以镇痛药治疗。

非甾体类抗炎药和糖皮质激素以控制关节肿痛症状为主，为对症或过渡期治疗的药物。

3. 对类风湿关节炎的治疗

治疗目标：控制病情，改善关节功能和预后。

(1)一般治疗：强调患者教育和规范治疗的理念。适当的休息、理疗、正确的关节活动和肌肉锻炼对缓解、改善关节功能具有重要意义。

(2)药物治疗：用于治疗类风湿关节炎药物有非甾体抗炎药、改善病情抗风湿药(DMARDs)，包括传统DMARDs及生物制剂DMARDs、糖皮质激素和中药制剂等。

①非甾体抗炎药具有抗炎、止痛作用。使用该类药物时应注意个体化、单品种、短疗程。如昔布类、昔康类、双氯芬酸等。

②尽早应用改善病情抗风湿药以控制关节炎症，避免出现不可修复的骨破坏，防止关节畸形和功能障碍。传统DMARDs包括甲氨蝶呤、来氟米特、硫唑嘌呤、柳氮磺吡啶、羟氯喹、环磷酰胺等。生物制剂DMARDs包括TNF拮抗剂如依那西普、英夫利西、阿达木单抗、利妥昔单抗等。

③糖皮质激素类药物起效快，可迅速解除症状。激素治疗RA的原则是小剂量、短疗程。使用激素时必须同时应用DMARDs。在激素治疗过程中应补充钙剂和维生素D预防骨质疏松。常用的糖皮质激素如泼尼松、甲泼尼龙等。

附：对骨性关节炎的治疗

详见本书骨科疾病的骨性关节炎章节。

〔用药精选〕

一、西药

(一)非甾体抗炎药

1. 布洛芬 Ibuprofen

见第七章"93. 痛风"。

2. 塞来昔布 Celecoxib

本品是非甾体抗炎镇痛药,通过抑制环氧化酶-2阻止炎性前列腺素类物质的产生,达到抗炎、镇痛及退热作用。它导致胃肠黏膜损伤而引起消化性溃疡和出血的风险较其他传统非甾体抗炎药为少,适用于有消化性溃疡、肠道溃疡、胃肠道出血病史者。

【适应证】①用于缓解骨关节炎的症状和体征。②用于缓解成人类风湿关节炎的症状和体征。③用于治疗成人急性疼痛。④作为常规疗法(如内镜监测,手术)的一项辅助治疗,可减少家族性腺瘤息肉(FAP)患者的腺瘤性结直肠息肉的数目。

【不良反应】常见:胃肠胀气、腹痛、腹泻、消化不良、咽炎、鼻窦炎;由于水钠潴留可出现下肢水肿、头痛、头晕、嗜睡、失眠;少见:口炎、便秘、心悸、疲乏、四肢麻木、肌肉痉挛、血压升高;偶见:ALT、AST升高;罕见:味觉异常、脱发;非常罕见:癫痫恶化。

【禁忌】对本品及磺胺过敏、出血性紫癜、对阿司匹林或其他非甾体抗炎药物过敏或诱发哮喘、有心肌梗死史或脑卒中史、严重心功能不全、重度肝功能损害患者禁用。

【孕妇及哺乳期妇女用药】只有潜在益处大于对胎儿的危害时,妊娠期妇女才可以考虑用本品治疗。本品不应用于哺乳期妇女。

【儿童用药】本品没有在18岁以下人群中进行过临床研究。3岁以下儿童不能使用。

【老年用药】老年人不必调整剂量,有严重心血管病者慎用。

【用法用量】口服。①成人骨关节炎:推荐剂量为200mg,一日一次或分2次服用。临床研究中也曾用至一日400mg的剂量。②类风湿关节炎及强直性脊柱炎:推荐剂量为100mg或200mg,一日2次。临床研究中的剂量曾用至一日800mg。③镇痛:成人一次400mg,一日一次,疗程不超过7日。

【制剂】塞来昔布胶囊

3. 洛索洛芬 Loxoprofen

本品为非甾体消炎镇痛药,具有显著的镇痛、抗炎及解热作用,尤其镇痛作用很强。

【适应证】用于:①类风湿关节炎、骨性关节炎、腰痛、肩关节周围炎、颈肩腕综合征等疾病的消炎和镇痛。②手术后、外伤后及拔牙后的镇痛和消炎。③急性上呼吸道炎(包括伴有急性支气管炎的急性上呼吸道炎)的解热和镇痛。

【不良反应】消化系统不适较多见,如腹痛、胃部不适、恶心、呕吐、食欲不振、便秘、胃烧灼感等,有时会出现皮疹、瘙痒、水肿、困倦、头痛、心悸等,偶见休克、急性肾功能不全、肾病综合征、间质性肺炎及贫血、白细胞减少、血小板减少、嗜酸粒细胞增多及AST、ALT、ALP升高等。

【禁忌】消化性溃疡、严重血液学异常、肝肾功能严重损害、严重心功能不全、对本品成分有过敏反应、阿司匹林哮喘患者禁用。

【孕妇及哺乳期妇女用药】妊娠期妇女用药应权衡利弊,妊娠晚期妇女禁用;哺乳期妇女用药时停止哺乳。

【儿童用药】关于儿童用药的安全性尚不明确,故不推荐儿童使用。

【老年用药】高龄者易出现不良反应,应从低剂量开始给药,并观察患者状态,慎重用药。

【用法用量】口服。不宜空腹服药。①用于消炎、镇痛:成人一次60mg,一日3次。出现症状时,可一次口服60~120mg,应随年龄及症状适宜增减或遵医嘱。②用于解热、镇痛:成人一次顿服60mg,应随年龄及症状适宜增减。但原则上一日2次,一日最大剂量不超过180mg,或遵医嘱。

【制剂】洛索洛芬钠片(分散片、胶囊、颗粒)

4. 双氯芬酸钠 Diclofenac Sodium

见第七章"93. 痛风"。

5. 美洛昔康 Meloxicam

本品为非甾体抗炎药,能抑制前列腺素的合成,具有较强的消炎、止痛和退热作用。

【适应证】用于慢性关节病,包括缓解急、慢性脊柱关节病,类风湿关节炎,骨性关节炎等的疼痛、肿胀及软组织炎性、创伤性疼痛、手术后疼痛。

【不良反应】常见贫血、轻微头晕、头痛、消化不良、恶心、呕吐、腹痛、便秘、胀气、腹泻、瘙痒、皮疹、肝药酶短暂升高,停药即消失;少见白细胞计数减少、血小板减少、粒细胞缺乏、眩晕、耳鸣、嗜睡、心悸、胃肠道出血、消化性溃疡、食管炎、口炎、短暂肝肾功能轻度异常、荨麻疹;罕见过敏样反应、哮喘发作、胃炎、结肠炎、消化性溃疡、穿孔或胃肠道出血、肝炎、Steven-Johnson综合征和中毒性表皮坏死松解症、血管性水肿、多形红斑和感光过敏及肾衰竭等。

【禁忌】对本品过敏、对使用阿司匹林或其他非甾体抗炎药物后出现哮喘、鼻腔息肉、血管水肿或荨麻疹、活动性消化性溃疡或消化性溃疡出血、严重肝功能不全、非透析性严重肾功能不全、胃肠道出血、脑出血或其他出血、严重心力衰竭患者禁用。

【孕妇及哺乳期妇女用药】妊娠及哺乳妇女禁用本品。

【儿童用药】儿童的适用剂量尚未确定,15岁以下儿童不推荐使用。

【老年用药】对可能有肝、肾及心功能不全的老年患者应慎用。65岁以上老年服药患者应定期检查肝、肾功能。

【用法用量】①口服。a. 骨性关节炎:一日7.5mg一次服用,一日最大剂量为 15mg。b. 强直性脊柱炎和类风湿关节炎:一日 15mg 分 2 次服用,也可减量至一日 7.5mg。成人一日最大剂量为 15mg,老年人一日 7.5mg。

②直肠给药。a. 骨性关节炎:7.5~15mg,睡前肛内塞入。b. 类风湿关节炎和强直性脊柱炎:15mg 或 7.5mg,睡前肛内塞入。老年人 7.5mg,睡前肛内塞入。

【制剂】美洛昔康片(分散片、胶囊、颗粒、凝胶、栓、注射液)

6. 奥沙普秦 Oxaprozin

本品是一种新的非甾体抗炎药,通过抑制环氧化酶,减少由花生四烯酸代谢产生的炎性介质-前列腺素的生成,发挥其抗炎、镇痛、解热作用。对消化道损伤作用轻微,而且药效具有持久性。

【适应证】适用于风湿性关节炎、类风湿关节炎、骨关节炎、强直性脊椎炎、肩关节周围炎、颈肩腕症候群、痛风及外伤和手术后消炎镇痛。

【不良反应】主要为消化道症状,包括胃痛、胃不适、食欲不振、恶心、腹泻、便秘、口渴和口炎,发生率 3% ~5%,大多不需停药或给予对症药物即可耐受。少见头晕、头痛、困倦、耳鸣和抽搐及一过性肝功能异常。

【禁忌】对本品及其他非甾体抗炎药过敏、消化性溃疡、严重肝肾疾病、阿司匹林或其他非甾体抗炎药诱发的哮喘、荨麻疹或过敏反应、血液病、粒细胞减少症、血小板减少症、冠状动脉搭桥手术(CABG)围手术期疼痛、重度心力衰竭患者禁用。

【孕妇及哺乳期妇女用药】禁用。

【儿童用药】禁用。

【老年用药】老年患者由于肝、肾功能发生减退,易发生不良反应,应慎用或适当减量使用。服用本品可降低地高辛的清除率使本品血药浓度增高。

【用法用量】口服。抗风湿:一次 0.4g,一日一次,饭后口服,一日最大剂量 0.6g;镇痛:一次 0.2~0.4g,必要时可用 2 次。

【制剂】奥沙普秦片(分散片、肠溶片、胶囊、肠溶胶囊)

7. 萘普生 Naproxen

本品为非甾体抗炎药,通过抑制环氧合酶,减少前列腺素合成,起到抗炎和镇痛作用。

【适应证】用于风湿性和类风湿关节炎、骨关节炎、强直性脊椎炎、痛风、运动系统(如关节、肌肉及腱)的镇痛抗炎;亦用于多种疾病引起的疼痛(如坐骨神经痛、骨折、损伤、手术后疼痛、牙痛、经痛等)的对症治疗。

【不良反应】①可见恶心、呕吐、消化不良、便秘、胃不适、头晕、头痛、嗜睡、耳鸣、呼吸急促、呼吸困难、哮喘、皮肤瘙痒、下肢水肿。②可见视力模糊或视力障碍、听力减退、腹泻、口腔刺激或痛感、心慌、多汗。③偶见胃肠出血、肾损害、过敏性皮疹、精神抑郁、肌无力、血常规异常、肝功能损害。④肌内注射部位疼痛。

【禁忌】对本品或同类药有过敏史、对阿司匹林或其他非甾体抗炎药引起过哮喘、鼻炎及鼻息肉综合征、血管神经性水肿、胃与十二指肠活动性溃疡、严重肝肾功能不全患者禁用。

【孕妇及哺乳期妇女用药】孕妇和哺乳期妇女禁用。

【老年用药】慎用。

【用法用量】①口服。a. 成人常用量:抗风湿,一次 0.25~0.5g,早、晚各一次,或早晨服 0.25g,晚上服 0.5g;痛风性关节炎急性发作,首次 0.75g,以后一次 0.25g,每 8 小时一次,直到急性发作停止。

②肌内注射:一次 100~200mg,一日一次。

【制剂】萘普生片(分散片、缓释片、胶囊、缓释胶囊、肠溶微丸胶囊、颗粒、栓、注射液)

8. 醋氯芬酸 Aceclofenac

【适应证】用于骨关节炎、类风湿关节炎和强直性脊椎炎等引起的疼痛和炎症的症状治疗。

【用法用量】口服。用至少半杯水送下,可与食物同服。成人:每日 2 次,每次 1~2 片(50~100mg);或遵医嘱。每日推荐最大剂量为 4 片(200mg)。

【不良反应】主要出现胃肠道不良反应(消化不良、腹痛、恶心和腹泻),最常见的是消化不良和腹痛。

【禁忌】对本品及其他非甾体药物过敏、服用作用机制类似的药物(如阿司匹林或其他非甾体抗炎药)引起哮喘、支气管痉挛、急性鼻炎或荨麻疹、严重心力衰竭、肝肾功能不全、患有或怀疑患有胃及十二指肠溃疡(或胃、十二指肠溃疡复发史)、胃肠道出血或其他出血或凝血障碍的患者禁用。

【孕妇及哺乳期妇女用药】在孕期后 3 个月禁用本品。除非医生认为必需,哺乳期间不应使用醋氯芬酸。

【儿童用药】儿童用药的安全性和有效性尚未确定,故不推荐儿童使用。

【老年用药】老年患者容易出现不良反应,应慎用。在治疗期间,很多时候患者无前期症状或明显的病史,结果出现严重的胃肠出血和(或)穿孔,老年患者更可能造成肾、心血管和肝功能损害。

【制剂】醋氯芬酸片(分散片、肠溶片、缓释片、胶囊、肠溶胶囊)

9. 吲哚美辛 Indometacin

本品为非甾体抗炎药。通过对环氧合酶的抑制而减少前列腺素的合成,制止炎症组织痛觉神经冲动的形成,抑制炎性反应,抑制白细胞的趋化性和溶酶体酶的释放,以及中枢性退热作用等,而具有抗炎、解热及镇痛作用。

【适应证】用于关节炎,强直性脊柱炎,软组织损伤和炎症;发热;也用于偏头痛、痛经、手术后痛、创伤后痛等。

【不良反应】本品的不良反应较多。①胃肠道:消化不良、胃痛、胃烧灼感、恶心反酸、溃疡、胃出血及胃穿孔。偶有肠道狭窄。直肠用药有可能导致直肠激惹和出血。②神经系统:头痛、头晕、焦虑及失眠等,严重者可有精神行为障碍或抽搐等。③肾:血尿、水肿、肾功能不全。④各型皮疹:最严重的为大疱性多形红斑。⑤造血系统:再生障碍性贫血、白细胞减少或血小板减少等。⑥过敏反应:哮喘、血管性水肿及休克等。

【禁忌】对本品及阿司匹林或其他非甾体抗炎药过敏、活动性溃疡病、溃疡性结肠炎及病史、癫痫、帕金森病、精神病、肝肾功能不全、血管神经性水肿、支气管哮喘患者禁用。

【孕妇及哺乳期妇女用药】本品用于妊娠的后3个月时可使胎儿动脉导管闭锁,引起持续性肺动脉高压,孕妇禁用。本品可自乳汁排出,对婴儿可引起不良反应,哺乳期妇女禁用。

【儿童用药】14岁以下小儿一般不宜应用,如必须应用时应密切观察,以防止严重不良反应的发生。

【老年用药】老年患者易发生肾毒性,表现为血尿、水肿、肾功能不全,应慎用。

【用法用量】口服。成人常用量:①抗风湿,初始剂量一次25~50mg,一日2~3次,一日最大量不应超过150mg。②抗痛风,首剂一次25~50mg,继之25mg,一日3次,直到疼痛缓解,可停药。

小儿常用量:一日按体重1.5~2.5mg/kg,分3~4次。待有效后减至最低量。

现亦采用胶丸或栓剂剂型,使胃、肠道不良反应发生率降低,栓剂具有维持药效时间较长的特点,一般连用10日为1个疗程。

【制剂】①吲哚美辛片(缓释片、肠溶片、贴片、胶囊、缓释胶囊、控释胶囊、口服混悬液);②吲哚美辛乳膏(软膏、巴布膏、搽剂、栓)

10. 依托度酸 Etodolac

本品为非甾体抗炎药,通过阻断环氧合酶的活性,抑制前列腺素的合成。具有抗炎、解热和镇痛作用。

【适应证】用于缓解下列疾病的症状和体征:①骨关节炎(退行性关节病变)。②类风湿关节炎(包括骨缺损、侵蚀、关节腔狭窄、变性关节疾病)。③疼痛(轻至中度)症状。可用于以上疾病急性发作的治疗,也可用于以上疾病的长期治疗。

【不良反应】①偶见:发热、寒战、消化不良、恶心、呕吐、乏力、头晕、抑郁、紧张、瘙痒、皮疹、视力模糊、耳鸣、排尿困难等。②罕见:高血压、充血性心力衰竭、面部潮红、心悸、晕厥、口渴、溃疡性口腔炎、厌食、肝功能酶指标升高、贫血、血小板减少、出血时间延长、水肿、血清肌酐增高、失眠、嗜睡、支气管哮喘、血管神经性水肿、多汗、荨麻疹、囊泡性皮疹、色素沉着过多、多行性红斑、畏光、短暂性视觉障碍等。③极罕见:过敏反应、过敏样反应、结节性脉管炎(包括坏死和过敏)、胆汁淤积型肝炎、肝炎、胆汁淤积型黄疸、十二指肠炎、肝功能衰竭、肝坏死、肠道溃疡、胰腺炎、粒细胞缺乏症、溶血性贫血、白细胞减少、中性粒细胞减少、全血细胞减少症、皮肤血管炎伴紫癜、尿素氮增高、肾衰竭等,甚至原已得到控制的糖尿病患者出现高血糖。

【禁忌】对本品过敏、活动期消化性溃疡、对服用阿司匹林或其他非甾体抗炎药发生过支气管哮喘、荨麻疹或其他变态反应的患者禁用。

【孕妇及哺乳期妇女用药】本品对人类分娩、动脉导管闭合等心血管系统有影响,因此妊娠晚期应避免使用。哺乳期妇女用依托度酸应当谨慎。

【儿童用药】依托度酸用于儿童的安全性和有效性均未被证实,因此不推荐使用。

【老年用药】老年患者慎用。

【用法用量】口服。服用依托度酸的剂量应个体化,以保证最佳的疗效和耐受性。

①止痛:急性疼痛的推荐剂量为200~400mg,每8小时一次,一日最大剂量不超过1.2g。体重在60kg以下者,一日最大剂量不应超过20mg/kg。临床观察发现,每间隔12小时给药一次,在一些患者中依托度酸仍有止痛作用。

②慢性疾病:依托度酸治疗慢性疾病(如骨关节炎、类风湿关节炎)的推荐剂量为一日0.4~1.2g,分次口服,一日最大剂量不应超过1.2g,体重在60kg以下者,一日最大剂量不应超过20mg/kg。依托度酸剂量一日0.4g以下,分次口服,或每晚单剂量给药0.4g或0.6g,在一些患者中有一定的疗效。

【制剂】①依托度酸片;②依托度酸缓释片;③依托度酸胶囊

11. 氯诺昔康 Lornoxicam

本品属于非甾体抗炎镇痛药,噻嗪类衍生物,具有较强的镇痛和抗炎作用。通过抑制环氧化酶活性进而抑制前列腺素合成;激活阿片神经肽系统,发挥中枢型镇痛作用。

【适应证】用于急性轻度至中度疼痛和由某些类型的风湿性疾病引起的关节疼痛和炎症。也用于神经炎、神经痛、急性痛风、术后疼痛等。

【不良反应】常见头晕、头痛、胃肠功能障碍(如胃痛、腹泻、消化不良、恶心和呕吐)。

【禁忌】对非甾体抗炎药(如阿司匹林)过敏、由水杨酸诱发的支气管哮喘、急性胃肠出血、急性胃肠溃疡、严重心功能不全、严重肝功能不全、血小板计数明显减低患者禁用。

【孕妇及哺乳期妇女用药】禁用。

【儿童用药】18岁以下人群不推荐使用。

【老年用药】老年患者慎用。

【用法用量】①急性轻度或中度疼痛:一日8~16mg。如需反复用药,一日最大剂量为16mg。②风湿性疾病引起的关节疼痛和炎症:一日剂量为12~16mg。

【制剂】氯诺昔康片(分散片);注射用氯诺昔康

12. 吡罗昔康 Piroxicam

本品为非甾体抗炎药,通过抑制环氧合酶使组织局部前列腺素的合成减少、抑制白细胞的趋化性和溶酶体酶的释放而发挥镇痛、抗炎及解热作用。

【适应证】用于缓解各种关节炎及软组织病变的疼痛和肿胀的对症治疗。

【不良反应】①常见恶心、胃痛、纳减及消化不良等，其中3.5%需为此撤药。服药量大于一日20mg时胃溃疡发生率明显增高，有的合并出血，甚至穿孔。②中性粒细胞减少、嗜酸粒细胞增多、血尿素氮增高、头晕、眩晕、耳鸣、头痛、全身无力、水肿，皮疹或瘙痒等。③肝功能异常、血小板减少、多汗、皮肤瘀斑、脱皮、多形性红斑、中毒性上皮坏死、大疱性多形红斑(Stevens-Johnson 综合征)，皮肤对光过敏反应、视力模糊、眼部红肿、高血压、血尿、低血糖，精神抑郁，失眠及精神紧张等。

【禁忌】对本品过敏、消化性溃疡、慢性胃病患者禁用。

【孕妇及哺乳期妇女用药】孕妇禁用。哺乳期妇女不宜用。

【儿童用药】禁用。

【老年用药】慎用。

【用法用量】①口服：成人常用量：一次20mg，一日一次，或一次10mg，一日2次。饭后服用。②肌内注射：成人一次10～20mg，一日一次。

【制剂】吡罗昔康片(肠溶片、贴片、胶囊、软膏、凝胶、搽剂、注射液)

13. 萘丁美酮 Nabumetone

本品为一种非酸性非甾体抗炎药，属前体药物，在肝内被迅速代谢为6-甲氧基-2-萘乙酸(6-MNA)而起解热、镇痛、抗炎作用。

【适应证】用于骨性关节炎、类风湿关节炎、强直性脊柱炎的关节肿痛和脊柱痛的对症治疗。亦用于软组织风湿病、运动性软组织损伤及手术后、外伤后等止痛。

【不良反应】①胃肠道：恶心、呕吐、消化不良、腹泻、腹痛、便秘、上消化道出血。②神经系统：头痛、头晕、耳鸣、多汗、失眠、嗜睡、紧张和多梦。③皮肤：皮疹、瘙痒、水肿。④少见或偶见：黄疸、肝功能异常、焦虑、抑郁、感觉异常、震颤、眩晕、大疱性皮疹、荨麻疹、呼吸困难、哮喘、过敏性肺炎、蛋白尿、血尿及血管神经性水肿等。⑤罕见：胆红素尿、十二指肠炎、嗳气、胆结石、舌炎、胰腺炎和直肠出血；噩梦、味觉异常、脱发、心绞痛、心律失常、高血压、心肌梗死、心悸、晕厥、血栓性静脉炎、哮喘和咳嗽、排尿困难、血尿、阳痿和肾结石、发热、寒战、贫血、白细胞计数减少、粒细胞减少症、血糖升高、低钾血症和体重减轻。

【禁忌】对本品及其他非甾体抗炎药过敏、活动性消化性溃疡或出血、严重肝功能异常患者禁用。

【孕妇及哺乳期妇女用药】孕妇在妊娠的后3个月及在哺乳期不主张使用本品。

【儿童用药】禁用。

【老年用药】老年人用本品应该维持最低的有效剂量，一般一日不应超过1g，通常一日0.5g就会取得满意的效果。

【用法用量】口服。成人一次1.0g，一日一次。一日最大量为2g，分2次服。体重不足50kg的成人可以一日0.5g起始，逐渐上调至有效剂量。

【制剂】萘丁美酮片(分散片、胶囊、颗粒、干混悬剂)

14. 尼美舒利 Nimesulide

本品是非甾体抗炎药，可选择性抑制环氧合酶Ⅱ，抑制前列腺素的合成，具有显著的抗炎、镇痛和解热作用。

【适应证】用于骨关节炎和类风湿关节炎，鼻炎，咽喉炎，扁桃体炎，耳炎，口腔炎，牙龈炎，牙周炎，牙周脓肿，头痛，牙痛，术后疼痛，急、慢性支气管炎，乳腺炎，盆腔炎，子宫炎，月经痛和月经性头痛，泌尿外科的前列腺炎，尿道炎，外伤性炎症、术后痛症，运动性损伤的炎症和痛症，由各种原因引起的体温升高。

【不良反应】本品副作用较少，主要有胃灼热、胃痛及胃肠道障碍，但症状轻微、短暂，很少需要中断治疗。极少情况下，患者出现过敏性皮疹。可能产生头晕、思睡、胃溃疡或胃肠出血及史蒂文斯-约翰逊(Stevens-Johnson)综合征。

【禁忌】对本品、乙酰水杨酸或对其他非甾体抗炎药过敏、活动性消化道出血、消化道溃疡活动期、严重肝功能不全、严重肾功能障碍(肌酐清除率<30ml/min)的患者禁用。

【孕妇及哺乳期妇女用药】不推荐妊娠妇女及哺乳期妇女应用本品。

【儿童用药】对儿童具有较强的中枢神经及肝损害，故应慎用于12岁以下儿童。

【老年用药】老年人因肾功能减退，应谨慎用药。

【用法用量】口服。成人一次50～100mg，一日2次，餐后服用。

【制剂】尼美舒利片(分散片、缓释片、口腔崩解片、胶囊、缓释胶囊、颗粒、干混悬剂、凝胶)

(二)改善病情抗风湿药

1. 甲氨蝶呤 Methotrexate

本品原为抗肿瘤药，经剂量用法调整后用作免疫抑制药，除抗肿瘤外，可用于治疗类风湿关节炎等。目前本品是治疗类风湿关节炎的标准药，有大量临床资料证明它对类风湿关节炎的有效性和安全性。

【适应证】用于各类型急性白血病，特别是急性淋巴细胞白血病、恶性葡萄胎、绒毛膜上皮癌、乳腺癌、恶性淋巴瘤特别是非霍奇金恶性淋巴瘤和蕈样肉芽肿，头颈部癌、卵巢癌、宫颈癌、睾丸癌、支气管肺癌、多发性骨髓病和各种软组织肉瘤。高剂量用于骨肉瘤，鞘内注射可用于预防和治疗脑膜白血病及恶性淋巴瘤的神经系统侵犯。本品经剂量用法调整后用作免疫抑制药，用于类风湿关节炎、银屑病关节炎及银屑病、幼年型类风湿关节炎、脊柱关节病的周围关节炎、多肌炎及皮肌炎、系统性红斑狼疮等。还可用于重度或顽固性法氏囊病(IBD)。

【禁忌】对本品高度过敏者，妊娠及哺乳期妇女，肾功能已受损害，营养不良，肝肾功能不全或伴有血液疾病者。

【不良反应】口腔炎，口唇溃疡，咽喉炎，恶心，呕吐，食欲减退,厌食,腹痛,腹泻,黑便,消化道溃疡和出血,肠炎,急性肝萎缩和坏死,黄疸,AST 及 ALT 升高,碱性磷酸酶升高,γ-谷氨酰转肽酶升高,脂肪变性,门静脉纤维化,肾衰竭,氮质血症,膀胱炎,血尿,蛋白尿,尿少,尿毒症,咳嗽,气短,肺炎,肺纤维化,白细胞减少,血小板减少,贫血,血小板下降,丙种球蛋白减少,多部位出血,败血症,红斑,瘙痒,皮疹,光敏感,脱色,瘀斑,毛细血管扩张,痤疮,疖病,脱发,眩晕,头痛,视觉模糊,失语症,轻度偏瘫和惊厥,短期精液减少,月经不调,不育,流产,胎儿先天缺陷和严重肾脏疾病,并发感染,代谢改变,糖尿病加重,骨质疏松,组织细胞异常改变,鞘内注射后可出现惊厥,麻痹症,格林－巴利综合征,脑脊液压力增加。

【用法用量】①类风湿关节炎:口服,一周一次,7.5～15mg,最高剂量一周一次 25mg。与其他免疫抑制剂合用时一周量可减。②银屑病关节炎:口服,一周一次,15～20mg。③强直性脊柱炎的周围关节炎:口服,一周一次,7.5～10mg。④治疗绒毛膜上皮癌或恶性葡萄胎一次 10～20mg,可溶于 5% 或 10% 的葡萄糖注射液 500ml 中静脉滴注,一日一次,5～10 次为一疗程。总量 80～100mg。

【制剂】甲氨蝶呤片;注射用甲氨蝶呤;甲氨蝶呤注射液

2. 来氟米特 Leflunomide

本品是具有抗增殖活性的异噁唑类免疫调节剂,主要是抑制二氢乳清酸脱氢酶的活性,从而影响活化淋巴细胞的嘧啶合成。体内、外试验表明本品具有抗炎作用。

【适应证】用于类风湿关节炎,可减缓骨质破坏,减轻症状和体征。也用于狼疮性肾炎。

【不良反应】①胃肠道:口腔溃疡、消化不良、恶心、呕吐、腹泻,腹泻严重者宜停药。②肝酶升高:AST 及 ALT 升高达正常值 3 倍者宜停药,低于 3 倍则减量。③血白细胞计数下降至 3.0×10^9/L 时宜停药,$(3.0\sim3.5)\times10^9$/L 则减量。④其他:脱发、乏力、血压升高、头晕、皮疹、瘙痒、呼吸道感染。

【禁忌】对本品过敏、肝肾功能重度不全患者禁用。

【孕妇及哺乳期妇女用药】本品有致畸作用。孕妇及尚未采取可靠避孕措施的育龄妇女及哺乳期妇女禁用。拟生育者必须停药 3 个月以上。

【儿童用药】年龄小于 18 岁的患者,建议不要使用本品。

【用法用量】口服。①成人常用量:一日 20～50mg,一次口服,连续 3 日后,维持量一日 10～20mg,一次口服。②儿童常用量:体重 <20kg:10mg,隔日一次;20～40kg:10mg,一日一次; >40kg:同成人量。

在使用本药治疗期间可继续使用非甾体抗炎镇痛药或低剂量皮质类固醇激素。

【制剂】来氟米特片(胶囊)

3. 硫唑嘌呤 Azathioprine

见第六章“80. 贫血”。

4. 金诺芬片 Auranofin

本品为抗炎镇痛药,是一种起效较慢的抗类风湿关节炎药。

【适应证】用于活动性类风湿关节炎,控制活动性,保持其病情稳定。

【不良反应】①常见腹泻、稀便,偶见有腹痛、恶心或其他胃肠道不适,通常较轻微短暂,无须停药。必要时可用对症治疗。②其他常见皮疹、瘙痒,严重的皮疹需停药。偶见口腔炎、结膜炎、肾病综合征。③有资料显示,少数患者在用药期间可出现白细胞计数和血小板数下降、紫癜、纯红细胞再生障碍性贫血、肝肾功能异常。

【禁忌】对本品有过敏反应、坏死性小肠结肠炎、肺纤维化、剥脱性皮炎、骨髓再生障碍、进行性肾病、严重肝病和其他血液系统疾病患者禁用。

【孕妇及哺乳期妇女用药】禁用。

【儿童用药】儿童用量酌减。

【用法用量】口服。一日 6mg,一日一次或分 2 次餐后服用。或初始剂量一次 3mg,一日一次,2 周后增至一日 6mg,分 2 次服。服用 6 个月后,如餐后疗效不显著,剂量可增加至 9mg,分 3 次服用;一日 9mg 连服 3 个月,效果仍不显著者应停药。病情稳定者维持剂量为一日 3～6mg。

【规格】金诺芬片

5. 注射用重组人Ⅱ型肿瘤坏死因子受体-抗体融合蛋白 Recombinant Human TNF Receptor-IgG Fusion Protein for Injection

本品是一种 TNF-抑制剂,它直接作用于类风湿关节炎的关键致病因子—肿瘤坏死因子 TNF,从根本上阻断类风湿关节炎和强直性脊柱炎的疾病进程。

【适应证】用于中度及重度活动性类风湿关节炎,银屑病及银屑病关节炎,幼年特发性关节炎,活动性强直性脊柱炎。

【不良反应】常见注射部位局部反应,包括轻至中度红斑、瘙痒、疼痛和肿胀等,注射部位反应通常发生在开始治疗的第一个月内,在随后的治疗中发生频率降低。注射部位反应平均持续 3～5 日。在临床试验中出现的其他不良反应包括头痛、眩晕、皮疹、咳嗽、腹痛、白细胞计数减少、中性粒细胞减少、鼻炎、发热、关节酸痛、肌肉酸痛、困倦、面部肿胀、面部过敏、肝功能异常、肾结石、肺纤维化等。

【禁忌】对本品或制剂中成分过敏、感染、活动性结核病患者禁用。

【孕妇及哺乳期妇女用药】孕妇及哺乳期妇女禁用。

【老年用药】老年患者慎用。

【用法用量】皮下注射。①成人推荐剂量:一次 25mg,一周 2 次,注射部位可为股、腹部和上臂。②儿童推荐剂量:一周 400μg/kg,最大剂量为 50mg,分次皮下注射。

【制剂】注射用依那西普:25mg

6. 英夫利西单抗 Infliximab

本品可与肿瘤坏死因子 TNFα 的可溶形式和透膜形式以高亲和力结合,抑制 TNFα 与受体结合,从而使 TNF 失去物活性。

【适应证】用于活动性类风湿关节炎,活动性强直性脊柱炎,银屑病及银屑病关节炎。

【不良反应】①输液反应:输液中和输液结束后的2小时内,约有3%出现发热或寒战等非特异性症状,低于1%出现瘙痒或荨麻疹,罕见过敏性休克。所有发生上述反应的患者均全部恢复。②感染:本品增加机会性感染或感染加重的风险,并可促使潜伏性结核病复发或播散。③使乙型或丙型病毒肝炎恢复活动。④增加淋巴瘤的发生可能性。⑤可加重中、重度(纽约心脏学会Ⅲ/Ⅳ)心力衰竭者的心功能不全。

【禁忌】已知对鼠源蛋白或本品其他成分过敏,患有中、重度心力衰竭(纽约心脏学会标准Ⅲ/Ⅳ级),严重感染、活动性结核病患者禁用。

【孕妇及哺乳期妇女用药】孕妇及哺乳期妇女禁用。

【儿童用药】对于幼年型类风湿关节炎,使用本品的安全性和有效性尚未确定。

【老年用药】通常老年人群的感染发病率较高,在治疗老年患者时应慎重使用。

【用法用量】静脉滴注。首次3mg/kg,加入氯化钠注射液200ml,第2周和第6周及以后每隔8周各给予一次相同剂量。疗效不理想者,可考虑将本品剂量调整至10mg/kg,或将用药间隔调整为4周或6周。

【制剂】注射用英夫利西单抗

7. 阿达木单抗 Adalimumab

本品是在中国仓鼠卵巢细胞中表达的重组全人源化肿瘤坏死因子α单克隆抗体。

【适应证】用于成人中度或重度类风湿关节炎、强直性脊柱炎、重度克罗恩病,以及银屑病和银屑病关节炎的治疗。

【不良反应】最严重的不良反应为重度感染、神经功能影响及淋巴系统的某些恶性肿瘤。最常见的不良反应是感染(比如鼻咽炎、上呼吸道感染和鼻窦炎)、注射部位反应(红斑、瘙痒、出血、疼痛或肿胀)、头痛和骨骼肌疼痛。大多数注射部位反应轻微,无须停药。

【禁忌】对本品过敏、活动性结核或者其他严重感染疾患(如败血症和机会感染等)、中重度心力衰竭患者禁用。

【孕妇及哺乳期妇女用药】①不推荐在妊娠期使用阿达木单抗。建议具有生育可能的女性患者使用适当的避孕方法,避免妊娠,并且在结束本品治疗后至少继续使用该方式5个月。②不推荐在其母亲妊娠期间最后一次注射阿达木单抗后的5个月内对婴儿接种活疫苗。③女性患者至少在结束治疗后5个月内不能哺乳。

【儿童用药】目前尚没有本品在儿童患者中进行的安全性和有效性研究的资料。

【老年用药】接受本品治疗的65岁以上的患者(3.7%)发生严重感染的频率高于65岁以下的患者(1.4%)。其中一些还会出现致命的后果。因此,老年患者治疗时应特别注意有关的感染风险。

【用法用量】本品的治疗应在具有类风湿关节炎诊断和治疗经验的专科医生的指导监控下进行。对于那些治疗医师认为适当,并能在必要时进行医疗随访的患者,在接受了正确注射技术培训后,可以自行注射给药。给药中断:已有数据表明间隔70日或更长时间后再次使用本品,都会达到与中断给药之前相同程度的临床应答与安全性。

对于类风湿关节炎:建议本品用量为40mg,每2周皮下注射单剂量给药。本品治疗过程中,应继续使用甲氨蝶呤。在本品的疗程中可以继续使用糖皮质激素、水杨酸类、非甾体抗炎药或镇痛药。在单一药物治疗时如某些患者出现疗效下降,可将用药剂量增加为一周注射40mg阿达木单抗以改善疗效。

【制剂】阿达木单抗注射液

(三)糖皮质激素

1. 甲泼尼龙 Methylprednisolone

本品属合成的糖皮质激素,为中效合成品。除了具有糖皮质激素的药理作用外,与泼尼松龙相比,有更强的抗炎作用和较弱的水、钠潴留作用。

【适应证】主要用于过敏性与炎症性疾病,包括风湿性疾病、胶原性疾病等。由于本品潴钠作用较弱,故一般不用作肾上腺皮质功能减退的替代治疗。目前主要用于器官移植以防排异;亦作为危重疾病的急救用药,如脑水肿、休克、严重的过敏反应、胶原性疾病、风湿病、白血病、多发性神经炎、内分泌失调及急性喉支气管炎等。也可用于危重型系统性红斑狼疮、重症多发性皮肌炎等。

【不良反应】①静脉迅速给予大剂量可发生全身性过敏反应,表现为面部、鼻黏膜、眼睑水肿,荨麻疹,气短,胸闷,喘鸣。②长程用药可引起医源性库欣综合征面容和体态、体重增加、下肢浮肿、紫纹、易出血倾向、创口愈合不良、痤疮、月经紊乱、肱或股骨头缺血性坏死、骨质疏松或骨折(包括脊椎压缩性骨折、长骨病理性骨折)、肌无力、肌萎缩、低血钾综合征、胃肠道刺激(恶心、呕吐)、胰腺炎、消化性溃疡或肠穿孔,儿童生长受到抑制、青光眼、白内障、良性颅内压升高综合征、糖耐量减退和糖尿病加重。③精神症状:欣快感、激动、不安、谵妄、定向力障碍,也可表现为抑制。尤易发生于患慢性消耗性疾病及以往有过精神不正常者。④并发感染。以真菌、结核菌、葡萄球菌、变形杆菌、铜绿假单胞菌和各种疱疹病毒感染为主。⑤下丘脑-垂体-肾上腺轴受到抑制。⑥糖皮质激素停药后综合征:乏力、软弱、食欲减退、恶心、呕吐、血压偏低;已被控制的症状重新出现;头晕、昏厥倾向、腹痛或背痛、低热、食欲减退、恶心、呕吐、肌肉或关节疼痛、头疼、乏力、软弱等。

【禁忌】全身性霉菌感染、对甲泼尼龙过敏者禁用。

【孕妇及哺乳期妇女用药】孕妇禁用。糖皮质激素可由乳汁中排泄,生理剂量或低药理剂量(一日可的松25mg或强的松5mg或更少)对婴儿一般无不良影响,如乳母接受药理性大剂量的糖皮质激素,则不应哺乳。

【儿童用药】可抑制患儿的生长和发育,如确有必要长期使用,应采用短效(如可的松)或中效制剂(如泼尼松),避免使用长效制剂(如地塞米松)。

【老年用药】老年患者用糖皮质激素易发生高血压。老年患者尤其是更年期后的女性应用糖皮质激素易发生骨质疏松。

【用法用量】口服。开始时一日 16 ~ 40mg,分 2 次服用;维持剂量为一日 4 ~ 8mg。

静脉滴注或推注:一次 10 ~ 40mg,最大剂量可用至按体重 30mg/kg,大剂量静脉输注时速度不应过快,一般控制在 10 ~ 20 分钟左右,必要时每隔 4 小时可重复用药。

【制剂】①甲泼尼龙片;②注射用甲泼尼龙琥珀酸钠

2. 泼尼松龙 Prednisolone

见第一章“7. 非典型肺炎”。

3. 氢化可的松 Hydrocortisone

见第一章“7. 非典型肺炎”。

4. 地塞米松 Dexamethasone

见第七章“83. 紫癜”。

5. 复方倍他米松注射液 Compound Betamethasone Injection

本品具有抗炎、抗风湿和抗过敏的作用。

【适应证】本品全身或局部用于对皮质类固醇激素敏感的急、慢性疾病时有效。①用于类风湿关节炎、骨关节炎、强直性脊椎炎、关节滑膜囊炎、坐骨神经痛、腰痛、筋膜炎、腱鞘囊肿等。②可用于慢性支气管哮喘、枯草热、血管神经性水肿、过敏性气管炎、过敏性鼻炎、药物反应、血清病等。

【不良反应】有可能出现皮质类固醇激素引起的各种不良反应,如肌肉骨骼、胃肠道、皮肤、神经系统、内分泌系统的异常和水电解质紊乱等。

【禁忌】对本品过敏、全身真菌感染、对皮质类固醇类激素过敏、特发性血小板减少性紫癜患者禁用。

【用法用量】①肌内注射:全身给药时,开始为 1 ~ 2ml,必要时可重复给药,剂量及注射次数视病情和患者的反应而定。对严重疾病如红斑狼疮或哮喘持续状态,在抢救措施中,开始剂量可用 2ml。

②关节内注射:局部注射剂量为 0.25 ~ 2.0ml(视关节大小或注射部位而定)。大关节(膝、腰、肩)用 1 ~ 2ml;中关节(肘、腕、踝)用 0.5 ~ 1ml;小关节(脚、手、胸)用 0.25 ~ 0.5ml。

(四)外用药

1. 辣椒碱 Capsaicin

辣椒碱具有许多生理活性,可镇痛消炎、活血化瘀。

【适应证】适用于短期缓解由风湿引起的肌肉和关节的轻度疼痛,以及背部疼痛和扭伤、拉伤引起的疼痛。

【不良反应】偶尔在用药部位产生烧灼感和刺痛感,但随着时间的延长和反复用药,症状会减轻或消失。

【禁忌】对本品及其成分过敏、带状疱疹发作期、有开放伤口患者禁用。

【孕妇及哺乳期妇女用药】不推荐妊娠妇女及哺乳期妇女应用本品。

【儿童用药】儿童必须在成人监护下使用。

【用法用量】外用。均匀涂抹于疼痛部位,一日 3 ~ 4 次。

【制剂】①辣椒碱软膏(乳膏、凝胶);②复方辣椒碱乳膏

2. 双氯芬酸二乙胺乳胶剂 Diclofenac Diethylamine Emulgel

本品具有抗炎、镇痛作用。局部应用,其有效成分可穿透皮肤达到炎症区域,缓解急、慢性炎症反应,使炎性肿胀减轻、疼痛缓解。

【适应证】用于缓解肌肉、软组织和关节的轻至中度疼痛。如缓解肌肉、软组织的扭伤、拉伤、挫伤、劳损、腰背部损伤引起的疼痛及关节疼痛等。也可用于骨关节炎的对症治疗。

【用法用量】外用。按照痛处面积大小,使用本品适量,轻轻揉搓,使本品渗透皮肤,一日 3 ~ 4 次。

【不良反应】①偶可出现局部不良反应:过敏性或非过敏性皮炎如丘疹、皮肤发红、水肿、瘙痒、小水疱、大水疱或鳞屑等。②局部使用本品而导致全身不良反应的情况较少见,若将其用于较大范围皮肤长期使用,则可能出现一般性皮疹、过敏反应(如哮喘发作、血管神经性水肿、光敏反应等)。如发生这种情况,应咨询医师。

【禁忌】①对其他非甾体抗炎药过敏者禁用。②对异丙醇或丙二醇过敏者禁用。③妊娠期末 3 个月禁用,因可能导致子宫收缩乏力和(或)动脉导管提前闭合。

3. 盐酸左旋咪唑搽剂 Levamisole Hydrochloride Liniment

盐酸左旋咪唑是生物学应答调节剂中最具特征性的化学合成品,其药理基础是对免疫功能正常的机体没有作用,而只对免疫功能低下的病例发挥显著的增强作用,使被压抑的免疫功能恢复正常。

【适应证】本品为免疫增强剂。可用于反复上呼吸道感染、哮喘、过敏性鼻炎、慢性乙型病毒肝炎、HBV 携带者、复发性口腔黏膜溃疡、恶性肿瘤,类风湿性关节炎及人类乳头瘤病毒等引起的疣类皮肤病的免疫治疗。

【不良反应】偶见皮疹和皮肤发痒等局部过敏现象,停药后可自行消退。

【禁忌】对本品过敏者禁用。

【儿童用药】每日按 10mg/kg 体重用药,一日一次,为最佳用药剂量。皮肤病可分次涂患处。

【老年用药】老年患者,可按成人用药剂量。

【用法用量】外用药。用药时开启药瓶封口,然后轻轻挤压药液,边滴边涂于双腿、上臂或腹部皮肤。成人每次 1 支(5ml),隔 1 天涂抹一次或每周用药 2 次;儿童最佳剂量 10mg/Kg 体重。剩余药液可用夹子夹紧后下次再用。

附:用于风湿与类风湿关节炎的其他西药

1. 青霉素 Benzylpenicillin

【适应证】见第一章“6. 肺炎”。

2. 青霉素 V 钾 Phenoxymethylpenicillin Potassium

见第一章“10. 肺脓肿”。

3. 苄星青霉素 Benzathine Benzylpenicillin

【适应证】主要用以预防风湿热，治疗各期梅毒，也可用以控制链球菌感染的流行。

4. 红霉素 Erythromycin

【适应证】见第一章“6. 肺炎”。

5. 依托红霉素 Erythromycin Estolate

见第十二章“136. 宫颈炎与宫颈糜烂”。

6. 乳糖酸红霉素 Erythromycin Lactobionate

见第一章“6. 肺炎”。

7. 泼尼松 Prednisone

【适应证】见第一章“7. 非典型肺炎”。

8. 托珠单抗注射液 Tocilizumab Injection

【适应证】本品用于治疗对改善病情的抗风湿药物（DMARDs）治疗应答不足的中到重度活动性类风湿关节炎的成年患者。托珠单抗可与甲氨蝶呤或其他抗风湿药物联用。

9. 艾拉莫德片 Iguratimod Tablets

【适应证】适用于活动性类风湿关节炎的症状治疗。

10. 阿那白滞素 Anakinra

【适应证】适用于对 1 个或多个缓解病症的抗风湿性药物（DMARD）治疗无效的 18 岁及以上中重度活动性类风湿关节炎（RA）患者，以减轻体征和症状。

11. 依托芬那酯 Etofenamate

【适应证】用于骨骼肌肉系统软组织风湿病，如肌肉风湿痛、肩周炎、腰痛、坐骨神经痛、腱鞘炎、滑囊炎、脊柱和关节软组织劳损、各种慢性关节炎，外伤如挫伤、拉伤。

12. 阿司匹林 Aspirin

【适应证】见第一章“1. 感冒”。

13. 复方水杨酸甲酯苯海拉明喷雾剂 Compound Methyl Salicylate and Diphenhydramine Spray

【适应证】用于肌肉痛、关节痛、腰腿痛、跌打损伤及“网球肘”引起的肿痛。

14. 重组人干扰素 γ Recombinant Human Interferonγ

【适应证】用于恶性肿瘤、亚急性重症肝炎、肝纤维化（早期肝硬化）、感染与损伤性疾病、骨髓增生异常综合征、病毒性疾病、系统性硬皮病、异位性皮炎、类风湿关节炎。

15. 辣椒颠茄贴膏 Cayenne and Belladonna Liquid Extracts Plaster

【适应证】适用于风湿性关节炎及骨骼肌和韧带扭伤、拉伤等引起的疼痛。

16. 注射用骨瓜提取物 Cervus and Cucumis Polypeptide for Injection

【适应证】用于风湿、类风湿关节炎、骨关节炎、骨折创伤修复、腰腿疼痛。

17. 注射用骨肽 Ossotide for Injection

【适应证】用于增生性骨关节疾病及风湿、类风湿关节炎等，并能促进骨折愈合。

18. 注射用复方骨肽 Compound Ossotide for Injection

【适应证】用于风湿、类风湿关节炎、骨质疏松、颈椎病等疾病的症状改善，同时用于骨折及骨科手术后骨愈合。

19. 草乌甲素 Bulleyaconitine A

【适应证】用于骨关节炎、风湿性及类风湿关节炎等。

20. 白芍总苷胶囊 Total Glucosides of White Paeony Capsules

见本章“97. 系统性红斑狼疮”。

21. 氨糖美辛 Glucosamine Indomethacin

【适应证】为消炎镇痛药，临床用于强直性脊椎炎、颈椎病，亦可用于肩周炎、风湿性或类风湿关节炎。

22. 硫酸锌 Zinc Sulfate

见第六章“80. 贫血”。

23. 枸橼酸锌 Zinc Citrate

见第六章“80. 贫血”。

24. 汉防己甲素注射液 Tetrandrine Injection

【适应证】主要用于单纯性各期矽肺及煤矽肺。此外，还用于早期轻度高血压、风湿痛、关节痛、神经痛等。

25. 阿酚咖片 Aspirin Paracetamol and Caffeine Tablets

见第十二章“142. 痛经”。

26. 氟比洛芬 Flurbiprofen

见第一章“12. 胸膜炎”。

27. 地塞米松棕榈酸酯注射液 Dexamethasone Palmitate Injection

见第六章“83. 紫癜”。

28. 阿克他利片 ActaritTablets

【适应证】用于类风湿关节炎。

29. 非诺洛芬钙肠溶胶囊 Fenoprofen Calcium Enteric Capsules

见第十二章“142. 痛经”。

30. 右旋酮洛芬氨丁三醇 Dexketoprofen Trometamol

见第七章“93. 痛风（高尿酸血症）”。

31. 右酮洛芬 Dexketoprofen

见第七章“93. 痛风（高尿酸血症）”。

32. 蝎毒注射液 Scorpion Venom Injection

【适应证】本品为慢性持续性疼痛疾病的镇痛药，用于风湿性或类风湿痛、肩周炎、骨关节痛、神经性痛、坐骨神经痛、三叉神经痛、腰腿痛及癌痛等。

33. 二氟尼柳 Diflunisal

【适应证】适用于类风湿关节炎，骨关节炎及各种轻、中度疼痛的治疗。

34. 舒林酸 Sulindac

【适应证】本品适用于：①增生性骨关节病，类风湿关节炎、慢性关节炎、肩关节周围炎、颈肩腕综合征、腱鞘炎等。②各种原因引起的疼痛，如痛经、牙痛、外伤和手术后疼痛等。③轻、中度癌性疼痛。

35. 环磷酰胺 Cyclophosphamide

见第一章“6. 肺炎”。

36. 酮洛芬 KetoprofenPatch

见第十二章“142. 痛经”。

37. 阿西美辛 Acemetacin

见第七章“93. 痛风(高尿酸血症)”。

38. 依托考昔 Etoricoxib

见第七章“93. 痛风(高尿酸血症)”。

39. 胸腺素 Thymosin

【适应证】对全身性红斑狼疮、类风湿关节炎等自身免疫性疾病也有一定疗效。

40. 水杨酸镁 Magnesium Salicylate

【适应证】用于类风湿关节炎、结缔组织病、关节痛及风湿病,亦用于滑囊炎。尤其是伴有高血压或心力衰竭的风湿病患者。

41. 羟氯喹 Hydroxychloroquine

【适应证】本品为抗变态反应药,主要用于控制疟疾临床症状和疟疾的抑制性预防,还可以用于治疗系统性和盘状红斑狼疮及类风湿关节炎。也用于多形性光疹,仅用在最大曝光期间。也用于预防术后血栓栓塞。

42. 柳氮磺吡啶 Sulfasalazine

见第三章“37. 结肠炎”。

43. 氯喹 Chloroquine

【适应证】本品为抗变态反应药,目前认为与其免疫抑制与抗炎作用有关。用于盘状红斑狼疮、系统性红斑狼疮伴皮损和(或)关节病变、类风湿关节炎、干燥综合征。

44. 环孢素 Ciclosporin

见第四章“65. 肾病综合征”。

45. 复方水杨酸甲酯薄荷脑油 Compound Methyl Salicylate and Menthol Oil Compound Methyl Salicylate and Menthol Oil

【适应证】用于头痛、关节痛、风湿骨痛。

46. 青霉胺 Penicillamine

【适应证】本品是青霉素的代谢产物,重金属解毒药。本品还能改善淋巴细胞功能,明显降低血清和关节囊液中的IgM类风湿因子和免疫复合物的水平。用于治疗肝豆状核变性病,慢性铅、汞中毒,胱氨酸尿症,慢性肝炎,类风湿关节炎,也用于皮肤和软组织胶原病。

47. 锝【^{99m}Tc】亚甲基二膦酸盐注射液 Technetium [^{99m}Tc]Methylenediphosphonate Injection

【适应证】用于类风湿关节炎等自身免疫性疾病及骨科疾病。

48. 利妥昔单抗 Rituximab

见本章“97. 系统性红斑狼疮”。

二、中药

1. 雷公藤多苷片(多苷片)

【处方组成】雷公藤多苷

【功能主治】祛风解毒、除湿消肿、舒筋通络。有抗炎及抑制细胞免疫和体液免疫等作用。用于风湿热瘀,毒邪阻滞所致的类风湿关节炎,肾病综合征,贝赫切特综合征,麻风反应,自身免疫性肝炎等。

【用法用量】口服。按体重每1kg每日1~1.5mg,分三次饭后服用(例如:按60kg体重的成年人计算,一次2~3片,一日3次,饭后服用)。或遵医嘱。

【使用注意】①儿童、育龄期有孕育要求者、孕妇和哺乳期妇女禁用。②心、肝、肾功能不全者禁用;严重贫血、白细胞和血小板降低者禁用。③胃、十二指肠溃疡活动期患者禁用。④严重心律失常者禁用。

2. 益肾蠲痹丸

【处方组成】生地黄、熟地黄、当归、鸡血藤、土鳖虫、炮山甲、寻骨风、老鹳草、徐长卿、虎杖、葎草、鹿衔草、淫羊藿、全蝎、僵蚕(麸炒)、蜈蚣、骨碎补、广地龙(酒制)、乌梢蛇(酒制)、蜂房(清炒)、延胡索

【功能主治】温补肾阳,益肾壮督,搜风剔邪,蠲痹通络。用于顽痹,症见手指晨僵,关节疼痛,红肿,屈伸不利,肌肉疼痛,瘦削或僵硬畸形;类风湿关节炎见上述证候者。

【用法用量】口服。一次8g,疼痛剧烈可加至12g,一日3次,饭后用温开水送服。

【使用注意】孕妇禁用。

3. 痹祺胶囊

【处方组成】马钱子粉、地龙、党参、茯苓、白术、川芎、丹参、三七、牛膝、甘草

【功能主治】益气养血,祛风除湿,活血止痛。用于气血不足,风湿瘀阻,肌肉关节酸痛,关节肿大、僵硬变形或肌肉萎缩,气短乏力;风湿、类风湿关节炎,腰肌劳损,软组织损伤属上述证候者。

【用法用量】口服。一次4粒,一日2~3次。

【使用注意】孕妇禁用。

4. 正清风痛宁片(注射液)

【处方组成】盐酸青藤碱

【功能主治】祛风除湿,活血通络,消肿止痛。用于风寒湿痹病,症见肌肉酸痛,关节肿胀、疼痛、屈伸不利、僵硬、肢体麻木;类风湿关节炎、风湿性关节炎见上述证候者。

【用法用量】片剂:口服,一次1~4片,一日3次,2个月为一疗程。注射剂:肌内注射,一次1~2ml,一日2次,或遵医嘱。

【使用注意】①孕妇禁用。②支气管哮喘患者禁用。

5. 风湿关节炎片

【处方组成】马钱子(调制粉)、麻黄、当归、苍术、续断、桃仁、红花、乳香(制)、没药(制)、千年健、地枫皮、羌活、地

龙、桂枝、穿山甲(制)、木瓜、牛膝

【功能主治】祛风燥湿,活血止痛。用于风湿痹痛,腰腿疼痛,风湿性关节炎等症。

【用法用量】口服一次仅4片,一日2次。1个月为1个疗程(服用疗程根据病状、病情、病史而定),一般轻者服药两周后既有效果,1个疗程可明显显效。若病情较重病史较长需服用3个疗程。对药物敏感患者可酌情减量,或服药一阶段。

6. 风痛安胶囊

【处方组成】防己、通草、桂枝、姜黄、石膏、薏苡仁、木瓜、海桐皮、忍冬藤、黄柏、滑石粉、连翘

【功能主治】清热利湿,活血通络。用于湿热阻络所致的痹病,症见关节红肿热痛、肌肉酸楚;风湿性关节炎见上述证候者。

【用法用量】口服。一次3~5粒,一日3次。

【使用注意】孕妇禁用。

7. 小活络丸(丹)

【处方组成】胆南星、制川乌、制草乌、地龙、乳香、没药

【功能主治】祛风散寒,化痰除湿,活血止痛。用于风寒湿邪闭阻、痰瘀阻络所致的痹病,症见肢体关节疼痛,或冷痛,或刺痛,或疼痛夜甚、关节屈伸不利、麻木拘挛。

【用法用量】黄酒或温开水送服。一次1丸,一日2次。

【使用注意】孕妇禁用。

8. 追风透骨丸(片)

【处方组成】制川乌、制草乌、白芷、香附(制)、甘草、白术(炒)、乳香(制)、没药(制)、麻黄、川芎、秦艽、地龙、当归、茯苓、赤小豆、羌活、天麻、赤芍、细辛、防风、天南星(制)、桂枝、甘松

【功能主治】祛风除湿,通经活络,散寒止痛。用于风寒湿痹,肢节疼痛,肢体麻木。

【用法用量】水蜜丸:口服,一次6g,一日2次。片剂:口服,一次4片,一日2次。

【使用注意】孕妇禁用。

9. 疏风定痛丸

【处方组成】马钱子粉、麻黄、乳香(醋制)、没药(醋制)、千年健、自然铜(煅)、地枫皮、桂枝、牛膝、木瓜、甘草、杜仲(盐制)、防风、羌活、独活

【功能主治】祛风散寒,活血止痛。用于风寒湿闭阻、瘀血阻络所致的痹病,症见关节疼痛,冷痛,刺痛或疼痛致甚,屈伸不利,局部恶寒,腰腿疼痛,四肢麻木及跌打损伤所致的局部肿痛。

【用法用量】口服。水蜜丸一次4g(20丸),大蜜丸一次1丸,一日2次。

【使用注意】孕妇禁用。

10. 风湿骨痛胶囊(片、颗粒、丸)

【处方组成】制川乌、制草乌、红花、甘草、木瓜、乌梅、麻黄

【功能主治】温经散寒,通络止痛。用于寒湿闭阻经络所致的痹病,症见腰脊疼痛,四肢关节冷痛;风湿性关节炎见上述证候者。

【用法用量】水丸口服,一次10~15粒,一日2次。胶囊口服,一次2~4粒,一日2次。

【使用注意】孕妇禁用。

11. 麝香风湿胶囊

【处方组成】制川乌、全蝎、地龙(酒洗)、黑豆(炒)、蜂房(酒洗)、人工麝香、乌梢蛇(去头酒浸)

【功能主治】祛风散寒,除湿活络。用于风寒湿闭阻所致的痹病,症见关节疼痛,局部畏恶风寒,屈伸不利,手足拘挛。

【用法用量】口服。一次4~5粒,一日3次。

【使用注意】孕妇禁用。

12. 尪痹颗粒(片、胶囊)

【处方组成】生地黄、熟地黄、续断、附子(黑顺片)、独活、骨碎补、桂枝、淫羊藿、防风、威灵仙、皂刺、羊骨、白芍、狗脊(制)、知母、伸筋草、红花

【功能主治】补肝肾,强筋骨,祛风湿,通经络。用于肝肾不足、风湿阻络所致的尪痹,症见肌肉、关节疼痛,局部肿大,僵硬畸形,屈伸不利,腰膝酸软,畏寒乏力;类风湿关节炎见上述证候者。

【用法用量】颗粒:开水冲服,一次6g,一日3次。片剂:口服,一次7~8片,一日3次。

【使用注意】孕妇禁用。

13. 豨桐丸(胶囊)

【处方组成】豨莶草、臭梧桐叶

【功能主治】清热祛湿,散风止痛。用于风湿热痹,症见关节红肿热痛;风湿性关节炎见上述证候者。

【用法用量】口服。丸剂一次10丸,胶囊一次2~3粒,一日3次。

14. 风湿痹康胶囊

【处方组成】土茯苓、穿山龙、青风藤、蜈蚣、全蝎、穿山甲、马钱子粉、白屈菜、没药(制)、当归、麻黄、桂枝、天麻、穿山甲(烫)、蜈蚣、僵蚕、全蝎、木瓜、川牛膝

【功能主治】祛风除湿,温经散寒,通络止痛。用于风湿性关节炎寒湿阻络证,症见关节冷痛沉重,屈伸不利,局部畏寒,皮色不红。

【用法用量】口服。一次2粒,一日3次。或遵医嘱。

【使用注意】孕妇禁用。

15. 疏风活络片(丸)

【处方组成】菝葜、防风、甘草、桂枝、虎杖、麻黄、马钱子(炒)、木瓜、秦艽、桑寄生

【功能主治】祛风散寒,除湿通络。用于风寒湿闭阻所致的痹病,症见关节疼痛、局部畏恶风寒、四肢麻木、腰背疼痛。

【用法用量】口服。一次2~3片,一日2次。

【使用注意】①孕妇禁用。②高血压、心脏病、肝肾功能不全、癫痫、破伤风、甲状腺功能不全患者禁用。

16. 麝香壮骨膏

【处方组成】药材浸膏(将八角茴香、山柰、生川乌、生草乌、麻黄、白芷、苍术、当归、干姜粉碎成粗粉,用90%乙醇制成相对密度约为1.3的浸膏)、麝香、薄荷脑、樟脑、冰片、豹骨、水杨酸甲酯、盐酸苯海拉明、硫酸软骨素

【功能主治】祛风除湿,消肿止痛。用于风湿阻络、外伤瘀血所致的风湿痛,关节痛,腰痛,神经痛,肌肉痛及扭挫伤。

【用法用量】外用,贴于患处。

【使用注意】孕妇禁用。

17. 少林风湿跌打膏

【处方组成】生川乌、生草乌、乌药、白及、白芷、白蔹、土鳖虫、木瓜、三棱、莪术、当归、赤芍、肉桂、大黄、连翘、血竭、乳香(炒)、没药(炒)、三七、儿茶、薄荷脑、水杨酸甲酯、冰片

【功能主治】散瘀活血,舒筋止痛,祛风散寒。用于跌打损伤,风湿痹病,症见伤处瘀肿疼痛,腰肢酸麻。

【用法用量】贴患处。

【使用注意】①孕妇禁用。②皮肤破损者禁用。

18. 附桂风湿膏

【处方组成】生姜、鲜葱、生附子、当归、地黄、乳香、肉桂、苍术、没药、杜仲、川牛膝、独活、千年健、川芎、干姜、厚朴、羌活、骨碎补、桂枝、防风、甘草、生南星、木香、地枫草、白芷、丁香、锁阳、韭菜子、陈皮、麻黄、北细辛、生草乌、淫羊藿、吴茱萸、生白附子、山柰、薄荷脑、冰片、肉桂油、水杨酸甲酯

【功能主治】祛风除湿,散寒止痛。用于寒湿瘀阻所致的痹病,症见四肢麻木,腰腿冷痛,或跌打损伤所致的局部肿痛。

【用法用量】贴患处。

【使用注意】①孕妇禁用。②患处皮肤破损者禁用。

19. 新型狗皮膏

【处方组成】生川乌、羌活、高良姜、官桂、当归、防己、麻黄、红花、洋金花、白屈菜、花椒、蟾酥、白花菜籽、透骨草、没药、乳香、薄荷脑、冰片、樟脑、水杨酸甲酯、八角茴香油、盐酸苯海拉明

【功能主治】祛风散寒,舒筋活血,活络止痛。用于风寒湿瘀所致的痹病,症见腰腿疼痛,肌肉酸痛,筋脉拘挛,关节不利,急性扭伤,风湿痛,神经痛见上述证候者。

【用法用量】贴患处。

【使用注意】①孕妇禁用。②局部皮肤破损,或对橡胶膏过敏者禁用。

20. 天和追风膏

【处方组成】生草乌、麻黄、细辛、羌活、乌药、白芷、高良姜、独活、威灵仙、生川乌、肉桂、红花、桃仁、苏木、赤芍、乳香、没药、当归、蜈蚣、蛇蜕、海风藤、牛膝、续断、香加皮、红大戟、麝香酮、广西血竭、肉桂油、冰片、薄荷脑、辣椒流浸膏、丁香罗勒油、月桂氮酮、樟脑、水杨酸甲酯

【功能主治】温经散寒,祛风除湿,活血止痛。用于风寒湿闭阻、瘀血阻络所致的痹病,症见关节疼痛,局部畏恶风寒,腰背痛,屈伸不利,四肢麻木。

【用法用量】外用,贴患处。

【使用注意】孕妇禁用。

21. 特制狗皮膏

【处方组成】生川乌、防己、山柰、透骨草、延胡索、干姜、辣椒、蟾酥、冰片、薄荷脑、樟脑、水杨酸甲酯

【功能主治】祛风散寒,舒筋活血,和络止痛。用于风寒湿痹,肩膊腰腿疼痛,肢体麻木,跌打损伤。

【用法用量】外用,先将患处皮肤洗净擦干,撕去纱布,贴敷。根据面积大小,贴1~3张。

22. 祖师麻关节止痛膏

【处方组成】祖师麻、樟脑、冰片、薄荷脑、水杨酸甲酯、苯海拉明、二甲苯、麝香

【功能主治】祛风除湿,活血止痛。用于风寒湿闭阻、瘀血阻络所致的痹病,症见肢体关节肿痛,畏寒肢冷。

【用法用量】贴患处。12~24小时更换一次。

【使用注意】禁贴于皮肤破损处。

23. 祖师麻片(膏药)

【处方组成】祖师麻

【功能主治】祛风除湿,活血止痛。用于风寒湿闭阻、瘀血阻络所致的痹病,症见肢体关节肿痛、畏寒肢冷;类风湿关节炎见上述证候者。

【用法用量】片剂口服,一次3片,一日3次。膏药温热软化后贴于患处。

24. 昆明山海棠片

【处方组成】昆明山海棠

【功能主治】祛风除湿,舒筋活络,清热解毒。用于类风湿关节炎,红斑狼疮。

【用法用量】口服。一次2片,一日3次。

【使用注意】①孕妇、哺乳期妇女禁用。②胃、十二指肠溃疡活动期禁用。

25. 骨苓通痹丸

【处方组成】麻黄、白土苓、淫羊霍、羌活、独活、鸡矢藤、肉苁蓉、骨碎补、黄芪、当归、鸡血藤、芥子

【功能主治】蠲痹通络,化痰祛湿,养肝益肾。用于寒湿阻络、肝肾两虚所致的痹病,症见关节疼痛、肿胀、僵硬、晨僵、屈伸不利,甚至肿大畸形,伴腰膝酸软或畏寒肢冷;类风湿关节炎,氟骨症见上述证候者。

【用法用量】口服。一次4g,一日3次,或遵医嘱。

【使用注意】孕妇禁用。

26. 消络痛片(胶囊)

【处方组成】芫花条、绿豆

【功能主治】散风祛湿。用于风湿阻络所致的痹病,症见肢体关节疼痛;风湿性关节炎见上述证候者。

【用法用量】口服。片剂一次2~4片,胶囊一次1~2粒,一日3次。饭后服用。

【使用注意】孕妇禁用。

27. 通痹片(胶囊)

【处方组成】制马钱子、金钱白花蛇、蜈蚣、全蝎、地龙、僵蚕、乌梢蛇、麻黄、桂枝、附子、制川乌、桃仁、红花、没药(制)、延胡索(制)、穿山甲(制)、王不留行、牡丹皮、阴行草、大黄、鸡血藤、川牛膝、续断、羌活、独活、苍术(炒)、防风、天麻、薏苡仁、路路通、木瓜、伸筋草、人参、黄芪、白术(炒)、砂仁、当归、香附(酒制)、广木香、枳壳、朱砂

【功能主治】祛风胜湿,活血通络,散寒止痛,调补气血。用于寒湿闭阻、瘀血阻络、气血两虚所致的痹病,症见关节冷痛、屈伸不利;类风湿关节炎、风湿性关节炎见上述证候者。

【用法用量】片剂口服,一次2片,一日2~3次,饭后服用或遵医嘱。胶囊口服,一次1粒,饭后服用或遵医嘱

【使用注意】①孕妇禁用。②高血压、心脏病、肝肾功能不全、癫痫、破伤风、甲状腺功能亢进症患者禁用。

28. 木瓜丸

【处方组成】木瓜、当归、川芎、白芷、威灵仙、鸡血藤、牛膝、狗脊(制)、海风藤、人参、制川乌、制草乌

【功能主治】祛风散寒,除湿通络。用于风寒湿闭阻所致的痹病,症见关节疼痛、肿胀、屈伸不利、局部畏恶风寒、肢体麻木、腰膝酸软。

【用法用量】口服。一次30丸,一日2次。

【使用注意】孕妇禁用。

29. 万通筋骨片

【处方组成】制川乌、制草乌、马钱子(制)、淫羊藿、牛膝、羌活、贯众、黄柏、乌梢蛇、鹿茸、续断、乌梅、细辛、麻黄、桂枝、红花、刺五加、金银花、地龙、桑寄生、甘草、骨碎补(烫)、地枫皮、没药(制)、红参

【功能主治】祛风散寒,通络止痛。用于痹症,肩周炎,颈椎病,腰腿痛,肌肉关节疼痛,屈伸不利;风湿性关节炎,类风湿关节炎见以上证候者。

【用法用量】口服。一次2片,一日2~3次;或遵医嘱。

【使用注意】孕妇禁用。

30. 风痛宁片

【处方组成】制川乌、制草乌、羌活、独活、附子(制)、乳香(制)、没药(制)、当归、川牛膝、木瓜、麻黄、桂枝、蜈蚣、川芎、马钱子粉

【功能主治】祛风燥湿,散寒活血,舒筋止痛。用于风湿性关节炎和类风湿关节炎。

【用法用量】口服。一次3片,一日3次,温开水送服。

【使用注意】孕妇及哺乳期妇女禁服。严重心脏病,高血压,肝、肾疾病忌服。小儿及体弱者遵医嘱。

附:用于风湿与类风湿关节炎的其他中药

1. 风湿马钱片

【功能主治】祛风除湿,活血祛瘀,通络止痛。用于风湿闭阻、瘀血阻络所致的痹病,症见关节疼痛、刺痛或疼痛较甚;类风湿关节炎,风湿性关节炎,坐骨神经痛见上述证候者。

2. 寒湿痹颗粒(片、胶囊)

【功能主治】祛寒除湿,温通经络。用于风寒湿邪闭阻所致的痹病,症见肢体关节疼痛,困重或肿胀,局部畏寒;风湿性关节炎见上述证候者。

3. 活络消痛胶囊

【功能主治】通经活络,舒筋止痛。用于风寒湿痹,经络闭塞,筋骨疼痛,四肢麻木。

4. 伤湿止痛膏(搽剂)

【功能主治】祛风湿,活血止痛。用于风湿性关节炎,肌肉疼痛,关节肿痛。

5. 关节止痛膏

【功能主治】活血散瘀,温经镇痛。用于寒湿瘀阻经络所致的关节扭伤、风湿关节痛。

6. 一枝蒿伤湿祛痛膏

【功能主治】祛风除湿,活血止痛。用于寒湿瘀阻经络所致的关节疼痛,亦用于扭伤。

7. 寒痹停片

【功能主治】温经散寒,祛风除湿,化瘀通络。用于风寒湿邪闭阻,瘀血阻络所致的痹病,症见关节冷痛、刺痛或疼痛夜甚,关节肿胀、屈伸不利、局部畏恶风寒。

8. 通络开痹片

【功能主治】祛风通络,活血散结。用于寒热错杂,瘀血阻络所致的痹病,症见关节疼痛、肿胀;类风湿关节炎见上述证候者。

9. 散风通窍滴丸

【功能主治】祛风除湿,活血止痛。用于风湿瘀阻,关节肌肉痹痛及跌打损伤,瘀血肿痛。

10. 风湿圣药胶囊

【功能主治】清热祛湿,散风通络。用于风湿热瘀阻所致的痹病,症见关节红肿热痛,屈伸不利,肢体困重;风湿性关节炎、类风湿关节炎(关节未变形者)见上述证候者。

11. 风湿定片(胶囊)

见第九章“113. 肋间神经痛”。

12. 寒热痹颗粒

【功能主治】散寒清热,和营定痛。用于寒热互结,营卫失和所致的肌肉关节疼痛,局部触之发热,但自觉怕冷畏寒,或触之不热但自觉发热,全身热象不显;寒热互结、营卫失和所致的风湿性关节炎和类风湿关节炎见上述证候者。

13. 骨龙胶囊

【功能主治】散寒止痛,活血祛风,强筋壮骨。用于肝肾两虚、寒湿瘀阻所致的痹病,症见筋骨痿软无力,肢体腰膝冷痛;风湿性关节炎,类风湿关节炎见上述证候者。

14. 麝香祛痛气雾剂(喷雾剂、搽剂)

【功能主治】活血祛瘀,舒筋活络,消肿止痛。用于各种跌打损伤,瘀血肿痛,风湿瘀阻,关节疼痛。

15. 舒筋丸

【功能主治】祛风除湿,舒筋活血。用于风寒湿痹,四肢麻木,筋骨疼痛,行步艰难。

16. 舒筋活络酒

【功能主治】祛风除湿,活血通络,养阴生津。用于风湿阻络,血脉瘀阻兼有阴虚所致的痹病,症见关节疼痛,屈伸不利,四肢麻木。

17. 天麻丸(片、胶囊)

【功能主治】祛风除湿,通络止痛,补益肝肾。用于风湿瘀阻、肝肾不足所致的痹病,症见肢体拘挛,手足麻木,腰腿酸痛。

18. 天麻祛风补片

【功能主治】温肾养肝,祛风止痛。用于肝肾亏损、风湿入络所致的痹病,症见头晕耳鸣,关节疼痛,腰膝酸软,畏寒肢冷,手足麻木。

19. 伸筋活络丸【剧】

【功能主治】舒筋活络,祛风除湿,温经止痛。用于风寒湿邪、闭阻脉络所致的痹病,症见肢体关节冷痛,屈伸不利,手足麻木,半身不遂。

20. 独一味片(分散片、泡腾片、咀嚼片、胶囊、软胶囊、颗粒、丸)

【功能主治】活血止痛,化瘀止血。用于多种外科手术后的刀口疼痛,出血,外伤骨折,筋骨扭伤,风湿痹痛及崩漏,痛经,牙龈肿痛,出血。

21. 独活寄生颗粒(丸、合剂)

【功能主治】养血舒筋,祛风除湿,补益肝肾。用于肝肾两亏、气血不足之风湿久痹,腰膝冷痛,关节不利等症。

22. 当归拈痛丸(颗粒)

【功能主治】清热利湿,祛风止痛。用于湿热闭阻所致的痹病,症见关节红肿热痛或足胫红肿热痛;亦可用于疮疡。

23. 坎离砂

【功能主治】祛风散寒,活血止痛。用于风寒湿痹,四肢麻木,关节疼痛,脘腹冷痛。

24. 东方活血膏

【功能主治】祛风散寒,活血化瘀,舒筋活络。用于风寒湿痹所致的痹病,症见肩臂腰腿疼痛,肢体麻木。

25. 代温灸膏

见第三章“43. 腹泻”。

26. 痹痛宁胶囊

【功能主治】祛风除湿、消肿定痛、用于寒湿阻络所致的痹病,症见筋骨关节疼痛,肿胀,麻木,重着,屈伸不利,遇寒加重。

27. 复方当归注射液

【功能主治】活血通经,祛瘀止痛。用于瘀血阻络所致的痛经、闭经、跌打损伤、风湿痹痛。

28. 风痛灵

见第七章“93. 痛风”。

29. 安阳精制膏

【功能主治】消积化癥,逐瘀止痛。舒筋活血,追风散寒。用于癥瘕积聚,风寒湿痹,胃寒疼痛,手足麻木。

30. 双虎肿痛宁喷雾剂

【功能主治】化瘀行气,消肿止痛,舒筋活络,祛风除湿。用于跌打损伤,风湿痹病,症见关节、筋肉局部肿胀疼痛,活动受限。

31. 腰痛宁胶囊

【功能主治】消肿止痛,疏散寒邪,温经通络。用于寒湿瘀阻经络所致的腰椎间盘突出症,腰椎增生症,坐骨神经痛,腰肌劳损,腰肌纤维炎,风湿性关节痛,症见腰腿痛、关节痛及肢体活动受限者。

32. 祛痹舒肩丸

【功能主治】祛风寒,强筋骨,益气血,止痹痛。用于风寒湿闭阻,气血不足,肝肾亏虚所致的痹病,症见肩部疼痛,日轻夜重,局部怕冷,遇热痛缓,肩部肌肉萎缩;肩周炎见上述证候者。

33. 鹿筋壮骨酒

见第二章“17. 冠心病与心绞痛”。

34. 妙济丸

【功能主治】补益肝肾,祛湿通络,活血止痛。用于肝肾不足,风湿瘀阻所致的痹病,症见骨节疼痛,腰膝酸软,肢体麻木拘挛。

35. 杜仲壮骨丸

【功能主治】补益肝肾,活血通络,祛风除湿。用于肝肾不足、风湿瘀阻所致的痹病,症见关节疼痛,屈伸不利,步履艰难,腰膝酸软,畏寒喜温。

36. 健步强身丸

见第九章“110. 重症肌无力”。

37. 玄七通痹胶囊

【功能主治】滋补肝肾,祛风除湿,活血止痛。用于肝肾不足、风湿痹阻引起的关节疼痛,肿胀,屈伸不利,手足不温,四肢麻木;类风湿关节炎见上述证候者。

38. 三两半药酒

【功能主治】益气活血,祛风通络。用于气血不和、感受风湿所致的痹病,症见四肢疼痛,筋脉拘挛。

39. 大活络丸(丹)

【功能主治】祛风散寒,除湿化痰。活络止痛。用于风痰瘀阻所致的中风,症见半身不遂,肢体麻木,足痿无力,或寒湿瘀阻之痹病,筋脉拘急,腰腿疼痛,亦用于跌打损伤,行走不利及胸痹心痛。

40. 盘龙七片

【功能主治】活血化瘀,祛风除湿,消肿止痛,滋养肝肾。用于风湿瘀阻所致的痹病,症见关节疼痛,刺痛或疼痛夜甚,屈伸不利,或腰痛,劳累加重;或跌打损伤,以及瘀血阻络所致的局部肿痛;风湿性关节炎,腰肌劳损,骨折及软组织损伤见上述证候者。

41. 虎力散片(胶囊)

【功能主治】驱风散寒,活血通络。用于风寒湿闭阻、瘀血阻络所致的痹病,症见关节疼痛,冷痛,刺痛或疼痛夜甚,屈伸不利,局部微恶风寒,肢体麻木。亦用于跌打损伤见瘀血阻络者。

42. 天麻追风膏

【功能主治】追风祛湿,活血通络,散寒止痛。用于风寒湿痹所致的腰腿酸痛,麻木。

43. 追风活络酒

【功能主治】追风散寒,舒筋活络,用于受风受寒,四肢麻木,关节疼痛,风湿麻痹,伤筋动骨。

44. 换骨丸

【功能主治】散风祛湿,活络止痛。用于风湿阻络,四肢麻木,周身疼痛,筋骨无力,行步艰难。

45. 壮骨酒(药酒、丸)

【功能主治】祛风湿,活血止痛,强筋骨,助气散寒。用于筋骨疼痛,周身麻木,腰膝酸软,风湿性关节炎。

46. 华佗风痛宝片(胶囊)

【功能主治】驱风祛湿,通络除痹,消肿止痛。用于风湿痹痛,肢体屈伸不利,筋脉拘挛,关节肿痛。

47. 仙露风湿止痛丸

【功能主治】消肿,止痛。用于寒性痹病,风湿性关节炎。该产品通过行气活血,祛风除痹,平衡免疫来达到治疗目的。

48. 跌打镇痛膏

【功能主治】活血止痛,散瘀消肿,祛风胜湿。用于急、慢性扭挫伤,慢性腰腿痛,风湿关节痛。

49. 云南红药胶囊(散)

【功能主治】散瘀止血,祛风除湿,活血止痛。用于瘀血痹阻或风湿阻络所致的鼻衄、咯血、吐血、痔出血、月经过多、痹病、跌打损伤;胃溃疡出血,支气管扩张咯血,功能性子宫出血,眼底出血,眼结膜出血,软组织挫伤,风湿性关节炎,风湿性腰腿痛见上述证候者。

50. 红茴香注射液

【功能主治】消肿散瘀,活血止痛。用于腰肌劳损,关节或肌肉韧带伤痛、风湿痛属瘀血阻络证。

51. 神农镇痛膏

【功能主治】活血散瘀,消肿止痛。用于跌打损伤,风湿关节痛,腰背痛。

52. 沈阳红药胶囊

【功能主治】活血止痛,祛瘀生新。用于跌打损伤,筋骨肿痛,亦可用于血瘀络阻的风湿麻木。

53. 中华跌打丸

【功能主治】消肿止痛、舒筋活络、止血生肌,活血祛瘀。用于挫伤筋骨、新旧瘀痛、创伤出血、风湿瘀痛。

54. 外用无敌膏

【功能主治】祛风除湿,活血消肿,清热拔毒,通痹止痛。用于跌打损伤,风湿麻木,腰肩腿痛,疮疖红肿疼痛。

55. 骨增生镇痛膏

【功能主治】温经通络,祛风除湿,消瘀止痛。用于风湿瘀阻所致的骨性关节炎、风湿性关节炎,症见关节肿胀、麻木、疼痛、活动受限。

56. 消肿止痛酊

【功能主治】舒筋活络,消肿止痛。用于跌打扭伤,风湿骨痛,无名肿毒及腮腺炎肿痛。

57. 壮腰健肾口服液(丸)

【功能主治】壮腰健肾、祛风活络。用于肾亏腰痛,风湿骨痛,膝软无力,小便频数。

58. 骨刺丸

【功能主治】祛风止痛。用于骨质增生,风湿性关节炎、风湿痛。

59. 骨刺宁胶囊

【功能主治】活血化瘀,通络止痛。用于瘀阻脉络所致的骨性关节炎,症见关节疼痛、肿胀、麻木、活动受限。

60. 骨刺消痛片

【功能主治】祛风止痛。用于风湿痹阻、瘀血阻络所致的痹病,症见关节疼痛、腰腿疼痛、屈伸不利;骨性关节炎、风湿性关节炎、风湿痛见上述证候者。

61. 九制豨莶草药酒

【功能主治】祛风利湿,通利关节,补肾活血,和调血脉。主治肝肾不足,骨痛膝弱,四肢麻痹,腰酸足软,口眼歪斜,语言蹇涩等症,于久痹体虚患者最宜。

62. 三蛇风湿药酒

【功能主治】祛风湿,透筋骨,通经络,止疼痛,散瘀肿。用于全身风湿痛,四肢麻木,腰膝酸痛,坐骨神经痛,跌打损伤,半身不遂。

63. 川花止痛膜

【功能主治】活血化瘀,散寒止痛。用于风湿痛,跌打损伤痛,骨质增生、颈椎病、肩周炎,腰肌劳损等引起的疼痛。

64. 川郁风寒熨剂

【功能主治】祛风散寒,活血止痛。用于风寒湿引起的腰腿痛,慢性软组织损伤。

65. 天麻壮骨丸

【功能主治】祛风除湿,活血通络,补肝肾,强腰膝。用于风湿阻络,偏正头痛,头晕,风湿痹痛,腰膝酸软,四肢麻木。

66. 五味甘露药浴颗粒(散)

见第七章"93. 痛风"。

67. 寒痛乐熨剂

【功能主治】祛风散寒,舒筋活血。用于风寒湿痹,腰腿疼。

68. 强筋健骨片(胶囊)

【功能主治】祛风散寒,化瘀通络。用于痹病,筋骨疼痛,风湿麻木,腰膝酸软。

69. 古威活络酊

【功能主治】镇痛消肿,驱风祛湿,舒筋活络。用于风湿骨痛,伤风感冒,心胃气痛。

70. 复方风湿药酒

【功能主治】祛风活血,舒筋健骨。用于风湿性筋骨疼痛,四肢麻木。

71. 复方风湿搽剂

【功能主治】祛风除湿,温经散寒,活血通络。用于风寒湿痹、瘀血阻络证,症见肢体关节疼痛、沉重、麻木、屈伸不利等。

72. 四香祛湿丸

【功能主治】清热安神,舒筋活络。用于白脉病,半身不遂,风湿,类风湿,肌筋萎缩,神经麻痹,肾损脉伤,瘟疫热病,久治不愈等症。

73. 外用舒筋酊

【功能主治】祛风除湿,舒筋活络,疗伤止痛。用于风湿痹阻,跌打损伤,筋骨疼痛,屈伸不利。

74. 威灵骨刺膏

【功能主治】温经散寒,疏风除湿,蠲痹止痛。用于寒湿痹阻所致骨质增生,骨刺,症见疼痛、肿胀、麻木、屈伸不利。

75. 骨刺祛痛膏

【功能主治】祛风除湿,通络止痛。主要用于骨质增生,风寒湿痹引起的疼痛。

76. 青大将丸

【功能主治】祛风湿,通经络。用于风湿痹痛,湿疹顽癣。

77. 砂仁驱风油

见第九章“111. 神经痛和三叉神经痛”。

78. 金药膏

【功能主治】祛风胜湿,活血化瘀,通络止痛。用于风寒湿瘀阻络所致的痹病,症见关节疼痛,麻木,活动不利;颈腰椎、骨质增生症见上述证候者。

79. 精制海马追风膏

【功能主治】驱风散寒,活血止痛。用于风寒麻木,腰腿疼痛。

80. 宝珍橡胶膏

【功能主治】除湿祛风,温经行滞。用于风寒湿痹,腰膝酸软,跌打损伤及筋脉拘挛疼痛等。

81. 骨泰酊

【功能主治】温经散寒,祛淤止痛。用于风寒湿痹痛。

82. 复方追风膏

【功能主治】祛风散寒,活血止痛。用于风湿痹痛,腰背酸痛,四肢麻木。

83. 复方祖司麻止痛膏

【功能主治】祛风除湿,活血消肿,消炎止痛。用于腰背痛及风湿所致的局部疼痛。

84. 复方夏天无片

【功能主治】祛风逐湿,舒筋活络,行血止痛。用于风湿瘀血阻滞,经络不通引起的关节肿痛,肢体麻木,屈伸不利,步履艰难;风湿性关节炎,坐骨神经痛,脑血栓形成后遗症及小儿麻痹后遗症见上述证候者。

85. 香药风湿止痛膏

【功效】祛风除湿,化瘀止痛。用于风寒湿痹引起的腰、肩、四肢、关节、肌肉诸痛。

86. 追风透骨胶囊

【功能主治】通经络,祛风湿,镇痛祛寒。用于风寒湿痹,四肢痹痛,神经麻痹,手足麻木。

87. 麝香镇痛膏

【功能主治】散寒,活血,镇痛。用于风湿性关节痛,关节扭伤。

88. 祛风止痛丸(胶囊、片)

【功能主治】祛风止痛,散寒除湿,强壮筋骨。用于风寒湿痹,关节疼痛,四肢麻木,腰膝酸软。

89. 祛风骨痛巴布膏

【功能主治】祛风散寒,舒筋活血,消肿止痛。用于风寒湿痹引起的疼痛。

90. 祛风胜湿酒

【功能主治】祛风胜湿,通络止痛,舒筋活血。用于四肢、腰脊风湿痹痛,手足麻木。

91. 祛风息痛丸

【功能主治】祛风散寒除湿,活血通络止痛。用于风寒湿痹,四肢麻木,周身疼痛,腰膝酸痛。

92. 舒筋丸(胶囊)

【功能主治】祛风除湿,舒筋活血。用于风寒湿痹,四肢麻木,筋骨疼痛,行步艰难。

93. 筋骨康片

【功能主治】祛风散寒,除湿止痛。用于风湿寒痹,关节疼痛,腰痛,筋骨麻木。

94. 湿热痹片(胶囊、颗粒)

【功能主治】祛风除湿,清热消肿,通络定痛。用于湿热痹证,其症状为肌肉或关节红肿热痛,有沉重感,步履艰难、发热、口渴不欲饮,小便淡黄。

95. 麝香暖脐膏

【功能主治】祛寒止痛。用于小儿脘腹疼痛,风寒湿痹等。

96. 仙灵脾片(咀嚼片、胶囊)

见第五章“76. 阳痿”。

97. 芎芷痛瘀散

【功能主治】活血化瘀,祛风散寒。用于骨质增生、骨刺、颈椎病、肩周炎、腰椎病、椎间盘突出、坐骨神经痛、急性软组织扭挫伤、腰肌劳损、风湿腰腿痛等症。

98. 益脉康胶囊(分散片、软胶囊、滴丸)

见第二章“17. 冠心病与心绞痛”。

99. 新力正骨喷雾剂

【功能主治】接骨强筋、活血化瘀、消肿止痛。用于骨折脱臼、急性扭伤、运动疲劳、风湿疼痛及各种痹症所引起的疼痛不适。

100. 鸡矢藤注射液

见第三章“44. 腹痛”。

101. 肿痛搽剂(凝胶、气雾剂)

【功能主治】消肿镇痛,活血化瘀,舒筋活络,化痞散结。用于跌打损伤,风湿关节痛,肩周炎,痛风关节炎,乳腺小叶增生。

102. 跌打红药胶囊

【功能主治】活血止痛,去瘀生新。用于跌打损伤,筋骨瘀血肿痛,风湿麻木。

103. 熊胆跌打膏

【功能主治】活血散瘀,消肿止痛。用于跌打损伤,风湿关节痛,腰背酸痛。

104. 麝香正骨酊

【功能主治】祛风止痛,舒筋活血。用于跌打损伤,伤筋骨折,风湿痹痛,骨刺。

105. 蒿白伤湿气雾剂

【功能主治】活血止痛,祛风除湿。用于扭伤,挫伤,风湿骨痛,腰背酸痛。

106. 香藤胶囊

【功能主治】扶正祛邪,祛风除湿,活血止痛。用于海洛因成瘾者的脱毒治疗,以及风湿痹阻、瘀血阻络所致的痹病,症见腰腿痛、四肢关节等。

107. 风湿二十五味丸

【功能主治】燥“协日乌素”,散瘀。用于游痛症,风湿,类风湿性关节炎、颈椎病、肩周炎、脊椎炎、坐骨神经痛、痛风、骨关节炎等。

108. 风湿灵胶囊

【功能主治】祛风散寒,舒筋活络。用于风寒湿痹,关节疼痛,手足麻木,腰腿酸痛。

109. 舒筋活络丸

【功能主治】驱风祛湿,舒筋活络。用于一般骨节风痛,腰膝酸痛。

110. 强力狮子油

【功能主治】温经散寒,化瘀消肿,活血止痛。用于跌打扭伤,轻微损伤,轻度汤火烫伤,风湿骨痛,关节酸痛,蚊叮虫咬,皮肤瘙痒。

111. 风湿追风膏

【功能主治】温经通络,祛风除湿,活血止痛。用于风湿痹痛,腰背酸痛,四肢麻木,经脉拘挛等症。

112. 风湿祛痛胶囊

【功能主治】燥湿祛痛,活血化瘀,通络止痛,扶正祛邪。用于痹病寒热错杂证,症见肌肉关节疼痛、肿胀、关节活动受限、晨僵、局部发热;风湿性关节炎、类风湿关节炎见上述证候者。

113. 风湿豨桐片

【功能主治】本品祛风通络,用于风湿性关节炎或半身不遂,原发性高血压。

114. 风湿喷雾剂

【功能主治】祛风除湿。用于慢性腰肌筋膜炎的疼痛,属症状改善药。

115. 风湿塞隆胶囊

【功能主治】祛风散寒除湿,通络止痛,补益肝肾。用于风寒湿痹引起的肢体关节疼痛、肿胀、屈伸不利,肌肤麻木,腰膝酸软。

116. 骨友灵搽剂

【功能主治】活血化瘀,消肿止痛。用于瘀血阻络所致的骨性关节炎、软组织损伤,症见关节肿胀、疼痛、活动受限。

117. 四妙丸

见第九章“110. 重症肌无力”。

118. 十八味欧曲珍宝丸

【功能主治】消炎,止痛,干黄水。用于痹病,关节红肿疼痛,湿疹,亚玛虫病,麻风病。

119. 三痹热宝熨剂

【功能主治】祛风散寒,活血化瘀,除湿通络。用于由风、寒、湿邪引起的关节炎,关节冷痛。

120. 风寒砂熨剂

见第三章“44. 腹痛”。

121. 风寒骨痛丸

【功能主治】祛风除湿,散寒止痛,活血通络。用于四肢疼痛,腰背脊酸软疼痛,屈伸不利。

122. 归龙筋骨宁片

【功能主治】祛风活血,舒筋止痛。用于风寒湿痹,关节疼痛。

123. 消炎止痛膏

【功能主治】消炎镇痛。用于神经痛,风湿痛,肩痛,扭伤,关节痛,肌肉疼痛等。

124. 五根胶囊

【功能主治】祛风除湿,散寒止痛,用于风湿性关节炎,关节肿胀,腰膝疼痛。

125. 五松肿痛酊

【功能主治】活血散瘀,消肿止痛,祛风除湿。用于风湿关节疼痛(寒痹),跌打肿痛(急性扭挫伤)等。

126. 消炎解痛巴布膏

【功能主治】用于风寒湿痹,关节、肌肉酸痛。

127. 消炎镇痛膏

见第九章“111. 神经痛和三叉神经痛”。

128. 麝香追风止痛膏

【功能主治】祛风除湿,散寒止痛。用于寒湿痹阻所致关节、肌肉疼痛,扭伤疼痛。

129. 麝香跌打风湿膏

【功能主治】祛风除湿,化瘀止痛。用于风湿痛,跌打损伤,肿痛。

130. 舒筋活血定痛散

【功能主治】舒筋活血,散瘀止痛。用于跌打损伤、闪腰岔气、伤筋动骨、血瘀肿痛。

131. 风湿伤痛膏

【功能主治】祛风湿，活血止痛。用于肌肉痛，扭伤。

132. 麝香祛风湿膏

【功能主治】祛风湿，活血，镇痛，消肿。用于风湿痛，筋骨痛，关节痛，腰腿酸痛及跌打肿痛。

133. 活血通脉片

【功能主治】行气活血，通脉止痛。用于冠心病心绞痛气滞血瘀证。

134. 壮骨麝香止痛膏

【功能主治】祛风湿，活血止痛。用于风湿关节，肌肉痛，扭伤。

135. 骨通贴膏

【功能主治】祛风散寒，活血通络，消肿止痛。用于寒湿阻络兼血瘀证之局部关节疼痛、肿胀、麻木重着、屈伸不利或活动受限。

136. 祛风通络酒

【功能主治】益气补血，祛风除湿，舒经活络。适用于气血不足、风湿阻络型痹病的辅助治疗，症见关节麻木，酸楚，屈伸不利。

137. 姜脑止痛搽剂

【功能主治】散寒止痛，通络除湿。适用于风湿性关节炎所致的局部疼痛、肿胀等症的辅助治疗。

138. 蚂蚁双参通痹丸

【功能主治】补肾健脾，祛风散寒，活血通络，强筋壮骨。用于脾肾两虚，风寒痹阻，瘀血阻络型痹病，以及有关节疼痛、肿胀、屈伸不利等症的辅助治疗。

139. 九味黑蚁酒

【功能主治】补肝肾，强筋骨。适用于痹病（寒湿阻络症）关节疼痛，肿胀，沉重的辅助治疗。

140. 消痛贴膏

【功能主治】活血化瘀，消肿止痛。用于急、慢性扭挫伤，跌打瘀痛，骨质增生，风湿及类风湿疼痛。亦适用于落枕、肩周炎、腰肌劳损和陈旧性伤痛等。

141. 姜红祛痛搽剂

【功能主治】活血化瘀，散寒除湿，通络止痛。适用于闭合性软组织损伤，风湿关节痛，症见肢体局部疼痛、肿胀、瘀斑的辅助治疗。

142. 止痛透骨膏

【功能主治】祛风散寒，活血行滞，通络止痛。用于膝、腰椎部血瘀，风寒阻络证者，症见关节疼痛，肿胀，压痛或功能障碍。

143. 透骨灵橡胶膏

【功能主治】消肿，止痛。用于骨质增生，风湿性关节炎，腰腿疼痛。

144. 散痛舒片（分散片、胶囊）

祛风除湿，活血止痛。用于风湿瘀阻，关节肌肉痹痛及跌打损伤，瘀血肿痛。

145. 镇痛活络酊

【功能主治】舒筋活络，祛风定痛，用于急、慢性软组织损伤，关节炎，肩周炎，颈椎病，骨质增生，坐骨神经痛及劳累损伤等筋骨酸痛症。

146. 三香化瘀膏

【功能主治】活血化瘀，通络止痛。用于瘀血阻络，风寒痹病所致疼痛的辅助治疗。

147. 复方南星止痛膏

【功能主治】散寒除湿，活血止痛。用于寒湿瘀阻所致的关节疼痛，肿胀，活动不利，遇寒加重。

148. 活血止痛散（胶囊、片）

【功能主治】活血散瘀，消肿止痛。用于跌打损伤，瘀血肿痛。

149. 活络油

见第九章“105. 晕动症”。

150. 复方蚂蚁活络胶囊

【功能主治】舒筋活络，祛风散寒。适用于风寒湿痹阻引起的关节疼痛，肿胀，屈伸不利的辅助治疗。

151. 斧标正红花油

【功能主治】温经散寒，活血止痛。用于风湿骨痛，筋骨酸痛，扭伤瘀肿，跌打损伤，蚊虫叮咬。

152. 风湿寒痛片

【功能主治】祛风散寒，除湿活络，滋补肝肾。用于肝肾不足，风寒湿痹，关节肿痛，四肢麻木，腰膝酸痛。

153. 黑鬼豆油

【功能主治】祛风活血，化瘀止痛。用于风湿疼痛，关节痛，扭伤，跌打损伤。

154. 跌打风湿酒

【功能主治】祛风除湿。用于风湿骨痛，跌打损伤，风寒湿痹，积瘀肿痛。

155. 雪山金罗汉止痛涂膜剂

见第七章“93. 痛风”。

156. 活血止痛膏

【功能主治】活血止痛，舒筋通络。用于筋骨疼痛，肌肉麻痹，痰核流注，关节酸痛。

157. 杜羌络通酒

【功能主治】滋补肝肾，祛风散寒，活血通络。用于肝肾两虚，风寒阻络所致的腰膝疼痛，屈伸不利的辅助治疗。

158. 复方川芎胶囊（片）

【功能主治】祛风散寒，除湿通络，活血止痛。适用于风寒湿痹引进的关节肌肉疼痛，肿胀，活动不利的辅助治疗。

159. 红花油

【功能主治】驱风药。用于风湿骨痛，跌打扭伤，外感头痛，皮肤瘙痒。

160. 清风油

见第九章“105. 晕动症”。

161. 辣椒风湿膏(凝胶)

【功能主治】祛风散寒,舒筋活络,消肿止痛。用于关节疼痛,腰背酸痛,扭伤瘀肿,以及慢性关节炎和未溃破的冻疮。

162. 黄金波药酒

【功能主治】祛风活血,温中和胃。用于肢体麻木,筋骨疼痛,胃寒胀满。

163. 桂龙益肾通络口服液

【功能主治】补肝肾,益气血,祛风散寒除湿,活血通络止痛。用于肝肾两虚,气血不足,风寒湿阻络引起的关节痹痛。

164. 蚁红通络口服液

【功能主治】补肾通络。用于腰膝酸软,关节疼痛的辅助治疗。

165. 活血风寒膏

【功能主治】活血化瘀,祛风散寒。用于风寒麻木,筋骨疼痛,跌打损伤,闪腰岔气。

166. 关节风痛丸

【功能主治】祛风,除湿,止痛。用于风湿性筋骨酸痛,关节痛,四肢麻木。

167. 清痹通络药酒

【功能主治】清热除湿,活血通络,消肿止痛。用于痹证湿热瘀阻证,症见关节疼痛,屈伸不利。

168. 健步丸

见第九章"110. 重症肌无力"。

169. 复方仙灵风湿酒

【功能主治】祛风除湿,舒筋活络。用于风湿痹阻所致的肢体关节、肌肉疼痛,肿胀,麻木,屈伸不利。

170. 舒筋风湿酒

见第五章"76. 阳痿"。

171. 痛舒胶囊

【功能主治】活血化瘀,舒筋活络,消肿止痛。用于跌打损伤,风湿关节痛。

172. 跌打按摩药膏

【功能主治】活血散瘀,止痛解痉。用于急、慢性扭挫伤,软组织劳损,风湿性关节痛。

173. 通滞埃提勒菲力沙那片

见第三章"48. 便秘"。

174. 金骨莲片(胶囊)

【功能主治】祛风除湿,消肿止痛。用于风湿痹阻所致的关节肿痛、屈伸不利等。

175. 田七镇痛膏

【功能主治】活血化瘀,祛风除湿,温经通络。用于跌打损伤,风湿关节痛,肩臂腰腿痛。

176. 枫香脂十味丸

【功能主治】燥"协日乌素",止痛。用于游痛症,风湿性关节疼痛。

177. 注射用蜂毒(冻干)

【功能主治】本品具有抗炎和镇痛作用,用于风湿性关节炎,类风湿关节炎,周围神经炎及神经痛,属风湿痹痛者。

178. 复方骆驼蓬子软膏

【功能主治】清泻局部异常黑胆质、黏液质,消肿止痒,散气止痛。用于湿寒所引起的关节酸痛、风湿性关节炎、坐骨神经痛、湿疹,疥癣,疥疮等

179. 祛痛橡胶膏嘎日迪-5

【功能主治】消肿、止痛、燥"协日乌素"。用于风湿性关节炎,游痛症,腰酸腿痛。

180. 祖师麻风湿膏

【功能主治】追风散寒,舒筋活血。用于筋骨疼痛,四肢麻木,腰膝疼痛,风湿关节肿痛及筋骨劳损,跌打后痛、麻、胀诸症。

181. 海蛇痹宁胶囊

【功能主治】祛风除湿,散寒止痛,活血通络。适用于寒湿阻络和瘀血阻络的痹病(风湿性关节炎及类风湿关节炎)。

182. 豨莶风湿片(胶囊)

【功能主治】祛风除湿,通络止痛。用于四肢麻痹,腰膝无力,骨节疼痛及风湿性关节炎。

183. 壮骨关节丸

【功能主治】补益肝肾,养血活血,舒筋活络,理气止痛。用于肝肾不足、血瘀气滞、脉络痹阻所致的骨性关节炎、腰肌劳损,症见关节肿胀、疼痛、麻木、活动受限。

184. 解毒降脂胶囊(片)

【功能主治】清热解毒,利湿,并有升高白细胞和降血脂作用。用于急、慢性肝炎,慢性支气管炎及风湿性关节炎;可用于高脂血症,化疗、放疗引起的白细胞降低。

185. 森登四味汤散

见第四章"70. 水肿"。

186. 汉桃叶软胶囊(片)

【功能主治】祛风止痛,舒筋活络。用于三叉神经痛,坐骨神经痛,风湿关节痛。

187. 复方玄驹胶囊

见第五章"76. 阳痿"。

188. 根痛平颗粒

【功能主治】活血,通络,止痛。用于风寒阻络所致颈、腰椎病,症见肩颈疼痛、活动受限、上肢麻木。

189. 壮骨伸筋胶囊

【功能主治】补益肝肾,强筋壮骨,活络止痛。用于肝肾两虚,寒湿阻络所致的神经根型颈椎病,症见肩臂疼痛、麻木、活动障碍。

190. 红花如意丸

见第十二章"136. 宫颈炎与宫颈糜烂"。

191. 舒筋除湿胶囊

【功能主治】补益肝肾,祛风除湿,活血通络止痛。用于轻、中度膝骨关节炎和类风湿关节炎寒湿阻络兼肝肾两虚证,症见关节疼痛、关节肿胀、腰膝酸软。

192. 伸筋丹胶囊

【功能主治】舒筋通络，活血祛瘀，消肿止痛。用于血瘀阻络引起的骨折后遗症、颈椎病、肥大性脊椎炎、慢性关节炎、坐骨神经痛、肩周炎。

193. 风寒双离拐片(胶囊)

【功能主治】祛风散寒，活血通络。用于风寒闭阻、瘀血阻络所致的痹病，症见关节疼痛、腰腿疼痛、冷痛或刺痛，局部畏寒恶风、四肢麻木、屈伸不利。

194. 三妙丸

【功能主治】燥湿清热。用于湿热下注所致的痹病，症见足膝红肿热痛，下肢沉重，小便黄少。

195. 追风舒经活血片

【功能主治】舒筋活血，散风祛寒。用于风寒瘀阻所致的痹病，症见四肢关节疼痛、腰腿疼痛，四肢麻木。

196. 强力天麻杜仲胶囊

【功能主治】平肝息风，活血散寒，舒筋止痛。用于肝阳化风，寒湿阻络所致的中风，症见筋脉掣痛、肢体麻木，行走不便，腰腿痛，头痛头昏。

197. 痛风定胶囊(片)

见第七章“93. 痛风”。

198. 壮骨木瓜丸

【功能主治】活血散风，舒筋止痛。用于风寒湿痹，症见四肢疼痛、手足麻木、筋脉拘挛、腰膝无力、步履艰难。

199. 骨痛灵酊

【功能主治】温经散寒，祛风活血，通络止痛。用于腰、颈椎骨质增生，骨性关节炎，肩周炎，风湿性关节炎。

200. 金乌骨通胶囊

【功能主治】滋补肝肾，祛风除湿，活血通络。用于肝肾不足，风寒湿痹引起的腰腿酸痛，肢体麻木。

201. 钻山风糖浆(合剂)

【功能主治】祛风除湿，散瘀镇痛，舒筋活络。用于风寒湿痹引起的腰膝冷痛，肢体麻木，伸屈不利。

202. 长春药酒

见第五章“78. 遗精”。

203. 瘀血痹颗粒(胶囊)

【功能主治】活血化瘀，通络止痛。用于瘀血阻络所致的痹病，症见肌肉关节剧痛、痛处拒按、固定不移，可有硬节或瘀斑。

204. 龟蛇酒

【功能主治】滋阴补肾，益气活血，舒筋通络，祛风除湿。用于老年体弱，头昏眼花，腰酸膝软，尿频，四肢麻木，关节酸痛。

205. 疏痛安涂膜剂

见第九章“111. 神经痛和三叉神经痛”。

206. 海蛇药酒

【功能主治】祛风除湿，舒筋活络，强身壮骨。用于肢体麻木，腰膝酸痛，风寒湿痹。

207. 海马舒活膏

【功能主治】活血化瘀，舒筋活络，消肿止痛。用于跌打损伤，瘀血肿痛，劳伤疼痛，风湿骨痛，闭合性新旧软组织挫伤，肌肉劳损见上述证候者。

208. 金龙驱风油

【功能主治】用于风湿头痛，蚊虫咬伤，跌打损伤。

209. 息伤乐酊

【功能主治】活血化瘀，消肿止痛。用于急性扭挫，跌扑筋伤引起的皮肤青紫，瘀血不散，红肿疼痛，活动不利，亦可用于风湿痹痛。

210. 正红花油

【功能主治】活血驱风，舒筋止痛。用于风湿骨痛，肢体麻木，跌打损伤，蚊虫叮咬。

211. 川桂散

【功能主治】温经通络，散寒止痛。适用于风、寒、湿痹证所致的颈、肩、腰、腿痛。

212. 麝香追风膏

【功能主治】祛风散寒，活血止痛。用于风湿痛、关节痛、筋骨痛、神经痛、腰背酸痛、四肢麻木、扭伤、挫伤。

213. 桂龙药膏

【功能主治】祛风除湿，舒筋活络，温肾补血。用于风湿骨痛，慢性腰腿痛，肾阳不足及气血亏虚引起的贫血，失眠多梦，气短，心悸，多汗，厌食，腹胀，尿频。

214. 鹿骨雪莲酒

【功能主治】温肾益精，强筋壮骨，养血活血，祛风渗湿。用于筋骨挛痛，四肢麻木，腰膝酸软，小便余沥，月经不调，少腹冷痛。

215. 复方风湿宁片(胶囊、颗粒、注射液)

【功能主治】祛风除湿，活血散瘀，舒筋止痛。用于风湿痹痛。

216. 驱风通络药酒

【功能主治】追风定痛，除湿散寒。用于风寒湿痹所致的四肢麻木，关节酸痛。

217. 复方伸筋胶囊

【功能主治】清热除湿，活血通络。用于湿热瘀阻所致关节疼痛，屈伸不利。

218. 狮马龙活络油

【功能主治】祛风活络，消肿止痛。用于风湿关节酸痛，手足麻木，以及跌打损伤，轻度烫伤，外用止痛。

219. 狮马龙红花油

【功能主治】祛风活络，消肿止痛。用于风湿关节酸痛，手足麻木，以及跌打损伤，轻度烫伤，外用止痛。

220. 活血风湿膏

【功能主治】祛风散寒，活血止痛。用于骨关节炎颈、膝关节疼痛及活动不利，属风寒痹阻，血行瘀滞证者。

221. 护骨胶囊(酒)

【功能主治】补肾益精。用于肾精亏虚，腰脊疼痛，酸软无力,下肢痿弱,步履艰难,足跟疼痛,性欲减退,头晕耳鸣;原发性骨质疏松见上述证候者。

222. 通络止痛胶囊

【功能主治】清热利湿,通络止痛。用于湿热阻络型痹病引起的关节肿痛,肢体沉重,活动不利的辅助治疗。

223. 麝香舒活精(搽剂)

【功能主治】活血散瘀,消肿止痛。用于运动损伤,急、慢性软组织损伤,风湿痛。

224. 四季平安油

【功能主治】驱风、止痛。用于头晕头痛,腰酸背痛,风火牙痛,风湿骨痛,蚊虫叮咬。

225. 十四味羌活风湿酒

【功能主治】祛风除湿,活血止痛。用于风寒湿痹引起的四肢麻木,筋骨酸痛,腰膝乏力。

226. 麝香祛风湿油

【功能主治】祛风,活血,消肿,止痛。用于风湿痛,关节痛,腰腿痛,跌打损伤。

227. 乳香风湿气雾剂

【功能主治】祛风活血,消肿止痛。用于风湿痛,关节痛,腰腿痛及跌打损伤。

228. 通络止痛药酒

【功能主治】舒筋活血,通经活络。用于痹病,症见腰膝疼痛,肢体麻木。

229. 鸿茅药酒

【功能主治】祛风除湿,补气通络,舒筋活血,健脾温肾。用于风寒湿痹,筋骨疼痛,脾胃虚寒,肾亏腰酸及妇女气虚血亏。

230. 二十五味阿魏胶囊(散)

【功能主治】祛风镇静。用于五脏六腑的龙病,肌肤、筋腱、骨的隆病,维命隆等内外一切隆病。

231. 指迷茯苓丸

【功能主治】燥湿和中,化痰通络。用于痰湿阻络所致的筋络挛急,臂痛难举。

232. 威隆壮骨酒

【功能主治】祛风活血,壮骨强筋。用于风寒湿痹所致的筋骨疼痛,肢节肿胀,四肢麻木,腰膝酸软。

233. 十二味痹通搽剂

【功能主治】祛风除湿、活血化瘀、消肿止痛。用于寒湿痹病,闪挫伤筋等症。

234. 关通舒胶囊(口服液)

【功能主治】祛风除湿,散寒通络。用于风寒湿痹所致的关节疼痛,屈伸不利;以及腰肌劳损,外伤性腰腿痛。

235. 铁棒锤止痛膏

见第九章“111. 神经痛和三叉神经痛”。

236. 追风除湿酒

【功能主治】祛风除湿,通络止痛。用于风寒湿邪痹阻经络所致的四肢麻木,筋骨酸痛,腰膝冷痛。

237. 王回回狗皮膏

【功能主治】祛风散寒,活血止痛。用于风寒湿痹引起的四肢麻木,腰腿疼痛。

238. 复方塞隆胶囊(片)

【功能主治】祛风除湿,散寒,通络止痛。用于风湿痹痛,腰腿疼痛。

239. 舒筋定痛片(胶囊)

【功能主治】活血散瘀,消肿止痛。用于跌打损伤,慢性腰腿痛,风湿痹病。

240. 骨骼风痛片(胶囊)

【功能主治】祛风除湿,活血通络,散寒止痛。用于风湿痹痛。

241. 骨力胶囊

【功能主治】强筋骨,祛风湿,活血化瘀,通络定痛。用于风寒湿邪痹阻经络所致的腰腿酸痛,肢体麻木,以及骨质疏松。

242. 精制五加皮酒

【功能主治】强筋壮骨,活血祛风,健脾除湿。用于肝肾不足,筋骨萎软,风湿痹痛,筋骨拘挛,四肢麻木,腰腿酸痛,胸膈痞闷。

243. 痹欣片

【功能主治】祛风除湿,活血止痛。用于风湿阻络引起的肌肉关节疼痛。

244. 秦川通痹片(胶囊)

【功能主治】祛风除湿,通络止痛。用于风寒湿痹所致的肢体疼痛,麻木拘挛。

245. 塞雪风湿胶囊

【功能主治】祛风除湿,散寒止痛。用于风寒湿邪痹阻经络所致的关节肿痛,肢体麻木。

246. 复方仙灵脾酒

【功能主治】补肝肾,强筋骨,祛风湿。用于腰膝酸软,四肢麻痹,神疲健忘。

247. 复方牵正膏

见第九章“112. 面神经炎”。

248. 云南白药膏(酊、气雾剂)

【功能主治】活血散瘀,消肿止痛,祛风除湿。用于跌打损伤,瘀血肿痛,风湿疼痛,肌肉酸痛及冻伤。

249. 枫荷除痹酊

【功能主治】祛风除湿,舒筋活血,通络止痛。用于寒湿阻络引起的手足麻木,关节肿痛,腰腿疼痛。

250. 然降多吉胶囊

【功能主治】清热解毒,祛风湿、止痛,主治外感发热,风湿热痹。

251. 风湿跌打酊

【功能主治】祛风除湿,活血化瘀,消肿止痛。用于风湿关节痛、跌打损伤、扭伤挫伤所引起的腰腿、关节、筋肌疼痛。

252. 夏天无片(注射液)

【功能主治】活血通络,行气止痛。用于瘀血阻络、气行不畅所致的中风,症见半身不遂、偏身麻木或跌打损伤、气血瘀阻所致的肢体疼痛、肿胀麻木;风湿性关节炎、坐骨神经痛见上述证候者。

253. 生龙驱风药酒

【功能主治】祛风除湿,通络止痛。用于风湿痹痛、腰肌劳损。

254. 活络丸

【功能主治】祛风除湿,舒筋活络。用于风寒湿瘀所致的痹病,症见肢体疼痛,手足麻木,筋脉拘挛,或中风瘫痪,口眼㖞斜,半身不遂,言语不清。

255. 国公酒

【功能主治】散风祛湿,舒筋活络。用于风寒湿邪闭阻所致的痹病,症见关节疼痛,沉重,屈伸不利,手足麻木,腰腿疼痛。

256. 复方雪莲胶囊(软胶囊)

见本章“96. 强直性脊柱炎”。

257. 胡蜂酒

【功能主治】祛风除湿。用于风湿闭阻所致的痹病,症见关节疼痛,肢体沉重;急性风湿病,风湿性关节炎见上述证候者。

258. 痛可舒酊

【功能主治】祛风除湿,活血止痛。用于风湿痹痛,偏正头痛等属于风湿瘀阻证候者。

259. 黑骨藤追风活络胶囊(颗粒)

【功能主治】祛风除湿,通络止痛。用于风寒湿痹,肩臂腰腿疼痛。

260. 麝香海马追风膏

【功能主治】驱风散寒,活血止痛。用于风寒麻木,腰腿疼痛,四肢不仁。

261. 马钱子散

【功能主治】祛风湿,通经络。用于风湿闭阻所致的痹病,症见关节疼痛、臂痛腰痛、肢体肌肉萎缩。

262. 双虾标风湿油

【功能主治】祛风通络、止痛。用于肌肉扭伤,关节疼痛。

263. 朱虎化瘀酊

【功能主治】祛风散寒,活血化瘀。用于风湿痹痛,软组织挫伤的辅助治疗。

264. 杜仲药酒

【功能主治】温补肝肾,补益气血,强壮筋骨,祛风除湿。用于肝肾不足,筋骨痿弱,风寒湿痹,阳痿早泄。

265. 祛风疏筋丸

【功能主治】祛风散寒,舒筋活络。用于风寒湿闭阻所致的痹病,症见关节疼痛、局部畏恶风寒、屈伸不利、四肢麻木,腰腿疼痛。

266. 舒筋健络油

【功能主治】祛风活血,消肿止痛。主治风湿骨痛,多种疼痛及肌肉疼痛,蚊虫叮咬。

267. 独活止痛搽剂

【功能主治】止痛,消肿,散瘀。用于小关节挫伤,韧带、肌肉拉伤及风湿痛。

268. 痛肿灵(酊剂)

【功能主治】祛风除湿,消肿止痛。用于风湿骨痛,跌打损伤。

269. 复方丁香罗勒油

【功能主治】驱风镇痛。用于感冒头痛,风湿骨痛。

270. 驱风药酒

【功能主治】舒筋活络。用于筋骨疼痛。

271. 岭南万应止痛膏

【功能主治】止痛消炎,舒筋活络,提神醒脑。用于肌肉疲劳,筋骨酸痛,跌打伤痛,风湿骨痛,舟车晕浪,伤风头痛,蚊虫叮咬。

272. 田七跌打风湿软膏

【功能主治】活血祛瘀,舒筋通络,消肿止痛,祛风除湿。用于软组织扭挫伤,风湿腰痛。

273. 活络止痛丸

【功能主治】活血舒筋,祛风除湿。用于风湿痹痛,手足麻木酸软。

274. 红药片

【功能主治】活血止痛,去瘀生新。用于跌打损伤,瘀血肿痛,风湿麻木。

275. 药艾条

见第三章“44. 腹痛”。

276. 薏辛除湿止痛胶囊

【功能主治】散寒除湿,活血止痛。用于痹病寒湿闭阻,瘀血阻滞引起的关节疼痛,关节肿胀等症的辅助治疗。

277. 药用灸条

【功能主治】温经散寒,祛风除湿,通络止痛。用于风寒湿邪痹阻所致关节疼痛,脘腹冷痛等症。

278. 云香祛风止痛酊(云香精)

见第三章“44. 腹痛”。

279. 乌金活血止痛片(胶囊)

【功能主治】活血化瘀,通络止痛。用于气滞血瘀所致的腰腿痛,风湿性关节痛,癌症疼痛。

280. 木瓜酒

【功能主治】祛风活血。用于风湿痹痛,筋脉拘挛,四肢麻木,关节不利。

281. 消炎止痛膏

【功能主治】消炎镇痛。用于神经痛,风湿痛,肩痛,扭伤,关节痛,肌肉疼痛等。

282. 关节克痹丸

【功能主治】祛风散寒,活络止痛。用于关节炎、四肢酸痛、伸展不利。

283. 祛寒除湿散

【功能主治】祛风除湿散寒,活血化瘀,消肿散结止痛。

用于风湿性关节炎和类风湿关节炎。

96. 强直性脊柱炎

〔基本概述〕

强直性脊柱炎(AS)是一种慢性进行性炎症性疾病,主要侵犯骶髂关节、脊柱骨突、脊柱旁软组织及外周关节,并可伴发关节外表现。该病一般类风湿因子呈阴性,故属血清阴性脊柱病范畴。

强直性脊柱炎在我国患病率初步调查为0.3%左右。男女比例约为(2~3):1。发病年龄通常在13~31岁,40岁以后及8岁以前发病者少见。目前病因尚不明确,已证实其发病与HLA-B27强相关,并有明显的家族聚集倾向。

本病发病隐袭。最常见的特征性症状为炎性腰背痛,表现为腰背部或骶髂部疼痛和(或)发僵,背部不适发生在40岁以前;隐匿起病;活动后疼痛减轻或消失,休息时加重;夜间痛。早期体征为骶髂关节和椎旁肌肉压痛,逐渐出现腰椎前凸变平,脊柱各个方向活动受限。跖底筋膜炎、跟腱炎和其他部位的肌腱末端病在本病常见。1/4的患者在病程中发生眼色素膜炎,单侧或双侧交替,如果未予治疗或延误治疗,可发生虹膜后粘连和青光眼。

强直性脊柱炎属于中医学的"肾痹""痿痹""骨痹""督脉病"等范畴,是由于寒湿外袭,湿热浸淫,跌打损伤,瘀血阻络,气血运行不畅,或先天禀赋不足,肾精亏虚,骨脉失养所致。

〔治疗原则〕

治疗AS的主要目标是通过控制症状和炎症来预防关节结构的破坏,恢复或保存正常功能,避免药物不良反应,同时使合并症最小化,避免远期关节畸形,保持社交能力。要达到上述目的,关键在于早期诊断,合理治疗,采取教育、适度的体能锻炼、药物及手术等综合治疗方式。

(1)早期应用足量的非甾体抗炎药可迅速改善患者脊柱或外周关节疾病的疼痛和僵硬感,是解除症状的首选用药。使用该类药物时应注意个体化、单品种,通常建议较长时间使用。可酌情加用制酸剂或黏膜保护剂,如雷尼替丁或奥美拉唑和(或)枸橼酸铋钾。(具体参照类风湿关节炎章节非甾体抗炎药使用)

(2)生物制剂可抑制新骨形成,对常规治疗后病情仍持续活动或以中轴关节表现为主者可给予生物制剂治疗。

(3)柳氮磺吡啶可改善AS患者的外周关节炎,减轻前色素膜炎。

(4)甲氨蝶呤:可改善外周关节炎、腰背痛、发僵及虹膜炎等表现。

(5)不主张长期口服糖皮质激素,可短期用于重症患者;部分外周关节炎患者,可考虑关节腔内注射糖皮质激素。

严重脊柱驼背畸形待病情稳定后可做矫正手术,腰椎畸形者可行脊椎截骨术矫正驼背等。病情有所好转后应注意康复期的锻炼。在病情许可的情况下,有针对性的矫形体操是预防和矫正脊柱畸形的主要措施。为了保持脊柱及关节的活动功能,患者应经常进行颈部、胸、腰椎各个方向的前屈、后仰、左右转动等活动;为了保持胸廓的活动度,患者应经常进行深呼吸和扩胸运动;为了保持髋关节、膝关节的活动度,防止髋、膝关节的挛缩畸形,应经常进行下蹲等活动。对强直性脊柱炎进行的姿态护理可以有效地预防脊柱的僵直、筋腱挛缩、肌肉萎缩、关节功能丧失等症状的发生。

〔用药精选〕

一、西药

1. 布洛芬 Ibuprofen

见第七章"93. 痛风"。

2. 洛索洛芬 Loxoprofen

见本章"95. 风湿与类风湿关节炎"。

3. 萘普生 Naproxen

见本章"95. 风湿与类风湿关节炎"。

4. 双氯芬酸钠 Diclofenac Sodium

见本章"95. 风湿与类风湿关节炎"。

5. 吲哚美辛 Indometacin

见本章"95. 风湿与类风湿关节炎"。

6. 美洛昔康 Meloxicam

见本章"95. 风湿与类风湿关节炎"。

7. 萘丁美酮 Nabumetone

见本章"95. 风湿与类风湿关节炎"。

8. 芬布芬 Fenbufen

本品为长效的非甾体抗炎镇痛药。进入体内后代谢成为联苯乙酯,可抑制环氧酶的活性,使前列腺素的合成减少而产生抗炎、镇痛及解热作用。

【适应证】用于类风湿关节炎、风湿性关节炎、骨关节炎、脊柱关节病、痛风性关节炎的治疗。还可用于牙痛、手术后疼痛及外伤性疼痛。

【不良反应】本品不良反应主要为胃肠道反应,表现为胃痛、胃烧灼感、恶心,少数出现严重不良反应包括胃溃疡、出血、甚至穿孔。头晕、皮疹、白细胞数轻度下降、血清转移酶轻度升高等较少见。

【禁忌】对本品过敏、消化性溃疡、严重肝肾功能损害、阿司匹林引起哮喘者禁用。

【孕妇及哺乳期妇女用药】孕妇及哺乳期妇女禁用。

【儿童用药】儿童禁用。

【老年用药】老年患者因肝、肾功能减退,应用本品时需监测血药浓度并注意肾毒性。

【用法用量】口服。成人常用量:一日0.6g,分1~2次服用。成人一日总量不超过1.0g。

【制剂】芬布芬片(胶囊)

9. 奥沙普秦 Oxaprozin

见本章“95. 风湿与类风湿关节炎”。

10. 醋氯芬酸 Aceclofenac

见本章“95. 风湿与类风湿关节炎”。

11. 甲氨蝶呤 Methotrexate

见本章“95. 风湿与类风湿关节炎”。

12. 注射用重组人Ⅱ型肿瘤坏死因子受体-抗体融合蛋白 Recombinant Human Tumor Necrosis Factor-α Receptor Ⅱ:IgG Fc Fusion Protein for Injection

见本章“95. 风湿与类风湿关节炎”。

13. 英夫利西单抗 Infliximab

见本章“95. 风湿与类风湿关节炎”。

附:用于强直性脊柱炎的其他西药

1. 氯诺昔康 Lornoxicam

见本章“95. 风湿与类风湿关节炎”。

2. 吡罗昔康 Piroxicam

见本章“95. 风湿与类风湿关节炎”。

3. 柳氮磺吡啶 Sulfasalazine

见本章“95. 风湿与类风湿关节炎”。

4. 依托度酸 Etodolac

见本章“95. 风湿与类风湿关节炎”。

5. 双氯芬酸二乙胺乳胶剂 Diclofenac Diethylamine Emulgel

见本章“95. 风湿与类风湿关节炎”。

6. 辣椒碱 Capsaicin

见本章“95. 风湿与类风湿关节炎”。

7. 阿达木单抗 Adalimumab

见本章“95. 风湿与类风湿关节炎”。

8. 依托考昔 Etoricoxib

见第七章“93. 痛风(高尿酸血症)”。

9. 氨糖美辛 Glucosamine Indometacin

见本章“95. 风湿与类风湿关节炎”。

10. 复方倍他米松注射液 Compound Betamethasone Injection

见本章“95. 风湿与类风湿关节炎”。

11. 双氯芬酸钠盐酸利多卡因注射液 Diclofenac Sodium and Lidocaine Hydrochloride Injection

【适应证】本产品为复方制剂,其组分为双氯芬酸钠与盐酸利多卡因。用于严重炎症或退行性风湿病:类风湿关节炎,强直性脊椎炎,关节炎,脊椎关节病,疼痛性脊椎综合征,关节外的风湿病;急性痛风发作;肾绞痛和胆绞痛;损伤或术后的疼痛、炎症和肿胀。

12. 氟比洛芬 Flurbiprofen

见第一章“12. 胸膜炎”。

13. 酮洛芬 Ketoprofen

见第十二章“142. 痛经”。

14. 右酮洛芬 Dexketoprofen

见第七章“93. 痛风(高尿酸血症)”。

15. 右旋酮洛芬氨丁三醇 Dexketoprofen Trometamol

见第七章“93. 痛风(高尿酸血症)”。

16. 阿司匹林 Aspirin

见第一章“1. 感冒”。

17. 非诺洛芬 Fenoprofen

【适应证】适用于各种关节炎。包括类风湿关节炎、骨关节炎、强直性脊柱炎、痛风性关节炎及其他软组织疼痛,也用于其他疼痛如痛经、牙痛、损伤及创伤性痛等。

18. 注射用甲泼尼龙琥珀酸钠 Methylprednisolone Sodium Succinate for Injection

见第六章“80. 贫血”。

19. 阿西美辛 Acemetacin

见第七章“93. 痛风(高尿酸血症)”。

20. 沙利度胺 Thalidomide

【适应证】本品主要用于控制瘤型麻风反应症。近年来有尝试用于治疗强直性脊柱炎、类风湿关节炎、系统性红斑狼疮等。

21. 锝【^{99m}Tc】亚甲基二膦酸盐注射液 Technetium [^{99m}Tc] Methylenediphosphonate Injection

见本章“95. 风湿与类风湿关节炎”。

二、中药

1. 骨风宁胶囊

【处方组成】重楼、昆明山海棠、云威灵、黄芪、叶下花、续断、川牛膝、伸筋草、紫丹参、红花、地龙

【功能主治】解毒化瘀,活络止痛。用于类风湿关节炎,强直性脊柱炎。

【用法用量】口服。一次2~3粒,一日3次。

【禁忌】①孕妇、哺乳期妇女或患有肝脏疾病等严重全身疾病者禁用。②处于生长发育期的婴幼儿、青少年及生育年龄有孕育要求者不宜使用,或全面权衡利弊后遵医嘱使用。③患者骨髓造血障碍的疾病者禁用。④胃、十二指肠溃疡活动期禁用。⑤严重心律紊乱者禁用。

2. 复方雪莲胶囊(软胶囊)

【处方组成】雪莲、延胡索(醋制)、羌活、川乌(制)、独活、草乌(制)、木瓜、香加皮

【功能主治】温经散寒,祛风逐湿,舒筋活络。用于风寒湿邪闭阻所致的痹病,症见关节冷痛,屈伸不利,局部畏恶风寒;骨关节炎、类风湿关节炎、风湿性关节炎、强直性脊柱炎见上述证候者。

【用法用量】口服。一次2粒,一日2次。

【使用注意】孕妇禁用。

3. 益肾蠲痹丸

见本章“95. 风湿与类风湿关节炎”。

附:用于强直性脊柱炎的其他中药

1. 痹祺胶囊

见本章“95. 风湿与类风湿关节炎”。

2. 正清风痛宁片(注射液)

见本章“95. 风湿与类风湿关节炎”。

3. 风湿骨痛胶囊(丸、片、颗粒)

见本章“95. 风湿与类风湿关节炎”。

4. 寒湿痹颗粒(片、胶囊)

见本章“95. 风湿与类风湿关节炎”。

5. 小活络丸(丹)

见本章“95. 风湿与类风湿关节炎”。

6. 湿热痹颗粒(片、胶囊)

【功能主治】祛风除湿,清热消肿,通络定痛。用于湿热阻络所致的痹病,症见肌肉或关节红肿热痛,有沉重感,步履艰难,发热,口渴不欲饮,小便色黄。

7. 风痛灵

见第七章“94. 汗症”。

8. 红茴香注射液

【功能主治】消肿散瘀,活血止痛。用于腰肌劳损,关节或肌肉韧带伤痛、风湿痛属瘀血阻络证。

9. 少林风湿跌打膏

见本章“95. 风湿与类风湿关节炎”。

10. 止痛透骨膏

见本章“95. 风湿与类风湿关节炎”。

11. 通络祛痛膏

【功能主治】活血通络,散寒除湿,消肿止痛,用于瘀血停滞、寒湿阻络所致的腰、膝部骨性关节炎,症见关节刺痛或钝痛,关节僵硬,屈伸不利,畏寒肢冷。

12. 骨痛灵酊

见本章“95. 风湿与类风湿关节炎”。

13. 抗骨增生胶囊(丸)

【功能主治】补腰肾,强筋骨,活血止痛。用于骨性关节炎肝肾不足、瘀血阻络证,症见关节肿胀,麻木,疼痛,活动受限。

97. 系统性红斑狼疮

〔基本概述〕

系统性红斑狼疮(SLE)是自身免疫介导的,以免疫性炎症为突出表现的弥漫性结缔组织病。血清中出现以抗核抗体为代表的多种自身抗体和多系统受累是 SLE 的两个主要临床特征。本病好发于育龄女性,多见于 15~45 岁,女性与男性之比约为 8:1。我国 SLE 的患病率约为 70/10 万人,妇女中则高达 113/10 万人。

SLE 的病因和发病机制尚未明确。目前研究认为遗传因素、性激素失调、环境因素、感染因素、自身免疫紊乱等多因素共同参与 SLE 的发病。

SLE 临床表现复杂多样。多数呈隐匿起病,起病仅累及 1~2 个系统,表现轻度的关节炎、皮疹、隐匿性肾炎、血小板减少性紫癜等,部分患者可长期稳定在亚临床状态,部分患者可由轻型突然变为重症狼疮,更多的则由轻型逐渐出现多系统损害;也有一些患者一起病就累及多个系统,甚至表现为狼疮危象。SLE 的自然病程多表现为病情的加重与缓解交替。

SLE 特征性的皮肤黏膜损害是蝶形红斑、光敏感、脱发、盘状红斑和口鼻黏膜溃疡等。SLE 常出现对称性多关节疼痛、肿胀。非侵蚀性关节炎常累及 2 个或更多的外周关节,有压痛、肿胀或积液,通常不引起骨质破坏。发热、乏力也是红斑狼疮的常见症状。50%~70% 的 SLE 出现肾脏受累,临床表现为蛋白尿、尿红细胞增多等,晚期肾功能不全。此外,SLE 还常累及心脏、肺部、消化系统、血液系统、神经系统等全身各个系统。

红斑狼疮相当于中医学的红蝴蝶疮。中医学认为本病是由先天禀赋不足,肝肾亏损而成。其主要病因有热毒炽盛、阴虚火旺、脾肾阳虚、脾虚肝旺、气滞血瘀等方面,治宜清热凉血,化斑解毒,滋阴降火,温肾壮阳,健脾利水,疏肝理气,活血化瘀。

〔治疗原则〕

早期诊断和早期治疗,可避免或延缓不可逆的组织脏器的病理损害。

对于 SLE 的诊疗不仅需要明确诊断,评估 SLE 疾病严重程度和活动性,拟订 SLE 治疗方案的常规诊疗;还需要有处理难控制的病例、抢救 SLE 危重症、处理或防治药物副作用等多学科合作的治疗方式。

(1)糖皮质激素是治疗 SLE 的首选药。轻型 SLE 激素小剂量(≤10mg/d)或短疗程;中度活动的 SLE 激素剂量为[0.5~1mg/(kg·d)];重型 SLE 的激素标准剂量是泼尼松 1mg/(kg·d),通常晨起一次服用(高热者可分次服用),病情稳定后 2 周或疗程 8 周内,开始以每 1~2 周减 10% 的速度缓慢减量,减至泼尼松 0.5mg/(kg·d)后,减药速度按病情适当调慢,维持治疗剂量 <10mg。一般情况下,除少数轻型病例外,建议加用免疫抑制剂联合治疗。狼疮危象,如狼疮脑病、急进性狼疮肾炎、严重的溶血性贫血、血小板减少性紫癜、严重狼疮性肺炎等危急情况,需要采用大剂量甲泼尼龙冲击治疗。

(2)免疫抑制剂:常用的有来氟米特、环磷酰胺、霉酚酸酯、甲氨蝶呤、环孢素 A、硫唑嘌呤、他克莫司等。

(3)非甾体抗炎药用于控制关节炎。

(4)抗疟药可控制皮疹和减轻光敏感,对减少病情的活动、减少激素的副作用方面效果肯定,常用药物为硫酸羟氯喹。

(5)目前发现免疫净化在难治性和顽固性 SLE 中也有明显疗效。

(6)植物药雷公藤多苷、白芍总苷等也有一定的疗效。

(7)难治性狼疮可以选用生物制剂,如利妥昔单抗(抗 CD20 抗体)等。

〔用药精选〕

一、西药

1. 氢化可的松 Hydrocortisone

见第一章“7. 非典型肺炎”。

2. 甲泼尼龙(甲基强的松龙) Methylprednisolone

见本章“95. 风湿与类风湿关节炎”。

3. 泼尼松龙(氢化泼尼松) Prednisolone

见第一章“7. 非典型肺炎”。

4. 来氟米特 Leflunomide

本品为解热镇痛及非甾体抗炎镇痛药。主要是抑制二氢乳清酸脱氢酶的活性,从而影响活化淋巴细胞的嘧啶合成。体内、外试验表明本品具有抗炎作用。

【适应证】用于类风湿关节炎、系统性红斑狼疮等。可减缓骨质破坏,减轻症状和体征。也可用于狼疮性肾炎。

【不良反应】①胃肠道:口腔溃疡、消化不良、恶心、呕吐、腹泻,腹泻严重者宜停药。②肝酶升高:AST 及 ALT 升高达正常值 3 倍者宜停药,低于 3 倍则减量。③血白细胞计数下降至 3.0×10^9/L 时宜停药,$(3.0\sim3.5)\times10^9$/L 则减量。④其他:脱发、乏力、血压升高、头晕、皮疹、瘙痒、呼吸道感染。

【禁忌】对本品过敏、肝肾功能重度不全患者禁用。

【孕妇及哺乳期妇女用药】本品有致畸作用。孕妇及尚未采取可靠避孕措施的育龄妇女及哺乳期妇女禁用。拟生育者必须停药 3 个月以上。

【儿童用药】年龄小于 18 岁的患者,建议不要使用本品。

【用法用量】口服。①成人常用量:一日 20~50mg,一次口服,连续 3 日后,维持量一日 10~20mg,一次口服。②儿童常用量:体重 <20kg:10mg,隔日一次;体重 20~40kg:10mg,一日一次;>40kg:同成人量。

【制剂】来氟米特片(胶囊)

5. 白芍总苷 TotalGlucosidesofPaeony

本品为抗炎镇痛药,对多种炎症性病理模型具有明显的抗炎和免疫调节作用。研究表明,本品能改善类风湿关节炎患者的病情,减轻患者的症状和体征,并能调节患者的免疫功能。

【适应证】主要用于类风湿关节炎,还可用于系统性红斑狼疮、干燥综合征等。

【不良反应】偶有软便,大便次数增多,不需处理,可自行消失。其他可少见腹胀、腹痛、食欲减退、恶心和头晕等。

【禁忌】对白芍及其相关成分过敏者禁用。

【用法用量】口服。①成人一次 0.6g,一日 2~3 次,餐后用水冲服,或遵医嘱。4 周为一疗程,连服 2~3 个疗程效更佳。建议首期 3 个月,一次 0.6g,一日 3 次,起效后一次 0.6g,一日 2 次,维持。②儿童推荐用量,一日按体重 30mg/kg,分 2 次早、晚服。

【制剂】白芍总苷胶囊

6. 环磷酰胺 Cyclophosphamide

【适应证】本品为细胞毒类抗肿瘤药,用于恶性淋巴瘤、多发性骨髓瘤、淋巴细胞白血病、实体瘤如神经母细胞瘤、卵巢癌、乳腺癌、各种肉瘤及肺癌等。也可作为免疫抑制剂,用于系统性红斑狼疮、大动脉炎、韦格纳肉芽肿病、结节性动脉周围炎、显微镜下多动脉炎、类风湿关节炎等风湿性疾病,以及抗器官移植时的排斥反应。

【不良反应】常见胃肠反应和骨髓抑制症状,表现为食欲不振、恶心、呕吐、白细胞和血小板减少,较氮芥为轻。脱发也较常见,但停药后可再生新发。还可引起膀胱刺激症状,如出血性膀胱炎、血尿、蛋白尿等。偶见发热、过敏、荨麻疹或视力模糊。罕见肝脏损害、肺纤维化等。

【禁忌】对本品过敏、骨髓抑制、感染、肝肾功能损害患者禁用。

【孕妇及哺乳期妇女用药】孕妇禁用。哺乳期妇女接受本品治疗时应停止哺乳。

【用法用量】成人常用量:活动性系统性红斑狼疮、狼疮肾炎:①静脉注射,按体表面积一次 500~1000mg/m^2,每 3~4 周一次;或静脉注射一次 200mg,隔日一次,疗程约 6 个月,以后每 3 个月一次。②口服,一日 100mg,一次服,维持期量减半。

儿童常用量:口服,一日 1~3mg/kg。

【制剂】环磷酰胺片;注射用环磷酰胺;复方环磷酰胺片

7. 硫唑嘌呤 Azathioprine

见第六章“80. 贫血”。

8. 环孢素 Ciclosporin

见第四章“65. 肾病综合征”。

附:用于系统性红斑狼疮的其他西药

1. 甲氨蝶呤 Methotrexate

【适应证】见本章“95. 风湿与类风湿关节炎”。

2. 吗替麦考酚酯 Mycophenolate Mofetil

【适应证】本品用于预防急性器官排斥反应,治疗同种异体肾移植后难治性排异反应。本品应与环孢霉素和皮质类固醇同时应用。也可用于治疗多种结缔组织病。

3. 贝利单抗 Belimumab

【适应证】适用于治疗活动性,自身抗体阳性,系统性红斑狼疮正在接受标准治疗的成年患者。

4. 沙利度胺 Thalidomide

见本章“96. 强直性脊柱炎”。

5. 麦考酚吗乙酯 Mycophenolatemofetil(MMF)

【适应证】用于系统性红斑狼疮及狼疮肾炎的治疗。

6. 门冬氨酸钙 CalciumAspartate

【适应证】主要适用于变异反应性疾病,如湿疹、荨麻疹、渗出性多形性红斑等辅助治疗。

7. 注射用地塞米松磷酸钠 Dexamethasone Sodium Phosphate for Injection

【适应证】主要用于过敏性与自身免疫性炎性疾病。多用于结缔组织病、活动性风湿病、类风湿关节炎、红斑狼疮、严重支气管哮喘、严重皮炎、溃疡性结肠炎、急性白血病等,也用于某些严重感染及中毒、恶性淋巴瘤的综合治疗。

8. 达那唑 Danazol

见第六章“82. 血小板减少症”。

9. 注射用甲泼尼龙琥珀酸钠 Methylprednisolone Sodium Succinate for Injection

见第六章“80. 贫血”。

10. 复方倍他米松注射液 Compound Betamethasone Injection

【适应证】见本章“95. 风湿与类风湿关节炎”。

11. 丙酸氟替卡松乳膏 Fluticasone Propionate Cream

【适应证】适用于各种皮质激素可缓解的炎症性和瘙痒性皮肤病,如湿疹,包括特异性湿疹和盘状湿疹;结节性痒疹;银屑病(泛发斑块型除外);神经性皮肤病包括单纯性苔藓;扁平苔藓;脂溢性皮炎;接触性过敏;盘状红斑狼疮等。

12. 丙酸氯倍他索 Clobetasol Propionate

【适应证】适用于慢性湿疹、银屑病、扁平苔藓、盘状红斑狼疮、神经性皮炎、掌跖脓疱病等皮质类固醇外用治疗有效的皮肤病。

13. 盐酸左旋咪唑 Levamisole Hydrochloride

【适应证】尚可用于自身免疫性疾病如类风湿关节炎、红斑狼疮等。

14. 静脉注射用人免疫球蛋白(pH_4) Human Immunoglobulin(pH_4) for Intravenous Injection

【适应证】用于:①原发性免疫球蛋白缺乏症。②继发性免疫球蛋白缺陷病,如重症感染,新生儿败血症等。③自身免疫性疾病,如原发性血小板减少性紫癜,川崎病。④也可用于重症系统性红斑狼疮等。

15. 曲安奈德 Triamcinolone Acetonide

【适应证】可用于各种过敏性与自身免疫性疾病。鼻炎、关节痛、支气管哮喘、肩周炎、腱鞘炎、滑膜炎、急性扭伤、类风湿关节炎等。也可用于红斑狼疮等。

16. 哈西奈德 Halcinonide

【适应证】用于接触性湿疹、异位性皮炎、神经性皮炎、面积不大的银屑病、硬化性萎缩性苔藓、扁平苔藓、盘状红斑性狼疮、脂溢性皮炎(非面部)肥厚性瘢痕。

17. 丙酸倍氯米松 Beclometasone Dipropionate

见第一章“4. 哮喘”。

18. 转移因子 Transfer Factor

【适应证】用于辅助治疗某些抗生素难以控制的病毒性或霉菌性细胞内感染;对恶性肿瘤可作为辅助治疗剂;免疫缺陷病(如湿疹,血小板减少,多次感染综合征及慢性皮肤黏膜真菌病有一定的疗效)。也可用于盘状红斑狼疮等。

19. 胸腺肽 Thymopolypeptides

【适应证】用于慢性乙型病毒性肝炎,T细胞缺陷病,自身免疫性疾病,免疫功能低下的疾病,肿瘤的辅助治疗。对全身性红斑狼疮、类风湿关节炎等自身免疫性疾病有一定疗效。

20. 羟氯喹 Hydroxychloroquine

见本章“95. 风湿与类风湿关节炎”。

21. 氯喹 Chloroquine

见第八章“95. 风湿与类风湿关节炎”。

22. 注射用倍他米松磷酸钠 Betamethasone Sodium Phosphate for Injection

【适应证】主要用于过敏性与自身免疫性炎性疾病。现多用于活动性风湿病、类风湿关节炎、红斑狼疮、严重支气管哮喘、严重皮炎、急性白血病等。

二、中药

1. 雷公藤片(多苷片、多苷片、双层片、总萜片)

见第四章“65. 肾病综合征”。

2. 昆明山海棠片

见本章“95. 风湿与类风湿关节炎”。

3. 狼疮丸

【处方组成】金银花、连翘、蒲公英、黄连、生地、大黄(酒炒)、甘草、蜈蚣(去头尾足)、赤芍、当归、丹参、玄参、桃仁(炒)、红花、蝉蜕、浙贝母

【功能主治】清热解毒,凉血活血。用于热毒壅滞、气滞血瘀所致的系统性红斑狼疮。

【用法用量】口服。小蜜丸一次10g;大蜜丸一次2丸;水蜜丸一次5.4g,一日2次;系统性红斑狼疮急性期一次服用量加倍,一日3次。

【使用注意】孕妇禁用。

4. 薄芝菌注射液

【成分】薄芝菌丝体粉

【功能主治】扶正培本,滋补强壮。用于红斑狼疮,皮肌炎,硬皮病等结缔组织病辅助治疗。

【用法用量】肌内注射,一次2ml,一日1~2次;治疗硬皮病可行病灶皮下注射,一次4ml,一周1~2次;或遵医嘱。

第九章　脑、神经系统疾病

98. 脑膜炎

〔基本概述〕

脑膜炎是由细菌或病毒引起脑膜感染性疾病，根据致病微生物的不同而有多种不同的类型。不同类型的脑膜炎临床表现有别，且预后差异较大。

脑膜是头骨与大脑之间的一层膜。细菌性脑膜炎特别严重，约占脑膜炎的80%，需及时治疗。如果治疗不及时，可能会在数小时内死亡或造成永久性的脑损伤。病毒型脑膜炎则比较严重，但大多数人能完全恢复，少数遗留后遗症。

脑膜炎可发生于任何年龄，儿童大多数为2岁以下的婴儿。开始的症状类似感冒，如发热、头痛和呕吐，接下来是嗜睡和颈部疼痛，特别是向前伸颈部时痛。

确诊脑膜炎应做腰穿术。用一根针沿脊柱上的两块骨之间刺入，取一点脑脊液样品。原本清的脑脊液液体变浑浊或出现脓细胞，就应怀疑患脑膜炎，此时还需做特别的培养检查。因为此病发展迅速，治疗应立即进行，甚至应在检查结果出来之前进行。

(一)化脓性脑膜炎

化脓性脑膜炎是由细菌引起的化脓性脑膜感染，为脑膜炎中的最主要类型，其病死率和致残率高，需要及时救治。

化脓性脑膜炎在不同年龄与身体状况人群，致病菌有所区别，这对于抗菌药物选择具有重要价值；肺炎链球菌感染好发于婴幼儿和老年人；学龄前儿童多见流感嗜血杆菌脑膜炎；大肠埃希菌脑膜炎多发生于新生儿；金黄色葡萄球菌与铜绿假单胞菌感染者多发生在颅脑手术后。脑膜炎球菌脑膜炎因独特的临床与流行病学特点，在我国属于乙类法定传染病，则单独介绍(详见流行性脑脊髓膜炎)。

典型临床表现分为全身性感染症状(畏寒、高热、全身不适、精神萎靡、呕吐等)和神经系统症状(头痛、颈项强直、抽搐、精神错乱、神志不清、昏迷等)；体检发现明显脑膜刺激征(颈强直、Kernig征和Brudzinski征阳性)和神经系统受损体征(面瘫、斜视、肢体瘫痪等)。婴幼儿由于囟门未闭，脑膜炎症状和体征可能不明显。

(二)新型隐球菌脑膜炎

新型隐球菌脑膜炎是由新型隐球菌感染所致的中枢神经系统侵袭性真菌病，发病率低，主要发生在免疫功能缺陷患者，如恶性肿瘤放、化疗后，白血病、艾滋病患者等，正常人也可发生。隐球菌存在于土壤与鸽粪中，可随尘埃一起吸入呼吸道内，然后感染肺和中枢神经系统，分别引起肺新型隐球菌病和新型隐球菌脑膜炎。

新型隐球菌脑膜炎一般缓慢起病，病初症状不明显，或仅表现为间歇性头痛，以后头痛逐渐加重直至头痛欲裂；患者大多为低度发热，体温38℃左右；患者病情加重后也可表现出谵妄、嗜睡、昏迷；体检发现颈项强直、Brudzinski征和Kernig征阳性；部分患者出现偏瘫、颅神经受损的表现，如视力障碍、听力下降、面瘫等。脑脊液墨汁涂片检查，早期可检出典型新型隐球菌；脑脊液培养可以培养出新型隐球菌。

(三)结核性脑膜炎

结核性脑膜炎是结核分枝杆菌引起的非化脓性脑膜炎，可以是全身结核的部分，也可以单独发生。本病在任何年龄阶段均可发生，儿童多见，近年来我国发病率呈上升趋势。

有结核患者密切接触史或有身体其他部位结核，营养不良、免疫功能低下者较易发生。

结核性脑膜炎一般缓慢起病，头痛、全身不适、精神萎靡为病初主要症状，部分患者有中、低度发热；症状典型的脑膜炎有脑膜刺激征(颈项抵抗、Kernig征和Brudzinski征阳性)、颅内压增高(头痛、喷射性呕吐、意识障碍，严重者可出现脑疝危及患者生命)、脑实质与脑神经受损(面瘫、视力听力障碍、瘫痪、震颤等)及脊髓受损症状。脑脊液离心涂片检查可以找到抗酸杆菌，但阳性率低。部分患者可能合并肺部结核。

(四)病毒性脑膜炎

病毒性脑膜炎简称病毒性脑炎，可由多种病毒引起，主要有肠道病毒、疱疹病毒、腮腺炎病毒、麻疹和风疹病毒等。乙脑病毒引起的流行性乙型脑炎因独特的临床与流行病学特点，在我国属于乙类法定传染病，则单独介绍(详见流行性乙型脑炎)。

病毒性脑炎由于致病病毒不同，临床表现的症状也多样，主要有发热、头痛、呕吐、抽搐，严重者出现昏迷。不同病毒引起的病毒性脑炎，其临床表现、病情及预后也不同。流行性乙型脑炎、单纯疱疹性脑炎等病情凶险,病死率高,且易致后遗症。而肠道病毒引起的脑炎病情轻,病死率低,一般不遗留后遗症。

病毒性脑炎的后遗症多有智力、运动、视力、听力、语言障碍及癫痫。

〔治疗原则〕

1. 化脓性脑膜炎的治疗

(1)抗菌治疗:对脑膜炎的治疗要根据具体的致病微生物选用针对性强的抗感染药物。不同年龄、不同基础疾患,感染病原菌差别极大,应积极进行脑脊液细菌检查(涂片与培养),指导临床用药。在致病菌未明确的初始时期,可根据经验选用抗菌谱较广的青霉素或氨苄西林、头孢噻肟、头孢曲松等,有青霉素严重过敏者或头孢类过敏史可以用氯霉素替代。

(2)对症治疗:抽搐者可选用地西泮肌内注射或静脉滴注,静脉快速输注20%甘露醇可降低颅内压。

2. 新型隐球菌脑膜炎的治疗

(1)对症治疗:头痛明显者可用静脉快速输注20%甘露醇以降低颅内压;颅内压升高严重者可加用呋塞米或地塞米松。

(2)抗菌治疗:主要选用氟康唑或两性霉素B治疗。

3. 结核性脑膜炎的治疗

(1)对症治疗:主要针对颅内压增加与神经系统症状(如抽搐)治疗,头痛明显者可用静脉快速输注20%甘露醇以降低颅内压;颅内压升高严重者可加用呋塞米或地塞米松。抽搐者可选用地西泮肌内注射。

(2)抗结核治疗:一般应用三联或者四联抗结核治疗,疗程1~1.5年;主要药物为异烟肼、利福平、吡嗪酰胺、链霉素、乙胺丁醇等。

(3)激素:早期应用肾上腺皮质激素对减轻炎症,减少颅内粘连等有好处,一般选用泼尼松或地塞米松。

4. 病毒性脑膜炎的治疗

目前对病毒性脑膜炎的治疗仍缺乏有效的病原治疗,临床以对症治疗为主,主要处理高热、呼吸衰竭、抽搐等,尽量减少患者脑组织损害,减少后遗症发生。

(1)加强护理:病程中应加强护理,防止褥疮发生。要供给一定的水分、营养及电解质。对出现精神症状的患者要防止发生意外。观察是否出现脑疝的先兆。

(2)抗病毒治疗:虽然目前对病毒性脑炎的治疗尚无有效的抗病毒药物,临床以对症治疗为主,但碘苷(疱疹净)、三氮唑核苷(病毒唑)、丙种球蛋白等药物可以试用,其他如转移因子,干扰素可以提高机体对病毒的抵抗能力,均可应用。单纯疱疹性脑炎可选用阿昔洛韦、更昔洛韦等。

(3)对症处理:①退热、止痉,高热可用物理降温或中、西药物退热。苯巴比妥或地西泮可预防或控制抽搐。②减轻脑水肿,可用20%甘露醇。亦可用氢化可的松或地塞米松。

〔用药精选〕

一、西药

(一)化脓性脑膜炎用西药

1. 青霉素 Benzylpenicillin

见第一章“6. 肺炎”。

2. 头孢噻肟 Cefotaxime

见第一章“6. 肺炎”。

3. 头孢曲松钠 Ceftriaxone Sodium

见第三章“56. 腹膜炎”。

4. 盐酸去甲万古霉素 Norvancomycin Hydrochloride

去甲万古霉素与万古霉素的化学结构相近,活性比万古霉素稍强。其作用部位与青霉素类和头孢菌素类不同。本品属快效杀菌剂,对葡萄球菌属包括金黄色葡萄球菌和凝固酶阴性葡萄球菌中甲氧西林敏感及耐药株、各种链球菌、肺炎链球菌及肠球菌属等多数革兰阳性菌均有良好抗菌作用。革兰阴性菌对该品均耐药。

【适应证】用于治疗由耐甲氧西林金黄色葡萄球菌(MRSA)、耐甲氧西林表皮葡萄球菌(MRSE)引起的严重感染:如败血症、呼吸系统感染、皮肤软组织感染、腹腔胆系感染、泌尿系统感染、心内膜炎、骨髓炎、脑膜炎、骨关节感染等。

【不良反应】①大剂量和长时间应用易发生:a. 耳毒性:听神经损害、听力减退甚至缺失、耳鸣或耳部饱胀感。b. 肾毒性:主要损害肾小管。早期有蛋白尿、管型尿,继之出现血尿、尿量或排尿次数显著增多或减少等,严重者可致肾衰竭。②变态反应:快速大剂量静脉给药,少数患者出现“红颈综合征”,发热、昏厥、瘙痒、恶心或呕吐、心动过速、皮疹或面潮红,颈根、躯干、背、臂等处发红或麻刺感(释放组胺),偶有低血压和休克。发生率低于万古霉素。③过敏反应:少见皮肤瘙痒、药物热等,偶见过敏性休克。④其他:注射时可致注射部位剧烈疼痛,严重者可致血栓性静脉炎。

【禁忌】对万古霉素类抗生素过敏者禁用。

【孕妇及哺乳期妇女用药】妊娠期患者避免应用。哺乳期妇女慎用。

【儿童用药】新生儿与早产儿不宜选用。

【老年用药】用于老年患者有引起耳毒性与肾毒性的危险(听力减退或丧失)。老年患者即使肾功能测定在正常范围内,使用时应采用较小治疗剂量。

【用法用量】静脉缓慢滴注。临用前加适量注射用水溶解,再用氯化钠注射液或5%葡萄糖注射液稀释成0.5%的溶液,滴注时间在60分钟以上。如采取连续滴注给药,则可将一日量药物加到24小时内所用的输液中给予。

成人:一日0.8~1.6g(80万~160万单位),分2~3次静滴。

儿童:一日按体重16~24mg/kg[(1.6~2.4)万单位/kg],分2次静滴。

【制剂】注射用盐酸去甲万古霉素

5. 万古霉素 Vancomycin

见第一章“10. 肺脓肿”。

6. 头孢哌酮钠舒巴坦钠 Cefoperazone Sodium and Sulbactum Sodium

见第一章“6. 肺炎”。

7. 美罗培南 Meropenem

见第一章“14. 肺源性心脏病”。

8. 头孢他啶 Ceftazidime

见第一章“6. 肺炎”。

(二)新型隐球菌脑膜炎用西药

1. 氟康唑 Fluconazole

本品属吡咯类抗真菌药,抗真菌谱较广。口服及静脉注射用于人和各种动物真菌感染,如念珠菌感染(包括免疫正常或免疫受损的人和动物的侵入性念珠菌病)、新型隐球菌感染(包括颅内感染)、糠秕马拉色菌、小孢子菌属、毛癣菌属、表皮癣菌属、皮炎芽生菌、粗球孢子菌(包括颅内感染)及荚膜组织胞浆菌、斐氏着色菌、卡氏枝孢霉等。主要为高度选择性干扰真菌的细胞色素 P-450 的活性,从而抑制真菌细胞膜上麦角固醇的生物合成。

【适应证】本品主要用于以下适应证中病情较重的患者:①念珠菌病,用于治疗口咽部和食管念珠菌感染;播散性念珠菌病,包括腹膜炎、肺炎、尿路感染等;念珠菌外阴阴道炎。尚可用于骨髓移植患者接受细胞毒类药物或放射治疗时,预防念珠菌感染的发生。②隐球菌病:用于治疗脑膜以外的新型隐球菌病;治疗隐球菌脑膜炎时,本品可作为两性毒素 B 联合氟胞嘧啶初治后的维持治疗药物。③球孢子菌病。④本品亦可替代伊曲康唑用于芽生菌病和组织胞浆菌病的治疗。

【不良反应】①常见消化道反应:恶心、呕吐、腹痛或腹泻等。②过敏反应:皮疹,偶见严重的剥脱性皮炎(常伴随肝功能损害)、渗出性多形红斑。③肝毒性:治疗过程中可发生轻度一过性血清氨基转移酶升高,偶见肝毒性症状,尤其易发生于有严重基础疾病(如艾滋病和癌症)的患者。④头晕、头痛。⑤有严重基础疾病(如艾滋病和癌症)的患者可出现肾功能异常。⑥偶见周围血一过性中性粒细胞减少和血小板减少等血液学检查指标改变,尤其易发生于有严重基础疾病(如艾滋病和癌症)的患者。

【禁忌】对本品及其他吡咯类药物有过敏史者禁用。

【孕妇及哺乳期妇女用药】孕妇禁用。本品在乳汁中的浓度与血药浓度相似,因此,不推荐哺乳妇女使用。

【儿童用药】1 岁以下新生儿禁用。16 岁以下儿童使用本品的资料有限,因此,除必须使用抗真菌感染治疗而又无其他合适药物可采用外不推荐将本品用于儿童。

【老年用药】肾功能无减退的老年患者无须调整剂量。肾功能减退的老年患者须根据肌酐清除率调整剂量。

【用法用量】①口服。念珠菌病及皮肤真菌病:一次50 ~ 100mg,一日一次。治疗隐球菌脑膜炎及其他部位感染:首日400mg,随后一日 200 ~ 400mg。

②静脉滴注。隐球菌脑膜炎:一次 0.4g,一日一次,直至病情明显好转,然后一次 0.2 ~ 0.4g,一日一次,用至脑脊液病毒培养转阴后至少 10 ~ 12 周;或一次 0.4g,一日 2 次,持续 2 日,然后一次 0.4g,一日一次,疗程同前述。

【制剂】①氟康唑片(分散片、胶囊、颗粒、注射液、氯化钠注射液、葡萄糖注射液)②注射用氟康唑

2. 两性霉素 B Amphotericin B

两性霉素 B 为多烯类抗真菌抗生素,通过影响细胞膜通透性发挥抑制真菌生长的作用。通常临床治疗所达到的药物浓度对真菌为抑菌作用,如药物浓度达到人体可耐受范围的高限时则对真菌起杀菌作用。临床上用于治疗严重的深部真菌引起的内脏或全身感染。

【适应证】用于下列真菌感染的治疗:隐球菌病、北美芽生菌病、播散性念珠菌病、球孢子菌病、组织胞浆菌病,由毛霉菌、酒曲菌属、犁头霉菌属、内胞霉属和蛙粪霉属等所致的毛霉菌病,由申克孢子丝菌引起的孢子丝菌病,由烟曲菌所致的曲菌病等。

由于两性霉素 B 的明显毒性,故本品主要用于诊断已确立的深部真菌感染(如获培养或组织学检查阳性则更佳),且病情危重呈进行性发展者,如败血症、心内膜炎、脑膜炎(隐球菌及其他真菌)、腹腔感染(包括与透析相关者)、肺部感染、尿路感染和眼内炎等。

外用于着色真菌病、灼烧后皮肤真菌感染、呼吸道念珠菌、曲菌或隐球菌感染、真菌性角膜溃疡。

【不良反应】①静脉滴注过程中或静脉滴注后数小时发生寒战、高热、严重头痛、恶心和呕吐,有时并可出现血压下降、眩晕等。②几乎所有患者均可出现不同程度的肾功能损害,尿中可出现红细胞、白细胞、蛋白和管型,血尿素氮及肌酐升高,肌酐清除率降低,也可引起肾小管性酸中毒。定期检查发现尿素氮 > 20mg% 或肌酐 > 3mg% 时,应采取措施,停药或降低剂量。③由于大量钾离子排出所致的低钾血症。应高度重视,及时补钾。④血液系统毒性反应,可发生正常红细胞性贫血,血小板减少也偶可发生。⑤肝毒性较为少见,由该品所致的肝细胞坏死、急性肝功能衰竭亦有发生。⑥心血管系统反应,静脉滴注过快时可引起心室纤颤或心搏骤停。该品所致的电解质紊乱亦可导致心律紊乱的发生。两性霉素 B 刺激性大,注射部位可发生血栓性静脉炎。⑦神经系统毒性,鞘内注射该品可引起严重头痛、发热、呕吐、颈项强直、下肢疼痛、尿潴留等,严重者下肢截瘫。⑧偶有过敏性休克、皮疹等发生。⑨尚有白细胞下降、贫血、血压下降或升高、复视、周围神经炎等反应。可有局部刺激,重者有发热、寒战、头痛、乏力、恶心、呕吐、纳差。

【禁忌】对本品过敏及严重肝病患者禁用。

【孕妇及哺乳期妇女用药】由于它的毒性作用,应避免使用。

【儿童用药】10 岁以上儿童常用量均同成人，即按体重计算静脉滴注剂量。尚未观察 10 岁以下儿童使用本品的安全性和有效性。

【老年用药】由于微生物不受人体衰老影响，最好不要调整剂量。但老年人肾功能减退引起半衰期使用本品可引起一定肾毒性，因此应更密切监视肌酐清除率，视肌酐清除率的情况调整剂量。

【用法用量】①成人。开始静脉滴注时可先试从 1 ~ 5mg 或按体重一次 0.02 ~ 0.1mg/kg 给药，以后根据患者耐受情况每日或隔日增加 5mg，当增加至一次 0.5 ~ 0.7mg/kg 时即可暂停增加剂量。最高单次剂量按体重不超过 1mg/kg，每日或隔 1 ~ 2 日给药一次，总累积量 1.5 ~ 3.0g，疗程 1 ~ 3 月，也可长至 6 个月，需视患者病情及疾病种类而定。对敏感真菌所致感染宜采用较小剂量，即成人为一次 20 ~ 30mg，疗程仍宜较长。鞘内给药首次为 0.05 ~ 0.1mg，以后逐渐增至一次 0.5mg，最大量每次不超过 1mg，一周给药 2 ~ 3 次，总量 15mg 左右。鞘内给药时宜与小剂量地塞米松或琥珀酸氢化可的松同时给予，并需用脑脊液反复稀释药液，边稀释边注入以减少反应。

②小儿。请遵医嘱。

【制剂】注射用两性霉素 B

3. 两性霉素 B 脂质体 Amphotericin B Liposome

本品属多烯类抗真菌抗生素，有效成分为两性霉素 B。在体内多分布于网状内皮组织（如肝、脾和肺组织）中，减少了药物在肾组织中的分布，从而降低了两性霉素 B 的肾毒性。此外，血肌酐值升高、低钾血症亦少见，与静脉滴注有关的毒性反应也明显低于两性霉素 B。两性霉素 B 脂质体既保留了两性霉素 B 的高度抗菌活性，又降低了其毒性。

【适应证】适用于系统性真菌感染者；病情呈进行性发展或其他抗真菌药治疗无效者，如败血症、心内膜炎、脑膜炎（隐球菌及其他真菌）、腹腔感染（包括与透析相关者）、肺部感染、尿路感染等；因肾损伤或药物毒性而不能使用有效剂量的两性霉素 B 的患者。

【不良反应】不良反应发生率低于两性霉素 B，大多为轻到中度反应，对症治疗后可耐受。主要表现为舌尖麻木感、寒战、发热、头痛、关节痛、低钾血症、恶心、呕吐、腹胀痛、肝肾功能异常、血尿、脱发、皮疹、血糖升高、胸闷、心悸、耳鸣及血管炎等。

国外不良反应参考：①血液系统，有致血小板减少的报道。②心血管系统，胸痛、低血压、心动过速，也有致心律失常的报道和心脏停搏的个案报道。③中枢神经系统，头痛、头晕、焦虑等。④代谢/内分泌系统，低镁血症、低钾血症、低钙血症、高血糖等。⑤胃肠道反应，腹痛、恶心、呕吐、腹泻等，较少见胆囊炎及胰腺炎。⑥肾毒性，较普通两性霉素 B 少见，可出现尿素氮、血清肌酐值升高及血尿，偶见肾性糖尿。⑦肝毒性，氨基转移酶升高、肝坏死等。⑧呼吸系统，偶可致呼吸困难。⑨皮肤，皮疹、瘙痒、面部潮红等。⑩其他，用药后有致背部疼痛、过敏反应的报道。

【禁忌】对本品过敏、严重肝病患者禁用。

【孕妇及哺乳期妇女用药】尚缺乏足够的对照研究资料，应权衡利弊后使用。

【儿童用药】10 岁以上儿童常用量均同成人，即按体重计算静脉滴注剂量。10 岁以下儿童使用本品的安全性和有效性尚不明确。

【老年用药】由于老年人肾功能减退引起半衰期延长，长期使用可有一定肾毒性，因此应密切监测肌酐清除率，根据肌酐清除率进行调整剂量。

【用法用量】本品推荐临床用法为起始剂量一日 0.1mg/kg。用注射用水稀释溶解并振荡摇匀后加至 5% 葡萄糖 500ml 内静脉滴注。滴速不得超过每分钟 30 滴，观察有无不适，前 2 小时每小时测体温、脉搏、呼吸、血压各一次。如无不良反应，第二日开始增加 0.25 ~ 0.50mg/kg，剂量逐日递增至维持剂量：一日 1 ~ 3mg/kg。输液浓度以不大于 0.15mg/ml 为宜。中枢神经系统感染，最大剂量 1mg/kg，给药前可考虑合并用地塞米松，以减少局部反应，但应注意皮质激素有引起感染扩散的可能。疗程视病种病情而定。

【制剂】注射用两性霉素 B 脂质体

4. 氟胞嘧啶 Flucytosine

本品为抗真菌药，高浓度时具杀菌作用。对隐球菌属、念珠菌属和球拟酵母菌等具有较高抗菌活性。对着色真菌、少数曲霉属有一定抗菌活性，对其他真菌的抗菌作用均差。

【适应证】用于念珠菌属心内膜炎、隐球菌属脑膜炎、念珠菌属或隐球菌属真菌败血症、肺部感染和尿路感染。

【不良反应】①本品可致恶心、呕吐、厌食、腹痛、腹泻等胃肠道反应。②皮疹、嗜酸粒细胞增多等变态反应。③肝毒性反应可发生，一般表现为血清氨基转移酶一过性升高，偶见血清胆红素升高，肝大者甚为少见。④可致白细胞或血小板减少，偶可发生全血细胞减少、骨髓抑制和再生障碍性贫血。合用两性霉素 B 者较单用本品为多见，此不良反应的发生与血药浓度过高有关。⑤偶可发生暂时性神经精神异常，表现为精神错乱、幻觉、定向力障碍和头痛、头晕等。

【禁忌】对本品过敏及严重肾功能不全患者禁用。

【孕妇及哺乳期妇女用药】孕妇必须权衡利弊，慎重应用。本品对新生儿及婴幼儿具有潜在的严重不良反应，哺乳期妇女不宜使用或于使用时停止哺乳。

【儿童用药】儿童使用本品的安全性及有效性尚缺乏资料，因此儿童不宜使用。

【老年用药】老年患者肾功能减退，需减量应用。

【用法用量】口服。一次 1.0 ~ 1.5g，一日 4 次。为避免或减少恶心、呕吐，每次服药时间持续 15 分钟或遵医嘱。

静脉滴注：一日 0.1 ~ 0.15g/kg，分 2 ~ 3 次给药，静脉滴注速度每分钟 4 ~ 10ml。

【制剂】氟胞嘧啶片（注射液）

(三)结核性脑膜炎用西药

1. 异烟肼 Isoniazid

见第一章“11. 肺结核”。

2. 利福平 Rifampicin

见第一章“11. 肺结核”。

3. 吡嗪酰胺 Pyrazinamide

见第一章“11. 肺结核”。

4. 乙胺丁醇 Ethambutol

见第一章“11. 肺结核”。

(四)病毒性脑膜炎用西药

1. 阿昔洛韦 Aciclovir818

【适应证】①单纯疱疹病毒感染:免疫缺陷者初发和复发性黏膜皮肤感染的治疗及反复发作病例的预防;单纯疱疹性脑炎治疗。②带状疱疹:治疗免疫缺陷者严重带状疱疹或免疫功能正常者弥散型带状疱疹。③免疫缺陷者水痘。④急性视网膜坏死。⑤可试用于病毒性脑膜炎。

【禁忌】对阿昔洛韦过敏者禁用。

【不良反应】常见:注射部位的炎症或静脉炎、皮肤瘙痒或荨麻疹、皮疹、发热、轻度头痛、恶心、呕吐、腹泻、蛋白尿、血液尿素氮和血清肌酐值升高,肝功能异常如 AST、ALT、碱性磷酸酶、乳酸脱氢酶、总胆红素轻度升高等。少见:急性肾功能不全、白细胞和红细胞计数下降、血红蛋白减少、胆固醇、三酰甘油升高、血尿、低血压、多汗、心悸、呼吸困难、胸闷等。罕见:昏迷、意识模糊、幻觉、癫痫、下肢抽搐、舌及手足麻木感、震颤、全身倦怠感等中枢神经系统症状。

【用法用量】静脉滴注:一次滴注时间在 1 小时以上。

①成人:一日最高剂量按体重 30mg/kg,或按体表面积 1.5g/m^2。单纯疱疹性脑炎,按体重一次 10mg/kg,一日 3 次,每 8 小时一次,共 10 日。②小儿:小儿最高剂量每 8 小时按体表面积 500mg/m^2。单纯疱疹性脑炎,按体重一次 10mg/kg,一日 3 次,每 8 小时一次,共 10 日。或遵医嘱。

口服:请遵医嘱。

【制剂】①阿昔洛韦片(咀嚼片、胶囊、缓释片、葡萄糖注射液、氯化钠注射液);②注射用阿昔洛韦

2. 利巴韦林 Ribavirin

见第一章“1. 感冒”。

(五)脑膜炎对症治疗用西药

1. 甘露醇 Mannitol

见第四章“70. 水肿”。

2. 地塞米松 Dexamethasone

见第六章“93. 紫癜”。

3. 地西泮 Diazepam

本品为苯二氮䓬类抗焦虑药,具有抗焦虑、镇静、催眠、抗惊厥、抗癫痫及中枢性肌肉松弛作用,是目前临床上最常用的催眠药。

【适应证】①焦虑症及各种神经官能症。②失眠:尤对焦虑性失眠疗效极佳。③癫痫:可与其他抗癫痫药合用,治疗癫痫大发作或小发作,控制癫痫持续状态时应静脉注射。④各种原因引起的惊厥:如子痫、破伤风、小儿热性惊厥等。⑤脑血管意外或脊髓损伤性中枢性肌强直或腰肌劳损、内镜检查等所致肌肉痉挛。

【不良反应】①常见的不良反应有嗜睡、头晕、乏力等,大剂量可有共济失调、震颤。②罕见的有皮疹,白细胞减少。③个别患者发生兴奋,多语,睡眠障碍,甚至幻觉。停药后,上述症状很快消失。④长期连续用药可产生依赖性和成瘾性,停药可能发生撤药症状,表现为激动或抑郁。

【禁忌】对本品过敏者禁用。

【孕妇及哺乳期妇女用药】在妊娠 3 个月内,本品有增加胎儿致畸的危险,妊娠后期用药影响新生儿中枢神经活动,分娩前及分娩时用药可导致新生儿肌张力较弱,孕妇长期服用可成瘾,使新生儿呈现撤药症状激惹、震颤、呕吐、腹泻,应禁用。

本品可分泌入乳汁,哺乳期妇女应避免使用。

【儿童用药】幼儿中枢神经系统对本品异常敏感,应谨慎给药。

【老年用药】老年人对本品较敏感,用量应酌减。

【用法用量】口服。①抗焦虑:一次 2.5 ~ 5mg,一日 3 次。②催眠:一次 5 ~ 10mg,睡前服用。③抗惊厥:成人一次 2.5 ~ 10mg,一日 2 ~ 4 次。6 个月以上儿童一次 0.1mg/kg,一日 3 次。

肌内或缓慢静脉注射:一次 10 ~ 20mg,必要时,4 小时再重复一次。

【制剂】①地西泮片;②地西泮膜;③地西泮注射液

4. 甘油 Glycerol

见第三章“48. 便秘”。

5. 甘油果糖 Glycerol and Fructose

甘油果糖注射液是高渗制剂,通过高渗透性脱水,能使脑水分含量减少,降低颅内压。本品降颅内压作用起效较缓,持续时间较长。

【适应证】用于脑血管病、脑外伤、脑肿瘤、颅内炎症及其他原因引起的急、慢性颅内压增高,脑水肿等。

【不良反应】常见瘙痒、皮疹、头痛、恶心、口干、溶血。

【禁忌】对本品过敏、遗传性果糖耐受不良症、高钠血症、无尿、严重脱水患者禁用。

【孕妇及哺乳期妇女用药】妊娠及哺乳期妇女慎用。

【儿童用药】儿童慎用。

【老年用药】老年患者慎用。

【用法用量】静脉滴注:一次 250 ~ 500ml,一日 1 ~ 2 次,250ml 滴注时间控制在 1 ~ 1.5 小时。

【制剂】①甘油果糖注射液。②甘油果糖氯化钠注射液

6. 人血白蛋白 Human Albumin

见第二章“30. 休克”。

附:用于脑膜炎的其他西药

1. 链霉素 Streptomycin

见第一章"11. 肺结核"。

2. 更昔洛韦 Ganciclovir

见第一章"6. 肺炎"。

3. 氨苄西林 Ampicillin

见第一章"14. 肺源性心脏病"。

4. 苯唑西林 Oxacillin

见第一章"10. 肺脓肿"。

5. 氯唑西林 Cloxacillin

【适应证】适用于治疗耐青霉素酶葡萄球菌感染,包括败血症,心内膜炎,脑膜炎,肺炎和皮肤、软组织感染等。

6. 氟氯西林 Flucloxacillin

见第三章"41. 阑尾炎"。

7. 氯霉素 Chloramphenicol

【适应证】用于敏感菌所致的多种感染,包括耐氨苄西林的b型流感嗜血杆菌脑膜炎或对青霉素过敏患者的肺炎链球菌、脑膜炎奈瑟菌脑膜炎、敏感的革兰阴性杆菌脑膜炎;需氧菌和厌氧菌混合感染的脑脓肿(尤其耳源性);严重厌氧菌(如脆弱拟杆菌)所致感染,累及中枢神经系统者,与氨基糖苷类抗生素合用治疗腹腔感染和盆腔感染,以控制同时存在的需氧菌和厌氧菌感染等。

8. 棕榈氯霉素 Chloramphenicol Palmitate

【适应证】用于敏感菌所致的多种感染,包括耐氨苄西林的B型流感嗜血杆菌脑膜炎或对青霉素过敏患者的肺炎链球菌、脑膜炎奈瑟菌脑膜炎、敏感的革兰阴性杆菌脑膜炎。

9. 阿米卡星 Amikacin

【适应证】见第一章"10. 肺脓肿"。

10. 磷霉素 Fosfomycin

见第三章"56. 腹膜炎"。

11. 盐酸吡硫醇 Pyritinol Hydrochloride

见本章"104. 头晕(眩晕)"。

12. 七叶皂苷钠 Sodium Aescinate

见第二章"29. 静脉曲张"。

13. 阿莫西林舒巴坦匹酯片(咀嚼片、胶囊)Amoxicillin and Sulbactam Pivoxil Tablets

见第四章"63. 尿道炎、膀胱炎和肾盂肾炎"。

14. 呋塞米 Furosemide

见第二章"16. 心力衰竭(心功能不全)"。

15. 阿洛西林钠 Azlocillin Sodium

见第一章"5. 气管炎和支气管炎"。

16. 美洛西林钠 Mezlocillin Baypen

【适应证】用于大肠埃希菌、肠杆菌属、变形杆菌等革兰阴性杆菌中敏感菌株所致的呼吸系统、泌尿系统、消化系统、妇科和生殖器官等感染,如败血症、化脓性脑膜炎、腹膜炎、骨髓炎、皮肤及软组织感染及眼、耳、鼻、喉科感染。

17. 头孢呋辛钠 Cefuroxime Sodium

见第一章"5. 气管炎和支气管炎"。

18. 头孢地嗪钠 Cefodizime Sodium

见第一章"6. 肺炎"。

19. 头孢唑肟钠 Ceftizoxime Sodium

见第四章"63. 尿道炎、膀胱炎和肾盂肾炎"。

20. 硫酸庆大霉素 Gentamycin Sulfate

见第一章"10. 肺脓肿"。

21. 奈替米星 Netilmicin

【适应证】主要用于敏感菌所致的呼吸道、消化道、泌尿生殖系统、皮肤和软组织、骨和骨节及创伤感染,也可用于败血症、脑膜炎等。

22. 磺胺嘧啶 Sulfadiazine

【适应证】可用于敏感脑膜炎奈瑟菌所致的脑膜炎患者的治疗。

23. 甲硝唑 Metronidazole

【适应证】见第一章"10. 肺脓肿"。

24. 甲磺酸培氟沙星葡萄糖注射液 Pefloxacin Mesylate and Glucose Injection

【适应证】用于敏感菌所致的各种感染:尿路感染;呼吸道感染;耳、鼻、喉感染;妇科、生殖系统感染;腹部和肝、胆系统感染;骨和关节感染;皮肤感染;败血症和心内膜炎;脑膜炎等。

25. 大蒜素 Allitride

【适应证】适用于深部真菌和细菌感染,用于防治急、慢性细胞性痢疾和肠炎、百日咳、肺部和消化道的真菌感染、白色念珠菌菌血症、隐球菌性脑膜炎、肺结核等。不推荐常规使用,建议若其他抗感染药无效或不能耐受时选用。

26. 注射用头孢匹胺钠 Cefpiramide Sodium for Injection

见第五章"5. 气管炎和支气管炎"。

27. 妥布霉素氯化钠注射液 Tobramycin and Sodium Chloride Injection

见第五章"75. 附睾炎和睾丸炎"。

28. 注射用美洛西林钠舒巴坦钠 Mezlocillin sodium and Sulbactam sodium for Injection

见第一章"10. 肺脓肿"。

29. 注射用头孢哌酮钠他唑巴坦钠 Cefoperazone Sodium and Tazobactam Sodium for Injection

见第三章"53. 胆囊炎"。

30. 呋脲苄西林钠 Furobenicillin Sodium

【适应证】用于敏感菌引起的肺部感染、脑膜炎、痢疾、尿路感染、败血症等。

31. 注射用头孢唑肟钠 Ceftizoxime Sodium for Injection

见第四章"63. 尿道炎、膀胱炎和肾盂肾炎"。

32. 泼尼松 Prednisone

【适应证】见第一章"7. 非典型肺炎"。

33. b 型流感嗜血杆菌结合疫苗 Haemophilus Influenzae Type b conjugate vaccine

见第一章"6. 肺炎"。

34. ACYW135 群脑膜炎球菌多糖疫苗 Group ACYW135 Meningococcal Polysaccharide Vaccine

【适应证】本品仅用于预防 A、C、Y 及 W135 群脑膜炎奈瑟球菌引起的流行性脑脊髓膜炎。

35. 冻干 A、C 群脑膜炎球菌多糖结合疫苗 Meningococcal Group A, C Bivalent Polysaccharide Conjugate Vaccine, Freeze Dried

【适应证】用于预防 A、C 群脑膜炎球菌引起的感染性疾病，如脑脊髓膜炎、败血症（全身感染）等。此疫苗不能预防其他脑膜炎球菌群或其他引发脑膜炎或败血症的病原体产生的感染。

36. A 群 C 群脑膜炎球菌多糖疫苗 Group A and C Meningococcal Polysaccharide Vaccine

【适应证】接种疫苗后，可使机体产生体液免疫应答。用于预防 A 群和 C 群脑膜炎球菌引起的流行性脑脊髓膜炎。

37. 巴氯芬片 Baclofen Tablets

【适应证】用于缓解由以下疾病引起的骨骼肌痉挛：①多发性硬化、脊髓空洞症、脊髓肿瘤、横贯性脊髓炎、脊髓外伤和运动神经元病。②脑血管病、脑性瘫痪、脑膜炎、颅脑外伤。

38. 帕尼培南倍他米隆 Panipenem and Betamipron

见第五章"75. 附睾炎和睾丸炎"。

39. 拉氧头孢 Latamoxef

见第一章"10. 肺脓肿"。

40. 头孢吡肟 Cefepime

【适应证】见第一章"6. 肺炎"。

41. 左奥硝唑氯化钠注射液 Levornidazole and Sodium Chloride Injection

【适应证】用于由敏感菌所引起的多种感染性疾病，包括脑部感染如脑膜炎、脑脓肿。

42. 注射用奥硝唑 Ornidazole for Injection

见第三章"38. 痢疾"。

二、中药

1. 安宫牛黄丸（散、片、胶囊）

【处方组成】牛黄、水牛角浓缩粉、麝香或人工麝香、珍珠、朱砂、雄黄、黄连、黄芩、栀子、郁金、冰片

【功能主治】清热解毒，镇惊开窍。用于热病，邪入心包，热性惊厥，神昏谵语；中风昏迷及脑炎、脑膜炎、中毒性脑病、脑出血、败血症见上述证候者。

【用法用量】口服。丸剂一次 2 丸（丸重 1.5g）或一次 1 丸（丸重 3g）；小儿 3 岁以内一次 1/2 丸（丸重 1.5g）或 1/4 丸（丸重 3g），4 ~ 6 岁一次 1 丸（丸重 1.5g）或一次 1/2 丸（丸重 3g），一日一次；或遵医嘱。

【使用注意】孕妇禁用。

2. 局方至宝散（丸）

【处方组成】水牛角浓缩粉、牛黄、玳瑁、人工麝香、朱砂、雄黄、琥珀、安息香、冰片

【功能主治】清热解毒，开窍镇惊。用于热病属热入心包、热盛动风证，症见高热惊厥，烦躁不安，神昏谵语及小儿急热惊风。

【用法用量】散剂口服。一次 2g，一日一次；小儿 3 岁以内一次 0.5g，4 ~ 6 岁一次 1g；或遵医嘱。丸剂口服，一次 1 丸；小儿或遵医嘱。

【使用注意】孕妇禁用。

3. 牛黄清宫丸

【处方组成】人工牛黄、麦冬、黄芩、莲子心、天花粉、甘草、大黄、栀子、地黄、连翘、郁金、玄参、雄黄、水牛角浓缩粉、朱砂、冰片、金银花、人工麝香

【功能主治】清热解毒，镇惊安神，止渴除烦。用于热入心包，热盛动风证，症见身热烦躁，昏迷，舌赤唇干，谵语狂躁，头痛眩晕，惊悸不安及小儿急热惊风。

【用法用量】口服。一次 1 丸，一日 2 次。

【使用注意】①寒闭神昏禁用。②孕妇禁用。

4. 牛黄醒脑丸

【处方组成】黄连、水牛角浓缩粉、黄芩、冰片、栀子、麝香、郁金、朱砂、玳瑁、牛黄、珍珠

【功能主治】清热解毒，镇惊开窍。用于热入心包、热盛动风证，症见高热昏迷，惊厥，烦躁不安，小儿惊风抽搐。

【用法用量】丸剂口服，一次 1 丸，一日一次；小儿 3 岁以内一次 1/4 次，4 ~ 6 岁一次 1/2 丸，或遵医嘱。

【使用注意】孕妇禁用。

5. 醒脑静注射液

【处方组成】麝香、栀子、郁金、冰片

【功能主治】清热解毒，凉血活血，开窍醒脑。用于气血逆乱，瘀阻脑络所致的中风，神昏，偏瘫，口舌㖞斜；外伤头痛，神志不清；酒毒攻心，头痛呕恶，抽搐；脑梗死、脑出血急性期、颅脑外伤，急性酒精中毒见上述证候者。

【用法用量】肌内注射，一次 2 ~ 4ml，一日 1 ~ 2 次。静脉滴注一次 10 ~ 20ml，用 5% ~ 10% 葡萄糖注射液或氯化钠注射液 250 ~ 500ml 稀释后滴注，或遵医嘱。

【使用注意】①外感发热，寒闭神昏者禁用。②孕妇禁用。

6. 安脑丸（片）

【处方组成】人工牛黄、猪胆汁粉、朱砂、冰片、水牛角浓缩粉、珍珠、黄芩、黄连、栀子、雄黄、郁金、石膏、赭石、珍珠母、薄荷脑

【功能主治】清热解毒，醒脑安神，豁痰开窍，镇惊息风。用于高热神昏，烦躁谵语，抽搐痉厥，中风窍闭，头痛眩晕。亦用于高血压及一切急性炎症伴有的高热不退，神志昏迷等。

【用法用量】丸剂口服，一次1～2丸，一日2次，或遵医嘱，小儿酌减。片剂口服，一次4片，一日2～3次，或遵医嘱，小儿酌减。

附：用于脑膜炎的其他中药

1. 安脑牛黄片(胶囊)

见本章"99. 流行性脑脊髓膜炎"。

2. 达斯玛保丸

见第一章"6. 肺炎"。

99. 流行性脑脊髓膜炎

〔基本概述〕

流行性脑脊髓膜炎是由脑膜炎双球菌感染引起的化脓性脑膜炎。以发热、头痛、呕吐、皮肤瘀点及颈项强直等脑膜刺激征为主要临床特点。

流行性脑脊髓膜炎是我国法定乙类传染病，脑膜炎双球菌是革兰阴性菌，致病菌通过鼻咽部侵入血液循环，形成败血症，最后局限于软脑脊髓膜，形成化脓性感染。

流行性脑脊髓膜炎儿童多发，由于我国实施儿童计划性免疫，流行性脑脊髓膜炎发病已经少见，但在偏远地区仍有发病，且一旦疾病传入将形成暴发流行。

流行性脑脊髓膜炎通过呼吸道传播，6个月至2岁婴幼儿发病率最高，冬春季节为主要流行季节。

在流行性脑脊髓膜炎不同疾病阶段，临床表现有所不同，严重病例可以有多种临床表现叠加。全身性感染症状表现为突起畏寒、寒战、高热、全身不适、精神萎靡、呕吐；有的婴儿表现为烦躁、哭闹、惊厥、皮肤感觉过敏等；部分患者皮肤出现瘀点、瘀斑，严重者瘀点、瘀斑迅速扩大，形成皮肤坏死；严重病例可暴发败血症休克，患者面色苍白、四肢发凉、唇指发绀、皮肤花斑、脉搏细数、血压下降、尿少、无尿等。神经系统症状表现为头痛欲裂、呕吐频繁、颈项强直、角弓反张、抽搐、精神错乱、神志不清、昏迷等；体检发现颈强直、Kernig征和Brudzinski征阳性，神经系统受损体征。婴幼儿囟门隆起。严重病例可发生脑膜脑炎表现，患者迅速昏迷、惊厥频繁、锥体束征阳性等，部分患者出现脑疝，抽搐加重、昏迷加深、瞳孔反射消失、瞳孔不等大、呼吸衰竭等。

〔治疗原则〕

流行性脑脊髓膜炎是严重威胁患者生命的感染性疾病，病情发展迅速，一旦发现、确诊本病，应就地积极治疗。

1. 抗菌治疗

我国临床流行的脑膜炎球菌以A群为主，大多数对磺胺药敏感。由于已经有磺胺耐药菌株报道，一般以大剂量青霉素G为首选治疗药物，其他抗菌药物有复方磺胺甲噁唑、头孢曲松、氨苄西林等。

2. 感染性休克治疗

扩容、纠正酸中毒。如休克仍未纠正，可应用血管活性药物。必要时应用强心药及肾上腺糖皮质激素，如山莨菪碱、阿托品、阿拉明、多巴胺等。

3. 脑膜脑炎治疗

(1)脱水：静脉快速输注20%甘露醇以降低颅内压；颅内压升高严重者可加用呋塞米(速尿)静脉注射，地塞米松静脉滴注。

(2)高热、频繁惊厥者：氯丙嗪＋异丙嗪肌内注射，并配合冰敷降温。

(3)呼吸衰竭：可用洛贝林、尼可刹米等呼吸兴奋药；必要时行人工辅助呼吸。

4. 抗DIC治疗

抗休克治疗未见好转，或见出血点增加者，应考虑做凝血及纤溶检查，并予以肝素或低分子肝素治疗。

5. 预防

对流行性脑脊髓膜炎密切接触者，可口服复方磺胺甲噁唑3天预防。

〔用药精选〕

一、西药

1. 青霉素 Benzylpenicillin

见第一章"6. 肺炎"。

2. 头孢曲松 Ceftriaxone

见第一章"5. 气管炎和支气管炎"。

3. 氨苄西林 Ampicillin

见第一章"14. 肺源性心脏病"。

附：用于流行性脑脊髓膜炎的其他西药

1. AC群脑膜炎球菌(结合)b型流感嗜血杆菌(结合)联合疫苗 Meningococcal Groups A and C and Haemophilus b Conjugate Vaccine

见第一章"6. 肺炎"。

2. 复方磺胺甲噁唑 Compound Sulfamethoxazole

【适应证】见第一章"5. 气管炎和支气管炎"。

3. 磺胺异噁唑 Sulfafurazole

【适应证】磺胺异噁唑为短效磺胺药。主要用于敏感菌所致的尿路感染及肠道感染。也可用于流行性脑脊髓膜炎等。

4. 甘露醇 Mannitol

【适应证】见第四章"70. 水肿"。

5. 地塞米松 Dexamethasone

【适应证】见第六章“83. 紫癜”。

6. 地西泮 Diazepam

见本章“98. 脑膜炎”。

7. 苯巴比妥 Phenobarbital

见本章“109. 癫痫”。

8. 呋塞米 Furosemide

【适应证】见第一章“16. 心力衰竭(心功能不全)”。

9. 尼可刹米 Nikethamide

【适应证】本品选择性兴奋延髓呼吸中枢,用于中枢性呼吸抑制及各种原因引起的呼吸抑制。

10. 氯霉素 Chloramphenicol

见本章“98. 脑膜炎”。

11. 注射用头孢他啶他唑巴坦钠 Ceftazidime and Tazobactam Sodium for Injection

【适应证】用于治疗由头孢他啶单药耐药,对本复方敏感的产β-内酰胺酶细菌引起的中、重度感染,包括中枢神经系统感染:由产β-内酰胺酶的流感嗜血杆菌、奈瑟菌属、铜绿假单胞菌属、肺炎链球菌等导致的脑膜炎。

12. 注射用盐酸头孢吡肟 Cefepine Dihydrochloride for Injection

【适应证】本品用于治疗成人和2月龄至16岁儿童敏感细菌引起的中、重度感染,包括儿童细菌性脑脊髓膜炎等。

二、中药

1. 安宫牛黄丸(散、片、胶囊)

见本章“98. 脑膜炎”。

2. 局方至宝散(丸)

见本章“98. 脑膜炎”。

3. 牛黄清宫丸

见本章“98. 脑膜炎”。

4. 安脑丸(片)

见本章“98. 脑膜炎”。

5. 安脑牛黄片(胶囊)

【处方组成】牛黄、朱砂、冰片、石膏、金银花、连翘、栀子、黄芩、知母、郁金、钩藤、雄黄、黄连、珍珠、辛夷、大青叶、石菖蒲、水牛角浓缩粉

【功能主治】清热解毒,安神息风,开窍镇静。用于神昏谵语,热性惊厥,烦躁不安。

【用法用量】片剂口服,一次6~8片,一日2~3次,小儿酌减或遵医嘱。

附:用于流行性脑脊髓膜炎的其他中药

1. 牛黄醒脑丸

见本章“98. 脑膜炎”。

2. 醒脑静注射液

见本章“98. 脑膜炎”。

100. 流行性乙型脑炎

〔基本概述〕

流行性乙型脑炎简称“乙脑”,是由乙脑病毒引起的经蚊传播的急性传染性疾病,属于我国法定乙类传染病。

流行性乙型脑炎的病原体于1934年在日本发现,故名日本乙型脑炎,1939年我国也分离到乙脑病毒,新中国成立后进行了大量调查研究工作,改名为流行性乙型脑炎。本病主要分布在亚洲远东和东南亚地区,经蚊传播,多见于夏秋季,临床上急起发病,有高热、意识障碍、惊厥、颈项强直和脑膜刺激征等,重型患者病后往往留有后遗症。

乙脑病毒为单股RNA病毒,属于黄病毒属。猪是乙脑的主要传染源,蚊先叮咬了病猪再叮咬人,可造成人类乙脑的流行。每年的7~9月是我国乙脑流行的高峰。

乙脑主要流行在亚洲国家,我国是乙脑病的多发区,估计平均每年有近1万例病例发生。夏季为发病高峰,10岁以下儿童发病率最高,但近年来由于广泛接种乙脑疫苗,儿童发病率明显降低,而成人发病率反而有所增加。由于病毒有嗜神经性,故能破坏血-脑屏障进入中枢神经系统。发病取决于病毒的数量、毒力和机体免疫功能,绝大部分感染者不发病,呈隐性感染。

乙脑典型临床表现为急性起病,高热(体温39℃以上,持续不退)、头痛、呕吐、嗜睡等;重者出现昏迷、抽搐、呼吸衰竭、脑疝等;体格检查有脑膜刺激征、浅反射消失、深反射亢进、强直性痉挛等。

5%~20%患者留有后遗症,均见于高热、昏迷、抽搐等重症患者。后遗症以失语、瘫痪和精神失常、痴呆、癫痫为最常见。神经系统后遗症常见者有失语,其次有肢体强直性瘫痪、扭转痉挛、挛缩畸形、吞咽困难、舞蹈样运动和癫痫发作等。也可有自主神经功能失调,表现为多汗和中枢性发热等。精神方面的后遗症有痴呆、精神异常、性格改变和记忆力减退等。失语大多可以恢复,肢体瘫痪也能恢复,但可因并发肺炎或褥疮感染而死亡。精神失常多见于成人患者,也可逐渐恢复。

流行性乙型脑炎在中医学中属于“暑温”等范畴,是由感受暑温时毒引起的急性时行疾病。临床以高热、昏迷、抽搐,甚则内闭外脱为主要特征,治疗以清热、豁痰、开窍、熄风为基本原则。

〔治疗原则〕

目前对乙脑的治疗仍缺乏有效的病原治疗,临床以对症治疗为主,主要处理高热、呼吸衰竭、抽搐等,尽量减少患者脑组织损害,减少后遗症发生。经过积极治疗大多数症状可

在半年内恢复。

1. 高热

通过物理与药物降温，使患者体温保持在38℃左右为佳，可用安乃近肌内注射或灌肠，也可用氯丙嗪+异丙嗪肌内注射，并配合冰敷降温；降低病室温度，对控制体温非常有益。

2. 惊厥、抽搐处理

根据不同情况，可采用脱水剂（如甘露醇等）、镇静药止惊（如地西泮、水合氯醛、苯妥英钠等）；对脑水肿者可用甘露醇，同时可合用呋塞米、肾上腺皮质激素等。呼吸衰竭者需要积极抢救（给氧、呼吸兴奋剂、气管切开、辅助呼吸等）。

3. 肾上腺皮质激素

肾上腺皮质激素（地塞米松、氢化可的松）具有抗炎、退热、减轻脑水肿、保护血-脑屏障等作用，对早期和重症患者具有使用价值，一般可用至退热后3～5日。

4. 康复治疗

重点在于智力、吞咽、语言和肢体功能等的锻炼，可采用理疗、体疗、中药、针灸按摩、推拿等治疗手段。

〔用药精选〕

一、西药

目前对乙脑的治疗尚缺乏针对病原治疗的有效药物，临床以对症治疗为主，因此只介绍对症治疗的药物。

1. 对乙酰氨基酚 Paracetamol

本品为常用解热镇痛药。通过作用于丘脑下部的体温调节中枢、抑制中枢和外周的前列腺素合成而产生解热镇痛作用。

【适应证】主要用于头痛、发热。缓解多种轻度至中度疼痛，如头痛、偏头痛、痛经、肌肉痛、关节痛及神经痛等。普通感冒和病毒感染所引起的头痛、发热及全身不适，牙痛及拔牙、长牙时的有效止痛药。

【不良反应】常规剂量下极少出现不良反应，偶见过敏性皮疹、血小板减少症、粒细胞缺乏症、肝炎等。

【禁忌】对乙酰氨基酚过敏及严重肝、肾功能不全者禁用。

【孕妇及哺乳期妇女用药】本品可通过胎盘，可能对胎儿造成不良影响，孕妇及哺乳期妇女用药不推荐使用。

【儿童用药】3岁以下儿童因肝、肾功能发育不全，应避免使用。

【老年用药】老年患者由于肝、肾功能减退，半衰期有所延长，易发生不良反应，应慎用或适当减量使用。

【用法用量】口服。①退热镇痛：a. 成人一次0.3～0.6g，一日3～4次。一日量不超过2g，退热疗程一般不超过3日，镇痛不宜超过10日。b. 儿童按体重一次10～15mg/kg，每4～6小时一次。12岁以下的小儿每24小时不超过5次量。解热用药一般不超过3日，镇痛遵医嘱。②用于骨性关节炎：成人口服缓释片一次0.65～1.3g，每8小时一次。一日最大量不超过4g，疗程遵医嘱。

【制剂】对乙酰氨基酚片（缓释片、控释片、咀嚼片、泡腾片、分散片、口腔崩解片、胶囊、软胶囊、颗粒、泡腾颗粒、干混悬剂、缓释干混悬剂、糖浆、溶液、口服溶液、口服混悬液、滴剂、混悬滴剂、栓剂、丸、凝胶、注射液）

2. 甘露醇 Mannitol

见第四章“70. 水肿”。

3. 地塞米松 Dexamethasone

见第六章“83. 紫癜”。

4. 氢化可的松 Hydrocortisone

见第一章“7. 非典型肺炎”。

5. 人血白蛋白 Human Albumin

见第二章“30. 休克”。

附：用于流行性乙型脑炎的其他西药

1. 甘油 Glycerol

见第三章“48. 便秘”。

2. 乙型脑炎减毒活疫苗 Japanese Encephalitis Vaccine, Live

【适应证】本品接种对象为8个月龄以上健康儿童及由非疫区进入疫区的儿童和成人。接种本疫苗后，可刺激机体产生抗乙型脑炎病毒的免疫力。用于预防流行性乙型脑炎。

3. 乙型脑炎灭活疫苗 Japanese Encephalitis Vaccine, Inactivated

【适应证】接种本疫苗后，可刺激机体产生抗乙型脑炎病毒的免疫力。用于预防流行性乙型脑炎。

4. 地西泮 Diazepam

见本章“98. 脑膜炎”。

5. 苯巴比妥 Phenobarbital

见本章“109. 癫痫”。

6. 呋塞米 Furosemide

【适应证】见第一章“16. 心力衰竭（心功能不全）”。

7. 尼可刹米 Nikethamide

见本章“99. 流行性脑脊髓膜炎”。

8. 氯丙嗪 Chlorpromazine

【适应证】本品为中枢多巴胺受体的阻断剂，具有镇静、抗精神病、镇吐、降低体温及基础代谢、α-肾上腺素能受体及M-胆碱能受体阻断、抗组织胺、影响内分泌等作用。①对兴奋躁动、幻觉妄想、思维障碍及行为紊乱等阳性症状有较好的疗效，用于精神分裂症、躁狂症或其他精神病性障碍。②止呕，各种原因所致的呕吐或顽固性呃逆。

9. 盐酸吡硫醇 Pyritinol Hydrochloride

见本章“104. 头晕（眩晕）”。

10. 七叶皂苷钠 Sodium Aescinate

见第二章“29. 静脉曲张”。

11. 转移因子 Transfer Factor

见第八章“97. 系统性红斑狼疮”。

12. 小牛血清去蛋白肠溶胶囊 Deproteinised Calf Blood Enteric Capsules

【适应证】用于改善脑供血不足、脑外伤引起的神经功能缺损。

13. 奥拉西坦注射液 Oxiracetam Injection

【适应证】用于脑损伤及引起的神经功能缺失、记忆与智能障碍等症的治疗。

二、中药

1. 安宫牛黄丸(散、片、胶囊)

见本章“98. 脑膜炎”。

2. 局方至宝散(丸)

见本章“98. 脑膜炎”。

3. 牛黄清宫丸

见本章“98. 脑膜炎”。

4. 牛黄醒脑丸

见本章“98. 脑膜炎”。

5. 醒脑静注射液

见本章“98. 脑膜炎”。

6. 安脑丸(片)

见本章“98. 脑膜炎”。

7. 安脑牛黄片(胶囊)

见本章“99. 流行性脑脊髓膜炎”。

8. 板蓝大青片

【处方组成】板蓝根、大青叶

【功能主治】清热解毒,凉血消肿。用于流行性乙型脑炎、流感、流行性腮腺炎、传染性肝炎及麻疹等病毒性疾病见热毒内盛证候者。

【用法用量】口服。每次4片,一日3次。预防流感、乙脑,一日4片,连服5日。

附:用于流行性乙型脑炎的其他中药

1. 神犀丹

【功能主治】凉血解毒,清心开窍。用于温湿暑疫,高热不退,痉厥昏狂,谵语发斑。

2. 莪术油注射液

见第二章“22. 心肌炎”。

101. 脑中风、短暂性脑缺血发作和脑栓塞

〔基本概述〕

脑中风(脑卒中、脑血管意外)、短暂性脑缺血发作和脑血栓、脑栓塞、脑梗死都属于脑部缺血性疾病,主要是由于脑部血管栓塞或血管破裂溢血导致大脑供血失常所致。这类病症治疗原则相似,临症用药基本相同,有时互为因果,所以归为一节。

(一)脑中风(脑卒中、脑血管意外)

脑中风简称中风,又称脑卒中或脑血管意外,是一组以脑部缺血或出血性损伤症状为主要临床表现的疾病,具有极高的病死率和致残率,主要分为出血性脑中风(脑出血或蛛网膜下腔出血)和缺血性脑中风(脑梗死、脑血栓形成)两大类,以脑梗死最为常见。

脑中风发病急,病死率高,是世界上重要的致死性疾病之一。由于一直缺乏有效的治疗措施,目前认为预防是最好的办法。科学研究表明,只要进行多种因素的综合预防,就可以降低一半的发病机会,因此,加强对全民普及脑中风的危险因素及先兆症状的教育,才会真正获得有效的防治效果。同时患病后积极治疗,也能大幅度提高患者的生活质量。

中风在我国是主要的病残和死亡原因。中风特别威胁着老年人的健康。高血压、动脉粥样硬化、高脂血症、糖尿病、心脏病、先天性脑血管等病都能引起中风的发生。我国现有500万~600万中风患者,75%的患者不同程度丧失劳动能力,40%左右重度致残。

中风一般分为两类:一类是脑血管栓塞等引起的缺血性中风,另一类是脑实质出血所致的出血性中风。这两类中风都与高血压有关。原发性高血压和动脉粥样硬化是脑中风的最主要和最常见的原因。原发性高血压很容易引起中风。在出血性中风患者中,发病前有高血压病史的占93%;在梗死性中风患者中,发病前有高血压病史的占86%。可见,出现中风的危险程度与血压的高低有很大的关系。此外,心脏病、颅内血管发育异常、感染性脑动脉炎、血液性疾病、代谢性疾病、各种外伤、中毒、脑瘤、脑肿瘤放射治疗以后等,均可造成缺血性或出血性脑血管病。另外,气温变化,环境、情绪的改变,过度紧张、疲劳等也是脑中风的原因。吸烟、过度饮酒者中风发病率也会大大增加。因此,控制高血压、防治动脉粥样硬化、治疗糖尿病、心脏病、脉管炎等是预防中风的重点。

中风最典型的症状是偏瘫、失语、二便失禁。本病发病时以半身不遂、口眼㖞斜、言语不利,甚至突然昏仆,不省人事为主症。头痛、呕吐、眩晕等也是中风的常见症状。此外还可表现为一侧肢体和面部的感觉异常、口角流涎(流口水)、突发的视感障碍、突发的言语不清和吞咽呛咳,以及神志模糊不清,严重的可出现深度昏迷。

头痛头晕、四肢一侧无力,或活动不灵、持物不稳,口吃流涎、一过性黑矇、视物模糊、手脚麻痹、语言障碍等有时候是脑中风前的信号或先兆,要尽早发现、治疗,避免中风的发生。一旦发生中风,要注意观察患者的生命体征,紧急联系神经科医生。在患者倒下的地方就地抢救,若必须移动时千

万要小心。

(二)短暂性脑缺血发作

短暂性脑缺血发作是指因脑血管病变引起的短暂性、局限性脑功能缺失或视网膜功能障碍,临床症状一般持续 10 ~ 20 分钟,多在 1 小时内缓解,最长不超过 24 小时,不遗留神经功能缺损症状,影像学(CT、MRI)检查无责任病灶。

本病多发于中老年人,患者多伴有高血压、动脉粥样硬化、糖尿病或高血脂、吸烟、肥胖等脑血管病的危险因素。

本病临床表现为突然起病,迅速出现局灶性神经系统或视网膜的功能缺损,根据缺血的局灶部位与范围不同,可表现为偏瘫、失语、眩晕、一过性黑矇或猝倒等不同症状。其特点为发作突然,持续短暂,恢复完全,经常反复发作,每次发作表现基本相似,CT 或 MRI 检查无任何急性梗死的证据发现。

本病如未及时治疗,约有 1/3 患者可自行缓解,约 1/3 将继续发作,另有 1/3 可发展成脑梗死。

(三)脑血栓、脑栓塞与脑梗死

脑梗死又称缺血性脑卒中,是指各种原因所致脑部血管阻塞、血液供应障碍,导致该区域脑组织缺血、缺氧性坏死,出现相应神经功能缺损。

脑梗死是脑血管病的最常见类型,约占全部脑血管病的 70%。依据脑梗死的发病机制和临床表现,通常将脑梗死分为脑血栓形成、脑栓塞、腔隙性脑梗死等。

脑血栓形成是脑梗死最常见的类型。是在各种原因引起的血管壁病变基础上,脑动脉主干或分支动脉管腔狭窄、闭塞或血栓形成,引起脑局部血流减少或供血中断,使脑组织缺血、缺氧、坏死,出现局灶性神经系统症状和体征。脑血栓形成最常见的原因是脑动脉粥样硬化,其次是各种脑动脉炎。本病起病急骤,多在安静或睡眠时突然发病,部分患者发病前有短暂性脑缺血发作史。主要症状有偏瘫、失语、共济失调等。

脑栓塞则是指各种栓子(异常的物体,包括固体、液体、气体等)随血流进入颅内动脉使血管管腔急性闭塞,引起相应供血区脑组织缺血坏死及功能障碍,占脑梗死的 15% ~ 20%。脑栓塞以青壮年多见,多在活动中骤然起病,无前驱症状,一般在数秒至数分钟达到高峰,出现偏瘫、失语等局灶性神经功能缺损。既往有栓子来源的基础疾病如心脏病、动脉粥样硬化、严重的骨折或合并其他脏器栓塞等病史的患者,大多容易引起本病。

脑血栓形成、脑栓塞与脑梗死等急性脑血管疾病属于中医学的“中风”范畴,以突然昏仆、不省人事、半身不遂,偏身麻木、言语不清、口舌㖞斜等为主要表现,病情变化多端,发病后应及时进行抢救治疗。

〔治疗原则〕

1. 脑中风(脑卒中、脑血管意外)的治疗

中风可分为脑出血和脑血栓形成两种。脑出血多发生在情绪激动、过量饮酒、过度劳累后,因血压突然升高导致脑血管破裂。脑出血多发生在白天活动时,发病前少数人有头晕、头痛、鼻出血和眼结膜出血等先兆症状,血压较高。患者突然昏倒后,迅即出现昏迷、面色潮红、口眼㖞斜和两眼向出血侧凝视,出血对侧肢体瘫痪、握拳,牙关紧闭,鼾声大作,或面色苍白、手撒口张、大小便失禁。有时可呕吐,严重的可伴有胃出血,呕吐物为咖啡色。脑血栓形成通常发生在睡眠后安静状态下。发病前,可有短暂脑缺血,如头晕、头痛、突然不会讲话,但不久又恢复,肢体发麻和沉重感等。往往在早晨起床时突然觉得半身不听使唤,神志多数清醒,脉搏和呼吸明显改变,逐渐发展成偏瘫、单瘫,失语和偏盲。

发生中风时,患者必须绝对安静卧床(脑出血患者头部垫高),松开领扣,头和身体向一侧,防止口腔分泌物流入气管,以保持呼吸道通畅,急送就近医院救治。同时要避免强行搬动患者,尤其要注意头部的稳定,否则会错过最有利的治疗时机而造成病情加重的抢救失败。

对患者家属来说,万一患者发生脑中风,除紧急送其就医外,应当采取如下一些措施:①让患者保持安静,完全卧床。在急性期内尽量不要搬动患者,不要进行非急需的检查。因为此时患者体位的改变可能促使脑内继续出血。②保持呼吸道通畅,昏迷患者要松开上衣纽扣和腰带,有假牙者也应摘出,并将患者头侧向一边,这样可以保持呼吸道通畅,呕吐物不易吸入到气管里。③不宜给患者灌药,要勤给患者吸痰,最好让患者持续或间断地吸氧。④未得到医生许可,别让患者进食或饮水。⑤切忌对脑中风患者采取摇晃、垫高枕头、前后弯动、头部震动等。

中风一般情况下发病后初始 1 ~ 2 周内为急性期,2 周以后进入恢复期,半年以上则为后遗症期。急性期以中西医结合综合治疗效果最好,而在恢复期的治疗中则中医尤其是针灸治疗占有十分重要的位置,针灸能显著改善瘫痪肢体和语言等功能,提高治愈率,是主要的治疗方法。有人采用蜂针疗法,给脑中风患者的康复来了希望。

(1)缺血性脑卒中的治疗:对缺血性脑中风的治疗不仅要追求急性期的安全、有效、及时,同时还要重视危险因素的干预,做好预防工作。

①短暂性脑缺血发作的治疗

a. 抗血小板药:对短暂性脑缺血发作,尤其是反复发生的患者应首先考虑选用抗血小板药。大多数患者首选阿司匹林(ASA)和双嘧达莫(DPA)。有条件者、高危人群或对阿司匹林不能耐受者可选用二磷酸腺苷受体拮抗药(ADP)氯吡格雷。频繁发作者也可考虑选用血栓素 A_2(TXA_2)合成酶抑制药奥扎格雷。

b. 抗凝药:抗凝治疗目前不作为短暂性脑缺血发作的常规治疗,但临床上对于伴发心房颤动和冠心病的患者(感染性心内膜炎除外)、频繁发作 TIA 患者、椎-基底动脉 TIA 患者及抗血小板治疗无效的患者可考虑选用抗凝治疗。通常选用低分子量肝素,也可选用普通肝素,但应密切监测凝血功能。

c. 降纤药：对存在血液成分的改变（如纤维蛋白原含量明显增高的患者）或频繁发作但以其他治疗无效的患者可考虑选用降纤酶。

d. 扩容药：心功能不全者禁用。可选用低分子右旋糖酐或706代血浆。

e. 钙通道阻滞药：血压低者慎用，可扩张脑血管，防止脑动脉痉挛。可选用如尼莫地平、氟桂利嗪等。

f. 其他药：川芎嗪、银杏叶提取物等具有活血化瘀、改善微循环、降低血黏度的作用。倍他司汀可用于眩晕。偶尔也可选用罂粟碱。

②脑血栓和脑梗死的治疗

a. 溶栓治疗：缺血性脑卒中发病3小时内应用阿替普酶（t-PA）或重组组织型纤溶酶原激活物（rt-PA）的静脉溶栓疗法。对脑CT无明显低密度改变、意识清楚的急性缺血性脑卒中患者，在发病6小时之内，采用尿激酶静脉溶栓治疗比较安全、有效。基底动脉血栓溶栓治疗的时间窗和适应证可以适当放宽。对发病6小时以内的急性缺血性脑卒中患者，在有经验和有条件的单位，可以考虑进行动脉内溶栓治疗。常用的溶栓药物有尿激酶、阿替普酶（t-PA）等。

b. 降纤治疗：脑梗死急性期血浆中纤维蛋白原和血液黏滞度增高。可选用降纤酶。可显著降低血浆纤维蛋白原水平，增加纤溶活性及抑制血栓形成，适用于合并高纤维蛋白原血症患者。但应注意监测纤维蛋白原水平，降至1.3g/L以下时，出血倾向会增加。

c. 抗凝治疗：抗凝治疗的目的主要是防止缺血性卒中的早期复发、血栓的延长及防止堵塞远端的小血管继发血栓形成，促进侧支循环。可选用普通肝素、低分子量肝素。但一般急性脑梗死患者不推荐常规立即使用抗凝药；使用溶栓治疗的患者，一般不推荐在24小时内使用抗凝药。

d. 抗血小板药：大多数无禁忌证的不溶栓患者应在卒中后尽早（最好48小时内）开始使用阿司匹林，溶栓的患者应在溶栓24小时后使用阿司匹林。

e. 扩容治疗：对于脑血流低灌注所致的急性脑梗死（如分水岭梗死）可酌情考虑扩容治疗，如低分子右旋糖酐，但应注意可能加重脑水肿、心力衰竭等并发症。

f. 其他药物：川芎嗪、银杏叶提取物等可降低血小板聚集、抗凝、改善脑血流、降低血黏滞度等，对缺血性卒中的预后有所帮助。常用的还有胞二磷胆碱、尼麦角林、氢化麦角碱、吡拉西坦、茴拉西坦、奥拉西坦、尼莫地平等。曲克芦丁、己酮可可碱等有时也可选用。

g. 缺血性脑中风的二级预防

高血压的防治：应用抗高血压药的原则是既要有效和持久地降低血压，又不至于影响重要器官的血流量。高血脂的防治：羟甲戊二酰辅酶A还原酶抑制剂（他汀类）降脂药不仅能有效降低TCHO及LDL水平，还能稳定斑块，从而减少卒中的发生。高同型半胱氨酸血症的防治：高同型半胱氨酸血症与脑卒中发病有相关。叶酸与维生素B_6和B_{12}联合应用，可降低血浆半胱氨酸水平。一般人群应以饮食调节为主，对高半胱氨酸血症患者，可考虑应用叶酸和维生素B_6、B_{12}予以治疗。有研究表明，补充叶酸可以有效地预防脑卒中。

h. 脑栓塞的治疗：脑栓塞强调不同病因不同治疗，最好能去除栓子来源。非感染性心源性栓塞主张抗凝治疗。对已明确诊断为非瓣膜病变性心房颤动诱发的心源性栓塞患者二级预防可使用华法林抗凝治疗。其余治疗与脑梗死的治疗相同。

（2）出血性脑卒中的治疗

①脑出血的治疗

a. 对症支持治疗。

b. 控制血压：脑出血患者血压的控制尚无统一标准，应视患者的年龄、既往有无高血压、有无颅内压增高、出血原因、发病时间等情况而定。对脑出血患者不要急于降血压，因为其血压升高是对颅内压升高的一种反射性自我调节；应先降颅内压后，再根据血压情况决定是否进行降血压治疗。血压≥200/110mmHg时，在降颅压的同时可慎重平稳降血压治疗，使血压维持在略高于发病前水平或180/105mmHg左右；收缩压在170～200mmHg或舒张压在100～110mmHg，暂时尚可不必使用抗高血压药，先行脱水降颅内压，并严密观察血压情况，必要时再用抗高血压药。血压降低幅度不宜过大，否则可能造成脑低灌注。收缩压＜165mmHg或舒张压＜95mmHg，不需降血压治疗。血压过低者应升压治疗，以保持脑灌注压。

c. 降低颅内压：颅内压升高是脑出血患者死亡的主要原因，因此降低颅内压为治疗脑出血的重要任务。适当限制液体入量、防治低钠血症、过度换气等都有助于降低颅内压。药物降颅内压治疗首先以高渗脱水药为主，如甘露醇或甘油果糖、甘油氯化钠等，注意尿量、血钾及心肾功能。可酌情选用呋塞米、白蛋白。

d. 止血药：一般不用，若有凝血功能障碍，可应用，但时间不超过1周。

e. 手术治疗：手术目的主要是尽快清除血肿、降低颅内压、挽救生命，其次是尽可能早期减少血肿对周围脑组织的压迫，降低致残率。一般来说，出血量在20～80ml者可于超早期、早期或急性期行脑室内或血肿腔内穿刺，并以尿激酶灌注。

②蛛网膜下腔出血的治疗

a. 对症支持，保持生命体征稳定：烦躁者予镇静药，头痛予镇痛药，注意慎用阿司匹林等可能影响凝血功能的非甾体抗炎镇痛药或吗啡、哌替啶等可能影响呼吸功能的药物。痫性发作时可短期应用抗癫痫药如地西泮、卡马西平或丙戊酸钠。

b. 降低颅内压：同脑出血降颅压治疗。

c. 防止再出血：绝对卧床4～6周，镇静、镇痛，避免用力和情绪刺激。调控血压,去除疼痛等诱因后,如果平均动脉压 > 125mmHg 或收缩压 > 180mmHg,可在血压监测下使用短效抗高血压药使血压下降,保持血压稳定在正常或者起病前水平。可选用钙通道阻滞剂、β-受体拮抗剂或 ACEI 类等。

d. 抗纤维蛋白溶解药:可防止动脉瘤周围的血块溶解引起再度出血,以抑制纤维蛋白溶解酶的形成。常用氨基己酸;也可用氨甲苯酸或氨甲环酸。抗纤溶治疗可以降低再出血的发生率,但同时也增加脑血管痉挛和脑梗死的发生率,建议与钙通道阻滞药同时使用。

e. 防治脑动脉痉挛及脑缺血:维持正常血压和血容量,血压偏高时可给予降压治疗;在动脉瘤处理后,血压偏低者,首先应去除诱因,如减少或停用脱水药和抗高血压药;给予胶体溶液(白蛋白、血浆等)扩容升压;必要时使用升压药如多巴胺静脉滴注。早期使用尼莫地平,但要注意其低血压的不良反应。

f. 防治脑积水:轻度的急、慢性脑积水都应先行药物治疗,给予乙酰唑胺等药物减少脑脊液(CSF)分泌,酌情选用甘露醇、甘油果糖、呋塞米等。必要时可考虑外科干预。

(3)中医对中风的认识与治疗:中医学认为,中风是以突然昏厥、不省人事,伴有口角㖞斜、语言不利、半身不遂,或不经昏仆仅以口歪、半身不遂为临床主症的疾病。因发病急骤,症见多端,病情变化迅速,与风之善行数变特点相似,故名中风、卒中。

中风有中经络和中脏腑之分。中经络,一般仅见肌肤麻木,口眼㖞斜,言语謇涩,或半身不遂,无神志障碍。常见证型有:①风邪入中,经络痹阻型。兼恶寒发热,苔薄脉浮。治宜祛风通络。②肝肾阴虚,风阳上扰型。兼腰酸耳鸣,舌红脉细。治宜滋阴息风。③痰热腑实,风痰上扰型。兼痰多便秘,苔腻脉滑。治宜通腑化痰。中脏腑,除见中经络的症状外,还有朦胧思睡或昏愦无知等神志症状。又可分为闭脱二证:①闭证,症见牙关紧闭,两手握固,肢体强痉等,多属实证。属阳闭者兼见面红身热,苔腻脉滑。治宜辛凉开窍,滋阴熄风。阴闭者兼面白唇暗,肢冷脉缓。治宜辛温开窍,豁痰熄风。②脱证,症见目合口张,鼻鼾息微,手撒尿遗。多属虚证,治宜回阳固脱。

另据报道,放血救命法对脑中风有特别的灵效。患了中风,脑部的微血管,会慢慢破裂。遇到这种情形,千万别慌,患者无论在什么地方(不管是浴室、卧房或客厅),千万不可搬动他。因为,如果移动,会加速微血管的破裂。所以要先原地把患者扶起坐稳以防止再摔倒,这时才开始放血。家中如有专为注射用的针,当然最好。如果没有,就拿缝衣用的钢针,在患者的十个手指头尖儿(没有固定穴道,大约距离指甲 3mm 之处)刺上去,要刺出血来,万一血不出来,可用手挤。等十个手指头都流出血来(每指一滴),大约几分钟之后,患者就会自然清醒。如果嘴也歪了,就拉搓他的耳朵,使之充血。等把耳朵拉红,就在左右耳垂之处,各刺两针,待两耳垂都流出两滴血来,几分钟以后,嘴就恢复原状了。等患者一切恢复正常感觉没有异状时再送医,就可以转危为安,否则,若是急着抬上救护车送医,经一路的震荡颠簸,恐怕还没到医院,脑部微血管差不多都已经都破裂了。这时候施救,即使能保住性命,也大多落得终身残废。

2. 短暂性脑缺血发作的治疗

(1)控制和去除危险因素

①积极治疗高血压、糖尿病、高血脂等。

②避免低灌注可能,补充血容量和防止低血压。

③治疗心脏疾病如冠心病、心律失常和瓣膜病等。

④建立健康生活习惯、合理运动、适度降低体重等。

(2)急性期药物治疗

①抗血小板药物:对短暂性脑缺血发作者,尤其是反复发生的患者应首先考虑选用抗血小板药。目前大多数患者首选小剂量阿司匹林治疗,推荐剂量为一日 150 ~ 300mg,顿服。服用阿司匹林过程中,如仍然频繁发作或因消化道症状不能耐受时,可改用氯吡格雷,一日 75mg。还可选用西洛他唑等。

②抗凝药:抗凝治疗目前不作为短暂性脑缺血发作的常规治疗,但伴发心房颤动和冠心病的患者(感染性心内膜炎除外)、频繁发作的患者、椎 - 基底动脉缺血患者、抗血小板治疗无效,以及高凝状态如抗心磷脂抗体综合征患者可考虑选用抗凝治疗。可用华法林等。

③降纤药:对存在血液成分的改变,如纤维蛋白原含量明显增高,或频繁发作其他治疗无效的患者可考虑应用降纤酶。

④钙通道阻滞药:可扩张脑血管,防止脑动脉痉挛。如尼莫地平、氟桂利嗪等。

3. 脑血栓、脑栓塞与脑梗死的治疗

(1)脑梗死的治疗应根据不同的病因、发病机制、临床类型、发病时间等确定针对性、个体化的治疗方案。在一般内科支持治疗的基础上,可酌情选用改善脑循环、脑保护、抗脑水肿、降颅内压等措施。通常按病程可分为急性期(1 个月)、恢复期(2 ~ 6 个月)和后遗症期(6 个月以后)。重点是急性期的分型治疗。腔隙性脑梗死不宜脱水,主要是改善循环;大面积脑梗死或脑干、小脑梗死应积极抗脑水肿降颅内压,防止脑疝形成。在 <4.5 小时的时间窗内有适应证者可行溶栓治疗。

(2)对脑血栓形成的治疗主要有以下几个方面

①一般治疗:维持生命体征和处理并发症。

②减轻脑水肿、降低颅内高压:脑水肿高峰期为发病后 3 ~ 5 天,提示可能存在颅内压增高的情况时可以降颅内压治疗。常用甘露醇和呋塞米等药物。

③溶栓治疗:针对发病 3 ~ 6 小时之内患者可考虑溶栓治疗。

④抗凝治疗:目的主要是防止血栓的延长及防止堵塞远端的小血管继发血栓形成,防止卒中复发并预防深静脉血栓形成和肺栓塞。可选用肝素、华法林等。

⑤降纤治疗：可选用巴曲酶、降纤酶等。

⑥抗血小板药：未行溶栓的急性脑梗死患者如无禁忌证应在48小时之内服用阿司匹林。一般不在溶栓后24小时内应用阿司匹林，以免增加出血风险。其他抗血小板药物参见短暂性脑缺血发作节。

⑦扩容治疗：对于脑血流低灌注所致的急性脑梗死可酌情考虑扩容治疗，如低分子右旋糖酐等。但应注意可能加重脑水肿、心力衰竭等并发症。

⑧重视脑梗死的二级预防：积极处理血管病危险因素，应用抗血小板药物及降脂药物等。

（3）脑栓塞的治疗原则与脑血栓形成基本相同，但强调不同病因采取不同治疗方法

①原发病治疗：有利于脑栓塞病情控制和防止复发。对感染性栓塞应使用抗菌药物，并禁用溶栓和抗凝治疗，防止感染扩散；对脂肪栓塞，可采用肝素、5%碳酸氢钠等。

②抗凝治疗：对非感染性心源性栓塞主张抗凝治疗。心房颤动或有再栓塞风险的心源性疾病、动脉夹层或高度狭窄的患者可用肝素预防再栓塞或栓塞继发血栓形成。

③抗血小板聚集药阿司匹林等也可试用。

④脑栓塞合并出血性梗死时，应停用溶栓、抗凝和抗血小板药，防止出血加重。

⑤对已明确诊断为非瓣膜病变性心房颤动诱发的心源性栓塞患者进行二级预防可使用华法林等抗凝治疗。

〔用药精选〕

一、西药

1. 阿替普酶 Alteplase

本品为血栓溶解药，对于急性心肌梗死，静脉使用本品可使阻塞的冠状动脉再通。

【适应证】①急性心肌梗死。②血流不稳定的急性大面积肺栓塞。③急性缺血性脑卒中。

【不良反应】不良反应较少。可有凝血障碍和出血、血细胞比容及血红蛋白降低、注射部位出血。偶见心律失常、体温升高。罕见血压下降、颅内出血、腹膜后出血、便血、血尿等。

【禁忌】①出血性疾病：近期有严重内出血、脑出血、2个月内进行过颅脑手术、10日内发生严重创伤或做过大手术、严重的未能控制的原发性高血压、妊娠期和产后14日内妇女、细菌性心内膜炎、急性胰腺炎患者。②颅内肿瘤、动静脉畸形、动脉瘤患者。③出血体质（包括正在使用华法林、脑卒中前48小时内使用过肝素、血小板计数小于10×10^9/L）患者。④急性缺血性脑卒中可能伴有蛛网膜下隙出血或癫痫发作患者。

【孕妇及哺乳期妇女用药】妊娠期使用本品的经验非常有限，对于危及生命的疾病，应权衡利益与潜在危险。

【儿童用药】儿童使用本品的经验还很有限。

【老年用药】老年患者颅内出血危险性增加，而老年患者治疗效益亦增加，因此应仔细考虑治疗利弊。70岁以上老人慎用。

【用法用量】使用前先用附带的稀释剂临时配制，浓度为1mg/ml；也可用等量的生理盐水或5%葡萄糖液进一步稀释成0.5mg/ml的溶液。

静脉输注：剂量为0.9mg/kg（最大剂量90mg），先静脉注射10%（1分钟），其余剂量连续静脉滴注，60分钟滴完。

静脉溶栓治疗首选t-PA，无条件采用t-PA时，可用尿激酶替代。

当剂量>150mg时，颅内出血的危险增加，不宜采用。

用本品治疗的患者早期使用肝素并不能使梗死的血管通畅，因此肝素的使用应推迟到药品治疗后90~120分钟。

【制剂】注射用阿替普酶

2. 阿司匹林 Aspirin

见第一章“1. 感冒”。

3. 硫酸氢氯吡格雷片 Clopidogrel Hydrogen Sulfate Tablets

本品为血小板聚集抑制剂，能选择性地抑制ADP与血小板受体的结合，抑制激活ADP与糖蛋白GPⅡb/Ⅲa复合物，从而抑制血小板的聚集。也可抑制非ADP引起的血小板聚集，不影响磷酸二酯酶的活性。通过不可逆地改变血小板ADP受体，使血小板的寿命受到影响。

【适应证】用于预防和治疗因血小板高聚集状态引起的心、脑及其他动脉的循环障碍疾病。

【不良反应】偶见胃肠道反应（如腹痛、消化不良、便秘或腹泻），皮疹，皮肤黏膜出血。罕见白细胞减少和粒细胞缺乏。

【禁忌】对本品成分过敏、严重的肝脏损伤、近期有活动性出血（如消化性溃疡或颅内出血等）患者禁用。

【孕妇及哺乳期妇女用药】妊娠妇女只有在必须应用时才可应用。哺乳期妇女使用时应停止哺乳。

【用法用量】口服。一次75mg，一日1~2次。可与食物同服也可单独服用。

4. 低分子量肝素（低分子肝素）Low Molecular Weight Heparin

本品是一种低分子量的肝素，由具有抗血栓形成和抗凝作用的普通肝素解聚而成。它具有很高的抗凝血因子Ⅹa（97IU/ml）活性和较低的抗凝血因子Ⅱa或抗凝血酶活性（30IU/ml）。

【适应证】用于预防和治疗血栓栓塞性疾病。主要用于预防普通外科手术或骨科手术后血栓栓塞、预防深静脉血栓形成、肺栓塞、血液透析时体外循环的抗凝剂、末梢血管病变等。尚有报道用于因肝素引起的过敏或血小板减少症的替代治疗。

【不良反应】轻度出血现象，少数患者有血小板减少，有紫癜病例用药后的部分患者会出现红斑加深或轻度痛的症

状。偶见注射局部皮肤病变或轻度淤血，一过性皮肤过敏。本品为酶诱导剂，少数患者使用后谷丙转氨酶轻度增高，停药后恢复。

【禁忌】有血小板减少史或过敏史、发生出血或有严重出血倾向的连续性凝血障碍者；手术引起的器官损伤性出血；急性细菌性心内膜炎者；外伤性脑血管出血者禁用。

【孕妇及哺乳期妇女用药】动物研究未发现低分子肝素有胎儿致畸作用。因为对于新生儿来说，胃肠道吸收在刚开始是不太可能的，哺乳期母亲使用低分子肝素并非禁忌。

【用法用量】①皮下注射和静脉注射。剂量单位以抗 Xa 因子活性单位(anti-XaIU)计算，血液透析、血液灌流：

a. 单次剂量：常规治疗患者，以 70～80(anti-XaIU)/kg 体重计量。

b. 连续剂量：初次急性患者，开始前以 30-40(anti-XaIU)/kg 体重计量以后，按每小时 10～15(anti-XaIU)/kg 体重计量。

c. 有出血危险的危重患者，开始前以 10～15(anti-XaIU)/kg 体重计量，以后按每小时 5(anti-XaIU)/kg 重计量。

②外用：以本品凝胶适量涂于患处及周围，并温和按摩数分钟，一日 2 次。

【制剂】注射用低分子量肝素钠；注射用低分子量肝素钙；低分子量肝素钠注射液；低分子量肝素钙注射液；低分子肝素钙注射液；低分子肝素钠注射液；低分子肝素钠凝胶

5. 依达拉奉 Edaravone

本品是一种脑保护剂(自由基清除剂)。可抑制梗死周围局部脑血流量的减少，阻止脑水肿和脑梗死的进展，并缓解所伴随的神经症状，清除自由基，抑制脂质过氧化，从而抑制脑细胞、血管内皮细胞、神经细胞的氧化损伤。

【适应证】用于急性脑梗死和脑水肿，改善中风后神经系统功能，减轻症状，增强活动能力。

【不良反应】主要表现：肝功能异常、皮疹、AST 上升、ALT 上升。

严重不良反应：急性肾衰竭、肝功能异常、黄疸、血小板减少、弥漫性血管内凝血(DIC)。其他不良反应：①皮疹、潮红、肿胀、疱疹、瘙痒。②红细胞减少，白细胞增多，白细胞减少，红细胞压积减少，血红蛋白减少，血小板增多，血小板减少。③注射部位皮疹、红肿。④AST、ALT、LDH、ALP、γ-GT 升高。总胆红素升高，尿胆原阳性，胆红素尿。⑤BUN、血清尿酸、蛋白尿、血尿、肌酐升高，血清尿酸下降。⑥嗳气。⑦发热，热感，血压、血清胆固醇、三酰甘油、CK(CPK)升高，血清胆固醇、血清总蛋白、CK(CPK)、血清钾、血清钙降低。

【禁忌】既往对本品有过敏史、重度肾衰竭(有致肾衰竭加重的可能)的患者禁用。

【孕妇及哺乳期妇女用药】孕妇或有妊娠可能的妇女禁用本品。哺乳期的妇女禁用。必须应用时，在用药期间应停止哺乳。

【儿童用药】儿童患者使用本品的安全性尚未确立，儿童慎用。

【老年用药】因老年人生理功能低下，不良反应出现时应停止给药并适当处理。一般而言，高龄患者(80 岁以上)应慎用。

【用法用量】静脉滴注。一次 30mg，一日 2 次，加入适量生理盐水中稀释后 30 分钟内滴完，一个疗程为 14 日以内。尽可能在发病后 24 小时内开始给药。

【制剂】依达拉奉注射液

6. 马来酸桂哌齐特注射液 Cinepazide Maleate Injection

本品为钙离子通道阻滞剂，通过阻止 Ca^{2+} 跨膜进入血管平滑肌细胞内，使血管平滑肌松弛，脑血管、冠状血管和外周血管扩张，从而缓解血管痉挛、降低血管阻力、增加血流量。本品能增强腺苷和环磷酸腺苷(cAMP)的作用，降低氧耗。本品还能提高红细胞的柔韧性和变形性，提高其通过细小血管的能力，降低血液的黏性，改善微循环。本品通过提高脑血管的血流量，改善脑的代谢。

【适应证】用于：①脑血管疾病：脑动脉硬化，一过性脑缺血发作，脑血栓形成，脑栓塞、脑出血后遗症和脑外伤后遗症。②心血管疾病：冠心病、心绞痛，如用于治疗心肌梗死，应配合有关药物综合治疗。③外周血管疾病：下肢动脉粥样硬化病，血栓闭塞性脉管炎，动脉炎、雷诺病等。

【用法用量】一次 4 支，稀释于 10% 的葡萄糖注射液或生理盐水 500ml 中，静脉滴注，速度为 100ml/h；一日一次。

【不良反应】①血液：a. 粒细胞缺乏，偶尔发生粒细胞缺乏，如有发热、头痛、无力等症状出现时，应立即停止用药，并进行血液检查。b. 有时会发生白细胞减少，偶尔发生血小板减少，应仔细观察症状并立即停药。②消化系统：有时有腹泻、腹痛、便秘、胃痛、胃胀等胃、肠道功能紊乱等。③神经系统：有时会头痛、头晕、失眠、神经衰弱等症状，偶尔有嗜睡症状。④皮肤：有时会出现皮疹、瘙痒症状。⑤肝脏：有时会出现 AST、ALT 升高，偶有 AL-P 升高。⑥肾脏：有时会出现 BUN 升高。

【禁忌】①脑内出血后止血不完全者(止血困难的人)。②白细胞减少者。③服用本品造成白细胞减少史的患者。④对本品过敏的患者。

【孕妇及哺乳期妇女用药】根据动物致畸实验结果，本品对孕妇及有可能怀孕的妇女有致畸可能性，孕妇慎用。本品在乳汁中有明显的分泌，且浓度较血中高，故哺乳期妇女慎用。

【儿童用药】儿童患者用药的安全有效性尚无确定，不推荐儿童使用。

【老年用药】应适当减低用药剂量。

7. 银杏叶提取物注射液 Extract of Ginkgo Biloba Leaves Injection

本品可增加脑血管流量，降低脑血管阻力；改善脑血管循环功能，保护脑细胞，免受缺血损害；扩张冠状动脉，防止心绞痛及心肌梗死;抑制血小板聚集,防止血栓形成。

【适应证】主要用于脑部、周边等血液循环障碍:急、慢性脑功能不全及其后遗症如中风、注意力不集中、记忆力衰退、痴呆;耳部血流及神经障碍如耳鸣、眩晕、听力减退、耳迷路综合征;眼部血流及神经障碍如糖尿病引起的视网膜病变及神经障碍、老年黄斑变性、视力模糊、慢性青光眼;末梢循环障碍如各种动脉闭塞症、间歇性跛行症、手脚麻痹冰冷、四肢酸痛。

【不良反应】①罕见胃肠道不适、头痛、血压降低、过敏反应等现象。②长期静脉注射时,应改变注射部位以减少静脉炎的发生。

【禁忌】对本品中任一成分过敏者禁用。

【孕妇及哺乳期妇女用药】妊娠及哺乳期妇女慎用。

【用法用量】①注射治疗:深部肌内注射或缓慢静脉推注(患者平卧)5ml 本品,1~2 日一次。

②静脉滴注:一次 35~70mg,一日 1~2 次;若必要时可视情况调整剂量至一次 87.5mg,一日 2 次。

③后续治疗可以口服本品片剂或滴剂。或遵医嘱。

【制剂】银杏叶提取物注射液

8. 小牛血清去蛋白注射液 Deproteinised Calf Blood Serum Injection

本品能促进细胞对葡萄糖和氧的摄取与利用。在低血氧及能量需要增加等情况下,本品可以促进能量代谢,增加供血量。

【适应证】①改善脑部血液循环和营养障碍性疾病(缺血性损害、颅脑外伤)所引起的神经功能缺损。②末梢动脉、静脉循环障碍及其引起的动脉血管病,腿部溃疡。③皮肤移植术;皮肤烧伤、烫伤、糜烂;愈合伤口(创伤、褥疮);放射所致的皮肤、黏膜损伤。

【用法用量】本品可以用于静脉注射、动脉注射、肌内注射,也可加入输液中滴注或加入 200~300ml 5% 葡萄糖或 0.9% 氯化钠注射液中静脉滴注,滴注速度约 2ml/min。

①脑部缺血性损害:一次 20~30ml 静脉滴注,一日一次,连续 2~3 周。②动脉血管病:一次 20~50ml 静脉滴注,一日一次,或一次 20~50ml 动脉或静脉注射,每周数次,4 周为一疗程。

【不良反应】过敏反应极为罕见(例如荨麻疹、皮肤潮红、药物热、休克等)。如发生过敏反应立即停药,并给予抗过敏处理。

【禁忌】对本品或同类药品过敏者禁用。

【孕妇及哺乳期妇女用药】本品对母婴无不良影响,但使用时要注意对婴儿可能产生的潜在危险。

【儿童用药】缺乏在药理、毒理或药动学方面与成人差异对比的研究资料。

【老年用药】缺乏本品在老年人由于机体各种功能衰退的关系而对于该药品在药理、毒理或药动力方面与成人差异的临床研究资料。

9. 小牛血去蛋白提取物注射液 Deproteinized Culf Blood Extractives Injection

本品可增强组织细胞对氧及葡萄糖摄取与利用作用,改善细胞乏氧状态和机体内环境,增加心、脑、肝等脏器的血流量,改善微循环。

【适应证】用于脑缺血、脑痴呆、脑外伤及大脑功能不全等脑细胞代谢障碍性疾病。可改善脑供血不足、脑外伤引起的神经功能缺损。

【用法用量】静脉滴注。脑中风及脑外伤:一次 0.8~1.2g 总固体量(2~3 支)溶于 250ml 5% 葡萄糖注射液或 0.9% 氯化钠注射液中,静脉缓慢滴注(滴注速度小于 2ml/min),一日一次,2 周为一疗程。

【不良反应】偶有发热、皮疹、低血压休克等反应。

【禁忌】严重肾功能障碍者及其对同类药物有过敏反应者禁用。

【其他制剂】小牛血去蛋白提取物注射液;注射用小牛血去蛋白提取物

10. 人血白蛋白 Human Albumin

本品系由经乙型病毒性肝炎疫苗免疫的健康人血浆或血清,经低温乙醇法或其他适宜方法提取后制成。本品具有增加循环血容量和维持血浆渗透压的作用。

【适应证】用于:①失血创伤、烧伤引起的休克。②脑水肿及损伤引起的颅内压升高。③肝硬化及肾病引起的水肿或腹水。④低蛋白血症的防治。⑤新生儿高胆红素血症。⑥用于心肺分流术、烧伤的辅助治疗,血液透析的辅助治疗和成人呼吸窘迫综合征。

【不良反应】偶见荨麻疹、寒战、发热或血压下降。快速输注可引起血管超负荷导致肺水肿,偶有过敏反应。

【禁忌】①对白蛋白有严重过敏者。②高血压患者,急性心脏病者,正常血容量及高血容量的心力衰竭患者。③严重贫血患者。④肾功能不全者。

【孕妇及哺乳期妇女用药】对孕妇或可能怀孕妇女的用药应慎重,如有必要应用时,应在医师指导和严密观察下使用。

11. 尼莫地平 Nimodipine

本品是一种 Ca^{2+} 通道阻滞剂。通过有效阻止 Ca^{2+} 进入细胞内、抑制平滑肌收缩,达到解除血管痉挛之目的。

【适应证】用于缺血性脑血管病、偏头痛、蛛网膜下腔出血所致脑血管痉挛,急性脑血管病恢复期的血液循环改善,突发性耳聋,轻、中度高血压。

【用法用量】按下述方法服用,或遵医嘱。

口服。①缺血性脑血管病:一日 30~120mg,分 3 次服用,连服 1 个月;缓释制剂一次 60~120mg,一日 2 次,连续 1 个月。

②蛛网膜下腔出血所致脑血管痉挛:口服,一次 40~60mg,一日 3~4 次,3~4 周为一疗程。

③轻、中度高血压:一次 40mg,一日 3 次,一日最大剂量

为 240mg。

静脉注射请遵医嘱。

【不良反应】大量临床实践证明，蛛网膜下腔出血者应用尼莫地平治疗时约有 11.2% 的患者出现不良反应。最常见的不良反应有：①血压下降，血压下降的程度与药物剂量有关。②肝炎。③皮肤刺痛。④胃肠道出血。⑤血小板减少。⑥偶见一过性头晕、头痛、颜面潮红、呕吐、胃肠不适等。此外，口服尼莫地平以后，个别患者可发生碱性磷酸酶（ALP）、乳酸脱氢酶（LDH）、AKP 的升高，血糖升高以及个别人的血小板数的升高。

【禁忌】对本品成分过敏、严重肝功能损害（如肝坏死）的患者禁用。

【孕妇及哺乳期妇女用药】①药物可由乳汁分泌，哺乳妇女不宜应用。②动物实验提示本品具有致畸性。

【制剂】尼莫地平片（分散片、缓释片、胶囊、缓释胶囊、软胶囊、注射液）；注射用尼莫地平

12. 尤瑞克林 Urinary Kallidinogenase

本品为人尿激肽原酶，是自人尿液中提取得到的蛋白水解酶，能将激肽原转化为激肽和血管舒张素。体外研究显示，对离体动脉具有舒张作用，并可抑制血小板聚集、增强红细胞变形能力和氧解离能力。

【适应证】有改善微循环作用，用于急性脑梗死等引起的缺血性疾病的治疗。

【用法用量】应在起病 48 小时内开始用药。每次 0.15PNA 单位，溶于 50ml 或 100ml 氯化钠注射液中，静脉滴注 30 分钟，每日一次，3 周为一疗程。

【不良反应】共有 645 例患者进入尤瑞克林治疗急性脑梗死的Ⅱ、Ⅲ期临床试验，其中试验组（尤瑞克林组）462 例。试验组出现 4 例严重不良事件，其中 2 例死亡（1 例为 75 岁右侧小脑半球梗死伴基底节部腔隙性梗死，判定死亡原因为小脑梗死并发脑疝；1 例为 70 岁右侧额顶颞部梗死，判定死亡原因为心源性猝死，判断与研究药物无关）。另 2 例在第一次注射试验药时（均是用药开始 10 分钟内），引起血压突然下降伴意识障碍，立即停药并给予升压药后，血压很快恢复，无不良后果，判定与用药有关。Ⅲ期临床试验中共发生重要不良事件 9 例，其中 4 例出现梗死灶内发生出血，难以确定是否与药物有关；2 例并发心绞痛，1 例并发上消化道出血；2 例出现症状较重的不良反应：恶心、呕吐、胸闷、心慌等。对照组：在Ⅱa 期临床试验中死亡 1 例，在Ⅲ期临床试验中未发生严重不良事件。经过资料进行分析，试验中与药物有关或可能有关的不良反应主要为呕吐、颜面潮红和面部发热感、头痛、腹泻、结膜充血、心慌胸闷、注射部位红肿瘙痒等症状，一般都较轻，不需要特殊处理。有个别病例可能对尤瑞克林反应特别敏感，发生血压急剧下降。

【制剂】注射用尤瑞克林

13. 丁苯酞 Butylphthalide

本品具有较强的抗脑缺血作用，可明显缩小大鼠局部脑缺血的梗死面积，减轻脑水肿，改善脑能量代谢和缺血脑区的微循环和血流量，抑制神经细胞凋亡，并具有抗脑血栓形成和抗血小板聚集作用。

【适应证】用于轻、中度急性缺血性脑卒中的各个病理过程。

【不良反应】本品不良反应较少，少数为转氨酶轻度升高。偶见恶心、腹部不适、皮疹及精神症状（轻度幻觉）等。根据部分随访观察的病例，停药后可恢复正常。

【禁忌】对本品或芹菜过敏、有严重出血倾向患者禁用。

【孕妇及哺乳期妇女用药】本品用于妊娠期和哺乳期妇女的安全性尚不明确。

【用法用量】根据现有临床研究的用药方法，本品应与复方丹参注射液联合使用。空腹口服，一次 0.2g，一日 4 次，10～12 日为一疗程，或遵医嘱。

【制剂】①丁苯酞软胶囊；②丁苯酞氯化钠注射液

14. 双嘧达莫 Dipyridamole

本品为抗血小板聚集、冠状动脉扩张药，具有抗血栓形成作用。

【适应证】主要用于血栓栓塞性疾病、人工心脏瓣膜置换术后，防止血小板血栓形成，多与香豆素类、阿司匹林等合用与血栓患者，还可以阻止动脉粥样硬化早期的病变过程。注射液用于心肌缺血的诊断性试验。

【不良反应】治疗剂量时不良反应轻而短暂，长期服用最初的副作用多消失。常见的不良反应有头晕、头痛、呕吐、腹泻、面红、皮疹和瘙痒，罕见心绞痛和肝功能不全。不良反应持续或不能耐受者少见，停药后可消除。

上市后的经验报告中，罕见不良反应有喉头水肿、疲劳、不适、肌痛、关节炎、恶心、消化不良、感觉异常、肝炎、秃头、胆石症、心悸和心动过速。

【禁忌】对双嘧达莫过敏者禁用。

【孕妇及哺乳期妇女用药】确有必要方可用于孕妇。双嘧达莫从人乳汁中排泌，故哺乳期妇女应慎用。

【儿童用药】12 岁以下儿童用药的安全性和效果未确定。

【用法用量】①口服：成人一次 25～50mg，一日 3 次，饭前一小时服用，症状改善后可改为一日 50～100mg，分次服用。②肌内注射或静脉注射：一次 10～20mg，一日 2～3 次。除葡萄糖溶液外，不得与其他药物混合注射。

【制剂】双嘧达莫片（分散片、缓释胶囊、注射液）；注射用双嘧达莫

15. 奥扎格雷 Ozagrel

本品为血栓素合成酶抑制剂，能抑制 TXA2 生成，因而具有抗血小板聚集和扩张血管作用。能改善脑血栓急性期的运动障碍，改善脑缺血急性期的循环障碍及改善脑缺血时能量代谢异常。

【适应证】用于治疗急性血栓性脑梗死和脑梗死所伴随的运动障碍。

【不良反应】胃肠道反应和过敏反应，如恶心、呕吐、荨麻疹、皮疹等，经适当处理后得到缓解。少数可出现 GPT、BUN 升高，颅内、消化道、皮下出血及血小板减少等。

【禁忌】下列情况者禁用：出血性脑梗死或大面积脑梗死深昏迷，严重心、肺、肝、肾功能不全，血液病或出血倾向，严重高血压（收缩压≥200mmHg），对本品过敏。

【孕妇及哺乳期妇女用药】孕妇慎用。

【儿童用药】儿童慎用。

【用法用量】成人一次 40～80mg，一日 1～2 次，溶于 500ml 0.9%氯化钠注射液或5%葡萄糖溶液中，连续静脉滴注，1～2 周为一疗程。根据年龄、症状适当增减用量。

【制剂】①奥扎格雷钠注射液；②注射用奥扎格雷钠

16. 盐酸噻氯匹定 Ticlopidine Hydrochloride

本品为抗血小板聚集药，能抑制 ADP、胶原、凝血酶、花生四烯酸及前列腺素内过氧化物等多种诱导剂引起的血小板聚集，能抑制外源性和内源性 ADP 诱导的血小板聚集反应。

【适应证】预防和治疗因血小板高聚集状态引起的心、脑及其他动脉的循环障碍性疾患。

【不良反应】①偶见轻微胃肠道反应。②罕见的反应：恶心、腹泻、皮疹、瘀斑、牙龈出血、白细胞减少、粒细胞缺乏或骨髓再生性障碍，极个别病例有胆汁阻塞性黄疸、肝功能损害。以上不良反应均在停药后消失。

【禁忌】下列患者禁用：对本品过敏，有出血时间延长的血液病和出血素质，有出血倾向的器质性病变，近期患溃疡病，急性出血性卒中，再生障碍性贫血，严重的肝功能损害。

【孕妇及哺乳期妇女用药】本品可以透过胎盘及进入母乳，应避免用于孕妇和哺乳期妇女。

【用法用量】口服。一次 0.25g，一日一次，就餐时服用以减少轻微的胃肠道反应。

【制剂】盐酸噻氯匹定片（缓释片、胶囊）

17. 华法林 Warfarin

本品为双香豆素类中效抗凝剂。具有抗凝和抗血小板聚集功能。

【适应证】①防治血栓栓塞性疾病，可防止血栓形成与发展，如治疗血栓栓塞性静脉炎，降低肺栓塞的发病率和死亡率，减少外科大手术、风湿性心脏病、髋关节固定术、人工置换心脏瓣膜手术等的静脉血栓发生率。②心肌梗死的辅助用药。

【不良反应】出血。早期可有瘀斑、紫癜、牙龈出血、鼻衄、伤口出血经久不愈、月经过多等。出血可发生在任何部位，特别是泌尿和消化道。肠壁血肿可致亚急性肠梗阻，也见于硬膜下和颅内。任何穿刺均可引起血肿，严重时局部压迫症状明显，不常见的不良反应有恶心、呕吐、腹泻、瘙痒性皮疹、过敏反应和皮肤坏死。大量口服甚至有双侧乳房坏死、微血管病或溶血性贫血及大范围皮肤坏疽。

【禁忌】对香豆素类药过敏，手术后3日内，有出血倾向，近期进行中枢神经系统、眼和其他大面积创伤性手术，活动性溃疡或其他组织明显出血倾向，脑/主动脉瘤，心包炎心包积液，子痫或先兆子痫，严重肝、肾疾病患者。

【孕妇及哺乳期妇女用药】本品易通过胎盘并致畸胎及中枢神经系统异常，妊娠期禁用本品，抗凝治疗可给予小剂量肝素；少量华法林可由乳汁分泌，哺乳期妇女每日服 5～10mg，血药浓度一般为 0.48～1.8μg/ml，乳汁及婴儿血浆中药物浓度极低，对婴儿影响较小。

【儿童用药】应按个体所需调整剂量。

【老年用药】老年患者对本品的抗凝作用较为敏感，随着年龄的增大，所需本品的剂量应减少。

【用法用量】口服第一日 0.5～20mg，次日起用维持量，一日 2.5～7.5mg。

成人常用量：一日 10mg，连服 3 日。最初 1～2 日的凝血酶原活性，主要反映短寿命凝血因子Ⅶ的消失程度，这时的抗凝作用不稳定。约 3 日后，因子Ⅱ、Ⅸ、Ⅹ均耗尽，才能充分显示抗凝效应。凝血酶原时间也更确切反映维生素 K 依赖性凝血因子的减少程度，可据此以确定维持量。

【制剂】华法林钠片

18. 尿激酶 Urokinase

见第二章“28. 静脉炎”。

19. 降纤酶 Defibrase

本品是一种蛋白水解酶，能溶解血栓，抑制血栓形成，改善微循环。

【适应证】①急性脑梗死，包括脑血栓、脑栓塞、短暂性脑缺血发作（TIA）及脑梗死再复发的预防。②心肌梗死，不稳定型心绞痛及心肌梗死再复发的预防。③四肢血管病，包括股动脉栓塞、血栓闭塞性脉管炎、雷诺病。④血液呈高黏状态、高凝状态、血栓前状态。⑤突发性耳聋。⑥肺栓塞。

【不良反应】①常见有出血，但一般轻微，如胃肠道、泌尿生殖道、腹膜后或颅内出血，浅层的或表面的出血。②少数人有头晕、疲乏、牙龈出血、皮下出血点、瘀斑，极个别严重者可发生过敏性休克。

【禁忌】下列患者禁用：对本品及蛇毒过敏，有出血史，出血性病灶和凝血功能低下，正在使用抗凝药、抗血小板药，重度肝、肾功能不全，手术后不久，乳头肌断裂，心室中隔穿孔，心源性休克，多脏器功能衰竭。

【孕妇及哺乳期妇女用药】孕妇应在治疗上有益性大于危险才能使用；哺乳期一般应避免使用本品，如果必须使用时应停止哺乳。

【儿童用药】本品对儿童用药后的安全性尚未进行实验研究。儿童禁用。

【老年用药】70 岁以上高龄患者禁用。

【用法用量】用药前应进行皮肤过敏试验，以本品 0.1ml 加 0.9%氯化钠注射液稀释至 1ml，皮内注射 0.1ml，15 分钟后观察结果，皮试阴性者方可使用。

静脉滴注：用注射用水或生理盐水适量使溶解，加入至无菌生理盐水 100～250ml 中，静脉点滴 1 小时以上。急性发作期：一次 10 单位，一日一次，连用 3～4 日。非急性发作期：首次 10 单位，维持量 5～10 单位，一日或隔日一次，2 周为一疗程。

【制剂】①降纤酶注射液。②注射用降纤酶

20. 蕲蛇酶注射液 Acutobin Injection

本品系从蕲蛇毒中提取的凝血酶样酶，分子量：27000±3000。

【适应证】用于急性脑梗死的治疗。也可试用于脉管炎的治疗。

【用法用量】本品每次 0.75 单位，溶于 250 毫升或 500 毫升灭菌生理盐水中静脉滴注 3 小时以上，每日一次，连用 7－14 天为 1 个疗程；根据病情需要可重复 1 个疗程。本品应在医生指导下使用。

【不良反应】本品在常规治疗剂量下可致血小板聚集功能明显抑制，部分患者出现血小板计数减少，皮下及黏膜少量出血，停药后可自行恢复。本品可引起过敏反应如皮疹。

【禁忌】对本品成分过敏者、有出血倾向者或严重凝血障碍者、溃疡病、肺结核病活动期均禁用。

【孕妇及哺乳期妇女用药】孕妇禁用。

21. 桂利嗪 Cinnarizine

本品为哌嗪类钙通道拮抗药，可阻止血管壁平滑肌细胞的病理性钙内流，缓解血管痉挛。有扩张脑血管和周围血管的作用，能改善脑循环及冠脉循环，尤其对脑血管作用明显。

【适应证】用于脑血栓形成、脑栓塞、脑动脉硬化、脑出血恢复期、蛛网膜下腔出血恢复期、脑外伤后遗症、内耳眩晕症、冠状动脉硬化及由于末梢循环不良引起的疾病的治疗。也可用于慢性荨麻疹、老年性皮肤瘙痒等过敏性皮肤病；前庭性疾病，如眩晕、耳鸣、恶心、呕吐及运动病。

【不良反应】①常见嗜睡、疲乏，某些患者可出现体重增加（一般为一过性）出汗、扁平苔藓、狼疮等皮肤性反应。②长期服用偶见抑郁和锥体外系反应，如运动徐缓、强直、静坐不能、口干、肌肉疼痛及皮疹。

【禁忌】对本品过敏、有抑郁症病史、颅内活动性出血、脑梗死急性期患者禁用。

【孕妇及哺乳期妇女用药】由于本品可由乳汁分泌，虽然尚无致畸和对胚胎发育有影响的研究报告，但原则上孕妇和哺乳期妇女不用本品。

【老年用药】老年患者每日多次用药时须密切观察，以免药物蓄积，增加不良反应。

【用法用量】口服。一次 25～50mg，一日 3 次。

【制剂】桂利嗪片（胶囊）

22. 川芎嗪 Ligustrazine

本品有抗血小板聚集，扩张小动脉，改善微循环和活血化瘀作用。并对已聚集的血小板有解聚作用。

【适应证】适用于缺血性心脑血管病。用于闭塞性脑血管疾病如脑供血不全、脑血栓形成、脑栓塞及其他缺血性血管疾病如冠心病、脉管炎等。

【不良反应】偶有口干、嗜睡等。本品酸性较强，穴位注射刺激性较强。

【禁忌】对本品过敏、脑出血及有出血倾向患者禁用。

【孕妇及哺乳期妇女用药】孕妇及哺乳期妇女慎用。

【用法用量】①口服：一次 50～100mg，一日 3 次，1 个月为一疗程，遵医嘱。

②静脉滴注：以本品 40～80mg，稀释于 5% 葡萄糖注射液或氯化钠注射液 250～500ml 中静脉滴注。速度不宜过快，一日一次，10 日为一疗程，一般使用 1～2 个疗程。

【制剂】①盐酸川芎嗪注射液（葡萄糖注射液、氯化钠注射液）；②注射用盐酸川芎嗪；③磷酸川芎嗪片（胶囊、滴丸、注射液、葡萄糖注射液、氯化钠注射液）；④注射用磷酸川芎嗪

23. 长春西汀 Vinpocetine

本品为脑血管扩张药，能抑制磷酸二酯酶活性，增加血管平滑肌松弛的信使 c-GMP 的作用，选择性地增加脑血流量，此外还能抑制血小板凝集，降低人体血液黏度，增强红细胞变形力，改善血液流动性和微循环，促进脑组织摄取葡萄糖，增加脑耗氧量，改善脑代谢。

【适应证】①改善脑梗死后遗症、脑出血后遗症、脑动脉硬化症等引发的各种症状；②治疗血管性痴呆，慢性脑功能不全及认知功能障碍，提高和恢复记忆力；③颅脑外伤或颅脑手术后脑功能的恢复；④减轻动脉粥样硬化，治疗冠心病，缓解心绞痛；⑤治疗各种眼底血液循环不良所致的视力障碍；⑥治疗原发性、医源性听力损伤及耳鸣、眩晕等。

【不良反应】①过敏症：有时可出现皮疹，偶有荨麻疹、瘙痒等过敏症状，若出现此症状应停药。②精神神经系统：有时头痛、眩晕，偶尔出现困倦感，侧肢的麻木感，脱力感加重。③消化道：有时恶心、呕吐、也偶尔出现食欲不振、腹痛、腹泻等症状。④循环器官：有时可出现颜面潮红、头昏等症状。⑤血液：有时可出现白细胞减少。⑥肝脏：有时可出现转氨酶升高，偶尔也出现碱性磷酸酶升高等。⑦肾脏：偶尔可出现血尿素氮升高。

【禁忌】对本品过敏、颅内出血后尚未完全止血、严重缺血性心脏病、严重心律失常患者禁用。

【孕妇及哺乳期妇女用药】孕妇或已有妊娠可能的妇女禁用；哺乳期妇女慎用，必须使用时应停止哺乳。

【儿童用药】本品含苯甲醇，禁止用于儿童肌内注射。尚缺乏本品儿童用药的安全性和有效性的研究。

【老年用药】老年患者请遵医嘱。

【用法用量】①口服：成人一次 5mg，一日 3 次，或遵医嘱。

②静脉滴注：开始剂量一日 20mg，以后根据病情可增至一日 30mg。可用本品 20～30mg 加入 500ml 液体内，缓慢滴注。

【制剂】长春西汀片（注射液）；注射用长春西汀

附：用于脑中风（脑卒中、脑血管意外）的其他西药

1. 西洛他唑胶囊 Cilostazol Capsules

见第二章“27. 脉管炎（血栓闭塞性脉管炎）”。

2. 阿托伐他汀 Atorvastatin

【适应证】本品为他汀类血脂调节药，药理作用与辛伐他汀相似。用于治疗高胆固醇血症和混合型高脂血症；冠心病和脑卒中的防治。

3. 氟伐他汀 Fluvastatin

【适应证】本品具有抑制内源性胆固醇的合成，降低肝细胞内胆固醇的含量，刺激低密度脂蛋白（LDL）受体的合成，提高 LDL 微粒的摄取，降低血浆总胆固醇浓度的作用。用于饮食治疗未能完全控制的原发性高胆固醇血症和原发性混合型血脂异常（Fredrickson Ⅱa 和Ⅱb 型）。

4. 瑞舒伐他汀钙 Rosuvastatin Calcium

见第二章“19. 高脂血症”。

5. 前列地尔 Alprostadil

见第二章“27. 脉管炎（血栓闭塞性脉管炎）”。

6. 曲克芦丁 Troxerutin

见第二章“28. 静脉炎（血栓性静脉炎）”。

7. 甘露醇注射液 Mannitol

见第四章“70. 水肿”。

8. 甘油果糖 GlycerolandFructose

见本章“98. 脑膜炎”。

9. 七叶皂苷钠 Sodium Aescinate

见第二章“29. 静脉曲张”。

10. 呋塞米 Furosemide

见第一章“16. 心力衰竭（心功能不全）”

11. 肝素 Heparin

见第二章“18. 心肌梗死”。

12. 盐酸氟桂利嗪 Flunarizine Hydrochloride

见本章“103. 头痛和偏头痛”。

13. 己酮可可碱 Pentoxifylline

见第二章“27. 脉管炎（血管闭塞性脉管炎）”。

14. 胞磷胆碱 Citicoline

见本章“106. 帕金森病”。

15. 吡拉西坦 Piracetam

见本章“107. 老年性痴呆（阿尔茨海默病）与健忘症”。

16. 茴拉西坦 Aniracetam

见本章“107. 老年性痴呆（阿尔茨海默病）与健忘症”。

17. 复方甘油注射液 Compound Glycerin Injection

降颅内压药。本品为一种高渗透性脱水剂，用于降低脑出血、脑梗死、脑外伤、脑膜炎、脑肿瘤引起的高颅内压。

18. 洛伐他汀 Lovastatin

见第二章“19. 高脂血症”。

19. 辛伐他汀 Simvastatin

见第二章“19. 高脂血症”。

20. 普伐他汀 Pravastatin

【适应证】本品为调节血脂药及抗动脉粥样硬化药，主要用于治疗高胆固醇血症和混合型高脂血症。也用于冠心病和脑卒中的防治。

21. 链激酶 Streptokinase

见第二章“18. 心肌梗死”。

22. 右旋糖酐 40　Dextran 40

见第二章“27. 脉管炎”。

23. 阿司匹林双嘧达莫 Aspirin and Dipyridamole

见第二章“18. 心肌梗死”。

24. 阿加曲班 Argatroban

【适应证】用于发病 48 小时内的缺血性脑梗死急性期患者的神经症状（运动麻痹）、日常活动（步行、起立、坐位保持、饮食）的改善。

25. 注射用氨酪酸 Aminobutyric Acid for Injection

【适应证】用于脑卒中后遗症、脑动脉硬化症、头部外伤后遗症及一氧化碳中毒所致昏迷的辅助治疗，亦可用于各型肝昏迷。

26. 脑蛋白水解物 Cerebroprotein Hydrolysate

【适应证】用于脑外伤、脑血管病后遗症伴有记忆减退及注意力集中障碍的症状改善。对脑功能不全有辅助改善作用，也用于蛋白质缺乏、神经衰弱患者及对一般蛋白质消化吸收障碍的病例。

27. 氨酪酸氯化钠注射液 Aminobutyric Acid and Sodium Chloride Injection

【适应证】用于脑卒中后遗症、脑动脉硬化症、头部外伤后遗症及一氧化碳中毒所致昏迷的辅助治疗，亦可用于各型肝昏迷。

28. 尼麦角林 Nicergoline

见本章“104. 头晕（眩晕）”。

29. 长春胺缓释胶囊 Vincamine Sustained Release Capsules

【适应证】本品能够提高神经元对葡萄糖和循环氧的利用能力，扩张脑血管和毛细血管，改善脑血流量。①用于治疗衰老期心理行为障碍（如警觉性和记忆力丧失、头晕、耳鸣、时间与空间定向力障碍、失眠）。②用于急性脑血管病及脑外伤后综合征的治疗。③用于治疗缺血性视网膜病变。④用于治疗耳蜗前庭疾病。

30. 巴曲酶 Batroxobin

见第二章“17. 冠心病与心绞痛”。

31. 倍他司汀 Betahistine

见本章“104. 头晕（眩晕）”。

32. 羟乙基淀粉 40 氯化钠注射液（706 代血浆）Hydroxyethyl Starch 40 Sodium Chloride Injection

见第二章“30. 休克”。

33. 果糖二磷酸钠 Sodium Fructose Diphosph

见第三章“51. 脂肪肝”。

34. 烟酸占替诺 XanthinolNicotinateand

【适应证】适用于缺血性脑血管病和外周血管循环障碍。

35. 吲哚布芬片 Indobufen

见第二章“27. 脉管炎(血管闭塞性脉管炎)”。

36. 蚓激酶 Lumberokinase

【适应证】本品适用于缺血性脑血管病中纤维蛋白原增高及血小板凝集率增高的患者。

37. 铝镁匹林片 Dihydroxyaluminum Aminoacetate-Heavy Magnesium Carbonate and Aspirin Tablets

见第二章“17. 冠心病与心绞痛”。

38. 盐酸罂粟碱 Papaverine Hydrochloride

【适应证】本品适用于治疗脑、心及外周血管痉挛所致的缺血,肾、胆或胃肠道等内脏痉挛。

39. 氢溴酸山莨菪碱(654-2) Anisodamine Hydrobromide

见第二章“27. 脉管炎”。

40. 烟酸 Nicotinic Acid

【适应证】主要用于防治糙皮病等烟酸缺乏病。也用作血管扩张药,治疗血管性偏头痛、头痛、脑动脉血栓形成、肺栓塞、内耳眩晕症、冻伤、中心性视网膜脉络膜炎等。

41. 盐酸法舒地尔注射液 Fasudil Hydrochloride Injection

【适应证】用于改善和预防蛛网膜下腔出血术后的脑血管痉挛及引起的脑缺血症状。

42. 注射用肌氨肽苷 Muscular Amino Acids and Peptides and Nucleosides for Injection

【适应证】用于脑卒中、脑供血不足所致脑功能减退和周围神经疾病的辅助治疗。

43. 藻酸双酯钠 Natrii Alginati Diesteras

见第二章“19. 高脂血症”。

44. 甲磺酸二氢麦角碱(甲磺酸双氢麦角毒碱) Dihydroergotoxine Methanesulfonate

见本章“103. 头痛和偏头痛”。

二、中药

1. 银杏叶片(分散片、胶囊、软胶囊、丸、滴丸、滴剂、颗粒、口服液、酊、注射液)

见第二章“17. 冠心病与心绞痛”。

2. 脑安胶囊(颗粒、滴丸)

【处方组成】川芎、当归、红花、人参、冰片

【功能主治】活血化瘀,益气通络。用于脑血栓形成急性期,恢复期属气虚血瘀证候者,症见急性起病、半身不遂、口舌㖞斜、舌强语謇、偏身麻木、气短乏力、口角流涎、手足肿胀、舌暗或有瘀斑、苔薄白。

【用法用量】口服。一次2粒,一日2次,疗程4周,或遵医嘱。

【使用注意】出血性中风慎用。

3. 脑得生胶囊(丸、颗粒、片、咀嚼片、袋泡剂)

见第二章“20. 动脉硬化”。

4. 消栓通络片(胶囊、颗粒)

【处方组成】川芎、丹参、黄芪、泽泻、三七、槐花、桂枝、郁金、木香、冰片、山楂

【功能主治】活血化瘀,温经通络。用于瘀血阻络所致的中风,症见神情呆滞,言语謇涩,手足发凉,肢体疼痛;缺血性中风及高脂血症见上述证候者。

【用法用量】口服。片剂一次6片,胶囊一次6粒,颗粒一次6g(无蔗糖)或一次12g,一日3次;或遵医嘱。

【使用注意】①孕妇禁用。②出血性中风禁用。

5. 中风回春丸(片、胶囊)

【处方组成】酒当归、酒川芎、红花、桃仁、丹参、鸡血藤、忍冬藤、络石藤、地龙(炒)、土鳖虫(炒)、伸筋草、川牛膝、蜈蚣、炒茺蔚子、全蝎、威灵仙(酒制)、炒僵蚕、木瓜、金钱白花蛇

【功能主治】活血化瘀,舒筋通络。用于痰瘀阻络所致的中风,症见半身不遂、肢体麻木、言语謇涩、口舌㖞斜。

【用法用量】丸剂温开水送服:一次1.2~1.8g,一日3次,或遵医嘱。片剂口服:一次4~6片,一日3次,或遵医嘱。胶囊口服,一次2~3粒,一日3次,或遵医嘱。

【使用注意】①脑出血急性期禁用。②孕妇禁用。

6. 同仁牛黄清心丸

【处方组成】当归、川芎、甘草、山药、黄芩、白芍、麦冬、白术(麸炒)、六神曲(麸炒)、蒲黄(炒)、大枣(去核)、阿胶、茯苓、人参、防风、干姜、柴胡、肉桂、白蔹、桂梗、大豆黄卷、苦杏仁(炒)、牛黄、麝香、水牛角浓缩粉、羚羊角、冰片

【功能主治】益气养血,镇静安神,化痰熄风。用于气血不足,痰热上扰引起:胸中郁热,惊悸虚烦,头目眩晕,中风不语,口眼㖞斜,半身不遂,言语不清,神志昏迷,痰涎壅盛。

【用法用量】口服。水蜜丸一次2~4g,大蜜丸一次1~2丸;一日2次。小儿酌减。

【使用注意】孕妇慎用。

7. 人参再造丸

【处方组成】人参、酒蕲蛇、广藿香、檀香、母丁香、玄参、细辛、醋香附、地龙、熟地黄、三七、乳香(醋制)、青皮、豆蔻、防风、制何首乌、川芎、片姜黄、黄芪、甘草、黄连、茯苓、赤芍、大黄、桑寄生、葛根、麻黄、骨碎补(炒)、全蝎、豹骨(制)、炒僵蚕、附子(制)、琥珀、醋龟甲、粉萆薢、白术(麸炒)、沉香、天麻、肉桂、白芷、没药(醋制)、当归、草豆蔻、威灵仙、乌药、羌活、橘红、六神曲(麸炒)、朱砂、血竭、人工麝香、冰片、牛黄、天竺黄、胆南星、水牛角浓缩粉

【功能主治】益气养血,祛风化痰,活血通络。用于气虚血瘀、风痰阻络所致的中风,症见口眼㖞斜、半身不遂、手足麻木、疼痛、拘挛、言语不清。

【用法用量】口服。一次1丸,一日2次。

【使用注意】孕妇禁用。

8. 华佗再造丸

【处方组成】川芎、吴茱萸、冰片等

【功能主治】活血化瘀，化痰通络，行气止痛。用于痰瘀阻络之中风恢复期和后遗症，症见口眼㖞斜、半身不遂、拘挛麻木、言语不清。

【用法用量】口服。一次4～8g，一日2～3次；重症一次8～16g；或遵医嘱。

【使用注意】①脑出血急性期禁用。②孕妇禁用。

9. 醒脑再造胶囊

【处方组成】黄芪、淫羊藿、石菖蒲、红参、三七、地龙、当归、红花、粉防己、赤芍、炒桃仁、石决明、天麻、仙鹤草、炒槐花、炒白术、胆南星、葛根、玄参、黄连、连翘、泽泻、川芎、枸杞子、全蝎（去钩）、制何首乌、决明子、沉香、制白附子、细辛、木香、炒僵蚕、猪牙皂、冰片、珍珠（豆腐制）、大黄

【功能主治】化痰醒脑，祛风活络。用于风痰闭阻清窍所致的神志不清、言语謇涩、口角流用于气虚血瘀、风痰阻络所致的中风，症见口眼㖞斜，半身不遂，手足麻木，疼痛，拘挛，言语不涎，筋骨酸痛，手足拘挛，半身不遂；脑血栓恢复期及后遗症见上述证候者。

【用法用量】口服。一次4粒，一日2次。

【使用注意】孕妇禁用。

10. 灯盏细辛胶囊（软胶囊、合剂）

【处方组成】灯盏细辛

【功能主治】活血祛瘀，通络活络。用于脑络瘀阻，中风偏瘫，心脉痹阻，胸痹心痛，舌质黯红、紫黯或瘀斑，脉弦细、涩或结代。

【用法用量】口服。一次2～3粒，一日3次，或遵医嘱。

【使用注意】脑出血急性期及有出血倾向者禁用。

11. 脑血栓片

【处方组成】红花、当归、水蛭（制）、赤芍、桃仁、川芎、丹参、土鳖虫、羚羊角、牛黄

【功能主治】活血化瘀，醒脑通络，潜阳息风。用于因瘀血、肝阳上亢出现之中风先兆，如肢体麻木、头晕目眩等和脑血栓形成出现的中风不语、口眼㖞斜。半身不遂等症。

【用法用量】口服。一次6片，一日3次。

【使用注意】孕妇禁用。

12. 血栓心脉宁胶囊（片）

【处方组成】川芎、槐花、丹参、水蛭、毛冬青、人工牛黄、人工麝香、人参茎叶总皂苷、冰片、蟾酥

【功能主治】益气活血，开窍止痛。用于气虚血瘀所致的中风、胸痹，症见头晕目眩，半身不遂，胸闷心痛，心悸气短；缺血性中风恢复期、冠心病心绞痛见上述证候者。

【用法用量】口服。一次4粒，一日3次。

【使用注意】孕妇禁用。

13. 再造丸

【处方组成】蕲蛇肉、全蝎、地龙、炒僵蚕、醋穿山甲、豹骨（油炙）、人工麝香、水牛角浓缩粉、人工牛黄、醋龟甲、朱砂、天麻、防风、羌活、白芷、川芎、葛根、麻黄、肉桂、细辛、附子（附片）、油松节、桑寄生、骨碎补（炒）、威灵仙（酒炒）、粉萆薢、当归、赤芍、片姜黄、血竭、三七、乳香（制）、没药（制）、人参、黄芪、白术（炒）、茯苓、甘草、天竺黄、制何首乌、广藿香、檀香、母丁香、玄参、熟地黄、黄连、大黄、化橘红、醋青皮、沉香、冰片、乌药、豆蔻、草豆蔻、醋香附、两头尖（醋制）、建曲、红曲

【功能主治】祛风化痰，活血通络。用于风痰阻络所致的中风，症见口舌㖞斜、半身不遂、手足麻木、疼痛痉挛、言语謇涩。

【用法用量】口服。一次1丸，一日2次。

【使用注意】孕妇禁用。

14. 麝香抗栓胶囊（丸）

【处方组成】人工麝香、羚羊角、全蝎、乌梢蛇、三七、僵蚕、水蛭（制）、川芎、天麻、大黄、红花、胆南星、鸡血藤、赤芍、粉葛、地黄、黄芪、忍冬藤、当归、络石藤、地龙、豨莶草

【功能主治】通络活血，醒脑散瘀。用于中风气虚血瘀症，症见头晕目眩、半身不遂、言语不清。

【用法用量】胶囊口服。一次4粒，一日3次。大蜜丸口服，一次1丸，一日3次。

【使用注意】①孕妇禁用。②出血性中风急性期禁用。

15. 醒脑静注射液

见本章“98. 脑膜炎”。

16. 中风安口服液

【处方组成】黄芪、水蛭

【功能主治】益气活血。用于脑血栓急性期气虚血瘀证，症见半身不遂，偏身麻木，口眼㖞斜，舌强语謇，气短乏力，

【用法用量】口服。每次10～20ml，一日3次，3周为一疗程。

【使用注意】①脑出血急性期禁用。②孕妇禁用。

17. 豨蛭络达胶囊

【处方组成】豨莶草（蜜酒制），水蛭，姜半夏，秦艽，天麻，土鳖虫，三七，川芎，红花，冰片，桃仁，麝香，丹参，人工牛黄，胆南星

【功能主治】化痰活血，息风通络。用于缺血性中风（轻型脑梗死）中经络急性期风痰瘀血痹阻脉络证，症见半身不遂、口舌㖞斜、语言不清、偏身麻木、头晕、脉弦滑。

【用法用量】口服。每次3～4粒，一日3次。

18. 复方地龙胶囊（片）

【处方组成】地龙、川芎、黄芪、牛膝

【功能主治】化瘀通络，益气活血。用于缺血性中风中经络恢复期气虚血瘀证，症见半身不遂，口舌㖞斜，言语謇涩，或不语，偏身麻木，乏力，心悸，气短，流涎，自汗。

【用法用量】口服。一次2粒，一日3次，饭后服用。

19. 参七脑康胶囊

【处方组成】人参、三七、制何首乌、川芎、红花、丹参、山楂、桑寄生、淫羊藿、葛根、水牛角、人参叶、石菖蒲、冰片

【功能主治】益气活血,滋补肝肾,用于缺血性中风恢复期气虚血瘀、肝肾不足型证,症见半身不遂,舌强言蹇,手足麻木,头痛眩晕,气短乏力,耳鸣健忘。

【用法用量】口服。一次4粒,一日3次。

【使用注意】孕妇禁用。

20. 脑心通胶囊(片、丸)

【处方组成】黄芪、赤芍、丹参、当归、川芎、桃仁、红花、乳香(制)、没药(制)、鸡血藤、牛膝、桂枝、桑枝、地龙、全蝎、水蛭

【功能主治】益气活血、化瘀通络。用于气虚血滞、脉络瘀阻所致中风中经络,半身不遂、肢体麻木、口眼㖞斜、舌强语謇及胸痹心痛、胸闷、心悸、气短;脑梗死、冠心病心绞痛属上述证候者。

【用法用量】口服。一次2~4粒,一日3次,或遵医嘱。

21. 通脉颗粒(片、胶囊、滴丸)

见第二章“20. 动脉硬化”。

22. 安宫牛黄丸(散、片、胶囊)

见本章“98. 脑膜炎”。

23. 消栓胶囊(颗粒、口服液)

【处方组成】黄芪、当归、赤芍、地龙、川芎、桃仁、红花

【功能主治】补气活血通络。用于中风气虚血瘀证,症见半身不遂,口舌㖞斜,语言謇涩,面色㿠白,气短乏力;缺血性中风见上述证候者。

【用法用量】胶囊口服,一次2粒,一日3次。饭前半小时服用。

【使用注意】孕妇禁用。

24. 脑血康胶囊(丸、片、颗粒、滴丸)

【处方组成】水蛭

【功能主治】活血散瘀,破血散结。用于中风瘀血阻络证,症见半身不遂,口眼㖞斜,舌强语謇,高血压脑出血后脑血肿,脑血栓见上述证候者。

【用法用量】胶囊口服,一次1粒,一日3次。片剂口服,一次3片,一日3次。颗粒口服,一次2g,一日3次。滴丸口服。一次10~20丸,一日3次,或遵医嘱。

【使用注意】①出血者禁用。②孕妇禁用。

25. 脑脉泰胶囊(口服液)

【处方组成】红参、三七、当归、丹参、鸡血藤、红花、银杏叶、山楂、菊花、石决明、何首乌(制)、石菖蒲、葛根

【功能主治】益气活血,熄风豁痰。用于中风气虚血瘀、风痰瘀血闭阻脉络证,症见半身不遂,口舌㖞斜,舌强言謇,头晕目眩,半身麻木,气短乏力;缺血性中风恢复期及急性期轻症见上述证候者。

【用法用量】口服。一次2粒,一日3次。

【使用注意】孕妇禁用。

26. 珊瑚七十味丸

【处方组成】珊瑚、珍珠、玛瑙、当归、藏党参、红景天、雪莲花、余甘子、藏红花、黄精、牛黄、人工麝香等七十味

【功能主治】镇心,安神,定惊,调血。用于脑血栓,脑出血,冠心病,肢体瘫痪,心动过速或过缓,高血压,小儿麻痹,癫痫及各种神经炎等。尤其对大脑神经和心脏性疾病有特殊功效。

【用法用量】一次1丸,一日一次。保健预防3~7天1丸。将药丸碾碎后用温开水泡服。

【使用注意】孕妇禁用。

27. 脑脉利颗粒

【处方组成】益母草、三七、黄芪、姜黄、川芎、红花、丹参、赤芍、当归、白芍、川牛膝

【功能主治】活血化瘀,益气通脉。用于气虚血瘀型性中风病(脑梗死)中经络急性期,症见半身不遂,偏身麻木,口舌㖞斜,语言謇涩等。

【用法用量】口服。一次1袋,一日3次,20天为一疗程。

【使用注意】孕妇禁用,有脑出血倾向者禁用。

附:用于脑中风(脑卒中、脑血管意外)的其他中药

1. 八味芪龙颗粒

【功能主治】补气活血,通经活络。用于中风病中经络(轻、中度脑梗死)恢复期气虚血瘀证,症见半身不遂、言语謇涩、面色㿠白,气短乏力,舌质暗淡,或有瘀斑、瘀点,或有齿痕,苔白或白腻,脉沉细或细涩等。

2. 龙加通络胶囊

【功能主治】用于中风恢复期后遗症所致半身不遂,口舌㖞斜,手足麻木,言语不清,腰膝酸软,气短乏力等。

3. 龙血通络胶囊

【功能主治】活血化瘀,温经通络。用于中风(脑血栓)恢复期(一年内)半身不遂,肢体麻木。

4. 二十五味珍珠丸

【功能主治】安神开窍。用于中风,半身不遂,口眼㖞斜,昏迷不醒,神志紊乱,谵语发狂等。

5. 芪棱片

【功能主治】益气养阴,活血通络。主治气阴两虚,瘀血阻络型缺血性中风恢复期,以及治疗缺血性脑血管疾病。

6. 脑立清丸(胶囊)

见第二章“25. 高血压”。

7. 灯盏细辛注射液

见第二章“17. 冠心病与心绞痛”。

8. 灯盏生脉胶囊

见第二章“21. 心律失常”。

9. 丹红注射液(滴注液)

见第一章“14. 肺源性心脏病”。

10. 苏合香丸

见第二章“15. 心脏病”。

11. 十香返生丸

【功能主治】开窍化痰,镇静安神。用于中风痰迷心窍引

起的言语不清、神志昏迷、痰涎壅盛、牙关紧闭。

12. 丹灯通脑片(胶囊、软胶囊、滴丸)

【功能主治】活血化瘀、祛风通络。用于瘀血阻络所致的中风,中经络证。

13. 心脑静片

见本章“104. 头晕”。

14. 强力天麻杜仲胶囊(丸)

见本章“103. 头痛与偏头痛”。

15. 心脑舒通胶囊(片)

见第二章“15. 心脏病”。

16. 麝香心脑乐片(胶囊)

见第二章“17. 冠心病与心绞痛”。

17. 夏天无片(注射液)

见第八章“95. 风湿与类风湿关节炎”。

18. 软脉灵口服液

见第二章“17. 冠心病与心绞痛”。

19. 舒血宁注射液(片)

见第二章“17. 冠心病与心绞痛”。

20. 银杏达莫注射液

见第二章“17. 冠心病与心绞痛”。

21. 乐脉片(分散片、颗粒、胶囊、丸)

【功能主治】行气活血,化瘀通脉。用于气滞血瘀所致的头痛、眩晕、胸痛、心悸;冠心病心绞痛、多发性脑梗死见上述证候者。

22. 安宫降压丸

见第二章“25. 高血压”。

23. 清眩治瘫丸

【功能主治】平肝息风,化痰通络。用于肝阳上亢、肝风内动所致的头目眩晕、项强头胀、胸中闷热、惊恐虚烦、痰涎壅盛、言语不清、肢体麻木、口眼㖞斜、半身不遂。

24. 七十味珍珠丸

见本章“102. 脑出血”。

25. 二十五味珊瑚丸(胶囊)

【功能主治】开窍,通络,止痛。用于“白脉病”,神志不清,身体麻木,头昏目眩,脑部疼痛,血压不调,头痛,癫痫及各种神经性疼痛。

26. 益心酮片(软胶囊、滴丸)

见第二章“17. 冠心病与心绞痛”。

27. 益脑胶囊

见第二章“20. 动脉硬化”。

28. 银杏蜜环口服溶液

见第二章“17. 冠心病与心绞痛”。

29. 彝心康胶囊

见第二章“17. 冠心病与心绞痛”。

30. 脉络宁口服液(注射液、颗粒)

【功能主治】养阴清热,活血祛瘀。用于阴虚内热、血脉瘀阻所致的脱疽,症见患肢红肿热痛、破溃、持续性静止痛、夜间为甚,兼见腰膝酸软,口干欲饮;血栓闭塞性脉管炎、动脉硬化性闭塞症见上述证候者。亦用于脑梗死阴虚风动、瘀毒阻络证,症见半身不遂,口舌㖞斜,偏身麻木,语言不利。

31. 全天麻胶囊(片)

见本章“103. 头痛和偏头痛”。

32. 抗栓胶囊

见第二章“27. 脉管炎”。

33. 益脑宁片(胶囊)

见第二章“20. 动脉硬化”。

34. 脉络通颗粒(胶囊)

见第二章“17. 冠心病与心绞痛”。

35. 消栓通颗粒

【功能主治】益气活血、祛瘀通络。用于气虚血瘀所致的中风,症见半身不遂,口舌㖞斜,言语不清及头痛,胸痛、肋痛。

36. 通心络片(胶囊)

【功能主治】益气活血,通络止痛。用于冠心病心绞痛证属心气虚乏、血瘀络阻证,症见胸部憋闷,刺痛,绞痛,固定不移,心悸自汗,气短乏力,舌质紫黯或有瘀斑,脉细涩或结代。亦用于气虚血瘀络阻型中风病,症见半身不遂或偏身麻木,口舌㖞斜,言语不利。

37. 抗栓再造丸

【功能主治】活血化瘀,舒筋通络,熄风镇痉。用于中风后遗症恢复期的手足麻木,步履艰难,瘫痪,口眼㖞斜,言语不清。

38. 益脑复健胶囊

【功能主治】活血化瘀,祛风通络。用于瘀血阻络所致的中风,症见口眼㖞斜,半身不遂,舌强语謇;缺血性中风见上述证候者。

39. 活血壮筋丸(胶囊)

【功能主治】祛风活血,壮筋强腰。用于筋骨疼痛;周身麻木,半身不遂,口㖞眼斜。

40. 活络丸

见第八章“95. 风湿与类风湿关节炎”。

41. 灯盏花颗粒(滴丸)

见第二章“17. 冠心病与心绞痛”。

42. 脑塞安胶囊

见第二章“20. 动脉硬化”。

43. 清开灵注射液

见第一章“6. 肺炎”。

44. 注射用脑心康(冻干)

见第二章“17. 冠心病与心绞痛”。

45. 偏瘫复原丸

【功能主治】补气活血,祛风化痰。用于气虚血瘀,风痰阻络所致的中风,症见半身不遂,手足麻木,言语謇涩,头痛目眩。

46. 九味沉香胶囊

见第二章“17. 冠心病与心绞痛”。

47. 大活络丸(胶囊)

见第八章“95. 风湿与类风湿关节炎”。

48. 灯盏花素片(分散片、咀嚼片、滴丸、注射液)

见第二章“17. 冠心病与心绞痛”。

49. 血塞通注射液(片、分散片、泡腾片、咀嚼片、颗粒、胶囊、软胶囊、滴丸)

【功能主治】活血祛瘀，通脉活络，用于瘀血阻络所致的中风偏瘫、肢体活动不利、口眼㖞斜、胸痹心痛、胸闷气憋；中风后遗症及冠心病心绞痛见上述证候者。

50. 心脑清软胶囊

见第二章“17. 冠心病与心绞痛”。

51. 银丹心脑通软胶囊

见第二章“17. 冠心病与心绞痛”。

52. 千草脑脉通合剂

【功能主治】活血祛瘀，化痰活络。用于痰瘀阻络所致中风，中经络，半身不遂，口眼㖞斜，言语不利。

53. 丹膝颗粒

【功能主治】养阴平肝，息风通络，清热除烦。用于中风病中经络恢复期瘀血阻络兼肾虚证，症见半身不遂，口舌㖞斜，舌强语謇，偏身麻木，头晕目眩，腰膝酸软等；脑梗死恢复期见上述证候者。

54. 天智颗粒

【功能主治】见本章“107. 老年性痴呆(阿尔茨海默病)与健忘症”。

55. 麝香心脑通片(胶囊)

见第二章“17. 冠心病与心绞痛”。

56. 血瘀通颗粒

见第二章“20. 动脉硬化”。

57. 化瘀丸

【功能主治】益气活血，化瘀通络。用于气虚血瘀型缺血性中风病中经络急性期，症见半身不遂，偏身麻木，口舌㖞斜，语言謇涩等，脑梗死见上述表现者。

58. 龙芪颗粒

【功能主治】益气活血，息风通络。用于中风中经络(脑梗死)恢复期气虚血瘀证。症见半身不遂，口舌㖞斜。语言謇涩或不语，偏身麻木，面色无华，神疲乏力，语声低微，口流涎，舌质暗，舌苔薄白，脉细弱或涩。

59. 川蛭通络胶囊

【功能主治】活血化瘀，益气通络。用于中风病中经络(脑梗死)恢复期血瘀气虚证，症见半身不遂，口舌㖞斜，语言謇涩或不语，偏身麻木，气短乏力、口角流涎，手足肿胀，舌暗或有瘀斑，苔薄白。

60. 麝香脑脉康胶囊

【功能主治】平肝息风，化瘀通络，豁痰开窍。用于风痰瘀血、痹阻脉络证的缺血性中风中经络(脑梗死恢复期)，症见半身不遂，偏身麻木，口舌㖞斜，语言謇涩等。

61. 灯银脑通胶囊

【功能主治】行气活血，散瘀通络。用于中风中经络，瘀血阻络证。

62. 芪龙胶囊

【功能主治】益气活血、化瘀通络。用于缺血性中风(脑梗死)恢复期，症见半身不遂，口舌㖞斜，语言不清，偏身麻木，舌有瘀斑和瘀点。

63. 活血壮筋胶囊

【功能主治】祛风活血，强腰壮筋。用于筋骨疼痛，周身麻木，半身不遂，口眼㖞斜。

64. 龟龙中风丸

【功能主治】滋补肝肾、熄风活血化痰。用于风痰瘀血闭阻脉络证的缺血性中风病(脑梗死)中经络恢复期，症见半身不遂，偏身麻木，口舌㖞斜、语言謇涩等。

65. 益气通络颗粒

【功能主治】益气活血，祛瘀通络，用于中风病中经络(轻中度脑梗死)恢复期气虚血瘀证。症见半身不遂，口舌㖞斜，言语謇涩或不语，偏身麻木，面色㿠白，气短乏力，自汗等。

66. 芪芎通络胶囊

【功能主治】益气活血，化痰通络。用于中风病、中经络(轻、中度脑梗死)恢复期气虚血瘀痰阻证。症见半身不遂，口舌㖞斜，言语謇涩或不语，偏身麻木，眩晕等。

67. 芪参通络胶囊

【功能主治】益气活血、化瘀通络。用于缺血性中风中经络气虚血瘀证之半身不遂。

68. 杜蛭丸

【功能主治】补肾益气活血。用于气虚血瘀型缺血性中风病中经络恢复期，症见半身不遂，偏身麻木，口舌㖞斜，语言謇涩等。

69. 双红活血片(胶囊)

见第二章“17. 冠心病与心绞痛”。

70. 脑血疏口服液

【功能主治】益气、活血、化瘀。用于气虚血瘀所致中风。症见半身不遂，口眼㖞斜，舌强语謇，偏身麻木，气短乏力，舌暗、苔薄白或白腻，脉沉细或细数；出血性中风急性期及恢复早期见上述证候者。

71. 珍龙醒脑胶囊

【功能主治】开窍醒神，清热通络。用于痰瘀阻络所致的中风，语言謇涩，半身不遂，口眼㖞斜。

72. 复方丹蛭片

见第二章“20. 动脉硬化”。

73. 复方麝香注射液

【功能主治】豁痰开窍，醒脑安神。用于痰热内闭所致的中风昏迷。

74. 络瘀通胶囊

【功能主治】祛风通络，逐瘀化痰，益气活血。用于风痰瘀血瘀阻型缺血性中风病中经络急性期和恢复期,症见半身不遂,偏身麻木,口舌㖞斜,言语謇涩;脑梗死属于上述表现者。

75. 脑心安胶囊

【功能主治】益气活血,开窍通络。用于气虚血瘀,痰浊阻络,中风偏瘫,胸痹心痛。

76. 秦归活络口服液

【功能主治】祛风清热,活血化瘀。用于急性期缺血性中风、中经络,风热瘀血,痹阻脉络证,症见舌强言謇,舌质暗红或有瘀斑,苔黄。

77. 脑栓通胶囊

【功能主治】活血通络,祛风化痰。用于风痰瘀血痹阻脉络引起的缺血性中风病中经络急性期和恢复期。症见半身不遂,口舌㖞斜,语言不利或失语,偏身麻木,气短乏力或眩晕耳鸣,舌质暗淡或暗红,苔薄白或白腻,脉沉细或弦细、弦滑;脑梗死见上述表现者。

78. 脑栓康复胶囊

【功能主治】活血化瘀、通经活络、用于瘀血阻络所致的中风、中经络、舌謇语涩、口眼㖞斜、半身不遂。

79. 脑康泰胶囊(片)

【功能主治】活血化瘀。用于中风、中经络属瘀血阻络证,症见半身不遂,语言謇涩。

80. 益气活血颗粒

【功能主治】益气活血,通络化痰。用于缺血性中风(脑梗死)经络恢复期气虚血瘀证。症见半身不遂、口舌㖞斜、语言不清、偏身麻木、气短乏力。

81. 通络化痰胶囊

【功能主治】活血通络,化痰息风。主治中风病中经络痰瘀阻络证。症见半身不遂,口眼㖞斜,舌强语謇,或不语,偏身麻木,口角流涎,唇甲色暗,舌苔厚腻,舌质暗,或有瘀点、瘀斑,舌底脉络瘀暗,脉涩或弦滑。

82. 培元通脑胶囊

【功能主治】益肾填精,息风通络。用于缺血性中风中经络恢复期肾元亏虚,瘀血阻络证,症见半身不遂,口舌㖞斜,语言不清,偏身麻木,眩晕耳鸣,腰膝酸软,脉沉细。

83. 银杏内酯注射液

【功能主治】活血化瘀,通经活络,用于瘀血阻络所致的缺血性中风病中经络,症见头晕目眩,口舌㖞斜,言语謇涩,肢体麻木,头痛,半身不遂;急性期脑梗死和恢复期脑梗死见上述表现者。

84. 银杏二萜内酯葡胺注射液

【功能主治】活血通络。用于中风病中经络(轻、中度脑梗死)恢复期痰瘀阻络证,症见半身不遂,口舌㖞斜,言语謇涩,肢体麻木等。

85. 葛酮通络胶囊

见第二章“20. 动脉硬化”。

86. 蛭蛇通络胶囊

【功能主治】益气活血,息风通络。用于中风病中经络(轻、中度脑梗死)恢复期气虚血瘀证,症见半身不遂,偏身麻木,口舌㖞斜,舌强言謇,自汗,气短乏力,脉沉细涩或弦。

87. 丹香葡萄糖滴注液

见第二章“18. 心肌梗死”。

88. 路路通注射液

见第二章“20. 动脉硬化”。

89. 溶栓片(胶囊)

见第二章“20. 动脉硬化”。

90. 溶栓脑通胶囊

【功能主治】活血化瘀,通经活络。用于中风,中经络所致的瘀血阻络证。

91. 豨红通络口服液

【功能主治】祛风活血,通络止痛。用于瘀血阻络所致的中风病,症见偏瘫,肢体麻木,语言不利等。

92. 三七龙血竭胶囊

见第二章“17. 冠心病与心绞痛”。

93. 利脑心片(胶囊)

【功能主治】活血祛瘀,行气化痰,通络止痛。用于治疗气滞血瘀,痰浊阻络,胸痹刺痛、绞痛,固定不移,入夜更甚,心悸不宁,头昏头痛;冠心病;心肌梗死,脑动脉硬化、脑血栓等见上述证候者。

94. 苦碟子注射液

见第二章“17. 冠心病与心绞痛”。

95. 复方夏天无片

见第八章“95. 风湿与类风湿关节炎”。

96. 银杏酮酯分散片(滴丸)

【功能主治】活血化瘀,通脉舒络。用于血瘀引起的胸痹、眩晕。症见胸闷胸痛,心悸乏力,头痛耳鸣,失眠健忘;冠心病、心绞痛、动脉硬化、脑中风后遗症见上述证候者。

97. 安脑丸(片)

见本章“98. 脑膜炎”。

99. 三七通舒胶囊

【功能主治】活血化瘀,活络通脉,改善脑梗死、脑缺血功能障碍,恢复缺血性脑代谢异常,抗血小板聚集,防止血栓形成,改善微循环,降低全血黏度,增强颈动脉血流量,主要用于心脑血管栓塞性病症,主治中风、半身不遂、口舌㖞斜、言语謇涩、偏身麻木等。

100. 消栓再造丸

【功能主治】活血化瘀,息风通络,补气养血,消血栓。用于气虚血滞、风痰阻络引起的中风后遗症。症见肢体偏瘫,半身不遂,口眼㖞斜,言语障碍,胸中郁闷等。

101. 同仁大活络丸

【功能主治】祛风,舒筋,活络,除湿。用于风寒湿痹引起的肢体疼痛,手足麻木,筋脉拘挛,中风瘫痪,口眼㖞斜,半身不遂,言语不清。

102. 透骨镇风丸

见第三章“46. 呕吐”。

103. 扎冲十三味丸

【功能主治】用于①中风后遗症:半身不遂、舌强言謇、口舌㖞斜、偏身麻木,或头痛昏蒙或肢体挛痛,呃逆频作、吞咽不利、健忘痴呆等(脑梗死、脑萎缩、脑血栓、脑出血后遗症、脑血栓后遗症等)。②中风预防(中风先兆):内风欲发,症见肢麻肉颤、头痛眩晕、耳鸣脑胀等。③癫痫,颈椎病,风湿、类风湿性疾病及骨关节疾病等。

104. 疏血通注射液

见第二章"20. 动脉硬化"。

105. 血栓通注射液

【功能主治】活血祛瘀;扩张血管,改善血液循环。用于视网膜中央静脉阻塞,脑血管病后遗症,内眼病,眼前房出血等。

106. 血栓通胶囊

见第二章"17. 冠心病与心绞痛"。

107. 豨莶通栓胶囊(丸)

【功能主治】活血祛瘀,祛风化痰,舒筋活络,醒脑开窍。用于急性期和恢复期缺血性中风(脑梗死)中经络,风痰瘀血、痹阻脉络证引起的半身不遂、偏身麻木、口舌㖞斜,语言謇涩等症。

108. 龙灯胶囊

【功能主治】活血通络。用于瘀血阻络引起的缺血性中风。

109. 注射用血栓通(冻干)

【功能主治】活血祛瘀,通脉活络。用于瘀血阻络,中风偏瘫,胸痹心痛及视网膜中央静脉阻塞症。

110. 脑络通胶囊

【功能主治】补气活血,通经活络。用于脑血栓、脑动脉硬化、中风后遗症等各种脑血管疾病气虚血瘀证引起的头痛,眩晕,半身不遂,肢体发麻,神疲乏力。

111. 二十五味阿魏胶囊(散)

见第八章"95. 风湿与类风湿关节炎"。

112. 天丹通络胶囊(片)

【功能主治】活血通络,息风化痰。用于中风中经络,风痰瘀血痹阻脉络证。症见半身不遂,偏身麻木,口眼㖞斜,语言謇涩;脑梗死急性期、恢复早期见上述证候者。

113. 注射用血塞通(冻干)

【功能主治】活血祛瘀,通脉活络。用于中风偏瘫、瘀血阻络及脑血管疾病后遗症、视网膜中央静脉阻塞属瘀血阻滞证者。

114. 丹芪偏瘫胶囊

【功能主治】益气活血。用于血瘀型缺血性中风病(脑梗死)中经络恢复期。症见半身不遂,偏身麻木,口舌㖞斜,语言謇涩等。

115. 龙心素胶囊

【功能主治】活血通络。用于瘀血阻络所致的缺血性中风。症见半身不遂,肢体麻木,口眼㖞斜。

116. 益脉康胶囊(片、分散片、软胶囊、滴丸)

见本章"102. 脑出血(脑溢血)"。

117. 利舒康胶囊

见第二章"20. 动脉硬化"。

118. 镇脑宁胶囊

见本章"103. 头痛与偏头痛"。

119. 牛黄清心丸(局方)

见本章"109. 癫痫"。

120. 牛黄清宫丸

见本章"98. 脑膜炎"。

121. 龙生蛭胶囊

见本章"103. 头痛与偏头痛"。

122. 蒺藜皂苷胶囊

【功能主治】活血化瘀,通经活络。用于中风病中经络恢复期中医辨证属风痰瘀阻证者。症见半身不遂,口舌㖞斜等。

123. 姜黄通络胶囊

【功能主治】活血化瘀,化痰熄风。用于轻、中度脑梗死(中风病中经络)恢复期中医辨证属风痰瘀阻证者。症见半身不遂、口舌㖞斜、舌强言謇或不利,偏身麻木、痰多而黏、舌苔白腻等。

124. 蛭芎胶囊

【功能主治】活血化瘀,通经活络。用于脑动脉硬化症及中风病恢复期瘀血阻络所致的眩晕,头痛,语言謇涩,肢体麻木疼痛。

102. 脑出血(脑溢血)

〔基本概述〕

脑出血或称脑溢血,是指原发性非外伤性脑实质内出血。

脑出血起病急骤、病情凶险、死亡率非常高,是脑卒中(中风)中最严重的一种,为目前中老年人致死性疾病的主要病症之一。

脑出血的发生大多与脑血管的病变、硬化有关。血管的病变又与高血脂、糖尿病、高血压、动脉硬化、吸烟等密切相关。患者往往由于情绪激动、费劲用力时突然发病,表现为失语、偏瘫,重者意识不清,半数以上患者伴有头痛、呕吐。

脑出血发病主要原因是长期高血压、动脉硬化。绝大多数患者发病当时血压明显升高,导致血管破裂,引起脑出血。最常见的原因是高血压病与动脉硬化并存,多在血压骤然升高时发生,称为高血压脑出血。少见的原因有脑梗死后出血、先天性脑血管畸型或动脉瘤、血液病、使用抗凝药和溶栓药及脑肿瘤出血等。

脑出血多发生在活动时,起病急骤,出现不同程度的头痛、恶心、呕吐等颅内压升高的症状。

本病的特点是中老年患者,特别是有高血压患者在活动中或情绪激动时急性起病,迅速出现头痛呕吐或意识障碍,并伴有局灶性神经功能缺损症状和体征,头颅CT检查可见出血改变。

〔治疗原则〕

本病的治疗要及时,主要为卧床休息、避免用力、情绪波动,脱水降颅压、调整血压、防治继续出血、加强护理防治并发症,以挽救生命,降低死亡率、残疾率和减少复发。对于昏迷不醒,瞳孔散大,偏瘫,经保守疗法病情恶化者,可考虑手术治疗。

1. 一般支持治疗

保持安静,卧床休息,维持生命体征稳定和水电解质平衡,防治感染。过度烦躁者酌情用镇静药。

2. 控制血压

脑出血患者血压的控制尚无统一标准,应视患者的年龄、既往有无高血压、有无颅内压增高、出血原因、发病时间等情况而定。一般可遵循下列原则。

(1)对脑出血患者不要急于降血压,因为其血压升高是对颅内压升高的一种反射性自我调节;应先降颅内压后,再根据血压情况决定是否进行降血压治疗。

(2)血压≥200/110mmHg时,在降颅内压的同时可慎重平稳降血压治疗,使血压维持在略高于发病前水平或180/105mmHg左右,一般可选用钙离子拮抗药或ARB受体阻滞剂或ACEI类。收缩压在170~200mmHg或舒张压100~110mmHg,暂时尚可不必使用抗高血压药,先行脱水降颅压,并严密观察血压情况,必要时再用抗高血压药。血压降低幅度不宜过大,否则可能造成脑低灌注。收缩压<165mmHg或舒张压<95mmHg,不需降血压治疗。

(3)血压过低者应升压治疗,以保持脑灌注压。血压过低者(收缩压<90mmHg)应及时补充血容量,适当升压药治疗,以维持足够的脑灌注。如急性期血压骤降则提示病情危重,应及时给予多巴胺、间羟胺等。

3. 控制脑水肿,降低颅内压

颅内压升高是脑出血患者死亡的主要原因,因此降低颅内压为治疗脑出血的重要任务。适当限制液体入量、防治低钠血症、过度换气等都有助于降低颅内压。药物降颅内压治疗首先以高渗脱水药为主,如甘露醇或甘油果糖、甘油氯化钠等,注意尿量、血钾及心肾功能。同时可酌情选用呋塞米、白蛋白。

4. 止血药物的应用

止血药如氨甲苯酸等对高血压动脉硬化性出血的作用不大,一般不用。如有凝血功能障碍,例如肝素治疗并发的脑出血可用鱼精蛋白中和,华法林治疗并发的脑出血可用维生素K拮抗,但时间不超过1周。

5. 防治并发症

(1)感染:可根据经验或痰培养、尿培养及药物敏感实验结果选用抗菌药物。

(2)应激性溃疡:对重症或高龄患者应预防应用抗酸药或抗溃疡病药物,如雷尼替丁等;出血则应按上消化道出血的常规进行处理。

(3)抗利尿激素分泌异常综合征:应限制水摄入量在一日800~1000ml,补钠一日9~12g。低钠血症宜缓慢纠正,否则可导致脑桥中央髓鞘溶解症。

(4)脑耗盐综合征:系因心钠素分泌过高所致的低钠血症,治疗时应输液补钠。

(5)癫痫发作:有癫痫频繁发作者,用地西泮静脉缓慢推注或苯妥英钠缓慢静注来控制发作,或采用卡马西平等一线抗癫痫药处理。

(6)中枢性高热:大多采用物理降温。

(7)下肢深静脉血栓形成或肺栓塞:应给予肝素静脉滴注。

6. 手术治疗

手术目的主要是尽快清除血肿、降低颅内压、挽救生命,其次是尽可能早期减少血肿对周围脑组织的压迫,降低致残率。一般来说,出血量在20~80ml者可于超早期、早期或急性期行脑室内或血肿腔内穿刺,并以尿激酶灌注。

〔用药精选〕

一、西药

1. 氨基己酸 Aminocaproic Acid

见第三章“60. 便血”。

2. 氨甲苯酸 Aminomethylbenzoic Acid

见第三章“60. 便血”。

3. 氨甲环酸 Tranexamic Acid

见第三章“60. 便血”。

附:用于脑出血(脑溢血)的其他西药

1. 脑蛋白水解物注射液 CerebroproteinHydrolysateInjection

【适应证】本品可通过血-脑屏障,促进脑内蛋白质的合成,影响呼吸链,具有抗缺氧的保护能力,改善脑内能量代谢。用于改善失眠、头痛、记忆力下降、头昏及烦躁等症状,可促进脑外伤后遗症、脑血管疾病后遗症、脑炎后遗症、急性脑梗死和急性脑外伤的康复。

2. 尼莫地平 Nimodipine

见本章“101. 脑中风、短暂性脑缺血发作和脑栓塞”。

3. 依达拉奉 Edaravone

见本章“101. 脑中风”。

4. 复方甘油注射液 Compound Glycerin Injection

见本章“101. 脑中风短暂性脑缺血发作和脑栓塞”。

5. 甘油果糖 Glycerol and Fructose

见本章“98. 脑膜炎”。

6. 人血白蛋白 Human Albumin

【适应证】见第二章“30. 休克”。

7. 甘露醇 Mannitol

【适应证】主要作为组织脱水药,用于治疗各种原因引起的脑水肿,降低颅内压,防止脑疝等。

8. 长春西汀 Vinpocetine

见本章“101. 脑中风、短暂性脑缺血发作和脑栓塞”。

9. 三磷酸胞苷二钠 Cytidine Disodium Triphosphate

见本章“108. 脑震荡”。

10. 马来酸桂哌齐特 Cinepazide Maleate

见第二章“18. 心肌梗死”。

11. 蛇毒血凝酶注射液 Hemocoagulase Injection

【适应证】用于各种原因引起的出血性病症。

12. 长春胺缓释胶囊 Vincamine Sustained Release Capsules

见本章“101. 脑中风、短暂性脑缺血发作和脑栓塞”。

二、中药

1. 醒脑静注射液

见本章“98. 脑膜炎”。

2. 珊瑚七十味丸

见本章“101. 脑中风、短暂性脑缺血发作和脑栓塞”。

3. 清开灵注射液

见第一章“6. 肺炎”。

4. 益脉康胶囊(片、分散片、软胶囊、滴丸)

【处方组成】灯盏细辛

【功能主治】活血化瘀。用于缺血性脑血管病及脑出血后遗瘫痪,眼底视网膜静脉阻塞,冠心病,血管炎性皮肤病,风湿病。行小梁切除术后眼压已控制的晚期青光眼视野缩小症。

【用法用量】分散片吞服,或用水分散后口服。一次2片,一日3次。胶囊口服。一次1粒,一日3次。

5. 七十味珍珠丸

【处方组成】藏族验方。珍珠、檀香、降香、九眼石、西红花、牛黄、麝香等

【功能主治】安神,镇静,通经活络,调和气血,醒脑开窍。用于“黑白脉病”、“龙血”不调;中风、瘫痪、半身不遂、癫痫、脑出血、脑震荡、心脏病、高血压及神经性障碍。

【用法用量】研碎后开水送服。重症患者一日1g,每隔3~7日1g。

【使用注意】禁用陈旧、酸性食物。

附:用于脑出血(脑溢血)的其他中药

1. 脑得生胶囊(丸、颗粒、片、咀嚼片、袋泡剂)

见第二章“20. 动脉硬化”。

2. 乐脉颗粒(丸、片、分散片、胶囊)

见第二章“17. 冠心病与心绞痛”。

3. 再造丸

见本章“101. 脑中风、短暂性脑缺血发作和脑栓塞”。

4. 银杏叶片(胶囊、软胶囊、滴丸、分散片、滴剂口服液、酊注射液)

见第二章“17. 冠心病与心绞痛”。

5. 消瘀康胶囊(片)

【功能主治】活血化瘀,消肿止痛。用于治疗颅内血肿吸收期。

6. 脑安胶囊(颗粒、滴丸)

见本章“101. 脑中风、短暂性脑缺血发作和脑栓塞”。

7. 镇脑宁胶囊

见本章“103. 头痛和偏头痛”。

8. 脑立清丸(胶囊)

见第二章“25. 高血压”。

9. 牛黄清心丸(局方)

见本章“109. 癫痫”。

10. 牛黄清宫丸

见本章“98. 脑膜炎”。

11. 消栓通络片(胶囊、颗粒)

见本章“101. 脑中风、短暂性脑缺血发作和脑栓塞”。

12. 中风回春丸(片、胶囊)

见本章“101. 脑中风、短暂性脑缺血发作和脑栓塞”。

13. 人参再造丸(浓缩丸)

见本章“101. 脑中风、短暂性脑缺血发作和脑栓塞”。

14. 安宫降压丸

见第二章“25. 高血压”。

15. 清眩治瘫丸

见本章“101. 脑中风、短暂性脑缺血发作和脑栓塞”。

16. 二十五味珍珠丸

见本章“101. 脑中风、短暂性脑缺血发作和脑栓塞”。

17. 二十五味珊瑚丸(胶囊)

见本章“101. 脑中风、短暂性脑缺血发作和脑栓塞”。

18. 心脑静片

见本章“104. 头晕”。

19. 华佗再造丸

见本章“101. 脑中风、短暂性脑缺血发作和脑栓塞”。

20. 醒脑再造胶囊

见本章“101. 脑中风、短暂性脑缺血发作和脑栓塞”。

21. 灯盏细辛胶囊(颗粒、注射液)

见本章“101. 脑中风、短暂性脑缺血发作和脑栓塞”。

22. 脑血康胶囊(片、颗粒、口服液、滴丸)

见本章“101. 脑中风、短暂性脑缺血发作和脑栓塞”。

23. 灯盏生脉胶囊

见第二章“16. 心力衰竭”。

24. 血栓心脉宁胶囊(片)

见本章“101. 脑中风、短暂性脑缺血发作和脑栓塞”。

25. 麝香抗栓胶囊(丸)

见本章“101. 脑中风、短暂性脑缺血发作和脑栓塞”。

26. 十香返生丸

见本章“101. 脑中风、短暂性脑缺血发作和脑栓塞”。

27. 安宫牛黄丸(胶囊、片、散)

见本章“98. 脑膜炎”。

103. 头痛和偏头痛

〔基本概述〕

头痛是临床常见的症状,通常指局限于头颅上半部,包括眉弓、耳轮上缘和枕外隆突连线以上部位的疼痛。

头痛的原因和种类较多,常见的原因有感染性发热疾病、高血压、颅内疾病、神经症等。

头痛主要可分为以下几种类型。

(一)偏头痛

偏头痛是头痛的主要类型。偏头痛是一种由神经-血管功能障碍所致的反复发作的一侧或双侧搏动性头痛,是临床常见的原发性头痛。男女比例为1:2~3。常伴有恶心、呕吐,对光、火、声音刺激敏感,少数典型发作前可以出现各种视觉、感觉、运动等先兆,发作一次疼痛持续时间4~72小时。

偏头痛有时也称为血管性头痛,其特征是反复发作性、单侧或双侧性、中重度、搏动样头痛,一般持续4~72小时,可伴有恶心、呕吐,畏光、怕吵。常规的日常活动如上楼等可加重头痛,安静环境、休息可缓解头痛。部分患者发作前有视觉、感觉和运动等先兆。但脑CT、CTA、MRI、MRA等检查可以排除脑血管疾病、颅内动脉瘤和占位性病变等颅内器质性疾病。

有关偏头痛的病因和发病机制尚不明了,近来研究认为三叉神经-血管神经源性炎症反应在偏头痛的发生发展中具有重要的作用。

(二)紧张性头痛

紧张型头痛是慢性头痛患者中较常见的一种类型。繁重的学习和工作压力造成的精神紧张、情绪异常及睡眠严重不足等,使人体的脑血管供血发生异常,引起脑血管痉挛,从而导致头痛。发病年龄多为20~50岁,女性多见。这类头痛产生的主要因素是头颈部肌肉紧张性收缩及长期精神过度紧张与疲劳、焦虑、抑郁或强烈刺激引起高级神经功能紊乱。主要表现为轻到中度、以头颈后部为主的、弥漫性疼痛,并可扩展至肩背部。疼痛性质为压迫、沉重感或紧箍感。一般不伴有呕吐,可有畏光、畏声。颅周肌肉可有压痛。(紧张性头痛一般又包含了神经性头痛、神经衰弱性头痛等类型。)

(三)高血压性头痛

患者自觉头脑不清、脑部隐痛,甚至有时昏厥或出现指尖乏力、麻木。

(四)经期头痛

一些年轻女性经常在月经期出现严重的偏头痛,或是原有的偏头痛症状明显加重。

(五)更年期性头痛

由于内分泌的改变,人的生理功能受到影响,常有性格的改变,患者表现为急躁易怒、乏力懒言、头脑紧张、性欲淡、经量少。

(六)放射性或牵涉性头痛

常见于眼、耳、鼻、鼻窦、牙等部位的病变,可扩散或放射到头部而产生头痛。

(七)神经性头痛

神经性头痛主要是指紧张性头痛、功能性头痛及血管神经性头痛,多由精神紧张、生气引起,主要症状为持续性的头部闷痛、压迫感、沉重感,有的患者自诉为头部有“紧箍”感。大部分患者为两侧头痛,多为两颞侧、后枕部及头顶部或全头部。头痛性质为钝痛、胀痛、压迫感、麻木感和束带样紧箍感。头痛的强度为轻度至中度,

此外还有血管性头痛、丛集性头痛、颅内动脉瘤、三叉神经痛、癫痫性头痛、癔病性头痛、Tolosa-Hunt综合征等引起的头痛,以及感染性头痛、感冒头痛等。

中医学认为,头痛是由于外感或内伤等原因引起的,以头部疼痛为主症的病症。头部经络为诸阳经交会之处,凡五脏精华之血,六腑清阳之气,都上会于此。若六淫外侵,七情内伤,升降失调,郁于清窍,清阳不运,皆能致头痛。大抵外感头痛多实证,治宜疏风祛邪为主;内伤头痛多属虚证,治宜平肝,滋阴,补气,养血,化痰,祛瘀等为主。

〔治疗原则〕

头痛的治疗要根据不同的病因和类型采取相应的方法,积极预防和治疗各种原发病。对于一些病因明确的疾病引起的头痛,应先控制病情,以缓解疼痛。如果是偏头痛或紧张性头痛,应分别注意避免其诱发因素,例如光线,失眠,作息不规律等。

1. 一般治疗

生活规律,避免诱发因素如含酪胺的食物(如奶酪、巧克力)、直接晒太阳等。因为酪胺酸是造成血管痉挛,导致偏头痛的主要诱因。

2. 偏头痛的治疗

(1)预防用药:中度或严重偏头痛频繁发作,尤其是每周发作一次以上严重影响日常生活和工作的患者,可在头痛发作先兆期或早期康复药物预防发作。β-受体拮抗药如普萘洛尔、纳多洛尔和阿替洛尔,对预防偏头痛均有效。此外,苯噻啶、维拉帕米、丙戊酸钠、氟桂利嗪、尼莫地平或阿米替林等也有较好预防偏头痛的作用。

(2)偏头痛发作期的治疗:应当以过去发作时对药物的治疗反应、发作的严重程度及年龄为指导用药,以镇痛和镇静药为主。

①轻度偏头痛:药物越早使用疗效越好,至头痛完全缓解。可使用非特异性止痛药阿司匹林、地西泮,非甾体抗炎药如对乙酰氨基酚、布洛芬等。

②中重度偏头痛:可用非甾体抗炎药或麦角胺等。麦角胺咖啡因在偏头痛刚发作时立即服用效果好,偏头痛发作后不宜服用。应用过频,会引起药物过量使用性头痛,为避免这种情况发生,建议每周用药不超过2~3天。重度发作则首选5-HTIB/ID受体激动药如舒马曲坦、利扎曲普坦等。

③伴随症状:有恶心、呕吐时需要联用镇吐药如甲氧氯普胺,或奋乃静、氯丙嗪等。有烦躁者可给予地西泮等镇静和保证睡眠。

3. 紧张型头痛的治疗

(1)首先针对病因进行治疗。如纠正导致头颈部肌肉紧张性收缩的非生理性姿势,伴随情绪障碍者适当给予抗抑郁药。

(2)对于发作性紧张型头痛,阿司匹林、对乙酰氨基酚、罗通定、双氯芬酸、麦角胺咖啡因及5-HT1B/1D胺激动剂均有一定疗效。

(3)慢性紧张型头痛有较长的头痛史,常是心理疾患如抑郁、焦虑的表现之一,适当应用抗抑郁药。由于头痛的慢性特征,具有依赖性的镇痛药应当避免或短期使用。非甾体抗炎镇痛药对缓解疼痛有良好疗效。对上述镇痛药疗效不明显者,也可使用曲马多、氨酚待因、可待因等药物。

〔用药精选〕

一、西药

1. 对乙酰氨基酚 Paracetamol

见第一章“1. 感冒”。

2. 双氯芬酸 Diclofenac

本品为解热镇痛及非甾体抗炎镇痛药。主要通过抑制前列腺素的合成而产生镇痛、抗炎、解热作用。

【适应证】用于快速缓解轻至中度疼痛,如扭伤、牙痛、痛经、偏头痛等。

【不良反应】①可引起头痛及腹痛、便秘、腹泻、胃烧灼感、恶心、消化不良等胃肠道反应。②偶见头痛、头晕、眩晕。血清谷氨酸草酰乙酸转氨酶(GOT),血清谷氨酸丙酮酸转氨酶(GPT)升高。③少见的有肾功能下降,可导致水钠潴留,表现尿量少、面部水肿、体重骤增等。极少数可引起心律失常、耳鸣等。④罕见:皮疹、胃肠道出血、消化性溃疡、呕血、黑便、胃肠道溃疡、穿孔、出血性腹泻、困睡、过敏反应如哮喘、肝炎、水肿。⑤有导致骨髓抑制或使之加重的可能。

【禁忌】对本品及阿司匹林或其他非甾体抗炎药过敏、哮喘、荨麻疹或其他变态反应、胃肠道出血患者禁用。

【孕妇及哺乳期妇女用药】在妊娠期间,一般不宜使用,尤其是妊娠后3个月。哺乳期妇女不宜服用。

【儿童用药】16岁以下的儿童不宜服用或遵医嘱。

【老年用药】慎用。

【用法用量】口服。①成人常用量:急性疼痛,首次50mg,以后25~50mg,每6~8小时一次。②小儿常用量:一日0.5~2.0mg/kg,一日最大量为3.0mg/kg,分3次服。

【制剂】①双氯芬酸钠片(肠溶片、缓释片、含片、贴片、缓释胶囊、肠溶缓释胶囊、乳膏、搽剂、栓、气雾剂、喷雾剂、注射液);②双氯芬酸钾片

3. 麦角胺咖啡因 Ergotamine and Caffein

麦角胺咖啡因含有酒石酸麦角胺与咖啡因两种成分。能使脑动脉血管的过度扩张与搏动恢复正常。与咖啡因合用可提高麦角胺的吸收并增强对血管的收缩作用。

【适应证】主要用于治疗偏头痛,能减轻头痛症状,但无预防和根治作用,只宜在头痛发作时短期使用。亦用于其他神经性头痛。

【不良反应】常见手、趾、面部麻木和刺痛,足部和下肢肿胀、肌痛;少见焦虑或精神错乱、幻视、胸痛、胃痛、气胀等。大剂量可出现暂时性心律失常,局部水肿、瘙痒。

【禁忌】对本品过敏、活动期溃疡病、甲状腺功能亢进、严重高血压、冠心病、闭塞性血栓性脉管炎、肝肾功能损害患者禁用。

【孕妇及哺乳期妇女用药】麦角胺有催产作用,孕妇及哺乳期妇女禁用。

【老年用药】老年人慎用,可增加老年病。

【用法用量】口服。一次1~2片,如无效可间隔0.5~1小时后再服1~2片,一日总量不超过6片。

【制剂】麦角胺咖啡因片

4. 盐酸氟桂利嗪 Flunarizine Hydrochloride

本品是一种钙通道阻断剂。能防止因缺血等原因导致的细胞内病理性钙超载而造成的细胞损害。

【适应证】用于偏头痛和(或)丛集性头痛的预防和治疗;也用于慢性每日头痛的治疗和预防;也可用于由前庭功能紊乱引起的眩晕的对症治疗。

【不良反应】①嗜睡和疲乏最常见,为一过性。②长期服用可出现抑郁,以女性患者较常见。③可见锥体外系症状,表现为运动迟缓、静坐不能、下颌运动障碍、震颤、强直等。多在用药3周后出现,停药后消失。老年人较易发生。④少数患者可出现失眠、焦虑等。少见口干、恶心、胃部烧灼感、胃痛、便秘。⑤部分患者还可出现体重增加或伴有食欲增加,为一过性。⑥可见ALT及AST、乳酸脱氢酶(LDH)升高。⑦少数患者可出现皮疹、溢乳、肌酸痛等症状,多为短暂性的。

【禁忌】对氟桂利嗪或桂利嗪过敏、有抑郁病史、帕金森病或其他锥体外系疾病、急性脑出血性疾病的患者禁用。

【孕妇及哺乳期妇女用药】本品能透过胎盘屏障,且可随乳汁分泌,原则上孕妇和哺乳妇女不宜使用。

【儿童用药】本品能透过血-脑屏障,有明确的中枢神经系统不良反应且儿童中枢神经系统对药物的反应敏感,代谢

功能相对较弱。原则上儿童慎用或忌用本品。

【老年用药】老年患者神经系统较敏感,代谢功能较弱,在给药剂量上应酌情减少。

【用法用量】口服。

①偏头痛的防治:起始剂量每晚 10mg(65 岁以上 5mg),维持治疗时每 7 日连续给药 5 日,剂量同上。

②65 岁以上血管性偏头痛患者:起始剂量为一日 5mg,每晚口服。如在治疗 2 个月后未见明显改善,应停止用药;维持治疗为一日 10mg,每周给药 5 日。治疗 6 个月后也应停药,复发时重新使用起始剂量。

【制剂】①盐酸氟桂利嗪片(分散片、胶囊、滴丸、口服溶液)

5. 尼莫地平 Nimodipine

见本章"101. 脑中风、短暂性脑缺血发作和脑栓塞"。

6. 琥珀酸舒马普坦 Sumatriptan Succinate

舒马普坦高度选择性激动血管 5-HT1D 受体,使颅内动脉收缩,血液重新分布,使脑血流供应得以改善。血管 5-HT1D受体在颈动脉循环中占优势,且药物的收缩作用集中在此循环内的动、静脉吻合处,故能减轻硬脑膜中神经源性炎症,也有助于改善偏头痛。

【适应证】用于成人有先兆或无先兆偏头痛的急性发作。

【不良反应】可有急性心肌梗死,致命性心律失常(如心动过速、心室纤颤),冠状动脉痉挛,脑出血,蛛网膜下腔出血,脑梗死及胸、颈、喉、颌等部位的疼痛、紧缩感、压迫感、困重感等。少见眩晕、倦怠、偏头痛、头痛、呕吐、唾液分泌减少等。少数患者可出现血压升高甚至高血压危象。偶见腹泻、胃痛、心悸、心源性晕厥、血压下降、癫痫发作、鼻窦炎、过敏性鼻炎、上呼吸道感染症状、呼吸困难等。罕见诱发哮喘等。

【禁忌】对舒马普坦过敏、缺血性心脏病、缺血性脑血管病、缺血性外周血管病、正在使用或 2 周内使用过单胺氧化酶制剂、偏瘫和椎-基底动脉病变所致的头痛、24 小时内用过任何麦角胺类药物或包含麦角胺的药物(如双氢麦角胺或二氢麦角新碱)、严重肝功能损害、未经控制的高血压患者禁用。

【孕妇及哺乳期妇女用药】不推荐使用。

【儿童用药】儿童用药的安全性尚未确定,故不推荐儿童使用。

【老年用药】由于老年患者更可能发生肝功能损害,并为冠心病的危险因素,且高血压发生率较高,因此不推荐用于老年患者。

【用法用量】口服。单次口服的推荐剂量为 50mg,若服用一次后无效,不必再加服。如在首次服药后有效,但症状仍持续发作者可于 2 小时后再加服一次。若服用后症状消失,但之后又复发者,应待前次给药 24 小时后方可再次用药。单次口服的最大推荐剂量为 100mg。24 小时内的总剂量不得超过 200mg。

【制剂】琥珀酸舒马普坦片(胶囊)

7. 利扎曲普坦 Rizatriptan

本品激动偏头痛发作时扩张的脑外、颅内血管及三叉神经末梢上的 5-HT1B/1D,导致颅内血管收缩,抑制三叉神经疼痛通路中神经肽的释放和传递,而发挥其治疗偏头痛作用。

【适应证】用于成人有或无先兆的偏头痛发作的急性治疗。不适用于预防偏头痛,不适用于半身不遂或基底部偏头痛患者。

【用法用量】口服给药,一次 5~10mg(1~2 片),每次用药的时间间隔至少为 2 小时,一日最高剂量不得超过 30mg(6 片)。或遵医嘱。

【不良反应】主要的不良反应是虚弱、易疲劳、嗜睡、有疼痛或压迫感及眩晕。严重的心脏意外,包括在使用 5-HT1 激动剂后出现死亡,这些事件极少发生,报道的患者多伴有冠状动脉疾病(CAD)危险因素先兆。意外事件有冠状动脉痉挛、短暂性心肌缺血、心肌梗死、室性心动过速及心室纤颤。

【禁忌】①禁用于局部缺血性心脏病(如心绞痛、心肌梗死或有记录的无症状缺血)的患者。②禁用于有缺血性心脏病、冠状动脉痉挛(包括 Prinzmetal 变异型狭心症或其他隐性心血管疾病等)症状、体征的患者。③因本品能升高血压,故不易控制血压的高血压患者禁用。④禁用于半身不遂或基底部偏头痛患者。⑤禁止同时服用 MAO 抑制剂,禁止在停服 MAO 抑制剂 2 周内服用本品。⑥对本品或对任一活性成分过敏者禁用。⑦在服用本品治疗的 24 小时内,禁止服用其他 5-HT1 激动剂,以及含有麦角胺或麦角类药物如双氢麦角胺、美西麦角等。

【制剂】苯甲酸利扎曲普坦片(胶囊)

8. 佐米曲普坦 Zolmitriptan

本品是一种选择性 5HT1B/1D 受体激动剂。通过激动颅内血管(包括动静脉吻合处)和三叉神经系统交感神经上的 5HT1B/1D 受体,引起颅内血管收缩并抑制前炎症神经肽的释放。

【适应证】适用于伴有或不伴有先兆症状的偏头痛的急性期治疗。

【不良反应】常见恶心、头晕、嗜睡、无力、潮热感、口干。少数患者可出现感觉异常或感觉障碍,咽喉部、颈部、四肢及胸部可出现沉重感、紧缩感或压榨感(心电图没有缺血改变的证据)。还可见肌痛、肌无力、感觉迟钝。

【禁忌】对本品过敏、24 小时内服用过麦角衍生物或其他 5-HT 受体激动药、正使用单胺氧化酶抑制药或停药不到 2 周、肝损害、未控制的高血压、周围血管疾病、缺血性心脏病、脑血管疾病、偏瘫性或基底动脉性偏头痛、症状性帕金森综合征、冠状动脉血管痉挛患者禁用。

【孕妇及哺乳期妇女用药】只有在对母亲的益处大于对胎儿的潜在性危险的情况下,才考虑使用本品。哺乳期妇女慎用。

【儿童用药】本品用于儿童患者的安全性和有效性尚未

确定。

【老年用药】本品用于65岁以上患者的安全性和有效性尚未确定。

【用法用量】口服。一次2.5mg，再次发作偏头痛或偏头痛持续状态2小时后可以重复使用（使用2.5mg未达到满意缓解的患者再次发作可以加量至5mg），最大剂量24小时内不超过10mg。

【制剂】佐米曲普坦片（分散片、口腔崩解片、胶囊、鼻喷雾剂）

9. 氨酚待因片 Paracetamol and Codeine Phosphate Tablets

本品为复方制剂，含对乙酰氨基酚和磷酸可待因。

【适应证】本品为中等强度镇痛药。适用于各种手术后疼痛、骨折、中度癌症疼痛、骨关节疼痛、牙痛、头痛、神经痛、全身痛、软组织损伤及痛经等。

【禁忌证】对本品过敏者，呼吸抑制及有呼吸道梗阻性疾病，尤其是哮喘发作的患者；多痰患者，以防因抑制咳嗽反射，使大量痰液阻塞呼吸道，继发感染而加重病情。

【不良反应】偶有头晕、出汗、恶心、嗜睡等反应，停药后可自行消失。超剂量或长期使用可产生药物依赖性。

【用法用量】口服［规格分为氨酚待因片（Ⅰ）和（Ⅱ）氨酚待因片］

①氨酚待因片（Ⅰ）：a. 成人，一次1~2片，一日3次。b. 7~12岁儿童一次1/2~1片，一日3次（一日不超过2~4片）。

①氨酚待因片（Ⅱ）：a. 成人，一次1片，一日3次。b. 7~12岁儿童按体重相应减量，连续使用一般不超过5日。

【制剂】氨酚待因片（Ⅰ）；氨酚待因片（Ⅱ）

10. 氨酚双氢可待因片 Paracetamol and Dihydrocodeine Tartrate Tablets

本品为复方制剂，其组分为对乙酰氨基酚和酒石酸双氢可待因。

【适应证】可广泛用于种种疼痛：创伤性疼痛，外科手术后疼痛及计划生育手术疼痛，中度癌痛，肌肉疼痛如腰痛、背痛、肌风湿病、头痛、牙痛、痛经、神经痛及劳损、扭伤、鼻窦炎等引起的持续性疼痛。还可用于各种剧烈咳嗽。

【用法用量】口服。成人及12岁以上儿童：每4~6小时1~2片，每次不得超过2片，每日最大剂量为8片。

【不良反应】少数患者会出现恶心、头痛、眩晕及头昏症状。也可能出现皮疹、瘙痒、便秘。

【禁忌】对本品过敏者、有颅脑损伤者、分娩期妇女禁用、有呼吸抑制及有呼吸道梗阻性疾病，尤其是哮喘发作的患者禁用。

【儿童用药】12岁以下儿童不宜服用该药。

【老年患者用药】老年患者需减量服用。

【孕妇及哺乳期妇女用药】孕妇及哺乳期妇女应在医生或药师指导下使用。

11. 布洛芬 Ibuprofen

见第七章“93. 痛风”。

12. 苯噻啶 Pizotifen

本品为5-羟色胺对抗剂，具有较强的抗5-羟色胺、抗组胺作用及较弱的抗胆碱作用。

【适应证】用于预防和治疗先兆性和非先兆性偏头痛，其可减轻症状和发作次数。也可用于红斑性肢体痛、血管神经性水肿、慢性荨麻疹、皮肤划痕症及房性、室性期前收缩等。

【不良反应】服药后1~2周可出现嗜睡、乏力、体重增加，偶有恶心、头晕、口干、面红、肌肉痛等现象。继续服药后症状可减轻或消失。

【禁忌】对本品过敏、青光眼、前列腺增生患者禁用。

【注意事项】①驾驶员、高空或危险作业者慎用。②长期使用应注意血常规变化。

【孕妇及哺乳期妇女用药】孕妇禁用。

【用法用量】口服。一次0.5~1mg，一日1~3次。为减轻嗜睡作用，第1~3日每晚服0.5mg，第4~6日中、晚各服0.5mg，第7日开始早、中、晚各服0.5mg。如病情基本控制，可酌情递减剂量。每周递减0.5mg到适当剂量维持。如递减后，病情发作次数又趋增加，再酌情增量。

【制剂】苯噻啶片

13. 去痛片（索米痛药）Compound Aminopyrine Phenacetin Tabletes

本品为一复方解热镇痛药。含氨基比林、非那西丁、咖啡因、苯巴比妥。具有退热、镇痛、抗炎作用，收缩脑血管、加强缓解头痛的效果。并预防发热所致之惊厥。

【适应证】用于发热，轻、中度疼痛。

【不良反应】氨基比林可引起白细胞严重减少，尤其是粒细胞减少。长期服用含非那西丁的复方制剂，可对肾造成损害，严重者可致肾乳头坏死、尿毒症等。使用本品后可出现高铁血红蛋白血症、过敏性皮炎、粒细胞缺乏、血小板减少及肝炎等。剂量过大可引起肝功能损害，严重者可致昏迷甚至死亡，亦可引起肾绞痛和急性肾衰竭。有长期服用本品引起中毒的报道。

【禁忌】对氨基比林、非那西丁、咖啡因、苯巴比妥类药物过敏者禁用。

【孕妇及哺乳期妇女用药】不推荐使用。

【老年用药】更易致肾功能损害，宜慎用。

【用法用量】口服。成人必要时一次1~2片，一日1~3次；5岁以上儿童一次1/2~1片。

14. 罗通定 Rotundine

本品为非麻醉性镇痛药，通过抑制脑干网状结构上行激活系统、阻滞脑内多巴胺受体，具有镇痛、镇静、催眠及安定作用。镇痛作用较一般解热镇痛药强，服药后10分钟出现镇痛作用，可维持2~5小时，对胃肠道系统引起的钝痛有良好的止痛效果，对外伤等剧痛效果差。对于月经痛有效，对于失眠尤其是因疼痛引起的失眠更为适宜，醒后无后遗效应。

【适应证】用于头痛、月经痛及失眠等。

【不良反应】用于镇痛时可出现嗜睡,偶见眩晕、乏力、恶心和锥体外系症状。

【禁忌】对本品过敏者禁用。

【孕妇及哺乳期妇女用药】本品极易透过血-脑屏障而进入脑组织,几分钟内即出现较高浓度,故孕妇及哺乳期妇女慎用。

【用法用量】镇痛:口服,一次60~120mg,一日1~4次;皮下或肌内注射,一次60~90mg。助眠:成人一次1~3片,一日3次。

【制剂】①罗通定片;②罗通定口腔崩解片;③盐酸罗通定片;④硫酸罗通定注射液

15. 延胡索乙素 Tetrahydropalmatine

本品为镇痛助眠药。具有镇痛、镇静、助眠及安定作用,尤其对胃肠系统引起的钝痛有效。

【适应证】用于消化系统疾病引起的内脏痛、一般性头痛、月经痛、分娩后宫缩痛,也用于紧张性疼痛或因疼痛所致的失眠。

【不良反应】偶见眩晕、恶心、乏力。剂量过大可致嗜睡与锥体外系症状。

【禁忌】对本品过敏者禁用。

【孕妇及哺乳期妇女用药】孕妇及哺乳期妇女使用应权衡利弊。

【用法用量】口服。镇痛,一次30~60mg,一日3次。

【制剂】硫酸延胡索乙素片

16. 甲磺酸二氢麦角碱(甲磺酸双氢麦角毒碱)Dihydroergotoxine Methanesulfonate

本品能直接作用于中枢神经系统多巴胺和5-羟色胺受体,增强突触前神经末梢释放递质和突触后受体的刺激作用,改善神经传递功能。本品还有稳定脑血管紧张性的作用,这就是本品对偏头痛有预防作用的原因。

【适应证】用于偏头痛急性发作及血管性头痛。由年龄而引起之精神退化症状,老年性痴呆症,脑血管意外,周围血管疾病,动脉性高血压引起的自觉性血管症状。

【不良反应】常见恶心、呕吐、腹胀、厌食、视物模糊、失眠、眩晕、鼻充血及皮疹。偶见头晕、心动过缓、直立低血压和功能亢进。

【禁忌】对麦角生物碱过敏、周围血管疾病、严重心脏病特别是伴有心动徐缓、心肌梗死、冠心病、未控制的高血压、持续低血压、严重动脉硬化及心脏器质性损害、休克、败血症、正使用其他血管收缩药或升压药、血管外科手术、偏瘫性或基底动脉性偏头痛、严重肝肾功能障碍、卟啉症、精神病患者禁用。24小时内使用过麦角类药、美西麦角、5-HT1B/1D受体激动药(如舒马普坦)等患者禁用。

【孕妇及哺乳期妇女用药】孕妇不宜应用。

【用法用量】口服。一次1~3mg,一日2~3次。饭前服用,疗程遵医嘱;肌内注射:一次1~2mg,一日1~2次。

【制剂】①甲磺酸二氢麦角碱片(分散片、缓释片、缓释胶囊、注射液);②注射用甲磺酸二氢麦角碱。③甲磺酸双氢麦角碱注射液;④甲磺酸双氢麦角毒碱片(注射液)

17. 盐酸布桂嗪 Bucinnazine Hydrochloride

本品为速效镇痛药。对皮肤、黏膜、运动器官(包括关节、肌肉、肌腱等)的疼痛有明显的抑制作用,对内脏器官疼痛的镇痛效果较差。本品不易成瘾,但有不同程度的耐受性。

【适应证】本品为中等强度的镇痛药。适用于偏头痛,三叉神经痛,牙痛,炎症性疼痛,神经痛,月经痛,关节痛,外伤性疼痛,手术后疼痛及癌症痛(属二阶梯镇痛药)等。

【不良反应】①少数患者可见有恶心、眩晕或困倦、黄视、全身发麻感等,偶可出现精神症状,停药后可消失。②本品引起依赖性的倾向与吗啡类药相比为低,据临床报道,连续使用本品,可耐受和成瘾,故不可滥用。

【禁忌】对本品过敏者禁用。

【孕妇及哺乳期妇女用药】妊娠及哺乳期妇女慎用。

【用法用量】①口服:成人一次30~60mg,一日90~180mg;小儿按体重一次1mg/kg。②皮下或肌内注射:成人一次50~100mg,一日1~2次。疼痛剧烈时用量可酌增。

【制剂】盐酸布桂嗪片(注射液)

附:用于头痛和偏头痛的其他西药

1. 曲马多 Tramadol

见本章"111. 神经痛和三叉神经痛"。

2. 萘普生 Naproxen

见第八章"95. 风湿与类风湿关节炎"。

3. 盐酸哌替啶 Pethidine Hydrochloride

【适应证】本品为阿片受体激动剂,强效镇痛药。效力为吗啡的1/10~1/8,与吗啡在等效剂量下可产生同样的镇痛、镇静及呼吸抑制作用。用于各种剧痛,也可用于重症偏头痛和难治性偏头痛等。

4. 氨酚拉明片 Paracetamol and Diphenhydramine Hydrochloride Tablets

【适应证】本品为镇痛及助眠类非处方药药品,有镇静催眠及解热镇痛作用。用于缓解失眠伴随的偶发性头痛和轻度疼痛。

5. 复方水杨酸甲酯薄荷脑油 Compound Methyl Salicylate and Menthol Oil

见第八章"95. 风湿与类风湿关节炎"。

6. 豆腐果苷片 Helicid Tablets

【适应证】本品化学结构与天麻素相似,为一种糖苷,可恢复大脑皮质兴奋与抑制过程间的平衡失调,具有镇静、安眠和镇痛等中枢抑制作用。用于缓解神经官能症引起的头痛、头昏及睡眠障碍,辅助治疗原发性头痛。

7. 乙水杨胺片 Chlormezanone Tablets

见本章“114. 神经衰弱”。

8. 乙酰天麻素片 Acetagastrodin Tablets

【适应证】本品具有镇静、安眠和中枢抑制作用。用于失眠、神经衰弱及血管性头痛和神经性头痛等。本品具有吸收快、体内不易蓄积、服用后不影响第二天工作及生活的特点。

9. 樟脑薄荷柳酯乳膏 Camphor Methol and Metluyl Salicglate Cream

【适应证】本品为镇痛类药。能增进局部血液循环以缓解肿胀,并有轻微止痒、止痛、消炎作用。用于头痛、头昏,虫咬、蚊叮,消肿、止痛。

10. 天麻素胶囊(片、注射液)Gastrodin Capsules

见本章“114. 神经衰弱”。

11. 精氨洛芬颗粒 Arginine and Ibuprofen Granules

【适应证】本品为非甾体抗炎药,能抑制前列腺素合成,具有镇痛、抗炎和解热的作用。适用于牙痛,痛经,因创伤引起的疼痛、关节和韧带痛,背痛,头痛,神经痛,以及流感引起的发热。

12. 酒石酸麦角胺 Ergotamine Tartrate

【适应证】本品为抗偏头痛药。麦角胺有明显的血管收缩作用,通过直接收缩颈外动脉分支,能使脑动脉血管的过度扩张与搏动恢复正常,减轻头痛症状。主要用于偏头痛,可使头痛减轻,但不能预防和根治;亦可用于其他神经性头痛。

13. 马来酸美西麦角 Methysergide Maleate

【适应证】本品是一种强有力的 5-HT 拮抗药,与麦角胺相比,仅有微弱的收缩血管和缩宫作用。用于预防严重再发的偏头痛;在丛集性期间预防头痛发作。

14. 盐酸阿米替林 Amitriptyline Hydrochloride

见第十章“120. 神经症性障碍”。

15. 酒石酸美托洛尔 Metoprolol Tartrate

【适应证】本品为β-受体阻滞剂,主要用于治疗高血压、心绞痛、心肌梗死、肥厚型心肌病、主动脉夹层、心律失常、甲状腺功能亢进、心脏神经官能症等。也可用于各种类型偏头痛的预防和治疗。

16. 磷酸可待因 Codeine Phosphat

【适应证】可待因是一种存在于鸦片中的生物碱,有止痛、止咳和止泻的药效。主要用于:①各种原因引起的干咳和刺激性咳嗽,尤适用于伴有胸痛的剧烈干咳。②有镇痛作用,用于中等程度疼痛,如偏头痛、牙痛、痛经和肌肉痛的短期镇痛,还可用于减轻发热和感冒伴有的严重头痛、肌肉酸痛等;可待因及其复方制剂是癌痛患者第二阶梯的主要止痛药。

17. 坎地沙坦酯 Candesartan Cilexetil

见第二章“25. 高血压”。

18. 地西泮 Diazepam

见本章“98. 脑膜炎”。

19. 劳拉西泮 Lorazepam

见第十章“119. 焦虑症”。

20. 托吡酯 Topiramate

见本章“109. 癫痫”。

21. 罂粟碱 Papaverine

【适应证】本品是一种血管扩张药,用于治疗脑、心及外周血管痉挛所致的缺血,肾、胆、胃肠道等内脏痉挛。也可用于动脉栓塞性头痛等。

22. 盐酸普萘洛尔 Propranolol

见第二章“15. 心脏病”。

23. 阿替洛尔 Atenolol

见第二章“15. 心脏病”。

24. 马来酸噻吗洛尔 TimololMaleate

【适应证】用于:①原发性高血压。②心绞痛或心肌梗死后的治疗。③预防偏头痛。

25. 盐酸可乐定 Clonidine Hydrochloride

见第二章“17. 冠心病与心绞痛”。

26. 氢溴酸山莨菪碱 Anisodamine Hydrobromide

见第二章“27. 脉管炎”。

27. 阿司匹林 Aspirin

见第一章“1. 感冒”。

28. 贝诺酯 Benorilate

见第一章“1. 感冒”。

29. 盐酸洛美利嗪 Lomerizine Hydrochloride

【适应证】用于偏头痛的预防性治疗。

30. 双水杨酯 Salsalate

【适应证】本品为解热镇痛及非甾体抗炎镇痛药。用于缓解轻至中度疼痛,如关节痛、神经痛、肌肉痛、偏头痛、头痛、痛经、牙痛。

31. 胍西替柳 Guacetisal

【适应证】本品具有非特异性抗炎解热作用。用于由感冒、急性支气管炎及慢性支气管炎急性发作等引起的头痛、发热、咳嗽、多痰等症状的对症治疗。

32. 吲哚美辛 Indometacin

见第八章“95. 风湿与类风湿关节炎”。

33. 安乃近 Metronidazole Sodium

【适应证】本品为解热镇痛及非甾体抗炎镇痛药。作用于体温调节中枢,使皮肤血管扩张,血流加速,出汗增加,散热加速而降低体温。用于高热时的解热,也可用于头痛、偏头痛、肌肉痛、关节痛和痛经等。

34. 阿司可咖胶囊 Aspirin, Codeine Phosphate and caffeine Capsules

【适应证】本品是由阿司匹林、磷酸可待因和咖啡因组成的复方制剂。用于中度急、慢性疼痛,如手术后疼痛、头痛、肌肉痛、痛经、牙痛及癌症疼痛。

35. 烟酸 NicotinicAcid

见本章“101. 脑中风”。

36. 尼麦角林 Nicergoline

见本章“104. 头晕(眩晕)”。

37. 复方普萘洛尔咖啡因片 Compound Propranolol and Caffeine Tablets

【适应证】用于典型和非典型性偏头痛,能减少、减轻偏头痛的发作,具有预防偏头痛发作的作用。

38. 注射用硫酸软骨素 Chondroitin Sulfate for Injection

【适应证】用于神经性头痛、神经痛、关节痛、动脉硬化等疾病的辅助治疗。

39. 复方磷酸可待因片 Compound Codeine Phosphate Tablets

见第十二章“142. 痛经”。

40. 酮洛芬片 Ketoprofen Tablets

见第十二章“142. 痛经”。

41. 对乙酰氨基酚维生素 C 泡腾片 Paracetamol and Vitamin C Effervescent Tablets

【适应证】本品为对乙酰氨基酚维生素 C 的复方制剂,适用于成人及 25kg 以上儿童解热及镇痛,如感冒、流感、头痛、牙痛、痛经等。

42. 乙酰谷酰胺 Aceglutamine

【适应证】用于脑外伤性昏迷、神经外科手术引起的昏迷、肝昏迷及偏瘫、高位截瘫、小儿麻痹后遗症、神经性头痛和腰痛等。

43. 阿酚咖片 Aspirin Paracetamol and Caffeine Tablets

见第十二章“142. 痛经”。

44. 甲芬那酸 Mefenamic Acid

【适应证】用于轻、中度疼痛,如牙科、产科或矫形可手术后的疼痛,以及软组织损伤性疼痛及骨骼,关节疼痛。此外,还用于痛经、血管性头痛及癌性疼痛等。

45. 盐酸硫必利 Tiapride Hydrochloride

【适应证】本品为神经精神安定药,对中脑边缘系统多巴胺能 D_2 受体亢进有阻滞作用。用于慢性酒精中毒引起的神经精神障碍、舞蹈病、抽动-秽语综合征及老年性精神病,也可用于顽固性头痛、痛性痉挛、坐骨神经痛、关节疼痛等各种疼痛及急性酒精中毒等。

46. 盐酸屈他维林 Drotaverine Hydrochloride

【适应证】可用于血管性头痛的辅助治疗。

47. 精氨酸布洛芬颗粒 Ibuprofen Arginine Granules

见第三章“36. 肠易激综合征(IBS)”。

48. 氨酚甲硫氨酸胶囊 Paracetamol and Methionine Capsules

见第十二章“142. 痛经”。

49. 托芬那酸片 Tolfenamic Acid Tablets

【适应证】抗炎药,还可用于治疗偏头痛和痛经。

50. 铝镁司片 Compound Aspirin Tablets

【适应证】本品为复方制剂,含阿司匹林、重质碳酸镁、甘羟铝。用于普通感冒或流行性感冒引起的发热,也用于缓解轻至中度疼痛,如头痛、关节痛、偏头痛、牙痛、肌肉痛、神经痛、痛经。

51. 丙戊酸钠 Sodium Valproate

见本章“109. 癫痫”。

52. 氨酚曲马多 Paracetamol and Tranladol Hydrochloride

【适应证】用于中度至重度急性疼痛的短期(5 天或更短)治疗。

二、中药

(一)感冒头痛用中药

1. 川芎茶调丸(浓缩丸、滴丸、散、片、颗粒、口服液、袋泡茶)

【处方组成】川芎、白芷、羌活、细辛、防风、荆芥、薄荷、甘草

【功能主治】疏风止痛。用于外感风邪所致的头痛,或有恶寒、发热、鼻塞。

【用法用量】丸剂饭后清茶送服,散剂饭后清茶冲服;一次 3~6g,一日 2 次。

【使用注意】孕妇禁用。

2. 都梁软胶囊(丸、滴丸)

【处方组成】白芷(黄酒浸蒸)、川芎

【功能主治】祛风散寒,活血通络。用于风寒瘀血阻滞脉络所致的头痛。症见头胀痛或刺痛,痛有定处,反复发作,遇风寒诱发或加重。

【用法用量】口服。软胶囊一次 3 粒,一日 3 次。

【使用注意】孕妇禁用。

3. 天麻头痛片

【处方组成】天麻、川芎、白芷、荆芥、当归、乳香(醋制)

【功能主治】养血祛风,散寒止痛。用于外感风寒、瘀血阻滞或血虚失养所致的偏、正头痛,恶寒,鼻塞。

【用法用量】口服。薄膜衣片(每片重 0.62g)一次 2~3 片,薄膜衣片(每片重 0.31g)、糖衣片(片芯重 0.3g)一次4~6 片,一日 3 次。

【使用注意】孕妇禁用。

4. 芎菊上清丸(片、颗粒)

见第一章“1. 感冒”。

5. 清眩丸(片)

【处方组成】川芎、白芷、薄荷、荆芥穗、石膏

【功能主治】散风清热。用于风热头晕目眩,偏、正头痛,鼻塞牙痛。

【用法用量】丸剂口服。一次 1~2 丸,一日 2 次。

【使用注意】孕妇禁用。

6. 防风通圣丸(颗粒)

见第一章“1. 感冒”。

7. 菊花茶调散

【处方组成】川芎、薄荷、荆芥、羌活、防风、细辛、白芷、甘

草(蜜炙)、菊花、僵蚕(麸炒)

【功能主治】清头明目,解表退热。用于伤风感冒,偏正头痛,鼻塞声哑。

【用法用量】茶水送服,取汗,一次1包,一日2次。小儿酌减。

【使用注意】孕妇禁用。

8. 正天丸(胶囊)

【处方组成】白芍、白芷、川芎、当归、地黄、独活、防风、附片、钩藤、红花、鸡血藤、麻黄、羌活、桃仁、细辛

【功能主治】疏风活血,通络止痛。用于外感风邪、瘀血阻络引起的头痛,神经性头痛。

【用法用量】丸剂口服,一次6g,一日2~3次,15天为一疗程。

【使用注意】①婴幼儿、孕妇、哺乳期妇女禁用;②肝、肾功能不全者禁用;③对本品过敏者禁用。

9. 风油精

【处方组成】薄荷脑、水杨酸甲酯、樟脑、桉油、丁香酚

【功能主治】消炎,镇痛,清凉,止痒,驱风。用于伤风感冒引起的头痛、头晕及由关节痛、牙痛、腹部胀痛和蚊虫叮咬、晕车等引起的不适。

【用法用量】外用,涂擦于患处。口服,一次4~6滴,小儿酌减或遵医嘱。

10. 清凉油(棕色清凉油、白色清凉油、液体清凉油)

【处方组成】薄荷脑、薄荷素油、樟脑、桉油、丁香油、肉桂油、樟脑油等

【功能主治】清凉散热,醒脑提神,止痒止痛。用于感冒头痛,中暑,晕车,蚊虫叮咬。

【用法用量】搽于头部太阳穴或患处,一日2~3次。

11. 瑞草油

【处方组成】樟脑、桉油、薄荷脑、水杨酸甲酯、水杨酸乙酯、薰衣草油

【功能主治】祛风辟秽,止痛止痒。用于感冒头痛及其他痛证,舟车颠簸所致的眩晕。

【用法用量】外用,涂擦额角、眉心或患处。

12. 薄荷锭

【处方组成】薄荷脑

【功能主治】散风,泄热。用于风热感冒头痛。

【用法用量】嗅吸或擦患处,用后密盖。

(二)高血压等心血管病头痛用中药

1. 天麻钩藤颗粒

见第二章"25. 高血压"。

2. 藤丹胶囊

见第二章"19. 高脂血症"。

3. 镇脑宁胶囊

【处方组成】猪脑粉、细辛、丹参、水牛角浓缩粉、川芎、天麻、葛根、藁本、白芷

【功能主治】熄风通络。用于风邪上扰所致的头痛头昏,恶心呕吐,视物不清,肢体麻木,耳鸣;血管神经性头痛、高血压、动脉硬化见上述证候者。

【用法用量】口服。一次4~5粒,一日3次。

【使用注意】孕妇禁用。

4. 松龄血脉康胶囊

【处方组成】鲜松针、葛根、珍珠层粉

【功能主治】平肝潜阳,镇心安神。用于肝阳上亢所致的头痛,眩晕,急躁易怒,心悸,失眠;高血压病及原发性高脂血症见上述证候者。

【用法用量】口服。一次3粒,或遵医嘱。

5. 愈风宁心片(胶囊、颗粒、口服液、软胶囊、丸、滴丸)

【处方组成】葛根

【功能主治】解痉止痛,增强脑及冠脉血流量。用于高血压头晕,头痛,颈项疼痛,冠心病,心绞痛,神经性头痛,早期突发性耳聋等病症。

【用法用量】片剂口服,一次5片,一日3次。

【使用注意】月经期及有出血倾向者禁用。

6. 天麻首乌片(胶囊)

见第二章"20. 动脉硬化"。

7. 全天麻胶囊(片)

【处方组成】天麻

【功能主治】平肝、熄风、止痉。用于肝风上扰所致的眩晕,头痛,肢体麻木,癫痫抽搐。

【用法用量】胶囊口服,一次2~6粒,一日3次。

8. 清脑降压片(颗粒、胶囊)

见第二章"25. 高血压"。

9. 养阴降压胶囊

见第二章"25. 高血压"。

10. 晕痛定片(胶囊)

【处方组成】蜜环菌发酵培养物、川芎

【功能主治】平肝息风,活血通络。用于风阳上扰、瘀血阻络所致的头痛日久,痛有定处,头目眩晕,夜寐不安;高血压病、脑血管病见上述证候者。

【用法用量】口服。一次4片,一日3次,或遵医嘱。

【使用注意】孕妇禁用。

11. 复方羚角降压片(胶囊)

见第二章"25. 高血压"。

12. 牛黄降压丸(胶囊、片)

见第二章"25. 高血压"。

13. 逐瘀通脉胶囊

【处方组成】虻虫、水蛭、桃仁、大黄

【功能主治】破血逐瘀,通经活络。用于血瘀所致的眩晕。症见头晕,头痛,耳鸣,舌质黯红,脉沉涩。高血压、脑梗死、脑动脉硬化等病见上述证候者。

【用法用量】口服。一次2粒,一日3次。

【使用注意】①孕妇和月经过多者禁用;②出血性疾病、有出血倾向者禁用;③脑出血患者禁用。

14. 杜仲双降袋泡剂

【处方组成】杜仲叶、苦丁茶

【功能主治】平肝清热。用于肝阳上亢所致的头痛，头晕；高血压、高脂血症见上述证候者。

【用法用量】开水泡服，一次1袋，一日2~3次。

15. 心安宁片（胶囊）

见第二章“17. 冠心病与心绞痛”。

16. 心脉通片

【处方组成】当归、决明子、钩藤、牛膝、丹参、葛根、槐花、毛冬青、夏枯草、三七

【功能主治】活血化瘀，平肝通脉。用于瘀血阻滞、肝阳上亢所致的眩晕。症见头晕，头痛，项强，胸闷；高血压、高脂血症见上述证候者。

【用法用量】口服。一次4片，一日3次。

【使用注意】月经期及有出血倾向者禁用。

17. 醒脑降压丸

见第二章“25. 高血压”。

18. 清肝降压胶囊

【处方组成】制何首乌、桑寄生、夏枯草、槐花（炒）、小蓟、丹参、葛根、川牛膝、泽泻（盐炒）、远志（去心）

【功能主治】清热平肝，补益肝肾。用于肝火上炎、肝肾阴虚所致的眩晕，头痛，面红目赤，急躁易怒，口干口苦，腰膝酸软，心悸不寐，耳鸣健忘，便秘溲黄。

【用法用量】口服。一次3粒，一日3次；或遵医嘱。

【使用注意】孕妇禁用。

（三）其他各种类型头痛用中药

1. 养血清脑颗粒（丸）

【处方组成】当归、川芎、白芍、熟地黄、钩藤、鸡血藤、夏枯草、决明子、珍珠母、延胡索、细辛

【功能主治】养血平肝，活血通络。用于血虚肝旺所致头痛，眩晕眼花，心烦易怒，失眠多梦。

【用法用量】颗粒口服。一次4克，一日3次。丸剂口服，一次1袋，一日3次。

【使用注意】孕妇禁用。

2. 血府逐瘀胶囊（口服液）

【处方组成】柴胡、当归、地黄、赤芍、红花、炒桃仁、麸炒枳壳、甘草、川芎、牛膝、桔梗

【功能主治】活血祛瘀，行气止痛。用于气滞血瘀所致的胸痹，头痛日久，痛如针刺而有定处，内热烦闷，心悸失眠，急躁易怒。

【用法用量】胶囊口服。一次6粒，一日2次，1个月为一疗程。

【使用注意】孕妇禁用。

3. 天舒胶囊（软胶囊、片、滴丸）

【处方组成】天麻、川芎

【功能主治】活血平肝，通络止痛。用于瘀血阻络或肝阳上亢所致的头痛日久，痛有定处，或头晕胁痛，失眠烦躁，舌质黯或有瘀斑；血管神经性头痛见上述证候者。

【用法用量】饭后口服。一次4粒，一日3次；或遵医嘱。

【使用注意】孕妇禁用。

4. 通天口服液

【处方组成】天麻、川芎、赤芍、羌活、白芷、细辛、菊花、薄荷、防风、茶叶、甘草

【功能主治】活血化瘀，祛风止痛。用于瘀血阻滞、风邪上扰所致的偏头痛，症见头部胀痛或刺痛，痛有定处，反复发作，头晕目眩，或恶心呕吐，恶风。

【用法用量】口服。第一日：即刻、服药1小时后、2小时后、4小时后各服10ml，以后每6小时服10ml。第二日、三日：一次10ml，一日3次。3天为一疗程，或遵医嘱。

【使用注意】孕妇禁用。

5. 强力天麻杜仲胶囊

【处方组成】天麻、杜仲（盐制）、制草乌、附子（制）、羌活、独活、藁本、当归、地黄、玄参、川牛膝、槲寄生

【功能主治】平肝熄风，活血散寒，舒筋止痛。用于肝阳化风，寒湿阻络所致的中风。症见筋脉掣痛，肢体麻木，行走不便，腰腿痛，头痛头昏。

【用法用量】口服。一次0.8~1.2克，一日2次。

【使用注意】孕妇禁用。

6. 头痛宁胶囊

【处方组成】土茯苓、天麻、制何首乌、当归、防风、全蝎

【功能主治】息风涤痰，逐瘀止痛。用于偏头痛，紧张性头痛属痰瘀阻络证。症见痛势甚剧，或攻冲作痛，或痛如锥刺，或连及目齿，伴目眩畏光，胸闷脘胀，恶心呕吐，急躁易怒，反复发作。

【用法用量】口服。一次3粒，一日3次。

7. 天菊脑安胶囊

【处方组成】天麻、川芎、菊花、蔓荆子、藁本、白芍、丹参、墨旱莲、女贞子、牛膝

【功能主治】平肝熄风，活血化瘀。用于肝风夹瘀证的偏头痛。

【用法用量】口服。一次5粒，一日3次。

【使用注意】妊娠及哺乳期妇女禁用。

8. 大川芎颗粒（口服液、丸、片）

【处方组成】川芎、天麻

【功能主治】活血化瘀，平肝息风。用于瘀血阻络，肝阳化风所致的头痛，头胀，眩晕，颈项紧张不舒，上下肢及偏身麻木，舌部瘀斑。

【用法用量】颗粒开水冲服，一次4g，一日2次。口服液一次10ml，一日3次，连服半个月为一疗程，或遵医嘱。片剂口服，一次4片，一日3次。

【使用注意】孕妇禁用。

9. 脑震宁颗粒

【处方组成】地黄、当归、酸枣仁（炒）、柏子仁、茯苓、陈皮、丹参、川芎、地龙、牡丹皮、竹茹

【功能主治】凉血活血，化瘀通络，益血安神，宁心定智，除烦止呕。用于脑外伤引起的头痛，头晕，烦躁失眠，健忘惊悸，恶心呕吐。

【用法用量】开水冲服，一次20~30g，一日2次。

【使用注意】孕妇禁用。

10. 羚羊角胶囊

【处方组成】羚羊角

【功能主治】平肝息风，清肝明目，散血解毒。用于肝风内动，肝火上扰，血热毒盛所致的高热惊痫，神昏痉厥，子痫抽搐，癫痫发狂，头痛眩晕，目赤，翳障，温毒发斑。

【用法用量】口服。一次0.3~0.6g，一日一次，或遵医嘱。

11. 复方羊角胶囊（颗粒、片）

【处方组成】羊角、川芎、白芷、制川乌

【功能主治】平肝祛风，活血止痛。用于肝旺风盛、血瘀络阻引起的偏正头痛，血管性头痛，紧张性头痛，也可用于神经痛。

【用法用量】口服。一次5粒，一日2~3次。

【使用注意】孕妇禁用。

12. 治偏痛胶囊（颗粒）

【处方组成】川芎、柴胡、白芷、香附、白芍、郁李仁、白芥子、甘草

【功能主治】行气，活血，止痛。用于血管性头痛和偏头痛。

【用法用量】口服。一次5粒，一日3次。

【使用注意】孕妇慎用

13. 天麻头风灵胶囊（片、咀嚼片）

【处方组成】天麻、当归、钩藤、地黄、玄参、川芎、野菊花、杜仲、牛膝、槲寄生

【功能主治】滋阴潜阳，祛风湿，强筋骨。用于阴虚阳亢及风湿阻络所致的头痛，手足麻木，腰腿痛。

【用法用量】口服。一次4粒，一日2次。

14. 六经头痛片

【处方组成】白芷、辛夷、荆芥穗油、藁本、川芎、细辛、葛根、女贞子、茺蔚子

【功能主治】疏风活络，止痛利窍。用于全头痛，偏头痛及局部头痛。

【用法用量】口服。一次2~4片，一日3次。

15. 元胡止痛片（分散片、胶囊、颗粒、口服液、滴丸、软胶囊）

见第三章“44. 腹痛”。

16. 治偏痛颗粒（低糖型）

【处方组成】川芎、柴胡、白芷、香附、白芍、郁李仁、白芥子、甘草

【功能主治】行气，活血，止痛。用于偏头痛。

【用法用量】口服。一次8g，一日3次。

17. 活血镇痛胶囊

【处方组成】红参、白芷、乳香、黄芪、防风、细辛、川芎、红花、桃仁、没药、钩藤

【功能主治】益气活血，祛风通络。用于气虚血瘀所致的头痛，头昏；血管性头痛、神经性头痛等见上述证候者。

【用法用量】口服。一次6粒，一日3次，15日为一疗程。

【使用注意】①颅内急性出血性疾病患者禁用；②孕妇禁用。

附：用于头痛的其他中药

1. 芎芷止痛颗粒

【功能主治】行气活血，通络止痛。用于血管神经性头痛属气滞血瘀者的辅助治疗。

2. 头风痛胶囊

【功能主治】祛风止痛。用于偏头痛，眉棱骨痛。

3. 宁神灵颗粒

见第二章“21. 心律失常”。

4. 芩连片（胶囊）

见第三章“38. 痢疾”。

5. 麝香醒神搽剂

【功能主治】芳香理气，醒神通窍。对感冒或思虑劳累过度所致头晕头痛，鼻塞流涕，精神疲惫，肢体困倦，胸闷恶心有辅助治疗作用。

6. 清舒油软膏

【功能主治】驱风散热，解毒。用于感冒头痛，中暑头晕，晕车晕船，蚊虫叮咬的改善。

7. 鲜天麻胶囊

见本章“101. 脑中风、短暂性脑缺血发作和脑栓塞”。

8. 野菊花颗粒

【功能主治】清热解毒。用于疖疮肿痛，目赤肿痛，头痛眩晕。

9. 天麻醒脑胶囊

【功能主治】滋补肝肾，通络止痛。用于肝肾不足所致头痛头晕，记忆力减退，失眠，反应迟钝，耳鸣，腰酸。

10. 金龙驱风油

见第八章“95. 风湿与类风湿关节炎”。

11. 云香精

见第三章“44. 腹痛”。

12. 正气片

见第一章“1. 感冒”。

13. 清热明目茶

【功能主治】清热祛风，平肝明目。用于头眩、头痛、目赤目糊。

14. 心脑欣胶囊（片、丸）

见第二章“15. 心脏病”。

15. 叶绿油

见本章“105. 晕动症”。

16. 蓝芷安脑胶囊

见第二章“21. 心律失常”。

17. 熊胆胶囊

【功能主治】清热，平肝，明目。用于惊风抽搐，咽喉肿痛。

18. 熊胆降热胶囊

见第三章“48. 便秘”。

19. 牛黄上清胶囊（软胶囊、片、丸）

见第三章“48. 便秘”。

20. 万宝油

见第一章“1. 感冒”。

21. 雪山金罗汉止痛涂膜剂

见第七章“93. 痛风”。

22. 太阳膏

见第一章“1. 感冒”。

23. 清风油

见本章“105. 晕动症”。

24. 脑心舒口服液

见第九章“114. 神经衰弱”。

25. 虎标万金油

【功能主治】芳香通窍，祛风止痒，清凉辟秽。用于蚊叮虫咬，皮肤发痒，头痛鼻塞。

26. 半夏天麻丸

见本章“111. 神经痛和三叉神经痛”。

27. 汉桃叶片（软胶囊）

见本章“111. 神经痛和三叉神经痛”。

28. 消栓通颗粒

见本章“101. 脑中风、短暂性脑缺血发作和脑栓塞”。

29. 辛夷鼻炎丸

【功能主治】祛风宣窍，清热解毒。用于风热上攻、热毒蕴肺所致的鼻塞，鼻流清涕或浊涕，发热，头痛；慢性鼻炎、过敏性鼻炎、神经性头痛见上述证候者。

30. 丹七片（胶囊、软胶囊）

见第二章“15. 心脏病”。

31. 夏枯草膏（片、颗粒、口服液）

见第六章“85. 淋巴结肿大与淋巴结炎”。

32. 牛黄至宝丸

见第三章“48. 便秘”。

33. 珍黄安宫片

见第十章“117. 精神分裂症”。

34. 百树真油

【功能主治】驱风止痛。用于肢体麻木，关节疼痛，感冒头痛，跌打损伤，蚊虫叮咬。

35. 斧标驱风油

见本章“105. 晕动症”。

36. 天麻壮骨丸

见第八章“95. 风湿与类风湿关节炎”。

37. 野木瓜胶囊

见本章“111. 神经痛和三叉神经痛”。

38. 丹黄颗粒

【功能主治】益气活血，通络止痛。用于偏头痛瘀血兼气虚证。症见头痛经久不愈，痛处固定，遇劳加重或夜间为甚，伴头晕、失眠等。

39. 川芎清脑颗粒

【功能主治】祛风胜湿，活血止痛。用于风湿蒙蔽，瘀血阻滞引起的偏头痛。

40. 二十五味珊瑚胶囊（丸）

见本章“109. 癫痫”。

41. 元神安片（颗粒）

【功能主治】熄风活血，行气止痛，清肝宁窍。用于肝风夹瘀所致的偏头痛。症见头痛或左或右，或前或右，反复发作，疼痛剧烈，可伴有恶心，呕吐，头晕，胸胁胀满、情志不舒，舌质暗红或紫黯，或舌上有瘀斑、瘀点，苔薄白，脉弦。

42. 丹珍头痛胶囊

【功能主治】平肝熄风，散瘀通络，解痉止痛。用于肝阳上亢，瘀血阻络所致的头痛，背痛颈酸，烦躁易怒。

43. 清血八味胶囊（片）

【功能主治】清讧血。用于血热头痛，口渴目赤，中暑。

44. 红龙镇痛片

【功能主治】醒脑开窍，通络止痛。用于瘀阻脑络所引起的偏头痛，血管神经性头痛。

45. 羚芎胶囊

【功能主治】平肝息风，和络止痛。用于风阳上扰、络脉不和型偏头痛。症见头部胀痛或跳痛，以额颞部疼痛多见，或眩晕，或心烦易怒，夜寐不安，口干口苦，舌质红或紫黯、苔黄，脉弦或弦细数。

46. 补脑安神胶囊

【功能主治】补肝益肾，养血安神。用于肝肾不足所致头痛眩晕，心悸不宁，失眠多梦，健忘。

47. 凉血十味片

【功能主治】凉血，明目。用于肝火，肺热，“宝日”中期，头痛目赤。

48. 复方钩藤片

【功能主治】补肝益肾，养血安神。用于肝肾不足所致头痛眩晕，心悸不宁，失眠多梦，健忘。

49. 菊花七味胶囊

【功能主治】凉血，清“协日”。用于胃“协日”，胃酸口苦，食欲不振，血热头痛。

50. 清脑止痛胶囊

【功能主治】祛风清脑，化瘀止痛。用于普通型偏头痛肝风夹瘀证。症见头痛，恶心呕吐，头晕，畏光，怕声，心烦易怒等。

51. 熄风通络头痛片

【适应证】平肝熄风，活血通络。用于偏头痛（肝风挟瘀证）。症见头部胀痛，刺痛或跳痛，以额颞部疼痛多见，或伴有眩晕，情绪不畅，或心烦易怒，夜寐不安，口干口苦，舌质红或瘀点、苔薄黄，脉弦或弦涩等。

52. 醒脑库克亚片

【功能主治】清除异常黏液质，止痛，明目。用于异常黏液质所致的头痛，眼病等。

53. 疏痛安涂膜剂

见本章"111. 神经痛和三叉神经痛"。

54. 心可舒胶囊（片、咀嚼片、颗粒、丸）

见第二章"15. 心脏病"。

55. 心脑联通胶囊

见第二章"17. 冠心病与心绞痛"。

56. 乐脉片（分散片、胶囊、颗粒、丸）

见本章"101. 脑中风、短暂性脑缺血发作与脑栓塞"。

57. 脑心清胶囊（片）

见第二章"20. 动脉硬化"。

58. 经前安片

见第十二章"141. 经前期综合征"。

59. 经前舒颗粒

见第十二章"141. 经前期综合征"。

60. 舒筋通络颗粒

【功能主治】补肝益肾，活血舒筋。用于颈椎病属于肝肾阴虚、气滞血瘀证。症见头晕，头痛，胀痛或刺痛，耳聋，耳鸣，颈项僵直，颈、肩、背疼痛，肢体麻木，倦怠乏力，腰膝酸软，口唇色暗，舌质暗红或有瘀斑。

61. 羚羊角散

【功能主治】平肝息风，清肝明目，散血解毒。用于高热惊痫，神昏痉厥，子痫抽搐，癫痫发狂，头痛眩晕，目赤翳障，温毒发斑，痈肿疮毒。

62. 醒脑安神片

见第十章"120. 神经症性障碍"。

63. 慈航胶囊（片、丸）

【功能主治】调经，补血。用于经血不调，头痛，贫血，经期或胎前产后腹痛，常服能安胎顺产。

64. 孕妇金花丸（片、胶囊）

见第十二章"150. 胎漏、胎动不安与保胎"。

65. 通迪胶囊

【功能主治】活血行气，散瘀止痛。用于气滞血瘀，经络阻滞所致的癌症疼痛，术后疼痛，跌打疼痛，肩颈痹痛及胃脘疼痛，头痛，痛经等。

66. 脉络通胶囊（颗粒）

见本章"101. 脑中风、短暂性脑缺血发作与脑栓塞"。

67. 强力脑心康片（胶囊、口服液）

【功能主治】活血化瘀、宁心安神。用于冠心病，心绞痛，头痛，眩晕，神经衰弱（临床表现为心悸，心慌，失眠，健忘，头痛，头晕，气短，乏力等症状）。

68. 脂必妥片（咀嚼片、胶囊）

见第二章"19. 高脂血症"。

69. 血脂康片（胶囊）

【功能主治】除湿祛痰，活血化瘀，健脾消食。用于脾虚痰瘀阻滞证的气短、乏力、头晕、头痛、胸闷、腹胀、食少纳呆等；高脂血症；也可用于高脂血症及动脉粥样硬化引起的心脑血管疾病的辅助治疗。

70. 益脑心颗粒

【功能主治】活血散瘀，平肝息风。用于血瘀肝旺所致眩晕头痛，心悸失眠，胸闷气短。

71. 吉祥安坤丸

见第四章"70. 水肿"。

72. 蒲参胶囊

见第二章"19. 高脂血症"。

73. 消瘀降脂胶囊

见第二章"19. 高脂血症"。

74. 保利尔胶囊

见第二章"19. 高脂血症"。

75. 康脉心口服液

见第二章"25. 高血压"。

76. 草果四味汤散

【功能主治】调节"赫依"，健脾胃。用于上行"赫依"，持命"赫依"之病，"赫依"引起的头痛。尤其对脾虚有显著疗效。

77. 复方首乌地黄丸

【功能主治】滋阴补肾，乌须黑发，壮筋骨。用于腰膝酸软，头痛眩晕，须发早白。

78. 均隆驱风油

【功能主治】能迅速解除头晕头痛、鼻塞、舟车晕浪、肌肉疼痛、腰酸背痛、扭伤、蚊虫叮咬所引起之不适。

79. 参茸天麻酒

【功能主治】补气益肾。用于气虚肾亏，神经衰弱，眩晕头痛。

80. 白花油

【功能主治】疏风止痒，理气止痛，消疲提神。用于关节酸痛，伤风感冒，头痛鼻塞，扭伤。

81. 脑安胶囊（滴丸、颗粒）

【功能主治】活血化瘀，益气通络。用于脑血栓形成急性期，恢复期；半身不遂，口舌㖞斜，偏身麻木，口角流涎，脑供血不足，血管性头痛及预防中风。

82. 复方西羚解毒片（胶囊）

【功能主治】疏风解表，清热解毒。用于外感风热，发热，头痛，咳嗽音哑，咽喉肿痛。

83. 甘露茶

见第一章"1. 感冒"。

84. 复方丁香罗勒油

见第八章"95. 风湿与类风湿关节炎"。

85. 地丁三味汤散

【功能主治】活血止痛。用于血热,头痛。

86. 痛可舒酊

见第八章"95. 风湿与类风湿关节炎"。

87. 岭南万应止痛膏

见第八章"95. 风湿与类风湿关节炎"。

88. 罗浮山百草油

【功能主治】祛风解毒,消肿止痛。用于感冒头痛,虫蚊咬伤,无名肿毒,舟车眩晕。

89. 虎杖叶胶囊

见第二章"25. 高血压"。

90. 薄荷护表油

【功能主治】驱风镇痛,通窍消肿,活血止痒。用于伤风鼻塞,头晕头痛,肌肉扭伤,蚊叮虫咬,舟车晕浪。

91. 砂仁驱风油

见本章"111. 神经痛和三叉神经痛"。

92. 通窍阿亚然及派克日片

【功能主治】清除异常体液,强身健脑。用于头痛,神经衰弱。

93. 通滞埃提勒菲力沙那片

见第三章"48. 便秘"。

94. 安眠补脑口服液

见第九章"115. 失眠"。

95. 强力定眩胶囊(片)

见第二章"19. 高脂血症"。

96. 柏艾胶囊

见第二章"25. 高血压"。

97. 复方夏枯草降压颗粒(糖浆)

见第二章"25. 高血压"。

98. 利舒康胶囊

见第二章"20. 动脉硬化"。

99. 健脑安神胶囊(片)

【功能主治】滋补强壮,镇静安神。用于神经衰弱,头痛,头晕,健忘失眠,耳鸣等。

100. 山绿茶降压胶囊(片)

【功能主治】清热泻火,平肝潜阳。用于眩晕耳鸣,头痛头胀,心烦易怒,少寐多梦;高血压、高脂血症见上述证候者。

101. 罗布麻降压胶囊(片)

见第二章"19. 高脂血症"。

102. 山菊降压片(胶囊、颗粒)

见第二章"25. 高血压"。

103. 尿毒灵软膏

见第四章"66. 肾衰竭"。

104. 天智颗粒

见本章"107. 老年性痴呆(阿尔茨海默病)与健忘症"。

105. 散寒药茶

见第二章"47. 消化不良与食欲不振"。

106. 脑立清丸(胶囊)

见第二章"25. 高血压"。

107. 软脉灵口服液

见第二章"17. 冠心病与心绞痛"。

108. 驱风保济油

见本章"105. 晕动症"。

104. 头晕(眩晕)

〔基本概述〕

头晕是一种常见的脑部功能性障碍,也是临床常见的症状之一,为头昏、头胀、站立或行走不稳、头重脚轻、脑内摇晃、眼花等感觉。

头晕可由多种原因引起,最常见于发热性疾病、高血压病、脑动脉硬化、颈椎病、脑血栓、脑外伤综合征、耳源性疾病、神经衰弱等。此外,还见于贫血、心律失常、心力衰竭、低血压、药物中毒、尿毒症、哮喘等。忧郁症早期也常有头晕。

头晕可单独出现,但常与头痛并发。头晕主要表现为眼花或眼前发黑,视物模糊,或感觉自身或周围景物旋转、移动或摇晃,站立不稳。

头晕可分为以下几种。

(一)脑源性头晕

见于脑动脉硬化或颈椎骨关节病引起的脑部血液循环障碍,或由此导致的一过性脑供血不足。其临床特点是头晕、睡眠障碍、记忆力减退三大症状。此类头晕的特点是在体位转变时容易出现或加重。

(二)心源性头晕

可见于急性心源性脑供血不足综合征,这是心脏停搏、阵发性心动过速、阵发性心房颤动、心室纤颤导致的急性脑缺血,可表现头晕、眼花、胃部不适、晕厥等。

(三)血管抑制性头晕

常因情绪紧张、疼痛、恐惧、出血、天气闷热、疲劳、空腹、失眠等而促发。患者常有头晕、眩晕、恶心、上腹不适、面色苍白、出冷汗等自主神经功能紊乱。其时血压下降,脉搏微弱。此类头晕多见于体弱的年轻妇女。直立性低血压指站立时出现头晕、眼花、腿软、眩晕,甚至晕厥等,常伴有无汗、大小便障碍。

(四)药物中毒性头晕

以链霉素、新霉素、卡那霉素、庆大霉素等的中毒为多见。患者除头晕外还有眩晕和耳蜗神经损害所致的感音性耳聋。慢性铅中毒多表现为神经衰弱综合征,以头晕、头痛、失眠、健忘、乏力、多梦为主要症状,又有体温降低、食欲减退等。

功能性低血糖亦可引起头晕、心慌、虚弱感,在空腹或用力时可有震颤,有时出现抽搐,意识丧失等。情绪紧张或过度换气时,由于二氧化碳排出量增加,可出现呼吸性碱中毒,脑细胞缺氧,引起头晕、乏力,患者并感到面部和手足麻凉,间或有恍惚感。

甲状腺功能减退、运动不足、内耳疾病等也都有可以引起头晕。此外,晕车晕船属于晕动症,也是头晕的一种表现。

头晕在中医学中属于"眩晕"的范畴,以眼花、视物不清和昏暗发黑为眩;以视物旋转,或如天旋地转站立不稳为晕,因两者常同时并见,故称眩晕。中医认为眩晕一证原因甚为复杂,肝阳上亢、肾精不足、气血亏虚、痰浊中阻、瘀血停滞等证是眩晕的主要病机,临床用药必须辩证审因论治。

〔治疗原则〕

对头晕的治疗最根本的办法是病因治疗,可根据不同的病因,采取相应的措施。同时也可对症治疗。

〔用药精选〕

一、西药

1. 盐酸地芬尼多片 Difenidol Hydrochloride Tablets

本品为抗眩晕药。可改善椎底动脉供血,调节前庭系统功能,抑制呕吐中枢,有抗眩晕及镇吐作用。

【适应证】用于防治多种原因或疾病引起的眩晕、恶心、呕吐,如乘车、船、机时的晕动病等。用于自主神经功能紊乱的治疗。

【不良反应】①常见不良反应有口干、心悸、头昏、头痛、嗜睡、不安和轻度胃肠不适,停药后即可消失。②偶有幻听、幻视、定向力障碍、精神错乱、忧郁等。③偶见皮疹、一过性低血压反应。

【禁忌】对本品过敏、肾功能不全患者禁用。

【孕妇及哺乳期妇女用药】孕妇慎用。

【儿童用药】6 个月以内婴儿禁用。

【用法用量】口服。成人治疗晕动症一次 25 ~ 50mg,一日 3 次。预防晕动病应在出发前 30 分钟服药。

2. 倍他司汀 Betahistine

本品对心血管、脑血管,特别是对椎底动脉系统有明显的扩张作用,显著增加心、脑及周围循环血流量,改善血循环,并降低全身血压,此外能增加耳蜗和前庭血流量,从而消除内耳性眩晕、耳鸣和耳闭感,还能增加毛细血管通透性,促进细胞外液的吸收,消除淋巴内水肿。

【适应证】用于梅尼埃综合征、血管性头痛及脑动脉硬化,并可用于治疗急性缺血性脑血管疾病,如脑血栓、脑栓塞、一过性脑供血不足等,对高血压所致直立性眩晕、耳鸣等亦有效。

【不良反应】①口干、食欲不振、胃部不适、心悸、皮肤瘙痒、加重消化性溃疡等。②个别病例有头晕、头胀、出汗等。③偶见出血性膀胱炎、发热。

【禁忌】对本品过敏、活动期胃溃疡、嗜铬细胞瘤患者禁用。

【孕妇及哺乳期妇女用药】怀孕期给药的安全性尚未确立,对孕妇及可能妊娠的妇女,只有在判断其有益性高于危险性时方可投药。

【儿童用药】儿童禁用。

【老年用药】老年人使用注意调节剂量。

【药物相互作用】不宜与抗组胺药同用。

【用法用量】①口服:一次服 4 ~ 8mg,一日 2 ~ 4 次。最大日剂量不得超过 48mg。

②肌内注射、静脉滴注:请遵医嘱。

【制剂】①盐酸倍他司汀片(口服液、注射液);注射用盐酸倍他司汀;甲磺酸倍他司汀片

3. 尼麦角林 Nicergoline

本品为半合成麦角碱衍生物。具有 α-受体阻滞作用和血管扩张作用。可加强脑细胞能量的新陈代谢,增加氧和葡萄糖的利用,促进神经递质多巴胺的转换而增强神经传导,加强脑部蛋白质生物合成,改善脑功能。

【适应证】用于急、慢性脑血管障碍或脑代谢功能不良。慢性脑功能不全引起的行动不便、语言障碍、耳鸣、头晕目眩、视力障碍、感觉迟钝、头痛、失眠、记忆力减退、注意力不集中、精神抑郁、不安、激动及老年性痴呆。

【用法用量】①动脉疾病:每天一粒 30mg 胶囊,早晨服用。②智力衰退和有头晕感的老年人:每早一粒 30mg 胶囊。③或遵医嘱。

【不良反应】少数患者有轻微副作用,通常与其扩张血管作用有关,一般为轻微的胃部不适,潮红潮热,头晕,嗜睡或失眠。

【禁忌】对尼麦角林或产品中任何辅料过敏者禁用。近期的心肌梗死、急性出血、严重的心动过缓、直立性调节功能障碍、出血倾向者禁用。

【孕妇及哺乳期妇女用药】孕妇及哺乳期妇女的安全性尚未建立,故建议怀孕或妊娠期间禁用本品。

【儿童用药】本品不用于儿童。

【老年用药】请遵医嘱。

【制剂】尼麦角林注射液(胶囊、片)

4. 银杏叶提取物注射液 Extract of Ginkgo Biloba Leaves Injection

本品可增加脑血流量,降低脑血管阻力,改善脑血管循环功能,保护脑细胞免受缺血损害;扩张冠状动脉,防止心绞痛及心肌梗死;抑制血小板聚集,防止血栓形成。

【适应证】用于脑部、周边等血液循环障碍:急、慢性脑功能不全及其后遗症如中风,注意力不集中,记忆力衰退,痴呆;耳部血流及神经障碍如耳鸣,眩晕,听力减退,耳迷路综合征;眼部血流及神经障碍如糖尿病引起的视网膜病变及神经障碍,老年黄斑变性,视力模糊,慢性青光眼;末梢循环障碍如各种动脉闭塞症,间歇性跛行症,手脚麻痹冰冷,四肢酸痛。

【不良反应】①罕见胃肠道不适、头痛、血压降低、过敏反

应等现象。②长期静脉注射时,应改变注射部位以减少静脉炎的发生。

【禁忌】对本品中任一成分过敏者禁用。

【孕妇及哺乳期妇女用药】妊娠及哺乳期妇女慎用。

【用法用量】①注射治疗:深部肌内注射或缓慢静脉推注(患者平卧)5ml 本品,1~2 日一次。

②静脉滴注:一次 35~70mg,一日 1~2 次;若必要时可视情况调整剂量至一次 87.5mg,一日 2 次。静脉给药时可添加于氯化钠注射液、葡萄糖注射液或低分子右旋糖酐输液中,混合比例为 1:10。若输液为 500ml,静脉滴注速度应控制在 2~3 小时。

③后续治疗可以口服本品片剂或滴剂,或遵医嘱。

【制剂】银杏叶提取物片(滴剂、注射液)

5. 盐酸异丙嗪 PromethazineHydrochloride1030

异丙嗪是吩噻嗪类抗组胺药,属于抗过敏与抗眩晕类药品。作为组织胺 H_1 受体拮抗药,能对抗过敏反应所致的毛细血管扩张,降低毛细血管的通透性,缓解支气管平滑肌收缩所致的喘息,作用较持久。

【适应证】①皮肤黏膜的过敏:适用于长期的、季节性的过敏性鼻炎,血管运动性鼻炎,过敏性结膜炎,荨麻疹,血管神经性水肿,对血液或血浆制品的过敏反应,皮肤划痕症。②晕动病:防治晕车、晕船、晕飞机。③用于麻醉和手术前后的辅助治疗,包括镇静、催眠、镇痛、止吐。④用于防治放射病性或药源性恶心、呕吐。

【不良反应】主要不良反应为困倦、思睡、口干,偶有胃肠道刺激症状,高剂量时易发生锥体外系症状;老年人用药多发生头晕、痴呆、精神错乱和低血压;少数患者用药后出现兴奋、失眠、心悸、头痛、耳鸣、视力模糊和排尿困难。过量时可发生动作笨拙,反应迟钝,震颤。

【禁忌】对本品过敏者禁用。

【孕妇及哺乳期妇女用药】孕妇使用本品可诱发婴儿的黄疸和锥体外系症状,在临产前 1~2 周应停用此药。哺乳期妇女应用本品时需权衡利弊。

【儿童用药】新生儿、早产儿禁用。一般的抗组胺药对婴儿特别是新生儿和早产儿有较大的危险性;小于 3 个月的婴儿体内药物代谢酶不足,不宜应用本品。此外还有可能引起肾功能不全。新生儿或早产儿、患急性病或脱水的小儿及患急性感染的儿童,注射异丙嗪后易发生肌张力障碍。

【老年用药】老年人用本品易发生头晕、痴呆、精神错乱、低血压。还易发生锥体外系症状,特别是帕金森病、静坐不能(akathisia)和持续性运动障碍,用量大或胃肠道外给药时更易发生。

【用法用量】①口服。a. 成人:抗眩晕,一次 25mg,必要时一日 2 次。b. 小儿:抗眩晕,一次按体重 0.25~0.5mg/kg 或按体表面积 7.5~15mg/m^2。必要时每 12 小时一次,或 12.5~25mg,一日 2 次。

②肌内注射:请遵医嘱。

【制剂】盐酸异丙嗪片(注射液)

6. 天麻蜜环菌胶囊 Gastrodia Tuder Halimasch Capsules

本品可恢复大脑皮质兴奋与抑制过程间的平衡失调,具有镇静、助眠和镇痛等中枢抑制作用。还具有增加脑血流量及缓解脑血管痉挛作用。

【适应证】用于各种眩晕、神经衰弱、失眠、耳鸣、肢体麻木等。

【不良反应】少数患者出现口鼻干燥、头昏、上腹不适等症状。

【禁忌】对本品过敏者禁用。

【用法用量】口服。成人一次 1g,一日 3 次。10 日为一疗程。

7. 茶苯海明 Dimenhydrinate

本品系苯海拉明与氨茶碱的复合物,具有抗组胺作用,可抑制血管渗出,减轻组织水肿,并有镇静和镇吐作用。

【适应证】①防治晕动病,适用于防治晕动时恶心呕吐,也可用于防治放射病、术后呕吐、药源性恶心和呕吐。②梅尼埃病和其他内耳迷路疾患所致恶心和眩晕的对症治疗。

【不良反应】①常见不良反应有迟钝、嗜睡、注意力不集中、疲乏、头晕,也可有胃肠不适。②罕见:幻觉、视力下降、排尿困难、皮疹等反应。

【禁忌】对本品成分及其他乙醇胺类药物过敏者禁用。

【孕妇及哺乳期妇女用药】妊娠初期不宜服用。哺乳期妇女慎用。

【儿童用药】新生儿及早产儿禁用。

【老年用药】老年人慎用。

【用法用量】口服。预防晕动病:一次 50mg,于乘车、船、飞机前 0.5~1 小时服,必要时可重复一次。

【制剂】茶苯海明片(含片、缓释胶囊)

8. 美克洛嗪 Meclozine

本品为组胺受体的拮抗药,可对抗组胺引起的降压效应,并对致死量组胺引起的动物死亡起保护作用,并有中枢抑制和局麻作用。

【适应证】适用于晕动症引起恶心、呕吐、头晕的治疗和预防,对前庭疾病引起的眩晕也有效。

【不良反应】常见困倦,其他尚有视力模糊、乏力、口干等反应。

【禁忌】对本品过敏者禁用。

【孕妇及哺乳期妇女用药】用于孕妇时应权衡利弊。因本品可进入乳汁,哺乳期妇女不宜用。

【儿童用药】新生儿、早产儿不宜用。

【老年用药】老年人对成人常规剂量较敏感,易发生低血压、精神错乱、呆滞和头晕,应酌情减量。

【用法用量】口服。一次 25mg,一日 3 次。预防晕动病:提前 1 小时服药,一次 25~50mg,一日一次。

【制剂】盐酸美克洛嗪片

9. 盐酸吡硫醇 Pyritinol Hydrochloride

本品为脑代谢改善药，能促进脑内葡萄糖及氨基酸代谢，改善全身同化作用，增加颈动脉血流量，增强脑功能。对边缘系统和网状结构亦有一定作用。

【适应证】本品适用于脑外伤后遗症、脑炎及脑膜炎后遗症头晕头胀、失眠、记忆力减退、注意力不集中、情绪变化等症状的改善；亦用于脑动脉硬化、老年痴呆性精神症状。

【不良反应】偶可引起恶心、皮疹等，停药后即可恢复。

【禁忌】对本品中任何成分过敏者禁用。

【孕妇及哺乳期妇女用药】因动物实验有引起第二代动物唇裂的倾向，故孕妇、哺乳期妇女不应服用。

【用法用量】①口服：成人一次 0.1 ~ 0.2g，一日 3 次；儿童一次 0.05 ~ 0.1g，一日 3 次。②静脉滴注：一日 0.2 ~ 0.4g，临用前用适量注射用水溶解，加入 5% 葡萄糖注射液或 0.9% 氯化钠注射液 250 ~ 500ml 中静脉滴注。一日一次。

【制剂】盐酸吡硫醇片（胶囊、注射液）；②注射用盐酸吡硫醇

附：用于头晕（眩晕）的其他西药

1. 烟酸 Nicotinic Acid

见第九章“101. 脑中风、短暂性脑缺血发作和脑栓塞”、

2. 盐酸曲美他嗪 Trimetazidine Hydrochloride

见第二章“17. 冠心病和心绞痛”。

3. 长春胺缓释胶囊 Vincamine Sustained Release Capsules

【适应证】本品能够提高神经元对葡萄糖和循环氧的利用能力，扩张脑血管和毛细血管，改善脑血流量。①用于治疗衰老期心理行为障碍（如警觉性和记忆力丧失、头晕、耳鸣、时间与空间定向力障碍、失眠）。②用于急性脑血管病以及脑外伤后综合征的治疗。③用于治疗缺血性视网膜病变。④用于治疗耳蜗前庭疾病。

4. 屈昔多巴 Droxidopa

【适应证】用于改善由帕金森引起的步态僵直和直立性头晕；改善由 Shy-Drager 综合征或家族性淀粉样多神经病所致的体位性低血压、直立性头晕和昏厥；改善血液透析患者由于直立性低血压引发的头晕和乏力。

5. 氢溴酸山莨菪碱 Anisodamine Hydrobromide

见第九章“113. 肋间神经痛”。

二、中药

1. 眩晕宁颗粒（片）

【处方组成】泽泻、白术、茯苓、陈皮、半夏（制）、女贞子、墨旱莲、菊花、牛膝、甘草

【功能主治】利湿化痰，补益肝肾。用于痰湿中阻、肝肾不足所致的眩晕。症见头晕目眩，胸脘痞闷，腰膝酸软。

【用法用量】颗粒开水冲服，一次 8g，一日 3 ~ 4 次。

【使用注意】孕妇禁用。

2. 全天麻胶囊（片、咀嚼片）

见本章“103. 头痛和偏头痛”。

3. 脑立清丸（胶囊、片）

见第二章“25. 高血压”。

4. 杞菊地黄丸（口服液、胶囊、片）

【处方组成】枸杞子、菊花、熟地黄、酒萸肉、牡丹皮、山药、茯苓、泽泻

【功能主治】滋肾养肝。用于肝肾阴亏，眩晕耳鸣，羞明畏光，迎风流泪，视物昏花。

【用法用量】口服。水蜜丸一次 6g，小蜜丸一次 9g，大蜜丸一次 1 丸，一日 2 次；浓缩丸一次 8 丸，一日 3 次。

5. 天麻钩藤颗粒

见第二章“25. 高血压”。

6. 牛黄降压丸（胶囊、片）

见第二章“25. 高血压”。

7. 脑得生胶囊（丸、颗粒、片）

见第二章“20. 动脉硬化”。

8. 归芍地黄丸

【处方组成】当归、白芍（酒炒）、熟地黄、山茱萸（制）、牡丹皮、山药、茯苓、泽泻

【功能主治】滋肝肾，补阴血，清虚热。用于肝肾两亏，阴虚血少，头晕目眩，耳鸣咽干，午后潮热，腰腿酸痛，足跟疼痛。

【用法用量】口服。水蜜丸一次 6g，小蜜丸一次 9g，大蜜丸一次 1 丸，一日 2 ~ 3 次。

9. 山绿茶降压片（胶囊）

见第二章“25. 高血压”。

10. 清脑降压片（颗粒、胶囊）

见第二章“25. 高血压”。

11. 安宫降压丸

见第二章“25. 高血压”。

12. 复方羚角降压片（胶囊）

见第二章“25. 高血压”。

13. 六味地黄丸（浓缩丸、胶囊、软胶囊、颗粒、口服液、片、咀嚼片）

见第四章“65. 肾病综合征”。

14. 降脂灵颗粒（片）

见第二章“19. 高脂血症”。

15. 十全大补口服液（丸）

见第六章“80. 贫血”。

16. 安神补脑（颗粒、片、分散片、胶囊、软胶囊）

【处方组成】鹿茸、制何首乌、淫羊藿、干姜、甘草、大枣、维生素 B_1

【功能主治】生精补髓，益气养血，强脑安神。用于肾精不足、气血两亏所致的头晕，乏力，健忘，失眠；神经衰弱见上述证候者。

【用法用量】颗粒开水冲服。一次1袋,一日2次。

17. 养血清脑颗粒(丸)

见本章“103. 头痛与偏头痛”。

18. 当归龙荟丸(胶囊)

见第三章“48. 便秘”。

19. 羚羊角胶囊

见本章“103. 头痛与偏头痛”。

20. 抑眩宁颗粒(胶带)

【处方组成】胆南星、枸杞子、白芍、生铁落、茯苓、菊花、牡蛎、苍耳子、竹茹、黄芩等

【功能主治】平肝潜阳,降火涤痰,养血健脾,祛风清热。主治肝阳上亢,气血两虚型眩晕症。

【用法用量】口服。一次1袋,一日3次。

21. 醒脑降压丸

见第二章“25. 高血压”。

22. 清眩丸(片)

见本章“103. 头痛与偏头痛”。

23. 复方罗布麻颗粒

【处方组成】罗布麻叶、菊花、山楂

【功能主治】平肝泄热,镇静安神。用于肝阳上亢、肝火上攻所致的头晕,头胀,失眠;高血压、神经衰弱见上述证候者。

【用法用量】开水冲服。一次1~2块,一日2次。

24. 晕可平颗粒(糖浆)

【处方组成】赭石、夏枯草、法半夏、车前草

【功能主治】镇肝潜阳。用于肝阳上亢所致的头晕、目眩;耳源性眩晕见上述证候者。

【用法用量】开水冲服,一次10g,一日3次。

25. 清肝降压胶囊

见本章“103. 头痛与偏头痛”。

26. 心脑静片

【处方组成】莲子心、珍珠母、槐米、黄柏、木香、黄芩、夏枯草、钩藤、龙胆、淡竹叶、铁丝威灵仙、天南星(制)、甘草、人工牛黄、朱砂、冰片

【功能主治】平肝潜阳,清心安神。用于肝阳上亢所致的眩晕及中风。症见头晕目眩,烦躁不宁,风痰壅盛,言语不清,手足不遂。也可用于高血压肝阳上亢证。

【用法用量】口服。一次4片,一日1~3次。

【使用注意】孕妇禁用。

27. 天麻眩晕宁合剂(颗粒)

【处方组成】天麻、钩藤、泽泻(制)、半夏(制)、白术、茯苓、白芍、竹茹、川芎、甘草(炙)、陈皮、生姜

【功能主治】祛痰定眩,和胃止呕。用于眩晕,恶心,呕吐,舌淡,苔白滑。尤适用于梅尼埃病。

【用法用量】合剂口服,一次30ml,一日3次。

附:用于头晕(眩晕)的其他中药

1. 降压平片

见第二章“25. 高血压”。

2. 山菊降压片(胶囊、颗粒)

见第二章“25. 高血压”。

3. 天母降压片

见第二章“25. 高血压”。

4. 松龄血脉康胶囊

见本章“103. 头痛与偏头痛”。

5. 藤丹胶囊

见本章“103. 头痛与偏头痛”。

6. 半夏天麻丸

见本章“111. 神经痛和三叉神经痛”。

7. 心脑康胶囊(片)

见第二章“17. 冠心病与心绞痛”。

8. 晕痛定片(胶囊)

见本章“103. 头痛与偏头痛”。

9. 血府逐瘀胶囊(口服液、丸、片、颗粒、软胶囊)

见本章“103. 头痛与偏头痛”。

10. 天麻头痛片

见本章“103. 头痛与偏头痛”。

11. 芎菊上清丸(片、颗粒)

见第一章“1. 感冒”。

12. 夏枯草膏(片、颗粒、口服液)

见第六章“85. 淋巴结肿大与淋巴结炎”。

13. 杜仲双降袋泡剂

见本章“103. 头痛与偏头痛”。

14. 愈风宁心片(胶囊、软胶囊、颗粒、口服液、丸、滴丸)

见本章“103. 头痛与偏头痛”。

15. 养阴降压胶囊

见第二章“25. 高血压”。

16. 清眩治瘫丸

见本章“101. 脑中风、短暂性脑缺血发作和脑栓塞”。

17. 天麻首乌片(胶囊)

见第二章“20. 动脉硬化”。

18. 益龄精

见第二章“25. 高血压”。

19. 二至丸

见第十二章“140. 月经失调”。

20. 滋肾宁神丸

见第五章“78. 遗精”。

21. 晕复静片

见本章“105. 晕动症”。

22. 葶苈降血脂片

见第二章“19. 高脂血症”。

23. 脑震宁颗粒

见本章“103. 头痛与偏头痛”。

24. 心脉通片(胶囊)

见本章“103. 头痛与偏头痛”。

25. 还精煎口服液

见第二章“25. 高血压”。

26. 清宫长春胶囊

【功能主治】补肾益精,强筋壮骨。用于神衰体弱,精力不足,健忘易倦,头晕耳鸣,腰痛膝酸。

27. 牛黄清火丸

【功能主治】清热,散结,解毒。用于肝胃肺蕴热引起的头晕目眩,口鼻生疮,风火牙痛,咽喉肿痛,痄腮红肿,耳鸣肿痛。

28. 脉君安片

【功能主治】平肝息风,解肌止痛。用于高血压,头痛眩晕,颈项强痛,失眠,心悸,冠心病。

29. 高血压速降丸

见第二章“25. 高血压”。

30. 菊明降压片(丸)

见第二章“25. 高血压”。

31. 甜梦口服液(合剂、胶囊)

【功能主治】益气补肾,健脾和胃,养心安神。用于治疗头晕耳鸣,视减听衰,失眠健忘,食欲不振,腰膝酸软,心慌气短,中风后遗症。对脑功能减退、冠状血管疾患、脑血管栓塞、脱发也有一定疗效。

32. 脑力静糖浆(颗粒)

见第九章“114. 神经衰弱”。

33. 强力蜂乳浆胶丸

见第九章“114. 神经衰弱”。

34. 参乌健脑胶囊

见本章“107. 老年性痴呆与健忘症”。

35. 活络油

见第三章“44. 腹痛”。

36. 四季三黄丸(软胶囊、片)

【功能主治】消炎退热,通便利水。用于口鼻生疮,咽痛齿痛,口干舌燥,目眩头晕,大便秘结,小便赤黄。

37. 清风油

见本章“105. 晕动症”。

38. 归脾丸(浓缩丸、颗粒、合剂)

见第三章“60. 便血”。

39. 京制牛黄解毒片

见第三章“48. 便秘”。

40. 宁心补肾丸

见第二章“21. 心律失常”。

41. 清火片

见第三章“48. 便秘”。

42. 清宁丸

见第三章“48. 便秘”。

43. 脑心舒口服液

见第九章“114. 神经衰弱”。

44. 上清丸(片)

见第三章“48. 便秘”。

45. 麦味地黄丸(口服液、片)

见第一章“3. 咳嗽”。

46. 枸杞膏

【功能主治】滋补肝肾,润肺明目。用于头目眩晕,虚损久咳。

47. 红色正金软膏

【功能主治】驱风,兴奋,局部止痒,止痛。用于中暑,头晕,伤风鼻塞,虫咬,蚊叮等。

48. 龙枣胶囊

【功能主治】镇静安神,清心解郁。用于心火亢盛所引起的失眠,心烦,头晕镇静安神,清心解郁。用于心火亢盛所引起的失眠,心烦,头晕。

49. 银蓝通络口服液

见第二章“21. 心律失常”。

50. 归芪养血糖浆(口服液)

见第二章“140. 月经失调”。

51. 天麻灵芝合剂

见第二章“21. 心律失常”。

52. 槐菊颗粒

见第三章“48. 便秘”。

53. 金樱首乌汁

【功能主治】养血益肝,强筋健骨,乌须黑发。用于肝肾亏损,阴虚血少所致的腰酸,耳鸣,头晕眼花,筋骨痿软,脱发,白发,月经失调。

54. 珍芝安神胶囊

见第二章“21. 心律失常”。

55. 黄连上清片(丸、胶囊、颗粒)

【功能主治】散风清热,泻火止痛。用于风热上攻、肺胃热盛所致的头晕目眩、暴发火眼、牙齿疼痛、口舌生疮、咽喉肿痛、耳痛耳鸣、大便秘结、小便短赤。

56. 桑葚颗粒

见第三章“48. 便秘”。

57. 麝香醒神搽剂

见本章“103. 头痛与偏头痛”。

58. 养血安神丸(片、糖浆、颗粒)

见第六章“80. 贫血”。

59. 清舒油软膏

见本章“103. 头痛与偏头痛”。

60. 益脑胶囊(片)

见第二章“20. 动脉硬化”。

61. 芪参虫草酒

【功能主治】补气养血,滋阴益肾。用于气血不足、肺肾气虚、心脾亏乏见有头晕眼花,气短乏力,腰膝酸软,食欲减退,失眠多梦等症。

62. 鲜天麻胶囊

见本章“103. 头痛与偏头痛”。

63. 加减地黄丸

【功能主治】滋补肝肾。用于肝肾不足,头晕耳鸣,潮热。

64. 黄连双清丸

见第三章“48. 便秘”。

65. 风油精

见本章“103. 头痛与偏头痛”。

66. 二至益元酒

见第二章“25. 高血压”。

67. 枣仁安神颗粒(胶囊、液)

见本章“115. 失眠”。

68. 野菊花颗粒

见本章“103. 头痛与偏头痛”。

69. 天麻醒脑胶囊

见本章“103. 头痛与偏头痛”。

70. 薄荷护表油

【功能主治】祛风镇痛,通窍消肿,活血止痒。用于伤风鼻塞,头晕头痛,肌肉扭伤,蚊叮虫咬,舟车晕浪。

71. 仁丹

见本章“105. 晕动症”。

72. 龙胆泻肝丸(水丸、颗粒、大蜜丸、口服液、胶囊、软胶囊)

见第三章“53. 胆囊炎”。

73. 四物合剂

见第十二章“140. 月经失调”。

74. 丹田降脂丸

见第二章“19. 高职血症”。

75. 栀子金花丸

见第三章“48. 便秘”。

76. 清热明目茶

见本章“103. 头痛与偏头痛”。

77. 毛鸡药酒

【功能主治】温经祛风,活血化瘀。用于产后眩晕,四肢酸痛无力,痛经。

78. 心脑欣胶囊(片、丸)

见第二章“15. 心脏病”。

79. 孔圣枕中丸

【功能主治】补益心肾,益智安神。用于心肾不交所致的失眠健忘,头晕耳鸣,神疲体倦。

80. 神康宁丸

见第二章“21. 心律失常”。

81. 止眩安神颗粒

见第二章“21. 心律失常”。

82. 制首乌颗粒

【功能主治】补肝肾,益精血,乌须发,强筋骨。用于血虚萎黄,眩晕耳鸣,须发早白,腰膝酸软,肢体麻木。

83. 益虚宁片

【功能主治】养阴益气,补血安神。用于失眠少寝,头发脱落,耳鸣头晕,腰痛腿软。

84. 补肝丸

【功能主治】补血祛风。用于肝血虚损兼外感风邪引起的头目眩晕,胁痛,头痛,肢体疼痛。

85. 复方首乌地黄丸

见本章“103. 头痛与偏头痛”。

86. 均隆驱风油

见本章“103. 头痛与偏头痛”。

87. 参茸天麻酒

见本章“103. 头痛与偏头痛”。

88. 补血当归精

见第六章“80. 贫血”。

89. 肝肾安糖浆(颗粒)

【功能主治】补肝肾,强筋骨,乌须发。用于头晕眼花,耳鸣,腰酸肢麻,须发早白。

90. 参茸阿胶

见第六章“80. 贫血”。

91. 安神补心胶囊(片、丸、颗粒)

见本章“115. 失眠”。

92. 牛黄上清胶囊(软胶囊、片、丸)

见第三章“47. 消化不良与食欲不振”。

93. 还少胶囊

见第五章“76. 阳痿”。

94. 心脑舒口服液(颗粒)

见本章“107. 老年性痴呆”。

95. 天麻祛风补片

见第八章“95. 风湿与类风湿关节炎”。

96. 泻青丸

【功能主治】清肝泻火。用于耳鸣耳聋,口苦头晕,两胁疼痛,小便赤涩。

97. 阿胶远志膏

见第二章“21. 心律失常”。

98. 砂仁驱风油

见本章“111. 神经痛与三叉神经痛”。

99. 五味子颗粒(糖浆、片)

见第七章“94. 汗症”。

100. 五味子丸

【功能主治】滋阴补气,填精益髓。用于肾气不足,腰膝疼痛,记忆衰退,头晕耳鸣,四肢无力。

101. 桑麻丸

【功能主治】滋养肝肾,祛风明目。用于肝肾不足,头晕眼花,视物不清,迎风流泪。

102. 首乌强身片

见第五章“76. 阳痿”。

103. 首乌丸

见第二章“19. 高脂血症”。

104. 逍遥丸(水丸、浓缩丸、片、胶囊、颗粒)

见第十章“118. 抑郁症与双相情感障碍”。

105. 加味逍遥口服液(丸、胶囊、颗粒)

见第四章“119. 焦虑症”。

106. 平眩胶囊

见本章“101. 脑中风、短暂性脑缺血发作与脑梗死”。

107. 宁神补心胶囊(片)

【功能主治】养血安神,滋补肝肾。用于肝肾阴血不足所致的头昏,耳鸣,心悸,健忘,失眠。

108. 宁神灵胶囊(颗粒)

【功能主治】疏肝开郁,镇惊安神。用于头昏头痛,心烦易怒,心悸不宁,胸闷少气,少寐多梦。

109. 清眩片(软胶囊)

【功能主治】散风清热。用于头晕目眩,偏正头痛。

110. 安康片(胶囊)

【功能主治】安和五脏,健脑安神。用于头目眩晕,耳鸣,四肢乏力疲软,食欲不振,睡眠不深,多梦。

111. 利舒康胶囊

见第二章“20. 动脉硬化”。

112. 虎杖叶胶囊

见第二章“25. 高血压”。

113. 消眩止晕片

见第二章“20. 动脉硬化”。

114. 益脑心颗粒

见本章“103. 头痛与偏头痛”。

115. 逐瘀通脉胶囊

见本章“103. 头痛与偏头痛”。

116. 滇白珠糖浆

【功能主治】祛湿化痰,活血化瘀。用于眩晕痰瘀交阻证。症见头晕,胸闷,腹胀,舌暗苔腻,脉弦滑等。

117. 蒲参胶囊

见第二章“19. 高脂血症”。

118. 黑加仑油软胶囊

见第二章“19. 高脂血症”。

119. 排毒降脂胶囊

见第二章“19. 高脂血症”。

120. 消瘀降脂胶囊

见第二章“19. 高脂血症”。

121. 泰脂安胶囊

见第二章“19. 高脂血症”。

122. 脂欣康颗粒

见第二章“19. 高脂血症”。

123. 沥水调脂胶囊

见第二章“19. 高脂血症”。

124. 保利尔胶囊

见第二章“19. 高脂血症”。

125. 血脂平胶囊

见第二章“19. 高脂血症”。

126. 血脂康片(胶囊)

见本章“103. 头痛与偏头痛”。

127. 心安宁胶囊

【功能主治】养阴宁心,化瘀通络。用于高脂血症,心绞痛及高血压引起的头痛、头晕、耳鸣、心悸。

128. 脂必妥片(咀嚼片、胶囊)

见第二章“19. 高脂血症”。

129. 丹芎通脉颗粒

见第二章“17. 冠心病与心绞痛”。

130. 心可舒胶囊(片、咀嚼片、颗粒、丸)

见第二章“15. 心脏病”。

131. 心脑联通胶囊

见第二章“17. 冠心病与心绞痛”。

132. 丹七胶囊(软胶囊)

见第二章“17. 冠心病与心绞痛”。

133. 山玫片(胶囊)

【功能主治】益气化瘀。用于冠心病、脑动脉硬化气滞血瘀证。症见胸痛,痛有定处,胸闷憋气,或眩晕、心悸、气短、乏力,舌质紫黯等。

134. 乐脉片(分散片、胶囊、颗粒、丸)

见本章“101. 脑中风、短暂性脑缺血发作和脑栓塞”。

135. 回心康片

见第二章“17. 冠心病与心绞痛”。

136. 脑心清胶囊

见第二章“20. 动脉硬化”。

137. 杏灵片(分散片、胶囊、滴丸、颗粒)

【功能主治】活血化瘀。用于血瘀引起的胸痹(冠心病、心绞痛)及血瘀型轻度脑动脉硬化引起的眩晕。

138. 益心酮滴丸(片、分散片、胶囊、软胶囊)

【功能主治】活血化瘀,宣通心脉,理气舒络。用于气结血瘀,胸闷憋气,心悸健忘,眩晕耳鸣;冠心病、心绞痛、高脂血症、脑动脉供血不足见上述证候者。

139. 脉络通胶囊(颗粒)

见本章“101. 脑中风、短暂性脑缺血发作和脑栓塞”。

140. 紫丹活血片(胶囊)

见第二章“17. 冠心病与心绞痛”。

141. 银杏酮酯滴丸(分散片)

见本章“101. 脑中风、短暂性脑缺血发作和脑栓塞”。

142. 强力脑心康片(胶囊、口服液)

见本章“103. 头痛与偏头痛”。

143. 十一味维命胶囊(散、丸)

【功能主治】镇静安神,用于“索龙”病引起的神志紊乱,惊悸,哑结,失眠多梦,头晕目眩。

144. 健脑安神胶囊(片)

见本章“103. 头痛与偏头痛”。

145. 二十味肉豆蔻丸

【功能主治】镇静,安神。用于“宁龙”病引起的神志紊乱,烦躁,精神恍惚,失眠,头晕,健忘,耳鸣,颤抖,惊悸。

146. 九味镇心颗粒

见第七章“94. 汗症”。

147. 康脉心口服液

见第二章“25. 高血压”。

148. 莱葛颗粒

见第二章“25. 高血压”。

149. 强力定眩胶囊(片)

见第二章“19. 高脂血症”。

150. 柏艾胶囊

见第二章“25. 高血压”。

151. 罗布麻叶胶囊

见第二章“25. 高血压”。

152. 血压安巴布膏

见第二章“25. 高血压”。

153. 杜仲平压胶囊(分散片)

见第二章“25. 高血压”。

154. 心脑健胶囊(片)

见第二章“17. 冠心病与心绞痛”。

155. 复方夏枯草降压颗粒(糖浆)

见第二章“25. 高血压”。

156. 罗布麻降压胶囊(片)

见第二章“19. 高脂血症”。

157. 肾元胶囊

见第四章“64. 肾炎”。

158. 珍珠灵芝胶囊

见第一章“5. 支气管和支气管炎”。

159. 地黄叶总苷胶囊

见第四章“64. 肾炎”。

160. 生精片(胶囊)

见第五章“79. 男性不育症”。

161. 锁仙补肾口服液

【功能主治】补肾助阳。用于肾阳不足所致的阳痿遗精,腰膝酸软,头晕耳鸣等。

162. 仙灵脾片(咀嚼片、胶囊)

见第五章“76. 阳痿”。

163. 引阳索片(胶囊、颗粒)

【功能主治】补肾壮阳,生津。用于阳痿早泄,腰膝酸软,津亏自汗,头目眩晕等症。

164. 升血调元颗粒

【功能主治】益气养血,补肾健脾。用于脾肾不足,气血两亏所致的头目眩晕,心悸,气短,神疲乏力,腰膝酸软,夜尿频数;白细胞减少症见上述证候者。

165. 生血宝合剂(颗粒)

【功能主治】滋补肝肾,益气生血。用于肝肾不足,气血两虚所致的神疲乏力,腰膝酸软,头晕耳鸣,心悸,气短,失眠,咽干,纳差食少;放、化疗所致的白细胞减少,缺铁性贫血见上述证候者。

166. 再造生血胶囊(片)

【功能主治】补肝益肾,补气养血。用于肝肾不足,气血两虚所致的血虚证。症见心悸气短,头晕目眩,倦怠乏力,腰膝酸软,面色苍白,唇甲色淡,或伴出血;再生障碍性贫血、缺铁性贫血见上述证候者。

167. 石榴补血糖浆

见第六章“80. 贫血”。

168. 参茸强肾片

见第五章“76. 阳痿”。

169. 通脉降糖胶囊

见第七章“94. 汗症”。

170. 芪药消渴胶囊

见第七章“94. 汗症”。

171. 二十五味阿魏散(胶囊)

见第八章“95. 风湿与类风湿关节炎”。

172. 天麻壮骨丸

见第八章“95. 风湿与类风湿关节炎”。

173. 丹膝颗粒

见本章“101. 脑中风、短暂性脑缺血发作和脑栓塞”。

174. 芪芎通络胶囊

见本章“101. 脑中风、短暂性脑缺血发作和脑栓塞”。

175. 培元通脑胶囊

见本章“101. 脑中风、短暂性脑缺血发作和脑栓塞”。

176. 血栓心脉宁片(胶囊)

见本章“101. 脑中风、短暂性脑缺血发作和脑栓塞”。

177. 熄风通络头痛片

见本章“103. 头痛与偏头痛”。

178. 清脑止痛胶囊

见本章“103. 头痛与偏头痛”。

179. 复方钩藤片

见本章“103. 头痛与偏头痛”。

180. 补脑安神胶囊

见本章“103. 头痛与偏头痛”。

181. 羚芎胶囊

见本章“103. 头痛与偏头痛”。

182. 元神安片(颗粒)

见本章“103. 头痛与偏头痛”。

183. 舒筋通络颗粒

见本章“103. 头痛与偏头痛”。

184. 丹葛颈舒胶囊

【功能主治】益气活血,舒经通络。用于瘀血阻络型颈椎病引起的眩晕,头昏,颈肌僵硬,肢体麻木等。

185. 银杏内酯注射液

见本章“101. 脑中风、短暂性脑缺血发作和脑栓塞”。

186. 大川芎口服液(颗粒、丸、片)

见本章“111. 神经痛与三叉神经痛”。

187. 豨蛭络达胶囊

见本章“101. 脑中风、短暂性脑缺血发作和脑栓塞”。

188. 丹黄颗粒

见本章“103. 头痛与偏头痛”。

189. 妇科养荣胶囊

见第十二章“147. 不孕症”。

190. 香归逍遥颗粒

【功能主治】疏肝健脾,养血调经。用于肝气不舒,胸胁胀痛,头晕目眩,食欲减退,月经不调。

191. 丹杞颗粒

【功能主治】补肾壮骨。用于骨质疏松症属肝肾阴虚证。症见腰脊疼痛或全身骨痛,腰膝酸软,或下肢痿软,眩晕耳鸣,舌质或偏红或淡等。

192. 复方苁蓉益智胶囊

见本章“107. 老年性痴呆(阿尔茨海默病)与健忘症”。

193. 复方活脑舒胶囊

见本章“107. 老年性痴呆(阿尔茨海默病)与健忘症”。

194. 天智颗粒

【功能主治】平肝潜阳,升益肝肾,益智安神。用于肝阳上亢的中风引起的头晕目眩,头痛失眠,烦躁易怒,口苦咽干,腰膝酸软,智能减退,思维迟缓,定向性差;轻、中度血管性痴呆见上述证候者。

195. 珍黄安宫片

见第十章“117. 精神分裂症”。

196. 孕妇金花丸(片、胶囊)

见第十二章“150. 胎漏、胎动不安与保胎”。

197. 皮肤病血毒片

【功能主治】清血解毒、消肿止痒。用于经络不和,温热血燥引起的风疹,湿疹,皮肤刺痒,雀斑粉刺,面赤鼻齄,疮疡肿毒,脚气疥癣,头目眩晕,大便燥结。

198. 参枝苓口服液

见本章“107. 老年性痴呆(阿尔茨海默病)与健忘症”。

199. 羚羊角散

见本章“103. 头痛与偏头痛”。

200. 羚羊清肺胶囊(丸、颗粒)

【功能主治】清肺利咽,清瘟止嗽。用于肺胃热盛,感受时邪,身热头晕,四肢酸懒,咳嗽痰盛,咽喉肿痛,鼻衄咳血,口干舌燥。

201. 醒脑安神片

见第十章“120. 神经症性障碍”。

202. 川黄口服液(颗粒)

见第二章“19. 高脂血症”。

203. 五根油丸

【功能主治】补肾健脾,宁心安神。用于脾肾两虚所致虚痨,四肢无力,腰酸腿痛,头晕耳鸣,失眠多梦。

204. 仙鹿补酒

【功能主治】益气补肾。用于元阳亏损,精气两虚,头晕目眩,腰膝酸软无力。

205. 虫草金钱龟口服液

【功能主治】补益气血,补肾益精。用于气血两亏,肾精不足所致头晕眼花,精神疲倦,食欲不振,健忘失眠,面白心悸,腰酸腿软;或病后体虚,年老体衰见气血亏虚者。

206. 苁蓉益肾颗粒

【功能主治】补肾填精。用于肾气不足,腰膝酸软,记忆力减退,头晕耳鸣,四肢无力。

207. 扶芳参芪口服液

【功能主治】益气补血,健脾养心。用于气血不足,心脾两虚引起的神疲乏力,少气懒言,头晕眼花,津伤口渴及失眠等症。

208. 参鹿补虚胶囊

【功能主治】补肾填精。用于气阴两虚所致久病体虚,头晕目眩等症。

209. 藿杞补肾片(颗粒)

见第五章“78. 遗精”。

210. 耳聋左慈丸

【功能主治】滋肾平肝。用于肝肾阴虚,耳鸣耳聋,头晕目眩。

211. 益中生血片(胶囊)

见第六章“80. 贫血”。

212. 健脾降脂颗粒

见第二章“19. 高脂血症”。

213. 古汉养生精口服液(片、颗粒)

见第二章“20. 动脉硬化”。

214. 益气维血颗粒

见第六章“80. 贫血”。

215. 罗布麻茶

见第二章“25. 高血压”。

105. 晕动症

〔基本概述〕

晕动症又称晕动病,是晕车、晕船、晕机等的总称。它是指乘坐交通工具时,人体内耳前庭平衡感受器受到过度运动刺激,前庭器官产生过量生物电,影响神经中枢而出现的头晕、恶心、呕吐、面色苍白、出冷汗等症状群。晕动严重者甚至出现心律不齐、虚脱、休克等。

晕动病主要是人体前庭神经系统受到超限刺激引起。中国是世界“晕动症”发生率最高的国家之一,80%的人都曾经历过不同程度的晕动反应。

确切地讲晕动病不是真正的疾病,与通常意义上的疾病不同，它仅仅是敏感机体对超限刺激的应急反应。因此就不存在真正意义上的根治或治愈措施，现有的各种防治方法都是暂时缓解症状或延缓它的发生。

〔治疗原则〕

晕动病的最佳防治方法是避免或离开能引起该病的环境，但这很不现实。以前防治晕动病多采用药物，主要为镇静止吐药，如茶苯海明、东莨菪碱、地西泮等，抑制中枢兴奋，缓解消化道痉挛。但这些药物多有作用慢，口干、嗜睡等副作用，而且疗效不理想。

发病时患者宜闭目仰卧。坐位时头部紧靠在固定椅背或物体上，避免较大幅度的摇摆。环境要安静，通风要良好。同时可选用适当的药物。市场曾有一种耳后皮肤贴剂，为东莨菪缓释剂可经皮肤渗透吸收，但仍不能消除该药物固有的副作用。其他如贴肚脐、压内关穴（内关穴在腕关节掌侧，腕横纹上约二横指）、开窗通风向前注视等也是常用而作用极有限的方法。还有就是前庭锻炼方法，如同飞行员训练一样，在相当一段时间内反复刺激前庭，如旋转椅、秋千、俯虎、荡船等，使前庭形成适应习惯，可以达到减轻晕动病症状的目的。但如果停止训练或脱离该刺激环境，晕动病症状会再次出现。

晕动症目前没有彻底治愈的办法，但选择有效的抗晕药能够很好地缓解痛苦。近来，天津市某医院根据前庭平衡医学原理，研究发明了一种治疗晕动病的仪器——电子防晕仪。该仪器可通过电子振荡产生脉冲电信号，再通过双耳部电极作用于人体内耳平衡器官（前庭），抵消或削弱人体受到过度直线和角加（减）速度运动刺激使前庭产生的过量生物电，减少和阻止前庭神经冲动向中枢传递，从而提高前庭器官对各种运动刺激的耐受性，达到治疗运动病的目的。在使用过程中，使用者能够始终保持清醒头脑，一改往昔旅行时靠服镇静药产生的心烦、口干、昏昏欲睡的状态。

〔用药精选〕

一、西药

1. 茶苯海明 Dimenhydrinate

本品系苯海拉明与氨茶碱的复合物，具有抗组胺作用，可抑制血管渗出，减轻组织水肿，并有镇静和镇吐作用。

【适应证】①防治晕动病，适用于防治晕动时恶心呕吐，也可用于防治放射病、术后呕吐、药源性恶心和呕吐。②梅尼埃病和其他内耳迷路疾患所致恶心和眩晕的对症治疗。

【不良反应】①常见不良反应：迟钝、思睡、注意力不集中、疲乏、头晕，也可有胃肠不适。②罕见：幻觉、视力下降、排尿困难、皮疹等反应。

【禁忌】对本品成分及其他乙醇胺类药物过敏者禁用。

【孕妇及哺乳期妇女用药】妊娠初期不宜服用。哺乳期妇女慎用。

【儿童用药】新生儿及早产儿禁用。

【老年用药】老年人慎用。

【用法用量】口服。预防晕动病：一次 50mg，于乘车、船、飞机前 0.5 ~ 1 小时服，必要时可重复一次。小儿 1 ~ 6 岁一次 12.5 ~ 25mg，一日 2 ~ 3 次；7 ~ 12 岁一次 25 ~ 50mg，一日 2 ~ 3 次。

【制剂】茶苯海明片（含片、缓释胶囊）

2. 盐酸苯海拉明 Diphenhydramine Hydrochloride

本品为抗过敏及抗眩晕类药，乙醇胺的衍生物。能消除各种过敏症状。其中枢抑制作用显著，但不及盐酸异丙嗪；尚具有镇静、防晕动及止吐作用，也有抗胆碱作用，可缓解支气管平滑肌痉挛。

【适应证】用于皮肤黏膜的过敏，如荨麻疹、血管神经性水肿、过敏性鼻炎、皮肤瘙痒症、药疹，对虫咬症和接触性皮炎也有效；晕动病的防治，有较强的镇吐作用；帕金森病和锥体外系症状；镇静，催眠；加强镇咳药的作用，适用于治疗感冒或过敏所致咳嗽。

【不良反应】常见：中枢神经抑制作用，共济失调，恶心，呕吐，食欲不振等。少见：气急，胸闷，咳嗽，肌张力障碍等。有报道给药后可发生牙关紧闭并伴喉痉挛。偶可引起皮疹、粒细胞减少、贫血及心律紊乱。

【禁忌】重症肌无力、闭角型青光眼、前列腺肥大、对本品及赋形剂过敏者禁用。

【孕妇及哺乳期妇女用药】妊娠期使用本品，有使婴儿腭裂、腹股沟疝和泌尿生殖器官畸形发生率增多的可能，孕妇应慎用。本品有少量可从乳汁排出，哺乳期妇女不宜使用。

【儿童用药】新生儿、早产儿禁用。

【老年用药】老年患者可发生反应迟钝、头晕等。

【用法用量】①口服：成人一次 25 ~ 50mg，一日 2 ~ 3 次。用于防治晕动病时，宜在旅行前 1 ~ 2 小时，最少 30 分钟前服用。②深部肌内注射：一次 20mg。一日 1 ~ 2 次。

【制剂】盐酸苯海拉明片（软胶囊、注射液）

3. 苯海拉明薄荷脑糖浆 Diphenhydramine Hydrochloride and Menthol Syrup

本品为抗过敏类药品。苯海拉明为乙醇胺的衍生物，可与组织中释放出来的组胺竞争效应细胞上的 H_1 受体，从而阻止过敏反应的发作，解除组胺的致痉和充血等作用。另外，也有较强的镇吐作用。

【适应证】用于皮肤黏膜的过敏，如荨麻疹、过敏性鼻炎、皮肤瘙痒症、药疹，对虫咬症和接触性皮炎也有效。亦可用于预防和治疗晕动病。

【不良反应】可见头晕、头昏、恶心、呕吐、食欲缺乏及嗜睡。偶见皮疹、粒细胞减少。

【禁忌】对本品过敏、对其他乙醇胺类药物高度过敏、重症肌无力、闭角型青光眼、前列腺肥大患者禁用。

【孕妇及哺乳期妇女用药】孕妇、哺乳期妇女禁用。

【儿童用药】新生儿、早产儿禁用。

【老年用药】老年人慎用。

【用法用量】口服。成人一次 10ml，一日 2～3 次。用于防治晕动病时，宜在旅行前 1～2 小时，最少 30 分钟前服用。

4. 盐酸异丙嗪 Promethazine Hydrochloride

见本章“104. 头晕”。

5. 氢溴酸东莨菪碱贴片 Scopolamine Hydrobromide Adhesive Patch

本品为抗眩晕类药。具有中枢抑制作用，降低前庭神经、内耳功能，并抑制胃肠道蠕动，产生镇静、镇吐和抗眩晕症的作用。

【适应证】适用于防治乘车、船和飞机引起的眩晕、恶心和呕吐等晕动病症状。

【不良反应】有口渴、瞳孔散大、视力模糊、嗜睡、心悸、面部潮红、定向障碍、头痛、尿潴留、便秘等不良反应。

【禁忌】对本品过敏、青光眼、前列腺肥大、严重心脏病，器质性幽门狭窄或麻痹性肠梗阻患者禁用。

【孕妇及哺乳期妇女用药】孕妇慎用。哺乳期妇女禁用。

【儿童用药】儿童必须在成人监护下使用。

【老年用药】老年人慎用。

【用法用量】在出发前 5～6 小时贴于耳后无发皮肤上，成人一次 1 贴；10 岁以上儿童，一次 3/4 贴；10 岁以下儿童，一次 1/2 贴。

6. 复方氢溴酸东莨菪碱贴膏 Compound Scopolamine Hydrobromide Adhesive Plaster

本品具有中枢神经抑制作用，能降低前庭神经及内耳功能的敏感性，抑制胃肠道蠕动，镇静、镇吐、抗眩晕，以及温和的局部刺激作用。

【适应证】用于防治乘车、船和飞机引起的眩晕、恶心和呕吐等晕动症状。

【不良反应】口渴、瞳孔散大、视力模糊、嗜睡、心悸、局部潮红、定向障碍、头痛、尿潴留、便秘。

【禁忌】对本品过敏、青光眼、前列腺肥大、严重心脏病、器质性幽门狭窄、麻痹性肠梗阻，有卟啉病史、哮喘史及未控制的糖尿病患者禁用。

【孕妇及哺乳期妇女用药】孕妇、哺乳期妇女禁用。

【儿童用药】儿童必须在成人监护下使用。

【老年用药】老年患者慎用。

【用法用量】外用，于乘车、船、飞机前 20 分钟，取本品贴于翳明或内关双侧穴位。

7. 苯巴比妥东莨菪碱片 Phenobaribital and Scopolamine Hydrobromide Tablets

本品为复方制剂，含苯巴比妥和氢溴酸东莨菪碱。本品为抗眩晕类药品，具有中枢神经抑制作用，能降低前庭神经及内耳功能的敏感性，抑制胃肠道蠕动，镇静、镇吐和抗眩晕，以及镇静、催眠作用。

【适应证】用于防治乘车、船和飞机引起的眩晕、恶心和呕吐等晕动病症状。

【不良反应】口渴、瞳孔散大、视力模糊、嗜睡、心悸、面部潮红、定向障碍、头痛、尿潴留、便秘。

【禁忌】对本品过敏、青光眼、前列腺肥大、严重心脏病、器质性幽门狭窄、麻痹性肠梗阻、肝硬化、有卟啉病史、哮喘史及未控制的糖尿病患者禁用。

【孕妇及哺乳期妇女用药】孕妇及哺乳期妇女禁用。

【儿童用药】儿童慎用。

【老年用药】老年人慎用。

【用法用量】口服。一次 1 片，于乘车前 20 分钟服用。

8. 盐酸地芬尼多片 DifenidolHydrochlorideTablets

本品为抗眩晕类药品。可改善椎底动脉供血，调节前庭系统功能，抑制呕吐中枢，有抗眩晕及镇吐作用。

【适应证】用于防治多种原因或疾病引起的眩晕、恶心、呕吐，如乘车、船、飞机时的晕动病等。用于自主神经功能紊乱的治疗。

【不良反应】①常见不良反应有口干、心悸、头昏、头痛、嗜睡、不安和轻度胃肠不适，停药后即可消失。②偶有幻听、幻视、定向力障碍、精神错乱、忧郁等。③偶见皮疹、一过性低血压反应。

【禁忌】对本品过敏、肾功能不全患者禁用。

【孕妇及哺乳期妇女用药】孕妇慎用。

【儿童用药】6 个月以内婴儿禁用。

【用法用量】口服。成人治疗晕动症一次 25～50mg，一日 3 次。预防晕动病应在出发前 30 分钟服药。

9. 盐酸苯环壬酯片 Phencynonate Hydrochloride Tablets

本品为中枢抗胆碱药，能阻断乙酰胆碱对脑内毒蕈碱受体（M 受体）和烟碱受体（N 受体）的激动作用。能通过血-脑屏障，具有预防晕动病作用。

【适应证】用于预防晕车、晕船及晕机。

【不良反应】口干、嗜睡；偶见瞳孔扩大，但无须处理。

【禁忌】对本品过敏、青光眼患者禁用。

【孕妇及哺乳期妇女用药】孕妇、哺乳期妇女应在医师指导下使用。

【用法用量】口服。成人，乘车（船、机）前半小时服一片，必要时 4～5 小时后再服一片。

附：用于晕动症的其他西药

1. 盐酸倍他司汀 Betahistine Hydrochloride

【适应证】用于梅尼埃综合征，血管性头痛及脑动脉硬化，并可用于治疗急性缺血性脑血管疾病；高血压所致直立性眩晕、耳鸣等亦有效。

2. 巴曲酶注射液 Batroxobin Injection

见第二章“27. 脉管炎”。

3. 盐酸美克洛嗪 Meclozine Hydrochloride

【适应证】用于晕动症引起恶心、呕吐、头晕的治疗和预防。对前庭疾病引起的眩晕也有效。

4. 地西泮 Diazepam

见本章“109. 癫痫”。

5. 甲氧氯普胺 Metoclopramide

见第三章“31. 胃炎”。

二、中药

1. 晕宁软膏

【处方组成】樟脑、薄荷脑、桉油、氢溴酸、东莨菪碱、氮酮、羊毛脂、白凡士林

【功能主治】清头目,止眩晕,适用于晕车、晕船及晕动病。

【用法用量】乘车、船或飞机前10分钟,取本品约0.1g涂在前额及两侧太阳穴周围或两耳后颈部。

【使用注意】①青光眼、前列腺肥大、严重心脏病,器质性幽门狭窄或麻痹性肠梗阻患者禁用。②哺乳期妇女禁用。

2. 晕复静片

【处方组成】制马钱子、珍珠、僵蚕(炒)、九里香

【功能主治】化痰,息风,止眩。用于痰浊中阻、清阳不升所致的头晕目眩、耳胀耳鸣、胸闷、恶心、视物昏旋;梅尼埃病及晕船、晕车等外周性眩晕见上述证候者。

【用法用量】口服。一次1~3片,一日3次,饭后服。晕船、晕车于开始前半小时服用。

【使用注意】孕妇禁用。

3. 清凉油

见本章“103. 头痛与偏头痛”。

4. 斧标驱风油

【处方组成】薄荷脑、桉油、水杨酸甲酯、樟脑、香雪精

【功能主治】祛风止痛,芳香通窍。用于伤风喷嚏,鼻塞头痛,舟车晕浪,跌打扭伤,肌肉酸痛,蚊虫叮咬。

【用法用量】外用少量,涂擦患处。

5. 活络油

【处方组成】水杨酸甲酯、薄荷脑、松节油、桉叶油、丁香油、肉桂油、麝香草酚、樟脑

【功能主治】舒筋活络,祛风散瘀。用于风湿骨痛,筋骨疼痛,腰骨刺痛,跌打旧患,小疮肿痛,皮肤瘙痒,蚊叮虫咬,舟车晕浪,头晕肚痛。

【用法用量】外用,擦于患处。

【使用注意】孕妇禁用。

6. 莪树油

【处方组成】薄荷油、丁香油、肉桂油、薄荷脑、麝香草酚、熏衣草油、桉油、松节油

【功能主治】祛风火。用于筋骨疼痛,风火牙痛,蚊虫咬伤,腰骨刺痛,皮肤瘙痒,舟车晕浪。

【用法用量】外用,将适量的药液涂于患处。

7. 清风油

【处方组成】薄荷脑、薄荷油、水杨酸甲酯、樟脑、桉油、熏衣草油

【功能主治】驱风,止痛。用于伤风感冒,头晕,头痛,舟车晕浪,风湿骨痛,牙痛,蚊叮虫咬,皮肤瘙痒。

【用法用量】外用。涂擦额角、眉心或患处。

【使用注意】皮肤破损处禁用。

8. 驱风保济油

【处方组成】薄荷油、樟脑、薄荷脑、茴香油、桉叶油、桂皮油、冰片、水杨酸甲脂

【功能主治】祛风,止痛,提神。用于伤风感冒,中暑头晕,舟车晕浪,头痛腹痛,皮肤瘙痒。

【用法用量】外用。涂擦额角、眉心、鼻下或患处。

【使用注意】皮肤破损处禁用。

9. 风油精

见本章“103. 头痛与偏头痛”。

10. 龙虎人丹

【处方组成】薄荷脑、冰片、丁香、八角茴香、木香、砂仁、肉桂、胡椒、干姜、儿茶、甘草

【功能主治】开窍醒神,祛暑化浊,和中止呕。用于中暑头晕,恶心呕吐,腹泻及晕车,晕船。

【用法用量】口服或含服,一次4~8粒。

【使用注意】婴幼儿及孕妇禁用。

11. 仁丹

【处方组成】陈皮、檀香、砂仁、豆蔻(去果皮)、甘草、木香、丁香、广藿香叶、儿茶、肉桂、薄荷脑、冰片、朱砂

【功能主治】清暑开窍,辟秽排浊。用于中暑呕吐,烦闷恶心,胸中满闷,头目眩晕,晕车晕船,水土不服。

【用法用量】口服。水丸:一次10~20粒。

【使用注意】婴幼儿及儿童不宜服用。

12. 瑞草油

见本章“103. 头痛与偏头痛”。

13. 御制平安丸

见第三章“46. 呕吐”。

14. 叶绿油

【处方组成】薄荷油、丁香油、桂皮油、薄荷脑、冬青油、桉叶油、冰片

【功能主治】芳香开窍,消疲提神,祛风除湿,理气止痛。用于关节痛,神经痛,扭挫伤痛,伤风感冒引起的头痛及蚊虫叮咬痒痛,晕车,中暑和疖疮初起。

【用法用量】外用擦抹患处。

15. 保济丸(口服液)

见第一章“1. 感冒”。

16. 百草油

【处方组成】甘草、黄芩、黄柏、大黄、厚朴、陈皮、草果、豆蔻、柴胡、白芷、青蒿、大皂角、细辛、紫草、沉香、诃子、艾叶、薄荷油、丁香罗勒油、肉桂油、广藿香油

【功能主治】清暑去湿,辟秽止呕,提神醒脑。用于伤风感冒,呕吐腹痛,舟车晕浪,皮肤瘙痒。

【用法用量】外用，擦患处。

【使用注意】皮肤破损处忌用。

17. 二天油

【处方组成】薄荷脑、薄荷油、冰片。辅料为茶油、黑油

【功能主治】驱风兴奋药。用于伤风感冒，舟车眩晕，中暑。

【用法用量】外用，涂擦额角、眉心或患处。

【使用注意】皮肤破损处忌用。

18. 丁香风油精

【处方组成】薄荷脑、樟脑、桉油、丁香酚、水杨酸甲酯

【功能主治】清凉散热，止痛止痒。用于蚊虫蜇咬，晕船晕车，感冒头痛，亦可用于龋齿止痛。

【用法用量】外用，涂擦于太阳穴或患处，每日2～3次，治疗龋齿痛时，可蘸以小棉球，嵌入蛀孔内。

附：用于晕动症的其他中药

1. 均隆驱风油

见本章“103. 头痛与偏头痛”。

2. 避瘟散

【功能主治】祛暑避秽，开窍止痛。用于夏季暑邪引起的头目眩晕，头痛鼻塞，恶心，呕吐，晕车晕船。

3. 白避瘟散

【功能主治】清凉解热。用于受暑受热，头目眩晕，呕吐恶心，晕车晕船。

4. 岭南万应止痛膏

见第八章“95. 风湿与类风湿关节炎”。

5. 罗浮山百草油

见本章“103. 头痛与偏头痛”。

6. 无极丸

见第三章“46. 呕吐”。

7. 薄荷护表油

见本章“103. 头痛与偏头痛”。

8. 四季油

【功能主治】有驱风兴奋作用。用于伤风感冒，舟车晕眩，中暑。

9. 万宝油

见本章“103. 头痛与偏头痛”。

10. 清舒油软膏

见本章“103. 头痛与偏头痛”。

11. 生姜总酚软胶囊

【功能主治】用于治疗晕动病。

106. 帕金森病

〔基本概述〕

帕金森病又称震颤麻痹，是一种原因未明的中老年人常见的运动障碍疾病。临床表现以姿势步态异常为主要特征。

帕金森病的发病机制是由于黑质多巴胺神经元丢失导致神经递质多巴胺减少80%以上，而出现帕金森病的典型症状。

继发性帕金森综合征则是由明确病因如感染、药物、中毒、脑动脉硬化、外伤等引起。

本病为中老年性疾病，进展缓慢。静止性震颤常为首发症状，多为一侧起病，动作缓慢、笨拙，写字过小，姿势步态异常，行走时常呈慌张步态。左旋多巴对本病的治疗有明显的效果。

帕金森叠加综合征（如进行性核上性麻痹和多系统萎缩等疾病）的表现与帕金森病相似，但抗帕金森病的药物治疗多无效。少部分患者症状可有轻度改善，但疗效不持久。

〔治疗原则〕

补充脑中多巴胺可以改善患者的运动症状，提高患者的生活质量。但目前的所有治疗手段只能改善症状，尚不能达到阻止疾病进展的目的。

在疾病早期（尚未影响日常生活和工作能力），主要应采用功能锻炼和物理治疗的方法，尽量推迟使用药物，尤其是左旋多巴类药物。

药物治疗的目的是改善症状，治疗的目标是延缓疾病进展、控制症状，并尽可能延长症状控制的年限。抗帕金森病药主要有拟多巴胺类药（包括左旋多巴及其复方制剂）、多巴胺受体激动药、单胺氧化酶-β抑制药、儿茶酚-氧位-甲基转移酶抑制药、金刚烷胺及抗胆碱药等类型，常用的药物有多巴丝肼、普拉克索、司来吉兰和恩他卡朋等。

在功能失代偿初期应尽可能首选非左旋多巴类药物（抗胆碱能药、金刚烷胺、受体激动剂、单胺氧化酶抑制剂等）。目前主张对于年龄小于65岁且认知功能正常者建议先使用多巴胺受体激动药，或也可用金刚烷胺和苯海索；年龄在65岁以上或认知功能减退者可直接使用左旋多巴制剂治疗。随着疾病的进展会用到两种以上抗帕金森病药。多数患者最终会服用左旋多巴，经过2～5年的左旋多巴治疗，近半数患者会逐步出现运动并发症。

一旦开始治疗，要告知患者药物的局限性（不能根治）和可能的不良反应。少数帕金森病者对药物疗效较差。

治疗过程应从小剂量开始，缓慢增加剂量，应坚持细水长流，不求全效的原则，达到用最小的剂量取得最满意的效果。

特别要注意的是，抗帕金森病药一定不能突然停药，因为有发生恶性神经阻滞药综合征的可能。

抗帕金森病药在中老年人会导致幻觉、谵妄等精神症状，故刚开始治疗时应以小剂量起始逐渐加量，以减少发生不良反应的机会。

单药不能维持疗效时，可考虑联合用药，但不能随意增减药物，避免突然停药。如服用金刚烷胺过程中一旦出现意

识模糊和幻觉等精神症状，不管患者对药物反应如何，均应缓慢撤药。联合多种药物出现副作用时，应逐步减量或停药。使用苯海索时，如果发生漏服应尽快补服，如距下次服药时间不到2小时，则不宜补服，且下次剂量不需要加倍。

〔用药精选〕

一、西药

1. 多巴丝肼 Levodopa and Benserazide

本品为苄丝肼与左旋多巴的复方制剂。苄丝肼为脱羧酶抑制剂，能抑制左旋多巴在脑外脱羧而使脑中的左旋多巴量增加，故可减少左旋多巴的用量，从而减少其引起的不良反应，增强了患者的耐受性。

【适应证】用于帕金森病，症状性帕金森综合征（非药物引起的锥体外系症状）。

【不良反应】常见厌食、恶心、呕吐、双硫喹仑样反应、不安、直立性低血压（罕见不稳定性高血压）、眩晕、心动过速、心律不齐、尿或体液红染；罕见过敏、不自主运动，精神症状包括轻症躁狂和剂量相关性精神病、抑郁、嗜睡、头痛、潮红、出汗、消化道出血、周围神经病、味觉失常、性欲增高、性欲亢进、瘙痒、皮疹、肝药酶改变、神经阻滞剂恶性综合征；非常罕见闭角型青光眼。

【禁忌】对本品过敏、严重心血管疾病、内分泌疾病、肝肾功能障碍、精神病、闭角型青光眼患者禁用。

【孕妇及哺乳期妇女用药】动物实验表明本品可引起内脏和骨骼畸形；本品可分泌入乳汁，也会减少乳汁分泌。孕妇及哺乳期妇女应禁用。

【儿童用药】慎用。

【老年用药】有骨质疏松的老年人，用本品治疗有效者，应缓慢恢复正常的活动，以减少引起骨折的危险。

老年人起始剂量为一日1～2次，一次50mg，根据疗效每3～4日增加日剂量50mg。

【用法用量】首次推荐量为一次125mg，一日3次。以后每周日剂量增加125mg。有效剂量为一日500～1000mg，分3～4次服用。

【制剂】多巴丝肼片（分散片、控释片、胶囊、缓释胶囊）

2. 复方卡比多巴片 Compound Carbidopa Tablets

本品是由左旋多巴和卡比多巴组成的复方制剂。卡比多巴可以抑制中枢神经系统以外的左旋多巴转化成为多巴胺。因此，会有更多的左旋多巴到达中枢神经系统，从而转化为多巴胺，故可以用于缓解多巴胺缺乏所致的震颤麻痹。

【适应证】用于治疗帕金森病和帕金森综合征。

【不良反应】常见运动障碍、恶心、幻觉、精神错乱、头晕、舞蹈病、口干；少见梦异常、肌张力障碍、嗜睡、失眠、抑郁、虚弱、呕吐、厌食。

【禁忌】对本品成分过敏、狭角青光眼、疑有皮肤癌、精神病、有黑色素瘤史的患者禁用。

【孕妇及哺乳期妇女用药】妊娠妇女慎用。哺乳期妇女禁用。

【儿童用药】18岁以下儿童不宜使用。

【老年用药】老年患者根据情况确定日剂量。

【用法用量】口服。起始剂量为一次250mg，一日3次。一日增加50～100mg，一日极量为800mg。服药间隔不短于6小时。

【制剂】复方卡比多巴片

3. 盐酸金刚烷胺 Amantadine Hydrochloride

金刚烷胺是最早用于抑制流感病毒的抗病毒药。抗帕金森的作用可能是因本品能促进多巴胺的释放，阻止再摄取，增加神经元的多巴胺含量所致。

【适应证】适用于原发性帕金森病、脑炎后的帕金森综合征、药物诱发的锥体外系反应、一氧化碳中毒后帕金森综合征及老年人合并有脑动脉硬化的帕金森综合征。也可用于预防或治疗亚洲甲-Ⅱ型流感病毒所引起的呼吸道感染。

【不良反应】①常见：幻觉，精神混乱，情绪或其他精神改变。②少见：视力模糊，便秘，口，鼻及喉干，头痛，皮疹，经常疲劳或无力，呕吐，排尿困难，昏厥。③罕见：语言含糊不清，或不能控制的眼球滚动；咽喉炎及发热。④持续存在或比较顽固难以消失：注意力不集中，头晕目眩，易激动；食欲消失，恶心，神经质，皮肤出现紫红色网状斑点或网状青斑，睡眠障碍或噩梦。⑤长期治疗：足部或下肢肿胀，不能解释的呼吸短促，体重迅速增加。⑥逾量中毒：惊厥；严重的情绪或其他精神改变，严重的睡眠障碍或噩梦。

【禁忌】对金刚烷胺过敏者禁用。

【孕妇及哺乳期妇女用药】本品可通过胎盘，对胚胎有毒性且能致畸胎，孕妇应慎用。

本品可由乳汁排泄，哺乳期妇女禁用。

【儿童用药】新生儿与1岁以下婴儿不用。

【老年用药】慎用。

【用法用量】口服。成人常用量：抗震颤麻痹：一次100mg，一日1～2次，一日最大量为400mg。肾功能障碍者应减量。

小儿用量：请遵医嘱。

【制剂】盐酸金刚烷胺片（胶囊、颗粒、糖浆）

4. 恩他卡朋 Entacapone

本品与左旋多巴制剂同时使用。本品通过抑制COMT酶减少左旋多巴代谢为3-氧位-甲基多巴，这使左旋多巴的生物利用度增加，并增加了脑内可利用的左旋多巴总量。

【适应证】本品可作为标准药物多巴丝肼或左旋多巴-卡比多巴的辅助用药，用于治疗上述药物所不能控制的帕金森病及剂末现象（症状波动）。

【不良反应】可见直立性低血压、运动障碍、运动功能亢进、头晕、头痛、疲乏、幻觉、震颤、意识模糊、噩梦、失眠、帕金森病症状加重、肌张力障碍、尿色异常、恶心、腹泻、腹痛、口干、便秘、多汗、血红蛋白水平下降等。

【禁忌】对本品或任何其他组成成分过敏、肝功能不全、嗜铬细胞瘤、既往有恶性神经阻滞剂综合征或非创伤性横纹肌溶解症病史患者禁用。

【孕妇及哺乳期妇女用药】不推荐妊娠期使用。本品可经乳汁排泌。因此在本品治疗期间应停止哺乳。

【儿童用药】目前尚没有儿童应用本品的临床经验,不推荐儿童应用。

【老年用药】老年患者体内药物浓度更高,吸收更快,应适当调整剂量。

【用法用量】应与左旋多巴/苄丝肼或左旋多巴-卡比多巴同时服用,可和食物同时或不同时服用。每次服用左旋多巴与多巴脱羧酶抑制药的复合制剂时给予本品 200mg,最大推荐剂量是一次 200mg,一日 10 次,即一日 2g。

【制剂】恩他卡朋片;恩他卡朋双多巴片

5. 盐酸普拉克索 Pramlpexole Hydrochloride

本品是一种非麦角类多巴胺激动剂。本品治疗帕金森病的确切机制尚不清楚,目前认为与激活纹状体的多巴胺受体有关。

【适应证】本品被用来治疗特发性帕金森病的体征和症状,单独或与左旋多巴联用。例如,在疾病后期左旋多巴的疗效逐渐减弱或者出现变化和波动时(剂末现象或"开关"波动),需要应用本品。

【不良反应】做梦异常,意识模糊,便秘,妄想,头昏,运动障碍,疲劳,幻觉,头痛,运动功能亢进,低血压,食欲增加(暴食、食欲过盛),失眠,性欲障碍,恶心,外周水肿,偏执;性欲亢进或其他异常行为;嗜睡,体重增加,突然睡眠发作;瘙痒、皮疹和其他过敏症状。

【禁忌】对普拉克索或产品中任何其他成分过敏者禁用。

【孕妇及哺乳期妇女用药】本品禁用于妊娠期,除非确实需要。由于缺乏人体数据,应尽可能不在哺乳期内应用本品。如果其应用不可避免的话,应中止哺乳。

【儿童用药】尚无儿童用药的安全性及有效性数据。

【用法用量】①口服,一日 3 次。a. 起始剂量:一日 0.375mg,然后每 5 ~ 7 日增加 0.75mg,一日最大剂量为 4.5mg。b. 维持治疗:应为一日 0.375mg 至 4.5mg。c. 治疗中止:突然中止多巴胺能治疗会导致非神经阻断性恶性综合征发生。应以一日减少 0.75mg 的速度逐渐停用普拉克索,直到日剂量降至 0.75mg。此后,应一日减少 0.375mg。

②肝、肾功能损害患者:请遵医嘱。

【制剂】盐酸普拉克索片

6. 盐酸苯海索 Trihexyphenidyl Hydrochloride

本品为中枢抗胆碱抗帕金森病药,选择性阻断纹状体的胆碱能神经通路,而对外周作用较小,从而有利于恢复帕金森病患者脑内多巴胺和乙酰胆碱的平衡,改善患者的帕金森病症状。

【适应证】用于帕金森病、帕金森综合征、药物引起的锥体外系症状。

【不良反应】可见便秘,口干,恶心,呕吐,心动过速,头晕,意识模糊,欣快感,幻觉,记忆力缺损,焦虑,多动,尿潴留,视力模糊,皮疹。

【禁忌】对本品过敏、青光眼、尿潴留、前列腺增生患者禁用(尤其是老年男性患者尽可能不用)。

【孕妇及哺乳期妇女用药】慎用。

【儿童用药】慎用。

【老年用药】老年人长期应用容易促发青光眼。伴有动脉硬化者,对常用量的抗帕金森病药容易出现精神错乱、定向障碍、焦虑、幻觉及精神病样症状,应慎用。

【用法用量】口服。起始一日 1mg,以后每 3 ~ 5 日增加 2mg 至达到最佳疗效且可耐受,分 3 ~ 4 次服用,一日极量为 10mg。老年人应酌情减量。治疗药物诱发的锥体外系疾患,第 1 日 2 ~ 4mg,分 2 ~ 3 次服,视情况加至 5 ~ 10mg。

【制剂】盐酸苯海索片

7. 盐酸司来吉兰 Selegiline Hydrochloride

本品是一种选择性单胺氧化酶 β-受体抑制剂,抑制多巴胺的重摄取及突触前受体。与左旋多巴并用时,本品特别能减少帕金森病情的波动。与传统的非选择性单胺氧化酶抑制剂不同,本品不会增加酪胺类物质的高血压反应(芝士效应)。

【适应证】单药治疗或与多巴脱羧酶抑制剂作为左旋多巴的辅助用药,治疗原发性帕金森病或帕金森综合征。

【不良反应】常见恶心,便秘,腹泻,口干,直立性低血压,运动障碍,眩晕,睡眠障碍,意识模糊,幻觉,关节痛,肌痛,口腔溃疡;罕见心律失常,激动,头痛,排尿困难,皮肤反应,胸痛。

【禁忌】对本品过敏、严重精神病及痴呆、迟发性运动障碍、有消化性溃疡病史、肾上腺髓质肿瘤、甲状腺功能亢进、闭角型青光眼患者禁用。

【孕妇及哺乳期妇女用药】对本品在怀孕及哺乳期服用的安全性文献报道不足,所以不推荐在怀孕及哺乳期服用。

【儿童用药】儿童慎用。

【用法用量】口服。每早服用 10mg,或早餐、午餐时各服用 5mg,老年人起始剂量可从 2.5mg 开始。治疗帕金森病的用量一日不应超过 10mg。

【制剂】盐酸司来吉兰片(胶囊)

8. 吡贝地尔 Piribedil

本品是一种多巴胺能激动剂,可刺激大脑黑质纹状体突触后的 D_2 受体及中脑皮质、中脑边缘叶通路的 D_2 和 D_3 受体,提供有效的多巴胺效应。对于外周循环,本品可增加股血管血流量,这一作用机制可能是由于抑制交感神经张力所致。

【适应证】用于老年患者的慢性病理性认知和感觉神经障碍的辅助性症状性治疗,下肢慢性阻塞性动脉病所致的间歇性跛行的辅助性治疗及帕金森病。

【不良反应】常见胃肠不适、昏睡、意识紊乱、焦虑、妄想、幻觉、直立性低血压、血压不稳或过敏反应。

【禁忌】对本品过敏、心血管性休克、心肌梗死急性期禁用。

【孕妇及哺乳期妇女用药】不建议在妊娠和哺乳期妇女使用。

【儿童用药】儿童用药的安全性和有效性尚未确定。

【老年用药】遵医嘱。

【用法用量】口服。用于帕金森病单药治疗,一日150~250mg,分3~5次服,餐后服用。作为多巴胺治疗的补充,一日50~150mg。

【制剂】吡贝地尔缓释片

9. 盐酸罗匹尼罗片 Ropinirole Hydrochloride Tablets

本品为多巴胺受体激动剂,增强多巴胺的作用,矫正中枢神经传导束的不平衡,解除症状并维持患者的自主性与活动力。

【适应证】用于治疗帕金森症,治疗中度到重度的下肢不宁(多动腿)综合征。

【用法用量】开始时每日3次,每次0.25mg;每周增加0.75mg至每日3mg。一般剂量为每日3~9mg,分3次服用。

【不良反应】常见副作用:恶心、昏睡、腿部水肿、腹痛、呕吐、晕厥。其他副作用:运动障碍、幻觉、精神紊乱。

【禁忌】对本品过敏、哺乳及怀孕妇女忌用。

10. 胞磷胆碱(胞二磷胆碱)Citicoline

本品为脑代谢激活剂,能够促进脑细胞呼吸,改善脑功能,增强上行网状结构激活系统的功能,促进苏醒,降低脑血管阻力。

【适应证】辅酶。用于急性脑外伤和颅脑术后意识障碍,并可用于帕金森综合征的治疗。

【不良反应】本品对人及动物均无明显的毒性反应,偶可发生恶心、干呕、食欲不振、头痛、失眠、兴奋、灼烧感及暂时性血压下降等症状。

【禁忌】对本品过敏者禁用。服用本品不可与氯酯醒等药物合用。

【孕妇及哺乳期妇女用药】目前尚无孕妇及哺乳期妇女应用的资料。

【儿童用药】遵医嘱。

【用法用量】①口服:一次0.1~0.2g,一日3次。

②静脉滴注、静脉注射、肌内注射:请遵医嘱。

【制剂】①胞磷胆碱钠片(胶囊、注射液);②注射用胞磷胆碱钠;③注射用胞磷胆碱钠肌苷;④胞二磷胆碱注射液

11. 左旋多巴 Levodopa

本品为拟多巴胺类抗帕金森病药,体内合成多巴胺的前体物质,本身并无药理活性,通过血-脑屏障进入中枢,经多巴脱羧酶作用转化成多巴胺而发挥药理作用,改善帕金森病症状。

【适应证】用于原发性及非药源性震颤麻痹综合征,锰中毒和一氧化碳中毒所引起的震颤麻痹症状,以及老年脑动脉硬化引起的震颤麻痹综合征。也用于急性肝功能衰竭引起的肝昏迷。

【不良反应】常见的不良反应有恶心,呕吐,直立性低血压,头、面部、舌、上肢和身体上部的异常不随意运动,精神抑郁,排尿困难。较少见的不良反应有高血压、心律失常、溶血性贫血。

【禁忌】对本品过敏、严重精神疾患、严重心律失常、心力衰竭、青光眼、消化性溃疡和有惊厥史患者禁用。

【孕妇及哺乳期妇女用药】本品可分泌入乳汁,也会减少乳汁分泌;动物实验表明本品可引起内脏和骨骼畸形。孕妇及哺乳期妇女应禁用。

【儿童用药】慎用。对12岁以下儿童,左旋多巴的安全性尚未确定。

【用法用量】①口服。常用量:开始一日用卡比多巴25~50mg,左旋多巴0.25~0.5g;治疗一周后,每服3~4日,增加卡比多巴25mg,左旋多巴0.25g;或遵医嘱。维持量:一日卡比多巴75~100mg,左旋多巴0.75~1g,分3~4次服用。

②静脉滴注:一日0.2~0.3g,用5%~10%葡萄糖注射液稀释后应用。

【制剂】左旋多巴片(胶囊、注射液)

12. 托卡朋 Tolcapone

本品是儿茶酚胺-O-甲基转移酶(COMT)抑制剂,能在中枢及外周起作用,可增加左旋多巴、DA可利用度,达到治疗帕金森综合征的目的。

【适应证】用于接受左旋多巴和卡比多巴联合治疗原发性帕金森病的辅助治疗。

【不良反应】主要有恶心、呕吐、精神错乱、幻觉、焦虑不安、运动障碍、肌肉痛性痉挛、肌张力障碍、心血管疾病导致的虚脱、低血压等。

【禁忌】对本品过敏、肝脏疾病、SGPT/ALT或SGOT/AST超过正常值上限、严重肾功能损害、有非创伤性横纹肌溶解病史、疾病状态下出现过高热和意识模糊的患者禁用。

【孕妇及哺乳期妇女用药】妊娠妇女慎用。哺乳妇女禁用。

【儿童用药】尚无资料证明托卡朋可用于儿科患者。儿童不宜使用。

【用法用量】口服。一次100mg,一日3次。最大量为一次200mg,一日3次。作为左旋多巴/卡比多巴治疗的叠加用药。

【制剂】托卡朋片

附:用于帕金森病的其他西药

1. 甲磺酸溴隐亭 Bromocriptine Mesilate

见第五章“79. 男性不育症”。

2. 甲磺酸苯扎托品 Benztropine Mesylate

【适应证】用于震颤麻痹及药物引起的锥体外系反应综

合征。可改善肌强直和震颤。

3. 盐酸丙环定 Procyclidine Hydrochloride

【适应证】①用于帕金森病的对症治疗。②用于减轻吩噻嗪类药物引起的锥体外系症状。

4. 盐酸普罗吩胺 Profenamine Hydrochloride

【适应证】用于改善帕金森病症状,包括吩噻嗪类药物引起的锥体外系症状。

5. 硫酸阿托品 Atropine Sulfate

见第二章“30. 休克”。

6. 甲磺酸-α-二氢麦角隐亭 Dihydro-α-Ergocryptine Mesylate

【适应证】本品为麦角碱衍生物,可激动5-羟色胺受体和多巴胺受体,同时又可抑制肾上腺素受体。本品可用于帕金森病,头痛和偏头痛,高泌乳素血症的基础治疗。

7. 甲磺酸雷沙吉兰 Rasagilinemesylate

【适应证】本品为不可逆性、选择性单胺氧化酶(MAO)-β 抑制剂。用于治疗帕金森病,可单用或作为左旋多巴的辅助用药(国外资料)。

8. 盐酸美金刚 Memantine Hydrochloride

见本章“107. 老年性痴呆(阿尔茨海默病)与健忘症”。

9. 单唾液酸四己糖神经节苷脂钠 Monosialotetrahexosylganlioside Sodium

【适应证】用于治疗血管性或外伤性中枢神经系统损伤;也用于帕金森病。

二、中药

对帕金森病的治疗目前尚没有明显有效的中药制剂。

107. 老年性痴呆(阿尔茨海默病)与健忘症

〔基本概述〕

痴呆是指由于神经退行性变、脑血管病变、感染、外伤、肿瘤、营养代谢障碍等多种原因引起的一种以认知功能缺损为核心症状的获得性、进行性的智能障碍综合征,通常多见于老年人群。

痴呆按病因可分为变性病性痴呆(如阿尔茨海默病)和非变性病性痴呆。在痴呆中,最常见的类型是阿尔茨海默病(AD),占所有痴呆的 50% ~70%。血管性痴呆(VaD)是第二大类型,占 10% ~25%。根据病损部位和临床表现的不同,痴呆又可分为皮质性痴呆和皮质下痴呆。前者以记忆障碍、失认、失用和失语等表现比较突出,后者以思维、运动缓慢,人格和情感改变比较突出。

痴呆除表现有定向、记忆、学习、语言理解、思维等多种认知功能损害外,多数患者还表现有行为异常。认知功能缺损和行为异常终将导致患者的职业及社会生活功能下降或丧失。

痴呆患者经常出现的紊乱的知觉、思维内容、心境或行为等症状,称之为痴呆的精神和行为症状(BPSD)。淡漠、激越/攻击、抑郁、妄想等为痴呆患者常见的精神和行为症状。研究显示,不同原因痴呆精神和行为的发生也各有特点,如妄想多见阿尔茨海默病,抑郁在血管性痴呆中较常见、路易体痴呆幻觉多见,而额颞叶痴呆患者更多表现为欣快及无目的活动。

痴呆的精神和行为症状是促使患者住院的主要原因,这种症状不仅与认知功能损害加剧、疾病恶化、预后差、日常生活功能减退、生活质量下降有关,而且增加照料者的负担和医疗费用。

阿尔茨海默病(AD)是老年人常见的神经系统变性疾病,临床特征为隐袭起病、进行性智能衰退,多伴有人格改变。血管性痴呆早期多有头晕、头痛等神经系统症状,眼底可有视网膜动脉硬化的征象,精神症状表现为易疲劳、注意力不易集中、工作效率降低、情绪不稳定或情感脆弱、失眠或睡眠过多、记忆力下降。

〔治疗原则〕

痴呆的治疗主要包括提高认知功能的药物治疗和精神行为症状的治疗。精神行为的许多症状虽可治疗,但治疗过程中仍有一定的难度。

目前已广泛应用的抗痴呆药有乙酰胆碱酯酶抑制剂、N-甲基-D-天(门)冬氨酸(NMDA)受体拮抗药、抗精神病药和抗抑郁药等。

1. 乙酰胆碱酯酶抑制药

乙酰胆碱酯酶抑制药用于阿尔茨海默病(AD)的治疗,尤其是轻、中度 AD 的治疗,已证实这类药物可以改善认知功能。在临床应用的药物中,多奈哌齐是可逆的乙酰胆碱酯酶抑制药。加兰他敏(抗胆碱酯酶药)既是可逆的乙酰胆碱酯酶抑制药,也是烟碱性受体激动药。利斯的明是可逆的非竞争性的乙酰胆碱酯酶抑制药。我国用于临床的乙酰胆碱酯酶抑制药还有石杉碱甲。

2. 美金刚

美金刚是 N-甲基-D-天(门)冬氨酸(NMDA)受体拮抗药,影响谷氨酸传递,用于治疗中到重度阿尔茨海默病。

3. 抗精神病药

常用的药物有氟哌啶醇和奋乃静等。

4. 抗抑郁药

常用的药物有多塞平和阿米替林等。

5. 其他药物

用于痴呆的药物还有脑代谢改善剂如茴拉西坦、银杏叶提取物、5-HT 受体拮抗药如金刚烷胺等,对认知功能障碍也有一定改善。

6. 使用注意

要根据患者各阶段的症状来选择药物。还要考虑到治疗药物的副作用对患者可能造成的影响。如要避免抗胆碱能作用的药物影响患者的意识水平及加重认知功能障碍,要避免影响患者运动系统副作用的药物,如传统抗精神病药的锥体外系副作用等。

乙酰胆碱酯酶抑制药可能引发剂量依赖性胆碱能效应,故应从小剂量用起,并依据其反应和耐受性增加剂量。

〔用药精选〕

一、西药

1. 盐酸多奈哌齐 Donepezil Hydrochloride

盐酸多奈哌齐是一种长效的阿尔茨海默病(AD)的对症治疗药,对乙酰胆碱酯酶的抑制作用具有很强的选择性,对脑内乙酰胆碱酯酶的抑制作用比对存在于中枢神经系统外的丁酰胆碱酯酶的抑制作用强1000倍。通过抑制乙酰胆碱酯酶,使直接参与神经传递的突触间的乙酰胆碱酯酶含量增加,产生治疗效果。

【适应证】用于轻度或中度阿尔茨海默型痴呆症状的治疗。

【不良反应】常见不良反应包括恶心、腹泻、失眠、呕吐、肌肉痉挛、乏力、倦怠与食欲减退,症状通常轻微且短暂,不必调整剂量,连续服药症状可缓解。较少见的不良反应包括头痛、头晕、精神紊乱(幻觉、易激惹、攻击行为)、体重减轻、视力减退、胸痛、关节痛、抑郁、多梦、嗜睡、新的神经症状、皮疹、胃痛、胃肠功能紊乱、尿频或无规律。报道有极少的不良反应为昏厥、心动过缓或心律不齐,窦房传导阻滞、房室传导阻滞,心脏杂音,癫痫或黑便。

【禁忌】对盐酸多奈哌齐、哌啶衍生物或制剂中辅料有过敏反应者禁用。

【孕妇及哺乳期妇女用药】孕妇禁用本品。尚无哺乳期妇女用药的安全性研究资料,故服用本品的妇女不能哺乳。

【儿童用药】本品不推荐用于儿童。

【老年用药】按推荐剂量应用。

【用法用量】口服。开始时一日睡前服用5mg,如需要1个月后可将剂量增加到最大为一日10mg。

【制剂】盐酸多奈哌齐片(分散片、口腔崩解片、胶囊、滴丸)

2. 重酒石酸卡巴拉汀胶囊 Rivastigmine Hydrogen Tartrate Capsules

重酒石酸卡巴拉汀是一种氨基甲酸类脑选择性乙酰胆碱酯酶抑制剂,通过延缓功能完整的胆碱能神经元对释放乙酰胆碱的降解而促进胆碱能神经传导。选择性增强脑皮质和海马等部位乙酰胆碱的效应,改善阿尔茨海默病患者胆碱能介导的认知功能障碍。

【适应证】治疗轻、中度阿尔茨海默型痴呆,即可疑阿尔茨海默病或阿尔茨海默病。

【不良反应】常见:恶心,呕吐,腹泻,消化不良,厌食,腹痛,眩晕,头痛,嗜睡,震颤,虚弱,乏力,兴奋,意识模糊,出汗,体重减轻;少见:晕厥,抑郁,失眠;罕见:胃或十二指肠溃疡,心绞痛,癫痫;非常罕见:消化道出血,胰腺炎,心律失常,心动过缓,高血压,幻觉,锥体外系症状,皮疹。

【禁忌】对本品及氨基甲酸衍生物或剂型成分过敏、严重肝损害患者禁用。

【孕妇及哺乳期妇女用药】仅在对胎儿的益处超过危害时才能应用于妊娠妇女。服用本品的患者应停止哺乳喂养。

【儿童用药】不推荐使用。

【老年用药】应在医生指导下使用。

【用法用量】口服。起始剂量为一次1.5mg,一日2次,以后根据疗效和耐受每隔至少2周一次增加1.5mg,直到最高剂量为一次6mg,一日2次。

【制剂】重酒石酸卡巴拉汀胶囊

3. 奥拉西坦 Oxiracetam

本品属促智药。可改善记忆与智能障碍症患者的记忆和学习功能。机制研究结果提示,本品可促进脑代谢,透过血-脑屏障对特异中枢神经通路有刺激作用,提高大脑中ATP/ADP的比值,使大脑中蛋白质和核酸的合成增加。

【适应证】适用于轻、中度血管性痴呆,老年性痴呆及脑外伤等症引起的记忆与智能障碍。

【用法用量】胶囊口服,每次2粒(800mg),每日2~3次,或遵医嘱。注射剂静脉滴注,请遵医嘱。

【禁忌】对本品过敏者、严重肾功能损害者禁用。

【不良反应】据国外文献报道,奥拉西坦的不良反应少见,偶见皮肤瘙痒、恶心、精神兴奋、睡眠紊乱,但症状较轻,停药后可自行恢复。应用本品进行了临床试验,结果显示奥拉西坦注射液组与吡拉西坦注射液的不良事件发生率无统计学差异,未发现严重不良事件。

【制剂】奥拉西坦胶囊(注射液);注射用奥拉西坦

4. 茴拉西坦 Aniracetam

本品为脑功能改善药,通过血-脑屏障选择性作用于中枢神经系统。临床应用表明,本品对老年性痴呆患者的认知功能和某些自觉症状有一定的改善作用。此外,用于治疗脑血管病所致思维功能下降也有较好的疗效。

【适应证】用于治疗脑血管病后的记忆减退及中老年人的记忆减退。

【不良反应】可见口干、食欲减退、便秘、头昏、嗜睡,停药后消失。

【禁忌】对本品过敏或其他吡咯烷酮类药物不能耐受、肝肾功能严重障碍患者禁用。

【孕妇及哺乳期妇女用药】妊娠和哺乳期妇女应慎用。

【儿童用药】对小儿的安全性尚无使用经验。

【老年用药】老人生理功能降低,应减量。

【用法用量】口服。一次0.2g,一日3次,1~2个月为一疗程或遵医嘱。根据病情和用药后反应,用量和疗程可酌情增减。

【制剂】茴拉西坦片(分散片、胶囊、颗粒)

5. 吡拉西坦 Piracetam

本品为脑代谢改善药,有抗物理因素、化学因素所致的类似脑功能损伤的作用。能促进脑内ATP,可促进乙酰胆碱合成并增强神经兴奋的传导,具有促进脑内代谢作用。可以对抗由物理因素、化学因素所致的脑功能损伤。对缺氧所致的逆行性健忘有改进作用。可以增强记忆,提高学习能力。

【适应证】适用于急、慢性脑血管病,脑外伤,各种中毒性脑病等多种原因所致的记忆力减退及轻、中度脑功能障碍。也可用于儿童智能发育迟缓。

【用法用量】口服每次0.8~1.6g(2~4片),每日3次,4~8周为一疗程。儿童用量减半。

【不良反应】消化道不良反应常见有恶心、腹部不适、纳差、腹胀、腹痛等,症状的轻重与服药剂量直接相关。中枢神经系统不良反应包括兴奋、易激动、头晕、头痛和失眠等,但症状轻微,且与服用剂量大小无关。停药后以上症状消失。偶见轻度肝功能损害,表现为轻度转氨酶升高,但与药物剂量无关。

【禁忌】锥体外系疾病,Huntington舞蹈症者禁用本品,以免加重症状。

【儿童用药】新生儿禁用。

【孕妇及哺乳期妇女用药】本品易通过胎盘屏障,故孕妇禁用;哺乳期妇女用药指征尚不明确。

【制剂】吡拉西坦片(分散片、氯化钠注射液、葡萄糖注射液)

6. 盐酸美金刚 Memantine Hydrochloride

本品是谷氨酸受体拮抗剂,可以阻断谷氨酸浓度病理性升高导致的神经元损伤。谷氨酸能神经递质功能障碍(尤其是NMDA受体功能损害时)会表现出神经退行性痴呆的临床症状和疾病进展。

【适应证】主要用于治疗中、重度阿尔茨海默型痴呆。由于作用机制不同,盐酸美金刚可与胆碱酯酶抑制剂合用,增加疗效。

【不良反应】常见不良反应(低于2%)有幻觉、意识混沌、头晕、头痛和疲倦。少见的不良反应(发生率为0.1%~1%)有焦虑、肌张力增高、呕吐、膀胱炎和性欲增加。根据自发报道,有癫痫发作的报道,多发生在有惊厥病史的患者。

【禁忌】对本品的活性成分或其赋型剂过敏者禁用。

【孕妇及哺乳期妇女用药】妊娠期不应服用本品,哺乳期服用本品应停止哺乳。

【儿童用药】尚无本品用于儿童和青少年的疗效和安全性资料。

【老年用药】65岁以上患者的推荐剂量为一日20mg(一次10mg,一日2次)。

【用法用量】口服。成人第一周一日10mg,以后一日增加10mg。一日最大剂量20mg。为减少副作用,前3周按每周递增5mg逐渐达到维持剂量,或遵医嘱。

【制剂】盐酸美金刚片(缓释胶囊、口服溶液)

7. 石杉碱甲 Huperzine A

石杉碱甲是从中药千层塔中分离的生物碱,是一种高效的胆碱酯酶抑制药,对真性胆碱酯酶具有可逆的选择性抑制作用。能易化神经肌肉接头处的递质传递。可显著提高乙酰胆碱的水平,促进记忆恢复和增强记忆。

【适应证】用于良性记忆障碍,对痴呆患者和脑器质性病变引起的记忆障碍也有改善作用。

【不良反应】偶见头晕、恶心、胃肠道不适、乏力、视力模糊。

【禁忌】对本品过敏、癫痫、肾功能不全、机械性肠梗阻、低血压、心绞痛患者禁用。

【孕妇及哺乳期妇女用药】孕妇慎用。

【用法用量】口服。一次0.1~0.2mg,一日2次,最大剂量一日0.45mg。

肌内注射:一次0.2~0.4mg,一日1~2次。

【制剂】①石杉碱甲片(胶囊、注射液);②注射用石杉碱甲

8. 银杏叶提取物注射液 Extract of Ginkgo Biloba Leaves Injection

本品可增加脑血管流量,降低脑血管阻力,改善脑血管循环功能,保护脑细胞,免受缺血损害,扩张冠状动脉,防止心绞痛及心肌梗死,抑制血小板聚集,防止血栓形成,清除有害的氧化自由基,提高免疫能力,具有防癌抗衰功能。

【适应证】主要用于脑部、周边等血液循环障碍:急慢性脑功能不全及其后遗症如中风、注意力不集中、记忆力衰退、痴呆;耳部血流及神经障碍如耳鸣、眩晕、听力减退、耳迷路综合征;眼部血流及神经障碍如糖尿病引起的视网膜病变及神经障碍、老年黄斑变性、视力模糊、慢性青光眼;末梢循环障碍如各种动脉闭塞症、间歇性跛行症、手脚麻痹冰冷、四肢酸痛。

【不良反应】①罕见胃肠道不适、头痛、血压降低、过敏反应等现象。②长期静脉注射时,应改变注射部位以减少静脉炎的发生。

【禁忌】对本品中任一成分过敏者禁用。

【孕妇及哺乳期妇女用药】妊娠及哺乳期妇女慎用。

【用法用量】①注射治疗:深部肌内注射或缓慢静脉推注(患者平卧)5ml本品,1~2日一次。

②静脉滴注:一次35~70mg,一日1~2次;若必要时可视情况调整剂量至一次87.5mg,一日2次。

③后续治疗可以口服本品片剂或滴剂,或遵医嘱。

【制剂】银杏叶提取物片(滴剂、注射液)

9. 尼麦角林 Nicergoline

本品为半合成麦角碱衍生物,具有α-受体阻滞作用和血管扩张作用。可加强脑细胞能量的新陈代谢,增加氧和葡萄糖的利用。促进神经递质多巴胺的转换而增强神经传导,加强脑部蛋白质生物合成,改善脑功能。

【适应证】用于急、慢性脑血管障碍或脑代谢功能不良。慢性脑功能不全引起的行动不便、语言障碍、耳鸣、头晕目眩、视力障碍、感觉迟钝、头痛、失眠、记忆力减退、注意力不集中、精神抑郁、不安、激动及老年性痴呆。

【不良反应】少数患者有轻微副作用,通常与其扩张血管作用有关,一般为轻微的胃部不适,潮热潮红,头晕,嗜睡或失眠。

【禁忌】对尼麦角林(麦角溴烟酯)过敏、近期心肌梗死、急性出血、严重心动过缓、直立性调节功能障碍、出血倾向患者禁用。

【孕妇及哺乳期妇女用药】本品有致畸作用,孕妇一般不宜使用,必须使用时应权衡利弊。本品不适用于哺乳妇女。

【儿童用药】儿童禁用。

【老年用药】药动学与耐受性试验表明,成人与老年患者的剂量与给药方法没有差别。

【用法用量】①口服:一次 10~20mg,一日 3 次。②肌内注射:一次 2~4mg,一日 2 次。③静脉滴注:一次 4~8mg,溶于 100ml 生理盐水或葡萄糖注射液中静脉滴注,一日 1~2 次。

【制剂】①尼麦角林片(胶囊、注射液);②注射用尼麦角林

10. 氢溴酸加兰他敏 Galanthamine Hydrobromide

本品为抗胆碱酯酶药,有较弱的抗胆碱酯酶作用,能透过血-脑屏障,故对中枢神经系统作用比较强。使受阻碍的神经肌肉传导恢复,改善各种末梢神经肌肉障碍的麻痹状态。

【适应证】用于良性记忆障碍,提高患者指向记忆、联想学习、图像回忆、无意义图形再认及人像回忆等能力。对痴呆患者和脑器质性病变引起的记忆障碍亦有改善作用。

【不良反应】个别患者用药开始时有暂时性头晕、心动过缓、口干、恶心、轻度腹痛等,继续用药后自行消失。

【禁忌】对本品过敏、癫痫、运动功能亢进、机械性肠梗阻、支气管哮喘、心绞痛、心动过缓、重度肝脏损害、重度肾脏损害、青光眼患者禁用。

【孕妇及哺乳期妇女用药】孕妇服用本品应权衡利弊。哺乳期妇女服用本品不应哺乳。

【儿童用药】尚无儿童使用本品的数据,不建议儿童服用本品。

【用法用量】口服。一次 5mg,一日 4 次;三日后改为一次 10mg,一日 4 次或遵医嘱。

肌内或皮下注射:请遵医嘱。

【制剂】氢溴酸加兰他敏片(分散片、缓释片、口腔崩解片、胶囊、口服溶液、注射液)

11. 脑蛋白水解物注射液 Cerebroprotein Hydrolysate Injection

本品为猪脑组织提取、分离、精制而得的无菌制剂。内含约 16 种游离氨基酸,并含少量肽。可通过血-脑屏障,促进脑内蛋白质的合成,影响呼吸链,具有抗缺氧的保护能力,改善脑内能量代谢。

【适应证】用于改善失眠、头痛、记忆力下降、头昏及烦躁等症状,可促进脑外伤后遗症、脑血管疾病后遗症、脑炎后遗症、急性脑梗死和急性脑外伤的康复。

【不良反应】注射过快会有轻度热感,极少数病例会出现寒战、轻度发热,且多与患者体质有关。大剂量使用时,注射过快少数病例会引起发热。

【禁忌】对本品过敏、癫痫持续状态、癫痫大发作、严重肾功能不全患者禁用。

【注意事项】①过敏体质者慎用。一旦出现过敏反应,应立即停药,并及时治疗。②当药品性状发生改变时禁止使用。

【孕妇及哺乳期妇女用药】孕妇、哺乳期妇女禁用。

【儿童用药】儿童服用本品应酌减或遵医嘱。

【老年用药】老年患者是本品应用的主要对象,但安全性尚未有确切报道,临床使用中应严密观察,并适当减量或遵医嘱。

【用法用量】每一疗程最好连续注射,参考患者年龄、病情以决定疗程长短及剂量。

①静脉滴注:一般使用 10ml~30ml,稀释于 250ml 生理盐水中缓慢滴注,一日一次。60~120 分钟滴完,可连续使用 10~14 日为一疗程。

②皮下注射不超过 2ml,肌内注射不超过 5ml。

附:用于老年性痴呆与健忘症的其他西药

1. 盐酸司来吉兰 Selegiline Hydrochloride

见本章“106. 帕金森病”。

2. 盐酸吡硫醇 Pyritinol Hydrochloride

见第九章“104. 头晕”。

3. 甲磺酸二氢麦角碱(甲磺酸双氢麦角毒碱)Dihydroergotoxine Mesylate

见本章“103. 头痛和偏头痛”。

4. 赖氨酸注射液 LysineHydrochloride Injection

【适应证】本品是人体八种必需氨基酸之一,能促进人体发育,增强免疫功能,并有提高中枢神经组织功能的作用。用于治疗脑外伤、慢性脑组织缺血、缺氧性疾病。

5. 小牛血去蛋白提取物注射液 Deproteinized Calf Blood Extractives Injention

见本章“101. 脑中风、短暂性脑缺血发作和脑栓塞”。

6. 小牛血清去蛋白 Deproteinised Calf Blood Serum

【适应证】用于改善脑供血不足、脑外伤引起的神经功能缺损。

7. 长春西汀 Vinpocetine

见本章“101. 脑中风、短暂性脑缺血发作和脑栓塞”。

8. 长春胺缓释胶囊 Vincamine Sustained Release Cap-

sules

见本章“104. 头晕”。

二、中药

1. 健脑丸(胶囊、片)

【处方组成】当归、天竺黄、肉苁蓉(盐炙)、龙齿(煅)、山药、琥珀、五味子(酒蒸)、天麻、柏子仁(炒)、丹参、益智仁(盐炒)、人参、远志(甘草水炙)、菊花、九节菖蒲、赭石、胆南星、酸枣仁(炒)、枸杞子

【功能主治】补肾健脑,养血安神。用于心肾亏虚所致的记忆力减退、头晕目眩、心悸失眠、腰膝酸软;老年轻度认知障碍见上述证候者。

【用法用量】丸剂口服,一次5丸,一日2~3次,饭后服。

2. 参枝苓口服液

【处方组成】党参、桂枝、白芍、炙甘草、茯苓、干姜、制远志、石菖蒲、龙骨、牡蛎

【功能主治】益气温阳,化痰安神。用于轻、中度阿尔茨海默病心气不足证。症见健忘,心悸,少气懒言,表情淡漠,头晕,神疲乏力,失眠,舌质淡,脉虚无力等。

【用法用量】饭后口服。一次1支,一日2次。疗程为3个月。

【使用注意】禁用于烦躁多怒、打骂无常、大便秘结、面红目赤、脉洪实等不属于心气不足证的患者。

3. 天智颗粒

【处方组成】天麻、钩藤、石决明、杜仲、桑寄生、茯神、首乌藤、槐花、栀子、黄芩、川牛膝、益母草

【功能主治】平肝潜阳,补益肝肾,益智安神。用于肝阳上亢的中风引起的智能减退,记忆力差,思维迟缓,定向性差、计算力差,理解多误,伴头晕目眩、头痛、烦躁易怒、失眠、口苦咽干、腰膝酸软等;肝阳上亢的轻、中度血管性痴呆属上述证候者。

【用法用量】口服。一次1袋,一日3次。

4. 红鹿参片

【处方组成】红参、鹿茸、人参茎叶总皂苷、何首乌、黄精、丹参、山楂、大黄(酒制)

【功能主治】补益气血,活血通滞。用于轻、中度血管性痴呆,中医辨证属于脾肾两虚,血脉瘀阻证。症见健忘,语言颠倒,神情呆滞,肢体麻木不遂,智能减退等。

【用法用量】口服。一次4片,一日2次。

【使用注意】孕妇禁用。

5. 苁蓉总苷胶囊

【处方组成】苁蓉总苷

【功能主治】补肾益髓,健脑益智。用于髓海不足证的轻、中度血管性痴呆。症见脑血管病后出现的认知功能损伤表现的智力减退,思维迟钝,健忘,注意力不集中,语言能力和判断力降低,个性改变,日常生活能力的减退,表情呆板,善惊易恐,倦怠思卧,腰膝酸软,脑转耳鸣等。

【用法用量】口服。一次2粒,一日3次。

6. 复方苁蓉益智胶囊

【处方组成】制何首乌、荷叶、肉苁蓉、地龙、漏芦

【功能主治】益智养肝,活血化浊,健脑增智。用于轻、中度血管性痴呆肝肾亏虚兼痰瘀阻络证。症见智力减退,思维迟钝,神情呆滞,健忘,或喜怒不定,腰膝酸软,头晕耳鸣,失眠多梦等。

【用法用量】口服。一次4粒,一日3次。

【禁忌】尚不明确。

7. 复方活脑舒胶囊

【处方组成】猪脑、五味子、麦冬、人参、枸杞子、地黄、丹参

【功能主治】补气养血,健脑益智。用于健忘气血亏虚证,记忆减退,倦怠乏力,头晕心悸,以及老年性痴呆以上症状的改善。

【用法用量】口服。一次3粒(重症5粒),一日2次,饭后服;12~15天为一疗程。

8. 参乌健脑胶囊

【处方组成】熟地黄、制何首乌、人参、黄芪、远志、茯神、石菖蒲、酸枣仁、卵磷脂、枸杞子、葛根、山药、党参、麦冬、龙骨(粉)、丹参、白芍、菊花、黄芩、香附、维生素E

【功能主治】补肾填精,益气养血,强身健脑。用于肾精不足,肝气血亏所致的精神疲惫,失眠多梦,头晕目眩,体乏无力,记忆力减退。

【用法用量】口服。一次5~6粒,一日3次;儿童酌减或遵医嘱。

9. 九味益脑颗粒

【处方组成】人参、丹参、补骨脂、茯苓、川芎、石菖蒲、何首乌(制)、赤芍、远志

【功能主治】活血化瘀,补肾益智。适用于老年期血管性痴呆轻度之髓海不足兼痰瘀阻络证。症见近事善忘,呆钝少言,头昏耳鸣,肢体麻木不遂等。

【用法用量】开水冲服,一次5g,一日3次。

10. 复方海蛇胶囊

【处方组成】海蛇、海参、远志、石菖蒲

【功能主治】补肾宁心,化痰安神。用于心肾不交兼痰浊的健忘证。症见善忘无记,腰酸腿软,头晕心悸,少寐多梦,纳呆。

【用法用量】口服。一次3粒,一日3次。

【使用注意】孕妇禁用,对海产品过敏者应禁用。

11. 清宫寿桃丸

【处方组成】驴肾、鹿肾、狗肾、枸杞子、人参、天冬、麦冬、地黄、当归、益智(盐制)、蚕砂、酸枣仁(炒)、分心木(炒焦)

【功能主治】补肾生精,益元强壮。用于肾虚衰老所致头晕疲倦,记忆力衰退,腰膝酸软,耳鸣耳聋,眼花流泪,夜尿多,尿有余沥。

【用法用量】口服。一次50粒,一日2次。

【使用注意】孕妇禁用。

12. 归元健脑片

【处方组成】熟地、山茱萸、肉苁蓉、神经多肽、肉桂、麦冬、远志、茯苓、牛膝、葛根

【功能主治】补益肝肾,健脑。适用于肝肾不足,症见记忆减退,头晕耳鸣,腰膝酸软,倦惰思卧,神情呆钝。

【用法用量】口服。一次5片,一日3次。

【使用注意】孕妇、哺乳期妇女禁用。

13. 滋肾健脑颗粒

【处方组成】楮实子、茯苓、枸杞子、龟甲、鹿角、人参

【功能主治】补气养血,填精益髓。用于健忘,神经衰弱,腰膝酸软,神疲乏力。

【用法用量】颗粒开水冲服,一次20g,一日2次。口服液一次10ml,一日2次。

【使用注意】儿童、孕妇禁用;阳亢火旺者禁服;高血压患者禁服。

14. 心脑舒口服液

【处方组成】人参、麦冬、五味子、党参、黄芪

【功能主治】补气养阴。用于气阴两虚而致的头晕目眩,失眠健忘,心悸怔忡,短气肢倦,自汗盗汗,不耐烦劳等症。

【用法用量】口服。一次10ml,一日2次;短期突击用药:一次20ml,一日2~3次,竞技或工作前服用。

15. 刺五加脑灵胶囊(合剂、液)

【处方组成】刺五加浸膏、五味子流浸膏

【功能主治】健脾补肾,宁心安神。用于心脾两虚,肾不足所致的心神不宁,失眠多梦,健忘,倦怠乏力,食欲不振。

【用法用量】胶囊口服。一次1粒,一日2次。

16. 遐龄颗粒

【处方组成】三七、制何首乌、枸杞子、山楂、黄精(制)、菟丝子、菊花、黑芝麻(炒)、楮实子、桑葚清膏

【功能主治】滋补肝肾,生精益血。用于肝肾亏损,精血不足所致的神疲体倦、失眠健忘、腰膝酸软。

【用法用量】饭前开水冲服,一次10g,一日2~3次。

17. 活力源口服液(胶囊)

【处方组成】人参茎叶总皂苷、黄芪、五味子、麦冬、附片

【功能主治】益气养阴,强心益肾。用于气阴两虚,心肾亏损所致的健忘失眠,记忆力减退。

【用法用量】口服。一次20ml,一日2~3次。

18. 补脑丸

【处方组成】当归、胆南星、酸枣仁(炒)、益智仁(盐炒)、枸杞子、柏子仁(炒)、龙骨(煅)、石菖蒲、肉苁蓉(蒸)、五味子(酒炖)、核桃仁、天竺黄、远志(制)、琥珀、天麻

【功能主治】滋补精血,安神健脑,化痰息风。用于精血亏虚,风痰阻络所致的健忘失眠,癫痫抽搐,烦躁胸闷,心悸不宁。

【用法用量】口服一次2~3g,一日2~3次。

【使用注意】孕妇禁用。

附:用于老年性痴呆与健忘症的其他中药

1. 玫瑰花糖膏

见第三章“48. 便秘”。

2. 银杏叶片(胶囊、软胶囊、丸、滴剂、滴丸、颗粒、分散片、口服液、酊、注射液)

见第三章“17. 冠心病与心绞痛”。

3. 龟龄集

见第五章“78. 遗精”。

4. 活力苏口服液

【功能主治】益气补血,滋养肝肾。用于年老体弱,精神萎靡,失眠健忘,眼花耳聋,脱发或头发早白属气血不足,肝肾亏虚者。

5. 健脑补肾丸

见本章“114. 神经衰弱”。

6. 龟黄补酒

【功能主治】补血益气,阴阳双补。用于气血两虚,阴阳不足,腰膝酸痛,健忘失眠,食欲不振。

7. 补肾益寿片

见本章“115. 失眠”。

8. 维尔康胶囊

【功能主治】健脾固本,益气扶正。用于年老体虚,健忘。

9. 康欣胶囊(口服液)

【功能主治】补肾填精,健脾益气,养血活血。用于脾肾两虚,气血不足所致的神疲,腰膝酸软,失眠健忘,病后体弱。

10. 强力蜂乳浆胶丸

见本章“114. 神经衰弱”。

11. 浓缩养荣丸

见第七章“94. 汗症”。

12. 杞蓉片

【功能主治】补肾固精,益智安神。用于肾虚引起的失眠健忘。

13. 七生静片

见本章“114. 神经衰弱”。

14. 复方五味子酊

【功能主治】养阴,补血,安神。用于过度疲劳,神经衰弱,健忘,失眠。

15. 枣仁安神颗粒(胶囊、液)

见本章“115. 失眠”。

16. 参芪五味子片(胶囊、糖浆)

见本章“115. 失眠”。

17. 五芝地仙金髓膏

见第三章“47. 消化不良与食欲不振”。

18. 安眠补脑口服液

见本章“115. 失眠”。

19. 五味子丸

见本章“104. 头晕”。

20. 安神补脑液(片、胶囊、颗粒)

见本章“104. 头晕”。

21. 天王补心丸(浓缩丸、片)

见第二章“15. 心脏病”。

22. 养血安神丸(片、糖浆、颗粒)

见第六章“80. 贫血”。

23. 精乌胶囊(颗粒)

见第六章“80. 贫血”。

24. 甜梦口服液(胶囊)

见本章“104. 头晕”。

25. 柏子养心丸(片、胶囊)

见本章“115. 失眠”。

26. 山菊降压片(胶囊、颗粒)

见第二章“25. 高血压”。

27. 清肝降压胶囊

见本章“103. 头痛与偏头痛”。

28. 复方手参丸

见第五章“76. 阳痿”。

29. 石榴补血糖浆

见第六章“80. 贫血”。

30. 补脑安神胶囊

见本章“103. 头痛与偏头痛”。

31. 复方钩藤片

见本章“103. 头痛与偏头痛”。

32. 参茸强肾片

见第五章“76. 阳痿”。

33. 健脑安神胶囊(片)

见本章“103. 头痛与偏头痛”。

34. 二十味肉豆蔻丸

见本章“104. 头晕”。

35. 六味安神胶囊

见第七章“94. 汗症”。

36. 巴戟天寡糖胶囊

见第十章“118. 抑郁症与双相情感障碍”。

37. 虫草金钱龟口服液

见本章“104. 头晕”。

38. 苁蓉益肾颗粒

见本章“104. 头晕”。

39. 固肾补气散

【功能主治】补肾填精,补益脑髓。用于肾亏阳弱,记忆力减退,腰酸腿软,气虚咳嗽,五更溏泻,食欲不振。

40. 孔圣枕中丸

见本章“104. 头晕”。

108. 脑震荡

〔基本概述〕

脑震荡是指头部遭受外力打击后,即刻发生短暂的脑功能障碍。

本病病理改变无明显变化,发生机制至今仍有许多争论。临床表现为短暂性昏迷、近事遗忘以及头痛、恶心和呕吐等症状,神经系统检查无阳性体征发现。它是最轻的一种脑损伤,经治疗后大多可以治愈。其可以单独发生,也可以与其他颅脑损伤如颅内血肿合并存在,应注意及时作出鉴别诊断。

脑震荡是因外伤后脑干网状结构出现短暂的功能障碍,使脑皮质发生抑制的一种病症。其特点是有短时间的意识障碍,醒后有短暂的逆行遗忘,而无器质性损伤的征象。

脑震荡主要症状特征:①意识障碍:程度较轻而时间短暂,可以短至数秒钟或数分钟,但不超过半小时。②近事遗忘:清醒后对受伤当时情况及受伤经过不能回忆,但对受伤前的事情能清楚地回忆。③其他症状:常有头痛、头晕、恶心、厌食、呕吐、耳鸣、失眠、畏光、注意力不集中和反应迟钝等症状。④神经系统检查无阳性体征。

中医学认为本病由于外伤,使络脉瘀阻,气血运行不畅,髓海不足而致头痛、头晕等。严重时可并发脑水肿脑出血等。本病临床表现为头痛头晕、恶心、耳鸣、失眠健忘,儿童可伴有呕吐,同时出现躁动不安或嗜睡,舌质红、苔白,脉弦。

〔治疗原则〕

(1)脑震荡患者伤后应短期留院观察2~3天,定时观察意识、瞳孔和生命体征的变化,以便及时发现可能并发的颅内血肿。

(2)一般治疗与对症治疗相结合,适当卧床休息,减少脑力和体力劳动。

(3)精神鼓励,消除顾虑。

(4)药物治疗:①头痛和失眠者可分别给予镇痛药和催眠药处理。②伤后早期呕吐明显而影响进食,静脉补充液体。③降低颅内压,增加脑血流量和氧消耗;促进脑内葡萄糖、氨基酸代谢;促进神经细胞的蛋白质合成;保护神经系统免受有害物质的侵害;调节自主神经功能紊乱;止痛等对症治疗。

(5)小儿脑震荡的预防和急救:小儿的头部很容易受到外力损伤,并因此引起脑震荡,父母应格外引起注意。对于不同年龄段的孩子,头部受伤的原因各不相同。3~4个月的婴儿刚会翻身,家人稍不注意,就会从床上跌落。6~7个月的怀抱婴儿,由于好动,不当心,可以从成人手里后翻坠地。学走路和刚会行走时,在接近楼梯口那一步台阶时,常会缺乏自控能力,发生滚落等现象。当小儿跌倒头部着地时,如所碰到的是水泥地、磁砖地等硬物,容易受到较严重的伤害,父母应警惕是否会因此而引起脑震荡。

小儿发生碰撞受伤后,会立即出现暂时的意识障碍,如哭不出、意识迷糊等情况,历时约半小时。受伤轻者仅有意识恍惚(神志迷糊),重者可发生意识丧失(昏迷不醒)、烦躁不安、轻度休克、面色苍白或恶心呕吐。有的嗜睡,在数小时或过夜以后清醒,在意识恢复后仍可伴有头痛(小儿用手敲头部)、烦躁不安、呕吐或眩晕等现象,有的甚至可长时间失去知觉。如出现这类现象,则可能颅骨骨折、头部血肿、脑出血等。

急救处理:凡遇小儿头部着地受到损伤时,都应加以足够的重视。情况较轻者,可卧床休息 1 ~ 2 天,如无特殊表现才可以下床活动,并应持续观察 1 周。如发现头部伴有血肿,应去医院拍片检查,判明有无颅骨骨折。凡有明显意识障碍,伴有休克的,应立即平卧、固定头部,急送三级医院抢救。

(6)脑震荡后遗症的中医治疗:脑震荡后遗症的出现可能是脑损伤的病理因素与患者的心理因素相互作用的结果。有证据表明,心理因素可成为脑震荡患者病情迁延不愈的重要因素。因此,在脑震荡的恢复期,患者应适当地参加娱乐活动或进行体育锻炼,这样不但可以增强体质,还可以分散对脑震荡的注意力,促进疾病的康复。

脑震荡后遗症患者大都出现以头痛为突出症状,疼痛性质为胀痛、钝痛、紧缩痛或搏动样痛,头痛可因用脑、阅读、震动、特殊气味、污浊空气、人多嘈杂、精神因素而加重,另常伴有失眠、记忆力减退、注意力不集中、烦躁、易激动、对外界反应迟钝,以及头昏、眩晕、多汗、无力、心慌、气急、恶心等。

中医学认为本病为脑络损伤,临床辨证者先应抓住一个“瘀”字。其中瘀阻脑络者头痛有定处,痛如锥刺,痛无休止,头昏头胀,时轻时重,重者昏迷目闭,不省人事;舌质紫暗或舌边有瘀点,脉涩不利。治以活血祛瘀、填精荣脑、化痰开窍、平肝潜阳、息风通络、补气养血、安神定志等方法为主。

〔用药精选〕

一、西药

1. 三磷酸胞苷二钠 Cytidine Disodium Triphosphate

三磷酸胞苷二钠为辅酶类药,是核苷酸衍生物,在体内参与磷脂类合成和代谢,是脑磷脂合成与核酸代谢的中间产物和能量来源。

【适应证】用于脑震荡及后遗症、脑出血后遗症、自主神经功能紊乱、神经官能症及心功能不全、进行性心肌萎缩、肝炎等疾病的辅助治疗。

【不良反应】偶有发热、皮疹,停药后消失。极少数患者出现一过性轻度谷丙转氨酶升高,停药后恢复正常。本药对窦房结有明显抑制作用。

【禁忌】病态窦房结综合征、窦房结功能不全者禁用。

【孕妇及哺乳期妇女用药】孕妇禁用,哺乳期妇女慎用。

【老年患者用药】老年患者肝、肾功能下降,应慎用,剂量遵医嘱。

【用法用量】①肌内注射。一次 20mg,一日 1 ~ 2 次。②静脉滴注。20mg 加入 5% 葡萄糖液或生理盐水 250ml 中缓慢滴注。或者 40mg 加入 5% 葡萄糖注射液或生理盐水 500ml 中缓慢滴注。

【制剂】三磷酸胞苷二钠注射液(氯化钠注射液);注射用三磷酸胞苷二钠

2. 胞磷胆碱(胞二磷胆碱)Citicoline

本品为脑代谢激活剂,能够促进脑细胞呼吸,改善脑功能,增强上行网状结构激活系统的功能,促进苏醒,降低脑血管阻力。

【适应证】用于急性脑外伤和颅脑手术术后意识障碍,并可用于帕金森综合征的治疗。

【不良反应】本品对人及动物均无明显的毒性作用,偶可发生恶心、干呕、食欲不振、头痛、失眠、兴奋、灼烧感及暂时性血压下降等症状。

【禁忌】对本品过敏者禁用。服用本品不可与氯酯醒等药物合用。

【孕妇及哺乳期妇女用药】目前尚无孕妇及哺乳期妇女应用的资料。

【儿童用药】应遵医嘱。

【用法用量】①口服:一次 0.1 ~ 0.2g,一日 3 次。

②静脉滴注、静脉注射、肌内注射:请遵医嘱。

【制剂】①胞磷胆碱钠片(胶囊、注射液);②注射用胞磷胆碱钠;③胞二磷胆碱注射液

3. 甘油果糖 GlycerolFructose

本品为高渗制剂,通过高渗透性脱水,能使脑水分含量减少,降低颅内压。本品降低颅内压作用起效较缓,持续时间较长。

【适应证】用于脑血管病、脑外伤、脑肿瘤、颅内炎症及其他原因引起的急、慢性颅内压增高,脑水肿等症。

【不良反应】本品一般无不良反应,偶有瘙痒、皮疹、头痛、恶心、口渴和溶血现象。

【禁忌】遗传性果糖不耐症、对本品任一成分过敏、高钠血症、无尿和严重脱水患者禁用。

【用法用量】静脉滴注。成人一次 250 ~ 500ml,一日1 ~ 2 次。每 500ml 需滴注 2 ~ 3 小时,250ml 需滴注 1 ~ 1.5 小时。根据年龄、症状可适当增减。

【制剂】甘油果糖氯化钠注射液

4. 小牛血去蛋白提取物注射液 Deproteinized Calf Blood Extractives Injention

见本章“95. 脑膜炎”。

5. 脑蛋白水解物注射液(脑活素)Cerebroprotein Hydrolysate Injection

本品为猪脑组织提取、分离、精制而得的无菌制剂。内

含约16种游离氨基酸,并含少量肽。可通过血-脑屏障,促进脑内蛋白质的合成,影响呼吸链,具有抗缺氧的保护能力,改善脑内能量代谢。

【适应证】用于改善失眠、头痛、记忆力下降、头昏及烦躁等症状,可促进脑外伤后遗症、脑血管疾病后遗症、脑炎后遗症、急性脑梗死和急性脑外伤的康复。

【不良反应】注射过快会有轻度热感,极少数病例会出现寒战、轻度发热,且多与患者体质有关。大剂量使用时,注射过快少数病例会引起发热。

【禁忌】对本品过敏、癫痫持续状态、癫痫大发作、严重肾功能不良患者禁用。

【孕妇及哺乳期妇女用药】孕妇、哺乳期妇女禁用。

【儿童用药】儿童服用本品应酌减或遵医嘱。

【老年用药】老年患者是本品应用的主要对象,但安全性尚未有确切报道,临床使用中应严密观察,并适当减量或遵医嘱。

【用法用量】每一疗程最好连续注射,参考患者年龄、病情以决定疗程长短及剂量。

①静脉滴注:一般使用10~30ml,稀释于250ml生理盐水中缓慢滴注,一日一次。60~120分钟滴完,可连续使用10~14日为一疗程。

②皮下注射:不超过2ml,肌内注射不超过5ml。

6. 盐酸吡硫醇 Pyritinol Hydrochloride

本品为脑代谢改善药,系维生素B_6的衍生物,能促进脑内葡萄糖及氨基酸代谢,改善全身同化作用,增加颈动脉血流量,增强脑功能。对边缘系统和网状结构亦有一定作用。

【适应证】本品适用于脑外伤后遗症、脑炎及脑膜炎后遗症头晕头胀、失眠、记忆力减退、注意力不集中、情绪变化等症状的改善;亦用于脑动脉硬化、老年痴呆性精神症状。

【不良反应】偶可引起恶心、皮疹等,停药后即可恢复。

【禁忌】对本品中任何成分过敏者禁用。

【孕妇及哺乳期妇女用药】因动物实验有引起第二代动物唇裂的倾向,故孕妇、哺乳期妇女不应服用。

【用法用量】①口服:成人一次0.1~0.2g,一日3次;儿童一次0.05~0.1g,一日3次。②静脉滴注:一日0.2~0.4g,临用前用适量注射用水溶解,加入5%葡萄糖注射液或0.9%氯化钠注射液250~500ml中静脉滴注。一日一次。

【制剂】①盐酸吡硫醇片(胶囊、注射液);②注射用盐酸吡硫醇

7. 吡拉西坦 Piracetam

本品为脑代谢改善药,有抗物理因素、化学因素所致的类似脑功能损伤的作用。能促进脑内ATP,可促进乙酰胆碱合成并增强神经兴奋的传导,具有促进脑内代谢作用。可以对抗由物理因素、化学因素所致的脑功能损伤。对缺氧所致的逆行性健忘有改进作用。可以增强记忆,提高学习能力。

【适应证】适用于急、慢性脑血管病,脑外伤,各种中毒性脑病等多种原因所致的记忆力减退及轻、中度脑功能障碍。也可用于儿童智能发育迟缓。

【用法用量】口服每次0.8~1.6g(2~4片),每日3次,4~8周为一疗程。儿童用量减半。

【不良反应】消化道不良反应常见有恶心、腹部不适、纳差、腹胀、腹痛等,症状的轻重与服药剂量直接相关。中枢神经系统不良反应包括兴奋、易激动、头晕、头痛和失眠等,但症状轻微,且与服用剂量大小无关。停药后以上症状消失。偶见轻度肝功能损害,表现为轻度转氨酶升高,但与药物剂量无关。

【禁忌】锥体外系疾病,Huntington舞蹈症者禁用本品,以免加重症状。

【儿童用药】新生儿禁用。

【孕妇及哺乳期妇女用药】本品易通过胎盘屏障,故孕妇禁用;哺乳期妇女用药指征尚不明确。

【老年用药】尚不明确。

【制剂】吡拉西坦片(分散片、氯化钠注射液、葡萄糖注射液)

附:用于脑震荡的其他西药

1. 甘露醇 Mannitol

见第四章“70. 水肿”。

2. 尼莫地平 Nimodipine

见本章“101. 脑中风、短暂性脑缺血发作和脑栓塞”。

3. 甲氧氯普胺 Metoclopramide

见第三章“31. 胃炎”。

4. 罗通定 Rotundine

见本章“103. 头痛和偏头痛”。

5. 延胡索乙素 Tetrahydropalmatine

见本章“103. 头痛和偏头痛”。

6. 去痛片 Compund Aminopyrine Phenacetin Tablete

见本章“103. 头痛和偏头痛”。

二、中药

脑震宁颗粒

见本章“103. 头痛与偏头痛”。

109. 癫痫

〔基本概述〕

癫痫是一组由多种原因引起的脑部神经元高度同步化、阵发性异常放电所致的中枢神经系统功能失调的慢性脑部疾病。根据所侵犯神经元的部位和放电扩散的范围,功能失调可以表现为发作性运动、感觉、意识、精神、自主神经功能异常。癫痫的患病率为3‰~6‰,任何年龄均可发生,大多

数患者(约60%)起病于儿童时期。

癫痫俗称羊痫风、羊角风、羊癫疯等,是大脑神经元突发性异常放电,导致短暂的大脑功能障碍的一种慢性疾病。癫痫发作时,患者往往大叫一声,昏到在地,四肢抽搐,两眼上视,口吐涎沫,小便失禁,数秒或几分钟消失;也有的患者出现短暂的意识障碍,但不倒地,称为小发作。

癫痫是一种发作性神志异常疾病,临床以突然昏仆,昏不知人,口吐涎沫,两目直视,四肢抽搐,喉中发出异音,发过即苏,醒后一如常人为特征。其临床表现具有发作性(突然发生,突然终止)、短暂性(持续时间数秒或数分钟)、重复性和刻板性的特点。每次或每种发作的过程称为癫痫发作,一个患者可以有多样临床表现症状。在癫痫中,具有特殊原因,由特定的症状和体征组成的特定的癫痫现象称为癫痫综合征。

脑电图是诊断癫痫最有效的工具,脑电图检查对癫痫的诊断、定位定性、判断类型及疗效观察,都具有十分重要的意义。

根据癫痫病因不同可以分为两类:原发性(功能性)癫痫和继发性(症状性)癫痫。原发性癫痫又称真性或特发性癫痫,其真正的原因不明,这类患者的脑病并无可以解释症状的结构变化或代谢异常,而与遗传因素有较密切的关系。继发性癫痫又称症状性癫痫,指能找到病因的癫痫,是由于多种脑部病损和代谢障碍,如先天性疾病、产前期和围生期疾病(产伤是婴儿期癫痫的常见病因)、热性惊厥后遗、外伤、感染、中毒、颅内肿瘤、脑血管疾病、营养代谢性疾病等。在我国引起成年人癫痫的常见原因之一是脑寄生虫病。

癫痫,中医又称痫证。中医学认为癫痫属痰症。痰浊内生,蒙蔽心神清窍,发为痫证,故有"无痰不作痫"之说。对小儿痫证的治疗,当辨别标本虚实。发作时治标为主,以豁痰熄风,镇惊开窍为基本原则;反复发作,正气已虚者,亦可标本同治。

〔治疗原则〕

癫痫虽然治疗困难,但不是不能治愈。大量资料表明,只要治疗及时,方法得当,80%左右的患者能够得到完全控制和治愈,因此,癫痫并非不治之症。癫痫患者经过一定时期的正规、系统的药物治疗而不再发作,一般可以减药,直至停药。于停药后3年内没有发作的,即认为治愈。

1. 抗癫痫药的选择

主要是依据癫痫发作和癫痫综合征的类型,以及以前用药及疗效情况进行选择。

(1)部分性发作:主要选用卡马西平、丙戊酸钠、拉莫三嗪、奥卡西平、托吡酯等。

(2)强直阵挛性发作(大发作):首选卡马西平、丙戊酸钠、拉莫三嗪或托吡酯。

(3)失神发作(小发作):首选丙戊酸钠或乙琥胺。

(4)肌阵挛发作:首选丙戊酸钠。氯硝西泮与左乙拉西坦也可以使用。

(5)非典型失神、失张力和强直发作:可以选用丙戊酸钠、拉莫三嗪、氯硝西泮等。

(6)其他药物有苯妥英钠、苯巴比妥、地西泮等。

2. 抗癫痫药的应用

(1)用药时机:一般半年内发作两次以上者,一经诊断明确,就应用药。首次发作或半年以上发作一次者,可告知抗癫痫药物可能的副作用和不治疗的可能后果,根据患者及家属的意愿,酌情选用或不用药。

(2)抗癫痫药剂量:抗癫痫药应长期规则用药,尽可能单药治疗,剂量一般从低剂量开始(可以减少不良反应)逐渐增加,直到癫痫发作被控制而又无明显的不良反应,即最佳剂量最佳疗效。抗癫痫药在儿童体内的代谢比成人要快,因此儿童患者使用此类药需要更频繁地调整剂量并要按体重计算给药量。

(3)联合治疗:在单药治疗无效时才能考虑两种或两种以上的抗癫痫药联合治疗。此时可增加药物毒性及可能发生抗癫痫药物之间的相互作用。这种药物相互作用是复杂的,有高度可变性和不可预测性,可能毒性增高而药效并没有相应增加。

(4)严密观察药物不良反应:用药前应检查肝、肾功能和血、尿常规,用药后每月检测血尿常规,每3个月查肝、肾功能,至少持续半年。

(5)换药与停药:抗癫痫药应在神经内科医师指导下停药。除非必需,应避免突然停药,尤其是巴比妥类及苯二氮䓬类药物。因为这可使发作加重。减少剂量也应循序渐减,如巴比妥类,撤药可能需要几个月的时间甚至更长。从一种抗癫痫药换为另一种也应谨慎,只有当新的服药法已大致确立,才可渐减第一种药物。接受几种抗癫痫药治疗时,不能同时停,只能先停一种药,无碍时再停另一种。决定给一个已停止癫痫发作的患者停用抗癫痫药,其时机往往是困难的,并须视个体情况而定(为何种发作类型或癫痫综合征、有无脑结构或脑电图异常、有无癫痫持续状态病史等)。也要避免在患者的青春期、月经期、妊娠期等停药。即使患者已无癫痫发作数年之久又无上述之一的情况,停药也有癫痫复发的风险。

(6)孕期和哺乳期:应用抗癫痫药有致畸风险,尤其神经管和其他相关缺陷的风险增加,特别是与卡马西平、拉莫三嗪、奥卡西平、苯妥英钠、丙戊酸钠联合应用。应告知育龄妇女服用抗癫痫药可能产生的后果,拟妊娠或孕期妇女应向专家咨询。

对接受抗癫痫药治疗的妇女,为降低神经管缺陷的风险,建议在孕前和孕期应补充足够的叶酸一日5mg。在妊娠后期3个月一日给予维生素K 10mg,可以有效地预防与任何抗癫痫药相关的新生儿出血的风险。

3. 癫痫持续状态的处理

癫痫持续状态则是一种急危重症,如不及时救治可出现脑水肿、脑疝、呼吸循环衰竭而死亡。家属一旦发现患者出现癫痫持续状态,应立即送往医院。送医院之前如家里备有苯巴比妥针剂、地西泮针剂或灌肠剂,可给予一次药物,然后送往医院。送医院后要向医生详细报告发病过程、给药时间及剂量,以利于医生掌握病情,合理救治。

4. 手术治疗　若神经影像学检查,发现脑内有明确的致癫痫病灶,可考虑尽早手术治疗。

〔用药精选〕

一、西药

1. 卡马西平 Carbamazepine

本品为抗惊厥药和抗癫痫药。作用为抗惊厥、抗癫痫、抗神经性疼痛、抗躁狂-抑郁症、改善某些精神疾病的症状,抗中枢性尿崩症。本品抗惊厥的作用类似苯妥英钠,对突触部分的强直后期强化有抑制作用,并阻止病灶异常放电的扩散。

【适应证】①复杂部分性发作(亦称精神运动性发作或颞叶癫痫)、全身强直-阵挛性发作、上述两种混合性发作或其他部分性或全身性发作。②三叉神经痛、舌咽神经痛、脊髓痨和多发性硬化、糖尿病性周围神经痛、患肢痛、外伤后神经痛、疱疹后神经痛。③预防或治疗躁狂-抑郁症;情感性疾病、顽固性精神分裂症及与边缘系统功能障碍有关的失控综合征。④中枢性部分性尿崩症。⑤下肢不宁综合征(Ekbom综合征),偏侧面肌痉挛。⑥酒精癖的戒断综合征。⑦心律失常。

【不良反应】①神经系统常见的不良反应:头晕、共济失调、嗜睡和疲劳。②因刺激抗利尿激素分泌引起水的潴留和低钠血症(或水中毒),发生率为10%~15%。③较少见的不良反应有变态反应、Stevens-Johnson综合征或中毒性表皮坏死溶解症、皮疹、荨麻疹、瘙痒;儿童行为障碍,严重腹泻,红斑狼疮样综合征(荨麻疹、瘙痒、皮疹、发热、咽喉痛、骨或关节痛、乏力)。④罕见的不良反应有腺体病,心律失常或房室传导阻滞(老年人尤其注意),骨髓抑制,中枢神经系统中毒(语言困难、精神不安、耳鸣、幻视),过敏性肝炎,低钙血症,直接影响骨代谢导致骨质疏松,肾脏中毒,周围神经炎,急性尿紫质病,栓塞性脉管炎,过敏性肺炎,急性间歇性卟啉病,可致甲状腺功能减退。⑤偶见粒细胞减少、可逆性血小板减少、再生障碍性贫血、中毒性肝炎。

【禁忌】对卡马西平及三环类抗抑郁药过敏者、房室传导阻滞、血小板及血常规严重异常、心肝肾功能不全、有骨髓抑制史、急性间歇性卟啉症患者禁用。

【孕妇及哺乳期妇女用药】本品可透过胎盘屏障,孕妇使用本品可致胎儿脊柱裂等先天畸形,尤其在妊娠早期,孕妇应禁用。本品可通过乳汁分泌,乳汁中浓度约为血药浓度的60%,哺乳期妇女应禁用。

【老年用药】老年人对本品较为敏感,可引起认知功能障碍、精神错乱、激动、不安、焦虑、房室传导阻滞或心动过缓,也可引起再生障碍性贫血。老年患者慎用。

【用法用量】口服。成人:①癫痫治疗,初始剂量一次100~200mg,一日1~2次,逐渐增加剂量至最佳疗效(通常为一日400mg,一日2~3次)。某些患者需增加至一日1600mg甚至2000mg。②躁狂症的治疗和躁郁症的预防治疗,一日400~1600mg,通常剂量为一日400~600mg,分2~3次服。治疗三叉神经痛。初始剂量为一次100mg,一日2~3次,逐渐增加剂量至疼痛缓解(通常为一次200mg,一日3~4次)。

儿童:请遵医嘱。

【制剂】卡马西平片(缓释片、胶囊、缓释胶囊、溶液、栓)

2. 丙戊酸钠 Sodium Valproate

本品为抗癫痫药,有抗惊厥作用和抗躁狂作用。对各型癫痫如各型小发作、肌阵挛性癫痫、局限性发作、大发作和混合型癫痫均有效。

【适应证】用于治疗全身性或部分性癫痫,尤其是以下类型:失神发作;肌阵挛发作;强直阵挛发作、失张力发作、混合型发作及部分性癫痫;简单性或复杂性发作;继发性全身性发作;特殊类型的综合征。

【不良反应】①常见:腹泻、消化不良、恶心、呕吐、胃肠道痉挛、月经周期改变。②少见:短暂的脱发、便秘、倦睡、眩晕、疲乏、头痛、共济失调、轻微震颤、异常兴奋、不安和烦躁。③长期服用偶见胰腺炎及急性肝坏死。④可使血小板减少引起紫癜、出血和出血时间延长,应定期检查血常规。⑤肝功能损害,血清碱性磷酸酶和氨基转移酶升高,服用2个月要检查肝功能。⑥偶有过敏。⑦偶有听力下降和可逆性听力损坏。

【禁忌】对丙戊酸过敏,急、慢性肝炎,严重肝炎史特别是药物所致肝炎、卟啉症患者禁用。

【孕妇及哺乳期妇女用药】本品能通过胎盘,动物试验有致畸的报道,孕妇应权衡利弊、慎用。本品亦可分泌入乳汁,浓度为母体血药1%~10%。应慎用。

【儿童用药】本品可蓄积在发育的骨骼内,应注意。由于存在肝毒性风险,3岁以下儿童应避免合用水杨酸类药物。

【用法用量】①口服。成人常用量:一日按体重15mg/kg或一日600~1200mg分2~3次服。开始时按5~10mg/kg,一周后递增,至能控制发作为止。当一日用量超过2500mg时应分次服用,以减少胃肠刺激。一日最大量为按体重不超过30mg/kg或一日1.8~2.4g。

小儿用量:请遵医嘱。

②静脉注射:成人,癫痫持续状态时静脉注射400mg,一日2次。

【制剂】①丙戊酸钠片(缓释片、口服溶液、糖浆);②注射用丙戊酸钠

3. 拉莫三嗪 Lamotrigine

本品为苯基三嗪类化合物,一种新型的抗癫痫药。通过抑制脑内兴奋性氨基酸-谷氨酸、天冬氨酸的释放,产生抗癫

痫作用。

【适应证】用于癫痫。用于简单部分性发作;复杂部分性发作;继发性、原发性全身强直-阵挛性发作。也可治疗顽固性癫痫中的 Lennox-Gastaut 综合征。

【用法用量】服用方法:本品应用少量水整片吞服。为保证治疗剂量的维持,需监测患者体重,在体重发生变化时要核查剂量。如果计算出的拉莫三嗪的剂量(用于儿童和肝功能受损患者)不是整片数,则所用的剂量应取低限的整片数。当停用其他联用的抗癫痫药物采用本品单药治疗或其他抗癫痫药物增加到本品的添加治疗方案中,应考虑上述变化对拉莫三嗪药动学的影响。

单药治疗剂量:成人及 12 岁以上儿童:本品单药治疗的初始剂量是 25mg,一日一次,连服 2 周;随后用 50mg,一日一次,连服 2 周。此后,每 1 ~ 2 周增加剂量,最大增加量为 50 ~ 100mg,直至达到最佳疗效。通常达到最佳疗效的维持剂量为 100 ~ 200mg/日,一日一次或分两次给药。但有些患者每日需服用 500mg 拉莫三嗪才能达到所期望的疗效。

儿童(2 ~ 12 岁):请遵医嘱。

【不良反应】皮疹;Stevens-Johnson 综合征;中毒性表皮坏死溶解症;血液学异常(包括中性粒细胞减少症、白细胞减少、贫血;血小板减少症、全血细胞减少症和非常罕见的再生障碍性贫血和粒细胞缺乏症),淋巴结病;过敏综合征包括的症状如发热、淋巴腺病、颜面水肿、血液及肝功能的异常、罕见弥漫性血管内凝血(DIC)和多器官衰竭;攻击行为,激惹;站立不稳、幻觉、精神混乱;头痛;嗜睡、失眠、头晕;眼球震颤;无菌性脑膜炎、兴奋、不安、运动紊乱、加重帕金森病、锥体外系作用、舞蹈病手足徐动症、疾病发作频率增加;复视、视力模糊;结膜炎;恶心、呕吐、腹泻;肝功能检查指标升高、肝功能异常、肝功能衰竭;狼疮样反应;疲劳。

1. 常见头痛、眩晕、嗜睡、共济失调、恶心、呕吐、视物模糊、复视和皮疹等,发生率与剂量相关。过量可出现嗜睡、头痛甚至昏迷。2. 偶见变态反应、面部皮肤水肿、肢体坏死、腹胀、胃纳减退、体重减轻、光敏性皮炎和自杀倾向等。3. 罕见严重的皮疹、血管神经性水肿。有发生 Stevens-Johnson 综合征和中毒性表皮坏死溶解(Lyell 综合征)的报道。

【禁忌】禁用于已知对拉莫三嗪和本品中任何成分过敏的患者。

【孕妇及哺乳期妇女用药】人类妊娠期使用拉莫三嗪的资料不足,还不能评价其安全性。妊娠期不应使用拉莫三嗪,或权衡利弊。哺乳期使用拉莫三嗪的资料有限,初步资料显示拉莫三嗪能进入乳汁,其浓度通常可达到血浆浓度的 40% ~60%。在少数已知是用母乳喂养的婴儿中,拉莫三嗪的血浆浓度达到可以出现药理作用的水平。

【儿童用药】用法用量请遵医嘱。

【老年用药】老年人拉莫三嗪的药代动力学与年轻人没有明显区别,因此不需要对推荐方案进行剂量调整。

【制剂】拉莫三嗪片

4. 奥卡西平 Oxcarbazepine

奥卡西平及其单羟基衍生物(MHD)阻断脑细胞的电压依赖性钠通道,因而阻止病灶放电的散布。

【适应证】用于治疗原发性全面性强直-阵挛发作,伴有或不伴有继发性全面发作和部分性发作。本品可单独应用或与其他抗癫痫药合用治疗局限性及全身性癫痫发作。

【不良反应】常见恶心、呕吐、便秘、腹泻、腹痛、头痛、头晕、嗜睡、意识模糊、抑郁、感情淡漠、激动、情感不稳定、健忘、共济失调、注意力不集中、眼球震颤、复视和疲劳。少见白细胞减少、AST 及 ALT 升高、碱性磷酸酶升高。罕见过敏反应、关节肿胀、肌痛、关节痛、呼吸困难、哮喘、肺水肿、支气管痉挛。

【禁忌】对本品过敏、房室传导阻滞患者禁用。

【孕妇及哺乳期妇女用药】孕妇应权衡利弊后使用,哺乳妇女使用本品时应暂停哺乳。

【老年用药】老年人用药易发生低钠血症。

【用法用量】口服。①用于癫痫的辅助治疗:起始量为一日 600mg,分 2 次服。此后根据临床需要,一周增加一次剂量,一周最大增量为 600mg,维持剂量为一日 1200mg,分 2 次服用(剂量超过 1200mg 时中枢神经系统不良反应增加)。②用于癫痫的单独治疗:由其他抗癫痫药物改为单用本品治疗时,起始剂量为一日 600mg,分 2 次给药,同时其他抗癫痫药开始减量。可根据临床指征一周增加一次剂量,增量最大为一日 600mg,直至最大剂量一日 2400mg。2 ~4 周达本品的最大剂量,而其他抗癫痫药应在 3 ~6 周内逐渐减完。未用过任何抗癫痫药治疗者,本品的起始剂量为一日 600mg,分 2 次给药。每 3 日增加 300mg,直到一日 1200mg。

肝、肾功能不全:请遵医嘱。

儿童用于癫痫辅助治疗:请遵医嘱。

【制剂】奥卡西平片(口服混悬液)

5. 托吡酯 Topiramate

本品为抗癫痫药,可阻断状态依赖的钠通道,增强抑制性神经递质作用,降低兴奋性中枢神经递质的作用。

【适应证】用于伴有或不伴有继发性全身发作的部分性癫痫发作的加用治疗。

【不良反应】常见的不良反应主要为与中枢神经系统相关的症状,包括共济失调、注意力受损、意识模糊、头晕、头痛、疲劳、感觉异常、嗜睡和思维异常;不常见的不良反应包括焦虑、遗忘、食欲不振、失语、抑郁、复视、情绪不稳、恶心、眼球震颤、言语表达障碍、味觉倒错、视觉异常和体重减轻;罕见肾石症的报道。有个例血栓栓塞的报道,其与药物间的相关性不明确。

【禁忌】对本品过敏者禁用。

【孕妇及哺乳期妇女用药】只有在潜在利益超过对胎儿的可能的危险性时才可在妊娠期应用本品。哺乳期妇女应权衡利弊,用药期间应停止哺乳。

【儿童用药】在 12 岁及 12 岁以下儿童中应用本品的经

验较少，儿童用药剂量尚无一致意见。可从一日12.5～25mg开始，逐步增加剂量，维持量为一日100mg，分次口服。

【用法用量】口服。推荐从低剂量开始治疗，逐渐加至有效剂量。开始每晚口服50mg，随后，一周增加50～100mg，分2次服用。剂量应根据临床疗效进行调整，通常为一日200～400mg，分2次服用。

【制剂】托吡酯片（胶囊）

6. 氯硝西泮 Clonazepam

本品为苯二氮草类抗癫痫抗惊厥药，对各种类型的癫痫有抑制作用。

【适应证】主要用于治疗癫痫和惊厥，适用于各种类型的癫痫，尤适用于失神发作、婴儿痉挛症、肌阵挛发作、运动不能性发作及Lennox-Gastaut综合征。静脉注射治疗癫痫持续状态。本品还具有抗焦虑作用，适用于焦虑状态和失眠。对舞蹈症亦有效。对药物引起的多动症、慢性多发性抽搐、僵人综合征及各类神经痛也有一定疗效。

【不良反应】①常见：嗜睡、头昏、共济失调、行为紊乱、异常兴奋、神经过敏、易激惹（反常反应）、肌力减退。②少见：行为：障碍、思维不能集中、易暴怒（儿童多见）、精神错乱、幻觉、精神抑郁；皮疹或过敏、咽痛、发热或出血异常、瘀斑或极度疲乏、乏力（血细胞减少）。偶尔可见呼吸抑制现象。③需注意的：行动不灵活、行走不稳、嗜睡，开始严重，逐渐消失；视力模糊、便秘、腹泻、眩晕或头晕、头痛、气管分泌增多、恶心、排尿障碍、语言不清。

【禁忌】对本品及其他苯二氮草类药物过敏、急性窄角型青光眼、肝脏疾病、青光眼患者禁用。对重症肌无力患者忌用，用药期间症忌酒。

【孕妇及哺乳期妇女用药】孕妇、哺乳期妇女禁用。

【儿童用药】儿童，尤其幼儿，长期应用有可能对躯体和神经发育有影响，应慎用；在新生儿可产生持续性中枢神经系抑制，应禁用。

【老年用药】老年人中枢神经系统对本品较敏感，用药易产生呼吸困难、低血压、心动过缓甚至心跳停止，应慎用。

【用法用量】口服。①成人：从小剂量开始，一次0.5mg，一日2～3次，根据病情逐渐增加剂量，最大剂量不超过一日20mg。②儿童：10岁或体重小于30kg：开始一日0.01～0.03mg/kg，分2～3次服用；以后每3日增加0.25～0.5mg/kg，至达到0.1～0.3mg/kg，疗程3～6月。

用于癫痫持续状态，可静脉注射（时间至少超过2分钟）或静脉滴注1mg，成人剂量为1mg，必要时可重复。儿童剂量为0.5mg。用于失眠，一次2mg，睡前服。

【制剂】氯硝西泮片（注射液）

7. 左乙拉西坦 Levetiracetam

本品是一种吡咯烷酮衍生物，抗癫痫作用的确切机制尚不清楚。

【适应证】本品具有较强的抗癫痫作用，对癫痫部分性发作和无惊厥的全身性发作有效。本品的有效量和中毒量相差远，安全性较好。可单用或联合用于成人及4岁以上儿童部分性癫痫发作及全身性发作。也可用于其他原因（如脑炎、脑缺氧等）引起的肌阵挛。

【用法用量】①给药途径：口服。需以适量的水吞服，服用不受进食影响。②给药方法和剂量：成人（>18岁）和青少年（12～17岁）体重≥50kg起始治疗剂量为每次500mg，一日2次。根据临床效果及耐受性，每日剂量可增加至每次1500mg，一日2次。剂量的变化应每2～4周增加或减少500mg/次，一日2次。老年人（≥65岁）根据肾功能状况，调整剂量（详见下文有关肾功能受损患者描述）。4～11岁的儿童和青少年（12～17岁）体重≤50kg起始治疗剂量是10mg/kg，一日两次。根据临床效果及耐受性，剂量可以增加至30mg/kg，一日2次。剂量变化应以每两周增加或减少10mg/kg，一日2次。应尽量使用最低有效剂量。儿童和青少年体重≥50kg，剂量和成人一致。

20kg以下的儿童，为精确调整剂量，起始治疗应使用口服溶液。婴儿和小于4岁的儿童患者目前尚无相关的充足的资料。

【不良反应】乏力，嗜睡，健忘、共济失调、惊厥、头晕、头痛、运动过度、震颤，易激动、抑郁、情绪不稳、敌意、失眠、神经质、人格改变、思维异常；行为异常、攻击性、易怒、焦虑、错乱、幻觉、易激动、精神异常、自杀、自杀性意念、自杀企图。腹泻、消化不良、恶心、呕吐，食欲减退。当患者同时服用托吡酯时，食欲减退的危险性增加。眩晕，复视，意外伤害，感染，咳嗽增加，皮疹，脱发，白细胞减少、嗜中性粒细胞减少、全血细胞减少、血小板减少。

【禁忌】对左乙拉西坦过敏或者对吡咯烷酮衍生物或者其他任何成分过敏的患者禁用。

【孕妇及哺乳期妇女用药】目前没有孕妇服用本品的资料，动物试验证明该药有一定的生殖毒性。对于人类潜在的危险目前尚不明确。如非必要，孕妇请勿应用左乙拉西坦。动物实验表明左乙拉西坦可以从乳汁中排出，所以，不建议患者在服药同时哺乳。

【制剂】左乙拉西坦片

8. 苯妥英钠 PhenytoinSodium

本品为抗癫痫药、抗心律失常药。能稳定发作阈，限制癫痫病灶异常放电的扩散，提高心房纤颤与心室纤颤的阈值。对癫痫大发作有良效，而对失神性发作无效。

【适应证】用于治疗全身强直阵挛性发作（精神运动性发作、颞叶癫痫）、单纯及复杂部分性发作（局限性发作）、继发性全面发作和癫痫持续状态。可用于治疗三叉神经痛，隐性营养不良性大疱性表皮松解，发作性舞蹈手足徐动症，发作性控制障碍（包括发怒、焦虑和失眠的兴奋过渡等的行为障碍疾患），肌强直症及三环类抗抑郁药过量时心脏传导障碍等。本品也适用于洋地黄中毒所致的室性及室上性心律失常。

【用法用量】抗癫痫。成人常用量：每日250～300mg，开始时100mg,一日2次,1～3周内增加至250～300mg,分三次口服,极量一次300mg,一日500mg。小儿常用量:开始每日5mg/kg,分2～3次服用,按需调整,以每日不超过250mg为度。维持量为4～8mg/kg或按体表面积250mg/m^2,分2～3次服用,如有条件可进行血药浓度监测。

【不良反应】本品副作用小,常见齿龈增生,儿童发生率高,应加强口腔卫生和按摩齿龈。长期服用后或血药浓度达30μg/ml可能引起恶心,呕吐甚至胃炎,饭后服用可减轻。神经系统不良反应与剂量相关,常见眩晕、头痛,严重时可引起眼球震颤、共济失调、语言不清和意识模糊,调整剂量或停药可消失;较少见的神经系统不良反应有头晕、失眠、一过性神经质、颤搐、舞蹈症、肌张力不全、震颤、扑翼样震颤等。可影响造血系统,致粒细胞和血小板减少,罕见再生障碍性贫血;常见巨幼细胞贫血,可用叶酸加维生素B_{12}防治。可引起过敏反应,常见皮疹伴高热,罕见严重皮肤反应,如剥脱性皮炎,多形糜烂性红斑、系统性红斑狼疮和致死性肝坏死、淋巴系统霍奇金病等。一旦出现症状立即停药并采取相应措施。小儿长期服用可加速维生素D代谢造成软骨病或骨质异常;孕妇服用偶致畸胎;可抑制抗利尿激素和胰岛素分泌使血糖升高,有致癌的报道。

【禁忌】对乙内酰脲类药有过敏史或阿-斯综合征、Ⅱ～Ⅲ度房室阻滞,窦房结阻滞、窦性心动过缓等心功能损害者。

【儿童用药】小儿由于分布容积与消除半衰期随年龄而变化,因此应经常做血药浓度测定。新生儿或婴儿期对本品的药动学较特殊,临床对中毒症状评定有困难,一般不首先采用。学龄前儿童肝脏代谢强,需多次监测血药浓度以决定用药次数和用量。

【老年患者用药】老年人慢性低蛋白血症的发生率高,治疗上合并用药又较多,药物彼此相互作用复杂,应用本品时须慎重,用量应偏低,并经常监测血药浓度。

【孕妇及哺乳期妇女用药】本品能通过胎盘,可能致畸,但有人认为癫痫发作控制不佳致畸的危险性大于用药的危险性,应权衡利弊。凡用本品能控制发作的患者,孕期应继续服用,并保持有效血浓,分娩后再重新调整。产前一个月应补充维生素K,产后立即给新生儿注射维生素K减少出血危险。本品可分泌入乳汁,一般主张服用苯妥英钠的母亲避免母乳喂养。

【制剂】苯妥英钠片;注射用苯妥英钠

9. 苯巴比妥 Phenobarbital

本品为镇静催眠药、抗惊厥药,是长效巴比妥类的典型代表。对中枢的抑制作用随着剂量加大,表现为镇静、催眠、抗惊厥及抗癫痫。大剂量对心血管系统、呼吸系统有明显的抑制。过量可麻痹延髓呼吸中枢致死。可减少胃液分泌,降低胃张力。可产生依赖性,包括精神依赖和身体依赖。

【适应证】①用于镇静:如焦虑不安、烦躁、甲状腺功能亢进、高血压、功能性恶心、小儿幽门痉挛等症。②偶用于顽固性失眠症。③对抗中枢兴奋药中毒或高热、破伤风、脑炎、脑出血等疾病引起的惊厥。④癫痫大发作、局限性发作及癫痫持续状态。⑤麻醉前给药。⑥高胆红素血症,新生儿脑核性黄疸。⑦酒精戒断综合征。

【不良反应】常有倦睡、眩晕、头痛、乏力、精神不振等延续效应。偶见皮疹、剥脱性皮炎、中毒性肝炎、黄疸等。也可见巨幼细胞贫血,关节疼痛,骨软化。久用可产生耐受性与依赖性,突然停药可引起戒断症状,应逐渐减量停药。

【禁忌】对本品过敏、严重肝肾功能不全、肝硬化、严重肺功能不全(如肺气肿)、支气管哮喘、呼吸抑制、卟啉病、贫血、哮喘史、未控制的糖尿病患者禁用。

【孕妇及哺乳期妇女用药】本品可通过胎盘,妊娠期长期服用,可引起依赖性及致新生儿撤药综合征;可能由于维生素K含量减少引起新生儿出血;妊娠晚期或分娩期应用,由于胎儿肝功能尚未成熟引起新生儿(尤其是早产儿)的呼吸抑制,可能对胎儿产生致畸作用。哺乳期应用可引起婴儿的中枢神经系统抑制。

【儿童用药】可能引起反常的兴奋,应注意。

【老年用药】对本品的常用量可引起兴奋神经错乱或抑郁,因此用量宜较小。

【用法用量】①口服。a. 催眠:一日30～100mg,睡前顿服。b. 镇静:一次15～30mg,一日2～3次。c. 抗惊厥:一日90～180mg,晚上顿服;或一次30～60mg,一日3次。d. 极量:一次250mg,一日500mg。

②肌内注射、静脉注射:请遵医嘱。

【制剂】①苯巴比妥片;②复方苯巴比妥溴化钠片;③苯巴比妥钠注射液;④注射用苯巴比妥钠

10. 地西泮 Diazepam

本品为苯二氮䓬类抗焦虑药,具有抗焦虑、镇静、催眠、抗惊厥、抗癫痫及中枢性肌肉松弛作用。是目前临床上最常用的催眠药。

【适应证】①焦虑症及各种神经官能症。②失眠:尤对焦虑性失眠疗效极佳。③癫痫:可与其他抗癫痫药合用,治疗癫痫大发作或小发作,控制癫痫持续状态时应静脉注射。④各种原因引起的惊厥:如子痫、破伤风、小儿热性惊厥等。⑤脑血管意外或脊髓损伤性中枢性肌强宜或腰肌劳损、内镜检查等所致肌肉痉挛。

【不良反应】①常见的不良反应有嗜睡、头昏、乏力等,大剂量可有共济失调、震颤。②罕见的有皮疹,白细胞减少。③个别患者发生兴奋,多语,睡眠障碍,甚至幻觉。停药后,上述症状很快消失。④长期连续用药可产生依赖性和成瘾性,停药可能发生撤药症状,表现为激动或忧郁。

【禁忌】对本品过敏者禁用。

【孕妇及哺乳期妇女用药】在妊娠3个月内,本品有增加胎儿致畸的危险,妊娠后期用药影响新生儿中枢神经活动,分娩前及分娩时用药可导致新生儿肌张力较弱,孕妇长期服用可成瘾,使新生儿呈现撤药症状激惹、震颤、呕吐、腹泻。应禁用。

本品可分泌入乳汁，哺乳期妇女应避免使用。

【儿童用药】幼儿中枢神经系统对本品异常敏感，应谨慎给药。

【老年用药】老年人对本品较敏感，用量应酌减。

【用法用量】口服。①抗焦虑：一次 2.5 ~ 5mg，一日 3 次。②催眠：一次 5 ~ 10mg，睡前服用。③抗惊厥：成人一次 2.5 ~ 10mg，一日 2 ~ 4 次。6 个月以上儿童一次 0.1mg/kg，一日 3 次。

肌内或缓慢静脉注射：一次 10 ~ 20mg，必要时，4 小时再重复一次。

【制剂】地西泮片（注射液）

11. 乙琥胺 Ethosuximid

本品为抗癫痫药。抑制大脑运动皮质神经传递，减少发作。

【适应证】用于癫痫失神发作（小发作）。

【不良反应】常见恶心、呕吐、上腹不适、食欲减退；少见头昏、头痛、眩晕、嗜睡、疲乏、精神状态改变、发热、血小板减少、皮疹等；偶见粒细胞减少、再生障碍性贫血及肝肾功能损害；个别患者出现过敏反应。

【禁忌】对本品及其他琥珀酰亚胺类药物过敏者禁用。

【孕妇及哺乳期妇女用药】孕妇慎用。本品可透过胎盘和乳汁分泌，哺乳期妇女禁用。

【用法用量】口服。①成人：初始剂量一次 0.25g，一日 2 次，以后每 4 ~ 7 日增加 0.25g，直至控制癫痫发作，一日最大剂量不超过 1.5g。②儿童：请遵医嘱。

【制剂】乙琥胺胶囊（糖浆）

12. 水合氯醛 ChloralHydrate

本品为催眠药、抗惊厥药，具有镇静、催眠和抗惊厥作用。与巴比妥类相似，引起近似生理性睡眠，无明显后作用。较大剂量有抗惊厥作用。大剂量可引起昏迷和麻醉，抑制延髓呼吸及血管运动中枢，导致死亡。

【适应证】①治疗失眠，适用于入睡困难的患者。作为催眠药，短期应用有效，连续服用超过两周则无效。②麻醉前、手术前和睡眠脑电图检查前用药，可镇静和解除焦虑，使相应的处理过程比较安全和平稳。③抗惊厥，用于癫痫持续状态的治疗，也可用于小儿高热、破伤风及子痫引起的惊厥。

【不良反应】①对胃黏膜有刺激，易引起恶心、呕吐。②大剂量能抑制心肌收缩力，缩短心肌不应期，并抑制延髓的呼吸及血管运动中枢。③对肝、肾有损害作用。④偶有发生过敏性皮疹，荨麻疹。⑤长期服用，可产生依赖性及耐受性，突然停药可引起神经质、幻觉、烦躁、异常兴奋、瞻妄、震颤等严重撤药综合征。

【禁忌】对本品过敏、肝肾功能严重障碍、严重心脏病、间歇性血卟啉病患者禁用。

【孕妇及哺乳期妇女用药】本品虽能通过胎盘，但在动物或人均尚未遇见致畸。在妊娠期经常服用，新生儿产生撤药综合征。本品能分泌入乳汁，可致婴儿镇静。哺乳者禁用。

【用法用量】①催眠：成人口服 0.5 ~ 1.5g，睡前服；儿童口服 30 ~ 50mg/kg，睡前服，最大单次剂量 1g。②镇静：成人口服 250mg，一日 3 次；儿童一次 8mg/kg，一日 3 次。③抗惊厥：成人一次 1.5g，灌肠，必要时 6 ~ 8 小时重复使用；儿童一次 40mg/kg，灌肠，总量不超过 1g。

【制剂】①水合氯醛糖浆（口服液）；②樟脑水合氯醛酊

13. 加巴喷丁 Gabapentin

本品是一种新颖的抗癫痫药，是 γ-氨基丁酸（GABA）的衍生物，可抑制癫痫发作。

【适应证】用于控制癫痫部分性发作及带状疱疹后神经痛的辅助治疗药。

【用法用量】第一次睡前服 300mg。以后一日增加 300mg，用量可以高达一日 3600mg。上述剂量需分 3 次服用。

【不良反应】①常见嗜睡、眩晕、运动失调、疲劳、眼球震颤、头痛、震颤、复视、鼻炎及恶心与呕吐。一般继续用药后这些反应可见减轻。②偶有惊厥、咽炎、发音不良、体重增加、消化不良、遗忘、神经过敏等。③极少发生胰腺炎，肝功能受损和斯-约综合征。

【禁忌】对本品过敏、急性胰腺炎患者禁用。

【孕妇及哺乳期妇女用药】目前尚无孕期妇女使用本品的经验，只有在充分评估利益或风险后，才可使用。哺乳期妇女在必须使用本品时，应停止哺乳。

【儿童用药】3 ~ 12 岁，开始剂量为按体重一日 10 ~ 15mg/kg，分 3 次服，大约 3 日达到有效剂量。5 岁以上患者有效剂量为一日 25 ~ 35mg/kg，分 3 次服。3 ~ 4 岁，一日 40mg(kg · d)，分 3 次服。如有必要，剂量可增为一日 50 mg/kg。长期临床研究表明剂量增加到一日 50mg/kg 耐受性良好。

12 岁以下肾功能损伤患者尚未进行加巴喷丁使用的研究。

【老年用药】因老年患者可能肾功能下降，用量应慎重，根据肌酐清除率调整给药剂量。

【制剂】加巴喷丁片（缓释片、胶囊）

附：用于癫痫的其他西药

1. 劳拉西泮 Lorazepam

见第十章“119. 焦虑症”。

2. 异戊巴比妥 Amobarbital

【适应证】本品为中效巴比妥类镇静催眠、抗惊厥药。对中枢神经系统有抑制作用，因剂量不同而表现为镇静、催眠、抗惊厥及抗癫痫。主要用于催眠、镇静、抗惊厥（小儿热性惊厥、破伤风惊厥、子痫、癫痫持续状态）及麻醉前给药。癫痫持续状态下，一般在应用地西泮、苯妥英钠等静脉注射不能控制时，可采用本品。

3. 扑米酮 Primidone

【适应证】本品为抗癫痫药，作用与苯巴比妥相似，在体内约有25%氧化为苯巴比妥，另一部分裂解为苯乙基丙二酰胺，扑米酮及其代谢产物均有抗癫痫活性。可用于癫痫强直阵挛性发作（大发作），单纯部分性发作和复杂部分性发作的单药或联合用药治疗。

4. 丙戊酸镁 Magnesium Valproate

【适应证】本品具有抗惊厥、抗躁狂作用。抗癫痫作用可能与竞争性抑制γ-氨基丁酸转移酶、使其代谢减少而提高脑内γ-氨基丁酸的含量有关。对各种不同因素引起的惊厥均有不同程度的对抗作用。可用于治疗各型癫痫。

5. 氨己烯酸 Vigabatrin

【适应证】本品为γ-氨基丁酸（GABA）氨基转移酶的抑制剂，具有高度选择性，抑制该酶，从而使得脑内的GABA浓度提高，产生抗癫痫的作用。对耐药性的部分发作型癫痫特别有效。对继发的全面性癫痫发作疗效差。可用于治疗其他抗癫痫药无效的癫痫，特别是部分性发作。

6. 氯氮䓬 Chlordiazepoxide

【适应证】①治疗焦虑性神经症，缓解焦虑、紧张、担心、不安与失眠等症状。②治疗失眠症。③治疗肌张力过高或肌肉僵直的疾病。④与抗癫痫药合用控制癫痫发作。

7. 噻加宾 Tiagabine

【适应证】本品一般作为辅助治疗，用于成人及12岁以上儿童难治性部分性癫痫发作。

8. 唑尼沙胺 Zonisamide

【适应证】本品为苯并异唑衍生物，能抑制癫痫病灶，阻滞癫痫发作放电的扩散速度。用于治疗对其他药物治疗无效的癫痫，特别是部分性发作。对原发性全身发作、混合型癫痫、肌阵挛性发作及癫痫综合征如伦-加综合征和韦斯特综合征有效。但通常用作其他第一线药物的辅助治疗。

9. 艾司唑仑 Estazolam

见本章“115. 失眠”。

10. 盐酸利多卡因 Lidocaine Hydrochloride

【适应证】可用于癫痫持续状态用其他抗癫痫药无效者，原发性三叉神经痛、头面部神经痛等。

二、中药

1. 癫痫康胶囊

【处方组成】天麻、石菖蒲、僵蚕、胆南星、川贝母、丹参、远志、全蝎、麦冬、淡竹叶、生姜、琥珀、人参、冰片、人工牛黄

【功能主治】镇惊息风，化痰开窍。用于癫痫。症见风痰闭阻，痰火扰心，神昏抽搐，口吐涎沫。

【用法用量】口服。一次3粒，一日3次。

2. 医痫丸

【处方组成】生白附子、天南星（制）、半夏（制）、猪牙皂、僵蚕（炒）、乌梢蛇（制）、蜈蚣、全蝎、白矾、雄黄、朱砂

【功能主治】祛风化痰，定痫止痛。用于痰阻脑络所致的癫痫。症见抽搐昏迷、双目上吊、口吐涎沫。

【用法用量】口服。一次3g，一日2～3次；小儿酌减。

【使用注意】①孕妇禁用。②合并慢性胃肠病、心血管病、肝肾功能不全者禁用。

3. 桂芍镇痫片

【处方组成】桂枝、白芍、党参、半夏（制）、柴胡、黄芩、甘草、生姜、大枣

【功能主治】调和营卫，清肝胆。用于治疗各种发作类型的癫痫。

【用法用量】口服。一次6片，一日3次。

4. 羊痫疯丸

【处方组成】白矾、郁金、金礞石（煅）、全蝎、黄连、乌梅

【功能主治】息风止惊，清心安神。用于痰火内盛所致的癫痫。症见抽搐，口角流涎。

【用法用量】口服。一次6g（1瓶），一日1～2次。

【使用注意】孕妇禁用。

5. 羚羊角胶囊（散）

见本章“103. 头痛与偏头痛”。

6. 全天麻胶囊（片）

见本章“103. 头痛与偏头痛”。

7. 癫痫宁片

【处方组成】马蹄香、石菖蒲、钩藤、牵牛子、千金子、缬草、甘松、薄荷脑

【功能主治】豁痰开窍，息风安神。用于风痰上扰所致的癫痫，症见突然昏倒，不省人事，四肢抽搐，喉中痰鸣，口吐涎沫，或眼目上视，少倾清醒。

【用法用量】口服。一次2～4片，一日3次。

【使用注意】孕妇禁用。

8. 补脑丸

见本章“107. 老年性痴呆（阿尔茨海默病）与健忘症”。

9. 牛黄清心丸（局方）

【处方组成】牛黄、当归、川芎、甘草、山药、黄芩、炒苦杏仁、大豆黄卷、大枣、炒白术、茯苓、桔梗、防风、柴胡、阿胶、干姜、白芍、人参、六神曲（炒）、肉桂、麦冬、白蔹、蒲黄（炒）、人工麝香、冰片、水牛角浓缩粉、羚羊角、朱砂、雄黄

【功能主治】清心化痰，镇惊祛风。用于风痰阻窍所致的头晕目眩，痰涎壅盛，神志混乱，言语不清及惊风抽搐、癫痫。

【用法用量】口服。大蜜丸一次1丸，水丸一次1.6g，一日一次。

【使用注意】孕妇禁用。

10. 小儿抗痫胶囊

【处方组成】胆南星、天麻、太子参、茯苓、水半夏（制）、橘红、九节菖蒲、青果、琥珀、沉香、六神曲（麸炒）、枳壳（麸炒）、川芎、羌活

【功能主治】豁痰息风，健脾理气。用于原发性全身性强直-阵挛发作型儿童癫痫风痰闭阻证，症见四肢抽搐、口吐涎沫、二目上窜、甚至昏仆。

【用法用量】口服。3～6岁一次5粒,7～13岁一次8粒,一日3次。本品胶囊较大,患儿不习惯或吞服有困难者,可从胶囊中取出药粉冲服。

11. 白金丸

【处方组成】郁金、明矾、薄荷

【功能主治】豁痰通窍,清心安神。用于痰气壅塞,癫痫发狂,猝然昏倒,口吐涎沫。

【用法用量】口服。一次6～9克,一日2次;用石菖蒲汤或温开水送服。

12. 礞石滚痰片(丸)

【主要成分】金礞石(煅)、沉香、黄芩苷、熟大黄、大黄流浸膏

【功能主治】降火逐痰。用于湿热顽痰,发为癫狂惊悸,或咳喘痰稠,大便秘结。

【用法用量】口服。一次8片,一日一次。

【使用注意】孕妇禁用。

13. 癫痫平片(胶囊)

【处方组成】石菖蒲、僵蚕、全蝎、蜈蚣、生石膏、白芍、磁石(煅)、牡蛎(煅)、猪牙皂、柴胡、硼砂

【功能主治】豁痰开窍,平肝清热,熄风定痫。用于风痰闭阻所致癫痫。

【用法用量】口服。一次5～7片,一日2次;小儿酌减或遵医嘱。

14. 痫愈胶囊

【处方组成】黄芪、党参、丹参、柴胡、酸枣仁、远志、天麻、钩藤、石菖蒲、胆南星、当归、僵蚕、六神曲、郁金、甘草、白附子(制)

【功能主治】豁痰开窍,安神定惊,息风解痉。用于风痰闭阻所致的癫痫抽搐,小儿惊风,面肌痉挛。

【用法用量】口服。一次5粒,一日3次。

15. 二十五味珊瑚胶囊(丸)

【处方组成】珊瑚、诃子、广木香、脑石、甘草、丁香、龙骨、红花、铁棒锤(制)、珍珠、麝香、朱砂等二十五味

【功能主治】开窍,通络,止痛。用于"白脉病",神志不清,身体麻木,头昏目眩,脑部疼痛,血压不调,头痛,癫痫及各种神经性疼痛。

【用法用量】口服。一次2粒,一日一次。

附:用于癫痫的其他中药

1. 琥珀抱龙丸

【功能主治】镇静安神,清热化痰。用于饮食内伤所致的痰食型急惊风,症见发热抽搐,烦躁不安,痰喘气急,惊痫不安。

2. 缬草提取物胶囊

见第十章"121. 癔症"。

110. 重症肌无力

〔基本概述〕

重症肌无力是一种神经肌肉接头传递功能障碍的自身免疫性疾病。主要由于神经－肌肉接头突触后膜上乙酰胆碱受体受损引起。临床主要表现为部分或全身骨骼肌无力和极易疲劳,通常在活动后症状加重,经休息和胆碱酯酶抑制剂治疗后症状减轻。

本病临床主要表现为波动性的部分或全身骨骼肌无力,易疲劳,活动后加重,休息后症状减轻及晨轻暮重的现象。往往晨起时肌力较好,到下午或傍晚症状加重。患者持续上视时出现上睑下垂,两臂持续平举后出现上臂下垂,休息后恢复。新斯的明肌内注射20分钟后肌无力症状将明显减轻。胸腺检查可发现增生和肥大。

重症肌无力是神经肌肉接头处传递障碍的慢性疾病,胸腺是激活和维持重症肌无力自身免疫反应的重要因素,某些遗传及环境因素也与重症肌无力的发病机制密切相关。例如环境污染造成免疫力下降、过度劳累造成免疫功能紊乱、病毒感染或使用氨基糖苷类抗生素等药物诱发某些基因缺陷等都可能引发本病。

神经肌肉接头传递阻滞,导致眼肌、吞咽肌、呼吸肌及四肢骨骼肌无力。也就是说支配肌肉收缩的神经在多种病因的影响下,不能将"信号指令"正常传递到肌肉,使肌肉丧失了收缩功能,临床上就出现了上睑下垂、复视、斜视,表情肌和咀嚼肌无力,表现为表情淡漠、不能鼓腮吹气等;延髓型肌无力则出现语言不利、伸舌不灵、进食困难、饮食呛咳和四肢肌无力。

重症肌无力根据发病年龄分为成年型和儿童型,其中成年型又可分为眼肌型、轻度全身型、中度全身型、急性重症型、迟发重症型和肌萎缩型等多种。

重症肌无力属于中医学"痿证"等范畴。本病主要与脾、肾、肝关系密切,先天不足、后天失养均可发为此病,尤其是脾胃与四肢肌肉的营养和功能活动密切相关。治以健脾益气、滋肝补肾、活血通络为原则,可通过内服外用及循经药浴、按摩、针灸等综合治疗。

〔治疗原则〕

本病患者往往由于精神创伤、全身各种感染、过度劳累、内分泌失调、免疫功能紊乱、妇女月经期等多种因素而复发或加重病情,因此,重症肌无力症状的反复性成为本病的特点。

(1)重症肌无力患者应避免劳累,慎用对神经-肌肉接头传递有影响的药物如各种氨基糖苷类抗菌药物、奎宁、奎尼丁、普鲁卡因、普萘洛尔、氯丙嗪及各种肌肉松弛药等。

(2)有胸腺瘤或胸腺增生者,应行胸腺切除。但部分患

者胸腺切除后仍需继续激素或其他治疗，如血浆置换、糖皮质激素，甚至胆碱酯酶抑制剂治疗等。

(3)药物使用

①新斯的明为胆碱酯酶抑制剂，一般维持用药应从小剂量开始，逐步加量，以能维持基本日常生活能力为宜。眼肌型或全身轻症患者及对激素治疗有禁忌者可单独使用此类药物治疗。皮下注射或肌内注射甲硫酸新斯的明。新斯的明对肢体无力效果较好。甲硫酸新斯的明溶液稳定性好，供注射用。口服常用溴新斯的明。吡啶斯的明起效温和、平稳、作用时间较长，对延髓支配的肌肉无力效果较好。

②糖皮质激素可抑制自身免疫反应，适用于各种类型重症肌无力。它通过抑制乙酰胆碱受体抗体的生成，增加突触前膜乙酰胆碱的释放量及促使运动终板再生和修复。泼尼松对各型重症肌无力均适用。但长期应用激素应注意激素的不良反应，如胃溃疡出血、血糖升高、库欣综合征、股骨头坏死、骨质疏松等，应同时注意补钾及补钙等。

③人免疫球蛋白可使乙酰胆碱受体抗体的结合功能紊乱而干扰免疫反应。一般应用大剂量免疫球蛋白一日0.4g/kg，连续5日为一疗程。

④其他免疫抑制剂用于激素治疗不佳、不能耐受或禁用激素者，如硫唑嘌呤等。硫唑嘌呤属于免疫抑制剂，适用于有高血压、糖尿病、溃疡病而不能用糖皮质激素，或不能耐受糖皮质激素，而对糖皮质激素疗效不佳者。

(4)当重症肌无力病情突然加重或治疗不当，引起呼吸肌无力或麻痹而致严重呼吸困难时，称为重症肌无力危象。要密切关注重症肌无力危象的发生，一旦发生呼吸肌麻痹，应立即给予气管插管和加压人工呼吸。若呼吸短时间不能改善，应尽快行气管切开，呼吸机辅助呼吸。

〔用药精选〕

一、西药

1. 甲硫酸新斯的明 Neostigmine Mesylate

本品是一种可逆性抗胆碱酯酶药，常用于内科、妇科及五官科的各种弛缓麻痹、肌肉和神经官能症等。

【适应证】用于重症肌无力，也用于手术后功能性肠胀气及尿潴留等。

【不良反应】本品可致药疹，大剂量时可引起恶心、呕吐、腹泻、流泪、流涎等，严重时可出现共济失调、惊厥、昏迷、语言不清、焦虑不安、恐惧甚至心脏停搏。

【禁忌】对本品中任何成分过敏、癫痫、心绞痛、室性心动过速、机械性肠梗阻或泌尿道梗阻、哮喘、心律失常、窦性心动过缓、血压下降、迷走神经张力升高患者禁用。

【用法用量】①皮下或肌内注射：常用量，成人一次0.25～1mg，一日1～3次。极量，一次1mg，一日5mg。②拮抗竞争型肌松药过量中毒，在全麻药作用已消失后用2.5mg混合阿托品1mg，在5分钟内一次静脉推注，10分钟后肌张力可改善，维持约1小时。极量新斯的明为5.0mg，阿托品为2.0mg。

【老年用药】尚缺乏本品老年患者用药的安全性研究资料。

【制剂】①甲硫酸新斯的明注射液；②注射用甲硫酸新斯的明

2. 溴吡斯的明 Pyridostigmine Bromide

本品为可逆性的抗胆碱酯酶药，能抑制胆碱酯酶的活性，并能促进运动神经末梢释放乙酰胆碱，从而提高胃肠道、支气管平滑肌和全身骨骼肌的肌张力，作用虽较溴化新斯的明弱但维持时间较久。

【适应证】用于重症肌无力，也用于手术后功能性肠胀气及尿潴留等。

【不良反应】常见的有腹泻、恶心、呕吐、胃痉挛、汗及唾液增多等。较少见的有尿频、缩瞳等。长期服用后，可出现较严重的溴化物皮疹、乏力、恶心和呕吐等反应。接受大剂量治疗的重症肌无力患者，常出现精神异常。

【禁忌】对本品过敏、心绞痛、支气管哮喘、机械性肠梗阻及尿路梗阻患者禁用。

【孕妇及哺乳期妇女用药】孕妇给药后，由于子宫肌收缩，可引起早产，孕妇禁用。本品可透过胎盘，少量进入乳汁，哺乳期妇女慎用。

【用法用量】口服。成人一次60～120mg，每3～4小时一次。

【制剂】溴吡斯的明片

3. 溴新斯的明 Neostigmine Bromide

本品为新斯的明的溴化物，为胆碱酯酶抑制药。主要表现为缩瞳、心动徐缓、胃肠道和支气管等全身平滑肌的张力提高、膀胱肌和子宫肌收缩、唾液和汗液等分泌增加。对血管、眼及支气管等平滑肌作用较弱。

【适应证】①诊断和治疗重症肌无力，增进并提高骨骼肌张力。②防治术后腹胀、麻痹性肠梗阻或膀胱收缩无力的尿潴留。③能拮抗非去极化肌松药作用。多用于重症肌无力及腹部手术后的肠麻痹。

【不良反应】可引起恶心、呕吐、腹痛、腹泻、流泪、流涎。少见皮疹、尿频、缩瞳和泪液增多。可致结肠、直肠手术缝合口裂开，阿托品不能很好对抗。严重时可出现共济失调、惊厥、昏迷、语言不清、焦虑不安、恐惧甚至心脏停搏等。

【禁忌】对新斯的明或溴化物过敏、癫痫、腹膜炎、心绞痛、室性心动过速、机械性肠梗阻、尿路梗阻及哮喘患者禁用。

【儿童用药】儿童半衰期明显较成人短，用药时应注意。

【用法用量】①口服：一次15mg，一日3次，重症肌无力患者视病情而定。极量：一次30mg，一日100mg。②肌内注射：a. 重症肌无力，一次0.5～1.0mg。按病情决定注射次数。b. 重症肌无力危象，肌内注射1.0mg，然后每30分钟肌内注射1.0mg，好转后口服溴新斯的明，分泌物增时用阿托品肌内注射 0.5 ~ 1.0mg。c. 新斯的明试验,本品 0.5 ~ 1.0mg 和阿托品 0.5 ~ 1.0mg 肌内注射,观察症状改变,以明确诊断。

【制剂】溴新斯的明片(注射剂)

附:用于重症肌无力的其他西药

1. 氢化可的松 Hydrocortisone

见第一章"7. 非典型肺炎"。

2. 注射用甲泼尼龙琥珀酸钠 Methylprednisolone Sodium Succinate for Injection

见第六章"80. 贫血"。

3. 硫唑嘌呤 Azathioprine

见第六章"80. 贫血"。

4. 泼尼松 Prednisone

见第一章"7. 非典型肺炎"。

5. 安贝氯铵 Ambestigmin

【适应证】本品为胆碱酯酶抑制剂,具有抗胆碱酯酶作用和兴奋骨骼肌作用。与新斯的明类似,但作用强而持久。用于不能耐受新斯的明、吡斯的明或对溴过敏的重症肌无力患者。依患者疗效调整剂量。

6. 依酚氯铵 Edrophonium Chloride

【适应证】由于起效快,常以本品诊断重症肌无力。

7. 注射用石杉碱甲 Huperzine-A for Injection

见本章"107. 老年性痴呆(阿尔茨海默病)与健忘症"。

8. 利鲁唑 Riluzole

【适应证】用于肌萎缩侧索硬化症患者的治疗,可延长存活期和(或)推迟气管切开的时间。

9. 尼可刹米 Nikethamide

见本章"99. 流行性脑脊髓膜炎"。

10. 氢溴酸加兰他敏 Galanthamine Hydrobromide

见本章"107. 老年性痴呆(阿尔茨海默病)与健忘症"。

二、中药

1. 金钱白花蛇药酒

【处方组成】白花蛇、乌梢蛇、马钱子(制)、五加皮、老鹳草、豨莶草、千年健、地枫皮、陈皮、红花、肉桂、杜仲、川牛膝、甘草

【功能主治】祛风除湿,散寒止疼,活血通络。用于由风寒湿闭阻、瘀血阻络所致的痹病和痿病。症见关节疼痛,四肢无力,腰膝酸软,手足麻木,屈伸不利。

【用法用量】口服。一次 4 ~6ml,一日 3 次。

【使用注意】孕妇禁用。

2. 健步强身丸

【处方组成】知母、黄柏、龟甲(醋淬)、杜仲、续断、补骨脂(盐炙)、牛膝、豹骨(油制)、熟地黄、白芍、当归、黄芪(蜜炙)、人参、白术(麸炒)、茯苓、枸杞子、锁阳、附子(制)、羌活、独活、秦艽、防风、木瓜、菟丝子

【功能主治】补肾健骨,宣痹止痛。用于肝肾不足、风湿阻络引起的筋骨痿软,腰腿酸痛,足膝无力,行步艰难。

【用法用量】淡盐汤或温开水送服,水蜜丸一次 6g,大蜜丸一次 1 丸,一日 2 次。

【使用注意】孕妇禁用。

3. 健步丸

【处方组成】盐黄柏、盐知母、熟地黄、当归、酒白芍、牛膝、豹骨(制)、醋龟甲、陈皮(盐炙)、干姜、锁阳、羊肉

【功能主治】补肝肾,强筋骨。用于肝肾不足,腰膝酸软,下肢痿弱,步履艰难。

【用法用量】口服。一次 9g,一日 2 次。

4. 养血荣筋丸

【处方组成】当归、鸡血藤、何首乌(黑豆酒炙)、赤芍、续断、桑寄生、铁丝威灵仙(酒炙)、伸筋草、透骨草、油松节、补骨脂(盐炒)、党参、白术(麸炒)、陈皮、木香、赤小豆

【功能主治】养血荣筋,祛风通络。用于陈旧性跌打损伤。症见筋骨疼痛,肢体麻木,肌肉萎缩,关节不利。

【用法用量】口服。一次 1 ~2 丸,一日 2 次。

【使用注意】孕妇禁用。

附:用于重症肌无力的其他中药

1. 参苓白术散(丸、颗粒、片、口服液、胶囊)

见第三章"34. 胃下垂"。

2. 四妙丸

【功能主治】清热利湿。用于湿热下注所致的痹病,症见足膝红肿、筋骨疼痛。

111. 神经痛和三叉神经痛

〔基本概述〕

(一)神经痛

神经痛是神经科常见症状之一,此种疼痛是指在没有外界刺激的条件下而感到的疼痛,又称为自发痛。

神经痛的种类很多,按病变的部位可分为周围神经性痛和中枢神经性痛。病因不明者称为原发性神经痛,有明确病因者称继发性(或症状性)神经痛。病变部位可在神经根、神经丛或神经干。常以病变所涉及的周围神经来命名。其他局部病变刺激末梢感受器引起的局部疼痛和中枢神经系统感觉传导通路病变所致的躯体痛,一般不属于神经痛的范畴。

神经痛是神经组织受损而产生的痛觉反应,包括疱疹后疼痛、幻肢痛、复合性区域疼痛综合征、压迫性神经病、周围性神经病(如糖尿病引起、类风湿关节炎、酒精)、外伤、中枢痛(如卒中后疼痛、脊髓外伤及脊髓空洞症)和特发性神经

病。痛觉发生在感觉缺失区域，性质常被描述为烧灼样及刺痛，经常伴有痛觉过敏。

神经痛是常见的神经症状之一，它是周围神经病变引起并放射至该神经支配范围内的疼痛、病变部位可在神经根、神经丛或神经干。有的神经痛可随咳嗽、打喷嚏和用力时激发或加重疼痛，甚至可因持续某一姿势或体位而加重疼痛，有时由于脊柱结构病变（如椎间盘突出）引起根性神经痛后，使脊柱活动受限，或活动时疼痛加剧。常见的神经痛为三叉神经痛、坐骨神经痛、肋间神经痛等。

三叉神经痛以第 2 支疼痛较多见，年龄以 40～50 岁为多。患者出现一侧颜面部骤然发作性闪痛，为时数秒到十几秒。自述似烧灼样疼痛，难以忍受。常于发作时间用手搓揉痛侧颜面，以期减轻疼痛。由于经常揉搓，颜面部皮肤变粗糙，有时可有眉毛脱落。发作时间有间歇，间歇时间长短不一，轻者可数日或数周发作一次，出现较长时间的间歇。疼痛可因洗脸、刷牙、进食等动作而诱发。治疗一般以维生素肌内注射营养神经，或手术切断神经等等。

坐骨神经是人体内最大的一支周围神经，起始于腰骶部的脊髓，途经骨盆，并从坐骨大孔穿出，抵达臀部，然后沿大腿后面下行到足。坐骨神经痛发病原因很多，最常见的是腰椎间盘突出症，其他如脊柱结核、蛛网膜炎，椎内转移癌等。另外，骶髂关节炎及骨盆腔内肿瘤压迫神经也可引起坐骨神经痛。坐骨神经疼痛发作可沿臀部、股骨后侧、小腿外侧、足背等呈放射性疼痛，且伴有不同程度的感觉障碍、下肢肌力减退、跟腱反射减低或消失等。有时咳嗽、打喷嚏、用力排便等使疼痛加重。治疗可用 B 族维生素、舒筋活血的中药，以及针灸、理疗等方法。但是根本的办法还是治疗引起坐骨神经痛的原发病。

肋间神经痛可由肋骨骨折、胸椎转移性癌、带状疱疹等引起。因带状疱疹引起的，可见到在此疼痛区域内的皮肤损害，有成堆的簇状疹，皮疹间皮肤正常，严重时可有渗出或红肿。因此治疗肋间神经痛时，应以治疗其原发病灶为主，其次可针对疼痛进行治疗，以减轻局部症状。

（二）三叉神经痛

三叉神经痛有时也被称为“脸痛”，容易与牙痛混淆。是一种发生在面部三叉神经分布区内反复发作的阵发性剧烈神经痛。

多数三叉神经痛于 40 岁后起病，多发生于中老年人，女性尤多，其发病右侧多于左侧。

本病的特点是在头面部三叉神经分布区域内，骤发、骤停、闪电样、刀割样、烧灼样、顽固性、难以忍受的剧烈性疼痛。说话、刷牙或微风拂面时都会导致阵痛。三叉神经痛患者常因此不敢擦脸、进食，甚至连口水也不敢下咽，从而影响正常的生活和工作。

三叉神经痛可分为原发性（症状性）三叉神经痛和继发性三叉神经痛两大类，其中原发性三叉神经痛较常见。原发性三叉神经痛是指找不到确切病因的三叉神经痛，可能是由于供应血管的硬化并压迫神经造成，也可能是因为脑膜增厚、神经通过的骨孔狭窄造成压迫引起疼痛。继发性三叉神经痛是指由于肿瘤压迫、炎症、血管畸形引起的三叉神经痛。继发性有别于原发性的特点是疼痛常呈持续性，并可查出三叉神经邻近结构的病变体征。

原发性三叉神经痛的病因及发病机制尚不清楚，但多数认为其病变在三叉神经的周围，即在三叉神经半月节感觉根内。根据显微外科和电镜观察，可能与小血管畸形、岩骨部位的骨质畸形等因素有关。临床表现特点为骤然发作，无任何先兆，多为一侧。发作时，疼痛剧烈如刀割、电击一样，持续数秒至 1～2 分钟，常伴有面肌抽搐、流泪、流涎、面潮红、结膜充血等症状，随着病情的加重，间歇期愈来愈短，发作愈加频繁，经过一次强烈的疼痛刺激，使患者精神异常紧张，终生难忘，造成极大的痛苦。

三叉神经痛属于中医学“头风”“头痛”“偏头痛”或“面痛”等范畴，乃因感受风、寒、湿邪所致。

〔治疗原则〕

1. 神经痛的治疗

神经痛多发生于神经受刺激或发炎，疼痛沿神经走向分布，可以转瞬即逝，也可以呈慢性症状，表现形式多样，症状包括疼痛、刺痛及触觉过敏或患部的神经失去感觉、患部红肿，情况严重者还会痉挛。神经炎的起因不一，包括缺乏营养素（维生素 B）、代谢失调、受外力直接打击或骨折、血管、骨或结缔组织压迫神经、神经受感染、糖尿病、痛风、白血病等，服用甲醇、过量的铅及汞等有毒金属也会造成神经伤害。较常见的神经痛有三叉神经痛（多发生于 50 岁以上的老人）、坐骨神经痛、带状疱疹造成的刺痛等。治疗的重点是对因治疗，其次是对症治疗。

神经痛治疗方法很多，可大概分为无创治疗和有创治疗两种方法。无创治疗方法包括药物治疗、中医中药、针灸疗法、理疗等，适用于病程短、疼痛较轻的患者。也可作为有创治疗方法的补充治疗。有创治疗方法包括手术疗法、注射疗法和射频热凝疗法等。

神经痛药物治疗可用三环类抗抑郁药和一些抗癫痫药。对阿片类镇痛药仅部分有效。在阿片类镇痛药中，美沙酮、曲马多、羟考酮对神经痛最为有效，当其他治疗措施无效时可考虑使用上述药物，神经阻滞可能有所帮助。许多患有慢性神经痛的患者需要多学科管理，包括理疗及心理治疗。

加巴喷丁对神经痛有效。糖皮质激素有助于缓解压迫性神经病的神经受压而缓解疼痛。

2. 三叉神经痛的治疗

三叉神经痛也是由神经组织功能异常引起，但治疗与其他形式的神经痛不同。

本病的治疗目的是止痛。止痛的方法有多种多样，可大概分为无创治疗和有创治疗。无创治疗方法包括药物治疗、中医疗法、中药针灸疗法、理疗和头部伽玛刀治疗等，适用于病程短、疼痛较轻的患者，也可作为有创治疗方法的补充治疗。有创治疗方法包括手术疗法、神经阻滞疗法、射频热凝疗法、伽玛刀治疗等。

药物治疗首选卡马西平，其次是苯妥英钠等。卡马西平在三叉神经痛急性发作期，可减少发作频率、降低疼痛的程度，是首选治疗药，使用时应从小剂量开始，以减少不良反应如头晕的发生，在给予较高剂量时应监测血细胞计数和电解质。一些病例对苯妥英钠也有较好的疗效。

〔用药精选〕

一、西药

1. 卡马西平 Carbamazepine

见本章“109. 癫痫”。

2. 盐酸布桂嗪 Bucinnazine Hydrochloride

本品为速效镇痛药。对皮肤、黏膜、运动器官（包括关节、肌肉、肌腱等）的疼痛有明显的抑制作用，对内脏器官疼痛的镇痛效果较差。本品不易成瘾，但有不同程度的耐受性。

【适应证】本品为中等强度的镇痛药。适用于偏头痛，三叉神经痛，牙痛，炎症性疼痛，神经痛，月经痛，关节痛，外伤性疼痛，手术后疼痛及癌症痛（属二阶梯镇痛药）等。

【不良反应】①少数患者可见有恶心、眩晕或困倦、黄视、全身发麻感等，偶可出现精神症状，停药后可消失。②本品引起依赖性的倾向与吗啡类药相比为低，据临床报道，连续使用本品，可耐受和成瘾，故不可滥用。

【禁忌】对本品过敏者禁用。

【孕妇及哺乳期妇女用药】妊娠及哺乳期妇女慎用。

【用法用量】①口服：成人一次 30 ~ 60mg，一日 90 ~ 180mg；小儿按体重一次 1mg/kg。②皮下或肌内注射：成人一次 50 ~ 100mg，一日 1 ~ 2 次。疼痛剧烈时用量可酌增。

【制剂】盐酸布桂嗪片（注射液）

3. 盐酸替利定 Tilidine Hydrochloride

盐酸替利定口服溶液镇痛作用明显，使用后 5 ~ 20 分钟起效，药效持续 4 ~ 6 小时。

【适应证】适用于慢性关节痛、恶性肿瘤疼痛、消化道痉挛疼痛、尿道及胆道疼痛、术后疼痛、矫形、外伤、妇科疾病、口腔疾病引起的疼痛、神经痛，尤其用于三叉神经痛。

【用法用量】常用量一次 5 ~ 20ml，一日 15 ~ 80ml；每张处方最大量 105 ~ 560ml。

【禁忌】孕妇及肾功能不全者禁用。

【不良反应】眩晕、恶心、呕吐、精神恍惚。

【制剂】盐酸替利定口服溶液（片）

4. 曲马多 Tramadol

本品为非吗啡类强效镇痛药。主要作用于中枢神经系统与疼痛相关的特异体。无致平滑肌痉挛和明显呼吸抑制作用，镇痛作用可维持 4 ~ 6 小时。可延长巴比妥类药物麻醉持续时间。与安定类药物同用可增强镇痛作用。具有轻度的耐药性和依赖性。

【适应证】用于急、慢性疼痛，中到重度癌症疼痛，骨折和各种术后疼痛，牙痛等。

【不良反应】偶可出现恶心、呕吐、出汗、口干、眩晕、嗜睡、昏迷等。少数可发现对心血管系统有影响（如心悸、心动过速、直立性低血压和循环性虚脱），尤其在患者直立、疲劳情况较易出现。头痛、便秘、胃肠功能紊乱、皮肤瘙痒、皮疹较少见。运动无力、食欲减退、排尿紊乱极少发生。精神副作用极少见，也因人而异，包括情绪的改变（多数是情绪高昂，但有时也表现为心境恶劣）、活动的改变、认知和感觉能力的改变（判断和理解障碍）。

【禁忌】对曲马多或其赋形剂过敏，酒精、镇静药或者其他中枢神经系统作用药物急性中毒，严重脑损伤、意识模糊、呼吸抑制的患者禁用。本品禁用于戒毒治疗。

【孕妇及哺乳期妇女用药】孕妇对于本品的应用仅限于单次，应避免长期使用。因为可能引起新生儿成瘾和戒断症状。分娩前及分娩期间应用本品，不会影响子宫收缩。本品可能引起新生儿呼吸频率的改变，但通常无须临床处理。哺乳期妇女慎用，单次应用无须中断喂奶。

【儿童用药】不推荐 14 岁以下儿童服用曲马多。儿童用量请咨询医师，1 岁以下婴幼儿慎用。

【老年用药】老年患者用药应根据其肝、肾功能情况酌情调整给药方案。剂量要考虑有所减少，两次服药的间隔不得少于 8 小时。

【用法用量】口服。吞服，勿嚼碎。一次 50 ~ 100mg，必要时可重复给药，日剂量不超过 400mg。

静脉注射、肌内注射、皮下注射：请遵医嘱。

【制剂】盐酸曲马多片（分散片、缓释片、胶囊、缓释胶囊、泡腾颗粒、栓、滴剂、注射液）；注射用盐酸曲马多

5. 氨酚待因片 Paracetamol and Codeine Phosphate Tablets

本品为复方制剂，含对乙酰氨基酚和磷酸可待因。

【适应证】本品为中等强度镇痛药。适用于各种手术后疼痛、骨折、中度癌症疼痛、骨关节疼痛、牙痛、头痛、神经痛、全身痛、软组织损伤及痛经等。

【禁忌证】对本品过敏者，呼吸抑制及有呼吸道梗阻性疾病，尤其是哮喘发作的患者；多痰患者，以防因抑制咳嗽反射，使大量痰液阻塞呼吸道，继发感染而加重病情。

【不良反应】偶有头晕、出汗、恶心、嗜睡等反应，停药后可自行消失。超剂量或长期使用可产生药物依赖性。

【用法用量】口服。规格分为氨酚待因片（Ⅰ）和氨酚待因片（Ⅱ）。

①氨酚待因片（Ⅰ）：a. 成人，一次 1 ~ 2 片，一日 3 次；b. 7 ~ 12 岁儿童一次 1/2 ~ 1 片，一日 3 次（一日不超过 2 ~ 4 片）。

①氨酚待因片（Ⅱ）：a. 成人，一次 1 片，一日 3 次，b. 7 ~

12 岁儿童按体重相应减量,连续使用一般不超过 5 日。

【制剂】氨酚待因片(Ⅰ);氨酚待因片(Ⅱ)

6. 氨酚双氢可待因片 Paracetamol and Dihydrocodeine Tartrate Tablets

本品为复方制剂,其组分为对乙酰氨基酚和酒石酸双氢可待因。

【适应证】可广泛用于各种疼痛:创伤性疼痛,外科手术后疼痛及计划生育手术疼痛,中度癌痛,肌肉疼痛如腰痛、背痛、肌风湿病、头痛、牙痛、痛经、神经痛及劳损、扭伤、鼻窦炎等引起的持续性疼痛。还可用于各种剧烈咳嗽。

【用法用量】口服。成人及 12 岁以上儿童:每 4 ~ 6 小时 1 ~ 2 片,每次不得超过 2 片,每日最大剂量为 8 片。

【不良反应】少数患者会出现恶心、头痛、眩晕及头昏症状。也可能出现皮疹、瘙痒、便秘。

【禁忌】对本品过敏者、有颅脑损伤者、分娩期妇女禁用、有呼吸抑制及有呼吸道梗阻性疾病,尤其是哮喘发作的患者禁用。

【儿童用药】12 岁以下儿童不宜服用该药。

【老年患者用药】老年患者需减量服用。

【孕妇及哺乳期妇女用药】孕妇及哺乳期妇女应在医师或药师指导下使用。

7. 苯妥英钠 Phenytoin Sodium

见本章“109. 癫痫”。

8. 萘普生 Naproxen

见第八章“95. 风湿与类风湿关节炎”。

附:用于神经痛和三叉神经痛的其他西药

1. 甲钴胺 Mecobalamin

见第六章“80. 贫血”。

2. 对乙酰氨基酚 Paracetamol

见第一章“1. 感冒”。

3. 双氯芬酸 Diclofenac

见本章“103. 头痛和偏头痛”。

4. 布洛芬 Ibuprofen

见第七章“93. 痛风”。

5. 维生素 B_{12} Vitamin$B_1$2

见第六章“80. 贫血”。

6. 麦角胺咖啡因 Ergotamine and Caffein

见本章“103. 头痛和偏头痛”。

7. 酮洛芬片 Ketoprofen Tablets

见第十二章“142. 痛经”。

8. 复方氨基酸螯合钙胶囊 Compound Calcium Amino Acid Chelate Capsules

【适应证】用于防治钙、矿物质缺乏引起的各种疾病,尤适用于骨质疏松、儿童佝偻并缺钙引起的神经痛和肌肉抽搐等。

9. 复方肝素钠二甲亚砜凝胶 Compound Heparin Sodium Dimethyl Sulfoxide Gel

【适应证】本品为镇痛类药品,具有镇痛和抗炎作用。用于肌肉、肌腱、腱鞘、韧带、关节受钝伤后的肿胀、瘀血和炎症,如挫伤、挤压伤、扭伤和拉伤;网球肘、肌腱炎、腱鞘炎和滑囊炎;急性神经痛、肩关节周围炎。

10. 注射用普罗碘铵 Prolonium Iodide for Injection

【适应证】主要用于晚期眼底出血、玻璃体积血或浑浊、虹膜睫状体炎、视网膜脉络膜炎及角膜斑翳、白斑、视网膜炎,亦可为视神经炎辅助治疗。还用于慢性气管炎、支气管炎、支气管哮喘、关节炎、神经痛等。

11. 乙水杨胺片 Chlormezanone Tablets

见本章“103. 头痛和偏头痛”。

12. 松节油 Turpentine Oil

【适应证】用于减轻肌肉痛、关节痛、神经痛及扭伤。

13. 精氨洛芬颗粒 Arginine and Ibuprofen Granules

见本章“103. 头痛和偏头痛”。

14. 盐酸阿米替林 Amitriptyline Hydrochloride

【适应证】主要用于治疗各种抑郁症。还可用于治疗偏头痛、面部疼痛综合征等。

15. 盐酸度洛西汀 Duloxetine Hydrochloride

【适应证】主要用于治疗抑郁症。还可用于治疗糖尿病外周神经性疼痛等。

16. 氢溴酸山莨菪碱 Anisodamine Hydrobromide

见第九章“113. 肋间神经痛”。

17. 阿司匹林 Aspirin

见第一章“1. 感冒”。

18. 贝诺酯 Benorilate

见本章“103. 头痛和偏头痛”。

19. 双水杨酯 Salsalate

见本章“103. 头痛和偏头痛”。

20. 辣椒碱 Capsaicin

见第八章“95. 风湿与类风湿关节炎”。

21. 盐酸利多卡因 Lidocaine Hydrochloride

见本章“109. 癫痫”。

22. 天麻素注射液 Gastrodin Injection

【适应证】用于神经衰弱、神经衰弱综合征及血管神经性头痛等症(如偏头痛、三叉神经痛、枕骨大神经痛等),亦可用于脑外伤性综合征、眩晕症如梅尼埃病、药性眩晕、外伤性眩晕、突发性耳聋、前庭神经元炎、椎-基底动脉供血不足等。

23. 羟考酮 Oxycodone

【适应证】适用于缓解中至重度疼痛,如关节痛、背痛、癌性疼痛、牙痛、手术后疼痛等(国外资料)。

24. 氨酚甲硫氨酸胶囊 Paracetamol and Methionine Capsules

见第十二章“142. 痛经”。

25. 注射用双氯芬酸钠盐酸利多卡因 Diclofenac Sodi-

um and Lidocaine Hydrochloride for Injection

【适应证】本品为镇痛药，主要用于肌肉、关节、关节囊、滑液囊、腱、腱鞘和腰脊椎的炎症，关节变性和关节外风湿病等引起的疼痛。如慢性风湿性关节炎、关节炎、关节病的椎骨脱位，关节粘连性脊椎炎，软组织风湿症，滑囊炎，肌腱炎，腰痛，坐骨神经痛，颈椎综合征和某些神经炎，神经疼痛的病例，急性痛风发作，非风湿炎症的疼痛。

26. 牛痘疫苗致炎兔皮提取物注射液 Extracts from Rabbit Skin Inflamed by Vaccinia Virus for Injection

【适应证】用于颈-肩-腕综合征，腰痛症患者的疼痛、冷感、麻木等症状的缓解，症状性神经痛等。

27. 注射用硫酸软骨素 Chondroitin Sulfate for Injection

见第二章“20. 动脉硬化”。

28. 复方利多卡因乳膏 Compound Lidocaine Cream

【适应证】用于浅表皮肤(6mm 以内)的各种外科手术止痛。也可用于皮肤瘙痒、疱疹病毒神经痛的止痛、止痒。

29. 汉防己甲素注射液 Tetrandrine Injection

【适应证】主要用于单纯性各期矽肺煤硅肺。此外，还用于早期轻度高血压、风湿痛、关节痛、神经痛等。

30. 阿司匹林可待因片 Aspirin and Codeine Phosphate Tablets

见第十二章“142. 痛经”。

31 加巴喷丁 Gabapentin

见本章“109. 癫痫”。

32. 普瑞巴林胶囊 Pregabalin Capsule

【适应证】本品用于治疗带状疱疹后神经痛。

33. 氢溴酸高乌甲素 Lappoonitine Hydrobomide

【适应证】用于中度以上疼痛。

34. 铝镁司片 Compound Aspirin Tablets

见第一章“1. 感冒”。

35. 樟脑 Camphor

【适应证】外用于肌肉痛、关节痛及神经痛及皮肤瘙痒。

36. 复方龙脑樟脑油 Compound Borneol and Camphor Oil

【适应证】用于缓解肌肉痛、关节痛及神经痛。

二、中药

1. 汉桃叶片(软胶囊)

【处方组成】汉桃叶

【功能主治】祛风止痛，舒筋活络。用于三叉神经痛，坐骨神经痛，风湿关节痛。

【用法用量】口服。一次 3 ~5 片，一日 3 次。

2. 消炎镇痛膏

【处方组成】薄荷脑、樟脑、水杨酸甲酯、盐酸苯海拉明、冰片、颠茄流浸膏、麝香草脑

【功能主治】消炎镇痛。用于神经痛，风湿痛，肩痛，扭伤，关节痛，肌肉疼痛等。

【用法用量】贴患处。一日 1 ~2 次。

【使用注意】孕妇禁用。

3. 铁棒锤止痛膏

【处方组成】复方铁棒锤浸膏、樟脑、冰片等

【处方组成】祛风除湿，活血止痛。用于风寒湿痹，关节肿痛，跌打扭伤，神经痛等

【用法用量】贴患处。

4. 砂仁驱风油

【处方组成】砂仁叶油、薄荷脑、冬绿油、桉叶油、薄荷油、樟脑

【功能主治】祛风，行气，降逆，消炎，镇痛。用于食滞不化，腹胀，胃痛，呕吐，伤风鼻塞，头晕头痛，中暑，风湿骨痛，神经痛，蚊虫咬伤。

【用法用量】口服。一次 3 ~6 滴，一日 1 ~3 次；外用，涂抹患处。

5. 叶绿油

见本章“105. 晕动症”。

6. 正天丸(胶囊)

见本章“103. 头痛与偏头痛”。

7. 复方羊角胶囊(颗粒、片)

见本章“103. 头痛与偏头痛”。

8. 颅痛宁颗粒

【处方组成】川芎、荜茇

【功能主治】温通散寒，活血止痛。用于寒凝血瘀所致的三叉神经痛。症见侧头部、面颧部、唇舌及齿槽发作性疼痛。

【用法用量】开水冲服，一次 8g，一日 3 次。

9. 复方荜茇止痛胶囊

【处方组成】荜茇、白芷、赤爬、延胡索(醋制)、黄芩(酒制)

【功能主治】祛寒止痛，疏风活血。用于风寒兼气滞血瘀型的三叉神经痛出现的颜面阵发性疼痛，痛如针刺，痛处不移，遇寒加重，得热稍减，面色晦暗，或伴恶寒，鼻流清涕，舌暗或有瘀点、瘀斑，苔薄白，脉细涩或浮紧等症。

【用法用量】口服。一次 4 粒，一日 3 次。

【使用注意】孕妇忌用。

10. 野木瓜胶囊

【处方组成】野木瓜浸膏

【功能主治】祛风止痛，舒筋活络。用于风邪阻络型三叉神经痛、坐骨神经痛、神经性头痛、风湿关节痛。

【用法用量】口服。一次 4 粒，一日 3 次。

11. 大川芎口服液(颗粒、丸、片)

【处方组成】川芎、天麻

【功能主治】活血化瘀，平肝息风，用于瘀血阻络，肝阳化风所致的头痛，头胀，眩晕，颈项紧张不舒，上下肢及偏身麻木，舌部瘀斑等。大川芎片治头痛的适用范围：①血管性头痛及所引起的眩晕、恶心、呕吐、胸闷、心悸、失眠、易怒。

②神经性头痛及其所引起的头部钝痛、胀痛、有压迫、麻木和紧箍感、恶心、呕吐、焦虑或抑郁、注意力不能集中和记忆力减退等。③其他原因引起的头痛,如丛集性头痛、慢性每日头痛、三叉神经痛等症。

【用法用量】口服。一次 4 片,一日 3 次,15 天为一疗程。

12. 川芎茶调丸(浓缩丸、片、散、颗粒、口服液、袋泡茶)

见本章“103. 头痛与偏头痛”。

13. 都梁软胶囊(丸、滴丸)

见本章“103. 头痛与偏头痛”。

14. 天麻头痛片

见本章“103. 头痛与偏头痛”。

15. 芎菊上清丸(片、颗粒)

见第一章“1. 感冒”。

16. 清眩丸(片、软胶囊)

见本章“103. 头痛与偏头痛”。

17. 天麻钩藤颗粒

见第二章“25. 高血压”。

18. 镇脑宁胶囊

见第九章“103. 头痛和偏头痛”。

19. 松龄血脉康胶囊

见第九章“103. 头痛和偏头痛”。

20. 半夏天麻丸

【处方组成】法半夏、天麻、炙黄芪、人参、苍术(米泔制)、炒白术、茯苓、陈皮、泽泻、六神曲(麸炒)、炒麦芽、黄柏

【功能主治】健脾祛湿,化痰息风。用于脾虚湿盛、痰浊内阻所致的眩晕、头痛、如蒙如裹、胸脘满闷。

【用法用量】口服。一次 6g,一日 2~3 次。

【使用注意】孕妇禁用。

21. 血府逐瘀胶囊(口服液、丸、片、颗粒、软胶囊)

见本章“103. 头痛与偏头痛”。

22. 天舒胶囊(片、滴丸、软胶囊)

见本章“103. 头痛与偏头痛”。

23. 通天口服液

见本章“103. 头痛与偏头痛”。

附:用于神经痛和三叉神经痛的其他中药

1. 注射用蜂毒(冻干)

见第八章“95. 风湿与类风湿关节炎”。

2. 二十五味珊瑚胶囊(丸)

见本章“109. 癫痫”。

3. 防风通圣丸(颗粒)

见第一章“1. 感冒”。

4. 七叶莲片(酊)

【功能主治】祛风除湿,活血止痛。用于各种疼痛,风湿痹痛,神经痛,胃痛,跌打骨折,外伤出血。

5. 消炎止痛膏

见第八章“95. 风湿与类风湿关节炎”。

112. 面神经炎(面神经麻痹、面瘫)

〔基本概述〕

面神经炎即特发性面神经麻痹,或称贝尔麻痹,有时也称为面瘫,是因茎乳孔内面神经非特异性炎症所致周围性面瘫。

本病病因未明,病毒感染、自主神经功能不稳等均可导致局部神经营养血管痉挛、神经缺血、水肿而出现面肌瘫痪,以面部表情肌群运动功能障碍为主要特征,患者面部往往连最基本的抬眉、闭眼、鼓嘴等动作都无法完成。

面神经炎的根源在于面部神经痉挛麻痹,其发病的外在原因尚未明了。调查显示,心理因素可以是引发面神经麻痹的重要因素之一。面神经麻痹发生前,有相当一部分患者存在身体疲劳、睡眠不足、精神紧张及身体不适等情况。有人根据其早期病理变化主要为面神经水肿、髓鞘及轴空有不同程度的变性,推测可能因面部受冷风吹袭,面神经的营养微血管痉挛,引起局部组织缺血、缺氧所致。也有的认为与病毒感染有关,但一直未分离出病毒。近年来也有认为可能是一种免疫反应。膝状神经节综合征则系带状疱疹病毒感染,使膝状神经节及面神经发生炎症所致。

面神经炎通常急性起病,病前常有病毒感染的前驱症状,部分患者伴有同侧或乳突区疼痛。患者大多表现为面部无表情,额纹消失、眼裂扩大、闭目露白、鼻唇沟平坦、口角下垂、口角流涎。如出现耳廓和外耳道感觉迟钝、外耳道和鼓膜疱疹等表现则称为膝状神经节综合征(Ramsay - Hunt 综合征),常为带状疱疹病毒感染造成。

面瘫的临床表现十分特殊,多数患者往往于清晨洗脸、漱口时突然发现一侧面颊动作不灵、口角㖞斜。病侧面部表情肌完全瘫痪者,前额皱纹消失、眼裂扩大、鼻唇沟平坦、口角下垂,露齿时口角向健侧偏歪。病侧不能做皱额、蹙眉、闭目、鼓气和噘嘴等动作。鼓腮和吹口哨时,因患侧口唇不能闭合而漏气。进食时,食物残渣常滞留于病侧的齿颊间隙内,并常有口水自该侧淌下。由于泪点随下睑内翻,使泪液不能按正常引流而外溢。

中医学认为面瘫多因脉络空虚,风寒之邪侵袭,或风热、风痰、瘀血阻滞经脉,气血失和,引起筋肌弛缓不收。

本病一般预后良好,通常于起病 1~2 周后开始恢复,2~3 下月内痊愈。约 85% 病例可完全恢复,不留后遗症。但 6 个月以上未见恢复者则预后较差,有的可遗有面肌痉挛或面肌抽搐。前者表现为病侧鼻唇沟的加深,口角被拉向病侧,眼裂变小,易将健侧误为病侧;后者病侧面肌不自主抽动,紧张时症状更明显,严重时可影响正常工作。少数病侧还可出现“鳄泪征”,即进食时病侧眼流泪,可能为面神经修

复过程中神经纤维再生时,误入邻近功能不同的神经鞘通路中所致。

〔治疗原则〕

面神经麻痹只是一种症状或体征,必须仔细寻找病因,如果能找出病因并及时进行处理,如重症肌无力、结节病、肿瘤或颞骨感染,可以改变原发病及面瘫的进程。面神经麻痹又可能是一些危及生命的神经科疾患的早期症状,如脊髓灰白质炎或 Guillian-Barre 综合征,如能早期诊断,可以挽救生命。

面神经炎治疗原则为改善局部血液循环,减轻面神经水肿,缓解神经受压,促进神经功能恢复。治疗应设法促使局部炎症、水肿及早消退,并促使面神经功能的恢复。一般使用糖皮质激素泼尼松等。疑有病毒感染所致者,应尽早联合使用阿昔洛韦等抗病毒药物。B 族维生素对本病也有较好的辅助治疗作用。

1. 糖皮质激素

(1)泼尼松:一日 50 ~ 60mg,连续 5 ~ 6 日,然后逐渐减量,每天递减 5 ~ 10mg,5 ~ 6 日减药完毕而停药。

(2)地塞米松:一日 10 ~ 20mg 静脉滴注,7 ~ 10 天为一疗程。

2. B 族维生素

(1)维生素 $B_1$100mg,肌内注射,每日 1 次。

(2)维生素 B_{12}500μg,肌内注射,每日 1 次。

3. 抗病毒药

阿昔洛韦 0.2g 口服,一日 5 次,疗程 7 ~ 10 天。

4. 一般治疗

急性期局部热敷、红外线照射、超短波透热治疗等;眼睑闭合不全患者带眼罩护眼,眼药水或眼药膏保护角膜。恢复期可针刺或电针治疗等。

5. 手术治疗

对长期不恢复者可考虑行神经移植治疗。一般取腓肠神经或邻近的耳大神经,连带血管肌肉,移植至面神经分支。但疗效尚难肯定,只适宜严重病例。

〔用药精选〕

一、西药

1. 维生素 B_{12} Vitamin B_{12}

见第六章“80. 贫血”。

2. 甲钴胺 Mecobalamin

见第六章“80. 贫血”。

附:用于面神经炎的其他西药

1. 地塞米松 Dexamethasone

见第六章“83. 紫癜”。

2. 氢化可的松 Hydrocortisone

见第一章“7. 非典型肺炎”。

3. 泼尼松 Prednisone

见第一章“7. 非典型肺炎”。

4. 地巴唑 Dibazol

【适应证】本品对血管平滑肌有直接松弛作用,使外周阻力降低而使血压下降。对胃肠平滑肌有解痉作用,对中枢神经系统有轻度兴奋作用。用于轻度高血压、脑血管痉挛、胃肠平滑肌痉挛、脊髓灰质炎后遗症、外周颜面神经麻痹。也可用于妊娠期高血压综合征。

5. 复合维生素 B 片 Complex VitaminB Tablets

【适应证】本品为复方制剂,含维生素 B_1、维生素 B_2、维生素 B_6、烟酰胺、右旋泛酸钙。用于预防和治疗 B 族维生素缺乏所致的营养不良、厌食、脚气病、糙皮病等。

6. 阿昔洛韦 Aciclovir

见本章“98. 脑膜炎”。

7. 更昔洛韦 Ganciclovir

见第一章“6. 肺炎”。

二、中药

1. 复方牵正膏

【处方组成】白附子、地龙、全蝎、僵蚕、川芎、白芷、当归、赤芍、防风、生姜、樟脑、冰片、薄荷脑、麝香草酚

【功能主治】祛风活血,舒筋活络。用于风邪中络,口眼歪斜,肌肉麻木,筋骨疼痛。

【用法用量】外用,贴敷于患侧相关穴位。贴敷前,将相关穴位处用温水洗净或乙醇消毒。

【使用注意】开放性创伤禁用。

2. 疏痛安涂膜剂

见本章“111. 神经痛与三叉神经痛”。

3. 面瘫康(贴膏)

【处方组成】天麻、龙胆草、当归、麝香壳等 20 多种中草药

【功能主治】用于周围性面瘫(非先天性、非肿瘤引起的),面部痉挛,口㖞眼斜,面肌僵硬麻木,无法闭眼皱眉,口角下垂等。

【用法用量】两贴为一疗程,每疗程为 20 天。

4. 天蚕胶囊(片)

【处方组成】僵蛹

【功能主治】祛风定惊,化痰散结。用于惊风抽搐,咽喉肿痛,颌下淋巴结炎,面瘫,面神经麻痹,面肌痉挛,皮肤瘙痒。

【用法用量】口服。一次 2 ~ 5 粒,一次量不得超过 10 粒,一日 3 次。

附:用于面神经炎的其他中药

1. 大活络丸(胶囊)

见第八章“95. 风湿与类风湿关节炎”。

2. 注射用蜂毒(冻干)

见第八章“95. 风湿与类风湿关节炎”。

3. 二十五味珊瑚胶囊(丸)

见本章“109. 癫痫”。

113. 肋间神经痛

〔基本概述〕

肋间神经痛是一组症状,指胸神经根(即肋间神经)由于不同原因的损害,如胸椎退变、胸椎结核、胸椎损伤、胸椎硬脊膜炎、肿瘤、强直性脊柱炎等疾病或肋骨、纵隔、胸膜病变,肋间神经受到上述疾病产生的压迫、刺激,出现炎性反应,出现以胸部肋间或腹部呈带状疼痛的综合征。

肋间神经痛的症状的产生,有原发性和继发性两种,临床上通常见到的是继发性肋间神经痛,而原发性肋间神经痛较少见。继发性肋间神经痛是由邻近器官和组织的病变引起,如胸腔器官的病变(胸膜炎、慢性肺部炎症、主动脉瘤等),脊柱和肋骨的损伤,老年性脊椎骨性关节炎,胸椎段脊柱的畸形,胸椎段脊髓肿瘤,特别是髓外瘤,常压迫神经根而有肋间神经痛的症状。还有一种带状疱疹病毒引起的肋间神经炎,也可出现肋间神经痛。

肋间神经痛是指一根或几根肋间神经支配区的经常性疼痛。它是老年人常见的胸痛原因之一。我们知道,肋间神经共有12对,由胸髓发出后经前根和后根联合而组成。胸神经分为前支、后支、脊膜支和交通支。前支位于肋间内、外侧肌之间叫做肋间神经,走行在肋间动脉的下面。临床上通常见到的是继发性肋间神经痛,而原发性肋间神经痛较少见。继发性肋间神经痛是由邻近器官和组织的病变引起,如胸腔器官的病变(胸膜炎、慢性肺部炎症、主动脉瘤等),脊柱和肋骨的损伤,老年性脊椎骨性关节炎,胸椎段脊柱的畸形,胸椎段脊髓肿瘤,特别是髓外瘤,常压迫神经根而有肋间神经痛的症状。还有一种带状疱疹病毒引起的肋间神经炎,也可出现肋间神经痛。肋间神经痛主要为一个或几个肋间的经常性疼痛,时有发作性加剧,有时被呼吸动作所激发,咳嗽、喷嚏时疼痛加重。疼痛剧烈时可放射至同侧的肩部或背部,有时呈带状分布。检查时可发现相应皮肤区的感觉过敏和相应肋骨边缘压痛,于肋间神经穿出椎间孔后在背部、胸侧壁、前胸穿出处尤为显著。有些患者可发现各种原发病变的相应症状和体征。

另外,带状疱疹病毒性神经炎引起的肋间神经痛是指疱疹病毒侵犯皮肤及背根神经节,在其神经支配区的皮肤上产生成群的水疱和丘疹,而以水疱为多见,按肋间神经分布排列呈带状,同时伴有一个或几个邻近肋间神经分布区的神经痛。发病时有低热、疲倦、食欲不振等前驱症状,继而局部出现感觉过敏、烧灼感或程度不等的胸腹壁深部疼痛。

〔治疗原则〕

本病的治疗应明确原发病灶,采用适当的治疗方法。可以用药物、理疗、针灸、推拿或封闭疗法等。

继发性肋间神经痛的治疗须视病因而定。原发性肋间神经痛可按神经痛的一般疗法治疗,如各种止痛药的使用、理疗等。当无效时可考虑肋间神经根部封闭。对于带状疱疹的皮肤损害可对外用保护干燥剂,如樟脑扑粉、炉甘石洗剂或龙胆紫溶液,5%雄黄酊外用亦有消炎止痛作用;适当使用维生素 B_1、B_{12} 和肾上腺皮质激素常有良好的效果。

中医中药治疗肋间神经痛需要根据患者的具体情况辨证论治,临床上常用的治疗肋间神经痛的方剂如全龙汤、桃红四物汤、逍遥散等,患者需要根据自身的情况选择使用。

〔用药精选〕

一、西药

1. 布洛芬 Ibuprofen

见第七章“93. 痛风”。

2. 对乙酰氨基酚 Paracetamol

见第一章“1. 感冒”。

3. 氢溴酸山莨菪碱 Anisodamine Hydrobromide

山莨菪碱为阻断M胆碱受体的抗胆碱药,作用与阿托品相似或稍弱。可使平滑肌明显松弛,并能解除血管痉挛(尤其是微血管),同时有镇痛作用。

【适应证】用于缓解胃肠道、胆管、胰管、输尿管等痉挛引起的绞痛、感染中毒性休克、血管痉挛和栓塞引起的循环障碍、抢救有机磷中毒、各种神经痛、眩晕症、眼底疾病、突发性耳聋。

【不良反应】口干、面部潮红、轻度扩瞳、视近物模糊;心率加快、排尿困难,用量过大时可出现阿托品样中毒症状。

【禁忌】颅内压增高、脑出血急性期、青光眼、前列腺增生、新鲜眼底出血、幽门梗阻、肠梗阻、恶性肿瘤者。

【孕妇及哺乳期妇女用药】孕妇禁用。

【儿童用药】婴幼儿慎用。

【老年用药】年老体虚者慎用。老年男性多患有前列腺肥大,用药后易致前列腺充血导致尿潴留发生。

【用法用量】口服。一次5~10mg,一日3次。

肌内注射:一般慢性疾病,成人一次5~10mg,一日1~2次。

静脉注射:用于抗休克及有机磷中毒,成人一次10~40mg,必要时每隔10~30分钟重复给药,也可增加剂量,病情好转时逐渐延长给药间隔,直至停药。

【制剂】①氢溴酸山莨菪碱片;②氢溴酸山莨菪碱注射液

4. 甲钴胺 Mecobalamin

见第六章“80. 贫血”。

5. 卡马西平 Carbamazepine

见本章“109. 癫痫”。

6. 双氯芬酸 Diclofenac

本品属非甾体抗炎药，主要通过抑制前列腺素的合成而产生镇痛、抗炎、解热作用。

【适应证】用于快速缓解轻至中度疼痛，如扭伤、牙痛、痛经、偏头痛。

【用法用量】口服。成人及14岁以上儿童每次1～2片，如持续疼痛，可间隔4～6小时重复用药，24小时内不得超过6片。整片用水送服，饭前服用。14岁以下儿童不推荐使用。

【不良反应】如果出现一种或一种以上的下列情况时，请停止服用本品，并立即咨询医师：①腹泻，胃肠气胀，胃痛，胃部灼热或上腹部疼痛。②异常疲倦或总体感觉不好。③眩晕，食欲减退伴持续恶心和（或）呕吐。④呕血，黑便或尿血。⑤皮肤改变，如红斑或瘙痒症状等，以及罕见的皮疹。⑥呼吸困难或呼吸短促。⑦皮肤或巩膜黄染。⑧持续的咽喉痛或发热。⑨面部、双足或腿部肿胀。⑩重症头痛。⑪胸痛或咳嗽。如果出现其他不良反应也应立即咨询医师。

【禁忌】①胃肠道溃疡患者禁用。②对其他非甾体抗炎药过敏者禁用。③对使用阿司匹林或其他非甾体抗炎药物如布洛芬而诱发哮喘、荨麻疹或急性鼻炎史的患者禁用。④孕妇及哺乳期妇女禁用。

【制剂】①双氯芬酸钠片（肠溶片、缓释片、含片、贴片、缓释胶囊、肠溶缓释胶囊、乳膏、搽剂、栓、气雾剂、喷雾剂、注射液）；②双氯芬酸钾片

7. 盐酸曲马多 Tramadol Hydrochloride

【适应证】用于中度至重度疼痛。

【禁忌】对曲马多及其赋形剂过敏者；妊娠期妇女；1岁以下儿童；乙醇、镇静药、镇痛药、阿片类或者精神类药物急性中毒患者；正在接受单胺氧化酶抑制剂治疗或在过去14天服用过此类药物者；本品不得用于戒毒治疗。

【不良反应】常见恶心、呕吐、便秘、口干、头昏、嗜睡、出汗。少见过敏反应、低血压、心动过速、胃肠功能紊乱、头痛、视觉异常、情绪不稳、欣快、活动减退、机能亢进、认知和感觉障碍、惊厥、精神混乱、药物依赖性、幻觉、戒断综合征、瘙痒、皮疹、荨麻疹、血管神经性水肿、排尿障碍、尿潴留、呼吸困难、支气管痉挛、呼吸抑制，罕见高血压和心动过缓。

【用法和用量】①注射剂：成人及12岁以上儿童，肌内注射，一次100mg，必要时可重复。一般情况下一日总量为400mg，但在治疗癌痛和重度术后疼痛时可应用更高日剂量。

②缓释片：整片吞服，一般从一次50mg开始，12小时服用一次，根据患者疼痛程度可调整用药剂量。一般成人及14岁以上中度疼痛的患者，单剂量为50～100mg；体重不低于25kg的1岁以上儿童的服用剂量为每千克体重1～2mg。本品最低剂量为50mg（半片），最高日剂量通常不超过400mg，治疗癌性痛时也可考虑使用较大剂量。肝、肾功能不全者，应酌情使用。老年患者用量，应有所减少。两次服药的时间间隔，不得少于8小时。

【制剂】盐酸曲马多缓释片（注射液、分散片、泡腾颗粒、葡萄糖注射液、注射液）；注射用盐酸曲马多

8. 氨酚待因片 Paracetamol and Codeine Phosphate Tablets

见本章“111. 神经痛和三叉神经痛”。

9. 维生素 B_{12} Vitamin B_{12}

见第六章“80. 贫血”。

10. 萘普生 Naproxen

见第八章“95. 风湿与类风湿关节炎”。

11. 盐酸布桂嗪 Bucinnazine Hydrochloride

见本章“103. 头痛和偏头痛”。

附：用于肋间神经痛的其他西药

1. 阿司匹林 Aspirin

见第一章“1. 感冒”。

2. 酮洛芬片 Ketoprofen Tablets

见第十二章“142. 痛经”。

3. 贝诺酯 Benorilate

见本章“103. 头痛和偏头痛”。

4. 双水杨酯 Salsalate

见本章“103. 头痛和偏头痛”。

二、中药

1. 开郁顺气丸

【处方组成】柴胡、茯苓、姜半夏、香附（醋制）、莱菔子（炒）、陈皮、栀子、当归、乌药、白芍（酒炒）、木香、苍术（炒）、六神曲（炒）、槟榔、沉香、砂仁、枳壳（麸炒）、甘草、厚朴（姜制）、黄芩、青皮（炒）、桔梗、川芎

【功能主治】开郁理气，健胃消食。用于胸膈胀满，两胁攻痛，胃脘痞闷，消化不良。

【用法用量】口服。一次一丸，一日2次。

2. 风湿定片（胶囊）

【处方组成】八角枫、白芷、徐长卿、甘草

【功能主治】散风除湿，通络止痛。用于风湿阻络所致的痹病，症见关节疼痛；类风湿关节炎、风湿性关节炎、肋神经痛、坐骨神经痛见上述证候者。

【用法用量】片剂口服，一次4片，一日2次，6天为一疗程。

3. 越鞠丸

【处方组成】香附（醋制）、川芎、栀子（炒）、苍术（炒）、六神曲（炒）

【功能主治】理气解郁，宽中除满。用于胸脘痞闷，腹中胀满，饮食停滞，嗳气吞酸。

【用法用量】口服。一次6～9克，一日2次。

4. 舒肝和胃丸(口服液)

【处方组成】香附(醋制)、白芍、佛手、木香、郁金、柴胡、白术(炒)、陈皮、广藿香、槟榔(炒焦)

【功能主治】疏肝解郁,和胃止痛。用于两胁胀满,食欲不振,打嗝呕吐,胃脘疼痛,大便失调。

【用法用量】丸剂口服,水蜜丸一次 9 克,大蜜丸一次 2 丸,一日 2 次。

5. 十香止痛丸

见第二章“44. 腹痛”。

114. 神经衰弱

〔基本概述〕

神经衰弱是一种以精神易兴奋却又易疲劳为特征,表现为紧张、烦恼、易激惹等情感症状及肌肉紧张性疼痛和睡眠障碍等生理功能紊乱症状的神经症。这些症状不是继发于躯体或脑的疾病,也不是其他任何精神障碍的一部分。

神经衰弱多缓慢起病,病程持续或时轻时重。目前,在我国神经衰弱的诊断已明显减少。本病临床以精神易兴奋、易疲劳为特点,出现情绪不稳、烦恼、睡眠障碍或自主神经功能紊乱症状。患者因明显的精神容易兴奋和容易疲劳影响其社会功能,并为此感到痛苦或主动求治。青壮年期发病较多,脑力工作者较常见。

神经衰弱是一种功能障碍性病症,临床症状表现繁多,如经常感到精力不足,萎靡不振,不能用脑,记忆力减退,脑力迟钝,学习工作中注意力不能集中,工作效率显著减退,即使是充分休息也不能消除疲劳感等。对全身进行检查,又无躯体疾病如肝炎等,也无脑器质性病变。

目前认为精神因素是造成神经衰弱的主因。凡是能引起持续的紧张心情和长期的内心矛盾的一些因素,使神经活动过程强烈而持久的处于紧张状态,超过神经系统张力的耐受限度,即可发生神经衰弱。如过度疲劳而又得不到休息是兴奋过程过度紧张;对现在状况不满意则是抑制过程过度紧张;经常改变生活环境而又不适应,是灵活性的过度紧张。强烈紧张状态的神经活动,一旦超越耐受极限,就可能产生神经衰弱。

神经衰弱是指精神容易兴奋和脑力容易疲劳,常伴有情绪烦恼和一些心理生理症状的一种神经症。目前,国际上有把神经衰弱的症状局限于容易疲劳为主要表现的倾向。由于神经衰弱诊断观念的变化,目前在神经衰弱的诊断上格外严格。如果患者的临床表现有明显的抑郁症状、焦虑症状等,目前就不再考虑神经衰弱的诊断。

中医学认为神经衰弱多系心脾两虚或阴虚火旺所致,阴阳失和是神经衰弱的关键所在。治疗时应按辨证论治原则,选择不同的处方。

〔治疗原则〕

当神经衰弱出现时,自主神经系统就会紊乱,进而免疫系统功能就会紊乱,从而出现各种疾病。

神经衰弱的主要表现就是患者常常心有余而力不足,心情紧张难以放松,特别容易烦恼、激动或发脾气,无法安心工作,受一点刺激都难以忍受。其早期征兆包括入睡困难,睡眠浅、多噩梦,甚至失眠;食欲不振、消化不良;头昏脑胀,打不起精神,注意力不集中,记忆力下降,甚至浑身疲乏、体力不支等。一般认为,太极拳、气功、按摩、健身走、慢跑、打乒乓球等都会有助于缓解神经衰弱。

本病的治疗应以心理疗法为主,辅以药物治疗。可根据患者的症状,酌情使用抗焦虑药、抗抑郁药等。治疗时使患者获得充分休息,是治愈的最重要要素。

神经衰弱多为缓慢起病,病程一般较长,几年或数十年不等。本病的症状可时轻时重,而病情的波动常与情绪变化有关。如果患者情绪较好,则病情明显减轻;反之,则病情加重。因此对本病的治疗首先应该寻找病因,进行心理治疗,消除发病的精神因素,其次才是药物治疗、物理治疗等综合措施。配合合理的生活方式、作息制度和体育锻炼,神经衰弱的治疗效果会是很好的。

心理治疗是通过解释、疏导等向患者介绍神经衰弱的性质,让其明确本病并非治愈无望,并引导其不应将注意力集中于自身症状之上,支持其增加治疗的信心。另外还可采用自我松弛训练法,也有心理医生采用催眠疗法治疗。

抗焦虑药及抗抑郁药对稳定患者焦虑烦躁或抑郁情绪有明显效果,其中抗焦虑药又多有改善睡眠作用。常用的药物有阿普唑仑、黛力新与氟西汀、帕罗西汀等。若部分患者自觉脑力迟钝、记忆力减退,可予服用小剂量脑代谢改善剂,如吡拉西坦、银杏叶片等。

〔用药精选〕

一、西药

1. 复方五味子片(糖浆)Compound Schisandra Tablets

本品为复方制剂,含五味子流浸膏、维生素 B_1、甘油磷酸铁、甘油磷酸钙。本品中五味子具有调节神经系统功能的作用,能增强机体对特异性刺激的防御能力;甘油磷酸钙、甘油磷酸铁、维生素 B_1 可调节人体正常生理功能。

【适应证】用于改善神经衰弱所致头晕、头痛、乏力、心悸及失眠等症状。

【用法用量】口服。成人一次 2 片,一日 2 次。

2. 复方刺五加硫胺片 Compound Acanthopanax and Vitamin B_1 Tablets

本品为复方制剂,含刺五加浸膏、维生素 B_1、甘油醚磷酸钠、甘油醚磷酸铁。本品所含刺五加能调节机体新陈代谢功能,提高机体对有害刺激因子的抵抗力及机体的适应性和耐受性；维生素 B_1 是机体糖代谢所必需，可维持神经系统及心血管系统的正常生理功能；甘油磷酸钠、甘油磷酸铁中所含磷和铁元素可调节人体正常生理功能。

【适应证】用于神经衰弱、食欲缺乏、腰膝酸痛、失眠多梦等。

【用法用量】口服。成人一次2～4片，一日2～3次。

3. 参维灵片（口服溶液）Vitamin B_6 and Ganodema Lucidum Tablets

本品为复方制剂，含灵芝菌干粉、蘑菇浸膏粉、维生素 B_6、人参粉。本品可增加机体免疫力，增强机体应激能力。

【适应证】用于慢性支气管炎、哮喘、慢性肝炎、神经衰弱、失眠、食欲缺乏、白细胞减少的辅助治疗。

【用法用量】口服。一次2片，一日3次。

4. 乙酰天麻素片 Acetagastrodin Tablets

本品具有增加脑血流量并缓解脑血管痉挛的作用；本品可恢复大脑皮质兴奋与抑制过程间的平衡失调，具镇静、催眠和镇痛等中枢抑制作用。

【适应证】镇静、催眠、镇痛。用于失眠、神经衰弱及血管性头痛和神经性头痛等。

【用法用量】口服。成人，用于镇静助眠，一次100～200mg，睡前半小时服用；用于头痛，一次100mg，一日3次。

【不良反应】个别患者出现恶心、口干、胃部不适等症状，减药或停药后恢复正常。

5. 天麻蜜环菌 Gastrodia Tuder Halimasch

本品可恢复大脑皮质兴奋与抑制过程间的平衡失调，具有镇静、助眠和镇痛等中枢抑制作用。本品还有增加脑血流量及缓解脑血管痉挛作用。

【适应证】用于各种眩晕、神经衰弱、失眠、耳鸣、肢体麻木等。

【用法用量】口服。成人，一次2粒，一日3次。10日为一疗程。

【不良反应】少数患者出现口鼻干燥、头昏、上腹不适等症状。

6. 四维王浆葡萄糖颗粒 Compound Four Vitamins and Glucose Granules

本品为复方制剂。含蜂王浆、维生素 B_1、维生素 B_2、维生素 B_6，维生素 E，葡萄糖。

【适应证】用于促进食欲及改善神经衰弱引起的失眠等。

【用法用量】口服。一次10～20克，一日3次。开水冲服。

【不良反应】偶见恶心、呕吐。

【禁忌】①糖尿病患者禁用。②葡萄糖-半乳糖吸收不良者禁用。

7. 天麻素胶囊（片、注射剂）Gastrodini Synthici Capsules

本品可恢复大脑皮质兴奋与抑制过程间的平衡失调，具有镇静、催眠和镇痛等中枢抑制作用。本品还有增加脑血流量及缓解脑血管痉挛作用。

【适应证】用于神经衰弱、头痛、偏头痛等症。

【用法用量】口服。成人，一次1～2粒，一日3次。

【不良反应】少数患者出现口鼻干燥、头昏、上腹不适等症状。

8. 谷维素片 Oryzanol Tablets

【适应证】本品具有调节自主神经功能失调及内分泌平衡障碍的作用。适用于神经官能症、经前期紧张综合征、更年期综合征的镇静助眠。

【用法用量】常用剂量为每次10～20毫克，一日3次口服。

【不良反应】服后偶有胃部不适、恶心、呕吐、口干、疲乏、皮疹、乳房肿胀、油脂分泌过多、脱发、体重增加等不良反应。停药后均可消失。

9. 氟哌噻吨美利曲辛片（胶囊）Flupentixol and Melitracen Tablets

本品为复方制剂，含氟哌噻吨和美利曲辛。氟哌噻吨是一种神经阻滞药，小剂量具有抗焦虑和抗抑郁作用。美利曲辛是一种双相抗抑郁药，低剂量应用时，具有兴奋特性。两种成分的合剂具有抗抑郁，抗焦虑和兴奋特性。

【适应证】用于轻、中型焦虑；抑郁；虚弱、神经衰弱、心因性抑郁，抑郁性神经官能症，隐匿性抑郁，心身疾病伴焦虑和情感淡漠，更年期抑郁，嗜酒及药瘾者的焦躁不安及抑郁。

【用法用量】成人：通常每天2片：早晨及中午各一片；严重病例早晨的剂量可加至2片。老年患者：早晨服1片即可。维持量：通常每天1片，早晨口服。对失眠或严重不安的病例，建议在急性期加服镇静剂。

【不良反应】在推荐用量范围内，副作用极为少见。可能会有短暂的不安和失眠。

【禁忌】心肌梗死的恢复早期；束支传导阻滞；未经治疗的闭角性青光眼；急性酒精、巴比妥类药物及阿片中毒；用单胺氧化酶抑制剂的患者，2周内不能使用本品；对兴奋或活动过多的患者不主张用此药，因药物的兴奋作用可能加重这些症状。

附：用于神经衰弱的其他西药

1. 地西泮 Diazepam

见本章“98. 脑膜炎”。

2. 阿普唑仑 Alprazolam

见本章“115. 失眠”。

3. 帕罗西汀 Paroxetine

见第十章“118. 抑郁症与双相情感障碍”。

二、中药

1. 景志安神口服液（颗粒、片、胶囊）

【处方组成】远志、石菖蒲、龟甲、红景天、龙骨

【功能主治】调理阴阳,益气安神。用于神经衰弱。症见失眠多梦,入夜烦热,眩晕头昏,记忆减退,神疲乏力。

【用法用量】口服液一次10~20ml,一日2次,疗程2周。

【使用注意】孕妇、哺乳期妇女禁用;感冒患者禁用。

2. 脑乐静(片、胶囊、颗粒)

【处方组成】甘草浸膏、大枣、小麦

【功能主治】养心安神。用于心神失养所致的精神忧郁,易惊不寐,烦躁。

【用法用量】口服。一次30ml,一日3次;小儿酌减。

3. 泻肝安神丸

【处方组成】龙胆、黄芩、栀子(姜炙)、珍珠母、牡蛎、龙骨、柏子仁、炒酸枣仁、制远志、当归、地黄、麦冬、蒺藜(去刺盐炙)、茯苓、盐车前子、盐泽泻、甘草

【功能主治】清肝泻火,重镇安神。用于肝火亢盛,心神不宁所致的失眠多梦,心烦;神经衰弱症见上述证候者。

【用法用量】口服。一次6g,一日2次。

4. 解郁安神颗粒

【处方组成】柴胡、大枣、石菖蒲、姜半夏、炒白术、浮小麦、制远志、炙甘草、炒栀子、百合、胆南星、郁金、龙齿、炒酸枣仁、茯苓、当归

【功能主治】舒肝解郁,安神定志。用于情志不畅、肝郁气滞所致的失眠心烦、焦虑、健忘;神经官能症、更年期综合征见上述证候者。

【用法用量】开水冲服。一次5g,一日2次。

5. 乌灵胶囊

【处方组成】乌灵菌粉

【功能主治】补肾健脑,养心安神。用于心肾不交所致的失眠、健忘、心悸心烦、神疲乏力、腰膝酸软、头晕耳鸣、少气懒言、脉细或沉无力;神经衰弱见上述证候者。

【用法用量】口服。一次3粒,一日3次。

6. 安神补脑颗粒(液、口服液、片、分散片、胶囊、软胶囊)

见本章“104. 头晕”。

7. 复方莲芯口服液

【处方组成】莲子心、酸枣仁、陈皮、蜂蜜

【功能主治】清心安神。用于神经衰弱,症见失眠,多梦,心悸,烦热等。

【用法用量】口服。一次10ml,一日3次;或遵医嘱。

8. 复方柴胡安神颗粒

【处方组成】桂枝、白芍、牡蛎、龙骨、柴胡、半夏、五味子、竹茹、丹参、炒酸枣仁、炙甘草、大枣、黄连、生姜、大黄

【功能主治】交通心肾,化痰安神。适用于神经衰弱属痰浊扰心、心肾不交者。症见失眠多梦,心烦易怒等。

【用法用量】开水冲服,一次1袋,一日3次。

9. 肝精补血素口服液

【处方组成】党参、枸杞子、肝精膏、枸橼酸铁铵、维生素B_1

【功能主治】益气补血,滋补肝肾。用于气血亏虚,肝肾不足,贫血,神经衰弱。

【用法用量】口服。一次10~20ml,一日2次,饭后服用。

10. 强力脑清素片

【处方组成】刺五加浸膏、五味子流浸膏、鹿茸精、甘油磷酸钠

【功能主治】益气健脾,补肾安神。用于心脾两虚,肾精不足所致的乏力、纳呆、腰膝酸软、失眠多梦;神经衰弱、更年期综合征见上述证候者。

【用法用量】口服。一次3片,一日2次。

11. 脑力静糖浆(颗粒、胶囊)

【处方组成】大枣、小麦、甘草流浸膏、甘油磷酸钠(50%)、维生素B_1、维生素B_2、维生素B_6

【功能主治】健脾和中,养心安神。用于心脾不足所致的失眠健忘,心烦易躁,头晕;神经衰弱见上述证候者。

【用法用量】口服。一次10~20ml,一日3次。

12. 脑力宝丸

【处方组成】地黄、五味子、菟丝子、远志、石菖蒲、茯苓、地骨皮、川芎、维生素E、维生素B_1

【功能主治】滋补肝肾,养心安神。用于肝肾不足,心神失养所致的健忘失眠,烦躁梦多,潮热盗汗,神疲体倦;神经衰弱见上述证候者。

【用法用量】口服。一次4丸,一日3次。

【使用注意】孕妇、哺乳期妇女禁用。

13. 强力蜂乳浆胶丸

【处方组成】人参、蜂王浆、维生素B_1、维生素B_2、鱼肝油

【功能主治】益气养阴,扶正固本。用于头晕耳鸣,失眠健忘,心悸气短,阴虚咳嗽,食欲不振,倦怠无力,贫血,腰脊疼痛,神经衰弱。

【用法用量】口服。一日一次,每次1粒,或遵医嘱。

14. 败酱片(胶囊)

【处方组成】黄花败酱草

【功能主治】用于以失眠为主要症状的神经衰弱患者。

【用法用量】口服。一次2~4片,一日2~3次。

15. 滋肾健脑颗粒

【处方组成】楮实子、茯苓、枸杞子、龟甲、鹿角、人参

【功能主治】补气养血,填精益髓。用于健忘,神经衰弱,腰膝酸软,神疲乏力。

【用法用量】颗粒开水冲服,一次20g,一日2次。

【使用注意】儿童、孕妇禁用;阳亢火旺者禁服;高血压患者禁服。

16. 脑灵片

【处方组成】黄精(蒸)、淫羊藿、苍耳子、麦冬、红参、远志(制)、酸枣仁(炒)、五味子、枸杞子、鹿茸、龟甲(醋制)、茯苓、大枣(去核)、熟地黄、鹿角胶

【功能主治】补气血,养心肾,健脑安神。用于心肾不交所致健忘失眠,头晕心悸,身倦无力,体虚自汗;神经衰弱见

上述证候者。

【用法用量】口服。一次2~3片,一日2~3次。

【使用注意】儿童、孕妇禁用;高血压患者禁服。

17. 脑心舒口服液

【处方组成】蜜环菌浓缩液、蜂王浆

【功能主治】滋补强壮,镇静安神。用于身体虚弱,心神不安,失眠多梦,神经衰弱,头痛眩晕。

【用法用量】口服。一次10ml,一日2次。

【使用注意】外感发热者禁用。

18. 舒神灵胶囊

【处方组成】百合、郁金、牡蛎(煅)、甘草(蜜炙)、香附(醋炙)、五味子、北合欢、龙骨(煅)、首乌藤、丹参、人参

【功能主治】疏肝理气,解郁安神。用于神经衰弱,更年期综合征。

【用法用量】口服。一次3~6粒,一日2~3次。

【使用注意】孕妇禁用。

19. 灵芝北芪片(胶囊)

【处方组成】灵芝膏粉,黄芪膏粉

【功能主治】养心安神,补气益血。用于神经衰弱,失眠健忘,食少体倦,气短多汗。

【用法用量】口服。一次4~6片,一日2~3次。

20. 灵芝胶囊(颗粒、片、口服液)

【处方组成】灵芝

【功能主治】宁心安神,健脾和胃。用于失眠健忘,身体虚弱,神经衰弱。

【用法用量】胶囊口服,一次2粒,一日3次。

21. 健脑补肾丸(口服液)

【处方组成】红参、鹿茸、狗鞭、肉桂、金樱子、杜仲(炭)、当归、远志(制)、酸枣仁(炒)、龙骨(煅)、牡蛎(煅)、金牛草、牛蒡子(炒)、川牛膝、金银花、连翘、蝉蜕、山药、砂仁、茯苓、白术(麸炒)、桂枝、甘草、白芍(酒炒)、豆蔻

【功能主治】健脑补肾,益气健脾,安神定志。用于脾肾两虚所致的健忘,失眠,头晕目眩,耳鸣,心悸,腰膝酸软,遗精;神经衰弱和性功能障碍见上述证候者。

【用法用量】口服。淡盐水或温开水送服,一次15丸,一日2次。

22. 三鞭补酒

【处方组成】鹿鞭、海狗鞭、狗鞭、鹿茸、海马、蛤蚧、人参、枸杞子、阳起石、补骨脂(炒)、沉香、巴戟天(去筋)、九节菖蒲、山茱萸(蒸)、牡丹皮、肉桂、黄芪、当归(酒炒)、白术、小茴香(炒)、芡实、桑螵蛸(炒)、地黄、杜仲炭、肉苁蓉、远志、覆盆子、菟丝子(蒸)、熟地黄、炙淫羊藿、知母、制何首乌、蛇床子、甘草、泽泻、白芍(酒炒)、山药、茯苓、甘松、花椒(炒)、龙骨、牛膝、狗脊(炒)

【功能主治】补血生精,健脑补肾。用于体质虚弱,神经衰弱。

【用法用量】口服。一次50毫升,早、晚各一次。

【使用注意】孕妇、儿童禁用。

23. 精血补片(胶囊)

【处方组成】生晒参、红参、制何首乌、紫河车、五味子、陈皮

【功能主治】补肝肾,益气血,养心神。用于神经衰弱,精神萎靡,头晕目眩,心悸失眠。

【用法用量】口服。一次2~3片,一日3次。

24. 复方洋参王浆胶囊

【处方组成】蜂王浆、西洋参、莲子、玉竹、制何首乌

【功能主治】补益脾肾。适用于神经衰弱,失眠健忘,食欲不振。

【用法用量】口服。一次2粒,一日1~2次。

【使用注意】外感发热者禁用。

25. 健脾安神合剂

【处方组成】茯苓

【功能主治】健脾渗湿,补中,宁心安神。用于脾虚湿滞,食欲不振,失眠、健忘、心悸等;单纯性消化不良、神经衰弱见上述证候者。

【用法用量】口服。一次20ml,一日3次。

26. 强身健脑片(胶囊)

【处方组成】人参、鹿茸、柏子仁(制霜)、当归、白芍(土炒)、五味子、茯苓、甘草、肉苁蓉、地黄、川芎(炒)、酸枣仁(炒)、熟地黄、猪脑提取物

【功能主治】镇静,安神。用于神经衰弱,失眠健忘,头晕目眩,易感疲劳,营养不良,身体虚弱。

【用法用量】口服。一次3-4片,一日2次。

【使用注意】外感发热患者忌服。对本品过敏者禁用,过敏体质者慎用。

附:用于神经衰弱的其他中药

1. 双参益神颗粒

【功能主治】益气,补肾,安神。适用于神经衰弱属心脾肾虚所见失眠,多梦,头昏,身疲乏力。

2. 灵芝双参口服液

【功能主治】滋补气血,养心安神。适用于气血两亏,心神不宁证。症见心悸怔忡,腰膝酸软,失眠健忘;对神经衰弱有辅助治疗作用。

3. 益脑胶囊(片)

见第二章"20. 动脉硬化"。

4. 安神补心胶囊(片、丸、颗粒)

见本章"115. 失眠"。

5. 蒲郁胶囊

【功能主治】清心化痰,疏肝解郁。用于肝郁化火之神经衰弱。症见失眠,多梦,心中烦热,易怒。

6. 五味健脑口服液

【功能主治】补肾健脑。用于神经衰弱,失眠健忘。

7. 洋参五加口服液

【功能主治】益气,健脾,安神。用于神经衰弱属心脾两虚证的失眠,多梦,乏力,食欲减退。

8. 宁心益智口服液

【功能主治】补气养阴,宁心益智。用于神经衰弱。症见健忘,多梦,头晕,身倦乏力者。

9. 复方扶芳藤合剂(胶囊)

见第六章“81. 白细胞减少和粒细胞缺乏症”。

10. 枣椹安神口服液

【功能主治】养心,益肾,安神。用于神经衰弱。症见失眠,多梦,头晕。

11. 交通心肾胶囊

【功能主治】交通心肾,补肾益精,清心安神。用于心肾不交,肝肾阴虚所致的心悸不宁,虚烦不寐,多梦易醒,眩晕耳鸣,腰膝酸软,遇事善忘,五心烦热,神疲乏力,尿频;更年期综合征、神经衰弱见上述证候者。

12. 心脾补益颗粒

【功能主治】补益心脾。用于心脾亏虚所致健忘,心悸,神倦,失眠,食少,食后腹胀,便溏;对神经衰弱属心脾两虚证者也有辅助治疗作用。

13. 珍苓解郁胶囊

见第九章“118. 抑郁症与双相情感障碍”。

14. 灵芝红花安神口服液

【功能主治】健脾化湿,和胃安神。适用于脾虚湿阻,心神不宁所致的食欲减退,失眠;神经衰弱见上述表现者。

15. 五味子颗粒(糖浆、片、胶囊)

见第七章“94. 汗症”。

16. 复方天麻颗粒(片、胶囊)

【功能主治】健脑安神。用于肝阳上亢所致失眠健忘,神经衰弱及高血压引起的头昏头痛。

17. 舒心安神口服液

【功能主治】滋补脾肾,健脑宁心。用于脾肾不足,精血亏虚所致健忘失眠,困乏无力;神经衰弱见上述证候者。

18. 茸血补脑液

【功能主治】健脑安神,生精补髓,强筋壮骨,大补元气。用于神经衰弱,失眠健忘,心慌气短。

19. 人参首乌胶囊(精)

【功能主治】益气养血。用于气血两虚所致的须发早白,健忘失眠,食欲不振,体疲乏力;神经衰弱见上述证候者。

20. 人参五味子颗粒(糖浆)

【功能主治】益气敛阴,安神镇静。用于病后体虚,神经衰弱,健忘失眠。

21. 龙凤宝胶囊

见第十二章“155. 产后出血与产后恶露不尽”。

22. 宁神丸

【功能主治】养血安神。用于心神不宁,烦躁梦多,神经衰弱,惊悸失眠。

23. 健脑灵片

【功能主治】滋肾,镇静,安神。用于肾阳不足引起的头晕,失眠,尿频,多梦;神经衰弱见上述证候者。

24. 宁心安神胶囊(颗粒)

见第十二章“155. 产后出血与产后恶露不尽”。

25. 珍珠层粉

【功能主治】安神,清热,解毒。用于神经衰弱,咽炎,外治口舌肿痛。

26. 夜宁糖浆(颗粒、胶囊、口服液)

【功能主治】养血安神。用于心血不足所致的失眠,多梦,头晕,乏力;神经衰弱见上述证候者。

27. 益心巴迪然吉布亚颗粒

【功能主治】补益心脑、利尿、止喘。用于神疲失眠,心烦气喘,神经衰弱。

28. 至宝三鞭胶囊(精)

【功能主治】补血生精,健脑补肾。用于体质虚弱,腰背酸痛,神经衰弱。

29. 养心宁神丸

【功能主治】养心益脾,镇静安神。用于神经衰弱,心悸失眠,耳鸣目眩。

30. 滋肾宁神丸

见第五章“78. 遗精”。

31. 参芪首乌补汁

见第六章“80. 贫血”。

32. 安神宁

【功能主治】扶正固本,益气健脾,补肾安神。用于神经衰弱,食欲不振,全身无力。

33. 安尔眠糖浆(胶囊、颗粒)

见本章“115. 失眠”。

34. 复方五味子酊

见本章“107. 老年性痴呆(阿尔茨海默病)与健忘症”。

35. 冬青补汁

【功能主治】温补肝肾,滋阴益精。用于肝肾不足,头昏目眩,小便频繁,腰膝酸软,神经衰弱。

36. 参茸天麻酒

见本章“103. 头痛和偏头痛”。

37. 二仙膏(口服液)

【功能主治】滋阴助阳,益气益血。用于治疗气血两虚,神疲体倦,周身懒软,神经衰弱。

38. 参芪五味子片(胶囊、糖浆)

见第二章“21. 心律失常”。

39. 枣仁安神颗粒(液、胶囊)

见本章“115. 失眠”。

40. 神康宁丸

见第二章“21. 心律失常”。

41. 神衰康颗粒(胶囊)

【功能主治】益气健脾,补肾安神。用于脾肾阳虚所致的失眠多梦,体虚乏力,食欲不振;神经衰弱症见上述证候者。

42. 通窍阿亚然及派克日片

见本章"103. 头痛与偏头痛"。

43. 罗布麻茶

【功能主治】平肝安神,清热利水。用于肝阳眩晕,心悸失眠,浮肿尿少;高血压病,神经衰弱,肾炎浮肿。

44. 灵芝浸膏片

见第一章"5. 气管炎与支气管炎"。

45. 眠安宁口服液(颗粒、胶囊)

见本章"115. 失眠"。

46. 七味天麻药酒

【功能主治】益肾安神。用于神经衰弱,失眠多梦。

47. 复方罗布麻颗粒

见本章"104. 头晕"。

48. 杜仲补天素片(丸)

【功能主治】温肾强腰,养心安神。用于肾阳不足、心血亏虚所致的腰膝酸软,夜尿频多,心悸失眠,少气乏力;神经衰弱见上述证候者。

49. 强力脑心康口服液(片、胶囊)

见第二章"17. 冠心病与心绞痛"。

50. 精乌胶囊(颗粒)

见第六章"80. 贫血"。

51. 健脑安神片(胶囊)

【功能主治】滋补强壮,镇静安神。用于神经衰弱,头痛,头晕,健忘失眠,耳鸣。

52. 遐龄颗粒

见本章"107. 老年性痴呆与健忘症"。

53. 益心宁神片

见本章"115. 失眠"。

54. 紫芝多糖片

见第六章"80. 贫血"。

55. 五加参精

【功能主治】益气健脾,补肾安神。用于脾肾阳虚所致的失眠、多梦、体虚乏力,气短。

56. 甜梦口服液(胶囊)

见本章"104. 头晕"。

57. 二至益元酒

见第二章"25. 高血压"。

58. 益气补肾胶囊

【功能主治】补肾健脾,益气宁神。用于脾肾两虚所致的神疲乏力,心悸失眠;神经衰弱及更年期综合征见上述证候者。

59. 楤芝胶囊

【功能主治】益气健脾,宁心安神。用于心脾两虚所致的失眠,心悸,气短,乏力等症;神经衰弱见上述证候者。

60. 缬草提取物胶囊

见第十章"121. 癔症"。

61. 灵芝菌合剂

见第二章"17. 冠心病与心绞痛"。

62. 景天五加颗粒

【功能主治】健脾温肾,养心安神。适用于脾气不足,肾阳虚弱所致头晕目眩,神疲倦怠,失眠健忘,腰膝酸软。

63. 银密片

见第二章"17. 冠心病与心绞痛"。

64. 珍珠灵芝胶囊

见第三章"49. 肝炎"。

65. 肝欣泰注射液

见第三章"49. 肝炎"。

66. 罗布麻叶胶囊

见第二章"25. 高血压"。

67. 蜂皇胎胶囊

见第六章"80. 贫血"。

68. 神牡安神胶囊

【功能主治】养心安神,适用于心阴不足所致的神经衰弱,症见失眠多梦,心悸。

69. 乌枣健脑安神片

【功能主治】补养心肾,健脑安神。用于神经衰弱引起的头昏,头晕,失眠,健忘。

70. 复方枸杞子胶囊(颗粒)

见第六章"80. 贫血"。

71. 清宫长春胶囊

见本章"104. 头晕"。

72. 舒肝解郁胶囊

见第七章"94. 汗症"。

73. 百乐眠胶囊

见本章"115. 失眠"。

74. 人参养荣丸

见第六章"80. 贫血"。

75. 归脾丸(浓缩丸、颗粒、合剂)

见第三章"60. 便血"。

76. 参乌健脑胶囊

见本章"107. 老年性痴呆(阿尔茨海默病)与健忘症"。

115. 失眠

〔基本概述〕

失眠也称失眠症,是一种持续相当长时间的睡眠的质和(或)量令人不满意的状况。在失眠者中,难以入睡是最常见的主诉,其次是维持睡眠困难和早醒。

心理因素在失眠症的形成过程中关系密切,往往开始时是由于某种原因引起失眠,以后因怕失眠而在入睡前产生焦虑,加重了失眠症状。因此首先要消除焦虑情绪,学会放松自己,建立自信心,注意睡眠生理并养成良好习惯。

睡眠时间的长短不能作为判断失眠严重程度的标准,如睡眠时间虽少,但精力、体力不减,且无其他任何不适,则不视为病态。诊断失眠症须排除各种躯体疾病或其他精神疾病所伴发的症状。导致失眠的主要原因:①环境原因,常见的有睡眠环境的突然改变。②个体因素,不良的生活习惯,如睡前饮茶,饮咖啡,吸烟等。③躯体原因,广义地说,任何躯体的不适均可导致失眠。④精神因素,包括因某个特别事件引起兴奋、忧虑所致的机会性失眠。⑤催眠药或嗜酒者的戒断反应等。

一个人如果长期失眠,就会对失眠越来越恐惧,感到紧张、焦虑、担心或抑郁,形成了一个恶性循环。

失眠,中医学又称其为"不寐"或"少寐",是以经常不能获得正常睡眠为特征的一种病症,为各种原因引起入睡困难、睡眠深度或频度过短(浅睡性失眠)、早醒及睡眠时间不足或质量差等。历代医家认为失眠的病因病机以七情内伤为主要病因,其病机总属营卫失和,阴阳失调。失眠病位主要在心,并涉及肝、脾(胃)、肾三脏。机体诸脏腑功能的运行正常且协调,人体阴阳之气的运行也正常,则人的睡眠正常,反之,就会出现睡眠障碍。

〔治疗原则〕

对各种原因引起的失眠,首先要针对原发因素进行处理,安眠药物对症治疗可以短期应用。适当服用催眠药是解决失眠问题的成功方法。避免失眠还应少喝妨碍睡眠的咖啡和茶,同时也要少喝酒。

对原发性失眠的治疗,最重要的是调整睡眠习惯,恢复正常的生物节律,睡眠时间各人不同,睡眠时间短些对人体并无多大影响。对于继发性失眠,以处理引起失眠的基本疾病或情况为主,一般来说,对失眠的病因解决后则失眠就会不治而愈。一般失眠症经过病因、心理、躯体松弛治疗即可治愈。

失眠症除以药物治疗外,尚应包括心理治疗及良好的睡眠生理习惯的培养等等。最常用的是地西泮和艾司唑仑等。但这类药物长期服用易成瘾,利少弊多。

催眠药包括巴比妥类、苯二氮䓬类和其他3类药物。巴比妥类药物主要有苯巴比妥、司可巴比妥等;苯二氮䓬类药物主要有地西泮、硝西泮、氟西泮、阿普唑仑、奥沙西泮、劳拉西泮、艾司唑仑、氯硝西泮等;其他类药物有唑吡坦、佐匹克隆等。

巴比妥类药物具有依赖性,尤其是中、短效的巴比妥类药更为明显。因此,目前巴比妥类已不作为首选药,且不建议长期使用。苯二氮䓬类药也具有一定的依赖性,尤其是作用快速的药物如三唑仑、咪达唑仑、硝西泮等,依赖性更为明显。有学者认为,只要使用时间过长,无论种类或剂量多少均可形成明显的药物依赖。

苯二氮䓬类药物对儿童特别是幼儿的中枢神经异常敏感,新生儿不易将本类药代谢为无活性的产物,因为此药物对中枢神经有可持久的抑制。处方催眠药给儿童除了偶尔用于夜间恐惧和睡行症,其他使用均为不合理。

老年人用催眠药可能出现共济失调和意识混乱,并且因此容易摔倒和受伤,故应慎用并告知注意事项。

〔用药精选〕

一、西药

1. 地西泮 Diazepam

见本章"98. 脑膜炎"。

2. 艾司唑仑 Estazolam

【适应证】用于失眠、焦虑、紧张、恐惧,也可用于抗癫痫和抗惊厥。

【不良反应】服用量过大可出现轻微乏力、口干、嗜睡。持续服用后亦可出现依赖,但程度较轻。

【用法用量】口服。成人用于失眠,1~2mg,睡前服。

【制剂】艾司唑仑片

3. 氯硝西泮 Clonazepam

见本章"109. 癫痫"。

4. 佐匹克隆 Zopiclone

本品常规剂量具有镇静催眠和肌肉松弛作用。其作用于苯二氮䓬受体,但结合方式不同于苯二氮䓬类药物。本品为速效催眠药,能延长睡眠时间,提高睡眠质量,减少夜间觉醒和早醒次数。本品的特点为次晨残余作用低。

【适应证】用于各种失眠症。

【不良反应】与剂量及患者的敏感性有关。偶见思睡、口苦、口干、肌无力、遗忘、醉态,有些人出现异常的易恐、好斗、易受刺激或精神错乱、头痛、乏力。长期服药后突然停药会出现戒断症状(因药物半衰期短故出现较快),可能有较轻的激动、焦虑、肌痛、震颤、反跳性失眠及噩梦、恶心及呕吐,罕见较重的痉挛、肌肉颤抖、神志模糊(往往继发于较轻的症状)。

【禁忌】禁用于对本品过敏者,失代偿的呼吸功能不全患者,重症肌无力、重症睡眠呼吸暂停综合征患者。

【用法用量】口服。成人一次7.5mg,老年和体弱或肝功能不全患者一次3.75mg,睡前服用。

【制剂】佐匹克隆片;佐匹克隆胶囊

5. 右佐匹克隆 Dexzopiclone

【适应证】用于治疗失眠。

【用法用量】本品应个体化给药,①成年人推荐起始剂量为入睡前2mg,由于3mg可以更有效地延长睡眠时间,可根据临床需要起始剂量为或增加到3mg。②主诉入睡困难的老年患者推荐起始剂量为睡前1mg,必要时可增加到2mg。③睡眠维持障碍的老年患者推荐剂量为入睡前2mg。严重肝损患者应慎重使用。

【不良反应】主要不良反应为口苦和头晕,其他如嗜睡、乏力、恶心和呕吐等轻度消化系统和中枢神经系统的不良反应一般持续时间短,症状轻微,不会影响受试者的生活和功能,可自行缓解,停药后症状即可消失。

【禁忌】对本品及其成分过敏者,失代偿的呼吸功能不全患者,重症肌无力、重症睡眠呼吸暂停综合征患者。

【儿童用药】有关18岁以下儿童用药的安全性、有效性尚未确立,不推荐服用此药。

【制剂】右佐匹克隆片

6. 阿普唑仑 Alprazolam

本品为苯二氮䓬类催眠镇静药和抗焦虑药。作用于中枢神经系统的苯二氮䓬受体(BZR)。可引起中枢神经系统不同部位的抑制,随着用量的加大,临床表现可自轻度的镇静到催眠甚至昏迷。

【适应证】主要用于焦虑、紧张、激动,也可用于催眠或焦虑的辅助用药,也可作为抗惊恐药,并能缓解急性酒精戒断症状。对有精神抑郁的患者应慎用。

【用法用量】成人常用量:镇静催眠,0.4~0.8mg,睡前服。抗焦虑,开始一次0.4mg,一日3次,用量按需递增。最大限量一日可达4mg。18岁以下儿童,用量尚未确定。

【不良反应】①常见的不良反应:嗜睡、头昏、乏力等,大剂量偶见共济失调、震颤、尿潴留、黄疸。②罕见的有皮疹、光敏、白细胞减少。③个别患者发生兴奋,多语,睡眠障碍,甚至幻觉。停药后,上述症状很快消失。④有成瘾性,长期应用后,停药可能发生撤药症状,表现为激动或抑郁。⑤少数患者有口干、精神不集中、多汗、心悸、便秘或腹泻、视物模糊、低血压。

【禁忌】慎用:①中枢神经系统处于抑制状态的急性酒精中毒;②肝、肾功能损害;③重症肌无力;④急性或易于发生的闭角型青光眼发作;⑤严重慢性阻塞性肺部病变;⑥对本品及其他苯二氮䓬类药过敏;⑦睡眠呼吸暂停综合征;⑧严重呼吸功能不全;⑨驾驶员、高空作业者、危险精细作业者。

【孕妇及哺乳期妇女用药】①在妊娠3个月内,本药有增加胎儿致畸的危险;②孕妇长期服用可引起依赖,使新生儿呈现撤药症状,妊娠后期用药影响新生儿中枢神经活动,分娩前及分娩时用药可导致新生儿肌张力较弱,孕妇应尽量避免使用;③本药可以分泌入乳汁,哺乳期妇女应慎用。

【儿童用药】18岁以下儿童,用量尚未有具体规定。

【老年用药】本药对老年人较敏感,开始用小剂量,一次0.2mg,一日3次,逐渐增加至最大耐受量。

【制剂】阿普唑仑片;阿普唑仑胶囊

7. 硝西泮 Nitrazepam

【适应证】用于治疗失眠及抗惊厥、抗癫痫。

【禁忌】呼吸抑制者、显著的神经肌肉呼吸无力,包括不稳定的重症肌无力,急性肺动脉关闭不全、严重肝损害、睡眠呼吸暂停综合征,不能单一用于治疗抑郁(或者与抑郁相关的焦虑)或慢性精神疾病。

【不良反应】①嗜睡、宿醉、头晕、视物不清、呼吸抑制、意识障碍、共济失调(尤其在老年人中)。②儿童大量服用可有黏液和唾液分泌增多。③长期使用可有轻度依赖性。④服用一段时间后突然停药,可出现反跳性失眠。⑤可出现记忆减退。

【用法用量】口服。用于失眠,成人一次5~10mg,睡前服用。

【制剂与规格】硝西泮片

8. 苯巴比妥 Phenobarbital

【适应证】用于治疗焦虑、失眠、癫痫及运动障碍。

【不良反应】可有过敏性皮疹,环形红斑,眼睑、口唇、面部水肿;严重者发生剥脱性皮炎和Stevens-Johnson综合征;老年、儿童和糖尿病患者可发生意识模糊,抑郁或逆向反应(兴奋);也可见粒细胞减少,低血压,血栓性静脉炎,血小板减少,黄疸,骨骼疼痛,肌肉无力等,笨拙或行走不稳,眩晕或头昏,恶心,呕吐,语言不清;突然停药后发生惊厥或癫痫发作,昏厥,幻觉,多梦,梦魇,震颤,不安,入睡困难等,则提示可能为撤药综合征。

【禁忌】严重肺功能不全、肝硬化、卟啉病、贫血、未控制的糖尿病、过敏等。

【用法用量】口服。①成人:催眠,30~100mg,晚上一次顿服。②儿童:用药应个体化,请遵医嘱。

肌内注射、静脉注射:请遵医嘱。

【制剂】苯巴比妥片;注射用苯巴比妥钠

9. 司可巴比妥 Secobarbital

【适应证】适用于不易入睡的患者。也可用于抗惊厥(如破伤风等)。

【不良反应】可有过敏性皮疹,环形红斑,眼睑、口唇、面部水肿;严重者发生剥脱性皮炎和Stevens-Johnson综合征;老年、儿童和糖尿病患者可发生意识模糊,抑郁或逆向反应(兴奋);也可见粒细胞减少,低血压,血栓性静脉炎,血小板减少,黄疸,骨骼疼痛,肌无力等,笨拙或行走不稳,眩晕或头昏,恶心,呕吐,语言不清;突然停药后发生惊厥或癫痫发作,昏厥,幻觉,多梦,梦魇,震颤,不安,入睡困难等,则提示可能为撤药综合征。

【禁忌】严重肺功能不全、肝硬化、血卟啉病史、贫血、哮喘史、未控制的糖尿病、对本品过敏者禁用。

【用法用量】口服。①成人常用量:催眠,50~200mg,睡前一次顿服;②小儿常用量:请遵医嘱。

静脉注射:用于麻醉前催眠,一次不超过250mg,速度不超过200mg/min(不超过15秒50mg)。

【制剂】司可巴比妥钠胶囊;注射用司可巴比妥钠

10. 氟西泮 Flurazepam

【适应证】用于各种失眠,如入睡困难、夜间多梦、早醒,对反复发作的失眠或睡眠障碍及需睡眠休息的急、慢性疾病均有疗效。

【禁忌】呼吸抑制者、显著的神经-肌肉呼吸无力,包括不稳定的重症肌无力,急性肺动脉关闭不全、严重肝损害、睡眠呼吸暂停综合征,不能单一用于治疗抑郁(或者与抑郁相关的焦虑)或慢性精神疾病。

【不良反应】①嗜睡、宿醉、头晕、视物不清、呼吸抑制、意识障碍、共济失调(尤其在老年人中)。②儿童大量服用可有黏液和唾液分泌增多。③长期使用可有轻度依赖性。④服用一段时间后突然停药,可出现反跳性失眠。⑤可出现记忆减退。

【用法用量】成人常用量:口服 15 ~ 30mg,睡前服用。老年或体弱患者,从小量 7.5mg 开始,后按需调整。15 岁以下儿童的效果和安全性尚未确定。

【制剂】氟西泮胶囊

11. 唑吡坦 Zolpidem

本品为催眠药。本品小剂量时,能缩短入睡时间,延长睡眠时间;在较大剂量时,第二相睡眠、慢波睡眠(第三和第四相睡眠)时间和快动眼期(REM)睡眠时间延长,REM 睡眠时间缩短。

【适应证】用于偶发失眠和暂时失眠患者的短期治疗。

【不良反应】有证据表明,服用本品有与剂量相关的不良反应,尤其对中枢神经系统的作用和对胃肠蠕动的影响,老年患者最易产生。临床试验中,10mg 剂量以下观察到的不良反应有嗜睡、头晕、头痛、恶心、腹泻和眩晕。在长期临床试验中,极少观察到记忆障碍(顺行性遗忘),夜间烦躁,抑郁综合征、精神障碍、意识障碍或复视、颤抖、舞蹈步和跌倒。使用苯二氮䓬类或类似苯二氮䓬类药物会出现如下副作用:烦躁、兴奋、过敏性、侵略性错觉、易怒、梦魇、幻觉、精神病、过激行为和其他敌对行为。如出现这些症状,应停止用药。老年人更易出现这些症状。

【禁忌】①对本品过敏者禁用;②梗阻性睡眠呼吸暂停综合征、重症肌无力、严重肝功能不全、急性呼吸功能不全伴呼吸抑制及精神病患者禁用;③15 岁以下儿童,妊娠及哺乳期妇女禁用;

【用法用量】本品起效迅速,所以应在临睡前服用。成人的推荐剂量为每天 10mg。老年人和体质虚弱者可能对本品较敏感,因此推荐剂量为每天 5mg。对于肝功能不全者,本品的清除、代谢率降低,应从每天 5mg 剂量开始服用,对老年患者应特别注意。疗程可由几天至两周不等,最多四周(包括逐渐减量的时间)。注意不得超过推荐剂量和疗程服用。

【制剂】唑吡坦片;酒石酸唑吡坦片(口腔崩解片、分散片、胶囊)

12. 复方五味子片(糖浆) Compound Schisandra Tablets

见本章“114. 神经衰弱”。

13. 复方刺五加硫胺片 Compound Acanthopanax and Vitamin B_1 Tablets

见本章“114. 神经衰弱”。

14. 乙酰天麻素片 Acetagastrodin Tablets

见本章“114. 神经衰弱”。

15. 天麻蜜环菌片(粉) Gastrodia Tuder Halimasch Tablets

见本章“114. 神经衰弱”。

16. 四维王浆葡萄糖颗粒 Compound Four Vitamins and Glucose Granules

见本章“114. 神经衰弱”。

17. 氯美扎酮片 Hexoprenaline Hydrochloride Tablets

本品具有抗焦虑、镇静、催眠和缓解肌肉紧张的作用。对情绪紧张、恐惧焦虑、烦躁不眠者起镇静助眠作用。

【适应证】用于焦虑、紧张、激动及慢性疲劳所引起的烦躁失眠。

【用法用量】口服。成人,一次 1 片,睡前服。

【不良反应】①服后偶见疲倦、药疹、眩晕、潮红、恶心、厌食、水肿、排尿困难、无力、兴奋、震颤和头痛。②偶有黄疸的报道,但停药后均可消失。③罕见的有多形红斑反应综合征。

18. 罗通定 Rotundine

本品为非麻醉性镇痛药,具有镇痛、镇静、催眠及安定作用。

见本章“103. 头痛和偏头痛”。

附:用于失眠的其他西药

1. 氯氮䓬 Chlordiazepoxide

见本章“109. 癫痫”。

2. 扎来普隆 Zaleplon

【适应证】适用于入睡困难的失眠症的短期治疗,临床研究结果显示扎来普隆能缩短入睡时间,但还未表明能增加睡眠时间和减少唤醒次数。

3. 长春胺缓释胶囊 Vincamine Sustained Release Capsules

见本章“104. 头晕”。

4. 奥沙西泮 Oxazepam

见第十章“119. 焦虑症”。

5. 三唑仑 Triazolam

【适应证】本品为苯二氮䓬类安定药。该药具有抗惊厥、抗癫痫、抗焦虑、镇静催眠、中枢性骨骼肌松弛和暂时性记忆缺失(或称遗忘)作用。用于镇静、催眠。

6. 咪达唑仑 Midazolam

【适应证】咪达唑仑是一种强效镇静药,用于镇静、催眠、全身或局部麻醉时辅助用药。

7. 氯䓬酸钾 Dipotassium Clorazepate

【适应证】①抗焦虑。②镇静催眠。③抗惊厥。④缓解急性酒精戒断综合征。

8. 劳拉西泮 Lorazepam

见第十章“119. 焦虑症”。

9. 异戊巴比妥 Amobarbital

见本章“109. 癫痫”。

10. 水合氯醛 ChloralHydrate

见本章“109. 癫痫”。

11. 盐酸吡硫醇 Pyritinol Hydrochloride

见第九章“104. 头晕”。

12. 盐酸异丙嗪 PromethazineHydrochloride

见第九章“104. 头晕”。

13. 氟哌噻吨美利曲辛片(胶囊) Flupentixol and Melitracen Tablets

见第九章“114. 神经衰弱”。

14. 氨酚拉明片(口服溶液) Paracetamol and Diphenhydramine Hydrochloride Tablets

见本章“103. 头痛和偏头痛”。

15. 参维灵片 Vitamin B_6 and Ganodema Lucidum Tablets

见第九章“114. 神经衰弱”。

二、中药

1. 泻肝安神丸

见本章“114. 神经衰弱”。

2. 解郁安神颗粒

见本章“114. 神经衰弱”。

3. 百乐眠胶囊

【处方组成】百合、刺五加、首乌藤、合欢花、珍珠母、石膏、酸枣仁、茯苓、远志、玄参、地黄生、麦冬、五味子、灯心草、丹参、辅料为淀粉

【功能主治】滋阴清热,养心安神。本品用于肝郁阴虚型失眠。症见入睡困难、多梦易醒、醒后不眠、头晕乏力、烦躁易怒、心悸不安等。

【用法用量】口服。一次4粒,一日2次,14天为一疗程。

4. 安神补心胶囊(片、丸、颗粒)

【处方组成】丹参、五味子、石菖蒲、合欢皮、菟丝子、墨旱莲、女贞子、首乌藤、地黄、珍珠母

【功能主治】养心安神。用于心血不足、虚火内扰所致的心悸失眠,头晕耳鸣。

【用法用量】胶囊口服。一次4粒,一日3次。片剂口服,一次5片,一日3次。丸剂口服。一次15丸,一日3次。颗粒口服,一次1.5g,一日3次。

5. 柏子养心丸(片、胶囊)

【处方组成】柏子仁、党参、炙黄芪、川芎、当归、茯苓、远志(制)、酸枣仁、肉桂、醋五味子、半夏曲、炙甘草、朱砂

【功能主治】补气,养血,安神。用于心气虚寒,心悸易惊,失眠多梦,健忘。

【用法与用量】丸剂口服,水蜜丸一次6g,小蜜丸一次9g,大蜜丸一次1丸,一日2次;片剂口服,一次3~4片,一日2次。

【使用注意】肝、肾功能不全者禁用。

6. 安神胶囊(颗粒)

【处方组成】炒酸枣仁、川芎、知母、麦冬、制何首乌、五味子、丹参、茯苓

【功能主治】补血滋阴,养心安神。用于阴血不足,失眠多梦,心悸不宁,五心烦热,盗汗耳鸣。

【用法用量】口服。一次4粒,一日3次。

7. 枣仁安神颗粒(胶囊、液)

【处方组成】酸枣仁(炒)、丹参、五味子(醋炙)

【功能主治】养血安神。用于心血不足所致的失眠、头晕,健忘心烦;神经衰弱症见上述证候者。

【用法用量】颗粒开水冲服。一次5g,临睡前服。口服液晚临睡前服,一次10~20ml,一日一次。胶囊口服。一次5粒,一日一次,临睡前服用。

8. 安神宝颗粒

【处方组成】炒酸枣仁、枸杞子、合欢藤

【功能主治】补肾益精,养心安神。用于失眠健忘,眩晕耳鸣,腰膝酸软。

【用法用量】开水冲服。一次1~2袋,一日3次。

9. 参芪五味子片(胶囊、糖浆)

【处方组成】炒酸枣仁、南五味子、党参、黄芪

【功能主治】健脾益气,宁心安神。用于气血不足、心脾两虚所致的失眠,多梦,健忘,乏力,心悸,气短、自汗。

【用法用量】口服。一次3~5片,一日3次。

10. 益心宁神片

【处方组成】人参茎叶总皂苷、合欢藤、五味子、灵芝

【功能主治】补气生津,养心安神。用于心气不足、心阴亏虚所致的失眠多梦、心悸、记忆力减退;神经衰弱见上述证候者。

【用法用量】口服。一次5片(小片),或一次3片(大片),一日3次。

11. 五味子糖浆(颗粒、胶囊)

【处方组成】五味子

【功能主治】益气生津,补肾宁心。用于心肾不足所致的失眠,多梦,头晕;神经衰弱症见上述证候者。

【用法用量】口服。一次5~10ml,一日3次。

12. 北芪五加片

【处方组成】黄芪、刺五加浸膏

【功能主治】健脾益气,宁心安神。用于心脾两虚、心神不宁所致的失眠多梦,体虚乏力,食欲不振。

【用法用量】口服。一次4~6片,一日3次。

13. 安神补脑液(片、胶囊、颗粒)

【处方组成】鹿茸、制何首乌、淫羊藿、干姜、甘草、大枣、维生素B_1

【功能主治】生精补髓,益气养血,强脑安神。用于肾精不足、气血两亏所致的头晕,乏力,健忘,失眠;神经衰弱见上述证候者。

【用法用量】口服。一次10ml,一日2次。颗粒开水冲

服。一次1袋,一日2次。

14. 乌灵胶囊

见本章“114. 神经衰弱”。

15. 补肾益寿片(胶囊)

【处方组成】红参、制何首乌、枸杞子、淫羊藿、黄精、灵芝、珍珠、丹参、甘草

【功能主治】补肾益气,能调节老年人免疫功能趋于正常。用于失眠,耳鸣,腰酸,健忘,倦怠,胸闷气短,夜尿频数。

【用法用量】口服。一次1~2片,一日3次。

16. 复方莲芯口服液

见本章“114. 神经衰弱”。

17. 复方柴胡安神颗粒

见本章“114. 神经衰弱”。

18. 复方枣仁胶囊

【处方组成】酸枣仁(制)、左旋延胡索乙素

【功能主治】养心安神。用于心神不安,失眠,多梦,惊悸。

【用法用量】口服。一次1粒,睡前服。

19. 复方北五味子片

【处方组成】五味子流浸膏、刺五加浸膏、甘油磷酸钠、维生素 B_1

【功能主治】敛肺补肾,养心安神。用于失眠,心悸,自汗,盗汗。

【用法用量】口服。一次2片,一日2~3次。

20. 脑力静糖浆(胶囊、颗粒)

见本章“114. 神经衰弱”。

21. 强力蜂乳浆胶丸

见本章“114. 神经衰弱”。

22. 安乐片

【处方组成】柴胡、当归、川芎、茯苓、钩藤、首乌藤、白术(炒)、甘草

【功能主治】疏肝解郁,安神。用于精神抑郁,失眠,胸闷不适,纳少神疲,更年期综合征者亦可使用。

【用法用量】口服。一次4~6片,一日3次。

23. 安眠补脑口服液(糖浆)

【处方组成】制何首乌,远志,柏子仁,枸杞子,麦冬,五味子,桑葚,红参,甘草

【功能主治】益气滋肾,养心安神。用于心肾两虚所致的失眠多梦,健忘,头昏头痛,心慌。

【用法用量】口服。一次10毫升,一日3次;或临睡前服20~30毫升。

【使用注意】糖尿病患者禁用。

24. 养血安神丸(片、糖浆、颗粒)

见第六章“80. 贫血”。

25. 灵芝胶囊(颗粒、片、分散片、浸膏片、口服液、滴丸)

见本章“114. 神经衰弱”。

26. 安尔眠糖浆(颗粒、胶囊)

【处方组成】丹参(切片)、首乌藤、大枣

【功能主治】安神。用于神经衰弱和失眠。

【用法用量】口服。一次10~15ml,一日3次。

27. 眠安宁口服液

【处方组成】丹参、熟地黄、首乌藤、白术(麸炒)、陈皮、远志(制)、大枣

【功能主治】补养心脾,宁心安神。用于心脾两虚、心神不宁所致的失眠多梦,气短乏力,心悸;神经衰弱见上述证候者。

【用法用量】口服。一次20ml,一日2次。

28. 六味安神胶囊

见第七章“94. 汗症”。

附:用于失眠的其他中药

1. 状元丸

【功能主治】养心滋肾,健脑安神。用于心肾不足,用脑过度引起的失眠健忘,虚烦多梦,心悸不安,目暗耳鸣,精神疲倦。

2. 脑乐静(片、胶囊、颗粒)

见本章“114. 神经衰弱”。

3. 舒肝解郁胶囊

见第七章“94. 汗症”。

4. 天王补心丸(浓缩丸、片、液)

见第二章“15. 心脏病”。

5. 刺五加片(胶囊、颗粒)

【功能主治】健脾益气,补肾安神。用于脾肾阳虚,体虚乏力,食欲不振,腰膝酸痛,失眠多梦。

6. 七叶神安片

见第二章“15. 心脏病”。

7. 血府逐瘀胶囊(片、颗粒、丸、口服液)

见本章“103. 头痛与偏头痛”。

8. 养血清脑颗粒(丸)

见本章“103. 头痛与偏头痛”。

9. 强力脑清素片

见本章“114. 神经衰弱”。

10. 康欣胶囊(口服液)

见本章“107. 老年性痴呆(阿尔茨海默病)与健忘症”。

11. 参乌健脑胶囊

见本章“107. 老年性痴呆(阿尔茨海默病)与健忘症”。

12. 归脾丸(浓缩丸、颗粒、合剂)

见第三章“60. 便血”。

13. 脾舒宁颗粒

见第三章“47. 消化不良与食欲不振”。

14. 脑心舒口服液

见本章“114. 神经衰弱”。

15. 琥珀安神丸

见第二章“21. 心律失常”。

16. 枸杞药酒

【功能主治】滋肾益肝。用于肝肾不足，虚劳消瘦，腰膝酸软，失眠。

17. 龙枣胶囊

见本章“104. 头晕”。

18. 精乌胶囊(颗粒、片)

见第六章“80. 贫血”。

19. 桑葚颗粒

见第三章“48. 便秘”。

20. 神安胶囊

【功能主治】清热化痰，安神定惊。用于痰热扰心之失眠症，兼有口干、口苦。

21. 加味逍遥口服液(丸、胶囊、颗粒)

见第十章“119. 焦虑症”。

22. 天麻灵芝合剂

见第二章“21. 心律失常”。

23. 眠安康口服液

【功能主治】健脾益气，养心安神。用于心脾两虚所致的失眠多梦，心悸健忘，神疲体倦，面色少华。

24. 珍芝安神胶囊

见第二章“21. 心律失常”。

25. 双刺杞口服液

【功能主治】健脾安神。用于脾虚所致精神不振，倦怠乏力，食少纳呆，心悸失眠。

26. 银红补肾药酒

【功能主治】活血养血，补肾安神。用于失眠的辅助治疗，亦可改善神疲乏力，腰膝酸软，畏寒肢冷，夜尿频多。

27. 五味安神颗粒

【功能主治】养心安神，健脾和中。适用于心脾两虚证。症见心烦，急躁易怒，心悸，口干，易汗出，睡眠多梦易醒，神疲乏力，食欲不振，肌肉酸楚。

28. 复方灵芝安神口服液

【功能主治】健脾益气，养心安神。用于心脾两虚所致的失眠多梦，心悸健忘，神疲体倦，食欲减少。

29. 酸枣仁糖浆

【功能主治】清热泄火，养血安神。用于虚烦不眠，心悸不宁，头目眩晕。

30. 心神宁片

【功能主治】养血除烦，宁心安神。用于心肝血虚所致的失眠多梦，烦躁而惊，疲倦食少。

31. 杞蓉片

见本章“107. 老年性痴呆(阿尔茨海默病)与健忘症”。

32. 宁心安神胶囊(颗粒)

见第十二章“155. 产后出血与产后恶露不尽”。

33. 清心沉香八味散(丸)

【功能主治】清心肺，理气，安神。用于心肺火盛所致的失眠，胸闷不舒，胸胁闷痛，心慌气短。

34. 宁神丸

见本章“114. 神经衰弱”。

35. 珍珠末

【功能主治】安神定惊，明目消翳，解毒生肌。用于惊悸失眠，惊风癫痫，目生云翳，疮疡不敛。

36. 益心巴迪然吉布亚颗粒

见本章“114. 神经衰弱”。

37. 孔圣枕中丸

见本章“104. 头晕”。

38. 人参归脾丸

见第二章“21. 心律失常”。

39. 七生静片

【功能主治】益气宁心，活血化瘀。用于气虚血瘀所致失眠，健忘，乏力。

40. 神康宁丸

见第二章“21. 心律失常”。

41. 止眩安神颗粒

见第二章“21. 心律失常”。

42. 松根油吸入剂

【功能主治】镇静安神。可作为失眠的辅助用药。

43. 安神健脑液

见第二章“21. 心律失常”。

44. 安神糖浆

见第六章“80. 贫血”。

45. 安神养心丸

【功能主治】补气养血，安神定志，用于气血两亏，机体衰弱，精神恍惚，惊悸失眠。

46. 利尔眠胶囊(片)

【功能主治】清心降火，交通心肾。用于心肾不交所致的失眠多梦，心悸不宁。

47. 蓝芷安脑胶囊

见第二章“21. 心律失常”。

48. 益脑胶囊(片)

见第二章“20. 动脉硬化”。

49. 扶芳参芪口服液

见本章“104. 头晕”。

50. 益虚宁片

见本章“104. 头晕”。

51. 夜宁糖浆(胶囊、颗粒、口服液)

见本章“114. 神经衰弱”。

52. 复方五味子酊

见本章“107. 老年性痴呆(阿尔茨海默病)与健忘症”。

53. 巴桑母酥油丸(颗粒)

【功能主治】益肾，养心安神，强筋骨。用于心悸失眠，脾胃不和,老年虚弱,经络不利,肢体僵直。

54. 柏子滋心丸(浓缩丸)

见第二章“21. 心律失常”。

55. 豆蔻五味散

【功能主治】调和中气,镇惊宁心。用于神气不宁,心烦失眠,诸气不调。

56. 十五味沉香丸

见第一章“3. 咳嗽”。

57. 睡安胶囊(片)

【功能主治】养血安神,清心除烦。用于心烦不寐,怔忡惊悸,梦多易醒或久卧不眠。

58. 阿胶远志膏

见第二章“21. 心律失常”。

59. 安神足液

【功能主治】清热除烦,养心安神,用于心血亏虚,心火上炎所引起失眠多梦,易醒,心烦。

60. 补脾安神合剂

【功能主治】益气健脾,养血安神。用于心脾两虚所致的气短心悸,失眠多梦,头昏头晕,肢倦乏力,食欲不振。

61. 补血宁神片

【功能主治】滋阴补血,宁心安神。用于心肝血虚所致的失眠多梦。

62. 参芝安神口服液

【功能主治】益气养阴,安神。用于气阴不足所致的失眠多梦,心悸气短,久病体弱。

63. 刺五加脑灵胶囊(合剂、液)

【功能主治】健脾补肾,宁心安神。用于心脾两虚,肾不足所致的心神不宁,失眠多梦,健忘,倦怠乏力,食欲不振。

64. 龟黄补酒

见本章“107. 老年性痴呆(阿尔茨海默病)与健忘症”。

65. 七味天麻药酒

见本章“114. 神经衰弱”。

66. 心脑舒口服液(颗粒)

见本章“107. 老年性痴呆(阿尔茨海默病)与健忘症”。

67. 景志安神口服液(片、胶囊、颗粒)

见本章“114. 神经衰弱”。

68. 珍灵胶囊

见第二章“21. 心律失常”。

69. 健脑安神片(胶囊)

见本章“114. 神经衰弱”。

70. 健脑补肾丸(口服液)

见本章“114. 神经衰弱”。

71. 复方扶芳藤合剂(胶囊)

见第六章“81. 白细胞减少和粒细胞缺乏症”。

72. 灵益胶囊

【功能主治】清热解毒,益气化瘀,缓急止痛,脱毒制瘾。用于阿片类急性戒断综合征热毒瘀滞、气阴不足证,症见心烦失眠,肢体挛急,腹痛泄泻,舌质黯红,脉沉细小数。

73. 舒眠胶囊(片)

【功能主治】疏肝解郁,宁心安神。用于肝郁伤神所致的失眠。症见失眠多梦,精神抑郁或急躁易怒,胸胁苦满或胸膈不畅,口苦目眩,舌边尖略红,苔白或微黄,脉弦。

74. 养阴镇静片(丸)

见第二章“21. 心律失常”。

75. 滋肾宁神丸

见第五章“78. 遗精”。

76. 活力源口服液(片、胶囊)

【功能主治】益气养阴,强心益肾。用于气阴两虚,心肾亏损所致的健忘失眠,记忆力减退。

77. 复方罗布麻颗粒

见本章“104. 头晕”。

78. 补脑丸

见本章“107. 老年性痴呆(阿尔茨海默病)与健忘症”。

79. 神衰康颗粒(胶囊)

见本章“114. 神经衰弱”。

80. 人参首乌胶囊(精)

见本章“114. 神经衰弱”。

81. 消疲灵颗粒

见第二章“21. 心律失常”。

82. 古汉养生精口服液(片、颗粒)

见第二章“20. 动脉硬化”。

83. 五加参精

见本章“114. 神经衰弱”。

84. 甜梦口服液(胶囊)

见本章“104. 头晕”。

85. 磁朱丸

【功能主治】镇心,安神,明目。用于心肾阴虚,心阳偏亢,心悸失眠,耳鸣耳聋,视物昏花。

86. 朱砂安神丸

【功能主治】清心养血,镇惊安神。用于胸中烦热,心神不宁,失眠多梦。

87. 二十味肉豆蔻丸

见本章“104. 头晕”。

88. 十一味维命胶囊(丸、散)

见本章“104. 头晕”。

89. 茸血安神丸

【功能主治】益气,补血,安神。用于气血两虚所致心悸,症见心悸气短,失眠不宁等。

90. 蜂皇胎胶囊

见第六章“81. 白细胞减少和粒细胞缺乏症”。

91. 醒脑安神片

见第十章“120. 神经症性障碍”。

92. 复方天麻片(胶囊、颗粒)

【功能主治】健脑安神。用于失眠、健忘及神经衰弱。

93. 脑灵胶囊(片)

【功能主治】补气血,养心肾,健脑安神。用于心肾不交所致健忘失眠,头晕心悸,身倦无力,体虚自汗;神经衰弱见上述证候者。

94. 白草香解郁安神胶囊

见第十章“118. 抑郁症与双相情感障碍”。

95. 沉香安神胶囊

【功能主治】肝失疏泄,脾失健运,心失所养,头晕,胸闷,疼痛,消化不良,胃、肠功能紊乱,紧张,暴躁,悲观等。

96. 萝藤安神片

【功能主治】平肝清热、养血安神。用于血虚肝旺型原发性失眠。症见失眠,头昏、多梦心悸,记忆力减退。

97. 参柏舒心胶囊

见第二章“21. 心律失常”。

98. 藤丹胶囊

见第二章“19. 高脂血症”。

99. 康脉心口服液

见第二章“25. 高血压”。

100. 强力定眩胶囊(片)

见第二章“19. 高脂血症”。

101. 复方手参丸

见第五章“76. 阳痿”。

102. 罗布麻叶胶囊

见第二章“25. 高血压”。

103. 血压安巴布膏

见第二章“25. 高血压”。

104. 牛黄降压丸(胶囊、片)

见第二章“25. 高血压”。

105. 复方夏枯草降压颗粒(糖浆)

见第二章“25. 高血压”。

106. 天芪降糖胶囊

见第七章“86. 糖尿病”。

107. 山菊降压片(胶囊、颗粒)

见第二章“25. 高血压”。

108. 珍珠灵芝胶囊

见第三章“49. 肝炎”。

109. 益脑心颗粒

见本章“103. 头痛与偏头痛”。

110. 利舒康胶囊

见第二章“20. 动脉硬化”。

111. 复方钩藤片

见本章“103. 头痛与偏头痛”。

112. 平眩胶囊

【功能主治】滋补肝肾,平肝潜阳。用于肝肾不足,肝阳上扰所致眩晕,头昏,心悸耳鸣,失眠多梦,腰膝酸软。

113. 补脑安神胶囊

见本章“103. 头痛与偏头痛”。

114. 丹黄颗粒

见本章“103. 头痛与偏头痛”。

115. 复方苁蓉益智胶囊

见本章“107. 老年性痴呆(阿尔茨海默病)与健忘症”。

116. 天智颗粒

见本章“107. 老年性痴呆(阿尔茨海默病)与健忘症”。

117. 参枝苓口服液

见本章“107. 老年性痴呆(阿尔茨海默病)与健忘症”。

118. 九味镇心颗粒

见第七章“94. 汗症”。

119. 益气补肾胶囊

见本章“114. 神经衰弱”。

120. 楤芝胶囊

见本章“114. 神经衰弱”。

121. 缬草提取物胶囊

见第十章“121. 癔症”。

122. 二夏清心片

见第十章“120. 神经症性障碍”。

123. 五根油丸

见本章“104. 头晕”。

124. 二至益元酒

见第二章“25. 高血压”。

125. 益气安神片

【功能主治】益气,养血,安神。用于气血不足所致失眠健忘,倦怠乏力。

126. 珍珠粉胶囊

【功能主治】安神,明目消翳。用于惊悸失眠,目生云翳。

127. 珍合灵片

见第二章“21. 心律失常”。

128. 养心安神丸

【功能主治】补肾益智,养心安神。用于心肾不交引起的少眠多梦,头晕心悸,耳鸣健忘,倦怠无力。

129. 安神养血口服液

【功能主治】养血安神。用于肝血不足引起的失眠,健忘。

130. 补肾安神口服液

【功能主治】补肾,宁心,安神。用于失眠健忘,头晕耳鸣,心慌,腰膝酸软。

131. 人参五味子颗粒(糖浆)

见本章“114. 神经衰弱”。

132. 人参珍珠口服液

见第二章“21. 心律失常”。

133. 茸血补脑液

见本章“114. 神经衰弱”。

134. 脑宁糖浆

见第十章“119. 焦虑症”。

135. 茯蚁参酒

【功能主治】益肾健脾,养心安神。用于失眠,纳差。

136. 逍遥丸(片、胶囊、颗粒)

见第十章“118. 抑郁症与双相情感障碍”。

137. 天麻首乌片(胶囊)

见第二章“20. 动脉硬化”。

138. 复方珍珠口服液

见第十二章“140. 月经失调”。

139. 败酱片

见本章“114. 神经衰弱”。

第十章　精神心理障碍(精神疾病)

116. 精神障碍(精神病)

〔基本概述〕

精神障碍在国际精神与行为障碍的分类第10版(ICD-10)中特别指出“障碍”这个术语,其目的是避免使用像“疾病”和“疾患”这样的俗语带来的问题。精神障碍除包括精神病外,还包括痴呆、精神活性物质所致精神和行为障碍、心境障碍、神经症性障碍、应激相关障碍、躯体形式障碍、人格障碍等。

精神病是指在各种生物学、心理学及社会环境因素影响下,大脑功能紊乱,导致认知、情感、意志和行为等精神活动出现持久的、显著的障碍,精神活动明显异常,并伴有现实检验能力的丧失,表现为精神活动的完整性和统一性的破坏,以至于患者的学习、工作及社会适应能力严重受损,甚至出现危害自身及家庭和社会的行为,患者往往对自己的疾病缺乏认识,否认有病,不愿就医。

(一)精神病的主要病因

目前我们没有找到大多数精神障碍的确切病因及发病机制,也没有找到敏感、特异的体征及实验室异常指标。但我们知道,精神障碍与其他躯体疾病一样,均是生物、心理、社会(文化)因素相互作用的结果。

(二)精神障碍的类型

精神障碍有多种类型,不同类型的精神障碍具有不同的临床表现,治疗方法也各不相同。对于精神障碍分类各国的标准不同,随着医学科学的发展,精神病的分类逐渐系统化,目前国际上(ICD-10)及我国(CCMD-3)对精神疾病的习惯分为以下10种:①脑器质性精神障碍(包括躯体疾病伴发的精神障碍);②使用精神活性物质所致的精神及行为障碍;③精神分裂症、分裂样及妄想性障碍;④心境(情感性)障碍;⑤神经症性、应激性及躯体形式障碍;⑥伴有生理障碍及躯体因素的行为综合征;⑦成人的人格与行为障碍;⑧精神发育迟滞;⑨心理发育障碍;⑩通常发生于儿童及少年期的精神及行为障碍。

精神病属于中医学中“神志病”范畴。用“癫”“狂”命名,是因其“正性癫倒,狂不识人”,以致失去理智的控制,表现为不能进行正确思维,语言错乱、精神失常、癔病、躁狂、登高而歌、弃衣奔走等临床表现。病因病机有六淫侵袭、七情内伤、痰迷心窍、气血凝滞、阴阳失和、遗传、近亲结婚、脑外伤、脑器质性疾病、中毒等。治疗方法主要有疏通气机、潜阳安神、化痰开窍等。

附:精神病与神经病的区别

神经病和精神病这两个词,在民间语言中基本上是通用的,是同一个意思。但在医学语言中,这两者有着严格的区分。神经病和精神病是不同范畴的两种疾病,其发病原因、临床表现等均不一样。

神经病是神经系统疾病的简称。是指神经系统的组织发生病变或功能发生障碍的疾病,是神经的器质性病变,并可以通过医疗仪器找到病变的位置。凡是能够损伤和破坏神经系统的各种情况都会引起神经系统疾病。常见的神经系统疾病的症状有头痛、头晕、睡眠不正常、震颤、行走不稳定、下肢瘫痪、半身不遂、肢体麻木、抽风、昏迷、大小便不能自己控制、肌肉萎缩及无力等。当然,有些神经病患者也可以表现出一定程度的精神失常,但这种精神失常和精神患者的精神失常有所不同,医生根据症状、检查以及各种化验等可以把这两者区别开来。

精神病,也叫精神失常,是大脑功能不正常的结果。现有的仪器设备还查不出大脑结构的破坏性的变化。有些则是缺少某些中枢神经介质,或是某些体内的新陈代谢产物在脑内聚集过多所致。精神病患者的认识、情感、意志、动作行为等心理活动均可出现持久的明显的异常,不能正常地学习、工作、生活;动作行为难以被一般人理解,显得古怪、与众不同;在病态心理的支配下,有自杀或攻击、伤害他人的动作行为;有程度不等的自知力缺陷,患者往往对自己的精神症状丧失判断力,认为自己的心理与行为是正常的,拒绝治疗。由于精神病患者大脑功能不正常,所以这些患者出现了精神活动的明显不正常,如莫名其妙地自言自语,哭笑无常,有时面壁或对空怒骂,有时衣衫不整,甚至赤身裸体于大庭广众面前。

但神经病又是精神病的俗称(通俗称谓),谓神经有点不正常,含有贬义。因此在很多人的头脑中,常常存在一种错误的概念,就是把神经病和精神病混为一谈。不少文艺刊物和电视、电影中常常出现将精神病称为神经病的错误叫法。

其实,精神病和神经病是两种完全不同的疾病,不能混为一谈。精神病患者看病应当到精神病院或精神科去;而神经病患者,则应该到神经科去看病。

需要说明的是,神经衰弱和神经病、精神病也完全不同,更不能混为一谈。

〔治疗原则〕

有关精神障碍的治疗方式有精神药物治疗(包括抗精神病药物,抗抑郁药物,心境稳定剂,抗焦虑药物等);心理咨询与心理治疗;精神障碍的物理治疗;调整生活方式和其他的支持性措施;或上述方法的综合运用。

〔用药精选〕

各种精神病的具体用药,可详见各种精神疾病的有关章节。针对各种具体的精神障碍选用相对应的药品。

117. 精神分裂症

〔基本概述〕

精神分裂症是一种病因尚不明确的常见精神疾病,具有感知、思维、情感、意志和行为等方面的障碍,以精神活动的不协调或脱离现实为特征。

本病多起病于青壮年,常缓慢起病,病程多迁延,通常意识清晰,智能多完好,可出现某些认知功能损害。部分患者可发展为精神活动的衰退。

精神分裂症是一种一种持续、通常慢性的重大精神疾病,是精神病里最严重的一种,是以基本个性改变,思维、情感、行为的分裂,精神活动与环境的不协调为主要特征的一类最常见的精神病。国内调查发现精神分裂症的总患病率约为6.5‰。

精神分裂症是多因素的疾病,目前对其病因的认识尚不很明确。多数学者认为精神分裂症是遗传、代谢障碍和心理、环境等因素互相作用的结果。绝大多数患者起病缓慢,早期表现生活散漫,学习和工作成绩下降,萎靡不振,常被误认为思想品行问题或神经衰弱而不被注意。仅少数患者急性起病迅速出现精神紊乱。

精神分裂症的症状多种多样,不同类型、不同阶段的临床表现可有很大的差别,但均有特征性的思想、情感行为的不协调和脱离现实的特点。主要表现为幻觉、幻听、妄想、交流困难、动机作用削弱、情感障碍、思维贫乏、意志减退、喜欢独处、没有交朋友的愿望、对一切都无动于衷等等。本病患者一般无意识和智能方面的障碍,但发作时不仅影响本人的劳动能力,且对家庭和社会也有很大的影响。10个精神分裂症患者中有4个出现自杀企图,并有至少1个自杀成功。由于难以彻底治愈精神分裂症,治疗的目的是消除或减轻症状,预防复发和恢复患者的社会和职业功能。首次发作的患者中有1/4完全康复。一半以上患者会复发或呈现慢性病程,他们需要终身服药和照料。

精神分裂症属于中医内科学癫狂症的范畴。中医理论认为,痰迷心窍,大脑阴阳平衡失调是导致本病产生的根源。临床表现为精神抑郁、表情淡漠、沉默痴呆、语无伦次或精神亢奋、狂躁刚暴、喧扰不宁、打骂毁物、动而多怒等一系列精神紊乱症状。由于情志以及其他一些因素引起气、火、痰、瘀等病理产物,造成阴阳的偏盛偏衰,不能相互维系,以致神明逆乱是本病的主要病机。

〔治疗原则〕

精神分裂症病程多迁延并呈进行性发展,如早期发现应尽早给予合理治疗,多数患者预后较为乐观,少数患者由于治疗不及时,不合理,拖延了时间,贻误诊断治疗,使病情缓慢进展,甚至失去了治疗良机,出现精神衰退,成为精神上的残废。

精神分裂症的治疗分为急性期治疗(6周)、巩固期(3~6个月)治疗和维持期(2~5年)治疗。抗精神病药物起着重要作用。在慢性阶段,心理社会康复对预防复发和提高患者的社会适应能力也很重要。开始治疗前需详细询问病史,进行体格、神经系统及精神检查,同时进行各项实验室检查,包括血尿常规、肝肾功能、血糖、血脂等。

1. 药物治疗

(1)抗精神病药物的种类:

①第一代抗精神病药(典型抗精神病药):a. 吩噻嗪类(如氯丙嗪、奋乃静、氟奋乃静、三氟拉嗪、硫利达嗪及长效制剂癸氟奋乃静等);b. 丁酰苯类(如氟哌啶醇及长效制剂癸氟哌啶醇和五氟利多等);c. 硫杂蒽类(如氯普噻吨、氟哌噻吨);d. 苯甲酰胺类(如舒必利)等。第一代抗精神病药主要为多巴胺D_2受体阻断剂,其他尚可阻断α受体、M_1受体、H_1受体等。这些药物对精神分裂症患者的阳性症状相当有效,但有某些不良反应,如急性肌张力障碍、震颤等。其局限性为:a. 不能改善患者的认知功能;b. 对精神分裂症阴性症状一般疗效不佳;c. 部分患者的阳性症状不能有效缓解;d. 引起锥体外系和迟发性运动障碍等不良反应较多;e. 患者依从性较差。

②第二代抗精神病药(非典型抗精神病药):除拮抗多巴胺受体外,还具有较强的5-羟色胺2(5-HT_2)受体拮抗作用,因此也称多巴胺-5-羟色胺受体平衡拮抗药,它们对中脑边缘系统的作用比对纹状体系统作用更具有选择性,常用药有氯氮平、利培酮、奥氮平、喹硫平、阿立哌唑和齐拉西酮。这类药避免了第一代抗精神病药的某些缺点,对精神分裂症患者的阳性症状和阴性症状均有一定疗效,较少影响认知功能,有利于患者回归社会。缺点主要是:a. 某些药物较易导致肥胖及代谢综合征;b. 部分患者疗效不满意;c. 个别第二代抗精神病药(氯氮平)的不良反应较多且易引起骨髓抑制;

(2)抗精神病药的使用原则

①以单一药物治疗为主,包括各种精神病性障碍的急性发作、复发和病情恶化的病例。疗效不满意时,若无严重不良反应,可在治疗剂量范围内适当增加剂量。经足够剂量、适当疗程(6~8周)治疗仍无效时,可考虑换用另一类化学结构的抗精神病药。

②经上述治疗,若疗效仍不满意,可考虑两种药物合用,以化学结构不同,作用机制不同的药物联合应用较好,在达到预期疗效后仍以单一用药为原则,联合用药不宜超过两种。

③药物种类、剂量和用法均应个体化,因人而异。

④治疗中应密切观察,正确评价疗效,注意药品不良反应,及时处理并调整剂量。

⑤给药时一般由小剂量开始,逐步增加至有效治疗量。剂量应递减,不宜骤停。药物调整速度和幅度,应根据患者情况和药物性质而定。疗程应充足,急性期治疗至病情缓解后,应有相当时间的巩固治疗,然后减少剂量作较长时间维持治疗,对精神分裂症等病程长的疾病,一般不少于2~5年,以预防疾病复发。

2. 物理治疗

严重的兴奋状态、木僵型精神分裂症可采用改良电抽搐(MECT)治疗。

〔用药精选〕

一、西药

1. 奥氮平 Olanzapine

奥氮平是抗精神病药,对多种受体系统具有药理作用。

【适应证】适用于精神分裂症及其他有严重阳性症状(如妄想、幻觉、思维障碍、敌意和猜疑)和(或)阴性症状(如情感淡漠、情感和社会退缩、言语贫乏)的精神病的急性期和维持期的治疗,也可缓解精神分裂症及相关疾病的继发性情感症状。对于取得初步疗效、需要继续治疗。

【不良反应】①常见困倦、体重增加、帕金森病症状恶化、食欲增加、血糖水平升高、三酰甘油水平升高、头晕、帕金森症状、运动障碍、轻度而短暂的抗胆碱能反应、直立性低血压、治疗早期一过性的AST及ALT升高、血清泌乳素水平升高,但罕见相关临床表现。②偶见心动过缓、光敏反应、嗜酸粒细胞增多。③罕见或极罕见白细胞减少、皮疹、变态反应、高胆固醇血症、体温过低、尿潴留、阴茎异常勃起、血小板减少、中性粒细胞减少、横纹肌溶解、肝炎、胰腺炎。

【禁忌】对本品过敏、窄角性青光眼患者禁用。

【孕妇及哺乳期妇女用药】在妊娠中使用奥氮平对胎儿有潜在风险,孕妇服用奥氮平时必须权衡利弊。哺乳妇女服用奥氮平期间应停止授乳。

【儿童用药】在18周岁以下人群中使用奥氮平的有效性和安全性尚未明确。

【老年用药】老年患者初始剂量为5mg,在合并有前列腺增生、窄角性青光眼等疾病时应谨慎使用。奥氮平治疗老年患者的临床实验中,偶有直立性低血压的报道。治疗65岁以上的患者时建议定期监测患者的血压。

【用法用量】口服。建议起始剂量为一日10mg,根据病情和耐受情况调整剂量,治疗剂量为一日5~20mg。非吸烟的老年女性、有低血压倾向者、严重肾功能损害、中度肝功能损害患者,起始剂量为5mg,逐步递增剂量,一次5mg,间期至少1周。

【制剂】奥氮平片

2. 利培酮 Risperidone

本品为苯并异噁唑衍生物,是新一代的抗精神病药,是强有力的D_2拮抗剂,可以改善精神分裂症的阳性症状。而它引起的运动功能抑制,以及强直性昏厥都要比经典的抗精神病药少。

【适应证】用于治疗急性和慢性精神分裂症以及其他各种精神病性状态的明显的阳性症状(如幻觉、妄想、思维紊乱、敌视、怀疑)和明显的阴性症状(如反应迟钝、情绪淡漠及社交淡漠、少语)。也可减轻与精神分裂症有关的情感症状(如抑郁、负罪感、焦虑)。对于急性期治疗有效的患者,在维持期治疗中,本品可继续发挥其临床疗效。

【不良反应】①常见失眠、焦虑、激越、头痛、头晕、口干。②可引起锥体外系反应;可引起体重增加。③少见过度镇静、乏力、注意力下降、便秘、消化不良、恶心、呕吐、腹痛、视物模糊、性功能障碍、男性乳房发育、泌乳、月经紊乱、尿失禁、血管性水肿、鼻炎、皮疹及其他过敏反应、直立性低血压、反射性心动过速、高血压、肝功能异常。④偶见迟发性运动障碍、恶性综合征、体温失调和癫痫发作;有轻度中性粒细胞和血小板计数下降的个例报道;罕见心电图QT间期延长的报道。

【禁忌】对本品过敏者禁用。

【孕妇及哺乳期妇女用药】妊娠妇女禁用。哺乳妇女在服药期间应停止哺乳。

【儿童用药】儿童禁用。对于精神分裂症,尚缺乏15岁以下儿童足够的临床经验。对于躁狂发作,尚缺乏18岁以下儿童及青少年的足够临床经验。

【老年用药】建议起始剂量为一日0.5mg或更低,根据个体需要,剂量逐渐加大到一次1~2mg,一日2次。在获得更多的经验前,老年人加量过程中应慎重。

【用法用量】口服。成人一般初始剂量为一次1mg,一日1~2次,以后每隔3~5日酌情增加1mg,一般剂量为4~6mg,分1~2次服用。一日剂量一般不超过10mg。

肾病和肝病患者,建议起始剂量为一次0.5mg,一日2次。根据个体需要,剂量可逐渐加大到一次1~2mg,一日2次。

【制剂】①利培酮片(分散片、口腔崩解片、胶囊、口服溶液);②注射用利培酮微球

3. 帕利哌酮 Pailperidone

帕利哌酮是利培酮的主要活性代谢物。尽管确实的机

制作用不清楚,帕利哌酮和利培酮被认为作用相似。

【适应证】适用于精神分裂症急性期的治疗。

【不良反应】卒中、抗精神病药恶性综合征、Q-T间期延长、迟发性运动障碍、高血糖和糖尿病、高催乳素血症、胃肠梗阻、直立性低血压和晕厥、可能的认知和运动功能障碍、癫痫、吞咽困难、自杀、阴茎异常勃起、血栓性血小板减少性紫癜、体温调节功能破坏、帕金森病或存在路易小体性痴呆患者的敏感性增高、影响代谢或血液动力学反应的疾病或病症。

【禁忌】对帕利哌酮、利培酮或本品中的任何成分过敏的患者禁用。

【孕妇及哺乳期妇女用药】孕妇慎用。哺乳期妇女使用本品期间应停止哺乳。

【儿童用药】18岁以下患者的安全性和有效性尚未明确。

【老年用药】老年患者更易出现肾功能下降,因此在剂量选择上应加倍小心,有时可能需要监测肾功能。

【用法用量】推荐剂量为6mg,一日一次,早上服用。某些患者可能从最高一日12mg的较高剂量中获益,而某些患者服用一日3mg的较低剂量已经足够。经过临床评价后方可将剂量增加到一日6mg以上,间隔时间通常大于5日。当提示需要增加剂量时,推荐采用一日一次3mg的增量,推荐的最大剂量是一次12mg。

【制剂】①帕利哌酮缓释片;②棕榈酸帕利哌酮注射液

4. 喹硫平 Quetiapine

本品属于二苯并氧氮䓬类非典型抗精神病药。对治疗精神分裂症的阳性和阴性症状均有效。

【适应证】用于精神分裂症,躁狂发作。

【不良反应】①常见困倦、头晕、口干、便秘、消化不良、AST及ALT升高、轻度无力、鼻炎、心动过速、直立性低血压、白细胞减少。②偶见嗜酸粒细胞增多、血清三酰甘油和胆固醇水平增高、甲状腺素水平降低、癫痫。③罕见恶性综合征和阴茎异常勃起。

【禁忌】对本品过敏者禁用。

【孕妇及哺乳期妇女用药】孕妇慎用,哺乳期妇女在用药时应停止哺乳。

【儿童用药】用于儿童和青少年的安全性和有效性尚未进行评价。

【老年用药】老年人易发生直立性低血压,剂量宜小。老年人的起始剂量应为一日25mg。每日增加剂量幅度为25~50mg,直到有效剂量。有效剂量可能较一般年轻患者低。

【用法用量】口服。①用于精神分裂症,第一日50mg,第二日100mg,第三日200mg,第四日300mg,以后根据患者临床反应和耐受性逐渐调整剂量为一日150~750mg,分2次服。②用于双相情感障碍躁狂发作,推荐初始剂量一日100mg,分2次口服,一日增量100mg,可在第6日加至800mg,一日增量不超过200mg,一般一日剂量为400~800mg。

肾脏或肝脏损害的患者,开始剂量一日25mg,随后每日增加剂量,幅度为25~50mg,直到有效剂量。

【制剂】富马酸喹硫平片

5. 齐拉西酮 Ziprasidone

本品是一种非典型抗精神病药,对D_2、$5-HT_{2A}$、$5-HT_{1D}$受体具有拮抗作用,对5HT1A受体具有激动作用。研究认为其抗精神分裂症作用可能是通过对D_2和$5-HT_2$受体的拮抗作用来发挥的。

【适应证】用于精神分裂症。

【不良反应】常见过度镇静、静坐不能、恶心、便秘、消化不良和类鼻炎症状;可见锥体外系反应、心血管不良反应、体重增加、高催乳素血症;罕见体位性低血压和心动过速。

【禁忌】对本品过敏、有心电图Q-T间期延长病史、近期有急性心肌梗死、非代偿性心力衰竭、有心律失常病史患者禁用。

【孕妇及哺乳期妇女用药】妊娠期妇女慎用。哺乳期妇女在用药期间应停止哺乳。

【儿童用药】儿童患者使用齐拉西酮的安全性和疗效尚未评估。

【老年用药】应降低起始剂量、减缓调整剂量并密切监测患者反应。

【用法用量】口服。初始剂量一次20mg,一日2次,餐时服用,视病情可渐增至一次80mg,一日2次,剂量调整间隔一般不应少于2日。

肌内注射:请遵医嘱。

【制剂】①盐酸齐拉西酮片(胶囊);②甲磺酸齐拉西酮注射液;③注射用甲磺酸齐拉西酮

6. 阿立哌唑 Aripiprazole

本品为喹啉酮衍生物,属第三代非典型抗精神病药物。对精神分裂症阳性和阴性症状均有显著疗效。用于治疗精神分裂症,能够显著改善这类精神分裂症状,但却没有其他抗精神病药常见的一些副作用,例如体重的增加和非自主性肌肉活动等,但可能会导致头痛、焦虑及失眠等症状。

【适应证】用于精神分裂症。也用于双相情感障碍的躁狂发作或混合发作。

【不良反应】常见头痛、头晕、目眩、失眠、困倦、静坐不能、心动过速、直立性低血压;罕见心电图Q-T间期延长、恶心、呕吐、便秘;体重增加、高血糖、血清催乳素浓度升高,有发生恶性综合征的报道。

【禁忌】对本品过敏者禁用。

【孕妇及哺乳期妇女用药】孕妇慎用,哺乳期妇女在服药期间应停止哺乳。

【儿童用药】儿童和青少年患者用药的安全性和有效性尚未确立,应慎用。

【老年用药】老年人使用时一般不需调整剂量,但嗜睡、吸入性肺炎的发生率增加。

【用法用量】口服。初始剂量一次 10mg,一日一次,用药 2 周后可根据疗效和耐受情况渐增剂量,最大剂量一日 30mg。

【制剂】阿立哌唑片(口腔崩解片、胶囊)

7. 氨磺必利 Amisulpride

【适应证】用于治疗以阳性症状(例如谵妄、幻觉、认知障碍)和(或)阴性症状(例如反应迟缓、情感淡漠及社会能力退缩)为主的急性或慢性精神分裂症,也包括以阴性症状为特征的精神分裂症。

【用法用量】通常情况下,若每天剂量小于或等于 400mg,应一次服完,若每天剂量超过 400mg,应分为两次服用。

【禁忌】本品禁用于下列情况:已知对药品中某成分过敏者;有报道:接受抗多巴胺能药物(包括苯丙酰胺类药物)治疗的嗜铬细胞瘤患者,曾出现过严重的高血压。因此,嗜铬细胞瘤患者禁用本品。患有催乳素依赖性肿瘤,如垂体催乳素腺瘤和乳腺癌;严重肾脏损害(肌酐清除率 <10ml/min)。

【不良反应】不良反应发生率分级采用 CIOMS 标准:非常常见≥10%;常见≥1 且 <10%;不常见≥0.1 且 <1%;罕见≥0.01 且 <0.1%;非常罕见 <0.01%,未知(不能从已知数据作出评估)。

临床试验数据:在对照临床试验中观察到以下不良反应。应注意在有些情况下难以将不良事件与基础疾病的症状加以区分。

神经系统异常:非常常见:可出现锥体外系症状(震颤、肌张力亢进、流涎、静坐不能、运动功能减退)。使用维持剂量时,这些症状通常为中等程度,无须停药,使用抗胆碱能类抗震颤麻痹药物治疗即可部分缓解症状。在以 50~300mg/d 剂量治疗以阴性症状为主的精神分裂症患者时,与剂量有关的锥体外系症状发生率较低。常见:可出现急性肌张力障碍(痉挛性斜颈,眼球转动危象,牙关紧闭等症状),无须停药,服用抗胆碱能类抗震颤麻痹药物即可恢复;嗜睡。不常见:迟发性运动障碍。曾有报道,服用氨磺必利可引起迟发性运动障碍,尤其是长期服药后,主要症状为不自主的舌或面部运动。抗胆碱能类抗震颤麻痹药物对此种症状无治疗作用,还有可能加重症状。癫痫发作。精神异常:常见失眠症、焦虑、激动、性高潮障碍。胃肠道异常:常见便秘,恶心,呕吐,口干。内分泌异常:常见氨磺必利导致血催乳素水平升高,可引起以下临床症状:乳溢,闭经,男子乳腺发育,乳房肿胀,阳痿,女性的性冷淡。停止治疗后可恢复。

代谢和营养异常:不常见高血糖。心血管异常:常见低血压。不常见:心动过缓。

检查:常见体重增加。不常见肝酶升高,主要是转氨酶。

免疫系统异常:不常见过敏反应。

【制剂】氨磺必利片

8. 氯丙嗪 Chlorpromazine

本品为中枢多巴胺受体的阻断剂,具有镇静、抗精神病、镇吐、降低体温及基础代谢、α-肾上腺素能受体及 M-胆碱能受体阻断、抗组织胺、影响内分泌等作用。

【适应证】用于控制精神分裂症或其他精神病的躁动、紧张不安、幻觉、妄想等症状,对兴奋躁动、幻觉妄想、思维障碍及行为紊乱等阳性症状有较好的疗效;用于治疗各种原因引起的呕吐或顽固性呃逆;亦用于低温麻醉及人工冬眠;与镇痛药合用,治疗癌症晚期患者的剧痛。

【不良反应】①常见口干、上腹不适、食欲缺乏、乏力及嗜睡。②可引起直立性低血压、心悸或心电图改变。③可出现锥体外系反应,如震颤、僵直、流涎、运动迟缓、静坐不能、急性肌张力障碍。④长期大量用药可引起迟发性运动障碍。⑤可引起血浆中泌乳素浓度增加,可能有关的症状为:溢乳、男子女性化乳房、月经失调、闭经。⑥可引起注射局部红肿、疼痛、硬结。⑦可引起中毒性肝损害或阻塞性黄疸。⑧少见骨髓抑制。⑨偶可引起癫痫、过敏性皮疹或剥脱性皮炎及恶性综合征。

【禁忌】基底神经节病变、帕金森病及帕金森综合征、骨髓抑制、有癫痫史、昏迷、青光眼、严重肝功能损害、对吩噻嗪类药过敏患者禁用。

【孕妇及哺乳期妇女用药】孕妇避免服用。哺乳期妇女使用本品期间停止哺乳。

【儿童用药】慎用。

【老年用药】老年人易出现直立性低血压、体温过高或过低,用量应小,加量应缓慢。

【用法用量】①口服:一日 50~600mg 或遵医嘱。②肌内注射、静脉滴注:请遵医嘱。

【制剂】盐酸氯丙嗪片(注射液)

9. 奋乃静 Perphenazine

本品为吩噻嗪类的哌嗪衍生物,主要阻断与情绪思维的中脑边缘系统及中脑-皮层通路的多巴胺受体(DA2),而阻断网状结构上行激活系统的 α-肾上腺素受体,则与镇静安定作用有关。本品镇吐作用较强,镇静作用较弱。

【适应证】①对幻觉妄想、思维障碍、淡漠、木僵及焦虑激动等症状有较好的疗效。用于精神分裂症或其他精神病性障碍。因镇静作用较弱,对血压的影响较小。适用于器质性精神病、老年性精神障碍及儿童攻击性行为障碍。②止呕,各种原因所致的呕吐或顽固性呃逆。

【不良反应】①锥体外系反应,如震颤、僵直、流涎、运动迟缓、静坐不能、急性肌张力障碍等。长期大量用药可引起迟发性运动障碍。②可引起血浆中泌乳素浓度增加:溢乳、男子女性化乳房、月经失调、闭经。可出现口干、视物模糊、乏力、头晕、心动过速、便秘、出汗等。③少见直立性低血压、粒细胞减少症与中毒性肝损害。④偶见过敏性皮疹及恶性综合征。⑤注射局部红肿、疼痛、硬结。

【禁忌】对吩噻嗪类药过敏、基底神经节病变、帕金森病、帕金森综合征、骨髓抑制、青光眼、昏迷患者禁用。

【孕妇及哺乳期妇女用药】孕妇慎用。哺乳期妇女使用本品期间应停止哺乳。

【儿童用药】12 岁以下儿童用量尚未确定。

【老年用药】按情况酌减用量，开始使用剂量要小，缓慢加量。

【用法用量】①口服。治疗精神分裂症：从小剂量开始，一次 2～4mg，一日 2～3 次。以后每隔 1～2 日增加 6mg，逐渐增至常用治疗剂量一日 20～60mg。维持剂量一日 10～20mg。

②肌内注射、静脉注射：请遵医嘱。

【制剂】奋乃静片(注射液)

10. 氟哌啶醇 Haloperidol

本品属丁酰苯类抗精神病药，抗精神病作用与其阻断脑内多巴胺受体，并可促进脑内多巴胺的转化有关，有很好的抗幻觉妄想和抗兴奋躁动作用，阻断锥体外系多巴胺的作用较强，镇吐作用亦较强，但镇静、阻断 α-肾上腺素受体及胆碱受体作用较弱。

【适应证】用于急、慢性各型精神分裂症、躁狂症、抽动秽语综合征。肌内注射本品可迅速控制兴奋躁动、敌对情绪和攻击行为。也可用于脑器质性精神障碍和老年性精神障碍。

【不良反应】①锥体外系反应较重且常见，急性肌张力障碍在儿童和青少年更易发生，出现明显的扭转痉挛、吞咽困难、静坐不能及类帕金森病。②长期大量使用可出现迟发性运动障碍。③可出现口干、视物模糊、乏力、便秘、出汗等。④可引起血浆中泌乳素浓度增加，可能有关的症状为：溢乳、男子女性化乳房、月经失调、闭经。⑤少数患者可能引起抑郁反应。⑥偶见过敏性皮疹、粒细胞减少及恶性综合征。⑦可引起注射局部红肿、疼痛、硬结。

【禁忌】对本品过敏、基底神经节病变、帕金森病、帕金森综合征、严重中枢神经抑制状态、骨髓抑制、青光眼、重症肌无力患者禁用。

【孕妇及哺乳期妇女用药】孕妇慎用。哺乳期妇女使用本品期间应停止哺乳。

【儿童用药】参考成人剂量，酌情减量。

【老年用药】应小剂量开始，缓慢增加剂量，以避免出现锥体外系反应及迟发性运动障碍。

【用法用量】①口服：用于治疗精神分裂症，起始量一次 2～4mg，一日 2～3 次。渐增至常用量一日 10～40mg，维持量一日 4～20mg。治疗抽动秽语综合征，一次 1～2mg，一日 2～3 次。

②肌内注射、静脉滴注：请遵医嘱。

【制剂】氟哌啶醇片(注射液)

11. 舒必利 Sulpiride

本品属苯甲酰胺类抗精神病药，选择性阻断中脑边缘系统的多巴胺(DA2)受体，对其他递质受体影响较小，抗胆碱作用较轻，无明显镇静和抗兴奋躁动作用，本品还具有强止吐和抑制胃液分泌作用。

【适应证】用于精神分裂症单纯型、偏执型、紧张型及慢性精神分裂症的孤僻、退缩、淡漠症状。对抑郁症状有一定疗效，且可用于止呕。

【不良反应】①常见失眠、早醒、头痛、烦躁、乏力、食欲不振、口干、视物模糊、心动过速、排尿困难与便秘等抗胆碱能不良反应。②剂量大于一日 600mg 时可出现锥体外系反应，如震颤、僵直、流涎、运动迟缓、静坐不能、急性肌张力障碍。③较多引起血浆中泌乳素浓度增加，可能有关的症状为溢乳、男子女性化乳房、月经失调、闭经、体重增加。④可出现心电图异常和肝功能损害。⑤少数患者可发生兴奋、激动、睡眠障碍或血压升高。⑥长期大量服药可引起迟发性运动障碍。⑦可引起注射局部红肿、疼痛、硬结。

【禁忌】对本品过敏、嗜铬细胞瘤、高血压、严重心血管疾病、严重肝病患者禁用。

【孕妇及哺乳期妇女用药】孕妇慎用，使用时应减低剂量。哺乳期妇女使用本品期间应停止哺乳。用药期间定期监测肝肾功能和血常规。

【儿童用药】6 岁以上儿童按成人剂量换算，应从小剂量开始，缓慢增加剂量。

【老年用药】老年患者应从小剂量开始，缓慢增加剂量。

【用法用量】口服。开始剂量为一次 100mg，一日 2～3 次，逐渐增至治疗量一日 400～800mg，维持剂量为一日200～600mg。

肌内注射、静脉滴注：请遵医嘱。

【制剂】舒必利片(注射液)

12. 三氟拉嗪 Trifluoperazine

本品为吩噻嗪类抗精神病药，抗精神病作用与其阻断脑内多巴胺受体有关，抑制延脑催吐化学感受区的多巴胺受体及直接抑制呕吐中枢，产生强大镇吐作用，镇静作用和抗胆碱作用较弱。

【适应证】用于各型精神分裂症，具有振奋和激活作用，适用于紧张型的木僵症状及单纯型与慢性精神分裂症的情感淡漠及行为退缩症状。

【不良反应】锥体外系反应多见，如静坐不能、急性肌张力障碍和类帕金森病。长期大量使用可发生迟发性运动障碍。可发生心悸、失眠、乏力、口干、视物模糊、排尿困难、便秘、溢乳、男子女性化乳房、月经失调、闭经等。少见思睡、躁动、眩晕、尿潴留。偶见过敏性皮疹、白细胞减少及恶性综合征。偶可引起直立性低血压、心悸或心电图改变、肝酶水平升高或阻塞性黄疸、癫痫。

【禁忌】对吩噻嗪类药过敏、基底神经节病变、帕金森病、帕金森综合征、骨髓抑制、青光眼、昏迷、血液疾病、有肝脏损害史患者禁用。

【孕妇及哺乳期妇女用药】孕妇慎用。哺乳期妇女使用本品期间应停止哺乳。

【儿童用药】6 岁以下儿童禁用。6 岁以上儿童易发生锥体外系症状，酌情减量。

【老年用药】老年患者应小剂量开始，视病情酌减用量，以减少锥体外系反应及迟发性运动障碍的发生。

【用法用量】口服。从小剂量开始,一次5mg,一日2~3次。每隔3~4日逐渐增至一次5~10mg,一日2~3次。日剂量为15~30mg,最高量为一日45mg。

【制剂】①盐酸三氟拉嗪片;②注射用盐酸三氟拉嗪

13. 五氟利多 Penfluridol

本品为口服长效抗精神病药。抗精神病作用与其阻断脑内多巴胺受体有关,还可阻断神经系统-肾上腺素受体,抗精神病作用强而持久,口服一次可维持数日至一周,亦有镇吐作用,但镇静作用较弱,对心血管功能影响较轻。

【适应证】对幻觉妄想、孤僻、淡漠、退缩等症状有效。适用于急、慢性各型精神分裂症,尤其便于长期服药维持治疗,防止复发。

【不良反应】主要为锥体外系不良反应。一次服药过多或耐受性差者,可在服药次日出现急性肌张力障碍。如颈斜、动眼危相或扭转痉挛,出现较重锥体外系反应时,时常产生焦虑反应与睡眠障碍。偶见过敏性皮疹、心电图异常、粒细胞减少及恶性综合征。

【禁忌】对本品过敏、基底神经节病变、帕金森病、帕金森综合征、骨髓抑制、肝肾功能不全患者禁用。

【孕妇及哺乳期妇女用药】孕妇慎用。哺乳期妇女使用本品期间应停止哺乳。

【儿童用药】容易发生锥体外系反应,视情酌减用量。

【老年用药】容易发生锥体外系反应,视情酌减用量。

【用法用量】口服。一次10~40mg,一周一次。以后根据病情递增至每周60~120mg。

【制剂】五氟利多片

14. 氯氮平 Clozapine

本品系苯二氮䓬类抗精神病药。能直接抑制脑干网状结构上行激活系统,具有强大镇静催眠作用。

【适应证】用于急性和慢性精神分裂症的各亚型,对幻觉妄想型、青春型效果好,也可减轻与精神分裂症有关的情感症状。也用于治疗躁狂症和其他精神病性障碍的兴奋躁动和幻觉妄想。因导致粒细胞减少症,一般不宜作为首选。

【不良反应】①常见头晕、乏力、困倦、多汗、流涎、恶心、呕吐、口干、便秘、心动过速、直体位性低血压、体重增加、血糖增加和血脂增加。②少见不安、易激惹、精神错乱、视物模糊、血压升高及严重持续性头痛。③罕见粒细胞减少或缺乏,可为致死性的。也有血小板减少的报道。④可见体温升高,如同时产生肌强直和自主神经并发症时,须排除恶性综合征。可引起心电图异常、脑电图异常和癫痫发作。

【禁忌】对本品过敏、严重心肝肾疾患、昏迷、谵妄、药物中毒、中毒性精神病、低血压、癫痫、青光眼、骨髓抑制、白细胞减少患者禁用。

【孕妇及哺乳期妇女用药】孕妇禁用。哺乳期妇女使用本品期间应停止哺乳。

【儿童用药】12岁以下儿童不宜使用。

【老年用药】老年患者可能对氯氮平的抗胆碱作用特别敏感,易发生尿潴留、便秘等。慎用或使用低剂量。

【用法用量】口服。初始剂量为一次25mg,一日2~3次,然后一日增加25~50mg,如耐受良好,在开始治疗的第二周末将一日总量可增至常用治疗量200~400mg。如病情需要,可继续每周加量1~2次,每次增加50~100mg。维持剂量一日200~400mg,最高日剂量不超过600mg。

【制剂】氯氮平片(分散片、口腔崩解片)

15. 癸氟奋乃静 Fluphenazine Decanoate

本品为氟奋乃静的长效酯类化合物,抗精神病作用主要与其阻断脑内多巴胺受体(DA2)有关,抑制网状结构上行激活系统而有镇静作用,止吐和降低血压作用较弱。

【适应证】用于急、慢性精神分裂症。对单纯型和慢性精神分裂症的情感淡漠和行为退缩症状有振奋作用。也适用于拒绝服药者及需长期用药维持治疗的患者。

【不良反应】主要为锥体外系反应,如静坐不能、急性肌张力障碍和类帕金森病。长期大量使用可发生迟发性运动障碍。亦可发生嗜睡、乏力、口干、月经失调、溢乳等。偶见过敏性皮疹及恶性综合征。可引起注射局部红肿、疼痛、硬结。

【禁忌】基底神经节病变、帕金森病、帕金森综合征、骨髓抑制、青光眼、昏迷、对吩噻嗪类药过敏患者禁用。

【孕妇及哺乳期妇女用药】孕妇慎用。哺乳期妇女使用本品期间应停止哺乳。

【儿童用药】禁用。

【老年用药】禁用。

【用法用量】肌内注射:首次剂量12.5~25mg,每2~4周注射一次。以后逐渐增加至25~75mg,2~4周注射一次。

【制剂】癸氟奋乃静注射液

附:用于精神分裂症的其他西药

1. 氟奋乃静 Fluphenazine

【适应证】用于各型精神分裂症,有振奋和激活作用,适用于单纯型、紧张型及慢性精神分裂症的情感淡漠及行为退缩等症状。

2. 硫利达嗪 Thioridazine

【适应证】用于急、慢性精神分裂症及儿童多动症。

3. 哌泊噻嗪 Pipotiazine

【适应证】本品具有强力的中枢活性,其生物活性衰减缓慢,具有长效抗精神病作用。用于慢性或急性非激越型精神分裂症,对具有妄想和幻觉症状的精神分裂症有较好疗效。

4. 氯普噻吨 Chlorprothixene

【适应证】本品抗肾上腺素作用及抗胆碱作用较弱,并有抗抑郁及抗焦虑作用。用于急性和慢性精神分裂症,适用于伴有精神运动性激越、焦虑、抑郁症状的精神障碍。

5. 甲氯芬酯 Meclofenoxate

【适应证】主要用于外伤性昏迷、酒精中毒、新生儿缺氧症、儿童遗尿症。也可用于老年性精神病等。

6. 精氨酸 Arginine

【适应证】主要用于肝昏迷忌钠的患者。也适用于其他原因引起血氨过高所致的精神病。

7. 匹莫齐特 Pimozidete

【适应证】本品为二苯丁哌啶类抗精神病药。作用与氟哌啶醇相似,但作用较弱而时间长。对躁狂、幻觉、妄想、淡漠和退缩等有较好的效果,对慢性退缩性患者尤为适合。适用于急、慢性精神分裂症,妄想狂样状态,单症状疑病和Tourette综合征。

8. 盐酸哌罗匹隆 Perospirone Hydrochloride

【适应证】本品是一种非典型抗精神病药。与氟哌啶醇比较,哌罗匹隆对纹状体部位选择性较强,故较少引起锥体外系反应。用于治疗精神分裂症。

二、中药

1. 礞石滚痰丸(片)

【处方组成】金礞石(煅)、沉香、黄芩、熟大黄

【功能主治】降火逐痰,用于痰火扰心所致的癫狂惊悸,或咳喘痰稠,大便秘结。

【用法用量】口服。一次6~12g,一日一次。

【使用注意】孕妇禁用。

2. 珍黄安宫片

【处方组成】牛黄、珍珠、冰片、竹沥、朱砂、大黄、郁金、青黛、石菖蒲、胆南星、天竺黄、水牛角片、珍珠层粉、黄芩提取物、小檗根提取物

【功能主治】镇静安神,清热解毒。用于痰热闭阻所致的高热烦躁,神昏谵语,惊风抽搐,癫狂不安,失眠多梦,头痛眩晕。

【用法用量】口服。一次4~6片,一日3次。

【使用注意】孕妇禁用。

3. 竹沥达痰丸

【处方组成】青礞石、硝石、鲜竹沥、黄芩、橘红、甘草、沉香、大黄(酒制)、半夏(制)、生姜

【功能主治】豁除顽痰,清火顺气。用于痰热上壅,顽痰胶结,咳喘痰多,大便干燥,烦闷癫狂。

【用法用量】口服。一次6~9g。

【使用注意】孕妇禁用。

附:用于精神分裂症的其他中药

补脑丸

见第九章"105. 晕动症"。

118. 抑郁症与双相情感障碍

〔基本概述〕

(一)抑郁症

抑郁症是一种心境障碍,可由各种原因引起,与生物、心理和社会因素等有关。以显著而持久的心境低落为主要临床特征,且心境低落与其处境不相称,临床表现可以从闷闷不乐到悲痛欲绝,甚至发生木僵;部分病例有明显的焦虑和运动性激越;严重者可出现幻觉、妄想等精神病性症状。多数病例有反复发作的倾向,每次发作大多数可以缓解,部分可有残留症状或转为慢性。

抑郁症发病率很高,据有关调查显示,在我国抑郁症发病率约为5%,其中女性的抑郁症患者通常是男性的两倍,但男性抑郁症患者自杀死亡率高于女性。在现有的抑郁症患者中,只有不到10%的人接受了相关的药物治疗。因此,抑郁症被认为是除心脏疾病外,对人群威胁最大的疾病,并被世界卫生组织列为21世纪三种重大疾病和预防重点之一。

抑郁症有三大主要症状,即心境低落、思维迟缓和运动抑制。心境低落表现为兴趣丧失、无愉快感;精力减退或疲乏感;精神运动性迟滞或激越;自我评价过低、自责,或有内疚感;联想困难或自觉思考能力下降;反复出现想死的念头或有自杀、自伤行为等,症状有昼重夜轻的节律变化。思维迟缓就是自觉脑子不好使,记不住事,思考问题困难,患者觉得脑子空空的、变笨了。运动抑制就是不爱活动,浑身发懒,走路缓慢,言语少等。严重的可能不吃不动,生活不能自理。轻性抑郁常有头晕、头痛、无力和失眠等主诉,易误诊为神经衰弱,大部分抑郁患者都有,例如心悸、胸闷、胃肠不适、便秘、食欲下降和体重减轻。睡眠障碍突出,多为入睡困难。很多抑郁症患者在躯体不适基础上出现疑病观念,认为自己患了不治之症。同时,患者还表现为睡眠障碍,如失眠、早醒,或睡眠过多;躯体及其他生物症状,如食欲降低或体重明显减轻;性欲减退等。抑郁症状严重者社会功能受损,给本人造成痛苦或不良后果。

自杀是抑郁症最危险的症状之一。据研究,抑郁症患者的自杀率比一般人群高20倍。社会自杀人群中可能有一半以上是抑郁症患者。有些不明原因的自杀者可能生前已患有严重的抑郁症,只不过没被及时发现罢了。由于自杀是在疾病发展到一定的严重程度时才发生的。所以及早发现疾病,及早治疗,对抑郁症的患者非常重要。

抑郁症属于中医学"郁证"的范畴,是由于情志不舒,气机郁滞所引起。本病以虚证多见,实证较少,主要病变部位在心脾肝肾。主要病因为肝失疏泄、脾失健运、心失所养。抑郁症初病在气,久病及血,故气滞血瘀的证候在临床上十分多见,抑郁症日久不愈,往往损及脾、肾,造成阳气不振、精神衰退证候。

(二)双相情感障碍

双相情感障碍,也称双相障碍,属于心境障碍的一种类型,指既有躁狂发作又有抑郁发作的一类疾病。研究发现,躁狂发作前往往有轻微和短暂的抑郁发作,所以多数学者认为躁狂发作就是双相障碍,只有抑郁发作的才是单相障碍。DSM-Ⅳ中将双相障碍分为两个亚型,双相Ⅰ型指有躁狂或混合发作及重性抑郁发作,双相Ⅱ型指有轻躁狂及重性抑郁发作,无躁狂发作。值得注意的是,双相抑郁未引起临床医生足够重视,有报道37%的双相抑郁患者被误诊为单相抑郁,长期使用抗抑郁药治疗,从而诱发躁狂、快速循环发作,使发作频率增加。

1. 病因　双相障碍病因未明,生物、心理与社会环境诸多方面因素参与其发病过程。生物学因素主要涉及遗传、神经生化、神经内分泌、神经再生等方面;与双相障碍关系密切的心理学易患素质是环性气质。应激性生活事件是重要的社会心理因素。然而,以上这些因素并不是单独起作用的,目前强调遗传与环境或应激因素之间的交互作用,以及这种交互作用的出现时点在双相障碍发生过程中具有重要的影响。

2. 临床表现　双相障碍的临床表现按照发作特点可以分为抑郁发作、躁狂发作或混合发作等。

(1)抑郁发作:双相抑郁发作与单相抑郁发作的临床症状及生物学异常相似而难以区分,双相抑郁因表现不典型往往被忽视。正确诊断双相抑郁障碍是合理治疗的前提。两者的治疗方案及预后转归存在明显差异,两者的差异主要表现在以下几方面。①人口学特征;a. 性别单相抑郁女性患病率几乎是男性的2倍,但在双相障碍患者中性别差异不明显;b. 年龄双相障碍平均发病年龄为30岁,单相抑郁症为40岁,前者明显早于后者,尤其是25岁以前起病的首发抑郁是双相抑郁的重要预测因素;c. 家族史家系调查和双生子研究已经证实双相障碍的家族聚集性,与单相抑郁相比,双相障碍(尤其是双相Ⅰ型)患者的家系传递与遗传因素的关系更密切。②抑郁发作的特征 a. 病程特点与单相抑郁相比,双相抑郁起病较急,病程较短,反复发作较频繁;b. 症状特征双相抑郁区别于单相抑郁的症状特征,包括情绪的不稳定性、易激惹、精神运动性激越、思维竞赛/拥挤、睡眠增加、肥胖/体重增加、注意力不集中、更多的自杀观念和共病焦虑及物质滥用(烟草、乙醇、毒品等)。

(2)躁狂发作:①心境高涨:自我感觉良好,整天兴高采烈,得意洋洋,笑逐颜开,具有一定的感染力,常博得周围人的共鸣,引起阵阵的欢笑。有的患者尽管心境高涨,但情绪不稳,变幻莫测,时而欢乐愉悦,时而激动暴怒。部分患者则以愤怒、易激惹、敌意为特征,甚至可出现破坏及攻击行为,但常常很快转怒为喜或马上赔礼道歉。②思维奔逸:反应敏捷,思潮汹涌,有很多的计划和目标,感到自己舌头在和思想赛跑,言语跟不上思维的速度,言语增多,滔滔不绝,口若悬河,手舞足蹈,眉飞色舞,即使口干舌燥,声音嘶哑,仍要讲个不停,信口开河,内容不切实际,经常转换主题;目空一切,自命不凡,盛气凌人,不可一世。③活动增多:精力旺盛,不知疲倦,兴趣广泛,动作迅速,忙忙碌碌,爱管闲事,但往往虎头蛇尾,一事无成,随心所欲,不计后果,常挥霍无度,慷慨大方,为了吸引眼球过度修饰自己,哗众取宠,专横跋扈,好为人师,喜欢对别人颐指气使,举止轻浮,常出入娱乐场所,招蜂引蝶。④躯体症状:面色红润,双眼炯炯有神,心率加快,瞳孔扩大。睡眠需要减少,入睡困难,早醒,睡眠节律紊乱;食欲亢进,暴饮暴食,或因过于忙碌而进食不规则,加上过度消耗引起体重下降;对异性的兴趣增加,性欲亢进,性生活无节制。⑤其他症状:注意力不能集中持久,容易受外界环境的影响而转移;记忆力增强,紊乱多变;发作极为严重时,患者极度的兴奋躁动,可有短暂、片段的幻听,行为紊乱而毫无目的指向,伴有冲动行为;也可出现意识障碍,有错觉、幻觉及思维不连贯等症状,称为谵妄性躁狂。多数患者在疾病的早期即丧失自知力。⑥轻躁狂发作:躁狂发作临床表现较轻者称为轻躁狂,患者可存在持续至少数天的心境高涨、精力充沛、活动增多、有显著的自我感觉良好,注意力不集中也不能持久,轻度挥霍,社交活动增多,性欲增强,睡眠需要减少。有时表现为易激惹,自负自傲,行为较莽撞,但不伴有幻觉、妄想等精神病性症状。对患者社会功能有轻度的影响,部分患者有时达不到影响社会功能的程度。一般人常不易觉察。

(3)混合发作:指躁狂症状和抑郁症状在一次发作中同时出现,临床上较为少见。通常是在躁狂与抑郁快速转相时发生。例如,一个躁狂发作的患者突然转为抑郁,几小时后又再复躁狂,使人得到"混合"的印象。但这种混合状态一般持续时间较短,多数较快转入躁狂相或抑郁相。混合发作时躁狂症状和抑郁症状均不典型,容易误诊为分裂心境障碍或精神分裂症。

(4)快速循环发作:指双相障碍患者频繁发作,每年有符合诊断标准的轻躁狂、躁狂、抑郁或混合发作4次以上。据估计双相障碍中有10% ~30%为快速循环型,治疗相对困难,预后较差。

〔治疗原则〕

1. 抑郁症的治疗

抑郁症的治疗有药物治疗、物理治疗、心理治疗等多种。对有些患者来说,抗抑郁药物更有效;对另外一些患者来说,物理治疗或者心理治疗更为有效;而对大多数患者来说,药物治疗和物理治疗一起使用可能最有效。特别是对严重抑郁症患者,物理疗法可以用来相对迅速地减轻抑郁症状,而药物则可以通过物理治疗的嵌入,慢慢使药量减少从而降低药物副作用带来的危害。

(1)对抑郁症患者,预防自杀是首要原则。对于有明确自杀倾向的患者,应及时转诊到有治疗条件的医疗机构救治。对于伴有精神病性症状的抑郁发作可适当予以抗精神病药治疗。

(2)抗抑郁药物治疗:抑郁症后首先要使用抗抑郁的药物,坚持服用一段时间以后,再配合心理医生进行心理治疗。进行心理治疗的过程中还是要坚持服药。一般来说,抑郁症确诊后第一次患病如果坚持用药5年以上是可以治愈的。

抗抑郁药不仅能治疗各类抑郁症,而且对焦虑、强迫、慢性头痛、疑病及恐怖等都有一定疗效。抗抑郁药根据化学结构及作用机制的不同分为以下几类:①选择性5-HT再摄取抑制剂(SSRIs):氟西汀、帕罗西汀、舍曲林、氟伏沙明、西酞普兰、艾司西酞普兰,②5-HT及去甲肾上腺素再摄取抑制剂(SNRI):文拉法辛,③去甲肾上腺素能及特异性5-HT能抗抑郁药(NSSA):米氮平,④5-HT受体拮抗药/再摄取抑制剂(SARI):曲唑酮,⑤四环类抗抑郁药:马普替林,⑥三环类抗抑郁药:阿米替林、氯米帕明、多塞平,⑦单胺氧化酶抑制剂(MAOI):吗氯贝胺,⑧其他:噻萘普汀、贯叶连翘提取物等。

各种抗抑郁药对抑郁症均有较好的疗效。三环类抗抑郁药属于第一代经典的抗抑郁药,临床应用时间最长,药理作用研究得也最多最充分,疗效明确,为传统的首选药物,适用于各种类型及不同严重程度的抑郁障碍。但因作用位点多,易产生多种不良反应,目前已不建议首选。第二代新型抗抑郁药以选择性五羟色胺(5-HT)再摄取抑剂为主,目前在临床上已得到最广泛的应用。

(3)抗抑郁药的使用注意:①因人而异使用抗抑郁药,须全面考虑患者症状特点、年龄、躯体状况、药物的耐受性、有无合并症,予以个体化合理用药。②使用抗抑郁药时,应该从小剂量开始,逐步递增剂量,尽可能采用最小有效量,使不良反应减至最少,以提高服药依从性。当小剂量疗效不佳时,可根据药品不良反应和患者对药物的耐受情况,逐渐增至足量(有效剂量上限)。③药物起效都需要一定时间,大多数药物起效时间较慢,需要足够长的疗程,一般4~6周方显效,即便是起效较快的抗抑郁药如米氮平和文拉法辛,也需要1周左右的时间,因此要有足够的耐心,切忌频繁换药。④换用抗抑郁药时要谨慎,只有在足量、足疗程使用某种抗抑郁药物仍无效时,方可考虑换用同类另一种或作用机制不同的另一类药物。换用不同种类的抗抑郁药物时,应该停留一定的时间,以利于药物的清除,防止药物相互作用。氟西汀需停药5周才能换用单胺氧化酶抑制药,其他5-HT再摄取抑制剂需2周。单胺氧化酶抑制药在停用2周后才能换用5-HT再摄取抑制剂。⑤单一使用:使用抗抑郁药应尽可能单一用药,以避免发生药物相互作用,只有在足量、足疗程单一用药治疗无效时,方可考虑两种作用机制不同的抗抑郁药联合使用。一般情况不主张联用两种以上抗抑郁药。⑥治疗期间应该密切观察病情变化和不良反应,倘若患者的经济条件允许,最好使用每日服用一次、不良反应轻微、起效较快的新型抗抑郁药,如5-HT再摄取抑制剂类的氟西汀、帕罗西汀、舍曲林等,5-羟色胺及去甲肾上腺素再摄取抑制药类的文拉法辛,NE及特异性5-HT能抗抑郁药类的米氮平等。⑦注意SSRIs与其他药物可能发生的代谢性相互作用。⑧抑郁症为高复发性疾病,目前倡导全程治疗。抑郁的全程治疗分为:急性治疗、巩固治疗和维持治疗三期。

(4)物理治疗:急性重症抑郁,有严重的消极自杀行为者,可采用改良电抽搐(MECT)治疗,但应适当减少抗抑郁药物剂量。

(5)运动疗法:不同的运动形式可以帮助人们减少压力,放松心情,减轻抑郁情绪,使你精力充沛,增加平衡性及柔韧性。从总体功能上来讲,运动疗法安全、有效而且简单易行,但进行新的运动项目之前,一定要同你的医生商议。

(6)心理疗法:心理疗法有多种方式,目前已成为治疗抑郁症的重要方法。

2. 双相情感障碍的治疗和预防

(1)个体化治疗原则:需要考虑患者性别、年龄、主要症状、躯体情况、是否合并使用药物、首发或复发、既往治疗史等多方面因素,选择合适的药物,从较低剂量起始,根据患者反应决定。治疗过程中需要密切观察治疗效果、不良反应以及可能出现的药物相互作用等及时调整,提高患者的治疗有效性和依从性。

(2)综合治疗原则:应采取药物治疗、物理治疗、心理治疗和危机干预等措施的综合运用,提高疗效、改善依从性、预防复发和自杀、改善社会功能和生活质量。

(3)长期治疗原则:由于双相障碍几乎终身以循环方式反复发作,其发作的频率远较抑郁障碍为高,因此应坚持长期治疗原则。急性期治疗目的是控制症状、缩短病程;巩固期治疗目的是防止症状复燃、促使社会功能的恢复;维持期治疗目的在于防止复发、维持良好社会功能,提高生活质量。

(4)药物治疗:最主要的治疗药物是抗躁狂药碳酸锂和抗癫痫药(丙戊酸盐、卡马西平、拉莫三嗪等),它们又被称为心境稳定剂。对于有明显兴奋躁动的患者,可以合并抗精神病药物,包括经典抗精神病药氟哌啶醇、氯丙嗪和非典型抗精神病药奥氮平、喹硫平、利培酮、齐拉西酮、阿立哌唑等。严重的患者可以合并改良电抽搐治疗。对于难治性患者,可以考虑氯氮平合并碳酸锂治疗。治疗中需要注意药物不良反应和相互作用。对于双相抑郁患者,原则上不主张使用抗抑郁药物,因其容易诱发躁狂发作、快速循环发作或导致抑郁症状慢性化,对于抑郁发作比较严重甚至伴有明显消极行为者、抑郁发作在整个病程中占据绝大多数者以及伴有严重焦虑、强迫症状者可以考虑在心境稳定剂足量治疗的基础上,短期合并应用抗抑郁药,一旦上述症状缓解,应尽早减少或停用抗抑郁药。

(5)物理治疗:急性重症躁狂发作、伴有严重消极的双相抑郁发作或难治性双相障碍可采用改良电抽搐(MECT)治疗,但应适当减少药物剂量。对于轻中度的双相抑郁发作可考虑重复经颅磁刺激(rTMS)治疗。

(6)预防:随访研究发现,经药物治疗已康复的患者在停药后的1年内复发率较高,且双相障碍的复发率明显高于单相抑郁障碍,分别为40%和30%。服用锂盐预防性治疗,可有效防止躁狂或抑郁的复发。心理治疗和社会支持系统对预防本病复发也有非常重要的作用,应尽可能解除或减轻患者过重的心理负担和压力,帮助患者解决生活和工作中的实际困难及问题,提高患者应对能力,并积极为其创造良好的环境,以防复发。

〔用药精选〕

一、西药

(一)抑郁症用西药

1. 氟西汀 Fluoxetine

本品是一种选择性的5-羟色胺再摄取抑制剂(SSRI),主要是抑制中枢神经对5-羟色胺的再吸收。

【适应证】用于治疗抑郁症、强迫症、神经性贪食症(暴食症)。包括各种抑郁性精神障碍、轻性或重性抑郁症、双相情感性精神障碍的抑郁症、心因性抑郁及抑郁性神经症。

【不良反应】常见畏食、焦虑、腹泻、倦怠、头痛、失眠、恶心等;偶见诱发癫痫发作。少见咳嗽、胸痛、味觉改变、呕吐、胃痉挛、食欲减退或体重下降、便秘、视力改变、多梦、注意力涣散、头晕、口干、心率加快、乏力、震颤、尿频、痛经、性功能下降及皮肤潮红等;偶见皮肤过敏反应、低血糖等。

【禁忌】对氟西汀或其任何一种成分过敏的患者禁用。

【孕妇及哺乳期妇女用药】孕妇应尽量避免服用本品。哺乳期妇女禁用。

【儿童用药】尚无儿童服用本品的安全性及有效性的数据。儿童应用时应遵医嘱。

【老年用药】因本品半衰期较长,老年患者应适当减少剂量。

【用法用量】口服。①抑郁症:成人一次20mg,一日一次,如必要3~4周后加量,最大量不超过一日60mg。②神经性贪食症:成人一次60mg,一日一次。老年人减量或减少给药次数。③强迫症:一次20mg,一日一次;如疗效欠佳,2周后逐渐加至最大量60mg。

【制剂】盐酸氟西汀片(分散片、肠溶片、胶囊)

2. 帕罗西汀 Paroxetine

本品属抗抑郁症药,为强效、高选择性5-羟色胺再摄取抑制剂,可使突触间隙中5-羟色胺浓度升高,发挥抗抑郁作用。对其他递质作用较弱,对自主神经系统和心血管系统的影响较小。

【适应证】用于抑郁症、强迫症、惊恐障碍及社交恐怖障碍等。

【不良反应】常见乏力、便秘、腹泻、头晕、多汗、失眠、性功能减退、震颤、尿频、呕吐等;少见焦虑、食欲改变、心悸、感觉异常、味觉改变、体重变化、肌痛、肌无力、体位性低血压等;罕见锥体外系反应、瞳孔扩大和精神运动性兴奋。此外,锥体外系反应(包括口面肌障碍)和戒断综合征比其他SSRI类药常见。

【禁忌】对本品过敏者禁用。

【孕妇及哺乳期妇女用药】目前尚无孕妇及哺乳期妇女服用本品的安全性资料,因此不宜服用,除非医生认为利大于弊时方可考虑使用。

【儿童用药】本品在儿童用药的安全性和有效性尚不明确,不宜使用。

【老年用药】酌情减少用量,日剂量不要超过40mg。

【用法用量】口服。①抑郁症、社交恐怖障碍:成人一次20mg,一日一次,早上服用,根据临床反应增减剂量,一次增减10mg,间隔不得少于1周,最大量一日50mg。②强迫症:初始剂量一次20mg,一日一次,早上服用,每周增加10mg,一般剂量为一日40mg,一日最高剂量不得超过60mg。③惊恐障碍:初始剂量一次10mg,一日一次,早上服用,每周增加10mg,一般剂量为一日40mg,一日最高剂量不得超过50mg。

【制剂】盐酸帕罗西汀片(肠溶缓释片)

3. 舍曲林 Sertraline

本品为抗抑郁症药,可选择性抑制中枢神经系统对5-羟色胺的再摄取,从而使突触间隙中5-羟色胺浓度增高,发挥抗抑郁作用。

【适应证】用于抑郁症、强迫症。抑郁症包括伴随焦虑、有或无躁狂史、抑郁性疾病的相关症状。疗效满意后,继续服用舍曲林可有效防止抑郁症的复发和再发;用于强迫症初始有疗效后,在二年时间内仍保持它的疗效性、安全性和耐受性。

【不良反应】①常见恶心、腹泻、便秘、厌食、消化不良、心悸、震颤、头晕、失眠、困倦、多汗、口干、性功能障碍。②偶见癫痫发作。③少见AST及ALT升高、低钠血症、高血压、低血压、心动过速、心电图异常、体重改变、静坐不能、痛经、闭经等;偶见凝血障碍、水肿、精神运动性兴奋、溢乳、男性乳房增大、呼吸困难、阴茎异常勃起、皮疹、脱发、光过敏反应。

【禁忌】对本品过敏者禁用。

【孕妇及哺乳期妇女用药】孕妇只有在利大于弊的情况下才能用药。哺乳妇女不宜使用舍曲林。

【儿童用药】本品用于儿童患者的安全性和疗效资料尚不充分。为避免产生过高的血药浓度,建议6~12岁体重较轻的儿童患者使用较低剂量。

【老年用药】在老年患者中,不良反应的表现和发生率与年轻患者相近。酌情减少用量。

【用法用量】口服。成人初始剂量一次50mg,一日一次,数周后增加50mg,最大剂量为一日200mg。

【制剂】盐酸舍曲林片(分散片、胶囊)

4. 氟伏沙明 Fluvoxamine

本品是作用于脑神经细胞的5-羟色胺再摄取抑制剂,对非肾上腺素能过程影响很小。同时受体结合实验表明,本品对α-肾上腺素能、β-肾上腺素能、组胺、毒蕈碱、多巴胺或血清因子受体几乎不具亲和性。

【适应证】用于抑郁症、强迫症及相关症状的治疗。

【不良反应】①常见：恶心、呕吐、口干、腹泻、便秘、消化不良、头痛、困倦、震颤、失眠、眩晕、焦虑。②偶见：5-HT 综合征、凝血功能障碍、锥体外系反应、抗利尿激素分泌异常、溢乳、闭经、脱发、肌无力等。③少见：直立性低血压、心电图改变、AST 及 ALT 升高、性功能障碍。

【禁忌】对马来酸氟伏沙明或其他辅料过敏的患者禁用。

【孕妇及哺乳期妇女用药】孕妇慎用。哺乳期妇女使用本品期间应停止哺乳。

【儿童用药】因临床数据不足，本品不推荐给儿童使用。

【老年用药】老年人常规用量与年轻患者相比无显著临床差异。然而，对老年患者调整剂量时，应缓慢增量。

【用法用量】口服。①用于抑郁症：一日 50 ~ 100mg，一日 1 ~ 2 次，早晨或晚上服用，最大量一日 300mg。长期用药者应根据疗效调整剂量，并维持在最低有效剂量。老年人及肝肾功能不全者应适当减少剂量。②用于强迫症：起始剂量一日 50mg，通常有效剂量为一日 100 ~ 300mg，一日最大剂量为 300mg。

【制剂】马来酸氟伏沙明片

5. 西酞普兰 Citalopram

本品是一种很强的、具有选择性的 5-羟色胺摄取抑制剂，具有抗抑郁作用。对胆碱能毒蕈碱受体、组织胺受体和 α-肾上腺素能受体无抑制作用。若这些受体被抑制，则会产生很多抗抑郁药物引起的副作用，如口干，镇静，直立性低血压等。

【适应证】用于抑郁性精神障碍。西酞普兰的少见的副作用和最轻度镇静的特性使它特别适用于长期治疗。而且，西酞普兰既不会导致体重增加，也不会强化乙醇的作用。

【不良反应】常见恶心、多汗、口干、头痛、失眠等。少见癫痫发作、过敏反应。

【禁忌】对本品和(或)本品中任何成分过敏者禁用。

【孕妇及哺乳期妇女用药】孕妇只有在利大于弊的情况下才能用药。哺乳妇女不宜使用。

【儿童用药】本品用于儿童患者的安全性和疗效资料尚不充分。

【老年用药】超过 65 岁的患者，剂量减半，即一日 10 ~ 30mg。

【用法用量】口服。一次 20mg，一日一次，早晚服用，通常有效剂量为一日 20 ~ 40mg，最大量为一日 60mg。长期用药者应根据疗效调整剂量，并维持在最低有效治疗剂量。

肝功能损伤的患者，剂量减半。

【制剂】氢溴酸西酞普兰片(胶囊、口服溶液)

6. 艾司西酞普兰 Escitalopram

本品为选择性 5-羟色胺再摄取抑制剂(SSRI)，增进中枢神经系统 5-羟色胺(5-HT)能的作用，抑制 5-羟色胺的再摄取。

【适应证】用于：①重症抑郁症。表现显著或持久的情绪低落或躁动情绪(至少持续 2 周)，主要包括：情绪低落、兴趣减少、体重或食欲明显变化、失眠或嗜睡、精神运动兴奋或迟缓、过度疲劳、内疚或自卑感、思维迟缓或注意力不集中、自杀企图或念头。②广泛性焦虑。表现为过度的焦虑和烦恼(至少持续 6 个月)，主要症状：烦躁不安、易疲劳、注意力不集中、兴奋、肌肉紧张和睡眠障碍。

【不良反应】常见失眠、阳痿、恶心、便秘、多汗、口干、疲劳、嗜睡；少见头痛、上呼吸道感染、背痛、咽炎和焦虑等；偶见躁狂或轻度躁狂或低钠血症。

【禁忌】对本品或西肽普兰过敏的患者应禁用。

【孕妇及哺乳期妇女用药】本品不宜用于孕妇，如有临床需要，只有在慎用考虑其风险/利益后方可使用。哺乳期妇女在用药期间应停止哺乳。

【儿童用药】对婴幼儿的安全性没有临床资料，抗抑郁剂不适用于儿童和 18 岁以下的青少年。

【老年用药】老年患者(>65 岁)推荐以常规起始剂量的半量开始治疗，最大剂量也应相应降低，建议一日 10mg。

【用法用量】口服。用于抑郁症及广泛性焦虑。起始剂量一次 10mg，一日一次，1 周后可以增至一次 20mg，一日一次，早晚服用。一般情况下应持续几个月甚至更长时间的治疗。肝功能不全者建议一日 10mg，轻度或中度肾功能不全者无须调节剂量。

【制剂】草酸艾司西酞普兰片

7. 文拉法辛 Venlafaxine

本品主要通过抑制中枢神经系统对 5-羟色胺和去甲肾上腺素的再摄取，使突触间隙中这两种单胺递质浓度增高，发挥抗抑郁作用。

【适应证】用于各种类型抑郁障碍、广泛性焦虑障碍。

【不良反应】①常见恶心、呕吐、口干、畏食、腹泻、便秘、消化不良、嗜睡、失眠、头痛、头晕、紧张、焦虑、出汗、打哈欠、性功能障碍。②严重不良反应有粒细胞缺乏、紫癜。③少见无力、震颤、激越、腹泻、腹胀、鼻炎、心悸、高血压、躁狂、惊厥、体重下降、AST 及 ALT 升高、视力模糊。④偶见抗利尿激素分泌异常、皮疹和瘙痒。

【禁忌】对文拉法辛及其赋形剂过敏、正在服单胺氧化酶抑制剂的患者禁用。

【孕妇及哺乳期妇女用药】妊娠和哺乳妇女不宜使用本品，除非医生认为利大于弊时方可使用。

【儿童用药】18 岁以下儿童服用本品应小心。

【老年用药】老年患者应慎用。

【用法用量】口服。起始推荐剂量为一日 75mg，分 2 ~ 3 次服用(缓释制剂一日一次)，必要时一日可递增至一日 225mg(间隔时间不少于 4 日，一日增加 75mg)。如果用文拉法辛治疗 6 周以上，建议逐渐停药，所需时间不少于 2 周。

肝功能损伤患者的起始剂量降低 50%。肾功能损伤患者每日给药总量降低 25% ~50%。

【制剂】盐酸文拉法辛片(缓释片、胶囊、缓释胶囊)

8. 度洛西汀 Duloxetine

本品是一种选择性的5-羟色胺与去甲肾上腺素再摄取抑制剂。能够抑制神经元对5-羟色胺和去甲肾上腺素的再摄取,由此提高这两种中枢神经递质在大脑和脊髓中的浓度。

【适应证】用于治疗抑郁症。

【不良反应】①全身不良反应:腹痛、背痛、头痛、感染、水肿。②循环系统:偶有心悸、脉频、发热、头晕、低血压。③消化系统:偶有胃部不适、上腹部痛、腹部胀满感、食欲不振、恶心、呕吐、软便、腹泻。④过敏反应:偶有皮疹、发疹、荨麻疹、瘙痒感。⑤神经系统:偶有头痛、头重感、眼花、眩晕、失眠、发麻、偶感困倦、乏力。⑥肝脏:偶有AST、ALT、LDH值上升。⑦肾脏:偶有尿素氮、肌酐、尿酸值上升。⑧其他:偶有水肿、疼痛。

【禁忌】对度洛西汀及本品任何成分过敏、未经控制的闭角型青光眼、充血性心力衰竭、出血(如血友病、毛细血管脆弱症、上消化道出血、咯血等)患者禁用。

【孕妇及哺乳期妇女用药】孕妇及哺乳期妇女禁用。

【儿童用药】对于儿童患者的疗效和安全性尚不明确,如果使用度洛西汀,必须权衡潜在的风险和临床需要。

【老年用药】未观察到安全性和疗效的显著差异,其他临床方面也未发现老年人群和年轻人群之间的明显差异,但不能排除某些老年患者的敏感性增高。

【用法用量】吞服。推荐起始剂量为一日40mg(顿服或分2次服用)至一日60mg(顿服或分2次服用),不考虑进食影响。

【制剂】盐酸度洛西汀肠溶片(肠溶胶囊)

9. 氯米帕明 Clomipramine

本品为三环类抗抑郁药,主要阻断中枢神经系统去甲肾上腺素,显著抑制5-羟色胺的再摄取,而发挥抗抑郁及抗焦虑作用,有效治疗强迫症、惊恐症和恐惧症。亦有镇静和抗胆碱能作用。

【适应证】用于抑郁症、强迫症、恐怖症。

【不良反应】常见便秘、口干、体重变化、性功能障碍等;严重不良反应可见粒细胞缺乏、心搏骤停、震颤谵妄、癫痫发作、5-HT综合征等;少见白细胞与血小板计数减少、贫血、躁狂、冲动、溢乳、分泌抗利尿激素、尿潴留、色素沉着、过敏反应等。

【禁忌】对本品过敏、对苯二氮䓬类药过敏、对三环抗抑郁药过敏、严重心脏病、近期有心肌梗死发作史、同时服用单胺氧化酶抑制剂治疗患者禁用。

【孕妇及哺乳期妇女用药】孕妇及哺乳期妇女禁用。

【儿童用药】儿童对本品较敏感,宜从小剂量开始,逐渐加大至最适剂量。

【老年用药】老年人对本品敏感性增强,用量应减小。

【用法用量】口服。①成人:一次25mg,一日2~3次,然后根据需要和耐受情况调整用量。一日不超过150mg。

②老年人:开始一日10mg,根据耐受情况调整用药剂量,一日不超过30~50mg为宜。

③儿童:开始一日10mg,10日后5~7岁者增至20mg,8~14岁增至20~25mg,14岁增至50mg,分次服用。

【制剂】盐酸氯米帕明片(注射液)

10. 米氮平 Mirtazapine

本品是抗抑郁药,是中枢突触前膜α_2-受体拮抗剂,可增强肾上腺素能的神经传导。它同时阻断中枢的5-HT2和5-HT3受体,具有抗抑郁活性。

【适应证】用于抑郁症。

【不良反应】①常见食欲增加、体重增加、困倦、镇静、头晕。②严重不良反应有急性骨髓抑制。③少见直立性低血压、震颤、肌痉挛、AST及ALT升高、皮疹等。

【禁忌】对本品及其赋形剂过敏、正在服用单胺氧化酶抑制剂的患者禁用。

【孕妇及哺乳期妇女用药】妊娠及哺乳期妇女避免使用。

【儿童用药】本品对儿童有效性和安全性尚未被证实,不建议儿童使用。

【老年用药】剂量与成人相同,应在医生密切观察下逐渐加量,以达到满意的疗效。

【用法用量】口服。成人起始剂量为一次15mg,一日一次(可睡前顿服),逐渐加大剂量至最佳疗效,有效剂量通常为一日15~45mg。肝肾功能不全者应减量。

【制剂】米氮平片

11. 曲唑酮 Trazodone

本品属三唑吡啶类抗抑郁药。一般认为在治疗剂量下,选择性地抑制了5-羟色胺(5-HT)的再吸收,并可有微弱的阻止去甲肾上腺素重吸收的作用。本品还具有中枢镇静作用和轻微的肌肉松弛作用。

【适应证】用于治疗抑郁症和伴随抑郁症状的焦虑症以及药物依赖者戒断后的情绪障碍。

【不良反应】①常见困倦、疲乏、眩晕、头痛、失眠、紧张、震颤、激动、视物模糊、口干、便秘。②严重不良反应有意识错乱或谵妄(尤其是老年人)。③少见直立性低血压、心动过速、恶心、呕吐、腹部不适。④罕见肌肉疼痛、多梦、AST及ALT升高、皮疹等。

【禁忌】对盐酸曲唑酮及其赋形剂过敏、严重肝功能障碍、严重心脏病、心律不齐、意识障碍患者禁用。

【孕妇及哺乳期妇女用药】本品不推荐使用在孕妇及哺乳期妇女,只有在权衡对孕妇的益处大于对胎儿的危害之后,方可使用。应用时应停止哺乳。

【儿童用药】对于18岁以下患者,本品的有效性与安全性尚未确定,故不推荐使用。

【老年用药】本品对心脏病的副反应较少,对外周抗胆碱能作用很弱,较适合老年患者使用。

【用法用量】口服。起始剂量一日50~100mg,常用量一日 100～150mg，最大剂量一日不超过 400mg，一日 2 次。在产生足够疗效后，可逐步降至最小有效量，维持数月。

老年人及肝肾功能不全者应酌减剂量。

【制剂】盐酸曲唑酮片

12. 马普替林 Maprotiline

本品为四环类抗抑郁药。主要选择性抑制外周和中枢神经去甲肾上腺素再摄取，产生抗抑郁作用。

【适应证】用于各型抑郁症。对精神分裂症后抑郁也有效。

【不良反应】常见抗胆碱能症状：口干、便秘、排尿困难、眩晕、视力模糊、心动过速等，程度较轻，多发生于服药的早期。中枢神经系统不良反应：可出现嗜睡，失眠或激动，用药早期可能增加患者自杀的危险性。其他有皮疹、直立性低血压、心电图异常改变，以传导阻滞为主。偶见癫痫发作及中毒性肝损害。

【禁忌】对本品过敏、癫痫、低惊厥阈、新近有心肌梗死或束枝传导阻滞、窄角型青光眼、尿潴留患者禁用。对于乙醇、催眠药、镇痛药或治疗精神病药物急性中毒，应忌用或停用本品。

【孕妇及哺乳期妇女用药】孕妇及哺乳期妇女禁用。

【儿童用药】6 岁以下儿童禁用，6 岁以上儿童参考成人剂量酌情减量。

【老年用药】慎用，从小剂量开始，缓慢增加至适宜剂量。开始一次 10mg，一日 3 次，或一次 75mg，一日一次。根据需要一日增加 25mg，有效治疗量一日不宜超过 75mg。

【用法用量】口服。开始一日 25～75mg，分 2～3 次给药，2 周以后根据需要一日增加 25mg。有效治疗量一日不宜超过 150mg。

【制剂】盐酸马普替林片

13. 阿米替林 Amitriptyline

本品为三环类抗抑郁药的代表药之一。抑郁作用与丙米嗪相似，但镇静和抗毒蕈碱作用较强。适用于各种抑郁症及抑郁状态。对伴有明显焦虑、激动不安症状的患者尤为适用。改善抑郁症状显效较慢，一般需时 2 周以上。

【适应证】用于治疗各种抑郁症，本品的镇静作用较强，主要用于治疗焦虑性或激动性抑郁症。

【不良反应】治疗初期可能出现抗胆碱能反应，如多汗、口干、视物模糊、排尿困难、便秘等。中枢神经系统不良反应可出现嗜睡，震颤、眩晕。可发生直立性低血压。偶见癫痫发作、骨髓抑制及中毒性肝损害等。

【禁忌】对三环类药物过敏、严重心脏病、高血压、近期有心肌梗死发作史、癫痫、青光眼、前列腺肥大及尿潴留、甲状腺功能亢进、肝功能损害患者禁用。

【孕妇及哺乳期妇女用药】孕妇慎用。哺乳期妇女使用期间应停止哺乳。

【儿童用药】6 岁以下儿童禁用。6 岁以上儿童酌情减量。

【老年用药】从小剂量开始视病情酌减用量，尤须注意防止直立性低血压，以免摔倒。

【用法用量】口服。成人常用量开始一次 25mg，一日 2～3 次，然后根据病情和耐受情况逐渐增至一日 150～250mg，一日 3 次，高量一日不超过 300mg，维持量一日 50～150mg。

【制剂】盐酸阿米替林片：25mg

14. 多塞平 Doxepin

本品为三环类抗抑郁药，抑制中枢神经系统对 5-羟色胺及去甲肾上腺素的再摄取，从而使突触间隙中这二种神经递质浓度增高而发挥抗抑郁作用，也具有抗焦虑和镇静作用。

【适应证】用于抑郁症及焦虑性神经症；外用治疗慢性单纯性苔癣，局限性瘙痒症，恶急性、慢性湿疹及异位性皮炎引起的瘙痒。

【不良反应】治疗初期可出现嗜睡与抗胆碱能反应，如多汗、口干、震颤、眩晕、视物模糊、排尿困难、便秘等。其他有皮疹、直立性低血压，偶见骨髓抑制或中毒性肝损害。可引起注射局部红肿、疼痛、硬结。

【禁忌】对三环类药物过敏、严重心脏病、近期有心肌梗死发作史、癫痫、青光眼、尿潴留、甲亢、肝功能损害、谵妄、粒细胞减少患者禁用。

【孕妇及哺乳期妇女用药】慎用。

【儿童用药】慎用。

【老年用药】从小剂量开始，视病情酌减用量。

【用法用量】口服。开始一次 25mg，一日 2～3 次，根据病情逐渐增加至一日 150～300mg。

【制剂】盐酸多塞平片（注射液）

15. 吗氯贝胺 Moclobemide

本品为单胺氧化酶抑制剂类抗抑郁药。通过可逆性抑制脑内 A 型单胺氧化酶，提高脑内去甲肾上腺素、多巴胺和 5-羟色胺的水平，起到抗抑郁作用。

【适应证】用于抑郁症。

【不良反应】有轻度恶心、口干、头痛、头晕、出汗、心悸、失眠、直立性低血压等。少见不良反应有过敏性皮疹。偶见意识障碍及肝功能损害。大剂量时可能诱发癫痫。

【禁忌】对本品过敏、有意识障碍、嗜铬细胞瘤患者、甲状腺功能亢进患者禁用。

【孕妇及哺乳期妇女用药】孕妇慎用。哺乳期妇女使用本品时应停止哺乳。

【儿童用药】禁用。

【老年用药】酌情减少用量。

【用法用量】口服。起始量一日 100～300mg，一日 2～3 次，常用量一日 300～450mg。疗效不佳者可增加剂量，最大量不超过一日 600mg。老年人、肝肾功能不全者应减量。

【制剂】吗氯贝胺片（胶囊）

16. 噻奈普汀钠 Tianeptine Sodium

本品为三环类抗抑郁药，作用于 5-羟色胺系统而起抗抑郁作用。

【适应证】用于治疗各种抑郁症,如神经源性的反应性抑郁症、躯体特别是胃肠道不适的焦虑抑郁症、酒精依赖患者在戒断过程中出现的焦虑抑郁状态等。

【不良反应】①常见困倦、眩晕、头痛、失眠、梦魇、体重增加、口干、便秘。②少见体位性低血压、心悸、心率减慢、震颤、焦虑、激惹、潮热、面部潮红、口苦、胃肠胀气、腹部疼痛、AST 及 ALT 升高、皮疹。③较严重不良反应有室性心律失常。

【禁忌】对本品过敏、正在服用单胺氧化酶抑制剂患者禁用。

【孕妇及哺乳期妇女用药】孕妇及哺乳期妇女禁用。

【儿童用药】15 岁以下儿童禁用。

【老年用药】年龄超过 70 岁的老年人长期服用本品,其清除半衰期延长 1 小时。老年人应减量服用。

【用法用量】口服。一次 12.5mg,一日 3 次,餐前服用。年龄超过 70 岁和肾功能不全者,一日最高剂量为 25mg。

【制剂】噻萘普汀钠片

17. 丙米嗪 Imipramine

本品为三环类抗抑郁药,主要阻断中枢神经系统对去甲肾上腺素和 5-羟色胺这二种神经递质的再摄取,从而使突触间隙中这二种神经递质浓度增高,发挥抗抑郁作用。

【适应证】适用于治疗迟缓性的内因性抑郁症。还可用于儿童遗尿症。镇静作用和抗胆碱均属中等。

【不良反应】常见震颤,头晕,失眠,口干、心动过速、视力模糊、眩晕,有时出现定向障碍,记忆障碍,便秘、失眠、胃肠道反应、荨麻疹、心肌损害、直立性低血压,偶见白细胞减少。

【禁忌】对本品过敏、尿潴留、前列腺增生、慢性便秘、未经治疗的闭角型青光眼、甲状腺功能亢进、嗜铬细胞瘤、严重肝病患者禁用。

【孕妇及哺乳期妇女用药】孕妇禁用。哺乳期妇女使用本品时应停止哺乳。

【儿童用药】儿童对丙米嗪较敏感,治疗时须减量。5 岁以下患者慎用。

【老年用药】老年患者因代谢与排泄均下降,对本品的敏感性增强,服药后产生不良反应的危险性更大,如出现头晕、排尿困难等。故老年人的用量一定要减小。使用中还应格外注意防止直立性低血压。

【用量用法】口服。成人常用量:开始一次 25~50mg,一日 2~4 次,以后渐增至一日总量 100~300mg。老年患者一日总量 30~40mg,分次服用。须根据耐受情况而调整用量。

小儿用量:请遵医嘱。

【制剂】盐酸丙咪嗪片

18. 安非他酮 Bupropion

本品属于氨基酮类抗抑郁症药,是去甲肾上腺素、5-羟色胺、多巴胺再摄取的弱抑制剂,对单胺氧化酶没有抑制作用。本品抗抑郁作用机制可能与其抑制去甲肾上腺素和/或多巴胺的作用有关。

【适应证】用于治疗抑郁症。

【不良反应】①常见口干、失眠、头晕、头痛、偏头痛、易怒、恶心、呕吐、便秘、水肿、皮疹、尿频等不良反应。②偶见肝功能异常、胃炎、幻觉、食欲减退和体重改变等。③贫血、共济失调等罕见。

【禁忌】对本品过敏、癫痫发作、正使用其他含有安非他酮成分药物、贪食症、厌食症患者禁用。

【孕妇及哺乳期妇女用药】孕妇禁用。哺乳期妇女使用本品时应停止哺乳。

【用法用量】口服。从小剂量开始,起始剂量为一次 75mg,一日 2 次;服用 3 日后,逐渐增大剂量到一次 75mg,一日 3 次;以后逐渐增加至一日 300mg 的维持剂量。3 日内剂量增加不超过一日 100mg。最大剂量不超过一次 150mg,一日 3 次,用药间隔不得少于 6 小时。

【制剂】盐酸安非他酮片(缓释片)

19. 瑞波西汀 Reboxetine

本品为选择性去甲肾上腺素(NE)重摄取抑制剂,通过对 NE 再摄取的选择性阻滞,提高中枢内 NE 的活性,从而改善患者的情绪。

【适应证】用于治疗成人抑郁,重症抑郁。

【不良反应】口干、便秘、多汗、失眠、勃起困难、排尿困难、尿潴留、心率加快、静坐不能、眩晕或直立性低血压。

【禁忌】下列情况应禁用:对本品过敏或对其成分过敏、肝肾功能不全、有惊厥史、癫痫、眼压升高(青光眼)、前列腺增生引起的排尿困难、血压过低(低血压)、正在服用降压药、心脏病如近期发生心血管意外事件、曾有过躁狂发作的患者。

【孕妇哺乳期妇女用药】孕妇及哺乳期妇女禁用。

【儿童用药】本品禁用于小于 18 岁的儿童和青少年。

【老年用药】老年患者对本品有较大的个体差异,体内含量增加,剂量不易掌握,暂不推荐用于老年患者。

【用法用量】口服。一次 4mg,一日 2 次。2~3 周逐渐起效。用药 3~4 周后视需要可增至一日 12mg,分 3 次服用。一日最大剂量不得超过 12mg。

【制剂】甲磺酸瑞波西汀片(胶囊)

20. 盐酸米那普仑 Milnacipran Hydrochloride

盐酸米那普仑是一种新型的特异性 5-HT 和 NE 再摄取抑制剂(SNRI),在一系列显示抗抑郁活性试验中,其活性高,明显优于地昔帕明和丙米嗪。可用于治疗抑郁症的主要症状(焦虑、记忆与睡眠障碍,动作迟缓)而不产生自杀危险,耐受性好,不良反应发生率低,疗效优于 SSRI 类药。

【适应证】本品为新型抗抑郁药。是我国新上市的第 4 代抗抑郁药,能同时抑制神经元对 5-羟色胺和去甲肾上腺素的再吸收。盐酸米那普仑治疗抑郁症疗效明显高于地昔帕明和丙米嗪,且无抗胆碱能作用,更加安全可靠。适用于抑郁症患者。

【用法用量】口服。成人每日 50mg。

【制剂】盐酸米那普仑片

21. 阿戈美拉汀片 Valdoxan

本品是一种褪黑素受体激动剂和 5-HT2C 受体拮抗剂。阿戈美拉汀在多种抑郁症动物模型中显示出抗抑郁作用。人体研究中,阿戈美拉汀对睡眠具有正向的时相调整作用,诱导睡眠时相提前,降低体温,引发类褪黑素作用。

【适应证】用于治疗成人抑郁症。

【用法用量】推荐剂量为 25mg,每日一次,睡前口服。如果治疗 2 周后症状没有改善,可增加剂量至 50mg 每日一次,即每次 2 片 25mg,睡前服用。

所有患者在起始治疗时应进行肝功能检查并定期复查,建议在治疗 6 周(急性期治疗结束时)、12 周和 24 周(维持治疗结束时)进行定期化验。此后可根据临床需要进行检查。

【不良反应】常见的有常见头疼、头晕、嗜睡、失眠、偏头痛;恶心、腹泻、便秘、上腹部疼痛;多汗;背痛;视觉疲劳等。

【禁忌】对本品任何成分过敏者禁用。

【儿童用药】目前尚缺乏儿童及 18 岁以下青少年患者使用维度新的安全性和有效性数据,因此不推荐维度新用于儿童及 18 岁以下青少年患者。

【老年患者用药】本品对老年(≥65 岁)患者的疗效尚未得到明确证实。目前仅有有限临床资料证实本品对于≥65 岁的老年抑郁患者的疗效。老年患者应慎用该产品。

【孕妇及哺乳期妇女用药】慎用本品。该产品对哺乳婴儿的潜在影响目前尚未证实。患者如果必须接受本品治疗,应停止哺乳。

22. 氟哌噻吨美利曲辛片(胶囊) Flupentixol and MelitraceTablets

见第九章“114. 神经衰弱”。

(二)双相情感障碍中躁狂发作用西药

1. 碳酸锂 Lithium Carbonate

本品以锂离子形式发挥作用,能使去甲肾上腺素浓度降低,还可促进 5 - 羟色胺合成和释放,而有助于情绪稳定。

【适应证】主要用于治疗躁狂症,对躁狂和抑郁交替发作的双相情感性精神障碍有很好的治疗和预防复发作用,对反复发作的抑郁症也有预防发作作用。也用于治疗分裂-情感性精神病。

【用法用量】口服。成人用量按体重 20 ~ 25mg/kg 计算,躁狂症治疗剂量为一日 600 ~ 2000mg(2.5 ~ 8 片),分 2 ~ 3 次服用,宜在饭后服,以减少对胃的刺激,剂量应逐渐增加并参照血锂浓度调整。维持剂量一日 500 ~ 1000mg(2 ~ 4 片)。

【不良反应】常见不良反应口干、烦渴、多饮、多尿、便秘、腹泻、恶心、呕吐、上腹痛。神经系统不良反应有双手细震颤、萎靡、无力、嗜睡、视物模糊、腱反射亢进。可引起白细胞升高。上述不良反应加重可能是中毒的先兆,应密切观察。

【禁忌】肾功能不全者、严重心脏疾病患者禁用。

【孕妇及哺乳期妇女用药】妊娠头 3 个月禁用。哺乳期妇女使用本品期间应停止哺乳。

【儿童用药】12 岁以下儿童禁用。12 岁以上儿童从小剂量开始,根据血锂浓度缓慢增加剂量。

【老年用药】按情况酌减用量,从小剂量开始,缓慢增加剂量,密切关注不良反应的出现。

【制剂】碳酸锂片(缓释片)

2. 丙戊酸钠 Sodium Valproate

见第九章“109. 癫痫”。

3. 卡马西平 Carbamazepine

见第九章“109. 癫痫”。

4. 拉莫三嗪 Lamotrigine

见第九章“109. 癫痫”。

5. 奥氮平 Olanzapine

见本章“116. 精神障碍”。

6. 喹硫平 Quetiapine

见本章“117. 精神分裂症”。

7. 利培酮 Risperidone

见本章“117. 精神分裂症”。

8. 阿立哌唑 Aripiprazole

见本章“117. 精神分裂症”。

附:用于抑郁症与双相情感障碍的其他西药

1. 奥沙西泮 Oxazepam8

见本章“119. 焦虑症”。

2. 盐酸司来吉兰 Selegiline Hydrochloride

见第九章“106. 帕金森病”。

3. 盐酸米安色林 Mianserin Hydrochloride

【适应证】适用于药物治疗的各型抑郁症患者,能解除其抑郁症状。

4. 齐拉西酮 Ziprasidone

见本章“117. 精神分裂症”。

5. 阿塞那平 Asenapine

【适应证】适用于精神分裂症的治疗。也适用于伴随双相障碍 I 型躁狂或混合发作的急性治疗。

6. 氯氮平 Clozapine

见本章“精神分裂症”。

7. 氯丙嗪 Chlorpromazine

见本章“精神分裂症”。

二、中药

1. 脑乐静(颗粒、片、胶囊)

见第九章“114. 神经衰弱”。

2. 解郁安神颗粒

见第九章“114. 神经衰弱”。

3. 舒肝解郁胶囊

见第七章“94. 汗症”。

4. 逍遥丸(片、胶囊、颗粒)

【处方组成】柴胡、当归、白芍、白术(炒)、茯苓、炙甘草、薄荷。颗粒加生姜

【功能主治】疏肝健脾,养血调经。用于肝郁脾虚所致的郁闷不舒、胸胁胀痛,头晕目眩,食欲减退,月经不调。

【用法用量】口服。大蜜丸一次 1 丸,一日 2 次;水丸一次 6~9g,一日 1~2 次。

5. 安乐片

见第九章"115. 失眠"。

6. 开郁老蔻丸

【处方组成】豆蔻、肉桂、丁香、山楂、当归、白术(麸炒)、大黄(酒制)、乌药、甘草、青皮、陈皮、莱菔子(炒)、木香、厚朴(姜制)、牵牛子(炒)、砂仁、莪术(醋制)、法半夏、三棱(醋制)、枳壳(麸炒)、槟榔、草果(炒)、川芎、六神曲(麸炒)

【功能主治】祛寒顺气,消食化湿。用于肝郁气滞,脾胃虚寒,胸脘胀痛,呕吐泄泻。

【用法用量】一次 1 丸,一日 2 次。

【使用注意】孕妇禁用。

7. 开郁舒肝丸

【处方组成】五灵脂(醋制)、莪术(醋制)、香附(醋制)、木香、槟榔、当归、陈皮、青皮(醋制)、草果仁(炒)、乌药、枳壳(麸炒)、甘草、大黄、肉桂、郁金、延胡索(醋制)、砂仁

【功能主治】开郁疏肝,顺气止痛。用于肝郁气滞,胸胁胀满,腹痛,嗳气吞酸。

【用法用量】口服。一次 1 丸,一日 2~3 次。

8. 解郁丸

【处方组成】白芍、柴胡、当归、郁金、茯苓、百合、合欢皮、甘草、小麦、大枣

【功能主治】疏肝解郁,养心安神。用于肝郁气滞,心神不安所致胸肋胀满,郁闷不舒,心烦心悸,易怒,失眠多梦。

【用法用量】口服。一次 4g,一日 3 次。

9. 朴沉化郁丸

【处方组成】香附(醋制)、檀香、柴胡、沉香、陈皮、莪术(醋制)、延胡索(醋制)、木香、厚朴(姜制)、高良姜、甘草、砂仁、枳壳(麸炒)、片姜黄、丁香、青皮(醋制)、豆蔻、肉桂

【功能主治】疏肝化郁,开胃消食。用于胸腹胀满,消化不良,呕吐恶心,停食停水,气滞闷郁,胃脘刺痛。

【用法用量】口服。一次 1 丸,一日 2 次。

【使用注意】孕妇禁用。

10. 参南星口服液

【处方组成】红参、柴胡、黄芪、郁金、栀子、香附、远志、川芎、胆南星、砂仁

【功能主治】健脾益气,解郁调神。用于慢性疲劳综合征证属肝郁脾虚型,可改善倦怠乏力,思维迟钝,头晕胀痛,烦躁易怒,失眠健忘,咽喉疼痛,耳鸣目眩,食欲不振,肌肉关节酸痛。

【用法用量】口服。一次 10~20ml,一日 3 次。

【使用注意】孕妇禁用。

11. 珍芩解郁胶囊

【处方组成】白芍、当归、柴胡、茯苓、白术(炒)、甘草(炙)、薄荷、人参、熟地黄、肉苁蓉、远志、石菖蒲、珍珠、生姜

【功能主治】疏肝解郁,健脾益气,养血安神。用于神经衰弱,症见头晕乏力,少寐多梦,食少腹胀等属肝郁脾虚者。

【用法用量】口服。一次 2 粒,一日 2 次。

【使用注意】孕妇、哺乳期妇女禁用;外感发热者禁服。

12. 沉香舒郁片(丸)

【处方组成】甘草、陈皮、柴胡、沉香、砂仁、豆蔻、木香、厚朴、枳壳、延胡索、姜黄、香附、青皮

【功能主治】舒气开胃,化郁止痛。用于胸腹胀满,胃部疼痛,呕吐酸水,消化不良,食欲不振,郁闷不舒。

【用法用量】口服。一次 4 片,一日 2 次。

【使用注意】久病气虚者忌服。

13 巴戟天寡糖胶囊

【处方组成】巴戟天低聚寡糖

【功能主治】舒郁安神,补肾益智。用于抑郁症(肾虚型),症见抑郁情绪、心绪低落、提心吊胆、入睡难眠、失眠多梦、焦虑多疑、疲倦乏力、性欲减退、耳鸣健忘等。

【用法用量】口服。一次 1 粒,一日 2 次;必要时可加至一次 2 粒,一日 2 次。

14. 白草香解郁安神胶囊

【处方组成】夏枯草、白芍、合欢花、酸枣仁(炒)、香附、柴胡、地黄、五味子、首乌藤

【功能主治】疏肝解郁、宁心安神。用于失眠症肝气郁结症。症见:失眠多梦,精神抑郁或急躁易怒,胸胁苦满或胸膈不畅,口苦目眩,舌边尖略红,苔白或微黄,脉弦。

【用法用量】口服。一次 4 粒,一日 2 次。

附:用于抑郁症与双相情感障碍的其他中药

1. 舒郁九宝丸

【功能主治】解郁宽胸,理气止痛。用于胸膈满闷,胃脘疼痛,干哕气逆,纳差,腹胀。

2. 金香疏肝片

见第三章"49. 肝炎"。

119. 焦虑症

〔基本概述〕

焦虑症又称焦虑性神经症,是一种以焦虑情绪为主要特征的神经症。主要表现为发作性或持续性的焦虑、紧张、惊恐不安等焦虑情绪,并伴有自主神经症状和运动性不安等症状。

焦虑是一种担心发生威胁自身安全和其他不良后果的

心境状态。患者在缺乏明显客观因素或充分根据的情况下，对其本身健康或其他问题感到忧虑不安，或认为病情严重，或认为问题复杂，无法解决等，以致坐立不安、惶惶不可终日，即使多方劝解也不能消除。有时常伴有自主神经功能紊乱和疑病观念。

本病在临床上有惊恐障碍和广泛性焦虑两种发病形式。惊恐障碍是一种以反复的惊恐发作为主要原发症状的焦虑症。惊恐发作并不局限于任何特定的情境，具有不可预测性。广泛性焦虑是指一种以缺乏明确对象和具体内容的提心吊胆及紧张不安为主的焦虑症，并有显著的自主神经症状、肌肉紧张及运动性不安。患者因难以忍受又无法解脱，而感到痛苦。

焦虑症发病原因和机制的研究目前主要涉及心理社会因素和生物学因素两大方面。

广泛性焦虑的患者以持续的原发性焦虑症状为主，无明确对象和固定内容的恐惧或提心吊胆伴自主神经症状或运动性不安。患者的社会功能受损，因难以忍受又无法解脱而感到痛苦。惊恐障碍以无明显诱因和有关的特定情境的惊恐发作为主。

〔治疗原则〕

焦虑症的治疗包括心理治疗和药物治疗。

心理治疗可采取支持性心理治疗（倾听、理解、解释、宣泄、保证等）使患者对疾病本身有正确的认识，消除患者对疾病本身的错误认识和疑虑，增强其配合治疗和自我战胜疾病的信心并付之行动。

对于急性发作或严重的病例应予以药物治疗。常用药物有抗焦虑药、抗抑郁药甚至某些抗精神病药。

苯二氮䓬类药短期使用可缓解严重的焦虑，但应避免长期使用，以防产生依赖性。持续性焦虑和躯体症状，则以血浆半衰期较长的药物为宜，如地西泮、氯氮䓬、阿普唑仑。

抗抑郁药物：目前，有抗抑郁和抗焦虑双重作用的抗抑郁剂被广泛推荐用于焦虑谱系障碍的首选药物治疗。

5-羟色胺受体部分激动剂，能够减轻甚至彻底消除焦虑症状，该类药物的特点为安全，无依赖性和戒断症状，不会产生性功能障碍或体质增加。缺点是起效缓慢。

〔用药精选〕

一、西药

1. 盐酸帕罗西汀 Paroxetine Hydrochloride

见本章“118. 抑郁症与双相情感障碍”。

2. 盐酸舍曲林 Sertraline Hydrochloride

本品为抗抑郁症药，可选择性抑制中枢神经系统对5-羟色胺的再摄取，从而使突触间隙中5-羟色胺浓度增高，发挥抗抑郁作用。

【适应证】用于抑郁症、强迫症、社交焦虑障碍等。疗效满意后，继续服用舍曲林可有效防止抑郁症的复发和再发；用于强迫症初始有疗效后，在2年时间内仍保持它的疗效性、安全性和耐受性。

【不良反应】①常见恶心、腹泻、便秘、厌食、消化不良、心悸、震颤、头晕、失眠、困倦、多汗、口干、性功能障碍。②偶见癫痫发作。③少见AST及ALT升高、低钠血症、高血压、低血压、心动过速、心电图异常、体重改变、静坐不能、痛经、闭经等；偶见凝血障碍、水肿、精神运动性兴奋、溢乳、男性乳房增大、呼吸困难、阴茎异常勃起、皮疹、脱发、光过敏反应。

【禁忌】对本品过敏者禁用。

【孕妇及哺乳期妇女用药】孕妇只有在利大于弊的情况下才能用药。哺乳妇女不宜使用舍曲林。

【儿童用药】本品用于儿童患者的安全性和疗效资料尚不充分。为避免产生过高的血药浓度，建议6~12岁体重较轻的儿童患者使用较低剂量。

【老年用药】在老年患者中，不良反应的表现和发生率与年轻患者相近。酌情减少用量。

【用法用量】口服。成人初始剂量一次50mg，一日一次，数周后增加50mg，最大剂量为一日200mg。

【制剂】盐酸舍曲林片(分散片、胶囊)

3. 氟哌噻吨美利曲辛片 Flupentixol and Melitrace Tablets

见第九章“119. 神经衰弱”。

4. 艾司西酞普兰 Escitalopram Oxalate

本品为选择性5-羟色胺再摄取抑制剂(SSRI)，增进中枢神经系统5-羟色胺(5-HT)能的作用，抑制5-羟色胺的再摄取。

【适应证】用于：①重症抑郁症。表现显著或持久的情绪低落或躁动情绪(至少持续2周)，主要包括：情绪低落、兴趣减少、体重或食欲明显变化、失眠或嗜睡、精神运动兴奋或迟缓、过度疲劳、内疚或自卑感、思维迟缓或注意力不集中、自杀企图或念头。②广泛性焦虑。表现为过度的焦虑和烦恼(至少持续6个月)，主要症状：烦躁不安、易疲劳、注意力不集中、兴奋、肌肉紧张和睡眠障碍。

【不良反应】常见失眠、阳痿、恶心、便秘、多汗、口干、疲劳、嗜睡；少见头痛、上呼吸道感染、背痛、咽炎和焦虑等；偶见躁狂或轻度躁狂或低钠血症。

【禁忌】对本品或西肽普兰过敏的患者应禁用。

【孕妇及哺乳期妇女用药】本品不宜用于孕妇，如有临床需要，只有在慎用考虑其风险/利益后方可使用。哺乳期妇女在用药期间应停止哺乳。

【儿童用药】对婴幼儿的安全性没有临床资料，抗抑郁剂不适用于儿童和18岁以下的青少年。

【老年用药】老年患者(>65岁)推荐以常规起始剂量的半量开始治疗，最大剂量也应相应降低，建议一日10mg。

【用法用量】口服。用于抑郁症及广泛性焦虑。起始剂量一次10mg，一日一次，1周后可以增至一次20mg，一日一次,早晚服用。一般情况下应持续几个月甚至更长时间的治疗。肝功能不全者建议一日 10mg,轻度或中度肾功能不全者无须调节剂量。

【制剂】草酸艾司西酞普兰片

5. 盐酸文拉法辛 Venlafaxine Hydrochloride

本品主要通过抑制中枢神经系统对5-羟色胺和去甲肾上腺素的再摄取,使突触间隙中这两种单胺递质浓度增高,发挥抗抑郁作用。

【适应证】用于各种类型抑郁症、广泛性焦虑症。

【不良反应】①常见恶心、呕吐、口干、畏食、腹泻、便秘、消化不良、嗜睡、失眠、头痛、头晕、紧张、焦虑、出汗、打哈欠、性功能障碍。②严重不良反应有粒细胞缺乏、紫癜。③少见无力、震颤、激越、腹泻、腹胀、鼻炎、心悸、高血压、躁狂、惊厥、体重下降、AST 及 ALT 升高、视力模糊。④偶见抗利尿激素分泌异常、皮疹和瘙痒。

【禁忌】对文拉法辛及其赋形剂过敏、正在服单胺氧化酶抑制剂的患者禁用。

【孕妇及哺乳期妇女用药】妊娠和哺乳妇女不宜使用本品,除非医生认为利大于弊时方可使用。

【儿童用药】18 岁以下儿童服用本品应小心。

【老年用药】老年患者应慎用。

【用法用量】口服。起始推荐剂量为一日 75mg,分 2~3 次服用(缓释制剂一日一次),必要时一日可递增至一日 225mg(间隔时间不少于 4 日,一日增加 75mg)。如果用文拉法辛治疗 6 周以上,建议逐渐停药,所需时间不少于 2 周。

肝功能损伤患者的起始剂量降低 50%。肾功能损伤患者每日给药总量降低 25~50%。

【制剂】盐酸文拉法辛片(缓释片、胶囊、缓释胶囊)

6. 米氮平 Mirtazapine

见本章“118. 抑郁症与双相情感障碍”。

7. 地西泮 Diazepam

见第九章“98. 脑膜炎”。

8. 阿普唑仑 Alprazolam

见第九章“115. 失眠”。

9. 劳拉西泮 Lorazepam

本品与地西泮有相似的药理作用,为短效苯二氮䓬类药物。但作用较强。除抗焦虑和镇静作用外,还具有较强的抗惊厥作用。

【适应证】用于焦虑症及由焦虑、紧张引起的失眠症。亦用于手术前给药。①情绪诱导的自主症状,例如头痛、心悸、胃肠不适、失眠。②伴焦虑症状的器质性疾病患者、心血管和胃肠道疾病患者在慢性焦虑症未解除而影响预后时,应用本品辅助治疗有效。③精神神经症性紊乱,包括焦虑、抑郁、强迫观念与行为、恐怖或混合反应。④需要辅助治疗的严重抑郁焦虑症。⑤手术前给药,用于外科手术前夜或手术前 1~2 小时效果良好。

【不良反应】有恶心、胃不适、头痛、头昏、嗜睡、便秘等。量大可出现共济失调,无尿、皮疹,粒细胞减少等。可能引起血质不调,或损害肝或肾的功能。静脉注射可发生静脉炎或形成静脉血栓。

【禁忌】对本品或其他苯二氮䓬类衍生物过敏、青光眼、重症肌无力患者禁用。

【孕妇及哺乳期妇女用药】孕妇及哺乳期妇女禁用。

【儿童用药】新生儿禁用。用于 12 岁以下儿童的有效性和安全性尚未确立。

【老年用药】老年人剂量减半。

【用法用量】①口服:用于抗焦虑,成人一次 1~2mg,一日 2~3 次。

②肌内注射:抗焦虑、镇静催眠,按体重 0.05mg/kg,总量不超过 4mg。

【制剂】劳拉西泮片(注射液)

10. 艾司唑仑 Estazolam

本品为苯二氮䓬类抗焦虑药,选择性作用于大脑边缘系统和脑干网状结构,能降低大脑组织氧化过程,加强大脑保护性抑制作用。有较强的镇静、催眠、抗惊厥、抗焦虑作用和较弱的中枢性骨骼肌松弛作用。

【适应证】①主要用于失眠、焦虑、紧张、恐惧。②用于癫痫和惊厥。③麻醉前给药。

【不良反应】使用适量时不良反应少。常见口干、嗜睡、头昏、乏力等,大剂量可有共济失调、震颤;罕见皮疹、白细胞减少;个别患者发生兴奋,多语,睡眠障碍,甚至幻觉。停药后,上述症状很快消失;有依赖性,但较轻,长期应用后,停药可能发生撤药症状,表现为激动或忧郁。

【禁忌】对本品过敏、中枢神经系统处于抑制状态的急性酒精中毒、严重慢性阻塞性肺部病变、重症肌无力、急性闭角型青光眼患者禁用。

【孕妇及哺乳期妇女用药】慎用。

【儿童用药】慎用。

【老年用药】老年人对本品较敏感,抗焦虑时开始用小剂量。注意调整剂量。

【用法用量】①口服。一次 1~2mg,一日 3 次,睡前服。

②肌内注射:请遵医嘱。

【制剂】艾司唑仑片(注射液)

11. 氯硝西泮 Clonazepam

见第九章“109. 癫痫”。

12. 奥沙西泮 Oxazepam

本品为地西泮的主要代谢产物,属苯二氮䓬类催眠药和镇静药。具抗惊厥、抗癫痫、抗焦虑、镇静催眠、中枢性骨骼肌松弛和暂时性记忆缺失(或称遗忘)作用。随着用量的加大,临床表现可自轻度的镇静到催眠甚至昏迷。长期应用可产生依赖性。

【适应证】主要用于短期缓解焦虑、紧张,激动,也可用于催眠、焦虑伴有精神抑郁的辅助用药,并能缓解急性酒精戒断症状。肌松作用较其他苯二氮䓬药物为强。

【不良反应】①常见嗜睡，头昏、乏力等，大剂量可有共济失调、震颤。②罕见皮疹、白细胞减少。③个别患者发生兴奋，多语，睡眠障碍，甚至幻觉。停药后，上述症状很快消失。④有成瘾性。⑤长期应用后，停药可能发生撤药症状，表现为激动或忧郁。

【禁忌】对本品过敏患者禁用。

【孕妇及哺乳期妇女用药】孕妇及哺乳期妇女应避免使用。

【儿童用药】幼儿中枢神经系统对本品异常敏感，新生儿、6岁以下儿童禁用。6～12岁，用量尚未有具体规定。

【老年用药】老年人中枢神经系统对本品较敏感。抗焦虑时开始用小量，一次7.5mg，一日3次，按需增至15mg，一日3～4次。

【用法用量】成人常用量：抗焦虑，一次15～30mg，一日3～4次。镇静催眠、急性酒精戒断症状，一次15～30mg，一日3～4次。一般性失眠，15mg，睡前服。

【制剂】奥沙西泮片

13. 丁螺环酮 Buspirone

本品为氮杂螺环癸烷二酮化合物，是一种新型抗焦虑药。主要作用于脑内神经突触前膜多巴胺受体，产生抗焦虑作用。

【适应证】用于各种焦虑症。

【不良反应】①常见恶心、乏力、烦躁不安。②少见失眠、兴奋、头痛、头晕、震颤、共济失调、麻木、疲乏、感觉异常、胃肠不适。③大剂量时能升高催乳素、生长激素浓度。④可能诱发轻躁狂或躁狂。⑤有轻度抗抑郁作用，大剂量可出现心境恶劣。

【禁忌】对本品过敏、癫痫、重症肌无力、急性闭角型青光眼、白细胞减少、严重肝肾功能不全患者禁用。

【孕妇及哺乳期妇女用药】禁用。

【儿童用药】禁用。

【老年用药】剂量减少。

【用法用量】口服。开始时一次5mg，一日2～3次。以后根据病情和耐受情况调整剂量，每隔2～3日增加5mg至一日20～40mg。

【制剂】盐酸丁螺环酮片

14. 坦度螺酮 Tandospirone Citrate

【适应证】用于：①各种神经症所致的焦虑状态，如广泛性焦虑障碍。②原发性高血压、消化性溃疡等躯体疾病伴发的焦虑状态。

【禁忌】对本品过敏者。

【不良反应】常见头痛、头晕、嗜睡、心动过速、口干、出汗、乏力和食欲缺乏。

【用法用量】口服。常用量一次10mg，一日3次。根据病情适当增减剂量，最大剂量一日60mg。

【制剂】枸橼酸坦度螺酮片（胶囊）

附：用于焦虑症的其他西药

1. 盐酸阿米替林 Amitriptyline Hydrochloride

见本章“120. 神经症性障碍”。

2. 盐酸多塞平 Doxepin Hydrochloride

见本章“120. 神经症性障碍”。

3. 噻奈普汀钠 Tianeptine Sodium

见本章“120. 神经症性障碍”。

4. 盐酸曲唑酮 Trazodone Hydrochloride

【适应证】主要用于治疗各种类型的抑郁症和伴有抑郁症状的焦虑症以及药物依赖者戒断后的情绪障碍。

5. 氯氮䓬 Chlordiazepoxide

见第九章“109. 癫痫”。

6. 阿普唑仑 Alprazolam

见第九章“115. 失眠”。

7. 甲磺酸瑞波西汀 Reboxetine Mesylate

【适应证】用于治疗成人抑郁，重症抑郁。也用于焦虑症。

8. 苯巴比妥 Phenobarbita

见第九章“109. 癫痫”。

9. 水合氯醛 Chloral Hydrate

见第九章“109. 癫痫”。

10. 盐酸羟嗪 Hydroxyzine Hydrochloride

【适应证】用于：①治疗神经症的焦虑、紧张、激动等症状。②治疗躯体疾病的焦虑紧张症状。

11. 氯䓬酸钾 Dipotassium Clorazepate

见第九章“115. 失眠”。

12. 氯美扎酮 Chlormezanone

见第九章“115. 失眠”。

二、中药

1. 解郁安神颗粒

见第九章“114. 神经衰弱”。

2. 脑宁糖浆

【处方组成】鲜松针、灵芝、大枣

【功能主治】补益气血，养心安神。用于心神不宁所致的失眠，心烦，焦虑。

【用法用量】口服。一次30毫升，一日2次。

【使用注意】糖尿病患者禁用。

3. 九味镇心颗粒

见第七章“94. 汗症”。

附：用于焦虑症的其他中药

1. 宁神灵颗粒（胶囊）

见第二章“21. 心律失常”。

2. 脑乐静(颗粒、片、胶囊)

见第九章“114. 神经衰弱”。

3. 加味逍遥口服液(丸、胶囊、颗粒)

【功能主治】疏肝清热,健脾养血。用于肝郁血虚,肝脾不和所致的两胁胀痛,头晕目眩,倦怠食少,月经不调,脐腹胀痛。更年期综合征见上述证候者。

4. 泻肝安神丸

见第九章“114. 神经衰弱”。

5. 逍遥丸(片、胶囊、颗粒)

见本章“118. 抑郁症与双相情感障碍”。

120. 神经症性障碍(神经症、神经官能症)

〔基本概述〕

神经症性障碍,旧称神经症、神经官能症,是一组精神障碍的总称,起病与社会心理因素有关,病前多有一定的易感素质和人格基础;症状主要表现为脑功能失调症状、情绪症状、强迫症状、疑病症状、各种躯体不适感等,疾病痛苦感明显,但社会功能相对完好,病程大多迁延。这些共同的临床特征把这一组疾病放在同一个名称下沿用多年。然而作为一组合并起来的精神障碍,它们仍有着各自复杂的病因和发病机制,也有着一些不一致的临床表现、病程预后、治疗方法,各型各自的特征与彼此之间的差异,提示神经症性障碍可能具有异质性的可能,这是神经症与其他有着相对稳定名称的精神疾病的不同之处。

神经症性障碍包括焦虑症、恐怖症、强迫症、躯体形式障碍等等,患者深感痛苦且妨碍心理功能或社会功能,但没有任何可证实的器质性病理基础。

神经症是常见病,患病率相当高。我国的患病率为13‰~22‰。由于各国学者理解神经症病因学观点不一致,多年来对本症的命名、概念、分类等争议较多。

神经症性障碍的症状复杂多样,除了精神症状以外,不少患者多伴有失眠、头痛、头昏、眼花、耳鸣等躯体症状。有的则有心悸、胸闷、恐怖感等。其特点是症状的出现与变化与精神因素有关。如有的胃肠神经官能症患者,每当情绪紧张时出现腹泻。

神经症性障碍属于中医学“郁证”的范畴,是由于情志不舒、气机郁滞、心脾两虚等原因所引起。

〔治疗原则〕

神经症性障碍以自觉症状为主,虽然做过多次检查,但结果查不出什么病,长期不愈的紧张情绪和焦虑,使机体免疫功能下降,严重地影响了工作、学习和生活质量,也给家庭造成一定负担,甚至影响家庭和睦,这又加重了新的社会因素,使疾病陷入一种恶性循环。

目前对神经症性障碍的治疗治疗是对症治疗,药物治疗对于控制神经症性症状有效,但心理治疗在神经症性障碍的治疗中有重要作用,药物治疗与心理治疗的联用是治疗神经症性障碍的最佳方法。

药物治疗有抗焦虑药、抗抑郁药以及促进神经代谢药等。

不同的心理治疗流派都可用于神经症性障碍的治疗,目前,心理治疗技术通过整合、折中、合作,融合成较广泛、综合和实用的模式,认知行为治疗和人际关系治疗是目前较为有效的治疗方法。

〔用药精选〕

一、西药

1. 盐酸帕罗西汀 Paroxetine Hydrochloride

见本章“118. 抑郁症与双相情感障碍”。

2. 盐酸氟西汀 Fluoxetine Hydrochloride

本品是一种选择性的5-羟色胺再摄取抑制剂(SSRI),主要是抑制中枢神经对5-羟色胺的再吸收。

【适应证】用于抑郁症、强迫症、神经性贪食症。包括各种抑郁性精神障碍、轻型或重型抑郁症、双相情感性精神障碍的抑郁症、心因性抑郁及抑郁性神经症。

【不良反应】常见畏食、焦虑、腹泻、倦怠、头痛、失眠、恶心等;偶见诱发癫痫发作。少见咳嗽、胸痛、味觉改变、呕吐、胃痉挛、食欲减退或体重下降、便秘、视力改变、多梦、注意力涣散、头晕、口干、心率加快、乏力、震颤、尿频、痛经、性功能下降及皮肤潮红等;偶见皮肤过敏反应、低血糖等。

【禁忌】对氟西汀或其任何一种成分过敏的患者禁用。

【孕妇及哺乳期妇女用药】孕妇应尽量避免服用本品。哺乳期妇女禁用。

【儿童用药】尚无儿童服用本品的安全性及有效性的数据。儿童应用时应遵医嘱。

【老年用药】因本品半衰期较长,老年患者应适当减少剂量。

【用法用量】口服。①抑郁症:成人一次20mg,一日一次,如必要3~4周后加量,最大量不超过一日60mg。②神经性贪食症:成人一次60mg,一日一次。老年人减量或减少给药次数。③强迫症:一次20mg,一日一次;如疗效欠佳,2周后逐渐加至最大量60mg。

【制剂】盐酸氟西汀片(分散片、肠溶片、胶囊)

3. 盐酸文拉法辛 Venlafaxine Hydrochloride

见本章“118. 抑郁症与双相情感障碍”。

4. 盐酸舍曲林 Sertraline Hydrochloride

见本章“118. 抑郁症与双相情感障碍”。

5. 西酞普兰 Citalopram

本品是一种很强的、具有选择性的5-羟色胺摄取抑制剂，具有抗抑郁作用。

【适应证】用于抑郁性精神障碍。西酞普兰的少见的副作用和最轻度镇静的特性使它特别适用于长期治疗。而且西酞普兰既不会导致体重增加，也不会强化乙醇的作用。

【不良反应】常见恶心、多汗、口干、头痛、失眠等。少见癫痫发作、过敏反应。

【禁忌】对本品和（或）本品中任何成分过敏者禁用。

【孕妇及哺乳期妇女用药】孕妇只有在利大于弊的情况下才能用药。哺乳妇女不宜使用本品。

【儿童用药】本品用于儿童患者的安全性和疗效资料尚不充分。

【老年用药】超过65岁的患者，剂量减半，即一日10～30mg。

【用法用量】口服。一次20mg，一日一次，早晚服用，通常有效剂量为一日20～40mg，最大量为一日60mg。长期用药者应根据疗效调整剂量，并维持在最低有效治疗剂量。

肝功能损伤的患者，剂量减半。

【制剂】氢溴酸西酞普兰片（胶囊、口服溶液）

6. 艾司西酞普兰 Escitalopram Oxalate

见本章"118. 抑郁症与双相情感障碍"。

7. 阿普唑仑 Alprazolam

见第九章"115. 失眠"。

8. 度洛西汀 Duloxetine

见本章"118. 抑郁症与双相情感障碍"。

9. 米氮平 Mirtazapine

见本章"118. 抑郁症与双相情感障碍"。

10. 地西泮 Diazepam

见第九章"98. 脑膜炎"。

11. 马来酸氟伏沙明 Fluvoxamine Maleate

见本章"118. 抑郁症与双相情感障碍"。

12. 盐酸阿米替林 Amitriptyline Hydrochloride

见本章"118. 抑郁症与双相情感障碍"。

13. 盐酸氯米帕明 Clomipramine Hydrochloride

见本章"118. 抑郁症与双相情感障碍"。

14. 盐酸多塞平 Doxepin Hydrochloride

见本章"118. 抑郁症与双相情感障碍"。

15. 噻奈普汀钠 Tianeptine Sodium

见本章"118. 抑郁症与双相情感障碍"。

16. 奥沙西泮 Oxazepam

见本章"119. 焦虑症"。

17. 盐酸氯丙嗪 Chlorpromazine Hydrochloride

见本章"117. 精神分裂症"。

18. 苯巴比妥 Phenobarbital

见第九章"109. 癫痫"。

19. 艾司唑仑 Estazolam

见第九章"115. 失眠"。

20. 劳拉西泮 Lorazepam

【适应证】①抗焦虑，包括伴有精神抑郁的焦虑。②镇静催眠。③缓解由于激动诱导的自主症状，如头痛、心悸、胃肠不适、失眠等。

【不良反应】①常见镇静、眩晕、乏力，步态不稳；②少见头痛、恶心、激越、皮肤症状，一过性遗忘。一般发生在治疗之初，随着治疗的继续而逐渐减轻或消失。③静脉注射可发生静脉炎或形成静脉血栓。

【禁忌】对苯二氮䓬类药物过敏者、青光眼患者、重症肌无力者禁用。

【用法用量】①口服：用于抗焦虑，成人一次1～2mg，一日2～3次；用于镇静催眠，睡前服2mg。年老体弱者应减量。12岁以下儿童安全性与剂量尚未确定。

②肌内注射、静脉注射：请遵医嘱。

【制剂】劳拉西泮片（注射液）

21. 丁螺环酮 Buspirone

见本章"119. 焦虑症"。

22. 坦度螺酮 Tandospirone Citrate

见本章"119. 焦虑症"。

附：用于神经症性障碍（神经症、神经官能症）的其他西药

1. 氯硝西泮 Clonazepam

见第九章"109. 癫痫"。

2. 豆腐果苷片 Hiliecid Tablets

【适应证】用于缓解神经官能症的头疼、头昏及睡眠障碍，辅助治疗原发性头疼。

3. 谷维素片 Tabllae Oryzanoli

见第十二章"141. 经前期综合征"。

4. 灵孢多糖 Polysacharidum of G. Lucidum Karst

【适应证】用于治疗神经官能症、多发性肌炎、皮肌炎、萎缩性肌强直与进行性肌营养不良以及因免疫功能所致的各种疾病。

5. 三磷酸胞苷二钠 CytidineDisodium Triphosphate

见第九章"108. 脑震荡"。

6. 氟哌噻吨美利曲辛片（胶囊）Flupentixol and Melitrace Tablets

见第九章"114. 神经衰弱"。

二、中药

1. 解郁安神颗粒

见第九章"114. 神经衰弱"。

2. 二夏清心片

【处方组成】冬虫夏草、半夏（麸炒）、竹茹（麸炒）、枳实（麸炒）、陈皮、茯苓、炙甘草、石菖蒲、葛根、干姜

【功能主治】健脾祛痰，清心除烦。用于痰浊内阻的心

悸,虚烦不眠,惊悸不宁,痰涎壅盛,神疲萎靡等以及冠心病及神经官能症见上述症状者。

【用法用量】口服。一次3片,一日3次,或遵医嘱。

【使用注意】孕妇禁用。

3. 醒脑安神片

【处方组成】玄参、黄芩、金银花、蒲公英、板蓝根、大黄、连翘、雄黄、朱砂、人工牛黄、栀子、甘草等25味。

【功能主治】清热解毒,清脑安神。用于头身高热,头昏脑晕,言语狂躁,舌干眼花,咽喉肿痛,小儿内热惊风抽搐。对高血压、神经官能症、神经性头痛、失眠等皆有清脑镇静作用。

【用法用量】口服。一次2~4片,一日3次,小儿酌减,或遵医嘱。

【使用注意】孕妇禁用。

附:用于神经症性障碍(神经症、神经官能症)的其他中药

1. 脑乐静(片、胶囊、颗粒)

见第九章"114. 神经衰弱"。

2. 加味逍遥口服液(丸、胶囊、颗粒)

见第九章"119. 焦虑症"。

3. 泻肝安神丸

见第九章"114. 神经衰弱"。

4. 人参养荣丸

见第八章"80. 贫血"。

5. 逍遥丸(片、胶囊、颗粒)

见本章"118. 抑郁症与双相情感障碍"。

6. 甜梦口服液(胶囊)

见第九章"104. 头晕"。

121. 癔症(分离性障碍)

〔基本概述〕

在国际疾病分类ICD-10中,癔症的概念已被废弃,取而代之的是分离(转换)性障碍,疾病的共同特点是丧失了过去的记忆、身份意识、即刻感觉以及身体运动控制四个方面的正常整合。表现为以解离症状和转换症状为主的精神障碍,这些症状没有可证实的器质性病变基础。本病有癔症性人格基础,起病常受心理社会因素影响,病程多反复迁延。常见于青春期和更年期,女性较多。

其临床表现为分离性遗忘、分离性漫游、分离性木僵、出神及附体、分离性运动及感觉障碍等,还有多重人格、情感爆发、Ganser综合征及集体性癔症等特殊表现形式。

本病由明显的精神因素,如生活事件、内心冲突或情绪激动、暗示或自我暗示等而引起的一组疾病,亦可在躯体疾病基础上发病,表现为急起的短暂的精神障碍、身体障碍(包括感觉、运动和自主神经功能紊乱)。

分离性的意识障碍主要表现意识朦胧状态,即患者突然发生的意识范围缩小,言语可反映出其精神创伤内容,而对外界其他事物却反应迟钝,历时数十分钟,然后自行停止,恢复后对发病经过通常不能完全回忆。分离性情绪障碍主要表现为情绪爆发,在遭到精神刺激后突然发生哭喊吵闹、捶胸顿足、撕衣毁物、碰壁撞墙。有人围观时表现更为剧烈,历时数十分钟后可自行缓解,事后部分遗忘。分离性遗忘主要表现为受精神刺激后,患者对所经过的一段时间的部分内容遗忘,而那一段经历或那一类事件对患者来说往往是创伤性的、令人痛苦的。分离性漫游主要表现为患者在白天突然离开原先的活动,外出漫游,可历时数日,开始和结束都是突然的,清醒后对发病经过不能回忆。分离性感觉障碍主要表现为精神刺激后,或对一般的声、光刺激难以忍受,或对刺激的感觉性降低或缺失,也可表现为麻木,感觉过敏,突然失明,突然发生完全性听力丧失;失音或喉部梗阻感;分离性运动障碍主要表现为肢体瘫痪、不能站立或不能步行,但无肌肉萎缩;痉挛发作,倒地、抽搐,常常是手足乱舞,有时扯头发、咬衣服等。

分离性障碍(癔病)属于中医学的"郁证"、"脏躁"等范畴,多是由于情志不舒,气机郁滞或病后伤阴等所致。病情变化多端,常伴随情绪的变化而改变。治疗以疏肝解郁,滋养心脾等为主。

〔治疗原则〕

分离性障碍属于精神系统疾病,是由于精神刺激突然引起的疾病,有时让人琢磨不定,由于没有器质性病变发生,所以有许多人认为,"癔病是邪病,是鬼神等作祟",到处向巫医神汉求救。不仅被人骗去钱财,还往往导致病情加重,耽误了正常治疗。

本病的治疗以心理治疗为主,可选用暗示疗法、心理疏导疗法、系统脱敏疗法等,也可根据不同症状酌情选用精神药物治疗。

1. 认知疗法

通过说服、教育和保证等方法,帮助患者改善人际关系,提高社会适应能力,力争完全控制复发。

2. 暗示疗法

用语言暗示,用肯定而有信心的言语指导和鼓励患者,提高其信心,避免周围负面影响。

3. 催眠法

在催眠状态下,通过揭示矛盾、暴露隐私和发泄欲望并且加以解释和疏导,也能获得较好的效果。催眠步骤是:首先改善情绪,消除胸闷气阻等身体不适感;其次是了解发病的诱因以及真正的心理问题,进行解释和疏导;第三是针对症状采取催眠暗示疗法;第四是纠正患者不良性格倾向,巩固疗效;第五是帮助患者改善人际关系,提高社会适应能力,

力争完全控制复发。

4. 药物疗法

对分离性情感暴发、抽搐发作等可肌内或静脉注射抗精神病药物、抗焦虑药物,使患者能安静入睡。醒后发作性症状常可控制,可改用小剂量口服制剂。

〔用药精选〕

一、西药

1. 奥氮平 Olanzapine

见本章“117. 精神分裂症”。

2. 利培酮 Risperidone

见本章“117. 精神分裂症”。

3. 喹硫平 Quetiapine

见本章“117. 精神分裂症”。

4. 阿立哌唑 Aripiprazole

见本章“117. 精神分裂症”。

5. 地西泮 Diazepam

见第九章“109. 癫痫”。

附:用于癔症(分离性障碍)的其他西药

1. 齐拉西酮 Ziprasidone

见本章“117. 精神分裂症”。

2. 氯硝西泮 Clonazepam

见第九章“109. 癫痫”。

3. 阿普唑仑 Alprazolam

见第九章“115. 失眠”。

4. 氯丙嗪 Chlorpromazine

见本章“117. 精神分裂症”。

5. 艾司唑仑 Estazolam

见第九章“115. 失眠”。

6. 氯氮䓬 Chlordiazepoxide

见第九章“109. 癫痫”。

二、中药

1. 缬草提取物胶囊

【处方组成】缬草提取物

【功能主治】安神,理气,止痛。经试验能加强大脑皮层的抑制过程,减低反射兴奋性,解除平滑肌痉挛,故有镇静、催眠、解痉、镇痛作用。用于治疗神经衰弱、失眠、癔症等。

【用法用量】口服。成人睡前 1 小时食用 1-5 粒。亦可打开胶囊与水冲成缬草茶食用。

【使用注意】对本品过敏者禁用,过敏体质者慎用。

附:用于癔症(分离性障碍)的其他中药

1. 脑乐静(片、胶囊颗粒)

【功能主治】养心安神。用于心神失养所致的精神忧郁、易惊不寐、烦躁。

2. 加味逍遥口服液(丸、胶囊、颗粒)

【功能主治】舒肝清热,健脾养血。用于肝郁血虚,肝脾不和所致的两胁胀痛,头晕目眩,倦怠食少,月经不调,脐腹胀痛。更年期综合征见上述证候者。

3. 泻肝安神丸

【功能主治】清肝泻火,重镇安神。用于肝火亢盛,心神不宁所致的失眠多梦,心烦;神经衰弱症见上述证候者。

4. 解郁安神颗粒

【功能主治】舒肝解郁,安神定志。用于情志不畅、肝郁气滞所致的失眠心烦、焦虑、健忘;神经官能症、更年期综合征见上述证候者。

5. 人参养荣丸

【功能主治】温补气血。用于心脾不足,气血两亏,形瘦神疲,食少便溏,病后虚弱。

6. 逍遥丸(片、胶囊、颗粒)

【功能主治】舒肝健脾,养血调经。用于肝郁脾虚所致的郁闷不舒、胸胁胀痛,头晕目眩,食欲减退,月经不调。

第十一章　寄生虫病

122. 疟疾

〔基本概述〕

疟疾是由疟原虫经蚊虫传播的寄生虫病。

寄生于人体的疟原虫有4种:间日疟原虫、恶性疟原虫、三日疟原虫和卵形疟原虫,我国以前两种为常见。

疟疾在夏秋季发病较多,热带及亚热带地区一年四季都可以发病,并且容易流行。疟疾广泛流行于世界各地,据世界卫生组织统计,目前仍有92个国家和地区处于高度和中度流行,每年发患者数为1.5亿,死于疟疾者逾200万人。我国广西、云南、海南、广东等仍有流行,此外随着对外交流增加,我国其他地区也有输入性疟疾。

本病典型临床表现以周期性的畏寒、寒战、高热、大汗、热退为特点。由于感染的疟原虫不同,发作周期有所差异,一般间日疟每两天发作一次,三日疟每三天发作一次,恶性疟发作缺乏规律;在疟疾发作初期,周期性也不明显;患者反复发作后可出现进行性贫血,体检可以发现脾大;严重疟疾患者可以出现高热、昏迷、抽搐、腹痛、腹泻等表现。

〔治疗原则〕

抗疟药的使用应遵循安全、有效、合理和规范的原则。根据流行地区的疟原虫虫种及其对抗疟药物的敏感性和患者的临床表现,合理选择药物,严格掌握剂量、疗程和给药途径,以保证治疗效果和延缓抗药性的产生。

青蒿素类药是我国自行研制的一类新药,目前是国内首选抗疟药。该类药的品种较多,有青蒿素、蒿甲醚、青蒿琥酯、双氢青蒿素,其疗效良好,副作用轻微,惟复燃率较高。该类药物与其他药物合用可增强疗效,缩短疗程,并降低复燃率。磷酸咯萘啶也是我国研制的抗疟药,疗效较好,副作用少,使用方便。

1. 抗疟治疗

间日疟对氯喹大多敏感,由于存在迟发型孢子,需要用伯氨喹进行抗复发治疗,因此标准治疗间日疟方法为氯喹3日+伯氨喹14天治疗。

对抗药性低的地区,可用氯喹三天治疗恶性疟疾,无需伯氨喹;但大多数流行区恶性疟原虫对氯喹耐药明显,一般首选青蒿素类药物治疗恶性疟疾:青蒿琥酯、蒿甲醚、双氢青蒿素等。

重型疟疾一般采用注射青蒿素类药物,快速杀灭原虫,缓解症状。

2. 对症治疗

重症疟疾患者高温不退可用异丙嗪与氯丙嗪肌内注射,配合物理降温;脑水肿可用甘露醇、呋塞米及地塞米松脱水和减轻脑水肿;呼吸衰竭可用呼吸兴奋剂、人工呼吸等抢救;休克患者按"感染性休克"治疗。

3. 注意事项

(1)疟疾是我国法定乙类传染病,需要报告疫情。

(2)其他治疗疟疾的药物有奎宁、哌喹、甲氟喹、咯萘啶等。

(3)短期进入疫区的工作人员需要做好防蚊准备,可以口服青蒿琥酯预防,每周1次。

〔用药精选〕

一、西药

1. 青蒿素 Artemisinin

【适应证】用于间日疟、恶性疟的症状控制,以及耐氯喹虫株的治疗,也可用于治疗凶险型恶性疟,如脑型、黄疸型等。

【不良反应】①个别患者可出现一过性AST及ALT升高及轻度皮疹。②少数病例有恶心、呕吐、腹泻,不加治疗可很快恢复正常。

【用法用量】口服。①成人先服1g,6~8小时再服0.5g,第2、3日各服0.5g,疗程3日,总量为2.5g。②儿童按体重15mg/kg,按上述方法3日内服完。

肌内注射:请遵医嘱。

直肠给药:成人首次0.6g,4小时后0.6g,第2、3日各0.4g。

【制剂】青蒿素片(栓、注射液)

2. 蒿甲醚 Artemether

【适应证】用于各型疟疾,但主要用于抗氯喹恶性疟治疗和凶险型恶性疟的急救。

【禁忌】对本品过敏者。

【不良反应】不良反应轻微,个别患者有AST及ALT轻度升高,网织红细胞可能有一过性减少。

【用法用量】口服。①成人第1天首剂及首剂后8小时各服2粒,自第2天起,一日一次,一次2粒,连续7日。②儿童5~10岁者为成人剂量的1/3~1/2,10~15周岁者为成人剂量的2/3~3/4。给药时间及疗程同成人。或遵医嘱。

肌内注射:请遵医嘱。

【制剂】蒿甲醚片(胶丸、胶囊、注射液);复方蒿甲醚片(含本芴醇和蒿甲醚)

3. 青蒿琥酯 Artesunate

【适应证】用于脑型疟及各种危重疟疾的抢救。也用于预防血吸虫病。

【不良反应】使用过量(大于2.75mg/kg)可能出现外周网织红细胞一过性降低。

【用法用量】静脉注射:①成人首次60mg(或按体重1.2mg/kg),24、48小时各重复注射一次。②7岁以下按体重1.5mg/kg,首次剂量后4、24、48小时各重复注射一次。③危重者首次剂量可加至120mg,3日为一疗程,总剂量为240~300mg。

口服:首剂100mg,第2日起一次50mg,一日2次,连服5日。

【制剂】青蒿琥酯片;注射用青蒿琥酯

4. 双氢青蒿素 Dihydroartemisinin

【适应证】用于各种类型疟疾的症状控制,尤其是对抗氯喹恶性及凶险型疟疾有较好疗效。

【不良反应】推荐剂量未见不良反应,少数病例有轻度网织红细胞一过性减少。

【用法用量】口服。①成人一日3片,一日一次,首剂加倍。②儿童量按年龄递减,连续5~7日。

【制剂】双氢青蒿素片

5. 伯氨喹 Primaquine

【适应证】用于根治间日疟和控制疟疾传播。

【禁忌】①孕妇禁用。②葡萄糖-6-磷酸脱氢酶缺乏者禁用。③系统性红斑狼疮及类风湿关节炎患者禁用。

【不良反应】①伯氨喹的毒性反应较其他抗疟药为高。当一日用量超过30mg(基质)时,易发生疲倦、头晕、恶心、呕吐、腹痛等不良反应;少数人可出现药物热,粒细胞缺乏等,停药后即可恢复。②葡萄糖-6-磷酸脱氢酶缺乏者服用本品可发生急性溶血型贫血,这种溶血反映仅限于衰老的红细胞,并能自行停止发展,一般不严重。一旦发生应停药,作适当的对症治疗。当葡萄糖-6-磷酸脱氢酶缺乏时,会引起高铁血红蛋白过多症,出现发绀、胸闷等症状,应用亚甲蓝1~2mg/kg作静脉注射,能迅速改善症状。

【用法用量】口服。①成人按伯氨喹计。根治间日疟一日3片,连服7日。用于杀灭恶性疟配子体时,一日2片,连服3日。

②儿童按伯氨喹计,根治间日疟一日按体重0.39mg/kg,连服14日。用于杀灭恶性疟配子体时,剂量相同,连服3日。

【制剂】磷酸伯氨喹片

6. 奎宁 Quinine

奎宁是喹啉类衍生物,能与疟原虫的DNA结合,形成复合物抑制DNA的复制和RNA的转录,从而抑制原虫的蛋白合成,作用较氯喹为弱。另外,奎宁能降低疟原虫氧耗量,抵制疟原虫内的磷酸化酶而干扰其糖代谢。

【适应证】用于治疗耐氯喹和耐多种药物虫株所致的恶性疟。也可用于治疗间日疟。

【用法用量】口服。①成人,用于治疗耐氯喹虫株引起的恶性疟时,每日1.8g,分次服用,疗程14日。②小儿,用于治疗耐氯喹虫株所致的恶性疟时,小于1岁者每日0.1~0.2g,分2~3次服,1~3岁0.2~0.3g,4~6岁,0.3~0.5g,7~11岁为0.5~1g,疗程10日。静脉滴注、肌内注射:请遵医嘱。

【不良反应】①奎宁每日用量超过1g或连用较久,常致金鸡纳反应,此与水杨酸反应大致相似,有耳鸣、头痛、恶心、呕吐,视力听力减退等症状,严重者产生暂时性耳聋,停药后常可恢复。②24小时内剂量大于4g时,可直接损害神经组织并收缩视网膜血管,出现视野缩小、复视、弱视等。③大剂量中毒时,除上述反应加重外,还可抑制心肌、延长不应期、减慢传导,减弱心肌收缩力,扩张外周血管,有时可致血压骤降、呼吸变慢变浅、发热、烦躁、谵妄等,多死于呼吸麻痹。④奎宁致死量约8g。⑤少数患者对奎宁高度敏感,小量即可引起严重金鸡纳反应。⑥少数恶性疟患者使用小量奎宁可发生急性溶血(黑尿热)致死。⑦奎宁还可引起皮疹、瘙痒、哮喘等。

【禁忌】孕妇禁用。

【孕妇及哺乳期妇女用药】孕妇禁用,奎宁有催产作用,本品可通过胎盘引起胎儿听力损害及中枢神经系统、四肢的先天损伤。哺乳期妇女慎用。

【用法用量】口服。①成人用于治疗耐氯喹虫株引起的恶性疟时,一日1.8g,分次服用,疗程14日。②小儿用于治疗耐氯喹虫株所致的恶性疟时,小于1岁者一日0.1~0.2g,分2~3次服,1~3岁0.2~0.3g,4~6岁,0.3~0.5g,7~11岁为0.5~1g,疗程10日。

【制剂】硫酸奎宁片;二盐酸奎宁注射液;复方奎宁注射液(含:盐酸奎宁和咖啡因)

7. 双氢青蒿素哌喹片 Dihydroartemisinin and Piperaquine Phosphate Tablets

本品为复方制剂,含双氢青蒿素和磷酸哌喹。两者合用具有增效作用,可延缓疟原虫抗药性的产生。

【适应证】适用于各种疟疾,尤其是多重抗药性恶性疟。

【用法用量】口服。成人总剂量8片,早晚各一次,每次2片。

【不良反应】本品主要不良反应较少,主要由磷酸哌喹引起。①消化道反应:如恶心、呕吐、食欲不振、腹痛、腹泻等;②神经系统:如头晕、头痛、耳聋、睡眠不佳等;③过敏反应:

皮肤瘙痒、皮疹等；④实验室检查异常：如外周红细胞一过性降低、SGPT 及 SGOT 一过性升高、血肌酐升高等。

【禁忌】①对本品中任何一种药物成分过敏者；②孕妇；③严重肝肾疾病、血液病（如白细胞减少、血小板减少等）等患者。

【儿童用药】7～10 岁儿童可以按照规定剂量服用。7 岁以下儿童尚无用药经验。

【孕妇及哺乳期妇女用药】妊娠 3 个月以内的孕妇禁用；妊娠后期妇女及哺乳期妇女可以在医师指导下服用。

8. 复方双氢青蒿素片 Compound Dihydroartemisinin Tablets

本品为复方方制剂，含双氢青蒿素、哌喹、甲氧苄啶。

【适应证】用于治疗恶性疟、间日疟和三日疟等各类疟疾病。

【用法用量】口服。成人每疗程总量 8 片，首剂，第 6 小时、24 小时和 32 小时各服 2 片。不同年龄组剂量：首剂加服一红色片（为低剂量伯氨喹），11 岁以上服 1 片，7～10 岁服半片，3～6 岁服 1/3 片，1～2 岁服 1/6 片。

附：用于疟疾的其他西药

1. 氯喹 Chloroquine

【适应证】①用于治疗对氯喹敏感的恶性疟、间日疟及三日疟。②可用于疟疾症状的抑制性预防。③也可用于治疗肠外阿米巴病、结缔组织病、光敏感性疾病（如日晒红斑）等。

2. 羟氯喹 Hydroxychloroquine

见第八章“95. 风湿与类风湿关节炎”。

3. 磷酸哌喹 Piperaquine

【适应证】①疟疾的治疗，也可作症状抑制性预防用。尤其是用于耐氯喹虫株所致的恶性疟的治疗与预防。②治疗矽肺。

4. 甲氟喹 Mefloquine

【适应证】①恶性疟及预防对氯喹耐药的恶性疟。②单独使用时只应用于抗氯喹和多药抗药性恶性疟原虫引起的疟疾的预防和治疗，特别适用于在疟疾感染流行区只作短暂停留的无免疫力的旅游者作预防用药。而流行区本地居民不应将其作预防用，以免导致抗甲氟喹疟原虫的出现。

5. 乙胺嘧啶 Pyrimethamine

【适应证】用于疟疾的预防，也用于治疗弓形虫病。

6. 磷酸咯萘啶 Malaridine

【适应证】用于治疗脑型、凶险型及耐氯喹虫株所致的恶性疟，也用于治疗间日疟。

7. 本芴醇 Benflumetol

【适应证】用于治疗恶性疟疾，尤其适用于抗氯喹虫株所致的恶性疟疾的治疗。

8. 磷酸萘酚喹片 NaphthoquinePhosphateTablets

【适应证】本品对各种疟原虫裂殖体及某些种株疟原虫配子体和组织期原虫有杀灭作用，对抗药性疟原虫有良好的治愈作用；对疟原虫有长效预防作用。适用于恶性疟、间日疟和抗药性疟疾的治疗。

9. 复方磷酸萘酚喹片 Compound Naphthoquine Phosphate Tablets

【适应证】本品为复方制剂，其组分为磷酸萘酚喹与青蒿素。适用于恶性疟、间日疟的治疗。

10. 盐酸阿莫地喹片 Amodiaquine Hydrochloride Tablets

【适应证】用于治疗各种疟疾，尤其是治疗对其他抗疟药（如氯喹）产生耐药的恶性疟原虫引起的疟疾，也用于疟疾的急性发作，具有良好的耐受性。

11. 青蒿琥酯阿莫地喹片 Artesunate and Amodiaquine Hydrochloride Tablets

【适应证】本品为复方制剂，含青蒿琥酯和盐酸阿莫地喹。用于治疗各种疟疾。

12. 青蒿素哌喹片 Artemisinin and Piperaquine Tablets

【适应证】本品为复方制剂，含青蒿素和哌喹。用于治疗恶性疟和间日疟。

13. 磺胺甲噁唑 Sulfamethoxazole（SMZ）

见第四章“63. 尿道炎、膀胱炎和肾盂肾炎”。

14. 磺胺多辛乙胺嘧啶片 Sulfadoxine and pyrimethamine Tablets

【适应证】用于防治耐氯喹的恶性疟原虫所致的疟疾。

二、中药

热可平注射液

见第一章“1. 感冒”。

附：用于疟疾的其他中药

柴胡注射液（口服液、滴丸）

见第一章“1. 感冒”。

123. 阿米巴病

〔基本概述〕

阿米巴病也称阿米巴原虫病，是由溶组织内阿米巴感染人体引起的一组疾病，包括阿米巴痢疾、肠外阿米巴病。

阿米巴病为粪口途径传播疾病，主要发生在热带与亚热带地区，与社会经济发展水平和卫生条件有关。该原虫多寄生于人和动物的肠道和肝脏，且以滋养体形式侵袭机体，引发阿米巴痢疾或肝脓肿。其中阿米巴痢疾属于我国法定乙类传染病。

溶组织内阿米巴生活史包括滋养体期和包囊期，成熟包囊经口进入宿主体内造成感染，先以肠腔内细菌为食，寄生于肠腔,实为小滋养体,当原虫进入结肠后,若机体抵抗力下降或肠功能紊乱,小滋养体侵袭人体肠壁,吞噬红细胞、组织细胞,成为大滋养体,产生致病物质,破坏肠壁组织,形成肠壁溃疡,导致阿米巴痢疾;组织内大滋养体可沿门静脉播散,到达肝脏或其他器官,形成肠外阿米巴病,其中肝阿米巴脓肿多见,肺、脑阿米巴脓肿也有发生。

阿米巴痢疾典型临床表现:起病缓慢,以腹痛腹泻为主,腹泻次数为每日十次左右,腹泻粪质较多,典型大便呈果酱样,带有血和黏液,有腐败腥臭味。轻症和慢性患者症状不典型,重症(暴发性阿米巴痢疾)则发病急,以高热、感染中毒症状开始起病,大便次数多,呈血水样,奇臭,可有感染中毒休克表现。

肝阿米巴脓肿起病缓慢,发热与肝区疼痛为主要表现,体温多以中高度发热为主,以弛张热型为主;体检发现肝脏肿大,肝区压痛、叩痛、肝区肋间歇水肿等;部分患者伴有或曾经发生腹泻;其他可有咳嗽、消瘦、贫血、营养不良等。

〔治疗原则〕

治疗阿米巴病一是要治愈肠内外的侵入性病变,二是清除肠腔中的包囊和滋养体,三是防止继发感染。因此多采用抗阿米巴药物同抗生素联合治疗的方法。

1. 阿米巴痢疾的治疗

(1)一般治疗:急性期患者注意休息,进食流质少渣饮食;暴发性阿米巴痢疾需要积极补液、纠正水电解质酸碱平衡紊乱,可补充葡萄糖盐水、碳酸氢钠等。

(2)病原治疗:甲硝唑适合于各种类型肠道阿米巴痢疾的治疗,疗程 10 天。

(3)慢性阿米巴痢疾患者除积极病原治疗外,还需要针对其慢性化原因(如合并感染、饮食习惯、器质性肠道病变等),加以纠正。

2. 肝阿米巴脓肿的治疗

(1)一般治疗:同阿米巴痢疾。

(2)病原治疗:甲硝唑为首选治疗药物,疗程一般 2 周。

(3)穿刺排脓与手术:阿米巴肝脓肿多为单个大脓肿,在超声定位下进行穿刺排脓,可减轻症状、避免破溃、促进恢复;个别脓肿位置不佳、已经破溃者需要手术引流。

3. 中医中药治疗

阿米巴痢疾在中医中一般与实痢、热痢的病机、症状相似,治疗上多以清利湿热、和血止痛为主。注意不宜立即使用止泻、止痢的药品,以免闭门留邪。

〔用药精选〕

一、西药

1. 甲硝唑 Metronidazole

【适应证】用于:①肠道和肠外阿米巴病(如阿米巴肝脓肿、胸膜阿米巴病等);②阴道滴虫病、小袋虫病和皮肤利什曼病、麦地那龙线虫感染等;③厌氧菌感染。

【禁忌】有活动性中枢神经系统疾患、血液病者、孕妇及哺乳期妇女禁用。

【不良反应】①消化系统:恶心、呕吐、食欲不振、腹部绞痛,一般不影响治疗。②神经系统:头痛、眩晕,偶有感觉异常、肢体麻木、共济失调、多发性神经炎等,大剂量可致抽搐。③少数病例发生荨麻疹、潮红、瘙痒、膀胱炎、排尿困难、口中金属味及白细胞减少等,均属可逆性,停药后自行恢复。

【用法用量】口服。用于治疗肠道和肠外阿米巴病(如阿米巴肝脓肿、胸膜阿米巴病等)。口服:①成人:肠道阿米巴病,一次 0.4 ~ 0.6g,一日 3 次,疗程 7 日;肠道外阿米巴病,一次 0.6 ~ 0.8g,一日 3 次,疗程 20 日。②儿童:阿米巴病,一日按体重 35 ~ 50mg/kg,分 3 次口服,10 日为一疗程。

【制剂】甲硝唑片(口含片、栓、注射液、葡萄糖注射液、氯化钠注射液);注射用甲硝唑磷酸二钠

2. 二氯尼特 Diloxanide

【适应证】①直接杀死阿米巴原虫,对肠内外阿米巴均有效,可与依米丁或氯喹合用。②为治疗无症状带阿米巴包囊者的首选药。

【禁忌】孕妇及 2 岁以下儿童不宜服用。

【不良反应】常见腹胀;偶见恶心、呕吐、腹痛、食管炎、持续性腹泻、皮肤瘙痒、荨麻疹、蛋白尿和含糊的麻刺激感觉,治疗完成后而消失。

【用法用量】口服。成人一次 500mg,一日 3 次,10 天为 1 个疗程。儿童按体重 30mg/kg,分 3 次给药,连续 10 日为 1 个疗程。

【制剂】二氯尼特片

3. 磷酸氯喹 Chloroquine

【适应证】①用于治疗对氯喹敏感的恶性疟、间日疟及三日疟。②可用于疟疾症状的抑制性预防。③也可用于治疗肠外阿米巴病、结缔组织病、光敏感性疾病(如日晒红斑)等。

【禁忌】孕妇禁用。

【不良反应】①氯喹用于治疗疟疾时,不良反应较少,口服一般可能出现的反应有头晕、头痛、眼花、食欲减退、恶心、呕吐、腹痛、腹泻、皮肤瘙痒、皮疹、甚至剥脱性皮炎、耳鸣、烦躁等。反应大多较轻,停药后可自行消失。②在治疗肺吸虫病、华支睾吸虫病及结缔组织疾病时,用药量大,疗程长,可能会有较重的反应,常见者为对眼的毒性,因氯喹可由泪腺分泌,并由角膜吸收,在角膜上出现弥漫性白色颗粒,停药后可消失。③氯喹相当部分在组织内蓄积,久服可致视网膜轻度水肿和色素聚集,出现暗点,影响视力,常为不可逆。④氯喹还可损害听力,妊娠妇女大量服用可造成小儿先天性耳聋,智力迟钝、脑积水、四肢缺陷等。⑤氯喹偶可引起窦房结的抑制,导致心律失常、休克,严重时可发生阿-斯综合征,而导致死亡。⑥氯喹尚可导致药物性精神病、白细胞减少、紫癜、皮疹、皮炎,光敏性皮炎乃至剥脱性皮炎、牛皮癣、毛发变白、脱毛、神经肌肉痛、轻度短暂头痛等。⑦溶血、再生障碍

性贫血、可逆性粒细胞缺乏症、血小板减少等较为罕见。

【用法用量】口服。肠外阿米巴病,成人常用量:一日按体重口服 10mg/kg(最大量不超过 600mg),分 2 ~ 3 次服,连服 2 周,休息 1 周后,可重复一疗程。

静脉滴注:请遵医嘱。

【制剂】磷酸氯喹片(注射液)

4. 替硝唑 Tinidazole

【适应证】①用于各种厌氧菌感染,如败血症、骨髓炎、腹腔感染、盆腔感染、肺支气管感染、肺炎、鼻窦炎、皮肤蜂窝组织炎、牙周感染及术后伤口感染;②用于结肠直肠手术、妇产科手术及口腔手术等的术前预防用药;③用于肠道及肠道外阿米巴病、阴道滴虫病、贾第虫病、加得纳菌阴道炎等的治疗。④也可作为甲硝唑的替代药用于幽门螺杆菌所致的胃窦炎及消化性溃疡的治疗。

【用法用量】口服。肠阿米巴病:一次 0.5g,一日 2 次,疗程 5 ~ 10 日;或一次 2g,一日一次,疗程 2 ~ 3 日;小儿一日 50mg/kg,顿服 3 日。肠外阿米巴病:一次 2g,一日一次,疗程 3 ~ 5 日。

静脉滴注:请遵医嘱。

【制剂】替硝唑片(胶囊、注射液、葡萄糖注射液、氯化钠注射液)

5. 卡巴胂 Carbarsone

【适应证】用于治疗慢性阿米巴痢疾,也可用于丝虫病等的治疗。

【禁忌】对胂剂过敏者。

【不良反应】常见胃肠反应,可见粒细胞减少、肝炎、剥脱性皮炎。

【用法用量】口服。①成人:治疗阿米巴痢疾,一次 0.1 ~ 0.2g,碳酸氢钠一日 3 次,连用 10 天为 1 疗程,必要时可重复。或用其 1% 溶液(内加 2%)200ml,隔天保留灌肠一次,每疗程 5 次。②儿童:治阿米巴痢疾,一日 8mg/kg,分次服用。其他同成人。

【制剂】卡巴胂片

6. 苯酰甲硝唑胶囊 Benzoylmetronidazole Capsules

本品对原虫,如阴道毛滴虫具有很强的活力;对阿米巴和兰伯氏贾第虫均有活力。药物作用模式为切断 DNA 链和抑制 DNA 合成,从而干扰和中断厌氧微生物生长和繁殖。

【适应证】用于敏感厌氧菌所致各种感染;泌尿生殖系统滴虫病,如阴道滴虫病等;肠道及肠外阿米巴病,如阿米巴病及阿米巴肝脓肿等;贾第虫病;敏感厌氧菌所致各种感染,如菌血病、败血病、腹部术后感染等;预防由厌氧菌引起的妇科、外科术后的感染等。

【用法用量】饭前 1 小时口服,成人及 12 岁以上儿童的用量如下。阿米巴病:a. 肠阿米巴病,每日 3 次,每次 1.28g,连服 5 天。b. 慢性阿米巴肝炎,每日 3 次,每次 0.64g,连服 5 ~ 10 天。c. 阿米巴肝脓肿及其他形式的肠外阿米巴病,每日 3 次,每次 0.64g,连服 5 天。

【不良反应】偶尔出现口中异味,舌苔和肠胃不适,嗜睡眩昏,头痛、运动失调、皮疹、瘙痒、运动共济失调、黑尿(代谢所致)等曾有过报道,但极为罕见。在大剂量或长期治疗时曾报道出现少数外周神经疾病。

【禁忌】①对本品过敏者禁用。②孕妇及哺乳期妇女禁用。③有活动中枢神经疾患和血液病者禁用。

【孕妇及哺乳期妇女用药】孕妇及哺乳期妇女禁用。

【儿童用药】目前尚缺乏详细的研究资料。

【老年用药】注意观察肝功能。

【制剂】苯酰甲硝唑胶囊(干混悬剂、分散片)

附:用于阿米巴病的其他西药

磷酸咯萘啶 Malaridine Phosphate

见本章“122. 疟疾”。

二、中药

1. 香连丸(片、胶囊)

见第三章“35. 肠炎”。

2. 加味香连丸(片)

见第三章“35. 肠炎”。

3. 香连化滞丸

见第三章“38. 痢疾”。

4. 葛根芩连片(丸、胶囊、颗粒、口服液)

见第三章“35. 肠炎”。

5. 泻痢消胶囊(片、丸)

见第三章“35. 肠炎”。

6. 木香槟榔丸

见第三章“38. 痢疾”。

7. 芩连片(胶囊)

见第三章“38. 痢疾”。

8. 肠康片

见第三章“35. 肠炎”。

9. 痢必灵片

见第三章“35. 肠炎”。

10. 痢特敏片(颗粒、胶囊)

见第三章“35. 肠炎”。

11. 连蒲双清片

见第三章“35. 肠炎”。

12. 白蒲黄片(胶囊、颗粒)

见第三章“35. 肠炎”。

13. 肠胃适胶囊

见第三章“38. 痢疾”。

14. 复方黄连素片

见第三章“35. 肠炎”。

15. 克泻灵片(胶囊)

见第三章“35. 肠炎”。

16. 复方红根草片

见第三章"35. 肠炎"。

17. 炎宁颗粒(片、胶囊、糖浆)

见第三章"35. 肠炎"。

18. 驻车丸

见第三章"38. 痢疾"。

19. 三黄片(胶囊)

见第三章"38. 痢疾"。

20. 新清宁片(胶囊)

见第三章"38. 痢疾"。

21. 胃肠安丸

见第三章"35. 肠炎"。

附:用于阿米巴病的其他中药

1. 穿心莲片(胶囊)

见第三章"38. 痢疾"。

2. 黄连胶囊

见第三章"38. 痢疾"。

3. 紫金锭(散)

见第三章"38. 痢疾"。

4. 白连止痢胶囊

见第三章"35. 肠炎"。

5. 三味泻痢颗粒

见第三章"38. 痢疾"。

6. 白头翁止痢片

见第三章"38. 痢疾"。

7. 枳实导滞丸

见第三章"38. 痢疾"。

8. 泻痢固肠丸(片)

【功能主治】健脾化湿,益气固肠。用于久痢久泻,脱肛,腹胀腹痛。

9. 乌梅丸

见本章"126. 蛔虫病"。

10. 地锦草胶囊(片)

见第三章"31. 胃炎"。

11. 复方木麻黄片(胶囊)

【功能主治】散寒止痢。用于寒湿痢疾。

12. 连翘四味胶囊

见第三章"37. 结肠炎"。

13. 肠胃舒胶囊

见第三章"31. 胃炎"。

14. 湿热片

见第三章"38. 痢疾"。

15. 复方白头翁片(胶囊)

见第三章"38. 痢疾"。

16. 双黄消炎胶囊

见第三章"38. 痢疾"。

17. 泻痢固肠丸(片)

见第三章"38. 痢疾"。

124. 血吸虫病

〔基本概述〕

血吸虫病是一种人和动物都能受传染的寄生虫病,属于我国丙类传染病。

在我国流行的是日本血吸虫病,长江流域是我国血吸虫病的主要流行区;不论何种性别、年龄和种族,人群对日本血吸虫皆有易感性;在多数流行区,通常在11~20岁感染率升至高峰,以后下降。此外尚有埃及血吸虫和曼氏血吸虫感染的情况。

血吸虫病流行主要有三个重要的环节:含有血吸虫虫卵的粪便污染水源、钉螺的存在以及群众接触疫水。

血吸虫的生活史比较复杂,成虫寄生在人、牛、猪或其他哺乳动物的肠系膜静脉和门静脉的血液中,虫卵从宿主的粪便中排出,虫卵在水中孵化成毛蚴,毛蚴钻进钉螺体内寄生,钉螺被称为中间宿主;一条毛蚴在钉螺体内可发育、繁殖成上万条尾蚴,尾蚴离开钉螺后在浅表的水面下活动,遇到人或哺乳动物的皮肤便钻入人体内,进入血液,使人或动物感染血吸虫。有尾蚴的水称为疫水。疫区需要开展"灭螺""管粪"活动,注意个人防护。

急性血吸虫病以发热、肝大、周围血嗜酸粒细胞增高为主要特征。患者伴有腹胀、腹泻;粪便检查血吸虫卵或毛蚴阳性;血吸虫血清免疫反应阳性。

慢性血吸虫病无症状或有腹痛、腹泻,肝脏肿大;粪便检查血吸虫卵或毛蚴阳性;或直肠活检发现活血吸虫卵;血吸虫血清学检查阳性。

晚期血吸虫病有门静脉高压或侏儒症或结肠肉芽肿表现;粪检可找到虫卵;血吸虫病血清学检查阳性。

〔治疗原则〕

1. 抗虫治疗

吡喹酮为治疗血吸虫病首选药物。对急性血吸虫病、慢性血吸虫病和晚期血吸虫病都有良效。

2. 对症治疗

主要针对晚期血吸虫病患者的肝硬化、腹水、消化道出血等并发症治疗,可参见其他相应章节。

3. 中医药治疗

血吸虫病在中医中属于"臌胀"范畴,中药治疗血吸虫病,以攻下为主,对于久病积滞,则以活血化瘀,养肝健脾为主。

〔用药精选〕

一、西药

1. 吡喹酮 Praziquantel

【适应证】用于各种血吸虫病、华支睾吸虫病、肺吸虫病、姜片虫病、绦虫病及囊虫病。

【不良反应】①常见头昏、头痛、恶心、腹痛、腹泻、乏力、四肢酸痛等，一般程度较轻，持续时间较短，不影响治疗，不需处理。②少数见心悸、胸闷等症状，心电图显示T波改变和期外收缩，偶见室上性心动过速、心房纤颤。③少数病例可出现一过性AST及ALT升高。④偶可诱发精神失常或出现消化道出血。

【禁忌】眼囊虫病患者禁用。

【用法用量】口服。治疗吸虫病：①血吸虫病，各种慢性血吸虫病采用总剂量60mg/kg的1～2日疗法，一日量分2～3次餐间服。急性血吸虫病总剂量为120mg/kg，一日量分2～3次服，连服4日。体重超过60kg者按60kg计算。②华支睾吸虫病，总剂量为210mg/kg，一日3次，连服3日。③肺吸虫病，25mg/kg，一日3次，连服3日。④姜片虫病，15mg/kg，顿服。治疗绦虫病：①牛肉和猪肉绦虫病：10mg/kg，清晨顿服，1小时后服用硫酸镁。②短小膜壳绦虫和阔节裂头绦虫病：25mg/kg，顿服。治疗囊虫病：总剂量120～180mg/kg，分3～5日服，一日量分2～3次服。

【制剂】吡喹酮片

2. 马洛替酯 Malotilate

【适应证】适用于慢性肝炎、肝硬化、晚期血吸虫病肝损伤和肺结核并发的低蛋白血症。

【用法用量】口服。一日2次，每次2片。

【禁忌】黄疸、肝腹水等患者禁用，小儿、孕妇、哺乳期妇女及对本品过敏者禁用。

【制剂】马洛替酯片（缓释片）

3. 硫氯酚 Bithionol

本品对肺吸虫成虫及囊蚴均有明显杀灭作用，可能因影响虫体三磷腺苷的合成，从而使其能量代谢发生障碍所致；对绦虫也有效，能使绦虫头节破坏溶解；但对华支睾吸虫病疗效较差。本品口服易吸收，在血液中可维持较高浓度，隔日服药可维持有效血液浓度。

【适应证】①主要用于治疗肺并殖吸虫病（肺吸虫病）。②还用于治疗牛带绦虫病、猪肉绦虫病、短膜壳绦虫病（微小膜壳绦虫病）。③亦可治疗姜片虫病。④对华支睾吸虫病也有一定疗效。

【禁忌】①严重心、肝、肾病患者。②孕妇。

【不良反应】①一般出现轻度头晕、恶心、腹痛、腹泻、荨麻疹。②偶有皮肤出血点及光敏反应等。③肺型肺吸虫病患者服用本药，可出现咳嗽加重、咯血、咳痰增多等。④少数患者可能引起中毒性肝炎，使血胆红素、氨基转移酶、酸性磷酸酶等升高。

【用法用量】口服给药：①成人：a. 治疗肺吸虫病：每天0.05～0.06g/kg，分3次服，隔日用药。疗程总量30～45g；每天3g，分3次服，连服15天；每天3g，分3次服。隔日用药，30天为1个疗程。b. 治疗华支睾吸虫病：每天3g，分3次服，连用20～30天；每天0.05～0.06g/kg，分3次服，隔日用药。疗程总量30～45g。②儿童：请遵医嘱。

4. 呋喃丙胺 Furapromide

本品为非锑剂抗血吸虫病药物。内服后主要由小肠吸收，其作用机制是对血吸虫糖代谢有明显影响，通过糖酵解的抑制，阻断虫体能源供应，使虫体麻痹，起到了直接杀虫作用。

【适应证】临床用于治疗血吸虫、姜片虫和华支睾吸虫病。

【用法用量】驱血吸虫每次20mg/kg，3次/日，连服14～20日。

【不良反应】①常见为腹痛、腹泻、恶心、呕吐、食欲减退和阵发性肌痉挛。②少数晚期血吸虫患者，可发生精神障碍，表现为记忆力减退，性格变异，情绪失常，甚至狂躁或昏睡，多在停药后逐渐消失。

【禁忌】有消化道出血史，精神病史，癫痫史，急、慢性肾炎及伴有腹水、黄疸或肝功不良的晚期患者忌用。

【制剂】呋喃丙胺片

附：用于血吸虫病的其他西药

1. 青蒿琥酯 Artesunate

见本章“122. 疟疾”。

2. 阿苯达唑 Albendazole

见本章“126. 蛔虫病”。

3. 苯甲酸苄酯 BenzylBenzoate

【适应证】用于治疗疥疮和头虱、体虱及阴虱。涂于皮肤上可防止血吸虫尾蚴入侵体内。

二、中药

舟车丸

见第四章“70. 水肿”。

附：用于血吸虫病的其他中药

1. 鳖甲煎丸

见第三章“52. 肝硬化”。

2. 人参鳖甲煎丸

见第三章“52. 肝硬化”。

3. 大黄蛰虫丸

【功能主治】活血破瘀，通经消癥。用于瘀血内停所致的癥瘕、闭经，盆腔包块、子宫内膜异位症、继发性不孕症，症见腹部肿块、肌肤甲错、面色黯黑、潮热羸瘦、经闭不行。

125. 丝虫病

〔基本概述〕

丝虫病是由丝虫寄生在脊椎动物终宿主的淋巴系统、皮下组织、腹腔、胸腔等处所引起的寄生虫病。

丝虫的种类有班氏丝虫、马来丝虫、盘尾丝虫、罗阿丝虫等。丝虫病是我国五大寄生虫病之一。男女老少均可感染。流行区微丝蚴感染率高峰多在21～30岁。班氏丝虫病呈世界性分布，主要流行于热带和亚热带；马来丝虫病仅限于亚洲，主要流行于东南亚。

我国常见的致病丝虫是班氏丝虫和马来丝虫。这两种丝虫均寄生于淋巴系统，引起丝虫病的症状相似，临床表现有急性期和慢性期之分，急性期主要表现为反复发作的淋巴管炎、淋巴结炎和发热，慢性期主要表现为淋巴水肿、象皮肿和乳糜尿等，严重危害流行区居民的健康和经济发展。

丝虫病急性期的临床症状表现为淋巴管炎、淋巴结炎及丹毒样皮炎等。淋巴管炎的特征为逆行性，发作时可见皮下一条红线离心性地发展，俗称"流火"或"红线"。上下肢均可发生，但以下肢为多见。当炎症波及皮肤浅表微细淋巴管时，局部皮肤出现弥漫性红肿，表面光亮，有压痛及灼热感，即为丹毒样皮炎，病变部位多见于小腿中下部。在班氏丝虫，如果成虫寄生于阴囊内淋巴管中，可引起精索炎、附睾炎或睾丸炎。在出现局部症状的同时，患者常伴有畏寒发热、头痛、关节酸痛等，即丝虫热。有些患者可仅有寒热而无局部症状，可能为深部淋巴管炎和淋巴结炎的表现。慢性期阻塞性病变由于阻塞部位不同，患者产生的临床表现也因之而异，包括象皮肿、睾丸鞘膜积液、乳糜尿等。除上述病变外，女性乳房的丝虫结节在流行区并不少见。此外，丝虫还偶可引起眼部丝虫病，脾、胸、背、颈、臂等部位的丝虫性肉芽肿，丝虫性心包炎、乳糜胸腔积液，乳糜血痰，以及骨髓内微丝蚴症等。隐性丝虫病的临床表现为夜间发作性哮喘或咳嗽，伴疲乏和低热，血中嗜酸粒细胞超度增多，IgE水平显著升高，胸部X线透视可见中下肺弥漫性粟粒样阴影。

本病以实验室检查为标准，从外周血液、乳糜尿、抽出液中查出微丝蚴和成虫即可确诊。

〔治疗原则〕

丝虫病的治疗首选药物是乙胺嗪（又名海群生）。海群生对两种丝虫均有杀灭作用，对马来丝虫的疗效优于班氏丝虫，对微丝蚴的作用优于成虫。患者服药后可因大量微丝蚴的死亡而引起变态反应，出现发热、寒战、头痛等症状，应及时处理。为了减少海群生的副作用，现在防治工作中广泛采用了海群生药盐，按每人每天平均服用海群生50mg计，制成浓度为0.3%的药盐，食用半年，可使中、低度流行区的微丝蚴阳性率降至1%以下，且副作用轻微。近年我国研制成功抗丝虫新药呋喃嘧酮，对微丝蚴与成虫均有杀灭作用，对两种丝虫均有良好效果，对班氏丝虫病的疗效优于海群生。

象皮肿患者除给予海群生杀虫外，还可结合中医中药及桑叶注射液加绑扎疗法或烘绑疗法治疗。对阴囊象皮肿及鞘膜积液患者，可用鞘膜翻转术外科手术治疗。对乳糜尿患者，轻者经休息可自愈；也可用1%硝酸银肾盂冲洗治疗。严重者以显微外科手术做淋巴管－血管吻合术治疗，可取得较好疗效。

〔用药精选〕

一、西药

1. 枸橼酸乙胺嗪 Diethylcarbamazine Citrate

【适应证】①用于治疗班氏丝虫、马来丝虫和罗阿丝虫感染，经一次或多次治疗后可根治。②用于盘尾丝虫病，因本品不能杀死成虫，故不能根治。③亦可用于热带嗜酸细胞增多症患者。④对蛔虫感染也有效，但已为其他更安全、有效、新的抗蠕虫药所取代。

【禁忌】对本品过敏者。

【不良反应】①偶见食欲减退、恶心、呕吐、头晕、头痛、乏力、失眠、过敏性喉头水肿、支气管痉挛、暂时性蛋白尿、血尿、肝肿大和压痛等。②治疗期间可有畏寒、发热、头痛、肌肉关节酸痛、皮疹、瘙痒等反应，多由于大量微丝蚴和成虫杀灭后释放异性蛋白所致。③成虫死亡后尚可引起局部反应如淋巴管炎、淋巴结炎、精索炎、附睾炎等，并出现结节。马来丝虫病患者出现的反应常较班氏丝虫病者为重，血中微丝蚴数多者反应也较重。盘尾丝虫病患者反应亦较严重。

【用法用量】口服（餐后）：①治疗班氏和马来丝虫病，国内目前常用：①总量4.2g，7日疗法。即一日0.6g，分2～3次服，7日为一疗程。间隔1～2个月，可应用2～3疗程。②治疗马来丝虫病可用大剂量短疗程法，即1～1.5g，夜间顿服法，也可间歇服用2～3个疗程。

②治疗罗阿丝虫病：宜用小剂量，一次按体重2mg/kg，一日3次，连服2～3周，必要时间隔3～4周可复治。

③治疗盘尾丝虫病：初期剂量宜小，按体重不超过0.5mg/kg，第1日一次，第2日2次，第3日增至1mg/kg，口服3次，如无严重反应，增至2mg/kg，日服3次，总疗程14日。如初治全身反应严重，可暂停用或减少剂量。必要时可给以糖皮质激素。

④预防：在丝虫病流行区，有将乙胺嗪掺拌入食盐中，制成药盐全民食用以杀死血液中微丝蚴，防治效果迅速可靠，为消灭丝虫病传染源的较好措施。

【制剂】枸橼酸乙胺嗪片

2. 伊维菌素 Ivermectin

【适应证】用于盘尾丝虫病和类圆线虫病、钩虫、蛔虫、鞭虫及蛲虫感染。

【禁忌】本品过敏者、孕妇及哺乳期妇女。

【不良反应】①少见头痛、头晕、腹痛、腹泻、恶心、呕吐、皮疹等。无须特别治疗,停药后自行消失。②用伊维菌素治疗盘尾微丝幼虫的患者可能会出现皮肤和(或)全身严重的变态反应及眼科反应。这些反应可能是由于死亡的微丝幼尸体引起的过敏与炎症反应。盘尾丝虫病患者使用本品易产生不良反应。③皮疹或瘙痒,以及颈部、腋窝等部位淋巴结肿痛。

【用法用量】口服。盘尾丝虫病:推荐剂量是单剂量150μg/kg,用水送服。常用剂量如下:①15～24g 者,剂量为3mg;②25～44kg 者,剂量为 6mg;③45～64kg 者,剂量为9mg;④65～84kg 者,剂量为 12mg;⑤大于 80kg 者,剂量为150μg/kg。

【制剂】伊维菌素片(咀嚼片、胶囊)

附:用于丝虫病的其他西药

左旋咪唑 Levamisole

见本章"126. 蛔虫病"。

二、中药

对丝虫病的治疗目前尚没有明显有效的中药制剂。

126. 蛔虫病

〔基本概述〕

蛔虫病是由蛔虫引起的最常见的肠道寄生虫病。蛔虫的分布呈世界性,尤其在温暖、潮湿和卫生条件差的地区,流行率较高。

蛔虫病主要是由于吞入蛔虫卵,在小肠内发育成虫所致。蛔虫寄生于小肠内,虫卵随粪便排出体外为感染源。人类食用被虫卵污染的食物而致病,儿童多见。

本病临床表现轻者可无症状,较重者可出现发热、咳嗽、上腹部及脐部反复疼痛,有时腹泻,睡眠时可有磨牙。严重患者可有营养不良、智能和发育障碍。

蛔虫进入胆道可致胆道蛔虫病。蛔虫过多时可致蛔虫性肠梗阻。主要通过粪便检查蛔虫卵进行确诊。

〔治疗原则〕

本病主要用驱虫药进行治疗。目前已有多种驱虫药均对蛔虫病有良效,因此一般蛔虫病可在短期内治愈。阿苯达唑(肠虫清)和甲苯咪唑均可作为蛔虫病的首选治疗药物。

中医学对蛔虫病的治疗以安蛔止痛,驱蛔杀虫,调理脾胃为主。

〔用药精选〕

一、西药

1. 阿苯达唑 Albendazole

【适应证】本品为广谱驱虫药。用于治疗钩虫、蛔虫、鞭虫、蛲虫、旋毛虫等线虫病;还可用于治疗囊虫和包虫病。

【禁忌】①有蛋白尿、化脓性皮炎及各种急性疾病患者。②严重肝、肾、心脏功能不全及活动性溃疡病患者。③眼囊虫病手术摘除虫体前。④孕妇、哺乳期妇女禁用。

【不良反应】①少数病例有口干、乏力、嗜睡、头晕、头痛以及恶心,上腹不适等消化道症状。但均较轻微,不需处理可自行缓解。②治疗囊虫病特别是脑囊虫病时,主要因囊虫死亡释出异性蛋白有关,多于服药后 2～7 天发生,出现头痛、发热、皮疹、肌肉酸痛、视力障碍、癫痫发作等,须采取相应措施(应用肾上腺皮质激素,降颅压、抗癫痫等治疗)。③治疗囊虫病和包虫病,因用药剂量较大,疗程较长,可出现谷丙转氨酶升高,多于停药后逐渐恢复正常。

【用法用量】口服。①成人,治疗蛔虫病、蛲虫病、鞭虫病一次 400mg 顿服;成人:囊虫病,按体重一日 20mg/kg,分 3 次口服,10 日为 1 个疗程,一般需 1～3 个疗程。疗程间隔视病情而定,多为 3 个月。成人:包虫病,按体重一日 20mg/kg,分 2 次口服,疗程 1 个月,一般需 5 个疗程以上,疗程间隔为7～10 日。②儿童,12 岁以下儿童用量减半。

【制剂】阿苯达唑片(咀嚼片、胶囊、颗粒、口服乳剂)

2. 甲苯咪唑 Mebendazole

【适应证】用于蛲虫病、蛔虫病、钩虫病、鞭虫病、粪类圆线虫病、绦虫病的治疗。

【禁忌】①对甲苯咪唑过敏者;②2 岁以下婴幼儿。

【不良反应】因本品吸收少,排泄快,故不良反应较少。①极少数患者有胃部刺激症状,如恶心、腹部不适、腹痛、腹泻等,尚可出现乏力、皮疹。②偶见剥脱性皮炎、全身性脱毛症等,均可自行恢复正常。

【用法用量】口服。成人治疗蛔虫病和蛲虫病,可采用 200mg 顿服。成人治疗鞭虫病,一次 200mg,一日 2 次,连服 3 天。第 1 疗程未完全治愈者,3～4 周后可服用第 2 个疗程。成人治疗绦虫病,一次 300mg,一日 2 次,连服 3 天。

【制剂】甲苯咪唑片(胶囊、混悬液、咀嚼片)

3. 哌嗪 Piperazine

【适应证】用于蛔虫和蛲虫感染。

【禁忌】对本品有过敏史者,肝、肾功能不全者,有神经系统疾病者禁用。

【不良反应】偶见恶心、呕吐、腹泻、头痛、感觉异常、荨麻疹等,停药后很快消失。过敏者可发生流泪、流涕、咳嗽、眩晕、嗜睡、哮喘等。罕见白内障形成、溶血性贫血(见于葡萄糖-6-磷酸脱氢酶缺乏者)等。

【用法用量】口服。无须禁食,除便秘者外无需加导泻剂。①成人:驱蛔虫,一次 3～3.5g,睡前顿服,连服 2 日;驱蛲虫,一日 2～2.5g,2 次分服,连服 7～10 日。②儿童:驱蛔虫,按体重一次 0.15g/kg,一日量不超过 3g,睡前顿服,连服 2 日;驱蛲虫,按体重一日 60mg/kg,2 次分服,一日量不超过 2g,连服 7～10 日。

【制剂】枸橼酸哌嗪片(糖浆);磷酸哌嗪片(宝塔糖)

4. 噻嘧啶 Pyrantel

【适应证】用于治疗蛔虫病、蛲虫病、十二指肠钩虫病等。

【禁忌】1岁以下小儿、妊娠期妇女、肝功能不全者。

【不良反应】常见恶心、呕吐、食欲减退、腹痛和腹泻等消化道症状。少见头痛、眩晕、嗜睡、胸闷、皮疹等,一般为时短暂,可以忍受,不需处理。偶见AST及ALT升高。

【用法用量】口服。治疗蛔虫病,成人常用量,一次按体重10mg/kg(一般为500mg)顿服,一日一次,疗程1~2日;蛲虫感染,一日按体重5~10mg/kg,连服7日。小儿常用量,治疗蛔虫病和蛲虫感染,一日按体重10mg/kg,睡前顿服,连服2日。直肠给药:①栓剂:一次1枚,一日一次,睡前使用,连续3~5天。使用时将塑料包装从下端缺口处撕开,取出栓剂,将栓剂下端轻轻塞入肛门,并按住肛门片刻以防栓剂滑出。②软膏剂:每晚睡前以温水洗净肛门周围,先挤出软膏少许涂于肛门周围,再轻轻插入肛内挤出软膏1~1.5g即可。

【制剂】双羟萘酸噻嘧啶片(颗粒、宝塔糖)

5. 左旋咪唑 Levamisole

【适应证】①对蛔虫、钩虫、蛲虫和粪类圆线虫病有较好疗效。由于本品单剂量有效率较高,故适于集体治疗。②对班氏丝虫、马来丝虫和盘尾丝虫成虫及微丝蚴的活性较乙胺嗪为高,但远期疗效较差。

【禁忌】肝、肾功能不全者、肝炎活动期患者,妊娠妇女早期,原有血吸虫病者禁用。

【不良反应】①常见恶心、呕吐、腹痛等。②少见味觉障碍、疲惫、头晕、头痛、关节酸痛、神志混乱、失眠、发热、流感样症候群、血压降低、脉管炎、皮疹、光敏性皮炎等。③偶见蛋白尿,个别可见粒细胞减少、血小板减少,少数甚至发生粒细胞缺乏症(常为可逆性),常发生于风湿病或肿瘤患者。④可引起即发型和Arthus过敏反应,可能系通过刺激T细胞而引起的特应性反应。⑤个别病例可出现共济失调,感觉异常或视力模糊。

【用法用量】口服。用于驱蛔虫:成人1.5~2.5mg/kg,空腹或睡前顿服,小儿剂量为2~3mg/kg。直肠给药。治疗钩虫病:①1~4岁用25mg;②5~12岁用50mg;③13~15岁用100mg。一次1粒,一日一次,连用3天为一疗程。治疗蛲虫病,1岁内用50mg;3岁内用75mg;5岁内用100mg;10岁内用150mg。一日一次,连用3天为一疗程。

【制剂】盐酸左旋咪唑片(肠溶片、颗粒、糖浆)

6. 三苯双脒 Tribendimidine

【适应证】本品为广谱肠道驱虫药,用于治疗钩虫、蛔虫、鞭虫、蛲虫等感染。

【禁忌】对本品成分过敏者、心脏病患者或心电图异常者禁用。

【不良反应】可见恶心、腹痛、腹泻、头晕、头痛、困倦,程度较轻,无须特殊处理。

【用法用量】口服。成人蛔虫感染:0.3g,一次顿服;成人钩虫感染:0.4g,一次顿服。

【制剂】三苯双脒肠溶片

7. 伊维菌素 Ivermectin

【适应证】主要用于治疗钩虫、蛔虫、鞭虫、蛲虫、盘尾丝虫和类圆线虫等感染。

【禁忌】本品过敏者、孕妇及哺乳期妇女。

【不良反应】①少见头痛、头晕、腹痛、腹泻、恶心、呕吐、皮疹等。无须特别治疗,停药后自行消失。②用伊维菌素治疗盘尾微丝幼虫的患者可能会出现皮肤和(或)全身严重的变态反应及眼科反应。这些反应可能是由于死亡的微丝幼尸体引起的过敏与炎症反应。盘尾丝虫病患者使用本品易产生不良反应。③皮疹或瘙痒,以及颈部、腋窝等部位淋巴结肿痛。

【用法用量】口服。蛔虫感染:14岁以上者单次口服6mg(相当于0.1mg/kg),14岁以下者单次口服3mg。治疗鞭虫感染:14岁以上者单次口服12mg(相当于0.2mg/kg);14岁以下者单次口服6mg。

【制剂】伊维菌素片(咀嚼片、胶囊)

附:用于蛔虫病的其他西药

1. 硫酸镁 Magnesium sulfate

见第二章"25. 高血压"。

2. 注射用盐酸奈福泮 Nefopam Hydrochloride for Injection

见第三章"31. 胃炎"。

二、中药

1. 肥儿丸(片)

【处方组成】肉豆蔻(煨)、木香、六神曲(炒)、麦芽(炒)、胡黄连、槟榔、使君子仁

【功能主治】健胃消积,驱虫。用于小儿消化不良,虫积腹痛,面黄肌瘦,食少腹胀泄泻。

【用法用量】口服。一次1~2丸,一日1~2次,3岁以内小儿酌减。

2. 七味酸藤果丸

【处方组成】酸藤果、阿魏、紫铆、干姜、荜茇、牛尾蒿(炭)、麝香

【功能主治】驱虫,消炎。用于驱肠道寄生虫、蛲虫、蛔虫、痔疮。

【用法用量】口服。一次2丸,一日2次。

3. 烂积丸

见第三章"47. 消化不良与食欲不振"。

4. 小儿康颗粒

【处方组成】太子参、山楂、葫芦茶、槟榔、麦芽、榧子、白芍、白术、茯苓、乌梅、蝉蜕、陈皮

【功能主治】健脾开胃,消食导滞,驱虫止痛。用于脾胃

虚弱、食滞内停所致的腹泻、虫积，症见食滞纳少、烦躁不安、精神疲倦、脘腹胀满、面色萎黄、大便稀溏。

【用法用量】温开水送服，1 岁以内一次 5g；1 ~ 4 岁一次 10g；4 岁以上一次 20g；一日 3 次。

5. 乌梅丸

【处方组成】乌梅肉、花椒、细辛、黄连、黄柏、附子（制）、干姜、桂枝、人参、当归

【功能主治】缓肝调中，清上温下。用于蛔厥、久痢，厥阴头痛，症见腹痛下痢、巅顶头痛时发时止、烦躁呕吐、手足厥冷。

【用法用量】口服。水丸一次 3 克，一日 2 ~ 3 次；大蜜丸一次 2 丸，一日 2 ~ 3 次。

6. 化虫丸

【处方组成】鹤虱、玄明粉、大黄、苦楝皮、雷丸、牵牛子（炒）、槟榔、芜荑、使君子（去壳）

【功能主治】杀虫消积。用于虫积腹痛，蛔虫、绦虫、蛲虫等寄生虫病。

【用法用量】口服。一次 6 ~ 9g，一日 1 ~ 2 次，早晨空腹或睡前服，一岁儿童服 1.5g，七岁以上用成人 1/2 量，三至七岁儿童用成人的 1/3 量。

【使用注意】孕妇禁用。

7. 小儿消积驱虫散

【处方组成】白术（麸炒）、茯苓、甘草、陈皮、厚朴（姜制）、使君子（仁）、黑牵牛子（炒）、白牵牛子（炒）、六神曲（麸炒）、槟榔、山楂（去核）

【适应证】消积杀虫。用于小儿消化不良，食积停滞，腹胀肚疼及驱蛔虫。

【用法用量】口服。周岁以上一次 0.75g，一日 4 次，周岁以下酌减。

8. 春梅颗粒

【处方组成】乌梅

【功能主治】敛肺，涩肠，生津，安蛔。用于肺虚久咳，口干烦渴，胆道蛔虫症，慢性腹泻等症。

【用法用量】开水冲服，一次 15g，一日 1 ~ 3 次。

附：用于蛔虫病的其他中药

儿童清热导滞丸

见本章“127. 钩虫病”。

127. 钩虫病

〔基本概述〕

钩虫病是由于十二指肠钩虫、美洲钩虫或锡兰钩虫寄生于人体小肠引起的肠道寄生虫病。多发于青壮年，儿童少见。

当人体接触钩虫的传染期幼虫（丝状蚴）时，幼虫即侵入皮肤而引起感染发病。临床上以贫血、营养不良、胃肠功能失调为主要表现，重者可致发育障碍及心功能不全。

丝状蚴侵入皮肤后可引起皮炎、瘙痒、红斑或水疱，溃破后可继发感染。感染轻者仅有上腹部不适及消化不良症状；重者可有口唇、结膜苍白、头晕、耳鸣、眼花、心悸等贫血症状。久病可有营养不良性水肿、消瘦等。粪便检查可找到钩虫卵；粪潜血试验可呈阳性。

〔治疗原则〕

治疗可应用驱钩虫药，同时治疗严重贫血，给予硫酸亚铁、维生素 B 族、叶酸和高蛋白饮食。

1. 纠正贫血

贫血严重者，在驱虫治疗前先纠正贫血。可给硫酸亚铁口服。

2. 驱虫治疗

驱虫药种类很多，但需多次反复治疗才能根治。对于混合感染和严重感染患者，或单一药物疗效不显著的顽固病例，可用两种驱虫药同时使用或交替使用。常用的驱虫药有甲苯咪唑、阿苯达唑、噻嘧啶等。

〔用药精选〕

一、西药

1. 阿苯达唑 Albendazole

见本章“126. 蛔虫病”。

2. 甲苯咪唑 Mebendazole

见本章“126. 蛔虫病”。

3. 左旋咪唑 Levamisole

见本章“126. 蛔虫病”。

4. 噻嘧啶 Pyrantel

见本章“126. 蛔虫病”。

5. 伊维菌素 Ivermectin

见本章“126. 蛔虫病”。

6. 三苯双脒 Tribendimidine

见本章“126. 蛔虫病”。

二、中药

1. 肥儿丸（片）

见本章“126. 蛔虫病”。

2. 烂积丸

见第三章“47. 消化不良与食欲不振”。

3. 小儿康颗粒

见本章“126. 蛔虫病”。

4. 儿童清热导滞丸

【处方组成】鸡内金（醋制）、莪术（醋制）、厚朴（姜制）、枳实、山楂（焦）、青皮（醋制）、半夏（制）、六神曲（焦）、麦芽

(焦)、槟榔(焦)、榧子、使君子(仁)、胡黄连、苦楝皮、知母、青蒿、黄芩(酒制)、薄荷、钩藤、车前子(盐制)

【功能主治】健胃导滞,消积化虫。用于食滞肠胃所致的疳证,症见不思饮食、消化不良、面黄肌瘦、躁烦口渴、胸膈满闷,积聚痞块,亦用于虫积腹痛。

【用法用量】口服。一次 1 丸,一日 3 次,1 岁以内小儿酌减。

5. 化虫丸

见本章“126. 蛔虫病”。

128. 姜片虫病

〔基本概述〕

姜片虫病是由布氏姜片虫寄生于人体小肠而引起的肠道寄生虫病。多见于儿童。

本病主要分布在亚洲的温带和亚热带的一些国家。近几年由于农业生产改革及市场经济的发展,以及养猪饲料和饲养条件的改变,我国各地人和猪姜片虫病流行情况发生明显变化,许多经济发展较快的地区感染率迅速下降。

姜片虫成虫寄生在人的小肠内,卵随粪便排出,进入水中,孵出毛蚴;毛蚴钻入扁卷螺内发育为尾蚴;尾蚴成熟后离开扁卷螺并附着在水红菱、茭白、荸荠、藕等水生植物上形成囊蚴。人如生吃了这些水生植物,囊蚴就在肠道内发育为成虫。

姜片虫呈生姜状,吸附在肠黏膜上,引起肠黏膜炎症、出血、水肿、坏死、脱落以至溃疡。临床主要表现为腹痛,腹泻,食欲不振,消化不良等症状。严重时可发生营养不良、浮肿、贫血、甚至发育障碍。虫数多时甚至出现肠梗阻。

粪便检出姜片虫的虫卵是确诊姜片虫病的依据。

〔治疗原则〕

治疗姜片虫病的药物疗效良好,一般均可完全治愈。但关键是要加强粪便管理,改变生活习惯,水生植物要沸水浸烫后再食用。

对姜片虫病的治疗吡喹酮是首选药物;其他药物尚有硫氯酚(别丁)和呋喃丙胺等。此外中药槟榔煎剂对本病也有较好的疗效。

现代研究表明,很多中药有驱除姜片虫的作用,如槟榔等对于驱除姜片虫的效果较好,又有一定的泻下作用有利于虫体排出,在选择驱虫药时,可以选择以槟榔为主的驱虫药。

〔用药精选〕

一、西药

1. 吡喹酮 Praziquantel

见本章“124. 血吸虫病”。

2. 硫双二氯酚 Bithionol

【适应证】本品对肺吸虫囊蚴有明显杀灭作用。临床用于肺吸虫病、牛肉绦虫病、姜片虫病等。

【用法用量】口服。每日每千克体重 50 ~ 60mg(成人与小儿同)。对姜片虫病,可于睡空腹将 2 ~ 3g 药物一次服完。

【不良反应】有轻度头晕、头痛、呕吐、腹痛、腹泻和荨麻疹等不良反应,可有光敏反应,也可能引起中毒性肝炎。

【制剂】硫双二氯酚片(胶囊)

3. 呋喃丙胺 Furapromide

本品为非锑剂内服抗血吸虫病药物。内服后主要由小肠吸收,其作用机制是对血吸虫糖代谢有明显影响,通过糖酵解的抑制,阻断虫体能源供应,使虫体麻痹,起到了直接杀虫作用。

【适应证】临床用于治疗血吸虫、姜片虫和华支睾吸虫病。

【用法用量】驱姜片虫 1 ~ 2g/d,分 2 次服,连服 2 日。

【不良反应】①常见腹痛、腹泻、恶心、呕吐、食欲减退和阵发性肌痉挛。②少数晚期血吸虫患者,可发生精神障碍,表现为记忆力减退,性格变异,情绪失常,甚至狂躁或昏睡,多在停药后逐渐消失。

【禁忌】有消化道出血史,精神病史,癫痫史,急、慢性肾炎及伴有腹水、黄疸或肝功不良的晚期患者忌用。

【制剂】呋喃丙胺片

二、中药

1. 槟榔四消丸(片)

见第三章“47. 消化不良与食欲不振”。

2. 木香槟榔丸

见第三章“38. 痢疾”。

3. 番泻叶颗粒

【处方组成】番泻叶

【功能主治】泻热行滞,通便。用于便秘。

【用法用量】开水冲服。一次 10 克,一日 2 次。

【使用注意】孕妇禁用。

129. 蛲虫病

〔基本概述〕

蛲虫病是由蛲虫引起的肠道寄生虫病,临床以肛门、会阴部瘙痒,或伴精神烦躁,睡眠不安,饮食异常为主要特征。

蛲虫病在世界各地流行极广,我国南方、北方普遍流行,儿童感染率高于成人。尤其是集体机构儿童感染率更高。在卫生条件差的家庭往往多数成员同时患病。

蛲虫病的发生是由于吞入蛲虫卵所致。成熟的虫卵被吞食后,虫卵在十二指肠内孵化,幼虫沿小肠下行至结肠发育为成虫。自吞食虫卵到发育为成虫,需要 15 ~ 28 天。虫体在肠内不同的发育阶段,可刺激肠壁及神经末梢,造成胃肠神经功能失调。成虫附着于肠黏膜可引起局部炎症,穿入深层肠黏膜寄生后可引起溃疡、出血、黏膜下脓肿。在少数情况下蛲虫亦可侵入肠壁及肠外组织,引起以虫体(或虫卵)为中心的肉芽肿。

蛲虫的异位损害侵袭部位非常广泛,最常见的是女性生殖系统、盆腔、腹腔脏器等。肺及前列腺的损害亦有报道。由于异位损害的器官不同,患者可表现出多种多样的临床症状及不同的体征,常常造成误诊。

蛲虫病的主要临床表现:一是肛门周围或会阴部瘙痒,是由蛲虫产生的毒性物质和机械刺激所产生,夜间尤甚,影响睡眠,小儿哭闹不安。由于奇痒抓破后造成肛门周围皮肤脱落、充血、皮疹、湿疹,甚而诱发化脓性感染。二是消化道症状,蛲虫钻入肠黏膜,以及在胃肠道内机械或化学性刺激可引起食欲减退、恶心、呕吐、腹痛、腹泻等症状。三是精神症状,由于寄生虫在体内排出的代谢产物,导致精神兴奋,失眠不安,小儿夜惊咬指等。小儿的异嗜症状,蛲虫病患者最为常见,如嗜食土块、煤渣、食盐等。四是其他症状:由于蛲虫的异位寄生所引起,如:阴道炎、输卵管炎、子宫内膜炎等,也可侵入阑尾发生阑尾炎,甚至发生腹膜炎。

〔治疗原则〕

由于蛲虫病患者是本病的传染源,蛲虫病又极易自身感染、接触感染、吸入感染等特点。在分布上又具有儿童集体机械聚集性和家庭聚集性的特点,因此在治疗上应同时集体服药治疗,以达到根治的目的。

蛲虫的寿命较短,一般在肠道内只能生存1~2月,若能杜绝重复感染,注意个人卫生,不经特殊治疗即可自愈。但是蛲虫的抵抗力强,很快发育至感染期,不需中间宿主,不离开人体就可再感染。因此治疗与预防同时进行,个人防治与集体防治同时进行,才可有效地防止再感染,达到消灭蛲虫病的目的。

西医治疗首选药物有阿苯达唑和甲苯咪唑,其他药物尚有噻嘧啶等。中医治疗以杀虫止痒为主,体虚者予以调理脾胃。

甲苯咪唑(安乐士)是近年来临床广泛应用的广谱驱虫药之一。速效肠虫净(复方甲苯咪唑)除含有甲苯咪唑外,还含有左旋咪唑,服用1周后虫卵阴转率可达98.5%。肠虫清片,主要成分为阿苯达唑,通过抑制寄生虫肠壁细胞的浆微管系统的聚合,阻断虫体对多种营养及葡萄糖的吸收,导致寄生虫能量之耗竭,致虫体死亡。该药除杀死成虫及幼虫外,并使虫卵不能孵化。中药使君子,去外皮,炒熟后服用对蛲虫病也有较好的疗效。

中医治疗蛲虫也有内治和外治的方法,都有较好的效果。治疗的关键在于蛲虫容易被小儿重复抓挠肛门二次感染,需要注意卫生,避免小儿经常抓挠。

〔用药精选〕

一、西药

1. 阿苯达唑 Albendazole

见本章“126. 蛔虫病”。

2. 甲苯咪唑 Mebendazole

见本章“126. 蛔虫病”。

3. 哌嗪 Piperazine

见本章“126. 蛔虫病”。

4. 三苯双脒 Tribendimidine

见本章“126. 蛔虫病”。

5. 噻嘧啶 Pyrantel

见本章“126. 蛔虫病”。

6. 左旋咪唑 Levamisole

见本章“126. 蛔虫病”。

7. 伊维菌素 Ivermectin

见本章“126. 蛔虫病”。

二、中药

1. 蛲虫药膏

【处方组成】百部浸膏、甲紫

【功能主治】驱杀蛲虫。用于蛲虫的治疗。

【用法用量】每晚临睡前,用温水将肛门周围洗净,将射管装在管口,轻轻插入肛门中,挤压铅管后端,将药膏挤出。

2. 七味酸藤果丸

见本章“126. 蛔虫病”。

3. 化虫丸

见本章“126. 蛔虫病”。

4. 肥儿丸(片)

见本章“126. 蛔虫病”。

130. 鞭虫病

〔基本概述〕

鞭虫病是由毛首鞭虫的成虫寄生于人体盲肠及阑尾部,有时也寄生于结肠、直肠而引起的肠道寄生虫病。

世界卫生组织曾统计鞭虫的感染人数全世界为500万~1000万。我国鞭虫感染的情况是:南方高于北方,儿童感染率高于成人

鞭虫病的成虫多寄生在人体盲肠中,成虫的形态前细后粗,外形似马鞭。人们吞食被虫卵污染的食物或水进入胃肠道后,感染期虫卵在小肠内孵出幼虫,在向大肠移行中发育为成虫。成虫一般寄生在盲肠及阑尾,偶尔可在大肠的其他部位寄生。

鞭虫病轻者常无症状或仅有腹泻,重者出现腹痛、腹泻、

便血、直肠脱垂、贫血、瘙痒等。

本病轻、中度感染者虽然临床多见，但一般无显著症状。偶有右下腹痛、恶心、呕吐、低热等。重度感染多见于儿童，有以下几方面的表现。①胃肠道方面：结肠不同程度的充血、水肿、弥漫性出血点、溃疡形成。患者表现为腹泻、脓血便、里急后重、脱肛。有些患者出现慢性阑尾炎的症状。②血液系统方面：血常规检查出现嗜酸细胞增加、缺铁性贫血等。严重贫血者导致心脏扩大。③神经系统方面：常头昏、头晕。极少数可有脑膜炎的症状。腹部触诊常有右下腹明显压痛。

粪便中检出鞭虫的虫卵即可确诊。

〔治疗原则〕

阿苯达唑、甲苯咪唑以及中药槟榔煎剂等对鞭虫病的治疗均有较好的效果。

氧气驱虫，纤维结肠镜治疗等方法也有在临床上试用。

推广粪便无害化处理，加强粪便管理，注意环境卫生，个人卫生，保护水源等是防治鞭虫病的有效措施。

〔用药精选〕

一、西药

1. 阿苯达唑 Albendazole

见本章“126. 蛔虫病”。

2. 甲苯咪唑 Mebendazole

见本章“126. 蛔虫病”。

3. 三苯双脒 Tribendimidine

见本章“126. 蛔虫病”。

4. 伊维菌素 Ivermectin

见本章“126. 蛔虫病”。

附：用于鞭虫病的其他西药

噻嘧啶 Pyrantel

见本章“126. 蛔虫病”。

二、中药

1. 槟榔四消丸(片)

见第三章“47. 消化不良与食欲不振”。

2. 木香槟榔丸

见第三章“38. 痢疾”。

3. 肥儿丸(片)

见本章“126. 蛔虫病”。

131. 绦虫病

〔基本概述〕

绦虫病是由于绦虫寄生在人体小肠所引起的肠道寄生虫病。

绦虫病在我国分布较广。饮食习惯是决定肠绦虫病多寡及其种类不同的关键因素，喜食生肉的地区感染率高。诊断以粪便检出绦虫节片为主要依据。

绦虫的种类有带绦虫、膜壳绦虫、棘球绦虫和裂头绦虫等。其中带绦虫又分牛带绦虫(牛肉绦虫)和猪带绦虫(猪肉绦虫)，是我国绦虫病的主要种类。

我国所见主要是牛肉绦虫病与猪肉绦虫病。牛肉绦虫病系生食或半生食含有活的牛囊虫的牛肉而患病。猪肉绦虫病是由于生食或半生食含有猪囊虫的猪肉而患病。

绦虫病的病因，是人吃了未煮熟的、含有囊虫的猪肉或牛肉，囊虫进入体内吸附在肠壁上，颈节逐渐分裂，形成体节，经2~3个月而发育为成虫。带有囊尾蚴的猪肉俗称“米猪肉”。

绦虫病的临床表现主要有腹胀、腹痛，甚至消瘦、乏力等。绦虫病初期，成虫居于肠中，影响肠道气机，引起腹部或上腹部隐隐作痛，腹胀不适，甚或恶心、呕吐。常在内裤、被褥或粪便中发现白色节片，或伴肛门瘙痒。病久则脾胃功能受损，不能运化水谷精微，加之绦虫吸食营养物质，以致人体化源不足，气血不充，故在上述症状的基础上常伴见面色萎黄或苍白，形体消瘦，倦怠乏力，食欲不振，舌淡、脉细等气血亏虚的症状。

大便排出绦虫节片或粪便检出虫卵可以确定诊断。

中医学对绦虫有较深入的研究，古代医籍将绦虫称为白虫或寸白虫。并认识到“若多食牛肉则生寸白”。在治疗方面，两千年前的《神农本草经》就有驱虫药记载，至宋代药物应用品种则更多而更有效，如采用槟榔、石榴根皮等药物治疗绦虫病。

〔治疗原则〕

本病的治疗以驱虫药为主。预防以普查普治、卫生宣教，肉类检查等为主。囊虫病患者以彻底驱虫与手术治疗相结合。

吡喹酮为首选治疗药物，对绦虫病效果良好。灭绦灵(氯硝柳胺)原为杀灭钉螺的药物，但对猪肉及牛肉绦虫均有良好疗效，临床上也用以治疗绦虫病。阿苯达唑、甲苯咪唑、丙硫咪唑等对绦虫也有较好疗效。

〔用药精选〕

一、西药

1. 吡喹酮 Praziquantel

见本章“124. 血吸虫病”。

【制剂】吡喹酮片

2. 氯硝柳胺 Niclosamide

【适应证】用于人体和动物绦虫感染，是治疗牛带绦虫、短小膜壳绦虫、阔节裂头绦虫等感染的良好药物。对猪带绦虫亦有效，但服药后有增加感染囊虫病的可能性。

【禁忌】对本品过敏者忌用。

【不良反应】偶见疲乏、头晕、胸闷、胃肠道功能紊乱、发热、瘙痒等。

【用法用量】口服。①成人：a. 驱牛带绦虫和猪带绦虫，一次1g，空腹嚼碎后服下，隔1小时再服1g，2小时后导泻，并可进食。b. 驱短小膜壳绦虫，初剂2g，继以一日1g，连服6日，必要时间隔1月后复治。

②儿童：a. 驱牛带绦虫和猪带绦虫，体重10～35kg，一次服1g，体重<10kg，一次服0.5g。空腹嚼碎后服下，隔1小时再服一次，2小时后导泻，并可进食。b. 驱短小膜壳绦虫，2～6岁一日服1g，<2岁一日服0.5g。连服6日，必要时间隔1月后复治。

【制剂】氯硝柳胺片（胶囊）

3. 甲苯咪唑 Mebendazole

见本章“126. 蛔虫病”。

附：用于绦虫病的其他西药

1. 阿苯达唑 Albendazole

见本章“124. 血吸虫病”。

2. 维生素 B_{12} VitaminB_{12}

见第六章“80. 贫血”。

3. 左旋咪唑 Levamisole

见本章“126. 蛔虫病”。

二、中药

1. 化虫丸

见本章“126. 蛔虫病”。

2. 肥儿丸（片）

见本章“126. 蛔虫病”。

132. 囊虫病

〔基本概述〕

囊虫病是由猪肉绦虫的囊尾蚴寄生于人体组织引起的疾病。

本病以侵犯脑部最常见，其他可寄生于皮下组织、肌肉及眼部等。绦虫病患者是唯一传染源，感染方式有内源性、外源性自身感染和异体感染，青壮年发病率高。

囊虫病的临床表现因感染部位不同而异。脑囊虫病患者的症状主要表现为头痛、恶心、呕吐、癫痫等。

（一）脑囊虫病

（1）癫痫型：最常见，反复发作各种类型癫痫。

（2）脑膜炎型：具有急性、亚急性脑膜刺激征，发热等症。

（3）颅内压增高型：具有进行性颅内压增高特征。

（4）痴呆型：表现为进行性痴呆及精神异常。

（5）脊髓型：表现为截瘫、感觉障碍，大、小便潴留等。

（二）皮下组织及肌肉囊虫病

可于皮下触及圆形或椭圆形囊虫结节。

（三）眼囊虫病

可出现视力减退等。

囊虫病属中医“虫证”“痫证”等范畴。

〔治疗原则〕

囊虫病的防治主要是不吃生菜、生肉，饭前便后要洗手，以防误食虫卵。另外，猪肉最好在零下12～13℃的温度中冷冻12小时后食用，这样可以把囊尾蚴全部杀死。

药物治疗主要有阿苯达唑和吡喹酮等。

抗虫治疗由于异种蛋白释放导致过敏反应，脑囊虫病患者可能出现症状加重，可用肾上腺皮质激素与甘露醇脱水治疗。

〔用药精选〕

一、西药

1. 吡喹酮 Praziquantel

见本章“124. 血吸虫病”。

【制剂】吡喹酮片

2. 阿苯达唑 Albendazole

见本章“126. 蛔虫病”。

二、中药

对囊虫病的治疗目前尚没有明显有效的中药制剂。

133. 包虫病

〔基本概述〕

包虫病是人体感染棘球绦虫的幼虫所引起的疾病，属于我国法定丙类传染病。

包虫病呈世界性流行，分布广泛，主要以牧区为主；我国牧区是包虫病流行区。

全球寄生人体的棘球绦虫幼虫共有4种，我国流行的有两种：细粒棘球绦虫幼虫引起细粒棘球蚴病（囊型包虫病）和多房棘球绦虫引起的多房棘球蚴病（泡型包虫病）。

棘球绦虫成虫寄生在犬、狼等动物肠腔内，虫卵污染草原，羊等食草动物吞食虫卵后，虫卵孵化出六钩蚴入侵动物内脏，形成包囊，食草动物内脏被犬、狼吞食后在肠道发育为成虫，完成生活史。人体食入棘球蚴虫卵后，六钩蚴通过门静脉进入人体脏器，成为包虫病。

包虫病临床表现症状多不典型。不同部位包虫病临床表现各异，主要表现为各种占位性病变。影像学检查囊型包虫病占位性病变边界清楚,圆形或卵圆形;泡型包虫病边界不清楚,内部结构紊乱。

〔治疗原则〕

包虫病需要与其他占位性疾病相鉴别,特别是要与各种肿瘤相鉴别。

阿苯达唑为治疗包虫病的主要药物,但疗程需 1 年以上,一般需要长期用药。

巨大包虫病症状明显者需要手术治疗;但泡型包虫病手术复发率高,手术后仍需要坚持药物治疗。

〔用药精选〕

一、西药

1. 阿苯达唑 Albendazole

见本章"126. 蛔虫病"。

附:用于包虫病的其他西药

甲苯咪唑 Mebendazole

见本章"126. 蛔虫病"。

二、中药

对包虫病的治疗目前尚没有明显有效的中药制剂。

第十二章　妇科病症

134. 阴道炎

〔基本概述〕

阴道炎是不同病因引起的多种阴道黏膜炎性疾病的总称。在正常生理状态,阴道的组织解剖学及生物化学特点足以防御外界微生物的侵袭。如果遭到破坏,则病原菌即可趁机而入,借种种因素,导致阴道炎症。

阴道炎是阴道黏膜及黏膜下结缔组织的炎症,是妇科常见的疾病。正常健康妇女,由于解剖学及生物化学特点,阴道对病原体的侵入有自然防御功能,当阴道的自然防御功能遭到破坏,则病原体易于侵入,导致阴道炎症,幼女及绝经后妇女由于雌激素缺乏,阴道上皮菲薄,细胞内糖原含量减少,阴道 pH 高达 7 左右,故阴道抵抗力低下,比青春期及育龄妇女易受感染。

引起女性阴道炎的病原体有两大来源,即来自原本寄生于阴道内的菌群,或来自外界入侵的病原体。正常情况下,阴道内以阴道杆菌占优势,还有少量厌氧菌、支原体及念珠菌,这些菌群形成一种正常的生态平衡。但是,当人体免疫力低下、内分泌激素发生变化,或外来因素如组织损伤、性交,破坏了阴道的生态平衡时,这些常住的菌群会变成致病菌,冲破阴道屏障而引起感染。来自于外界的感染主要是接触被感染的公共场所的坐便器、浴盆、浴池、坐椅、毛巾,使用不洁卫生纸,都可以造成感染。

阴道炎是最常见的女性生殖器官炎症,各个年龄阶段都可以罹患。临床上以白带的性状发生改变以及外阴瘙痒、灼痛为主要特点,可伴有尿频、尿痛及性交痛。

本病易引起多种妇产科并发症,如盆腔炎、子宫切除术后感染、绒毛膜炎、羊水感染、早产胎膜早破、产后子宫内膜炎等。

阴道炎属于中医学“带下”、“阴痒”等的范畴,主要病因有肝肾阴虚、湿热下注等,临床以肝经湿热和阴虚血燥为多见。

常见的阴道炎有细菌性阴道炎、滴虫阴道炎、念珠菌阴道炎(或称霉菌阴道炎、真菌阴道炎)和老年性阴道炎等。

(一)细菌性阴道炎

细菌性阴道炎又称细菌性阴道病,是生育期女性最常见的阴道感染性疾病。

细菌性阴道炎是由于高浓度阴道加德纳菌、普雷沃菌属、消化链球菌、人型支原体等微生物感染而引起。这些微生物浓度比正常阴道中的浓度高 100 ~ 1000 倍,而乳酸杆菌则减少或消失。大多患者可无症状,有症状时主要是阴道分泌物多,有异味。在月经净时或性交后,阴道分泌物臭味特别明显。

细菌性阴道炎常与妇科宫颈炎、盆腔炎同时发生,也常与滴虫阴道炎同时发生。

(二)滴虫阴道炎

滴虫阴道炎是由阴道毛滴虫引起的常见阴道炎。

隐藏在腺体及阴道皱襞中的滴虫是一种鞭毛虫,常于月经前后得以繁殖,引起炎症的发作。滴虫能消耗或吞噬阴道上皮细胞内的糖原,阻碍乳酸生成。滴虫不仅寄生于阴道,还常侵入尿道或尿道旁腺,甚至膀胱、肾盂以及男性的包皮褶、尿道或前列腺中。

传染途径有:①直接传染,经性交传播;②间接传染,经公共浴池、浴盆、浴巾、游泳池、厕所、衣物、器械及敷料等途径。

本病典型病例诊断较易,若能在阴道分泌物中找到滴虫即可确诊。主要症状为白带增多,可为泡沫状,灰黄色或黄绿色,有时混有血性。外阴有瘙痒、灼热,性交痛亦常见,感染累及尿道口时,可有尿痛、尿急,甚至血尿。由于滴虫能消耗上皮内糖原,改变阴道内的 pH 值,妨碍乳酸杆菌生长,故易引起继发性细菌感染,合并细菌性阴道炎,此时白带呈草绿色,有臭气。

(三)霉菌阴道炎

霉菌阴道炎又称真菌阴道炎或阴道念珠菌病,是常见的外阴阴道炎症,由真菌感染所致。主要由白色念珠菌感染而引起。和滴虫恰恰相反,这种念珠菌在酸性环境中特别容易生长,一般是通过接触传播。

本病最常见的症状是白带多,外阴及阴道灼热瘙痒。波及尿道,也可有尿频、尿急、尿痛等症。临床表现主要表现为外阴瘙痒、灼痛,还可伴有尿频、尿痛及性交痛。部分患者阴道分泌物增多。分泌物特征为白色稠厚呈凝乳或豆渣样。外阴瘙痒程度居各种阴道炎症之首,严重时患者坐卧不宁,异常痛苦。若在分泌物中找到念珠菌的孢子及菌丝即可确诊。

为便于治疗及比较治疗效果，目前将外阴阴道念珠菌病分为单纯性外阴阴道念珠菌病及复杂性外阴阴道念珠菌病。前者散发或非经常发作，症状轻到中度，致病菌为白念珠菌，患者免疫功能正常。而后者为复发性，症状较重，致病菌非白念珠菌，而是其他的念珠菌或球拟酵母菌等，患者免疫力低下，或应用免疫抑制剂，或合并糖尿病、妊娠等。

（四）老年性阴道炎

老年性阴道炎又名萎缩性阴道炎，常见于绝经前、后的妇女。这一时期妇女的卵巢功能减退，雌激素水平降低，阴道黏膜萎缩变薄，阴道上皮内糖原含量减少，阴道内 pH 上升呈碱性，抵抗力薄弱，杀灭病原菌的能力减低，便于细菌侵入发生炎症。

绝经前、后妇女阴道分泌物增多为本病的主要特征。主要症状为白带增多，分泌物呈水样，有臭味，感染严重时，可出现点滴阴道流血。由于感染病原菌不同，分泌物也可呈泡沫状，或呈脓性，或带有血性。患者外阴瘙痒、灼热。感染可侵犯尿道而出现尿频及尿痛等泌尿系统的症状。

〔治疗原则〕

阴道炎治疗的基本原则是消除易感因素，保持外阴清洁干燥，避免搔抓。治疗期间禁止性生活。不宜食用辛辣刺激性食品。

1. 细菌性阴道炎的治疗

（1）细菌性阴道炎为阴道内正常菌群失调所致的一种混合感染。治疗可口服甲硝唑或克林霉素等；局部使用甲硝唑阴道泡腾片或克林霉素软膏等。

（2）对无症状的细菌性阴道炎一般无须常规治疗，但应对拟施子宫全切术、刮宫术及宫腔镜术的所有细菌性阴道炎患者进行治疗，以避免术后感染。

（3）对细菌性阴道炎患者的性伴侣一般无须常规治疗，但对反复发作的难治性细菌性阴道病患者的性伴侣应予治疗。

2. 滴虫阴道炎的治疗

滴虫阴道炎为性传播性疾病，需要同时治疗性伴侣。治疗首选全身用药，不能仅给予局部用药。口服常用药物有甲硝唑或替硝唑。单纯局部用药有效率≤50%，仅适用于不能耐受口服药物或不适宜全身用药者，可选用甲硝唑阴道泡腾片等。

治疗期间禁止性生活。已婚者还应检查男方是否有生殖器滴虫病，前列腺液有无滴虫，若为阳性，需同时治疗。

3. 霉菌性阴道炎的治疗

（1）改变阴道酸碱度：念珠菌生长最适宜的 pH 值为 5.5，因此采用碱性溶液冲洗外阴、阴道，改变阴道的酸碱度，对霉菌的生长繁殖会有抑制作用。可使用 2% ~4% 的小苏打水冲洗阴道，每日 1 ~2 次，2 周为 1 个疗程。冲洗后要拭干外阴，保持外阴干燥，以抑制念珠菌的生长。

（2）单纯性外阴阴道念珠菌病的治疗可采用局部用药或口服用药。局部用药常用硝酸咪康唑（霜剂或栓剂）、克霉唑（霜剂、栓剂或片剂）或制霉菌素（栓剂）等。口服常用氟康唑或伊曲康唑等。

（3）复杂性外阴阴道念珠菌病的治疗无论局部用药或全身用药，均应适当延长治疗时间。

（4）妊娠合并外阴阴道念珠菌病，以局部治疗为主，禁用口服唑类药物，可用克霉唑、制霉菌素局部用药治疗。

（5）治疗外阴阴道念珠菌病的同时，要注意消除诱因，如积极治疗糖尿病；及时停用广谱抗菌药物、雌激素及皮质类固醇激素；勤换内裤，用过的内裤、盆及毛巾均应用开水烫洗。

（6）对有症状的男性应进行念珠菌检查及治疗，预防女性重复感染。

4. 老年性阴道炎的治疗

老年性阴道炎是绝经后雌激素水平降低，阴道黏膜变薄，上皮细胞内糖原含量减少，阴道内 pH 增高，局部抵抗力低下，致病菌容易入侵繁殖引起炎症。治疗原则为抑制细菌生长及增加阴道抵抗力。局部用药可选用甲硝唑栓、甲硝唑泡腾片、复方莪术油、雌激素软膏等。全身用药可口服甲硝唑或克林霉素、尼尔雌醇等。

5. 中医治疗

中医治疗阴道炎应从整体出发，或清利湿热，或健脾化湿，或补益肝肾，或疏肝健脾，配以杀虫止痒；在内治的同时，结合外治法，内外合治，临床疗效良好，无明显不良副作用。

〔用药精选〕

一、西药

（一）细菌性、滴虫性阴道炎用西药

1. 甲硝唑 Metronidazole

本品具有抗厌氧菌和抗滴虫作用，作用机制是阻碍细菌或滴虫代谢，促进其死亡。

【适应证】用于厌氧菌性阴道病、滴虫性阴道炎及混合感染等。

【用法用量】阴道给药，用戴上指套的手指将本品塞入阴道深处，每次 1 ~2 片，每晚一次，7 天为一疗程。

【不良反应】偶见过敏反应。

【禁忌】孕妇及哺乳期妇女禁用。

【制剂】甲硝唑栓；甲硝唑阴道泡腾片；甲硝唑阴道凝胶剂

2. 复方甲硝唑栓 Compound Metronidazole Suppositories

本品为复方制剂，含甲硝唑、人参茎叶皂苷、维生素 E。本品所含甲硝唑为抗厌氧菌与抗滴虫药，另所含人参茎叶皂苷和维生素 E 具有促进黏膜皮肤创伤愈合的作用。

【适应证】用于滴虫阴道炎及细菌性阴道病。

【用法用量】临睡前，洗净外阴后，用手指将药栓放入阴道深部，每晚一次，一次1粒。7日为一疗程。

【不良反应】偶见局部刺激症状或过敏反应。

【禁忌】孕妇及哺乳期妇女禁用。

【其他制剂】复方甲硝唑泡腾片

3. 甲硝唑氯己定洗剂 Metronidazole and Chlorhexidine Lotion

本品为复方制剂，含主葡萄糖酸氯己定和甲硝唑0.2毫克。本品为抗菌药，氯己定亦称洗必泰，为广谱杀菌剂；甲硝唑亦称灭滴灵，具有抗厌氧菌、抗滴虫作用。

【适应证】用于细菌、滴虫、霉菌引起的各种阴道炎。

【用法用量】阴道冲洗。一次50毫升，一日2次，7～10日为一疗程。

【不良反应】偶见过敏反应。

4. 替硝唑 Tinidazole

本品为抗滴虫和抗厌氧菌药，对滴虫和大多数厌氧菌有抑制或杀灭作用。

【适应证】用于滴虫阴道炎及细菌性阴道病。

【用法用量】阴道给药。每次1枚放入阴道后穹窿处，隔日一次，连用2次为一疗程。

【不良反应】偶见阴道局部灼热感。

【禁忌】①对硝基咪唑类药物（如甲硝唑）过敏者禁用。②孕妇及哺乳期妇女禁用。

【制剂】替硝唑栓（阴道片、阴道泡腾片）

5. 塞克硝唑 Secnidazole

【适应证】本品为硝基咪唑类抗原虫药物。主要用于治疗下述疾病：①由阴道毛滴虫引起的尿道炎和阴道炎；②肠阿米巴病；③肝阿米巴病；④贾第鞭毛虫病。

【用法用量】用法：口服，餐前服用。用量：治疗由阴道毛滴虫引起的尿道炎和阴道炎：成人，2g，单次服用。配偶应同时服用。

【禁忌】以下患者禁用：①对塞克硝唑或一般硝基咪唑类药物过敏者；②妊娠期及哺乳期妇女。

【不良反应】常见不良反应为口腔金属异味。偶见不良反应有消化道功能紊乱（如恶心、呕吐、腹泻、腹痛）、皮肤过敏反应（如皮疹、荨麻疹、瘙痒）、深色尿、白细胞减少（停药后恢复正常）。罕见不良反应：眩晕、头痛、中度的神经功能紊乱。

【制剂】塞克硝唑片（分散片、胶囊）

6. 阴道用乳杆菌活菌胶囊 Live Lactobacillus Capule for Vsginal Use

本品所含乳杆菌活菌为健康妇女阴道内正常菌群，可定植于阴道并生长繁殖。其代谢产物乳酸和过氧化氢等物质能保持阴道正常酸性环境，抑制并消除有害菌的生长。

【适应证】用于由菌群紊乱而引起的细菌性阴道病的治疗。

【用法用量】清洁外阴后，戴上指套，将本品放入阴道深部，每次1粒，每晚一次，连用10天为一疗程。

7. 盐酸克林霉素 Clindamycin Hydrochloride

【适应证】用于敏感菌引起的各种感染性疾病，可用于细菌性阴道炎。

【用法用量】克林霉素片口服，一次300mg，一日2次，7日为一疗程。克林霉素泡腾片阴道用药。

【制剂】①盐酸克林霉素片（阴道泡腾片）；②克林霉素磷酸酯阴道片（阴道用乳膏、阴道泡腾片、阴道凝胶、栓）；③盐酸克林霉素棕榈酸酯干混悬剂（分散片）

8. 醋酸氯已定栓 Chlorhexidine Acetate Suppositories

本品具有广谱抑菌、杀菌作用。对革兰阳性和阴性菌的抗菌作用，比新洁尔灭等消毒药强。即使在有血清、血液等存在时仍有效。

【适应证】适用于宫颈糜烂、化脓性阴道炎、霉菌阴道炎，也适用于滴虫阴道炎等。

【用法用量】先将外阴部洗净，然后把药栓送入阴部深部。宫颈糜烂，月经后每日一枚，连用5～7枚为一疗程；阴道炎，每日1枚，连用3～5枚为一疗程。

【不良反应】极个别患者用药后有灼烧感，停药即可消失。用药过频（如每日2次或3次）可出现阴道黏膜潮红、表浅糜烂或不适感。应严格按说明用药。

【制剂】醋酸氯已定栓（溶液）

9. 苯酰甲硝唑胶囊 Benzoylmetronidazole Capsules

本品对原虫，如阴道毛滴虫具有很强的活力；对阿米巴和兰伯氏滴虫均有活力。

【适应证】用于敏感厌氧菌所致各种感染；泌尿生殖系统滴虫病，如阴道滴虫病等；肠道及肠外阿米巴病，如阿米巴病及阿米巴肝脓肿等；贾第鞭毛虫病；敏感厌氧菌所致各种感染，如菌血病、败血病、腹部术后感染等；预防由厌氧菌引起的妇科、外科术后的感染等。

【用法用量】饭前1小时口服，成人及12岁以上儿童的用量如下：泌尿生殖系统滴虫病：每日3次，每次0.32g，连服7天；或者，单次剂量3.2g顿服。

【不良反应】偶尔出现口中异味，舌苔和肠胃不适，嗜睡、眩晕，头痛、运动失调、皮疹、瘙痒、运动共济失调、黑尿（代谢所致）等曾有过报道，但极为罕见。在大剂量或长期治疗时曾报道出现少数外周神经疾病。

【禁忌】①对本品过敏者禁用。②孕妇及哺乳期妇女禁用。③有活动中枢神经疾患和血液病者禁用。

【孕妇及哺乳期妇女用药】孕妇及哺乳期妇女禁用。

【儿童用药】目前尚缺乏详细的研究资料。

【老年用药】注意观察肝功能。

【制剂】苯酰甲硝唑胶囊（干混悬剂、分散片）

二、霉菌性阴道炎用西药

1. 克霉唑 Clotrimazole

【适应证】用于由真菌，通常是念珠菌引起的阴道炎症；

由酵母菌引起的感染性白带;以及由克霉唑敏感菌引起的二重感染。

【不良反应】用药后面部有烧灼感、刺痛及颜色变红。个别出现不同程度的过敏反应,如皮肤瘙痒、红斑、呼吸短促、血压下降、意识障碍、恶心及腹泻。

【用法用量】阴道给药:睡前将药置于阴道深处,一次1片,一般用药一次即可,必要时可在4天后进行第二次治疗。

【禁忌】18岁以下患者禁用。

【制剂】克霉唑阴道片(阴道栓、阴道泡腾片、乳膏、栓、药膜、片、溶液)

2. 硝酸咪康唑栓 Miconazole Nitrate Suppositories

【适应证】局部治疗念珠菌外阴阴道病和革兰阳性细菌引起的双重感染。

【用法用量】阴道给药,洗净后将栓剂置于阴道深处。每晚一次,一次1枚。连续7天为一疗程。也可采用三日疗法:第一日晚1枚,随后三日早晚各1枚。即使症状迅速消失,也要完成治疗疗程,在月经期应持续使用。

【不良反应】偶见过敏反应,多数较轻微。常见的不良反应是局部刺激、瘙痒和灼热感,尤其在治疗开始时。盆腔痉挛、荨麻疹、皮肤丘疹也有发生。

【其他制剂】硝酸咪康唑阴道片(阴道软胶囊、阴道泡腾片、乳膏)

3. 制霉菌素 Nystatin

本品具有广谱抗真菌作用,对念珠菌最敏感,对隐球菌、曲菌、毛霉菌、小孢子菌、和滴虫也有抑制作用。

【适应证】用于念珠菌性外阴阴道病。

【用法用量】外用。一次1片,一日1~2次,疗程一般为2周。患者洗净手及外阴部,采取平卧体位,戴上所附指套,将药片送入阴道深处,月经期治疗不受影响。

【不良反应】偶有过敏反应,灼烧感及发痒。

【制剂】制霉菌素阴道泡腾片(阴道栓)

4. 特比萘芬 Terbinafine

盐酸特比萘芬是一种具有广谱抗真菌活性的丙烯胺类药物,能特异地干扰真菌固醇的早期合成,高选择性地抑制真菌的麦角鲨烯环氧化酶,使真菌细胞膜形成过程中麦角鲨烯环氧化反应受阻,从而达到抑制或杀灭真菌的作用。

【适应证】念珠菌性阴道炎。

【用法用量】每晚临睡前取出一片,送入阴道后穹窿处,连续用药1周为一疗程。

【不良反应】盐酸特比萘芬阴道泡腾片的不良反应包括局部刺激及过敏反应,表现为刺激、阴道瘙痒、红肿等。文献报道,特比萘芬其他剂型(如片剂、霜剂等)的不良反应包括:①胃肠道反应。②偶见氨基转移酶升高或粒细胞减少,一般停药后均能恢复。极个别病例发生肝胆功能不全。③外用可出现局部轻度烧灼感、瘙痒感等刺激症状或局部皮肤干燥、有时伴有关节痛和肌痛。④有报道,用药后可出现轻度的皮肤反应(如荨麻疹等皮疹),极个别患者出现严重的皮肤反应。

【禁忌】①对特比萘芬或制剂中任何成分过敏者禁用。②严重肝肾功能不全者忌用。

【儿童用药】请遵医嘱。

【孕妇及哺乳期妇女用药】孕妇不应使用。特比萘芬可经乳汁排泄,故接受本品治疗的母亲不应哺乳。

【老年用药】老年患者肝肾功能减退,使用本品应慎重。

【制剂】盐酸特比萘芬阴道泡腾片

5. 氟康唑 Fluconzole

本品属三唑类广谱抗真菌药。

【适应证】本品主要用于以下适应证中病情较重的患者。①念珠菌病:用于治疗口咽部和食管念珠菌感染;播散性念珠菌病,包括腹膜炎、肺炎、尿路感染等的念珠菌外阴阴道炎。尚可用于骨髓移植患者接受细胞毒类药物或放射治疗时,预防念珠菌感染的发生。②隐球菌病:用于治疗脑膜以外的新型隐球菌;治疗隐球菌脑膜炎时,本品可作为两性霉素B联合氟胞嘧啶初治后的维持治疗物。③球孢子菌病。④本品亦可替代伊曲康唑用于芽生菌病和组织胞浆菌病的治疗。

【用法用量】静脉滴注,每100ml(0.2g)滴注时间为30~60分钟。成人治疗念珠菌外阴阴道炎:单剂量,0.15g。

【不良反应】①常见消化道反应,表现为恶心、呕吐、腹痛或腹泻等。②过敏反应:可表现为皮疹,偶可发生严重的剥脱性皮炎(常伴随肝功能损害)、渗出性多形红斑。③肝毒性:治疗过程中可发生轻度一过性血清氨基转移酶升高,偶可出现肝毒性症状,尤其易发生于有严重基础疾病(如艾滋病和癌症)患者。④可见头痛、头昏。⑤某些患者,尤其有严重基础疾病(如艾滋病和癌症)患者,可能出现肾功能异常。⑥偶可发生周围血一过性中性粒细胞减少和血小板减少等血液学检查指标改变,尤其易发生于有严重基础疾病(如艾滋病和癌症)患者。

【禁忌】对本品或其他吡咯类药物有过敏史者禁用。

【孕妇及哺乳期妇女用药】孕妇禁用;哺乳期妇女慎用或服用本品时暂停哺乳。

【儿童用药】本品对小儿的影响缺乏充足的研究资料,虽然少数出生2周至14岁小儿患者以每日3~6mg/kg(按体重)剂量治疗未发生不良反应,但小儿仍不宜应用。

【老年用药】肾功能无减退的老年患者无须调整剂量。肾功能减退的老年患者根据肌酐清除率调整剂量(详见[用法用量])。

【制剂】注射用氟康唑;氟康唑气雾剂(分散片、颗粒、氯化钠注射液、葡萄糖注射液)

6. 伊曲康唑 Itraconazole

本品为合成的三氮唑衍生物,具有广谱抗真菌作用,可抑制真菌细胞膜麦角甾醇的合成,从而发挥抗真菌效应。

【适应证】本品适用于治疗以下疾病。①妇科:外阴阴道念珠菌病。②皮肤科、眼科:花斑癣、皮肤真菌病、真菌性角膜炎和口腔念珠菌病。③由皮肤癣菌和(或)酵母菌引起的甲真菌病。④系统性真菌感染。

【用法用量】为达到最佳吸收,用餐后立即给药,加水搅拌溶解均匀后口服。念珠菌性阴道炎:每次 200mg,每日 2 次,疗程为一日,或每次 200mg,每日一次,疗程为 3 日。

【不良反应】在已报告的伊曲康唑的不良反应中常见胃肠道不适,如厌食、恶心、腹痛和便秘;少见的不良反应包括头痛、可逆性肝酶升高、月经紊乱、头晕和过敏反应(如瘙痒、红斑、风团和血管性水肿)。有个例报告出现了外周神经病变和重症多形红斑,但后者的原因不明。已有重要的潜在病理改变并同时接受多种药物治疗的大多数患者,在接受伊曲康唑颗粒长疗程(约 1 个月以上)治疗时,可见低血钾症、水肿、肝炎和脱发等症状。

【禁忌】①对本品过敏者禁用。②孕妇禁用。除非用于系统性真菌病治疗,但仍应权衡对胎儿有无潜在性伤害作用。

【儿童用药】因伊曲康唑用于儿童的临床资料有限,因此建议不要把伊曲康唑用于儿童患者,除非潜在利益优于可能出现的危害。

【老年患者用药】本品用于老年人的临床资料有限,因此只有在利大于弊时,方可用于老年患者。或遵医嘱。

【孕妇及哺乳期妇女用药】孕妇禁用。除非用于系统性真菌治疗,但仍应权衡对胎儿有无潜在性伤害作用。哺乳期妇女不宜使用。

【制剂】伊曲康唑颗粒(分散片)

7. 联苯苄唑 Bifonazole

本品为广谱抗真菌药,对皮肤癣菌及念珠菌等有抗菌作用。作用机制是抑制细菌细胞膜的合成。

【适应证】用于念珠菌性外阴阴道病。

【用法用量】阴道局部用药,每晚 1 枚,10 日为一疗程。

【不良反应】偶见局部刺激,如局部红斑、瘙痒、灼热感或刺痛感。

【禁忌】①对其他咪唑类药物过敏者禁用。②妊娠 3 个月内妇女及哺乳期妇女禁用。

【制剂】联苯苄唑栓(阴道片)

8. 硝呋太尔 Nifuratel

本品对导致妇女生殖系统感染的细菌、原虫和霉菌等发挥强烈、有效的杀灭作用,而却很少产生任何急、慢性副作用。由于其多方面的治疗作用,无论是细菌、滴虫或霉菌感染引起的各种阴道炎,均可选用硝呋太尔。

【适应证】治疗由细菌、滴虫、霉菌和念珠菌引起的外阴、阴道感染和白带增多及泌尿系统感染、消化道阿米巴病及贾第鞭毛虫病。

【用法用量】阴道感染:每次 1 片(200mg)每天 3 次,连续口服 7 天,饭后服用,建议夫妻同时服用。泌尿道感染:成人,3 ~ 6 片/天,平均连续服用 1 ~ 2 周(根据感染程度和性质而定);儿童,10 ~ 20mg/(kg · d),分 2 次口服,平均连续使用 1 ~ 2 周(根据感染的程度和性质可适当延长)。

【不良反应】大量临床使用本品很少产生急、慢性不良反应。

【禁忌】对硝呋太尔过敏者禁用。

【制剂】硝呋太尔片(胶囊、阴道片)

9. 硝呋太尔制霉菌素 Nifuratel and Nysfungin

本品为复方制剂,含硝呋太尔和制霉菌素。

【适应证】细菌性阴道病、滴虫阴道炎、念珠菌外阴阴道病、阴道混合感染。

【用法用量】阴道给药,一日一次,于晚上临睡前清洗外阴后,将本品 1 粒放入阴道深处,连用 6 天为一疗程。

【不良反应】临床使用本品后可出现轻度外阴灼热、阴道干涩和恶心。

【制剂】硝呋太尔制霉菌素阴道软胶囊(阴道软膏)

10. 硝酸益康唑 Econazole

【适应证】用于念珠菌性外阴阴道病。

【用法用量】阴道给药。睡前使用 1 枚,置阴道深处,3 日为一疗程。

【不良反应】偶见局部刺激、瘙痒或烧灼感。

【制剂】硝酸益康唑栓(气雾剂、溶液)

11. 硝酸布康唑 Butoconazole Nitrate

【适应证】主要用于由念珠菌感染的外阴阴道念珠菌病。该病的诊断应作 KOH 涂片镜检法确诊。该药对非妊娠妇女是安全有效的,但对妊娠妇女的安全和有效性尚未被确定。

【用法用量】每支 5g,(含硝酸布康唑 100ng)阴道内给药。

【不良反应】在一项临床试验中,314 名使用该药的患者中,18 例患者(5.7%)主诉外阴阴道有灼感,瘙痒,疼痛和肿胀,骨盆或腹部疼痛或痉挛,或有 2 个或多个该类症状。3 例患者(1%)的这些主诉被认为是与治疗有关。18 例患者中有 5 人报告有不良反应,为此而中止该项研究。

【禁忌】禁用于对硝酸布康唑乳膏中任一成分有过敏反应的患者。

【制剂】硝酸布康唑阴道乳膏

12. 黄藤素栓 Fibrauretinum Suppositories

本品对真菌有抑制作用,尤其是对白色念珠菌、石膏样毛菌、裴氏着色菌作用较强。

【适应证】用于念珠菌外阴阴道病。

【用法用量】阴道给药。一次 1 枚,每晚一次。将栓剂置于阴道后穹窿部,连用 10 日为一疗程,必要时可重复使用一个疗程。

【不良反应】偶见局部刺激,瘙痒或烧灼感。

【禁忌】妊娠头 3 个月禁用。

【制剂】黄藤素栓(阴道凝胶)

三、老年性阴道炎用西药

1. 雌二醇阴道片 Estradiol Vaginal Tablets(Vagifem)

【适应证】本品局部给药用于治疗由于雌激素缺乏而引

起的萎缩性阴道炎。

【用法用量】使用送药器,将本品置入阴道深部。起始剂量:每日一片,2周;维持剂量:每周2次,一次一片。可在任意方便的一天开始治疗。或遵医嘱。

【不良反应】不良反应很少见。曾有报道出现过轻度阴道流血、阴道排液、过敏反应及皮疹。如使用本品期间出现任何不良事件和(或)不良反应,请告知医生。

【禁忌】对本品中任何成分过敏者;有雌激素依赖性的活动性肿瘤;卟啉病。若有阴道感染,应首先治疗感染,再开始使用本品。

【孕妇及哺乳期妇女用药】已知或可能妊娠时禁用本品治疗。泌乳时不影响使用,但雌激素会通过母乳分泌。

【儿童用药】本品不用于儿童。

【老年用药】参见其他项下内容,或遵医嘱。

【制剂】雌二醇阴道片

2. 戊酸雌二醇 Estradiol Valerate

本品为天然雌二醇的戊酸盐,具有雌二醇的药理作用,能促进和调节女性生殖器官和副性征的正常发育。

【适应证】①与孕激素联合使用建立人工月经周期中用于补充主要与自然或人工绝经相关的雌激素缺乏;②血管舒缩性疾病(潮热);③生殖泌尿道营养性疾病(外阴阴道萎缩,性交困难. 尿失禁);④精神性疾病(睡眠障碍. 衰弱);⑤宫颈黏液的改善。

【用法用量】饭后,每日1mg(2片)用水吞服,遵医嘱可酌情增减,按周期序贯疗法,每经过21天的治疗后,须停药至少一周。

【不良反应】少数病例可有乳房胀感、胃部不适、恶心、头痛、体重增加及子宫出血。

【禁忌】下面所列的任何一种情况存在时,不应开始激素替代治疗(HRT);如果在HRT用药过程中出现下列任何一种情况,应立即停药。妊娠和哺乳未确诊的阴道出血已知或可疑乳腺癌已知或可疑受性激素影响的癌前病变或恶性肿瘤现有或既往有肝脏肿瘤病史(良性或恶性)重度肝脏疾病急性动脉血栓栓塞(如心肌梗死,卒中)活动性深静脉血栓形成,血栓栓塞性疾病,或有记录的这些疾病的病史,重度高甘油三酯血症,对活性成分或任何辅料过敏禁用。

【儿童用药】青春期前儿童禁用。

【孕妇及哺乳期妇女用药】孕妇及正在哺乳的妇女禁用。

【制剂】戊酸雌二醇片

3. 苯甲酸雌二醇 Estradiol Benzoate

本品为天然雌二醇的苯甲酸盐,具有雌二醇的药理作用。

【适应证】作为雌激素的补充剂,适用于与绝经有关的症状的对症治疗,如潮热、多汗、阴道干燥等。

【用法用量】外用,每次1.5g(含1.35mg苯甲酸雌二醇或雌二醇0.98mg)涂于干净皮肤上(如手臂内侧、下腹部、腰部、臀和大腿等部位),每日一次,每月按月历1~24日连用,15~24日每日并用口服甲羟孕酮片4mg。

【不良反应】可有乳房胀感、头痛、乳头溢液、局部刺激感等,此外,治疗周期停止后,可有与月经相似的阴道出血。

【禁忌】对本品过敏者、正患有血栓栓塞性疾病(静脉炎、肺栓塞等)禁用。

【儿童用药】请遵医嘱。

【孕妇及哺乳期妇女用药】妊娠及哺乳期妇女禁用。

【老年用药】请遵医嘱。

【制剂】苯甲酸雌二醇软膏

4. 雌三醇 Estrol

雌三醇是体内雌二醇的代谢产物,主要存在于尿中的一种天然雌激素。其作用比雌二醇弱,主要作用于外阴和子宫颈,使阴道上皮增生变厚并恢复阴道的生理pH,有利于绝经后因雌激素缺乏所致的泌尿生殖道萎缩和萎缩性阴道炎的治疗。

【适应证】适用于治疗妇女绝经后因雌激素缺乏而引起的泌尿生殖道萎缩和萎缩性阴道炎(即老年性阴道炎)。表现为外阴或阴道干燥、瘙痒、灼热、阴道分泌物异常及性交疼痛或尿频、尿急、尿失禁等症状。

【用法用量】阴道塞入:晚上睡前洗净双手及外阴,去掉药物的外包装,取出药栓,用手指将药轻柔地推入阴道深处。常用推荐剂量为一日2mg,连续治疗一周,以后每周放置1粒维持或遵医嘱。根据个体差异,可酌情增加或减少用药剂量及间隔时间。

【不良反应】用药初期,偶有患者出现轻微乳胀,下腹胀或阴道灼热等症状,随着时间的延长,这些反应自行消失,一般不需处理。

【禁忌】乳腺癌或生殖道恶性肿瘤;雌激素依赖性肿瘤,如子宫内膜癌;不明原因的阴道流血;血栓性静脉炎;血栓栓塞性疾病。

【制剂】雌三醇栓(乳膏)

5. 尼尔雌醇 Nilestriol

本品为雌三醇的衍生物,其药理作用与雌二醇相似,但生物活性低,故对子宫内膜的增生作用也较弱,适用于围绝经期妇女的雌激素替代疗法。

【适应证】用于雌激素缺乏引起的绝经期或更年期综合征,如潮热,出汗,头痛,目眩,疲劳,烦躁易怒,神经过敏,外阴干燥,老年性阴道炎等。

【用法用量】口服。一次5mg,每月一次。症状改善后维持量为每次1~2mg,每月2次,3个月为一疗程。

【不良反应】①轻度胃肠道反应,表现为恶心,呕吐,腹胀,头痛,头晕;②突破性出血;③乳房胀痛,白带增多;④高血压;⑤偶有肝功能损害。

【禁忌】雌激素依赖性疾病(如乳腺癌、子宫,内膜癌、宫颈癌、较大子宫肌瘤等)病史者、血栓病、原发性高血压患者禁用。

【孕妇及哺乳期妇女用药】孕妇禁用。

【制剂】尼尔雌醇片

6. 普罗雌烯 Promestriene

本品属于甾体类雌激素药物，可在生殖道底部黏膜处产生局部的雌性激素作用，从而恢复其营养功能，在阴道内使用后，不会对远离阴道的部位产生全身性的雌激素作用。

【适应证】用于外阴、前庭部及阴道环部的萎缩性病变。

【用法用量】每日 1～2 次，根据医嘱的时间，将足量乳膏涂满需要治疗部位的表面。如果病因持续（如绝经、卵巢切除、使用雌－孕激素避孕），或影响因素持续（如放射疗法）存在，则有必要进行持续治疗。

【不良反应】和所有药物一样，该产品可导致部分患者的不适反应，在个别患者中会出现刺激、瘙痒、过敏反应。

【禁忌】虽然在此药物的应用过程中，没有发生全身性效应，但作为应用任何雌激素的一项预防措施，不提倡将此药物应用于有雌激素依赖性癌病史的患者。

【制剂】普罗雌烯乳膏

7. 氯烯雌醚 Chlorotrianisene

本品为一种非甾体雌激素类药，其活性较已烯雌酚弱，能调节垂体前叶释放促性腺激素，通过减少下丘脑促黄体生成素释放因子的释放，导致降低促卵泡激素（FSH），促黄体生成激素（LH）从垂体的释放，由于其引起垂体前叶和肾上腺皮质机能亢进的作用较雌激素弱，长期服用不会引起垂体肿大和肾上腺的增生，作用比较温和，人体耐受性好。

【适应证】用于治疗雌激素缺乏引起的泌尿生殖道萎缩症状，如干燥、性交痛、萎缩性阴道炎等；青春期功能失调性子宫出血；妇女性腺功能不全的雌激素替代治疗；男性前列腺增生等。

【用法用量】口服。妇女更年期综合征及手术后因雌激素缺乏所引起的症状：每日剂量 4～12mg，每 20～22 天为一疗程，停药后 7 天，再开始另一疗程，症状改善后，剂量可逐渐减少。治疗青春期功能失调性子宫出血：每日剂量 20～80mg，分 2～3 次服用，止血后酌情递减，每日维持量 8mg。

【不良反应】偶见轻微胃部不适、恶心、呕吐、头晕、乳房胀痛、阴道出血、嗜睡、尿频、尿痛、头痛、腹痛、胸痛、皮疹等。

【禁忌】诊断未明确的妇科出血，有胆汁淤积性黄疸病史，血栓病史，乳腺癌及怀疑与雌激素有关的肿病患者禁用。

【孕妇及哺乳期妇女用药】本品对胎儿有致畸作用，并能在母乳中分泌，故孕妇及哺乳期妇女禁用。

【制剂】氯烯雌醚滴丸

8. 结合雌激素 Conjugated Estrogens

【适应证】用于：①治疗中、重度与绝经相关的血管舒缩症状。②治疗外阴和阴道萎缩，如萎缩性阴道炎等。③预防和控制骨质疏松症。当仅为预防和控制骨质疏松症时，应仅对有明显骨质疏松危险的妇女和被认为不适合非雌激素疗法的妇女才考虑使用。④治疗因性腺功能减退或原发性卵巢功能衰退所致的雌激素低下症。⑤治疗某些女性和男性的转移性乳腺癌（仅作缓解症状用）。⑥治疗晚期雄激素依赖性前列腺癌（仅作缓解症状用）。

【不良反应】①诱发恶性肿瘤。②在绝经期后接受雌激素治疗的妇女中，患需手术治疗的胆囊疾病的危险性增加 2～4 倍。③雌激素替代治疗（单用雌激素或与孕激素联用），可增加患血栓性静脉炎和（或）血栓栓塞性疾病的危险性。④在雌激素替代治疗期间通常血压维持正常或下降，偶有血压升高。⑤乳腺癌和骨转移患者应用雌激素可能会导致严重的高钙血症。⑥阴道出血形式改变、异常撤退性出血、点状出血、子宫平滑肌瘤体积增大；阴道念珠菌病、宫颈分泌物量的改变。⑦乳房触痛、增大。⑧恶心、呕吐、腹绞痛、腹胀、胆汁淤积性黄疸、胆囊疾病发生率增加、胰腺炎。⑨停药后黄褐斑或黑斑病持续存在、多形红斑、红斑结节、红斑疹、头发脱落、妇女多毛症。⑩静脉血栓栓塞、肺栓塞。⑪眼角膜弯曲度变陡、对隐形眼镜耐受性下降。⑫头痛、偏头痛、头晕、精神抑郁、舞蹈病。⑬体重增加或减轻、糖耐量下降、卟啉症加重、水肿、性欲改变。

【禁忌】①已知或怀疑妊娠的患者。②未确诊的异常生殖器出血患者。③已知或怀疑患有乳腺癌患者（治疗某些转移性癌的患者除外）。④已知或怀疑患有雌激素依赖性肿瘤的患者。⑤活动性血栓性静脉炎或血栓栓塞性疾病患者。⑥以前患有与使用雌激素相关的血栓性疾病患者。

【用法用量】①口服：a. 用于与绝经相关的中、重度血管舒缩状态，一次 0.625mg，一日一次；b. 外阴和阴道萎缩，一次 0.3～1.25mg，一日一次。

②阴道内给药：外阴和阴道萎缩，一日 0.5～2g，通过给药器将乳膏推入阴道深处。乳膏阴道内给药应该短期、周期性使用，如连续使用 3 周，停用 1 周。对于症状特别明显的患者，可以首先接受短期口服治疗（如结合雌激素一日 0.625mg 服用，10 天左右），以便使阴道黏膜能够适应乳膏涂敷。

③肌内注射或静脉注射：请遵医嘱。

【儿童用药】尽管雌激素已经被用于治疗某些青春期发育迟缓的青少年来诱导青春期发育，关于儿童用药的安全性和有效性还没有建立。

【妊娠及哺乳期妇女用药】雌激素不应用于怀孕妇女。（见【禁忌】）服用雌激素可使哺乳的质量和数量降低。服药母亲的乳汁中可以检测到雌激素。哺乳期妇女使用雌激素时需谨慎。

【老人用药】65 岁及以上绝经后妇女使用雌激素中风的风险增加。65～79 岁妇女用药发展为可能性痴呆的风险增加。

【制剂】结合雌激素片（注射液、乳膏）

附：用于阴道炎的其他西药

1. 奥硝唑 Ornidazole

见第三章“38. 痢疾”。

2. 左奥硝唑 Levornidazole

【适应证】用于治疗敏感厌氧菌所引起的多种感染性疾病,包括盆腔感染:子宫内膜炎、子宫肌炎、输卵管或卵巢脓肿、盆腔软组织感染、嗜血杆菌阴道炎等。

3. 复方莪术油栓 Compound Zedoary Turmeric Oil Suppoaitories

【适应证】本品为复方制剂,含硝酸益康唑、莪术油、冰片。用于白色念珠菌阴道感染、霉菌阴道炎、滴虫阴道炎、宫颈糜烂。

4. 特康唑阴道栓 Terconazole

【适应证】本品属第二代唑类抗真菌药(三唑类),用于治疗外阴阴道假丝酵母菌病。与第一代唑类抗真菌药(咪唑类)相比,特康唑阴道栓具有以下特点:①杀菌力强,且作用时间长;②复发率低;③安全性高;④不影响阴道内正常菌群。

5. 氟氯西林钠 Flucloxacillin Sodium

见第一章“10. 肺脓肿”。

6. 氯霉素阴道软胶囊 Chloramphenicol Vaginal Soft capsules

【适应证】杀菌,防感染,用于非特异性(衣原体、支原体、细菌性)阴道炎。

7. 阿奇霉素 Azithromycin

见第一章“5. 气管炎和支气管炎”。

8. 复方醋酸氯己定栓 Compound Chlorhexidine Acetate Suppositories

【适应证】本品为复方制剂,含醋酸氯己定、甲硝唑和冰片。用于需氧菌或厌氧菌性阴道病、滴虫阴道炎或混合感染。

9. 聚维酮碘栓 Pvoidone Iodine Suppositories

见第三章“58. 痔疮”。

10. 双唑泰栓 Metronidazole, Clotrimazole and Chlorhexidine Acetate Suppositories

【适应证】本品为复方制剂,含甲硝唑、克霉唑、醋酸氯己定。用于细菌性阴道病、念珠菌性外阴阴道病、滴虫性阴道炎及细菌、真菌、滴虫混合感染性阴道炎。

11. 聚甲酚磺醛阴道栓 Policresulen Vaginal Suppositories

见本章“136. 宫颈炎与宫颈糜烂”。

12. 苦参碱阴道泡腾片 Matrine vaginal effervescengt Tablets

【适应证】用于滴虫阴道炎和念珠菌性阴道炎。

13. 环吡酮胺阴道栓 CiclopiroxOlamine

【适应证】用于念珠菌,霉菌阴道炎。

14. 萘替芬 Naftiafine

【适应证】适用于体股癣、手足癣、头癣、甲癣、花斑癣、浅表念珠菌病。也用于念珠菌外阴阴道炎。

15. 阿莫罗芬 Amorolfine

【适应证】用于由皮肤真菌引起的皮肤真菌病:足癣(脚癣,运动员脚),股癣,体癣。皮肤念珠菌病。也用于念珠菌性外阴阴道炎。

16. 十一烯酸 Unecylenic Acid

【适应证】用于真菌感染、手癣、足癣、体癣、股癣、花斑癣、指间癣、趾间癣、霉菌性阴道炎。

17. 己烯雌酚 Diethylstilbestrol

见本章“158. 更年期综合征”。

18. 硼酸 Boric Aicd

【适应证】消毒防腐药,用于冲洗小面积创面与黏膜面。也可用于治疗对一线药物耐药的慢性真菌性阴道炎。

19. 酮康唑栓 Ketoconazole

【适应证】本品用于治疗阴道念珠菌病。

20. 呋喃唑酮 Furazolidone

见第三章“35. 肠炎”。

21. 硝酸舍他康唑栓 Sortaconazole Nitrate Suppositories

【适应证】用于外阴阴道念珠菌病。

二、中药

1. 保妇康栓(泡沫剂)

【处方组成】莪术油、冰片

【功能主治】行气破瘀,生肌止痛。用于湿热瘀滞所致的带下病,症见带下量多、色黄、时有阴部瘙痒;霉菌阴道炎、老年性阴道炎、宫颈糜烂见上述证候者。

【用法用量】栓剂:洗净外阴部,将栓剂塞入阴道深部;或在医生指导下用药。每晚1粒。气雾剂一日一次,睡前使用。使用前先装上导管,振摇均匀,倒置容器,将导管轻轻插入阴道约7cm,揿压阀门,以泡沫刚好溢出阴道口为准。

【使用注意】孕妇禁用。

2. 百艾洗液

【处方组成】苦参、百部、黄柏、艾叶、地肤子、蛇床子、枯矾、冰片、薄荷油

【功能主治】清热解毒,燥湿杀虫,祛风止痒。用于湿热下注所致的阴痒,症见阴痒,带下量多,尿频、急、数、痛,小便黄赤;霉菌阴道炎、滴虫阴道炎、细菌性阴道炎见上述证候者。

【用法用量】外用,取本品20ml,加温开水稀释至200ml,制成洗液,用冲洗器冲洗或局部浸洗、坐浴,一日2次,7天为一疗程,或遵医嘱。

【使用注意】①孕妇禁用。②阴道出血期间禁用。

3. 复方岗松洗液

【处方组成】苦豆草、岗松、黄柏、苦地丁、蛇床子、冰片

【功能主治】清热解毒,泻火燥湿、杀虫止痒。用于湿热下注所致的阴痒、带下,症见外阴阴道灼热瘙痒,带下增多,黄稠而臭;滴虫、霉菌、细菌性阴道炎见上述证候者。

【用法用量】阴道用药。将复方岗松洗液原液配成10%液体冲洗外阴、阴道。每次用原液约20ml，一日一次，7天为一疗程。

【使用注意】妇女孕期、月经期禁用。

4. 妇炎平胶囊(栓、泡腾片)

【处方组成】苦参、蛇床子、苦木、珍珠层粉、冰片、枯矾、薄荷脑、硼酸、盐酸小檗碱

【功能主治】清热解毒，燥湿止带，杀虫止痒。用于湿热下注所致的阴痒、带下病，症见带下量多、色黄味臭、阴部瘙痒；滴虫、霉菌、细菌引起的阴道炎、外阴炎见上述证候者。

【用法用量】外用，睡前洗净阴部，置胶囊于阴道内，一次2粒，一日一次。

【使用注意】孕妇禁用。

5. 红核妇洁洗液

【处方组成】山楂核

【功能主治】解毒祛湿，杀虫止痒。用于湿毒下注所致的阴痒、带下病，症见带下量多、色黄味臭、阴部瘙痒；霉菌阴道炎和细菌性阴道炎见上述证候者。

【用法用量】外用。用药前，用水清洗阴部后擦干，取10ml药液于稀释瓶中，加温开水至100ml摇匀，用稀释后的药液冲洗外阴和阴道，一日2次，连用7天。重症患者用药应遵医嘱。

【使用注意】孕妇禁用。

6. 洁尔阴洗液(泡腾片、软膏)

【处方组成】蛇床子、苦参、黄芩、黄柏、茵陈、薄荷、艾叶、苍术、独活、金银花、栀子、土荆皮、地肤子、石菖蒲

【功能主治】清热燥湿，杀虫止痒。用于妇女湿热带下。症见阴部瘙痒红肿，带下量多，色黄或如豆渣状，口苦口干，尿黄便结；霉菌、滴虫及细菌性阴道炎见上述证候者。

【用法用量】洗液：外阴、阴道炎：用10%浓度洗液(即取本品10ml加温开水至100ml混匀)，擦洗外阴，用冲洗器将10%的洁尔阴洗液送至阴道深部冲洗阴道，一日一次，7天为一疗程。泡腾片外用，先冲洗患部后，洗净手及外阴部，取平卧位或适当体位，戴上消毒指套用手或送药器将药片送至阴道深部后穹窿处。每晚1片，严重者可早、晚各放1片，或遵医嘱。7日为一疗程。

【使用注意】孕妇禁用。

7. 舒阴洁洗剂

【处方组成】狼把草、土茯苓、重楼、黄柏、苦参、苍术、蛇床子、白藓皮、皂角刺、薄荷脑、花椒

【功能主治】清热，利湿，止痒。用于轻度外阴炎，老年性阴道炎，阴部湿痒的辅助治疗及清洁外阴。

【用法用量】外用，取10～20ml药液用温开水稀释至10倍以上，采用坐浴或直接涂洗。一日2次，1周为一疗程。

【使用注意】妇女孕期、月经期禁用。

8. 苦参栓(阴道泡腾片、软膏、凝胶、膜)

【处方组成】苦参总碱

【功能主治】抗菌消炎。用于宫颈糜烂，赤白带下，滴虫性阴道炎及阴道霉菌感染等妇科慢性炎症。

【用法用量】栓剂外用，每晚1粒。塞入阴道深处或遵医嘱。软膏阴道用药。每晚1支，将软膏轻轻挤入阴道深处，连用7日为一疗程，或遵医嘱。

【禁忌】孕妇禁用。

9. 洁康宁喷雾剂

【处方组成】黄柏、黄连、蛇床子、薏苡仁、土茯苓、花椒

【功能主治】清热解毒，燥湿杀虫，止痒消肿。主要用于霉菌、滴虫阴道炎，外阴炎及外阴湿疹，瘙痒。

【用法用量】外用，清洗外阴后，患处局部喷雾，一次1ml(约喷雾10次)，一日1～2次。

【使用注意】妇女孕期、月经期禁用。

10. 除湿止痒洗液

【处方组成】蛇床子、黄连、黄柏、苦参、虎杖、紫花地丁、地肤子等

【功能主治】清热除湿，祛风止痒。用于急性、亚急性湿疹证属湿热或湿阻型的辅助治疗。

【用法用量】外用，一日3～4次，涂抹患处；亦可用水稀释10倍后洗浴。

【使用注意】对本药品过敏者禁用。

11. 复方苦参洗剂

【处方组成】苦参、白鲜皮、地肤子、黄柏、土荆皮、金银花、蛇床子、苍术、防风、黄芩、百部、石菖蒲、野菊花、鸦胆子、甘草

【功能主治】清热解毒，燥湿止痒。用于外阴炎、阴道炎、外阴瘙痒。用于改善妇女带下过多，外阴瘙痒等症状。

【用法用量】用30%～50%药液擦洗外阴。每日1～2次，七天为一疗程。

【使用注意】外阴部有破损者及经期、孕期妇女禁用。

12. 五柏参洗液

【处方组成】黄柏、苦参、百部、五味子

【功能主治】清热、除湿、止痒。用于湿热下注型阴道炎所致带下量多，色黄如脓，味臭等症。

【用法用量】采用一次性阴道冲洗器，冲洗阴道及外阴，一次冲洗量30ml，保持药液在阴道内停留5分钟以上，一日1～2次，7天为一疗程。

【使用注意】妇女孕期、月经期禁用。

13. 康妇消炎栓

【处方组成】苦参、败酱草、紫花地丁、穿心莲、蒲公英、猪胆粉、紫草(新疆紫草)、芦荟

【功能主治】清热解毒，利湿散结，杀虫止痒。用于湿热、湿毒所致的带下病、阴痒、阴蚀。症见下腹胀痛或腰骶胀痛，带下量多、色黄，阴部瘙痒，或有低热，神疲乏力，便干或溏而不爽，小便黄；盆腔炎、附件炎、阴道炎见上述证候者。

【用法用量】直肠给药，一次1粒，一日1～2次。

14. 治糜康栓(治糜灵栓、泡腾片)

【处方组成】黄柏、苦参、儿茶、枯矾、冰片

【功能主治】清热解毒,燥湿收敛。用于湿热下注所致的带下病,症见带下量多、色黄质稠、有臭味,或有大便干燥;细菌性阴道病、滴虫阴道炎、宫颈糜烂见上述证候者。

【用法用量】每次1粒,隔一日一次,睡前洗净外阴部,将栓剂推入阴道深部,10日为一疗程。

【使用注意】孕妇禁用。

15. 复方杏香兔耳风颗粒(胶囊、片)

【处方组成】杏香兔耳风、白术(漂)

【功能主治】清热化湿,祛瘀生新。用于湿热下注所致的带下,症见带下量多、色黄,小腹隐痛;宫颈糜烂、阴道炎、慢性盆腔炎见上述证候者。

【用法用量】颗粒开水冲服,一次18克(1袋),一日2次。胶囊口服,一次6粒,一日2次。

【使用注意】孕妇禁用。

16. 妇宁栓

【处方组成】苦参、黄柏、黄芩、莪术、蛤壳粉、红丹、儿茶、乳香、没药、猪胆粉、冰片

【功能主治】清热解毒,燥湿杀虫,祛腐生肌。用于湿热下注所致的带下病、阴痒、阴蚀,症见黄白带下、量多味臭、阴部瘙痒或有小腹疼痛;阴道炎、阴道溃疡、宫颈糜烂见上述证候者。

【用法用量】阴道给药。洗净外阴部、戴上手套,将药栓塞人阴道深部或在医生指导下用药,每晚1粒,重症早晚各1粒。

【使用注意】孕妇禁用。

17. 消糜栓(泡腾片)

【处方组成】人参茎叶皂苷、紫草、黄柏、苦参、枯矾、冰片、儿茶

【功能主治】清热解毒,燥湿杀虫,祛腐生肌。本品用于湿热下注所致的带下病,症见带下量多、色黄、质稠、腥臭、阴部瘙痒;滴虫阴道炎、霉菌阴道炎、非特异性阴道炎、宫颈糜烂见上述证候者。

【用法用量】阴道给药。一次1粒,一日一次。

【使用注意】孕妇禁用。

18. 洁阴止痒洗液

【处方组成】苦参、蛇床子、徐长卿、土茯苓、千里光、黄柏、虎杖、赤芍、花椒、人参叶、甘草、薄荷脑

【功能主治】清热解毒,祛风止痒。用于阴道炎因湿热下注所致带下增多,外阴瘙痒等症。

【用法用量】外用。装入喷雾瓶中,一次喷雾3~5下,一日3~5次;阴道冲洗或抹洗,每次20ml,一日一次;坐浴,每次20ml,加水适量,每次20分钟,一日1~2次。7天为一疗程。

【使用注意】妇女孕期、月经期禁用。

19. 湿痒洗液

【处方组成】苦参、蛇床子、荆芥、白鲜皮、防风、丁香叶、黄柏

【功能主治】清热解毒,祛风燥湿,止痒。适用于湿热下注引起的外阴瘙痒,滴虫、霉菌阴道炎,症见带下量多,色黄。

【用法用量】外用。①外阴炎:无菌棉球蘸取洗液充分擦洗外阴、阴道,每日一次;睡前10%洗液自行坐浴15分钟,7日为一疗程。②阴道炎:取无菌棉球蘸取洗液,仔细冲洗阴道,再用带线无菌棉球蘸洗液,置于阴道深部,睡前将带线棉球取出,每日一次,7日为一疗程。

【使用注意】妇女孕期、月经期禁用。

20. 杀菌止痒洗剂

【处方组成】黄柏、苦参、蛇床子、土茯苓、苍术、冰片

【功能主治】清热解毒,杀虫止痒。适用于改善滴虫、霉菌阴道炎及外阴瘙痒症所致的带下量多,阴痒。

【用法用量】外用。将本品摇匀后,用温开水稀释到5~10倍浓度,冲洗或坐浴。病重者可加大剂量,也可用涂有药液的药棉直接置于患处,一般应保持药液在5分钟以上。每日1~2次,5~7天为一疗程。

【使用注意】妇女孕期、月经期禁用。

21. 青柏洁身洗液

【处方组成】苦参、黄连、蛇床子、黄柏、花椒、黄芪、何首乌、地肤子、大青叶、赤芍、当归

【功能主治】清热解毒,燥湿杀虫止痒。用于湿热下注所致的外阴瘙痒,外阴湿疹,以及滴虫、霉菌阴道炎致阴痒者。

【用法用量】外用,外阴瘙痒、外阴湿疹:一次2瓶盖(10ml),一日2次,涂于阴部患处,15分钟后冲净,或加10倍量温开水洗浴阴部;阴道炎:一次2瓶盖(10ml),加10倍温开水稀释后,用阴道冲洗器冲洗阴道,一日2次。

【使用注意】妇女孕期、月经期禁用。

22. 洁阴灵洗剂

【处方组成】黄柏、苦参、蛇床子、土茯苓、花椒

【功能主治】清热解毒,杀虫止痒。用于妇女湿热下注引起的阴痒,以及霉菌、滴虫阴道炎见以上症状者。

【用法用量】取本品30~50ml,加6~8倍温开水稀释,坐浴或冲洗;也可用涂有本品的药棉直接塞于患处,一般应保持药液在5分钟以上;一日1~2次,7天为一疗程。

【使用注意】妇女孕期、月经期禁用。

23. 利夫康洗剂

【处方组成】苦参、黄柏、蛇床子、白鲜皮、黄连、花椒、地肤子、板蓝根、赤芍、何首乌、土茯苓

【功能主治】清热燥湿,杀虫止痒。用于湿热下注所致的带下量多,阴痒;外阴炎,滴虫阴道炎,霉菌阴道炎见以上症状者。

【用法用量】外用,取本品10ml加水至100ml外擦或用阴道冲洗器冲洗阴道,一日1~2次,7天为一疗程。

【使用注意】妇女孕期、月经期禁用。

24. 妇洁搽剂

【处方组成】烈香杜鹃油、猪毛蒿油、苦参、甘油醇、聚山

梨酯

【功能主治】解毒杀虫，除湿止痒。用于湿热下注所致的白带量多，阴痒；霉菌阴道炎、霉菌外阴炎见有上述证候者。

【用法用量】外用，外阴炎：清洁患处，将药液涂擦患处；霉菌性阴道炎：清洁阴道，用喷管将药液适量喷入阴道，一日3次。

【使用注意】妇女孕期、月经期禁用。

25. 妇炎清洗剂

【处方组成】蛇床子白鲜皮黄柏荆芥防风苦参龙胆

【功能主治】清热燥湿，杀虫止痒。用于湿热下注所致的外阴瘙痒，白带量多；外阴炎、阴道炎见以上证候者。

【用法用量】外用，一次 10ml，加温水约 100ml，浸洗患处或以冲洗器冲洗阴道。

【使用注意】妇女孕期、月经期禁用。

26. 妇炎灵泡腾片(栓)

【处方组成】紫珠叶，硼酸，苦参，樟脑，仙鹤草，白矾，百部，冰片，蛇床子

【功能主治】清热燥湿，杀虫止痒。用于湿热下注引起的阴道瘙痒、灼痛、带下，以及霉菌、滴虫阴道炎见上述证候者。

【用法用量】外用，一次 2 片，一日一次，睡前洗净双手及阴部，取本品置阴道前后各 1 片。

27. 维妇康洗液

【处方组成】苦参、百部、土茯苓、地肤子、白鲜皮等

【功能主治】清热解毒，除湿止痒。用于改善阴道炎(老年性阴道炎除外)引起的外阴灼热、瘙痒等症。

【用法用量】外用。取本品 10～20ml，兑温开水 100～200ml 稀释后冲洗阴道或坐浴，每日 2 次，7 日为一疗程。

【使用注意】妇女孕期、月经期禁用。

28. 金百洗剂

【处方组成】牡丹皮、黄柏、生地黄、海螵蛸等

【功能主治】清热解毒，祛风除湿，活血止痒。适用于滴虫阴道炎所致的带下量多及外阴瘙痒。

【用法用量】外用，将本品用温水稀释成 10% 的浓度洗浴外阴及阴道，一日一次，7 天为一疗程。

【使用注意】经期、孕期妇女禁用。

29. 凤保宁(非药品批准文号，供参考)

【处方组成】冰片、血竭、僵蚕、蛇床子、苦参、黄柏、野菊花

【功能主治】清热燥湿，抗炎止痒，对妇女阴道疾患有康复保健作用。

【用法用量】每次月经干净 3 天后开始使用本品。

附：用于阴道炎的其他中药

1. 日舒安湿巾(洗液)

【功能主治】清热燥湿止痒。用于女子外阴瘙痒、男子阴囊湿疹。

2. 妇炎康片(胶囊、软胶囊、颗粒、丸)

见本章"135. 盆腔炎、附件炎和子宫内膜炎"。

3. 康妇软膏(凝胶)

【功能主治】祛风燥湿，杀虫止痒。用于湿热下注所致的阴痒、带下病，症见外阴红肿、瘙痒、带下量多、色黄；外阴炎、外阴溃疡、阴道炎见上述证候者。

4. 蛇黄栓

【功能主治】清热，燥湿，止痒。适用于妇女阴道炎引起的分泌物增多、有异味及外阴瘙痒。

5. 金松止痒洗液

【功能主治】清热祛湿，杀虫止痒。用于成年女性外阴炎，湿热带下，外阴及皮肤瘙痒。

6. 皮肤康洗液

【功能主治】清热解毒，除湿止痒。用于湿热蕴结所致的湿疮、阴痒，症见皮肤红斑、丘疹、水疱、糜烂、瘙痒或白带量多，阴部瘙痒；急性湿疹、阴道炎见上述证候者。

7. 苦双黄洗剂

【功能主治】清热，燥湿，止痒。对成年妇女外阴炎，外阴瘙痒症状有改善作用。

8. 金归洗液

【功能主治】清热，祛湿，止痒。用于改善外阴瘙痒，带下量多。

9. 苦柏止痒洗液

【功能主治】清热解毒，除湿止痒。适用于湿热下注所致的阴痒，带下量多。

10. 洁身洗液

【功能主治】清热解毒，燥湿杀虫。适用于湿热蕴结所致湿疹，阴痒带下。

11. 复方岗松止痒洗液

【功能主治】清热燥湿，杀虫止痒。用于湿热下注所致的带下，阴痒的辅助治疗。

12. 复方清带散(灌注液)

【功能主治】清热除湿，杀虫止痒。用于妇女湿热下注证带下，症见阴痒灼痛，带下量多，味臭，呈泡沫状，或豆渣样或色黄如脓，舌苔黄腻，脉数；霉菌、滴虫、细菌性阴道炎见上述证候者。

13. 甘霖洗剂

【功能主治】清热除湿、祛风止痒。用于风湿热蕴肌肤所致皮肤瘙痒和下焦湿热所致的外阴瘙痒。

14. 复方黄松湿巾(肤阴洁、洗液)

【功能主治】清热解毒，祛风燥湿，杀虫止痒。用于湿热下注所致的外阴瘙痒；外阴炎见上述证候者。

15. 参柏舒阴洗液

【功能主治】清热燥湿，杀虫止痒。用于妇女外阴炎、滴虫性阴道炎、霉菌性阴道炎湿热下注证，症见阴部瘙痒不适，带下量多，色黄质稠，其味臭秽等。

16. 复方双花藤止痒搽剂

【功能主治】清热解毒，燥湿止痒。用于湿热下注所致的

外阴瘙痒；外阴炎见以上症状者。

17. 舒康凝胶剂

【功能主治】解毒祛湿，杀虫止痒。用于湿热下注之阴痒、带下，症见阴部瘙痒，带下量多。

18. 双子参洗液

【功能主治】清热解毒，燥湿杀虫，止痒。用于湿热蕴毒所致的湿疹，以及阴道炎症见带下量多，色黄臭秽，阴道瘙痒。

19. 百安洗液

【功能主治】清热解毒，燥湿止带，用于阴痒带下或阴部灼热、口苦干、小便色黄短涩、舌质红苔、黄腻等滴虫阴道炎、霉菌阴道炎或细菌性阴道病症属湿热下注见上述证候者。

20. 百仙妇炎清栓

见本章“136. 宫颈炎与宫颈糜烂”。

21. 花百胶囊

【功能主治】清热解毒，燥湿止带，杀虫止痒，活血止痛。用于细菌性阴道病、滴虫阴道炎、霉菌阴道炎属湿热下注证，症见带下量多，阴部瘙痒等。

22. 苓苓子阴道灌注液

【功能主治】清热解毒，除湿止带，杀虫止痒。用于妇女湿热下注所致之阴痒及带下异常。症见阴部瘙痒，甚则痒痛、带下量多、气味腥臭、心烦口苦等，以及霉菌阴道炎，滴虫阴道炎见上述症状者。

23. 克痒舒洗液

【功效主治】清热解毒，祛风止痒。用于阴道炎因湿热下注所致带下增多、外阴瘙痒。

24. 复方芙蓉泡腾栓

【功效主治】清热燥湿，杀虫止痒。用于湿热型阴痒包括滴虫、霉菌阴道炎。症见阴部潮红，肿胀甚则痒痛，带下量多，色黄如脓或呈泡沫米泔样或豆腐渣样，其气腥臭，舌红，苔黄腻，脉濡数。

25. 洁阴康洗液

【功效主治】清热解毒，燥湿止带，杀虫止痒。用于念珠菌阴道炎、滴虫阴道炎、细菌性阴道病，证属湿热下注者，症见阴部瘙痒或痒痛，带下量多，色黄稠黏，其气臭秽，舌质红，苔黄腻，脉滑数或弦数。

26. 洁肤净洗剂

【功能主治】清热燥湿，杀虫止痒。用于治疗湿热下注所致的阴痒，带下，症见阴部瘙痒，带下量多，色黄有异味；也用于非特异性外阴炎、滴虫阴道炎、念珠菌阴道炎见上述症状者。

27. 舒安卫生栓

【功能主治】清热燥湿、杀虫止痒。用于真菌性阴道炎、细菌性阴道炎、湿热下注证候。症见白带增多，外阴瘙痒，或见小便短少黄赤等。

28. 祛腐二香栓

见本章“136. 宫颈炎与宫颈糜烂”。

29. 赛霉安乳膏

见本章“136. 宫颈炎与宫颈糜烂”。

30. 黄柏八味片

见本章“135. 盆腔炎、附件炎和子宫内膜炎”。

31. 博性康药膜

见本章“136. 宫颈炎与宫颈糜烂”。

32. 妇科止带胶囊(片)

【功能主治】清热燥湿，收敛止带。用于慢性子宫颈炎，子宫内膜炎，阴道炎所致湿热型带下症。

33. 妇阴舒泡腾片

【功能主治】清热燥湿、杀虫止痒。用于湿热下注型霉菌阴道炎、滴虫阴道炎的治疗。

34. 妇阴康洗剂

【功能主治】治疗阴道炎、盆腔炎及男性生殖器炎症。

35. 妇肤康喷雾剂

【功能主治】清热解毒，活血止痛，杀虫止痒。用于霉菌阴道炎、滴虫阴道炎、细菌性阴道病、外阴炎、皮肤瘙痒等。

36. 妇科止痒片

【功能主治】清热燥湿，杀虫止痒。用于阴道炎证属湿热型患者。

37. 红花如意丸

见本章“136. 宫颈炎与宫颈糜烂”。

38. 妇必舒阴道泡腾片

【功能主治】清热燥湿，抗菌消炎，杀虫止痒。主要用于妇女湿热下注证所致的白带增多、阴部瘙痒等。

135. 盆腔炎、附件炎和子宫内膜炎

〔基本概述〕

盆腔炎、附件炎和子宫内膜炎都属于妇科炎症疾病，临床用药基本相同。

(一)盆腔炎

盆腔炎是妇女常见疾病，是女性内生殖器及其周围的结缔组织、盆腔腹膜炎症的总称，包括子宫体、卵巢、输卵管等的炎症，范围较广，可局限于某一部分，也可几个部位同时发病。多发生于产后、剖宫产后、流产后以有妇科手术后，细菌进入创面感染而得病。

盆腔炎临床以腹痛或腹痛伴有发热为其特征。主要症状有下腹疼痛、阴道分泌物增多、发热、月经异常和不孕等，可分为急性盆腔炎和慢性盆腔炎两类。急性者发病危急、症状严重，可因败血症危及生命。慢性者症状时好时坏，反复发作。

因为子宫与输卵管相邻而其内腔相通，输卵管与卵巢及盆腔腹膜均互相邻近，盆腔腹膜与盆腔的结缔组织仅一膜相隔且有淋巴相通。因此，一个盆腔器官的炎症，尤其是较严重的炎症，极少孤立存在而不影响其邻近器官及组织。在急

性盆腔炎中以输卵管最常受累，且病理改变较明显，而其邻近器官的受累程度可轻重不一。

中医学认为，盆腔炎的主要病因病机为湿、热、瘀邪蕴结子宫、胞脉、胞络导致冲任气血失调而致。

（二）附件炎

在盆腔生殖器官与盆腔组织的炎症中将相互邻近关系的输卵管炎和卵巢周围炎称为输卵管卵巢炎，又称附件炎。

炎症可通过卵巢排卵的破孔侵入卵巢实质形成卵巢脓肿，脓肿壁与输卵管积脓粘连并穿通，形成输卵管卵巢脓肿（TOA）。输卵管卵巢脓肿可为一侧或两侧病变，约半数是在可识别的急性盆腔炎性疾病初次发病后形成，另一部分是屡次急性发作或重复感染而形成。

据国内外报道本病常见多为混合感染。国外以淋球菌及沙眼衣原体感染为最多，其次为厌氧菌及需氧菌的混合感染。国内则以厌氧菌、需氧菌最多。

附件炎症状可因炎症轻重及范围大小而有不同的临床表现，轻者无症状或症状轻微。常见症状为下腹痛、发热、阴道分泌物增多。发热前可先有寒战，头痛，体温可高达 39 ~ 40℃。下腹痛为双侧或病变侧痛，可伴有月经量增多及经期延长，也可有阴道不规则出血。由于炎症刺激，有些患者可有膀胱及直肠刺激症状，如尿频、尿急、腹胀及腹泻等。

（三）子宫内膜炎

子宫内膜炎是子宫内膜的炎症。按照病程的长短，可以分为急性子宫内膜炎和慢性子宫内膜炎两种。

发生子宫内膜炎之后，整个宫腔常常发生水肿、渗出，急性期还会导致全身症状，出现发热、寒战、白细胞增高、下腹痛、白带增多、有时为血性或有恶臭，有时子宫略大，子宫有触痛。急性子宫内膜炎可进一步发展为子宫肌炎，输卵管炎及盆腔炎，使病情加重。慢性者表现也基本相同，也可有月经过多、下腹痛及腰骶胀痛明显。慢性期也可以无症状，有时有不规则阴道出血，月经异常。约有 20% 的慢性子宫内膜炎患者可以完全无症状，而是由医生做妇科检查时发现。

子宫内膜炎的感染可以由性传播性疾病引起，但有时也可以没有明显的诱因。主要为细菌感染，感染细菌的种类有：葡萄球菌、大肠埃希菌、链球菌、厌氧菌，淋球菌。此外还有支原体等病原体感染。按照感染的致病菌可以分为结核性和非结核性两种。结核性子宫内膜炎是由于结核杆菌感染引起的，多继发于输卵管结核。非结核性子宫内膜炎较为多见，由一般病原菌感染引起，常见于月经期、流产及分娩后：如分娩时胎盘和胎膜残留、月经期性交、长期子宫出血、不完全性流产感染、消毒不严的妇科检查、子宫腔内操作如人工流产及各种阴道式手术的上行感染、子宫颈炎、阴道炎的上行感染、子宫内膜息肉或黏膜下肌瘤坏死引起的感染。

子宫内膜炎是由于细菌沿阴道，宫颈上行或沿输卵管下行以及经淋巴系统到达子宫内膜所引起的。多数为从阴道，宫颈上行引起。在正常情况下，女性阴道呈酸性环境，宫颈有黏液栓，这是人体的生理屏障，可以抵御细菌的侵入。但是，在特殊情况下，如经期、分娩、流产后及各种宫腔操作时，这种屏障作用减弱甚至消失，易引起细菌的侵入，造成子宫内膜炎，另外，不注意个人卫生，经期性交及与患有性病的异性性交，也易发生此病，老年妇女由于体内雌激素下降，阴道内酸度下降及宫颈黏液栓减少，易出现老年性阴道炎，并进一步发展为子宫内膜炎。

不论是急性或慢性子宫内膜炎所导致的宫颈阻塞，如宫腔内的炎性分泌物不能外流或引流不畅，即可形成宫腔积脓。但由于是慢性子宫内膜炎而逐渐形成的，宫腔积脓也可以无明显症状。妇科检查时可发现子宫增大，柔软，有触痛，宫旁结缔组织可有明显增厚，并可有附件的炎性包块同时存在。

导致急性子宫内膜炎的主要原因是流产，产褥感染，子宫腔内安放节育器、镭针，子宫颈扩张，诊断刮宫或宫颈电灼、激光、微波等物理治疗。性病等病原体上行性感染也可引起。此外，子宫内膜息肉、子宫黏膜下肌瘤等也常引起子宫内膜炎。慢性子宫内膜炎的病因基本与上述类同。

急性子宫内膜炎起病较急，有恶寒甚至寒战，发热（38 ~ 40℃），脉搏加快，全身无力，出汗，下腹疼痛甚剧，下坠，腰酸。大量血性、脓性或水样白带，并有臭味。产后感染则恶露呈泥土色。

急性子宫内膜炎症状：①患者可有轻度发热，下腹部坠胀疼痛，多呈持续性。②白带量明显增多，可为脓性，有臭味，也可以呈血性。发生在产褥期的急性子宫内膜炎常有恶露淋漓不尽，有臭味时多为大肠杆菌和厌氧菌感染，若为溶血性链球菌或金黄色葡萄球菌感染时，一般恶露量少，也没有明显臭味，但容易循淋巴扩散。③妇科检查时见宫颈口有脓性白带，宫颈举痛，子宫体有轻度压痛。实验室检查见白细胞升高，中性粒细胞增多。

慢性子宫内膜炎可由急性子宫内膜炎转变而来，也可由长期的输卵管炎或严重的子宫颈炎扩散而成；宫内节育器、分娩或流产后有少量胎盘残留及胎盘附着部的复旧不全也可导致慢性子宫内膜炎；绝经后的妇女，由于体内雌激素水平降低，子宫内膜与阴道内膜均变得菲薄，容易受细菌的侵袭，发生慢性炎症；另外，子宫黏膜下肌瘤、黏膜息肉也能引起子宫内膜的慢性炎症。

慢性子宫内膜炎的主要症状是不规则月经或子宫出血；下腹痛或坠胀感；白带增多；发热等。另外，子宫增大，有触痛，子宫旁周围组织增厚压痛。如果老年人患了慢性子宫内膜炎则会出现绝经后再次阴道出血，且有白带增多，变得稀薄、血性。

〔治疗原则〕

一般认为盆腔炎已包括附件炎、子宫内膜炎、盆腔腹膜炎等盆腔炎性疾病，治疗及用药是一致的。

1. 盆腔炎的治疗

急性盆腔炎是妇科的急症、重症，治疗要及时、彻底，应住院严密观察病情的变化。慢性盆腔炎单用内治法往往病程长，而且不易取得满意疗效，宜内服、外治相兼，多途径给药效果较好。

(1)支持治疗：卧床休息，取半卧位。注意营养及液体摄入。纠正水、电解质及酸碱平衡。高热时物理降温，缓慢滴注5%葡萄糖生理盐水。避免不必要的盆腔检查及阴道灌洗。

(2)药物治疗：盆腔炎多为混合感染，最好根据细菌药敏试验结果而选用最有效的抗菌药物治疗。治疗盆腔炎所选择的抗菌药物必须同时对需氧菌(包括淋病奈瑟菌)、厌氧菌及沙眼衣原体感染有效。对轻度感染可选择口服抗菌药物，对中重度感染应选择静脉滴注或肌内注射抗菌药物，常需联合用药。在抗菌药物治疗之前，最好取阴道分泌物培养细菌并参考药敏结果选择抗菌药物。

(3)物理疗法：热水坐浴等物理疗法在盆腔炎急性期不宜使用，慢性期可促进盆腔组织局部血液循环，改善局部组织的新陈代谢，以利炎症的吸收和消退。热水坐浴：一般用1:5000高锰酸钾或中药等坐浴，水温为40℃为宜。

(4)中医中药治疗：主要为活血化瘀、清热解毒药物，如银翘解毒汤、安宫牛黄丸或紫血丹等。

(5)手术治疗：出现以下情况，应及时进行手术治疗。①经药物治疗48~72小时，体温持续不降，肿块加大，或有中毒症状，应及时手术排脓。②脓肿破裂后，患者突然觉得腹部剧痛，伴高热、寒战，并有恶心、呕吐、腹胀、拒按等情况时应立即开腹探查。③有反复急性发作史而经非手术治疗效果不佳者。

在盆腔炎治愈之后，要注意进行必要的检查，避免不孕或其他病症的发生。

2. 附件炎的治疗

(1)抗菌治疗：附件炎主要为抗菌药物治疗。及时正确的抗菌药物治疗可清除病原体，改善症状及体征，减少后遗症。主要药物有青霉素、氨苄西林、头孢唑林、头孢呋辛、头孢曲松、红霉素、庆大霉素、阿米卡星、左氧氟沙星、甲硝唑、克林霉素等。在抗菌药物治疗之前，最好取阴道分泌物培养、测定细菌药敏，选择相应敏感的抗菌药物。

(2)支持治疗：卧床休息，取半卧位，有利于炎症局限；高热时采取物理降温，给予高热量、高蛋白饮食。

(3)物理疗法：可促进盆腔组织局部血液循环，改善局部组织的新陈代谢，以利炎症的吸收和消退。临床上多采用热水坐浴，一般用1:5000高锰酸钾或中药等坐浴，水温为40℃。

(4)手术治疗：出现以下情况，应及时进行手术治疗。①经药物治疗48~72小时，体温持续不降，肿块加大，或有中毒症状，应及时手术排脓。②脓肿破裂后，患者突然觉得腹部剧痛，伴高热，寒战，并有恶心、呕吐、腹胀、拒按等情况时应立即开腹探查。③有反复急性发作史而经非手术治疗效果不佳者。④较大的输卵管积水者。⑤年龄较轻，婚后不孕，其他功能正常，输卵管梗阻但未形成包块，且盼生育者。

3. 子宫内膜炎的治疗

子宫内膜炎虽然发病率较低，可一旦患病则会给生活、工作带来诸多影响，也给患者本人造成许多痛苦，所以我们应积极预防其发生。首先应注意经期卫生，严禁经期性生活，以防致病菌乘机侵入。分娩及宫腔手术应到消毒严格的正规医院去做，防止手术操作时的直接污染。对有感染可能性的妇女应进行预防性的抗炎治疗。

患有急性子宫内膜炎的患者应及时、彻底治疗，以免迁延不愈转为慢性。平时应保持心情舒畅，注意营养，劳逸结合，增强自身的抵抗能力，提高身体素质。

子宫内膜炎的治疗以应用抗生素为主，可根据药物敏感试验，选择相应的抗生素，若病情较重，应在配伍合理的情况下联合用药。

(1)一般疗法：急性子宫内膜炎应卧床休息，宜半卧位，以有利于炎症的局限及宫腔分泌物的引流；可做下腹部热敷，以促进炎症的吸收并止痛；要保持大便通畅，以减轻盆腔充血，并有利于毒素排泄；应避免过多的妇科检查，以防止炎症扩散；高热时可物理降温；饮食以流质或半流质易消化并含有高热量、高蛋白、多种维生素的食物为宜，不能进食者，应静脉补充营养及水分，并注意纠正电解质紊乱及酸中毒。药物治疗，清妃姝丽凝胶适用于治疗子宫内膜炎。

(2)清除宫腔残留物及其他异物：发生于分娩或流产后的子宫内膜炎，如疑有胎盘组织残留，应在使用抗生素的同时，立即予以清除，但以轻轻夹出宫腔残留物为宜，尽量不要刮宫，待抗生素达到一定剂量、炎症得以控制时，方可行刮宫术，以防炎症扩散。如果子宫有活动性出血时，可在应用大量抗生素的情况下清理宫腔。对子宫内有避孕器者，亦应尽快将其取出，以消除原发病灶，控制炎症的扩散。

(3)扩宫引流及雌激素治疗：对于慢性子宫内膜炎以及老年性子宫内膜炎，可用扩张宫颈口的方法配合治疗，以利于宫腔分泌物的引流，并祛除诱因。老年患者还可应用少量雌激素。

治疗慢性子宫内膜炎时，首先应看有无引起的诱因，如残留胎盘、宫内避孕器等。去除这些诱因，慢性子宫内膜炎会很快痊愈。否则，一味消炎，疗效也不会显著。安放的宫内避孕器应取出，产后或流产后所致的慢性子宫内膜炎，应做细致的刮宫，清除残留的退化胎盘组织；有子宫内膜息肉应摘除；如发现黏膜下子宫肌瘤或子宫内膜癌症应根据情况进行积极治疗；老年性子宫内膜炎，可扩张子宫颈口，以利血液或分泌液流出。同时，可每日口服己烯雌酚1mg，共1个月。可有治疗效果；如果加之适当抗生素，如青霉素、链霉素、红霉素、庆大霉素等可提高疗效。但一定在医生指导下使用。

慢性子宫内膜炎经适当治疗，绝大多数患者可以治愈。一定要树立治愈的信心，坚持治疗。否则，将会半途而废。

慢性者有时也可考虑做理疗。

(4)中医治疗子宫内膜炎:中医治疗子宫内膜炎以分型论治为主,可同时配合饮食疗法。①湿热内阻型:治以清热利湿兼活血化瘀。方用四妙丸合桃仁红花煎加减。②瘀血阻滞型:治以活血化瘀,行气止痛。方用血府逐瘀汤加减。③阴虚内热型:治以滋阴清热。方用知柏地黄丸加减。

〔用药精选〕

一、西药

1. 头孢噻肟钠 Cefotaxime Sodium

本品是广谱的第三代头孢菌素,对β-内酰酶很稳定,在体液及各种脏器中分布很广,副作用小,稳定性好。

【适应证】适用于敏感细菌所致的呼吸道感染、尿路感染、胃肠道感染、脑膜炎、败血症、软组织感染、耳鼻喉科感染、生殖道感染、骨科感染等。头孢噻肟钠可以作为脑膜炎,尤其是婴幼儿脑膜炎的首选药物。在泌尿生殖系统感染方面,主要用于由产β-内酰胺酶的肠球菌属、表皮链球菌、金黄色葡萄球菌、肠杆菌属、大肠埃希菌、克雷伯菌属等敏感菌所致的急性肾盂肾炎、慢性肾盂肾炎急性发作、复杂性尿路感染、子宫内膜炎、淋病和其他生殖道感染。

【用法用量】肌内注射或静脉注射,成人,中等度感染,一次1g,12小时一次;严重感染较严重的药物过敏较严重的药物过敏8~12g/日,分3~4次;儿童每日100~150mg/kg,分2~4次;新生儿每日50mg/kg,分2~4次。本品亦可供静滴,宜用1~2g溶于生理盐水或葡萄糖注射液中稀释,在20~60分钟内滴注完毕。

【不良反应】副作用发生率低,3%~5%,皮疹和药物热为2%~5%,出现静脉炎、腹泻、恶心、呕吐、食欲不振等消化道反应见于1%的患者,碱性磷酸酶或血清转氨酶轻度升高者约有3%,暂时性血尿素氮和肌酐增高者分别为0.7%和0.3%,白细胞减少、酸性粒细胞增多或血小板减少者少见。偶有头痛、麻木、呼吸困难和面部潮红者。应用本品后,有0.28%的患者可发生黏膜念珠菌病。

【禁忌】对头孢菌素类药物过敏者禁用。

【制剂】注射用盐酸头孢噻肟钠;注射用头孢噻肟钠舒巴坦钠

2. 头孢哌酮钠舒巴坦钠 Cefoperazone Sodium and Sulbactum Sodium

见第一章"6. 肺炎"。

3. 头孢西丁钠 Cefoxitin Sodium

本品通过抑制细菌细胞壁合成而杀灭细菌,且由于本品结构上的特点使其对细菌产生的β-内酰胺酶具有很高的抵抗性,某些临床常见革兰氏阳性、阴性需氧及厌氧致病菌对本品高度敏感。

【适应证】主要用于敏感菌所致的下列感染:①呼吸道感染。②泌尿生殖系统感染。③腹内感染(包括腹膜炎、胆道炎)。④骨、关节、皮肤和软组织等部位感染。⑤败血症。

【用法用量】肌内注射:轻至中度感染:每日剂量3g,分3次溶于1%利多卡因溶剂3.5mL中作深部肌内注射。①静脉注射:轻至中度感染,每次1~2g溶于灭菌生理盐水或5%葡萄糖注射液10~20ml中于4~6分钟内缓慢静脉注射。②静脉滴注:重度感染,每日剂量可递增至6~8g,分3~4次溶于灭菌生理盐水、5%~10%葡萄糖液、右旋糖酐液、复方氨基酸液及M/6乳酸钠液中静脉滴注,于半小时内滴完。肾功能不全时剂量:请遵医嘱。

【不良反应】头孢西丁钠不良反应一般均呈暂时性及可逆性,主要的不良反应有:①偶见恶心、呕吐、食欲下降、腹痛、腹泻、便秘等胃肠道反应。②偶见皮疹、荨麻疹、红斑、药热等过敏反应;罕见过敏性休克症状。③少数患者用药后可出现肝、肾功能异常。④长期大剂量使用本品可致菌群失调,发生二重感染。还可能引起维生素K、维生素B缺乏。⑤肌内注射部位可能引起硬结、疼痛;静脉注射剂量过大或过快时可产生灼热感、血管疼痛,严重者可致血栓性静脉炎。

【禁忌】对本品及头孢菌素类抗生素过敏者禁用。

【制剂】注射用头孢西丁钠

4. 头孢曲松 Ceftriaxone

见第一章"气管炎和支气管炎"。

5. 头孢唑肟钠 Ceftizoxime Sodium

见第四章"63. 尿道炎、膀胱炎和肾盂肾炎"。

6. 克林霉素 Clindamycin

见第一章"肺炎"。

7. 庆大霉素 Gentamicin

见第一章"肺脓肿"。

8. 左氧氟沙星 Levofloxacin

见第一章"气管炎和支气管炎"。

9. 替硝唑 Tinidazole

见第三章"38. 痢疾"。

10. 奥硝唑 Ornidazole

见第三章"38. 痢疾"。

附:用于盆腔炎、附件炎和子宫内膜炎的其他西药

1. 甲硝唑 Metronidazole

见第三章"38. 痢疾"。

2. 氧氟沙星 Ofloxacin

见第四章"63. 尿道炎、膀胱炎和肾盂肾炎"。

3. 磺苄西林钠 Sulbenicillin Sodium

见第四章"63. 尿道炎、膀胱炎和肾盂肾炎"。

4. 头孢替唑钠 Ceftezole Sodium

见第一章"10. 肺脓肿"

5. 头孢替安 Cefotiam

见第一章"5. 气管炎和支气管炎"。

6. 头孢地嗪钠 Cefodizime Sodium

见第一章"6. 肺炎"。

7. 头孢他啶 Ceftazidime

见第一章“6. 肺炎”。

8. 头孢吡肟 Cefepime

见第一章“6. 肺炎”。

9. 头孢美唑 Cefmetazole

见第一章“10. 肺脓肿”。

10. 氨曲南 Aztreonam

见第一章“5. 气管炎和支气管炎”。

11. 亚胺培南西司他丁 Imipenem and Cilastatin

见第一章“6. 肺炎”。

12. 美罗培南 Meropenem

见第一章“14. 肺源性心脏病”。

13. 比阿培南 Biapenem

见第四章“63. 尿道膀胱炎和肾盂肾炎”。

14. 普卢利沙星 Prulifloxacin

见第一章“9. 肺气肿”。

15. 甲磺酸帕珠沙星 Pazufloxacin Mesylate

见第一章“5. 气管炎和支气管炎”。

16. 盐酸仑氨西林片 Lenampicillin Hydrochloride Tablets

见第一章“5. 气管炎和支气管炎”。

17. 盐酸安妥沙星 Antofloxacin Hydrochloride

见第五章“73. 前列腺炎”。

18. 氟氯西林 Flucloxacillin

见第三章“41. 阑尾炎”。

19. 注射用硫酸头孢噻利 Cefoselis Sulfate for Injection

见第一章“5. 气管炎和支气管炎”。

20. 头孢甲肟 Cefmenoxime

【适应证】用于敏感菌引起的多种感染,包括腹膜炎、肾盂肾炎、膀胱炎、前庭大腺炎、子宫内膜炎、附件炎、盆腔炎、子宫周围炎等。

21. 拉氧头孢 Latamoxef

见第一章“10. 肺脓肿”。

22. 氨苄西林钠舒巴坦钠 Ampicillin Sodium and Sulbactam Sodium

见第一章“14. 肺源性心脏病”。

23. 替卡西林钠克拉维酸钾 Ticarcillin Disodium and Potassium Clavulanate

见第三章“56. 腹膜炎”。

24. 哌拉西林钠他唑巴坦钠 Piperacillin Sodium and Tazobactam Sodium 697

见第一章“6. 肺炎”。

25. 盐酸林可霉素 Lincomycin Hydrochloride 733

见第一章“6. 肺炎”。

26. 氟罗沙星 Fleroxacin

见第三章“42. 伤寒和副伤寒”。

27. 头孢米诺钠 Cefminox Sodium

见第一章“5. 气管炎和支气管炎”。

28. 甲苯磺酸托氟沙星 Tosufloxacin Tosilate

见第五章“75. 附睾炎和睾丸炎”。

29. 甲苯磺酸妥舒沙星片 Tosufloxacin Tosylate Tablets

见第十二章“146. 乳腺炎”。

30. 头孢西酮钠 Cefazedone Sodium

见第三章“56. 腹膜炎”。

31. 阿莫西林舒巴坦匹酯片(咀嚼片,胶囊)Amoxicillin and Pivoxil Sulbactan Tablets

见第四章“63. 导道炎、膀胱炎和肾盂肾炎”。

32. 注射用阿莫西林钠舒巴坦钠 Amoxilcillin Sodium and Sulbactam Sodium for Injection

见第一章“10. 肺脓肿”。

33. 阿奇霉素 Azithromycin

见第一章“5. 气管炎和支气管炎”。

34. 妥布霉素氯化钠注射液 Tobramycin and Sodium Chloride Injection

见第五章“75. 附睾炎和睾丸炎”。

35. 注射用新鱼腥草素钠 Sodium New Houttuyfonate for Injection

见第一章“5. 气管炎和支气管炎”。

36. 注射用头孢他啶他唑巴坦钠 Ceftazidime and Tazobactam Sodium for Injection

见第一章“6. 肺炎”。

37. 注射用美洛西林钠舒巴坦钠 Mezlocillinsodium and Sulbactamsodium for Injection

见第一章“10. 肺脓肿”。

38. 左奥硝唑 Levornidazole

见第三章“56. 腹膜炎”。

39. 阿莫西林克拉维酸钾 Amoxicillin and Clavulanate Potassium

见第一章“5. 气管炎和支气管炎”。

40. 磷霉素 Fosfomycin

见第三章“56. 腹膜炎”。

41. 双氯西林钠 Dicloxacillin Sodium

见第四章“63. 尿道炎、膀胱炎和肾盂肾炎”。

42. 头孢匹胺 Cefpiramide

见第四章“63. 尿道炎、膀胱炎和肾盂肾炎”。

43. 头孢特仑新戊酯 Cefteram Pivoxil

见第一章“5. 气管炎和支气管炎”。

44. 头孢地尼 Cefdinir

见第一章“5. 气管炎和支气管炎”。

45. 法罗培南钠 Faropenem Sodium

见第五章“75. 附睾炎和睾丸炎”。

46. 司帕沙星 Sparfloxacin

见第三章“42. 伤寒和副伤寒”。

47. 阿洛西林钠 Azlocillin Sodium

见第一章“5. 气管炎和支气管炎”。

48. 帕尼培南倍他米隆 Panipenem and Betamipron for Injection

见第五章“75. 附睾炎和睾丸炎”。

49. 厄他培南 Ertapenem

见第一章“6. 肺炎”。

二、中药

1. 妇科千金片(胶囊)

【处方组成】当归、千斤拔、金樱根、穿心莲、功劳木、单面针、鸡血藤、党参

【功能主治】清热除湿,益气化瘀。用于湿热瘀阻所致的带下病、腹痛,症见带下量多、色黄质稠、臭秽,小腹疼痛,腰骶酸痛,神疲乏力;慢性盆腔炎、子宫内膜炎、慢性宫颈炎见上述证候者。

【用法用量】口服。一次6片,一日3次。

2. 花红片(胶囊、颗粒)

【处方组成】一点红、白花蛇舌草、鸡血藤、桃金娘根、白背叶根、地桃花、菥蓂

【功能主治】清热解毒,,燥湿止带,祛瘀止痛。用于湿热瘀滞所致的带下病、月经不调,症见带下量多、色黄质稠、小腹隐痛,腰骶酸痛、经行腹痛;慢性盆腔炎、附件炎、子宫内膜炎见上述证候者。

【用法用量】口服。片剂一次4~5片,一日3次。7天为一疗程,必要时可连服2~3疗程,每疗程之间停药3天。

【使用注意】孕妇禁用。

3. 妇炎康复胶囊

【处方组成】败酱草、薏苡仁、川楝子、柴胡、黄芩、赤芍、陈皮

【功能主治】清热利湿,化瘀止痛。用于湿热瘀阻所致妇女带下,色黄质黏稠或如豆渣状,气臭,少腹、腰骶疼痛,舌黯苔黄腻;慢性盆腔炎见上述证候者。

【用法用量】胶囊口服,一次4粒,一日3次。20天为一疗程。

4. 妇炎康片(胶囊、颗粒、丸)

【处方组成】赤芍、土茯苓、醋三棱、炒川楝子、醋莪术、醋延胡索、炒芡实、当归、苦参、醋香附、黄柏、丹参、山药

【功能主治】清热利湿,理气活血,散结消肿。用于湿热下注、毒瘀互阻所致的带下病,症见带下量多、色黄、气臭、少腹痛,腰骶痛,口苦咽干;阴道炎、慢性盆腔炎见上述证候者。

【用法用量】口服。一次6片(薄膜衣片每片重0.25g,糖衣片片芯重0.25g);一次3片(薄膜衣片每片重0.52g)一日3次。

【使用注意】孕妇禁用。

5. 妇乐片(颗粒、软胶囊、胶囊、糖浆)

【处方组成】忍冬藤、大血藤、甘草、大青叶、蒲公英、牡丹皮、赤芍、川楝子、醋延胡索、熟大黄

【功能主治】清热凉血,化瘀止痛。用于瘀热蕴结所致的带下病,症见带下量多、色黄,少腹疼痛;慢性盆腔炎见上述证候者。

【用法用量】开水冲服。一次12g,一日2次。

【使用注意】孕妇禁用。

6. 妇炎净胶囊

【处方组成】苦玄参、地胆草、当归、鸡血藤、两面针、横经席、柿叶、菥蓂、五指毛桃

【功能主治】清热祛湿,调经止带。用于湿热蕴结所致的带下病、月经不调、痛经;慢性盆腔炎、附件炎、子宫内膜炎见上述证候者。

【用法用量】口服。一次3粒(每粒装0.4g)或4粒(每粒装0.3g),一日3次。

【使用注意】孕妇禁用。

7. 盆炎净颗粒

【处方组成】忍冬藤、鸡血藤、狗脊、蒲公英、益母草、车前草、赤芍、川芎

【功能主治】清热利湿,活血通络。用于湿热下注所致的带下病、少腹痛,症见带下量多、色黄,小腹隐隐作痛;慢性盆腔炎见上述证候者

【用法用量】开水冲服,一次12g,一日3次。

【使用注意】孕妇禁用。

8. 康妇炎胶囊

见本章“140. 月经失调”。

9. 妇宝颗粒

【处方组成】地黄、忍冬藤、盐续断、杜仲叶(盐炙)、麦冬、炒川楝子、酒白芍、醋延胡索、甘草、侧柏叶(炒)、莲房炭、大血藤

【功能主治】益肾和血,理气止痛。用于肾虚夹瘀所致的腰酸腿软、小腹胀痛、白带、经漏,慢性盆腔炎、附件炎见上述证候者。

【用法用量】开水冲服。一次20g或10g(无蔗糖),一日2次。

【使用注意】孕妇禁用。

10. 宫炎平片(分散片、胶囊、滴丸)

【处方组成】地稔、两面针、当归、五指毛桃、柘木

【功能主治】清热利湿,祛瘀止痛,收敛止带。用于湿热瘀阻所致的小腹隐痛、带下病,症见小腹隐痛、经色紫黯、有块,带下色黄质稠;慢性盆腔炎见上述证候者。

【用法用量】口服。一次3~4片,一日3次。

11. 金鸡化瘀颗粒

【处方组成】金银花、黄芩、蒲公英、紫花地丁、皂角刺、赤芍、鸡血藤、三棱、川芎、香附(醋制)、延胡索(醋制)、王不留行

【功能主治】清热解毒,软坚散结,活血化瘀,行气止痛。用于妇女慢性盆腔炎证属湿热蕴结,气滞血瘀型者的辅助

治疗。

【用法用量】温开水冲服，一次 10～20g，一日 3 次，或遵医嘱。

【使用注意】经期、孕期、哺乳期或月经过多者禁用。

12. 黄柏八味片

【处方组成】黄柏、香墨、栀子、甘草、红花、荜茇、牛胆粉、黑云香

【功能主治】清热燥湿，凉血止血，去腐生肌，固精。用于下焦湿热所致尿路感染，前列腺炎，尿血，遗精；附件炎，阴道炎，宫颈炎，盆腔炎，月经过多，崩中漏下；淋病，以及湿疹、皮炎，疮疡肿毒等。

【用法用量】口服。一次 3～6 片，一日 2～3 次。

13. 野菊花栓

见第一章“73. 前列腺炎”。

14. 复方杏香兔耳风颗粒（片、胶囊）

见本章“134. 阴道炎”。

15. 金刚藤糖浆（片、咀嚼片、分散片、胶囊、软胶囊、颗粒、口服液、丸）

【处方组成】金刚藤

【功能主治】清热解毒，消肿散结。用于湿热瘀阻所致的癥瘕、腹痛，症见腹痛包块、带下黄稠；附件炎或附件炎性包块见上述证候者。

【用法用量】糖浆口服，一次 20ml，一日 3 次。或遵医嘱。

【使用注意】孕妇忌服

16. 金鸡胶囊（颗粒、片、分散片、丸）

【处方组成】金樱根、鸡血藤、千斤拔、功劳木、两面针、穿心莲

【功能主治】清热化湿，通络活血。用于湿热瘀阻所致的带下病，症见带下量多色黄、少腹疼痛拒按；慢性盆腔炎见上述证候者。

【用法用量】胶囊口服，一次 4 粒，一日 3 次。

【使用注意】孕妇禁用。

17. 二十六味通经胶囊

【处方组成】降香、红花、杀棘膏、毛诃子、土木香、藏茜草、藏锦鸡儿、朱砂、桃儿七、蒺藜、假楼斗菜、冬葵果等二十六味

【功能主治】活血散瘀、调经止痛。用于妇女各类月经不调，痛经，闭经，急、慢性盆腔炎，宫颈炎、子宫炎性包块、子宫肌瘤、宫颈息肉、子宫体肿瘤等子宫包块疾病及其所引起的胸背、下腹部、腰骶部位疼痛及各类痛经等症状。

【用法用量】口服。一次 3～4 粒，一日 2 次。

【使用注意】肝肾功能不全、造血系统疾病、孕妇及哺乳期妇女禁用。

18. 妇可靖胶囊

【处方组成】北败酱、车前子、蒲公英、马齿苋、柴胡、香附（醋制）、赤芍、红花、丹参、延胡索、三七、鳖甲等

【功能主治】清热利湿，化瘀散结，行气止痛，调补气血。用于由瘀毒内结，气滞血瘀所致的慢性盆腔炎，症见白带增多，小腹坠痛，腰骶酸痛，下腹结块。或有发热等。

【用法用量】口服。一次 3 粒，一日 3 次。

19. 康妇消炎栓

见本章“134. 阴道炎”。

20. 妇科止带片（胶囊）

【处方组成】椿皮、五味子、黄柏、龟板、茯苓、阿胶、山药

【功能主治】清热燥湿，收敛止带。用于慢性子宫颈炎，子宫内膜炎，阴道黏膜炎等引起的湿热型赤白带症。

【用法用量】片剂口服，一次 4～6 片，一日 2～3 次。

附：用于盆腔炎、附件炎、子宫内膜炎的其他中药

1. 化瘀散结灌肠液

【功能主治】活血化瘀，软坚散结，清热解毒。用于慢性盆腔炎。

2. 丹黄祛瘀片（胶囊）

【功能主治】活血止痛，软坚散结。用于气虚血瘀，痰湿凝滞引起的慢性盆腔炎，症见白带增多者。

3. 丹白颗粒

【功能主治】清热化瘀、祛湿止痛。用于慢性盆腔炎证属瘀热湿阻型者，症见小腹疼痛、带下色黄、带下异味、腰骶胀痛、经期腹痛、低热起伏、口苦咽干等。

4. 妇炎泰颗粒

见第三章“44. 腹痛”。

5. 红虎灌肠液

见第三章“44. 腹痛”。

6. 金丹附延颗粒

见第三章“44. 腹痛”。

7. 金英胶囊

见第三章“44. 腹痛”。

8. 宫炎康片（胶囊、颗粒）

见第三章“44. 腹痛”。

9. 胜红清热片（胶囊）

见第三章“44. 腹痛”。

10. 止痛化癥片（胶囊、颗粒）

见本章“143. 不孕症”。

11. 丹鳖胶囊

见本章“138. 子宫肌瘤”。

12. 祛腐二香栓

见本章“136. 宫颈炎与宫颈糜烂”。

13. 妇阴康洗剂

见本章“134. 阴道炎”。

14. 抗宫炎片（颗粒、胶囊）

见本章“136. 宫颈炎与宫颈糜烂”。

15. 潮安胶囊(片)

【功能主治】活血化瘀,消炎止痛。用于痛经,月经不调,盆腔炎等。

16. 英花片

【功能主治】活血化瘀,清热利湿。用于慢性盆腔炎证属湿热瘀结证者,症见下腹胀痛或刺痛,腰骶疼痛,带下量多,色黄,经期腹痛加重,月经量多,经期延长,经血有块,神疲乏力,小便黄,大便干燥或溏而不爽等。

136. 宫颈炎与宫颈糜烂

〔基本概述〕

(一)宫颈炎

宫颈炎或称子宫颈炎,是生育年龄妇女最常见的妇科疾病。

子宫颈受损及病原体侵袭是产生子宫颈炎的两大因素,有急、慢性两种,慢性宫颈炎更为常见。急性宫颈炎多发生于感染性流产、产褥期感染、宫颈损伤和阴道异物并发感染。

宫颈炎的主要致病菌为淋病奈瑟菌及沙眼衣原体,其次为葡萄球菌、链球菌、肠球菌、滴虫、霉菌等。

急性宫颈炎临床主要表现为阴道分泌物增多,呈黏液脓性,常伴有外阴瘙痒及烧灼感及下泌尿道症状,如尿急、尿频、尿痛等。慢性宫颈炎临床主要症状是白带增多,并刺激外阴部,伴有息肉形成时易有血性白带或性交后出血等。

(二)宫颈糜烂

宫颈糜烂是妇科疾病中最常见的一种。由于炎症分泌物的刺激,子宫颈管外口黏膜的鳞状上皮细胞脱落,被增生的柱状上皮所覆盖,其表面颜色鲜红,光滑或高低不平,这种改变叫做子宫颈糜烂。

宫颈糜烂是妇女的多发病和常见病。尤其是已婚、已生育过的妇女,60% ~80%有不同程度的宫颈糜烂。宫颈糜烂可引起白带增多、白带带血或性交后出血,常有腰酸背痛、月经失调、不孕不育等。严重的宫颈糜烂如不予治疗,少数可发生子宫颈癌前病变或子宫颈癌。所以妇女应定期妇科普查,宫颈糜烂较严重者应及时彻底治疗。

子宫颈分内口和外口。内口上皮是一种纤细且会分泌黏液的红色柱状细胞,外口由粉红色的鳞状上皮覆盖并衬垫着阴道。纤柔的柱状上皮很容易受到感染,当发生长期慢性炎症时,子宫颈外口的鳞状上皮就会被柱状上皮所覆盖。柱状上皮非常薄,如果见到下面的毛细血管及红色间质,呈现出红色区,并与周围的鳞状上皮有明显的界限,这就是宫颈糜烂。

宫颈糜烂的原因很多,除与创伤造成宫颈黏膜撕裂、继发细菌感染导致上皮脱落形成糜烂有关外,还与体内内分泌的改变有关。

宫颈糜烂的发生是由于分娩、流产、产褥期感染或手术操作或机械刺激如性生活损伤宫颈,病原体侵入而引起感染导致的。希望能够引起大家的重视的是,由于性生活时阴茎与宫颈有着直接的接触,如果不注意性生活卫生,可以直接把病菌带入阴道,感染宫颈;而对已患宫颈糜烂的妇女来说,则可加重其宫颈炎症,有可能使糜烂面扩大。严重的宫颈糜烂有时还会出现性交时出血。

实际上宫颈糜烂是慢性宫颈炎的一种表现形式,而宫颈糜烂也并不是我们通常所理解的糜烂,当宫颈外口表皮脱落,被宫颈口另外一种上皮组织所代替后,由于覆盖面的新生上皮很薄,甚至能看到下方的血管和红色的组织,看上去就像真正的糜烂,所以才称之为宫颈糜烂,而实际上,并不是真正的糜烂。

宫颈糜烂是慢性宫颈炎的局部特征之一,有的临床医生将慢性宫颈炎和宫颈糜烂视为同义词。根据其病变过程的不同,将宫颈糜烂分为假性糜烂、真性糜烂等类型。宫颈糜烂根据糜烂面积的大小进行划分,可分为轻、中、重三度。当糜烂面积小于整个子宫颈面积的1/3时为轻度宫颈糜烂;糜烂面积占子宫颈面积的1/3 ~2/3者为中度糜烂;糜烂面积占整个宫颈面积2/3以上者为重度糜烂。

患宫颈糜烂后,会出现白带增多、黏稠,偶尔也可能出现脓性、血性白带,腰酸、腹痛及下腹部重坠感也常常伴随而来,性生活时也可能会引起接触性出血,异味的出现也是极有可能的。

〔治疗原则〕

1. 宫颈炎的治疗

急性宫颈炎的治疗主要针对病原体进行治疗。慢性宫颈炎以局部治疗为主,并注意个人卫生。

(1)对于单纯急性淋病奈瑟菌性宫颈炎主张大剂量、单次给药:首选头孢曲松250mg,单次肌内注射。次选环丙沙星500mg,单次口服。

(2)治疗衣原体的药物:首选红霉素500mg,一日4次,连服7天;或阿奇霉素1g,单次口服。次选左氧氟沙星500mg,一日1次,连服7日。

(3)由于淋病奈瑟菌常伴有衣原体感染,若为淋病性宫颈炎,治疗时同时应用抗衣原体感染药物。

(4)慢性宫颈炎的药物治疗很少用,以局部治疗为主,按病理类型不同采用不同治疗方法。常用药物有聚甲酚磺醛栓、硝酸银腐蚀剂、氯已定栓剂、金银花流浸膏、奥平栓等。

(5)物理疗法有电灼、电熨、激光、冷冻等。

(6)对各种治疗无效者,还可考虑手术切除治疗。

2. 宫颈糜烂的治疗

宫颈糜烂常伴有阴道炎,主要有滴虫、霉菌、细菌等病原体。治疗方法主要有以下几种。

(1)药物治疗:适用于轻度宫颈糜烂和中度宫颈糜烂患者,部分药物可以治疗重度宫颈糜烂。可选用抗生素局部上药。以中药治疗宫颈糜烂在临床上应用比较广泛,疗效也不错。如伊莎丽尔外用凝胶,是属中西医结合疗法,是国外引起的一种妇科药,在临床界有效率极高。药物治疗宫颈糜烂的优点是修复效果强,副作用较小。

(2)物理治疗:适用于中度宫颈糜烂和重度宫颈糜烂患者。常用的方法有电熨法、激光疗法、冷冻疗法。缺点是副作用较大,有可能会造成阴道内壁神经灵敏度降低,对性生活质量有影响。另外治好后容易复发。物理治疗后的瘢痕可能影响受孕,所以未生育的女性一般不宜采用物理治疗。

(3)手术治疗:如果上述治疗无效,或有宫颈肥大,或糜烂面深而广,且累及宫颈管者,可考虑行宫颈锥切术或全子宫切除术。但手术治疗目前已很少采用。

〔用药精选〕

一、西药

1. 头孢曲松 Ceftriaxone

见第一章“7. 气管炎和支气管炎”。

2. 左氧氟沙星 Levofloxacin

见第一章“7. 气管炎和支气管炎”。

3. 环丙沙星 Ciprofloxacin

见第三章“35. 肠炎”。

4. 阿奇霉素 Azithromycin

见第一章“5. 气管炎和支气管炎”。

5. 红霉素 Erythromycin

见第一章“6. 肺炎”。

6. 加替沙星 Gatifloxacin

见第四章“63. 尿道炎、膀胱炎和肾盂肾炎”。

7. 依诺沙星 Enoxacin

见第一章“5. 气管炎和支气管炎”。

8. 盐酸美他环素胶囊 Metacycline Hydrochloride Capsules

本品属于四环素类抗生素。某些四环素或土霉素耐药的菌株对本品仍可敏感。许多立克次体属、支原体属、衣原体属、某些非典型分枝杆菌属、螺旋体对本品敏感,但肠球菌属对其耐药。其他如放线菌属、炭疽杆菌、单核细胞增多性李斯特菌、梭状芽孢杆菌、奴卡菌属、弧菌、布鲁菌属、弯曲杆菌、耶尔森菌等对本品敏感。本品对淋病奈瑟菌具一定抗菌活性,但耐青霉素的淋球菌对美他环素也耐药。

【适应证】①本品作为首选或选用药物可用于下列疾病:a. 立克次体病,包括流行性斑疹伤寒、地方性斑疹伤寒、洛矶山热、恙虫病和Q热。b. 支原体属感染。c. 衣原体属感染,包括鹦鹉热、性病性淋巴肉芽肿、非淋菌性尿道炎、输卵管炎、宫颈炎及沙眼。d. 回归热。e. 布鲁菌病。f. 霍乱。g. 兔热病。h. 鼠疫。i. 软下疳。治疗布鲁菌病和鼠疫时需与氨基糖苷类联合应用。②由于目前常见致病菌对四环素类耐药现象严重,仅在病原菌对此类药物敏感时,方有指征选用该类药物。本品不宜用于溶血性链球菌感染及葡萄球菌感染。③本品可用于对青霉素类过敏患者的破伤风、气性坏疽、雅司、梅毒、淋菌性尿道炎、宫颈炎和钩端螺旋体病以及放线菌属和李斯特菌感染。④可用于中、重度痤疮的辅助治疗。

【用法用量】成人口服每12小时300mg,8岁以上小儿口服每12小时按体重5mg/kg。

【不良反应】①消化系统:胃肠道症状如恶心、呕吐、上腹不适、腹胀、腹泻,偶有胰腺炎等。偶有食管炎和食管溃疡的报道,多发生于服药后立即上床的患者。②肝毒性:通常为脂肪肝变性,妊娠期妇女、原有肾功能损害的患者易发生,亦可发生于并无上述情况的患者。本品所致胰腺炎也可与肝毒性同时发生,患者并不伴有原发性肝病。③变态反应:多为斑丘疹和红斑,此外可见荨麻疹、血管神经性水肿、过敏性紫癜、心包炎及系统性红斑狼疮皮损加重,表皮剥脱性皮炎并不常见。偶有过敏性休克和哮喘发生。某些用本品的患者日晒时可能有光敏现象,建议患者不要直接暴露于阳光或紫外线下,一旦皮肤有红斑应立即停药。④血液系统:偶可引起溶血性贫血、血小板减少、中性粒细胞减少和嗜酸粒细胞减少。⑤中枢神经系统:偶可致良性颅内压增高,可表现为头痛、呕吐、视神经乳头水肿等。⑥肾毒性:原有显著肾功能损害的患者可能发生氮质血症、高磷酸血症和酸中毒。⑦二重感染:长期应用本品可诱发耐药金黄色葡萄球菌、革兰阴性杆菌和真菌等引起的二重感染,严重者可致败血症。⑧本品的应用可使人体内正常菌群减少,导致维生素缺乏,真菌繁殖,出现口干、咽炎、口角炎、舌炎等。

【禁忌】有四环素类药物过敏史者禁用。

【孕妇及哺乳期妇女用药】本品可透过胎盘屏障进入胎儿体内,沉积在牙齿和骨的钙质区内,引起胎儿牙齿变色,牙釉质再生不良及抑制胎儿骨骼生长,该类药物在动物中有致畸胎作用,因此妊娠期妇女不宜应用。本品可自乳汁分泌,乳汁中浓度较高,哺乳期妇女应用时应暂停授乳。

【儿童用药】8岁以下小儿不宜用本品。

【老年用药】老年患者常伴有肾功能减退,剂量宜适当调整。老年患者应用本品,易引起肝毒性,需慎用。

【制剂】盐酸美他环素胶囊(分散片)

9. 聚甲酚磺醛阴道栓 Policresulen Vaginal Suppositories

聚甲酚磺醛具有广谱的抗菌作用,包括革兰阳性菌、革兰阴性菌和某些真菌,尤其值得一提的是对加那氏菌、厌氧菌和滴虫有效。本品无耐药性的报道。

【适应证】用于治疗阴道炎、宫颈炎及其伴随症状(如细菌、滴虫和霉菌感染引起的白带增多)、尖锐湿疣及使用子宫托造成的压迫性溃疡等。

【用法用量】根据病情,可以隔日或每日使用一枚阴道栓剂,疗程由医生决定。如果用其溶液病灶烧灼,则于两次烧灼间隔日放入一枚阴道栓剂。使用时,患者最好取仰卧位,先将栓剂用水浸湿,然后插入阴道深部。通常以晚间睡前用药为宜。配合使用卫生带,防止污染衣物和被褥。如果外科手术中使用,应使用阴道塞,并在术后 1 ~ 2 小时后拿出阴道塞。

【不良反应】用药初期,有时产生局部利雄症状,但很快自行消失。偶有阴道紧缩干涩感。如使用本品中出现任何不良事件和(或)不良反应,请与医生联络。

【禁忌】禁用于对本品中任何成分过敏的患者。

【儿童用药】尚缺乏本品儿童用药的有效性和安全性研究资料。避免儿童接触。

【老年患者用药】尚不明确。

【孕妇及哺乳期妇女用药】怀孕期间,聚甲酚磺醛仅在绝对需要的情况下方可使用,此时应充分考虑药物对母婴的潜在危害,尽管动物试验表明此药无任何致畸作用,但人体实验的结果尚未获得,人们还不清楚哺乳期妇女的乳汁内是否会含有此药的活性成分。

【制剂】聚甲酚磺醛阴道栓剂(栓、溶液、凝胶)

10. 醋酸氯己定栓 Chlorhexidine Acetate Suppositories

本品具有广谱抑菌、杀菌作用。

【适应证】适用于宫颈糜烂、化脓性阴道炎、霉菌阴道炎,也适用于滴虫阴道炎等。

【用法用量】先将外阴部洗净,然后把药栓送入阴部深部。宫颈糜烂,月经后每日一枚,连用 5 ~ 7 枚为一疗程;阴道炎,每日 1 枚,连用 3 ~ 5 枚为一疗程。

【不良反应】极个别患者用药后有灼烧感,停药即可消失。用药过频(如 2 次/日或 3 次/日)可出现阴道黏膜潮红、表浅糜烂面或不适感。应严格按说明用药。

【制剂】醋酸氯已定栓(溶液);复方醋酸氯已定栓

附:用于宫颈炎与宫颈糜烂的其他西药

1. 头孢呋辛 Cefuroxime

见第一章"气管炎和支气管炎"。

2. 头孢泊肟酯 Cefpodoxime Proxetil

见第一章"气管炎和支气管炎"。

3. 头孢他美酯 Cefetamet Pivoxil

见第四章"63. 尿道炎、膀胱炎和肾盂肾炎"。

4. 盐酸四环素 Tetracycline Hydrochloride

见第四章"63. 尿道炎、膀胱炎和肾盂肾炎"。

5. 盐酸土霉素 Oxytetracycline Hydrochloride

见第四章"63. 尿道炎、膀胱炎和肾盂肾炎"。

6. 盐酸多西环素 Doxycycline Hydrochloride

见第三章"39. 霍乱"。

7. 莫西沙星 Moxifloxacin

见第一章"5. 气管炎和支气管炎"。

8. 氧氟沙星 Ofloxacin

见第四章"63. 尿道炎、膀胱炎和肾盂肾炎"。

9. 注射用新鱼腥草素钠 Sodium New Houttuyfonate for Injection

见第一章"5. 气管炎和支气管炎"。

10. 重组人干扰素 α2a Recombinant Human Interferon α2a

【适应证】用于治疗阴道病毒性感染引起的慢性宫颈炎、宫颈糜烂、阴道炎,预防宫颈癌。

11. 重组人干扰素 α2b 栓 Recombinant Human Interferon α2b Suppository

【适应证】用于治疗阴道病毒性感染引起的慢性宫颈炎、宫颈糜烂、阴道炎,预防宫颈癌等。

12. 乳酸司帕沙星 Sparfloxacin Lactate

见第三章"42. 伤寒和副伤寒"。

13. 阿莫西林 Amoxicillin

见第一章"5. 气管炎和支气管炎"。

14. 头孢噻肟钠 Cefotaxime Sodium

见第三章"56. 腹膜炎"。

15. 头孢地嗪钠 Cefodizime Sodium

见第一章"6. 肺炎"。

16. 头孢唑肟钠 Ceftizoxime Sodium

见第四章"63. 尿道炎、膀胱炎和肾盂肾炎"。

17. 盐酸米诺环素 Minocycline Hydrochloride

见第五章"附睾炎和睾丸炎"。

18. 克拉霉素 Clarithromycin

见第三章"33. 幽门螺杆菌感染"。

19. 磺胺甲噁唑 Sulfamethoxazole

见第四章"63. 尿道炎、膀胱炎和肾盂肾炎"。

二、中药

(一)宫颈炎用中药

1. 妇科千金片(胶囊)

见本章"135. 盆腔炎、附件炎和子宫内膜炎"。

2. 治糜康栓(泡腾片)

见本章"134. 阴道炎"。

3. 宫颈炎康栓

【处方组成】苦参、枯矾、苦杏仁、冰片

【功能主治】清热燥湿、去腐生肌。用于宫颈炎、宫颈糜烂、白带过多、腰腹坠胀、阴痒等。

【用法用量】阴道给药。于月经干净 2 ~ 3 天后开始用药,一次一粒,隔天用药一次。

4. 复方沙棘籽油栓

【处方组成】沙棘籽油、蛇床子、乳香、没药、苦参、炉甘石、冰片

【功能主治】清热燥湿、消肿止痛、杀虫止痒、活血生肌。用于湿热下注所致的宫颈糜烂。症见带下量多,色黄或黄白,血性白带或性交后出血,外阴瘙痒、肿痛,腰腹坠胀。

【用法用量】阴道用药。月经干净后开始用药。洗净外阴部,将栓剂塞入阴道深处。每晚 1 粒,每日或隔日一次,6

次为一疗程。

【使用注意】孕妇禁用。

5. 椿乳凝胶

【处方组成】椿皮、苦参、牡丹皮、乳香、冰片

【功能主治】清热燥湿，祛瘀生肌。用于慢性宫颈炎之宫颈糜烂，中医辨证属于湿热瘀阻所致者，症见带下量多、色黄或白，腰腹坠胀，口苦咽干，舌红苔黄腻，脉弦或滑。

【用法用量】阴道给药。晚上临睡前将阴道给药器中的药物送入阴道深处。每次月经干净3天后开始用药，一次1支，一日一次，每个月经周期连续使用10天，持续2个月经周期为一疗程。

6. 博性康药膜

【处方组成】苦参、西南黄芩、蛇床子、杨柳枝、土大黄、天花粉、栀子、茵陈、蒲公英、委陵菜

【功能主治】清热解毒、燥湿杀虫、祛风止痒。用于带下病（滴虫阴道炎，霉菌阴道炎，急、慢性宫颈炎）。

【用法用量】外用，一次2片，一日2次；从层纸中取出药膜揉成松软小团，用示指或中指推入阴道深处。

【使用注意】月经期间禁用。

7. 二十六味通经胶囊

见本章“135. 盆腔炎、附件炎和子宫内膜炎”。

8. 祛腐二香栓

【处方组成】血竭、乳香、蛇床子、白矾、花椒、硼砂、雄黄

【功能主治】祛腐生肌。治疗宫颈糜烂、宫颈炎、各种阴道炎、盆腔炎等妇科炎症，症见白带增多，阴痒或疼痛，泌尿系统炎症等。

【用法用量】冲洗阴道，置于阴道后穹窿，隔日一次；或遵医嘱。

9. 黄柏八味片

见本章“135. 盆腔炎、附件炎和子宫内膜炎”。

（二）宫颈糜烂用中药

1. 治糜康栓（治糜灵栓、泡腾片）

见本章“134. 阴道炎”。

2. 保妇康栓（泡沫剂）

见本章“134. 阴道炎”。

3. 妇科千金片（胶囊）

见本章“135. 盆腔炎、附件炎和子宫内膜炎”。

4. 抗宫炎片（颗粒、胶囊）

【处方组成】广东紫珠、益母草、乌药

【功能主治】清热，祛湿，化瘀，止带。用于湿热下注所致的带下病，症见赤白带下、量多臭味；宫颈糜烂见上述证候者。

【用法用量】口服。片剂一次3～6片，一日3次。或遵医嘱。

【使用注意】孕妇禁用。

5. 杏香兔耳风片

【处方组成】杏香兔耳风

【功能主治】清热解毒，祛瘀生新。用于湿热下注所致的带下病，症见带下量多、色黄，小腹隐痛；宫颈糜烂见上述证候者。

【用法用量】口服。一次4～6片，一日3次。30天为一疗程。

6. 复方杏香兔耳风颗粒（片、胶囊）

见本章“134. 阴道炎”。

7. 妇宁栓

见本章“134. 阴道炎”。

8. 消糜栓（泡腾片）

见本章“134. 阴道炎”。

9. 宫颈炎康栓

见本章本部分“（一）宫颈炎用中药”。

10. 复方沙棘籽油栓

见本章本部分“（一）宫颈炎用中药”。

11. 苦参栓（阴道泡腾片、软膏、凝胶、膜）

【处方组成】苦参总碱

【功能主治】抗菌消炎。用于宫颈糜烂、赤白带下、滴虫性阴道炎及阴道霉菌感染等妇科慢性炎症。

【用法用量】每晚1片，塞入阴道深处或遵医嘱。

12. 祛腐二香栓

见本章本部分“（一）宫颈炎用中药”。

13. 红花如意丸

【处方组成】红花、藏红花、鬼臼（桃儿七）、诃子、藏茜草、肉桂、巴夏嘎、藏木香、芫荽果、降香、朱砂、熊胆、藏紫草、光明盐、喜马拉雅紫茉莉、榜嘎、胡椒、花蛇肉（去毒）、矮紫堇、余甘子、沙棘膏、硇砂、紫草茸、枸杞子、沉香、火硝

【功能主治】祛风镇痛，调经血，祛斑。用于妇女血症、风症、阴道炎、宫颈糜烂、心烦血虚、月经不调、痛经、下肢关节疼痛、筋骨肿胀、晨僵、麻木、小腹冷痛及寒湿性痹症。

【用法用量】口服。一次1～2g，一日2次。

【禁忌】肝肾功能不全、造血系统疾病、孕妇及哺乳期妇女禁用。

14. 赛霉安乳膏

【处方组成】石膏、冰片、朱砂

【功能主治】清热止血，收敛祛湿，化腐生肌。用于牙周溃疡，皮肤碰伤、刀伤、慢性溃疡，子宫颈糜烂，阴道炎，痔疮，肛瘘，褥疮等症。

【用法用量】外用，一日2次。

【使用注意】皮肤有破损者禁用。

15. 百仙妇炎清栓

【处方组成】苦参、百部、蛇床子、仙鹤草、紫珠叶、白矾、冰片、樟脑、硼酸

【功能主治】清热解毒，杀虫止痒，去瘀收敛。用于霉菌性、细菌性、滴虫性阴道炎和宫颈糜烂。

【用法用量】阴道给药，一次1粒，一日一次；6天为一疗程。睡前将栓剂及特制消毒棉棒推入阴道深处，并将悬绳留

置体外，次日清晨将悬绳拉出，取出棉团弃去。

【使用注意】孕妇、月经期间禁用。

附：用于宫颈炎和宫颈糜烂的其他中药

1. 宫炎平片（分散片、胶囊、滴丸）

见本章“135. 盆腔炎、附件炎和子宫内膜炎”。

2. 康妇消炎栓

见本章“134. 阴道炎”。

3. 妇炎康片（丸、胶囊、软胶囊、颗粒）

见本章“135. 盆腔炎、附件炎和子宫内膜炎”。

4. 妇乐颗粒（片、胶囊、糖浆）

见本章“135. 盆腔炎、附件炎和子宫内膜炎”。

5. 妇炎净胶囊

见本章“135. 盆腔炎、附件炎和子宫内膜炎”。

6. 妇宝颗粒

见本章“135. 盆腔炎、附件炎和子宫内膜炎”。

7. 花红片（胶囊、颗粒）

见本章“135. 盆腔炎、附件炎和子宫内膜炎”。

8. 人参归脾丸

见第三章“60. 便血”。

9. 妇科止带胶囊（片）

见本章“134. 阴道炎”。

137. 白带异常

〔基本概述〕

白带异常也称带下病，是指带下的期、量、色、质、气味发生异常，并伴有局部或全身症状为特征的疾病。如白带量多，或色、质、味发生异常变化者，即称带证，也称带下病。

白带是妇女从阴道内流出来的一种白色黏稠的液体。白带的形成与雌激素有着密切的关系，故青春期前的女孩一般是没有白带的。青春期后卵巢开始发育，并分泌雌激素，以促进生殖器官的发育，这时就开始出现了白带。妇女绝经后，由于卵巢功能衰退，体内缺少雌激素，所以阴道变得干燥而无白带。

白带是女性生殖道分泌经阴道排出的一种对人体有益的液体，健康的妇女都有白带。白带来源于子宫颈和阴道，内有宫颈分泌的黏液、阴道黏膜的渗出物、子宫和阴道脱落的表皮细胞，以及少量的白细胞和非致病性阴道杆菌等。它使阴道保持一定的湿度，对防止病菌侵入很有好处。

正常白带其量不多，无腥臭味，有润泽阴户的作用。正常白带是白色的，有时透明，有时黏稠，无异味，有周期性的变化，有时增多，有时减少。排卵期的白带透明、量多，而其他时间则量少、黏稠。青春期生殖器官发育旺盛，白带的生成也增多。此外，在天气炎热、从事体力活动以及性冲动时，这些液体分泌量也会增加，有时还可能外流。但是，当白带的数量、颜色、气味等发生变化时，就预示着发生疾病。白带异常多是由炎症引起的，临床上常见的病理性白带有：无色透明黏性白带；白色或灰黄色泡沫状白带；凝乳状白带；水样白带等。

许多妇科疾病如阴道炎、宫颈炎、盆腔炎、子宫内膜炎、淋病及生殖器肿瘤等疾病均可出现白带量多、异常的症状。

中医对带下病的定义为：带下绵绵不断，量多腥臭，色泽异常，并伴有全身症状者，称带下病。带下病是以湿邪为主因的一种常见病，病机是任脉不固，带脉失约，涉及肝脾肾三脏。由于脾虚肝郁、湿热下注，或肾气不足，下元亏损所致。治疗上需内服与外治相结合，同时重视预防和调护。

〔治疗原则〕

白带异常最常见的原因是阴道炎，此外妇科的其他多种疾病往往也可表现出白带异常的症状，因此，治疗白带异常的关键在于治疗其原始的疾病，可根据具体的病因采取相应的方法。

各种妇科炎症感染的病源不同，白带异常的治疗方法也就不同。如阴道炎、慢性宫颈炎虽然都属于炎症，都可引起白带异常，但性质却大不一样，治疗时更要区别对待。阴道炎以细菌、真菌等病原体引起的炎症居多，大多采用抗生素治疗；慢性宫颈炎则是内分泌改变、外界刺激、病毒感染等多种因素引起的，很少使用抗生素治疗，无论是治疗方案，还是治疗药物，都和阴道炎大相径庭。

中医在辨证施治白带方面有着长期丰富的经验，通过健脾补肾，清利湿热往往可以起到良好的效果。

〔用药精选〕

白带异常的主要病因是阴道炎、盆腔炎、子宫内膜炎、宫颈炎、淋病及生殖器肿瘤等疾病引起，因此临症用药请在病因诊断明确后详见有关具体章节。

138. 子宫肌瘤

〔基本概述〕

子宫肌瘤又称子宫平滑肌瘤，是女性生殖器最常见的一种良性肿瘤。多无症状，少数表现为阴道出血，腹部触及肿物以及压迫症状等。如发生瘤蒂扭转或其他情况时可引起疼痛。以多发性子宫肌瘤常见。

本病确切病因不明，可能与女性激素有关。西医学研究发现：肌瘤组织中的雌激素受体量较正常子宫肌组织多。提示子宫肌瘤的发生与长期的雌激素含量过高导致内分泌失调有关。同时激素代谢受高级神经中枢调控，故神经中枢活动对促进本病也可能起很重要的作用．另外，细胞遗传学研究显示，部分肌瘤存在细胞遗传学的异常。

子宫肌瘤多数患者无明显症状，仅于盆腔检查时偶被发现。若出现症状，与肌瘤的部位、生长速度及肌瘤有无变性等关系密切。主要症状有①月经改变：表现为月经周期缩短、经量增多、经期延长、不规则阴道流血等。②腹块：腹部胀大，下腹扪及肿物，伴有下坠感。③白带增多：白带增多，有时产生大量脓血性排液及腐肉样组织排出伴臭味。④疼痛：一般患者无腹痛，常有下腹坠胀、腰背酸痛等，当浆膜下肌瘤蒂扭转时，可出现急性腹痛肌瘤红色变时，腹痛剧烈且伴发热。⑤压迫症状：肌瘤向前或向后生长，可压迫膀胱、尿道或直肠，引起尿频、排尿困难、尿潴留或便秘。当肌瘤向两侧生长，则形成阔韧带肌瘤，其压迫输尿管时，可引起输尿管或肾盂积水；如压迫盆腔血管及淋巴管，可引起下肢水肿。⑥不孕：肌瘤压迫输卵管使之扭曲，或使宫腔变形以致妨碍受精卵着床，导致不孕。⑦继发性贫血：若患者长期月经过多可导致继生贫血，出现全身乏力、面色苍白、气短、心慌等症状。

由于子宫肌瘤生长较快，当供血不良时，可以发生不同变性。肌瘤愈大，缺血愈严重，则继发变性愈多。有0.5%~1%的子宫肌瘤恶变为肉瘤，多见于年龄大，肌瘤较大且生长快者，特别是绝经后肌瘤增长迅速或绝经后再出现的肌瘤患者。

子宫肌瘤归属于中医学的“癥瘕”范畴。中医学认为，子宫肌瘤是因七情内伤、脏腑功能失调、气滞血瘀而成。中医讲情绪对子宫肌瘤的影响时提到：“气滞，七情内伤，肝失条达，血行不畅滞于胞宫而致，表现为下腹痞块，按之可移，痛无定处，时聚时散，精神抑郁，胸胁胀满。”治疗以行气活血、化瘀消癥等为主。

〔治疗原则〕

对子宫肌瘤的治疗，目前主要采取性激素或手术治疗。

1. 期待疗法

肌瘤较小，无症状，无并发症及无变性，对健康无影响。围绝经期患者，无临床症状，考虑到卵巢功能减退后可能使肌瘤退缩或缩小。以上情况均可采取期待疗法，即在临床及影像学方面实行定期随访观察（3~6个月一次）。根据复查情况再决定其处理。

2. 药物治疗

药物治疗的根据在于，子宫肌瘤为性激素依赖性肿瘤，故采用拮抗性激素的药物以治疗。新近应用的是暂时性抑制卵巢的药物。丹那唑、棉酚为国内常用药物。其他雄激素、孕激素及维生素类药物也使用。自1983年开始研究报道，应用促性腺激素释放激素类似物（GnRHa）成功地缩小了子宫平滑肌瘤。研究证明GnRHa间接地减少垂体水平促性腺激素分泌，从而有效地抑制卵巢功能，即所谓“降调节”现象。

3. 手术治疗

通常，绝经后肌瘤自然退缩，故不需手术处理。然而，肌瘤患者年龄40有余，距绝经可能还有几年，也可以考虑手术。但术前可先行药物保守治疗，药物有效者也可暂不手术。还应注意，绝经后妇女肌瘤，少数患者肌瘤并不萎缩反而增大者，故应加强随访。凡药物治疗失败，不能减轻症状而加重者或疑恶性变者则应手术治疗。

肌瘤患者，通常子宫切除的年龄定为45岁以上。45岁以下者，尤40岁以下，宜行肌瘤挖除术。行保留附件者，如双侧均可保留，则保留双侧比仅保留单侧为好。

微创手术是目前治疗子宫肌瘤最有效的方式，医生在患者的腹部隐蔽处开3个5毫米大小的小切口，然后放入腹腔镜。通过连接腹腔镜的电视监视屏，可清晰地观察经过放大的腹腔内的情况，然后操作留在患者体外的设备进行治疗。手术不需开腹，创伤小，患者恢复快，这样就不会降低患者自身的免疫力，不容易发生感染，也不会发生腹腔或盆腔粘连，并能保全女性子宫等生殖器官的完整性，能保全女性的生育能力及和谐的夫妻生活。

4. 高强度聚焦超声治疗

子宫肌瘤的高强度聚焦超声治疗是利用超声波可透过人体组织，并能聚焦在特定靶区的特性，将能量聚集到足够的强度，可以达到瞬间高温，破坏靶区组织，在组织病理学上表现为凝固性坏死，从而达到破坏病变之目的，而病变区域外的组织则没有损伤。整个治疗过程无创伤、不出血、不需麻醉。超声聚焦部位形成凝固性坏死真正实现从体外治疗体内的肿瘤，达到治疗目的。

5. 介入治疗

仅适用于药物治疗无效而有手术治疗禁忌或拒绝手术治疗者。

〔用药精选〕

一、西药

1. 醋酸丙氨瑞林 Alarelin

【适应证】用于治疗子宫内膜异位症、子宫肌瘤。

【用法用量】皮下或肌内注射，月经来潮的第一至第二天开始治疗，150μg/次，qd；或遵医嘱。

【不良反应】可出现因低雌激素状态引起的症状，如潮热、盗汗、阴道干燥或情绪改变，个别患者出现皮疹，停药后即可消失。

【禁忌】①孕妇、哺乳期妇女及原因不明阴道出血者禁用。②对GnRH或类似物过敏者禁用。

【制剂】注射用丙氨瑞林

2. 戈舍瑞林 Goserelin

【适应证】主要用于可用激素治疗的前列腺癌及绝经前及绝经期的乳腺癌。也可用于子宫内膜异位症、子宫肌瘤的治疗。

【用法用量】成人3.6mg的注射埋植剂，每28日一次，作腹前壁皮下注射，如果必要可使用局部麻醉。肝、肾功能不全者或老年患者不必调整剂量。子宫内膜异位症患者的疗程为6个月。

【禁忌】对本品或类似物过敏的患者不可使用。妊娠期及哺乳期妇女不可使用。

【制剂】醋酸戈舍瑞林缓释植入剂；戈舍瑞林注射液

3. 醋酸曲普瑞林 Triptorelin Acetate

曲普瑞林系合成的促性腺激素释放激素（GnRH）的类似物，作用与GnRH相同，但其血浆半衰期延长且对GnRH受体的亲和力更强，因此曲普瑞林成为GnRH受体的强力激动剂。

【适应证】用于：①辅助生殖技术（ART），例如体外受精术（IVF）。②激素依赖型前列腺癌。③性早熟。④子宫内膜异位症。⑤子宫肌瘤。

【用法用量】常用剂量：每天一次皮下注射0.5mg，连续七天；然后每天一次皮下注射0.1mg，作为维持剂量。

【不良反应】由于激素的产生被抑制而可能引起的药理副作用包括：①男性，热潮红、阳痿及性欲减退。②女性，热潮红、阴道干涸、交媾困难、出血斑及由于雌激素的血浓度降低至绝经后的水平所可能引起的轻微小梁骨基质流失。但是，一般在治疗停止后6～9个月均可完全恢复正常。其他少见的副作用：注射部位局部反应、轻微过敏症状（发热、发痒、出疹、过敏反应）、男子女性型乳房、出血斑、头痛、疲惫及睡眠紊乱。上述副作用一般比较温和，停药后将会消失。

【禁忌】①曲普瑞林不可用于非激素依赖性的前列腺癌或前列腺切除手术后的患者。②对本品任何成分过敏或对促性腺激素释放激素（GnRH）及其类似物过敏的患者禁用。③在治疗期间，若病患者发现已怀孕，应停止使用曲普瑞林。

【制剂】醋酸曲普瑞林注射液

4. 甲睾酮片 MethyltestosteroneTablets

甲睾酮为人工合成的雄激素，能促进男性器官及副性征的发育、成熟；对抗雌激素，抑制子宫内膜生长及垂体-性腺功能；促进蛋白质合成及骨质形成；刺激骨髓造血功能，使红细胞和血状红蛋白增加。

【适应证】用于男性性腺功能减退症、无睾症及隐睾症；绝经期后女性晚期乳腺癌的姑息性治疗；妇科疾病，如月经过多、子宫肌瘤、子宫内膜异位症；老年性骨质疏松症及小儿再生障碍性贫血等。

【用法用量】成人常用量：治疗月经过多或子宫肌瘤：每次舌下含服5～10mg，一日2次，每月剂量不可超过300mg。

【不良反应】①长期大剂量应用易致胆汁淤积性肝炎，出现黄疸，肝功能异常。舌下给药可致口腔炎，表现为疼痛、流涎等症状。②女性：可能引起痤疮、多毛、声音变粗、闭经、月经紊乱，应停药。③男性：睾丸萎缩、精子生成减少、精液减少，应停药。④电解质水钠潴留。

【禁忌】孕妇、前列腺癌患者及对本品过敏者禁用。

【孕妇及哺乳期妇女用药】孕妇禁用。

【儿童用药】儿童长期应用，可严重影响生长发育。与巴比妥类药合用，可增加其肝内代谢，使作用减弱。本品可减少甲状腺结合球蛋白，使甲状腺激素作用增强。

5. 丙酸睾酮注射液 Testosterone Propionate Injection

本品为睾酮的丙酸酯，雄激素类药。促进男性性器官的形成、发育、成熟，并对抗雌激素，抑制子宫内膜生长及卵巢垂体功能。促进蛋白质合成代谢、兴奋骨髓造血功能，刺激血细胞的生成。

【适应证】用于原发性或继发性男性性功能低减；男性青春期发育迟缓；绝经期后女性晚期乳腺癌的姑息性治疗；也用于妇科疾病如月经过多、子宫肌瘤；老年性骨质疏松及再生障碍性贫血等。

【用法用量】肌内注射：通常一次25mg，每周2～3次。治疗月经过多或子宫肌瘤：每次肌内注射25～50mg，每周2次。

【不良反应】①注射部位可出现疼痛、硬结、感染及荨麻疹。②妇女长期应用可致男性化，如多毛、痤疮、闭经、阴蒂增大、嗓音粗等。③成年男性久用会出现性功能减退、睾丸萎缩、精子减少。④浮肿、黄疸、皮疹、肝功能异常。⑤可引起水钠潴留现象。

【禁忌】对本品过敏，肝、肾功能不全，前列腺癌及男性乳房疾病者禁用。

【孕妇及哺乳期妇女用药】禁用。

【儿童用药】儿童长期应用，可严重影响生长发育，慎用。

【老年用药】慎用。

6. 复方醋酸棉酚片 Compound Gosspol Acetat Tablets

本品为复方制剂，其组分为醋酸棉酚、氯化钾、维生素B_1、维生素B_6。醋酸棉酚对卵巢及子宫内膜、肌层甾体激素受体有抑制作用，从而使子宫内膜和肌层明显变薄，月经量减少；高浓度棉酚可与细胞生长相关的酶或功能蛋白作用，使细胞凋亡，但不会诱导细胞恶性增生。

【适应证】用于子宫功能性出血、子宫肌瘤并月经过多及子宫内膜异位症。

【用法用量】口服。一次1片，一日一次。晚饭后服用。30天为1个疗程，常规为≤6疗程。

【不良反应】可有低钾血症、肌无力、食欲减退、恶心、呕吐等胃肠道反应及心悸、肝功能轻度改变；可引起绝经的更年期症状出现，闭经、性欲减退、潮热、皮肤瘙痒、出汗等。

【禁忌】①孕妇及哺乳期的妇女禁用。②老年患者禁用。③对本品过敏者禁用。

【孕妇及哺乳期妇女用药】孕妇及哺乳期妇女禁用。

【儿童用药】尚不明确。

【老年用药】老年患者禁用。

附：用于子宫肌瘤的其他西药

醋酸亮丙瑞林 Leuprorelin Acetate

【适应证】用于：①子宫内膜异位症；②对伴有月经过多、下腹痛、腰痛及贫血等的子宫肌瘤，可使肌瘤缩小和（或）症状改善;③绝经前乳腺癌,且雌激素受体阳性患者;④前列腺癌;⑤中枢性性早熟症。

二、中药

1. 宫瘤清胶囊(片、颗粒)

【处方组成】熟大黄、土鳖虫、水蛭、桃仁、蒲黄、黄芩、枳实、牡蛎、地黄、白芍、甘草

【功能主治】活血逐瘀,消癥破积。用于瘀血内停所致的妇女癥瘕,症见小腹胀痛、经色紫暗有块、经行不爽;子宫肌瘤见上述证候者。

【用法用量】口服。一次3粒,一日3次;或遵医嘱。

【使用注意】孕妇禁用。

2. 桂枝茯苓胶囊(丸、片)

见本章“135. 盆腔炎、附件炎和子宫内膜炎”。

3. 宫瘤宁胶囊(片、颗粒)

【处方组成】海藻、三棱、蛇莓、石见穿、半枝莲、拳参、党参、山药、谷芽、甘草

【功能主治】软坚散结,活血化瘀,扶正固本。用于子宫肌瘤(肌壁间,浆膜下)气滞血瘀证,症见经期延长,经量过多,经色紫黯有块,小腹或乳房胀痛等。

【用法用量】胶囊口服,每次4粒,每日3次,3个月经周期为一个疗程。

【使用注意】孕妇禁用。

4. 宫瘤消胶囊

【处方组成】牡蛎、香附(制)、土鳖虫、三棱、莪术、白花蛇舌草、仙鹤草、牡丹皮、党参、白术、吴茱萸

【功能主治】活血化瘀、软坚散结。用于子宫肌瘤属气滞血瘀证。症见月经量多,夹有大小血块,经期延长,或有腹痛,舌暗红,或边有紫点、瘀斑,脉细弦或细涩。

【用法用量】口服。一次3~4粒,一日3次,1个月经周期为一疗程,连续服用3个疗程。

【使用注意】孕妇禁用。

5. 丹鳖胶囊

【处方组成】丹参、三七、三棱、莪术、桃仁(去皮)、当归、鳖甲、海藻、杜仲(盐炒)、白术(炒)、半枝莲、桂枝

【功能主治】活血化瘀,软坚散结。用于气滞血瘀所致子宫肌瘤、盆腔炎性包块,症见小腹胀痛、腰骶酸痛、带下量多、肛门坠胀、舌暗有斑。

【用法用量】口服。一次5粒,一日3次。

【使用注意】服药期间忌吃生冷。经期停药。

6. 双橘颗粒

【处方组成】筋骨草、白英、瓜子金、琥珀、化橘红、薏苡仁、橘核

【功能主治】清肝理气,活血化瘀。用于子宫肌瘤且中医辨证属于气滞血瘀兼痰热交结证,症见经行量多或经期延长,乳房胀痛,小腹作胀或隐痛、有肛门下坠感,白带量多或色黄,舌质红或暗红边有瘀斑、瘀点,舌苔腻或黄腻,脉沉弦或细涩,或脉滑或弦滑。

【用法用量】口服。一次10g(1袋),一日3次。疗程90天。

【使用注意】孕妇禁服。

7. 消结安胶囊(口服液)

【处方组成】益母草、鸡血藤、三叉苦、连翘、功劳木、土茯苓

【功能主治】活血化瘀,软坚散结,用于气滞血瘀所致乳癖,乳腺小叶增生,卵巢囊肿,子宫肌瘤见上述证候者。

【用法用量】胶囊口服,一次2粒,一日3次;或遵医嘱。

8. 二十六味通经胶囊

见本章“135. 盆腔炎、附件炎和子宫内膜炎”。

9. 红金消结片(胶囊、浓缩丸)

【处方组成】三七、香附、八角莲、鼠妇虫等

【功能主治】疏肝理气,活血化瘀,消肿止痛。用于气滞血瘀所致乳腺小叶增生,子宫肌瘤,卵巢囊肿。

【用法用量】口服。一次4片,一日3次。

10. 断血流胶囊(软胶囊、颗粒、片、分散片、泡腾片、口服液、滴丸)

见第三章“60. 便血”。

11. 止血灵胶囊

【处方组成】扶芳藤、蒲公英、黄芪、地榆

【功能主治】清热解毒,益气止血。用于气虚血热所致的出血症,症见月经过多、崩冲漏下、产后恶露不净、痔出血、鼻衄,子宫肌瘤、功能性子宫出血,放环出血、产后子宫复旧不全见上述证候者。

【用法用量】口服。一次2~3粒,一日3次。大出血症用量可加倍。

12. 莓叶委陵菜胶囊(片)

【处方组成】莓叶委陵菜

【功能主治】止血。用于月经过多,功能性子宫出血,子宫肌瘤出血。

【用法用量】口服。一次2~3粒,一日3次。

13. 大黄庶虫丸

【处方组成】熟大黄、黄芩、甘草、桃仁、杏仁、白芍、地黄、干漆(煅)、虻虫(去翅足)、水蛭(制)、蛴螬(炒)、土鳖虫(炒)

【功能主治】活血破瘀,通经消癥。用于瘀血内停所致的闭经、癥瘕,症见腹部肿块,肌肤甲错,面色黯黑,潮热羸瘦,经闭不行。

【用法用量】口服。水蜜丸一次3g,小蜜丸一次3~6丸,大蜜丸一次1~2丸,一日1~2次。

【使用注意】孕妇禁用。

附:用于子宫肌瘤的其他中药

1. 通经甘露丸

见本章“143. 闭经”。

2. 妇科回生丸

见本章“140. 月经失调”。

3. 止痛化癥胶囊(片、颗粒)

见本章“140. 月经失调”。

139. 子宫脱垂

〔基本概述〕

子宫脱垂是指支撑子宫的组织受损伤或薄弱,致使子宫从正常位置沿阴道下降,子宫颈外口达坐骨棘水平以下,甚至子宫全部脱出于阴道口外的一种生殖伴邻近器官变位的综合征。根据其脱垂的程度分为三度。

子宫脱垂患者平时就会有腰酸背痛,严重时还会拖累膀胱及直肠,而会有频尿、小便解不干净或大便不顺之感。

产孕过早,过早结婚生育或过多产育合盆腔肌肉组织松弛是本病最重要的原因。分娩损伤,如由于滞产,急产,巨大胎儿的娩出,手术产等均可造成子宫颈旁组织、骨盆筋膜、骨盆底肌肉主筋膜过度伸展与裂伤。特别是当子宫口尚未开全而过早合用腹压或施行上述手术时,更使这些支持结构遭到严重破坏,使其支持功能减弱或丧失,发生子宫脱垂。产后过早参加重体力劳动,尤其是那些合腹压增加的肩挑抬担等劳动,可导致未复旧的子宫下垂,严重者甚至可导致直肠与膀胱同时膨出。更年期或绝经期后,由于卵巢功能逐渐衰退,雌激素水平下降,生殖道的支撑减弱,出现子宫脱垂。先天性盆腔组织发育不全。慢慢咳嗽等腹压长期过大,身体虚弱亦可导致子宫脱垂。

据中国各地普查统计,子宫脱垂的发病率为 1% ~4%,山区较平原多,体力劳动者比脑力劳动者多见,多产妇发病率高。

临床主要表现:①腰骶部酸痛。尤以骶部为甚,劳动后更加明显,卧床休息后可缓解。此外,患者感下腹、阴道、会阴部下坠,也以劳累后加重。②阴道脱出肿物。患者自述有球形物自阴道内脱出,于行走、体力劳动时更加明显,卧床休息后自行还纳。脱垂严重者,终日掉在外面,不能自行还纳,由于行走活动,与衣裤摩擦而感不适,久经摩擦而发生溃疡、感染、分泌物增多,甚至出血,日久局部组织增厚角化。③泌尿道症状。多数子宫脱垂患者,当其大笑、剧烈咳嗽、体势用力时,腹腔压力突然增加,引起尿失禁而尿液外溢。子宫脱垂往往伴有不同程度的膀胱膨出,但是否出现压力性尿失禁,取决于膀胱与尿道的解剖关系是否改变。少数子宫脱垂患者,排尿困难,导致尿潴留,需用手指将膨出的膀胱向前推举后,方能排尿。其原因为膀胱膨出严重,胀大的膀胱位置低于尿道。④月经改变、白带多。由于盆腔脏器脱垂,导致血循环障碍,局部瘀血,影响正常月经,可使月经过多。此外,由于血循环障碍脱出脏器并发溃疡、感染,致使白带增多,并伴有血性分泌物。⑤一般也不影响受孕、妊娠和分娩,但子宫脱垂不能还纳者,临产后可出现子宫颈水肿而宫颈扩张困难致难产。

子宫脱垂,中医学称之为“阴脱”“阴挺”等,是指子宫从正常位置沿阴道下降,子宫颈外口达坐骨棘水平以下,甚至子宫全部脱出于阴道口外。常伴有阴道前、后壁膨出,多产妇发病率较高。中医学认为子宫脱垂的病机系由正虚所致,但临床上应着重区分气虚、肾虚或虚中挟实三种证型。神疲乏力、小腹下坠者,多属气虚;经常腰酸膝软,腹坠溲勤者,多属肾虚;脱垂的子宫表面溃烂,带下淋漓者,乃兼挟湿热下注等。

〔治疗原则〕

更年期及老年期的妇女容易发生子宫脱垂。所以,做好妇女更年期及老年期的保健,对预防子宫脱垂也是极为重要的。

发生子宫脱垂的患者宜采用中西医结合及治疗、营养、休息相结合的综合措施。在治疗方法上可分使用子宫托、内服中药、针灸、熏洗等非手术疗法及手术修补。因手术后对再次阴道分娩有一定影响,故手术仅适用于严重病例及不再生育的妇女。

〔用药精选〕

一、西药

对子宫脱垂的治疗,目前尚没有明显有效的西药制剂。

二、中药

1. 补气升提片(散)

见第三章“34. 胃下垂”。

2. 补中益气丸(片、颗粒、合剂、口服液)

见本章“34. 胃下垂”。

3. 升提胶囊(颗粒)

见第三章“34. 胃下垂”。

140. 月经失调

〔基本概述〕

月经失调也称月经不调,表现为月经周期或出血量的异常,或是月经前、经期时的腹痛及全身症状,是妇科的常见病。

月经不调主要指月经先期、月经后期、月经先后无定期、月经过多、月经过少、经期延长、经间期出血等。月经不调病因可能是器质性病变或是功能失常。许多全身性疾病如血液病、原发性高血压、肝病、内分泌病、流产、宫外孕、葡萄胎、生殖道感染、肿瘤(如卵巢肿瘤、子宫肌瘤)等均可引起月经失调。

月经不调表现为月经周期或出血量的紊乱有以下几种情况:①不规则子宫出血。包括月经过多或持续时间过长;月经过少,经量及经期均少;月经频发,即月经间隔少于21天;月经周期延长,即月经间隔长于35天;不规则出血,可由各种原因引起,出血全无规律性。以上几种情况可由局部原因、内分泌原因或全身性疾病引起。②功能失调性子宫出血。指内外生殖器无明显器质性病变,而由内分泌调节系统失调所引起的子宫异常出血。是月经失调中最常见的一种,常见于青春期及更年期。分为排卵性和无排卵性两类,约85%病例属无排卵性功血。③绝经后阴道出血。指月经停止6个月后的出血,常由恶性肿瘤、炎症等引起。④闭经。指从未来过月经或月经周期已建立后又停止3个周期以上,前者为原发性闭经,后者为继发性闭经。

月经失调是泛指各种原因引起的月经改变,包括初潮年龄的提前,延后,周期、经期与经量的变化,是妇女病最常见的症状之一。月经失调的基本类型:①经期提前。月经提前指月经周期缩短,短于21天,而且连续出现2个周期以上。②经期延迟。月经错后7天以上,甚至40~50天一行,并连续出现两个月经周期以上。③经期延长。月经周期正常,经期延长,经期超过7天以上,甚至2周方净。有炎症者平时小腹疼痛,经期加重,平时白带量多,色黄或黄白、质稠、有味。黄体萎缩不全者同时伴有月经量多;子宫内膜修复延长者在正常月经期后,仍有少量持续性阴道出血。④月经先后不定期。月经提前或延迟,周期或短于21天,或长于35天。⑤月经过多或过少。从医学上来测量,一次月经量30ml算过少,80ml是过多,正常的应该是每次60ml左右。

引起月经不调的原因有两大类:①神经内分泌功能失调引起:主要是下丘脑-垂体-卵巢轴的功能不稳定或是有缺陷,即月经病。②器质病变或药物等引起:包括生殖器官局部的炎症、肿瘤及发育异常、营养不良;颅内疾患;其他内分泌功能失调如甲状腺、肾上腺皮质功能异常、糖尿病、席汉氏病等;肝脏疾患;血液疾患等。使用治疗精神病的药物;内分泌制剂或采取宫内节育器避孕者均可能发生月经不调。某些职业如长跑运动员容易出现闭经。此外,某些妊娠期异常出血也往往被误认为是月经不调。

中医学认为引起月经不调的病因主要有外感六淫,内伤七情,以及饮食、起居、环境的改变等因素。其机制与肝、脾、肾及冲任等脏腑功能失常,气血阴阳失调有关。

〔治疗原则〕

西医治疗一般采用雌激素、孕激素单一或联合的周期治疗。这种人工周期疗法虽然见效明显,但也只能解决暂时问题。而且激素对肝、胆、心血管、脑血管,以及凝血机制均有一定的副作用。

中医学一般将月经失调称为月经不调,又将月经不调归纳为月经先期、月经后期、月经过多或月经过少。但临床上往往不是单纯一种症状出现,如月经过多常与月经先期并见,月经过少常与月经后期并见。中医学对月经失调积累了长期的治疗经验,强调辨证施治,对于不同证型采用不同的治疗方法,大都可以得到良好的效果。

(1)月经先期者周期缩短,经行频发而失血,临床常见虚证、热证。治疗多以清泄血中伏热、健脾益气、滋阴补肾、止血调经而收功。

(2)月经后期者经行延迟,周经延长,临床治疗重在辨别虚实。虚者治以温经养血,实者治以活血行滞,虚实相兼者,分别其主次而兼治之。

(3)月经先后无定期者,多见于肝郁气机疏泄失常,或肾虚封藏施泻失职。临床在辨证施治的同时,应重视心理调护,避免不良的情志刺激。

(4)月经过多者,临床多见气虚、血热、血瘀证。虽治疗都要止血调经,但应分别针对病情,遵急则治标,缓则治本的原则,予以补气、清热、化瘀。

(5)月经过少者,虽非重症,但常影响生育。治疗宜根据辨证结果,或补血,或补肾,或化瘀,或化痰,以调节冲任气机,恢复胞宫藏泻功能,增加月经血量。同时应注意补肾健脾,以激经血之源。

(6)经期延长者,多见于流产后、产后,或宫腔内置节育器者,常虚实错杂,合并贫血。治疗多从止血着手,而止血之法,应根据证候不同,或活血化瘀,或清热凉血,或补气摄血。

〔用药精选〕

一、西药

1. 黄体酮 Progesterone

黄体酮是卵巢、胎盘和肾上腺分泌的一种类固醇激素。在充足雌激素存在时,黄体酮能使子宫内膜由增殖期改变为分泌期,为孕卵着床提供有利条件,在受精卵着床后,胎盘形成,可养活妊娠子宫的兴奋性,保持妊娠状态;可促进乳房发育,为哺乳做准备。本品可通过对下丘脑的负反馈,抑制垂体前叶促黄体生成激素的释放,使卵泡不能发育成熟,抑制卵巢的排卵过程。

【适应证】用于月经失调,先兆流产和习惯性流产、经前期紧张综合征、无排卵型功血和无排卵型闭经、与雌激素联合使用治疗更年期综合征。

【用法用量】①口服,与雌激素联合使用。每日100mg,共连续25日。

②治疗先兆性流产和习惯性流产、经前期综合征、无排卵型供血和排卵性闭经时,一般常规用量为每日200~300mg(2~3粒),一次或两次服用,每次剂量不得超过200mg(2粒),服药时间尽量远离用餐时间。

【不良反应】突破性出血,阴道点状出血,体重增加或减少,宫颈鳞柱交界改变,宫颈分泌物性状改变,乳房肿胀,恶心,头晕,头痛,倦怠感,发热,失眠,过敏伴或不伴瘙痒的皮疹,黑斑病,黄褐斑,阻塞性黄疸,肝功能异常。

【禁忌】以下患者禁用：①对黄体酮或黄体酮胶丸中其他成分过敏者；②阴道不明原因出血；③血栓性静脉炎、血管栓塞、脑中风或有既往病史者；④乳腺肿瘤或生殖器肿瘤。

【孕妇及哺乳期妇女用药】本品在动物实验中未发现对胎儿不良影响，但孕妇只有在医生同意下才可使用本品。黄体酮微量会分泌到母乳，到目前为止还未发现对婴儿的不良影响。

【制剂】黄体酮胶囊（注射液）

2. 醋酸甲羟孕酮 Medroxyprogesterone Acetate

本品为孕激素类药，作用于子宫内膜，能促进子宫内膜的增殖分泌，通过对下丘脑的负反馈，抑制垂体前叶促黄体生成激素的释放，抑制卵巢的排卵过程。抗癌作用可能与抗雌激素作用有关。

【适应证】用于月经不调、功能性子宫出血及子宫内膜异位症等。还可用于晚期乳腺癌、子宫内膜癌。

【用法用量】治疗功能性闭经：口服，一日 4～8mg（2～4 片），连服 5～10 天。

【不良反应】个别妇女有不规则出血。治疗肿瘤时，治疗剂量大可出现类库欣综合征。长期应用肝功能异常。

【禁忌】肝、肾功能不全者，脑梗死、心肌梗死、血栓性静脉炎等血栓病史患者，未确诊的性器官出血，尿路出血对本品过敏史禁用。

【孕妇及哺乳期妇女用药】禁用。

【儿童用药】慎用。

【制剂】醋酸甲羟孕酮片

3. 醋酸甲地孕酮 Megestrol Acetate

本品为孕激素，对垂体促性腺激素的释放有一定的抑制作用，但比左炔诺孕酮和炔诺酮为弱。不具有雌激素和雄激素样活性，但有明显抗雌激素作用。与雌激素合用，抑制排卵。

【适应证】用于治疗月经不调、功能性子宫出血、子宫内膜异位症；晚期乳腺癌和子宫内膜腺癌；亦可用于短效复方口服避孕片的孕激素成分。

【用法用量】口服。治疗闭经（雌激素水平足够时），一次 4mg，一日 2～3 次，连服 2～3 日，停药 2 周内即有撤退性出血。

【不良反应】①主要为恶心、头晕、倦怠；②突破性出血；③孕期服用有比较明确的增加女性后代男性化的作用。

【禁忌】严重肝、肾功能不全者，乳房肿块者，孕妇禁用。

【孕妇及哺乳期妇女用药】禁用。动物致畸实验表明对家兔具有死胎率增加和致畸作用。

【制剂】醋酸甲地孕酮片

4. 地屈孕酮 Dydrogesterone

本品是一种口服孕激素，可使子宫内膜进入完全的分泌相，从而可防止由雌激素引起的子宫内膜增生和癌变风险。

【适应证】用于治疗内源性孕酮不足引起的疾病，如痛经、子宫内膜异位症、继发性闭经、月经周期不规则、功能失调性子宫出血、经前期综合征、孕激素缺乏所致先兆性流产或习惯性流产、黄体不足所致不孕症。

【用法用量】①痛经：从月经周期的第 5～25 天，每日 2 次，每次口服地屈孕酮 1 片（以地屈孕酮计 10mg）。

②闭经：从月经周期的第 1～25 天，每日服用雌二醇，每天一次，从月经周期的第 11～25 天，联合用地屈孕酮，每天 2 次，每次 1 片（以地屈孕酮计 10mg）。

③经前期综合征、月经不规则：从月经周期的第 11～25 天，每日口服地屈孕酮 2 次，每次 1 片（以地屈孕酮计 10mg）。

【不良反应】极少数患者可出现突破性出血，一般增加剂量即可防止。地屈孕酮也可能发生其他发生在孕激素治疗中的不良反应，如轻微出血、经期血量的改变，闭经不适、呕吐、腹痛肝功能改变、黄疸（少见）乳房疼痛，瘙痒、皮肤过敏、荨麻疹、抑郁情绪、头痛、偏头痛、精神紧张、水肿、性欲改变。

【禁忌】对本品过敏、不明原因阴道出血、严重功能障碍（肝脏肿瘤、DubinJohnson 综合征、Potor 综合征、黄疸）、妊娠期或应用性激素时产生或加重的疾病或症状（如严重瘙痒症、阻塞性黄疸、妊娠期疱疹、卟啉症和耳硬化症）患者禁用。

【儿童用药】不推荐 18 岁以下的儿童使用本品。

【孕妇及哺乳期妇女用药】迄今为止，无资料表明妊娠期不能使用。同其他孕激素相同，地屈孕酮可在乳汁中分泌。

【老年用药】用于治疗 65 岁以上女性的资料尚不充足。

【制剂】地屈孕酮片

5. 炔诺酮 Norethisterone

本品为孕激素类药。本品有较强的孕激素样作用，能使子宫内膜转化为蜕膜样变，其抑制垂体分泌促性腺激素作用呈明显剂量关系，并有一定的抗雌激素作用，具有较弱的雄激素活性和蛋白同化作用。可使宫颈黏液变稠，不利于精子穿透。

【适应证】用于月经不调、子宫功能出血、子宫内膜异位症等；单方或与雌激素合用能抑制排卵，因作避孕药。

【用法用量】治疗痛经或子宫内膜增长过速：口服，一日 2.5mg，连续 20 天，下次月经周期第 5 日开始用药，3～6 个周期为一疗程。

【不良反应】①主要为恶心、头晕、倦怠。②突破性出血。

【禁忌】重症肝肾病患者、乳房肿块者和孕妇禁用。

【孕妇及哺乳期妇女用药】妊娠期间不宜使用（女婴男性化）。

【制剂】炔诺酮片

附：用于月经失调的其他西药

1. 左炔诺孕酮 Levonorgestrel

【适应证】主要用于女性紧急避孕，即在无防护措施或其他避孕方法偶然失误时使用。也用于月经不调、子宫功能性出血、子宫内膜异位症等。

2. 结合雌激素 Conjugated Estrogens

见本章“134. 阴道炎”。

3. 烯丙雌醇 Allylestrenol

见本章“150. 胎漏和胎动不安与保胎”。

4. 氨甲环酸 Tranexamic Acid

见第三章“60. 便血”。

二、中药

(一)月经先期用中药

1. 丹栀逍遥丸(片、胶囊)

【处方组成】牡丹皮、栀子(炒焦)、柴胡(酒制)、白芍(酒炒)、当归、白术(土炒)、茯苓、薄荷、炙甘草

【功能主治】舒肝解郁,清热调经。用于肝郁化火,胸胁胀痛,烦闷急躁,颊赤口干,食欲不振或有潮热,以及妇女月经先期,经行不畅,乳房与少腹胀痛。

【用法用量】丸剂口服,一次6~9g,一日2次。

2. 固经丸

【处方组成】盐关黄柏、酒黄芩、麸炒椿皮、醋香附、炒白芍、醋龟甲

【功能主治】滋阴清热,固经止带。用于阴虚血热,月经先期,经血量多、色紫黑,赤白带下。

【用法用量】口服。一次6g,一日2次。

3. 参茜固经颗粒

【处方组成】升麻、党参、白术、生地、白芍、女贞子、墨旱莲、生蒲黄、生槐米、大小蓟各、生山楂、茜草

【功能主治】益气养阴,清热,活血止血。用于气阴两虚、热迫血行所致的月经失调,症见经行提前、经血量多有血块、经水淋漓不净、口干喜饮、体倦乏力、面色少华、脉细或弦细;功能性子宫出血、子宫肌瘤、放置宫内节育环后出血见上述证候者。

【用法用量】温开水冲服。一次50g,一日2次。经前一周开始服用。

4. 安坤颗粒(片、胶囊)

【处方组成】牡丹皮、栀子、当归、白术、白芍、茯苓、女贞子、墨旱莲、益母草

【功能主治】滋阴清热,养血调经。用于阴虚血热所致的月经先期、月经量多、经期延长,症见月经提前、经水量多、行经天数延长、经色红质稀、腰膝酸软、五心烦热;放节育环后出血见上述证候者。

【用法用量】开水冲服,一次10g,一日2次。

【使用注意】①孕妇禁用。②脾胃虚寒者禁用。

5. 当归养血丸

【处方组成】当归、白芍(炒)、地黄、炙黄芪、阿胶、牡丹皮、香附(制)、茯苓、杜仲(炒)、白术(炒)

【功能主治】益气养血调经。用于气血两虚所致的月经不调,症见月经提前、经血量少或量多、经期延长、肢体乏力。

【用法用量】口服。一次9g,一日3次。

6. 丹贞颗粒

【处方组成】牡丹皮、黄柏、生地、海螵蛸等

【功能主治】滋阴,清热,止血。适用于阴虚血热所致的月经提前,月经量多、色鲜红的辅助治疗。

【用法用量】口服。一次1包,一日2次;10天为一疗程。

【使用注意】孕妇禁用。

7. 当归丸(复方当归丸)

【处方组成】当归、黄芪(蜜炙)

【功能主治】益气养血,调经止痛。用于气血两虚所致的月经先期、月经量多、痛经,症见月经提前、经水量多、肢体乏力、行经腹痛。

【用法用量】口服。一次1丸,一日2次。

(二)月经后期用中药

1. 少腹逐瘀丸(颗粒)

见第三章“44. 腹痛”。

2. 艾附暖宫丸

【处方组成】艾叶(炭)、醋香附、制吴茱萸、肉桂、当归、川芎、白芍(酒炒)、地黄、炙黄芪、续断

【功能主治】理气养血,暖宫调经。用于血虚气滞、下焦虚寒所致的月经不调、痛经,症见行经后错、经量少、有血块,小腹疼痛、行经小腹冷痛喜热、腰膝酸痛。

【用法用量】口服。小蜜丸一次9g,大蜜丸一次1丸,一日2~3次。

【使用注意】孕妇禁用。

3. 八珍益母丸(胶囊、颗粒、片、膏)

【处方组成】益母草、党参、炒白术、茯苓、甘草、当归、酒白芍、川芎、熟地黄

【功能主治】益气养血,活血调经。用于气血两虚兼有血瘀所致的月经不调,症见月经周期后错、行经量少、淋漓不净、精神不振、肢体乏力。

【用法用量】口服。水蜜丸一次6g,小蜜丸一次9g,大蜜丸一次1丸,一日2次。

【使用注意】孕妇、月经过多者禁用。

4. 八宝坤顺丸

【处方组成】熟地黄、地黄、白芍、当归、川芎、人参、白术、茯苓、甘草、益母草、黄芩、牛膝、橘红、沉香、木香、砂仁、琥珀

【功能主治】益气养血调经。用于气血两虚所致的月经不调、痛经,症见期经后错,经血量少,行经腹痛。

【用法用量】口服。一次1丸,一日2次。

【使用注意】孕妇禁用。

5. 宁坤养血丸

【处方组成】人参、茯苓、白术(麸炒)、甘草、当归、白芍、地黄、川芎、丹参、红花、柴胡、香附(醋炙)、厚朴(姜炙)、陈皮、肉桂

【功能主治】补气和营,养血调经。用于气虚血少,月经不调,经期后延,行经小腹冷痛或经后小腹空痛。

【用法用量】温黄酒或温开水送服，一次1丸，一日2次。

【使用注意】孕妇禁用。

6. 妇科回生丸

【处方组成】人参、白术（麸炒）、苍术、茯苓、甘草、青皮（醋炙）、陈皮、熟地黄、当归、白芍、川芎、桃仁（去皮）、红花、木香、香附（醋炙）、乌药、延胡索（醋炙）、三棱（麸炒）、蒲黄、五灵脂（醋炙）、苏木、乳香（醋炙）、没药（醋炙）、牛膝、大黄、地榆（炭）、米醋、山茱萸（酒炙）、黑豆、高良姜、羌活、木瓜

【功能主治】益气养血，活血散结，止痛。用于气血不足，瘀血凝滞所致的月经不调，痛经，癥积，症见经水后错、经量或多或少、有血块，行经腹痛、癥积包块。

【用法用量】温黄酒或温开水送服，一次1丸，一日2次。

【使用注意】①孕妇禁用。②本品含有大量活血行气药，单纯气血不足所致月经失调、痛经者禁用。

7. 妇科十味片（胶囊）

【处方组成】醋香附、川芎、当归、醋延胡索、白术、甘草、大枣、白芍、赤芍、熟地黄、碳酸钙

【功能主治】养血舒肝，调经止痛。用于血虚肝郁所致的月经不调、痛经、月经前后诸证，症见行经后错、经水量少、有血块，行经小腹疼痛、血块排出痛减，经前双乳胀痛、烦躁、食欲不振。

【用法用量】口服。一次4片，一日3次。

【使用注意】孕妇禁用。

8. 妇康宁片（胶囊）

【处方组成】白芍、香附、当归、三七、醋艾炭、麦冬、党参、益母草

【功能主治】养血理气，活血调经。用于血虚气滞所致的月经不调，症见月经周期后错、经水量少、有血块，经期腹痛。

【用法用量】口服。一次8片，一日2~3次；或经前4~5天服用。

【使用注意】孕妇禁用。

9. 调经止痛片（胶囊）

【处方组成】当归、党参、川芎、香附（炒）、益母草、泽兰、大红袍

【功能主治】益气活血，调经止痛。用于气虚血瘀所致的月经不调、痛经、产后恶露不绝。症见行经后错、经水量少、有血块，行经小腹疼痛、产后恶露不净。

【用法用量】片剂口服。一次6片，一日3次。

【使用注意】孕妇禁用。

10. 复方乌鸡口服液（颗粒、胶囊）

【处方组成】乌鸡、黄芪（蜜炙）、山药、党参、白术、川芎、茯苓、当归、熟地黄、白芍（酒炒）、牡丹皮、五味子（酒制）

【功能主治】益气养血，滋补肝肾。用于气血两虚、肝肾不足所致的月经不调，症见经期后错、量少色淡；以及脾虚阻滞所致带下病，症见带下量多、色白清稀。

【用法用量】口服液，一次10ml，一日2次。月经不调者于月经干净后服用，十二日为一疗程。可连用3个疗程。

【使用注意】孕妇禁用。

11. 调经益母片（胶囊）

【处方组成】益母草、冰糖草、丹参

【功能主治】调经活血。用于月经后错，量少，经期腹痛。

【用法用量】口服。一次2~4片，一日2次。

【使用注意】孕妇禁用。

12. 复方鸡血藤膏（鸡血藤膏）

【处方组成】滇鸡血藤膏粉、川牛膝、续断、红花、黑豆、糯米、饴糖

【功能主治】活血养血，益肾。用于瘀血阻络、肾失所养所致的月经不调，症见经水后错、经量少、有血块，腰酸、小腹下坠、手足麻木、关节疼痛。

【用法用量】将膏研碎，用水、酒各半炖化服。一次6~10克，一日2次。

【使用注意】孕妇禁用。

13. 痛经宁糖浆（胶囊、颗粒）

【处方组成】当归（炒）、香附（制）、白芍（炒）、延胡索（炒）、丹参、川楝子（炒）、川芎（炒）、红花、甘草（炙）

【功能主治】活血理气止痛。用于气滞血瘀、肝气不舒所致的月经不调、痛经，症见经行后错、经水量少、有血块、经前烦躁、行经小腹疼痛、经水畅行后则痛减。

【用法用量】糖浆口服，一次25ml，一日2次，空腹时温服，于经前7天开始服用，连续10天。

14. 黄枣颗粒

【处方组成】当归、黄芪、大枣

【功能主治】补气养血。用于血虚所致的月经后错，经少色淡，气短乏力。

【用法用量】口服。一次20g，一日2次。

15. 加味八珍益母膏（胶囊）

【处方组成】益母草、甘草、茯苓、人参、泽兰、桃仁（制）、红花、当归、熟地黄、川芎、赤芍、丹参、炮姜、香附（制）、白术（炒）

【功能主治】活血养血，补气调经。用于瘀血内阻、气血不足所致的月经不调、闭经、痛经、产后恶露不绝，症见月经期错后、经水量少、有血块或淋漓不净、经闭不行、行经腹痛、拒按、产后恶露不净。

【用法用量】口服。一次10~15g，一日2次。

【使用注意】孕妇禁用。

16. 调经活血片（胶囊）

【处方组成】木香、川芎、延胡索（醋制）、当归、熟地黄、赤芍、红花、乌药、白术、丹参、香附（制）、吴茱萸（甘草水制）、泽兰、鸡血藤、菟丝子

【功能主治】养血活血，行气止痛。用于气滞血瘀兼血虚所致的月经不调、痛经，症见经行错后、经水量少、行经小腹胀痛。

【用法用量】口服。一次5片，一日3次。

【使用注意】孕妇禁用。

17. 调经丸

【处方组成】当归、白芍(酒炒)、川芎、熟地黄、艾叶(炭)、香附(醋制)、陈皮、半夏(制)、茯苓、甘草、白术(炒)、吴茱萸(制)、小茴香(盐炒)、延胡索(醋制)、没药(制)、益母草、牡丹皮、续断、黄芩(酒炒)、麦冬、阿胶

【功能主治】理气活血,养血调经。用于气滞血瘀所致的月经不调、痛经,症见月经延期、经期腹痛、经血量少或有血块,或见经前乳胀、烦躁不安、崩漏带下。

【用法用量】口服。一次1丸,一日2次。

【使用注意】孕妇禁用。

18. 调经促孕丸

【处方组成】鹿茸(去毛)、淫羊藿(炙)、仙茅、续断、桑寄生、菟丝子、枸杞子、覆盆子、山药、莲子(去心)、茯苓、黄芪、白芍、酸枣仁(炒)、钩藤、丹参、赤芍、鸡血藤

【功能主治】温肾健脾,活血调经。用于脾肾阳虚、瘀血阻滞所致的月经不调、闭经、痛经、不孕,症见月经后错、经水量少、有血块、行经小腹冷痛、经水日久不行、久不受孕、腰膝冷痛。

【用法用量】口服。一次5g(50丸),一日2次。自月经周期第五天起连服20天;无周期者每月连服20天,连服三个月或遵医嘱。

【使用注意】①孕妇禁用。②患有外感疾病者禁用。

19. 止痛化癥胶囊(片、颗粒)

【处方组成】炒白术、北败酱、川楝子、丹参、当归、党参、莪术、炙黄芪、鸡血藤、炮姜、芡实、全蝎、肉桂、三棱、山药、土鳖虫、延胡索、蜈蚣、鱼腥草

【功能主治】益气活血,散结止痛。用于气虚血瘀所致的月经不调、痛经、癥瘕,症见行经后错、经量少、有血块、经行小腹疼痛、腹有癥块;慢性盆腔炎见上述证候者。

【用法用量】口服。一次4~6粒,一日2~3次。

【使用注意】孕妇禁用。

20. 温经活血片

【处方组成】红花、蒲黄、龟甲、三棱、海螵蛸、山楂、麦芽、苏木、草、桃仁、熟地黄、红参、鹿茸、阿胶、鹿胎、乳鹿等

【功能主治】补气养血、温经活血。用于气虚血瘀证所致的月经后期,量少,行经腹痛,腰腿酸痛,四肢无力。

【用法用量】口服。一次5~6片,一日3次。

【使用注意】孕妇禁用。

(三)月经先后不定期用中药

1. 妇科调经片(颗粒、胶囊、滴丸)

【处方组成】熟地黄、当归、川芎、醋香附、麸炒白术、白芍、赤芍、醋延胡索、大枣、甘草

【功能主治】养血柔肝,理气调经。用于血虚肝郁所致的月经不调、经期前后不定、行经腹痛。

【用法用量】口服。一次4片,一日4次。

【使用注意】孕妇禁用。

2. 妇科再造丸

【处方组成】当归(酒炙)、香附(醋炙)、白芍、熟地黄、阿胶、茯苓、党参、黄芪、山药、白术、女贞子(酒蒸)、龟板(醋炙)、山茱萸、续断、杜仲(盐炙)、肉苁蓉、覆盆子、鹿角霜、川芎、丹参、牛膝、益母草、延胡索、三七(油酥)、艾叶(醋炙)、小茴香、藁本、海螵蛸、地榆(酒炙)、益智、泽泻、荷叶、秦艽、地骨皮、白薇、椿皮、琥珀、黄芩(酒炙)、酸枣仁、远志(制)、陈皮、甘草

【功能主治】养血调经,补益肝肾,暖宫止痛。用于月经先后不定期,带经日久,痛经,带下。

【用法用量】口服。一次10丸,一日2次,一个月经周期为一疗程,经前一周开始服用。

【使用注意】孕妇禁用。

3. 同仁乌鸡白凤丸(口服液、胶囊)

【处方组成】乌鸡(去毛爪肠)、人参、白芍、丹参、香附(醋炙)、当归、牡蛎(煅)、鹿角、桑螵蛸、甘草、青蒿、天冬、熟地黄、地黄、川芎、黄芪、银柴胡、芡实(炒)、山药

【功能主治】益气养血,滋阴清热。用于气血两虚、阴虚有热所致的月经失调、崩漏、带下病,症见行经后错或提前,经水量多、淋漓不净、带下量多、黄白相兼、腰腿酸软、虚热盗汗。

【用法用量】丸剂口服,温黄酒或温开水送服,水蜜丸一次6克,大蜜丸一次1丸,一日2次。

4. 十二乌鸡白凤丸

【处方组成】乌鸡(去毛、爪、肠)、熟地黄(蜜炙)、黄芪、党参、白术、茯苓、山药、当归、白芍(蜜炒)、牡丹皮、川芎、五味子(酒制)

【功能主治】益气养血,调经。用于气血两虚所致的月经失调、崩漏,症见行经后错或提前,经量少或淋漓不净、或月经量多。

【用法用量】口服。小蜜丸一次9克,大蜜丸一次1丸,一日2次。

5. 女金丸(片、胶囊)

【处方组成】当归、白芍、川芎、熟地黄、党参、炒白术、茯苓、甘草、肉桂、益母草、牡丹皮、没药(制)、醋延胡索、藁本、白芷、黄芩、白薇、醋香附、砂仁、陈皮、煅赤石脂、鹿角霜、阿胶

【功能主治】益气养血,理气活血,止痛。用于气血两虚、气滞血瘀所致的月经不调,症见月经提前、月经错后、月经量多、神疲乏力、经水淋漓不净、行经腹痛。

【用法用量】口服。水蜜丸一次5g,大蜜丸一次1丸,一日2次。

【使用注意】孕妇禁用。

6. 香附丸

【处方组成】香附(醋制)、当归、川芎、白芍(炒)、熟地黄、白术(炒)、砂仁、陈皮、黄芩

【功能主治】疏肝健脾,养血调经。用于肝郁血虚、脾失健运所致的月经不调、月经前后诸证,症见经行前后不定期、经量或多或少、有血块,经前胸闷、心烦、双乳胀痛、食欲

不振。

【用法用量】用黄酒或温开水送服，水丸一次6～9g，水蜜丸一次9～13g，大蜜丸一次1～2丸，一日2次。

【使用注意】孕妇禁用。

7. 坤顺丸

【处方组成】人参、白术（麸炒）、茯苓、甘草、熟地黄、当归、白芍、川芎、阿胶、地黄、木香、砂仁、香附（醋炙）、乌药、沉香、化橘红、紫苏叶、琥珀、牛膝、益母草、黄芩（酒炙）

【功能主治】补气养血，理气调经。用于气血不足，肝郁阴虚引起：经期不准，行经腹痛，月经量少，手足心热。

【用法用量】口服。一次1丸，一日2次。

【使用注意】孕妇禁用。

8. 妇科得生丸

【处方组成】益母草、白芍、当归、羌活、柴胡、木香

【功能主治】养血疏肝，活血调经。用于气滞血瘀、肝气不舒所致的月经不调、月经前后诸症，症见经期提前或错后、经量少有血块、经前烦躁易怒、胸闷不舒、双乳胀痛。

【用法用量】口服。一次1丸，一日2次。

【使用注意】孕妇禁用。

9. 养血调经膏

【处方组成】当归、白芍、川芎、丹参、益母草、泽兰、牛膝、续断、艾把、生姜、大腹皮、香附（醋炙）、木香、陈皮、白术、茯苓、柴胡、鹿茸粉、人参粉

【功能主治】养血调经，暖宫止痛。用于经血不足，子宫虚寒引起的经期不准，行经腹痛，宫寒带下，腰酸腿软。

【用法用量】外用，加温软化，贴于脐腹和腰部。

【使用注意】孕妇禁用。

10. 湿消丸

【处方组成】熟地黄、地黄、北沙参、白术、白芍、乌梅（去核）、木瓜、香附（醋制）

【功能主治】滋阴补肾，健脾益胃，利湿消肿。适用于脾肾阴虚，湿盛所致月经先后不定期，经行浮肿。

【用法用量】口服。一次1丸，一日2次。

【使用注意】孕妇禁用。

11. 妇女养血丸

【处方组成】当归、丹参、白芍、川芎、柴胡、香附（醋制）、红花、地黄、白术（麸炒）、人参、茯苓、肉桂、陈皮、厚朴、甘草

【功能主治】补气，养血，调经。用于气虚血亏，受寒引起的经期不准，行经腹痛，身体虚弱，气短烦倦，午后身烧。

【用法用量】口服。一次1丸，一日2次，用黄酒或温开水送下。

12. 千金止带丸

【处方组成】党参、炒白术、当归、白芍、川芎、醋香附、木香、砂仁、小茴香（盐炒）、醋延胡索、盐杜仲、续断、盐补骨脂、鸡冠花、青黛、椿皮（炒）、煅牡蛎

【功能主治】健脾补肾，调经止带。用于脾肾两虚所致的月经不调、带下病，症见月经先后不定期、量多或淋漓不净、色淡无块，或带下量多，色白清稀、神疲乏力、腰膝酸软。

【用法用量】口服。大蜜丸一次1丸，一日2次；水丸一次6～9g，一日2～3次。

【使用注意】孕妇禁用。

13. 愈带丸

【处方组成】当归、白芍、芍药花、熟地黄、艾叶（炒炭）、棕榈炭、蒲黄（炒）、百草霜、鸡冠花、香附（醋炙）、木香、知母、黄柏、牛膝、干姜（微炒）、肉桂（炒焦）、甘草（蜜炙）

【功能主治】养血柔肝，固经止带。用于血虚肝郁所致的月经不调、带下病，症见月经先后不定期、赤白带下、头晕目眩、神疲乏力、胸闷不舒。

【用法用量】口服。一次6g，一日2次。

（四）月经过少用中药

1. 益母草膏（颗粒、胶囊、软胶囊、口服液、片、分散片、流浸膏）

【处方组成】益母草

【功能主治】活血调经。用于血瘀所致的月经不调、产后恶露不绝，症见经水量少、淋漓不净、产后出血时间过长；产后子宫复旧不全见上述证候者。

【用法用量】口服。膏剂一次10g，一日1～2次。

【使用注意】孕妇禁用。

2. 复方益母草膏（胶囊）

【处方组成】益母草、当归、川芎、白芍、地黄、木香

【功能主治】调经养血，化瘀生新。用于气虚血瘀引起的月经不调、痛经，症见经水量少、有血块，月经后错，行经腹痛，产后恶露不净。

【用法用量】口服。一次10～20g，一日2～3次。

【使用注意】孕妇禁用。

3. 益母丸（片、胶囊、颗粒）

【处方组成】益母草、当归、川芎、木香

【功能主治】行气活血，调经止痛。用于气滞血瘀所致的月经量少、错后、有血块、小腹疼痛、经行痛减、产后恶露不净。

【用法用量】口服。一次1丸，一日2次。

【使用注意】孕妇及月经过多者禁用。

4. 加味益母草膏

【处方组成】益母草清膏、当归、熟地黄、白芍、川芎

【功能主治】养血调经。用于月经不调，经量少。

【用法用量】口服。一次15g，一日2次。

【使用注意】孕妇禁用。

5. 七制香附丸

【处方组成】醋香附、地黄、熟地黄、白芍、当归、川芎、人参、炒白术、茯苓、益母草、艾叶（炭）、黄芩、酒萸肉、天冬、阿胶、炒酸枣仁、砂仁、醋延胡索、艾叶、粳米、鲜牛乳、盐小茴香、甘草

【功能主治】疏肝理气，养血调经。用于气滞血虚所致的痛经、月经量少、闭经，症见胸胁胀痛、经行量少、行经小腹胀

痛、经前双乳胀痛、经水数月不行。

【用法用量】口服。一次6g,一日2次。

【使用注意】孕妇禁用。

6. 气血和胶囊

【处方组成】当归、赤芍、川芎、桃仁、红花、桔梗、牛膝、枳壳、柴胡、香附、乌药、丹参、延胡索、升麻、甘草

【功能主治】疏肝理气,活血止痛。用于妇女月经过少、经期后错,行经不畅,经色黯红有血块、小腹或少腹疼痛,经前乳房胀痛,或伴有黄褐斑等面部色素沉着。

【用法用量】口服。一次4粒,一日3次。

【使用注意】孕妇禁用。

7. 得生丸(胶囊)

【处方组成】益母草、当归、白芍、柴胡、木香、川芎

【功能主治】养血化瘀,疏肝调经。用于气滞血瘀所致的月经不调,痛经,症见月经量少有血块、经行后期或前后不定,行经小腹胀痛,或有癥瘕痞块。

【用法用量】丸剂口服。一次1丸,一日2次。

【使用注意】孕妇禁用。

8. 安坤赞育丸

【处方组成】醋香附、鹿茸、阿胶、紫河车、白芍、当归、牛膝、川牛膝、北沙参、没药(醋制)、天冬、盐补骨脂、龙眼肉、茯苓、黄柏、龟甲、锁阳、盐杜仲、秦艽、醋鳖甲、醋艾炭、白薇、醋延胡索、酒萸肉、鹿尾、枸杞子、鸡冠花、黄芪、乳香(醋制)、煅赤石脂、鹿角胶、菟丝子、酒苁蓉、鸡血藤、桑寄生、琥珀、甘草、人参、乌药、丝绵(炭)、血余炭、炒白术、西红花、地黄、砂仁、沉香、炒酸枣仁、续断、陈皮、橘红、川芎、泽泻、黄芩、青蒿、制远志、煨肉豆蔻、藁本、红花、柴胡、木香、紫苏叶、熟地黄、丹参

【功能主治】益气养血,调补肝肾。用于气血两虚、肝肾不足所致的月经不调、崩漏、带下病,症见月经量少或淋漓不净、月经错后、神疲乏力、腰腿酸软、白带量多。

【用法用量】口服。一次1丸,一日2次。

【使用注意】孕妇禁用。

9. 妇舒丸

【处方组成】当归、川芎、党参、白术(麸炒)、熟地黄、香附(盐醋制)、白芍、黄芩(酒制)、茯苓、牡丹皮、陈皮、白薇、甘草、续断(酒制)、杜仲(盐制)、菟丝子(盐制)、桑寄生、砂仁(赫刮)、延胡索(醋制)、肉桂、阿胶(蛤粉烫)、荆芥(醋制)、艾叶(醋制)

【功能主治】补气养血,调经止带。用于气血凝滞,子宫寒冷,月经量少、后错,痛经,白带量多,小腹下坠,不思饮食。

【用法用量】口服。水蜜丸一次6克,一日2~3次。

【使用注意】孕妇禁用。

10. 补血调经片

【处方组成】鸡血藤、阿胶、岗稔子等

【功能主治】补血理气,调经。用于妇女贫血,面色痿黄,经少后错,白带量多,经痛。

【用法用量】口服。一次3片,一日2~3次。

【使用注意】孕妇禁用。

11. 内补养荣丸

【处方组成】当归、川芎、黄芪(蜜炙)、甘草、香附(醋炙)、熟地黄、阿胶、白术(麸炒)、砂仁、益母草、白芍、艾叶炭、茯苓、陈皮、杜仲炭

【功能主治】补气养血。用于气血不足引起的月经不调,经血量少,经期腹痛,腰酸腿软,面色无华。

【用法用量】口服。一次2丸,一日2次。

12. 归芎花粉口服液

【处方组成】当归、川芎、蜂花粉、白芍、熟地黄

【功能主治】补血,养血,止痛。用于缓解育龄妇女气血虚弱所致的月经量少,经行小腹隐痛,神疲乏力。

【用法用量】口服。一次1支,一日3次。7天为一疗程。

【使用注意】孕妇禁用。

13. 复方三七补血片(胶囊)

【处方组成】三七、当归

【功能主治】养血活血,调经止痛。用于血虚所致的月经量少,月经后期,经行腹痛。

【用法用量】口服。一次3片,一日2次;饭后服。

【使用注意】孕妇禁用。

14. 归芍调经片(胶囊)

【处方组成】柴胡,白芍,白术,茯苓,当归,川芎,泽泻

【功能主治】疏肝理脾,调经止带。用于肝郁脾虚所致的月经量少、后错,小腹疼痛,带下色黄量多。

【用法用量】口服。一次4片,一日2次。

【使用注意】孕妇禁用。

15. 调经养颜胶囊(片、颗粒)

【处方组成】地板藤、黄芪、女贞子、小红参、玉带草、三七

【功能主治】补血益气,调经养颜。用于妇女月经量少及其所引起的痛经、面色淡暗或有暗斑。

【用法用量】口服。一次2~4粒,一日3次。

【使用注意】孕妇禁用。

16. 鸡血藤颗粒(片、胶囊)

【处方组成】鸡血藤

【功能主治】补血,活血,通络。用于月经量少、后错,血虚萎黄,风湿痹痛,肢体麻木。

【用法用量】颗粒开水冲服,一次10g,一日3次。片剂用酒或温开水送服,一次4片,一日3次。

【使用注意】孕妇禁用。

17. 四物合剂(膏、片、胶囊、颗粒)

【处方组成】当归、川芎、白芍、熟地黄

【功能主治】养血调经。用于血虚所致的面色萎黄、头晕眼花、心悸气短及月经不调。

【用法用量】合剂口服。一次10~15ml,一日3次。

18. 八珍鹿胎颗粒

【处方组成】人参、茯苓、白术、熟地黄、当归、川芎、白芍、甘草、鹿胎、鹿角胶

【功能主治】养血益气，补肾调经。用于气血两亏，肾虚所致的经血量少、后错，经期腹痛。

【用法用量】开水冲服，一次 10 克，一日 2 次；早晚空腹服。

【使用注意】孕妇禁用。

19. 乌鸡养血糖浆

【处方组成】乌鸡（去毛爪肠）、女贞子、巴戟天、菟丝子、熟地黄、当归、川芎、白芍、黄芪（炙）、党参、山药、茯苓、续断、香附、甘草（炙）

【功能主治】益气养血，健脾补肾，调经止带。用于脾肾两虚，月经量少，月经后期，带下病。

【用法用量】口服。一次 20ml，一日 3 次。

【使用注意】孕妇禁用。

20. 十一味黄精颗粒

【处方组成】黄精、天冬、手参、蒺藜、肉豆蔻、菟丝子、枸杞子、西红花、当归、肉桂、紫河车

【功能主治】滋补肾精，益气补血。用于月经量少、后错。

【用法用量】口服。一次 10g，一日 3 次。

【使用注意】孕妇禁用。

21. 当归红枣颗粒

【处方组成】当归、大枣

【功能主治】养血调经。用于月经量少，色淡。

【用法用量】口服。一次 1 袋，一日 2～3 次。

22. 舒尔经胶囊

【处方组成】当归、牡丹皮、赤芍、柴胡、桃仁、陈皮、香附、牛膝、益母草、延胡索、白芍

【功能主治】疏肝活血，调经止痛。用于痛经、月经量少、后错属气滞血瘀证者。

【用法用量】口服。一次 2 粒，一日 2 次，重症加倍。

【使用注意】孕妇禁用。

23. 乌鸡丸

【处方组成】生晒参、甘草（蜜炙）、五味子、栀子、艾叶、黄连、北沙参、丹参、玄参

【功能主治】补气养血，调经止带。用于妇女气血两亏，体瘦内热，月经量少、后错，带下量多。

【用法用量】口服。大蜜丸一次 1 丸，一日 2 次。

【使用注意】孕妇禁用。

24. 健妇胶囊

【处方组成】海狗肾、雪莲、鹿胎、山茱萸、龙骨、当归、白术、韭菜子、桑寄生、茯苓、鹿角霜、桃仁等

【功能主治】补血养血活血，调经止带。用于月经量少后错，血崩血漏；用于治疗（滴虫、霉菌、细菌性）阴道炎，盆腔炎，附件炎，宫颈糜烂，白带过多，各种慢性妇科炎症等。

【用法用量】一日 3 次，一次 2 粒，开水送服。

【使用注意】孕妇禁用。

25. 康妇炎胶囊

见本章“135. 盆腔炎、附件炎和子宫内膜炎”。

26. 驴胶补血颗粒

见第二章“26. 低血压”。

27. 养血当归胶囊（糖浆、颗粒、软胶囊）

【处方组成】当归、白芍、熟地黄、黄芪、党参、茯苓、川芎、炙甘草

【功能主治】补气养血，调经。用于气血两虚所致的月经不调，月经量少，行经腹痛及产后血虚，或见面黄肌瘦、贫血。

【用法用量】口服。一次 3 粒，一日 3 次。用于月经不调，疗程 15 天，连用 2 个月经周期，第一疗程从诊断后开始用药，第二疗程于月经周期第 5 天开始用药。

28. 妇女痛经丸

【处方组成】延胡索（醋制）、五灵脂（醋炒）、丹参、蒲黄（炭）

【功能主治】活血调经止痛。用于气血凝滞所致的月经不调、痛经，症见经期腹痛、经行不畅、有血块、经量较少。

【用法用量】口服。一次 50 粒，一日 2 次。

【使用注意】孕妇禁用。

（五）月经过多用中药

1. 八珍丸（颗粒、胶囊）

【处方组成】党参、炒白术、茯苓、甘草、当归、白芍、川芎、熟地黄

【功能主治】补气益血。用于气血两虚，面色萎黄，食欲不振，四肢乏力，月经过多。

【用法用量】丸剂口服。水蜜丸一次 6g，大蜜丸一次 1 丸，一日 2 次。

2. 十全大补丸（口服液）

【处方组成】党参、炒白术、茯苓、炙甘草、当归、酒白芍、川芎、熟地黄、炙黄芪、肉桂

【功能主治】温补气血。用于气血两虚，面色苍白，气短心悸，头晕自汗，体倦乏力，四肢不温，月经量多。

【用法用量】口服液一次 1 瓶，一日 2～3 次。丸剂口服，水蜜丸一次 6g，大蜜丸一次 1 丸，小蜜丸一次 9g，一日 2～3 次；浓缩丸一次 8～10 丸，一日 3 次。

3. 止血片（胶囊）

【处方组成】墨旱莲，地锦草，拳参，土大黄，珍珠母（煅）

【功能主治】凉血止血。用于月经量多。

【用法用量】口服。一次 4 片，一日 3 次，中量或大量出血，一次 8 片，一日 3～4 次，可配合其他药物。

4. 宫血停颗粒

【处方组成】黄芪、升麻、党参、益母草、蒲黄、枳壳、龙骨（煅）、牡蛎（煅）、当归、女贞子、墨旱莲

【功能主治】补益脾肾，活瘀止血。用于脾肾两虚，气虚血瘀而致的月经过多。

【用法用量】开水冲服，一次 20g，一日 3 次。

【使用注意】孕妇禁用。恶性肿瘤出血禁用。

5. 复方珍珠口服液

【处方组成】珍珠、蚌肉、牛磺酸

【功能主治】滋阴安神,凉血止血。用于肝肾阴虚火旺所致的月经量多,色暗红及失眠。

【用法用量】口服。一次 10ml,一日 3 次。7 天为一疗程。

【使用注意】孕妇禁用。

6. 血美安胶囊(片)

见第三章“83. 紫癜”。

7. 妇血康颗粒

【处方组成】滇桂艾纳香

【功能主治】活血化瘀,止血调经。用于瘀血阻滞,月经过多,经期过长,产后恶露不绝等症。

【用法用量】开水冲服,一次 10g,一日 3 次。

【使用注意】孕妇禁用。

8. 妇良片(胶囊)

【处方组成】当归、熟地黄、续断、白芍、山药、白术、地榆炭、白芷、煅牡蛎、海螵蛸、阿胶珠、血余炭

【功能主治】补血健脾,固经止带。用于血虚脾弱所致的月经不调、带下病,症见月经过多、持续不断、崩漏色淡、经后少腹隐痛、头晕目眩、面色无华或带多清稀。

【用法用量】口服。一次 4~6 片,一日 3 次。

【使用注意】带下腥臭、色红暴崩、紫色成块及经前、经期腹痛患者慎服。

9. 白柏胶囊

【处方组成】当归,白术,党参,黄芪,茯苓,柏子仁,远志,炙甘草,山药,麦冬,枸杞子,续断,桑寄生,地榆(炒),乌梅(炒)

【功能主治】补气固冲,清热止血。适用于气虚血热型月经过多。

【用法用量】口服。一次 5~8 粒,一日 3 次。

【使用注意】孕妇禁用。

10. 调经祛斑胶囊(片、丸)

【处方组成】黄芪、当归、白芍、熟地黄、何首乌、女贞子、枸杞子、阿胶、菟丝子、墨旱莲、柴胡、红花等 15 味药

【功能主治】养血调经,祛瘀消斑。用于营血不足,气滞血瘀所致的月经过多,黄褐斑。

【用法用量】口服。一次 4 粒,一日 3 次。

【使用注意】孕妇禁用。

11. 二至丸

【处方组成】女贞子(蒸)、墨旱莲

【功能主治】补益肝肾,滋阴止血。用于肝肾阴虚,眩晕耳鸣,咽干鼻燥,腰膝酸痛,月经量多。

【用法用量】口服。一次 9g,一日 2 次。

12. 田七痛经胶囊(散)

【处方组成】三七、五灵脂、蒲黄、延胡索、木香、小茴香、冰片

【功能主治】活血止血,温经止痛。用于血瘀所致的月经量多、痛经,症见经血量多有血块、血色紫黯、小腹冷痛喜热、拒按。

【用法用量】胶囊口服,经期或经前 5 天一次 3~5 粒,一日 3 次,经后可继续服用,一次 3~5 粒,一日 2~3 次。

【使用注意】孕妇禁用。

13. 益气养元颗粒

【处方组成】黄芪(蜜炙)、党参、白术(麸炒)、熟地黄、当归、白芍、麦冬、紫河车、远志(甘草炙)、陈皮、肉桂

【功能主治】益气补血,养心安神。用于气血两亏引起的头晕目眩,精神恍惚,肢体倦怠,气短自汗,心悸失眠,病后及产后体虚,月经过多。

【用法用量】开水冲服,一次 15g,一日 3 次。

14. 三七止血片(咀嚼片、胶囊)

见第三章“57. 消化道出血”。

15. 断血流胶囊(软胶囊、颗粒、片、分散片、泡腾片、口服液、滴丸)

见第三章“6. 便血”。

16. 坤宁口服液(颗粒)

【处方组成】益母草、当归、赤芍、丹参、郁金、牛膝等

【功能主治】活血行气,止血调经。用于气滞血瘀所致妇女崩漏,月经过多,经期延长等症。

【用法用量】经期或阴道出血期间服用。口服,一次 20ml,一日 3 次。

17. 妇血安片

【处方组成】当归、益母草、女贞子、墨旱莲、三七、丹参、仙鹤草、香附(炭)、蒲黄(炭)、侧柏炭、党参、白术

【功能主治】活血化瘀,止血调经。用于血瘀所致月经过多及经期延长。

【用法用量】口服。一次 6 片,一日 3 次。饭后服用或遵医嘱。经前一周开始服用,连服 21 天,1 个月为 1 疗程,共治疗 2 个疗程。

【使用注意】孕妇禁用。

18. 滇桂艾纳香片(胶囊)

【处方组成】滇桂艾纳香

【功能主治】活血化瘀,止血调经。用于瘀血阻滞,月经过多,经期过长,产后恶露不绝等症。

【用法用量】口服。一次 3 片,一日 3 次。

(六)经期延长用中药

1. 调经止带丸

【处方组成】熟地黄,香附(制),远志(甘草制),川芎(酒炒),海螵蛸,赤石脂(煅),当归,白芍(酒炒),椿皮,牡蛎(煅),黄柏(盐炒)

【功能主治】补血调经,清热利湿。用于经期延长,淋漓不净,赤白带下。

【用法用量】口服。一次 9~12 克,一日 1~2 次。

2. 珍母口服液

【处方组成】珍珠精卵液

【功能主治】凉血止血，滋阴清热。用于月经过多、经期延长、功能性子宫出血及使用宫内节育器后的不规则出血。

【用法用量】口服。在月经将来之前或刚见红时开始服用，一次 20ml，一日 2 次，5 天为一疗程。

【使用注意】阴虚体质者禁用。

3. 茜女胶囊

【处方组成】女贞子、党参、补骨脂、阿胶（珠）、地榆（炭）、海螵蛸、侧柏叶（炭）、茜草（炭）

【功能主治】益气补血，凉血止血。适用于气血不足型月经过多，经期延长病情较轻者的辅助治疗。

【用法用量】口服。一次 4～5 粒，一日 3 次。

【使用注意】孕妇禁用。生殖器器质性病变、妇科肿瘤患者禁用。

4. 益妇止血丸

【处方组成】黄芪、党参、制何首乌、白芍、白术、牡蛎（煅）、地榆（炭）、茜草、益母草

【功能主治】益气健脾，固冲止血。用于脾气虚损，冲任不固所致的月经过多或漏下不止。症见月经过多、经期延长、淋漓不净，色淡质稀，面色㿠白，体倦乏力，纳少，气短懒言，舌淡苔薄或边有齿痕，脉细弱；功能性子宫出血、上环见上述证候者。

【用法用量】口服。一次 6 克，一日 3 次。于月经来潮后第一天起服用，连服 7 天。

【使用注意】妊娠、肿瘤、血液病所致出血禁用。

5. 养荣百草丸

【处方组成】白芍、当归、桑寄生、熟地黄、杜仲（炭）、川芎、香附（醋制）、麦冬、陈皮、茯苓、阿胶、甘草、黑豆

【功能主治】调经养血，滋肾止带。用于妇女血亏，阴虚日久，月经不调，过期不止，行经腹痛，白带时下。

【用法用量】口服。一次 5g，一日 2 次。

（七）其他月经失调用中药

1. 逍遥丸（颗粒、合剂、片、胶囊、软胶囊）

见第十章“118. 抑郁症与双相情感障碍”。

2. 加味逍遥丸（口服液）

【处方组成】柴胡、当归、白芍、白术（麸炒）、茯苓、甘草、牡丹皮、栀子（姜炙）、薄荷

【功能主治】舒肝清热，健脾养血。用于肝郁血虚，肝脾不和，两胁胀痛，头晕目眩，倦怠食少，月经不调，脐腹胀痛。

【用法用量】丸剂口服。一次 6g，一日 2 次。

3. 乌鸡白凤丸（片、口服液、颗粒）

【处方组成】乌鸡、鹿角胶、醋鳖甲、煅牡蛎、桑螵蛸、人参、黄芪、当归、白芍、醋香附、天冬、甘草、地黄、熟地黄、川芎、银柴胡、丹参、山药、芡实（炒）鹿角霜

【功能主治】补气养血，调经止带。用于气血两虚，身体瘦弱，腰膝酸软，月经不调，崩漏带下。

【用法用量】丸剂口服，水蜜丸一次 6g，小蜜丸一次 9g，大蜜丸一次 1 丸，一日 2 次。

4. 归芪养血糖浆（口服液）

【处方组成】当归、香附（附）、党参（蜜炙）、黄芪（蜜炙）、川芎（制）、白芍（制）、熟地黄、甘草（蜜炙）、茯苓

【功能主治】调经补血。用于月经不调，贫血头晕，产后血亏体弱。

【用法用量】口服。一次 15～30ml，一日 2～3 次。

5. 定坤丸（丹）

【处方组成】红参、鹿茸、西红花、三七、白芍、熟地黄、当归、白术、枸杞子、黄芩、香附、茺蔚子、川芎、鹿角霜、阿胶、延胡索

【功能主治】滋补气血，调经舒郁。用于气血两虚、气滞血瘀所致的月经不调、行经腹痛、崩漏下血、赤白带下、血晕血脱、产后诸虚、骨蒸潮热。

【用法用量】口服。一次半丸至 1 丸，一日 2 次。

【使用注意】孕妇禁用。

6. 妇科养坤丸

【处方组成】熟地黄、甘草、地黄、川芎（酒）、当归（酒蒸）、延胡索（酒醋制）、酒黄芩、郁金、木香、盐杜仲、香附（酒醋制）、酒白芍、蔓荆子（酒蒸）、砂仁

【功能主治】疏肝理气，养血活血。用于血虚肝郁所致的月经不调，闭经，痛经，经期头痛。

【用法用量】口服。水蜜丸一次 7.5g，大蜜丸一次 1 丸，一日 2 次。

7. 调经养颜片（胶囊、颗粒）

【处方组成】地板藤、黄芪、女贞子、小红参、玉带草、三七

【功能主治】补血益气，调经养颜。用于妇女月经不调及其所引起的痛经、面色淡暗或有暗斑。

【用法用量】口服。一次 2～4 片，一日 3 次。

【使用注意】孕妇禁用。

8. 当归流浸膏（颗粒、片、丸）

【处方组成】当归

【功能主治】养血调经。用于血虚血瘀所致的月经不调、痛经。

【用法用量】口服。一次 3～5ml，一日 9～15ml。

【使用注意】孕妇禁用。

9. 妇康宝合剂（口服液、颗粒、煎膏）

【处方组成】当归、白芍、川芎、熟地黄、艾叶、阿胶、甘草

【功能主治】补血调经，止血。用于面色萎黄，月经不调，小腹冷痛。

【用法用量】合剂口服，一次 10ml，一日 2 次。

10. 鹿胎胶囊（鹿胎膏、颗粒）

【处方组成】红参、当归、益母草、熟地黄、香附（醋制）、龟甲（醋制）

【功能主治】补气养血，通经散寒。用于气血不足，虚弱消瘦，月经不调，行经腹痛，寒湿带下。

【用法用量】胶囊口服,一次5粒,一日3次。

【使用注意】孕妇禁用。

11. 十二温经丸

【处方组成】吴茱萸、肉桂、川芎、白芍药、当归、阿胶珠、党参、麦冬、牡丹皮、半夏、甘草、生姜

【功能主治】温经散寒,养血祛瘀。用于冲任虚寒,瘀血阻滞,月经不调,小腹冷痛。

【用法用量】口服。一次6~9g,一日2次。

【使用注意】孕妇禁用。

12. 宁坤丸

【处方组成】益母草(酒制)、党参(炙)、乌药、黄芩(酒制)、白术(炒)、熟地黄(酒制)、紫苏叶、牛膝(盐制)、地黄、香附(酒醋制)、白芍(酒炒)、沉香、阿胶(炒)、砂仁、川芎(酒制)、甘草(炙)、琥珀、化橘红、当归(酒制)、茯苓(炒)、木香

【功能主治】补气养血,调经止痛。用于妇女血虚气滞,月经不调,经前经后腹痛腰痛。

【用法用量】口服。大蜜丸一次1丸,水蜜丸一次4g,一日2次。

【使用注意】孕妇禁用。

13. 九制香附丸

【处方组成】生姜、莱菔子(炒)、艾叶、丹参、益智仁、食盐、小茴香(炒)香附、六神曲、白酒、粉醋

【功能主治】理血调经,行气止痛。用于月经不调,经闭带下,胸闷胀痛,小腹疼痛。

【用法用量】口服。一次9克,一日2次。

【使用注意】孕妇禁用。

14. 女科十珍丸

【处方组成】香附(四制)、党参、白术(土炒)、茯苓、当归、白芍、熟地黄、川芎(蒸)、茺蔚子、甘草(蜜炙)

【功能主治】补益气血,理气调经。用于气血虚弱兼有气滞的月经不调,痛经。

【用法用量】口服。一次9克,一日2次。

15. 暖宫七味丸(苏格木勒-7)

【处方组成】白豆蔻、天冬、手掌参、沉香、肉豆蔻、黄精、丁香

【功能主治】调经养血,温暖子宫,驱寒止痛。用于心、肾脏"赫依"病,气滞腰痛,小腹冷痛,月经不调,白带过多。

【用法用量】口服。一次11~15丸,一日1~2次。

【使用注意】孕妇禁用。

附:用于月经失调的其他中药

1. 妇炎净胶囊(片)

见本章"135. 盆腔炎、附件炎和子宫内膜炎"。

2. 金樱首乌汁

见第九章"104. 头晕"。

3. 活血调经丸

【功能主治】活血理气,行瘀调经。用于血瘀气滞,月经不调

4. 妇康片

【功能主治】补气,养血,调经。用于疲乏无力,心慌气短,行经腹痛,经血不畅。

5. 人参女金丸

【功能主治】调经养血,逐瘀生新。用于月经不调,赤白带下,子宫寒冷,行经腹痛。

6. 红花逍遥胶囊(颗粒)

【功能主治】疏肝理气活血。用于肝气不舒所致的胸胁胀痛,头晕目眩,食欲减退,月经不调,乳房胀痛或伴见颜面黄褐斑。

7. 人参益母丸

【功能主治】补养气血,化瘀调经。用于妇女气血两虚,月经不调,体弱倦怠。

8. 熟三七片(丸、散)

见第六章"80. 贫血"。

9. 当归益血膏(口服液)

见第六章"80. 贫血"。

10. 参鹿膏

见第三章"44. 腹痛"。

11. 当归调经颗粒(片)

见第六章"80. 贫血"。

12. 阿胶当归合剂

见第六章"80. 贫血"。

13. 当归南枣颗粒(片、胶囊)

【功能主治】补血活血,调经止痛。用于血虚,月经不调,痛经。

14. 花红片(胶囊、颗粒)

见本章"135. 盆腔炎、附件炎和子宫内膜炎"。

15. 益血膏

【功能主治】益精血,补肝肾。用于气虚血亏引起的面色萎黄,精神倦怠,头晕目眩,妇女血虚,月经不调。

16. 肝郁调经膏

【功能主治】疏肝解郁,清肝泻火,养血调经。用于肝郁所致的月经失调,痛经,乳房胀痛。

17. 复方乌鸡酒

【功能主治】补脾益肾,和血调经。用于脾肾两虚,月经不调,产后血虚诸症。

18. 四制香附丸

见第三章"44. 腹痛"。

19. 妇科白凤口服液(片、胶囊、颗粒)

【功能主治】补气养血。用于妇女体弱血虚,月经不调,经期腹痛。

20. 复方鹿参膏

【功能主治】养血益气,调经温寒。用于肾虚,气血两亏,

经血不调，经期腹痛。

21. 白凤饮

【功能主治】补肝肾，益气血。用于肝肾不足，气血两亏，妇女月经不调，腰膝酸软。

22. 参茸白凤丸

见本章"150. 胎漏、胎动不安与保胎"。

23. 补血当归精

见第六章"80. 贫血"。

24. 妇宁丸（胶囊）

【功能主治】养血调经，顺气通郁。用于月经不调，腰腹疼痛，精神倦怠，饮食减少。

25. 天紫红女金胶囊

见本章"147. 不孕症"。

26. 调经补血丸

【功能主治】理气，养血，通经。用于血虚气滞，月经不调，腰酸腹痛。

27. 妇科宁坤丸

【功能主治】调经养血，理气止痛。用于月经不调，胸脘胀满，腰腹疼痛。

28. 调经养血丸

【功能主治】补血，理气，调经。用于血虚气滞，月经不调，腰酸腹胀。

29. 调经益灵片（胶囊）

【功能主治】调经养血，开郁舒气。用于妇女血虚气滞，腰酸腹痛，月经不调。

30. 调经姊妹丸

【功能主治】活血调经，逐瘀生新。用于气滞血瘀所致经血不调，行经腹痛。

31. 参茸阿胶

见第六章"80. 贫血"。

32. 温经养血合剂

【功能主治】温经散寒，养血祛瘀。用于冲任虚寒、瘀血阻滞引起的月经不调，少腹冷痛，痛经。

33. 四物益母丸

【功能主治】补血，活血，调经。用于血虚血滞，月经不调。

34. 丹莪妇康煎膏（颗粒）

见本章"142. 痛经"。

35. 十珍香附丸

【功能主治】补气养血，和营调经。用于血虚气滞，月经不调。

36. 红花如意丸

见本章"136. 宫颈炎与宫颈糜烂"。

37. 吉祥安坤丸

见第四章"70. 水肿"。

38. 二十六味通经胶囊（散）

见本章"135. 盆腔炎、附件炎和子宫内膜炎"。

39. 十一味能消胶囊（丸）

见本章"154. 引产和中止妊娠"。

40. 潮安片（胶囊）

见本章"135. 盆腔炎、附件炎和子宫内膜炎"。

41. 妇科养荣胶囊

见本章"147. 不孕症"。

42. 益坤宁片（颗粒）

【功能主治】补气养血，调经止痛。用于妇女血虚气滞，月经不调，经前、经后腹痛腰痛，妇女更年期综合征等。

43. 暖宫孕子片（丸（胶囊）

【功能主治】滋阴养血，温经散寒，行气止痛。用于血虚气滞，腰酸疼痛，经水不调，赤白带下，子宫寒冷，久不受孕等症。

44. 参茸鹿胎丸

见本章"147. 不孕症"。

45. 香归逍遥颗粒

见第九章"104. 头晕"。

46. 香附调经止痛丸

见第三章"44. 腹痛"。

47. 鲜益母草胶囊

见本章"155. 产后出血与产后恶露不尽"。

48. 慈航片（胶囊、丸）

见第三章"44. 腹痛"。

49. 清艾绒

见本章"150. 胎漏、胎动不安与保胎"。

50. 金刚藤片（咀嚼片、分散片、糖浆、胶囊、软胶囊、颗粒、丸）

见本章"147. 不孕症"。

51. 榆栀止血颗粒

【功能主治】固经止血，滋阴清热。用于冲任不固、阴虚血热所致月经过多、经期延长，症见月经量多或经期延长，经色深红、质稠，或有小血块，腰膝酸软，苔少或无苔，脉细数见上述证候者。

52. 英花片

见本章"135. 盆腔炎、附件炎和子宫内膜炎"。

53. 清经胶囊

【功能主治】用于肾中水亏火旺，阳盛血热，经行先期量多者。

141. 经前期综合征

〔基本概述〕

经前期综合征是指妇女反复在黄体期周期性出现躯体、精神以及行为方面改变，严重者影响生活质量，月经来潮后，症状自然消失。

本病病因不明，可能由于卵巢激素、中枢神经传递和自主神经系统失调综合作用引起。临床表现为周期性发生系列异常征象。这些症状常出现于月经前1~2周,月经来潮后迅速减轻至消失。主要症状分为3类:躯体症状表现为头痛、乳房胀痛、腹胀、肢体水肿、体重增加、运动协调功能减退。精神症状表现为激怒、焦虑、抑郁、情绪不稳定、疲乏以及饮食、睡眠、性欲改变。行为改变表现为思想不集中、工作效率低、意外事故倾向,易有犯罪行为或自杀意图。

经前期综合征在中医学中称为"月经前后诸证",多发生在经前或经期,经行或经后症状逐渐消失。可分为经行乳房胀痛、经行泄泻、经行浮肿、经行头痛、经行发热、经行身痛、经行吐衄、经行口糜、经行风疹块、经行情志异常等类型,这些症状可单独出现,也可数种并见。治疗应平时调理与经期前后随证而治相结合。

〔治疗原则〕

经前期综合征在治疗上采用心理治疗和药物治疗两个方面。应首先给予心理安慰及疏导,使妇女精神松弛。药物治疗方法如下。

1. 镇静治疗

给予镇静剂解除忧虑,一般于黄体后期口服艾司唑仑1mg,一日2次。

2. 对症治疗

(1)利尿剂:适用于月经前体重增加明显(>1.5kg)。月经周期后半期口服螺内酯20~40mg,一日2~3次。

(2)维生素 B_6:一日口服100mg。

〔用药精选〕

一、西药

1. 黄体酮 Progesterone

见本章"140. 月经失调"。

2. 谷维素片 Tablellae Oryzanoli

本品具有调节自主神经功能失调及内分泌平衡障碍的作用。

【适应证】神经官能症、经前期紧张综合征、更年期综合征的镇静助眠。

【用法用量】口服。一次1~3片,一日3次。

【不良反应】服后偶有胃部不适、恶心、呕吐、口干、疲乏、皮疹、乳房肿胀、油脂分泌过多、脱发、体重增加等不良反应。停药后均可消失。

3. 复方四维女贞子胶囊

本品为复方制剂,含谷维素、维生素 B_1、维生素 B_6、维生素E、维生素H、牛磺酸、淫羊藿浸膏、女贞子浸膏、熟地浸膏、刺蒺藜浸膏。本品所含谷维素具有调节自主神经功能及内分泌平衡障碍的改善作用;牛磺酸具有调节中枢神经作用而发挥解热、镇痛作用;女贞子具有滋补肝肾、提高免疫力作用;淫羊藿具有补肾阳、强筋骨、改善血液循环的作用;熟地具有滋阴补血作用;刺蒺藜具有下气引血作用。

【适应证】用于妇女更年期综合征及经前期紧张综合征。

【用法用量】口服。一次1~2粒,一日3次。

【不良反应】偶见胃部不适、恶心、呕吐、口干、皮疹、瘙痒、乳房肿胀、油脂分泌过多、脱发等,停药后均可消失。

4. 氨酚帕马溴片 Pamabrom Paracetamol Tablets

本品为复方制剂,含对乙酰氨基酚和帕马溴。

【适应证】适用于暂时性缓解经前期及月经期间的腹痛、头痛、水肿、肿胀等经前期综合征不适症状。

【用法用量】成人及12岁以上儿童为每次2片,一日3次,或遵医嘱。

【不良反应】临床试验期间常见的与氨酚帕马溴相关的不良事件为:恶心、呕吐、嗜睡、头晕、腹泻、腹痛、无力、月经提前等;少数病例可发生过敏性皮炎(皮疹、皮肤瘙痒等)、白细胞减少。转氨酶升高。对乙酰基酚在临床使用中偶尔可引起恶心、呕吐、出汗、腹痛、皮肤苍白等,少数病例可发生过敏性皮炎(皮疹、皮肤瘙痒等)、粒细胞缺乏、血小板减少、高铁血红蛋白血症、贫血、肝肾功能损害等,很少引起肠胃道出血。

【禁忌】①严重肝肾功能不全,溶血性贫血及对本品某一成分过敏者禁用。②酒精、催眠药、镇痛剂或其他精神药物中毒者禁用。③不得和其他任何含有对乙酰氨基酚的药物合用。④12岁以下的未成年人禁用。

【儿童用药】12岁以下的未成年人禁用。

5. 地屈孕酮 Dydrogesterone

见本章"140. 月经失调"。

附:用于经前期综合征的其他西药

1. 盐酸舍曲林 Sertraline Hydrochloride

见第十章"119. 焦虑症"。

2. 枸橼酸他莫昔芬 Tamoxifen Citrate

见本章"145. 乳腺炎"。

二、中药

1. 经前平颗粒

【处方组成】白芍、香附、川楝子(炒)、柴胡、川芎、枳壳、半夏(姜制)、豆蔻、木香、甘草

【功能主治】疏肝理气,除胀止痛,佐以和胃。用于:①经前期紧张综合征肝气逆证,症见经前烦躁易怒,乳房胀痛,头痛,失眠多梦,小腹胀痛,胃脘胀痛,恶心呕吐等。②更年期综合征阴虚肝旺证,症见烘热汗出,烦躁易怒,失眠,心悸,肋痛,健忘,头晕耳鸣,舌红苔薄黄,脉弦或沉。

【用法用量】温开水冲服:治疗经前期紧张综合征患者,一次1袋,一日3次。月经来潮前10天开始服用,连服10天,2个月经周期为一疗程。

【使用注意】孕妇禁用。

2. 经前安片

【处方组成】柴胡、枳壳、合欢皮、郁金、香附、青皮、路路通、橘核、当归、白芍、川芎、茯苓、大腹皮、甘草

【功能主治】疏肝理气，活血通络。用于妇女经前期紧张症、中医辨证属于肝郁气滞者，症见经前情绪激动，烦躁易怒，情绪低落，抑郁，乳房胀痛，胸胁胀痛，少腹痛或头痛，或有不同程度水肿，经量或多或少，色暗，舌质暗，脉弦。

【用法用量】口服。一次5片，一日2次。每次月经来前14天开始服药，服至月经来潮即停药，连续服药3个月经周期为一疗程。

【使用注意】①未排除妊娠者禁用。②对本品过敏者禁用。

3. 经前舒颗粒

【处方组成】当归、白芍（炒）、柴胡、白术（炒）、牡丹皮、香附、陈皮、郁金、砂仁、人参、甘草

【功能主治】养肝解郁，理气止痛。用于经前期综合征肝气郁证，症见经前情绪低落，抑郁寡欢，甚则烦闷欲哭，乳房胀痛，小腹胀或胀痛，头痛头沉，胸闷叹息，饮食呆钝等。

【用法用量】温开水冲服，一次1袋，一日3次。

4. 妇科十味片（胶囊）

见本章“140. 月经失调”。

5. 坤月安颗粒

【处方组成】白芍、酸枣仁（炒）、桑寄生（炒）、栀子（炒）、龙胆（炒）、青皮、郁金、合欢皮、丝瓜络

【功能主治】滋阴养血，疏肝解郁。用于血虚肝郁、阴虚肝旺引起的经行眩晕、头痛、乳胀、身痛、心烦易怒以及经前期紧张综合征见上述诸症者。

【用法用量】口服。出现症状时或月经来潮前10天服药。一次10g，一日3次，连服7天。

【使用注意】孕妇禁用。脾肾阳虚体质禁用。

6. 妇科得生丸

见本章“140. 月经失调”。

附：用于经前期综合征的其他中药

香附丸

见本章“140. 月经失调”。

142. 痛经

〔基本概述〕

痛经是一组综合征，凡在经前、经中、经后发生腹痛及其他不适，以致影响工作和生活，需经医治者称为痛经。

痛经也称经行腹痛，其确切病因至今尚不明确，没有具体理论能全面解释此综合征。不同的患者病因可能多不同。目前考虑多与精神因素及体内大量前列腺素分泌有关。

痛经以青年女性为多，分为原发性痛经和继发性痛经两类。原发性痛经多数为功能性，少数为器质性原因，一般无生殖道的器质性病变。而继发性痛经多数为器质性，少数为功能性原因，器质性原因多见于子宫内膜异位症、子宫腺肌症、盆腔炎、子宫肌瘤等。

痛经的特点是妇女经期前后小腹疼痛，并随月经周期而发作。本病以青少年未婚女性易发，原发性痛经常发生在月经初潮后不久的未婚未育的年轻女性，月经来潮前数小时即感疼痛，月经的第1～2天内加重，经量加多后症状逐渐消失。疼痛常为下腹绞痛、下坠感并向肛门及腰骶部放射，有时合并恶心、呕吐、腹泻等消化道症状。严重者脸色发白、出冷汗、全身无力、四肢厥冷甚至虚脱。

中医学认为痛经的病因病机主要有气滞血瘀、寒湿凝滞、气血虚弱、肝肾亏虚等方面。治宜行气活血、温经散寒、益气养血、补肾暖宫。对功能性痛经的治疗以调理冲任气血为原则，急则缓急止痛治其标，平时辨证求因以治本。

〔治疗原则〕

本病一定要通过B超及妇科检查排除器质性病变，对已婚者宫颈管狭窄致经血流通不畅引起的疼痛，可行宫颈扩张术治疗。

同时要加强锻炼增强体质，正确宣教生理卫生知识以消除对月经的紧张与恐惧心理。经期不要过食生冷，注意保暖，避免过重体力劳动及剧烈运动。药物治疗主要有以下几个方面。

1. 解痉止痛药

在痛经时经常使用。

（1）阿托品或颠茄片口服，疼痛时服。必要时4小时后可重复一次；也可口服双氯芬酸或阿托品皮下注射。

（2）前列腺素拮抗剂：吲哚美辛栓剂，疼痛时，肛门置入。

（3）精神过度紧张者应用镇静剂地西泮等。

2. 激素治疗

口服避孕药通过抑制排卵减少月经血前列腺素含量。适用于要求避孕的痛经妇女。

〔用药精选〕

一、西药

1. 罗通定 Rotundine

【适应证】用于头痛、月经痛以及助眠等。

【用法用量】口服。镇痛，成人一次60～120mg；助眠，成人一次30～90mg；一日3次。

【不良反应】用于镇痛时可出现嗜睡，偶见眩晕、乏力、恶心和锥体外系症状。

【制剂】罗通定片（口腔崩解片）；盐酸罗通定片；罗通定；硫酸罗通定注射液

2. 布洛芬 Ibuprofen

本品能抑制前列腺素的合成，具有解热镇痛及抗炎作用。

【适应证】用于缓解轻至中度疼痛如头痛、关节痛、偏头痛、牙痛、肌肉痛、神经痛、痛经。也用于普通感冒或流行性感冒引起的发热。

【用法用量】口服。成人一次 1 片，若持续疼痛或发热，可间隔 4～6 小时重复用药一次，24 小时不超过 4 次。

【不良反应】①少数患者可出现恶心、呕吐、胃烧灼感或轻度消化不良、胃肠道溃疡及出血、转氨酶升高、头痛、头晕、耳鸣、视力模糊、精神紧张、嗜睡、下肢水肿或体重骤增。②罕见皮疹、过敏性肾炎、膀胱炎、肾病综合征、肾乳头坏死或肾衰竭、支气管痉挛。

【禁忌】①对其他非甾体抗炎药过敏者禁用。②孕妇及哺乳期妇女禁用。③对阿司匹林过敏的哮喘患者禁用。

【制剂】①布洛芬片（分散片、缓释片、口腔崩解片、泡腾片、胶囊、缓释胶囊、软胶囊、颗粒、干混悬剂、口服溶液、糖浆、混悬液、缓释混悬液、混悬滴剂）；②布洛芬乳膏（搽剂、凝胶）

3. 右旋布洛芬片 Dexibuprofen Tablets

本品为非甾体抗炎药，具解热、镇痛及抗炎作用。

【适应证】适用于：①感冒等疾病引起的发热、头痛；②减轻或消除以下疾病的轻、中度疼痛或炎症；a. 扭伤、劳损、下腰疼痛，肩周炎、滑囊炎、肌腱或腱鞘炎；b. 痛经、痛风、牙痛或手术后疼痛；c. 类风湿关节炎、骨关节炎以及其他血清阴性（非类风湿性）关节疾病。

【用法用量】成人：一日服用 2～3 次，一次 1～2 片。

【不良反应】一般表现为胃肠道不适或皮疹、头痛、耳鸣等，偶见转氨酶升高。

【禁忌】活动期消化道溃疡患者；对本品过敏者；因服用阿司匹林和其他非甾体抗炎药诱发哮喘、鼻炎或荨麻疹患者；有失血倾向者。

【制剂】右旋布洛芬片（口服混悬液、胶囊、栓）

4. 尼美舒利 Nimesulide

本品为非甾体抗炎药，具有抗炎、镇痛、解热作用。

【适应证】用于慢性关节炎症（如类风湿关节炎和骨关节炎等）；手术和急性创伤后的疼痛和炎症；耳鼻咽部炎症引起的疼痛；痛经；上呼吸道感染引起的发热等症状的治疗。

【用法用量】口服。一次 0.05～0.1g，每日 2 次，餐后服用。最大单次剂量不超过 100mg，疗程不能超过 15 天。建议使用最小的有效剂量、最短的疗程，以减少药品不良反应的发生。

【不良反应】本品副作用较少，常见的副作用为胃灼热、胃痛及胃肠道障碍，但症状都很轻微、短暂，很少需要中断治疗。极少情况下，患者服用后出现过敏性皮疹。即使使用尼美舒利未出现上述症状，也须注意到本品如同其他非甾体类抗炎药一样，可能产生头晕、思睡、胃溃疡或胃肠出血及史蒂文斯-约翰逊（Stevens-Johnson）综合征。

【禁忌】①对本品、乙酰水杨酸或对其他非甾体药物过敏者禁用。②活动性消化道出血或消化性溃疡活动期的患者禁用。③严重的肝功能不全、严重的肾功能障碍（肌酰清除率 <30ml/min）的患者禁用。

【孕妇及哺乳期妇女用药】尼美舒利同所有的新药一样，在尚未通过试验证实尼美舒利对胎儿是否有毒性的情况下，并不建议在妊娠期间使用本药。在尚不清楚尼美舒利是否可能通过母乳排出体外的情况下，同样不建议在哺乳期间使用本药。

【老年患者用药】老年病人的服药量，应严格遵照医生规定，医生可以根据情况适当减少用药剂量。

【制剂】尼美舒利颗粒（干混悬剂、口腔崩解片、分散片、缓释片、缓释胶囊）

5. 地屈孕酮片 Dydrogesterone Tablets

见本章“140. 月经失调”。

6. 延胡索乙素 Tetrahydropalmatine

【适应证】适用于头痛、消化系统疾病引起的内脏痛、月经痛及失眠。

【用法用量】口服。成人用于镇痛一次 50～100mg（1～2 片），一日 3～4 次；用于助眠每次 100～200mg（2～4 片），睡前服。

【不良反应】偶见眩晕、恶心、乏力。剂量过大可致嗜睡与锥体外系症状。

【制剂】硫酸延胡索乙素片

7. 萘普生 Naproxen

见第八章“95. 风湿与类风湿关节炎”。

8. 酮洛芬 Tongluofen

本品能抑制前列腺素合成，具有镇痛和抗炎作用。

【适应证】用于缓解轻至中度疼痛，如关节痛、神经痛、肌肉痛、偏头痛、头痛、痛经、牙痛。

【用法用量】口服。成人，一次 1 片，一日 3 次。

【不良反应】①少数患者可出现恶心、呕吐、胃烧灼感或轻度消化不良、胃肠道溃疡及出血、转氨酶升高。②罕见皮疹，过敏性肾炎，膀胱炎，肾病综合征，肾乳头坏死或肾衰竭，支气管痉挛。

【禁忌】①对其他非甾体抗炎药过敏者禁用。②孕妇及哺乳期妇女禁用。③对阿司匹林过敏的哮喘患者禁用。

【制剂】酮洛芬片

9. 复方磷酸可待因片 Compound Codeine Phosphate Tablets

本品为复方制剂，含对乙酰氨基酚、咖啡因、磷酸可待因、盐酸苯海拉明。

【适应证】适用于偏头痛、头痛、牙痛、痛经和肌肉痛的短期镇痛，癌性疼痛的长期镇痛。还可用于减轻发热和感冒伴有的严重头痛、肌肉酸痛等。

【用法用量】口服。成人和 12 岁以上儿童每次服用 1～2

片,每日3~4次,一日最多不超过8片。

【禁忌】①对本品任一成分过敏者禁用。②孕妇及哺乳期妇女禁用。③12岁以下儿童不宜使用。

【不良反应】服用本品后少数患者可有口干、恶心、呕吐、胃部不适、便秘、头晕、嗜睡、多汗、皮疹及瘙痒等。偶见幻想、呼吸抑制、心率异常、粒细胞缺乏症、血小板减少及肝功能异常等。

10. 阿司匹林可待因片 Aspirin and Codeine Phosphate Tablets

本品为复方制剂,含磷酸可待因和阿司匹林。

【适应证】解热镇痛:用于各种手术后疼痛、骨折、牙痛、骨关节痛、神经痛、痛经等中度及中度以下的疼痛;可用于治疗和缓解癌症中度及以下疼痛;还可用于伴有发热的感冒及身体不适。

【用法用量】口服。成人一次1~2片,一日3次。

11. 非诺洛芬钙肠溶胶囊 Fenprofen Calcium Enteric-coated Capsules

【适应证】适用于各种关节炎,包括类风湿关节炎,骨关节炎、强直性脊柱炎、痛风性关节炎及其他软组织疼痛．亦用于其他疼痛如痛经、牙痛、损伤及创伤性痛等。

【用法用量】成人常用量:口服,用于镇痛(轻至中等度疼痛或痛经),每次0.15~0.3g,每4~6小时一次。成人一日最大限量为3.2g。

【禁忌】对本品、阿司匹林或其他非甾体抗炎药过敏者禁用。

【孕妇及哺乳期妇女用药】孕妇,哺乳期妇女慎用。

【儿童用药】小儿慎用。

【老年患者用药】老年人慎用。

12. 氟比洛芬缓释片 Flurbiprofen Sustained Release Tablets

本品为非甾体抗炎药,主要通过抑制前列腺素的合成而产生镇痛、抗炎、解热作用。

【适应证】适用于类风湿关节炎、骨关节炎、强直性脊椎炎等,也可用于软组织病,如扭伤及劳损,以及轻度至中度疼痛,如痛经和手术后疼痛、牙痛等。

【用法用量】口服。成人一日0.2g,宜于晚餐后服用或遵医嘱。

【不良反应】较常见的不良反应是胃肠道反应,如消化不良、腹泻、腹痛、恶心、便秘、胃肠道出血、腹胀、呕吐、肝酶升高等。偶见中枢神经系统反应,如头痛、嗜睡等,以及其他系统反应,如皮疹、视力变化、头晕等。

【禁忌】①对本品或其他洛芬类药物过敏者禁用。②活动性消化道溃疡患者禁用。

【孕妇及哺乳期用药】孕妇和哺乳期妇女慎用。

【儿童用药】儿童应遵医嘱。

【制剂】氟比洛芬缓释片

13. 氨酚双氢可待因片 Paracetamol and Dihydrocodeine Tartrate Tablets

本品为复方制剂,其组分为对乙酰氨基酚和酒石酸双氢可待因。对乙酰氨基酚具有镇痛和解热作用,可选择性地抑制中枢神经系统前列腺素的生物合成。其解热镇痛作用比阿司匹林更快更强,而且避免了阿司匹林等非甾体类抗炎药常见的不良反应。双氢可待因为阿片受体的弱激动剂,在结构上类似于可待因与吗啡,较可待因有更强的镇痛作用,约为可待因的2倍,不易成瘾,其镇痛作用主要是由于口服后10%的双氢可待因转换为双氢吗啡。

【适应证】可广泛用于各种疼痛:创伤性疼痛,外科手术后疼痛及计划生育手术疼痛,中度癌痛,肌肉疼痛如腰痛、背痛、肌风湿病、头痛、牙痛、痛经、神经痛以及劳损、扭伤、鼻窦炎等引起的持续性疼痛。还可用于各种剧烈咳嗽。

【用法用量】口服。成人及12岁以上儿童:每4~6小时1~2片,每次不得超过2片,每日最大剂量为8片。

【不良反应】少数患者会出现恶心、头痛、眩晕及头昏症状。也可能出现皮疹、瘙痒、便秘。

【禁忌】对本品过敏者、有颅脑损伤者、分娩期妇女禁用、有呼吸抑制及有呼吸道梗阻性疾病,尤其是哮喘发作的患者禁用。

【儿童用药】12岁以下儿童不宜服用该药。

【老年患者用药】老年患者需减量服用。

【孕妇及哺乳期妇女用药】孕妇及哺乳期妇女应在医生或药师指导下使用。

14. 氨酚甲硫氨酸胶囊 Paracetamol and Methionine Capsules

本品为复方制剂,含对乙酰氨基酚和甲硫氨酸。对乙酰氨基酚为解热镇痛药,主要通过抑制前列腺合成而产生镇痛作用。甲硫氨酸为对乙酰氨基酚解毒剂,通过增加肝中谷胱甘肽的含量达到避免由乙酰氨基酚对肝脏造成的肝损伤。

【适应证】用于缓解感冒引起的发热和轻至中度疼痛,如头痛、肌肉痛、关节痛以及神经痛、偏头痛、痛经等症状。也可用于改善肝脏功能,对多数的肝脏疾病,如急、慢性肝炎,肝硬化,尤其是对脂肪肝有较明显的疗效,能改善肝内胆汁淤积;可用于酒精、巴比妥类、磺胺类药物中毒时的辅助治疗。

【用法用量】口服。成人及12岁以上儿童每次2粒,每日3次,每日最高剂量不宜超过16粒。

【禁忌】对乙酰氨基酚、甲硫氨酸过敏者、严重肝肾功能不全患者、服用单氨氧化酶抑制剂的患者禁用。

15. 阿酚咖片 Aspirin Paracetamol and Caffeine Tablets

本品为复方制剂,其组分为阿司匹林、对乙酰氨基酚和咖啡因。

【适应证】适用于治疗偏头痛和暂时缓解轻度的持续性隐痛以及头痛、鼻窦炎、感冒、肌肉痛、经前与经期疼痛、牙痛所伴有的疼痛和轻度关节炎痛。

【用法用量】治疗感冒和鼻窦炎引起的发热、头痛及缓解轻中度疼痛,如肌肉痛、痛经、牙痛和关节炎痛:成人及12岁以上青少年每6小时服用一次,每次2片,每日用量不超过8片,或遵医嘱。

【不良反应】已报道了与阿司匹林有关的罕见而严重的疾病Reye's综合征。阿司匹林可导致严重的过敏反应,包括:荨麻疹、面部肿胀、哮喘(喘息)和休克。对乙酰氨基酚和阿司匹林可导致肝损伤和胃出血。

【禁忌】对任何非甾体解热镇痛药有过敏史者禁用。患有哮喘、胃溃疡、胃灼热、胃部不适、胃痛、胃出血者禁用。

【孕妇及哺乳期妇女用药】孕妇,尤其是临产前三个月的孕妇或哺乳期妇女请慎用,服用本品前应咨询医生。

【儿童用药】儿童和青少年患水痘和流感后禁用本品,否则可能导致由阿司匹林诱发的Reye's综合征。18岁以下患者服用本品以治疗偏头痛时请咨询医生。12岁以下患者服用本品以缓解轻度的持续性隐痛以及头痛、鼻窦炎、感冒、肌肉痛、经前与经期疼痛、牙痛所伴有的疼痛和轻度关节炎痛时请咨询医生。

【老年用药】50岁以后第一次发作偏头痛的患者,服用本品前请咨询医生。

16. 氨酚帕马溴片 Pamabrom Paracetamol Tablets

本品为复方制剂,其组分为对乙酰氨基酚和帕马溴。

【适应证】本品适用于暂时性缓解经前期及月经期间的腹痛、头痛、水肿、肿胀等经前期综合征不适症状。

【用法用量】成人及12岁以上儿童为每次2片,一日3次,或遵医嘱。12岁以下的未成年人禁用。

【不良反应】临床试验期间常见的与氨酚帕马溴相关的不良事件为:恶心、呕吐、嗜睡、头晕、腹泻、腹痛、无力、月经提前等;少数病例可发生过敏性皮炎(皮疹、皮肤瘙痒等)、白细胞减少,转氨酶升高。对乙酰基酚在临床使用中偶尔可引起恶心、呕吐、出汗、腹痛、皮肤苍白等,少数病例可发生过敏性皮炎(皮疹、皮肤瘙痒等)、粒细胞缺乏、血小板减少、高铁血红蛋白血症、贫血、肝肾功能损害等,很少引起肠胃道出血。

【禁忌】①严重肝肾功能不全,溶血性贫血及对本品某一成分过敏者禁用。②酒精、安眠药、镇痛剂或其他精神药物中毒者禁用。③不得和其他任何含有对乙酰氨基酚的药物合用。④12岁以下的未成年人禁用。

【儿童用药】12岁以下的未成年人禁用。

17. 双氯芬酸 Diclofenac

本品为非甾体抗炎药,主要通过抑制前列腺素的合成而产生镇痛、抗炎、解热作用。

【适应证】用于快速缓解轻至中度疼痛,如扭伤、牙痛、痛经、偏头痛。

【用法用量】口服。成人及14岁以上儿童每次1~2片,如持续疼痛,可间隔4~6小时重复用药,24小时内不得超过6片。整片用水送服,饭前服用。14岁以下儿童不推荐使用。

【不良反应】如果出现一种或一种以上的下列情况时,请停止服用本品,并立即咨询医师:①腹泻,胃肠气胀,胃痛,胃部灼热或上腹部疼痛。②异常疲倦或总体感觉不好。③眩晕,食欲减退伴持续恶心和(或)呕吐。④呕血,黑便或尿血。⑤皮肤改变,如:红斑或瘙痒症状等,以及罕见的皮疹。⑥呼吸困难或呼吸短促。⑦皮肤或巩膜黄染。⑧持续的咽喉痛或发热。⑨面部、双足或腿部肿胀。⑩重症头痛。⑪胸痛或咳嗽。如果出现其他不良反应也应立即咨询医师。

【禁忌】①胃肠道溃疡患者禁用。②对其他非甾体抗炎药过敏者禁用。③对使用阿司匹林或其他非甾体抗炎药物如布洛芬而诱发哮喘、荨麻疹或急性鼻炎史的患者禁用。④孕妇及哺乳期妇女禁用。

【制剂】①双氯芬酸钠片(肠溶片、缓释片、含片、贴片、缓释胶囊、肠溶缓释胶囊、乳膏、搽剂、栓、气雾剂、喷雾剂、注射液);②双氯芬酸钾片

附:用于痛经的其他西药

1. 对乙酰氨基酚 Paracetamol

见第一章"1. 感冒"。

2. 注射用盐酸曲马多 Tramadol Hydrochloride for Injection

见第九章"111. 神经痛和三叉神经痛"。

3. 对乙酰氨基酚维生素C泡腾片 Paracetamol and Vitamin C Effervescent Tablets

见第一章"1. 感冒"。

4. 盐酸屈他维林 Drotaverine Hydrochloride

见第三章"36. 肠易激综合征"。

5. 右旋酮洛芬氨丁三醇 Dexketoprofen Trometamol

见第一章"1. 感冒"。

6. 阿司可咖胶囊 Aspirin, Codeine Phosphate and caffeine Capsules

见第九章"103. 头痛和偏头痛"。

7. 甲芬那酸 Mefenamic Acid

见第九章"103. 头痛和偏头痛"。

8. 右酮洛芬(右旋酮洛芬)Dexketoprofen

见第一章"1. 感冒"。

9. 托芬那酸 Tolfenamic Acid

见第九章"103. 头痛和偏头痛"。

10. 精氨酸布洛芬颗粒 Ibuprofen Arginine Granules

见第九章"103. 头痛和偏头痛"。

11. 注射用氢溴酸高乌甲素 Lappaoonitine Hydrobromide for Injection

【适应证】用于中度以上疼痛。

12. 吲哚美辛 Indometacin

见第八章"95. 风湿与类风湿关节炎"。

13. 阿西美辛 Acemetacin

【适应证】①类风湿关节炎、骨关节炎、强直性脊椎炎。②肩周炎、滑囊炎、肌腱鞘炎。③腰背痛、扭伤、劳损及其他软组织损伤。④急性痛风。⑤痛经、牙痛和术后疼痛。

14. 盐酸布桂嗪 Bucinnazine Hydrochloride

见第九章“103. 头痛和偏头痛”。

15. 舒林酸 Sulindac

见第八章“95. 风湿与类风湿关节炎”。

16. 萘丁美酮 Nabumetone

见第八章“95. 风湿与类风湿关节炎”。

17. 依托度酸 Etodolac

见第八章“95. 风湿与类风湿关节炎”。

18. 安乃近 Metamizole Sodium

见第九章“103. 头痛和偏头痛”。

19. 塞来昔布 Celecoxib

见第八章“95. 风湿与类风湿关节炎”。

20. 依托考昔 Etoricoxib

见第七章“93. 痛风”。

21. 铝镁司片 Compound Aspirin Tablets

见第一章“1. 感冒”。

22. 热敷袋 Foment Bag

见第三章“44. 腹痛”。

二、中药

1. 痛经丸(片、口服液、胶囊)

【处方组成】当归、白芍、川芎、熟地黄、醋香附、木香、青皮、山楂(炭)、延胡索、炮姜、肉桂、丹参、茺蔚子、红花、益母草、五灵脂(醋炒)

【功能主治】温经活血,调经止痛。用于下焦寒凝血瘀所致的痛经、月经不调,症见行经后错、经水量少、有血块,行经小腹冷痛、喜暖。

【用法用量】丸剂口服,一次6~9g,一日1~2次,临经时服用。片剂口服,一次4片,一日3次,临经时服用。

【使用注意】孕妇禁用。

2. 痛经宁糖浆(胶囊、颗粒、口服液、片)

见本章“140. 月经失调”。

3. 痛经灵颗粒

【处方组成】丹参、赤芍、香附(醋制)、元胡(醋制)、乌药、红花、五灵脂(制)、蒲黄、玫瑰花、桂枝

【功能主治】活血化瘀,理气温经,解痉止痛。用于气滞血瘀所致痛经用于气滞血瘀所致痛经。

【用法用量】口服。开水冲服,月经来潮前五天开始隔日服用,一次1~2包,一日2次。经期开始后连服2日或遵医嘱。2~3个月经周期为一疗程。

【使用注意】孕妇禁用。

4. 痛经宝颗粒

【处方组成】当归、红花、肉桂、三棱、莪术、丹参、五灵脂、木香、延胡索(醋制)

【功能主治】温经化瘀,理气止痛。用于寒凝气滞血瘀,妇女痛经,少腹冷痛,月经不调,经色黯淡。

【用法用量】温开水冲服。一次1袋,一日2次,于月经前一周开始,持续至月经来3天后停服,连续服用3个月经周期。

【使用注意】孕妇禁用。

5. 少腹逐瘀丸(颗粒)

见第三章“44. 腹痛”。

6. 妇科再造丸

见本章“140. 月经失调”。

7. 调经止痛片(胶囊)

见本章“140. 月经失调”。

8. 春血安胶囊

【处方组成】熟地黄、盐车前子、茯苓、柴胡、牛膝、五味子(酒蒸)、肉桂、泽泻、三七、附片、(黑顺片)、山药、黄连、牡丹皮

【功能主治】益肾固冲,调经止血。用于肝肾不足,冲任失调所致的月经不调、崩漏、痛经,症见行经后错、经水量多或淋漓不净、行经小腹冷痛、腰部疼痛;青春期功能失调性子宫出血、上节育环后出血见上述证候者。

【用法用量】口服。一次4粒,一日3次;或遵医嘱。

9. 艾附暖宫丸

见本章“140. 月经失调”。

10. 元胡止痛片(胶囊、颗粒、口服液、滴丸)

见第三章“44. 腹痛”。

11. 复方元胡止痛片(胶囊)

见第三章“31. 胃炎”。

12. 妇康宁片(胶囊)

见本章“140. 月经失调”。

13. 妇科十味片(胶囊)

见本章“140. 月经失调”。

14. 得生丸(片、胶囊)

见本章“140. 月经失调”。

15. 丹莪妇康煎膏(颗粒)

【处方组成】紫丹参、莪术、竹叶柴胡、三七、赤芍、当归、三棱、香附、延胡索、甘草、蜂蜜(炼)

【功能主治】活血化瘀,疏肝理气,调经止痛。用于妇女瘀血阻滞所致月经不调,痛经,经期不适。

【用法用量】口服。一次10~15g(2~3勺),一日2次;自月经前第10~15天开始,连服10~15天为一疗程。经期可不停药,用量和服药时间可酌减;或遵医嘱。

【使用注意】孕妇禁用。

16. 当归流浸膏

见本章“140. 月经失调”。

17. 妇科养坤丸

见本章“140. 月经失调”。

18. 妇痛宁滴丸(肠溶软胶囊)

见第三章“44. 腹痛”。

19. 妇舒丸

见本章“140. 月经失调”。

20. 调经益母片(胶囊)

见本章“140. 月经失调”。

21. 宁坤丸

见本章“140. 月经失调”。

22. 宁坤养血丸

见本章“140. 月经失调”。

23. 女科十珍丸

见本章“140. 月经失调”。

24. 化瘀舒经胶囊

【处方组成】延胡索(醋制)、白芍、当归、川芎、香附、乌药、桂枝、吴茱萸、生姜、牡丹皮、炙甘草

【功能主治】温经,行气,止痛。用于缓解寒凝气滞所致的经行小腹疼痛,得热则痛减,经行不畅,月经量少,手足欠温。

【用法用量】口服。一次3~4粒,一日3次;5天为一疗程,可服2疗程。

【使用注意】孕妇禁用。

25. 温经颗粒

【处方组成】党参、黄芪、茯苓、白术、肉桂、附子、吴茱萸、沉香、郁金、厚朴等

【功能主治】益气健脾,温经散寒。用于寒湿凝滞所致的痛经,症见少腹冷痛,得热痛减,经色暗淡,带下量多。

【用法用量】开水冲服,一次1袋,一日2次。

【使用注意】孕妇禁用。

26. 八味痛经片(胶囊、颗粒)

【处方组成】川牛膝(酒炒)、牡丹皮、当归、白芍(酒炒)、延胡索(醋炒)、桃仁、桂枝、木香

【功能主治】活血调经,化瘀止痛。用于经行不畅,色紫成块,行经腹痛。

【用法用量】口服。一次5片,一日3次。

【使用注意】孕妇禁用。体弱神疲气短,月经过多者忌用。

27. 宫月舒胶囊

【处方组成】肉桂、川芎、当归、延胡索、白芥子、三七、沉香

【功能主治】温经散寒,活血止痛。主治寒凝血瘀证所致经前或经期小腹疼痛,经血量少,经行不畅,血色紫暗有块,块下痛减,乳房胀痛,四肢不温或畏寒,小腹发冷,带下量多,舌质黯或有瘀点,苔白,脉沉紧等症。适用于原发性痛经见上述诸症者。

【用法用量】口服。一次5粒,一日3次。月经前开始服药,服用15天。连用3个月经周期。

附:用于痛经的其他中药

1. 痛经软膏(胶囊)

【功能主治】活血散寒,调经止痛。用于痛经、下腹坠胀、腰背疼痛。

2. 五灵止痛胶囊(片)

见第三章“44. 腹痛”。

3. 归芎花粉口服液

见本章“140. 月经失调”。

4. 七味解痛口服液

见第三章“31. 胃炎”。

5. 痛经调理口服液

【功能主治】疏肝理气,活血养血。用于肝郁气滞或兼血瘀所致的经期腹痛、经色紫黯、头晕、胁胀、腹胀。

6. 复方三七补血片

见本章“140. 月经失调”。

7. 经带宁胶囊

【功能主治】清热解毒,除湿止带,调经止痛。用于湿毒蕴结所致的经期腹痛,经血色黯,血块,赤白带下,量多气臭,阴部瘙痒灼热。

8. 温经止痛膏

【功能主治】温经散寒,祛瘀止痛。用于寒凝气滞血瘀证引起的原发性痛经的辅助治疗。

9. 调经养颜胶囊(片、颗粒)

见本章“140. 月经失调”。

10. 当归丸(复方当归丸)

见本章“142. 痛经”。

11. 当归片

【功能主治】补血活血,调经止痛。用于血虚引起的面色萎黄,眩晕心悸,月经不调,痛经。

12. 妇科调经片(胶囊、颗粒、滴丸)

见本章“140. 月经失调”。

13. 人参女金丸

见本章“140. 月经失调”。

14. 舒尔经胶囊(片、颗粒)

见本章“140. 月经失调”。

15. 毛鸡药酒

见第九章“104. 头晕”。

16. 康妇炎胶囊

见本章“135. 盆腔炎、附件炎和子宫内膜炎”。

17. 养血调经膏

见本章“140. 月经失调”。

18. 当归调经颗粒(片)

见第六章“80. 贫血”。

19. 止血镇痛胶囊

见本章“144. 功能失调性子宫出血与崩漏”。

20. 保真膏

见第五章“78. 遗精”。

21. 月泰贴脐片

【功能主治】理气止痛，活血化瘀，温经散寒。用于寒凝血瘀引起的原发性痛经，可改善经期小腹疼痛。

22. 经舒胶囊（颗粒）

【功能主治】温经化瘀，理气止痛。用于寒凝血瘀所致的原发性痛经。症见经期及经前小腹疼痛、腰骶部酸痛、肛门坠胀疼痛、经色紫黯、经行量少、血块、乳房胀痛、畏寒或手足欠温等。

23. 散结镇痛胶囊

见本章“147. 不孕症”。

24. 温经活血片

见本章“140. 月经失调”。

25. 加味八珍益母膏（胶囊）

见本章“140. 月经失调”。

26. 止痛化癥胶囊（颗粒、片）

见本章“140. 月经失调”。

27. 女金丸（片、胶囊）

见本章“140. 月经失调”。

28. 天紫红女金胶囊

见本章“147. 不孕症”。

29. 桂枝茯苓胶囊（丸）

见本章“135. 盆腔炎、附件炎和子宫内膜炎”。

30. 独一味片（胶囊、丸、分散片、泡腾片、软胶囊、咀嚼片、颗粒）

见第八章“95. 风湿与类风湿关节炎”。

31. 三七血伤宁胶囊（散）

见第三章“57. 消化道出血”。

32. 参桂理中丸

见第三章“43. 腹泻”。

33. 妇科万应膏

见第本章“143. 闭经”。

34. 同仁乌鸡白凤丸（口服液）

见本章“140. 月经失调”。

35. 田七痛经胶囊（散）

见本章“140. 月经失调”。

36. 苏南山肚痛丸

见第三章“61. 疝气”。

37. 九气拈痛丸

【功能主治】理气，活血，止痛。用于气滞血瘀导致的胸胁胀满疼痛，痛经。

38. 潮安胶囊（片）

见本章“135. 盆腔炎、附件炎和子宫内膜炎”。

39. 妇科通经丸

见本章“143. 闭经”。

40. 复方当归注射液

见第八章“95. 风湿与类风湿关节炎”。

41. 通经甘露丸

见本章“143. 闭经”。

42. 妇科回生丸

见本章“140. 月经失调”。

43. 狗皮膏

【功能主治】祛风散寒，活血止痛。用于风寒湿邪、气血瘀滞所致的痹病，症见四肢麻木、腰腿疼痛、筋脉拘挛，或跌打损伤、闪腰岔气、局部肿痛；或寒湿淤滞所致的脘腹冷痛、行经腹痛、寒湿带下、积聚痞块。

44. 丹七片（胶囊、软胶囊）

见第二章“15. 心脏病”。

45. 妇宝金丸

【功能主治】养血调经，疏郁化滞。用于气虚血寒、肝郁不舒引起的经期不准，行经腹痛，赤白带下，两胁胀痛，倦怠食少。

46. 妇女痛经丸（颗粒）

见本章“140. 月经失调”。

47. 当归南枣颗粒（片、胶囊）

见本章“140. 月经失调”。

48. 养荣百草丸

见本章“140. 月经失调”。

49. 妇女养血丸

见本章“140. 月经失调”。

50. 益母丸（颗粒）

见本章“140. 月经失调”。

51. 肝郁调经膏

见本章“140. 月经失调”。

52. 妇科白凤片（口服液、胶囊、颗粒）

见本章“140. 月经失调”。

53. 复方益母草膏

见本章“140. 月经失调”。

54. 复方益母口服液（片、胶囊、颗粒、膏）

【功能主治】活血行气，化瘀止痛。本品用于气滞血瘀所致的痛经。症见月经期小腹胀痛拒按，经血不畅，血色紫黯成块，乳房胀痛，腰部酸痛。

55. 复方热敷散

见第三章“44. 腹痛”。

56. 定坤丸（丹）

见本章“140. 月经失调”。

57. 当归芍药颗粒（片、胶囊）

【功能主治】养血疏肝，健脾利湿，活血调经。用于血虚、肝郁、脾虚型的原发性痛经。

58. 妇炎净胶囊（片）

见本章“135. 盆腔炎、附件炎和子宫内膜炎”。

59. 复方鹿参膏

见本章“140. 月经失调”。

60. 参茸白凤丸

见本章“150. 胎漏、胎动不安与保胎”。

61. 独圣活血片

【功能主治】活血消肿，理气止痛。用于跌打损伤，瘀血肿胀及气滞血瘀所致的痛经。

62. 八珍鹿胎颗粒

见本章“140. 月经失调”。

63. 通迪胶囊

见第九章“103. 头痛与偏头痛”。

64. 养血当归糖浆（胶囊、颗粒）

【功能主治】补气养血，调经。用于气血两虚所致的月经不调，症见经行提前、月经量少，或见面黄肌瘦、神疲乏力。

65. 调经补血丸

见本章“140. 月经失调”。

66. 鹿胎胶囊（鹿胎膏、颗粒）

见本章“140. 月经失调”。

67. 调经活血片（胶囊）

见本章“140. 月经失调”。

68. 调经丸

见本章“140. 月经失调”。

69. 调经姊妹丸

见本章“140. 月经失调”。

70. 玄归滴丸

【功能主治】主要用于寒凝血瘀引起的经期小腹疼痛，伴月经量少、有血块、畏寒肢冷；原发性痛经见上述证候者。

71. 七制香附丸

见本章“140. 月经失调”。

72. 八宝坤顺丸

见本章“140. 月经失调”。

73. 温经养血合剂

见本章“140. 月经失调”。

74. 红花如意丸

见本章“136. 宫颈炎与宫颈糜烂”。

75. 丹白颗粒

见本章“135. 盆腔炎、附件炎和子宫内膜炎”。

76. 金刚藤（糖浆片、咀嚼片、分散片、胶囊、软胶囊、颗粒、丸、口服液）

见本章“135. 盆腔炎、附件炎和子宫内膜炎”。

77. 二十六味通经胶囊（散）

见本章“135. 盆腔炎、附件炎和子宫内膜炎”。

78. 益坤宁片（颗粒）

见本章“140. 月经失调”。

79. 参茸鹿胎丸

见本章“147. 不孕症”。

80. 雪莲口服液

【功能主治】温肾助阳，祛风胜湿，活血通经。用于肾阳不足、寒湿瘀阻所致的风湿性关节炎，类风湿关节炎及痛经等。

143. 闭经

〔基本概述〕

闭经是从未有过月经或月经周期已建立后又停止的现象，是妇科疾病中的常见症状。

闭经即月经闭止不行。凡女子年龄超过16周岁，仍不见月经来潮，或曾来过月经，但又连续闭止6个月以上，除妊娠、哺乳等生理性停经外，均称之为闭经。年满16岁女性仍无月经来潮者，称原发性闭经，多由先天性发育异常所引起；以往曾有正常月经，但以后因某种病理性原因而月经停止6个月以上者，称继发性闭经。

闭经的原因有功能性及器质性两种，下丘脑-垂体-卵巢轴的功能失调所致的闭经为功能性闭经；器质性闭经的因素有生殖器官发育不全、肿瘤、创伤、慢性消耗性疾病（如结核）等。某些药物，特别是避孕药等也可引起闭经。而妊娠期、哺乳期和绝经后无月经来潮者，则属于正常的生理性闭经。

闭经的原因可根据月经发生的生理过程分为5大类。①子宫原因：也叫子宫性闭经。是因子宫有问题而引起的闭经，例如先天性无子宫、子宫发育不良，或儿童期间疾病累及子宫内膜，发生了粘连或瘢痕，虽然卵巢功能很好，女性特征发育正常，但无月经。月经初潮以后患病，例如子宫内膜结核、子宫内膜血吸虫病、子宫内膜化脓或刮宫时刮掉了子宫内膜基底层，不能对卵巢激素发生反应而发生继发性闭经。②卵巢原因：也称卵巢性闭经。正常月经的发生，是由于卵巢分泌的激素作用于子宫内膜，使之发生变化，然后脱落、出血而形成。如果卵巢不能分泌激素，则子宫内膜不发生变化，月经将自然停止，例如先天性卵巢发育不良、卵巢早衰等。这种原因的闭经，常伴有女性特征发育不良或特征退化现象，如乳房变平等。③垂体原因：称垂体性闭经。脑垂体是统帅全身的内分泌器官，当垂体功能变化时，卵巢功能降低则可导致闭经。常见的脑垂体病变是肿瘤和垂体功能低下症。④中枢神经系统原因：中枢神经系统包括大脑和下丘脑，它们统帅着脑垂体的活动，间接控制卵巢功能。当中枢神经受刺激时，卵巢功能变化而引起闭经。如失恋、丧失亲人、工作失败时，可以突然闭经，下丘脑肿瘤时也可引起闭经。⑤其他原因：这一类包括范围更广，例如全身性疾病、内分泌疾病、化疗期间急剧消瘦以及多囊卵巢综合征等。

中医学认为闭经的主要病因有肝肾不足、气血虚弱、气滞血瘀、痰湿阻滞等方面，属于肾虚、精血不足、妇女虚寒等范畴。

〔治疗原则〕

闭经是很多疾病的一个症状，发生闭经后，首先应查清原因，然后再进行治疗。对闭经的治疗要根据不同的原因采取相应的治疗方法。器质性因素引起的闭经要针对患者的具体疾病进行治疗。对功能性闭经要根据病情给予适当的内分泌治疗(促排卵,雌、孕激素替代疗法)及中西医结合治疗。同时患者要去掉精神负担、加强锻炼、充满信心、积极配合治疗。

引起闭经的原因很多,除查明原因,给予对症治疗外,饮食也应遵循一定的原则。加强营养的全面供给,改善身体的营养状况,使身体恢复到正常状况,对防治闭经也会起到积极的作用。

西医用于治疗闭经的药物主要有黄体酮、己烯雌酚、氯米芬及绒促性素等。中医治疗闭经宜分虚实,虚者补而通之,实者泻而通之,可谓大法。

此外,对于发育异常或药物治疗效果不佳的患者,有时也需采用手术治疗。

〔用药精选〕

一、西药

1. 黄体酮 Progesterone

见本章“140. 月经失调”。

2. 溴隐亭 Bromocriptine

本品为下丘脑和垂体中多巴胺受体的激动剂。它可以降低泌乳激素的分泌,回复正常的月经周期,并且能够治疗与高泌乳素症有关的生育功能障碍。

【适应证】①内分泌系统疾病:泌乳素依赖性月经周期紊乱和不育症(伴随高或正常泌乳素血症)、闭经(伴有或不伴有溢乳)、月经过少、黄体功能不足和药物诱导的高泌乳激素症(抗精神病药物和高血压治疗药物)。②非催乳素依赖性不育症:多囊性卵巢综合征,与抗雌激素联合运用(如:氯底酚胺)治疗无排卵症。③高泌乳素瘤:垂体泌乳激素分泌腺瘤的保守治疗,在手术治疗前抑制肿瘤生长或减小肿瘤面积,使切除容易进行;术后可用于降低仍然较高的泌乳素水平。④肢端肥大症:单独应用或联合放疗、手术等可降低生长激素的血浆水平。⑤抑制生理性泌乳:分娩。

【用法用量】应在就餐时口服。月经周期不正常及不孕症:根据需要一次 12 片(以甲磺酸溴隐亭计 1.25mg),一日 2~3 次,必要时剂量可增至一次 1 片(以甲磺酸溴隐亭计 2.5mg),每日 2~3 次。应不间断治疗,直至月经周期恢复正常和(或)重新排卵。如果需要,可连续治疗数个周期以防复发。

【不良反应】①许多患者服药后前几天可能会发生恶心、呕吐、头痛、眩晕或疲劳,但不需要停药。在服用甲磺酸溴隐亭片之前 1 小时服某些止吐药如茶苯海明、硫乙拉嗪、甲氧氯普胺等可抑制恶心头晕。②极少数病例中服用本品后发生直立性低血压,因此建议对于能够走动的患者应测量站位血压。③在大剂量治疗时,可能会发生幻觉、意识精神错乱、视觉障碍、运动障碍、口干、便秘、腿痉挛等。④这些副作用均为剂量依赖性,减量就能够使症状得到控制。在长期治疗中,特别对于有雷诺现象病史者,可能偶发可逆性低温诱发指(趾)苍白。⑤国外已有患者使用多巴胺受体

【禁忌】①对甲磺酸溴隐亭片中组成中任何成分过敏者禁用。②在精神病学方面,自发性和家族性震颤、Hunlington 舞蹈症、严重的心血管疾病、各种类型的内源性精神病、未经治疗的高血压、妊娠毒血症、对其他麦角生物碱类过敏者禁用,已有瓣膜病的患者禁用。

【儿童用药】尚无 15 岁以下儿童用本品的安全性和有效性研究资料。

【孕妇及哺乳期妇女用药】①哺乳期妇女不应服用甲磺酸溴隐亭片。②怀孕后通常应在第一次停经后停服本品。垂体肿瘤有时会在妊娠期间迅速增大,这也可发生于甲磺酸溴隐亭片治疗后已经能够怀孕的妇女。为谨慎起见,应当对患者实施严密监测以便发现垂体增大的迹象,这样甲磺酸溴隐亭片在必要时就能够再次应用。③流产后、死胎、新生儿死亡等特殊情况下,在医生指导下用于抑制产褥期泌乳,不推荐作为抑制生理性泌乳的常规用药。④患有高血压、冠心病和(或)有严重精神病史的产后或产褥期妇女不可使用本品,接受甲磺酸溴隐亭片治疗的产后妇女应注意监测血压,特别是在治疗的第一天。产后妇女应用甲磺酸溴隐亭片抑制泌乳时,注意抗高血压药物治疗并且避免同时应用其他麦角碱衍生物,已罕见发生高血压、心肌梗死、癫痫发作或脑卒中以及精神疾病等。

【老年用药】尚无安全性和有效性研究资料。

【制剂】甲磺酸溴隐亭片

3. 醋酸甲羟孕酮 Medroxyprogesterone Acetate

见本章“140. 月经失调”。

4. 尿促性素 Menotrophin

本品含卵泡刺激素和黄体生成素两种生物活性成分,是促性腺激素类药,具有促卵泡生成素(FSH)的作用,促进卵巢中卵泡发育成熟和睾丸生成并分泌甾体性激素。可使女性子宫内膜增生,男性促进曲细精管发育、生精细胞分裂和精子成熟。

【适应证】与绒促性素合用,用于促性腺激素分泌不足所致的原发性或继发性闭经、无排卵所致的不孕症等。

【用法用量】肌内注射加入 1~2ml 灭菌注射用水或氯化钠注射液溶解。

起始(或月经周期第五天起)一次 75~150 单位,一日一次。7 日后根据患者雌激素水平和卵泡发育情况调整剂量,增加至每日 150~225 单位。卵泡成熟后肌内注射绒促性素(HCG)10 000 单位,诱导排卵。对注射 3 周后卵巢无反应者,则停止用药。

【不良反应】主要为卵巢过度刺激综合征,表现为下腹不适或胀感、腹痛、恶心、呕吐、卵巢增大。严重可致胸闷、气急、尿量减少、胸水、腹水,甚至卵泡囊肿破裂出血等。此外尚有多胎妊娠和早产等。

【禁忌】过敏、卵巢早衰、绝经、原因不明的阴道出血、子

宫肌瘤、卵巢囊肿、卵巢增大患者禁用。

【孕妇及哺乳期妇女用药】孕妇禁用。

【制剂】注射用尿促性素

5. 炔雌醇 Ethinylestradiol

本品为雌激素类药，对下丘脑和垂体有正、负反馈作用。小剂量可刺激促性腺素分泌；大剂量则抑制其分泌，从而抑制卵巢的排卵，达到抗生育作用。

【适应证】①补充雌激素不足，治疗女性性腺功能不良、闭经、更年期综合征等。②用于晚期乳腺癌（绝经期后妇女）、晚期前列腺癌的治疗。③与孕激素类药合用，能抑制排卵，可作避孕药。

【用法用量】口服。①性腺发育不全：一次 0.02 ~ 0.05mg，每晚一次，连服 3 周，第三周配用孕激素进行人工周期治疗，可用 1 ~ 3 个周期。②更年期综合征：一日 0.02 ~ 0.05mg，连服 21 日，间隔 7 日再用，有子宫的妇女，于周期后期服用孕激素 10 ~ 14 天。

【不良反应】①可有恶心、呕吐、头痛、乳房胀痛、腹胀等。②偶有阴道不规则流血、闭经、尿频、尿痛、头痛、血压升高、皮疹、乳腺小肿块等。

【禁忌】与雌激素有关的肿痛，如乳腺癌、子宫颈癌禁用（前列腺癌、绝经期后乳腺癌除外），血栓性静脉炎、肺栓塞患者禁用。不明原因的阴道出血者不宜使用。

【儿童用药】青春期前儿童慎用，以免早熟及骨骼早期闭合。

【孕妇及哺乳期妇女用药】孕妇及哺乳期妇女不宜使用。

【老年用药】适当减量。

【制剂】炔雌醇片

6. 地屈孕酮 Dydrogesterone

见本章“140. 月经失调”。

附：用于闭经的其他西药

促性腺激素释放激素 Gonadorelin

【适应证】本品为人工合成的促性腺激素释放激素，能刺激垂体合成和释放促性腺激素（FSH 和 LH），促性腺激素则刺激性腺释放性激素。可用于治疗闭经与促性腺激素分泌不足和多滤泡性卵巢引起的不孕症等。也用于促排卵以治疗下丘脑性闭经所致不孕、原发性卵巢功能不足，特别是对氯米芬无效的患者。

二、中药

1. 妇科通经丸

【处方组成】巴豆（制）、干漆（炭）、醋香附、红花、大黄（醋炙）、沉香、木香、醋莪术、醋三棱、郁金、黄芩、艾叶（炭）、醋鳖甲、硇砂（醋制）、醋山甲

【功能主治】破瘀通经，软坚散结。用于气血瘀滞所致的闭经、痛经、癥瘕，症见经水日久不行、小腹疼痛、拒按、腹用癥块、胸闷、喜叹息。

【用法用量】每早空腹，小米汤或黄酒送服。一次 3g，一日一次。

【使用注意】孕妇禁用。

2. 大黄庶虫丸（片）

见本章“138. 子宫肌瘤”。

3. 七制香附丸

见本章“140. 月经失调”。

4. 薯蓣丸

【处方组成】山药、人参、地黄、白术（麸炒）、茯苓、甘草、大枣（去核）、当归、白芍、阿胶、麦冬、川芎、六神曲（麸炒）、干姜、苦杏仁（去皮、炒）、桔梗、桂枝、大豆黄卷、柴胡、白蔹、防风

【功能主治】调理脾胃，益气和营。用于气血两虚，脾肺不足所致的虚劳，胃脘痛，痹病，闭经，月经不调。

【用法用量】口服。一次 2 丸，一日 2 次。

5. 加味八珍益母膏（胶囊）

见本章“140. 月经失调”。

6. 妇科万应膏

【处方组成】苏木、川芎、青皮、白蔹、干姜、石楠藤、葫芦巴（炒）、泽兰、小茴香、茺蔚子、九香虫、艾叶、白芷、拳参、红花、当归、桉油

【功能主治】理气活血，温经散寒。用于寒凝血瘀所致的痛经、闭经，症见经前或经期腹痛、得热则舒、经色紫黯有血块，或经水数月不行。

【用法用量】外用，穴位贴敷，贴于关元、气海、肾俞、八髎等强壮穴位，一天更换一次，连续用药 2 ~ 3 周，痛经患者，可在经前一周即开始使用（经期可连续使用）。

【使用注意】孕妇禁用。

7. 调经促孕丸

见本章“140. 月经失调”。

8. 桂枝茯苓胶囊（丸）

见本章“135. 盆腔炎、附件炎和子宫内膜炎”。

9. 通经甘露丸

【处方组成】当归、桃仁（去皮）、红花、牡丹皮、干漆（煅）、牛膝、三棱（麸炒）、莪术（醋炙）、大黄（酒炒）、肉桂（去粗皮）

【功能主治】活血祛瘀，散结消癥。用于瘀血阻滞所致的闭经、痛经、癥瘕，症见经水日久不行，或经行小腹疼痛、腹有结块。

【用法用量】温黄酒或温开水送服，一次 6g，一日 2 次。

【使用注意】孕妇禁用。

10. 调经化瘀丸

【处方组成】香附、艾叶、当归、地黄、川芎、赤芍、桃仁、红花、三棱、莪术、干漆

【功能主治】调经行血，理气化瘀。适用于气滞血瘀引起的经血不调，行经腹痛或经闭不通。

【用法用量】口服。每次10粒,一日2次,温开水送服。

【使用注意】孕妇禁用。

11. 调经至宝丸

【处方组成】大黄、木香、牵牛子、枳实、苍术(米泔水炒)、五灵脂、陈皮、黄芩、山楂、香附、三棱、当归、槟榔、莪术

【功能主治】破瘀,调经。用于妇女血瘀积聚,月经闭止,经期紊乱,行经腹痛。

【用法用量】每晚用藕节水或红糖水送服,一次12g,一日一次。

【使用注意】孕妇禁用。

12. 通阻合牙日仙拜尔片

【处方组成】清泻山扁豆、甘草、天山堇菜、盒果藤、青盐、小茴香、茴芹果、薰鲁香、巴旦仁、诃子(肉)、芦荟、药西瓜

【功能主治】清除异常胆液质,润肠,调经。用于异常胆液质所致的便秘、闭经。

【用法用量】口服。一次3~5片,一日2次。

13. 巴戟口服液

见第五章“77. 早泻”。

14. 驴胶补血颗粒

见第二章“26. 贫血”。

15. 三七血伤宁胶囊(散)

见第三章“57. 消化道出血”。

16. 止痛化癥片(胶囊、颗粒)

【处方组成】党参、黄芪(蜜炙)、白术(炒)、丹参、当归、鸡血藤、三棱、莪术、芡实、山药、延胡索、川楝子、鱼腥草、败酱草、蜈蚣、全蝎、土鳖虫、炮姜、肉桂

【功能主治】活血调经,化癥止痛,软坚散结。用于癥瘕积聚、痛经闭经,赤白带下及慢性盆腔炎等。

【用法用量】口服。一次4~6片,一日2~3次

附:用于闭经的其他中药

1. 二十六味通经散(胶囊)

见第三章“57. 消化道出血”。

2. 十一味能消胶囊(丸)

见本章“154. 引产和中止妊娠”。

3. 脉血康肠溶片(肠溶胶囊)

【功能主治】破血,逐瘀,通脉止痛。用于癥瘕痞块,血瘀经闭,跌打损伤。

144. 功能失调性子宫出血(功血)与崩漏

〔基本概述〕

(一)功能失调性子宫出血(功血)

功能失调性子宫出血简称功血,或功能失调性子宫出血,是由于调节生殖的神经内分泌机制失常引起的异常子宫出血,而全身及内外生殖器官无器质性病变存在。

本病的发病机制为中枢神经系统下丘脑卵巢神经内分泌轴调控异常,或子宫内膜局部调控异常。可分为排卵性和无排卵性两类。其中无排卵性功血占70%~80%,多见于青春期及绝经期妇女。排卵性功血占20%~30%,多见于育龄妇女,常见两种类型:黄体功能不足,月经周期中有卵泡发育及排卵,但黄体期孕激素分泌不足或黄体过早衰退;子宫内膜不规则脱落,月经周期有排卵,黄体发育良好,但萎缩过程延长。

无排卵性功血的临床表现为:月经周期紊乱,经期长短不一,出血量时多时少,病程缠绵。出血量多或时间长时常继发贫血,大量出血可导致休克。出血期间若无继发感染一般无腹痛、痛经或其他不适。可有多毛、肥胖、泌乳、不育等。

排卵性功血临床表现为:黄体功能不足者,月经周期缩短,有时月经周期虽在正常范围,但卵泡期延长、黄体期缩短,患者不易受孕或易在孕早期流产。子宫内膜不规则脱落者,月经周期正常,但经期延长,长达9~10日,可伴出血量多。

无排卵性功能失调性子宫出血在中医学中属于“崩漏”的范畴,其病因主要是血热、肾虚、脾虚、血瘀等造成冲任损伤,其突然大量出血者,称为“崩中”,日久淋漓不断则称为“漏下”。治疗宜本着急则治标,缓则治本的原则,灵活采用止血、清热、补肾、滋肾、益气、健脾、祛瘀、调经等法。排卵性功血属于中医学的“月经先期”、“经期延长”等范畴,多因肾虚封藏失职,气虚统摄无权,血热迫血妄行,瘀阻经脉血不循经而致。

(二)崩漏

崩漏是妇女非行经期间阴道出血的总称。临床以阴道出血为其主要表现。来势急,出血量多的称为崩;出血量少或淋漓不净的称为漏。西医的功能性子宫出血,女性生殖器炎症,肿瘤等所出现的阴道出血,皆属崩漏范畴。

崩漏是妇女月经病中较为严重复杂的一个症状。崩与漏虽出血情况不同,但在发病过程中两者常互相转化,如崩血量渐少,可能转化为漏,漏势发展又可能变为崩,故临床多以崩漏并称。

崩漏病起,如来势猛,出血量多,崩下不止,常可引起虚脱,出现神昏面白、四肢冰冷、汗出淋漓、气短喘促、脉浮大无根或沉伏不见的危重证候,如不及时抢救则有生命危险。崩漏失血过多,就会出现面色苍白、唇色淡白、头晕目眩、精神倦怠、气短无力、心悸怔忡、失眠多梦、脉象细弱等一系列贫血征象。

崩漏是指非经血时暴下不止或淋漓不尽,前者称崩中,后者称漏下,崩与漏出血情况虽不同,但两者常相转化,故概称崩漏。相当于西医学的功能性子宫出血。西医学的无排卵功能性子宫出血、生殖器炎症和某些生殖器良性肿瘤引起的非经期阴道出血均属于崩漏的范畴。

本病以青春期妇女和更年期妇女多见。中医学认为本病为冲任亏损，肝肾失调所致。多因血热、气虚、肝肾阴虚、血瘀、气郁等损及冲任，冲任气虚不摄所致。治崩要以止血为先，以防晕厥虚脱，待血少或血止后，可审因论治，亦即急则治其标，缓则治其本的原则。

〔治疗原则〕

1. 功能失调性子宫出血(功血)的治疗

功血是由于下丘脑-垂体-卵巢轴、神经内分泌机制失常引起卵巢性激素分泌失调所致的异常子宫出血，分为无排卵型和有排卵型功血两类。无排卵性青春期及生育年龄功血以止血、调整周期、促排卵为主；绝经过渡期以止血、调整周期、减少经量，防止子宫内膜病变为治疗原则。有排卵性功血应于月经第5~6日行诊断性刮宫，病理检查作为诊断依据。

(1)无排卵性功血的治疗

①青春期功血：月经失去规律性，间隔时间时长时短，一般出血时间长，不易自止；可引起严重贫血或休克。治疗原则应用常规止血药：最主要应用性激素调整月经周期。

止血：a. 复方口服避孕药一次1片，6~8小时一次。血止后每3日递减1/3直至维持量(一日1片)，共21日。b. 雌激素：结合雌激素，口服，1.25mg，或微粒化雌二醇2mg，每4~6小时一次，血止连续3日后减量1/3，此后每3天减量1/3，直到维持量每日一次，待血红蛋白水平和患者一般情况允许时加用孕激素。苯甲酸雌二醇：肌内注射，首剂2mg，每4~6小时一次。血止后开始减量，每3天以1/3递减，直到维持量一日1mg，改用口服雌激素片剂，当血红蛋白大于100g/L时，可考虑加用孕激素引起撤退性出血。结合雌激素：肌内注射，25mg，4~6小时可重复一次，一般用药2~3次，次日给予口服结合雌激素，每天3.75~7.5mg，并逐渐减量，持续20天，第11天起加用孕激素。适用于贫血严重，血红蛋白小于80g/L患者。③孕激素：黄体酮注射液20mg，肌内注射，一日一次，共3~5天，酌情加用止血药3~5天以减少撤退性出血。地屈孕酮：口服：10mg/次，一日2次，连续5~7天。黄体酮胶囊：一日200mg，3~5天。醋酸甲羟孕酮口服：一日6~10mg，连续5~7天。注意事项：患者的血红蛋白大于80g/L才可以此法止血。

调整月经周期：a. 口服避孕药：血止后，周期性使用口服避孕药(去氧孕烯/炔雌醇片、孕二烯酮/炔雌醇片)，一日1片，共21天，连续3个周期，停药后观察月经。b. 雌、孕激素序贯法：用结合雌激素，一次0.625mg，一日一次，共21天，最后10天同时服用孕酮制剂如甲羟孕酮4mg，一日2次，连续使用3~6个周期。c. 孕激素：在撤退性出血第15天起，使用孕酮制剂如地屈孕酮，每天10~20mg，或甲羟孕酮每天4~12mg，分2~3次；连续10~14天，使用3~6个周期。

促排卵：a. 有生育要求者可用氯米芬。也适用于对于垂体轴功能低落的闭经者。可先予雌孕激素替代治疗3个周期，再应用氯米芬促排卵；氯米芬无反应的患者可以采用尿促性素(HMG)。b. 如为高泌乳素血症所致无排卵，应选用溴隐亭，一日5~7.5mg，需定期复查PRL浓度，以调整剂量。用法：第1周一次1.25mg，每晚一次；第2周1.25mg，一日2次；第3周，1.25mg一日晨服，2.5mg每晚服；第4周后2.5mg，一日2次，连续3个月为1疗程。③有避孕要求者可口服短效避孕药。

②围绝经期功血多见于40岁以后至绝经前妇女。应用激素类药物前，应注意除外子宫颈、子宫内膜、子宫肌瘤等器质性病变。a. 孕激素：适用于血红蛋白<70g/L患者。炔诺酮：5mg，8小时一次，血止后逐步减量，每3天减一次，减量不应超过1/3，至维持量一日2.5~5mg，血止后21天停药。甲羟孕酮6~8mg，8小时一次，依上法递减至维持量每天4~6mg，共10~12天。口服短效避孕药去氧孕烯/炔雌醇片或孕二烯酮/炔雌醇片：起始剂量一次2~4片，6~8小时一次，血止后逐步减量，每3天减一次，减量不应超过1/3，血止后维持20天左右。用药注意事项：有血栓性疾病、心脑血管疾病高危因素及40岁以上吸烟的女性不宜应用。b. 雄激素：丙酸睾丸酮，一日50mg，肌内注射，总量小于每月300mg。c. 雌、孕激素联合用药：适用于雌激素偏高、内膜较厚者，用法：在撤退性出血的第5天起口服短效避孕药。d. 孕激素月经后半周期用药：在撤退性出血的第16天起一日肌内注射黄体酮20mg共5天或口服甲羟孕酮隔日10mg，共10天，或口服地屈孕酮，一日20mg，分2次，连续10天。e. 宫内左炔诺孕酮缓释系统。

(2)排卵性功血的治疗：排卵性月经失调多发生在生育年龄妇女，应根据不同临床表现予以治疗。

①黄体功能不足的功血。a. 绒促性素：于基础体温上升后，隔日肌内注射1000~2000单位，共5次，使血浆孕酮明显升高延长黄体期，常用于有生育要求的妇女。b. 黄体酮：自排卵后开始一日10mg肌内注射，共10~14日，补充黄体孕酮分泌不足。

②子宫内膜不规则脱落的功血。a. 醋酸甲羟孕酮：排卵后第1~2日或下次月经前10~14日开始，每次10mg，一日1次，连服10日。b. 复方左炔诺孕酮片：月经周期第5日始，一日1片，连服22日为1周期。c. 绒促性素：用法同黄体功能不足。

2. 崩漏的治疗

(1)西医治疗

①止血：药物止血的方法有两种：一种是使子宫内膜脱落干净，可注射黄体酮；一种是使子宫内膜生长，可注射苯甲酸雌二醇。再用些止血药物，如云南白药、安络血、维生素k、止血芳酸和止血敏等，一般都可以达到治疗功血崩漏的目的。a. 孕酮类药物：常用黄体酮、安宫黄体酮、妇宁片或妇康片等。对闭经较久，内膜较厚者，同时并用丙酸睾丸酮。适用于血色素大于6克及更年期功血患者。b. 雌激素制剂：常用己烯雌酚或苯甲酸雌二醇。适用于急性大出血而有明显

贫血的青春期功血患者。c. 其他止血药物：如安络血、止血敏、止血芳酸、维生素 K 等，但效果不理想，故仅作为止血的辅助措施。

②恢复卵巢功能，调节月经周期：一般连续服用己烯雌酚等药物，每天 0.5 ~ 1 克，连用 20 天，用药最后 5 天增加注射黄体酮每天 20 毫克。一般青春期功能性子宫出血，随着年龄的增长和合理治疗，可以很快痊愈。对于有排卵性功能性子宫出血，在排卵前期注射绒毛膜促性腺激素，可望调节月经周期。

③诱导闭经：对更年期及老年妇女常用甲基睾丸素，或棉酚类药抑制子宫内膜，使月经渐少直至闭经。

④子宫切除术：用于保守治疗无效及无须生育的重症患者。

(2)中医中药治疗：崩漏是月经周期、经期和经量发生严重紊乱的月经病之一，病因主要是血热、肾虚、脾虚、血瘀等造成冲任损伤，不能制约经血，致使月经非时妄行。其突然大量出血者，称为“崩中”，日久淋漓不断则称为“漏下”。中医治疗崩漏一般分实证和虚证两大类型。治疗宜本着“急则治标，缓则治本”的原则，治疗实证宜行气散寒，通经止痛；治疗虚证宜调补气血，温养冲任。灵活采用止血、清热、补肾、滋肾、益气、健脾、祛瘀、调经等法。

〔用药精选〕

一、西药

1. 黄体酮 Progesterone

见本章“140. 月经失调”。

2. 醋酸甲羟孕酮 Medroxyprogesterone Acetate

见本章“140. 月经失调”。

3. 地屈孕酮 Dydrogesterone

见本章“140. 月经失调”。

4. 炔诺酮 Norethisterone

见本章“140. 月经失调”。

5. 苯甲酸雌二醇 Estradiol Benzoate

本品为雌激素类药。可使子宫内膜增生、增强子宫平滑肌收缩，促使乳腺发育增生。大剂量抑制催乳素释放，对抗雄激素作用，并能增加钙在骨中沉着。

【适应证】①补充雌激素不足，如萎缩性阴道炎、女性性腺的功能不良、外阴干枯症、绝经期血管舒缩症状、卵巢切除、原发卵巢衰竭等。②晚期前列腺癌(乳腺癌、卵巢癌患者禁用)。③与孕激素类药物合用，能抑制排卵。④闭经、月经异常、功能性子宫出血、子宫发育不良。

【用法用量】治疗功能性子宫出血，每日肌内注射 1 ~ 2mg，至血净后酌情减量，后期择日用黄体酮撤退。

【不良反应】可有恶心、头痛、乳房胀痛，偶有血栓症、皮疹、水钠潴留等。

【禁忌】血栓性静脉炎、肺栓塞患者，肝肾疾患者，与雌激素有关的肿瘤患者(如乳腺癌、阴道癌、子宫颈癌)及孕妇禁用。

【孕妇及哺乳期妇女用药】妊娠及哺乳期妇女禁用。

【制剂】苯甲酸雌二醇(凝胶)

6. 醋酸甲地孕酮 Megestrol Acetate

见本章“140. 月经失调”。

7. 氯烯雌醚 Chlorotrianisene

见本章“134. 阴道炎”。

8. 肾上腺色腙 Carbazochrome

本品可透过胎盘屏障进入胎儿血循环，也可进入乳汁，孕妇及哺乳期妇女慎用。

附：用于功能失调性子宫出血(功血)与崩漏的其他西药

1. 左炔诺孕酮 Levonorgestrel

见本章“140. 月经失调”。

2. 去氧孕烯炔雌醇片 Desogestrel and Ethinylestradiol Tablets

见本章“159. 计划生育与避孕”。

3. 氨甲环酸 Tranexamic Acid

见第三章“60. 便血”。

4. 氨甲苯酸 Aminomethylbenzoic Acid

见第三章“60. 便血”。

5. 酚磺乙胺 Etamsylate

见第六章“83. 紫癜”。

6. 炔诺孕酮 Norgestrel

见本章“159. 计划生育与避孕”。

7. 烯丙雌醇 Allylestrenol

见本章“150. 胎漏、胎动不安与保胎”。

8. 绒促性素 Chorionic Gonadotrophin

见本章“147. 不孕症”。

9. 维生素 K Vitamin K

见第四章“69. 尿血”。

二、中药

1. 宫血宁胶囊

【处方组成】重楼

【功能主治】凉血止血，清热除湿，化瘀止痛。用于崩漏下血，月经过多，产后或流产后宫缩不良出血及子宫功能性出血属血热妄行证者，以及慢性盆腔炎之湿热瘀结所致的少腹痛、腰骶痛、带下增多。

【用法用量】用于月经过多或子宫出血期：口服。一次 1 ~ 2 粒，一日 3 次，血止停服。

2. 断血流胶囊(软胶囊、颗粒、片、分散片、泡腾片、口服液、滴丸)

见第三章“60. 便血”。

3. 三七血伤宁胶囊(散)

见第三章“57. 消化道出血”。

4. 云南白药(胶囊、片)

见第三章“57. 消化道出血”。

5. 荷叶丸

见第三章“57. 消化道出血”。

6. 三七片(胶囊)

【处方组成】三七

【功能主治】散瘀止血,消肿定痛。用于咯血、吐血、衄血、便血、崩漏、外伤出血、胸腹刺痛、跌扑肿痛。

【用法用量】口服。小片一次4~12片,大片一次2~6片,一日3次。

【使用注意】孕妇禁用。

7. 乌鸡白凤丸(片、口服液、颗粒)

见本章“140. 月经失调”。

8. 云南红药胶囊(散)

见第三章“57. 消化道出血”。

9. 裸花紫珠片(胶囊、分散片、合剂、颗粒)

见第三章“57. 消化道出血”。

10. 四红丹

见第三章“60. 便血”。

11. 十灰丸

【处方组成】大蓟(炒炭)、小蓟(炒炭)、荷叶(煅炭)、侧柏叶(炒炭)、白茅根(炒炭)、茜草(炒炭)、栀子(炒炭)、大黄(炒炭)、牡丹皮(炒炭)、棕榈(煅炭)

【功能主治】凉血止血。用于血热妄行所致吐血、衄血、崩漏。

【用法用量】口服。一次3~9g,一日1~2次。

12. 全鹿丸

见本章“138. 子宫肌瘤”。

13. 阿胶三宝膏

见第六章“80. 贫血”。

14. 人参归脾丸

见第三章“47. 消化不良与食欲不振”。

15. 养血饮口服液

见第二章“26. 低血压”。

16. 归脾丸(颗粒、合剂)

见第三章“60. 便血”。

17. 山东阿胶膏

见第六章“80. 贫血”。

18. 参茜固经颗粒

见本章“140. 月经失调”。

19. 止血灵胶囊

见本章“138. 子宫肌瘤”。

20. 止血宁胶囊

【处方组成】三七、紫珠草、马齿苋、槐花(炒)、血余炭、花蕊石

【功能主治】止血,消肿,化瘀。用于功能性子宫出血,崩中下血,衄血,咳血,吐血等出血症。

【用法用量】口服。一次6粒,一日2次。

21. 妇科止血灵片(胶囊)

【处方组成】熟地黄、五味子、杜仲(炭)、续断、白芍、山药、牡蛎(煅)、海螵蛸、地榆(炒)、蒲黄(炭)、槲寄生

【功能主治】补肾敛阴,固冲止血。用于肾阴不足所致的崩漏,症见行经先后无定期、经量多或淋漓不止、经色紫黑,伴头晕耳鸣、手足心热、腰膝酸软;功能性子宫出血见上述证候者。

【用法用量】口服。一次5片,一日3次。

【使用注意】孕妇禁用。

22. 妇科断红饮胶囊

【处方组成】赤芍、益母草、三七、仙鹤草、地榆炭、蒲黄炭

【功能主治】凉血,化瘀,止血。用于功能失调性子宫出血,表现为月经过多,经期延长,中医诊断为“漏证”,辨证属血热证,症见经血量多,或淋漓不净,色深红或紫红,质黏稠,夹有少量血块,伴有面赤头晕,烦躁易怒,口干喜饮,便秘尿赤。

【用法用量】口服。一次3粒,一日3次,14天一疗程,或中病即止。

【使用注意】孕妇、哺乳期妇女及对本品过敏者禁用。

23. 复方大红袍止血片(胶囊)

【处方组成】大红袍、柿蒂

【功能主治】收敛止血。用于功能性子宫出血,人工流产术后出血、放取环术后出血、鼻衄、胃出血及内痔出血等。

【用法用量】口服。一次3~4片,一日3次;重症加倍服用,或遵医嘱。

24. 莓叶委陵菜胶囊(片)

见本章“138. 子宫肌瘤”。

25. 海墨止血胶囊(片)

【处方组成】乌贼墨

【功能主治】收敛止血。用于功能性子宫出血,月经过多,月经量过多等。

【用法用量】口服。一次4~6粒,一日3次;或遵医嘱。

26. 葆宫止血颗粒

【处方组成】牡蛎(煅)、白芍、侧柏叶(炒炭)、地黄、金樱子、柴胡(醋炙)、三七、仙鹤草、椿皮、大青叶

【功能主治】固经止血,滋阴清热。用于冲任不固、阴虚血热所致月经过多、经期延长、症见月经量多或经期延长,经色深红、质稠或有小血块、腰膝酸软、咽干口燥、潮热心烦、舌红少津、苔少或无苔、脉细数;功能性子宫出血及上环后子宫出血见上述证候者。

【用法用量】开水冲服。一次1袋,一日2次。月经来后开始服用,14天为一疗程,连续服用2个月经周期。

27. 止血镇痛胶囊

【处方组成】独一味

【功能主治】止血镇痛,化瘀消肿。用于计划生育术后(安、取节育环,人工流产)出血,痛经,功能性子宫出血及跌打损伤,骨折,腰部扭伤疼痛。

【用法用量】口服。一次2~3粒,一日3次;或遵医嘱。

附:用于功能失调性子宫出血(功血)与崩漏的其他中药

1. 参茸卫生丸

见第二章“21. 心律失常”。

2. 安坤赞育丸

见本章“140. 月经失调”。

3. 同仁乌鸡白凤丸(口服液)

见本章“140. 月经失调”。

4. 十二乌鸡白凤丸

见本章“140. 月经失调”。

5. 定坤丸(丹)

见本章“140. 月经失调”。

6. 天紫红女金胶囊

见本章“147. 不孕症”。

7. 血安胶囊

见本章“155. 产后出血与产后恶露不尽”。

8. 血宁安吉杷尔糖浆

见第三章“60. 便血”。

9. 妇良片(胶囊)

见本章“140. 月经失调”。

10. 调经丸

见本章“140. 月经失调”。

11. 独一味片(分散片、泡腾片、咀嚼片、颗粒、胶囊、软胶囊、丸)

见第八章“95. 风湿与类风湿关节炎”。

12. 止血宝胶囊(片、颗粒)

见第三章“60. 便血”。

13. 鹿角胶颗粒

见第三章“60. 便血”。

14. 八味安宁散

见第三章“47. 消化不良与食欲不振”。

15. 血平片(胶囊)

【功能主治】清热化瘀,止血调经。用于因血热挟瘀所致的崩漏。症见月经周期紊乱,经血非时而下,经量增多,或淋漓不断,色深红,质黏稠,挟有血块,伴心烦口干,便秘。舌质红,脉滑数。

16. 坤宁口服液(颗粒)

见本章“140. 月经失调”。

17. 地锦草胶囊(片)

见第三章“35. 肠炎”。

18. 清艾绒

见本章“150. 胎漏、胎动不安与保胎”。

19. 三七止血片(咀嚼片、胶囊)

见第三章“57. 消化道出血”。

20. 致康胶囊

见第三章“60. 便血”。

21. 妇科养荣胶囊

见本章“147. 不孕症”。

22. 黄柏八味片

见本章“135. 盆腔炎、附件炎和子宫内膜炎”。

145. 乳腺增生

〔基本概述〕

乳腺增生是指乳腺上皮和纤维组织增生,乳腺组织导管和乳小叶在结构上的退行性病变及进行性结缔组织的生长,其发病原因主要是由于内分泌激素失调。

乳腺增生是女性最常见的乳房疾病,其发病率占乳腺疾病的首位。近些年来该病发病率呈逐年上升的趋势,年龄也越来越低龄化。据调查有70%~80%的女性都有不同程度的乳腺增生,多见于25~45岁的女性。主要表现为乳房疼痛、乳房肿块、乳头溢液、月经失调、情志改变等症状。

乳腺增生是乳腺组织的良性增生性疾病,其实质是由于女性内分泌失调,也就是雌激素绝对或相对增高,孕激素绝对或相对降低所造成的乳腺结构紊乱。目前医学界比较公认的乳腺增生的发病原因是内分泌失调。黄体素分泌减少,雌激素相对增多是乳腺增生发病的重要原因。乳腺增生的发病原因也包括精神因素。精神刺激可改变人体内环境,从而影响内分泌系统功能,导致某一种或几种激素的分泌出现异常。精神过于紧张、情绪过于激动等不良精神因素,都可能使本来应该复原的乳腺增生组织得不到复原或复原不全,久而久之便形成乳腺增生,而且这些不良的精神刺激还会加重已有的乳腺增生症状。另外饮食结构不合理,如脂肪摄入过多,可影响卵巢的内分泌,强化雌激素对乳腺上皮细胞的刺激从而导致乳腺增生。还有许多人为因素和生活方式因素,如人工流产、不生育或30岁以上生育、不哺乳、夫妻不和、含激素的保健品、佩戴过紧的胸罩等,都有影响乳腺健康。近年来还有学者认为,催乳素升高也是引起乳腺增生病的一个重要因素。

现代医学认为,乳腺增生的发生、发展和转归,完全是由于妇女体内的激素周期性变化所导致。婚育、膳食、生存的外环境和遗传因素是乳腺发病的主要原因。当卵巢分泌的雌激素水平过高,黄体孕激素过少,或者这两者分泌不协调,就可以引起乳房中的乳腺导管上皮细胞和纤维组织增生。正常情况下,每一个进入青春期的妇女的乳房的腺泡、腺管和纤维组织,在每一个月经周期里,都要经历增生和复原的组织改变过程。由于这种改变,每一个妇女在每一次月经前,都有可能出现一侧或两侧乳房或轻或重的胀痛,月经过后胀痛又自然消失,这完全不妨碍生活,学习和工作,是正常的生理现象。但是,当机体在某些应激因素的作用下(如工作过于紧张,情绪过于激动,高龄未婚,产后不哺乳及患某些慢性疾病等),就有可能导致乳房本来应该复原的乳腺增生组织得不到复原或复原不全,久而久之,便形成乳腺增生,表现为增厚的乳叶和结节性颗粒,乳房胀痛及乳头溢乳等三大症状和体征。

乳腺增生的症状主要以乳房周期性疼痛为特征。起初为弥漫性胀痛,触痛为乳房外上侧及中上部为明显,每月月经前疼痛加剧,行经后疼痛减退或消失。严重者经前经后均呈持续性疼痛。有时疼痛向腋部、肩背部、上肢等处放射。患者往往自述乳房内有肿块,而临床检查时却仅触及增厚的乳腺腺体。有极少数青春期单纯乳腺小叶增生 2 年左右可自愈,大多数患者则需治疗。

乳腺增生属于中医学“乳癖”的范畴。中医认为肝肾两经与乳房关系最密切,其次是冲任两脉。肝郁气滞、情志内伤、冲任失调、痰瘀凝结是乳癖发病的主要原因。

〔治疗原则〕

乳腺增生有很多类型,有的完全是生理性的,不需特殊处理也可自行消退,如单纯性乳腺增生症;有的则是病理性的,需积极治疗,尤其是囊性增生类型,由于存在癌变的可能,不能掉以轻心。

对乳腺增生的治疗目前基本上为对症治疗。部分患者发病后数月至 1 ~ 2 年后常可自行缓解,多不需治疗。症状较明显,病变范围较广泛的患者,可以胸罩托起乳房;口服中药小金丹或逍遥散,或 5% 碘化钾均可缓解症状。近年来类似的药物产品较多,如乳块消、乳癖消、门冬酰胺片、平消片、囊癖灵、三苯氧胺等等,治疗效果不一。此外,尚有激素疗法,有人采用雄激素治疗本病,藉以抑制雌激素效应,软化结节,减轻症状;但这种治疗有可能加剧人体激素间失衡,不宜常规应用。仅在症状严重,影响正常工作和生活时,才考虑采用。

1. 单纯性乳腺增生症(乳腺小叶增生,I 期乳腺增生)

在少女和年轻患者中最为常见,其原因是性腺激素分泌旺盛及变化波动较大的缘故,以明显周期性乳房胀痛为待征,月经后疼痛自行消失。疼痛以乳房局部为主,但有时疼痛可放射至同侧腋窝,胸壁,有时甚至放射至户背部,常影响睡眠,工作与学习,由此而引起焦虑不安,情绪激动的患者还不少。这类增生属于正常的生理现象,患者首先不必过度焦虑和着急,只要调整情绪,保持平衡,一般升高的内分泌激素都可以慢慢地得到纠正,各种症状都可以自行消失。多数乳腺小叶增生症状较轻,呈良性经过,一般无须治疗,可以自愈。如果疼痛较明显,也可采用具有疏肝理气功能的中药服用,一般都可以收到良好的效果。

2. 乳腺腺病(乳腺导管扩张症,II 期乳腺增生)

本类型的病变基础是乳房内的乳腺小叶和乳腺管均有扩张及腺体周围组织增生。对这类增生病的治疗,应以软坚散结为主,辅疏肝理气的中成药。

3. 囊性增生病(乳腺导管扩张合并上皮细胞增生症,III 期乳腺增生)

一般认为,本类型的增生病才是真正的病理性增生症。它以乳管上皮细胞增生为主要病变,乳房内出现的肿块多为弥漫性增厚,有部分患者呈局限性表现,且呈椭圆形的囊状物居多,很容易与纤维混淆。此类增生可能发展为癌变,常常引起患者的担心和恐慌。因此一旦确诊,就要提高警惕,积极进行系统治疗。

囊性增生病是慢性病,内分泌失调严重,病变组织对药物的敏感性差,囊状肿块消失慢,治疗时间长,有时需要内服药物半年到一年才起效。因此,患者必须保持平衡心态,并有“持久战”的信心。用药建议采用具有疏肝理气,活血化瘀和软坚散结之功效为一体的中药。

手术全切除是对只有局部变者最好的治疗方法,即只要将局部大块病灶切除,多能收到肯定性治疗效果。如果已有明显的癌变趋势,或经活检确诊为癌前病变,应行单纯乳切除术,以策安全。

〔用药精选〕

一、西药

1. 门冬酰胺片 Asparagine Tablet

【适应证】用于乳腺小叶增生的辅助治疗。

【用法用量】口服。一次 0.25 ~ 0.5g,一日 2 ~ 3 次,2 ~ 3 月为一疗程。

【不良反应】偶有胃部不适,恶心、头昏。

【禁忌】①由于不能排除本品有潜在的致畸胎、致突变和致继发性癌的作用,妊娠 3 个月内的孕妇避免使用。由于考虑到本品对婴儿的危害,在哺乳期间接受治疗的乳母应停止哺乳。②下列情况禁用:a. 对本品有过敏史或皮试阳性者;b. 有胰腺炎病史或现患胰腺炎者;c. 现患水痘、广泛带状疱疹等严重感染者等。③下列情况慎用:a. 糖尿病;b. 痛风或肾尿酸盐结石史;c. 肝功能不全、感染等;d. 以往曾用细胞毒或放射治疗的患者。④有过敏史者最好不用,肝、肾功能严重不全忌用,妊娠早期禁用,本品在动物实验中可致畸,不用于孕妇或有可能怀孕的患者。哺乳期间使用的安全性尚未确定,哺乳妇女使用时应停止授乳。胰腺炎患者或有胰腺炎病史者及以前对本品有过敏反应者禁用,肝病、肾病、骨髓功能抑制、合并感染以及水痘患者慎用。

【老年患者用药】在医生指导下服用。

【孕妇及哺乳期妇女用药】孕妇禁用。

2. 枸橼酸他莫昔芬 Tamoxifen Citrate

【适应证】用于:①绝经期前的妇女代替卵巢切除或放射

去势;②乳腺癌广泛切除后预防复发及经前期紧张综合征。③治疗女性转移性乳腺癌。④试用于乳腺小叶增生的辅助治疗。

【用法用量】口服。一次 15.2 ~ 30.4mg,一日 2 次;或遵医嘱。

【不良反应】偶见血压上升,阴道出血并有恶心,呕吐,食欲不振,腹泻,暂时性白细胞、血小板减少等。

【禁忌】有眼底疾病者禁用。

【老年患者用药】在医生或医师指导下服用。

【孕妇及哺乳期妇女用药】对胎儿有影响,妊娠,哺乳期妇女禁用。

【制剂】枸橼酸他莫昔芬片(口服溶液)

二、中药

1. 乳癖消片(胶囊、颗粒、丸)

【处方组成】鹿角、蒲公英、昆布、天花粉、鸡血藤、三七、赤芍、海藻、漏芦、木香、玄参、牡丹皮、夏枯草、连翘、红花

【功能主治】软坚散结,活血消痈,清热解毒。用于痰热互结所致的乳癖、乳痈,症见乳房结节、数目不等、大小形态不一、质地柔软,或产后乳房结块、红肿热痛;乳腺增生、乳腺炎早期见上述证候者。

【用法用量】片剂口服,小片一次 5 ~ 6 片,大片一次 3 片,一日 3 次。

2. 乳增宁胶囊(片)

【处方组成】艾叶、淫羊藿、柴胡、川楝子、天冬、土贝母

【功能主治】疏肝散结,调理冲任。用于冲任失调、气郁痰凝所致的乳癖,症见乳房结节,一个或多个、大小形状不一、质柔软,或经前胀痛、腰酸乏力、经少色淡,乳腺增生病见上述证候者。

【用法用量】胶囊口服。一次 4 粒,一日 3 次。

3. 乳块消片(胶囊、软胶囊、丸、口服液、糖浆、贴膏)

【处方组成】橘叶、丹参、皂角刺、王不留行、川楝子、地龙

【功能主治】疏肝理气,活血化瘀,消散乳块。用于肝气郁结,气滞血瘀,乳腺增生,乳房胀痛。

【用法用量】口服。片剂一次 4 ~6 片。

4. 乳宁颗粒(胶囊、丸)

【处方组成】柴胡、当归、醋香附、丹参、炒白芍、王不留行、赤芍、炒白术、茯苓、青皮、陈皮、薄荷

【功能主治】疏肝养血,理气解郁。用于肝气郁结所致的乳癖,症见经前乳房胀痛、两胁胀痛、乳房结节、经前疼痛加重;乳腺增生见上述证候者。

【用法用量】开水冲服。一次 1 袋,一日 3 次;20 天为一疗程,或遵医嘱。

5. 乳核散结片(胶囊)

【处方组成】柴胡、当归、黄芪、郁金、光慈姑、漏芦、昆布、海藻、淫羊藿、鹿衔草

【功能主治】疏肝活血,祛痰软坚。用于肝郁气滞、痰瘀互结所致的乳癖,症见乳房肿块或结节、数目不等、大小不一、质软或中等硬,或乳房胀痛、经前疼痛加剧;乳腺增生见上述证候者。

【用法用量】口服。一次 4 片,一日 3 次。

6. 小金丸(胶囊、片)

见第六章“85. 淋巴结肿大与淋巴结炎”。

7. 乳疾灵颗粒(胶囊)

【处方组成】柴胡、醋香附、丹参、炒王不留行、赤芍、青皮、鸡血藤、牡蛎、海藻、昆布、淫羊藿、菟丝子

【功能主治】疏肝活血,祛痰软坚。用于肝郁气滞、痰瘀互结所致的乳癖,症见乳房肿块或结节、数目不等、大小不一、质软或中等硬、或经前疼痛;乳腺增生病见上述证候者。

【用法用量】开水冲服。一次 1 ~2 袋,一日 3 次。

【使用注意】孕妇忌服。

8. 乳癖散结胶囊(颗粒、片)

【处方组成】夏枯草、川芎(酒炙)、僵蚕(麸炒)、鳖甲(醋制)、柴胡(醋制)、赤芍(酒炒)、玫瑰花、莪术(醋制)、当归(酒炙)、延胡索(醋制)、牡蛎

【功能主治】行气活血,软坚散结。用于气滞血瘀所致的乳腺增生病,症见乳房疼痛、乳房肿块、烦躁易怒、胸胁胀满。

【用法用量】口服。一次 4 粒,一日 3 次,45 天为一疗程,或遵医嘱。

【使用注意】孕妇禁用。

9. 夏枯草膏(片、颗粒)

见第六章“85. 淋巴结肿大与淋巴结炎”。

10. 乳康片(颗粒、胶囊、软胶囊、丸)

【处方组成】黄芪、丹参、牡蛎、乳香、瓜蒌、海藻、黄芪、没药、天冬、夏枯草、三棱、玄参、白术、浙贝母、莪术、鸡内金(炒)

【功能主治】疏肝活血,祛痰软坚。用于肝郁气滞,痰瘀互结所致的乳癖,症见乳房肿块或结节、数目不等、大小不一、质软或中等硬、或经前疼痛;乳腺增生病见上述证候者。

【用法用量】口服。一次 2 ~3 片,一日 2 次,饭后服用,20 天为一疗程。间隔 5 ~7 天,继续第二个疗程,亦可连续服用。

11. 消核片

【处方组成】玄参、海藻、丹参、浙贝母、昆布、半枝莲、牡蛎、漏芦、白花蛇舌草、夏枯草、郁金、芥子、金果榄、甘草

【功能主治】软坚散结,行气活血,化痰通络。用于肝郁气滞,痰瘀互结所致的乳癖,症见乳房肿块或结节、数目不等、大小不一、质地柔软或经前胀痛;乳腺增生病见上述证候者。

【用法用量】口服。一次 4 ~7 片,一日 3 次,饭后服用。连服 3 个月为一疗程。

【使用注意】肝功能不全者禁用。

12. 乳结康丸

【处方组成】柴胡、郁金、枳壳、川芎、皂角刺、乳香、三棱、

莪术、当归、党参、白芍、海藻、昆布、玄参、夏枯草、浙贝母、牡蛎

【功能主治】疏肝解郁，化瘀祛痰，软坚散结，通络止痛。用于肝郁气滞，痰凝血瘀所致的乳房肿块，胀痛，有触痛，胸胁胀痛，胸闷不适，抑郁易怒，诸症随情绪变化而加重；乳腺增生病见上述证候者。

【用法用量】口服。一次6g，一日3次，8周为一疗程；或遵医嘱。

【使用注意】孕妇、哺乳期妇女禁用。

13. 青乳消颗粒

【处方组成】炒青皮、夏枯草、浙贝母、昆布、炙乳香等

【功能主治】疏肝理气，化痰散结。用于乳腺囊性增生病患者的肝郁气滞兼痰凝血瘀证候。症见乳房胀痛、经前加重、乳房肿块、触之疼痛、胸胁胀闷、烦躁易怒、舌苔薄白、脉象弦或弦细、弦滑。

【用法用量】开水冲服。一次10g，一日2次，饭后服用，或遵医嘱。疗程3个月。

14. 乳核内消胶囊(片、颗粒、丸)

【处方组成】浙贝母、赤芍、柴胡、夏枯草、郁金、当归、漏芦、橘核、香附、茜草、丝瓜络、甘草

【功能主治】疏肝活血，软坚散结。用于经期乳胀痛有块，月经不调或量少色紫成块及乳腺增生。

【用法用量】口服。一次5粒，一日2次。

15. 红金消结片(胶囊、浓缩丸)

见本章“138. 子宫肌瘤”。

16. 乳康舒胶囊

【处方组成】鹿角、淫羊藿、白芍、郁金、王不留行、丹参

【功能主治】益肾疏肝，行气活血，调理冲任，止痛散结。用于乳腺增生病症属肾虚肝郁、冲任失调者。症见乳房肿块疼痛，触痛，经前加重，经后缓解，伴胸胁胀满，烦躁易怒，腰膝酸软，畏寒肢冷，神疲乏力等。

【用法用量】口服。一次3粒，一日3次，连服2个月经周期(每个月经周期服药21天，经期停服)。

【使用注意】孕妇及哺乳期妇女禁用。

17. 乳腺增生口服液

【处方组成】夏枯草，青皮，香附，郁金，浙贝母，白芍，当归，川芎，没药(醋制)，茯苓，禹州漏芦

【功能主治】散结化痰，行气通络。用于肝郁痰凝淤滞所致的乳腺增生病。

【用法用量】口服。一次1支(20ml)，一日2次，服时摇匀。

【使用注意】孕妇禁用。

18. 乳癖康片(胶囊)

【处方组成】夏枯草、橘叶、丹参、红花、郁金、皂角刺、香附、地龙

【功能主治】疏肝理气，活血化瘀。用于肝气郁结，气滞血瘀所致的乳腺增生，乳房胀痛。

【用法用量】口服。一次5片，一日3次；或遵医嘱。

【使用注意】孕妇慎服；有出血倾向者慎服。

附：用于乳腺增生的其他中药

1. 乳癖清片(胶囊)

【功能主治】理气活血，软坚散结。用于乳腺增生，经期乳腺胀痛等疾病。

2. 乳癖舒片(胶囊)

【功能主治】舒肝解郁，活血解毒，软坚散结。用于肝气郁结，毒瘀互阻所致的乳腺增生，乳腺炎。

3. 岩鹿乳康片(胶囊)

【功能主治】益肾，活血，软坚散结。用于肾阳不足、气滞血瘀所致的乳腺增生。

4. 乳结泰胶囊

【功能主治】疏肝理气，化痰散结，活血止痛。用于肝郁气滞，痰凝血瘀所致乳房肿块胀痛，触痛，胸胁胀闷，烦躁易怒；乳腺增生病见上述证候者。

5. 乳安片(胶囊、丸)

【功能主治】理气化瘀，软坚散结。用于乳癖属气滞血瘀证者。

6. 参七乳泰片

【功能主治】解郁散结、活血止痛。用于乳腺增生病、中医辨证属于肝郁血瘀证患者，症见乳房疼痛、乳房肿块质地软硬不等，随月经周期及情绪而变化，可伴胸胁胀闷、烦躁易怒、失眠多梦、口苦、经行不畅、经色紫暗或挟血块或痛经，舌苔薄，舌质淡红或暗，或有瘀斑、瘀点，脉弦。

7. 消乳散结胶囊

【功能主治】疏肝解郁，化痰散结，活血止痛。用于肝郁气滞，痰瘀凝聚所致的乳腺增生，乳房胀痛。

8. 消结安口服液(胶囊)

【功能主治】活血化瘀，软坚散结。用于气滞血瘀所致乳癖，乳腺小叶增生，卵巢囊肿，子宫肌瘤。

9. 祛瘀散结片(胶囊)

【功能主治】祛瘀消肿，散结止痛。用于瘀血阻络所致乳房胀痛，乳癖，乳腺增生病。

10. 消瘾丸

【功能主治】疏肝行气、活血化痰、软坚散结。主治气滞血瘀痰凝所致的乳腺增生病。症见乳房肿块，乳房胀痛或刺痛，可伴胸胁疼痛，善郁易怒，胸闷，脘痞纳呆，月经量少色暗，经行腹痛。舌暗红或有瘀点、瘀斑，苔薄白或白腻。脉弦或涩。

11. 散结乳癖贴膏

【功能主治】行气活血，散结消肿。用于气滞血瘀所致的乳癖，症见乳房内肿块，伴乳房疼痛，多为胀痛、窜痛或刺痛，胸胁胀满，随月经周期及情绪变化而增减，舌质暗红或瘀斑，脉弦或脉涩；乳腺囊性增生见上述证候者。

12. 肿痛气雾剂(搽剂、凝胶)

见第七章“93. 痛风”。

13. 乳腺康注射液

【功能主治】理气化瘀，消肿散结。用于气滞血瘀证的乳癖。

14. 十味香鹿胶囊

【功能主治】疏肝解郁、理气化痰、软坚散结。用于肝郁兼痰凝所致乳腺增生病，症见肿块胀痛或刺痛、经前加重、经后缓解，伴胸胁胀痛、善郁易怒、胸闷不舒、身重倦怠或纳呆，或经行腹痛、舌质淡或暗红或有瘀点、苔白腻、脉弦或涩。

15. 丹鹿胶囊

【功能主治】调摄冲任、散结止痛。用于治疗乳腺增生病，中医辨证属于冲任失调、郁滞痰凝者，症见乳房疼痛、乳房肿块、腰膝酸软、神疲乏力、胸胁胀痛、月经不调等。

146. 乳腺炎

〔基本概述〕

乳腺炎是指乳腺的急性化脓性感染，多见于妇女哺乳期，尤其是初产妇。

乳腺炎是产褥期的常见病，也是引起产后发热的主要原因之一，哺乳期的任何时间均可发生，而哺乳的开始最为常见。

乳腺炎的病因主要是乳汁的淤积和细菌的侵入。乳汁淤积有利于入侵细菌的生长繁殖。乳头内陷时婴儿吸乳困难，易造成乳头周围的破损，是细菌沿淋巴管入侵造成感染的主要途径。另外婴儿经常含乳头而睡，也可使婴儿口腔内炎症直接侵入蔓延至乳管，继而扩散至乳腺间质引起化脓性感染。其致病菌以金黄色葡萄球菌最为常见。

急性单纯性乳腺炎的临床表现主要是乳房的胀痛，局部皮肤红、肿、热、痛，出现边界不清的硬结，有触痛。严重乳腺炎患者可出现高热、寒战、头痛、乏力、脉快等全身症状，此时患侧腋下可出现肿大的淋巴结，有触痛。如果治疗措施不得力或病情进一步加重，局部组织发生坏死、液化，大小不等的感染灶相互融合形成脓肿，可出现乳房搏动性疼痛。血液化验白细胞和中性粒细胞计数升高，严重时可合并败血症。

乳腺炎中医学称为乳痈，主要病因为肝郁胃热、乳汁淤积、外邪侵袭所致。

浆细胞性乳腺炎是一种特殊的乳腺炎症，又叫导管扩张症，俗称导管炎，简称浆乳。浆乳不是细菌感染所致，而是乳腺大导管阻塞，导管内油脂性的物质积聚和外溢，导致导管周围的化学性炎症，大量的浆细胞浸润，所以就称为浆细胞性乳腺炎，是一种免疫性反应。此时的炎症并非细菌感染，一般不发烧，可以自行消退吸收，但反复发作，破溃后形成瘘管，可以继发细菌感染，长久不愈。浆乳不同于一般的哺乳期化脓性乳腺炎，发病与乳头发育不良有关，像乳头内翻、乳头分裂等，内翻的乳头成为藏污纳垢的地方，常有粉刺样东西，故又将其称为粉刺性乳腺炎，中医称之为粉刺性乳痈。乳头畸形也必然造成导管的扭曲、变形，导管就很容易堵塞。导管内容物为脂性物质，浸蚀管壁造成外溢，引起化学性炎症，大量淋巴细胞、浆细胞反应，形成小的炎性包块。本病并不少见，约占乳腺炎患者的10%，初起为乳晕旁的局部红肿、疼痛，反复发作，长久不愈。

〔治疗原则〕

1. 急性乳房炎在未形成脓肿期的治疗

(1)患侧乳房暂停哺乳，以免影响婴儿健康；同时采取措施促使乳汁通畅排出(如用吸乳器吸出乳汁等)，去除乳汁淤积因素。

(2)局部理疗、热敷，有利于炎症早期消散；水肿明显者可用25%的硫酸镁湿热敷。

(3)局部封闭：可促使早期炎症消散。

(4)全身抗感染：应用抗生素，如青霉素、头孢菌素、左氧氟沙星、甲硝唑等。

(5)中医药治疗：以疏肝清热、化滞通乳为主。

2. 急性乳腺炎脓肿形成期的治疗

必须到外科治疗，将局部的脓肿切开引流，坚持换药，以促其尽快愈合。治疗原则是及时切开引流，排出积脓。关键在于防治乳汁淤积，同时避免乳头损伤，并保持局部清洁。

3. 浆乳的治疗

浆乳用中药治疗，可使肿块变小。一般需服药1个月以上，争取最佳的手术时机，彻底切除病灶，最大限度地保留乳腺正常组织，保持乳房外形，并做乳头内翻整形术。手术需要一定经验，既要切除病变，又要保证乳房和乳头的外形。

抓住最佳手术时机切除病灶，虽然住院时间长，但浆乳是可以彻底治愈的，永不复发。

〔用药精选〕

一、西药

1. 青霉素 Benzylpenicillin

见第一章“6. 肺炎”。

2. 头孢氨苄 Cefalexin

见第一章“5. 气管炎、支气管炎”。

3. 头孢泊肟酯 Cefpodoxime Proxetil

【适应证】用于对本品敏感的葡萄球菌属、链球菌属(包括肺炎链球菌)、淋球菌、卡他莫拉菌、克雷伯杆菌属、大肠埃希菌、变形杆菌属、枸橼酸杆菌属、肠杆菌属、流感嗜血杆菌等引起的轻、中度感染：①呼吸道感染：包括咽喉炎、咽喉脓肿、扁桃体炎、扁桃体周围炎、扁桃体周围脓肿、急性气管支气管炎、慢性支气管炎急性发作、支气管扩张症继发感染、肺炎。②泌尿生殖系统感染：包括肾盂肾炎、膀胱炎、前庭大腺炎、前庭大腺脓肿、淋菌性尿道炎等。③皮肤及软组织感染：

包括毛囊炎、疖、疖肿症、痈、丹毒、蜂窝织炎、淋巴管(结)炎、瘭疽、化脓性甲沟炎、皮下脓肿、汗腺炎、感染性粉瘤、肛门周围脓肿等。④中耳炎、副鼻窦炎。⑤乳腺炎。

【孕妇及哺乳期妇女用药】孕妇只有在确实需要时才能使用;尚无在分娩中使用的经验,所以,只有在确实需要时才能使用;头孢泊肟酯可在人乳中分泌,由于本品对哺乳的婴儿有潜在的严重反应,所以应权衡对母亲的利弊后,再确定是中断哺乳或停药。

【老年用药】老年患者与其他成年人之间未见不良反应差异,但通常老年患者多见生理功能降低,易出现不良反应及维生素 K 缺乏引起的出血倾向,应慎用。

【禁忌】对头孢菌素过敏者及有青霉素过敏性休克或即刻反应史者禁用。

【不良反应】①严重不良反应:a. 休克,偶可引起休克反应。b. 偶可出现 Stevens-Johnson 综合征和中毒性表皮坏死症。c. 偶可出现假膜性大肠炎等伴有血便的严重肠炎。d. 偶可引起全血细胞减少症、粒细胞缺乏症、溶血性贫血、急性肾衰竭、间质性肺炎等。

②其他不良反应:a. 过敏反应,皮疹、荨麻疹、瘙痒、发热、淋巴结肿大、关节痛等。b. 消化系统,有时出现恶心、呕吐、腹泻、胃痛、腹痛、食欲减退、胃部不适感。c. 血液系统,有时出现嗜酸粒细胞增多、血小板减少、偶见粒细胞减少。d. 肝功能,偶见 AST、ALT、ALP、LDH 等升高。e. 肾功能,有时出现 BUN、Cr 升高。f. 维生素缺乏症,偶可出现维生素 K 缺乏症状(低凝血酶原血症、出血倾向等)、维生素 B 族缺乏症状(舌炎、口内炎、食欲减退、神经炎等)。g. 其他,偶尔眩晕、头痛、水肿。

【用法用量】餐后口服。用量:①成人:一次 100 ~ 400mg,一日 2 次,疗程 14 天。或遵医嘱。

②儿童:请遵医嘱。

【制剂】头孢泊肟酯片(分散片、胶囊、干混悬剂、颗粒)

4. 左氧氟沙星 Levofloxacin

见第一章“5. 气管炎、支气管炎”。

5. 氟氯西林钠 Flucloxacillin Sodium

氟氯西林为半合成异噁唑类青霉素,通过侧链改变形成空间位阻,有效对抗细菌耐青霉素酶作用;其强大抗菌作用源于干扰细菌细胞壁黏肽的生物合成,可有效对抗耐青霉素的金黄色葡萄球菌感染和对青霉素敏感的金黄色葡萄球菌、溶血性链球菌(化脓链球菌)、肺炎双球菌等所致感染。

【适应证】本品主要适用于耐青霉素的葡萄球菌和对本品敏感的致病菌引起的感染。包括皮肤软组织感染:脓肿、痤疮、湿疹、疖、痈、蜂窝组织炎、皮肤溃疡、伤口感染、烧伤、中耳炎、外耳道炎、皮肤移植保护、手术预防用药等。呼吸道感染:如肺炎、脓胸、肺脓肿、窦炎、咽炎、扁桃体炎。其他感染:心内膜炎、脑膜炎、败血症、奈瑟氏菌感染、败血症性流产、产褥期感染、骨髓炎、口腔科感染等。敏感菌所致的阑尾炎、手足感染、甲沟炎、胆囊炎、乳腺炎等外科感染,急性胃肠炎等内科感染、尿道炎、前列腺炎、阴道炎、附件炎、盆腔炎等泌尿生殖系统感染等。

【用法用量】饭前服用。成人一日 3 ~ 4 次,一次 1 粒,中、重度感染一次 2 粒;儿童一日 3 次,按 50mg/(kg · d)的剂量给药。

【不良反应】与青霉素类似,本品会有过敏现象;偶有斑疹、腹泻、恶心、消化不良。

【禁忌】对青霉素过敏者禁用。

【儿童用药】本品为胶囊剂,儿童不宜吞服。

【老年患者用药】尚不明确。

【孕妇及哺乳期妇女用药】孕妇用药基本安全,但在怀孕中,后期服用本品会导致胎儿过敏。

【制剂】氟氯西林钠胶囊(颗粒);注射用氟氯西林钠;氟氯西林钠阿莫西林胶囊

6. 司帕沙星 Sparfloxacin

见第三章“42. 伤寒和副伤寒”。

7. 米诺环素 Minocycline

见第五章“75. 附睾炎与睾丸炎”。

8. 盐酸安妥沙星片 Antofloxacin Hydrochloride Tablets

见第五章“73. 前列腺炎”。

9. 法罗培南钠 Faropenem Sodium

见第五章“75. 附睾炎与睾丸炎”。

10. 甲苯磺酸托氟沙星胶囊 Tosufloxacin Tosilate Capsules

【适应证】适用于敏感菌所引起的下列轻、中度感染。①呼吸系统感染:咽喉炎、扁桃体炎、扁桃体周围脓肿、急性气管炎、肺炎、慢性气管炎、支气管扩张继发感染、细支气管炎、慢性呼吸系统疾病继发感染等;②泌尿生殖系统感染:肾盂肾炎、膀胱炎、前列腺炎、附睾炎、淋菌性尿道炎、非淋菌性尿道炎、子宫附件炎、子宫内感染、子宫体炎等;③胆道感染:胆囊炎、胆管炎等;④肠道感染:细菌性痢疾、感染性肠炎等;⑤皮肤软组织感染:毛囊炎(脓疱性痤疮),疖、疖肿症、丹毒、蜂窝织炎、痈、皮下脓疮、多发性痤疮、感染性粉瘤、肛周脓肿、汗腺炎等;⑥眼、耳、鼻、口腔感染:外耳炎、中耳炎、副鼻腔炎、化脓性唾液腺炎、眼睑炎、睑腺炎、泪囊炎、睑板腺炎、齿周组织炎、齿冠周围炎、鄂窦炎等;⑦其他感染:乳腺炎、骨髓炎、化脓性关节炎、外伤及手术创伤后伤口感染等。

【用法用量】一般感染:成人每日口服 300 ~ 450mg,分 2 ~ 3 次服用。严重感染:成人每日口服 600mg,分 2 ~ 3 次服用。

【不良反应】①过敏反应:皮疹、瘙痒、红斑、浮肿、过敏症、发热等;②消化系统反应:恶心、呕吐、腹痛、腹泻、食欲不振、便秘等;③神经系统反应:头痛、头晕、失眠、骨骼肌无力、倦怠乏力等;④血液系统反应:白细胞减少、嗜酸细胞增多、血小板减少等;⑤实验室检查:BUN 升高、AST 升高、ALT 升高等;⑥其他:偶可出现急性肾功能不全、无粒性白细胞、伪膜性结肠炎、低血糖等。

【禁忌】对本品或其成分或其他喹诺酮类药物过敏者,孕妇、哺乳期妇女,18 岁以下患者禁用。

【孕妇用药】由于对妊娠期妇女的安全性尚未考察,不能判定对胎儿的影响,妊娠期妇女禁用;药物可通过乳汁进入婴儿体内,对婴儿的影响也尚不能明确判定,哺乳期妇女禁用。

【儿童用药】本品对儿童的安全性尚不能明确判定,18 岁以下患者禁用。

【老年用药】本品主要经肾脏排泄,老年患者的肾功能低下,对药物的排泄能力下降,血中浓度高,且维持时间较长。因而,老年患者慎用。

11. 甲苯磺酸妥舒沙星片 Tosufloxacin Tosylate Tablets

本品为喹诺酮类广谱抗菌药,通过抑制细菌 DNA 旋转酶而达到抑菌或杀菌作用。

【适应证】适用于敏感菌所致的下列感染。①上、下呼吸道感染:咽、扁桃体炎,急、慢性支气管炎,肺炎。②泌尿生殖系统感染:肾盂肾炎、膀胱炎、前列腺炎、附睾炎、尿道炎、子宫内膜炎。③胆道感染。④肠道感染:细菌性痢疾、肠炎。⑤皮肤软组织感染:毛囊炎(包括脓胞性痤疮)、疖、痈、丹毒。⑥眼、耳、鼻、口腔感染:眼睑炎、睑板腺炎、泪囊炎、外耳道炎、中耳炎、副鼻窦炎、牙周炎。⑦其他:乳腺炎、外伤及手术伤口感染。

【用法用量】口服。成人一日 0.3～0.45g,分 2～3 次服用。严重感染者一日 0.6g,分 2～3 次服用。

【不良反应】①过敏反应:发热、呼吸困难、水肿、间质性肺炎、光敏症、皮疹、皮肤瘙痒、嗜酸粒细胞增多。②消化系统反应:恶心、呕吐、纳差、腹泻。③头痛、失眠、疲倦、痉挛、血小板减少。⑦偶可发生急性肾功能不全、粒细胞缺乏症、假膜性肠炎、低血糖、肝功能异常。

【禁忌】①对本品或喹诺酮类药物过敏者禁用。②孕妇、哺乳期妇女及 18 岁以下患者禁用。

【孕妇及哺乳期妇女用药】氟喹诺酮类可透过血胎盘屏障,并可分泌至乳汁中,其浓度接近血药浓度,故孕妇及哺乳期妇女禁用。

【儿童用药】氟喹诺酮类可使犬的承重关节软骨发生永久性损害而致跛行,在其他几种未成年动物中也可致关节病发生,18 岁以下患者禁用。在由多重耐药菌引起的感染,细菌仅对氟喹诺酮类呈现敏感时,权衡利弊后小儿方可应用本品。

【老年患者用药】老年患者肾功能有所减退,用药量应酌减。

【制剂】甲苯磺酸妥舒沙星片(分散片)

附:用于乳腺炎的其他西药

1. 头孢地尼胶囊 Cefdinir Capsules

【适应证】用于敏感菌所引起的多种感染,包括乳腺炎、肛门周围脓肿、外伤或手术伤口的继发感染等。

2. 头孢替唑钠 Ceftezole Sodium

见第一章“10. 肺脓肿”。

二、中药

1. 复方南板蓝根颗粒(片)

【处方组成】南板蓝根、紫花地丁、蒲公英

【功能主治】清热解毒,消肿止痛。用于腮腺炎、咽炎、乳腺炎,疮疖肿痛属热毒内盛证者。

【用法用量】颗粒开水冲服。一次 10g,一日 3 次。

2. 牛黄醒消丸

见第六章“85. 淋巴结肿大与淋巴结炎”。

3. 活血解毒丸

【处方组成】乳香(醋炙)、没药(醋炙)、蜈蚣、黄米(蒸熟)、石菖蒲、雄黄粉

【功能主治】解毒消肿,活血止痛。用于热毒瘀滞肌肤所致的疮疡、乳痈,症见肌肤红、肿、热、痛、未溃破。

【用法用量】温黄酒或温开水送服,一次 3g,一日 2 次。

【使用注意】①孕妇禁用。②疮疡阴证者禁用。

4. 生肌玉红膏

【处方组成】白芷、虫白蜡、当归、甘草、轻粉、血竭、紫草

【功能主治】解毒,祛腐,生肌。用于热毒壅盛所致的疮疡,症见疮面色鲜、脓腐将尽或久不收口;亦用于乳痈。

【用法用量】疮面洗清后外涂本膏,一日一次。

5. 活血消炎丸

【处方组成】乳香(醋炙)、没药(醋炙)、石菖蒲、黄米(蒸熟)、牛黄

【功能主治】活血解毒,消肿止痛。用于热毒瘀滞所致的痈疽、乳痈,症见局部红肿热痛、有结块。

【用法用量】温黄酒或温开水送服。一次半袋(3g),一日 2 次。

6. 牛黄化毒片

【处方组成】天南星(制)、连翘、金银花、白芷、甘草、乳香、没药、牛黄

【功能主治】解毒消肿,散结止痛。用于疮疡、乳痈、红肿疼痛。

【用法用量】口服。一次 8 片,一日 3 次,小儿酌减。

7. 伤疖膏

见第二章“28. 静脉曲张”。

8. 了哥王颗粒(胶囊、咀嚼片)

【处方组成】了哥王干浸膏

【功能主治】消炎,解毒。用于支气管炎,肺炎,扁桃体炎,腮腺炎,乳腺炎,蜂窝织炎。

【用法与用量】口服,一次 1 袋,一日 3 次。

【使用注意】孕妇禁用。

9. 乳块消片(胶囊、软胶囊、丸、口服液、糖浆、贴膏)

见本章“145. 乳腺增生”。

10. 复方重楼酊

【处方组成】重楼、草乌、艾叶、蒲公英、当归、红花、天然冰片、大蒜

【功能主治】清热解毒，消肿止痛。用于瘟疫时毒，痄腮肿痛，肝胃热盛，乳痈肿痛，腮腺炎，乳腺炎属上述证候者。

【用法用量】外用，涂抹患处。一次3～4ml，一日4～5次；或遵医嘱。治疗乳腺炎和乳腺小叶增生，宜将乳房肿痛处热敷后用药。有积乳者应先将瘀滞乳汁排出后热敷用药。

11. 六神软膏（凝胶）

【处方组成】由麝香、牛黄、蟾蜍、冰片等

【功能主治】清凉解毒，消炎止痛。用于痈疡疖疮，乳痈发背，小儿热疖，无名肿毒。

【用法用量】外用，涂于患处（或加适量温水溶化后洗涤患处）。一日3～4次，数分钟后用温水洗净。本品亦可用于洗澡、洗头。

12. 复方半边莲注射液

【处方组成】半边莲、半枝莲、白花蛇舌草

【功能主治】清热解毒、消肿止痛。用于多发性疖肿、扁桃腺炎、乳腺炎等。

【用法用量】肌内注射，一次2～4ml，一日1～2次或遵医嘱。

【使用注意】孕妇禁用。

13. 炎可宁胶囊（丸）

见第一章"6. 肺炎"。

附：用于乳腺炎的其他中药

1. 乳癖消片（胶囊、颗粒、丸）

见本章"145. 乳腺增生"。

2. 乳癖舒片（胶囊）

见本章"145. 乳腺增生"。

3. 蒲公英颗粒

【功能主治】清热消炎。用于上呼吸道感染，急性扁桃体炎，疖肿，乳腺炎。

4. 连蒲双清片

见第三章"35. 肠炎"。

147. 不孕症

〔基本概述〕

凡婚后有正常性生活未避孕，同居2年未受孕者称不孕症。其中从未妊娠者称原发不孕，有过妊娠而后不孕者称继发不孕。

调查资料显示我国不孕率约为7%，且近年有上升趋势。阻碍受孕的因素可能在女方（占40%～55%）、男方（占25%～40%）、男女双方（约占20%）或免疫和不明原因（约占10%）。

不孕症的原因有多种，由女方引起的不孕症是指夫妇同居2年以上，配偶生殖功能正常，未避孕而不受孕者。从未妊娠者称原发不孕症；若曾生育或流产后2年以上，未避孕而不再受孕者称继发不孕症。导致女方不孕的原因主要有排卵功能障碍、生殖器官炎症等，也有极个别属于先天性生理缺陷而引起。

中医学认为不孕症的病因病机有虚实两个方面，虚证多因肾阴阳气血不足，实证多因肝气郁结或痰瘀为患。临床常见有肾虚、肝郁、痰湿、血瘀等方面。治疗应以补肾、舒肝、豁痰、祛瘀等法为主。

〔治疗原则〕

不孕症的病因复杂多样，检查方法和手段较多，在诊治该病的过程中必须综合判断，针对病因，规范治疗。

（1）输卵管慢性炎症及阻塞，可采用输卵管内注药的方法。将地塞米松磷酸钠注射液5mg，庆大霉素40mg（4万单位）加于20ml生理盐水中，在20kPa（150mmHg）压力下，以每分钟1ml的速度经输卵管通液器缓慢注入。应于月经干净2～3日开始，每周2次，必须在排卵前2～3日完成，可连用2～3个周期。

（2）诱发排卵，可用绒促性素2000～5000单位一次肌内注射。绒促性素常于氯米芬停药7日加用。

（3）补充黄体分泌功能，于月经期第20日开始肌内注射黄体酮注射液，一日10～20mg，连用。

（4）引起不孕的原因很多，除了药物治疗，首先要增强体质和增进健康，戒烟，不嗜酒，养成良好生活习惯。掌握性知识，学会预测排卵，选择适当日期性交，性交次数亦应适度，可增加受孕机会。

（5）子宫输卵管通液时应注意通液速度和压力，如果阻力过大或患者剧烈腹痛，则应停止操作。

（6）必要时可行内镜（腹腔镜、宫腔镜及输卵管镜）检查及治疗，以及精子免疫学检查或采用辅助生育技术。

〔用药精选〕

一、西药

1. 重组人绒促性素 Recombinant Human Choriogonadotropin alfa Solution

绒促性素的药理作用是恢复卵母细胞的减数分裂、促使卵泡破裂（排卵），促进黄体形成并产生孕酮和雌二醇。本品可代偿LH（促黄体激素）诱发排卵。用药物刺激卵泡生长后，使用本品可触发最终的卵泡成熟及早期黄体化。

【适应证】用于不孕症、黄体功能不足、功能性子宫出血、隐睾症、男性性腺功能减退症、先兆流产或习惯性流产等如在绝经促性素之后配合使用本品，则效果较好。主要用于促排卵，促黄体发育。在男性可促使睾丸间质细胞分泌

睾酮,可用以检验睾丸间质细胞功能,与尿促性素联合长期应用,有生精作用。

【用法用量】用于无排卵性不孕症,于经期第10日起,每日肌内注射一次500~1000单位,连续5日。用于男性性功能减退症,一次肌内注射4000单位,每周3次。或遵医嘱。

【禁忌】由于安全原因,下列情况禁用本品:对本品活性成分或任何赋形剂过敏;下丘脑和垂体肿瘤;非多囊卵巢所引起的卵巢增大或囊肿;不明病因的妇科出血;卵巢癌、子宫内膜癌或乳腺癌;3个月以内的宫外孕;活动性的血栓——栓塞性疾病当不能达到有效反应时,本品也应禁忌,例如:原发性卵巢衰竭、生殖器官畸形所致的不孕症、子宫肌瘤所致的不孕症、绝经后妇女。

【不良反应】本品是在其他一些药物刺激卵泡生长后用于触发最终的卵泡成熟和早期黄体化,从这一意义上来说,难以将不良反应归因于在治疗过程中使用的任何一种药物。在不同剂量的比较试验中,发现卵巢过度刺激综合征及呕吐、恶心与本品的剂量有相关性。观察发现,使用本品治疗的患者中约有4%出现卵巢过度刺激综合征。据报道,只有不到0.5%的患者发生严重的卵巢过度刺激综合征(见“注意事项”)。与促卵泡激素/绒促性素(HCG)治疗相关的血栓栓塞较罕见。尽管未观察到这一不良事件,但在使用本品时也有可能发生这种情况。有在注射hCG后发生异位妊娠,卵巢扭转和其他并发症的报道。这些情况认为是辅助生殖技术(ART)本身引起的并发症。使用本品可能出现的不良反应如下:常见不良反应(>1/100,<1/10):注射部位不适:局部反应/注射部位疼痛全身不适:头痛、疲倦胃肠系统紊乱:呕吐/恶心,腹痛生殖系统紊乱:轻度到中度的卵巢过度刺激综合征。罕见不良反应(>1/1000,<1/100):精神紊乱:抑郁、易怒、躁动胃肠系统紊乱:腹泻生殖系统紊乱:严重的卵巢过度刺激综合征,乳房疼痛。

【制剂】注射用重组人绒促性素;重组人绒促性素注射液

2. 绒促性素 Chorionic Gonadotrophin for Injection

本品为促性腺激素药。对女性能促进和维持黄体功能,使黄体合成孕激素。可促进卵泡生成和成熟.并可模拟生理性的促黄体生成素的高峰而促发排卵。对男性能使垂体功能不足者的睾丸产生雄激素,促使睾丸下降和男性第二性征的发育。

【适应证】①青春期前隐睾症的诊断和治疗。②垂体功能低下所致的男性不育,可与尿促性素合用。长期促性腺激素功能低下者,还应辅以睾酮治疗。③垂体促性腺激素不足所致的女性无排卵性不孕症,常在氯米芬治疗无效后,联合应用本品与尿促性素合用以促进排卵。④用于体外受精以获取多个卵母细胞,需与尿促性素联合应用。⑤女性黄体功能不全的治疗。⑥功能性子宫出血,妊娠早期先兆流产,习惯性流产。

【用法用量】①成人用量:a. 男性促性腺激素功能不足所致性腺功能低下,肌内注射1000~4000单位,每周2~3次,持续数周至数月。为促发精子生成。治疗需持续6个月或更长,若精子数少于500万/ml应合并应用尿促性素12个月左右。b. 促排卵. 为女性无排卵性不孕或体外受精,于尿促性素末次给药后一天或氯米芬末次给药后5~7天肌内注射一次5000~10 000单位,连续治疗3~6周期,如无效应停药。c. 黄体功能不全,于经期15~17天排卵之日起隔日注射一次1500单位,连用5次,可根据患者的反应作调整。妊娠后,须维持原剂量直至7~10孕周。

②小儿用量:a. 发育性迟缓者睾丸功能测定,肌内注射2000单位,每日一次,连续3日。b. 青春期前隐睾症,肌内注射1000~5000单位,每周2~3次,出现良好效应后即停用。总注射次数不多于10次。

【不良反应】①用于促排卵时,较多见者为诱发卵巢囊肿或轻到中度的卵巢肿大,伴轻度胃胀、胃痛、盆腔痛,一般可在2~3周内消退。少见者为严重的卵巢过度刺激综合征,由于血管通透性显著提高而致体液在胸腔、腹腔和心包腔内迅速大量积聚引起多种并发症,如血容量降低、电解质紊乱、血液浓缩、腹腔出血、血栓形成等。临床表现为腹部或盆腔部剧烈疼痛、消化不良、水肿、尿量减少、恶心、呕吐或腹泻、气促、下肢肿胀等。往往发生在排卵后7~10天或治疗结束后,反应严重可危及生命。②用于治疗隐睾症时偶可发生男性性早熟,表现为痤疮、阴茎和睾丸增大、阴毛生长增多、身高生长过快。③较少见的不良反应有:乳房肿大、头痛、易激动、精神抑郁、易疲劳。④偶有注射局部疼痛、过敏性皮疹。⑤用本品促排卵可增加多胎率或新生儿发育不成熟、早产等。

【禁忌】怀疑有垂体增生或肿痛瘤,前列腺癌或其他与雄激素有关的肿痛瘤患者禁用(有促进作用)。性早熟者、诊断未明的阴道流血、子宫肌瘤、卵巢囊肿或卵巢肿大、血栓性静脉炎、对性腺刺激激素有过敏史患者均禁用。

【孕妇及哺乳期妇女用药】应慎用。

【儿童用药】应注意可能引起性早熟,骨端早期闭锁。

【老年用药】老年患者应考虑潜在诱发与雄激素有关的肿痛的可能性,并由于生理机能低下而减量。

【制剂】注射用绒促性素

3. 尿促性素 Menotrophins

本品为绝经期妇女尿中提取精制的糖蛋白促性腺激素。本品是促性腺激素类药。主要具有促卵泡生成素(FSH)的作用,促进卵巢中卵泡发育成熟和睾丸生成并分泌甾体性激素。使女性子宫内膜增生,男性促进曲细精管发育、生精细胞分裂和精子成熟。

【适应证】与绒促性素合用,用于促性腺激素分泌不足所致的原发性或继发性闭经、无排卵所致的不孕症等。

【用法用量】肌内注射加入1~2ml灭菌注射用水或氯化钠注射液溶解。

起始(或月经周期第五天起)一次75~150单位,一日一次。七日后根据患者雌激素水平和卵泡发育情况调整剂量,增加至每日 150～225 单位。卵泡成熟后肌内注射绒促性素(HCG)10 000 单位,诱导排卵。对注射三周后卵巢无反应者,则停止用药。

【不良反应】主要为卵巢过度刺激综合征,表现为下腹不适或胀感、腹痛、恶心、呕吐、卵巢增大。严重可致胸闷、气急、尿量减少、胸水、腹水、甚至卵泡囊肿破裂出血等。此外尚有多胎妊娠和早产等。

【禁忌】过敏、卵巢早衰、绝经、原因不明的阴道出血、子宫肌瘤、卵巢囊肿、卵巢增大患者禁用。

【孕妇及哺乳期妇女用药】孕妇禁用。

【制剂】注射用尿促性素

4. 枸橼酸氯米芬 Clomifene Citrate

本品可刺激排卵。治疗男性不育可能与 FSH 和 LH 升高以及促进精子生成有关。

【适应证】①治疗无排卵的女性不孕症,适用于体内有一定雌激素水平者;②治疗黄体功能不足;③测试卵巢功能;④探测男性下丘脑-垂体-性腺轴的功能异常;⑤治疗因精子过少的男性不育。

【用法用量】口服每日 50mg,共 5 日。自月经周期的第 5 天开始服药。若患者系闭经,则应先用黄体酮撤退性出血的第 5 天始服用。患者在治疗后有排卵但未受孕可重复原治疗的疗程,直到受孕,或重复 3～4 个疗程。若患者在治疗后无排卵,在下一次的疗程中剂量可增加到每日 100mg,共 5 日。个别患者药量可达每天 150mg 时,才能排卵。

【不良反应】①较常见的不良反应有:肿胀、胃痛、盆腔或下腹部痛(囊肿形成或卵巢纤维瘤增大、较明显的卵巢增大,一般发生在停药后数天)。②较少见的有:视力模糊、复视、眼前感到闪光、眼对光敏感、视力减退、皮肤和巩膜黄染。③下列反应持续存在时应予以注意:潮热、乳房不适、便秘或腹泻、头昏或晕眩、头痛、月经量增多或不规则出血、食欲和体重增加、毛发脱落、精神抑郁、精神紧张、好动、失眠、疲倦、恶心呕吐、皮肤红疹、过敏性皮炎、风疹块、尿频等,也可有体重减轻。国外有极个别发生乳腺癌、睾丸癌的报告。

【禁忌】原因不明的不规则阴道出血、子宫肌瘤、卵巢囊肿、肝功能损害、精神抑郁、血栓性静脉炎等禁用。

【孕妇及哺乳期妇女用药】动物实验有致畸作用和胎儿毒性,孕妇禁用。

【制剂】枸橼酸氯米芬片(胶囊)

5. 重组人促卵泡激素 Recombinant Human Follitropin

本品是用中国仓鼠卵巢细胞经遗传工程生产的促卵泡激素。对于女性,胃肠外使用促卵泡激素的最主要作用是产生成熟格拉夫卵泡;对于男性,若促卵泡激素不足,可用本品结合绒毛膜促性腺激素治疗 4 个月以上,以诱导精子产生。

【适应证】主要用于无排卵患者:包括对克罗米酚无反应的多囊卵巢综合征患者。在辅助生殖技术中,如体外受精(IVF)、配子输卵管内移植(GIFT)及合子输卵管内移植(ZIFT)患者的促排卵。

【用法用量】使用本品应在具有治疗生殖问题经验的医生指导下进行。本品用于皮下注射。冻干粉应在使用前用所提供的溶剂稀释。

本药的用量根据尿源性的 FSH 用量制订,目前常用促性腺激素释放激素(GnRH)激动剂调节,以抑制内源性 LH 峰,达到控制 LH 基础水平的目的。常用的方案是:在 GnRH 激动剂治疗约 2 周后开始本药治疗,然后 2 药同时使用直至卵泡发育充分。例如,在使用 2 周的激动剂后,前 7 天每天给予本药 11～16.5μg(150～225IU),然后根据卵巢反应调整剂量。

【不良反应】很常见:卵巢囊肿;轻度至重度的注射部位反应[疼痛、红肿、瘀血、肿胀和(或)注射部位不适]头痛。常见:轻至中度卵巢过度刺激综合征;腹痛和胃肠道症状,如恶心、呕吐、腹泻、腹部痛性痉挛和气胀。少见:严重卵巢过度刺激综合征。罕见:卵巢扭转-OHSS 并发症。极罕见:血栓栓塞,通常与严重 OHSS 有关;轻度全身过敏反应(红斑、皮疹、面部肿胀)。

【禁忌】在下列情况时禁用:对促卵泡激素 α、FSH 或赋形剂过敏;下丘脑和垂体肿瘤;非多囊卵巢疾病所引起的卵巢增大或囊肿;不明原因的妇科出血;卵巢、子宫或乳腺癌。

当不能达到有效反应时,本药也应禁忌。例如:原发性卵巢功能衰竭,性器官畸形不可妊娠者;子宫纤维瘤不可妊娠者。

【孕妇及哺乳期妇女用药】本品不用于妊娠妇女。本品也不用于哺乳期妇女。

【制剂】注射用重组人促卵泡激素;重组人促卵泡激素注射液

6. 溴隐亭 Bromocriptine Mesilate

见本章"143. 闭经"。

7. 尿促卵泡素 Urofollitropin

【适应证】用于不排卵(包括多囊卵巢综合征)且对枸橼酸克罗米芬治疗无效者;用于辅助生殖技术超促排卵者。

【用法用量】本品可用于肌内注射。在注射前可将粉末溶于生理盐水注射液中,为避免注射容量过大,可将本品 5 瓶溶于 1mL 的溶剂中。用于不排卵(包括多囊卵巢综合征)且对枸橼酸克罗米芬治疗无效者本品的治疗目的是产生单个成熟的格拉夫卵泡,然后使用 HCG 促使卵子释放。本品可在一个疗程内每日注射,在有月经的患者,治疗应在月经周期的头 7 天内开始。应根据患者的反应来调节治疗方案。通常的治疗方案开始是每天注射 FSH 达 75～150IU,如果必要的话,间隔 7 天或 14 天每天可增加或减少 75IU,以获得适度的(而非过度)的反应,如果 4 周后治疗反应仍不佳,本周期的治疗就应停止。如果反应适度,在最后一次注射本品后 24～48 小时,应单次肌注剂量 10000IU 的 HCG,并建议患者在应用 HCG 的当天或第 2 天过性生活。如果反应过度,就应停止治疗并不再使用 HCG,在下一周期应用较前一周期剂量为低的治疗方案。或遵医嘱。

【不良反应】有报道在应用 FSH 和 HMG 后可出现注射部位的局部反应,发热,关节疼痛,出现包括胃腔胀满的胃肠症状以及骨盆疼痛或乳房疼痛,轻度到中度的卵巢增大,有时可见卵巢囊肿,严重的卵巢过度刺激综合征较少见,在某些罕见的病例中发生动脉血栓栓塞,其发生与应用 HMG 及 HCG 治疗有关,在应用本品治疗中也可发生这种情况。在少数病例应用本品治疗后可出现多胎儿,其中大部分为双胞胎,在体外受精中,这种现象与胚胎复制的数目有关。由堕胎或流产所致的妊娠失败和由其他生育问题所致的妊娠失败的发生率类似,如果有输卵管病变的病史,则有可能发生异位妊娠。有严重肺病(如肺不张,急性呼吸窘迫综合征)的报道。

【禁忌】对本品以及任一成分过敏者;妊娠或哺乳期妇女;卵巢、乳腺、子宫、下丘脑或垂体肿瘤;尚未诊断明确的阴道出血;原发性卵巢功能衰竭;与多囊卵巢无关的卵巢囊肿或卵巢增大;性器官畸形不宜妊娠者;子宫纤维瘤不宜妊娠者禁用。

【制剂】注射用尿促卵泡素

8. 维生素 E Vitamin E

本品参与体内一些代谢反应,能对抗自由基的过氧化作用,而延缓衰老、保护皮肤,还能增强卵巢功能,防止习惯性流产。

【适应证】用于心、脑血管疾病及习惯性流产、不孕症的辅助治疗。

【用法用量】口服。成人一次 10~100mg,一日 2~3 次。

【不良反应】长期过量服用可引起恶心、呕吐、眩晕、头痛、视力模糊、皮肤皲裂、唇炎、口角炎、腹泻、乳腺肿大、乏力。

【制剂】维生素 E 胶丸(片)

9. 醋酸曲普瑞林注射液 Triptorelin Acetate Injection

曲普瑞林系合成的促性腺激素释放激素(GnRH)的类似物,作用与 GnRH 相同,但其血浆半衰期延长,且对 GnRH 受体的亲和力更强,因此曲普瑞林成为 GnRH 受体的强力激动剂。

【适应证】①辅助生殖技术(ART),例如体外受精术(IVF)。②激素依赖型前列腺癌。③性早熟。④子宫内膜异位症。⑤子宫肌瘤。⑥可用于不孕不育症。

【用法用量】①常用剂量:每天一次皮下注射 0.5mg,连续7天;然后每天一次皮下注射0.1mg,作为维持剂量。②体外受精术(IVF):剂量依据临床方案。通常在治疗周期第一天开始每天皮下或肌内注射 0.1mg 翰生(曲普瑞林),直至给予 HCG。

【不良反应】由于激素的产生被抑制而可能引起的药理副作用包括:①男性:热潮红、阳痿及性欲减退。②女性:热潮红、阴道干涸、交媾困难、出血斑及由于雌激素的血浓度降低至绝经后的水平所可能引起的轻微小梁骨基质流失。但是,一般在治疗停止后 6~9 个月均可完全恢复正常。③其他少见的副作用:注射部位局部反应、轻微过敏症状(发烧、发痒、出疹、过敏反应)、男子女性型乳房、出血斑、头痛、疲惫及睡眠紊乱。上述副作用一般比较温和,停药后将会消失。

【禁忌】①曲普瑞林不可用于非激素依赖性的前列腺癌或前列腺切除手术后的患者。②对本品任何成分过敏或对促性腺激素释放激素(GnRH)及其类似物过敏的患者禁用。③在治疗期间,若病患者发现已怀孕,应停止使用曲普瑞林。

【孕妇及哺乳期妇女用药】动物实验结果未发现致畸胎现象。对人类则无足够经验。因此,妇女在使用曲普瑞林前必须接受验孕确保未孕。对于使用曲普瑞林对哺乳的影响,并没有足够的研究数据。

附:用于不孕症的其他西药

1. 地屈孕酮 Dydrogesterone

见本章“142. 痛经”。

2. 达那唑 Danazol

见第四章“70. 水肿”。

3. 戈那瑞林 Gonadorelin

【适应证】用于前列腺癌。也可用于下丘脑异常所致无排卵女性不育等。

二、中药

1. 调经促孕丸

见本章“140. 月经失调”。

2. 暖宫孕子丸(胶囊、片)

【处方组成】熟地黄,香附,当归,川芎,白芍,阿胶,艾叶,杜仲,续断,黄芩

【功能主治】滋阴养血,温经散寒,行气止痛。用于血虚气滞,腰酸疼痛,经水不调,赤白带下,子宫寒冷,久不受孕等症。

【用法用量】丸剂口服,一次 8 丸,一日 3 次。

【使用注意】孕妇禁用。

3. 保胎灵片(胶囊)

【处方组成】熟地黄、续断、杜仲(炭)、槲寄生、菟丝子(饼)、巴戟天(去心)、阿胶、枸杞子、山药、白术(炒)、白芍、龙骨(煅)、牡蛎(煅)、五味子

【功能主治】补肾,固冲,安胎,用于先兆流产,习惯性流产及因流产引起的不孕症。

【用法用量】口服一次 5 片,一日 3 次。

4. 龙鹿胶囊(丸)

见第五章“79. 男性不育症”。

5. 参茸鹿胎丸(膏)

【处方组成】红花、当归、杜仲(炭)、人参(去芦)、鹿胎、化橘红、熟地黄、丹参、小茴香、桃仁(炒)、益母草(炭)、川芎、荆芥穗(炭)、白芍、香附(醋制)、莱菔子(炒)、白术(炒)、肉桂(去粗皮)、银柴胡、泽泻、槟榔(焦)、厚朴(姜制)、六神

曲、附子(制)、麦芽(炒)、赤芍、山楂(焦)、延胡索(醋制)、苍术(炒)、续断、吴茱萸(盐制)、砂仁、海螵蛸、茯苓、乌药、牡丹皮、牛膝、龟甲(醋制)、豆蔻、木瓜、木香、山药、沉香、鹿茸、甘草、蜂蜜(炼)

【功能主治】调经活血,温宫止滞,逐瘀生新。用于月经不调,行经腹痛,四肢无力,子宫寒冷,赤白带下,久不受孕,骨蒸劳热,产后腹痛。

【用法用量】口服。一次1丸,一日1~2次,空腹用红糖水送下。

【禁忌】孕妇忌服。

6. 天紫红女金胶囊

【处方组成】黄芪(炙)、党参、山药(酒炒)甘草(炙)、熟地黄、当归、阿胶(炒珠)、白术、茯苓、杜仲(盐炙)、川芎、陈皮、香附(醋盐炙)、肉桂、三七(熟)、砂仁(盐炙)、桑寄生、益母草、小茴香(盐炙)、牛膝、木香、白芍(酒炒)、丁香、艾叶(醋炙)、益智仁(盐炙)、延胡索(醋炙)、肉苁蓉、续断(酒炙)、地榆(醋炙)、荆芥(醋炙)、酸枣仁(盐炙)、海螵蛸、麦冬、椿皮、黄芩(酒炙)、白薇

【功能主治】益气养血,补肾暖宫。用于气血两亏,肾虚宫冷,月经不调,崩漏带下,腰膝冷痛,宫冷不孕。

【用法用量】口服。一次3粒,一日2~3次。

【使用注意】孕妇禁用。

7. 金刚藤片(咀嚼片、分散片、颗粒、胶囊、软胶囊、丸、口服液、糖浆)

【处方组成】金刚藤

【功能主治】清热解毒,消肿散结。主治附件炎、附件炎性包块、炎性不孕症及妇科多种炎症所致下腹疼痛、腰痛、月经不调、痛经、白带黄稠等症

【用法用量】口服。一次4片,一日3次,一个月为一疗程

【使用注意】孕妇禁用。

8. 妇科养荣胶囊

【处方组成】当归、白术、熟地黄、川芎、白芍、香附、益母草、黄芪、杜仲、艾叶、麦冬、阿胶、甘草、陈皮、茯苓、砂仁

【功能主治】补养气血,疏肝解郁,祛瘀调经。用于气血不足,肝郁不舒,月经不调,头晕目眩,血漏血崩,贫血身弱及不孕症。

【用法用量】一次4粒,一日3次,4周为一疗程。

【使用注意】孕妇禁用。

9. 散结镇痛胶囊

【处方组成】龙血竭、三七、浙贝母、薏苡仁

【功能主治】软坚散结,化瘀定痛。用于子宫内膜异位症(痰瘀互结兼气滞证)所致的继发性痛经、月经不调、盆腔包快、不孕等

【使用注意】孕妇禁用。

附:用于不孕症的其他中药

1. 艾附暖宫丸

见本章“140. 月经失调”。

2. 女金丸(片、胶囊)

见本章“140. 月经失调”。

3. 安坤赞育丸

见本章“140. 月经失调”。

4. 乌鸡白凤丸(片、口服液、颗粒)

见本章“140. 月经失调”。

5. 定坤丸(丹)

见本章“140. 月经失调”。

6. 八宝坤顺丸

见本章“140. 月经失调”。

7. 七制香附丸

见本章“140. 月经失调”。

8. 少腹逐瘀丸(颗粒)

见第三章“44. 腹痛”。

148. 妊娠反应

〔基本概述〕

怀孕了,约有半数以上的孕妇在妊娠早期不同程度地有头晕乏力、食欲不佳、恶心呕吐等现象,称为妊娠反应。

在妊娠早期(停经六周左右)孕妇体内绒毛膜促性腺激素(HCG)增多,胃酸分泌减少及胃排空时间延长,导致头晕乏力、食欲不振、喜酸食物或厌恶油腻恶心、晨起呕吐等一系列反应,统称为妊娠反应。这些症状一般不需特殊处理,妊娠12周后随着体内HCG水平的下降,症状多自然消失,食欲恢复正常。

妊娠反应最主要的症状是妊娠呕吐,少数孕妇反应特别严重呈持续性呕吐,甚至不能进食、进水,称为妊娠剧吐。妊娠呕吐病因迄今未明,可能主要与体内激素作用机制和精神状态的平衡失调有关。而激素的作用系指在妊娠早期当妊娠呕吐最严重时,体内HCG水平最高;此外如肾上腺皮质功能低下则其皮质激素分泌不足,从而使体内水及糖类代谢紊乱,出现恶心呕吐等消化道症状,而且应用促肾上腺皮质激素(ACTH)或皮质激素治疗时,症状可明显改善,故亦认为肾上腺皮质功能降低也与妊娠呕吐有一定关系;也有认为维生素B_6缺乏也可能是发病的原因之一,均可致呕吐加剧;有严重痛经史者,发生妊娠剧吐的增多。

妊娠呕吐在祖国医学中属于“妊娠恶阻”的范畴。本病以胃虚为根本,主要病机是冲任之气上逆犯胃,导致胃失和降所致。临床常见有脾胃虚弱和肝胃不和两种类型。治疗应以调气和中、降逆止呕为主,同时注意固护胎元。

〔治疗原则〕

(1)轻度妊娠呕吐者,一般不需特殊治疗。唯需了解患者对妊娠有无思想顾虑,注意其精神状态多予精神鼓励,并根据患者的喜好,给予易消化的食物分次进食,并应避免高脂肪的食品。另外由于烹饪时的气味易诱发和加剧呕吐,故患者在未恢复健康之前,尽可能避之。维生素 B_1、维生素 B_6、维生素 C 以及小剂量镇静剂如鲁米那、三溴合剂等对于一般症状均有一定效果。

(2)严重呕吐或伴有脱水、酮尿症者,均需住院治疗。在住院 24 小时内应予禁食静脉滴注 5% ~10% 葡萄糖液及林格氏溶液,补液量应在 3000ml/24h,但需根据患者体重酌情增减。另需按化验所测血钾、钠情况,以决定补充电解质的剂量。贫血较重或营养很差者,也可输血或静脉滴注必需氨基酸 500ml/d,连续数日以补充能量。

在治疗期间必须定时化验血清电解质及 CO_2CP 等以利观察治疗效果。一般在治疗 24 ~48 小时后,尿量多增加症状缓解。在此期间,医护人员对患者的关心安慰及鼓励是很重要的,同时应逐渐开始少量多次进流质饮食,而后可渐停静脉补液,一般在入院后 5 ~10 天内多可明显好转。

(3)中医学对于妊娠恶阻的患者采用健脾和胃、疏肝降逆的治则,也有较好的效果。

此外,应对妊娠反应还有以下的具体方法。

一是心理战胜:心情要保持轻松愉快;自学一些保健知识,以充分认识早孕反应,解除心理上的负担。丈夫的体贴,亲属、医务人员的关心能解除孕妇的思想顾虑,增强孕妇战胜妊娠反应的信心;另外还需要有一个舒适的环境,多可使症状减轻。

二是饮食对策:注意食物的形、色、味,多变换食物的大小,使其引起食欲。在能吃的时候,尽可能吃想吃的东西。要减少每次进食的量,少食多餐。多喝水,多吃些富含纤维素和维生素 B_1 的食物可以防止便秘,以免便秘后加重早孕反应的症状。改善就餐环境可以转换情绪,激起孕妇的食欲。

三是适量活动:不能以为恶心呕吐就整日卧床休息,否则只能加重早孕反应,如活动太少,恶心、食欲不佳、倦怠等症状则更为严重,易生成恶性循环。适当参加一些轻缓的活动,如室外散步、做孕妇保健操等,都可改善心情,强健身体,减轻早孕反应。

〔用药精选〕

一、西药

1. 维生素 B_6 VitaminB_6

【适应证】用于预防和治疗维生素 B_6 缺乏症,如脂溢性皮炎、唇干裂等。也可用于减轻妊娠呕吐。

【用法用量】口服。一次 1 片,一日 1 ~2 次。用温开水整片吞服,不得嚼碎。

【不良反应】维生素 B_6 在肾功能正常时几乎不产生毒性,但长期、过量应用本品可致严重的周围神经炎、出现神经感觉异常、步态不稳、手足麻木。

【制剂】维生素 B_6 片(缓释片)

2. 复合维生素片 Complex Vitamin Tablets

本品为复方制剂,含 12 种维生素、7 种矿物质和微量元素:维生素 A、维生素 B_1、维生素 B_2、维生素 B_6、维生素 B_{12}、维生素 C、维生素 D_3、维生素 E、生物素、叶酸、烟酰胺、泛酸钙、钙、磷、铜、铁、锰、锌、镁等。

【适应证】用于妊娠期和哺乳期妇女对维生素、矿物质和微量元素的额外需求;并预防妊娠期因缺铁和叶酸所致的贫血。

【用法用量】口服。一次 1 片,一日一次,与早餐同时服用;如存在晨起恶心现象,可在中午或晚上服用。

【不良反应】①本品耐受性良好,少数病例会出现胃肠道功能紊乱(如便秘),但一般不需停药。某些敏感的妇女可能会出现一定程度的过度兴奋,故此类患者避免在晚间服用。

②如出现任何不良事件或反应,请咨询医师。

【禁忌】①高维生素 A 血症、高维生素 D 血症、高钙血症、高钙尿症者禁用。②肾功能不全、铁蓄积、铁利用紊乱者禁用。

【制剂】复合维生素片(咀嚼片)

3. 维生素 B_1 VitaminB_1

维生素 B_1 参与体内辅酶的形成,能维持正常糖代谢及神经、消化系统功能。摄入不足可致维生素 B_1 缺乏,严重缺乏可致“脚气病”及周围神经炎等。

【适应证】①主要适用于维生素 B_1 缺乏的预防和治疗,如维生素 B_1 缺乏所致的脚气病或 Wernicke 脑病。亦用于周围神经炎、消化不良等的辅助治疗。②全胃肠道外营养或摄入不足引起的营养不良时维生素 B_1 的补充。③下列情况时维生素 B_1 的需要量增加:妊娠或哺乳期、甲状腺功能亢进、烧伤、血液透析、长期慢性感染、发热、重体力劳动、吸收不良综合征伴肝胆系统疾病(肝功能损害、酒精中毒伴肝硬化)、小肠疾病(乳糜泻、热带口炎性腹泻、局限性肠炎、持续腹泻、回肠切除)及胃切除后。

【用法用量】口服。成人,一次 1 片,一日 3 次。

【不良反应】推荐剂量的维生素 B_1 几乎无毒性,过量使用可出现头痛、疲倦、烦躁、食欲缺乏、腹泻、水肿。

【制剂】维生素 B_1 片

4. 维生素 C VitaminC

【适应证】见第二章“22. 心肌炎”。

附:用于妊娠反应的其他西药

1. 氯化钾 Potassium Chloride

见第二章“21. 心律失常”。

2. 葡萄糖注射液 Glucose Injection

【适应证】用于:①补充能量和体液;用于各种原因引起的进食不足或大量体液丢失(如呕吐、腹泻等),全静脉内营养,饥饿性酮症。②低糖血症;③高钾血症等。

3. 葡萄糖氯化钠注射液 Glucose and Sodium Chloride Injection

【适应证】补充热能和体液。用于各种原因引起的进食不足或大量体液丢失。

4. 复方氨基酸胶囊(口服溶液) Compound Amino Acid Capsules

【适应证】用于预防和治疗因缺乏必需氨基酸与维生素所引起的各种疾病。也用于孕产妇、哺乳期妇女营养失调及儿童营养缺乏等。

5. 甲氧氯普胺 Metoclopramide

见第三章"31. 胃炎"。

6. 苹果酸氯波比利片 Clebopride Malate Tablets

见第三章"46. 呕吐"。

7. 口服补液盐 Oral Rehydrationsalts(ORS)

见第三章"31. 胃炎"。

二、中药

左金丸(胶囊)

见第三章"45. 食管炎"。

附:用于妊娠反应的其他中药

香砂六君丸(片、合剂)

见第三章"47. 消化不良与食欲不振"。

149. 宫外孕(异位妊娠)

〔基本概述〕

宫外孕又叫异位妊娠,指的是孕卵在子宫体腔外着床发育,是妇产科急腹症之一。临床以腹痛、阴道出血、停经三大症状为主。

正常情况下,受精卵会由输卵管迁移到子宫腔,然后安家落户,慢慢发育成胎儿。但是,由于种种原因,受精卵在迁移的过程中出了岔子,没有到达子宫,而是在别的地方停留下来,这就成了宫外孕。90%以上的宫外孕发生在输卵管,少数也可见于卵巢、宫颈等处。

引起宫外孕的常见原因是输卵管炎及粘连,如慢性输卵管炎、结核、子宫内膜异位等。这样的受精卵不但不能发育成正常胎儿,还会像定时炸弹一样引发危险。

宫外孕可以并发停经、腹痛、阴道不规则出血、休克。临床主要表现为:生育年龄的妇女月经过期,有时伴有厌食、恶心等早孕反应,提示已怀孕但突然出现下腹痛,持续或反复发作,可伴有恶心、呕吐、肛门下坠等不适,严重时患者面色苍白,出冷汗,四肢发冷,甚至晕厥、休克。部分患者有不规则阴道出血,一般少于月经量(注意千万不要将此误认为月经)。因此,宫外孕典型症状可归纳为三大症状,即停经、腹痛、阴道出血。

〔治疗原则〕

以往对于宫外孕的治疗主要以手术治疗为主,往往一经确诊,立即手术。近几十年来开辟了一条中西医结合非手术治疗宫外孕的新路,使很多患者免除了手术痛苦,保留了生育能力。

目前对宫外孕的保守治疗主要有如下几种方法:一是应用抗癌药物,主要用药有甲氨碟呤(MTX)、四氢叶酸和5-氟尿嘧啶;二是应用中药;三是使用米非司酮,利用其抗早孕原理。

〔用药精选〕

一、西药

1. 甲氨蝶呤 Methotrexate

见第八章"95. 风湿与类风湿关节炎"。

2. 氟尿嘧啶 Fluorouracil(5-FU)

【适应证】①用于乳腺癌、消化道癌肿(包括原发性和转移性肝癌、胆道系统肿瘤和胰腺癌)、卵巢癌。②用于治疗恶性葡萄胎和绒毛膜上皮癌,为主要化疗药物。③用于浆膜腔癌性积液和膀胱癌的腔内化疗。④用于头颈部恶性肿瘤和肝癌的动脉内插管化疗。⑤局部治疗,如瘤内注射,其软膏用于皮肤癌及乳腺癌的胸壁转移等。⑥尚可外用治疗多种皮肤疾病,包括尖锐湿疣、寻常疣、扁平疣、表浅性基底细胞上皮瘤等。

【用法用量】本品须先用适量注射用水溶解后使用。成人常用量:缓慢静脉滴注,每日0.5~1mg,每3~4周连用5日;也可每周一次,每次0.5~0.75g,连用2~4周后休息2周作为一疗程。静脉滴注速度愈慢,疗效愈好而毒副作用相应减轻。动脉插管注射,每次0.75~1g。腹腔内注射按体表面积一次500~600mg/m^2. 每周一次,2~4次为一疗程。

【禁忌】①对本品有严重过敏者禁用。②孕妇及哺乳期妇女禁用。③伴发水痘或带状疱疹时禁用。

【不良反应】①恶心、食欲减退或呕吐,一般剂量多不严重;②偶见口腔黏膜炎或溃疡,腹部不适或腹泻;③周围血白细胞减少常见,大多在疗程开始后2~3周内达最低点,在3~4周后恢复正常,血小板减少罕见;④极少见咳嗽、气急或小脑共济失调等;⑤脱发或注入药物的静脉上升性色素沉着相当多见;⑥静脉滴注处药物外溢可引起局部疼痛、坏死或蜂窝组织炎;⑦长期应用可导致神经系统毒性;⑧长期动脉插管投给氟尿嘧啶,可引起动脉栓塞或血栓的形成、局部感染、脓肿形成或栓塞性静脉炎等;⑨偶见用药后心肌缺血,可出现心绞痛和心电图的变化。

【制剂】注射用氟尿嘧啶；氟尿嘧啶注射液(片)

附：用于宫外孕的其他西药

米非司酮 Mifepristone

见本章“154. 引产和中止妊娠”。

二、中药

1. 宫外孕Ⅱ号

【处方组成】丹参、赤芍、桃仁、三棱、莪术

【功能主治】活血祛瘀，消症止痛。用于宫外孕、子宫周围炎、附件炎、盆腔炎、痛经、不孕症等。

【用法用量】每日1剂，水煎服。

150. 胎漏、胎动不安与保胎

〔基本概述〕

妊娠期间，阴道不时有少量下血，或时下时止，但无腰酸腹痛、小腹坠胀等现象者，称为胎漏。如妊娠期间先感胎动下坠，继而有轻微的腰酸、腹痛，或阴道伴有少许出血者，称为胎动不安。西医学的先兆流产既属于胎漏下血、胎动不安的范畴。进而发展，可有堕胎、小产之虞。

胎动不安与胎漏有别，胎漏仅见出血，胎动不安则有腰腹痛及阴道出血，故以有无腰腹疼痛为鉴别要点。

中医学认为本病多属肾气不足，冲任不固所致，导致冲任不固的机制，则有气血虚弱、肾虚、血热、外伤等。宜在未孕之前补肾健脾，固气养血，进行调治。

〔治疗原则〕

出现胎漏下血、胎动不安现象时，可能就是流产的前兆，也是宝宝给你传递的“危险信号”。这时准妈妈也不必太过紧张，最好的方法就是卧床休息，如果情况没有改善，反而严重，则需要及时就医。

1. 保胎的基本方法

(1)一般疗法：卧床休息，禁止性生活，减少不必要的阴道检查。

(2)精神疗法：对患者给予精神鼓励，使其情绪稳定，增强信心。

(3)药物保胎：适当口服镇静剂，如苯巴比妥、氯氮䓬，腹痛下坠者给沙丁胺醇4.8mg，每日3次；黄体功能不足者，每日注射黄体酮20mg；其次可辅以维生素E、甲状腺素粉(适用于甲状腺功能低下者)。

(4)中医学对胎漏、胎动不安的治疗有着丰富的经验，用中医中药辨证论治，保胎成功的概率很高。

(5)保胎期限：保胎时间原则上2周，2周后症状无好转，提示胚胎可能发育异常，需进行B型超声波检查及β-HCG测定，决定胚胎状况，给以相应处理，必要时应终止妊娠。

2. 保胎时需注意的问题

(1)患者有流产史，一定要寻找流产原因。应该在孕初期接受B超等相关检查，了解胚胎发育情况，寻找病因。

(2)不能勉强保胎，特别是盼子心切的夫妇，要认真听取医生的意见，不可盲目保胎，以免造成稽留流产、感染，造成子宫内膜炎症或输卵管炎而致不孕。或因稽留时间过长，发生凝血功能障碍，导致DIC，危及生命。

实践证明，只要正确掌握保胎的指征与方法，就能获取保胎的成功。

〔用药精选〕

一、西药

1. 黄体酮 Progesterone

见本章“140. 月经失调”。

2. 地屈孕酮 Dydrogesterone

见本章“140. 月经失调”。

3. 盐酸利托君 Ritodrine Hydrochloride

本品作用于子宫平滑肌的β_2受体，从而抑制子宫平滑肌的收缩频率和强度，可有效延长妊娠，阻止早产。

【适应证】预防妊娠20周以后的早产。目前本品用于子宫颈开口大于4cm或开全80%以上时的有效性和安全性尚未确立。

【用法用量】诊断为早产并适用本品，最初用静脉滴注随后口服维持治疗，密切监测子宫收缩和副作用，以确定最佳用量。

静脉滴注结束前30分钟开始口服治疗，最初24小时口服剂量为每2小时1片(10mg)，此后每4～6小时1～2片(10～20mg)，每日总量不超过12片(120mg)。每天常用维持剂量在80～120mg(8～12片)，平均分次给药。只要医生认为有必要延长妊娠时间，可继续口服用药。或遵医嘱。

【不良反应】①常见静脉滴注常出现孕妇和胎儿心跳速率增加，对健康孕妇心跳速率宜避免超过每分钟140次。适当减少剂量或停止输注会很快恢复正常。

②严重不良反应：肺水肿、肺水肿合并心功能不全；白细胞减少、粒细胞缺乏症；心律不齐、在多胎妊娠情况下，可能在给予麻醉药后立即从心律不齐转为心搏骤停；横纹肌溶解症(肌肉痛、无力感、磷酸肌酸激酶升高、血和尿中的肌红蛋白升高)；新生儿肠闭塞、新生儿心室中隔肥大；因β_2受体激动剂所致的血清钾低下、休克、黄疸、Stenvens～Johnson综合征。

③其他不良反应：a. 心血管系统，如室上性心动过速、心悸、心动过速、有时出现面色潮红、胸痛、呼吸困难、罕见心电图异常(ST-T的异常)、颜面疼痛，胎儿心动过速、心律不齐；

b. 肝脏系统，如肝功能损害（门冬氨酸氨基转移酶、谷氨酸氨基转移酶等升高）；c. 血液系统，如血小板减少；d. 精神神经系统，如震颤、麻木感、头痛、四肢末端发热感、无力感、出汗、眩晕；e. 消化系统，如恶心感、呕吐、便秘、伴淀粉酶升高的唾液腺肿胀；f. 过敏症，如皮疹、瘙痒、红斑、肿胀；g. 给药部位血管痛、静脉炎；h. 其他不良反应，如一过性血糖升高、磷酸肌酸激酶升高、尿糖变化、发热，出冷汗：i. 孕妇用过β拟交感神经剂，其婴儿有低血钙、低血糖、肠梗阻等的症状。

【禁忌】本品用于妊娠20周以上的孕妇：禁用于延长妊娠对孕妇和胎儿构成危险的情况，包括：①分娩前任何原因的大出血，特别是前置胎盘及胎盘剥落。②子痫及严重的先兆子痫。③胎死腹中。④绒毛膜羊膜炎。⑤孕妇有心脏病及危及心脏功能的情况。⑥肺源性高血压。⑦孕妇甲状腺功能亢进。⑧未控制的糖尿病。⑨重度高血压。⑩对本品中任何成分过敏者。

【儿童用药】不适用。

【孕妇及哺乳期妇女用药】尚没有利托君对妇女妊娠20周前影响的足够的和良好对照的研究，因此，本药不应用于妊娠的20周以前的孕妇。据报道，在大鼠实验中利托君可通过乳汁分泌，因此，在分娩之前用药的情况下，建议避免分娩后立即哺乳。

【制剂】盐酸利托君片

4. 烯丙雌醇 Allylestrenol

本品是一种口服保胎药物，其有效性为孕酮的数倍。它可使胎盘滋养层的内分泌活性增强，可刺激功能不佳的胎盘，使胎盘功能正常化；同时升高催产素酶的浓度及活性，降低孕妇体内催产素的水平；并且拮抗前列腺素对子宫产生的刺激作用，抑制宫缩从而维持妊娠。

【适应证】适用于先兆性流产，习惯性流产，先兆早产。

【用法用量】①先兆流产：1～3片/日，持续用药5～7天或至症状消失。需要时可增加剂量。②习惯性流产：应在明确怀孕后立即用药，每日服用1～2片直至危象期后一个月，通常至妊娠的第5个月末。③先兆早产：剂量需个体化，通常高于上述剂量（10～20mg/日）。

【不良反应】偶有体液潴留，恶心，头痛。

【禁忌】严重肝功能障碍，Dubin-Johson 和 Rotor 综合征，既往病史中有过妊娠疱疹或妊娠毒血症患者。

【制剂】烯丙雌醇片

附：用于胎漏、胎动不安与保胎的其他西药

1. 叶酸片 Folic Acid Tablets

见第六章“80. 贫血”。

2. 注射用过氧化碳酰胺 Carbamide Peroxide for Injection

【适应证】本品为注射用内给氧剂，注入体内后能被分解出过氧化氢，再经过氧化氢酶催化作用而释放出氧。可用于各种低氧血症及急性缺氧引起的胎儿窘迫。

二、中药

1. 保胎丸

【处方组成】熟地黄、醋艾炭、荆芥穗、平贝母、槲寄生、菟丝子（酒炙）、黄芪、炒白术、麸炒枳壳、砂仁、黄芩、姜厚朴、甘草、川芎、白芍、羌活、当归

【功能主治】益气养血，补肾安胎。用于气血不足、肾气不固所致的胎漏、胎动不安，症见小腹坠痛，或见阴道少量出血，或屡经流产，伴神疲乏力、腰膝酸软。

【用法用量】口服。一次1丸，一日2次。

2. 孕康合剂（糖浆、口服液、颗粒）

【处方组成】山药、续断、黄芪、当归、狗脊（去毛）、菟丝子、桑寄生、盐杜仲、补骨脂、党参、茯苓、炒白术、阿胶、地黄、山茱萸、枸杞子、乌梅、白芍、砂仁、益智、苎麻根、黄芩、艾叶

【功能主治】健脾固肾，养血安胎。用于肾虚型和气血虚弱型先兆流产和习惯性流产。

【用法用量】口服。合剂（口服液）一次20ml，一日3次，早、中、晚空腹口服。

【使用注意】肝、肾功能不全者禁用。

3. 保胎灵片（胶囊）

见本章“147. 不孕症”。

4. 参茸保胎丸

【处方组成】党参、龙眼肉、菟丝子（盐水制）、香附（醋制）、茯苓、山药、艾叶（醋制）、白术（炒）、黄芩、熟地黄、白芍、阿胶、炙甘草、当归、桑寄生、川芎（酒制）、羌活、续断、鹿茸、杜仲、川贝母、砂仁、化橘红

【功能主治】滋养肝肾，补血安胎。用于肝肾不足，营血亏虚，身体虚弱，腰膝酸痛，少腹坠胀，妊娠下血，胎动不安。

【用法用量】口服。一次15g，一日2次。

5. 山东阿胶膏

见第六章“80. 贫血”。

6. 参茸白凤丸

【处方组成】人参、鹿茸（酒制）、党参（炙）、当归（酒蒸）、熟地黄、黄芪（酒制）、白芍（酒制）、川芎（酒制）、延胡索（制）、葫芦巴（盐制）、续断（酒制）、白术（制）、香附（制）、砂仁、益母草（酒制）、黄芩（酒制）、桑寄生（蒸）、炙甘草

【功能主治】益气补血，调经安胎。用于气血不足，月经不调，经期腹痛，经漏早产。

【用法用量】口服。水蜜丸一次6克，大蜜丸一次1丸，一日一次。

7. 滋肾育胎丸

【处方组成】菟丝子、砂仁、熟地黄、人参、桑寄、阿胶（炒）、首乌、艾叶、巴戟天、白术、党参、鹿角霜、枸杞子、续断、杜仲

【功能主治】补肾健脾，益气培元，养血安胎。用于脾肾两虚，冲任不固所致的胎漏、胎动不安、滑胎，症见小腹坠痛、

妊娠少量下血或屡次流产、神疲乏力、腰膝酸软;先兆流产、习惯性流产见上述证候者。

【用法用量】口服。一次5g,一日3次,淡盐水或蜂蜜水送服。

8. 安胎丸

【处方组成】当归、川芎、黄芩、白芍、白术

【功能主治】养血安胎。用于妊娠血虚,胎动不安,面色淡黄,不思饮食,神疲乏力。

【用法用量】空腹开水送服,一次1丸,一日2次。

9. 千金保孕丸

【处方组成】杜仲、白术(炒焦)、菟丝子、熟地黄、当归、续断、黄芩(酒制)、厚朴、黄芪(制)、川芎、陈皮、阿胶、艾叶(炭)、白芍(酒炒)、枳壳、砂仁、川贝母、甘草(制)

【功能主治】养血安胎。用于胎动漏血,妊娠腰痛,预防流产。

【用法用量】口服。一次1丸,一日2次。

10. 孕妇金花丸(片、胶囊)

【处方组成】栀子(姜制)、金银花、当归、白芍、川芎、地黄、黄芩、黄柏、黄连

【功能主治】清热,安胎。用于孕妇头痛,眩晕,口鼻生疮,咽喉肿痛,双目赤肿,牙龈疼痛,或胎动下坠,小腹作痛,心烦不安,口干咽燥,渴喜冷饮,小便短黄等症。

【用法用量】丸剂口服。一次6g(1瓶),一日2次。

11. 清艾绒

【处方组成】艾绒

【功能主治】理气血,逐寒湿,温经止痛。用于心腹冷痛,泄泻转筋,月经不调,崩漏,带下,胎动不安。

【用法用量】点燃后灸患处,一日2~3次。

附:用于胎漏、胎动不安与保胎的其他中药

清热凉血丸(膏)

【功能主治】滋阴,清热,凉血。用于孕妇上焦火盛,头晕目眩,口舌生疮,耳鸣牙痛,孕妇血热子烦。

151. 流产与复发性流产

〔基本概述〕

(一)流产

凡妊娠不足28周、胎儿体重不足1000g而终止者称为流产。流产发生于妊娠12周前者称早期流产,发生在妊娠12周至不足28周者称晚期流产。

流产为妇产科常见疾病,其主要症状为阴道出血与腹痛。如处理不当或处理不及时,可能遗留生殖器官炎症,或因大出血而危害孕妇健康,甚至威胁生命。

流产又分为自然流产和人工流产,本节主要介绍自然流产的问题。自然流产的发病率占全部妊娠的31%左右,多数为早期流产。

流产的主要症状是阴道流血和腹痛。早期流产的全过程均伴有阴道流血;晚期流产时,胎盘已形成,流产过程与早产相似,胎盘继胎儿娩出后排出,一般出血不多,特点是往往先有腹痛,然后出现阴道流血。流产时腹痛系阵发性宫缩样疼痛,早期流产出现阴道流血后,胚胎分离及宫腔内存有的血块刺激子宫收缩,出现阵发性下腹疼痛,特点是阴道流血往往出现在腹痛之前。晚期流产则先有阵发性子宫收缩,然后胎盘剥离,故阴道流血出现在腹痛之后。

流产的临床类型可分为先兆流产、难免流产、不全流产和完全流产等,实际上是流产发展的不同阶段。

1. 先兆流产

指妊娠28周前,先出现少量阴道流血,继之常出现阵发性下腹痛或腰背痛。如果准妈妈发现自己阴道有少量流血,下腹有轻微疼痛或者感觉腰酸下坠,这可能就是流产的前兆。这时准妈妈也不必太过紧张,最好的方法就是卧床休息,如果情况没有改善,反而严重,则需要及时就医。经休息及治疗后,若流血停止及下腹痛消失,妊娠可以继续;若阴道流血量增多或下腹痛加剧,可发展为难免流产。

2. 难免流产

指流产已不可避免。由先兆流产发展而来,此时阴道流血量增多,阵发性下腹痛加重或出现阴道流液(胎膜破裂)。

3. 不全流产

指妊娠产物已部分排出体外,尚有部分残留于宫腔内,由难免流产发展而来。由于宫腔内残留部分妊娠产物,影响子宫收缩,致使子宫出血持续不止,甚至因流血过多而发生失血性休克。

4. 完全流产

指妊娠产物已全部排出,阴道流血逐渐停止,腹痛逐渐消失。

上述是流产的临床类型,即流产的发展过程。此外,流产还有三种特殊情况。①稽留流产:指胚胎或胎儿已死亡滞留在宫腔内尚未自然排出者。②复发性流产:指同一性伴侣自然流产连续发生3次或以上者。③流产感染:流产过程中,若阴道流血时间过长、有组织残留于宫腔内或非法堕胎等,有可能引起宫腔内感染,严重时感染可扩展到盆腔、腹腔乃至全身,并发盆腔炎、腹膜炎、败血症及感染性休克等。

导致流产的原因较多,主要有以下几方面:①遗传基因缺陷,胚胎发育不正常;②不良环境因素,包括有毒物质、高温、噪音等;③母体因素,包括疾病、生殖器官异常、内分泌失调、病毒感染、情绪急骤变化、高龄怀孕、创伤等;④胎盘内分泌功能不足;⑤免疫因素;⑥剧烈运动等。早期流产的原因常为黄体功能不足、甲状腺功能低下、染色体异常等。晚期流产最常见的原因为宫颈内口松弛、子宫畸形、子宫肌瘤等。

(二)复发性流产(习惯性流产)

复发性流产又称习惯性流产,是指同一性伴侣自然流产

连续发生3次或3次以上者。每次发生流产的时间可在同一妊娠月份，也有时间长短不同者。其临床表现与一般流产相同，亦可经历先兆流产、难免流产、不全流产或完全流产几个阶段。早期仅可表现为阴道少许出血，或有轻微下腹隐疼，出血时间可持续数天或数周，血量较少。一旦阴道出血增多，腹疼加重，检查宫颈口已有扩张，甚至可见胎囊堵塞颈口时，流产已不可避免。如妊娠物全部排出，称为完全流产；仅部分妊娠物排出，尚有部分残留在子宫腔内时，称为不全流产，需立即清宫处理。

根据复发性流产发生的时间可将流产分为早期复发性流产及晚期复发性流产。早期复发性流产系指流产发生在妊娠12周以前，一般多与遗传因素，母内分泌失调及免疫学因素等有关；晚期复发性流产多指流产发生在妊娠12周以后，多与子宫畸形、宫颈发育不良、血型不合及母患疾病等因素有关。

此外还可根据复发性流产前有无正常生育史，将复发性流产分为原发性及继发性两种。原发性复发性流产指与同一丈夫从无正常妊娠，多次在妊娠20周前流产；继发性流产是指患者与同一丈夫有过正常妊娠至少分娩过一次活婴，或虽然未分娩过但流产多发生在妊娠20周以后。

先兆流产属于中医学“胎漏下血”、“胎动不安”的范畴，进而发展，可有堕胎、小产之虞。中医认为本病多属肾气不足，冲任不固所致，导致冲任不固的机制，则有气血虚弱、肾虚、血热、外伤等。宜在未孕之前补肾健脾，固气养血，进行调治。流产属于中医学“堕胎”、“小产”的范畴，复发性流产属于中医学“滑胎”的范畴，其发病机制多是肾虚、冲任损伤、胎元不固所致。

〔治疗原则〕

流产为妇产科常见病，一旦发生流产症状，应根据流产的不同类型，及时进行恰当的处理。按不同类型给予不同的药物，如黄体酮、催产素、中药等。

对黄体功能不足者，应用黄体酮或应用绒促性素。对甲状腺功能低下者，应用小剂量甲状腺素口服。

1. 先兆流产的治疗

应卧床休息，禁忌性生活，阴道检查操作应轻柔，必要时给以对胎儿危害小的镇静剂。黄体酮每日肌内注射20mg，对黄体功能不足的患者，具有保胎效果。其次，维生素E及小剂量甲状腺粉（适用于甲状腺功能低下患者）也可应用。此外，对先兆流产患者的心理治疗也很重要，要使其情绪安定，增强信心。经治疗两周，症状不见缓解或反而加重者，提示可能胚胎发育异常，进行B型超声检查及β-HCG测定，决定胚胎状况，给以相应处理，包括终止妊娠。

2. 难免流产的治疗

一旦确诊，应尽早使胚胎及胎盘组织完全排出。早期流产应及时行负压吸宫术，对妊娠产物进行认真检查，并送病理检查。晚期流产，因子宫较大，吸宫或刮宫有困难者，可用缩宫素10单位加于5%葡萄糖液500ml内静脉滴注，促使子宫收缩。当胎儿及胎盘排出后需检查是否完全，必要时刮宫以清除宫腔内残留的妊娠产物。

3. 不全流产的治疗

一经确诊，应及时行刮宫术或钳刮术，以清除宫腔内残留组织。流血多有休克者应同时输血输液，并给予抗生素预防感染。

4. 完全流产的治疗

如无感染征象，一般不需特殊处理。

5. 稽留流产的治疗

处理较困难。因胎盘组织有时与子宫壁紧密粘连，造成刮宫困难。稽留时间过长，可能发生凝血功能障碍，导致DIC，造成严重出血。处理前，应检查血常规、出凝血时间等，并作好输血准备。

6. 复发性流产的治疗

有复发性流产史的妇女，应在怀孕前进行必要检查，包括卵巢功能检查、夫妇双方染色体检查与血型鉴定及其丈夫的精液检查，女方尚需进行生殖道的详细检查，包括有无子宫肌瘤、宫腔粘连，并作子宫输卵管造影及子宫镜检查，以确定子宫有无畸形与病变以及检查有无宫颈口松弛等。查出原因，若能纠正者，应于怀孕前治疗。

原因不明的复发性流产妇女，当有怀孕征兆时，可按黄体功能不足给以黄体酮治疗。确诊妊娠后继续给药直至妊娠10周或超过以往发生流产的月份，并嘱其卧床休息，禁忌性生活，补充维生素E及给予心理治疗，以解除其精神紧张，并安定其情绪。宫颈内口松弛者，于妊娠前作宫颈内口修补术。若已妊娠，最好于妊娠14～18周行宫颈内口环扎术，术后定期随诊，提前住院，待分娩发动前拆除缝线，若环扎术后有流产征象，治疗失败，应及时拆除缝线，以免造成宫颈撕裂。

7. 流产感染的治疗

流产感染多为不全流产合并感染。治疗原则应积极控制感染，若阴道流血不多，应用广谱抗生素2～3日，待控制感染后再行刮宫，清除宫腔残留组织以止血。若阴道流血量多，静脉滴注广谱抗生素和输血的同时，用卵圆钳将宫腔内残留组织夹出，使出血减少，切不可用刮匙全面搔刮宫腔，以免造成感染扩散。术后继续应用抗生素，待感染控制后再行彻底刮宫。若已合并感染性休克者，应积极纠正休克。若感染严重或腹、盆腔有脓肿形成时，应行手术引流，必要时切除子宫。

〔用药精选〕

一、西药

1. 黄体酮 Progesterone

见本章“140. 月经失调”。

2. 烯丙雌醇 Allylestrenol

【适应证】用于先兆流产；习惯性流产；先兆早产。

【用法用量】先兆流产：1～3片/日，持续用药5～7天或至症状消失。需要时可增加剂量。习惯性流产：应在明确怀孕后立即用药，每日服用1～2片直至危象期后1个月，通常至妊娠的第5个月末。先兆早产：剂量需个体化，通常高于上述剂量（10～20mg/d）。

【禁忌】严重肝功能障碍，Dubin-Johnson和Rotor综合征，既往妊娠患有妊娠高血压综合征或感染疱疹病毒者。

【不良反应】偶见体液潴留、恶心和头痛。

【制剂】烯丙雌醇片

3. 维生素E Vitamin E

见本章“147. 不孕症”。

4. 维生素AE胶丸 Vitamin A and E Soft Capsules

本品为复方制剂，含维生素A和维生素E_2。维生素A有维持上皮组织如皮肤、眼结膜、角膜，增加视网膜感光度等正常机能的作用，参与体内许多氧化过程，尤其是不饱和脂肪酸的氧化；维生素E属于抗氧剂，参与体内一些代谢反应，能对抗自由基的过氧化作用，可保护皮肤，还能增强卵巢功能，防止习惯性流产。

【适应证】用于防治因维生素A、E缺乏而引起的角膜软化症、眼干燥症、夜盲症、皮肤粗糙角化；亦用于习惯性流产的辅助治疗。

【用法用量】口服。成人，一次1粒，一日一次。

5. 卡前列素氨丁三醇注射液 Carboprost Tromethamine Injection

【适应证】①用于妊娠期为13～20周的流产，此妊娠期从正常末次月经的第一天算起。②用于下述与中期流产有关的情况：a. 其他方法不能将胎儿排出；b. 采用宫内方法时，由于胎膜早破导致药物流失，子宫收缩乏力；c. 需要进行宫内反复药物滴注的流产，以使胎儿排出；④尚无生存活力的胎儿出现意外的或自发性胎膜早破，但无力将胎儿排出。③用于常规处理方法无效的子宫收缩弛缓引起的产后出血现象。

【用法用量】①难治性产后子宫出血：起始剂量为250μg（1ml），做深部肌内注射。临床实验显示，大部分成功的病例（73%）对单次注射即有反应。然而在某些选择性的病例中，间隔15～90分钟多次注射，也可得到良好的疗效。而注射次数和间隔的需要，应由专职的医师根据病情来决定，总剂量不得超过2mg（8次剂量）。②其他适应证：起始剂量为250μg（1ml），用结核菌注射器做深部肌内注射，此后依子宫反应，间隔1.5～3.5小时再次注射250μg的剂量。③开始时亦可使用选择性的测试剂量100μg（0.4ml）。数次注射250μg（1ml）剂量后子宫收缩力仍不足时，剂量可增至500μg（2ml）。④卡前列素氨丁三醇的总剂量不得超过12mg，且不建议连续使用超过2天以上。

【不良反应】①本药注射液的不良反应一般为暂时性的，治疗结束后可恢复。最常见的不良反应多与它对平滑肌的收缩作用有关。②试验患者中约2/3表现出呕吐和腹泻，1/3有恶心，1/8体温上升超过2℃，出现潮红。③用药前或同时给予止吐剂及止泻剂，可使前列腺素类药物的胃肠道不良反应发生率大为降低。故对用本药进行流产的患者而言，止吐剂及止泻剂应视为治疗中不可缺乏的一部分。④体温升高患者中有1/16临床诊断为子宫内膜炎，其余患者在最后1次注射后数小时内体温恢复正常。⑤本药用于流产或产后出血出现的不良反应，并非全部明显地由卡前列素氨丁三醇注射液引起，按出现次数递减列出如下：呕吐、腹泻、恶心、面部潮红或红热、寒战或颤抖、咳嗽、头痛、子宫内膜炎、呃逆、痛经样疼痛、感觉异常、背痛、肌肉痛、乳房触痛、眼痛、嗜睡、肌张力障碍、哮喘、注射部位疼痛、耳鸣、眩晕、血管-迷走神经综合征、口干、通气过度、呼吸窘迫、呕血、味觉改变、尿路感染、败血症性休克、斜颈、昏睡、高血压、心动过速、宫内避孕器引起的子宫内膜炎、神经质、流鼻血、睡眠障碍、呼吸困难、胸部紧迫感、喘息、子宫颈后壁穿孔、虚弱、发汗、目眩、视觉模糊、上腹痛、过度口渴、眼睑抽搐、作呕、干呕、喉干、窒息感、甲状腺危象、晕厥、心悸、皮疹、上呼吸道感染、小腿痉挛、子宫穿孔、焦虑、胸痛、胎盘部分滞留、呼吸急促、喉部充塞感、子宫小囊、虚弱、轻微的头痛、子宫破裂、肺水肿、宫内避孕器引起的子宫内膜炎。⑥使用卡前列素氨丁三醇注射液用于流产后，出院的患者出现需进一步治疗的最常见的并发症为子宫内膜炎、胎盘部分残留、子宫大量出血；每50位患者中约有1位会发生上述情况。

【禁忌】对卡前列素氨丁三醇注射液过敏的患者；急性盆腔炎的患者；有活动性心肺肾肝疾病的患者禁用。

6. 盐酸屈他维林 Drotaverine Hydrochloride

本品为一种特异性平滑肌解痉药，对血管、胃肠道及胆道等平滑肌均有松弛作用，用于解除或预防功能性或神经性的平滑肌痉挛。对心脏β-受体有选择性阻断作用。

【适应证】①用于胃肠道痉挛、肠易激综合征等，也用于减轻痢疾患者的里急后重症状。②用于胆绞痛和胆管痉挛、胆囊炎、胆管炎等。③用于肾绞痛和泌尿道痉挛，肾结石、输尿管结石、肾盂肾炎、膀胱炎。④用于子宫痉挛，如痛经、先兆流产。⑤用于冠状动脉功能不全、闭塞性动脉内膜炎、心绞痛。

【禁忌】①对本药过敏者。②严重房室传导阻滞患者。③卟啉病患者（国外资料）。

【孕妇及哺乳期妇女】孕妇及哺乳期妇女慎用。虽然目前尚未发现任何致畸作用，但妊娠期间用药仍应权衡利弊。哺乳期用药应权衡利弊。

【不良反应】①本药一般耐受良好，偶见过敏性皮炎、头痛、头晕、恶心、心悸和低血压。②本药注射时可有眩晕、心悸、多汗等。

【用法用量】成人常规剂量：口服给药每次40～80mg，每日120～240mg。皮下注射每次40～80mg，每日1～3次。肌内注射同皮下注射。静脉注射：请遵医嘱。

【制剂】盐酸屈他维林片（注射液）

7. 盐酸利托君 Ritodrine Hydrochloride

见本章“150. 胎漏、胎动不安与保胎”。

附:用于流产与复发性流产的其他西药

地屈孕酮 Dydrogesterone

见本章“142. 痛经”。

二、中药

1. 保胎丸

见本章“150. 胎漏、胎动不安与保胎”。

2. 孕康合剂(糖浆、口服液、颗粒)

见本章“150. 胎漏、胎动不安与保胎”。

3. 保胎灵片(胶囊)

见本章“147. 不孕症”。

4. 参茸保胎丸

见本章“150. 胎漏、胎动不安与保胎”。

5. 山东阿胶膏

见第六章“80. 贫血”。

6. 参茸白凤丸

见本章“150. 胎漏、胎动不安与保胎”。

7. 滋肾育胎丸

见本章“150. 胎漏、胎动不安与保胎”。

8. 安胎丸

见本章“150. 胎漏、胎动不安与保胎”。

9. 千金保孕丸

见本章“150. 胎漏、胎动不安与保胎”。

10. 孕妇金花丸(片、胶囊)

见本章“150. 胎漏、胎动不安与保胎”。

11. 乐孕宁口服液(颗粒)

【处方组成】黄芪、党参、白术、山药、白芍、当归、补骨脂、续断、杜仲、砂仁、大枣

【功能主治】健脾养血,补肾安胎。用于脾肾两虚所致的先兆流产,习惯性流产。

【用法用量】一次10ml,一日3次。

12. 固肾安胎丸

【处方组成】制何首乌、地黄、肉苁蓉(制)、续断、桑寄生、钩藤、菟丝子、白术(炒)、黄芩、白芍

【功能主治】滋阴补肾,固冲安胎。用于早期先兆流产属中医肾阴虚证,症见腰酸胀痛、小腹坠痛、阴道流血,可伴有头晕耳鸣,口干咽燥,神疲乏力,手足心热。

【用法用量】口服。一次1袋,一日3次;连续服用14天为一疗程。

13. 保胎无忧胶囊

【处方组成】黄芪、艾叶(炭)、当归(酒制)、白芍(酒制)、川芎、菟丝子(酒泡)、枳壳(麸炒)、厚朴(姜制)、川贝母、荆芥(炭)、羌活、甘草

【功能主治】安胎,养血。用于闪挫伤胎,习惯性小产,难产。

【用法用量】鲜姜汤送服,一次4~6粒,一日2~3次。

【禁忌】产妇禁用。

附:用于流产与复发性流产的其他中药

1. 妇康宝口服液(合剂、煎膏、颗粒)

【功能主治】补血调经,止血安胎。用于失血过多,面色萎黄,月经不调,小腹冷痛,胎漏胎动,痔漏下血。

2. 裸花紫珠片(分散片、胶囊、软胶囊、颗粒、合剂、栓)

见第三章“57. 消化道出血”。

3. 灯心止血胶囊

见第三章“58. 痔疮”。

4. 复方大红袍止血片(胶囊)

见本章“144. 功能失调性子宫出血与崩漏”。

5. 三七止血片(咀嚼片、胶囊)

见第三章“57. 消化道出血”。

152. 早产

〔基本概述〕

妊娠满28周至不满37周间分娩者称为早产。妊娠满28周后,出现规则或不规则宫缩,伴宫颈管进行性缩短,称为先兆早产。

早产是围生儿死亡的主要原因,文献报道约2/3的围产儿死亡与早产有关,早产的发病率为5%~15%。

自发性早产的高危因素包括:早产史、妊娠间隔短于18个月或大于5年、早孕期有先兆流产(阴道流血)、宫内感染(主要为解脲支原体和人型支原体)、细菌性阴道病、牙周病、不良生活习惯(每日吸烟≥10支,酗酒)、贫困和低教育人群、孕期高强度劳动、子宫过度膨胀(如羊水过多、多胎妊娠)及胎盘因素(前置胎盘、胎盘早剥、胎盘功能减退等)。未足月胎膜早破早产的高危因素包括:未足月胎膜早破早产史、体重指数(BMI)<19.8kg/m^2、营养不良、吸烟、宫颈功能不全、子宫畸形(如中隔子宫、单角子宫、双角子宫等)、宫内感染、细菌性阴道病、子宫过度膨胀、辅助生殖技术受孕等。

预防早产的措施是避免孕期吸烟,定期进行产前检查,积极治疗内外科并发症,避免过度劳累,卧床休息,孕晚期节制性生活,以免胎膜早破。对于宫颈功能不全者应在妊娠14~18周时进行宫颈环扎。

〔治疗原则〕

治疗早产应以预防为主。药物治疗主要包括抑制宫缩和促胎肺成熟等方面。

1. 硫酸镁 用25%的硫酸镁注射液16ml,加于5%葡萄

糖液100ml,30～60分钟内静脉滴注,然后再以25%的硫酸镁注射液20～40ml加于5%葡萄糖液500ml中,以每小时1～2g的速度静脉滴注,直到宫缩消失。每日总量不超过30g。

使用硫酸镁过程中,应监测孕妇呼吸、膝反射和尿量,以免发生镁中毒。要注意呼吸每分钟不少于16次,尿量每小时不少于17ml。

2. 地塞米松 用地塞米松6mg肌内注射,每12小时一次,共4次,以促进胎肺表面活性物质生成。

3. β-肾上腺素能受体激动剂

4. 抢救 应及时将先兆早产的孕妇转院至有抢救早产儿条件的医院。

〔用药精选〕

一、西药

1. 盐酸利托君 Ritodrine Hydrochloride

见本章“150. 胎漏、胎动不安与保胎”。

2. 阿托西班 Atosiban

本品为一合成多肽,是子宫内及蜕膜、胎膜上受体的环状肽催产素竞争性拮抗剂。出现早产征兆的孕妇以每分钟300μg输注本品6～12小时. 输注开始后10分钟内,宫缩即明显减少,子宫很快得到舒缓。1小时内达稳态血药浓度。本品输注后可剂量相关性地抑制宫缩,并使环状肽催产素介导的前列腺素分泌减少。

【适应证】用于18岁以上、孕龄24～33周、胎儿心率正常的孕妇,在其规律性宫缩达每30分钟4次以上,每次持续至少30秒,并伴宫颈扩张1～3cm(初产妇0～3cm)、宫颈管消失50%以上的时候,推迟其即将出现的早产。

【用法用量】静脉注射或静脉滴注:常用量初始一次6.75mg,静脉注射,注射时间不少于1分钟;紧接着以每分钟300μg的速度静脉滴注3小时;然后以每分钟100μg的速度静脉滴注适当时间,最长可滴注45小时。整个疗程总剂量不宜超过330mg。

治疗应在确诊早产后尽快开始。宫缩持续存在时,应考虑替换疗法。

【不良反应】常见恶心、头痛、头晕、潮红、呕吐、心悸、低血压、注射部位反应和高血糖症。少见发热、失眠、瘙痒和出疹。

【禁忌】孕龄少于24周或超过33周、孕龄超过30周胎膜早破、宫内胎儿生长迟缓和胎儿心率异常、产前子宫出血须立即分娩、子痫和重度先兆子痫须分娩、宫内胎儿死亡、宫内感染可疑、前置胎盘屏障、胎盘屏障分离、继续怀孕对母亲或胎儿有危险的患者禁用。

【制剂】醋酸阿托西班注射液

3. 烯丙雌醇 Allylestrenol

见本章“151. 流产与复发性流产”。

附:用于早产的其他西药

1. 硫酸镁 Magnesium Sulfate

见第二章“25. 高血压”。

2. 枸橼酸咖啡因注射液 Coffeine Cirtrate Injection

【适应证】用于治疗早产新生儿原发性呼吸暂停。

二、中药

参茸白凤丸

见本章“150. 胎漏、胎动不安与保胎”。

153. 妊娠期高血压疾病与子痫

〔基本概述〕

(一)妊娠期高血压疾病

妊娠期高血压疾病也称妊娠高血压综合征(症),是妊娠期特有的疾病,严重威胁母儿生命安全。

妊娠期高血压疾病包括妊娠期高血压、子痫前期、子痫以及慢性高血压并发子痫前期和慢性高血压合并妊娠。主要临床表现为高血压,较重时出现蛋白尿,严重时发生抽搐。

妊娠期高血压疾病病理基础为全身小血管痉挛,内皮损伤及局部缺血。孕妇年龄超过40岁;子痫前期病史;抗磷脂抗体阳性;高血压;慢性肾炎;糖尿病;初次产检时体重指数≥35kg/m^2;子痫前期家族史(母亲或姐妹);本次妊娠为多胎妊娠;首次怀孕;妊娠间隔时间≥10年以及孕早期收缩压≥130mmHg或舒张压≥80mmHg;精神过度紧张;寒冷刺激;营养不良等为该病的高危因素。

妊娠期高血压疾病的病因至今尚未完全明确,研究报道,致病原因可能与子宫螺旋小动脉重铸不足、炎症免疫过度激活、血管内皮细胞受损、遗传因素、营养缺乏、胰岛素抵抗等有关。

妊娠期高血压疾病的病因虽然未明,但其病理生理变化已经明确,即以全身小血管痉挛为主。妊娠期高血压疾病可分为妊娠期高血压[妊娠期出现高血压,收缩压≥140mmHg和(或)舒张压≥90mmHg,尿蛋白阴性],轻度子痫前期[妊娠20周后出现收缩压≥140mmHg和(或)舒张压≥90mmHg,伴有蛋白尿≥0.3g/24h或随机尿蛋白阳性],重度(血压≥160/110mmHg,伴有蛋白尿≥5.0g/24h或随机尿蛋白+++,持续性头痛或视觉障碍或其他脑神经症状,持续性上腹部疼痛,肝功能异常,肾功能异常等)。在子痫前期的基础上,发生不能用其他原因解释的抽搐称为子痫。

本病临床主要表现为高血压、蛋白尿、水肿,严重时出现抽搐、昏迷、心肾衰竭,甚至发生母婴死亡。

(二)子痫

子痫是妊娠期高血压疾病的特殊表现,包括水肿、高血压和蛋白尿,特别是在妊娠晚期发展呈最严重而紧急情况时,以抽搐及昏迷为特点,可并发肾功能衰竭、心力衰竭、肺水肿、颅内出血、胎盘早剥等。随着围生医学的发展,孕期保健加强,对妊娠期高血压疾病预防及诊治水平的提高,子痫的发生率近年来已明显下降,约为1‰左右。一旦发生抽搐、昏迷即诊断为子痫。

子痫前期的特征是孕前无高血压史,妊娠20周后出现高血压伴蛋白尿。

中医学认为子痫多由素体肾阴亏虚,肝失涵养,心火独亢,心肝之火并炎于上,或平素饮食不节、劳倦过度、忧思气结损伤脾气,脾失健运,水湿停聚成痰,痰火上扰等引起。常见证型有阴虚肝旺型子痫和痰火上扰型子痫。治以平肝潜阳、熄风、安神、镇痉及利水化湿为主。

〔治疗原则〕

治疗原则为镇静、解痉、降压、利尿,适时终止妊娠。

由于妊娠期高血压疾病的病因至今未明,故至今仍是根据其好发因素以及病理生理变化特点采取解痉、降压、利尿及适时终止妊娠等原则治疗。对妊娠期高血压疾病患者休息与饮食方面的调节或指导也是治疗该病所必须。

子痫的治疗应以预防为主,子痫发病急,病情变化快,后果严重,处理复杂,特别在急诊处理时,要求迅速诊断,及时抢救。一旦子痫发作都应立即采取紧急抢救措施。

(1)解痉:首选硫酸镁,负荷剂量25%溶液,一次2.5～5g,溶于5%葡萄糖注射液100ml静脉滴注;或用10%葡萄糖注射液20ml稀释后,15～20分钟内缓慢静脉推注,以后每小时1～2g静脉滴注维持。

(2)降压:当收缩压≥160mmHg和(或)舒张压≥110mmHg时,应给予降压药。常用拉贝洛尔、硝苯地平、硝普钠或酚妥拉明等药物。

(3)镇静:地西泮2.5～5mg口服,一日3次;或10mg肌内注射。

(4)利尿消肿:常用呋塞米。

(5)要严格按照1～2g/h的速度静脉滴注硫酸镁,同时监测呼吸、膝键反射、尿量,警惕镁中毒。

(6)治疗期间要注意监测心率及双肺呼吸音,控制一日静脉输液总量,避免发生肺水肿和心功能不全。

〔用药精选〕

一、西药

1. 硫酸镁 MagnesiumSulfate

【适应证】本品作为抗惊厥药,用于妊娠高血压综合征,降低血压,治疗先兆子痫和子痫,也用于早产。硫酸镁为治疗妊娠高血压综合征的首选药物,为最好的解痉药物。在治疗先兆子痫及子痫时,可以很好地控制和预防子痫的发作。

【不良反应】①静脉注射常引起皮肤潮红、出汗、口干等症状,快速静脉注射时可引起恶心、呕吐、心悸、头晕,个别出现眼球震颤,减慢注射速度症状可消失。②肾功能不全,用药剂量大,可发生血镁积蓄,血镁浓度达5mmol/L时,可出现肌肉兴奋性受抑制,感觉反应迟钝,膝腱反射消失,呼吸开始受抑制,血镁浓度达6mmol/L时可发生呼吸停止和心律失常,心脏传导阻滞,浓度进一步升高,可使心跳停止。③连续使用硫酸镁可引起便秘,部分患者可出现麻痹性肠梗阻,停药后好转。④极少数血钙降低,再现低钙血症。⑤镁离子可自由透过胎盘,造成新生儿高血镁症,表现为肌张力低,吸吮力差,不活跃,哭声不响亮等,少数有呼吸抑制现象;⑥少数孕妇出现肺水肿。

【用法用量】静脉注射或静脉滴注。

①重度子痫前期及子痫首次缓慢静脉注射2.5～5g,然后以每小时1～2g的速度静脉滴注维持,24小时总量为30g,根据膝腱反射、呼吸次数和尿量监测而定。

②早产与妊娠高血压症首次缓慢静脉注射4g,然后以每小时2g的速度静脉滴注,直到宫缩停止后2小时,以后口服β肾上腺素受体激动药维持。

【禁忌】哺乳期妇女。

【制剂】硫酸镁注射液(葡萄糖注射液);注射用硫酸镁

2. 葡萄糖酸镁颗粒 Magnesium Gluconate Granules

【适应证】通过口服本品能增加血镁浓度及维持静脉点滴硫酸镁后血镁浓度,用于妊娠高血压综合征的治疗。

【用法用量】口服。在医生指导下服用。每袋用温开水约100毫升溶解后口服;每天早晚各一次,每次5～10g(1～2袋),或遵医嘱,根据病情调整剂量。

【不良反应】无严重不良反应。个别患者有腹泻现象,饭后服用或分次服用对减轻消化道症状有一定效果。

【禁忌】①肾功能不全、低血压、呼吸抑制患者禁用。②尿量<100ml/4小时者禁用。③呼吸<16次/分,膝腱反射消失者禁用。

3. 拉贝洛尔 Labetalol

本品兼具α和β受体阻断作用。在等效剂量下,其心率减慢作用比普萘洛尔轻,降压作用出现较快。本品阻断α受体所致的血管舒张作用也参与降压和抗心绞痛机制。与单纯的β受体阻断药相比,该药在立位和运动试验时的降压作用较强。此外可使肾血流量增加,而普萘洛尔使之减少。

【适应证】适用于治疗轻度至重度高血压和心绞痛;静注能治疗高血压危象。适用于:①轻、中度原发性高血压。②高血压孕妇或先兆子痫。③铬细胞瘤。④急进型高血压和高血压危象。⑤控制全身麻醉时的低血压。

【用法用量】口服。常用量每次100～200mg,每日2～3次,于饭后服用。严重高血压时剂量可增至每次400mg,每日3～4次。每日剂量不超过2400mg。

【不良反应】①常见有眩晕、乏力、幻觉、胃肠道障碍(恶心、消化不良、腹痛、腹泻)、口干、头皮麻刺感。②剂量过大,还可发生心动过速、急性肾衰竭。③儿童、孕妇及哮喘、脑出血患者忌用静脉注射。④心绞痛患者不能突然停药。⑤头晕、瘙痒、乏力、恶心、胸闷,少数患者可发生直立性低血压。

【禁忌】脑出血、心动过缓、传导阻滞及支气管哮喘患者。

【制剂】盐酸拉贝洛尔片

4. 硝苯地平 Nifedipine

见第二章"15. 心脏病"。

5. 尼莫地平 Nimodipine

见第九章"101. 脑中风、短暂性脑缺血发作和脑栓塞"。

6. 盐酸尼卡地平 Nicardipine Hydrochloride

见第二章"高血压"。

7. 硝普钠 Sodium Nitroprusside

见第二章"15. 心脏病"。

附:用于妊娠期高血压疾病与子痫的其他西药

1. 甲磺酸酚妥拉明 Phentolamine Mesylate

见第二章"16. 心力衰竭"。

2. 甲基多巴 Methyldopa Tablets

见第二章"25. 高血压"。

3. 硝酸甘油 Nitroglycerin

见第二章"15. 心脏病"。

4. 地西泮 Diazepam

见第九章"癫痫"。

5. 呋塞米 Furosemide

见第二章"16. 心力衰竭"。

6. 苯巴比妥 Phenobarbital

见第九章"109. 癫痫"。

7. 甘露醇 Mannitol

见第四章"70. 水肿"

8. 异戊巴比妥 Amobarbital

见第九章"109. 癫痫"。

9. 阿替洛尔 Atenolol

见第二章"15. 心脏病"。

10. 美托洛尔 Metoprolol

见第二章"17. 冠心病和心绞痛"。

11. 氢氯噻嗪 Hydrochlorothiazide

见第二章"16. 心力衰竭"。

12. 肼屈嗪 Hydralazine

【适应证】用于肾型高血压及舒张压较高的患者单独使用效果不甚好,且易引起副反应,故与利舍平、氢氯噻嗪、胍乙啶或心得安合用,以增加疗效。

13. 利舍平 Reserpine

见第二章"25. 高血压"。

14. 卡托普利 Captopril

见第二章"15. 心脏病"。

15. 糖皮质激素 Glucocorticoid

【适应证】糖皮质激素具有调节糖、脂肪、和蛋白质的生物合成和代谢的作用,还具有抗炎等作用,可用于一般的抗生素或消炎药所不及的病症,如SARS、败血症等。

二、中药

羚羊角胶囊(散)

见第九章"103. 头痛与偏头痛"。

154. 引产和中止妊娠

〔基本概述〕

引产是指妊娠12周后,因母体或胎儿方面的原因,须用人工方法诱发子宫收缩而结束妊娠。

引产一般分为中期妊娠引产和晚期妊娠引产。妊娠12~24周,用人工的办法中止妊娠叫做妊娠中期引产。怀孕中期引产是因为优生或计划生育的需要而终止妊娠。这一时期的特点是胎盘已经形成,胎儿较大,骨骼变硬,娩出时需要充分扩张子宫颈。另外,由于子宫增大,子宫壁充血变软,手术时容易损伤子宫壁,因此中期引产要比早期人工流产难度大,并发症多,故应尽量做早期人工流产。

晚期妊娠引产是指妊娠28周后,用人工方法诱发子宫收缩而终止妊娠。人工方法包括药物或器械手段促使分娩发动。晚期妊娠引产是因为怀孕后期,母亲有一些并发症或者胎儿存在问题而采取措施引起子宫收缩,结束分娩。

中止妊娠就是停止怀孕的意思,一般是由于意外怀孕,胎儿有严重生理缺陷等因素影响而采取的医学方法。

中止妊娠与终止妊娠有本质的不同,终止妊娠是指胎儿自然地脱离母体,而中止妊娠常常指人为或意外的流产。

〔引产原则〕

引产不但要掌握时机,更重要的是要安全并争取阴道分娩,减少剖宫产及其他手术助产。而催产是指正式临产后,以人工的方法促进宫缩,加速分娩,与此同时要尽量减少因催产而发生的副作用。要使引产及催产有利于母儿健康,首先必须了解和掌握引产及催产的适应证及诊疗操作规范,使并发症降到最低。

引产的方法包括水囊引产、天花粉引产、利凡诺引产、芫花萜引产、前列腺素引产等。此外还有手术取胎,包括经腹和经阴道剖宫取胎及钳刮术等。

中期妊娠引产的方法主要有两大类,一大类为水囊加催产素的引产方法;另一大类为药物引产,如利凡诺尔引产、天花粉引产、高渗盐水置换、芫花萜膜引产、甘遂引产、前列腺素引产、稀释的酒精引产等。就目前各种中期妊娠引产方法来看,根据国内现实条件,结合考虑方法简便,流产时间较短,用药量少,效果好,副作用轻,并发症少,药源广以及经济等因素,我国常用的是水囊加催产素引产和利凡诺尔引产。

〔人工流产和药物流产〕

(一)人工流产

人工流产对女性来说是一个尴尬的话题,既不像通常的怀孕那般欣喜,又不会像其他疾病一样受到关怀。很多女性一听人工流产,犹如大敌临头一样,对手术带来的痛苦以及对身体的影响都充满恐惧。人工流产可以根据妊娠的月份、女性的意愿有多种选择。在妊娠10周以内做人工流产最为适宜。因为人工流产手术越早就越简单、越安全;反之,手术就越复杂,手术后康复时间也就越慢。

常用的早期人工流产手术有吸宫术(负压吸引术)和钳刮术两种。前者适用于10周以内的妊娠妇女,后者适用于10~14周的妊娠妇女。妊娠10周以内子宫不太大;胎儿和胎盘尚未形成,一般不需要扩张子宫颈,很容易将胎块组织吸出;手术中反应轻;出血少,手术时间短,术后休息1~2小时就可以回家,恢复也很快,对身体影响小。吸宫术的手术很小,只要在门诊就可进行。

吸宫术似乎比较简单,也没有什么危险,但如果孕妇有急、慢性传染病或严重的全身性疾病如心力衰竭等,生殖器官急性炎症时,不宜施行手术。吸宫术引起并发症的可能很小,但手术结束后应仔细检查吸出物,以免漏吸或只吸出一部分组织。

妊娠10~14周时,因胚胎逐渐长大,胎盘已经形成,子宫也随着长大,这时做人工流产不宜用简单的吸宫术,而需要采用钳刮人工流产。该手术难度大,出血多,恢复也比较慢,对身体有一定影响。手术过程同吸宫术差不多,只是宫颈要扩张的更大一些,一般手术前一天在宫颈管内放一个宫颈扩张棒或导尿管可以促使宫颈自动扩张,第二天再行手术。手术时可能会出现流产不完全、子宫穿孔、宫颈撕伤等并发症,术后应注意有无感染。

妊娠超过了14周就不能做上述两种人工流产,而需要住院做引产手术,这样更增加了孕妇的痛苦和手术的危险性。引产术是注射一些药物使得妊娠提前终止,之后孕妇将胎儿、胎盘产出,整个过程类似于正常分娩过程。如果有部分顽固的胎盘不肯离开子宫时,必须及时刮宫。如果注射药物5天后还没有宫缩,可以再注射一次,如依然不成功,就只能像剖宫产一样剖宫取胎。患有急性传染病,生殖道急性感染,急、慢性肝肾疾病者以及子宫有瘢痕的女性都不可以做引产术。手术可能会引起发热、产道损伤、流产不完全、感染等并发症。

因此,需要做人工流产的孕妇,应尽量争取在妊娠10周以内做负压吸引手术,以减轻流产者的痛苦。

(二)药物流产

药物流产给意外受孕的女子带来了极大的福音。近年来,米非司酮配伍米索前列醇片等抗早孕药物在临床上广泛使用,取得了较为满意的效果。不动手术就可使止孕的梦想变成现实。与人工流产相比,药物流产避免了手术器械对生殖器官的损伤,而且痛苦小、副反应轻、后遗症少,服药者心理压力也不大,易于让人接受。目前药物流产的完全流产率已经达到90%~95%,并且如果流产失败了,再手术清宫的痛苦也比人工流产轻,因为宫口已开,不需扩宫。但是,药物流产也是有其适用范围和禁忌证的,女性在做药物流产前,一定要先弄清楚自己是否在此范围之内。

〔用药精选〕

一、西药

1. 缩宫素 Oxytocin

【适应证】用于:①引产、催产、产后及流产后因宫缩无力或缩复不良引起的子宫出血。②了解胎盘屏障储备功能(催产素激惹试验)。

【禁忌】骨盆过窄、产道受阻、明显头盆不称及胎位异常、有剖宫产史、子宫肌瘤剔除术史者及脐带先露或脱垂、前置胎盘、胎儿窘迫、宫缩过强、子宫收缩乏力长期用药无效、产前出血(包括胎盘早剥)、多胎妊娠、子宫过大(包括羊水过多),严重的妊娠高血压综合征等患者。

【不良反应】①偶见恶心、呕吐、心率加快或心律失常。②大剂量应用时可引起高血压或水滞留。

【用法用量】肌内注射或静脉滴注:用于肌内注射时,本品可直接使用;用于静脉滴注时,临用前,将本品2.5~5U用氯化钠注射液适量稀释制成每1ml中含有0.01U的溶液后缓慢滴注。

静脉滴注:用于①引产或催产,一次2.5~5U。滴注开始时每分钟不超过0.001~0.002U,每15~30分钟增加0.001~0.002U,至达到宫缩与正常分娩期相似,最快每分钟不超过0.02U,通常为每分钟0.002~0.005U。②控制产后出血,每分钟0.02~0.04U。胎盘屏障排出后肌内注射5~10U。

【孕妇及哺乳期妇女用药】用于催产时必须明确指征并在密切监测下进行,以免产妇和胎儿发生危险。

【制剂】缩宫素注射液;注射用缩宫素;缩宫素鼻喷雾剂

2. 地诺前列酮栓 Dinoprostone Suppositories

【适应证】用于中期妊娠引产、足月妊娠引产和治疗性流产,对妊娠毒血症(先兆子痫、高血压)、妊娠合并心肾疾患者、过期妊娠、死胎不下、水泡状胎块、羊膜早破、高龄初产妇等均可应用。

【禁忌】①已开始临产、已破膜、正在给缩宫素的患者。②患盆腔炎或有盆腔炎史、多胎妊娠的患者。③对不能有持续强而长的宫缩的患者,如有子宫大手术史,有宫颈手术史,严重头盆不称,胎先露异常,可疑胎儿宫内窘迫,难产或创伤性生产史,3次以上足月产者。

【不良反应】①心脏分娩力描记的改变和非特异性胎儿窘迫。②子宫活动增加和子宫收缩过强伴或不伴胎儿窘迫。③胃肠道反应如恶心、呕吐和腹泻等。④子宫破裂。⑤罕见生殖器水肿。

【用法用量】塞入阴道：一次 1 枚(10mg)，将栓剂放在后穹窿处，使用少量滑润剂以助放置。放入后，确保患者卧床休息 20～30 分钟。如 8～12 小时内未达充分的宫颈成熟，应取出，可再放入第 2 枚，第 2 枚亦应在不超过 12 小时取出。在 1 个疗程中不应超过 2 枚。

3. 硫酸普拉睾酮钠 Sodium Prasterone Sulfate

【适应证】用于妊娠足月引产前使宫颈成熟。

【禁忌】妊娠未足月，无引产指征者。

【不良反应】可见眩晕、耳鸣、恶心、呕吐、皮疹、手肿。

【用法用量】静脉注射：临用前，将本品 100～200mg 用 5% 葡萄糖注射液 10ml 溶解后缓慢静脉注射，注射时间不少于 1 分钟。常用量一次 100～200mg，一日一次，连续 3 日。

【制剂】注射用硫酸普拉睾酮钠

4. 卡前列甲酯 Carboprost Methylate

【适应证】①与米非司酮序贯合并使用，用于终止停经 49 天内的早期妊娠。②用于预防和治疗宫缩弛缓所引起的产后出血。

【禁忌】①前置胎盘及宫外孕、急性盆腔感染、胃溃疡患者。

②哮喘及严重过敏体质、心血管疾病、青光眼等有使用前列腺素禁忌的患者。

【不良反应】①常见腹泻、恶心或呕吐、腹痛等，采用服用复方地芬诺酯(复方苯乙哌啶)片后，不良反应显著减少。停药后上述反应即可消失。②少见面部潮红，但很快消失。③一般不良反应包括胃肠道、心血管系症状等。

【用法用量】外用：用于终止妊娠，停经不超过 49 日之健康早孕妇女，空腹或进食 2 小时后口服米非司酮，首剂 200mg，然后禁食 2 小时，第 3 日晨于阴道后穹窿放置卡前列甲酯栓 1mg；或口服米非司酮，首剂 50mg，当晚再服 25mg，以后每隔 12 小时服 25mg，第 3 天晨口服米非司酮 25mg 后 1 小时于阴道后穹窿放置卡前列甲酯栓 1mg，卧床休息 2 小时，门诊观察 6 小时。注意用药后出血情况，有无妊娠物排出和不良反应。

【制剂】卡前列甲酯栓

5. 米索前列醇 Misoprostol

本品为终止早孕药。本品具有宫颈软化、增强子宫张力及宫内压作用。与米非司酮序贯合用可显著增高或诱发早孕子宫自发收缩的频率和幅度。本品具有 E 型前列腺素的药理活性，对胃肠道平滑肌有轻度刺激作用，大剂量时抑制胃酸分泌。

【适应证】本品与米非司酮序贯合并使用，可用于终止停经 49 天内的早期妊娠。

【用法用量】在服用米非司酮 36～48 小时后，单次空腹口服米索前列醇 0.6mg。

【不良反应】部分早孕妇女服药后有轻度恶心、呕吐、眩晕、乏力和下腹痛。及个别妇女可出现潮红、发热及手掌瘙痒，甚至过敏性休克。

【禁忌】①心、肝、肾疾病患者及肾上腺皮质功能不全者。②有使用前列腺素类药物禁忌者，如青光眼、哮喘及过敏体质者。③带宫内节育器妊娠和怀疑宫外孕者。④除终止早孕妇女外，其他孕妇。

【制剂】米索前列醇片

6. 米非司酮 Mifepristone

【适应证】与前列腺素药序贯合并使用，用于终止停经 49 天内的妊娠。

【禁忌】①心、肝、肾功能不全及肾上腺皮质功能不全者。②青光眼、哮喘等属于对使用前列腺素类药物禁忌者。③带宫内节育器妊娠、怀疑宫外孕，以及年龄超过 35 岁的吸烟妇女。

【不良反应】可见轻度恶心、呕吐、腹泻、眩晕、疲乏、腹痛、肛门坠胀感、子宫出血、皮疹、面部潮红和麻木。

【用法用量】口服。停经 49 天内的健康早孕妇女，空腹或进食 2 小时后服用米非司酮片，一次 25～50mg，一日 2 次，连服 2～3 天，总量 150mg，每次服药后禁食 2 小时，第 3～4 天清晨于阴道后穹窿放置卡前列甲酯栓 1mg(1 枚)。卧床休息 1～2 小时，门诊观察 6 小时。注意用药后出血情况，有无妊娠产物排出和副反应。

【制剂】米非司酮片

7. 复方米非司酮片 Compound Mifepristone Tablets

本品为复方制剂，含米非司酮和双炔失碳酯。

【适应证】本品与米索前列醇片序贯合并使用，可用于终止停经 49 天内的早期妊娠。

【用法用量】每日上午空腹或进餐 2 小时后口服，服药后禁食 1 小时。一次一片，每日一次，连服二日。

【禁忌】①对本品中任一组分过敏者禁用。②有心、肝、肾疾病患者及肾上腺皮质功能不全、高血压、心血管疾病、青光眼、哮喘、凝血机制障碍、长期服用可的松者禁用。③带宫内节育器妊娠和怀疑宫外孕者禁用。

【不良反应】有轻度恶心、呕吐、头晕、乏力和下腹痛等不适感。偶可出现皮疹。服用米索前列醇后可有腹痛，部分妇女可发生呕吐、腹泻，少数有潮红、手足发痒、发麻。

8. 乳酸依沙吖啶 Ethacriding Lactate

【适应证】①中期妊娠引产药，用于终止 12～26 周妊娠；②用于小面积、轻度外伤创面及感染创面的消毒。

【不良反应】①中毒时表现为少尿、无尿及黄疸，肝、肾功能严重损害。②有 3%～4% 孕妇发热可达 38℃ 以上。③本品引产容易发生胎盘滞留或部分胎盘、胎膜残留而引起大量出血。④软产道损伤，常见宫颈撕裂、宫颈管前壁或后壁穿孔。

【用法用量】羊膜腔内给药或宫腔内羊膜腔外注药：本品的安全剂量一次 50～100mg，极量 120mg，中毒剂量为 500mg，一般用量为 100mg 以内。请遵医嘱。

【禁忌】肝功能不全、肾功能不全患者禁用。

【制剂】乳酸依沙吖啶注射液(溶液)

附:用于引产和中止妊娠的其他西药

1. 卡前列素氨丁三醇 Carboprost Tromethamine

见本章"155. 产后出血和产后恶露不尽"。

2. 天花粉蛋白注射液 TrichosanthinInjection

【适应证】本品为引产药,用于终止早期及中期妊娠。

二、中药

十一味能消胶囊(丸)

【处方组成】藏木香、小叶莲、干姜、沙棘膏、诃子肉、蛇肉(制)、大黄、方海、北寒水石(制)、硇砂、碱花(制)。

【功能主治】化瘀行血,通经催产。用于经闭,月经不调,难产,胎盘不下,产后瘀血腹痛。

【用法用量】口服。一次2~3粒,一日2次。

【使用注意】孕妇禁用。

155. 产后出血与产后恶露不尽

〔基本概述〕

(一)产后出血

产后出血是产科常见的严重并发症,至今仍然是产妇死亡的主要原因之一。产后出血是指胎儿娩出后24小时内失血量达到或超过500ml,剖宫产时超过1000ml。

产后出血常见的原因有:宫缩乏力、胎盘因素、软产道损伤和凝血功能障碍。

宫缩乏力可以因为全身性疾病引起,包括体质虚弱;肝肾疾病、心脏病、呼吸系统疾病以及发热等;还可由于产科因素所致,如产程延长、滞产、妊娠期高血压疾病、前置胎盘、胎盘早剥、子宫形态发育异常、巨大儿或羊水过多所致子宫过度膨胀、宫腔感染等;另外,精神过度紧张和产妇疲劳、子宫病变、使用大量镇静剂、未及时排尿膀胱过度充盈,都可导致宫缩乏力。

产后出血的另一原因是胎盘滞留、胎盘植入或胎盘部分残留。

软产道损伤是容易被忽略的一项产后出血原因,常见于会阴组织弹性较差的产妇,急产或胎儿娩出过快也容易造成阴道壁或会阴组织的裂伤,还有,巨大儿、阴道助产、产钳术也是软产道损伤的常见原因。妊娠后期,软产道充血,分娩时产道的裂伤可在短时间内大量失血,或伤口上延至阴道穹窿,形成阔韧带内血肿,严重时发生失血性休克,危及产妇生命。软产道损伤常被错认为宫缩乏力,虽经使用缩宫素或其他促宫缩药物,但不能减少出血,而当大量失血后,子宫肌细胞缺血缺氧,也会出现继发宫缩乏力。

凝血功能障碍也会导致产后出血,例如妊娠期血小板减少、死胎或胎盘早剥所致凝血活酶释放,使纤维蛋白原过度消耗。羊水栓塞和重度子痫前期都可分别激活外源性和内源性凝血系统,导致凝血物质大量消耗。

(二)产后恶露不尽

胎儿娩出后,胞宫内遗留的余血浊液称为恶露。正常恶露一般在产后3周左右干净。如超过这段时间,仍淋漓不断者,称为产后恶露不尽,又叫恶露不绝。

引起本病的主要病因病机有气虚、血热、血瘀等方面。气虚,体质素弱,正气不足,产时失血耗气,正气更虚,以致冲任不固,不能摄血,而致恶露不绝;血热,平素阴虚,复因产时失血,阴液更亏,营阴耗损,而致阴虚生内热,热扰冲任,迫血下行,导致恶露不止;血瘀,产后胞脉空虚,瘀血内阻,冲任失畅,血不归经,以致恶露淋漓日久不止。

本病的临床特征是产后超过3周,阴道出血仍淋漓不断。

西医学的产后子宫复旧不全、胎盘胎膜残留、晚期产后出血等疾病均可导致产后恶露不尽。

〔治疗原则〕

1. 产后出血的治疗

当出现阴道活动性出血时,应首先检查宫缩情况;检查胎盘是否完整,是否存在胎盘小叶缺失;仔细检查软产道是否有裂伤,当使用产钳助产后,尤其应注意宫颈是否有裂伤和缺失。

药物治疗主要是针对宫缩乏力和凝血功能障碍等方面。

(1)加强宫缩,促进子宫收缩,使胎盘剥离面血窦闭合。

①缩宫素:10单位宫颈注射或加入生理盐水500ml中静脉点滴,24小时内用量不宜超过60单位。

②前列腺素类药物:缩宫素无效时尽早使用。

(2)止血药物,促进创面表面血栓形成,从而达到止血目的。

①凝血酶:1000单位,肌内注射或静脉滴注,一日1次,连续3日。

②氨甲苯酸:0.25g,一日3次。

③维生素C:0.1g,静脉滴注,一日3次。

2. 产后恶露不尽的治疗

产后恶露不尽的治疗应根据不同的证型和临床表现进行辨证施治。对气虚者给予补气摄血;对血热者给予清热凉血;对血瘀者给予活血化瘀。

当出现阴道活动性出血时,应首先检查宫缩情况;检查胎盘是否完整,是否存在胎盘小叶缺失;仔细检查软产道是否有裂伤,当使用产钳助产后,尤其应注意宫颈是否有裂伤和缺失。并针对宫缩乏力和凝血功能障碍等方面的原因采取相应的药物。

〔用药精选〕

一、西药

1. 缩宫素 Oxytocin

见本章“154. 引产和中止妊娠”。

2. 卡贝缩宫素 Carbetocin

【适应证】适用于选择性硬膜外或腰麻下剖腹产术后，以预防子宫收缩乏力和产后出血。

【用法用量】单剂量静脉注射 100μg(1ml)卡贝缩宫素，只有在硬膜外或腰麻醉下剖腹产术完成婴儿娩出后，缓慢地在1分钟内一次性给予。卡贝缩宫素可以在胎盘娩出前或娩出后给予，或遵医嘱。

【不良反应】临床试验中观察到卡贝缩宫素的不良事件，其发生的形式和频率都与硬膜外或腰麻下进行剖腹产术后给予催产素时观察到的相同。静脉注射卡贝缩宫素后常发生(10% ~40%)的是恶心、腹痛、瘙痒、面红、呕吐、热感、低血压、头痛和震颤。不常发生(1% ~5%)的不良事件包括背痛、头晕、金属味、贫血、出汗、胸痛、呼吸困难、寒战、心动过速和焦虑。

【禁忌】①相对于催产素，本品的作用时间长，由此而产生的子宫收缩就不能简单地通过终止给药而停止。所以在婴儿娩出前，不论任何原因都不能给予卡贝缩宫素，包括选择性或药物诱导的生产。在妊娠期间不恰当地使用卡贝缩宫素，理论上可出现类似催产素过量时的症状，包括子宫过度刺激后出现强的(高张)和持续的(强直性)收缩、分娩过程骚乱、子宫破裂、宫颈和阴道的撕裂、产后出血、子宫-胎盘血流灌注降低和各种胎心减慢、胎儿供氧不足、高碳酸血症，甚至死亡。②本品不能用于对催产素和卡贝缩宫素过敏的患者。③本品不能用于有血管疾病的患者，特别是冠状动脉疾病，若用则必须非常谨慎。④本品也不能用于儿童。

【孕妇及哺乳期妇女用药】①禁止使用于妊娠期和婴儿娩出前(见禁忌)。②哺乳期妇女慎用。

【儿童用药】不能用于儿童。

【老年用药】不推荐老年患者使用。

【制剂】卡贝缩宫素注射液

3. 氨甲苯酸 Aminomethylbenzoic Acid

见第三章“60. 便血”。

4. 氨甲环酸 Tranexamic Acid

见第三章“60. 便血”。

5. 卡前列素氨丁三醇 Carboprost Tromethamine

见本章“151. 流产与复发性流产”。

6. 马来酸麦角新碱 Ergometrine Maleate

本品为子宫收缩药。可直接作用于子宫平滑肌，作用强而持久。大剂量可使子宫肌强直收缩，能使胎盘种植处子宫肌内血管受到压迫而止血。

【适应证】①主要用在产后或流产后预防和治疗由于子宫收缩无力或恢复不良所致的子宫出血；②用于产后子宫复原不全，加速子宫复原。

【用法用量】肌肉或静脉注射一次 0.2mg，必要时可2 ~4小时重复注射一次，最多5次。静脉注射时需稀释后缓慢注入，至少1分钟。

【不良反应】①由于产后或流产后子宫出血的用药时间较短，药物的某些不良反应较其他麦角生物碱少见。但静脉给药时，可出现头痛、头晕、耳鸣、腹痛、恶心、呕吐、胸痛、心悸、呼吸困难、心率过缓；也有可能突然发生严重高血压，在用氯丙嗪后可以有所改善甚消失。②如使用不当，可能发生麦角中毒，表现为持久腹泻、手足和下肢皮肤苍白的发冷、心跳弱、持续呕吐、惊厥。

【禁忌】胎儿娩出前使用本品可能发生子宫强直性收缩，以致胎儿缺氧或颅内出血；胎盘未剥离娩出前使用可使胎盘嵌留宫腔内。

【制剂】马来酸麦角新碱注射液

7. 垂体后叶注射液 Posterior Pituitary Injection

本品对平滑肌有强烈收缩作用，尤以对血管及子宫之基层作用更强，由于剂量不同，可引起子宫节律收缩至强直收缩。对于肠道及膀胱亦能增加张力而使其收缩。

【适应证】用于肺、支气管出血(如咯血)消化道出血(呕血、便血)，并适用于产科催产及产后收缩子宫、止血等。对于腹腔手术后肠道麻痹等亦有功效。本品尚对尿崩症有减少排尿量之作用。

【用法用量】肌内、皮下注射或稀释后静脉滴注。引产或催产静脉滴注：①一次 2.5 ~5 单位，用氯化钠注射液稀释至每1ml 中含有 0.01 单位。静脉滴注开始时每分钟不超过0.001 ~0.002 单位，每 15 ~30 分钟增加 0.001 ~0.002 单位，至达到宫缩与正常分娩期相似，最快每分钟不超过 0.02单位，通常为每分钟 0.002 ~0.005 单位。②控制产后出血每分钟静脉滴注 0.02 ~0.04 单位，胎盘排出后可肌内注射5 ~10 单位。产后子宫出血：一次3 ~6 单位。

【不良反应】用药后，如出现面色苍白、出汗、心悸、胸闷、腹痛、过敏性休克等，应立即停药。

【禁忌】本品对患有肾脏炎、心肌炎、血管硬化、骨盆过窄、双胎、羊水过多、子宫膨胀过度等患者不易应用。在子宫颈尚未完全扩大时亦不宜采用本品。高血压或冠状动脉病患者慎用。

【孕妇及哺乳期妇女用药】用于催产时必须明确指征，在密切监视下进行。

【制剂】垂体后叶注射液(粉、粉散)

附：用于产后出血与产后恶露不尽的其他西药

1. 凝血酶 Thrombin

见第六章“84. 血友病”。

2. 马来酸甲麦角新碱 Methylergometrine Maleate

【适应证】用于产后或流产后由于子宫收缩无力或恢复不佳引起致的子宫出血。

3. 卡前列甲酯栓 Carboprost Methylate Suppositories

见本章“154. 引产和中止妊娠”。

二、中药

1. 产妇安口服液(胶囊、丸、合剂)

【处方组成】当归、川芎、红花、桃仁、甘草、干姜(炮)、益母草。

【功能主治】化瘀生新。用于瘀血内阻所致的产后恶露不绝,症见产后出血过多、色紫黯或有血块、小腹疼痛

【用法用量】口服液口服。一次 25ml,一日 2 次;温热后服用。

2. 宫血宁胶囊

见本章“144. 功能失调性子宫出血与崩漏”。

3. 产复康颗粒

【处方组成】益母草、当归、人参、黄芪、何首乌、桃仁、蒲黄、熟地黄、醋香附、昆布、白术、黑木耳

【功能主治】补气养血,祛瘀生新。用于气虚血瘀所致的产后恶露不绝,症见产后出血过多、淋漓不断、神疲乏力,腰腿酸软。

【用法用量】开水冲服,一次 20g 或 5g(无蔗糖),一日 3 次;5~7 日为一疗程;产褥期可长期服用。

4. 益母丸(颗粒)

见本章“140. 月经失调”。

5. 益母草膏(片、分散片、颗粒、胶囊、软胶囊、口服液、流浸膏)

见本章“140. 月经失调”。

6. 调经止痛片(胶囊)

见本章“140. 月经失调”。

7. 加味八珍益母膏(胶囊)

见本章“140. 月经失调”。

8. 五加生化胶囊

【处方组成】刺五加、当归、川芎、桃仁、干姜(炮)、甘草

【功能主治】益气养血,活血祛瘀。用于经期、流产、产后气虚血瘀所致阴道流血,血色紫黯或有血块,小腹疼痛按之不减,腰背酸痛,自汗,心悸气短,舌淡,兼见瘀点,脉沉弱。

【用法用量】口服。一次 6 粒,一日 2 次。温开水送服,疗程 3 天或遵医嘱。

【使用注意】孕妇禁用。

9. 复方益母草膏

见本章“140. 月经失调”。

10. 血安胶囊

【处方组成】棕榈

【功能主治】止血、收敛。用于月经过多、崩漏,症见经血量多,淋漓不止,或产后恶露不尽。

【用法用量】口服。一次 4 粒,一日 3 次,或遵医嘱。

11. 止血灵胶囊

见本章“138. 子宫肌瘤”。

12. 断血流胶囊(颗粒、片、分散片、泡腾片、软胶囊、口服液、滴丸)

见第三章“60. 便血”。

13. 妇康丸

见第三章“44. 腹痛”。

14. 桂枝茯苓胶囊(片)

见本章“135. 盆腔炎、附件炎和子宫内膜炎”。

15. 胎产金丸(丹)

【处方组成】紫河车、五味子(醋炙)、人参、茯苓、甘草、当归、香附(醋炙)、延胡索(醋炙)、地黄、没药(醋炙、赤石脂(煅)、黄柏、白薇、艾叶炭、白术(麸炒)、藁本、沉香、肉桂、川芎、牡丹皮、益母草、鳖甲(沙烫醋淬)、青蒿

【功能主治】补肾填精,益气养血,化瘀调经。用于肾精亏损、气血两虚夹瘀所致的产后恶露不绝,症见失血过多、腰腹痛,足膝浮肿,倦怠乏力。

【用法用量】温黄酒或温开水送服,大蜜丸一次 1 丸;小蜜丸一次 30 粒,一日 2 次。

16. 加味生化颗粒

【处方组成】当归、桃仁、益母草、赤芍、艾叶、川芎、炮姜、荆芥、阿胶、炙甘草

【功能主治】活血化瘀,温经止痛。用于瘀血不尽,冲任不固所致的产后恶露不绝,症见恶露不止、色紫黯或有血块、小腹冷痛。

【用法用量】开水冲服,一次 15g,一日 3 次。

【使用注意】产后大出血者禁用。

17. 茜芷胶囊(片)

【处方组成】川牛膝、三七、茜草、白芷。

【功能主治】活血止血,祛瘀生新,消肿止痛。用于气滞血瘀所致子宫出血过多,时间延长,淋漓不止,小腹疼痛;药物流产后子宫出血量多见上述证候者

【用法用量】胶囊饭后温开水送服。一次 5 粒,一日 3 次,连服 9 天为一个疗程,或遵医嘱。

【使用注意】孕妇禁用。

18. 产复欣颗粒(丸)

【处方组成】菟丝子、枸杞子、北沙参、当归、白芍、阿胶、地骨皮、益母草、蒲黄(炒炭)、荆芥穗(炒炭)

【功能主治】益肾养血,补气滋阴,活血化瘀。用于产后子宫复旧不全引起的恶露不尽,产后出血,腰腹隐痛,气短多汗,大便难等症,并有助于产后体型恢复。

【用法用量】温开水冲服,一次 10g,一日 3 次。

【使用注意】孕妇禁用。

19. 鲜益母草胶囊

【处方组成】鲜益母草

【功能主治】活血调经。用于血瘀所致的月经不调、产后

恶露不绝,症见经水量少、淋漓不净、产后出血时间过长;产后子宫复旧不全见上述证候者。

【用法用量】口服。一次2~4粒,一日3次

【使用注意】孕妇禁用。

20. 新生化颗粒(片)

见第三章“44. 腹痛”。

21. 生化丸

见第三章“44. 腹痛”。

22. 伊血安颗粒

【处方组成】滇桂艾纳香、益母草、延胡索(醋制)、甘草

【功能主治】活血止血,行气止痛。用于产后恶露不绝、人工流产后子宫出血不净,中医辨证属血瘀证者。可缩短出血持续时间,减轻小腹疼痛。

【用法用量】开水冲服。一次15g,一日3次。

23. 安宫止血颗粒(丸、膏)

【处方组成】益母草、马齿苋等

【功能主治】活血化瘀、清热止血。用于人工流产、足月分娩后因血瘀兼热证引起的恶露不净。

【用法用量】开水冲服,一次1袋,一日3次。

【使用注意】孕妇禁用。

24. 妇月康颗粒

【处方组成】当归、川芎、益母草、桃仁、红花、徐长卿、干姜(炭)、炙甘草

【功能主治】活血,祛瘀,止痛之功效,用于产后恶露不行,少腹疼痛,也可试用于上节育环后引起的阴道流血,月经过多。

【用法用量】开水冲服,一次1袋,一日2~3次。

25. 补血益母颗粒(糖浆、丸)

【处方组成】当归、黄芪、阿胶、益母草、陈皮

【功能主治】益气养血,活血化瘀。用于气虚血瘀所致的产后恶露不绝、小腹疼痛。

【用法用量】开水冲服,一次12g,一日2次。

【使用注意】忌生冷辛辣,孕妇禁用。

26. 参坤养血口服液(胶囊、颗粒)

【处方组成】黄芪、党参、丹参、当归、益母草、北败酱

【功能主治】益气养血、活血化瘀。用于气虚血瘀所致的产后恶露不绝、小腹疼痛。

【用法用量】口服。一次10ml,一日3次。

附:用于产后出血与产后恶露不尽的其他中药

1. 裸花紫珠片(分散片、胶囊、软胶囊、颗粒、合剂)

见第三章“57. 消化道出血”。

2. 产后逐瘀胶囊(颗粒)

见第三章“44. 腹痛”。

3. 益诺胶囊

【功能主治】化瘀止血。用于药物流产后异常出血。

4. 滇桂艾纳香片(胶囊)

见本章“140. 月经失调”。

5. 益宫颗粒

【功能主治】益气摄血,养血化瘀。用于产后恶露不绝属气血亏虚挟瘀证,症见产后血性恶露持续数日仍淋漓不绝,色淡红或紫黯、质地稀薄或挟有血块、小腹坠痛、自汗、乏力、少气懒言,舌淡紫或有瘀斑、脉缓弱或弦涩。

156. 产后关节痛(产后身痛)

〔基本概述〕

产妇在产褥期内,出现肢体关节酸痛,麻木重着等症,称为产后关节痛,或称产后身痛。

产后身痛多发于冬春严寒季节,与产后多虚、多瘀有关。倘若身痛延续到产褥期以后,则属于痹证范畴。

引起本病的主要病因病机有风寒外袭和肾气虚弱两个方面。风寒外袭,由于产后气血俱虚,腠理不固,若起居不慎,则风、寒、湿之邪乘虚而入,留着于经络、关节,使气血运气受阻而痛;肾气虚弱,产时劳伤肾气,复因失血过多,致使肾气亏损,精血俱虚,腰膝失养而痛。

本病的临床特征是产褥期内,肢体麻木、重着,局部并无红肿灼热者。与一般的风湿身痛相区别。

西医学的风湿热、类风湿引起的产褥关节疼痛也属于产后关节痛的范畴。

〔治疗原则〕

对产后关节痛的治疗以中药为主,应根据不同的证型和临床表现进行辨证施治。肢体酸痛,麻木者,多属虚证;疼痛按之加重者,多为瘀证;疼痛游走不定者,为风;冷痛喜热敷而痛减者,多寒症;重着而痛者,多湿症。治疗应以补气养血,活血通络,止痛为主。对风寒外袭者给予养血祛风,散寒除湿;对肾气虚弱者给予补肾强腰,养血壮骨。

同时要注意保暖,避免潮湿和受寒。必要时适当给予阿司匹林、布洛芬、双氯芬酸、吲哚美辛等抗炎、止痛药,可暂时缓解关节痛。

〔用药精选〕

一、西药

1. 布洛芬 Ibuprofen

见第七章“93. 痛风”。

2. 双氯芬酸 Diclofenac

【适应证】用于各种急、慢性关节炎和软组织风湿所致的疼痛,以及创伤后、术后的急性疼痛、牙痛、头痛等。对成年人和儿童的发热有解热作用。双氯芬酸钾起效迅速,可用于痛经及拔牙后止痛用。

【禁忌】对本品或同类药品有过敏史、活动性消化性溃疡患者、中重度心血管病变者禁用。

【不良反应】常见上腹部疼痛以及恶心、呕吐、腹泻、腹部痉挛、消化不良、腹部胀气、厌食。少见头痛、头晕、眩晕、皮疹、血清 AST 及 ALT 升高、血压升高。罕见过敏反应以及水肿、胃肠道溃疡、出血、穿孔和出血性腹泻。

【用法用量】肠溶片:成人,①关节炎一次 25 ~ 50mg,一日 3 次。②急性疼痛:首次 50mg,以后 25 ~ 50mg,每6 ~ 8 小时一次。缓释胶囊:成人,关节炎,一次 75 ~ 100mg,一日 1 ~ 2 次。一日最大剂量为 150mg。

【制剂】①双氯芬酸钠片(肠溶片、缓释片、含片、贴片、缓释胶囊、肠溶缓释胶囊、乳膏、搽剂、栓、气雾剂、喷雾剂、注射液);②双氯芬酸钾片;③双氯芬酸钠二乙胺盐乳胶剂(凝胶)

3. 吲哚美辛 Indometacin

见第八章“95. 风湿与类风湿关节炎”。

附:用于产后关节痛(产后身痛)的其他西药

阿司匹林 Aspirin

见第一章“1. 感冒”。

二、中药

1. 木瓜丸

见第八章“95. 风湿与类风湿关节炎”。

2. 豨莶丸

【处方组成】豨莶草

【功能主治】清热祛湿,散风止痛。用于风湿热阻络所致的痹病,症见肢体麻木、腰膝酸软、筋骨无力、关节疼痛。亦用于半身不遂,风疹湿疮。

【用法用量】口服。一次 1 丸,一日 2 ~3 次。

3. 豨桐丸(胶囊)

见第八章“95. 风湿与类风湿关节炎”。

4. 产灵丸

【处方组成】人参、白术(麸炒)、当归、川芎、苍术、何首乌(黑豆酒炙)、荆芥穗、防风、麻黄、川乌(银花甘草炙)、草乌(银花甘草炙)、白芷、细辛、八角茴香、木香、两头尖、桔梗、血竭、甘草(蜜炙)

【功能主治】益气养血,散风止痛。用于产后气血虚弱,感受风寒引起的周身疼痛,头目眩晕,恶心呕吐,四肢浮肿。

【用法用量】口服。一次 20 粒 ~40 粒,一日 2 次。

【使用注意】孕妇禁用。

5. 妇科毛鸡酒

【处方组成】干毛鸡(除去毛、内脏)、红花、厚朴、黄芪、当归、大枣、党参、羌活、白芷、川芎、枸杞子、鸡脚、猪脚筋、炮姜、半枫荷、白芍(炒)、山药

【功能主治】祛风活血,补气养血。用于产后体弱,手脚麻痹,腰膝疼痛,风寒湿痹。

【用法用量】口服。一次 30 ~50ml,一日 1 ~2 次。

【使用注意】孕妇、儿童禁用。

附:用于产后关节痛(产后身痛)的其他中药

参茸卫生丸

见第二章“26. 低血压”。

157. 产后缺乳

〔基本概述〕

产妇在哺乳期内,乳汁甚少或完全无乳,称为产后缺乳。

产后缺乳多发生在产后数天至半个月内,也可发生在整个哺乳期内,是产后的常见病之一。

乳汁的分泌与乳母的精神、情绪、营养状况、休息和劳动都有关系。任何精神上的刺激如忧虑、惊恐、烦恼、悲伤,都会减少乳汁分泌。乳汁过少可能是由乳腺发育较差,产后出血过多或情绪欠佳等因素引起,感染、腹泻、便溏等也可使乳汁缺少,或因乳汁不能畅流所致。

中医认为乳汁由气血所化生,赖肝气疏泄与调节。故本病的主要病因是气血虚弱和肝郁气滞,与脾胃及肝有密切的关系。

〔治疗原则〕

1. 保持心情愉悦

母乳喂养需要得到家庭尤其是丈夫的支持,帮助母亲树立母乳喂养成功的信心和母乳喂养的热情,使母亲感到能用自己的乳汁喂养孩子是最伟大的工作,应感到自豪和快乐。少数母亲感到喂奶太麻烦,太累,心里不情愿则乳汁会减少。同时要消除母亲焦虑的情绪,多休息,生活有规律,保持愉快心情。

2. 增加哺乳次数

这是增加乳量的最重要措施。尤其在婴儿 4 个月以前每天可哺乳 10 ~ 12 次,并适当延长每侧乳房的吸吮时间,如能保证晚间喂哺则更理想。因为婴儿对乳头的吸吮可通过神经反射刺激脑垂体分泌大量的催乳素,使乳汁分泌增加。

3. 增加妈妈的营养

这对营养不良的母亲来说是最重要的物质基础。应多吃富含蛋白质,碳水化合物,维生素和矿物质的食物,如牛奶,鸡蛋,鱼肉,蔬菜,水果,多喝汤水如酒酿蛋,火腿鲫鱼汤,黄豆猪蹄汤等。

4. 适量使用药物

对于乳汁不能畅流所致的缺乳,可用催产素肌内注射,以促使乳汁流出;或用吸奶器等方法。

中医认为本病有虚实之分。虚者多为气血虚弱，乳汁化源不足所致，一般以乳房柔软而无胀痛为辨证要点。实者则因肝气郁结，或气滞血凝，乳汁不行所致，一般以乳房胀硬或痛，或伴身热为辨证要点。临床需结合全身症状全面观察，以辨虚实。中医对缺乳的治疗大法是虚者宜补而行之，实者宜疏而通之。对气血虚弱者的缺乳，给予补气养血，通乳；对肝郁气滞者的缺乳，给予疏肝解郁，通络下乳。

5. 人工喂养

若由于乳腺乳头发育不良或乳腺损伤所致的缺乳，一般用药物治疗很难奏效，宜改为人工喂养婴儿。

〔用药精选〕

一、西药

复方多维元素片(21)

本品为复方制剂，含维生素A、β-胡萝卜素、维生素D、维生素E、维生素B_1、维生素B_2、维生素B_6、维生素B_{12}、维生素C、生物素、叶酸、烟酰胺、泛酸、碘、钼、钙、锌、铁、铜、铬、锰等成分。维生素和矿物质均为维持机体正常代谢和身体健康必不可少的重要物质，是构成多种辅酶和激素的重要成分，缺乏时可导致代谢障碍，而引发多种疾病。

【适应证】用于孕妇及哺乳期妇女多种维生素及矿物质的补充。

【用法用量】口服。一日1片，饭后服用。

【不良反应】服用本品后尿液变黄，但不影响使用。

附：用于产后缺乳的其他西药

缩宫素 Oxytocin

见本章“154. 引产和中止妊娠”。

二、中药

1. 通乳颗粒

【处方组成】黄芪、熟地黄、通草、瞿麦、天花粉、路路通、漏芦、党参、当归、川芎、白芍(酒炒)、王不留行、柴胡、穿山甲(烫)、鹿角霜

【功能主治】益气养血，通络下乳。用于产后气血亏损，乳少，无乳，乳汁不通。

【用法用量】口服。一次30g或10g(无蔗糖)，一日3次。

【使用注意】孕妇禁用。

2. 催乳颗粒

【处方组成】黄芪、党参、白术、当归、川芎、王不留行、漏芦等

【功能主治】益气养血，通络下乳。用于产后气血虚弱所致的缺乳、少乳。

【用法用量】口服。每次20g，一日3次；温开水冲服，4天为一疗程。

3. 母乳多颗粒

【处方组成】黄芪、漏芦、羊乳根、王不留行

【功能主治】益气，下乳。用于产后乳汁不下或稀少。

【用法用量】开水冲服，一次18g，一日3次。

4. 增乳膏

【处方组成】王不留行、通草、熟地黄、当归、白芍、川芎、益母草、天花粉

【功能主治】补血活血，通络催乳。用于产后缺乳。

【用法用量】口服。一次30g，一日3次。

【使用注意】产后出血量多者禁用。

5. 增乳口服液

【处方组成】通草、熟地黄、当归、白芍等

【功能主治】益气，养血，增乳。用于产后缺乳，少乳。

【用法用量】口服。一次10ml，一日3次。

6. 益母康颗粒

【处方组成】黄芪、益母草、当归、党参、王不留行(炒)、川芎、漏芦、荆芥(炒炭)、桃仁、炙甘草、干姜(炒炭)

【功能主治】益气养血，通络下乳。适用于产后缺乳。

【用法用量】开水冲服，一次30g，一日2次，五天为一疗程。

【使用注意】产后发热、出血量多者禁用。

7. 通络下乳口服液

【处方组成】龙眼肉、大枣、鸡血藤、章鱼、木瓜、生姜、王不留行、通草

【功能主治】益气补血，通络下乳。用于改善妇女产后气血虚弱引起的无乳，少乳，乳汁清稀。

【用法用量】口服。一次40ml，一日2次。

8. 参芪益母颗粒

【处方组成】人参、黄芪、当归、麦冬、通草、路路通、王不留行、川芎、益母草、(生)蒲黄、丹参、炮姜、香附、延胡索(醋制)、甘草

【功能主治】益气养血，通络下乳。用于妇女产后乳汁不下，乳少。

【用法用量】开水冲服，一次15克，一日3次。

【使用注意】产后感染、发热者禁用。

9. 坤元通乳口服液

【处方组成】人参、王不留行、白芍、丝瓜络、当归、海参、黄芪、漏芦

【功能主治】补气养血，通络下乳。用于产后气血虚弱，乳汁短少，乳汁不下。

【用法用量】口服。一次10～20ml，一日3次。

10. 路路通益母膏

【处方组成】人参、黄芪、当归、麦冬、益母草、郁金、路路通、通草、麦芽

【功能主治】补血养血，化瘀通络。用于妇女产后血虚血瘀所致的缺乳。

【用法用量】口服。一次10～15g(约1汤匙)，一日2～3

次，可服 3～5 天。

11. 乳泉颗粒

【处方组成】王不留行、天花粉、当归、漏芦、穿山甲(炙)、炙甘草

【功能主治】养血通经，下乳。用于气滞血瘀所致的产后乳汁过少，症见产后乳汁少或无，乳房柔软，神疲乏力。

【用法用量】口服。一次 15g，一日 2 次。

【使用注意】孕妇禁用。

12. 下乳涌泉散

【处方组成】当归、川芎、天花粉、白芍、生地黄、柴胡、麦芽、漏芦、桔梗、白芷、通草、穿山甲(烫)、王不留行(炒)、甘草

【功能主治】舒肝养血，通乳。用于肝郁气滞所致的产后乳汁过少，症见产后乳汁不行，乳房胀硬作痛、胸闷胁胀。

【用法用量】水煎服，一次 1 袋，水煎 2 次，煎液混合后分 2 次服。

【使用注意】孕妇禁用。

13. 补血生乳颗粒

【处方组成】黄芪、当归、白芍、茯苓、甘草、王不留行、川芎、枳壳、桔梗

【功能主治】益气补血，通络生乳。用于气血亏虚所致的产后缺乳病。症见：产后气血不足，乳汁少、甚或全无、乳汁清稀、乳房柔软等。

【用法用量】开水冲服，一次 4 克，一日 2 次，5 天为一疗程，或遵医嘱。

【使用注意】孕妇禁用。

14. 生乳灵

【处方组成】当归、地黄、黄芪(蜜炙)、党参、、玄参、麦冬、穿山甲(沙烫醋淬)、知母

【功能主治】滋补气血，通络下乳。用于气血两虚所致的产后乳汁过少，症见产后乳汁少或无、乳房柔软、无胀感、神疲乏力、面色白、头晕耳鸣。

【用法用量】口服。一次 100ml，一日 2 次。

【使用注意】孕妇禁用。

15. 乌鸡增乳胶囊

【处方组成】乌鸡(去毛爪肠)、鲜鹿肉、鹿角、路路通

【功能主治】养血益精通孔。用于妇女血虚精亏所致产后缺孔症，证见产后乳房空软，面色无华，神疲食少。

【用法用量】口服。一次 5 粒，一日 3 次。

附：用于产后缺乳的其他中药

1. 麦当乳通颗粒

【功能主治】益气、养血、通乳。用于产后气血虚弱所致缺乳或无乳，症见产后乳汗稀少，甚至全无，质地清稀，乳房柔软，无胀感等。

2. 益气增乳胶囊

【功能主治】益气养血，通络下乳。用于妇女产后气虚弱所致缺乳，症见产后无乳或乳少，乳房柔软无胀感，乳汁清稀，面色无华，神疲乏力，食欲不振，脉细弦，舌淡少苔。

158. 更年期综合征

〔基本概述〕

更年期综合征是妇女绝经前后出现性激素波动或减少所致的一系列躯体及精神心理症状。表现为月经紊乱、潮热出汗、心悸、头痛、失眠、焦虑不安、抑郁、记忆力下降、阴道干燥、尿痛、排尿困难、骨质疏松等。

更年期综合征发病年龄多在 45～55 岁。更年期妇女，由于卵巢功能减退，垂体功能亢进，分泌过多的促性腺激素，引起自主神经功能紊乱，从而出现一系列程度不同的症状，如月经变化、面色潮红、心悸、失眠、乏力、抑郁、多虑、情绪不稳定，易激动，注意力难于集中等。

一般认为，妇女进入更年期后，家庭和社会环境的变化都可加重其身体和精神负担，使更年期综合征易于发生或使原来已有的某些症状加重。有些本身精神状态不稳定的妇女，更年期综合征就更为明显，甚至喜怒无常。更年期综合征虽然是由于性生理变化所致，但发病率高低与个人经历和心理负担有直接关系。对心理比较敏感的更年期妇女来说，生理上的不适更易引起心理的变化，于是出现了各种更年期症状。因此，注意心理调适十分重要。

大多数妇女由于卵巢功能减退比较缓慢，机体自身调节和代偿足以适应这种变化，或仅有轻微症状。少数妇女由于机体不能很快适应，症状比较明显，但一般并不需特殊治疗。极少数症状严重，甚至影响生活和工作者，则需要药物治疗。

更年期综合征在中医学中亦有称"绝经前后诸症"。中医认为更年期综合征是肾气不足，天癸衰少，以至阴阳平衡失调造成。主要症状为月经紊乱、潮热、汗出和情绪改变。症见月经不调，颜面潮红，烦躁易怒或忧郁，头晕耳鸣，口干便燥等，为肾阴虚证；若症见月经不调，面白神疲，畏寒肢冷，腰脊酸痛，阴部重坠，纳呆便溏，为肾阳虚症；若月经不调，兼见颧红面赤，虚烦少寐，潮热盗汗，腰膝酸软，头晕心悸、血压升高等，为肾阴阳俱虚；此外尚有心肾两虚者等。治疗应以益肾宁心为主，结合具体证候辨证施治。

〔治疗原则〕

主要是对症治疗。口服谷维素，艾司唑仑，激素替代(HT)及补充钙剂和维生素 D 等。

使用小剂量雌激素加孕激素长期服用的配伍原则，能有效地缓解更年期症状；预防和治疗泌尿生殖道萎缩性病变；控制骨量丢失；能改善血脂代谢；防治老年痴呆；调整心理，恢复自尊，使妇女能正常地与家庭和社会交往；无阴道出血，

减少子宫内膜癌和乳腺癌的危险;易被妇女所接受。

常用的激素类药物有:①雌激素:结合雌激素;戊酸雌二醇;尼尔雌醇;17β-雌二醇(片剂);17β-雌二醇(皮肤贴剂)等。②孕激素:醋酸甲羟孕酮;黄体酮胶囊;宫内左炔诺孕酮缓释系统;地屈孕酮等。③组织选择性雌激素活性调节剂:替勃龙等。④选择性雌激素受体调节剂(SERM):雷洛昔芬等。

中医学认为,更年期综合征发病以肾虚为主,多因妇女将届经断之年,先天肾气渐衰,任脉虚,太冲脉衰,天癸将竭,导致机体阴阳失调,或肾阴不足,阳失潜藏;或肾阳虚衰,经脉失于温养而出现一系列脏腑功能紊乱的症候。因此在治疗时,以补肾气、调整阴阳为主要方法,强调调养以固肾为主,兼以疏肝健脾,并辅以心理治疗,加强绝经前后保健。

〔用药精选〕

一、西药

1. 己烯雌酚 Diethylstilbestrol

【适应证】用于:①补充体内雌激素不足,如萎缩性阴道炎、女性性腺发育不良、绝经期综合征、老年性外阴干枯症及阴道炎、卵巢切除后、原发性卵巢缺如。②乳腺癌、绝经后及男性晚期乳腺癌,不能进行手术治疗者。③前列腺癌,不能手术治疗的晚期患者。④预防产后泌乳、退(或回)乳。

【禁忌】①有血栓性静脉炎和肺栓塞性病史患者。②与雌激素有关的肿瘤患者及未确诊的阴道不规则流血患者、高血压患者。③孕妇。

【不良反应】①不规则的阴道流血、子宫肥大、尿频或小便疼痛。②引发血栓症以及心功能不全。③引起肝功能损害、高脂血症、钠潴留。④恶心、呕吐、畏食。⑤头痛、头晕等精神症状。

【用法用量】①口服:补充体内雌激素不足,一日 0.25 ~ 0.5mg,21 天后停药 1 周,周期性服用,一般可用 3 个周期(自月经第 5 天开始服药);②肌内注射:一次0.5 ~ 1mg,一日 0.5 ~ 6mg。

【制剂】己烯雌酚片(注射液)

2. 尼尔雌醇 Nilestriol

【适应证】用于雌激素缺乏引起的绝经期或更年期综合征,如潮热、出汗、头痛、目眩、疲劳、烦躁易怒、神经过敏、外阴干燥、老年性阴道炎等。

【禁忌】①有雌激素依赖性疾病如乳腺癌、子宫内膜癌、宫颈癌、较大子宫肌瘤等病史患者。②血栓病、高血压病患者。

【不良反应】①可见恶心、呕吐、腹胀、头痛、头晕。②突破性出血。③乳房胀痛,白带增多。④高血压。⑤偶有肝功能损害。

【用法用量】口服。一次 5mg,一月一次;或一次 2mg,每 2 周一次。症状改善后用维持量,一次 1 ~ 2mg,一月 2 次,3 个月为 1 个疗程。

【制剂】尼尔雌醇片

3. 雌二醇 Estradiol

【适应证】用于治疗雌激素缺乏综合征,常用于治疗女性性腺功能不良、双侧卵巢切除术后、萎缩性阴道炎、外阴干燥、更年期综合征如潮热、出汗和精神、神经症状等。

【不良反应】在用药的最初几个月中,会出现乳房胀痛、恶心及浮肿等不良反应,不良反应的发生与用药剂量相关,在用药妇女中的发生率约为 10%。这些症状均为暂时性的。偶见皮肤反应、头痛、胆结石、哮喘、脱发、偏头痛及静脉血栓形成等副反应。也曾报道有乳腺癌的发生。

【禁忌】已知对本品中任何成分过敏者;已知、可疑有乳癌或有乳癌病史者;已知或可疑有雌激素依赖性的肿瘤,如子宫内膜癌;卟啉病患者。

【孕妇及哺乳期妇女用药】已知或可能怀孕时不应使用。

【儿童用药】不应用于儿童。

【老年用药】本品可用于绝经后妇女。

【用法用量】①口服:雌二醇片,一次 1mg,一日一次。

②外用:a. 雌二醇凝胶,一次 1.25 ~ 2.5g,一日一次,涂抹下腹部、臀部、上臂、大腿等处皮肤。b. 雌二醇控释贴片,揭除贴片上的保护膜后立即贴于清洁干燥、无外伤的下腹部或臀部皮肤。人体皮肤平均渗透量为每日 50μg。

【制剂】雌二醇片(凝胶、醇贴片);戊酸雌二醇片(注射液);苯甲酸雌二醇注射液(软膏)

4. 复方雌二醇片 Compound Estradiol Tablets

本品为复方制剂,其组分为雌二醇和醋酸炔诺酮。

【适应证】①治疗妇女更年期综合征;②治疗与绝经有关的外阴和阴道萎缩;③预防绝经后骨质疏松。

【用法用量】口服。每日一次,每次 1 片。或遵医嘱服用。

【不良反应】本品中雌激素和孕激素剂量很小,在本品剂量下用药应该是安全的,少见或罕见的不良反应有:恶心、呕吐、头痛、眩晕、视力改变、皮肤发红、皮疹、胆囊疾患、乳房触痛或包块、阴道不规则流血,子宫内膜增生等。

【禁忌】下述患者禁用:①已知或怀疑患有乳腺癌、子宫癌;②深静脉血栓或其他血凝性疾病;③未明确诊断的阴道不规则流血。

【孕妇及哺乳期妇女用药】妊娠期间不要使用雌激素,可能导致胎儿畸形。哺乳期妇女禁用,因为雌激素可经乳腺进入乳汁。

【儿童用药】本品不适于儿童使用。

【制剂】复方雌二醇片(贴片)

5. 复方戊酸雌二醇片 Compound Estradiol Valerate Tablets

本品为复方制剂,含戊酸雌二醇和炔诺酮。

【适应证】治疗围绝经期和绝经后妇女性激素缺乏综合征。

【用法用量】应在停经一年后开始用本品。口服,一次一片,一日一次,可用周期疗法(月经第5天服药,每天一片,一个月服20天)或连续疗法(每次一片,一日一次,连续服用)。

【禁忌】已知对该成分高度过敏者;已知或怀疑有乳腺癌或有乳腺癌病史者;已知或怀疑有雌激素依赖性肿瘤(如子宫内膜癌);患代谢性卟啉病;子宫肌瘤及子宫内膜异位症患者禁用。严重的肝功能异常、黄疸、Dubin-Johnson综合征、Rotor综合征、曾患或正患肝脏肿瘤、曾患或正患血栓栓塞性疾病(如卒中、心肌梗死)、镰刀状红细胞贫血、严重糖尿病、脂肪代谢的先天性异常、耳硬化症病史等患者禁用。

【不良反应】主要不良反应为乳房胀痛及不规则出血,偶见恶心、呕吐、肠胀气等不良反应。皮肤反应、胆石症、喘息、脱发、偏头痛和血栓性静脉炎很少发生。乳腺痛、血栓栓塞性疾病和肝功能异常也曾有报道。长期服用可引起水钠潴留。如出现严重不良反应,应停药,或遵医嘱。

6. 雌二醇片/雌二醇地屈孕酮片复合包装 Complex Packing Estradiol Tablets/Estradiol and Dydrogesterone Tablets

本品为复方制剂,雌二醇片含雌二醇;雌二醇地屈孕酮片含雌二醇和地屈孕酮。

【适应证】用于自然或术后绝经所致的围绝经期综合征。

【用法用量】每日口服1片,每28天为一个疗程。前14天,每日口服1片白色片(内含雌二醇1mg),后14天,每日口服1片灰色片(内含雌二醇1mg和地屈孕酮10mg)。

一个疗程28天结束后,应于第29天起继续开始下一个疗程。患者应按照包装上标明的次序每日口服1片。应不间断地持续服药。

在起始治疗和持续治疗绝经相关症状时,应在最短疗程内使用最低有效剂量。

治疗绝经相关症状:通常治疗应从雌二醇片/雌二醇地屈孕酮片复合包装1/10开始。根据临床疗效,剂量随后可视个体需要而调整。如与雌激素不足相关的不适被改善时,可增加剂量而使用雌二醇片/雌二醇地屈孕酮片复合包装2/10。或遵医嘱。

【不良反应】临床试验和上市后所报告的严重不良反应有:乳癌,子宫内膜癌,静脉血栓栓塞等。其他不良反应有:感染和传染病:偶见阴道念珠菌病。新生物良性,恶性和未定性者:偶见平滑肌瘤增大。血液和淋巴系统疾病:十分罕见溶血性贫血。精神性疾病:偶见抑郁、性欲改变、神经质。神经性疾病:常见头痛、偏头痛,偶见头晕,十分罕见舞蹈病。眼病:罕见不耐受接触镜(隐形眼镜),角膜曲度变陡。心脏疾病:十分罕见心肌梗死。脉管性疾病:偶见静脉血栓栓塞,十分罕见卒中。胃肠道疾病:常见恶心,腹痛,胃肠胀气,十分罕见呕吐。肝胆疾病:偶见胆囊疾病,罕见肝功能改变,有时伴无力或不适,黄疸和腹痛。皮肤和皮下组织疾病:偶见过敏性皮肤反应,皮疹,风疹,瘙痒,十分罕见黄褐斑或黑斑,可能停药后持续存在,多形性红斑,结节性红斑,血管性紫癜,血管性水肿。肌肉骨骼和结缔组织疾病:常见腿部痛性痉挛,偶见背部疼痛。生殖系统和乳房疾病:常见乳房疼痛/胀痛,突破性出血和点滴样出血,盆腔疼痛。偶见宫颈糜烂程度改变,宫颈黏液分级改变,痛经。罕见乳房增大,经前期综合征样改变。先天性和家族性/遗传性疾病:十分罕见卟啉症加重。全身性疾病和给药部位反应:常见无力,偶见周围性水肿。

【禁忌】已知或疑有乳腺癌史;已知或疑有雌激素依赖性恶性肿瘤(如子宫内膜癌);原因不明的生殖道出血;未治疗的子宫内膜增生过长;既往特发性或现有静脉血栓栓塞(深静脉栓塞,肺栓塞);活动性或新近动脉血栓栓塞性疾病(如心绞痛,心肌梗死);急性肝病或有肝病史者,肝功能指标未能恢复正常;已知对本品活性组分或任何赋形剂过敏;卟啉症;已知或可疑妊娠。

【孕妇及哺乳期妇女用药】妊娠期不应使用本品。如在本品治疗期间出现妊娠应立即停药。哺乳期不应使用本品。

【儿童用药】不适用。

【老年用药】用于治疗65岁以上女性的资料尚不充足。

7. 替勃龙 Tibolone

【适应证】用于自然绝经或手术绝经引起的各种症状。

【禁忌】①已确诊或疑有激素依赖性肿瘤患者。②血栓性静脉炎、血栓栓塞形成等心血管疾病或脑血管疾病,或者上述疾病既往史患者。③原因不明的阴道出血患者。④严重肝功能不全患者。⑤孕妇。

【不良反应】可见体重变化、眩晕、皮脂分泌过多、皮肤病、阴道出血、头痛、肠胃不适、肝功能指标变化、面部毛发生长增加、胫骨前水肿。

【用法用量】口服。一次1.25~2.5mg,一日一次。最少连续治疗3个月方能达到最好的疗效。

【制剂】替勃龙片

8. 普罗雌烯 Promestriene

【适应证】本品适用于治疗妇女绝经后因雌激素缺乏而引起的外阴、前庭部及阴道环部的萎缩性病变等症状。

【用法用量】每天1~2次。根据医嘱的时间,将足量的乳膏涂满需要治疗部位的表面。如病因持续(例如绝经,卵巢切除、使用雌~孕激素避孕),或者影响因素持续存在(如放射治疗),则有必要进行持续治疗。

【不良反应】与所有药物一样,该产品可导致部分患者的不适反应,在个别患者中会出现局部刺激、瘙痒、局部过手机客户端

【制剂】普罗雌烯乳膏(阴道用软胶囊、阴道胶丸)

9. 谷维素片 Tabellae Oryzanoli

见本章"141. 经前期综合征"。

10. 复方四维女贞子胶囊 Compound Tetravitamins and Glossy Privent Fruit Capsules

见本章"141. 经前期综合征"。

附:用于更年期综合征的其他西药

1. 雌二醇屈螺酮片 Estradiol and Drospirenone Tablets

【适应证】本品为复方制剂,含雌二醇和屈螺酮。用于更年期综合征。主要适用于绝经超过1年的女性所出现的雌激素缺乏症状的激素替代治疗。

2. 雌三醇栓 EstrolSuppositories

见本章“134. 阴道炎”。

3. 黄体酮 Progesterone

见本章“140. 月经失调”。

4. 结合雌激素 Conjugated Estrogens

见本章“134. 阴道炎”。

5. 戊酸雌二醇片/雌二醇环丙孕酮片复合包装 Complex Packing Estradiol Valerate Tablets, Estradiol Valerate and Cyproterone Acetate Tablets

见本章“134. 阴道炎”。

6. 炔雌醇 Ethinylestradiol Tablets

见本章“143. 闭经”。

7. 氯烯雌醚 Chlorotrianisene

见第十二章“134. 阴道炎”。

8. 碳酸钙 Calcium Carbonate

【适应证】用于妊娠和哺乳期妇女、更年期妇女、老年人、儿童等的钙补充剂,并帮助防治骨质疏松症。

9. 葡萄糖酸钙 Calcium Gluconate

见第二章“21. 心律失常”。

10. 鲑降钙素 Salmon Calcitonin

【适应证】用于:①骨质疏松症;②伴有骨质溶解和(或)骨质减少的骨痛;③由下列情况引起的高钙血症和高钙现象:a. 继发性乳腺癌、肺癌或肾癌、骨髓瘤和其他恶性疾病的肿瘤性骨溶解。b. 甲状旁腺功能亢进,缺乏活动或维生素D中毒。④神经营养不良症或Sudeck氏病:⑤急性胰腺炎。

11. 维生素D Vitamin D

见第七章“91. 甲状腺功能减退症”。

12. 可乐定 Clonidine

【适应证】①高血压(不作为第一线用药)。②高血压急症。③偏头痛、绝经期潮热、痛经,以及戒绝阿片瘾毒症状。

13. 复方雌孕片/结合雌激素片 Compound Conjugated Estrogens and Medroxyprogestrone Acetate Tablets/Conjugated Estrogens Tablets

见本章“134. 阴道炎”。

14. 醋酸甲羟孕酮 Medroxyprogesterone Acetate

见本章“140. 月经失调”。

二、中药

1. 更年安片(胶囊、丸)

【处方组成】地黄、泽泻、麦冬、熟地黄、玄参、茯苓、仙茅、磁石、牡丹皮、珍珠母、五味子、首乌藤、制何首乌、浮小麦、钩藤

【功能主治】滋阴清热,除烦安神。用于肾阴虚所致的绝经前后诸证,症见烦热出汗、眩晕耳鸣、手足心热、烦躁不安;更年期综合征见上述证候者。

【用法用量】片剂口服。一次6片,一日2~3次。

【使用注意】孕妇禁用。

2. 更美宁胶囊

【处方组成】石斛,珍珠,白芍,女贞子,何首乌,黑芝麻,钩藤,合欢花,桑叶

【功能主治】滋肾平肝、清心安神。用于更年期综合征肝肾阴亏、心肝火旺证。表现为烘热汗出、烦躁易怒、失眠、头晕耳鸣、五心烦热、腰膝酸软、心悸、胸闷、肋痛、多梦易惊、口干口苦等。

【用法用量】口服。一次4粒,一日3次。4周为一疗程。

3. 更年宁心胶囊

【处方组成】熟地黄、黄芩、黄连、白芍、阿胶、茯苓

【功能主治】滋阴清热、安神除烦。用于绝经前后诸症阴虚火旺证,症见潮热面红、自汗盗汗,心烦不宁,失眠多梦,头晕耳鸣,腰膝酸软,手足心热;更年期综合征见上述证候者。

【用法用量】口服。一次4粒,一日3次。4周为一疗程。

4. 更辰胶囊

【处方组成】人参浸膏、淫羊藿浸膏、肉苁蓉浸膏、谷维素、鹿茸、维生素B_1、维生E、麝香

【功能主治】益气温阳补肾。用于肾阳虚引起的更年期综合征,症见腰膝酸软,心悸失眠,抑郁健忘,夜尿频多。

【用法用量】口服。一次1~2粒,一日2次。

【使用注意】孕妇禁用。

5. 更年舒片

【处方组成】熟地黄、龟甲(炒)、鹿角霜、阿胶、淫羊藿、五味子、当归、益母草(四制)、牡丹皮、艾叶(四制)、茯苓、泽泻、山药、砂仁、谷维素、维生素B_6

【功能主治】滋补肝肾,养阴补血,化瘀调经,调气温肾,营养神经,调节代谢功能。适用于绝经前后引起的月经不调,头昏,心悸,失眠。

【用法用量】口服。一次5片,一日3次。

6. 静心口服液(颗粒)

【处方组成】炒枣仁,地黄,生牡蛎,白芍,枸杞子,当归,百合,北五味子,莲子心,蜂蜜,甜菊素等

【功能主治】滋养肝肾,宁心安神。用于更年期妇女阴虚肝旺所致的烘热汗出,头晕耳鸣,烦躁,腰膝酸软,失眠多梦的辅助治疗。

【用法用量】口服。一次15ml,一日2次,3周为一疗程,连续用药不超过3个疗程。

【使用注意】乳房、卵巢及子宫肿瘤患者禁用。

7. 坤泰胶囊

【处方组成】熟地黄、黄连、白芍、黄芩、阿胶、茯苓

【功能主治】滋阴清热,安神除烦。用于绝经期前后诸证。阴虚火旺者,症见潮热面红、自汗盗汗、心烦不宁、失眠多梦、头晕耳鸣、腰膝酸软、手足心热;妇女卵巢功能衰退,更年期综合征见上述表现者。

【用法用量】口服。一次4粒,一日3次,2~4周为一疗程,或遵医嘱。

8. 坤宝丸

【处方组成】女贞子(酒炙)、覆盆子、菟丝子、枸杞子、何首乌(黑豆酒炙)、龟甲、地骨皮、南沙参、麦冬、酸枣仁(炒)、地黄、白芍、赤芍、当归、鸡血藤、珍珠母、石斛、菊花、墨旱莲、桑叶、白薇、知母、黄芩

【功能主治】滋补肝肾,镇静安神,养血通络。用于妇女肝肾阴虚所致的绝经前后诸证,症见烘热汗出、少寐健忘,心烦易怒、头晕耳鸣、咽干口渴、四肢酸楚;更年期综合征见上述证候者。

【用法用量】口服。一次50粒,一日2次,陆续服用2个月或遵医嘱。

【使用注意】孕妇禁用。

9. 更年宁

【处方组成】柴胡、黄芩、白芍、墨旱莲、人参、党参、郁金、香附(醋炙)、当归、薄荷、川芎、玄参、茯苓、法半夏、石菖蒲、牡丹皮、陈皮、干姜、白术(麸炒)、丹参、王不留行(炒)、女贞子(酒炙)

【功能主治】疏肝解郁,益气养血,健脾安神。用于绝经前后引起的心悸气短,烦躁易怒,眩晕失眠,阵热汗出,胸乳胀痛,月经紊乱。

【用法用量】口服。水蜜丸一次4~8g,大蜜丸一次1~2丸,一日2~3次。

10. 丝莫养血益肾颗粒

【处方组成】黄精、红参、枸杞子、菟丝子、山茱萸、川芎、黄芪、当归、甘草、益母草、茯苓等

【功能主治】滋阴补肾,益气养血。用于缓解妇女更年期腰膝酸软,神疲乏力,心悸气短。

【用法用量】温开水冲服,一次20g,一日2次。

11. 百合更年安颗粒

【处方组成】百合、枸杞子、阿胶珠、南沙参、牡蛎、钩藤、莲子心、远志、浮小麦、陈皮

【功能主治】滋养肝肾,宁心安神。用于更年期综合征属阴虚肝旺证,症见烘热汗出,头晕耳鸣,失眠多梦,五心烦热,腰背酸痛,大便干燥,心烦易怒,舌红少苔,脉弦细或弦细数。

【用法用量】开水冲服,一次12g,一日3次。

12. 黄丹胶囊

【处方组成】绞股蓝、黄精(制)、蛤蚧、淫羊藿、蛇床子(盐炒)、丹参(酒制)、酸枣仁、郁金、川芎

【功能主治】补肾助阳。用于改善更年期妇女因肾阳虚所致的腰膝酸软,畏寒肢冷,神疲乏力。

【用法用量】口服。一次4粒,一日2次。15天为一疗程。

【使用注意】女性生殖器官肿瘤、乳房疾患及阴虚火旺者禁用。

13. 五加更年片(胶囊、颗粒)

【处方组成】党参、炙黄芪、灵芝、制何首、刺五加,当归,赤芍,牡丹皮

【功能主治】补肾益脾,养血安神。用于脾肾两虚型更年期综合征。

【用法用量】口服。一次6片,一日2~3次。

14. 舒更胶囊(片)

【处方组成】豆蔻、黄精、天冬、肉豆蔻、沉香、丁香、手参

【功能主治】调和气血,安神。用于妇女更年期综合征引起的烦躁不安,头昏乏力,失眠。

【用法用量】口服。一次3~4粒,一日3次。

15. 龙凤宝胶囊(片)

【处方组成】淫羊藿、肉苁蓉、党参、黄芪、白附片、玉竹、牡丹皮、山楂、冰片

【功能主治】补肾温阳,健脾益气。用于脾肾阳虚所致的绝经前后诸证,症见腰膝酸软、烘热汗出、神疲乏力、畏寒肢冷;更年期综合征见上述证候者。

【用法用量】口服。一次2粒,一日3次。

【使用注意】孕妇禁用。

16. 更年灵胶囊

【处方组成】淫羊藿、维生素 B_1、女贞子、谷维素、维生素 B_6

【功能主治】温肾益阴,调补阴阳。用于妇女更年期综合征属阴阳两虚者。

【用法用量】口服。一次1~2粒,一日3次。

17. 宁心安神胶囊(颗粒)

【处方组成】黄连、琥珀、石菖蒲、远志(制)、茯苓、丹参、甘草、红枣、小麦、磁石(煅)、珍珠母

【功能主治】镇惊安神,宽胸宁心。用于更年期综合征,神经衰弱。

【用法用量】口服。一次4粒,一日3次。颗粒口服,一次2克,一日3次。

【使用注意】孕妇、哺乳期妇女禁用。

18. 复方益母养肾口服液

【处方组成】熟地黄、当归、白芍、川芎、山茱萸、牡丹皮、巴戟天、淫羊藿、丹参、益母草、人参、知母等二十味药

【功能主治】滋养肝肾,理气养血。适用于缓解女性更年期肝肾阴虚所致的五心烦热,腰膝酸软,眩晕,健忘,失眠。

【用法用量】口服。一次10毫升,一日3次。

【使用注意】妇女肝郁火盛者禁用。

19. 妇宁康片(胶囊)

【处方组成】人参、枸杞子、当归、熟地黄、赤芍、山茱茱、

知母、黄柏、牡丹皮、石菖蒲、远志、茯苓、菟丝子、淫羊霍、巴戟天、蛇床子、狗脊、五味子

【功能主治】补肾助阳,调整冲任,益气养血,安神解郁。用于妇女绝经前后诸症及月经不调,阴道干燥,精神抑郁不安。

【用法用量】片剂口服,一次4片,一日3次。

20. 更年乐片(胶囊)

【处方组成】淫羊藿,牡蛎,知母,金樱子,黄柏,车前子,人参,桑葚,当归,核桃仁,鹿茸,补骨脂,续断,首乌藤,白芍,何首乌(制),牛膝,甘草,熟地黄

【功能主治】养心养肾,调补冲任。用于绝经前后出现的夜寐不安,心悸,耳鸣,多疑善感,烘热汗出,烦躁易怒,腰背酸痛。

【用法用量】口服。一次4片,一日3次。

21. 更年欣胶囊

【处方组成】黄连、肉桂、枸杞、山茱萸等

【功能主治】交通心肾、补肾填精。用于更年期综合征心肾不交证,症见烘热汗出、心悸怔忡、心烦不寐、头晕耳鸣、腰背酸痛、多梦易惊等。

【用法用量】口服。一次3粒,一日3次,30天为一疗程。

22. 佳蓉片(丸)

【处方组成】熟地黄、倒卵叶五加、菟丝子(制)、肉苁蓉(制)、枸杞子、女贞子(制)、附子(制)、山药、茯苓、泽泻、牡丹皮、肉桂

【功能主治】滋阴扶阳,补肾益精。用于更年期综合征肾阴阳两虚证,症见烘热汗出,畏寒怕冷,腰膝酸软。

【用法用量】口服。一次4~5片,一日3次。

23. 蛤杞白术胶囊

【处方组成】蛤蚧、白术、枸杞子、红参、龙骨(煅)、牡蛎(煅)、柴胡

【功能主治】补肾,健脾,安神。用于妇女绝经前后出现的阵发性潮热,出汗,头晕目眩,腰膝酸痛,失眠等症的辅助治疗。

【用法用量】口服。一次4粒,一日3次。

24. 地贞颗粒

【处方组成】地骨皮、女贞子、墨旱莲、五味子、沙苑子、合欢皮、甘草、郁金

【功能主治】清虚热,滋肝肾,宁心养神。用于女性更年期综合征阴虚内热证,症见烘热汗出,心烦易怒,手足心热,失眠多梦,腰膝酸软,口干,便秘等症。

【用法用量】饭后温开水冲服。一次1袋,一天3次。8周为一疗程。

25. 女珍颗粒

【处方组成】女贞子、墨旱莲、地黄、紫草、酸枣仁、柏子仁、钩藤、珍珠粉、茯苓、莲子心

【功能主治】滋肾,宁心。用于更年期综合征属肝肾阴虚、心肝火旺证者,可改善烘热汗出,五心烦热,心悸,失眠。

【用法用量】冲服,一次6g,一日3次。

26. 希明婷片

【处方组成】升麻总皂苷

【功能主治】升阳舒郁。用于女性围绝经期综合征,改善烘热汗出,烦躁易怒,失眠,肋痛,头晕耳鸣,腰膝酸软,忧郁寡欢等症状。

【用法用量】饭后口服,一次一片,一日三次,或遵医嘱,四周为一疗程。

27. 灵莲花颗粒

【处方组成】乌灵菌粉、栀子、女贞子、墨旱莲、百合、玫瑰花、益母草、远志

【功能主治】养阴安神,交通心肾。用于围绝经期综合征(更年期综合征)、中医辨证属于心肾不交者,症见烘热汗出、失眠、心烦不宁、心悸、多梦易惊、头晕耳鸣、腰腿酸痛,大便干燥,舌红苔薄、脉细弦。

【用法用量】开水冲服。一次1袋,一日2次。

28. 蛾贞胶丸

【处方组成】雄蚕蛾、淫羊藿、女贞子、覆盆子、菟丝子、枸杞子、五味子、当归等十味中药组成

【功能主治】补肝益肾,养血滋阴。用于改善更年期妇女气血不足所致的腰膝酸软,易疲乏。

【用法用量】口服。一次4粒,一日3次。

附:用于更年期综合征的其他中药

1. 舒神灵胶囊

见第九章“114. 神经衰弱”。

2. 益气补肾胶囊

见第九章“114. 神经衰弱”。

3. 益坤宁片(颗粒)

见本章“140. 月经失调”。

4. 人参茎叶总皂苷注射液

见第二章“17. 冠心病与心绞痛”。

5. 活力源口服液(胶囊、片)

见第二章“17. 冠心病与心绞痛”。

6. 六味地黄丸(浓缩丸、胶囊、软胶囊、颗粒、口服液、片、咀嚼片)

见第四章“65. 肾病综合征”。

7. 加味逍遥丸(口服液)

见本章“140. 月经失调”。

8. 右归丸(胶囊)

见第五章“78. 遗精”。

9. 天王补心丸(浓缩丸、片)

见第二章“17. 冠心病与心绞痛”。

10. 知柏地黄丸(片、颗粒、口服液)

见第五章“78. 遗精”。

11. 经前平颗粒

见第九章“114. 神经衰弱”。

12. 解郁安神颗粒(片、胶囊)

见第九章“114. 神经衰弱”。

13. 古汉养生精(口服液、片、颗粒)

见第二章“20. 动脉硬化”。

14. 安乐片

见第九章“115. 失眠”。

15. 乙诺奇

【功能主治】用于女性更年期综合征引起的烘热、自汗、烦躁易怒,心悸,失眠,胸闷、头痛,头沉重,便秘,皮肤蚁走感,胁痛,腰腿酸痛,乏力。

16. 八味地黄宁心口服液

【功能主治】滋阴清热,宁心安神。用于阴虚火旺证之心烦不寐或多梦易醒,头晕耳鸣,口干咽燥,五心烦热,心悸健忘;亦可作为女性更年期综合征见上述证候者的辅助治疗。

17. 复方地茯口服液

【功能主治】补气养心,滋阴生津,益脑安神。适用于气血虚弱,倦怠乏力,病后津伤口渴,可作为更年期综合征辅助治疗药。

18. 乌鸡地黄胶囊

【功能主治】滋肾柔肝。用于缓解更年期妇女肾阴虚所致头晕,腰膝酸软,神疲体倦,两目干涩的辅助用药。

19. 天癸更年软胶囊

【功能主治】滋补肝肾,活血化瘀。用于更年期综合征属肝肾阴虚兼血瘀证型,可改善烘热汗出、烦躁易怒、失眠、健忘、头晕耳鸣、腰膝酸痛、胸闷、胁痛、大便干燥、皮肤瘙痒等症。

159. 计划生育与避孕

〔基本概述〕

计划生育即有计划地控制生育。《中华人民共和国宪法》第25条规定:“国家推行计划生育,使人口的增长同经济和社会发展计划相适应。”《宪法》49条规定:“夫妻双方有实行计划生育的义务。”同时《婚姻法》也规定,夫妻双方有实行计划生育的义务。

人口问题始终是制约我国全面协调可持续发展的重大问题,是影响经济社会发展的关键因素。20世纪70年代初以来中国政府开始大力推行计划生育;1978年以后计划生育成为我国的一项基本国策。我国实行计划生育以来,全国少生4亿多人,提前实现了人口再生产类型的历史性转变,有效地缓解了人口对资源、环境的压力,有力地促进了经济发展和社会进步。

避孕,是指用科学的方法使妇女暂不受孕。避孕的原理:抑制精子、卵子产生;阻止精子与卵子相结合;改变宫内环境,使不利于精子获能、生存,以及不适宜受精卵的着床和发育。

〔避孕原则〕

所谓避孕,就是用科学的方法来阻止和破坏正常受孕过程中的某些环节,以避免怀孕,防止生育。目前使用的避孕方法很多,各有特点,在选择避孕方法时,既要考虑到方便,更要考虑到效果,还要根据个人的情况,特别是女方的健康情况和所处不同时期的特点,正确地选择适合自己切实可行而有效的避孕方法。有些避孕方法,如安全期避孕、哺乳期避孕以及体外排精避孕等,因避孕效果不可靠,尽量不要使用。目前所采用的避孕方法很多,根据它们的避孕原理可以归纳为以下几种方法。

1. 抑制卵巢排卵

具有抑制卵巢排卵作用的有女用短效、长效避孕药以及皮下埋植避孕剂等。卵细胞的发育和成熟受下丘脑和脑垂体的影响,这类避孕药能抑制下丘脑和脑垂体的功能来阻止卵细胞发育,从而达到避孕目的。另外,妇女在哺乳期也具有抑制卵巢排卵的作用,所以哺乳期也能避孕。

2. 抑制精子的正常发育

从棉籽中提取的棉酚具有抑制精子的正常发育,长期服用棉酚可使精子数明显减少或完全消失,从而达到不能生育的目的。这种男用避孕药尚未推广使用。近几年来有些地方采用物理方法(如超声波、微波、温热等刺激睾丸)来抑制睾丸的生精功能,也取得一定进展。

3. 阻止精子和卵子结合

这类避孕方法较多,其目的是不让精子和卵子结合,以达到避孕的目的。例如避孕套、阴道隔膜等,使精子不能进入阴道,或进入阴道的精子不能进入子宫腔;外用避孕药具有较强的杀精子作用,将其放入阴道内能杀死已进入阴道内的精子,使精子不能进入子宫腔;男女绝育手术能阻止精子排出或阻止精子与卵子结合,是一种永久性的避孕措施;在性交过程中,采用体外排精或会阴部尿道压迫法,使精液排在阴道外或逆行射入自己的膀胱,使精液不进入阴道。

4. 阻止受精卵着床

子宫是孕育胎儿的地方,如果设法干扰子宫的内部环境,就不利于受精卵的生长发育。在子宫内放置节育环以及各种探亲避孕药均可使子宫内膜发生变化,阻止受精卵着床和发育。

5. 错开排卵期避孕

错开排卵期避孕就是在安全期避孕,即利用月经周期推算法、基础体温测量法及宫颈黏液观察法等,掌握女性的排卵期,避开排卵期性交来避孕,使精子和卵子错过相逢的机会。

目前可供选择的避孕药种类很多,有短效避孕药、长效避孕药、探亲避孕药、皮下埋植避孕药、外用避孕药等,其中应用最多的力短效避孕药,如能正确服用,避孕效果几乎达百分之百。长效避孕药每月只使用一次,有的可2~3个月使用一次;可以减少天天服药的麻烦,避孕效果略逊于短效避孕药。皮下埋植避孕药一次埋植可避孕5年左右,由于国内尚未生产,目前靠进口,故还不能广泛使用。探亲避孕药为速效避孕药,主要适用于探亲夫妇,也适用于新婚夫妇。外用避孕药主要作用是杀死精子其中以避孕药膜效果最好,避孕药膏效果较差。

常用的口服避孕药有:①短效口服避孕药:复方左炔诺孕酮片、复方炔诺酮片、左炔诺孕酮炔雌醇(三相)片、复方醋酸甲地孕酮片、复方醋酸环丙孕酮片;②速效口服避孕药:左炔诺孕酮片、醋酸甲地孕酮片;③辅助口服避孕药:炔雌醇片。常用的注射用避孕药有:复方甲地孕酮注射液、复方庚酸炔诺酮注射液。常用的外用避孕药有:壬苯醇醚栓、壬苯醇醚凝胶、壬苯醇醚膜。皮下埋植避孕药有:左炔诺孕酮硅胶棒。

节育环是目前应用最广泛的一种长效避孕工具。常用的为不锈钢圆形环,这种节育环一次放入可以避孕20年左右,缺点是脱落率和带环怀孕率较高。带铜节育环的避孕效果较好,脱落率和带环怀孕率均较低,目前已在各地推广使用。阴道避孕药环使用方法简便,避孕效果也不错,有些地区已在推广使用。阴道隔膜使用时比较麻烦,如不能正确掌握放置技术,容易导致失败,所以不能广泛使用。输卵管绝育手术为一种永久性避孕措施,一次手术可以终身避孕,特别适用于不再生育或因病不能生育的妇女。

〔人工流产和药物流产〕

(一)人工流产

因避孕失败所致的意外妊娠,可在妊娠早期人为地采取措施终止妊娠,作为避孕失败的补救措施。

人工流产术是指在妊娠早期用人工方法终止妊娠的手术。人工流产负压吸引术适用于妊娠10周以内者;人工流产钳刮术适用于妊娠11~14周的胎儿。

人工流产对女性来说是一个尴尬的话题,既不像通常的怀孕那般欣喜,又不会像其他疾病一样受到关怀。很多女性一听人工流产,犹如大敌临头一样,对手术带来的痛苦以及对身体的影响都充满恐惧。人工流产可以根据妊娠的月份、女性的意愿有多种选择。在妊娠10周以内做人工流产最为适宜。因为人工流产手术越早就越简单、越安全;反之,手术就越复杂,手术后康复时间也就越慢。

常用的早期人工流产手术有吸宫术(负压吸引术)和钳刮术两种。前者适用于10周以内的妊娠妇女,后者适用于10~14周的妊娠妇女。妊娠10周以内子宫不太大;胎儿和胎盘尚未形成,一般不需要扩张子宫颈,很容易将胎块组织吸出;手术中反应轻;出血少,手术时间短,术后休息1~2小时就可以回家,恢复也很快,对身体影响小。吸宫术的手术很小,只要在门诊就可进行。

吸宫术似乎比较简单,也没有什么危险,但如果孕妇有急、慢性传染病或严重的全身性疾病如心力衰竭等,生殖器官急性炎症时,不宜施行手术。吸宫术引起并发症的可能很小,但手术结束后应仔细检查吸出物,以免漏吸、或只吸出一部分组织。

妊娠10~14周时,因胚胎逐渐长大,胎盘已经形成,子宫也随着长大,这时做人工流产不宜用简单的吸宫术,而需要采用钳刮人工流产。该手术难度大,出血多,恢复也比较慢,对身体有一定影响。手术过程同吸宫术差不多,只是宫颈要扩张的更大一些,一般手术前一天在宫颈管内放一个宫颈扩张棒或导尿管可以促使宫颈自动扩张,第二天再行手术。手术时可能会出现流产不完全、子宫穿孔、宫颈撕伤等并发症,术后应注意有无感染。

妊娠超过了14周就不能作上述两种人工流产,而需要住院作引产手术,这样更增加了孕妇的痛苦和手术的危险性。引产术是注射一些药物使得妊娠提前终止,之后孕妇将胎儿、胎盘产出,整个过程类似于正常分娩过程。如果有部分顽固的胎盘不肯离开子宫时,必须及时刮宫。如果注射药物5天后还没有宫缩,可以再注射一次,如依然不成功,就只能像剖宫产一样剖宫取胎。患有急性传染病,生殖道急性感染,急、慢性肝肾疾病者以及子宫有瘢痕的女性都不可以做引产术。手术可能会引起发热、产道损伤、流产不完全、感染等并发症。

因此,需要作人工流产的孕妇,应尽量争取在妊娠10周以内做负压吸引手术,以减轻流产者的痛苦。

(二)药物流产

药物流产给意外受孕的女子带来了极大的福音。近年来,米非司酮配伍米索前列醇片等抗早孕药物在临床上广泛使用,取得了较为满意的效果。不动手术就可使止孕的梦想变成现实。与人工流产相比,药物流产避免了手术器械对生殖器官的损伤,而且痛苦小、副反应轻、后遗症少,服药者心理压力也不大,易于让人接受。目前药物流产的完全流产率已经达到90%~95%,并且如果流产失败了,再手术清宫的痛苦也比人工流产轻,因为宫口已开,不需扩宫。但是,药物流产也是有其适用范围和禁忌证的,女性在做药物流产前,一定要先弄清楚自己是否在此范围之内。

药物流产的优点是方法简便,不需宫内操作,故无创伤性。目前最常用的药物是米非司酮配伍前列腺素(PG),完全流产率在90%以上。适用于停经7周内孕妇。

〔用药精选〕

一、西药

(一)避孕用西药

Ⅰ.短效口服避孕药

1. 复方醋酸环丙孕酮片 Compound Cyprotevone Acetate Tablets

【适应证】用于女性口服避孕。

【禁忌】①血栓形成(静脉或动脉)或有血栓形成的病史、存在血栓形成的前驱症状或曾有相关病史、累及血管的糖尿病、存在静脉或动脉血栓形成的严重或多重危险因素、存在或曾有严重的肝脏疾病,只要肝功能值没有恢复正常、存在或曾有肝脏肿瘤(良性或恶性)史、已知或怀疑生殖器官或乳腺存在受性甾体激素影响的恶性肿瘤、未确诊的阴道出血患者。②已知或怀疑妊娠的妇女及哺乳期妇女。

【不良反应】①严重不良反应,包括怀疑妊娠、血栓栓塞病、听力或视觉障碍,高血压、肝功能异常、精神抑郁、缺血性心脏病、胸部锐痛或突然气短、偏头痛、乳腺肿块、癫痫发作次数增加、严重腹痛或腹胀、皮肤黄染或全身瘙痒等。

②其他不良反应,包括乳房触痛、疼痛、分泌;头痛、偏头痛、性欲改变、情绪抑郁、恶心、呕吐、阴道分泌物改变、各种皮肤疾病、体液潴留、体重变化、过敏反应、肝功能异常、血清甘油三酯升高。

【用法用量】口服。①既往没有使用激素避孕药(过去1个月),于每次月经出血的第1天开始服药,从药盒中取出标记该周星期日期的药片始用,以后每天按顺序服用,直至服完21片,随后7日不服药。即使月经未停也要在第8日开始服用下一盒药。应在每天大约相同的时间服药。也可以在第2~5天开始服药,但推荐在第一个治疗周期服药的头7天内,加用屏障避孕法。

②其他具体情况避孕的用法用量请遵医嘱。

【制剂】复方醋酸环丙孕酮片

2. 复方左炔诺孕酮片 Compound Levonorgestrel Tablets

【适应证】用于女性口服避孕。

【禁忌】①乳腺癌、生殖器官癌、阴道有不规则出血、肝功能不全、近期有肝病或黄疸史、深部静脉血栓、脑血管意外、高血压、心血管病、糖尿病、高脂血症、精神抑郁症。②40岁以上妇女。

【不良反应】可见恶心、呕吐、头昏、乏力、嗜睡等类早孕反应及不规则出血,偶有乳房胀、皮疹、痤疮、体重增加、降低高密度脂蛋白。

【用法用量】口服。①片剂、滴丸,从每次月经来潮的第5日开始服药,每日1片,连服22日,不能间断、遗漏,服完后等月经来潮的第5日,再继续服药。②其他制剂的用法用量请遵医嘱。

【制剂】复方左炔诺孕酮片(滴丸)

3. 复方炔诺酮片 Compound Norethisterone Tablets

【适应证】用于女性避孕。

【禁忌证】①乳腺癌、生殖器官癌、肝功能不全、近期有肝病及黄疸史、深部静脉血栓、脑血管意外、高血压、心血管病、糖尿病、高脂血症、精神抑郁症患者禁用。②40岁以上妇女禁用。

【不良反应】①口服片剂:a. 类早孕反应。表现为恶心、呕吐、困倦、头晕、食欲减退。b. 突破性出血(多发生在漏服药时,必要时可每晚加服炔雌醇0.01mg),闭经。c. 精神压抑、头痛、疲乏、体重增加,面部色素沉着。d. 肝功能损害,或使肝良性腺瘤相对危险性增高。e. 35岁以上的吸烟妇女,服用本品患缺血性心脏病危险性增加。f. 可能引起高血压。②外用膜剂:a. 偶见过敏反应,可使女性外阴或阴道,甚至男性阴茎发生较严重的刺激症状,如局部瘙痒、疼痛。b. 少数患者局部有轻度刺激症状,阴道分泌物增多。

【用法用量】①口服(片剂):从月经周期第5日开始,一日1片,连服22天,不能间断,服完等月经来后第5天继续服药。

②阴道内给药(膜剂)从月经周期第5日开始,每日取1片,置阴道深处,连用22日,不能间断。停药后3~7日内行经,于行经的第5日开始使用下一周期药物,产后或流产后应在月经来潮后再用。

【制剂】复方炔诺酮片(1号片);复方炔诺酮膜

4. 左炔诺孕酮炔雌醇(三相)片 Levonorgestrel and Ethinylestradiol Tablets(Triphasic)

本品为复方制剂,含左炔诺孕酮和炔雌醇。两药配伍既提高避孕效果,又减少了不良反应。

【适应证】用于女性口服避孕。

【用法用量】口服。首次服药从月经的第3日开始,每晚1片,连续21日,先服黄色片6日,继服白色片5日,最后服棕色片10日。以后各服药周期均于停药第8日按上述顺序重复服用。不得漏服。若停药7天,连续两月闭经者,应咨询医师。

【不良反应】常见的有恶心、呕吐、头痛、乳房痛、经间少量出血;较少见的有抑郁、皮疹及不能耐受隐形眼镜;较严重的不良反应尚有血栓形成、高血压、肝病、黄疸以及过敏反应等。

【禁忌】下列情况禁用:乳腺癌、生殖器官癌、肝功能异常或近期有肝病或黄疸史、阴道异常出血、镰状细胞性贫血、深部静脉血栓病、脑血管意外、高血压、心血管病、高脂血症、肾功能不全、严重糖尿病、精神抑郁症及哺乳期妇女。

5. 复方醋酸甲地孕酮片 Compound Megestrol Acetate Tablets

【适应证】用于女性口服避孕。

【禁忌】①乳腺癌、生殖器官癌、肾功能不全、肝功能不全或近期有肝病或黄疸史、深部静脉血栓病、脑血管意外、高血压、心血管病、糖尿病、高脂血症、甲状腺功能亢进、精神病或抑郁症患者。②40岁以上妇女。③孕妇。

【不良反应】①片剂:a. 类早孕反应。表现为恶心、呕吐、困倦、头晕、食欲减退。b. 突破性出血(多发生在漏服药时,必要时可每晚加服炔雌醇0.01毫克),闭经。c. 精神压抑、头痛、疲乏、体重增加,面部色素沉着。d. 肝功能损害,或使肝良性腺瘤相对危险性增高。e. 35岁以上的吸烟妇女,服用本品患缺血性心脏病危险性增加。f. 可能引起高血压。

②注射剂:a. 少数患者在用药后有恶心、呕吐、头昏、乳

房胀痛、乏力、疲乏等反应，一般反应较轻，不需处理。个别可发生高血压，停药后多可恢复正常。b. 使用过程中，如乳房有肿块出现，应即停止。c. 个别可有过敏反应，不可再注射。

【用法用量】①口服：于每次月经第5天开始，一日1片，连服22日。停药后3~7天内行经，于行经的第5天再服下一周期的药。产后或流产后在月经来潮再服。服药一个月可以避孕1个月，因此需要每个月服药。一般在睡前服，可减少不良反应。

②肌内注射：每月一次。具体方法如下：第一周期，注射2次，分别于月经来潮当天算起的第5天和第12天各注射1支。第二周期，按第2次注射日期计算，每隔30~31天注射1支，或于每月行经第10~12天注射1支。

【制剂】复方醋酸甲地孕酮片

6. 炔诺酮片 Norethisterone Tablets

本品为孕激素类药物，具有抑制排卵作用。

【适应证】用于女性探亲时短效避孕。

【禁忌】心血管疾病、肝肾疾病、糖尿病、哮喘病、癫痫、偏头痛、血栓性疾病、胆囊疾病及精神病患者。

【不良反应】①偶见过敏反应。②可见胃肠道反应，如食欲缺乏、恶心。也可见头晕、倦怠。③阴道不规则出血。

【用法用量】口服。自同居当晚起，每晚3mg，10天之内必须连服10天，若同居半个月，连服14天。

【制剂】炔诺酮片（滴丸）

7. 炔诺孕酮片 Norgestrel Tablets

本品为孕激素类药物，具有抑制排卵、阻止孕卵着床以及使宫颈黏液变稠，阻碍精子穿透的作用。

【适应证】用于女性短期避孕。

【用法用量】口服。在夫妇同居前两天开始服药，每晚1片，连服10~15天不能间断。如同居超过半个月应接服复方短效口服避孕药。

【不良反应】可见恶心、呕吐、食欲缺乏、头昏、倦怠、痤疮、过敏性皮炎等。

【禁忌】患有心血管疾病、肝肾疾病、糖尿病、哮喘病、癫痫、偏头痛、血栓性疾病、胆囊疾病以及精神病患者禁用。

8. 去氧孕烯炔雌醇片 Desogestrel and Ethinylestradiol Tablets

本品为复方制剂，含去氧孕烯和炔雌醇。本品是一种安全、高效、副作用极小的第三代短效口服避孕药。

【适应证】用于避孕。本品目前除广泛用于避孕外，临床上还将其用于治疗子宫内膜异位症、功能性子宫出血等妇科疾病。

【用法用量】在月经周期的第一天，即月经来潮的第一天开始服用本品。按照箭头所指的方向每天约同一时间服1片本品，连续服21天，随后停药7天，在停药的第8天开始服用下一板。

【不良反应】通常在使用复方口服避孕药的开始几个周期时会出现一些轻度的反应，如恶心、头痛、乳房胀痛以及在月经周期中出现点滴的出血。一些较为少见的不良反应包括：呕吐、情绪抑郁；不能耐受隐形眼镜；阴道分泌物改变；各种皮肤不适（如皮疹）；体液潴留；体重改变；过敏反应；性欲改变。

【禁忌】对本品过敏、血栓或有血栓病史（如深部静脉血栓、肺栓塞、心肌梗死、脑血管病变）、血栓先兆史或有血栓先兆存在（如短暂性缺血、心绞痛）、伴血管损害的糖尿病、伴有局部神经病灶的偏头痛、伴有高三酰甘油血症的胰腺炎、存在血栓高危因素、严重的肝病或既往病史、肝功能尚未恢复、肝脏肿瘤或既往病史、有性激素依赖的生殖器官或乳腺恶性肿瘤、原因不明的阴道出血患者禁用。

【孕妇及哺乳期妇女用药】已妊娠或怀疑妊娠、哺乳期妇女禁用。

【制剂】去氧孕烯炔雌醇片

9. 复方孕二烯酮片 Compound Gestodene Tablets

本品为复方制剂，含炔雌醇和孕二烯酮。

【适应证】用于女性口服避孕。

【禁忌】①乳腺癌、生殖器官癌、肝功能不全或近期有肝病或黄疸史、阴道异常出血、镰状细胞性贫血、深部静脉血栓病、脑血管意外、高血压、心血管病、高脂血症、精神抑郁症患者。②哺乳期妇女。

【不良反应】①常见恶心、呕吐、头痛、乳房痛、月经间隔期有少量出血。②少见抑郁、皮疹及不能耐受隐形眼镜。③严重可见血栓形成、高血压、肝功能损害、黄疸及过敏反应等。

【用法用量】口服。自月经周期第一日起，每日在相同时间服白色药片（含药药片）1片，连服21日，随后每日在相同时间服红色药片（空白药片）1片，连服7日，共服28片。服完最后一片红色药片后开始服用下一周期（盒）药品。

【制剂】复方孕二烯酮片

10. 复方炔诺孕酮片 Compound Norgestrel Tablets

本品为复方制剂，含炔诺孕酮和炔雌醇。本品中的炔诺孕酮能阻止孕卵着床，并使宫颈黏液黏稠度增加，阻止精子穿透；炔雌醇能抑制促性腺激素分泌，从而抑制卵巢排卵。两种成分配伍既可增强避孕作用，又减少了不良反应。

【适应证】用于女性口服避孕。

【用法用量】口服。从月经周期第5日开始用药，一日1片，连服22天。服完等下次月经来后第5天重复服药。

【不良反应】①类早孕反应：表现为恶心、呕吐、困倦、头晕、食欲缺乏。②突破性出血（多发生在漏服药时，必要时可每晚加服炔雌醇0.01mg），闭经。③精神压抑、头痛、疲乏、体重增加、面部色素沉着。④肝功能损害，或使肝良性腺瘤相对危险性增高。⑤35岁以上的吸烟妇女服用本品，患缺血性心脏病危险性增加。⑥可能引起高血压。⑦偶见过敏反应。

【禁忌】下列情况应禁用：乳腺癌、生殖器官癌、阴道有不规则出血者、肝功能异常或近期有肝病或黄疸史、深部静脉血栓、脑血管意外、高血压、心血管病、糖尿病、高脂血病、精神抑郁症及40岁以上妇女。

11. 炔雌醇环丙孕酮片 Ethinylestradiol and CyproteroneAcetate Tablets

本品为复方制剂,其组分为醋酸环丙孕酮和炔雌醇。

【适应证】本品可用于口服避孕。炔雌醇环丙孕酮片也可用于治疗妇女雄激素依赖性疾病,例如痤疮,特别是明显的类型和伴有皮脂溢,炎症或形成结节的痤疮(丘疹脓疱性痤疮、结节囊肿性痤疮)、妇女雄激素性脱发、轻型多毛症,以及多囊卵巢综合征患者的高雄性激素表现。

【用法用量】要规律服用炔雌醇环丙孕酮片以取得治疗效果和所需的避孕保护。炔雌醇环丙孕酮片的剂量方案和大多数复方口服避孕药的常用方案类似。这样必须考虑采取同样的用药规则。不规律服用炔雌醇环丙孕酮片能导致月经间期出血,并可能降低治疗和避孕的可靠性。如何服用炔雌醇环丙孕酮片必须按照包装所指方向每天约在同一时间用少量液体送服。每日1片,连服21天。停药7天后开始下一盒药,其间通常发生撤退性出血。通常在该周期最后一片约服完后2-3天开始出血,而在开始下一盒药时出血可能尚未结束。或遵医嘱。

【不良反应】这些不良反应在炔雌醇环丙孕酮片使用者中曾有报告,他们之间的联系既未肯定,亦未否定。①乳房:触痛、疼痛、增大;②中枢神经系统:头痛、偏头痛、性欲改变、情绪抑郁/改变;③胃肠道:恶心、呕吐;④皮肤:多种皮肤疾病(如皮疹,结节性红斑,多形性红斑);⑤泌尿生殖系统:阴道分泌物;⑥改变眼:不耐受隐形眼镜;⑦其他:体液潴留;体重变化;过敏反应;肝功能异常;血清三酰甘油升高。

【禁忌】含有雌、孕激素的复方制剂不能用于下列任何情况。如果使用这些制剂期间,首次出现下列任何一种情况,必须立即停药;出现或既往有静脉或动脉血栓形成性/血栓栓塞性疾病(如深静脉血栓形成、肺栓塞、心肌梗死)或脑血管意外;出现或既往有血栓形成的前驱症状(如短暂脑缺血发作、心绞痛);有局灶性神经症状的偏头痛病史;累及血管的糖尿病;出现静脉或动脉血栓形成的严重或多重危险因素也为禁忌证;与高三酰甘油血症相关的胰腺炎或其病史;出现或既往有严重的肝脏疾病,只要肝功能值没有恢复至正常,禁用本品。

【儿童用药】炔雌醇环丙孕酮片不能用于儿童。

【孕妇及哺乳期妇女用药】孕妇及哺乳期妇女禁用。

Ⅱ. 速效口服避孕药

1. 左炔诺孕酮片(毓婷) Levonorgestrel Tablets

【适应证】用于女性紧急避孕,即在无防护性措施或其他避孕方法偶然失误时使用。

【用法用量】口服。于房事后72小时内服第1片,隔12小时后服第2片,总量为2片。服药后不得有无防护性同房,月经来潮后采用常规避孕方法。

【禁忌】①乳腺癌、生殖器官癌、静脉血栓病、脑血管意外、高血压、心血管病、糖尿病、高脂血症、精神抑郁患者。②哺乳期妇女及40岁以上妇女。

【不良反应】偶见恶心、呕吐、一般不需处理,可自行消失。

【制剂】左炔诺孕酮片(分散片、肠溶片、胶囊、肠溶胶囊、滴丸)

2. 醋酸甲地孕酮片 Megestrol Acetate Tablets

【适应证】用于探亲时避孕用。

【用法用量】口服。在探亲当日中午口服1片,当天晚上加服1片,以后每天晚上服1片,直至探亲结束,次日再服1片。

【不良反应】主要为恶心、头晕、倦怠;突破性出血;孕期服用有比较明确的增加女性后代男性化的作用。

【禁忌】对本品过敏、严重肝肾功能不全、乳房肿块患者禁用。

【孕妇及哺乳期妇女用药】禁用。

【制剂】醋酸甲地孕酮分散片;醋酸甲地孕酮胶囊;醋酸甲地孕酮软胶囊

Ⅲ. 长效避孕药

本品具有强效孕激素活性,肌内注射后,自注射局部缓慢释放而发挥长效抗生育作用。

1. 醋酸甲羟孕酮注射液 Medroxyprogesterone Acetate Injection

【适应证】女性用长效注射避孕。

【用法用量】深部肌内注射:一次0.15g,每3个月一次。首次注射应在正常自发月经的头5天之内使用;产后不哺乳妇女产后5日之内即可使用;产后哺乳妇女在分娩六周后即可使用。或遵医嘱。

【禁忌】对本品过敏、不明原因的阴道出血、深部静脉血栓、肺栓、缺血性心脏病或脑血管意外、有局灶性神经症状的偏头痛、活动期肝炎、肝硬化失代偿期或肝脏肿瘤、曾患乳腺癌5年内无复发、常服用影响肝酶代谢药物(如利福平、灰黄霉素及某些抗惊厥药等)的患者禁用。

【孕妇及哺乳期妇女用药】孕妇及产后6周内的母乳喂养者禁用。

【不良反应】①过敏和类过敏性反应。②血栓栓塞症:血栓性静脉炎及肺栓塞。③中枢神经系统:紧张、失眠、嗜睡、疲倦、抑郁、眩晕和头痛。④皮肤和黏膜:荨麻疹、瘙痒、红疹、痤疮、多毛和脱发。⑤胃肠道:恶心。⑥乳房:肿胀和溢乳。⑦其他:发热、体重变化和满月脸。

【制剂】醋酸甲羟孕酮注射液;醋酸甲羟孕酮复合胶囊

2. 复方炔诺孕酮片 Compound Norgestrel Tablets

【适应证】用于女性长效避孕。

【不良反应】部分人服药后可出现恶心、呕吐、头晕、乳胀、白带增多等,一般于连续眼药几次后不再出现或减轻;如加服抗副作用的药片(主要含奋乃静、颠茄、咖啡因、维生素

B_6 等）便可缓解。

【禁忌】①肝病、肾病、子宫肌瘤、高血压、乳房肿块及有糖尿病史患者。②哺乳期妇女。

【用法用量】口服。于月经第5天服1片，第25天服第2片，以后每隔28天服1片。为保证避孕效果，服药开始3个月，每次服药时需加服炔雌醚0.3mg。

3. 左炔诺孕酮炔雌醚片 Levonorgestrel and Quinestrol Tablets

本品为复方制剂，含左炔诺孕酮和炔雌醚。

【适应证】本品有抑制排卵的作用，为女性长效口服避孕药。1个月服药一次、避孕率可达98%以上。

【用法用量】①于月经来潮的当天算起第5天午饭后服药一次，间隔20天服第二次，或月经第5天及第10天各服1片。以后就均以第二次服药日为每月的服药日期，每月服1片，一般在服药后6～12天有撤退性出血。

②原服用短效口服避孕改服长效避孕药时，可以服完22片后的第二天接服长效避孕药1片，以后每月按开始服长效避孕药的同一日期服药一片。

【不良反应】①在服药开始的几个周期内，有人可能有头昏、恶心和困倦及呕吐等；类早孕；反应，这些反应多发生在服药8～12小时后，为了减轻和避免发生这些反应，可在午饭后服药。②服药3～6周后，出现白带增多。③少数人发生月经过多或闭经。④其他有胃痛、水肿、乳房胀痛、头痛。

【禁忌】子宫肌瘤、乳房肿块及肝肾功能不全者、心血管疾病，有血栓史，高血压，糖尿病，甲状腺功能亢进、精神病或抑郁症，多血脂患者禁用。

【孕妇及哺乳期妇女用药】孕妇禁用，哺乳期妇女服药后可使乳汁减少，故应于产后半年开始服用。

【制剂】左炔诺孕酮炔雌醚片；炔诺孕酮炔雌醚片

Ⅳ. 注射用避孕药

1. 复方甲地孕酮注射液 Compound Megestrol Injection

本品为复方制剂，含醋酸甲地孕酮和雌二醇。

【适应证】女性用注射避孕药。尤其适用于不能耐受或坚持服用口服避孕药者。

【用法】肌内注射，每月一次。具体如下：第一周期：注射2次，分别于月经来潮当天算起的第5天和第12天各注射1支。第二周期：按第二次注射日期计算，每隔30～31天注射1支，或于每月经第10～12天注射1支。

【不良反应】①月经紊乱，主要表现为不规则阴道出血和闭经。随使用时间延长，闭经的发生率有所增加。连续使用一年后，半数以上妇女出现闭经。②少数人有体重增加。少数妇女发生头痛、乳房胀痛，严重时应去医院就诊。

【禁忌】绝对禁忌证：现患有乳腺癌者。相对禁忌证：①不明原因的阴道出血者。②产后6周内母乳喂养者。③现患或曾患深部静脉血栓/肺栓塞、缺血性心脏病，或脑血管意外者。④有局灶性神经症状的偏头痛者。⑤活动期肝炎，或肝硬化失代偿期，或肝脏肿瘤患者。⑥曾患乳腺癌，5年内无复发迹象者。⑦经常服用影响肝酶代谢药物者，如利福平或灰黄霉素及某些抗惊厥药物等。

【制剂】复方甲地孕酮注射液

2. 复方庚酸炔诺酮注射液 Compound Norethisterone Enanthate Injection

本品为复方制剂，其主要成分为庚酸炔诺酮和戊酸雌二醇。本品为避孕药，主要系通过抑制垂体促性腺激素分泌而抑制排卵，达到避孕作用，对于宫颈黏液与子宫内膜的直接作用亦与其避孕机理有关。

【适应证】健康育龄妇女避孕用，尤其适用于不能耐受或坚持服用口服避孕片及放置宫内节育器易脱落者。

【用法用量】肌内注射每月一次可以避孕1个月。首次给药时，可于月经来潮第5天同时注射2ml。自第二个月起，均在月经第10～12天注射1ml。

【不良反应】少数使用者可发生月经改变，如周期缩短、经量减少、不规则出血及恶心、闭经。偶有头晕、乳胀等，一般均较轻微，不需处理。必要时可对症处理。

【禁忌】急、慢性肝炎，肾炎，高血压及有乳房肿块者禁用。

3. 复方己酸羟孕酮注射液 Compound Hydroxyprogesterone Caproate Injection

本品为复方制剂，含己酸羟孕酮和戊酸雌二醇。

【适应证】用于女性长效避孕。

【禁忌】①肝肾功能不全、心血管疾病和血栓史、高血压、糖尿病、甲状腺功能亢进、精神病或抑郁症、高血脂、子宫肌瘤、乳房肿块患者。②孕妇。

【不良反应】①少数患者在用药后有恶心、呕吐、头昏、有乳房胀痛、乏力、疲乏等反应，一般反应较轻，不需处理。个别可发生高血压，停药后多可恢复正常。②使用过程中，如乳房有肿块出现，应即停止。

【用法用量】深部肌内注射：第一次在月经周期的第5天肌内注射2ml，或分别于月经来潮第5天及第15天各肌内注射1ml，以后于每个月月经周期的第10～12天肌内注射1ml。若月经周期短，宜在月经来潮第10天注射，即药物必须在排卵前2～3天内注射，以提高避孕效果。必须按月注射。

Ⅴ. 外用避孕药

1. 壬苯醇醚 Nonoxinol

本品系非离子型表面活性剂，通过降低精子细胞膜表面活性，改变精子渗透性而杀死精子或使它们不能游动，难于穿过宫颈口而无法使卵受精，从而达到避孕效果。

【适应证】杀精子药，用于阴道避孕。

【禁忌】①可疑生殖道恶性肿瘤者。②有不规则阴道出血、阴道炎症、子宫脱垂或阴道壁松弛者。③怀疑妊娠者。

【不良反应】①偶见过敏反应，可致女性外阴、阴道及男性阴茎瘙痒、疼痛、充血及水肿。②少数使用者局部有轻度刺激症状、阴道分泌物增多及烧灼感。

【用法用量】阴道给药。①壬苯醇醚膜：可男用也可女用,一般以女用为好。房事前取药膜 1 张(含本药 50mg),对折 2 次或揉成松软小团,以示指或中指推入阴道深部,10 分钟后可行房事;如男用,则将药膜贴于阴茎头,推入阴道深处,房事开始时间与女用相同。最大用量一次不超过 100mg。②壬苯醇醚阴道片:一次 100mg,于房事前 5 分钟放入阴道深处。如阴道分泌物较少的妇女,可以洁净水稍湿药片后,迅速放入阴道深处。③壬苯醇醚海绵剂:使用时用清洁水浸湿,挤去过量的水,深置阴道中,房事后留置 6 小时,但不超过 30 小时,也不能重复使用。④壬苯醇醚栓。一次 75mg 或 100mg,房事前 5 分钟放入阴道深处。⑤壬苯醇醚胶冻、霜剂或泡沫剂药物:用注入器将药物注入阴道深部,应注意将一支药全部挤出,并均匀地涂在子宫颈口和周围,立即可以生效。这三种剂型均可起到润滑作用,最好能与阴茎套或阴道隔膜等合并使用,可增加避孕效果。

【制剂】壬苯醇醚栓(凝胶、膜、阴道片、海绵剂、胶冻剂)

Ⅵ. 皮下埋植避孕药

1. 左炔诺孕酮硅胶棒 Levonorgestrel Silastic Implants

【适应证】用于要求长期避孕的育龄妇女。

【禁忌】急、慢性肝炎,肾炎,肿瘤,糖尿病,甲亢,严重高血压,血栓性疾病,镰状细胞贫血,原因不明的阴道出血者,癫痫,可疑妊娠者和应用抗凝血药者。

【不良反应】可见月经紊乱(月经过频、经期延长、月经稀发、闭经或点滴出血等)、类早孕反应(恶心、头晕、乏力、嗜睡等)、乳房胀痛;偶见体重增加、血压升高、痤疮、精神抑郁或性欲改变等。

【用法用量】埋植:于月经周期的第一周内(从月经来潮的第一天算起),局麻无菌条件下,在上臂或股内侧,皮肤上做一个 0.2cm 切口,用套管针将埋植物放入皮下。外敷创可贴,纱布包扎即可。每人一次 2 支,有效避孕期 4 年。

(二)流产或终止妊娠用药

1. 米非司酮 Mifepristone

本品为抗孕激素药,能与孕酮受体及糖皮质激素受体结合,具有终止早孕,抗着床,诱导月经及促进宫颈成熟等作用。小剂量米非司酮序贯合并前列腺素类药物,可得到满意的终止早孕效果。

【适应证】本品为抗孕激素药,对子宫内膜孕酮受体的亲和力较强。可用于紧急避孕及终止停经 49 天内的妊娠。

【用法用量】①推荐的用法及用量:停经≤49 天之健康早孕妇女,空腹或进食 2 小时后,口服米非司酮胶囊一次 25~50mg,一日 2 次,连服 2~3 天,每次服药后禁食 2 小时,总量 150mg,第 3~4 天清晨口服米索前列醇 600μg(一片 200μg×3 片),或于阴道后穹窿放置卡前列甲酯栓 1 枚(1mg),或口服其他同类前列腺素药物,卧床休息 1~2 小时,门诊观察 6 小时,注意用药后出血情况,有无妊娠产物排出和副作用。

②对本品总量 150mg 不能耐受的早孕妇女,可把总量减至 75mg。服药前后 2 小时禁食,第一天晨服米非司酮胶囊 30mg(6 粒),12 小时后服 15mg(3 粒),第二天晨服米非司酮胶囊 15mg(3 粒),12 小时后服 15mg(3 粒),总量 75mg,第三天清晨口服米索前列醇 600μg(一片 200μg×3 片)。卧床休息 2 小时,门诊观察 6 小时。注意用药后出血情况,有无妊娠产物排出和副反应。

【不良反应】终止早孕治疗过程的设计是诱导蜕膜坏死,必要的阴道出血和子宫收缩痉挛致使流产。几乎所有接受米非司酮与米索前列醇治疗的妇女均有不良反应,发生率约为 90%。①子宫出血和下腹痛(包括子宫痉挛)是用本品治疗可预见的结果,部分妇女出血量超过最大月经量。②部分早孕妇女服药后,有轻度恶心、呕吐、头晕、头痛、疲劳、腹泻,肛门坠胀感。③个别妇女可出现皮疹。④使用前列腺素后可有腹痛,部分对象可发生呕吐腹泻。少数有潮红和发麻现象。⑤其他不良反应有背痛、发热、阴道炎、寒战、消化不良、失眠、腿痛、焦虑、白带和盆骨痛。⑥实验室检查可有血色素,红细胞压积和血红细胞下降,极少数可有血清 ALT、AST、ALP 及 γ-GT 增高。

【禁忌】①对本品中任何成分过敏者。②心、肝、肾疾病患者及肾上腺皮质功能不全者。③有使用前列腺素类药物禁忌证者:如青光眼、哮喘及对前列腺素类药物过敏等。④带宫内节育器妊娠和怀疑宫外孕者。⑤同时进行长期皮质类固醇治疗者。⑥有异常出血史或同时进行抗凝治疗者。⑦遗传性卟啉症。⑧如不能为患者提供紧急处理不全流产、输血和紧急复苏的医疗设施,则禁用本品治疗。⑨不得用于不能理解治疗程序或不能依从治疗方案的患者。

【制剂】米非司酮胶囊(胶丸)

2. 米索前列醇 Misoprostol

本品为终止早孕药,具有宫颈软化、增强子宫张力及宫内压作用。与米非司酮序贯合用可显著增高或诱发早孕子宫自发收缩的频率和幅度。本品具有 E 型前列腺素的药理活性,对胃肠道平滑肌有轻度刺激作用,大剂量时抑制胃酸分泌。

【适应证】本品与米非司酮序贯合并使用,可用于终止停经 49 天内的早期妊娠。

【用法用量】在服用米非司酮 36~48 小时后,单次空腹口服米索前列醇 0.6mg。

【不良反应】部分早孕妇女服药后有轻度恶心、呕吐、眩晕、乏力和下腹痛。及个别妇女可出现潮红、发热及手掌瘙痒,甚至过敏性休克。

【禁忌】①心、肝、肾疾病患者及肾上腺皮质功能不全者。②有使用前列腺素类药物禁忌者,如青光眼、哮喘及过敏体质者。③带宫内节育器妊娠和怀疑宫外孕者。

【孕妇及哺乳期妇女用药】①孕妇禁用;②哺乳期妇女不应服用。

【制剂】米索前列醇片

附:用于计划生育与避孕的其他西药

1. 屈螺酮炔雌醇片 Drospirenone and Ethinylestradiol Tablets

【适应证】本品为复方制剂,含屈螺酮和炔雌醇。用于女性避孕。

2. 复方双炔失碳酯肠溶片 Compound Anorethidranc and Dipropionate Enteric-CoatedTables

【适应证】用于探亲或新婚夫妇避孕药。

3. 炔雌醇片 Ethinylestradiol Tablets

见本章"143. 闭经"。

4. 雌二醇 Estradiol

见本章"158. 更年期综合征"。

5. 戊酸雌二醇 Estradiol Valerate

见本章"134. 阴道炎"。

6. 苯甲酸雌二醇 Estradiol Benzoate

见本章"134. 阴道炎"。

7. 复方戊酸雌二醇片 Compound Estradiol Valerate Tablets

见本章"158. 更年期综合征"。

8. 孕三烯酮 Gestrinone

【适应证】用于子宫内膜异位症。也可用作避孕药。

9. 缩宫素 Oxytocin

见本章"154. 引产和中止妊娠"。

二、中药

(一)避孕用中药

对于避孕,目前尚没有明显有效的中药制剂。

(二)计划生育用中药

1. 宫宁颗粒

【处方组成】茜草、蒲黄、三七等十一味中药

【功能主治】化瘀清热,止血固经。适用于宫内节育器所致月经过多,经期延长,中医辨证属瘀热证者。

【用法用量】温开水冲服。一次1袋,一日3次,连服7天。月经过多者于经前2天或来经时开始服药,经期延长者于第3天服药。

2. 新生化片(颗粒)

【处方组成】当归、川芎、桃仁、炙甘草、干姜(炭)、益母草、红花

【功能主治】活血、祛瘀、止痛。用于产后恶露不行,少腹疼痛,也可试用于上节育环后引起的阴道流血,月经过多

【用法用量】口服。一次4片,一日2~3次。

3. 伊血安颗粒

见本章"155. 产后出血与产后恶露不尽"。

4. 妇月康颗粒

见本章"155. 产后出血与产后恶露不尽"。

5. 安宫止血颗粒(丸、膏)

见本章"155. 产后出血与产后恶露不尽"。

6. 止血镇痛胶囊

见本章"144. 功能失调性子宫出血与崩漏"。

7. 茜芷片(胶囊)

【处方组成】川牛藤,三七,茜草,白芷

【功能主治】活血止血,祛瘀生新,消肿止痛,用于气滞血瘀所致子宫出血量多,出血时间延长,淋漓不止,小腹疼痛,药物流产后子宫出血量多见上述证候者。

【用法用量】饭后温开水冲服,一次5片,一日3次,连服9天为一疗程,或遵医嘱。

【使用注意】孕妇禁用。

8. 葆宫止血颗粒

见本章"144. 功能失调性子宫出血与崩漏"。

附:用于计划生育的其他中药

1. 益诺胶囊

见本章"155. 产后出血与产后恶露不尽"。

2. 灯心止血胶囊

见第三章"58. 痔疮"。

第十三章　儿科病症

160. 小儿感冒

〔基本概述〕

小儿感冒主要是感受外邪所致。临床表现以发热恶寒、头痛、鼻塞流涕、打喷嚏、咳嗽为主要症状。一年四季均有发生，气候变化时及冬春两季发病率较高。

由于小儿冷暖不知调节，肌肤嫩弱，腠理疏薄，卫外机能未固，故易于罹患感冒。受病以后，因脏腑嫩弱，故传变较速，且易兼夹痰壅、食滞、惊吓等因素而使证情复杂，常见夹痰、夹滞、夹惊等兼症。这是小儿感冒与成人感冒不同之处。

感冒属于西医上呼吸道感染的范畴，大多是由病毒感染引起的，少部分的感冒是由细菌或继发细菌感染引起。1岁以内的婴儿由于免疫系统尚未发育成熟，所以更容易易患感冒。

感冒属于急性上呼吸道感染，是指鼻和咽部的炎症，但如果未得到控制，炎症向下蔓延则可发展为急性气管炎、支气管炎，甚至肺炎。

中医对小儿感冒的辨证论治，主要有辨寒热、辨四时感冒（普通感冒）或时行感冒（流行性感冒）和辨兼症等方面。一些急性传染病的早期，在小儿也可表现为类似感冒的症状，临床须注意鉴别，以免误诊。

〔治疗原则〕

小儿感冒证治仍以风寒、风热为主。唯于小儿，辛温不宜过于湿热发散，辛凉亦不宜过多苦寒。若夹痰者，佐以宣肺化痰；夹食滞者，佐以消食导滞；夹惊吓者，则佐以安神镇惊或平肝息风之品。

小儿患了感冒后，突出表现常为发热，加上感冒需要经历一个疾病的自然过程（发热通常2～5天），所以除了配合医师的治疗外，合理的家庭护理，不仅能帮助小儿尽快病愈，也有助于缩短疾病的自然过程。

1. 注意休息

宝宝年龄越小，越需休息及护理，待症状消失后再恢复活动，以免因病灶未能清除而复发。发热的小儿，最好卧床休息，以减少其中枢神经系统的刺激。

2. 合理饮食

感冒发热的小儿很容易出现食欲减低、恶心、呕吐、腹痛和腹泻等表现，饮食护理非常重要，总体原则是选择易消化的食物、少食多餐。如果强求小儿进食，将导致其胃肠负担重，对身体和疾病恢复均有害。每次吃的食物量可少些，吃的次数可多些，多喝一些水果汁，如新鲜橙汁等。发热消退和消化能力较好的小儿饮食可稠一些。随着小儿病情的好转，一般1周左右可逐渐恢复到平日饮食。

3. 环境适宜

保持房间空气流通。对发热的小儿，新鲜的空气有助于皮肤有效出汗而降低体温。应避免直接对着小儿吹风，而导致其皮肤血管收缩，加重病情。安排一个良好的休息环境，室内保持安静，低声说话，尽可能增加小儿的睡眠时间，以减少能量的消耗。可以让小儿躺在床上，给小儿轻声讲故事或听音乐，帮助小儿放松，会起到促进疾病康复的效果。

4. 有效出汗

鼓励小儿多饮水。水可以增加机体细胞代谢，促进体内毒素排出，同时可以有效出汗，有利于降低体温。小儿的衣服和被褥不要过多、过厚，应穿宽松衣裤，以利于有效出汗和散热。千万不能给发热小儿穿过多衣服和盖过厚被褥，否则容易导致高热不退，甚至诱发高热惊厥。服用退热药后，会大量出汗，衣被汗湿后应及时更换，以免受凉而加重病情。

5. 物理降温

小儿发热应首选物理降温，尤其是小婴儿发热。在物理降温无效时，再适当少量使用退热药进行药物降温。物理降温方法有局部散热降温、洗温水澡或温水擦浴、冷盐水灌肠等，其中以局部散热降温法最简单易行，适合家庭常用。

局部散热降温法：头部冷湿敷或头部冰袋，这是最常用的方法。以头部冷湿敷（即用冷湿巾敷于小儿的额部）接受度最高。有些小儿不愿意头部放冰袋，可以用冷湿巾代替。应注意经常更换冰袋或冷湿巾。颈部、腋下及腹股沟置冰袋：这些部位有比较大的血管，将冰袋放在这些部位降温效果较好。洗温水澡或温水擦浴：可收到良好的降温效果，但在冬天难以实施。

专家提醒：要密切观察小儿的病情变化，对发热小儿要注意是否有惊厥先兆，警惕高热惊厥的发生。已有过高热惊厥的小儿，要在医师的指导下服用苯巴比妥（鲁米那），预防高热惊厥再度发生。如果发现小儿口腔内有疱疹或皮肤上有皮疹，也需及时就诊。

〔用药精选〕

一、西药

（一）小儿普通感冒用西药

1. 布洛芬混悬液 Ibuprofen Suspension

本品能抑制前列腺素的合成，具有解热镇痛及抗炎作用。

【适应证】用于儿童普通感冒或流行性感冒引起的发热。也用于缓解儿童轻至中度疼痛，如头痛、关节痛、偏头痛、牙痛、肌肉痛、神经痛、痛经。

【用法用量】口服。①成人一次15～20ml，一日3～4次。②12岁以下小儿：2～3岁12～14kg一次3ml，若发热或疼痛不缓解，可每隔4～6小时重复用药1次，24小时不超过4次；4～6岁16～20kg一次5ml，若发热或疼痛不缓解，可每隔4～6小时重复用药1次，24小时不超过4次；7～9岁22～26kg一次8ml，若发热或疼痛不缓解，可每隔4～6小时重复用药1次，24小时不超过4次；10～12岁28～32kg一次10ml，若发热或疼痛不缓解，可每隔4～6小时重复用药1次，24小时不超过4次。

【不良反应】①少数患者可出现恶心、呕吐、胃烧灼感或轻度消化不良、胃肠道溃疡及出血、转氨酶升高、头痛、头晕、耳鸣、视力模糊、精神紧张、嗜睡、下肢水肿或体重骤增。②罕见皮疹、过敏性肾炎、膀胱炎、肾病综合征、肾乳头坏死或肾衰竭、支气管痉挛。

【禁忌】①对其他非甾体抗炎药过敏者禁用。②对阿司匹林过敏的哮喘患者禁用。

【其他制剂】布洛芬滴剂（咀嚼片、口服溶液、混悬滴剂）、小儿布洛芬栓

2. 对乙酰氨基酚 Paracetamol

本品具有良好的解热、镇痛作用，是最常用的解热镇痛药。其通过作用于下丘脑的体温调节中枢、抑制中枢和外周的前列腺素合成而产生解热镇痛作用。本药与阿司匹林相比，解热作用相似但较持久，镇痛作用较弱，不良反应较少。

【适应证】用于普通感冒或流行性感冒引起的发热、头痛、关节痛等。也可用于缓解轻至中度疼痛，如头痛、关节痛、偏头痛、牙痛、肌肉痛、神经痛及痛经等。

【禁忌】严重肝肾功能不全患者及对本品过敏者禁用。

【不良反应】常规剂量下的不良反应很少，少见恶心、呕吐、出汗、腹痛、皮肤苍白等；罕见过敏性皮炎（皮疹、皮肤瘙痒等）、粒细胞缺乏、血小板减少、高铁血红蛋白血症、贫血、肝肾功能损害和胃肠道出血等。

【用法用量】用于退热镇痛：口服。①成人：一次0.3～0.6g，一日3～4次；一日量不超过2g，退热疗程一般不超过3天，镇痛不宜超过10天。②儿童：按体重一次10～15mg/kg，每4～6小时1次。12岁以下的小儿每24小时不超过5次量。解热用药一般不超过3天，镇痛遵医嘱。

【孕妇及哺乳期妇女用药】本品可通过胎盘，可能对胎儿造成不良影响，孕妇及哺乳期妇女不推荐使用。

【儿童用药】3岁以下儿童因肝、肾功能发育不全，应避免使用。

【老年用药】老年患者由于肝、肾功能减退，半衰期有所延长，易发生不良反应，应慎用或适当减量使用。

【制剂】对乙酰氨基酚片（缓释片、控释片、咀嚼片、泡腾片、分散片、口腔崩解片、胶囊、软胶囊、颗粒、泡腾颗粒、干混悬剂、缓释干混悬剂、糖浆、溶液、口服溶液、口服混悬液、滴剂、混悬滴剂、栓剂、丸、凝胶、注射液）

3. 小儿氨酚黄那敏片 Pediatric Paracetamol, Atificial Cow-bezoar and Chlorphenamine Maleate Tablets

本品为复方制剂，含对乙酰氨基酚、马来酸氯苯那敏、人工牛黄。本品中对乙酰氨基酚能抑制前列腺素合成，有解热镇痛作用；马来酸氯苯那敏为抗组胺药，能减轻流涕、鼻塞、打喷嚏症状；人工牛黄具有解热、镇惊作用。

【适应证】适用于缓解儿童普通感冒及流行性感冒引起的发热、头痛、四肢酸痛、打喷嚏、流鼻涕、鼻塞、咽痛等症状。

【用法用量】口服。儿童用量请遵医嘱。

【不良反应】有时有轻度头晕、乏力、恶心、上腹部不适、口干、食欲缺乏和皮疹等，可自行恢复。

【禁忌】严重肝、肾功能不全者禁用。

【制剂】小儿氨酚黄那敏片（颗粒）

4. 小儿氨酚那敏片 Compound paracetamol and Chlorphenamine Tablets for Infant

本品为复方制剂，含对乙酰氨基酚和马来酸氯苯那敏。本品中对乙酰氨基酚能抑制前列腺素合成，有解热镇痛作用；马来酸氯苯那敏为抗组胺药，能减轻流涕、鼻塞、打喷嚏等症状。

【适应证】适用于缓解儿童普通感冒及流行性感冒引起的发热、头痛、四肢酸痛、打喷嚏、流鼻涕、鼻塞等症状。

【用法用量】12岁以下儿童用量请遵医嘱。

【不良反应】有时有轻度头晕、乏力、恶心、上腹部不适、口干、食欲缺乏和皮疹等，可自行恢复。

【禁忌】严重肝肾功能不全者禁用。

5. 酚麻美敏口服溶液 Compound Hydrobromide Dextromethorphan Oral Solution

本品为复方制剂，含主要成分对乙酰氨基酚、氢溴酸右美沙芬、盐酸伪麻黄碱和马来酸氯苯那敏。

【适应证】用于儿童普通感冒、流行性感冒、过敏性疾病及花粉症引起的发热、头痛、四肢酸痛、打喷嚏、流鼻涕、鼻塞、咳嗽、咽痛等症状。

【用法用量】口服。2～5岁儿童一次5ml，5～11岁儿童一次10ml，每4～6小时1次，24小时内不超过4次。

【不良反应】有时有轻度头晕、乏力、恶心、上腹部不适、口干、食欲缺乏和皮疹等，可自行恢复。

【禁忌】严重肝肾功能不全者禁用。

【制剂】酚麻美敏口服溶液(咀嚼片、混悬液、颗粒)

6. 氨酚美伪滴剂 Paracetamol and Pseudoephedrine Hydrochloride Drops

本品为复方制剂,含对乙酰氨基酚和盐酸伪麻黄碱。通过抑制前列腺素的合成和收缩上呼吸道毛细血管,消除其黏膜肿胀而发挥解热镇痛作用,缓解感冒时的鼻塞流涕等症状。

【适应证】用于婴幼儿普通感冒、流行性感冒及上呼吸道过敏性疾病引起的发热、头痛或四肢酸痛、鼻塞、流鼻涕、打喷嚏、咽痛等症状。

【不良反应】有时有轻度头晕、乏力、恶心、上腹部不适、口干、食欲缺乏和皮疹等,可自行恢复。

【禁忌】对本品过敏者禁用。严重肝、肾功能不全者禁用。

【儿童用药】1 岁以下儿童应在医师指导下使用。

【用法用量】口服。每 4 ~6 小时可重复用药,24 小时内不超过 4 次。用刻度滴管量取:3 岁以下儿童用量请遵医嘱。

7. 氨金黄敏颗粒 Paracetamol, Anantadine Hydrochloride, Artificid Cow-bezar and Chlorphenamine Mdeate Granules

本品为复方制剂,含对乙酰氨基酚、马来酸氯苯那敏、人工牛黄、盐酸金刚烷胺。其具有解热镇痛、抑制流感病毒繁殖、抗组胺及解热镇惊作用,能减轻流涕、鼻塞、打喷嚏症状。

【适应证】适用于缓解儿童普通感冒及流行性感冒引起的发热、头痛、四肢酸痛、打喷嚏、流鼻涕、鼻塞、咽痛等症状。

【不良反应】有时有轻度头晕、乏力、恶心、上腹部不适、口干、食欲缺乏和皮疹等,可自行恢复。

【禁忌】严重肝、肾功能不全者禁用。

【儿童用药】1 岁以下婴儿应在医师指导下使用。

【用法用量】口服。温水冲服。12 岁以下儿童用量请遵医嘱。

8. 复方盐酸伪麻黄碱缓释胶囊 Compound Pseudoephedrine Hydrochloride Sustained Release Capsules

本品为缓解感冒症状的常用复方制剂,含盐酸伪麻黄碱、马来酸氯苯那敏(扑尔敏)。

【适应证】本品可减轻由于普通感冒及流行性感冒引起的上呼吸道症状和鼻窦炎、枯草热所致的各种症状,特别适用于缓解上述疾病的早期临床症状,如打喷嚏、流鼻涕、鼻塞等。

【不良反应】可见头晕、困倦、口干、胃部不适、乏力、大便干燥等。

【禁忌】严重冠状动脉疾病、有精神病病史者及严重高血压患者禁用。对本品过敏者禁用。

【用法用量】口服。成人每 12 小时服 1 粒,24 小时内不应超过 2 粒。儿童用量酌减。

9. 复方氨酚葡锌片 Compound Paracetamol and Zinc Gluconate Tables

本品为复方制剂,含对乙酰氨基酚、葡萄糖酸锌、盐酸二氧丙嗪、板蓝根浸膏粉。四者组成的复方具有解热、镇痛、抗病毒和平喘作用。

【适应证】用于儿童普通感冒或流行性感冒引起的鼻塞、流涕、发热、头痛、咳嗽、多痰等的对症治疗。

【用法用量】口服。一日 3 次。12 岁以下儿童具体用量请遵医嘱。

【不良反应】少数患者可有轻度嗜睡、恶心、呕吐、腹胀、多汗、口干及皮疹等。

【禁忌】严重肝、肾功能不全患者禁用。

10. 氨酚麻美糖浆 Paracetamol, Pseudoephedrine hydrochloride and Dextromethorphane Hydrobromide Syrup

本品为复方制剂,含对乙酰氨基酚、盐酸伪麻黄碱、无水氢溴酸右美沙芬。

【适应证】适用于缓解儿童普通感冒及流行性感冒引起的发热、头痛、四肢酸痛、打喷嚏、流鼻涕、鼻塞、咳嗽、咽痛等症状。

【用法用量】口服。1 ~3 岁每次服 5ml,4 ~6 岁每次服 7.5ml,7 ~10 岁每次服 10ml,11 ~14 岁每次服 20ml。一日 3 ~4 次。

【不良反应】有时有轻度头晕、乏力、恶心、上腹部不适、口干、食欲缺乏和皮疹等,可自行恢复。

【禁忌】严重肝、肾功能不全者禁用。

【制剂】氨酚麻美糖浆(干混悬剂、口服溶液)

11. 小儿氨咖黄敏颗粒 Granulae Paracetamoil Compositac Pro Infantibus

本品为复方制剂,含对乙酰氨基酚、咖啡因、马来酸氯苯那敏、人工牛黄。

【适应证】适用于缓解儿童普通感冒及流行性感冒引起的发热、头痛、四肢酸痛、打喷嚏、流鼻涕、鼻塞、咽痛等症状。

【用法用量】口服。1 ~5 岁,一次 0.5 包;6 ~9 岁,一次 1 包;10 ~14 岁,一次 1.5 包。一日 2 次,温开水冲服。

【不良反应】有时有轻度头晕、乏力、恶心、上腹部不适、口干、食欲缺乏和皮疹等,可自行恢复。

【禁忌】严重肝、肾功能不全者禁用。

12. 小儿氨酚伪麻分散片 Children´s Acetaminophen and Pseudoephedrine Hydrochloride Dispersible Tablets

本品为复方制剂,其组分为对乙酰氨基酚和盐酸伪麻黄碱。

【适应证】适用于婴幼儿因感冒及其他上呼吸道过敏性疾病等引起的多种症状,如发热、鼻塞、流涕、鼻黏膜充血水肿、咽喉肿痛及烦躁不安等。

【不良反应】偶见口干、胃部不适、皮疹等轻微症状,可自行恢复。

【用法用量】放入水中分散后服用,也可吞服。每 4 ~6

小时可重复用药,每 24 小时不超过 4 次。根据年龄(月)和体重(千克)的不同,用量请遵医嘱。

13. 布洛伪麻那敏片 Ibuprofen, Pseudoephedrine Hydrochloride and Chlorphenamine Maleate Tablets

本品为复方制剂,含布洛芬、盐酸伪麻黄碱、马来酸氯苯那敏。

【适应证】用于治疗和缓解儿童感冒或流行性感冒引起的发热、头痛、咽痛、四肢酸痛、鼻塞、流涕、打喷嚏、流泪等症状。

【不良反应】不良反应少,有时有轻度胃部不适、恶心、呕吐、食欲不振、口干、心悸、头晕、嗜睡等,可自行消失。

【用法用量】口服。

【其他制剂】布洛伪麻那敏混悬液

(二)小儿流行性感冒用西药

1. 奥司他韦 Oseltamivir

本品为一种非常有效的抗病毒药,是目前治疗流感的最常用药物之一,也是公认的抗禽流感、甲型 H1N1 流感病毒最有效的药物。本品特异性地抑制神经氨酸酶,通过干扰病毒从被感染的宿主细胞中释放,减少甲型或乙型流感病毒的传播。

【适应证】①用于婴儿和 1 岁以上儿童的甲型和乙型流感治疗。②用于成人及 13 岁和 13 岁以上青少年的甲型和乙型流感的预防。

【禁忌】对奥司他韦及其制剂中任何成分过敏者禁用。

【不良反应】极少见发红、皮疹、皮炎和大疱疹、肝炎和 AST 及 ALT 升高、胰腺炎、血管性水肿、喉部水肿、支气管痉挛、面部水肿、嗜酸粒细胞升高、白细胞下降和血尿。

【用法用量】口服。在流感症状开始的第一天或第二天开始治疗。

①成人和青少年(13 岁以上):一次 75mg,一日 2 次,共 5 天。②儿童(1 岁以上):体重≤15kg,一次 30mg,一日 2 次,共 5 天;体重 15~23kg,一次 45mg,一日 2 次,共 5 天;体重 23~40kg,一次 60mg,一日 2 次,共 5 天;体重 >40kg,一次 75mg,一日 2 次,共 5 天。

预防:在密切接触后两天内开始用药,或流感季节时预防流感,一次 75mg,一日 1 次,至少 7 天。有数据表明连用药物 6 周安全有效。服药期间一直具有预防作用。

【制剂】磷酸奥司他韦胶囊(颗粒)

2. 利巴韦林 Ribavirin

本品是最常用的广谱强效抗病毒药,广泛应用于病毒性疾病的防治。其对多种病毒如呼吸道合胞病毒、流感病毒、单纯疱疹病毒、甲肝病毒、腺病毒等都具有抑制作用。体外细胞培养试验表明,利巴韦林对呼吸道合胞病毒(RSV)具有选择性的抑制作用。利巴韦林作为抗病毒的常用药,治疗小儿手足口病疗效肯定。

【适应证】用于呼吸道合胞病毒引起的病毒性肺炎和支气管炎,甲型、乙型流感和副流感病毒感染,病毒性上呼吸道感染,皮肤疱疹病毒感染,疱疹性口腔炎、单纯疱疹病毒性角膜炎,流行性出血热、小儿腺病毒肺炎、腮腺炎、甲型病毒性肝炎、带状疱疹等。

【不良反应】常见的有贫血、乏力等,停药后即消失。较少见的有疲倦、头痛、失眠、食欲减退、恶心、呕吐等,并可致红细胞、白细胞及血红蛋白下降。

【禁忌】①对本品中任何成分过敏者禁用。②孕妇禁用。③胰腺炎患者不可使用本品。④有心脏病病史或明显心脏病症状患者不可使用本品。⑤禁用于有自身免疫性肝炎患者。

【孕妇及哺乳期妇女用药】①本品有较强的致畸作用,故禁用于孕妇和有可能怀孕的妇女。②少量药物由乳汁排泄,因此哺乳期妇女在用药期间需暂停哺乳,乳汁也应丢弃。

【老年用药】老年人不推荐应用。

【用法用量】口服。①病毒性呼吸道感染:成人一次 0.15g,一日 3 次,疗程 7 天。②皮肤疱疹病毒感染:成人一次 0.3g,一日 3 次,疗程 7 天。③小儿一日按体重 10mg/kg,分 4 次服用,疗程 7 天。6 岁以下小儿口服剂量未定。

【制剂】利巴韦林片(分散片、含片、胶囊、颗粒、泡腾颗粒、口服溶液、滴鼻液、喷剂、气雾剂、注射剂)

3. 盐酸金刚乙胺 Rimantadine Hydrochloride

本品为人工合成抗病毒药,是预防流感和进行流感早期治疗的有效药物。与金刚烷胺相比,本品不良反应发生率较低。

【适应证】用于预防 A 型流感病毒株引起的感染。本品补充接种的预防作用,可用于儿童和成人,特别推荐用于具有高度危险性的个体,如老年人、免疫缺陷患者、慢性病患者,以及胰管黏稠物阻塞症和禁忌或不可能接种的个体。不推荐用于 H_7N_9 流感。

【不良反应】①胃肠道反应:恶心,呕吐,腹痛、食欲不振、腹泻。②神经系统障碍:神经过敏、失眠、集中力差、头晕、头痛,老年人步态失调。③其他:无力、口干。以上不良反应在继续用药后均可消失。

【禁忌】对金刚烷类药物过敏者及严重肝功能不全者禁用。

【孕妇及哺乳期妇女用药】①实验研究虽无致畸性,但只有能够证明服用本品对母子的益处大于坏处时,才能在妊娠时考虑使用本品。②本品可随乳汁排出,对于哺乳期妇女,只有能证明服用本品对母子的益处大于坏处时,才能考虑使用本品。

【儿童用药】1 岁以下婴儿使用本品尚无经验,故不推荐使用。

【用法用量】口服。成人及 10 岁以上儿童为一日 0.2g,可 1 次或分 2 次给药。预防性治疗的开始及持续时间依接触类型而定。与病毒性流感患者密切接触如为同一家庭的成员时,应在 24~48 小时内开始给药,并持续 8~10 日。无密切接触而进行季节性预防,应在病原体鉴定为 A 型流感病毒后即开始给药。预防性治疗应持续4～6周。1～10岁儿童,一日5mg/kg(不超过150mg),1次或分2次服。

【制剂】盐酸金刚乙胺片(颗粒、糖浆、口服溶液)

4. 盐酸金刚烷胺 Amantadine Hydrochloride

本品原为抗病毒药,近年发现其还有抗帕金森病的作用。

【适应证】①用于防治甲型流感病毒所引起的呼吸道感染。②用于帕金森病、帕金森综合征、药物诱发的锥体外系疾患,一氧化碳中毒后帕金森综合征及老年人合并有脑动脉硬化的帕金森综合征。

【禁忌】对金刚烷胺过敏者、新生儿和1岁以下婴儿、哺乳期妇女禁用。

【不良反应】常见眩晕、失眠和神经质,恶心、呕吐、厌食、口干、便秘。少见白细胞减少、中性粒细胞减少。偶见抑郁、焦虑、幻觉、精神错乱、共济失调、头痛。罕见惊厥。

【用法用量】口服。①成人:抗病毒,成人一次200mg,一日1次;或一次100mg,每12小时1次;②儿童:抗病毒,1～9岁,按体重一次1.5～3mg/kg,8小时1次,或一次2.2～4.4mg/kg,12小时1次。9～12岁,每12小时口服100mg。12岁及12岁以上,用量同成人。

【制剂】盐酸金刚烷胺片(胶囊、颗粒、糖浆)

附:用于小儿感冒的其他西药

1. 儿童复方氨酚肾素片 Pediatric Compound Paracetamol and Phenylephrine Tablets

【适应证】本品为复方制剂,含对乙酰氨基酚、盐酸去氧肾上腺素、马来酸氯苯那敏、维生素B_1。用于缓解普通感冒及流行性感冒引起的发热、头痛、四肢酸痛、打喷嚏、流鼻涕、鼻塞、咽痛等症状。

2. 阿司匹林泡腾片 Aspirin Effervescent Tablets

【适应证】本品能抑制前列腺素合成,具有解热镇痛作用。用于儿童普通感冒或流行性感冒引起的发热,也用于缓解轻至中度疼痛如头痛、关节痛、偏头痛、牙痛、肌肉痛、神经痛、痛经。

3. 赖氨匹林 Lysine Acetylsalicylate

【适应证】本品为阿司匹林与赖氨酸的复盐,为非甾体抗炎药,在体内解离为阿司匹林,具有解热、镇痛、抗炎作用。用于缓解轻度或中度疼痛及多种原因引起的发热,并用于类风湿关节炎、骨关节炎等的症状缓解。

4. 卡巴匹林钙 Carbasalate Calcium

【适应证】本品为乙酰水杨酸与尿素结合的盐,在体内水解为乙酰水杨酸而发挥解热、镇痛和抗炎作用。用于普通感冒或流行性感冒引起的发热,也用于缓解轻至中度疼痛如头痛、关节痛、偏头痛、牙痛、肌肉痛、神经痛、痛经。

5. 复方锌布颗粒 Granulae Zinci Gluconatis ET Ibuprofeni Compositae

【适应证】本品为复方制剂,含葡萄糖酸锌、布洛芬、马来酸氯苯那敏。本品具有良好的解热、镇痛、消炎、抗过敏作用,能抑制鼻病毒、单纯疱疹病毒等病毒复发,抑制嗜酸粒细胞释放组胺。用于缓解普通感冒或流行性感冒引起的发热、头痛、四肢酸痛、鼻塞、流涕、打喷嚏等症状。

6. 小儿伪麻滴剂 Pediatric Pseudoephedrine Hydrochloride Drops

【适应证】适用于婴幼儿由于感冒、枯草热或其他上呼吸道过敏等引起的鼻塞。

7. 小儿贝诺酯维B_1颗粒 Pediatric Benorilate and Vitamin B_1 Granules

【适应证】本品为复方制剂,含贝诺酯、维生素B_1。用于儿童普通感冒或流行性感冒引起的发热,也用于缓解轻至中度疼痛如头痛、关节痛、偏头痛、牙痛、肌肉痛、神经痛、痛经。

8. 小儿贝诺酯散 Pediatric Benorilate Powder

【适应证】用于儿童普通感冒或流行性感冒引起的发热,也用于缓解轻至中度疼痛如头痛、关节痛、偏头痛、牙痛、肌肉痛、神经痛、痛经。

9. 双扑伪麻 Paracetamol Pseudoephedrine Hydrochloride and Dextroethophan

【适应证】本品为复方制剂,含对乙酰氨基酚、盐酸伪麻黄碱、马来酸氯苯那敏。适用于缓解儿童普通感冒及流行性感冒引起的发热、头痛、四肢酸痛、打喷嚏、流鼻涕、鼻塞、咽痛等症状。

10. 氨酚伪麻那敏 Paracetamol,Pseudoephedrine Hydrochloride and Chlorphenamine Maleate

【适应证】本品为复方制剂,含对乙酰氨基酚、盐酸伪麻黄碱、马来酸氯苯那敏。适用于普通感冒或流行性感冒引起的发热、头痛、全身酸痛、鼻塞、流涕、打喷嚏等症状。

11. 小儿氨酚匹林咖啡因片 Pediatric Paracetamol,Aspirin and Caffeine Tablets

【适应证】本品为复方制剂,含对乙酰氨基酚、阿司匹林、咖啡因。用于儿童普通感冒或流行性感冒引起的发热,也用于缓解轻至中度疼痛,如头痛、关节痛、偏头痛、牙痛、肌肉痛、神经痛。

12. 小儿氨酚匹林片 Pediatric Aspirin and Paracetamol Tablets

【适应证】本品为复方制剂,含阿司匹林、对乙酰氨基酚。用于小儿普通感冒或流行性感冒引起的发热、头痛、肌肉痛、神经痛等。

13. 小儿复方氨酚烷胺片 Pediatric Compound Paracetamol and Amantadine Hydrochloride Tablets

【适应证】本品为复方制剂,含对乙酰氨基酚、盐酸金刚烷胺、咖啡因、马来酸氯苯那敏、人工牛黄。适用于缓解儿童普通感冒及流行性感冒引起的发热、头痛、四肢酸痛、打喷嚏、流鼻涕、鼻塞、咽痛等症状。

14. 小儿氨酚烷胺颗粒 Pediatric Paracetamol and

Amantadine Hydrochloride Granules

【适应证】本品为复方制剂，含对乙酰氨基酚、盐酸金刚烷胺、人工牛黄、咖啡因、马来酸氯苯那敏。适用于缓解儿童普通感冒及流行性感冒引起的发热、头痛、四肢酸痛、打喷嚏、流鼻涕、鼻塞、咽痛等症状，也可用于儿童流行性感冒的预防和治疗。

15. 愈酚伪麻 Compund Pseudoephedrine

【适应证】适用于缓解儿童普通感冒及流行性感冒引起的打喷嚏、流鼻涕、鼻塞、咽痛、咳嗽、咳痰等症状。

16. 小儿愈美那敏溶液 Pediatric Guaifenesin Dextromethorphan Hydrobromide and Chlorphenamine Maleate Solution

【适应证】用于儿童普通感冒或流行性感冒引起的咳嗽、咳痰、打喷嚏、流鼻涕、鼻塞。

17. 美敏伪麻溶液 Pseudoephedrine Hydrochloride Chlorphenamine Maleate and Dextromethorphan Hydrobromide Solution

【适应证】适用于缓解儿童普通感冒、流行性感冒及过敏引起的咳嗽、咳痰、打喷嚏、流鼻涕、鼻塞、咽痛等症状。

18. 小儿伪麻美芬滴剂 Pediatric Pseudoephedrine Hydrochloride and Dextromethorphan Hydrobromide Drops

【适应证】适用于婴幼儿由于感冒、枯草热或其他上呼吸道过敏引起的鼻塞、流涕、咳嗽等症状的对症治疗。

19. 对乙酰氨基酚维生素C泡腾片 Paracetamol and Vitamin C Effervescent Tablets

【适应证】本品为复方制剂。其组分为对乙酰氨基酚和维生素C，属解热镇痛药。适用于成人及25kg以上体重的儿童解热及镇痛，如感冒、流感、头痛、牙痛、痛经等。

二、中药

(一)小儿普通感冒的风寒感冒用中药

1. 九宝丸(丹)

【处方组成】麻黄、紫苏叶、葛根、前胡、桔梗、陈皮、枳壳、枳实、木香、法半夏、六神曲、麦芽、甘草

【功能主治】解表止嗽，消食化痰。用于小儿肺热宿滞，外感风寒引起的头痛身热，鼻流清涕，咳嗽痰盛，胸膈不利，呕吐食水，夜卧不安。

【用法用量】口服。一次1丸，一日2次，周岁以内小儿酌减。

2. 小儿至宝丸

【处方组成】广藿香、紫苏叶、薄荷、羌活、陈皮、制白附子、胆南星、炒白芥子、川贝母、槟榔、炒山楂、六神曲、炒麦芽、茯苓、琥珀、冰片、天麻、钩藤、炒僵蚕、蝉蜕、全蝎、人工牛黄、雄黄、滑石、朱砂

【功能主治】疏风镇惊，化痰导滞。用于小儿风寒感冒，停食停乳，发热鼻塞，咳嗽痰多，呕吐泄泻。

【用法用量】一次1丸，一日2~3次。

3. 儿感清口服液

【处方组成】紫苏叶、荆芥穗、薄荷、黄芩、桔梗、化橘红、法半夏、甘草

【功能主治】解表清热，宣肺化痰。用于小儿外感风寒、肺胃蕴热证，症见发热恶寒，鼻塞流涕，咳嗽有痰，咽喉肿痛，口渴。

【用法用量】口服。1~3岁，一次10ml，一日2次；4~7岁，一次10ml，一日3次；8~14岁，一次20ml，一日3次。

4. 小儿清感灵片

【处方组成】羌活、防风、川芎、苍术(炒)、荆芥穗、葛根、黄芩、地黄、白芷、牛黄、苦杏仁(炒)、甘草

【功能主治】发汗解肌，清热透表。用于风寒感冒，症见发热怕冷，肌表无汗，头痛口渴，咽痛鼻塞，咳嗽痰多，体倦。

【用法用量】口服。周岁以内一次1~2片，1~3岁一次2~3片，3岁以上一次3~5片，一日2次。

5. 解肌宁嗽丸(片、口服液)

【处方组成】制半夏、陈皮、茯苓、甘草、葛根、桔梗、苦杏仁、木香、前胡、天花粉、玄参、浙贝母、枳壳、紫苏叶

【功能主治】解表宣肺，化痰止咳。用于外感风寒，痰浊阻肺所致的小儿感冒发热，咳嗽痰多。

【用法用量】口服。小儿周岁一次半丸，2~3岁一次1丸，一日2次。

6. 宝咳宁颗粒

【处方组成】紫苏叶、桑叶、前胡、浙贝母、麻黄、桔梗、天南星(制)、陈皮、苦杏仁(去皮炒)、黄芩、青黛、天花粉、麸炒枳壳、炒山楂、甘草、牛黄

【功能主治】清热解表，止咳化痰。用于小儿外感风寒，内热、停食引起的头痛身热，咳嗽痰盛、气促作喘、咽喉肿痛、烦躁不安。

【用法用量】开水冲服。一次半袋(2.5g)，一日2次；周岁以内小儿酌减。

(二)小儿普通感冒的风热感冒用中药

1. 双黄连口服液(合剂、颗粒、片、分散片、咀嚼片、泡腾片、含片、胶囊、软胶囊、糖浆、滴丸、滴剂、气雾剂、栓剂、注射剂)

【处方组成】金银花、黄芩、连翘

【功能主治】疏风解表，清热解毒。用于外感风热所致的感冒，症见发热、咳嗽、咽痛。

【用法用量】口服液，一次20ml，一日3次，小儿酌减或遵医嘱。其他剂型的用法用量请遵医嘱。

【使用注意】注射液：对本品过敏者禁用，孕妇禁用。

2. 抗感颗粒(泡腾片、口服液、胶囊)

【处方组成】金银花、赤芍、绵马贯众

【功能主治】清热解毒。用于外感风热引起的感冒，症见发热，头痛，鼻塞，喷嚏，咽痛，全身乏力、酸痛。

【用法用量】颗粒剂，开水冲服，一次10g，一日3次。小儿酌减或遵医嘱。

3. 小儿咽扁颗粒

【处方组成】金银花、射干、金果榄、桔梗、玄参、麦冬、人工牛黄、冰片

【功能主治】清热利咽，解毒止痛。用于小儿肺卫热盛所致的喉痹、乳蛾，症见咽喉肿痛、咳嗽痰盛、口舌糜烂；急性咽炎、急性扁桃体炎见上述证候者。

【用法用量】开水冲服。1～2岁一次4g或2g(无蔗糖)，一日2次；3～5岁一次4g或2g(无蔗糖)，一日3次；6～14岁一次8g或4g(无蔗糖)，一日2～3次。

4. 清开灵注射液

【处方组成】胆酸、珍珠母(粉)、猪去氧胆酸、栀子、水牛角(粉)、板蓝根、黄芩苷、金银花

【功能主治】清热解毒，化痰通络，醒神开窍。用于热病，神昏，中风偏瘫，神志不清；急性肝炎、上呼吸道感染、肺炎、脑血栓形成、脑出血见上述证候者。

【用法用量】肌内注射，一日2～4ml；重症患者静脉滴注，一日20～40ml，以10%葡萄糖注射液200ml或氯化钠注射液100ml稀释后使用。

【使用注意】有恶寒发热等表证者禁用，孕妇禁用。

5. 小儿感冒颗粒(片、茶、口服液)

【处方组成】广藿香、菊花、连翘、大青叶、板蓝根、地黄、地骨皮、白薇、薄荷、石膏

【功能主治】疏风解表，清热解毒。用于小儿风热感冒，症见发热重、头胀痛、咳嗽痰黏、咽喉肿痛；流感见上述证候者。

【用法用量】颗粒剂，开水冲服，1岁以内一次6g，1～3岁一次6～12g，4～7岁一次12～18g，8～12岁一次24g，一日2次。其他剂型的用法用量请遵医嘱。

6. 小儿解表颗粒

【处方组成】连翘、金银花、炒牛蒡子、蒲公英、黄芩、防风、紫苏叶、荆芥穗、葛根、人工牛黄

【功能主治】宣肺解表，清热解毒。用于小儿外感风热所致的感冒，症见发热恶风、头痛咳嗽、鼻塞流涕、咽喉痛痒。

【用法用量】开水冲服。1～2岁一次4g，一日2次；3～5岁一次4g，一日3次；6～14岁一次8g，一日2～3次。

7. 小儿退热颗粒(口服液)

【处方组成】连翘、大青叶、板蓝根、金银花、栀子、牡丹皮、黄芩、淡竹叶、地龙、重楼、柴胡、白薇

【功能主治】疏风解表，解毒利咽。用于小儿外感风热所致的感冒，症见发热恶心、头痛目赤、咽喉肿痛；上呼吸道感染见上述证候者。

【用法用量】颗粒剂，开水冲服。5岁以下小儿一次5g，5～10岁一次10～15g，一日3次，或遵医嘱。

8. 小儿宝泰康颗粒

【处方组成】连翘、地黄、滇柴胡、玄参、桑叶、浙贝母、蒲公英、南板蓝根、滇紫草、桔梗、莱菔子、甘草

【功能主治】解表清热，止咳化痰。用于小儿风热外感，症见发热、咳嗽、流涕、脉浮。

【用法用量】温开水冲服。1岁以内一次2.6g，1～3岁一次4g，3～12岁一次8g，一日3次。

9. 小儿清热止咳口服液(合剂、糖浆、颗粒、丸)

【处方组成】麻黄、石膏、炒苦杏仁、黄芩、板蓝根、北豆根、甘草

【功能主治】清热宣肺，平喘，利咽。用于小儿外感风热所致的感冒，症见发热恶寒、咳嗽痰黄、气促喘息、口干音哑、咽喉肿痛。

【用法用量】口服液，口服。1～2岁一次3～5ml，3～5岁一次5～10ml，6～14岁一次10～15ml，一日3次。用时摇匀。

10. 小儿热速清口服液(糖浆、颗粒)

【处方组成】金银花、柴胡、黄芩、板蓝根、葛根、水牛角、连翘、大黄

【功能主治】清热解毒，泻火利咽。用于外感风热所致的感冒，症见高热、头痛、咽喉肿痛、鼻塞流涕、咳嗽、大便干结。

【用法用量】口服液。1岁以内一次2.5～5ml，1～3岁一次5～10ml，3～7岁一次10～15ml，7～12岁一次15～20ml，一日3～4次。其他剂型的用法用量请遵医嘱。

【使用注意】如病情较重或服药24小时后疗效不明显者，可酌情增加剂量。

11. 小儿感冒宁颗粒

【处方组成】广藿香、菊花、连翘、大青叶、板蓝根、地黄、地骨皮、白薇、薄荷、石膏

【功能主治】疏散风热，清热止咳。用于小儿感冒发热，汗出不爽，鼻塞流涕，咳嗽咽痛。

【用法用量】开水冲服。1岁以内一次半袋，1～3岁一次半袋至1袋，4～7岁一次1～1.5袋，8～12岁一次2袋，一日2次。

12. 小儿感冒宁糖浆(合剂)

【处方组成】薄荷、荆芥穗、苦杏仁、牛蒡子、黄芩、桔梗、前胡、白芷、炒栀子、焦山楂、六神曲(焦)、焦麦芽、芦根、金银花、连翘

【功能主治】疏散风热，清热止咳。用于小儿外感风热所致的感冒，症见发热、汗出不爽、鼻塞流涕、咳嗽咽痛。

【用法用量】糖浆剂，口服。1岁以内一次5ml，1～3岁一次5～10ml，4～6岁一次10～15ml，7～12岁一次15～20ml，一日3～4次，或遵医嘱。

13. 抗病毒口服液(颗粒、片、胶囊、糖浆、滴丸)

【处方组成】板蓝根、石膏、芦根、地黄、郁金、知母、石菖蒲、广藿香、连翘

【功能主治】清热祛湿，凉血解毒。用于风热感冒，温病发热及上呼吸道感染，流感、腮腺炎等病毒感染疾患。

【用法用量】口服液，一次10ml，一日2～3次(早饭前和午饭、晚饭后各服1次)，小儿酌减。其他剂型的用法用量请遵医嘱。

【使用注意】临床症状较重、病程较长或合并有细菌感染的患者,应加服其他治疗药物。孕妇、哺乳期妇女禁用。

14. 小儿清咽颗粒

【处方组成】板蓝根、青黛、连翘、蒲公英、玄参、牛蒡子(炒)、薄荷、蝉蜕、牡丹皮

【功能主治】清热解表,解毒利咽。用于小儿外感风热所致的感冒,症见发热头痛,咳嗽音哑,咽喉肿痛。

【用法用量】开水冲服,1 岁以内一次 3g,1～5 岁一次 6g,5 岁以上一次 9～12g,一日 2～3 次。

15. 柴胡口服液(注射液、滴丸)

【处方组成】柴胡

【功能主治】解表退热。用于外感发热,症见身热面赤、头痛身楚、口干而渴。

【用法用量】口服液,一次 10～20ml,一日 3 次。小儿酌减。

【使用注意】注射液:对本品过敏者禁用,孕妇禁用。

16. 清热解毒口服液(胶囊、软胶囊、片、泡腾片、糖浆、颗粒、糖浆、注射液)

【处方组成】石膏、知母、金银花、连翘、黄芩、栀子、龙胆、板蓝根、甜地丁、玄参、地黄、麦冬

【功能主治】清热解毒。用于热毒壅盛所致的发热面赤、烦躁口渴、咽喉肿痛;流感、上呼吸道感染见上述证候者。

【用法用量】口服液,一次 10～20ml,一日 3 次;小儿酌减;或遵医嘱。

【使用注意】孕妇禁用。

17. 小儿风热清口服液(合剂、颗粒)

【处方组成】金银花、连翘、板蓝根、薄荷、柴胡、牛蒡子、荆芥穗、石膏、黄芩、栀子、桔梗等

【功能主治】辛凉解表,清热解毒,止咳利咽。用于小儿风热感冒,发热,咳嗽,咳痰,鼻塞流涕,咽喉红肿疼痛。

【用法用量】口服。0～3 岁,一次 10～20ml,一日 4 次;3～6 岁,一次 20～40ml,一日 4 次;6～14 岁,一次 30～60ml,一日 4 次。用时摇匀,或遵医嘱。

18. 金莲清热颗粒

【处方组成】金莲花、大青叶、石膏、知母、地黄、玄参、炒苦杏仁

【功能主治】清热解毒,生津利咽,止咳祛痰。用于感冒热毒壅盛证,症见高热、口渴,咽干,咽痛,咳嗽,痰稠;流行性感冒、上呼吸道感染见上述证候者。

【用法用量】口服。成人一次 5g,一日 4 次,高热时每 4 小时服 1 次;小儿 1 岁以下一次 2.5g,一日 3 次,高热时每日 4 次;1～15 岁一次 2.5～5g,一日 4 次,高热时每 4 小时服 1 次,或遵医嘱。

【使用注意】虚寒泄泻者不宜用。

19. 小儿百寿丸

【处方组成】钩藤、炒僵蚕、胆南星(酒炙)、天竺黄、桔梗、木香、砂仁、陈皮、麸炒苍术、茯苓、炒山楂、麸炒六神曲、炒麦芽、薄荷、滑石、甘草、朱砂、牛黄

【功能主治】清热散风,消食化滞。用于小儿风热感冒、积滞,症见头痛发热、脘腹胀满、停食停乳、不思饮食、呕吐酸腐、咳嗽痰多、惊风抽搐。

【用法用量】口服。一次 1 丸,一日 2 次;周岁以内小儿酌减。

20. 黄栀花口服液

【处方组成】黄芩、金银花、大黄、栀子

【功能主治】清肺泻热。用于小儿外感风热证,症见发热、头痛、咽赤肿痛、心烦、口渴、大便干结、小便短赤;小儿急性上呼吸道感染见上述证候者。

【用法用量】饭后服,2.5～3 岁一次 5ml,4～6 岁一次 10ml,7～10 岁一次 15ml,11 岁以上一次 20ml,一日 3 次;疗程 3 天,或遵医嘱。

21. 儿感退热宁口服液(颗粒)

【处方组成】青蒿、板蓝根、菊花、苦杏仁、桔梗、连翘、薄荷、甘草

【功能主治】解表清热,止咳化痰,解毒利咽。用于小儿外感风热,内郁化火,发热头痛,咳嗽,咽喉肿痛。

【用法用量】口服液,10 岁以上一次 10～15ml,5～10 岁一次 6～10ml,3～5 岁一次 4～6ml,一日 3 次,或遵医嘱。

22. 小儿双清颗粒

【处方组成】人工牛黄、羚羊角、水牛角浓缩粉、厚朴、板蓝根、连翘、拳参、石膏、莱菔子(炒)、荆芥穗、薄荷脑、冰片

【功能主治】清热解毒,表里双解。用于小儿外感属表里俱热证,症见发热,流涕,咽红,口渴,便干,溲赤,舌红,苔黄者;急性上呼吸道感染见上述证候者。

【用法用量】开水冲服,周岁以内小儿一次 0.5～1 袋,1～3 岁一次 1～1.5 袋,4～6 岁一次 1.5～2 袋,7 岁以上一次 2～2.5 袋,一日 3 次;重症者于服药后 2 小时加服 1 次。

(三)小儿普通感冒的暑湿感冒用中药

1. 藿香正气水(合剂、胶囊、颗粒、口服液、软胶囊、滴丸、片)

【处方组成】苍术、陈皮、厚朴(姜制)、白芷、茯苓、大腹皮、生半夏、甘草浸膏、广藿香油、紫苏叶油

【功能主治】解表化湿,理气和中。用于外感风寒、内伤湿滞或夏伤暑湿所致的感冒,症见头痛昏重、胸膈痞闷、脘腹胀痛、呕吐泄泻;胃肠型感冒见上述证候者。

【用法用量】水剂,口服,一次 5～10ml,一日 2 次,用时摇匀。小儿酌减。其他剂型的用法用量请遵医嘱。

2. 暑湿感冒颗粒

【处方组成】藿香、防风、紫苏叶、佩兰、白芷、苦杏仁、大腹皮、香薷、陈皮、半夏、茯苓

【功能主治】清暑祛湿,芳香化浊。用于暑湿感冒,症见胸闷呕吐,腹泻便溏,发热,汗出不畅。

【用法用量】口服。一次 8g,一日 3 次;小儿酌减。

3. 香苏正胃丸

【处方组成】广藿香、紫苏叶、香薷、陈皮、姜厚朴、麸炒枳壳、砂仁、炒白扁豆、炒山楂、六神曲(炒)、炒麦芽、茯苓、甘草、滑石、朱砂

【功能主治】解表化湿,和中消食。用于小儿暑湿感冒,症见头痛发热、停食停乳、腹痛胀满、呕吐泄泻、小便不利。

【用法用量】口服。一次1丸,一日1~2次;周岁以内小儿酌减。

4. 小儿暑感宁糖浆

【处方组成】香薷、芦根、扁豆花、杏仁、甘草、佩兰、薄荷、滑石、青蒿、厚朴、黄芩、黄连

【功能主治】清暑解表,退热。用于小儿暑季外感发热,头痛少汗,咽喉肿痛,食欲不振,二便不畅。

【用法用量】口服。1岁以下,一次5ml,2~3岁一次5~10ml,4~6岁一次10~15ml,7~12岁一次15~20ml,一日3~4次。

(四)小儿其他普通感冒(夹痰、夹滞、夹惊等)用药

1. 健儿清解液

【处方组成】金银花、菊花、连翘、山楂、苦杏仁、陈皮

【功能主治】清热解毒,祛痰止咳,消滞和中。用于小儿外感风热兼夹食滞所致的感冒发热、口腔糜烂,咳嗽咽痛,食欲不振,脘腹胀痛。

【用法用量】口服。一次10~15ml,婴儿一次4ml,5岁以内一次8ml,6岁以上酌加,一日3次。

2. 消食退热糖浆

【处方组成】柴胡、黄芩、知母、青蒿、槟榔、厚朴、水牛角浓缩粉、牡丹皮、荆芥穗、大黄

【功能主治】清热解毒,消食通便。用于小儿外感时邪、内兼食滞所致的感冒,症见高热不退、脘腹胀满、大便不畅;上呼吸道感染、急性胃肠炎见上述证候者。

【用法用量】口服。1岁以内一次5ml,1~3岁一次10ml,4~6岁一次15ml,7~10岁一次20ml,10岁以上一次25ml,一日2~3次。

【使用注意】脾虚腹泻者忌服。

3. 清热化滞颗粒

【处方组成】大黄(酒炒)、焦槟榔、大青叶、北寒水石、山楂(焦)、薄荷、化橘红、草豆蔻、广藿香、前胡、麦芽(焦)

【功能主治】清热化滞,表里双解。用于乳食内积,久滞化热兼外感风热症。症见脘腹胀满,食欲不振,恶心呕吐,大便不调,发热口干,咽红咽痛,鼻塞流涕。

【用法用量】口服。一日3次。1~3岁,一次1袋;4~7岁,一次2袋;8岁以上,一次3袋。

4. 牛黄镇惊丸

【处方组成】牛黄、全蝎、炒僵蚕、珍珠、人工麝香、朱砂、雄黄、天麻、钩藤、防风、琥珀、胆南星、制白附子、半夏(制)、天竺黄、冰片、薄荷、甘草

【功能主治】镇惊安神,祛风豁痰。用于小儿惊风,高热抽搐,牙关紧闭,烦躁不安。

【用法用量】口服。水蜜丸一次1g,小蜜丸一次1.5g,大蜜丸一次1丸,一日1~3次;3岁以内小儿酌减。

5. 琥珀抱龙丸

【处方组成】山药(炒)、朱砂、甘草、琥珀、天竺黄、檀香、枳壳(炒)、茯苓、胆南星、枳实(炒)、红参

【功能主治】清热化痰,镇惊安神。用于饮食内伤所致的痰食型急惊风,症见发热抽搐、烦躁不安、痰喘气急、惊痫不安。

【用法用量】口服。一次1丸,一日2次;婴儿每次1/3丸,化服。

6. 小儿金丹片

【处方组成】朱砂、橘红、川贝母、胆南星、前胡、玄参、清半夏、大青叶、木通、桔梗、荆芥穗、羌活、西河柳、地黄、枳壳(炒)、赤芍、钩藤、葛根、牛蒡子、天麻、甘草、防风、冰片、水牛角浓缩粉、羚羊角粉、薄荷脑

【功能主治】祛风化痰,清热解毒。用于外感风热,痰火内盛所致的感冒,症见发热、头痛、咳嗽、气喘、咽喉肿痛、呕吐,以及高热惊风。

【用法用量】口服。周岁一次0.6g,周岁以下酌减,一日3次。

7. 金衣至宝锭

【处方组成】陈皮、山楂、麦芽(炒)、全蝎、蝉蜕、白附子(矾炙)、天麻、羌活、钩藤、槟榔、僵蚕(麸炒)、川贝母、紫苏叶、薄荷、广藿香、滑石、白芥子(炒)、胆南星(酒炙)、茯苓、六神曲(麸炒)、人工牛黄、人工麝香、冰片、朱砂、雄黄、琥珀粉

【功能主治】清热祛风,消食导滞。用于乳食停滞,感受风寒引起的发热流涕,咳嗽痰多,恶心呕吐,大便干燥。

【用法用量】口服。一次1锭,一日2~3次,小儿酌减。

8. 至圣保元丸

【处方组成】胆南星(酒炙)、僵蚕(麸炒)、全蝎、蜈蚣、猪牙皂、天麻、天竺黄、青礞石(煅)、钩藤、羌活、防风、麻黄、薄荷、陈皮、茯苓、甘草、琥珀粉、牛黄、冰片、珍珠、朱砂

【功能主治】祛风化痰,解热镇惊。用于小儿痰热内闭,外感风寒,身热面赤,咳嗽痰盛,气粗喘促及风热急惊。

【用法用量】口服。一次1丸,一日2~3次,周岁以内小儿酌减。

9. 保童化痰丸

【处方组成】黄芩、黄连、胆南星(酒炙)、天竺黄、前胡、浙贝母、桔梗、苦杏仁(炒)、陈皮、化橘红、法半夏、茯苓、甘草、紫苏叶、木香、枳壳(麸炒)、葛根、羌活、党参、朱砂、冰片

【功能主治】清热化痰,止嗽定喘。用于小儿痰热蕴肺兼感风寒所致的咳嗽痰盛,气促喘急,烦躁不安,头痛身热。

【用法用量】口服。一次1丸,一日2次。周岁以内小儿

酌减。

10. 香苏调胃片

【处方组成】广藿香、香薷、木香、紫苏叶、姜厚朴、砂仁、麸炒枳壳、陈皮、茯苓、炒山楂、炒麦芽、白扁豆(去皮)、葛根、甘草、六神曲(麸炒)、生姜

【功能主治】解表和中,健胃化滞。用于胃肠积滞,外感时邪所致的身热体倦,饮食少进,呕吐乳食,腹胀便泻,小便不利。

【用法用量】口服。周岁以内一次1~2片,1~3岁一次2~3片,3岁以上一次3~5片,一日2次。温开水送下。

11. 小儿豉翘清热颗粒

【处方组成】连翘、淡豆豉、薄荷、荆芥、栀子(炒)、大黄、青蒿、赤芍、槟榔、厚朴、黄芩、半夏、柴胡、甘草

【功能主治】疏风解表,清热导滞。用于小儿风热感冒夹滞证,症见发热咳嗽,鼻塞流涕,咽红肿痛,纳呆口渴,脘腹胀满,便秘或大便酸臭,溲黄等。

【用法用量】开水冲服。6个月至1岁,一次1~2g;1~3岁,一次2~3g;4~6岁,一次3~4g;7~9岁,一次4~5g;10岁以上一次6g。一日3次。

12. 小儿和胃丸

【处方组成】荆芥、厚朴(姜制)、清半夏、苍术、广藿香、山楂、砂仁、黄连、麦芽(炒)、枳壳(麸炒)、大黄、朱砂、陈皮、木香、川木通、桔梗、天花粉、冰片、甘草

【功能主治】健脾和胃,解热止呕。用于小儿外感夹滞,腹胀腹泻,发热呕吐。

【用法用量】口服。一次1丸,一日2次;或遵医嘱。

【使用注意】肝肾功能不全、造血系统疾病者禁用。

(五)小儿流行性感冒用中药

1. 小儿感冒茶(颗粒、口服液)

【处方组成】广藿香、菊花、连翘、大青叶、板蓝根、地黄、地骨皮、白薇、薄荷、石膏

【功能主治】疏风解表,清热解毒。用于小儿风热感冒,症见发热重、头胀痛、咳嗽痰黏、咽喉肿痛;流感见上述证候者。

【用法用量】茶剂,开水冲服。1岁以内一次6g,1~3岁一次6~12g,4~7岁一次12~18g,8~12岁一次24g,一日2次。其他剂型的用法用量请遵医嘱。

2. 羚羊角注射液

【处方组成】本品为羚羊角水解液制成的灭菌水溶液。

【功能主治】清热解毒,镇惊息风。用于高热神昏、惊痫抽搐;流行性感冒、上呼吸道感染、扁桃体炎、麻疹、小儿肺炎见上述证候者。

【用法用量】肌内注射,一次2~4ml,一日2次;小儿酌减。

【使用注意】孕妇禁用。

3. 九味竺黄散

【处方组成】天竺黄、红花、牛黄、力嘎都、榜嘎、甘草、丛菔、兔耳草、檀香

【功能与主治】利肺,消炎,止咳。用于小儿流感引起的肺炎、上呼吸道感染等。

【用法与用量】一次1.5g,一日2~3次。

附:用于小儿感冒的其他中药

1. 儿童清热口服液

【功能主治】清热解毒,解肌退热。用于内蕴伏热、外感时邪所致的感冒,症见高热不退,烦躁不安,咽喉肿痛,大便秘结。

2. 小儿咳喘灵颗粒(口服液)

【功能主治】宣肺清热,止咳祛痰,平喘。用于小儿外感风热所致的感冒、咳喘,症见发热、恶风、微有汗出、咳嗽咯痰、咳喘气促;上呼吸道感染、气管炎、肺炎见上述证候者。

3. 小儿清热宁颗粒

【功能主治】清热解毒。用于外感温邪,脏腑实热所致的壮热、高热不退、咽喉肿痛、烦躁不安、大便干结。

4. 小儿肺热咳喘颗粒(口服液)

【功能主治】清热解毒,宣肺止咳,化痰平喘。用于小儿风热犯肺所致的感冒、咳嗽、气喘,症见发热、咳嗽、咯痰、气急、喘促;支气管炎及支气管肺炎见上述证候者。

5. 小儿止咳糖浆

【功能主治】祛痰,镇咳。本品主要用于小儿感冒引起的咳嗽。

6. 童康片(颗粒)

【功能主治】补肺固表,健脾益胃。用于体虚多汗,易患感冒,倦怠乏力,食欲不振。

7. 感冒止咳糖浆

【功能主治】解表清热,止咳化痰。用于感冒或流感发热,头痛鼻塞,伤风咳嗽,咽痛,肢痛。

8. 小儿柴桂退热颗粒(口服液)

【功能主治】发汗解表,清里退热。用于小儿外感发热,症见发热,头身痛,流涕,口渴,咽红,溲黄,便干等。

9. 疏清颗粒

【功能主治】清热解毒,宣泄肺胃。用于小儿外感风热证,症见发热、鼻塞、咽痛、流涕、口渴、咳嗽、汗出。

10. 解表清肺丸

【功能主治】解表清热,止嗽化痰。用于小儿内热外感引起的头痛身热,咳嗽痰盛,气促作喘,咽喉疼痛,烦躁不安。

11. 小儿双金清热口服液

【功能主治】疏风化湿,解毒清热。用于小儿外感发热初期,症见低热,咳嗽,咽红。

12. 小儿清毒糖浆

【功能主治】清热解毒。用于儿童感冒发热。

13. 小儿柴芩清解颗粒

【功能主治】清热解毒。用于小儿外感发热，咽喉肿痛，头痛咳嗽。

14. 小儿感冒退热糖浆

【功能主治】清热解毒，疏风解表。用于伤风感冒，畏冷发热，咽喉肿痛，头痛咳嗽。

15. 馥感啉口服液

【功能主治】清热解毒，止咳平喘，益气疏表。用于小儿气虚感冒所引起的发热、咳嗽、气喘、咽喉肿痛。

16. 安儿宁颗粒

【功能主治】清热祛风，化痰止咳。用于小儿风热感冒，咳嗽有痰，发热咽痛，上呼吸道感染见上述证候者。

17. 减味小儿化痰散

【功能主治】散风化痰。用于小儿感冒风邪，咳嗽气急，身热痰壅。

18. 儿童感热清丸

【功能主治】清心泻火，开窍宁神。用于外感高热，烦急不安等症。

19. 回春散

【功能主治】清热定惊，驱风祛痰。用于小儿惊风，感冒发热，呕吐腹泻，咳嗽气喘。

20. 去感热口服液

【功能主治】清热解毒，发汗解表。用于上呼吸道感染引发的发热症。对急性上呼吸道感染、化脓性扁桃体炎、肺炎等疗效确切。

21. 芩香清解口服液

【功能主治】疏风解热，清泻里热，解毒利咽。用于小儿上呼吸道感染表里俱热证，症见发热鼻塞、流涕、咳嗽、咽喉肿痛、便秘、舌红苔黄等。

22. 妙灵丸

【功能主治】清热化痰，散风镇惊。用于外感风热夹痰所致的感冒，症见咳嗽发热、头痛眩晕，咳嗽、呕吐痰涎、鼻干口燥、咳嗽咽痛。

23. 祖卡木颗粒

【功能主治】清热，发汗，通窍。用于感冒咳嗽、发热无汗、咽喉肿痛、鼻塞流涕。

24. 柴黄颗粒（片、咀嚼片、泡腾片、胶囊、软胶囊、颗粒、口服液）

【功能主治】清热解毒。用于上呼吸道感染，感冒发热。

25. 小儿解感片（颗粒）

【功能主治】清热解表，消炎止咳。用于感冒发热，头痛鼻塞，咳嗽喷嚏，咽喉肿痛。

26. 儿童回春丸

【功能主治】清热解毒，透表豁痰。用于急性惊风，伤寒发热，临夜发热，小便带血，麻疹隐现不出而引起身热咳嗽；赤痢、水泻、食积、腹痛。

161. 小儿咳嗽

〔基本概述〕

小儿咳嗽是肺系疾病中的一种常见症状。本病一年四季均可发生，尤以冬春季为多。

小儿咳嗽的特点：小儿咳嗽力量弱，排痰能力差，痰液常引流不畅，出现气道梗阻，尤其是小婴儿；小儿咳嗽有些伴有喘息，特别是小婴儿出现如喘息性支气管炎、毛细支气管炎等吼喘较明显。

咳嗽性质：呼吸道感染早期多为干咳，疾病进展常伴有痰的咳嗽；以咳嗽为唯一或主要症状并持续难愈的慢性咳嗽（≥4 周），往往成为家长和医师关注的焦点，中国儿童慢性咳嗽的发病率约为 6.4%。

小儿咳嗽的病因及症状主要有以下几种。

（一）上呼吸道感染引发的咳嗽

症状多为一声声刺激性咳嗽，好似咽喉瘙痒，无痰；不分白天黑夜，不伴随气喘或急促的呼吸。小儿嗜睡，流鼻涕，有时可伴随发热，体温不超过 38℃；精神差，食欲不振，汗出退热后，其他症状消失，但咳嗽仍持续 3～5 日。

（二）支气管炎引发的咳嗽

支气管炎通常在感冒后发生，由细菌感染导致。咳嗽有痰，有时剧烈咳嗽，一般在夜间咳嗽次数较多并发出咳喘声。咳嗽最厉害的时间是孩子入睡后的两个小时内或凌晨 6 点左右。

（三）咽喉炎引起的咳嗽

症状多为声音嘶哑，有脓痰，咳出的少，多数被咽下。较大的小儿会诉咽喉疼痛，不会表述的小儿常表现为烦躁、拒哺，咳嗽时发出“空、空”的声音。

（四）过敏性咳嗽

症状多为持续或反复发作性的剧烈咳嗽，多呈阵发性发作，晨起较为明显，小儿活动或哭闹时咳嗽加重，孩子遇到冷空气时爱打喷嚏、咳嗽，但痰很少。夜间咳嗽比白天严重，咳嗽时间长久，通常会持续 3 个月，以花粉季节较多。

（五）吸入异物引发呛咳

如果小儿先前并没有咳嗽、流涕、打喷嚏或发热等症状，突然出现剧烈呛咳，同时出现呼吸困难，脸色不好，特别是较小的孩子，有可能是在大人不注意时将某种异物放进嘴里，不小心误入咽喉或气管。如果没有咳出东西，小儿反复咳嗽或气喘，说明异物已到达下呼吸道，应立即送小儿去医院及时取出异物。

（六）咳嗽变异性哮喘

又称咳嗽型哮喘，过去曾称为“过敏性支气管炎”或“过敏性咳嗽”。咳嗽变异性哮喘是指以慢性咳嗽为主要或唯一临床表现的一种特殊类型哮喘。在哮喘发病早期阶段，阵发性咳嗽为主要症状，多发生在夜间或凌晨，常为刺激性咳嗽，常常在上呼吸道感染后,吸入刺激性气味、冷空气,接触变应原,运动或哭闹而诱发,大多数患儿往往被误诊为支气管炎、支原体感染或肺炎。现在认为咳嗽变异性哮喘是哮喘的一种形式,它的病理生理改变与哮喘病一样,也是一种气道变应性炎症。

咳嗽最常见的病因是气管炎和支气管炎。但儿童感冒后的反复咳嗽,久治不愈,其实大多数是过敏性咳嗽,现在也被称为咳嗽变异性哮喘。

如果小儿的咳嗽是阵发性干咳,用抗生素无效,伴有咽喉痒、不伴发热,怕冷空气、怕烟雾,夜间加重,那就可能是咳嗽变异性哮喘或者过敏性支气管炎。如果还伴有搓鼻子、揉眼睛、打喷嚏、流鼻涕等变应性鼻炎的症状,那就可能是变应性鼻炎引起的过敏性咳嗽,也叫变应性鼻-支气管炎。

中医学认为,小儿咳嗽有外感咳嗽和内伤咳嗽之分。主要病因有外邪犯肺、痰浊内生、肺阴不足等方面。临床多种急慢性疾病都可引起咳嗽,但以外感咳嗽为最多见。治法以宣降肺气为主。

〔治疗原则〕

咳嗽是小儿呼吸道疾病的常见症状之一,现代医学的急慢性支气管炎、气管炎、部分咽喉炎均属于此病范围。中医学按其临床主要症状将咳嗽分为两大类,一般继发于感冒之后的称为"外感咳嗽",没有明显感冒症状的称为"内伤咳嗽"。

小儿内伤咳嗽的形成,有直接来源于内伤的,也有因外感失治传变而成的,起病虽然不同,病因也有差异,但证候表现每以痰多为主症,所以前人曾有内伤咳嗽十有九皆由于痰、小儿内伤咳嗽必致痰多的说法。

引起小儿咳嗽的原因很多,在治疗小儿咳嗽时,要找出病因,在治疗原发病的基础上,选择恰当的止咳祛痰药,并注意护理。

小儿咳嗽的治疗主要应针对具体的病因采取相应的方法。对症止咳祛痰治疗的作用是减少呼吸道刺激,持久剧烈的咳嗽可能使气管病变扩散到邻近的小支气管,或者引起肺泡壁弹性组织破坏,诱发肺气肿等。止咳的另一方面作用是使患者得以安静和休息,减少体力消耗。

1. 针对病因治疗

引起小儿咳嗽的原因很多,在治疗小儿咳嗽时,要找出病因,在治疗原发病的基础上,选择恰当的止咳祛痰药,并注意护理。

查清咳嗽的原因才能正确治疗。呼吸道细菌感染应该用抗生素;肺炎支原体感染应该采用抗肺炎支原体药物(如阿奇霉素等大环内酯类);呼吸道病毒感染应该采用抗病毒药物;由于≥4 周的慢性咳嗽大多数是过敏性咳嗽,应该以消除呼吸道过敏性炎症为主;如果合并变应性鼻炎,就可能是变应性鼻-支气管炎,应该以脱敏治疗为主。

2. 对症治疗

小儿咳嗽治疗主要包括止咳,平喘,祛痰,化痰,减轻呼吸道黏膜水肿,恢复气管内膜纤毛作用等。中医治疗外感咳嗽应以祛邪宣肺为主,治疗内伤咳嗽应以调理脏腑、气血为主。

3. 用药原则

小儿咳嗽一般不适合使用中枢性镇咳药,如可待因、咳必清、咳美芬等。婴幼儿的呼吸系统发育尚不成熟,咳嗽反射较差,气道管腔狭窄,血管丰富,纤毛运动较差,痰液不易排出,如果一咳嗽,便给予较强的止咳药,咳嗽虽暂时停止,但气管黏膜上的纤毛上皮细胞的运痰功能和支气管平滑肌的收缩蠕动功能受到了抑制,痰液不能顺利排出,大量痰液蓄积在气管和支气管内,将影响呼吸功能。

小儿咳嗽适合选用兼有祛痰、化痰作用的止咳药,糖浆优于片剂。糖浆服用后附着在咽部黏膜上,减弱了对黏膜的刺激作用,本身就可达到镇咳目的。

小儿咳嗽除了要遵医嘱服药外,饮食要清淡、易消化,忌食腥荤辛辣之品。

〔用药精选〕

一、西药

1. 氨溴索 Ambroxol

本品为常用的祛痰药。其能增加呼吸道黏膜浆液腺的分泌,从而降低痰液黏度,还可促进肺表面活性物质的分泌,增加支气管纤毛运动,使痰液易于咳出。

【适应证】用于急、慢性呼吸道疾病引起的痰液黏稠不易咳出者。

【禁忌】对本品过敏者、妊娠初期 3 个月妇女禁用。

【不良反应】上腹部不适、食欲缺乏、胃痛、胃部灼热、消化不良、恶心、呕吐、腹泻、皮疹;罕见头痛、眩晕、血管性水肿。快速静脉注射可引起腰部疼痛和疲乏无力感。

【用法用量】口服。①成人及 12 岁以上儿童:一次 30mg,一日 3 次,餐后口服。长期服用一次 30mg,一日 2 次。缓释胶囊一次 75mg,一日 1 次,餐后口服。②12 岁以下儿童:5~12 岁,一次 15mg,一日 3 次;2~5 岁,一次 7.5mg,一日 3 次;2 岁以下儿童,一次 7.5mg,一日 2 次。餐后口服。长期服用者,一日 2 次即可。缓释胶囊按体重一日 1.2~1.6mg/kg 计算。

雾化吸入、肌内注射、皮下注射、静脉注射、静脉滴注:请遵医嘱。

【制剂】盐酸氨溴索片(溶液、注射液、气雾剂、口服溶液),注射用盐酸氨溴索

2. 乙酰半胱氨酸 Acetylcysteine

【适应证】用于浓稠痰黏液过多的呼吸系统疾病:急性支气管炎、慢性支气管炎急性发作、支气管扩张症。

【禁忌】对本品过敏者,孕妇,哺乳期妇女用药期间停止哺乳,支气管哮喘。

【不良反应】偶发恶心、呕吐,极少见皮疹、支气管痉挛。

【用法用量】口服。成人,一次 0.2g,一日 2～3 次。儿童,一次 0.1g,一日 2～3 次。静脉滴注、喷雾吸入、气管滴入、气管注入:请遵医嘱。

【制剂】乙酰半胱氨酸胶囊(颗粒、喷雾剂、注射液)

3. 羧甲司坦 Carbocisteine

本品为黏痰调节剂,可影响支气管腺体的分泌,使痰液黏滞性降低,易于咯出。

【适应证】用于支气管炎、支气管哮喘等疾病引起的痰液黏稠、咳出困难。

【禁忌】对本品过敏者、消化道溃疡活动期者禁用。

【不良反应】恶心、胃部不适、腹泻、轻度头痛、皮疹。

【用法用量】口服。成人,一次 0.25～0.5g,一日 3 次。儿童:①2～4 岁,一次 0.1g,一日 3 次;②5～8 岁,一次 0.2g,一日 3 次;③8～12 岁,一次 0.25g,一日 3 次。

【制剂】羧甲司坦片(颗粒、泡腾片、糖浆)

4. 复方甘草 Compound Liquorice Tablets

本品由甘草流浸膏、复方樟脑酊、甘油、愈创甘油醚等组成,为最常用的镇咳祛痰药。该药的运用已有百余年的历史,在我国也有 50 多年。因其廉价、安全、药效确切,深受广大患者与医师的喜爱。

【适应证】用于一般性咳嗽及上呼吸道感染性咳嗽的治疗。

【禁忌】对本品成分过敏者禁用。

【不良反应】有轻微恶心、呕吐。

【用法用量】口服或含化,片剂,一次 3～4 片,一日 3 次。

【制剂】复方甘草片(含片、口服溶液)

5. 氯化铵 Ammonium Chloride

【适应证】用于干咳及痰不易咳出者。多用于急性呼吸道炎症时痰黏稠不易咳出,常与其他止咳祛痰药配成复方制剂。

【禁忌】对本品过敏者,肝肾功能严重损害,尤其是肝昏迷、肾衰竭、尿毒症患者,代谢性酸中毒者禁用。

【不良反应】可引起恶心、呕吐、胃痛等刺激症状。

【用法用量】口服。成人常用量:祛痰,一次 0.3～0.4g,一日 3 次。小儿常用量:按体重一日 40～60mg/kg,或按体表面积 1.5g/m^2,分 4 次服。

【制剂】氯化铵片,喷托维林氯化铵糖浆(片),喷托维林氯化铵片,复方枇杷氯化铵糖浆,复方枇杷氯化铵口服液,复方桔梗氯化铵糖浆,复方甘草浙贝氯化铵片,复方甘草氯化铵片,复方枇杷氯化铵口服溶液,复方桔梗氯化铵口服溶液

附:用于小儿咳嗽的其他西药

1. 桃金娘油 Myrtol

【适应证】本品为桃金娘科树叶提取物,具有促进痰液排出、抗炎、杀菌作用。用于急慢性鼻窦炎和支气管炎,也适用于支气管扩张、慢性阻塞性肺疾患、肺部真菌感染、肺结核、矽肺,可在支气管造影术后使用,以利于造影剂的排出。

2. 核酪口服液 Nucleotide and Casein Oral Solution

【适应证】本品是由核酸水解液、酪蛋白水解物和多种氨基酸与欧氏液等制成的含糖溶液。用于慢性支气管炎的辅助治疗。对支气管哮喘也有一定疗效。

3. 匹多莫德口服溶液 Pidotimod Oral Solution

【适应证】本品为免疫刺激剂,适用于细胞免疫功能低下的患者,包括呼吸道反复感染(气管炎、支气管炎)、耳鼻喉反复感染(鼻炎、鼻窦炎、耳炎、咽炎、扁桃体炎)等。也可作为急性感染时抗菌药物治疗的辅助用药。

4. 复方福尔可定 Compound Pholcodine Oral Solution

【适应证】本品为复方制剂,含福尔可定、盐酸苯丙烯啶、盐酸伪麻黄碱、愈创木酚甘油醚、海葱流浸液、远志流浸液。用于感冒及急、慢性支气管炎所致的咳嗽。

5. 愈美颗粒 Guaifenesin and Dextromethorphan Hydrobromide Granules

【适应证】用于上呼吸道感染、急性支气管炎等引起的咳嗽、咳痰。

6. 氨溴特罗口服溶液 Ambroxol Hydrochloride and Clenbuterol Hydrochloride Oral Solution

【适应证】本品为复方制剂,含盐酸氨溴索、盐酸克仑特罗。用于治疗急、慢性呼吸道疾病(如急、慢性支气管炎、支气管哮喘、肺气肿等)引起的咳嗽、痰液黏稠、排痰困难、喘息等。

7. 氢溴酸右美沙芬 Dextromethorphan Hydrobromide

【适应证】本品适用于无痰干咳,包括频繁、剧烈的咳嗽。

8. 盐酸溴已新片 Bromhexine Hydrochloride Tablets

【适应证】本品主要用于慢性支气管炎、哮喘等引起的黏痰不易咳出的患者。

二、中药

(一)小儿风寒咳嗽用中药

1. 桂龙咳喘宁胶囊(颗粒)

【处方组成】桂枝、龙骨、白芍、生姜、大枣、炙甘草、牡蛎、黄连、法半夏、瓜蒌皮、炒苦杏仁

【功能主治】止咳化痰,降气平喘。用于外感风寒、痰湿阻肺引起的咳嗽、气喘、痰涎壅盛等症;急、慢性支气管炎见上述证候者。

【用法用量】胶囊,口服,一次 5 粒,一日 3 次。

【使用注意】用药期间忌烟、酒、猪肉及生冷食物。

2. 小青龙合剂(颗粒、胶囊、糖浆)

【处方组成】麻黄、桂枝、白芍、干姜、细辛、炙甘草、法半夏、五味子

【功能主治】解表化饮,止咳平喘。用于风寒水饮,恶寒发热,无汗,喘咳痰稀。

【用法用量】合剂,口服,一次 10～20ml,一日 3 次。

3. 通宣理肺丸(胶囊、颗粒、片、口服液、膏)

【处方组成】紫苏叶、前胡、桔梗、苦杏仁、麻黄、甘草、陈皮、半夏(制)、茯苓、枳壳(炒)、黄芩

【功能主治】解表散寒,宣肺止嗽。用于风寒束表、肺气不宣所致的感冒咳嗽,症见发热、恶寒,咳嗽,鼻塞流涕,头痛,无汗,肢体酸痛。

【用法用量】丸剂,口服,水蜜丸一次 7g,大蜜丸一次 2 丸,一日 2~3 次。

4. 解肌宁嗽丸(片、口服液)

见本章"160. 小儿感冒"。

5. 儿童清肺丸(口服液)

【处方组成】麻黄、炒苦杏仁、石膏、甘草、蜜桑白皮、瓜蒌皮、黄芩、板蓝根、橘红、法半夏、炒紫苏子、葶苈子、浙贝母、紫苏叶、细辛、薄荷、蜜枇杷叶、白前、前胡、石菖蒲、天花粉、煅青礞石

【功能主治】清肺解表,化痰止嗽。用于小儿风寒外束、肺经痰热所致的面赤身热,咳嗽气促,痰多黏稠,咽痛声哑。

【用法用量】丸剂,口服,一次 1 丸,一日 2 次;3 岁以下一次半丸。

6. 小儿清热止咳口服液(丸、颗粒、合剂)

见本章"160. 小儿感冒"。

7. 正柴胡饮颗粒(合剂、胶囊)

【处方组成】柴胡、陈皮、防风、甘草、赤芍、生姜

【功能主治】发散风寒,解热止痛。用于小儿外感风寒所致的发热恶寒,无汗,头痛,鼻塞,喷嚏,咽痒咳嗽,四肢酸痛;流感初起,轻度上呼吸道感染见上述证候者。

【用法用量】开水冲服。一次 10g 或 3g(无蔗糖),一日 3 次,小儿酌减或遵医嘱。

8. 宝咳宁颗粒

见本章"160. 小儿感冒"。

(二)小儿风热咳嗽用中药

1. 小儿咳喘灵口服液(颗粒)

【处方组成】麻黄、金银花、苦杏仁、板蓝根、石膏、甘草、瓜蒌

【功能主治】宣肺、止咳、平喘。用于小儿外感风热所致的感冒、咳喘,发热或不发热,咳嗽有痰,气促。

【用法用量】口服。2 岁以内一次 5ml;3~4 岁一次 7.5ml;5~7 岁一次 10ml;一日 3~4 次。

2. 小儿清肺化痰口服液(颗粒、咀嚼片、泡腾片)

【处方组成】麻黄、前胡、黄芩、炒紫苏子、石膏、苦杏仁(炒)、葶苈子、竹茹

【功能主治】清热化痰,止咳平喘。用于小儿风热犯肺所致的咳嗽,症见呼吸气促,咳嗽痰喘,喉中作响。

【用法用量】口服液,1 岁以内一次 3ml,1~5 岁一次 10ml,5 岁以上一次 15~20ml,一日 2~3 次,用时摇匀。

3. 小儿清热利肺口服液

【处方组成】金银花、连翘、石膏、麻黄、苦杏仁(焯)、牛蒡子(炒)、射干、瓜蒌皮、浮海石、葶苈子(炒)、车前子(盐炙)

【功能主治】清热宣肺,止咳平喘。用于小儿咳嗽属风热犯肺证,症见发热,咳嗽或咯痰,流涕或鼻塞,咽痛,口渴,舌红或苔黄等;小儿急性支气管炎见上述证候者。

【用法用量】口服。1~2 岁一次 3~5ml,3~5 岁一次 5~10ml,6~14 岁一次 10~15ml,一日 3 次。

【使用注意】对本品过敏者禁用,过敏体质者慎用。风寒咳嗽者不适用。

4. 复方枇杷叶膏

【处方组成】枇杷叶、车前草、麻黄、苦杏仁、桔梗、浙贝母、百部、甘草

【功能主治】清肺、止咳、化痰。适用于风热咳嗽,咽喉干燥、咳嗽不爽等症。

【用法用量】口服。一次 9~15g,一日 3 次。

5. 小儿麻甘颗粒

【处方组成】石膏、麻黄、黄芩、桑白皮、紫苏子、苦杏仁、地骨皮、甘草

【功能主治】平喘止咳,利咽祛痰。用于小儿风热犯肺所致的肺炎喘嗽,症见发热微汗,咳嗽痰稠,呼吸急促,口渴欲饮;亦用于咽喉炎。

【用法用量】口服。1 岁以下,一次 0.8g,1~3 岁,一次 1.6g,4 岁以上,一次 2.5g;一日 4 次。

6. 小儿清肺止咳片

【处方组成】紫苏叶、菊花、葛根、川贝母、炒苦杏仁、枇杷叶、炒紫苏子、蜜桑白皮、前胡、射干、栀子(姜炙)、黄芩、知母、板蓝根、人工牛黄、冰片

【功能主治】清热解表,止咳化痰。用于小儿外感风热、内闭肺火所致的身热咳嗽,气促痰多,烦躁口渴,大便干燥。

【用法用量】口服。1 岁以内一次 1~2 片,1~3 岁一次 2~3 片,3 岁以上一次 3~5 片;一日 2 次。

7. 解肌清肺丸

【处方组成】紫苏叶、葛根、菊花、板蓝根、桑白皮、紫苏子、苦杏仁(去皮炒)、前胡、白前、川贝母、黄芩、栀子(姜炙)、知母、冰片、牛黄

【功能主治】解肌退热,清肺化痰。用于风热感冒,烦热口渴,咳嗽气喘,咳痰黄稠,咽喉肿痛,大便燥结。

【用法用量】口服。一次 2 丸,一日 3 次;周岁以内小儿酌减。

(三)小儿痰多咳嗽用中药

1. 儿童咳液(颗粒)

【处方组成】紫菀、百部、枇杷叶、麻黄、苦杏仁、前胡、蓼大青叶、桔梗、甘草

【功能主治】清热化痰,宣肺降气,止咳平喘。用于小儿痰热阻肺所致的咳嗽,症见咳嗽气喘,吐痰黄稠,咳痰不爽,胸闷气促,口干咽痛;急、慢性支气管炎见上述证候者。

【用法用量】口服。1～3 岁一次 5ml，4 岁以上一次 10ml，一日 4 次。

2. 复方鲜竹沥液

【处方组成】鲜竹沥、鱼腥草、生半夏、生姜、枇杷叶、桔梗、薄荷素油

【功能主治】清热化痰，止咳。用于痰热咳嗽，痰黄黏稠。

【用法用量】口服。一次 20ml，一日 2～3 次。

3. 牛黄蛇胆川贝液（散、胶囊、滴丸）

【处方组成】人工牛黄、蛇胆汁、川贝母、薄荷脑

【功能主治】清热，化痰，止咳。用于热痰、燥痰咳嗽，症见咳嗽，痰黄或干咳，咯痰不爽。

【用法用量】一次 10ml，一日 3 次，小儿酌减；或遵医嘱。

4. 蛇胆陈皮口服液（散、片、胶囊）

【处方组成】蛇胆汁、陈皮（蒸）

【功能主治】理气化痰，祛风和胃。用于痰浊阻肺，胃失和降，咳嗽，呃逆。

【用法用量】口服。一次 10ml，一日 2～3 次；小儿酌减或遵医嘱。

5. 小儿百部止咳糖浆

【处方组成】蜜百部、苦杏仁、桔梗、桑白皮、麦冬、知母、黄芩、陈皮、甘草、制天南星、枳壳（炒）

【功能主治】清肺，止咳，化痰。用于小儿痰热蕴肺所致的咳嗽、顿咳，症见咳嗽，痰多，痰黄黏稠，咯吐不爽，或痰咳不已，痰稠难出；百日咳见上述证候者。

【用法用量】口服。2 岁以上一次 10ml，2 岁以内一次 5ml，一日 3 次。

6. 川贝枇杷糖浆（颗粒、口服液、片、胶囊、膏、露）

【处方组成】川贝母流浸膏、桔梗、枇杷叶、薄荷脑

【功能主治】清热宣肺，化痰止咳。用于风热犯肺、痰热内阻所致的咳嗽痰黄或咯痰不爽，咽喉肿痛，胸闷胀痛；感冒、支气管炎见上述证候者。

【用法用量】糖浆，口服。一次 10ml，一日 3 次。

7. 鲜竹沥

【处方组成】本品是竹子经加工后提取的汁液，是一种集药、食两用的天然饮品。竹汁中含有十多种氨基酸和多种微量元素，能活化人体细胞，清热解毒，生津止渴，祛痰养肺，促进消化，清除体内有毒物质，治疗便秘

【功能主治】清热解毒，化痰止咳。用于痰热咳嗽。

【用法用量】口服。一次 20ml，一日 2～3 次。

8. 小儿咳喘颗粒

【处方组成】麻黄、川贝母、苦杏仁、黄芩、天竺黄、紫苏子（炒）、僵蚕（炒）、山楂（炒）、莱菔子（炒）、石膏、鱼腥草、细辛、茶叶、甘草、桔梗

【功能主治】清热宣肺，化痰止咳，降逆平喘。用于小儿痰热壅肺所致的咳嗽、发热、痰多、气喘。

【用法用量】温开水冲服。1 岁以下一次 2～3g，1～5 岁一次 3～6g，6 岁以上一次 9～12g，一日 3 次。

9. 橘红痰咳颗粒（煎膏、液、泡腾片）

【处方组成】化橘红、蜜百部、茯苓、半夏（制）、白前、甘草、苦杏仁、五味子

【功能主治】理气化痰，润肺止咳。用于痰浊阻肺所致的咳嗽、气喘、痰多；感冒、支气管炎、咽喉炎见上述证候者。

【用法用量】开水冲服，一次 10～20g，一日 3 次。小儿减半。

10. 小儿止嗽糖浆（丸、金丹）

【处方组成】玄参、麦冬、胆南星、杏仁水、焦槟榔、桔梗、竹茹、桑白皮、天花粉、川贝母、瓜蒌子、甘草、炒紫苏子、知母、紫苏叶油

【功能主治】润肺清热，止嗽化痰。用于小儿痰热内蕴所致的发热，咳嗽，黄痰，咳吐不爽，口干舌燥，腹满便秘，久嗽痰盛。

【用法用量】口服。一次 10ml，一日 2 次；周岁以内酌减。

11. 强力枇杷露（膏、颗粒、胶囊）

【处方组成】枇杷叶、罂粟壳、百部、白前、桑白皮、桔梗、薄荷脑

【功能主治】清热化痰，敛肺止咳。用于痰热伤肺所致的咳嗽经久不愈，痰少而黄或干咳无痰；急、慢性支气管炎见上述证候者。

【用法用量】口服。一次 15ml，一日 3 次；小儿酌减。

12. 金振口服液

【处方组成】羚羊角、平贝母、大黄、黄芩、青礞石、石膏、人工牛黄、甘草

【功能主治】清热解毒，祛痰止咳。用于小儿痰热蕴肺所致的发热，咳嗽，咳吐黄痰，咳吐不爽，舌质红，苔黄腻；小儿急性支气管炎见上述证候者。

【用法用量】口服。6 个月至 1 岁一次 5ml，一日 3 次；2～3 岁一次 10ml，一日 2 次；4～7 岁一次 10ml，一日 3 次；8～14 岁一次 15ml，一日 3 次。疗程 5～7 天，或遵医嘱。

【使用注意】①偶见用药后便溏，停药后即可复常。②风寒咳嗽或体虚久咳者忌服。

13. 贝羚胶囊

【处方组成】川贝母、羚羊角、猪去氧胆酸、人工麝香、沉香、人工天竺黄（飞）、煅青礞石（飞）、硼砂（炒）

【功能主治】清热化痰，止咳平喘。用于痰热阻肺，气喘咳嗽；小儿肺炎、喘息性支气管炎及成人慢性支气管炎见上述证候者。

【用法用量】口服。一次 0.6g，一日 3 次；小儿一次 0.15～0.6g，周岁以内酌减，一日 2 次。

14. 小儿肺热平胶囊

【处方组成】人工牛黄、平贝母、牛胆粉、黄芩、黄连、拳参、寒水石、新疆紫草、柴胡、羚羊角、人工麝香、珍珠（制）、地龙、射干、朱砂、冰片、甘草

【功能主治】清热化痰，止咳平喘，镇惊开窍。用于小儿

痰热壅肺所致的喘嗽,症见喘咳,吐痰黄稠,壮热烦渴,神昏抽搐,舌红苔黄腻。

【用法用量】口服。6个月内小儿一次0.125g,7~12个月一次0.25g,1~2岁一次0.375g,2~3岁一次0.5克,3岁以上一次0.75~1.0g;一日3~4次。

【使用注意】肝、肾功能不正常者禁用。

15. 鹭鸶咯丸

【处方组成】麻黄、苦杏仁、石膏、甘草、细辛、紫苏子(炒)、白芥子(炒)、牛蒡子(炒)、瓜蒌皮、射干、青黛、蛤壳、天花粉、栀子(姜炙)、人工牛黄

【功能主治】宣肺,化痰,止咳。用于痰浊阻肺所致的顿咳,咳嗽,症见咳嗽阵作,痰鸣气促,咽干声哑;百日咳见上述证候者。

【用法用量】梨汤或温开水送服,一次1丸,一日2次。

16. 保童化痰丸

见本章"160. 小儿感冒"。

(四)小儿气管炎咳嗽用中药

1. 急支糖浆(颗粒)

【处方组成】鱼腥草、金荞麦、四季青、麻黄、紫菀、前胡、枳壳、甘草

【功能主治】清热化痰,宣肺止咳。用于外感风热所致的咳嗽,症见发热,恶寒,胸膈满闷,咳嗽咽痛;急性支气管炎、慢性支气管炎急性发作见上述证候者。

【用法用量】口服。一次20~30ml,一日3~4次;儿童1岁以内一次5ml,1~3岁一次7ml,3~7岁一次10ml,7岁以上一次15ml,一日3~4次。

2. 小儿化痰止咳糖浆(颗粒)

【处方组成】桔梗流浸膏、桑白皮流浸膏、吐根酊、盐酸麻黄碱

【功能主治】祛痰止咳。用于小儿支气管炎所致的咳嗽、咯痰。

【用法用量】口服。1~2岁2~3ml,2~5岁一次3~5ml,6~10岁一次5~10ml,一日3~4次。

【使用注意】高血压、动脉硬化、心绞痛、甲状腺功能亢进等患者禁用。

3. 小儿肺热清颗粒

【处方组成】麻黄(蜜炙)、石膏、苦杏仁(炒)、桑白皮(蜜炙)、葶苈子(炒)、当归、丹参、地龙、僵蚕(炒)、甘草

【功能主治】清肺化痰,止咳平喘。用于小儿急性支气管炎引起的肺热咳嗽,咳痰、痰多色黄,小便黄,大便干,舌红,苔黄或腻,脉滑数等。

【用法用量】冲服。1~3岁一次4g,3~7岁一次6g,7~12岁一次8g,12~14岁一次12g,一日3次。疗程为5天。

4. 小儿肺热咳喘颗粒(口服液)

【处方组成】麻黄、苦杏仁、石膏、甘草、金银花、连翘、知母、黄芩、板蓝根、麦冬、鱼腥草

【功能主治】清热解毒,宣肺止咳,化痰平喘。用于小儿风热犯肺所致的感冒、咳嗽、气喘,症见发热,咳嗽,咯痰,气急,喘促;支气管炎及支气管肺炎见上述证候者。

【用法用量】开水冲服。3周岁以下一次3g,一日3次;3周岁以上一次3g,一日4次;7周岁以上一次6g,一日3次。

(五)小儿内伤虚咳用中药

1. 消咳喘糖浆(胶囊、片)

【处方组成】满山红

【功能主治】止咳,祛痰,平喘。用于寒痰阻肺所致的咳嗽气喘,咯痰色白;慢性支气管炎见上述证候者。

【用法用量】口服。一次10ml,一日3次;小儿酌减。

2. 蜜炼川贝枇杷膏

【处方组成】川贝母、枇杷叶、桔梗、陈皮、水半夏、北沙参、五味子、款冬花、杏仁水、薄荷脑

【功能主治】清热润肺,止咳化痰。用于肺燥咳嗽,痰黄而黏,胸闷,咽喉疼痛或痒,声音嘶哑。

【用法用量】口服。一次15ml,一日3次;小儿酌减。

3. 养阴清肺丸(膏、口服液、糖浆、合剂)

【处方组成】地黄、麦冬、玄参、川贝母、白芍、牡丹皮、薄荷、甘草

【功能主治】养阴润燥,清肺利咽。用于阴虚肺燥,咽喉干痛,干咳少痰或痰中带血。

【用法用量】口服。水蜜丸一次6g,大蜜丸一次1丸,一日2次。

附:用于小儿咳嗽的其他中药

1. 小儿解表止咳口服液

【功能主治】解表清热,止咳祛痰。用于小儿呼吸道感染引起的咳嗽,痰多。

2. 川贝雪梨膏(胶囊、颗粒、糖浆)

【功能主治】润肺止咳,生津利咽。用于阴虚肺热,咳嗽,喘促,口燥咽干。

3. 固本咳喘片(胶囊、颗粒)

【功能主治】益气固表,健脾补肾。用于脾虚痰盛、肾气不固所致的咳嗽,痰多,喘息气促,动则喘剧;慢性支气管炎、肺气肿、支气管哮喘见上述证候者。

4. 小儿感冒宁糖浆(合剂)

见本章"160. 小儿感冒"。

5. 小儿感冒宁颗粒

见本章"160. 小儿感冒"。

6. 桑菊感冒片(合剂、颗粒、丸、糖浆)

【功能主治】疏风清热,宣肺止咳。用于风热感冒初起,头痛,咳嗽,口干,咽痛。

7. 小儿宝泰康颗粒

见本章"160. 小儿感冒"。

8. 小儿热速清口服液(糖浆、颗粒)

见本章"160. 小儿感冒"。

9. 小儿感冒颗粒(片、茶、口服液)

见本章“160. 小儿感冒”。

10. 小儿咽扁颗粒

见本章“160. 小儿感冒”。

11. 双黄连口服液(合剂、颗粒、片、含片、胶囊、糖浆、注射液)

见本章“160. 小儿感冒”。

12. 小儿清热宣肺贴膏

见本章“163. 小儿支气管炎”。

13. 小儿咳喘宁糖浆

【功能主治】宣肺泄热,平喘祛痰,止咳消食。用于表邪入里,肺热壅遏,兼有食积引起的哮喘咳嗽,痰多色黄,纳呆便秘。

14. 清宣止咳颗粒

【功能主治】疏风清热,宣肺止咳。用于小儿外感风热咳嗽,症见咳嗽,咯痰,发热或鼻塞,流涕,微恶风寒,咽红或痛。

15. 小儿肺咳颗粒

见本章“163. 小儿支气管炎”。

16. 小儿热咳口服液

见本章“163. 小儿支气管炎”。

17. 肺力咳合剂(胶囊)

【功能主治】清热解毒,镇咳祛痰。用于痰热犯肺所引起的咳嗽痰黄,支气管哮喘、气管炎见上述证候者。

18. 小儿至宝丸

见本章“160. 小儿感冒”。

19. 小儿消积止咳口服液(颗粒)

【功能主治】清热肃肺,消积止咳。用于小儿饮食积滞、痰热蕴肺所致的咳嗽,夜间加重,喉间痰鸣,腹胀,口臭。

20. 八宝惊风散

【功能主治】祛风化痰,退热镇惊。用于小儿痰热内蕴所致的急热惊风,症见发热咳嗽,呕吐痰涎,大便不通;高热惊厥见上述证候者。

21. 小儿葫芦散

【功能主治】化痰消食,镇惊祛风。用于痰喘咳嗽,脘腹胀满,胸膈不利,吐乳不食,小儿惊风。

22. 感冒止咳颗粒(糖浆、合剂、片、胶囊)

【功能主治】清热解表,止咳化痰。用于外感风热所致的感冒,症见发热恶风,头痛鼻塞,咽喉肿痛,咳嗽,周身不适。

23. 小儿清肺颗粒(散)

【功能主治】清热,化痰。用于咳嗽喘促,痰涎壅盛。

24. 儿咳糖浆

【功能主治】止咳祛痰。用于感冒引起的咳嗽。

25. 解表清肺丸

【功能主治】解表清热,止嗽化痰。用于小儿内热外感引起的头痛身热,咳嗽痰盛,气促作喘,咽喉疼痛,烦躁不安。

26. 小儿黄龙颗粒

【功能主治】益气补肾,清肺止咳。适用于肺肾气虚,痰热郁肺之咳嗽。

27. 银贝止咳颗粒

【功能主治】清热解毒,止咳化痰。用于治疗外感风热及痰热蕴肺引起的小儿咳嗽,咽痛,喉中痰鸣,咳痰稠黏不爽,发热或不发热,上呼吸道感染、急性支气管炎等症。

28. 小儿咳嗽宁糖浆

【功能主治】宣肺,止咳,化痰。用于风热袭肺所致的咳嗽。

29. 小儿牛黄清肺片(散)

【功能主治】清热,化痰,止咳。用于肺热咳嗽,支气管炎,百日咳,肺炎。

30. 小儿止嗽金丸

【功能主治】解热润肺,化痰止嗽。用于外感风热引起的咳嗽痰盛,口干舌燥,腹胀便秘。

31. 回春散

【功能主治】清热定惊,驱风祛痰。用于小儿惊风,感冒发热,呕吐腹泻,咳嗽气喘。

32. 小儿止咳糖浆

【功能主治】祛痰,镇咳。本品主要用于小儿感冒引起的咳嗽。

33. 小儿宣肺止咳颗粒

【功能主治】宣肺解表,清热化痰。用于小儿外感咳嗽,痰热壅肺所致的咳嗽痰多,痰黄黏稠,咳痰不爽。

34. 橘红丸(片、颗粒、胶囊)

【功能主治】清肺,化痰,止咳。用于痰热咳嗽,痰多,色黄黏稠,胸闷口干。

35. 健儿清解液

见本章“160. 小儿感冒”。

36. 小儿清热化痰栓

【功能主治】清热解毒,化痰止咳。用于痰热内盛,肺气下降引起的咳嗽喘息,痰黄稠黏,便干溲赤,高热惊厥等。

37. 蛇胆川贝枇杷膏

【功能主治】清肺止咳,祛痰定喘。用于风热犯肺所致的咳嗽痰多,胸闷气促。

38. 咳喘宁口服液(片、胶囊、颗粒)

【功能主治】宣通肺气,止咳平喘。用于久咳、痰喘见痰热证候者,症见咳嗽频作,咯痰色黄,喘促胸闷。

39. 清金理嗽丸

【功能主治】清热,祛痰,止咳。用于肺热咳嗽,痰多,气急呕吐,口燥。

40. 清热化湿口服液

【功能主治】清热利湿,化痰止咳。用于儿童急性支气管炎湿热蕴肺证;症见发热,咳嗽,痰液黏稠,兼见呕恶纳呆,便溏不爽,溲黄,舌红苔腻属上述证候者。

41. 小儿双解止泻颗粒

【功能主治】解表清热,祛湿止泻。适用于小儿轮状病毒肠炎之湿热证。症见大便次数增多,粪质稀薄,重者如水样,或夹有黏液,色黄或绿,时有腹痛,口渴烦躁,肛门灼热红赤,小便短黄,或伴有流涕、咳嗽、呕吐、发热、舌质红、苔白腻或黄腻,指纹浮紫,脉浮数或滑数。

42. 儿童回春丸

【功能主治】清热解毒,透表豁痰。用于急性惊风,伤寒发热,临夜发热,小便带血,麻疹隐现不出而引起身热咳嗽,赤痢,水泻,食积,腹痛。

162. 百日咳

〔基本概述〕

百日咳是由百日咳杆菌感染引起的小儿急性呼吸道传染病。其特征为阵发性痉挛性咳嗽,咳嗽末伴有特殊的鸡鸣样吸气吼声,病程较长,可达数周甚至3个月左右,故有"百日咳"之称。

本病遍及世界各地,一般呈散发状,在儿童集体机构中可发生流行。全年均可发病,以冬春季节为多,可延至春末夏初,甚至高峰在6、7、8三个月份。患者及无症状带菌者是传染源,从潜伏期到第6周都有传染性,通过飞沫传播。人群对本病普遍易感,约2/3的病例是7岁以下小儿,尤以5岁以下者多。因婴幼儿从母体得到的特异性抗体极少,最为易感,故6个月以下婴幼儿发病较多。一般病后可持久免疫,第二次发病者罕见。由于大多数国家实施了预防接种,使感染率和病死率降低。

典型的百日咳病程可分3期:卡他期类似感冒的症状,自起病至痉咳出现,一般为1~2周。开始时有类似感冒的症状,包括低热、咳嗽、流涕、喷嚏等。3~4日后其他症状减轻,而咳嗽加重,渐渐转变成阵发性痉挛性咳嗽。痉咳期特点为阵发性痉挛性咳嗽,患儿先是频繁短促的咳嗽,然后是一次深长吸气,由于喉部仍是痉挛状态,气流通过紧张狭窄的声门发出一种高调的吼声,如鸡鸣或犬吠样,如此反复,直至把呼吸道积聚的黏痰咳出为止。由于剧咳,可致呕吐、大小便失禁、面红耳赤、口唇发绀、张口伸舌、舌系带溃疡,还可致上腔静脉回流受阻,出现颜面、眼睑水肿,重者鼻黏膜、眼结膜出血,咯血,甚至颅内出血,痉咳期一般为2~3周;进入恢复期后,痉咳减轻、停止,鸡鸣样吸气声消失,2~3周即愈。若有并发症可长达数月。支气管肺炎是常见的并发症,多发生在痉咳期。还可并发百日咳脑病,患者意识障碍、惊厥,但脑脊液无变化。

另外,值得强调的是,在临床上小婴儿的症状特殊,常无痉咳及典型高调吸气声,而常表现为阵发性呼吸暂停、青紫,甚则出现抽搐。还有一些成人或年长儿和经过预防接种的小儿百日咳症状可轻而不典型,仅有2~4周或更长时间干咳,缺乏阵发性痉咳,亦有少数百日咳病儿因病程长、免疫力低等原因而继发其他细菌或病毒等感染,产生并发症。

新生儿及婴幼儿患者易发生窒息,危及生命。死亡病例中40%为5个月以内的婴幼儿。及早应用抗生素治疗,一般预后良好。

中医称本病为顿咳、疫咳或鹭鸶咳,认为本病是由外感时行邪毒疠气侵入肺系,夹痰交结气道,导致肺失肃降而发病。临床以阵发性痉挛性咳嗽,咳后伴有特殊的鸡鸣样吸气性吼声为主要特征。治宜清热宣肺,化痰降逆,止嗽。

〔治疗原则〕

百日咳是由百日咳杆菌引起的急性呼吸道传染病,以阵发性痉挛性咳嗽为特征。百日咳的持续时间可长达3周至4个月之久。

除一般支持疗法外,要注意保持环境安静、空气新鲜,以减少痉咳发生的诱因;对婴幼儿要注意吸痰,以防窒息;及早应用抗生素治疗,一般可采用红霉素、氯霉素、氨基苄青霉素、卡那霉素及复方磺胺甲噁唑(复方新诺明);重症患者应短期应用皮质激素;若有并发症,应做相应处理。

1. 一般治疗与对症治疗

对婴幼儿要注意排痰、吸痰,以防窒息;必要时可吸氧;痉挛性咳嗽剧烈者可用沙丁胺醇(每日0.3mg/kg,每日3次),可用苯巴比妥(2~3mg/kg)镇静。

2. 抗菌治疗

及早应用抗菌药物治疗疗效较好;首选红霉素(每日30~50mg/kg,每日3次,7~14天),复方磺胺甲噁唑、罗红霉素、阿奇霉素、氨苄西林、庆大霉素等也可选用。

3. 有关注意事项

百日咳属于我国法定乙类传染病,需要报告疫情,患者需要隔离。有肺部感染并发症者需积极治疗。危重患儿(窒息)需要积极抢救。

〔用药精选〕

一、西药

1. 红霉素 Erythromycin

本品属大环内酯类抗生素,为常用的抗生素,抗菌谱较广,临床上主要应用于耐药青霉素金黄色葡萄球菌所致的多种严重感染,特别是对军团菌肺炎、支原体肺炎和非典型肺炎等,红霉素是首选药。本品可作为青霉素过敏患者治疗感染的替代用药。

【适应证】①作为青霉素过敏患者治疗下列感染的替代用药:溶血性链球菌、肺炎链球菌等所致的急性扁桃体炎、急性咽炎、鼻窦炎,溶血性链球菌所致的猩红热、蜂窝织炎,白喉及白喉带菌者,气性坏疽、炭疽、破伤风,放线菌病,梅毒,李斯特菌病等;②军团菌病;③肺炎支原体肺炎;④肺炎衣原体肺炎;⑤其他衣原体属、支原体属所致的泌尿生殖系统感染;⑥沙眼衣原体结膜炎;⑦淋球菌感染;⑧厌氧菌所致的口腔感染;⑨空肠弯曲菌肠炎;⑩百日咳。

【不良反应】常见不良反应为呕吐、腹痛、腹泻、纳差等胃肠道反应，与剂量有关。过敏反应包括风疹、轻度皮疹。有听力暂时损害报道，发生于肾功能不好且用药量大的患者。有报道口服红霉素可导致肝脏功能损害、黄疸。偶有心律不齐、口腔或阴道念珠菌感染。

【禁忌】对本品及其他大环内酯类药物过敏者禁用。

【孕妇及哺乳期妇女用药】本品可进入胎血循环和母乳中，因此孕妇和哺乳期妇女应用时应权衡利弊。

【用法用量】①口服：空腹与水同服，分3～4次服用。成人一日1～2g，儿童一日按体重30～50mg/kg。②静脉滴注：可用乳糖酸红霉素（Erythromycin Lactobionate）。成人一次0.5～1.0g，一日2～3次。治疗军团菌病剂量可增加至一日3～4g，分4次，一日不超过4g；儿童一日按体重20～30mg/kg，分2～3次。③外用：红霉素软膏涂于患处，一日2次。

【制剂】①红霉素片（肠溶片、肠溶胶囊、肠溶微丸胶囊）；②硬脂酸红霉素片（胶囊、颗粒）；③注射用乳糖酸红霉素。④琥乙红霉素片（颗粒、胶囊、分散片、干混悬剂、咀嚼片、口腔崩解片）；⑤环酯红霉素片（干混悬剂、胶囊）；⑥依托红霉素片（颗粒、胶囊、混悬液）；⑦罗红霉素片（颗粒、胶囊、分散片、干混悬剂、缓释胶囊、缓释片）；⑧罗红霉素氨溴索片（分散片）

2. 氨苄西林钠舒巴坦钠 Ampicillin Sodium and Sulbactam Sodium

氨苄西林为广谱半合成青霉素，属于β-内酰胺类抗生素，毒性极低。其抗菌谱与青霉素相似，对溶血性链球菌、肺炎链球菌和不产青霉素酶的葡萄球菌具有较强抗菌作用，与青霉素相仿或稍逊于青霉素。舒巴坦与氨苄西林联合应用，不仅可保护β-内酰胺类抗生素（氨苄西林）免受酶的水解破坏，增强其抗菌作用，而且还扩大了抗菌谱，增强了抗菌活性，具有广谱、耐酶的特点。

【适应证】适用于敏感菌（包括产β-内酰胺酶菌株）引起的呼吸道感染（肺炎，急、慢性支气管炎和百日咳等）、消化道感染（肝、胆感染性疾患，急、慢性胃肠炎，细菌性痢疾，伤寒及副伤寒等）、泌尿道感染（淋病、尿道炎、膀胱炎等）、五官科、皮肤软组织感染及脑膜炎、败血症、心内膜炎等。作为预防用药以降低腹部和盆腔手术后患者伤口感染的发生率，减少手术后发生脓毒血症的危险。

【用法用量】深部肌内注射、静脉注射或静脉滴注。将一次药量溶于50～100ml稀释液中，于10～15分钟内静脉滴注。成人一次1.5～3g（包括氨苄西林钠和舒巴坦钠），每6小时1次。肌内注射一日剂量不超过6g；静脉用药一日剂量不超过12g（舒巴坦钠一日剂量最高不超过4g）。儿童按体重一日100～200mg/kg，分次给药。肾功能受损的患者（肌酐清除率≤30ml/min），应减少给药次数。

【不良反应】本品不良反应发生率低于10%，其中因严重不良反应而需停止治疗者仅0.7%。①肌内注射或静脉给药时致注射部位疼痛较为多见，约占3.6%。②皮疹发生率较其他青霉素类药高，占1%～6%。偶有发生剥脱性皮炎、过敏性休克的报道。③少数患者用药后可出现AST、ALT一过性升高。④偶有腹泻、恶心等胃肠道症状。

【禁忌】对青霉素类抗生素有过敏史者禁用。传染性单核细胞增多症、巨细胞病毒感染、淋巴细胞白血病、淋巴瘤等患者应用本品易发生皮疹，不宜应用。

【孕妇及哺乳期妇女用药】慎用。

【老年用药】老年患者肾功能减退，须调整剂量。

【制剂】注射用氨苄西林钠舒巴坦钠

3. 乙酰吉他霉素 Acetylkitasamycin

本品抗菌谱和红霉素相似，对革兰阳性菌和某些阴性菌、支原体、立克次体、螺旋体等有效，主要用于抗青霉素的葡萄球菌、链球菌、肺炎链球菌感染。

【适应证】本品主要适应于G+菌所致的各种感染，特别适应于金黄色葡萄球菌、肺炎球菌及表皮葡萄球菌引起的上、下呼吸道感染及表皮软组织感染。对百日咳、猩红热、中耳炎等症也有良好的疗效。

【用法用量】口服。成人一日0.8～1.2g，分3～4次服用；小儿每日每千克体重25～50mg，分3～4次服用。

【不良反应】偶有胃部不适、皮疹等。

【禁忌】对本品及其他大环内酯类药物过敏者禁用。

【制剂】乙酰吉他霉素片（含片、颗粒、干混悬剂、胶囊），吉他霉素片，注射用酒石酸吉他霉素

4. 大蒜素葡萄糖注射液 AllitrideandGlucoseInjection

【适应证】适用于深部真菌和细菌感染，用于防治急、慢性细菌性痢疾和肠炎、百日咳、肺部和消化道的真菌感染、白色念珠菌菌血症、隐球菌性脑膜炎、肺结核等。不推荐常规使用，建议若其他抗感染药无效或不能耐受时选用。

【用法用量】静脉滴注。一次60～120mg，儿童酌减，用500～1000ml的5%～10%葡萄糖注射液或葡萄糖氯化钠注射液稀释后缓慢滴注，一日1次。

【不良反应】个别患者在静脉滴注时，有刺痛感觉，在使用数次后或增加稀释倍数即可消失。如出现全身灼热感、出汗等现象，可减慢滴注速度。

附：用于百日咳的其他西药

1. 百日咳菌苗 Pertussis Vaccine

【适应证】用于预防百日咳。

2. 吸附无细胞百日咳疫苗 Absorbed Acellular Pertussis Vaccine

【适应证】本疫苗接种后，可使机体产生体液免疫应答。接种对象为3个月至6周岁儿童。用于百日咳暴发流行时对儿童进行免疫接种，预防百日咳。

3. 吸附百日咳白喉联合疫苗 Diphtheria and Pertussis Combined Vaccine, Adsorbed

【适应证】接种本疫苗后，可使机体产生免疫应答。用于

预防百日咳、白喉,作加强免疫用。

4. 吸附百日咳、白喉、破伤风、乙型肝炎联合疫苗 Absorbed Diphtheria Tetanus Pertussis and r-Hepatitis B Combined Vaccine

【适应证】用于预防百日咳、白喉、破伤风、乙型肝炎等。

5. 无细胞百白破 b 型流感嗜血杆菌联合疫苗 Diphtheria, Tetanus, Acellular Pertussis and Haemophilus Influenzae Type b Combined Vaccine

【适应证】本疫苗接种后,可使机体产生体液免疫应答。用于预防百日咳、白喉、破伤风和由 b 型流感嗜血杆菌引起的侵袭性疾病(包括脑膜炎、肺炎、上呼吸道感染、败血症、蜂窝织炎、关节炎、会厌炎等)。

6. 吸附无细胞百白破联合疫苗 Diphtheria, Tetanus and Acellular Pertussis Combined Vaccine, Adsorbed

【适应证】本疫苗接种后,可使机体产生免疫应答。用于预防百日咳、白喉、破伤风。

7. 阿奇霉素 Azithromycin

见本章"163. 小儿支气管炎"。

8. 复方磺胺甲噁唑 Compound Sulfamethoxazole

见本章"163. 小儿支气管炎"。

二、中药

1. 小儿百部止咳糖浆

见本章"161. 小儿咳嗽"。

2. 百咳宁颗粒

【处方组成】白果(去壳)、青黛、平贝母

【功能主治】清热化痰,止咳定喘。用于小儿百日咳。

【用法用量】口服。1 岁以内每次 1 袋,1～3 岁每次 1.5～2 袋,一日 3 次。

3. 灯台叶颗粒(片)

【处方组成】灯台叶

【功能主治】清热化痰止咳,祛痰,消炎。用于痰热阻肺所致的咳嗽、咯痰;慢性支气管炎、百日咳见上述证候者。

【用法用量】开水冲服,一次 10g,一日 3 次。

4. 百咳静糖浆

【处方组成】陈皮、麦冬、前胡、苦杏仁(炒)、清半夏、黄芩、百部(蜜炙)、黄柏、桑白皮、甘草、麻黄(蜜炙)、葶苈子(炒)、紫苏子(炒)、天南星(炒)、桔梗、瓜蒌仁(炒)

【功能主治】清热化痰,平喘止咳。用于外感风热所致的咳嗽、咯痰;感冒,急、慢性气管炎,百日咳见上述证候者。

【用法用量】口服。1～2 岁一次 5ml,3～5 岁一次 10ml,成人一次 20～25ml,一日 3 次。

5. 羊胆丸

【处方组成】羊胆干膏、百部、白及、浙贝母、甘草

【功能主治】止咳化痰,止血。用于痰火阻肺所致的咳嗽咯痰,痰中带血;百日咳见上述证候者。

【用法用量】口服。一次 3g,一日 3 次。

6. 百日咳片

【处方组成】鸡新鲜胆汁膏

【功能主治】清热,祛痰,止咳。用于风热咳嗽,咯痰。

【用法用量】口服。1 岁以下一次 1 片,一日 3 次;1～3 岁一次 2 片,一日 3 次;4～7 岁一次 3 片,一日 3 次;成人一次 6 片,一日 3 次。

7. 止咳桃花胶囊(散)

【处方组成】川贝母、人工麝香、冰片、薄荷、朱砂(水飞)、制半夏、煅石膏

【功能主治】清肺化痰,止咳,通窍散热,镇惊。用于百日咳及久咳不愈症,麻疹合并肺炎之镇咳剂。

【用法用量】口服。一次 2 粒,一日 3 次。

【使用注意】①肝、肾功能不全者禁服。②孕妇、哺乳期妇女禁服。

8. 复方百部止咳颗粒(糖浆)

【处方组成】百部、苦杏仁、桔梗、桑白皮、麦冬、知母、黄芩、陈皮、甘草、天南星、枳壳

【功能主治】清肺止咳,用于肺热咳嗽,痰黄黏稠,百日咳。

【用法用量】开水冲服,一次 10～20g,一日 2～3 次;小儿酌减。

9. 鹭鸶咯丸

见本章"161. 小儿咳嗽"。

附:用于百日咳的其他中药

胃痛平糖浆

【功能主治】缓急止痛,止咳。用于慢性胃炎、胃溃疡、十二指肠溃疡、胃肠痉挛引起的疼痛及百日咳、支气管炎。

163. 小儿支气管炎

〔基本概述〕

小儿支气管炎包括毛细支气管炎,通常是由普通感冒、流行性感冒等病毒性感染引起的并发症,也可能由细菌感染所致,是小儿常见的一种急性上呼吸道感染疾病。

支气管炎是儿童常见呼吸道疾病,患病率高,一年四季均可发生,冬春季节达高峰。当患支气管炎时,小儿常常有不同程度的发热、咳嗽、食欲减退或伴呕吐、腹泻等症状,较小儿童还可能有喘憋、喘息等毛细支气管炎表现。

小儿支气管炎常继发于上呼吸道感染,亦可为某些传染性疾病的一种临床表现,如麻疹、百日咳等,在婴幼儿时期发病率较高。

凡是能引起上呼吸道感染的病原菌均可引起支气管炎,主要为病毒和细菌。病原主要为呼吸道合胞病毒,可占 80% 或更多;其他依次为腺病毒、副流感病毒、鼻病毒、流感病毒

等;少数病例可由肺炎支原体引起。临床表现可急可缓,多先有上呼吸道感染症状,然后出现咳嗽,初为干咳,以后逐渐出现咳痰,多为白色黏痰,合并细菌感染者可咳黄色痰。症状轻者无明显病容,重者发热 38 ~ 39℃,偶达 40℃,多 2 ~ 3 日即退。婴幼儿咳出的痰多被咽下,严重时有呼吸困难。双肺呼吸音粗糙,可闻及干、湿性啰音,湿啰音多为中水泡音,活动、咳嗽后位置发生变化或消失。白细胞数正常或稍低,升高者可能有继发细菌感染。如不经适当治疗可引起肺炎。

毛细支气管炎多见于 6 个月以下婴儿,有明显的急性发作性喘憋及呼吸困难。体温不高,喘憋发作时肺部啰音不明显,缓解后可听到细湿啰音。因此,国内认为其是一种特殊类型的肺炎,称为喘憋性肺炎。

与肺炎相比较,小儿支气管炎全身症状较轻,一般无呼吸困难及缺氧症状,肺部可闻及干啰音及中粗湿啰音,不固定,常随咳嗽或体位的改变而消失。如湿啰音固定,即咳嗽后水泡音位置不发生变化,应考虑并发肺炎。婴幼儿支气管炎较重时不易与肺炎鉴别,此时应按肺炎治疗。

〔治疗原则〕

小儿支气管炎尽管有少数患儿可能发展成为支气管肺炎,但大多数患儿病情较轻,以在家用药治疗和护理为主,家长应遵医嘱给患儿按时间用药并做好家庭护理。应注意做到保暖,多喂水,营养充分,翻身拍背有利于痰液排出,退热,保持家庭良好环境等。

小儿支气管炎的治疗以对症治疗为主,若继发细菌感染可适当选用抗生素。控制感染的药物包括抗病毒药物和抗菌药物,镇咳药有可待因、喷托维林、氯哌斯汀等,祛痰药有溴己新、糜蛋白酶等。

小儿支气管炎一般为病毒感染,可以不采用抗生素。怀疑有细菌感染者,可用 β-内酰胺类抗生素,如为支原体感染,可用大环内酯类抗生素等。

〔用药精选〕

一、西药

(一)抗菌消炎用西药

1. 阿莫西林 Amoxicillin

本品是一种最常用的青霉素类广谱 β-内酰胺类抗生素,是目前应用较为广泛的口服青霉素之一,杀菌作用强,穿透细胞壁的能力也强,通过抑制细菌细胞壁合成而发挥杀菌作用。

【适应证】适用于敏感菌(不产 β-内酰胺酶菌株)所致的下列感染:①溶血链球菌、肺炎链球菌、葡萄球菌或流感嗜血杆菌所致的中耳炎、鼻窦炎、咽炎、扁桃体炎等上呼吸道感染;②大肠埃希菌、奇异变形杆菌或粪肠球菌所致的泌尿生殖道感染;③溶血链球菌、葡萄球菌或大肠埃希菌所致的皮肤软组织感染;④溶血链球菌、肺炎链球菌、葡萄球菌或流感嗜血杆菌所致的急性支气管炎、肺炎等下呼吸道感染;⑤急性单纯性淋病;⑥可用于治疗伤寒、伤寒带菌者及钩端螺旋体病;阿莫西林亦可与克拉霉素、兰索拉唑三联用药根除胃、十二指肠幽门螺杆菌,降低消化道溃疡复发率。

【不良反应】①恶心、呕吐、腹泻及假膜性肠炎等胃肠道反应。②皮疹、药物热和哮喘等过敏反应。③贫血、血小板减少、嗜酸粒细胞增多等。④血清转氨酶可轻度增高。⑤由念珠菌或耐药菌引起的二重感染。⑥偶见兴奋、焦虑、失眠、头晕及行为异常等中枢神经系统症状。

【禁忌】①青霉素过敏及青霉素皮肤试验阳性患者禁用。②传染性单核细胞增多症、淋巴细胞性白血病、巨细胞病毒感染、淋巴瘤等患者禁用。

【孕妇及哺乳期妇女用药】慎用。孕妇应仅在确有必要时应用本品。本品可经乳汁排出,乳母使用本品后可使婴儿致敏。

【儿童用药】3 个月以下儿童慎用。

【老年用药】老年人须调整剂量。

【用法用量】①口服:成人一次 0.5 ~ 1g,一日 3 ~ 4 次;儿童一日按体重 50 ~ 100mg/kg,分 3 ~ 4 次服用。3 个月以下婴儿一日剂量按体重 30mg/kg,每 12 小时 1 次。②肌内注射或稀释后静脉滴注:成人一次 0.5 ~ 1g,一日 3 ~ 4 次;儿童一日按体重 50 ~ 100mg/kg,分 3 ~ 4 次静脉滴注。

【制剂】①阿莫西林片(分散片、咀嚼片、口腔崩解片、肠溶片、胶囊、颗粒、干混悬剂);②注射用阿莫西林钠

2. 阿莫西林克拉维酸钾 Amoxicillin and Clavulanate Potassium

本品为阿莫西林与克拉维酸钾的复方制剂。两者合用,可使阿莫西林免遭 β-内酰胺酶的水解破坏,从而对产 β-内酰胺酶的耐药菌仍然有效。

【适应证】本品适用于敏感菌引起的各种感染。①上呼吸道感染:鼻窦炎、扁桃体炎、咽炎。②下呼吸道感染:急性支气管炎、慢性支气管炎急性发作、肺炎、肺脓肿和支气管扩张合并感染。③泌尿系统感染:膀胱炎、尿道炎、肾盂肾炎、前列腺炎、盆腔炎、淋病奈瑟菌尿路感染。④皮肤和软组织感染:疖、脓肿、蜂窝织炎、伤口感染、腹内脓毒病等。⑤其他感染:中耳炎、骨髓炎、败血症、腹膜炎和手术后感染。⑥还可用于预防大手术感染,如胃肠、盆腔、头、颈、心脏、肾、关节移植和胆道手术。

【不良反应】①常见胃肠道反应如腹泻、恶心和呕吐等。②皮疹,尤其易发生于传染性单核细胞增多症者。③可见过敏性休克、药物热和哮喘等。④偶见血清转氨酶升高、嗜酸粒细胞增多、白细胞数降低及念球菌或耐药菌引起的二重感染。⑤偶见头痛,罕见失眠、焦虑、行为异常。⑥个别患者注射部位出现静脉炎。

【禁忌】青霉素皮试阳性反应者、对本品及其他青霉素类药物过敏者禁用。传染性单核细胞增多症患者禁用。肝功能不全患者禁用。

【孕妇及哺乳期妇女用药】孕妇禁用。哺乳期妇女慎用或用药期间暂停哺乳。

【老年用药】老年患者应根据肾功能情况调整用药剂量或用药间期。

【用法用量】口服。①片剂,成人和12岁以上小儿,一次1.0g,一日3次。严重感染时剂量可加倍。未经重新检查,连续治疗期不超过14日。②干混悬剂、颗粒剂、咀嚼片、分散片,成人,肺炎及其他中重度感染:一次625mg,每8小时1次,疗程7~10日。其他感染:一次375mg,每8小时1次,疗程7~10日。小儿,a. 新生儿及3个月以内婴儿。按阿莫西林计算(下同),按体重一次15mg/kg,每12小时1次。b. 体重≤40kg的小儿,一般感染:按体重一次25mg/kg,每12小时1次;或按体重一次20mg/kg,每8小时1次。较重感染:按体重一次45mg/kg,每12小时1次;或按体重一次40mg/kg,每8小时1次。疗程7~10日。其他感染剂量减半。40kg以上的儿童可按成人剂量给药。

静脉注射或静脉滴注:请遵医嘱。

【制剂】①阿莫西林克拉维酸钾片(分散片、咀嚼片、干混悬剂、注射剂);②注射用阿莫西林钠克拉维酸钾;③阿莫西林克拉维酸片;④克拉维酸钾阿莫西林分散片

3. 阿奇霉素 Azithromycin

阿奇霉素是新一代大环内酯类抗生素,是在红霉素结构上修饰后得到的一种广谱抗生素。但阿奇霉素比红霉素具有更广泛的抗菌谱,不良反应更少。由于其血药半衰期长,使得阿奇霉素在停药后的72小时内仍然能够保持最小有效抑菌浓度。这一特点,一方面使其具有长效作用,每日只需一次服药,即可取得如同红霉素每日多次服药的治疗效果,另一方面使其不必连续给药。近年临床在应用阿奇霉素治疗支原体肺炎、泌尿生殖道的支原体感染性疾病时,常常采取序贯疗法,即给药3天停药4天,再给药3天。这样每日一次服药及短时间用药可使得患者依从性显著增高而不良反应明显减少。

【适应证】①化脓性链球菌引起的急性咽炎、急性扁桃体炎。②敏感细菌引起的鼻窦炎、中耳炎、急性支气管炎、慢性支气管炎急性发作。③肺炎链球菌、流感嗜血杆菌及肺炎支原体所致的肺炎。④沙眼衣原体及非多重耐药淋病奈瑟菌所致的尿道炎和宫颈炎。⑤敏感细菌引起的皮肤软组织感染。

【不良反应】常见:①胃肠道反应,腹泻、腹痛、稀便、恶心、呕吐等;②局部反应,注射部位疼痛、局部炎症等;③皮肤反应,皮疹、瘙痒;④其他反应,如畏食、头晕或呼吸困难等。也可引起下列反应:①消化系统,消化不良、胃肠胀气、黏膜炎、口腔念珠菌病、胃炎等;②神经系统,头痛、嗜睡等;③过敏反应:发热、皮疹、关节痛、支气管痉挛、过敏性休克和血管神经性水肿等;④其他反应:味觉异常,实验室检查,AST及ALT、肌酐、乳酸脱氢酶、胆红素及碱性磷酸酶升高,白细胞、中性粒细胞及血小板计数减少。

【禁忌】对阿奇霉素、红霉素或其他任何一种大环内酯类药物过敏者禁用。严重肝病患者不应使用本品。

【孕妇及哺乳期妇女用药】慎用。

【儿童用药】应按体重计算剂量。治疗小于6个月小儿中耳炎、社区获得性肺炎及小于2岁的小儿咽炎或扁桃体炎的疗效与安全性尚未确定。

【用法用量】①口服:饭前1小时或餐后2小时服用。a. 成人:第1日,0.5g顿服,第2~5日,一日0.25g顿服;或一日0.5g顿服,连服3日。②小儿童:a. 中耳炎、肺炎,第1日,按体重10mg/kg顿服(一日最大量不超过0.5g),第2~5日,一日按体重5mg/kg顿服(一日最大量不超过0.25g)。b. 咽炎、扁桃体炎,一日按体重12mg/kg顿服(一日最大量不超过0.5g),连用5日。②静脉滴注:请遵医嘱。

【制剂】①阿奇霉素片(分散片、肠溶片、胶囊、软胶囊、肠溶胶囊、颗粒、干混悬剂、散剂、糖浆、注射剂);②阿奇霉素葡萄糖注射液;③阿奇霉素氯化钠注射液;④马来酸阿奇霉注射液;⑤乳糖酸阿奇霉素注射剂;⑥注射用盐酸阿奇霉素;⑦注射用马来酸阿奇霉素;⑧注射用阿奇霉素磷酸二氢钠;⑨注射用乳糖酸阿奇霉素;⑩注射用门冬氨酸阿奇霉素;⑪注射用阿奇霉素枸橼酸二氢钠

4. 头孢曲松 Ceftriaxone

本品为半合成的第三代头孢菌素,通过影响细菌细胞壁的生物合成,导致细菌细胞溶菌死亡。对革兰阳性菌有中度的抗菌作用,对革兰阴性菌的作用强。

【适应证】用于敏感菌所致的肺炎、支气管炎、腹膜炎、胸膜炎,以及皮肤和软组织、尿路、胆道、骨及关节、耳鼻喉等部位的感染,还用于败血症和脑膜炎。

【用法用量】用法:肌内注射或静脉注射、滴注。①成人及12岁以上儿童一次1~2g,一日1次。危重病例或由中度敏感菌引起之感染,剂量可增至4g,一日1次。肾衰竭患者,请遵医嘱。②儿童:剂量请遵医嘱。③疗程:取决于病程。与一般抗生素治疗方案一样。在发热消退或得到细菌被清除的证据以后,应继续使用至少48~72小时。

【不良反应】皮疹、瘙痒、发热、支气管痉挛和血清病等过敏反应。头痛或头晕。腹泻、恶心、呕吐、腹痛、结肠炎、胀气、味觉障碍和消化不良。偶见肝肾功能异常及血液系统改变,如中性粒细胞下降、血小板下降等。注射部位局部反应,如静脉炎和疼痛等。

【禁忌】对本品及头孢菌素类药物过敏、有青霉素过敏性休克史的患者禁用。

【孕妇及哺乳期妇女用药】孕妇前3个月禁用。孕妇和哺乳期妇女慎用。

【儿童用药】①新生儿(出生体重小于2kg者)的用药安全尚未确定。有黄疸或有黄疸严重倾向的新生儿应慎用或避免使用本品。②头孢曲松不得用于高胆红素血的新生儿和早产儿的治疗。体外研究显示,头孢曲松可从血清蛋白结合部位取代胆红素,从而引起这些患者的胆红素脑病。③在

新生儿中,不得与补钙治疗同时进行,否则可能导致头孢曲松的钙盐沉降的危险。④极为罕见的肾脏沉积病例,多见于3岁以上儿童,他们曾接受一日大剂量(如一日≥80mg/kg)治疗,或总剂量超过10g,并有其他威胁因素(如限制液体、卧床等)。这一事件可以是有症状的或无症状的,会导致肾功能不全,但停药后可以逆转。

【老年用药】除非老年患者虚弱、营养不良或有重度肾功能损害,否则老年人应用头孢曲松一般不需调整剂量。

【制剂】注射用头孢曲松钠,注射用头孢曲松钠他唑巴坦钠

5. 罗红霉素 Roxithromycin

罗红霉素是新一代大环内酯类抗生素,为红霉素的衍生物,抗菌活性与红霉素相似,其体内抗菌作用比红霉素强1~4倍。本品可透过细菌细胞膜抑制细菌蛋白质的合成。主要作用于革兰阳性菌、厌氧菌、衣原体和支原体等。

【适应证】适用于化脓性链球菌引起的咽炎及扁桃体炎,敏感菌所致的鼻窦炎、中耳炎、急性支气管炎、慢性支气管炎急性发作,肺炎支原体或肺炎衣原体所致的肺炎,沙眼衣原体引起的尿道炎和宫颈炎,敏感细菌引起的皮肤软组织感染,以及军团病等。

【不良反应】主要不良反应为腹痛、腹泻、恶心、呕吐等胃肠道反应,但发生率明显低于红霉素。偶见皮疹、皮肤瘙痒、头昏、头痛、肝功能异常(ALT及AST升高)、外周血细胞下降等。

【禁忌】对本品、红霉素或其他大环内酯类药物过敏者禁用。

【孕妇及哺乳期妇女用药】孕妇及哺乳期妇女慎用。低于0.05%的给药量排入母乳,虽然有报道对婴儿的影响不大,但仍需考虑是否中止授乳。

【用法用量】空腹口服,一般疗程为5~12日。成人一次150mg,一日2次,也可一次300mg,一日1次。24~40kg的儿童一次100mg,一日2次;12~23kg的儿童一次50mg,一日2次。或遵医嘱。

【制剂】罗红霉素片(分散片、缓释片、胶囊、缓释胶囊、软胶囊、颗粒、干混悬剂)

6. 复方磺胺甲噁唑 Compound Sulfamethoxazole

本品为磺胺类抗菌药,主要成分为磺胺甲噁唑(SMZ)和甲氧苄啶(TMP),是磺胺类药物中抗菌作用最强而且较常用的复方制剂。二者合用可使细菌的叶酸代谢受到双重阻断,其协同作用较SMZ单药明显增强,耐药菌株减少,具有抗菌谱广、吸收迅速、不良反应较小等优点。

【适应证】①适用于治疗敏感的流感杆菌、肺炎链球菌所致的成人慢性支气管炎急性发作、儿童急性中耳炎。②适用于治疗大肠埃希菌、克雷伯菌属、肠杆菌属、奇异变形杆菌、普通变形杆菌和莫根菌敏感菌株所致的细菌性尿路感染。③适用于治疗产肠毒素大肠埃希菌(ETEC)和志贺菌属所致的旅游者腹泻,以及福氏或宋氏志贺菌敏感菌株所致的志贺菌病(志贺菌感染)。④可作为卡氏肺孢子虫肺炎的治疗首选药及预防用药。

【不良反应】常见胃肠道反应,有恶心、呕吐等胃肠道刺激症状;过敏反应,常表现为药物热、皮疹等;肾脏毒性,较长期大量使用可出现肾损害;造血系统,偶见溶血性贫血或再生障碍性贫血、血细胞减少或血小板减少、精神错乱、幻觉、忧郁等。如出现皮疹、血象异常、假膜性肠炎、中枢神经系统毒性等不良反应的早期征兆应立即停药。

【禁忌】对磺胺类和甲氧苄啶过敏者禁用。由于本品阻止叶酸的代谢,加重巨幼红细胞性贫血患者叶酸盐的缺乏,所以该病患者禁用本品。失水,休克,重度肝、肾功能损害者禁用本品。

【孕妇及哺乳期妇女用药】禁用。

【儿童用药】新生儿、早产儿及2个月以下婴儿禁用。儿童处于生长发育期,肝、肾功能还不完善,用药量应酌减。

【老年用药】老年患者应用本品易发生严重的皮肤过敏及血液系统异常,同时应用利尿剂者更易发生;易致肾损害,老年人应慎用或避免应用本品。

【用法用量】口服。①成人常用量:治疗细菌性感染一次甲氧苄啶160mg和磺胺甲噁唑800mg,每12小时服用1次。②小儿常用量:治疗细菌感染,2个月以上体重40kg以下的婴幼儿按体重一次SMZ 20~30mg/kg及TMP 4~6mg/kg,每12小时1次,体重≥40kg的小儿剂量同成人常用量。慢性支气管炎急性发作的疗程至少10~14日。

【制剂】①复方磺胺甲噁唑片(分散片、胶囊、颗粒、口服混悬液、注射液);②小儿复方磺胺甲噁唑颗粒

7. 头孢克洛 Cefaclor

头孢克洛属第二代口服头孢菌素,对多种革兰阳性菌和革兰阴性菌均具有很强的杀灭作用。本品的作用机制是抑制细菌细胞壁的合成。

【适应证】适用于敏感菌所致的呼吸道感染,如肺炎、支气管炎、咽喉炎、扁桃体炎等,中耳炎,鼻窦炎,尿路感染,如淋病、肾盂肾炎、膀胱炎,皮肤与皮肤组织感染等,胆道感染等。本品治疗A组溶血性链球菌咽炎和扁桃体炎的疗效与青霉素V相似。

【用法用量】口服。成人一次0.25g,一日3次,严重感染患者剂量可加倍,但一日总剂量不超过4g。小儿按体重一日20~40mg/kg,分3次服用,严重感染患者剂量可加倍,但一日总剂量不超过1g。

【不良反应】①多见胃肠道反应:软便、腹泻、胃部不适、食欲不振、恶心、呕吐、嗳气等。②血清病样反应较其他抗生素多见,小儿尤其常见,典型症状包括皮肤反应和关节痛。③过敏反应:皮疹、荨麻疹、嗜酸粒细胞增多、外阴部瘙痒等。④其他:血清转氨酶、尿素氮及肌酐轻度升高、蛋白尿、管型尿等。

【禁忌】对本品及其他头孢菌素类过敏者禁用。

【孕妇及哺乳期妇女用药】孕妇不宜使用本品。哺乳期

妇女应慎用或暂停哺乳。

【儿童用药】新生儿的用药安全尚未确定。

【老年用药】老年患者应在医师指导下根据肾功能情况调整用药剂量或用药间期。

【制剂】头孢克洛咀嚼片(分散片、缓释片、缓释胶囊、颗粒、干混悬剂、混悬液)

(二)祛痰止咳平喘等用西药

1. 氨溴索 Ambroxol

本品为常用的祛痰药,能增加呼吸道黏膜浆液腺的分泌,从而降低痰液黏度,还可促进肺表面活性物质的分泌,增加支气管纤毛运动,使痰液易于咳出。

【适应证】适用于急、慢性呼吸道疾病,如急、慢性支气管炎,支气管哮喘,支气管扩张,肺结核等引起的痰液黏稠、咳痰困难。新生儿呼吸窘迫综合征及胸腔手术并发症的预防及治疗。

【不良反应】有轻度的胃肠道不良反应报道,主要为胃部灼热,消化不良和偶尔出现恶心,呕吐。过敏反应极少出现,主要为皮疹。极少患者出现严重的急性过敏反应,但其与盐酸氨溴索的相关性尚不能肯定,这类患者通常对其他物质亦产生过敏。快速静脉滴注可引起头痛、腿痛和疲惫感。

【禁忌】已知对盐酸氨溴索或其他配方成分过敏者不宜使用。

【孕妇及哺乳期妇女用药】孕妇、哺乳期妇女慎用。妊娠初期3个月妇女禁用。

【儿童用药】儿童请选用本品糖浆。

【用法用量】餐后口服。成人和12岁以上儿童一次30~60mg,一日3次。儿童一日按体重1.2~1.6mg/kg,或遵医嘱。长期治疗时可减为一日2次。

【制剂】盐酸氨溴索片(分散片、咀嚼片、缓释片、口腔崩解片、泡腾片、颗粒、胶囊、缓释胶囊、缓释小丸、糖浆、口服溶液、注射剂)

2. 氨茶碱 Aminophylline

本品为平滑肌松弛药、利尿药,治疗支气管哮喘的重要药物。本品为茶碱与乙二胺的复盐,其药理作用主要来自茶碱,乙二胺可增强茶碱的水溶性、生物利用度和作用强度。

【适应证】适用于支气管哮喘、喘息型支气管炎、阻塞性肺气肿等缓解喘息症状,也可用于心力衰竭的哮喘(心脏性哮喘)。

【不良反应】①常见恶心、呕吐、胃部不适、食欲减退等,也可见头痛、烦躁、易激动、失眠等。②少数患者可出现过敏反应,表现为接触性皮炎、湿疹或脱皮。③也有少数患者由于胃肠道刺激,可见血性呕吐物或柏油样便。④静脉注射过快或茶碱血药浓度高于20μg/ml时,可出现毒性反应,表现为心律失常、心率增快、肌肉颤动或癫痫。

【禁忌】对本品过敏的患者、活动性消化道溃疡和未经控制的惊厥性疾病患者禁用。急性心肌梗死伴有血压显著下降者忌用。

【孕妇及哺乳期妇女用药】本品可通过胎盘屏障,亦可随乳汁排出,孕妇、产妇及哺乳期妇女慎用。

【儿童用药】应慎用。新生儿血浆清除率可降低,血清浓度增加;足月新生儿用茶碱后,脑血流速度减慢;幼儿用药后由于利尿及呕吐,易发生兴奋及脱水。

【老年用药】老年人清除茶碱的功能减退,易发生中毒,用量应减少。

【用法用量】①口服:成人一次0.1~0.2g,一日0.3~0.6g,极量一次0.5g,一日1g;儿童一日按体重4~6mg/kg,分2~3次服。②静脉注射、静脉滴注:请遵医嘱。

【制剂】氨茶碱片(缓释片、注射剂)

3. 复方甘草片 Compound Liquorice Tablets

本品由甘草流浸膏、复方樟脑酊、甘油、愈创甘油醚等组成,为最常用的镇咳祛痰药。该药的运用已有百余年的历史,在我国也有50多年。因其廉价、安全、药效确切,深受广大患者与医师的喜爱。

【适应证】用于一般性咳嗽及上呼吸道感染性咳嗽的治疗。

【不良反应】有轻微恶心、呕吐。

【禁忌】对本品成分过敏者禁用。

【孕妇及哺乳期妇女用药】孕妇及哺乳期妇女慎用。

【用法用量】口服或含化。片剂,一次3~4片,一日3次。合剂,一次5~10ml,一日3次。

【其他制剂】复方甘草含片,复方甘草口服溶液

4. 溴己新 Bromhexine

本品为常用的祛痰药。本品直接作用于支气管腺体,能降低黏液的黏稠度,使痰液变稀,易于咳出。

【适应证】用于慢性支气管炎、哮喘、支气管扩张、矽肺等有白色黏痰又不易咯出的患者。

【不良反应】少见因刺激胃黏膜而有胃部不适症状,少见血清转氨酶升高,可自行恢复。

【禁忌】对本品过敏者禁用。

【孕妇及哺乳期妇女用药】慎用。

【用法用量】口服。成人一次8~16mg,儿童一次4~8mg,一日3次。肌内注射或静脉滴注:成人一次4mg,一日2~3次;儿童一次2~4mg,一日1~2次。或遵医嘱。

【制剂】盐酸溴己新片(气雾剂、注射剂)

5. 沙丁胺醇 Salbutamol

本品属β_2肾上腺素受体激动药,可选择性地激动β_2肾上腺素受体,具有较强的支气管舒张作用,是目前最常用的平喘药物之一。其作用机制是通过激活腺苷环化酶,增加细胞内环磷腺苷的合成,从而松弛平滑肌,并可通过抑制肥大细胞等致敏细胞释放过敏反应介质,解除支气管痉挛。

【适应证】①用于防治支气管哮喘、哮喘性支气管炎和肺气肿患者的支气管痉挛。②本药雾化吸入溶液还可用于运动性支气管痉挛及常规疗法无效的慢性支气管痉挛。

【不良反应】常见肌肉震颤,亦可见恶心、心率加快或心

律失常,偶见头晕、头昏、头痛、目眩、口舌发干、烦躁、高血压、失眠、呕吐、面部潮红、低钾血症等。

【禁忌】对本品及其他肾上腺素受体激动药过敏者禁用。

【孕妇及哺乳期妇女用药】孕妇及哺乳期妇女慎用。

【老年用药】老年患者及对β受体兴奋剂敏感者慎用。

【用法用量】吸入。气雾剂:①成人缓解症状,或运动及接触过敏原之前,一次100~200μg;长期治疗,最大剂量一次200μg,一日4次;②儿童缓解症状,或运动及接触过敏原之前10~15分钟给药,一次100~200μg;长期治疗,最大剂量一日4次,一次200μg。溶液:①成人一次2.5mg,用氯化钠注射液将1.5ml或一次5mg,用氯化钠注射液1.5ml稀释后,由驱动式喷雾器吸入;②12岁以下儿童的最小起始剂量为一次2.5mg,用氯化钠注射液1.5~2ml稀释后,由驱动式喷雾器吸入。主要用来缓解急性发作症状。

口服:成人,一次2~4片,一日3次。

静脉滴注:一次0.4mg,用氯化钠注射液100mg稀释后,每分钟3~20μg。

【制剂】①沙丁胺醇吸入气雾剂(片、缓释片、控释片、口腔崩解片、胶囊、缓释胶囊、控释胶囊、缓释小丸);②硫酸沙丁胺醇气雾剂(粉雾剂、雾化吸入溶液、注射液);③茶碱沙丁胺醇缓释片;④复方硫酸沙丁胺醇气雾剂

6. 布地奈德 Budesonide

本品为具有高效局部抗炎作用的糖皮质激素。其能增强内皮细胞、平滑肌细胞和溶酶体膜的稳定性,使组胺等过敏活性介质的释放减少和活性降低,减轻平滑肌的收缩反应。

【适应证】支气管哮喘,主要用于慢性持续期支气管哮喘,也可在重度慢性阻塞性肺疾病中使用。用于哮喘和哮喘型慢性支气管炎,可减少口服肾上腺皮质激素的用量,有助于减轻肾上腺皮质激素的副作用。用药后肺功能明显改善,并降低急性发作率。

【禁忌】对本品过敏者禁用。中度及重度支气管扩张症患者禁用。

【孕妇及哺乳期妇女用药】孕妇禁用。哺乳期妇女慎用。

【儿童用药】2岁以下小儿应慎用或不用。长期接受吸入治疗的儿童应定期测量身高。

【不良反应】轻度喉部刺激、舌部和口腔刺激,咳嗽、口干、溃疡、声嘶、咽部疼痛不适,味觉减弱,口咽部念珠菌感染,头痛、头晕,恶心、腹泻、体重增加、疲劳,速发或迟发的过敏反应,包括皮疹、接触性皮炎、荨麻疹、血管性水肿和支气管痉挛,精神症状,包括紧张、不安、抑郁和行为障碍等,罕见皮肤瘀血、肾上腺功能减退和生长缓慢。

【用法用量】吸入。气雾剂:严重哮喘和停用或减量使用口服糖皮质激素的患者,开始使用布地奈德气雾剂的剂量:①成人一日200~1600μg,分2~4次吸入。轻症一次200~400μg,一日2次;重症一次200~400μg,一日4次,一日共800μg;②儿童a.2~7岁,一日200~400μg,分2~4次吸入。b.8岁以上,一日200~800μg,分2~4次吸入。粉吸入剂、吸入用混悬液:请遵医嘱。布地奈德福莫特罗粉吸入剂:请遵医嘱。

【制剂】①布地奈德气雾剂(喷雾剂、鼻喷雾剂、吸入剂、雾化混悬液);②布地奈德福莫特罗粉吸入剂

7. 羧甲司坦 Carbocisteine

见本章“161. 小儿咳嗽”。

8. 氢溴酸右美沙芬 Dextromethorphan Hydrobromide

右美沙芬为中枢性镇咳药,主要通过抑制延脑的咳嗽中枢而发挥作用。

【适应证】用于干咳,适用于感冒、咽喉炎及其他上呼吸道感染时的咳嗽。

【不良反应】头晕、头痛、嗜睡、易激动、嗳气、食欲减退、便秘、恶心、皮肤过敏,停药后上述反应可自行消失。过量可引起神志不清,支气管痉挛,呼吸抑制。

【禁忌】对本品过敏者、有精神病病史者、驾驶及操作机器者,服用单胺氧化酶抑制剂停药不满2周的患者禁用。

【孕妇及哺乳期妇女用药】妊娠3个月内妇女禁用。中、后期孕妇慎用。哺乳期妇女禁用。

【用法用量】口服。成人一次10~15mg,一日3~4次。儿童:2岁以下不宜用;2~6岁,一次2.5~5mg,一日3~4次;6~12岁,一次5~10mg,一日3~4次。

【制剂】氢溴酸右美沙芬片(分散片、咀嚼片、缓释片、胶囊、软胶囊、颗粒、糖浆、口服溶液、滴丸、滴鼻液、注射剂、缓释混悬液、口服液)

附:用于小儿支气管炎的其他西药

1. 头孢氨苄 Cefalexin

【适应证】用于敏感菌株引起的各种轻、中度感染,包括扁桃体炎、扁桃体周炎、咽喉炎、支气管炎、肺炎、支气管肺炎、哮喘和支气管扩张感染及手术后胸腔感染等。

2. 头孢拉定 Cefradine

【适应证】本品为第一代头孢菌素,适用于敏感菌所致的急性咽炎、扁桃体炎、中耳炎、支气管炎和肺炎等呼吸道感染,泌尿生殖道感染及皮肤软组织感染等。本品为口服制剂,不宜用于严重感染。

3. 麦迪霉素 Midecamycin

【适应证】本品为链霉菌产生的一种大环内酯类抗生素,抗菌性能与红霉素相似。主要用于金黄色葡萄球菌、溶血性链球菌、肺炎球菌等所致的呼吸道感染及皮肤、软组织和胆道感染,也可用于支原体肺炎。

4. 喷托维林 Pentoxyverine

【适应证】本品为非麻醉性中枢镇咳药。适用于具有无痰干咳症状的疾病,急性支气管炎、慢性支气管炎及各种原因引起的咳嗽可应用。

5. 头孢噻肟钠舒巴坦钠 Cefotaxime Sodium and Sul-

bactam Sodium

【适应证】本品为复方制剂，组分为头孢噻肟钠和舒巴坦钠。本品用于治疗由对头孢噻肟单药耐药、对本复方敏感的产β-内酰胺酶细菌引起的中、重度感染，包括下呼吸道感染：肺炎、慢性支气管炎急性发作、急性支气管炎、肺脓肿和其他肺部感染等。

6. 头孢克肟 Cefixime

【适应证】用于敏感菌引起的以下感染有效。慢性支气管炎急性发作、急性支气管炎并发细菌感染、支气管扩张合并感染、肺炎，肾盂肾炎、膀胱炎、淋球菌性尿道炎，急性胆道系统细菌性感染（胆囊炎、胆管炎），猩红热，中耳炎、鼻窦炎。

7. 头孢替安 Cefotiam

【适应证】本品为第二代头孢菌素类抗生素，用于治疗敏感菌所致的感染，如肺炎、支气管炎、胆道感染、腹膜炎、尿路感染，以及手术和外伤所致的感染和败血症等。

8. 头孢丙烯 Cefprozil

【适应证】用于敏感菌所致的各种轻、中度感染。包括上呼吸道感染；下呼吸道感染：由肺炎链球菌、流感嗜血杆菌（包括产β-内酰胺酶菌株）和卡他莫拉菌（包括产β-内酰胺酶菌株）引起的急性支气管炎；继发细菌感染和慢性支气管炎急性发作等。

9. 头孢泊肟酯 Cefpodoxime Proxetil

【适应证】本品适用于敏感菌引起的各种感染，包括：上呼吸道感染，例如，耳、鼻和喉部感染，包括急性中耳炎、鼻窦炎、扁桃体炎和咽喉炎等；下呼吸道感染，例如，社区获得性肺炎、慢性支气管炎急性发作等。

10. 福多司坦 Fudosteine

【适应证】用于支气管哮喘、慢性喘息性支气管炎、支气管扩张、肺结核、尘肺、慢性阻塞性肺气肿、非典型分枝杆菌病、肺炎、弥漫性支气管炎等呼吸道疾病的祛痰治疗。

11. 对乙酰氨基酚 Paracetamol

见本章“160. 小儿感冒”。

二、中药

1. 小儿肺热清颗粒

见本章“161. 小儿咳嗽”。

2. 急支糖浆（颗粒）

见本章“161. 小儿咳嗽”。

3. 满山白糖浆（胶囊）

【处方组成】由满山白一味药提取制成

【功能主治】祛痰止咳。用于急、慢性支气管炎。

【用法用量】口服。一次 10ml，一日 2～3 次。小儿酌减。

4. 小儿清热利肺口服液

见本章“161. 小儿咳嗽”。

5. 小儿咳喘灵颗粒（口服液）

见本章“161. 小儿咳嗽”。

6. 儿童咳液（颗粒）

见本章“161. 小儿咳嗽”。

7. 金振口服液（颗粒）

见本章“161. 小儿咳嗽”。

8. 贝羚胶囊

见本章“161. 小儿咳嗽”。

9. 小儿肺热咳喘颗粒（口服液）

见本章“161. 小儿咳嗽”。

10. 小儿热咳口服液

【处方组成】麻黄（蜜炙）、生石膏、苦杏仁、连翘、大黄、瓜蒌、桑白皮、败酱草、红花、甘草（蜜炙）

【功能主治】清热宣肺，化痰止咳。用于痰热壅肺所致的咳嗽，痰黄或喉中痰鸣，发热，咽痛，口渴，大便干；小儿急性支气管炎见上述证候者。

【用法用量】口服。2～6 岁，一次 10ml；7～14 岁，一次 20ml。一日 3 次。疗程为 7 天。

11. 小儿肺咳颗粒

【处方组成】人参、茯苓、白术、陈皮、鸡内金、酒大黄、鳖甲、地骨皮、北沙参、青蒿、麦冬、桂枝、干姜、淡附片、瓜蒌、桑白皮、款冬花、紫菀、胆南星、黄芪、枸杞子、炙甘草

【功能主治】健脾益肺，止咳平喘。用于脾肺不足，痰湿内壅所致的咳嗽或痰多稠黄，咳吐不爽，气短，喘促，动辄汗出，食少纳呆，周身乏力，舌红苔厚，小儿支气管炎见以上证候者。

【用法用量】开水冲服。1 岁以下一次 2g，1～4 岁一次 3g，5～8 岁一次 6g，一日 3 次。

12. 小儿清热宣肺贴膏

【处方组成】栀子、苦杏仁、红花、桃仁

【功能主治】清热宣肺，止咳化痰，活血通络。用于风温肺热病热在肺卫证，症见咳嗽、咯痰，或伴鼻塞流涕、低热等，也可用于缓解小儿急性支气管炎所致的上述症状。

【用法用量】外用，贴敷于膻中（胸部正中线平第四肋间隙处，约当两乳头连线之中点）及对应的背部。6 个月至 3 岁：每次前后各一贴；3～7 岁：每次前后各两贴。一日 1 次，每晚睡前贴敷，贴敷 12 小时后取下。

【使用注意】风寒证者禁用。

附：用于小儿支气管炎的其他中药

1. 川贝枇杷糖浆（颗粒、口服液、片、胶囊、膏、露）

见本章“161. 小儿咳嗽”。

2. 蛇胆川贝液（散、胶囊、软胶囊）

【功能主治】清肺，止咳，除痰。用于肺热咳嗽，痰多。

3. 小儿宣肺止咳颗粒

【功能主治】宣肺解表，清热化痰。用于小儿外感咳嗽，痰热壅肺所致的咳嗽痰多，痰黄黏稠，咳痰不爽。

4. 小儿清肺化痰口服液（颗粒、咀嚼片、泡腾片）

见本章“161. 小儿咳嗽”。

5. 小儿麻甘颗粒

见本章“161. 小儿咳嗽”。

6. 小儿清肺止咳片

见本章“161. 小儿咳嗽”。

7. 小儿止嗽糖浆(丸、金丹)

见本章“161. 小儿咳嗽”。

8. 小儿消积止咳口服液(颗粒)

【功能主治】清热肃肺,消积止咳。用于小儿饮食积滞、痰热蕴肺所致的咳嗽,夜间加重,喉间痰鸣,腹胀,口臭。

9. 宝咳宁颗粒

见本章“160. 小儿感冒”。

10. 儿童清肺丸(口服液)

见本章“161. 小儿咳嗽”。

11. 保童化痰丸

见本章“160. 小儿感冒”。

12. 小儿肺热平胶囊

见本章“161. 小儿咳嗽”。

13. 小儿咳喘颗粒

见本章“161. 小儿咳嗽”。

164. 小儿肺炎

〔基本概述〕

小儿肺炎是临床常见病,四季均易发生,以冬春季为多。如治疗不彻底,易反复发作,影响孩子发育。

小儿肺炎主要由病毒和细菌感染所致。病毒感染以流感病毒、副流感病毒、腺病毒多见;细菌感染中流感嗜血杆菌和肺炎链球菌感染占60%以上,葡萄球菌感染也常见,少见为大肠埃希菌、肺炎克雷伯菌、铜绿假单胞菌等。病毒感染引起者以肺间质受累为主,细菌性肺炎则以肺实质损害为主,也可同时并存。

小儿肺炎主要临床表现为发热、咳嗽、喘息、呼吸困难及肺部固定湿啰音,也有不发热而咳喘重者。重症肺炎可出现心力衰竭、呼吸衰竭、中毒性脑病、消化道出血、电解质紊乱及酸碱平衡失调等。

新生儿肺炎分为吸入性肺炎和感染性肺炎。前者是由于胎粪、羊水和乳汁吸入肺部所致,表现为呼吸不规则,有气促和发绀等。感染性肺炎主要由细菌和病毒感染所致,早期表现为拒奶,体重不增,嗜睡,口吐白沫,体温增高或不升,逐渐出现呼吸困难,气促,甚至出现呼吸不规则或暂停,鼻翼扇动,口周发绀等。

新生儿咳嗽反射弱,所以常不咳嗽,往往缺乏典型肺炎症状,应注意观察,防止漏诊。

中医学认为,小儿肺炎多在气温骤变之时,感受外邪,邪从皮毛或口鼻而入犯肺所致,或先有其他外感热病,如麻疹、顿咳等,热邪犯肺所致。主要病因有外邪闭肺和热邪闭肺等方面,治以宣肺开闭为主。

〔治疗原则〕

小儿肺炎的治疗原则是杀灭病原菌、控制感染、改善通气、预防并发症的发生。根据不同的病原菌选用敏感的药物,早期治疗、足疗程,可根据病情选择治疗方案,同时还应对症治疗。如发热时给予服用退热剂,咳嗽应给予化痰止咳药物,重症肺炎者应及时到医院进行相应的治疗。药物使用包括抗菌药物、抗病毒药物,以及止咳、祛痰、平喘等药物。有发绀者应给予吸氧。

新生儿肺炎的治疗主要是对症处理及抗生素的应用。胎粪吸入所致者应尽早进行气管插管,清除呼吸道内的胎粪颗粒,然后用抗生素预防肺部感染。细菌性肺炎宜早用抗生素,原则上根据药敏结果选用敏感的抗生素,常用的有青霉素类、头孢菌素类、大环内酯类等。

〔用药精选〕

一、西药

1. 头孢噻肟 Cefotaxime

头孢噻肟属β-内酰胺类抗生素,为第三代头孢菌素,抗菌谱广。本品抑制细菌细胞壁的合成,对阴性杆菌产生的广谱β-内酰胺酶稳定,有强大的抗阴性杆菌作用。头孢噻肟对流感杆菌、淋病奈瑟菌(包括产β-内酰胺酶株)、脑膜炎奈瑟菌和卡他莫拉菌等均有强大的活性,对肺炎链球菌、产青霉素酶或不产酶金黄色葡萄球菌有较好的抗菌作用。

【适应证】适用于敏感细菌所致的肺炎及其他下呼吸道感染、尿路感染、脑膜炎、败血症、腹腔感染、盆腔感染、皮肤软组织感染、生殖道感染、骨和关节感染等。头孢噻肟可以作为小儿脑膜炎的选用药物。

【不良反应】不良反应发生率低,3%~5%。①有皮疹和药物热、静脉炎、腹泻、恶心、呕吐、食欲不振等。②碱性磷酸酶或血清转氨酶轻度升高、暂时性血尿素氮和肌酐升高等。③白细胞减少、嗜酸粒细胞增多或血小板减少少见。④偶见头痛、麻木、呼吸困难和面部潮红。⑤极少数患者可发生黏膜念珠菌病。

【禁忌】对头孢菌素过敏者及有青霉素过敏性休克或即刻反应史者禁用本品。

【孕妇及哺乳期妇女用药】本品可透过血胎盘屏障进入胎儿血循环,孕妇应限用于有确切适应证的患者。本品可经乳汁排出,哺乳期妇女应用本品时宜暂停哺乳。

【儿童用药】婴幼儿不宜做肌内注射。

【老年用药】老年患者用药根据肾功能适当减量。

【用法用量】①用法:肌内注射、静脉注射、静脉滴注。②剂量。成人:单次肌内注射0.5~1.0g,中至重度感染一次1~2.0g,每8~12小时1次。静脉注射或静脉滴注一日2~6g,分2~3次;严重感染者每6~8小时2~3g,一日最高剂量不超过 12g。治疗无并发症的肺炎链球菌肺炎或急性尿路感染,每 12 小时 1g。儿童:新生儿日龄小于等于 7 日者,每 12 小时 50mg/kg,出生大于 7 日者,每 8 小时 50mg/kg。治疗脑膜炎患者剂量可增至每 6 小时 75mg/kg,均以静脉给药。

【制剂】注射用头孢噻肟钠

2. 头孢曲松钠 Ceftriaxone Sodium

本品为半合成的第三代头孢菌素,通过影响细菌细胞壁的生物合成,导致细菌细胞溶菌死亡。对革兰阳性菌有中度的抗菌作用,对革兰阴性菌的作用强。

【适应证】用于敏感菌所致的肺炎、支气管炎、腹膜炎、胸膜炎,以及皮肤和软组织、尿路、胆道、骨及关节、耳鼻喉等部位的感染,还用于败血症和脑膜炎。

【用法用量】用法:肌内注射或静脉注射、滴注。①成人及 12 岁以上儿童一次 1 ~ 2g,一日 1 次。危重病例或由中度敏感菌引起之感染,剂量可增至 4g,一日 1 次。肾衰竭患者,请遵医嘱。②儿童:剂量请遵医嘱。③疗程:取决于病程。与一般抗生素治疗方案一样,在发热消退或得到细菌被清除的证据以后,应继续使用至少 48 ~ 72 小时。

【不良反应】皮疹、瘙痒、发热、支气管痉挛和血清病等过敏反应。头痛或头晕。腹泻、恶心、呕吐、腹痛、结肠炎、胀气、味觉障碍和消化不良。偶见肝肾功能异常及血液系统改变,如中性粒细胞下降、血小板下降等。注射部位局部反应,如静脉炎和疼痛等。

【禁忌】对本品及头孢菌素类药物过敏、有青霉素过敏性休克史的患者禁用。

【孕妇及哺乳期妇女用药】孕妇前 3 个月禁用。孕妇和哺乳期妇女慎用。

【儿童用药】①新生儿(出生体重小于 2kg 者)的用药安全尚未确定。有黄疸或有黄疸严重倾向的新生儿应慎用或避免使用本品。②头孢曲松不得用于高胆红素血的新生儿和早产儿的治疗。体外研究显示,头孢曲松可从血清蛋白结合部位取代胆红素,从而引起这些患者的胆红素脑病。③在新生儿中,不得与补钙治疗同时进行,否则可能导致头孢曲松的钙盐沉降的危险。④极为罕见的肾脏沉积病例,多见于 3 岁以上儿童,他们曾接受一日大剂量(如一日 ≥80mg/kg)治疗,或总剂量超过 10g,并有其他威胁因素(如限制液体、卧床等)。这一事件可以是有症状的或无症状的,会导致肾功能不全,但停药后可以逆转。

【老年用药】除非老年患者虚弱、营养不良或有重度肾功能损害,否则老年人应用头孢曲松一般不需调整剂量。

【制剂】注射用头孢曲松钠,注射用头孢曲松钠他唑巴坦钠

3. 头孢哌酮钠舒巴坦钠 Cefoperazone Sodium and Sulbactam Sodium

头孢哌酮属于 β-内酰胺类抗生素,为第三代头孢菌素类药,主要通过抑制细菌细胞壁的合成而起杀菌作用。舒巴坦钠系 β-内酰胺酶抑制剂,可保护头孢哌酮钠不受 β-内酰胺酶水解,对头孢哌酮钠有增效作用。二者联合,对阴性杆菌显示明显的协同抗菌活性,联合后的抗菌作用是单独头孢哌酮的 4 倍。

【适应证】用于由敏感菌所引起的下列感染:呼吸道感染,泌尿道感染,腹膜炎、胆囊炎、胆管炎及其他腹腔内感染,败血症,脑膜炎,皮肤和软组织感染,骨及骨关节感染,盆腔炎、子宫内膜炎、淋病及其他生殖系统感染。

【不良反应】①主要为胃肠道反应,如稀便或轻度腹泻、恶心、呕吐等。②过敏反应:斑丘疹、荨麻疹、嗜酸粒细胞增多、药物热。这些过敏反应易发生在有过敏史,特别是对青霉素过敏的患者中。③血液系统:中性粒细胞减少症、血红蛋白减少、血小板减少、低凝血酶原血症、嗜酸粒细胞增多等。④实验室检查:谷丙转氨酶、谷草转氨酶、碱性磷酸酶和血胆红素增高,尿素氮或肌酐升高,多呈一过性。⑤其他:头痛、发热、寒战、注射部位疼痛及静脉炎、菌落失调等。

【禁忌】已知对青霉素类,舒巴坦、头孢哌酮及其他头孢菌素类抗生素过敏者禁用。

【孕妇及哺乳期妇女用药】慎用。

【儿童用药】对新生儿和早产儿必须权衡利弊后谨慎应用。

【老年用药】老年人呈生理性的肝、肾功能减退,因此应慎用本品并需调整剂量。

【用法用量】①用法:静脉给药。间歇静脉滴注或静脉推注。②用量。a. 成人:一日 2.0 ~ 4.0g,分 2 次给予,每 12 小时给药 1 次。在严重感染或难治性感染时,一日剂量可增加到 8g。病情需要时可另外单独增加头孢哌酮的用量,所用剂量应等分,每 12 小时给药 1 次。舒巴坦一日推荐最大剂量为 4g。b. 儿童:常用量一日 40 ~ 80mg/kg,分 2 ~ 4 次滴注;严重或难治性感染可增至一日 160mg/kg,分 2 ~ 4 次滴注。

新生儿出生第一周内,应每隔 12 小时给药 1 次。舒巴坦一日最高剂量不超过 80mg/kg。

【制剂】注射用头孢哌酮钠舒巴坦钠

4. 青霉素 Benzylpenicillin

本品属于 β-内酰胺类抗生素,对溶血性链球菌、肺炎链球菌和不产青霉素酶的葡萄球菌等具有良好抗菌作用。

【适应证】青霉素适用于敏感细菌所致的各种感染,如脓肿、菌血症、肺炎和心内膜炎等。其中青霉素为以下感染的首选药物:①溶血性链球菌感染,如咽炎、扁桃体炎、猩红热、丹毒、蜂窝织炎和产褥热等;②肺炎链球菌感染如肺炎、中耳炎、脑膜炎和菌血症等;③不产青霉素酶葡萄球菌感染;④炭疽;⑤破伤风、气性坏疽等梭状芽孢杆菌感染;⑥梅毒(包括先天性梅毒);⑦钩端螺旋体病;⑧回归热;⑨白喉;⑩青霉素与氨基糖苷类药物联合用于治疗草绿色链球菌心内膜炎。

青霉素亦可用于治疗:①流行性脑脊髓膜炎;②放线菌病;③淋病;④樊尚咽峡炎;⑤莱姆病;⑥多杀巴斯德菌感染;⑦鼠咬热;⑧李斯特菌感染;⑨除脆弱拟杆菌以外的许多厌氧菌感染。⑩风湿性心脏病或先天性心脏病患者进行口腔、

牙科、胃肠道或泌尿生殖道手术和操作前；⑪可用青霉素预防感染性心内膜炎发生。

【不良反应】①过敏反应：青霉素过敏反应较常见，包括荨麻疹等各类皮疹、白细胞减少、间质性肾炎、哮喘发作等和血清病型反应；过敏性休克偶见，一旦发生，必须就地抢救，予以保持气道畅通、吸氧及使用肾上腺素、糖皮质激素等治疗措施。②毒性反应：少见，但静脉滴注大剂量本品或鞘内给药时，可因脑脊液药物浓度过高导致抽搐、肌肉阵挛、昏迷及严重精神症状等（青霉素脑病）。此种反应多见于婴儿、老年人和肾功能不全患者。③赫氏反应和治疗矛盾：用青霉素治疗梅毒、钩端螺旋体病等疾病时可由于病原体死亡致症状加剧，称为赫氏反应；治疗矛盾也见于梅毒患者，系治疗后梅毒病灶消失过快，而组织修补相对较慢或病灶部位纤维组织收缩，妨碍器官功能所致。④二重感染：可出现耐青霉素金黄色葡萄球菌、革兰阴性杆菌或念珠菌等二重感染。⑤应用大剂量青霉素钠可因摄入大量钠盐而导致心力衰竭。

【禁忌】有青霉素类药物过敏史或青霉素皮肤试验阳性患者禁用。

【孕妇及哺乳期妇女用药】孕妇应仅在确有必要时使用本品。少量本品从乳汁中分泌，哺乳期妇女用药时宜暂停哺乳。

【儿童用药】婴儿慎用。

【老年用药】慎用。

【用法用量】口服。成人一日 1 ~ 2g；儿童一日按体重 50 ~ 100mg/kg，分 2 ~ 4 次服用。

肌内注射：每 50 万 U 青霉素钠溶解于 1ml 灭菌注射用水，超过 50 万 U 则需加灭菌注射用水 2ml，不应以氯化钠注射液为溶剂。①成人：一日 80 万 ~ 200 万 U，分 3 ~ 4 次给药；②小儿：肌内注射，按体重 2.5 万 U/kg，每 12 小时给药 1 次。

静脉滴注。①成人一日 200 万 ~ 2000 万 U，分 2 ~ 4 次给药。②小儿一日按体重（5 万 U ~ 20 万 U）/kg，分 2 ~ 4 次给药。③新生儿（足月产）：一次按体重 5 万 U/kg，肌内注射或静脉滴注给药；出生第一周每 12 小时 1 次，一周以上者每 8 小时 1 次，严重感染每 6 小时 1 次。④早产儿：一次按体重 3 万 U/kg，出生第 1 周每 12 小时 1 次，2 ~ 4 周者每 8 小时 1 次；以后每 6 小时 1 次。

【制剂】①注射用青霉素钠；②注射用青霉素钾；③青霉素 V 钾片（含片、分散片、胶囊、颗粒）；④氨苄青霉素干糖浆；⑤氨苄青霉素钠栓；⑥注射用卞星青霉素

5. 阿莫西林克拉维酸钾 Amoxicillin and Clavulanate Potassium

见本章“163. 小儿支气管炎”。

6. 阿莫西林 Amoxicillin

见本章“163. 小儿支气管炎”。

7. 头孢呋辛 Cefuroxime

本品属于 β-内酰胺类抗生素，为广谱的第二代头孢菌素，对于病原菌具有较广的抗菌活性。

【适应证】用于敏感细菌所致的下列感染。①呼吸道感染：如中耳炎、鼻窦炎、扁桃体炎、咽炎和急慢性支气管炎、支气管扩张合并感染、细菌性肺炎、肺脓肿和术后肺部感染。②泌尿道感染。③皮肤及软组织感染。④败血症。⑤脑膜炎。⑥淋病。⑦骨及关节感染。⑧可用于术前或术中防止敏感致病菌的生长，减少术中及术后因污染引起的感染。

【用法用量】肌内注射、静脉注射或静脉滴注。①成人常用量为每 8 小时 0.75 ~ 1.5g，疗程 5 ~ 10 天。对于生命受到威胁的感染或罕见敏感菌所引起的感染，每 6 小时 1.5g。②儿童：3 个月以上的患儿，按体重一日 50 ~ 100mg/kg，分 3 ~ 4 次给药。重症感染，按体重一日用量不低于 0.1g/kg，但不能超过成人使用的最高剂量。

【不良反应】①局部反应：如血栓性静脉炎等。②胃肠道反应：如腹泻，恶心，抗生素相关性肠炎等。③过敏反应：常见为皮疹、瘙痒、荨麻疹等。偶见过敏症、药物热、多形红斑、间质性肾炎、毒性表皮剥脱性皮炎、斯-约综合征。④血液：可见血红蛋白和血细胞比容减少、短暂性嗜酸粒细胞增多症、短暂性的嗜中性白细胞减少症及白细胞减少症等，偶见血小板减少症。⑤肝功能：可见 ALT 及 AST、碱性磷酸酶、乳酸脱氢酶及血清胆红素一过性升高。⑥其他：尚见呕吐、腹痛、结肠炎、阴道炎（包括阴道念珠球菌病），肝功能异常（包括胆汁郁积），再生障碍性贫血，溶血性贫血，出血，引发癫痫，凝血酶原时间延长，各类血细胞减少，粒细胞缺乏症等。

【禁忌】对本品及其他头孢菌素类过敏、有青霉素过敏性休克或即刻反应史、胃肠道吸收障碍患者禁用。

【孕妇及哺乳期妇女用药】孕妇应权衡利弊慎用本品。头孢呋辛酯可经乳汁分泌，哺乳期妇女应慎用或暂停哺乳。

【儿童用药】3 个月以下婴儿不推荐使用。有报道少数患儿使用本品时出现轻、中度听力受损。5 岁以下小儿禁用胶囊剂、片剂，宜服用头孢呋辛酯干混悬剂。

【老年用药】老年（平均年龄 84 岁）患者的血消除半衰期（t1/2）可延长至约 3.5 小时，因此应在医师指导下根据肾功能情况调整用药剂量或用药间期。

【制剂】①注射用头孢呋辛钠；②头孢呋辛酯片（分散片、胶囊、颗粒、干混悬剂）

8. 红霉素 Erythromycin

见本章“162. 百日咳”。

9. 阿奇霉素 Azithromycin

见本章“163. 小儿支气管炎”。

10. 头孢他啶 Ceftazidime

本品属于 β-内酰胺类抗生素，为第三代头孢菌素类药，对大肠埃希菌、肺炎杆菌等肠杆菌科细菌和流感嗜血杆菌、铜绿假单胞菌等有高度抗菌活性。肺炎球菌、溶血性链球菌等革兰阳性球菌对本品也高度敏感。

【适应证】①敏感细菌所引起的单一感染及由两种或两种以上的敏感菌引起的混合感染。全身性的严重感染，呼吸

道感染，耳鼻喉感染，尿路感染，皮肤及软组织感染，胃肠、胆及腹部感染，骨骼及关节感染，与血液透析和腹膜透析及持续腹膜透析(CAPD)有关的感染。②脑膜炎。仅在得到敏感试验结果后，才能应用单一的头孢他啶治疗。③耐其他抗生素(包括氨基糖苷类和多数头孢菌素)的感染。如果合适，可联同氨基糖苷类或其他β-内酰胺类抗生素使用，例如在严重中性粒细胞减少时，或在怀疑是脆弱拟杆菌感染时，与另一种抗厌氧菌抗生素合用。④经尿道前列腺切除手术的预防治疗。

【不良反应】本品的不良反应少见而轻微。①胃肠道：恶心、腹泻、呕吐、腹痛等。②过敏反应：皮疹、荨麻疹、皮肤瘙痒、嗜酸粒细胞增多。③中枢神经系统：头痛、眩晕、味觉异常。④其他：血清肝酶、BUN、肌酐增高。

【禁忌】对本品或头孢菌素类过敏者禁用。

【孕妇及哺乳期妇女用药】慎用。

【儿童用药】有黄疸的新生儿或有黄疸严重倾向的新生儿禁用。

【用法用量】①用法：a. 静脉给药或深部肌内注射给药。b. 最好使用新配制的注射液。如果不能实现，存放在2～8℃冰箱中保存24小时可保持药效。c. 肌内注射用时可用0.5%或1%盐酸利多卡因注射液配制。②用量：剂量依感染的严重程度、微生物敏感性及患者年龄、体重和肾功能而定。a. 成人：一日1～6g分每8小时或每12小时做静脉注射或肌内注射给药。多数感染每8小时1g或每12小时2g；严重感染特别是免疫抑制的患者，包括患有嗜中性粒细胞减少症者，每8或12小时2g或每12小时3g。b. 儿童：请遵医嘱。

【制剂】注射用头孢他啶

11. 利巴韦林 Ribavirin

见本章“160. 小儿感冒”。

12. 奥司他韦 Oseltamivir

见本章“160. 小儿感冒”。

13. 氨苄西林钠舒巴坦钠 Ampicillin Sodium and Sulbactam Sodium

见本章“162. 百日咳”。

14. 头孢吡肟 Cefepime

头孢吡肟为广谱第四代头孢菌素，通过抑制细菌细胞壁的生物合成而达到杀菌作用。

【适应证】适用于下呼吸道感染(肺炎和支气管炎)、单纯性下尿路感染和复杂性尿路感染(包括肾盂肾炎)、非复杂性皮肤和皮肤软组织感染、复杂性腹腔内感染(包括腹膜炎和胆道感染)、妇产科感染、败血症，以及中性粒细胞减少伴发热患者的经验治疗。也可用于儿童细菌性脑脊髓膜炎。

【不良反应】①常见腹泻、皮疹和注射局部反应，如静脉炎，注射部位疼痛和炎症。②其他包括恶心，呕吐，过敏，瘙痒，发热，感觉异常和头痛。③肾功能不全患者未相应调整头孢吡肟剂量时可引起脑病、肌痉挛、癫痫。④治疗儿童脑膜炎患者，偶有惊厥、嗜睡、神经紧张和头痛，主要是脑膜炎引起，与本品无明显关系。⑤偶有肠炎(包括伪膜性肠炎)、口腔念珠菌感染。⑥实验室检查异常多为一过性，停药即可恢复，包括血清磷升高或减少，ALT或AST升高，嗜酸粒细胞增多，凝血酶原时间延长。碱性磷酸酶、血尿素氮、肌酐、血钾、总胆红素升高，血钙降低，血细胞比容减少。与其他头孢菌素类抗生素类似，也有白细胞减少、粒细胞减少、血小板减少的报道。⑦还可引起斯-约综合征、多形性红斑、毒性表皮坏死、肾功能紊乱、毒性肾病、再生障碍性贫血、溶血性贫血、出血、肝功能紊乱(胆汁淤积)和血细胞减少。

【禁忌】禁用于对头孢吡肟或L-精氨酸，头孢菌素类药物，青霉素或其他β-内酰胺类抗生素有过敏反应的患者。

【孕妇及哺乳期妇女用药】慎用。

【老年用药】肾功能不全老年患者，使用时应根据肾功能调整剂量。

【用法用量】①用法：静脉滴注或深部肌内注射给药。②用量：a. 成人：成人和16岁以上儿童或体重40kg以上者一次1～2g，每12小时1次，静脉滴注，疗程7～10天。严重感染并危及生命时，可以每8小时2g静脉滴注。b. 儿童：请遵医嘱。

【制剂】注射用盐酸头孢吡肟

15. 复方磺胺甲噁唑 Compound Sulfamethoxazole

本品为磺胺类抗菌药，主要成分为磺胺甲噁唑(SMZ)和甲氧苄啶(TMP)，是磺胺类药物中抗菌作用最强而且较常用的复方制剂。二者合用可使细菌的叶酸代谢受到双重阻断，其协同作用较SMZ单药明显增强，耐药菌株减少，具有抗菌谱广、吸收迅速、不良反应较小等优点。

【适应证】①适用于治疗敏感的流感杆菌、肺炎链球菌所致的成人慢性支气管炎急性发作、儿童急性中耳炎。②适用于治疗大肠埃希菌、克雷伯菌属、肠杆菌属、奇异变形杆菌、普通变形杆菌和莫根菌敏感菌株所致的细菌性尿路感染。③适用于治疗产肠毒素大肠埃希菌(ETEC)和志贺菌属所致的旅游者腹泻，以及福氏或宋氏志贺菌敏感菌株所致的志贺菌病(志贺菌感染)。④可作为卡氏肺孢子虫肺炎的治疗首选药及预防用药。

【不良反应】常见胃肠道反应，有恶心、呕吐等胃肠道刺激症状；过敏反应，常表现为药物热、皮疹等；肾脏毒性，较长期大量使用可出现肾损害；造血系统，偶见溶血性贫血或再生障碍性贫血、血细胞减少或血小板减少、精神错乱、幻觉、忧郁等。如出现皮疹、血象异常、假膜性肠炎、中枢神经系统毒性等不良反应的早期征兆应立即停药。

【禁忌】对磺胺类和甲氧苄啶过敏者禁用。由于本品阻止叶酸的代谢，加重巨幼红细胞性贫血患者叶酸盐的缺乏，所以该病患者禁用本品。失水，休克，重度肝、肾功能损害者禁用本品。

【孕妇及哺乳期妇女用药】禁用。

【儿童用药】新生儿、早产儿及2个月以下婴儿禁用。儿童处于生长发育期，肝、肾功能还不完善，用药量应酌减。

【老年用药】老年患者应用本品易发生严重的皮肤过敏及血液系统异常,同时应用利尿剂者更易发生;易致肾损害,老年应慎用或避免应用本品。

【用法用量】口服。①成人常用量:治疗细菌性感染一次甲氧苄啶160mg和磺胺甲噁唑800mg,每12小时服用1次。治疗卡氏肺孢子虫肺炎一次甲氧苄啶3.75~5mg/kg,磺胺甲噁唑18.75~25mg/kg,每6小时服用1次。②小儿常用量:请遵医嘱。

【制剂】复方磺胺甲噁唑片(分散片、胶囊、颗粒、口服混悬液、注射液),小儿复方磺胺甲噁唑颗粒(片、散)

附:用于小儿肺炎的其他西药

1. 头孢唑林钠 Cefazolin Sodium

【适应证】适用于治疗敏感细菌所致的中耳炎、支气管炎、肺炎等呼吸道感染、尿路感染、皮肤软组织感染、骨和关节感染、败血症、感染性心内膜炎、肝胆系统感染及眼、耳、鼻、喉科等感染。但在儿科少用。

2. 克林霉素 Clindamycin

【适应证】本品属抗生素类药,为林可霉素的衍生物,抗菌谱与林可霉素同,但抗菌活性较强。适用于革兰阳性菌引起的多种感染性疾病,包括急性支气管炎、慢性支气管炎急性发作、肺炎、肺脓肿和支气管扩张合并感染等。

3. 亚胺培南西司他丁钠 Imipenem and Cilastatin Sodium

【适应证】亚胺培南西司他丁为一非常广谱的新型β-内酰胺类抗生素。亚胺培南既有极强的广谱抗菌活性,又有β-内酰胺酶抑制作用。适用于由多种病原菌和需氧/厌氧菌引起的混合感染,以及在病原菌未确定前的早期治疗。主要用于由敏感细菌所引起的腹腔内感染、下呼吸道感染、妇科感染、败血症、泌尿生殖道感染、骨关节感染、皮肤软组织感染、心内膜炎等。

4. 哌拉西林钠他唑巴坦钠 Piperacillin Sodium and Tazobactam Sodium

【适应证】哌拉西林属于β-内酰胺类抗生素,为半合成青霉素,他唑巴坦为β-内酰胺酶抑制药。哌拉西林钠他唑巴坦钠为哌拉西林钠与他唑巴坦钠混合制成,具有广谱抗菌作用。适用于对哌拉西林耐药,但对哌拉西林他唑巴坦敏感的产β-内酰胺酶的细菌引起的中、重度感染,包括金黄色葡萄球菌所致的中、重度医院获得性肺炎(医院内肺炎),流感嗜血杆菌所致的社区获得性肺炎(仅限中度)等。还用于治疗敏感细菌所致的全身和(或)局部细菌感染。

5. 头孢氨苄(先锋霉素Ⅳ) Cefalexin

【适应证】头孢氨苄属第一代头孢菌素,抗菌谱与头孢噻吩相仿,但其抗菌活性较后者为差。本品特点为口服后易于吸收,多以原形从尿中排泄。主要用于葡萄球菌软组织感染、链球菌咽喉炎、肺炎球菌性大叶肺炎及尿路感染等。

6. 头孢克洛 Cefaclor

见本章"163. 小儿支气管炎"。

7. 头孢克肟 Cefixime

【适应证】用于敏感菌引起的多种感染,包括支气管炎、支气管扩张症(感染时)、慢性呼吸系统感染疾病的继发感染、肺炎、肾盂肾炎、膀胱炎、淋球菌性尿道炎,胆囊炎、胆管炎,猩红热,中耳炎、副鼻窦炎等。

8. 头孢甲肟 Cefmenoxime

【适应证】适用于敏感菌引起的下述感染症:①肺炎、支气管炎、支气管扩张合并感染、慢性呼吸系统疾病的继发感染,肺脓肿、脓胸;②肾盂肾炎、膀胱炎,前庭大腺炎、子宫内膜炎、子宫附件炎、盆腔炎、子宫旁组织炎;③胆管炎、胆囊炎、肝脓肿,腹膜炎;④烧伤、手术创伤的继发感染;⑤败血症;⑥脑脊膜炎。

9. 苯唑西林 Oxacillin

【适应证】苯唑西林钠仅适用于治疗产青霉素酶葡萄球菌感染,包括败血症、心内膜炎、肺炎和皮肤软组织感染等。也可用于化脓性链球菌或肺炎球菌与耐青霉素葡萄球菌所致的混合感染。

10. 头孢拉定(先锋霉素Ⅵ) Cefradine

【适应证】本品为第一代头孢菌素,适用于敏感菌所致的急性咽炎、扁桃体炎、中耳炎、支气管炎和肺炎等呼吸道感染、泌尿生殖道感染及皮肤软组织感染等。本品为口服制剂,不宜用于严重感染。

11. 阿米卡星 Amikacin

【适应证】用于敏感菌所致的严重感染,包括下呼吸道感染等。

12. 万古霉素 Vancomycin

【适应证】①对甲氧西林耐药的葡萄球菌引起的感染。②对青霉素过敏的患者及不能使用其他抗生素包括青霉素、头孢菌素类,或使用后治疗无效的葡萄球菌、肠球菌和棒状杆菌、类白喉杆菌属等感染,如心内膜炎、脑膜炎、肺炎、骨髓炎、败血症或软组织感染等。③防治血液透析患者发生的葡萄球菌属所致的动、静脉血分流感染。④长期服用广谱抗生素所致的难辨梭状杆菌引起的抗生素相关性肠炎或葡萄球菌性肠炎。

13. 重组人干扰素α1b Recombinant Human Interferon α1b

【适应证】本品适用于治疗病毒性疾病和某些恶性肿瘤。已批准用于治疗慢性乙型肝炎、丙型肝炎和毛细胞白血病。已有临床试验结果和文献报告用于治疗病毒性疾病如带状疱疹、尖锐湿疣、流行性出血热和小儿呼吸道合胞病毒肺炎等有效,可用于治疗恶性肿瘤如慢性粒细胞白血病、黑色素瘤、淋巴瘤等。

14. 重组人干扰素α2a Recombinant Human Interferon α2a

【适应证】主要用于病毒性疾病:伴有HBV-DNA、DNA多聚酶阳性或HBeAg阳性等病毒复制标志的成年慢性活动性乙型肝炎患者、伴有HCV抗体阳性和谷丙转氨酶(ALT)

增高,但不伴有肝功能代偿失调(Child 分类 A)的成年急慢性丙型肝炎患者、尖锐湿疣、带状疱疹、小儿病毒性肺炎及上呼吸道感染、慢性宫颈炎、丁型肝炎等。

15. 乙酰螺旋霉素 Acetylspiramycin

【适应证】适用于敏感菌所致的轻、中度感染,如咽炎、扁桃体炎、鼻窦炎、中耳炎、牙周炎、急性支气管炎、慢性支气管炎急性发作、肺炎、非淋菌性尿道炎、皮肤软组织感染,亦可用于隐孢子虫病,或作为治疗妊娠期妇女弓形体病的选用药物。

16. 林可霉素 Lincomycin

【适应证】本品适用于链球菌、肺炎球菌和金黄色葡萄球菌等敏感菌所引起的严重感染性疾病的治疗,也可用于青霉素过敏或临床医师判定认为青霉素类药物不适用的感染性疾病的治疗。本品不宜用于轻微的细菌感染,也不宜用于病毒感染。

17. 萘夫西林钠 Nafcillin Sodium

【适应证】本品适用于青霉素耐药的葡萄球菌感染及其他对青霉素敏感的细菌。如败血症、心内膜炎、脓胸、肝脓肿、肺炎、骨髓炎等。

18. 头孢西丁钠 Cefoxitin Sodium

【适应证】主要用于敏感菌所致的下列感染。①呼吸道感染。②泌尿生殖系统感染。③腹内感染(包括腹膜炎、胆道炎)。④骨、关节、皮肤和软组织等部位感染。⑤败血症。

19. 头孢米诺钠 Cefminox Sodium

【适应证】本品可用于治疗敏感细菌引起的多种感染,包括呼吸系统感染:扁桃体炎、扁桃体周脓肿、支气管炎、细支气管炎、支气管扩张症(感染时)、慢性呼吸道疾患继发感染、肺炎、肺化脓症等。

20. 注射用牛肺表面活性剂 Calf Pulmonary Surfactant for Injection

【适应证】用于经临床和胸部放射线检查诊断明确的新生儿呼吸窘迫综合征(简称 RDS,又称肺透明膜病)的治疗。

二、中药

1. 小儿咳喘颗粒

见本章"161. 小儿咳嗽"。

2. 小儿肺热咳喘口服液(颗粒)

见本章"161. 小儿咳嗽"。

3. 小儿肺热平胶囊

见本章"161. 小儿咳嗽"。

4. 贝羚胶囊

见本章"161. 小儿咳嗽"。

5. 羚羊角注射液(胶囊、散)

【处方组成】羚羊角

【功能主治】注射液清热解毒,镇惊息风。用于高热神昏、惊痫抽搐;流行性感冒、上呼吸道感染、扁桃体炎、麻疹、小儿肺炎见上述证候者。

胶囊、散平肝息风,清肝明目,散血解毒。用于肝风内动,肝火上扰,血热毒盛所致的高热惊痫,神昏惊厥,子痫抽搐,癫痫发狂,头痛眩晕,目赤,翳障,温毒发斑。

【用法用量】注射液肌内注射,一次 2~4ml,一日 2 次;小儿酌减。

【使用注意】孕妇禁用。

6. 双黄连栓(小儿消炎栓)

【处方组成】金银花、黄芩、连翘

【功能主治】疏风解表,清热解毒。用于外感风热所致的感冒,症见发热,咳嗽,咽痛;上呼吸道感染、肺炎见上述证候者。

【用法用量】直肠给药,小儿一次 1 粒,一日 2~3 次。

7. 小儿咳喘灵颗粒(口服液)

见本章"161. 小儿咳嗽"。

8. 小儿麻甘颗粒

见本章"161. 小儿咳嗽"。

9. 莪术油注射液

【处方组成】莪术油

【功能主治】用于病毒引起的感冒、上呼吸道感染、小儿病毒性肺炎,消化道溃疡,甲型病毒性肝炎,小儿病毒性肠炎及病毒性心肌炎、脑炎等。

【用法用量】静脉滴注,用 5% 葡萄糖注射液或 0.9% 氯化钠注射液稀释后滴注。成人或 12 岁以上儿童每日 1 次,每次 0.2~0.4g,6 个月以上婴幼儿每次 0.1g,6 个月以下减半或遵医嘱,7~10 日为一疗程。

【使用注意】对本品过敏者禁用。忌与丁香配伍;静脉滴注不易过快,滴速每分钟 30~40 滴。孕妇禁用。

10. 去感热口服液(注射液)

【处方组成】芦竹根、青蒿、竹叶、柴胡、石膏

【功能主治】清热解毒,发汗解表。用于上呼吸道感染引发的发热症。对急性上呼吸道感染、化脓性扁桃体炎、肺炎等疗效确切。

【用法用量】一次 10ml,一日 3 次。

11. 止咳橘红口服液(丸、颗粒、胶囊)

【处方组成】化橘红、陈皮、法半夏、茯苓、款冬花、甘草、瓜蒌皮、紫菀、麦冬、知母、桔梗、地黄、石膏、苦杏仁(炒)、紫苏子(炒)

【功能主治】清肺,止咳,化痰。用于痰热阻肺引起的咳嗽痰多,胸满气短,咽干喉痒。

【用法用量】口服液一次 10ml,一日 2~3 次;儿童用量遵医嘱。

附:用于小儿肺炎的其他中药

1. 川贝枇杷糖浆(颗粒、口服液、片、胶囊、膏、露)

见本章"161. 小儿咳嗽"。

2. 玉屏风颗粒(胶囊、软胶囊、口服液、袋泡茶、滴丸)

【功能主治】益气,固表,止汗。用于表虚不固,自汗恶风,面色㿠白,或体虚易感风邪者。

3. 紫雪(散、胶囊、颗粒)

【功能主治】清热开窍,止痉安神。用于热入心包、热动肝风证,症见高热烦躁,神昏谵语,惊风抽搐,斑疹吐衄,尿赤便秘。

4. 牛黄清心丸(局方)

【功能主治】清心化痰,镇惊祛风。用于风痰阻窍所致的头晕目眩、痰涎壅盛、神志混乱、言语不清及惊风抽搐、癫痫。

5. 养阴清肺丸(膏、口服液、糖浆、合剂)

见本章“161. 小儿咳嗽”。

6. 九味竺黄散

【功能主治】利肺,消炎,止咳。用于小儿流感引起的肺炎、上呼吸道感染等。

7. 小青龙合剂(颗粒、胶囊、糖浆)

见本章“161. 小儿咳嗽”。

165. 小儿哮喘

〔基本概述〕

小儿哮喘是一种表现为反复发作性咳喘和呼吸困难的疾病,多数始发于4~5岁或以前。

小儿哮喘是儿童常见的慢性呼吸道疾病。近年来其发病率在世界范围内呈上升趋势,发达国家儿童哮喘的患病率高达10%以上。由于哮喘常反复发作,难以根治,所以严重影响患儿的身心健康,也给患儿家长带来了沉重的经济负担和精神压力。然而,小儿哮喘也不是不可战胜的,只要了解哮喘的起因,掌握正确的预防和控制方法,就可以有效地减少哮喘的发病次数和发病程度,逐渐摆脱哮喘的困扰。儿童哮喘如诊治不及时,随着病程的延长可产生气道不可逆性狭窄和气道重塑。因此,早期防治至关重要。为此,世界卫生组织(WHO)与美国国立卫生研究院心肺血管研究所制订了全球哮喘防治创议(GINA)方案,目前,已出版了GINA 2009版和GINA 2011版。

引起哮喘发病的原因有很多,但不外乎内因与外因,内因即体质因素,外因是环境因素。小儿哮喘与感冒、天气变化、运动过度、劳累、某些食物及药物、被动吸烟、油漆、油烟等有密切关系。此外,小动物的皮毛、室内尘螨、真菌、蟑螂、花草、花粉等,也是某些哮喘儿童的诱发因素。其中感冒是引起儿童哮喘发作的最常见因素。

小儿哮喘常见的诱发因素有七种。①接触过敏原:呼吸道感染的病原体和毒素是引起婴幼儿和儿童哮喘的主要过敏原,以病毒多见。另外,吸入尘螨、真菌、羽毛,进食异性蛋白,如鸡蛋、鱼虾、牛奶等均可引起哮喘。②呼吸道感染,尤其是病毒和支原体感染。③非特异性刺激物质:灰尘、烟、异味、冷空气等可诱发哮喘。④精神因素:少数患儿在大哭或害怕后可引起哮喘发作。⑤遗传因素:哮喘属多基因遗传疾病,患儿可有过敏性家族史。⑥运动:运动性哮喘多见于较大儿童,常于奔跑后5~10分钟以上发作。⑦药物:主要是阿司匹林及类似的解热镇痛药,以及β受体阻断药(如普萘洛尔等)两类,另外一些喷雾吸入剂也可因刺激咽喉,反射性引起支气管痉挛,如色甘酸钠、乙酰半胱氨酸等。

儿童哮喘大多与过敏性体质有关。儿童哮喘气道炎症的发生过程是诸多因素综合作用的结果。研究证实,儿童哮喘发病率的增高趋势与患儿的过敏性体质导致的易感性和环境因素有密切关系。

本病临床表现可急可缓,婴幼儿病初往往有1~2天的上呼吸道感染症状,随后出现喘息、呼吸困难,双肺满布哮鸣音,可反复发作。突然发作的喘息为儿童哮喘的主要特征,患儿可出现高调喘鸣声,呼吸频度加快、呼吸困难,婴幼儿可表现为张口呼吸、鼻翼扇动。许多患儿可伴有咳嗽,一般病初为干咳,发作消退时咳出白色黏液样痰,严重发作时可表现为烦躁不安、发绀、面色苍白、出冷汗。严重时发生肺水肿、心力衰竭。由于患儿往往表达能力较差或无表达能力,许多前驱症状仅能依靠家属的转述或医师的观察。

值得注意的是,儿童过敏性咳嗽,又称儿童变异性哮喘,临床表现极不典型,反复咳嗽为唯一主诉,不伴喘息。其特点是反复咳嗽一个月以上,干咳少痰,抗生素治疗无效,而平喘药物可缓解咳嗽。

小儿哮喘在中医学中又称为小儿吼病。中医学认为小儿哮喘的发生是诱因引动体内伏痰而发。体内伏痰的产生责之于素体肺、脾、肾三脏功能不足;诱因责之于感受外邪,接触发物,情志失调,劳倦过度等。哮喘一年四季都可发生,尤以寒冷季节及气候急剧变化时发病较多。其病机与肺、脾、肾有关,多因脾肺气虚,腠理不密,外邪所乘,使肺失宣降所致。由于肺气根于肾,如哮喘延久,肾气虚衰,可出现肾不纳气或上实下虚的证象。发作时治以化痰降气平喘为主,缓解期治以补益肺脾肾为主。

〔治疗原则〕

儿童哮喘是由多种因素共同参与的气道慢性炎症,因此对小儿哮喘的控制也是一个综合的系统治疗过程。儿童哮喘的治疗主要是去除发病诱因、控制急性发作、预防哮喘复发。

本病的治疗原则是在急性发作时尽快缓解支气管痉挛,改善缺氧症状,控制感染。目前治疗哮喘的药物包括缓解药物和控制药物,急性哮喘发作和哮喘缓解期的用药有所不同,应各有侧重。

(1)缓解药物能快速缓解支气管收缩及其他伴随的紧急症状,用于哮喘急性发作期,包括吸入型速效$β_2$受体激动剂、糖皮质激素、抗胆碱药物、口服短效$β_2$受体激动剂、短效茶碱等。

(2)控制药物能控制气道的炎症,用于哮喘慢性持续期,需长期应用,包括吸入型糖皮质激素、白三烯调节剂、缓释茶碱、长效 β_2 受体激动剂、肥大细胞膜稳定剂、糖皮质激素及特异性免疫治疗等。

(3)中医治疗小儿哮喘,发作期应以攻邪为主,未发之时则以扶正为主。通过中医中药扶正固本治疗,健脾补肾、止咳定喘、理气祛痰、活血化瘀,可以调整患儿的阴阳平衡,达到扶正祛邪、增强体质、提高抗病能力之目的,能从根本上治愈小儿哮喘,不易复发。

儿童哮喘的转归一般较好。据统计,30% ~60% 患儿到青春期可完全治愈,70% ~80% 在 10 岁以后停止发作。但有些学者认为,虽然这些患儿临床已无症状,但有的仍有气道高反应性,故只有临床症状消失的同时,呼吸功能检查完全正常才能称为痊愈。虽然进入青春期后有许多儿童哮喘可以完全缓解,甚至以后终生不再发作,但部分儿童成年后哮喘会再发;还有部分哮喘患儿即使到了青春期哮喘仍不缓解乃至持续终生。40 岁左右发病的哮喘患者,问起既往病史,大部分都说儿童时期有过哮喘。因此孩子患有哮喘,千万不要延误,治疗越早越好,应争取在青春期前治愈。

哮喘发作出现严重呼吸困难,经合理用药不缓解者,为哮喘持续状态(危重状态),可威胁生命,应积极采取措施,通过吸氧,静脉滴注氨茶碱、氢化可的松,或皮下注射肾上腺素等药物,以缓解危象。

〔用药精选〕

一、西药

1. 沙丁胺醇 Salbutamol

见本章"163. 小儿支气管炎"。

2. 特布他林 Terbutaline

本品属 β_2 肾上腺素受体激动药,能选择性激动 β_2 受体而舒张支气管平滑肌,缓解支气管痉挛等,也是气喘患者常用的药物。

【适应证】用于支气管哮喘、慢性喘息性支气管炎、阻塞性肺气肿和其他伴有支气管痉挛的肺部疾病。

【不良反应】震颤、头痛、恶心、强直性痉挛、心动过速、心悸;胃肠道障碍、皮疹和荨麻疹;睡眠失调和行为失调,如易激动、多动、坐立不安等;低钾血症。

【禁忌】对本品及其他肾上腺素受体激动药过敏者或对处方中其他成分过敏者禁用。

【孕妇及哺乳期妇女用药】因本品可舒张子宫平滑肌,抑制孕妇的子宫活动能力及分娩,应慎用。

【用法用量】吸入:①气雾剂一次 0.25 ~0.5mg(1 ~2 揿),一日 3 ~4 次,重病患者一次 1.5mg(6 揿),24 小时内的总量不应超过 6mg(24 喷);②雾化液:成人及 20kg 以上儿童,一次 5mg,一日 3 次;20kg 以下的儿童,一次 2.5mg,一日 3 次,不应超过 4 次。

口服:①成人,开始 1 ~2 周,一次 1.25mg,一日 2 ~3 次,以后可加至一次 2.5mg,一日 3 次;②儿童,按体重一次 0.065mg/kg(一次总量不应超过 1.25mg),一日 3 次。

静脉注射:一次 0.25mg,必要时 15 ~30 分钟 1 次,但 4 小时内用量不能超过 0.5mg。

【制剂】硫酸特布他林片(胶囊、颗粒、口服溶液、吸入气雾剂、吸入粉雾剂、注射剂、氯化钠注射液)

3. 氨茶碱 Aminophylline

见本章"163. 小儿支气管炎"。

4. 二羟丙茶碱 Diprophylline

本品为平滑肌松弛药,有扩张血管和支气管,加强心肌收缩及利尿作用。

【适应证】用于支气管哮喘、具有喘息症状的支气管炎、慢性阻塞性肺疾病等缓解喘息症状。也用于心源性肺水肿引起的喘息。尤适用于不能耐受茶碱的哮喘病例。

【不良反应】类似茶碱。剂量过大时可出现恶心、呕吐、易激动、失眠、心动过速、心律失常,可见发热、脱水、惊厥等症状,严重者甚至呼吸、心脏骤停。

【禁忌】对本品过敏,活动性消化道溃疡和未经控制的惊厥性疾病患者禁用。

【孕妇及哺乳期妇女用药】本品可通过胎盘屏障,也能分泌入乳汁,随乳汁排出,孕妇、产妇及哺乳期妇女慎用。

【儿童用药】新生儿血浆清除率降低,血清浓度增加,应慎用。

【老年用药】老年人因血浆清除率降低,潜在毒性增加,55 岁以上患者慎用。

【用法用量】口服。成人,一次 0.1 ~0.2g,一日 3 次;极量,一次 0.5g。静脉滴注、静脉注射:请遵医嘱。

【制剂】二羟丙茶碱片(注射剂、葡萄糖注射液、氯化钠注射液)

5. 丙酸倍氯米松 Beclometasone Dipropionate

本品为强效外用糖皮质激素类药,具有抗炎、抗过敏和止痒等作用,能抑制支气管渗出物,消除支气管黏膜肿胀,解除支气管痉挛。其抗炎作用强,气雾吸入后直接作用于呼吸道而发挥平喘作用。

【适应证】用于慢性支气管哮喘。外用治疗湿疹过敏性皮炎、神经性皮炎、接触性皮炎、牛皮癣及各种瘙痒症。倍氯米松气雾剂可用于过敏性哮喘和过敏性皮炎等疾病。

【不良反应】常见口腔及喉部的念珠菌病、声嘶,喉部刺激;偶见免疫系统失调,如皮疹、风疹、瘙痒症及红斑;罕见异常支气管痉挛,眼、脸部、嘴唇和喉部的水肿,呼吸困难和支气管痉挛和过敏反应、白内障、青光眼,库兴综合征、肾上腺抑制、儿童和青少年生长发育迟缓、骨矿物质密度减少等内分泌失调,以及焦虑、睡眠紊乱、行为改变,包括活动过度、易激怒(主要见于儿童)等精神失调。

【禁忌】对本品过敏或本品中其他附加成分过敏者禁用。

【孕妇及哺乳期妇女用药】孕妇避免大面积长期使用。

妊娠初3个月,一般不用本品。哺乳期妇女慎用。

【儿童用药】婴幼儿避免大面积长期使用。

【用法用量】吸入。成人及12岁以上儿童:轻微哮喘,一日200~400μg或以上,分2~4次用药;中度哮喘,一日600~1200μg,分2~4次用药;严重哮喘,一日1000~2000μg,分2~4次用药。

5~12岁儿童:一日200~1000μg;4岁以下儿童,一日总剂量100~400μg,分次用药。

【制剂】丙酸倍氯米松气雾剂(粉雾剂、乳膏)

6. 布地奈德 Budesonide

见本章"163. 小儿支气管炎"。

7. 布地奈德福莫特罗粉吸入剂 Budesonide and Formoterol Fumarate Powder for Inhalation

本品为复方制剂,含布地奈德和福莫特罗。

【适应证】适用于需要联合应用吸入皮质激素和长效 β_2 受体激动剂的哮喘患者的常规治疗:吸入皮质激素和"按需"使用短效 β_2 受体激动剂不能很好地控制症状的患者;或应用吸入皮质激素和长效 β_2 受体激动剂,症状已得到完全控制的患者。

【用法用量】本品不用于哮喘的初始治疗,用药应个体化,并根据病情的严重程度调节剂量。这在开始使用复方制剂时需要注意。如果某个患者所需剂量超出推荐剂量,则应增开适当剂量的β受体激动剂和/或皮质激素的处方。

推荐剂量:成人和青少年(12岁和12岁以上):80μg/4.5μg/吸,一次1~2吸,一日2次;160μg/4.5μg/吸,一次1~2吸,一日2次。

在常规治疗中,当一日2次剂量可有效控制症状时,应逐渐减少剂量至最低有效剂量。

【不良反应】布地奈德福莫特罗粉吸入剂含有布地奈德和福莫特罗,这两种药物的不良反应在使用本品时也可出现。两药合并使用后,不良反应的发生率并未增加。最常见的不良反应是 β_2 受体激动剂治疗时所出现的可预期的药理学不良反应,如震颤和心悸。这些反应通常可在治疗的几日内减弱或消失。

下面列出了与布地奈德或福莫特罗相关的不良反应。常见(>1/100):中枢神经系统:头痛;心血管系统:心悸;骨骼肌肉系统:震颤;呼吸道:口咽部念珠菌感染、咽部轻度刺激、咳嗽和声嘶。不常见:心血管系统:心动过速;骨骼肌肉系统:肌肉痉挛;中枢神经系统:焦虑、躁动、紧张、恶心、眩晕、睡眠紊乱。罕见(<1/1000):皮肤:皮疹、荨麻疹、瘙痒;呼吸道:支气管痉挛。十分罕见,但其中一些可能很严重的不良反应包括:①布地奈德:精神病学症状如抑郁、行为异常(主要见于儿童)、糖皮质激素全身作用的症状和体征(包括肾上腺功能低下)、速发和迟发性过敏反应(包括皮炎、血管神经性水肿和支气管痉挛),以及青肿等。②福莫特罗:心绞痛、高血糖症、味觉异常、血压异常。

和其他吸入治疗一样,罕见发生反常的支气管痉挛。心房颤动、室上性心动过速和期前收缩等心律失常曾见于其他 β_2 激动剂治疗时。

【禁忌】对布地奈德、福莫特罗或吸入乳糖有过敏反应的患者禁用。

【儿童用药】低于12岁的儿童有效性和安全性尚未完全确定。

【老年用药】请遵医嘱。

8. 沙美特罗替卡松 Salmeterol Xinafoate and Fluticasone Propionate

本品为复方制剂。其组分为沙美特罗和丙酸氟替卡松。丙酸氟替卡松是一种作用于局部的皮质激素,具有较高的治疗指数和强效的抗炎活性。

【适应证】预防和治疗季节性变应性鼻炎(包括枯草热)和常年性变应性鼻炎。

【用法用量】气雾剂:16岁以上的患者开始剂量为,轻度哮喘100~250μg,每日2次,中度哮喘250~500μg,每日2次,严重哮喘500~1000μg,每日2次,然后根据治疗效果调整剂量至哮喘控制或降低至最小有效剂量。4岁以上儿童:开始剂量为50μg或100μg,每日2次。然后根据治疗效果调整剂量至哮喘控制或降低至最小有效剂量。喷鼻剂使用前轻轻摇动药瓶。成人和12岁以上儿童:每日1次,每个鼻孔各2喷,以早晨用药为好,某些患者需每日2次,每个鼻孔各2喷。当症状得到控制时,维持剂量为每日1次,每鼻孔各1喷。若症状复发,可相应增加剂量,每日最大剂量为每个鼻孔不超过4喷。4~11岁的儿童:每日1次,每个鼻孔各1喷。某些患者需每日2次,每鼻孔各1喷,最大剂量为每鼻孔不超过2喷。本药仅用于鼻腔吸入。

【不良反应】经鼻应用皮质激素后曾有发生鼻中隔穿孔的报道,但极为罕见,通常见于做过鼻手术的患者。与其他鼻部吸入剂一样,本品可引起鼻、喉部干燥、刺激,有令人不愉快的味道和气味。鼻衄、头痛、过敏反应,包括皮疹、面部或舌部水肿曾有报道,罕有过敏性/过敏样反应和支气管痉挛的报道。长期、大剂量经鼻腔给予皮质激素可能导致全身性反应。

【禁忌】对本品中任何成分有过敏史者禁用。

【制剂】沙美特罗替卡松气雾剂

9. 异丙托溴铵 Ipratropium Bromide

本品通过减少肥大细胞中环磷酸鸟苷而抑制介导支气管痉挛的介质的释放。吸入本品的支气管扩张作用是局部药物对支气管平滑肌的抗胆碱能作用而引起的,非全身性作用。

【适应证】适用于慢性阻塞性支气管炎伴或不伴有肺气肿,轻到中度支气管哮喘。本品作为支气管扩张剂用于慢性阻塞性肺部疾病引起的支气管痉挛的维持治疗,包括慢性支气管炎和肺气肿。可与吸入性β受体激动剂合用于治疗慢性阻塞性肺部疾病,包括慢性支气管炎和哮喘引起的急性支气管痉挛。

【用法用量】剂量应根据个体需要加以调整。除非医师特别处方,以下为成人及学龄儿童推荐剂量:2喷/次,每日4次。需要增加药物剂量者,一般每天的剂量不宜超过12喷。如果药物治疗不能达到明显的病情改善效果或患者的状况恶化,应就诊以寻求新的治疗计划。若发生急性呼吸困难或呼吸困难迅速恶化,应立即就诊。正确使用气雾剂才能获得满意疗效。首次使用气雾剂前应先将气雾液摇匀,并将气雾器活瓣揿动1~2次。每次使用前必须遵循的规则:请遵医嘱。

【不良反应】①在临床试验中最常见的非呼吸道的不良反应是头痛、恶心和口干。②由于本品全身吸收很少,其抗胆碱能副作用如心率增加和心悸、眼部调节障碍、胃肠道蠕动紊乱、尿潴留是很少见的,并且是可逆性的,但对已有尿道梗阻的患者来讲可能增加其尿潴留的危险性。③同其他吸入治疗一样,可观察到支气管扩张性咳嗽、局部刺激,而吸入刺激所产生的支气管收缩较少出现。④眼部的不良反应:瞳孔扩大,眼压增高。闭角型青光眼慎用。⑤过敏样反应如皮疹及舌、唇、脸部血管性水肿,荨麻疹(包括巨型荨麻疹),喉痉挛和过敏反应均有报告,在一些病例中,存在阳性再激发免疫反应。这些患者中有许多人对药物和/或食物包括大豆有过敏史。

【禁忌】①本品定量气雾剂禁用于对异丙托溴铵或其他任何组分中的一种,以及阿托品或其衍生物过敏者。②本品定量气雾剂慎用于闭角性青光眼患者,特别应注意确保药物不接触到眼睛。

【制剂】异丙托溴铵气雾剂(吸入溶液),复方异丙托溴铵气雾剂

10. 富马酸酮替芬 Ketotifen

本品为平喘药,属于过敏介质阻断剂,具有抑制过敏反应介质释放作用和H_1受体拮抗作用。抗过敏作用较强,药效持续时间较长,对皮肤、胃肠、鼻部变态反应有效,对支气管哮喘有较好的防治作用。对儿童哮喘的疗效优于成年哮喘。对外源性哮喘较内源性哮喘疗效产生快。

【适应证】用于变应性支气管哮喘。

【不良反应】常见嗜睡、倦怠、口干、恶心等胃肠道反应。偶见头痛、头晕、反应迟钝、体重增加。

【禁忌】对本品过敏者、车辆驾驶员、机械操作者,以及高空作业者工作时禁用。

【孕妇及哺乳期妇女用药】孕妇慎用。早期妊娠及哺乳期妇女免用此药。

【儿童用药】新生儿或早产儿不宜使用本药。3岁以下儿童不推荐使用本药。

【老年用药】老年人应用本类药易发生低血压、精神错乱、滞呆和头晕,应慎用。

【用法用量】口服。①成人一次1mg,一日2次,极量一日4mg。②儿童:4~6岁,一次0.4mg;6~9岁,一次0.5mg;9~14岁,一次0.6mg。以上均为一日1~2次。

【制剂】富马酸酮替芬片(分散片、胶囊、口服溶液、鼻喷雾剂、鼻吸入气雾剂)

11. 孟鲁司特钠 Montelukast Sodium

本品是一种能显著改善哮喘炎症指标的强效口服制剂。对CysLT1受体有高度的亲和性和选择性,有效地抑制支气管收缩、黏液分泌、血管通透性增加及嗜酸粒细胞聚集、鼻部气道阻力和鼻阻塞的症状。

【适应证】用于15岁及15岁以上成人哮喘的预防和长期治疗,包括预防白天和夜间的哮喘症状,治疗对阿司匹林敏感的哮喘患者,以及预防运动诱发的支气管哮喘。也用于减轻季节性变应性鼻炎引起的症状。

【不良反应】不良反应较轻微,通常不需中止治疗。临床试验中,本药治疗组有≥1%的患者出现与用药有关的腹痛和头痛。

【禁忌】对本品任何成分过敏者禁用。

【孕妇及哺乳期妇女用药】孕妇及哺乳期妇女慎用。

【用法用量】口服。成人及15岁以上儿童:一次10mg,一日1次。6~14岁儿童:一次5mg,一日1次。2~5岁儿童:一次4mg,一日1次,睡前服用咀嚼片。

【制剂】孟鲁司特钠片(咀嚼片、颗粒)

12. 盐酸丙卡特罗 Procaterol Hydrochloride

本品为平喘药,β_2受体激动剂。其对支气管平滑肌的β_2肾上腺素受体有较高的选择性,从而起到舒张支气管平滑肌的作用,还具有一定的抗过敏和促进呼吸道纤毛运动作用。

【适应证】适用于支气管哮喘、喘息性支气管炎、伴有支气管反应性增高的急性支气管炎、慢性阻塞性肺部疾病。

【不良反应】偶见口干、鼻塞、倦怠、恶心、胃部不适、肌颤、头痛、眩晕或耳鸣,亦见皮疹、心律失常、心悸、面部潮红等。

【禁忌】对本品及肾上腺受体激动药过敏者禁用。

【孕妇及哺乳期妇女用药】慎用。

【儿童用药】慎用。

【老年用药】慎用或遵医嘱。

【用法用量】口服。成人,一次50μg,一日2次,清晨及睡前服用;或一次50μg,一日1次,睡前服用。6岁以上儿童,一次25μg,用法同成人。儿童可依据年龄、症状和体重用量酌情增减。

【制剂】盐酸丙卡特罗片(胶囊、口服溶液、气雾剂、粉雾剂、颗粒剂)

13. 粉尘螨滴剂 Dermatophagoides Farinae Drops

本品为特异性免疫治疗类药物。粉尘螨具有强致敏性过敏原,广泛存在于自然界中,具有过敏体质的患者吸入微量的粉尘螨过敏原即能引起哮喘或其他过敏性疾病。本品能使对粉尘螨过敏的患者产生特异性的阻断抗体和免疫耐受,从而使患者对粉尘螨的过敏反应减少,达到治疗的目的,是一种针对螨性过敏性疾病的病因治疗。

【适应证】用于粉尘螨过敏引起的变应性鼻炎、变应性哮喘的脱敏治疗。

【用法用量】一般应在过敏症状最轻微时开始治疗。在医师指导下使用。滴于舌下,含1分钟后吞服。每日1次,一般在每天的同一时间用药,最好是早饭前用药。若用药后偶尔出现疲劳症状,可将用药时间改为晚上。根据过敏程度调节剂量。常用量分为递增量和维持量,递增量为1号、2号、3号,维持量为4号、5号。或遵医嘱。

特殊需要:每日1次,每次3滴,每日1次,每次2滴。

【不良反应】本品在300名4~60岁支气管哮喘和变应性鼻炎患者中进行疗程达25周的临床试验(其中使用本品的患者为150例),试验结果表明,上述患者使用本品的安全性与安慰剂接近。与研究药物有关及可能有关的不良事件12例,主要包括皮疹、流涕、哮喘发作、咳嗽、困倦、头痛、头晕。

根据同类产品应用情况分析,服用本品可能会出现以下不良反应:①少数病例会出现胃肠道不适、轻度腹泻,或过敏症状加重,个别患者可激发轻型哮喘或荨麻疹;②少数患者会在服药后感到疲劳。

【禁忌】①呼吸道发热性感染或炎症;②哮喘发作期;③严重的急性或慢性病,炎症性疾病;④多发性硬化症;⑤自身免疫性疾病;⑥肺结核活动期;⑦严重的精神紊乱;⑧同时服用β受体阻断药[例如在治疗高血压、青光眼(眼药水中)时]或ACE抑制剂;⑨急性或慢性心血管功能不全者慎用;⑩肾功能严重低下者。

【孕妇及哺乳期妇女用药】孕妇及哺乳期妇女应用本品的安全性和有效性尚未研究。孕妇不宜开始疗程。哺乳期妇女用药请咨询医师。

【儿童用药】儿童一般4周岁以上再开始疗程。儿童一般只使用粉尘螨滴剂1号、2号、3号、4号,其中4号为长期维持量,一般不使用粉尘螨滴剂5号。尚无4岁以下儿童应用本品的临床资料。

14. 富马酸福莫特罗 Formoterol Fumarate

本品能直接兴奋支气管 β_2 受体,产生强大而持久的平喘作用。

【适应证】缓解由支气管哮喘,急、慢性支气管炎,喘息性支气管炎及肺气肿所引起的呼吸困难等多种症状。

【用量用法】成人80~160ug/日,分2次口服,儿童4ug/kg体重/日,分2~3次口服。

【不良反应】偶见震颤、心悸、恶心、呕吐。持续过量使用可能会引起心律不齐。

【制剂】富马酸福莫特罗片(粉吸入剂)

15. 扎鲁司特 Zafirlukast

扎鲁司特是一个白三烯受体拮抗类药物,能有效地预防白三烯多肽所致的血管通透性增加而引起的气道水肿,抑制白三烯多肽产生的气道嗜酸粒细胞的浸润,减少气管收缩和炎症,减轻哮喘症状。

【适应证】用于轻、中度慢性哮喘的预防及长期治疗。对于用 β_2 受体激动药治疗不能完全控制病情的哮喘患者,本品可以作为一线药物维持治疗。

【不良反应】头痛、胃肠道反应、皮疹、过敏反应(荨麻疹和血管性水肿)、轻微的肢体水肿(极少)、挫伤后出血障碍、粒细胞缺乏症、AST及ALT升高、高胆红素血症。罕见肝功能衰竭。

【禁忌】对本产品及其组分过敏、肝功能不全者禁用。

【孕妇及哺乳期妇女用药】孕妇慎用。本品能经母乳排泄,哺乳期妇女不宜服用本品。

【用法用量】口服。成人及12岁以上儿童:起始剂量一次20mg,一日2次;维持剂量,一次20mg,一日2次。根据临床反应,剂量可逐步增加至一次最大量40mg,一日2次时疗效更佳。

【制剂】扎鲁司特片

16. 茶碱 Theophylline

本品对呼吸道平滑肌有直接松弛作用。其作用机制主要为通过抑制磷酸二酯酶,使细胞内cAMP含量提高所致。此外,它还可拮抗嘌呤受体,能对抗腺嘌呤等对呼吸道的收缩作用。茶碱能增强膈肌收缩力,尤其在膈肌收缩无力时作用更显著,因此有益于改善呼吸功能。

【适应证】用于缓解成人和3岁以上儿童的支气管哮喘的发作。用于哮喘急性发作后的维持治疗。也用于缓解阻塞性肺疾病伴有的支气管痉挛的症状。

【不良反应】常见头痛、恶心、呕吐和失眠,少见消化不良、震颤和眩晕。血药浓度较高时可见发热、失水、惊厥等,严重者甚至呼吸、心跳停止。

【禁忌】对茶碱不能耐受的患者、未治愈的潜在癫痫患者禁用。严重心功能不全患者及急性心肌梗死伴有血压降低者禁用。

【孕妇及哺乳期妇女用药】本品可通过胎盘屏障,也能分泌入乳汁,随乳汁排出,孕妇、产妇及哺乳期妇女慎用。

【儿童用药】慎用。12岁以上儿童请遵医嘱。

【老年用药】老年人因血浆消除率降低,潜在毒性增加,55岁以上患者慎用。

【用法用量】口服。片剂:成人一次0.1~0.2g,一日3次;极量一次0.3g,一日1g。

控释胶囊:成人一次0.2g,一日1~2次,最大剂量一日0.6g。

缓释片:成人一次0.2~0.4g,一日1次,晚间服。3岁以上儿童可以按0.1g开始治疗,一日最大剂量不应超过10mg/kg。

【制剂】①茶碱片(缓释片、缓释胶囊、控释片、控释胶囊、氯化钠注射液);②茶碱沙丁胺醇缓释片

17. 多索茶碱 Doxofylline

本品为平喘药,口服吸收良好,可直接作用于支气管,通过抑制平滑肌细胞内的磷酸二酯酶等作用,松弛平滑肌,从

而达到抑制哮喘的作用。其松弛支气管平滑肌痉挛的作用比氨茶碱强,有镇咳作用。

【适应证】用于支气管哮喘、具有喘息症状的支气管炎及其他支气管痉挛引起的呼吸困难。

【不良反应】少见心悸、窦性心动过速、上腹不适、食欲缺乏、恶心、呕吐、兴奋、失眠。如过量服用可出现严重心律失常、阵发性痉挛。

【禁忌】凡对本品或黄嘌呤衍生物类药物过敏者、急性心肌梗死者禁用。

【孕妇及哺乳期妇女用药】哺乳期妇女禁用。妊娠期妇女慎用。

【老年用药】老年患者对本品清除率可能会不同,应进行血药浓度监测。

【用法用量】口服。成人,一次 0.2 ~ 0.4g,一日 2 次,餐前或餐后 3 小时服用。

【制剂】多索茶碱片(胶囊、颗粒、注射剂、口服溶液、葡萄糖注射液、氯化钠注射液)

18. 盐酸班布特罗 Bambuterol Hydrochloride

本品口服后在体内转化为 β_2 受体激动剂特布他林。特布他林主要激活支气管平滑肌的 β_2 受体,从而使支气管平滑肌松弛,达到平喘效果。本品还具有抑制肥大细胞释放炎症介质的作用。

【适应证】用于支气管哮喘、慢性喘息性支气管炎、慢性阻塞性肺疾病和其他伴有支气管痉挛的肺部疾病。

【不良反应】肌肉震颤、头痛、心悸、心动过速等,偶见强直性肌肉痉挛。

【禁忌】①对本品、特布他林及拟交感胺类药物过敏者禁用。②肥厚性心肌病患者禁用。

【孕妇及哺乳期妇女用药】慎用。

【儿童用药】婴幼儿应慎用。

【老年用药】应慎用,初始剂量当减少。

【用法用量】口服。成人:起始剂量为一次 10mg,一日 1 次,睡前服用;根据临床疗效,1 ~ 2 周后剂量可调整为一次 20mg,一日 1 次;肾功能不全患者(肾小球滤过率≤每分钟 50ml)起始剂量为一次 5mg,一日 1 次。

儿童:2 ~ 5 岁,一次 5mg,一日 1 次;2 ~ 12 岁,一日最高剂量不超过 10mg。

【制剂】盐酸班布特罗片(胶囊、颗粒、口服溶液)

附:用于小儿哮喘的其他西药

1. 丙酸氟替卡松 Fluticasone Propionate

【适应证】本品用于预防和治疗季节性变应性鼻炎(包括枯草热)和常年变应性鼻炎。也用于持续性哮喘的长期治疗。

2. 色甘酸钠 Sodium Cromoglicate

【适应证】用于预防支气管哮喘和变应性鼻炎等。

3. 胸腺肽 Thymopolypeptides

【适应证】用于治疗某些自身免疫性疾病,如类风湿关节炎、系统性红斑狼疮、儿童支气管哮喘和哮喘性支气管炎等。

4. 气管炎疫苗 Tracheitis Vaccine

【适应证】主要用于预防上呼吸道感染和由此引发的慢性气管炎、支气管哮喘、哮喘性支气管炎等病症。

5. 核酪注射液(口服液)Nucleotide and Casein Injection

【适应证】用于慢性支气管炎的辅助治疗。对支气管哮喘也有一定疗效。

6. 胎盘脂多糖 Human Placenta Lipopolysaccharide

【适应证】防治感冒、慢性气管炎及支气管哮喘等疾病。

7. 羧甲淀粉钠溶液 Carboxymethylstarch Sodium Solution

【适应证】免疫调节药。临床用于小儿反复呼吸道感染和由此诱发的支气管哮喘。

二、中药

1. 止嗽定喘口服液(丸、片)

【处方组成】麻黄、苦杏仁、甘草、石膏

【功能主治】辛凉宣泄,清肺平喘。用于表寒里热,身热口渴,咳嗽痰盛,喘促气逆,胸膈满闷;急性支气管炎见上述证候者。

【用法用量】口服液,一次 10ml,一日 2 ~ 3 次,儿童酌减。

2. 清咳平喘颗粒

【处方组成】石膏、金荞麦、鱼腥草、麻黄(蜜炙)、炒苦杏仁、川贝母、矮地茶、枇杷叶、紫苏子(炒)、甘草(炙)

【功能主治】清热宣肺,止咳平喘。用于急性支气管炎、慢性支气管炎急性发作属痰热郁肺证,症见咳嗽气急,甚或喘息,咯痰色黄或不爽,发热,咽痛,便干,苔黄或黄腻等。

【用法用量】开水冲服,一次 10g,一日 3 次。

3. 小儿咳喘灵颗粒(口服液)

见本章"161. 小儿咳嗽"。

4. 小儿清热止咳糖浆(口服液、合剂、颗粒、丸)

见本章"160. 小儿感冒"。

5. 止喘灵注射液(口服液、气雾剂)

【处方组成】麻黄、洋金花、苦杏仁、连翘

【功能主治】宣肺平喘,祛痰止咳。用于痰浊阻肺、肺失宣降所致的哮喘、咳嗽、胸闷、痰多;支气管哮喘、喘息性支气管炎见上述证候者。

【用法用量】肌内注射。一次 2ml,一日 2 ~ 3 次;7 岁以下儿童酌减。1 ~ 2 周为一疗程,或遵医嘱。

【使用注意】青光眼患者禁用,孕妇禁用。

6. 定喘膏

【处方组成】干姜、附子、生川乌、制天南星、血余炭、洋葱

【功能主治】温阳祛痰,止咳定喘。用于阳虚痰阻所致的

咳嗽痰多、气急喘促、冬季加重。

【用法用量】温热软化,外贴于肺俞穴。

【使用注意】本品为外贴剂,皮肤过敏者及皮肤破损处禁用。

7. 清肺消炎丸

【处方组成】麻黄、石膏、地龙、牛蒡子、葶苈子、人工牛黄、苦杏仁(炒)、羚羊角

【功能主治】清肺化痰,止咳平喘。用于痰热阻肺,咳嗽气喘,胸胁胀痛,吐痰黄稠;上呼吸道感染、急性支气管炎、慢性支气管炎急性发作及肺部感染见上述证候者。

【用法用量】口服。周岁以内小儿一次10丸,1~3岁一次20丸,3~6岁一次30丸,6~12岁一次40丸,12岁以上及成人一次60丸,一日3次。

8. 祛痰灵口服液

【处方组成】鲜竹沥、鱼腥草

【功能主治】清肺化痰。用于痰热壅肺所致的咳嗽、痰多、喘促;急、慢性支气管炎见上述证候者。

【用法用量】口服。一次30ml,一日3次;2岁以下一次15ml,一日2次;2~6岁一次30ml,一日2次;6岁以上一次30ml,一日2~3次;或遵医嘱。

9. 小儿定喘口服液

【处方组成】麻黄、金银花、苦杏仁、板蓝根、石膏、甘草、瓜蒌

【功能主治】清热化痰,宣肺定喘。用于小儿支气管哮喘急性发作期轻症,中医辨证属肺热咳喘者。症见咳喘哮鸣,痰稠难咯,发热或不发热,小便黄赤,大便干结,舌质红赤、苔黄。

【用法用量】口服。2岁以内一次5ml,3~4岁一次7.5ml,5~7岁一次10ml,一日3~4次。

10. 贝羚胶囊

见本章“161. 小儿咳嗽”。

11. 痰饮丸

【处方组成】淡附片、肉桂、苍术、麸炒白术、炒紫苏子、炒莱菔子、干姜、炒白芥子、炙甘草

【功能主治】温补脾肾,助阳化饮。用于脾肾阳虚、痰饮阻肺所致的咳嗽,气促发喘,咯吐白痰,畏寒肢冷,腰背酸冷,腹胀食少。

【用法用量】口服。一次14丸,一日2次,儿童酌减。

12. 小儿咳喘宁糖浆

【处方组成】麻黄、苦杏仁、生石膏、甘草、前胡、紫苏子、陈皮、桔梗、黄芩、桑白皮、瓜蒌、莱菔子、山楂(焦)、六神曲(焦)、麦芽(焦)

【功能主治】宣肺泄热,平喘祛痰,止咳消食。用于表邪入里,肺热壅遏,兼有食积引起的哮喘咳嗽,痰多色黄,纳呆便秘。

【用法用量】口服。初生儿至1岁,一次5ml,1~3岁一次5~10ml,4~6岁一次10~15ml,7~12岁一次10~20ml,一日3~4次。

13. 香麻寒喘贴

【处方组成】细辛、白芥子、丁香、紫金牛等

【功能主治】宣肺平喘,化痰止咳。用于儿童轻、中度支气管哮喘急性发作期寒饮停肺证的辅助治疗。

【用法用量】外用,贴于双侧肺俞、定喘和膏肓穴。每穴一次1贴,一日1次,每次贴4~6小时。疗程为4天。

附:用于小儿哮喘的其他中药

1. 小青龙合剂(颗粒、胶囊、糖浆)

见本章“161. 小儿咳嗽”。

2. 止嗽青果丸(口服液、片)

【功能主治】宣肺化痰,止咳平喘。用于风寒束肺所致的咳嗽痰盛,胸膈满闷,气促作喘,口燥咽干。

3. 降气定喘丸

【功能主治】降气定喘,祛痰止咳。用于痰浊阻肺所致的咳嗽痰多,气逆喘促;慢性支气管炎、支气管哮喘见上述证候者。

4. 七味都气丸

【功能主治】补肾纳气,涩精止遗。用于肾不纳气所致的喘促,胸闷,久咳,咽干,气短,遗精,盗汗,小便频数。

5. 理气定喘丸

【功能主治】祛痰止咳,补肺定喘。用于肺虚痰盛所致的咳嗽痰喘,胸膈满闷,心悸气短,口渴咽干。

6. 止咳定喘片(丸)

【功能主治】止咳祛痰,消炎定喘。用于支气管哮喘、哮喘性支气管炎。

7. 至灵胶囊

【功能主治】补肺益肾。用于肺肾两虚所致咳喘、浮肿等症,亦可用于各类肾病、慢性支气管哮喘、慢性肝炎及肿瘤的辅助治疗。

166. 小儿发热

〔基本概述〕

发热是多种疾病的常见症状。小儿正常体温常以肛温36.5~37.5℃,腋温36~37℃衡量。通常情况下,腋温比口温(舌下)低0.2~0.5℃,肛温比腋温约高0.5℃。若腋温超过37.4℃,且一日间体温波动超过1℃以上,可认为是发热。

根据程度,可将发热分为四种。所谓低热,指腋温为37.5~38℃;中度热38.1~39℃;高热39.1~40.4℃;超高热则为40.5℃以上。发热时间超过两周为长期发热。

小儿急性发热的主要疾病有三种。①感染性疾病:急性传染病早期,各系统急性感染性疾病。②非感染性疾病:暑热症、新生儿脱水热、颅内损伤、惊厥及癫痫大发作等。③变

态反应：过敏，异体血清，疫苗接种反应，输液、输血反应等。

小儿长期发热的主要疾病有：败血症、沙门菌属感染、结核、风湿热、幼年类风湿症等。此外，恶性肿瘤（白血病、恶性淋巴瘤、恶性组织细胞增生症）、结缔组织病等也可导致长期发热。

小儿夏天发热还可以与其他病毒感染或细菌感染，如化脓性扁桃体炎、淋巴结炎、肺炎、细菌性痢疾、伤寒，甚至乙型脑炎等有关。

小儿发热最常见的原因是感冒。但如果儿童突然高热应特别注意传染病的发生，并及时去医院诊断。最常见的传染病有以下三种。①流行性乙型脑炎。夏季最为凶险的传染病之一，病原体是一种嗜神经性病毒，通过蚊虫叮咬吸血来传播的，患者多为 10 岁以下儿童。②急性中毒型菌痢。细菌性痢疾是夏季最常见的肠道传染病，病原体是痢疾杆菌，主要表现有发热、腹痛、腹泻和解脓血便的症状。在细菌性痢疾中有一种称为中毒型菌痢，多见于 2 ~ 7 岁的小儿。③伤寒。由伤寒沙门病菌引起的急性肠道传染病，多因水源污染而引起局部流行。伤寒病主要表现有持续高热、表情淡漠、反应迟钝，还有肝脾肿大、皮肤出现玫瑰疹、腹胀腹泻等表现。

高热在中医学中又称大热、壮热，是指体温（腋温）高于 39℃的急症。小儿高热分外感与内伤两大类：外感高热为邪毒入侵，正邪相争；内伤高热则多正气虚损，阴阳失调。在临床上高热除常见于急性感染性疾病或传染性疾病外，也可见于过敏或变态反应性疾病、结缔组织疾病、血液病等。在高热过程中，易见痉、厥、闭、脱之危症。因此，对小儿高热应在积极查明原因的同时及时对症救治。

〔治疗原则〕

对小儿发热的治疗主要包括病因治疗和对症治疗两个方面，同时要注意做好护理工作。对高热的患儿要及时妥善处理，以免导致小儿电解质失调，发生脱水而引起酸中毒，或出现惊风等。因此，孩子出现 40°C 以上高热就必须紧急处理。对病因明确的细菌感染性疾病可选用敏感有效的抗生素对因治疗。

有的父母在孩子生病后非常急躁，一发热就让医师给孩子输液，这也是不对的。因为输液对细菌型的感染比较有效，而且对比较严重的细菌感染更有效，这时选择抗生素输液可以进行较快的治疗，但普通的细菌型感染吃点药就足够了，尽量不要输液。在孩子发生病毒感染时更多的是靠自身抗体来抵御，药物只是起辅助性作用，医师一般都是用些清热解毒的中药对症治疗，虽然现在有一些抗病毒的口服或静脉注射类药物，但是疗效并不明显，所以，病毒感染时没有必要输液。输液越多，发生药物过敏的机会就越大，这比打针吃药都要受罪。

在照顾发热的孩子时，首先就是对他们的体温进行控制，不要让他们热得太高，1 个月以下的婴儿不能吃退热药，只能用物理降温的方法来进行，所以，应该把包孩子的被包和衣服打开，必要时用空调调节一下室内的温度，但不要用风直吹。给孩子用毛巾蘸温水擦擦身体，用温水洗洗澡也可以。

大一点的孩子可以吃药，但是也要在 38.5℃以上的时候再吃，如果孩子只是有点发热并没有其他不适，则无须在短时间内把体温降下来，尤其是发热原因还没确定的时候。因为人的体温升高也是人体抵抗外来细菌、病毒侵入的一种有效方式，体温每上升一度，抵抗力就随之增加，所以，不查病根的单纯降温对孩子不但没有好处，反而可能降低机体的抵抗能力。

饮食方面总体原则是易消化、富有营养、少量多次和增加饮水，避免强求小儿饮食量而导致小儿胃肠负担重。小儿的胃肠功能本身就薄弱，所以发热的小儿很容易出现食欲减退、恶心、呕吐、腹痛和腹泻等表现。尤其病程长、持续高热的孩子更应注意补充营养，因此，在每次热退后精神、食欲好转时要及时给孩子加餐。食物要软、易消化、清淡，如米汤、稀粥、乳制品、豆制品、蔬菜、面条等；同时发热是一种消耗性病症，因此还应给小儿补充含高蛋白的食物，如肉、鱼、蛋等，但要少荤、少油腻食物；也可吃少量水果。饮水、饮食都要少量多次，切不可暴饮暴食。

〔用药精选〕

一、西药

（一）对症治疗用西药

1. 对乙酰氨基酚 Paracetamol

见本章“160. 小儿感冒”。

2. 对乙酰氨基酚维生素 C 泡腾片 Paracetamol and Vitamin C Effervescent Tablets

本品是由对乙酰氨基酚的维生素 C 组成的复方制剂，其中对乙酰氨基酚为非甾体类解热镇痛药，通过抑制前列腺素的合成产生解热镇痛作用。

【适应证】解热镇痛药。适用于成人及 25kg 以上儿童解热及镇痛，如感冒、流感、头痛、牙痛、痛经等。

【用法用量】本品为泡腾片，完全溶解于水后，口服。成人及 50kg 以上的儿童（15 岁以上）：一次 1 ~ 2 片，4 小时后再次服用，每日最大剂量为 6 片。儿童：每日最大量为 60mg/kg，一般剂量为 25 ~ 30kg（8 ~ 10 岁）儿童每次 1 片，6 小时后可再次服用，每日最多 5 片；30 ~ 35kg（10 ~ 12 岁）儿童，每次 1 ~ 2 片，6 小时后可再次服用，每日最多 5 片；35 ~ 50kg（12 ~ 15 岁）儿童，每次 1 ~ 2 片，6 小时后可再次服用，每日最多 6 片，必要时请遵医嘱。25kg 以下儿童用药，必须有医师指导。

【不良反应】像所有化学药品一样，本品对某些人或轻或重地造成一些不良反应；极特殊时，出现皮疹或过敏反应，此时应立即停药咨询医师;极个别出现血小板降低,鼻、牙龈出血;大量服用维生素 C(1g 以上),可能会导致某些人肾结石,也可能对一些缺 G6PD 的患者增加溶血作用(红细胞被破坏)。大量服用对乙酰氨基酚会导致肝、肾功能损害及造血功能损害。

【禁忌】①对乙酰氨基酚过敏者、维生素过敏者禁用。②肝脏功能损坏、服用大量维生素 C 产生肾结石者禁用。

【儿童用药】25kg 以下儿童用药,必须有医师指导,50kg(约 15 岁)以下儿童服用本品须减量使用。

【老年用药】对乙酰氨基酚主要通过肾脏排泄,因此老年患者应适当减量或延长用药间隔时间。

【孕妇及哺乳期妇女用药】本品可通过胎盘,故应考虑到孕妇用本品可能对胎儿造成不良影响。

3. 布洛芬混悬液 Ibuprofen Suspension

见本章“160. 小儿感冒”。

4. 赖氨匹林 Lysine Acetylsalicylate

本品为阿司匹林和赖氨酸复盐,能抑制环氧合酶,减少前列腺素的合成,具有解热、镇痛、抗炎作用。

【适应证】用于发热及轻、中度的疼痛。

【用法用量】肌内注射或静脉注射,以 4ml 注射用水或 0.9% 氯化钠注射液溶解后注射。①成人:一次 0.9~1.8g,一日 2 次。②儿童:一日按体重 10~25mg/kg,分 2 次给药。

【不良反应】①与任何可引起低凝血酶原血症、血小板减少、血小板聚集功能降低或消化道溃疡出血的药物同用时,可有加重凝血障碍及引起出血的危险。②与抗凝血药(双香豆素、肝素等)、溶栓药(链激酶、尿激酶)同用,可增加出血的危险。③尿碱化药(碳酸氢钠等)、抗酸药(长期大量应用)可增加本品自尿中排泄,使血药浓度下降。但当本品血药浓度已达稳定状态而停用碱性药物,又可使本品血药浓度升高到毒性水平。碳酸酐酶抑制药可使尿碱化,但可引起代谢性酸中毒,不仅能使血药浓度降低,而且使本品透入脑组织中的量增多,从而增加毒性反应。④尿酸化。

【禁忌】下列情况应禁用:活动性消化性溃疡或其他原因引起的消化道出血;血友病或血小板减少症;有阿司匹林或其他非甾体抗炎药过敏史者,尤其是出现哮喘、神经血管性水肿或休克者禁用。

【制剂】注射用赖氨匹林

(二)抗感染用西药

1. 阿莫西林 Amoxicillin

见本章“163. 小儿支气管炎”。

2. 阿莫西林克拉维酸钾 Amoxicillin and Clavulanate Potassium

见本章“163. 小儿支气管炎”。

3. 头孢克洛 Cefaclor

见本章“163. 小儿支气管炎”。

4. 青霉素 Benzylpenicillin

见第本章“164. 小儿肺炎”。

5. 苄星青霉素 Benzathine Benzylpenicillin

苄星青霉素为一长效青霉素,通过抑制细菌细胞壁合成而发挥杀菌作用,抗菌谱与青霉素相似。肌内注射后缓慢游离出青霉素而呈抗菌作用,吸收较慢、维持时间长。由于在血液中浓度较低,不能替代青霉素用于急性感染。

【适应证】用于风湿热,治疗各期梅毒,也可用于控制链球菌感染的流行。

【禁忌】有青霉素类药物过敏史者或青霉素皮肤试验阳性患者禁用。

【不良反应】①过敏反应:见青霉素。②二重感染:见青霉素。

【用法用量】临用前加适量灭菌注射用水使成混悬液。

肌内注射。成人,一次 60 万~120 万 U,2~4 周 1 次;小儿,一次 30 万~60 万 U,2~4 周 1 次。

【制剂】注射用苄星青霉素

6. 苯唑西林 Oxacillin

【适应证】①用于治疗产青霉素酶葡萄球菌感染,包括败血症、心内膜炎、肺炎和皮肤、软组织感染等。②化脓性链球菌或肺炎球菌与耐青霉素葡萄球菌所致的混合感染。

【孕妇及哺乳期妇女用药】孕妇应仅在的确有必要时使用本品。少量本品从乳汁中分泌,哺乳期女性用药时宜暂停哺乳。

【儿童用药】新生儿,尤其早产儿应慎用。

【老年用药】应在医师指导下,根据肾功能情况调整用药剂量及间期。

【禁忌】有青霉素类药物过敏史者或青霉素皮肤试验阳性患者禁用。

【不良反应】①过敏反应:见青霉素。②胃肠反应:可引起恶心、呕吐、腹胀、腹泻、食欲不振等,偶见梭状芽孢杆菌引起的抗生素关联性肠炎。③偶可引起血清转氨酶升高,停药后症状消失。④大剂量静脉给药(16~18g),尤其患者有肾功能损害时可引起神经系统反应,如神志不清,抽搐、惊厥。⑤偶见有中性粒细胞减少症或粒细胞缺乏症。⑥急性间质性肾炎伴肾衰竭也有报告。⑦有报道婴儿使用大剂量后出现血尿、蛋白尿和尿毒症。

【用法用量】①成人肌内注射,每 0.5g 加灭菌注射用水 2.8ml,一日 4~6g,分 4 次给药;静脉滴注一日 4~8g,分 2~4 次给药,严重感染一日剂量可增加至 12g。

②小儿肌内或静脉注射时,体重 40kg 以下者,每 6 小时按体重给予 12.5~25mg/kg,体重超过 40kg 者予以成人剂量。新生儿体重低于 2kg 者,日龄 1~14 天者每 12 小时按体重 25mg/kg,日龄 15~30 天者每 8 小时按体重 25mg/kg;体重超过 2kg 者,日龄 1~14 天者每 8 小时按体重 25mg/kg,日龄 15~30 天者每 6 小时按体重 25mg/kg。

【制剂】注射用苯唑西林钠

7. 氯唑西林 Cloxacillin

本品为半合成青霉素,具有耐酸、耐青霉素酶的特点,对革兰阳性球菌和奈瑟菌属有抗菌活性，对葡萄球菌属（包括金黄色葡萄球菌和凝固酶阴性葡萄球菌）产酶株的抗菌活性较苯唑西林强，但对青霉素敏感葡萄球菌和各种链球菌的抗菌作用较青霉素为弱，对耐甲氧西林葡萄球菌无效。

【适应证】①用于治疗产青霉素酶葡萄球菌感染，包括败血症、心内膜炎、肺炎和皮肤、软组织感染等。②也可用于化脓性链球菌或肺炎球菌与耐青霉素葡萄球菌所致的混合感染。

【禁忌】有青霉素类药物过敏史者或青霉素皮肤试验阳性患者禁用。

【孕妇及哺乳期妇女用药】孕妇服用本品时应充分权衡利弊。哺乳期妇女应慎用或在服用本品时暂停哺乳。

【儿童用药】本品能与胆红素竞争与血清蛋白的结合，有黄疸的新生儿应慎用本品。

【老年用药】老年患者服用本品时须调整剂量。

【不良反应】①过敏反应：见青霉素。②静脉注射偶可产生恶心、呕吐和 AST 及 ALT 升高。③大剂量注射可引起抽搐等中枢神经系统毒性反应。④有报道婴儿使用大剂量后出现血尿、蛋白尿和尿毒症。⑤个别病例发生粒细胞缺乏症或淤胆型黄疸。

【用法用量】肌内注射。注射时可加 0.5% 利多卡因减少局部疼痛。①成人，一日 2g，分 4 次；②小儿，一日按体重 25～50mg/kg，分 4 次。

静脉滴注。①成人，一日 4～6g，分 2～4 次。②小儿，一日按体重 50～10mg/kg，分 2～4 次。③体重低于 2kg 的新生儿：日龄 1～14 天者每 12 小时按体重予 25mg/kg；日龄 15～30 天者每 8 小时按体重予 25mg/kg；体重超过 2kg 的新生儿，日龄 1～14 天者，每 8 小时按体重予 25mg/kg。日龄 15～30 天者，每 6 小时按体重予 25mg/kg。

【制剂】注射用氯唑西林钠，氯唑西林钠胶囊（颗粒）

8. 氟氯西林 Flucloxacillin

氟氯西林为半合成异 χ 唑类青霉素，通过侧链改变形成空间位阻，有效对抗细菌耐青霉素酶作用；其强大的抗菌作用源于干扰细菌细胞壁黏肽的生物合成，可有效对抗耐青霉素的金黄色葡萄球菌感染和对青霉素敏感的金黄色葡萄球菌、溶血性链球菌（化脓链球菌）、肺炎双球菌等所致的感染。

【适应证】①葡萄球菌所致的各种周围感染，但对耐甲氧西林的金黄色葡萄球菌（MRSA）感染无效。②产青霉素酶葡萄球菌所致的各种感染，包括软组织感染，如脓肿、疖、痈、蜂窝织炎、创口感染、烧伤、中/外耳炎、皮肤移植保护、皮肤溃疡、湿疹、痤疮、手术预防用药。③呼吸道感染，如肺炎、脓胸、肺脓肿、鼻窦炎、咽炎及扁桃体炎；④其他感染，如心内膜炎、脑膜炎、败血症、奈瑟菌感染、败血症性流产、产褥期感染、骨髓炎。

【禁忌】对青霉素或本品其他成分过敏者禁用。

【孕妇及哺乳期妇女用药】只有当潜在的优势大于潜在的危险时，才将氟氯西林用于孕妇及哺乳期妇女。本品可少量分泌入乳汁，因此有引起婴儿致敏的危险，但这种危险性很小。

【老年用药】肾功能严重减退时，应适当减少使用量。

【不良反应】①与青霉素相似，可发生各种过敏反应，但较少。②偶见胃肠道不良反应，如轻度而短暂的恶心、呕吐、腹泻、肝炎和胆汁郁积性黄疸。③可见典型的过敏反应，如荨麻疹、紫癜、斑疹和斑丘疹。④大剂量非肠道给药可出现神经毒性、中性粒细胞减少症和白细胞减少症。⑤静脉给药曾观察到血栓性静脉炎。

【用法用量】肌内注射或静脉推注。

①成人，肌内注射常用量一次 250mg，一日 3 次；重症一次 500mg，一日 4 次。静脉注射：一次 500mg，一日 4 次，将药物溶于 10～20ml 注射用水或葡萄糖输液中静脉推注，每 4～6 小时 1 次。一日量不超过 8g。

②儿童：2 岁以下按成人量的 1/4；2～10 岁按成人量的 1/2，根据体重适当调整。也可按照一日 25～50mg/kg，分次给予。

口服。成人一次 0.25g，一日 4 次，应于饭前至少半小时服用，重症感染，剂量加倍。儿童参考用量：据文献资料记载，2 岁以下按成人口服剂量的 1/4 给药，2～10 岁按成人剂量的 1/3 给药。

【制剂】氟氯西林片（胶囊），注射用氟氯西林钠

9. 氨苄西林 Ampicillin

本品为广谱半合成青霉素，属于 β-内酰胺类抗生素，毒性极低。氨苄西林抗菌谱与青霉素相似，对溶血性链球菌、肺炎链球菌和不产青霉素酶的葡萄球菌具有较强的抗菌作用，与青霉素相仿或稍逊于青霉素。氨苄西林对草绿色链球菌亦有良好的抗菌作用，对肠球菌属和李斯特菌属的作用优于青霉素。

【适应证】用于敏感菌所致的呼吸道感染、胃肠道感染、尿路感染、软组织感染、心内膜炎、脑膜炎、败血症等。

【不良反应】不良反应与青霉素相仿，以过敏反应较为常见。①皮疹是最常见的反应，多发生于用药后 5 天，呈荨麻疹或斑丘疹。②亦可发生间质性肾炎。③过敏性休克偶见，一旦发生，必须就地抢救，予以保持气道畅通、吸氧及给用肾上腺素、糖皮质激素等治疗措施。④偶见粒细胞和血小板减少。⑤少见抗生素相关性肠炎。⑥少数患者出现 AST 及 ALT 升高。⑦大剂量氨苄西林静脉给药可发生抽搐等神经系统毒性症状。⑧婴儿应用氨苄西林后可出现颅内压增高，表现为前囟隆起。

【禁忌】有青霉素类药物过敏史或青霉素皮肤试验阳性尿酸性肾结石、痛风急性发作、活动性消化道溃疡患者禁用。

【孕妇及哺乳期妇女用药】孕妇应在确有必要时使用本品。哺乳期妇女用药宜暂停哺乳。

【儿童用药】慎用。婴儿应用氨苄西林后可出现颅内压增高，表现为前囟隆起。

【老年用药】由于生理性肾功能的衰退，老年患者用量应

适当减少。

【用法用量】口服。宜空腹口服。①成人一次0.5g,一日3次;②儿童,6~12岁0.25g,2~6岁0.17g,一日3次。1岁以下儿童按一日按体重0.05~0.15g/kg,分3~4次服用。或遵医嘱。肌内注射、静脉滴注或注射:请遵医嘱。

【制剂】氨苄西林钠胶囊,注射用氨苄西林钠,注射用氨苄西林钠舒巴坦钠

10. 替卡西林 Ticarcillin

本品为广谱半合成青霉素,属羧基青霉素类。其抗菌作用机制同青霉素。对铜绿假单胞菌和吲哚阳性变形杆菌等革兰阴性杆菌作用强(比青霉素G强数倍),但对革兰阳性菌的作用比天然青霉素或氨基青霉素小。

【适应证】主要用于革兰阴性菌感染,包括变形杆菌、大肠埃希菌、肠杆菌属、淋球菌、流感杆菌等所致的全身感染。铜绿假单胞菌感染,对于铜绿假单胞菌所致的下呼吸道感染、骨关节感染、腹腔感染、盆腔感染、尿路感染、败血症和皮肤、软组织感染等,常需与氨基糖苷类或氟喹诺酮类药物联合应用。

【禁忌】对本品或其他青霉素类过敏者禁用。

【孕妇及哺乳期妇女用药】孕妇及哺乳期妇女慎用。

【不良反应】①过敏反应。皮疹、药物热等过敏反应较为多见,过敏性休克少见。②肝脏偶有血清转氨酶升高,甚至出现恶心、呕吐、肝大和压痛等轻型无黄疸型肝炎症状,肝活检显示点状肝细胞坏死。③大剂量应用,可使血小板功能异常或干扰其他凝血机制。产生出血性疾患,如紫癜、黏膜出血、鼻衄及注射部位或小手术操作出血等。④神经毒性反应有报道,静脉注射高浓度本品可出现惊厥、抽搐、癫痫发作、短暂的精神失常等神经毒性症状。肾功能不全患者尤易发生。⑤肌内注射或静脉给药时,可出现局部疼痛、红肿、硬结,严重者可致血栓性静脉炎。

【用法用量】成人,一日量200~300mg/kg,分次给予,或一次3g,根据病情每3、4或6小时1次。按每克药物用4ml溶剂溶解后缓缓静脉注射或加入适量溶剂中静脉滴注1/2~1小时。泌尿系感染可肌内注射给药,一次1g,一日4次,用0.25~0.5%利多卡因注射液2~3ml溶解后深部肌内注射。儿童用量,请遵医嘱。

【制剂】注射用替卡西林钠

11. 替卡西林钠克拉维酸钾 Ticarcillin Sodium and Clavulanate Potassium

替卡西林是青霉素类广谱杀菌剂,而克拉维酸则是一种不可逆性高效β-内酰胺酶抑制剂。克拉维酸通过阻断β-内酰胺酶,破坏细菌的防御屏障,与替卡西林配伍成为具有广谱杀菌作用的抗生素,适用于对广泛的细菌感染性疾病的经验治疗。

【适应证】用于各种细菌严重感染:败血症、菌血症、腹膜炎、腹腔内脓肿、特殊人群(继发于免疫系统抑制或受损)的感染、术后感染、骨及关节感染、皮肤及软组织感染、呼吸道感染、严重的或复杂的泌尿道感染(如肾盂肾炎)、耳鼻喉感染。

【不良反应】过敏反应如皮疹、大疱疹、荨麻疹。恶心、呕吐和腹泻。AST和/或ALT增高。个别报道出现肝炎和胆汁淤积型黄疸。罕见假膜性结肠炎、低钾血症、惊厥。血小板减少症,白细胞减少症和出血现象。静脉注射部位血栓性静脉炎。

【禁忌】对β-内酰胺类抗生素过敏者禁用。

【孕妇及哺乳期妇女用药】本品用于孕妇应权衡利弊,不推荐孕妇使用;本品可用于哺乳期妇女。

【用法用量】静脉滴注,不用于肌内注射。使用时,将1.6g或3.2g本品用10ml无菌注射用水相应的50ml或100ml,或5%葡萄糖注射液相应的100ml或100~150ml溶解,然后再移至输液容器中,稀释成相应容积溶液后于30~40分钟内静脉滴注。

成人(包括老年人)常用剂量,一次1.6~3.2g,每6~8小时给药1次。最大剂量,一次3.2g,每4小时给药1次。儿童用量:请遵医嘱。

【制剂】注射用替卡西林钠克拉维酸钾

12. 哌拉西林 Piperacillin

哌拉西林是半合成青霉素类抗生素,具有广谱抗菌作用。本品对大肠埃希菌、变形杆菌属、沙雷菌属、克雷伯菌属、肠杆菌属、枸橼酸菌属、沙门菌属和志贺菌属等肠杆菌科细菌,以及铜绿假单胞菌、不动杆菌属、流感嗜血杆菌、奈瑟菌属等其他革兰阴性菌均具有良好的抗菌作用。本品对肠球菌属,A组、B组溶血性链球菌,肺炎链球菌,以及不产青霉素酶的葡萄球菌亦具有一定抗菌活性。包括脆弱拟杆菌、梭状芽孢杆菌等许多厌氧菌也对哌拉西林敏感。

【适应证】①敏感肠杆菌科细菌、铜绿假单胞菌、不动杆菌属所致的败血症、上尿路及复杂性尿路感染、呼吸道感染、胆道感染、腹腔感染、盆腔感染及皮肤、软组织感染等。②与氨基糖苷类联合可用于有粒细胞减少症免疫缺陷患者的感染。

【不良反应】①过敏反应:青霉素类药物过敏反应较常见,包括荨麻疹等各类皮疹、白细胞减少、间质性肾炎、哮喘发作和血清病型反应,严重者如过敏性休克偶见;过敏性休克一旦发生,必须就地抢救,予以保持气道畅通、吸氧及给用肾上腺素、糖皮质激素等治疗措施。②局部症状:局部注射部位疼痛、血栓性静脉炎等。③消化道症状:腹泻、稀便、恶心、呕吐等,抗生素相关性肠炎罕见。④个别患者可出现胆汁淤积型黄疸。⑤中枢神经系统症状:头痛、头晕和疲倦等。⑥肾功能减退者应用大剂量时,因脑脊液浓度增高,出现青霉素脑病,故此时应按肾功能进行剂量调整。⑦其他:念珠菌二重感染、出血等。

【禁忌】有青霉素类药物过敏史或青霉素皮肤试验阳性患者禁用。

【孕妇及哺乳期妇女用药】孕妇应仅在确有必要时使用

本品。哺乳期妇女用药时宜暂停哺乳。

【用法用量】本品可供静脉滴注和静脉注射。

①成人:中度感染一日8g,分2次静脉滴注;严重感染一次3~4g,每4~6小时静脉滴注或注射。一日总剂量不超过24g。②儿童:婴幼儿和12岁以下儿童的剂量为一日按体重100~200mg/kg。新生儿体重低于2kg者,出生后第1周每12小时50mg/kg,静脉滴注,第2周起50mg/kg,每8小时1次。新生儿体重2kg以上者出生后第1周每8小时50mg/kg,静脉滴注,1周以上者每6小时50mg/kg。

【制剂】注射用哌拉西林钠

13. 美洛西林 Mezlocillin

美洛西林钠是一种高效苯咪唑青霉素类抗生素,从胃肠道吸收困难,常用其钠盐供肠道外给药。本品抗菌作用类似于羧苄青霉素,但其作用范围更广,抗菌谱也较天然青霉素广泛。

【适应证】用于大肠埃希菌、肠杆菌属、变形杆菌等革兰阴性杆菌中敏感菌株所致的呼吸系统、泌尿系统、消化系统、妇科和生殖器官等感染,如败血症、化脓性脑膜炎、腹膜炎、骨髓炎、皮肤及软组织感染,以及眼、耳、鼻、喉科感染。

【禁忌】对青霉素类抗生素过敏者禁用。

【不良反应】①食欲缺乏、恶心、呕吐、腹泻、肌内注射局部疼痛和皮疹,且多在给药过程中发生,大多程度较轻,不影响继续用药,重者停药后上述症状迅速减轻或消失。②少数病例可出现AST及ALT、碱性磷酸酶升高及嗜酸粒细胞一过性增多。③中性粒细胞减少、低钾血症等极为罕见。

【用法用量】用法:肌内注射、静脉注射或静脉滴注。

用量:①成人一日2~6g,严重感染者可增至8~12g,最大可增至15g;②儿童,按体重一日0.1~0.2g/kg,严重感染者可增至0.3g/kg。

【制剂】注射用美洛西林钠,美洛西林钠注射液

14. 阿洛西林 Azlocillin

本品为青霉素类抗生素,第三代广谱半合成青霉素,对革兰阳性菌、阴性菌及铜绿假单胞菌均有良好的抗菌作用。

【适应证】用于敏感的革兰阳性菌及阴性菌所致的各种感染及铜绿假单胞菌感染,包括败血症,脑膜炎,心内膜炎,化脓性胸膜炎,腹膜炎及下呼吸道、胃肠道、胆道、泌尿道、骨及软组织和生殖器官等感染,妇科,产科感染,恶性外耳炎,烧伤,皮肤及手术感染等。

【不良反应】可出现胃肠道反应,如恶心、呕吐、腹胀、腹泻、食欲不振等,口服给药时较常见。其他尚有静脉炎。大剂量应用可出现神经系统反应,如抽搐、痉挛、神志不清。个别人转氨酶升高。尚可见药物热等过敏反应。少数人可发生白色念珠菌继发感染。

【禁忌】对青霉素类抗生素过敏者禁用。

【孕妇及哺乳期妇女用药】本品可透过胎盘进入胎儿血循环,并少量随乳汁分泌,应用后可使婴儿致敏和引起腹泻、皮疹、念球菌属感染等。孕妇及哺乳期妇女应用须权衡利弊。

【老年用药】老年患者肾功能减退,须调整剂量。

【用法用量】加入适量5%葡萄糖氯化钠注射液或5%~10%葡萄糖注射液中,静脉滴注。①成人:一日6~10g,严重病例可增至10~16g,一般分2~4次滴注。②儿童:按体重一日75mg/kg,婴儿及新生儿按体重一日100mg/kg,分2~4次滴注。

【制剂】注射用阿洛西林钠、阿洛西林钠注射液

15. 头孢羟氨苄 Cefadroxil

头孢羟氨苄为第一代口服的头孢菌素,对革兰阳性菌一般有较好的抗菌作用,对革兰阴性菌和部分厌氧菌亦有一定的抗菌活性。通过抑制细菌细胞壁的合成而产生杀菌作用。

【适应证】主要用于敏感菌所致的下列感染。①上呼吸道感染:扁桃体炎、喉炎、咽炎、中耳炎、鼻窦炎、乳突炎。②下呼吸道感染:急性及慢性支气管炎、支气管扩张症、支气管肺炎、大叶性肺炎、肺脓肿。③ 尿路感染:尿道炎、膀胱炎、肾盂肾炎、前列腺炎。④皮肤软组织感染:伤口感染、脓肿、蜂窝织炎、疖病、骨髓炎。

【不良反应】不良反应少而轻,总发生率约为4%,以胃肠道反应为主。少数人有恶心、食欲下降、皮疹等,停药后自行消失。偶可发生过敏性休克,也可出现尿素氮,血清转氨酶、血清碱性磷酸酶一过性升高。

【禁忌】对本品及头孢菌素类过敏者禁用。

【孕妇及哺乳期妇女用药】孕妇用药需有确切适应证。本品亦可进入乳汁,虽至今尚无哺乳期妇女应用头孢菌素类发生问题的报告,但仍须权衡利弊后应用。

【老年用药】老年患者肾功能减退,须调整剂量。

【用法和剂量】口服。胶囊剂、片剂:①成人一次0.5~1.0g,一日2次;②儿童:按体重一次15~20mg/kg,一日2次;A组溶血性链球菌咽炎及扁桃体炎每12小时15mg/kg;疗程至少10天。③成人肾功能减退者首次剂量为1g饱和量,然后根据肾功能减退程度予以延长给药间期。肌酐清除率为25~50ml/min、10~25ml/min和0~10ml/min时,分别每12小时、24小时和36小时服药500mg。

颗粒剂:溶于40℃以下的温开水内口服。①成人:一天1~2g,分2~3次服;②小儿一天30mg/kg体重,分2次服。或遵医嘱。

【制剂】头孢羟氨苄胶囊(片、分散片、咀嚼片、颗粒、干混悬剂)

16. 头孢呋辛 Cefuroxime

见本章“164. 小儿肺炎”。

附:用于小儿发热的其他西药

1. 阿司匹林 Aspirin

【适应证】用于发热(感冒、流感等)、疼痛(头痛、牙痛、神经痛、肌肉痛和痛经等)、风湿病(急性风湿热、风湿性关节

炎、类风湿关节炎),以及预防暂时性脑缺血发作、心肌梗死或其他手术后的血栓形成。近年来,由于发现阿司匹林不良反应较多,因此在感冒方面的应用较少,儿童或青少年服用可能发生少见但致命的 Reye 综合征。

2. 阿苯片(糖丸)Aspirin and phenobarbital Tablets

【适应证】本品为复方制剂,含阿司匹林和苯巴比妥。阿司匹林能抑制前列腺素合成,有解热镇痛作用;苯巴比妥为中枢抑制药,有镇静、安眠、抗惊厥作用。用于6岁以下小儿解热、镇痛、镇惊。

3. 复方氨基比林注射液 Compound Amidopyrine Injection

【适应证】本品为氨基比林、安替比林和巴比妥的复方制剂,具有解热、镇痛及抗炎作用,且解热镇痛作用较强。主要用于发热、头痛、偏头痛、神经痛、牙痛及风湿痛。

4. 头孢唑林 Cefazolin

【适应证】①敏感细菌所致的中耳炎、支气管炎、肺炎等呼吸道感染、尿路感染、皮肤软组织感染、骨和关节感染、败血症、感染性心内膜炎、肝胆系统感染及眼、耳、鼻、喉科等感染。②外科手术前的预防用药。

5. 头孢拉定 Cefradine

【适应证】用于敏感菌所致的急性咽炎、扁桃体炎、中耳炎、支气管炎和肺炎等呼吸道感染、泌尿生殖道感染及皮肤软组织感染等。

6. 头孢氨苄 Cefalexin

【适应证】用于敏感菌引起的下列部位的轻、中度感染。①扁桃体炎、扁桃体周炎、咽喉炎、支气管炎、肺炎、支气管肺炎、哮喘和支气管扩张感染及手术后胸腔感染。②急性及慢性肾盂肾炎、膀胱炎、前列腺炎及泌尿生殖系感染。③中耳炎、外耳炎、鼻窦炎。④上颌骨周炎、上颌骨骨膜炎、上颌骨骨髓炎、急性腭炎、牙槽脓肿、根尖性牙周炎、智齿周围炎、拔牙后感染。⑤睑腺炎、眼睑炎、急性泪囊炎。⑥毛囊炎、疖、丹毒、蜂窝织炎、脓疱、痈、痤疮感染、皮下脓肿、创伤感染、乳腺炎、淋巴管炎等。

7. 头孢丙烯 Cefprozil

【适应证】用于敏感菌所致的下列轻、中度感染。①上呼吸道感染:包括化脓性链球菌性咽炎/扁桃体炎、中耳炎、急性鼻窦炎。②下呼吸道感染:包括急性支气管炎和慢性支气管炎急性发作。③皮肤和皮肤软组织感染。

8. 头孢噻肟 Cefotaxime

见本章“164. 小儿肺炎”。

9. 头孢曲松 Ceftriaxone

【适应证】用于敏感致病菌引起的:①脓毒血症、脑膜炎、播散性莱姆病(早、晚期)、腹部感染(腹膜炎、胆道及胃肠道感染);②骨、关节、软组织、皮肤及伤口感染;③免疫机制低下患者之感染;④肾脏及泌尿道感染;⑤呼吸道感染,尤其是肺炎、耳鼻喉感染;⑥生殖系统感染,包括淋病;⑦术前预防感染。

10. 头孢哌酮 Cefoperazone

【适应证】用于敏感菌所致的各种感染,如肺炎及其他下呼吸道感染、尿路感染、胆道感染、皮肤软组织感染、败血症、腹膜炎、盆腔感染等,后两者宜与抗厌氧菌药联合应用。

11. 头孢哌酮钠舒巴坦钠 Cefoperazone Sodium and Sulbactam Sodium

见本章“164. 小儿肺炎”。

12. 头孢他啶 Ceftazidime

见本章“164. 小儿肺炎”。

13. 头孢克肟 Cefixime

【适应证】用于对头孢克肟敏感的链球菌属(肠球菌除外),肺炎球菌、淋球菌、卡他布壮汉球菌、大肠球菌、克雷伯杆菌属、沙雷菌属、变形杆菌属、流感杆菌等引起的感染。①慢性支气管炎急性发作、急性支气管炎并发细菌感染、支气管扩张合并感染、肺炎。②肾盂肾炎、膀胱炎、淋球菌性尿道炎。③急性胆道系统细菌性感染(胆囊炎、胆管炎)。④猩红热。⑤中耳炎、鼻窦炎。

14. 头孢泊肟酯 Cefpodoxime Proxetil

【适应证】用于对本品敏感的葡萄球菌属、链球菌属(包括肺炎链球菌)、淋球菌、卡他莫拉菌、克雷伯杆菌属、大肠埃希菌、变形杆菌属、枸橼酸杆菌属、肠杆菌属、流感嗜血杆菌等引起的轻、中度感染。①呼吸道感染:包括咽喉炎、咽喉脓肿、扁桃体炎、扁桃体周炎、扁桃体周脓肿、急性气管支气管炎、慢性支气管炎急性发作、支气管扩张症继发感染、肺炎。②泌尿生殖系统感染:包括肾盂肾炎、膀胱炎、前庭大腺炎、前庭大腺脓肿、淋菌性尿道炎等。③皮肤及软组织感染:包括毛囊炎、疖、疖肿症、痈、丹毒、蜂窝织炎、淋巴管(结)炎、瘭疽、化脓性甲沟炎、皮下脓肿、汗腺炎、感染性粉瘤、肛门周围脓肿等。④中耳炎、副鼻窦炎。⑤乳腺炎。

15. 头孢吡肟 Cefepime

见本章“164. 小儿肺炎”。

16. 头孢美唑 Cefmetazole

【适应证】用于敏感菌所引起的下述感染。①败血症。②急性支气管炎、肺炎、肺脓肿、脓胸、慢性呼吸道疾病。③继发感染。④膀胱炎、肾盂肾炎。⑤腹膜炎。⑥胆囊炎、胆管炎。⑦前庭大腺炎、子宫内感染、子宫附件炎、子宫旁组织炎。⑧颌骨周围蜂窝织炎、颌炎。

17. 亚胺培南西司他丁钠 Imipenem and Cilastatin Sodium

【适应证】亚胺培南西司他丁为一非常广谱的抗生素,适用于多种病原体所致和需氧/厌氧菌引起的混合感染,以及在病原菌未确定前的早期治疗。适用于由敏感细菌所引起的下列感染。①腹腔内感染;②下呼吸道感染;③妇科感染;④败血症;⑤泌尿生殖道感染;⑥骨关节感染;⑦皮肤软组织感染;⑧心内膜炎;⑨不适用于脑膜炎的治疗。⑩适用于预防已经污染或具有潜在污染性外科手术患者的术后感染。

18. 美罗培南 Meropenem

【适应证】用于由单一或多种敏感细菌引起的成人及儿童的下列感染：①肺炎及院内获得性肺炎；②尿路感染；③腹腔内感染；④妇科感染（例如子宫内膜炎）；⑤皮肤及软组织感染；⑥脑膜炎；⑦败血症。

19. 帕尼培南倍他米隆 Panipenem and Betamipron

【适应证】本品为复方制剂，其组分为帕尼培南和倍他米隆。帕尼培南为抗菌成分，倍他米隆通过阻断帕尼培南向肾皮质转运减少其肾毒性。用于对本品敏感的葡萄球菌属、链球菌属、肠球菌属、消化链球菌属、黏膜炎卡他布兰汉球菌、大肠埃希菌、柠檬酸细杆菌属、克雷伯杆菌属、肠杆菌属、沙雷菌属、变形杆菌属、摩根菌属、普罗威登斯菌属、假单孢菌属、流感杆菌、类杆菌属所引起的感染。①败血症、感染性心内膜炎。②丹毒、蜂窝织炎、淋巴管（结）炎。③肛门周围脓肿、外伤和烧伤及手术创伤等的表面性二次感染、骨髓炎、关节炎。④咽喉炎（咽喉脓肿）、急性支气管炎、扁桃体炎（扁桃体周炎、扁桃体周脓肿）、慢性支气管炎、支气管扩张症（感染时）、慢性呼吸道疾患继发感染、肺炎、肺化脓症、脓胸；⑤肾盂肾炎、膀胱炎、前列腺炎、附睾炎、胆囊炎、胆管炎、肝脓肿。⑥腹膜炎、盆腔腹膜炎、道格拉斯脓肿。⑦子宫附件炎、子宫内感染、子宫旁结合织炎、前庭大腺炎。⑧脑膜炎。眼窝感染、全眼球炎（包括眼内炎）。⑨中耳炎、副鼻窦炎、化脓性唾液腺炎。⑩颌炎、颚骨周围蜂窝织炎。

20. 链霉素 Streptomycin

【适应证】①与其他抗结核药联合用于结核分枝杆菌所致的各种结核病的初治病例，或其他敏感分枝杆菌感染。②单用于治疗土拉菌病，或与其他抗菌药物联合用于鼠疫、腹股沟肉芽肿、布鲁菌病、鼠咬热等的治疗。③与青霉素或氨苄西林联合治疗草绿色链球菌或肠球菌所致的心内膜炎。

21. 庆大霉素 Gentamicin

【适应证】用于敏感菌所致的严重感染，如败血症、下呼吸道感染、肠道感染、盆腔感染、腹腔感染、皮肤软组织感染、复杂性尿路感染等。治疗腹腔感染及盆腔感染时应与抗厌氧菌药物合用。与青霉素（或氨苄西林）合用可治疗肠球菌属感染。②敏感细菌所致的中枢神经系统感染，如脑膜炎、脑室炎时，可同时用本品鞘内注射作为辅助治疗。

22. 妥布霉素 Tobramycin

【适应证】用于敏感菌所致的新生儿脓毒症、败血症、中枢神经系统感染（包括脑膜炎）、泌尿生殖系统感染、肺部感染、胆道感染、腹腔感染及腹膜炎、骨骼感染、烧伤、皮肤软组织感染、急性与慢性中耳炎、鼻窦炎等。②与其他抗菌药物联合用于葡萄球菌感染（耐甲氧西林菌株无效）。

23. 阿米卡星 Amikacin

【适应证】用于敏感菌所致的严重感染，如菌血症或败血症、细菌性心内膜炎、下呼吸道感染、骨关节感染、胆道感染、腹腔感染、复杂性尿路感染、皮肤软组织感染等。②对卡那霉素、庆大霉素或妥布霉素耐药菌株所致的严重感染。

24. 奈替米星 Netilmicin

【适应证】适用于对本品敏感的肠杆菌属细菌所致感染，亦可用于对本品敏感的葡萄球菌属和铜绿假单胞菌等感染，感染种类包括：①复杂性尿路感染；②败血症；③皮肤软组织感染；④腹腔感染；⑤下呼吸道感染等。

25. 利奈唑胺 Linezolid

【适应证】用于敏感菌引起的感染：耐万古霉素的屎肠球菌引起的感染，包括并发的菌血症；致病菌为金黄色葡萄球菌（甲氧西林敏感或耐甲氧西林的菌株）或肺炎链球菌（包括多重耐药菌株）引起的院内获得性肺炎；金黄色葡萄球菌（甲氧西林敏感或耐甲氧西林的菌株）、化脓链球菌或无乳链球菌引起的复杂性皮肤或皮肤软组织感染，包括未并发骨髓炎的糖尿病足部感染。金黄色葡萄球菌（仅为甲氧西林敏感的菌株）或化脓链球菌引起的非复杂性皮肤或皮肤软组织感染；由肺炎链球菌、金黄色葡萄球菌（仅为甲氧西林敏感的菌株）所致的社区获得性肺炎及伴发的菌血症。

26. 多西环素 Doxycycline

【适应证】①多西环素作为选用药物之一可用于下列疾病。a. 立克次体病，如流行性斑疹伤寒、地方性斑疹伤寒、落基山斑点热、恙虫病和 Q 热。b. 支原体属感染。c. 衣原体属感染，包括鹦鹉热、性病、淋巴肉芽肿、非特异性尿道炎、输卵管炎、宫颈炎及沙眼。d. 回归热。e. 布鲁菌病。f. 霍乱。g. 兔热病。h. 鼠疫。i. 软下疳。治疗布鲁菌病和鼠疫时需与氨基糖苷类联合应用。②对青霉素类过敏患者的破伤风、气性坏疽、雅司、梅毒、淋病和钩端螺旋体病，以及放线菌属、李斯特菌感染。③中、重度痤疮患者作为辅助治疗。

27. 红霉素 Erythromycin

见本章“162. 百日咳”。

28. 阿奇霉素 Azithromycin

见本章“162. 百日咳”。

29. 克拉霉素 Clarithromycin

【适应证】用于敏感菌所引起的感染。鼻咽感染：扁桃体炎、咽炎、鼻窦炎。下呼吸道感染：急性支气管炎、慢性支气管炎急性发作和肺炎。皮肤软组织感染：脓疱病、丹毒、毛囊炎、疖和伤口感染。急性中耳炎、肺炎支原体肺炎、沙眼衣原体引起的尿道炎及宫颈炎等。与其他药物联合用于鸟分枝杆菌感染、幽门螺杆菌感染的治疗。

30. 氯霉素 Chloramphenicol

【适应证】①伤寒和副伤寒。严重沙门菌属感染合并败血症。耐氨苄西林的 B 型流感嗜血杆菌脑膜炎或对青霉素过敏患者的肺炎链球菌、脑膜炎奈瑟菌脑膜炎、敏感的革兰阴性杆菌脑膜炎。需氧菌和厌氧菌混合感染的脑脓肿（尤其耳源性）。严重厌氧菌（如脆弱拟杆菌）所致的感染，累及中枢神经系统者，与氨基糖苷类抗生素合用治疗腹腔感染和盆腔感染，以控制同时存在的需氧和厌氧菌感染。无其他低毒性抗菌药可替代的敏感细菌（如由流感嗜血杆菌、沙门菌属及其他革兰阴性杆菌）所致的败血症及肺部感染，常与氨基糖苷类合用。②立克次体感染:Q热、落基山斑点热、地方性斑疹伤寒等。

31. 林可霉素 Lincomycin

【适应证】用于敏感菌所致的呼吸道感染、皮肤软组织感染、女性生殖道感染和盆腔感染及腹腔感染等,对青霉素过敏或不宜用青霉素的患者用作替代药物。

32 克林霉素 Clindamycin

【适应证】用于革兰阳性菌引起的感染。①扁桃体炎、化脓性中耳炎、鼻窦炎等。②急性支气管炎、慢性支气管炎急性发作、肺炎、肺脓肿和支气管扩张合并感染等。③皮肤和软组织感染:疖、痈、脓肿、蜂窝织炎、创伤、烧伤和手术后感染等。④泌尿系统感染:急性尿道炎、急性肾盂肾炎、前列腺炎等。⑤其他:骨髓炎、败血症、腹膜炎和口腔感染等。用于厌氧菌引起的感染。①脓胸、肺脓肿、厌氧菌性肺炎。②皮肤和软组织感染、败血症。③腹内感染:腹膜炎、腹腔内脓肿。④女性盆腔及生殖器感染:子宫内膜炎、非淋球菌性输卵管及卵巢脓肿、盆腔蜂窝织炎及妇科手术后感染等。

33. 利福平 Rifampicin

【适应证】①与其他抗结核药联合用于各种结核病的初治与复治(包括结核性脑膜炎)。②与其他药物联合用于麻风、非结核分枝杆菌感染。③与万古霉素(静脉)可联合用于甲氧西林耐药葡萄球菌所致的严重感染。利福平与红霉素联合方案用于军团菌属严重感染。④无症状脑膜炎奈瑟菌带菌者,以消除鼻咽部脑膜炎奈瑟菌;但不适用于脑膜炎奈瑟菌感染。

34. 万古霉素 Vancomycin

【适应证】①对甲氧西林耐药的葡萄球菌引起的感染。②对青霉素过敏的患者及不能使用其他抗生素包括青霉素、头孢菌素类,或使用后治疗无效的葡萄球菌、肠球菌和棒状杆菌、类白喉杆菌属等感染(如心内膜炎、骨髓炎、败血症或软组织感染等)。③防治血液透析患者发生的葡萄球菌属所致的动、静脉血分流感染。④长期服用广谱抗生素所致的难辨梭状杆菌引起的抗生素相关性肠炎或葡萄球菌性肠炎。

35. 去甲万古霉素 Norvancomycin

【适应证】①耐甲氧苯青霉素的金黄色葡萄球菌(MRSA)所致的系统感染和难辨梭状芽孢杆菌所致的肠道感染和系统感染;②青霉素过敏者不能应用青霉素类或头孢菌素类,或经上述抗生素治疗无效的严重葡萄球菌感染。③对青霉素过敏患者的肠球菌心内膜炎、棒状杆菌属(类白喉杆菌属)的心内膜炎。④对青霉素过敏与青霉素不过敏的血液透析患者发生葡萄球菌属所致动、静脉分流感染。

36. 替考拉宁 Teicoplanin

【适应证】①各种严重的革兰阳性菌感染,包括不能用青霉素类及头孢素类抗生素治疗或上述抗生素治疗失败的严重葡萄球菌感染,或对其他抗生素耐药的葡萄球菌感染。②敏感菌金黄色葡萄球菌、凝固酶阴性葡萄球菌(包括对甲氧西林敏感及耐药菌)、链球菌、肠球菌、单核细胞增多性李斯特菌、棒状杆菌、艰难梭菌、消化链球菌等所致的感染,包括下呼吸道感染、泌尿道感染、败血症、心内膜炎、腹膜炎、骨关节感染、皮肤软组织感染。③作为万古霉素和甲硝唑的替代药。

37. 黏菌素 Colistin

【适应证】用于肠道手术前准备,用于大肠埃希菌性肠炎和对其他药物耐药的细菌性痢疾。

38. 呋喃妥因 Nitrofurantoin

【适应证】用于:①敏感的大肠埃希菌、肠球菌属、葡萄球菌属,以及克雷伯菌属、肠杆菌属等细菌所致的急性单纯性下尿路感染;②预防尿路感染。

39. 呋喃唑酮 Furazolidone

【适应证】用于敏感菌所致的细菌性痢疾、肠炎、霍乱、伤寒、副伤寒、贾第鞭毛虫病、滴虫病等。与抗酸药等合用治疗幽门螺杆菌所致的消化性溃疡、胃窦炎。

40. 甲硝唑 Metronidazole

【适应证】①肠道和肠外阿米巴病(如阿米巴肝脓肿、胸膜阿米巴病等);②阴道滴虫病、小袋虫病和皮肤利什曼病、麦地那龙线虫感染等;③厌氧菌感染。

41. 替硝唑 Tinidazole

【适应证】①各种厌氧菌感染,如败血症、骨髓炎、腹腔感染、盆腔感染、肺支气管感染、肺炎、鼻窦炎、皮肤蜂窝织炎、牙周感染及术后伤口感染;②结肠直肠手术、妇产科手术及口腔手术等的术前预防用药;③肠道及肠道外阿米巴病、阴道滴虫病、贾第鞭毛虫病、加得纳菌阴道炎等的治疗。④也可作为甲硝唑的替代药用于幽门螺杆菌所致的胃窦炎及消化性溃疡的治疗。

42. 磺胺甲噁唑 Sulfamethoxazole

【适应证】用于敏感细菌及其他敏感病原微生物所致:①敏感细菌所致的急性单纯性尿路感染;②与甲氧苄啶合用可治疗对其敏感的流感嗜血杆菌、肺炎链球菌和其他链球菌所致的中耳炎;③星形奴卡菌病;④对氯喹耐药的恶性疟疾治疗的辅助用药;⑤与乙胺嘧啶联合用药治疗鼠弓形虫引起的弓形虫病;⑥治疗沙眼衣原体所致的宫颈炎、尿道炎和新生儿包含体结膜炎的次选药物;⑦治疗杜克雷嗜血杆菌所致软下疳的次选药物;⑧敏感脑膜炎奈瑟菌所致的流行性脑脊髓膜炎流行时的预防。

43. 复方磺胺甲噁唑 Compound Sulfamethoxazole

【适应证】本品为磺胺类抗菌药,为磺胺甲噁唑(SMZ)和甲氧苄啶(TMP)以5∶1比例组成的复方制剂,是磺胺类药物中抗菌作用最强而且较常用的复方制剂。①适用于治疗敏感的流感杆菌、肺炎链球菌所致的成人慢性支气管炎急性发作、儿童急性中耳炎。②适用于治疗大肠埃希菌、克雷伯菌属、肠杆菌属、奇异变形杆菌、普通变形杆菌和莫根菌敏感菌株所致的细菌性尿路感染。③适用于治疗产肠毒素大肠埃希菌(ETEC)和志贺菌属所致旅游者腹泻,以及福氏或宋氏志贺菌敏感菌株所致的志贺菌病(志贺菌感染)。④可作为卡氏肺孢子虫肺炎的治疗首选药及预防用药。

44. 小儿复方磺胺甲噁唑片(颗粒、散)Pediatric Compound Sulfamethoxazole Tablets

【适应证】本品的主要适应证为敏感菌株所致的下列感染。①大肠埃希菌、克雷伯菌属、肠杆菌属、奇异变形杆菌、普通变形杆菌和莫根菌属敏感菌株所致的尿路感染。②肺炎链球菌或流感嗜血杆菌所致的2岁以上小儿急性中耳炎。③肺炎链球菌或流感嗜血杆菌所致的成人慢性支气管炎急性发作。④由福氏或宋氏志贺菌敏感菌株所致的肠道感染、志贺菌感染。⑤治疗卡氏肺孢子虫肺炎,本品系首选。⑥卡氏肺孢子虫肺炎的预防,可用已有卡氏肺孢子虫病至少一次发作史的患者,或HIV成人感染者,其CD4淋巴细胞计数≤200/mm^3或少于总淋巴细胞数的20%。⑦由产肠毒素大肠埃希菌(ETEC)所致的旅游者腹泻。

45. 磺胺嘧啶 Sulfadiazine

【适应证】用于敏感细菌及其他敏感病原微生物所致的感染。①脑膜炎球菌所致的流行性脑脊髓膜炎的治疗和预防。②与甲氧苄啶合用治疗对其敏感的流感嗜血杆菌、肺炎链球菌和其他链球菌所致的中耳炎、皮肤软组织感染、急性支气管炎和肺部感染。③星形奴卡菌病。④对氯喹耐药的恶性疟疾的辅助治疗。⑤沙眼衣原体所致的宫颈炎、尿道炎和新生儿包含体结膜炎。⑥与乙胺嘧啶联合用药治疗鼠弓形虫引起的弓形虫病。

46. 夫西地酸 Fusidic Acid

【适应证】用于敏感细菌,尤其是葡萄球菌引起的各种感染,如骨髓炎、败血症、心内膜炎,反复感染的囊性纤维化、肺炎、皮肤及软组织感染,外科及创伤性感染等。

47. 退热贴 Cooling Gel Sheet

【适应证】用于小儿感冒引起的发热、头痛、鼻塞、烦躁、哭闹等。其他原因引起的发热辅助治疗及应急物理降温。

二、中药

(一)小儿感冒发热用中药

1. 双黄连口服液(颗粒、片、分散片、咀嚼片、泡腾片、含片、胶囊、软胶囊、糖浆、滴丸、滴剂、气雾剂、栓剂、注射剂)

见本章"160. 小儿感冒"。

2. 柴胡口服液(注射液、滴丸)

见本章"160. 小儿感冒"。

3. 抗病毒口服液(丸、滴丸、颗粒、片、咀嚼片、泡腾片、胶囊、软胶囊、糖浆)

见本章"160. 小儿感冒"。

4. 清热解毒口服液(胶囊、软胶囊、片、泡腾片、颗粒、糖浆、注射液)

见本章"160. 小儿感冒"。

5. 清开灵注射液

见本章"160. 小儿感冒"。

6. 小儿感冒颗粒(片、茶、口服液)

见本章"160. 小儿感冒"。

7. 小儿感冒宁糖浆(合剂)

见本章"160. 小儿感冒"。

8. 小儿解热丸

【处方组成】全蝎、胆南星、防风、羌活、天麻、麻黄、钩藤、薄荷、猪牙皂、煅青礞石、天竺黄、陈皮、茯苓、甘草、琥珀、炒僵蚕、蜈蚣、珍珠、朱砂、人工牛黄、人工麝香、冰片

【功能主治】清热化痰,镇惊息风。用于小儿感冒发热,痰涎壅盛,高热惊风,项背强直,手足抽搐,神志昏蒙,呕吐咳嗽。

【用法用量】口服。一次1丸,一日2次;周岁以内小儿酌减。

9. 小儿退热颗粒(口服液)

见本章"160. 小儿感冒"。

10. 儿感退热宁口服液(颗粒)

见本章"160. 小儿感冒"。

11. 小儿清热片

【处方组成】黄柏、灯芯草、栀子、钩藤、雄黄、黄连、朱砂、龙胆、黄芩、大黄、薄荷素油

【功能主治】清热解毒,祛风镇惊。用于小儿风热,烦躁抽搐,发热口疮,小便短赤,大便不利。

【用法用量】口服。一次2~3片,一日1~2次;周岁以内小儿酌减。

12. 小儿热速清口服液(糖浆、颗粒)

见本章"160. 小儿感冒"。

13. 去感热口服液(注射液)

见本章"164. 小儿肺炎"。

14. 小儿百寿丸

见本章"160. 小儿感冒"。

15. 小儿金丹片

见本章"160. 小儿感冒"。

16. 小儿肺热平胶囊

见本章"161. 小儿咳嗽"。

17. 小儿清热宁颗粒

【处方组成】羚羊角粉、牛黄、金银花、黄芩、柴胡、板蓝根、水牛角浓缩粉、冰片

【功能主治】清热解毒。用于外感温邪,脏腑实热所致的壮热,高热不退,咽喉肿痛,烦躁不安,大便干结。

【用法用量】开水冲服,1~2岁一次4g(1袋),一日2次;3~5岁一次4g(1袋),一日3次;6~14岁一次8g(2袋),一日2~3次。

18. 宝咳宁颗粒

见本章"160. 小儿感冒"。

19. 小儿解热栓

【处方组成】黄芩提取物、金银花提取物、安乃近

【功能主治】解热,消炎。用于小儿感冒和上呼吸道感染等小儿发热。

【用法用量】将栓剂塞入距肛门口约2cm处。适用于8个月至2岁患儿,一次1粒,每日2~3次或遵医嘱。

20. 小儿清热灵

【处方组成】白屈菜、北寒水石、黄芩、重楼、柴胡、天竺黄、紫荆皮、射干、板蓝根、人工牛黄、菊花、冰片、蝉蜕、珍珠、黄连、人工麝香

【功能主治】清热解毒,利咽止咳。本品用于感冒发热,咽喉肿痛,咳嗽气喘。

【用法用量】口服。6个月以下小儿一次1/2片,7~10个月一次1片,1~2岁一次1.5片,2~3岁一次2片,3岁以上3~5片,一日2次。

(二)小儿高热惊风

1. 人工牛黄片

【处方组成】人工牛黄等

【功能主治】清热,解毒,镇惊。用于小儿高热、抽搐等症。

【用法用量】口服。6个月以内一次1片(小片)或1/2(大片),1~2岁一次4/3片(小片)或2/3(大片),4~6岁一次2片(小片)或1片(大片),6~7岁一次8/3(小片)或4/3(大片),一日3次。

2. 羚羊角注射液(胶囊)

见本章“164. 小儿肺炎”。

3. 瓜霜退热灵胶囊

【处方组成】西瓜霜、寒水石、石膏、滑石、磁石、玄参、水牛角浓缩粉、羚羊角、甘草、升麻、丁香、沉香、人工麝香、冰片、朱砂

【功能主治】清热解毒,开窍镇静。用于热病热入心包,肝风内动证,症见高热,惊厥、抽搐,咽喉肿痛。

【用法用量】口服。一次1岁以内0.15~0.3g;1~3岁0.3~0.6g,3~6岁0.6~0.75g,6~9岁0.75~0.9g,9岁以上0.9~1.2g,成人1.2~1.8g;一日3~4次。

【使用注意】孕妇禁用。

4. 绿雪(胶囊)

【处方组成】寒水石、玄明粉、滑石、磁石、石膏、硝石、玄参、升麻、朱砂、青黛、水牛角浓缩粉、石菖蒲、土木香、丁香、甘草

【功能主治】清热解毒,镇惊安神。用于外感热病热盛动风证,症见高热神昏,头痛头胀,咽痛口渴,面赤腮肿,大便秘结及小儿急惊风。

【用法用量】散剂,口服,一次1.5~3g;小儿酌减,或遵医嘱。胶囊,口服,一次4~8粒,小儿酌减,或遵医嘱。

【使用注意】孕妇禁用。

5. 牛黄清热胶囊(散)

【处方组成】黄连、黄芩、栀子、郁金、寒水石、人工牛黄、水牛角浓缩粉、琥珀粉、玳瑁粉、朱砂、冰片

【功能主治】清热镇惊。用于温邪入里、热盛动风证,症见高热痉厥,四肢抽动,烦躁不安。

【用法用量】胶囊,口服,一次5粒,一日2次,小儿酌减。散剂,口服,一次1.5g,小儿酌减。

【使用注意】孕妇禁用。

6. 紫雪散(胶囊、颗粒)

【处方组成】石膏、北寒水石、滑石、磁石、玄参、木香、沉香、丁香、升麻、水牛角浓缩粉、羚羊角、人工麝香、朱砂、玄明粉、硝石(制)、甘草

【功能主治】清热开窍,止痉安神。用于热入心包、热动肝风证,症见高热烦躁,神昏谵语,惊风抽搐,斑疹吐衄,尿赤便秘。

【用法用量】口服。一次1.5~3g,一日2次;周岁小儿一次0.3g,5岁以内小儿每增一岁,递增0.3g,一日1次;5岁以上小儿酌情服用。

【使用注意】孕妇禁用。

7. 局方至宝散(丸)

【处方组成】水牛角浓缩粉、牛黄、玳瑁、人工麝香、朱砂、雄黄、琥珀、安息香、冰片

【功能主治】清热解毒,开窍镇惊。用于热病属热入心包、热盛动风证,症见高热惊厥,烦躁不安,神昏谵语及小儿急热惊风。

【用法用量】散剂,口服。一次2g,一日1次;小儿3岁以内一次0.5g,4~6岁一次1g;或遵医嘱。丸剂,口服,一次1丸;小儿或遵医嘱。

【使用注意】孕妇禁用。

8. 牛黄醒脑丸

【处方组成】黄连、水牛角浓缩粉、黄芩、冰片、栀子、麝香、郁金、朱砂、玳瑁、牛黄、珍珠

【功能主治】清热解毒,镇惊开窍。用于热入心包、热盛动风证,症见高热昏迷,惊厥,烦躁不安,小儿惊风抽搐。

【用法用量】丸剂口服,一次1丸,一日1次;小儿3岁以内一次1/4次,4~6岁一次1/2丸,或遵医嘱。

【使用注意】孕妇禁用。

9. 万应锭(胶囊)

【处方组成】胡黄连、黄连、儿茶、冰片、香墨、熊胆、人工麝香、牛黄、牛胆汁

【功能主治】清热,镇惊,解毒。用于邪毒内蕴所致的口舌生疮,牙龈、咽喉肿痛,小儿高热,烦躁易惊。

【用法用量】锭剂,口服,一次2~4锭,一日2次;3岁以内小儿酌减。胶囊,口服,一次1~2粒(每粒装0.3g),2~4粒(每粒装0.15g),一日2次;3岁以内小儿酌减。

10. 八宝惊风散

【处方组成】天麻(制)、黄芩、天竺黄、防风、全蝎(制)、沉香、丁香、钩藤、冰片、茯苓、麝香、薄荷、川贝母、金礞石(煅)、胆南星、人工牛黄、珍珠、龙齿、栀子

【功能主治】祛风化痰,退热镇惊。用于小儿痰热内蕴所致的急热惊风,症见发热咳嗽,呕吐痰涎,大便不通;高热惊厥见上述证候者。

【用法用量】口服。一次0.52g,一日3次。周岁以内遵医嘱酌减。

11. 琥珀抱龙丸(胶囊)

见本章"160. 小儿感冒"。

12. 牛黄抱龙丸

【处方组成】人工牛黄、胆南星、天竺黄、茯苓、琥珀、人工麝香、全蝎、僵蚕(炒)、雄黄、朱砂

【功能主治】清热镇惊,祛风化痰。用于小儿风痰壅盛所致的惊风,症见高热神昏,惊风抽搐。

【用法用量】口服。一次1丸,一日1~2次;周岁以内小儿酌减。

13. 牛黄镇惊丸

见本章"160. 小儿感冒"。

14. 七珍丸

【处方组成】僵蚕(炒)、全蝎、麝香、朱砂、雄黄、胆南星、天竺黄、巴豆霜、寒食曲

【功能主治】定惊豁痰,消积通便。用于小儿急惊风,身热,昏睡,气粗,烦躁,痰涎壅盛,停乳停食,大便秘结。

【用法用量】口服。小儿3~4个月,一次3丸;5~6个月,一次4~5丸;周岁,一次6~7丸;一日1~2次;周岁以上及体实者酌加用量,或遵医嘱。

15. 牛黄清宫丸

【处方组成】人工牛黄、麦冬、黄芩、莲子心、天花粉、甘草、大黄、栀子、地黄、连翘、郁金、玄参、雄黄、水牛角浓缩粉、朱砂、冰片、金银花、人工麝香

【功能主治】清热解毒,镇惊安神,止渴除烦。用于热入心包、热盛动风证,症见身热烦躁,昏迷,舌赤唇干,谵语狂躁,头痛眩晕,惊悸不安及小儿急热惊风。

【用法用量】口服。一次1丸,一日2次。

【使用注意】①寒闭神昏者禁用。②孕妇禁用。

16. 解热镇惊丸

【处方组成】胆南星、天麻、钩藤、天竺黄、琥珀、麝香、牛黄、冰片、朱砂、全蝎、僵蚕(炒)、茯苓等20味

【功能主治】解热,镇惊,化痰。用于高热惊风,痰涎壅盛,手足抽搐,背项强直。

【用法用量】口服。4~5岁,一次1丸,一日2次;1~3岁酌减;或遵医嘱。

附:用于小儿发热的其他中药

1. 儿童感热清丸

【功能主治】清心泻火,开窍宁神。用于外感高热,烦急不安等证。

2. 儿童回春丸

【功能主治】清热解毒,透表豁痰。用于急性惊风,伤寒发热,临夜发热,小便带血,麻疹隐现不出而引起身热咳嗽;赤痢、水泻、食积、腹痛。

3. 九宝丸(丹)

见本章"160. 小儿感冒"。

4. 香苏正胃丸

见本章"160. 小儿感冒"。

5. 小儿双解止泻颗粒

【功能主治】解表清热,祛湿止泻。适用于小儿轮状病毒肠炎之湿热证。症见大便次数增多,粪质稀薄重者如水样,或夹有黏液,色黄或绿,时有腹痛,口渴烦躁,肛门灼热红赤,小便短黄,或伴有流涕、咳嗽、呕吐、发热、舌质红、苔白腻或黄腻,指纹浮紫,脉浮数或滑数。

6. 回春散

【功能主治】清热定惊,驱风祛痰。用于小儿惊风,感冒发热,呕吐腹泻,咳嗽气喘。

7. 清热化滞颗粒

见本章"160. 小儿感冒"。

8. 复方小儿退热栓

【功能主治】解热镇痛,利咽解毒,祛痰定惊。用于小儿发热,惊悸不安,咽喉肿痛及肺热痰多咳嗽。

9. 牛黄清脑开窍丸

【功能主治】清热解毒,开窍镇痉。用于温病高热,气血两燔,症见高热神昏,惊厥谵语。

10. 浓缩水牛角颗粒

【功能主治】清热解毒,凉血,定惊。用于温病高热,神昏谵语,发斑发疹,吐血,衄血,惊风,癫狂。

11. 醒脑安神片

【功能主治】清热解毒,清脑安神。用于头身高热,头昏脑晕,言语狂躁,舌干眼花,咽喉肿痛,小儿内热惊风抽搐。对高血压、神经官能症、神经性头痛、失眠等皆有清脑镇静作用。

12. 板蓝根颗粒(糖浆、胶囊、片、口服液、咀嚼片、茶)

【功能主治】清热解毒,凉血利咽。用于肺胃热盛所致的咽喉肿痛、口咽干燥、腮部肿胀;急性扁桃体炎、腮腺炎见上述证候者。

13. 三臣胶囊

【功能主治】清热。用于小儿肺热及热病。

14. 小儿清毒糖浆

【功能主治】清热解毒。用于儿童感冒发热。

15. 小儿和胃丸

见本章"160. 小儿感冒"。

16. 小儿百效片

【功能主治】清热散风,健胃消食。用于感冒伤风,发热头痛,咽喉红肿,呕吐咳嗽,急热惊风,停食停乳,消化不良。

17. 小儿解热栓

【功能主治】解热,消炎。用于小儿感冒和上呼吸道感染等小儿发热。

167. 小儿惊风(惊厥)

〔基本概述〕

惊风又称惊厥,俗名抽风,是小儿时期以抽搐伴神昏(厥)为主要临床表现的急证,多见于5~6岁以下的小儿,尤其是6个月到2岁的小儿。临床以四肢抽搐或意识不清为主要特征。其证情往往比较凶险,变化迅速,威胁小儿生命。

惊风可发生于许多疾病的过程中。其发病突然,变化迅速,病情凶险,列为中医儿科四大证之一。其好发于1~5岁小儿,年龄越小,发病率越高,7岁以上则逐渐减少。

由于惊风的发病有急有缓,证候表现有虚有实,有寒有热,故临床常将惊风分为急惊风和慢惊风两种类型。引起惊风的原因较多,以热性、急性病引起的急惊风尤为多见,如小儿肺炎、中毒性痢疾、流行性乙型脑炎等病,如持续高热不退,均可出现急惊风。凡起病急暴,属阳属实者,统称急惊风。急惊风发病急暴,临床表现多为实证。慢惊风多由久病而来,也可由急惊风转变而来,临床多表现为虚证。西医学中因高热、脑膜炎、脑炎、血钙过低、大脑发育不全、癫痫等所致的抽搐属此范畴。

急惊风的主要病因是外感时邪、内蕴痰热积滞、暴受惊恐。急惊风的发生主要是由于感受外邪,入里化热,热极生风所致。小儿肌肤薄弱,腠理不密,极易感受时邪,由表入里,邪气枭张而壮热,热极化火,火盛生痰,甚则入营入血,内陷心包,引动肝风,出现高热神昏、抽风惊厥、发斑吐衄。痰火湿浊,蒙蔽心包,引动肝风,则可见高热昏厥,抽风不止,呕吐腹痛,痢下秽臭。小儿神气怯弱,元气未充,不耐意外刺激,若目触异物,耳闻巨声,或不慎跌仆,暴受惊恐,使神明受扰,肝风内动,出现惊叫惊跳,抽搐神昏。

慢惊风多见于大病久病之后,气血阴阳俱伤,或因急惊未愈,正虚邪恋,虚风内动,或先天不足,后天失调,脾肾两虚,筋脉失养,风邪入络。由于暴吐暴泻,久吐久泻,或因急惊反复发作,过用峻利之品,以及他病误汗误下,以致脾阳不振,木旺生风。或因禀赋不足,脾肾素亏,长期腹泻,阳气外泄,先则脾阳受损,继则伤及肾阳,而致脾肾阳虚,虚极生风。急惊风或温热病后,迁延未愈,耗伤阴津,肾阴亏损,肝木失于滋养,肝血不足,筋失濡养,可致水不涵木,阴虚风动。有些慢性病在后期因虚损可出现慢惊风。凡病势缓慢,属阴属虚者,统称慢惊风。急惊风发病大多急骤,抽搐有力,口噤痰鸣,常有高热,多为热证、实证。慢惊风病势缓慢,抽搐无力,多为虚证、寒证。

本病西医学称小儿惊厥。其中伴有发热者,多为感染性疾病所致,颅内感染性疾病常见有脑膜炎、脑脓肿、脑炎、脑寄生虫病等;颅外感染性疾病常见有高热惊厥、各种严重感染(如中毒性菌痢、中毒性肺炎、败血症等)。不伴有发热者,多为非感染性疾病所致,除常见的癫痫外,还有水及电解质紊乱、低血糖、药物中毒、食物中毒、遗传代谢性疾病、脑外伤、脑瘤等。临证要详细询问病史,细致体格检查,并做相应实验室检查,以明确诊断,及时进行针对性治疗。

〔治疗原则〕

惊厥是表现在多种疾病中的一种危急症状,对惊厥的病因诊断和处理是否及时,直接影响到小儿的预后。因此在对症处理的同时,应尽快完善有关检查,查明原因,进一步做病因治疗。

1. 西医治疗方法

(1)退热:物理降温可用头枕冰袋,温湿毛巾擦身,40%~50%酒精擦浴(少用)。药物降温可用布洛芬栓塞入肛门。

(2)止惊:首选安定(地西泮),稀释后缓慢静脉注射。亦可用苯巴比妥肌内注射或10%水合氯醛保留灌肠。

(3)降低颅内压:抽搐时间持续15分钟以上或反复惊厥患儿,可发生脑水肿。常用20%甘露醇,于20~30分钟内快速静脉滴注或静脉注射。6~8小时重复1次。

(4)对昏迷、抽搐、痰多的患儿,应注意保持呼吸道通畅,防止窒息。

(5)必要时要给予吸氧。惊厥严重发生发绀时,应立即吸氧,以减少缺氧性脑损伤。

2. 中医治疗方法

惊风的治疗以镇惊化痰、安神定志为大法。

急惊风的中医治疗以清心开窍、凉肝息风为主,根据病情配以清热、豁痰、镇惊等法。痰盛者必须豁痰,惊盛者必须镇惊,风盛者必须息风,然热盛者皆必先解热。由于痰有痰火和痰浊的区别,热有表里的不同,风有外风、内风的差异,惊证既可出现惊跳、嚎叫的实证,亦可出现恐惧、惊惕的虚证。因此,豁痰有芳香开窍,清火化痰,涤痰通腑的区分;清热有解肌透表,清气泄热,清营凉血的不同;治风有疏风、息风的类别,镇惊有清心定惊,养心平惊的差异。

慢惊风的治疗,以补虚治本为主,佐以养心开窍,柔肝息风。脾虚肝旺,治以健脾平肝;脾肾阳虚,治以温补脾肾;阴虚风动,治以育阴潜阳。治疗过程中,可结合活血通络、化痰行瘀之法。

〔用药精选〕

一、西药

1. 地西泮 Diazepam

本品为苯二氮䓬类抗焦虑药,具有抗焦虑、镇静、催眠、抗惊厥、抗癫痫及中枢性肌肉松弛作用。口服吸收快,约1小时达血高峰浓度,肌内注射后吸收不规则而慢,静脉注射迅速进入中枢而生效,但快速再分布,故而持续时间短。其是目前临床上最常用的催眠药。

【适应证】①主要用于焦虑、镇静催眠,还可用于抗癫痫和抗惊厥;②缓解炎症引起的反射性肌肉痉挛等;③用于治疗惊恐症；④肌紧张性头痛；⑤可治疗家族性、老年性和特发性震颤。⑥可用于麻醉前给药。

【用法用量】成人常用量：抗焦虑，一次2.5~10mg，一日2~4次；镇静，一次2.5~5mg，一日3次；催眠，5~10mg睡前服；急性酒精戒断，第一日一次10mg，一日3~4次，以后按需要减少到一次5mg，每日3~4次。

小儿常用量：6个月以下不用，6个月以上，一次1~2.5mg或按体重40~200μg/kg或按体表面积1.17~6mg/m^2，每日3~4次，用量根据情况酌量增减。最大剂量不超过10mg。肌内或缓慢静脉注射：一次10~20mg，必要时，4小时再重复一次。

【不良反应】①常见的不良反应，嗜睡，头昏、乏力等，大剂量可有共济失调、震颤。②罕见的有皮疹，白细胞减少。③个别患者发生兴奋，多语，睡眠障碍，甚至幻觉。停药后，上述症状很快消失。④长期连续用药可产生依赖性和成瘾性，停药可能发生撤药症状，表现为激动或忧郁。

【禁忌】孕妇、妊娠期妇女、新生儿禁用。

【孕妇及哺乳期妇女用药】①在妊娠三个月内，本药有增加胎儿致畸的危险，孕妇长期服用可成瘾，使新生儿呈现撤药症状激惹、震颤、呕吐、腹泻；妊娠后期用药影响新生儿中枢神经活动。分娩前及分娩时用药可导致新生儿肌张力较弱，应禁用。②本品可分泌入乳汁，哺乳期妇女应避免使用。

【儿童用药】幼儿中枢神经系统对本药异常敏感，应谨慎给药。

【老年用药】老年人对本药较敏感，用量应酌减。

【制剂】地西泮片，地西泮注射液

2. 苯巴比妥 Phenobarbital

本品为镇静催眠药、抗惊厥药，是长效巴比妥类的典型代表。对中枢的抑制作用随着剂量加大，表现为镇静、催眠、抗惊厥及抗癫痫。大剂量对心血管系统、呼吸系统有明显的抑制作用。过量可麻痹延髓呼吸中枢致死。

【适应证】① 用于镇静：如焦虑不安、烦躁、甲状腺功能亢进、高血压、功能性恶心、小儿幽门痉挛等症。②偶用于顽固性失眠症。③ 对抗中枢兴奋药中毒或高热、破伤风、脑炎、脑出血等疾病引起的惊厥。④ 癫痫大发作、局限性发作及癫痫持续状态。⑤麻醉前给药。⑥高胆红素血症，新生儿脑核性黄疸。⑦酒精戒断综合征。（新生儿惊厥首选苯巴比妥）。

【用法用量】成人常用量：催眠，30~100mg，晚上一次顿服；镇静，一次15~30mg，每日2~3次；抗惊厥，每日90~180mg，可在晚上一次顿服，或每次30~60mg，每日3次；极量一次250mg，一日500mg。

【不良反应】常有倦睡、眩晕、头痛、乏力、精神不振等延续效应。偶见皮疹、剥脱性皮炎、中毒性肝炎、黄疸等，也可见巨幼红细胞贫血，关节疼痛，骨软化。久用可产生耐受性与依赖性，突然停药可引起戒断症状，应逐渐减量直至停药。

【禁忌】禁用于以下情况：严重肺功能不全、肝硬化、血卟啉病史、贫血、哮喘史、未控制的糖尿病、过敏等。

【儿童用药】小儿常用量：用药应个体化，镇静，每次按体重2mg/kg，或按体表面积60mg/m^2，每日2~3次；抗惊厥，每次按体重3~5mg/kg；抗高胆红素血症，每次按体重5~8mg/kg，分次口服，3~7天见效。或遵医嘱。儿童用药可能引起反常的兴奋，应注意。

【老年患者用药】对本药的常用量可引起兴奋，神经错乱或抑郁，因此用量宜较小。

【孕妇及哺乳期妇女用药】本药可通过胎盘，妊娠期长期服用，可引起依赖性及致新生儿撤药综合征；可能由于维生素K含量减少引起新生儿出血；妊娠晚期或分娩期应用，由于胎儿肝功能尚未成熟引起新生儿（尤其是早产儿）的呼吸抑制；可能对胎儿产生致畸作用。哺乳期应用可引起婴儿的中枢神经系统抑制。

【制剂】苯巴比妥片，苯巴比妥钠注射液，注射用苯巴比妥钠，复方苯巴比妥溴化钠片

3. 水合氯醛 Chloral Hydrate

本品为催眠药、抗惊厥药，具有镇静、催眠和抗惊厥作用。与巴比妥类相似，引起近似生理性睡眠，无明显后遗作用。较大剂量有抗惊厥作用，可用于小儿高热、破伤风及子痫引起的惊厥。大剂量可引起昏迷和麻醉。

【适应证】①治疗失眠，适用于入睡困难的患者。作为催眠药，短期应用有效，连续服用超过两周则无效。②麻醉前、手术前和睡眠脑电图检查前用药，可镇静和解除焦虑，使相应的处理过程比较安全和平稳。③抗惊厥，用于癫痫持续状态的治疗，也可用于小儿高热、破伤风及子痫引起的惊厥。

【用法用量】口服。抗惊厥：成人一次1.5g，灌肠，必要时6~8小时重复使用；儿童一次40mg/kg，灌肠，总量不超过1g。或遵医嘱。

【不良反应】①对胃黏膜有刺激，易引起恶心、呕吐。②大剂量能抑制心肌收缩力，缩短心肌不应期，并抑制延髓的呼吸及血管运动中枢。③对肝、肾有损害作用。④偶有发生过敏性皮疹、荨麻疹。⑤长期服用，可产生依赖性及耐受性，突然停药可引起神经质、幻觉、烦躁、异常兴奋、谵妄、震颤等严重撤药综合征。

【禁忌】①肝、肾、心脏功能严重障碍者禁用。②间歇性血卟啉病患者禁用。

【孕妇及哺乳期妇女用药】本品虽能通过胎盘，但在动物或人均尚未遇见致畸。在妊娠期经常服用，新生儿产生撤药综合征。本品能分泌入乳汁，可致婴儿镇静，哺乳者禁用。

【制剂】1. 水合氯醛糖浆；2. 水合氯醛口服液；3. 樟脑水合氯醛酊。

4. 硝西泮 Nitrazepam

本品为苯二氮䓬类抗焦虑药，具有安定、镇静及显著催眠作用。本品还具有中枢性肌松弛作用和抗惊厥作用。

【适应证】①主要用于治疗失眠症与抗惊厥。②与抗癫痫药合用治疗癫痫。

【用法用量】口服。治疗失眠:5~10mg,睡前服用。抗癫痫:一次5~10mg,一日3次。

【不良反应】常见嗜睡,可见无力、头痛、晕眩、恶心、便秘等。偶见皮疹、肝损害、骨髓抑制。

【禁忌】白细胞减少者、重症肌无力者、对本品过敏者禁用。

【孕妇及哺乳期妇女用药】慎用。

【儿童用药】慎用。

【老年用药】偶可引起精神错乱,慎用。

【制剂】硝西泮片

5. 硫酸镁 Magnesium Sulfate

本品肌内注射或静脉注射对中枢神经系统有抑制、解痉作用。镁离子抑制运动神经末梢对乙酰胆碱的释放,阻断神经和肌肉传导,使骨骼肌松弛,故能有效地预防和控制抽搐(子痫)。

【适应证】适用于重度妊娠高血压综合征、先兆早产、产程中宫颈水肿、便秘等。注射剂可作为抗惊厥药,用于子痫。

【用法用量】治疗小儿惊厥肌内注射或静脉用药:每次0.1~0.15g/kg,以5%~10%葡萄糖注射液将本品稀释成1%溶液,静脉滴注或稀释成5%溶液,缓慢静注,25%溶液可作深层肌内注射。一般儿科仅用肌内注射或静脉用药安全。

【不良反应】①静脉注射本品常引起潮红、出汗、口干等,快速静脉注射可引起恶心、呕吐、心慌、头晕,个别出现眼球震颤,减慢注射速度症状可消失。②连续使用本品可引起便秘,部分患者可出现麻痹性肠梗阻,停药后好转。③极少数血钙降低,出现低钙血症。④镁离子可自由透过胎盘,造成新生儿高血镁症,表现为肌张力低,吸吮力差,不活跃,哭声不响亮等,少数有呼吸抑制现象。

【禁忌】对本品过敏、心脏传导阻滞、心肌损害、严重肾功能不全、急腹症、经期妇女、肠道失血患者禁用。

【孕妇及哺乳期妇女用药】哺乳期妇女禁用。孕妇禁用。

【儿童用药】慎用。

【老年用药】老年患者,尤其年龄在60岁以上者慎用本品。

【制剂】硫酸镁注射液,硫酸镁葡萄糖注射液,注射用硫酸镁

6. 艾司唑仑 Estazolam

本品为苯二氮䓬类抗焦虑药,可引起中枢神经系统不同部位的抑制,随着用量的加大,临床表现可自轻度的镇静到催眠甚至昏迷。

【适应证】本品主要用于抗焦虑、失眠,也用于紧张、恐惧及抗癫痫和抗惊厥。

【用法用量】成人常用量:①镇静,一次1~2mg(1~2片),一日3次;②催眠,1~2mg(1~2片),睡前服;③抗癫痫、抗惊厥,一次2~4mg(2~4片),一日3次。肌内注射:请遵医嘱。

【不良反应】①常见的不良反应:口干,嗜睡,头昏,乏力等,大剂量可有共济失调,震颤。②罕见的有皮疹,白细胞减少。③个别患者发生兴奋,多语,睡眠障碍,甚至幻觉。停药后,上述症状很快消失。④有依赖性,但较轻,长期应用后,停药可能发生撤药症状,表现为激动或忧郁。

【禁忌】对本品过敏、中枢神经系统处于抑制状态的急性酒精中毒、严重慢性阻塞性肺部病变、重症肌无力、急性闭角型青光眼患者禁用。

【孕妇及哺乳期妇女用药】慎用。

【儿童用药】18岁以下患者用药的安全性及有效性尚不明确,儿童应慎用。

【老年用药】老年人的中枢神经对本品较敏感,用药后可出现呼吸暂停、低血压、心动过缓,甚至心脏停搏。老年患者应慎用。

【制剂】艾司唑仑片,艾司唑仑注射液

7. 氯卓酸钾 Dipotassium Clorazepate

本品为长效苯二氮䓬类药物,药理作用与地西泮相似。除镇静、抗焦虑作用外,对癫痫复杂部分发作,特别对具有发作频率高及精神障碍患者(尤其是儿童患者)有较好的疗效。抗惊厥作用的耐受性比其他苯二氮䓬类药较为少见或缓慢产生。

【适应证】①抗焦虑;②镇静催眠;③抗惊厥;④缓解急性酒精戒断综合征。

【不良反应】①较少见的不良反应有精神错乱、情绪抑郁、头痛、恶心、呕吐、排尿障碍等。老年、体弱、幼儿、肝病和低蛋白血症患者,对本类药的中枢性抑制较敏感。注射给药时容易引起呼吸抑制、低血压、肌无力、心动过缓或心跳停止。高龄衰老、危重、肺功能不全及心血管功能不稳定等患者,静脉注射过速或与中枢抑制药合用时,发生率更高,情况也更严重。②突然停药后要注意可能发生撤药症状。一般半衰期短或中等的本类药,停药后2~3天出现,半衰期长者则在停药后10~20天发生。撤药症状中,较多见的为睡眠困难,异常的激惹状态和神经质,较少见的或罕见的有腹部或胃痉挛、精神错乱、惊厥、肌肉痉挛、恶心或呕吐、颤抖和多汗。严重的撤药症状多见于长期服用过量的患者;也有曾在连续服用,血药浓度一直保持在安全有效范围内,几个月后突然停药而发生。失眠反跳现象、神经质、激惹,多数见于长时期单次夜间服药,撤药后发生。半衰期短的停药后发生快而严重的撤药反应。

【孕妇及哺乳期妇女用药】孕妇及哺乳期妇女禁用。

【儿童用药】本品对小儿特别是幼儿的中枢神经异常敏感,新生儿不易将本品代谢为无活性的产物,因此中枢神经可持久的抑制。

【老年用药】老年人的中枢神经对本类药较敏感,静注可出现呼吸暂停、低血压、心动过缓甚至心跳停止。

【用法用量】成人常用量:①抗焦虑,一次7.5~15mg,每日2~4次,或每晚睡前顿服15mg;②用于酒精戒断综合征,首次口服30mg,然后15mg,每日2~4次,以后逐步减量;

③抗惊厥，初量7.5mg，每日3次，需要时每周增加7.5mg，每日剂量最大不超过90mg。年老体弱者减量。

小儿常用量：抗惊厥，9～12岁，首次7.5mg，每日2次，以后每周增加7.5mg，每日总量不超过60mg。12岁以上同成人。

【制剂】氯卓酸钾片（胶囊）

附：用于小儿惊风（惊厥）的其他西药

1. 布洛芬混悬液 Ibuprofen Suspension

见本章“160. 小儿感冒”。

2. 对乙酰氨基酚 Paracetamol

见本章“160. 小儿感冒”。

3. 对乙酰氨基酚维生素C泡腾片 Paracetamol and Vitamin C Effervescent Tablets

见本章“166. 小儿发热”。

4. 劳拉西泮 Lorazepam

【适应证】本品为苯二氮类抗焦虑药，其作用与地西泮相似，但抗焦虑作用较地西泮强，诱导入睡作用明显。本品的效力和安全性使它有广泛的适应证。临床用于治疗焦虑症及由焦虑、紧张引起的失眠症。

5. 异戊巴比妥 Amobarbital

【适应证】主要用于催眠、镇静、抗惊厥（小儿高热惊厥、破伤风惊厥、子痫、癫痫持续状态）和麻醉前给药。

6. 安乃近 Metamizole Sodium

【适应证】主要用于高热时的解热，也可用于头痛、偏头痛、肌肉痛、关节痛、痛经等。

7. 阿苯片（糖丸）Aspirin and phenobarbital

【适应证】本品为复方制剂，含阿司匹林、苯巴比妥。阿司匹林能抑制前列腺素合成，有解热镇痛作用；苯巴比妥为中枢抑制药，有镇静、安眠、抗惊厥作用。用于6岁以下小儿解热、镇痛、镇惊。

8. 丙戊酸钠 Sodium Valproate

【适应证】本品为抗癫痫药，有抗惊厥作用和抗躁狂作用，对人的各型癫痫均有效。用于治疗全身性或部分性癫痫，尤其是以下类型：失神发作，肌阵挛发作，强直阵挛发作、失张力发作及混合型发作及部分性癫痫，简单性或复杂性发作，继发性全身性发作，特殊类型的综合征。

二、中药

1. 牛黄千金散

【处方组成】全蝎、僵蚕（制）、牛黄、朱砂、冰片、黄连、胆南星、天麻、甘草

【功能主治】清热解毒，镇痉定惊。用于小儿惊风高热，手足抽搐，痰涎壅盛，神昏谵语。

【用法用量】口服。一次0.6～0.9g，一日2～3次，三岁以内小儿酌减。

2. 安宫牛黄丸（散、片、胶囊）

【处方组成】牛黄、水牛角浓缩粉、麝香或人工麝香、珍珠、朱砂、雄黄、黄连、黄芩、栀子、郁金、冰片

【功能主治】清热解毒，镇惊开窍。用于热病，邪入心包，高热惊厥，神昏谵语；中风昏迷及脑炎、脑膜炎、中毒性脑病、脑出血、败血症见上述证候者。

【用法用量】口服。丸剂（丸重3g），一次1丸，一日1次；小儿3岁以内一次1/4丸，4～6岁一次1/2丸，一日1次；或遵医嘱。

【使用注意】孕妇禁用。

3. 紫雪散（胶囊、颗粒）

见本章“166. 小儿发热”。

4. 羚羊角注射液（胶囊）

见本章“166. 小儿发热”。

5. 牛黄清热胶囊（散）

见本章“166. 小儿发热”。

6. 儿童回春丸

【处方组成】黄连、水牛角浓缩粉、羚羊角、大青叶等20味

【功能主治】清热解毒，透表豁痰。用于急性惊风，伤寒发热，临夜发热，小便带血，麻疹隐现不出而引起身热咳嗽；赤痢、水泻、食积、腹痛。

【用法用量】口服。1岁以下婴儿服1粒，1～2岁服2粒，3～4岁服3粒，5～7岁服5粒，一日2～3次。

7. 小儿回春丸（丹）

【处方组成】全蝎、朱砂、蛇含石（醋煅）、天竺黄、川贝母、胆南星、人工牛黄、白附子（制）、天麻、僵蚕（麸炒）、雄黄、防风、羌活、麝香、冰片、甘草、钩藤

【功能主治】息风镇惊，化痰开窍。用于小儿急惊抽搐，痰涎壅盛，神昏气喘，烦躁发热等症。

【用法用量】饭前用开水化服，1～2岁一次服2粒，3～4岁一次服3粒，10岁以上服5粒，一日1～3次。

【使用注意】服药避风。发疹、有便秘者忌服。

8. 醒脑静注射液

【处方组成】麝香、栀子、郁金、冰片

【功能主治】清热解毒，凉血活血，开窍醒脑。用于气血逆乱，瘀阻脑络所致的中风、神昏、偏瘫、口舌歪斜；外伤头痛，神志不清；酒毒攻心，头痛呕恶，抽搐；脑梗死、脑出血急性期、颅脑外伤，急性酒精中毒见上述证候者。

【用法用量】肌内注射，一次2～4ml，一日1～2次。静脉滴注一次10～20ml，用5%～10%葡萄糖注射液或氯化钠注射液250～500ml稀释后滴注，或遵医嘱。

【使用注意】①外感发热，寒闭神昏者禁用。②孕妇禁用。

9. 琥珀抱龙丸（胶囊）

见本章“160. 小儿感冒”。

10. 牛黄镇惊丸

见本章“160. 小儿感冒”。

11. 牛黄抱龙丸

见本章“166. 小儿发热”。

12. 小儿解热丸

见本章“166. 小儿发热”。

13. 牛黄清宫丸

见本章“166. 小儿发热”。

14. 小儿珍珠镇惊丸

【处方组成】珍珠、木香、人工牛黄、雷丸、胆南星、琥珀、银柴胡、胡黄连、人工竺黄、鸡内金(炒)、槟榔、朱砂、六神曲

【功能主治】清热化痰镇惊。用于小儿痰热惊风兼内伤食积所致的惊惧不安,痰涎壅盛。

【用法用量】口服。1~2岁,一日0.3g,分4次服;3~4岁,一日0.3g,分2次服;5~7岁,一次0.3g,一日2次;7岁以上,一次0.3g,一日3次;或遵医嘱。

15. 解热镇惊丸

见本章“166. 小儿发热”。

16. 八宝惊风散

见本章“166. 小儿发热”。

17. 七珍丸

见本章“166. 小儿发热”。

18. 瓜霜退热灵胶囊

见本章“166. 小儿发热”。

19. 绿雪(胶囊)

见本章“166. 小儿发热”。

20. 万氏牛黄清心丸

【处方组成】牛黄、朱砂、黄连、黄芩、栀子、郁金

【功能主治】清热解毒,镇惊安神。用于热入心包、热盛动风证,症见高热烦躁、神昏谵语及小儿高热惊厥。

【用法用量】口服。一次2丸(每丸重1.5g),一次1丸(每丸重3g),一日2~3次。

【使用注意】孕妇禁用。

21. 局方至宝散(丸)

见本章“166. 小儿发热”。

22. 牛黄醒脑丸

见本章“166. 小儿发热”。

23. 珍黄安宫片

【处方组成】牛黄、珍珠、冰片、竹沥、朱砂、大黄、郁金、青黛、石菖蒲、胆南星、天竺黄、水牛角、珍珠层粉、黄芩提取物、小檗根提取物

【功能主治】镇静安神,清热解毒。用于痰热闭阻所致的高热烦躁,神昏谵语,惊风抽搐,癫狂不安,失眠多梦,头痛眩晕。

【用法用量】口服。一次4~6片,一日3次。

【使用注意】孕妇禁用。

24. 小儿金丹片

见本章“160. 小儿感冒”。

25. 定搐化风丸

【处方组成】全蝎、僵蚕(麸炒)、蝉蜕、防风、羌活、麻黄、桔梗、半夏(制)、黄连、大黄、甘草、人工牛黄、朱砂、人工麝香、冰片

【功能主治】清热镇惊,散风化痰。用于小儿脏腑积热,关窍闭塞引起急热惊风,痰涎壅盛,昏睡,神志不清,牙关紧闭,四肢抽搐,颈项强直,两目直视。

【用法用量】薄荷、钩藤汤送服。一次1丸,一日2次,周岁以内小儿酌减。

26. 金黄抱龙丸

【处方组成】天竺黄、胆南星(酒炙)、牛黄、朱砂、琥珀粉、雄黄

【功能主治】清热镇惊,化痰息风。本品用于痰热内蕴引起的急热惊风,咳嗽痰盛,烦躁不安,昏睡神迷。

【用法用量】薄荷汤或温开水送服。一次1丸,一日2次。

27. 小儿牛黄散(颗粒)

【处方组成】钩藤、天麻、僵蚕(麸炒)、全蝎、黄连、胆南星(酒炙)、浙贝母、天竺黄、半夏(制)、大黄、橘红、滑石、人工牛黄、麝香、朱砂、冰片

【功能主治】清热镇惊,散风化痰。用于小儿食滞内热引起咳嗽身热,呕吐痰涎,烦躁起急,睡卧不安,惊风抽搐,神志昏迷,大便燥结。

【用法用量】散剂,口服,一次0.9g,一日2次,周岁以内小儿酌减。

28. 小儿太极丸

【处方组成】胆南星、天竺黄、僵蚕(炒)、大黄、冰片、麝香、朱砂

【功能主治】镇惊清热,涤痰消积。用于小儿急惊,手足抽搐,角弓反张,食积痞满,内热咳嗽等症。

【用法用量】口服。小儿一次1丸,一日2次,周岁以内酌减。

附:用于小儿惊风的其他中药

1. 慢惊丸

【功能主治】补气养血,温脾止泻。用于小儿吐泻日久,脾胃虚弱引起的面色青白,身体瘦弱,四肢厥冷,嗜睡露睛。

2. 小儿百寿丸

见本章“160. 小儿感冒”。

3. 小儿琥珀丸

【功能主治】镇惊安神,清热化痰。用于四时感冒,风寒时疫,烦躁不宁,痰喘气急,关窍不利,惊痫不安。

4. 妙灵丸

【功能主治】清热化痰,散风镇惊。用于外感风热夹痰所致的感冒,症见咳嗽发热,头痛眩晕,咳嗽,呕吐痰涎,鼻干口燥,咳嗽咽痛。

5. 清瘟解毒片(丸)

【功能主治】清热解毒。用于外感时疫,憎寒壮热,头痛无汗,口渴咽干,痄腮,大头瘟。

6. 小儿至宝丸

见本章“160. 小儿感冒”。

7. 万应锭(胶囊)

见本章“166. 小儿发热”。

8. 小儿肺热平胶囊

见本章“161. 小儿咳嗽”。

9. 九味熄风颗粒

【功能主治】滋阴补肾,平肝息风,化痰宁神。用于小儿多发性抽动症(抽动秽语综合征),证属肾阴亏损,肝风内动型,喉中发出异常声音,神思涣散,注意力欠集中,小动作多,性情急躁等。

10. 回春散

【功能主治】清热定惊,驱风祛痰。用于小儿惊风,感冒发热,呕吐腹泻,咳嗽气喘。

11. 小儿七星茶颗粒(糖浆)

【功能主治】开胃消滞,清热定惊。用于小儿积滞化热,消化不良,不思饮食,烦躁易惊,夜寐不安,大便不畅,小便短赤。

12. 天蚕胶囊(片)

【功能主治】祛风定惊,化痰散结。用于惊风抽搐,咽喉肿痛,颌下淋巴结炎,面瘫,面神经麻痹,面肌痉挛,皮肤瘙痒。

13. 痫愈胶囊

【功能主治】豁痰开窍,安神定惊,息风解痉。用于风痰闭阻所致的癫痫抽搐,小儿惊风,面肌痉挛。

14. 人工牛黄片

见本章“166. 小儿发热”。

15. 牛黄清脑开窍丸

【功能主治】清热解毒,开窍镇惊。用于温病高热,气血两燔,症见高热神昏,惊厥谵语。

16. 浓缩水牛角颗粒

【功能主治】清热解毒,凉血,定惊。用于温病高热,神昏谵语,发斑发疹,吐血,衄血,惊风,癫狂。

17. 醒脑安神片

【功能主治】清热解毒,清脑安神。用于头身高热,头昏脑晕,言语狂躁,舌干眼花,咽喉肿痛,小儿内热惊风抽搐。对高血压、神经官能症、神经性头痛、失眠等皆有清脑镇静作用。

18. 卧龙散

【功能主治】开窍、通关。用于中暑中恶,突然昏厥及小儿惊厥。

19. 玉枢散

【功能主治】辟秽解毒。适用于内治湿温时邪,头昏胸闷,腹痛吐泻及小儿痰壅惊闭等症;外敷痈疽疔疮,肿核结毒等症。

168. 儿童扁桃体炎与乳蛾

〔基本概述〕

扁桃体炎也称扁桃腺炎,属于上呼吸道常见细菌性感染疾病,儿童、青少年多见。

扁桃体炎的致病菌以溶血性链球菌为主,其他如葡萄球菌、肺炎球菌、流感杆菌及病毒等也可引起。病原体通过飞沫或直接接触等途径传入,平时隐藏在扁桃体小窝内,当人体因劳累、受凉或其他原因而致抵抗力减弱时,病原体迅速繁殖而发病。炎症自小窝开始,再遍及整个扁桃体。

扁桃体炎主要症状是咽痛、发热及咽部不适感等。此病可引起耳、鼻,以及心、肾、关节等局部或全身的并发症,故应予重视。

本病分为急性扁桃体炎和慢性扁桃体炎。溶血性链球菌为本病的主要致病菌,非溶血性链球菌、葡萄球菌、肺炎链球菌、流感嗜血杆菌、大肠埃希菌、变形杆菌、厌氧菌、腺病毒等也可引起本病。上述病原体多属于正常人口腔及扁桃体内的正常菌群,只有当某些因素使全身或局部的抵抗力降低时,病原体方能侵袭人体导致感染。受凉、潮湿、劳累、烟酒过度、有害气体等均可为诱因。

急性扁桃体炎按其病理概念及临床表现又分为急性充血性扁桃体炎和急性化脓性扁桃体炎。急性充血性扁桃体炎多由病毒引起,全身和局部症状较轻。急性化脓性扁桃体炎多由细菌侵入扁桃体而引起,起病较急,临床表现较重,咽痛为其主要症状,初起多为一侧,继而可发展到对侧,咽痛剧烈者,吞咽困难,可有同侧耳痛;由于咽部及软腭肿胀,讲话言语不清,呼吸费力,如果发展为扁桃体周炎,还可出现张口受限;若炎症侵及咽鼓管,则可有耳闷、耳鸣和听力减退。患者多有全身不适、疲乏无力、头痛等症,常有发热,体温可达38~40℃,甚至40℃以上。婴幼儿可有腹泻。检查可见扁桃体充血、肿大、化脓。

慢性扁桃体炎多由急性扁桃体炎反复发作演变而来。扁桃体一年急性发作达4次以上,可诊断为慢性扁桃体炎,多是由于扁桃体窝的病原体所引起。慢性扁桃体炎局部多无明显的自觉症状,时有咽干、异物感、发痒等,常有反复急性扁桃体炎发作史。儿童扁桃体过度肥大者可影响呼吸和吞咽,表现为咽部干燥,有堵塞感,分泌物黏,不易咳出,口臭。若伴有腺样体肥大可引起鼻塞、鼾声等。因小窝内细菌及毒素吸收,可致头痛、乏力及低热等。检查可见扁桃体肥大、充血,或可见分泌物,颌下淋巴结肿大等。其反复发作可诱发其他疾病,如慢性肾炎、关节炎、风湿性心脏病等。

现代医学认为,扁桃体是人体咽部的两个最大的淋巴组织,一般4~5岁后逐渐增大,到12岁以后开始逐渐萎缩。正常情况下,扁桃体能抵抗进入鼻和咽腔里的细菌,对人体起到保护作用,但是,小儿由于身体抵抗力低,加上受凉感冒,就会使扁桃体抵抗细菌的能力减弱,从而导致口腔、咽部、鼻腔及外界的细菌侵入扁桃体,发生炎症。严重者扁桃体红肿化脓,形成化脓性扁桃体炎,久治不愈可转成慢性扁桃体炎,容易引起肾炎、心脏病、风湿等全身性疾病和鸡胸、漏斗胸。

扁桃体炎在中医中属于“乳蛾”的范畴,因其形状似乳头或蚕蛾,故称其为乳蛾。发生于一侧的称单乳蛾,双侧的称双乳蛾。乳蛾多由外感风热,侵袭于肺,上逆搏结于喉核所致。急性扁桃体炎相当于“风热乳蛾”,慢性扁桃体炎相当于“虚火乳蛾”。风热乳蛾多因气候骤变,寒热失调,肺卫不固,致风热邪毒乘虚从口鼻而入侵喉核,或因过食烟酒等,脾胃蕴热,或因外感风热失治,邪毒乘热内传肺胃,上灼喉核,发为本病;虚火乳蛾多因风热乳蛾或温病之后余毒未清,邪热耗伤肺阴,或因素体阴虚,加之劳倦过度,肾阴亏损,虚火上炎,熏蒸喉核,发为本病。

〔治疗原则〕

急性扁桃体炎的治疗主要是控制感染。扁桃体炎多为细菌感染,特别是化脓性扁桃体炎更是化脓菌所致,所以必须使用抗生素。慢性扁桃体炎引起的扁桃体肥大可造成呼吸困难,特别是睡眠时,因舌头也松弛后倒,致使鼾声如雷,天长日久会因慢性缺氧而影响生长发育,慢性缺氧还会使孩子的智力发育受到影响。

慢性扁桃体炎尚无肯定有效的保守疗法,但中药、扁桃体局部用药、冷冻、理疗等皆有人试用。也可进行扁桃体切除术。过去,为防止扁桃体病灶引起严重并发症,扁桃体切除术甚为普遍。近年由于认识到扁桃体具有免疫功能,对切除扁桃体是否有益出现争议。故手术已较前有所减少。对手术适应证、手术效果及切除扁桃体是否会影响机体免疫功能等也存在不同见解。据近年研究,扁桃体参与体液免疫和细胞免疫,可以产生合成各种免疫球蛋白的B淋巴细胞。因此,有人认为切除扁桃体可以影响局部免疫功能,但对全身免疫功能无影响。

1. 一般治疗与对症治疗

患者需适当休息,多饮水,食用易消化、富于营养的半流质或软食。咽痛较剧,高热、头痛与四肢酸痛者,可口服解热镇痛药,如对乙酰氨基酚、阿司匹林。

2. 抗感染治疗

抗菌药物为化脓性扁桃体炎的主要治疗药物。青霉素类药物对主要致病菌具有抗菌作用,为首选,可选用青霉素G,也可口服青霉素V,或口服阿莫西林克拉维酸钾。青霉素过敏患者可口服红霉素、阿奇霉素、林可霉素等。其他可选药物有口服第二代或第三代头孢菌素类,如头孢克洛、头孢呋辛酯、头孢丙烯;对青霉素有超敏反应患者禁用头孢菌素,18岁以下未成年人忌用氟喹诺酮类药物。所有药物疗程为10天。

3. 并发症的处理

化脓性扁桃体炎可以引起局部和全身并发症。局部并发症如扁桃体周脓肿、急性中耳炎、急性鼻窦炎、咽后脓肿等;全身并发症主要与链球菌所产生的Ⅲ型变态反应有关,如急性风湿热、急性肾炎等。发生并发症者应采取有效措施及时处理。

4. 扁桃体切除术

随着人们对扁桃体这个免疫器官重要性的认识,现代医学不主张轻易切除扁桃体,若切除就会失去呼吸道的屏障,会影响人体整个免疫系统,但对有并发严重全身疾病的儿童也不排除手术治疗。

对反复发生化脓性扁桃体炎的患者可进行扁桃体摘除,但需要严格掌握适应证。摘除指征需要结合患者年龄、免疫状态、是否有并发症及扁桃体局部情况综合考虑。

5. 局部外治法

局部治疗扁桃体的方法很多,临床上有扁桃体隐窝冲洗,扁桃体内药物注射,局部烙治,局部喷药,激光治疗等,虽然这些方法可抑制细菌,清除病灶,但比较痛苦。局部外治法中,中药外贴疗法更受患儿欢迎。

〔用药精选〕

一、西药

1. 青霉素 Benzylpenicillin

见本章“164. 小儿肺炎”。

2. 阿莫西林 Amoxicillin

见本章“163. 小儿支气管炎”。

3. 阿莫西林克拉维酸钾 Amoxicillin and Clavulanate Potassium

见本章“163. 小儿支气管炎”。

4. 头孢克洛 Cefaclor

见本章“163. 小儿支气管炎”。

5. 头孢呋辛 Cefuroxime

见本章“164. 小儿肺炎”。

6. 红霉素 Erythromycin

见本章“162. 百日咳”。

7. 阿奇霉素 Azithromycin

见本章“163. 小儿支气管炎”。

8. 头孢丙烯 Cefprozil

本品为第二代头孢菌素类药物,具有广谱抗菌作用。通过与细菌细胞膜上的青霉素结合蛋白(PBPs)结合,阻碍细菌细胞壁合成,从而导致细菌的溶解死亡。

【适应证】用于敏感菌所致的下列轻、中度感染。①上呼吸道感染化脓性链球菌性咽炎/扁桃体炎。注:通常治疗和预防链球菌感染(包括预防风湿热)应选择肌内注射青霉素。虽然头孢丙烯一般可有效清除鼻咽部的化脓性链球菌,但目前尚无可供借鉴的头孢丙烯预防继发性风湿热的资料。肺炎链球菌、嗜血流感杆菌（包括产β-内酰胺酶菌株）和卡他莫拉菌（包括产β-内酰胺酶菌株）性中耳炎和急性鼻窦炎。②下呼吸道感染由肺炎链球菌、嗜血流感杆菌（包括产β-内酰胺酶菌株）和卡他莫拉菌（包括产β-内酰胺酶菌株）引起的急性支气管炎继发细菌感染和慢性支气管炎急性发作。③皮肤和皮肤软组织金黄色葡萄球菌（包括产青霉素酶菌株）和化脓性链球菌引起的非复杂性皮肤和皮肤软组织感染，但脓肿通常需行外科引流排脓。适当时应进行细菌培养和药物敏感试验以确定病原菌对头孢丙烯的敏感性。

【不良反应】①多见胃肠道反应：软便、腹泻、胃部不适、食欲不振、恶心、呕吐、嗳气等。②血清病样反应：典型症状包括皮肤反应和关节痛。③过敏反应：皮疹、荨麻疹、嗜酸粒细胞增多、药物热等。小儿发生过敏反应较成人多见，多在开始治疗后几日内出现，停药后几日内消失。④其他：血胆红素、血清氨基转移酶、尿素氮及肌酐轻度升高、血红蛋白降低、假膜性肠炎、蛋白尿、管型尿等。尿布疹和二重感染、生殖器瘙痒和阴道炎。⑤中枢神经系统症状：眩晕、活动增多、头痛、精神紧张、失眠，偶见神志混乱和嗜睡。

【禁忌】对本品及其他头孢菌素类过敏者禁用。

【孕妇及哺乳期妇女用药】孕妇慎用。哺乳期妇女服用本品应谨慎或暂停哺乳。

【儿童用药】尚无6个月以下小儿患者使用本品的安全性和疗效的资料。然而已有有关其他头孢菌素类药物在新生儿体内蓄积（由于此年龄段小儿的药物半衰期延长）的报道。

【老年用药】老年患者宜在医师指导下根据肾功能情况调整用药剂量或用药间期。

【用法用量】口服。成人一次0.5g，一日1～2次。儿童按体重一次7.5～20mg/kg，一日1～2次。疗程一般7～14日，但β-溶血性链球菌所致的急性扁桃体炎、咽炎的疗程至少10日。

【制剂】头孢丙烯片（分散片、咀嚼片、胶囊、颗粒、干混悬剂）

附：用于儿童扁桃体炎与乳蛾的其他西药

1. 对乙酰氨基酚 Paracetamol

见本章“160. 小儿感冒”。

2. 普鲁卡因青霉素 Procaine Benzylpenicillin

【适应证】①由于普鲁卡因青霉素血药浓度较低，故其应用仅限于青霉素高度敏感病原体所致的轻、中度感染，如A组链球菌所致的扁桃体炎、猩红热、丹毒、肺炎链球菌肺炎、青霉素敏感金黄色葡萄球菌所致的疖、痈，以及樊尚咽峡炎等。②可用于治疗钩端螺旋体病、回归热和早期梅毒。

3. 头孢拉定 Cefradine

【适应证】用于敏感菌所致的急性咽炎、扁桃体炎、中耳炎、支气管炎和肺炎等呼吸道感染、泌尿生殖道感染及皮肤软组织感染等。

4. 头孢氨苄 Cefalexin

【适应证】用于敏感菌引起的多种轻、中度感染，包括扁桃体炎、扁桃体周炎、咽喉炎、支气管炎、肺炎、支气管肺炎、哮喘和支气管扩张感染，以及手术后胸腔感染等。

5. 头孢羟氨苄 Cefadroxil

见本章“166. 小儿发热”。

6. 头孢唑林 Cefazolin

【适应证】头孢唑林属于β-内酰胺类抗生素，为第一代头孢菌素，适用于治疗敏感细菌所致的中耳炎、支气管炎、肺炎等呼吸道感染、尿路感染、皮肤软组织感染、骨和关节感染、败血症、感染性心内膜炎、肝胆系统感染及眼、耳、鼻、喉科等感染。

7. 头孢曲松 Ceftriaxone

【适应证】本品为半合成的第三代头孢菌素类抗生素，用于敏感菌引起的各种感染，包括肺炎、支气管炎、肺化脓症和脓胸，耳、鼻、喉感染等。

8. 克林霉素 Clindamycin

【适应证】本品属抗生素类药，为林可霉素的衍生物，抗菌谱与林可霉素同，但抗菌活性较强。适用于革兰阳性菌引起的各种感染性疾病，包括扁桃体炎、化脓性中耳炎、鼻窦炎等。

9. 氨苄西林钠舒巴坦钠 Ampicillin Sodium and Sulbactam Sodium

见本章“162. 百日咳”。

10. 头孢他啶 Ceftazidime

见本章“164. 小儿肺炎”。

11. 克拉霉素 Clarithromycin

【适应证】本品适用于克拉霉素敏感菌所引起的下列感染：鼻咽部感染（包括扁桃体炎、咽炎、副鼻窦炎）、下呼吸道感染（包括支气管炎、细菌性肺炎、非典型肺炎）、皮肤感染（包括脓疱病、丹毒、毛囊炎、疖和伤口感染）。

12. 氟氯西林钠 Flucloxacillin Sodium

【适应证】本品主要适用于耐青霉素的葡萄球菌和对本品敏感的致病菌引起的多种感染，包括呼吸道感染，如肺炎、脓胸、肺脓肿、鼻窦炎、咽炎、扁桃体炎等。

13. 复方硼砂含漱液 Compound Borax Solution

【适应证】本品含硼砂、碳酸氢钠、液化酚和甘油。用于口腔炎、咽炎等的口腔消毒防腐。

二、中药

1. 小儿咽扁颗粒

见本章“160. 小儿感冒”。

2. 银黄口服液（颗粒、片、胶囊、含片、注射液）

【处方组成】金银花提取物、黄芩提取物

【功能主治】清热疏风，利咽解毒。用于外感风热、肺胃热盛所致的咽干，咽痛，喉核肿大，口渴，发热；急慢性扁桃体炎、急慢性咽炎、上呼吸道感染见上述证候者。

【用法用量】口服液，一次 10 ~ 20ml，一日 3 次，小儿酌减。

【使用注意】注射液孕妇禁用。

3. 开喉剑喷雾剂

【处方组成】八爪金龙、山豆根、蝉蜕、薄荷脑

【功能主治】清热解毒，消肿止痛。用于肺胃蕴热所致的咽喉肿痛，口干口苦，牙龈肿痛，以及口腔溃疡、复发性口疮见以上证候者。

【用法用量】喷患处，每次适量，一日数次。

【使用注意】孕妇禁用。

4. 冰硼散

【处方组成】冰片、硼砂(煅)、朱砂、玄明粉

【功能主治】清热解毒，消肿止痛。用于热毒蕴结所致的咽喉疼痛，牙龈肿痛，口舌生疮。

【用法用量】吹敷患处，每次少量，一日数次。

【使用注意】孕妇及哺乳期妇女禁用。

5. 板蓝根颗粒(糖浆、片、胶囊、口服液、咀嚼片、茶)

【处方组成】板蓝根

【功能主治】清热解毒，凉血利咽。用于肺胃热盛所致的咽喉肿痛，口咽干燥，腮部肿胀；急性扁桃体炎、腮腺炎见上述证候者。

【用法用量】颗粒剂，开水冲服，一次 5 ~ 10g，或一次 3 ~ 6g(无蔗糖)，一日 3 ~ 4 次。茶剂，开水冲服，一次 1 块，一日 3 次。

6. 六神丸(胶囊)

【处方组成】牛黄、麝香、冰片、蟾酥、珍珠、雄黄

【功能主治】清热解毒，消肿利咽，化腐止痛。用于烂喉丹痧，咽喉肿痛，喉风喉痈，单双乳蛾，小儿热疖，痈疡疔疮，乳痈发背，无名肿毒。

【用法用量】丸剂，口服，一日 3 次，温开水吞服；1 岁一次 1 粒，2 岁一次 2 粒，3 岁一次 3 ~ 4 粒，4 ~ 8 岁一次 5 ~ 6 粒，9 ~ 10 岁一次 8 ~ 9 粒，成年一次服 10 粒。

【使用注意】孕妇禁用。

7. 双黄连口服液(合剂、颗粒、片、含片、胶囊、糖浆、注射液)

见本章“160. 小儿感冒”。

8. 清开灵口服液(片、泡腾片、软胶囊、注射液)

【处方组成】胆酸、珍珠母、猪去氧胆酸、栀子、水牛角、板蓝根、黄芩苷、金银花

【功能主治】清热解毒，镇静安神。用于外感风热时毒、火毒内盛所致高热不退，烦躁不安，咽喉肿痛，舌质红绛、苔黄、脉数者；上呼吸道感染、病毒性感冒、急性化脓性扁桃体炎、急性咽炎、急性气管炎、高热等病症属上述证候者。

【用法用量】口服液，一次 20 ~ 30ml，一日 2 次；儿童酌减。

9. 桂林西瓜霜(胶囊、含片)

【处方组成】西瓜霜、硼砂(煅)、黄柏、黄连、山豆根、射干、浙贝母、青黛、冰片、无患子果(炭)、大黄、黄芩、甘草、薄荷脑

【功能主治】清热解毒，消肿止痛。用于风热上攻、肺胃热盛所致的乳蛾、喉痹、口糜，症见咽喉肿痛，喉核肿大，口舌生疮，牙龈肿痛或出血；急、慢性咽炎，扁桃体炎，口腔炎，口腔溃疡，牙龈炎见上述证候者及轻度烫伤(表皮未破)者。

【用法用量】散剂，外用，喷、吹或敷于患处，一次适量，一日数次；重症者兼服，一次 1 ~ 2g，一日 3 次。胶囊剂，口服，一次 2 ~ 4 粒，一日 3 次。含片含服，一次 2 片，一日 5 次，5 ~ 7 天为一个疗程。

【使用注意】孕妇禁用。

10. 西瓜霜润喉片

【处方组成】西瓜霜、冰片、薄荷素油、薄荷脑

【功能主治】清音利咽，消肿止痛。用于防治咽喉肿痛，声音嘶哑，喉痹，喉痈，喉蛾，口糜，口舌生疮，牙痛；急、慢性咽喉炎，急性扁桃体炎，口腔溃疡，口腔炎，牙龈肿痛。

【用法用量】含服。每小时含化小片 2 ~ 4 片，大片 1 ~ 2 片。

11. 山香圆片(颗粒)

【处方组成】山香圆叶

【功能主治】清热解毒，利咽消肿。用于肺胃热盛所致的急喉痹、急乳蛾，症见咽部红肿，咽痛。

【用法用量】片剂，口服。一次 2 ~ 3 片，一日 3 ~ 4 次，小儿酌减。

12. 小儿清咽颗粒

【处方组成】板蓝根、青黛、连翘、蒲公英、玄参、牛蒡子(炒)、薄荷、蝉蜕、牡丹皮

【功能主治】清热解表，解毒利咽。用于小儿外感风热引起的发热头痛，咳嗽音哑，咽喉肿痛。

【用法用量】开水冲服，1 岁内每次服 3g，1 ~ 5 岁每次服 6g，5 岁以上每次服 9 ~ 12g，一日 2 ~ 3 次。

13. 复方双花口服液(片、颗粒)

【处方组成】金银花、连翘、穿心莲、板蓝根

【功能主治】清热解毒，利咽消肿。用于风热外感、风热乳蛾，症见发热，微恶风，头痛，鼻塞流涕，咽红而痛或咽喉干燥灼痛，吞咽则加剧，咽扁桃体红肿，舌边尖红，苔薄黄或舌红苔黄，脉浮数或数。

【用法用量】口服液，成人一次 20ml，一日 4 次。儿童 3 岁以下一次 10ml，一日 3 次；3 ~ 7 岁，一次 10ml，一日 4 次；7 岁以上一次 20ml，一日 3 次，疗程 3 天。

14. 小儿清热消蛾颗粒

【处方组成】金银花、连翘、葛根、大青叶等

【功能主治】疏风清热，解毒利咽，消肿。用于风热乳蛾；抑菌、解热、消炎、镇痛、明显抑制 Arthus 反应，调节机体免疫功能，主治小儿急性扁桃体炎。

【用法用量】开水冲服。5 ~ 7 岁，每次 15g，一日 3 次；

8～10 岁,每次 15g,一日 4 次;11～14 岁,每次 20g,一日 3 次。

15. 万应锭(胶囊)

见本章“166. 小儿发热”。

16. 复方鱼腥草片

【处方组成】鱼腥草、黄芩、板蓝根、连翘、金银花

【功能主治】清热解毒。用于外感风热所致的急喉痹、急乳蛾,症见咽部红肿、咽痛;急性咽炎、急性扁桃体炎见上述证候者。

【用法用量】口服。一次 4～6 片,一日 3 次。

17. 西园喉药散

【处方组成】黄连、人工牛黄、薄荷、栀子(焦)、天花粉、川贝母、青黛、珍珠、青果(炭)、硼砂、冰片

【功能主治】清热疏风,化痰散结,消肿止痛。用于喉痹及乳蛾之发热,咽喉肿痛,吞咽不利,咽干灼热;急性咽炎、急性充血性扁桃体炎见上述证候者。

【用法用量】口腔用药。喷敷患处,每次 0.2g,一日 5 次。

18. 利咽解毒颗粒

【处方组成】板蓝根、薄荷、川贝母、大黄、大青叶、地黄、黄芩、僵蚕、金银花、桔梗、连翘、麦冬、牛蒡子(炒)、山楂(炭)、天花粉、玄参

【功能主治】清肺利咽,解毒退热。用于外感风热所致的咽痛,咽干,喉核红肿,两腮肿痛,发热恶寒;急性扁桃体炎、急性咽炎、腮腺炎见上述证候者。

【用法用量】开水冲服。一次 1 袋,一日 3～4 次。

【使用注意】孕妇、月经期及哺乳期禁用。

19. 清喉利咽颗粒

【处方组成】黄芩、西青果、桔梗、竹茹、胖大海、橘红、枳壳、桑叶、香附(醋制)、紫苏子、紫苏梗、沉香、薄荷脑

【功能主治】清热利咽,宽胸润喉。用于外感风热所致的咽喉发干、声音嘶哑;急、慢性咽炎,扁桃体炎见上述证候者,常用有保护声带作用。

【用法用量】开水冲服。一次 1 袋,一日 2～3 次。

20. 众生丸(片、胶囊)

【处方组成】蒲公英、紫花地丁、黄芩、岗梅、赤芍、天花粉、玄参、当归、防风、柴胡、皂角刺、人工牛黄、白芷、胆南星、虎杖、夏枯草、板蓝根

【功能主治】疏风清热,解毒消肿。用于风热外袭、热毒壅盛所致的咽部红肿疼痛、喉核肿大;上呼吸道感染,急、慢性咽喉炎,急性扁桃体炎,化脓性扁桃体炎,疖肿见上述证候者。

【用法用量】①口服,一次 4～6 丸,一日 3 次。②外用,捣碎,用冷开水调匀,涂患处。

【使用注意】孕妇禁用。

21. 喉咽清口服液

【处方组成】土牛膝、马兰草、车前草、天名精

【功能主治】清热解毒,利咽止痛。用于肺胃实热所致的咽部红肿,咽痛,发热,口渴,便秘;急性扁桃体炎、急性咽炎见上述证候者。

【用法用量】口服。一次 10～20ml,一日 3 次;小儿酌减或遵医嘱。

22. 喉症丸

【处方组成】板蓝根、人工牛黄、冰片、猪胆汁、玄明粉、青黛、雄黄、硼砂、蟾酥(酒制)、百草霜

【功能主治】清热解毒,消肿止痛。用于肺胃蕴热所致的咽炎、喉炎、扁桃体炎及一般疮疖。

【用法用量】含化。3～10 岁一次 3～5 粒,成人每次 5～10 粒,一日 2 次。外用疮疖初起,红肿热痛未破者,将丸用凉开水化开涂于红肿处,日涂数次。

23. 六应丸

【处方组成】丁香、蟾酥、雄黄、牛黄、珍珠、冰片

【功能主治】清热解毒,消肿止痛。用于火毒内盛所致的乳蛾,喉痹,症见咽喉肿痛,口苦咽干,喉核红肿;咽喉炎、扁桃体炎见上述证候者。亦用于疖痈疮疡及虫咬肿痛。

【用法用量】饭后服,一次 10 丸,儿童一次 5 丸,婴儿一次 2 丸,一日 3 次;外用,以冷开水或醋调敷患处。

【使用注意】孕妇禁用。

24. 咽喉消炎丸

【处方组成】牛黄、七叶莲、珍珠、冰片、雄黄、蟾酥(制)、百草霜、穿心莲总内酯

【功能主治】清热解毒,消肿止痛。用于热毒内盛所致的咽喉肿痛,吞咽不利,喉核肿大;食管炎、咽喉炎、急慢性扁桃体炎见上述证候者。

【用法用量】口服。一次 5～10 粒,一日 3～4 次;口含徐徐咽下;小儿按年龄酌减或遵医嘱。

【使用注意】孕妇禁用。

25. 喉疾灵胶囊(片)

【处方组成】牛黄、板蓝根、山豆根、桔梗、诃子、了哥王、天花粉、连翘、冰片、珍珠层粉、广东土牛膝、猪牙皂

【功能主治】清热解毒,散肿止痛。用于热毒内蕴所致的两腮肿痛、咽部红肿、咽痛;腮腺炎、扁桃体炎、急性咽炎、慢性咽炎急性发作及一般喉痛见上述证候者。

【用法用量】胶囊,口服,一次 3～4 粒,一日 3 次。

【使用注意】孕妇禁用。

26. 清喉咽合剂(颗粒)

【处方组成】地黄、麦冬、玄参、连翘、黄芩

【功能主治】养阴清肺,利咽解毒。用于阴虚燥热、火毒内蕴所致的咽部肿痛,咽干少津,咽部白腐有苔膜,喉核肿大;局限性的咽白喉、轻度中毒型白喉、急性扁桃体炎、咽峡炎见上述证候者。

【用法用量】合剂,口服。第一次 20ml,以后每次 10～15ml,一日 4 次,小儿酌减。

27. 藏青果颗粒

【处方组成】藏青果

【功能主治】清热,利咽,生津。用于阴虚内热伤津所致

的咽干、咽痛、咽部充血;慢性咽炎、慢性扁桃体炎见上述证候者。

【用法用量】开水冲服。一次15g,一日3次。

28. 咽速康气雾剂

【处方组成】人工牛黄、珍珠、雄黄、蟾酥、人工麝香、冰片

【功能主治】清热解毒,消肿止痛。用于肺胃热盛所致的急乳蛾,症见咽喉红肿、咽痛。

【用法用量】用前将本品充分振摇,倒置,喷头圆口对准口腔,闭气,按阀门上端喷头,药液呈雾状喷入口腔,闭口数分钟。一次喷3下,一日3次,7天为一疗程。

【使用注意】孕妇禁用。

附:用于儿童扁桃体炎与乳蛾的其他中药

1. 感冒退热颗粒(咀嚼片、泡腾片)

【功能主治】清热解毒,疏风解表。用于上呼吸道感染、急性扁桃体炎、咽喉炎属外感风热、热毒壅盛证,症见发热、咽喉肿痛。

2. 小儿热速清口服液(糖浆、颗粒)

见本章“160. 小儿感冒”。

3. 羚羊角注射液(胶囊、散、颗粒)

见本章“164. 小儿肺炎”。

4. 炎宁颗粒(胶囊、片、糖浆)

【功能主治】清热解毒,利湿止痢。用于外感风热、湿毒蕴结所致的发热头痛,咽部红肿,咽痛,喉核肿大,小便淋沥涩痛,泻痢腹痛;上呼吸道感染、扁桃体炎、尿路感染、急性菌痢、肠炎见上述证候者。

5. 万通炎康片(胶囊)

【功能主治】疏风清热,解毒消肿。用于外感风热所致的咽部红肿、牙龈红肿、疮疡肿痛;急慢性咽炎、扁桃体炎、牙龈炎、疮疖见上述证候者。

6. 莲必治注射液

【功能主治】清热解毒,抗菌消炎。用于细菌性痢疾、肺炎、急性扁桃体炎。

7. 北豆根胶囊(片)

【功能主治】清热解毒,止咳,祛痰。用于咽喉肿痛,扁桃体炎、慢性支气管炎。

8. 猴耳环消炎片(胶囊、颗粒)

【功能主治】清热解毒,凉血消肿。用于邪热犯肺所致的感冒咳嗽,喉痹,乳蛾,咽喉肿痛,喉核肿大;上呼吸道感染、急性咽喉炎、急性扁桃体炎见上述证候者。

9. 复方红根草片

【功能主治】清热解毒,利咽,止泻止痢。用于火毒内盛、湿热蕴结所致的急性咽喉炎、扁桃体炎、肠炎、痢疾。

10. 金莲花润喉片

【功能主治】清热解毒,消肿止痛,利咽。用于热毒内盛所致的咽喉肿痛、牙龈肿胀、口舌生疮;急性咽炎、急性扁桃体炎、上呼吸道感染见上述证候者。

11. 冬凌草片(滴丸、胶囊)

【功能主治】清热解毒,消肿散结,利咽止痛。用于热毒壅盛所致的咽喉肿痛、声音嘶哑;急性扁桃体炎、急性咽炎轻症见上述证候者。

12. 热毒清片

【功能主治】清热解毒,消肿散结。用于热毒内盛所致的咽喉肿痛,腮腺肿胀,发热头痛;腮腺炎、扁桃体炎、咽炎、上呼吸道感染见上述证候者。

13. 玄麦甘桔含片(颗粒、胶囊)

【功能主治】清热滋阴,祛痰利咽。用于阴虚火旺,虚火上浮,口鼻干燥,咽喉肿痛。

14. 健民咽喉片

【功能主治】清利咽喉,养阴生津,解毒泻火。用于热盛津伤,热毒内盛所致的咽喉肿痛、失音及上呼吸道炎症。

15. 银翘解毒丸(颗粒、片、胶囊、软胶囊)

【功能主治】疏风解表,清热解毒。用于风热感冒,症见发热头痛,咳嗽口干,咽喉疼痛。

16. 五味麝香丸

【功能主治】消炎,止痛,祛风。用于扁桃体炎、咽峡炎、流行性感冒、炭疽病、风湿性关节炎、神经痛、胃痛、牙痛。

17. 清降片

【功能主治】清热解毒,利咽止痛。用于肺胃蕴热所致咽喉肿痛,发热烦躁,大便秘结。小儿急性咽炎、急性扁桃体炎见以上证候者。

18. 五福化毒丸(片)

【功能主治】清热解毒,凉血消肿。用于血热毒盛,小儿疮疖,痱毒,咽喉肿痛,口舌生疮,牙龈出血,痄腮。

19. 去感热口服液(注射液)

见本章“164. 小儿肺炎”。

20. 解毒利咽丸

【功能主治】清热解毒,消肿止痛。用于咽喉肿痛,单双乳蛾,痈疽、疮疖、肿毒。

21. 抗病毒口服液(颗粒、片、咀嚼片、泡腾片、胶囊、软胶囊、丸、滴丸、糖浆)

见本章“160. 小儿感冒”。

169. 白喉

〔基本概述〕

白喉是由白喉杆菌引起的急性呼吸道传染病,以咽、喉等处黏膜充血、肿胀并有灰白色假膜形成为突出临床特征,伴有全身中毒症状,如发热、乏力、恶心呕吐、头痛等,严重者可并发心肌炎和末梢神经麻痹。

白喉是由于白喉杆菌产生毒性强烈的外毒素所致的全身中毒症状。该病多见于小儿,呈世界性分布,四季均可发

病,以秋冬季节较多。该病的传染源是患者和带菌者,主要通过呼吸道飞沫传染,亦可经玩具、衣服、用具等间接传播。

该病临床特征为咽痛,咽、喉、鼻等处假膜形成及发热、乏力、恶心、呕吐等中毒症状;假膜范围大时,颌下淋巴结及颈部软组织肿胀致颈部呈牛颈状;严重者可引起心肌炎和周围神经麻痹等。

白喉属中医学温病范畴。治法有清热解毒、肃肺利咽,养阴清肺、泄热解毒,泻火解毒、涤痰通腑等。

〔治疗原则〕

对易感者预防接种白喉类毒素是控制白喉的根本措施。不少先进国家及地区已基本控制了该病的发生。我国自广泛推行白喉类毒素接种以来,发病率、死亡率显著降低,现仅在未进行免疫接种或免疫不完全的人群中偶然散发。

白喉的治疗主要包括中和毒素、消灭细菌和对症处理等几个方面。

1. 一般护理

严格隔离,不少于7天,卧床休息2~4周,有心肌损害时应延长至4~6周甚至更长。对患者用过的器皿煮沸15分钟消毒,或用2%来苏浸泡。烦躁不安者,可给镇静剂,如注射硫酸镁。给予易消化、刺激性小的饮食与维生素B、维生素C,保持口腔清洁,防止继发感染。

2. 药物治疗

(1)抗毒素治疗。白喉抗毒素能中和尚未与组织结合的外毒素。宜早期、足量使用。在病程初3日应用效果较好。依据病情轻、中、重不同,使用相应的剂量,咽白喉假膜局限在扁桃体者,剂量2万~4万U。假膜范围广泛,中毒症状重者,剂量4万~10万U。喉白喉和鼻白喉者,剂量1万~3万U。发病3日后治疗者剂量加倍。24小时后病变继续扩大者可重复使用。

注意使用前进行皮试:用生理盐水稀释10倍后取0.1ml注于前臂屈侧皮内,15~30分钟后无过敏反应(红肿)方可应用,过敏者须先做脱敏治疗。

(2)抗病原治疗。首选:青霉素一日600万U,疗程7~10日。用至症状消失和白喉杆菌培养转阴为止。次选:红霉素,一日40mg/kg,分4次口服或静脉注射,疗程7~10日。

(3)对合并症的治疗。①中毒症状严重患者酌用皮质激素,可用泼尼松20~40mg/天,口服。②并发心肌炎患者静脉滴注高渗糖、能量合剂、维生素C、维生素B_6等。③喉梗阻:气管切开,并在切开处钳取假膜,或滴入胰蛋白酶或糜蛋白酶以溶解假膜。④出现神经麻痹患者可用B族维生素B_1、B_6、B_{12}等。

3. 中医药治疗

中医药汤剂对白喉的治疗也有一定的疗效,可根据不同证型辨证施治。

(1)风热疫毒:初起恶寒发热,伴见头痛,咽痛,全身不适,有汗或无汗,咽部多见红肿,附有点状假膜,不易拭去,吞咽困难,舌质红、苔薄白,脉浮数。治法:清热解毒,肃肺利咽。

(2)阴虚燥热:咽部红肿,喉间干燥,发热口干,口气臭秽,咳如犬吠,喉部有条状假膜,颜色灰白或灰黄,甚则侵及悬雍垂和上腭部,饮水则呛咳,舌质红绛少津、苔黄或少,脉细数。治法:养阴清肺,泄热解毒。

(3)疫毒攻喉:身热目赤,咽痛明显,假膜迅速蔓延,可波及咽喉深部,呼吸急促,烦躁不安,甚则吸气困难,喉间痰多如拽锯,胸高胁陷,面唇青紫,舌质深绛或紫暗、苔黄燥或灰而干,脉滑数。治法:泻火解毒,涤痰通腑。

〔用药精选〕

一、西药

1. 白喉抗毒素 Diphtheria Antitoxin

本品含有特异性抗体,具有中和白喉毒素的作用,可用于白喉杆菌感染的预防和治疗。

【适应证】用于预防和治疗白喉。对已出现白喉症状者应及早注射抗毒素治疗。未经白喉类毒素免疫注射或免疫史不清者,如与白喉患者有密切接触,可注射抗毒素进行紧急预防,但也应同时进行白喉类毒素预防注射,以获得持久免疫。

【不良反应】①过敏休克:可在注射中或注射后数分钟至数十分钟内突然发生。患者突然表现沉郁或烦躁、脸色苍白或潮红、胸闷或气喘、出冷汗、恶心或腹痛、脉搏细速、血压下降、重者神志昏迷、虚脱,如不及时抢救可以迅速死亡。轻者注射肾上腺素后即可缓解;重者需输液、输氧,使用升压药维持血压,并使用抗过敏药物及肾上腺皮质激素等进行抢救。②血清病:主要症状为荨麻疹、发热、淋巴结肿大、局部浮肿,偶有蛋白尿、呕吐、关节痛,注射部位可出现红斑、瘙痒及水肿。一般在注射后7~14日发病,称为延缓型。亦有在注射后2~4日发病,称为加速型。对血清病应使用对症疗法,可使用钙剂或抗组胺药物,一般数日至十数日即可痊愈

【禁忌】过敏试验为阳性反应者慎用。

【用法用量】用法:皮下注射应在上臂三角肌附着处。同时注射类毒素时,注射部位须分开。肌内注射应在上臂三角肌中部或臀大肌外上部。只有经过皮下或肌内注射未发生反应者方可做静脉注射。静脉注射应缓慢,开始每分钟不超过1ml,以后每分钟不宜超过4ml。一次静脉注射不应超过40ml,儿童每1kg体重不应超过0.8ml,亦可将抗毒素加入葡萄糖注射液、氯化钠注射液等液体中静脉滴注。静脉注射前将安瓿在温水中加热至接近体温,注射中发生异常反应,应立即停止。

剂量:①预防,一次皮下或肌内注射1000~2000IU;②治疗,应力争早期大量注射。根据假膜所侵范围和发病相距时间的不同,应注射抗毒素剂量8000~72000IU。

【制剂】白喉抗毒素

2. 青霉素 Benzylpenicillin

见本章“164. 小儿肺炎”。

3. 红霉素 Erythromycin

见本章“162. 百日咳”。

4. 吉他霉素片 Kitasamycin Tablets

本品为大环内酯类抗生素。其作用机制同红霉素,抗菌谱与红霉素也相似,但对大多数革兰阳性菌的抗菌活性略差,部分耐红霉素的金黄色葡萄球菌仍对吉他霉素敏感。本品对白喉杆菌、破伤风杆菌、淋病奈瑟菌、百日咳杆菌、立克次体属和沙眼衣原体也有相当活性。

【适应证】主要用于革兰阳性菌所致的皮肤软组织感染、呼吸道感染、链球菌咽峡炎、猩红热、白喉、军团菌病、百日咳等,以及淋病、非淋病性尿道炎、痤疮等。

【用法用量】口服。成人一日 1~1.6g,分 3~4 次服用。

【不良反应】本品的胃肠道反应发生率较红霉素低,偶见皮疹和瘙痒。

【禁忌】对本品过敏者禁用。

【儿童用药】未进行该项实验且无可靠参考文献。

【孕妇及哺乳期妇女用药】本品可通过胎盘进入胎儿循环,浓度一般不高,但孕妇应用时仍宜权衡利弊。又因本品有相当量进入母乳中,哺乳期妇女应用时应停止哺乳。

【制剂】吉他霉素片,注射用酒石酸吉他霉素

附:用于白喉的其他西药

1. 吸附百日咳、白喉、破伤风、乙型肝炎联合疫苗 Absorbed Diphtheria Tetanus Pertussis and r-Hepatitis B Combined Vaccine

【适应证】用于预防百日咳、白喉、破伤风、乙型肝炎。

2. 吸附无细胞百日咳、白喉、破伤风联合疫苗 Diphtheria, Tetanua and Acellular Pertussis Combined Vaccine, Adsorbed

【适应证】用于 2 个月以上的个体预防白喉、破伤风和百日咳的初免。接种本品可使机体产生体液免疫应答,用于预防百日咳、白喉和破伤风。

3. 无细胞百白破 b 型流感嗜血杆菌联合疫苗 Diphtheria, Tetanus, Acellular Pertussis and Haemophilus Influenzae Typeb Combined Vaccine

【适应证】本品用于 3 个月龄以上婴儿。本疫苗接种后,可使机体产生体液免疫应答。用于预防百日咳、白喉、破伤风和由 b 型流感嗜血杆菌引起的侵袭性疾病(包括脑膜炎、肺炎、上呼吸道感染、败血症、蜂窝织炎、关节炎、会厌炎等)。

二、中药

1. 清喉咽合剂(颗粒)

见本章“168. 小儿扁桃体炎与乳蛾”。

2. 小儿热速清口服液(糖浆、颗粒)

见本章“160. 小儿感冒”。

3. 小儿咽扁颗粒

见本章“160. 小儿感冒”。

4. 那如三味片(丸)

【处方组成】诃子、荜茇、制草乌

【功能主治】消“黏”,除“协日乌素”,祛风,止痛,散寒。用于风湿,关节疼痛,腰腿冷痛,牙痛,白喉等症。

【用法用量】片剂,口服,一次 2~3 片,一日 1 次,临睡前服,或遵医嘱。

【使用注意】孕妇禁用。

附:用于白喉的其他中药

1. 月光宝鹏丸

【功能主治】清热解毒,祛风燥湿,杀疠除瘟。用于麻风,中风,白喉,炭疽,疫疠,脓肿,“黄水”病,“亚玛”病等。

2. 嘎日迪五味丸(胶囊)

【功能主治】消“黏”,消肿,燥“协日乌素”。用于瘟热,风湿,“黏”性刺痛,偏、正头痛,白喉,炭疽,坏血病,瘰疬,疮疡,疥癣等。

170. 小儿口疮

〔基本概述〕

口疮是婴儿时期常见的口腔疾患,以口颊、舌边、上腭、齿龈等处出现淡黄色或灰白色溃疡为特征。起病时患儿可有高热,局部疼痛明显,伴流涎、拒食、颌下或颈部淋巴结肿大等。

任何年龄的小儿都可发病,无明显季节性。如发于口唇两侧者,称为“燕口疮”。若溃疡面积较大,甚至满口糜烂、色红作痛者,称为“口糜”。西医学中各种口炎、口角炎等均属“口疮”范畴。

口腔溃疡大多由细菌感染引起,病原菌主要有金黄色葡萄球菌、链球菌、铜绿假单胞菌、肺炎链球菌、大肠埃希菌及螺旋体等;疱疹性口腔炎则是由单纯疱疹病毒感染引起的。

中医认为本病的病因以脾胃积热、心火上炎或虚火上浮为主。治疗口疮实证以清热解毒、泻心脾积热为主,虚证则以滋阴降火、引火归元为主。

〔治疗原则〕

口疮具有复发性和自限性特征。对本病的治疗方法虽然很多,但以对症治疗为主,目的是减轻疼痛或减少复发次数。主要使用口腔消毒、止痛和促进溃疡愈合的药物。由于难以完全控制复发,所以预防本病尤为重要。

也可根据不同病原体选择相应的抗生素治疗。对于单纯疱疹病毒感染引起的疱疹性口腔炎,可选用利巴韦林等抗病毒药。

〔用药精选〕

一、西药

1. 碳酸氢钠 Sodium Bicarbonate

本品为抗酸药。用于碱化尿液及酸血症,也可用于胃酸过多。2% ~4%碳酸氢钠(小苏打)溶液是治疗婴幼儿鹅口疮的常用药物。

【适应证】①口腔念珠菌病;②辅助治疗久治难愈的口腔黏膜病损,如天疱疮、糜烂性口腔扁平苔藓等;③预防由放射治疗、化学治疗、长期使用抗生素、糖皮质激素等所引起的口腔黏膜损害;与氯己定溶液交替使用,效果更佳。④用于唾液黏稠的黏膜溃疡,糖尿病患者用于预防真菌感染。

【不良反应】口服时由于在胃内产生大量二氧化碳,引起呃逆、胃肠充气、继发性胃酸分泌增加等。大量注射时可出现心律失常、肌肉痉挛、疼痛、异常疲倦虚弱等,主要由于代谢性碱中毒引起的低钾血症所致。

【用法用量】①成人含漱,2% ~4%溶液,一次10 ~15ml,一日3 ~4 次;②轻型小婴儿可用2%溶液擦洗口腔,一日3 ~4 次;③婴幼儿患者,哺乳前后用2%溶液洗涤口腔,用4%溶液洗涤产妇乳头,再用清水洗净。还可用于浸泡奶瓶等哺乳用具。

【禁忌】对本品过敏者禁用。禁用于吞食强酸中毒时的洗胃。

【孕妇及哺乳期妇女用药】长期或大量应用可致代谢性碱中毒,并且钠负荷过高引起水肿等,孕妇应慎用。本品可经乳汁分泌,但对婴儿的影响尚无有关资料。

【儿童用药】治疗酸中毒,参考成人剂量。心肺复苏抢救时,首次静脉注射按体重1mmol/kg,以后根据血气分析结果调整用量。

【制剂】碳酸氢钠溶液(片、注射液)

2. 氯己定 Chlorhexidine

本品为抗菌防腐剂对金黄色葡萄球菌、链球菌、大肠埃希菌、厌氧丙酸杆菌及白色念珠菌有杀菌作用。

【适应证】适用于龈炎、冠周炎、口腔黏膜炎等所致的牙龈出血、牙周肿痛及溢脓性口臭、口腔溃疡等症的辅助治疗用药。

【不良反应】①偶见过敏反应或口腔黏膜浅表脱屑;②长期使用能使口腔黏膜表面与牙齿着色,舌苔发黄、味觉改变,停药后可恢复。假牙因表面粗糙可发生永久性着色。

【用法用量】含漱,一次10 ~15ml,早晚刷牙后含漱2 ~5分钟,5 ~10 日为一疗程。湿敷,将浸有本品的消毒纱布覆盖于局部损害处数分钟,一日2 ~3 次。含化,一次1 片,一日4 ~6 次。

【禁忌】对本品过敏者禁用。

【制剂】氯己定溶液,复方氯己定溶液,葡萄糖酸氯己定片

3. 溶菌酶含片 Lysozyme Buccal Tablets

本品为一种黏多糖溶解酶,可使构成革兰阳性菌细胞壁的不溶性多糖水解而起杀菌作用。其还能分解稠厚的黏蛋白,使炎性分泌物和痰液液化而易排出。

【适应证】用于急性咽喉炎、慢性咽喉炎、口腔黏膜溃疡及咳痰困难。

【不良反应】偶见过敏反应、皮疹等。

【禁忌】对本品过敏者禁用。

【用法用量】口含,一次1 片,一日4 ~6 次。

4. 维生素 B_2 Vitamin B_2

维生素 B_2 是辅酶的组成成分,参与糖、蛋白质、脂肪的代谢,维持正常的视觉功能和促进生长。

【适应证】用于预防和治疗维生素 B_2 缺乏症,如口角炎、唇干裂、舌炎、阴囊炎、结膜炎、脂溢性皮炎等。

【用法用量】口服。成人,一次1 ~2 片,一日3 次。

【不良反应】①水溶性维生素 B_2 在肾功能正常状况下几乎不产生毒性。②大量服用时尿呈黄色。

【制剂】维生素 B_2 片

5. 过氧化氢 Hydrogen Peroxide

本品为氧化性消毒剂,局部涂抹冲洗后能产生气泡,有利于清除脓块、血块及坏死组织。

【适应证】用于辅助治疗急性坏死性溃疡性龈炎、牙周炎及冠周炎等。

【不良反应】①高浓度对皮肤和黏膜产生刺激性灼伤,形成疼痛性"白痂";②连续应用漱口可产生舌乳头肥大,属可逆性。

【用法用量】含漱,1.5%溶液,一次10 ~15ml,一日含漱3 ~4 次。冲洗:3%溶液,龈袋或牙周袋冲洗。

【禁忌】对本品过敏者禁用。

【制剂】过氧化氢溶液

6. 聚维酮碘 Povidone Iodine

本品为消毒防腐剂。接触创面或患处后,能解聚释放出游离碘而发挥杀菌作用,对多种细菌、芽孢、病毒、真菌等有杀灭作用。其特点是对组织刺激性小,适用于皮肤、黏膜感染。

【适应证】用于口腔黏膜创伤、溃疡及病毒、细菌所致的口腔黏膜病;拔牙及口腔外科手术前后消毒;牙髓及根尖周病治疗中的冲洗和封药,以及日常漱口消毒。

【不良反应】偶见过敏反应和皮炎。

【用法用量】①用于治疗时,可用棉签蘸原液直接涂布于患处,一日1 ~2 次;②含漱消毒,可将药液用凉开水稀释1 ~2 倍,一次5 ~10ml,一日2 ~3 次,每次含漱1 分钟后吐出,半小时内不饮水和进食;③用于活动义齿夜间浸泡清洁时,可将原液稀释10 倍。

【禁忌】对碘过敏者禁用。

【制剂】聚维酮碘溶液

7. 碘甘油 Iodine Glycerol

本品为消毒防腐剂。其作用机制是使菌体蛋白质变性、死亡,对细菌、真菌、病毒均有杀灭作用。

【适应证】用于口腔黏膜溃疡、龈炎、冠周炎及慢性咽炎。

【不良反应】偶见过敏反应和皮炎。

【用法用量】外用,用棉签蘸取少量本品涂于患处,一日2~4次。

【禁忌】对本品或其他含碘制剂过敏者禁用。

【制剂】碘甘油

8. 丁硼乳膏 Cremor Olei Ocimi Gratissimi Et Boracis

本品为复方制剂,含丁香油、硼砂等。本品对口腔常见致病细菌有较好的抑菌作用,包括金黄色葡萄球菌、大肠埃希菌、变形链球菌及多种厌氧菌。

【适应证】适用于急慢性龈炎、口腔炎等引起的牙痛、牙龈出血、肿痛、溃疡、溢脓等症状。

【不良反应】偶见过敏反应。

【用法用量】外用,取适量乳膏涂于患处,一日3~4次。在患处滞留3~5分钟后用清水漱口洗去。也可将乳膏挤于牙刷上刷牙。睡前使用效果较好。

【禁忌】对硼砂、丁香油及丁香酚过敏者禁用。

9. 西地碘 Cydiodine Buccal

本品在唾液作用下迅速释放,直接卤化菌体蛋白质,杀灭各种微生物。

【适应证】用于慢性咽喉炎、口腔黏膜溃疡、慢性龈炎、牙周炎。

【不良反应】①偶见皮疹、皮肤瘙痒等过敏反应;②长期含服可导致舌苔染色,停药后可消失。

【用法用量】口含,一次1片,一日3~4次。

【禁忌】对本品过敏者或对其他碘制剂过敏者禁用。

【制剂】西地碘含片

10. 地喹氯铵 Dequalinium Chloride Buccal

本品为阳离子表面活性剂,具有广谱抗菌作用,对口腔和咽喉部的常见致病细菌和真菌感染有效。

【适应证】用于急、慢性咽喉炎,口腔黏膜溃疡,龈炎。

【不良反应】罕见皮疹等过敏反应;偶见恶心、胃部不适。

【用法用量】口含,一次1~2片,每2~3小时1次,必要时可重复用药。

【禁忌】对本品过敏者禁用。

【制剂】地喹氯铵含片

11. 度米芬含片(滴丸) Domiphen Bromide Buccal Tablets

本品为阳离子表面活性剂,具有广谱杀菌作用。

【适应证】用于咽炎、鹅口疮和口腔溃疡。

【用法用量】口含,一次1粒,一日3~4次。

【不良反应】偶见过敏反应。

附:用于小儿口疮的其他西药

复方庆大霉素膜 Compound Gentamycin Pellicles

【适应证】适用于复发性口疮、创伤性口腔溃疡、疖疮引起的溃疡等疾病,还可用于皮肤创伤及皮肤溃疡。

二、中药

1. 冰硼散

见本章"168. 小儿扁桃体炎与乳蛾"。

2. 小儿化毒胶囊(散)

【处方组成】人工牛黄、黄连、珍珠、雄黄、甘草、天花粉、川贝母、赤芍、乳香(制)、没药(制)、冰片、大黄

【功能主治】清热解毒,活血消肿。用于热毒内蕴、毒邪未尽所致的口疮肿痛,疮疡溃烂,烦躁口渴,大便秘结。

【用法用量】胶囊,口服,一次2粒,一日1~2次,3岁以内小儿酌减。外用,敷于患处。散剂,口服,一次0.6g,3岁以内小儿酌减。外用,敷于患处。

3. 健儿清解液

见本章"160. 小儿感冒"。

4. 清热祛毒丸

【处方组成】牛蒡子(炒)、地黄、荆芥、玄参、赤芍、连翘、天花粉、浙贝母、芒硝、甘草、桔梗、防风、朱砂、蜂蜜(炼)

【功能主治】清热,凉血,解毒。用于小儿热毒蕴积,头面生疮,皮肤溃烂,口舌生疮,心热烦渴,痘疹余毒不清。

【用法用量】口服。一次1丸,一日2次;3岁以下小儿酌减。

【使用注意】肝肾功能不全、造血系统疾病者禁用。

5. 万应锭(胶囊)

见本章"168. 小儿扁桃体炎与乳蛾"。

6. 导赤丸

【处方组成】黄连、栀子(姜炒)、黄芩、连翘、木通、大黄、玄参、赤芍、滑石、天花粉

【功能主治】清热泻火,利尿通便。用于火热内盛所致的口舌生疮,咽喉疼痛,心胸烦热,小便短赤,大便秘结。

【用法用量】口服。一次1丸,一日2次;周岁以内小儿酌减。

【使用注意】孕妇禁用。

7. 五福化毒丸(片)

【处方组成】水牛角浓缩粉、连翘、青黛、黄连、炒牛蒡子、玄参、地黄、桔梗、芒硝、赤芍、甘草

【功能主治】清热解毒,凉血消肿。用于血热毒盛,小儿疮疖,痱毒,咽喉肿痛,口舌生疮,牙龈出血,痄腮。

【用法用量】丸剂,口服。水蜜丸一次2g,大蜜丸一次1丸,一日2~3次。

8. 赛金化毒散

【处方组成】乳香(制)、黄连、没药(制)、甘草、川贝母、

赤芍、雄黄、冰片、天花粉、牛黄、大黄、珍珠、大黄(酒炒)

【功能主治】清热解毒。用于小儿毒火内热所致的口舌生疮,咳嗽痰黄,咽喉肿痛,大便秘结。

【用法用量】口服。1～3岁一次0.5g,一日2次。周岁以下酌减。

9. 小儿导赤片

【处方组成】大黄、滑石、地黄、栀子、木通、茯苓、甘草

【功能主治】清热利便。用于胃肠积热,口舌生疮,咽喉肿痛,牙根出血,腮颊肿痛,暴发火眼,大便不利,小便赤黄。

【用法用量】口服。一次4片,一日2次,周岁以内酌减。

10. 牛黄解毒片(丸、胶囊、软胶囊)

【处方组成】人工牛黄、雄黄、石膏、大黄、黄芩、桔梗、冰片、甘草

【功能主治】清热解毒。用于火热内盛,咽喉肿痛,牙龈肿痛,口舌生疮,目赤肿痛。

【用法用量】片剂,口服。小片一次3片,大片一次2片,一日2～3次。

【使用注意】孕妇禁用。

11. 桂林西瓜霜(胶囊、含片)

见本章"168. 小儿扁桃体炎与乳蛾"。

附:用于小儿口疮的其他中药

1. 锡类散

【功能主治】解毒化腐,敛疮。用于心胃火盛所致的咽喉糜烂肿痛。

2. 开喉剑喷雾剂

见本章"168. 小儿扁桃体炎与乳蛾"。

171. 鹅口疮

〔基本概述〕

鹅口疮是儿童口腔的一种常见疾病。由于舌上满布白屑,状如鹅口,故名鹅口疮。又因其色白如雪片,又称雪口病。

本病多见于婴儿,尤以早产儿及久病、久泻、体质羸弱的乳儿为多见。好发部位为颊、舌、软腭及唇,损害区黏膜充血,可见白色丝绒状斑片。

本病是由白色念珠菌感染所引起的,通常多发生在口腔不清洁、营养不良的婴儿中。白色念珠球菌在健康儿童的口腔里也常可发现,但并不致病。当婴儿营养不良或身体衰弱时可以发病。

新生儿多由产道感染,或因哺乳奶头不洁或喂养者手指的污染而引起。儿童鹅口疮常因接触感染念珠菌的食物、衣物和玩具而引起。在幼儿园过集体生活有时因交叉感染可患鹅口疮。另外,当长期服用抗生素或不适当应用激素治疗,造成体内菌群失调,真菌乘虚而入并大量繁殖,引起鹅口疮。

本病的特点是口腔黏膜出现乳白色微高起斑膜,形似奶块,无痛,好发于颊舌、软腭及口唇部的黏膜,白色的斑块不易用棉棒或湿纱布擦掉,在感染轻微时除非仔细检查口腔,否则不易发现,也没有明显痛感或仅有进食时痛苦表情。严重时小儿会因疼痛而烦躁不安、胃口不佳啼哭、哺乳困难,有时伴有轻度发热。受损的黏膜治疗不及时可不断扩大蔓延到咽部、扁桃体、牙龈等,更为严重者,病变可蔓延至食管、支气管,引起念珠菌性食管炎或肺念珠菌病,出现呼吸、吞咽困难。少数可并发慢性黏膜皮肤念珠菌病,可影响终身免疫功能。

中医学认为,本病的病因有心脾积热和虚火上炎两种类型。治宜清热解毒泻火,或滋阴降火潜阳。

〔治疗原则〕

1. 局部用药　鹅口疮比较容易治疗,可用制霉菌素研成末与鱼肝油滴剂调匀,涂搽在创面上,每4小时用药一次,疗效显著。

2. 全身用药　症状严重的孩子也可口服一些抗真菌的药物,如制霉菌素或克霉唑等,进行综合治疗。

3. 饮食卫生　保持餐具和食品的清洁,奶瓶、奶头、碗勺等专人专用,使用后用碱水清洗,煮沸消毒。母乳喂养者每次喂奶前,母亲应先洗手,清洁乳头。

〔用药精选〕

一、西药

1. 碳酸氢钠 Sodium Bicarbonate

见本章"170. 小儿口疮"。

2. 度米芬含片 Domiphen Bromide Tablets

见本章"170. 小儿口疮"。

3. 克霉唑口腔药膜 Clotrimazole Oral Pellicles

本品系广谱抗真菌药,作用机制是抑制真菌细胞膜的合成,以及影响其代谢过程。对浅部、深部多种真菌有抗菌作用。

【适应证】用于鹅口疮、口角炎和其他口腔真菌病。

【用法用量】擦干黏膜,粘于口腔内患处,一日3次。溶化后可咽下。

【不良反应】①偶见烧灼刺激感或过敏反应。②长期使用对肝功能有影响。

附:用于鹅口疮的其他西药

1. 制霉菌素 Nystatin

【适应证】用于治疗下列疾病:①口腔念珠菌病,还可将

本品涂敷于义齿黏膜面，然后再戴上义齿。②久治难愈的口腔黏膜病损如天疱疮、糜烂型口腔扁平苔藓等，配合糖皮质激素局部制剂。

2. 氟康唑 Fluconazole

【适应证】治疗念珠菌病：可用于治疗口咽部和食管念珠菌感染等。

二、中药

1. 冰硼散

见本章“168. 小儿扁桃体炎与乳蛾”。

2. 五福化毒丸(片)

见本章“170. 小儿口疮”。

附：用于鹅口疮的其他中药

导赤丸(散)

见本章“170. 小儿口疮”。

172. 腮腺炎

〔基本概述〕

腮腺炎通常也称为流行性腮腺炎，是由腮腺炎病毒侵犯腮腺引起的急性传染病，以发热、耳下腮部肿胀疼痛为其临床主要特征。

还有一种腮腺炎为化脓性腮腺炎，较少见，是由细菌感染引起，主要是葡萄球菌。一般只发生于单侧腮腺，主要症状是发热、白细胞增多，腮腺局部红、肿、痛、热。

(一)流行性腮腺炎

流行性腮腺炎是由腮腺炎病毒引起的急性感染，是一种中度传染性疾病。其主要发生在儿童和青少年，以学龄儿童发病率较高，成人中也有发病。本病良性且呈自限性，但有时可合并睾丸炎、附睾炎、脑膜炎、胰腺炎等并发症。

本病病毒通过直接接触、飞沫、唾液污染食具和玩具等途径传播；四季都可流行，以晚冬、早春多见，约3年流行一次。目前国内已开展预防接种，所以每年的发病率持续降低。以年长儿和青少年发病者为多，两岁以内婴幼儿少见。通常潜伏期为12～22天，感染本病后可获终身免疫。一般预后良好，伴有脑炎、心肌炎者偶有死亡，大多为成年人。

本病前驱症状一般较轻，表现为体温中度增高，头痛、肌肉酸痛等。腮腺肿大常是疾病的首发体征，持续7～10天，常一侧先肿，2～3天后，对侧腮腺亦出现肿大，有时肿胀仅为单侧，或腮腺肿大同时有颌下腺肿大，甚或仅有颌下腺肿大而无腮腺肿大。

腮腺肿大的特点是以耳垂为中心，向前、后、下扩大，边缘不清，触之有弹性感，有疼痛及触痛，表面皮肤不红，可有热感，张口、咀嚼，特别是吃酸性食物时疼痛加重。肿痛在3～5天达到高峰，一周左右消退。常有腮腺管口红肿。同侧咽及软腭可有肿胀，扁桃体向中线移位；喉水肿亦可发生。腮腺肿大时体温仍高，多为中度发热，持续5～7天后消退。躯干偶见红色斑丘疹或荨麻疹。白细胞不但不增高反而减低或正常，没有化脓倾向。

腮腺炎病毒除侵犯腮腺，引起腮腺的非化脓性炎性肿大外，还可侵犯其他腺体组织如睾丸、卵巢、胰腺，或神经系统及肝、肾、心、关节等几乎所有的器官，因此，尚可引起脑膜炎、睾丸炎、胰腺炎、乳腺炎、卵巢炎等其他并发症。其中脑膜炎为儿童期最常见的并发症，睾丸炎是青春发育期后的男孩最常见的合并症。

流行性腮腺炎在中医学中称为“痄腮”，是由风温毒邪侵入或毒热蕴结于腮部而发病。治宜疏风清热、散结消肿，或清热解毒、软坚散结。

(二)急性化脓性腮腺炎

急性化脓性腮腺炎较少见，是由细菌感染引起的，主要的病菌为葡萄球菌，多见金黄色葡萄球菌，偶尔也可见链球菌。一般只发生于单侧腮腺，双侧同时发生者少见。

急性化脓性腮腺炎多发生在成年人，特别是老年体弱患者，或继发于其他疾病如败血症等。急性传染病，长期卧床的消耗性疾病，腹腔大手术后或糖尿病患者也易发生。腮腺导管涎石症，可阻塞液体分泌造成感染。

本病常为单侧腮腺受累，双侧同时发生者少见。炎症早期，症状轻微或不明显，腮腺区轻微疼痛、肿大、压痛。导管口轻度红肿、疼痛。若处理及时，可使炎症消散。若未能及时控制，炎症进一步发展，则可使腺组织化脓、坏死。此时疼痛加剧，呈持续性疼痛或跳痛，腮腺区以耳垂为中心肿胀明显，耳垂被上抬。进一步发展，炎症可扩散到腮腺周围组织，伴发蜂窝织炎。皮肤发红、水肿，呈硬性浸润，触痛明显，可出现轻度张口受限，腮腺导管口明显红肿，挤压腮腺腺体，可见脓液自导管口溢出，有时甚至可见脓栓堵塞于导管口。

患者全身中毒症状明显，体温可高达40℃以上，脉搏、呼吸加快，白细胞总数增加，中性粒细胞比例明显上升。腮腺浅面的腮腺咬肌筋膜非常致密，脓肿未穿破以前不易扪及波动感而呈硬性浸润块。腮腺深面的包膜薄弱，脓肿穿破后可进入咽旁或咽后间隙，或沿着颈部间隙向下扩散到纵隔，向上可通底扩散到头颅内，通过这些途径扩散的机会不多，一旦发生，则病情严重而危险。

〔治疗原则〕

1. 流行性腮腺炎治疗原则

本病是一种自限性疾病，一般抗病毒药物无效，主要为对症治疗。患者应卧床休息，适当补充水分和营养，饮食须根据患者咀嚼能力决定，不食酸性食品。严重头痛和并发睾丸炎者，可服用解热止痛药，睾丸局部冰敷并用睾丸托支持。糖皮质激素疗效不肯定。严重呕吐者应补充水分及电解质。

一旦发现腮腺炎，患儿应立即隔离，卧床休息。饮食宜软、易消化，避免酸辣等刺激性食物。因为这些食物易刺激唾液腺分泌，导致局部疼痛加剧。要多饮开水，保持口腔清洁，也可用复方硼砂溶液漱口。肿胀部位可用中药外敷，取青黛15g，或中成药如意金黄散15g，用水调匀即可。外敷后可减少局部疼痛，帮助消肿。同时还可服板蓝根冲剂。如果男孩的睾丸疼痛，可以用绷带把阴囊托起，以减轻疼痛。

治疗宜采用综合疗法，加强护理。应用干扰素治疗成人腮腺炎合并睾丸炎患者，能使腮腺炎和睾丸炎症状较快消失。

2. 急性化脓性腮腺炎治疗原则

对于细菌感染引起的化脓性腮腺炎，治疗应以青霉素类抗生素为主。

(1)炎症早期可用热敷、理疗，外敷如意金黄散。可用生理盐水含漱，清洁口腔。

(2)选用有效抗菌药物。应用抗革兰阳性球菌青霉素或头孢菌素，如头孢丙烯、头孢呋辛、阿莫西林克拉维酸钾等，可联合应用甲硝唑治疗。

(3)当脓肿形成时，必须切开引流。

〔用药精选〕

一、西药

1. 腮腺炎减毒活疫苗 Mumps Vaccine, Live

本品系用腮腺炎病毒减毒株接种于SPF级鸡胚细胞，经培育，收获病毒液后冻干制成。

【适应证】本疫苗免疫接种后，可刺激机体产生抗腮腺炎病毒的免疫力，用于预防腮腺炎。

【用法用量】①按标示量(0.5ml)加腮腺炎减毒活疫苗稀释液(灭菌注射用水)，待冻干疫苗完全溶解并摇匀后使用。②于上臂外侧三角肌附着处皮下注射0.5ml。

【不良反应】注射后一般无局部反应。在6～10天内，少数儿童可能出现一过性发热反应，一般不超过2天可自行缓解，通常不需特殊处理，必要时可对症治疗。

【禁忌】①患严重疾病、急性或慢性感染、发热者禁用。②对鸡蛋有过敏史者禁用。③妊娠期妇女禁用。

2. 麻疹腮腺炎联合减毒活疫苗 Measles and Mumps Combined Vaccine, Live

本品系麻疹病毒减毒株(沪191株)和腮腺炎病毒减毒株(S79株)分别接种鸡胚细胞，经过培养，再经一定比例混合并加适宜稳定剂冻干而成。冻干疫苗为乳酪色疏松体，加入注射用水后为橘红色澄明液体。

【作用与用途】本疫苗接种后，可刺激机体产生对麻疹和流行性腮腺炎的免疫能力，用于预防麻疹和流行性腮腺炎。

【接种对象】年龄为8个月以上的麻疹及腮腺炎易感者。

【用法用量】将所附灭菌注射用水0.5ml注入疫苗瓶内，待完全溶解摇匀后使用。于上臂外侧三角肌附着处皮肤用75%酒精消毒，待干后皮下注射0.5ml。

【禁忌】患严重疾病，急性或慢性感染，对鸡蛋过敏或有其他过敏史者不得接种。

【不良反应及处理】注射后一般无局部反应。在6～10天内，少数儿童可能出现一过性发热反应，一般不超过2天，可自行缓解，偶有散在皮疹出现，一般不需特殊处理，必要时可对症治疗。

3. 麻腮风联合减毒活疫苗 Measles Mumps and Rubella Combined Vaccine, Live

本品系用麻疹病毒沪-191减毒株和腮腺炎病毒S79减毒株分别接种原代鸡胚细胞，用风疹病毒BRDⅡ减毒株接种MRC-5株人二倍体细胞，经培养，分别收获三种病毒液，按比例混合配制，加稳定剂冻干制成。本品主要成分为减毒的麻疹活病毒抗原、减毒的腮腺炎活病毒抗原和减毒的风疹活病毒抗原。辅料包括199培养液、MEM培养液、蔗糖、明胶、谷氨酸钠、尿素、人血白蛋白。

【接种对象】8个月龄以上的麻疹、流行性腮腺炎和风疹易感者。

【作用与用途】接种本疫苗后，可刺激机体产生抗麻疹病毒、腮腺炎病毒和风疹病毒的免疫力。用于预防麻疹、流行性腮腺炎和风疹。

【免疫程序和剂量】①按标示量加灭菌注射用水0.5ml，待冻干疫苗完全溶解并摇匀后使用。②于上臂外侧三角肌下缘附着处皮下注射0.5ml。③免疫程序按各省(市、自治区)疾病预防控制中心依据当地传染病流行情况、人群免疫状况等制订的使用原则接种。

【不良反应】注射后一般无局部反应。在6～11天内，个别人可能出现一过性发热反应及散在皮疹，一般不超过2天可自行缓解；成人接种后2～4周内，个别人可能出现轻度关节反应，一般不需特殊处理，必要时可对症治疗。

在本品上市前的临床研究中，于接种后12天内对907名接种者监测其局部和全身反应。不良反应的发生率依次为发热10.7%，皮疹3.5%，局部红肿0.4%，其他可能与免疫接种有关的恶心呕吐0.1%和腹泻0.1%。

【禁忌】①患严重疾病、急性或慢性感染者禁用。②发热者禁用。③对鸡蛋及其他有过敏史者禁用。④妊娠期妇女禁用。⑤免疫功能低下和正在接受免疫抑制治疗者禁用。⑥对硫酸庆大霉素和硫酸卡那霉素过敏者禁用。

4. 青霉素 Benzylpenicillin

见本章"164. 小儿肺炎"。

5. 阿莫西林克拉维酸钾 Amoxicillin and Clavulanate Potassium

见本章"163. 小儿支气管炎"。

6. 头孢呋辛 Cefuroxime

见本章"164. 小儿肺炎"。

7. 阿奇霉素 Azithromycin

见本章"163. 小儿支气管炎"。

附:用于腮腺炎的其他西药

1. 头孢丙烯 Cefprozil

见本章“168. 小儿扁桃体炎与乳蛾”。

2. 苯唑西林 Oxacillin

见本章“166. 小儿发热”。

3. 头孢唑林 Cefazolin

【适应证】头孢唑林属于β-内酰胺类抗生素,为第一代头孢菌素,适用于治疗敏感细菌所致的中耳炎、支气管炎、肺炎等呼吸道感染、尿路感染、皮肤软组织感染、骨和关节感染、败血症、感染性心内膜炎、肝胆系统感染及眼、耳、鼻、喉科等感染。本品也可作为外科手术前的预防用药。

二、中药

1. 腮腺炎片

【处方组成】蓼大青叶、板蓝根、连翘、蒲公英、夏枯草、牛黄

【功能主治】清热解毒,消肿散结。用于瘟毒内袭、热毒蕴结所致的痄腮,症见发热,头痛,腮部漫肿,咽红面痛;急性腮腺炎见上述证候者。

【用法用量】口服。一次6片,一日3次。

2. 复方大青叶合剂

【处方组成】大青叶、山银花、羌活、拳参、大黄

【功能主治】疏风清热,解毒消肿,凉血利胆。用于外感风热或瘟毒所致的发热头痛,咽喉红肿,耳下肿痛,胁痛,黄疸等症;流行性感冒、腮腺炎、急性病毒性肝炎见上述症状者。

【用法用量】口服。一次10~20ml,一日2~3次。

3. 板蓝根颗粒(糖浆、胶囊、口服液、片、咀嚼片、茶)

见本章“168. 小儿扁桃体炎与乳蛾”。

4. 复方南板蓝根颗粒(片)

【处方组成】南板蓝根、紫花地丁、蒲公英

【功能主治】清热解毒,消肿止痛。用于腮腺炎、咽炎、乳腺炎,疮疖肿痛属热毒内盛证者。

【用法用量】颗粒剂,开水冲服。一次10g,一日3次。

5. 青黛散

【处方组成】青黛、甘草、硼砂(煅)、冰片、薄荷、黄连、儿茶、人中白(煅)

【功能主治】清热解毒,消肿止痛。用于火毒内蕴所致的口疮,咽喉肿痛,牙疳出血。

【用法用量】先用凉开水或淡盐水洗净口腔,将药少许吹撒患处,一日2~3次。

6. 抗腮腺炎注射液

【处方组成】金银花藤(忍冬藤)水提液

【功能主治】清热解毒,通络。用于流行性腮腺炎,内热外感引起的小儿感冒、发热及伴有风疹、疱疹的小儿感冒。

【用法用量】肌内注射,一次2ml,一日1~2次。

7. 五福化毒丸(片)

见本章“170. 小儿口疮”。

8. 了哥王片(颗粒、胶囊、咀嚼片)

【处方组成】了哥王干浸膏

【功能主治】消炎,解毒。用于支气管炎、肺炎、扁桃体炎、腮腺炎、乳腺炎、蜂窝织炎。

【用法用量】片剂,口服,一次3片,一日3次。

【使用注意】孕妇忌服。

9. 紫金锭(散)

【处方组成】山慈菇、红大戟、千金子霜、五倍子、人工麝香、朱砂、雄黄

【功能主治】辟瘟解毒,消肿止痛。用于中暑,脘腹胀痛,恶心呕吐,痢疾泄泻,小儿痰厥;外治疔疮疖肿,痄腮,丹毒,喉风。

【用法用量】锭剂,口服,一次0.6~1.5g,一日2次。外用,醋磨调敷患处。散剂,口服,一次1.5g,一日2次。外用,醋调敷患处。

【使用注意】孕妇禁用。

10. 绿雪(胶囊)

见本章“166. 小儿发热”。

11. 京制牛黄解毒片

【处方组成】黄连、黄柏、石膏、金银花、薄荷、桔梗、连翘、大黄、黄芩、栀子(姜炙)、菊花、荆芥穗、防风、旋覆花、白芷、川芎、蔓荆子(微炒)、蚕砂、甘草、牛黄、冰片

【功能主治】清热解毒,散风止痛。用于肺胃蕴热、风火上攻所致的头目眩晕,口鼻生疮,风火牙痛,暴发火眼,咽喉疼痛,痄腮红肿,耳鸣肿痛,大便秘结,皮肤瘙痒。

【用法用量】口服。一次2片,一日2次。

【使用注意】孕妇禁用。

12. 利咽解毒颗粒

见本章“168. 小儿扁桃体炎与乳蛾”。

13. 喉疾灵胶囊(片)

见本章“168. 小儿扁桃体炎与乳蛾”。

14. 热毒清片

【处方组成】功劳木、黄芩、黄柏、栀子

【功能主治】清热解毒,消肿散结。用于热毒内盛所致的咽喉肿痛,腮腺肿胀,发热头痛;腮腺炎、扁桃体炎、咽炎、上呼吸道感染见上述证候者

【用法用量】口服。一次3~4片,一日3次,小儿酌减。

【使用注意】风寒感冒者忌用。

15. 复方重楼酊

【处方组成】重楼、草乌、艾叶、蒲公英、当归、红花、天然冰片、大蒜

【功能主治】清热解毒,消肿止痛。用于瘟疫时毒,痄腮肿痛,肝胃热盛,乳痈肿痛,腮腺炎,乳腺炎属上述证候者。

【用法用量】外用,涂抹于患处。一次3~4ml,一日4~5次;或遵医嘱。治疗乳腺炎和乳腺小叶增生,宜将乳房肿痛

处热敷后用药。有积乳者应先将瘀滞乳汁排出后热敷用药。

16. 板蓝大青片

【处方组成】板蓝根、大青叶

【功能主治】清热解毒，凉血消肿。用于流行性乙型脑炎、流感、流行性腮腺炎、传染性肝炎及麻疹等病毒性疾病见热毒内盛证候者。

【用法用量】口服。每次4片，一日3次。预防流感、流行性乙型脑炎，一日4片，连服5日。

附：用于腮腺炎的其他中药

1. 消肿止痛酊

【功能主治】舒筋活络，消肿止痛。用于跌打扭伤，风湿骨痛，无名肿毒及腮腺炎肿痛。

2. 消肿痛醋膏

【功能主治】清热解毒，活血祛瘀，消肿止痛。用于闭合性软组织损伤、带状疱疹、流行性腮腺炎、血栓静脉炎等。

3. 重楼解毒酊

【功能主治】清热解毒，散瘀止痛。用于肝经火毒所致的带状疱疹、皮肤瘙痒、虫咬皮炎、流行性腮腺炎。

4. 如意金黄散

【功能主治】清热解毒，消肿止痛。用于热毒瘀滞肌肤所致的疮疡肿痛，丹毒流注，症见肌肤红、肿、热、痛，亦可用于跌打损伤。

173. 水痘

〔基本概述〕

水痘是由水痘-带状疱疹病毒初次感染引起的呼吸道急性传染病，主要发生在婴幼儿，以发热及分批出现迅速发展的周身性红色斑疹、丘疹和疱疹并结痂为特征。由于疱疹形态如豆，色泽明净如水疱，故中西医均称为水痘。一般感染后可获终身免疫。

本病一年四季都有发生，但以冬春两季多发，其传染力强，容易造成流行，接触或飞沫均可传染，主要为2～10岁的儿童发病，1～4岁的学龄前儿童发病最多。6个月以内的婴儿由于获得母体抗体，发病较少。人群普遍易感，但一次发病可获终身免疫。

水痘典型临床表现为出疹前1～2天患儿可有发热、全身不适、头痛、乏力等，发热同时或迅速出现皮疹，从头皮向躯干进展，呈向心性分布，皮疹初为斑丘疹，继后出现疱疹、痂疹、脱痂过程，患者多种皮疹可同时存在，皮疹多在1～2周消退。

该病起病较急，可有发热、倦怠、食欲减退等全身症状，成人较儿童明显，一般1～2天内发疹。首先发于躯干，逐渐延及头面部和四肢，呈向心性分布，即躯干多，面部、四肢较少，手掌、足跖更少。初起为红色小丘疹，数小时后变成绿豆大小的水疱，周围绕以红晕。水疱初呈清澈的水珠状，壁薄易破，伴有瘙痒。经2～3天而干燥结痂，以后痂脱而愈，不留瘢痕。在发病3～5天内，皮疹陆续分批发生，故同时可见丘疹、水疱、结痂等不同时期的皮损，病程2～3周。口腔、眼结膜、咽部、外阴等黏膜也偶可发生损害，常形成溃疡而伴有疼痛。若患儿抵抗力低下时，皮损可进行性全身性播散，形成播散性水痘。

本病一般预后良好，愈后不留瘢痕。但若水疱抓破后继发细菌感染，可发生皮肤坏疽，甚至引起败血症。此外，少数患者还可出现水痘性肺炎、脑炎、心肌炎及暴发性紫癜等并发症。

水痘的临床特殊类型有大疱性水痘、出血性水痘、新生儿水痘、成人水痘等，应引起注意。①大疱型水痘只见于2岁以下的儿童，为成批发生的2～7cm大小的大疱，破溃后形成糜烂面，但痊愈很快。②出血性水痘的内容物为血性，有高热及严重的全身症状，好发于营养不良、恶性淋巴瘤、白血病等使用免疫抑制剂及皮质类固醇激素治疗的患者。③新生儿水痘通常是在生产时由母亲而感染，一般症状表现较轻，但亦可发生系统损害而致死。④成人水痘症状较小儿为重，前驱期长，高热，全身症状较重，皮疹数目多，也更痒。以上几种特殊类型虽较少见，但一旦发生就应加强护理，防止继发感染，否则不仅会留下瘢痕，还可发生肺炎、脑炎、心肌炎、肾炎等严重并发症，甚至危及生命。

中医学认为，该病为外感时邪热毒，伤及肺脾，生湿化热，发于肌肤所致。临床以发热，皮肤及黏膜分批出现斑丘疹、疱疹、结痂为主要特征。治以疏风清热、解毒祛湿为主。

〔治疗原则〕

水痘为自限性疾病，治疗以对症处理为主。主要是预防继发感染和加强护理。患儿护理非常重要，特别要注意避免抓破，引起继发感染。

1. 一般处理与对症治疗

患儿应早期隔离，直至皮疹完全结痂干燥为止。发热期应卧床休息，食易消化食物，保证营养和水分的供给；体温较高者可予退热剂，皮肤瘙痒甚者可口服抗组胺药，未破溃者可外用炉甘石洗剂止痒，水疱破溃后涂2%龙胆紫或新霉素软膏等等，均为对症治疗。对于抵抗力低下者，可肌内注射丙种球蛋白。

水痘不宜使用激素以免引起病毒播散。当合并有严重并发症时，在应用有效抗生素的前提下，酌情使用。病前已用激素者应尽快减量或停用。

2. 抗病毒疗法

抗病毒药可抑制病毒复制，防止病毒扩散，促进皮损愈合，加速病情恢复，降低病死率。阿昔洛韦（无环鸟苷）、阿糖腺苷和干扰素等都可选用。

〔用药精选〕

一、西药

1. 阿昔洛韦 Aciclovir

本品对单纯疱疹病毒、水痘带状疱疹病毒、巨细胞病毒等具有抑制作用。

【适应证】①单纯疱疹病毒感染：用于免疫缺陷者初发病毒和复发性黏膜皮肤感染的治疗，以及反复发作病例的预防，也用于单纯疱疹性脑炎治疗。②带状疱疹：用于免疫缺陷者严重带状疱疹患者或免疫功能正常者弥散型带状疱疹的治疗。③免疫缺陷者水痘的治疗。

【禁忌】对阿昔洛韦过敏者禁用。

【不良反应】①过敏反应：有时出现皮疹、荨麻疹、发热，停药后即消失。②神经系统：罕见下肢抽搐、舌及手足麻木感、震颤、全身倦怠感，在此情况下，可减量或终止给药，给予适当处理。③肾脏：有时出现血液尿素氮、血清肌酐值升高及蛋白尿、尿沉渣中有红细胞及黏液状物，在此情况可减量或终止给药等。④血液：偶见红细胞、白细胞、血细胞比容、血红蛋白减少。⑤肝脏：有时出现肝功能异常，在此情况下可终止给药，对症治疗。⑥消化系统：有时出现恶心、呕吐和腹痛。⑦其他：偶有血清中蛋白减少，胆固醇、三酰甘油升高，偶有心悸，呼吸困难、胸闷，有此情况下可终止治疗，适当对症治疗。

【孕妇及哺乳期妇女用药】①生育与孕妇：大剂量注射剂可致动物睾丸萎缩和精子数减少。药物能通过胎盘，动物实验证实对胚胎无影响。②乳母：药物在乳汁中的浓度为血药浓度的0.6~4.1倍，但未发现引起乳儿异常。

【儿童用药】儿童中未发现特殊不良反应。

【老年患者用药】老年人由于生理性肾功能的衰退，本品剂量与用药间期需调整。

【用法用量】口服。治疗水痘，40kg以上儿童和成人常用量为一次800mg，一日4次，5日为一疗程。儿童，一次20mg/kg，一日4次，5日为一疗程。2岁以下小儿剂量尚未确立。静脉滴注：请遵医嘱。

【制剂】阿昔洛韦片（咀嚼片、胶囊、缓释片、葡萄糖注射液、氯化钠注射液）；注射用阿昔洛韦

2. 重组人干扰素 α2b Recombinant Human Interferon α2b

本品具有广谱抗病毒、抑制细胞增殖，以及提高免疫功能等作用。提高免疫功能包括增强巨噬细胞的吞噬功能，增强淋巴细胞对靶细胞的细胞毒性和天然杀伤性细胞的功能。

【适应证】用于宫颈糜烂、尖锐湿疣、带状疱疹、口唇疱疹及生殖器疱疹。

【不良反应】治疗病毒性皮肤病：暂时性的刺痛或烧灼感。治疗宫颈糜烂：轻度瘙痒，下腹部坠胀，分泌物增多。

【用法用量】外用，涂于患处。

尖锐湿疣一日4次，连续6~8周。口唇疱疹或生殖器疱疹一日4次，连续7天。

【制剂】重组人干扰素α2b乳膏（软膏、凝胶、喷雾剂）

3. 盐酸伐昔洛韦 Valaciclovir Hydrochloride

本品是阿昔洛韦的前体药物。其抗病毒作用为阿昔洛韦所发挥，体内的抗病毒活性优于阿昔洛韦，对单纯性疱疹病毒治疗指数比阿昔洛韦高，对水痘带状疱疹病毒也有很高的疗效。

【适应证】用于治疗水痘带状疱疹及Ⅰ型、Ⅱ型单纯疱疹的感染，包括初发和复发的生殖器疱疹。本品在医师的指导下，可用于阿昔洛韦的所有适应证。

【用法用量】口服。一次0.3g，一日2次，饭前空腹服用。带状疱疹连续服药10天。单纯疱疹连续服药7天。

【不良反应】偶有头晕、头痛、关节痛、恶心、呕吐、腹泻、胃部不适、食欲减退、口渴、白细胞数量下降、蛋白尿及尿素氮轻度升高、皮肤瘙痒等。长期给药偶见痤疮、失眠、月经紊乱。

【禁忌】对本品及阿昔洛韦过敏者禁用。

【孕妇及哺乳期妇女用药】阿昔洛韦能通过胎盘，孕妇用药需权衡利弊。阿昔洛韦在乳汁中的浓度为血药浓度的0.6~4.1倍，哺乳期妇女应慎用。

【儿童用药】儿童用药的安全性和有效性尚未确定。

【老年用药】由于生理性肾功能的衰退，老年患者使用本品的剂量与用药间期需调整。

【制剂】盐酸伐昔洛韦片（缓释片、胶囊、颗粒）

4. 水痘减毒活疫苗 Varicella Vaccine, Live

水痘减毒活疫苗系用具有良好免疫原性的水痘－带状疱疹减毒株（OKa株）接种于二倍体细胞，经培养，收获病毒冻干制成。

【适应证】本疫苗接种对象为12月龄以上的水痘易感者。全年均适宜接种。免疫接种后，可刺激机体产生抗水痘－带状疱疹病毒的免疫力，用于预防水痘。

【用法用量】皮下注射。按瓶签标示量加入灭菌注射用水，待完全溶解摇匀后使用。上臂外侧三角肌附着处皮肤用75%酒精消毒，待干后皮下注射0.5ml。

【不良反应】注射后一般无不良反应。偶有轻度局部反应，罕见轻度或中度发热、一过性皮疹，一般不超过3天，必要时可对症治疗。

【禁忌】患严重疾病、发热者应推迟接种；有过敏史者及孕妇禁用。

附：用于水痘的其他西药

1. 阿糖腺苷 Vidarabine

【适应证】本品具有广谱抗病毒活性，对疱疹病毒及带状疱疹病毒作用最强，对水痘带状疱疹病毒、牛痘病毒、乙肝病毒次之。用以治疗单纯疱疹病毒性脑炎，也用于治疗免疫抑

制患者的带状疱疹和水痘感染。但对巨细胞病毒则无效。

2. 对乙酰氨基酚 Paracetamol

见本章“160. 小儿感冒”。

3. 炉甘石洗剂 Calamine Lotion

【适应证】本品含炉甘石、氧化锌和甘油。本品所含炉甘石和氧化锌具有收敛、保护作用,也有较弱的防腐作用。用于急性瘙痒性皮肤病,如荨麻疹和痱子,也可用于夏日蚊虫叮咬后起的小包。

4. 人免疫球蛋白(丙种球蛋白) Human Immunoglobulin

【适应证】本品系由健康人血浆制备而成,对预防细菌、病毒性感染有一定的作用。主要用于预防麻疹和传染性肝炎。若与抗生素合并使用,可提高对某些严重细菌和病毒感染的疗效。

二、中药

1. 银翘解毒丸(颗粒、片、胶囊、软胶囊、合剂、液、滴鼻剂)

【处方组成】金银花、连翘、薄荷、荆芥、淡豆豉、牛蒡子(炒)、桔梗、淡竹叶、甘草

【功能主治】疏风解表,清热解毒。用于风热感冒,症见发热头痛,咳嗽口干,咽喉疼痛。

【用法用量】丸剂,一次1丸,一日2~3次,用芦根汤或温开水送服。

2. 双黄连口服液(颗粒、片、分散片、含片、咀嚼片、泡腾片、胶囊、软胶囊、糖浆、滴丸、滴剂、气雾剂、栓剂、注射剂)

见本章“160. 小儿感冒”。

3. 银黄口服液(颗粒、片、胶囊、含片、注射液)

见本章“168. 小儿扁桃体炎与乳蛾”。

4. 清开灵口服液(片、分散片、泡腾片、胶囊、软胶囊、颗粒、滴丸)

见本章“168. 小儿扁桃体炎与乳蛾”。

5. 清开灵注射液

见本章“160. 小儿感冒”。

6. 清热祛毒丸

见本章“170. 小儿口疮”。

附:用于水痘的其他中药

热毒宁注射液

【功能主治】清热、疏风、解毒。用于外感风热所致的感冒、咳嗽,症见高热,微恶风寒,头痛身痛,咳嗽,痰黄;上呼吸道感染、急性支气管炎见上述证候者。

174. 猩红热

〔基本概述〕

猩红热是由A群β溶血性链球菌感染引起的急性呼吸道传染病。其临床特征为发热、咽峡炎、全身弥漫性鲜红色皮疹和疹退后明显的脱屑。少数患者患病后由于变态反应而出现心、肾、关节的损害。本病一年四季都有发生,尤以冬春之季发病为多。多见于小儿,尤以5~15岁居多。

本病通常起病急骤,发热,体温一般38℃~39℃,重者可达40℃以上,婴幼儿起病时可能产生惊厥或谵妄。患者全身不适,咽喉疼痛明显。咽喉及扁桃体显著充血,亦可见脓性分泌物。舌头红肿如草莓,称草莓舌。颈部及颌下淋巴结肿大,有触痛。皮疹于24小时左右迅速出现,最初见于腋下、颈部与腹股沟,一日内迅速蔓延至全身。典型皮疹为弥漫着针尖大小的猩红色小丘疹,触之如粗砂纸样,或人寒冷时的鸡皮样疹。疹间皮肤潮红,用手压可暂时转白。面颊部潮红无皮疹,而口周围皮肤苍白,称口周苍白圈。皮肤皱折处,如腋窝、肘、腹股沟等处,皮疹密集,色深红,其间有针尖大小之出血点,形成深红色“帕氏征”。口腔黏膜亦可见黏膜疹,充血或出血点。病程第1周末开始脱屑,是猩红热特征性症状之一,首见于面部,次及躯干,然后到达肢体与手足掌。面部脱屑,躯干和手足大片脱皮,呈手套、袜套状。脱屑程度与皮疹轻重有关,一般2~4周脱净,不留色素沉着。

部分轻型患者全部病程中缺乏特征性症状,往往至出现典型的皮肤脱屑时,才取得回顾性的诊断。患者可有低热1~2天或不发热,皮疹隐约可见,出疹期很短,无草莓舌,发病后1~3周皮肤脱屑或脱皮。而中毒型患者则起病急骤,体温可高至40.5℃以上。全身中毒症状明显,头痛、惊厥、呕吐为常见症状,咽扁桃体炎症严重,有明显红斑疹。如合并脓毒症状,甚至发生休克,危险性很高。

猩红热的主要病原体为A组β型溶血性链球菌,病原体侵入人体后主要产生化脓性、中毒性和变态反应性三种病变。潜伏期2~3日,典型病例起病急,并具有发热、咽峡炎,病后24小时内全身出现弥漫性红色皮疹、草莓舌、口周苍白圈,皮疹依出疹先后顺序消退,然后脱皮。少数人在病后可出现变态反应性心、肾并发症。猩红热与感冒都是冬春季常见病,早期症状又很相似,所以容易混淆。但猩红热发病后,咽部明显红肿疼痛,一昼夜内出现典型皮疹,舌鲜红无苔如草莓,均与感冒有明显不同,可资鉴别。儿童猩红热容易产生严重的并发症,如中毒性心肌炎、急性肾炎、风湿热等,故应引起特别的重视。

猩红热在中医学中属于“丹痧”的范畴。临床以发热,咽喉肿痛或伴腐烂,全身布发弥漫性猩红色皮疹为主要特征。中医学认为,本病系痧毒疫疠之邪从口鼻而入,侵犯肺胃,郁而化热、化火。火热之毒发散,犯卫、入营、伤阴,从而形成邪侵肺卫,毒在气营,疹后伤阴三个病理阶段,若痧毒内陷,或余毒未尽,又可导致痧毒内陷心肝之变证。治以清泻热毒、凉血利咽为主。

〔治疗原则〕

治疗猩红热的药物主要为青霉素,其次为红霉素、林可

霉素等。

青霉素是治疗猩红热和一切链球菌感染的首选药物,早期应用可缩短病程、减少并发症。(4万~8万)U/(kg·d),分2次注射。病情严重者可增加剂量。为彻底消除病原菌、减少并发症,疗程至少10天。对青霉素G过敏者可用红霉素20~40mg/(kg·d),分3次口服,严重时也可静脉给药,疗程7~10日。

急性期患儿应卧床休息,较大儿童用温淡盐水含漱。饮食以流质、半流质为宜。皮肤保持清洁,可予炉甘石洗剂以减少瘙痒。

中医辨证论治猩红热也有较好的效果:对邪侵肺卫者予辛凉宣透、清热利咽;毒在气营者予清气凉营、泻火解毒;疹后伤阴者予养阴生津、清热润喉。

〔用药精选〕

一、西药

1. 青霉素 Benzylpenicillin

见本章“164. 小儿肺炎”。

2. 头孢克洛 Cefaclor

见本章“163. 小儿支气管炎”。

3. 阿莫西林克拉维酸钾 Amoxicillin and Clavulanate Potassium

见本章“163. 小儿支气管炎”。

4. 阿奇霉素 Azithromycin

见本章“163. 小儿支气管炎”。

5. 苄星青霉素 Benzathine Benzylpenicillin

见本章“166. 小儿发热”。

6. 红霉素 Erythromycin

见本章“162. 百日咳”。

附:用于猩红热的其他西药

1. 普鲁卡因青霉素 Procaine Benzylpenicillin

【适应证】①由于普鲁卡因青霉素血药浓度较低,故其应用仅限于青霉素高度敏感病原体所致的轻、中度感染,如A组链球菌所致的扁桃体炎、猩红热、丹毒、肺炎链球菌肺炎、青霉素敏感金黄色葡萄球菌所致的疖、痈及樊尚咽峡炎等。②可用于治疗钩端螺旋体病、回归热和早期梅毒。

2. 青霉素V钾 Phenoxymethylpenicillin Potassium

【适应证】①青霉素敏感菌株所致的轻、中度感染,包括链球菌所致的扁桃体炎、咽喉炎、猩红热、丹毒等;②肺炎球菌所致的支气管炎、肺炎、中耳炎、鼻窦炎及敏感葡萄球菌所致的皮肤软组织感染等。③螺旋体感染和作为风湿热复发和感染性心内膜炎的预防用药。

3. 乙酰吉他霉素 Acetylkitasamycin

【适应证】本品抗菌谱和红霉素相似,对革兰阳性菌和某些阴性菌、支原体、立克氏体、螺旋体等有效,主要用于抗青霉素的葡萄球菌、链球菌、肺炎链球菌感染。本品主要适用于G+菌所致的各种感染,特别适用于金黄色葡萄球菌、肺炎球菌及表皮葡萄球菌引起的上下呼吸道感染及表皮软组织感染。据文献报道,本品对百日咳、猩红热、中耳炎等症也有良好的疗效。

4. 头孢克肟 Cefixime

【适应证】本品为第三代头孢菌素,抗菌谱广,对革兰阳性菌及阴性菌均具有抗菌活性。对各种细菌产生的β-内酰胺酶具有较强稳定性。用于慢性支气管炎急性发作、急性支气管炎并发作细菌感染、支气管扩张合并感染、肺炎,肾盂肾炎、膀胱炎、淋球菌性尿道炎,急性胆道系统细菌性感染(胆囊炎、胆管炎),猩红热,中耳炎、鼻窦炎等。

二、中药

1. 双黄连口服液(合剂、颗粒、片、分散片、含片、咀嚼片、泡腾片、胶囊、软胶囊、糖浆、滴丸、滴剂、注射剂、气雾剂、栓剂)

见本章“160. 小儿感冒”。

2. 珠黄散

【处方组成】人工牛黄、珍珠

【功能主治】清热解毒,祛腐生肌。用于热毒内蕴所致的咽痛、咽部红肿、糜烂,口腔溃疡久不收敛。

【用法用量】取药少许吹于患处,一日2~3次。

3. 珠黄吹喉散

【处方组成】人工牛黄、珍珠、硼砂(煅)、西瓜霜、雄黄、儿茶、黄连、黄柏、冰片

【功能主治】解毒化腐生肌。用于热毒内蕴所致的咽喉、口舌肿痛、糜烂。

【用法用量】外用,吹于患处,一日3~5次。

附:用于猩红热的其他中药

1. 热毒宁注射液

【功能主治】清热、疏风、解毒。用于外感风热所致的感冒、咳嗽,症见高热,微恶风寒,头痛身痛,咳嗽,痰黄;上呼吸道感染、急性支气管炎见上述证候者。

2. 安宫牛黄丸(散、片、胶囊)

见本章“167. 小儿惊风(惊厥)”。

3. 紫雪(胶囊、颗粒、散)

见本章“166. 小儿发热”。

175. 小儿麻痹症(脊髓灰质炎)

〔基本概述〕

小儿麻痹症又称脊髓灰质炎,是由脊髓灰质炎病毒引起的一种急性传染病。临床表现主要有发热、咽痛和肢体疼

痛,部分患者可发生弛缓性麻痹,损害严重者可有后遗症。

本病由病毒侵入血液循环系统引起,部分病毒可侵入神经系统。患者多为1~6岁儿童,主要症状是发热,全身不适,严重时肢体疼痛,发生瘫痪,俗称小儿麻痹症。

本病通过直接接触传染,是一种传染性很强的接触性传染病。一般认为,瘫痪性病变在发展中国家(主要是热带)少见。这些地区环境卫生和个人卫生都很差,病毒传播广泛,终年发病,因而小儿在生后几年内就获得感染和免疫,而不发生大流行。瘫痪病例中,90%以上发生于5岁以前。相比之下,环境卫生和个人卫生好的经济发达国家,感染的年龄往往推迟,许多年长儿和青年人仍然是易感者,夏季流行在年长小儿中越来越多。在工业化国家,由于疫苗的广泛使用,脊髓灰质炎目前已基本消灭。在全世界范围内,消灭脊髓灰质炎已经为时不远。我国1994年报告最后一例本土脊髓灰质炎野毒株病例,随着2000年我国所在的西太平洋地区宣布无脊髓灰质炎,标志着我国进入了维持无脊髓灰质炎阶段。

脊髓灰质炎临床表型差异很大,有两种基本类型:轻型(顿挫型)和重型(瘫痪型或非瘫痪型)。轻型脊髓灰质炎占临床感染的80%~90%,主要发生于小儿。临床表现轻,中枢神经系统不受侵犯。在接触病原后3~5天出现轻度发热,不适,头痛,咽喉痛及呕吐等症状,一般在24~72小时之内恢复。

重型常在轻型的过程后平稳几天,然后突然发病,更常见的是发病无前驱症状,特别是年长儿和成人。潜伏期一般为7~14日,偶尔可较长。发病后发热,严重的头痛,颈背僵硬,深部肌肉疼痛,有时有感觉过敏和感觉异常,在急性期出现尿潴留和肌肉痉挛深腱反射消失,可不再进一步进展,但也可能出现深腱反射消失,不对称性肌群无力或瘫痪,这主要取决于脊髓或延髓损害的部位。呼吸衰弱可能由于脊髓受累使呼吸肌麻痹,也可能是由于呼吸中枢本身受病毒损伤所致。吞咽困难,鼻反流,发声时带鼻音是延髓受侵犯的早期体征。脑病体征偶尔比较突出。

〔治疗原则〕

本病的治疗以对症处理为主,无针对病原的特效治疗。顿挫型或轻型非瘫痪型脊髓灰质炎仅需卧床几日,用解热镇痛药对症处理。

1. 急性期治疗

(1)一般治疗:卧床休息隔离至少到起病后40天,避免劳累。肌痛处可局部湿热敷以减轻疼痛。瘫痪肢体应置于功能位置以防止手足下垂等畸形,注意营养及体液平衡,可口服大量维生素C及B族维生素。发热高、中毒症状重的早期患者可考虑肌内注射丙种球蛋白制剂,每日3~6ml,连续2~3天。重症患者可予泼尼松口服或氢化可的松静脉滴注,一般用3~5日。继发感染时加用抗菌药物。

(2)早期患者可静脉注射丙种球蛋白,一日200~500mg,连续2~3日;泼尼松口服或氢化可的松静脉滴注,一般用3~5日。

2. 对合并症治疗

(1)延髓麻痹:有吞咽困难应右侧卧位头部放低,使与地面成20~30度角,以利呼吸道引流;加强吸痰,保持呼吸道通畅;必要时需做气管切开;鼻饲。

(2)脊髓麻痹影响呼吸肌功能时应采用机械通气。呼吸肌麻痹和吞咽障碍同时存在时,应行气管切开与机械通气。

(3)及早采用抗菌药物,防止肺部继发感染。密切注意观察血气变化和电解质紊乱,随时予以纠正。

3. 促进瘫痪的恢复

在热退尽、瘫痪不再进行时,及早选用以下各种疗法进行康复治疗。在瘫痪型脊髓灰质炎恢复期,理疗是最重要的治疗手段。

(1)瘫痪停止进展后应用加兰他敏,一次0.05~0.1mg/kg,一日1次,疗程2~6周。

(2)针灸治疗:适用于年龄小、病程短、肢体萎缩不明显者。可根据瘫痪部位取穴。

(3)推拿疗法:在瘫痪肢体上以滚法来回滚8~10分钟,按揉松弛关节3~5分钟,搓有关脊柱及肢体5~6遍并在局部以擦法擦热,每日或隔日1次,可教家属在家进行。

(4)功能锻炼:瘫痪重不能活动的肢体可先按摩、推拿,促进患肢血液循环,改善肌肉营养及神经调节,增强肌力;患肢能做轻微动作而肌力极差者,可助其做伸屈外展内收等被动动作;肢体已能活动而肌力仍差时,鼓励患者做自动运动进行体育疗法,借助体疗工具锻炼肌力和矫正畸形。

(5)理疗:可采用水疗、电疗、蜡疗、光疗等促使病肌松弛,增进局部血流和炎症吸收。

(6)其他:可用拔火罐(火罐、水罐、气罐)及中药熏洗外敷,以促进瘫痪肢体恢复。另有报导应用穴位刺激结扎疗法,促进瘫痪较久的肢体增强肌力。畸形肢体可采用木板或石膏固定,以及用手术矫治等。

〔用药精选〕

一、西药

1. 口服脊髓灰质炎减毒活疫苗(糖丸) Poliomyelitis (Live) Vaccine, Oral

本品采用脊髓灰质炎Ⅰ、Ⅱ、Ⅲ型减毒株分别接种于人二倍体细胞培养制成的三价疫苗糖丸。

【适应证】本疫苗口服免疫后,可刺激机体产生抗脊髓灰质炎病毒免疫力,用于预防脊髓灰质炎。接种对象主要为2个月龄以上的儿童。

【用法用量】本品剂型为糖丸,每人用剂量为1g重糖丸1粒,首次免疫从2月龄开始,第一年连续口服3次,每次间隔4~6周。4岁再加强免疫一次。其他年龄组在需要时也可以服用。

【禁忌】发热、患急性传染病、免疫缺陷症、接受免疫抑制剂治疗者及孕妇忌服。

【制剂】口服脊髓灰质炎减毒活疫苗糖丸(猴肾细胞);口服脊髓灰质炎减毒活疫苗(人二倍体细胞);脊髓灰质炎减毒活疫苗糖丸;Sabin 株脊髓灰质炎灭活疫苗

2. 乙酰谷酰胺 Aceglutamide

本品为谷氨酰胺的乙酰化合物,通过血-脑脊液屏障后分解为谷氨酸和γ-氨基丁酸,可改善神经细胞代谢,维持神经应激能力及降低血氨的作用,改善脑功能。

【适应证】用于脑外伤性昏迷、神经外科手术引起的昏迷、肝昏迷及偏瘫、高位截瘫、小儿麻痹后遗症、神经性头痛和腰痛等。

【用法用量】肌内注射。一日 100 ~ 600mg;儿童剂量酌减或遵医嘱。用适量无菌注射用水稀释后使用。静脉滴注,每次 100 ~ 600mg,用 5% 或 10% 葡萄糖溶液 250ml 稀释后缓慢滴注。儿童剂量酌减或遵医嘱。

【不良反应】尚未见有关不良反应的报道。

【禁忌】对乙酰谷酰胺中任何成分过敏者禁用。

【孕妇及哺乳期妇女用药】尚不明确。

【儿童用药】儿童使用本品应酌情减量或遵医嘱。

【制剂】注射用乙酰谷酰胺,乙酰谷酰胺氯化钠注射液,乙酰谷酰胺葡萄糖注射液

3. 三磷酸腺苷二钠 Adenosine Disodium Triphosphate

本品属细胞代谢改善药,有改善肌体代谢的作用,参与体内脂肪、蛋白质、糖、核酸及核苷酸的代谢,同时又是体内能量的主要来源,适用于细胞损伤后细胞酶减退引起的疾病。

【适应证】用于室上性心动过速、心力衰竭、心肌炎、心肌梗死、脑动脉硬化、冠状动脉硬化、急性脊髓灰质炎等。

【不良反应】可见咳嗽、发热、头晕、呃逆、胸闷及暂时性呼吸困难,有哮喘病史者可能诱发哮喘;可见低血压,转复心律时有短暂的心脏停博;极少数患者可出现一过性丙氨酸氨基转移酶升高;大剂量肌内注射,可引起局部疼痛,少数患者可出现关节酸痛和下肢痛;少见荨麻疹,偶见过敏性休克。

【禁忌】对本品过敏、严重慢性气管炎、哮喘、房室传导阻滞、房窦综合征、窦房结功能不全患者不宜使用。

【老年用药】本品对窦房结有明显抑制作用,因此 60 岁以上老年人应慎用或不用。

【用法用量】肌内注射或静脉注射。一次 10 ~ 20mg,一日 10 ~ 40mg。

【制剂】三磷酸腺苷二钠片(肠溶胶囊、注射剂)

4. 地巴唑 Bendazol

本品对血管平滑肌有直接松弛作用,使外周阻力降低而使血压下降,对胃肠平滑肌有解痉作用。

【适应证】用于轻度高血压、脑血管痉挛、胃肠平滑肌痉挛、脊髓灰质炎后遗症、外周颜面神经麻痹,也可用于妊娠后高血压综合征。

【用法用量】口服用药。①高血压、胃肠痉挛:一次 10 ~ 20mg,每日 3 次。②神经疾患:一次 5 ~ 10mg,每日 3 次。

【不良反应】大剂量时可引起多汗、面部潮红、轻度头痛、头晕、恶心、血压下降。

【制剂】地巴唑片

附:用于小儿麻痹症(脊髓灰质炎)的其他西药

1. 人免疫球蛋白(丙种球蛋白)Human Immunoglobulin

【适应证】本品系由健康人血浆制备而成。主要用于预防麻疹和传染性肝炎。若与抗生素合并使用,可提高对某些严重细菌和病毒感染的疗效。

2. 泼尼松 Prednisolone

【适应证】本品为肾上腺皮质激素类药,具有抗炎、抗过敏、抗风湿、免疫抑制作用,主要用于过敏性与自身免疫性炎症性疾病。

3. 氢化可的松 Hydrocortisone

【适应证】本品为糖皮质激素类药物,具有抗炎、免疫抑制、抗毒素和抗休克作用。主要适用于过敏性、炎症性与自身免疫性疾病。

4. 氢溴酸加兰他敏 Galantamine Hydrobromide

【适应证】本品对痴呆患者和脑器质性病变引起的记忆障碍有改善作用,可用于脊髓灰质炎后遗症及儿童脑型瘫痪等。

5. 维生素 C Vitamin C

【适应证】用于预防和治疗坏血病,以及各种急、慢性传染疾病或其他疾病,以增强机体抵抗力,也用于病后恢复期、创伤愈合期及过敏性疾病的辅助治疗。

6. 口服Ⅰ型Ⅲ型脊髓灰质炎减毒活疫苗(人二倍体细胞)Poliomyelitis (Live) Vaccine Type Ⅰ Type Ⅲ (Human Diploid Cell), Oral

【适应证】用于预防脊髓灰质炎。

7. Sabin 株脊髓灰质炎灭活疫苗 Inactivated Poliomyelitis Vaccine, Sabin Strains

【适应证】用于预防由脊髓灰质炎Ⅰ型、Ⅱ型和Ⅲ型病毒感染导致的脊髓灰质炎。

二、中药

复方夏天无片

【处方组成】夏天无、夏天无总碱、制草乌、豨莶草、安痛藤、鸡血藤、鸡矢藤、威灵仙、广防己、五加皮、羌活、独活、秦艽、蕲蛇、麻黄、防风、全蝎、僵蚕、马钱子(制)、苍术、乳香(制)、没药(制)、木香、川芎、丹参、当归、三七、骨碎补、赤芍、山楂叶、麝香、冰片、牛膝

【功能主治】祛风逐湿,舒筋活络,行血止痛。用于风湿瘀血阻滞,经络不通引起的关节肿痛,肢体麻木,屈伸不利,

步履艰难;风湿性关节炎、坐骨神经痛、脑血栓形成后遗症及小儿麻痹后遗症见上述证候者。

【用法用量】口服。一次2片,一日3次,小儿酌减。

【使用注意】孕妇禁用,不宜久服。

附:用于小儿麻痹症(脊髓灰质炎)的其他中药

复方当归注射液

【功能主治】活血通经,祛瘀止痛。用于瘀血阻络所致的痛经、闭经、跌打损伤、风湿痹痛等。

176. 麻疹

〔基本概述〕

麻疹是由麻疹病毒引起的急性呼吸道传染病,临床上以发热、咳嗽、咽痛、流涕、畏光、流泪等上呼吸道炎症和眼结膜炎、口腔麻疹黏膜斑,以及全身皮肤出现红色斑丘疹为特征。

本病为儿童常见的呼吸道传染病,发病季节多在冬春季。其传染性很强,传播方式主要为空气飞沫传染,在人口密集而未普种疫苗的地区易发生流行,2~3年发生一次大流行。1~5岁小儿发病率最高,病后可获得持久免疫力。我国自1965年,开始普种麻疹减毒活疫苗后已控制了大流行。

麻疹减毒活疫苗使用后,发病率已下降,但因免疫力不持久,故发病年龄后移。目前发病者在未接受疫苗的学龄前儿童、免疫失败的十几岁儿童和青年人中偶见。目前,麻疹已被列为世界上消灭疾病的第二个目标。

麻疹是全身性疾病,其病理改变可出现于全身各个系统。典型麻疹的临床表现可分为四期。①潜伏期:一般为10~14天,亦有短至1周左右。在潜伏期内可有轻度体温上升。②前驱期:也称发疹前期,一般为3~4天。这一期的主要表现类似上呼吸道感染症状,主要表现为发热,多为中度以上发热;咳嗽、流涕、流泪、咽部充血等其他症状,以眼部症状突出,结膜发炎、眼睑水肿、眼泪增多、畏光、下眼睑边缘有一条明显充血横线,对诊断麻疹极有帮助;麻疹黏膜斑(柯氏斑)为本病早期特征,在发疹前24~48小时出现,为直径约1.0mm灰白色小点,外有红色晕圈,可累及整个颊黏膜并蔓延至唇部黏膜,黏膜疹多于出疹后1~2日内消失,可留有暗红色小点;偶见皮肤荨麻疹,隐约斑疹或猩红热样皮疹,在出现典型皮疹时消失;部分病例可有一些非特异症状,如全身不适、食欲减退、精神不振等。婴儿可有消化系统症状。③出疹期:多在发热后3~4天出现皮疹。体温可突然升高至40~40.5℃,皮疹开始为稀疏不规则的红色斑丘疹,疹间皮肤正常,始见于耳后、颈部,沿着发际边缘,24小时内向下发展,遍及面部、躯干及上肢,第3天皮疹累及下肢及足部,病情严重者皮疹常融合,皮肤水肿,面部浮肿变形。大部分皮疹压之褪色,但亦有出现瘀点者。全身有淋巴结肿大和脾肿大,并持续几周,肠系膜淋巴结肿可引起腹痛、腹泻和呕吐。阑尾黏膜的麻疹病理改变可引起阑尾炎症状。疾病极期特别是高热时常有谵妄、激惹及嗜睡状态,多为一过性,热退后消失,与以后中枢神经系统合并症无关。此期肺部有湿性啰音,X线检查可见肺纹理增多。④恢复期:出疹3~4天后皮疹开始消退,消退顺序与出疹时相同;在无合并症发生的情况下,食欲、精神等其他症状也随之好转。疹退后,皮肤留有糠麸状脱屑及棕色色素沉着,一般7~10天痊愈。

近年由于麻疹疫苗的应用,小儿麻疹的发病率已大幅降低,而成人麻疹发病率则逐渐增加。与儿童麻疹不同之处为:成人麻疹肝损坏发生率高;胃肠道症状多见,如恶心、呕吐、腹泻及腹痛;骨骼肌病,包括关节和背部痛;麻疹黏膜斑存在时间长,可达7天,眼部疼痛多见,但畏光少见。

中医学认为,麻疹是由感受麻毒时邪引起的急性出疹性时行疾病。邪毒从口鼻而入,侵犯肺胃(脾),肺胃热炽,外透肌肤而发病。临床以发热、咳嗽、流涕、目赤胞肿、眼泪汪汪、口腔黏膜出现麻疹黏膜斑、周身布发红色斑丘疹为主要特征。治疗以清凉透疹为主。

〔治疗原则〕

目前,麻疹尚无特效治疗方法,重点是加强护理,对症处理,防治并发症。

1. 一般治疗

卧床休息,房内保持适当的温度和湿度,有畏光症状时房内光线要柔和;给予容易消化的、富有营养的食物,补充足量水分;保持皮肤、黏膜清洁。

2. 对症治疗

本病无针对病原的特效治疗。高热时可用小量退热剂,烦躁可适当给予苯巴比妥等镇静剂,剧咳时用镇咳祛痰剂,继发细菌感染可给抗生素。麻疹患儿对维生素A需要量大,世界卫生组织推荐,在维生素A缺乏区的麻疹患儿应补充维生素A,<1岁者每日给10万U,年长儿20万U,共两日,有维生素A缺乏眼症状者1~4周后应重复给药。

降温治疗时,应避免急骤退热。

3. 对合并症治疗

(1)细菌性肺炎:根据病情给予青霉素等抗菌药治疗。

(2)心力衰竭:选用毒毛花苷K或毛花苷丙,或地高辛。

〔用药精选〕

一、西药

1. 麻疹减毒活疫苗 Measles Vaccine, Live

本品系用麻疹病毒减毒株接种原代鸡胚细胞,经培养、收获病毒液,加入适宜稳定剂冻干制成。

【适应证】接种对象为8个月龄以上的麻疹易感者。全年均适宜接种。接种本疫苗后,可刺激机体产生抗麻疹病毒的免疫力。用于预防麻疹。

【用法用量】①按每瓶1.0ml加灭菌注射用水,待冻干疫苗完全溶解并摇匀后使用。②于上臂外侧三角肌下缘附着处皮下注射0.5ml。

【不良反应】注射后一般无局部反应。在6~10天内,少数儿童可能出现一过性发热反应及散在皮疹,一般不超过2天可自行缓解,通常不需特殊处理,必要时可对症治疗。

【禁忌】①患严重疾病、急性或慢性感染、发热者禁用。②对鸡蛋有过敏史者禁用。③妊娠期妇女禁用。

2. 人免疫球蛋白(丙种球蛋白)Human Immunoglobulin

本品系由健康人血浆制备而成。对预防细菌、病毒性感染有一定的作用。

【适应证】主要用于预防麻疹和传染性肝炎。若与抗生素合并使用,可提高对某些严重细菌和病毒感染的疗效。

【用法用量】使用方法:本品只限肌内注射,不得用于静脉输注。每个患者的最佳用药剂量和疗程应根据其具体病情而定。

推荐的剂量与疗程:预防麻疹,为预防发病或减轻症状,可在与麻疹患者接触7日内按每千克体重注射0.05~0.15ml,5岁以下儿童注射1.5~3.0ml,6岁以上儿童最大注射量不超过6ml。一次注射预防效果通常为2~4周。

【不良反应】一般无不良反应,极个别患者注射局部可能出现红肿、疼痛感,无须特殊处理,可自行恢复。

【禁忌】①对人免疫球蛋白过敏或有其他严重过敏史者禁用。②有抗IgA抗体的选择性IgA缺乏者禁用。

【儿童用药】本品尚无专门对儿童用药的临床研究资料。但本品的长期临床用药经验尚未发现对儿童有任何伤害作用。

【老年患者用药】本品尚无专门对老年用药的临床研究资料。但本品的长期临床用药经验尚未发现对老年人有任何伤害作用。

【孕妇及哺乳期妇女用药】在孕妇及哺乳期妇女用药安全性方面本品尚无临床研究资料,因此使用时须谨慎。但本品的临床用药经验尚未发现对妊娠过程、胎儿和新生儿有任何伤害作用。

【制剂】冻干静注人免疫球蛋白

3. 麻疹腮腺炎联合减毒活疫苗 Measles and Mumps Combined Vaccine, Live

见本章“172. 腮腺炎”。

4. 麻疹风疹联合减毒活疫苗 Measles and Rubella Combined Vaccine, Live

本品系用麻疹病毒减毒株接种原代鸡胚细胞和风疹病毒减毒株接种人二倍体细胞,经培养、收获病毒液,按比例混合配制,加入适宜稳定剂冻干制成。

【接种对象】接种本疫苗后,可刺激机体产生抗麻疹病毒和风疹病毒的免疫力。用于预防麻疹和风疹。接种对象为8个月龄以上的麻疹和风疹易感者。

【不良反应】①常见:接种后24小时内注射部位可出现疼痛和触痛,多于2~3日内自行消失。接种后1~2周内,可能出现一过性发热及轻微皮疹,一般持续1~2日后可自行缓解,不需处理,必要时可对症处理。②罕见:重度发热,应采用物理方法及药物对症处理,以防高热惊厥。③极罕见:过敏性皮疹、过敏性休克、过敏性紫癜、血小板减少性紫癜、关节炎、大关节疼痛、肿胀。

【禁忌】①已知对该疫苗所含任何成分,包括辅料及抗生素过敏者禁用。②患急性疾病、严重慢性疾病、慢性疾病的急性发作期和发热者禁用。③妊娠期妇女禁用。④免疫缺陷、免疫功能低下或正在接受免疫抑制治疗者禁用。⑤患脑病、未控制的癫痫和其他进行性神经系统疾病者禁用。

【孕妇及哺乳期妇女用药】孕妇禁用。

【用法用量】皮下注射。按每瓶0.5ml加灭菌注射用水,待冻干疫苗完全溶解并摇匀后使用。于上臂外侧三角肌下缘附着处皮下注射0.5ml。

附:用于麻疹的其他西药

1. 对乙酰氨基酚 Paracetamol

见本章“160. 小儿感冒”。

2. 麻腮风联合减毒活疫苗 Measles Mumps and Rubella Combined Vaccine, Live

见本章“172. 腮腺炎”。

二、中药

1. 羚羊角注射液(胶囊)

见本章“164. 小儿肺炎”。

2. 五粒回春丸

【处方组成】西河柳、金银花、连翘、牛蒡子(炒)、蝉蜕、薄荷、桑叶、防风、麻黄、羌活、僵蚕(麸炒)、胆南星(酒炙)、化橘红、苦杏仁(去皮炒)、川贝母、茯苓、赤芍、淡竹叶、甘草、羚羊角粉、麝香、牛黄、冰片

【功能主治】宣肺透表,清热解毒。用于小儿瘟毒引起的头痛高热,流涕多泪,咳嗽气促,烦躁口渴,麻疹初期,疹出不透。

【用法用量】芦根、薄荷煎汤或温开水空腹送服,一次5丸,一日2次。

3. 小儿紫草丸

【处方组成】紫草、西河柳、升麻、羌活、菊花、金银花、地丁、青黛、雄黄、制乳香、制没药、牛黄、玄参、朱砂、琥珀、石决明、梅片、浙贝、核桃仁、甘草

【功能主治】透疹解毒。用于麻疹初起,疹毒内盛不透,发热咳嗽,小便黄少。

【用法用量】口服。每次1丸,一日2次,温开水送服;周岁以内小儿服1/2丸。

4. 板蓝大青片

见本章“172. 腮腺炎”。

5. 止咳桃花胶囊(散)

【处方组成】川贝母、人工麝香、冰片、薄荷、朱砂(水飞)、制半夏、煅石膏

【功能主治】清肺化痰止咳,通窍散热,镇惊。用于百日咳及久咳不愈症,麻疹合并肺炎之镇咳剂。

【用法用量】口服。一次2粒,一日3次。

【使用注意】①肝肾功能不全者禁服。②孕妇、哺乳期妇女禁服。

6. 儿童回春丸

见本章“167. 小儿惊风(惊厥)”。

附:用于麻疹的其他中药

小儿痧疹金丸

【功能主治】疏风清热,解毒透疹。用于邪热客于肺卫者。

177. 风疹

〔基本概述〕

风疹又称风痧,是由风疹病毒引起的呼吸道传染病,以发热、呼吸道症状及淋巴结肿大等为主要特征。由于风疹的疹子来得快,去得也快,如一阵风似的,“风疹”也因此得名。

风疹属于中华人民共和国法定传染病,是儿童常见的一种呼吸道传染病,多见于1~5岁儿童,6个月以内婴儿因有来自母体的抗体获得抵抗力,很少发病。一次得病,可终身免疫,很少再患。

风疹病毒在体外生活力很弱,传染性与麻疹一样强。一般通过咳嗽、谈话或喷嚏等传播。风疹从接触感染到症状出现,要经过14~21天。病初1~2天症状很轻,可有低热或中度发热,轻微咳嗽、乏力、胃口不好、咽痛和眼发红等轻度上呼吸道症状。患者口腔黏膜光滑,无充血及黏膜斑,耳后、枕部淋巴结肿大,伴轻度压痛。通常于发热1~2天后出现皮疹,皮疹先从面颈部开始,在24小时蔓延到全身。皮疹初为稀疏的红色斑丘疹,以后面部及四肢皮疹可以融合,类似麻疹。出疹第二天开始,面部及四肢皮疹可变成针尖样红点,如猩红热样皮疹。皮疹一般在3天内迅速消退,留下较浅色素沉着。在出疹期体温不再上升,患儿常无疾病感觉,饮食嬉戏如常。

风疹经过良好,预后佳,并发症少,但孕妇(4个月内的早期妊娠)感染风疹病毒后,病毒可以通过胎盘传给胎儿引起先天性风疹,发生先天畸形,如失明、先天性心脏病、耳聋和小头畸形等。因此,孕妇在妊娠早期尽可能避免与风疹患者接触,同时接种风疹减毒活疫苗。一旦发生风疹,应考虑中止妊娠。

风疹与麻疹不同,风疹全身症状轻,无麻疹黏膜斑,伴有耳后、颈部淋巴结肿大。风疹与风疹团(风疹块)一字之差,曾发生因有风疹团病史误认为是风疹而考虑终止妊娠的病例。事实上,风疹团是荨麻疹的别名,与本病无关。

中医学认为,本病是一种较轻的出疹性传染病。其多见于5岁以下的婴幼儿,流行于冬春季节。症见疹点细小淡红,出没较快,退后无落屑及疹痕,状如痧子,多由外感风热时邪,郁于肌表,发于皮肤所致。治以疏风清热解毒为主。

〔治疗原则〕

风疹应通过接种疫苗来预防。风疹并发症很少,一旦发生支气管炎、肺炎、中耳炎或脑膜脑炎等并发症时,应及时治疗。

1. 普通康复疗法

患者应及时隔离治疗,隔离至出疹后5~7天。患儿应卧床休息,加强护理,室内空气保持新鲜,避免直接吹风,防止受凉后复感新邪,加重病情。发热期间,多饮水。饮食宜清淡和容易消化,不吃煎炸与油腻之物。加强营养,给予维生素及富有营养、易消化食物,如菜末、肉末、米粥等。注意皮肤清洁卫生,防止细菌继发感染。

2. 西医西药治疗方法

主要是支持疗法,对症治疗。可酌情给予退热剂、止咳剂及镇痛剂。喉痛用复方硼砂液漱口,皮肤瘙痒可用炉甘石洗剂或生油涂拭,结膜炎用0.25%氯霉素滴眼液或10%醋酸磺胺液滴眼数日。

3. 中医中药分型治法

(1)邪郁在表。症见发热恶风,喷嚏,流涕,伴有微咳,精神倦怠,胃纳欠佳,疹色浅红,先起于头面,躯干,随后遍及四肢分布均匀,稀疏细小,2~3天消退,有痒感,耳后及枕部痰核肿大,苔薄白,舌质偏红。治法:疏风清热。

(2)邪毒内盛。症见高热,口渴,心烦不宁,疹色鲜红或紫暗,疹点较密,便黄少,舌质红,苔黄糙。治法:清热解毒凉血。

〔用药精选〕

一、西药

风疹减毒活疫苗 Rubella Vaccine, Live

【适应证】用于预防风疹病毒。

【不良反应】小儿接种后,少数人有低热、皮疹。成人接种后,少数人可发生暂时性关节炎症状。

【用法用量】接种对象:年龄为8个月以上的风疹易感者。用法用量:上臂外侧三角肌附着处皮下注射0.5ml。

【禁忌】发热、患急性传染病、急性中耳炎、活动性结核及有严重过敏史的患者禁用。

【孕妇及哺乳期妇女用药】孕妇禁用。育龄期妇女在接

种疫苗后3个月内应避孕。

附:用于风疹的其他西药

对乙酰氨基酚 Paracetamol

见本章“160. 小儿感冒”。

二、中药

1. 银翘解毒丸(颗粒、片、胶囊、软胶囊、合剂、液、滴鼻剂)

见本章“173. 水痘”。

2. 双黄连口服液(颗粒、片、分散片、含片、咀嚼片、泡腾片、胶囊、软胶囊、糖浆、滴丸、滴剂、气雾剂、栓剂、注射剂)

见本章“160. 小儿感冒”。

3. 银黄口服液(颗粒、片、胶囊、含片、注射液)

见本章“168. 小儿扁桃体炎与乳蛾”。

4. 蓝芩口服液(颗粒)

【处方组成】板蓝根、黄芩、栀子、黄柏、胖大海

【功能主治】清热解毒,利咽消肿。用于肺胃实热所致的咽痛、咽干、咽部灼热;急性咽炎见上述证候者。

【用法用量】口服液,一次20ml,一日3次。

5. 板蓝根颗粒(糖浆、片、咀嚼片、胶囊、茶)

见本章“168. 小儿扁桃体炎与乳蛾”。

6. 犀角化毒丸

【处方组成】连翘、青黛、黄连、黄芩、大黄、菊花、龙胆、天花粉、玄参、茯苓、桔梗、甘草、朱砂、冰片、犀角粉、水牛角浓缩粉

【功能主治】清火化毒,消肿止痛。用于小儿身热烦躁,咽喉肿痛,口舌生疮,皮肤疮疖,口臭便秘,疹后余毒未尽。

【用法用量】口服。一次1丸,一日2~3次。

附:用于风疹的其他中药

1. 维C银翘片(胶囊、软胶囊)

【功能主治】疏风解表,清热解毒。用于外感风热所致的流行性感冒,症见发热,头痛,咳嗽,口干,咽喉疼痛。

2. 豨莶丸

【功能主治】清热祛湿,散风止痛。用于风湿热阻络所致的痹病,症见肢体麻木,腰膝酸软,筋骨无力,关节疼痛,亦用于半身不遂,风疹湿疮。

3. 皮肤病血毒片(丸)

【功能主治】清血解毒,消肿止痒。用于经络不和,温热血燥引起的风疹,湿疹,皮肤刺痒,雀斑粉刺,面赤鼻齄,疮疡肿毒,脚气疥癣,头目眩晕,大便燥结。

4. 喜炎平注射液

【功能主治】清热解毒,止咳止痢。用于支气管炎、扁桃体炎、细菌性痢疾等。

5. 湿毒清胶囊

【功能主治】养血润肤,祛风止痒。用于血虚风燥所致的风瘙痒,症见皮肤干燥、脱屑、瘙痒,伴有抓痕、血痂、色素沉着;皮肤瘙痒症见上述证候者。

178. 小儿湿疹

〔基本概述〕

小儿湿疹是一种常见的过敏性皮肤炎症。主要原因是对食入物、吸入物或接触物不耐受或过敏所致。

2~3个月的婴儿就可发生湿疹,1岁以后逐渐减轻,到2岁以后大多数可以自愈,但少数可以延伸到幼儿或儿童期。皮疹多见于头面部,如额部、双颊、头顶部,以后逐渐蔓延至颏、颈、肩、背、臀、四肢,甚至可以泛发全身。初起时为散发或群集的小红丘疹或红斑,逐渐增多,并可见小水疱,黄白色鳞屑及痂皮,可有渗出、糜烂及继发感染。患儿烦躁不安,夜间哭闹,影响睡眠,常到处瘙痒。由于湿疹的病变在表皮,愈后不留瘢痕。

由于婴儿的皮肤角质层比较薄,毛细血管网丰富而且内皮含水及氯化物比较多,对各种刺激因素较敏感,所以又叫婴儿湿疹。有婴儿湿疹的孩子以后容易发生其他过敏性疾病,如哮喘、变应性鼻炎、过敏性结膜炎等。

患有湿疹的孩子起初皮肤发红、出现皮疹,继之皮肤发糙、脱屑,抚摩孩子的皮肤如同触摸在砂纸上一样。遇热、遇湿都可使湿疹表现显著。

湿疹根据表现不同可分为三型:干燥型、脂溢型和渗出型。干燥型湿疹表现为散在红色丘疹,可有皮肤红肿,丘疹上有糠皮样脱屑和干性节痂现象,很痒。脂溢型湿疹表现为皮肤潮红,小斑丘疹上渗出淡黄色脂性液体覆盖在皮疹上,以后结成较厚的黄色痂皮,不易除去,以头顶及眉际、鼻旁、耳后多见,但痒感不太明显。渗出型多见于较胖的婴儿,红色皮疹间有水疮和红斑,可有皮肤组织肿胀现象,很痒,抓挠后有黄色浆液渗出或出血,皮疹可向躯干、四肢及全身蔓延,并容易继发皮肤感染。以上三种类型也可以同时存在。由于病因复杂难以确定而反复发作,剧烈地抓痒可继发局部及淋巴结感染,极个别患儿可发生全身感染等等严重病例。

引起小儿湿疹的病因复杂,其中过敏因素是最主要的,所以有过敏体质家族史的小儿就容易发生湿疹。发生了湿疹的小儿,许多物质又会诱发或加重湿疹症状,如食物中蛋白质,尤其是鱼、虾、蛋类及牛乳,接触化学物品(护肤品、洗浴用品、清洁剂等)、毛制品、化纤物品、植物(各种植物花粉)、动物皮革及羽毛、发生感染(病毒感染、细菌感染等)、日光照射、环境温度高或穿着太暖、寒冷等,都可以刺激小儿的湿疹反复发生或加重。

还有一种特殊类型的小儿湿疹,好发生在孩子的肛门周围,常伴有蛲虫感染,称为蛲虫湿疹。

小儿湿疹本身不是由潮湿所致,但潮湿可以促使湿疹加重。给孩子洗完澡,或者是孩子出汗后,皮疹都会变得更加明显。大约20%的婴儿会对奶蛋白产生不同程度的不耐受现象,常表现为不同程度的湿疹,严重者可出现腹泻,甚至便血。一般婴儿只是对牛奶蛋白不耐受,但个别孩子对母乳蛋白也不耐受。这种不耐受表现多于生后1~2个月开始,逐渐加重。生后4个月左右往往达到高峰。随着辅食的添加,情况多开始好转,一般2岁左右逐渐消失。但有些孩子皮疹会越来越重,今后出现食物过敏、变应性鼻炎,甚至过敏性哮喘。

婴儿湿疹在中医学中又称"奶癣",临床以皮肤红斑、粟粒状丘疹、丘疱疹或水疱、疱破后出现点状糜烂、渗液、结痂并伴剧烈瘙痒为主要特征。其病程较长,但在2岁左右便可自愈。中医学认为,本病的发生多由内蕴湿热,外受风湿热邪入侵,并因乳食不当,调护失宜而诱发。常反复发作,并多伴有胃肠道消化障碍症状。治疗以疏风清热利湿为主。

〔治疗原则〕

婴儿湿疹轻的(干性)只有红斑、丘疹,重的(湿性)则有水疱、糜烂、渗水、结痂。一般在3~4岁后逐渐痊愈,大部分人不复发,少部分人会反复发作。

多数含蛋白质的食物经常可以引起婴幼儿皮肤过敏而发生湿疹,最常引起过敏的食物包括牛奶、鸡蛋、花生、大豆、麦子、海鲜和带籽的水果。其中最为常见的,也是不太容易避免的即是牛奶。从这个意义上讲,尽可能坚持母乳喂养,特别是生后头4~6个月,可以延缓婴儿接触牛奶蛋白的时间。当然,减少对孩子皮肤的刺激,也是预防或治疗皮肤湿疹的很好办法。另外,灰尘、羽毛、蚕丝及动物的皮屑、植物的花粉等,也能使某些婴幼儿发生湿疹。小儿穿得太厚、吃得过饱、室内温度太高等也都可使湿疹加重。

湿疹可使用的药物种类繁多,应在医师指导下用药。凡更换新药前,一定把以前所用药物清除干净。在更换药物时最好先在小块湿疹上涂擦,观察效果,以决定是否使用。避免因药物使用不当加重病情。对湿疹不严重的小儿,只需局部用药,但不能自行滥用药物,以免引起皮肤损害或感染。

由于湿疹会导致局部皮肤干燥或脱屑,这样粗燥的皮肤上很容易寄生细菌或真菌。细菌或真菌感染又会使湿疹加重,所以局部抗感染治疗十分重要。最常见的细菌是金黄色葡萄球菌,所以可以选用莫匹罗星(百多邦)。如果局部皮肤红肿,并明显增厚,可以怀疑是真菌感染,可以选用咪康唑(达克宁)。

患有湿疹的婴幼儿的皮肤改变是因为过敏或其他因素导致的皮肤炎症反应,所以改变皮肤变化就应使用抗炎症的药物。无论多少选择,真正能够具有抗炎症的药物只有激素。倍他米松、氢化可的松、莫米他松、去炎松等是常用的皮肤局部使用的外用激素的药膏或霜剂。湿疹严重的时候必须用激素类药物,重要的是要掌握好用量和用药时间,一定要在医师的指导下使用。根据湿疹的程度选择不同浓度的含激素药物。但应尽量避免较长时间或短期大剂量外用激素类药物,以免激素带来的副作用。

由于抗感染和抗炎症应该同步应用,现在可以选择混合制剂。例如:倍他米松和新霉素混合的联邦倍新,针对可疑或存在细菌感染的湿疹;去炎松和益康唑混合的复方益康唑软膏。

减轻痒痛的药物可以局部应用也可口服使用。口服药物的效果比较明显,最常使用的是抗组胺药物,例如,苯海拉明、开瑞坦、仙特明等。这些药物都有糖浆制剂,在医师指导下使用适当的剂量。

研究显示,湿疹和哮喘发病机制类似,白三烯拮抗剂(商品名顺尔宁)具有皮质激素的抗过敏作用,而没有皮质激素的副作用,是防治哮喘效果确切的药物。临床发现顺尔宁用于治疗婴儿湿疹有好效果,应用方法是:婴儿每晚服2~2.5mg,一般服2周左右湿疹消失,严重婴儿湿疹1个月左右消失。如果以后注意家庭护理,患婴儿湿疹的小儿就可以摆脱湿疹之苦。

湿疹属于全身性、慢性疾病。尽可能排除引起湿疹的原因,合理使用抗感染和抗炎药物,全力以赴去止痒和保湿。只有采取综合预防和治疗相结合的方案,才能减轻孩子的病痛。

〔用药精选〕

一、西药

1. 炉甘石洗剂 Calamine Lotion

本品含炉甘石、氧化锌、甘油,具有收敛、保护作用,也有较弱的防腐作用。

【适应证】外用于急性皮炎、急性湿疹、荨麻疹等急性瘙痒性皮肤病。

【不良反应】较强的收敛作用可使皮肤变得干燥。

【禁忌】对本品过敏、糜烂有渗液的皮疹、发生在毛发部位的皮疹患者禁用。

【孕妇及哺乳期妇女用药】孕妇禁用。

【儿童用药】婴幼儿禁用。

【用法用量】局部外用,用前需振荡摇匀,取适量涂于患处,一日可多次使用。

2. 糠酸莫米松乳膏 Mometasone Furoate Cream

本品为局部外用糖皮质激素,具有抗炎、抗过敏、止痒及减少渗出作用。其特点表现在作用强度增加而不良反应不成比例地增加,且每日仅使用1次。

【适应证】用于湿疹、神经性皮炎、异位性皮炎及皮肤瘙痒症。

【用法用量】局部外用。取本品适量涂于患处,每日

1次。

【不良反应】①使用本品的局部不良反应极少见，如烧灼感、瘙痒刺痛和皮肤萎缩等。②长期大量使用皮质激素类药物，可造成的不良反应有刺激反应、皮肤萎缩、多毛症、口周围皮炎、皮肤浸润、继发感染、皮肤条纹状色素沉着等。

【禁忌】对本品过敏、皮肤破损患者禁用。

【孕妇及哺乳期妇女用药】孕妇及哺乳期妇女慎用。

【儿童用药】婴幼儿、儿童应慎用。

【老年用药】皮肤萎缩的老年人，对本品更敏感，故使用时应谨慎。

【制剂】糠酸莫米松乳膏（洗剂、凝胶、鼻喷雾剂）

3. 醋酸曲安奈德乳膏 Triamcinolone Acetonide Acetate Cream

本品为糖皮质激素类药物。外用具有抗炎、抗过敏及止痒作用，能消除局部非感染性炎症引起的发热、发红及肿胀。

【适应证】用于过敏性皮炎、湿疹、神经性皮炎、脂溢性皮炎及瘙痒症。

【用法用量】外用，一日2~3次，涂患处，并轻揉片刻。

【不良反应】长期使用可致皮肤萎缩、毛细血管扩张、色素沉着及继发感染。偶见过敏反应。

【禁忌】对本品过敏、感染性皮肤病患者禁用。

4. 地奈德乳膏 Desonide Cream

本品为糖皮质激素类药物，具有抗炎、抗过敏、止痒及减少渗出作用；可以减轻和防止组织对炎症的反应，能消除局部非感染性炎症引起的发热、发红及肿胀，从而减轻炎症的表现。

【适应证】适用于对皮质类固醇治疗有效的各种皮肤病，如接触性皮炎、神经性皮炎、脂溢性皮炎、湿疹、银屑病、扁平苔藓、单纯性苔藓、汗疱症等引起的皮肤炎症和皮肤瘙痒的治疗。

【用法用量】均匀涂搽于患处，每日2~4次。银屑病及其他顽固性皮肤病可采用本品封包治疗，若发生感染则应结束封包，并使用适当抗菌药物治疗。

【不良反应】局部使用偶可引起灼热、瘙痒、刺激、皮肤干燥、毛囊炎、多毛症、痤疮样皮疹、色素脱失、口周炎、继发感染及皮肤萎缩等。

【禁忌】对外用皮质激素或本品中含有的其他成分过敏的患者禁用。

【儿童用药】儿童由于体表面积和体重的比值比成人更大，所以使用外用皮质激素治疗时发生下丘脑-垂体-肾上腺皮质轴（HPA）抑制和库欣综合征的概率更大。儿童外用此类药品时应在有效前提下选择最低的剂量，长期使用此类药品可导致儿童生长发育迟缓。

【孕妇及哺乳期妇女用药】孕妇应充分权衡利弊后慎用本品。孕妇不应大剂量、大面积长期使用此类药品。哺乳期妇女应慎用本品。

5. 氧化锌 Zinc Oxide

【适应证】用于急性或亚急性皮炎、湿疹、痱子及轻度、小面积的皮肤溃疡。

【注意事项】对有渗出的皮损，最好先做冷湿敷。使用糊剂或油剂前，可先用纱布蘸石蜡油或植物油清洁皮损表面。头皮、外阴部位涂药时需将毛发剪短。

【禁忌】对本品过敏者禁用。

【用法用量】10%~15%氧化锌软膏，25%氧化锌糊膏，外用，一日1~2次。

【制剂】氧化锌软膏，氧化锌糊，氧化锌油

6. 复方醋酸地塞米松乳膏（皮炎平）Compound Dexamethasone Acetate Cream

本品由醋酸地塞米松、樟脑、薄荷组成。本品所含醋酸地塞米松为糖皮质激素，具有抗炎、抗过敏作用；薄荷脑、樟脑具有促进局部循环和轻度的消炎、止痛及止痒作用。

【适应证】用于局限性瘙痒症、神经性皮炎、接触性皮炎、脂溢性皮炎及慢性湿疹。

【用法用量】外用。一日1~2次，取少量涂于患处，并轻揉片刻。病情较重或慢性炎症患者，一日5~8次，或遵医嘱。

【不良反应】长期使用可致皮肤萎缩、毛细管扩张、色素沉着及继发感染。偶见过敏反应。

【禁忌】①患处已破溃、化脓或有明显渗出者禁用。②病毒感染者（如有疱疹、水痘）禁用。

【孕妇及哺乳期妇女用药】孕妇、哺乳期妇女慎用。

7. 赛庚啶 Cyproheptadine

本品为抗过敏类非处方药药品，具有抗胆碱及抗组胺作用，可与组织中释放出来的组胺竞争效应细胞上的H_1受体，从而阻止过敏反应的发作，解除组胺的致痉和充血作用。

【适应证】适用于荨麻疹、丘疹性荨麻疹、皮肤瘙痒症、变应性鼻炎、变态反应性皮炎及其他变应性疾病。对柯兴病（下丘脑-垂体皮质醇增多症）、肢端肥大也有一定疗效。

【不良反应】可有嗜睡、口干、乏力、头痛、头晕、幻觉、失眠、恶心、便秘、感觉异常等；偶有低血压、心动过速、期外收缩、溶血性贫血、白细胞减少、粒细胞缺乏症、血小板减少症等；少见惊厥、癔病等；亦可见过敏性休克；罕见消化功能紊乱；有刺激食欲作用，长期服用可见体重增加。

【禁忌】对本品过敏、青光眼、前列腺肥大、尿潴留、幽门梗阻者禁用。

【孕妇及哺乳期妇女用药】孕妇、哺乳期妇女禁用。

【儿童用药】2岁以下小儿慎用。早产及新生儿勿用本品。

【老年用药】体衰年老者慎用。

【用法用量】①口服。成人一次2~4mg，一日2~3次；小儿一日按体重0.25mg/kg，分次服用。②外用。一日2~3次，涂搽于患处。

【制剂】①盐酸赛庚啶片；②盐酸赛庚啶乳膏

8. 马来酸氯苯那敏 Chlorphenamine Maleate

马来酸氯苯那敏又名扑尔敏，抗组胺类药。作为组织胺H_1受体拮抗剂，本品能对抗过敏反应所致的毛细血管扩张，降低毛细血管的通透性，缓解支气管平滑肌收缩所致的喘息，本品抗组胺作用较持久，也具有明显的中枢抑制作用，能增加麻醉药、镇痛药、催眠药和局部麻醉药的作用。

【适应证】本品适用于皮肤过敏症：荨麻疹、湿疹、皮炎、药疹、皮肤瘙痒症、神经性皮炎、虫咬症、日光性皮炎。也可用于变应性鼻炎、血管舒缩性鼻炎、药物及食物过敏。

【不良反应】主要不良反应为嗜睡、口渴、多尿、咽喉痛、困倦、虚弱感、心悸、皮肤瘀斑、出血倾向。

【禁忌】对本品过敏、癫痫、接受单胺氧化酶抑制剂治疗患者禁用。

【孕妇及哺乳期妇女用药】小量氯苯那敏可由乳汁中排出；由于本品的抗 M 胆碱受体作用，泌乳可能受到抑制，哺乳期妇女不宜使用。

【儿童用药】新生儿、早产儿不宜用。

【老年用药】老年人对常用剂量的反应较敏感，应注意适当减量。

【用法用量】①片剂，口服，一次 4 ~ 8mg，一日 3 次。②肌内注射，一次 5 ~ 20mg。

【制剂】马来酸氯苯那敏片（缓释胶囊、滴丸、注射液）

9. 盐酸异丙嗪 Promethazine Hydrochloride

作为组胺 H_1 受体拮抗剂，本品能对抗过敏反应所致的毛细血管扩张，降低毛细血管的通透性，缓解支气管平滑肌收缩所致的喘息。本品抗组胺作用较持久，也具有明显的中枢抑制作用，能增加麻醉药、镇痛药、催眠药和局麻药的作用。

【适应证】①皮肤黏膜的过敏：适用于长期的、季节性的变应性鼻炎，血管运动性鼻炎，过敏性结膜炎，荨麻疹，湿疹，皮炎，皮肤瘙痒症，血管神经性水肿，对血液或血浆制品的过敏反应，皮肤划痕症。②晕动病：防治晕车、晕船、晕飞机。③用于麻醉和手术前后的辅助治疗，包括镇静、催眠、镇痛、止吐。④用于防治放射病性或药源性恶心、呕吐。

【用法用量】治疗荨麻疹、湿疹、皮炎、皮肤瘙痒症、银屑病、支气管哮喘，通常成人口服本品一次 20mg（2 粒），一日 1 次。或按年龄、症状遵医嘱服用。

【不良反应】主要不良反应为困倦、思睡、口干，偶有胃肠道刺激症状，高剂量时易发生锥体外系症状；老年人用药多发生头晕、痴呆、精神错乱和低血压；少数患者用药后出现兴奋、失眠、心悸、头痛、耳鸣、视力模糊和排尿困难。过量时可发生动作笨拙，反应迟钝，震颤。

【禁忌】对本品过敏者禁用。

【孕妇及哺乳期妇女用药】孕妇使用本品可诱发婴儿的黄疸和锥体外系症状，在临产前 1 ~ 2 周应停用本品。哺乳期妇女应用本品时需权衡利弊。

【儿童用药】新生儿、早产儿禁用。一般的抗组胺药对婴儿特别是新生儿和早产儿有较大的危险性；小于 3 个月的婴儿体内药物代谢酶不足，不宜应用本品。此外，还有可能引起肾功能不全。新生儿或早产儿、患急性病或脱水的小儿，以及患急性感染的儿童，注射异丙嗪后易发生肌张力障碍。

【老年用药】老年人用本品易发生头晕、滞呆、精神错乱、低血压，还易发生锥体外系症状，特别是帕金森病、不能静坐（akathisia）和持续性运动障碍，用量大或胃肠道外给药时更易发生。

【制剂】盐酸异丙嗪片（注射液）

10. 氯雷他定 Loratadine

本品为高效、作用持久的三环类抗组胺药，为选择性外周 H_1 受体拮抗剂，可缓解过敏反应引起的各种症状。

【适应证】用于缓解变应性鼻炎有关的症状，如喷嚏、流涕、鼻痒、鼻塞（鼻塞是耳鼻咽喉科常见的症状之一，最常见的原因包括鼻炎、鼻中隔偏曲、鼻息肉、鼻窦炎等。理论上来说，鼻塞都可以通过不同的治疗方法进行解决。）以及眼部痒及烧灼感。口服药物后，鼻和眼部症状及体征得以迅速缓解。亦适用于缓解慢性荨麻疹、瘙痒性皮肤病及其他过敏性皮肤病的症状及体征。

【用法用量】①成人及 12 岁以上儿童：一日 1 次，一次 1 片（10mg）。②2 ~ 12 岁儿童：体重 > 30kg：一日 1 次，一次 1 片（10mg）；体重≤30kg：一日 1 次，一次半片（5mg）。

【不良反应】常见不良反应有乏力、头痛、嗜睡、口干、胃肠道不适，包括恶心、胃炎及皮疹等。罕见不良反应有脱发、过敏反应、肝功能异常、心动过速及心悸等。

【禁忌】对本品中的成分过敏或特异体质的患者禁用。

【儿童用药】12 岁以下儿童应用本品的安全性尚未确定。

【孕妇及哺乳期妇女用药】孕妇及哺乳期妇女慎用。服药期宜停止哺乳。

【老年用药】肝肾功能轻中度受损时，对本药的代谢和排泄无明显的影响，所以老年患者用药量与成人相同。

【制剂】氯雷他定片（咀嚼片、分散片、口腔崩解片、胶囊、颗粒、糖浆）

11. 西替利嗪 Cetirizine

本品为选择性组胺 H_1 受体拮抗剂。

【适应证】用于季节性或常年性变应性鼻炎、过敏性结膜炎及过敏引起皮肤瘙痒和荨麻疹的对症治疗。

【不良反应】不良反应轻微且为一过性，有困倦、嗜睡、头痛、眩晕、激动、口干及胃肠道不适等。偶有谷草转氨酶轻度升高。

【禁忌】对本品过敏、严重肾功能不全患者禁用。

【孕妇及哺乳期妇女用药】孕妇及哺乳期妇女不推荐使用本品。

【儿童用药】12 岁以下儿童不推荐使用本品。

【用法用量】口服。成人或 12 岁以上儿童一次 10mg，一日 1 次或遵医嘱。如出现不良反应，可改为早晚各 5mg。6 ~ 11 岁儿童根据症状的严重程度不同，推荐起始剂量为 5mg 或 10mg，一日 1 次。2 ~ 5 岁儿童，推荐起始剂量为 2. 5mg，一日 1 次；最大剂量可增至 5mg，一日 1 次，或 2. 5mg，每12小时1次。

【制剂】盐酸西替利嗪片(分散片、口腔崩解片、胶囊、口服溶液、滴剂)。

12. 氢化可的松乳膏 Hydrocortisone Cream

本品为糖皮质激素类药物。外用具有抗炎、抗过敏、止痒及减少渗出作用,能消除局部非感染性炎症引起的发热、发红及肿胀,从而减轻炎症的表现。

【适应证】用于过敏性皮炎、湿疹、神经性皮炎、脂溢性皮炎及瘙痒症等。

【用法用量】外用:一日2~4次,涂于患处,并轻揉片刻。

【不良反应】长期使用可引起局部皮肤萎缩,毛细血管扩张、色素沉着、毛囊炎、口周皮炎及继发感染。偶见过敏反应。

【禁忌】①禁用于感染性皮肤病患者。②对本品过敏者禁用。

【儿童用药】避免长期大面积使用。

【孕妇及哺乳期妇女用药】避免长期大面积使用。

【制剂】氢化可的松乳膏,醋酸氢化可的松乳膏

13. 丁酸氢化可的松乳膏 Hydrocortisone Butyrate Cream

本品为糖皮质激素类药物,外用具有抗炎、抗过敏、止痒及减少渗出作用。

【适应证】用于过敏性皮炎、脂溢性皮炎、过敏性湿疹及苔藓样瘙痒症等。

【用法用量】局部外用。取适量本品涂于患处,每日2次。

【不良反应】长期使用可引起局部皮肤萎缩、毛细血管扩张、色素沉着及继发感染。偶见过敏反应。

【孕妇及哺乳期妇女用药】孕妇和哺乳期妇女慎用。

【禁忌】对本品过敏、麻疹、水痘、化脓性皮肤病、皮肤损伤、眼科患者禁用。

【注意事项】①过敏体质者慎用。②不得用于皮肤破溃处。③避免接触眼睛和其他黏膜(如口、鼻等)。④用药部位如有烧灼感、红肿等情况应停药,并将局部药物洗净,必要时向医师咨询。⑤不宜大面积、长期使用;用药一周后症状未缓解,请咨询医师。⑥本品性状发生改变时禁止使用。⑦请将本品放在儿童不能接触的地方。⑧儿童必须在成人监护下使用。⑨如正在使用其他药品,使用本品前请咨询医师或药师。

14. 丁酸氯倍他松乳膏 Clobetasone Butyrate Cream

本品为局部外用抗生素,用于革兰阳性球菌引起的皮肤感染,如脓皮病、毛囊炎、疖肿等原发性感染;对湿疹、皮炎、糜烂、溃疡继发感染可起到抗菌及制止原发病加重的作用,有利于原发病治疗。有报告本品预防或治疗给药对降低皮肤外科手术后伤口化脓十分有效。

【适应证】用于短期治疗和控制湿疹和皮炎,包括特应性湿疹、原发刺激性和变应性皮炎。

【用法用量】外用。本品适用于成年及12岁以上儿童。将本品适量轻涂于患处,一天2次,最长使用达7天。7天内症状清除,即可停止治疗。若7天内症状未缓解或症状加剧,建议患者咨询医师。若7天后症状缓解但仍需治疗时,建议患者咨询医师。

【不良反应】局部应用本品一般无不良反应,偶见局部烧灼感、蜇刺感及瘙痒等,一般不需停药。

【禁忌】①对本品任一成分过敏者禁用。②破损皮肤或病毒性皮肤病(如单纯性疱疹、水痘)、真菌性皮肤病(如念珠菌病、癣)及细菌性皮肤病如脓包病者禁用。③痤疮患者禁用。

【孕妇及哺乳期妇女用药】孕妇及哺乳期妇女使用前应咨询医师。

【儿童用药】由于封包情况下可能增加所有局部外用糖皮质激素的全身吸收,故可能在婴儿及儿童中引起肾上腺功能抑制。婴儿和低龄(12岁以下)儿童治疗湿疹和皮炎时,需咨询并得到医师的监护。

15. 醋酸氟轻松乳膏 Fluocinonide Cream

本品为肾上腺皮质激素类药。外用具有较强的抗炎及抗过敏作用。

【适应证】用于过敏性皮炎、异位性皮炎、接触性皮炎、脂溢性皮炎、湿疹、皮肤瘙痒症、银屑病、神经性皮炎等。

【用法用量】涂于患处,一日2次。封包治疗仅适用于慢性肥厚或掌跖部位的皮损。

【不良反应】长期或大面积应用,可引起皮肤萎缩及毛细血管扩张,发生痤疮样皮炎和毛囊炎,口周皮炎,增加对感染的易感染性等。偶可引起变态反应性接触性皮炎。

【禁忌】真菌性或病毒性皮肤病禁用,对本药及基质成分过敏者和对其他皮质类固醇过敏者禁用。

【儿童用药】由于婴儿、儿童体表面积相对较大,应尽可能减少药物用量,用药时间不宜过长且不能采用封包治疗。

【孕妇及哺乳期妇女用药】应权衡利弊后慎用,孕妇不能长期、大面积或大量使用。

【老年用药】尚不明确。

16. 丙酸倍他米松乳膏 Betamethasone Dipropionate Cream

本品为肾上腺皮质激素类药物,具有抗炎、抗过敏、止痒及减少渗出的作用,可减轻和防止组织对炎症的反应,能消除局部非感染性炎症引起的发热、发红及肿胀,从而减轻炎症的表现。

【适应证】外用适于对糖皮质激素有效的非感染性、炎症性及瘙痒性皮肤病,如特应性皮炎、湿疹、神经性皮炎、接触性皮炎、脂溢性皮炎及寻常型银屑病等。

【用法用量】均匀涂本品一薄层于患处,每日1~2次,每周总量不超过45g。勿采用封包治疗。

【不良反应】①可有烧灼感、皮肤刺激感。偶可发生接触性皮炎。②长期外用局部可出现毛细血管扩张、多毛、皮

肤萎缩、创伤愈合障碍，并使皮肤容易发生继发感染，如毛囊炎及真菌感染，封包治疗时更多见。③长期外用于面部可出现痤疮样疹、酒渣样皮炎、颜面红斑、口周皮炎等。④长期外用于皮肤皱褶部位，如股内侧可出现萎缩纹，尤其在青少年容易发生。

【禁忌】对本药及基质成分过敏者或对其他糖皮质激素过敏者禁用。

【孕妇及哺乳期妇女用药】孕妇、哺乳期妇女应考虑用药利弊，慎重使用。

【儿童用药】12岁及以下儿童禁用，12岁以上儿童慎用。

17. 丙酸氟替卡松乳膏 Fluticasone Propionate Cream

本品为糖皮质激素类药物，具有强效的局部抗炎与抗过敏作用。

【适应证】成人。适用于各种皮质激素可缓解的炎症性和瘙痒性皮肤病，如：湿疹，包括特异性湿疹和盘状湿疹；结节性痒疹；银屑病（泛发斑块型除外）；神经性皮肤病，包括单纯性苔藓；扁平苔藓；脂溢性皮炎；接触性过敏；盘形红斑狼疮；泛发性红斑全身类固醇激素治疗的辅助用药，虫咬皮炎；粟疹。

儿童。低效皮质激素无效的1岁以上（含1岁）儿童在医师的指导下可用本品缓解特异性皮炎引起的炎症和瘙痒。患有皮质激素可缓解的其他皮肤病的儿童，使用本品前应咨询医师。

【不良反应】常见：皮肤感染、感染性湿疹、病毒疣、单纯疱疹、脓疱疮、特异性皮炎、湿疹、湿疹恶化、红斑、烧灼感、刺痛、皮肤刺激、瘙痒、瘙痒恶化、毛囊炎、水疱、手指麻痹和皮肤干燥。

儿童常见：烧灼感、暗黑色红斑、红斑疹、面部毛细血管扩张、非面部毛细血管扩张、风疹（若出现过敏现象应立即停药）；少见：发炎、毛囊炎、痤疮样皮疹、色素减退、口周皮炎、过敏性接触性皮炎、继发感染、皮肤萎缩、皮纹和痱子，但当采用封包疗法时其发生频率明显增加；长期和大量使用皮质激素，可引起局部皮肤萎缩，表现为皮肤变薄、出现萎缩纹、毛细血管扩张、多毛及色素减退；长期大量或大面积应用皮质激素，通过充分的全身吸收而出现肾上腺皮质功能亢进。此现象更易见于婴幼儿及采用封包治疗的患者。婴儿涂药后使用尿布也应视为封包治疗。

【禁忌】对本品中任一成分过敏、玫瑰痤疮、寻常痤疮、酒渣鼻、口周皮炎、原发性皮肤病毒感染（如单纯疱疹、水痘）、肛周及外阴瘙痒、真菌或细菌引发的原发皮肤感染、1岁以下婴儿的皮肤病包括皮炎和尿布疹患者禁用。

【孕妇及哺乳期妇女用药】孕妇禁用，哺乳期妇女慎用。

【儿童用药】1岁以下儿童禁用本品。儿童用药时应尽可能采用最低有效治疗剂量，并避免长期持续使用本品。

【用法用量】湿疹/皮炎：成人及1岁以上（含1岁）儿童，将一薄层乳膏涂于患处，一日1次。

其他适应证：将一薄层乳膏涂于患处，一日2次，直至疾病症状得到控制。用药频率应控制在最低有效剂量。儿童应用本品时，若治疗7～14日未改善症状，则应停药并进行重新评估。若症状得到控制（通常于7～14日内），则需减少用药频率至最小有效剂量及最短用药时间。建议连续使用本品不长于4周。

18. 哈西奈德乳膏 Halcinonide Cream

本品为高效含氟和氯的皮质类固醇，具有抗炎、抗瘙痒和血管收缩作用。

【适应证】接触性湿疹、异位性皮炎、神经性皮炎、面积不大的银屑病、硬化性萎缩性苔藓、扁平苔藓、盘状红斑性狼疮、脂溢性皮炎（非面部）肥厚性瘢痕。

【用法用量】外涂患处，每日早晚各1次。

【不良反应】少数患者涂药部位的皮肤发生烧灼感、刺痛、暂时性瘙痒，长期应用可发生皮肤毛细血管扩张（尤其面部）、皮肤萎缩、萎缩纹（青少年易发生）、皮肤萎缩后继发紫癜、瘀斑、皮肤脆弱、多毛症、毛囊炎、粟丘疹、皮肤脱色、延缓溃疡愈合，封包法在皮肤皱褶部位容易继发真菌感染。经皮肤吸收多时，可发生全身性不良反应（参看注意事项）。

【禁忌】①对该药过敏者禁用；②由细菌、真菌、病毒和寄生虫引起的原发性皮肤病变禁用；③溃疡性病变禁用；④痤疮、酒渣鼻禁用；⑤眼睑部禁用（有引起青光眼的危险）；⑥渗出性皮肤病。

【孕妇及哺乳期妇女用药】尚无人局部用药致畸作用的研究，妊娠期应慎用。外用经皮吸收大量时可从乳汁排泄，哺乳期慎用。

【儿童用药】短期应用，一旦消退迅速停药，1岁以内儿童尽量不用此药。

19. 卤米松乳膏 Halometasone Cream

卤米松是一个强效的含卤基的外用糖皮质类固醇药物，具有良好的抗炎、抗表皮增生、抗过敏、收缩血管及止痒等作用。

【适应证】对皮质类固醇治疗有效的非感染性炎症性皮肤病，如脂溢性皮炎、接触性皮炎、异位性皮炎、局限性神经性皮炎、钱币状皮炎和寻常型银屑病。

【用法用量】以薄层涂于患处，依症状每日1～2次，并缓和地摩擦。如有需要，可用多孔绷带包扎患处，通常毋需用密封的包扎。药效欠佳者或较顽固的患者，可改用短时的密封包扎以增强疗效。对于慢性皮肤疾患（如银屑病或慢性湿疹），使用本品时不应突然停用，应交替换用润肤剂或药效较弱的另一种皮质类固醇，逐渐减少本品用药剂量。

【不良反应】①偶见：用药部位刺激性症状，如烧灼感、瘙痒。②罕见：皮肤干燥、红斑、皮肤萎缩、毛囊炎、痤疮或脓疱，如已发生严重的刺激性或过敏症状，应终止治疗。③局部用药的不良反应，包括接触性过敏、皮肤色素沉着或继发性感染。④长期、大面积用于面部、腋下等通透性高的皮肤部位，可发生萎缩纹、萎缩性变化、出血、口周皮炎或玫瑰痤疮样皮炎、毛细血管扩张、紫癜或激素性痤疮。⑤当大面积外用或密封性包扎(尤其用于新生儿或幼儿)时,皮质类固醇进入血液循环能产生全身性作用(特别是肾上腺功能暂时性抑制)。停用本品后,这些作用消失,但是突然停药,可继发急性肾上腺功能不全。

【禁忌】①对本品任何成分过敏者禁用。②细菌和病毒性皮肤病(如水痘、脓皮病、接种疫苗后、单纯疱疹、带状疱疹)、真菌性皮肤病、梅毒性皮肤病变、皮肤结核病、玫瑰痤疮、口周皮炎、寻常痤疮患者禁用。

【儿童用药】对于幼儿及儿童,避免长期连续治疗,以免肾上腺轴抑制的发生。连续性治疗不应超过两个星期;2岁以下的儿童,治疗不应超过7天。敷药的皮肤面积不应超过体表面积的10%,不应使用密封包扎。

【孕妇及哺乳期妇女用药】孕妇使用本品必须注意权衡利弊,应有明确的治疗指征,而且不应大剂量使用,不应用于大面积皮肤(特别不应使用密封性包扎)或长时间使用。本品活性物质及/或其代谢产物是否泌入乳汁尚不清楚,哺乳期妇女应慎用。

【老年用药】目前尚无老年用药的禁忌报道。

【制剂】卤米松乳膏,卤米松/三氯生乳膏

20. 丙酸氯倍他索乳膏 Clobetasol Propionate Cream

本品作用迅速,是目前临床应用的高效外用皮质类固醇中药效较强的一种。其具有较强的毛细血管收缩作用,抗炎作用为氢化可的松的112.5倍,倍他米松磷酸钠的2.3倍,氟轻松的18.7倍。全身不良反应为氟轻松的3倍。无水钠潴留作用,有一定的促进钠、钾排泄的作用。

【适应证】用于慢性湿疹、银屑病、扁平苔藓、盘状红斑狼疮、神经性皮炎、掌跖脓疱病等瘙痒性及非感染性炎症性皮肤病。

【不良反应】可在用药部位产生红斑、灼热、瘙痒等刺激症状,毛囊炎,皮肤萎缩变薄,毛细血管扩张。还可引起皮肤干燥,多毛,萎缩纹,增加感染的易感性等。长期用药可能引起皮质功能亢进症,表现为多毛、痤疮、满月脸、骨质疏松等症状。偶可引起变态反应性接触性皮炎。

【禁忌】对本品及其他糖皮质激素过敏、感染性皮肤病(原发性细菌性、真菌性及病毒性等)、溃疡性皮肤病、脓疱病、体癣、股癣、单纯疱疹患者禁用。

【孕妇及哺乳期妇女用药】孕妇及哺乳期妇女应权衡利弊后慎用。孕妇不能长期、大面积或大量使用。

【儿童用药】婴儿及儿童不宜使用。儿童长期使用可抑制生长发育。

【用法用量】外用。涂于患处,一日1~2次。除手掌、足跖及角化肥厚的皮损外,一般不宜采用封包治疗。一周用量不能超过50g(ml)。

21. 醋酸氟氢可的松乳膏 Fludrocortisone Acetate Cream

本品为肾上腺皮质激素类药,属中效皮质类固醇。其有抗炎、抗过敏作用,能抑制结缔组织的增生,降低毛细血管和细胞膜的通透性,减少炎性渗出,抑制组胺及其他炎症介质的形成和释放。

【适应证】主要用于变应性皮炎、接触性皮炎、异位性皮炎、脂溢性皮炎、湿疹、皮肤瘙痒症、银屑病、神经性皮炎等皮肤病。

【用法用量】用软膏局部搽涂,一日2~3次。

【不良反应】长期应用可引起皮肤萎缩,毛细血管扩张,痤疮,口周皮炎,毛囊炎,增加对感染的易感性;偶可引起变态反应性接触性皮炎。

【禁忌】对本品过敏患者、真菌或病毒皮肤感染患者禁用。

【孕妇及哺乳期妇女用药】孕妇慎用。

【儿童用药】儿童慎用。

22. 莫匹罗星软膏 Mupirocin Ointment

本品为局部外用抗生素,可选择性地使细菌异亮氨酰tRNA合成酶(AaRS)失活,中止细胞内含异亮氨酸的蛋白质合成而起到杀菌或抑菌的作用。

【适应证】适用于革兰阳性球菌引起的皮肤感染,如脓疱病、疖肿、毛囊炎等原发性皮肤感染及湿疹、溃疡、创伤合并感染等继发性皮肤感染。

【不良反应】局部应用本品一般无不良反应,偶见局部烧灼感、蜇刺感及瘙痒等,一般不需停药。

【禁忌】对莫匹罗星或其他含聚乙二醇过敏者禁用。

【孕妇及哺乳期妇女用药】孕妇慎用。哺乳期妇女涂药时应防止药物进入婴儿眼内。如果是在乳头区域使用,请在哺乳前彻底清洗。

【用法用量】外用,局部涂于患处。必要时,患处可用敷料包扎或敷盖,一日3次,5日一疗程,必要时可重复一疗程。

附:用于小儿湿疹的其他西药

1. 醋酸地塞米松乳膏(软膏)Dexamethasone Acetate Cream

【适应证】醋酸地塞米松软膏或乳膏外用适用于对糖皮质激素有效的非感染性、炎症性及瘙痒性皮肤病,如特应性皮炎、湿疹、神经性皮炎、接触性皮炎、脂溢性皮炎及局限性瘙痒症等。

2. 吡美莫司乳膏 Pimecrolimus Cream

【适应证】适用于无免疫受损的2岁及2岁以上轻度至中度异位性皮炎(湿疹)患者。

3. 醋酸泼尼松龙 Prednisolone Acetate

【适应证】本品为肾上腺皮质激素类药物,具有抗炎、抗过敏和抑制免疫等多种药理作用。用于过敏性与自身免疫性炎症疾病、胶原性疾病,包括各种肾上腺皮质功能不足症、剥脱性皮炎、无疱疮神经性皮炎、类湿疹等。

4. 丙酸倍氯米松乳膏 Beclometasone Dipropionate Cream

见本章"165. 小儿哮喘"。

5. 浓煤焦油溶液 Strong Coal Tar Solution

【适应证】本品具有快速且显著的杀菌、止痒、消炎作用，还可修复受损头发，改善发质，使头发有光泽、易梳理。适用于头部银屑病、脂溢性皮炎、湿疹，以及去除头皮屑等。

6. 尿素软膏 Urea Ointment

【适应证】本品用于手足皲裂，也可用于角化型手足癣所引起的皲裂，以及皲裂性湿疹等。

7. 复方甘草酸苷 Compound Glycyrrhizin

【适应证】用于治疗慢性肝病，改善肝功能异常。也可用于治疗湿疹、皮肤炎、斑秃。

8. 硼酸洗液 Boric Acid Lotion

【适应证】可用于皮肤、黏膜损害的清洁剂及急性皮炎、湿疹渗出的湿敷液，也可用于口腔、咽喉漱液，外耳道、慢性溃疡面、褥疮洗液，以及真菌、脓疱疮感染杀菌液。

9. 高锰酸钾 Potassium Permanganate

【适应证】本品是一种强氧化剂，可以杀灭细菌，为家庭必备的常用消毒药，也可用于急性皮肤炎症或急性湿疹（特别是继发感染时）的湿敷或冲洗等。

10. 氯碘羟喹 Clioquinol Cream

【适应证】主要用于皮肤、黏膜真菌病，如头癣、股癣、体癣、脚癣及皮肤擦烂型念珠菌病的治疗。也可用于细菌感染性皮肤病，如毛囊炎和脓皮病治疗。还可用于肛门生殖器瘙痒和湿疹类炎症性皮肤病，以及这类疾病伴发感染。

11. 甲氧沙林 Methoxsalen

【适应证】用于白癜风、牛皮癣（银屑病），也可用于掌跖脓疱病、湿疹、遗传过敏性皮炎、扁平苔藓等。

12. 肝素钠乳膏 Heparin Sodium Cream

【适应证】肝素钠具有抗凝血与抗血小板聚集作用，能改善皮肤血液循环，促进其新陈代谢。用于早期冻疮、皲裂、溃疡、湿疹及浅表性静脉炎和软组织损伤。

13. 复方硝酸益康唑软膏 Compound Econazole Nitrate Ointment

【适应证】①由皮肤癣菌、酵母菌和真菌所致的炎症性皮肤真菌病。②伴有真菌感染或有真菌感染倾向的湿疹样皮炎。③甲沟炎。④念珠菌性口角炎。⑤尿布皮炎。

二、中药

1. 湿毒清胶囊（片）

【处方组成】地黄、当归、丹参、蝉蜕、苦参、白鲜皮、甘草、黄芩、土茯苓

【功能主治】养血润肤，祛风止痒。用于血虚风燥所致的风瘙痒，症见皮肤干燥、脱屑、瘙痒，伴有抓痕、血痂、色素沉着；皮肤瘙痒症见上述证候者。

【用法用量】口服。一次3～4粒，一日3次。

【使用注意】孕妇禁用。

2. 青蛤散

【处方组成】蛤壳（煅）、石膏（煅）、黄柏、青黛、轻粉

【功能主治】清热解毒，燥湿杀虫。用于湿热毒邪浸淫肌肤所致的湿疮、黄水疮，症见皮肤红斑、丘疹、疱疹、糜烂湿润，或脓疱、脓痂。

【用法用量】外用，花椒油调匀涂抹患处。

3. 湿疹散

【处方组成】蛇床子、苦参、枯矾、马齿苋、侧柏叶、芙蓉叶、炉甘石（制）、陈小麦粉（炒黄）、珍珠母（煅）、大黄、甘草、黄柏、冰片

【功能主治】清热解毒，祛风止痒，收湿敛疮。用于急、慢性湿疹，脓疱疮。

【用法用量】取少许外敷患处。

4. 消风止痒颗粒

【处方组成】防风、蝉蜕、地骨皮、苍术、亚麻子、当归、地黄、木通、荆芥、石膏、甘草

【功能主治】清热除湿，消风止痒。用于风湿热邪蕴阻肌肤所致的湿疮、风瘙痒、小儿瘾疹，症见皮肤丘疹、水疱、抓痕、血痂或见梭形或纺锤形水肿性风团，中央出现小水疱，瘙痒剧烈；湿疹、皮肤瘙痒症、丘疹性荨麻疹见上述证候者。

【用法用量】口服。周岁以内一日15g，1～4岁一日30g，5～9岁一日45g，10～14岁一日60g，15岁以上一日90g。分2～3次服用；或遵医嘱。

【使用注意】孕妇禁用。

5. 老鹳草软膏

【处方组成】老鹳草

【功能主治】除湿解毒，收敛生肌。用于湿毒蕴结所致的湿疹，痈、疔、疮、疖及小面积水、火烫伤。

【用法用量】外用，涂敷患处，一日1次。

6. 金黄散

【处方组成】姜黄、大黄、黄柏、苍术、厚朴、陈皮、甘草、生天南星、白芷、天花粉

【功能主治】清热解毒，消肿止痛。本品用于热毒瘀滞肌肤所致的疮疖肿痛，症见肌肤红、肿、热、痛，亦可用于跌打损伤。

【用法用量】外用。①红肿，烦热，疼痛，用清茶调敷。②漫肿无头，用醋或葱酒调敷。③亦可用植物油或蜂蜜调敷。一日数次。

7. 二妙丸

【处方组成】苍术（炒）、黄柏（炒）

【功能主治】燥湿清热。用于湿热下注，足膝红肿热痛，下肢丹毒，白带，阴囊湿痒。

【用法用量】口服。一次6～9g，一日2次。

8. 皮肤康洗液

【处方组成】金银花、蒲公英、马齿苋、土茯苓、大黄、赤芍、蛇床子、白鲜皮、地榆、甘草

【功能主治】清热解毒，除湿止痒。用于湿热蕴结所致的湿疮、阴痒，症见皮肤红斑、丘疹、水泡、糜烂、瘙痒或白带量多，阴部瘙痒；急性湿疹、阴道炎见上述证候者。

【用法用量】急性湿疹:一次适量,外搽皮损处,有糜烂面者可稀释5倍后湿敷,一日2次。

【使用注意】孕妇禁用。

9. 创灼膏

【处方组成】炉甘石(煅)、石膏(煅)、甘石膏粉、苍术、木瓜、防己、延胡索(醋制)、黄柏、郁金、虎杖、地榆、白及、冰片

【功能主治】清热解毒,消肿止痛,祛腐生肌。用于烧伤,冻疮,褥疮,外伤,手术后创口感染,慢性湿疹及常见疮疖。

【用法用量】外用,涂敷患处。如分泌物较多,每日换药1次;分泌物较少,2~3日换药1次。

【使用注意】烧、烫伤感染者禁用。

10. 复方珍珠暗疮片

【处方组成】金银花、蒲公英、川木通、当归尾、地黄、玄参、黄柏、酒大黄、猪胆粉、水牛角浓缩粉、山羊角、北沙参、黄芩、赤芍、珍珠层粉

【功能主治】清热解毒,凉血消斑。用于血热蕴阻肌肤所致的粉刺、湿疮,症见颜面部红斑、粉刺疙瘩、脓疱,或皮肤红斑丘疹、瘙痒;痤疮、红斑丘疹性湿疹见上述证候者。

【用法用量】口服。一次4片,一日3次。

附:用于小儿湿疹的其他中药

1. 皮肤病血毒丸(片)

【功能主治】清血解毒,消肿止痒。用于经络不和,湿热血燥引起的风疹,湿疹,皮肤刺痒,雀斑粉刺,面赤鼻齄,疮疡肿毒,脚气疥癣,头目眩晕,大便燥结。

2. 九圣散

【功能主治】解毒消肿,燥湿止痒。用于湿毒瘀阻肌肤所致的湿疮,臁疮,黄水疮,症见皮肤湿烂、溃疡、渗出脓水。

179. 手足口病

〔基本概述〕

手足口病是由肠道病毒(以柯萨奇A组16型、肠道病毒71型多见)引起的急性传染病,多发生于学龄前儿童,尤以3岁以下年龄组发病率最高。

手足口病特征是发热伴手、足、口、臀部皮疹,部分病例可无发热。白细胞计数正常或降低,病情危重者白细胞计数可明显升高。

手足口病的患者主要为学龄前儿童,发病90%以上为5岁以下儿童,尤以≤3岁年龄组发病率最高,4岁以内占发病数85%~95%。主要集中在农村地区。一般患者为10岁以下儿童,但也已经出现过成年病例。

此病传染性强,传播途径复杂,流行强度大,传播快,在短时间内即可造成大流行。常常在托幼机构造成流行。

患者和隐性感染者均为传染源,主要通过消化道、呼吸道和密切接触等途径传播。5月~7月是手足口病高发期。通过接触被病毒污染的手巾、毛巾、手绢等物品,患病者接触过的公共健身器械,饮用或食用被患病者污染过的水和食物,吃有病毒之苍蝇叮爬过的食物等均可能引起传染。

手足口病对婴幼儿普遍易感。大多数病例症状轻微,主要表现为发热和手、足、口腔等部位的皮疹或疱疹等特征,多数患者可以自愈。

手足口病主要症状表现为手、足、口腔等部位的斑丘疹、疱疹。初始症状为低热、食欲减退、不适并常伴咽痛。发热1~2天后出现口腔溃疡,开始为红色小疱疹,然后变为溃疡,1~2天后可见皮肤斑丘疹,有些为疱疹,皮疹不痒,常见于手掌和足底,也可见于臀部。有的患者仅有皮疹或口腔溃疡,通常不严重。大部分患者不需治疗,在7~10天内便可痊愈。少数病例可出现脑膜炎、脑炎、脑脊髓炎、肺水肿、循环障碍等,多由EV71感染引起,致死原因主要为脑干脑炎及神经源性肺水肿。

(一)普通病例表现

急性起病,发热,口腔黏膜出现散在疱疹,手、足和臀部出现斑丘疹、疱疹,疱疹周围可有炎性红晕,疱内液体较少。可伴有咳嗽、流涕、食欲不振等症状。部分病例仅表现为皮疹或疱疹性咽峡炎。多在一周内痊愈,预后良好。部分病例皮疹表现不典型,如单一部位或仅表现为斑丘疹。

(二)重症病例表现

少数病例(尤其是小于3岁者)病情进展迅速,在发病1~5天出现脑膜炎、脑炎(以脑干脑炎最为凶险)、脑脊髓炎、肺水肿、循环障碍等,极少数病例病情危重,可致死亡,存活病例可留有后遗症。

本病属中医“湿温”、“时疫”等范畴。病因为湿热疫毒,多因内蕴湿热,外受时邪,留于肺、脾、心三经而成。外邪自口鼻而入,侵袭肺、脾二经,肺主皮毛,故初期多见肺卫症状,如发热、流涕、咳嗽;脾主四肢,开窍于口,手足口受邪而为水疱,口舌生疱疹、溃疡。目前中医药治疗本病,主要采用辨证分型、辨病分期、专方加减三种基本方法,可达标本兼顾,减轻症状、缩短病程之功效。

〔治疗原则〕

如果没有合并症,手足口病患儿多数一周即可痊愈。治疗原则主要是对症处理,在医师指导下服用维生素B、维生素C及抗病毒药物。此外,手足口病可合并心肌炎、脑炎、脑膜炎等病症,应及时复查。

主要是让孩子身上的皮疹保持干净、清洁,不要使皮肤受到二度感染。如果孩子体温高过38℃的话,用适当的退热药物,将体温控制在比较适合的温度范围。如果孩子口腔里面有口疮的话,让孩子用1%淡盐水或者温水经常漱口,这样做可以将疼痛控制在较轻的程度。如果孩子出现严重的口腔疼痛或者溃疡时,家长可以带孩子到医院,医师可以用一些抗菌素软膏或者用带有局部麻醉性剂的液体减轻孩子的疼痛。

1. 普通病例

(1)一般治疗:注意隔离,避免交叉感染。适当休息,清淡饮食,做好口腔和皮肤护理。

(2)对症治疗:发热等症状采用中西医结合治疗。

2. 重症病例

(1)神经系统受累治疗

①控制颅内高压:限制入量,积极给予甘露醇降颅压治疗。根据病情调整给药间隔时间及剂量。必要时加用呋塞米。

②酌情应用糖皮质激素治疗,甲基泼尼松龙、氢化可的松、地塞米松等,病情稳定后,尽早减量或停用。个别病例进展快、病情凶险可考虑加大剂量,如在2~3天内给予甲基泼尼松龙或地塞米松。

③酌情应用静脉注射免疫球蛋白,总量2g/kg,分2~5天给予。

④其他对症治疗:降温、镇静、止惊。

⑤严密观察病情变化,密切监护。

(2)呼吸、循环衰竭治疗

①保持呼吸道通畅,吸氧。

②确保两条静脉通道通畅,监测呼吸、心率、血压和血氧饱和度。

③呼吸功能障碍时,及时气管插管使用正压机械通气。根据血气、X线胸片结果随时调整呼吸机参数。适当给予镇静、镇痛。如有肺水肿、肺出血表现,应增加PEEP,不宜进行频繁吸痰等降低呼吸道压力的护理操作。

④在维持血压稳定的情况下,限制液体入量(有条件者根据中心静脉压、心功能、有创动脉压监测调整液量)。

⑤头肩抬高15~30度,保持中立位;留置胃管、导尿管。

⑥药物应用:根据血压、循环的变化可选用米力农、多巴胺、多巴酚丁胺等药物;酌情应用利尿药物治疗。

⑦保护重要脏器功能,维持内环境的稳定。

⑧监测血糖变化,严重高血糖时可应用胰岛素。

⑨抑制胃酸分泌:可应用胃黏膜保护剂及抑酸剂等。

⑩继发感染时给予抗生素治疗。

(3)恢复期治疗

①促进各脏器功能恢复。

②功能康复治疗。

③中西医结合治疗。

3. 中医治疗

(1)普通病例:肺脾湿热证

主症:发热,手、足和臀部出现斑丘疹、疱疹,口腔黏膜出现散在疱疹,咽红、流涎,神情倦怠,舌淡红或红,苔腻,脉数,指纹红紫。

治法:清热解毒,化湿透邪。

基本方药:甘露消毒丹加减。

(2)普通病例:湿热郁蒸证

主症:高热,疹色不泽,口腔溃疡,精神萎顿,舌红或绛、少津,苔黄腻,脉细数,指纹紫暗。

治法:清气凉营,解毒化湿。

基本方药:清瘟败毒饮加减。

(3)重型病例:毒热动风证

主症:高热不退,易惊,呕吐,肌肉瞤动,或见肢体痿软,甚则昏蒙,舌暗红或红绛,苔黄腻或黄燥,脉弦细数,指纹紫滞。

治法:解毒清热,息风定惊。

基本方药:羚羊钩藤汤加减。

(4)危重型病例:心阳式微,肺气欲脱证

主症:壮热不退,神昏喘促,手足厥冷,面色苍白、晦暗,口唇发绀,可见粉红色或血性泡沫液(痰),舌质紫暗,脉细数或沉迟,或脉微欲绝,指纹紫暗。

治法:回阳救逆。

基本方药:参附汤加味。

(5)恢复期:气阴不足,余邪未尽

主症:低热,乏力,或伴肢体痿软,纳差,舌淡红,苔薄腻,脉细。

治法:益气养阴,化湿通络。

基本方药:生脉散加味。

针灸按摩:手足口病合并弛缓型瘫痪者,进入恢复期应尽早开展针灸、按摩等康复治疗。

(6)外治法

口咽部疱疹:可选用青黛散、双料喉风散、冰硼散等,一日2~3次。

〔用药精选〕

一、西药

1. 阿昔洛韦 Aciclovir

阿昔洛韦为一种无环的嘌呤核苷酸类似物,作为一种高效广谱的抗病毒药物,具有明显缩短发热及皮损愈合时间,减轻口腔疱疹疼痛的作用。

【适应证】①单纯疱疹病毒感染:免疫缺陷者初发和复发性黏膜皮肤感染的治疗及反复发作病例的预防;单纯疱疹性脑炎治疗。②带状疱疹:治疗免疫缺陷者严重带状疱疹或免疫功能正常者弥散型带状疱疹。③免疫缺陷者水痘。④急性视网膜坏死。⑤手足口病等。

【禁忌】对阿昔洛韦过敏者禁用。

【不良反应】①常见注射部位的炎症或静脉炎、皮肤瘙痒,或荨麻疹、皮疹、发热、轻度头痛、恶心、呕吐、腹泻、蛋白尿、血液尿素氮和血清肌酐值升高、肝功能异常如AST、ALT、碱性磷酸酶、乳酸脱氢酶、总胆红素轻度升高等。②少见急性肾功能不全、白细胞和红细胞计数下降、血红蛋白减少、胆固醇、三酰甘油升高、血尿、低血压、多汗、心悸、呼吸困难、胸闷等。③罕见昏迷、意识模糊、幻觉、癫痫、下肢抽搐、舌及手足麻木感、震颤、全身倦怠感等中枢神经系统症状。

【用法用量】用于治疗手足口病,用法用量请遵医嘱。

【制剂】阿昔洛韦片、阿昔洛韦咀嚼片、阿昔洛韦缓释片、阿昔洛韦胶囊、阿昔洛韦乳膏。注射用阿昔洛韦:阿昔洛韦葡萄糖注射液、阿昔洛韦氯化钠注射液

2. 更昔洛韦 Ganciclovir

更昔洛韦是继阿昔洛韦之后新开发的广谱核苷类抗病毒药物。抗病毒作用与阿昔洛韦类似。

【适应证】①免疫缺陷患者(包括艾滋病患者)并发巨细胞病毒视网膜炎的诱导期和维持期治疗。②接受器官移植的患者预防巨细胞病毒感染,以及用于巨细胞病毒血清试验阳性的艾滋病患者预防发生巨细胞病毒疾病。③手足口病等。

【禁忌】对本品或阿昔洛韦过敏者禁用。

【不良反应】①常见的为骨髓抑制,用药后约 40% 的患者中性粒细胞数减低至 $1.0\times10^9/L$ 以下,约 20% 的患者血小板计数减低至 $50\times10^9/L$ 下,此外可有贫血。

可出现中枢神经系统症状,如精神异常、紧张、震颤等。偶有昏迷、抽搐等。

可出现皮疹、瘙痒、药物热、头痛、头昏、呼吸困难、恶心、呕吐、腹痛、食欲减退、肝功能异常、消化道出血、心律失常、血压升高或降低、血尿、血尿素氮增加、脱发、血糖降低、水肿、周身不适、血肌酐增加、嗜酸粒细胞增多症、注射局部疼痛、静脉炎等,有巨细胞病毒感染性视网膜炎的艾滋病患者可出现视网膜剥离。

【用法用量】用于治疗手足口病、病毒性口炎用法用量请遵医嘱。

【制剂】更昔洛韦胶囊、更昔洛韦分散片、更昔洛韦注射液。注射用更昔洛韦:更昔洛韦葡萄糖注射液、更昔洛韦氯化钠注射液

3. 重组人干扰素 α Recombinant Human Interferon α

本品具有广谱抗病毒、抗肿瘤、抑制细胞增殖,以及提高免疫功能等作用。干扰素作为一种强有力的抗病毒制剂,对多种病毒感染性疾病有明显疗效,已广泛应用于临床。

【适应证】①病毒性感染:如成人慢性乙型或丙型病毒性肝炎、带状疱疹、尖锐湿疣等。②肿瘤:如毛细胞性白血病、慢性髓细胞性白血病、多发性骨髓瘤、非霍奇金淋巴瘤、恶性黑色素瘤、肾细胞癌等。③手足口病等。

【不良反应】①常见发热、疲乏、头痛、肌痛、关节痛等,常出现在用药后第一周,不良反应多在注射 48 小时后消失。②少见出现粒细胞减少、血小板减少等,停药后可恢复。③偶见厌食、恶心、腹泻、呕吐、脱发、血压升高或降低、神经系统功能紊乱等。④极少数患者使用后出现高血糖。有症状者应经常检查和随访血糖。⑤极少数患者使用 α-干扰素后有严重的肝功能障碍症和肝衰竭。⑥极少出现自身免疫现象(如脉管炎、关节炎、溶血性贫血、甲状腺功能障碍和系统性红斑狼疮)。

【禁忌】对重组人干扰素的各种制剂及其所含的任何成分有过敏史、患有严重心脏疾病、严重的肝肾或骨髓功能不正常、癫痫或中枢神经系统功能损伤,以及其他严重疾病不能耐受的患者禁用。

【用法用量】肌内注射或皮下注射,请遵医嘱。

【制剂】①重组人干扰素 α1b 注射液;②重组人干扰素 α2a 注射液;③重组人干扰素 α2b 注射液;④注射用重组人干扰素 α1b;⑤注射用重组人干扰素 α2a;⑥注射用重组人干扰素 α2b

4. 利巴韦林 Ribavirin

见本章“160. 小儿感冒”。

附:用于手足口病的其他西药

1. 静注人免疫球蛋白(pH4) Human Immunoglobulin (pH4) for Intravenous Injection

【适应证】本品含有广谱抗病毒、细菌或其他病原体的 IgG 抗体,具有免疫替代和免疫调节的双重治疗作用。经静脉输注后,能迅速提高患者血液中的 IgG 水平,增强机体的抗感染能力和免疫调节功能。可用于原发性免疫球蛋白缺乏或低下症。也可用于严重感染,特别是其他治疗效果不理想时,可作为加强治疗。

2. 蒙脱石 Montmorillonite

【适应证】用于成人及儿童的急、慢性腹泻,食管、胃及十二指肠疾病引起的相关疼痛症状的辅助治疗,但不能作为解痉剂使用。

3. 碘苷 Idoxuridine

【适应证】用于单纯疱疹性角膜炎、牛痘病毒性角膜炎和带状疱疹、口炎、手足口病等病毒感染性疾病。

4. 甲基泼尼松龙 Prednisolone Acetate

【适应证】本品具有抗炎等作用,可用于一般的抗生素或消炎药所不及的病症,如 SARS、败血症等,也可用于手足口病等。

5. 氢化可的松 Hydrocortisone

【适应证】本品具有抗炎等作用,可用于一般的抗生素或消炎药所不及的病症,如 SARS、败血症等,也可用于手足口病等。

6. 地塞米松 Dexamethasone

【适应证】本品具有抗炎等作用,可用于一般的抗生素或消炎药所不及的病症,如 SARS、败血症等,也可用于手足口病等。

7. 肠道病毒 71 型灭活疫苗(人二倍体细胞) Enterovirus Type 71 Vaccine, Inactivated(Human Diploid cell)

【适应证】用于预防 EV71 感染所致的手足口病。但不能预防其他肠道病毒(包括柯萨奇 A 组 16 型等病毒)感染所致的手足口病。

二、中药

1. 金莲清热颗粒(泡腾片、胶囊)

见本章“160. 小儿感冒”。

2. 抗病毒口服液(颗粒、片、泡腾片、胶囊、软胶囊、糖浆、丸、滴丸)

见本章“160. 小儿感冒”。

3. 冰硼散

见本章“170. 小儿口疮”。

4. 蓝芩口服液(颗粒)

见本章“177. 风疹”。

5. 青黛散

见本章“172. 腮腺炎”。

6. 双料喉风散(含片)

【处方组成】珍珠、人工牛黄、冰片、黄连、山豆根、甘草、青黛、人中白(煅)、寒水石

【功能主治】清热解毒,消肿利咽。用于肺胃热毒炽盛所致的咽喉肿痛,口腔糜烂,齿龈肿痛,皮肤溃烂。

【用法用量】散剂,口腔咽喉诸症:喷于患处,一日 3 次。皮肤溃烂:先用浓茶洗净患处,后敷药粉于患处,一日 1 次。含片,含服,一次 2~4 片,一日 3~5 次。

7. 开喉剑喷雾剂

见本章“168. 小儿扁桃体炎与乳蛾”。

8. 新雪片(颗粒、丸、胶囊)

【处方组成】磁石、石膏、滑石、寒水石、硝石、芒硝、栀子、竹叶卷心、广升麻、穿心莲、珍珠层粉、沉香、冰片、人工牛黄

【功能主治】消炎解热。用于各种热性病之发热,如扁桃体炎、上呼吸道炎、咽炎、气管炎、感冒所引起的高热,以及温热病之烦热不解。

【用法用量】口服。一次 2 片,一日 3 次。

附:用于手足口病的其他中药

1. 康复新液

【功能主治】通利血脉,养阴生肌。内服:用于瘀血阻滞,胃痛出血,胃、十二指肠溃疡,以及阴虚肺痨,肺结核的辅助治疗。外用:用于金疮、外伤、溃疡、瘘管、烧伤、烫伤、褥疮之创面。

2. 安宫牛黄丸(散、胶囊、片)

见本章“167. 小儿惊风”。

3. 紫雪散(胶囊、颗粒)

见本章“166. 小儿发热”。

180. 小儿厌食症

〔基本概述〕

厌食是指小儿较长时期见食不贪,食欲不振,甚则拒食的一种常见病症。本病以 1~6 岁儿童为多见。

厌食一般是由于不良的饮食习惯或各种急慢性疾病引起的食欲不振、食量显著减少的病症。以长期不思乳食为主,一般情况尚好,无腹部胀满、呕吐、腹泻等症。严重的厌食可影响生长发育,造成营养不良和体质减弱。

引起厌食的原因主要有 6 种。①胃肠道疾病:如消化性溃疡、急慢性肝炎、慢性肠炎、各种原因的腹泻及慢性便秘等都是常见的原因。②消化道变态反应,服用易引起恶心、呕吐的药物如红霉素、氯霉素、磺胺类药物及氨茶碱等也可导致厌食。③全身性疾病如结核病、胶原病、贫血及一些慢性感染等。④锌缺乏和缺乏某些内分泌时,如甲状腺功能低下等。⑤其他如肝功能不全、高血压、酸中毒、尿毒症,以及心功能不全、消化道瘀血。⑥近年来较多增加的维生素 A 和/或维生素 D 中毒等。

除以上疾病外,应注意小儿情绪变化可引起厌食。特别是因家长溺爱对小儿进食采取不适当的态度,反而引起神经性厌食(参阅精神疾病篇)。不良的饮食习惯常是厌食的主要原因,高蛋白、高糖的饮食使食欲下降;两餐之间随意吃糖果、点心、花生、瓜子等零食,以及吃饭不定时、生活不规律都影响食欲;夏季气候过热,湿度过高,以及过多的冷饮都影响消化液的分泌,而影响食欲。

中医学认为,厌食的主要病因为喂养不当,损伤脾胃,或因他病及脾,脾胃功能失调,导致胃不思纳而致。治疗应以开胃运脾为主。

〔治疗原则〕

对厌食的治疗首先要保持合理的膳食,建立良好的进食习惯。动物食品含锌较多,须在膳食中保持一定的比例。此外,可增加锌的摄入量,于 100g 食盐中掺入 1g 硫酸锌,使锌的摄入达到标准用量(约每日 10mg),食欲可以增加。

应正确诊断病因和治疗原发病。如有慢性疾病和营养不良,须及早治愈。对症治疗应着重恢复小儿的消化功能。主要用中医疗法、针灸疗法、捏脊疗法。在此同时注意改善饮食内容和习惯,建立良好的生活制度并纠正家长对小儿饮食的不正确态度。

1. 西医治法

必要时可给硫酸锌 10mg,放糖浆内饲婴,每日 1~2 次。如检查血锌低下,可用硫酸锌 2~3mg/(kg · d),疗程1~3 个月。锌能使味蕾细胞迅速再生,改善味蕾的敏锐度,又能提高消化功能,对缺锌的患儿有效率高达 90% 以上。

补锌可以使口腔唾液中味觉素含锌量增高,恢复味蕾的敏感度,从而增进食欲。研究表明,新稀宝片在改善儿童、青少年厌食、偏食方面疗效显著。

2. 中医治法

中医治疗小儿厌食有着较丰富的经验,临床主要分为虚、实两证,可根据实际情况辨证施治。

(1)实证:因停食停乳引起脾胃失调,食欲减退,恶心呕吐,手足心热,睡眠不安,腹胀或腹泻,舌苔黄白腻,脉滑数。治以消导为主,消食化滞,常用保和丸方加减。

(2)虚证:体质虚弱或久病元气耗伤,致使脾胃消化无

力,食欲不振,面黄肌瘦,精神倦怠,乏力,或大便溏稀,唇舌较淡,舌无苔或少苔,脉细弱无力。治以调补为主,健脾益胃。常用理中汤加减。

3. 针灸疗法

可灸足三里、合谷、中脘、梁门穴。

4. 捏脊疗法

对厌食效果好,特别是对虚证。方法参阅医护治疗有关内容。

〔用药精选〕

一、西药

1. 枸橼酸锌 Zinc Citrate

本品所含锌可参与核糖核酸和脱氧核糖核酸的合成,为体内多种酶的组成成分,具有促进生长发育、改善味觉、加速伤口愈合等作用。

【适应证】本品为补锌药。用于治疗因缺锌引起的儿童生长发育迟缓、营养不良、厌食症、异食癖。

【用法用量】口服。儿童用量请遵医嘱。

【不良反应】①可见轻度恶心、呕吐和便秘等反应。②长期服用应注意监测血液锌、钾、钠浓度。

【禁忌】对本品过敏、急性或活动性消化道溃疡者禁用。

【制剂】枸橼酸锌片

2. 硫酸锌 Zinc Sulfate

【适应证】本品为补锌药。用于锌缺乏引起的食欲缺乏,贫血,生长发育迟缓,营养性侏儒及肠病性肢端皮炎,也可用于异食癖,类风湿关节炎,间歇性跛行,肝豆状核变性(适用于不能用青霉胺者),痤疮,慢性溃疡,结膜炎,口疮等的辅助治疗。

【用法用量】成人常用量,治疗量:口服一日 300mg(含锌量 68mg),分 3 次服,长期服用可根据血浆锌浓度不高于 30.6μmol/L 进行剂量调整。儿童用量请遵医嘱。

【不良反应】本品有胃肠道刺激性,口服可有轻度恶心,呕吐,便秘,服用 0.2 ~2g 可催吐;超量服用中毒反应表现有急性胃肠炎,恶心,呕吐,腹痛,腹泻,偶见皮疹,胃肠道出血,罕见肠穿孔。

【禁忌】对本品过敏、消化道溃疡患者禁用。

【孕妇及哺乳期妇女用药】妊娠及哺乳期妇女慎用。

【儿童用药】儿童慎用。

【老年用药】老年人慎用。

【制剂】硫酸锌片(颗粒、口服溶液、糖浆)

3. 枯草杆菌二联活菌颗粒 Combined Bacillus Subtilis and Enterococcus Faecium Granules with Multivitamines, Live

本品含有两种活菌——枯草杆菌和肠球菌,可直接补充正常生理菌丛,抑制致病菌,促进营养物质的消化、吸收、抑制肠源性毒素的产生和吸收,达到调整肠道内菌群失调的目的。本品还有婴幼儿生长发育所必需的多种维生素、微量元素及矿物质钙,可补充因消化不良或腹泻所致的缺乏。

【适应证】适用于因肠道菌群失调引起的腹泻、便秘、胀气、消化不良等。

【用法用量】本品为儿童专用药品。2 岁以下儿童,一次 1 袋,一日 1 ~2 次;2 岁以上儿童,一次 1 ~2 袋,一日 1 ~2 次;用 40℃以下温开水或牛奶冲服,也可直接服用。

【不良反应】推荐剂量未见明显不良反应,罕见腹泻次数增加,停药后可恢复。

【禁忌】对本品过敏者禁用。

【儿童用药】小于 3 岁的婴幼儿,不宜直接服用,以免呛咳。

【制剂】枯草杆菌二联活菌颗粒,枯草杆菌二联活菌肠溶胶囊

4. 双歧杆菌四联活菌片 Bifidobacterium tetravaccine Tablets(live)

本品为复方制剂,主要组分为:婴儿双歧杆菌、嗜酸乳杆菌、粪肠球菌、蜡样芽孢杆菌。本品所含婴儿双歧杆菌、嗜酸乳杆菌、粪肠球菌为健康人体肠道正常菌群,直接补充可抑制肠道中某些致病菌,维持正常肠道蠕动,调整肠道菌群平衡。蜡样芽孢杆菌在肠道中定植,消耗氧气,为双歧杆菌等厌氧菌营造厌氧环境,促进双歧杆菌等厌氧菌的生长和繁殖。

【适应证】用于治疗与肠道菌群失调相关的腹泻、便秘、功能性消化不良。

【用法用量】成人:口服,一日 3 次,一次 3 片,重症可加倍服用或遵医嘱。儿童:6 个月内婴儿一日 2 次,一次 1 片;6 个月至 1 岁幼儿一日 2 次,一次 2 片;1 ~6 岁幼儿一日 2 ~3 次,一次 2 片;6 ~12 岁儿童一日 3 次,一次 2 ~3 片。婴幼儿可将片剂溶于 50℃以下温水或牛奶中服用。

5. 复方消化酶胶囊(Ⅱ)Compound Digestive Enzyme Capsules(Ⅱ)

本品为复方制剂,由胃蛋白酶、胰蛋白酶、胰淀粉酶和胰脂肪酶组成。胃蛋白酶能将蛋白质水解为蛋白胨,胰蛋白酶则可进一步将蛋白胨水解为短肽类等。胰淀粉酶和胰脂肪酶则具有消化淀粉和脂肪的作用。

【适应证】用于食欲缺乏、消化不良。

【用法用量】口服。一次 1 粒,每日 3 次,餐前 15 分钟服用。本品宜用水整粒吞服,如吞咽困难,亦可打开胶囊,将小丸与水或流质同服,切忌嚼碎后服用。对于儿童,可打开胶囊,将小丸撒在少量液体上或者软食物上,不咀嚼吞下。

【不良反应】本品用药期间可能出现轻度腹泻和轻度 AST 升高,可自行恢复。

【禁忌】急性胰腺炎早期和对猪蛋白制品过敏者禁用。

6. 赖氨肌醇维 B_{12} 口服溶液 Lysine, Inosite and Vitamini B_{12} Oral Solution

本品为复方制剂,含盐酸赖氨酸、维生素 B_{12}、肌醇。本

品所含赖氨酸是维持机体氮平衡的必需氨基酸之一,具有促进人体生长发育的作用;肌醇能促进肝中脂肪代谢;维生素 B_{12}是体内合成 DNA 的重要辅酶。三药合用具有一定协同作用。

【适应证】用于赖氨酸缺乏引起的食欲缺乏及生长发育不良等。

【用法用量】口服。婴儿,一次 2.5ml;儿童,一次 5ml;一日 2~3 次。也可用温水或牛奶稀释后服用。

【禁忌】对本品过敏者禁用。

7. 复合维生素 B 片 Vitamin B Compound Tablets

本品为复方制剂,含维生素 B_1、维生素 B_2、维生素 B_6、烟酰胺、右旋泛酸钙。

【适应证】预防和治疗 B 族维生素缺乏所致的营养不良、厌食、脚气病、糙皮病等。

【用法用量】口服。成人一次 1~3 片,儿童一次 1~2 片;一日 3 次。

【不良反应】①大剂量服用可出现烦躁、疲倦、食欲减退等。②偶见皮肤潮红、瘙痒。③尿液可能呈黄色。

【禁忌】对本品过敏者禁用。

8. 复方赖氨酸颗粒 Compound Lysine Granules

本品为复方制剂,含盐酸赖氨酸、葡萄糖酸钙、维生素 B_1、维生素 B_6。本品所含赖氨酸为人体必需氨基酸,能促进生长发育,修复受损神经组织;维生素 B_1 和维生素 B_6 参与体内辅酶的形成,促进体内新陈代谢;钙对人体骨骼的形成、骨组织的重建、肌肉收缩、神经传递、凝血机制,以及维持毛细血管通透性等具有重要作用。

【适应证】用于防治赖氨酸缺乏引起的小儿食欲缺乏、营养不良和补充赖氨酸、维生素与钙元素。

【用法用量】口服。一次 1 包(3g),一日 3 次。用温开水或菜汤、果汁冲服。饭后服用。

【不良反应】①偶见嗳气、腹部不适、便秘等。②过量使用可出现头痛、疲倦、烦躁、食欲缺乏。

【禁忌】对本品过敏者禁用。

9. 干酵母片 Dried Yeast Tablets

本品是啤酒酵母菌的干燥菌体,富含 B 族维生素,对消化不良有辅助治疗作用。

【适应证】用于营养不良、消化不良、食欲不振及 B 族维生素缺乏症。

【用法用量】口服。儿童一次 2~4 片,成人一次 4~8 片,一日 3 次。饭后嚼碎服。

【不良反应】过量服用可致腹泻。

【禁忌】对本品过敏者禁用。

10. 食母生片 Saccharated Yeast Tablets

本品为一种酵母菌的干燥菌体,富含 B 族维生素,对消化不良有辅助治疗的作用。

【适应证】用于防治维生素 B 族缺乏症,也可用于食欲缺乏、消化不良的辅助治疗。

【用法用量】口服。成人一次 2~13 片,一日 3 次。咀嚼服用。

【不良反应】过量服用可致腹泻。

【禁忌】对本品过敏者禁用。

11. 葡萄糖酸锌胶囊 Zinc Gluconate Capsules

【适应证】用于治疗缺锌引起的营养不良、厌食症、异食癖、口腔溃疡、痤疮、儿童生长发育迟缓等。

【用法用量】口服。成人一次 1 粒,一日 2 次。儿童用量请遵医嘱。

【不良反应】有轻度恶心、呕吐、便秘等消化道反应。

【禁忌】对锌制剂过敏的患者禁用。

【儿童用药】口服(以锌计)。1~6 岁一日 5mg,7~9 岁一日 10mg,10~12 岁一日 15mg。12 岁以上者用量同成人。

12. 五维他口服液(口服溶液)Five Vitamins Oral Solution

本品为复方制剂,含维生素 B_1、维生素 B_2、维生素 B_6、烟酰胺、泛酸钙。

【适应证】用于预防和治疗 B 族维生素缺乏所致的各种疾病,如厌食、营养不良、脚气病、糙皮病。

【用法用量】口服。一次 2.5~5ml,一日 3 次。

【不良反应】①大剂量服用可出现烦躁、疲倦、食欲缺乏等。②偶见皮肤潮红、瘙痒。③尿液可能呈黄色。

【禁忌】对本品过敏者禁用。

13. 五维 B 颗粒 Five Vitamin Granules

本品为复方制剂,含维生素 B_1、维生素 B_2、维生素 B_6、烟酰胺、右旋泛酸钙。

【适应证】用于预防和治疗因缺乏 B 族维生素而引起的各种疾病,如营养不良、厌食、脚气病、糙皮病。

【用法用量】口服。成人,一次 1~3 包(即 2~6g),一日 3 次。儿童,一次 1~2 包(即 2~4g),一日 3 次。

【不良反应】①偶见皮肤潮红、瘙痒。②尿液可能呈黄色,但不影响服药。

【禁忌】对本品过敏者禁用。

二、中药

1. 小儿厌食口服液(颗粒)

【处方组成】人参、山药、白术(焦)、山楂(焦)、槟榔、干姜、胡黄连、砂仁

【功能主治】健脾和胃,理气消食。用于小儿脾虚厌食,乳食停滞,面色少华,脘腹时痛。

【用法用量】口服。1 岁以下,每日 10ml,分两次服;1~3 岁,一次 10ml,一日 2 次;3~7 岁,一次 10ml,一日 3 次;8~14 岁,一次 20ml,一日 2 次;10 日为一疗程。

2. 健儿消食口服液

【处方组成】黄芪、炒白术、陈皮、麦冬、黄芩、炒山楂、炒莱菔子

【功能主治】健脾益胃,理气消食。用于小儿饮食不节损伤脾胃引起的纳呆食少,脘胀腹满,手足心热,自汗乏力,大

便不调,以至厌食、恶食等症。

【用法用量】口服。3岁以内一次5~10ml,3岁以上一次10~20ml;一日2次,用时摇匀。

3. 健胃消食片(口服液、颗粒、胶囊)

【处方组成】太子参、陈皮、山药、麦芽(炒)、山楂

【功能主治】健胃消食。用于脾胃虚弱所致的食积,症见不思饮食、嗳腐酸臭、脘腹胀满;消化不良见上述证候者。

【用法用量】口服。可以咀嚼。规格(每片重0.5g),成人一次4~6片;儿童2~4岁一次2片,5~8岁一次3片,9~14岁一次4片;一日3次。规格(每片重0.8g),成人一次3片,一日3次,小儿酌减。

4. 健儿乐颗粒

【处方组成】山楂、竹心、钩藤、白芍、甜叶菊、鸡内金

【功能主治】健脾消食,清心安神。用于脾失健运、心肝热盛所致的厌食、夜啼,症见纳呆食少、消化不良、夜惊夜啼、夜眠不宁。

【用法用量】口服。3岁以下一次5g,一日2次;3~6岁一次10g,一日2次;7~12岁一次10g,一日3次。

5. 小儿化食丸(口服液)

【处方组成】六神曲(炒焦)、焦山楂、焦麦芽、焦槟榔、醋莪术、三棱(制)、炒牵牛子、大黄

【功能主治】消食化滞,泻火通便。用于食滞化热所致的积滞,症见厌食、烦躁、恶心呕吐、口渴、脘腹胀满、大便干燥。

【用法用量】丸剂,口服。周岁以内一次1丸,周岁以上一次2丸,一日2次。口服液3岁以上每次10ml,一日2次。

6. 小儿健脾口服液

【处方组成】黄芪、白术、枸杞子、紫河车等

【功能主治】益气健脾,和胃运中。用于脾胃虚弱,呕吐泄泻,不思饮食。

【用法用量】口服。周岁或周岁以下儿童每次4~5ml;2~3岁儿童每次5~10ml,3岁以上儿童每次10ml;一日2次。疗程15天。

7. 小儿健脾丸

【处方组成】人参、白术(麸炒)、茯苓、甘草(蜜炙)、陈皮、法半夏、白扁豆(去皮)、山药、莲子(去心)、南山楂、桔梗、砂仁、六神曲(麸炒)、麦芽(炒)、玉竹

【功能主治】健脾和胃,化滞。用于小儿脾胃虚弱引起的消化不良,不思饮食,大便溏泻,体弱无力。

【用法用量】口服。一次2丸,一日3次。

8. 小儿健脾颗粒(宝宝乐)

【处方组成】黄芪(蜜炙)、桂枝、白芍、干姜、麦芽(炒)、六神曲(焦)、山楂(炒)、大枣

【功能主治】温中补虚,和里缓急,开胃消食。用于脾胃虚寒,脘腹隐痛,喜温喜按,胃纳不香,食少便溏。

【用法用量】开水冲服,一次5g,一日3次。

9. 山白消食合剂

【处方组成】山药、白术、茯苓、大枣、山楂(焦)、鸡内金、何首乌、龙眼肉、牡蛎、枳实、当归、槟榔(焦)

【功能主治】健脾和胃,消食化滞。用于小儿厌食症,表现为面色无华,不思饮食,脘腹胀满,食后呕吐,大便不调等。

【用法用量】口服。2~3岁,一次3~4ml;3~7岁,一次5ml;7~15岁,一次10ml;一日3次。

10. 乐儿康糖浆(颗粒)

【处方组成】党参、太子参、黄芪、茯苓、山药、薏苡仁、麦冬、制何首乌、大枣、焦山楂、炒麦芽、陈皮、桑枝

【功能主治】益气健脾,和中开胃。用于脾胃气虚所致的食欲不振、面黄、身瘦;厌食症、营养不良综合征见上述证候者。

【用法用量】糖浆剂,口服。1~2岁一次5ml,2岁以上一次10ml,一日2~3次。

11. 保和丸(片、咀嚼片、颗粒、口服溶液)

【处方组成】山楂(焦)、六神曲(炒)、半夏(制)、莱菔子(炒)、麦芽(炒)、茯苓、陈皮、连翘

【功能主治】消食,导滞,和胃。用于食积停滞,脘腹胀满,嗳腐吞酸,不欲饮食。

【用法用量】丸剂,口服,水丸一次6~9g,一日2次;小儿酌减。大蜜丸一次1~2丸,一日2次;小儿酌减。

12. 小儿消食片

【处方组成】炒鸡内金、六神曲(炒)、山楂、炒麦芽、槟榔、陈皮

【功能主治】消食化滞,健脾和胃。用于食滞肠胃所致的积滞,症见食少、便秘、脘腹胀痛、面黄肌瘦。

【用法用量】口服或咀嚼。成人一次6~8片;儿童1~3岁一次2~4片,3~7岁一次4~6片,一日3次。

13. 小儿喜食颗粒(片、咀嚼片、泡腾片、糖浆)

【处方组成】六神曲(炒)、枳壳(炒)、白术(炒)、山楂、稻芽(炒)、麦芽(炒)

【功能主治】健脾,消食,化积。用于治疗小儿单纯性消化不良,食欲不振及消化不良引起的腹泻。

【用法用量】颗粒剂,开水冲服,1~5岁一次5g,5岁以上一次10g;一日3次。片剂,口服,1~3岁一次2~3片,3~5岁一次3~5片,5岁以上酌量增加,一日3次。

14. 小儿增食片(颗粒)

【处方组成】茯苓、三棱、陈皮、山楂、麦芽、六神曲、肉豆蔻、香附、枳壳、槟榔、大黄、甘草

【功能主治】消食导滞,增进食欲。用于小儿厌食,偏食,面黄肌瘦,便干,食积。

【用法用量】片剂,咀嚼口服,1~2岁,一次1片,4~13岁,一次2片,一日3次。

15. 儿宝颗粒(膏)

【处方组成】太子参、北沙参、茯苓、山药、麦芽(炒)、陈皮、白芍(炒)、山楂(炒)、白扁豆(炒)、麦冬、葛根(煨)

【功能主治】健脾益气,生津开胃。用于脾气虚弱、胃阴不足所致的面黄体弱,纳呆厌食,大便久泻,精神不振,口干

燥渴,盗汗。

【用法用量】颗粒剂,开水冲服。1~3岁一次5g,4~6岁一次7.5g,6岁以上一次10g,一日2~3次。

16. 健儿素颗粒

【处方组成】党参、白芍、麦冬、诃子、薏苡仁、白术(炒)、稻芽(炒)、南沙参

【功能主治】益气健脾,和胃运中。用于脾胃气虚所致的疳证,症见食欲不振,消化不良,腹满腹痛,面黄肌瘦。

【用法用量】开水冲服。一次20~30g,一日3次。

17. 儿康宁糖浆

【处方组成】党参、黄芪、白术、茯苓、山药、薏苡仁、麦冬、制何首乌、大枣、焦山楂、炒麦芽、桑枝

【功能主治】益气健脾,消食开胃。用于脾胃气虚所致的厌食,症见食欲不振,消化不良,面黄肌瘦,大便稀溏。

【用法用量】口服。一次10ml,一日3次,20~30天为一疗程。

18. 利儿康合剂

【处方组成】白术、莲子、北沙参、大枣、麦芽(炒)、谷芽(炒)、鸡内金(炙)、白芍、川楝子(醋炒)、柏子仁、牡蛎(煅)、龙骨、陈皮、银柴胡、甘草

【功能主治】健脾,消食,开胃。用于脾虚食滞所致的小儿疳积,症见体弱,厌食,多汗,性情急躁,大便异常。

【用法用量】口服。2岁以下一次5ml,2~10岁一次10ml,10岁以上一次15ml,一日3次;或遵医嘱。

19. 小儿香橘丸

【处方组成】木香、陈皮、苍术(米泔炒)、白术(麸炒)、茯苓、甘草、白扁豆(去皮)、山药(麸炒)、莲子、薏苡仁(麸炒)、山楂(炒)、麦芽(炒)、六神曲(麸炒)、厚朴(姜炙)、枳实(麸炒)、香附(醋炙)、砂仁、半夏(制)、泽泻

【功能主治】健脾和胃,消食止泻。用于脾虚食滞所致的呕吐便泻,脾胃不和,身热腹胀,面黄肌瘦,不思饮食。

【用法用量】口服。一次1丸,一日3次。周岁以内小儿酌减。

20. 复方消食颗粒

【处方组成】苍术、白术、薏苡仁、广山楂、神曲茶、饿蚂蝗

【功能主治】健脾利湿,开胃导滞。用于食滞胃肠所致的厌食,症见食积不化,食欲不振,便溏消瘦。

【用法用量】开水冲服,一次14g,一日3次;周岁以内小儿酌减或遵医嘱。

21. 宝儿康糖浆(散)

【处方组成】太子参、茯苓、薏苡仁、白术(炒)、白扁豆(炒)、甘草(炙)、芡实、北沙参、山楂、陈皮、山药、麦芽(炒)

【功能主治】补气健脾,开胃消食,渗湿,止泻。本品主要用于小儿脾胃虚弱,消化不良,食欲不振,大便稀溏,精神困倦。

【用法用量】糖浆剂,口服,周岁小儿一次2.5ml,2~3岁一次5ml,4~6岁一次10ml,一日2次。

22. 曲麦枳术丸

【处方组成】白术(麸炒)、桔梗、麦芽(炒)、山楂、枳实(麸炒)、六神曲(麸炒)、枳壳(麸炒)、陈皮

【功能主治】健脾消食。用于脾虚停滞,脘腹痞满,倒饱嘈杂,不思饮食。

【用法用量】口服。一次6g,一日2次。

23. 醒脾养儿颗粒(胶囊)

【处方组成】毛大丁草、一点红、山栀茶、蜘蛛香

【功能主治】醒脾开胃,养血安神,固肠止泻。用于脾气虚所致的儿童厌食,腹泻便溏,烦躁盗汗,遗尿夜啼。

【用法用量】温开水冲服。1岁以内一次2g,一日2次;1~2岁一次4g,一日2次,3~6岁一次4g,一日3次;7~14岁一次6~8g,一日2次。胶囊,口服,一日2次,一次5粒。

24. 小儿健胃糖浆(咀嚼片)

【处方组成】沙参、玉竹、麦冬、山药、荷叶、麦芽(炒)、山楂、白芍、陈皮、牡丹皮、稻芽

【功能主治】健脾消食,清热养阴。用于脾胃阴虚,厌食或拒食,面色萎黄,体瘦,口干,食少饮多。

【用法用量】口服。一次10ml,一日3次。

附:用于小儿厌食症的其他中药

1. 健儿散(糖浆、片)

【功能主治】调理脾胃,促进食欲。用于厌食,消瘦,消化不良。

2. 十味益脾颗粒

【功能主治】补脾益气,消食健胃。用于小儿厌食症脾虚食滞证。症见:食欲不振,食量减少或拒食,面色无华,神疲乏力,大便溏薄,形体消瘦,腹胀,舌燥红、苔白腻等。

3. 小儿芪楂口服液

【功能主治】健脾益气,消食健胃。用于脾胃气虚引起的小儿厌食,症见食欲不振、食量减少等。

4. 启脾丸(口服液)

【功能主治】健脾和胃。用于脾胃虚弱,消化不良,腹胀便溏。

5. 理中丸(片)

【功能主治】温中散寒,健胃。用于脾胃虚寒,呕吐泄泻,胸满腹痛,消化不良。

6. 参苓白术散(丸、颗粒、片、口服液、胶囊)

【功能主治】补脾胃,益肺气。用于脾胃虚弱,食少便溏,气短咳嗽,肢倦乏力。

7. 参苓健脾胃颗粒

【功能主治】补脾益胃,利中止泻。用于脾胃虚弱、气阴不足所致的饮食不消,或吐或泻,不欲饮食,形瘦色萎,神疲乏力。

8. 小儿胃宝丸(片)

【功能主治】消食化积,健脾和胃。用于脾虚食滞所致的

积滞,症见停食,停乳,呕吐泄泻,消化不良。

9. 婴儿健脾颗粒(口服液)

【功能主治】健脾、消食、止泻。用于脾虚夹滞所致的泄泻,症见大便次数增多,质稀气臭,消化不良,面色不华,乳食少进,腹胀腹痛,睡眠不宁;婴儿非感染性腹泻见上述证候者。

10. 小儿肠胃康颗粒

【功能主治】清热平肝,调理脾胃。用于肝热脾虚所引起的食欲不振,面色无华,精神烦忧,夜寐哭啼,腹泻,腹胀;小儿营养不良见上述证候者。

11. 厌食康颗粒

【功能主治】健脾、开胃、消食。用于脾胃气虚所致的小儿厌食症。

12. 六味增食合剂

【功能主治】滋阴补脾,导滞降气。主治小儿厌食症。

13. 龙牡壮骨颗粒

【功能主治】强筋壮骨,和胃健脾。用于治疗和预防小儿佝偻病、软骨病;对小儿多汗、夜惊、食欲不振、消化不良、发育迟缓也有治疗作用。

14. 保儿安颗粒

【功能主治】健脾消滞,利湿止泻,清热除烦,驱虫治积。用于食滞及虫积所致的厌食消瘦,胸腹胀闷,泄泻腹痛,夜睡不宁,磨牙咬指。

15. 沙棘干乳剂

【功能主治】消食化滞,活血散瘀,理气止痛。用于功能性消化不良、小儿厌食所致的胃腹胀痛,食欲不振,纳差食少,恶心呕吐等症的辅助治疗。

16. 复方黄芪健脾口服液

【功能主治】益气固表,健脾消食。用于小儿脾胃虚弱所致的厌食,易反复外感,营养不良的辅助治疗。

17. 健儿膏

【功能主治】健脾益气,和胃调中。用于小儿脾胃虚弱,运化乏力所致的面黄肌瘦,厌食纳呆,大便不调,身体虚弱,发育迟缓,自汗,盗汗,贫血,脉弱等营养不良诸症。

18. 开胃消食口服液

【功能主治】消食导滞,运脾开胃。用于小儿厌食症,症见较长时间见食不贪,食欲不振,甚则拒食,面色少华,唇舌色淡,形体偏瘦,大便溏烂或夹杂不消化食物,气味酸臭。

19. 参苓口服液

【功能主治】理脾和胃,消食化滞。适用于小儿脾胃不和,食滞难消的厌食,消化不良。

20. 芪龙壮儿口服液

【功能主治】健脾补肾,益气养血,消食和胃。用于小儿佝偻病,症见多汗,夜卧不安,烦躁及纳呆厌食,口干。

21. 山葛开胃口服液

【功能主治】开胃健脾,解肌生津。用于儿童纳呆食少的厌食症。

22. 山麦健脾口服液

【功能主治】消食健脾,行气和胃。用于饮食积滞所致的小儿厌食症。

23. 小儿健胃宁口服液

【功能主治】健脾养胃,理气消食。用于小儿厌食,积滞引起的食欲减退,腹胀,嗳气,腹痛。

24. 薏芽健脾凝胶

【功能主治】健脾益胃,化湿消滞。用于小儿厌食症所见面色萎黄,消瘦神疲,纳差腹胀,腹泻便溏。

25. 芪斛楂颗粒

【功能主治】健脾和胃,益气固表,消食导滞。用于改善小儿脾胃气虚、脾失健运引起的厌食,偏食,汗多,大便不调,易感冒。

26. 消食贴

【功能主治】健脾消食,和胃导滞。适用于小儿厌食症的辅助治疗。

27. 小儿健脾养胃颗粒

【功能主治】健脾,调中,止泻。用于小儿脾虚所致的厌食,大便次数增多,稀溏的辅助治疗。

28. 小儿健脾开胃合剂

【功能主治】益气健脾。用于脾胃虚弱所致的小儿厌食症,消化不良,并促进儿童对钙的吸收。

29. 太子金颗粒

【功能主治】健脾和胃,消积增食。用于小儿乳食内滞所致的厌食,消化不良,脘腹胀满,面色无华,形体消瘦,大便失调的辅助治疗。

30. 肥儿口服液(糖浆)

【功能主治】健脾消食。用于小儿脾胃虚弱所致的不思饮食,面黄肌瘦,精神困倦。

31. 小儿消食开胃颗粒

【功能主治】健胃消食导滞。用于食滞胃肠引起的小儿厌食,积食饱胀。

32. 小儿启脾片

【功能主治】和胃,健脾,止泻。用于脾胃虚弱,食欲不振,消化不良,腹胀便溏。

33. 食积口服液

【功能主治】消积化食。用于食积停滞所致的偏食、厌食。

34. 金砂消食口服液

【功能主治】理气导滞,消食化积,醒脾开胃。适用于食滞、食欲不振、消化不良、偏食厌食等消化功能减弱者。

35. 健儿口服液

【功能主治】扶正祛邪,固表止汗,健脾和胃。用于脾虚胃弱引起的少食,多汗,睡眠不宁。

36. 益脾壮身散

【功能主治】健脾消食,滋补强身。用于消化不良,小儿厌食,老年脾胃虚弱。

37. 健宝灵片(颗粒)

【功能主治】健脾益胃。用于食欲不振,病后体弱。

38. 神曲消食口服液

【功能主治】消食健胃,健脾理气。用于治疗喂养不当或饮食不节引起的儿童脾胃虚弱,饮食积滞出现的食欲不振、食量减少等。

181. 小儿消化不良(食积、积滞)

〔基本概述〕

食积又称积滞或消化不良,是因小儿喂养不当,内伤乳食,停积胃肠,脾运失司所引起的一种小儿常见的脾胃病症。临床以不思乳食,腹胀嗳腐,大便酸臭或便秘为主要特征。

食积一般是指1岁以上小儿因伤食所致的积滞。其病因主要是乳食内积,损伤脾胃。本病一年四季皆可发生,夏秋季节,暑湿易于困遏脾气,发病率较高。小儿各年龄组皆可发病,但以婴幼儿多见。常在感冒、泄泻、疳证中合并出现。脾胃虚弱,先天不足及人工喂养的婴幼儿容易反复发病。

食积的病因主要是乳食内积,损伤脾胃。小儿乳食不知自节,若喂养不当,乳食无度,或过食肥甘生冷和难以消化之物,均可伤害脾胃,致使脾胃运化失职,升降失调,而成失积。小儿脾胃薄弱,饮食稍有不当,则难于腐熟,停滞不消,而成虚中夹实的积滞。

食积与厌食的区别在于:厌食为喂养不当,脾运失健所致,除长期食欲不振,厌恶进食外,一般无嗳气酸腐,大便酸臭,脘腹胀痛之症。

积滞与疳证关系密切,少数患儿食积日久,迁延失治,脾胃功能严重受损,导致小儿营养和生长发育障碍,形体日渐羸瘦,可转化成疳,故前人有"积为疳之母,无积不成疳"之说。

〔治疗原则〕

积滞属于西医学慢性消化功能紊乱,其主要临床表现为:不思饮食,食而不化,腹部胀满,大便不调等。中医对食积的治疗积累了较丰富的经验。乳食内积之实证以消食导滞为主。脾虚夹积之虚中夹实证以健脾消食、消补兼施为法,积重而脾虚轻者,宜消中兼补法;积轻而脾虚甚者,则用补中兼消法,扶正为主,消积为辅。

1. 乳食内积

证候:乳食不思,食欲不振或拒食,脘腹胀满,疼痛拒按;或有嗳腐恶心,呕吐酸馊乳食,烦躁哭闹,夜卧不安,低热,肚腹热甚,大便秽臭,舌红苔腻。

治法:消乳消食,化积导滞。

方药:消乳丸或保和丸加减。

2. 脾虚夹积

证候:神倦乏力,面色萎黄,形体消瘦,夜寐不安,不思乳食,食则饱胀,腹满喜按,呕吐酸馊乳食,大便溏薄、夹有乳凝块或食物残渣,舌淡红,苔白腻,脉沉细而滑。

治法:健脾助运,消补兼施。

方药:健脾丸加减。

食积的治疗,除内服药外,推拿及外治疗法亦常运用。

〔用药精选〕

一、西药

1. 乳酶生 Lactasin

乳酶生是一种传统的活肠球菌的干燥制剂,在肠内分解糖类生成乳酸,使肠内酸度增高,从而抑制腐败菌的生长繁殖,并防止肠内发酵,减少产气,因而有促进消化和止泻的作用。

【禁忌】对本品过敏者禁用。

【用法用量】口服。成人一次0.3~1g,一日3次,餐前服用。1岁以下儿童一次0.1g,5岁以下儿童一次0.2~0.3g,5岁以上儿童一次0.3~0.6g,均一日3次,餐前服用。

【制剂】乳酶生片

2. 复方消化酶胶囊(Ⅰ) Compound Digestive Enzyme Capsules(Ⅰ)

本品含胃蛋白酶、木瓜酶、淀粉酶、熊去氧胆酸、纤维素酶、胰酶、胰脂酶。本品能促进各种植物纤维素分解,促进蛋白质、脂肪及碳水化合物的消化吸收,促进肠内气体排除,消除腹部胀满感。

【适应证】用于食欲缺乏、消化不良,包括腹部不适、嗳气、早饱、餐后腹胀、恶心、排气过多、脂肪便,也可用于胆囊炎和胆结石及胆囊切除者消化不良。

【用法用量】口服。一次1~2粒,一日3次,餐后服。(服用时可将胶囊打开,但不可嚼碎药粒)过敏体质者慎用。

【不良反应】可有呕吐、腹泻、软便、口内不快感。

【禁忌】对急性肝炎患者及胆道完全闭锁患者禁用,对本品过敏者禁用。

3. 复方消化酶胶囊(Ⅱ) Compound Digestive Enzyme Capsules(Ⅱ)

本品为复方制剂,由胃蛋白酶、胰蛋白酶、胰淀粉酶和胰脂肪酶组成。胃蛋白酶能将蛋白质水解为蛋白胨,胰蛋白酶则可进一步将蛋白胨水解为短肽类等。胰淀粉酶和胰脂肪酶则具有消化淀粉和脂肪的作用。

【适应证】用于食欲缺乏、消化不良。

【用法用量】口服。一次1粒,每日3次,餐前15分钟服用。本品宜用水整粒吞服,如吞咽困难,亦可打开胶囊,将小丸与水或流质同服,切忌嚼碎后服用。对于儿童,可打开胶囊,将小丸撒在少量液体上或者软食物上,不咀嚼吞下。

【不良反应】本品用药期间可能出现轻度腹泻和轻度AST升高,可自行恢复。

【禁忌】急性胰腺炎早期和对猪蛋白制品过敏者禁用。

【孕妇及哺乳期妇女用药】孕妇及哺乳期妇女应慎用。

4. 胃蛋白酶 Pepsin

胃蛋白酶由胃部的胃黏膜主细胞所分泌,是一种助消化性蛋白酶,能在胃酸参与下将食物中的蛋白质分解为小的肽片段。其常用于因食蛋白性食物过多所致的消化不良、病后恢复期消化功能减退,以及慢性萎缩性胃炎、胃癌、恶性贫血所致的胃蛋白酶缺乏等病症。

【适应证】用于消化不良、食欲不振及慢性萎缩性胃炎等。

【不良反应】偶见过敏反应。

【禁忌】对本品过敏者禁用。

【用法用量】口服。胃蛋白酶片,一次0.2~0.4g,一日3次,饭前服用。儿童酌减。

【制剂】胃蛋白酶片(颗粒、口服溶液),含糖胃蛋白酶片

5. 多酶片 Multienzyme Tablets

本品为复方制剂,含胰淀粉酶、胃蛋白酶、胰蛋白酶、胰脂肪酶。

【适应证】用于消化不良和增进食欲。

【用法用量】口服。成人一次1~2片,一日3次,儿童酌减。

【禁忌】对本品各成分过敏者禁用。

6. 干酵母 Dried Yeast

本品是啤酒酵母菌的干燥菌体,富含B族维生素,对消化不良有辅助治疗作用。

【适应证】用于营养不良、消化不良、食欲缺乏及B族维生素缺乏症。

【禁忌】对本品过敏者禁用。

【不良反应】服用剂量过大可发生腹泻。

【用法用量】口服。成人一次3~6片,儿童一次1~3片,一日3次,嚼碎后服。

7. 胰酶 Pancreatin

本品是胰蛋白酶、胰淀粉酶、胰脂肪酶的混合物。在中性或弱碱性条件下活性较强,胰蛋白酶能使蛋白质转化为蛋白胨,胰淀粉酶能使淀粉转化为糖,胰脂肪酶则能使脂肪分解为甘油及脂肪酸,从而促进消化、增进食欲。

【适应证】用于消化不良,食欲缺乏及肝、胰腺疾病引起的消化障碍,也用于先天性胰功能不全、腹部手术和外伤胰腺切除导致的胰功能不全,或未经手术切除后天引起的胰功能不全及酒精中毒引起的慢性胰腺炎等。

【不良反应】偶有腹泻、便秘、胃不适感、恶心及皮疹报道。但由于胰酶分泌不足也常伴有这些症状,且患者常伴随其他用药,这些反应与胰酶的相关性尚无法证实。

【禁忌】对本品过敏者、胰腺炎早期患者、已知猪蛋白制品过敏患者禁用。

【孕期及哺乳期妇女用药】孕期及哺乳期妇女慎用。

【用法用量】口服。成人一次0.3~1g,一日3次,餐前或进餐服;5岁以上的儿童一次0.3g,一日3次,餐前或进餐时服。

【制剂】胰酶肠溶片(肠溶胶囊)

8. 复方胰酶散 Compound Pancreatin

本品为复方制剂,含淀粉酶、胰酶、乳酶生。其能分别消化脂肪、淀粉与蛋白质,抑制腐败菌生长繁殖,防止肠内发酵,减少产气,促进消化。

【适应证】用于小儿消化不良及营养障碍等。

【用法用量】口服。温水冲服。1周岁以内儿童,一次0.5包;1~3周岁儿童,一次1包;4~6岁儿童,一次1.5包;7周岁以上儿童,一次2包;成人一次6包。一日3次。

【禁忌】对本品过敏者禁用。

9. 复方阿嗪米特肠溶片 Compound Azimtamide Enteric-coated Tablets

本品含阿嗪米特、胰酶(胰淀粉酶、胰蛋白酶、胰脂肪酶)、纤维素酶、二甲硅油。

【适应证】用于因胆汁分泌不足或消化酶缺乏消化不良而引起的症状。

【用法用量】口服。一次1~2片,一日3次,餐后服用。

【禁忌】以下情况禁用:肝功能障碍,因胆石症引起的胆绞痛,胆管阻塞,急性肝炎患者等。

二、中药

1. 小儿消食片(咀嚼片、颗粒)

见本章“180. 小儿厌食症”。

2. 小儿化食丸(口服液)

见本章“180. 小儿厌食症”。

3. 保和丸(颗粒、片、口服溶液)

见本章“180. 小儿厌食症”。

4. 大山楂丸(颗粒、片)

【处方组成】山楂、六神曲(麸炒)、麦芽(炒)

【功能主治】开胃消食。用于食积内停所致的食欲不振,消化不良,脘腹胀闷。

【用法用量】丸剂,口服,一次1~2丸,一日1~3次,小儿酌减。

5. 保赤散(丸)

【处方组成】六神曲(炒)、巴豆霜、天南星(制)、朱砂

【功能主治】消食导滞,化痰镇惊。用于小儿冷积,停乳停食,大便秘结,腹部胀满,痰多。

【用法用量】口服。小儿6个月至1岁一次0.09g,2~4岁一次0.18g。

【使用注意】泄泻者忌服。

6. 小儿香橘丸

见本章“180. 小儿厌食症”。

7. 六神曲

【处方组成】为辣蓼、青蒿、杏仁等药加入面粉或麸皮混合后,经发酵而成的曲剂

【功能主治】健脾和胃,消食调中。用于饮食停滞,胸痞

腹胀，呕吐泻痢，产后瘀血腹痛，小儿腹大坚积。

【用法用量】口服。煎汤，2～4 钱；或研末入丸、散。

8. 小儿健脾丸

【处方组成】人参、白术（麸炒）、茯苓、白扁豆（去皮）、山药、莲子（去心）、玉竹、砂仁、六神曲（麸炒）、炙甘草等 15 味

【功能主治】健脾、和胃、化滞。用于小儿脾胃虚弱引起的消化不良，不思饮食，大便溏泻，体弱无力。

【用法用量】口服。一次 2 丸，一日 3 次。

9. 小儿健脾散

【处方组成】党参、石莲子、木香、广藿香、茯苓、黄芪、白扁豆（炒）、六神曲、白芷、甘草（蜜炙）

【功能主治】益气健脾，和胃运中。用于脾胃虚弱，脘腹胀满，呕吐泄泻，不思饮食。

【用法用量】口服。周岁小儿一次 1.5g，一日 2 次，周岁以下小儿酌减。

10. 小儿化滞散

【处方组成】山楂（炒）、麦芽（炒）、六神曲（麸炒）、槟榔（炒）、鸡内金（醋炙）、牵牛子（炒）、木香、砂仁、陈皮、熟大黄

【功能主治】健脾和胃，消食化滞。用于脾胃不和，伤食伤乳，呕吐腹痛，腹胀便秘。

【用法用量】红糖水冲服，4～6 岁一次 3g，1～3 岁一次 1.5g，周岁以内小儿酌减，一日 2 次。

11. 小儿胃宝丸（片）

【处方组成】山楂（炒）、山药（炒）、麦芽（炒）、六神曲（炒）、鸡蛋壳（焙）

【功能主治】消食化积，健脾和胃。用于脾虚食滞所致的积滞，症见停食，停乳，呕吐泄泻，消化不良。

【用法用量】丸剂，口服，一次 2～3 粒，一日 3 次；3 岁以上酌增。

12. 化积颗粒（口服液）

【处方组成】茯苓、莪术（醋制）、雷丸、海螵蛸、三棱、红花、鹤虱、鸡内金（炒）、使君子（去壳）、槟榔

【功能主治】健脾导滞，化积除疳。用于脾胃虚弱所致的疳积，症见腹胀腹痛，面黄肌瘦，厌食或食欲不振，大便失调。

【用法用量】颗粒，口服，1 岁以内，一次 1g，一日 2 次；2～5 岁，一次 2g，一日 2 次；5 岁以上儿童，一次 2g，一日 3 次。或遵医嘱。

13. 健胃消食片（胶囊、颗粒、口服液）

见本章“180. 小儿厌食症”。

14. 健脾消食丸

【处方组成】白术（炒）、枳实（炒）、鸡内金（醋炙）、槟榔（炒焦）、草豆蔻、木香、荸荠

【功能主治】健脾，和胃，消食，化滞。用于脾胃气虚所致的疳证，症见小儿乳食停滞，脘腹胀满，食欲不振，面黄肌瘦，大便不调。

【用法用量】口服。1 岁以内每次服半丸，1～2 岁每次服 1 丸，2～4 岁每次服 1 丸半，4 岁以上每次服 2 丸；一日 2 次。或遵医嘱。

15. 加味保和丸

【处方组成】白术（麸炒）、茯苓、陈皮、厚朴（姜炙）、枳实、枳壳（麸炒）、香附（醋炙）、山楂（炒）、六神曲（麸炒）、麦芽（炒）、法半夏

【功能主治】理气和中，开胃消食。用于痰食内阻、胃虚气滞所致的痞满、食积，症见胸膈满闷，饮食不下，嗳气呕恶。

【用法用量】口服。一次 6g，一日 2 次。

16. 小儿化滞健脾丸

【处方组成】人参、茯苓、白扁豆（去皮）、白术（麸炒）、山药、莲子（去心）、玉竹、砂仁、六神曲（炒）、甘草（炙）等 15 味

【功能主治】健脾消食。用于宿食不消，不思饮食，面黄肌瘦，腹痛胀满，呕吐便溏。

【用法用量】口服。1～3 岁一次 2～5 丸，3～5 岁一次 5～8 丸，5～9 岁一次 8～15 丸，一日 2 次；饭后服用。

17. 小儿复方鸡内金散（咀嚼片）

【处方组成】鸡内金、六神曲

【功能主治】健脾开胃，消食化积，用于小儿因脾胃不和引起的食积胀满，饮食停滞，呕吐泄泻。

【用法用量】散剂，口服，小儿一次 0.5g，每日 3 次，周岁以内小儿酌减。

18. 食积口服液（颗粒）

【处方组成】白术（麸炒）、鸡内金（砂烫）、山楂、甘草、蚕蛹

【功能主治】消积化食。用于食积停滞所致的偏食、厌食。

【用法用量】口服。一次 10ml，一日 2 次。

19. 肥儿口服液（糖浆）

【处方组成】山药、芡实、莲子、北沙参、薏苡仁（炒）、白扁豆（炒）、山楂、白术（炒）、麦芽（焦）、茯苓

【功能主治】健脾消食。用于小儿脾胃虚弱所致的不思饮食，面黄肌瘦，精神困倦。

【用法用量】口服。一次 5～10ml，一日 3 次。

20. 肥儿丸（片）

【处方组成】肉豆蔻（煨）、木香、六神曲（炒）、麦芽（炒）、胡黄连、槟榔、使君子仁

【功能主治】健胃消积，驱虫。用于小儿消化不良，虫积腹痛，面黄肌瘦，食少腹胀泄泻。

【用法用量】口服。一次 1～2 丸，一日 1～2 次；3 岁以内小儿酌减。

21. 小儿和胃消食片

【处方组成】山楂（焦）、沉香、熟地黄、砂仁、牛膝、牡丹皮、羚羊角、沙参、鸡内金、人参、陈皮、当归、泽泻

【功能主治】消食化滞。用于小儿乳食积滞。

【用法用量】口服。初生至 1 岁以内，一次 0.2～0.8g；1～3 岁，一次 0.8～1.2g；4～7 岁，一次 1.2～1.6g；7 岁以上，一次 1.6～2.0g。一日 3 次。

22. 小儿消积驱虫散

【处方组成】白术(麸炒)、茯苓、甘草、陈皮、厚朴(姜制)、使君子(仁)、黑牵牛子(炒)、白牵牛子(炒)、六神曲(麸炒)、槟榔、山楂(去核)

【功能主治】消积杀虫。用于小儿消化不良,食积停滞,腹胀肚痛及驱蛔虫。

【用法用量】口服。周岁以上小儿一次0.75g,一日4次,周岁以下酌减。

23. 消积健儿颗粒(片)

【处方组成】白术(炒)、肉豆蔻、麦芽、山楂、六神曲等

【功能主治】健胃,消积,杀虫。用于小儿停食停乳,食积虫积,面黄肌瘦,消化不良。

【用法用量】口服。一次1.5g,一日2次。

24. 小儿康颗粒

【处方组成】太子参、葫芦茶、山楂、乌梅、蝉蜕、白芍、麦芽、榧子、槟榔、陈皮、茯苓、白术

【功能主治】健脾开胃,消食导滞,驱虫止痛。用于脾胃虚弱、食滞内停所致的腹泻、虫积;症见食滞纳少,烦躁不安,精神疲倦,脘腹胀满,面色萎黄,大便稀溏。

【用法用量】温开水送服,周岁以下小儿一次5g(半袋),1~4岁一次10g(1袋),4岁以上一次20g(2袋),一日3次。

25. 香苏调胃片

【处方组成】广藿香、香薷、木香、紫苏叶、姜厚朴、砂仁、麸炒枳壳、陈皮、茯苓、炒山楂、炒麦芽、白扁豆(去皮)、葛根、甘草、六神曲(麸炒)、生姜

【功能主治】解表和中,健胃化滞。用于胃肠积滞,外感时邪所致的身热体倦,饮食少进,呕吐乳食,腹胀便泻,小便不利。

【用法用量】口服。周岁以内小儿一次1~2片,1~3岁一次2~3片,3岁以上一次3~5片,一日2次。温开水送下。

26. 复方消食颗粒

见本章“180. 小儿厌食症”。

附:用于小儿消化不良(食积、积滞)的其他中药

1. 开胃山楂丸

【功能主治】行气健脾,消食导滞。用于饮食积滞所致的脘腹胀满,食后疼痛;消化不良见上述证候者。

2. 调中四消丸

【功能主治】消食化滞。用于饮食不节所致的脘腹胀满,食少纳呆,嗳腐酸臭,二便不利。

3. 儿童回春丸

【功能主治】清热解毒,透表豁痰。用于急性惊风,伤寒发热,临夜发热,小便带血,麻疹隐现不出而引起的身热咳嗽;赤痢、水泻、食积、腹痛。

4. 一捻金胶囊

【功能主治】消食导滞,祛痰通便。用于脾胃不和、痰食阻滞所致的积滞,症见停食停乳,腹胀便秘,痰盛喘咳。

5. 槟榔四消丸(片)

【功能主治】消食导滞,行气泻水。用于食积痰饮,消化不良,脘腹胀满,嗳气吞酸,大便秘结。

6. 沉香化滞丸

【功能主治】理气化滞。用于食积气滞所致的胃痛,症见脘腹胀闷不舒,恶心,嗳气,饮食不下。

7. 开胸顺气丸(胶囊)

【功能主治】消积化滞,行气止痛。用于气郁食滞所致的胸胁胀满,胃脘疼痛,嗳气呕恶,食少纳呆。

8. 烂积丸

【功能主治】消积,化滞,驱虫。用于脾胃不和所致的食滞积聚,胸满,痞闷,腹胀坚硬,嘈杂吐酸,虫积腹痛,大便秘结。

9. 山楂化滞丸

【功能主治】消食导滞。用于饮食不节所致的食积,症见脘腹胀满,纳少饱胀,大便秘结。

10. 醒脾开胃颗粒

【功能主治】醒脾调中。用于脾胃失和所致的食积,症见面黄乏力,食欲低下,腹胀腹痛,食少便多。

11. 中满分消丸

【功能主治】健脾行气,利湿清热。用于脾虚气滞,湿热郁结所致的食积,症见脘腹胀痛,烦热口苦,倒饱嘈杂,二便不利。

12. 小儿至宝丸

见本章“160. 小儿感冒”。

13. 清胃保安丸

【功能主治】消食化滞,和胃止呕。用于食滞胃肠所致的积滞,症见小儿停食,停乳,脘腹胀满,呕吐,心烦,口渴。

14. 调胃消滞丸

【功能主治】疏风解表,散寒化湿,健胃消食。用于感冒属风寒挟湿、内伤食滞证,症见恶寒发热,头痛身困,食少纳呆,嗳腐吞酸,腹痛泄泻。

15. 越鞠保和丸

【功能主治】疏气解郁,开胃消食。用于气食郁滞所致的胃痛,症见脘腹胀痛,倒饱嘈杂,纳呆食少,大便不调;消化不良见上述证候者。

16. 小儿消积丸

【功能主治】消食导滞,理气和胃,止痛。用于小儿各种停食积滞,脘腹胀痛,面色萎黄,身体瘦弱。

17. 神曲茶

【功能主治】解表祛风,健胃消食。用于风寒感冒,头痛,咳嗽,伤食腹痛呕吐泄泻。

18. 老范志万应神曲

【功能主治】疏风解表,消积化湿,醒脾开胃。用于伤风感冒,夏令中暑,食积腹痛,呕吐泄泻等症。

19. 小儿七星茶颗粒(糖浆、口服液)

【功能主治】开胃消滞,清热定惊。用于小儿积滞化热,

消化不良，不思饮食，烦躁易惊，夜寐不安，大便不畅，小便短赤。

20. 健儿素颗粒

【功能主治】益气健脾，和胃运中。用于脾胃气虚所致的疳证，症见食欲不振，消化不良，腹满腹痛，面黄肌瘦。

21. 保儿安颗粒

【功能主治】健脾消滞，利湿止泻，清热除烦，驱虫治积。用于食滞及虫积所致的厌食消瘦，胸腹胀闷，泄泻腹痛，夜睡不宁，磨牙咬指。

22. 肥儿疳积颗粒

【功能主治】健脾和胃，平肝杀虫。用于脾弱肝滞，面黄肌瘦，消化不良。

23. 健儿消食口服液

见本章“180. 小儿厌食症”。

24. 建神曲

【功能主治】健脾消食，理气化湿，解表。用于伤食胸痞，腹痛吐泻，痢疾，感冒头痛，小儿伤饥失饱。

25. 健脾康儿片

【功能主治】健脾养胃，消食止泻。用于脾胃气虚，饮食不节所致的泄泻，症见腹胀便溏，面黄肌瘦，食少倦怠，小便短少。

26. 健儿散（糖浆、片）

【功能主治】调理脾胃，促进食欲。用于厌食，消瘦，消化不良。

27. 参苓口服液

【功能主治】理脾和胃，消食化滞。适用于小儿脾胃不和，食滞难消的厌食，消化不良。

28. 小儿健胃宁口服液

【功能主治】健脾养胃，理气消食。用于小儿厌食，积滞引起的食欲减退，腹胀，嗳气，腹痛。

29. 小儿厌食口服液（颗粒）

见本章“180. 小儿厌食症”。

30. 小儿健脾开胃合剂

【功能主治】益气健脾。用于脾胃虚弱所致的小儿厌食症，消化不良，并促进儿童对钙的吸收。

31. 小儿磨积片

【功能主治】消食积，和胃，止呕，舒气宽胸。用于小儿消化不良，停乳，呕吐。

32. 和胃疗疳颗粒

【功能主治】健脾和胃，化食消积。用于脾胃失和所致的不思饮食，消化不良，面黄肌瘦，虫积腹痛。

33. 益气健脾口服液

【功能主治】健脾益气，和胃化食。用于脾胃虚弱证的辅助治疗，症见不思饮食，食后腹胀，神倦乏力，面色不华，大便不调；儿童症见自汗，盗汗，消化不良，伤食，脾虚疳积。

34. 太子金颗粒

【功能主治】健脾和胃，消积增食。用于小儿乳食内滞所致厌食，消化不良，脘腹胀满，面色无华，形体消瘦，大便失调的辅助治疗。

35. 小儿消食开胃颗粒

【功能主治】健胃消食导滞。用于食滞胃肠引起的小儿厌食，积食饱胀。

36. 小儿麦枣片

【功能主治】健脾和胃。用于小儿脾胃虚弱，食积不化，食欲不振。

37. 小儿启脾片（丸）

【功能主治】和胃，健脾，止泻。用于脾胃虚弱，食欲不振，消化不良，腹胀便溏。

38. 小儿喜食颗粒（片、咀嚼片、泡腾片、糖浆）

【功能主治】健脾，消食，化积。用于治疗小儿单纯性消化不良，食欲不振及消化不良引起的腹泻。

39. 小儿扶脾颗粒

【功能主治】健脾胃，助消化。用于小儿脾胃气虚，消化不良，体质消瘦。

40. 小儿增食片（颗粒、丸）

【功能主治】消食导滞，增进食欲。用于小儿厌食，偏食，面黄肌瘦，便干，食积。

41. 康儿灵颗粒

【功能主治】益气健脾，开胃消食。用于脾胃虚弱，食欲不振，消化不良，形体瘦弱。

42. 止泻灵片（糖浆）

【功能主治】清热利湿，健脾，止泻。用于小儿消化不良，单纯性腹泻。

43. 胃肠宁颗粒（片）

【功能主治】清热祛湿，健胃止泻。用于泄泻及小儿消化不良。

44. 山楂内金胶囊（口服液）

【功能主治】健脾和胃，消积化滞。用于食积内停所致小儿疳积症，食欲不振，脘腹胀痛，消化不良，大便失调。

45. 四磨汤口服液

【功能主治】顺气降逆，消积止痛。用于婴幼儿乳食内滞证，症见腹胀，腹痛，啼哭不安，厌食纳差，腹泻或便秘；中老年气滞、食积证，症见脘腹胀满、腹痛、便秘。

46. 儿康宁糖浆

见本章“180. 小儿厌食症”。

47. 小儿健脾颗粒（小儿乐）

见本章“180. 小儿厌食症”。

48. 宝儿康糖浆（散）

见本章“180. 小儿厌食症”。

49. 肥儿散

【功能主治】健脾，消食，化积。用于脾胃不和引起的脾虚泄泻，消化不良，面黄肌瘦，疳积腹胀。

50. 小儿健胃糖浆（咀嚼片）

见本章“180. 小儿厌食症”。

51. 小儿健脾贴膏

【功能主治】温中健脾，疏通经络。用于小儿消化不良。

52. 小儿参术健脾丸

【功能主治】开胃，健脾，止泻。用于小儿脾胃虚弱，消化不良，面黄肌瘦，精神不振。

53. 生茂午时茶

【功能主治】消暑止渴，开胃进食。用于感冒发热，腹痛呕吐，头痛头晕，湿热积滞。

54. 童宝乐片

【功能主治】健脾益气，开胃强身。用于食欲不振，饮食不化，自汗盗汗，头发稀黄，面黄瘦弱，夜卧不宁。

55. 金砂消食口服液

【功能主治】理气导滞，消食化积，醒脾开胃。适用于食滞，食欲不振，消化不良，偏食厌食等消化功能减弱者。

56. 小儿夜啼颗粒

【功能主治】清热除烦，健胃消食。用于脾胃不和，食积化热所致小儿夜啼证。症见乳食少思，见食不贪或拒食，腹胀，时哭闹，烦躁不安，夜睡惊跳，舌质红，苔薄黄，脉滑数。

57. 香橘丸

【功能主治】健脾开胃，燥湿止泻。用于小儿脾胃虚弱，脘腹胀满，消化不良，呕吐泄泻。

58. 秋泻灵颗粒（合剂）

【功能主治】理气化湿，健脾止泻。用于治疗小儿脾虚湿困及消化不良引起的腹泻。

59. 小儿消积止咳口服液（颗粒）

【功能主治】清热肃肺，消积止咳。用于小儿饮食积滞、痰热蕴肺所致的咳嗽，夜间加重，喉间痰鸣，腹胀，口臭。

60. 小儿消食健胃丸

【功能主治】消食导积，化湿和胃。用于肉食积滞，胸脘痞满，腹胀时痛，嗳腐吞酸，恶食，大便泄泻。

61. 清热化滞颗粒

【功能主治】清热化滞，表里双解。用于乳食内积，久滞化热兼外感风热症。症见脘腹胀满，食欲不振，恶心呕吐，大便不调，发热口干，咽红咽痛，鼻塞流涕。

62. 神曲消食口服液

【功能主治】消食健胃，健脾理气。用于治疗喂养不当或饮食不节引起的儿童脾胃虚弱、饮食积滞出现的食欲不振、食量减少等。

63. 抱龙丸

【功能主治】祛风化痰，健脾和胃。用于脾胃不和、风热痰内蕴所致的腹泻，症见食乳不化，恶心呕吐，大便稀、有不消化食物。

64. 健胃片

【功能主治】疏肝和胃，消食导滞，理气止痛。用于肝胃不和、饮食停滞所致的胃痛，痞满，症见胃脘胀痛，嘈杂食少，嗳气口臭，大便不调。

65. 胃肠安丸

【功能主治】芳香化浊，理气止痛，健胃导滞。用于湿浊中阻、食滞不化所致的腹泻，纳差，恶心，呕吐，腹胀，腹痛；消化不良，肠炎，痢疾见上述证候者。

182. 疳证（疳积）

〔基本概述〕

疳证也称疳积、疳病，是由于喂养不当，或其他疾病的影响，致使脾胃功能受损，气液耗伤而逐渐形成的慢性病症。临床表现以形体消瘦、纳呆便溏，面黄发枯，精神萎靡或烦躁不安为主要特征。

本病多见于1～5岁儿童。其多因饮食不节，乳食喂养不当，损伤脾胃，运化失职，营养不足，气血精微不能濡养脏腑，或因慢性腹泻、慢性痢疾、肠道寄生虫等病，经久不愈，损伤脾胃等引起。

疳证起病缓慢，病程较长，严重影响小儿的正常发育。小儿乳食无度，或恣食肥甘生冷之品，而致脾胃损伤运化失常，形成积滞。积滞日久，精微物质不能吸收，以至脏腑气血失于濡养，逐渐形体羸瘦，气液亏耗，终成疳证。母乳不足，或断乳过早，或喂养不当，损伤脾胃功能，使水谷精微化生无源，不能濡养脏腑肌肉、四肢百骸，日久形成疳证。因长期吐泻或慢性腹泻、痢疾、结核病、寄生虫病等，损伤人体的气血阴阳，形体日渐羸瘦，转化成疳证。

疳证是由喂养不当，脾胃受伤，影响生长发育的病症，相当于营养障碍的慢性疾病，多由厌食或积滞发展而成，以面黄肌瘦、毛发稀疏、肚腹膨胀、青筋暴露或腹凹如舟等为特征，病程较长，影响生长发育，且易并发其他疾患。积滞是由乳食内积，脾胃受损而引起的肠胃疾病，临床以腹泻或便秘、呕吐、腹胀为主要症状。古人有“无积不成疳、积为疳之母”的说法。

疳证与麻疹、惊风、天花并称为儿科四大证。但古代所说之“疳积”已与现代之“疳积”有了明显的区别。在古代，由于生活水平的限制，人们常常饥饱不均，对小儿喂哺不足，使脾胃内亏而生疳积，多由营养不良而引起，也就是相当于西医所讲的“营养不良”。而现在随着人们生活水平的提高，且近来独生子女增多，家长们又缺乏喂养知识，盲目地加强营养，反而加重了脾运的负荷，损伤脾胃之气，滞积中焦，使食欲下降，营养缺乏，故现在的疳积多由营养失衡造成。

〔治疗原则〕

疳积是小儿时期，尤其是1～5岁儿童的一种常见病症，是指由于喂养不当，或由多种疾病的影响，使脾胃受损而导致消化吸收功能障碍的一种慢性疾患。治疗应以调整脾胃为主，分别采取和胃健脾、消食化积、滋阴益气等方法。在喂养方面，应注意遵循先稀后干，先素后荤，先少后多，先软后硬的原则。同时要注意营养搭配。

中医对治疗疳证积累了丰富的经验,可根据具体的证型辨证施治。

1. 积滞伤脾

证候:面黄肌瘦,毛发稀疏,食欲不振,脘腹胀满,手足心热,烦躁易哭,夜寐不安,头面汗多,大便酸臭,尿如米泔,舌质偏红,舌苔浊腻,脉滑数,指纹淡紫而沉。

治则:消积导滞,调理脾胃。

2. 脾气虚弱

证候:面色萎黄,形体枯瘦,发结如穗,睡时露睛,精神萎靡,厌食或嗜异物,肚大青筋,四肢无力,舌质淡红,舌苔薄白,脉细,指纹淡红。

治则:健脾益气。

3. 气血两亏

证候:面色萎黄,枯瘦如柴,毛发焦稀,头大颈细,腹凹如舟,精神萎靡,懒言少动,发育迟缓或停滞,舌质淡,舌苔薄白,脉沉细,指纹沉而不显。

治则:温中健脾,补益气血。

〔用药精选〕

一、西药

1. 乳酶生 Lactasin

见本章"181. 小儿消化不良"。

2. 胃蛋白酶 Pepsin

见本章"181. 小儿消化不良"。

3. 多酶片 Multienzyme Tablets

见本章"181. 小儿消化不良"。

4. 干酵母 Dried Yeast

见本章"181. 小儿消化不良"。

二、中药

1. 健儿素颗粒

见本章"180. 小儿厌食症"。

2. 儿康宁糖浆

见本章"180. 小儿厌食症"。

3. 儿宝颗粒(膏)

见本章"180. 小儿厌食症"。

4. 化积颗粒(口服液)

见本章"181. 小儿消化不良"。

5. 参苓白术散(丸、颗粒、片、口服液、胶囊)

【处方组成】人参、茯苓、白术(炒)、山药、白扁豆(炒)、莲子、薏苡仁(炒)、砂仁、桔梗、甘草

【功能主治】补脾胃,益肺气。用于脾胃虚弱,食少便溏,气短咳嗽,肢倦乏力。

【用法用量】散剂,口服。一次6~9g,一日2~3次。

6. 健儿散(糖浆、片)

【处方组成】山药、川明参、薏苡仁(炒)、麦芽、稻芽(炒)、鸡(鸭)内金(炒)

【功能主治】调理脾胃,促进食欲。用于厌食,消瘦,消化不良。

【用法用量】散剂,用水调服。3岁以内儿童一次半袋,一日2次;4~6周岁一次半袋,一日3次;7~12周岁一次1袋,一日2次。

7. 秋水健脾散

【处方组成】党参、茯苓、姜半夏、芡实、莲子、白扁豆、陈皮、麦芽、山药、山楂、白术、六神曲、稻芽、枳实、薏苡仁、甘草

【功能主治】益气健脾,开胃消食。用于脾胃虚弱,胸腹胀满,食少便溏。

【用法用量】口服。一次3~6g,一日2次,周岁以内小儿酌减。

8. 保和丸(片、颗粒、口服液)

见本章"180. 小儿厌食症"。

9. 肥儿丸(片)

见本章"181. 小儿消化不良"。

10. 肥儿散

【处方组成】白术(麸炒)、山药、茯苓、鸡内金(醋炙)、南山楂、炙甘草

【功能主治】健脾,消食,化积。用于脾胃不和引起的脾虚泄泻,消化不良,面黄肌瘦,疳积腹胀。

【用法用量】口服。一次0.5~1g,一日3次,周岁以内小儿酌减。

11. 健儿乐颗粒

见本章"180. 小儿厌食症"。

12. 启脾丸(口服液)

【处方组成】人参、炒白术、茯苓、甘草、陈皮、山药、莲子(炒)、山楂(炒)六神曲(炒)、麦芽(炒)、泽泻

【功能主治】健脾和胃。用于脾胃虚弱,消化不良,腹胀便溏。

【用法用量】丸剂,口服,一次1丸,一日2~3次;3岁以内小儿酌减。

13. 肥儿疳积颗粒

【处方组成】使君子(炒去壳)、山药(炒)、白术、蓝花参、乌梅(炒)、槟榔(炒)、苦楝皮、雷丸(炒)、牵牛子(炒)、百部、鸡内金(炒)、白芍(酒炙)、莲子、芡实、茯苓、苍术(炒)、车前子、薏苡仁(炒)、芜荑、蓼实子、麦芽、甘草

【功能主治】健脾和胃,平肝杀虫。用于脾弱肝滞,面黄肌瘦,消化不良。

【用法用量】开水冲服。一次5~10g,一日2次。

14. 利儿康合剂(口服液)

见本章"180. 小儿厌食症"。

15. 小儿疳积糖

【处方组成】葫芦茶、槟榔、独脚金、苦楝皮

【功能主治】健胃消食,去积驱虫。用于小儿疳积,消瘦烦躁,食欲不振,夜睡不宁,腹胀呕吐。

【用法用量】清晨和临睡前用开水冲服,2～4 岁一次 1/2 包。5 岁以上 1～1.5 包,一日 2 次。

【使用注意】糖尿病患儿禁服。

16. 疳积散

【处方组成】使君子仁、茯苓、石燕(煅)、煅石决明、谷精草、威灵仙、鸡内金(炒)

【功能主治】消积化滞。用于食滞脾胃所致的疳证,症见不思乳食,面黄肌瘦,腹部膨胀,消化不良。

【用法用量】用热米汤加少量糖调服,一次 9g,一日 2 次;3 岁以内小儿酌减。

17. 儿童清热导滞丸

【处方组成】鸡内金(醋制)、莪术(醋制)、厚朴(姜制)、枳实、山楂(焦)、青皮(醋制)、半夏(制)、六神曲(焦)、麦芽(焦)、槟榔(焦)、榧子、使君子(仁)、胡黄连、苦楝子、知母、青蒿、黄芩(酒制)、薄荷、钩藤、盐车前子

【功能主治】健胃导滞,消积化虫。用于食滞脾胃所致的疳证,症见胸膈满闷,积聚痞块,面黄肌瘦,消化不良,躁烦口渴,不思饮食,亦用于虫积腹痛。

【用法用量】口服。一次 1 丸,一日 3 次,周岁以内小儿酌减。

18. 健脾消食丸

见本章“181. 小儿消化不良”。

19. 消积肥儿丸

【处方组成】茯苓、白术(麸炒)、白芍、陈皮、香附(醋炒)、麦芽(炒)、六神曲(炒)、山药、白扁豆(炒)、甘草、党参、使君子仁、鸡内金(炒)、山楂、胡黄连、木香、砂仁、芦荟

【功能主治】健胃消积,驱虫。用于小儿消化不良,虫积腹痛,面黄肌瘦,食少腹胀泄泻。

【用法用量】口服。一次 1g,一日 1 次,周岁以上酌增。

附:用于疳证(疳积)的其他中药

1. 肥儿宝颗粒

【功能主治】利湿消积,驱虫助食,健脾益气。用于小儿疳积,暑热腹泻,纳呆自汗,烦躁失眠。

2. 四味脾胃舒颗粒(片)

【功能主治】健脾和胃,消食止痛。用于脾胃虚弱所致的食欲不振,脘腹胀痛,伤食腹泻,小儿疳积。

3. 益气健脾口服液

【功能主治】健脾益气,和胃化食。用于脾胃虚弱证的辅助治疗,症见不思饮食,食后腹胀,神倦乏力,面色不华,大便不调;儿童症见自汗,盗汗,消化不良,伤食,脾虚疳积。

4. 健脾消疳丸

【功能主治】健脾消疳。用于脾胃气虚所致的小儿疳积。

5. 参术儿康糖浆

【功能主治】健脾和胃,益气养血。用于脾胃虚弱所致的小儿疳积,食欲不振,睡眠不安,多汗及营养不良性贫血。

6. 双山颗粒

【功能主治】清热解毒,化湿消积。用于热毒内蕴型咽炎、扁桃体炎及小儿疳积。

7. 小儿健脾平肝颗粒

【功能主治】健脾平肝。用于脾弱肝旺型小儿疳证的辅助治疗,可改善消化不良,食欲不振,面黄肌瘦,大便干稀不稠,贫血。

8. 山楂内金胶囊(口服液)

【功能主治】健脾和胃,消积化滞。用于食积内停所致的小儿疳积症,食欲不振,脘腹胀痛,消化不良,大便失调。

183. 虫积

〔基本概述〕

虫积是因肠道寄生虫引起的,以饮食异常,脐腹疼痛,面黄肌瘦,面有虫斑为主要表现的常见病症。常见于小儿疳积、虚劳、厥证等病症。

虫积多因饮食不洁,吃入带有虫卵或虫体的食物而引起。临床常见蛔虫证、蛲虫证和绦虫证。

(1)蛔虫证:主要表现为面色黄暗,或兼有白斑,形体消瘦,脐腹疼痛,时发时止,早晨或空腹痛甚,得食痛减,嗜食异物,夜间磨牙,睡卧不安,烦躁啼哭,大便秘结或稀薄,或便下蛔虫。重者口流清涎,四肢厥冷,面色苍白。日久可见肚腹胀大,腹部硬实、青筋暴露。由于在全国学校贯彻肠道感染综合防治方案,近年来感染率逐渐下降。

(2)蛲虫病:主要表现为夜间肛门奇痒难忍,女性会阴亦痒,睡眠不安,尿频或遗尿,肛门湿疹。日久可见食欲减退,面黄肌瘦。小儿年龄越小,感染率越高。

(3)绦虫证:主要表现为面色萎黄,脘腹胀痛或隐痛,大便不调,便中有扁节状虫体,肛门作痒,食欲不振或亢进,形体消瘦,四肢乏力。日久会出现烦躁不安,头晕惊厥。

〔治疗原则〕

本病主要用驱虫药进行治疗。目前已有多种驱虫药对蛔虫病、蛲虫病、绦虫证等均有良效,因此一般蛔虫病可在短期内治愈。阿苯达唑(肠虫清)和甲苯咪唑均可作为蛔虫病的首选治疗药物。

中医中药对虫积的治疗也有较好的方法。对蛔虫证,治宜安蛔驱虫、健脾和胃,方用使君子散、乌梅丸等;对蛲虫病,治宜杀虫止痒,方用追虫丸等,外用百部、大蒜灌洗;对绦虫证,治宜驱虫,方用槟榔汤、下虫丸等。

〔用药精选〕

一、西药

1. 阿苯达唑 Albendazole

本品为广谱驱虫药,有完全杀死钩虫卵和鞭虫卵及部分

杀死蛔虫卵的作用，除可杀死驱除寄生于动物体内的各种线虫外，对绦虫及囊尾蚴亦有明显的杀死及驱除作用。

【适应证】本品为广谱驱虫药。用于治疗钩虫、蛔虫、鞭虫、蛲虫、旋毛虫等线虫病，还可用于治疗囊虫和包虫病。

【不良反应】①少数病例有口干、乏力、嗜睡、头晕、头痛及恶心、上腹不适等消化道症状。但均较轻微，不需处理可自行缓解。②治疗囊虫病特别是脑囊虫病时，主要因囊虫死亡释放出异性蛋白有关，多于服药后2～7天发生，出现头痛、发热、皮疹、肌肉酸痛、视力障碍、癫痫发作等，须采取相应措施（应用肾上腺皮质激素，降颅压、抗癫痫等治疗）。③治疗囊虫病和包虫病，因用药剂量较大，疗程较长，可出现谷丙转氨酶升高，多于停药后逐渐恢复正常。

【孕妇及哺乳期妇女用药】孕妇、哺乳期妇女禁用。

【禁忌】①有蛋白尿、化脓性皮炎及各种急性疾病患者禁用。②严重肝、肾、心脏功能不全及活动性溃疡病患者禁用。③眼囊虫病手术摘除虫体前禁用。④孕妇、哺乳期妇女禁用。2岁以下儿童不宜服用。

【用法用量】口服。成人：①蛔虫及蛲虫病，一次400mg顿服；②钩虫病、鞭虫病，一次400mg，一日2次，连服3日；③旋毛虫病，一次400mg，一日2次，连服7日；④囊虫病，按体重一日20mg/kg，分3次口服，10日为1个疗程，一般需1～3个疗程，疗程间隔视病情而定，多为3个月；⑤包虫病，按体重一日20mg/kg，分2次口服，疗程1个月，一般需5个疗程以上，疗程间隔为7～10日。儿童：12岁以下儿童用量减半。

【儿童用药】2岁以下儿童不宜服用。

【制剂】阿苯达唑片（咀嚼片、胶囊、颗粒）

2. 甲苯咪唑 Mebendazole

本品是苯并咪唑的衍生物，对虫体的β-微管蛋白有很强的亲和力，在很低浓度下就能与之结合，从而抑制微管的聚合，引起虫体表皮或肠细胞的消失，降低消化作用和减少营养物质如葡萄糖的吸收，导致虫体的死亡。本品也可抑制线粒体内延胡索酸还原酶，减少葡萄糖的转运，并使氧化磷酸化解偶联，从而影响ATP的产生。对成虫及虫卵均有作用。

【适应证】用于蛲虫病、蛔虫病、钩虫病、鞭虫病、粪类圆线虫病、绦虫病的治疗。

【不良反应】因本品吸收少，排泄快，故不良反应较少。①极少数患者有胃部刺激症状，如恶心、腹部不适、腹痛、腹泻等，尚可出现乏力、皮疹。②偶见剥脱性皮炎、全身性脱毛症等，均可自行恢复正常。

【禁忌】对甲苯咪唑过敏者禁用。

【孕妇及哺乳期妇女用药】孕妇、哺乳期妇女禁用。

【儿童用药】2岁以下婴幼儿禁用。

【用法用量】口服。成人：①治疗蛔虫病、蛲虫病，可采用200mg顿服；②治疗鞭虫病、钩虫病，一次200mg，一日2次，连服3天，第1疗程未完全治愈者，3～4周后可服用第2疗程；③治疗绦虫病，一次300mg，一日2次，连服3天；④粪类圆线虫病，一次100mg，一日2次，连服3日。儿童：4岁以上儿童用量同成人，4岁以下儿童减半，2岁以下婴幼儿禁用。

【制剂】甲苯咪唑片（胶囊、混悬液）

3. 双羟萘酸噻嘧啶 Pyrantel Pamoate

本品为广谱抗蠕虫药，系去极化型神经肌肉阻滞剂，通过抑制胆碱酯酶，对寄生虫的神经肌肉产生阻滞作用，能麻痹虫体使之止动，并安全排出体外，不致引起胆道梗阻或肠梗阻。

【适应证】用于治疗蛔虫病、蛲虫病、十二指肠钩虫病等。

【不良反应】常见恶心、呕吐、食欲减退、腹痛和腹泻等消化道症状。少见头痛、眩晕、嗜睡、胸闷、皮疹等，一般为时短暂，可以忍受，不需处理。偶见AST及ALT升高。

【禁忌】对本品过敏、肝功能不全患者禁用。

【孕妇及哺乳期妇女用药】孕妇禁用。

【儿童用药】1岁以下小儿禁用。

【用法用量】口服。①成人常用量：a. 蛔虫病，一次按体重10mg/kg（一般为500mg）顿服，一日1次，疗程1～2日；b. 钩虫感染，剂量同上，连服3日；c. 蛲虫感染，一日按体重5～10mg/kg，连服7日。②小儿常用量：a. 蛔虫病，一日按体重10mg/kg，睡前顿服，连服2日；b. 钩虫病，剂量同上，连服3日；c. 蛲虫病，一日按体重10mg/kg，睡前顿服，连服一周。

直肠给药。①栓剂：一次1枚，一日1次，睡前使用，连续3～5天。使用时将塑料包装从下端缺口处撕开，取出栓剂，将栓剂下端轻轻塞入肛门，并按住肛门片刻以防栓剂滑出。②软膏剂：每晚睡前以温水洗净肛门周围，先挤出软膏少许涂于肛门周围，再轻轻插入肛内挤出软膏1～1.5g即可。

【制剂】双羟萘酸噻嘧啶片（颗粒、宝塔糖、肛用软膏、栓）

4. 哌嗪 Piperazine

本品具有麻痹蛔虫的作用，使蛔虫不能附着在宿主肠壁，随肠蠕动而排出。

【适应证】用于蛔虫和蛲虫感染。

【不良反应】偶见恶心、呕吐、腹泻、头痛、感觉异常、荨麻疹等，停药后很快消失。过敏者可发生流泪、流涕、咳嗽、眩晕、嗜睡、哮喘等。罕见白内障形成、溶血性贫血（见于葡萄糖-6-磷酸脱氢酶缺乏者）等。

【禁忌】对本品有过敏史者、肝肾功能不全者、有神经系统疾病者禁用。

【孕妇及哺乳期妇女用药】孕妇、哺乳期妇女禁用。

【儿童用药】本品对儿童具有潜在的神经肌肉毒性，应避免长期或过量服用。

【用法用量】口服。无须禁食，除便秘者外无需加导泻剂。①成人：a. 驱蛔虫，一次3～3.5g，睡前顿服，连服2日；b. 驱蛲虫，一日2～2.5g，2次分服，连服7～10日。②儿童：a. 驱蛔虫，按体重一次0.15g/kg，一日量不超过3g，睡前顿服,连服2日;b. 驱蛲虫,按体重一日60mg/kg,2次分服,一日量不超过2g,连服7～10日。

【制剂】枸橼酸哌嗪片(糖浆),磷酸哌嗪片(宝塔糖)

5. 三苯双脒 Tribendimidine

本品为广谱驱肠虫药。临床研究显示,其对多种肠道寄生虫有驱除作用,非临床研究提示其对美洲钩虫、巴西日本圆线虫、犬钩虫、犬弓蛔虫有一定的驱除作用。

【适应证】用于治疗钩虫、蛔虫、鞭虫、蛲虫等感染。

【不良反应】可见恶心、腹痛、腹泻、头晕、头痛、困倦,程度较轻,无须特殊处理。

【禁忌】①对本品成分过敏者、心脏病患者或心电图异常者禁用。

【用法用量】口服。成人:①钩虫感染,0.4g,一次顿服;②蛔虫感染,0.3g,一次顿服。

【制剂】三苯双脒肠溶片

6. 左旋咪唑 Levamisole

左旋咪唑是一种神经节兴奋剂,即药物能使虫体处于静息状态的神经肌肉去极化,引起肌肉持续收缩而导致麻痹,此外,药物的拟胆碱作用亦有利于麻痹虫体的迅速排出。

【适应证】①对蛔虫、钩虫、蛲虫和粪类圆线虫病有较好疗效。由于本品单剂量有效率较高,故适用于集体治疗。②对班氏丝虫、马来丝虫和盘尾丝虫成虫及微丝蚴的活性较乙胺嗪为高,但远期疗效较差。

【不良反应】①常见恶心、呕吐、腹痛等。②少见味觉障碍、疲惫、头晕、头痛、关节酸痛、神志混乱、失眠、发热、流感样症候群、血压降低、脉管炎、皮疹、光敏性皮炎等。③偶见蛋白尿,个别可见粒细胞减少、血小板减少,少数甚至发生粒细胞缺乏症(常为可逆性),常发生于风湿病或肿瘤患者。④可引起即发型和Arthus过敏反应,可能系通过刺激T细胞而引起的特应性反应。⑤个别病例可出现共济失调、感觉异常或视力模糊。

【禁忌】肝肾功能不全者、肝炎活动期患者、原有血吸虫病者禁用。

【孕妇及哺乳期妇女用药】妊娠早期妇女禁用。

【用法用量】口服。①用于驱蛔虫:成人1.5～2.5mg/kg,空腹或睡前顿服,小儿剂量为2～3mg/kg。②用于驱钩虫:①1.5～2.5mg/kg,每晚1次,连服3日。③治疗丝虫病:4～6mg/kg,分2～3次服,连服3日。

直肠给药。①治疗蛲虫、蛔虫病:1岁内用50mg,3岁内用75mg,5岁内用100mg,10岁内用150mg。一日1次,连用3天为一疗程。②治疗钩虫病:1～4岁用25mg,5～12岁用50mg,13～15岁用100mg。一次1粒,一日1次,连用3天为一疗程。

【制剂】盐酸左旋咪唑片(肠溶片、颗粒、宝塔糖、糖浆、栓)

附:用于虫积的其他西药

1. 吡喹酮 Praziquantel

【适应证】用于各种血吸虫病、华支睾吸虫病、肺吸虫病、姜片虫病、绦虫病及囊虫病。

2. 氯硝柳胺 Niclosamide

【适应证】用于人体和动物绦虫感染,是治疗牛带绦虫、短小膜壳绦虫、阔节裂头绦虫等感染的良好药物。对猪带绦虫亦有效,但服药后有增加感染囊虫病的可能性。

二、中药

1. 乌梅丸

【处方组成】乌梅肉、花椒、细辛、黄连、黄柏、干姜、附子(制)、桂枝、人参、当归

【功能主治】缓肝调中,清上温下。用于蛔厥,久痢,厥阴头痛,症见腹痛下痢,巅顶头痛,时发时止,躁烦呕吐,手足厥冷。

【用法用量】口服。水丸一次3g,一日2～3次;大蜜丸一次2丸,一日2～3次。

【使用注意】孕妇禁服。

2. 肥儿丸(片)

见本章“181. 小儿消化不良”。

3. 儿童清热导滞丸

见本章“182. 疳证(疳积)”。

4. 和胃疗疳颗粒

【处方组成】青皮(醋炙)、柴胡(醋炙)、白芍(酒炙)、白术(麸炒)、茯苓、甘草、莲子、芡实、山楂(焦)、麦芽

【功能主治】健脾和胃,化食消积。用于脾胃失和所致的不思饮食,消化不良,面黄肌瘦,虫积腹痛。

【用法用量】开水冲服。2～3岁一次2.5g,4～5岁一次3.3g,5岁以上一次5g,一日2次。

5. 小儿奇应丸

【处方组成】雄黄、朱砂、天竺黄、胆南星、天麻、僵蚕(麸炒)、冰片、黄连、雷丸、人工牛黄、琥珀、桔梗、蟾酥(酒制)、鸡内金(炒)

【功能主治】解热定惊,化痰止咳,消食杀虫。用于小儿惊风发热,咳嗽多痰,食积,虫积。

【用法用量】口服。1岁小儿一次7粒,2～3岁10粒,4～6岁15～20粒,7～9岁30粒,10岁以上40粒,不满周岁酌减。一日3次。

6. 保儿安颗粒

【处方组成】山楂、稻芽、使君子、布渣叶、莱菔子、槟榔、葫芦茶、孩儿草、莲子心

【功能主治】健脾消滞,利湿止泻,清热除烦,驱虫治积。用于食滞及虫积所致的厌食消瘦,胸腹胀闷,泄泻腹痛,夜睡不宁,磨牙咬指。

【用法用量】开水冲服。1岁小儿一次2.5g,2～3周岁

一次5g,4岁以上一次10g,一日2次。

7. 驱虫消食片

【处方组成】槟榔、使君子仁、雷丸、鸡内金、茯苓、牵牛子(炒)、芡实、甘草(蜜炙)

【功能主治】消积杀虫,健脾开胃。用于小儿疳气,虫积,身体羸瘦,不思饮食。

【用法用量】口服。一次4~5片,一日2次。

8. 蛲虫药膏

【处方组成】百部浸膏、甲紫

【功能主治】驱杀蛲虫,用于蛲虫(线头虫、寸百虫)的治疗。

【用法用量】每晚临睡前,用温水将肛门周围洗净,将射管装在管口,轻轻插入肛门中,挤压铅管后端,将药膏挤出。

【使用注意】对本品过敏者禁用。

附:用于虫积的其他中药

1. 烂积丸

【功能主治】消积,化滞,驱虫。用于脾胃不和所致的食滞积聚,胸满,痞闷,腹胀坚硬,嘈杂吐酸,虫积腹痛,大便秘结。

2. 小儿康颗粒

见本章"181. 小儿消化不良"。

184. 小儿呕吐

〔基本概述〕

呕吐是指胃内容物或一部分小肠内容物通过食管经口吐出的一种反射动作。

呕吐是临床常见症状。恶心常为呕吐的前驱感觉,也可单独出现。

呕吐通常表现为上腹部特殊不适感,常伴有头晕、流涎、脉缓、血压降低等,迷走神经兴奋等症状。

呕吐可将有害物质从胃内排出而起保护作用,但持久而剧烈的呕吐可引起脱水、电解质紊乱等并发症。

引起呕吐的原因很多,许多消化道疾病如急性胃肠炎、贲门痉挛、肝炎、胰腺炎、胆囊炎等,以及某些颅脑、神经系统疾患都可出现呕吐的症状。许多药物也有恶心呕吐的副作用。呕吐还是妇女早期妊娠反应的主要症状。在儿科临床工作中,呕吐是极为常见的消化道症状,可发生于多种疾病,涉及各系统和所有年龄组,需要认真鉴别。

呕吐在临床上十分常见。其多因消化系统本身病变所致,也可因消化系统以外的全身性疾病导致。要想对恶心与呕吐作出正确诊断,需要去医院进行全面系统的检查。反复和持续的剧烈呕吐多引起严重并发症,故应该予以重视,及时到医院检查治疗。

中医学认为,呕吐的病因主要有外邪犯胃、饮食停滞、痰饮内停、肝气犯胃、脾胃虚寒等方面。呕吐的发生,既可因外邪犯胃引起,也可由内伤引起。

小儿呕吐可由于消化系统疾病引起,也可见于全身各系统和器官的多种疾病。其可以为单一的症状,也可以是多种危重疾病的复杂症状之一。故稍有疏忽,常可延误诊断,甚或危及生命。因此,对呕吐必须认真分析,找出病因,及时处理。中医学认为,小儿呕吐者,脾胃不和也,感受外邪、乳食积滞、脾胃虚寒等为多见。亦有因暴受惊恐,蛔虫内扰和痰饮壅盛而成。临床常分伤乳吐、伤食吐、寒吐、热吐、积吐、虫吐、惊吐、痰湿吐等。

〔治疗原则〕

(1)呕吐较重时,应暂禁食、禁饮水4~6小时,以防误入气管。呕吐停止后逐渐进食。

(2)昏迷患者头侧位,及时擦净口腔内呕吐物,禁止用毛巾堵住鼻、口腔。警惕呕吐物呛入气管。

(3)一般呕吐可给予镇静药、止吐药治疗,如安定(地西泮)、胃复安(甲氧氯普胺)、阿托品、吗丁啉(多潘立酮)等。

(4)剧烈呕吐者应尽快送医院查明原因,及时处理。

(5)中医根据不同病因辨证治疗,采用解表散寒、和胃化浊、消食化滞、和胃止呕、温化痰饮、疏肝理气、温中健脾、和胃降逆等方法,可取得较好的疗效。

〔用药精选〕

一、西药

1. 多潘立酮片 Domperidone Tablets

多潘立酮(吗丁啉)为助消化药,属于胃肠促动力药类非处方药药品。本品直接作用于胃肠壁,可增加胃肠道的蠕动和张力,促进胃排空,增加胃窦和十二指肠运动,协调幽门的收缩,同时也能增强食管的蠕动和食管下端括约肌的张力,抑制恶心、呕吐。本品不易透过血-脑屏障。

【适应证】①因胃排空延缓、胃食管反流、食管炎引起的消化不良。②功能性、器质性、感染性、饮食性、反射性治疗及化疗引起的恶心和呕吐。

【不良反应】头痛、头晕、嗜睡、倦怠、神经过敏;罕见张力障碍性反应、癫痫发作;非哺乳期泌乳、更年期后妇女及男性乳房胀痛、月经失调;偶见口干、便秘、腹泻、痉挛性腹痛、心律失常、一过性皮疹或瘙痒。

【禁忌】对本品过敏、嗜铬细胞瘤、乳腺癌、分泌催乳素的垂体肿瘤(催乳素瘤)、机械性肠梗阻、胃肠道出血、穿孔者禁用。

【孕妇及哺乳期妇女用药】孕妇慎用,哺乳期妇女使用本品期间应停止哺乳。

【儿童用药】1岁以下小儿不能完全排除发生中枢神经系统不良反应的可能性,慎用。儿童用药的指征仅限于控制化疗相关的恶心、呕吐。建议儿童使用多潘立酮混悬液。

【用法用量】口服。成人一次 10mg 或 10ml，一日 3～4 次；儿童按体重一次 0.3mg/kg，一日 3～4 次；均为餐前 15～30 分钟服用。

【制剂】多潘立酮片（分散片、口腔崩解片、胶囊、混悬液），马来酸多潘立酮片

2. 甲氧氯普胺 Metoclopramide

本品为止吐药，具有强大的中枢性镇吐作用。

【适应证】①慢性胃炎、胃下垂伴胃动力低下、功能性消化不良，胆胰疾病等引起的腹胀、腹痛、嗳气、胃灼热及食欲不振等。②迷走神经切除后胃潴留，糖尿病性胃排空功能障碍，胃食管反流病。③各种原因引起的恶心、呕吐。④硬皮病等引起的消化不良。

【不良反应】常见昏睡、烦躁不安、倦怠无力。少见乳腺肿痛、泌乳、恶心、便秘、皮疹、腹泻、眩晕、头痛、容易激动。注射给药可引起直立性低血压。大剂量或长期应用可引起锥体外系反应。

【禁忌】对普鲁卡因或普鲁卡因胺过敏、癫痫、胃肠道出血、机械性梗阻或穿孔、嗜铬细胞瘤、放疗或化疗的乳癌患者、抗精神病药致迟发性运动功能障碍史者禁用。

【孕妇及哺乳期妇女用药】孕妇、哺乳期妇女不宜使用。

【儿童用药】小儿不宜长期应用。

【老年用药】老年人大量长期应用容易出现锥体外系症状，不宜长期应用。

【用法用量】①口服。一般性治疗，一次 5～10mg，一日 10～30mg，餐前 30 分钟服用。②肌内注射、静脉滴注：请遵医嘱。

【制剂】甲氧氯普胺片（注射液）

3. 茶苯海明 Dimenhydrinate

本品系苯海拉明与氨茶碱的复合物，具有抗组胺作用，可抑制血管渗出，减轻组织水肿，并有镇静和镇吐作用。

【适应证】用于防治晕动病，如晕车、晕船、晕机所致的恶心、呕吐。

【用法用量】口服。成人一次 1 片。预防晕动病在出发前 30 分钟服药，治疗晕动病时每 4 小时服药 1 次。一日用量不得超过 4 片。12 岁以下儿童用量请咨询医师或药师。可与食物、水或牛奶同服，以减少对胃的刺激性。

【不良反应】①常见不良反应有迟钝、思睡、注意力不集中、疲乏、头晕，也可有胃肠不适。②罕见：幻觉、视力下降、排尿困难、皮疹等反应。

【禁忌】对本品成分及其他乙醇胺类药物过敏者禁用。

【孕妇及哺乳期妇女用药】妊娠初期不宜服用。哺乳期妇女慎用。

【儿童用药】新生儿及早产儿禁用。

【老年用药】老年人慎用。

【制剂】茶苯海明片（含片、缓释胶囊）

4. 口服补液盐 Oral Rehydration Salts

本品是 WHO 推荐的对急性腹泻脱水有优异疗效的药物，主要成分为氯化钠、氯化钾、枸橼酸钠、无水葡萄糖。

【适应证】用于治疗和预防急、慢性腹泻造成的轻、中度失水，也用于呕吐等液体丢失引起的轻、中度失水的防治。

【用法用量】临用时，将一袋本品溶于 500ml 温开水中，随时口服。

【不良反应】胃肠道不良反应可见恶心、刺激感，多因未按规定溶解本品，由于浓度过高而引起。

【禁忌】下列情况禁用：少尿或无尿，严重腹泻或呕吐，葡萄糖吸收障碍，肠梗阻、肠麻痹和肠穿孔。

【儿童用药】婴幼儿应用本品时需少量多次给予，当剂量超过一日 100ml/kg 时，需给予饮水，以免发生高钠血症。

5. 苹果酸氯波比利片 Clebopride Malate Tablets

本品为高选择性的苯甲酰胺类多巴胺受体拮抗剂，可促进胃肠道动力、加速胃肠蠕动，加强并协调胃肠运动，还具有抑制恶心和止吐作用。

【适应证】用于胃食管反流、功能性消化不良，糖尿病性胃轻瘫和恶心呕吐时的对症治疗。

【用法用量】首次服用半片（0.34mg），每日 2～3 次，一次 0.68mg。早晚或餐前 30 分钟服用。

【不良反应】偶见口干、头昏、倦怠、乏力、嗜睡、腹泻、腹痛等，停药后即可恢复正常。

【禁忌】对本品过敏者及机械性胃肠道梗阻、帕金森病患者禁用。

【儿童用药】儿童慎用。

【老年患者用药】高龄者慎用。

【孕妇及哺乳期妇女用药】孕妇慎用。

附：用于小儿呕吐的其他西药

1. 维生素 B_6 片 Vitamin B_6 Tablets

【适应证】主要适用于维生素 B_6 缺乏的预防和治疗，防治异烟肼中毒，也可用于妊娠、放射病及抗癌药所致的呕吐、脂溢性皮炎等。

2. 盐酸氯丙嗪 Chlorpromazine Hydrochloride

【适应证】主要用于精神分裂症、躁狂症或其他精神病性障碍等，也用于各种原因所致的呕吐或顽固性呃逆。

3. 盐酸异丙嗪 Promethazine Hydrochloride

【适应证】可用于防治放射病性或药源性恶心、呕吐。

二、中药

1. 藿香正气水（口服液、滴丸、片、合剂、胶囊、软胶囊、颗粒）

见本章“160. 小儿感冒”。

2. 保济丸（口服液）

【处方组成】钩藤、菊花、蒺藜、厚朴、木香、苍术、天花粉、广藿香、葛根、化橘红、白芷、薏苡仁、稻芽、薄荷、茯苓、广东

神曲

【功能主治】解表，祛湿，和中。用于暑湿感冒，症见发热头痛，腹痛腹泻，恶心呕吐，肠胃不适；亦可用于晕车晕船。

【用法用量】一次1.85～3.7g，一日3次。

【使用注意】孕妇禁用。

3. 御制平安丸

【处方组成】苍术（炒）、陈皮、厚朴（炙）、甘草、山楂（焦）、老范志万应神曲、麦芽（炒）、枳实（炒）、红豆蔻、白豆蔻、草豆蔻、肉豆蔻、沉香、木香、檀香、丁香

【功能主治】温中和胃，行气止痛，降逆止呕。用于湿浊中阻、胃气不和所致的晕车晕船，恶心呕吐，胸膈痞满，嗳腐厌食，脘腹胀痛，大便溏泄。

【用法用量】口服。一次1.5～3g，一日1次，用温开水或姜汤送服。

4. 参桂理中丸

【处方组成】人参、肉桂、附子（制）、干姜、白术（炒）、甘草

【功能主治】温中散寒，祛湿定痛。用于脾胃虚寒，阳气不足所致的腹痛泄泻、手足厥冷，胃寒呕吐，寒湿疝气及妇女虚寒痛经。

【用法用量】姜汤或温开水送服，一次1～2丸，一日1～2次。

【使用注意】孕妇禁用。

5. 香砂平胃丸（颗粒）

【处方组成】苍术（炒）、陈皮、甘草、厚朴（姜炙）、香附（醋炙）、砂仁

【功能主治】理气化湿，和胃止痛。用于湿浊中阻、脾胃不和所致的胃脘疼痛，胸膈满闷，恶心呕吐，纳呆食少。

【用法用量】丸剂，口服。一次6g，一日1～2次。

6. 丁蔻理中丸

【处方组成】丁香、豆蔻、党参、白术（炒）、干姜、炙甘草

【功能主治】温中散寒，补脾健胃。用于脾胃虚寒，脘腹挛痛，呕吐泄泻，消化不良。

【用法用量】口服。一次6～9g，一日2次。

【使用注意】孕妇、感冒发热患者禁用。

7. 沉香舒气丸

【处方组成】木香、砂仁、沉香、青皮（醋炙）、厚朴（姜炙）、香附（醋炙）、乌药、枳壳（去瓤麸炒）、草果仁、豆蔻、片姜黄、郁金、延胡索（醋炙）、五灵脂（醋炙）、柴胡、山楂（炒）、槟榔、甘草

【功能主治】舒气化郁，和胃止痛。用于肝郁气滞、肝胃不和所致的胃脘胀痛，两胁胀满疼痛或刺痛，烦躁易怒，呕吐吞酸，呃逆嗳气，倒饱嘈杂，不思饮食。

【用法用量】口服。一次2丸，一日2～3次。

【使用注意】孕妇禁用。

8. 纯阳正气丸（胶囊）

【处方组成】广藿香、姜半夏、土木香、陈皮、丁香、肉桂、苍术、白术、茯苓、朱砂、硝石（精制）、硼砂、雄黄、金礞石（煅）、麝香、冰片

【功能主治】温中散寒。用于暑天感寒受湿，腹痛吐泻，胸膈胀满，头痛恶寒，肢体酸重。

【用法用量】丸剂，口服，一次1.5～3g，一日1～2次。

【使用注意】孕妇禁用。

9. 蛇胆陈皮口服液（散、片、胶囊）

【处方组成】蛇胆汁、陈皮（蒸）

【功能主治】理气化痰，祛风和胃。用于痰浊阻肺，胃失和降所致的咳嗽，呕逆。

【用法用量】口服液，口服，一次10ml，一日2～3次；小儿酌减或遵医嘱。

10. 良附丸（软胶囊）

【处方组成】高良姜、香附（醋制）

【功能主治】温胃理气。用于寒凝气滞，脘痛吐酸，胸腹胀满。

【用法用量】口服。一次3～6g，一日2次。

11. 和中理脾丸

【处方组成】香附（醋炙）、茯苓、苍术（米泔炙）、厚朴（姜炙）、南山楂、六神曲（麸炒）、麦芽（炒）、莱菔子（炒）、广藿香、豆蔻、白术（麸炒）、砂仁、陈皮、木香、甘草、法半夏、党参、枳壳（去瓤麸炒）

【功能主治】健脾和胃，理气化湿。用于脾胃不和所致的痞满、泄泻，症见胸膈痞满，脘腹胀闷，恶心呕吐，不思饮食，大便不调。

【用法用量】口服。一次1丸，一日2次。

12. 木香分气丸

【处方组成】木香、砂仁、丁香、檀香、香附（醋炙）、广藿香、陈皮、厚朴（姜炙）、枳实、豆蔻、莪术（醋炙）、山楂（炒）、白术（麸炒）、甘松、槟榔、甘草

【功能主治】宽胸消胀，理气止呕。用于肝郁气滞，脾胃不和所致的胸膈痞闷，两胁胀满，胃脘疼痛，倒饱嘈杂，呕吐恶心，嗳气吞酸。

【用法用量】口服。一次6g，一日2次。

13. 参苓健脾胃颗粒

【处方组成】北沙参、茯苓、白术、山药（炒）、扁豆（炒）、莲子、砂仁（盐炙）、陈皮、薏苡仁（炒）、甘草

【功能主治】补脾益胃，利中止泻。用于脾胃虚弱、气阴不足所致的饮食不消，或吐或泻，不欲饮食，形瘦色萎，神疲乏力。

【用法用量】开水冲服，一次10g，一日2次。

14. 理中丸（片）

【处方组成】党参、炮姜、土白术、炙甘草

【功能主治】温中祛寒，健脾。用于脾胃虚寒，呕吐泄泻，胸满腹痛，消化不良。

【用法用量】口服。大蜜丸一次1丸，一日2次；浓缩丸一次8丸，一日3次。小儿酌减。

15. 舒肝丸(片、颗粒)

【处方组成】五灵脂(醋制)、莪术(醋制)、香附(醋制)、木香、槟榔、当归、陈皮、青皮(醋制)、草果仁(炒)、乌药、枳壳(麸炒)、甘草、大黄、肉桂、郁金、延胡索(醋制)、砂仁

【功能主治】舒肝和胃,理气止痛。用于肝郁气滞,胸胁胀满,胃脘疼痛,嘈杂呕吐,嗳气泛酸,两胁刺痛,饮食无味,消化不良,周身窜痛。

【用法用量】口服。水蜜丸一次 4g,大蜜丸一次 1 丸,一日 2~3 次。片剂口服,一次 4 片,一日 2 次。

16. 桂附理中丸

【处方组成】肉桂、附片、党参、白术(炒)、炮姜、炙甘草

【功能主治】补肾助阳,温中健脾。用于肾阳衰弱,脾胃虚寒,脘腹冷痛,呕吐泄泻,四肢厥冷

【用法用量】用姜汤或温开水送服,一次 1 丸,一日 2 次。

17. 戊己丸

【处方组成】黄连、吴茱萸(制)、白芍(炒)

【功能主治】泻肝和胃,降逆止呕。用于肝火犯胃、肝胃不和所致的胃脘灼热疼痛,口苦嘈杂,呕吐吞酸,腹痛泄泻。

【用法用量】口服。一次 3~6g,一日 2 次。

18. 海洋胃药(丸)

【处方组成】黄芪、白术(炒)、干姜、胡椒、牡蛎(煅)、海星、瓦楞子(煅)、枯矾、陈皮(炭)

【功能主治】益气健脾,温中止痛。用于脾胃虚弱所致的胃脘疼痛,呕吐吞酸,喜温喜按,大便不调;胃及十二指肠溃疡见上述证候者。

【用法用量】片剂,口服,一次 4~6 片,一日 3 次。饭后温开水送服。小儿酌减。

【使用注意】孕妇禁用。

19. 香苏正胃丸

见本章“160. 小儿感冒”。

20. 小儿香橘丸

见本章“180. 小儿厌食症”。

21. 香砂养胃丸(颗粒、胶囊、软胶囊、口服液)

【处方组成】木香、砂仁、白术、陈皮、茯苓、半夏(姜制)、香附(醋制)、枳实(炒)、豆蔻(去壳)、厚朴(姜制)、广藿香、甘草

【功能主治】温中和胃。用于胃阳不足、湿阻气滞所致的胃痛、痞满,症见胃痛隐隐,脘闷不舒,呕吐酸水,嘈杂不适,不思饮食,四肢倦怠。

【用法用量】丸剂,口服。一次 9g,一日 2 次。

附:用于小儿呕吐的其他中药

1. 桔香祛暑和胃茶

【功能主治】祛暑解表,理气和胃。用于感受暑湿所致的恶心、呕吐、泄泻的辅助治疗。

2. 闽东建曲

【功能主治】芳香化湿,疏风解表,消食开胃。用于伤风感冒,夏令中暑,怕冷发热,头痛身痛,呕吐腹泻,消化不良,胸闷腹胀。

3. 清胃和中丸

【功能主治】清胃,导滞。用于胃热气滞引起的脘腹胀满,烦热口苦,恶心呕吐,饮食少进,大便秘结。

4. 洁白胶囊(丸)

【功能主治】健脾和胃,止痛止吐,分清泌浊。用于胸腹胀满,胃脘疼痛,消化不良,呕逆泄泻,小便不利。

5. 玫瑰花口服液

【功能主治】补益支配器官。用于心慌气短,胃痛呕吐,神疲乏力。

6. 木香理气片

【功能主治】行气宽中,化滞通便。用于气郁不舒,停食停水,胸胁痞闷,脘腹胀满,恶心呕吐,倒饱嘈杂,大便秘结。

7. 莲花峰茶(丸)

【功能主治】疏风散寒,清热解暑,祛痰利湿,健脾开胃,理气和中。用于四时感冒,伤暑挟湿,脘腹胀满,呕吐泄泻。

8. 千金茶

【功能主治】疏风解表,利湿和中。用于四季伤风感冒,中暑发热,腹痛身酸,呕吐泄泻。

9. 十一味甘露丸(胶囊)

【功能主治】养心安神,调和气血。用于“培龙”引起的头昏,恶心呕吐,反酸。

10. 香芷正气胶囊

【功能主治】醒脾化湿,温中止泻。用于寒湿困脾所致的腹泻,恶心呕吐。

11. 延胡胃安胶囊

【功能主治】疏肝和胃,制酸止痛。用于肝胃不和所致的呕吐吞酸,脘腹胀痛,不思饮食。

12. 龙虎人丹

【功能主治】开窍醒神,祛暑化浊,和中止呕。用于中暑头晕,恶心呕吐,腹泻及晕车,晕船。

13. 小儿健脾口服液(丸)

【功能主治】益气健脾,和胃运中。用于脾胃虚弱,呕吐泄泻,不思饮食。

14. 小儿胃宝丸(片)

【功能主治】消食化积,健脾和胃。用于脾虚食滞所致的积滞,症见停食,停乳,呕吐泄泻,消化不良。

15. 香苏调胃片

【功能主治】解表和中,健胃化滞。用于胃肠积滞,外感时邪所致的身热体倦,饮食少进,呕吐乳食,腹胀便泻,小便不利。

16. 小儿泻止散

【功能主治】清热利湿,止泻。用于小儿湿热内蕴,非感染性轻度腹泻,症见泻泄水样便,恶心,呕吐,纳减,口渴,腹痛等。

17. 小儿双解止泻颗粒

【功能主治】解表清热,祛湿止泻。适用于小儿轮状病毒

肠炎之湿热证。症见大便次数增多,粪质稀薄重者如水样,或夹有黏液,色黄或绿,时有腹痛,口渴烦躁,肛门灼热红赤,小便短黄,或伴有流涕,咳嗽,呕吐,发热,舌质红、苔白腻或黄腻,指纹浮紫,脉浮数或滑数。

18. 回春散

【功能主治】清热定惊,驱风祛痰。用于小儿惊风,感冒发热,呕吐腹泻,咳嗽气喘。

19. 清热化滞颗粒

【功能主治】清热化滞,表里双解。用于乳食内积,久滞化热兼外感风热症。症见脘腹胀满,食欲不振,恶心呕吐,大便不调,发热口干,咽红咽痛,鼻塞流涕。

20. 小儿和胃丸

【功能主治】健脾和胃,解热止呕。用于小儿外感挟滞,腹胀腹泻,发热呕吐。

21. 柴胡舒肝丸

【功能主治】疏肝理气,消胀止痛。用于气郁不舒所致的脘胁胀闷,不思饮食,呕吐酸水。

185. 小儿腹泻

〔基本概述〕

小儿腹泻是由多种病原及多种病因引起的以腹泻为主的一种疾病,在西医学中基本属于急、慢性肠炎范畴,表现为大便次数增多,粪质稀薄或水样,是小儿最常见的疾病之一,尤以2岁以下的婴幼儿更为多见。

本病虽一年四季均可发生,但以夏秋冬季节较多。夏季腹泻通常是由细菌感染所致,多为黏液便,具有腥臭味;秋冬季腹泻多由轮状病毒引起,以稀水样或稀糊便多见,但无腥臭味。

婴幼儿消化系统发育不良,各种消化酶的分泌较少,活力较低,对食物的耐受力差,不能适应食物质、量的较大变化,胃内酸度比成人低,抗菌能力差,易于发生消化功能紊乱或肠道感染。在我国,小儿腹泻是仅次于呼吸道感染的第二位常见病、多发病。病程在2周以下者为急性腹泻;病程持续2周至2个月者为迁延性腹泻,病程持续2个月以上者为慢性腹泻。

小儿腹泻根据病因分为感染性和非感染性两类。

(一)非感染性腹泻

(1)饮食因素。①以人工喂养的患儿为主。当摄入食物的量、质突然改变超过消化道的承受能力时,食物不能被充分消化吸收而堆积于小肠上部,使局部酸度减低,肠道下部细菌上移和繁殖,造成内源性感染或消化功能紊乱,肠蠕动增加,引起腹泻及水电解质紊乱。②过敏性腹泻:如牛奶等食物过敏。③胰腺功能障碍,胰液缺乏等均可致慢性腹泻。

(2)气候因素:气候突然变化,腹部受凉,使肠蠕动增加;天气过热,消化酶分泌减少或由于口渴饮奶过多等都可能诱发消化功能紊乱致腹泻。

(二)感染性腹泻

可分为肠道内感染和肠道外感染。

肠道内感染可由病毒、细菌、真菌及寄生虫引起,以前两者多见,尤其是病毒。①病毒感染:主要有轮状病毒,是婴幼儿秋冬季腹泻的最常见病原;诺沃克病毒,多侵犯儿童及成人,与婴幼儿腹泻的关系不密切。②细菌感染:主要为大肠埃希菌和痢疾杆菌引起的感染。病原微生物随污染的饮食或水进入消化道,也可通过污染的日用品、手、玩具或带菌者传播。

肠道外感染有时也可引起腹泻,如患中耳炎、上呼吸道感染、肺炎、泌尿系感染、皮肤感染等或急性传染病时,由于发热及病原体的毒素作用使消化道功能紊乱,可伴有腹泻。有时,肠道外感染的病原体可同时感染肠道(主要是病毒)。

小儿腹泻在中医学中称为泄泻,是由内伤饮食或感受外邪、脾胃虚弱、脾肾阳虚等因素所致。治疗以运脾除湿为主,并针对不同病因,分别采用消食导滞、疏风解表、清热利湿、健脾益气、温阳补肾等法。

〔治疗原则〕

小儿腹泻的治疗除了饮食疗法、液体疗法外,主要应控制肠道内外的感染及对症治疗。合理用药,加强护理,预防并发症。

1. 饮食疗法

轻症腹泻可减少奶量,代以无乳糖配方奶、米汤、口服补液盐等;重症应禁食8~24小时,并静脉补液。

调整饮食方法:轻型腹泻只需停止辅助食品、不易消化的食物或脂肪类食物。继续母乳喂养,可酌情减少哺乳次数和时间,可服"口服补液"。重型腹泻则需暂时禁食6~12小时。禁食期间给予静脉输液,待腹泻、呕吐好转后,再服"口服补液",并逐步恢复母乳喂养。人工喂养婴儿改无乳糖配方奶喂养2周,6个月以上婴儿可喂米汤,待停止腹泻后再恢复辅助食品,由一种到多种,先流质后半流质,由少到多,由稀到稠,逐步过渡到正常饮食,再喂固体食物。

过敏性腹泻:可选择部分水解蛋白配方奶或深度水解蛋白配方奶至1岁以上,或至少喂养6个月。

2. 液体疗法

(1)口服法:适用于轻度脱水或呕吐不重者。补液量按每千克体重100ml/日计算,分数次服用。

(2)静脉补液法:用于中度、重度脱水。

纠正脱水方法:腹泻时上吐下泻,大便次数多,严重脱水时皮肤弹性减退(一般可查看小儿肚皮处的皮肤),尿少或无尿。此时要立即补充市售"口服补液",一包可冲750~800ml水(不必煮沸),每次只能一匙一匙喂服,少量多次,这样才能使胃内易于吸收,减少呕吐和脱水,不要一次性全服下。严重脱水者要立即送医院进行静脉输液。

3. 控制感染

针对病因,选用抗菌药物。如氨基糖苷类抗生素、多黏菌素、新霉素、庆大霉素、卡那霉素、头孢菌素、干扰素、红霉素、制霉菌素等。

4. 对症治疗

腹泻可口服一次碳酸铋或鞣酸蛋白0.3g，一日3次；助消化可口服胃蛋白酶合剂每岁1ml/次，一日3次，或多酶片一次1片，一日3次。依病情对症处理。

5. 补锌治疗

对于急性腹泻患儿：大于6个月应每日给予元素锌20mg，小于6个月每日10mg，疗程10～14天。

6. 加强护理

注意婴幼儿腹泻腹部保暖，以免腹部受凉，肠蠕动加快，腹泻加重。患儿每次大便后，要用温水洗净臀部，涂些甘油、护肤脂或爽身粉，并及时更换尿布，以免皮肤受粪便浸蚀和潮湿尿布摩擦而破溃成"红臀"，也可以预防上行泌尿道感染。脏衣裤及尿布、便盆、餐具、玩具及护理者的手都要予以消毒。

〔用药精选〕

一、西药

(一)止泻药及对症治疗药

1. 蒙脱石 Montmorilonite

口服本品后，药物可均匀地覆盖在整个肠腔表面，可吸附多种病原体，将其固定在肠腔表面，而后随肠蠕动排出体外，从而避免肠细胞被病原体损伤。本品对大肠埃希菌素、金黄色葡萄球毒素和霍乱素也有固定作用，同时减少肠道运动失调，恢复肠蠕动的正常节律，维护肠道消化和吸收功能。

【适应证】用于成人及儿童的急、慢性腹泻，食管、胃及十二指肠疾病引起的相关疼痛症状的辅助治疗，但不能作为解痉剂使用。

【不良反应】极少数患者可出现轻微便秘，减量后可继续服用。

【禁忌】对本品过敏者禁用。

【用法用量】将本品倒入50ml水中，摇匀后口服。成人一次3g，一日3次；1岁以下幼儿一日3g，分2次服用；1～2岁幼儿，一次3g；2岁以上幼儿一次3g，均一日1～2次。急性腹泻者首次剂量加倍。

【制剂】蒙脱石散(颗粒、分散片、混悬液)

2. 口服补液盐 Oral Rehydration Salts

本品是世界卫生组织推荐的治疗急性腹泻脱水有优异疗效的药物，含主要成分氯化钠、氯化钾、枸橼酸钠、无水葡萄糖。处方组成合理，价廉易得，方便高效，其纠正脱水的速度优于静脉滴注。本品对急性腹泻脱水疗效显著，常作为静脉补液后的维持治疗用。

【适应证】用于治疗和预防急、慢性腹泻造成的轻、中度失水，也用于呕吐等液体丢失引起的轻、中度失水的防治。

【不良反应】胃肠道反应，如恶心、呕吐等，见于口服浓度过高、饮用速度过快时。本品经充分稀释，以上副作用不易发生。

【禁忌】少尿或无尿；严重失水、有休克征象时应静脉补液；严重腹泻，粪便量超过每小时30ml/kg，此时患者往往不能口服足够量的口服补液盐；葡萄糖吸收障碍；由于严重呕吐等原因不能口服者；肠梗阻、肠麻痹和肠穿孔。

【儿童用药】婴幼儿应用本品时需少量多次给予，当剂量超过每日100ml/kg时，需给予饮水，以免发生高钠血症。

【用法用量】口服或胃管滴注：轻度脱水一日30～50ml/kg，中、重度脱水一日80～110ml/kg，于4～6小时内服完或滴完。腹泻停止，应立即停服，以防止出现高钠血症。对小儿或有恶心、呕吐而口服困难的患者，可采用直肠输注法，输注宜缓慢，一般于4～6小时内补完累积损失量。

【制剂】①口服补液盐Ⅰ；②口服补液盐Ⅱ；③口服补液盐溶液

3. 枯草杆菌二联活菌颗粒(肠溶胶囊) Combined Bacillus Subtilis and Enterococcus Faecium Granules with Multivitamines, Live

见本章"180. 小儿厌食症"。

4. 布拉氏酵母菌 Saccharomyces boulardii

本品为含活布拉氏酵母菌的微生态制剂，为生物性止泻剂，具有抗微生物和抗毒素作用，并对肠黏膜有营养作用。本品口服后不会在肠道内定植，产生一过性的微生态调节作用。

【适应证】用于治疗成人和儿童腹泻，以及肠道菌群失调所引起的腹泻症状，也用于治疗肠易激综合征等。

【用法用量】口服。成人，每次2袋，每天2次；3岁以上儿童，每次1袋，每天2次；3岁以下儿童，每次1袋，每天1次。将小袋之内容物倒入少量温水或甜味饮料中，混合均匀后服下。也可以与食物混合或者倒入婴儿奶瓶中服用。本品可在任何时候服用，但为取得速效，最好不在进食时服用。

【不良反应】服用本品可能发生以下不良反应。偶见(0.1%～1%)：全身，过敏反应；皮肤，荨麻疹；胃肠道，顽固性便秘，口干。罕见(<0.1%)：全身，真菌血症；血液循环系统，血管性水肿；皮肤，皮疹；植入中央静脉导管的住院患者、免疫功能抑制患者、严重胃肠道疾病患者或高剂量治疗的患者中罕见真菌感染，其中极少数患者血液培养布拉酵母菌阳性。极度虚弱的患者中有报道由布拉氏酵母菌引起败血症的病例。

【禁忌】①对本品中某一成分过敏的患者禁用。②中央静脉导管输液的患者禁用。③因本品含有果糖，对果糖不耐受的患者禁用。④因本品含有乳糖，先天性半乳糖血症及葡萄糖、半乳糖吸收障碍综合征或乳糖酶缺乏的患者禁用。

【孕妇及哺乳期妇女用药】妊娠期内避免使用本品。哺乳期使用本品的安全性尚未确定，亦应避免使用。

【儿童用药】婴幼儿、儿童使用本品详见【用法用量】。

【制剂】布拉氏酵母菌散(胶囊)

5. 酪酸梭菌二联活菌胶囊(散) Combined Clostridium Butyricum and Bifidobacterium Capsules, Live

本品为复方制剂,含酪酸梭菌、双枝杆菌活菌菌粉。

【适应证】用于轻中度感染性腹泻,非感染性腹泻,小儿秋季腹泻,婴幼儿腹泻,急、慢性肠炎,慢性溃疡性结肠炎,肠道菌群失调,便秘(特别是孕产妇及慢性病患者)等。

【不良反应】个别患者出现皮疹,可自行消退。

【禁忌】对微生态制剂有过敏史者禁用。

【儿童用药】儿童不能吞服胶囊者,可取胶囊内容物粉末用凉开水、果汁或牛奶送服。

【用法用量】儿童一次 1 粒,一天 2 次;成人一次 3 粒,一天 2 次。

6. 酪酸梭菌活菌片(胶囊、散、颗粒) Clostridium butyricum Tablets, Live

本品可抑制各种肠道有害细菌发育,减少其增殖和产生毒素,减少肠道内水分潴留,促进有益菌双歧杆菌的生长。其可抑制 5 - HT,治疗腹泻。抑制肠黏膜萎缩,使粪便中水分含量减少,排便得到改善。酪酸梭菌在肠道内能产生一些酶和维生素类的有益物质。

【适应证】用于因肠道菌群紊乱引起的各种消化道症状及相关的急、慢性腹泻和消化不良等。

【用法用量】口服。成人,一次 2 片,一天 3 次;儿童,一次 1 片,一天 2 ~ 3 次。用温开水送服。急性腹泻,疗程 3 ~ 7 天;慢性腹泻,疗程 14 ~ 21 天。

【禁忌】对微生态制剂有过敏史者禁用。

【孕妇及哺乳期妇女用药】孕妇及哺乳期妇女请在医师指导下服用。

7. 复方谷氨酰胺肠溶胶囊(颗粒) Compound Glutamin Entresoluble Capsules

本品为复方制剂,其组分为 L-谷氨酰胺、白术、茯苓、甘草。本品可改善肠道的吸收、分泌及运动功能,增强肠黏膜屏障功能,阻止或减少肠内细菌及毒素入血,促进受损肠黏膜的修复及功能重建。

【适应证】用于各种原因所致的急、慢性肠道疾病和肠道功能紊乱,如肠易激综合征、非感染性腹泻、肿瘤治疗引起的肠道功能紊乱和放疗性肠炎;亦可促进创伤或术后肠道功能的恢复。

【用法用量】饭前口服。肠道功能紊乱和非感染性腹泻,一日 3 次,一次 2 ~ 3 粒。治疗 1 周后症状可能会有明显改善。对于病程较长、病情较重的患者,获得较理想的治疗结果可能需 4 周以上时间。创伤或手术患者:一日 3 次,一次 4 粒,术前 3 ~ 4 天开始服用效果将更明显。创伤及术后第 2 天可开始服用,视病情而定可持续两周或更长时间。

【禁忌】对本品过敏者禁用。

【孕妇及哺乳期妇女用药】孕妇及哺乳妇女慎用。

8. 乳酶生 Lactasin

乳酶生为助消化类非处方药药品,是一种传统的活肠球菌的干燥制剂,在肠内分解糖类生成乳酸,使肠内酸度增高,从而抑制腐败菌的生长繁殖,并防止肠内发酵,减少产气,因而有促进消化和止泻作用。

【适应证】用于消化不良、腹胀及小儿饮食失调所引起的腹泻、绿便等。

【禁忌】对本品过敏者禁用。

【用法用量】口服。成人一次 0.3 ~ 1g,一日 3 次,餐前服用。1 岁以下儿童一次 0.1g,5 岁以下儿童一次 0.2 ~ 0.3g,5 岁以上儿童一次 0.3 ~ 0.6g,均一日 3 次,餐前服用。

【制剂】乳酶生片

9. 复方丁香罗勒口服混悬液 Compound Ocimum Oil Oral Suspension

本品为复方制剂,含丁香罗勒油、碳酸钙、氢氧化铝及三硅酸镁。本品在蓖麻油所致的小鼠腹泻动物模型上表现出抗腹泻作用,并且抑制由蓖麻油引起的小鼠小肠推进运动。

【适应证】用于治疗成人及儿童急、慢性腹泻。

【用法用量】用前摇匀,口服给药。成人:一次 40ml,一日 3 次。儿童:6 个月以下一次 3ml,一日 3 次;6 个月至 1 岁一次 5ml,一日 3 次;1 ~ 2 岁一次 10ml,一日 3 次;2 岁以上一次 20ml ~ 40ml,一日 3 次。3 天为一疗程,症状改善不理想者可继续服用一疗程。

【禁忌】对本品过敏者禁用。

10. 次水杨酸铋 Bismuth Subsalicylate

本品治疗腹泻和功能性消化不良的机制包括以下方面:本品的活性成分覆盖于胃黏膜表面,保护胃黏膜,减少胃的不良刺激;抗分泌作用;吸附细菌素(如大肠埃希菌产生的毒素或霍乱弧菌产生的肠毒素);对病原性微生物的直接抗菌活性。

【适应证】①治疗各种腹泻(包括旅行者腹泻),缓解由此引起的腹部绞痛;②迅速有效地缓解上腹部饱胀、烧心、恶心等消化不良等症状。

【用法用量】口服,具体服用方式为在水、果汁或牛奶中分散后口服,直接吞服或嚼碎后服用。成人,一次 2 片,一日 3 次;9 ~ 12 岁儿童,一次 1 片,一日 3 次;6 ~ 9 岁儿童,一次 2/3 片,一日 3 次;3 ~ 6 岁儿童,一次 1/3 片,一日 3 次。

【不良反应】常见不良反应为轻度便秘,停药后即自行消失,不影响继续用药。

【禁忌】对阿司匹林或次水杨酸铋过敏者禁用本品。

【孕妇及哺乳期用药】在医师的指导下合理用药。

【老人用药】老年患者应慎用。

【制剂】次水杨酸铋干混悬剂(咀嚼片、分散片)

11. 双歧杆菌活菌散(胶囊) Live Bifidobacterium Powder

本品有抑制致肠道病菌生长,改善肠道内微生态环境的作用。

【适应证】用于因肠道菌群失调引起的急慢性腹泻、便秘,也可用于治疗中型急性腹泻、慢性腹泻及消化不良、腹胀。

【用法用量】餐后口服。早晚各服 1 次,每次 1 包。儿童酌减。用凉开水调服。

【禁忌】对本品过敏者禁用。

12. 枯草杆菌活菌胶囊 Bacillus Subtilis Capsules, live

【适应证】适用于急性腹泻、某些肠道致病菌感染引起的轻、中度腹泻,以及肠道菌群失调所致的腹泻。

【用法用量】口服。成人一次 0.5 ~ 0.75g(2 ~ 3 粒),一日 3 次,首次加倍。儿童酌减或遵医嘱(服用胶囊不便时可将胶囊内药粉倒入温开水中服用)。

【禁忌】对本品过敏者禁用。

【孕妇及哺乳期妇女用药】孕妇避免使用,哺乳期妇女慎用。

【儿童用药】剂量酌减。

13. 复方嗜酸乳杆菌片 Compound Eosinophil-Lactobacillus Tablets

本品是由中国株嗜酸乳杆菌、日本株嗜酸乳杆菌、粪链球菌和枯草杆菌等四种菌粉组成的复方片剂。其为肠道菌群调整药,可分解糖类产生乳酸,提高肠道酸度,从而抑制肠道致病菌繁殖。

【适应证】用于肠道菌群失调引起的肠功能紊乱,如轻型急性腹泻等。

【不良反应】偶见皮疹,头晕,口干,恶心,呕吐,便秘等。

【禁忌】对本品过敏者禁用,过敏体质者慎用。

【儿童用药】儿童用量请咨询医师或药师。

【用法用量】口服。成人一次 1 ~ 2 片,一日 3 次。儿童用量请遵医嘱。

(二)抗菌消炎止泻药

1. 盐酸小檗碱(盐酸黄连素) Berberine Hydrochloride

小檗碱又称黄连素,对溶血性链球菌、金黄色葡萄球菌、淋球菌和弗氏、志贺痢疾杆菌等均有抗菌作用,并有增强白细胞吞噬作用,对结核杆菌、鼠疫菌也有不同程度的抑制作用,对大鼠的阿米巴菌也有抑制效用。小檗碱的盐酸盐(俗称盐酸黄连素)已广泛用于治疗胃肠炎、细菌性痢疾等。

【适应证】用于志贺菌、霍乱弧菌等敏感病原菌感染所致的胃肠炎、细菌性痢疾等肠道感染。

【不良反应】口服后不良反应较少,偶见呕吐、恶心、皮疹、药物热,停药后可消失。静脉注射或滴注可致静脉炎、血管扩张、血压下降、心脏抑制等,严重时可发生阿斯综合征,甚至死亡。我国已经淘汰本品注射剂。

【禁忌】对本品过敏者、遗传性 6-磷酸葡萄糖脱氢酶缺乏者、溶血性贫血患者禁用。

【孕妇及哺乳期妇女用药】孕妇及哺乳期妇女应慎用。

【儿童用药】因本品可引起溶血性贫血导致黄疸,故葡萄糖-6-磷酸脱氢酶缺乏的儿童禁用。

【用法用量】口服。一次 0.1 ~ 0.3g,一日 3 次。

【制剂】盐酸小檗碱片(胶囊)

2. 复方磺胺甲噁唑 Compound Sulfamethoxazole

见第十三章"163. 小儿支气管炎"。

3. 柳氮磺吡啶 Sulfasalazine

本品为磺胺类抗菌药。口服不易吸收,吸收部分在肠微生物作用下分解成 5-氨基水杨酸和磺胺吡啶。目前认为本品对炎症性肠病产生疗效的主要成分是 5-氨基水杨酸。由本品分解产生的磺胺吡啶对肠道菌群显示微弱的抗菌作用。

【适应证】主要用于炎症性肠病,即克罗恩病和溃疡性结肠炎。用于溃疡性结肠炎、非特异性慢性结肠炎等。

【不良反应】常见恶心、厌食、体温升高、红斑、瘙痒、头痛、心悸。少见且与剂量有关的不良反应有红细胞异常(如溶血性贫血、巨红细胞症)、发绀、胃痛及腹痛、头晕、耳鸣、蛋白尿、血尿、皮肤黄染。

可能与剂量无关的不良反应有:骨髓抑制如伴有白细胞减少、粒细胞减少、血小板减少、肝炎、胰腺炎、周围神经病变、无菌性脑膜炎、出疹、荨麻疹、多形性红斑、剥脱性皮炎、表皮坏死溶解综合征、光敏感性、肺部并发症(纤维性肺泡炎伴有如呼吸困难、咳嗽、发热、嗜酸粒细胞增多症)、眶周水肿、血清病、LE 综合征、肾病综合征;曾报道使用柳氮磺吡啶治疗的男性出现精液缺乏性不育,停止用药可逆转此反应。

【禁忌】对磺胺及水杨酸盐过敏者、肠梗阻或泌尿系梗阻患者、急性间歇性卟啉症患者禁用。

【孕妇及哺乳期妇女用药】孕妇及哺乳期妇女禁用。

【儿童用药】2 岁以下儿童禁用。

【老年用药】老年患者应用磺胺药发生严重不良反应的概率增加,如严重皮疹、肾损害、骨髓抑制和血小板减少等,是老年人严重不良反应中常见者。因此老年人宜避免应用,确有指征时需权衡利弊后决定。

【用法用量】口服。用于炎症性肠病(主要为溃疡性结肠炎),成人一日 3 ~ 4g,分次口服,用药间隔应不宜超过 8 小时为宜,为防止消化道不耐受,初始以一日 1 ~ 2g 的小剂量开始,如果每天超过 4g,应警惕毒性增加。严重发作时,一次 1 ~ 2g,一日 3 ~ 4 次,可与糖皮质激素合用,组成强化治疗方案。轻度及中度发作时,一次 1g,一日 3 ~ 4 次。缓解期,建议给予维持剂量以防症状重现,一般一次 1g,一日 2 ~ 3 次。

儿童按体重一日 40 ~ 60mg/kg 的剂量,分 3 ~ 6 次服用。防止复发:按体重一日 20 ~ 30mg/kg 的剂量,分 3 ~ 6 次服用。

【制剂】柳氮磺吡啶肠溶片(肠溶胶囊、栓)

4. 利福昔明 Rifaximin

本品是广谱肠道抗生素。本品与利福霉素具有同样广泛的抗菌谱,对多数革兰阳性菌和革兰阴性菌,包括需氧菌和厌氧菌的感染具有杀菌作用。由于利福昔明口服时不被胃肠道吸收,所以它是通过杀灭肠道的病原体而在局部发挥抗菌作用。

【适应证】用于敏感菌引起的肠道感染,包括急性和慢性肠道感染、腹泻综合征、夏季腹泻、旅行者腹泻和小肠结肠炎等。

【用法用量】成人口服，每次0.2g(1片)，每日3～4次。6～12岁儿童口服，每次0.1～0.2g(0.5～1片)，每日4次。12岁以上儿童，剂量同成人。可根据医嘱调节剂量和服用次数。除非是遵照医嘱的情况下，每一疗程不应超过7天。

【不良反应】本品不良反应发生率低(<1%)，常见胃肠道不适，如恶心腹痛、气胀和呕吐，偶见荨麻疹等。

【禁忌】以下患者禁用：①对本药或利福霉素过敏者；②肠梗阻者；③严重的肠道溃疡性病变者。

【孕妇及哺乳期妇女用药】哺乳期妇女可在有适当医疗监测的情况下服用本药。

【儿童用药】建议6岁以下儿童不要服用。

【制剂】利福昔明片(干混悬剂、胶囊、软胶囊)

5. 阿莫西林钠舒巴坦钠 Amoxicillin Sodium and Sulbactam Sodium

本品为复方制剂，由阿莫西林钠和舒巴坦钠组成。阿莫西林系杀菌性广谱抗生素，舒巴坦钠系不可逆的广谱β-内酰胺酶抑制剂，可有效地抑制耐药菌产生的β-内酰胺酶，使阿莫西林免遭β-内酰胺酶的破坏。

【适应证】适用于敏感菌等所致的下列感染。上呼吸道感染：鼻窦炎、扁桃体炎、中耳炎、喉炎、咽炎；下呼吸道感染：急性支气管炎、慢性支气管炎急性发作、支气管扩张并感染、肺炎、脓胸、肺脓肿等；泌尿生殖道感染：急性肾盂肾炎、慢性肾盂肾炎急性发作、急性下尿路感染、盆腔感染等；皮肤软组织感染：疖、脓肿、蜂窝织炎、伤口感染等；其他系统感染：感染性腹泻、腹腔感染、败血症、细菌性心内膜炎等。

【用法用量】肌内注射或稀释后静脉滴注给药。每次1.5～3g，加入5%葡萄糖溶液150～200ml静脉滴注，于1小时内滴完，每日2～3次。中、重度感染用量为4.5～6.0g/日，严重感染用量为9.0g/日或一日150mg/kg，分2～3次静脉滴注。疗程为7～14天，重症感染者可适当延长疗程。肾功能不全患者用量酌减。

【不良反应】①局部不良反应，包括注射部位疼痛、血栓性静脉炎。②全身不良反应常见的有腹泻和面部潮红，少见的不良反应有皮疹(红斑性斑丘疹、荨麻疹)、瘙痒、恶心、呕吐、念球菌感染、疲劳、不适、头痛、胸痛、腹胀、舌炎、尿潴留、排尿困难、浮肿、面部肿胀、红斑、寒战、咽部发紧、胸骨痛、鼻衄和黏膜出血。③血清转氨酶升高等。

【禁忌】①对青霉素或其他β-内酰胺类抗生素过敏者禁用。②对舒巴坦钠过敏者禁用。

【孕妇及哺乳期妇女用药】孕妇应用本品的安全性尚未确立，应仅在确有必要时应用本品；由于乳汁中可分泌少量阿莫西林，乳母服用后可能导致婴儿过敏，哺乳期妇女慎用。

【儿童用药】尚无临床资料说明1岁以下儿童用药的安全性。

【老人用药】同成年人用药。肾功能不全者酌减。

【制剂】注射用阿莫西林钠舒巴坦钠

附：用于小儿腹泻的其他西药

1. 药用炭 Medicinal Charcoal

【适应证】本品具有丰富的孔隙，能吸附导致腹泻及腹部不适的多种有毒或无毒的刺激性物质，以及肠内异常发酵产生的气体，从而起止泻的作用。其还可在胃肠道内迅速吸附肌酐、尿酸等有毒物质，降低毒性物质在血液中的浓度，可用于腹泻及胃肠胀气，食物生物碱等中毒后解毒等。

2. 碱式碳酸铋 Bismuth Subcarbonate

【适应证】本品为抗酸剂，用于缓解胃肠功能不全及吸收不良所引起的腹胀、腹泻等症状。也用于高酸性的慢性胃炎、溃疡病，并与抗菌药物联合应用治疗与幽门螺杆菌感染有关的消化性溃疡。

3. 洛哌丁胺 Loperamide

【适应证】本品为止泻药。适用于急性腹泻及各种病因引起的慢性腹泻，对胃、肠部分切除术后和甲亢引起的腹泻也有较好疗效。本品尤其适用于临床上应用其他止泻药效果不显著的慢性功能性腹泻，也用于回肠造瘘术者，可减少排便量和次数，增加大便稠硬度。

4. 地芬诺酯 Diphenoxylate

【适应证】本品具有收敛和止泻作用。用于急、慢性功能性腹泻及慢性肠炎。

5. 头孢曲松 Ceftriaxone

【适应证】用于敏感菌所致的肺炎、支气管炎、腹膜炎、胸膜炎，以及皮肤和软组织、尿路、胆道、骨及关节、耳鼻喉等部位的感染，还用于败血症和脑膜炎等。

6. 头孢噻肟 Cefotaxime

见第十三章“164. 小儿肺炎”。

7. 呋喃唑酮(痢特灵)Furazolidone

【适应证】用于敏感菌所致的细菌性痢疾、肠炎、霍乱、伤寒、副伤寒、贾第虫病、滴虫病等。与抗酸药等合用治疗幽门螺杆菌所致的消化性溃疡、胃窦炎。

8. 甲硝唑 Metronidazole

【适应证】本品具有广谱抗厌氧菌和抗原虫的作用及强大的杀灭滴虫的作用。适用于各种厌氧菌感染，还可用于治疗肠道和肠外阿米巴病(如阿米巴肝脓肿、胸腔阿米巴病等)、阴道滴虫病、小袋虫病、皮肤利什曼病、麦地那龙线虫感染、贾第虫病等。

9. 氨苄西林 Ampicillin

见本章“166. 小儿发热”。

10. 阿莫西林钠氟氯西林钠 Amoxicillin Sodium and Flucloxacillin Sodium

【适应证】适用于敏感菌引起的呼吸道感染、消化道感染、泌尿道感染、皮肤软组织感染、骨和关节感染、口腔及耳鼻喉感染等。

11. 氟氯西林钠 Flucloxacillin Sodium

【适应证】主要适用于耐青霉素的葡萄球菌和对本品敏感的致病菌引起的感染，包括急性胃肠炎等内科感染。

12. 硫酸西索米星 Sisomicin Sulfate

【适应证】适用于革兰阴性菌(包括铜绿假单胞菌)、葡萄球菌和其他敏感菌所致的下列感染:呼吸系统感染、泌尿生殖系统感染、胆道感染、皮肤和软组织感染、感染性腹泻及败血症等。本品用于上述严重感染时宜与青霉素或头孢菌素等联合应用。

13. 复方倍他米松注射液 Compound Betamethasone Injection

【适应证】主要用于治疗对糖皮质激素敏感的急性和慢性疾病,也可用于肾上腺性腺综合征、溃疡性结肠炎、节段性回肠炎、口炎性腹泻、足部疾病(硬鸡眼下滑囊炎、僵拇、小趾内翻)、糖皮质激素奏效的恶病质、肾炎及肾病综合征等。

14. 复方木香小檗碱片 Compound Ancklandia and Berberine Tablets

【适应证】主要用于治疗肠道感染、腹泻。

15. 鞣酸蛋白 Albumin Tannate

【适应证】主要用于消化不良性腹泻。

16. 鞣酸苦参碱胶囊 Sophora Alkaloids Tannate Capsules

【适应证】主要用于功能性腹泻和急慢性肠炎、肠易激综合征引起的腹泻。

17. 地衣芽孢杆菌活菌胶囊(颗粒)Bacillus Licheniformis Capsule, Live

【适应证】主要用于细菌或真菌引起的急、慢性肠炎,腹泻,也可用于其他原因引起的胃肠道菌群失调的防治。

18. 蜡样芽孢杆菌片(粉)Bacillus Cereus Tablets

【适应证】主要用于肠炎、腹泻、婴幼儿腹泻、肠功能紊乱的治疗。

19. 复合乳酸菌胶囊 Lactobacillus Complex Capsules

【适应证】主要用于肠道菌群失调引起的肠功能紊乱,如急、慢性腹泻等。

20. 双歧杆菌乳杆菌三联活菌片 Live Combined Bifidobacterium and Lactobacillus Tablets

【适应证】主要用于治疗肠道菌群失调引起的腹泻、慢性腹泻及便秘。

21. 凝结芽孢杆菌活菌片 Bacillus coagulans Tablets, Live

【适应证】主要用于因肠道菌群失调引起的急、慢性腹泻、慢性便秘、腹胀和消化不良等症。

22. 硫糖铝小檗碱片 Sucralfate and Berberine Tablets

【适应证】主要用于慢性胃炎、胃肠炎。

23. 双歧杆菌四联活菌片 Bifidobacterium tetravaccine Tablets(live)

见本章“180. 小儿厌食症”。

24. 枯草芽孢杆菌活菌胶囊 Bacillus subtills Capsule, live

【适应证】本品适用于急性腹泻,某些肠道致病菌感染引起的轻、中度腹泻,以及肠道菌群失调所致的腹泻。

25. 酪酸梭状芽孢杆菌制剂 Clostridium Butyricum

【适应证】用于急、慢性腹泻,肠易激综合征,假膜性肠炎,消化不良等疾病的对症治疗。

26. 乳酸菌素 Lacidophilin

【适应证】用于肠内异常发酵、消化不良、肠炎和小儿腹泻。

27. 消旋卡多曲 Racecadotril

【适应证】用于1月以上婴儿和儿童的急性腹泻,必要时给予口服补液或静脉补液。

28. 双歧杆菌三联活菌胶囊(散、肠溶胶囊)Live Combined Bifidobacterium, Lactobacillus and Enterococcus Capsules, Oral

【适应证】本品为复方制剂,每粒含长型双歧杆菌、嗜酸乳杆菌、粪肠球菌。用于因肠道菌群失调引起的急慢性腹泻、便秘,也可用于治疗中型急性腹泻、慢性腹泻及消化不良、腹胀。

29. 氧氟沙星 Ofloxacin Capsules

【适应证】适用于敏感菌引起的各种感染,包括胃肠道感染,由志贺菌属、沙门菌属、产肠毒素大肠埃希菌、亲水气单胞菌、副溶血弧菌等所致。

30. 甲磺酸培氟沙星 Pefloxacin Mesylate

【适应证】用于由培氟沙星敏感菌所致的各种感染,包括胃肠道细菌感染等。

31. 泛酸钙(维生素 B_5)Calcium Pantothenate

【适应证】主要用于维生素B族缺乏症及周围神经炎、手术后肠绞痛等,也可用于口炎性腹泻。

32. 维生素 B_{12} Vitamin B_{12}

【适应证】主要用于巨幼红细胞性贫血,也可用于口炎性腹泻等。

33. 硫酸庆大霉素 Gentamicin Sulfate

【适应证】可用于治疗细菌性痢疾或其他细菌性肠道感染,亦可用于结肠手术前准备。

34. 硫酸卡那霉素 Kanamycin Sulfate

【适应证】硫酸卡那霉素为抗感染药。适用于治疗敏感革兰阴性杆菌所致的严重感染,包括细菌性痢疾、肠炎等,亦可用于腹部手术前清洁肠腔。

35. 头孢孟多酯钠 Cefamandole Nafate

【适应证】适用于敏感细菌所致的肺部感染、尿路感染、胆道感染、皮肤软组织感染、骨和关节感染,以及败血症、腹腔感染等。

36. 制霉菌素 Nystatin

【适应证】本品口服可用于治疗消化道念珠菌病。

二、中药

1. 儿泻停颗粒

【处方组成】茜草藤、乌梅、甘草

【功能主治】清热燥湿,固肠止泻。用于湿热内蕴型小儿腹泻,症见大便稀薄,或伴有发热,腹痛,恶心,呕吐。

【用法用量】开水冲服。1~6个月,每次1袋;7个月至2岁,每次2袋;3岁,每次4袋;4~6岁,每次6袋;7~14岁,每次8袋。一日3次。3天为一疗程。

2. 健儿止泻颗粒

【处方组成】芋头

【功能主治】固脾止泻。用于小儿伤于乳食,寒暖失调所致的泄泻。

【用法用量】开水冲服,周岁以内一次6g,1~5岁一次6~12g,5岁以上一次12~18g,一日3次。

3. 小儿腹泻外敷散

【处方组成】吴茱萸、丁香、胡椒、肉桂

【功能主治】温中散寒,止痛止泻。用于脾胃虚寒所致的泄泻,症见大便溏泻,脘腹疼痛,喜温喜按。

【用法用量】外用。用食醋调成糊状,敷于脐部,2岁以下一次1/4瓶,2岁以上一次1/3瓶;大便每日超过20次者,敷涌泉穴,用量为1/4瓶,每24小时换药1次。

4. 丁桂儿脐贴

【功能主治】健脾温中,散寒止泻。适用于小儿泄泻,腹痛的辅助治疗。

【用法用量】外用。贴于脐部,一次1贴,24小时换药1次。

【使用注意】脐部疾患者禁用。

5. 藿香正气水(丸、口服液、片、合剂、颗粒、胶囊、软胶囊)

见本章"160. 小儿感冒"。

6. 健胃消食片(胶囊、颗粒、口服液)

见本章"180. 小儿厌食症"。

7. 启脾丸(口服液)

见本章"182. 疳证(疳积)"。

8. 附子理中丸(片、口服液)

【处方组成】附子(制)、党参、白术(炒)、干姜、甘草

【功能主治】温中健脾。用于脾胃虚寒,脘腹冷痛,呕吐泄泻,手足不温。

【用法用量】口服。水蜜丸一次6g,大蜜丸一次1丸,一日2~3次。

【使用注意】孕妇慎用。

9. 小儿腹泻宁糖浆(袋泡剂)

【处方组成】党参、白术、茯苓、葛根、甘草、广藿香、木香

【功能主治】健脾和胃,生津止泻。用于脾胃气虚所致的泄泻,症见大便泄泻,腹胀腹痛,纳减,呕吐,口干,倦怠乏力,舌淡苔白。

【用法用量】口服。10岁以上儿童一次10ml,一日2次;10岁以下儿童酌减。

【使用注意】呕吐泄泻后舌红口渴,小便短赤者慎用。

10. 小儿敷脐止泻散

【处方组成】黑胡椒

【功能主治】温中散寒,止泻。用于小儿中寒、腹泻、腹痛。

【用法用量】外用,贴敷肚脐。一次1袋,一日1次。

【使用注意】脐部皮肤破损及有炎症者,大便有脓血者忌用;敷药期间忌食生冷油腻。

11. 小儿泻速停颗粒

【处方组成】地锦草、儿茶、乌梅、焦山楂、茯苓、白芍、甘草

【功能主治】清热利湿,健脾止泻,缓急止痛。用于小儿湿热壅大肠所致的泄泻,症见大便稀薄如水样,腹痛,纳差;小儿秋季腹泻及迁延性、慢性腹泻见上述证候者。

【用法用量】口服。一日3~4次;6个月以下,一次1.5~3g;6个月至1岁以内,一次3~6g;1~3岁一次6~9g;3~7岁一次10~15g,7~12岁一次15~20g,或遵医嘱。

【使用注意】忌食生冷油腻之品;腹泻严重,有较明显脱水表现者应及时就医。

12. 小儿泻痢片

【处方组成】葛根、黄芩、黄连、厚朴、白芍、茯苓、焦山楂、乌梅、甘草、滑石粉

【功能主治】清热利湿,止泻。用于小儿湿热下注所致的痢疾、泄泻,症见大便次数增多或里急后重、下利赤白。

【用法用量】口服。1岁以下一次1片,2~3岁一次2~3片,4岁以上一次4~6片,一日4次。

13. 儿童回春丸

见本章"167. 小儿惊风"。

附:用于小儿腹泻的其他中药

1. 小儿功劳止泻颗粒

【功能主治】清热解毒,利湿止泻。用于大肠湿热所致的小儿腹泻。

2. 止泻灵颗粒(片、糖浆)

【功能主治】清热利湿,健脾,止泻。用于小儿消化不良,单纯性腹泻。

3. 苍苓止泻口服液

【功能主治】清热除湿,运脾止泻。用于湿热所致的小儿泄泻。症见水样或蛋花样粪便,或挟有黏液,无热或发热,腹胀,舌红苔黄,以及小儿轮状病毒性肠炎见以上症状者。

4. 婴儿健脾颗粒(口服液、散)

【功能主治】健脾,消食,止泻。用于婴儿非感染性腹泻属脾虚挟滞证候者,症见大便次数增多,粪质稀,气臭,含有未化之物,面色不华,乳食少进,腹胀腹痛,睡眠不宁。

5. 丁蔻理中丸

【功能主治】温中散寒,补脾健胃。用于脾胃虚寒,脘腹挛痛,呕吐泄泻,消化不良。

6. 六君子丸

【功能主治】补脾益气,燥湿化痰。用于脾胃虚弱所致的食量不多,气虚痰多,腹胀便溏。

7. 香苏正胃丸

见本章“160. 小儿感冒”。

8. 泻定胶囊

【功能主治】温中燥湿，涩肠止泻。用于轻、中度急性泄泻（小儿寒湿症），症见肠鸣食少，腹胀痛，舌苔薄白或白腻，泄泻清稀，甚至水样。

9. 双苓止泻口服液

【功能主治】清热化湿，健脾止泻。用于湿热内蕴、脾虚失健所致的小儿腹泻，可伴有发热，腹痛，口渴，尿少。

10. 小儿泄泻停颗粒

【功能主治】健脾化湿，消肿止泻。用于婴儿腹泻。

11. 小儿香橘丸

见本章“180. 小儿厌食症”。

12. 小儿康颗粒

见本章“181. 小儿消化不良”。

13. 胃肠安丸

【功能主治】芳香化浊，理气止痛，健胃导滞。用于消化不良引起的腹泻，肠炎，菌痢，脘腹胀满，腹痛，食积乳积。

14. 健脾康儿片

【功能主治】健脾养胃，消食止泻。用于脾虚肠胃不和、饮食不节引起的腹胀便泻，面黄肌瘦，食少倦怠，小便短少。

15. 小儿止泻安颗粒

【功能主治】健脾和胃，利湿止泻。用于小儿消化不良腹泻，脾虚腹泻。

16. 幼泻宁颗粒

【功能主治】健脾利湿，温中止泻。用于小儿脾失健运消化不良引起的腹泻。

17. 小儿健脾贴膏

【功能主治】疏通经络，温中健脾。用于小儿消化不良。

18. 小儿四症丸

【功能主治】健脾消导，止泻。用于小儿春秋泄泻，呕吐腹痛，身热尿少。

19. 小儿止泻片（膏、贴）

【功能主治】健脾利水，涩肠止泻。用于脾胃虚弱，腹泻，腹痛。

20. 小儿启脾丸（片）

【功能主治】和胃，健脾，止泻。用于脾胃虚弱，食欲不振，消化不良，腹胀便溏。

21. 温脾止泻丸

【功能主治】温中散寒，健脾止泻。用于脾寒阳虚、中宫失运，症见泄泻无度，样如米泔。

22. 小儿腹泻贴

【功能主治】温中健脾，散寒止泻。用于小儿脾胃虚寒性腹泻轻症，症见腹痛、便溏、纳差、神疲。

23. 醒脾养儿胶囊（颗粒）

【功能主治】醒脾开胃，养血安神，固肠止泻。用于脾气虚所致的食欲不振，便溏腹泻，夜寐不安。

24. 儿脾醒颗粒

【功能主治】健脾和胃，消食化积。用于脾虚食滞引起的小儿厌食，大便稀溏，消瘦体弱。

25. 儿泻康贴膜

【功能主治】温中散寒止泻。适用于小儿非感染性腹泻，中医辨证属风寒泄泻者，症见泄泻，腹痛，肠鸣。

26. 肥儿宝颗粒

【功能主治】利湿消积，驱虫助食，健脾益气。用于小儿疳积，暑热腹泻，纳呆自汗，烦躁失眠。

27. 舒腹贴膏

【功能主治】温中散寒，行气止痛。用于胃脘痛，腹痛腹胀，恶心，呕吐，食欲不振，肠鸣腹泻，小儿泄泻。

28. 潞党参膏滋

【功能主治】补中益气，健脾益肺。用于脾肺虚弱所致的气短心悸，食少便溏，虚喘咳嗽。主治脾虚型小儿泄泻，贫血，慢性胃炎。

29. 小儿泻止散

【功能主治】清热利湿止泻。用于小儿湿热内蕴，非感染性轻度腹泻，症见泻泄水样便，恶心，呕吐，纳减，口渴，腹痛等。

30. 康腹止泻片

【功能主治】化滞止泻。用于饮食不节或水土不服引起的成人及小儿腹泻，属于湿热、食滞证者。症见食欲不振，恶心呕吐，腹胀腹泻，消化不良。

31. 香橘丸

【功能主治】健脾开胃，燥湿止泻。用于小儿脾胃虚弱所致的脘腹胀满，消化不良，呕吐泄泻。

32. 健脾止泻宁颗粒

【功能主治】清热除湿，健脾止泻。用于小儿脾虚湿热所致的腹泻。

33. 小儿利湿止泻颗粒

【功能主治】利湿健脾止泻。用于湿邪困脾所致的小儿泄泻。

34. 小儿渗湿止泻散

【功能主治】健脾和胃，渗湿止泻。用于小儿脾虚引起的腹泻，腹痛，胀满，食少，小便不利。

35. 小儿健脾口服液

【功能主治】益气健脾，和胃运中。用于脾胃虚弱，呕吐泄泻，不思饮食。

36. 泻痢保童丸

【功能主治】健脾化湿，温中止泻。用于小儿脾胃虚弱引起的慢性腹泻，腹中作痛，饮食少进，精神疲倦。

37. 胃肠宁片（颗粒）

【功能主治】清热祛湿，健胃止泻。用于泄泻及小儿消化不良。

38. 小儿喜食糖浆（片、咀嚼片、泡腾片、颗粒）

见本章“180. 小儿厌食症”。

39. 肠炎宁片(咀嚼片、胶囊、颗粒、丸、糖浆、口服液)

【功能主治】清热利湿,行气。用于大肠湿热所致的泄泻,症见大便泄泻、腹痛腹胀;急慢性胃肠炎、腹泻、小儿消化不良见上述证候者。

40. 儿宝颗粒(膏)

见本章“180. 小儿厌食症”。

41. 宝儿康糖浆(散)

见本章“180. 小儿厌食症”。

42. 小儿胃宝丸(片)

【功能主治】消食化积,健脾养胃。用于伤食伤乳,呕吐泄泻,脾虚胃弱,消化不良。

43. 抱龙丸

【功能主治】祛风化痰,健胃和胃。用于脾胃不和、风热痰内蕴所致的腹泻,症见食乳不化,恶心呕吐,大便稀,有不消化食物。

44. 小儿泻止散

【功能主治】清热利湿,止泻。用于小儿湿热内蕴,非感染性轻度腹泻,症见泄泻水样便,恶心,呕吐,纳减,口渴,腹痛等。

186. 小儿腹痛

〔基本概述〕

腹痛是指由于各种原因引起的腹腔内外脏器的病变,而表现为腹部的疼痛。

腹痛可分为急性与慢性两类。其病因极为复杂,可出现在多种疾病中,包括炎症、肿瘤、出血、梗阻、穿孔、创伤及功能障碍等。

小孩常腹痛可能是肠痉挛:如果腹痛只是偶尔发生或发生次数并不频繁,一般不用服药治疗,经过几分钟或十几分钟,甚至数秒钟,腹痛往往会自然缓解。如是所谓的“肠痉挛症”,也就是说,腹痛的症状可连续几天,或一天之内要痛几次,甚至因腹痛影响孩子的学习和生活,这时就需要服用解痉药及抗过敏的药物,如颠茄及异丙嗪(非那更)等。同时还可采取一些临时止痛措施,包括腹部的局部保暖,应用暖水袋,按摩或针灸等方法。经过以上的处理,肠痉挛一般可在3天左右逐渐缓解。

有些孩子通过药物治疗及家长的细心照料,腹痛虽然可以缓解,但仍是反复发作。每次到医院看病儿乎都诊断为“肠痉挛”。这时就应做进一步的详细检查,如胃电图、胃肠道钡餐造影检查及腹部B超检查等,以排除腹部其他疾病的可能性。如果各项检查都是正常时,就可明确诊断为“原发性肠痉挛症”。临床经验表明,这种病一般随着年龄的增长,腹痛往往可以自然痊愈。

中医学认为,小儿腹痛的原因主要有感受寒邪,乳食积滞,脏腑虚冷,气滞血瘀,蛔虫扰动等。治疗以调理气机、疏通经脉为主,并根据不同的病因采取温经散寒、消食导滞、扶正补虚、活血化瘀等方法。而产后腹痛的原因以血虚血瘀为主,治疗应以中药为主,并根据不同的证型和临床表现进行辨证施治,对血虚者给予补血益气,对血瘀者给予活血散寒止痛。

〔治疗原则〕

对腹痛者的治疗应查明病因,针对病因进行治疗。适当给予解痉药物如阿托品、654-2或维生素 K_3 可暂时缓解腹痛。有些如绞窄性肠梗阻、胃肠道穿孔、坏死性胰腺炎、急性阑尾炎等尚应及时进行手术治疗。

腹痛的治疗主要包括以下几点。

(1)禁食,输液,纠正水、电解质和酸碱平衡的紊乱。

(2)积极抢救休克。

(3)有胃肠梗阻者应予胃肠减压。

(4)应用广谱抗生素以预防和控制感染。

(5)可酌用解痉止痛剂,除非诊断已经明确应禁用麻醉止痛剂。

(6)中医辨证论治。

〔用药精选〕

一、西药

1. 硫酸阿托品 Atropine Sulfate

本品为典型的M胆碱受体阻滞剂。除一般的抗M胆碱作用解除胃肠平滑肌痉挛、抑制腺体分泌、扩大瞳孔、升高眼压、视力调节麻痹、心率加快、支气管扩张等外,大剂量时能作用于血管平滑肌,扩张血管、解除痉挛性收缩,改善微循环。

【适应证】①各种内脏绞痛,如胃肠绞痛及膀胱刺激症状。对胆绞痛、肾绞痛的疗效较差。②全身麻醉前给药、严重盗汗和流涎症。③迷走神经过度兴奋所致的窦房阻滞、房室阻滞等缓慢型心律失常,也可用于继发于窦房结功能低下而出现的室性异位节。④抗休克。⑤解救有机磷酸酯类中毒。

【不良反应】常见便秘、出汗减少、口鼻咽喉干燥、视物模糊、皮肤潮红、排尿困难、胃肠动力低下、胃食管反流;少见眼压升高、过敏性皮疹、疱疹;接触性药物性眼睑结膜炎。

【禁忌】对本品过敏者、青光眼及前列腺增生者、高热者禁用。

【孕妇及哺乳期妇女用药】本品对孕妇的安全性尚不明确,静脉注射本品可使胎儿心动过速。孕妇使用需考虑用药的利弊。本品可分泌入乳汁,并有抑制泌乳作用,哺乳期妇女慎用。

【儿童用药】婴幼儿对该品的毒性反应极敏感,特别是痉挛性麻痹与脑损伤的小儿,反应更强,环境温度较高时,因闭汗有体温急骤升高的危险,应用时要严密观察。

【老年用药】老年人容易发生抗 M 胆碱样副作用，如排尿困难、便秘、口干（特别是男性），也易诱发未经诊断的青光眼，一经发现，应即停药。该品对老年人尤易致汗液分泌减少，影响散热，故夏天慎用。

【用法用量】①成人，口服，一次 0.3～0.6mg，一日 3 次，极量一次 1mg 或一日 3mg。皮下注射、肌内注射、静脉注射：请遵医嘱。

②儿童，口服，按体重 0.01mg/kg，每 4～6 小时 1 次。静脉注射：儿童耐受性差，0.2～10mg 可中毒致死。

【制剂】①硫酸阿托品片（注射液）；②注射用硫酸阿托品

2. 氢溴酸山莨菪碱 Anisodamine Hydrobromide

山莨菪碱为阻断 M 胆碱受体的抗胆碱药，作用与阿托品相似或稍弱，可使平滑肌明显松弛，并能解除血管痉挛（尤其是微血管），同时有镇痛作用。

【适应证】用于缓解胃肠道、胆管、胰管、输尿管等痉挛引起的绞痛、感染中毒性休克、血管痉挛和栓塞引起的循环障碍、抢救有机磷中毒、各种神经痛（如坐骨神经痛）、眩晕症、眼底疾病、突发性耳聋。

【不良反应】口干、面部潮红、轻度扩瞳、视近物模糊；心率加快、排尿困难，用量过大时可出现阿托品样中毒症状。

【禁忌】颅内压增高、脑出血急性期、青光眼、前列腺增生、新鲜眼底出血、幽门梗阻、肠梗阻、恶性肿瘤者。孕妇禁用。

【孕妇及哺乳期妇女用药】孕妇禁用。

【儿童用药】婴幼儿慎用。

【老年用药】年老体虚者慎用。老年男性多患有前列腺肥大，用药后易致前列腺充血导致尿潴留发生。

【用法用量】口服。一次 5～10mg，一日 3 次。肌内注射、静脉注射：请遵医嘱。

【制剂】氢溴酸山莨菪碱片（注射液），消旋山莨菪碱片，盐酸消旋山莨菪碱氯化钠注射液

3. 颠茄 Belladonna

本品为胃肠解痉药类非处方药药品，有解除胃肠道痉挛、抑制胃酸分泌作用，用于胃肠道平滑肌痉挛及溃疡病的辅助治疗。

【适应证】缓解胃肠道痉挛性疼痛。用于胃及十二指肠溃疡，轻度胃肠、平滑肌痉挛，胆绞痛，输尿管结石等引起的腹痛，胃炎及胃痉挛引起的呕吐和腹泻，迷走神经兴奋导致的多汗、流涎、心率慢、头晕等。

【不良反应】较常见的有便秘、出汗减少、口鼻咽喉及皮肤干燥、视力模糊、排尿困难（尤其老年人）。少见的有眼睛痛、眼压升高、过敏性皮疹或疱疹。

【禁忌】对本品过敏、青光眼、前列腺增生、心动过速患者禁用。

【孕妇及哺乳期妇女用药】哺乳期妇女禁用。孕妇慎用。

【儿童用药】儿童应在医师指导下使用。

【老年用药】老年患者应在医师指导下使用。

【用法用量】口服。①颠茄片：成人一次 10mg，一日 3 次。必要时 4 小时可重复 1 次。②颠茄酊：一次 0.3ml～1.0ml，极量一次 1.5ml，一日 3 次。③颠茄流浸膏：一次 0.01～0.03ml，一日 3 次。极量一次 0.06ml，一日 0.2ml。④颠茄浸膏：一次 8～16mg。极量一次 50mg。

【制剂】①颠茄片；②颠茄酊；③颠茄流浸膏；④颠茄浸膏

4. 热敷袋 Foment Bag

本品含铁屑、活性炭、锯木屑、蛭石、氯化钠。本品中铁屑为二价铁，在空气中氧化生成三价铁，在碳粉的作用下又还原为二价铁，在氧化还原过程中，能产生 40℃～60℃的热度。维持 20～26 个小时，当热敷袋紧贴于患处时，此热传至机体，5 分钟后，局部皮肤血管扩张、充血，加速血液循环，促进局部的新陈代谢，从而达到物理治疗而止痛的目的。

【适应证】用于肩周炎、腰腿痛、关节痛、坐骨神经痛、软组织损伤、胃寒、腹痛、痛经。

【用量用法】外用。剪开外袋，轻揉内袋，即可发热，将热袋装在绷带内，除去绷带上的密封，将绷带上药面对准患部，热敷 24 小时。

【禁忌】对本品过敏、开放性损伤、血肿早期患者禁用。

附：用于小儿腹痛的其他西药

1. 维生素 K_3 Vitamin K_3

【适应证】主要用于缺乏维生素 K 引起的出血性疾病，也用于胆石症、胆道蛔虫病引起的胆绞痛，有一定的镇痛作用。

2. 次水杨酸铋 Bismuth Subsalicylate

见本章“185. 小儿腹泻”。

3. 氢溴酸东莨菪碱 Scopolamine Hydrobromide

【适应证】可用于治疗各种病因引起的胃肠道痉挛、胃肠道蠕动亢进、胆绞痛或肾绞痛等。也可用于子宫痉挛等。

4. 丁溴东莨菪碱 Scopolamine Butylbromide

【适应证】可用于各种病因引起的胃肠道痉挛、胆绞痛、肾绞痛或胃肠道蠕动亢进等。

5. 匹维溴铵 Pinaverium Bromide

【适应证】①对症治疗与肠功能紊乱有关的疼痛，排便异常和胃肠不适；②对症治疗与胆道功能紊乱有关的疼痛。

6. 蒙脱石 Montmorillonite

见本章“185. 小儿腹泻”。

二、中药

1. 藿香正气水（口服液、滴丸、片、合剂、胶囊、软胶囊、颗粒）

见本章“160. 小儿感冒”。

2. 良附丸（软胶囊）

见本章“184. 小儿呕吐”。

3. 暖脐膏

【处方组成】当归、白芷、乌药、小茴香、八角茴香、木香、香附、乳香、母丁香、没药、肉桂、沉香、人工麝香

【功能主治】温里散寒，行气止痛。用于寒凝气滞引起的少腹冷痛，脘腹痞满，大便溏泻。

【用法用量】外用，加温软化，贴于脐上。

【使用注意】孕妇禁用。

4. 桂附理中丸

见本章"184. 小儿呕吐"。

5. 参桂理中丸

见本章"184. 小儿呕吐"。

6. 纯阳正气丸(胶囊)

见本章"184. 小儿呕吐"。

7. 药艾条

【处方组成】艾叶、桂枝、高良姜、广藿香、降香、香附、白芷、陈皮、丹参、生川乌

【功能主治】行气血，逐寒湿。用于风寒湿痹，肌肉酸麻，关节四肢疼痛，脘腹冷痛。

【用法用量】直接灸法，一次适量，红晕为度，一日1～2次；或遵医嘱。

【使用注意】孕妇禁用。

8. 十香暖脐膏

【处方组成】当归、白芷、乌药、小茴香(盐炙)、八角茴香、木香、香附、乳香(醋炙)、母丁香、没药(醋炙)、肉桂、沉香

【功能主治】温中散寒，活血止痛。用于寒凝血瘀所致的腹痛，症见脘腹冷痛，腹胀腹泻，食欲减少，喜热喜按，亦可用于妇女宫寒带下。

【用法用量】用生姜擦净患处，将本品加温软化，贴于脐腹或痛处。

【使用注意】孕妇禁用。

9. 十香丸

【处方组成】木香、沉香、泽泻(盐水炒)、乌药、陈皮、丁香、小茴香(炒)、香附(制)、荔枝核(炒)、猪牙皂

【功能主治】疏肝行气，散寒止痛。用于气滞寒凝所致的疝气、腹痛。

【用法用量】口服。一次1丸，一日1～2次。

10. 丁蔻理中丸

见本章"184. 小儿呕吐"。

11. 附子理中丸(片、口服液)

见本章"185. 小儿腹泻"。

12. 沉香化气丸(片、胶囊)

【处方组成】沉香、木香、广藿香、香附(醋制)、砂仁、陈皮、莪术(醋制)、六神曲(炒)、麦芽(炒)、甘草

【功能主治】理气疏肝，消积和胃。用于肝胃气滞引起的脘腹胀痛，胸膈痞满，不思饮食，嗳气泛酸。

【用法用量】丸剂，口服，一次3～6g，一日2次。

【使用注意】孕妇禁用。

附：用于小儿腹痛的其他中药

1. 香连丸(片、胶囊、颗粒)

【功能主治】清热化湿，行气止痛。用于大肠湿热所致的痢疾，症见大便脓血，里急后重，发热腹痛；肠炎、细菌性痢疾见上述证候者。

2. 葛根芩连片(丸、胶囊、颗粒、口服液、微丸)

【功能主治】解肌清热，止泻止痢。用于湿热蕴结所致的泄泻、痢疾，症见身热烦渴，下痢臭秽，腹痛不适。

3. 活络油

【功能主治】舒筋活络，祛风散瘀。用于风湿骨痛，筋骨疼痛，腰骨刺痛，跌打旧患，小疮肿痛，皮肤瘙痒，蚊叮虫咬，舟车晕浪，头晕肚痛。

4. 肚痛丸

【功能主治】温中散寒，理气止痛。用于寒凝气滞所致的腹中冷痛，胸胁胀闷，呕逆吐酸。

5. 丁桂儿脐贴

见本章"185. 小儿腹泻"。

6. 复方丁香开胃贴

【功能主治】健脾开胃，燥湿和中，调气导滞。适用于由脾胃虚弱或寒湿困脾所致的食少纳呆，脘腹胀满，大便溏泄，嗳气欲呕，腹痛肠鸣的辅助治疗。

7. 肠泰合剂

【功能主治】清热渗湿，固肠止泻。适用于大肠湿热内蕴所致的腹痛，腹泻，口苦的辅助治疗。

8. 驱风保济油

【功能主治】驱风，止痛，提神。用于伤风感冒，中暑头晕，舟车晕浪，头痛腹痛，皮肤瘙痒。

9. 健脾理肠片

【功能主治】健脾益气，温和止泻，行气消胀。主要用于脾虚腹泻、腹痛、纳差、乏力。

10. 健胃止疼五味胶囊(哈日嘎日迪-5)

【功能主治】祛寒健胃，止疼。用于胃肠痉挛，脘腹冷疼，食欲不振，寒性呕吐，腹泻。

11. 木香分气丸

见本章"184. 小儿呕吐"。

12. 七香止痛丸

【功能主治】温中散寒，行气止痛。用于脘腹气滞疼痛。

13. 肠胃散

【功能主治】温中散寒，燥湿止泻。用于寒湿蕴结所致的泄泻，腹痛肠鸣。

14. 肚痛健胃整肠丸

【功能主治】用于消化不良、水土不服和食物不洁所致的

肠胃不适,腹胀肚痛,泄泻。

15. 湘曲

【功能主治】健胃利湿,消积导滞。用于感冒风寒,肠胃积滞所致的胸膈饱满,腹痛吐泻。

16. 泻停封胶囊

【功能主治】清热解毒,燥湿止泻。用于腹泻,伤食泄泻,脘腹疼痛,口臭,嗳气。

17. 泻停胶囊

【功能主治】清热燥湿,止泻。用于大肠湿热所致的腹痛泄泻。

18. 小儿渗湿止泻散

【功能主治】健脾和胃,渗湿止泻。用于小儿脾虚引起的腹泻,腹痛,胀满,食少,小便不利。

19. 小儿健脾颗粒(宝宝乐)

【功能主治】温中补虚,和里缓急,开胃消食。用于脾胃虚寒,脘腹隐痛,喜温喜按,胃纳不香,食少便溏。

20. 婴儿健脾散(颗粒、口服液)

【功能主治】健脾,消食,止泻。用于消化不良,乳食不进,腹痛腹泻。

21. 舒腹贴膏

【功能主治】温中散寒,行气止痛。用于胃脘痛,腹痛腹胀,恶心,呕吐,食欲不振,肠鸣腹泻,小儿泄泻。

22. 小儿敷脐止泻散

【功能主治】温中散寒,止泻。用于小儿中寒、腹泻、腹痛。

23. 小儿腹泻宁糖浆(袋泡剂)

【功能主治】健脾和胃,生津止泻。用于脾胃气虚所致的泄泻,症见大便泄泻,腹胀腹痛,纳减,呕吐,口干,倦怠乏力,舌淡苔白。

24. 小儿腹泻外敷散

【功能主治】温中散寒,止痛止泻。用于脾胃虚寒所致的泄泻,症见大便溏泻,脘腹疼痛,喜温喜按。

25. 麝香暖脐膏

【功能主治】祛寒止痛。用于小儿脘腹疼痛,风寒湿痹等。

26. 小儿消积驱虫散

【功能主治】消积杀虫。用于小儿消化不良,食积停滞,腹胀肚痛及驱蛔虫。

27. 助消膏

【功能主治】散寒止痛,收敛止泻。用于脾胃虚寒所致的小儿腹泻、腹痛、腹胀。

28. 小儿石蔻散

【功能主治】平息巴达干协日,消黏毒。用于轻、中型小儿轮状病毒性肠炎,蒙医辨证为巴达干协日者,症见大便次数增多,呈黄绿色水样便,带有未消化的食物及奶瓣,部分有泡沫或黏液,伴腹痛,腹胀,恶心,呕吐,口渴,舌苔白或黄,尿白或黄,量少,脉象缓,沉或细致。

29. 小儿止泻片(膏)

【功能主治】健脾利水,涩肠止泻,祛湿镇痛。用于婴幼儿脾胃虚弱,消化不良,腹泻,腹痛。

30. 小儿止泻贴

【功能主治】温中散寒,止痛止泻。用于感寒腹痛泄泻轻症。

31. 小儿泻止散

【功能主治】清热利湿,止泻。用于小儿湿热内蕴,非感染性轻度腹泻,症见泄泻水样便,恶心,呕吐,纳减,口渴,腹痛等。

32. 小儿双解止泻颗粒

【功能主治】解表清热,祛湿止泻。适用于小儿轮状病毒肠炎之湿热证。症见大便次数增多,粪质稀薄重者如水样,或夹有黏液,色黄或绿,时有腹痛,口渴烦躁,肛门灼热红赤,小便短黄,或伴有流涕,咳嗽,呕吐,发热,舌质红、苔白腻或黄腻,指纹浮紫,脉浮数或滑数。

33. 小儿广朴止泻口服液

【功能主治】祛湿止泻,和中运脾。用于湿困脾土所致的小儿泄泻。症见泄泻,大便稀溏或水样,腹胀,腹痛,纳差,呕吐,或见发热,舌淡苔白腻,以及轮状病毒性肠炎和非感染性腹泻见上述证候者。

34. 十香止痛丸

【功能主治】疏气解郁,散寒止痛。用于气滞胃寒所致的两胁胀满,胃脘刺痛,腹部隐痛。

35. 儿童回春丸

见本章“167. 小儿惊风”。

187. 小儿遗尿

〔基本概述〕

遗尿又称尿床,是小儿睡中不自觉地排尿,醒后方觉的一种疾病。常见于3岁以上的小儿,多因肾气不足,膀胱寒冷,下元虚寒,或病后体质虚弱,脾肺气虚,或不良习惯所致。

遗尿是指小儿5岁以后,睡中小便自遗,醒后方觉的不能自主控制的排尿,轻者数夜一次,重者一夜数次。遗尿是一种常见病,在我国,男孩比女孩患此病的概率高。

3岁以下小儿,由于发育尚未健全,排尿的正常习惯还未养成,夜间遗尿,或学龄儿童因白天嬉戏过度,精神疲劳,睡前多饮等原因,夜间偶尔遗尿者,则不属病态。

遗尿多为3~12岁小孩之疾病。一般说来,婴幼儿在1岁或1岁半时,就能在夜间控制排尿了,尿床现象已大大减少。但有些孩子到了2岁甚至2岁半后,还只能在白天控制排尿,晚上仍常常尿床,这依然是一种正常现象。大多数孩子3岁后夜间不再遗尿。但是如果3岁以上还在尿床,次数达到一个月两次以上,就不正常了。一般情况下,孩子在3~4岁开始控制排尿,如果5~6岁以后还经常性尿床,如每周两次以上并持续达 6 个月，医学上就称为遗尿。

小儿遗尿确切病因尚不清楚，可能与下面的这些因素有关。①遗传因素：夜遗尿通常在家族中显性遗传，若父母都曾为夜遗尿患者，他们的孩子便有 3/4 概率尿床。若父母一方有曾为尿床患者，他们的孩子有 1/2 的概率患病。②疾病因素：蛲虫症（虫体对尿道口的刺激）、尿路感染、肾脏疾患、尿道口局部炎症、脊柱裂、脊髓损伤、骶部神经功能障碍、癫痫、大脑发育不全、膀胱容积过小等等，但因病引起的遗尿只占很小的比例。绝大多数孩子的尿床与精神因素、卫生习惯、环境因素等有关。③睡眠很深，不能及时醒来排尿。④部分患儿没有受到排尿训练，如长期使用尿布，父母夜间不唤醒孩子，抱孩子去厕所撒尿，甚至有些父母在孩子躺在床上睡眠时帮他们排尿，造成孩子睡眠中排尿的习惯。久之，容易发生夜间尿床。⑤膀胱的夜间控制能力发育迟缓。⑥环境因素：突然换新环境，气候变化如寒冷等。

此外，孩子入睡前饮水过多，吃了西瓜等含水量多又有利尿作用的水果，父母在孩子夜间有便意时没有及时把尿等都会造成孩子尿床。

遗尿患者随年龄的增长，症状或许有所改善，停止尿床，但停止夜遗尿可能需要几年的时间，甚至有 1% 的人进入青春期后还继续尿床。

中医学认为，膀胱不约是遗尿的主要病机。下元虚寒，肾气不固是导致膀胱失约的主要病因；亦可由肺脾气虚，肝经湿热所致。肾与膀胱俱虚不能制约水道或脾、肺气虚不能约束水道时可致遗尿。另外，肝胆有伏热、疏泄太过、膀胱不藏，亦可致遗尿。治疗虚证以扶正培本为主，温肾固摄、补肺健脾。肝经湿热者，宜清热利湿；此外，也可酌情配合使用清心滋肾、醒神开窍之法。

〔治疗原则〕

尿床的治疗分为药物治疗、物理治疗和器械校正等。

1. 一般治疗

养成良好的作息制度和卫生习惯，避免过劳，掌握尿床时间和规律，夜间用闹钟唤醒患儿起床排尿 1 ~ 2 次。白天睡 1 ~ 2 小时，白天避免过度兴奋或剧烈运动，以防夜间睡眠过深。在整个疗程中，要树立信心。逐渐纠正害羞、焦虑、恐惧及畏缩等情绪或行为。对有遗尿的儿童，要多劝慰鼓励，少斥责、惩罚，减轻他们的心理负担，这是治疗成功的关键。

要正确处理好引起遗尿的精神因素，通过病史了解导致遗尿的精神诱因及可能存在的心理矛盾，对于可以解决的精神刺激因素，应尽快予以解决，对原来已经发生或现实客观存在、主观无法解决的矛盾和问题，要着重耐心地进行教育，解释，以消除精神紧张，以免引起情绪不安。晚饭后避免饮水，睡觉前排空膀胱内的尿液，可减少尿床的次数。

2. 儿童尿床的行为疗法

（1）排尿中断训练：鼓励孩子在每次排尿中间中断排尿，自己从 1 数到 10，然后再把尿排尽，这样能训练并提高膀胱括约肌控制排尿的能力。

（2）忍尿训练：白天让孩子多饮水，当有尿意时，让他忍住尿，每次忍尿不超过 30 分钟，每天训练 1 ~ 2 次，使膀胱扩张，增加容量，从而减少夜间排尿的次数。

（3）定时训练：在以往晚间经常尿床的时间提前半小时用闹钟结合人为叫醒，让其在室内来回走动，或者用冷水洗脸，使在神志清醒状态下把尿排尽，目的也是有助于建立条件反射。

（4）家长要及时发现孩子尿床，督促孩子自己排空残余尿，擦干局部，更换内裤及干床处理。

（5）总结记录：要求家长每天记录尿床的原因、次数，在日程表上对尿床、不尿床都作个记号，每周总结一次，找出原因，当孩子有进步时应给鼓励。

3. 药物治疗

西医常用药物有：①丙咪嗪，为中枢兴奋剂，可减轻睡眠深度，每晚口服 25 ~ 50mg，适用于觉醒障碍型；②奥昔布宁，别名尿多灵，能降低膀胱内压，增加容量，减少不自主性的膀胱收缩，入睡前口服 2.5 ~ 5mg，适用于昼夜尿频型；③麻黄素，睡前口服 25mg，可增加膀胱颈部和后尿道的收缩力，同时有兴奋中枢作用，可用于混合型；④去氨加压素，是一种人工合成的抗利尿激素，别名弥凝，睡前口服 0.2 ~ 0.4mg/次，适用于夜间多尿型。联合应用阿米替林、去氨加压素和奥昔布宁是目前认为治疗夜间遗尿症的黄金搭档。以 3 个月为一疗程，优点是见效快，缺点是有不同程度的副作用并且停药后易复发。

中医治疗遗尿积累了长期的经验，根据不同的病因辨证施治，采用温补肾阳、泻肝清热、培元益气、固涩小便等方法，也可收到较好的效果。

4. 物理疗法

可采用闹钟定时促醒、针灸、按摩、电针、器械校正等方法。物理疗法无药物的副作用，不易复发，是联合国卫生组织倡导的首选方法。器械校正尿床目前国内尚未广泛应用，在美国有应用夜尿警报器校正的。它是通过长时期的“尿床即被叫醒”，形成一种条件反射，来达到治疗的目的。一般治疗需半年以上。2006 年开始，我国有了自己的知识产权相关产品，如相当于美国夜尿警报器的尿床提醒器、用于成年人的穴位按摩型遗尿治疗仪、用于儿童的 TENS 低频脉冲型遗尿治疗仪。

SNM 疗法即骶神经调节疗法，国外学者于 2001 ~ 2005 年采用该法治疗神经源性和非神经源性下尿路功能紊乱，获得良好的临床效果。近年来，神经调节疗法采用了经皮神经刺激即 TENS 特色疗法，简单易行，效果肯定，是一种很有前途的治疗方法。对药物治疗无效的顽固性遗尿症同样有效。

〔用药精选〕

一、西药

1. 盐酸甲氯芬酯 Meclofenoxate Hydrochloride

本品能促进脑细胞的氧化还原代谢,增加对糖类的利用,对中枢抑制患者有兴奋作用。

【适应证】用于外伤性昏迷、酒精中毒、新生儿缺氧症、儿童遗尿症等。

【用法用量】口服。成人一次0.1~0.2g(1~2粒),一日3次,至少服用1周。儿童一次0.1g(1粒),一日3次,至少服用1周。

【不良反应】胃部不适、兴奋、失眠、倦怠、头痛。

【禁忌】精神过度兴奋、锥体外系症状患者及对本品过敏者禁用。

【制剂】盐酸甲氯芬酯胶囊(分散片)

2. 盐酸奥昔布宁 Oxybutynin Hydrochloride

本品为解痉药,具有较强的平滑肌解痉作用和抗胆碱能作用,也有镇痛作用。其可选择性作用于膀胱逼尿肌,降低膀胱内压,增加容量,减少不自主性的膀胱收缩,而缓解尿急、尿频和尿失禁等。

【适应证】用于无抑制性和反流性神经源性膀胱功能障碍患者与排尿有关的症状缓解,如尿急、尿频、尿失禁、夜尿和遗尿等。

【不良反应】少数患者可出现口干、少汗、视力模糊、心悸、嗜睡、头晕、恶心、呕吐、便秘、阳痿、抑制泌乳等抗胆碱能药物所产生的类似症状,个别患者可见过敏反应或药物特异反应,如荨麻疹和其他皮肤症状。

【禁忌】青光眼、部分或完全胃肠道梗阻、麻痹性肠梗阻、老年或衰弱患者的肠张力缺乏、重症肌无力、阻塞性尿道疾病、处于出血性心血管状态不稳定的患者禁用。

【孕妇及哺乳期妇女用药】妊娠期、哺乳期妇女应慎用本品。

【儿童用药】5岁以下儿童的临床数据不足,不推荐使用。

【老年用药】老年患者慎用。

【用法用量】口服。缓释制剂需吞服,不能嚼碎或压碎。成人一次5mg,一日2~3次,最大剂量一次5mg,一日4次或遵医嘱;5岁以上儿童一次5mg,一日2次,最大剂量一次5mg,一日3次或遵医嘱。

【制剂】盐酸奥昔布宁片(缓释片、胶囊、缓释胶囊、口服溶液)

3. 去氨加压素 Desmopressin

本品为治疗尿崩症用药。

【适应证】主要用于治疗中枢性尿崩症。服用本品后可减少尿液排出,增加尿渗透压,减低血浆渗透压,从而减少尿频和夜尿。本品还可以用于治疗夜间遗尿症(5岁或以上的患者),也用于肾尿液浓缩功能的测试,也可用作术后止血。

【不良反应】疲劳、头痛、恶心和胃痛。一过性血压降低,伴有反射性心动过速及面部潮红,眩晕。治疗时若有对水分摄入进行限制,则有可能导致水潴留,并有伴发症状,如血钠降低、体重增加,严重情形下可发生痉挛。

【禁忌】对本品过敏者、习惯性或精神性烦渴症患者、心功能不全或其他疾患需服用利尿剂的患者不可使用本品。

【孕妇及哺乳期妇女用药】研究证明,在妊娠期内使用去氨加压素的孕妇并不会出现畸形的儿童;去氨加压素可分泌入母乳,但应用治疗剂量时不可能对儿童产生影响。

【儿童用药】慎用于年幼患者。

【老年用药】慎用于年老患者。

【用法用量】口服。①中枢性尿崩症:一次100~200μg,一日3次,一日总剂量为200μg~1.2mg。②夜间遗尿症:首量为200μg,睡前服用,若疗效不显著可增至400μg。连续服用3个月后停用至少1周,以便评估是否需要继续治疗。②静脉注射、肌内注射或皮下注射:请遵医嘱。

【制剂】①醋酸去氨加压素片(注射液);②注射用醋酸去氨加压素

4. 盐酸丙米嗪 Imipramine Hydrochloride

本品为三环类抗抑郁药,主要作用在于阻断中枢神经系统对去甲肾上腺素和5-羟色胺这两种神经递质的再摄取,从而使突触间隙中这两种神经递质浓度增高,发挥抗抑郁作用。

【适应证】用于抑郁症。因具有振奋作用,适用于迟钝型抑郁,但不宜用于激越型抑郁或焦虑性抑郁。亦可用于小儿遗尿症。

【用法用量】①成人常用量:口服,开始一次25~50mg,每日2~4次,以后渐增至每日总量100~300mg。老年患者每日总量30~40mg,分次服用。须根据耐受情况而调整用量。②小儿常用量:口服,治疗6岁以上儿童的遗尿症,每日1次,睡前1小时服25mg。如在一周内未获满意效果,12岁以下每日可增至50mg,12岁以上每日可增至75mg。每日量超过75mg并不能提高治疗遗尿症的效果。

【不良反应】常见震颤、头晕、失眠、口干、心动过速、视力模糊、眩晕,有时出现定向障碍,记忆障碍,便秘、失眠、胃肠道反应、荨麻疹、心肌损害、直立性低血压,偶见白细胞数量减少。

【禁忌】对本品过敏、尿潴留、前列腺增生、慢性便秘、未经治疗的闭角型青光眼、甲状腺功能亢进、嗜铬细胞瘤、严重肝病患者禁用。

【儿童用药】6岁以下儿童禁用。6岁以上儿童酌情减量。

【孕妇及哺乳期妇女用药】孕妇禁用。哺乳期妇女在使用本品期间应停止哺乳。

【老年用药】从小剂量开始,视病情酌减用量,尤须注意防止直立性低血压,以免摔倒。

【制剂】盐酸丙米嗪片

附:用于小儿遗尿的其他西药

盐酸阿米替林 Amitriptyline

【适应证】用于治疗各种偏头痛、各种抑郁症,也可用于儿童遗尿症等。

二、中药

1. 遗尿停胶囊

【处方组成】文冠果子仁霜

【功能主治】益气健脾,补肾缩尿。用于肾气不足和肺脾气虚所致的儿童功能性遗尿。症见睡中遗尿,尿色清,面色无华,神疲乏力,舌淡,脉沉无力。

【用法用量】口服。3~7岁,一次6粒,一日2次;8~14岁,一次8粒,一日2次;15~20岁,一次服10粒,一日2次。

2. 缩泉丸(胶囊)

【处方组成】山药、益智(盐炒)、乌药

【功能主治】补肾缩尿。用于肾虚所致的小便频数,夜间遗尿。

【用法用量】口服。一次3~6g,一日3次。

3. 小儿益麻颗粒

【处方组成】益智、麻黄、肉桂、菟丝子

【功能主治】温肾缩尿,运化脾胃。用于儿童原发性夜间遗尿,肾气不足证。症见夜间睡中遗尿,熟睡不易醒,尿清量多,面色淡白等。

【用法用量】冲服。5~6岁,一次1袋,一日2次,早晚各1次;7~14岁,一次1袋,一日3次。疗程为28天。

4. 健脾止遗片

【处方组成】鸡肠、鸡内金

【功能主治】健脾和胃,缩尿止遗。主治脾胃不和的小儿遗尿症。

【用法用量】口服。5~9岁每次8片,10岁以上每次12片,一日2次,早晚服用,15日为一个疗程,连续服用4个疗程,如第二疗程后无明显疗效应咨询医师。

【使用注意】膀胱炎、肾炎、糖尿病、泌尿系统结核等器质性病变所引起的夜尿症禁用此药。婴幼儿禁用。

5. 金樱子膏(糖浆)

【处方组成】金樱子

【功能主治】补肾固精。用于肾虚不固所致的遗精,遗尿,白带过多。

【用法用量】膏剂,口服,一次10~15g,一日2次。

6. 夜尿宁丸

【处方组成】肉桂、桑螵蛸、补骨脂(盐制)、大青盐

【功能主治】补肾散寒,止湿缩尿。适用于小孩尿床症。

【用法用量】温开水送服,一次1丸,一日3次,10岁以下减半。

【使用注意】对膀胱炎、肾炎、糖尿病、泌尿系统结核等器质性病变所引起的夜尿症禁用。

附:用于小儿遗尿的其他中药

蚁陈固涩口服液

【功能主治】益气补肾,固涩小便。适用于小便频数,遗尿,神疲乏力,畏寒肢冷。

188. 婴儿夜啼

〔基本概述〕

夜啼是指婴儿白天如常,入夜则啼哭不安,或每夜定时啼哭,甚则通宵达旦为临床特征的一种病症。

婴儿因夜间饥饿或尿布潮湿而哭啼,以及伤乳、发热或因其他疾病而突然引起的啼哭,则不属本证范围。

本病多见于初生婴儿,其主要病因有心经积热,暴受惊恐,或脾虚中寒等方面。孕妇脾气躁急,或平素恣食香燥之物,则火伏热郁,内踞心经,胎儿在母腹中感受已偏,出生后又吮母乳,导致内有蕴热,心火上炎,积热上扰,心神不安,则入夜烦躁啼哭。小儿心气怯弱,智慧未能充,若见异常之物,或闻特异声响,可引起突然惊恐,导致心神不宁,神志不安,而在睡眠中发生惊啼。孕母素体虚寒,或过食生冷,导致胎儿禀赋寒自内生,或乳母过食寒凉生冷,儿食其乳,脾胃受寒,或护理不当,沐浴受凉;或睡眠之时腹部受凉,均可导致寒邪犯脾,腹中作痛而啼哭不止。

〔治疗原则〕

现代医学认为小儿缺钙也是引起小儿夜啼的重要因素,可以通过补钙和补充维生素D的方式来治疗。

中医对本病的治疗积累了较丰富的经验,根据夜啼的病因辨证施治,对心经积热者治以清心降火,暴受惊恐者治以镇惊安神,对脾虚中寒者,治以温脾散寒、理气止痛,常可取得较好的效果。

〔用药精选〕

一、西药

1. 维生素D滴剂 Vitamin D Drops

维生素D可参与钙和磷的代谢,促进其吸收,并对骨质形成有重要作用。

【适应证】主要用于预防和治疗维生素D缺乏症,如佝偻病等。可用于婴儿缺钙引起的夜啼等。

【用法用量】口服。成人与儿童一日1~2粒。

【不良反应】长期过量服用,可出现中毒,早期表现为骨关节疼痛、肿胀,皮肤瘙痒,口唇干裂,发热,头痛,呕吐,便秘

或腹泻,恶心等。

【禁忌】维生素 D 增多症、高钙血症、高磷血症伴肾性佝偻病患者禁用。

2. 碳酸钙 Calcium Carbonate

本品参与骨骼的形成与骨折后骨组织的再建,以及肌肉收缩、神经传递、凝血机制并降低毛细血管的渗透性等。

【适应证】主要用于预防和治疗钙缺乏症,如骨质疏松、手足抽搐症、骨发育不全、佝偻病,以及儿童、妊娠和哺乳期妇女、绝经期妇女、老年人钙的补充。可用于婴儿缺钙引起的夜啼等。

【用法用量】咀嚼后咽下,一日 2 ~ 9 片,分次服用。

【不良反应】①嗳气、便秘。②偶可发生奶-碱综合征,表现为高血钙、碱中毒及肾功能不全。(因服用牛奶及碳酸钙或单用碳酸钙引起)。③过量长期服用可引起胃酸分泌反跳性增高,并可发生高钙血症。

【禁忌】高钙血症、高钙尿症、含钙肾结石或有肾结石病史患者禁用。

【制剂】碳酸钙片,碳酸钙咀嚼片,碳酸钙胶囊,碳酸钙颗粒;碳酸钙泡腾颗粒(干混悬剂、口服混悬液)

3. 乳酸钙片 Calcium Lactate Tablets

本品参与骨骼的形成与骨折后骨组织的再建,以及肌肉收缩、神经传递、凝血机制并降低毛细血管的渗透性等。

【适应证】本品为补钙剂,主要用于预防和治疗钙缺乏症,如骨质疏松,手足抽搐症,骨发育不全,佝偻病,以及妊娠和哺乳期妇女、绝经期妇女钙的补充。可用于婴儿缺钙引起的夜啼等。

【用法用量】口服。成人每次 1 ~ 2 片,一日 2 ~ 3 次;儿童每次 1 片,一日 2 ~ 3 次。

【不良反应】偶见便秘。

【禁忌】①高钙血症、高尿血症、含钙肾结石或有肾结石病史者禁用。②服用洋地黄类药物期间禁用。

附:用于婴儿夜啼的其他西药

1. 葡萄糖酸钙 Calcium Gluconate

【适应证】本品为钙补充剂。可用于治疗钙缺乏症,可试用于婴儿缺钙引起的夜啼等。

2. 维生素 D_3 Vitamin D_3

【适应证】主要用于维生素 D 缺乏症的预防与治疗。可试用于婴儿缺钙引起的夜啼等。

二、中药

1. 小儿夜啼颗粒

【处方组成】小槐花、布渣叶、山楂叶、连翘、金银花、菊花、淡竹叶、灯心草、蝉蜕、钩藤、甘草

【功能主治】清热除烦,健胃消食。用于脾胃不和,食积化热所致的小儿夜啼证。症见乳食少思,见食不贪或拒食、腹胀,时哭闹,烦躁不安,夜睡惊跳,舌质红,苔薄黄,脉滑数。

【用法用量】开水冲服,1 ~ 6 岁一次 5g,6 岁以上一次 10g,一日 3 次。

2. 琥珀抱龙丸(胶囊)

见本章“160. 小儿感冒”。

3. 金黄抱龙丸

见本章“167. 小儿惊风”。

4. 龙牡壮骨颗粒(咀嚼片)

【处方组成】党参、黄芪、麦冬、龟甲(醋制)、白术(炒)、山药、南五味子(醋制)、龙骨、牡蛎(煅)、茯苓、大枣、甘草、乳酸钙、鸡内金(炒)、维生素 D_2、葡萄糖酸钙

【功能主治】强筋壮骨,和胃健脾。用于治疗和预防小儿佝偻病、软骨病;对小儿多汗、夜惊、食欲不振、消化不良、发育迟缓也有治疗作用。

【用法用量】开水冲服。2 岁以下一次 5g 或 3g(无蔗糖),2 ~ 7 岁一次 7.5g 或 4.5g(无蔗糖),7 岁以上一次 10g 和 6g(无蔗糖),一日 3 次。

5. 健儿乐颗粒

见本章“180. 小儿厌食症”。

6. 小儿肠胃康颗粒

【处方组成】鸡眼草、地胆草、谷精草、夜明砂、蚕砂、蝉蜕、谷芽、盐酸小檗碱、木香、党参、麦冬、玉竹、赤芍、甘草

【功能主治】清热平肝,调理脾胃。用于肝热脾虚所引起的食欲不振,面色无华,精神烦忧,夜寐哭啼,腹泻,腹胀;小儿营养不良见上述证候者。

【用法用量】开水冲服,一次 5 ~ 10g,一日 3 次。

7. 脑力静糖浆(颗粒、胶囊)

【处方组成】大枣、小麦、甘草流浸膏、甘油磷酸钠(50%)、维生素 B_1、维生素 B_2、维生素 B_6

【功能主治】健脾和中,养心安神。用于心气不足所致的失眠健忘,心烦易躁,头晕;神经衰弱症见上述证候者。

【用法用量】口服。一次 10 ~ 20ml,一日 3 次。

附:用于婴儿夜啼的其他中药

1. 小儿七星茶颗粒(糖浆、口服液)

【功能主治】开胃消滞,清热定惊。用于小儿积滞化热,消化不良,不思饮食,烦躁易惊,夜寐不安,大便不畅,小便短赤。

2. 七星茶

【功能主治】驱风,消食,定惊。用于小儿伤风咳嗽,积食,夜睡不宁。

189. 小儿营养不良

〔基本概述〕

小儿营养不良是指摄食不足或食物不能充分吸收利用，以致能量缺乏，不能维持正常代谢，迫使肌体消耗，出现体重减轻或不增，生长发育停滞，肌肉萎缩的病症。本病多见于3岁以下的幼儿，属中医“疳证”范畴。

引起营养不良及消瘦的原因颇多，从进食、消化吸收不良、丢失过多致分解代谢加速等。婴幼儿营养不良的主要病因有：①长期饮食不当，热量不足，人工喂养以粮谷类食物为主，质差量少，母乳不足，添加辅食不当，仓促断奶，婴儿不适应；②消化系统疾病，先天畸形，唇裂，颚裂，幽门狭窄，贲门松弛，哺喂困难，消化功能不健全，吸收不良，肠炎，痢疾，寄生虫，肝炎等消化道感染性疾病；③慢性消耗性疾病，反复发作的肺炎，结核等；④还由于长期发热，食欲不振，摄入减少，消耗多而导致营养不良；⑤其他情况如早产、双胎等均是营养不良的先天条件；⑥较重的营养不良，为多种原因所致。此外，维生素A、维生素D、维生素B、维生素E、钙、铁、锌等的缺乏也常与营养不良并存。

食物供应不足的情况，我国已显著改善，故现今营养不良和消瘦多为继发性。有些药物作用于肠道，阻碍食物消化吸收而导致脂肪性腹泻、水盐代谢紊乱等。如新霉素、氨基水杨酸钠等可引起维生素 B_{12} 吸收不良，从而导致巨细胞性贫血，新霉素还可使肠道内的脂肪和钾、钠、钙、磷等元素的排除增加；四环素、阿司匹林等可使维生素C从尿中排泄加速；长期服用磺胺药及某些广谱抗生素会抑制肠道内正常菌群的生长，而导致维生素K和B族维生素缺乏；石蜡油可影响胡萝卜素及维生素A、维生素D、维生素K的吸收；卡那霉素、多黏菌素、杆菌肽等可导致肠道吸收不良而发生腹泻。

通常把消瘦、发育迟缓乃至贫血、缺钙等营养缺乏性疾病作为判断小儿营养不良的指标。婴幼儿营养不良的早期临床表现是活动减少，精神较差，体重不增。随着营养不良加重，体重逐渐下降，主要表现为消瘦。皮下脂肪厚度是判断营养不良程度的重要指标之一。皮下脂肪消耗的顺序先是腹部，其次为躯干、臀部、四肢，最后为面颊。皮下脂肪逐渐减少以致消失，皮肤干燥、苍白失去弹性，额部出现皱纹，肌张力渐下降，肌肉松弛、肌肉萎缩呈“皮包骨”时，四肢可有挛缩，不能站立，哭声无力，运动功能发育迟缓，情绪不稳定，睡眠不安，食欲低下。身长低于正常，发育迟缓，骨龄低，脂肪层消失，颌颧骨突出，老人貌，皮肤苍白干燥，无弹性，生命体征低弱，情绪不稳定，食欲低下，或消失。易腹泻，呕吐合并感染。

严重蛋白质—能量营养不良可分为能量摄入严重不足的消瘦型、蛋白质严重缺乏为主的水肿型（又称恶性营养不良）和中间型。

诊断营养不良的基本测量指标为身高和体重。

婴幼儿营养不良属中医“疳证”范畴。中医学认为小儿无节制地吃肥甘厚腻，损伤脾胃，可形成疳证。引起小儿疳证的主要原因是父母喂养不当或小儿挑食、偏食。喂养不当主要是“太过”和“不及”。“太过”是指没有良好的饮食习惯，饥饱无规律，过分食用肥腻的食物，过多地吃冷食，导致食积内停，形成疳证。“不及”指母乳喂养不足；人工喂养调配不当，如牛奶或奶粉浓度太低，或以谷物（米粉、麦乳精）为主食，从而因长期蛋白质和脂肪不足而发生营养不良。小儿断奶后或哺乳期间未能及时增加辅食，以及兔唇、腭裂、婴幼儿腹泻、肠吸收不良综合征等，急、慢性传染病，先天不足和生理功能低下，如多产、早产、双胎等都可引起疳证。当然，如今家庭条件改善，这种病的病因多为“太过”引起。

〔治疗原则〕

治疗小儿营养不良，首先是调整饮食，轻、中度营养不良患儿，因消化能力尚好，可给予容易消化的食物，并供给大量维生素类，尽可能使糖、脂肪和蛋白质的比例符合3∶2∶1，每日每千克体重供给热量170～250J。若消化与吸收良好，每隔两三天酌情适当增加。其次是给患儿服各种消化酶，如胃蛋白酶、胰酶，帮助消化。口服维生素 B_1、维生素 B_6 与维生素C等。中医推拿捏脊疗法也有一定疗效。对患儿患有其他慢性疾病的，应积极给予治疗，消除病因后，营养不良的情况会得到改善。

轻度营养不良儿由于消化生理功能与正常儿相近，治疗开始应维持原喂养食物，不急于添加，以免引起消化不良，一般根据患儿情况一周后再增加热量与蛋白质食物。

中度营养不良儿的消化能力较弱，待消化能力逐渐恢复，食欲好转的过程中，逐步较快地增加蛋白质类食物。注意盐的食量，防止水肿。

重度营养不良儿的消化力很弱，并伴有其他合并症，常常需要住院治疗。应首先诊断原发病，待病情好转，以极少量，多餐维持酸碱平衡，然后逐渐调整膳食，补充蛋白质，使之逐步巩固营养素的摄入。

营养食物调整补充的，首先应遵照循序渐进，逐步补充，不急不躁、耐心谨慎的原则。营养素的供给与增加，要由少到多，由简到繁，切忌贪多、求快、求全。具体措施应视患儿食欲及消化情况而定，不宜统一硬性规定。对重度营养不良患儿的哺喂必须耐心。对严重消化功能紊乱的患儿，不宜任意使用饥饿疗法。

宜用食物主要有以下几类。蛋白质类食物：无乳糖配方奶，部分水解蛋白或深度水解蛋白配方乳，鸡蛋黄粉，鱼泥，肉泥，肝泥等。脂肪类：除以上食物中的脂肪之外，可适当添加植物油，黄油，奶油等，但只能少量添加。碳水化合物：米汤、小米汤、藕粉、代藕粉、粥、烂饭、蛋糕、饼干等。维生素、无机盐：可用鲜果汁、蔬菜汁补充。如患儿腹泻，可从维生素制剂中补充。

〔用药精选〕

一、西药

1. 小儿五维赖氨酸糖浆 Five Vitamins and Lysine Hydrochloride Syrup

本品为复方制剂,含盐酸赖氨酸、泛酸钙、维生素 B_1、维生素 B_2、维生素 B_6、烟酰胺。本品所含盐酸赖氨酸是维持人体氮平衡的必需氨基酸之一,具有促进生长的作用;五种 B 族维生素均为体内糖、蛋白质、脂肪代谢所需多种辅酶的重要组成成分,缺乏时易致多种疾病。

【适应证】用于儿童因缺乏维生素与赖氨酸所引起的各种疾病。

【用法用量】口服。1~3 岁,一次 2~3ml;4~5 岁,一次 5ml;一日 2 次,用温开水冲服。

【不良反应】①偶见皮肤潮红、瘙痒。②尿液可能呈黄色,但不影响继续用药。

【禁忌】①氨基酸代谢障碍患者禁用。②肝昏迷、氮质血症患者禁用。③严重肝、肾功能不全者禁用。④对本品过敏者禁用。

2. 复方赖氨酸颗粒 Compound Lysine Granules

见本章“180. 小儿厌食症”。

3. 赖氨葡锌片 Lysine Hydrochloride and Zinc Gluconate Tablets

本品为复方制剂,含盐酸赖氨酸、葡萄糖酸锌。盐酸赖氨酸是维持人体氮平衡的必需氨基酸之一,具有促进生长和智力发育的作用;锌是体内多种辅酶的重要组成成分,具有促进生长、改善味觉等作用。

【适应证】用于防治小儿及青少年因缺乏赖氨酸和锌而引起的生长发育迟缓、营养不良及食欲缺乏等。

【用法用量】口服。预防用量:1~6 个月新生儿,一次 0.5 片,一日 1 次;7~12 个月婴儿,一次 0.5 片,一日 2 次;1~10 岁儿童,一次 1 片,一日 2 次;10 岁以上儿童及成人,一次 1 片,一日 3 次;孕妇一次 2 片,一日 2 次;哺乳期妇女一次 2.5 片,一日 2 次。

【不良反应】可见轻度恶心、呕吐、便秘等反应。

【禁忌】急性或活动性溃疡病患者禁用。

4. 赖氨肌醇维 B_{12} 口服溶液 Lysine, Inosite and Vitamini B_{12} Oral Solution

见本章“180. 小儿厌食症”。

5. 小儿复方氨基酸注射液 Paediatric Compound Amino Acid Injection

本品由 18 种氨基酸组成。氨基酸是构成人体蛋白质和酶类的基本单位,是合成激素的原料,参与人体新陈代谢和各种生理功能。本品适应婴幼儿代谢的特点,降低了苯丙氨酸、蛋氨酸、甘氨酸的用量,增加半胱氨酸、组氨酸的用量,满足了小儿营养需要。

【适应证】用于儿童消化系统疾病,由各种疾病所引起的低蛋白血症者,严重创伤、烧伤及败血症等体内氮平衡失调者,难治性腹泻、吸收不良综合征,早产儿、低体重儿的肠外营养。

【用法用量】①经中心静脉长时间应用时,应与高渗葡萄糖(或葡萄糖和脂肪乳剂)、电解质、维生素、微量元素等联合应用,以期达到营养支持的目的。②经外周静脉应用时,可用 10% 葡萄糖注射液稀释后缓慢滴注。③输注速度:外周静脉全营养输注时,将药液稀释后,全日用量不少于 16 小时,均匀滴注,部分静脉营养输注、中心静脉输注时遵医嘱。④输注量应以小儿的年龄、体重、病情等不同而定,一般用量,开始时氨基酸 15ml/kg/日(相当氨基酸约 1g),以后递增至 39ml/kg/日(相当氨基酸 2.5g),疗程结束时,应注重逐渐减量,防止产生低糖血症。

【不良反应】本品输注速度快时,易产生心率加快、胃肠道反应及发热等。

【禁忌】①肝、肾功能损害的患儿禁用。②对氨基酸有代谢障碍的患儿禁用。

6. 小儿维生素咀嚼片 Paediatric Vitamin Chewable Tablets

本品为复方制剂,含维生素 A、维生素 D、维生素 E、维生素 C、叶酸、维生素 B_1、维生素 B_2、烟酰胺、维生素 B_6、维生素 B_{12} 等成分。维生素是维持人体正常生理功能的一类营养素,它参与人体的糖、蛋白质、脂肪的代谢,维持各生理系统的正常功能,抵抗感染,保持健康。

【适应证】用于儿童生长期维生素的补充。

【用法用量】口服。生长期儿童一日 1 片,咀嚼后咽下。

【不良反应】偶见胃部不适。

7. 小儿十维颗粒 Pediatric Decavitamin Granules

本品为复方制剂,含维生素 A、维生素 B_1、维生素 B_2、维生素 B_6、维生素 B_{12}、维生素 C、维生素 D、维生素 E、叶酸、烟酰胺等。维生素是维持人体正常生理功能的一类营养素,它参与人体的糖、蛋白质、脂肪的代谢,维持各生理系统的正常功能,抵抗感染,保持健康。

【适应证】用于儿童生长期维生素的补充。

【用法用量】3~12 岁生长期儿童一日 1 袋,用水溶后服用。

【不良反应】偶见胃部不适。

8. 复方胰酶散 Compound Pancreatin Powder

见本章“180. 小儿厌食症”。

9. 复合维生素 B 片 Vitamin B Complex Tablets

见本章“180. 小儿厌食症”。

10. 脂肪乳注射液 Fat Emulsion Injection

脂肪酸是人体的主要能源物质,脂肪酸氧化是体内能量的重要来源。在氧供给充足的情况下,脂肪酸可在体内分解成 CO_2 及 H_2O 并释出大量能量,以 ATP 形式供机体利用。本品为能量补充药,是肠外营养的组成部分之一,为机体提供能量和必需脂肪酸。

【适应证】适用于因消化道疾患吸收障碍、新生婴儿、早产婴儿、手术前后、肿瘤、长期昏迷等不能进食或大面积烧伤等各种需要补充脂肪营养的患者。

【用法用量】成人:静脉滴注,按脂肪量计,每天最大推荐剂量为3g(三酰甘油)/kg。新生儿和婴儿:请遵医嘱。

【不良反应】可引起体温升高,偶见发冷畏寒及恶心、呕吐。其他副作用比较罕见。①即刻和早期副作用:高过敏反应(过敏反应、皮疹、荨麻疹),呼吸影响(如呼吸急促)及循环影响(如高血压/低血压)。溶血、网状红细胞增多、腹痛、头痛、疲倦、阴茎异常勃起等。②迟发副作用:长期输注本品,婴儿可能发生血小板减少。另外,长期静脉营养时即使不用本品也会有短暂的肝功能指标的异常。偶可发生静脉炎,血管痛及出血倾向。③患者脂肪廓清能力减退时,尽管输注速度正常仍可能导致脂肪超载综合征。脂肪超载综合征偶尔也可发生于肾功能障碍和感染患者。

【禁忌】血栓、严重肝损害、急性休克、凝血障碍、高血脂、糖尿病伴酮中毒、胆囊炎、胰腺炎患者禁用。

【儿童用药】新生儿,特别是呼吸功能紊乱和酸中毒的新生儿、早产儿脂肪代谢能力差,应慎用。

11. 中、长链脂肪乳注射液(C8-24Ve) Medium and Long Chain Fat Emulsion Injection(C8-24)

本品为复方制剂,含大豆油、中链三酰甘油、卵磷脂、甘油等。

【适应证】用于为需要静脉营养的患者提供能源,并可为需要长时间(超过5天)静脉营养治疗的患者提供必需脂肪酸,防止必需脂肪酸缺乏。

【用法用量】成人1~2g脂肪/kg/日,静脉滴注。前15分钟的输注速度应在0.25~0.5ml/kg/hr(20%)或0.5~1ml/kg/hr(10%),此后输注速度可加倍。新生儿最大剂量3g脂肪/kg/日,静脉注射。最大输注速度0.15ml/kg/hr。

【不良反应】即发型反应:呼吸困难,发绀,变态反应,高脂血症,血液高凝固性,恶心,呕吐,头痛,潮红,发热,出汗,寒战,嗜睡及胸骨痛。迟发型反应:肝脏肿大,中央小叶胆汁瘀积型黄疸,脾肿大,血小板减少,白细胞减少,短暂性肝功能改变及脂肪过量综合征。

【禁忌】脂肪代谢紊乱、酮症酸中毒、缺氧、血栓栓塞、急性休克状态患者禁用。

【孕妇及哺乳期妇女用药】孕妇禁用。

【儿童用药】研究表明,本品作为全静脉营养成分对新生儿和婴幼儿是安全有效的。

12. 五维赖氨酸片(颗粒) Five Vitamins and Lysine Tablets

本品为复方制剂,含盐酸赖氨酸、维生素B_1、维生素B_2、维生素B_6、烟酰胺、泛酸钙。本品所含盐酸赖氨酸为人体必需氨基酸之一,尤为儿童发育期、病后恢复期、妊娠哺乳期所必需,若缺乏可引起发育不良、食欲缺乏、体重减轻及低蛋白血症等。其他所含五种维生素均为维持机体正常代谢和身体健康必不可少的物质,缺乏时可导致代谢障碍和多种疾病。

【适应证】用于幼儿、儿童正常生长发育和年老体弱者的营养补充。

【用法用量】口服。1岁以下,一次1片;1岁以上,一次2~4片。一日3次,嚼服或研碎后加入饮料或牛奶中服用。

【不良反应】①偶见皮肤潮红、瘙痒。②尿液可能呈黄色,但不影响继续用药。

【禁忌】①氨基酸代谢障碍患者禁用。②肝昏迷、氮质血症患者禁用。③严重肝肾功能不全者禁用。④对本品过敏者禁用。

附:用于小儿营养不良的其他西药

1. 五维他口服液 Five Vitamins Oral Solution

见本章"180. 小儿厌食症"。

2. 维生素B_1片 Vitamin B_1 Tablets

【适应证】①用于维生素B_1缺乏的预防和治疗,如维生素B_1缺乏所致的脚气病或Wernicke脑病。亦用于周围神经炎、消化不良等的辅助治疗。②全胃肠道外营养或摄入不足引起的营养不良时维生素B_1的补充。

3. 维生素A软胶囊 Vitamin A Soft Capsules

【适应证】用于维生素A缺乏症,如夜盲症、干眼症、角膜软化、皮肤粗糙等。

4. 胃蛋白酶 Pepsin

见本章"181. 小儿消化不良"。

5. 多酶片 Multienzyme Tablets

见本章"181. 小儿消化不良"。

6. 乳酶生 Lactasin

见本章"181. 小儿消化不良"。

7. 干酵母 Dried Yeast

见本章"181. 小儿消化不良"。

二、中药

1. 儿康宁糖浆

见本章"180. 小儿厌食症"。

2. 儿宝颗粒(膏)

见本章"180. 小儿厌食症"。

3. 参苓白术散(丸、颗粒、片、口服液、胶囊)

见本章"182. 疳证(疳积)"。

4. 小儿消食片(颗粒)

见本章"181. 小儿消化不良"。

5. 保和丸(片、颗粒、口服液)

见本章"180. 小儿厌食症"。

6. 肥儿口服液(糖浆)

见本章"181. 小儿消化不良"。

7. 肥儿丸(滴丸)

见本章“181. 小儿消化不良”。

8. 肥儿散

见本章“182. 疳证(疳积)”。

9. 健儿乐颗粒

见本章“180. 小儿厌食症”。

10. 健儿素颗粒

见本章“180. 小儿厌食症”。

11. 启脾丸(口服液)

见本章“182. 疳证(疳积)”。

12. 化积颗粒(口服液)

见本章“181. 小儿消化不良”。

13. 八珍丸(颗粒、胶囊)

【处方组成】党参、炒白术、茯苓、甘草、当归、白芍、川芎、熟地黄

【功能主治】补气益血。用于气血两虚引起的面色萎黄,食欲不振,四肢乏力,月经过多。

【用法用量】口服。水蜜丸一次6g,大蜜丸一次1丸,一日2次。

14. 十全大补丸(口服液)

【处方组成】党参、炒白术、茯苓、炙甘草、当归、酒白芍、川芎、熟地黄、炙黄芪、肉桂

【功能主治】温补气血。用于气血两虚所致的面色苍白,气短心悸,头晕自汗,体倦乏力,四肢不温,月经量多。

【用法用量】丸剂,口服,水蜜丸一次6g,大蜜丸一次1丸,小蜜丸一次9g,一日2~3次;浓缩丸一次8~10丸,一日3次。

15. 小儿化食丸(口服液)

【处方组成】六神曲(炒焦)、焦山楂、焦麦芽、焦槟榔、醋莪术、三棱(制)、牵牛子(炒焦)、大黄

【功能主治】消食化滞,泻火通便。用于食滞化热所致的积滞,症见厌食,烦躁,恶心呕吐,口渴,脘腹胀满,大便干燥。

【用法用量】口服。周岁以内一次1丸,周岁以上一次2丸,一日2次。

16. 肥儿疳积颗粒

见本章“182. 疳证(疳积)”。

17. 健脾康儿片

【处方组成】人参、白术(麸炒)、茯苓、甘草、鸡内金(醋炙)、使君子肉(炒)、山药(炒)、陈皮、黄连、木香、山楂(炒)

【功能主治】健脾养胃,消食止泻。用于脾胃气虚所致的泄泻,症见腹胀便溏,面黄肌瘦,食少倦怠,小便短少。

【用法用量】口服。周岁以内一次1~2片,1至3岁一次2~4片,3岁以上一次5~6片,一日2次。

18. 利儿康合剂

见本章“182. 疳证(疳积)”。

19. 小儿疳积糖

见本章“182. 疳证(疳积)”。

20. 疳积散

见本章“182. 疳证(疳积)”。

21. 健儿糖浆

【处方组成】萝藦、爵床

【功能主治】健脾补气,消积化滞。用于脾胃虚弱、食滞肠胃所致的疳证,症见纳呆食少,面黄肌瘦,脘腹胀满,大便不调等症。

【用法用量】口服。1岁以下一次5ml,1~2岁一次8ml,3~5岁一次10ml,一日3次。10天为一疗程或遵医嘱。

22. 小儿香橘丸

见本章“180. 小儿厌食症”。

23. 儿童清热导滞丸

见本章“182. 疳证(疳积)”。

24. 健脾消食丸

见本章“181. 小儿消化不良”。

25. 消积肥儿丸

见本章“182. 疳证(疳积)”。

附:用于小儿营养不良的其他中药

1. 小儿肠胃康颗粒

【功能主治】清热平肝,调理脾胃。用于肝热脾虚所引起的食欲不振,面色无华,精神烦忧,夜寐哭啼,腹泻,腹胀;小儿营养不良见上述证候者。

2. 复方黄芪健脾口服液

【功能主治】益气固表,健脾消食。用于小儿脾胃虚弱所致的厌食,易反复外感,营养不良的辅助治疗。

3. 健儿散(糖浆、片)

见本章“182. 疳证(疳积)”。

4. 健儿膏

【功能主治】健脾益气,和胃调中。用于小儿脾胃虚弱、运化乏力所致的面黄肌瘦,厌食纳呆,大便不调,身体虚弱,发育迟缓。自汗,盗汗,贫血,脉弱等营养不良诸症。

5. 小儿扶脾颗粒

【功能主治】健脾胃,助消化。用于小儿脾胃气虚,消化不良,体质消瘦。

6. 康儿灵颗粒

【功能主治】益气健脾,开胃消食。用于脾胃虚弱,食欲不振,消化不良,形体瘦弱。

7. 参苓健儿膏

【功能主治】健脾和胃。小儿脾胃虚弱所致的食少便溏,自汗,盗汗。

8. 保儿宁糖浆(颗粒)

【功能主治】益气固表,健中醒脾。用于脾肺气虚所致的神倦纳呆,面黄肌瘦,烦躁不宁,表虚自汗,易感风邪等。

9. 猕猴桃颗粒

【功能主治】调中理气,增进食欲,促进消化。用于消化

不良，食欲不振，改善儿童营养不良的辅助治疗。

10. 童康片(颗粒)

【功能主治】补肺固表，健脾益胃，提高机体免疫功能。用于体虚多汗，易患感冒，倦怠乏力，食欲不振。

11. 童宝乐片

【功能主治】健脾益气，开胃强身。用于食欲不振，饮食不化，自汗盗汗，头发稀黄，面黄瘦弱，夜卧不宁。

12. 消积健儿颗粒(片)

【功能主治】健胃，消积，杀虫。用于小儿停食停乳，食积虫积，面黄肌瘦，消化不良。

13. 小儿参术健脾丸

【功能主治】开胃，健脾，止泻。用于小儿脾胃虚弱，消化不良，面黄肌瘦，精神不振。

190. 小儿佝偻病

〔基本概述〕

小儿佝偻病的全称是维生素 D 缺乏性佝偻病，俗称缺钙，是婴幼儿时期常见的慢性营养缺乏性疾病。

维生素 D 缺乏性佝偻病是体内维生素 D 不足，从而导致钙、磷代谢失常的一种慢性营养性疾病。以正在生长的骨骺端软骨板不能正常钙化，而致骨骼病变为特征。其主要临床表现有多汗，夜啼，烦躁，枕秃，肌肉松弛，囟门迟闭，甚至鸡胸肋翻，下肢弯曲等，是目前我国儿科重点防治的四病之一。

本病多见于 3 岁以下小儿，尤以 6～12 个月婴儿发病率较高。发病率北方较南方高，工业性城市较农村高。

维生素 D 缺乏性佝偻病约占总佝偻病 95% 以上，是维生素 D 缺乏引起钙、磷代谢紊乱而造成的代谢性骨骼疾病。我国 <3 岁儿童佝偻病发病率 20%～30%，部分地区已高达 80% 以上，因此是婴幼儿期常见的营养缺乏症之一，卫生部将其列为儿童保健四种疾病之一。临床以多汗、夜惊、烦躁不安和骨骼改变为特征，常与摄入不足，少见阳光，吸收不良，需要量增加，代谢障碍如肝肾疾病或长期使用抗癫痫药物等有关。

小儿佝偻病在婴儿期较为常见，主要是由于维生素 D 缺乏引起体内钙、磷代谢紊乱，而使骨骼钙化不良的一种疾病。即使是现在的生活水平提高了很多，但是佝偻病的发病率还是很高。据报道，在南方 1 岁以下婴幼儿，发生的佝偻病的比率为 20%～30%，在北方就更高了，为 20%～45%，与日照时间有密切关系。但是，有一点值得欣慰，绝大多数都是轻中度的缺钙，重度缺钙的现在已经很少见了，只是偶尔一些农村孩子可以看到类似鸡胸、O 型腿等。

佝偻病发病缓慢，不容易引起重视。佝偻病使小儿抵抗力降低，容易合并肺炎及腹泻等疾病，影响小儿生长发育。佝偻病虽然很少直接危及生命，但因发病缓慢，易被忽视，一旦发生明显症状时，机体的抵抗力低下，易并发肺炎、腹泻、贫血等其他疾病。

小儿佝偻病根据临床特征，散见于中医学汗症、夜啼、五迟、五软、鸡胸、龟背等疾病。中医学认为，本病是由于先天禀赋不足，后天喂养失宜，脾肾虚亏所致。怀孕期间孕妇的饮食起居，精神调摄，无不影响胎儿的营养与发育。孕妇起居失常，营养失调，或疾病影响，都可造成胎儿失养，先天肾气不足。母乳缺乏、人工喂养，未及时添加辅食，或食品的质和量不能满足小儿生长发育的需要，致使营养失衡，脾肾虚亏，发生本病。长期不直接接触阳光，可引起气血虚弱，影响脾肾功能。影响日照不足的因素，常与户外活动少，空气中多烟雾，或阳光被玻璃所挡有关。治以健脾益气、补肾填精为主。

由于佝偻病患儿体质虚弱，肺脾气虚，抗病能力低下，感受风邪后，常易蕴郁肺络，肺气闭塞而引起肺炎喘嗽；或因乳食不节，脾失健运，导致泄泻。

本病预后一般良好，但罹患其他疾病，常使病程迁延。或因病情较重，治疗失宜，病后可留下某些骨骼畸形。

佝偻病属中医学“五迟、五软”的范畴。多数患儿由先天禀赋不足所致，证情较重，预后不良；少数由后天因素引起者，若症状较轻，治疗及时，也可康复。治疗总原则是培补脾肾，益气养血。

中医学认为，“五迟、五软”的病因主要有先天禀赋不足，亦有属后天失于调养者。先天因素父精不足，母血气虚，禀赋不足，或母孕时患病、药物受害等不利因素遗患胎儿，以致早产、难产，生子多弱，先天精气未充，髓脑未满，脏气虚弱，筋骨肌肉失养而成。后天因素小儿生后，护理不当，或平素乳食不足，哺养失调，或体弱多病，或大病之后失于调养，以致脾胃亏损，气血虚弱，筋骨肌肉失于滋养所致。“五迟、五软”的病机总为五脏不足，气血虚弱，精髓不充，导致生长发育障碍。治疗以补肾养肝、健脾养心为主。

〔治疗原则〕

小儿佝偻病俗称缺钙，但实际上主要是由于维生素 D 缺乏引起体内钙、磷代谢紊乱，因此，治疗佝偻病的关键是补充维生素 D，而不是补钙(当然补钙也是必需的，不可少的)。

防治的方法主要是加强户外活动，多晒太阳，增强小儿体质，并积极防治慢性病。提倡母乳喂养，6 个月前纯母乳喂养，6 个月后逐渐增添辅食。多食含维生素 D 及钙、磷较丰富的食物。足月儿出生后二周始每天服维生素 D 400TU 可有效防治。早产儿、双胎儿出生后一周开始每日补维生素 D 800TU，3 个月后改预防量每天服维生素 D400TU。均补充至 2 岁。同时要让患儿不要久坐、久站，防止发生骨骼变形。不系裤带，穿背带裤，防止肋骨外翻。帮助患儿做俯卧抬头动作，每天 2～3 次，防止鸡胸形成。直接照射阳光时，要注意防止受凉。

西医治疗本病以口服或肌内注射维生素 D 为主，适量补充钙剂。中医对治疗本病积累了较丰富的经验，治疗原则为健脾益气、补肾填精。病之早期：证属脾肺气虚者，治以健脾补肺；证属脾虚肝旺者，治以健脾平肝。证情较重者，多为肾精亏损，治以补肾填精为主。

中医学对小儿佝偻病（五迟、五软）的治疗总则是培补脾肾、益气养血。西医治疗以口服或肌内注射维生素 D，适量补充钙剂为主。

〔用药精选〕

一、西药

1. 维生素 D 滴剂 Vitamin D Drops

见本章"188. 婴儿夜啼"。

2. 维生素 AD 软胶囊 Vitamin A and D Soft Capsuies

本品为复方制剂，含主要成分维生素 A 和维生素 D。维生素 A 和维生素 D 是人体生长发育的必需物质，尤其对胎儿、婴幼儿的发育，上皮组织的完整性，视力、生殖器官、血钙和磷的恒定、骨骼和牙的生长发育等有重要作用。

【适应证】用于预防和治疗维生素 A 及维生素 D 的缺乏症。如佝偻病、夜盲症及小儿手足抽搐症。

【用法用量】口服。成人，一次 1 粒，一日 1～2 次。

【不良反应】长期过量服用，可产生慢性中毒。早期表现为骨关节疼痛、肿胀，皮肤瘙痒，口唇干裂，发热，头痛，呕吐，便秘，腹泻，恶心等。

【禁忌】对本品过敏者、维生素 D 增多症、高磷血症伴肾性佝偻病者禁用。

【孕妇及哺乳期妇女用药】孕妇及哺乳期妇女慎用。

【儿童用药】婴幼儿对大量或超量维生素 A 较敏感，应谨慎使用。

【老年用药】老年人长期服用维生素 A，可能因视黄基醛廓清延迟而致维生素 A 过量。

【其他制剂】维生素 AD 滴剂（胶囊型）

3. 碳酸钙 Calcium Carbonate

见本章"188. 婴儿夜啼"。

4. 葡萄糖酸钙 Calcium Gluconate

本品参与骨骼的形成与骨折后骨组织的再建，以及肌肉收缩、神经传递、凝血机制并降低毛细血管的渗透性等。

【适应证】用于预防和治疗钙缺乏症，如骨质疏松、手足抽搐症、骨发育不全、佝偻病，以及儿童、妊娠和哺乳期妇女、绝经期妇女、老年人钙的补充。

【用法用量】口服。口服液一次 10～20ml，一日 3 次。

【不良反应】偶见便秘。

【禁忌】对本品过敏、高钙血症、高钙尿症、含钙肾结石或有肾结石病史患者禁用。

【制剂】葡萄糖酸钙口服溶液（片）

5. 葡萄糖酸钙锌口服溶液 Calcium and Zinc Gulconates Oral Solution

本品为复方制剂，含葡萄糖酸钙、葡萄糖酸锌、盐酸赖氨酸。

【适应证】用于治疗因缺钙、锌引起的疾病，包括骨质疏松、手足抽搐症、骨发育不全、佝偻病、妊娠妇女和哺乳期妇女、绝经期妇女钙的补充，小儿生长发育迟缓，食欲缺乏，厌食症，复发性口腔溃疡及痤疮等。

【用法用量】口服。婴幼儿一日 5～10ml，成人一日 20～30ml，分 2～3 次，饭后服。

【不良反应】①可见轻度恶心、呕吐、便秘等反应。②长期服用可引起反跳性胃酸分泌增高。

【禁忌】对本品过敏，血钙、血锌过高，甲状旁腺功能亢进患者禁用。

【孕妇及哺乳期妇女用药】孕妇、哺乳期妇女应在医师指导下使用。

【儿童用药】儿童应在医师指导下使用。

【老年用药】老年患者应在医师指导下使用。

6. 葡萄糖酸钙维 D_2 咀嚼片 Calcium Gluconate and Vitamin D_2 Chewable Tablets

本品为复方制剂，含葡萄糖酸钙、维生素 D_2。

【适应证】用于钙缺乏症，也可用于儿童、孕妇、哺乳期妇女及肺结核病患者钙的补充。

【用法用量】嚼后服用。一次 2～3 片，一日 1～2 次。

【不良反应】偶见便秘等。

【禁忌】对本品过敏、高钙血症、维生素 D 增多症、高磷血症伴肾性佝偻病患者禁用。

7. 乳酸钙片 Calcium Lactate Teblets

见本章"188. 婴儿夜啼"。

8. 小儿复方四维亚铁散 Pediatric Compound Four Vitamins and Ferrous Fumarate Powder

本品为复方制剂，含维生素 B_1、维生素 B_6、维生素 D、烟酸、葡萄糖酸锌、L-赖氨酸盐酸盐、富马酸亚铁、磷酸氢钙。

【适应证】用于促进婴幼儿骨骼发育、改善贫血，以及婴幼儿缺钙的辅助治疗。

【用法用量】口服。1 岁以下，一次 0.5 包；1～3 岁，一次 1 包；4～6 岁，一次 1.5 包；7～12 岁，一次 2 包。一日 1～2 次。用温开水搅拌后服用，也可掺入牛奶、奶糕、稀饭内调服。

【不良反应】个别患者可见恶心、呕吐或便秘。

【禁忌】①肝肾功能严重不全患者禁用。②急性或活动性消化道溃疡患者禁用。③维生素 D 增多症患者禁用。④非缺铁性贫血患者禁用。⑤高钙血症、高磷血症患者禁用。⑥对本品过敏者禁用。

9. 复方碳酸钙泡腾片 Compound Calcium Corbonate Effervescent Tablets

本品为复方制剂，含碳酸钙、维生素 C。

【适应证】用于预防和治疗钙缺乏症，如骨质疏松、手足抽搐、骨发育不全、佝偻病，以及妊娠和哺乳期妇女、绝经期妇女钙的补充。也可作为增强机体抵抗力所需维生素 C 的补充。

【用法用量】口服。将一片置于约 100ml 温水中，待其溶解后服用。一日 1 次，一次 1 片。

【不良反应】①可见嗳气、腹部不适及便秘等。②长期大剂量服用（一日 2～3 片），可致停药后坏血病，以及尿酸盐、半胱氨酸或草酸盐结石。③过量服用（一日超过 1 片）可引起腹泻，皮肤红而亮，头痛，尿频，恶心，呕吐，胃部不适等反应。

【禁忌】对本品过敏、高钙血症患者禁用。

【孕妇及哺乳期妇女用药】维生素 C 可通过胎盘，可分泌入乳汁。妊娠妇女每日大量摄入本品可能对胎儿有害，但未经动物实验证实。

【制剂】复方碳酸钙泡腾片（泡腾颗粒）

10. 枸橼酸钙片 Calcium Citrate Tablets

本品参与骨骼的形成与骨折后骨组织的再建，以及肌肉收缩、神经传递、凝血机制并降低毛细血管的渗透性等。

【适应证】用于预防和治疗钙缺乏症，如骨质疏松、手足抽搐症、骨发育不全、佝偻病，以及儿童、妊娠和哺乳期妇女、绝经期妇女、老年人钙的补充。

【用法用量】口服。成人一次 1～4 片，一日 3 次。

【不良反应】偶见便秘。

【禁忌】对本品过敏、高钙血症、高钙尿症、含钙肾结石或有肾结石病史患者禁用。

【制剂】枸橼酸钙片（咀嚼片）

11. 三合钙咀嚼片 Calciun Lactate, Calcium Gluconate and Calcium Hydrogen Phosphate Chewable Tablets

本品为复方制剂，含乳酸钙、葡萄糖酸钙、磷酸氢钙。

【适应证】用于预防和治疗钙缺乏症，如骨质疏松、手足抽搐症、骨发育不全、佝偻病，以及妊娠和哺乳期妇女、绝经期妇女钙的补充。

【用法用量】嚼服或含服。一次 2～4 片，一日 3 次。

【不良反应】①可见便秘。②偶可发生高血钙症及肾功能不全。③长期过量服用可引起反跳性胃酸分泌增多。

【禁忌】对本品过敏、高钙血症、高钙尿症、含钙肾结石患者禁用。

12. 参芪鱼肝油凝胶 Pilose Asiabell, Astragalus and Ichthyotoxin Gel

本品为复方制剂，含党参、黄芪、鱼肝油、维生素 A、维生素 D。

【适应证】用于防治维生素 A、维生素 D 缺乏症，如夜盲症、佝偻病等。

【用法用量】口服。一次 10ml，一日 3 次，用温开水冲服。

【不良反应】长期大剂量服用可致中毒反应，应立即就医。

【禁忌】①对本品过敏者、高钙血症、高磷血症伴肾性佝偻病患者禁用。②维生素 A 和维生素 D 过多症患者禁用。

13. 牡蛎碳酸钙片 Oyster Shell Calcium Tablets

【适应证】用于预防和治疗钙缺乏症，如骨质疏松、手足抽搐症、骨发育不全、佝偻病，以及儿童、妊娠和哺乳期妇女、绝经期妇女、老年人钙的补充。

【用法用量】口服。一次 2 片，一日 3 次。

【不良反应】①嗳气、便秘。②偶可发生奶-碱综合征，表现为高血钙、碱中毒及肾功能不全（因服用牛奶及碳酸钙或单用碳酸钙引起）。③过量长期服用可引起胃酸分泌反跳性增高，并可发生高钙血症。

【不良反应】长期大剂量服用可致中毒反应，应即就医。

【禁忌】对本品过敏、高钙血症、高钙尿症、含钙肾结石或有肾结石病史患者禁用。

【制剂】牡蛎碳酸钙片（咀嚼片、泡腾片、颗粒）

14. 三维鱼肝油乳 Tri-vitamins and Cod Liver Oil Emulsion

本品为复方制剂，含鱼肝油、维生素 A、维生素 D、维生素 C。

【适应证】用于预防和治疗因儿童维生素 A 及维生素 D、维生素 C 缺乏所引起的各种疾病，如夜盲症、眼干燥症、角膜软化症、佝偻病、软骨病。

【用法用量】一日 20ml，分 2～3 次服。

【不良反应】偶见胃部不适。

【禁忌】①慢性肾衰竭、高钙血症、高磷血症伴肾性佝偻病患者禁用。②维生素 A 或维生素 D 过多症患者禁用。③对本品过敏者禁用。

15. 枸橼酸苹果酸钙片 Calcium Citrate Malate Tablets

本品为补钙剂，具有促进骨骼及牙齿的钙化形成、维持神经与肌肉的正常兴奋性和降低毛细血管通透性等作用。

【适应证】本品为补钙剂，用于预防和治疗钙缺乏症，如骨质疏松、手足抽搐症、骨发育不全、佝偻病，以及妊娠和哺乳期妇女、绝经期妇女钙的补充。

【用法用量】口服。一次 0.25～2.0g，一日 2～3 次。

【禁忌】对本品过敏者、高钙血症、含钙结石或有肾结石病史患者禁用。

16. 葡萄糖酸锌胶囊 Zinc Gluconate Capsules

见本章"180. 小儿厌食症"。

17. 赖氨酸磷酸氢钙片 Lysine Hydrochloride and Calcium Hydrogen Phosphate Tablets

本品为复方制剂，含盐酸赖氨酸、磷酸氢钙。

【适应证】用于促进幼儿生长发育及儿童、孕妇补充钙质。

【用法用量】口服。一次 2～3 片，一日 3～4 次，嚼碎后吞服或研细后加入牛奶中服用。

【不良反应】①可见腹部不适及便秘。②偶可发生高钙血症及肾功能不全。③长期服用可致反跳性胃酸分泌增高。

【禁忌】对本品过敏、高钙血症、高钙尿症、肾结石患者禁用。

18. 维 B_1 乳酸钙片 Vitamin B_1 and Calcium lactate Tablets

本品为复方制剂,含乳酸钙、葡萄糖、维生素 B_1。

【适应证】适用于小儿佝偻病、软骨病及发育不良。

【用法用量】含化或咀嚼后服用。儿童,一次 1~3 片,一日 3 次。

【不良反应】①偶见嗳气、腹部不适、便秘等。②过量使用可出现头痛、疲倦、烦躁、食欲缺乏。

【禁忌】对本品过敏、高钙血症、高钙尿症病患者禁用。

19. 葡钙维 B_1 片 Calcium Gluconate and Vitamin B_1 Tablets

本品为复方制剂,含葡萄糖酸钙、维生素 B_1。

【适应证】用于儿童骨骼发育不全、出牙迟缓等缺钙症。

【不良反应】①可见便秘、腹部不适等反应。②偶见高钙血症、肾功能不全。③长期大剂量服用可见反跳性胃酸分泌增多。

【用法用量】口服。一次 2~4 片,一日 3 次。含服或嚼碎服用。

【禁忌】对本品过敏、高钙血症、高钙尿症、肾结石患者禁用。

附:用于小儿佝偻病的其他西药

1. 重组人生长激素注射液 Recombinant Human Growth Hormone Injection

【适应证】可用于因内源性生长激素缺乏所引起的儿童生长缓慢。

2. 聚乙二醇重组人生长激素注射液 Polyethylene Glycol Recombinant Human Somatropin Injection

【适应证】用于内源性生长激素缺乏所引起的儿童生长缓慢。

3. 维磷葡钙片 Vitamins, Calcium Hydrogen Phosphate and Calcium Gluconate Tablets

【适应证】本品为复方制剂,含葡萄糖酸钙、磷酸氢钙、甘油磷酸钠、维生素 B_2、维生素 D_2。用于防治钙缺乏症,如佝偻病,以及妊娠和哺乳期妇女钙的补充。

4. 维 D_2 磷葡钙片 Vitamin D_2 Calcium Hydrogen Phosphoate and Calcium Gluconate Tablets

【适应证】本品为复方制剂,含葡萄糖酸钙、磷酸氢钙、维生素 D_2。用于儿童、孕妇、哺乳期妇女钙、磷的补充,也可用于预防和治疗佝偻病。

5. 醋酸钙颗粒 Calcium Acetate Granules

【适应证】用于预防和治疗钙缺乏症,如骨质疏松、手足抽搐症、骨发育不全、佝偻病,以及儿童、妊娠和哺乳期妇女、绝经期妇女、老年人钙的补充。

6. 果糖二磷酸钙片 Fructose Diphosphate Dicalcium Tablets

【适应证】用于预防和治疗钙缺乏症,如骨质疏松、手足抽搐症、骨发育不全、佝偻病,以及儿童、妊娠和哺乳期妇女、绝经期妇女、老年人钙的补充。

7. 骨化二醇 Calcifediol

【适应证】适用于骨质疏松症、佝偻病、骨软化。

8. 骨化三醇 Calcitriol

【适应证】用于绝经后骨质疏松,也可用于维生素 D 依赖性佝偻病等。

9. 阿法骨化醇 Alfacalcidol

【适应证】可用于治疗佝偻病和软骨病等。

10. 维生素 D(维生素 D_2、维生素 D_3)Vitamin D

【适应证】用于预防和治疗维生素 D 缺乏症,如佝偻病等。

11. 氯化钙 Calcium Chloride

【适应证】用于治疗钙缺乏,急性血钙过低、碱中毒及甲状旁腺功能低下所致的手足搐搦症,维生素 D 缺乏症等。

12. 硫酸锌 Zinc Sulfate

见本章"180. 小儿厌食症"。

13. 枸橼酸锌 Zinc Citrate

见本章"180. 小儿厌食症"。

二、中药

1. 龙牡壮骨颗粒(咀嚼片)

见本章"188. 婴儿夜啼"。

2. 补肾壮骨口服液

【处方组成】牛骨胶、黄芪、党参

【功能主治】补肾壮骨,健脾益气。用于脾肾两虚所致的小儿佝偻病,症见夜惊,夜啼,烦躁不安,多汗,纳呆的辅助治疗。

【用法用量】口服。3 岁以下一次 10ml,3 岁以上一次 20ml,一日 3 次,饭前服用。

3. 珍牡胶囊

【处方组成】珍珠、珍珠母、牡蛎

【功能主治】养肝益肾,宁心安神。适用于婴儿佝偻病,症见夜惊,烦躁不安,多汗,出牙迟缓等。

【用法用量】口服。一次 1~3 粒,一日 2~3 次,饭后服用。

4. 阿胶强骨口服液

【处方组成】阿胶

【功能主治】补益肝肾,填精壮骨。用于原发性骨质疏松症肝肾不足证,症见:腰脊疼痛或腰膝酸软,麻木抽搐,不能持重,目眩耳鸣,虚烦不寐,以及小儿佝偻病肝肾不足证,症见毛发憔悴,多汗。

【用法用量】口服。成人:每次 10ml,一日 3 次。儿童:3~6 个月,每次 5ml,一日 2 次;7 个月至 1 岁,每次 5ml,一日 3 次;2~3 岁,每次 10ml,一日 3 次。

5. 强骨生血口服液

【处方组成】骨液、党参、黄芪、灵芝、大枣、黑木耳

【功能主治】益气生血,滋补肝肾,填髓壮骨。用于气血不足,肝肾亏虚所致的面色萎黄,筋骨萎软;缺铁性贫血、小儿佝偻病、妇女妊娠缺钙、骨质疏松见上述证候者。

【用法用量】口服。一次10ml,一日3次。儿童1岁以下,一次5ml,一日2次;1~3岁,一次10ml,一日2次;4岁以上,一次10ml,一日2~3次。或遵医嘱。

6. 阿胶牡蛎口服液

【处方组成】阿胶、牡蛎

【功能主治】补益肝肾。用于小儿佝偻病,症见毛发欠泽,枕秃,多汗,方颅鸡胸,夜惊或夜啼,烦躁不安。

【用法用量】口服。每次1支,每日2~3次。

附:用于小儿佝偻病的其他中药

1. 芪龙壮儿口服液

【功能主治】健脾补肾,益气养血,消食和胃。用于小儿佝偻病,症见多汗,夜卧不安,烦躁及纳呆厌食,口干。

2. 肾骨胶囊

【功能主治】滋阴潜阳,补肾壮骨。用于肝肾不足所致的骨质疏松、小儿佝偻病,症见骨痛,肌肉痉挛,骨脆易折,小儿筋骨萎弱,囟门闭合较迟。

191. 小儿贫血

〔基本概述〕

贫血是小儿时期常见的一种症状或综合征,是指末梢血液中单位容积内红细胞数或血红蛋白量低于正常。

由于地理环境因素的影响,此二项正常值国内外均有差异。我国目前规定的Hb值(血红蛋白)的低限6个月至6岁者为110g/L,6~14岁为120g/L。

因为红细胞数、血红蛋白量二者与血细胞比容不一定平行,故临床多以红细胞数和血红蛋白量作为衡量有无贫血的标准。须指出的是,红细胞数和血红蛋白量与血容量有关。例如在血容量减少时(脱水),虽然单位容积内红细胞数和血红蛋白量是正常,但可能已有贫血。此时单凭红细胞数和血红蛋白量就不能反映贫血的真实情况。

小儿贫血任何年龄均可发病,以6个月至2岁最多见。发病缓慢,多不能确定发病日期,不少患儿因其他疾病就诊时才被发现患有本病。一般表现为皮肤、黏膜逐渐苍白或苍黄,以口唇、口腔黏膜及甲床最为明显。易感疲乏无力,易烦躁哭闹或精神不振,不爱活动,食欲减退。年长儿可诉头晕、眼前发黑,耳鸣等。

根据贫血发生的原因不同,可将贫血分为失血性、溶血性和造血不良等类型。失血性贫血有:急性失血,如创伤大出血、出血性疾病等;慢性失血,如溃疡病、钩虫病、肠息肉等。溶血性贫血有:红细胞内的异常(内因性),如红细胞膜缺陷、红细胞酶缺陷、血红蛋白合成与结构异常等;红细胞外异常(外因性),如免疫因素、感染因素、化学物理因素等。造血不良性贫血有:缺乏造血物质,如缺铁性贫血、营养性巨幼红细胞性贫血等;骨髓抑制如先天性再生低下性贫血、再生障碍性贫血、感染、恶性肿瘤,血液病等。

〔治疗原则〕

缺铁性贫血是小儿贫血中最常见的一种类型,尤以婴幼儿的发病率最高。临床主要特点为小细胞低色素性贫血,故又称为营养性小细胞性贫血。缺铁性贫血是由于缺铁使血红蛋白减少而引起的,其原因常是由于铁摄入量不足,生长发育快及先天储血不足所造成,部分患儿是由于铁吸收障碍或丢失过多所致。治疗原则是去除病因、供给铁剂。

巨幼红细胞性贫血是由于缺乏维生素B_{12}和(或)叶酸所引起的一种大细胞性贫血,也是小儿贫血中较常见的一种类型,多见于婴幼儿,2岁以下者占96%以上。其原因主要是摄入量不足、需要量增加,以及代谢障碍所致。治疗原则是根据缺乏情况应用维生素B_{12}或叶酸。

〔用药精选〕

一、西药

(一)小儿缺铁性贫血用西药

1. 硫酸亚铁 Ferrous Sulfate

本品为矿物质类补铁药品。铁是红细胞中血红蛋白的组成元素。缺铁时,红细胞合成血红蛋白量减少,致使红细胞体积变小,携氧能力下降,形成缺铁性贫血。口服本品可补充铁元素,纠正缺铁性贫血。

【适应证】用于各种原因(如慢性失血、营养不良、妊娠、儿童发育期等)引起的缺铁性贫血的治疗及预防。

【不良反应】①可见胃肠道不良反应,如恶心、呕吐、上腹疼痛、便秘。②本品可减少肠蠕动,引起便秘,并排黑便。

【禁忌】①对本品过敏者禁用。②肝肾功能严重损害,尤其是伴有未经治疗的尿路感染者禁用。③铁负荷过高、血色病或含铁血黄素沉着症患者禁用。④非缺铁性贫血(如地中海贫血)患者禁用。

【用法用量】口服。①硫酸亚铁片。成人:预防量,一次0.3g,一日1次,餐后服用;治疗量,一次0.3g,一日3次。儿童:预防量,一日5mg/kg;治疗量,1岁以下,一次60mg,一日3次;1~5岁,一次120mg,一日3次;6~12岁,一次0.3g,一日2次。②硫酸亚铁糖浆。儿童按体重一日0.6~1.2ml/kg。③硫酸亚铁缓释片:一次0.45g,一日1次。

【制剂】硫酸亚铁片(缓释片、含片、糖浆)

2. 小儿硫酸亚铁糖浆 Peditric Ferrous Sulfate Syrup

口服本品可补充铁元素,纠正缺铁性贫血。

【适应证】用于儿童各种原因(如慢性失血、营养不良、儿童发育期等)引起的缺铁性贫血。

【用法用量】口服。1岁以下,一次1.5ml,一日3次;1~5岁,一次3ml,一日3次;6~12岁,一次8ml,一日2次。

【不良反应】①可见胃肠道不良反应,如恶心、呕吐、上腹疼痛、便秘。②本品可减少肠蠕动,引起便秘,并排黑便。

【禁忌】①肝肾功能严重损害,尤其是伴有未经治疗的尿路感染者禁用。②铁负荷过高、血色病或含铁血黄素沉着症患者禁用。③非缺铁性贫血(如地中海贫血)患者禁用。④对本品过敏者禁用。

3. 富马酸亚铁 Ferrous Fumarate

本品为矿物质类药品。口服本品可补充铁元素,纠正缺铁性贫血。

【适应证】用于各种原因(如慢性失血、营养不良、妊娠、儿童发育期等)引起的缺铁性贫血的治疗及预防。

【不良反应】①可见胃肠道不良反应,如恶心、呕吐、上腹疼痛、便秘。②本品可减少肠蠕动,引起便秘,并排黑便。

【禁忌】①对本品过敏者禁用。②肝肾功能严重损害,尤其是伴有未经治疗的尿路感染者禁用。③铁负荷过高、血色病或含铁血黄素沉着症患者禁用。④非缺铁性贫血(如地中海贫血)患者禁用。

【孕妇及哺乳期妇女用药】妊娠期补充铁剂以在妊娠中、后期最为适当,由于此时铁摄入量减少而需要量增加。

【老年用药】老年患者口服铁剂以治疗缺铁性贫血,必要时可适当增加剂量,因为胃液分泌减少,胃酸缺乏,铁自肠黏膜吸收减少。

【用法用量】口服。①成人:预防量,一次0.2g,一日1次;治疗量,一次0.2~0.4g,一日3次。②儿童:1岁以下,一次35mg,一日3次;1~5岁,一次70mg,一日3次;6~12岁,一次140mg,一日3次。

【制剂】富马酸亚铁片(咀嚼片、胶囊、软胶囊、颗粒、混悬液、胶丸)

4. 葡萄糖酸亚铁 Ferrous Gluconate

本品为矿物质类补铁药品。口服本品可补充铁元素,纠正缺铁性贫血。

【适应证】用于各种原因(如慢性失血、营养不良、妊娠、儿童发育期等)引起的缺铁性贫血的治疗及预防。

【不良反应】①可见胃肠道不良反应,如恶心、呕吐、上腹疼痛、便秘。②本品可减少肠蠕动,引起便秘,并排黑便。

【禁忌】①对本品过敏者禁用。②肝肾功能严重损害,尤其是伴有未经治疗的尿路感染者禁用。③铁负荷过高、血色病或含铁血黄素沉着症患者禁用。④非缺铁性贫血(如地中海贫血)患者禁用。

【孕妇及哺乳期妇女用药】本品适宜孕妇、哺乳期妇女使用。中后期妊娠妇女铁摄入量减少,而需要量增加,此时是补铁最佳时期。治疗剂量铁对胎儿和哺乳无不良影响。

【儿童用药】体重大于25kg儿童,服用葡萄糖酸亚铁胶囊较方便;体重小于25kg儿童或婴儿适宜选用其他口服铁制剂,如口服液或糖浆。

【用法用量】口服。①成人:预防量,一次0.3g,一日1次;治疗量,一次0.3~0.6g,一日3次。②儿童:按体重一日30mg/kg,分3次服用。

【制剂】葡萄糖酸亚铁片(胶囊、糖浆)

5. 右旋糖酐铁 Iron Dextran

本品为右旋糖酐和铁的络合物。口服本品可补充铁元素,纠正缺铁性贫血。

【适应证】用于各种原因(如慢性失血、营养不良、妊娠、儿童发育期等)引起的缺铁性贫血的治疗及预防。

【不良反应】①可见胃肠道不良反应,如恶心、呕吐、上腹疼痛、便秘。②本品可减少肠蠕动,引起便秘,并排黑便。③过敏反应:偶见皮肤瘙痒、荨麻疹、发热、呼吸困难、胸痛、恶心、低血压、淋巴结肿大、消化不良、腹泻、潮红、头痛、心脏停搏、关节肌肉疼痛,严重者可出现过敏性休克。④本品注射后,可产生局部疼痛及色素沉着。偶有注射部位的静脉疼痛和感染的报道。

【禁忌】①对本品过敏、已知对铁单糖或双糖过敏者禁用。②肝肾功能严重损害,尤其是伴有未经治疗的尿路感染者禁用。无尿者禁用。③铁负荷过高或铁利用紊乱、血色病或含铁血黄素沉着症患者禁用。④非缺铁性贫血(如地中海贫血)患者禁用。⑤代偿失调的肝硬化、传染性肝炎、急慢性感染、哮喘、湿疹或其他特应性变态反应患者禁用。

【孕妇及哺乳期妇女用药】不能用于妊娠初始3个月内的妇女。早期妊娠妇女慎用,妊娠后期贫血严重者可遵医嘱应用。

【儿童用药】右旋糖酐铁注射液含苯甲醇,禁止用于儿童肌内注射。

【老年用药】老年人用量请咨询医师或药师。

【用法用量】①口服:成人一次50~100mg,一日1~3次,饭后服。儿童用量请遵医嘱。②肌内注射、静脉注射、静脉滴注:请遵医嘱。

【制剂】右旋糖酐铁片(分散片、颗粒、口服液、注射液)

6. 枸橼酸铁铵 Ferric Ammonium Citrate

枸橼酸铁铵又名柠檬酸铁铵,是铁、氨和柠檬酸的复合盐,一般用作补血剂,可配制补血液剂或糖浆。

【适应证】①用于各种原因(如慢性失血、营养不良、妊娠、儿童发育期等)引起的缺铁性贫血的治疗及预防。②用于磁共振腹部成像,对消化道(胃、十二指肠及空肠)进行造影。

【不良反应】①可见胃肠道不良反应,如恶心、呕吐、上腹疼痛、便秘等。②可排黑便,因铁与肠内硫化氢结合生成黑色硫化铁,从而使大便变黑,患者无须顾虑。

【禁忌】①对本品过敏者禁用。②肝肾功能严重损害、患有或怀疑完全肠梗阻或肠穿孔患者禁用。③铁负荷过高、血色病或含铁血黄素沉着症患者禁用。④非缺铁性贫血(如地中海贫血)患者禁用。

【孕妇及哺乳期妇女用药】孕妇给药的安全性尚未确定，因此孕妇、产妇、哺乳期妇女及可能怀孕的妇女慎用。

【儿童用药】儿童应在成人监护下使用，切勿过量服用。

【老年用药】老年患者口服本品以治疗缺铁性贫血，因为胃液分泌减少、胃酸缺乏，铁自肠黏膜吸收减少，必要时可适当增加剂量，治疗一月仍无效者，宜改用注射铁剂。

【用法用量】口服。一次0.5～2g，一日3次。

【制剂】①枸橼酸铁铵泡腾散剂（泡腾颗粒）；②复方枸橼酸铁铵糖浆

7. 琥珀酸亚铁 Ferrous Succinate

本品为矿物质类药品。口服本品可补充铁元素，纠正缺铁性贫血。

【适应证】用于各种原因（如慢性失血、营养不良、妊娠、儿童发育期等）引起的缺铁性贫血的治疗及预防。

【不良反应】①可见胃肠道不良反应，如恶心、呕吐、上腹部疼痛、便秘。②本品可减少肠蠕动，引起便秘，并排黑便。

【禁忌】①对本品过敏者禁用。②肝肾功能严重损害，尤其是伴有未经治疗的尿路感染者禁用。③铁负荷过高、血色病或含铁血黄素沉着症患者禁用。④非缺铁性贫血（如地中海贫血）患者禁用。

【孕妇及哺乳期妇女用药】本品适宜孕妇、哺乳期妇女使用。中后期妊娠妇女铁摄入量减少，而需要量增加，此时是补铁最佳时期。治疗剂量铁对胎儿和哺乳无不良影响。

【儿童用药】为了防止过量中毒，儿童按体重一日9～18mg/kg，分3次服用为宜。

【用法用量】口服。①成人：预防量，一次0.1～0.2g，一日1次；治疗量，一次0.1～0.2g，一日3次，餐后服用。②儿童：按体重一日6～18mg/kg，分3次服用。

【制剂】①琥珀酸亚铁片（缓释片、胶囊、颗粒）；②富马酸亚铁咀嚼片

8. 多糖铁复合物胶囊 Iron Polysaccharide Complex Capsules

本品是一种铁元素含量高达46%的低分子量多糖铁复合物。作为铁元素补充剂，可迅速提高血铁水平与升高血红蛋白。

【适应证】用于治疗单纯性缺铁性贫血。

【不良反应】罕见恶心、呕吐、胃肠刺激或便秘。

【禁忌】①对本品过敏者禁用。②肝肾功能严重损害，尤其是伴有未经治疗的尿路感染者禁用。③铁负荷过高、血色病或含铁血黄素沉着症患者禁用。④非缺铁性贫血（如地中海贫血）患者禁用。

【孕妇及哺乳期妇女用药】对于治疗孕产妇缺铁性贫血，其优越性尤为突出。

【儿童用药】婴儿补铁过量时，多数新生儿易发生大肠埃希菌感染。

【用法用量】口服。成人一次150～300mg，一日1次；儿童需在医师的指导下使用。

【制剂】多糖铁复合物胶囊

9. 蔗糖铁 Iron Sucrose

本品为氢氧化铁蔗糖复合物。本品毒性很低，为快速、高效、安全的缺铁性贫血治疗剂。无法耐受右旋糖酐铁的患者可安全使用本品。

【适应证】用于正在补充促红细胞生成素的长期血液透析的患者缺铁性贫血的治疗。

【不良反应】偶可出现金属味、头痛、低血压；极少见胃肠功能障碍，发热，肌肉痛等。罕见过敏反应。

【禁忌】非缺铁性贫血、铁过量或铁利用障碍、对单糖或二糖铁复合物过敏者禁用。

【孕妇及哺乳期妇女用药】妊娠初始3个月内禁用。

【儿童用药】婴儿补铁过量易发生大肠埃希菌感染。维生素E缺乏时，铁过量（超过8mg/kg）可加重缺乏维生素E的早产儿红细胞溶血现象。非肠道使用的铁剂对有感染的儿童会产生不利影响。

【用法用量】静脉滴注、缓慢注射或直接注射到透析器的静脉端。常用剂量：①成年人和老年人，根据血红蛋白水平，一次5～10ml（100～200mg铁元素），一周2～3次；②儿童，根据血红蛋白水平，一次0.15ml/kg本品（=3mg/kg），一周2～3次。

【制剂】①蔗糖铁注射液；②注射用蔗糖铁

10. 乳酸亚铁 Ferrous Lactate

本品为矿物质类药品，抗贫血药。本品吸收率较高，可作为铁元素的补充剂。

【适应证】用于治疗缺铁性贫血。

【不良反应】①可见胃肠道不良反应，如恶心、呕吐、上腹疼痛、便秘。②本品可减少肠蠕动，引起便秘，并排黑便。

【禁忌】①对本品过敏者禁用。②肝肾功能严重损害，尤其是伴有未经治疗的尿路感染者禁用。③铁负荷过高、血色病或含铁血黄素沉着症患者禁用。④非缺铁性贫血（如地中海贫血）患者禁用。

【孕妇及哺乳期妇女用药】孕妇补充铁剂在妊娠中、后期最为适当，此时铁摄入量减少而需要量增加。

【用法用量】口服。成人一次0.3g，一日3次，饭后服用。儿童遵医嘱。

【制剂】乳酸亚铁片（胶囊、糖浆、口服液）

11. 山梨醇铁 Ferric Sorbitex

本品属于抗贫血药。对缺铁患者补充铁剂后，血红蛋白合成加速，与组织缺铁和含铁酶活性降低症状有关，如生长迟缓、行为异常、体力不足、黏膜组织变化及皮肤、指甲病变都能逐渐得以纠正。

【适应证】一般不做首选铁剂。主要用于预防和治疗各种不宜口服铁剂者，如溃疡性结肠炎、口服治疗无效的缺铁性贫血、需要迅速纠正贫血状况者。

【不良反应】注射后有金属味及注射局部疼痛；少数患者可有发热、心动过速及关节痛等过敏反应；有报道，个别患者

因肌内注射本品出现过敏性休克和/或心脏毒性而死亡。

【禁忌】血色病或含铁血黄素沉着症、溶血性贫血、已知对铁过敏者及肝肾功能损害者禁用。

【孕妇及哺乳期妇女用药】本品控制性研究未能显示出任何对胎儿或婴儿的危害性。

【用法用量】深部肌内注射。成人,一次1~2ml,1~3日1次;儿童,体重大于6kg,一次1ml,一日1次,体重小于6kg,一次0.5ml,一日1次。

贫血纠正后应继续使用一段时间以补充储存铁。

【制剂】山梨醇铁注射液

12. 二维亚铁颗粒 Compound Ferrous Fumarate and Vitamin B Granules

本品为复方制剂,含富马酸亚铁、维生素C、维生素B_1。口服本品可补充铁元素,纠正缺铁性贫血;维生素C可促进铁的吸收;维生素B_1作为辅酶的重要成分之一,发挥协同增效作用。

【适应证】用于各种原因引起的缺铁性贫血。

【用法用量】口服。成人一次1包(5g),一日3次。饭后服用。

【不良反应】①可见恶心、呕吐、胃部或腹部不适或疼痛。②可减少肠蠕动,引起便秘并排黑便。

【禁忌】①含铁血黄素沉着症及不伴有缺铁的其他贫血患者禁用。②血色病患者禁用。③严重肝肾功能不全者禁用。④对本品过敏者禁用。

【孕妇及哺乳期妇女用药】妊娠期补充铁剂以在妊娠中、后期最为适当,因此时铁摄入量减少而需要量增加。

【老年用药】必要时可适当增加剂量,因为老年患者胃液分泌减少,胃酸缺乏,铁自肠黏膜吸收量减少。

13. 蛋白琥珀酸铁口服溶液 Iron Proteinsuccinylate Oral Solution

本品中的铁与乳剂琥珀酸蛋白结合,形成铁-蛋白络合物,用以治疗各种缺铁性贫血症。

【适应证】用于缺铁性贫血的治疗,包括由于铁摄入量不足或吸收障碍、慢性失血,以及妊娠与哺乳期引起的缺铁性贫血。

【用法用量】本品均口服。成人,每天1~2瓶(相当于三价铁40~80mg),遵医嘱分两次在饭前口服。儿童,每天按体重1.5ml/kg(相当于每天三价铁4mg/kg体重),应遵医嘱分两次于饭前口服。

【不良反应】偶有发生。尤其用药过量时易发生胃肠功能紊乱(如腹泻、结肠痉挛、恶心、呕吐、上腹部疼痛),在减量或停药后可消失。

【禁忌】对本品过敏者,以及含铁血黄素沉着、血色素沉着、再生障碍性贫血、溶血性贫血、铁利用障碍性贫血、慢性胰腺炎合肝硬化患者禁用。

【儿童用药】儿童每天按体重1.5ml/kg(相当于每天三价铁4mg/kg体重),应遵医嘱分两次于饭前口服。

【老年患者用药】本品未进行老年用药相关试验研究,但预计不存在限制本品在老人使用的特殊问题。

【孕妇及哺乳期妇女用药】本品适用于妊娠与哺乳期妇女贫血的治疗。

(二)小儿巨幼红细胞性贫血用西药

1. 叶酸 Folic Acid

叶酸为B族维生素,有促进骨髓中幼细胞成熟的作用,人类如缺乏叶酸可引起巨红细胞性贫血及白细胞减少症,对孕妇尤其重要。

【适应证】用于各种原因引起的叶酸缺乏及由叶酸缺乏所致的巨幼细胞贫血;小剂量用于妊娠期妇女预防胎儿神经管畸形。在怀孕前期和怀孕中补充足够的叶酸能够降低神经管畸形和唇裂胎儿的出生率。

【不良反应】长期用药可以出现厌食、恶心、腹胀等胃肠症状。大量服用可使尿呈黄色。罕见过敏反应。

【禁忌】非叶酸缺乏的贫血或诊断不明的贫血、对叶酸及其代谢物过敏的患者禁用。

【用法用量】①口服:成人治疗量,一次5~10mg,一日3次,直至血象恢复正常;小儿一日5~15mg;预防量,一次0.4mg,一日1次。②肌内注射:一次10~20mg。

【制剂】①叶酸片(注射液);②注射用叶酸

2. 亚叶酸钙 Calicum Folinate

本品为四氢叶酸的甲酰衍生物,系叶酸在体内的活化形式。

【适应证】常用作氨蝶呤及甲氨蝶呤过量时的解毒剂。也用于叶酸缺乏引起的巨幼红细胞贫血。当口服叶酸疗效不佳时可用本品。

【不良反应】偶见皮疹、荨麻疹或哮喘等过敏反应。

【禁忌】恶性贫血及维生素B_{12}缺乏引起的巨幼细胞性贫血禁用。

【孕妇及哺乳期妇女用药】如非确实必要,本品不应在妊娠期使用。尚不清楚本品是否入乳汁分泌,哺乳期妇女应慎用本品。

【儿童用药】服用抗癫痫药的儿童应慎用本品。

【用法用量】①口服。用于抗叶酸药(甲氨蝶呤)的解救及巨幼红细胞性贫血:首剂5~15mg,6~8小时1次,连续2日,根据甲氨蝶呤浓度调节剂量。②肌内注射:请遵医嘱。

【制剂】①亚叶酸钙片(分散片、胶囊、注射液、氯化钠注射液);②注射用亚叶酸钙

3. 维生素B_{12} Vitamin B_{12}

维生素B_{12}是一种水溶性维生素,在吸收时需要与钙结合,才能有利于人体的机能活动。

【适应证】用于治疗恶性贫血;与叶酸合用治疗其他巨幼细胞贫血、抗叶酸药引起的贫血及脂肪泻;亦用于某些神经系统疾患如神经炎、神经萎缩,肝脏疾病如肝硬化、肝炎等,以及血液系统疾病如白细胞减少症、再生障碍性贫血等的治疗。

【不良反应】有低血钾及高尿酸血症等不良反应报道。肌内注射偶可引起皮疹、瘙痒、腹泻及过敏性哮喘,但发生率低,极个别有过敏性休克。

【禁忌】对维生素 B_{12} 有过敏史、有家族遗传性球后视神经炎及弱视症者禁用。

【老年用药】老年人经常会对维生素 B_{12} 吸收困难,因此必须通过注射予以补充。

【用法用量】肌内注射。成人,一日 0.025~0.1mg 或隔日 0.05~0.2mg。用于神经炎时,用量可酌增。儿童,一次 25~100μg,一日或隔日 1 次。避免同一部位反复给药,对新生儿、早产儿、婴儿、幼儿要特别小心。

【制剂】维生素 B_{12} 片(溶液、注射液)

4. 甲钴胺 Mecobalamin

甲钴胺是一种内源性的辅酶 B_{12},参与一碳单位循环,在由同型半胱氨酸合成蛋氨酸的转甲基反应过程中起重要作用。

【适应证】①周围神经病。②因缺乏维生素 B_{12} 引起的巨幼细胞贫血的治疗。

【不良反应】偶见食欲不振、胃肠道功能紊乱、恶心、呕吐、软便、腹泻等消化系统症状及皮疹。注射用药时偶见皮疹、头痛、出汗、发热、注射部位疼痛、硬结等。

【禁忌】对本品成分过敏者禁用。

【孕妇及哺乳期妇女用药】妊娠及哺乳期妇女用药的安全性尚不明确,应在医师指导下服用。

【儿童用药】可使用本品,但应在医师指导下服用。

【老年用药】由于老年人机能减退,建议在医师指导下酌情减少用量。

【用法用量】①口服。成人一次 0.5mg,一日 3 次,可按年龄、症状酌情增减。②肌内注射或静脉注射。成人:a. 周围神经病,一次 0.5mg,一日 1 次,一周 3 次。可按年龄、症状酌情增减。b. 巨红细胞贫血,一次 0.5mg,一日 1 次,一周 3 次。给药约两个月后,作为维持治疗,一次 0.5mg,1~3 个月 1 次。

【制剂】①甲钴胺片(分散片、胶囊、注射液);②注射用甲钴胺

5. 腺苷钴胺 Cobamamide

腺苷钴胺是氰钴型维生素 B_{12} 的同类物,能促进红细胞的发育与成熟,是细胞生长增殖和维持神经髓鞘完整所必需的物质。

【适应证】用于巨幼红细胞贫血、营养不良性贫血、妊娠期贫血、多发性神经炎、神经根炎、三叉神经痛、坐骨神经痛、神经麻痹等,也可用于营养性神经疾患,以及放射线和药物引起的白细胞减少症的辅助治疗。

【不良反应】口服偶可引起过敏反应,肌内注射偶可引起皮疹、瘙痒、腹泻、过敏性哮喘。长期应用可出现缺铁性贫血。

【禁忌】对本品过敏者、家族遗传性球后视神经炎及抽烟性弱视症者禁用。

【用法用量】口服。成人一次 0.5~1.5mg,一日 3 次;肌内注射,一次 0.5~1.5mg,一日 1 次。

【制剂】①腺苷钴胺片(注射液);②注射用腺苷钴胺

(三)小儿溶血性贫血用西药

1. 硫唑嘌呤 Azathioprine

硫唑嘌呤系巯嘌呤的衍生物,在体内分解为巯嘌呤而起作用。其抑制淋巴细胞的增殖,即阻止抗原敏感淋巴细胞转化为免疫母细胞,产生免疫抑制作用。本品对 T 淋巴细胞的抑制作用较强。

【适应证】①急、慢性白血病,对慢性粒细胞型白血病近期疗效较好,作用快,但缓解期短。②后天性溶血性贫血、特发性血小板减少性紫癜、系统性红斑狼疮。③慢性类风湿关节炎、慢性活动性肝炎(与自体免疫有关的肝炎)、原发性胆汁性肝硬变。④甲状腺功能亢进、重症肌无力。⑤其他:慢性非特异性溃疡性结肠炎、节段性肠炎、多发性神经根炎、狼疮性肾炎、增殖性肾炎、Wegener 肉芽肿等。

【不良反应】①过敏反应:如全身不适、头晕、恶心、呕吐、腹泻、发热、寒战、肌痛、关节痛、肝功能异常和低血压。②造血功能:可能产生剂量相关性、可逆性骨髓抑制,常见白细胞减少症,偶见贫血及血小板减少性紫癜。③感染:使用本品和肾上腺皮质激素的器官移植受者对病毒、真菌和细菌感染的易感性增加。④胃肠道反应:偶有恶心,餐后服药可缓解;罕见胰腺炎。⑤肺部反应:罕见可逆性肺炎。

【禁忌】对本品及 6-巯基嘌呤过敏者禁用。

【孕妇及哺乳期妇女用药】可致畸胎,孕妇禁用。哺乳期妇女慎用。

【老年用药】老年人用药的副作用发生率较其他患者高,应采用推荐剂量范围的低限值。

【用法用量】口服。常用量按体重一日 1.5~4mg/kg,一日 1 次或分次口服。

【制剂】硫唑嘌呤片

2. 维生素 E Vitamin E

维生素 E 是一种基本营养素。作为重要的抗氧化剂,有清除自由基和消除细胞内脂褐素沉积的作用,可防止机体细胞因氧化而破坏,以延缓组织细胞的衰老过程,能改善脂质代谢,促进心血管健康,防止动脉硬化症的发生。维生素 E 还能够稳定细胞膜和细胞内脂类部分,减低红细胞脆性,防止溶血。

【适应证】①未成熟儿及低出生体重婴儿常规应用本品,可预防维生素 E 缺乏引起的溶血性贫血,并可减轻由于氧中毒所致的球后纤维组织形成(可致盲)及支气管-肺系统发育不良。但亦有人认为上述作用尚需进一步研究证实。②进行性肌营养不良的辅助治疗。③可预防心脑血管疾病。降低血浆胆固醇水平、抑制平滑肌细胞增殖、抑制血小板粘连和聚集等,这些作用的整体效果是预防动脉粥样硬化,包括冠状动脉硬化和脑动脉硬化等。④促进性激素分泌,使男子

精子活力和数量增加，使女子雌性激素浓度增高，提高生育能力，预防流产。

【不良反应】①长期大量服用（一日量400～800mg），可引起视力模糊、乳腺肿大、腹泻、头晕、流感样综合征、头痛、恶心及胃痉挛、乏力软弱。②长期服用超量（一日量大于800mg），对维生素K缺乏患者可引起出血倾向，改变内分泌代谢（甲状腺、垂体和肾上腺），改变免疫机制，影响性功能，并有出现血栓性静脉炎或栓塞的危险。

【禁忌】对本品过敏者禁用。

【孕妇及哺乳期妇女用药】孕妇摄入正常膳食时，尚未发现有确切的维生素E缺乏，维生素E能部分通过胎盘，胎儿仅获得母亲血药浓度的20%～30%，故低出生体重婴儿，出生后可因贮存少而致本品缺乏。

【用法用量】口服。成人一次50～100mg，一日2～3次，或遵医嘱。小儿一日1mg/kg，早产儿一日15～20mg。慢性胆汁淤积婴儿一日口服水溶性维生素E制剂15～25mg。

【制剂】维生素E片（胶丸、软胶囊、注射液）

（四）小儿再生障碍性贫血用西药

1. 重组人粒细胞刺激因子注射液 Recombinant Human Granulocyte Colony Stimulating Factor Injection

本品是调节骨髓中粒系造血的主要细胞因子之一，选择性作用于粒系造血祖细胞，促进其增殖、分化，并可增加粒系终末分化细胞的功能。

【适应证】①癌症化疗等原因导致中性粒细胞减少症；癌症患者使用骨髓抑制性化疗药物，特别在强烈的骨髓剥夺性化学药物治疗后，注射本品有助于预防中性粒细胞减少症的发生，减轻中性粒细胞减少的程度，缩短粒细胞缺乏症的持续时间，加速粒细胞数的恢复，从而减少合并感染发热的危险性。②促进骨髓移植后的中性粒细胞数升高。③骨髓发育不良综合征引起的中性粒细胞减少症，再生障碍性贫血引起的中性粒细胞减少症，先天性、特发性中性粒细胞减少症，骨髓增生异常综合征伴中性粒细胞减少症，周期性中性粒细胞减少症。

【不良反应】①肌肉骨骼系统：有时肌肉酸痛、骨痛、腰痛、胸痛。②消化系统：胃肠道紊乱（厌食、恶心、呕吐及腹泻等），肝脏AST及ALT升高。③其他：发热、头痛、乏力、皮疹、脱发、碱性磷酸酶和乳酸脱氢酶升高、注射部位反应及白细胞增多。④极少数会出现休克、间质性肺炎、成人呼吸窘迫综合征、幼稚细胞增加。⑤长期用药有时出现脾肿大，大多经影像学检查才发现。

【禁忌】①对粒细胞集落刺激因子过敏者，以及对大肠埃希菌表达的其他制剂过敏者禁用。②严重肝、肾、心、肺功能障碍者禁用。③骨髓中幼稚粒细胞未显著减少的骨髓性白血病患者或外周血中检出幼稚粒细胞的骨髓性白血病患者禁用。

【孕妇及哺乳期妇女用药】孕期安全性尚未建立。当证明孕妇用药潜在利益大于对胎儿的潜在危险，应予以使用。哺乳期妇女用药前应停止哺乳。

【儿童用药】儿童患者慎用，并给予适当监测；由于本品对新生儿和婴幼儿的安全性尚未确定，建议不用本品。

【老年用药】老年患者的生理功能比较低下，需观察患者的状态，注意用量及间隔，慎重给药。

【用法用量】皮下或静脉注射给药。治疗再生障碍性贫血所致的中性粒细胞减少症：成人在其中性粒细胞低于1×10^9/L时，2～5μg/kg，一日1次。儿童：中性粒细胞低于1×10^9/L时，1μg/kg，一日1次。

【制剂】①重组人粒细胞刺激因子注射液；②注射用重组人粒细胞刺激因子

2. 重组人粒细胞巨噬细胞刺激因子 Recombinant Human Granulocyte/Macrophage Colony-stimulating Factor

本品作用于造血祖细胞，促进其增殖和分化，其重要作用是刺激粒细胞、单核巨噬细胞成熟，促进成熟细胞向外周血释放，并能促进巨噬细胞及嗜酸性细胞的多种功能。

【适应证】①预防和治疗肿瘤放疗或化疗后引起的白细胞减少症。②治疗骨髓造血功能障碍及骨髓增生异常综合征。③预防白细胞减少可能潜在的感染并发症。④使感染引起的中性粒细胞减少的恢复加快。

【不良反应】本品的安全性与剂量和给药途径有关。大部分不良反应多属轻到中度，严重的反应罕见。最常见的不良反应为发热、寒战、恶心、呼吸困难、腹泻，一般的常规对症处理便可使之缓解；其次有皮疹、胸痛、骨痛和腹泻等。据国外报道，低血压和低氧综合征在首次给药时可能出现，但以后给药则无此现象。不良反应发生多于静脉推注和快速滴注及剂量大于32μg/kg·d有关。

【禁忌】对本品或制剂中任何成分有过敏史、自身免疫性血小板减少性紫癜患者禁用。

【孕妇及哺乳期妇女用药】孕妇及哺乳期妇女使用本品的安全性尚未建立，应慎重使用。

【儿童用药】慎用。

【老年用药】观察患者的状态，注意用量和时间间隔，慎重给药。

【用法用量】治疗骨髓增生异常综合征/再生障碍性贫血：按体重3μg/kg·d，皮下注射，需2～4日才观察到白细胞增高的最初效应，以后调节剂量使白细胞计数维持在所期望水平，通常$<10000/\mu l$。

【制剂】注射用重组人粒细胞巨噬细胞刺激因子

3. 重组人白细胞介素-2 Recombinant Human Interleukin-2

本品是一种淋巴因子，可使细胞毒性T细胞、自然杀伤细胞和淋巴因子活化的杀伤细胞增殖，并使其杀伤活性增强，还可以促进淋巴细胞分泌抗体和干扰素，具有促进机体免疫反应等作用。

【适应证】①用于肾细胞癌、黑色素瘤、乳腺癌、膀胱癌肝癌、直肠癌、淋巴癌、肺癌等恶性肿瘤的治疗，用于癌性胸腹水的控制,也可以用于淋巴因子激活的杀伤细胞的培养。②用于手术、放疗及化疗后的肿瘤患者的治疗,可增强机体免疫功能。③用于先天或后天免疫缺陷症的治疗,提高患者细胞免疫功能和抗感染能力。④各种自身免疫病的治疗:如类风湿关节炎、系统性红斑狼疮、干燥综合征等。⑤对某些病毒性、杆菌性疾病、胞内寄生菌感染性疾病,如乙型肝炎、麻风病、肺结核、白色念珠菌感染等具有一定的治疗作用。⑥用于再生障碍性贫血时的血小板减少。

【不良反应】①常见发热、寒战,与用药剂量有关,一般是一过性发热(38℃左右),亦可有寒战高热,停药后3~4小时体温多可自行恢复到正常。个别患者可出现恶心、呕吐、类感冒症状。②皮下注射局部可出现红肿、硬结、疼痛,停药后可自行恢复。③使用较大剂量时,可引起毛细血管渗漏综合征,表现为低血压、末梢水肿、暂时性肾功能不全等。使用本品应严格掌握安全剂量,出现上述反应可对症治疗。

【禁忌】①对本品成分有过敏史的患者。②高热、严重心脏病、低血压者,严重心肾功能不全者,肺功能异常或进行过器官移植者。③重组人白细胞介素-2 即往用药史中出现过与之相关的毒性反应:a. 持续性室性心动过速;b. 未控制的心律失常;c. 胸痛并伴有心电图改变、心绞痛或心肌梗死;d. 心压塞;e. 肾衰竭需透析 >72 小时;f. 昏迷或中毒性精神病 >48 小时;g. 顽固性或难治性癫痫;h. 肠局部缺血或穿孔;i. 消化道出血需外科手术。④孕妇慎用。

【孕妇及哺乳期妇女用药】妊娠妇女当使用本品的有利因素超过胎儿可能承担的风险时,才可应用。本品对乳儿有潜在的不良反应,哺乳期妇女使用本品应停止哺乳。

【儿童用药】18 岁以下儿童用药的安全性和药效尚未得到确证。

【老年用药】老年患者慎用。

【用法用量】本品应在临床医师指导下使用。

①静脉滴注:一次 10 万 ~80 万 IU,加入到 50ml 氯化钠注射液中,静脉滴注 2 ~3 小时,一日 1 次,4 ~6 周为一疗程。

②皮下注射:一次 50 万 ~100 万 IU,用 2ml 氯化钠注射液溶解,皮下注射,一周 2 ~3 次,6 周为一疗程。

【制剂】①重组人白细胞介素-2 注射液;②注射用重组人白细胞介素-2

4. 抗人 T 细胞免疫球蛋白 Anti-human T Lymphocyte Rabbit Immunoglobulin

本品是一种高效价兔抗人 T-淋巴细胞免疫球蛋白制剂,具有免疫抑制活性,对 T 淋巴免疫细胞有特异的免疫排斥反应。

【适应证】主要用于临床器官移植的免疫排斥预防及治疗,骨髓移植的移植物抗宿主反应预防,以及再生障碍性贫血等病的治疗。自身免疫性溶血性贫血、原发性血小板减少性紫癜及自身免疫病也可试用。

【不良反应】注射本品后由于 T-淋巴细胞的破坏,如有体温轻度上升、寒战等属正常现象,短期内自行消退。多次使用后可能发生荨麻疹、血清病,甚至过敏性休克,应停止使用。两次注射间隔尽可能不超过 4 ~5 日,以降低变态反应发生的可能性。如发生过敏性休克,立即按临床过敏性休克诊疗常规处理。发生血清病,一般 3 ~5 日可自愈。可按临床血清病诊疗常规处理。

【禁忌】对异种蛋白过敏、严重病毒感染、寄生虫感染、全身性真菌感染、免疫功能减退、恶性肿瘤、免疫功能减退、具他细胞免疫功能极度减退、血小板严重缺乏(如血小板小于 50×10^9/L)的患者禁用。

【孕妇及哺乳期妇女用药】禁用。

【老年用药】应慎用,在医护人员的严密监视下进行。

【用法用量】静脉滴注。一般按体重注射 20 ~30mg/kg 共 5 次,每次间隔 2 ~3 日。需要时可每日注射。或遵医嘱。

【制剂】①抗人 T 细胞猪免疫球蛋白;②抗人 T 细胞兔免疫球蛋白

(五)小儿失血性贫血用西药

羟乙基淀粉 40 氯化钠注射液 Hydroxyethyl Sarch 40 Sodium Chloride Injection

本品为血容量扩充剂,静脉滴注后,较长时间停留于血液中,提高血浆渗透压,使组织液回流增多,迅速增加血容量,稀释血液,并增加细胞膜负电荷,使已聚集的细胞解聚,降低全身血黏度,改善微循环。

【适应证】有抑制血管内红细胞聚集作用,用于改善微循环障碍,临床用于低血容量性休克,如失血性、烧伤性及手术中休克等,血栓闭塞性疾患。

【不良反应】偶可发生输液反应;少数患者出现过敏反应,临床表现为荨麻疹、瘙痒、恶心、呕吐,哮喘重者口唇发绀、虚脱、血压剧降、支气管痉挛,个别患者甚至出现过敏性休克,直至死亡。过敏反应发生率 0.03% ~4.7%;可引起凝血障碍,使凝血时间延长,该反应常与剂量有关。

【禁忌】已知对羟乙基淀粉和/或本品中其他成分过敏、液体负荷过量(水分过多)、肺水肿、少尿或无尿的肾衰竭、接受透析治疗患者、颅内出血、严重高钠或高氯血症患者禁用。

【孕妇及哺乳期妇女用药】孕妇及哺乳期妇女慎用。

【儿童用药】尚无用于儿童的资料,当可能获得的治疗利益大于风险时,才能使用于儿童。

【用法用量】静脉滴注,一日 250 ~500ml。

附:用于小儿贫血的其他西药

1. 硫酸锌 Zinc Sulfate

见本章“180. 小儿厌食症”。

2. 枸橼酸锌 Zinc Citrate

见本章“180. 小儿厌食症”。

3. 小儿复方四维亚铁散 Pediatric Compound Four Vitamins and Ferrous Fumarate Powder

【适应证】用于促进婴幼儿骨骼发育、改善贫血,以及婴幼儿缺钙的辅助治疗。

4. 甲磺酸去铁胺 Deferoxamine

【适应证】主要用于慢性铁超负荷,例如输血引起的含铁血黄素沉积症,重度地中海贫血和慢性贫血,特发性血色素沉着,急性铁中毒等。

5. 十一酸睾酮 Testosterone Undecanoate

【适应证】本品为雄激素类药,主要用于原发性或继发性睾丸功能减退等,也可用于再生障碍性贫血的辅助治疗。

6. 庚酸睾酮 Testosterone Enanthate

【适应证】本品为激素类药,作用与蛋白同化作用相当,适用于男性性功能不全、性器官发育不良、不育症、隐睾症和无睾症等,也可用于再生障碍性贫血。

7. 葵酸诺龙 Nandrolone Decanoate

【适应证】本品主要用于严重创伤、慢性感染、营养不良等慢性消耗性疾病和各种难治性贫血。

8. 司坦唑醇 Stanozolol

【适应证】本品为蛋白同化类固醇类药,具有促进蛋白质合成、减轻骨髓抑制等作用。用于遗传性血管神经性水肿的预防和治疗,严重创伤、慢性感染、营养不良等消耗性疾病,手术后体弱、创伤经久不愈的治疗,也用于再生障碍性贫血等难治性贫血。

9. 短棒杆菌 Corynebacterium Parvum

【适应证】本品主要用于癌性胸腔积液,结合手术治疗早、中期肺癌。可配合常规治疗方法进行乳腺癌、鼻咽癌、晚期肺癌、黑色素瘤,以及癌症的体表转移灶的治疗。对牛皮癣(银屑病)、再生障碍性贫血、女阴白斑、感染性哮喘等也有一定疗效。

10. 重组人促红素 Recombinant Human Erythropoietin

【适应证】促红素作用于骨髓中红系造血祖细胞,能促进其增殖、分化,并对慢性肾衰竭性贫血有明显的治疗作用。可用于肾功能不全所致的贫血,包括透析和非透析患者;治疗非骨髓恶性肿瘤应用化疗引起的贫血。

11. 利可君 Leucogen

【适应证】用于预防、治疗白细胞减少症,治疗再生障碍性贫血及血小板减少症。也用于预防和治疗放射性照射、化学药物所引起的白细胞减少等病症,特别是与放射线疗法或抗癌药物并用,则有优越的临床效果。

12. 复方硫酸亚铁叶酸片 Compound Ferrous Sulfate And Folic Acid Tables

【适应证】用于缺铁性贫血。

13. 复方硫酸亚铁颗粒 Compound Ferrous Sulfate Granules

【适应证】用于防治小儿缺铁性贫血,也可用于孕妇、哺乳期妇女和月经过多妇女的缺铁性贫血。

14. 复方三维亚铁口服溶液 Compound Trivitamins and Ferrous Oral Solution

【适应证】用于慢性失血、妊娠、儿童发育期等引起的缺铁性贫血。

15. 注射用脱氧核苷酸钠 Sodium Deoxyribonucleotide for Injection

【适应证】用于急、慢性肝炎,白细胞减少症,血小板减少症及再生障碍性贫血等的辅助治疗。

16. 富马酸亚铁多库酯钠胶囊 Ferrous Eumanate and Docusate Sadium Capsules

【适应证】用于各种原因引起的慢性失血、营养不良,妊娠、儿童发育期等引起的缺铁性贫血,尤适用于因服铁剂而产生便秘者。

17. 枸橼酸铁铵维 B_1 糖浆Ⅱ Compound Ferric A mmonium Citrate SyrupⅡ

【适应证】用于各种原因引起的缺铁性贫血,如慢性失血、营养不良、妊娠、儿童发育期等。

18. 维铁缓释片 Ferrous Sulfate and Vitamin Complex Sustained-release Tablets

【适应证】用于明确原因的缺铁性贫血及 B 族维生素的补充。

19. 铁铵锌铜维 B1 糖浆 Ferric, Ammonium, Zinc, Cupric and Vitamin B1 Syrup

【适应证】用于各种原因如慢性失血、营养不良、儿童发育期等引起的缺铁性贫血。

20. 甘露聚糖肽胶囊(口服溶液)Mannatide Capsules

【适应证】用于免疫功能低下、反复呼吸道感染、白细胞减少症和再生障碍性贫血及肿瘤的辅助治疗,减轻放、化疗对造血系统的副作用。

21. 注射用甲泼尼龙琥珀酸钠 Methylprednisolone Sodium Succinate for Injection

【适应证】可用于治疗血液病:获得性(自身免疫性)溶血性贫血、成人自发性血小板减少性紫癜(仅允许静脉注射,禁忌肌内注射)、成人继发型血小板减少、成人红细胞减少(红细胞性贫血)、先天性(红细胞)再生不良性贫血。

22. 谷胱甘肽 Glutathione

【适应证】本品适用于慢性肝脏疾病的辅助治疗,包括病毒性药物毒性、酒精毒性引起的肝脏损害,也用于急性贫血等引起的低氧血症。

23. 脐带血 Umbilical Cord Blood

【适应证】脐带血中含有可以重建人体造血和免疫系统的造血干细胞,可用于造血干细胞移植,治疗多种疾病。脐带血中的造血干细胞可以用来治疗多种血液系统疾病和免疫系统疾病,包括血液系统恶性肿瘤(如急性白血病、慢性白血病、多发性骨髓瘤、骨髓异常增生综合征、淋巴瘤等)、血红蛋白病(如海洋性贫血)、骨髓造血功能衰竭(如再生障碍性贫血)、先天性代谢性疾病、先天性免疫缺陷疾患、自身免疫性疾患、某些实体肿瘤(如小细胞肺癌、神经母细胞瘤、卵巢癌,进行性肌营养不良等)。

二、中药

1. 益气维血颗粒

【处方组成】猪血提取物、黄芪、大枣

【功能主治】补血益气。用于气血两虚所致的面色萎黄或苍白，眩晕，神疲乏力，少气懒言，自汗，唇舌色淡，脉细弱；缺铁性贫血见上述证候者。

【用法用量】口服。成人一日3次，一次10g；儿童一日2次，一次10g；3岁以下儿童一日2次，一次5g，或遵医嘱。

2. 生血宁片

【处方组成】蚕砂提取物

【功能主治】益气补血。用于缺铁性贫血属气血两虚证者，症见面部、肌肤萎黄或苍白，神疲乏力，眩晕耳鸣，心悸气短，舌淡或胖，脉弱等。

【用法用量】轻度缺铁性贫血患者，每日2次，每次2片；中、重度患者，每日3次，每次2片；儿童患者，每日3次，每次1片。30天为一疗程。

3. 阿胶补血膏(颗粒、口服液)

【处方组成】阿胶、熟地黄、党参、黄芪、枸杞子、白术

【功能主治】补益气血，滋阴润肺。用于气血两虚所致的久病体弱、目昏、虚劳咳嗽。

【用法用量】口服。膏剂一次20g，口服液一次20ml，早晚各1次，或遵医嘱。

4. 八珍丸(胶囊、颗粒)

见本章“181. 小儿消化不良”。

5. 人参养荣丸

【处方组成】人参、土白术、茯苓、炙甘草、当归、熟地黄、白芍(麸炒)、炙黄芪、陈皮、制远志、肉桂、五味子(酒蒸)

【功能主治】温补气血。用于心脾不足，气血两亏所致的形瘦神疲，食少便溏，病后虚弱。

【用法用量】口服。水蜜丸一次6g，大蜜丸一次1丸，一日1~2次。

6. 归芍地黄丸

【处方组成】当归、白芍(酒炒)、熟地黄、山茱萸(制)、牡丹皮、山药、茯苓、泽泻

【功能主治】滋肝肾，补阴血，清虚热。用于肝肾两亏，阴虚血少引起的头晕目眩，耳鸣咽干，午后潮热，腰腿酸痛，足跟疼痛。

【用法用量】口服。水蜜丸一次6g，小蜜丸一次9g，大蜜丸一次1丸，一日2~3次。

7. 生血丸

【处方组成】鹿茸、黄柏、山药、炒白术、桑枝、炒白扁豆、稻芽、紫河车

【功能主治】补肾健脾，填精养血。用于脾肾虚弱所致的面黄肌瘦，体倦乏力，眩晕，食少，便溏；放、化疗后全血细胞减少及再生障碍性贫血见上述证候者。

【用法用量】口服。一次5g，一日3次；小儿酌减。

【使用注意】阴虚内热，舌质红、少苔者慎用。

8. 生血宝颗粒

【处方组成】制何首乌、女贞子、桑葚、墨旱莲、白芍、黄芪、狗脊

【功能主治】滋补肝肾，益气生血。用于肝肾不足、气血两虚所致的神疲乏力，腰膝酸软，头晕耳鸣，心悸，气短，失眠，咽干，纳差食少；放、化疗所致的白细胞减少，缺铁性贫血见上述证候者。

【用法用量】开水冲服。一次8g，一日2~3次。

9. 生脉饮(胶囊、颗粒、注射液)

【处方组成】红参、麦冬、五味子

【功能主治】益气复脉，养阴生津。用于气阴两亏，心悸气短，脉微自汗。

【用法用量】口服。生脉饮一次10ml，一日3次。胶囊一次3粒，一日3次。颗粒一次2g，一日3次。

【使用注意】警惕注射液的过敏反应。

10. 复方阿胶浆(胶囊、颗粒)

【处方组成】阿胶、人参、熟地黄、党参、山楂

【功能主治】补气养血。用于气血两虚，头晕目眩。心悸失眠，食欲不振及白细胞减少症和贫血。

【用法用量】口服。一次20ml，一日3次。

11. 健脾生血片(颗粒)

【处方组成】党参、茯苓、炒白术、甘草、黄芪、山药、炒鸡内金、醋龟甲、山麦冬、醋南五味子、龙骨、煅牡蛎、大枣、硫酸亚铁

【功能主治】健脾和胃，养血安神。用于脾胃虚弱及心脾两虚所致的血虚证，症见面色萎黄或㿠白，食少纳呆，脘腹胀闷，大便不调，烦躁多汗，倦怠乏力，舌胖色淡，苔薄白，脉细弱；缺铁性贫血见上述证候者。

【用法用量】片剂，饭后口服。1岁以内一次0.5片，1~3岁一次1片，3~5岁一次1.5片，5~12岁一次2片，成人一次3片。一日3次，或遵医嘱，四周为一疗程。

12. 益气养血口服液

【处方组成】人参、黄芪、党参、麦冬、当归、炒白术、地黄、制何首乌、五味子、陈皮、地骨皮、鹿茸、淫羊藿

【功能主治】益气养血。用于气血不足所致的气短心悸，面色不华，体虚乏力。

【用法用量】口服。一次15~20ml，一日3次。

13. 升血颗粒

【处方组成】皂矾、黄芪、山楂、新阿胶、大枣

【功能主治】补气养血。用于气血两虚所致的面色淡白，眩晕，心悸，神疲乏力，气短；缺铁性贫血见上述证候者。

【用法用量】口服。小儿周岁内一次5g，1~3岁一次10g，3岁以上及成人一次15g，一日3次。

14. 升血膏

【处方组成】炙黄芪、熟地黄、当归、白芍、白术(炒)、茯苓、白扁豆、川芎、陈皮油(冷轧)、赭石(煅)、大枣、炙甘草

【功能主治】益气养血。用于小儿贫血,面色萎黄,头晕乏力。

【用法用量】口服。1~3岁,一次10~15g,4~7岁一次25g,一日2次。

15. 新血宝胶囊

【处方组成】鸡血藤、黄芪、大枣、当归、白术、陈皮、硫酸亚铁

【功能主治】补血益气,健脾和胃。用于缺铁性贫血所致的气血两虚证。

【用法用量】口服。一次2粒,一日3次。10~20天为一疗程。

【使用注意】饭后服;忌与茶、咖啡及含鞣酸类药物合用。

16. 当归补血口服液(丸、胶囊)

【处方组成】当归、黄芪

【功能主治】补养气血。用于气血两虚证。

【用法用量】口服液一次10ml,一日2次。

17. 益血生胶囊(片)

【处方组成】阿胶、龟甲胶、鹿角胶、鹿血、牛髓、紫河车、鹿茸、茯苓、黄芪(蜜制)、白芍、当归、党参、熟地黄、白术(麸炒)、制何首乌、大枣、炒山楂、炒麦芽、炒鸡内金、知母(盐制)、大黄(酒制)、花生衣

【功能主治】健脾补肾,生血填精。用于脾肾两虚、精血不足所致的面色无华,眩晕气短,体倦乏力,腰膝酸软;缺铁性贫血、慢性再生障碍性贫血见上述证候者。

【用法用量】口服。一次4粒,一日3次,儿童酌减。

18. 复方皂矾丸(片、胶囊)

【处方组成】皂矾、西洋参、海马、肉桂、大枣(去核)、核桃仁

【功能主治】温肾健髓,益气养阴,生血止血。用于再生障碍性贫血、白细胞减少症、血小板减少症、骨髓增生异常综合征,以及放疗和化疗引起的骨髓损伤、白细胞减少属肾阳不足、气血两虚证者。

【用法用量】口服。一次7~9丸,一日3次,饭后即服。

【使用注意】本品含活血通经之品,孕妇禁用。

19. 阿胶三宝膏

【处方组成】阿胶、大枣、黄芪

【功能主治】补气血,健脾胃。用于气血两亏、脾胃虚弱所致的心悸,气短,崩漏,浮肿,食少。

【用法用量】开水冲服。一次10g,一日2次。

附:用于小儿贫血的其他中药

1. 山东阿胶膏

【功能主治】补益气血,润燥。用于气血两虚所致的虚劳咳嗽,吐血,妇女崩漏,胎动不安。

2. 益中生血片(胶囊)

【功能主治】健脾和胃,益气生血。用于脾胃虚弱、气血两虚所致的面色萎黄,头晕,纳差,心悸气短,食后腹胀,神疲倦怠,失眠健忘,大便溏泻,舌淡或有齿痕,脉细弱;缺铁性贫血见上述证候者。

3. 养血饮口服液

【功能主治】补气养血。用于气血两亏所致的体虚羸弱、崩漏下血;血小板减少、贫血及放、化疗后白细胞减少症见上述证候者。

4. 血复生胶囊

【功能主治】益气养血,滋阴凉血,化瘀解毒。用于气血两虚、阴虚津亏、自汗盗汗、烦躁失眠,出血紫斑等恶性贫血,癌症放、化疗的血象异常,尤其对白细胞减少症有明显的升高或调整血象作用。

192. 小儿多动症

〔基本概述〕

小儿多动症又称注意力缺陷多动症(ADHD),或脑功能轻微失调综合征,是指智力基本正常的小儿,表现出与年龄不相称的注意力不集中,不分场合的过度活动,情绪冲动,并可有认知障碍和学习困难的一组症候群。

小儿多动症又称轻微脑损伤综合征,以学龄儿童最为常见,可延续至成年。国外资料报告患病率为5%~10%。国内也认为学龄儿童发病者相当多,占全体小学生1%~10%,男孩远较女孩多,男:女约为5:1。早产儿童患此病较多。

本病是一种常见的儿童行为异常疾病,症状大多在学龄前出现,但往往是在上学后才被注意。这类患儿的智能正常或基本正常,但学习、行为及情绪方面有缺陷,表现为注意力不易集中、注意短暂,活动过多,情绪易冲动以致影响学习成绩,在家庭及学校均难与人相处,日常生活中使家长和老师感到无奈。

多动症是儿童和青少年期间最为普遍的心理障碍之一,是指发生于儿童时期,与患儿年龄不相称的过度活动、注意力不集中、冲动任性、情绪不稳并伴有认知障碍和学习困难的一组症候群,此类症状可延续到成年期而称为成人注意缺陷多动障碍。

多动症实际上是指注意力缺陷多动障碍(ADHD),有三大核心症状,即注意力缺陷、多动及冲动。有的孩子以注意力缺陷为主,有的以多动、冲动为主,更多的则是三者并存。通常起病于6岁以前,学龄期症状明显,随年龄增大逐渐好转。部分病例可延续到成年。

多数患儿自婴幼儿时期即易兴奋、多哭闹、睡眠差、喂食较困难、不容易养成大小便定时习惯,随年龄的增长,除活动增多外,有动作不协调,注意力不集中或集中时间很短,知为无目的,情绪易冲动而缺乏控制能力,上课不守纪律和学习困难。患儿智能正常,但因注意力不集中,听觉辨别能力差和语言表达能力差,学习能力较一般低。临床症状以学龄儿

童较为突出:上课时话多、小动作多、激动、好与人争吵;行为目的不明确,如拿人东西,有时不避危险;在集体活动中不合群;在家长面前倔强、不听话、冒失、无礼貌。有些患儿采取回避困难的态度,变得被动、退缩。年龄增长后,不少儿童出现学习困难,虽然多动症儿童的智力水平大都正常或接近正常,然而由于以上症状,仍给学习带来一定困难。部分多动症儿童存在知觉活动障碍,如在临摹图画时,他们往往分不清主体与背景的关系,不能分析图形的组合,也不能将图形中各部分综合成一整体。有些多幼儿童将“6”读成“9”,或把“d”读成“b”,甚至分不清左或右。前者的改变,属于综合分析障碍,后者属于空间定位障碍。他们还有诵读、拼音、书写或语言表达等方面的困难,多动症儿童未经认真思考就回答,认识欠完整,也是造成学习困难的原因之一。

小儿多动症可能有不同的原因,一般认为产前、产时或产后的轻度脑损害是重要因素,主要与脑外伤中毒等有关。有人认为城市环境污染、临床上不显症状的轻度铅中毒亦可为病因之一。据近年的调查研究,某些患儿的轻微脑功能失调可能与遗传因素有一定关系。不少患儿未能找到病因。近年积累的资料提示多动和注意力不集中可能与脑内儿茶酚胺系统(去甲肾上腺素等,其前身为多巴胺)功能不足有关。

临床上一般把这类孩子分为三种类型,一种是以注意力不能集中为主要表现的注意缺陷型,一种是以好动为主要表现的多动冲动型,还有一种是前面两者都有的混合型。在女孩子当中,以注意缺陷型多见。这些孩子表现出来的不是多动,而是注意力难以维持正常儿童的标准,思想易开小差,做功课容易受外界影响,甚至因为注意力涣散使他们有时候看起来比别的孩子还要“安静”,往往家长也不易引起重视。所以家长一定要注意,多动症并不是都以多动为表现,当孩子注意力难以集中时,也需警惕是不是多动症。

中医认为儿童多动症多由先天禀赋不足,或后天失养,或其他疾病导致脏腑功能受损,阴阳失衡,阴精不足,阳躁有余,而多动不安。其病因可归纳为以下几个方面。①先天禀赋不足:由于孕母妊娠期有宫内窒息史等各种因素,影响胎儿的正常发育;或者父母精神神经系统健康欠佳,致使患儿素体虚弱,阴阳失调。②饮食因素:饮食中营养成分不足,或营养成分搭配不当,或过食生冷损伤脾胃,造成气血亏虚,心神失养;过食肥甘厚味,产生湿热痰浊,阻滞气机,扰乱心神。③外伤和其他因素:产伤及其他外伤,可使儿童气血瘀滞,经脉不畅,以及心肝失养而神魂不安;或由于其他疾病之后,虽原发病痊愈,但已造成气血不足或气血逆乱,使心神失养以致神不安藏。

〔治疗原则〕

多动症儿童长大后,近一半儿童的多动现象会消失,但半数以上多动症儿童的一些症状,如注意力不集中、冲动任性可持续长久。青年时可表现为学业荒废,社会适应不良,情感幼稚,互相斗殴;成年时出现焦虑,自尊性差人格障碍,人际关系紧张,缺乏成就,社会经济状况不良。故必须进行治疗,绝对不能掉以轻心。有人报告未经治疗的多动症儿童,随年龄增大无目的性的过度活动水平降低,但有20%的人在青春期有犯罪行为、物质滥用、学业低下,冲动和注意力不集中仍然存在。小儿多动症的治疗主要有以下方法。

1. 药物治疗

治疗此病的药物可分为中枢神经兴奋剂、抗抑郁剂、抗精神病药及抗癫痫剂等,目前药物治疗中首选中枢兴奋药哌甲酯和托莫西汀。作为综合治疗计划的一部分,哌甲酯和托莫西汀一般不会影响儿童的生长发育。治疗通常要持续到青春期,甚至可需持续到成年期。

(1)哌醋甲酯:即利地林(Ritalin),目前是常用药物。每次剂量为5~10mg,每日2次,于早、午服用。傍晚不用,避免失眠。多数患儿每日剂量为20mg以内。由于精神振奋剂可影响身体发育,故主张患儿在学习期间服用,周末及假日停服。6岁以下儿童一般不用。此药有不易产生耐药性的特点。

(2)右旋苯丙胺:也是常用药物,剂量为每次2.5~5mg,每日2次,早、午服用。多数患儿每日用量在10mg以内。应注意观察脉搏及血压的变化。副作用为失眠头晕、食欲不振和体重减轻。也应在星期日及假日停服,以减少其抑制生长的副作用。3岁以下一般不用。长期应用此药对生长发育的影响较哌醋甲酯明显,但它的作用较易估计,认为是其优点,而且它还有些抗癫痫作用,对同时有惊厥的患者更为适合。

(3)另一种精神振奋剂苯异妥英:对多动症认为有明显效果,药物作用时间长,早晨上学之前服一次即可。副作用少,较右旋苯丙胺和哌醋甲酯更少引起厌食和失眠。6岁以下儿童最好不用。开始剂量为10mg,如疗效不满意可增加20~40mg。此药显效较慢,假期亦应停止观察。曾有肝脏迟发性过敏反应的报告,故用药期间应定期检查肝功能。

(4)咖啡因:对儿童的多动症也有效,每次服用100~150mg,每日2次,但疗效不如哌醋甲酯与右旋苯丙胺。

(5)丙米嗪:属于抗抑郁性药物,对本症也有较好疗效。剂量从10mg起,常用剂量为每日25~50mg,视儿童年龄、体重而定。此药引起的白细胞减少常为暂时性,停药后可恢复正常。在开始服药4周后,应检查白细胞计数一次,以后每半月验血一次。此外,还可致食欲减退、尿潴留或过敏反应。12岁以下小儿不宜应用。

(6)抗精神药物:如氯丙嗪、甲硫达嗪适用于有破坏性行为的患儿。

(7)抗癫痫药:如苯妥英钠、扑痫酮适用于伴发惊厥的患者。忌用巴比妥类的镇静剂,因有时反可使症状加重。

另外,中枢神经兴奋药哌甲酯(利他林)、甲基苯丙胺、匹莫林等可选择使用。另一类有效的药物三环抗抑郁剂(丙米嗪、氯丙咪嗪和阿米替林),可从小剂开始,逐渐增量达有效剂量后改为维持治疗。

疗程依病情轻重而定，轻者服药6个月至1年，重者要治疗3～5年，过早停药易重现症状。

2. 物理治疗

物理疗法相对于药物相比，具有无副作用、依赖性疗效显著的特点。经颅微电流刺激疗法这种物理疗法是通过微电流刺激大脑，能够直接调节大脑分泌一系列有助于改善多动症和抽动症症状的神经递质和激素，如内啡肽、乙酰胆碱，这些激素参与调节人体多项生理和心理活动，能够全面改善多动和抽动症患儿情绪不稳、易激惹、活动过度等表现。

3. 精神治疗

药物治疗是对症的。动作过多往往经药物治疗而得到控制。同时，不可忽视家庭和学校方面的适当教育和管理。对患儿的态度要以耐心、关怀和爱护的态度加以处理。对患儿的不良行为及违法举动要正面地给以纪律教育，多予启发和鼓励遇到行为治疗有成绩时给予奖励，不应在精神上施加压力更不能辱骂或体罚。对有不良习惯和学习困难的患儿，应多给具体指导，执行有规律的生活制度，培养良好习惯，帮助他们克服学习的困难，不断增强信心。文献资料指出药物有效，但药物与教育、行为上的指导相结合更为有效。

4. 认知行为治疗

对控制多动行为、冲动控制和侵略行为有效。行为治疗对改善儿童行为有明显作用。主要体现在自我管理、时间管理、学校及家庭行为控制等方面。行为治疗是ADHD的必要治疗措施。因为单纯的药物治疗很可能随着停药效果就消失了，但如果同步配合行为学治疗就会在停药后保持某些有效的行为特点。

5. 心理治疗

主要针对ADHD儿童的情绪、亲子关系、人际交往、自我认知等方面展开，这些方面对于ADHD儿童适应社会、发展自我是非常有益的，但对注意缺陷多动障碍本身的症状效果不明显，可作为ADHD的一个常规的辅助治疗出现。

6. 高频音乐疗法

高频音乐疗法也是新近的一种治疗多动症的方法，主要是通过高频音乐疗法帮助使用者战胜多动症。

7. 中医中药治疗

中医治疗以调理脏腑，平衡阴阳为基本治则，对肾虚肝亢者，治以滋肾养肝，潜阳止动；对心脾不足者，治以养心健脾，安神止动；对痰火扰心者，治以清热化痰，宁心安神。

〔用药精选〕

一、西药

1. 盐酸哌甲酯 Methylphenidate Hydrochloride

【适应证】用于注意缺陷多动障碍（儿童多动综合征，轻度脑功能失调）等。

【禁忌】青光眼、高血压、激动性抑郁、过度兴奋患者禁用。对本品过敏者禁用。

【不良反应】偶有失眠、兴奋、心悸等。大剂量时可使血压升高而致眩晕、头痛、恶心、厌食、心悸、心率增快、精神病恶化、双向精神障碍/躁狂症发作、新的精神症状或狂躁症状、儿童和青少年攻击行为、生长抑制、癫痫发作、视觉异常等。

【孕妇及哺乳期妇女用药】孕妇及哺乳期妇女禁用。

【儿童用药】儿童长期用药应审慎，长期服用可产生耐受性和依赖性，并抑制儿童的生长发育。疗程越长，身高增长减慢越明显。6岁以下小儿尽量避免使用。

【用法用量】口服。成人一次10mg，一日2～3次，餐前45分钟服用。儿童（6岁以上）一次5mg，一日2次，于早餐及午餐前服。以后根据疗效调整剂量，每周递增5～10mg，一日总量不宜超过40mg。

【制剂】盐酸哌甲酯片（缓释片、控释片、缓释胶囊），注射用盐酸哌甲酯

2. 盐酸托莫西汀 Atoxetine Hydrochloride

本品治疗注意缺陷/多动障碍（ADHD）的确切机制尚不清楚，但体外神经递质摄取和耗竭试验结果显示，可能与其选择性抑制突触前膜去甲肾上腺素转运体有关。

【适应证】用于治疗儿童和青少年的注意缺陷/多动障碍（ADHD）。

【不良反应】①常见食欲减退、口干、恶心、呕吐、腹痛、便秘、消化不良、肠胃胀气、心悸、心动过速、血压升高等；②严重的不良反应包括震颤、僵直、尿潴留、尿失禁、前列腺炎、性功能障碍、月经不调、自杀倾向、肢端发冷等；③罕见的不良反应包括肝损害、癫痫发作、窄角型青光眼、雷诺现象等。

【用法用量】口服。青少年体重如在70kg以上，起始剂量一日40mg，7日后根据效果不断增加剂量，通常维持在一日80mg，最大剂量不超过一日100mg；6周岁以上的儿童和体重在70kg以下的青少年，起始剂量一日0.5mg/kg，7日后根据效果增加剂量，通常维持在一日1.2mg/kg。治疗剂量可于早晨一次性给药或早、晚分2次给药。

【禁忌】闭角型青光眼患者禁用。不可与单胺氧化酶抑制剂（MAOI）合用，若必须给予MAOI，则应在停用该药至少两周后才可使用。对该药或抑制剂中其他组分过敏者禁用。

【孕妇及哺乳期妇女用药】孕妇禁用。哺乳期妇女慎用。

【儿童用药】儿童或青少年中使用盐酸托莫西汀胶囊，必须对其使用的风险和临床的需要进行权衡（参见关于自杀观念的警告项及各种警告）。盐酸托莫西汀对年龄小于6岁的儿科患者的安全性和疗效尚未确定。尚未对盐酸托莫西汀治疗9周以上的疗效和1年以上的安全性进行系统评价。

【制剂】盐酸托莫西汀胶囊

3. 匹莫林 Pemoline

本品为中枢兴奋药，中枢兴奋作用温和，并有弱拟交感作用。临床治疗多动综合征，其机制可能与其提高中枢去甲肾上腺素含量有关。

【适应证】用于治疗儿童多动症、轻度抑郁症及发作性睡病，也可用于遗传性过敏性皮炎。

【用法用量】口服。治疗儿童多动症：一次20mg，一日1次，晨服。效果不显著可逐渐加大剂量，一日总量不超过60mg。为避免失眠，下午不服药。6岁以下儿童禁用。

【不良反应】①常见厌食、失眠或体重减轻。②少见头昏、萎靡、易激惹、抑郁、恶心、皮疹、胃痛。③罕见黄疸。

【禁忌】肝、肾功能损害者，癫痫患者禁用。

【孕妇及哺乳期妇女用药】孕妇慎用。

【儿童用药】6岁以下儿童禁用。

【制剂】匹莫林片

附：用于小儿多动症的其他西药

1. 咖啡因 Caffeine

【适应证】可用于小儿多动症注意力不集中的综合治疗。

2. 盐酸可乐定缓释片 Cclonidine Hydrochloride controlled-release

【适应证】用于单独地治疗或辅助兴奋剂药物治疗注意力缺陷多动障碍（多动症）。

二、中药

1. 多动宁胶囊

【处方组成】熟地黄、龟甲、远志、石菖蒲、山茱萸、山药、龙骨、茯苓、黄柏、僵蚕、化橘红

【功能主治】滋养肝肾，开窍，宁心安神。用于肝肾阴虚所致儿童多动症之多动多语，冲动任性，烦急易怒等。

【用法用量】口服。一次3~5粒，一日3次；或遵医嘱。

2. 静灵口服液

【处方组成】熟地黄、山药、茯苓、牡丹皮、泽泻、远志、龙骨、女贞子、黄柏、知母（盐）、五味子、石菖蒲

【功能主治】滋阴潜阳，宁神益智。用于儿童多动症，见有注意力涣散，多动多语，冲动任性，学习困难，舌质红，脉细数等肾阴不足、肝阳偏旺者。

【用法用量】口服。3~5岁，一次半瓶，一日2次；6~14岁，一次1瓶，一日2次；14岁以上，一次1瓶，一日3次。

3. 小儿智力糖浆

【处方组成】龟甲、龙骨、远志、石菖蒲、雄鸡

【功能主治】调补阴阳，开窍益智。用于小儿轻微脑功能障碍综合征。

【用法用量】口服。一次10~15ml，一日3次。

4. 地牡宁神口服液

【处方组成】熟地黄、枸杞子、龙骨（煅）、牡蛎（煅）、女贞子（酒制）、山茱萸（酒制）、五味子（酒制）、山药、知母、玄参、炙甘草。

【功能主治】滋补肝肾，宁神益智。用于肝肾阴亏、肝阳偏旺所致的小儿神思涣散，多动急躁，多语高昂，夜寐不安，舌红少苔，脉弦细数的儿童多动症。

【用法用量】口服。3~5岁一次5ml，6~14岁一次10ml，15岁以上一次15ml，一日3次。

附：用于小儿多动症的其他中药

菖麻熄风片

【功能主治】平肝熄风，豁痰止痉，安神宁志。主治小儿多发性抽动症（肝风内动挟痰症）。症见摇头耸肩、皱眉眨眼、努嘴弄舌、时有不自主抽动，或喉中发出异常声音，重复秽语，神思涣散，注意力不集中，学习困难，动作过多，烦躁易怒等。

193. 儿童孤独症（自闭症）

〔基本概述〕

儿童孤独症又称自闭症，是一类以严重孤独，缺乏情感反应，语言发育障碍，刻板重复动作和对环境奇特的反应为特征的疾病。

儿童孤独症是现代社会中发病率越来越高、越来越为人所重视的一种由大脑、神经及基因的病变所引起的综合征。自闭症在美国的发病率为万分之14.9。根据全世界的统计，自闭症的发病率大约为万分之五，以中国目前现有的总人口数量来估计，有50万左右的自闭症。该病多见于男孩，男女发病率差异显著，在我国男女患病率比例为4:1。

儿童孤独症的症状主要表现为社会交往和语言交往障碍，以及兴趣和行为的异常。①早期表现，不会对亲人微笑，如亲人要把他抱起时，他不会伸手做被抱的准备，也不会将身子贴近母亲。②社交困难，特别孤独，与人缺乏交往，缺乏感情联系，即使对父母也毫不依恋，如同陌生人。但与陌生人相处，又不感到畏缩。正常儿童常以凝视对方表达自己的感情与要求，而患儿缺乏与人眼对眼的凝视，不会以这种方式表达感情与要求；患儿到5岁左右，常还无朋友，很少与小朋友一起玩耍，缺乏情感反应，常常说出或做出一些不合社交的事情来。③语言发育迟缓，对语言的理解表达能力低下，无法理解稍微复杂一点的句子，不会用手势表示“再见”。不会理解和运用面部表情、动作、姿态及音调等与人交往。缺乏想象力和社会性模拟，不能像正常儿童一样去用玩具“做饭”、“开火车”、“造房子”。有的患儿语言刻板，代词错用，如“我要”说成“你要”。④仪式性和强迫性行为，由于缺乏变化与想象力，患儿常常坚持重复刻板的游戏模式，如反复给玩具排队，总要玩弄自己的脚趾，对自己房间的任何变化都表示反对和不安，如家具的移位、装饰品的变化等。⑤智力异常，70%左右的孤独症儿童智力落后，但这些儿童可能在某些方面具有较强能力，20%智力在正常范围，约10%智力超常，多数患儿记忆力较好，尤其是在机械记忆方

面。⑥感觉异常,表现为痛觉迟钝、对某些声音或图像特别的恐惧或喜好等。其他常见行为包括多动、注意力分散、发脾气、攻击、自伤等。这类行为可能与父母教育中较多使用打骂或惩罚有一定关系。少数患儿可能伴有癫痫发作。

儿童孤独症的病因尚无定论,可能与遗传因素、器质性因素及环境因素有关。很多研究人员怀疑自闭症是由基因控制,再由环境因素触发。①遗传因素:患儿的同胞发生本病的同病率较其他人为高,单卵双生子的同病率较高,41%患儿为长 y 染色体。他们的父亲和兄长也发现有长 y 染色体,从而提示与遗传因素有关。②器质性因素:如脑损伤、母孕期风疹感染,生下后患过脑膜炎、脑炎等。近年来研究发现本症患儿脑室左颞角扩大较多见,提示颞叶内侧结构的病变。③环境因素:有人认为早年生活环境中缺乏丰富和适当的刺激,没有教以社会行为,是发病的重要因素。长期处在单调环境中的儿童,会用重复动作来进行自我刺激,对外界环境就不发生兴趣。

本症患儿的父母大多是专业技术人员,受过高等教育,比较聪明,但做事刻板,并有强迫倾向,对孩子冷淡和固执,家庭缺乏温暖。

本症预后大多不良,往往残留行为障碍,以致适应困难,不能独立生活,仅少数人年长后,能适应社会生活。预后与智力水平有关,智力障碍严重者预后差。

〔治疗原则〕

儿童孤独症的治疗应以教育干预为主,药物治疗为辅。一般说来,孤独症患儿的预后好坏与发现疾病苗头早晚、疾病严重程度、早期言语发育情况、认知功能、是否伴有其他疾病、是否用药、是否训练等多种因素有关。

本病的治疗关键在于早期发现、早期干预,通过行为干预和特殊教育训练等方法,来提高他们在日常生活中自理、认知、社会交往及适应社会的能力。临床上比较有效的具体干预方法有行为干预、结构化教育、语言训练等。主要方法有感觉统合训练、高频音乐疗法、激活大脑的特殊教学方式、迪普音音乐疗法、感应治疗等。

目前国内外许多人认为,治疗自闭症最为有效的方式是训练。而事实也确实如此,许多教育界人士针对自闭症进行行为训练,以期望能达到正常人的行为标准,回归社会。虽然不是针对每个孩子都有效果,但这是目前公认的最有效的办法。正确的解决方案有以下几点。

(1)别把孩子过分封闭于一味学习的小圈内。城市居住的现代化使许多人搬进了高楼,而一户一门的高楼容易给孩子造成封闭的环境,因此,应允许或鼓励孩子从高楼走下来到庭院中,与邻居或附近小朋友玩耍、交往,建立友谊。

(2)注重情商培育。情商即社会适应的综合能力。孩子仅仅学习成绩优良是不够的,还须懂得接受别人并让人接受自己,这也是爱的基本含义。在培育孩子良好品德的同时,要教导孩子形成好的性情和情感。

(3)尽量让孩子参加集体活动。集体活动包括邻居小朋友相邀的游戏、做作业,包括学校、班级统一组织的文体活动,包括祝贺同学生日、欢送老师等等。从集体活动中培育孩子的性格,从集体活动中体验友谊、智慧与温暖。

(4)为孩子的交友创造条件。不仅应允许孩子走下高楼、走出家门,也应允许还把小朋友请进家门。为孩子提供交朋友的机会,教给它们交朋友的艺术、方法和技巧。

(5)培育孩子的自立能力,切忌父母事事包办。让孩子学会自己的事情自己做,而且有意让孩子碰碰钉子,尝尝苦头,以磨练孩子的意志力。

(6)自闭症儿童教育的特殊方法。患自闭症的孩子,心理是不正常的,所以,不能以正常孩子的教育来要求和对待他,只能在顺应中循循善诱,不能主观地强求。正常孩子要全面发展,不能由着孩子的倾向,而对自闭症的孩子却不能这样要求,要先顺着孩子,满足孩子,适当引导。例如孩子喜欢电脑,这是因为他难以和人沟通的原因,应该利用电脑扩展他的知识,例如提供他好玩的数学 VCD、数学游戏软件等。还要利用电脑促使他与人沟通,例如家长参与他玩电脑,逗引他说话,让他回答家长的问话,让他表达自己的想法等。还可由电脑引向其他,例如提供与电脑有关联的学习用品,如与电脑游戏相关的图画书、练习册等,自闭症孩子对书、册还是有兴趣的。

近来研究认为,孤独症是一个与神经生物学有密切关系的疾病,而社会心理因素、父母亲的养育方式和态度只对疾病的过程及症状的严重程度产生一定的影响。

中医中药治疗自闭症目前已有较多的研究,并取得了较好的效果,通过改善或促进大脑的生长发育,有的可全面康复。对于发病时间较短的,越早接受中医中药治疗的,彻底治愈的比例越高。5 岁以内绝大多数可以治愈(特别严重的需 4 岁半以前),确定为儿童孤独症之前已有较好的言语功能者,预后较好。早期诊断并在发育可塑性最强的时期(一般为 2~3 岁)对患儿进行长期系统的干预,可最大程度改善患儿预后。5 岁以上才开始治疗的视具体病情而定,少数可治愈,余者虽不能治愈但都会有不同程度好转(因为年龄越大,完全恢复的比例也越低,这与脑的生长发育高峰有关,因为脑可生长、发育、恢复的时间短)。

〔用药精选〕

一、西药

儿童孤独症的治疗应以教育为主,药物治疗为辅。对儿童孤独症的治疗目前尚没有明显有效的西药制剂。

二、中药

1. 小儿智力糖浆

【处方组成】龟甲、龙骨、远志、石菖蒲、雄鸡

【功能主治】调补阴阳,开窍益智。用于小儿轻微脑功能

障碍综合征。

【用法用量】口服。一次 10～15ml，一日 3 次。

194. 儿童性早熟

〔基本概述〕

儿童性早熟是一种以性成熟提前出现为特征的性发育异常。

性早熟是指在性发育年龄以前出现了第二性征，即乳房发育，阴毛、腋毛出现，身高、体重迅速增长，外生殖器发育。在男女儿童中，性早熟的发生率大约为 0.6%，其中女性多于男性。由于性早熟患儿多伴有骨骼提前发育，骨骺提前闭合，虽开始身材较同龄儿童高，成年后身高往往不到 154cm。

目前一般认为，女孩在 8 岁前第二性征发育或 10 岁前月经来潮，男孩在 10 岁前开始性发育，可诊断为性早熟。由于性发育与多种因素有关，而且人的生长发育是一个连续的过程，因此并没有一个十分精确的界限。有些学者认为，女孩在 7 岁前乳房明显发育或在 9 岁前月经来潮，男孩在 9 岁前开始性发育，才称性早熟，需全面检查。

性早熟以女孩多见，女孩发生特发性性早熟约为男孩的 9 倍，而男孩性早熟以中枢神经系统异常（如肿瘤）的发育率较高。在性发育的过程中，男孩和女孩皆是有关身高和体重过快的增长和骨骼成熟加速，由于骨骼的过快增长可使骨骺融合较早，早期身高虽较同龄儿童高，但成年后身高反而较矮小。在青春期成熟后患儿除身高矮于一般群体外，其余均正常。

性早熟的病因很多，可按下丘脑—垂体—性腺轴功能是否提前发动，分为中枢性（真性）和外周性（假性）两类。

（1）中枢性性早熟（CPP）亦称真性性早熟，由于下丘脑—垂体—性腺轴功能过早启动，GnRH 脉冲分泌，患儿除有第二性征的发育外，还有卵巢或睾丸的发育。性发育的过程和正常青春期发育的顺序一致，只是年龄提前。主要包括继发于中枢神经系统的器质性病变和特发性性早熟。特发性性早熟又称体质性性早熟，是由于下丘脑对性激素的负反馈的敏感性下降，使促性腺素释放激素过早分泌所致；继发性性早熟多见于中枢神经系统异常，包括肿瘤或占位性病变、中枢神经系统感染、获得性损伤、发育异常等，以及原发性甲状腺功能减低症等其他疾病。

（2）外周性性早熟亦称假性性早熟，是非受控于下丘脑—垂体—性腺轴功能所引起的性早熟，有第二性征发育，有性激素水平升高，但下丘脑—垂体—性腺轴不成熟、无性腺的发育。主要有性腺肿瘤、肾上腺疾病或其他含雌激素的药物、食物、化妆品等外源性原因引起。部分性性早熟只是有单纯性乳房早发育、单纯性阴毛早发育、单纯性早初潮的现象。

儿童性早熟发生率正逐年增多，但真正因疾病导致性早熟的不足一成，90% 的孩子发生性早熟是受外部因素影响。虽然无法说明女孩性成熟提前的真正原因，但最流行的观点是，营养良好的女孩的性成熟期往往提前，主要是受摄入食品中的雌激素物质源如萘二酚、呋喃等衍生物的影响。研究认为，从食物中进入人体的雌激素和类雌激素物质会破坏生理激素平衡，可能是女孩性成熟提前的主要原因。此外，光照过度是诱发儿童性早熟的重要原因之一，因为光线会影响大脑中的内分泌器官松果体的正常工作。松果体的功能之一就是在夜间当人体进入睡眠状态时，分泌大量的褪黑素，这种激素在深夜十一时至次日凌晨分泌最旺盛，天亮之后有光源便停止分泌。松果体有个特点，只要眼球一见到光源，褪黑素就会被抑制或停止分泌。儿童若受过多的光线照射，会减少松果体褪黑激素的分泌，引起睡眠紊乱后就可能导致卵泡刺激素提前分泌，从而导致性早熟。

中医学认为，现代儿童营养不断得到改善，加上过多服用蜂王浆、花粉、初乳素等含有激素的滋补品，家禽在养殖中，饲料里掺杂激素生长物，与性有关的电影、电视内容充斥孩子们的生活等等。以上种种因素均可以导致大脑性腺分泌系统提前启动，使肾阴尚未充盛的儿童，肾气过早充盈。气旺化火，肾阴又相对不足，无力制约，于是出现相火偏亢，导致性早熟。

〔治疗原则〕

性早熟常影响青少年的身心健康，而他们的智力发育一般正常。女性性早熟很容易成为性攻击的对象，甚至发生妊娠。个别性早熟也不排除肿瘤因素。

要预防性早熟的发生，对儿童的进补要特别注意。过多食用营养性口服液会使体内营养过剩，使儿童尚未发育完善的内分泌系统加速成熟，并且刺激激素分泌，严重的可以使生殖系统提前发育，出现性早熟，如女童月经提前。对大多数儿童来说，正常饮食中搭配合理的食物，加上锻炼，就足以支持其健康成长。某些体弱多病的儿童确实需要进补，也应在医师的指导下，有的放矢地选择补品。家长应注意少给孩子吃鸡肉、牛肉、羊肉、蚕蛹等，也不要滥用未经严格检测的所谓儿童食品。勿给孩子滥服营养滋补品，比如蜂王浆、花粉制剂、鸡胚等补药，妥善存放避孕药物、丰乳美容品等，以免孩子误服或接触。尤其是孩子夜间睡觉时，如果没有特殊情况，最好不要开灯，且尽可能保证充足的睡眠。另外，还要避免长时间电脑显示屏的光照刺激，避免由此引发性早熟。

本病的治疗应依病因而定，治疗目的主要是抑制或减慢性发育，早期抑制第二性征的发育特别是阻止女孩月经来潮，抑制骨骼成熟，防止骨骺线早期闭合所导致身材矮小。改善成人期最终身高，恢复相应年龄应有的心理行为。

1. 病因治疗

肿瘤引起者应手术摘除或进行化疗、放疗，甲状腺功能低下所致者予甲状腺制剂纠正甲状腺功能，先天性肾上腺皮质增生患者可采用皮质醇类激素治疗。

2. 药物治疗

轻度性早熟可采用中药如知柏地黄丸、大补阴丸及其他汤药治疗;中度以上及真性性早熟则可在医师指导下用孕激素、促性腺释放激素类药品治疗。

性早熟的治疗药物主要有:早孕酮、醋酸环丙孕酮、达那唑、GNRH 激动剂、睾酮、螺内酯(安体舒通)、酮康唑、芳香化酶抑制剂 Fadr201 等。目前还可使用生长激素促进身高增长。药物使用时应个性化和防止不良反应产生。

促性腺激素释放激素类似物(GnRHa)的作用是通过下降调节,减少垂体促性腺激素的分泌,使雌激素恢复到青春期前水平。用药后患者的性发育及身高增长、骨龄成熟均得以控制,其作用为可逆性,若能尽早治疗可改善成人期最终身高。

性腺激素的作用机制是采用大剂量性激素反馈抑制下丘脑-垂体促性腺激素分泌。如甲孕酮又称安宫黄体酮,为孕酮衍生物,用于女孩性早熟,出现疗效后减量维持。环丙孕酮为17-羟孕酮衍生物,不仅可阻断性激素受体,而且可减少促性腺激素的释放。但上述两药不能改善成人期身高。

〔用药精选〕

一、西药

1. 醋酸亮丙瑞林 Leuprorelin Acetate

本品可抑制垂体生成和释放促性腺激素,有效地抑制垂体 - 性腺系统的功能,降低卵巢和睾丸的反应,产生高度有效的垂体 - 性腺系统的抑制作用。其具有卵巢功能抑制作用、药物性的去势作用,对第二性征有进行性抑制作用。

【适应证】①子宫内膜异位症;②对伴有月经过多、下腹痛、腰痛及贫血等的子宫肌瘤,可使肌瘤缩小和/或症状改善;③绝经前乳腺癌,且雌激素受体阳性患者;④前列腺癌;⑤中枢性性早熟症。

【用法用量】皮下注射。治疗中枢性性早熟症:通常每4周一次,皮下注射醋酸亮丙瑞林 30mg/kg,根据患者症状可增量至 90mg/kg。

【不良反应】①内分泌系统:发热,颜面潮红,发汗,性欲减退,阳痿,男子女性化乳房,睾丸萎缩,会阴不适等现象。②肌肉骨骼系统:可见骨疼痛,肩、腰、四肢疼痛。泌尿系统:可见排尿障碍,血尿等。③循环系统:可见心电图异常,心胸比例增大等。④消化系统:恶心,呕吐,食欲缺乏等。过敏反应:可见皮疹瘙痒等。注射局部疼痛,硬结,发红。⑤其他:可见浮肿,胸部压迫感,发冷,疲倦,体重增加,知觉异常,听力衰退,耳鸣,头部多毛,尿酸、BUN、LDH、GOT、GPT 上升等。由于雌激素降低作用而出现更年期综合征样的精神抑郁状态。

【禁忌】①对本制剂成分、合成的 LH-RH 或 LH-RH 衍生物有过敏史者禁用。②有性质不明的、异常的阴道出血者(有可能为恶性疾病)禁用。

【孕妇及哺乳期妇女用药】禁用。

【儿童用药】中枢性性早熟:本品对低体重儿、新生儿和乳儿的安全性尚未确定。

【制剂】注射用醋酸亮丙瑞林微球,注射用醋酸亮丙瑞林缓释微球

2. 醋酸曲普瑞林 Triptorelin Acetate

本品是天然的促性腺激素释放激素(GnRH)的类似物,可抑制促性腺激素的分泌,从而抑制睾丸和卵巢的功能。还可通过降低外周 GnRH 受体的敏感性产生直接性腺抑制作用。

【适应证】①辅助生殖技术(ART),例如体外受精术(IVF)。②激素依赖型前列腺癌。③性早熟。④子宫内膜异位症。⑤子宫肌瘤。⑥可用于不孕不育症。

【用法用量】常用剂量:每天一次皮下注射 0.5mg,连续7天,然后每天一次皮下注射 0.1mg,作为维持剂量。

【不良反应】由于激素的产生被抑制而可能引起的药理副作用包括:①男性,热潮红、阳痿及性欲减退;②女性,热潮红、阴道干涸、交媾困难、出血斑及由于雌激素的血浓度降低至绝经后的水平所可能引起的轻微小梁骨基质流失,但是,一般在治疗停止后 6~9 个月均可完全恢复正常。③其他少见的副作用:注射部位局部反应、轻微过敏症状(发热、发痒、出疹、过敏反应)、男子女性型乳房、出血斑、头痛、疲惫及睡眠紊乱。上述副作用一般比较温和,停药后将会消失。

【禁忌】①曲普瑞林不可用于非激素依赖性的前列腺癌或前列腺切除手术后的患者。②对本品任何成分过敏或对促性腺激素释放激素(GnRH)及其类似物过敏的患者禁用③在治疗期间,若病患发现已怀孕,应停止使用曲普瑞林。

【孕妇及哺乳期妇女用药】妇女在使用曲普瑞林前必须接受验孕确保未孕。对于使用曲普瑞林对哺乳的影响,并没有足够的研究数据。

【儿童用药】本品仅用于性早熟的儿童(女孩 8 岁以前,男孩 10 岁以前)。

【制剂】醋酸曲普瑞林注射液

3. 达那唑 Danazol

本品为促性腺激素抑制药,可使卵泡刺激素(FSH)和促黄体生成素(LH)释放减少。

【适应证】用于对其他药物治疗不能忍受或治疗无效的子宫内膜异位症,有明显的疗效,也可用于治疗纤维囊性乳腺病。并推广应用到自发性血小板减少性紫癜、遗传性血管性水肿、系统性红斑狼疮、男子女性型乳房、青春期性早熟与不孕症。

【不良反应】①常见:女性闭经,突破性子宫出血和滴血,乳房缩小、音哑、毛发增多;痤疮、皮肤或毛发的油脂增多、下肢浮肿或体重增加。②少见:血尿、鼻出血、牙龈出血、白内障(视力逐渐模糊)、肝功能损害、颅内压增高(表现为严重头痛、视力减退、复视和呕吐)、白细胞增多症、急性胰腺炎、多发性神经炎等。③罕见:女性阴蒂增大、男性睾丸缩小;肝

脏功能损害时,均可出现巩膜或皮肤黄染。④以下反应如持续出现须注意:a. 妇女有阴道灼热、干枯及瘙痒或阴道出血,真菌性阴道炎。b. 男女均可出现潮红或皮肤发红、情绪或精神状态的改变、神经质或多汗。c. 有时且可出现肌痉挛性疼痛,属于肌肉中毒症状。

【禁忌】诊断不明的阴道异常出血、心肝肾功能明显损害、卟啉症、癫痫、严重高血压、血栓病、雄激素依赖性肿瘤患者禁用。

【孕妇及哺乳期妇女用药】孕妇及哺乳期妇女禁用。

【老年用药】一般老年患者生理功能低下,应减量服用(如一日100~200mg)。

【用法用量】治疗青春期性早熟:用法用量请遵医嘱。

【制剂】①达那唑胶囊(胶丸、栓)

附:用于儿童性早熟的其他西药

醋酸丙氨瑞林 Alarelin Acetate

【适应证】用于治疗子宫内膜异位症、子宫肌瘤,也用于治疗性早熟。

二、中药

1. 大补阴丸

【处方组成】熟地黄、盐知母、盐黄柏、醋龟甲、猪脊髓

【功能主治】滋阴降火。用于阴虚火旺所致的潮热盗汗,咳嗽咯血,耳鸣遗精。

【用法用量】口服。水蜜丸一次6g,一日2~3次;大蜜丸一次1丸,一日2次。

2. 知柏地黄丸(口服液、胶囊、颗粒、片)

【处方组成】知母、黄柏、熟地黄、山茱萸、牡丹皮、山药、茯苓、泽泻

【功能主治】滋阴降火。用于阴虚火旺所致的潮热盗汗,口干咽痛,耳鸣遗精,小便短赤。

【用法用量】口服。水蜜丸一次6g,小蜜丸一次9g,大蜜丸一次1丸,一日2次;浓缩丸一次8丸,一日3次。

195. 儿童计划免疫

〔基本概述〕

儿童计划免疫是指根据某些传染病的发生规律,将有关疫苗,按科学的免疫程序,有计划地给儿童接种,使人体获得对这些传染病的免疫力,从而达到控制、消灭传染源的目的。

1974年WHO吸收了已在被消灭中的天花及麻疹、脊髓灰质炎等预防与控制的经验,提出了扩大免疫计划(普及儿童免疫),以预防和控制天花、白喉、百日咳、破伤风、麻疹、脊髓灰质炎、结核病等,并要求各成员国坚持该计划。1978年,WHO在第31届世界卫生大会上具体地提出,要在1990年前对全世界儿童提供有关疾病的免疫预防。到1981年10月为止,全世界已有197个国家开展了这方面的工作。

20世纪70年代中期,我国制定了《全国计划免疫工作条例》,为普及儿童免疫纳入国家卫生计划。其主要内容为"四苗防六病",即对7周岁及以下儿童进行卡介苗、脊髓灰质炎三价糖丸疫苗、百白破三联疫苗和麻疹疫苗的基础免疫,以及及时加强免疫接种,使儿童获得对结核、脊髓灰质炎、百日咳、白喉、破伤风和麻疹的免疫。1992年卫生部又将乙型肝炎疫苗纳入计划免疫范畴。随着科技进步,计划免疫将不断扩大其内容。

我国于1980年正式参与WHO的扩大免疫计划(EPI)活动,1985年我国政府宣布分两步实现普及儿童计划免疫。1988年各省实现12个月龄和18个月龄接种率达85%目标,1990年实现各县适龄儿童接种率达85%要求,实质上于1990年我国已达90%目标,并根据WHO推荐的免疫程序,1986年卫生部重新修订了我国儿童计划免疫。

为贯彻十届全国人大五次会议上提出的"扩大国家免疫规划范围,将甲肝、流脑等15种可以通过接种疫苗有效预防的传染病纳入国家免疫规划"的精神,落实扩大国家免疫规划的目标和任务,规范和指导各地科学实施扩大国家免疫规划工作,有效预防和控制相关传染病,2007年12月29日,卫生部制订印发《扩大国家免疫规划实施方案》,自2008年开始施行。

《扩大国家免疫规划实施方案》的主要内容如下。

(1)在现行全国范围内使用的乙肝疫苗、卡介苗、脊灰疫苗、百白破疫苗、麻疹疫苗、白破疫苗等6种国家免疫规划疫苗基础上,以无细胞百白破疫苗替代百白破疫苗,将甲肝疫苗、流脑疫苗、乙脑疫苗、麻腮风疫苗纳入国家免疫规划,对适龄儿童进行常规接种。

(2)在重点地区对重点人群进行出血热疫苗接种;发生炭疽、钩端螺旋体病疫情或发生洪涝灾害可能导致钩端螺旋体病暴发流行时,对重点人群进行炭疽疫苗和钩体疫苗应急接种。

通过接种上述疫苗,预防乙型肝炎、结核病、脊髓灰质炎、百日咳、白喉、破伤风、麻疹、甲型肝炎、流行性脑脊髓膜炎、流行性乙型脑炎、风疹、流行性腮腺炎、流行性出血热、炭疽和钩端螺旋体病等15种传染病。达到70%以上。

〔接种原则〕

1. 接种时间

(1)乙肝疫苗　接种3剂次,儿童出生时、1月龄、6月龄各接种1剂次,第1剂在出生后24小时内尽早接种。

(2)卡介苗　接种1剂次,儿童出生时接种。

(3)脊髓灰质炎疫苗　接种4剂次,儿童2月龄、3月龄、4月龄和4周岁各接种1剂次。

(4)百白破疫苗　接种4剂次,儿童3月龄、4月龄、5月龄和18~24月龄各接种1剂次。无细胞百白破疫苗免疫程

序与百白破疫苗程序相同。无细胞百白破疫苗供应不足阶段,按照第4剂次至第1剂次的顺序,用无细胞百白破疫苗替代百白破疫苗;不足部分继续使用百白破疫苗。儿童6周岁时接种。

(5)麻腮风疫苗(麻风、麻腮、麻疹疫苗) 目前,麻腮风疫苗供应不足阶段,使用含麻疹成分疫苗的过渡期免疫程序。8月龄接种1剂次麻风疫苗,麻风疫苗不足部分继续使用麻疹疫苗。18~24月龄接种1剂次麻腮风疫苗,麻腮风疫苗不足部分使用麻腮疫苗替代,麻腮疫苗不足部分继续使用麻疹疫苗。儿童6周岁时麻疹疫苗接种。

(6)流脑疫苗 接种4剂次,儿童6~18月龄接种2剂次A群流脑疫苗,3周岁、6周岁各接种1剂次A+C群流脑疫苗。

(7)乙脑疫苗 乙脑减毒活疫苗接种2剂次,儿童8月龄和2周岁各接种1剂次。乙脑灭活疫苗接种4剂次,儿童8月龄接种2剂次,2周岁和6周岁各接种1剂次。

(8)甲肝疫苗 甲肝减毒活疫苗接种1剂次,儿童18月龄接种。甲肝灭活疫苗接种2剂次,儿童18月龄和24~30月龄各接种1剂次。

(9)出血热疫苗 接种3剂次,受种者接种第1剂次后14天接种第2剂次,第3剂次在第1剂次接种后6个月接种。

(10)炭疽疫苗 接种1剂次,在发生炭疽疫情时接种,病例或病畜的直接接触者和患者不能接种。

(11)钩端螺旋体疫苗 接种2剂次,受种者接种第1剂次后7~10天接种第2剂次。

2. 接种对象

(1)现行的国家免疫规划疫苗按照免疫程序,所有达到应种月(年)龄的适龄儿童,均为接种对象。

(2)新纳入国家免疫规划的疫苗,其接种对象为规定实施时间起达到免疫程序规定各剂次月(年)龄的儿童。

(3)强化免疫的接种对象按照强化免疫实施方案确定。

(4)出血热疫苗接种为重点地区16~60岁的目标人群。

(5)炭疽疫苗接种对象为炭疽病例或病畜的间接接触者及疫点周边高危人群。

(6)钩端螺旋体疫苗接种对象为流行地区可能接触疫水的7~60岁高危人群。

〔用药精选〕

一、西药

1. 重组乙型肝炎疫苗 Recombinant Hepatitis B Vaccine

本品是一种乙型肝炎表面抗原亚单位疫苗。本品能诱导抗体产生,通过主动免疫方式使人体获得对乙肝病毒的抵抗力。

【适应证】用于预防乙型肝炎病毒感染。临床上证明本疫苗所产生的抗体几何平均滴度远高于有效保护水平。用每支5μg的剂量,经3次接种,即可达到满意的免疫效果,保护率在95%以上,母婴阻断率达85%以上,能有效降低乙型肝炎的感染和病毒携带率,为控制乙肝传播的重要手段和预防肝细胞癌的有效方法之一。

【用法用量】5g/次,注射部位为上臂三角肌内,第一针注射后,于1个月和6个月后重复注射,总共3次。

【不良反应】偶见注射部位红肿或疼痛、发热和头痛。

【禁忌】患有发热、急性或慢性严重疾病者及对酵母成分过敏者禁用。

【制剂】重组乙型肝炎疫苗(酿酒酵母),重组乙型肝炎疫苗(汉逊酵母),重组乙型肝炎疫苗(CHO细胞)

2. 皮内注射用卡介苗 BCG Vaccine for Intradermal Injection

接种卡介苗是用无毒卡介菌(结核菌)人工接种进行初次感染,经过巨噬细胞的加工处理,将其抗原信息传递给免疫活性细胞,使T细胞分化增殖,形成致敏淋巴细胞,当机体再遇到结核菌感染时,巨噬细胞和致敏淋巴细胞迅速被激活,执行免疫功能,引起特异性免疫反应。

【适应证】用于预防结核病,接种对象为出生3个月以内的婴儿或用旧结核菌素试验阴性的儿童。

【用法用量】①接种对象为出生3个月以内的婴儿或用5IU稀释旧结核菌素或5IU PPD(结核菌素蛋白衍化物)试验阴性(结素或PPD试验后48~72小时局部硬结在5mm以下者)的儿童。②接种方法,先用75%酒精消毒上臂外侧三角肌中部略下处皮肤,然后用灭菌的1ml蓝心注射器(25~26号针头)吸取摇匀的菌苗,皮内注射0.1ml。

【不良反应】接种2周左右出现局部红肿、浸润、化脓,并形成小溃疡,严重者宜采取适当治疗处理。接种中偶可发生下列反应。①淋巴结炎症:接种后1~2个月左右,颈部、腋下、锁骨上下等淋巴结肿大(大于10cm)。反应过强者,淋巴结肿大明显,可形成脓疮或破溃,或在接种处有小脓疱。皮内注射者反应往往较划痕法者强,另外旧结核菌素(OT)试验呈阳性者,接种后也可产生较强反应。②类狼疮反应:与结核菌菌株剩余毒力有关。③瘢痕:因丰富的肉芽组织形成瘢痕突起,有时呈瘢痕瘤,多见于不做OT试验而直接皮上划痕接种者。

【禁忌】①结核病、急性传染病、肾炎、心脏病、免疫缺陷症、湿疹或皮肤病患者。②急性疾病、烧伤患者、疾病恢复期(疾病结束及健康恢复之间)、近期接种天花疫苗、泌尿道感染患者。③由于使用下列药物或治疗而致免疫应答抑制:烷化剂、抗代谢药、放射治疗、类固醇。④由于下列疾病导致免疫应答降低:全身恶性肿瘤、HIV感染、γ干扰素受体缺陷、白血病、淋巴瘤。⑤由感染性疾病导致的发热或未知病因的发热不得使用卡介苗。⑥免疫力降低的婴儿或儿童。

【儿童用药】早产儿、难产儿禁用。免疫力降低的婴儿或儿童慎用。

3. 脊髓灰质炎疫苗 Poliomyelitis Vaccine

脊髓灰质炎疫苗(糖丸)是预防和消灭脊髓灰质炎的有

效控制手段。口服免疫后,可刺激机体产生抗脊髓灰质炎病毒的免疫力,用于预防脊髓灰质炎。

【适应证】用于小儿麻痹症(脊髓灰质炎)的常规预防,使用对象主要为儿童。

【不良反应】可出现发热、头痛、腹泻等,偶有皮疹,2~3天后自行痊愈。极少数发生的严重不良反应为疫苗相关性麻痹病。

【用法用量】口服糖丸剂:婴儿一般于第2、3、4月龄时各服1丸。4岁再服1丸(直接含服或以凉开水溶化后服用)。口服液体疫苗:初期免疫3剂,从出生第2个月开始,每次2滴,间隔4~6周,于4岁或入学前加强免疫一次,可直接滴于口中或滴于饼干上服下。

【禁忌】若有发热、体质异常虚弱、严重佝偻病、活动性结核及其他严重疾病,以及1周内每日腹泻4次者均应暂缓服用。HIV感染、异常丙种球蛋白血症、淋巴瘤、白血病、广泛性恶性病变,以及其他免疫缺陷者(如服用皮质激素、抗癌药、免疫抑制药或接受辐射等)均属禁忌。

【孕妇及哺乳期妇女用药】孕妇禁用。

【制剂】脊髓灰质炎减毒活疫苗糖丸(猴肾细胞),口服脊髓灰质炎减毒活疫苗糖丸(猴肾细胞),口服脊髓灰质炎减毒活疫苗(人二倍体细胞),脊髓灰质炎减毒活疫苗糖丸(人二倍体细胞),Sabin株脊髓灰质炎灭活疫苗

4. 吸附百白破联合疫苗 Diphtheria, Tetanus and Pertussis Combined Vaccine, Adsorbed

本品系由百日咳疫苗原液、白喉类毒素原液及破伤风类毒素原液加氢氧化铝佐剂制成。

【适应证】本疫苗接种后,可使机体产生体液免疫应答。用于预防百日咳、白喉、破伤风。接种对象:3月龄至6周岁儿童。

【用法用量】①臀部外上方1/4处或上臂外侧三角肌附着处皮肤消毒后肌内注射。②自3月龄开始免疫,至12月龄完成3针免疫,每针间隔4~6周,18~24月龄注射第4针。每次注射剂量为0.5ml。

【不良反应】注射本品后局部可有红肿、疼痛、发痒,或有低热、疲倦、头痛等,一般不需处理自行消退。如有严重反应及时诊治。

【禁忌】①有癫痫、神经系统疾患及抽风史者禁用。②急性传染病(包括恢复期)及发热者,暂缓注射。

【制剂】吸附百白破联合疫苗,吸附无细胞百白破联合疫苗,无细胞百白破b型流感嗜血杆菌联合疫苗

5. 乙型脑炎疫苗 Japanese Encephalitis Vaccine

接种本疫苗后,病毒抗原可诱导机体产生特异性中和抗体和血凝抑制抗体,保护机体不受自然界乙型脑炎病毒的感染,降低乙脑发病率。

【适应证】用于预防流行性乙型脑炎。

【用法用量】①为减轻注射疼痛,注射前在疫苗中加入适量亚硫酸氢钠溶液,疫苗由红色变为黄色,即可注射。②上臂外侧三角肌附着处,皮肤用75%酒精消毒,待干后皮下注射。③剂量如下。注:第1针与第2针间隔7~10日。

【不良反应】少数儿童可能出现一过性发热反应,一般不超过2天,可自行缓解。偶有散在皮疹出现,一般不需特殊处理,必要时可对症治疗。

【禁忌】发热、急性疾病及严重慢性疾病、体质衰弱、对药物或食物有过敏史、抽风史者均不可注射本品。

【制剂】乙型脑炎灭活疫苗,乙型脑炎减毒活疫苗,乙型脑炎纯化疫苗,乙型脑炎灭活疫苗(地鼠肾细胞),乙型脑炎灭活疫苗(Vero细胞),乙型脑炎纯化疫苗(地鼠肾细胞),冻干乙型脑炎灭活疫苗(Vero细胞)

6. 麻疹减毒活疫苗 Measles Vaccine, Live

本品接种对象为8个月龄以上的麻疹易感者。全年均适宜接种。

【适应证】本疫苗免疫接种后,可刺激机体产生抗麻疹病毒的免疫力。用于预防麻疹。

【用法用量】按瓶签标示量加灭菌注射用水,待完全溶解摇匀后使用。上臂外侧三角肌附着处皮肤用75%酒精消毒,待干后皮下注射0.2ml(可增至0.5ml)。

【不良反应】注射后一般无局部反应。在6~10天内,少数儿童可能出现一过性发热反应及散在皮疹,一般不超过2天可自行缓解,不需特殊处理,必要时可对症治疗。

【禁忌】患严重疾病、急性或慢性感染、发热或对鸡蛋有过敏史者不得接种。

【孕妇及哺乳期妇女用药】妊娠期妇女禁用。

【制剂】麻疹减毒活疫苗,麻疹腮腺炎联合减毒活疫苗,麻疹风疹联合减毒活疫苗

7. A群C群脑膜炎球菌多糖疫苗 Group A and C Meningococcal Polysaccharide Vaccine

【适应证】用于2周岁以上儿童及成人,在流行区的2岁以下儿童可进行应急接种。接种本疫苗后,可使机体产生体液免疫应答,用于预防A群及C群脑膜炎球菌引起的流行性脑脊髓膜炎。

【禁忌】有下列情况者,不得使用本疫苗:①癫痫、抽风、脑部疾患及有过敏史者;②肾脏病、心脏病及活动性结核患者;③急性传染病及发热者。

【用法用量】按标示量加入所附稀释剂复溶,摇匀立即使用。上臂外侧三角肌附着处皮下注射。接种应于流行性脑脊髓膜炎流行季节前完成,三年内无须再次接种。

【不良反应】本疫苗使用后,偶有短暂发热,局部稍有压痛感,一般可自行缓解。如有严重反应及时诊治。

【禁忌】①有癫痫、惊厥及过敏史者禁用。②患脑部疾患、肾脏病、心脏病及活动性结核者禁用。③患急性传染病及发热者禁用。

8. 麻腮风联合减毒活疫苗 Measles, Mumps and Rubella Combined Vaccine, Live

【适应证】本疫苗适用于年龄在8个月或以上的个体,能

够同时对麻疹、腮腺炎和风疹产生免疫。12 月龄或以上首次接种疫苗的婴儿,应在 4 ~6 岁或 11 ~12 岁时再次接种。

【用法用量】0.5ml,皮下注射到手臂外上部。

【不良反应】注射后一般无局部反应。在 6 ~10 日内,少数儿童可能出现一过性发热及散在皮疹,一般不超过 2 日,可自行缓解,通常不需特殊处理,必要时可对症治疗。

【禁忌】患严重疾病、急性或慢性感染、发热、对鸡蛋有过敏史、免疫功能低下和正在接受免疫抑制治疗的患者禁用。

【孕妇及哺乳期妇女用药】妊娠期妇女禁用。

二、中药

对于儿童计划免疫,目前所用的疫苗均为生物制品(西药),没有中药制剂。

第十四章　骨伤科病症

196. 骨质疏松症

〔基本概述〕

骨质疏松症是指骨量减少、骨组织细微结构破坏，致使骨的脆性增加和容易发生骨折的一种全身性骨骼疾病。

骨质疏松症分为原发性、继发性和特发性三类。原发性骨质疏松症是由于绝经或者老龄引起的骨骼退行性变；继发性骨质疏松症是由于某些疾病、药物、营养和活动异常而造成的；特发性骨质疏松症原因不清，发生于青春发育前的儿童，而在青春期后可自行缓解。

老年人骨质疏松症发病率较高，全球有2亿骨质疏松患者，并且女性多于男性。我国老年人居于世界首位，现有骨质疏松症患者9000万，约占总人口的7.1%。随着社会老龄化的进程，骨质疏松症的发病率还呈上升趋势。

骨质疏松症为骨密度或骨矿含量低于正常青年人平均值的2.5SD；严重骨质疏松症为骨密度或骨矿含量低于正常青年人平均值的2.5SD，伴有一个或一个以上骨折。

骨质疏松症是以骨组织显微结构受损，骨矿成分和骨基质等比例不断减少，骨质变薄，骨小梁数量减少，骨脆性增加和骨折危险度升高的一种全身骨代谢障碍的疾病。诊断原发性骨质疏松症时需要先排除其他各种原因所致的继发性骨质疏松症。原发性骨质疏松症是随着年龄的增长必然发生的一种生理性退行性病变，临床上多见，约占90%以上。继发性骨质疏松症是由其他疾病（如肾衰竭、过量甲状腺素、白血病、糖尿病等），或药物（如类固醇）等一些因素所诱发。特发性骨质疏松症多见于8～14岁的青少年或成人，多半有遗传家庭史，女性多于男性。妇女妊娠及哺乳期所发生的骨质疏松也可列入特发性骨质疏松。酒精性骨质疏松症（AOP）是指因长期、大量的酒精摄入导致骨量减少，骨的微观结构破坏，骨脆性增加，骨折风险性增加的一种全身骨代谢紊乱性疾病，属于继发性骨质疏松症，亦为低转换型骨质疏松，是临床常见的酒精性骨病之一。

导致骨质疏松的原因很多，钙的缺乏是被大家公认的因素。降钙素及维生素D的不足也很重要。然而随着医学的发展，人们对骨质疏松症研究的深入，越来越多的科学研究证实，人体的正常环境是弱碱性，即体液的pH值维持在7.35～7.45时，就是健康的。可是因为饮食、生活习惯、周围环境、情绪等的影响，人的体液很多时候都会趋于酸性，尤其是在人体摄入大量高蛋白、高糖分等时，出于本能，为了维持体液的酸碱平衡，身体就会动用体内的碱性物质来中和这些酸性物质。而体内含量最多的碱性物质就是钙质，它们大量存在于骨骼中。那么，在大量进食酸性食物的时候，身体就会自然地消耗骨骼中的钙质来中和血液的酸碱性，以维持酸碱平衡。因此说，酸性体质是钙质流失、骨质疏松的重要原因。因此认为，通过改善酸性体质的途径，预防骨质疏松就显得尤为重要。

骨质疏松发病多缓慢，以骨骼疼痛、易于骨折为特征。生化检查基本正常。90%老年骨折患者与骨质疏松症有关。骨质疏松的临床表现主要为以下三点。①疼痛：半数以上患者有疼痛，主要为多发性和全身性，最常见的是腰背酸疼，其次是肩背、颈部或腕、踝部疼痛，患者不易说清引起疼痛的原因，疼痛可发生于坐位、立位、卧位或翻身时，症状时轻时重；②骨骼变形：弯腰驼背，身材变矮；③骨折：脊椎、腕部（桡骨远端）和髋部（股骨颈）骨折常见。脊椎骨折中，常是压缩性、楔形骨折，使整个脊椎骨变扁、变形，这也是老年人身材变矮的原因之一。髋部骨折是最严重的骨质疏松性骨折，一般需要外科手术。此外，骨质疏松的危害性还在于多数人无明显症状，而随着年龄增长，骨钙在不断流失，一旦出现症状，骨钙丢失常在50%以上，短期治疗难以奏效。

中医学认为，原发性骨质疏松症属于肾虚证的范畴，总的治则是补肾壮骨，但要辨证施治，并结合健脾疗法为宜。

〔治疗原则〕

骨质疏松症的预防和治疗策略的基础措施有：进食含钙、低盐和适量蛋白质的均衡饮食，注意适当户外活动和规则运动，避免嗜烟、酗酒和慎用影响骨代谢的药物等，积极采取防止跌倒的各种措施。

原发性骨质疏松症通常认为是由于内分泌和代谢功能减退引起的。维生素D及其代谢产物可以促进小肠钙的吸收和骨矿化，活性维生素D可以促进骨形成。维生素D和钙剂可以有效地改善骨密度，降低骨折发生的风险。补充钙和维生素D_3是防治骨质疏松症的基本方法。有关专家建议绝经后妇女每天摄入1000～1500mg元素钙，400～800U维生

素 D_3。碳酸钙的吸收需要有相当的酸性环境。枸橼酸钙最易被吸收,也可防止肾脏结石。

应当说明的是,骨质疏松主要分为两大类,即原发性的骨质疏松和继发性的骨质疏松。针对不同类型的骨质疏松,治疗手段也不一样。对继发性骨质疏松应治疗原发病并补充钙剂。由肿瘤引起的甲状旁腺功能亢进应手术治疗。继发性的骨质疏松,如属钙营养不良等引起的骨质疏松,补充钙剂就非常有效;而对于原发性的骨质疏松就不能依靠补钙来治疗。绝大多数老年人发生的骨质疏松属于原发性骨质疏松,这类老年人应该在医师指导下进行治疗,盲目补钙不可取。许多老人误认为,钙补得越多,吸收也越多,形成的骨骼就越多。其实不是这样。通常年龄在 60 岁以上的老年人,每天需要摄入 800mg 的钙。过量补钙并不能变成骨骼,如果血液中钙含量过高,还可导致高钙血症,并会引起并发症,如肾结石、血管钙化等,危害老人健康。

目前骨质疏松症的治疗药物主要有两大类。一类为骨吸收抑制药,包括双膦酸盐、钙剂(补充钙剂可轻度增加骨密度,预防骨量丢失)、降钙素(能有效抑制破骨细胞的骨吸收作用,减少破骨细胞的数量,增加骨密度,明显减少椎体骨折的危险性并具有良好的止痛作用,用于骨质疏松症的防治)、维生素 D 及其衍生物(可升高骨质密度,降低椎体骨折的危险,活性维生素 D 的作用强于普通维生素 D)、雌激素和选择性雌激素受体调节剂。雌激素缺乏被认为是绝经后骨质疏松症的主要原因,专家曾推荐激素替代治疗(HRT)为预防绝经后妇女骨量丢失的一线药,但其利弊还需进一步深入研究。HRT 的使用应在专科医师的指导下,进行个体化的利弊权衡,若无禁忌证,并取得本人的知情同意后再开始应用,推荐低剂量(1/2 剂量)。用药期间应进行规范地随诊监测,酌情作必要的调整,以求最大程度受益,避免不良反应。

另一类为骨形成促进剂,如氟化物、合成类固醇、甲状旁腺激素和维生素 D 及其衍生物,后者具有抑制骨吸收和促进骨形成的双相作用。

双膦酸盐类是常用的骨吸收抑制药,磷酸钙是骨盐的重要组成部分,无机焦磷酸盐可与磷酸钙强力结合,抑制磷酸钙晶体的形成和溶解。阿仑膦酸钠是新一代双膦酸盐,有强的抑制骨吸收作用,使骨密度明显增加,不影响骨矿化,明显减少骨折的危险性。

治疗骨质疏松症的常用药物如下。①双膦酸盐类是治疗骨质疏松的一线药物,如阿仑磷酸钠、利塞膦酸钠等。它能提高骨密度,同时降低椎体和股骨颈骨折的发生。双磷酸盐类抑制破骨细胞的功能,减少骨吸收,因此对高转换率的骨质疏松特别适用。有一定的胃肠道不良反应。②甲状旁腺激素,能促进新骨形成,对骨转换低下的骨质疏松特别有效,也能促进骨折愈合。不良作用有抽筋和直立性低血压。用于绝经前骨转换低下妇女,或者对双磷酸盐没有反应,或在双磷酸盐治疗同时出现的骨折患者。③降钙素对预防椎体骨折起一定作用,但对椎体以外部位骨折没有预防作用。有一定的止痛作用,所以常被用于骨痛和骨折患者。不良反应轻微,包括鼻出血。④雌激素,治疗效果存在争议。虽然有证据表明雌激素对骨质有好处,但可能引起各种不良反应,包括静脉血栓、中风、乳癌等。雌激素替代疗法可用于有绝经期症状的患者,不能作为一线用药,只短期使用。⑤选择型雌激素受体调节剂。可增加骨量,减少椎体骨折。对椎体外骨折没有预防作用。对乳癌可能有防护作用,但能加重绝经后症状和静脉炎。

〔用药精选〕

一、西药

1. 羟乙膦酸钠 Etidronate Sodium

【适应证】用于骨质疏松症、绝经后和增龄性骨质疏松症、高钙血症和变形性骨炎。

【禁忌】中重度肾衰竭、骨软化症患者、妊娠及哺乳期妇女禁用。

【不良反应】常见口腔炎、咽喉灼烧感、头痛、腹部不适、皮肤瘙痒、有症状的食管反流症、恶心、腹泻,静脉注射过程中或注药后可引起短暂味觉改变或丧失,皮疹、瘙痒等过敏反应。

【用法用量】口服。用于骨质疏松,一次 0.2g,一日 2 次,两餐间服用。

【制剂】羟乙膦酸钠片

2. 依替膦酸二钠 Etidronate Disodium

【适应证】用于骨质疏松症、绝经后和增龄性骨质疏松症、高钙血症和变形性骨炎。

【禁忌】中重度肾衰竭、骨软化症患者、妊娠及哺乳妇女。

【不良反应】常见口腔炎、咽喉灼烧感、头痛、腹部不适、皮肤瘙痒、有症状的食管反流症、恶心、腹泻,静脉注射过程中或注药后可引起短暂味觉改变或丧失,皮疹、瘙痒等过敏反应。

【用法用量】口服。用于骨质疏松,一次 0.2g,一日 2 次,两餐间服用。

【制剂】依替膦酸二钠片(胶囊)

3. 阿仑膦酸钠 Alendronate Sodium

【适应证】①适用于治疗绝经后妇女的骨质疏松症,以预防髋部和脊柱骨折。②适用于治疗男性骨质疏松症以预防髋部和脊椎骨折。

【禁忌】导致食管排空延迟的食管异常,如食管弛缓不能、食管狭窄者禁用。不能站立或坐直至少 30 分钟者禁用。对本品任何成分过敏者、低钙血症者禁用。

【不良反应】腹痛、腹泻、恶心、便秘、消化不良、食管炎、食管溃疡,无症状性血钙降低、短暂血白细胞升高、尿红细胞和白细胞升高。

【用法用量】口服。用于骨质疏松症,一次 10mg,一日 1 次,一日早餐前至少 30 分钟空腹用 200ml 温开水送服;或一次 70mg,一周 1 次。连续 6 个月为一疗程。

【制剂】阿仑膦酸钠片(肠溶片),阿仑膦酸钠维 D_3 片

4. 鲑鱼降钙素(鲑降钙素)Salcatonin

【适应证】用于:①骨质疏松症早期和晚期绝经后骨质疏松,为防止骨质进行性丢失,应根据个体的需要给予足量的钙和维生素 D。②变形性骨炎。③高钙血症和高钙血症危象。④痛性神经营养不良症。

【禁忌】对本品过敏者、14 岁以下儿童禁用。妊娠和哺乳期妇女不宜使用。

【不良反应】常见面部潮红、头晕、头痛、面部及耳部刺痛、手足刺痛、腹泻、恶心、呕吐、胃痛、过敏、皮疹、荨麻疹、注射部位红肿及胀痛;少见尿频、高血压、视觉障碍;偶见 AST 及 ALT 异常、耳鸣、抽搐、低钠血症、出汗、哮喘发作;极少见过敏反应、皮疹、寒战、胸闷、鼻塞、呼吸困难、血糖升高。

【用法用量】皮下或肌内注射:治疗骨质疏松症,标准维持量,一次 50IU,一日 1 次,或 100IU 隔日 1 次。

鼻喷给药:治疗骨质疏松症,一次 100IU,一日 1 次,或 200IU 隔日 1 次。

【制剂】鲑鱼降钙素注射液(鼻喷剂),注射用鲑鱼降钙素,鲑降钙素注射液(鼻用粉雾剂),注射用鲑降钙素。

5. 依降钙素 Elcatonin

本品为人工合成的鳗鱼降钙素多肽衍生物,其主要作用是抑制破骨细胞活性,减少骨的吸收,防止骨钙丢失,同时可降低正常动物和高钙血症动物血清钙,对实验性骨质疏松有改善骨强度、骨皮质厚度、骨钙质含量、骨密度等作用。

【适应证】①骨质疏松。②高钙血症。③变形性骨炎。

【不良反应】①休克:偶见休克,故应密切观察,若有症状出现,应立即停药并及时治疗。②过敏症:若出现皮疹、荨麻疹等时,应停药。③循环系统:偶见颜面潮红、热感、胸部压迫感、心悸。④消化系统:恶心、呕吐、食欲不振、偶见腹痛、腹泻、口渴、胃灼热等。⑤神经系统:偶见眩晕、步态不稳,偶见头痛、耳鸣、手足抽搐。⑥肝脏:少见 GOT、GPT 上升。⑦电解质代谢:偶见低钠血症。⑧注射部位:偶见疼痛。⑨其他:瘙痒,偶见哮喘、出汗、指端麻木、尿频、浮肿、视力模糊、咽喉部有含薄荷类物质的感觉、发热、寒战、无力感、全身乏力等。

【禁忌】对本品或制剂中其他成分过敏者禁用。

【孕妇及哺乳期妇女用药】孕妇,哺乳期妇女用药安全性尚未明确,动物试验表明母体乳汁减少,血清钙下降,一般不宜使用,特殊情况下权衡利弊使用。

【儿童用药】使用经验少,慎用。

【老年患者用药】适当调整剂量。

【用法用量】肌内注射,治疗骨质疏松症,一次 20IU,一周 1 次。

【制剂】依降钙素注射液

6. 骨化三醇 Calcitriol

【适应证】①绝经后骨质疏松。②慢性肾衰竭,尤其是接受血液透析患者之肾性骨营养不良症。③术后甲状旁腺功能减退。④特发性甲状旁腺功能减退。⑤假性甲状旁腺功能减退。⑥维生素 D 依赖性佝偻病。⑦低血磷性维生素 D 抵抗型佝偻病等。

【不良反应】长期或大剂量口服可引起软弱无力、嗜睡、头痛、恶心、呕吐、肌肉酸痛、骨痛、口腔金属味等。

【禁忌】高钙血症有关的疾病、已知对本品或同类药品及其任何赋形剂过敏者、有维生素 D 中毒迹象者禁用。

【用法用量】口服。①成人,治疗绝经后骨质疏松,推荐剂量为一次 0.25μg,一日 2 次。服药后分别于第 4 周、第 3 个月、第 6 个月监测血钙和血肌酐浓度,以后每 6 个月监测 1 次。②婴儿及儿童,如同成人一样,应在测定血钙水平的基础上确定一日最佳剂量。2 岁以内的儿童,推荐的一日参考剂量按体重为 0.01~0.1μg/kg。

【制剂】骨化三醇胶囊(软胶囊、胶丸、注射液)

7. 碳酸钙 D_3 片 Calcium Carbonate and Vitamin D_3 Tablets

本品为复方制剂,含碳酸钙和维生素 D_3。钙是维持人体神经、肌肉、骨骼系统、细胞膜和毛细血管通透性正常功能所必需的元素。维生素 D 能参与钙和磷的代谢,促进其吸收并对骨质形成有重要作用。

【适应证】用于儿童、妊娠和哺乳期妇女、更年期妇女、老年人等的钙补充剂,并帮助防治骨质疏松症。

【用法用量】口服。咀嚼后咽下。成人,一次 1 片,一日 1~2 次,一日最大量不超过 3 片;儿童,一次半片,一日 1~2 次。

【不良反应】①嗳气、便秘。②过量服用可发生高钙血症,偶可发生奶-碱综合征,表现为高血钙、碱中毒及肾功能不全(因服用牛奶及碳酸钙或单用碳酸钙引起)。

【禁忌】高钙血症、高尿酸血症、含钙肾结石或有肾结石病史者禁用。

【制剂】碳酸钙 D_3 片(钙尔奇 D),碳酸钙 D_3 咀嚼片,碳酸钙维 D_3 元素片(4)

8. 葡萄糖酸钙维 D_2 咀嚼片 Calcium Gluconate and Vitamin D_2 Chewable Tablets

本品为复方制剂,含葡萄糖酸钙和维生素 D_2。维生素 D_2 是人体生长发育的必需物质,尤对胎儿、婴幼儿更为重要。维生素 D_2 参与钙、磷代谢,促进其吸收,并对骨质形成有重要作用;钙在参与人体骨骼的形成、骨组织的重建、肌肉收缩、神经传递、凝血机制及维持毛细血管通透性等方面具有重要作用。

【适应证】用于钙缺乏症,也可用于儿童、孕妇、哺乳期妇女及肺结核病患者钙的补充。

【用法用量】嚼后服用。一次 2~3 片,一日 1~2 次。

【不良反应】偶见便秘等。

【禁忌】高钙血症、维生素 D 增多症、高磷血症伴肾性佝偻病患者禁用。

【制剂】葡萄糖酸钙维 D_2 咀嚼片(散)

9. 乳酸钙 Calcium Lactate

【适应证】用于预防和治疗钙缺乏症,如骨质疏松、手足抽搐症、骨发育不全、佝偻病,以及妊娠和哺乳期妇女、绝经期妇女钙的补充。

【不良反应】常有嗳气、便秘、腹部不适等。大剂量服用或用药过量可出现高钙血症,表现为畏食、恶心、呕吐、便秘、腹痛、肌无力、心律失常。

【用法用量】低钙血症,口服。成人:一次 0.5 ~ 1g,一日 2 ~ 3 次;小儿:一次 0.3 ~ 0.6g,一日 2 ~ 3 次;需同时服用维生素 D。

【制剂】乳酸钙片(咀嚼片、颗粒)

10. 碳酸钙 Calcium Carbonate

见第十三章“188. 婴儿夜啼”。

11. 阿法骨化醇 Alfacalcidol

本品可增加小肠和肾小管对钙的重吸收,抑制甲状旁腺增生,减少甲状旁腺激素合成与释放,抑制骨吸收。

【适应证】①佝偻病和软骨病。②肾性骨病。③骨质疏松症。④甲状旁腺功能减退症。

【不良反应】小剂量单独使用($<1.0\mu g/d$)一般无不良反应,长期大剂量用药或与钙剂合用可能会引起高钙血症和高钙尿症。

【禁忌】对维生素 D 及其类似物过敏、具有高钙血症、有维生素 D 中毒征象者禁用。

【孕妇及哺乳期用药】孕妇不宜用,安全性尚未确定,妊娠动物摄入过量维生素 D 可致胎儿畸形。

【用法用量】口服。用于慢性肾功能不全和骨质疏松症,成人一次 0.5μg,一日 1 次,或遵医嘱;儿童遵医嘱。

【制剂】阿法骨化醇片(胶囊、软胶囊、滴剂)

12. 注射用复方骨肽 Compound Ossotide for Injection

本品为复方制剂,其组分为健康猪四肢骨与全蝎经提取而制成,含有多种多肽类活性物质,以及钙、磷、铁等无机盐。

【适应证】用于风湿、类风湿关节炎、骨质疏松、颈椎病等疾病的症状改善,同时用于骨折及骨科手术后骨愈合。

【用法用量】肌内注射,一次 1 ~ 2 瓶(30 ~ 60mg),一日 1 次;静脉滴注,一次 2 ~ 5 瓶(60 ~ 150mg),一日 1 次,15 ~ 30 天为一个疗程或遵医嘱,亦可在痛点或穴位注射。

【不良反应】偶有发热、皮疹。

【禁忌】对本品过敏者、严重肾功能不全者禁用。

【儿童用药】儿童慎用。

【孕妇及哺乳期妇女用药】孕妇禁用,哺乳期妇女慎用。

13. 骨化二醇胶囊 Calcifediol Capsules

骨化二醇在肾脏进一步被转化成 1,25-二羟基维生素 D_3 和 24,25-二羟基维生素 D_3。1,25-二羟基维生素 D_3 能促进骨对钙的重吸收及小肠对 Ca^{2+} 的吸收。本品调节体内钙、磷代谢,促进小肠对钙、磷的吸收,促进钙、磷在骨组织中沉积,促进骨的形成。

【适应证】适用于骨质疏松症、佝偻病、骨软化症。

【用法用量】每日 1 次,口服,成人每日 50 ~ 100μg(1 ~ 2 粒)或隔日 100 ~ 200μg(2 ~ 4 粒),或遵医嘱。

【不良反应】常规剂量服用,一般无明显不良反应,服用过量会引起乏力、嗜睡、呕吐、多尿、烦渴、易怒、便秘、肌肉痛、维生素 D 中毒,症状如头痛、恶心、口干、消瘦、骨痛和金属味等。

【禁忌】高血钙患者、维生素 D 中毒患者及尿路结石者禁用。

【孕妇及哺乳期妇女用药】孕妇及哺乳期妇女慎用。

【制剂】骨化二醇胶囊

附:用于骨质疏松症的其他西药

1. 葡萄糖酸钙 Calcium Gluconate

见第十三章“190. 小儿佝偻病”。

2. 氯化钙 Calcium Chloride

【适应证】主要用于治疗钙缺乏,急性血钙过低、碱中毒及甲状旁腺功能低下所致的手足搐搦症等。

3. 结合雌激素 Conjugated Estrogens

【适应证】主要用于雌激素低下绝经妇女的雌激素替代治疗,也用于预防和控制骨质疏松症,应仅在有明显骨质疏松危险和被认为不适合非雌激素疗法的妇女才考虑使用。

4. 复方氨基酸螯合钙胶囊 Compound Calcium Amino Acid Chelate Capsules

【适应证】本品是由钙及多种微量元素通过配位键与氨基酸形成的螯合物,并辅以维生素 D_3 和维生素 C 制成的复方制剂。主要用于防治钙、矿物质缺乏引起的各种疾病,尤适用于骨质疏松、儿童佝偻病、缺钙引起的神经痛和肌肉抽搐等。

5. 枸橼酸苹果酸钙片 Calcium Citrate Malate Tablets

见第十三章“190. 小儿佝偻病”。

6. 复方雌二醇片 Compound Estradiol Tablets

【适应证】用于治疗妇女更年期综合征,治疗与绝经有关的外阴和阴道萎缩,预防绝经后骨质疏松。

7. 氯膦酸二钠 Clodronate Disodium

【适应证】①恶性肿瘤并发的高钙血症。②溶骨性癌转移引起的骨痛。③可避免或延迟恶性肿瘤溶骨性骨转移。④各种类型骨质疏松。

8. 枸橼酸钙片 Calcium Citrate Tablets

见第十三章“190. 小儿佝偻病”。

9. 三合钙咀嚼片 Calciun Lactate, Calcium Gluconate and Calcium Hydrogen Phosphate Chewable Tablets

见第十三章“190. 小儿佝偻病”。

10. 葡萄糖酸钙锌口服溶液 Calcium and Zinc Gulconates Oral Solution

见第十三章“190. 小儿佝偻病”。

11. 牡蛎碳酸钙 Oyster Shell Calcium

【适应证】用于预防和治疗钙缺乏症，如骨质疏松、手足抽搐症、骨发育不全、佝偻病，以及儿童、妊娠和哺乳期妇女、绝经期妇女、老年人钙的补充。

12. 磷酸氢钙片(咀嚼片)Calcium Hydrogen Phosphats Tablets

【适应证】用于预防和治疗钙缺乏症，如骨质疏松、手足抽搐症、骨发育不全、佝偻病，以及儿童、妊娠和哺乳期妇女、绝经期妇女、老年人钙的补充。

13. 醋酸钙 Calcium Acetate

【适应证】用于预防和治疗钙缺乏症，如骨质疏松、手足抽搐症、骨发育不全、佝偻病，以及儿童、妊娠和哺乳期妇女、绝经期妇女、老年人钙的补充。

14. 盐酸雷洛昔芬 Raloxifene Hydrochloride

【适应证】主要用于预防绝经后妇女的骨质疏松症。

15. 利塞膦酸钠片 Sodium Risedronate Tablets

【适应证】本品用于治疗和预防绝经后妇女的骨质疏松症。

16. 维生素 D_2 VitaminD$_2$

【适应证】①用于维生素 D 缺乏症的预防与治疗。②用于慢性低钙血症、低磷血症、佝偻病及伴有慢性肾功能不全的骨软化症、家族性低磷血症及甲状旁腺功能低下(术后、特发性或假性甲状旁腺功能低下)的治疗。

17. 维生素 D_3 Vitamin D_3

【适应证】用于妊娠和哺乳期妇女、更年期妇女、老年人、儿童等的钙补充剂，并帮助防治骨质疏松症。

18. 重组人甲状旁腺激素(1-34)Recombinant Human Parathyroid Hormone(1-34)

【适应证】用于原发性骨质疏松症。

19. 帕米膦酸二钠 Pamidronate Disodium

【适应证】用于恶性肿瘤及其骨转移引起的高钙血症及骨质破坏溶解，消除疼痛，改善运动能力，减少病理性骨折，减少患者对放射治疗的要求，也用于多种原因引起的骨质疏松症。

20. 癸酸诺龙 Nandrolone Decanoate

【适应证】用于蛋白质缺乏症，如慢性消耗性疾病、早产儿、营养不良、手术后体弱消瘦、食欲不振、慢性腹泻等，还用于骨折不易愈合、骨质疏松症等。

21. 司坦唑醇 Stanozolol

【适应证】①遗传性血管神经性水肿的预防和治疗；②严重创伤、慢性感染、营养不良等消耗性疾病。尚可用于骨质疏松症的辅助治疗。

22. 雌二醇 Estradiol

【适应证】用于防止骨质疏松，用于停经早期预防由于雌激素缺乏而引起的骨质快速丢失。

23. 伊班膦酸钠 Ibandronate Sodium

【适应证】用于治疗绝经后骨质疏松症，也用于伴有或不伴有骨转移的恶性肿瘤引起的高钙血症。

24. 唑来膦酸 Zoledronic Acid

【适应证】用于治疗绝经后骨质疏松症，也用于恶性肿瘤溶骨性骨转移引起的骨痛。

25. 四烯甲萘醌软胶囊 Menatetrenone Soft Capsules

【适应证】适用于骨质疏松症的骨量和疼痛的改善。

26. 锝【^{99m}Tc】-亚甲基二膦酸盐 Technetium【^{99m}Tc】Methylenediphosphonate

【适应证】用于类风湿关节炎等自身免疫性疾病及骨科疾病。

27. 依普黄酮 Ipriflavone

【适应证】改善骨质疏松症的骨量减少。

28. 雷奈酸锶 Strontium Ranelate for Suspension

【适应证】用于治疗绝经后骨质疏松症以降低椎体和髋部骨折的危险性。

二、中药

1. 骨疏康颗粒(胶囊)

【处方组成】淫羊藿、熟地黄、骨碎补、黄芪、丹参、木耳、黄瓜子

【功能主治】补肾益气，活血壮骨。用于肾虚气血不足所致的中老年骨质疏松症，症见腰脊酸痛，胫膝酸软，神疲乏力。

【用法用量】颗粒剂，口服，一次 12g，一日 3 次，饭后开水冲服。

2. 仙灵骨葆片(胶囊、颗粒)

【处方组成】淫羊藿(加俄西)、续断(窝魁乃)、补骨脂、地黄、丹参、知母等

【功能主治】滋补肝肾，活血通络，强筋壮骨。用于肝肾不足、瘀血阻络所致的骨质疏松症。

【用法用量】片剂，口服，一次 3 片，一日 2 次；4～6 周为一疗程。

【使用注意】孕妇禁用。

3. 骨康胶囊

【处方组成】芭蕉根、酢浆草、补骨脂、续断、三七

【功能主治】滋补肝肾，强筋壮骨，通络止痛。用于骨折、骨性关节炎、骨质疏松症属肝肾不足、经络瘀者。

【用法用量】口服。一次 3～4 粒，一日 3 次。

4. 骨松宝颗粒(胶囊、丸、片)

【处方组成】淫羊藿、续断、知母、地黄、三棱、莪术、川芎、赤芍、牡蛎(煅)

【功能主治】补肾活血，强筋壮骨。用于肝肾不足所致的骨痿(骨质疏松)，症见骨痛、腰痛膝软、骨脆易折；骨性关节炎、骨质疏松症见上述证候者。

【用法用量】口服。一次 1 袋(胶囊剂一次 2 粒)，治疗骨折及骨关节炎，一日 3 次；预防骨质疏松，一日 2 次，30 天为一疗程。

5. 骨愈灵胶囊(片)

【处方组成】三七、血竭、红花、当归、川芎、赤芍、乳香(制)、没药(制)、大黄、续断、骨碎补、五加皮等十六味

【功能主治】活血化瘀,强筋壮骨。用于骨质疏松症,症见腰脊疼痛,足膝酸软,乏力。

【用法用量】胶囊,口服,一次5粒,一日3次;饭后服用。

【使用注意】孕妇禁用。

6. 强骨胶囊

【处方组成】骨碎补总黄酮

【功能主治】补肾,强骨,止痛。用于肾阳虚所致的骨痿,症见骨脆易折,腰背或四肢关节疼痛,畏寒肢冷或抽筋、下肢无力、夜尿频多;原发性骨质疏松症、骨量减少见上述证候者。

【用法用量】饭后用温开水送服。一次1粒,一日3次,3个月为一疗程。

7. 补肾健骨胶囊

【处方组成】熟地黄、山茱萸(制)、山药、狗脊、淫羊藿、当归、泽泻、牡丹皮、茯苓、牡蛎(煅)

【功能主治】滋补肝肾,强筋健骨。用于原发性骨质疏松症的肝肾不足证,症见腰脊疼痛,胫软膝酸,肢节痿弱,步履艰难,目眩。

【用法用量】口服。每次4粒,一日3次。3个月为一疗程。

【使用注意】孕妇禁用。

8. 阿胶强骨口服液

【处方组成】阿胶

【功能主治】补益肝肾,填精壮骨。用于原发性骨质疏松症肝肾不足证,症见腰脊疼痛或腰膝酸软,麻木抽搐,不能持重,目眩耳鸣,虚烦不寐,以及小儿佝偻病肝肾不足证,症见毛发憔悴,多汗。

【用法用量】口服。成人一次10ml,一日3次。儿童:3~6个月,一次5ml,一日2次;7个月至1岁,一次5ml,一日3次;2~3岁,一次10ml,一日3次。

9. 蚝贝钙片(咀嚼片)

【处方组成】近江牡蛎

【功能主治】补肾壮骨。用于儿童缺钙及老年骨质疏松症的辅助治疗。

【用法用量】嚼服,一次1片,一日3次。

10. 骨松康合剂

【处方组成】鸡子壳、大叶骨碎补、杜仲、广山药、蜂王浆、食醋

【功能主治】补益肝肾,壮骨止痛。用于肝肾不足所致的骨质疏松症,症见腰背肢体疼痛,无力。

【用法用量】口服。一次30ml,一日3次;饭后服用,用时摇匀。

11. 六味壮骨颗粒

【处方组成】牦牛骨粉、冬虫夏草、蕨麻、手参、枸杞子、沙棘

【功能主治】养肝补肾,强筋壮骨。用于骨质疏松证属肝肾不足者,症见腰脊酸痛,足膝酸软,乏力。

【用法用量】口服。每日20g,一日3次。

12. 强骨生血口服液

【处方组成】骨液、党参、黄芪、灵芝、大枣、黑木耳

【功能主治】益气生血,滋补肝肾,填髓壮骨。用于气血不足,肝肾亏虚,面色萎黄,筋骨萎软;缺铁性贫血、小儿佝偻病、妇女妊娠缺钙、骨质疏松见上述证候者。

【用法用量】口服。一次10ml,一日3次。儿童1岁以下,一次5ml,一日2次;1~3岁,一次10ml,一日2次;4岁以上,一次10ml,一日2~3次。或遵医嘱。

13. 地仲强骨胶囊

【处方组成】熟地黄、杜仲(炒)、枸杞子、女贞子、菟丝子(炒)、山药(炒)、茯苓、发酵虫草菌粉、莲子、芡实、牡蛎

【功能主治】益肾壮骨,补血益精。用于骨质疏松症,症见腰脊酸痛,足膝酸软,乏力。

【用法用量】口服。一次3~4粒,一日3次。

14. 金天格胶囊

【处方组成】人工虎骨粉

【功能主治】具有健骨作用,用于腰背疼痛,腰膝酸软,下肢痿弱,步履艰难等症状的改善。

【适应证】改善骨质疏松患者的临床症状,促进骨形成,增加骨密度,降低骨折发生率。

【用法用量】口服。一次3粒,一日3次。一个疗程为3个月。

15. 肾骨胶囊

【处方组成】牡蛎

【功能主治】滋阴潜阳,补肾壮骨。用于肝肾不足所致的骨质疏松、小儿佝偻病,症见骨痛,肌肉痉挛,骨脆易折,小儿筋骨萎弱,囟门闭合较迟。

【用法用量】口服。一次1~2粒,一日3次;孕妇和儿童遵医嘱。

16. 壮骨止痛胶囊

【处方组成】补骨脂、淫羊藿、枸杞子、女贞子、骨碎补(烫)、狗脊、川牛膝

【功能主治】补益肝肾,壮骨止痛。用于原发性骨质疏松症属肝肾不足证,症见腰背疼痛,腰膝酸软,四肢骨痛,肢体麻木,步履艰难,舌质偏红或淡,脉细弱等。

【用法用量】口服,一次4粒,一日3次,3个月为一疗程。服用1~2个疗程。

17. 芪骨胶囊

【处方组成】淫羊藿、制何首乌、黄芪、石斛、肉苁蓉、骨碎补、菊花

【功能主治】滋养肝肾,强筋健骨。用于女性绝经后骨质疏松症肝肾不足证,症见腰膝酸软无力,腰背疼痛,步履艰难,不能持重。

【用法用量】口服。一次3粒,一日3次;疗程6个月。

【使用注意】①肝肾功能不全者禁用。②对本品过敏者禁用。

18. 护骨胶囊

【处方组成】制何首乌、淫羊藿、熟地黄、龟甲、巴戟天、杜仲、续断、骨碎补、当归、山药

【功能主治】补肾益精。用于中老年人肾精亏虚证所出现的腰脊疼痛,酸软无力,不能持重,下肢痿弱,步履艰难,或足跟痛,面色黯淡,发脱,性欲减退,头晕耳鸣,舌淡红或红,苔薄或薄白,脉细或沉细或弦细,两尺尤甚,或骨质疏松患者见上述症状者。

【用法用量】口服。一次4粒,一日3次.饭后30分钟服用,3个月为一个疗程。

19. 复方鹿茸健骨胶囊

【处方组成】鹿茸、制何首乌、龟甲、杜仲、紫河车、当归、三七、水蛭、砂仁

【功能主治】补肾壮骨,活血止痛。用于治疗骨质疏松症,属肝肾不足证者,症见腰背疼痛,腰膝酸软,足跟疼痛,头目眩晕,耳聋耳鸣等。

【用法用量】口服。每次5粒,一日3次,餐后服用,6个月为一疗程。

20. 丹杞颗粒

【处方组成】熟地黄、山茱萸(蒸)、泽泻、山药、淫羊藿、牡丹皮、茯苓、枸杞子、菟丝子、肉苁蓉、牡蛎(煅)

【功能主治】补肾壮骨。用于骨质疏松症属肝肾阴虚证,症见腰脊疼痛或全身骨痛,腰膝酸软,或下肢痿软,眩晕耳鸣,舌质或偏红或淡等。

【用法用量】温开水冲服,一次12g,一日2次,3个月为一疗程。连续服用2个疗程。

21. 续断壮骨胶囊

【处方组成】续断总皂苷

【功能主治】补肾壮骨。用于原发性骨质疏松症属肝肾不足证,症见腰背疼痛,腰膝酸软,下肢疼痛,下肢痿弱,步履艰难等。

【用法用量】口服。一次2粒,一日3次。疗程6个月。

【使用注意】对本品过敏者禁用。

附:用于骨质疏松症的其他中药

淫羊藿总黄酮胶囊

【功能主治】用于原发性骨质疏松。

197. 骨质增生

〔基本概述〕

骨质增生又称骨刺或骨疣,是骨关节退行性改变的一种病症。骨质增生是中老年人常见的慢性关节炎,主要表现为关节边缘骨质增生。患者常感到关节发僵发累,伴有疼痛,当活动后发僵现象好转,疼痛缓解,持续活动多后疼痛又加重。休息、热敷等治疗后疼痛缓解,天气湿冷症状加重。关节有时轻度肿大,关节边缘压痛,两膝与手指关节最为明显。

本病多发生于45岁以上的中年人或老年人,男性多于女性,常用腰部活动的重体力劳动者及运动员易患此病,最常见于膝、髋、腰椎、颈椎、肘等关节。

骨质增生症是中老年的常见病、多发病,分原发性和继发性两种。关于本症的命名,国内外尚未统一。国外主要命名为骨关节病、骨关节炎、增生性骨关节炎、退行性骨性关节炎;我国医学主要的命名有骨关节病、椎间盘退变、增生性关节炎、骨关节退行性疾病等;中医学中则属于"痹证"的范围。

骨质增生大多数发生在颈椎和腰椎,手指和膝关节处亦可发生,但比较少见。由于增生的部位不同,临床症状表现也有区别。①颈椎骨质增生:以颈椎4、5、6椎体最为常见。主要表现为颈背疼痛、上肢无力、手指发麻,头晕、恶心甚至视物模糊,吞咽模糊。如果骨刺伸向椎管内压迫了脊髓,还可导致走路不稳,瘫痪、四肢麻木、大小便失禁等严重后果。②腰椎骨质增生:以腰3、4、5椎体最为常见。临床上常出现腰椎及腰部软组织酸痛、胀痛、僵硬与疲乏感,甚至弯腰受限。如邻近的神经根受压,可引起相应的症状,出现局部疼痛、发僵、后根神经痛、麻木等。如压迫坐骨神经可引发臀部、大腿后侧、小腿后外侧和脚的外侧面的疼痛,出现患肢剧烈麻痛、灼痛、抽痛、窜痛,向整个下肢放射。③膝关节骨质增生:多见于中老年人。其表现是一侧或双侧关节不适,疼痛肿胀。起初疼痛多在长时间行走或上下楼梯时,但休息或卧床后好转。随着病情发展,走平路也疼痛,活动不方便,关节不稳定,走路稍不注意就会疼痛;同时膝关节活动时有像捻头发时所发出的响声,严重时可致畸或致瘫。④指端退行性变:多发生于端指间关节,关节背侧出现结节,局部关节有轻度屈曲畸形,关节酸胀疼痛,活动受限,有摩擦音和关节肿胀,常误诊为类风湿关节炎。⑤足跟骨刺:症状是足根压痛,走路时脚跟不敢用力,有石硌、针刺的感觉,活动开后,症状减轻,部分患者足跟肿胀。

骨质增生症多发于中年以上人群。一般认为由于中年以后体质虚弱及退行性变,长期站立或行走及长时间的持于某种姿势,由于肌肉的牵拉或撕脱、出血,血肿机化,形成刺状或唇样的骨质增生,骨刺对软组织产生机械性的刺激和外伤后软组织损伤、出血、肿胀而致。目前认为骨质增生的根本原因是缺钙,是应力反应的结果。

骨质增生的本质是人体骨骼的一种"衰老"现象,是一种正常的生理现象。随着人的年龄增长,人的脊柱和关节周围的肌肉、韧带等组织会发生退行性改变,使脊柱和关节的平衡遭到破坏,出现脊柱和关节的不稳定。机体为了适应这些变化,恢复新的平衡状态,就会通过骨质增生的方式增加骨骼的表面积,减少骨骼单位面积上的压力,使脊柱或关节更

加稳定。可以说,骨质增生现象是机体的一种自我保护机制,是机体的一种本能。只是有时骨质增生造成了疼痛、肿胀、肢体功能障碍等症状,使人感到"不舒服"时,人们才把骨质增生作为疾病来看待。

骨质增生属于中医"痹证"范畴,亦称骨痹。中医认为本病与外伤、劳损、瘀血阻络、感受风寒湿邪、痰湿内阻、肝肾亏虚等有关。中医学认为本病的发生多由于气血不足,肝肾亏虚,风寒湿邪侵入骨络或跌仆闪挫,伤损骨络所致,治以补肾健骨、扶正祛邪、活血化瘀、软坚消肿、疏通经络等法为要。

〔治疗原则〕

由于骨质增生是人体的一种正常的生理现象,是人体的一种自我保护机制,所以,如果无明显的不适,不用刻意去治疗骨质增生。对于骨质增生累及神经、血管,或引起关节的损伤,造成疼痛、肿胀、关节功能障碍等临床症状的患者,可以针对病因,对症治疗。也就是说,我们只是治疗骨质增生引起的临床症状,而不是骨质增生本身。现代医学的研究证明,目前尚无有效地去除骨刺的方法,医师和患者能够做到的是缓解症状,恢复正常的工作、学习和生活。目前认为多补充钙质是治疗骨质增生的基本方法。

治疗的原则不是去消除骨质增生,而是治疗骨质增生引起局部组织的充血、水肿、炎症和粘连,以及因此而压迫神经和血管引起的一系列症状和体征。目前,临床上的内服、外敷、理疗、膏药等治疗方法就是起到这个作用,即改善症状、消除疼痛、麻木和酸困不适,骨刺是不可能消失的,骨刺消失与否不是判断骨质增生是否痊愈的标准。

中医治疗骨质增生体现了其特有的优势。临床证明,长期服用中药治疗骨质增生的效果是比较显著的。值得一提的是,在治疗骨质增生时,有许多中医师都喜欢使用马钱子或马钱子制剂。临床证明,马钱子及其制剂对骨质增生的确有很好的疗效。但是,马钱子辛热有毒,服后有头晕和周身热感,应严格掌握其用量和禁忌。患者不可急于求成而擅自使用。

20世纪80年代之后,利用纯天然锯峰齿鲛,即大青鲨软骨粉来再生人体关节软骨,从内部恢复关节,彻底治疗骨质增生,已成为各先进国家的全新尝试。在欧洲,鲨鱼软骨粉的萃取物已经被认定为骨质增生的药品,美国OAM(替代医疗事务局)也把鲨鱼软骨粉当作代替医疗的一环进行研究和普及,而日本则采用锯峰齿鲛软骨粉作为代替医疗的一环广泛运用于骨质增生的临床,并归纳出针对骨质增生的最佳服用量为7.5g/天的统计数据,取得显著成效,为人类彻底解决骨质增生带来了明亮的曙光。

得了骨质增生症,突出的症状是疼痛,影响了关节、肌肉的正常活动,在急性期或慢性活动期,适当卧床休息是必要的,但必须指出,在病情允许的情况下应尽早下床活动,坚持功能锻炼。骨质增生患者在疼痛严重时,要以医药救治为主,康复为辅。由于药物有副作用,所以不宜长期服用。在慢性期和稳定期,应该以理疗和适当活动为主。适当锻炼,增强体质。锻炼方法多种多样,建议患者常年坚持下去。如太极拳、慢跑、交谊舞和走动等,这些健身活动的目的在于增强体质,这是抗病的基础。需要注意的是,健身活动要循序渐进,劳逸结合。不能勉强,更不能急于求成,贵在持之以恒。

当药物治疗或是复健治疗3个月以上,仍无法改善症状时,也可进一步施以手术治疗,将压迫神经的骨刺移除。若关节已经全面性遭到破坏时,可施行人工关节置换手术,以恢复关节的功能。

〔用药精选〕

一、西药

骨肽 Ossotide

【适应证】用于增生性骨关节疾病及风湿、类风湿关节炎等,并能促进骨折愈合。

【用法用量】静脉滴注,一次50~100mg,一日1次,溶于250ml生理盐水中,15~30天为一个疗程;肌内注射,一次10mg,一日1次,20~30天为一个疗程,亦可在痛点和穴位注射,或遵医嘱。

【禁忌】对本品过敏者、严重肾功能不全者禁用。

【不良反应】偶有发热、皮疹、血压降低等过敏反应。

【制剂】注射用骨肽,骨肽注射液,骨肽片

附:用于骨质增生的其他西药

1. 鹿瓜多肽 Cervus and Cucumis Polypeptide

【适应证】用于风湿、类风湿关节炎、强直性脊柱炎、各种类型骨折、创伤修复及腰腿疼痛等。

2. 硫酸氨基葡萄糖 Glucosamine Sulfate

【适应证】用于全身各个部位的骨关节炎,如膝关节、髋关节,以及脊柱、腕、手、肩关节和踝关节等。

3. 对乙酰氨基酚 Paracetamol

见第十三章"160. 小儿感冒"。

4. 美洛昔康 Meloxicam

【适应证】美洛昔康是一种非甾体抗炎药(NSAID),适用于类风湿关节炎的症状治疗和疼痛性骨关节炎(关节病、退行性骨关节病)的症状治疗。

5. 布洛芬 Ibuprofen

【适应证】用于缓解轻至中度疼痛,如关节痛、肌肉痛、神经痛、头痛、偏头痛、牙痛、痛经,也用于普通感冒或流行性感冒引起的发热。

6. 酮洛芬 Ketoprofen

【适应证】用于缓解轻至中度疼痛,如关节痛、神经痛、肌肉痛、偏头痛、头痛、痛经、牙痛。

7. 阿司匹林 Aspirin

【适应证】用于普通感冒或流行性感冒引起的发热,也用于缓解轻至中度疼痛,如头痛、关节痛、偏头痛、牙痛、肌肉痛、神经痛、痛经。也可抑制血小板聚成,防止血栓形成,治疗和预防短暂脑缺血发作、脑血栓、冠心病、心肌梗死。

8. 吲哚美辛 Indometacin

【适应证】①关节炎,可缓解疼痛和肿胀;②软组织损伤和炎症;③解热;④其他:用于治疗偏头痛、痛经、手术后痛、创伤后痛等。

9. 蝎毒注射液 Scorpion Venom Injection

【适应证】本品为慢性持续性疼痛疾病的镇痛剂,用于缓解肩周炎、骨关节病、风湿性或类风湿关节炎等轻重度疼痛。也用于神经痛、坐骨神经痛、三叉神经痛、腰腿痛及癌痛等。

二、中药

1. 骨仙片

【处方组成】骨碎补、熟地黄、黑豆、女贞子、怀牛膝、仙茅、菟丝子、汉防己、枸杞子

【功能主治】补肝益肾,强壮筋骨,通络止痛,用于肝肾不足所致的痹病,症见腰膝关节疼痛,屈伸不利,手足麻木;骨质增生见上述证候者。

【用法用量】口服。一次4~6片,一日3次。

2. 骨增消片(胶囊)

【处方组成】熟地黄、鸡血藤、淫羊藿(羊脂油制)、骨碎补(烫)、狗脊(盐制)、莱菔子(炒)、枸杞子、锁阳、续断

【功能主治】补肝益肾,活血。用于肝肾两虚所致的腰膝骨关节酸痛等骨质增生症。

【用法用量】片剂,口服,一次6片,一日3次。

【使用注意】孕妇禁用。

3. 骨刺丸

【处方组成】制川乌、制草乌、白芷、甘草、秦艽、穿山龙、薏苡仁(炒)、绵萆薢、天南星(制)、徐长卿、红花、当归

【功能主治】祛风止痛。用于骨质增生,风湿性关节炎、风湿痛。

【用法用量】口服。水蜜丸一次6g,大蜜丸一次1丸,一日2~3次。

4. 骨刺胶囊(片)

【处方组成】昆布、骨碎补、党参、桂枝、威灵仙、牡蛎(煅)、杜仲叶、鸡血藤、附片、制川乌、制草乌、延胡索(制)、白芍、三七、马钱子粉

【功能主治】散风邪,祛寒湿,舒筋活血,通络止痛。用于颈椎、胸椎、腰椎、跟骨等骨关节增生性疾病,对风湿、类风湿关节炎有一定疗效。

【用法用量】胶囊,口服,一次3粒,一日3次,或遵医嘱。

【使用注意】严重心脏病、高血压、肝肾疾病及孕妇禁用。

5. 骨刺宁胶囊(片)

【处方组成】三七、土鳖虫

【功能主治】活血化瘀,通络止痛。用于瘀阻脉络所致的骨性关节炎,症见关节疼痛、肿胀、麻木、活动受限。

【用法用量】口服。一次4粒,一日3次,饭后服。

【使用注意】孕妇禁用。

6. 骨刺消痛片

【处方组成】制川乌、制草乌、白芷、甘草、秦艽、粉萆薢、穿山龙、薏苡仁、天南星(制)、徐长卿、红花、当归

【功能主治】祛风止痛。用于风湿痹阻、瘀血阻络所致的痹病,症见关节疼痛,腰腿疼痛,屈伸不利;骨性关节炎、风湿性关节炎、风湿痛见上述证候者。

【用法用量】口服。一次4片,一日2~3次。

【使用注意】孕妇禁用。

7. 骨增生镇痛膏

【处方组成】红花、骨碎补、川芎、猪牙皂、当归尾、生川乌、细辛、生草乌、羌活、白芥子、独活、生天南星、栀子、生半夏、干姜、桉油、姜黄、樟脑、雄黄

【功能主治】温经通络,祛风除湿,消瘀止痛。用于风湿瘀阻所致的骨性关节炎、风湿性关节炎,症见关节肿胀、麻木、疼痛、活动受限。

【用法用量】外用,贴患处,一日1~2次。

【使用注意】①孕妇禁用。②皮肤破损处禁用。

8. 骨刺平片

【处方组成】黄精、独活、威灵仙、鸡血藤、骨碎补、熟地黄、两面针、制川乌、锁阳、狗脊、枸杞子、莱菔子

【功能主治】补精壮髓,壮筋健骨,通络止痛。用于骨质增生(包括肥大性腰椎炎、胸椎炎、颈椎综合征、四肢骨节增生)。

【用法用量】口服。一次5片,一日3次,50天为一疗程。

9. 骨痛灵酊

【处方组成】雪上一枝蒿、干姜、龙血竭、乳香、没药、冰片

【功能主治】温经散寒,祛风活血,通络止痛。用于腰、颈椎骨质增生,骨性关节炎,肩周炎,风湿性关节炎。

【用法用量】外用。一次10ml,一日1次。将药液浸于敷带上贴敷患处30~60分钟;20天为一疗程。

【使用注意】①孕妇及皮肤破损处禁用。②对酊剂过敏者禁用。

10. 芎芷痛瘀散

【处方组成】川芎、白芷、冰片、樟脑

【功能主治】活血化瘀,祛风散寒。用于骨质增生、骨刺、颈椎病、肩周炎、腰椎病、椎间盘突出、坐骨神经痛、急性软组织扭挫伤、腰肌劳损风湿腰腿痛等症。

【用法用量】外用,5天更换一次,10天一个疗程。

11. 威灵骨刺膏

【处方组成】铁丝威灵仙、香加皮、赤芍、当归、防风、骨碎补、白芷、生川乌、生草乌、羌活等二十味

【功能主治】温经散寒,疏风除湿,蠲痹止痛。用于寒湿痹阻所致骨质增生,骨刺。症见疼痛、肿胀、麻木、屈伸不利。

【用法用量】外用。洗净局部皮肤,将膏药加温软化,贴

于患处。根据疼痛部位及病变范围一次可同时贴用1~4贴,6~7天换药一次。休息1~3天,再继续贴用。一个月为一疗程或遵医嘱。

【使用注意】孕妇禁用。

12. 麝香正骨酊

【处方组成】人工麝香、三七、红花、三棱、当归、泽兰、两面针、草乌、川乌、威灵仙、牛膝、络石藤、冰片、薄荷脑、穿根藤

【功能主治】祛风止痛,舒筋活血。用于跌打损伤,伤筋骨折,风湿痹痛,骨刺。

【用法用量】外用。涂擦患处,一日2~3次。

【使用注意】孕妇禁用。

13. 抗骨增生胶囊(丸、片、颗粒、口服液、糖浆)

【处方组成】熟地黄、鸡血藤、酒肉苁蓉、炒莱菔子、狗脊(盐制)、骨碎补、女贞子(盐制)、牛膝、淫羊藿

【功能主治】补腰肾,强筋骨,活血止痛。用于骨性关节炎肝肾不足、瘀血阻络证,症见关节疼痛、肿胀、麻木、活动受限。

【用法用量】胶囊,口服,一次5粒,一日3次。

14. 雪山金罗汉止痛涂膜剂

【处方组成】铁棒槌、延胡索、五灵脂、雪莲花、川芎、红景天、秦艽、桃仁、西红花、冰片、麝香

【功能主治】活血,消肿,止痛。用于急慢性扭挫伤,风湿性关节炎,类风湿关节炎,痛风,肩周炎,骨质增生所致的肢体关节疼痛肿胀,以及神经性头痛。

【用法用量】涂在患处,一日3次。

【使用注意】孕妇及皮肤破损处禁用。

15. 消痛贴膏

【处方组成】独一味、棘豆、姜黄、花椒、水牛角(炙)、水柏枝

【功能主治】活血化瘀,消肿止痛。用于急慢性扭挫伤、跌打瘀痛、骨质增生、风湿及类风湿疼痛。亦适用于落枕、肩周炎、腰肌劳损和陈旧性伤痛等。

【用法用量】外用。将小袋内稀释剂均匀涂在药垫表面,润湿后直接敷于患处或穴位。每贴敷24小时。

16. 木竭胶囊

【处方组成】木耳、川芎、赤芍、牛膝、血竭、桂枝、杜仲炭、鹿衔草、葛根、延胡索、牡蛎

【功能主治】补肾活血,温经止痛。适用于肾虚血瘀、寒邪闭阻所致的疼痛,僵硬,麻木等症及骨质增生见有上述症状的辅助治疗。

【用法用量】口服。一次3粒,一日3次。

【使用注意】孕妇禁用。

17. 穿龙骨刺片(胶囊)

【处方组成】穿山龙、淫羊藿、狗脊、川牛膝、熟地黄、枸杞子

【功能主治】补肾健骨,活血止痛。用于肾虚血瘀所致的骨性关节炎,症见关节疼痛。

【用法用量】片剂,口服,一次6~8片,一日3次。

【使用注意】孕妇禁用。

18. 透骨灵橡胶膏

【处方组成】透骨草、川附子、白附子、制草乌、制川乌、天南星、鸡血藤、薄荷脑、冰片、樟脑

【功能主治】消肿,止痛。用于骨质增生,风湿性关节炎,腰腿疼痛。

【用法用量】外用,每12小时左右更换1次,贴患处。

【使用注意】孕妇慎用,皮肤破溃处禁用。

19. 骨刺祛痛膏

【处方组成】川乌、草乌、马钱子、续断、骨碎补、威灵仙、当归、樟脑、薄荷脑、冰片、氧化锌、松香

【功能主治】祛风除湿,通络止痛。主要用于骨质增生,风寒湿痹引起的疼痛。

【用法用量】贴于患处,每24小时更换1次,间隔6~12小时。

20. 通络骨质宁膏

【处方组成】红土茯苓、红花、草乌、血竭、青风藤、海马、生扯拢、半夏、铁筷子、天南星、见血飞、鲜桑枝、鲜桃枝、鲜榆枝、鲜柳枝、鲜槐枝

【功能主治】祛风除湿,活血化瘀。用于骨质增生,关节痹痛。

【用法用量】手温软化,贴于患处,每帖连续使用2~4天。

21. 藤黄健骨片(胶囊)

【处方组成】熟地黄、鹿衔草、骨碎补(烫)、肉苁蓉、淫羊藿、鸡血藤、莱菔子(炒)

【功能主治】补肾,活血,止痛。用于肥大性脊椎炎,颈椎病,跟骨刺,增生性关节炎,大骨节病。

【用法用量】口服。一次3~6片,一日2次。胶囊,口服,一次4~6粒,一日2次。

22. 蟾马正痛酊

【处方组成】蟾酥、马钱子、细辛、花椒、吴茱萸、草乌、白芥子、猪牙皂、三七、樟脑、干姜胡椒、薄荷脑等18味

【功能主治】舒筋活络,活血化瘀,消肿止痛,提神醒脑。用于风寒湿引起的筋骨关节痹痛和软组织、肌肉损伤,以及风湿性关节炎、肩周炎、骨质增生、跌打损伤、慢性劳损、四肢关节酸痛、麻木、腰椎间盘突出症等引起的疼痛。

【用法用量】外用。①跌打扭伤类涂抹患处,4小时后可按摩,每日2~4次。②其他病症可在痛点及穴位涂抹并按摩,每日2~4次。

【使用注意】①外用药忌内服,不得涂于眼、黏膜等部位。②伤口处禁用。③孕妇禁用。

23. 川花止痛膜

【处方组成】红花、川乌、青风藤、羌活、桂枝

【功能主治】活血化瘀,散寒止痛。用于风湿痛,跌打损

伤痛,骨质增生、颈椎病、肩周炎、腰肌劳损等引起的疼痛。

【用法用量】1 帖/天。

24. 金药膏

【处方组成】制川乌、川芎、羌活、大血藤、鸡血藤、乳香、没药、牛膝、桑寄生、木瓜、防己、黄柏、绵萆薢、金钱白花蛇、全蝎、延胡索、血竭、荜茇、伸筋草

【功能主治】祛风胜湿,活血化瘀,通络止痛。用于风寒湿瘀阻络所致的痹证。症见关节疼痛,麻木,活动不利;颈腰椎、骨质增生症见上述证候者。

【用法用量】外贴,将膏药贴于患处,每次 1 贴,5 天更换 1 次,4 贴为一个疗程。(注:本品可反复揭贴使用,由于皮肤代谢物影响黏性,可在重复贴敷之前将膏药加以软化,切忌过热,以免烫伤皮肤)。

【使用注意】孕妇、患处皮肤溃烂者禁用。

25. 蟾酥镇痛巴布膏

【处方组成】蟾酥、马钱子、川乌、天南星、雄黄、白芷、姜黄、冰片、樟脑、盐酸苯海拉明、薄荷脑等 13 味

【功能主治】消肿散结,消肿止痛。适用于各种肿块的止痛消散,也用于肌肉劳损、骨刺、关节炎等引起的疼痛。

【用法用量】贴患处,贴敷 12 小时后揭去,间隔 12 小时后重复使用;或遵医嘱。

【使用注意】肝肾功能不全者、造血系统疾病者、孕妇及哺乳期妇女禁用;患处溃疡者忌用。

附:用于骨质增生的其他中药

1. 走川骨刺酊

【功能主治】活血散瘀,通络止痛。用于瘀血阻滞所致的骨痹(骨质增生症),症见关节疼痛或刺痛,痛处固定,活动不利,面色晦暗,唇舌紫暗,脉沉或细涩等。

2. 复方蟾酥膏

【功能主治】活血化瘀,消肿止痛,用于肝癌、肺癌、胰腺癌、食管癌、胃癌、肠癌、卵巢癌、乳腺癌、宫颈癌、脑瘤、骨瘤等肿瘤引起的疼痛,也可用于急慢性扭挫伤、跌打瘀痛,骨质增生、风湿及类风湿疼痛,亦用于落枕、肩周炎、腰肌劳损和伤痛等。

3. 骨筋丸胶囊(片)

【功能主治】活血化瘀,舒筋通络,祛风止痛。用于肥大性脊椎炎、颈椎病、跟骨刺、增生性关节炎、大骨节病等。

4. 疏风定痛丸

【功能主治】祛风散寒,活血止痛。用于风寒湿闭阻、瘀血阻络所致的痹病,症见关节疼痛、冷痛、刺痛或疼痛致甚,屈伸不利,局部恶寒,腰腿疼痛,四肢麻木及跌打损伤所致的局部肿痛。

5. 肾骨胶囊(片、颗粒、散、咀嚼片)

见本章“196. 骨质疏松症”。

6. 三乌胶丸

【功能主治】祛寒除湿,祛风通络,活血止痛,强筋健骨。用于风寒湿邪、风痰、瘀血引起的风湿麻木、骨节肿痛、腰腿疼痛、四肢瘫痪、陈伤劳损、中风偏瘫、口眼歪斜、失语及风湿性关节炎,类风湿关节炎,风湿性肌炎,骨质增生。

198. 骨性关节炎

〔基本概述〕

骨性关节炎简称骨关节炎,又叫退行性关节病、增生性关节炎、老年性关节炎等,是一种以关节软骨的变性、破坏及骨质增生为特征的慢性关节病。主要表现为关节疼痛和活动不灵活。主要病变是关节软骨的退行性变和继发性骨质增生。

在关节炎中,最常见的是骨关节炎和类风湿关节炎两种。据统计,我国目前关节炎患者估计有 1 亿以上,且人数还在不断增加。骨性关节炎是最常见的关节病,好发于中年以后人群,其患病率随年龄增大而增加。多数老人都可能伴有骨质增生,自然容易得骨关节炎。临床数据显示,45 岁以下人群骨关节炎患病率仅为 2%,而 65 岁以上人群患病率高达 68%。在医师看来,人到老年都患有不同程度的骨关节炎。

骨性关节炎的病因尚不完全清楚,可能与肥胖、骨质疏松、外伤、关节承受肌力不平衡、局部压力,以及遗传等因素有关。

骨性关节炎绝大多数实际上并非炎症,主要为退行性变,属关节提前老化,特别是关节软骨的老化,多累及负重关节如膝、髋、颈、腰椎,以及手的小关节。本病一般起病缓慢,症状逐渐加重,主要表现为关节疼痛、发僵,活动后症状加重,休息后缓解;晚期可有关节活动受限、关节积液、畸形和关节内游离体。X 线检查早期无明显变化,随着病变的进展,可见关节间隙变窄、软骨下骨硬化和囊性变,关节周缘呈唇样增生,有时可见关节内游离体。

本病的关节痛有以下特点:多出现在负重关节如膝、髋等;关节痛与活动有关,在休息后痛就缓解;在关节静止久后再活动,局部出现短暂的僵硬感,持续时间不超过 30 分钟,活动后消失;病情严重者即使在休息时都有关节痛和活动的受限;受累关节往往伴有压痛、骨性肥大、骨性摩擦音,少数患者有畸形。同一患者可出现不止一个部位的病变。手指间关节最常受累,足第一趾关节是病变出现的常见部位。膝关节痛是本病患者就医常见的主诉。其早期症状为上下楼梯时的疼痛,尤其是下楼时为甚,呈单侧或双侧交替出现。

骨性关节炎属中医学“骨痹”“膝痹”范畴。

〔治疗原则〕

(1)非药物治疗与药物治疗并重,前者包括减轻体重、减轻局部负重活动、物理治疗和增强关节和肌力的需氧锻炼等。

(2)使用最小有效量的非甾体抗炎药以控制患者症状。外用止痛药及关节腔内注射糖皮质激素或透明质酸均是据病情选择的治疗方法。缓解疼痛的药物有双氯芬酸、布洛芬、吲哚美辛等。

(3)软骨保护剂可降低基质金属蛋白酶、胶原酶等活性作用,既可抗炎止痛,又可保护关节软骨,延缓病情发展。现有氨基葡萄糖、双醋瑞因等。

(4)关节积液较多者,关节穿刺抽出积液后,可向关节内注射皮质激素,但不能作为常规方法使用。关节内渗出不明显者,可以局部关节腔内注射透明质酸。

(5)物理治疗可改善局部血液循环,缓解疼痛。

(6)对于感染性骨关节炎(占骨关节炎的很少部分)的治疗,应根据感染微生物的具体情况和细菌培养结果选择相应的抗感染药物。

(7)保守治疗无效时,可以选择手术治疗。关节置换手术对于大多数骨关节炎、股骨头坏死、类风湿关节炎患者,在缓解疼痛、恢复关节功能方面具有显著效果,但由于关节置换手术存在一定的近期和远期并发症,如部件的松动和磨损、骨溶解,这些并发症目前还不能完全解决。因此,应严格掌握关节置换的手术指征。

〔用药精选〕

一、西药

1. 玻璃酸钠 Sodium Hyaluronate

【适应证】本品为软骨保护剂。用于骨关节炎、膝关节炎、肩周炎、髋及踝关节炎。

【禁忌】对本品过敏者禁用。

【不良反应】①个别患者注射部位可出现疼痛、肿胀、发热等症状,少数情况下出现非感染性关节腔积液,一般2~3日内可自行消失,若症状持续不退,需应用抗生素治疗并停止用药,进行必要的处理。②过敏反应,罕见有皮疹、荨麻疹、瘙痒等症状发生,一旦发生这些症状应立即停药并采取适当措施。

【用法用量】用于膝骨关节炎时,膝关节腔内注射,用于肩周炎时,肩关节腔或肩峰一滑囊内注射。一次2ml,关节腔内注射,一周1次,3周或5周为一疗程。因产品不同而疗程有差异。

【制剂】玻璃酸钠注射液,交联玻璃酸钠注射液

2. 氨基葡萄糖 Glucosamine

本品是一种天然的氨基多糖,是组成关节软骨的基本成分。该物质促进软骨细胞合成并保护其不受破坏性酶的损害。它稳定细胞膜及细胞内胶原质,并因此对静止、运动及恢复中的软骨具有保护作用,从而可延缓骨性关节炎的病理过程和疾病的进展,改善关节活动,缓解疼痛。

【适应证】用于原发性和继发性各部位的骨性关节炎,如膝关节、髋关节,以及脊柱、腕、手、肩关节和踝关节等。

【禁忌】对本品过敏者禁用。

【孕妇及哺乳期妇女用药】孕妇慎用。

【不良反应】少见为轻度的胃肠不适,如恶心、便秘、腹胀和腹泻;偶见轻度嗜睡;罕见过敏反应,包括皮疹、瘙痒和皮肤红斑。

【用法用量】口服。一次0.25~0.5g(硫酸氨基葡萄糖),一日3次,最好在进食时服用。持续服用4~12周或根据需要延长。每年可重复治疗2~3个疗程。

【制剂】硫酸氨基葡萄糖片(泡腾片、胶囊、颗粒、氯化钠复盐、氯化钾胶囊、钾胶囊、钾片),盐酸氨基葡萄糖片(胶囊、颗粒)

3. 醋氯芬酸片 Aceclofenac Tablets

【适应证】用于骨关节炎、类风湿关节炎和强直性脊椎炎等引起的疼痛和炎症的症状治疗。

【用法用量】口服。用至少半杯水送下,可与食物同服。成人,每日两次,每次1~2片(50~100mg),或遵医嘱。每日推荐最大剂量为4片(200mg)。肝、肾功能不全患者:请遵医嘱。

【禁忌】已知对醋氯芬酸或本品中某一组分及其他非甾体类药物过敏者禁用。患者服用作用机制类似的药物(如阿司匹林或其他非甾体抗炎药)引起哮喘、支气管痉挛、急性鼻炎或荨麻疹者或已知对该类药物过敏者禁用。患有或者怀疑患有胃、十二指肠溃疡者,或有胃、十二指肠溃疡复发史的患者,胃肠道出血或其他出血或凝血障碍患者禁用。患有严重心力衰竭,肝肾功能不全者禁用。妊娠后三个月期间孕妇禁用。

【不良反应】主要出现胃肠道不良反应(消化不良、腹痛、恶心和腹泻),最常见的是消化不良和腹痛。

【孕妇及哺乳期妇女用药】孕期后3个月禁用本品。除非医师认为必需,哺乳期间不应使用本品。

【儿童用药】儿童用药的安全性和有效性尚未确定,故不推荐儿童使用。

【老年用药】老年患者容易出现不良反应,应慎用。在治疗期间,很多患者无前期症状或明显的病史,结果出现严重的胃肠出血和/或穿孔,老年患者更可能造成肾、心血管和肝功能损害。

【制剂】醋氯芬酸片(分散片、肠溶片、肠溶胶囊、胶囊、缓释片)

4. 双醋瑞因 Diacerein

本品为骨关节炎IL-1的首要抑制剂。实验证实,本品可诱导软骨生成,具有止痛、抗炎及退热作用,不抑制前列腺素合成,对骨关节炎有延缓疾病进程的作用。

【适应证】用于骨性关节炎。

【禁忌】对本品过敏者禁用。15岁以下儿童避免使用。

【不良反应】常见轻度腹泻,多数情况下会随着继续治疗或减小剂量而自动消失。少见的为上腹疼痛和恶心或呕吐。

【孕妇及哺乳期妇女用药】孕妇及哺乳期妇女不应服用

本品。

【儿童用药】不可用于15岁以下儿童。

【老年用药】超过70岁并且伴有严重肾功能不全(肌酐清除率10~30ml/分)的老年患者,须剂量减半或遵医嘱。

【用法用量】口服。一次50mg,一日1~2次,餐后服用。疗程不应短于3个月。

【制剂】双醋瑞因胶囊

5. 布洛芬 Ibuprofen

布洛芬为抗炎镇痛药,是有效的环氧合酶抑制剂,具有解热、镇痛及抗炎作用。

【适应证】①缓解类风湿关节炎、骨关节炎、脊柱关节病、痛风性关节炎、风湿性关节炎等各种慢性关节炎的急性发作期或持续性的关节肿痛症状,无病因治疗及控制病程的作用。②治疗非关节性的各种软组织风湿性疼痛,如肩痛、腱鞘炎、滑囊炎、肌痛及运动后损伤性疼痛等。③急性的轻、中度疼痛,如手术后、创伤后、劳损后、原发性痛经、牙痛、头痛等。④对成人和儿童的发热有解热作用。

【不良反应】消化道症状,包括消化不良、胃烧灼感、胃痛、恶心、呕吐;少见的为胃溃疡和消化道出血,以及头痛、嗜睡、晕眩、耳鸣,皮疹,支气管哮喘发作,肝酶升高,血压升高、白细胞计数减少,水肿等;罕见的为肾功能不全。

【禁忌】对阿司匹林或其他非甾体类消炎药过敏、服用此类药物诱发哮喘、鼻炎或荨麻疹、活动期消化道溃疡、严重肝病及中重度肾功能不全患者禁用。

【孕妇及哺乳期妇女用药】孕妇及哺乳期妇女禁用。

【儿童用药】2岁以下婴幼儿应遵医嘱。有消化道溃疡史、高血压患儿慎用。合并抗凝治疗的患儿,服药的最初几日应随时监测其凝血酶原时间。

【老年用药】老年患者由于肝、肾功能减退,易发生不良反应,应慎用或适当减量使用。

【用法用量】口服。①成人常用量:a. 抗风湿,一次0.4~0.6g,一日3~4次。类风湿关节炎比骨关节炎用量要大些。b. 轻或中等疼痛及痛经的止痛,一次0.2~0.4g,每4~6小时1次。最大限量为一日2.4g。缓释剂型一次0.3g,一日2次。②小儿常用量:一次按体重5~10mg/kg,一日3次。

外用:搽剂,涂于患处,一日3次。

【制剂】①布洛芬片(分散片、缓释片、口腔崩解片、泡腾片、胶囊、缓释胶囊、软胶囊、颗粒、干混悬剂、口服溶液、糖浆、混悬液、缓释混悬液、混悬滴剂);②布洛芬乳膏(搽剂、凝胶)

6. 双氯芬酸 Diclofenac

本品属非甾体类抗炎药,主要通过抑制前列腺素的合成而产生镇痛、抗炎、解热作用。

【适应证】①急慢性风湿性关节炎、急慢性强直性脊椎炎、骨关节炎。②肩周炎、滑囊炎、肌腱炎及腱鞘炎。③腰背痛、扭伤、劳损及其他软组织损伤。④急性痛风。⑤痛经或子宫附件炎、牙痛和术后疼痛。⑥创伤后的疼痛与炎症,如扭伤、肌肉拉伤等。⑦耳鼻喉严重的感染性疼痛和炎症(如扁桃体炎、耳炎、鼻窦炎等),应同时使用抗感染药物。

【用法用量】口服。成人及14岁以上儿童每次1~2片,如持续疼痛,可间隔4~6小时重复用药,24小时内不得超过6片。整片用水送服,饭前服用。14岁以下儿童不推荐使用。

【不良反应】①可引起头痛及腹痛、便秘、腹泻、胃烧灼感、恶心、消化不良等胃肠道反应。②偶见头痛、头晕、眩晕。血清谷氨酸草酰乙酸转氨酶(GOT),血清谷氨酸丙酮酸转氨酶(GPT)升高。③少见的有肾功能下降,可导致水钠潴留,表现尿量少、面部水肿、体重骤增等。极少数可引起心律失常、耳鸣等。④罕见:皮疹、胃肠道出血、消化性溃疡、呕血、黑便、胃肠道溃疡、穿孔、出血性腹泻、困睡、过敏反应如哮喘、肝炎、水肿。⑤有导致骨髓抑制或使之加重的可能。

【禁忌】①胃肠道溃疡患者禁用。②对其他非甾体抗炎药过敏者禁用。③对使用阿司匹林或其他非甾体抗炎药物如布洛芬而诱发哮喘、荨麻疹或急性鼻炎史的患者禁用。④孕妇及哺乳期妇女禁用。

【孕妇及哺乳期妇女用药】在妊娠期间,一般不宜使用,尤其是妊娠后3个月。哺乳期妇女不宜服用。

【儿童用药】16岁以下的儿童不宜服用或遵医嘱。

【老年用药】慎用。

【制剂】①双氯芬酸钠片(肠溶片、缓释片、含片、贴片、缓释胶囊、肠溶缓释胶囊、乳膏、搽剂、栓、气雾剂、喷雾剂、注射液);②双氯芬酸钾片;③双氯芬酸钠二乙胺盐乳胶剂(凝胶)

7. 氟比洛芬 Flurbiprofen

本品为非甾体抗炎药,其作用机制是抑制前列腺素的合成,从而发挥抗炎、解热和镇痛作用。

【适应证】适用于类风湿关节炎、骨关节炎、强直性脊柱炎等,也可用于软组织病(如扭伤及劳损),以及轻中度疼痛(如痛经和手术后疼痛、牙痛等)的对症治疗。

【用法用量】成人常用量:口服,一次50mg(1片),一日3~4次,必要时可增加剂量,但每日最大剂量不超过300mg(6片),或遵医嘱。

【不良反应】较常见的不良反应是消化道反应,如消化不良、腹泻、腹痛、恶心、便秘、胃肠道出血、腹胀、呕吐、血清转氨酶升高等,偶见中枢神经系统反应,如头痛、嗜睡等,以及其他系统反应,如皮疹、视力变化、头晕等。

【孕妇及哺乳期妇女用药】孕妇和哺乳期妇女慎用。

【儿童用药】儿童禁用本品。

【禁忌】①对本品或其他非甾体抗炎药过敏者禁用;②活动期消化性溃疡患者禁用。

【制剂】氟比洛芬片(缓释片、巴布膏、注射液)

8. 塞来昔布 Celecoxib

【适应证】用于缓解骨关节炎、类风湿关节炎、强直性脊柱炎的肿痛症状,也用于缓解手术前后、软组织创伤等的急性疼痛。

【禁忌】对磺胺过敏者、对阿司匹林或其他非甾体类抗炎药物过敏或诱发哮喘者，以及对本品过敏者、有心肌梗死史或脑卒中史者、严重心功能不全者及重度肝功能损害、孕妇及哺乳期妇女均禁用本品。

【不良反应】①常见胃肠胀气、腹痛、腹泻、消化不良、咽炎、鼻窦炎；由于水钠潴留可出现下肢水肿、头痛、头晕、嗜睡、失眠。②少见口炎、便秘、心悸、疲乏、四肢麻木、肌肉痉挛、血压升高；③偶见 ALT、AST 升高；④罕见味觉异常、脱发；⑤非常罕见癫痫恶化。

【用法用量】口服。治疗骨关节炎，一日 200mg，一次服用，如有必要，可增加剂量。最大剂量为一次 200mg，一日 2 次，儿童不推荐使用。

【孕妇及哺乳期妇女用药】只有潜在益处大于对胎儿的危害时，妊娠期妇女才可以考虑用本品治疗。本品不应用于哺乳期妇女。

【儿童用药】本品没有在 18 岁以下人群中进行过临床研究。3 岁以下儿童不能使用。

【老年用药】老年人不必调整剂量，有严重心血管病者慎用。

【制剂】塞来昔布胶囊

9. 辣椒碱乳膏 Capsaicin Cream

辣椒碱具有许多生理活性，可镇痛消炎、活血化瘀。

【适应证】用于骨性关节炎、其他慢性、急性发作的关节炎或软组织损伤性疼痛病变的局部治疗。

【禁忌】对本品及其成分过敏者、有开放伤口者禁用。

【不良反应】偶可发生皮疹、皮肤瘙痒、发红和刺痛。

【孕妇及哺乳期妇女用药】不推荐妊娠妇女及哺乳期妇女应用本品。

【儿童用药】儿童必须在成人监护下使用。

【用法用量】取适量均匀涂抹于关节疼痛部位，并进行搓揉数分钟以保证药物透入皮内，一日 3～4 次。

【制剂】辣椒碱乳膏（凝胶），复方辣椒碱乳膏

10. 奥沙普秦 Oxaprozin

本品是一种新的非甾体抗炎药，通过抑制环氧化酶，减少由花生四烯酸代谢产生的炎性介质前列腺素的生成，发挥其抗炎、镇痛、解热作用。对消化道损伤作用轻微，而且药效具有持久性。

【适应证】适用于风湿性关节炎、类风湿关节炎、骨关节炎、强直性脊椎炎、肩关节周围炎、颈肩腕症候群、痛风及外伤和手术后消炎镇痛。

【不良反应】主要为消化道症状，包括胃痛、胃不适、食欲不振、恶心、腹泻、便秘、口渴和口炎，发生率 3%～5%，大多不需停药或给予对症药物即可耐受。少见头晕、头痛、困倦、耳鸣和抽搐，以及一过性肝功能异常。

【禁忌】对本品及其他非甾体抗炎药过敏、消化性溃疡、严重肝肾疾病、血液病、粒细胞减少症、血小板减少症患者禁用。

【孕妇及哺乳期妇女用药】禁用。

【儿童用药】禁用。

【老年用药】老年患者由于肝、肾功能发生减退，易发生不良反应，应慎用或适当减量使用。服用本品可降低地高辛的清除率，使本品血药浓度增高。

【用法用量】口服。抗风湿，一次 0.4g，一日 1 次，饭后口服，一日最大剂量 0.6g；镇痛，一次 0.2～0.4g，必要时可用 2 次。

【制剂】奥沙普秦片（分散片、肠溶片、胶囊、肠溶胶囊）

11. 舒林酸胶囊 Sulindac Capsules

本品为非甾体类抗炎药，口服吸收并在体内代谢为硫化物后显示显著的抗炎、镇痛作用。由于其以非活性形式通过胃肠道，所以较之其他非甾体类抗炎药（阿司匹林、吲哚美辛、萘普生、吡罗昔康）对胃肠道刺激性较小。

【适应证】本品适用于类风湿关节炎、退行性关节炎及骨性关节炎。

【用法用量】饭后口服。成人，一日 2 次，一次 0.2g（2 粒），或遵医嘱。

【不良反应】少数病例有腹胀，腹痛，恶心，食欲减退，便秘，腹泻，眩晕，头痛，嗜睡等，也偶可引起胃黏膜出血；偶见皮疹，瘙痒，急躁，忧郁等。长期用药有可能造成肾脏损害。

【禁忌】①消化性溃疡患者禁用。②对阿司匹林或其他非甾体类抗炎药有严重过敏者禁用。

【孕妇及哺乳期用药】孕妇不推荐使用本品，哺乳期妇女如需服用本品应中止哺乳。

【儿童用药】不满 2 岁儿童的疗效尚未确定，故不推荐对这个年龄组的治疗，小儿慎用。

【老年用药】没有证据表明老年患者需调整用药剂量，但因非甾体类抗炎药在老年患者引起肾脏的危险性增加，因此对老年患者应注意监测肾功能。

12. 复方布洛芬凝胶 Compound Ibuprofen Gel

本品为复方制剂，含布洛芬和薄荷脑。本品为外用的非甾体抗炎镇痛药，能透过皮肤渗入深层疾病组织，通过抑制前列腺素合成，而发挥镇痛抗炎作用。

【适应证】用于缓解局部疼痛，如肌肉痛、关节痛，以及拉伤、扭伤和运动损伤引起的疼痛和肿胀，也可用于骨关节炎的对症治疗。

【用法用量】外用，适量涂于患处，轻轻按摩直到完全吸收。一日最多 3 次，两次用药间隔不得小于 4 小时。12 岁以下儿童不推荐使用。

【不良反应】偶有皮肤瘙痒、发红、皮疹等，用药片刻后即消失，极个别患者有头晕及轻度胃肠道不适，一般可耐受，停药后即消失。

【孕妇及哺乳期妇女用药】孕妇、哺乳期妇女应在医师指导下使用。

【儿童用药】12 岁以下儿童不推荐使用。

【禁忌】①对其他非甾体抗炎药过敏者禁用。②对丙二醇过敏者禁用。

13. 洛索洛芬 Loxoprofen

本品为非甾体类消炎镇痛药,具有显著的镇痛、抗炎症及解热作用,尤其镇痛作用很强。本品为前体药物,经消化道吸收后转化为活性代谢物而发挥作用。

【适应证】①类风湿关节炎、骨性关节炎、腰痛症、肩关节周围炎、颈肩腕综合征等疾病的消炎和镇痛。②手术后、外伤后及拔牙后的镇痛和消炎。③急性上呼吸道炎(包括伴有急性支气管炎的急性上呼吸道炎)的解热和镇痛。

【不良反应】洛索洛芬钠是一前体药物,在吸收入血前对胃肠道无刺激,也没有明显治疗作用,只有吸收入血后转化成活性代谢物才发挥作用。因此,对胃肠道无明显刺激作用,耐受性好,副作用低。

消化系统不适较多见,如腹痛、胃部不适、恶心、呕吐、食欲不振、便秘、烧心等,有时会出现皮疹、瘙痒、水肿、困倦、头痛、心悸等,偶见休克、急性肾功能不全、肾病综合征、间质性肺炎,以及贫血、白细胞减少、血小板减少、嗜酸粒细胞增多及 AST、ALT、ALP 升高等。

【禁忌】消化性溃疡、严重血液学异常、肝肾功能严重损害、严重心功能不全、对本品成分有过敏反应、阿司匹林哮喘患者禁用。

【孕妇及哺乳期妇女用药】妊娠期妇女用药应权衡利弊,妊娠晚期妇女禁用;哺乳期妇女用药时停止哺乳。

【儿童用药】关于儿童用药的安全性尚不明确,故不推荐儿童使用。

【老年用药】高龄者易出现不良反应,应从低剂量开始给药,并观察患者状态,慎重用药。

【用法用量】口服。不宜空腹服药。①用于消炎、镇痛:成人一次 60mg,一日 3 次。出现症状时,可一次口服 60 ~ 120mg,应随年龄及症状适宜增减或遵医嘱。②用于解热、镇痛:成人一次顿服 60mg,应随年龄及症状适宜增减。但原则上一日 2 次,一日最大剂量不超过 180mg,或遵医嘱。

【制剂】洛索洛芬钠片(分散片、胶囊、颗粒)

14. 萘普生 Naproxen

【适应证】用于类风湿关节炎、骨关节炎、强直性脊柱炎、急性痛风性关节炎、肌腱炎、腱鞘炎等所致的肿胀、疼痛、活动受限均有缓解症状作用,亦可用于缓解肌肉骨骼扭伤、挫伤、损伤及痛经等所致的疼痛。

【禁忌】对本品或同类药品过敏者、活动性消化性溃疡患者、严重肝肾功能不全者禁用。

【不良反应】①常见胃烧灼感、消化不良、胃痛或不适、恶心及呕吐,严重者有胃肠出血,甚至穿孔。②久服者有血压升高、头晕、嗜睡、头痛等。③少见视力模糊或视觉障碍、听力减退、腹泻、口腔刺激或痛感、心慌及多汗、下肢水肿、肾脏损害(过敏性肾炎、肾病、肾乳头坏死及肾衰竭等)、荨麻疹、过敏性皮疹、精神抑郁、肌肉无力、粒细胞减少及肝功能损害等。

【用法用量】成人口服。①抗风湿,一次 0.25 ~ 0.5g,一日 2 次,必要时每 6 ~ 8 小时 1 次。一日最大剂量为 1.5g。缓释剂型一次 0.5g,一日 1 次。②止痛,普通片,首次 0.5g,必要时重复,以后一次 0.25g,每 6 ~ 8 小时 1 次。疗程不超过 10 天。

成人直肠给药:一次 0.25g,睡前塞入肛内。

儿童:抗风湿一日 10mg/kg,分两次口服,一日最大剂量 750mg。

【孕妇及哺乳期妇女用药】孕妇和哺乳期妇女禁用。

【老年用药】慎用。

【制剂】萘普生片(分散片、缓释片、胶囊、缓释胶囊、肠溶微丸胶囊、颗粒、注射液、栓)

15. 注射用骨瓜提取物 Cervus and Cucumis Polypeptide for Injection

本品为复方制剂,是由新鲜或冷冻的猪四肢骨骼和葫芦科植物甜瓜(Cucmismelol)的干燥成熟种子,经分别提取后制成的动植物复合制剂。

【适应证】用于风湿、类风湿关节炎、骨关节炎、骨折创伤修复、腰腿疼痛。

【不良反应】不良反应较少发生,可能出现发热或皮疹。

【用法用量】肌内注射。一次 25mg(1 瓶),一日 2 次,用适量注射用水溶解稀释后肌内注射。静脉注射。一日 25 ~ 100mg(1 ~ 4 瓶),用 5% 葡萄糖注射液或 0.9% 氯化钠注射液 250 ~ 500ml 溶解稀释后静脉滴注,一般 20 ~ 30 日为一疗程,小儿酌减或遵医嘱。

【禁忌】对本品过敏者、严重肾功能不全者禁用。

16. 注射用骨肽 Ossotide for Injection

本品为新鲜或冷冻的猪四肢骨提取的骨肽溶液制成的无菌冻干品。本品主要成分为多肽类骨代谢因子、有机钙、磷、无机钙、无机盐、微量元素、氨基酸等。

【成分】本品主要成分为多肽类骨代谢因子、有机钙、磷、无机钙、无机盐、微量元素、氨基酸等。辅料为甘露醇。

【适应证】用于增生性骨关节疾病及风湿、类风湿关节炎等,并能促进骨折愈合。

【用法用量】静脉滴注,一次 50 ~ 100mg,一日 1 次,溶于 250ml 生理盐水中,15 ~ 30 天为一个疗程;肌内注射,一次 10mg,一日 1 次,20 ~ 30 天为一个疗程,亦可在痛点和穴位注射,或遵医嘱。

【禁忌】对本品过敏者、严重肾功能不全者禁用。

【孕妇及哺乳期妇女用药】孕妇及哺乳期妇女禁用。

【不良反应】偶有发热、皮疹、血压降低等过敏反应。

附:用于骨性关节炎的其他西药

1. 吲哚美辛 Indometacin

【适应证】用于关节炎,可缓解疼痛和肿胀;软组织损伤和炎症；解热；治疗偏头痛、痛经、手术后痛、创伤后痛等。

2. 美洛昔康 Meloxicam

【适应证】用于慢性关节病，包括缓解急慢性脊柱关节病、类风湿关节炎、骨性关节炎等的疼痛、肿胀及软组织炎性、创伤性疼痛、手术后疼痛。

3. 萘丁美酮 Nabumetone

【适应证】用于骨性关节炎、类风湿关节炎、强直性脊柱炎的关节肿痛和脊柱痛的对症治疗。亦用于软组织风湿病、运动性软组织损伤及手术后、外伤后等止痛。

4. 酮洛芬 Ketoprofen

【适应证】用于各种骨骼肌损伤的急慢性软组织（肌肉、韧带、筋膜）扭伤、挫伤，以及肌肉劳损所引起的疼痛；也可用于骨关节炎的对症治疗。

5. 右旋酮洛芬肠溶片 Dexketoprofen Enteric-coated Tablets

【适应证】用于治疗不同病因的轻中度疼痛，如类风湿关节炎、骨性关节炎、强直性脊柱炎、痛风性关节炎的关节痛，以及痛经、牙痛、手术后痛、癌性疼痛、急性扭伤或软组织挫伤疼痛和感冒发热引起的全身疼痛等各种急慢性疼痛。

6. 右旋酮洛芬氨丁三醇片（胶囊）Dexketoprofen Trometamol Tablets

【适应证】本品适用于治疗不同病因的轻中度疼痛，如类风湿关节炎、骨性关节炎、强直性脊柱炎、痛风性关节炎等的关节痛，以及痛经、牙痛、手术后痛、癌性疼痛、急性扭伤或软组织挫伤疼痛和感冒发热引起的全身疼痛等各种急慢性疼痛。

7. 复方倍他米松注射液 Compound Betamethasone Injection

【适应证】本品为复方制剂，其组分为二丙酸倍他米松及倍他米松磷酸钠。本品适用于治疗对糖皮质激素敏感的急性和慢性疾病。包括肌肉骨骼和软组织疾病：类风湿关节炎，骨关节炎、滑囊炎，强直性脊椎炎，上髁炎、脊神经根炎、尾骨痛、坐骨神经痛、腰痛，斜颈、腱鞘囊肿、外生骨疣、筋膜炎等。

8. 联苯乙酸搽剂（凝胶）Felbinac Liniment

【适应证】本品为非甾体抗炎镇痛药，主要用于缓解骨关节炎，以及急性闭合性软组织损伤后所致的肿胀、疼痛症状。对于变形性关节炎、肌肉膜性腰痛、肩周炎、腱鞘炎、网球肘、肌肉痛、外伤后的肿胀、疼痛等有非常好的阵痛和治疗效果。

9. 草乌甲素 Bulleyaconitine A

【适应证】用于骨关节炎、类风湿关节炎。

10. 蝎毒注射液 Scorpion Venom Injection

【适应证】本品为慢性持续性疼痛疾病的镇痛剂，用于缓解肩周炎、骨关节病、风湿或类风湿关节炎等轻重度疼痛。

11. 尼美舒利 Nimesulide

【适应证】本品为非甾体抗炎药，具有抗炎、镇痛、解热作用，可用于慢性关节炎症（如类风湿关节炎和骨关节炎等），手术和急性创伤后的疼痛和炎症，耳鼻咽部炎症引起的疼痛，痛经，上呼吸道感染引起的发热等症状的治疗。

12. 复方龙脑樟脑油 Compound Borneol and Camphor Oil

【适应证】本品为复方制剂，含龙脑、薄荷油、桉叶油、樟脑油。用于缓解肌肉痛、关节痛及神经痛。

13. 吡罗昔康 Piroxicam

【适应证】用于缓解局部疼痛，如肌肉痛、关节痛，以及拉伤、扭伤和运动损伤引起的疼痛和肿胀，也可用于骨关节炎的对症治疗。

14. 水杨酸镁 Magnesium Salicylate

【适应证】用于治疗各种关节炎，因不含钠离子，尤其适用于伴有高血压或心力衰竭的患者。亦可用于滑囊炎和其他软组织风湿病。

15. 二氟尼柳 Diflunisal

【适应证】适用于类风湿关节炎、骨关节炎及各种轻、中度疼痛。

16. 依托芬那酯乳膏 Etofenamate Cream

【适应证】用于骨骼肌肉系统等的软组织风湿疾病，如肌肉风湿病、肩关节周围炎、腰痛、坐骨神经痛、腱鞘炎、滑囊炎及各种慢性关节炎，以及脊柱和关节的各种软组织劳损、挫伤、扭伤及拉伤等。

17. 非诺洛芬钙 Fenoprofen Calcium

【适应证】适用于各种关节炎，包括类风湿关节炎、骨关节炎、强直性脊柱炎，痛风性关节炎及其他软组织疼痛。亦用于其他疼痛如痛经、牙痛、损伤及创伤性痛等。

18. 芬布芬 Fenbufen

【适应证】主要用于类风湿关节炎、风湿关节炎、骨关节炎、痛风、强直性脊椎炎等，其他疼痛性疾病亦可应用。

19. 阿西美辛 Acemetacin

【适应证】①类风湿关节炎、骨关节炎、强直性脊椎炎。②肩周炎、滑囊炎、肌腱鞘炎。③腰背痛、扭伤、劳损及其他软组织损伤。④急性痛风。⑤痛经、牙痛和术后疼痛。

20. 氯诺昔康 Lornoxicam

【适应证】用于急性轻度至中度疼痛和由某些类型的风湿性疾病引起的关节疼痛和炎症，也用于神经炎、神经痛、急性痛风、术后疼痛等。

21. 依托度酸 Etodolac

【适应证】用以缓解下列疾病的症状和体征：①骨关节炎（退行性关节病变）；②类风湿关节炎；③疼痛症状。本品可用于以上疾病急性发作的治疗，也可用于以上疾病的长期治疗。

22. 依托考昔 Etoricoxib

【适应证】①治疗骨关节炎急性期和慢性期的症状和体征。②治疗急性痛风性关节炎。③治疗原发性痛经。

23. 锝[^{99m}Tc]亚甲基二膦酸盐注射液 Technetium [^{99m}Tc] Methylenediphosphonate Injection

【适应证】用于类风湿关节炎等自身免疫性疾病及骨科

疾病。

24. 注射用甲泼尼龙琥珀酸钠 Methylprednisolone Sodium Succinate for Injection

【适应证】可用于创伤后骨关节炎；骨关节炎引发的滑膜炎；类风湿关节炎，包括幼年型类风湿关节炎(个别患者可能需要低剂量维持治疗)；急性或亚急性滑囊炎；上踝炎；急性非特异性腱鞘炎；急性痛风性关节炎；银屑病关节炎；强直性脊柱炎等。

25. 注射用硫酸软骨素 Chondroitin Sulfate for Injection

【适应证】用于神经性头痛、神经痛、关节痛、动脉硬化等疾病的辅助治疗。

26. 樟脑搽剂 Camphor Liniment

【适应证】用于神经痛、肌肉痛或关节痛。

27. 右旋布洛芬 Dexibuprofen

【适应证】本品为非甾体类抗炎药，具有解热、镇痛及抗炎作用，适用于感冒等疾病引起的发热、头痛，减轻或消除以下疾病的轻、中度疼痛或炎症：①扭伤、劳损、下腰疼痛，肩周炎、滑囊炎、肌腱或腱鞘炎；②痛经、痛风、牙痛或手术后疼痛；③类风湿关节炎、骨关节炎及其他血清阴性(非类风湿)关节疾病。

28. 艾瑞昔布 Imrecoxib

【适应证】本品用于缓解骨关节炎的疼痛症状，适用于男性及治疗期间无生育要求的妇女。

29. 阿司匹林可待因片 Aspirin and Codeine Phosphate Tablets

【适应证】解热镇痛。用于各种手术后疼痛、骨折、牙痛、骨关节痛、神经痛、痛经等中度及中度以下的疼痛；可用于治疗和缓解癌症中度及以下疼痛；也可用与伴有发热的感冒及身体不适。

二、中药

1. 麝香风湿胶囊

【处方组成】制川乌、全蝎、地龙(酒洗)、黑豆(炒)、蜂房(酒洗)、人工麝香、乌梢蛇(去头酒浸)

【功能主治】祛风散寒，除湿活络。用于风寒湿闭阻所致的痹病，症见关节疼痛，局部畏恶风寒，屈伸不利，手足拘挛。

【用法用量】口服。一次4～5粒，一日3次。

【使用注意】孕妇禁用。

2. 狗皮膏

【处方组成】生川乌、生草乌、独活、羌活、青风藤、香加皮、防风、铁丝威灵仙、苍术、蛇床子、麻黄、高良姜、小茴香、官桂、当归、赤芍、木瓜、苏木、大黄、油松节、续断、川芎、白芷、乳香、没药、冰片、樟脑、丁香、肉桂

【功能主治】祛风散寒，活血止痛。用于风寒湿邪、气血瘀滞所致的痹病，症见四肢麻木，腰腿疼痛，筋脉拘挛，或跌打损伤，闪腰岔气，局部肿痛；或寒湿瘀滞所致的脘腹冷痛、行经腹痛、寒湿带下、积聚痞块。

【用法用量】外用。用生姜擦净患处皮肤，将膏药加温软化，贴于患处或穴位。

【使用注意】①孕妇禁用。②患处皮肤破损者禁用。

3. 四妙丸

【处方组成】苍术、牛膝、盐黄柏、薏苡仁

【功能主治】清热利湿。用于湿热下注所致的痹病，症见足膝红肿，筋骨疼痛。

【用法用量】口服。一次6g，一日2次。

【使用注意】孕妇禁用。

4. 活血止痛膏

【处方组成】干姜、山柰、白芷、甘松、大黄、生天南星、生半夏、樟脑、冰片、薄荷脑、乳香、没药、陈皮、当归、丁香、胡椒、香加皮、细辛、荆芥、桂枝、辛夷、川芎、独活、牡丹皮、辣椒、苍术、水杨酸甲酯、颠茄流浸膏

【功能主治】活血止痛，舒筋通络。用于筋骨疼痛，肌肉麻痹，痰核流注，关节酸痛。

【用法用量】外用，贴患处。

【使用注意】孕妇慎用。

5. 独活寄生合剂(丸、颗粒)

【处方组成】桑寄生、独活、秦艽、细辛、防风、当归、白芍、川芎、熟地黄、盐杜仲、川牛膝、党参、茯苓、甘草、桂枝

【功能主治】养血舒筋，祛风除湿，补益肝肾。用于肝肾两虚、气血不足之风湿久痹，腰膝冷痛，关节不利等症。

【用法用量】口服。一次15～20ml，一日3次；用时摇匀。

【使用注意】孕妇禁用。

6. 骨痛灵酊

见本章“197. 骨质增生”。

7. 风湿骨痛胶囊(丸)

【处方组成】制川乌、制草乌、红花、甘草、木瓜、乌梅、麻黄

【功能主治】温经散寒，通络止痛。用于寒湿闭阻经络所致的痹病，症见腰脊疼痛、四肢关节冷痛；风湿性关节炎见上述证候者。

【用法用量】胶囊，口服，一次2～4粒，一日2次。

【使用注意】孕妇禁用。

8. 骨刺丸

见本章“197. 骨质增生”。

9. 骨刺宁胶囊

见本章“197. 骨质增生”。

10. 骨刺消痛片

见本章“197. 骨质增生”。

11. 骨友灵搽剂

【处方组成】红花、制川乌、制何首乌、续断、威灵仙、醋延胡索、防风、鸡血藤、蝉蜕

【功能主治】活血化瘀，消肿止痛。用于瘀血阻络所致的骨性关节炎、软组织损伤，症见关节肿胀、疼痛、活动受限。

【用法用量】外用,涂于患处,热敷20~30分钟,一次2~5ml,一日2~3次,14日为一疗程,间隔一周,一般用药两疗程或遵医嘱。

【使用注意】孕妇禁用。

12. 健步丸

【处方组成】盐黄柏、盐知母、熟地黄、当归、酒白芍、牛膝、豹骨(制)、醋龟甲、陈皮(盐炙)、干姜、锁阳、羊肉

【功能主治】补肝肾,强筋骨。用于肝肾不足,腰膝酸软,下肢痿弱,步履艰难。

【用法用量】口服。一次9g,一日2次。

13. 壮骨关节丸

【处方组成】狗脊、淫羊藿、独活、骨碎补、续断、补骨脂、桑寄生、鸡血藤、熟地黄、木香、乳香(醋炙)、没药(醋炙)

【功能主治】补益肝肾,养血活血,舒筋活络,理气止痛。用于肝肾不足、血瘀气滞、脉络痹阻所致的骨性关节炎、腰肌劳损,症见关节肿胀、疼痛、麻木、活动受限。

【用法用量】口服。浓缩丸一次10丸,水丸一次6g,一日2次。早、晚饭后服用。

【使用注意】孕妇禁用。

附:用于骨性关节炎的其他中药

1. 痹祺胶囊

【功能主治】益气养血,祛风除湿,活血止痛。用于气血不足,风湿瘀阻,肌肉关节酸痛,关节肿大、僵硬变形或肌肉萎缩,气短乏力;风湿、类风湿关节炎,腰肌劳损,软组织损伤属上述证候者。

2. 追风透骨丸(片)

【功能主治】祛风除湿,通经活络,散寒止痛。用于风寒湿痹,肢节疼痛,肢体麻木。

3. 伸筋丹胶囊

【功能主治】舒筋通络,活血祛瘀,消肿止痛。用于血瘀阻络引起的骨折后遗症、颈椎病、肥大性脊椎炎、慢性关节炎、坐骨神经痛、肩周炎。

4. 风痛安胶囊

【功能主治】清热利湿,活血通络。用于湿热阻络所致的痹病,症见关节红肿热痛、肌肉酸楚;风湿性关节炎见上述证候者。

5. 风湿马钱片

【功能主治】祛风除湿,活血祛瘀,通络止痛。用于风湿闭阻、瘀血阻络所致的痹病,症见关节疼痛、刺痛或疼痛较甚;类风湿关节炎、风湿关节炎、坐骨神经痛见上述证候者。

6. 风湿定片(胶囊)

【功能主治】散风除湿,通络止痛。用于风湿阻络所致的痹病,症见关节疼痛;类风湿关节炎、风湿性关节炎、肋神经痛、坐骨神经痛见上述证候者。

7. 疏风定痛丸

【功能主治】祛风散寒,活血止痛。用于风寒湿闭阻、瘀血阻络所致的痹病,症见关节疼痛、冷痛、刺痛或疼痛致甚,屈伸不利,局部恶寒,腰腿疼痛,四肢麻木及跌打损伤所致的局部肿痛。

8. 祖师麻片(膏药)

【功能主治】祛风除湿,活血止痛。用于风寒湿闭阻、瘀血阻络所致的痹病,症见肢体关节肿痛,畏寒肢冷;类风湿关节炎见上述证候者。

9. 冯了性风湿跌打药酒

【功能主治】祛风除湿,活血止痛。用于风寒湿痹,手足麻木,腰腿酸痛;跌仆损伤,瘀滞肿痛。

10. 木瓜丸

【功能主治】祛风散寒,除湿通络。用于风寒湿闭阻所致的痹病,症见关节疼痛、肿胀、屈伸不利,局部畏恶风寒,肢体麻木,腰膝酸软。

11. 麝香祛痛气雾剂(搽剂)

【功能主治】活血祛瘀,舒经活络,消肿止痛。用于各种跌打损伤,瘀血肿痛,风湿瘀阻,关节疼痛。

12. 麝香跌打风湿膏

【功能主治】祛风除湿,化瘀止痛。用于风湿痛,跌打损伤,肿痛。

13. 麝香镇痛膏

【功能主治】散寒,活血,镇痛。用于风湿关节痛,关节扭伤。

14. 麝香舒活精(搽剂)

【功能主治】活血散瘀,消肿止痛。用于闭合性新旧软组织损伤和肌肉疲劳酸痛。

15. 二妙丸

【功能主治】燥湿清热。用于湿热下注,足膝红肿热痛,下肢丹毒,白带,阴囊湿痒。

16. 舒筋丸

【功能主治】祛风除湿,舒筋活血。用于风寒湿痹、四肢麻木、筋骨疼痛、行步艰难。

17. 舒筋活血定痛散

【功能主治】舒筋活血,散瘀止痛。用于跌打损伤、闪腰岔气、伤筋动骨、血瘀肿痛。

18. 舒筋活络酒

【功能主治】祛风除湿,活血通络,养阴生津。用于风湿阻络、血脉瘀阻兼有阴虚所致的痹病,症见关节疼痛,屈伸不利,四肢麻木。

19. 天麻丸(片)

【功能主治】祛风除湿,通络止痛,补益肝肾。用于风湿瘀阻、肝肾不足所致的痹病,症见肢体拘挛,手足麻木,腰腿酸痛。

20. 天麻祛风补片

【功能主治】温肾养肝,祛风止痛。用于肝肾亏损、风湿

入络所致的痹病，症见头晕耳鸣，关节疼痛、腰膝酸软，畏寒肢冷，手足麻木。

21. 昆明山海棠片

【功能主治】祛风除湿，舒筋活络，清热解毒。用于类风湿关节炎，红斑狼疮。

22. 伤湿止痛膏

【功能主治】祛风湿，活血止痛。用于风湿性关节炎，肌肉疼痛，关节肿痛。

23. 活血止痛散(胶囊、片)

【功能主治】活血散瘀，消肿止痛。用于跌打损伤，瘀血肿痛。

24. 壮骨伸筋胶囊

【功能主治】补益肝肾，强筋壮骨，活络止痛。用于肝肾两虚、寒湿阻络所致的神经根型颈椎病，症见肩臂疼痛、麻木、活动障碍。

25. 豨莶丸

【功能主治】清热祛湿，散风止痛。用于风湿热阻络所致的痹病，症见肢体麻木，腰膝酸软，筋骨无力，关节疼痛。亦用于半身不遂，风疹湿疮。

26. 伸筋活络丸

【功能主治】舒筋活络，祛风除湿，温经止痛。用于风寒湿邪、闭阻脉络所致的痹病，症见肢体关节冷痛，屈伸不利，手足麻木，半身不遂。

27. 独一味片(胶囊)

【功能主治】活血止痛，化瘀止血。用于多种外科手术后的刀口疼痛、出血，外伤骨折，筋骨扭伤，风湿痹痛，以及崩漏、痛经、牙龈肿痛、出血。

29. 国公酒

【功能主治】散风祛湿，舒筋活络。用于风寒湿邪闭阻所致的痹病，症见关节疼痛、沉重，屈伸不利，手足麻木，腰腿疼痛；也用于经络不和所致的半身不遂，口眼歪斜，下肢痿软，行走无力。

29. 豨桐丸(胶囊)

【功能主治】清热祛湿，散风止痛。用于风湿热痹，症见关节红肿热痛；风湿性关节炎见上述证候者。

30. 当归拈痛丸

【功能主治】清热利湿，祛风止痛。用于湿热闭阻所致的痹病，症见关节红肿热痛或足胫红肿热痛；亦可用于疮疡。

31. 消络痛片(胶囊)

【功能主治】散风祛湿。用于风湿阻络所致的痹病，症见肢体关节疼痛；风湿性关节炎见上述证候者。

32. 痛风定胶囊

【功能主治】清热祛湿，活血通络定痛。用于湿热瘀阻所致的痹病，症见关节红肿热痛，伴有发热，汗出不解，口渴，心烦，小便黄，舌红苔黄腻，脉滑数，痛风见上述证候者。

33. 瘀血痹颗粒(胶囊)

【功能主治】活血化瘀，通络止痛。用于瘀血阻络所致的痹病，症见肌肉关节剧痛，痛处拒按，固定不移，可有硬节或瘀斑。

34. 根痛平颗粒

【功能主治】活血，通络，止痛。用于风寒阻络所致颈、腰椎病，症见肩颈疼痛、活动受限，上肢麻木。

35. 通痹片(胶囊)

【功能主治】祛风胜湿，活血通络，散寒止痛，调补气血。用于寒湿闭阻、瘀血阻络、气血两虚所致的痹病，症见关节冷痛、屈伸不利；类风湿关节炎、风湿性关节炎见上述证候者。

36. 疏痛安涂膜剂

【功能主治】舒筋活血，消肿止痛。用于风中经络、脉络瘀滞所致的头面疼痛、口眼歪斜，或跌打损伤所致的局部肿痛；头面部神经痛、面神经麻痹、急慢性软组织损伤见上述证候者。

37. 夏天无片(注射液)

【功能主治】活血通络，行气止痛。用于瘀血阻络、气行不畅所致的中风，症见半身不遂、偏身麻木，或跌打损伤、气血瘀阻所致的肢体疼痛、肿胀麻木；风湿性关节炎、坐骨神经痛见上述证候者。

38. 仙露风湿止痛丸

【功能主治】消肿，止痛。用于寒性痹症、风湿性关节炎。该产品通过行气活血、祛风除痹、平衡免疫来达到治疗目的。

39. 穿龙骨刺片(胶囊)

【功能主治】补肾健骨，活血止痛。用于肾虚血瘀所致的骨性关节炎，症见关节疼痛。

40. 复方雪莲胶囊

【功能主治】温经散寒，祛风逐湿，舒筋活络。用于风寒湿邪闭阻所致的痹病，症见关节冷痛、屈伸不利、局部畏恶风寒；骨关节炎、类风湿关节炎，风湿性关节炎，强直性脊柱炎见上述证候者。

41. 三妙丸

【功能主治】清热利湿。用于湿热下注所致的痹病，症见足膝红肿热痛，下肢沉重，小便黄少。

42. 神农药酒

【功能主治】祛风散寒，活血化瘀，舒筋通络。用于风寒湿瘀阻所致的痹病，症见关节肌肉疼痛、酸楚、麻木、肿胀。

43. 疏风活络片(丸)

【功能主治】祛风散寒，除湿通络。用于风寒湿闭阻所致的痹病，症见关节疼痛，局部畏恶风寒，四肢麻木，腰背疼痛。

44. 雪莲注射液

【功能主治】散寒除湿，活血止痛。用于寒湿闭阻，瘀血阻络所致的痹病，症见关节或肌肉疼痛；风湿性关节炎、类风湿关节炎、骨关节炎见上述证候者。

45. 追风舒经活血片

【功能主治】舒筋活血，散风祛寒。用于风寒瘀阻所致的痹病，症见四肢关节疼痛，腰腿疼痛，四肢麻木。

46. 骨通贴膏

【功能主治】祛风散寒，活血通络，消肿止痛。用于骨痹属寒湿阻络兼血瘀证，症见局部关节疼痛、肿胀、麻木重着、屈伸不利或活动受限；退行性骨性关节炎见上述证候者。

47. 妙济丸

【功能主治】补益肝肾，祛湿通络，活血止痛。用于肝肾不足、风湿瘀阻所致的痹病，症见骨节疼痛，腰膝酸软，肢体麻木拘挛。

48. 骨质宁搽剂

【功能主治】活血化瘀，消肿止痛。用于瘀血阻络所致的骨性关节炎、软组织损伤，症见肿胀、麻木、疼痛及活动功障碍。

49. 筋骨痛消丸

【功能主治】活血行气，温经通络，消肿止痛。用于血瘀寒凝所致的骨性关节炎，症见膝关节疼痛、肿胀、活动受限。

50. 骨增生镇痛膏

见本章“197. 骨质增生”。

51. 止痛透骨膏

【功能主治】祛风散寒，活血行滞，通络止痛。用于风寒瘀阻所致的膝、腰部骨性关节炎，症见关节疼痛、肿胀、功能障碍，舌质黯或有瘀斑。

52. 附桂骨痛片

【功能主治】温阳散寒，益气活血，消肿止痛。用于阳虚寒湿所致颈椎及膝部骨性关节炎。症见骨关节疼痛、屈伸不利、麻木肿胀、遇热则减，畏寒肢冷。

53. 通络祛痛膏

【功能主治】活血通络，散寒除湿，消肿止痛。用于瘀血停滞、寒湿阻络所致的腰、膝部骨性关节炎，症见关节刺痛或钝痛，关节僵硬，屈伸不利，畏寒肢冷。

54. 抗骨增生胶囊(丸、口服液、糖浆)

见本章“197. 骨质增生”。

55. 壮腰健肾口服液(丸)

【功能主治】壮腰健肾，祛风活络。用于肾亏腰痛，风湿骨痛，膝软无力，小便频数。

56. 骨松宝颗粒(丸、片)

见本章“196. 骨质疏松症”。

57. 元七骨痛酊

【功能主治】活血化瘀，祛风散寒，通络止痛。用于治疗骨性关节炎(筋脉瘀滞证)，腰椎、膝关节等部位疼痛、肿胀、麻木重着、遇寒加重，关节屈伸不利、活动功能障碍等。

58. 双藤筋骨片

【功能主治】散寒除湿，通络止痛。适用于膝骨关节炎寒湿阻证所表现的关节疼痛，冷痛沉重，劳累后加重，活动受限等症。

59. 鹿川活络胶囊

【功能主治】补益肝肾，温经通络，活血止痛。用于膝骨性关节炎中医辨证为肝肾不足、阳虚寒凝、筋脉瘀滞证，症见膝关节疼痛，胫软膝酸，形寒肢冷，局部压痛，关节活动障碍或关节肿胀，行走困难，肢体肌肉萎缩，舌质淡或偏淡紫，苔薄或薄白，脉细弱或弦等。

60. 风湿骨康片

【功能主治】祛风散寒，除湿止痛。用于风湿寒痹，关节疼痛，腰痛，筋骨麻木。

61. 大活络丸(胶囊)

【功能主治】祛风散寒，除湿化痰，活络止痛。用于风痰瘀阻所致的中风，症见半身不遂、肢体麻木、足痿无力，或寒湿瘀阻之痹病、筋脉拘急、腰腿疼痛，亦用于跌打损伤，行走不利及胸痹心痛。

62. 通络开痹片

【功能主治】祛风通络，活血散结。用于寒热错杂、瘀血阻络所致的痹病，症见关节疼痛、肿胀；类风湿关节炎见上述证候者。

63. 强筋健骨片(胶囊)

【功能主治】祛风散寒，化痰通络。用于痹证，筋骨疼痛，风湿麻木，腰膝酸软。

64. 斧标正红花油

【功能主治】温经散寒，活血止痛。用于风湿骨痛，筋骨酸痛，扭伤瘀肿，跌打损伤，蚊虫叮咬。

65. 活血消痛酊

【功能主治】活血化瘀，散寒通络，祛风除湿，舒筋止痛。用于骨性关节炎引起的疼痛，沉困，活动不利等症的辅助治疗。

66. 舒筋活络丸

【功能主治】祛风祛湿，舒筋活络。用于一般骨节风痛，腰膝酸痛。

67. 活血风湿膏

【功能主治】祛风散寒，活血止痛。用于骨关节炎颈、膝关节疼痛及活动不利，属“风寒痹阻，血行瘀滞”证者。

68. 骨康胶囊

见本章“196. 骨质疏松症”。

69. 恒古骨伤愈合剂

【功能主治】活血益气，补肝肾，接骨续筋，消肿止痛，促进骨折愈合。用于新鲜骨折及陈旧骨折、股骨头坏死、骨关节病、腰椎间盘突出症等症。

70. 壮骨关节胶囊

【功能主治】补益肝肾，养血活血，舒筋活络，理气止痛。用于肝肾不足，气滞血瘀，经络痹阻；各种退行性骨关节痛、腰肌劳损等。

71. 威骨颗粒

【功能主治】培补肝肾，祛风除湿，活血祛瘀。用于腰部骨性关节炎之筋脉痹阻证，症见腰腿疼痛，行步艰难等。

72. 复方杜仲健骨颗粒

【功能主治】滋补肝肾，养血荣筋，通络止痛。用于膝关节骨性关节炎所致的肿胀、疼痛、功能障碍等。

73. 舒筋除湿胶囊

【功能主治】补益肝肾，祛风除湿，活血通络止痛。用于轻中度膝骨关节炎和类风湿关节炎寒湿阻络兼肝肾两虚证，症见关节疼痛、肿胀，腰膝酸软。

74. 蟾酥镇痛巴布膏

见本章“197. 骨质增生”。

75. 豨莶风湿胶囊

【功能主治】祛风除湿，通络止痛。用于四肢麻痹，腰膝无力，骨节疼痛及风湿性关节炎。

76. 消炎止痛膏

【功能主治】消炎镇痛。用于神经痛，风湿痛，肩痛，扭伤，关节痛，肌肉疼痛等。

77. 小活络丸(丹)

【功能主治】祛风散寒，化痰除湿，活血止痛。用于风寒湿邪闭阻、痰瘀阻络所致的痹病，症见肢体关节疼痛，或冷痛，或刺痛，或疼痛夜甚，关节屈伸不利，麻木拘挛。

78. 消炎止痛膏

【功能主治】消炎镇痛。用于神经痛，风湿痛，肩痛，扭伤，关节痛，肌肉疼痛等。

199. 颈椎病

〔基本概述〕

颈椎病是长期颈部慢性劳损所致的退行性病变，可因颈椎间盘突出病变刺激或压迫相邻脊髓、神经、血管和食管等组织，并引起相应的症状和体征。

颈椎病又称颈椎综合征，是颈椎骨关节炎、增生性颈椎炎、颈神经根综合征、颈椎间盘脱出症的总称，是一种以退行性病理改变为基础的疾患。主要由于颈椎长期劳损、骨质增生，或椎间盘脱出、韧带增厚，致使颈椎脊髓、神经根或椎动脉受压，出现一系列功能障碍的临床综合征。表现为颈椎间盘退变本身及其继发性的一系列病理改变，如椎节失稳、松动，髓核突出或脱出，骨刺形成，韧带肥厚和继发的椎管狭窄等，刺激或压迫了邻近的神经根、脊髓、椎动脉及颈部交感神经等组织，并引起各种各样症状和体征的综合征。

颈椎病是常见的中老年人慢性疾病，由颈椎间盘退行性改变继发椎间关节退行性变，导致邻近组织受累而引起的临床症状。有统计表明，50 岁左右的人群中大约有 25% 的人患过或正患此病，60 岁左右则达 50%，70 岁左右几乎为 100%，可见此病是中、老年人的常见病和多发病。根据受压组织不同，分为神经根型、脊髓型、交感神经型、椎动脉型及混合型等类型，以神经根型多见。

颈椎病的主要症状是头、颈、肩、背、手臂酸痛，脖子僵硬，活动受限。颈肩酸痛可放射至头枕部和上肢，有的伴有头晕，视物旋转，重者伴有恶心呕吐，卧床不起，少数可有眩晕，摔倒。有的一侧面部发热，有时出汗异常。肩背部沉重感，上肢无力，手指发麻，肢体皮肤感觉减退，手握物无力，有时不自觉握物落地。另一些患者下肢无力，行走不稳，两脚麻木，行走时如踏棉花的感觉。当颈椎病累及交感神经时可出现头晕、头痛、视力模糊，两眼发胀、发干、两眼张不开、耳鸣、耳堵、平衡失调、心动过速、心慌，胸部紧束感，有的甚至出现胃肠胀气等症状。有少数人出现大、小便失控，性功能障碍，甚至四肢瘫痪。也有吞咽困难，发音困难等症状。这些症状与发病程度、发病时间长短、个人的体质有一定关系。多数起病时轻且不被人们所重视，多数能自行恢复，时轻时重，只有当症状继续加重而不能逆转，影响工作和生活时才引起重视。如果疾病久治不愈，会引起心理伤害，产生失眠、烦躁、发怒、焦虑、忧郁等症状。

其中神经根型颈椎病的主要表现：①颈肩疼痛，上肢有放射痛，手指麻木或过敏，活动不灵；②颈僵硬，活动受限，颈后压痛，患肢前臂、手与手指感觉障碍；③X 线检查显示颈椎曲度变直或成角，椎间隙变窄，椎体前后缘及钩椎关节骨质增生，椎间孔变窄等。

颈椎病属于中医学“颈项痛”“痹证”等范畴，其病因主要是风寒湿侵袭或气滞血瘀、肝阳上亢、气血虚弱、肝肾亏虚等。临床辨证主要分为肝肾亏虚、风寒湿痹两种类型。

〔治疗原则〕

对本病的治疗，主要有以下几种方法。

(1)对症止痛治疗常用双氯芬酸、布洛芬或吲哚美辛等。

(2)维生素 B_1、维生素 B_{12} 对改善症状也有一定作用。

(3)用醋酸氢化可的松或地塞米松加普鲁卡因痛点封闭，止痛效果良好。

(4)除脊髓型颈椎病外，可以采用牵引、推拿、按摩、理疗等物理方法治疗。

(5)针灸治疗颈椎病也有较好的效果。

(6)对保守治疗无效或脊髓型颈椎病者，应行手术治疗。

(7)中医中药对本病的治疗也可取得较好的效果。

〔用药精选〕

一、西药

1. 注射用复方骨肽 Compound Ossotide for Injection

本品为复方制剂，其组分为健康猪四肢骨与全蝎经提取而制成，含有多种多肽类活性物质及钙、磷、铁等无机盐。

【适应证】用于风湿、类风湿关节炎、骨质疏松、颈椎病等疾病的症状改善，同时用于骨折及骨科手术后骨愈合。

【用法用量】肌内注射，一次 1～2 瓶(30～60mg)，一日 1 次；静脉滴注，一次 2～5 瓶(60～150mg)，一日 1 次，15～30 天为一个疗程或遵医嘱，亦可在痛点或穴位注射。

【不良反应】偶有发热、皮疹。

【禁忌】对本品过敏者、严重肾功能不全患者禁用。

【儿童用药】儿童慎用。

【孕妇及哺乳期妇女用药】孕妇禁用,哺乳期妇女慎用。

2. 盐酸乙哌立松片 Eperisone Hydrochloride Tablets

本品为中枢性肌肉松弛药,能同时作用于中枢神经系统和血管平滑肌,缓和骨骼肌紧张并改善血流。

【适应证】①改善下列疾病的肌紧张状态:颈肩臂综合征、肩周炎、腰痛症。②下列疾病引起的痉挛性麻痹:脑血管障碍、痉挛性脊髓麻痹、颈部脊椎症、手术后遗症(包括脑、脊髓肿瘤)、外伤后遗症(脊髓损伤、头部外伤)、肌萎缩性侧索硬化症、婴儿大脑性轻瘫、脊髓小脑变性症、脊髓血管障碍、亚急性脊髓视神经神经病(SMON)及其他脑脊髓疾病。

【禁忌】对本品中任何成分有过敏史的患者禁用。

【不良反应】①出现下列不良反应时应停止用药:休克、肝功能异常、肾功能异常,血液学检查异常(包括红细胞数,血红蛋白值)。②可能出现下列不良反应。皮肤:皮疹、瘙痒等;精神神经:失眠、头痛、困倦、身体僵硬、四肢麻木、知觉减退、四肢发颤等;消化系统:恶心、呕吐、食欲缺乏、胃部不适、口干、便秘、腹泻、腹痛、腹胀等,偶有口腔炎;泌尿系统:尿闭、尿失禁、尿不尽感等;全身症状:四肢无力、站立不稳、全身倦怠,偶有头晕、肌紧张减退等;其他:颜面热感、出汗等。

【孕妇及哺乳期妇女用药】①对孕妇或可能怀孕的妇女,应在判断其在治疗上的有益性高于危险性时,方可用药,对怀孕期给药的安全性尚未确立。② 哺乳中妇女应避免用药,不得已用药时,应停止哺乳。

【老年用药】一般老年人的生理功能有所降低,故请注意在受监护的情况下酌情减量使用。

【用法用量】饭后口服。通常成人一次 1 片,一日 3 次。或遵医嘱。

【制剂】盐酸乙哌立松片(颗粒)

3. 复方水杨酸甲酯薄荷醇贴剂 Compound Methyl Salicylate and Menthol Patches

本品为复方制剂,含水杨酸甲酯、薄荷醇、维生素 E、樟脑。本品外用具有局部消炎、消肿及止痛作用。

【适应证】用于缓解肌肉疲劳、肌肉疼痛、颈肩痛、腰痛、跌打扭伤、关节疼痛及冻疮。

【用法用量】撕下防粘膜贴于清洁干燥的患处。每天贴用不超过 4 次,每次贴用不超过 8 小时。

【不良反应】贴药部位偶有皮疹、发红、瘙痒、肿胀、烧灼感、刺痛感、发热、干燥等不适。

【禁忌】对水杨酸酯、阿司匹林或本品过敏者禁用。

【孕妇及哺乳期妇女用药】孕妇及哺乳期妇女应在医师指导下使用。

【儿童用药】12 岁以下儿童须在医师指导下并在成人监护下使用。

【老年用药】老年人应在医师指导下使用。

4. 氨糖美辛肠溶片 Glucosamine Indomethacin Entric-coated Tablets

本品为复方制剂,含吲哚美辛和盐酸氨基葡萄糖。吲哚美辛为非甾体类抗炎药,通过抑制前列腺素合成发挥解热、镇痛和抗炎作用。

【适应证】本品为消炎镇痛药,临床用于强直性脊椎炎、颈椎病,亦可用于肩周炎、风湿或类风湿关节炎。

【用法用量】口服。一次 1 ~ 2 片,一日 1 ~ 2 次,于进食或饭后即服。

【禁忌】肾功能不全、孕妇、从事危险或精细工作人员、精神病、癫痫、活动性胃十二指肠溃疡患者及小儿禁用。

【不良反应】口服不良反应少,偶见过敏反应,有皮疹等表现。

【孕妇及哺乳期妇女用药】①本品用于妊娠的后 3 个月时可使胎儿动脉导管闭锁,引起持续性肺动脉高压。孕妇禁用。②本品可自乳汁排出,对婴儿可引起毒副反应。哺乳期妇女禁用。

【儿童用药】小儿禁用。

【老年用药】老年患者易发生毒性反应,应慎用。

【制剂】氨糖美辛肠溶片(肠溶胶囊、缓释胶囊)

5. 牛痘疫苗致炎兔皮提取物注射液 Extracts from Rabbit Skin Inflamed by Vaccinia Virus for Injection

本品具有轻度镇痛作用,对反复寒冷应激负荷诱导的痛觉过敏具有明显的镇痛作用。

【适应证】用于颈肩腕综合征,腰痛症患者的疼痛、冷感、麻木等症状的缓解,症状性神经痛。

【用法用量】肌内或静脉注射,每次 1 支,每日 1 ~ 2 次。疗程通常为 2 周,或遵医嘱。

【禁忌】对本品过敏的患者禁用。

【孕妇及哺乳期妇女用药】仅在被判断治疗上的益处大于其危险性的情况下才可使用。

【儿童用药】尚未确立早产婴儿和新生儿的给药安全性问题(没有使用经验)。

【老年用药】一般来说,高龄患者的生理功能低下,故应在注意观察患者状态的同时慎重使用。

【不良反应】①严重不良反应。休克,因偶尔会出现脉搏异常、脉促、脉搏测知不能、胸痛、呼吸困难、面色苍白、发绀、低血压、意识消失、哮喘发作、喘鸣、咳嗽、打喷嚏、失禁等休克症状,须密切观察,出现此种情况时,应马上停止给药并采取适当处理。②其他不良反应。a. 过敏:偶尔会出现发疹、荨麻疹、红斑、瘙痒等过敏症状,该情况下应停止给药。b. 循环系统:偶尔会出现血压上升、心动过速等症状。c. 消化系统:偶尔会出现恶心、反胃、呕吐、口渴、食欲不振、腹痛、腹泻等症状。d. 神经系统:有时会出现困倦,偶尔出现头晕、头昏、头痛、头重感、颤抖、痉挛、麻木、感觉异常、冷感、红斑、潮红、出汗、冷汗、意识障碍、发呆等症状。e. 肝脏:偶尔会出现 GOT、GPT 值上升。f. 其他:有时出现面色潮红,偶尔出现感觉不适,疲劳、脱力感,一过性不适,脸颊红热,浮肿、肿胀、发热、恶寒、发冷、寒战等症状。

附:用于颈椎病的其他西药

1. 双氯芬酸 Diclofenac

见本章“198. 骨性关节炎”。

2. 布洛芬 Ibuprofen

见本章“198. 骨性关节炎”。

3. 吲哚美辛 Indometacin

【适应证】本品为非甾体抗炎药,具有抗炎、解热及镇痛作用。用于关节炎,可缓解疼痛和肿胀;软组织损伤和炎症;解热;治疗偏头痛、痛经、手术后痛、创伤后痛等。

4. 依托芬那酯乳膏 Etofenamate Cream

【适应证】用于骨骼肌肉系统软组织风湿病,如肌肉风湿痛、肩周炎、腰痛、坐骨神经痛、腱鞘炎、滑囊炎、脊柱和关节软组织劳损、各种慢性关节炎,外伤如挫伤、拉伤。

5. 普鲁卡因 Procaine

【适应证】本品为局部麻醉药。用于浸润麻醉、阻滞麻醉、腰椎麻醉、硬膜外麻醉及封闭疗法等。

二、中药

1. 颈复康颗粒

【处方组成】羌活、川芎、葛根、秦艽、威灵仙、苍术、丹参、白芍、地龙(酒炙)、红花、乳香(制)、黄芪、党参、地黄、石决明、花蕊石(煅)、关黄柏、王不留行(炒)、桃仁(去皮)、没药(制)、土鳖虫(酒炙)

【功能主治】活血通络,散风止痛。用于风湿瘀阻所致的颈椎病,症见头晕,颈项僵硬,肩背酸痛,手臂麻木。

【用法用量】开水冲服。一次1~2袋,一日2次。饭后服用。

【使用注意】孕妇禁用。

2. 颈痛片(颗粒、胶囊)

【处方组成】三七、川芎、延胡索、白芍、威灵仙、葛根、羌活

【功能主治】活血化瘀,行气止痛。用于血瘀气滞、脉络痹阻所致的神经根型颈椎病。症见颈部僵硬疼痛,肩背疼痛,上肢窜麻、窜痛者。

【用法用量】片剂,口服。饭后服用,一次4片,一日3次。

【使用注意】孕妇禁用。

3. 颈舒颗粒

【处方组成】三七、当归、川芎、红花、肉桂、天麻、人工牛黄

【功能主治】活血化瘀,温经通窍止痛。用于神经根型颈椎病瘀血阻络证,症见颈肩部僵硬、疼痛,患侧上肢窜痛等。

【用法用量】温开水冲服。一次6g,一日3次。疗程一个月。

【使用注意】孕妇禁用。

4. 芎芷痛瘀散

见本章“197. 骨质增生”。

5. 颈康胶囊(片)

【处方组成】熟地黄、何首乌、杜仲、鹿衔草、骨碎补(烫)、钩藤、葛根、三七、莱菔子(炒)

【功能主治】补肾活血止痛。用于肾虚血瘀所致的颈椎病,症见颈项胀痛麻木、活动不利,头晕耳鸣等。

【用法用量】胶囊,口服。一次4粒,一日2次。

【使用注意】孕妇禁用。

6. 根痛平颗粒(胶囊、片、咀嚼片、丸)

【处方组成】白芍、葛根、桃仁、红花、乳香(醋炙)、没药(醋炙)、续断、烫狗脊、伸筋草、牛膝、地黄、甘草

【功能主治】活血,通络,止痛。用于风寒阻络所致的颈、腰椎病,症见肩颈疼痛、活动受限,上肢麻木。

【用法用量】开水冲服。一次1袋,一日2次。饭后服用;或遵医嘱。

【使用注意】孕妇禁用。

7. 颈通颗粒

【处方组成】白芍、威灵仙、葛根、党参、黄芪、丹参、川芎、木瓜、桂枝、香附、地黄、甘草

【功能主治】补益气血,活血化瘀,散风利湿。用于颈椎病引起的颈项疼痛,活动不利,肩痛。

【用法用量】开水冲服,一次20g,一日3次。

【使用注意】孕妇禁用。

8. 万通筋骨片

【处方组成】制川乌、制草乌、马钱子(制)、淫羊藿、牛膝、羌活、贯众、黄柏、乌梢蛇、鹿茸、续断、乌梅、细辛、麻黄、桂枝、红花、刺五加、金银花、地龙、桑寄生、甘草、骨碎补(烫)、地枫皮、没药(制)、红参

【功能主治】祛风散寒,通络止痛。用于痹证,肩周炎,颈椎病,腰腿痛,肌肉关节疼痛,屈伸不利,以及风湿性关节炎、类风湿关节炎见以上证候者。

【用法用量】口服。一次2片,一日2~3次;或遵医嘱。

【使用注意】孕妇禁用。

9. 丹葛颈舒胶囊

【处方组成】黄芪、党参、当归、丹参、赤芍、桃仁、红花、川芎、地龙、葛根、细辛、甘草

【功能主治】益气活血,舒经通络。用于瘀血阻络型颈椎病引起的眩晕,头昏,颈肌僵硬,肢体麻木等。

【用法用量】口服。一次3粒,一日3次。

【使用注意】孕妇禁用。

10. 壮骨伸筋胶囊

【处方组成】淫羊藿、骨碎补、鸡血藤、熟地黄、鹿衔草、肉苁蓉、红参、威灵仙、茯苓、狗骨、豨莶草、葛根、醋延胡索、山楂、洋金花

【功能主治】补益肝肾,强筋壮骨,活络止痛。用于肝肾两虚、寒湿阻络所致的神经根型颈椎病,症见肩臂疼痛、麻

木、活动障碍。

【用法用量】口服。一次6粒,一日3次。4周为一疗程,或遵医嘱。

【使用注意】青光眼患者和孕妇禁用。

11. 伸筋丹胶囊

【处方组成】地龙、制马钱子、红花、防己、乳香(醋炒)、没药(醋炒)、烫骨碎补、香加皮

【功能主治】舒筋通络,活血祛瘀,消肿止痛。用于血瘀阻络引起的骨折后遗症、颈椎病、肥大性脊椎炎、慢性关节炎、坐骨神经痛、肩周炎。

【用法用量】口服。一次5粒,一日3次,饭后服用或遵医嘱。

【使用注意】孕妇和哺乳期妇女禁用。

12. 颈痛灵胶囊(药酒)

【处方组成】熟地黄、制何首乌、黑芝麻、当归、丹参、牛膝、乳香、没药、黄芪、人参、山药、鹿茸、天麻、葛根、千年健、蛇蜕、地枫皮、枸杞子、白芍、骨碎补、槲寄生、狗脊、威灵仙、桂枝、木瓜、麝香、甘草

【功能主治】滋肝补肾,活血止痛。用于肝肾不足、瘀血阻络所致的颈椎病,症见颈部疼痛、活动不利。

【用法用量】胶囊,口服,一次2粒,一日2次。4周为一疗程。

【使用注意】孕妇禁用。

13. 川桂散

【处方组成】桂枝、干姜、羌活、独活、赤芍、川芎、乳香

【功能主治】温经通络,散寒止痛。适用于风寒湿痹证所致的颈肩腰腿痛。

【用法用量】外用。将药袋放入蒸锅内蒸热2~3分钟,或将药袋浸入少量开水(约150ml)热敷,一次20分钟,一日2次。

【使用注意】孕妇禁用。

14. 祛痛健身膏

【处方组成】丹参、红花、鸡血藤、威灵仙、独活、花椒、栀子、冰片、樟脑、薄荷脑

【功能主治】活血通络,消肿止痛。用于颈、肩、腰腿痛及跌仆闪挫引起的肢体关节、肌肉肿痛。

【用法用量】贴患处,一日更换1次。

【使用注意】孕妇禁用。

15. 舒颈合剂

【处方组成】葛根、桂枝、姜黄、菊花、白芍、黄芪、蜂蜜

【功能主治】益气活血,舒筋通络。用于颈椎病引起的颈部活动不利,肩臂疼痛、麻木的辅助治疗。

【用法用量】口服。一次50ml,一日2次。

【使用注意】孕妇禁用。

16. 归元筋骨宁湿敷剂

【处方组成】当归、延胡索(醋制)、赤芍、豨莶草、伸筋草、千年健、威灵仙、乳香(制)

【功能主治】活血通络,祛风止痛。用于颈椎病、肩周炎、网球肘、腰椎间盘突出症及腰肌劳损等引起的腰痛。

【用法用量】外用,两天贴敷1次,每次10~14小时。

【使用注意】幼儿、孕妇禁用。

17. 骨痛灵酊

见本章“197. 骨质增生”。

18. 镇痛活络酊

【处方组成】草乌、半夏、川乌、樟脑、栀子、大黄、木瓜、天南星、羌活、独活、路路通、花椒、苏木、蒲黄、香樟木、赤芍、红花等17味

【功能主治】舒筋活络,祛风定痛,用于急慢性软组织损伤、关节炎、肩周炎、颈椎病、骨质增生、坐骨神经痛及劳累损伤等筋骨酸痛症。

【用法用量】外用,一次按喷3~5下,一日2~3次;先将药液喷于盒内附有的垫片上,再用手将垫片按压(或绷带固定)于痛处或相关穴位,一般按压3~15分钟。

【使用注意】儿童、孕妇禁用。

19. 紫灯胶囊(片)

【处方组成】紫丹参、灯盏细辛、三七、葛根、甘草

【功能主治】温经散寒,益气活血,解痉止痛。用于颈椎病所致的颈肩疼痛。

【用法用量】胶囊,口服,一次4粒,一日3次。或遵医嘱。

【使用注意】孕妇禁用。

20. 归芪活血胶囊

【处方组成】黄芪、当归、白芍、制何首乌、枸杞子、槲寄生、鹿茸、骨碎补、威灵仙、透骨草、人工麝香、葛根、川芎

【功能主治】益气补肾,活血通络。用于颈椎病(神经根型及神经根型为主的混合型)肝肾不足、气虚血瘀证,症见颈项疼痛沉重,肩背酸痛,手臂麻木,肢体萎软无力,眩晕,舌质暗红或淡、有瘀斑,苔薄白,脉沉弱,或沉弦涩。

【用法用量】口服。一次3粒,一日3次。疗程4周。

21. 龙骨颈椎胶囊

【处方组成】地龙、红花、马钱子、乳香、没药等

【功能主治】舒筋通络,活血祛瘀,消肿止痛。主治颈椎病,对肩周炎、坐骨神经痛、慢性关节炎、肥大性脊椎炎等也有较好的疗效。

【用法用量】口服。一次5粒,一日3次,饭后服用。

【使用注意】孕妇及哺乳期妇女禁用。服药不能超出规定剂量。运动员慎用。

22. 芪葛颗粒(口服液)

【处方组成】黄芪、葛根、桂枝、威灵仙、白芍、姜黄、川芎、菊花

【功能主治】温经活血,疏风散寒,宣痹通络。用于神经根型颈椎病风寒阻络证引起的颈项强痛,肩背疼痛,颈项活动不利,肢体麻木,畏寒肢冷,四肢拘急,舌或紫暗或有瘀斑,舌苔薄或白,脉或弦,或紧或沉迟。

【用法用量】颗粒剂,开水冲服。一次 1 袋,一日 2 次,早、晚各 1 次。疗程 4 周。

23. 舒筋通络颗粒

【处方组成】骨碎补、牛膝、川芎、天麻、黄芪、威灵仙、地龙、葛根、乳香

【功能主治】补肝益肾,活血舒筋。用于颈椎病属于肝肾阴虚、气滞血瘀证,症见头晕,头痛,胀痛或刺痛,耳聋、耳鸣,颈项僵直,颈、肩、背疼痛,肢体麻木,倦怠乏力,腰膝酸软,口唇色暗,舌质暗红或有瘀斑。

【用法用量】开水冲服。一次 1 袋,一日 3 次。疗程一个月。

24. 川花止痛膜

【处方组成】红花、川乌、青风藤、羌活、桂枝

【功能主治】活血化瘀,散寒止痛。用于风湿痛,跌打损伤痛,骨质增生、颈椎病、肩周炎、腰肌劳损等引起的疼痛。

【用法用量】1 帖/天。

25. 骨刺胶囊(片)

见本章“197. 骨质增生”。

26. 金天格胶囊

见本章“196. 骨质疏松症”。

附:用于颈椎病的其他中药

1. 金药膏

【功能主治】祛风胜湿,活血化瘀,通络止痛。用于风寒湿瘀阻络所致的痹证。症见关节疼痛,麻木,活动不利;颈腰椎、骨质增生症见上述证候者。

2. 藤黄健骨片(胶囊)

【功能主治】补肾,活血,止痛。用于肥大性脊椎炎、颈椎病、跟骨刺、增生性关节炎、大骨节病。

3. 通迪胶囊

【功能主治】活血行气,散瘀止痛。用于气滞血瘀、经络阻滞所致的癌症疼痛,术后疼痛,跌打疼痛,肩颈痹痛及胃脘疼痛,头痛,痛经等。

4. 沉香十七味丸

【功能主治】用于跌打损伤、扭挫伤、筋骨肿痛、骨质增生、颈椎病、肥大性脊椎炎、肩周炎、坐骨神经痛、三叉神经痛、面瘫等引起的疼痛、瘀肿、功能障碍等症状。

5. 骨筋丸胶囊(片)

【功能主治】活血化瘀,舒筋通络,祛风止痛。用于肥大性脊椎炎、颈椎病、跟骨刺、增生性关节炎、大骨节病等。

6. 抗骨增生胶囊(丸、口服液、糖浆)

见本章“197. 骨质增生”。

7. 骨刺宁胶囊(片)

见本章“197. 骨质增生”。

8. 骨刺丸

见本章“197. 骨质增生”。

9. 疏风定痛丸

【功能主治】祛风散寒,活血止痛。用于风寒湿闭阻、瘀血阻络所致的痹病,症见关节疼痛,冷痛、刺痛或疼痛致甚,屈伸不利,局部恶寒,腰腿疼痛,四肢麻木及跌打损伤所致的局部肿痛。

200. 肩周炎(肩关节周围炎)

〔基本概述〕

肩关节周围炎简称肩周炎,是肩周肌肉、肌腱、滑囊和关节囊的慢性损伤性炎症。临床特点为肩关节疼痛、活动受限,多伴有关节周围肌肉萎缩。

肩周炎又称漏肩风、五十肩、冻结肩、凝肩,是以肩关节疼痛和活动不便为主要症状的常见病症。本病的好发年龄在 50 岁左右,女性发病率略高于男性,多见于体力劳动者。左侧多于右侧,亦可两侧先后发病。少数患者也可双侧同时发病。

肩关节是人体全身各关节中活动范围最大的关节。其关节囊较松弛,关节的稳定性大部分靠关节周围的肌肉、肌腱和韧带的力量来维持。由于肌腱本身的血液供应较差,而且随着年龄的增长而发生退行性改变,加之肩关节在生活中活动比较频繁,周围软组织经常受到来自各方面的摩擦挤压,故而易发生慢性劳损。

本病起病缓慢,多见于 40 岁以上的中、老年人。肩部疼痛,夜间明显,活动受限,逐渐加重。肩关节各个方向活动均受限,外展、内外旋活动受限明显。肩关节周围肌肉萎缩,压痛广泛。

肩周炎的发病特点为慢性过程,初期为炎症期,肩部疼痛难忍,尤以夜间为甚。睡觉时常因肩怕压而取特定卧位,翻身困难,疼痛不止,不能入睡。如果初期治疗不当,将逐渐发展为肩关节活动受限,不能上举,呈冻结状。常影响日常生活,吃饭穿衣,洗脸梳头均感困难。严重时生活不能自理,肩臂局部肌肉也会萎缩,患者极为痛苦。

X 线检查可发现肩关节骨质疏松,无骨质破坏。

中医学称本病为五十肩、漏肩风、肩凝等,属“痹证”范畴。中医认为本病是由于年老体衰,气血虚损,筋失濡养,风寒湿邪侵袭肩部,经脉拘急所致。又因患病后胸肩关节僵硬,活动受限,好像冻结了一样,所以又称“冻结肩”、“肩凝症”。由于本病的好发年龄在 50 岁左右,所以又称为五十肩。

〔治疗原则〕

肩周炎一般 1 年左右能自愈,但需配合治疗和功能锻炼,否则会遗留不同程度的功能障碍。肩周炎的治疗应以保守治疗为主。一部分肩关节周围炎患者有自愈趋势,仅遗留轻度功能障碍,大部分患者须经有效的治疗方能痊愈。治疗

原则是针对肩周炎的不同时期,或是其不同症状的严重程度采取相应的治疗措施。一般而言,若诊断及时,治疗得当,可使病程缩短,运动功能及早恢复。

(1)持续疼痛,可短期服用优布芬,或双氯芬酸、布洛芬、吲哚美辛等其他非甾体类抗炎药,或加用氯唑沙宗,以松弛痉挛的肌肉。

(2)痛点局限时,可局部注射甲泼尼龙醋酸酯封闭治疗。局部有明显局限压痛者也可用利多卡因或普鲁卡因加泼尼松龙封闭治疗。封闭疗法虽能立竿见影,但是只能暂时压制病痛几年,容易复发。

(3)急性期后,逐渐开始肩关节主动活动,有利于关节功能的恢复。急性期外,无论病程长短,症状轻重,均应每日进行肩关节的主动活动,活动时以不引起剧痛为限。

(4)物理治疗可以促进局部血液循环,减轻疼痛。可采用热敷、拔火罐、轻手法推拿、按摩等方法综合治疗,注意热敷时不要烫伤。

(5)针灸治疗肩痛积累了大量的经验,也可取得良好的效果。

另外,可使用外用的中药进行治疗,外用敷剂,药物从皮肤渗透病变骨质,中药外用,无副作用,治疗效果比口服西药更好。

〔用药精选〕

一、西药

1. 双氯芬酸 Diclofenac

见本章“198. 骨性关节炎”。

2. 布洛芬 Ibuprofen

见本章“198. 骨性关节炎”。

3. 吲哚美辛 Indometacin

本品为非甾体抗炎药。通过对环氧合酶的抑制而减少前列腺素的合成,制止炎症组织痛觉神经冲动的形成,抑制炎性反应,抑制白细胞的趋化性、溶酶体酶的释放,以及中枢性退热作用等,而具有抗炎、解热及镇痛作用。

【适应证】用于关节炎,可缓解疼痛和肿胀;软组织损伤和炎症;解热;治疗偏头痛、痛经、手术后痛、创伤后痛等。

【不良反应】本品的不良反应较多。①胃肠道:消化不良、胃痛、胃烧灼感、恶心反酸、溃疡、胃出血及胃穿孔。偶有肠道狭窄。直肠用药有可能导致直肠激惹和出血。②神经系统:头痛、头晕、焦虑及失眠等,严重者可有精神行为障碍或抽搐等。③肾:血尿、水肿、肾功能不全。④各型皮疹:最严重的为大疱性多形红斑。⑤造血系统受抑制而出现再生障碍性贫血、白细胞减少或血小板减少等。⑥过敏反应:哮喘、血管性水肿及休克等。

【禁忌】对本品及阿司匹林或其他非甾体抗炎药过敏、活动性溃疡病、有溃疡性结肠炎及病史、癫痫、帕金森病、精神病、肝肾功能不全、血管神经性水肿、支气管哮喘患者禁用。

【孕妇及哺乳期妇女用药】本品用于妊娠的后3个月时可使胎儿动脉导管闭锁,引起持续性肺动脉高压,故孕妇禁用。本品可自乳汁排出,对婴儿可引起不良反应,哺乳期妇女禁用。

【儿童用药】14岁以下小儿一般不宜应用,如必须应用时应密切观察,以防止严重不良反应的发生。

【老年用药】老年患者易发生肾脏毒性,血尿、水肿、肾功能不全,在老年人多见,应慎用。

【用法用量】口服。成人常用量:①抗风湿,初始剂量一次25~50mg,一日2~3次,一日最大量不应超过150mg;②抗痛风,首剂一次25~50mg,继之25mg,一日3次,直到疼痛缓解,可停药;③退热,一次6.25~12.5mg,一日不超过3次。

小儿常用量:一日按体重1.5~2.5mg/kg,分3~4次。待有效后减至最低量。

现亦采用胶丸或栓剂剂型,使胃肠道不良反应发生率降低,栓剂具有维持药效时间较长的特点,一般连用10日为1个疗程。

【制剂】①吲哚美辛片(缓释片、肠溶片、贴片、胶囊、缓释胶囊、控释胶囊、口服混悬液);②吲哚美辛乳膏(软膏、巴布膏、搽剂、栓)

4. 洛索洛芬 Loxoprofen

见本章“198. 骨性关节炎”。

5. 草乌甲素 Bulleyaconitine A

本品具有较强的镇痛及明显的抗炎作用。

【适应证】用于风湿性及类风湿关节炎、腰肌劳损、肩周炎、四肢扭伤、挫伤等。

【用法用量】口服。一次1片,一日2~3次。

【不良反应】极少数患者用药后可出现短暂性轻度心慌、恶心、唇舌发麻及心悸等。

【禁忌】①心脏病患者禁用。②孕妇及哺乳期妇女禁用。③对本品过敏者禁用。

【孕妇及哺乳期妇女用药】孕妇及哺乳期妇女禁用。

【制剂】草乌甲素片(软胶囊、口服液、注射液),注射用草乌甲素

6. 盐酸乙哌立松片 Eperisone Hydrochloride Tablets

见本章“199. 颈椎病”。

7. 萘丁美酮 Nabumetone

本品为非甾体抗炎药,具解热、镇痛、抗炎作用。

【适应证】用于骨性关节炎、类风湿关节炎、强直性脊柱炎的关节肿痛和脊柱痛的对症治疗,亦用于软组织风湿病、运动性软组织损伤及手术后、外伤后等止痛。

【不良反应】①胃肠道:恶心、呕吐、消化不良、腹泻、腹痛、便秘、上消化道出血。②神经系统:头痛、头晕、耳鸣、多汗、失眠、嗜睡、紧张和多梦。③皮肤:皮疹、瘙痒、水肿。④少见或偶见的不良反应有黄疸、肝功能异常、焦虑、抑郁、感觉异常、震颤、眩晕、大疱性皮疹、荨麻疹、呼吸困难、哮喘、过敏性肺炎、蛋白尿、血尿及血管神经性水肿等。⑤罕见:胆

红素尿、十二指肠炎、嗳气、胆结石、舌炎、胰腺炎和直肠出血；噩梦、味觉异常、脱发、心绞痛、心律失常、高血压、心肌梗死、心悸、晕厥、血栓性静脉炎、哮喘和咳嗽、排尿困难、血尿、阳痿和肾结石、发热、寒战、贫血、白细胞计数减少、粒细胞减少症、血糖升高、低钾血症和体重减轻。

【禁忌】对本品及其他非甾体抗炎药过敏、活动性消化性溃疡或出血、严重肝功能异常患者禁用。

【孕妇及哺乳期妇女用药】孕妇在妊娠的后3个月，以及在哺乳期不主张使用本品。

【儿童用药】禁用。

【老年用药】老年人用本品应该维持最低的有效剂量，一般一日不应超过1g，通常一日0.5g就会取得满意的效果。

【用法用量】口服。成人一次1.0g，一日1次。一日最大量为2g，分2次服。体重不足50kg的成人可以一日0.5g起始，逐渐上调至有效剂量。

【制剂】萘丁美酮片（分散片、胶囊、颗粒、干混悬剂）

8. 酮洛芬搽剂 Ketoprofen Liniment

本品为外用非甾体抗炎药，具有镇痛、抗炎作用，其机制可能主要是抑制前列腺素合成。

【适应证】用于各种关节炎及软组织疾病所致的局部疼痛。骨性关节炎（退行性关节病）、肩关节周围炎、肌腱炎、腱鞘炎、肱骨外上髁炎（网球肘等）、肌肉痛、外伤后的肿胀及疼痛。

【用法用量】外用。根据症状使用本品适量涂于患处，并轻轻揉擦，一日1～4次。

【不良反应】偶有用药部位发生散在皮疹，大剂量应用时，可能出现胃部刺激症状。

【禁忌】对本品或其他非甾体抗炎药过敏、胃及十二指肠溃疡出血患者禁用。

【孕妇及哺乳期妇女用药】孕妇及哺乳期妇女慎用。

9. 联苯乙酸搽剂 Felbinac Liniment

本品为非甾体抗炎镇痛药。

【适应证】本品为非甾体抗炎镇痛药，主要用于缓解骨关节炎，以及急性闭合性软组织损伤后所致的肿胀、疼痛症状。对于变形性关节炎、肌肉膜性腰痛、肩周炎、腱鞘炎、肱骨外上髁炎、肌肉痛、外伤后的肿胀、疼痛等有非常好的阵痛和治疗效果。

【不良反应】偶见皮肤瘙痒、发红及刺激症状，罕见皮炎及水疱。严重时应停药。

【禁忌】对本品或其他非甾体抗炎药过敏者、有阿司匹林哮喘史的患者禁用。

【孕妇及哺乳期妇女用药】孕妇及哺乳期妇女禁用。

【儿童用药】12岁以下儿童禁用。

【老年用药】现有资料未明确老年患者使用本品与成年患者的区别。

【用法用量】每次1ml，一日2～4次，喷涂于患部皮肤。若有多处损伤，涂擦本品一日总量不超过25ml（相当于25次）

【制剂】联苯乙酸搽剂（凝胶）

10. 右旋布洛芬 Dexibuprofen

本品为非甾体类抗炎药，具有解热、镇痛及抗炎作用。其作用较布洛芬强，起效快。

【适应证】本品为非甾体类抗炎药，具有解热、镇痛及抗炎作用，适用于感冒等疾病引起的发热、头痛，减轻或消除以下疾病的轻、中度疼痛或炎症：①扭伤、劳损、下腰疼痛，肩周炎、滑囊炎、肌腱或腱鞘炎；②痛经、痛风、牙痛或手术后疼痛；③类风湿关节炎、骨关节炎，以及其他血清阴性（非类风湿）关节疾病。

【用法用量】成人，一日服用2～3次，一次1～2片。

【不良反应】一般表现为胃肠道不适或皮疹、头痛、耳鸣等，偶见转氨酶升高。

【禁忌】对本品过敏、服用阿司匹林或其他非甾体类抗炎药后诱发哮喘或荨麻疹、冠状动脉搭桥手术（CABG）围手术期疼痛、活动性消化道溃疡/出血、有失血倾向、重度心力衰竭患者禁用。

【孕妇及哺乳期妇女用药】孕妇及哺乳期妇女慎用。

【儿童用药】6个月以下小儿慎用或遵医嘱。儿童用量尚不明确。

【制剂】右旋布洛芬片（胶囊、口服混悬液、栓）

11. 辣椒碱 Capsaicin

辣椒碱具有许多生理活性，可镇痛消炎、活血化瘀。

【适应证】适用于短期缓解由风湿引起的肌肉和关节的轻度疼痛，以及背部疼痛和扭伤、拉伤引起的疼痛。

【不良反应】偶尔在用药部位产生烧灼感和刺痛感，但随着时间的延长和反复用药，症状会减轻或消失。

【禁忌】对本品及其成分过敏、带状疱疹发作期、有开放伤口患者禁用。

【孕妇及哺乳期妇女用药】不推荐妊娠妇女及哺乳期妇女应用本品。

【儿童用药】儿童必须在成人监护下使用。

【用法用量】外用。均匀涂抹于疼痛部位，一日3～4次。

【制剂】①辣椒碱软膏（乳膏、凝胶）；②复方辣椒碱乳膏

12. 热敷袋 Foment Bag

本品为复方制剂，含铁屑、活性炭、锯木屑、蛭石、氯化钠。本品中铁屑为二价铁，在空气中氧化生成三价铁，在碳粉的作用下又还原为二价铁，在氧化还原过程中，能产生40℃～60℃的热度。维持20～26小时，当热敷袋紧贴于患处时，此热传至机体，5分钟后，局部皮肤血管扩张、充血，加速血液循环，促进局部的新陈代谢，从而达到物理治疗而止痛的目的；本品蛭石起保温作用，氯化钠可防腐。

【适应证】用于肩周炎、腰腿痛、关节痛、坐骨神经痛、软组织损伤、胃寒、腹痛、痛经。

【用法用量】外用。剪开外袋，轻揉内袋，即可发热，将热袋装在绷带内，除去绷带上的密封，将绷带上药面对准患部，

热敷24小时。

【禁忌】开放性损伤、血肿早期患者禁用。

13. 复方水杨酸甲酯薄荷醇贴剂 Compound Methyl Salicylate and Menthol Patches

见本章“199. 颈椎病”。

14. 氨糖美辛肠溶片 Glucosamine Indomethacin Entric-coated Tablets

见本章“199. 颈椎病”。

15. 奥沙普秦 Oxaprozin

见本章“198. 骨性关节炎”。

16. 牛痘疫苗致炎兔皮提取物注射液 Extracts from Rabbit Skin Inflamed by Vaccinia Virus for Injection

见本章“199. 颈椎病”。

17. 蝎毒注射液 Scorpion Venom Injection

【适应证】本品为慢性持续性疼痛疾病的镇痛剂,用于缓解肩周炎、骨关节病、风湿性或类风湿关节炎等轻、中度疼痛。

【用法用量】肌肉注射。一次10~20μg,一日1~2次,全日剂量一般不超过40μg,7~10日为一疗程。用药疗程视病情而定或遵医嘱。注射前应做皮肤过敏试验。

【孕妇及哺乳期妇女用药】孕妇禁用。

【儿童用药】儿童禁用。

【不良反应】主要表现为头晕、头痛、恶心,注射部位疼痛。

【禁忌】对本品过敏者禁用。

附:用于肩周炎(肩关节周围炎)的其他西药

1. 盐酸替扎尼定片 Tizanidine Hydrochloride Tablets

【适应证】本品是主要作用于脊髓的有中枢作用的骨骼肌松弛药,对急性疼痛性肌痉挛和源于脊髓和大脑的慢性强直状态均有效。可用于治疗肌肉紧张症状如颈肩腕症候群、腰痛症等。

2. 阿西美辛胶囊 Acemetacin Capsules

【适应证】①类风湿关节炎、骨关节炎、强直性脊椎炎。②肩周炎、滑囊炎、肌腱鞘炎。③腰背痛、扭伤、劳损及其他软组织损伤。④急性痛风。⑤痛经、牙痛和术后疼痛。

3. 依托芬那酯乳膏 Etofenamate Cream

【适应证】用于骨骼肌肉系统等的软组织风湿疾病,如肌肉风湿病、肩关节周围炎、腰痛、坐骨神经痛、腱鞘炎、滑囊炎及各种慢性关节炎,以及脊柱和关节的各种软组织劳损、挫伤、扭伤及拉伤等。

4. 依托度酸 Etodolac

【适应证】用以缓解下列疾病的症状和体征:①骨关节炎(退行性关节病变);②类风湿关节炎;③疼痛症状。本品可用于以上疾病急性发作的治疗,也可用于以上疾病的长期治疗。

5. 尼美舒利 Nimesulide

【适应证】本品为非甾体抗炎药,具有抗炎、镇痛、解热作用,可用于慢性关节炎症(如类风湿关节炎和骨关节炎等),手术和急性创伤后的疼痛和炎症,耳鼻咽部炎症引起的疼痛,痛经,上呼吸道感染引起的发热等症状的治疗。

6. 醋酸曲安奈德 Triamcinolone Acetonide Acetate

【适应证】适用于各种皮肤病、变应性鼻炎、关节痛、支气管哮喘、肩周炎、腱鞘炎、滑膜炎、急性扭伤、类风湿关节炎等。

7. 普鲁卡因 Procaine

【适应证】本品为局部麻醉药。用于浸润麻醉、阻滞麻醉、腰椎麻醉、硬膜外麻醉及封闭疗法等。

8. 泼尼松龙 Prednisolone

【适应证】用于发热,也可用于缓解轻、中度疼痛,如头痛、肌肉痛、关节痛。

二、中药

1. 祛痹舒肩丸

【处方组成】黄芪、淫羊藿、威灵仙、三七、延胡索(醋制)、夏天无、地龙、桂枝、羌活、秦艽、黄精、当归、巴戟天、骨碎补

【功能主治】祛风寒,强筋骨,益气血,止痹痛。用于风寒湿闭阻、气血不足、肝肾亏虚所致的痹病,症见肩部疼痛,日轻夜重,局部怕冷,遇热痛缓,肩部肌肉萎缩;肩周炎见上述证候者。

【用法用量】饭后口服,一次7.5g,一日2次。疗程4周,或遵医嘱。

【使用注意】孕妇禁用。

2. 伸筋丹胶囊

见本章“199. 颈椎病”。

3. 万通筋骨片

见本章“199. 颈椎病”。

4. 消炎镇痛膏

【处方组成】薄荷脑、樟脑、水杨酸甲酯、盐酸苯海拉明、冰片、颠茄流浸膏、麝香草脑

【功能主治】消炎镇痛。用于神经痛、风湿痛、肩痛、扭伤、关节痛、肌肉疼痛等。

【用法用量】贴患处。一日1~2次。

【使用注意】孕妇禁用。

5. 特制狗皮膏

【处方组成】生川乌、防己、山柰、透骨草、延胡索、干姜、辣椒、蟾酥、冰片、薄荷脑、樟脑、水杨酸甲酯

【功能主治】祛风散寒,舒筋活血,和络止痛。用于风寒湿痹,肩膊腰腿疼痛,肢体麻木,跌打损伤。

【用法用量】外用,先将患处皮肤洗净擦干,撕去纱布,贴敷。根据面积大小,贴1~3张。

6. 骨通贴膏

【处方组成】丁公藤、麻黄、当归、干姜、白芷、海风藤、乳香、三七、姜黄、辣椒、樟脑、肉桂油、金不换、薄荷脑

【功能主治】祛风散寒，活血通络，消肿止痛。用于骨痹属寒湿阻络兼血瘀证，症见局部关节疼痛、肿胀、麻木重着、屈伸不利或活动受限；退行性骨性关节炎见上述证候者。

【用法用量】外用，贴于患处。贴用前，将患处皮肤洗净；贴用时，使膏布的弹力方向与关节活动方向一致；7 天为一疗程，或遵医嘱。

【使用注意】孕妇禁用。

7. 威灵骨刺膏

见本章“197. 骨质增生”。

8. 雪山金罗汉止痛涂膜剂

见本章“197. 骨质增生”。

9. 根痛平颗粒(胶囊、片、丸)

见本章“199. 颈椎病”。

10. 川桂散

见本章“199. 颈椎病”。

11. 镇痛活络酊

见本章“199. 颈椎病”。

12. 祛痛健身膏

见本章“199. 颈椎病”。

13. 外用无敌膏

【处方组成】乳香、没药、细辛、冰片、八角枫、生草乌、四块瓦、生川乌、雪上一枝蒿、桑寄生、五香血藤、独活、透骨草、伸筋草、生地黄、熟地黄、续断、红花、土茯苓、海螵蛸、当归、苏木、白芷、猴骨、重楼、海马、木鳖子、马前子、三分三、黄芪、三七、骨碎补、淫羊藿、千年健、杜仲、海风藤、刺五加、钻地风、牛膝、血竭、白术、肉桂、苍术、党参、茯苓、秦艽、仙鹤草、苦参、地肤子、鹤虱、黄连、黄芩、黄柏、大黄、金银花、威灵仙、赤芍、蕲蛇

【功能主治】祛风除湿，活血消肿，清热拔毒，通痹止痛。用于跌打损伤，风湿麻木，腰肩腿痛，疮疖红肿疼痛。

【用法用量】加温软化，贴于患处。

【使用注意】孕妇及哺乳期禁用。

14. 归元筋骨宁湿敷剂

见本章“199. 颈椎病”。

15. 双活止痛酊

【处方组成】羌活、独活、威灵仙、桂枝、木瓜、伸筋草、秦艽、两面针、三七、红花、川芎、当归、鸡血藤

【功能主治】散寒除湿，活血止痛。用于寒湿阻络所引起的肩痛症的辅助治疗。

【用法用量】外用，用药棉蘸药液适量轻搽患处，一日2～3次。

【使用注意】孕妇禁用。

16. 骨痛灵酊

见本章“197. 骨质增生”。

17. 消痛贴膏

见本章“197. 骨质增生”。

18. 羌黄祛痹颗粒

【处方组成】片姜黄、羌活、当归、赤芍、海桐皮、白术、甘草

【功能主治】祛风除湿，散寒化瘀，通络止痛。适用于肩痹(肩周炎)属风寒湿痹证者，症见肩部疼痛，肩不能举，肩部怕冷，得暖痛减等，舌质淡，苔白，脉弦或弦细。

【用法用量】开水冲服。一次 1 袋，一日 3 次。

【使用注意】哺乳期、妊娠期或准备妊娠的妇女慎用。

19. 沉香十七味丸

【处方组成】沉香、苦参、马钱子(制)、木香、丁香、肉豆蔻、制草乌、紫河车(干)、广枣、黑云香、兔心

【功能主治】“白脉病”：白脉包括大脑、小脑、延脑脊髓，以及各种神经，出现口眼歪斜、四肢麻木、肌筋萎缩、偏瘫、麻痹、言语不清等症状。“赫依”血不调：是指赫依与血相互不合而形成的疾病，本方指跌打损伤、扭挫伤、筋骨肿痛、骨质增生、颈椎病、肥大性脊椎炎、肩周炎、坐骨神经痛、三叉神经痛、面瘫等引起的疼痛、瘀肿、功能障碍等症状。

【用法用量】口服。一次 14～24 粒(1.25 克/10 粒)，一日 1～2 次，或遵医嘱。

【使用注意】孕妇慎用。

附：用于肩周炎(肩关节周围炎)的其他中药

1. 痹痛宁胶囊

【功能主治】祛风除湿，消肿定痛。用于寒湿阻络所致的痹病，症见筋骨关节疼痛，肿胀，麻木，重着，屈伸不利，遇寒加重。

2. 黑骨藤追风活络胶囊

【功能主治】祛风除湿，通络止痛。用于风寒湿痹，肩臂、腰腿疼痛。

3. 肿痛气雾剂(搽剂、凝胶)

【功能主治】消肿镇痛，活血化瘀，舒筋活络，化痞散结。用于跌打损伤，风湿关节痛，肩周炎，痛风性关节炎，乳腺小叶增生。

4. 狮子油

【功能主治】用于新旧跌打，痹痛，肌肉疼痛，外科疼痛，撞伤积瘀，肩背腰痛。

5. 川花止痛膜

【功能主治】活血化瘀，散寒止痛。用于风湿痛，跌打损伤痛，骨质增生、颈椎病、肩周炎、腰肌劳损等引起的疼痛。

6. 芎芷痛瘀散

见本章“197. 骨质增生”。

7. 龙骨颈椎胶囊

【功能主治】舒筋通络，活血祛瘀，消肿止痛。主治颈椎病，对肩周炎、坐骨神经痛、慢性关节炎、肥大性脊椎炎等也

有较好的疗效。

8. 蟾马正痛酊

见本章“197. 骨质增生”。

9. 复方蟾酥膏

【功能主治】活血化瘀，消肿止痛。用于肝癌、肺癌、胰腺癌、食管癌、胃癌、肠癌、卵巢癌、乳腺癌、宫颈癌、脑瘤、骨瘤等肿瘤引起的疼痛，也可用于急慢性扭挫伤、跌打瘀痛，骨质增生、风湿及类风湿疼痛，亦用于落枕、肩周炎、腰肌劳损和伤痛等。

10. 通迪胶囊

【功能主治】活血行气，散瘀止痛。用于气滞血瘀、经络阻滞所致的癌症疼痛，术后疼痛，跌打疼痛，肩颈痹痛，以及胃脘疼痛，头痛，痛经等。

11. 六味祛风活络膏

【功能主治】活血化瘀，祛风除湿，消肿止痛。用于肩关节周围炎气滞血瘀证，症见肩部刺痛，活动受限。

12. 消炎止痛膏

【功能主治】消炎镇痛。用于神经痛，风湿痛，肩痛，扭伤，关节痛，肌肉疼痛等。

201. 落枕

〔基本概述〕

落枕或称失枕，是一种常见病，好发于青壮年，以冬春季多见。

落枕的常见发病经过是入睡前并无任何症状，晨起后却感到项背部明显酸痛，颈部活动受限。这说明病起于睡眠之后，与睡枕及睡眠姿势有密切关系。

本病多由于睡眠时枕头高低或睡眠姿势不当，以致入睡前虽无任何症状，但晨起后即感到项背部酸痛，颈项僵直，活动受限。检查时颈部肌肉有触痛，浅层肌肉有痉挛、僵硬，摸起来有“条索感”。

落枕病因主要有两个方面。一是肌肉扭伤，如夜间睡眠姿势不良，头颈长时间处于过度偏转的位置；或因睡眠时枕头不合适，过高、过低或过硬，使头颈处于过伸或过屈状态，均可引起颈部一侧肌肉紧张，使颈椎小关节扭错，时间较长即可发生静力性损伤，使伤处肌筋强硬不和，气血运行不畅，局部疼痛不适，动作明显受限等。二是感受风寒，如睡眠时受寒，盛夏贪凉，使颈背部气血凝滞，筋络痹阻，以致僵硬疼痛，动作不利。如为颈椎病引起，可反复“落枕”。

落枕病程较短，一周左右即可痊愈，及时治疗可缩短病程，不经治疗也可能自愈，但容易复发。对落枕症状反复发作或长时间不愈的应考虑颈椎病的存在，应找专科医师检查，以便及早发现、治疗。

〔治疗原则〕

落枕的治疗方法很多，手法理筋、针灸、药物、热敷等均有良好的效果，尤以理筋治法为佳。

落枕严重者，局部注射 0.25% 奴夫卡因 10ml，止痛效果明显。

如为颈椎病引起，在体疗科医师指导下，进行家庭自我颈椎牵引疗法。

中医治疗本病积累了丰富的经验：对气滞血瘀者，予以活血化瘀，通络止痛；对风寒侵袭者，治以祛风散寒，活血止痛；对肝肾亏虚者，采用益肝肾，补气血，祛风湿，止痹痛等方法。

〔用药精选〕

一、西药

1. 吲哚美辛 Indometacin

见本章“200. 肩周炎”。

2. 萘丁美酮 Nabumetone

见本章“200. 肩周炎”。

3. 双氯芬酸 Diclofenac

见本章“198. 骨性关节炎”。

4. 布洛芬 Ibuprofen

见本章“198. 骨性关节炎”。

5. 洛索洛芬 Loxoprofen

见本章“198. 骨性关节炎”。

附：用于落枕的其他西药

辣椒碱 Capsaicin

见本章“200. 肩周炎”。

二、中药

1. 回生第一丹（散、丸、胶囊）

【处方组成】土鳖虫、血竭、当归、自然铜（煅醋淬）、乳香（醋炙）、麝香、朱砂

【功能主治】活血散瘀，消肿止痛。用于跌打损伤，闪腰岔气，伤筋动骨，皮肤青肿，血瘀疼痛。

【用法用量】丹（散）口服，一次 1g，一日 2~3 次。

2. 疏风定痛丸

【处方组成】马钱子粉、麻黄、乳香（醋制）、没药（醋制）、千年健、自然铜（煅）、地枫皮、桂枝、牛膝、木瓜、甘草、杜仲（盐制）、防风、羌活、独活

【功能主治】祛风散寒，活血止痛。用于风寒湿闭阻、瘀血阻络所致的痹病，症见关节疼痛、冷痛、刺痛或疼痛致甚，屈伸不利，局部恶寒，腰腿疼痛，四肢麻木及跌打损伤所致的局部肿痛。

【用法用量】口服。水蜜丸一次 4g（20 丸），大蜜丸一次 1 丸，一日 2 次。

【使用注意】孕妇禁用。

3. 小活络丸（丹）

【处方组成】胆南星、制川乌、制草乌、地龙、乳香（制）、

没药(制)

【功能主治】祛风散寒,化痰除湿,活血止痛。用于风寒湿邪闭阻、痰瘀阻络所致的痹病,症见肢体关节疼痛,或冷痛,或刺痛,或疼痛夜甚,关节屈伸不利、麻木拘挛。

【用法用量】黄酒或温开水送服。一次1丸,一日2次。

【使用注意】孕妇禁用。

4. 伤湿止痛膏

【处方组成】伤湿止痛流浸膏(由生草乌、生川乌、乳香、没药、生马钱子、丁香、肉桂、荆芥、防风、老鹳草、香加皮、积雪草、骨碎补、白芷、山柰、干姜组成)、水杨酸甲酯、樟脑、冰片、薄荷脑、芸香浸膏、颠茄流浸膏

【功能主治】祛风湿,活血止痛。用于风湿性关节炎,肌肉疼痛,关节肿痛。

【用法用量】外用。贴患处。

【使用注意】孕妇禁用。

5. 消痛贴膏

见本章“197. 骨质增生”。

附:用于落枕的其他中药

1. 复方蟾酥膏

【功能主治】活血化瘀,消肿止痛。用于肝癌、肺癌、胰腺癌、食管癌、胃癌、肠癌、卵巢癌、乳腺癌、宫颈癌、脑瘤、骨瘤等肿瘤引起的疼痛,也可用于急慢性扭挫伤、跌打瘀痛,骨质增生、风湿及类风湿疼痛,亦用于落枕、肩周炎、腰肌劳损和伤痛等。

2. 消炎止痛膏

【功能主治】消炎镇痛。用于神经痛,风湿痛,肩痛,扭伤,关节痛,肌肉疼痛等。

202. 腰椎间盘突出症

〔基本概述〕

腰椎间盘突出症是指腰椎椎间盘的纤维环破裂、髓核突出,由此压迫、刺激坐骨神经根所引起的一系列症状和体征。

腰椎间盘突出症是腰腿痛常见原因,主要由于日常生活及劳动中的劳损造成了椎间盘的退行性病变。常见症状有腰痛和坐骨神经痛、下腹部痛或大腿前侧痛、麻木、间歇性跛行、马尾综合征、肌瘫痪等。

腰椎间盘突出的基本因素是椎间盘退行性变。本病患者多有急、慢性腰部损伤史。腰痛常伴下肢放射痛、麻木;咳嗽、打喷嚏、弯腰时加重,卧床休息可减轻。腰部活动受限,可伴侧弯。棘突旁压痛,向下肢放射,受累神经根支配区域有感觉,肌力、腿反射改变。马尾神经受压时,出现括约肌功能障碍及鞍区痛觉减退。直腿抬高及加强试验阳性。X线检查可见腰椎侧弯,椎间隙变窄,椎体边缘骨质增生。CT及MRI可确诊和定位。

中医学典籍中无腰椎间盘突出症之名,根据该病的临床表现,可归于“腰痛”“腰腿痛”“痹证”等范畴。

〔治疗原则〕

对腰椎间盘突出症的治疗的根本是解除突出对神经的压迫。目前的治疗大体分为三大类:一是非手术治疗,主要包括卧床休息、药物治疗、牵引疗法、物理治疗、推拿治疗、针灸治疗、代替疗法、封闭疗法、小针刀疗法、复位法等;二是手术治疗,主要包括常规开放性手术、椎间盘镜微创手术、经皮穿刺切吸术、人工腰椎间盘置换等;三是介入治疗,主要包括胶原酶化学溶解疗法、臭氧注射疗法、超低温消融治疗、射频热凝靶点穿刺技术、无创疗法[CT导引下介入药物修补术(PRT)]、微创疗法[CT、C臂联合导引温控热疗修补术(IDET)]等。具体方法如下。

(1)对症止痛治疗常用双氯芬酸、布洛芬或吲哚美辛等。

(2)维生素 B_1、维生素 B_{12} 对改善症状也有一定作用。

(3)物理治疗可以行按摩、牵引、红外线照射、热疗等。

(4)针灸治疗腰椎间盘突出症也有较好的效果。

(5)硬膜外注射糖皮质激素和少量麻醉药物可起到改善局部血运、减轻局部酸中毒、消炎止痛的作用。常用硬膜外腔注射药物为倍他米松磷酸二钠10mg、2%利多卡因4~6ml、维生素 B_6 100~200mg、维生素 B_{12} 500~1000ug,或用棕榈酸地塞米松8mg替代倍他米松。一周注射1次,共3~4次。

(6)对保守治疗无效或合并椎管狭窄者应行手术治疗。

〔用药精选〕

一、西药

1. 双氯芬酸钠 Diclofenac Sodium

本品通过抑制环氧合酶从而减少前列腺素的合成,以及一定程度上抑制脂氧酶而减少白三烯、缓激肽等产物的生成而发挥解热镇痛及抗炎作用。

【适应证】①急、慢性风湿性关节炎,急、慢性强直性脊椎炎,骨关节炎。②肩周炎、滑囊炎、肌腱炎及腱鞘炎。③腰背痛、扭伤、劳损及其他软组织损伤。④急性痛风。⑤痛经或子宫附件炎、牙痛和术后疼痛。⑥创伤后的疼痛与炎症,如扭伤、肌肉拉伤等。⑦耳鼻喉严重的感染性疼痛和炎症(如扁桃体炎、耳炎、鼻窦炎等),应同时使用抗感染药物。

【不良反应】①可引起头痛及腹痛、便秘、腹泻、胃烧灼感、恶心、消化不良等胃肠道反应。②偶见头痛、头晕、眩晕。血清谷草转氨酶(GOT),血清谷丙转氨酶(GPT)升高。③少见的有肾功能下降,可导致水钠潴留,表现尿量少、面部水肿、体重骤增等。极少数可引起心律失常、耳鸣等。④罕见:皮疹、胃肠道出血、消化性溃疡、呕血、黑便、胃肠道溃疡、穿孔、出血性腹泻、嗜睡,过敏反应如哮喘、肝炎、水肿。⑤有导

致骨髓抑制或使之加重的可能。

【禁忌】对本品及阿司匹林或其他非甾体抗炎药过敏、哮喘、荨麻疹或其他变态反应、胃肠道出血患者禁用。

【孕妇及哺乳期妇女用药】在妊娠期间，一般不宜使用，尤其是妊娠后3个月。哺乳期妇女不宜服用。

【儿童用药】16岁以下的儿童不宜服用或遵医嘱。

【老年用药】慎用。

【用法用量】口服。①成人常用量：a. 关节炎，一日75～150mg，分3次服，疗效满意后可逐渐减量；b. 急性疼痛，首次50mg，以后25～50mg，每6～8小时1次。②小儿常用量：一日0.5～2.0mg/kg，日最大量为3.0mg/kg，分3次服。

【制剂】①双氯芬酸钠片(肠溶片、缓释片、含片、贴片、缓释胶囊、肠溶缓释胶囊、乳膏、搽剂、栓、气雾剂、喷雾剂、注射液)；②双氯芬酸钾片；③双氯芬酸钠二乙胺盐乳胶剂(凝胶)

2. 布洛芬 Ibuprofen

见本章“198. 骨性关节炎”。

3. 吲哚美辛 Indometacin

见本章“200. 肩周炎”。

4. 洛索洛芬 Loxoprofen

见本章“198. 骨性关节炎”。

5. 萘丁美酮 Nabumetone

见本章“200. 肩周炎”。

附：用于腰椎间盘突出症的其他西药

1. 维生素 B_{12} Vitamin B_{12}

见第十三章“191. 小儿贫血”。

2. 甲钴胺 Mecobalamin

见第十三章“191. 小儿贫血”。

二、中药

1. 腰痛宁胶囊

【处方组成】马钱子粉、土鳖虫、麻黄、乳香(醋制)、没药(醋制)、川牛膝、全蝎、僵蚕(麸炒)、麸炒苍术、甘草

【功能主治】消肿止痛，疏散寒邪，温经通络。用于寒湿瘀阻经络所致的腰椎间盘突出症、腰椎增生症、坐骨神经痛、腰肌劳损、腰肌纤维炎、风湿关节痛，症见腰腿痛、关节痛及肢体活动受限者。

【用法用量】黄酒兑少量温开水送服。一次4～6粒，一日1次。睡前半小时服或遵医嘱。

【使用注意】孕妇及小儿禁用。

2. 腰痹通胶囊

【处方组成】三七、川芎、延胡索、白芍、牛膝、狗脊、熟大黄、独活

【功能主治】活血化瘀，祛风除湿，行气止痛。用于血瘀气滞、脉络闭阻所致的腰痛，症见腰腿疼痛，痛有定处，痛处拒按，轻者俯仰不便，重者剧痛不能转侧；腰椎间盘突出症见上述症状者。

【用法用量】口服。一次3粒，一日3次。30天为一疗程。

【使用注意】孕妇禁用。

3. 腰椎痹痛丸

【处方组成】独活、桂枝、红花、五加皮、白芷、防己、骨碎补、当归、制草乌、防风、千年健、秦艽、萆薢、桃仁、海风藤、威灵仙、赤芍、续断、桑寄生

【功能主治】壮筋骨，益气血，祛风除湿，通痹止痛。用于肝肾不足、寒湿阻络所致的腰椎痹痛，症见腰膝酸软、筋骨无力。

【用法用量】口服。一次2g，一日3次。

【使用注意】孕妇禁用。

4. 独活寄生合剂(丸、颗粒)

见本章“198. 骨性关节炎”。

5. 通络活血胶囊(丸)

【处方组成】三七、红花、血竭、大黄、乳香、没药、麻黄、当归(酒制)、白芍(酒制)、六神曲、土鳖虫、自然铜、骨碎补等

【功能主治】活血祛瘀，通络止痛。适用于血瘀型腰椎间盘突出症之腰痛等症状。

【用法用量】口服。一次6粒，一日3次，1个月为一疗程。

【使用注意】孕妇禁用。

6. 腰腿痛丸

【处方组成】麻黄、红参、豹骨(制)、羌活、木瓜、乳香(制)、甘草、地枫皮、防风、马钱子粉、鹿茸、牛膝、独活、鸡血藤、没药(制)、千年健、杜仲炭

【功能主治】强筋壮骨，舒筋活血。用于腰腿酸软，肢体麻木，风寒湿痹。

【用法用量】口服。一次10粒，一日2次，体弱者酌减。连服一周，停服3日后再服。

【使用注意】孕妇禁用。

7. 颈腰康胶囊

【处方组成】马钱子(制)、地龙、红花、乳香(醋炒)、没药(醋炒)、牛膝、骨碎补(砂烫)、香加皮、伸筋草、防己

【功能主治】舒筋活络，活血祛瘀，消肿止痛。用于骨折瘀血肿胀疼痛，骨折恢复期，以及肾虚挟瘀所致的痹痛(增生性脊柱炎、腰椎间盘脱出症)。

【用法用量】饭后口服，一次3粒，一日3次；或遵医嘱。

【使用注意】孕妇和哺乳期妇女禁用。

8. 风湿骨痛胶囊(丸)

【处方组成】制川乌、制草乌、红花、甘草、木瓜、乌梅、麻黄

【功能主治】温经散寒，通络止痛。用于寒湿闭阻经络所致的痹病，症见腰脊疼痛、四肢关节冷痛；风湿性关节炎见上述证候者。

【用法用量】胶囊，口服，一次2~4粒，一日2次。

【使用注意】孕妇禁用。

9. 风湿痛药酒（风湿骨痛药酒）

【处方组成】石南藤、麻黄、枳壳、桂枝、蚕砂、黄精、陈皮、厚朴、苦杏仁、泽泻、山药、苍术、牡丹皮、川芎、白术、白芷、木香、石耳、羌活、小茴香、猪牙皂、补骨脂、香附、菟丝子、没药、当归、乳香

【功能主治】祛风除湿，活络止痛。用于风湿阻络所致的痹病，症见腰腿骨节疼痛、手足麻木；跌打损伤所致的局部肿痛。

【用法用量】口服。一次10~15ml，一日2次。

【使用注意】①孕妇禁用。②对酒精过敏者忌用。

10. 治伤消瘀丸

【处方组成】马钱子（砂炒）、土鳖虫、乳香、自然铜（煅飞）、骨碎补、没药、麻黄、香附、红花、蒲黄、赤芍、桃仁、泽兰、五灵脂

【功能主治】消瘀退肿。用于骨骼与关节损伤和瘀肿疼痛。

【用法用量】口服。一次6~12粒，一日3次。

【使用注意】孕妇禁用。

11. 丹鹿通督片

【处方组成】丹参、鹿角胶、黄芪、延胡索、杜仲

【功能主治】活血通督，益肾通络。用于腰椎管狭窄症（如黄韧带增厚、椎体退行性改变、陈旧性椎间盘突出）属瘀阻督脉型所致的间歇性跛行，腰腿疼痛，活动受限，下肢酸胀疼痛，舌质暗。

【用法用量】口服。一次4片，一日3次。1个月为一疗程，或遵医嘱。

【使用注意】孕妇禁用。

12. 根痛平颗粒（胶囊、片、丸）

见本章“199. 颈椎病”。

13. 归元筋骨宁湿敷剂

见本章“199. 颈椎病”。

14. 芪麝丸

【处方组成】黄芪、川芎、人工麝香、青风藤、防己、人工牛黄

【功能主治】专门用于治疗椎间盘源性疾病（颈椎病、腰椎间盘突出症等）

【用法用量】口服。一次25丸，一日2次。疗程为四周。

【使用注意】孕妇禁用。

15. 芎芷痛瘀散

见本章“197. 骨质增生”。

16. 元七骨痛酊

【处方组成】三七、延胡索（制）、急性子、细辛、花椒、老鹳草、当归、土鳖虫、莪术、重楼、血竭、乳香、没药、骨碎补（制）、乌梢蛇、丁香油、水杨酸甲酯

【功能主治】活血化瘀，祛风散寒，通络止痛。用于治疗骨性关节炎（筋脉瘀滞证），腰椎、膝关节等部位疼痛、肿胀、麻木重着，遇寒加重，关节屈伸不利，活动功能障碍等。

【用法用量】外用，涂擦于患处，每次2~5ml，每日3次，重症患者涂药后揉擦10分钟。

【使用注意】乙醇过敏者慎用，孕妇不宜使用。

17. 复方补骨脂冲剂

【处方组成】补骨脂、锁阳、续断、狗脊、赤芍、黄精等

【功能主治】温补肝肾，强壮筋骨，活血止痛。用于肾阳虚亏，腰膝酸痛，腰肌劳损及腰椎退行性病变等病。

【用法用量】口服。一次2袋，一日2次。1~2周为一疗程。

18. 恒古骨伤愈合剂

【处方组成】三七、黄芪、人参、红花、杜仲、陈皮、洋金花、钻地风、鳖甲

【功能主治】活血益气，补肝肾，接骨续筋，消肿止痛，促进骨折愈合。用于新鲜骨折及陈旧骨折、股骨头坏死、骨关节病、腰椎间盘突出症等症。

【用法用量】口服。成人一次25ml，6~12岁一次12ml，每两日服用1次。饭后1小时服用，12天为一个疗程。

【使用注意】精神病病史者、青光眼、孕妇禁用。

附：用于腰椎间盘突出症的其他中药

1. 腰痛片（胶囊）

【功能主治】补肾活血，强筋止痛。用于肾阳不足、瘀血阻络所致的腰痛及腰肌劳损。

2. 金天格胶囊

见本章“196. 骨质疏松症”。

3. 壮腰健肾口服液（丸）

【功能主治】壮腰健肾、祛风活络。用于肾亏腰痛，风湿骨痛，膝软无力，小便频数。

4. 舒筋健脾丸

【功能主治】补益肝肾，强健筋骨，祛风除湿，活络止痛。用于腰膝酸痛。

203. 腰痛、腰腿痛和腰肌劳损

〔基本概述〕

（一）腰痛

腰痛是以腰部一侧或两侧疼痛为主要症状的一种病症。男女均有发生，女性居多。据统计，妇科门诊以腰痛为主的患者约占就诊数的10%。

腰痛的主要症状是腰部一侧或两侧发生疼痛。腰痛常可放射到腿部，常伴有外感或内伤症状。腰椎X线片等检查，常可见异常。

引起腰痛病的原因很多，约有数十种，比较常见的有肾

脏疾病、风湿病、腰肌劳损、脊椎及脊髓疾病等。常见原因主要有以下几种。①腰肌劳损:长期从事站立操作诸如纺织、印染、理发、售货等工作的妇女,由于持续站立,腰部肌腱、韧带伸展能力减弱,局部可积聚过多的乳酸,抑制了腰肌的正常代谢,也可导致腰肌劳损而引起的腰痛。经常背重物,腰部负担过重,易发生脊椎侧弯,造成腰肌劳损而出现腰痛。②泌尿系统感染:由于女性的尿道短而直,且尿道外口靠近肛门,常有大肠埃希菌寄生,加之女性生理方面的特点,尿道口污染的机会较多,若忽视卫生,则容易发生泌尿系感染。腰痛以急、慢性肾盂肾炎所致者为多,表现为腰部胀痛,严重者沿输尿管放射至会阴部。除泌尿系统感染外,泌尿系结石、结核等疾患,亦会引起腰痛。③生殖器官疾病:女性的生殖器官在一生中要行经400次左右,还负担着怀孕、分娩等使命;有的妇女还经历流产、节育手术等。故生殖器官炎症的发病率较高,如输卵管炎、盆腔炎等。这些炎症容易并发腰痛,子宫后倾、后屈,也是女性腰痛的原因之一,子宫肌瘤、子宫颈癌、卵巢囊肿等严重生殖器官疾患,都会引起压迫性牵连性腰痛。④受凉、创伤:罹患风湿、类风湿关节炎的妇女,多因在月经期、分娩和产后受风、湿、寒的侵袭,导致脊椎长骨刺而诱发腰痛。若腰部曾扭伤,可能发展为椎间盘突出,出现较重的腰痛,甚至影响脊椎的屈伸和转动。⑤孕期及产褥期劳累:怀孕期间,随着胎儿逐渐长大,孕妇腰骶及盆腔各关节韧带松弛,同时子宫重量亦随着胎龄的增长而增加,致使身体重心前移。为了保持身体平衡,腰部多向前挺起,若不注意休息,则易引起腰痛。妊娠期间,胎儿发育需要充足的钙、磷等营养物质,若膳食中摄入量不足,可造成孕妇骨质软化脱钙,亦会引起腰痛。产褥期出血过多,或劳动过早、过累及受凉等,也可造成腰痛。⑥腰椎病变多见于老年妇女,随着年龄的增长,腰椎神经的压迫症状也会随之增多。因退行性病变引起的假性脊椎柱滑脱是较常见的一种病变,容易引起腰椎管狭窄,压迫脊髓和神经根,导致腰痛和下肢放射痛,往往是因骨质疏松所致的椎体塌陷性骨折。老年人的骨赘形成可引起脊椎僵硬,也可导致持续性腰痛。另外,更年期妇女由于自主神经功能紊乱,也可能引起腰痛,其特点是晨起重而活动后减轻。还有月经不调、痛经或情绪危机等因素,亦易发生腰痛。

(二)腰腿痛

腰腿痛是以腰部和腿部疼痛为主要症状的骨伤科病症。主要包括现代医学的腰椎间盘突出症、腰椎椎管狭窄症等。

腰腿痛多因扭闪外伤、慢性劳损及感受风寒湿邪所致。轻者腰痛,经休息后可缓解,再遇轻度外伤或感受寒湿仍可复发或加重;重者腰痛,并向大腿后侧及小腿后外侧及脚外侧放射疼痛,转动、咳嗽、喷嚏时加剧,腰肌痉挛,出现侧弯。直腿抬高试验阳性,患侧小腿外侧或足背有麻木感,甚至可出现间歇性跛行。

(三)腰肌劳损

腰肌劳损又称"功能性腰痛"或"腰肌筋膜炎"等,为腰部肌肉及其附着点的筋膜、韧带甚或骨膜的慢性损伤性炎症,为腰痛的常见原因。

腰肌劳损是一种常见的腰部疾病,是指腰部一侧或两侧或正中等处发生疼痛之症,既是多种疾病的一个症状,又可作为独立的疾病,可见于现代医学中的肾病、风湿病、类风湿病、肌筋膜炎、脊椎、软组织损伤、妇科疾病等。

腰肌劳损以中老年人好发,患者多有腰部过劳或不同程度的外伤史。腰部酸痛,时轻时重,反复发作,劳累时加重,休息后减轻。弯腰工作困难,弯腰稍久则疼痛加重,常喜用双手捶腰,以减轻疼痛。检查腰部外形多无异常,俯仰活动多无障碍。少数患者腰部活动稍受限并有压痛,压痛部位多在骶棘肌处、骶骨后面骶棘肌止点处,或髂骨嵴后部、腰椎横突部。X线片多无异常所见,少数患者可有骨质增生或脊柱畸形。

腰肌劳损的主要病因是急性腰扭伤后未经治愈可长期反复的过度腰部运动及过度负荷所致,慢性腰肌劳损还与气候、环境条件等有关,气温过低或湿度太大都可促发或加重腰肌劳损。

腰肌劳损与腰椎间盘突出症的区别在于:腰肌劳损是局部软组织的损伤,而腰椎间盘突出症是压迫神经导致的症状。鉴别这两个病最简单的就是前者疼痛局限在腰部,后者疼痛会放射到臀部、大腿、小腿或是脚。

腰肌劳损在中医学中属于"腰痛"的范畴。在外因方面,腰痛主要是以外伤或外感风寒湿引起;在内因方面,腰痛是以肾阳虚和肾阴虚为主。

〔治疗原则〕

1. 腰痛与腰腿痛的治疗

腰痛的治疗应辨明原因进行治疗。对肾炎或泌尿系感染等引起的腰痛的治疗,可详见本书的相关章节。中医学认为,腰痛可因感受寒湿、湿热,或跌仆外伤,气滞血瘀,或肾亏体虚所致。其病理变化常表现出以肾虚为本,感受外邪,跌仆闪挫为标的特点。临证首先宜分辨表里、虚实、寒热。大抵感受外邪所致者,其证多属表、属实,发病骤急,治宜祛邪通络,根据寒湿、湿热不同,分别施治。由肾精亏损所致者,其证多属里、属虚,常见慢性反复发作,治宜补肾益气为主。

对腰椎间盘突出症等引起的腰腿痛,治疗可采用腰部推拿按摩手法,手法治疗后,宜以腰围固定腰部,静卧硬板床休息,适当进行功能锻炼。亦可配合热敷、理疗、针灸、局部封闭及内服活血化瘀、祛风通络之剂。若病情严重,保守治疗无效者,可采取手术治疗。

2. 腰肌劳损的治疗

腰肌劳损大多数下背部疼痛属自限性,可自行缓解。治疗上以非手术治疗为主,如各种非手术疗法无效者,可施行手术治疗。

大多数腰肌劳损休息就可以缓解,但易于复发,通过治疗可以达到缓解症状,减少复发的效果。

如果只有数个压痛点,可在肌筋膜疼痛触发点注射利多卡因,或合用糖皮质激素治疗。腰部疼痛明显时,可服用非甾体抗炎药、镇痛药和局部皮肤贴剂。布洛芬、阿司匹林、吲哚美辛等可在疼痛较重时选用,但不宜长期服用。这些药物可独立或联合使用。

肌松药对某些急性下背部疼痛的患者有一定的帮助,作用机制尚未明晰。如美索巴莫等。另外,苯二氮卓类药如地西泮也可以短期使用。

〔用药精选〕

一、西药

1. 洛索洛芬 Loxoprofen

见本章“198. 骨性关节炎”。

2. 双氯芬酸钠 Diclofenac Sodium

见本章“202. 腰椎间盘突出症”。

3. 布洛芬 Ibuprofen

见本章“198. 骨性关节炎”。

4. 吲哚美辛 Indometacin

见本章“200. 肩周炎”。

5. 盐酸乙哌立松片 Eperisone Hydrochloride Tablets

见本章“199. 颈椎病”。

6. 萘丁美酮 Nabumetone

见本章“200. 肩周炎”。

7. 右旋布洛芬 Dexibuprofen

见本章“200. 肩周炎”。

8. 注射用骨瓜提取物 Cervus and Cucumis Polypeptide for Injection

见本章“198. 骨性关节炎”。

9. 氨酚双氢可待因片 Paracetamol and Dihydrocodeine Tartrate Tablets

本品为复方制剂,其组分为对乙酰氨基酚和酒石酸双氢可待因。对乙酰氨基酚具有镇痛和解热作用。双氢可待因较可待因有更强的镇痛作用,约为可待因的2倍,不易成瘾。双氢可待因可以直接作用于咳嗽中枢,起镇咳效果。

【适应证】可广泛用于各种疼痛:创伤性疼痛,外科手术后疼痛及计划生育手术疼痛,中度癌痛,肌肉疼痛如腰痛、背痛、肌风湿病、头痛、牙痛、痛经、神经痛,以及劳损、扭伤、鼻窦炎等引起的持续性疼痛。还可用于各种剧烈咳嗽。

【用法用量】口服。成人及12岁以上儿童,每4~6小时1~2片,每次不得超过2片,每日最大剂量为8片。

【不良反应】少数患者会出现恶心、头痛、眩晕及头昏症状,也可能出现皮疹、瘙痒、便秘。

【禁忌】对本品过敏者、有颅脑损伤者、分娩期妇女禁用;有呼吸抑制及有呼吸道梗阻性疾病,尤其是哮喘发作的患者禁用。

【儿童用药】12岁以下儿童不宜服用该药。

【老年患者用药】老年患者需减量服用。

【孕妇及哺乳期妇女用药】孕妇及哺乳期妇女应在医师或药师指导下使用。

10. 牛痘疫苗致炎兔皮提取物注射液 Extracts from Rabbit Skin Inflamed by Vaccinia Virus for Injection

见本章“199. 颈椎病”。

11. 联苯乙酸搽剂 Felbinac Liniment

见本章“200. 肩周炎”。

12. 热敷袋 Foment Bag

见本章“200. 肩周炎”。

13. 草乌甲素 Bulleyaconitine A

见本章“200. 肩周炎”。

14. 辣椒碱 Capsaicin

见本章“200. 肩周炎”。

15. 甲钴胺 Mecobalamin

见第十三章“191. 小儿贫血”。

附:用于腰痛、腰腿痛和腰肌劳损的其他西药

1. 盐酸替扎尼定片 Tizanidine Hydrochloride Tablets

【适应证】本品是主要作用于脊髓的有中枢作用的骨骼肌松弛药,对急性疼痛性肌痉挛和源于脊髓和大脑的慢性强直状态均有效。它可减少对被动运动的阻力,减轻痉挛和阵挛,增进随意运动强度。用于治疗肌肉紧张症状如颈肩腕综合征、腰痛症等。

2. 复方水杨酸甲酯乳膏 Compound Methyl Salicylate Cream

【适应证】用于缓解扭伤、挫伤、拉伤、劳损等引起的肌肉、筋膜炎,创伤性关节滑膜炎及韧带损伤等引起的局部肿胀和疼痛。

3. 复方水杨酸甲酯苯海拉明喷雾剂 Compound Methyl Salicy Acid and Diphenhydramine Spray

【适应证】用于肌肉痛、关节痛、腰腿痛、跌打损伤及肱骨外上髁炎引起的肿痛。

4. 复方水杨酸甲酯薄荷醇贴剂 Compound Methyl Salicylate and Menthol Patches

见本章“199. 颈椎病”。

5. 依托芬那酯 Etofenamate

【适应证】①骨骼肌肉系统等软组织风湿病。②肌肉风湿病。③肌肉僵硬,伴发冻肩(肩周炎)。④腰痛。⑤坐骨神经痛。⑥腱鞘炎。⑦滑囊炎。⑧由脊柱或关节过度紧张和侵蚀所引起的损伤(椎关节强直、骨关节炎)。⑨挫伤(如运动损伤)。⑩碰伤。⑪扭伤。⑫劳损。

6. 依托度酸 Etodolac

【适应证】用以缓解下列疾病的症状和体征:①骨关节炎(退行性关节病变);②类风湿关节炎;③疼痛症状。本品可用于以上疾病急性发作的治疗,也可用于以上疾病的长期

治疗。

7. 尼美舒利 Nimesulide

【适应证】本品为非甾体抗炎药,具有抗炎、镇痛、解热作用,可用于慢性关节炎症(如类风湿关节炎和骨关节炎等);手术和急性创伤后的疼痛和炎症等。

8. 氟比洛芬 Flurbiprofen

【适应证】适用于类风湿关节炎、骨关节炎、强直性脊柱炎等,也可用于软组织病(如扭伤及劳损)及轻、中度疼痛(如痛经和手术后疼痛、牙痛等)的对症治疗。

9. 阿西美辛 Acemetacin

【适应证】①类风湿关节炎、骨关节炎、强直性脊椎炎。②肩周炎、滑囊炎、肌腱鞘炎。③腰背痛、扭伤、劳损及其他软组织损伤。④急性痛风。⑤痛经、牙痛和术后疼痛。

10. 阿司匹林 Aspirin

【适应证】用于普通感冒或流行性感冒引起的发热,也用于缓解轻至中度疼痛,如头痛、关节痛、偏头痛、牙痛、肌肉痛、神经痛、痛经。

11. 美索巴莫 Methocarbamol

【适应证】肌肉松弛药。用于关节肌肉扭伤、腰肌劳损、坐骨神经痛等病症。

12. 注射用氯诺昔康 Lornoxicam for Injection

【适应证】急性中度手术后疼痛,以及与急性腰、坐骨神经相关的疼痛。

13. 复方倍他米松注射液 Compound Betamethasone Injection

【适应证】本品适用于治疗对糖皮质激素敏感的急性和慢性疾病,包括肌肉骨骼和软组织疾病:类风湿关节炎,骨关节炎、滑囊炎,强直性脊椎炎,肱骨外上髁炎、脊神经根炎、尾骨痛、坐骨神经痛、腰痛、斜颈、腱鞘囊肿、外生骨疣、筋膜炎等。

14. 乙酰谷酰胺 Aceglutamide

【适应证】用于脑外伤性昏迷、神经外科手术引起的昏迷、肝昏迷及偏瘫、高位截瘫、小儿麻痹后遗症、神经性头痛和腰痛等。

二、中药

(一)腰痛和腰腿痛用中药

1. 杜仲颗粒

【处方组成】杜仲、杜仲叶

【功能主治】补肝肾,强筋骨。用于肾气亏虚所致的腰痛,腰膝无力。

【用法用量】开水冲服,一次5g,一日2次。

2. 杜仲药酒

【处方组成】杜仲、白芍、五加皮、狗脊、熟地黄、桂枝、党参、骨碎补、白术、金樱子、女贞子、鸡血藤、淫羊藿、川牛膝、茯苓、当归、菟丝子

【功能主治】温补肝肾,补益气血,强壮筋骨,祛风除湿。用于肝肾不足,筋骨痿弱,风寒湿痹,阳痿早泄。

【用法用量】口服。一次15~30ml,一日2次,或遵医嘱。

【使用注意】孕妇禁用,儿童禁用。

3. 腰痛片(胶囊)

【处方组成】杜仲叶(盐炒)、补骨脂(盐炒)、续断、当归、白术(炒)、牛膝、肉桂、乳香(制)、狗脊(制)、赤芍、泽泻、土鳖虫(酒炒)

【功能主治】补肾活血,强筋止痛。用于肾阳不足、瘀血阻络所致的腰痛及腰肌劳损。

【用法用量】片剂,盐开水送服。一次6片,一日3次。

4. 腰肾膏

【处方组成】肉苁蓉、八角茴香、熟地黄、补骨脂、淫羊藿、蛇床子、牛膝、续断、甘草、杜仲、菟丝子、枸杞子、车前子、小茴香、附子、五味子、乳香、没药、丁香、锁阳、樟脑、冰片、薄荷油、肉桂油、枫香脂稠膏、水杨酸甲酯、盐酸苯海拉明

【功能主治】温肾助阳,强筋壮骨。用于肾阳不足所致的腰膝酸痛,夜尿频数,遗精,早泄,阳痿。

【用法用量】外用,贴于腰部两侧腰眼穴或加贴脐下关元穴,痛症贴患处。

5. 腰痹通胶囊

见本章"202. 腰椎间盘突出症"。

6. 腰痛宁胶囊

见本章"202. 腰椎间盘突出症"。

7. 腰椎痹痛丸

见本章"202. 腰椎间盘突出症"。

8. 舒筋活络丸

【处方组成】五加皮、威灵仙、羌活、川芎、胆南星、地枫皮、独活、桂枝

【功能主治】祛风祛湿,舒筋活络。用于一般骨节疼痛,腰膝酸痛。

【用法用量】口服。一次1~2丸,一日1~2次,用温开水或姜汤送服。

【使用注意】孕妇禁用。

9. 补肾强身胶囊(片)

【处方组成】淫羊霍、狗脊(制)、女贞子(制)、菟丝子、金樱子

【功能主治】补肾填精。用于肾虚精亏所致的腰膝酸软,头晕耳鸣,目眩心悸,阳痿遗精。

【用法用量】胶囊,口服,一次3粒,一日3次。

10. 三宝胶囊

【处方组成】人参、鹿茸、当归、山药、龟甲(醋炙)、砂仁(炒)、山茱萸、灵芝、熟地黄、丹参、五味子、菟丝子(炒)、肉苁蓉、何首乌、菊花、牡丹皮、赤芍、杜仲、麦冬、泽泻、玄参

【功能主治】益肾填精,养心安神。用于肾精亏虚、心血不足所致的腰酸腿软,阳痿遗精,头晕眼花,耳鸣耳聋,心悸失眠,食欲不振。

【用法用量】口服。一次3~5粒,一日2次。

11. 壮腰健肾口服液(丸)

【处方组成】狗脊、桑寄生、金樱子、黑老虎、女贞子、牛大力(牛蒡)、千斤拔、鸡血藤、菟丝子(盐制)

【功能主治】壮腰健肾,祛风活络。用于肾亏腰痛,风湿骨痛,膝软无力,小便频数。

【用法用量】口服液,一次10ml,一日3次。4周为一疗程,或遵医嘱。

12. 杜仲补天素片(丸)

【处方组成】杜仲(盐水炒)、菟丝子(制)、肉苁蓉、远志(制)、当归(酒制)、莲子、泽泻、牡丹皮、白芍、淫羊藿、黄芪、熟地黄、山药、茯苓、白术、陈皮、砂仁、女贞子、金樱子、山茱萸、巴戟天、柏子仁、党参、枸杞子、甘草

【功能主治】温肾强腰,养心安神。用于肾阳不足、心血亏虚所致的腰膝酸软,夜尿频多,心悸失眠,少气乏力;神经衰弱见上述证候者。

【用法用量】口服。一次2~4片,一日2次。

13. 青娥丸

【处方组成】盐补骨脂、盐杜仲、核桃仁(炒)、大蒜

【功能主治】补肾强腰。用于肾虚腰痛,起坐不利,膝软乏力。

【用法用量】口服。水蜜丸一次6~9g,大蜜丸一次1丸,一日2~3次。

14. 回春胶囊

【处方组成】海马、蛤蚧、仙茅(制)、鹿鞭、牛鞭(制)、狗肾(制)、阳起石(煅)、肉苁蓉、五味子、鹿角胶、韭菜子、淫羊藿、刺五加浸膏、黄柏(盐制)

【功能主治】补肾助阳,益精润燥。用于肾阳亏虚所致的腰痛,神疲,健忘,阳痿。

【用法用量】口服。一次4粒,一日3次,淡盐水送下。

15. 延龄长春胶囊

【处方组成】鹿茸(去毛)、鹿鞭、狗鞭、猪睾丸、大海米、狗骨、海马、蛤蚧(去头足)、熟地黄、龟甲胶、黄精(酒制)、制何首乌、山茱萸、人参、蛇床子、淫羊藿(炙)、钟乳石(煅)

【功能主治】补肾壮阳,填精补髓。用于肾阳不足、精血亏虚所致的腰膝酸痛,畏寒肢冷,阳痿早泄,须发早白。

【用法用量】口服。一次4~6粒,一日2~3次。

16. 风湿痛药酒(风湿骨痛药酒)

【处方组成】石南藤、麻黄、枳壳、桂枝、蚕砂、黄精、陈皮、厚朴、苦杏仁、泽泻、山药、苍术、牡丹皮、川芎、白术、白芷、木香、石耳、羌活、小茴香、猪牙皂、补骨脂、香附、菟丝子、没药、当归、乳香

【功能主治】祛风除湿,活络止痛。用于风湿阻络所致的痹病,症见腰腿骨节疼痛、手足麻木,跌打损伤所致的局部肿痛。

【用法用量】口服。一次10~15ml,一日2次。

【使用注意】①孕妇禁用。②对酒精过敏者忌用。

17. 追风舒经活血片

【处方组成】马钱子粉、麻黄膏粉、桂枝、乳香(炒)、没药(炒)、羌活、独活、木瓜、防风、地枫皮、杜仲(炭)、川牛膝、千年健、自然铜(煅)、甘草

【功能主治】舒筋活血,散风祛寒。用于风寒瘀阻所致的痹病,症见四肢关节疼痛,腰腿疼痛,四肢麻木。

【用法用量】口服。一次3片,一日2次。

【使用注意】①孕妇禁用。②高血压、心脏病、肝肾功能不全、癫痫、破伤风、甲亢患者禁用。

18. 肾宝合剂

【处方组成】蛇床子、川芎、菟丝子、补骨脂、茯苓、红参、小茴香、五味子、金樱子、白术、当归、覆盆子、制何首乌、车前子、熟地黄、枸杞子、山药、淫羊藿、胡芦巴、黄芪、肉苁蓉、炙甘草

【功能主治】温补肾阳,固精益气。用于肾阳亏虚、精气不足所致的阳痿遗精,腰腿酸痛,精神不振,夜尿频多,畏寒怕冷,月经过多,白带清稀。

【用法用量】口服。一次10~20ml,一日3次。

19. 杜仲补腰合剂

【处方组成】杜仲、熟地黄、党参、当归、枸杞子、牛膝、补骨脂、菟丝子、猪腰子、香菇

【功能主治】补肝肾,益气血,强腰膝。用于气血两亏、肝肾不足所致的腰腿疼痛,疲劳无力,精神不振,小便频数。

【用法用量】口服。一次30~40ml,一日2次。

20. 舒筋活络酒

【处方组成】木瓜、桑寄生、玉竹、续断、川牛膝、当归、川芎、红花、防风、独活、羌活、白术、蚕砂、红曲、甘草

【功能主治】祛风除湿,活血通络,养阴生津。用于风湿阻络、血脉瘀阻兼有阴虚所致的痹病,症见关节疼痛、屈伸不利,四肢麻木。

【用法用量】口服。一次20~30ml,一日2次。

【使用注意】孕妇禁用。

21. 骨仙片

【处方组成】骨碎补、熟地黄、黑豆、女贞子、怀牛膝、仙茅、菟丝子、汉防己、枸杞子

【功能主治】补肝益肾,强壮筋骨,通络止痛。用于肝肾不足所致的痹病,症见腰膝关节疼痛、屈伸不利,手足麻木;骨质增生见上述证候者。

【用法用量】口服。一次4~6片,一日3次。

22. 腰息痛胶囊

【处方组成】白芷、草乌、独活、续断、牛膝、三七、防风、威灵仙、秦艽、川加皮、防己海风藤、杜仲、土萆薢、何首乌、桑寄生、当归、骨碎补、红花、千年健、赤芍、桂枝、扑热息痛(对乙酰氨基酚)

【功能主治】舒筋活络,祛瘀止痛,活血祛风。用于风湿性关节炎,肥大性腰椎炎,肥大性胸椎炎,颈椎炎,坐骨神经痛,腰肌劳损。

【用法用量】口服。一次2粒，一日3次，饭后服。

【使用注意】孕妇禁用。

23. 壮腰补肾丸

【处方组成】熟地黄、山药、泽泻、茯苓、肉苁蓉(制)、红参、麦冬、菟丝子(炒)、车前子(炒)、菊花、远志(制)、白术(炒)、龙骨(煅)、牡蛎(煅)、续断、当归、黄芪、首乌藤、藤合欢、五味子(制)

【功能主治】壮腰补肾，益气养血。用于心悸少寐，健忘怔忡，腰膝酸痛，肢体羸弱。

【用法用量】口服。一次1丸，一日2次。

【使用注意】孕妇禁用，儿童禁用。

24. 腰腿痛丸

见本章“202. 腰椎间盘突出症”。

25. 万通筋骨片

见本章“199. 颈椎病”。

26. 风寒双离拐片(胶囊)

【处方组成】地枫皮、千年健、红花、防风、制草乌、乳香(炒)、没药(制)、马钱子(制)、木耳

【功能主治】祛风散寒。用于风寒腰腿疼痛，四肢麻木，筋骨拘挛。

【用法用量】口服。一次3粒，一日2次，黄酒或白开水送服。

【使用注意】孕妇禁用。

27. 乌金活血止痛片(胶囊)

【处方组成】赤芍、倒提壶(制)、金荞麦

【功能主治】活血化瘀，通络止痛。用于气滞血瘀所致的腰腿痛，风湿关节痛，癌症疼痛。

【用法用量】片剂，口服，一次1~2片，一日最大用量不超过4片。

【使用注意】孕妇、小儿、心脏病患者禁用。

(二)腰肌劳损用中药

1. 壮腰健肾口服液(丸)

【处方组成】狗脊、桑寄生、金樱子、黑老虎、女贞子、牛大力(牛蒡)、千斤拔、鸡血藤、菟丝子(盐制)

【功能主治】壮腰健肾，祛风活络。用于肾亏腰痛，风湿骨痛，膝软无力，小便频数。

【用法用量】口服液，一次10ml，一日3次。4周为一疗程，或遵医嘱。

2. 杜仲补腰合剂

见上一页。

3. 按摩软膏(乳)

【处方组成】乳香、没药、川芎、芸香浸膏、薄荷素油、郁金、乌药、桂皮油、丁香油、樟脑、颠茄流浸膏、水杨酸甲酯、单硬脂酸甘油

【功能主治】活血化瘀，和络止痛。用于运动劳损，肌肉酸痛，跌打扭伤，无名肿痛。

【用法用量】外用药，按摩时涂擦患处。

【使用注意】①皮肤破伤者禁用。②孕妇禁用。

4. 盘龙七片

【处方组成】盘龙七、壮筋丹、杜仲、当归、珠子参、青蛙七、过山龙、秦艽、木香、祖师麻、络石藤、川乌、白毛七、老鼠七、铁棒锤、草乌、支柱蓼、没药、竹根七、缬草、伸筋草、羊角七、丹参、八里麻、重楼、乳香、红花、五加皮、牛膝

【功能主治】活血化瘀，祛风除湿，消肿止痛，滋养肝肾。用于风湿瘀阻所致的痹病，症见关节疼痛、刺痛或疼痛夜甚，屈伸不利，或腰痛、劳累加重；或跌打损伤，以及瘀血阻络所致的局部肿痛；风湿性关节炎，腰肌劳损，骨折及软组织损伤见上述证候者。

【用法用量】口服。一次3~4片，一日3次。

【使用注意】孕妇禁用。

5. 追风舒经活血片

见上一页。

6. 痹祺胶囊

【处方组成】马钱子粉、地龙、党参、茯苓、白术、川芎、丹参、三七、牛膝、甘草

【功能主治】益气养血，祛风除湿，活血止痛。用于气血不足，风湿瘀阻所致的肌肉关节酸痛，关节肿大、僵硬变形或肌肉萎缩，气短乏力；风湿、类风湿关节炎，腰肌劳损，软组织损伤属上述证候者。

【用法用量】口服。一次4粒，一日2~3次。

【使用注意】孕妇禁服。

7. 青娥丸

见上一页。

8. 腰肾膏

见本节“腰痛和腰腿痛”中药。

9. 回春胶囊

见本节“腰痛和腰腿痛”中药。

10. 腰痛片(胶囊)

见本节“腰痛和腰腿痛”中药。

11. 腰疼丸

【处方组成】补骨脂(盐炒)、南藤(山蒟)、续断、吉祥草、牛膝(酒炒)、山药

【功能主治】行气活血，散瘀止痛，用于腰部闪跌扭伤与劳损，症见腰痛，遇劳加重。

【用法用量】口服。一次1~2丸，一日2次。

【使用注意】孕妇禁用。

12. 壮骨关节丸

【处方组成】狗脊、淫羊藿、独活、骨碎补、续断、补骨脂、桑寄生、鸡血藤、熟地黄、木香、乳香(醋炙)、没药(醋炙)

【功能主治】补益肝肾，养血活血，舒筋活络，理气止痛。用于肝肾不足、血瘀气滞、脉络痹阻所致的骨性关节炎、腰肌劳损，症见关节肿胀、疼痛、麻木、活动受限。

【用法用量】口服。浓缩丸一次10丸；水丸一次6g，一日2次。早晚饭后服用。

【使用注意】孕妇禁用。

13. 腰痛宁胶囊

见本章“202. 腰椎间盘突出症”。

14. 腰椎痹痛丸

【处方组成】独活、桂枝、红花、五加皮、白芷、防己、骨碎补、当归、制草乌、防风、千年健、秦艽、萆薢、桃仁、海风藤、威灵仙、赤芍、续断、桑寄生

【功能主治】壮筋骨，益气血，祛风除湿，通痹止痛。用于肝肾不足、寒湿阻络所致的腰椎痹痛，症见腰膝酸软，筋骨无力。

【用法用量】口服。一次2g，一日3次。

【使用注意】孕妇禁用。

15. 补肾丸

【处方组成】海马、牛睾丸、马睾丸、羊睾丸、鹿鞭、驴鞭、手参、黄精、枸杞子、甘草等

【功能主治】锁阳固精，滋阴补肾。用于肾水不足，头晕咳嗽，腰膝酸痛，梦遗滑精。

【用法用量】一次一小盒，一日1次。或早、晚各服半小盒。

16. 四妙丸

见本章“198. 骨性关节炎”。

17. 独活寄生合剂（丸、颗粒）

见本章“198. 骨性关节炎”。

附：用于腰痛、腰腿痛和腰肌劳损的其他中药

1. 芎芷痛瘀散

见本章“197. 骨质增生”。

2. 雪奇药酒

【功能主治】补肝肾，益气血，强筋骨。用于肝肾亏虚、气血不足所引起的腰膝酸软，肢体关节疼痛，肌肤麻木等症的辅助治疗。

3. 钻山风糖浆

【功能主治】祛风除湿，散瘀镇痛，舒筋活络。用于风寒湿痹引起的腰膝冷痛，肢体麻木，屈伸不利等症。

4. 麝香祛风湿膏

【功能主治】祛风湿，活血，镇痛，消肿。用于风湿痛，筋骨痛，关节痛，腰腿酸痛，坐骨神经痛及跌打肿痛。

5. 特制狗皮膏

见本章“200. 肩周炎（肩关节周围炎）”。

6. 神农镇痛膏

【功能主治】活血散瘀，消肿止痛。用于跌打损伤，风湿关节痛，腰背酸痛。

7. 田七镇痛膏

【功能主治】活血化瘀，祛风除湿，温经通络。用于跌打损伤，风湿关节痛，肩臂腰腿痛。

8. 莪树油

【功能主治】祛风火。用于筋骨疼痛，风火牙痛，蚊虫咬伤，腰骨刺痛，皮肤瘙痒，舟车晕浪。

9. 复方杜仲强腰酒

【功能主治】滋补肝肾，通经活血。用于肾阳虚所致的腰痛，转侧不利，腰膝酸软，倦怠乏力的辅助治疗。

10. 跌打镇痛膏

【功能主治】活血止痛，散瘀消肿，祛风胜湿。用于急、慢性扭挫伤，慢性腰腿痛，风湿关节痛。

11. 东乐膏

【功能主治】活血化瘀，消肿止痛。用于跌打损伤、扭伤、挫伤所致的腰腿痛，关节肿痛等闭合性软组织损伤。

12. 长春药酒

【功能主治】暖肾益精，祛风湿，壮筋骨，调和气血。用于肾虚腰痛，遗精，风湿骨痛，气虚血弱。

13. 杜羌络通酒

【功能主治】滋补肝肾，祛风散寒，活血通络。用于肝肾两虚、风寒阻络所致的腰膝疼痛、屈伸不利的辅助治疗。

14. 复方蟾酥膏

【功能主治】活血化瘀，消肿止痛。用于肝癌、肺癌、胰腺癌、食管癌、胃癌、肠癌、卵巢癌、乳腺癌、宫颈癌、脑瘤、骨瘤等肿瘤引起的疼痛，也可用于急慢性扭挫伤、跌打瘀痛，骨质增生、风湿及类风湿疼痛，亦用于落枕、肩周炎、腰肌劳损和伤痛等。

15. 天麻头风灵胶囊

【功能主治】滋阴潜阳，祛风，强筋骨。用于一般性头痛，手足麻木，慢性腰腿酸痛。

16. 川桂散

见本章“199. 颈椎病”。

17. 祛痛健身膏

见本章“199. 颈椎病”。

18. 桂龙药膏

【功能主治】祛风除湿，舒筋活络，温肾补血。用于风湿骨痛，慢性腰腿痛，肾阳不足及气血亏虚引起的贫血，失眠多梦，气短，心悸，多汗，厌食，腹胀，尿频。

19. 透骨灵橡胶膏

【功能主治】消肿，止痛。用于骨质增生，风湿性关节炎，腰腿疼痛。

20. 外用无敌膏

【功能主治】祛风除湿，活血消肿，清热拔毒，通痹止痛。用于跌打损伤，风湿麻木，腰肩腿痛，疮疖红肿疼痛。

21. 归元筋骨宁湿敷剂

见本章“199. 颈椎病”。

22. 益肾健腰口服液

【功能主治】补肾强筋，温经止痛。用于肾虚寒湿引起的腰痛。

23. 参鹿膏

【功能主治】补气养血，调经。用于气血虚弱引起的腰腿疼痛，精神疲倦，经血不调。

24. 强腰壮骨膏

【功能主治】补肾强腰,温经通络。用于肾虚腰痛,腰肌劳损及陈旧性软组织损伤。

25. 麝香祛风湿油

【功能主治】祛风,活血,消肿,止痛。用于风湿痛,关节痛,腰腿痛,跌打损伤。

26. 益肾健骨片(胶囊)

【功能主治】补益肝肾,益气养血,化瘀通络。用于肝肾不足、气虚血瘀所致的慢性腰腿痛,肢体疼痛,麻木。

27. 二至益元酒

【功能主治】滋补肝肾。用于肝肾不足所致的腰膝酸痛,目眩失眠。

28. 乳香风湿气雾剂

【功能主治】祛风活血,消肿止痛。用于风湿痛,关节痛,腰腿痛及跌打损伤。

29. 关通舒口服液(胶囊)

【功能主治】祛风除湿,散寒通络。用于风寒湿邪,痹阻经络所致的关节疼痛,屈伸不利,以及腰肌劳损,外伤性腰腿痛见上述证候者。

30. 王回回狗皮膏

【功能主治】祛风散寒,活血止痛。用于风寒湿痹引起的四肢麻木,腰腿疼痛,行经腹痛,湿寒带下,积聚痞块。

31. 舒筋定痛片(胶囊)

【功能主治】活血散瘀,消肿止痛。用于跌打损伤,慢性腰腿痛,风湿痹痛。

32. 舒筋健腰丸

【功能主治】补益肝肾,强健筋骨,祛风除湿,活络止痛。用于腰膝酸痛。

33. 骨力胶囊

【功能主治】强筋骨,祛风湿,活血化瘀,通络定痛。用于风寒湿痹、腰腿酸痛、肢体麻木、骨质疏松等症。

34. 精制五加皮酒

【功能主治】强筋壮骨,活血祛风,健脾除湿。用于肝肾不足,筋骨萎软,风湿痹痛,筋骨拘挛,四肢麻木,腰腿酸痛,胸膈痞闷。

35. 木瓜壮骨丸

【功能主治】补肝肾,强筋骨。用于肝肾两虚所致的筋骨无力,腰膝酸痛。

36. 人参天麻药酒

【功能主治】益气活血,舒筋止痛。用于各种关节痛,腰腿痛,四肢麻木。

37. 复方杜仲扶正合剂

【功能主治】益肾健脾。用于脾肾两虚所致的腰膝酸软,倦怠乏力,食欲不振,气短神疲。

38. 无敌药酒

【功能主治】气血双补,滋补肝肾,强筋健骨,止痛消肿,祛风除湿。用于急、慢性扭挫伤,肩背腰痛,老年体虚,腰酸腿痛。

39. 枫荷除痹酊

【功能主治】祛风除湿,舒筋活血,通络止痛。用于寒湿阻络引起的手足麻木,关节肿痛,腰腿疼痛。

40. 天麻追风膏

【功能主治】追风祛湿,活血通络,散寒止痛。用于风寒湿痹所致的腰腿酸痛、麻木。

41. 阳春胶囊(口服液)

【功能主治】补肾,益精补虚。用于由肾虚引起的头昏耳鸣,腰膝酸软,神疲健忘。

42. 阳春玉液

【功能主治】滋肾,填精补髓,益气健脾。用于肾虚所引起的腰背酸痛,畏寒肢冷,神疲乏力,夜尿多频。

43. 活络油

【功能主治】舒筋活络,祛风散瘀。用于风湿骨痛,筋骨疼痛,腰骨刺痛,跌打旧患,小疮肿痛,皮肤瘙痒,蚊叮虫咬,舟车晕浪,头晕肚痛。

44. 复方锁阳口服液

【功能主治】补肝肾,益精血,强筋骨。用于腰膝痿软,肠燥便秘。

45. 外用万应膏

【功能主治】活血镇痛。用于跌打损伤,负重闪腰,筋骨疼痛,足膝拘挛。颈、肩、腰、腿及全身各关节部位的疼痛、麻木、肿胀。

46. 至宝三鞭胶囊(精)

【功能主治】补血生精,健脑补肾。用于体质虚弱,腰背酸痛,神经衰弱。

47. 舒筋风湿酒

【功能主治】祛风除湿,舒筋活络。用于风湿关节痛,跌打损伤,筋骨疼痛,腰肢酸痛。

48. 参鹿强身丸

【功能主治】滋补强身,益肾。用于身体虚弱,精神不振,腰背酸痛。

49. 麝香海马追风膏

【功能主治】祛风散寒,活血止痛。用于风寒麻木,腰腿疼痛,四肢不仁。

50. 黑骨藤追风活络胶囊

【功能主治】祛风除湿,通络止痛。用于风寒湿痹,肩臂腰腿疼痛。

51. 护骨胶囊(酒)

【功能主治】补肾益精。用于肾精亏虚,腰脊疼痛,酸软无力,下肢痿弱,步履艰难,足跟疼痛,性欲减退,头晕耳鸣;原发性骨质疏松见上述证候者。

52. 还少丹(胶囊)

【功能主治】温肾补脾,养血益精。用于脾肾两虚、精血亏耗所致的腰膝酸痛,阳痿、遗精,耳鸣、目眩、身体瘦弱,食欲减退,牙根酸痛。

53. 天麻丸(片)

【功能主治】祛风除湿,通络止痛,补益肝肾。用于风湿瘀阻、肝肾不足所致的痹病,症见肢体拘挛,手足麻木,腰腿酸痛。

54. 玄驹胶囊

【功能主治】滋补肝肾,通络止痛。用于肝肾不足、风湿痹阻所致的腰膝酸痛。

55. 益虚宁片

【功能主治】养阴益气,补血安神。用于失眠少寝,头发脱落,耳鸣头晕,腰痛腿软。

56. 均隆驱风油

【功能主治】能迅速解除头晕头痛、鼻塞、舟车晕浪、肌肉疼痛、腰酸背痛、扭伤、蚊虫叮咬所引起之不适。

57. 沙苑子颗粒

【功能主治】温补肝肾,固精,缩尿,明目。用于肾虚腰痛,遗精早泄,白浊带下,小便余沥,眩晕目昏。

58. 加味青娥丸

【功能主治】补肾,散寒,止痛。用于肾经虚寒引起的腰腿酸痛,小便频数,小腹冷痛。

59. 参茸蛤蚧保肾丸

【功能主治】温肾补虚。用于肾虚腰痛,夜尿频多,病后虚弱,头晕眼花,疲倦乏力。

60. 补益地黄丸

【功能主治】滋阴补气,益肾填精。用于脾肾两虚,腰痛脚重,四肢浮肿,行步艰难,疲乏无力。

61. 大风丸

【功能主治】舒筋活血,补虚祛风。用于腰腿疼痛,四肢麻木,筋骨酸重。

62. 二至丸

【功能主治】补益肝肾,滋阴止血。用于肝肾阴虚,眩晕耳鸣,咽干鼻燥,腰膝酸痛,月经量多。

63. 狗皮膏(改进型)

【功能主治】祛风散寒,舒筋活血,止痛。用于急性扭挫伤,风湿痛,关节和肌肉酸痛。

64. 新型狗皮膏

【功能主治】祛风散寒,舒筋活血,活络止痛。用于风寒湿瘀所致的痹病,症见腰腿疼痛,肌肉酸痛,筋脉拘挛,关节不利;或急性扭伤,风湿痛,神经痛。

65. 肾康宁片(胶囊)

【功能主治】补脾温肾,渗湿活血。用于脾肾阳虚、血瘀湿阻所致的乏力、腰膝冷痛。

66. 益肾补骨胶囊(液)

【功能主治】滋补肝肾,强筋壮骨。用于肝肾不足,劳伤腰痛。

67. 强肾颗粒(片)

【功能主治】补肾填精,益气壮阳。用于阴阳两虚所致的肾虚水肿、腰痛、遗精、阳痿、早泄、夜尿频数;慢性肾炎和久治不愈的肾盂肾炎见上述证候者。

68. 石榴日轮丸

【功能主治】温补胃肾。用于消化不良,腰腿冷痛,小便频数,脚背浮肿。

69. 鸡血藤片

【功能主治】补血,活血,舒筋通络。用于血虚,月经不调,腰膝酸痛。

70. 五味子丸

【功能主治】滋阴补气,填精益髓。用于肾气不足,腰膝疼痛,记忆力衰退,头晕耳鸣,四肢无力。

71. 散寒药茶

【功能主治】调解寒性体质,养胃,助食,爽神。用于湿寒所致的消化不良,关节骨痛,腰腿痛,头痛神疲。

72. 参茸丸

【功能主治】滋阴补肾助阳。用于肾虚肾寒所致的腰腿酸痛,形体瘦弱。

73. 宁心益肾口服液

【功能主治】益肾健脾,宁心安神。用于肾气不足、心脾两虚所致的腰膝酸软,神疲乏力,食欲不振,大便溏薄,失眠多梦。

74. 槟榔七味丸

【功能主治】祛寒补肾。用于肾寒肾虚引起的腰腿疼痛,小腹胀满,头昏眼花,耳鸣。

75. 全杜仲胶囊

【功能主治】降血压,补肝肾,强筋骨。用于高血压症,肾虚腰痛,腰膝无力。

76. 杜仲平压胶囊(分散片)

【功能主治】降血压,强筋健骨。适用于高血压,头晕目眩,腰膝酸痛,筋骨痿软等症。

77. 十三味菥蓂胶囊

【功能主治】清热,通淋,消炎止痛。用于淋病,睾丸肿大,膀胱炎,腰痛等症。

78. 肾炎四味片(丸、胶囊、颗粒)

【功能主治】清热利尿,补气健脾。用于湿热内蕴兼气虚所致的水肿,症见浮肿、腰痛、乏力、小便不利;慢性肾炎见上述证候者。

79. 三肾温阳酒

【功能主治】温肾壮阳。主要用于肾阳不足,症见腰膝冷痛,阳事不举,阴囊湿冷。

80. 地黄叶总苷胶囊

【功能主治】滋阴补肾,凉血活血。用于慢性肾小球肾炎轻症属气阴两虚证者,症见蛋白尿,血尿,面色无华,少气无力,手足心热,腰痛,浮肿,疲倦乏力,口干咽燥,头晕耳鸣,舌红少苔,脉细弱等。

81. 虫草芪参胶囊

【功能主治】补肺益肾,活血化瘀。用于慢性肾炎属肺肾气虚、兼血瘀证者;症见腰酸或腰痛固定,肢体水肿,乏力,蛋白尿或易感冒等。

82. 肾炎灵片(胶囊、颗粒)

【功能主治】清热利尿,凉血止血,滋阴补肾。用于下焦湿热、热迫血行、肾阴不足所致的浮肿,腰痛,尿频,尿血;慢性肾炎见上述证候者。

83. 肾石通颗粒(丸、片)

【功能主治】清热通淋,化瘀排石。用于湿热下注、瘀血内阻所致的石淋,症见腰腹疼痛,尿血,尿频,尿急,尿痛;泌尿系结石见上述证候者。

84. 尿路通片(胶囊)

【功能主治】清热利湿,通淋排石。用于下焦湿热所致的石淋,症见腰痛,少腹急满,小便频数、短赤,溺时涩痛难忍、淋漓不爽,苔黄腻,脉弦滑或滑数。

85. 叶金排石胶囊

【功能主治】清热利湿,通淋排石。用于属湿热蕴结所致的砂淋、石淋,症见腰痛,少腹拘急,或尿中带血,小便黄或淋沥不爽或频数,舌苔黄或黄腻,脉弦数等;泌尿系结石见上述证候者。

86. 肾元胶囊

【功能主治】活血化瘀,利水消肿。用于由多种原因引起全身性或局部水肿,慢性肾炎引起水肿,腰痛,蛋白尿,头晕,乏力等。可提高机体免疫力。对肾功能慢性损害而致的老年性疾病、肾衰竭、尿毒症、肾性贫血等有良好的治疗作用。

87. 肾康注射液

【功能主治】降逆泄浊,益气活血,通腑利湿。用于慢性肾衰竭属湿浊血瘀证;症见恶心呕吐,口中黏腻,面色晦暗,身重困倦,腰痛,纳呆,腹胀,肌肤甲错,肢体麻木,舌质紫暗或有瘀点,舌苔厚腻,脉涩或细涩。

88. 三肾温阳酒

【功能主治】温肾壮阳。主要用于肾阳不足,症见腰膝冷痛,阳事不举,阴囊湿冷。

89. 十八味诃子利尿胶囊

【功能主治】益肾固精,利尿。用于肾病;腰肾疼痛,尿频,小便混浊,糖尿病,遗精。

90. 参茸强肾片

【功能主治】补肾壮阳,填精益髓。用于肾阳不足,精血亏损而致的肢倦神疲,眩晕健忘,阳痿早泄,阴茎短小,不育不孕,腰膝冷痛等症。

91. 川郁风寒熨剂

【功能主治】祛风散寒,活血止痛。用于风寒湿引起的腰腿痛,慢性软组织损伤。

92. 寒痛乐熨剂

【功能主治】祛风散寒,舒筋活血。用于风寒湿痹,腰腿疼。

93. 复方追风膏

【功能主治】祛风散寒,活血止痛。用于风湿痹痛,腰背酸痛,四肢麻木。

94. 二十五味阿魏胶囊(散)

【功能主治】祛风镇静。用于五脏六腑的龙病,肌肤,筋腱,骨头的隆病,维命降等内外一切隆病。

95. 祛风息痛丸

【功能主治】祛风散寒除湿,活血通络止痛。用于风寒湿痹,四肢麻木,周身疼痛,腰膝酸痛。

96. 复方祖师麻止痛膏

【功能主治】祛风除湿,活血消肿,消炎止痛。用于腰背痛及风湿所致的局部疼痛。

97. 精制海马追风膏

【功能主治】祛风散寒,活血止痛。用于风寒麻木,腰腿疼痛。

98. 风寒砂熨剂

【功能主治】祛风散寒,活血止痛。用于腰腿酸痛,四肢麻木,闪腰岔气,腹痛痞块,风湿关节作痛。

99. 祖师麻风湿膏

【功能主治】追风散寒,舒筋活血。用于筋骨疼痛,四肢麻木,腰膝疼痛,风湿关节肿痛及筋骨劳损,跌打后痛、麻、胀诸症。

100. 五根胶囊

【功能主治】祛风除湿,散寒止痛。用于风湿性关节炎,关节肿胀,腰膝疼痛。

101. 祛痛橡胶膏

【功能主治】消肿、止痛、燥"协日乌素"。用于风湿性关节炎,游痛症,腰酸腿痛。

102. 风寒骨痛丸

【功能主治】祛风除湿,散寒止痛,活血通络。用于四肢疼痛,腰背脊酸软疼痛,屈伸不利。

103. 强力天麻杜仲丸

【功能主治】祛风活血,舒筋止痛。用于中风引起的筋脉掣痛,四肢麻木,行走不便,腰腿酸痛,顽固性头痛。

104. 那如三味丸(片)

见第十三章"169. 白喉"。

105. 缬草提取物胶囊

【功能主治】镇静、降压。用于治疗神经衰弱、失眠、癔病、癫痫、腰腿痛、胃腹胀痛及跌打损伤,有较好的疗效。

106. 金刚藤片(颗粒、丸、胶囊、软胶囊、咀嚼片、分散片、糖浆、口服液)

【功能主治】清热解毒,消肿散结。主治附件炎、附件炎性包块、炎性不孕症及妇科多种炎症所致的下腹疼痛、腰痛、月经不调、痛经、白带黄稠等症。

107. 温经活血片

【功能主治】补气养血,温经活血。用于气虚血瘀证所致的月经后期,量少,行经腹痛,腰腿酸痛,四肢无力。

108. 暖宫孕子片(胶囊、丸)

【功能主治】滋阴养血,温经散寒,行气止痛。用于血虚气滞,腰酸疼痛,经水不调,赤白带下,子宫寒冷,久不受孕等症。

109. 续断壮骨胶囊

【功能主治】补肾壮骨。用于原发性骨质疏松症属肝肾不足证,症见腰背疼痛,腰膝酸软,下肢疼痛,下肢痿弱,步履艰难等。

110. 金天格胶囊

见本章“196. 骨质疏松症”。

111. 复方鹿茸健骨胶囊

【功能主治】补肾壮骨,活血止痛。用于治疗骨质疏松症,属肝肾不足证者,症见腰背疼痛,腰膝酸软,足跟疼痛,头目眩晕,耳聋耳鸣等。

112. 芪骨胶囊

【功能主治】滋养肝肾,强筋健骨。用于女性绝经后骨质疏松症肝肾不足证,症见腰膝酸软无力,腰背疼痛,步履艰难,不能持重。

113. 壮骨止痛胶囊

【功能主治】补益肝肾,壮骨止痛。用于原发性骨质疏松症属肝肾不足证,症见腰背疼痛,腰膝酸软,四肢骨痛,肢体麻木,步履艰难,舌质偏红或淡,脉细弱等。

114. 丹杞颗粒

【功能主治】补肾壮骨。用于骨质疏松症属肝肾阴虚证,症见腰脊疼痛或全身骨痛,腰膝酸软,或下肢痿软,眩晕耳鸣,舌质或偏红或淡等。

115. 八味安宁散

【功能主治】消食,止血行瘀。用于经血过多,崩漏,消化不良,胃胀满,腰背疼痛。

116. 丹鹿通督片

见本章“202. 腰椎间盘突出症”。

117. 复方补骨脂冲剂

见本章“202. 腰椎间盘突出症”。

118. 蒿白伤湿气雾剂

【功能主治】活血止痛,祛风除湿。用于扭伤、挫伤、风湿骨痛、腰背酸痛。

119. 舒筋活血胶囊

【功能主治】舒筋活血,散瘀。用于筋骨疼痛,肢体拘挛,腰背酸痛,跌打损伤。

120. 熊胆跌打膏

【功能主治】活血散瘀,消肿止痛。用于跌打损伤,风湿关节痛,腰背酸痛。

121. 狮子油

【功能主治】用于新旧跌打,痹痛,肌肉疼痛,外科疼痛,撞伤积瘀,肩背腰痛。

122. 少林跌打止痛膏

【功能主治】活血散瘀,消肿止痛。用于跌打肿痛,腰膝关节疼痛。

123. 龟黄补酒

【功能主治】补血益气,阴阳双补。用于气血两虚,阴阳不足所致的腰膝酸痛,健忘失眠,食欲不振。

124. 金刚胶囊

【功能主治】温阳补肾,益精填髓,强筋壮骨。用于腰膝酸软,阳痿不举,遗精早泄,小便频数。

125. 金刚口服液

【功能主治】生精补肾。用于肾虚精亏引起的筋骨萎软,腰膝酸痛,四肢乏力。

126. 桂茸固本丸

【功能主治】温补脾肾,益气固本。用于脾肾阳虚所致的形寒肢冷,腰膝酸软,气短喘促,夜尿频多,便溏,腰痛等。

127. 香藤胶囊

【功能主治】扶正祛邪,祛风除湿,活血止痛。用于海洛因成瘾者的脱毒治疗,以及风湿痹阻、瘀血阻络所致的痹证,症见腰腿痛、四肢关节痛等。

128. 补肾益寿片

【功能主治】补肾益气,能调节老年人免疫功能,使之趋于正常。用于失眠,耳鸣,腰酸,健忘,倦怠,胸闷气短,夜尿频数。

129. 鹿尾鞭酒

【功能主治】补肾。用于肾虚体弱,腰膝无力。

130. 三龙跌打酒

【功能主治】活血化瘀,消肿止痛。用于腰肌劳损,筋肉扭挫伤的辅助治疗。

131. 健脾壮腰药酒

【功能主治】补气养血,健脾补肾,通经活络。用于气血不足,纳食不佳,腰腿酸楚,神疲乏力,失眠健忘。

132. 河车大造丸

【功能主治】滋阴清热,补肾益肺。用于肺肾两虚所致的虚劳咳嗽,骨蒸潮热,盗汗遗精,腰膝酸软。

133. 川花止痛膜

【功能主治】活血化瘀,散寒止痛。用于风湿痛,跌打损伤痛,骨质增生、颈椎病、肩周炎、腰肌劳损等引起的疼痛。

134. 强腰壮骨膏

【功能主治】补肾强腰,温经通络。用于肾虚腰痛,腰肌劳损及陈旧性软组织损伤。

135. 关通舒口服液(胶囊)

【功能主治】祛风除湿,散寒通络。用于风寒湿邪,痹阻经络所致的关节疼痛,屈伸不利,以及腰肌劳损,外伤性腰腿痛见上述证候者。

136. 生龙驱风药酒

【功能主治】祛风除湿,通络止痛。用于风湿痹痛、腰肌劳损。

137. 苁黄补肾丸

【功能主治】滋补肾阴,强筋壮骨。用于肾虚,腰酸。

138. 杜仲补天素片(丸)

【功能主治】温肾强腰,养心安神。用于肾阳不足、心血亏虚所致的腰膝酸软,夜尿频多,心悸失眠,少气乏力;神经衰弱见上述证候者。

139. 镇痛活络酊

见本章“199. 颈椎病”。

140. 酸痛喷雾剂

【功能主治】舒筋活络,祛风定痛。用于扭伤,劳累损伤,筋骨酸痛等症。

141. 海马舒活膏

【功能主治】活血化瘀,舒筋活络,消肿止痛。用于跌打损伤,瘀血肿痛,劳伤疼痛,风湿骨痛,闭合性新旧软组织挫伤,肌肉劳损见上述证候者。

142. 消痛贴膏

见本章“197. 骨质增生”。

143. 复方补骨脂冲剂

【功能主治】温补肝肾,强壮筋骨,活血止痛。用于肾阳虚亏,腰膝酸痛,腰肌劳损及腰椎退行性病变等病。

144. 蟾酥镇痛巴布膏

见本章“197. 骨质增生”。

145. 蟾马正痛酊

【功能主治】舒筋活络,活血化瘀,消肿止痛,提神醒脑。用于风寒湿引起的筋骨关节痹痛和软组织、肌肉损伤,以及风湿性关节炎、肩周炎、骨质增生、跌打损伤、慢性劳损、四肢关节酸痛、麻木、腰椎间盘突出症等引起的疼痛。

146. 复方蟾酥膏

【功能主治】活血化瘀,消肿止痛。用于肝癌、肺癌、胰腺癌、食管癌、胃癌、肠癌、卵巢癌、乳腺癌、宫颈癌、脑瘤、骨瘤等肿瘤引起的疼痛,也可用于急慢性扭挫伤、跌打瘀痛,骨质增生、风湿及类风湿疼痛,亦用于落枕、肩周炎、腰肌劳损和伤痛等。

204. 坐骨神经痛

〔基本概述〕

坐骨神经痛是指坐骨神经通路及其分布区域内(臀部、大腿后侧、小腿后外侧和脚的外侧面)的疼痛。

坐骨神经是支配下肢的主要神经干,起始于腰骶部的脊髓,途经骨盆,并从坐骨大孔穿出,抵达臀部,然后沿大腿后面下行到足。坐骨神经痛发病原因很多,最常见的是腰椎间盘突出症,其他如腰椎结核、腰骶神经根炎、椎管内肿瘤等。另外,骶髂关节炎及骨盆腔内肿瘤压迫神经、妊娠子宫压迫、臀部外伤、梨状肌综合征、臀肌注射不当,以及糖尿病等也可引起坐骨神经痛。

坐骨神经痛分为原发性和继发性两种。原发性的主要是由于坐骨神经炎症病变引起;继发性的则多由腰椎间盘突出症、腰椎增生、腰和臀部的软组织损伤,以及盆腔、椎管内病变引起。

本病男性青壮年多见,单侧为多。疼痛程度及时间常与病因及起病缓急有关。坐骨神经疼痛发作可沿臀部、股骨后侧、小腿外侧、足背等呈放射性疼痛,且伴有不同程度的感觉障碍、下肢肌力减退、跟腱反射减低或消失等。有时咳嗽、打喷嚏、用力排便等可使疼痛加重。

坐骨神经痛属于中医学“风湿痹痛”的范畴,治法有祛风除湿、活血化瘀、通络止痛等。

〔治疗原则〕

坐骨神经从脊髓腰段的神经根发出,由臀部的梨状肌下方穿出,分布于大腿后方及小腿、足部,指挥肌肉运动,传导皮肤感觉。坐骨神经痛只是一种症状,而腰椎间盘突出症或腰椎管狭窄症等病理变化才是引起坐骨神经痛的根本原因。在绝大多数情况下,坐骨神经痛可能就是腰椎间盘突出症。但也需要指出的是,腰椎间盘突出症并不一定表现为坐骨神经痛。除了腰椎间盘突出可以引起坐骨神经痛以外,还有不少疾病也可以引起这种症状。比较常见的有腰椎管狭窄症、腰椎滑脱症、梨状肌综合征、强直性脊柱炎和腰椎管肿瘤等等。

本病的治疗可用B族维生素、舒筋活血的中药,以及针灸、理疗等方法。但是根本的办法还是治疗引起坐骨神经痛的原发病。

1. 卧床休息

特别是椎间盘突出早期卧硬床休息3～4周,有的患者症状自行缓解。

2. 药物治疗

常用止痛剂、B族维生素等,短程糖皮质激素口服可有利于恢复。外用贴剂如立正消痛贴等对坐骨神经痛也有较好的治疗效果。

3. 理疗

急性期可用超短波疗法,红斑量紫外线照射等治疗。慢性期可用短波疗法,直流电碘离子导入等。

4. 运动疗法

适当加强腰腿部功能锻炼,也会获得良好效果。

5. 手术治疗

对个别治疗无效或慢性复发病例可考虑手术治疗。

6. 其他辅助治疗

疼痛发作时,可冰敷患处30～60分钟,每天数次,连续2～3天,然后以同样的间隔用热水袋敷患处。每日睡前用热毛巾或布包的热盐热敷腰部或臀部,温度不可太高,以舒适为宜。

〔用药精选〕

一、西药

1. 对乙酰氨基酚 Paracetamol

见第十三章“160. 小儿感冒”。

2. 双氯芬酸钠 Diclofenac Sodium

见本章“202. 腰椎间盘突出症”。

3. 注射用盐酸曲马多 Tramadol Hydrochloride for Injection

本品为非吗啡类强效镇痛药，主要作用于中枢神经系统与疼痛相关的特异体。其无致平滑肌痉挛和明显呼吸抑制作用，镇痛作用可维持4～6小时，与安定类药物同用可增强镇痛作用。其具有轻度的耐药性和依赖性。

【适应证】用于中度至重度疼痛。

【用法用量】本品适用于成人及12岁以上儿童，用量视疼痛程度而定。除另有医嘱外，本品的用法和用量如下。单次剂量：成人及12岁以上者，静脉注射，50～100mg，缓慢注射或稀释于输液中滴注，肌内注射，50～100mg。每日剂量：一般情况下每日曲马多总量400mg已足够，但在治疗癌性疼痛和重度术后疼痛时可使用更高的日剂量。

肝肾功能不全者：肝肾功能受损的患者，曲马多的作用时间可能延长，应延长给药时间。

疗程：本品的疗程不应超过治疗所需。如因疾病性质和严重程度需长期应用本品，应定期做仔细检查（必要时中断治疗）以决定进一步用药程度及是否继续用药。

【不良反应】①最常见：恶心和眩晕。②常见：头痛、精神不振、呕吐、便秘、口干、出汗。③不常见：心悸、心律不齐、体位性低血压或心源性虚脱、干呕、胃肠道刺激（胃部压迫感，胃胀气）、皮肤反应（如瘙痒，皮疹，风疹）。④罕见：心动过缓、血压升高、食欲改变、感觉异常、寒战、呼吸抑制、癫痫样惊厥、幻觉、睡眠紊乱和梦魇、视力模糊、运动无力、排尿异常（排尿困难和尿潴留）、过敏反应（如呼吸困难，气管痉挛，哮鸣音，血管神经性水肿）、戒断症状（和阿片撤药过程中症状相同，易激动、焦虑、神经过敏、失眠、运动功能能亢进、寒战和胃肠道症状）。

【孕妇及哺乳期妇女用药】曲马多可通过胎盘，不建议妊娠妇女使用。本品可能引起新生儿呼吸频率的改变，但通常无须临床处理。哺乳期间使用，约有0.1%的剂量进入乳汁，单次应用无须中断哺乳。

【儿童用药】尚缺乏儿童应用本品的安全性资料。

【老年用药】老年患者（年龄超过75岁）的药物清除时间可能延长，因此，应根据个体需要延长给药间隔时间，或遵医嘱。

【禁忌】①对本品中任何成分过敏者禁用。②酒精、安眠药、镇痛药或其他作用于中枢神经系统药物引起的急性中毒患者禁用。③本品不宜用于正在接受单胺氧化酶抑制剂治疗或在过去14天内已服用过上述药物的患者。④严重脑损伤、意识模糊、呼吸抑制患者禁用。

4. 氢溴酸山莨菪碱 Anisodamine Hydrobromide

见第十三章“186. 小儿腹痛”。

5. 萘普生 Naproxen

见本章“198. 骨性关节炎”。

6. 热敷袋 Foment Bag

见本章“200. 肩周炎”。

7. 盐酸硫必利注射液 Tiapride Hydrochloride Injection

本品为神经精神安定药，对中脑边缘系统多巴胺能 D_2 受体亢进有阻滞作用，实验表明，本品有对抗运动障碍、镇痛、抗焦虑作用和对抗酒精中毒所致神经精神症状的作用。

【适应证】用于慢性酒精中毒引起的神经精神障碍，以及舞蹈病、抽动-秽语综合征及老年性精神病，也可用于顽固性头痛、痛性痉挛、坐骨神经痛、关节疼痛等各种疼痛及急性酒精中毒等。

【用法用量】静脉注射或5%葡萄糖或生理盐水稀释后静脉滴注，一次1～2支，一日2～6支。用量宜自小剂量逐渐递增。静脉注射应缓慢。

【不良反应】不良反应轻微，可有嗜睡、口干、头昏、乏力、便秘等。偶见锥体外系不良反应如震颤、静坐不能等，罕见暂时性闭经、溢乳。一般停药或减量均可自行消失。个别对本品高度敏感的患者，可能发生重度锥体外系不良反应，必要时可用抗胆碱能药物如东莨菪碱治疗即可迅速缓解。

【禁忌】对本品过敏、嗜铬细胞瘤、不稳定性癫痫病患者禁用。

【孕妇及哺乳期用药】动物实验没有证明有致畸作用，由于缺少临床数据，没有妇女怀孕期间对胎儿影响的数据报道。由于母亲长期使用盐酸硫必利，新生儿偶有锥体外系不良反应的报道，孕妇及哺乳期妇女不推荐使用本品。

【老人用药】对老年人要小心使用，对严重的心血管患者，由于血流动力学改变，可能产生低血压。建议从小剂量开始使用。

【儿童用药】儿童减量使用，或遵医嘱。

【制剂】盐酸硫必利注射液（氯化钠注射液）

8. 注射用氯诺昔康 Lornoxicam for Injection

本品属于非甾体类抗炎镇痛药，系噻嗪类衍生物，具有较强的镇痛和抗炎作用。

【适应证】用于中度手术后疼痛，以及与急性腰、坐骨神经相关的疼痛。

【用法用量】肌内或静脉注射。在注射前须将本品用2ml注射用水溶解。静脉注射时须再用不少于2ml的0.9%氯化钠注射液稀释。

本品常规剂量是起始剂量8mg（1瓶）。如8mg（1瓶）不能充分缓解疼痛，可加用一次8mg（1瓶）。有些病例在术后第一天可能需要另加8mg（1瓶），即当天最大剂量为24mg（3瓶）。其后本品的剂量为8mg（1瓶），每日2次。每日剂量不应超过16mg（2瓶）。

【禁忌】①已知对本品过敏的患者禁用。②服用阿司匹林或其他非甾体类抗炎药后诱发哮喘、荨麻疹或过敏反应的患者禁用。③禁用于冠状动脉搭桥手术（CABG）围手术期疼痛的治疗。④有应用非甾体抗炎药后发生胃肠道出血或穿孔病史的患者禁用。⑤有活动性消化道溃疡/出血，或者既往曾复发溃疡/出血的患者禁用。⑥重度心力衰竭患者禁用。

【不良反应】本品可能引起以下不良反应：发生率在10%以上的不良反应：无。发生率在1%～10%的不良反应：与注射部位相关的不良反应（如疼痛、发红刺痛、紧张感）、胃痛、恶心、呕吐、眩晕、思睡、嗜睡加重，头痛、皮肤潮红。发生率在1%以下的不良反应：胃肠胀气、躁动、消化不良、腹泻、血压增高、心悸、寒战、多汗、味觉障碍、口干、白细胞减少、血小板减少、排尿障碍。

【孕妇及哺乳期妇女用药】禁用。

【儿童用药】18岁以下人群不推荐使用。

【老年用药】不推荐用于65岁以上的患者。

附：用于坐骨神经痛的其他西药

1. 依托芬那酯 Etofenamate

【适应证】用于骨骼肌肉系统等软组织风湿病，也用于腰痛、坐骨神经痛等。

2. 阿西美辛 Acemetacin

【适应证】①类风湿关节炎、骨关节炎、强直性脊椎炎。②肩周炎、滑囊炎、肌腱鞘炎。③腰背痛、扭伤、劳损及其他软组织损伤。④急性痛风。⑤痛经、牙痛和术后疼痛。

3. 盐酸羟考酮 Oxycodone Hydrochloride

【适应证】用于缓解持续的中度到重度疼痛，如关节痛、背痛、癌症疼痛、牙痛、术后疼痛等。

4. 维生素 B_{12} Vitamin B_{12}

见第十三章“191. 小儿贫血”。

5. 甲钴胺 Mecobalamin

见第十三章“191. 小儿贫血”。

6. 复方倍他米松注射液 Compound Betamethasone Injection

【适应证】本品为复方制剂，其组分为二丙酸倍他米松及倍他米松磷酸钠。本品适用于治疗对糖皮质激素敏感的急性和慢性疾病，包括肌肉骨骼和软组织疾病：类风湿关节炎、骨关节炎、滑囊炎、强直性脊椎炎、肱骨外上髁炎、脊神经根炎、尾骨痛、坐骨神经痛、腰痛、斜颈、腱鞘囊肿、外生骨疣、筋膜炎等。

二、中药

1. 镇痛活络酊

见本章“199. 颈椎病”。

2. 正清风痛宁片（注射液）

【处方组成】盐酸青藤碱

【功能主治】祛风除湿，活血通络，消肿止痛。用于风寒湿痹病，症见肌肉酸痛，关节肿胀、疼痛、屈伸不利、僵硬，肢体麻木；类风湿关节炎、风湿性关节炎见上述证候者。

【用法用量】片剂，口服，一次1～4片，一日3次，两个月为一疗程。

【使用注意】①孕妇禁用。②支气管哮喘患者禁用。

3. 风湿马钱片

【处方组成】马钱子粉、炒僵蚕、乳香（炒）、没药（炒）、全蝎、牛膝、苍术、麻黄、甘草

【功能主治】祛风除湿，活血祛瘀，通络止痛。用于风湿闭阻、瘀血阻络所致的痹病，症见关节疼痛、刺痛或疼痛较甚；类风湿关节炎、风湿性关节炎、坐骨神经痛见上述证候者。

【用法用量】口服。常用量，一次3～4片；极量，一次5片；一日1次。睡前温开水送服。连服7日为一疗程，两疗程间需停药2～3日。

【使用注意】①孕妇禁用。②高血压病、心脏病、肝肾功能不全、癫痫、破伤风、甲亢者禁用。

4. 疏风定痛丸

见本章“201. 落枕”。

5. 麝香镇痛膏

【处方组成】樟脑、水杨酸甲酯、人工麝香、生川乌、颠茄流浸膏、辣椒、红茴香根

【功能主治】散寒，活血，镇痛。用于风湿关节痛，关节扭伤。

【用法用量】外用。贴患处。

【使用注意】①孕妇禁用。②忌贴于创伤处。

6. 二妙丸

【处方组成】苍术（炒）、黄柏（炒）

【功能主治】燥湿清热。用于湿热下注，足膝红肿热痛，下肢丹毒，白带，阴囊湿痒。

【用法用量】口服。一次6～9g，一日2次。

7. 四妙丸

见本章“203. 腰痛、腰腿痛和腰肌劳损”。

8. 舒筋活络酒

见本章“203. 腰痛、腰腿痛和腰肌劳损”。

9. 活血止痛膏

见本章“198. 骨性关节炎”。

10. 伸筋活络丸

【处方组成】制马钱子、制川乌、制草乌、木瓜、当归、川牛膝、杜仲（炒炭）、续断、木香、全蝎、珍珠、透骨草

【功能主治】舒筋活络，祛风除湿，温经止痛。用于风寒湿邪、闭阻脉络所致的痹病，症见肢体关节冷痛，屈伸不利，手足麻木，半身不遂。

【用法用量】口服。成人男子一次2～3g，女子一次1～2g，一日1次，晚饭后服用。服药后应卧床休息6～8小时。老弱者酌减；小儿慎用或遵医嘱。

【使用注意】孕妇禁用。

11. 独活寄生合剂（丸、颗粒）

见本章“198. 骨性关节炎”。

12. 通痹片（胶囊）

【处方组成】制马钱子、金钱白花蛇、蜈蚣、全蝎、地龙、僵蚕、乌梢蛇、麻黄、桂枝、附子、制川乌、桃仁、红花、没药（制）、延胡索（制）、穿山甲（制）、王不留行、丹皮、阴行草、大黄、鸡

血藤、川牛膝、续断、羌活、独活、苍术（炒）、防风、天麻、薏苡仁、路路通、木瓜、伸筋草、人参、黄芪、白术（炒）、砂仁、当归、香附（酒制）、广木香、枳壳、朱砂

【功能主治】祛风胜湿，活血通络，散寒止痛，调补气血。用于寒湿闭阻、瘀血阻络、气血两虚所致的痹病，症见关节冷痛、屈伸不利；类风湿关节炎、风湿性关节炎见上述证候者。

【用法用量】片剂，口服，一次2片，一日2~3次，饭后服用或遵医嘱。胶囊，口服，一次1粒，饭后服用或遵医嘱。

【使用注意】①孕妇禁用。②高血压、心脏病、肝肾功能不全、癫痫、破伤风、甲亢患者禁用。

13. 风湿骨痛丸（胶囊）

【处方组成】制川乌、制草乌、红花、甘草、木瓜、乌梅、麻黄

【功能主治】温经散寒，通络止痛。用于寒湿闭阻经络所致的痹病，症见腰脊疼痛，四肢关节冷痛；风湿性关节炎见上述证候者。

【用法用量】水丸，口服，一次10~15粒，一日2次。

【使用注意】孕妇禁用。

14. 祖师麻片（膏药）

【处方组成】祖师麻

【功能主治】祛风除湿，活血止痛。用于风寒湿闭阻、瘀血阻络所致的痹病，症见肢体关节肿痛，畏寒肢冷；类风湿关节炎见上述证候者。

【用法用量】片剂，口服，一次3片，一日3次。

15. 麝香风湿胶囊

见本章“198. 骨性关节炎”。

16. 冯了性风湿跌打药酒

【处方组成】丁公藤、桂枝、麻黄、羌活、当归、川芎、白芷、补骨脂、乳香、猪牙皂、陈皮、苍术、厚朴、香附、木香、枳壳、白术、山药、黄精、菟丝子、小茴香、苦杏仁、泽泻、五灵脂、蚕砂、牡丹皮、没药

【功能主治】祛风除湿，活血止痛。用于风寒湿痹，手足麻木，腰腿酸痛；跌仆损伤，瘀滞肿痛。

【用法用量】口服。一次10~15ml，一日2~3次。

【使用注意】孕妇禁用。

17. 骨刺丸

见本章“197. 骨质增生”。

18. 骨刺宁胶囊

见本章“197. 骨质增生”。

19. 骨刺消痛片

见本章“197. 骨质增生”。

20. 骨痛灵酊

见本章“197. 骨质增生”。

21. 风湿定片（胶囊）

【处方组成】八角枫、白芷、徐长卿、甘草

【功能主治】散风除湿，通络止痛。用于风湿阻络所致的痹病，症见关节疼痛；类风湿关节炎、风湿性关节炎、肋神经痛、坐骨神经痛见上述证候者。

【用法用量】片剂，口服，一次4片，一日2次，6天为一疗程。

22. 汉桃叶软胶囊（片）

【处方组成】汉桃叶浸膏

【功能主治】祛风止痛，舒筋活络。用于三叉神经痛，坐骨神经痛，风湿关节痛。

【用法用量】口服。一次5粒，一日3次。

23. 复方骆驼蓬子软膏

【处方组成】骆驼蓬子、天仙子、秋水仙

【功能主治】清泻局部异常黑胆质、黏液质，消肿止痒，散气止痛。用于湿寒所引起的关节酸痛、风湿性关节炎、坐骨神经痛、湿疹，疥癣，疥疮等。

【用法用量】外用，涂敷患处。一日1~2次。

【使用注意】①心脏病、心动过速、青光眼患者及孕妇忌用。②对本品中任何一种成分过敏者禁用。③仅供外用，切忌口服，并避免接触眼睛。

24. 三蛇风湿药酒

【处方组成】金钱白花蛇（鲜）、乌梢蛇（鲜）、王锦蛇（鲜）、黄芪、独活、丹参、海桐皮、石南藤、枸杞子、羌活、木瓜、乳香（制）等15味

【功能主治】祛风湿，透筋骨，通经络，止疼痛，散瘀肿。用于全身风湿痛，四肢麻木，腰膝酸痛，坐骨神经痛，跌打损伤，半身不遂。

【用法用量】口服。一次10~20ml，一日2~3次；3周为1个疗程。

【使用注意】孕妇、哺乳期妇女及儿童禁用。

25. 复方夏天无片

见第十三章“175. 小儿麻痹症”。

26. 芎芷痛瘀散

见本章“197. 骨质增生”。

27. 龙骨颈椎胶囊

见本章“199. 颈椎病”。

附：用于坐骨神经痛的其他中药

1. 伸筋丹胶囊

见本章“199. 颈椎病”。

2. 夏天无片（注射液）

【功能主治】活血通络，行气止痛。用于瘀血阻络、气行不畅所致的中风，症见半身不遂、偏身麻木，或跌打损伤、气血瘀阻所致的肢体疼痛、肿胀麻木；风湿性关节炎、坐骨神经痛见上述证候者。

3. 通滞苏润江片

【功能主治】开通阻滞，消肿止痛。用于关节骨痛，风湿病，类风湿关节炎，坐骨神经痛。

4. 腰痛宁胶囊

见本章“202. 腰椎间盘突出症”。

5. 麝香壮骨膏

【功能主治】祛风除湿，消肿止痛。用于风湿阻络、外伤瘀血所致的风湿痛、关节痛、腰痛、神经痛、肌肉痛及扭挫伤。

6. 新型狗皮膏

【功能主治】祛风散寒，舒筋活血，活络止痛。用于风寒湿瘀所致的痹病，症见腰腿疼痛，肌肉酸痛，筋脉拘挛，关节不利；或急性扭伤，风湿痛，神经痛。

7. 黄瑞香注射液

【功能主治】祛风除湿，化瘀止痛。用于风湿瘀阻所致的痹病，症见关节疼痛，屈伸不利；风湿性关节炎、类风湿关节炎、坐骨神经痛见上述证候者。

8. 野木瓜胶囊

【功能主治】祛风止痛，舒筋活络。用于风邪阻络型三叉神经痛、坐骨神经痛、神经性头痛、风湿关节痛。

205. 股骨头坏死

〔基本概述〕

股骨头坏死是指由于各种原因导致股骨头血供破坏，造成的最终结果。常见原因包括于髋部外伤、大剂量使用激素、酗酒等。

股骨头坏死因其主要病理系股骨头血运受阻，遭受破坏而引起的骨质缺血，故多称为股骨头缺血性坏死或股骨头无菌性坏死。

本病患者多有髋部骨折或脱位等外伤史，或酗酒、使用激素等病史。临床主要表现为髋部疼痛、腹股沟疼痛，可向膝关节放射，髋关节活动受限。在疾病的不同阶段，X线片可发现股骨头密度不均、新月征、股骨头塌陷、变扁等。CT、MRI可以帮助诊断。

股骨头坏死的病因多种多样，常见的致病因素有：创伤导致股骨头坏死，药物导致股骨头坏死，酒精刺激导致股骨头坏死，风、寒、湿导致股骨头坏死，肝肾亏虚导致股骨头坏死，骨质疏松导致骨坏死，扁平髋导致骨坏死，骨髓异常增生导致骨坏死，骨结核合并骨坏死，手术后骨坏死等。在以上诸多因素中，以局部创伤、滥用激素药、过量饮酒引起的股骨头坏死多见。其共同的核心问题是各种原因引起的股骨头的血液循环障碍，而导致骨细胞缺血、变性、坏死。

股骨头坏死的主要症状表现在以下几点。①疼痛。疼痛可为间歇性或持续性，行走活动后加重，有时为休息痛。疼痛多为针刺样、钝痛或酸痛不适等，常向腹股沟区、大腿内侧、臀后侧和膝内侧放射，并有该区麻木感。②关节僵硬与活动受限。患髋关节屈伸不利、下蹲困难、不能久站、行走鸭子步。早期症状为外展、外旋活动受限明显。③跛行。为进行性短缩性跛行，由髋痛及股骨头塌陷，或晚期出现髋关节半脱位所致。早期往往出现间歇性跛行，儿童患者则更为明显。总之，早期是以疼痛为主，伴有功能受限；晚期以功能障碍为主，伴有疼痛。

中医将股骨头坏死归于“髀枢痹”“骨痹”“骨萎”“阴疽”等范畴。中医认为与股骨头坏死病变关系最为密切的为肝、脾、肾三脏。其发病的主要原因有外伤、六淫侵袭、邪毒外袭、先天不足、七情所伤等。

〔治疗原则〕

股骨头缺血性坏死病，属骨伤科中的慢性疑难病症。治疗是需要有坏死骨吸收排泄和新骨再生的时间过程。主要方法如下。

（1）去除与股骨头坏死相关的危险因素，如酗酒、使用激素等。

（2）减少患髋负重活动。

（3）对症止痛常用双氯芬酸、布洛芬或吲哚美辛等。

（4）目前认为股骨头坏死的治疗方法以手术治疗为主，包括髓芯减压后打压指骨、转子间截骨或髋关节置换术等。

（5）中医中药的保守疗法，对股骨头坏死也有较好的效果，如外治牵引与内服，对于疼痛的缓解、骨质的改变有显著的作用，可延缓骨坏死的发展。按摩、针灸、理疗、熏蒸均可改善循环，为该病的系列辅助疗法。合理、合情的适当锻炼，多吃含钙、磷，适当的高蛋白、低脂肪食物等都可起到一定的效果。

〔用药精选〕

一、西药

1. 双氯芬酸钠 Diclofenac Sodium

见本章“202. 腰椎间盘突出症”。

2. 布洛芬 Ibuprofen

见本章“198. 骨性关节炎”。

3. 吲哚美辛 Indometacin

见本章“200. 肩周炎”。

二、中药

1. 通络生骨胶囊

【处方组成】木豆叶

【功能主治】活血健骨，化瘀止痛。用于股骨头缺血性坏死，症见髋部活动受限，疼痛，跛行，肌肉萎缩，腰膝酸软，乏力倦怠，舌质偏红或有瘀斑，脉弦。

【用法用量】口服。一次4粒，一日3次。

2. 活血健骨片

【处方组成】骨碎补、血竭、续断、鹿角胶、红花等

【功能主治】补肾健骨，宣痹止痛。用于股骨头缺血性坏死肾虚瘀阻证。症见髋部疼痛，髋关节活动不利，腰膝酸软或跛行。

【用法用量】口服。一次12片，一日3次，饭后1小时温开水送服。6个月为一疗程。

3. 丹郁骨康丸

【处方组成】丹参、郁金、三七、鸡血藤、牛膝、枸杞子等

【功能主治】活血化瘀，通络止痛，补肾健骨。用于股骨头缺血性坏死(骨蚀)的瘀阻脉络证，症见髋部疼痛、活动受限，肌肉萎缩，跛行，舌红或有瘀斑，脉弦涩等。

【用法用量】口服。一次10g，一日3次，3个月为一疗程。

【使用注意】患有严重的原发性心、肺、肝、肾疾病者及孕妇禁用。

4. 恒古骨伤愈合剂

见本章“202. 腰椎间盘突出症”。

附：用于股骨头坏死的其他中药

1. 散结灵胶囊

【功能主治】行气活血，散结消肿。用于气滞痰凝所致的瘰疬、阴疽，症见肌肤或肌肤下肿块一处或数处，按之中硬、推之能动，或骨及骨关节肿，均有皮色不变，肿硬作痛。

2. 小活络丸(丹)

见本章“201. 落枕”。

3. 跌打丸

【功能主治】消肿止痛，活血散瘀。用于跌打损伤，闪腰岔气，筋伤骨折，瘀血肿痛。

4. 阳和解凝膏

【功能主治】温阳化湿，消肿散结。用于脾肾阳虚、痰瘀互结所致的阴疽，瘰疬未溃，寒湿痹痛。

206. 骨折

〔基本概述〕

骨折系指由于外伤或病理等原因致使骨质部分或完全断裂的一种疾病。其主要临床表现为：骨折部有局限性疼痛和压痛，局部肿胀和出现瘀斑，肢体功能部分或完全丧失，完全性骨折尚可出现肢体畸形及异常活动。

骨折是骨的完整性或连续性被中断或破坏，多由外伤引起，临床主要表现为疼痛、肿胀、瘀血和功能障碍。X线检查可以帮助明确诊断。

由外伤引起者为外伤性骨折；发生在原有骨病(肿瘤、炎症等)部位者为病理性骨折。骨折端与外界相通为开放性骨折，如与外界不通则为闭合性骨折。此外，还可根据骨折的程度、稳定性和骨折后的时间作出其他分类。骨折发生后常在局部出现疼痛、压痛、肿胀、瘀血、畸形、活动受限及纵向叩击痛、异常活动等。一般多可据此作出诊断。当然，如果骨折损伤血管、神经等，则会出现相应的表现，故应注意是否有其他器官同时损伤。为了确诊和进一步了解骨折部位、类型及指导治疗，X线检查是必要的。通常，骨折经过适宜的治疗，如复位和固定，在骨折段有良好血液供应的条件下，经过一段时间多可自行愈合。

骨折的正确的现场急救和安全转运是减少患者痛苦、防止再损伤或污染的重要措施，其中最要紧的是妥善固定。肢体骨折时，用夹板固定最好，其次可用木棍、木板代替，如无代替物，上肢骨折可绑在胸部，下肢骨折同另侧健肢绑在一起，亦可起到暂时固定的作用。脊柱骨折则应平卧于床板或门板之上，避免屈曲、后伸、旋转。如为开放性骨折，则应用急救包或清洁布类包扎。搬运或运送到医院的过程中要注意保持固定。如骨折合并颅脑损伤及其他重要脏器损伤，要密切注意神智和全身状况的变化，并迅速送往就近医院抢救。

〔治疗原则〕

骨折与一般皮肉损伤不同，坚硬的骨质愈合时间比较长，短则1个月，长则半年以上，有句话叫“伤筋动骨一百天”，说的是骨折之后恢复的时间是比较长的。骨折的患者在医院对好位置，做了固定以后，常需在家继续休养、康复。所以，做好家庭护理，促进愈合，尤其重要。

在诊治骨折中要注意有无合并神经、血管损伤及其他脏器损伤；注意排除病理性骨折。治疗原则如下。

(1)复位：闭合复位或切开复位。复位时若需局部麻醉用药可将注射针于骨折处皮肤浸润后，逐步刺入深处，当进入骨折血肿后，可抽出暗红色血液，然后缓慢将1%普鲁卡因或0.5%利多卡因10ml注入血肿。

(2)固定：可以选择石膏、夹板、牵引等外固定；部分病例需要手术内固定，包括接骨板、髓内钉、螺钉等。

(3)功能锻炼：有利于增加局部血液循环，促进骨折愈合，避免肌肉萎缩、关节僵硬。

(4)对症止痛治疗可以根据疼痛程度给予哌替啶、双氯芬酸、布洛芬或吲哚美辛等。

(5)开放性骨折在清创的同时给予抗菌药物、破伤风抗毒素治疗。

(6)骨盆骨折或多发骨折可以造成失血性休克，需要抗休克治疗。

(7)现场急救时，用清洁敷料包扎伤口后，将骨折部位临时固定，迅速转送至医疗机构。特别需要注意的是开放骨折暴露在外时，一定不要将骨折断端送回伤口内，避免进一步污染。

对病理性骨折的治疗，首先要明确病因。对有明确病因如甲状旁腺功能亢进、骨质疏松症等且可治疗者，应针对原发病因进行治疗；对局部良性肿瘤所致者，可行肿瘤切除(或刮除)加植骨术，肿瘤范围广泛者则需行截除术，并酌情考虑修补性手术；因恶性肿瘤所致者，如全身无转移，可根据肿瘤的性质、病程、分期及全身与局部情况酌情行广泛性或根治

性手术；对已有全身转移者，可考虑选用药物或放射疗法，局部予以适当固定，以减少患者痛苦。因成骨不全、畸形性骨炎等疾病所致者，局部以非手术疗法为主；如施行手术治疗，则应充分考虑由于骨质本身结构异常和整个肢体畸形所带来的困难。

中医药在治疗骨折方面有着悠久的历史，在骨折各期的应用，可大大促进骨折愈合的速度，有其独特的优点。

〔用药精选〕

一、西药

1. 双氯芬酸 Diclofenac

见本章“198. 骨性关节炎”。

2. 布洛芬 Ibuprofen

见本章“198. 骨性关节炎”。

3. 吲哚美辛 Indometacin

见本章“200. 肩周炎”。

4. 骨瓜提取物 Cervus and Cucumis Polypeptide

本品为复方制剂，是由新鲜或冷冻的猪四肢骨骼和葫芦科植物甜瓜(Cucumismelol)的干燥成熟种子，经分别提取后制成的动植物合剂无菌冻干品。

【适应证】用于风湿、类风湿关节炎、骨关节炎、骨折创伤修复、腰腿疼痛。

【用法用量】肌内注射。一次25mg(1瓶)，一日2次，用适量注射用水溶解稀释后肌内注射。静脉注射。一日25～100mg(1～4瓶)，用5%葡萄糖注射液或0.9%氯化钠注射液250～500ml溶解稀释后静脉滴注，一般20～30日为一疗程，小儿酌减或遵医嘱。

【不良反应】不良反应较少发生，可能出现发热或皮疹，如发生请酌情减少用量或停药。

【禁忌】对本品过敏者、严重肾功能不全者禁用。

【制剂】注射用骨瓜提取物；骨瓜提取物注射液

5. 骨肽 Ossotide

本品含多种骨代谢的活性肽类，具有调节骨代谢、刺激成骨细胞增殖、促进新骨形成的作用，以及调节钙、磷代谢，增加骨钙沉积，防治骨质疏松，具有抗炎、镇痛作用。

【适应证】用于增生性骨关节疾病及风湿、类风湿关节炎等，并能促进骨折愈合。

【用法用量】静脉滴注，一次50～100mg，一日1次，溶于250ml生理盐水中，15～30天为一个疗程；肌内注射，一次10mg，一日1次，20～30天为一个疗程，亦可在痛点和穴位注射，或遵医嘱。

【禁忌】对本品过敏者、严重肾功能不全者禁用。

【不良反应】偶有发热、皮疹、血压降低等过敏反应。

【孕妇及哺乳期妇女用药】孕妇及哺乳期妇女禁用。

【制剂】骨肽片(注射液、氯化钠注射液)，注射用骨肽

6. 复方骨肽 Compound Ossotide

本品为复方制剂，其组分为健康猪四肢骨与全蝎经提取而制成，含有多种多肽类活性物质，以及钙、磷、铁等无机盐。

【适应证】用于风湿、类风湿关节炎、骨质疏松、颈椎病等疾病的症状改善，同时用于骨折及骨科手术后骨愈合。

【用法用量】肌内注射，一次1～2瓶(30～60mg)，一日1次；静脉滴注，一次2～5瓶(60～150mg)，一日1次，15～30天为一个疗程或遵医嘱，亦可在痛点或穴位注射。

【不良反应】偶有发热、皮疹。

【禁忌】对本品过敏者、严重肾功能不全患者禁用。

【儿童用药】儿童慎用。

【孕妇及哺乳期妇女用药】孕妇禁用，哺乳期妇女慎用。

【制剂】复方骨肽注射液，注射用复方骨肽

7. 鹿瓜多肽 Cervus and Cucumis Polypeptide

本品为鹿科动物梅花鹿的骨骼和葫芦科植物甜瓜的干燥成熟种子经分别提取后制成的灭菌水溶液。其可促进局部血运障碍的恢复，促进骨源性生长因子的合成。

【适应证】用于风湿、类风湿关节炎，强直性脊柱炎、各种类型骨折、创伤修复及腰腿疼痛等。

【用法用量】肌内注射，一次2～4mg，一日4～8mg。静脉滴注，一日8～12mg，加入5%葡萄糖注射液或0.9%氯化钠注射液250～500ml中静脉滴注，10～15日为一疗程或遵医嘱。小儿酌减。

【不良反应】尚未见有关不良反应发生，如出现发热或皮疹，请酌情减少用量或停药。

【禁忌】对本品过敏者禁用。

【制剂】鹿瓜多肽注射液，注射用鹿瓜多肽

附：用于骨折的其他西药

1. 盐酸曲马多 Tramadol Hydrochloride

【适应证】用于中度至重度疼痛。

2. 长春西汀 Vinpocetine

【适应证】适用于脑梗死后遗症、脑出血后遗症、脑动脉硬化症等，也可用于改善骨折或外伤后组织水肿等。

3. 金葡素 Staphylococcal Enterotoxin C

【适应证】本品对因放、化疗而致的白细胞减少具有一定的保护作用，可用于恶性肿瘤患者放、化疗的辅助治疗。另可用于骨折延迟愈合和不愈合。

二、中药

1. 接骨七厘片

【处方组成】乳香(炒)、没药(炒)、当归、土鳖虫、骨碎补(烫)、硼砂、龙血竭、自然铜(煅)、大黄(酒炒)

【功能主治】活血化瘀，接骨续筋。用于跌打损伤，闪腰岔气，骨折筋伤，瘀血疼痛。

【用法用量】口服。一次5片，一日2次，黄酒送服。

【使用注意】孕妇禁用。

2. 跌打七厘散(片)

【处方组成】人工麝香、三七、血竭、没药(醋炙)、红花、冰片、朱砂、乳香(醋炙)、当归(酒炙)、儿茶

【功能主治】散瘀消肿,止痛止血。用于跌打损伤,瘀血肿痛,外伤出血。

【用法用量】散剂,口服。每次0.5~1g,一日2~3次;亦可用酒送服。外用未破皮者以白酒调敷,已破皮者将粉末撒涂患处。

【使用注意】孕妇禁用。

3. 骨折挫伤胶囊

【处方组成】大黄、当归、红花、黄瓜子(制)、没药(制)、乳香(炒)、土鳖虫、血竭、猪骨(制)、自然铜(煅)

【功能主治】舒筋活络,消肿散瘀,接骨止痛。用于跌打损伤,扭腰岔气,筋伤骨折属于瘀血阻络者。

【用法用量】用温黄酒或温开水送服,一次4~6粒,一日3次;小儿酌减。

【使用注意】孕妇禁用。

4. 正骨水

【处方组成】九龙川、木香、海风藤、土鳖虫、豆豉姜、猪牙皂、香加皮、莪术、买麻藤、过江龙、香樟、徐长卿、降香、两面针、碎骨木、羊耳菊、虎杖、五味藤、千斤拔、朱砂根、横经席、穿壁风、鹰不扑、草乌、薄荷脑、樟脑

【功能主治】活血祛瘀,舒筋活络,消肿止痛。用于跌打扭伤、骨折脱位,以及体育运动前后消除疲劳。

【用法用量】用药棉蘸药液轻搽患处;重症者用药液湿透药棉敷患处1小时,每日2~3次。

【使用注意】孕妇禁用。

5. 接骨丸(膏)

【处方组成】甜瓜子、土鳖虫、自然铜(煅醋淬)、地龙(广地龙)、郁金、马钱子粉、桂枝(炒)、续断、骨碎补

【功能主治】活血散瘀,消肿止痛。用于跌打损伤,闪腰岔气,筋伤骨折,瘀血肿痛。

【用法用量】口服。一次3g,一日2次。

【使用注意】孕妇禁用。

6. 盘龙七片

见本章“203. 腰痛、腰腿痛和腰肌劳损”。

7. 伤科接骨片

【处方组成】红花、土鳖虫、朱砂、马钱子粉、没药(炙)、三七、海星(炙)、鸡骨(炙)、冰片、自然铜(煅)、乳香(炙)、甜瓜子

【功能主治】活血化瘀,消肿止痛,舒筋壮骨。用于跌打损伤,闪腰岔气,筋伤骨折,瘀血肿痛。

【用法用量】口服。成人一次4片;10~14岁儿童一次3片。一日3次,温开水或黄酒送服。

【使用注意】孕妇禁用。

8. 回生第一丹(散、胶囊)

见本章“201. 落枕”。

9. 独一味片(胶囊、丸、分散片、泡腾片、咀嚼片、颗粒、滴丸)

【处方组成】独一味

【功能主治】活血止痛,化瘀止血。用于多种外科手术后的刀口疼痛、出血,外伤骨折,筋骨扭伤,风湿痹痛,以及崩漏、痛经、牙龈肿痛、出血。

【用法用量】口服。片剂,一次3片,胶囊一次3粒,一日3次。7日为一疗程;或必要时服。

【使用注意】孕妇禁用。

10. 伸筋丹胶囊

见本章“199. 颈椎病”。

11. 舒筋活血定痛散

【处方组成】乳香(醋炙)、没药(醋炙)、当归、红花、血竭、醋延胡索、醋香附、煅自然铜、骨碎补

【功能主治】舒筋活血,散瘀止痛。用于跌打损伤、闪腰岔气、伤筋动骨、血瘀肿痛。

【用法用量】温黄酒或温开水冲服,一次6g,一日2次;外用白酒调敷患处。

【使用注意】孕妇禁用。

12. 愈伤灵胶囊

【处方组成】三七、红花、当归、续断、土鳖虫、黄瓜子(炒)、自然铜(煅)、冰片、落新妇提取物

【功能主治】活血散瘀,消肿止痛。用于跌打挫伤,瘀血阻络所致的筋骨肿痛,亦可用于骨折的辅助治疗。

【用法用量】口服。一次4~5粒,一日3次。

【使用注意】孕妇禁用。

13. 跌打丸

【处方组成】三七、当归、白芍、赤芍、桃仁、红花、血竭、北刘寄奴、骨碎补(烫)、续断、苏木、牡丹皮、乳香(制)、没药(制)、姜黄、三棱(醋制)、防风、甜瓜子、枳实(炒)、桔梗、甘草、关木通、自然铜(煅)、土鳖虫

【功能主治】消肿止痛,活血散瘀。用于跌打损伤,闪腰岔气,筋伤骨折,瘀血肿痛。

【用法用量】口服。一次1丸,一日2次。

【使用注意】孕妇禁用。

14. 三花接骨散

【处方组成】三七、西红花、马钱子粉、桂皮、沉香、当归、地龙、牛膝、冰片、木香、川芎、土鳖虫、续断、骨碎补(烫)、血竭、大黄、自然铜(煅)、白芷

【功能主治】活血化瘀,消肿止痛,接骨续筋。用于骨折筋伤,瘀血肿痛。

【用法用量】口服。一次5g,一日2次。14日为一疗程,可连续服用两个疗程,或遵医嘱。

【使用注意】孕妇禁用。

15. 云南白药膏(酊、气雾剂、胶囊、片)

【处方组成】三七、麝香、草乌等

【功能主治】活血散瘀,消肿止痛。用于跌打损伤,瘀血

肿痛,肌肉酸痛,风湿疼痛等症。

【用法用量】膏贴患处。酊剂口服,常用量一次 3~5ml,一日 3 次,极量一次 10ml。外用,取适量擦揉患处,每次 3 分钟左右,一日 3~5 次,可止血消炎。

【使用注意】孕妇禁用。

16. 活血止痛散(胶囊、片)

【处方组成】当归、三七、乳香(制)、冰片、土鳖虫、煅自然铜

【功能主治】活血散瘀,消肿止痛。用于跌打损伤,瘀血肿痛。

【用法用量】用温黄酒或温开水送服。散剂一次 1.5g,一日 2 次。

【使用注意】孕妇禁用。

17. 八味秦皮丸(胶囊)

【处方组成】秦皮、针铁矿、草莓、多刺绿绒蒿、寒水石(制)、美丽风毛菊、朱砂、人工麝香

【功能主治】接骨,消炎,止痛。用于骨折、骨髓炎。

【用法用量】口服。一次 1~2g(4~8 丸),一日 1 次,研碎后服用。

【使用注意】孕妇禁用。

18. 恒古骨伤愈合剂

见本章“202. 腰椎间盘突出症”。

19. 骨康胶囊

见本章“196. 骨质疏松症”。

20. 复方续断接骨丸

【处方组成】血竭、川芎、当归、红花、桃仁、乳香(制)、没药(制)、自然铜、土鳖虫、儿茶、杜仲(炒)、续断、川牛膝

【功能主治】活血止痛,续筋接骨。用于外伤性骨折属气滞血瘀证者。

【用法用量】口服。一次 1 丸,一日 2 次。疗程可根据不同骨折部位和骨折性质确定。本品临床试验的连续用药时间为 6~10 周。

【使用注意】孕妇禁用。

21. 活血接骨散

【处方组成】麻黄、土鳖虫、乳香(醋炒)、没药(醋炒)、地龙(去土酒炒)、自然铜(醋煅)

【功能主治】活血止痛,续筋接骨,用于伤筋动骨,瘀血肿痛。

【用法用量】黄酒送服,一次 3~9g,一日 1~2 次;外用白酒调敷患处。

【使用注意】孕妇禁用。

22. 接骨续筋胶囊(片)

【处方组成】蜥蜴、骨碎补、穿山龙

【功能主治】活血化瘀,消肿止痛。用于软组织损伤,骨折等。

【用法用量】胶囊,口服。一日 3 次,一次 4 粒。

23. 跌打生骨片(颗粒、胶囊)

【处方组成】战骨、肿节风、自然铜、丹参、延胡索、牛膝、杜仲

【功能主治】活血化瘀,消肿止痛,强筋健骨。用于骨折。

【用法用量】片剂,口服,一次 5 片,一日 1 次。

【使用注意】孕妇禁用。

附:用于骨折的其他中药

1. 新力正骨喷雾剂

【功能主治】接骨强筋,活血化瘀,消肿止痛。用于骨折脱臼、急性扭伤、运动疲劳、风湿疼痛及各种痹证所引起的疼痛不适。

2. 止血镇痛胶囊

【功能主治】止血镇痛,化瘀消肿。用于计划生育术后,(安、取节育环,人工流产)出血,痛经,功能性子宫出血及跌打损伤,骨折,腰部扭伤疼痛。

3. 筋骨跌打丸

【功能主治】活血散瘀,消肿止痛,续筋接骨。用于跌打损伤、外伤瘀肿、骨折筋伤、软组织损伤等。

4. 伤筋正骨酊

【功能主治】消肿镇痛,用于跌打扭伤及骨折,脱臼。

5. 仙桃草片

【功能主治】用于跌打损伤,瘀血肿痛,骨折挫伤,各种出血,术后出血,吐血,咯血,衄血,便血。

6. 金天格胶囊

见本章“196. 骨质疏松症”。

7. 骨松宝颗粒(胶囊、丸、片)

见本章“196. 骨质疏松症”。

8. 颈腰康胶囊

见本章“202. 腰椎间盘突出症”。

207. 跌打损伤

〔基本概述〕

跌打损伤泛指因跌、打、磕、碰等原因导致的损伤。凡跌仆坠堕,闪挫扭捩,皮肉筋骨受外力而发生损伤,可统称为跌打损伤。

跌打损伤主要是指软组织(筋)的损伤,临床上以局部肿胀、疼痛、青紫及关节屈伸旋转活动不利,甚至以运动障碍、异常活动为表现。

肌肉扭伤多见于肌肉骤然收缩时,少数肌纤维与肌纤维膜破裂,局部发生出血、炎性渗出、水肿等改变。

肌肉扭伤好发于青壮年,有外伤史,主要症状为疼痛、活动受限,查体可以发现肌肉痉挛、局限性压痛、功能障碍等。

急性腰扭伤是腰部肌肉、筋膜、韧带等软组织因外力作

用突然受到过度牵拉而引起的急性撕裂伤,常发生于搬抬重物、腰部肌肉强力收缩时。

急性腰扭伤可使腰骶部肌肉的附着点、骨膜、筋膜和韧带等组织撕裂。其多系突然遭受间接外力所致。以腰部不适或腰部持续性剧痛,不能行走和翻身,咳嗽、呼吸等腹部用力活动疼痛加重等为主要表现。

急性腰扭伤多见于青壮年。主要因肢体超限度负重,姿势不正确,动作不协调,突然失足,猛烈提物,活动时没有准备,活动范围过大等。一旦出现腰扭伤,患者立即腰部僵直,弯曲与旋转陷入困境,疼痛剧烈且波及范围大,肌肉痉挛,咳嗽或打喷嚏会使疼痛增加,难以行走,有的患者尚需家属搀扶,或抬至附近医院急诊。X线检查可见脊柱变直或有保护性侧凸。

急性腰扭伤为一种常见病,多由姿势不正,用力过猛,超限活动及外力碰撞等,引起软组织受损所致。本病发生突然,有明显的腰部扭伤史,严重者在受伤当时腰部有撕裂感和响声。伤后立即出现腰部疼痛,呈持续性剧痛,次日可因局部出血、肿胀,腰痛更为严重;也有的只是轻微扭转一下腰部,当时并无明显痛感,但休息后次日感到腰部疼痛。腰部活动受限。不能挺直,俯、仰、扭转感觉困难,咳嗽、喷嚏、大小便时可使疼痛加剧。站立时往往用手扶住腰部,坐位时用双手撑于椅子,以减轻疼痛。

腰肌扭伤后一侧或两侧当即发生疼痛;有时可以受伤后半天或隔夜才出现疼痛,腰部活动受阻,静止时疼痛稍轻,活动或咳嗽时疼痛较甚。检查时局部肌肉紧张、压痛及牵引痛明显,但无瘀血现象(外力撞击者例外)。

〔治疗原则〕

跌打损伤主要指因跌仆、击打等造成的软组织损伤,外伤肿胀疼痛、皮肉破损出血,也包括摔伤、金刃伤等。其主要病理为瘀血壅滞,血闭气阻,故以疼痛、肿胀为主要表现。中医中药在治疗跌打损伤方面有着悠久的历史,治疗以活血化瘀、消肿止痛为主要方法。通过内服兼外用药物,大都可以取得良好的疗效。一般治疗原则如下。

(1)受伤后应制动、冷敷。冷敷可以减少扭伤引起的皮下出血,同时冰敷亦有止痛作用。

(2)镇痛药物可用双氯芬酸、布洛芬或吲哚美辛等。

(3)局部封闭可用利多卡因或普鲁卡因加泼尼松龙。

(4)肌肉扭伤的治疗

①受伤后应制动、冷敷。

②镇痛药物可用双氯芬酸、布洛芬或吲哚美辛等。

③局部封闭可用利多卡因或普鲁卡因加泼尼松龙。

④中医中药在治疗肌肉扭伤方面有着悠久的历史和良好的疗效。

(5)急性腰扭伤的治疗

急性腰扭伤的治疗可采用推拿、针灸、理疗、中药内服等方法,可促进血液循环,缓解腰肌痉挛与腰部疼痛症状,恢复腰部功能。

〔用药精选〕

一、西药

1. 双氯芬酸 Diclofenac

见本章“198. 骨性关节炎”。

2. 布洛芬 Ibuprofen

见本章“198. 骨性关节炎”。

3. 复方布洛芬凝胶 Compound Ibuprofen Gel

见本章“198. 骨性关节炎”。

4. 洛索洛芬 Loxoprofen

见本章“198. 骨性关节炎”。

5. 氟比洛芬 Flurbiprofen

见本章“198. 骨性关节炎”。

6. 盐酸奈福泮 Nefopam Hydrochloride

奈福泮是一种非麻醉性镇痛药,对中、重度疼痛有效。

【适应证】盐酸奈福泮缓释片用于术后疼痛、牙痛、急性外伤痛和癌症疼痛。

【用法用量】吞服,勿嚼碎,成人一次1片,一日2次。

【禁忌】对盐酸奈福泮缓释片过敏者禁用;严重心血管疾病、心肌梗死或有惊厥史者禁用;有癫痫病史者禁用;严重肝肾功能不良患者禁用。正在应用单胺氧化酶抑制剂的患者禁用。

【不良反应】多汗、紧张、恶心、头晕、头痛、失眠、口干、尿潴留,偶见呕吐、心动过速、困倦、视力模糊。

【孕妇及哺乳期用药】盐酸奈福泮缓释片对孕妇及哺乳期妇女用药的安全性尚不明确,不应使用。

【儿童用药】盐酸奈福泮缓释片对儿童用药的有效性和安全性均不明确,儿童不应使用。

【老年用药】老年患者的生理功能减退,应酌情慎用。

【制剂】盐酸奈福泮缓释片(葡萄糖注射液、氯化钠注射液)

7. 复方氯唑沙宗片 Compound Chlorzoxazone Tablets

本品为复方制剂,含氯唑沙宗、对乙酰氨基酚。本品中氯唑沙宗为中枢性肌肉松弛剂,主要作用于中枢神经系统,在脊髓和大脑下皮层区抑制多突反射弧,从而对痉挛性骨骼肌产生肌肉松弛作用而止痛。对乙酰氨基酚为非甾体类解热镇痛药,通过抑制前列腺素的合成起止痛作用。

【适应证】用于各种急慢性软组织(肌肉韧带、筋膜)扭伤、挫伤,以及运动后肌肉劳损所引起的疼痛。

【用法用量】口服。成人一次1~2片,一日3~4次。症状严重者可酌情加量,儿童用量遵医嘱。

【不良反应】可见恶心等消化道症状,偶见嗜睡、头晕、轻度头痛,一般较轻微,可自行消失或停药后缓解。

【禁忌】对氯唑沙宗或乙酰氨基酚过敏者、严重肝肾功能不全者禁用。

【孕妇及哺乳期妇女用药】孕妇慎用。

【制剂】复方氯唑沙宗片(胶囊、分散片)

8. 吡罗昔康搽剂 Piroxicam Liniment

吡罗昔康为非甾体类抗炎镇痛药。其作用机制为抑制前列腺素的合成。

【适应证】用于类风湿关节炎、骨关节炎及肩周炎、腱鞘炎、腰肌劳损、落枕等急、慢性软组织损伤所致的疼痛。

【用法用量】外用。取适量涂于患部皮肤或关节表面皮肤，一日 2 次。

【不良反应】少数患者有皮肤轻微发红、发痒或皮疹，可在观察下继续用药，多数在继续使用过程中消失，如果症状加重应停药。

【孕妇及哺乳期妇女用药】不推荐使用。

【禁忌】①对本品及其他非甾体抗炎药过敏者禁用。②对酒精过敏者禁用。

【制剂】吡罗昔康搽剂(凝胶)

9. 非诺洛芬钙 Fenoprofen Calcium

【适应证】适用于各种关节炎。包括类风湿关节炎、骨关节炎、强直性脊柱炎、痛风性关节炎及其他软组织疼痛，亦用于其他疼痛如痛经、牙痛、损伤及创伤性痛等。

【用法用量】成人常用量，口服，用于镇痛(轻至中度疼痛或痛经)，每次 0.15～0.3g，每 4～6 小时 1 次。成人一日最大限量为 3.2g。

【不良反应】对诊断的干扰：①本品对血小板聚集有抑制作用，出血时间可延长。②本品可使血钾浓度增高。③本品可致血清碱性磷酸酶、乳酸脱氢酶及转氨酶升高。④本品可影响 T3 的测定结果(假性升高)。

【禁忌】对本品、阿司匹林或其他非甾体类抗炎药过敏者禁用。

【孕妇及哺乳期妇女用药】孕妇、哺乳期妇女慎用。

【儿童用药】小儿慎用。

【老年患者用药】老年人慎用。

【制剂】非诺洛芬钙肠溶胶囊

10. 萘丁美酮 Nabumetone

见本章“200. 肩周炎”。

11. 辣椒碱 Capsaicin

见本章“200. 肩周炎”。

12. 右布洛芬片 Dexibuprofen

见本章“200. 肩周炎”。

13. 氨酚双氢可待因片 Paracetamol and Dihydrocodeine Tartrate Tablets

见本章“203. 腰痛、腰腿痛和腰肌劳损”。

附:用于跌打损伤的其他西药

1. 苯扎氯铵 Benzalkonium Chloride

【适应证】苯扎氯铵为阳离子表面活性剂类广谱杀菌剂，弹性织物有加压止血作用。用于小创伤、擦伤等。

2. 松节油 Turpentine Oil

【适应证】用于减轻肌肉痛、关节痛、神经痛及扭伤肿痛等。

3. 吲哚美辛 Indometacin

见本章“200. 肩周炎”。

4. 尼美舒利 Nimesulide

【适应证】本品为非甾体抗炎药，具有抗炎、镇痛、解热作用，可用于慢性关节炎症(如类风湿关节炎和骨关节炎等)，手术和急性创伤后的疼痛和炎症，耳鼻咽部炎症引起的疼痛，痛经等。

5. 右酮洛芬片(肠溶片、胶囊) Dexketoprofen Tablets

【适应证】本品适用于治疗不同病因的轻中度疼痛，如类风湿关节炎、骨性关节炎、强直性脊柱炎、痛风性关节炎的关节痛，以及痛经、牙痛、手术后痛、癌性疼痛、急性扭伤或软组织挫伤疼痛和感冒发热引起的全身疼痛等各种急慢性疼痛。

6. 右旋酮洛芬氨丁三醇片(胶囊) Dexketoprofen Trometamol Tablets

【适应证】本品适用于治疗不同病因的轻中度疼痛，如类风湿关节炎、骨性关节炎、强直性脊柱炎、痛风性关节炎等的关节痛，以及痛经、牙痛、手术后痛、癌性疼痛、急性扭伤或软组织挫伤疼痛和感冒发热引起的全身疼痛等各种急慢性疼痛。

7. 盐酸替扎尼定片 Tizanidine Hydrochloride Tablets

【适应证】本品为中枢骨骼肌松弛药，用于降低脑和脊髓外伤、脑出血、脑炎，以及多发性硬化病等所致的骨骼肌张力增高、肌痉挛和肌强直。可用于治疗肌肉紧张症状，如颈肩腕综合征、腰痛症等。

8. 骨瓜提取物 Cervus and Cucumis Polypeptide

见本章“206. 骨折”。

9. 盐酸乙哌立松片 Eperisone Hydrochloride Tablets

见本章“199. 颈椎病”。

10. 联苯乙酸搽剂(凝胶) Felbinac Liniment

见本章“200. 肩周炎”。

11. 水杨酸甲酯气雾剂 Methy Salicylate Aerosol

【适应证】用于软组织损伤的应急治疗，如扭伤、肌痛等。

12. 复方水杨酸甲酯乳膏 Compound Methyl Salicylate Cream

【适应证】用于缓解扭伤、挫伤、拉伤、劳损等引起的肌肉、筋膜炎，创伤性关节滑膜炎及韧带损伤等引起的局部肿胀和疼痛。

13. 复方水杨酸甲酯苯海拉明喷雾剂 Compound Methyl Salicylate and Diphenhydramine Spray

【适应证】用于肌肉痛、关节痛、腰腿痛、跌打损伤及肱骨外上髁炎引起的肿痛。

14. 复方水杨酸甲酯薄荷醇贴剂 Compound Methyl Salicylate and Menthol Patches

见本章“199. 颈椎病”。

15. 酮洛芬搽剂 Ketoprofen Liniment

【适应证】本品为外用非甾体抗炎药,具有镇痛、抗炎作用。适用于下述疾病及症状的镇痛、消炎:骨性关节炎(退行性关节病)、肩关节周围炎、肌腱炎、腱鞘炎、肱骨外上髁炎(网球肘等)、肌肉痛、外伤后的肿胀及疼痛。

16. 草乌甲素 Bulleyaconitine A

【适应证】用于风湿性及类风湿关节炎、腰肌劳损、肩周炎、四肢扭伤、挫伤等。

17. 甲芬那酸 Mefenamic Acid

【适应证】用于轻度及中等度疼痛,如牙科、产科或矫形科手术后的疼痛,以及软组织运动性损伤引起的肌肉、骨骼疼痛等。

18. 注射用氯诺昔康 Lornoxicam for Injection

【适应证】急性中度手术后疼痛,以及与急性腰、坐骨神经相关的疼痛。

19. 氯唑沙宗片(胶囊) Chlorzoxazone Tablets

【适应证】本品适用于各种急性、慢性软组织(肌肉、韧带、筋膜)扭伤、挫伤,运动后肌肉酸痛,肌肉劳损所引起的疼痛,由中枢神经病变引起的肌肉痉挛,以及慢性筋膜炎等。

20. 阿西美辛 Acemetacin

【适应证】①类风湿关节炎、骨关节炎、强直性脊椎炎。②肩周炎、滑囊炎、肌腱鞘炎。③腰背痛、扭伤、劳损及其他软组织损伤。④急性痛风。⑤痛经、牙痛和术后疼痛。

21. 芬布芬 Fenbufen

【适应证】主要用于类风湿关节炎、风湿性关节炎、骨关节炎、痛风、强直性脊椎炎等,其他疼痛性疾病亦可应用。

22. 奥沙普秦 Oxaprozin

见本章"198. 骨性关节炎"。

23. 舒林酸 Sulindac

【适应证】适用于类风湿关节炎、退行性关节病,也用于各种原因引起的疼痛,包括牙痛、外伤和手术后疼痛等。

24. 氯诺昔康 Lornoxicam

【适应证】可用于手术后急性疼痛、外伤引起的中至重度疼痛、急性坐骨神经痛和腰痛、晚期癌痛,亦可用于慢性腰痛、骨关节炎、类风湿关节炎和强直性脊柱炎的治疗。

25. 盐酸布桂嗪 Bucinnazine Hydrochloride Tablets

【适应证】适用于偏头痛、三叉神经痛、牙痛、炎症性疼痛、神经痛、月经痛、关节痛、外伤性疼痛、手术后疼痛,以及癌症痛(属二阶梯镇痛药)等。

26. 复方七叶皂苷钠凝胶 Compound Sodium Aescinate Gel

【适应证】用于炎症、退行性病变及创伤引致的局部肿胀,脊柱疼痛性疾病,急性闭合性软组织损伤,腱鞘炎等。

27. 热敷袋 Foment Bag

见本章"200. 肩周炎"。

28. 依托芬那酯 Etofenamate

【适应证】用于骨骼肌肉系统软组织风湿病,如肌肉风湿痛、肩周炎、腰痛、坐骨神经痛、腱鞘炎、滑囊炎、脊柱和关节软组织劳损、各种慢性关节炎,外伤如挫伤、拉伤等。

29. 依托度酸 Etodolac

【适应证】用以缓解下列疾病的症状和体征:①骨关节炎(退行性关节病变);②类风湿关节炎;③疼痛症状。本品可用于以上疾病急性发作的治疗,也可用于以上疾病的长期治疗。

二、中药

1. 接骨七厘丸(片、散、胶囊)

【处方组成】乳香(制)、没药(制)、骨碎补(烫)、熟大黄(酒蒸)、当归、土鳖虫、血竭、硼砂、自然铜(醋煅)

【功能主治】活血化瘀,接骨续筋。用于跌打损伤,闪腰岔气,骨折筋伤,瘀血疼痛。

【用法用量】丸剂,口服,一次 1 袋,一日 2 次。小儿酌减。

【使用注意】孕妇禁用。

2. 养血荣筋丸

【处方组成】当归、鸡血藤、何首乌(黑豆酒炙)、赤芍、续断、桑寄生、铁丝威灵仙(酒炙)、伸筋草、透骨草、油松节、补骨脂(盐炒)、党参、白术(麸炒)、陈皮、木香、赤小豆

【功能主治】养血荣筋,祛风通络。用于陈旧性跌打损伤,症见筋骨疼痛,肢体麻木,肌肉萎缩,关节不利。

【用法用量】口服。一次 1~2 丸,一日 2 次。

【使用注意】孕妇禁用。

3. 虎力散(胶囊)

【处方组成】制草乌、白云参、三七、断节参

【功能主治】祛风散寒,活血通络。用于风寒湿闭阻、瘀血阻络所致的痹病,症见关节疼痛、冷痛、刺痛或疼痛夜甚、屈伸不利,局部微恶风寒,肢体麻木。亦用于跌打损伤见瘀血阻络者。

【用法用量】散剂,口服,一次 0.3g,一日 1~2 次,开水或温酒送服。外用,撒于伤口处。

【使用注意】孕妇禁用。

4. 大七厘散

【处方组成】自然铜(煅,醋淬)、土鳖虫(甘草制)、大黄(酒制)、骨碎补、当归尾(酒制)、乳香(煅)、没药(煅)、硼砂(煅)、血竭、三七、冰片

【功能主治】化瘀消肿,止痛止血。本品用于跌打损伤,瘀血疼痛,外伤止血。

【用法用量】用黄酒或温开水冲服,一次 0.6~1.5g,一日 2~3 次;外用以白酒调敷患处。

【使用注意】孕妇禁用。

5. 跌打七厘散(片)

见本章"206. 骨折"。

6. 舒筋定痛片(胶囊)

【处方组成】土鳖虫、乳香(醋制)、没药(醋制)、自然酮

(醋煅)、红花、骨碎补、大黄、硼砂(煅)、当归

【功能主治】活血散瘀,消肿止痛。用于跌打损伤,慢性腰腿痛,风湿痹痛。

【用法用量】片剂,口服,一次4片,一日2次。

【使用注意】①孕妇禁用。②经期及哺乳期妇女禁用。③糖尿病患者禁服。

7. 活血止痛散(胶囊、片)

见本章"206. 骨折"。

8. 跌打镇痛膏

【处方组成】土鳖虫、生草乌、马钱子(炒)、大黄、两面针、黄柏、降香、黄芩、虎杖、冰片、薄荷素油、樟脑、薄荷脑、水杨酸甲酯

【功能主治】活血止痛,散瘀消肿,祛风胜湿。用于急、慢性扭挫伤,慢性腰腿痛,风湿关节痛。

【用法用量】外用。贴患处。

【使用注意】孕妇禁用。

9. 七厘散(胶囊)

【处方组成】血竭、乳香(制)、没药(制)、红花、儿茶、冰片、人工麝香、朱砂

【功能主治】化瘀消肿,止痛止血。用于跌仆损伤,血瘀疼痛,外伤出血。

【用法用量】散剂,口服。一次1~1.5g,一日1~3次;外用,调敷患处。

【使用注意】孕妇禁用。

10. 三七伤药片(胶囊、颗粒)

【处方组成】三七、草乌(蒸)、雪上一枝蒿、骨碎补、红花、接骨木、赤芍、冰片

【功能主治】舒筋活血,散瘀止痛。用于跌打损伤,风湿瘀阻,关节痹痛;急慢性扭挫伤、神经痛见上述证候者。

【用法用量】片剂,口服,一次3片,一日3次;或遵医嘱。

【使用注意】孕妇禁用。

11. 舒筋活血定痛散

见本章"206. 骨折"。

12. 跌打活血散(胶囊)

【处方组成】红花、当归、血竭、三七、骨碎补(烫)、续断、乳香(制)、没药(制)、儿茶、大黄、冰片、土鳖虫

【功能主治】舒筋活血,散瘀止痛。用于跌打损伤,瘀血疼痛,闪腰岔气。

【用法用量】口服。用温开水或黄酒送服,一次3g,一日2次;外用,以黄酒或醋调敷患处。

【使用注意】孕妇禁用。

13. 跌打丸(片)

【处方组成】三七、当归、白芍、赤芍、桃仁、红花、血竭、北刘寄奴、骨碎补(烫)、续断、苏木、牡丹皮、乳香(制)、没药(制)、姜黄、三棱(醋制)、防风、甜瓜子、枳实(炒)、桔梗、甘草、关木通、自然铜(煅)、土鳖虫

【功能主治】消肿止痛,活血散瘀。用于跌打损伤,闪腰岔气,筋伤骨折,瘀血肿痛。

【用法用量】丸剂,口服,一次1丸,一日2次。

【使用注意】孕妇禁用。

14. 云南白药(胶囊、片、膏、酊、气雾剂)

【处方组成】三七、麝香、草乌等

【功能主治】化瘀止血,活血止痛,解毒消肿。用于跌打损伤,瘀血肿痛,吐血、咳血、便血、痔血、崩漏下血,支气管扩张及肺结核咳血,溃疡病出血,疮疡肿毒及软组织挫伤,闭合性骨折,以及皮肤感染性疾病。

【用法用量】散剂。刀、枪、跌打诸伤,无论轻重,出血者用温开水送服;瘀血肿痛与未流血者用酒送服;妇科各症,用酒送服;但月经过多、红崩,用温开水送服。毒疮初起,服1粒,另取药粉用酒调匀,敷患处;如已化脓,只需内服。其他内出血各症均可内服。口服,每次0.25~0.5g,一日4次(2~5岁按成人量1/4服用,5~12岁按成人量1/2服用)。凡遇较重之跌打损伤可先服保险子1粒,轻伤及其他病症不必服。

胶囊、片剂:请遵医嘱。

【使用注意】孕妇禁用。

15. 冯了性风湿跌打药酒

见本章"204. 坐骨神经痛"。

16. 狗皮膏

见本章"198. 骨性关节炎"。

17. 正红花油

【处方组成】水杨酸甲酯、桂叶油、丁香油、香茅油、血竭、红花

【功能主治】活血散寒,消肿止痛。用于风湿骨痛,腰酸腿痛,头风胀痛,扭伤瘀肿,跌打伤痛,蚊虫叮咬。

【用法用量】外用,取适量涂搽患处。

【使用注意】孕妇禁用。

18. 新型狗皮膏

【处方组成】生川乌、羌活、高良姜、官桂、当归、防己、麻黄、红花、洋金花、白屈菜、花椒、蟾酥、白花菜籽、透骨草、没药、乳香、薄荷脑、冰片、樟脑、水杨酸甲酯、八角茴香油、盐酸苯海拉明

【功能主治】祛风散寒,舒筋活血,活络止痛。用于风寒湿瘀所致的痹病,症见腰腿疼痛、肌肉酸痛、筋脉拘挛、关节不利,或急性扭伤,风湿痛,神经痛。

【用法用量】贴患处。

【使用注意】孕妇禁用。

19. 麝香正骨酊

见本章"197. 骨质增生"。

20. 盘龙七片

见本章"203. 腰痛、腰腿痛和腰肌劳损"。

21. 疏痛安涂膜剂

【处方组成】透骨草、伸筋草、红花、薄荷脑

【功能主治】舒筋活血,消肿止痛。用于风中经络、脉络瘀

滞所致的头面疼痛、口眼歪斜,或跌打损伤所致的局部肿痛;头面部神经痛、面神经麻痹、急慢性软组织损伤见上述证候者。

【用法用量】涂患处或有关穴位。一日 2~3 次。

22. 中华跌打丸

【处方组成】牛白藤、假蒟、地耳草、牛尾菜、鹅不食草、牛膝、乌药、红杜仲、鬼画符、山橘叶、羊耳菊、刘寄奴、过岗龙、山香、穿破石、毛两面针、鸡血藤、丢了棒、岗梅、木鳖子、丁茄根、大半边莲、独活、苍术、急性子、建栀、制川乌、丁香、香附、黑老虎根、桂枝、樟脑

【功能主治】消肿止痛,舒筋活络,止血生肌,活血祛瘀。用于挫伤筋骨、新旧瘀痛、创伤出血、风湿瘀痛。

【用法用量】口服。水蜜丸一次 3g,大蜜丸一次 1 丸,一日 2 次。小孩及体虚者减半。

【使用注意】孕妇禁用。

23. 正骨水

见本章“206. 骨折”。

24. 回生第一丹(胶囊、散)

见本章“201. 落枕”。

25. 接骨丸(膏)

见本章“206. 骨折”。

26. 伤科跌打片

【处方组成】制川乌、三棱(制)、莪术(制)、青皮、香附(醋制)、当归、三七、续断、牡丹皮、蒲黄、防风、延胡索(醋制)、五灵脂(制)、红花、郁金、白芍(炒)、木香、乌药、柴胡、枳壳(炒)、大黄(制)、地黄

【功能主治】活血散瘀,消肿止痛。用于跌打损伤,伤筋动骨,瘀血肿痛,闪腰岔气。

【用法用量】口服。一次 4 片,一日 2 次。

【使用注意】孕妇及哺乳期妇女禁服。严重心脏病,高血压,肝、肾疾病忌服。

27. 正骨紫金丸

【处方组成】丁香、莲子、熟大黄、儿茶、白芍、血竭、牡丹皮、当归、木香、茯苓、红花、甘草

【功能主治】活血散瘀,消肿止痛。用于跌打损伤,经络不通,瘀血肿痛。

【用法用量】口服。一次 1 袋,一日 2 次。

附:用于跌打损伤的其他中药

1. 竭红跌打酊

【功能主治】散瘀消肿,活络止痛。用于跌伤损伤、筋骨扭伤,局部青紫肿痛。

2. 筋痛消酊

【功能主治】活血化瘀,消肿止痛。用于治疗急性闭合性软组织损伤。

3. 损伤速效止痛气雾剂

【功能主治】消肿止痛,活血化瘀,舒筋活络。用于跌打损伤、急性运动创伤、瘀血阻络所致的骨关节、肌肉疼痛。

4. 附桂风湿膏

【功能主治】祛风除湿,散寒止痛。用于寒湿瘀阻所致的痹病,症见四肢麻木,腰腿冷痛,或跌打损伤所致的局部肿痛。

5. 夏天无片(丸、胶囊、注射液)

【功能主治】活血通络,行气止痛。用于瘀血阻络、气行不畅所致的中风,症见半身不遂、偏身麻木,或跌打损伤、气血瘀阻所致的肢体疼痛、肿胀麻木;风湿性关节炎、坐骨神经痛见上述证候者。

6. 九分散

【功能主治】活血散瘀,消肿止痛。用于跌仆损伤,瘀血肿痛。

7. 少林风湿跌打膏(巴布膏)

【功能主治】散瘀活血,舒筋止痛,祛风散寒。用于跌打损伤,风湿痹病,症见伤处瘀肿疼痛、腰肢酸麻。

8. 跌打万花油

【功能主治】消肿散瘀,舒筋活络止痛。用于治疗跌打损伤,扭伤,轻度水火烫伤。

9. 疏风定痛丸

见本章“201. 落枕”。

10. 散风通窍滴丸

【功能主治】祛风除湿,活血止痛。用于风湿瘀阻,关节肌肉痹痛及跌打损伤,瘀血肿痛。

11. 五虎散

【功能主治】活血散瘀,消肿止痛。用于跌打损伤,瘀血肿痛,扭伤。

12. 止痛紫金丸

【功能主治】舒筋活血,消瘀止痛。用于跌打损伤,闪腰岔气,瘀血作痛,筋骨疼痛。

13. 舒筋定痛酒

【功能主治】舒筋活血,散瘀止痛。用于跌打损伤,扭伤,血瘀肿痛。

14. 按摩乳

【功能主治】活血化瘀,和络止痛。用于运动劳损,肌肉酸痛,跌打扭伤,无名肿痛。

15. 骨折挫伤胶囊

【功能主治】舒筋活络,消肿散瘀,接骨止痛。用于跌打损伤,扭腰岔气,筋伤骨折属于瘀血阻络者。

16. 玉真散

【功能主治】熄风,镇痉,止痛。用于金创受风所致的破伤风,症见筋脉拘急、手足抽搐,亦可外治跌仆损伤。

17. 风湿痛药酒(风湿骨痛药酒)

【功能主治】祛风除湿,活络止痛。用于风湿阻络所致的痹病,症见腰腿骨节疼痛、手足麻木;跌打损伤所致的局部肿痛。

18. 伤科接骨片

【功能主治】活血化瘀,消肿止痛,舒筋壮骨。用于跌打

损伤，闪腰岔气，筋伤骨折，瘀血肿痛。

19. 消肿止痛酊

【功能主治】舒筋活络，消肿止痛。用于跌打扭伤，风湿骨痛，无名肿毒及腮腺炎肿痛。

20. 奇应内消膏

【功能主治】行气活血，消肿止痛。用于跌打扭伤等所致的急性闭合性软组织损伤。症见局部肿胀，疼痛，活动受限。

21. 麝香壮骨膏

【功能主治】祛风除湿，消肿止痛。用于风湿阻络、外伤瘀血所致的风湿痛、关节痛、腰痛、神经痛、肌肉痛及扭挫伤。

22. 沈阳红药(片)

【功能主治】活血止痛，祛瘀生新。用于跌打损伤，筋骨肿痛，亦可用于血瘀络阻的风湿麻木。

23. 麝香舒活精(搽剂)

【功能主治】活血散瘀，消肿止痛。用于闭合性新旧软组织损伤和肌肉疲劳酸痛。

24. 祛伤消肿酊

【功能主治】活血化瘀，消肿止痛。用于跌打损伤，皮肤青紫瘀斑，肿胀疼痛，关节屈伸不利；急性扭挫伤见上述证候者。

25. 三七片(胶囊)

【功能主治】散瘀止血，消肿定痛。用于咯血、吐血、衄血、便血、崩漏、外伤出血、胸腹刺痛、跌仆肿痛。

26. 双虎肿痛宁(喷雾剂)

【功能主治】化瘀行气，消肿止痛，舒筋活络，祛风除湿。用于跌打损伤，风湿痹证，症见关节、筋肉局部肿胀疼痛，活动受限。

27. 消伤痛搽剂

【功能主治】活血消肿，舒筋止痛。用于急性软组织损伤。

28. 麝香祛痛气雾剂(搽剂)

【功能主治】活血祛瘀，舒经活络，消肿止痛。用于各种跌打损伤，瘀血肿痛，风湿瘀阻，关节疼痛。

29. 克伤痛搽剂(气雾剂)

【功能主治】活血化瘀，消肿止痛。用于急性软组织扭挫伤，症见皮肤青紫瘀斑，血肿疼痛。

30. 愈伤灵胶囊

【功能主治】活血散瘀，消肿止痛。用于跌打挫伤，瘀血阻络所致的筋骨肿痛，亦可用于骨折的辅助治疗。

31. 复方栀子止痛膏

【功能主治】凉血散瘀，消肿止痛。用于急性闭合性软组织扭伤、挫伤的辅助治疗。

32. 肿痛外擦酊

【功能主治】清热解毒，消肿止痛。适用于轻度软组织挫伤，局部表现红肿热痛证候者。

33. 强力狮子油

【功能主治】温经散寒，化瘀消肿，活血止痛。用于跌打扭伤，轻微损伤，轻度汤火烫伤，风湿骨痛，关节酸痛，蚊叮虫咬，皮肤瘙痒。

34. 姜红祛痛搽剂

【功能主治】活血化瘀，散寒除湿，通络止痛。适用于闭合性软组织损伤，风湿关节痛，症见肢体局部疼痛、肿胀、瘀斑的辅助治疗。

35. 斧标驱风油

【功能主治】祛风止痛，芳香通窍。用于伤风喷嚏，鼻塞头痛，舟车晕浪，跌打扭伤，肌肉酸痛，蚊虫叮咬。

36. 散痛舒片

【功能主治】祛风除湿，活血止痛。用于风湿瘀阻，关节肌肉痹痛及跌打损伤，瘀血肿痛。

37. 斧标正红花油

【功能主治】温经散寒，活血止痛。用于风湿骨痛，筋骨酸痛，扭伤瘀肿，跌打损伤，蚊虫叮咬。

38. 十味乳香丸(胶囊)

【功能主治】干黄水。用于四肢关节肿痛及湿疹。

39. 骨友灵搽剂(贴膏、巴布膏)

见本章“198. 骨性关节炎”。

40. 跌打风湿酒

【功能主治】祛风除湿。用于风湿骨痛，跌打损伤，风寒湿痹，积瘀肿痛。

41. 跌打药酒

【功能主治】活血散瘀，消肿止痛。用于跌打损伤，瘀血肿痛，筋骨酸痛。

42. 东乐膏

【功能主治】活血化瘀，消肿止痛。用于跌打损伤、扭伤、挫伤所致的腰腿痛，关节肿痛等闭合性软组织损伤。

43. 龙血竭片(胶囊、散、含片)

【功能主治】活血散瘀，定痛止血，敛疮生肌。用于跌打损伤，瘀血作痛，复发性口腔溃疡，慢性咽炎。

44. 痛克搽剂

【功能主治】活血化瘀，消肿止痛。用于瘀血阻络引起的局部肿胀、瘀斑、疼痛、功能障碍，或有局部发热，以及急性软组织损伤见于上述证候者。

45. 解痉镇痛酊

【功能主治】活血通经，止痛。用于治疗软组织损伤而引起的颈、肩、腰、腿痛。对冻疮也有一定疗效。

46. 镇痛活络酊

见本章“199. 颈椎病”。

47. 金花跌打酊

【功能主治】活血祛瘀，消肿止痛，舒筋活络。用于跌打损伤。

48. 祛痛健身膏

【功能主治】活血通络，消肿止痛。用于颈、肩、腰腿痛及跌仆闪挫引起的肢体关节肌肉肿痛。

49. 祛瘀止痛酒

【功能主治】活血化瘀，舒筋活络，消肿止痛。用于缓解软组织损伤所致的肿胀，疼痛。

50. 外用无敌膏

【功能主治】祛风除湿，活血消肿，清热拔毒，通痹止痛。用于跌打损伤，风湿麻木，腰肩腿痛，疮疖红肿疼痛。

51. 十二味痹通搽剂

【功能主治】祛风除湿，活血化瘀，消肿止痛。用于寒湿痹证，闪挫伤筋等症。

52. 活血跌打丸

【功能主治】活血止痛。用于跌打损伤，瘀血肿痛。

53. 复方三七丸(胶囊、片)

【功能主治】化瘀止血，消肿止痛。用于跌打损伤所致的瘀血肿痛。

54. 狮马龙活络油(红花油)

【功能主治】祛风活络，消肿止痛。用于风湿关节酸痛，手足麻木，以及跌打损伤，轻度烫伤，外用止痛。

55. 复方伤复宁膏

【功能主治】活血化瘀，消肿止痛。用于跌打损伤引起的肢体疼痛。

56. 筋骨伤喷雾剂

【功能主治】活血化瘀，消肿止痛。用于软组织损伤。

57. 伤痛宁膏(片、丸)

【功能主治】活血散瘀，消肿止痛。用于关节扭伤，肌肉拉伤，韧带拉伤等急性软组织损伤。

58. 独圣活血片

【功能主治】活血消肿，理气止痛。用于跌打损伤，瘀血肿胀及气滞血瘀所致的痛经。

59. 雪山金罗汉止痛涂膜剂

见本章“197. 骨质增生”。

60. 复方紫荆消伤巴布膏

【功能主治】活血化瘀，消肿止痛，舒筋活络。用于气滞血瘀之急慢性软组织损伤。

61. 跌打损伤丸(散)

【功能主治】行气活血，舒筋止痛。用于跌打损伤，筋骨疼痛。

62. 治伤软膏

【功能主治】散瘀，消肿，止痛。用于跌打损伤局部肿痛。

63. 治伤胶囊(散)

【功能主治】祛风散结，消肿止痛。用于跌打损伤所致之外伤红肿，内伤胁痛等。

64. 治伤跌打丸

【功能主治】散瘀止痛。用于跌打损伤，伤筋动骨。

65. 治伤消瘀丸

【功能主治】活血化瘀，消瘀退肿。用于骨骼与关节损伤和瘀肿疼痛。

66. 吊筋药

【功能主治】舒筋活血，消肿止痛。用于扭伤，局部肿痛。

67. 香青百草油搽剂

【功能主治】祛风止痛，解毒止痒。用于辅助治疗关节疼痛，跌打损伤，感冒头痛，蚊虫叮咬。

68. 麝香祛风湿油

【功能主治】祛风，活血，消肿，止痛。用于风湿痛，关节痛，腰腿痛，跌打损伤。

69. 麝香祛风湿膏

【功能主治】祛风湿，活血，镇痛，消肿。用于风湿痛，筋骨痛，关节痛，腰腿酸痛，坐骨神经痛及跌打肿痛。

70. 三香跌打损伤酒

【功能主治】舒筋活血，散瘀止痛。用于跌打损伤、瘀血凝滞，红肿疼痛，筋络不舒。

71. 长春红药胶囊

【功能主治】活血化瘀，消肿止痛。用于跌打损伤，瘀血作痛。

72. 少林跌打止痛膏

【功能主治】活血散瘀，消肿止痛。用于跌打肿痛，腰膝关节疼痛。

73. 痛舒片(胶囊)

【功能主治】活血化瘀，舒筋活络，消肿止痛。用于跌打损伤，风湿关节痛。

74. 伤益气雾剂

【功能主治】消肿止痛，止血散瘀。用于跌打损伤及轻度水火烫伤。

75. 六味伤复宁酊

【功能主治】活血化瘀，消肿止痛。用于跌打损伤引起的肢体疼痛。

76. 复方热敷散

【功能主治】祛风散寒，温筋通脉，活血化瘀，活络消肿；消炎，止痛。用于骨关节、韧带等软组织的挫伤、损伤和扭伤，也可用于胃寒腹痛、妇女痛经及高寒、地下作业者的劳动保护。

77. 舒筋健络油

【功能主治】祛风活血，消肿止痛。主治风湿骨痛，多种疼痛及肌肉疼痛，蚊虫叮咬。

78. 跌打按摩药膏

【功能主治】活血散瘀，止痛解痉。用于急、慢性扭挫伤，软组织劳损，风湿关节痛。

79. 跌打扭伤散

【功能主治】舒筋活络，消肿止痛。用于各种扭伤、外伤肿痛。

80. 片仔癀

【功能主治】清热解毒，凉血化瘀，消肿止痛。用于热毒血瘀所致的痈疽疔疮，跌打损伤。

81. 朱虎化瘀酊

【功能主治】祛风散寒，活血化瘀。用于风湿痹痛，软组织挫伤的辅助治疗。

82. 痛肿灵(酊剂)

【功能主治】祛风除湿,消肿止痛。用于风湿骨痛,跌打损伤。

83. 岭南黑鬼油

【功能主治】散瘀止痛。用于跌打损伤,筋骨酸痛,骨节疼痛,蚊虫叮咬。

84. 如意金黄散

【功能主治】清热解毒,消肿止痛。用于热毒瘀滞肌肤所致的疮疖肿痛,症见肌肤红、肿、热、痛,亦可用于跌打损伤。

85. 田七镇痛膏

【功能主治】活血化瘀,祛风除湿,温经通络。用于跌打损伤,风湿关节痛,肩臂腰腿痛。

86. 伤科灵喷雾剂

【功能主治】清热凉血,活血化瘀,消肿止痛。用于软组织损伤,轻度水火烫伤,湿疹。

87. 创伤止痛乳膏

【功能主治】舒筋活血,消肿止痛。用于跌打损伤,瘀血阻络所致的局部肿胀疼痛,皮下青紫;急、慢性软组织损伤见以上症状者。

88. 息伤乐酊

【功能主治】活血化瘀,消肿止痛。用于急性扭挫,跌仆筋伤引起的皮肤青紫,瘀血不散,红肿疼痛,活动不利,亦可用于风湿痹痛。

89. 仙桃草片

【功能主治】适用于跌打损伤,瘀血肿痛,骨折挫伤,各种出血,术后出血,吐血,咯血,衄血,便血。

90. 百宝丹胶囊(搽剂)

【功能主治】散瘀消肿,止血止痛。用于刀枪伤,跌打损伤,月经不调,经痛经闭,慢性胃痛及关节疼痛。

91. 生三七散

【功能主治】散瘀止血,消肿定痛。用于小面积外伤出血,跌仆肿痛。

92. 神农镇痛膏

【功能主治】活血散瘀,消肿止痛。用于跌打损伤,风湿关节痛,腰背痛。

93. 伤筋正骨酊

【功能主治】消肿镇痛。用于跌打扭伤及骨折,脱臼。

94. 壮筋续骨丸

【功能主治】补气活血,强壮筋骨。用于跌打损伤属气虚血瘀、肝肾不足证者。

95. 红花七厘散

【功能主治】散瘀,活血,消肿,止痛。用于跌打损伤,血瘀疼痛,外伤出血。

96. 灵仙跌打胶囊(片)

【功能主治】散风祛湿,活血止痛。用于手足麻痹,时发疼痛,跌打损伤,痛不可忍或瘫痪等症。

97. 鸡矢藤注射液

【功能主治】祛风止痛,用于风湿痹阻,瘀血阻滞所致的筋骨痛,外伤和手术疼痛,腹痛等

98. 金术跌打丸

【功能主治】活血散瘀,消肿止痛。用于跌打损伤,瘀血肿痛,筋骨扭伤。

99. 活血接骨散

【功能主治】活血止痛,续筋接骨,用于伤筋动骨,瘀血肿痛。

100. 接骨续筋片(胶囊)

【功能主治】活血化瘀,消肿止痛。用于软组织损伤,骨折等。

101. 参三七伤药胶囊

【功能主治】活血祛瘀,通经活络。用于跌打损伤,颈背拘紧作痛,肢体酸软。

102. 复方积雪草片

【功能主治】活血通络,祛瘀止痛。用于跌打损伤,肢节疼痛。

103. 复方藏红花油

【功能主治】活血化瘀,消肿止痛。用于跌打损伤(急性软组织损伤)所致的四肢关节肿胀、疼痛,活动受限等。

104. 复方透骨香乳膏

【功能主治】活血祛瘀,消肿止痛。用于跌打损伤所致的局部软组织损伤,疼痛。

105. 香冰祛痛气雾剂

【功能主治】活血散瘀,消肿止痛。用于跌打扭伤,软组织损伤。

106. 狮子油

【功能主治】用于新旧跌打,痹痛,肌肉疼痛,外科疼痛,撞伤积瘀,肩背腰痛。

107. 秦皮接骨片(胶囊)

【功能主治】活血散瘀,疗伤接骨,止痛。用于跌打,筋骨扭伤,瘀血肿痛。

108. 消肿痛醋膏

【功能主治】清热解毒,活血祛瘀,消肿止痛。用于闭合性软组织损伤、带状疱疹、流行性腮腺炎、血栓静脉炎等。

109. 雪上花搽剂

【功能主治】活血化瘀,消肿止痛,舒筋活络。用于急、慢闭合性软组织损伤所致的血瘀证,症见局部肿胀、疼痛、功能障碍。

110. 跌打红药胶囊

【功能主治】活血止痛,去瘀生新。用于跌打损伤,筋骨瘀血肿痛,风湿麻木。

111. 舒筋活血胶囊

【功能主治】舒筋活络,活血散瘀。用于筋骨疼痛,腰背酸痛,跌打损伤。

112. 筋骨丸

【功能主治】舒筋活血,散瘀止痛。用于跌打损伤,伤筋

动骨，瘀血停滞，筋骨疼痛。

113. 筋骨跌打丸

【功能主治】活血散瘀，消肿止痛，续筋接骨。用于跌打损伤，外伤瘀肿，骨折筋伤，软组织损伤等。

114. 熊胆跌打膏

【功能主治】活血散瘀，消肿止痛。用于跌打损伤，风湿关节痛，腰背酸痛。

115. 伤痛克酊

【功能主治】消肿止痛，收敛止血。用于跌打损伤，瘀血肿痛，轻度水火烫伤。

116. 蒿白伤湿气雾剂

【功能主治】活血止痛，祛风除湿。用于扭伤、挫伤、风湿骨痛、腰背酸痛。

117. 三蛇风湿药酒

【功能主治】祛风湿，透筋骨，通经络，止疼痛，散瘀肿。用于全身风湿痛，四肢麻木，腰膝酸痛，坐骨神经痛，跌打损伤，半身不遂。

118. 川花止痛膜

【功能主治】活血化瘀，散寒止痛。用于风湿痛，跌打损伤痛，骨质增生、颈椎病、肩周炎、腰肌劳损等引起的疼痛。

119. 止血镇痛胶囊

【功能主治】止血镇痛，化瘀消肿。用于计划生育术后，（安、取节育环，人工流产）出血，痛经，功能性子宫出血及跌打损伤，骨折，腰部扭伤疼痛。

120. 宝珍橡胶膏

【功能主治】除湿祛风，温经行滞。用于风寒湿痹，腰膝酸软，跌打损伤及筋脉拘挛疼痛等。

121. 缬草提取物胶囊

【功能主治】镇静降压。用于治疗神经衰弱、失眠、癔病、癫痫、腰腿痛、胃腹胀痛及跌打损伤，有较好的疗效。

122. 蟾马正痛酊

【功能主治】舒筋活络，活血化瘀，消肿止痛，提神醒脑。用于风寒湿引起的筋骨关节痹痛和软组织、肌肉损伤，以及风湿性关节炎、肩周炎、骨质增生、跌打损伤、慢性劳损、四肢关节酸痛、麻木、腰椎间盘突出症等引起的疼痛。

123. 祖师麻风湿膏

【功能主治】追风散寒，舒筋活血。用于筋骨疼痛，四肢麻木，腰膝疼痛，风湿关节肿痛及筋骨劳损，跌打后痛、麻、胀诸症。

124. 天香酊

【功能主治】彝医：瓜他使他，诺齐格，且儿诺。中医：活血化瘀，通络止痛。用于软组织扭伤，跌打损伤，关节疼痛。

125. 脉血康肠溶片

【功能主治】破血，逐瘀，通脉止痛。用于癥瘕痞块，血瘀经闭，跌打损伤。

126. 外用舒筋酊

【功能主治】祛风除湿，舒筋活络，疗伤止痛。用于风湿痹阻，跌打损伤，筋骨疼痛，屈伸不利。

127. 冰栀伤痛气雾剂

【功能主治】清热解毒凉血，活血化瘀止痛。用于跌打损伤，瘀血肿痛，亦可用于浅二度烧伤。

128. 复方蟾酥膏

【功能主治】活血化瘀，消肿止痛。用于肝癌、肺癌、胰腺癌、食管癌、胃癌、肠癌、卵巢癌、乳腺癌、宫颈癌、脑瘤、骨瘤等肿瘤引起的疼痛，也可用于急慢性扭挫伤、跌打瘀痛。骨质增生、风湿及类风湿疼痛，亦用于落枕、肩周炎、腰肌劳损和伤痛等。

129. 通迪胶囊

【功能主治】活血行气，散瘀止痛。用于气滞血瘀，经络阻滞所致的癌症疼痛，术后疼痛，跌打疼痛，肩颈痹痛以及胃脘疼痛，头痛，痛经等。

130. 花粉祛痒止痛酊

【功能主治】活血化瘀，消肿止痛，祛风止痒。用于蚊虫叮咬，跌打损伤，软组织挫伤。

131. 金红止痛消肿酊

【功能主治】活血化瘀，消肿止痛。用于跌打损伤所致的瘀血肿痛，风湿痹痛。

132. 活血风寒膏

【功能主治】活血化瘀，祛风散寒。用于风寒麻木，筋骨疼痛，跌打损伤，闪腰岔气。

133. 肿痛气雾剂（搽剂、凝胶）

【功能主治】消肿镇痛，活血化瘀，舒筋活络，化痞散结。用于跌打损伤，风湿关节痛，肩周炎，痛风性关节炎，乳腺小叶增生。

134. 肿痛外擦酊

【功能主治】清热解毒，消肿止痛。适用于轻度软组织挫伤，局部表现红肿热痛证候者。

135. 消肿镇痛膏

【功能主治】理气活血，消肿止痛。主治跌打损伤所致的肿胀，疼痛。

136. 伤痛跌打丸

【功能主治】活血止痛。用于跌打损伤，血瘀肿痛。

137. 海马舒活膏

【功能主治】活血化瘀，舒筋活络，消肿止痛。用于跌打损伤，瘀血肿痛，劳伤疼痛，风湿骨痛，闭合性新旧软组织挫伤、肌肉劳损见上述证候者。

138. 伤痹通酊

【功能主治】温经散寒，活血止痛。用于跌打损伤，扭挫伤疼痛。

139. 伤科灵喷雾剂

【功能主治】清热凉血，活血化瘀，消肿止痛。用于软组织损伤，轻度水火烫伤，湿疹。

140. 丹芎跌打膏

【功能主治】活血散瘀，消肿止痛。用于急性、亚急性软组织损伤。

141. 络通酊

【功能主治】活血化瘀,通络止痛。用于急、慢性软组织损伤引起的疼痛。

142. 岭南万应止痛膏

【功能主治】止痛消炎,舒筋活络,提神醒脑。用于肌肉疲劳,筋骨酸痛,跌打伤痛,风湿骨痛,舟车晕浪,伤风头痛,蚊虫叮咬。

143. 乳香风湿气雾剂

【功能主治】祛风活血,消肿止痛。用于风湿痛,关节痛,腰腿痛及跌打损伤。

144. 风痛灵

【功能主治】活血散瘀,消肿止痛。用于扭挫伤痛,风湿痹痛,冻疮红肿。

145. 外伤如意膏

【功能主治】清热解毒,凉血散瘀,消肿止痛,止血生肌。用于跌打撞伤,筋伤积瘀,轻度水火烫伤。

146. 十味活血丸

【功能主治】活血,止痛。用于跌打损伤,瘀血肿痛。

147. 肿痛舒喷雾剂

【功能主治】活血化瘀,消肿止痛。用于跌打损伤,瘀血肿痛;软组织挫伤见以上症状者。

148. 铁棒锤止痛膏

【功能主治】祛风除湿,活血止痛。用于风寒湿痹,关节肿痛,跌打扭伤,神经痛等。

149. 双龙驱风油

【功能主治】舒筋活络,驱风止痛。用于关节、肌肉疼痛,跌打损伤,蚊叮虫咬。

150. 复方金凤搽剂

【功能主治】活血化瘀,消肿止痛。用于跌打损伤所致的腰腿关节肿痛。

151. 创伤止痛乳膏

【功能主治】舒筋活血,消肿止痛。用于跌打损伤,瘀血阻络所致的局部肿胀疼痛,皮下青紫;急、慢性软组织损伤见以上症状者。

152. 三七活血丸

【功能主治】通络散瘀。用于跌打损伤。

153. 双虾标风湿油

【功能主治】祛风通络、止痛。用于肌肉扭伤,关节疼痛。

154. 虎杖伤痛酊

【功能主治】活血消肿,止痛。用于跌打损伤所致的瘀血肿痛。

155. 复方血藤药酒

【功能主治】活血化瘀,通络止痛。用于闭合性软组织损伤。

156. 正伤消痛膏

【功能主治】活血通络,消肿止痛。用于跌打损伤引起的局部肿胀、疼痛的辅助治疗。

157. 金龙驱风油

【功能主治】用于风湿头痛,蚊虫咬伤,跌打损伤。

158. 七味解毒活血膏

【功能主治】清热、活血、止痛。用于软组织损伤,浅Ⅱ度烧伤,肩周炎,关节炎,疖疮等。

159. 风湿跌打酊

【功能主治】祛风除湿,活血化瘀,消肿止痛。用于风湿关节痛、跌打损伤、扭伤挫伤所引起的腰腿、关节、筋肌疼痛。

160. 四季平安油

【功能主治】驱风、止痛。用于头晕头痛,腰酸背痛,风火牙痛,风湿骨痛,蚊虫叮咬。

161. 梁财信跌打丸

【功能主治】活血散瘀,消肿止痛。用于轻微跌打损伤,积瘀肿痛,筋骨扭伤。

162. 外用万应膏

【功能主治】活血镇痛。用于跌打损伤,负重闪腰,筋骨疼痛,足膝拘挛。颈、肩、腰、腿及全身各关节部位的疼痛、麻木、肿胀。

163. 千山活血膏

【功能主治】活血化瘀,舒筋活络,消肿止痛。用于肌肤、关节肿胀、疼痛、活动不利,以及跌打损伤。

164. 舒筋风湿酒

【功能主治】祛风除湿,舒筋活络。用于风湿关节痛,跌打损伤,筋骨疼痛,腰肢酸痛。

165. 天香酊

【功能主治】活血化瘀,通络止痛。用于软组织扭伤,跌打损伤,关节疼痛。

166. 风寒止痛膏

【功能主治】祛风散寒,活血止痛。用于关节、肌肉疼痛、急性扭挫伤。

167. 扭伤膏

【功能主治】温经散寒,通络止痛,用于关节扭挫伤。

168. 消炎镇痛膏

【功能主治】消炎镇痛。用于神经痛,风湿痛,肩痛,扭伤,关节痛,肌肉疼痛等。

169. 薄荷护表油

【功能主治】驱风镇痛,通窍消肿,活血止痒。用于伤风鼻塞,头晕头痛,肌肉扭伤,蚊叮虫咬,舟车晕浪。

170. 麝香追风止痛膏

【功能主治】祛风除湿,散寒止痛。用于寒湿痹阻所致的关节、肌肉疼痛,扭伤疼痛。

171. 风湿伤痛膏

【功能主治】祛风湿,活血止痛。用于肌肉痛,扭伤。

172. 麝香镇痛膏

【功能主治】散寒,活血,镇痛。用于风湿关节痛,关节扭伤。

173. 壮骨麝香止痛膏

【功能主治】祛风湿，活血止痛。用于风湿，关节、肌肉痛，扭伤。

174. 一枝蒿伤湿祛痛膏

【功能主治】祛风除湿，活血止痛。用于风湿关节疼痛、肌肉痛，扭伤。

175. 狗皮膏(改进型)

【功能主治】祛风散寒，舒筋活血，止痛。用于急性扭挫伤，风湿痛，关节和肌肉酸痛。

176. 三龙跌打酒

【功能主治】活血化瘀，消肿止痛。用于腰肌劳损，筋肉扭挫伤的辅助治疗。

177. 跌打镇痛膏

【功能主治】活血止痛，散瘀消肿，祛风胜湿。用于急、慢性扭挫伤，慢性腰腿痛，风湿关节痛。

178. 红花油

【功能主治】驱风药。用于风湿骨痛，跌打扭伤，外感头痛，皮肤瘙痒。

179. 辣椒风湿膏

【功能主治】祛风散寒，舒筋活络，消肿止痛。用于关节疼痛，腰背酸痛，扭伤瘀肿，以及慢性关节炎和未溃破的冻疮。

180. 麝香追风膏

【功能主治】祛风散寒，活血止痛。用于风湿痛、关节痛、筋骨痛、神经痛、腰背酸痛、四肢麻木、扭伤、挫伤。

181. 息伤乐酊

【功能主治】活血化瘀，消肿止痛。用于急、慢性扭挫，跌仆筋伤引起的皮肤青紫，瘀血不散，红肿疼痛，活动不利，亦可用于风湿痹痛。

182. 苏红络通酊

【功能主治】活血化瘀，消肿止痛，舒筋活络。用于各种急、慢性软组织扭伤引起的疼痛。

183. 无敌止痛搽剂

【功能主治】消肿止痛，活血化瘀。用于急慢性扭、挫伤，冻疮。

184. 无敌药酒

【功能主治】气血双补，滋补肝肾，强筋健骨，止痛消肿，祛风除湿。用于急、慢性扭挫伤，肩背腰痛，老年体虚，腰酸腿痛。

185. 叶绿油

【功能主治】芳香开窍，消疲提神，祛风除湿，理气止痛。用于关节痛，神经痛，扭挫伤痛，伤风感冒引起的头痛及蚊虫叮咬痒痛，晕车、中暑和疖疮初起。

186. 关节止痛膏

【功能主治】活血散瘀，温经镇痛。用于寒湿瘀阻经络所致的风湿关节痛及关节扭伤。

187. 十二味痹通搽剂

【功能主治】祛风除湿，活血化瘀，消肿止痛。用于寒湿痹证，闪挫伤筋。

188. 均隆驱风油

【功能主治】能迅速解除头晕头痛、鼻塞、舟车晕浪、肌肉疼痛、腰酸背痛、扭伤、蚊虫叮咬所引起之不适。

189. 白花油

【功能主治】疏风止痒，理气止痛，消疲提神。用于关节酸痛，伤风感冒，头痛鼻塞，扭伤。

190. 风湿伤痛膏

【功能主治】祛风湿，活血止痛。用于肌肉痛，扭伤。

191. 独活止痛搽剂

【功能主治】止痛，消肿，散瘀。用于小关节挫伤，韧带、肌肉拉伤及风湿痛。

192. 酸痛喷雾剂

【功能主治】舒筋活络，祛风定痛。用于扭伤，劳累损伤，筋骨酸痛等症。

193. 消痛贴膏

见本章“197. 骨质增生”。

194. 五灵止痛胶囊

【功能主治】行气止痛，通经活络，祛瘀散结，开窍辟秽。用于因气滞血瘀所致的胸胁痛，胃脘痛，痛经，腹痛，亦可用于扭挫伤。

195. 伤科活血酊

【功能主治】活血散瘀，消肿止痛，行气祛湿。用于急性闭合性软组织扭伤、挫伤引起的局部肿胀、疼痛、青紫、瘀斑等症。

196. 红三七软膏

【功能主治】活血化瘀，消肿止痛。用于急性软组织挫伤、关节扭伤所致的受伤部位疼痛、压痛，局部肿胀，肢体活动受限，关节活动受限，皮肤青紫瘀斑。

197. 驳骨风湿酒

【功能主治】活血祛瘀，消肿止痛。用于急性扭挫伤。

198. 复方伤痛胶囊

【功能主治】活血祛瘀，行气止痛。用于急性胸壁扭挫伤之瘀滞证。也可用于急性软组织损伤血瘀气滞证，症见局部疼痛、肿胀、瘀斑、舌质紫暗或有瘀斑、脉弦涩。

199. 独一味片(分散片、泡腾片、咀嚼片、胶囊、软胶囊、颗粒、丸)

【功能主治】活血止痛，化瘀止血。用于多种外科手术后的刀口疼痛、出血，外伤骨折，筋骨扭伤，风湿痹痛，以及崩漏、痛经、牙龈肿痛、出血。

200. 止血镇痛胶囊

【功能主治】止血镇痛，化瘀消肿。用于计划生育术后(安、取节育环，人工流产)出血，痛经，功能性子宫出血及跌打损伤，骨折，腰部扭伤疼痛。

201. 川郁风寒熨剂

【功能主治】祛风散寒，活血止痛。用于风寒湿引起的腰腿痛，慢性软组织损伤。

202. 风寒砂熨剂

【功能主治】祛风散寒，活血止痛。用于腰腿酸痛，四肢麻木，闪腰岔气，腹痛痞块，风湿关节作痛。

203. 五味甘露药浴颗粒（洗剂、汤散）

【功能主治】解表发汗，消炎止痛，平黄水，活血通络。用于各种皮肤病及风湿、类风湿关节炎，痛风，偏瘫，妇女产后疾病，软组织扭伤等症。

204. 关节镇痛巴布膏

【适应证】祛风除湿，活血止痛。用于风寒湿痹，关节、肌肉酸痛及扭伤。

205. 香冰祛痛气雾剂

【功能主治】活血散瘀，消肿止痛。用于跌打扭伤，软组织损伤。

206. 消炎止痛膏

【功能主治】消炎镇痛。用于神经痛，风湿痛，肩痛，扭伤，关节痛，肌肉疼痛等。

207. 伤科跌打片（胶囊）

【功能主治】活血散瘀，消肿止痛。用于跌打损伤，伤筋动骨，瘀血肿痛，闪腰岔气。

208. 回生第一丹丸

见本章“201. 落枕”。

209. 新力正骨喷雾剂

【功能主治】接骨强筋，活血化瘀，消肿止痛。用于骨折脱臼、急性扭伤、运动疲劳、风湿疼痛及各种痹证所引起的疼痛不适。

210. 花粉祛痒止痛酊

【功能主治】活血化瘀，消肿止痛，祛风止痒。用于蚊虫叮咬、跌打损伤，软组织挫伤。

211. 芎芷痛瘀散

见本章“197. 骨质增生”。

212. 血竭伤愈散

【功能主治】用于治疗组织内外损伤、软组织损伤、创伤及并发炎症等。

213. 特制狗皮膏

【功能主治】祛风散寒，舒筋活血，和络止痛。用于风寒湿痹，肩膊腰腿疼痛，肢体麻木，跌打损伤。

214. 红药胶囊（片、气雾剂、贴膏）

【功能主治】活血止痛，祛瘀生新。用于跌打损伤，筋骨肿痛，风湿麻木。

215. 七厘软膏

【功能主治】化瘀消肿，止痛止血。用于血瘀疼痛，跌打损伤，血栓外痔。

216. 五松肿痛酊

【功能主治】活血散瘀，消肿止痛，祛风除湿。用于风湿关节疼痛（寒痹），跌打肿痛（急性扭挫伤）等。

217. 岭南正红花油

【功能主治】祛风止痛。可用于风湿骨关节痛，跌打损伤，感冒头痛，蚊虫叮咬。

218. 百树真油

【功能主治】祛风止痛。用于肢体麻木，关节疼痛，感冒头痛，跌打损伤，蚊虫叮咬。

219. 活络油

【功能主治】舒筋活络，祛风散瘀。用于风湿骨痛，筋骨疼痛，腰骨刺痛，跌打旧患，小疮肿痛，皮肤瘙痒，蚊叮虫咬，舟车晕浪，头晕肚痛。

220. 麝香跌打风湿膏

【功能主治】祛风除湿，化瘀止痛。用于风湿痛，跌打损伤，肿痛。

221. 伤乐气雾剂

【功能主治】活血，舒络，消肿。用于跌打、扭、挫、搓、闪等引起的外伤性急性软组织损伤，症见患部肿胀，皮下瘀血青紫。

208. 肌肉痛

〔基本概述〕

肌肉痛也称肌肉酸痛，主要是指因运动而引起的肌肉酸痛，对于参与运动的人而言是一个很普通的伤害经验。运动引起的肌肉酸痛常发生在肌肉活动过多或静态姿势下肌肉持久紧张的部位，可以分为急性肌肉酸痛与慢性（迟发性的肌肉酸痛）两类，常见部位为腰、颈、腿部的肌肉。

（一）急性肌肉酸痛

肌肉在运动中或运动刚结束后的一段相当短的时间内发生疼痛。急性酸痛与作用肌用力时形成血流的中断有关，在缺血的情况下使得代谢产物无法清除，而堆积在肌肉中，进而刺激到痛觉受纳器。在停止运动后的一分钟左右即完全恢复。

（二）慢性肌肉酸痛

也称迟发性肌肉酸痛，是指在运动后数小时到 24 小时左右才出现的肌肉酸痛现象，通常肌肉酸痛的持续时间在 1～3 天。迟发性肌肉酸痛的原因，不外是肌肉受伤、肌肉痉挛或结缔组织异常所引起。不过，一般认为结缔组织异常是引起迟发性肌肉酸痛的最大原因。肌肉有慢性酸痛的情形出现时，肌力明显下降。

除了运动引起的肌肉酸痛外，还有其他多种形式的肌肉酸痛。①酒后四肢酸痛：酒精过量可以刺激身体的各个器官产生酸毒，尤其首先在肌肉产生的大量肌酸和乳酸，导致四肢的肌肉酸痛、全身的肌肉酸痛，并有肿胀的感觉，很无力。酒精中的大量酸性物质进入肌肉，引起肌肉和骨关节酸痛。②四肢长骨和肌肉无规律的酸痛：是骨质疏松症的临床表现。其主要表现为老年人全身不明原因的疼痛，脊椎侧弯，驼背，四肢长骨和肌肉无规律的酸痛，钙沉积，骨质退行性病变，肌肉萎缩，骨折及骨折并发症等。③腰背酸痛：以腰部、背部、肩部、腿部的放射性疼痛、酸痛、挤压痛、咳嗽痛、牵拉痛等为主,轻则影响正常生活,重则损害健康,严重者可丧失劳动能力。④风湿性肌肉痛(详见本书的风湿与类风湿疾病有关章节)⑤类风湿肌肉痛(详见本书的风湿与类风湿疾病有关章节)。

〔治疗原则〕

较少使用或训练肌肉、突然进行激烈或过度反复的活动,容易引起迟发性的肌肉酸痛。如果已有肌肉酸痛现象,则应休息与物理治疗处理,如按摩、热敷,达到促进血液循环,疏通经络的效果,不宜再过度活动,否则易产生更严重的伤害。

非甾体类抗炎镇痛药是治疗肌肉痛的主要药物。

口服维生素C也有促进结缔组织中胶原合成的作用,有助于加速受损组织的修复和缓解酸痛。经常参加运动的人比普通人更需要补充维生素,这是因为充足的维生素供应不仅能提高运动效果、预防运动性疾病,还能使肌肉得到充分的恢复和休息。

同维生素C一样,维生素E也是一种抗氧化物,抵抗自由基对身体的副作用。经实践和研究发现,运动之后服用维生素E有助于减轻肌肉酸痛。

风湿与类风湿引起的肌肉痛的治疗可详见本书的有关章节。

〔用药精选〕

一、西药

1. 萘普生 Naproxen

见本章"198. 骨性关节炎"。

2. 复方布洛芬凝胶 Compound Ibuprofen Gel

见本章"198. 骨性关节炎"。

3. 复方水杨酸甲酯苯海拉明喷雾剂 Compound Methyl Salicylate and Diphenhydramine Spray

本品为复方制剂,含水杨酸甲酯、盐酸苯海拉明、薄荷脑、樟脑、麝香草酚。水杨酸甲酯为发赤剂,可促进局部血液循环,有消炎止痛作用;盐酸苯海拉明为抗组胺药,有局部麻醉和抗过敏作用;樟脑、薄荷脑、麝香草酚为皮肤刺激剂,有止痒、止痛作用。

【适应证】用于肌肉痛、关节痛、腰腿痛、跌打损伤及肱骨外上髁炎引起的肿痛。

【用法用量】外用。喷患处,一日数次。

【不良反应】偶见皮肤红斑及过敏反应。

【禁忌】对乙醇胺类药物过敏者禁用。

4. 酮洛芬搽剂 Ketoprofen Liniment

见本章"200. 肩周炎"。

5. 布洛芬 Ibuprofen

见本章"198. 骨性关节炎"。

6. 吲哚美辛 Indometacin

见本章"200. 肩周炎"。

7. 美索巴莫 Methocarbamol

本品为中枢肌肉松弛剂,对中枢神经系统有选择作用,特别对脊椎中神经元的作用明显,抑制与骨骼肌痉挛有关的神经突触反射,并具有抗炎、解痛、镇痛作用。

【适应证】肌肉松弛药。用于关节肌肉扭伤、腰肌劳损、坐骨神经痛等病症。

【禁忌】本品有肾功能障碍的患者禁用,孕妇禁用,对本品过敏者禁用。

【不良反应】眩晕、头痛、嗜睡、荨麻疹、感觉无力、厌食、轻度恶心和胃部不适等。

【孕妇及哺乳期妇女用药】对孕妇的安全性尚不明确,需权衡利弊后才可使用。哺乳期妇女避免使用。

【儿童用药】用于儿童需权衡利弊,慎用。

【老年用药】用于老年患者注意适当减量。

【用法用量】口服。一次1片,一日3~4次。

【制剂】美索巴莫片(分散片、胶囊、干混悬剂、注射液)

8. 复方磷酸可待因片 Compound Codeine Phosphate Tablets

本品为复方制剂,含对乙酰氨基酚、咖啡因、磷酸可待因、盐酸苯海拉明。

【适应证】适用于偏头痛、头痛、牙痛、痛经和肌肉痛的短期镇痛,癌性疼痛的长期镇痛,还可用于减轻发热和感冒伴有的严重头痛、肌肉酸痛等。

【用法用量】口服。成人和12岁以上儿童每次服用1~2片,每日3~4次,一日最多不超过8片。

【禁忌】对本品任一成分过敏者禁用。

【不良反应】服用本品后少数患者可有口干、恶心、呕吐、胃部不适、便秘、头晕、嗜睡、多汗、皮疹及瘙痒等。偶见幻想、呼吸抑制、心率异常、粒细胞缺乏症、血小板减少及肝功能异常等。

【孕妇及哺乳期妇女用药】本品可透过胎盘,引起新生儿的戒断症状,并可自乳汁排出,故孕妇及哺乳期妇女禁用。

【儿童用药】12岁以下儿童不宜使用。

9. 阿酚咖片 Aspirin Paracetamol and Caffeine Tablets

本品为复方制剂,含阿司匹林、对乙酰氨基酚和咖啡因。

【适应证】适用于治疗偏头痛和暂时缓解轻度的持续性隐痛以及头痛、鼻窦炎、感冒、肌肉痛、经前与经期疼痛、牙痛所伴有的疼痛和轻度关节炎痛。

【用法用量】用于缓解轻中度疼痛,如肌肉痛、痛经、牙痛和关节炎痛。成人及12岁以上青少年每6小时服用1次,每次2片,每日用量不超过8片,或遵医嘱。

【不良反应】已报道了与阿司匹林有关的罕见而严重的疾病Reye's综合征。阿司匹林可导致严重的过敏反应,包括荨麻疹、面部肿胀、哮喘(喘息)和休克。对乙酰氨基酚和阿司匹林可导致肝损伤和胃出血。

【禁忌】对任何非甾体类解热镇痛药有过敏史者禁用。患有哮喘、胃溃疡、胃灼热、胃部不适、胃痛、胃出血者禁用。

【孕妇及哺乳期妇女用药】孕妇,尤其是临产前3个月的孕妇或哺乳期妇女请慎用,服用本品前应咨询医师。

【儿童用药】儿童和青少年患水痘和流感后禁用本品,否则可能导致由阿司匹林诱发的Reye's综合征。18岁以下患者服用本品治疗偏头痛时请咨询医师。12岁以下患者服用本品以缓解轻度的持续性隐痛,以及头痛、鼻窦炎、感冒、肌肉痛、经前与经期疼痛、牙痛所伴有的疼痛和轻度关节炎痛时,请咨询医师。

【老年用药】50岁以后第一次发作偏头痛的患者,服用本品前请咨询医师。

10. 复方龙脑樟脑油 Compound Borneol and Camphor Oil

本品为复方制剂,含龙脑、薄荷油、桉叶油、樟脑油。其中所含龙脑(冰片)具有止痛、消肿作用;薄荷油、桉叶油、樟脑油具有促进局部循环和轻度的消炎、止痛及止痒作用。

【适应证】用于缓解肌肉痛、关节痛及神经痛。

【用法用量】外用,涂搽于患处。

【不良反应】偶见皮肤刺激如烧灼感,或过敏反应如皮疹、瘙痒等。

【禁忌】对本品过敏者禁用。

11. 复方辣椒碱乳膏 Compound Capsaicin Cream

本品为复方制剂,含辣椒碱、冬青油、薄荷油、樟脑。本品中辣椒碱及冬青油为发赤剂,薄荷油及樟脑为皮肤刺激剂,四药组成复方制剂,可促进局部血液循环,改善外周神经病变部位的组织代谢和营养供给,从而减轻局部的病理反应,有止痛、消炎之作用。

【适应证】用于缓解关节、肌肉疼痛。

【用法用量】局部外用。取少量乳膏薄薄涂于患处,一日2~4次。

【不良反应】可出现局部刺激。

【孕妇及哺乳期妇女用药】孕妇及哺乳期妇女不推荐使用。

【儿童用药】遵医嘱用药,儿童必须在成人监护下使用。

【禁忌】①带状疱疹发作期禁用。②破损皮肤或开放性创口处禁用。

12. 联苯乙酸搽剂 Felbinac Liniment

见本章"200. 肩周炎(肩关节周围炎)"。

13. 氨酚甲硫氨酸胶囊 Paracetamol and Methionine Capsules

本品为复方制剂,含对乙酰氨基酚和甲硫氨酸。

【适应证】用于缓解感冒引起的发热和轻至中度疼痛,如头痛、肌肉痛、关节痛,以及神经痛、偏头痛、痛经等症状。也可用于改善肝脏功能,对多数的肝脏疾病,如急慢性肝炎、肝硬化,尤其是对脂肪肝有较明显的疗效,能改善肝内胆汁淤积;可用于酒精、巴比妥类、磺胺类药物中毒时的辅助治疗。

【用法用量】口服。成人及12岁以上儿童每次2粒,每日3次,每日最高剂量不宜超过16粒。

【不良反应】偶可引起恶心、呕吐、出汗、腹痛、皮肤苍白等,少数病例可引起过敏性皮炎(皮疹、皮肤瘙痒等)、粒细胞缺乏、血小板减少、高铁血红蛋白血症、贫血、肝肾功能损害等,很少引起胃肠道出血。

【禁忌】对本品过敏者、严重肝肾功能不全者、服用单氨氧化酶抑制剂的患者禁用。

【孕妇及哺乳期妇女用药】本品可通过胎盘,并可在乳汁中分泌,故孕妇及哺乳期妇女不推荐使用。

【儿童用药】12岁及12岁以下儿童,不宜服用本品。

【老年用药】老年患者由于肝、肾功能减退,本品半衰期有所延长,易发生不良反应,应慎用或适当减量使用。

14. 吡罗昔康搽剂 Piroxicam Liniment

见本章"207. 跌打损伤"。

15. 双水杨酯片 Salsalate Tablets

本品具有镇痛作用,其特点为对胃肠道的刺激性较小。

【适应证】用于缓解轻至中度疼痛,如关节痛、神经痛、肌肉痛、偏头痛、头痛、痛经、牙痛。

【用法用量】口服。成人一次1~2片,一日2~3次。

【不良反应】本品对胃的刺激性较阿司匹林小,与其他非甾体抗炎药发生交叉过敏反应较阿司匹林低。大剂量与口服抗凝血药合用时,有发生出血的可能性。

【禁忌】对本品过敏、哮喘、严重肝病、出血性疾病(如血友病)或接受抗凝血剂治疗、动脉硬化伴高血压、近期脑出血或年老体弱患者禁用。

【孕妇及哺乳期妇女用药】孕妇及哺乳期妇女禁用。

【老年用药】应减少剂量,避免出现过多的不良反应。

16. 松节油 Turpentine Oil

本品为镇痛类药品,具有增进局部血液循环,缓解肿胀和轻微止痛作用。

【适应证】用于减轻肌肉痛、关节痛、神经痛及扭伤肿痛等。

【用法用量】外用,用脱脂棉蘸取少量,用于涂搽患处并搓揉。

【不良反应】偶见皮肤刺激和过敏反应。

【禁忌】对本品过敏者禁用。

【制剂】松节油搽剂。

17. 樟脑醑 Camphor Spirit

本品对皮肤有刺激作用,可促进皮肤局部血液循环以缓解肿胀,并有轻微的止痛止痒作用。

【适应证】用于肌肉痛、关节痛、神经痛及皮肤瘙痒。

【用法用量】局部外用,取适量涂搽于患处,并轻轻揉搓,每日2~3次。

【不良反应】偶见皮肤过敏反应。

【禁忌】对本品过敏者禁用。

【孕妇及哺乳期妇女用药】孕妇及哺乳期妇女慎用。

【制剂】樟脑酊，樟脑搽剂

18. 双氯芬酸 Diclofenac

见本章“198. 骨性关节炎”。

19. 复方水杨酸甲酯薄荷醇贴剂 Compound Methyl Salicylate and Menthol Patches

见本章“199. 颈椎病”。

附：用于肌肉痛的其他西药

1. 氨酚双氢可待因片 Paracetamol and Dihydrocodeine Tartrate Tablets

【适应证】本品为复方制剂，其组分为对乙酰氨基酚和酒石酸双氢可待因。可广泛用于各种疼痛：创伤性疼痛，外科手术后疼痛及计划生育手术疼痛，中度癌痛，肌肉疼痛如腰痛、背痛，肌风湿病、头痛、牙痛、痛经、神经痛，以及劳损、扭伤、鼻窦炎等引起的持续性疼痛，还可用于各种剧烈咳嗽。

2. 阿司可咖胶囊 Aspirin，Codeine Phosphate and caffeine Capsules

【适应证】本品是由阿司匹林、磷酸可待因和咖啡因组成的复方制剂。用于中度急、慢性疼痛，如手术后疼痛、头痛、肌肉痛、痛经、牙痛及癌症疼痛。

3. 铝镁司片 Compound Aspirin Tablets

【适应证】本品为复方制剂，含阿司匹林、重质碳酸镁、甘羟铝。用于普通感冒或流行性感冒引起的发热，也用于缓解轻至中度疼痛，如头痛、关节痛、偏头痛、牙痛、肌肉痛、神经痛、痛经。

4. 马来酸氟吡汀胶囊 Flupirtine Maleate Capsules

【适应证】适用于急性轻、中度疼痛，如运动性肌肉痉挛导致的疼痛等。

二、中药

1. 狗皮膏

见本章“198. 骨性关节炎”。

2. 新型狗皮膏

【处方组成】生川乌、羌活、高良姜、官桂、当归、防己、麻黄、红花、洋金花、白屈菜、花椒、蟾酥、白花菜籽、透骨草、没药、乳香、薄荷脑、冰片、樟脑、水杨酸甲酯、八角茴香油、盐酸苯海拉明

【功能主治】祛风散寒，舒筋活血，活络止痛。用于风寒湿瘀所致的痹病，症见腰腿疼痛，肌肉酸痛，筋脉拘挛，关节不利；或急性扭伤，风湿痛，神经痛。

【用法用量】贴患处。

【使用注意】孕妇禁用。

3. 特制狗皮膏

【处方组成】生川乌、防己、山柰、透骨草、延胡索、干姜、辣椒、蟾酥、冰片、薄荷脑、樟脑、水杨酸甲酯

【功能主治】祛风散寒，舒筋活血，和络止痛。用于风寒湿痹，肩膊腰腿疼痛，肢体麻木，跌打损伤。

【用法用量】外用，先将患处皮肤洗净擦干，撕去纱布，贴敷。根据面积大小，贴1～3张。

4. 跌打活血散(胶囊)

【处方组成】红花、当归、血竭、三七、骨碎补(烫)、续断、乳香(制)、没药(制)、儿茶、大黄、冰片、土鳖虫

【功能主治】舒筋活血，散瘀止痛。用于跌打损伤，瘀血疼痛，闪腰岔气。

【用法用量】口服。用温开水或黄酒送服，一次3g，一日2次；外用，以黄酒或醋调敷患处。

【使用注意】孕妇禁用。

5. 接骨七厘片(散、丸、胶囊)

见本章“206. 骨折”。

6. 回生第一丹(胶囊、散)

见本章“201. 落枕”。

7. 跌打丸(片)

见本章“207. 跌打损伤”。

8. 红药胶囊(片、气雾剂、贴膏)

【处方组成】三七、川芎、白芷、当归、土鳖虫、红花、延胡索等

【功能主治】活血止痛，祛瘀生新。用于跌打损伤，筋骨肿痛，风湿麻木。

【用法用量】胶囊，口服，一次2粒，一日2次，儿童减半。

【使用注意】孕妇禁用。

9. 伤痛宁膏(片、丸)

【处方组成】红花、延胡索、黄柏、儿茶、白芷、薄荷脑、冰片、樟脑、水杨酸甲酯

【功能主治】活血散瘀，消肿止痛。用于关节扭伤，肌肉拉伤，韧带拉伤等急性软组织损伤。

【用法用量】膏外用，贴患处。片剂，口服，一次5片，一日2次。

【使用注意】孕妇禁用。

10. 独圣活血片

【处方组成】三七、香附(四炙)、当归、延胡索(醋炙)、鸡血藤、大黄、甘草

【功能主治】活血消肿，理气止痛。用于跌打损伤，瘀血肿胀及气滞血瘀所致的痛经。

【用法用量】口服。一次3片，一日3次。

11. 雪山金罗汉止痛涂膜剂

见本章“197. 骨质增生”。

12. 复方紫荆消伤巴布膏

【处方组成】紫荆皮、黄荆子、大黄、川芎、生天南星、生马钱子等

【功能主治】活血化瘀，消肿止痛，舒筋活络。用于气滞血瘀之急慢性软组织损伤。

【用法用量】外用，贴于患处。每次1贴，一日1次。疗程7天，急性者用1个疗程，慢性者用2个疗程。

13. 正红花油

见本章“207. 跌打损伤”。

14. 伤湿止痛膏

【处方组成】伤湿止痛流浸膏(由生草乌、生川乌、乳香、没药、生马钱子、丁香、肉桂、荆芥、防风、老鹳草、香加皮、积雪草、骨碎补、白芷、山柰、干姜组成)、水杨酸甲酯、樟脑、冰片、薄荷脑、芸香浸膏、颠茄流浸膏

【功能主治】祛风湿,活血止痛。用于风湿性关节炎,肌肉疼痛,关节肿痛。

【用法用量】外用。贴患处。

【使用注意】孕妇禁用。

附:用于肌肉痛的其他中药

1. 散风通窍滴丸

【功能主治】祛风除湿,活血止痛。用于风湿瘀阻,关节肌肉痹痛及跌打损伤,瘀血肿痛。

2. 治伤软膏(胶囊、散)

【功能主治】散瘀、消肿、止痛。用于跌打损伤,局部肿痛。

3. 腰疼丸

【功能主治】行气活血,散瘀止痛。用于闪跌扭伤与急性劳损等腰痛。

4. 止痛紫金丸

【功能主治】舒筋活血,消瘀止痛。用于跌打损伤,闪腰岔气,瘀血作痛,筋骨疼痛。

5. 骨折挫伤胶囊

【功能主治】舒筋活络,接骨止痛。用于跌打损伤,消肿散瘀,扭腰岔气等症。

6. 接骨丸

【功能主治】活血散瘀,消肿止痛。用于跌打损伤,青紫肿痛,闪腰岔气,筋断骨折,瘀血作痛。

7. 伤科接骨片

【功能主治】活血化瘀,消肿止痛,舒筋壮骨。用于跌打损伤,闪腰岔气,伤筋动骨,瘀血肿痛,损伤红肿等症。对骨折需经复位后配合使用。

8. 正骨水

见本章“206. 骨折”。

9. 息伤乐酊

【功能主治】活血化瘀,消肿止痛。用于急慢性扭挫,跌仆筋伤引起的皮肤青紫,瘀血不散,红肿疼痛,活动不利,亦可用于风湿痹痛。

10. 消肿止痛酊(贴)

【功能主治】舒筋活络,消肿止痛。用于跌打扭伤,风湿骨痛,无名肿毒,腮腺炎肿痛。

11. 奇应内消膏

【功能主治】行气活血,消肿止痛。用于跌打扭伤等所致的急性闭合性软组织损伤。症见局部肿胀,疼痛,活动受限。

12. 麝香壮骨膏

【功能主治】镇痛,消炎。用于风湿痛,关节痛,腰痛,神经痛,肌肉酸痛,扭伤,挫伤。

13. 三七伤药片(胶囊、颗粒)

【功能主治】舒筋活血,散瘀止痛。用于跌打损伤,风湿瘀阻,关节痹痛;急、慢性扭挫伤,神经痛见上述证候者。

14. 麝香舒活灵(精)

【功能主治】活血化瘀,消肿止痛,舒筋活络。用于各种闭合性新旧软组织损伤和肌肉疲劳酸痛。

15. 舒筋活血定痛散

见本章“206. 骨折”。

16. 祛伤消肿酊

【功能主治】活血化瘀,消肿止痛。用于跌打损伤,急性扭挫伤见有皮肤青紫瘀斑,肿胀疼痛,关节屈伸不利等属于瘀血肿痛者。

17. 克伤痛搽剂(气雾剂)

【功能主治】活血化瘀,消肿止痛。用于急性软组织扭挫伤,症见皮肤青紫瘀斑,血肿疼痛。

18. 跌打万花油

【功能主治】消肿散瘀,舒筋活络止痛。用于治疗跌打损伤,扭伤,轻度水火烫伤。

19. 均隆驱风油

【功能主治】能迅速解除头晕头痛、鼻塞、舟车晕浪、肌肉疼痛、腰酸背痛、扭伤、蚊虫叮咬所引起之不适。

20. 舒筋健络油

【功能主治】祛风活血,消肿止痛。主治风湿骨痛,多种疼痛及肌肉疼痛,蚊虫叮咬。

21. 消炎镇痛膏

【功能主治】消炎镇痛。用于神经痛,风湿痛,肩痛,扭伤,关节痛,肌肉疼痛等。

22. 消炎解痛巴布膏

【功能主治】用于风寒湿痹,关节、肌肉酸痛。

23. 麝香追风止痛膏

【功能主治】祛风除湿,散寒止痛。用于寒湿痹阻所致的关节、肌肉疼痛,扭伤疼痛。

24. 风湿伤痛膏

【功能主治】祛风湿,活血止痛。用于肌肉痛,扭伤。

25. 伤湿止痛膏

【功能主治】祛风湿,活血止痛。用于风湿性关节炎、肌肉疼痛,关节肿痛。

26. 按摩乳

【功能主治】活血化瘀,和络止痛。用于运动劳损,肌肉酸痛,跌打扭伤。

27. 双龙驱风油

【功能主治】舒筋活络,驱风止痛。用于关节、肌肉疼痛,跌打损伤,蚊叮虫咬。

28. 壮骨麝香止痛膏

【功能主治】祛风湿，活血止痛。用于风湿关节、肌肉痛，扭伤。

29. 一枝蒿伤湿祛痛膏

【功能主治】祛风除湿，活血止痛。用于风湿关节疼痛、肌肉痛，扭伤。

30. 狗皮膏(改进型)

【功能主治】祛风散寒，舒筋活血，止痛。用于急性扭挫伤，风湿痛，关节和肌肉酸痛。

31. 风湿伤痛膏

【功能主治】祛风湿，活血止痛。用于肌肉痛，扭伤。

32. 麝香舒活搽剂(麝香舒活精)

【功能主治】活血散瘀，消肿止痛。用于闭合性新旧软组织损伤和肌肉疲劳酸痛。

33. 斧标驱风油

【功能主治】祛风止痛，芳香通窍。用于伤风喷嚏，鼻塞头痛，舟车晕浪，跌打扭伤，肌肉酸痛，蚊虫叮咬。

34. 岭南万应止痛膏

【功能主治】止痛消炎，舒筋活络，提神醒脑。用于肌肉疲劳，筋骨酸痛，跌打伤痛，风湿骨痛，舟车晕浪，伤风头痛，蚊虫叮咬。

35. 云南白药酊

【功能主治】活血散瘀，消肿止痛。用于跌打损伤，风湿麻木、筋骨及关节疼痛，肌肉酸痛及冻伤。

36. 双龙驱风油

【功能主治】舒筋活络，驱风止痛。用于关节、肌肉疼痛，跌打损伤，蚊叮虫咬。

37. 瘀血痹片

【功能主治】活血化瘀，通络定痛。用于瘀血阻络的痹证，症见肌肉、关节疼痛剧烈，多呈刺痛感，部位固定不移，痛处拒按，可有硬节或瘀斑。

38. 痹痛熨剂

【功能主治】舒筋活络，驱风散寒，活血止痛。用于寒湿瘀阻型痹证的肌肉、关节疼痛。

39. 万通筋骨片

见本章“199. 颈椎病”。

40. 痹克片(颗粒)

【功能主治】清热除湿，活血止痛。用于痹病湿热痹阻，瘀血阻络所致的肌肉、关节疼痛，以及类风湿关节炎见以上证候者。

41. 狮子油

【功能主治】适用于外用的新旧跌打，痹痛，肌肉疼痛，外科疼痛，撞伤积瘀，肩背腰痛。

42. 关节镇痛巴布膏

【适应证】祛风除湿，活血止痛。用于风寒湿痹，关节、肌肉酸痛及扭伤。

43. 跌打镇痛膏

【功能主治】活血止痛，散瘀消肿，祛风胜湿。用于急、慢性扭挫伤，慢性腰腿痛，风湿关节痛。

44. 消炎止痛膏

【功能主治】消炎镇痛。用于神经痛，风湿痛，肩痛，扭伤，关节痛，肌肉疼痛等。

209. 肱骨外上髁炎(网球肘)

〔基本概述〕

肱骨外上髁炎又称网球肘，是由肱骨外上髁伸肌总腱的慢性损伤所引起的局部无菌性炎症。

肱骨外上髁炎(网球肘)是指手肘外侧肌腱发炎疼痛。疼痛的产生是由于负责手腕及手指背向伸展的肌肉重复用力而引起的。患者会在用力抓握或提举物体时感到患部疼痛。网球肘是过劳性综合征的典型例子。研究显示，手腕伸展肌，特别是桡侧腕短伸肌，在进行手腕伸直及向桡侧用力时，张力十分大，容易出现肌肉筋骨连接处的部分纤维过度拉伸，形成轻微撕裂。

本病主要表现为肘关节外侧疼痛，向前臂外侧远端放射。肘关节屈伸活动正常，但肱骨外上髁至桡骨小头有局限压痛。伸肌腱牵拉试验(Mills)阳性。

网球肘因网球运动员易患此病而得名，它的医学名称为肱骨外上髁炎。家庭主妇、砖瓦工、木工等长期反复用力做肘部活动者，也易患此病。由于长期的劳损，可使附着在肘关节部位的一些肌腱和软组织，发生部分性纤维撕裂或损伤，或因摩擦造成骨膜创伤，引起骨膜炎。

本病多数发病缓慢，网球肘的症状初期，只是感到肘关节外侧酸困和轻微疼痛，患者自觉肘关节外上方活动痛，疼痛有时可向上或向下放射，感觉酸胀不适，不愿活动。手不能用力握物，握锹、提壶、拧毛巾、打毛衣等动作可使疼痛加重。一般在肱骨外上髁处有局限性压痛点，有时压痛可向下放散，有时甚至在伸肌腱上也有轻度压痛及活动痛。局部无红肿，肘关节伸屈不受影响，但前臂旋转活动时可疼痛。严重者手指伸直、伸腕或执筷动作时即可引起疼痛。患肢在屈肘、前臂旋后位时伸肌群处于松弛状态，因而疼痛被缓解。有少数患者在阴雨天时自觉疼痛加重。

〔治疗原则〕

肱骨外上髁炎治疗的目的在于减轻或消除症状、避免复发。90%以上的网球肘可以通过非手术治疗取得满意疗效，尤其是网球肘的早期或初发，通过下述非手术治疗措施可以消除症状，接受并坚持功能康复锻炼可以避免复发。

(1)休息：避免引起疼痛的活动，疼痛消失前不要运动，尤其是打网球。

(2)冰敷：冰敷肘外侧1周，每天4次，一次15～20分钟。用毛巾包裹冰块，不要让冰块接触皮肤以免冻伤皮肤。

(3)使用非甾体抗炎药双氯芬酸、布洛芬、吲哚美辛等。

(4)痛点封闭使用利多卡因或普鲁卡因加泼尼松龙。

(5)热疗、牵拉等物理治疗也可有效改善症状。

(6)加强腕伸肌肉力量的训练。

如果是网球肘的晚期或顽固性网球肘,经过正规保守治疗半年至1年后,症状仍然严重,影响生活和工作可以采取手术治疗。手术方法有微创的关节镜手术和创伤亦不大的开放性手术,目的是清除坏死、不健康的组织,改善或重建局部的血液循环,使肌腱和骨愈合。

〔用药精选〕

一、西药

1. 布洛芬 Ibuprofen

见本章“198. 骨性关节炎”。

2. 吲哚美辛 Indometacin

见本章“200. 肩周炎”。

3. 复方水杨酸甲酯苯海拉明喷雾剂 Compound Methyl Salicylate and Diphenhydramine Spray

见本章“208. 肌肉痛”。

4. 联苯乙酸搽剂 Felbinac Liniment

见本章“200. 肩周炎”。

5. 萘丁美酮 Nabumetone

见本章“200. 肩周炎”。

6. 双氯芬酸 Diclofenac

见本章“198. 骨性关节炎”。

7. 酮洛芬搽剂 Ketoprofen Liniment

见本章“200. 肩周炎”。

附:用于肱骨外上髁炎(网球肘)的其他西药

1. 阿西美辛 Acemetacin

【适应证】①类风湿关节炎、骨关节炎、强直性脊椎炎。②肩周炎、滑囊炎、肌腱鞘炎。③腰背痛、扭伤、劳损及其他软组织损伤。④急性痛风。⑤痛经、牙痛和术后疼痛。

2. 依托度酸 Etodolac Acid

【适应证】①骨关节炎(退行性关节病变)。②类风湿关节炎。③疼痛症状。本品可用于以上疾病急性发作的治疗,也可用于以上疾病的长期治疗。

3. 普鲁卡因 Procaine

【适应证】注射用盐酸普鲁卡为短效局部麻醉药。用于浸润麻醉、阻滞麻醉、蛛网膜下腔麻醉、硬膜外麻醉和封闭疗法等,亦可用于静脉复合麻醉。

4. 对乙酰氨基酚 Paracetamol

见第十三章“160. 小儿感冒”。

二、中药

归元筋骨宁湿敷剂

见本章“199. 颈椎病”。

附:用于肱骨外上髁炎(网球肘)的其他中药

1. 活络止痛丸

【功能主治】活血舒筋,祛风除湿。用于风湿痹痛,手足麻木酸软。

2. 复方南星止痛膏

【功能主治】散寒除湿,活血止痛。用于骨性关节炎属寒湿瘀阻证,症见关节疼痛、肿胀、功能障碍,遇寒加重,舌质暗淡或瘀斑。

210. 骨膜炎与骨髓炎

〔基本概述〕

(一)骨膜炎

骨膜炎是骨膜受到刺激产生炎症,造成分泌液失调形成积液的一种关节病变。

骨膜由致密结缔组织构成,被覆于除关节面以外的骨质表面,并有许多纤维束伸入于骨质内,与骨质结合甚为牢固。骨膜富含血管、神经,通过骨质的滋养孔分布于骨质和骨髓。骨髓腔和骨松质的网眼也衬着一层菲薄的结缔组织膜,叫做骨内膜,骨膜的内层和骨内膜对骨的发生、生长、修复等具有重要意义。

骨膜炎发生的部位主要有胫骨骨膜炎、眼眶骨膜炎等。骨膜炎的主要症状有局部疼痛,局部充血水肿,活动障碍和肌萎缩等。

导致骨膜炎的病因主要有两个方面。一是胫骨上的肌肉接受过多的牵引力所致,如平时体育活动少,肌体协调能力差,突然加大运动,训练跑跳,技术要领发挥不好,动作不正确,加上在过硬的运动场地活动时间过长,在跑跳过程中足部反复用力后蹬,小腿肌肉长期处于紧张状态,肌肉不断牵扯,使小腿胫腓骨膜撕裂损伤,骨膜及骨膜血管扩张充血水肿,或骨膜下出血血肿激发骨膜增生及炎症性改变;二是创伤后造成化脓性细菌感染。

(二)骨髓炎

急性化脓性骨髓炎是由金黄色葡萄球菌或链球菌等感染引起的骨髓炎症性疾病。本病好发于儿童,以胫骨上段和股骨下段最多见。血源性骨髓炎常突然发病,寒战、高热,有明显的毒血症症状,重者可出现昏迷和感染性休克。

急性化脓性骨髓炎早期骨端常有疼痛、发热及压痛,数天后骨膜下脓肿形成,肿胀及疼痛加剧。脓肿破入软组织后疼痛减轻,但局部红、肿、热、压痛都更为明显,有波动感。脓肿破溃可形成窦道。

实验室检查可见白细胞总数及中性粒细胞增高,红细胞沉降率和CRP增快;早期血培养常为阳性。分层穿刺对早期诊断及明确病原菌有益。X线检查在发病14天后可出现干骺端模糊、骨膜反应等;以后逐渐出现骨质破坏、死骨及新生骨。CT扫描及同位素骨扫描有助于早期诊断。

骨髓炎在中医学中属于"骨痈疽""骨疽""阴疽"的范畴。中医称急、慢性化脓性骨髓炎为"附骨疽"。中医认为，正气虚弱是急性血源性骨髓炎的发病基础，热毒为本病的主要致病因素，而损伤则是发病的诱因。治疗多以扶正为主，兼以祛邪排脓。

〔治疗原则〕

(一)骨膜炎的治疗

骨膜炎早期一般主要是急性期，采用西医方法，比如激素、抽液、冲洗、抗生素等治疗，可以取得满意的疗效。若治疗不彻底，错过最佳治疗期，炎症逐渐转化为慢性期，反复积液导致滑膜肥厚、粘连，可影响到关节的功能问题。

(1)休息。越早休息康复就越快。一般的骨膜炎发作后，通常只要减少下肢运动，两周左右可自愈。

(2)注意该病发作时切忌在痛点用重手法摩擦，以免刺激骨膜引起反应性增厚，延长治愈时间。

(3)在患病早期疼痛剧烈时运用冰敷或者冷疗。冰敷可以减少肿胀和炎症反应。炎症期可热敷；已化脓者可切开引流；结核性者切开后需刮除腐骨及坏死组织并注入链霉素等。

(4)由全身传染病或病灶感染所致的骨膜炎应给予磺胺剂或抗生素，必要时应用激素，同时清除可能存在的原发病灶。结核性者须用抗痨药物；梅毒性者则行驱梅疗法。

(5)中医治疗主要运用外贴以拔毒外出，软坚散结，活血化瘀，消肿止痛，口服益肾胶囊等，补益肝肾，通经活络，祛风除湿，强骨壮筋，同时辅助针灸、热敷等方法可彻底治愈急慢性骨膜炎。

(6)及时的功能锻炼和康复后保健也很重要。骨膜炎在治疗过程中，关节要停止活动，甚至可能制动，目的是减少积液分泌，但是此方法容易引起关节功能丧失，肌萎缩，诱发关节的其他病变，主张治疗与功能锻炼同时进行，避免愈后并发症。

(二)骨髓炎的治疗

早期使用有效抗菌药物是本病治疗的关键。首选对金黄色葡萄球菌有效的抗菌药物，如青霉素、阿莫西林克拉维酸、万古霉素、头孢唑林等。

本病常需要联合用药，一种针对革兰阳性球菌，另一种则为广谱抗菌药物，如喹诺酮类抗菌药物(左氧氟沙星，但本品儿童不宜使用)。根据实际效果或细菌培养结果及时调整。病情稳定后(一般在用药后2周)，抗菌药物应连续使用3~6周。

由于耐药菌日益增多，而且患者多为儿童，建议基层医疗机构应及时转送至有条件的医院进行。

选择合适的时机进行手术也很有必要。

〔用药精选〕

一、西药

1. 头孢噻肟 Cefotaxime

见第十三章"164. 小儿肺炎"。

2. 盐酸安妥沙星片 Antofloxacin Hydrochloride Tablets

【适应证】本品适用于敏感细菌所引起的下列轻、中度感染。呼吸系统感染：急性支气管炎、慢性支气管炎急性发作、弥漫性细支气管炎、支气管扩张合并感染、肺炎、扁桃体炎(扁桃体周脓肿)；泌尿系统感染：肾盂肾炎、复杂性尿路感染等；生殖系统感染：急性前列腺炎、急性附睾炎、宫腔感染、子宫附件炎、盆腔炎(疑有厌氧菌感染时可合用甲硝唑)；皮肤软组织感染：传染性脓疱病、蜂窝织炎、淋巴管(结)炎、皮下脓肿、肛周脓肿等；肠道感染：细菌性痢疾、感染性肠炎、沙门菌属肠炎、伤寒及副伤寒；败血症、粒细胞减少及免疫功能低下患者的各种感染；其他感染：乳腺炎、外伤、烧伤及手术后伤口感染、腹腔感染(必要时合用甲硝唑)、胆囊炎、胆管炎、骨与关节感染，以及五官科感染等。

【用法用量】口服。0.1g(片)/次，一日两次，或遵医嘱。

【不良反应】消化系统：恶心、胃部不适、谷丙转氨酶(ALT)升高；神经系统：头晕。少见不良反应(发生率 < 0.1%)。全身反应：乏力、双下肢水肿；心血管系统：心慌、室性期前收缩；消化系统：口干、纳差、呕吐、腹痛、大便干，谷草转氨酶(AST)升高、谷氨酰转肽酶(GGT)升高、总胆红素(TBIL)升高；泌尿系统：尿频；神经系统：头痛、失眠、嗜睡、眩晕；皮肤和附件：皮疹；血液系统：白细胞减少、中性粒细胞降低；代谢和营养：血糖升高、乳酸脱氢酶(LDH)升高。上述不良反应发生率低，患者一般均能耐受。

【禁忌】①禁用于对安妥沙星或喹诺酮类药物过敏者。②禁用于癫痫患者。③禁用于有潜在的心律失常或QT间期延长患者，如严重的心动过缓或急性心肌缺血患者。

【孕妇及哺乳期妇女用药】孕妇及哺乳期妇女禁用。

【儿童用药】18岁以下患者禁用。

【制剂】盐酸安妥沙星片

3. 青霉素 Benzylpenicillin

见第十三章"164. 小儿肺炎"。

4. 头孢曲松 Ceftriaxone

见第十三章"163. 小儿支气管炎"。

5. 盐酸万古霉素 Vancomycin Hydrochloride

万古霉素能够抑制细菌细胞壁的合成，具有杀菌作用，另外，还可以改变细菌细胞壁的通透性，阻碍细菌RNA的合成。

【适应证】①对甲氧西林耐药的葡萄球菌引起的感染。②对青霉素过敏的患者及不能使用其他抗生素包括青霉素、头孢菌素类，或使用后治疗无效的葡萄球菌、肠球菌和棒状杆菌、类白喉杆菌属等感染(如心内膜炎、骨髓炎、败血症或软组织感染等)。③防治血液透析患者发生的葡萄球菌属所致的动、静脉血分流感染。④长期服用广谱抗生素所致难辨梭状杆菌引起的抗生素相关性肠炎或葡萄球菌性肠炎。

【禁忌】对万古霉素过敏者,严重肝、肾功能不全者禁用。

【不良反应】①耳毒性:耳鸣或耳部饱胀感、听力减退甚至缺失、听神经损害等。②肾毒性:主要损害肾小管。早期可有蛋白尿、管型尿,继之出现血尿、少尿等;严重者可致肾衰竭。③变态反应:快速大剂量静脉给药时,少数患者可出现"红颈综合征"。表现为寒战或发热、晕厥、瘙痒、恶心或呕吐、心动过速、皮疹或面部潮红;颈根、上身、背、臂等处发红或有麻刺感,偶有低血压和休克样症状。④局部反应:注射部位剧烈疼痛,严重者可致血栓性静脉炎。⑤胃肠道口服给药可引起恶心、呕吐、口腔异味感等症状。

【用法用量】口服。①成人:一日总剂量为0.5g~2g,分3~4次服,一日量不超过4g,连服7~10日。②儿童:一日总剂量按体重40mg/kg,分3~4次服用,连服7~10日。一日量不超过2g。

静脉滴注:请遵医嘱。

【孕妇及哺乳期妇女用药】孕妇及哺乳期妇女禁用。

【儿童用药】少儿肾脏处于发育阶段,特别是低出生体重儿、新生儿,其血中药物半衰期延长,血药高浓度持续时间长,所以应监测血药浓度,慎重给药。

【老年用药】根据肾功能减弱的程度调节用药量和用药间隔,检测血药浓度,慎重给药。

【制剂】注射用盐酸万古霉素,盐酸万古霉素胶囊

6. 替考拉宁 Teicoplanin

本品为一种新型糖肽类非肠道给药抗生素。其抗菌谱与万古霉素相似,具有较强的杀菌活性。由于替考拉宁独特的作用机制,很少出现耐替考拉宁的菌株。所以对青霉素类及头孢菌素类、大环内酯类、四环素和氯霉素、氨基糖苷类和利福平耐药的革兰阳性菌,仍对替考拉宁敏感。对金黄色葡萄球菌的作用比万古霉素更强,不良反应更少。

【适应证】①各种严重的革兰阳性菌感染,包括不能用青霉素类及头孢素类抗生素治疗或上述抗生素治疗失败的严重葡萄球菌感染,或对其他抗生素耐药的葡萄球菌感染。②敏感菌金黄色葡萄球菌、凝固酶阴性葡萄球菌(包括对甲氧西林敏感及耐药菌)、链球菌、肠球菌、单核细胞增多性李斯特菌、棒状杆菌、艰难梭菌、消化链球菌等所致的感染,包括下呼吸道感染、泌尿道感染、败血症、心内膜炎、腹膜炎、骨关节感染、皮肤软组织感染。③作为万古霉素和甲硝唑的替代药。

【禁忌】有替考拉宁过敏史者禁用。

【不良反应】①局部反应:注射部位疼痛、血栓性静脉炎。②过敏反应:皮疹、瘙痒、支气管痉挛、药物热、过敏反应。③胃肠道反应:恶心、呕吐、腹泻。④神经系统反应:嗜睡、头痛。⑤血常规异常:嗜酸粒细胞增多、白细胞减少、中性粒细胞减少、血小板减少、血小板增多。⑥肝肾功能异常:AST及ALT碱性磷酸酶增高,一过性血肌酐增高。⑦其他:轻微听力下降、耳鸣及前庭功能紊乱。

【用法用量】肌内注射或静脉注射、静脉滴注。

①成人和老年人:治疗骨关节感染、败血症、心内膜炎、腹膜炎等,静脉给药首剂,每12小时静脉给药0.4g,连续3次,以后维持剂量0.4g,一日1次。②儿童:请遵医嘱。③肾功能不全和老年患者:请遵医嘱。

【孕妇及哺乳期妇女用药】怀孕期间及哺乳期间一般不应用。

【儿童用药】可用于两个月以上儿童的革兰阳性菌感染。

【老年用药】除非有肾损害,否则老年患者无须调整剂量。

【制剂】注射用替考拉宁

7. 硫酸妥布霉素氯化钠注射液 Tobramycinsulfate and Sodium Chloride Injection

本品属氨基糖苷类抗生素。抗菌谱与庆大霉素近似。

【适应证】本品主要用于:葡萄球菌和革兰阴性杆菌所致的泌尿系统感染,如肾盂肾炎、膀胱炎、附睾炎、盆腔炎、前列腺炎等;呼吸道感染,如肺炎、急或慢性支气管炎等;皮肤软组织及骨、关节感染;腹腔感染;革兰阴性杆菌尤其是铜绿假单胞菌所致的败血症,以及革兰阴性杆菌所致的脑膜炎、亚急性细菌性心内膜炎。本品可与青霉素类或头孢菌素类抗生素合用,治疗混合性感染、免疫功能低下患者的感染及各种难治性感染。

【用法用量】静脉滴注,在疗程中宜定期测定患者的血药峰、谷浓度,并按此调整剂量。处理严重感染时首次宜给予冲击量,以保证药物在组织和体液中迅速达到有效浓度,剂量应按标准体重(去除过多脂肪)计算。本品可肌内注射或静脉注射,7~10天为一疗程。肾功能正常的患者用药量按体重一日2~3mg/kg,分2~4次给药,严重感染患者为按体重一日4~5mg/kg,临床症状改善后应降至按体重一日3mg/kg。婴儿和儿童用药量为按体重一日3~5mg/kg,肾功能障碍或老年患者,需减少首剂用药量或延长给药间隔。静脉滴注给药时,可取本品80mg用5%葡萄糖或生理盐水稀释至50ml或100ml后,在20~60分钟内滴完,间隔时间为6~8小时。

【不良反应】不良反应主要是对第Ⅷ对脑神经及肾脏有毒性,可有听力减退、头昏、眩晕、耳鸣等,以及蛋白尿、管型尿、血尿素氮和血肌酐升高等肾损伤症状。

【禁忌】对本品及其他氨基糖苷类抗生素过敏者禁用。

【孕妇及哺乳期用药】孕妇禁用。哺乳期妇女慎用或用药期间暂停哺乳。

【儿童用药】由于氨基糖苷类抗生素有潜在的毒性,用药时需对患者严密观察,尤其对可能有肾疾患或长期大量使用的患者需慎用。对早产儿、新生儿应特别慎用。

【老年用药】老年患者应用本品时易引起耳、肾毒性,必须使用本品时应严密随访监测血药浓度、听力和肾功能。

【制剂】硫酸妥布霉素注射液(氯化钠注射液),注射用硫酸妥布霉素

8. 注射用五水头孢唑林钠 Cefazolin Sodium Pentahydrate for Injection

头孢唑啉为第一代头孢菌素,抗菌谱广。除肠球菌属、耐甲氧西林葡萄球菌属外,本品对其他革兰阳性球菌均有良好抗菌活性,肺炎链球菌和溶血性链球菌对本品高度敏感。

【适应证】适用于治疗敏感细菌所致的支气管炎及肺炎等呼吸道感染、尿路感染、皮肤软组织感染、骨和关节感染、败血症、感染性心内膜炎、肝胆系统感染及眼、耳、鼻、喉科等感染。本品也可作为外科手术前的预防用药。本品不宜用于中枢神经系统感染。对慢性尿路感染,尤其伴有尿路解剖异常者的疗效较差。本品不宜用于治疗淋病和梅毒。

【用法用量】可静脉缓慢推注、静脉滴注或肌内注射。成人常用剂量:一次0.5～1g,一日2～4次,严重感染可增加至一日6g,分2～4次静脉给予。儿童常用剂量:一日50～100mg/kg,分2～3次静脉缓慢推注,静脉滴注或肌内注射。

【禁忌】对头孢菌素过敏者及有青霉素过敏性休克或即刻反应史者禁用本品。

【孕妇及哺乳期妇女用药】本品乳汁中含量低,但哺乳期妇女用药时仍宜暂停哺乳。

【儿童用药】早产儿及1个月以下的新生儿不推荐应用本品。

【老年用药】本品在老年人中T1/2较年轻人明显延长,应按肾功能适当减量或延长给药间期。

【不良反应】应用头孢唑林的不良反应发生率低,静脉注射发生的血栓性静脉炎和肌内注射区疼痛均较头孢噻吩少而轻。药疹发生率为1.1%。嗜酸粒细胞增高的发生率为1.7%。单独以药物热为表现的过敏反应仅偶有报告。本品在实验动物中可产生肾小管损害。本品与氨基糖苷类抗生素合用是否能增加后者的肾毒性尚不能肯定。临床上本品无肝损害现象,但个别患者可出现暂时性血清氨基转移酶、碱性磷酸酶升高。肾功能减退患者应用高剂量(每日12g)的头孢唑林时可出现脑病反应。白色念珠菌二重感染偶见。

9. 米诺环素 Minocycline

本品为半合成的四环素类抗生素,是四环素类抗生素中抗菌作用最强的品种。本品系抑菌药,但在高浓度时,也具有杀菌作用。

【适应证】本品适用于因葡萄球菌、链球菌、肺炎球菌、淋病奈瑟菌、痢疾杆菌、大肠埃希菌、克雷伯菌、变形杆菌、铜绿假单胞菌、梅毒螺旋体及衣原体等对本品敏感的病原体引起的下列感染。①尿道炎、男性非淋菌性尿道炎(NGU)、前列腺炎、淋病、膀胱炎、附睾丸炎、宫内感染、肾盂肾炎、肾盂炎、肾盂膀胱炎等。②浅表性化脓性感染:痤疮、扁桃体炎、肩周炎、毛囊炎、脓皮症、疖、疖肿症、痈、蜂窝织炎、汗腺炎、皮脂囊肿粉瘤、乳头状皮肤炎、甲沟炎、脓肿、鸡眼继发性感染、咽炎、泪囊炎、眼睑缘炎、睑腺炎、龈炎、牙冠周围炎、牙科性上腭窦炎、感染性上腭囊肿、牙周炎、外耳炎、外阴炎、阴道炎、创伤感染、手术后感染。③深部化脓性疾病:乳腺炎、淋巴管(结)炎、颌下腺炎、骨髓炎、骨炎。④急慢性支气管炎、喘息型支气管炎、支气管扩张、支气管肺炎、细菌性肺炎、异型肺炎、肺部化脓症。⑤梅毒。⑥中耳炎、副鼻窦炎、颌下腺炎。⑦痢疾、肠炎、感染性食物中毒、胆管炎、胆囊炎。⑧腹膜炎。⑨败血症、菌血症。

【用法用量】口服。成人首次剂量为0.2g,以后每12小时服用本品0.1g,或每6小时服用50mg。

【不良反应】①菌群失调:本品引起菌群失调较为多见。轻者引起维生素缺乏,也常可见到由于白色念珠菌和其他耐药菌所引起的二重感染。亦可发生难辨梭菌性假膜性肠炎。②消化道反应:食欲不振,恶心,呕吐,腹痛,腹泻,口腔炎,舌炎,肛门周围炎等;偶可发生食管溃疡。③肝损害:偶见恶心,呕吐,黄疸,脂肪肝,血清氨基转移酶升高,呕血和便血等,严重者可昏迷而死亡。④肾损害:可加重肾功能不全者的肾损害,导致血尿素氮和肌酐值升高。⑤影响牙齿和骨发育:本品可沉积于牙齿和骨中,造成牙齿黄染,并影响胎儿,新生儿和婴幼儿骨骼的正常发育。⑥过敏反应:主要表现为皮疹,荨麻疹,药物热,光敏性皮炎和哮喘等。罕见全身性红斑狼疮,若出现,应立即停药并做适当处理。⑦可见眩晕,耳鸣,共济失调伴恶心,呕吐等前庭功能紊乱(呈剂量依赖性,女性比男性多见),常发生于最初几次剂量时,一般停药24～48小时后可恢复。⑧血液系统:偶有溶血性贫血,血小板减少,中性粒细胞减少,嗜酸粒细胞增多等。⑨维生素缺乏症:偶有维生素K缺乏症状(低凝血酶原症,出血倾向等),维生素B族缺乏症状(舌炎、口腔炎、食欲不振、神经炎等)等。⑩颅内压升高:偶见呕吐,头痛,复视,视神经乳头水肿,前囟膨隆等颅内压升高症状,应立即停药。⑪休克:偶有休克现象发生,须注意观察,如发现有不适感,口内异常感,哮喘,便意,耳鸣等症状时,应立即停药,并做适当处理。⑫皮肤:斑丘疹,红斑样皮疹等;偶见剥脱性皮炎,混合性药疹,多形性红斑和斯-约综合征。长期服用本品,偶有指甲、皮肤、黏膜处色素沉着现象发生。⑬其他:偶有头晕,倦怠感等。长期服用本品,可使甲状腺变为棕黑色,甲状腺功能异常少见。罕见听力受损。

【禁忌】对本品及其他四环素类过敏者禁用。

【孕妇及哺乳期用药】①本品可透过血-胎盘屏障进入胎儿体内,沉积在牙齿和骨的钙质区中,引起胎儿牙釉质发育不良,并抑制胎儿骨骼生长;在动物实验中有致畸胎作用。故孕妇和准备怀孕的妇女禁用。②本品在乳汁中浓度较高,虽然可与乳汁中的钙形成不溶性络合物,吸收甚少,但由于本品可引起牙齿永久性变色,牙釉质发育不良,并抑制婴幼儿骨骼的发育生长,故哺乳期妇女用药期间应暂停哺乳。

【儿童用药】由于本品可引起牙齿永久性变色,牙釉质发育不良,并抑制骨骼的发育生长,故8岁以下小儿禁用。

【老年用药】65岁以上的老年患者剂量选择要谨慎,通常从最小剂量开始,因为老年人出现肝脏、肾脏或心脏功能

降低的可能性较大,并可能同时患有其他疾病或正在使用其他药物治疗。

【制剂】盐酸米诺环素片(胶囊)

10. 阿莫西林克拉维酸钾 Amoxicillin and Clavulanate Potassium

见第十三章“163. 小儿支气管炎”。

11. 氟氯西林钠胶囊 Flucloxacillin Sodium Capsules

氟氯西林为半合成异噁唑类青霉素,通过侧链改变形成空间位置,有效对抗细菌耐青霉素酶作用。

【适应证】本品主要适用于耐青霉素的葡萄球菌和对本品敏感的致病菌引起的感染。包括皮肤软组织感染:脓肿、痤疮、湿疹、疖、痈、蜂窝织炎、皮肤溃疡、伤口感染、烧伤、中耳炎、外耳道炎、皮肤移植保护、手术预防用药等。呼吸道感染:如肺炎、脓胸、肺脓肿、窦炎、咽炎、扁桃体炎。其他感染:心内膜炎、脑膜炎、败血症、奈瑟菌感染、败血症性流产、产褥期感染、骨髓炎、口腔科感染等。敏感菌所致的阑尾炎、手足感染、甲沟炎、胆囊炎、乳腺炎等外科感染,急性胃肠炎等内科感染、尿道炎、前列腺炎、阴道炎、附件炎、盆腔炎等泌尿生殖系统感染等。

【不良反应】①偶见胃肠道副作用,如轻度而短暂的恶心、呕吐、腹泻。②偶见肝炎和胆汁淤积型黄疸。③和其他青霉素类一样,极少见伪膜性肠炎。④可见典型的过敏反应,如荨麻疹、紫癜、斑疹和斑丘疹。⑤大剂量非肠道给药可出现神经毒性、中性粒细胞减少症和白细胞减少症。⑥静脉给药曾观察到血栓性静脉炎。

【禁忌】对本品及其他青霉素类、头孢菌素类、青霉胺过敏,与氟氯西林相关联的黄疸/肝功能障碍史患者禁用。

【孕妇及哺乳期妇女用药】只有当潜在的优势大于潜在的危险时,才将氟氯西林用于孕妇及哺乳期妇女。本品可少量分泌入乳汁,因此有引起婴儿致敏的危险,但这种危险很小。

【儿童用药】本品为胶囊剂,儿童不宜吞服。

【老年用药】肾功能严重减退时,应适当减少使用量。

【用法用量】口服。成人一次0.25~0.5g,一日4~6次,饭前2小时服。儿童:2~10岁为成人剂量的1/2,<2岁为成人剂量的1/4。

静脉滴注、静脉注射。一日2~4g,分2~4次注射。溶于20ml注射用水中,在3~4分钟内缓慢注射或加入输液中静脉滴注。胸腔内注射:一日250mg,溶于5~10ml注射用水中。

【制剂】氟氯西林钠胶囊(颗粒),注射用氟氯西林钠,氟氯西林钠阿莫西林胶囊

12. 夫西地酸 Fusidic Acid

【适应证】用于敏感细菌,尤其是葡萄球菌引起的各种感染,如骨髓炎、败血症、心内膜炎,反复感染的囊性纤维化、肺炎、皮肤及软组织感染,外科及创伤性感染等。

【禁忌】对夫西地酸过敏者禁用。

【不良反应】静脉注射本品可能会导致血栓性静脉炎和静脉痉挛。大剂量静脉给药,个别患者用药后出现可逆行黄疸。若黄疸持续不退,需停用本品,则血清胆红素会恢复正常。过敏反应的报道十分罕见。

【孕妇及哺乳期妇女用药】妊娠初始3个月内禁用。哺乳女性可使用本品。

【用法用量】①口服。成人一次500mg,一日3次。一日总量不得超过2g;儿童及婴儿一日20mg/kg,分3次给药。②静脉滴注。成人一次500mg,一日3次;儿童及婴儿一日20mg/kg,分3次给药。

【制剂】夫西地酸片(口服混悬液),注射用夫西地酸钠

13. 螺旋霉素胶囊 Spiramycin Capsules

【适应证】适用于敏感菌引起的下列各种感染。①呼吸道感染:咽炎、支气管炎、肺炎、鼻炎、鼻窦炎、扁桃体炎、蜂窝织炎、耳炎、颊口部感染等。②泌尿系统感染:衣原体感染、前列腺感染等。③骨科:骨髓炎等。④寄生虫感染:弓形体病、隐孢子虫病。⑤其他:皮肤软组织感染。

【用法用量】口服。食物影响本品吸收,空腹时服用。①成人:常用量一日450万U(12粒),分2~3次口服;重症感染患者剂量,可遵医嘱增加到一日600万U(16粒)。②儿童:20kg以上儿童,一次每千克体重7.5万U,一日2次,或一次每千克体重5万U,一日3次,或遵医嘱。

【禁忌】对本品过敏者禁用。

【不良反应】不良反应轻微,偶见胃肠道轻微不适,如恶心、腹泻,不影响治疗。有白细胞减少、血小板减少及QT间期延长的报道。

【孕妇及哺乳期妇女用药】孕妇及哺乳期妇女禁用。

【儿童用药】儿童用药的安全性尚未确立,儿童用药需权衡利弊。必须使用时请参照用法用量项相关内容。

【老年用药】老年患者用药的安全性尚未确立。

14. 头孢唑林 Cefazolin

头孢唑林属于β-内酰胺类抗生素,为第一代头孢菌素,抗菌谱广,主要作用于细菌细胞膜,抑制细菌细胞壁的生物合成而起抗菌作用。

【适应证】适用于治疗敏感细菌所致的中耳炎、支气管炎、肺炎等呼吸道感染、尿路感染、皮肤软组织感染、骨和关节感染、败血症、感染性心内膜炎、肝胆系统感染,以及眼、耳、鼻、喉科等感染。本品也可作为外科手术前的预防用药。

【不良反应】①静脉注射发生的血栓性静脉炎和肌内注射区疼痛均较头孢噻吩少而轻。②药疹发生率为1.1%,嗜酸粒细胞增高的发生率为1.7%,偶有药物热。③个别患者可出现暂时性血清氨基转移酶、碱性磷酸酶升高。④肾功能减退患者应用高剂量(一日12g)的本品时可出现脑病反应。⑤白念珠菌二重感染偶见。

【禁忌】对头孢菌素类过敏者禁用。有青霉素过敏性休克或即刻反应史者禁用本品。

【孕妇及哺乳期妇女用药】本品乳汁中含量低,但哺乳期

妇女用药时仍宜暂停哺乳。

【儿童用药】早产儿及1个月以下的新生儿不推荐应用本品。

【老年用药】本品在老年人中血消除半衰期(t1/2)较年轻人明显延长,应按肾功能适当减量或延长给药间期。

【用法用量】静脉缓慢推注、静脉滴注或肌内注射。

①成人一次0.5~1g,一日2~4次。严重感染可增加至一日6g,分2~4次静脉给予。②儿童一日50~100mg/kg,分2~3次静脉缓慢推注,静脉滴注或肌内注射。③肾功能减退者:请遵医嘱。

【制剂】注射用头孢唑林钠

15. 头孢呋辛 Cefuroxime

见第十三章"164. 小儿肺炎"。

16. 左氧氟沙星 Levofloxacin

本品为氧氟沙星的左旋体,属喹诺酮类抗菌药,体外抗菌活性约为氧氟沙星的两倍。其作用机制是通过抑制细菌DNA旋转酶的活性,阻止细菌DNA的合成和复制而导致细菌死亡。左氧氟沙星具有抗菌谱广、抗菌作用强的特点。

【适应证】用于敏感细菌感染所引起的中、重度感染。①呼吸系统感染:包括敏感革兰阴性杆菌所致的急性支气管炎、慢性支气管炎急性发作、弥漫性支气管炎、支气管扩张合并感染、肺炎、扁桃体炎(扁桃体周脓肿)。②泌尿系统感染:肾盂肾炎、复杂性尿路感染等。③生殖系统感染:急性前列腺炎、急性附睾炎、宫腔感染、子宫附件炎、盆腔炎(疑有厌氧菌感染时可合用甲硝唑)、淋病奈瑟菌尿道炎或宫颈炎(包括产酶株所致者)。④皮肤软组织感染:传染性脓疱病、蜂窝织炎、淋巴管(结)炎、皮下脓肿、肛脓肿等。⑤肠道感染:细菌性痢疾、感染性肠炎、沙门菌属肠炎、伤寒及副伤寒。⑥败血症、粒细胞减少及免疫功能低下患者的各种感染。⑦其他感染:乳腺炎、外伤、烧伤及手术后伤口感染、腹腔感染(必要时合用甲硝唑)、胆囊炎、胆管炎、骨与关节感染,以及五官科感染等。

【不良反应】①胃肠道反应:腹部不适或疼痛、腹泻、恶心或呕吐。②中枢神经系统反应可有头昏、头痛、嗜睡或失眠。③过敏反应:皮疹、皮肤瘙痒,偶可发生渗出性多形性红斑及血管神经性水肿。光敏反应较少见。④偶可发生:a. 癫痫发作、精神异常、烦躁不安、意识混乱、幻觉、震颤;b. 血尿、发热、皮疹等间质性肾炎表现;c. 静脉炎;d. 结晶尿,多见于高剂量应用时;e. 关节疼痛。⑤少数患者可发生血清转氨酶升高、血尿素氮增高及周围血象白细胞降低,多属轻度,并呈一过性。

【禁忌】对左氧氟沙星及氟喹诺酮类药过敏者禁用。原有癫痫等中枢神经疾患者,应避免应用本品等氟喹诺酮类,因易发生严重中枢神经系统反应。严重肾功能减退者亦宜避免应用,因可发生抽搐等不良反应。

【孕妇及哺乳期妇女用药】禁用。

【儿童用药】18岁以下儿童禁用。

【老年用药】老年患者常有肾功能减退,因本品部分经肾排出,需减量应用。

【用法用量】①口服。成人常用量为一日0.3~0.4g,分2~3次服用。感染较重或感染病原体敏感性较差者,治疗剂量也可增至一日0.6g,分3次服。疗程7~14日。②静脉滴注:成人一日0.4g,分2次滴注。重度感染患者及病原菌对本品敏感性较差者(如铜绿假单胞菌),一日最大剂量可增至0.6g,分2次滴注。

【制剂】①左氧氟沙星片(注射剂);②左氧氟沙星葡萄糖注射液;③盐酸左氧氟沙星片(胶囊、注射剂);④乳酸左氧氟沙星片(分散片、胶囊、注射剂);⑤甲磺酸左氧氟沙星片(胶囊、注射剂);⑥乳酸左氧氟沙星葡萄糖注射液;⑦乳酸左氧氟沙星氯化钠注射液

17. 克林霉素 Clindamycin

本品属抗生素类药,为林可霉素的衍生物,自1970年在我国上市。抗菌谱与林可霉素同,但抗菌活性较强。

【适应证】①适用于革兰阳性菌引起的下列各种感染性疾病。a. 扁桃体炎、化脓性中耳炎、鼻窦炎等。b. 急性支气管炎、慢性支气管炎急性发作、肺炎、肺脓肿和支气管扩张合并感染等。c. 皮肤和软组织感染:疖、痈、脓肿、蜂窝织炎、创伤和手术后感染等。d. 泌尿系统感染:急性尿道炎、急性肾盂肾炎、前列腺炎等。e. 其他:骨髓炎、败血症、腹膜炎和口腔感染等。

②适用于厌氧菌引起的各种感染性疾病。a. 脓胸、肺脓肿、厌氧菌引起的肺部感染。b. 皮肤和软组织感染、败血症。c. 腹内感染:腹膜炎、腹腔内脓肿。d. 女性盆腔及生殖器感染:子宫内膜炎、非淋球菌性输卵管及卵巢脓肿、盆腔蜂窝织炎及妇科手术后感染等。

【不良反应】①胃肠道反应:常见恶心、呕吐、腹痛、腹泻等;严重者有腹绞痛、腹部压痛、严重腹泻(水样或脓血样),伴发热、异常口渴和疲乏(假膜性肠炎)。腹泻、肠炎和假膜性肠炎可发生在用药初期,也可发生在停药后数周。②血液系统:偶可发生白细胞减少、中性粒细胞减少、嗜酸粒细胞增多和血小板减少等;罕见再生障碍性贫血。③过敏反应:可见皮疹、瘙痒等,偶见荨麻疹、血管性水肿和血清病反应等,罕见剥脱性皮炎、大疱性皮炎、多形性红斑和斯-约综合征。④肝、肾功能异常,如血清转氨酶升高、黄疸等。⑤静脉滴注可能引起静脉炎,肌内注射局部可能出现疼痛、硬结和无菌性脓肿。⑥其他:耳鸣、眩晕、念珠菌感染等。

【禁忌】对本品和林可霉素类过敏者禁用。

【孕妇及哺乳期妇女用药】孕妇慎用。本品可分泌至母乳中,哺乳期妇女使用本品时暂停哺乳。

【儿童用药】出生4周以内的婴儿禁用本品。4岁以内儿童慎用。使用本品时应注意肝肾功能监测。本品含苯甲醇,禁止用于儿童肌内注射。

【老年用药】患有严重基础疾病的老年人易发生腹泻或假膜性肠炎等不良反应,用药时需密切观察。

【用法用量】口服。①成人一次0.15~0.3g,一日4次。重症感染可增至一次0.45g,一日4次。②4周或4周以上小儿一日按体重8~16mg/kg,分3~4次服用。

肌内注射或静脉滴注:请遵医嘱。

【制剂】①盐酸克林霉素片(胶囊、注射剂);②克林霉素磷酸酯片(分散片、胶囊、溶液、注射剂);③克林霉素磷酸酯葡萄糖注射液;④克林霉素磷酸酯氯化钠注射液

18. 头孢他啶 Ceftazidime

见第十三章"164. 小儿肺炎"。

19. 亚胺培南西司他丁钠 Imipenem and Cilastatin Sodium

本品为一非常广谱的新型β-内酰胺类抗生素。亚胺培南既有极强的广谱抗菌活性,又有β-内酰胺酶抑制作用,通过渗入细菌体内与青霉素结合蛋白紧密结合,抑制细菌细胞壁的合成而呈现出强大的抗菌活性;西司他丁可抑制肾细胞分泌的脱氢肽酶,使亚胺培南免受水解破坏。二者联用可杀灭绝大部分革兰阳性和革兰阴性的需氧和厌氧病原菌。

【适应证】适用于由多种病原菌和需氧/厌氧菌引起的混合感染,以及在病原菌未确定前的早期治疗。①用于由敏感细菌所引起的下列感染:腹腔内感染、下呼吸道感染、妇科感染、败血症、泌尿生殖道感染、骨关节感染、皮肤软组织感染、心内膜炎。②适用于预防已经污染或具有潜在污染性外科手术患者的术后感染。

许多耐头孢菌素类的细菌引起的感染,使用本品仍有效。本品不适用于脑膜炎的治疗。

【不良反应】不良反应少见,但可出现以下几种反应。①胃肠道反应,恶心、呕吐、伪膜性肠炎。②皮肤过敏反应,皮疹、皮痒可出现嗜酸粒细胞升高。③偶见白细胞减少,血小板减少或增多,血红蛋白下降及抗人球蛋白试验阳性。④肾及肝功能损害。⑤静脉滴注时速度太快可引起血栓静脉炎,肌内注射时可引起局部疼痛、红斑、硬结等。

【老年用药】老年患者肾功能衰退,应慎重选择用药剂量。

【禁忌】对本品中的任何成分过敏者禁用。

【孕妇及哺乳期妇女用药】孕妇慎用。哺乳期妇女使用本品时,患者需停止授乳。

【儿童用药】3个月以下婴儿不推荐使用。

【用法用量】静脉滴注。①成人:轻度感染一次250mg,每6小时1次,一日总量1g。中度感染一次0.5~1g,每12小时1次,一日总量1.5~2.0g。严重感染一次0.5g,每6小时1次,一日总量2g。不敏感菌引起的感染一次1g,每6~8小时1次,一日总量3~4g。

一次静脉滴注的剂量低于或等于500mg时,静脉滴注时间应不少于20~30分钟,如剂量大于500mg时,静脉滴注时间应不少于40~60分钟。

肾功能损害和体重轻的患者需按肌酐清除率调整剂量:请遵医嘱。

②儿童:体重≥40kg可按成人剂量给予。儿童和婴儿体重<40kg者,可按15mg/kg,每6小时一次给药。一天总剂量不超过2g。

【制剂】注射用亚胺培南西司他丁钠

20. 头孢哌酮舒巴坦 Cefoperazone and Sulbactam

见第十三章"164. 小儿肺炎"。

附:用于骨膜炎与骨髓炎的其他西药

1. 阿莫西林舒巴坦匹酯片(咀嚼片、胶囊)Amoxicillin and Sulbactam Pivoxil Tablets

【适应证】适用于产酶耐药菌引起的多种感染性疾病,包括严重系统感染:如脑膜炎、细菌性心内膜炎、腹膜炎、骨髓炎、伤寒和副伤寒等。

2. 阿莫西林双氯西林钠胶囊 Amoxicillin and Dicloxocillin Sodium Capsules

【适应证】本品为由阿莫西林和双氯西林钠组成的复方制剂。本品适用于敏感菌所致的多种感染,包括骨和关节感染,骨髓炎,手术后感染等。

3. 注射用硫酸头孢噻利 Cefoselis Sulfate for Injection

【适应证】用于敏感菌引起的中度以上症状的下列感染症:败血症,丹毒、蜂巢炎、淋巴管(节)炎,肛门周围脓肿、外伤、烫伤、手术创伤等外在性二次感染,骨髓炎、关节炎,扁桃体周脓肿、慢性支气管炎、支气管扩张(感染时)、慢性呼吸器疾病的二次感染、肺炎、肺化脓症,肾盂肾炎、复杂性膀胱炎、前列腺炎,胆囊炎、胆管炎等。

4. 甲苯磺酸托氟沙星 Tosufloxacin Tosilate

【适应证】用于敏感菌引起的各种感染,包括乳腺炎、骨髓炎、化脓性关节炎、外伤及手术创伤后伤口感染等。

5. 头孢孟多酯钠 Cefamandole Nafate

【适应证】适用于敏感细菌所致的肺部感染、尿路感染、胆道感染、皮肤软组织感染、骨和关节感染,以及败血症、腹腔感染等。

6. 头孢替安 Cefotiam

【适应证】用于敏感菌所致的感染:术后感染、烧伤感染、皮下脓肿、骨和关节感染、骨髓炎、化脓性关节炎、支气管炎、肺炎、胆管炎、肾盂肾炎、前列腺炎、子宫内膜炎、败血症、腹膜炎等。

7. 头孢尼西钠 Cefonicid Sodium

【适应证】适用于革兰阳性和部分革兰阴性菌感染,对铜绿假单胞菌无效。临床上主要用于敏感菌所致的各种感染,如呼吸道感染、肾盂肾炎、尿路感染、腹膜炎、菌血症及皮肤、软组织、骨和关节等感染。由于尿浓度高,对尿路感染疗效较高。

8. 头孢唑肟钠 Ceftizoxime Sodium

【适应证】敏感菌所致的下呼吸道感染、尿路感染、腹腔感染、盆腔感染、败血症、皮肤软组织感染、骨和关节感染、肺

炎链球菌或流感嗜血杆菌所致的脑膜炎和单纯性淋病。

9. 头孢西丁钠 Cefoxitin Sodium

【适应证】适用于敏感菌引起的下列感染:上、下呼吸道感染,泌尿道感染包括无并发症的淋病,腹膜炎及其他腹腔内、盆腔内感染,败血症(包括伤寒),妇科感染,骨、关节软组织感染,心内膜炎。

10. 美罗培南 Meropenem

【适应证】适用于敏感菌引起的多种感染,包括骨、关节及皮肤、软组织感染,如蜂窝织炎、肛门周围脓肿、骨髓炎、关节炎、外伤创口感染、烧伤创面感染、手术切口感染、颌骨及颌骨周围蜂窝织炎等。

11. 帕尼培南倍他米隆 Panipenem and Betamipron

【适应证】用于敏感菌引起的多种感染,包括败血症、感染性心内膜炎,丹毒、蜂窝织炎、淋巴管(结)炎,肛门周围脓肿、外伤和烧伤,以及手术创伤等的表面性二次感染、骨髓炎、关节炎等。

12. 替卡西林克拉维酸钾 Ticarcillin Disodium and Clavulanate Potassium

【适应证】本品适用于治疗各种细菌感染,其作用范围广泛,包括骨及关节感染等。

13. 硫酸阿米卡星 Amikacin

【适应证】本品适用于敏感菌所致的严重感染,如菌血症或败血症,细菌性心内膜炎,下呼吸道感染,骨、关节感染,胆道感染,腹腔感染,复杂性尿路感染,皮肤软组织感染等。

14. 盐酸林可霉素 Lincomycin Hydrochloride

【适应证】本品适用于敏感葡萄球菌属、链球菌属、肺炎链球菌及厌氧菌所致的呼吸道感染,皮肤软组织感染,骨、关节感染,女性生殖道感染和盆腔感染及腹腔感染等。

15. 磷霉素 Fosfomycin

【适应证】可与其他抗感染药联合应用治疗由敏感菌所致的中、重度感染,如血流感染、腹膜炎、盆腔炎、骨髓炎等。

16. 环丙沙星 Ciprofloxacin

【适应证】用于治疗由敏感菌引起的多种感染,包括骨和关节感染等。

17. 氧氟沙星 Ofloxacin

【适应证】适用于敏感菌引起的多种感染,包括骨和关节感染等。

18. 氟罗沙星 Fleroxacin

【适应证】可用于对本品敏感细菌引起的多种感染,包括皮肤软组织感染、骨感染、腹腔感染及盆腔感染等。

19. 甲磺酸培氟沙星 Pefloxacin Mesylate

【适应证】用于敏感菌所致的各种感染:尿路感染,呼吸道感染,耳、鼻、喉感染,妇科、生殖系统感染,腹部和肝、胆系统感染,骨和关节感染,皮肤感染,败血症和心内膜炎,脑膜炎。

20. 甲硝唑 Metronidazole

【适应证】适用于各种厌氧菌感染,如败血症、心内膜炎、脓胸、肺脓肿、腹腔感染、盆腔感染、妇科感染、骨和关节感染等。

21. 替硝唑 Tinidazole

【适应证】可用于各种厌氧菌感染,如败血症、骨髓炎、腹腔感染、盆腔感染、肺支气管感染、肺炎、鼻窦炎、皮肤蜂窝织炎、牙周感染及术后伤口感染等。

二、中药

1. 骨膜舒痛膏

【处方组成】穿山甲、地龙、延胡索、透骨草、伸筋草、土茯苓、当归、柴胡、三七、羌活、防己、牛膝、威仙灵、香樟木等

【功能主治】消肿止痛,祛瘀除湿,活血通络,化腐生新,扶正固本,强筋健骨。用于骨膜炎。

【用法用量】①使用前先清洗患处并擦干,以生姜擦拭皮肤后,将膏药贴敷患处;②本品一付可贴 3 天,用药十付为一疗程。

【使用注意】孕妇、患处皮肤大面积破损者禁用。

2. 云南白药膏(酊、气雾剂)

【处方组成】三七、麝香、草乌等

【功能主治】活血散瘀,消肿止痛。用于跌打损伤,瘀血肿痛,肌肉酸痛,风湿疼痛等症。

【用法用量】膏贴患处。酊剂口服,常用量一次 3~5ml,一日 3 次,极量一次 10ml。外用,取适量擦揉患处,每次 3 分钟左右,一日 3~5 次,可止血消炎。

【使用注意】孕妇禁用。

3. 抗骨髓炎片

【处方组成】金银花、蒲公英、地丁、半枝莲、白头翁、白花蛇舌草

【功能主治】清热解毒,散瘀消肿。用于附骨疽及骨髓炎属热毒血瘀者。

【用法用量】口服。一次 8~10 片,一日 3 次;或遵医嘱,儿童酌减。

4. 散结灵胶囊

【处方组成】乳香(醋炙)、没药(醋炙)、五灵脂(醋炙)、地龙、木鳖子、当归、石菖蒲、草乌(甘草、银花炙)、枫香脂、香墨

【功能主治】散结消肿,活血止痛。用于阴疽初起,皮色不变,肿硬作痛,瘰疬鼠疮。

【用法用量】口服。一次 3 粒,一日 3 次。

【禁忌】儿童、孕妇、哺乳期妇女及心、肝、肾功能不全者禁用。

5. 阳和解凝膏

【处方组成】牛蒡草、凤仙透骨草、生川乌、桂枝、大黄、当归、生附子、地龙、川芎、肉桂、乳香、麝香等味

【功能主治】温阳化湿,消肿散结。用于阴疽,瘰疬未溃,寒湿痹痛。

【用法用量】外用,加温软化,贴于患处。

6. 八味秦皮丸(胶囊)

见本章“206. 骨折”。

附:用于骨膜炎与骨髓炎的其他中药

拔毒膏

【功能主治】清热解毒,活血消肿。多用于治疗疖疔痈发、有头疽之初期或化脓期等病。

211. 化脓性关节炎

〔基本概述〕

急性化脓性关节炎为关节内化脓性感染,多见于儿童,好发于髋、膝关节。

急性化脓性关节炎一般有外伤诱发病史。以金黄色葡萄球菌引起的感染为多见。发病急、寒战高热,体温可达39℃以上。受累关节疼痛、肿胀、红、热,肌肉痉挛,甚至有脱位。

实验室检查可见白细胞总数与中性粒细胞计数增高;穿刺可抽出混浊关节液,细菌培养阳性。X线检查早期周围软组织肿胀,关节间隙增宽,骨质疏松。晚期关节软骨破坏,间隙变窄,关节强直。

〔治疗原则〕

(1)早期足量全身使用抗菌药物,是本病治疗的关键。首选对金黄色葡萄球菌有效的抗菌药物,如青霉素、阿莫西林克拉维酸、万古霉素、头孢唑林等。治疗原则与急性血源性骨髓炎相同。

(2)早期可以每天做一次关节腔穿刺,抽出关节液后,注入抗菌药物。如果关节液逐渐变清,而局部症状和体征缓解,说明治疗有效,可以继续使用该治疗方案,直至关节积液消失,体温正常;否则说明治疗无效,应立即转送上级医疗机构,行关节灌洗或切开引流。

〔用药精选〕

一、西药

1. 青霉素 Benzylpenicillin

见第十三章“164. 小儿肺炎”。

2. 盐酸万古霉素 Vancomycin Hydrochloride

见本章“210. 骨膜炎与骨髓炎”。

3. 硫酸妥布霉素氯化钠注射液 Tobramycin and Sodium Chloride Injection

见本章“210. 骨膜炎与骨髓炎”。

4. 头孢噻肟 Cefotaxime

见第十三章“164. 小儿肺炎”。

5. 头孢他啶 Ceftazidime

见第十三章“164. 小儿肺炎”。

6. 头孢哌酮钠舒巴坦钠 Cefoperazone Sodium and Sulbactum Sodium

见第十三章“164. 小儿肺炎”。

7. 克林霉素 Clindamycin

见本章“210. 骨膜炎与骨髓炎”。

8. 左氧氟沙星 Levofloxacin

见本章“210. 骨膜炎与骨髓炎”。

9. 阿莫西林克拉维酸钾 Amoxicillin and Clavulanate Potassium

见第十三章“163. 小儿支气管炎”。

10. 替考拉宁 Teicoplanin

见本章“210. 骨膜炎与骨髓炎”。

11. 注射用硫酸头孢噻利 Cefoselis Sulfate for Injection

本品是新型第四代注射用头孢菌素。其作用机制为阻碍细菌细胞壁的合成,其作用点随菌种而变化。对各种细菌产生的β-内酰胺酶稳定且亲和性低,对β-内酰胺酶产生菌有抗菌力。

【适应证】用于由葡萄糖球菌属、链球菌、肺炎球菌、消化链球菌属、大肠菌、克雷伯菌属、肠杆菌属、沙雷菌属、变形杆菌属、摩根菌属、普罗威登斯菌属、假单胞菌属、流感菌、类杆菌属等对头孢噻利敏感菌引起的中度以上症状的下列感染症:败血症,丹毒、蜂巢炎、淋巴管(节)炎,肛门周围脓肿、外伤、烫伤、手术创伤等外在性二次感染,骨髓炎、关节炎,扁桃体周脓肿、慢性支气管炎、支气管扩张(感染时)、慢性呼吸疾病的二次感染、肺炎、肺化脓症,肾盂肾炎、复杂性膀胱炎、前列腺炎,胆囊炎、胆管炎,腹膜炎,骨盆腹膜炎,子宫附件炎、子宫内感染、子宫旁结合织炎、前庭大腺炎,角膜溃疡,中耳炎、副鼻腔炎,腭炎、腭骨周围的蜂巢炎。

【用法用量】通常,成人用量为硫酸头孢噻利每天1~2g,分两次使用,30分钟至1小时内静脉注射。根据年龄、症状适量增减,对重症、难治愈的感染可增量至一日4g。1小时以上静脉注射。本品用生理盐水、葡萄糖注射液及补液溶解使用。不得使用注射用水溶解(溶液不等渗)。

【禁忌】对本品过敏者、肾功能不全(含透析)的患者禁用。

【孕妇及哺乳期妇女用药】孕妇及有可能受孕的妇女慎用。哺乳期妇女不得不使用时,应避免哺乳。

【儿童用药】尚未明确本品对儿童用药的安全性。

【老年用药】高龄患者易发生肾功能降低和体重减轻,且造成持续高血药浓度,导致重度的痉挛、意识障碍等中枢神经症状,原则上禁止使用。不得不使用时,须对肾功能十分留意,初始采用低用量(一次0.5g),谨慎用药。

【不良反应】①休克:因曾发现休克现象(频度不明),必须十分留意观察,如有不快感、口内异常感、喘鸣、眩晕、便意、耳鸣、发汗、恶心、呕吐、呼吸困难、末梢发冷、荨麻疹、血压降低等现象应终止用药。发生休克时应立即给予肾上腺素维持血压,必要时为确保气管的通畅,可采取给予类固醇、抗组胺剂等合适的措施。②过敏性症状:因曾发现过敏性症状,如呼吸困难、全身潮红、血管浮肿、荨麻疹等(频度不明),必须十分留意观察,如有异常时应终止用药。当发现有过敏性症状时,如有必要,为确保气管的通畅,可采取给予肾上腺、类固醇、抗组胺剂等合适的措施。③痉挛、意识障碍:因曾发现痉挛、意识障碍等中枢神经症状(频度不明),如发现类似症状应终止用药,并采取合适的处置措施。尤其对肾功能障碍患者易于发生,用药时须十分注意。④肾脏障碍:因曾发现急性肾功能不全等重症肾障碍(频度不明),临床时须定期进行检查,并注意观察,如发现异常,应终止用药,并采取合适的处置措施。⑤血液障碍:因曾发现血小板减少(频度不明),临床时须定期进行检查,并注意观察,如发现异常,应终止用药,并采取合适的处置措施。⑥大肠炎:因其他的头孢类抗生素曾报道发生伪膜性大肠炎等伴随血便的重症大肠炎,当发现腹痛、反复下痢时应终止用药,并采取合适的处置措施。⑦皮肤障碍:因其他的头孢类抗生素曾报道发生皮肤黏膜眼症候群,中毒性表皮坏死症,临床须十分注意观察,当发现有发热,头疼,关节疼,皮肤、黏膜有红斑、水疱,皮肤紧张感、灼热感、疼痛等时,应终止用药,并采取合适的处置措施。⑧间质性肺炎、PIE 症候群:因其他的头孢类抗生素曾报道发生伴随发热、咳嗽、呼吸困难、胸部 X 线异常,嗜酸粒细胞增加等的间质性肺炎、PIE 症候群等,当发现有上述症状时应终止用药,并采取给予肾上腺皮质激素制剂等合适的处置措施。⑨维生素 K 缺乏症(凝血酶原缺乏症,有出血倾向等),维生素 B 缺乏症(舌溃疡,口腔炎,食欲不振,神经炎等)。⑩其他:全身倦怠感,头痛,呼吸困难,末梢冷感,低血压,恶心,呕吐等。

12. 头孢曲松 Ceftriaxone

见第十三章“163. 小儿支气管炎”。

13. 亚胺培南西司他丁钠 Imipenem and Cilastatin Sodium

见本章“210. 骨膜炎与骨髓炎”。

附:用于化脓性关节炎的其他西药

1. 夫西地酸 Fusidic Acid

【适应证】用于敏感细菌,尤其是葡萄球菌引起的各种感染,如骨髓炎、败血症、心内膜炎,反复感染的囊性纤维化、肺炎、皮肤及软组织感染,外科及创伤性感染等。

2. 盐酸安妥沙星片 Antofloxacin Hydrochloride Tablets

见本章“210. 骨膜炎与骨髓炎”。

3. 头孢孟多酯钠 Cefamandole Nafate

【适应证】本品为第二代头孢菌素。适用于敏感细菌所致的肺部感染、尿路感染、胆道感染、皮肤软组织感染、骨和关节感染,以及败血症、腹腔感染等。

4. 头孢替安 Cefotiam

【适应证】用于治疗敏感菌所致的感染,如肺炎、支气管炎、胆道感染、腹膜炎、尿路感染、骨和关节感染,以及手术和外伤所致的感染和败血症等。

5. 头孢尼西钠 Cefonicid Sodium

【适应证】适用于革兰阳性和部分革兰阴性菌感染,对铜绿假单胞菌无效。临床上主要用于敏感菌所致各种感染,如呼吸道感染、肾盂肾炎、尿路感染、腹膜炎、菌血症及皮肤、软组织、骨和关节等感染。

6. 头孢唑肟钠 Ceftizoxime Sodium

【适应证】用于敏感菌所致的下呼吸道感染、尿路感染、腹腔感染、盆腔感染、败血症、皮肤软组织感染、骨和关节感染、肺炎链球菌或流感嗜血杆菌所致脑膜炎和单纯性淋病。

7. 头孢西丁钠 Cefoxitin Sodium

【适应证】头孢西丁钠在临床上主要用于敏感菌所致的下列感染。①呼吸道感染。②泌尿生殖系统感染。③腹内感染(包括腹膜炎、胆道炎)。④骨、关节、皮肤和软组织等部位感染。⑤败血症。

8. 美罗培南 Meropenem

【适应证】用于敏感菌引起的多种感染,包括骨、关节及皮肤、软组织感染,如蜂窝织炎、肛门周围脓肿、骨髓炎、关节炎、外伤创口感染、烧伤创面感染、手术切口感染、颌骨及颌骨周围蜂窝织炎等。

9. 帕尼培南倍他米隆 Panipenem and Betamipron

【适应证】用于敏感菌引起的多种感染,包括骨髓炎、关节炎等。

10. 替卡西林钠克拉维酸钾 Ticarcillin Disodium and Clavulanate Potassium

【适应证】本品适用于治疗各种细菌感染,包括骨及关节感染感染。

11. 阿米卡星 Amikacin

【适应证】本品适用于敏感菌所致严重感染,如菌血症或败血症,细菌性心内膜炎,下呼吸道感染,骨关节感染,胆道感染,腹腔感染,复杂性尿路感染,皮肤软组织感染等。

12. 盐酸林可霉素 Lincomycin Hydrochloride

【适应证】适用于敏感菌所致的呼吸道感染、皮肤软组织感染、骨和关节感染,女性生殖道感染和盆腔感染及腹腔感染等。

13. 环丙沙星 Ciprofloxacin

【适应证】本品可用于治疗敏感菌引起的骨和关节感染等。

14. 氟罗沙星 Fleroxacin

【适应证】可用于对本品敏感细菌引起的骨和关节感染等。

15. 甲磺酸培氟沙星 Pefloxacin Mesylate

【适应证】用于由敏感菌所致的各种感染,包括骨和关节感染等。

16. 甲硝唑(灭滴灵)Metronidazole

【适应证】可用于厌氧菌引起的骨和关节感染等。

17. 氧氟沙星 Ofloxacin

【适应证】适用于敏感菌引起的多种感染,包括骨和关节感染等。

二、中药

1. 抗骨髓炎片

见本章“210. 骨膜炎与骨髓炎”。

2. 生肌玉红膏

【处方组成】白芷、虫白蜡、当归、甘草、轻粉、血竭、紫草

【功能主治】解毒消肿,生肌止痛。用于疮疡肿痛,乳痈发背,溃烂流脓,浸淫黄水。

【用法用量】疮面洗净后外涂本膏,一日 1 次。

212. 滑膜炎、滑囊炎和肌腱炎、腱鞘炎

〔基本概述〕

(一)滑膜炎

滑膜炎是一种多发性疾病,发病部位主要在膝关节。膝关节是人体滑膜最多、关节面最大和结构最复杂的关节。由于膝关节滑膜广泛并位于肢体表较浅部位,故遭受损伤和感染的机会较多。膝关节滑膜炎主要是因膝关节扭伤和多种关节内损伤,而造成的一组综合征。容易造成患者暂时或长期部分丧失劳动力,无论对患者和对社会的危害都较大。虽有许多有效的治疗方法,但仍有许多患者仍不能治愈。尤其是部分中青年患者,要承担许多社会和家庭责任,同时又在长期忍受疼痛的折磨。这无疑是急待医务工作者解决的问题

(二)滑囊炎

滑囊炎是关节附近出现的一种囊性肿物,病因尚不明确。

(三)肌腱炎

肌腱炎是对肌腱任何炎症性疾病的统称。炎症可发生在肌腱内(如肱骨外上髁炎),或发生在肌腱滑膜鞘(如狭窄性腱鞘炎)。这两种疾病是导致机体软组织疼痛的最主要原因。

(四)腱鞘炎

腱鞘就是套在肌腱外面的双层套管样密闭的滑膜管,是保护肌腱的滑液鞘。它分两层包绕着肌腱,两层之间一空腔即滑液腔,内有腱鞘滑液。内层与肌腱紧密相贴,外层衬于腱纤维鞘里面,共同与骨面结合,具有固定、保护和润滑肌腱,使其免受摩擦或压迫的作用。肌腱长期在此过度摩擦,即可发生肌腱和腱鞘的损伤性炎症,引起肿胀,称为腱鞘炎。若不治疗,便有可能发展成永久性活动不便。

〔治疗原则〕

滑膜炎是滑膜受到刺激产生炎症,造成分泌液失调形成积液的一种关节病变,长期以来,影响患者的正常生活、工作。滑膜炎能不能彻底治愈,需要注意下面前三个环节。

(1)及时明确诊断:滑膜炎症状主要是关节肿胀,其次是疼痛,功能障碍,肌萎缩,所以如果发现有类似的情况应及时就诊,明确诊断,排除其他因素的可能,仔细检查,以防漏诊,避免延误病情。有些患者在没有正确诊断下,盲目治疗,丧失了最佳治疗时间。

(2)及时有效治疗:经确诊后及时正规有效的治疗是很关键的。滑膜炎早期一般主要是急性期,采用西医方法,比如激素、抽液、冲洗、抗生素等治疗,可以取得满意的疗效,若治疗不彻底,错过最佳治疗期,炎症逐渐转化为慢性期,反复积液滑膜肥厚、粘连,影响到关节的功能问题。需采用上述疗法进行综合治疗,方可达到理想的治疗效果。

(3)及时锻炼保健:滑膜在治疗过程中,关节要停止活动,甚至可能制动,目的是减少积液分泌。但是此方法容易引起关节功能丧失,肌萎缩,诱发关节的其他病变,一般主张治疗与功能锻炼同时进行,避免愈后并发症,配合正确的功能活动,可以加快积液的吸收。康复后的保健至关重要。做到以上几个方面,滑膜炎可以彻底治愈。

(4)非甾体类抗炎药用于治疗急性炎症。口服优布芬或其他非甾体类抗炎药。症状严重者,口服吲哚美辛。但持续应用时间不超过 5~7 日。

(5)局部囊内或腱鞘内激素封闭治疗。常用甲泼尼龙醋酸酯,配以适量 1% 利多卡因注射液,可减轻注射所造成的局部疼痛。

(6)如果非手术治疗症状改善不明显或反复发作时可采用手术治疗。

〔用药精选〕

一、西药

1. 吲哚美辛 Indometacin

见本章“200. 肩周炎”。

2. 辣椒碱 Capsaicin

见本章“200. 肩周炎”。

3. 布洛芬 Ibuprofen

见本章“198. 骨性关节炎”。

4. 萘普生 Naproxen

见本章“198. 骨性关节炎”。

5. 双氯芬酸 Diclofenac

见本章“198. 骨性关节炎”。

6. 萘丁美酮 Nabumetone

见本章“200. 肩周炎”。

7. 复方倍他米松注射液 Compound Betamethasone Injection

本品为复方制剂，含二丙酸倍他米松和倍他米松磷酸钠。其具有抗炎、抗风湿和抗过敏的作用。

【适应证】本品适用于治疗对糖皮质激素敏感的急性和慢性疾病。皮质激素疗法是常规疗法的一种辅助治疗，不能代替常规疗法。①肌肉骨骼和软组织疾病：类风湿关节炎、骨关节炎、滑囊炎、强直性脊椎炎、肱骨外上髁炎、脊神经根炎、尾骨痛、坐骨神经痛、腰痛、斜颈、腱鞘囊肿、外生骨疣、筋膜炎。②变态反应性疾病：慢性支气管哮喘（包括哮喘持续状态的辅助治疗）、枯草热、血管神经性水肿、过敏性气管炎、季节性或常年性变应性鼻炎、药物反应、血清病、昆虫叮咬。③皮肤病：异位性皮炎（钱币状湿疹）、神经性皮炎（局限性单纯苔藓）、接触性皮炎、重症日光性皮炎、荨麻疹、肥大性扁平苔藓、糖尿病脂性渐进性坏死、斑秃、盘状红斑狼疮、牛皮癣、瘢痕疙瘩、天疱疮、疱疹样皮炎、囊肿性痤疮。④胶原病：播散性红斑狼疮、硬皮病、皮肌炎、结节性血管周围炎。⑤肿瘤：成人白血病和淋巴瘤的姑息治疗，小儿急性白血病。⑥其他疾患：肾上腺性腺综合征、溃疡性结肠炎、节段性回肠炎、口炎性腹泻、足部疾病（硬鸡眼下滑囊炎、僵拇、小趾内翻）、需结膜下注射的疾病、皮质激素奏效的恶病质、肾炎及肾病综合征。本品可治疗原发性或继发性肾上腺皮质功能不全，但应适当补充盐皮质激素。

本品推荐用于：①肌内注射治疗对全身用糖皮质激素类药物奏效的疾病；②直接注入有适应证的病患软组织；③关节内和关节周围注射治疗关节炎；④皮损内注射治疗各种皮肤病；⑤局部注射治疗某些足部炎性和囊性疾病。

【用法用量】所需剂量有所不同，必须按疾病性质、严重程度及患者反应而达到剂量个体化。起始剂量应维持或加以调节，直至取得满意疗效。若经适当时间治疗后未能取得满意的临床疗效，则应停用本品，并采用其他适宜的治疗方法。

①全身给药。臀部深部肌内注射，开始为1～2ml，必要时可重复给药，剂量及注射次数视病情和患者的反应而定。治疗急性或慢性滑膜囊炎时，肌内注射本品1～2ml疗效极佳，必要时可重复给药。

②局部用药。急性三角肌下、肩峰下、鹰嘴下和髌骨前滑膜囊炎：滑囊内注射本品1～2ml后，数小时内即可缓解疼痛，并使活动不受限制。慢性滑囊炎：一旦急性症状得以控制，可减少剂量。急性腱鞘炎、腱炎和腱鞘炎：注射本品一次即可减轻症状。在这类疾病的慢性期，可能需要根据患者病情重复给药。关节内注射：局部注射0.25～2.0ml（视关节大小或注射部位而定）。大关节（膝、腰、肩）用1～2ml，中关节（肘、腕、踝）用0.5～1ml，小关节（脚、手、胸）用0.25～0.5ml。

在获得良好疗效后，应由起始剂量逐渐减量至能够充分达到临床疗效的最低剂量作为维持量。当患者处于某些与已有疾病无关的应激状态时，则需要增加本品用量。在长期治疗后需要停药时，必须逐步减量。

【不良反应】本品的不良反应与其他糖皮质类激素不良反应类似，与剂量及疗程有关，可通过减低剂量而消除或减轻，这比较常用。①水和电解质紊乱：钠潴留、钾丢失、低血钾性碱中毒，体液潴留，易感患者发生充血性心力衰竭、高血压。②肌肉骨骼：肌肉乏力、糖皮质激素性肌病、肌肉消瘦、重症肌无力者的肌无力症状加重、骨质疏松、椎骨压缩性骨折、股骨头和肱骨头无菌性坏死、长骨的病理性骨折、关节不稳（由于反复关节内注射所致）。③胃肠道：消化性溃疡（可能以后发生穿孔和出血）、胰腺炎、腹胀、溃疡性食管炎。④皮肤：影响伤口愈合、皮肤萎缩、皮肤细薄和脆嫩、瘀点和瘀斑、面部红斑、多汗、皮试反应受抑、过敏性皮炎、荨麻疹、血管神经性水肿。⑤神经系统：惊厥、伴有视神经乳头水肿（假脑瘤）的颅内压增高、眩晕、头痛。⑥内分泌系统：月经失调、库欣综合征样表现、胎儿子宫内发育或小儿生长受到抑制；继发性肾上腺皮质和垂体缺乏反应性，特别是在应激状态时，如创伤、手术或疾病；碳水化合物耐量减少，表现为隐性糖尿病，糖尿病患者对胰岛素或口服降血糖药的需要量增加。⑦眼：后囊下白内障、眼内压增高、青光眼、突眼。⑧代谢反应：由于蛋白分解代谢而引起负氮平衡。⑨精神症状：欣快、情绪波动、严重抑郁至明显的精神症状、性格改变、失眠。⑩其他：过敏样或过敏性反应和血压降低或休克样反应。与注射糖皮质激素有关的其他不良反应包括头面部皮损内注射偶尔伴发的失明、色素沉着或色素减退、皮下和皮肤萎缩、无菌性脓肿、关节内注射后潮红及Charcot关节样病变。

【禁忌】对本品或其他糖皮质激素类药物过敏者、全身真菌感染患者禁用。

【孕妇及哺乳期妇女用药】只有在权衡药物对母体与胎儿的利弊后，才对孕妇或育龄期妇女使用本品。在考虑药物对母亲的重要性时应做出停药或停止哺乳的决定。

【儿童用药】本品含苯甲醇，禁止用于儿童肌内注射。

【老年用药】尚缺乏老年患者用药的研究资料。

8. 右布洛芬 Dexibuprofen

见本章“200. 肩周炎”。

附：用于滑膜炎、滑囊炎和肌腱炎、腱鞘炎的其他西药

1. 酮洛芬 Ketoprofen

【适应证】适用于下述疾病及症状的镇痛、消炎：骨性关节炎（退行性关节病）、肩关节周围炎、肌腱炎、腱鞘炎、肱骨外上髁炎、肌肉痛、外伤后的肿胀及疼痛。

2. 阿西美辛 Acemetacin

【适应证】①类风湿关节炎、骨关节炎、强直性脊椎炎。②肩周炎、滑囊炎、肌腱鞘炎。③腰背痛、扭伤、劳损及其他软组织损伤。④急性痛风。⑤痛经、牙痛和术后疼痛。

3. 水杨酸镁 Magnesium Salicylate

【适应证】用于类风湿关节炎、结缔组织病、关节痛及风湿病，亦用于滑囊炎。尤其是伴有高血压或心力衰竭的风湿

病患者。

4. 依托芬那酯 Etofenamate

【适应证】用于骨骼肌肉系统软组织风湿病,如肌肉风湿痛、肩周炎、腰痛、坐骨神经痛、腱鞘炎、滑囊炎、脊柱和关节软组织劳损、各种慢性关节炎,外伤如挫伤、拉伤。

5. 依托度酸 Etodolac

【适应证】①骨关节炎(退行性关节病变)。②类风湿关节炎。③疼痛症状。本品可用于以上疾病急性发作的治疗,也可用于以上疾病的长期治疗,也用于腱鞘炎、滑囊炎等的止痛。

6. 尼美舒利 Nimesulide

【适应证】①本品为非甾体抗炎药,具有抗炎、镇痛、解热作用,可用于慢性关节炎症(如类风湿关节炎和骨关节炎等),也可用于滑囊炎、肌腱炎、腱鞘炎等的止痛。

7. 醋酸曲安奈德 Triamcinolone Acetonide Acetate

【适应证】适用于各种皮肤病、过敏性鼻炎、关节痛、支气管哮喘、肩周炎、腱鞘炎、滑膜炎、急性扭伤、类风湿关节炎等。

8. 普鲁卡因 Procaine

【适应证】注射用盐酸普鲁卡因短效局部麻醉药。用于浸润麻醉、阻滞麻醉、蛛网膜下隙麻醉、硬膜外麻醉和封闭疗法等。亦可用于静脉复合麻醉。

9. 注射用甲泼尼龙琥珀酸钠 Methylprednisolone Sodium Succinate for Injection

【适应证】创伤后骨关节炎;骨关节炎引发的滑膜炎;类风湿关节炎,包括幼年型类风湿性关节炎(个别患者可能需要低剂量维持治疗);急性或亚急性滑囊炎;上踝炎;急性非特异性腱鞘炎;急性痛风性关节炎;银屑病关节炎;强直性脊柱炎等。

10. 联苯乙酸凝胶(搽剂) Felbinac gel

【适应证】本品为非甾体抗炎镇痛药,主要用于缓解骨关节炎,以及急性闭合性软组织损伤后所致的肿胀、疼痛症状。对于变形性关节炎、肌肉膜性腰痛、肩周炎、腱鞘炎、肱骨外上髁炎、肌肉痛、外伤后的肿胀、疼痛等有非常好的阵痛和治疗效果。

11. 复方水杨酸甲酯乳膏 Compound Methyl Salicylate Cream

【适应证】用于缓解扭伤、挫伤、拉伤、劳损等引起的肌肉、筋膜炎,创伤性关节滑膜炎及韧带损伤等引起的局部肿胀和疼痛。

12. 复方七叶皂苷钠凝胶 Compound Sodium Aescinate Gel

【适应证】用于急性软组织损伤,如挫伤、扭伤、压伤、血肿及腱鞘炎。

二、中药

1. 正骨水

见本章“206. 骨折”。

2. 活血止痛膏(片、胶囊、散)

见本章“198. 骨性关节炎”。

3. 滑膜炎颗粒(片、胶囊)

【处方组成】川牛膝、丹参、当归、防己、功劳叶、黄芪、女贞子、丝瓜络、土茯苓、豨莶草、夏枯草、薏苡仁、泽兰

【功能主治】清热利湿,活血通络。用于急、慢性滑膜炎及膝关节术后的患者。

【用法用量】每日3次,每次1袋;开水冲服。6日为一个疗程,一般3~5个疗程即可治愈。

4. 克伤痛搽剂(气雾剂)

【处方组成】川芎、当归、丁香、红花、生姜、松节油、樟脑

【功能主治】活血化瘀,消肿止痛。用于急性软组织扭挫伤,症见皮肤青紫瘀斑,血肿疼痛。

【用法用量】外用适量,涂擦患处并按摩至局部发热,一日2~3次。

5. 愈伤灵胶囊

【处方组成】三七、红花、黄瓜子(炒)、土鳖虫、当归、自然铜(煅)、冰片、续断、落新妇

【功能主治】活血散瘀,消肿止痛。用于跌打挫伤,筋骨瘀血肿痛,亦可用于骨折的辅助治疗。

【用法用量】口服。一次4~5粒,一日3次。

【使用注意】①孕妇禁用。经期及哺乳期妇女禁用。②风寒外感,湿热有痰时禁用。

6. 跌打万花油

【处方组成】野菊花、乌药、水翁花、徐长卿、大蒜、马齿苋、葱、金银花叶、黑老虎、威灵仙、木棉皮、土细辛、葛花、声色草、伸筋藤、蛇床子、铁包金、倒扣草、苏木、大黄、两面针、红花、马钱子、栀子、莪术(制)、白芷、川芎(制)、白胡椒、独活、松节油、樟脑油等味

【功能主治】消肿散瘀,舒筋活络止痛。用于治疗跌打损伤,扭伤,轻度水火烫伤。

【用法用量】外用。搽敷患处。

【使用注意】孕妇禁用。

7. 通膜消痛膏

【处方组成】当归、丹参、乳香、没药、牛膝、延胡索、鸡血藤、络石藤、透骨草、薏苡仁、黄柏、苍术等

【功能主治】祛风止痛,消肿散积。用于滑膜炎。

【用法用量】①使用前先清洗患处并擦干,以生姜擦拭皮肤后,将膏药贴敷患处;②本品一付两贴,分别贴于关节红肿胀痛处,尽量覆盖患处;③本品一付可贴3天,用药10付为一疗程。

【使用注意】孕妇、患处皮肤大面积破损者禁用。

8. 滑膜消肿贴

【处方组成】赤芍、杜仲、红花、牛膝、天麻、续断、五加皮、川乌、草乌、桂枝、当归、狗脊、土鳖、木瓜、乳香、没药、细辛、旱三七、川芎、冰片、血竭、自然铜、麝香、麻油、黄丹、生姜、老蒜、葱白

【功能主治】祛瘀止痛,清除炎症。用于治疗滑膜炎,治疗膝关节积液。

【用法用量】以生姜擦拭皮肤后,将本膏药直接贴患处,左右各一贴。每付可贴3天,10付为一疗程。

第十五章　皮肤科病症

213. 皮炎

〔基本概述〕

皮炎是指皮肤的炎症，是皮肤对于化学制剂、蛋白、细菌与真菌等种种物质的变应性反应。

皮炎的病因主要由不良生活习惯形成。如常用过热的水洗脸，或过频地使用香皂、洗面奶等皮肤清洁剂，平时不注意对紫外线的防护等，这些理化刺激都会改变或损伤皮肤的保护屏障和血管调节功能。

皮炎按病期可分为急性、亚急性和慢性三期。急性皮炎表现为红斑、丘疹、丘疱疹和水疱，抓破后有糜烂、渗液。亚急性皮炎水疱和渗液减少，出现结痂和脱屑。慢性皮炎以皮肤肥厚、粗糙呈苔藓样变为主。这三者可以联合存在。

皮炎的种类繁多，根据致病的原因和表现的症状有接触性皮炎、神经性皮炎、日光性皮炎、脂溢性皮炎、疱疹样皮炎、念球菌性皮炎、药物性皮炎、蚊虫叮咬型皮炎、激素依赖性皮炎、特应性皮炎（简称 AD）、植物性皮炎，以及遗传过敏性皮炎、异位性皮炎等多种。

（一）接触性皮炎

接触性皮炎是指人体接触某种物质后，在皮肤或黏膜上因过敏或强烈刺激而发生的一种炎症。其多数急性发作，如反复接触，可演变成慢性。

接触性皮炎是由于皮肤或黏膜接触某些外界物质后，在接触部位发生的急性、亚急性或慢性炎症性皮肤病。以红斑或皮肤潮红为主要表现，也可出现水疱或大疱。

接触性皮炎可分为原发刺激性接触性皮炎和变态反应性接触性皮炎两种。患者多有异物接触史。原发性为接触物有较强的刺激性，接触即可发病。变态反应性为接触物无刺激性，初次接触致敏后，再次接触后发病。

接触性皮炎表现不一，从暂时性潮红到伴有大疱形成的严重肿胀，常有瘙痒和水疱形成。皮肤的任何部位均可因接触到过敏或刺激物（包括空气传播物）而受累。其特点是皮炎首先仅限于接触部位，以后可播散到其他部位。病程长短不一。如果病因去除，单纯的红斑在数天内消退，水疱干枯，水疱和大疱可发生破溃，渗出和结痂。如果炎症消退则有鳞屑，有时皮肤会发生暂时性增厚。继续与致病因子接触或出现并发症（如受到刺激或外用药过敏，表皮剥脱，感染）可使皮炎持久存在。

本病有潜伏期，因接触物不同，发病时间不同，数分钟到数天不等。皮损表现无特异性，常见的为红斑、丘疹，严重时可出现肿胀、水疱、大疱，甚至溃疡。但皮损界限清楚，与接触部位一致。皮损部位可有瘙痒、烧灼感或疼痛。

如果因接触酸碱等引起灼伤，称为原发刺激性接触性皮炎，应立即用大量净水冲洗。有条件者再用弱酸中和强碱，弱碱中和强酸。如果因变态反应所致，称过敏性接触性皮炎，临床所见接触性皮炎大多属于此类。

中医学根据接触物的不同，将其分别命名，如“马桶癣”“漆疮”“膏药风”“粉花疮”等。其发生原因可分为原发性刺激和变态反应两种。临床表现为红斑、水疱、大疱，甚至坏死等，病程有自限性。

（二）过敏性皮炎

过敏性皮炎是因某些物质通过任何途径进入人体而引起的皮肤黏膜急性炎症。有明确用药病史者可诊断为药物性皮炎。皮损因个体差异、过敏物不同而有很大的不同，主要以红斑、丘疹、皮肤潮红为主，严重可出现糜烂或水疱、大疱。

过敏性皮炎潜伏期因过敏物不同而长短不同，可在数分钟内至3周内发病。皮损表现为多样性，可出现红斑、丘疹、水疱、大疱、糜烂等多种皮疹，但在同一患者身上，皮损表现是一致的。除固定性药疹外，皮疹分布常是全身性和对称性的。部分患者可出现严重的黏膜糜烂或全身性大疱，表皮可完全脱落。严重者可出现全身症状，如发热、关节痛等。

遗传过敏性皮炎的发病机制较为复杂，与遗传、免疫和对生理药理介质反应异常有关，环境因素在本病发生中也起着相当重要的作用。约70%患者家族中有遗传过敏性皮炎、哮喘或过敏性鼻炎等遗传过敏史。

（三）神经性皮炎

神经性皮炎又称慢性单纯性苔藓，是一种主要以瘙痒和苔藓样变为特征的慢性皮肤病，常反复发作。其好发于中老年人的颈、上睑、肘、骶、阴肛等处。该病慢性经过，临床表现以剧烈瘙痒或皮肤苔藓样病变为特征。典型皮损呈苔藓样变，表面皮沟加深、革化肥厚。

本病常反复发作，病因尚不完全明确。一般认为系大脑皮层兴奋和抑制功能失调所致。精神因素目前认为是发生本病的主要诱因,情绪波动、精神过度紧张、焦虑不安、生活环境突然变化等均可使病情加重和反复,常因思考、情绪波动、过度紧张、神经衰弱等发病或加剧。胃肠道功能障碍、内分泌系统功能异常、体内慢性病灶感染、酒精中毒、衣摩擦(如衣领过硬而引起的摩擦)、化学物质刺激、昆虫叮咬、阳光照射、日晒出汗、搔抓等局部刺激均可促发本病的发生,或使病情加重。

神经性皮炎常见症状如下。①苔藓样皮损。本病的皮损特征为皮肤苔藓化,病变区皮肤呈苔藓样变,皮肤增厚,皮纹加深,皮嵴隆起,皮损区呈暗褐色,干燥,有细碎脱屑,边界清楚,边缘可有小的散在的扁平丘疹。②瘙痒。皮损区域阵发性瘙痒,夜晚尤甚,可影响入睡。③好发部位。本病为常见多发性皮肤病,多见于青年和成年人,儿童一般不发病。局限性神经性皮炎好发于颈、项、膝、肘、骶等部位;播散性神经性皮炎可泛发于全身。

临床上分为局限和播散两型。皮损仅限于一处或几处为局限性神经性皮炎;若皮损分布广泛,甚至泛发于全身者,称为泛发性神经性皮炎。

中医认为神经性皮炎是因风湿蕴肤,经气不畅所致,情绪局部刺激和辛辣酒类可加重和诱发本病。此病主要以内因为主,由于心绪烦扰,七情内伤,内生心火而致。初起皮疹较红,瘙痒较剧,因心主血脉,心火亢盛,伏于营血,产生血热,血热生风,风盛则燥,属于血热风燥。病久皮损肥厚,纹理粗重,呈苔藓化者,此因久病伤血,风盛则燥,属于血虚风燥。治疗可用康肤消癣膏及谷维素等。

(四)脂溢性皮炎

脂溢性皮炎是发生在皮脂溢出基础上的一种慢性皮肤炎症,主要出现于头面部和胸背部,目前认为可能与糠秕马拉色菌感染有密切关系。

本病多见于成年人,也可发生于新生儿,男性多见。其好发于头面部、胸背部等皮脂溢出部位。初发时表现为毛囊周围的丘疹,逐渐发展为红斑,上有油腻性鳞屑。慢性病程,伴不同程度瘙痒。

皮疹表现为黄红色斑片,伴油腻性鳞屑,自觉瘙痒。临床上分为鳞屑型和结痂型。前者,皮疹表面有油腻性鳞屑,梳头时有大量鳞屑飘落;后者,皮疹表面油腻性鳞屑厚积,结成痂皮。因痒,搔破后会发生糜烂渗液。发生在头面部位皮疹,有时可并发脱发及眉毛脱落。婴儿脂溢性皮炎患者多见于出生后3~4周。

本病慢性经过,易反复发作,常伴发毛囊炎、睑缘炎,面部常与痤疮、酒渣鼻、螨虫皮炎并发。治疗脂溢性皮炎最根本和有效的办法是抑制皮脂异常分泌,减轻皮损处的炎症反应,彻底排毒防止组胺和组胺受体的释放,起止痒作用。

脂溢性皮炎与皮脂分泌过剩,饮食、生活、细菌感染等多方面因素有关,长时间不治疗,皮脂侵蚀毛发,很容易滋生细菌感染,导致毛发破坏逐渐引起脱发症状,最终导致斑秃或者脱发,因此发现以后要及早治疗。

脂溢性皮炎在中医学中属于"白屑风"、"面游风"等范畴,本病病因不明,可能与皮脂溢出、糠秕孢子菌感染、精神因素或饮食习惯等有关。

(五)药物性皮炎

药物性皮炎又称药疹,是指药物通过各种途径进入人体而引起的皮肤、黏膜炎症反应。

药物性皮炎的临床表现多种多样,有荨麻疹型、麻疹样或猩红热样型、固定型、多形性红斑型、紫癜样、扁平苔藓样、痤疮样、血管炎型、血清病型、剥脱性皮炎型及大疱性表皮松解萎缩型等。重者可有黏膜损害及全身症状,如发热、乏力、腹痛等,严重可出现呼吸困难、休克等。

药物性皮炎应有明确的用药史。

(六)疱疹样皮炎

疱疹样皮炎可能是在遗传体质的基础上,由于谷胶致敏而引起皮肤和小肠黏膜损害的一种自身免疫性疾病。皮肤以发生红斑、丘疹、风团、水疱等多形性皮损为特征表现。其多发于中年男性,大多数患者对碘剂及谷胶、牛乳饮食过敏。本病少见,病程较长,加剧及缓解交替发作,但预后良好,死亡较少,儿童发病至青春期后可自然缓解。常用抗过敏治疗,可选择抗组胺药物如氯雷他定。

(七)念球菌性皮炎

念球菌性皮炎多发于皮肤皱褶部如腹股沟,肛周臀裂部,腋窝,女性乳房下皮肤,也可发于龟头包皮内和大小阴唇,指甲沟和口角等处。皮疹多呈局部皮肤潮红,轻度肿胀,表面可糜烂,分泌物有异臭味。有时也可呈干燥,脱屑。小儿念珠菌性皮炎还常累及躯干,颈部皮肤,呈广泛密集红色斑丘疹,外观似热痱。可同时侵犯口腔或外阴黏膜,常有乳酪样分泌物呈假膜状,可伴有不同程度瘙痒,直接镜检或培养可查到念珠菌。

(八)蚊虫叮咬型皮炎

蚊虫叮咬型皮炎是被虫类叮咬,接触其毒液或虫体的粉毛而引起的皮炎。较为常见的害虫有跳蚤、虱类、蠓、刺毛虫、飞蛾、蚊、臭虫、蜂等。

虫咬皮炎好发于躯干和四肢,同时也见于身体其他部位。一旦患病,便会出现红斑、丘疹、风团等症状,严重的可出现水疱或大疱,在蜇咬部位可见到瘀点或水疱。

(九)激素依赖性皮炎

皮质类固醇激素依赖性皮炎(简称激素依赖性皮炎)是因长期反复不当的外用激素引起的皮炎,如地塞米松成分制剂。近年来,因发病呈逐年上升趋势,且又顽固难治愈,已成为医学专家们关注的焦点。

发病特点是同一部位外用高效皮质类固醇激素3周以上,皮肤出现红斑、丘疹、干燥脱屑、萎缩、毛细血管扩张、紫癜、痤疮、色素沉着、酒渣鼻样皮炎、口周皮炎、光过敏、多毛、不易辨认的癣等继发症状。应用上述激素药物后,原发病病情虽可得到迅速改善,一旦停药,1~2日内,用药部位皮肤发生显著红斑、丘疹、皲裂、脱屑、小脓疱、瘙痒和触痛等症状。

当再用该药，上述症状和体征会很快减退，如再停用，皮炎症状又迅速再次发作，而且逐渐加重，对激素的依赖性较为明显，尤其以面部、外阴部多见。局部有明显自觉瘙痒或灼热感。

（十）日光性皮炎

日光性皮炎俗称晒斑，一般在暴晒后数小时内于暴露部位出现皮肤红肿，严重时亦可起水疱或大疱。皮损部位有烧灼感、痒感或刺痛。轻者1～2天皮疹可逐渐消退，有脱屑或遗留有不同程度的色素沉着；重者可伴有类似感冒症状，如发热、乏力、全身不适等，一周左右即可恢复。

（十一）特应性皮炎（异位性皮炎，简称AD）

特应性皮炎旧称异位性皮炎，发病与遗传有关。特应性皮炎是以慢性湿疹样皮肤改变为临床特征的皮肤疾病。多数患者血清IgE水平升高，但其与疾病发生的关系尚不清楚。该病分婴幼儿期、儿童期及成人期，是一种难治性、慢性、炎症性皮肤病，好发于过敏性体质的婴幼儿及青少年，部位遍及脸、颈、手肘、腘窝、四肢屈侧等，患部会出现红疹、皮肤变厚、粗糙。由于特应性皮炎会反复发作且患者常因为难耐瘙痒而抓得身上伤痕累累，不但影响外观，连工作、读书、交友，甚至情绪、睡眠都会受影响，大大影响个人及家庭的生活品质。

（十二）植物性皮炎

植物性皮炎一般是在受到日晒以后发病，临床表现是面、颈、前臂伸侧、手背等露出部位出现红斑、丘疹、风团样或水疱等皮疹。多形性是指不同患者的皮疹常各不相同，呈现多形性，但就某一患者而言，皮疹形态常是单一的。以小丘疹及丘疱疹最为多见，少数患者表现为红斑水肿或斑块。

植物性皮炎的发生有规律可循，必须同时符合两个条件，一是大量吃素，二是接触紫外线，且多发于夏季。多数人反应比较轻，只是身体某个部位有热感、胀痛感、刺痛感、瘙痒感或者皮肤紧绷的感觉。也有少部分人，症状反应比较强烈，全身不舒服，出现瘀点、水疱甚至是大疱，严重者还可能出现皮肤溃疡和糜烂，疱液可能是清色，也可能带血。严重者甚至会出现恶心、呕吐、腹泻、头痛等连锁反应。反应较轻者，只要避开日光，一周左右就可痊愈。提醒喜食素食者，饭后应尽量避免暴露在阳光下。

〔治疗原则〕

皮炎和湿疹的治疗首先应寻找原因，并尽量避免。应注意劳逸结合，睡眠充足。多吃蔬菜，保持大便通畅。忌辛辣刺激食物和酒类。有些食物可加重皮损，应留意并避免食用。含油的坚果也不宜多吃。洗澡不宜用过热的水，忌热水烫洗，不宜用对皮肤有刺激作用的肥皂或沐浴露等。洗浴后应外搽润肤药或保湿药，以保持皮肤的润泽。患者应尽量避免搔抓。贴身的衣、被最好用棉制品，不宜过暖。

瘙痒严重者可内服传统抗组胺药物如苯海拉明、氯苯那敏等或抗焦虑药物如多塞平等。除非有明确病因，如急性接触性皮炎，可系统使用糖皮质激素，否则皮炎湿疹患者应尽量避免系统应用糖皮质激素。对严重、泛发或经一般治疗无效的湿疹患者，可能需要应用免疫抑制药物，如短期口服中、小剂量的糖皮质激素，应请皮肤科专科医师诊治，并在病情缓解后逐渐减量。也可采用紫外线光治疗。

外用糖皮质激素制剂是治疗皮炎湿疹的主要药物。应根据患者年龄、发生部位、皮疹类型及皮损局部有无感染等选择合适的种类和剂型。急性湿疹仅有红斑丘疹者，可外用中、弱效糖皮质激素制剂，配合炉甘石洗剂消肿止痒。有糜烂渗出者，先采用冷湿敷，如采用0.9%氯化钠溶液、3%硼酸液；糜烂渗出伴有感染者，可用0.02%高锰酸钾溶液、0.05%黄连素溶液等作冷湿敷，面积广泛者则需分部位进行冷湿敷。湿敷后外用氧化锌糊剂，并与糖皮质激素制剂交替使用。慢性湿疹皮损肥厚、苔藓样变明显者，可选用中、强效糖皮质激素软膏或硬膏，也可用焦油类软膏如黑豆馏油软膏及鱼石脂软膏与外用糖皮质激素制剂交替使用。瘙痒严重者可用多塞平乳膏等止痒剂。

摩擦部位的湿疹常合并念珠菌或真菌感染，可外用含抗真菌药物的糖皮质激素制剂。湿疹继发感染面积较大者可酌情系统使用抗生素。脂溢性皮炎的发病与糠秕马拉色菌有密切关系，头皮脂溢性皮炎可选用含焦油、硫化硒或酮康唑的外用洗剂洗头，面部的皮损可用硫黄软膏或抗真菌外用制剂如酮康唑、咪康唑或联苯苄唑乳膏等。

钙调磷酸酶抑制剂如0.03%或0.1%他克莫司或1%吡美莫司软膏适于外用糖皮质激素制剂疗效差或不良反应大的湿疹及特应性皮炎患者，尤其是面部及皱褶部位的皮损。

湿疹、特应性皮炎患者皮肤干燥者，可外用10%尿素软膏等保湿药、润肤药，使皮肤保持润泽，这对巩固及维持疗效、预防复发是很重要的。

1. 接触性皮炎的治疗

接触性皮炎病程为自限性，去除病因后可逐渐消退。治疗原则是寻找过敏原，去除病因。轻症无渗出者外用炉甘石洗剂、氢化可的松软膏。有渗出者可先用溶液冷湿敷。重症可口服赛庚啶或氯苯那敏，必要时可口服泼尼松。

同时要避免搔抓及热刺激，避免接触已知的过敏原，避免外用刺激性药物或其他刺激。

2. 过敏性皮炎的治疗

（1）查找可疑的过敏物质，避免继续使用和接触。

（2）多饮水，促进过敏物质代谢。

（3）轻症者可口服抗过敏药，如赛庚啶或氯苯那敏。病情严重者应及时足量使用糖皮质激素（如泼尼松），以及氢化可的松或地塞米松。并依据病情变化逐步调整，逐渐减量。

（4）同时要注意支持治疗和水电解质平衡，注意局部和黏膜护理，避免热及其他刺激性治疗。

3. 神经性皮炎的治疗

神经性皮炎是由于皮质抑制和兴奋功能紊乱所致。治疗首先应寻找原因，并尽量避免。应注意劳逸结合，睡眠充足。多吃蔬菜，保持大便通畅。忌辛辣刺激食物和酒类。有些食物可加重皮损，应留意并避免食用。含油的坚果也不宜多吃。洗澡不宜用过热的水，忌热水烫洗，不宜用对皮肤有刺激作用的肥皂或沐浴露等。洗浴后应外搽润肤药或保湿药，以保持皮肤的润泽。患者应尽量避免搔抓。贴身的衣、被最好用棉制品，不宜过暖。

瘙痒严重者可内服传统抗组胺药物，如苯海拉明、氯苯那敏等或抗焦虑药物如多塞平等，也可用安定镇静剂或盐酸西替利嗪及谷维素等。

在治疗本病的过程中应尽可能避免使用含激素成分的药膏，以免形成激素依赖性皮炎。

慢性皮损肥厚、苔藓样变明显者，可选用中、强效糖皮质激素软膏或硬膏，也可用焦油类软膏，如黑豆馏油软膏及鱼石脂软膏与外用糖皮质激素制剂交替使用。瘙痒严重者可用多塞平乳膏等止痒剂。

钙调磷酸酶抑制剂如0.03%或0.1%他克莫司或1%匹美莫司软膏适于外用糖皮质激素制剂疗效差或不良反应大的湿疹及特应性皮炎患者，尤其是面部及皱褶部位的皮损。

中医药治疗可分为内治、局部外用及针灸疗法等，对风湿热证、血虚风燥等证采用辨证论治的方法进行治疗。可用康肤消癣膏等。

4. 脂溢性皮炎的治疗

(1)限制油腻食物和刺激性食物。

(2)口服B族维生素。

(3)间断外用氢化可的松软膏，但要避免长期大量反复使用，以免引起皮肤萎缩或造成激素依赖性皮炎。

(4)可联合使用咪康唑乳膏。

(5)重症者可口服赛庚啶或氯苯那敏，必要时可口服泼尼松。

5. 药物性皮炎的治疗

药物性皮炎的发病机制大多与变态反应有关，一旦确诊为药物性皮炎，应首先停用可疑致敏的药物，多饮水或静脉输液以促进致敏药物从体内排出，并及时进行药物治疗。

外用药物包括炉甘石洗剂、呋喃西林液、碳酸氢钠溶液、氢化可的松等。

内服药物包括传统抗组胺药物，如苯海拉明、氯苯那敏、赛庚啶、异丙嗪、酮替芬等，以及新一代H_1受体拮抗剂，如依巴斯汀、特非那定、氯雷他定等，糖皮质激素如地塞米松、氢化可的松、泼尼松等，钙剂如葡萄糖酸钙等。

〔用药精选〕

1. 复方醋酸地塞米松乳膏 Compound Dexamethasone Acetate Cream

见第十三章“178. 小儿湿疹”。

2. 曲安奈德益康唑乳膏 Triamcinolone Acetonide and Econazole Nitrate Cream

本品为复方制剂，含硝酸益康唑和曲安奈德。本品中曲安奈德为糖皮质激素，具有抗炎、止痒及抗过敏作用；硝酸益康唑为抗真菌药，对皮肤癣菌、真菌和酵母菌(如念珠菌)等有抗菌活性，对某些革兰阳性菌也有效。

【适应证】①伴有真菌感染或有真菌感染倾向的皮炎、湿疹。②由皮肤癣菌、酵母菌和真菌所致的炎症性皮肤真菌病，如手足癣、体癣、股癣、花斑癣。③尿布性皮炎。④念珠菌性口角炎。⑤甲沟炎。⑥由真菌、细菌所致的皮肤混合感染。

【不良反应】①局部偶见过敏反应，如出现皮肤烧灼感、瘙痒、针刺感等。②长期使用时可出现皮肤萎缩、毛细血管扩张、色素沉着及继发感染。

【禁忌】对本品过敏、皮肤结核、梅毒或病毒感染患者(如疱疹、牛痘、水痘)禁用。

【孕妇及哺乳期妇女用药】孕妇，特别是妊娠3个月内的孕妇禁用。

【儿童用药】本品不推荐小儿面部使用。

【用法用量】局部外用。取适量本品涂于患处，每日早晚各1次。治疗皮炎、湿疹时，疗程2~4周。治疗炎症性真菌性疾病应持续至炎症反应消退，疗程不超过4周。

3. 糠酸莫米松 Mometasone Furoate

本品为局部外用糖皮质激素，具有抗炎、抗过敏、止痒及减少渗出作用。其特点表现在作用强度增加而副作用不成比例地增加，且一日仅使用1次。

【适应证】用于湿疹、神经性皮炎、异位性皮炎及皮肤瘙痒症。

【不良反应】①本品的局部不良反应极少见，如烧灼感、瘙痒刺痛和皮肤萎缩等。②长期大量使用皮质激素类药物，可造成的不良反应有刺激反应、皮肤萎缩、多毛症、口周围皮炎、皮肤浸润、继发感染、皮肤条纹状色素沉着等。

【禁忌】对本品过敏者、皮肤破损患者禁用。

【孕妇及哺乳期妇女用药】孕妇及哺乳期妇女慎用。

【儿童用药】婴幼儿、儿童应慎用。

【老年用药】皮肤萎缩的老年人，对本品更敏感，故使用时应谨慎。

【用法用量】局部外用。取本品适量涂于患处，一日1次。

【制剂】①糠酸莫米松乳膏；②糠酸莫米松洗剂；③糠酸莫米松凝胶；④糠酸莫米松鼻喷雾剂

4. 丁酸氢化可的松乳膏 Hydrocortisone Butyrate Cream

见第十三章“178. 小儿湿疹”。

5. 曲咪新乳膏 Triamcinolone Acetonide Acetate and Miconazole Nitrate and Neomycin Sulfate Cream

本品为复方制剂，含硝酸咪康唑、醋酸曲安奈德和硫酸新霉素。本品所含硝酸咪康唑为广谱抗真菌药，对某些革兰阳性细菌也有抗菌作用；醋酸曲安奈德为糖皮质激素类药物，外用具有抗炎、抗过敏及止痒作用；硫酸新霉素对多种革兰阳性与阴性细菌有效。

【适应证】用于湿疹、接触性皮炎、脂溢性皮炎、神经性皮炎、体癣、股癣及手足癣等。

【不良反应】①偶见过敏反应。②可见皮肤烧灼感、瘙痒、针刺感。③长期使用可使局部皮肤萎缩、色素沉着、多毛等。

【禁忌】对本品过敏者禁用。

【孕妇及哺乳期妇女用药】孕妇及哺乳期妇女应在医师指导下使用。

【用法用量】外用,直接涂搽于洗净的患处,一日2～3次。

6. 无极膏 Compositus Mentholi Cream

本品所含丙酸倍氯米松是一种强效局部用糖皮质激素,能减轻和防止组织对炎症的反应,从而减轻炎症的表现;冰片有止痛消肿作用;薄荷脑有促进血循环及消炎、止痒等作用,可用于消炎、止痒、止痛、减轻水肿等;水杨酸甲酯能透入皮肤而吸收。

【适应证】具有消炎、镇痛、止痒、抗菌、局部麻醉作用。用于虫咬皮炎、丘疹性荨麻疹、湿疹、接触性皮炎、神经性皮炎、皮肤瘙痒。

【不良反应】偶见轻度红斑、丘疹和皮肤瘙痒等刺激症状,若出现这些情况,应即停用,必要时请教医师。

【禁忌】对本品过敏者,皮肤损伤、糜烂或开放性伤口处,病毒感染患者(如疱疹、牛痘、水痘)禁用。

【孕妇及哺乳期妇女用药】孕妇及哺乳期妇女慎用。

【儿童用药】15岁以下儿童请遵医嘱使用。

【用法用量】外用,涂于患处及周围,一日2～3次。

7. 卤米松 Halometasone

本品为具有高度活性的局部用肾上腺皮质激素类药物。局部应用具有快速的抗炎、抗过敏、止痒、抗渗出及抗增生作用,活性强、作用快。

【适应证】对皮质类固醇治疗有效的非感染性炎症性皮肤病,如脂溢性皮炎、接触性皮炎、异位性皮炎、局限性神经性皮炎、钱币状皮炎和寻常型银屑病。

【不良反应】①偶见:用药部位刺激性症状,如烧灼感、瘙痒。②罕见:皮肤干燥、红斑、皮肤萎缩、毛囊炎、痤疮或脓疱,如已发生严重的刺激性或过敏症状,应终止治疗。③局部用药的不良反应包括接触性过敏、皮肤色素沉着或继发性感染。④长期、大面积用于面部、腋下等通透性高的皮肤部位,可发生萎缩纹、萎缩性变化、出血、口周皮炎或玫瑰痤疮样皮炎、毛细血管扩张、紫癜,或激素性痤疮。⑤当大面积外用或密封性包扎(尤其用于新生儿或幼儿)时,皮质类固醇进入血液循环能产生全身性作用(特别是肾上腺功能暂时性抑制)。停用本品后,这些作用消失,但是突然停药,可继发急性肾上腺功能不全。

【禁忌】对本品任何成分过敏、细菌和病毒性皮肤病(如水痘、脓皮病、接种疫苗后、单纯疱疹、带状疱疹)、真菌性皮肤病、梅毒性皮肤病变、皮肤结核病、玫瑰痤疮、口周皮炎、寻常痤疮患者禁用。

【孕妇及哺乳期妇女用药】孕妇使用本品,需郑重权衡利弊,应有明确的治疗指征。不应大剂量、大面积皮肤(特别不应使用密封性包扎)、长时间使用。哺乳期妇女应慎用。

【儿童用药】连续性治疗不应超过两个星期;2岁以下的儿童,治疗不应超过7日。敷药的皮肤面积不应超过体表面积的10%,不应使用密封包扎。

【用法用量】以薄层涂于患处,依症状一日1～2次,并缓和地摩擦。如有需要,可用多孔绷带包扎患处,通常毋需用密封的包扎。药效欠佳者或较顽固的患者,可改用短时的密封包扎以增强疗效。对于慢性皮肤疾患(如银屑病或慢性湿疹),使用本品时不应突然停用,应交替换用润肤剂或药效较弱的另一种皮质类固醇,逐渐减少本品用药剂量。

【制剂】①卤米松乳膏;②卤米松/三氯生乳膏

8. 倍他米松新霉素乳膏 Betamethasone Valerate and Neomycin Sulfate Cream

本品为复方制剂,含倍他米松戊酸酯和硫酸新霉素。倍他米松戊酸酯具有抗炎、抗过敏及止痒的作用。硫酸新霉素有局部抗菌作用,能抑制多数革兰阳性细菌和革兰阴性细菌包括葡萄球菌、变形杆菌属和假单胞菌属,但对真菌无作用。

【适应证】用于治疗接触性皮炎、过敏性皮炎及各型湿疹等皮肤病。

【不良反应】报道与外用肾上腺皮质激素有关的局部副作用尤其是封闭式地敷药时,包括烧灼感,痒,刺痛,干燥,多毛,突发粉刺,色素沉着,口周围皮炎,过敏性接触性皮炎,皮肤浸润,继发性感染,皮肤萎缩,痱子等。与外用新霉素有关的耳毒性、肾毒性、过敏反应也有报道。

【禁忌】对本品任何组分有过敏史的患者禁用。

【孕妇及哺乳期妇女用药】孕妇使用本品的安全性尚未确立,故不能长期大量用于孕妇。哺乳期妇女慎用。

【用法用量】外用,涂搽于患处,一日2次。连续使用本品不宜超过2周。

9. 醋酸氟氢可的松乳膏 Fludrocortisone Acetate Cream

见第十三章"178. 小儿湿疹"。

10. 哈西奈德 Halcinonide

本品为肾上腺皮质激素类药物,局部外用具有抗炎、抗过敏及抗瘙痒作用。

【适应证】用于接触性湿疹、异位性皮炎、神经性皮炎、面积不大的银屑病、硬化性萎缩性苔藓、扁平苔藓、盘状红斑性狼疮、脂溢性皮炎(非面部)肥厚性瘢痕。

【不良反应】少数患者涂药部位的皮肤发生烧灼感、刺痛、暂时性瘙痒,长期应用可发生皮肤毛细血管扩张(尤其面部)、皮肤萎缩、萎缩纹(青少年易发生),皮肤萎缩后继发紫癜、瘀斑、皮肤脆弱、多毛症、毛囊炎、粟丘疹、皮肤脱色、延缓溃疡愈合,封包法在皮肤皱褶部位容易继发真菌感染。经皮肤吸收多时,可发生全身性不良反应。

【禁忌】对本品过敏者，由细菌、真菌、病毒和寄生虫引起的原发性皮肤病变，溃疡性病变，痤疮、酒渣鼻，眼睑部用药（有引起青光眼的危险），渗出性皮肤病者禁用。

【孕妇及哺乳期妇女用药】孕妇慎用，勿大面积或长期使用。外用经皮吸收大量时可从乳汁排泄，哺乳期慎用。

【儿童用药】应小面积、短期应用，一旦消退迅速停药，1岁以内儿童尽量不用本品。

【用法用量】外用，涂患处，一日2次。

【制剂】哈西奈德乳膏（软膏、溶液、涂膜）

11. 他克莫司软膏 Tacrolimus Ointment

他克莫司是一种强力的新型免疫抑制剂。其在治疗特应性皮炎（AD）、系统性红斑狼疮（SLE）、自身免疫性眼病等自身免疫性疾病中也发挥着积极的作用。其治疗特应性皮炎的作用机制还不清楚，对其作用机制与特应性皮炎的临床关系还不明确。

【适应证】本品适用于因潜在危险而不宜使用传统疗法，或对传统疗法反应不充分，或无法耐受传统疗法的中到重度特应性皮炎患者，作为短期或间歇性长期治疗药物。

【不良反应】①对病毒、细菌、真菌和/或原虫感染的易感性增加。②整个治疗期间都会出现肾功能异常（血肌酐升高、尿素氮升高、尿量减少），应注意与排斥反应区分。③内分泌系统：高血糖和糖尿病。④中枢神经系统：频发震颤、头痛、感觉异常和失眠，大多数为中等程度，不影响日常活动；其他如不安、焦虑和情绪不稳等单独出现或同时出现。伴肝功能损害者出现重度神经症状的危险性高，用潜在的神经毒药物和感染都可导致这些症状。⑤心血管系统：常出现高血压，血药浓度超过25ng/ml时出现肥厚性心肌病，剂量减少或停药后可以恢复。⑥血液系统：贫血、凝血、血小板减少、白细胞增生或减少和全血细胞减少症。⑦高血钾或低血钾，低血镁、高血尿酸、便秘、脱水、肝功能检查异常和黄疸、关节痛、肌痛和淋巴细胞增生等。

【用法用量】成人：0.03%和0.1%他克莫司软膏，在患处皮肤涂上一薄层，轻轻搽匀，并完全覆盖，一天两次，持续至特应性皮炎症状和体征消失后一周。封包疗法可能会促进全身性吸收，其安全性未进行过评价。本品不应采用封包敷料外用。

儿童：0.03%他克莫司软膏，在患处皮肤涂上一薄层，轻轻搽匀，并完全覆盖，一天两次，持续至特应性皮炎症状和体征消失后一周。封包疗法可能会促进全身性吸收，其安全性未进行过评价。本品不应采用封包敷料外用。

【禁忌】对本品或其他大环内酯类过敏者禁用。

【孕妇及哺乳期妇女用药】孕妇禁用。哺乳妇女使用本品时应停止授乳。

【儿童用药】2岁及以上的儿童患者对于首选治疗，开始剂量应是成人推荐量的1.5～2倍，以达到预期的血药浓度。不推荐2岁以下幼儿患者使用本品。

【老年用药】对老年患者用药的临床资料较少，但均提示应与其他成人剂量相同。

12. 炉甘石洗剂 Calamine Lotion

见第十三章“178. 小儿湿疹”。

附：用于皮炎的其他西药

1. 盐酸西替利嗪 Cetirizine Hydrochloride

【适应证】本品为选择性组胺 H_1 受体拮抗剂。可用于季节性或常年性变应性鼻炎、变应性结膜炎及过敏引起皮肤瘙痒和荨麻疹的对症治疗。

2. 氯雷他定 Loratadine

见第十三章“178. 小儿湿疹”。

3. 依巴斯汀 Ebastine

【适应证】依巴斯汀为组胺 H_1 受体拮抗剂。可用于荨麻疹、变应性鼻炎、湿疹、皮炎、痒疹、皮肤瘙痒症等。

4. 马来酸氯苯那敏 Chlorphenamine Maleate

见第十三章“178. 小儿湿疹”。

5. 赛庚啶 Cyproheptadine

见第十三章“178. 小儿湿疹”。

6. 酮替芬 Ketotifen

【适应证】本品为平喘药，属于过敏介质阻断剂，具有抑制过敏反应介质释放作用和 H_1 受体拮抗作用。抗过敏作用较强，药效持续时间较长，对皮肤、胃肠、鼻部变态反应有效。用于变应性（吸入型、季节性）鼻炎、过敏性支气管哮喘，也可用于多种变态反应性皮炎、湿疹等疾病。

7. 氧化锌软膏 Zinc Oxide Ointment

【适应证】用于急性或亚急性皮炎、湿疹、痱子及轻度、小面积的皮肤溃疡。

8. 硼酸氧化锌软膏 Boric Acid and Zinc Oxide Ointment

【适应证】用于湿疹及慢性皮炎，也可用于小面积浅表创伤、烧伤及褥疮的辅助治疗。

9. 醋酸地塞米松乳膏（软膏）Dexamethasone Acetate Cream

【适应证】醋酸地塞米松主要用于过敏性与自身免疫性炎症性疾病。软膏或乳膏外用适用于对糖皮质激素有效的非感染性、炎症性及瘙痒性皮肤病，如特应性皮炎、湿疹、神经性皮炎、接触性皮炎、脂溢性皮炎及局限性瘙痒症等。

10. 复方地塞米松凝胶（乳膏）Compound Dexamethasone Acetate Gel

【适应证】用于神经性皮炎、接触性皮炎、脂溢性皮炎及慢性湿疹等。

11. 丙酸倍他米松乳膏 Betamethasone Dipropionate Cream

见第十三章“178. 小儿湿疹”。

12. 注射用倍他米松磷酸钠 Betamethasone Sodium Phosphate for Injection

【适应证】主要用于过敏性与自身免疫性炎症性疾病。

现多用于活动性风湿病、类风湿关节炎、红斑狼疮、严重支气管哮喘、严重皮炎、急性白血病等,也用于某些感染的综合治疗。

13. 复方甘草酸苷 Compound Glycyrrhizin

【适应证】主要用于治疗慢性肝病,改善肝功能异常。也可用于治疗湿疹、皮肤炎、荨麻疹。

14. 复方甘草甜素 Compound Glycyrrhizin

【适应证】主要用于治疗慢性肝病,改善肝功能异常,也可用于治疗湿疹、皮肤炎、荨麻疹。

15. 盐酸依匹斯汀 Epinastine Hydrochloride

【适应证】用于变应性鼻炎、荨麻疹、湿疹、皮炎、皮肤瘙痒症、痒疹、伴有瘙痒的寻常性银屑病及过敏性支气管哮喘的防治。

16. 富马酸依美斯汀 Emedastine Difumarate

【适应证】用于治疗荨麻疹、湿疹或皮炎、瘙痒症及痒疹、变应性鼻炎等。

17. 醋酸曲安奈德 Triamcinolone Acetonide Acetate

【适应证】适用于各种皮肤病(如神经性皮炎、湿疹、牛皮癣等)、关节痛、支气管哮喘、肩周围炎、腱鞘炎、急性扭伤、慢性腰腿痛及眼科炎症等。

18. 注射用甲泼尼龙琥珀酸钠 Methylprednisolone Sodium Succinate for Injection

【适应证】本品为糖皮质激素药,可用于皮肤疾病的治疗:天疱疮,严重的多形红斑(斯-约综合征),剥脱性皮炎,大疱疱疹性皮炎,严重的脂溢性皮炎,严重的银屑病,蕈样真菌病,荨麻疹等。

19. 丙酸氟替卡松乳膏 Fluticasone Propionate Cream

见第十三章“178. 小儿湿疹”。

20. 地奈德乳膏 Desonide Cream

【适应证】地奈德为糖皮质激素类药物,具有抗炎、抗过敏、止痒及减少渗出作用。适用于对皮质类固醇治疗有效的各种皮肤病,如接触性皮炎、神经性皮炎、脂溢性皮炎、湿疹、银屑病、扁平苔藓、单纯性苔藓、汗疱症等引起的皮肤炎症和皮肤瘙痒的治疗。

21. 盐酸苯海拉明片 Diphenhydramine Hydrochloride Tablets

【适应证】用于皮肤黏膜的过敏,如荨麻疹、变应性鼻炎、皮肤瘙痒症、药疹,对虫咬症和接触性皮炎也有效。亦可用于预防和治疗晕动病。

22. 苯海拉明薄荷脑糖浆 Diphenhydramine Hydrochloride and Menthol Syrup

【适应证】用于皮肤黏膜的过敏,如荨麻疹、变应性鼻炎、皮肤瘙痒症、药疹,对虫咬症和接触性皮炎也有效。亦可用于预防和治疗晕动病。

23. 复方苯海拉明搽剂 Compound Diphenhydramine Hydrochloride Liniment

【适应证】用于过敏性皮炎、皮肤瘙痒。

24. 氢化可的松 Hydrocortisone

【适应证】本品适用于过敏性、炎症性与自身免疫性疾病。外用制剂可用于眼科、皮肤科的炎症和过敏性疾病。

25. 醋酸泼尼松乳膏 Prednisone Acetate Cream

【适应证】本品为糖皮质激素类药物,外用具有抗炎、抗过敏、止痒作用。用于过敏性皮肤病、皮肤瘙痒等。

26. 醋酸泼尼松龙 Prednisolone Acetate

【适应证】本品为肾上腺皮质激素类药物,具有抗炎、抗过敏和抑制免疫等多种药理作用。可用于各种急性严重细菌感染、过敏性疾病、胶原性疾病(红斑狼疮、结节性动脉周围炎等)、风湿病、肾病综合征、严重的支气管哮喘、血小板减少性紫癜、粒细胞较少症、急性淋巴性白血病、各种肾上腺皮质功能不足症、剥脱性皮炎、天疱疮、神经性皮炎、湿疹等症。

27. 丙酸氯倍他索 Clobetasol Propionate

【适应证】本品为肾上腺皮质激素类药,具有抗炎、抗过敏、止痒及抗渗出作用。用于慢性湿疹、银屑病、扁平苔藓、盘状红斑狼疮、神经性皮炎、掌跖脓疱病等瘙痒性及非感染性炎症性皮肤病。

28. 复方克罗米通乳膏 Compound Crotamiton Cream

【适应证】本品为复方外用制剂,含克罗米通、苯海拉明、维生素 E 和甘草次酸。适用于治疗神经性皮炎、皮肤瘙痒症、昆虫叮咬、荨麻疹、湿疹等皮肤非感染性疾病。

29. 丁苯羟酸乳膏 Bufexamac Cream

【适应证】用于湿疹、神经性皮炎等。

30. 复方多黏菌素 B 软膏 Compound Polymyxin B Ointment

【适应证】①用于预防割伤、擦伤、烧烫伤、手术伤口、小面积皮肤创口感染,属急救药类。②各种细菌性皮肤感染的治疗,如脓疱疮、疖肿、毛囊炎、须疮、甲沟炎、原发性皮肤细菌感染、湿疹、单纯性疱疹、脂溢性皮炎、溃疡合并感染、创伤合并感染、继发性感染。

31. 复方间苯二酚乳膏 Compound Resorcinol Cream

【适应证】本品为复方制剂,含间苯二酚和醋酸曲安奈德。间苯二酚为杀菌剂,兼有止痒和溶解角质作用;曲安奈德为糖皮质激素,具有抗炎、止痒及抗过敏作用。用于头部脂溢性皮炎及由此引起的瘙痒和脱屑,对脂溢性脱发和斑秃也有一定疗效。

32. 酮康唑 Ketoconazole

【适应证】本品为咪唑类抗真菌药,可用于治疗浅表和深部真菌病。可用于由真菌和(或)酵母菌引起的皮肤、毛发和指(趾)的感染(皮真菌病、甲癣、甲周炎、花斑癣、皮脂溢性脱发、慢性皮肤黏膜念珠菌病等)。

33. 克林霉素甲硝唑搽剂 Clindamycin Hydrochloride and Metronidazole Liniment

【适应证】克林霉素主要对革兰阳性菌有较高抗菌活性,抑制菌体蛋白质合成。甲硝唑有抗厌氧菌作用。两药并用可抑制杀灭痤疮丙酸杆菌,并减少表皮脂肪酸生成,有利于痤疮治疗。用于寻常痤疮,也可用于脂溢性皮炎及酒渣鼻、毛囊炎等。

34. 硫黄硼砂乳膏 Compound Sulfur Cream

【适应证】本品所含硫黄对疥虫、细菌、真菌具有杀灭作用,并能除去油脂及软化表皮,溶解角质。所含硼砂具有轻度抑菌作用。用于脂溢性皮炎、疥疮、痤疮及湿疹。

35. 硫软膏 Sublimed Sulfur

【适应证】用于皮炎、湿疹、银屑病、疥疮、癣病、皮脂溢出、酒渣鼻、痤疮等。

36. 维生素 B_6 Vitamin B_6

【适应证】用于维生素 B_6 缺乏的预防和治疗,防治异烟肼中毒、脂溢性皮炎、口唇干裂,治疗白细胞减少症,也可用于妊娠及放、化疗抗癌所致的呕吐,新生儿遗传性维生素 B_6 依赖综合征。

37. 维生素 B_2 Vitamin B_2

见第十三章“170. 小儿口疮”。

38. 复方维生素 B_2 片 Compound Vitamin B_2 Tablets

【适应证】用于维生素 B_2 及烟酸缺乏症所致的各种皮肤、黏膜炎症和癞皮病。

39. 复方硝酸益康唑软膏 Compound Econazole Nitrate Ointment

【适应证】本品为复方制剂,含硝酸益康唑和曲安奈德。用于:①皮炎、湿疹;②浅表皮肤真菌病,如手癣、足癣、体癣、股癣、花斑癣,也可用于尿布性皮炎、念珠菌性口角炎、甲沟炎。由真菌、细菌所致的皮肤混合感染。

40. 醋酸曲安奈德乳膏 Triamcinolone Acetonide Acetate Cream

【适应证】本品为糖皮质激素类药物,外用具有抗炎、抗过敏及止痒作用,能消除局部非感染性炎症引起的发热、发红及肿胀。用于过敏性皮炎、湿疹、神经性皮炎、脂溢性皮炎及瘙痒症。

41. 复方醋酸曲安奈德溶液 Compound Triamcinolone Acetonide Acetate Solution

【适应证】本品为醋酸曲安奈德和水杨酸的复方制剂,具有皮质激素的抗炎、抗过敏、收缩血管作用和水杨酸的去角质作用。主要用于神经性皮炎、脂溢性皮炎、异位性皮炎、慢性接触性皮炎、慢性湿疹、银屑病、扁平苔藓及类风湿关节炎、肛门及外阴瘙痒、斑秃、瘢痕疙瘩、结节性痒症、皮肤淀粉样变、疥疮结节等。

42. 苯酚软膏 Phenol Ointment

【适应证】本品为皮肤科用药类非处方药药品,消毒防腐剂。其作用机制是使细菌的蛋白质发生凝固和变性。用于皮肤轻度感染和瘙痒。

43. 聚维酮碘 Povidone Iodine

见第十三章“170. 小儿口疮”。

44. 复方鱼肝油氧化锌软膏 Compound Cod Liver Oil and Zinc Oxide Ointment

【适应证】本品含氧化锌、鱼肝油和呋喃西林。用于急慢性皮炎、湿疹、冻疮、轻度烧伤、烫伤等。

45. 高锰酸钾 Potassium Permanganate

【适应证】本品属高效消毒剂,强氧化剂,遇有机物即放出新生态氧使微生物酶失活,杀菌力极强,可除臭消毒,用于杀菌、消毒。对各种细菌、真菌等致病微生物有杀灭作用。本品作用短暂而表浅,但杀菌作用比过氧化氢强,低浓度还有收敛作用。用于急性皮炎或急性湿疹,特别是伴继发感染的湿敷,清洗小面积溃疡。

46. 复方樟脑乳膏 Compound Camphor Cream

【适应证】本品所含樟脑、薄荷脑、水杨酸甲酯具有缓解肿胀、止痛、止痒作用,苯海拉明为抗组胺药,氯己定为消毒防腐药,甘草次酸具有抗炎、抗过敏作用。用于虫咬皮炎、湿疹、瘙痒症、神经性皮炎、过敏性皮炎、丘疹性荨麻疹等,也可用于肩胛酸痛、肌肉痛及烫伤后的皮肤疼痛。

47. 硼酸 Boric Acid

【适应证】本品为外用杀菌剂、消毒剂、收敛剂和防腐剂。用于皮肤、鼻腔、口腔消毒,膀胱、阴道冲洗,以及治疗细菌和真菌感染。也可用于伴大量渗液的急性湿疹、脓疱疮等。

48. 盐酸奥洛他定片 Olopatadine Hydrochloride Tablets

【适应证】用于变应性鼻炎、荨麻疹、皮肤病(湿疹、皮肤炎、痒疹、皮肤瘙痒症、寻常型干癣、多形性渗出性红斑)伴发的瘙痒。

49. 吡美莫司乳膏 Pimecrilimus Cream

【适应证】可用于无免疫受损的 2 岁及 2 岁以上轻度至中度异位性皮炎(湿疹)患者。

50. 盐酸多塞平 Doxepin Hydrochloride

【适应证】用于抑郁症及焦虑性神经症;外用治疗慢性单纯性苔癣,局限性瘙痒症,恶急性、慢性湿疹及异位性皮炎引起的瘙痒。

51. 甲磺司特 Suplatast Tosilate

【适应证】本品可明显抑制支气管壁中嗜酸性细胞的产生,临床用于治疗过敏性疾病,如支气管哮喘、特应性皮炎、变应性鼻炎。

52. 黑豆馏油 Black Soyabean Tar

【适应证】本品有消炎,收敛,止痒、防腐等作用,用于神经性皮炎、慢性湿疹、扁平苔藓、银屑病、婴儿湿疹。

53. 二硫化硒洗剂 Selenium Sulfide Lotion

【适应证】本品具有抗皮脂溢出、抗头屑、抗细菌、抗真菌及角质溶解作用,同时可抑制头皮表皮细胞的生长,抑制核分裂造成表皮细胞更替减少,对头癣的病原菌断毛癣菌有杀灭孢子作用。用于去头屑、头皮脂溢性皮炎、花斑癣(汗斑)等。

54. 丁酸氯倍他松 Clobetasone Butyrate

【适应证】用于短期治疗和控制湿疹、皮炎,包括特应性湿疹、原发刺激性皮炎和过敏性皮炎等。

55. 醋酸氟轻松 Fluocinolone Acetonide

【适应证】本品属肾上腺皮质激素类药，具有较强的抗炎及抗过敏作用。用于过敏性皮炎、异位性皮炎、接触性皮炎、脂溢性皮炎、湿疹、皮肤瘙痒症、银屑病、神经性皮炎等。

56. 丙酸倍氯米松 Beclometasone Dipropionate

【适应证】外用可治疗各种炎症皮肤病，如湿疹、变应性皮炎、神经性皮炎、接触性皮炎、牛皮癣、瘙痒等。气雾剂可用于慢性及变应性哮喘、变应性鼻炎等。

57. 甲氧沙林 Methoxsalen

【适应证】主要用于白癜风、牛皮癣（银屑病），还可用于掌跖脓疱病、湿疹、遗传过敏性皮炎（异位性皮炎）、扁平苔藓等的治疗。

58. 盐酸异丙嗪 Promethazine Hydrochloride

见第十三章“178. 小儿湿疹”。

59. 葡萄糖酸钙 Calcium Gluconate

见第十三章“190. 小儿佝偻病”。

60. 美喹他嗪 Mequitazine

【适应证】适用于治疗枯草热、变应性鼻炎、荨麻疹、湿疹、药物过敏、血管神经性水肿、季节性结膜炎、气喘等。

61. 阿伐斯汀 Acrivastine

【适应证】适用于缓解下列疾病的症状。变应性鼻炎，包括枯草热，组胺介导的皮肤病，包括有关的过敏性皮肤疾患。例如，慢性荨麻疹、皮肤划痕症、胆碱能性荨麻疹、特发性获得性寒冷性荨麻疹、异位皮炎。

62. 特非那定 Terfenadine

【适应证】用于季节性和非季节性变应性鼻炎、荨麻疹及过敏性皮肤疾患等。

63. 水杨酸 Salicylic Acid

【适应证】本品浓度不同药理作用各异，可用于寻常痤疮、头屑、脂溢性皮炎、银屑病、浅部真菌病、跖疣、鸡眼、胼胝及局部角质增生。

64. 氯碘羟喹 Clioquinol

【适应证】主要用于皮肤、黏膜真菌病，如头癣、股癣、体癣、脚癣及皮肤擦烂型念珠菌病的治疗，也可用于细菌感染性皮肤病，如毛囊炎和脓皮病治疗，还可用于肛门生殖器瘙痒和湿疹类炎症性皮肤病，以及这类疾病伴发的感染。此外，也用于皮脂溢出的治疗。

65. 呋喃西林 Nitrofurazone

【适应证】用于局部炎症及化脓性皮肤疾患，如化脓性中耳炎、化脓性皮炎、慢性鼻炎、烧伤、溃疡等。

二、中药

1. 黄柏八味片

【处方组成】黄柏、香墨、栀子、甘草、红花、荜茇、牛胆粉、黑云香

【功能主治】清热燥湿，凉血止血，祛腐生肌，固精。用于下焦湿热所致尿路感染，前列腺炎，尿血，遗精；附件炎，阴道炎，宫颈炎，盆腔炎，月经过多，崩中漏下；淋病，以及湿疹、皮炎，疮疡肿毒等。

【用法用量】口服。一次3～6片，一日2～3次。

2. 金蝉止痒胶囊

【处方组成】金银花、栀子、黄芩、苦参、黄柏、龙胆、白芷、白鲜皮、蛇床子、蝉蜕、连翘、地肤子、地黄、青蒿、广藿香、甘草

【功能主治】清热解毒，燥湿止痒。用于湿热内蕴所引起的丘疹性荨麻疹、夏季皮炎等皮肤瘙痒症状。

【用法用量】口服。一次6粒，一日3次，饭后服用。

【使用注意】孕妇禁用；婴幼儿，脾胃虚寒者慎用。

3. 解毒胶囊

【处方组成】动物宝、蔓菁膏、蚓果芥、马钱子（制）、水柏枝、硼砂（制）、珍珠（制）

【功能主治】清热解毒，祛腐生肌。用于各种毒症，陈旧热病，某些接触性皮炎等。

【用法用量】口服。一次3粒，一日2次，早晚空腹服用。

【使用注意】孕妇禁用，忌食辛辣。

4. 青蛤散

见第十三章“178. 小儿湿疹”。

5. 九圣散

【处方组成】苍术、黄柏、紫苏叶、苦杏仁、薄荷、乳香、没药、轻粉、红粉

【功能主治】解毒消肿，燥湿止痒。用于湿毒瘀阻肌肤所致的湿疮，臁疮，黄水疮，症见皮肤湿烂、溃疡、渗出脓水。

【用法用量】外用，用花椒油或食用植物油调敷或撒布患处。

【使用注意】①孕妇禁用。②本品含有汞剂，对汞过敏者禁用。

6. 老鹳草软膏

见第十三章“178. 小儿湿疹”。

7. 苦豆子油搽剂

【处方组成】苦豆子

【功能主治】清热燥湿，杀虫止痒。用于湿热蕴肤所致的皮炎引起的皮肤瘙痒等症。

【用法用量】外用，一日3～4次，涂于患处。

【使用注意】严禁口服。

8. 肤净康洗剂

【处方组成】刺柏、烈香杜鹃、大籽蒿、麻黄、水柏枝、熊胆粉、马尿泡、雄黄、胆矾、麝香、薄荷

【功能主治】清热解毒，祛腐生肌，止痛，止痒。用于急、慢性皮炎，皮肤瘙痒，手癣、足癣。

【用法用量】外用，取本品10～20ml，加温水1000ml，浸洗患处，一日2～3次；宜可原液直接擦洗患处。

【使用注意】孕妇禁用，皮肤有破损者禁用，黏膜处禁用。

9. 五味甘露颗粒(药浴颗粒)

【处方组成】刺柏、烈香杜鹃、大籽蒿、麻黄、水柏枝

【功能主治】解表发汗,消炎止痛,平黄水,活血通络。用于各种皮肤病及风湿、类风湿关节炎,痛风,偏瘫,妇女产后疾病等。

【用法用量】浸泡全身或患病部位,一次 1~2 袋,一日 1 次,7 日为一疗程;将本品颗粒直接倒入浴盆,水温控制在 40℃,一次 15~20 分钟;浴后发汗效果更佳。

【使用注意】孕妇、高血压、心脏病患者慎用。

10. 重楼解毒酊

【处方组成】重楼、草乌、艾叶、石菖蒲、大蒜、天然冰片

【功能主治】清热解毒,散瘀止痛。用于肝经火毒所致的带状疱疹,皮肤瘙痒,虫咬皮炎,流行性腮腺炎。

【用法用量】外用,涂抹患处。一日 3~4 次。

11. 紫松皮炎膏

【处方组成】醋酸地塞米松、松馏油、薄荷脑、麝香草酚、徐长卿、紫草、当归、防风、白芷、大黄

【功能主治】凉血活血,祛风润燥。用于血热血瘀、肌肤失养引起的神经性皮炎、慢性湿疹。

【用法用量】贴于患处,2~3 天更换 1 次。

12. 复方土荆皮凝胶

【处方组成】土荆皮酊、苯甲酸、水杨酸

【功能主治】主要用于抑制表皮真菌及止痒,用于手癣、脚癣、体癣等,亦可用于治疗灰指甲及局部神经性皮炎。

【用法用量】外用。涂于患处,一日 1~2 次,用药持续 1~2 周。

13. 脂溢性皮炎散

【处方组成】苦参、枯矾、蛇床子、花椒、野菊花

【功能主治】清热燥湿,祛风解毒。用于湿热互阻所致的头皮脂溢过多。

【用法用量】取药粉 18g,用热水 2L 冲溶,擦洗 5~10 分钟,再用温水冲洗干净。一日 1 次。

【使用注意】患部皮肤有溃烂者禁用。

14. 参皇软膏(乳膏)

【处方组成】人参茎叶总皂苷、蜂王浆

【功能主治】养血润燥,祛风。用于血虚风燥、肌肤失养所致的手足皲裂,干性脂溢性皮炎,皮肤干燥。乳膏用于手足皲裂、脂溢性皮炎、寻常痤疮和毛囊角化症。

【用法用量】涂患处,一日 2~3 次。

附:用于皮炎的其他中药

1. 皮肤病血毒丸

【功能主治】清热利湿解毒,凉血活血散瘀。用于血热风盛、湿毒瘀结所致的瘾疹、湿疮、粉刺、酒渣鼻、疖肿,症见皮肤风团、丘疹,皮肤红赤、肿痛、瘙痒,大便干燥。

2. 黄花油

【功能主治】消炎、止痒、杀菌。用于虫咬皮炎,毛囊炎。

3. 六味白莲酊

【功能主治】清热解毒,活血祛风。适用于热毒风邪壅滞肌肤所引起的痱子,虫咬性皮炎。

4. 舒肤止痒酊

【功能主治】活血祛风,除湿止痒。适用于缓解湿热血瘀所致的慢性湿疹,慢性皮炎,瘙痒病。

5. 百癣夏塔热片(胶囊)

【功能主治】清除异常黏液质、胆液质,消肿止痒。用于治疗手癣、体癣、足癣、花斑癣、过敏性皮炎、痤疮。

6. 松花散

【功能主治】燥湿收敛。用于湿疹,尿布性皮炎。

7. 丹皮酚软膏

【功能主治】抗过敏药,有消炎止痒作用。用于各种湿疹,皮炎,皮肤瘙痒,蚊臭虫叮咬红肿等各种皮肤疾患,对变应性鼻炎和防治感冒也有一定效果。

214. 湿疹

〔基本概述〕

湿疹是由多种因素引起的一种具有明显渗出倾向的炎症性皮肤病。皮疹表现为多形性。急性期以丘疱疹和渗出为主,慢性期以皮肤肥厚和苔藓样变为主。部分患者反复发作,难以完全治愈。

湿疹患者皮疹表现为多形性,可出现红斑、丘疹、丘疱疹、水疱、渗出、糜烂、结痂等多种形态皮疹。皮损多为对称性分布。急性期皮损为泛发,可全身性分布,皮疹以红斑、丘疹、水疱、渗出为主,可出现结痂;慢性期皮损多为局限性,以肥厚性斑块和苔藓样变为主,表面可出现鳞屑及皲裂。

湿疹病程慢性,可反复发作。部分患者可有剧烈瘙痒。

湿疹在中医学中称为湿疮,多因先天禀赋敏感,风、湿、热阻于肌肤而成,或脾虚不运,湿邪留恋,久而化热,湿热蕴阻肌肤所致。治宜疏风清热利湿,养血祛风润燥。

湿疹与皮炎是一组常见的皮肤病。湿疹与皮炎这二个病种之间的界定尚没有明确,其病因和症状有所区别,但治疗和用药方法一般可以通用。

〔治疗原则〕

湿疹与皮炎界定不清,有人认为湿疹也属于皮炎的范畴,一般二者可以通称。湿疹的原因以过敏多见,治疗原则如下。

(1)积极查找过敏原,排除一切可疑病因。

(2)轻症者口服抗过敏药,如赛庚啶或氯苯那敏。

(3)皮损广泛、渗出严重者,可短程使用糖皮质激素,病情控制后逐渐减量,避免突然停药,出现病情反复。

(4)局部应避免刺激性药物或治疗方法。渗出严重时可采用冷湿敷,无渗出时可外用激素类软膏,如氢化可的松软

膏等。

(5)应维持治疗,避免接触过敏原。避免热刺激和其他刺激性治疗。

〔用药精选〕

1. 糠酸莫米松 Mometasone Furoate

见本章“213. 皮炎”。

2. 曲安奈德益康唑乳膏 Triamcinolone Acetonide and Econazole Nitrate Cream

见本章“213. 皮炎”。

3. 哈西奈德 Halcinonide

本品为肾上腺皮质激素类药物,局部外用具有抗炎、抗过敏及抗瘙痒作用。

【适应证】用于接触性湿疹、异位性皮炎、神经性皮炎、面积不大的银屑病、硬化性萎缩性苔藓、扁平苔藓、盘状红斑性狼疮、脂溢性皮炎(非面部)肥厚性瘢痕。

【不良反应】少数患者涂药部位的皮肤发生烧灼感、刺痛、暂时性瘙痒,长期应用可发生皮肤毛细血管扩张(尤其面部)、皮肤萎缩、萎缩纹(青少年易发生)、皮肤萎缩后继发紫癜、瘀斑、皮肤脆弱、多毛症、毛囊炎、粟丘疹、皮肤脱色、延缓溃疡愈合,封包法在皮肤皱褶部位容易继发真菌感染。经皮肤吸收多时,可发生全身性不良反应。

【禁忌】对本品过敏者,由细菌、真菌、病毒和寄生虫引起的原发性皮肤病变,溃疡性病变,痤疮、酒渣鼻,眼睑部用药(有引起青光眼的危险),渗出性皮肤病者禁用。

【孕妇及哺乳期妇女用药】孕妇慎用,勿大面积或长期使用。外用经皮吸收大量时可从乳汁排泄,哺乳期慎用。

【儿童用药】应小面积、短期应用,一旦消退迅速停药,1岁以内儿童尽量不用本品。

【用法用量】外用,涂患处,一日2次。

【制剂】哈西奈德乳膏(软膏、溶液、涂膜)

4. 丁酸氢化可的松乳膏 Hydrocortisone Butyrate Cream

见第十三章“178. 小儿湿疹”。

5. 卤米松乳膏 Halometasone Cream

见第十三章“178. 小儿湿疹”。

6. 他克莫司软膏 Tacrolimus Ointment

见本章“213. 皮炎”。

7. 盐酸西替利嗪 Cetirizine Hydrochloride

本品为选择性组胺 H_1 受体拮抗剂。本品无明显抗胆碱和抗5-HT作用,不易通过血-脑脊液屏障而作用于中枢 H_1 受体,中枢抑制作用较轻。

【适应证】用于季节性或常年性变应性鼻炎、过敏性结膜炎,以及过敏引起皮肤瘙痒和荨麻疹的对症治疗。

【不良反应】不良反应轻微且为一过性,有困倦、嗜睡、头痛、眩晕、激动、口干及胃肠道不适等。偶有天门冬氨酸氨基转移酶轻度升高。

【禁忌】对本品过敏、严重肾功能不全患者禁用。

【孕妇及哺乳期妇女用药】孕妇及哺乳期妇女不推荐使用本品。

【儿童用药】12岁以下儿童不推荐使用本品。

【用法用量】口服。成人或12岁以上儿童,一次10mg,一日1次。若出现不良反应,可改为早晚各5mg。

【制剂】盐酸西替利嗪片(分散片、口腔崩解片、胶囊、口服溶液、滴剂)

8. 氯雷他定 Loratadine

见第十三章“178. 小儿湿疹”。

9. 依巴斯汀 Ebastine

依巴斯汀为组胺 H_1 受体拮抗剂。本品在体内代谢为卡巴斯汀,对组胺 H_1 受体具有选择性拮抗作用,能抑制组胺释放,对中枢神经系统的 H_1 受体拮抗作用和抗胆碱作用很弱。

【适应证】用于荨麻疹、变应性鼻炎、湿疹、皮炎、痒疹、皮肤瘙痒症等。

【不良反应】①过敏症,罕见皮疹、浮肿发生。②消化道,偶见口干、胃不适。③肝功能异常,偶见GPT、ALP升高。④罕见心动过速。⑤有时困倦,偶见头痛、头昏。⑥偶见嗜酸粒细胞增多。

【禁忌】对本品及其辅料过敏、严重肝功能受损患者禁用。

【孕妇及哺乳期妇女用药】孕妇服用本品应权衡利弊。本品可进入乳汁,哺乳期妇女服用本品期间应避免哺乳。

【儿童用药】儿童用药的安全性尚未确定。

【老年用药】通常老年人的生理机能衰退,应注意从小剂量(5mg)一日1次开始服药。

【用法用量】口服。成人一次10mg,一日1次。

【制剂】依巴斯汀片

10. 咪唑斯汀 Mizolastine

咪唑斯汀是特异性、长效的组胺 H_1 受体拮抗剂,具有抗组胺和抗变态反应活性的作用。

【适应证】适用于成人或12岁以上的儿童所患的季节性变应性鼻炎及荨麻疹等皮肤过敏症状。

【不良反应】偶见嗜睡、乏力、头痛、口干、腹泻和消化不良等症状。个别病例出现低血压、紧张、抑郁、中性粒细胞计数减少和肝脏转氨酶升高。

【禁忌】对本品任何一种成分过敏、严重的肝功能损害、晕厥病史、严重心脏病或有心律失常(心动过缓、心律不齐或心动过速)病史、明显或可疑QT间期延长或电解质失衡(特别是低血钾)患者禁用。

【孕妇及哺乳期妇女用药】孕期尤其前3个月不建议使用。哺乳期不建议使用。

【儿童用药】尚缺乏12岁以下儿童用药安全性资料。

【老年用药】老年患者用药同成人。老年患者可能对咪唑斯汀潜在的镇静作用和对心脏复极化作用较为敏感。

【用法用量】口服。推荐剂量为一次10mg,一日1次。

缓释制剂不能掰开服用。

【制剂】咪唑斯汀缓释片

11. 马来酸氯苯那敏 ChlorphenamineMaleate

见第十三章“178. 小儿湿疹”。

12. 赛庚啶 Cyproheptadine

见第十三章“178. 小儿湿疹”。

13. 酮替芬 Ketotifen

本品为平喘药,属于过敏介质阻断剂,具有抑制过敏反应介质释放作用和 H_1 受体拮抗作用。抗过敏作用较强,药效持续时间较长,对皮肤、胃肠、鼻部变态反应有效。

【适应证】用于变应性(吸入型、季节性)鼻炎、过敏性支气管哮喘,也可用于多种变态反应性皮炎、湿疹等疾病。

【不良反应】常见嗜睡、倦怠、口干、恶心等胃肠道反应。偶见头痛、头晕、迟钝、体重增加。个别患者出现皮疹、皮肤瘙痒、局部皮肤水肿等过敏症状。不良反应严重者,可暂将剂量减半,待不良反应消失后再恢复原剂量。

【禁忌】对本品过敏者禁用。

【孕妇及哺乳期妇女用药】孕妇慎用。早期妊娠及哺乳期妇女免用本品。

【儿童用药】新生儿或早产儿不宜使用本品。3 岁以下儿童不推荐使用本品。

【老年用药】老年人应用本类药易发生低血压、精神错乱、滞呆和头晕,应慎用。

【用法用量】口服。成人一次 1mg,一日 2 次,极量一日 4mg。儿童体重在 40kg 以上者可按成人量使用,40kg 以下者剂量酌情减少(一日按体重约 0.3mg/kg)。

【制剂】富马酸酮替芬片(分散片、胶囊、口服液、鼻喷雾剂、鼻吸入气雾剂)

14. 曲咪新乳膏 Triamcinolone Acetonide Acetate and Miconazole Nitrate and Neomycin Sulfate Cream

见本章“213. 皮炎”。

15. 无极膏 Compositus Mentholi Cream

见本章“213. 皮炎”。

16. 倍他米松新霉素乳膏 Betamethasone Valerate and Neomycin Sulfate Cream

见本章“213. 皮炎”。

17. 醋酸氟氢可的松乳膏 Fludrocortisone Acetate Cream

见第十三章“178. 小儿湿疹”。

18. 炉甘石洗剂 Calamine Lotion

见第十三章“178. 小儿湿疹”。

附:用于湿疹的其他西药

1. 氧化锌软膏 Zine Oxide Ointment

【适应证】用于急性或亚急性皮炎、湿疹、痱子及轻度、小面积的皮肤溃疡。

2. 硼酸氧化锌软膏 Boric Acid and Zinc Oxide Ointment

【适应证】用于湿疹及慢性皮炎,也可用于小面积浅表创伤、烧伤及褥疮的辅助治疗。

3. 阿伐斯汀胶囊 Acrivastine Capsules

【适应证】用于变应性鼻炎、过敏性皮肤疾病、慢性自发性荨麻疹、症状性皮肤划痕症、胆碱性荨麻疹、自发的后日性寒冷感冒荨麻疹、湿疹瘙痒。

4. 氟芬那酸丁酯软膏 Butyl Flufenamate Ointment

【适应证】本品对非感染性亚急性湿疹、慢性湿疹、慢性单纯性苔藓等皮肤疾病具有治疗作用。

5. 复方甘草酸苷 Compound Glycyrrhizin

【适应证】主要用于治疗慢性肝病,改善肝功能异常,也可用于治疗湿疹、皮肤炎、荨麻疹。

6. 葡萄糖酸钙 Calcium Gluconate

见第十三章“190. 小儿佝偻病”。

7. 富马酸依美斯汀 Emedastine Difumarate

【适应证】用于治疗荨麻疹、湿疹或皮炎、瘙痒症及痒疹、变应性鼻炎等。

8. 富马酸氯马斯汀 Clemastine Fumarate

【适应证】主要用于治疗变应性鼻炎、荨麻疹、湿疹及皮肤瘙痒症等过敏性疾病,亦可用于支气管哮喘的抗过敏治疗。

9. 盐酸依匹斯汀 Epinastine Hydrochloride

【适应证】主要用于变应性鼻炎、荨麻疹、湿疹、皮炎、皮肤瘙痒症、痒疹、伴有瘙痒的寻常性银屑病及过敏性支气管哮喘的防治。

10. 醋酸地塞米松乳膏(软膏)Dexamethasone Acetate Cream

【适应证】醋酸地塞米松主要用于过敏性与自身免疫性炎症性疾病,如特应性皮炎、慢性湿疹、神经性皮炎、接触性皮炎、脂溢性皮炎及局限性瘙痒症等。

11. 复方地塞米松凝胶(乳膏)Compound Dexamethasone Acetate Gel

【适应证】用于神经性皮炎、接触性皮炎、脂溢性皮炎及慢性湿疹。

12. 复方醋酸地塞米松乳膏 Compound Dexamethasone Acetate Cream

【适应证】用于局限性瘙痒症、神经性皮炎、接触性皮炎、脂溢性皮炎及慢性湿疹。

13. 醋酸曲安奈德乳膏 Triamcinolone Acetonide Acetate Cream

见第十三章“178. 小儿湿疹”。

14. 丙酸倍他米松乳膏 Betamethasone Dipropionate Cream

见第十三章“178. 小儿湿疹”。

15. 丙酸氟替卡松乳膏 Fluticasone Propionate Cream

见第十三章“178. 小儿湿疹”。

16. 地奈德乳膏 Desonide Cream

见第十三章“178. 小儿湿疹”。

17. 盐酸苯海拉明片 Diphenhydramine Hydrochloride Tablets

【适应证】用于皮肤黏膜的过敏,如荨麻疹、变应性鼻炎、皮肤瘙痒症、药疹,对虫咬症和接触性皮炎也有效。亦可用于预防和治疗晕动病。

18. 苯海拉明薄荷脑糖浆 Diphenhydramine Hydrochloride and Menthol Syrup

【适应证】用于皮肤黏膜的过敏,如荨麻疹、变应性鼻炎、皮肤瘙痒症、药疹,对虫咬症和接触性皮炎也有效。亦可用于预防和治疗晕动病。

19. 复方苯海拉明搽剂 Compound Diphenhydramine Hydrochloride Liniment

【适应证】用于过敏性皮炎、皮肤瘙痒。

20. 氢化可的松 Hydrocortisone

【适应证】本品适用于过敏性、炎症性与自身免疫性疾病。外用制剂乳膏或软膏可用于皮肤科的炎症和过敏性疾病。

21. 醋酸泼尼松乳膏 Prednisone Acetate Cream

【适应证】用于过敏性皮肤病、皮肤瘙痒等。

22. 醋酸泼尼松龙 Prednisolone Acetate

【适应证】用于各种急性严重细菌感染、过敏性疾病、胶原性疾病(红斑狼疮、结节性动脉周围炎等)、风湿病、肾病综合征、严重的支气管哮喘、血小板减少性紫癜、粒细胞较少症、急性淋巴性白血病、各种肾上腺皮质功能不足症、剥脱性皮炎、天疱疮、神经性皮炎、湿疹等症。

23. 丙酸氯倍他索 Clobetasol Propionate

【适应证】用于慢性湿疹、银屑病、扁平苔藓、盘状红斑狼疮、神经性皮炎、掌跖脓疱病等瘙痒性及非感染性炎症性皮肤病。

24. 复方克罗米通乳膏 Compound Crotamiton Cream

【适应证】本品为复方外用制剂,适用于治疗神经性皮炎、皮肤瘙痒症、昆虫叮咬、荨麻疹、湿疹等皮肤非感染性疾病。

25. 丁苯羟酸乳膏 Bufexamac Cream

【适应证】用于湿疹、神经性皮炎等。

26. 肝素钠乳膏 Heparin Sodium Cream

【适应证】用于早期冻疮、皲裂、溃疡、湿疹及浅表性静脉炎和软组织损伤。

27. 氧化锌硫软膏 Zinc Oxide and Sulfur Ointment

【适应证】用于疥疮和湿疹等。

28. 葡萄糖酸氯己定软膏 Chlorhexidine Gluconate Ointment

【适应证】氯己定为阳离子型表面活性防腐剂,能改变细菌细胞膜的通透性,具有广谱抗菌作用。用于轻度小面积烧伤、烫伤、外伤感染,也可用于湿疹、痤疮、足癣等。

29. 维生素 B_6 软膏 Vitamin B_6 Ointment

【适应证】用于痤疮、酒渣鼻、脂溢性湿疹、皱皮症等。

30. 五维甘草那敏胶囊 Pentavitamin, Licorice and Chlorphenamine Maleate Capsules

【适应证】本品为抗过敏类药。用于变应性鼻炎、湿疹、荨麻疹、皮肤瘙痒症及药物过敏。

31. 复方多黏菌素 B 软膏 Compound Polymyxin B Ointment

【适应证】本品为硫酸多黏菌素 B、硫酸新霉素、杆菌肽和盐酸利多卡因组成的复方制剂。可用于各种细菌性皮肤感染的治疗,如脓疱疮、疖肿、毛囊炎、须疮、甲沟炎、原发性皮肤细菌感染、湿疹、单纯性疱疹、脂溢性皮炎、溃疡合并感染、创伤合并感染、继发性感染。

32. 硫黄硼砂乳膏 Compound Sulfur Cream

【适应证】用于脂溢性皮炎、疥疮、痤疮及湿疹。

33. 硫软膏 Sulfur Ointment

【适应证】用于疥疮、头癣、痤疮、脂溢性皮炎、酒渣鼻、单纯糠疹、慢性湿疹等。

34. 醋酸氢化泼尼松软膏 Unguentum Prednisoloni Acetatis Ointment

【适应证】用于接触性皮炎、脂溢性皮炎、过敏性湿疹及苔藓样瘙痒症等。

35. 醋酸氢化可的松乳膏 Hydrocortisone Acetate Cream

【适应证】用于过敏性、非感染性皮肤病和一些增生性皮肤疾患,如皮炎、湿疹、神经性皮炎、脂溢性皮炎及瘙痒症。

36. 复方硝酸益康唑软膏 Compound Econazole Nitrate Ointment

【适应证】用于皮炎、湿疹,也用于浅表皮肤真菌病,如手癣、足癣、体癣、股癣、花斑癣,也可用于尿布性皮炎、念珠菌性口角炎、甲沟炎。由真菌、细菌所致的皮肤混合感染。

37. 复方硝酸咪康唑软膏 Compound Miconazole Nitrate Ointment

【适应证】用于体股癣、手足癣等,亦用于丘疹性荨麻疹、湿疹、皮肤瘙痒症等。

38. 醋酸曲安奈德乳膏 Triamcinolone Acetonide Acetate Cream

【适应证】用于过敏性皮炎、湿疹、神经性皮炎、脂溢性皮炎及瘙痒症。

39. 复方醋酸曲安奈德溶液 Compound Triamcinolone Acetonide Acetate Solution

【适应证】本品为醋酸曲安奈德和水杨酸的复方制剂,具有皮质激素的抗炎、抗过敏、收缩血管作用和水杨酸的去角质作用。主要用于神经性皮炎、脂溢性皮炎、异位性皮炎、慢性接触性皮炎、慢性湿疹、银屑病、扁平苔藓等。

40. 复方鱼肝油氧化锌软膏 Compound Cod Liver Oil and Zinc Oxide Ointment

【适应证】本品为复方制剂,含氧化锌、鱼肝油和呋喃西林。其中:氧化锌具有一定的收敛、保护及干燥作用;鱼肝油有增加患处营养、加速伤口愈合之作用;呋喃西林有抑菌消炎作用。用于急慢性皮炎、湿疹、冻疮、轻度烧伤、烫伤等。

41. 高锰酸钾 Potassium Permanganate

【适应证】本品属高效消毒剂、强氧化剂,对各种细菌、真菌等致病微生物有杀灭作用,也可用于急性皮炎或急性湿疹,特别是伴继发感染的湿敷,清洗小面积溃疡。

42. 复方樟脑乳膏 Compound Camphor Cream

【适应证】用于虫咬皮炎、湿疹、瘙痒症、神经性皮炎、过敏性皮炎、丘疹性荨麻疹等,也可用于肩胛酸痛、肌肉痛及烫伤后的皮肤疼痛。

43. 硼酸 Boric Acid

【适应证】本品为外用杀菌剂、消毒剂、收敛剂和防腐剂,用作皮肤、鼻腔、口腔消毒,膀胱、阴道冲洗,以及治疗细菌和真菌感染。也可用于伴大量渗液的急性湿疹、脓疱疮等。

44. 倍他米松新霉素乳膏 Betamethasone Valerate and Neomycin Sulfate Cream

见本章“213. 皮炎”。

45. 吡美莫司乳膏 Pimecrolimus Cream

【适应证】吡美莫司能阻断 T 细胞内的炎症细胞因子的合成,表现出强抗炎活性。用于:①无免疫受损的 2 岁及 2 岁以上轻度至中度异位性皮炎(湿疹)患者;②短期治疗疾病的体征和症状;③长期间歇治疗,以预防病情加重。

46. 黑豆馏油 Black Soyabean Tar

【适应证】本品有止痒、抗菌、收敛、防腐、角质促成、角质松解及促进吸收等作用,比其他焦馏油刺激性小。用于神经性皮炎、慢性湿疹、扁平苔藓、银屑病、婴儿湿疹。

47. 盐酸多塞平乳膏 Doxepin Hydrochloride

【适应证】外用治疗慢性单纯性苔癣,局限性瘙痒症,恶急性、慢性湿疹及异位性皮炎引起的瘙痒。

48. 门冬氨酸钙 Calcium Aspartate

【适应证】钙离子能增加毛细血管的致密度,降低其通透性,减少渗出,且钙在形成抗体的显微结构中具有重要意义。因此,它具有减轻炎症和非特异性抗过敏作用。主要适用于变异反应性疾病,如湿疹、荨麻疹、渗出性多形性红斑等辅助治疗。

49. 氟氯西林钠 Flucloxacillin Sodium

【适应证】本品是一种半合成的耐青霉素酶的青霉素,可用于葡萄球菌所致的各种感染,包括软组织感染,如脓肿、疖、痈、蜂窝织炎、创口感染、烧伤、中/外耳炎、皮肤移植保护、皮肤溃疡、湿疹、痤疮、手术预防用药等。

50. 丙酸倍氯米松 Beclometasone Dipropionate

见第十三章“165. 小儿哮喘”。

51. 丁酸氯倍他松 Clobetasone Butyrate

【适应证】本品为局部外用抗生素,适用于革兰阳性球菌引起的皮肤感染,如脓皮病、毛囊炎、疖肿等原发性感染,对湿疹、皮炎、糜烂、溃疡继发感染可起到抗菌及制止原发病加重作用,有利于原发病治疗。

52. 醋酸氟轻松 Fluocinolone Acetonide

【适应证】本品为肾上腺皮质激素类药,具有较强的抗炎及抗过敏作用。可用于过敏性皮炎、异位性皮炎、接触性皮炎、脂溢性皮炎、湿疹、皮肤瘙痒症、银屑病、神经性皮炎等。

53. 醋酸氟氢可的松 Fludrocortisone Acetate

【适应证】本品有抗炎、抗过敏作用。乳膏或软膏可外用于过敏性皮炎、接触性皮炎、异位性皮炎、脂溢性皮炎、湿疹、皮肤瘙痒症、银屑病、神经性皮炎等皮肤病。

54. 碱式碳酸铋糊剂 Bismuth Subcarbonate

【适应证】本品糊剂可外用于轻度烧伤、溃疡及湿疹等。

55. 莫匹罗星软膏 Mupirocin Ointment

【适应证】本品为局部外用抗生素,适用于革兰阳性球菌引起的皮肤感染,如脓疱病、疖肿、毛囊炎等原发性皮肤感染,以及湿疹、溃疡、创伤合并感染等继发性皮肤感染。

56. 甲氧沙林 Methoxsalen

【适应证】主要用于白癜风、牛皮癣(银屑病),还可用于掌跖脓疱病、湿疹、遗传过敏性皮炎(异位性皮炎)、扁平苔藓等的治疗。

57. 盐酸奥洛他定片 Olopatadine Hydrochloride Tablets

【适应证】用于变应性鼻炎、荨麻疹、皮肤病(湿疹、皮肤炎、痒疹、皮肤瘙痒症、寻常型干癣、多形性渗出性红斑)伴发的瘙痒。

二、中药

1. 二妙丸

见第十三章“178. 小儿湿疹”。

2. 皮肤康洗液

见第十三章“178. 小儿湿疹”。

3. 青蛤散

见第十三章“178. 小儿湿疹”。

4. 创灼膏

见第十三章“178. 小儿湿疹”。

5. 复方珍珠暗疮片

见第十三章“178. 小儿湿疹”。

6. 皮肤病血毒丸(片)

【处方组成】茜草、桃仁、荆芥穗(炭)、蛇蜕(酒炙)、赤芍、当归、白茅根、地肤子、苍耳子(炒)、地黄、连翘、金银花、苦地丁、土茯苓、黄柏、皂角刺、桔梗、益母草、苦杏仁(去皮炒)、防风、赤茯苓、白芍、蝉蜕、牛蒡子(炒)、牡丹皮、白鲜皮、熟地黄、大黄(酒炒)、忍冬藤、紫草、土贝母、川芎(酒炙)、甘草、白芷、天葵子、紫荆皮、鸡血藤、浮萍、红花

【功能主治】清热利湿解毒,凉血活血散瘀。用于血热风盛、湿毒瘀结所致的瘾疹、湿疮、粉刺、酒渣鼻、疖肿,症见皮肤风团、丘疹、皮肤红赤、肿痛、瘙痒、大便干燥。

【用法用量】丸剂,口服,一次 20 粒,一日 2 次。片剂,口服,一次 6 片,一日 2 次。

【使用注意】孕妇禁用。

7. 九圣散

见本章“213. 皮炎”。

8. 湿疹散

见第十三章“178. 小儿湿疹”。

9. 消风止痒颗粒

见第十三章“178. 小儿湿疹”。

10. 老鹳草软膏

见第十三章“178. 小儿湿疹”。

11. 湿毒清胶囊

【处方组成】地黄、当归、丹参、蝉蜕、苦参、白鲜皮、甘草、黄芩、土茯苓

【功能主治】养血润肤，祛风止痒。用于血虚风燥所致的风瘙痒，症见皮肤干燥、脱屑、瘙痒，伴有抓痕、血痂、色素沉着；皮肤瘙痒症见上述证候者。

【用法用量】口服。一次3～4粒，一日3次。

【使用注意】孕妇禁用。

12. 双子参洗液

【处方组成】苦参、黄柏、地肤子、蛇床子、花椒、白矾

【功能主治】清热解毒，燥湿杀虫，止痒。用于湿热蕴毒所致的湿疹，以及阴道炎症见带下量多，色黄臭秽，阴道瘙痒。

【用法用量】外用。将患处洗净，取适量涂搽患处，每日2～3次。阴道炎患者取药液20ml，加温开水10倍稀释，擦洗外阴并用冲洗器冲洗阴道。

【使用注意】妇女孕期、月经期禁用。

13. 参柏洗液

【处方组成】苦参、黄柏、丹参、大青叶、硼砂、大黄、黄芩、黄连、甘草、蛇床子、土茯苓

【功能主治】清热燥湿，杀虫止痒。用于慢性湿疹，阴痒，带下的辅助治疗。

【用法用量】外用。以本品适量直接洗浴3～5分钟，或加水稀释后浸泡，然后用清水冲洗即可。

【使用注意】妇女孕期、月经期禁用。

14. 黄柏片

【处方组成】黄柏

【功能主治】清热燥湿，泻火除蒸，解毒疗疮。用于湿热泻痢，黄疸，带下，热淋，脚气，痿躄，骨蒸劳热，盗汗，遗精，疮疡肿毒，湿疹瘙痒。

【用法用量】口服。一次3～4片，一日3～4次。

15. 黄柏八味片

见本章“213. 皮炎”。

16. 复方骆驼蓬子软膏

见第十四章“204. 坐骨神经痛”。

17. 青大将丸

【处方组成】乌梢蛇

【功能主治】祛风湿，通经络。用于风湿痹痛，湿疹顽癣。

【用法用量】口服。一次2g，一日2次。

18. 十八味欧曲珍宝丸

【处方组成】坐台、儿茶、天竺黄、红花、丁香、肉豆蔻、豆蔻、草果、乳香、决明子、黄葵子、安息香、诃子、木香、藏菖蒲、铁棒锤、人工麝香、人工牛黄

【功能主治】消炎，止痛，干黄水。用于痹病，关节红肿疼痛，湿疹，亚玛虫病，麻风病。

【用法用量】口服。一次1～2丸，一日2次。中、晚饭后研碎服用。

【使用注意】孕妇禁用。

19. 紫松皮炎膏

【处方组成】醋酸地塞米松、松馏油、薄荷脑、麝香草酚、徐长卿、紫草、当归、防风、白芷、大黄

【功能主治】凉血活血，祛风润燥。用于血热血瘀，肌肤失养引起的神经性皮炎、慢性湿疹。

【用法用量】贴于患处，2～3天更换1次。

20. 五味甘露药浴颗粒(洗剂、汤散)

见本章“213. 皮炎”。

21. 金蝉止痒胶囊

见本章“213. 皮炎”。

22. 重楼解毒酊

见本章“213. 皮炎”。

23. 伤科灵喷雾剂

【处方组成】抓地虎、白及、见血飞、马鞭草、仙鹤草、铁筷子、草乌、莪术、山豆根、三棱

【功能主治】清热凉血，活血化瘀，消肿止痛。用于软组织损伤，轻度水火烫伤，湿疹。

【用法用量】外用，将喷头对准患处距15～20cm，连续按压喷头顶部，使药液均匀喷至患处。对软组织损伤所致皮肤瘀血、肿胀、疼痛等症，可直接喷于患处或将药液喷于药棉上，用药棉贴于患处，每日喷2～6次。

【使用注意】孕妇禁用。

24. 当归苦参丸

【处方组成】当归、苦参

【功能主治】活血化瘀，燥湿清热。用于湿热瘀阻所致的粉刺、酒皶，症见颜面、胸背粉刺疙瘩，皮肤红赤发热，或伴脓头、硬结、酒渣鼻、鼻赤。

【用法用量】口服。一次1丸，一日2次。

【使用注意】孕妇禁用。

附：用于湿疹的其他中药

1. 防风通圣丸(颗粒)

【功能主治】解表通里，清热解毒。用于外寒内热，表里俱实，恶寒壮热，头痛咽干，小便短赤，大便秘结，瘰疬初起，风疹湿疮。

2. 药制龟苓膏

【功能主治】滋阴降火，清热解毒。用于因湿热下注引起的湿疹、皮肤瘙痒及妇女黄带。

3. 热痱搽剂

【功能主治】护肤止痒。用于痱子、急性湿疹。

4. 羌月乳膏

【功能主治】祛风，除湿，止痒，消肿。适用于亚急性湿疹、慢性湿疹。

5. 除湿止痒软膏（洗液）

【功能主治】清热除湿，祛风止痒。用于急性、亚急性湿疹证属湿热或湿阻型的辅助治疗。

6. 七参连软膏

【功能主治】清热燥湿，活血消肿，祛风止痒。用于因风湿热毒瘀阻所引起的湿疹渗出不多者。

7. 洁身洗液

【功能主治】清热解毒，燥湿杀虫。适用于湿热蕴结所致湿疹，阴痒带下。

8. 丹皮酚贴膏（软膏）

【功能主治】抗过敏药，有消炎止痒作用。用于各种湿疹，皮炎，皮肤瘙痒，蚊臭虫叮咬红肿等各种皮肤疾患，对变应性鼻炎和防治感冒也有一定效果。

9. 五花茶颗粒

【功能主治】清热，凉血，解毒。用于湿热蕴积肌肤所致湿疹。

10. 烧伤肤康液

【功能主治】清热解毒，收敛止痛，保护创面。用于轻度水、火烫伤及热疖、痱子、湿疹。

11. 玫芦消痤膏

【功能主治】清热燥湿，杀虫止痒。用于痤疮，皮肤瘙痒，湿疹及日晒疮。

12. 舒肤止痒酊

【功能主治】活血祛风，除湿止痒。适用于缓解湿热血瘀所致的慢性湿疹、慢性皮炎、瘙痒病。

13. 松花散

【功能主治】燥湿收敛。用于湿疹、尿布性皮炎。

14. 肤康搽剂

【功能主治】清热燥湿，祛风止痒。用于湿疹，痤疮，花斑癣属风热湿毒证者。

15. 十味乳香胶囊

【功能主治】干黄水。用于四肢关节肿痛及湿疹。

215. 荨麻疹

〔基本概述〕

荨麻疹是一种以风团和红斑为主的血管反应性皮肤病，多种因素诱发，如药物、食物、吸入物、感染、物理因素、昆虫叮咬等，但多数患者病因不明。超过6周者诊断为慢性，皮损反复发作。

荨麻疹俗称风团、风疹团、风疙瘩、风疹块（与风疹名称相似，但却非同一疾病），是一种常见的皮肤病。由各种因素致使皮肤黏膜血管发生暂时性炎性充血与大量液体渗出，造成局部水肿性的损害。其迅速发生与消退，有剧痒。可有发热、腹痛、腹泻或其他全身症状。可分为急性荨麻疹、慢性荨麻疹。

荨麻疹临床表现为急性发病，典型皮损为大小不等的风团、红斑和丘疹，成批出现，无规律性。皮损反复出现，可在数分钟到数小时内自行消退，不超过24小时。慢性者可反复发作数年。本病瘙痒明显，其特征是瘙痒性风团突然发生，迅速消退，不留痕迹，以后又不断成批发生，时隐时现，自觉灼热，瘙痒剧烈。部分患者可出现呼吸道症状，如胸闷、呼吸困难，甚至窒息。也可出现胃肠道症状，如腹痛、腹泻。

荨麻疹系多种不同原因所致的一种常见皮肤、黏膜血管反应性疾病，临床上以皮肤、黏膜的局限性、暂时性、瘙痒性潮红斑和风团为特征。其发病机制可以是免疫性和非免疫性的。荨麻疹常见的病因有食物及添加剂，药物，感染，动、植物及吸入物，物理因素，内脏疾病，精神因素，遗传因素等。

荨麻疹是一种皮肤过敏性疾病，原因很复杂，有可能是接触性的化学物质、空气中的尘螨、蚊虫叮咬、食物、药物、气温、情绪、压力、疲劳，甚至是荷尔蒙都有关联，但每个人的情况不同。

荨麻疹俗称风疹块，属于中医学瘾疹的范畴，因皮肤出现鲜红色或白色风团，时隐时现，故名瘾疹。其病因主要有风寒或风热袭表、肠胃湿热、气血两虚、卫外不固等所致。

〔治疗原则〕

荨麻疹病因复杂，致敏源广泛。明确病因是避免复发的关键，对无法避免的致敏源可给予脱敏治疗或预防性服药。根据不同的类型选用不同的治疗方案。急性荨麻疹尤其是伴有全身症状者应及时就诊，慢性患者可使用多联疗法或长期用药逐渐减量，尽量使用最小维持量。

本病的治疗重要的是要注意详细询问病史，查找病因，加以避免。要尽可能去除或避免一切可疑原因。

抗组胺药是治疗各种荨麻疹患者的重要药物，可以控制大多数患者症状，迅速抑制风团的产生。轻症者可口服抗过敏药，如赛庚啶或氯苯那敏。慢性者应连续服药4周。

皮损严重者或出现呼吸道和胃肠道症状者，应及时、短程使用糖皮质激素，如氢化可的松或地塞米松等。但慢性病例不宜长期服用糖皮质激素。

有感染伴发热者，需抗菌治疗。

慢性病例也可服用中药治疗。慢性病例还可试用封闭疗法、自血疗法、针刺疗法、氧气疗法、组织疗法等。

外用止痒剂可减轻症状。

中医对本病的辨证论治积累了较丰富的经验：对风寒外

袭所致者,治宜疏风散寒,调和营卫;对风热袭表所致者,治宜辛凉透表,宣肺清热;对肠胃湿热所致者,治宜疏风解表,通腑泄热;对气血虚弱所致者,治宜调补气血。

〔用药精选〕

1. 赛庚啶 Cyproheptadine

见第十三章"178. 小儿湿疹"。

2. 盐酸西替利嗪 Cetirizine Hydrochloride

见本章"214. 湿疹"。

3. 氯雷他定 Loratadine

见第十三章"178. 小儿湿疹"。

4. 咪唑斯汀 Mizolastine

见本章"214. 湿疹"。

5. 依巴斯汀 Ebastine

见本章"214. 湿疹"。

6. 马来酸氯苯那敏 Chlorphenamine Maleate

见第十三章"178. 小儿湿疹"。

7. 炉甘石洗剂 Calamine

见第十三章"178. 小儿湿疹"。

附:用于荨麻疹的其他西药

1. 复方倍他米松注射液 Compound Betamethasone Injection

【适应证】本品为复方制剂,含二丙酸倍他米松和倍他米松磷酸钠。适用于治疗对糖皮质激素敏感的急性和慢性疾病。包括多种皮肤病:异位性皮炎(钱币状湿疹)、神经性皮炎(局限性单纯苔藓)、接触性皮炎、重症日光性皮炎、荨麻疹、肥大性扁平苔藓等。

2. 曲尼司特 Tranilast

【适应证】本品为抗变态反应药。可用于预防和治疗支气管哮喘及变应性鼻炎。对荨麻疹、血管性水肿及其他过敏性瘙痒性皮肤疾患有一定疗效。

3. 盐酸苯海拉明片 Diphenhydramine Hydrochloride Tablets

【适应证】本品可阻止过敏反应的发作,解除组胺的致痉和充血等作用。可用于皮肤黏膜的过敏,如荨麻疹、变应性鼻炎、皮肤瘙痒症、药疹,对虫咬症和接触性皮炎也有效,亦可用于预防和治疗晕动病。

4. 盐酸非索非那定 Fexofenadine Hydrochloride

【适应证】本品具有选择性外周 H_1 受体拮抗作用的抗组胺药物,用于季节性变应性鼻炎和慢性特发性荨麻疹。

5. 阿伐斯汀胶囊 Acrivastine Capsules

【适应证】本品是一种强的竞争性组织胺 H_1 受体拮抗剂,可用于变应性鼻炎、过敏性皮肤疾病、荨麻疹等。

6. 盐酸氮䓬斯汀 Azelastine Hydrochloride

【适应证】本品具有抗组胺作用,从而发挥抗过敏作用。用于治疗变应性鼻炎,急、慢性荨麻疹。

7. 富马酸氯马斯汀 Clemastine Fumarate

【适应证】本品为 H_1 受体拮抗剂,抗组胺药,能抑制毛细血管的渗透性,可迅速止痒,对过敏性疾病具有多方面的治疗作用。主要用于治疗变应性鼻炎、荨麻疹、湿疹及皮肤瘙痒症等过敏性疾病。亦可用于支气管哮喘的抗过敏治疗。

8. 盐酸依匹斯汀 Epinastine Hydrochloride

【适应证】本品为组胺 H_1 受体拮抗剂。用于变应性鼻炎、荨麻疹、湿疹、皮炎、皮肤瘙痒症、痒疹、伴有瘙痒的寻常性银屑病及过敏性支气管哮喘的防治。

9. 枸地氯雷他定 Desloratadine Citrate Disodium

【适应证】本品在体内转化为地氯雷他定发挥作用。可通过选择性地拮抗外周 H_1 受体,缓解季节性变应性鼻炎或慢性特发性荨麻疹的相关症状。用于快速缓解变应性鼻炎(过敏性鼻炎)的相关症状,还用于缓解慢性特发性荨麻疹的相关症状如瘙痒,并可减少荨麻疹的数量及大小。

10. 地氯雷他定 Desloratadine

【适应证】地氯雷他定是一种非镇静性的长效组胺拮抗剂,具有强效、选择性的拮抗外周 H_1 受体的作用。用于缓解慢性特发性荨麻疹及常年性变应性鼻炎的全身及局部症状。

11. 盐酸司他斯汀片 Setastine Hydrochloride Tablets

【适应证】本品为抗组胺药,用于治疗急、慢性荨麻疹,常年性变应性鼻炎和其他急、慢性过敏性反应症状。

12. 盐酸异丙嗪 Promethazine Hydrochloride

见第十三章"178. 小儿湿疹"。

13. 曲普利啶 Triprolidine

【适应证】本品为抗组胺药,可选择性地阻断组胺 H_1 受体。用于各种过敏性疾患,包括变应性鼻炎、结膜炎、荨麻疹、支气管哮喘、花粉热、动植物、食物引起的过敏等。

14. 盐酸左西替利嗪 Levocetirizine Hydrochloride

【适应证】本品为选择性组胺 H_1 受体拮抗制剂。用于缓解变态反应性疾病的过敏症状,如变应性鼻炎、荨麻疹、血管神经性水肿、接触性皮炎、虫咬性皮炎等皮肤黏膜的过敏性疾病,也用于减轻感冒时的过敏症状。

15. 特非那定 Terfenadine

【适应证】本品为特异 H_1 受体阻断剂,在抗组胺有效剂量下,本品及其代谢产物均不易透过血脑屏障,故极少有中枢抑制作用。用于季节性和非季节性变应性鼻炎、荨麻疹及枯草热的治疗。

16. 盐酸奥洛他定 Olopatadine Hydrochloride

【适应证】奥洛他定是肥大细胞稳定剂及相对选择性组胺 H_1 受体拮抗剂。用于治疗变应性鼻炎、荨麻疹、伴有瘙痒症状的皮肤疾病(湿疹、多形性渗出性红斑等)。

17. 苯噻啶 Pizotifen

【适应证】本品为5-HT对抗剂,具有较强的抗5-HT、抗组胺作用及较弱的抗胆碱作用。用于预防和治疗先兆性和非先兆性偏头痛,其可减轻症状和发作次数。也可用于红斑性肢体痛、血管神经性水肿、慢性荨麻疹、皮肤划痕症及房性、室性早搏等。

18. 盐酸二氧丙嗪 Dioxopromethazine Hydrochloride

【适应证】本品具有较强的镇咳作用,并具有抗组胺、解除平滑肌痉挛、抗炎和局部麻醉作用。适用于镇咳、平喘。也适用于治疗荨麻疹及皮肤瘙痒症等。

19. 去氯羟嗪 Decloxizine

【适应证】本品有较强的抗组胺、抗 5-HT、扩张支气管作用和轻度镇静作用,用于支气管哮喘和喘息性支气管炎,过敏性疾病如血管神经性水肿、湿疹、荨麻疹等。

20. 盐酸羟嗪 Hydroxyzine Hydrochloride

【适应证】①慢性特发性荨麻疹等过敏性疾患;②治疗神经疾病或躯体疾病所致的焦虑、紧张、激动等症状。

21. 美喹他嗪 Mequitazine

【适应证】本品具有中等强度的抗组胺作用,也具有镇静作用及抗毒蕈碱样胆碱作用。适用于治疗枯草热、变应性鼻炎、荨麻疹、湿疹、药物过敏、血管神经性水肿、季节性结膜炎、气喘等。

22. 葡萄糖酸钙 Calcium Gluconate

见第十三章"190. 小儿佝偻病"。

23. 复方硝酸咪康唑软膏 Compound Miconazole Nitrate Ointment

【适应证】用于体股癣、手足癣等,亦用于丘疹性荨麻疹、湿疹、皮肤瘙痒症等。

24. 无极膏 Compositus Mentholi Cream

见本章"213. 皮炎"。

25. 复方克罗米通乳膏 Compound Crotamiton Cream

【适应证】本品为复方外用制剂,适用于治疗神经性皮炎、皮肤瘙痒症、昆虫叮咬、荨麻疹、湿疹等皮肤非感染性疾病。

26. 苯海拉明薄荷脑糖浆 Diphenhydramine Hydrochloride and Menthol Syrup

【适应证】本品为抗过敏类药品。用于皮肤黏膜的过敏,如荨麻疹、变应性鼻炎、皮肤瘙痒症、药疹,对虫咬症和接触性皮炎也有效。亦可用于预防和治疗晕动病。

27. 复方樟脑乳膏 Compound Camphor Cream

【适应证】用于虫咬皮炎、湿疹、瘙痒症、神经性皮炎、过敏性皮炎、丘疹性荨麻疹等,也可用于肩胛酸痛、肌肉痛及烫伤后的皮肤疼痛。

28. 五维甘草那敏胶囊 Pentavitamin, Licorice and Chlorphenamine Maleate Capsules

【适应证】本品为抗过敏类药品。用于变应性鼻炎、湿疹、荨麻疹、皮肤瘙痒症及药物过敏。

29. 西替伪麻缓释片 Cetirizine Hydrochloride and Pseudoephedrine Hydrochloride Sustained-release Tablets

【适应证】本品是由盐酸西替利嗪和盐酸伪麻黄碱组成的复方制剂。用于治疗成人和 12 岁以上儿童变应性鼻炎和慢性自发性荨麻疹等过敏性疾病。

30. 门冬氨酸钙 Calcium Aspartate

【适应证】钙离子具有减轻炎症和非特异性抗过敏作用。主要适用于变异反应性疾病,如湿疹、荨麻疹、渗出性多形性红斑等辅助治疗。

31. 富马酸依美斯汀 Emedastine Difumarate

【适应证】本品是一种相对选择性的组胺 H_1 受体阻滞剂。用于治疗荨麻疹、湿疹或皮炎、瘙痒症及痒疹、变应性鼻炎等。

32. 注射用甲泼尼龙琥珀酸钠 Methylprednisolone Sodium Succinate for Injection

【适应证】本品除了具有糖皮质激素的药理作用外,与泼尼松龙相比,有更强的抗炎作用和较弱的水、钠潴留作用。在皮肤疾病方面,可用于天疱疮、严重的多形红斑、剥脱性皮炎、大疱及疱疹性皮炎、严重的脂溢性皮炎、严重的银屑病、蕈样真菌病、荨麻疹、接触性皮炎、特应性皮炎等。

33. 复方甘草酸苷 Compound Glycyrrhizin

【适应证】本品为复方制剂,含甘草酸苷、甘氨酸、蛋氨酸。主要用于治疗慢性肝病,改善肝功能异常,也可用于治疗湿疹、皮肤炎、荨麻疹等。

二、中药

1. 皮肤病血毒丸(片)

见本章"214. 湿疹"。

2. 皮敏消胶囊

【处方组成】苦参、苍术、防风、荆芥、蒺藜、白鲜皮、蛇床子、苍耳子、蜈蚣、青黛、蒲公英、紫花地丁、黄芩、黄柏、黄连、蝉蜕、地黄、牡丹皮、西河柳、紫草、地骨皮

【功能主治】清热凉血,利湿解毒,祛风止痒。用于湿热内蕴或风热袭表、郁于肌肤所致的瘾疹,症见皮肤风团色红、时起时伏、发无定处、瘙痒严重,病程缠绵、易反复;急、慢性荨麻疹见上述证候者。

【用法用量】口服。一次 4 粒,一日 3 次。急性荨麻疹疗程 1 周,慢性荨麻疹疗程 2 周。

【使用注意】①孕妇、产妇禁用。②哺乳期禁用。

3. 消风止痒颗粒

见第十三章"178. 小儿湿疹"。

4. 乌蛇止痒丸

【处方组成】乌梢蛇(白酒炙)、防风、蛇床子、苦参、关黄柏、苍术(泡)、红参须、牡丹皮、蛇胆汁、人工牛黄、当归

【功能主治】养血祛风,燥湿止痒。用于风湿热邪蕴阻肌肤所致的风瘙痒、瘾疹,症见皮肤风团色红、时隐时伏现、瘙痒难忍,或皮肤瘙痒不止,皮肤干燥,无原发皮疹;皮肤瘙痒症,慢性荨麻疹见上述证候者。

【用法用量】口服。一次 2.5g(约 20 丸),一日 3 次。

【使用注意】孕妇禁用。

5. 金蝉止痒胶囊

见本章"213. 皮炎"。

6. 防参止痒颗粒

【处方组成】荆芥、防风、苦参、苍术、蝉蜕、牛蒡子、木通、当归、知母、生地黄、甘草等

【功能主治】燥湿止痒。用于急性荨麻疹属风热证,证见风团色红,灼热,瘙痒,遇热加重,或皮肤划痕阳性,舌红,苔薄白或白腻等。

【用法用量】温开水冲服,一次10g,一日3次。

附:用于荨麻疹的其他中药

1. 肤痒颗粒

【功能主治】祛风活血,除湿止痒。用于皮肤瘙痒病,荨麻疹。

2. 荨麻疹丸

【功能主治】清热祛风,除湿止痒。用于风、湿、热而致的荨麻疹,湿疹,皮肤瘙痒。

3. 维儿康洗液

【功能主治】疏风清热,除湿解毒。适用于风热湿毒所致的丘疹性荨麻疹、痱子的辅助治疗。

4. 荆肤止痒颗粒

【功能主治】祛风、除湿,清热解毒,止痒。用于儿童风热型或湿热型丘疹性荨麻疹。症状可见脓疱疮、风团、水疱、瘙痒等。疗程3~6天。

5. 花藤子颗粒

【功能主治】养血凉血,祛风止痒,解毒散邪。主治急性荨麻疹(瘾疹)、丘疹性荨麻疹(水疥)之血虚生风,热毒蕴结证型。症见突然发作,风团色红或鲜红,融连成片,或皮疹色红,疹块中有水疱,大小不等,好发于上半身,成批出现,此起彼伏,剧烈瘙痒,心烦口渴,面色无华,舌质红,苔薄或薄黄,脉浮数。

6. 防风通圣丸(颗粒)

【功能主治】解表通里,清热解毒。用于外寒内热,表里俱实,恶寒壮热,头痛咽干,小便短赤,大便秘结,瘰疬初起,风疹湿疮。

216. 痱子(汗疹)

〔基本概述〕

痱子又名汗疹,是指夏季因汗出不畅所生的一种常见的皮肤急性炎症。痱子是由汗孔阻塞引起的,多发生在颈、胸背、肘窝、腘窝等部位,小孩可发生在头部、前额等处。初起时皮肤发红,然后出现针头大小的红色丘疹或丘疱疹,密集成片,其中有些丘疹呈脓性。生了痱子后剧痒、疼痛,有时还会有一阵阵热辣的灼痛等表现。

痱子多发于高温多湿的夏季。大人、小孩皆会发生,不过,由于宝宝皮肤细嫩,且汗腺功能尚未发育完全,所以发生汗疹的机会较多。痱子的形成是由于夏季气温高、湿度大,身体出汗过多,汗孔闭塞,不易蒸发,汗液渗入周围组织引起刺激,于汗孔处发生水疱和丘疹,发生痱子。

一般来说,痱子最容易长在儿童身上,但有些皮肤娇嫩、肥胖多汗或体质虚弱的成年人也会长痱子。除了脚底、手掌等皮肤较厚的部分外,全身各个部位都会生痱子。症见皮肤汗孔发生密集如粟米样之红色丘疹,患者自觉瘙痒及灼热感,常因搔抓疹破而继发感染引起痱毒(汗腺炎)。

中医学认为痱子是由于暑湿蕴蒸,汗泄不畅所致。多发于盛夏之际,小儿及肥胖者易患。好发于头面、颈项、腹、背、肩、股等处。轻者以外治为主,可用六一散或痱子粉外扑。重者配以中药,可内服清暑汤或绿豆汤(绿豆煮熟,薄荷煎汤,加糖)代茶饮。

〔治疗原则〕

痱子大部分为自限性,一两周内即会消失,轻微的痱子,只要让宝宝处于通风好的环境,保持凉快,衣服能吸汗,或帮宝宝泡个温水澡,水中放入少许宝宝痱子露,再擦上适量痱子粉保持干爽即可。但持续不退的痱子,易有继发性细菌、真菌感染或湿疹化,此时就应寻求皮肤科医师的诊治。

痱子的预防主要是注意皮肤卫生,勤洗澡、勤换衣服。容易生痱子的人,洗完澡要擦干,然后涂上一点爽身粉或痱子粉。不要在烈日下嬉戏,饮食不要过饱,少吃糖和高脂肪的食物,这些都可以预防痱子的发生。生了痱子后不要用手抓,不要用强碱性肥皂洗,不要用热水烫,可用温水冲洗擦干,扑撒痱子粉。抓破后有感染的患者,应涂用抗生素药膏。

(1)一般治疗:保持室内通风凉爽,勤洗澡;保持皮肤清洁、干燥;小儿要勤洗澡,及时擦干汗及更换衣服;发热、卧床患者,勤翻身,经常洗擦皮肤。可进食清凉解暑药膳,如绿豆糖水、绿豆粥、清凉糖水等。避免搔抓,勿用肥皂洗擦。

(2)可内服清热、利湿、解暑的中药或制剂。

(3)可外用消炎、止痒制剂。

(4)继发感染者可使用抗生素。

〔用药精选〕

1. 氧化锌 Zinc Oxide

见第十三章"178. 小儿湿疹"。

2. 炉甘石洗剂 Calamine

见第十三章"178. 小儿湿疹"。

3. 复方硼酸粉 Compound Boric Acid Powder

本品含硼酸、氧化锌、滑石粉。

【适应证】用于预防痱子、间擦疹。

【禁忌】对氧化锌过敏者禁用。

【注意事项】勿用于眼内。不用于有渗出、糜烂处。

【用法用量】外用,一日1~2次。

4. 小儿复方麝香草酚撒粉 Pediatric Compound Thymol

Powder

本品所含麝香草酚、薄荷脑及薄荷油具有止痒和清凉作用,水杨酸具有杀菌和止痒作用,氧化锌具有收敛干燥作用。

【适应证】用于小儿痱子。

【不良反应】偶见皮肤刺激如烧灼感,或过敏反应如皮疹、瘙痒等。

【禁忌】对本品过敏、皮肤有破溃患者禁用。

【用法用量】外用。将药粉撒于洗净后或浴后的患处。

附:用于痱子的其他西药

1. 复方薄荷柳酯搽剂

【适应证】用于痱子、皮肤瘙痒及蚊叮虫咬。

2. 复方麝香草酚撒粉 Compound Thymol Powder

【适应证】用于痱子、汗疱疹及皮肤瘙痒症。

3. 薄荷麝香草酚搽剂 Menthol and Thymol Liniment

【适应证】用于痱子、虫咬、蚊叮、皮肤瘙痒。

4. 复方氯己定撒粉 Compound Chlorhexidine Hydrochloride Dusting

【适应证】用于各类型痱子、痱毒、间擦型足癣、间擦疹,也可用于蚊虫叮咬所致的皮肤瘙痒。

5. 复方醋酸氯己定喷剂 Compound Chlorhexidine Acetate Spray

【适应证】适用于各种原因引起的皮肤瘙痒症、蚊虫叮咬引起的皮肤红肿、痱子及其继发感染。

6. 利多卡因氯己定气雾剂 Lidocaine and Chlorhexine Acetate Aerosol

【适应证】用于轻度割伤、擦伤、软组织损伤、灼伤、晒伤,以及蚊虫叮咬、瘙痒、痱子等。

二、中药

1. 六一散

【处方组成】滑石粉、甘草

【功能主治】清暑利湿。用于感受暑湿所致的发热,身倦,口渴,泄泻,小便黄少;外用治痱子。

【用法用量】调服或包煎服,一次6~9g,一日1~2次;外用,扑撒患处。

2. 痱子粉

【处方组成】硼酸、氧化锌、薄荷脑、樟脑、滑石粉

【功能主治】散风祛湿,清凉止痒。用于汗疹、痱毒、湿疮痛痒。

【用法用量】外用适量,扑擦患处。

【使用注意】对本品所含成分过敏者禁用。

3. 金银花露(合剂)

【处方组成】金银花

【功能主治】清热解毒。用于暑热内犯肺胃所致的中暑、痱疹、疖肿,症见发热口渴,咽喉肿痛,痱疹鲜红,头部疖肿。

【用法用量】口服。一次60~120ml,一日2~3次。

附:用于痱子的其他中药

1. 五福化毒丸(片)

见第十三章“170. 小儿口疮”。

2. 热痱搽剂

【功能主治】护肤止痒。用于痱子、急性湿疹。

3. 冰霜痱子粉

【功能主治】除湿止痒。用于夏令痱子,刺痒难忍。

4. 六味白莲酊

【功能主治】清热解毒,活血祛风。适用于热毒风邪壅滞肌肤所引起的痱子,虫咬性皮炎。

5. 维儿康洗液

【功能主治】疏风清热,除湿解毒。适用于风热湿毒所致的丘疹性荨麻疹、痱子的辅助治疗。

6. 烧伤肤康液

【功能主治】清热解毒,收敛止痛,保护创面。用于轻度水、火烫伤及热疖、痱子、湿疹。

217. 皮肤瘙痒

〔基本概述〕

皮肤瘙痒是指无原发皮疹,但有瘙痒的一种皮肤病。

皮肤瘙痒常为皮肤疾病的主要症状,有时可并有出疹、抓痕、血痂、苔藓样变及色素沉着。临床上将只有皮肤瘙痒而无原发性皮肤损害者称之为瘙痒症。

皮肤瘙痒有泛发性和局限性之分:泛发性皮肤瘙痒症患者最初皮肤瘙痒仅限局于一处,进而逐渐扩展至身体大部或全身,皮肤瘙痒常为阵发性,尤以夜间为重,由于不断搔抓,出现抓痕、血痂、色素沉着及苔藓样变化等继发损害;局限性皮肤瘙痒症发生于身体的某一部位,常见的有肛门瘙痒症、阴囊瘙痒症、女阴瘙痒症、头部瘙痒症等。

皮肤瘙痒症的病因尚不明了,多认为与某些疾病有关,如糖尿病、肝病、肾病等;同时还与一些外界因素刺激有关,如寒冷、温热、化纤织物等。有人认为血中胆酸浓度过高、内分泌紊乱、中枢神经系统疾病等也可导致皮肤瘙痒。

皮肤瘙痒属中医学“痒风”“风瘙痒”的范畴。中医认为,本病多因饮食不节,过食辛辣、油腻或饮酒,湿热壅盛,内不得疏泄,外不得透达,泛于肌肤而成。治疗应以疏风祛湿、清热解毒、养血润燥、活血化瘀为原则,以达到祛邪扶正止痒之功效。

〔治疗原则〕

皮肤瘙痒是一种病因复杂的疾病,在治疗上首先应去除可能的病因(如内脏疾病)。另外,去除可能加重的因素如搔抓、烫洗、大量的皮肤清洁剂,限制饮用酒类、浓茶、咖啡及辛辣食物,保持外阴局部清洁干燥,再配合适当的治疗,外用药物,疾病可逐渐好转。

皮肤瘙痒分普通型和过敏型。普通型皮肤瘙痒一般是皮肤太干燥造成的,可以口服鱼肝油丸、多种维生素片等;过敏型皮肤瘙痒可以口服抗组胺药、钙剂及激素等。使用西药要必须经过专业医师的诊断、指导,不可盲目自行用药,尤其是含激素类的药物。

治疗方法主要有饮食疗法、药物疗法等。积极治疗原发病,如肝胆疾患、习惯性便秘、糖尿病等。同时应加强锻炼,提高机体抗病能力。

(1)首先应去除病因。如因风寒或暑热而致者,应调适寒温,避免暑热及寒冷刺激;如对食物诱发者,当忌油腻、酒精、鱼虾海鲜等。

(2)瘙痒处应避免过度搔抓、摩擦、热水洗烫等方式止痒,不用碱性强的肥皂洗浴。内衣应柔软宽松,以棉织品为好。避免羽绒、尼龙及毛织品衣服贴身穿戴。

(3)阴痒患者应保持局部清洁卫生,切忌搔抓不洁。不滥用强刺激的外涂药物。同时应积极治疗原发疾病,防患于未然。平时情绪逸怡,忌忧思恼怒,精神力求欣快。

(4)治疗皮肤瘙痒常用西药抗组胺药、钙剂及激素等。由于这些药物禁忌多,常引起嗜睡、乏力及其他不良反应,影响患者的正常生活和工作,慢性患者很难坚持治疗。

〔用药精选〕

1. 丙酸氟替卡松乳膏 Fluticasone Propionate Cream

见第十三章“178. 小儿湿疹”。

2. 醋酸氟氢可的松乳膏 Fludrocortisone Acetate Cream

见第十三章“178. 小儿湿疹”。

3. 醋酸氟轻松 Fluocinolone Acetonide

本品为肾上腺皮质激素类药。外用可使真皮毛细血管收缩,抑制表皮细胞增殖或再生,抑制结缔组织内纤维细胞的新生,稳定细胞内溶酶体膜,防止溶酶体酶释放所引起的组织损伤,具有较强的抗炎及抗过敏作用。

【适应证】用于过敏性皮炎、异位性皮炎、接触性皮炎、脂溢性皮炎、湿疹、皮肤瘙痒症、银屑病、神经性皮炎等。

【不良反应】长期或大面积应用,可引起皮肤萎缩及毛细血管扩张,发生痤疮样皮炎和毛囊炎,口周皮炎,增加对感染的易感染性等。偶可引起变态反应性接触性皮炎。

【禁忌】对本品及基质成分过敏、对其他皮质类固醇过敏、真菌性或病毒性皮肤病患者禁用。

【孕妇及哺乳期妇女用药】应权衡利弊后慎用,孕妇不能长期、大面积或大量使用。

【儿童用药】由于婴儿、儿童体表面积相对较大,应尽可能减少药物用量,用药时间不宜过长且不能采用封包治疗。婴幼儿不宜使用。儿童慎用。

【用法用量】外用。均匀涂于患处,一日2次。封包治疗仅适于慢性肥厚或掌跖部位的皮损。

【制剂】①醋酸氟轻松乳膏(软膏、搽剂);②醋酸氟轻松冰片乳膏;③复方醋酸氟轻松酊

4. 糠酸莫米松乳膏 Mometasone Furoate Cream

见第十三章“178. 小儿湿疹”。

5. 曲安奈德益康唑乳膏 Triamcinolone Acetonide and Econazole Nitrate Cream

见本章“213. 皮炎”。

6. 哈西奈德溶液 Halcinonide Solution

本品为肾上腺皮质激素类药物,局部外用具有抗炎、抗过敏及抗瘙痒作用。

【适应证】本品有抗炎、抗过敏和血管收缩作用。用于各种急慢性皮肤病、异位性皮炎、接触性皮炎、神经性皮炎、湿疹性皮炎、扁平苔癣、银屑病(牛皮癣)及各种瘙痒症。

【用法用量】外涂患处,每日早晚各1次。

【不良反应】少数患者涂药部位的皮肤发生烧灼感、刺痛、暂时性瘙痒,长期应用可发生皮肤毛细血管扩张(尤其面部)、皮肤萎缩、萎缩纹(青少年易发生)、皮肤萎缩后继发紫癜、瘀斑、皮肤脆弱、多毛症、毛囊炎、粟丘疹、皮肤脱色、延缓溃疡愈合,封包法在皮肤皱褶部位容易继发真菌感染。经皮肤吸收多时,可发生全身性不良反应。

【禁忌】对该药过敏者,由细菌、真菌、病毒和寄生虫引起的原发性皮肤病变,溃疡性病变,痤疮、酒渣鼻,眼睑部用药(有引起青光眼的危险),渗出性皮肤病患者禁用。

【孕妇及哺乳期妇女用药】孕妇慎用,勿大面积或长期使用。外用经皮吸收大量时可从乳汁排泄,哺乳期慎用。

【儿童用药】应小面积、短期应用,一旦消退迅速停药,1岁以内婴儿尽量不用本品。

【制剂】哈西奈德溶液(软膏、乳膏、涂膜)。

7. 氢化可的松乳膏 Hydrocortisone Cream

见第十三章“178. 小儿湿疹”。

8. 盐酸西替利嗪 Cetirizine Hydrochloride

见本章“214. 湿疹”。

9. 氯雷他定 Loratadine

见第十三章“178. 小儿湿疹”。

10. 依巴斯汀 Ebastine

见本章“214. 湿疹”。

11. 地奈德乳膏 Desonide Cream

见第十三章“178. 小儿湿疹”。

12. 炉甘石洗剂 Calamine Lotion

见第十三章“178. 小儿湿疹”。

13. 无极膏 Compositus Mentholi Cream

见本章“213. 皮炎”。

14. 盐酸奥洛他定片 Olopatadine Hydrochloride Tablets

【适应证】用于变应性鼻炎、荨麻疹、皮肤病(湿疹、皮肤炎、痒疹、皮肤瘙痒症、寻常型干癣、多形性渗出性红斑)伴发的瘙痒。

【用法用量】口服。通常成人一次5mg(2片),一日2次(早晚各1次)。根据年龄及症状酌情增减剂量。

【不良反应】用药后头痛的发生率为7%。下列不良反应发生率小于5%：乏力、视力模糊、烧灼或刺痛感、感冒综合征、眼干、异物感、充血、过敏、角膜炎、眼睑水肿、恶心、咽炎、瘙痒、鼻炎、鼻窦炎及味觉倒错。相当一部分不良反应和疾病本身的症状相似。

【禁忌】对本品过敏者禁用。

【孕妇及哺乳期妇女用药】①妊娠及有妊娠可能性的妇女,在治疗带来的效益高于风险时可服药。②哺乳期妇女应避免服药,必须服药时应停止哺乳。

【制剂】盐酸奥洛他定片(胶囊)

附:用于皮肤瘙痒的其他西药

1. 克罗米通乳膏(洗剂)Crotamiton

【适应证】用于疥疮、皮肤瘙痒。

2. 复方克罗米通乳膏 Compound Crotamiton Cream

【适应证】本品适用于治疗神经性皮炎、皮肤瘙痒症、昆虫叮咬、荨麻疹、湿疹等皮肤非感染性疾病。

3. 富马酸依美斯汀 Emedastine Difumarate

【适应证】用于治疗荨麻疹、湿疹或皮炎、瘙痒症及痒疹、变应性鼻炎等。

4. 盐酸依匹斯汀 Epinastine Hydrochloride

【适应证】用于变应性鼻炎、荨麻疹、湿疹、皮炎、皮肤瘙痒症、痒疹、伴有瘙痒的寻常性银屑病及过敏性支气管哮喘的防治。

5. 盐酸苯海拉明 Diphenhydramine Hydrochloride

【适应证】可用于皮肤黏膜的过敏,如荨麻疹、血管神经性水肿、变应性鼻炎,皮肤瘙痒症、药疹,对虫咬症和接触性皮炎也有效。

6. 马来酸氯苯那敏 Chlorphenamine Maleate

见第十三章“178. 小儿湿疹”。

7. 盐酸多塞平 Doxepin Hydrochloride

【适应证】用于抑郁症及焦虑性神经症;外用治疗慢性单纯性苔癣,局限性瘙痒症,亚急性、慢性湿疹及异位性皮炎引起的瘙痒。

8. 盐酸赛庚啶 Cyproheptadine Hydrochloride

【适应证】适用于荨麻疹、丘疹性荨麻疹、皮肤瘙痒症、变应性鼻炎及其他变应性疾病。

9. 曲普利啶 Triprolidine

【适应证】用于各种过敏性疾患,包括变应性鼻炎、结膜炎、荨麻疹、支气管哮喘、花粉热、动植物、食物引起的过敏等。

10. 复方苯海拉明搽剂 Compound Diphenhydramine Hydrochloride Liniment

【适应证】用于过敏性皮炎、皮肤瘙痒等。

11. 复方薄荷柳酯搽剂 Fufang Bohe Liuzhi Chaji

【适应证】本品外用具有清凉、消炎、止痒、消肿、止痛作用。用于痱子、皮肤瘙痒及蚊叮虫咬。

12. 复方麝香草酚撒粉 Compound Thymol powder

【适应证】本品为复方制剂。用于痱子、汗疱疹及皮肤瘙痒症。

13. 醋酸氢化泼尼松软膏 Unguentum Prednisoloni Acetatis Ointment

【适应证】本品为皮糖皮质激素类药物,外用具有抗炎、抗过敏、止痒及减少渗出作用。用于接触性皮炎、脂溢性皮炎、过敏性湿疹及苔藓样瘙痒症等。

14. 醋酸泼尼松乳膏 Prednisone Acetate Cream

【适应证】本品为糖皮质激素类药物,外用具有抗炎、抗过敏、止痒作用。用于过敏性皮肤病、皮肤瘙痒等。

15. 醋酸曲安奈德乳膏 Triamcinolone Acetonide Acetate Cream

【适应证】本品为糖皮质激素类药物。外用具有抗炎、抗过敏及止痒作用,能消除局部非感染性炎症引起的发热、发红及肿胀。用于过敏性皮炎、湿疹、神经性皮炎、脂溢性皮炎及瘙痒症。

16. 醋酸曲安奈德尿素乳膏 Triamcinolone Acetonide Acetate Cream

【适应证】醋酸曲安奈德为糖皮质激素,具有抗炎、止痒及抗过敏作用;尿素具有使角质蛋白溶解变性、增进角质层水和的作用,从而使皮肤柔软,防止干裂。用于扁平苔癣的对症治疗。

17. 复方氯己定撒粉 Compound Chlorhexidine Hydrochloride Dusting

【适应证】用于各类型痱子、痱毒、间擦型足癣、间擦疹,也可用于蚊虫叮咬所致的皮肤瘙痒。

18. 复方醋酸地塞米松乳膏(凝胶)Compound Dexamethasone Acetate Cream

见第十三章“178. 小儿湿疹”。

19. 苯海拉明薄荷脑糖浆 Diphenhydramine Hydrochloride and Menthol Syrup

【适应证】用于皮肤黏膜的过敏,如荨麻疹、变应性鼻炎、皮肤瘙痒症、药疹,对虫咬症和接触性皮炎也有效。亦可用于预防和治疗晕动病。

20. 苯酚软膏 Phenol Ointment

【适应证】本品为消毒防腐剂,其作用机制是使细菌的蛋白质发生凝固和变性。用于皮肤轻度感染和瘙痒。

21. 复方硝酸咪康唑软膏 Compound Miconazole Nitrate Ointment

【适应证】本品对红色毛癣菌、须癣毛癣菌、絮状表皮癣菌、白念珠菌等致病真菌有较强的抑制作用。另外,还具有消炎、局部麻醉和止痒的效应。用于体股癣、手足癣等,亦用于丘疹性荨麻疹、湿疹、皮肤瘙痒症等。

22. 樟脑软膏 Camphor Ointment

【适应证】本品有止痛、止痒作用。用于冻疮及瘙痒性皮肤病。

23. 复方樟脑乳膏 Compound Camphor Cream

【适应证】用于虫咬皮炎、湿疹、瘙痒症、神经性皮炎、过敏性皮炎、丘疹性荨麻疹等,也可用于肩胛酸痛、肌肉痛及烫伤后的皮肤疼痛。

24. 复方醋酸氯己定喷剂 Compound Chlorhexidine Acetate Spray

【适应证】适用于各种原因引起的皮肤瘙痒症、蚊虫叮咬引起的皮肤红肿、痱子及其继发感染。

25. 薄荷麝香草酚搽剂 Menthol and Thymol Liniment

【适应证】用于痱子、虫咬、蚊叮、皮肤瘙痒等。

26. 酮康唑洗剂 Ketoconazole Lotion

【适应证】本品为广谱抗真菌药。对皮肤癣菌具有抑菌或杀菌作用。因此能迅速缓解通常由花斑癣、脂溢性皮炎和头皮糠疹(头皮屑)引起的脱屑和瘙痒。用于治疗和控制头皮屑及其相关的脱屑、鳞屑和瘙痒。

27. 利多卡因氯己定气雾剂 Lidocaine and Chlorhexine Acetate Aerosol

【适应证】用于轻度割伤、擦伤、软组织损伤、灼伤、晒伤,以及蚊虫叮咬、瘙痒、痱子等。

28. 维生素 E 乳 Vitamin E Emulsion

【适应证】本品外用具有抗氧化和润肤、止痒作用。用于皮肤干燥及因季节变化所引起的皮肤瘙痒症。

29. 五维甘草那敏胶囊 Pentavitamin, Licorice and Chlorphenamine Maleate Capsules

【适应证】本品为抗过敏类药品。用于变应性鼻炎、湿疹、荨麻疹、皮肤瘙痒症及药物过敏。

30. 丙酸倍他米松乳膏 Betamethasone Dipropionate Cream

【适应证】本品为人工合成的长效糖皮质激素,通过抗炎、止痒、收缩血管发挥治疗激素敏感性皮肤病的作用。用于缓解 13 岁及以上儿童和成人激素敏感性皮肤病出现的炎症和瘙痒症状。

31. 富马酸氯马斯汀 Clemastine Fumarate

【适应证】本品为 H_1 受体拮抗剂,抗组胺药。能抑制毛细血管的渗透性,可迅速止痒。主要用于治疗变应性鼻炎、荨麻疹、湿疹及皮肤瘙痒症等过敏性疾病。亦可用于支气管哮喘的抗过敏治疗。

32. 尿素软膏 Urea Ointment

【适应证】外用于皮肤角化症,手足皲裂,干皮症、鱼鳞病、老年性皮肤瘙痒症等。

33. 去氯羟嗪 Decloxizine

【适应证】用于荨麻疹、血管性水肿、变应性鼻炎及其他过敏性瘙痒性皮肤病;也可用于哮喘的辅助治疗。

34. 氯碘羟喹 Clioquinol

【适应证】主要用于皮肤、黏膜真菌病,如头癣、股癣、体癣、脚癣及皮肤擦烂型念珠菌病的治疗。也可用于细菌感染性皮肤病,如毛囊炎和脓皮病治疗。还可用于肛门生殖器瘙痒和湿疹类炎症性皮肤病,以及这类疾病伴发的感染。此外,也用于皮脂溢出的治疗。

35. 美喹他嗪 Mequitazine

【适应证】本品为抗组胺药,可用于各种过敏性瘙痒性皮肤病。

36. 酮替芬 Ketotifen

【适应证】本品为平喘药,属于过敏介质阻断剂,具有抑制过敏反应介质释放作用和 H_1 受体拮抗作用。抗过敏作用较强,药效持续时间较长。主要用于变应性(吸入型、季节性)鼻炎,过敏性支气管哮喘。也可用于多种变态反应性皮炎、湿疹等疾病。

37. 曲尼司特 Tranilast

【适应证】本品为抗变态反应药。主要可用于预防和治疗支气管哮喘及变应性鼻炎。对荨麻疹、血管性水肿及其他过敏性瘙痒性皮肤病也有一定疗效。

38. 复方薄荷脑软膏 Compound Mentholatum Ointment

【适应证】本品具有消炎、止痛和止痒作用。用于由伤风感冒所致的鼻塞、昆虫叮咬、皮肤皲裂、轻度烧烫伤、擦伤、晒伤及皮肤瘙痒等。

39. 考来替泊 Colestipol

【适应证】本品为胆汁酸螯合剂调血脂药,主要用于 B 型高脂蛋白血症。也可用于胆管不完全阻塞所致的瘙痒。

40. 考来烯胺 Cholestyramine

【适应证】本品主要用于Ⅱα 型高脂血症,高胆固醇血症。本品还可用于胆管不完全阻塞所致的瘙痒。可缓解因胆酸过多而沉积于皮肤所致的瘙痒。

41. 醋酸泼尼松龙乳膏 Prednisolone Acetate Cream

【适应证】用于过敏性、非感染性皮肤病和一些增生性皮肤疾患,如皮炎、湿疹、神经性皮炎、脂溢性皮炎及瘙痒症等。

42. 地塞米松乳膏 Dexamethasone Acetate Cream

【适应证】本品外用于对糖皮质激素有效的非感染性、炎症性及瘙痒性皮肤病,如特应性皮炎、湿疹、神经性皮炎、接触性皮炎、脂溢性皮炎及局限性瘙痒症等。

43. 复方酮康唑发用洗剂 Compound Ketoconazole Lotion for Scalp Disorders

【适应证】本品含酮康唑和丙酸氯倍他索,用于治疗和预防多种真菌引起的感染,如头皮糠疹(头皮屑)、脂溢性皮炎和花斑癣。其能迅速缓解由脂溢性皮炎和头皮糠疹引起的脱屑和瘙痒。

二、中药

1. 湿毒清胶囊

【处方组成】地黄、当归、丹参、蝉蜕、苦参、白鲜皮、甘草、黄芩、土茯苓

【功能主治】养血润肤,祛风止痒。用于血虚风燥所致的

风瘙痒，症见皮肤干燥、脱屑、瘙痒，伴有抓痕、血痂、色素沉着；皮肤瘙痒症见上述证候者。

【用法用量】口服。一次3～4粒，一日3次。

【使用注意】孕妇禁用。

2. 甘霖洗剂

【处方组成】甘草、苦参、白鲜皮、土荆皮、冰片、薄荷脑

【功能主治】清热除湿，祛风止痒。用于风湿热蕴肌肤所致的皮肤瘙痒和下焦湿热导致的外阴瘙痒。

【用法用量】外用，皮肤瘙痒：取该药品适量，稀释20倍，外搽患处，一日3次。外阴瘙痒：取该药品适量，稀释10倍，冲洗外阴和阴道，再用带尾线的棉球浸稀释5倍的药液，置于阴道内，次日取出，一日1次。患者使用该药品后，无须再用水冲洗。

【使用注意】①妇女妊娠期忌用。②月经期禁用于阴道。③局部有明显皮肤破损者忌用。

3. 乌蛇止痒丸

见本章“215. 荨麻疹”。

4. 消风止痒颗粒

见第十三章“178. 小儿湿疹”。

5. 除湿止痒洗液

【处方组成】蛇床子、黄连、黄柏、苦参、虎杖、紫花地丁、地肤子等

【功能主治】清热除湿，祛风止痒。用于急性、亚急性湿疹证属湿热或湿阻型的辅助治疗。

【用法用量】外用，一日3～4次，涂抹患处；亦可用水稀释10倍后洗浴。

【使用注意】对本药品过敏者禁用。

6. 冰黄肤乐软膏

【处方组成】大黄、姜黄、硫黄、黄芩、甘草、冰片、薄荷脑

【功能主治】清热燥湿，活血祛风，止痒消炎。用于湿热蕴结或血热风燥引起的皮肤瘙痒；神经性皮炎、湿疹、足癣及银屑病等瘙痒性皮肤病见上述证候者。

【用法用量】外用。涂搽患处。每日3次。

7. 复方青黛胶囊（丸、片）

【处方组成】青黛、马齿苋、白芷、土茯苓、紫草、绵马贯众、蒲公英、丹参、粉萆薢、白鲜皮、乌梅、南五味子（酒蒸）、山楂（焦）、建曲

【功能主治】清热凉血，解毒消斑。用于血热所致的白疕、血风疮，症见皮疹色鲜红，筛状出血明显，鳞屑多，瘙痒明显，或皮疹为圆形、椭圆形红斑，上附糠状鳞屑、有母斑；银屑病进行期、玫瑰糠疹见上述证候者。

【用法用量】胶囊，口服。一次4粒，一日3次。

【使用注意】孕妇禁用。

8. 皮肤康洗液

【处方组成】金银花、蒲公英、马齿苋、土茯苓、大黄、赤芍、蛇床子、白鲜皮、地榆、甘草

【功能主治】清热解毒，除湿止痒。用于湿热蕴结所致的湿疮、阴痒，症见皮肤红斑、丘疹、水泡、糜烂、瘙痒或白带量多，阴部瘙痒；急性湿疹、阴道炎见上述证候者。

【用法用量】急性湿疹：一次适量，外搽皮损处，有糜烂面者可稀释5倍后湿敷，一日2次。

【使用注意】孕妇禁用。

9. 肤痒颗粒（胶囊）

【处方组成】苍耳子（炒、去刺）、地肤子、川芎、红花、白英

【功能主治】祛风活血，除湿止痒。用于皮肤瘙痒病，荨麻疹。

【用法用量】开水冲服。一次1～2袋，一日3次。

【使用注意】孕妇禁用。

10. 虎标万金油

【处方组成】樟脑、薄荷油、玉树油、丁香油等

【功能主治】芳香通窍，祛风止痒，清凉辟秽。用于蚊叮虫咬，皮肤发痒，头痛鼻塞。

【用法用量】外用。涂擦患处。

11. 大枫子油

【处方组成】大枫子油、硼酸、冰片

【功能主治】杀虫解毒，散风祛湿。用于风湿癣疮，雀斑粉刺，血燥风湿，疥疮癞疮。用于治疗麻风、疥癣、梅毒、酒渣鼻、银屑病等。凡属风湿虫毒症患者，可选用本品，效果极佳。

【用法用量】调匀，涂患处。

12. 花蛇解痒胶囊（片）

【处方组成】漆大姑、乌梢蛇、黄柏、金银花、连翘、全蝎、地肤子、牡丹皮、防风、荆芥、苍术、赤芍、皂角刺、黄芪、蛇床子、甘草

【功能主治】祛风清热，凉血止痒。用于血热风盛证之瘙痒病。

【用法用量】口服。一次3粒，一日3次。

【使用注意】儿童、孕妇及哺乳期妇女禁用。肝肾功能不全者禁用。

13. 强力狮子油

【处方组成】松节油、樟脑油、冰片、香茅油、薄荷脑、茶子油

【功能主治】温经散寒，化瘀消肿，活血止痛。用于跌打扭伤，轻微损伤，轻度汤火烫伤，风湿骨痛，关节酸痛，蚊叮虫咬，皮肤瘙痒。

【用法用量】用此油适量涂擦患处。

【使用注意】忌口服，孕妇慎用。

14. 活络油

【处方组成】水杨酸甲酯、薄荷脑、松节油、桉叶油、丁香油、肉桂油、麝香草酚、樟脑

【功能主治】舒筋活络，祛风散瘀。用于风湿骨痛，筋骨疼痛，腰骨刺痛，跌打旧患，小疮肿痛，皮肤瘙痒，蚊叮虫咬，舟车晕浪，头晕肚痛。

【用法用量】外用，擦于患处。

【使用注意】孕妇禁用。

15. 莪树油

【处方组成】薄荷油、丁香油、肉桂油、薄荷脑、麝香草酚、熏衣草油、桉油、松节油

【功能主治】祛风火。用于筋骨疼痛，风火牙痛，蚊虫咬伤，腰骨刺痛，皮肤瘙痒，舟车晕浪。

【用法用量】外用，将适量的药液涂于患处。

16. 清风油

【处方组成】薄荷脑、薄荷油、水杨酸甲酯、樟脑、桉油、熏衣草油

【功能主治】驱风，止痛。用于伤风感冒，头晕，头痛，舟车晕浪，风湿骨痛，牙痛，蚊叮虫咬，皮肤瘙痒。

【用法用量】外用。涂擦额角、眉心或患处。

【使用注意】皮肤破损处禁用。

17. 驱风保济油

【处方组成】薄荷油、樟脑、薄荷脑、茴香油、桉叶油、桂皮油、冰片、水杨酸甲脂

【功能主治】驱风，止痛，提神。用于伤风感冒，中暑头晕，舟车晕浪，头痛腹痛，皮肤瘙痒。

【用法用量】外用。涂擦额角、眉心、鼻下或患处。

【使用注意】皮肤破损处禁用。

18. 药制龟苓膏

【处方组成】龟甲、土茯苓、广金钱草、地黄、防风、川木通、金银花、槐花、茵陈、甘草

【功能主治】滋阴降火，清热解毒。用于因湿热下注引起的湿疹，皮肤瘙痒及妇女黄带。

【用法用量】口服。一次 100～150g，一日 1～2 次。

【使用注意】糖尿病患者禁服。

19. 百草油

【处方组成】甘草、黄芩、黄柏、大黄、厚朴、陈皮、草果、豆蔻、柴胡、白芷、青蒿、大皂角、细辛、紫草、沉香、诃子、艾叶、薄荷油、丁香罗勒油、肉桂油、广藿香油

【功能主治】清暑祛湿，辟秽止呕，提神醒脑。用于伤风感冒，呕吐腹痛，舟车晕浪，皮肤瘙痒。

【用法用量】外用，擦患处。

【使用注意】皮肤破损处忌用。

20. 苦豆子油搽剂

【处方组成】苦豆子

【功能主治】清热燥湿，杀虫止痒。用于湿热蕴肤所致的皮炎引起的皮肤瘙痒等症。

【用法用量】外用，一日 3～4 次，涂于患处。

【使用注意】严禁口服。

21. 棘豆消痒洗剂

【处方组成】轮叶棘豆、岩精膏、蓖麻子、儿茶、胆矾、川西千里光、安息香、熊胆粉、麝香、硫黄(制)

【功能主治】清热解毒，护肤止痒，用于皮肤瘙痒症。

【用法用量】外用，直接擦洗患处；或取本品 10ml 兑温水 100ml 浸洗患处，一次 15 分钟，一日 2 次。

22. 肤净康洗剂

见本章“213. 皮炎”。

23. 金蝉止痒胶囊

见本章“213. 皮炎”。

24. 皮肤病血毒丸(片)

见本章“214. 湿疹”。

附：用于皮肤瘙痒的其他中药

1. 京制牛黄解毒片

【功能主治】清热解毒，散风止痛。用于肺胃蕴热、风火上攻所致的头目眩晕，口鼻生疮，风火牙痛，暴发火眼，咽喉疼痛，痄腮红肿，耳鸣肿痛，大便秘结，皮肤瘙痒。

2. 天蚕胶囊

【功能主治】祛风定惊，化痰散结。用于惊风抽搐，咽喉肿痛，颌下淋巴结炎，面瘫，面神经麻痹，面肌痉挛，皮肤瘙痒。

3. 通滞埃提勒菲力沙那片

【功能主治】开通阻滞，通便止痛。用于热性头痛、便秘、瘙痒及关节疼痛。

4. 黄柏片

见本章“214. 湿疹”。

5. 妇肤康喷雾剂

【功能主治】清热解毒，活血止痛，杀虫止痒。用于真菌性阴道炎、滴虫阴道炎、细菌性阴道病、外阴炎、皮肤瘙痒等。

6. 重楼解毒酊

见本章“213. 皮炎”。

7. 荆芥地肤止痒搽剂

【功能主治】祛风止痒。适用于皮肤瘙痒症。

8. 舒乐搽剂

【功能主治】清热除湿，消风止痒。用于减轻皮肤瘙痒的辅助治疗。

9. 舒肤止痒酊

【功能主治】活血祛风，除湿止痒。适用于缓解湿热血瘀所致的慢性湿疹，慢性皮炎，瘙痒病。

10. 川百止痒洗剂

【功能主治】疏风止痒，燥湿解毒。适用于风邪外来，湿毒内蕴，腠理失和所致的皮肤、阴部瘙痒症。

11. 小儿清凉止痒酊

【功能主治】祛风清热，除湿止痒。用于小儿风湿热邪引起的皮肤瘙痒及蚊叮虫咬。

12. 清凉止痒搽剂

【功能主治】清热除湿，祛风止痒。用于风湿热邪引起的皮肤瘙痒及蚊虫叮咬。

13. 薄荷止痒酊

【功能主治】祛风清热。用于风热郁肤所致的慢性皮肤

瘙痒。

14. 肤舒止痒膏

【功能主治】清热燥湿，养血止痒。用于血热风燥所致的皮肤瘙痒。

15. 润燥止痒胶囊

【功能主治】养血滋阴，祛风止痒，润肠通便。用于血虚风燥所致的皮肤瘙痒，痤疮，便秘。

16. 红花油

【功能主治】驱风药。用于风湿骨痛，跌打扭伤，外感头痛，皮肤瘙痒。

17. 清肤止痒酊

【功能主治】凉血解毒，祛风止痒。用于血热风燥所致的手足癣及皮肤瘙痒。

18. 玫芦消痤膏

【功能主治】清热燥湿，杀虫止痒。用于痤疮，皮肤瘙痒，湿疹及日晒疮。

19. 白树油

【功能主治】皮肤刺激药。用于蚊虫叮咬，皮肤瘙痒。

20. 博落回肿痒酊

【功能主治】凉血解毒，祛风止痒。用于血热风燥，皮肤瘙痒及蚊虫叮咬。

21. 丹皮酚软膏

【功能主治】抗过敏药，有消炎止痒作用。用于各种湿疹，皮炎，皮肤瘙痒，蚊臭虫叮咬红肿等各种皮肤疾患，对过敏性鼻炎和防治感冒也有一定效果。

22. 双灵油

【功能主治】驱风止痒。用于虫咬，皮肤瘙痒，伤风鼻塞，冻疮。

23. 牛鲜茶

【功能主治】凉血活血，滋阴润燥，祛风止痒。适用于皮肤干燥，瘙痒。

218. 皮肤干燥

〔基本概述〕

皮肤干燥是指皮肤缺乏水分令人感觉不适的现象。其症状主要为皮肤发紧，个别部位干燥脱皮，洗澡过后全身发痒。

皮肤干燥是指因季节变化，缺水和贫血等原因，使得皮肤变厚、变粗糙。年龄增长、气候变化、睡眠不足、过度疲劳、洗澡水过热、洗涤用品碱性强等都是导致皮肤干燥的重要原因。年龄增长是导致皮肤干燥的主要原因之一。随着体内雌激素水平的降低，皮脂分泌减少，皮肤保存水分的能力会下降，从而使皮肤变得越来越干。其次，皮肤表面的角质层内含有一种“天然保湿因子”，它的数目多少，决定了皮肤的含水量高低。现代女性中普遍存在保养品使用过度的状况，这会使皮肤分泌油脂能力下降，导致干燥缺水。

秋冬季节，人体的皮脂、水分分泌会逐渐减少，皮肤明显变得干燥，称为干性皮肤，尤其是中老年人因水分大量减少，皮肤表层会显得更粗糙，会常看见他们的手脚四肢、小腿处会有干裂、发痒的情形，若无法忍受干痒，会不断地去抓痒，造成皮肤有伤口，引起发炎或流脓。

在最新的调查中，冬季有70%的女性认为自己的身体皮肤很干燥，40%的人脸部皮肤干燥；在夏季，这一比例分别为34%和15%。在临床皮肤含水量测试中，正常表皮含水量应是25%，但如今都市女性肌肤含水量已降至15%左右。正因如此，如今60%的女性将护肤重点集中到了皮肤保湿上。

皮肤干燥与医学上的干燥综合征有本质的区别。干燥综合征是主要累及外分泌腺体，亦可累及其他组织的系统性自身免疫病。异常的免疫反应造成了干燥综合征患者泪腺和唾液腺的破坏和功能异常，出现眼干、口干等症状。许多患者的异常免疫反应还累及血液、肝、肾、肺等重要脏器，造成血细胞减少、小胆管炎、肾小管酸中毒、肺间质病变，病情严重者可危及生命。大约5%的患者可最终发展成为淋巴瘤。

〔治疗原则〕

（1）皮肤干燥的预防措施为加强皮肤的日常护理保养，合理调节饮食结构，坚持多喝水等。

淋浴与泡澡是对皮肤的最好“呵护”。淋浴是雾状水，它不仅使肌肤湿润，还产生大量的负离子散布在周围的环境中。负离子对皮肤的影响在于其对活性氧的影响。活性氧是使皮肤老化的物质，它破坏皮肤角质及皮脂腺，负离子能给活性氧以电子，使其失去活力从而达到抗老化的效果。

泡澡更是护肤的绝妙手段。泡澡的水压与温热作用可以使全身皮肤血液淋巴回流加快，毛孔完全张开，这有利于附着于毛囊口的污垢脱落，也有利于大量出汗，排汗的同时带走了体内的废物，延缓皮肤老化。

（2）对干燥综合征的治疗原则如下。

①对症治疗缓解口、眼干燥的症状。采用代替疗法，多用人工制成替代眼泪的滴眼药。保持口腔卫生。

②针对泪腺和唾液腺功能下降可予以胆碱能受体激动剂，增强分泌外分泌腺的功能，刺激唾液和泪液分泌。

③对本病造成的肾小管酸中毒应予补钾、纠正酸中毒治疗，病情严重者应予糖皮质激素和免疫抑制剂。

④根据不同临床特点制订相应治疗方案，重要脏器如肺、血液、肝、神经受累时采用糖皮质激素及免疫抑制治疗。

⑤羟氯喹可缓慢降低本病高球蛋白血症，也可改善唾液腺、泪腺功能。

〔用药精选〕

1. 甘油醇溶液 Glycerol and Alcohol Solution

本品为复方制剂，含甘油和乙醇。甘油具有保湿作用，可使局部皮肤湿润、软化；乙醇对皮肤血管有轻度扩张作用。

【适应证】用于滋润皮肤,防止干燥皲裂。

【禁忌】对本品过敏、皮肤已有破损处的患者禁用。

【用法用量】外用,一日 3 ~6 次,洗净患处后涂搽。

2. 维生素 E Vitamin E

维生素 E 是一种基本营养素,在防治心脑血管疾病、肿瘤、糖尿病及其他并发症、中枢神经系统疾病、运动系统疾病、皮肤疾病等方面具有广泛的作用。维生素 E 外用具有抗氧化和润肤、止痒作用。

【适应证】可用于皮肤干燥及因季节变化所引起的皮肤瘙痒症。

【不良反应】维生素 E 乳外用偶见皮肤刺激如烧灼感,或过敏反应如皮疹、瘙痒等。维生素 E 胶囊长期服用大量(每日量 400 ~800mg),可引起视力模糊、乳腺肿大、腹泻、头晕、流感样综合征、头痛、恶心及胃痉挛、乏力软弱。长期服用超量(一日量大于 800mg),对维生素 K 缺乏患者可引起出血倾向,改变内分泌代谢(甲状腺、垂体和肾上腺),改变免疫机制,影响性功能,并有出现血栓性静脉炎或栓塞的危险。

【禁忌】对本品过敏者禁用。

【用法用量】维生素 E 乳外用。取本品适量涂于皮肤干燥及瘙痒处。若洗澡后未完全干燥时涂用效果更佳。口服,成人一次 50 ~100mg,一日 2 ~3 次,或遵医嘱。

【制剂】维生素 E 乳(胶丸、软胶囊)

3. 肝素钠乳膏 Heparin Sodiun Cream

肝素钠具有抗凝血与抗血小板聚集的作用,能改善皮肤血液循环,促进其新陈代谢。

【适应证】肝素钠具有抗凝血与抗血小板聚集作用,能改善皮肤血液循环,促进其新陈代谢。用于早期冻疮、皲裂、溃疡、湿疹及浅表性静脉炎和软组织损伤。

【用法用量】外用。一日 2 ~3 次,涂于患处。

【不良反应】罕见皮肤刺激如烧灼感,或过敏反应如皮疹、瘙痒等。

【禁忌】①有出血性疾病或烧伤者禁用。②严重高血压、新近的颅脑外伤或颅内出血患者禁用。

【孕妇及哺乳期妇女用药】①孕妇及哺乳期妇女慎用。②先兆流产或产后妇女禁用。

4. 尿素乳膏(软膏、霜)Urea Cream

本品为皮肤外用药,可溶解角蛋白,增加蛋白质的水合作用,从而使角质软化和溶解。

【适应证】适用于皮肤角化症,手足皲裂,干皮症,鱼鳞病等。

【不良反应】偶见皮肤刺激和过敏反应。

【禁忌】对本品过敏者禁用。

【孕妇及哺乳期妇女用药】孕妇应慎用本品。不可大面积使用。

【儿童用药】儿童必须在成人监护下使用。用药量酌减。

【用法用量】涂擦于洗净的患处,一日 1 ~3 次。

附:用于皮肤干燥的其他西药

1. 尿囊素 Allantoin

【适应证】外用于皮肤干燥、手足皲裂、鱼鳞病、老年性皮肤瘙痒症等皮肤病。

2. 磷酸氯喹片 Chloroquine Phosphate Tablets

【适应证】本品为抗变态反应用药,目前认为与其免疫抑制与抗炎作用有关。用于盘状红斑狼疮、系统性红斑狼疮伴皮损和(或)关节病变、类风湿关节炎、干燥综合征等。

3. 硫酸羟氯喹片 Hydroxychloroquine Sulfate Tablets

【适应证】可用于治疗系统性和盘状红斑狼疮,以及类风湿关节炎、干燥综合征等。

4. 白芍总苷胶囊 Total Glucosides of White Paeony Capsules

【适应证】主要用于类风湿关节炎,还可用于系统性红斑狼疮、干燥综合征等。

5. 胸腺肽 Thymosin

【适应证】用于复发性口腔溃疡、扁平苔藓、盘状红斑狼疮、贝赫切特综合征、干燥综合征等。

6. 转移因子 Transfer Factor

【适应证】可用于某些抗生素难以控制的病毒性感染和真菌性细胞内感染,也用于复发性口腔溃疡、扁平苔藓、盘状红斑狼疮、贝赫切特综合征、干燥综合征等。

7. 维生素 A Vitamin A

【适应证】适用于维生素 A 缺乏症,如夜盲症、干眼病、角膜软化症和皮肤粗糙等。

二、中药

1. 复方蛇脂软膏

【处方组成】蛇脂、珍珠、冰片、人参、维生素 A、维生素 D、维生素 E、硼酸

【功能主治】养阴润燥愈裂。用于阴津不足,肌肤失养所致的手足皲裂,皮肤干燥。

【用法用量】外用,一日 2 ~3 次,涂患处。

2. 牛鲜茶

【处方组成】地黄、玄参、当归、益母草、赤芍、苦参、川芎、丹参、黄芩、菊花、牛蒡子、白鲜皮、金银花、牡丹皮、防风、红花

【功能主治】凉血活血,滋阴润燥,祛风止痒。适用于皮肤干燥,瘙痒。

【用法用量】开水泡饮,一次 3 袋,一日 2 次。

【使用注意】孕妇及哺乳期妇女禁用。

3. 参皇软膏

见本章“213. 皮炎”。

附:用于皮肤干燥的其他中药

蜂蜜

蜂蜜是最理想的护肤品。它能供给皮肤养分让皮肤具

有弹性,能杀灭或抑制附着在皮肤表面的细菌,还能消除皮肤的色素沉着,促进上皮组织再生。冬季皮肤干燥,可用少许蜂蜜调和水后涂于皮肤,可防止干裂,可用蜂蜜代替防裂膏。

219. 鱼鳞病

〔基本概述〕

鱼鳞病是一种遗传性角化障碍性皮肤疾病,旧称鱼鳞癣,中医称蛇皮癣。

本病多于儿童时发病,常自幼年发病,随年龄增长而加剧,至青春期症状最为显著,以后即停止发展。皮损表现轻重不一,轻者仅冬季皮肤干燥,无明显鳞屑,搔抓后有粉状落屑,称为干皮症。主要表现为皮肤干燥、粗糙,覆有菱形或多角形大小不等的鳞屑,外观如鱼鳞状或蛇皮状,重者皮肤皲裂、表皮僵硬,导致自身汗毛稀少、排汗异常,致使体内水液代谢失衡,影响内分泌系统。寒冷干燥季节加重,温暖潮湿季节缓解。

鱼鳞病是一种以皮肤干燥伴有鱼鳞状鳞屑为特征的遗传性皮肤病。此病通常无自觉症状,皮损在冬季寒冷干燥季节加重,在潮湿温暖的夏季减轻。皮肤干燥时瘙痒不适,发生皲裂时则感疼痛。皮损随年龄增长而加重,青春期后,由于皮脂腺、汗腺分泌增多,症状可减轻。患者常有家族遗传史,自幼发病,持续终身。

鱼鳞病虽然对人体健康没有直接的危害,但与正常人相比有一些不适的感觉,特别影响人体的外形美,严重者也会出现皮肤裂口、出血等症状,造成极大的痛苦。

鱼鳞病相当于中医学的"蛇皮癣"。一般认为多由先天禀赋不足,而致血虚风燥,或瘀血阻滞,体肤失养而成。禀赋不足者,肾精衰少,皮肤失于精血濡养而肌肤甲错,精血不能濡润,日久化燥生风,或外受风邪而成;瘀血阻滞者,因禀赋虚弱,气血瘀阻,经脉不畅,体肤失养所致。中医治疗以益气散瘀,活血和营,荣肌润肤,清热解毒为主。

〔治疗原则〕

鱼鳞病的发病机制尚不清楚,治疗目的是缓解症状,增加角质层含水量和促进正常角化。

鱼鳞病目前还没有根治的方法,但可以通过一些治疗方法来控制、减轻症状。可以外用10%的尿素霜或皮肤屏障保护剂,增加皮肤的水合程度;洗澡不要过频,洗澡时忌用碱性强的肥皂,以免加重皮肤干裂,洗完澡后全身涂抹尿素霜或皮肤屏障保护剂。另外,可以外用维A酸软膏改善角化程度,减少鳞屑;较重的患者口服维A酸制剂也可缓解症状。

治疗上可选用对角化过程有影响的维A酸类药物。常用的药物有维A酸类、维生素A等口服。外用制剂有尿素软膏、维A酸霜等。

全身治疗可试用维生素A、异维A酸等。局部可用增加角质层含水量,去除过度角化的物质,如鳞康等;有感染者可外用抗菌素软膏。

中医药治疗以祛屑生新、荣肌润肤、改善血液微循环系统,强化皮肤新陈代谢,调节人体自身免疫机能为主。

〔用药精选〕

一、西药

1. 复方乳酸乳膏 Compound Lactic Acid Cream

本品所含尿素可溶解角蛋白,增加蛋白质的水合作用,使角质软化和溶解。乳酸通过抑制离子键形成酶,使角质层细胞和角朊细胞的带正、负电荷基团间的相互吸引力减弱,从而降低角质层细胞间的内聚力而发挥治疗作用。

【适应证】适用于治疗手足皲裂症和鱼鳞病。

【不良反应】偶见轻度局部刺激或灼热。

【禁忌】对乳酸、尿素及化学结构类似的药物有过敏史者禁用。

【孕妇及哺乳期妇女用药】慎用。

【用法用量】涂擦于用温水洗净的患处,每日早晚各1次,疗程4周。

2. 尿素软膏(乳膏、霜)Urea Ointment

见本章"218. 皮肤干燥"。

3. 维A酸 Tretinoin

维A酸是维生素A的代谢中间体,通过调节表皮细胞的有丝分裂和表皮细胞的更新,促进正常角化,影响上皮代谢,对上皮角细胞的生长和角质层的脱落有明显的促进作用,可促使已有的粉刺去除,同时又抑制新的粉刺;可阻止角质栓的堵塞,对角蛋白的合成有抑制作用。

【适应证】主要用于寻常痤疮、角化异常性疾病及银屑病的治疗。

【不良反应】外用本品可能会引起皮肤刺激症状,如灼感、红斑及脱屑,可能使皮损更明显,但同时表明药物正在起作用,不是病情的加重。皮肤多半可适应及耐受,刺激现象可逐步消失。若刺激现象持续或加重,可在医师指导下间歇用药,或暂停用药。

【禁忌】对本品过敏、眼部、急性或亚急性皮炎、湿疹类皮肤病患者禁用。

【孕妇及哺乳期妇女用药】妊娠初期3个月内妇女禁用;哺乳期妇女禁用,以免婴儿经口摄入本品。

【儿童用药】儿童慎用。

【用法用量】外用。涂于患处,一日1~3次,或遵医嘱。

【制剂】维A酸软膏(乳膏、凝胶)。

4. 阿维A酯 Etretinate

本品是一种合成的芳香维生素A酸类衍生物。实验表明,它比普通维生素A酸类疗效好,毒性反应小。可能具有促进表皮细胞增生分化,角质溶解等作用。

【适应证】用于顽固性银屑病，尤其是红皮性银屑病、局部及全身性脓疱银屑病，鱼鳞病，毛发红糠疹，毛囊角化病及其他角化异常的皮肤病。用于湿热蕴积之寻常型银屑病进行期。

【不良反应】治疗初期会引起不良反应，一般能耐受，减量可消失。过量会引起口干、唇炎及皲裂、黏膜干涸或发炎、口渴及流汗。少数出现可逆性脱发、皮肤变薄、转氨酶及碱性磷酸酶短暂性升高，尤其患糖尿病、过胖、酗酒、脂代谢不良者更易发生。长年用高剂量维持治疗，曾发现骨骼变化和良性颅内高血压。

【禁忌】对本品过敏、肝肾功能不全、维生素A过量、高脂血症患者禁用。

【孕妇及哺乳期妇女用药】孕妇、哺乳期妇女禁用。

【用法用量】口服。剂量视个体差异调整。参考剂量为一日0.75～1mg/kg，分2～3次服用，2～4周为1个疗程，最高剂量一日不得超过75mg。最后剂量须根据疗效及耐受程度而定，通常一日0.5mg/kg，6～8周，便能达到最佳效果。治愈即停药。

银屑病患者治愈后便可停药，如复发，可根据上法再用药治疗。

【制剂】阿维A酯片（胶囊、颗粒）

附：用于鱼鳞病的其他西药

维胺酯胶囊 Viaminate Capsules

【适应证】本品为维A酸衍生物，结构式近似全反式维A酸。口服具有调节和控制上皮细胞分化与生长，抑制角化，减少皮脂分泌，抑制角质形成细胞的角化过程，使角化异常恢复正常，抑制痤疮丙酸菌的生长，并有调节免疫及抗炎作用。用于治疗重、中度痤疮，对鱼鳞病、银屑病、苔藓类皮肤病及某些角化异常性皮肤病也有一定疗效。

二、中药

1. 鱼鳞病片

【处方组成】白鲜皮、威灵仙、地黄、苍术、防风、蝉蜕、火麻仁、红花、桂枝、当归、川芎、甘草、苦参、麻黄、地肤子

【功能主治】养血，祛风，通络。用于鱼鳞病。

【用法用量】口服。一次6～8片，一日3次，饭后半小时服。小儿酌减。半年为一个疗程。

【使用注意】孕妇禁用。

2. 参归润燥搽剂

【处方组成】制何首乌、核桃仁、人参、党参、当归、川芎、三七、桃仁（去皮）、红花、赤芍、桂枝、大黄（制）、麦冬、知母、乌梅、防风、苦参、白鲜皮、丁香、菊花、牛蒡子（炒）、虎杖、连翘、僵蚕（麸炒）、侧柏叶、半支莲、苍术（麸炒）、麝香、白芷、山柰、木香

【功能主治】滋补肝肾，健脾益气，活血通络，祛风润燥。适用于先天不足，肝肾阴虚，肌肤甲错的鱼鳞病。

【用法用量】洗浴后涂擦患处，每日1次，用药前将药液摇匀。

附：用于鱼鳞病的其他中药

复方青黛胶囊（丸、片）

见本章“217. 皮肤瘙痒”。

220. 银屑病（牛皮癣）

〔基本概述〕

银屑病又称牛皮癣，是一种常见的、慢性、反复发作的以红斑、鳞屑为特征的慢性炎症性皮肤病。其病因不明，与遗传、感染、免疫、精神因素等多因素有关。临床分为寻常型、脓疱型、红皮病型、关节病型等。皮损特点是表皮增生和脱屑，好发于肢体伸侧和头皮，严重时可泛发全身。

银屑病是一种常见的慢性炎症性皮肤病，我国人群总患病率约为0.12%，以青壮年为多。

银屑病患者呈慢性病程，反复发作，无法根除。寻常型银屑病多数病例冬季加重。寻常型皮损表现为丘疹、红斑，其上有较厚的银白色鳞屑，刮除后可出现薄膜现象及点状出血，急性期可有同形反应。部分患者皮损局限，可仅见于头皮或龟头部位。红皮病型表现为皮肤弥漫性潮红，大量脱屑。脓疱型为红斑上出现大量针尖大小脓疱。关节病型出现关节疼痛和肿胀，需与类风湿关节炎相鉴别。

银屑病的病因和发病机制尚不清楚，种族遗传因素在发病中起一定作用。部分患者发病与上呼吸道或咽部、扁桃体等部位感染有关。病变可发生在全身各处皮肤，但以头皮、肘膝关节伸侧为多见。

银屑病在中医学中称为“白疕”、“疕风”，俗称“牛皮癣”。中医学认为银屑病的病因有血热壅滞、湿热蕴积、血虚风燥、瘀血内结、火毒炽盛等方面，治宜清热凉血、利湿解毒、养血润燥、活血化瘀、祛风通络。

〔治疗原则〕

银屑病的治疗方法很多，但都不能达到根治的效果。因此首先应教育患者正确对待疾病，对有思想负担的患者，应进行心理治疗，避免精神紧张。

治疗方法的选择应根据病期、皮损范围、性质、部位、年龄等因素而定。对于轻症、局限性银屑病患者，采用局部治疗即可；对于皮损较为广泛、慢性斑块型银屑病患者，除外用药外，可配合光疗如窄波紫外线照射。对急性进行期的点滴型银屑病患者，不能采用有刺激性的外用药；对于泛发性重症银屑病、红皮病型银屑病、泛发性脓疱型银屑病、关节病型银屑病的患者，则应由皮肤科专科医师诊治，需要采用系统

用药,包括糖皮质激素、免疫抑制剂、维 A 酸类及生物制剂等。

1. 药物治疗方法

(1)银屑病的外用药治疗,常用的有维生素 D_3 衍生物、煤焦油、地蒽酚、糖皮质激素制剂及维 A 酸类药物等。常用的维生素 D_3 和同系物有卡泊三醇、骨化三醇和他卡西醇,他们具有影响细胞分裂和分化的作用。此类药物无异味也不污染衣服,因而较焦油或地蒽酚制剂更能被患者接受。

轻症者以局部治疗为主。可外用水杨酸软膏、维 A 酸软膏及氢化可的松软膏。可单独使用,也可联合使用。小面积使用,避免大面积使用,皮损消退后间断使用,逐渐停用,避免突然停约,引起反跳。

(2)瘙痒明显者可口服赛庚啶或氯苯那敏。

(3)伴感染者可全身用红霉素或青霉素 G 治疗 2 周。

(4)注意预防和治疗慢性扁桃体炎及其他慢性感染。

(5)因本病无法根除,注意避免过多治疗,避免使用刺激性较强的口服和外用药物治疗,避免突然停药,治疗不当,可发展为红皮病或脓疱型银屑病。

(6)外用糖皮质激素是银屑病一个有效的治疗药物。应遵循以下原则。

①适用于皮损局限、处于静止期的银屑病。对局限性斑块或肥厚的皮损、掌跖部位的银屑病可外用强效激素,必要时可采用封包疗法。也可先用 10% 水杨酸软膏,去除增厚的角质层后,再用皮质激素制剂。

②面部、皮肤皱褶部位的皮损可外用弱效至中效皮质激素制剂。不能使用强效及超强效皮质激素制剂。

③头皮银屑病通常鳞屑较多,且较厚、黏着,可先用水杨酸等角质剥脱剂,之后用中强效皮质激素,可选用溶液。

④不能大面积、长期使用皮质激素,尤其是强效及超强效的制剂,以免药物经皮吸收产生系统性不良反应。即使局部外用,连续用药不应超过 2 周,以避免局部不良反应的发生。为此,皮质激素常与其他治疗药物交替使用。

⑤超强效外用激素应避免用于银屑病患者或仅在专业医师指导下使用。尽管超强效激素可以短期内控制银屑病皮损,但停药后易引起复发或反弹,有时可导致脓疱型银屑病的发生。

2. 系统治疗药物

系统治疗应在皮肤科专科医师指导下进行。系统治疗用于重症、泛发、对外用治疗效果不好、顽固的寻常型银屑病及脓疱病型、关节病型和红皮病型银屑病。系统用药主要包括:维 A 酸类,免疫抑制剂如环孢素、甲氨蝶呤,系统性糖皮质激素及生物制剂等。

依曲替酸是阿维 A 酯(依曲替酯)在体内的代谢产物,生物活性强,主要用于银屑病的治疗,一般在服药 2～4 周后起效,最佳疗效多在治疗 4～6 周后或更长时间获得。需要特别指出的是阿维 A 有致畸性,育龄女性治疗前必须排除怀孕的可能性,治疗中和停药后 2 年内要采取有效的避孕措施。同时应定期监测肝功能和血脂浓度。

甲氨蝶呤是一种代谢类抗肿瘤药,属细胞周期特异性药物,主要作用于细胞周期的 S 期。内服可应用于皮损泛发、其他方法治疗效果不佳、顽固的银屑病患者。

环孢素是一种 T 淋巴细胞功能调节药。主要用于预防器官移植后发生的排斥反应。在皮肤科该药可用于自身免疫性疾病,如天疱疮、大疱性类天疱疮、有肾损害的系统性红斑狼疮等患者。对顽固难治、皮损广泛的寻常型银屑病及脓疱病型、关节病型和红皮病型银屑病可内服环孢素。对本药过敏、有严重心肺疾患、未控制的高血压患者、妊娠期妇女、哺乳期妇女禁用,肝、肾功能不全,患有感染性疾病,高血压患者(已控制),年龄大于 65 岁者慎用。本药不能与氟康唑、酮康唑等同时服用。

体外试验表明,雷公藤多苷有较强抗炎作用和免疫抑制作用,可用于结缔组织病如红斑狼疮、皮肌炎、贝赫切特综合征、血管炎、各型银屑病。

依那西普用于关节病型银屑病,也用于对系统治疗包括环孢素和甲氨蝶呤及光疗无效的成人重症斑块型银屑病、不能耐受系统治疗或对系统治疗有禁忌证的成人重症斑块型银屑病。

3. 光疗

光疗是治疗银屑病的一个有效疗法,尤其适用于皮损泛发、慢性静止期的银屑病患者。对于应用局部治疗无效的中度重症银屑病也可使用。光疗应在专业医师的指导下进行。过高的剂量可造成严重的全身及皮肤反应,甚至可激惹银屑病。

光疗有单纯以中波紫外线(UVB),窄波紫外线(NB-UVB)照射,及外用或内服光敏剂 8-甲氧补骨脂素(8-MOP)后照射长波紫外线(UVA)即光化学疗法(PUVA)。其中窄波紫外线照射方法简单,安全有效,目前采用较多。

(1)光化学疗法是 UVA 照射联合补骨脂素(PUVA)。口服或局部外用补骨脂素以增强紫外线照射的作用。PUVA 对多种类型的银屑病有效,包括局限性掌跖脓疱型银屑病。早期不良反应包括光毒性和瘙痒。口服补骨脂素(详见白癜风节)可有消化道的不良反应,如恶心、呕吐等。服药后应注意光防护。长期治疗由于高累计剂量可加速皮肤老化,增加白内障及皮肤肿瘤尤其是鳞状细胞癌发生的风险。

(2)窄波紫外线疗法为波长 311nm 的紫外线照射。由于无须服药,照射时间短,治疗后无须光防护,治疗效果不亚于 PUVA,因此近年来得到广泛应用。

(3)光疗配合煤焦油、地蒽酚或维生素 D_3 衍生物可以降低光疗治疗银屑病所需的累计剂量。

〔用药精选〕

1. 卡泊三醇软膏 Calcipotriol Ointment

本品为维生素 D 衍生物,外用能抑制皮肤细胞(角朊细胞)增生和诱导其分化,从而使银屑病皮损的增生和分化异常得以纠正。

【适应证】寻常型银屑病(牛皮癣)。

【不良反应】局部皮肤刺激症状,可出现红斑、烧灼感、瘙痒等,还可能引起光敏反应。

【禁忌】对本品过敏、钙代谢失调患者禁用。

【孕妇及哺乳期妇女用药】孕妇和哺乳期妇女应避免使用。

【儿童用药】儿童用药的安全性尚未完全确定。不建议使用。

【用法用量】外用。软膏,一日1～2次,一周用量不应超过100g;搽剂,用于头皮银屑病,一日1～2次,一周用量不应超过60ml。生效后可减少用药次数。

【制剂】卡泊三醇软膏(搽剂、溶液)

2. 他卡西醇软膏 Tacalcitol Ointment

本品是治疗角化过度性疾患为目的的外用药,主要成分为他骨化醇的活性型维生素 D_3。本品通过抑表皮细胞增殖和其分化诱导作用,在治疗以银屑病为主的皮肤角化过度异常的临床上发挥其效果。

【适应证】寻常性银屑病(牛皮癣)。

【不良反应】局部皮肤刺激症状如红斑、瘙痒等。

【禁忌】对本品成分有过敏史的患者禁止使用。

【孕妇及哺乳期妇女用药】孕妇或可能怀孕的妇女避免大量或长期大面积的使用。

【儿童用药】对出生低体重儿、新生儿、乳儿的安全性尚未确立(使用经验少)。

【老年用药】一般来说,高龄者生理机能低下,注意不要过度使用。

【用法用量】外用,适量涂抹在患部,一日1～2次,一日用量不应超过10g。

【制剂】他卡西醇软膏

3. 维A酸乳膏 Tretinoin Cream

维A酸是维生素A的代谢中间体,主要通过调节表皮细胞的有丝分裂和表皮细胞的更新,促进正常角化,影响上皮代谢,对上皮角细胞的生长和角质层的脱落有明显的促进作用,可促使已有的粉刺去除,同时又抑制新的粉刺;可阻止角质栓的堵塞,对角蛋白的合成有抑制作用。

【适应证】外用于痤疮、鱼鳞病及银屑病等,也可用于其他角化异常性皮肤病。

【不良反应】外用本品可能会引起皮肤刺激症状,如灼感、红斑及脱屑,可能使皮损更明显,但同时表明药物正在起作用,不是病情的加重。皮肤多半可适应及耐受,刺激现象可逐步消失。若刺激现象持续或加重,可在医师指导下间歇用药,或暂停用药。

【禁忌】对维生素A衍生物过敏、急性或亚急性皮炎、湿疹类皮肤病患者禁用。

【孕妇及哺乳期妇女用药】妊娠起初3个月内妇女禁用;哺乳期妇女禁用,以免婴儿经口摄入本品。

【儿童用药】儿童慎用。

【用法用量】外用,涂于患处,每日1～3次或遵医嘱。

【制剂】①维A酸乳膏;②维A酸软膏;③维A酸凝胶

4. 他扎罗汀乳膏 Tazarotene Cream

本品为维生素A酸类的前体药,具有调节表皮细胞分化和增殖,以及减少炎症等作用。在体内通过快速的脱酯作用而被转化为他扎罗汀酸。

【适应证】用于寻常性斑块型银屑病及寻常痤疮。

【不良反应】局部刺激较为多见,表现为瘙痒、烧灼感、红斑、脱屑、皮炎、皮肤干燥等;偶见刺痛和皮肤发红、皮肤干燥和疼痛。若不能耐受则应及时停药。

【禁忌】对本品或其他维甲酸类药物过敏者禁用。

【孕妇及哺乳期妇女用药】孕妇、哺乳期妇女及近期有生育愿望的妇女禁用。

【儿童用药】对18岁以下的银屑病患者及12岁以下的痤疮患者使用本品的疗效和安全性资料尚未建立。18岁以下儿童不推荐使用。

【老年用药】老年患者与年轻患者用药的安全性和有效性没有差别,治疗寻常痤疮的临床试验中,他扎罗汀乳膏尚未用于年龄大于65岁患者。65岁以上老人不推荐使用。

【用法用量】外用。银屑病:每晚睡前半小时先清洗患处,待皮肤干爽后,将药物均匀涂布于皮损上,形成一层薄膜,涂药后轻轻揉擦,以促进药物吸收。用肥皂将手洗净。

痤疮:清洁面部,待皮肤干爽后,取适量他扎罗汀乳膏涂于患处,形成一层薄膜,每晚用药,一日1次。

【制剂】他扎罗汀乳膏(凝胶)

5. 阿维A胶囊 Acitretin Capsules

本品具有调节表皮细胞分化和增殖等作用,但其对银屑病及其他角化性皮肤病的作用机制尚不清楚。

【适应证】本品用于治疗以下疾病。①严重的银屑病,其中包括红皮病型银屑病、脓疱型银屑病等。②其他角化性皮肤病。

【不良反应】主要为维生素A过多综合征样反应。①皮肤:瘙痒、感觉过敏、光过敏、红斑、干燥、鳞屑、甲沟炎等。②黏膜:唇炎、鼻炎、口干等。③眼:眼干燥、结膜炎等。④肌肉骨骼:肌痛、背痛、关节痛、骨增生等。⑤神经系统:头痛、步态异常、颅内压升高、耳鸣、耳痛等。⑥其他:疲劳、厌食、食欲改变、恶心、腹痛等。⑦实验室异常:可见谷草转氨酶、谷丙转氨酶、碱性磷酸酶、三酰甘油、胆红素、尿酸、网织红细胞等短暂性轻度升高;也可见高密度脂蛋白、白细胞及磷、钾等电解质减少。继续治疗或停止用药,改变可恢复。

【禁忌】对阿维A或其他维甲酸类药物过敏、严重肝肾功能不全、高脂血症、维生素A过多症、对维生素A及其代谢物过敏患者禁用。

【孕妇及哺乳期妇女用药】本品有生殖毒性,孕妇和哺乳期妇女及两年内有生育愿望的妇女禁用。

【儿童用药】阿维A在儿童中应用的疗效和安全性尚未

确认,因而阿维A只用于患有严重角化异常性疾病,且无有效替代疗法的儿童。

【老年用药】对老年患者用药,未见报道需作特殊对待。

【用法用量】本品个体差异较大,剂量需要个体化,才能取得最大的临床治疗效果,同时不良反应最小。

开始治疗:开始一日25或30mg,与主餐一起服用。如果经过4周治疗效果不满意,又没有毒性反应,可逐渐增加至一日75mg,如需要把副作用减至最小,此剂量还可减少。维持治疗:治疗开始有效后,可给予一日25~50mg的维持剂量。维持剂量应以临床效果和耐受性作为根据。一般来说,当皮损已充分消退,治疗应该停止。复发可按开始治疗的方法再治疗。角化性疾病的维持剂量为一日10mg,最大为一日50mg。

6. 复方氨肽素片 Compound Amino-polypeptide Tablets

本品为复方制剂,含氨肽素、氨茶碱、马来酸氯苯那敏。本品主要成分氨肽素是从动物脏器提取的活性物质,含有多种氨基酸,多肽及微量元素,有助于调节机体免疫功能,利于机体营养代谢。本品另一组分氨茶碱能抑制机体内磷酸二酯酶的活性,增加细胞内环磷酸腺苷(CAMP)的含量,从而抑制病变部位细胞分裂,控制病变部位鳞屑增生变厚,使病变组织得以修复。马来酸氯苯那敏为抗组胺药,具有镇静、止痒、抗过敏作用,能减少皮肤对外界刺激的敏感性,减轻银屑病患者的自觉症状。

【适应证】用于银屑病(牛皮癣)。

【用法用量】口服。一次5片,一日3次,儿童酌减或遵医嘱。服用本品,起效时间为1~2周,大部分患者6~8周疗效显著。

【不良反应】尚未见有关不良反应报道。

【禁忌】对本品过敏者禁用。

附:用于银屑病的其他西药

1. 哈西奈德 Halcinonide

见本章“214. 湿疹”。

2. 地蒽酚 Dithranol

【适应证】外用治疗寻常型银屑病、斑秃等。

3. 煤焦油 Coal Tar

【适应证】适用于头部银屑病、脂溢性皮炎及去除头皮屑。

4. 甲氧沙林 Methoxsalen

【适应证】本品为补骨脂素的衍生物,光敏剂。用于治疗白癜风、牛皮癣(银屑病)等。

5. 盐酸依匹斯汀 Epinastine Hydrochloride

【适应证】本品为组胺 H_1 受体拮抗剂。可用于变应性鼻炎、荨麻疹、湿疹、皮炎、皮肤瘙痒症、痒疹、伴有瘙痒的寻常性银屑病及过敏性支气管哮喘的防治。

6. 地奈德乳膏 Desonide Cream

见第十三章“178. 小儿湿疹”。

7. 丙酸氟替卡松乳膏 Fluticasone Propionate Cream

见第十三章“178. 小儿湿疹”。

8. 丙酸倍他米松 Betamethasone Dipropionate

【适应证】本品为人工合成的长效糖皮质激素,为地塞米松的差向异构体,外用适于对糖皮质激素有效的非感染性、炎症性及瘙痒性皮肤病,如特应性皮炎、湿疹、神经性皮炎、接触性皮炎、脂溢性皮炎及寻常型银屑病等。

9. 复方丙酸氯倍他索软膏 Clompound Clobetasol Propionate Ointment

【适应证】本品含丙酸氯倍他索和维A酸,为抗皮肤角化异常药。用于寻常性银屑病。

10. 丙酸氯倍他索 Clobetasol Propionate

【适应证】本品具有抗炎、抗过敏、止痒及抗渗出作用。用于慢性湿疹、银屑病、扁平苔藓、盘状红斑狼疮、神经性皮炎、掌跖脓疱病等瘙痒性及非感染性炎症性皮肤病。

11. 喜树碱软膏 Camptothecin Ointment

【适应证】本品具有抑制增生上皮细胞的有丝分裂和促进鳞状表皮颗粒层形成的作用。用于寻常型银屑病。

12. 复方喜树碱贴片 Compound Camptothecin Patch

【适应证】喜树碱为广谱抗癌药,主要抑制DNA的合成,使癌细胞停止于S期(DNA合成期),抑制进一步分裂。喜树碱外用,能抑制银屑病分裂较快的上皮细胞,减少局部皮肤角质增生,主要用于人类静止期的斑块状、寻常型银屑病(牛皮癣)。

13. 博来霉素 Bleomycin

【适应证】用于头颈部癌、食管癌、皮肤癌、宫颈癌、阴道癌、外阴癌、阴茎癌,霍奇金病及恶性淋巴瘤、睾丸癌及癌性胸腔积液等,亦可用于治疗银屑病。

14. 注射用甲泼尼龙琥珀酸钠 Methylprednisolone Sodium Succinate for Injection

【适应证】本品为人工合成的、抗炎作用强的注射用类固醇。在皮肤疾病方面,可用于天疱疮、严重的多形红斑(斯-约综合征)、剥脱性皮炎、大疱疱疹性皮炎、严重的脂溢性皮炎、严重的银屑病、蕈样真菌病、荨麻疹等。

15. 注射用重组人Ⅱ型肿瘤坏死因子受体-抗体融合蛋白 Recombinant Human Tumor Necrosis Factor-α Receptor Ⅱ:IgG Fusion Protein for Injection

【适应证】①中度及重度活动性类风湿关节炎。②18岁及18岁以上成人中度至重度斑块状银屑病。③活动性强直性脊柱炎。

16. 丁酸氢化可的松 Hydrocortisone Butyrate

【适应证】本品为糖皮质激素类药物,外用适用于对糖皮质激素有效的皮肤病,如接触性皮炎、特应性皮炎、脂溢性皮炎、湿疹、神经性皮炎、银屑病等瘙痒性及非感染性炎症性皮肤病。

17. 醋酸氟氢可的松 Fludrocortisone Acetate

【适应证】本品有抗炎、抗过敏作用。可外用于过敏性皮炎、接触性皮炎、异位性皮炎、脂溢性皮炎、湿疹、皮肤瘙痒症、银屑病、神经性皮炎等皮肤病。

18. 醋酸曲安奈德 Triamcinolone Acetonide Acetate

【适应证】本品为中效糖皮质激素,具有抗炎、抗瘙痒、抗过敏和收缩血管等作用,其抗炎和抗过敏作用较强而持久。适用于各种皮肤病(如神经性皮炎、湿疹、牛皮癣等)、关节痛、支气管哮喘、肩周围炎、腱鞘炎、急性扭伤、慢性腰腿痛及眼科炎症等。

19. 糠酸莫米松 Mometasone Furoate

见本章"213. 皮炎"。

20. 醋酸氟轻松 Fluocinolone Acetonide

【适应证】外用于过敏性皮炎、异位性皮炎、接触性皮炎、脂溢性皮炎、湿疹、皮肤瘙痒症、银屑病、神经性皮炎等。

21. 丙酸倍氯米松 Beclometasone Dipropionate

【适应证】本品为强效外用糖皮质激素类药,具有抗炎、抗过敏和止痒等作用,外用可治疗各种炎症皮肤病,如湿疹、过敏性皮炎、神经性皮炎、接触性皮炎、牛皮癣、瘙痒等。

22. 卤米松 Halometasone

见本章"213. 皮炎"。

23. 水杨酸 Salicylic Acid

【适应证】用于寻常痤疮、头屑、脂溢性皮炎、银屑病、浅部真菌病、跖疣、鸡眼、胼胝及局部角质增生。

24. 三甲沙林 Trioxsalen

【适应证】外用治疗白癜风、银屑病(牛皮癣)。

25. 英夫利昔单抗 Infliximab

【适应证】主要用于克罗恩病、类风湿关节炎、强直性脊柱炎、牛皮癣性关节炎、溃疡性结肠炎。欧美等国还被批准用于银屑病(PSO)等。

26. 阿达木单抗 Adalimumab

【适应证】用于类风湿关节炎、强直性脊柱炎、重度克罗恩病,以及银屑病和银屑病关节炎的治疗。

27. 多烯磷脂酰胆碱 Polyene Phosphatidylcholine

【适应证】用于各种类型的肝病,比如肝炎、慢性肝炎、肝坏死、肝硬化、肝昏迷(包括前驱肝昏迷)、脂肪肝(也见于糖尿病患者),胆汁阻塞,中毒,预防胆结石复发。手术前后的治疗,尤其是肝胆手术,妊娠中毒,包括呕吐,银屑病,神经性皮炎,放射综合征。

28. 甲氨蝶呤 Methotrexate

【适应证】主要用于各类型急性白血病。本品经剂量用法调整后用作免疫抑制药,用于类风湿关节炎、银屑病关节炎及银屑病、幼年型类风湿关节炎、脊柱关节病的周围关节炎、多肌炎及皮肌炎、系统性红斑狼疮等。

29. 环孢素 Ciclosporin

【适应证】主要用于预防同种异体肾、肝、心、骨髓等器官或组织移植所发生的排斥反应,也适用于经其他免疫抑制剂治疗无效的狼疮肾炎、内源性葡萄膜炎、类风湿关节炎、银屑病、难治性肾病综合征等自身免疫性疾病。

30. 短棒杆菌 Corynebactrium parvum

【适应证】主要用于癌性胸腔积液,结合手术治疗早、中期肺癌。对牛皮癣(银屑病)、再生障碍性贫血、女阴白斑、感染性哮喘等也有一定疗效。

31. 维胺酯胶囊 Viaminate Capsules

【适应证】本品为维A酸衍生物,结构式近似全反式维A酸。用于治疗重、中度痤疮,对鱼鳞病、银屑病、苔藓类皮肤病,以及某些角化异常性皮肤病也有一定疗效。

32. 盐酸氮芥酊 Chlormethine Hydrochloride Tincture

【适应证】用于白癜风、银屑病等。

33. 他扎罗汀倍他米松乳膏 Tazarotene and Betamethasone Dipropionate Cream

【适应证】本品为复方制剂,含二丙酸倍他米松和他扎罗汀。用于治疗寻常型银屑病。

34. 他克莫司软膏 Tacrolimus Ointment

见本章"213. 皮炎"。

二、中药

1. 银屑灵

【处方组成】白鲜皮、蝉蜕、赤芍、当归、防风、甘草、黄柏、金银花、苦参、连翘、地黄、土茯苓

【功能主治】清热燥湿,活血解毒。用于湿热蕴肤、郁滞不通所致的白疕,症见皮损呈红斑湿润,偶有浅表小脓疱,多发于四肢屈侧部位;银屑病见上述证候者

【用法用量】口服。一次33g,一日2次;或遵医嘱。

【使用注意】孕妇禁用。

2. 消银颗粒(胶囊、片)

【处方组成】地黄、牡丹皮、赤芍、当归、苦参、金银花、玄参、牛蒡子、蝉蜕、白鲜皮、大青叶、红花、防风

【功能主治】清热凉血,养血润肤,祛风止痒。用于血热风燥型白疕和血虚风燥型白疕,症见皮疹为点滴状,基底鲜红色,表面覆有银白色鳞屑,或皮疹表面覆有较厚的银白色鳞屑、较干燥、基底淡红色、瘙痒较甚。

【用法用量】颗粒剂,开水冲服。一次3.5g,一日3次。一个月为一疗程。

【使用注意】孕妇禁用。

3. 镇银膏

【处方组成】黄连、白鲜皮、花椒、知母

【功能主治】祛风解毒,活血润燥。用于寻常型银屑病。

【用法用量】外用。涂患处,一日1~2次,用药持续1~2周。

4. 冰黄肤乐软膏

见本章"217. 皮肤瘙痒"。

5. 克银丸

【处方组成】土茯苓、拳参、白鲜皮、北豆根

【功能主治】清热解毒，祛风止痒。用于银屑病血热风燥证。

【用法用量】口服。浓缩大蜜丸一次2丸，浓缩水蜜丸一次10g(100粒)，一日2次。

6. 复方青黛胶囊(丸、片)

见本章“217. 皮肤瘙痒”。

7. 银屑颗粒(片、胶囊)

【处方组成】土茯苓、菝葜

【功能主治】祛风解毒。用于治疗银屑病。

【用法用量】开水冲服。一次1袋，一日2～3次，或遵医嘱。

8. 郁金银屑片

【处方组成】秦艽、当归、石菖蒲、黄柏、香附(酒制)、郁金(醋制)、雄黄、莪术(醋制)、乳香(醋制)、玄明粉、马钱子粉、皂角刺、木鳖子(去壳砸碎)、桃仁、红花、硇砂(白)、大黄、土鳖虫、青黛

【功能主治】疏通气血，软坚消积，清热解毒，燥湿杀虫。用于银屑病(牛皮癣)。

【用法用量】口服。一次3～6片，一日2～3次。

9. 紫丹银屑颗粒

【处方组成】紫硇砂、决明子、附子(制)、干姜、桂枝、白术、白芍、黄芪、丹参、降香、淀粉

【功能主治】养血祛风，润燥止痒。用于血虚风燥所致的银屑病。

【用法用量】口服。一次1袋，一日3次。

【使用注意】孕妇禁用。

10. 大枫子油

见本章“217. 皮肤瘙痒”。

11. 丹青胶囊

【处方组成】青黛、紫草、牡丹皮、白鲜皮、苦参、土茯苓、地肤子、玄参、柏子仁、威灵仙、乌梢蛇、甘草

【功能主治】清热凉血，养血活血，祛风止痒。用于治疗寻常型银屑病进行期，冬季型症，属血热或兼血瘀证。症见皮肤红斑、鳞屑、清润肥厚、瘙痒，心烦，口渴或口干，便秘，溲黄等。

【用法用量】饭后半小时温开水送服，一次4粒，一日3次，一疗程8周。

附：用于银屑病的其他中药

1. 克比热提片

【功能主治】清理血液，适用于疖疮，淋巴结核，肛瘘，各种皮肤癣(银屑病)等。

2. 青大将丸

见本章“214. 湿疹”。

221. 白癜风

〔基本概述〕

白癜风是一种后天获得性色素脱失性皮肤病，以局部或泛发性色素脱失形成白斑为特征。

白癜风是后天性因皮肤色素脱失而发生的局限性白色斑片。本病可累及所有种族，世界各地均有发生，男女发病无显著差别，一般肤色浅的人发病率较低，肤色较深的人发病率较高。其中以20～30岁的青年人为多见，印度发病率最高。一般人的发病率为0.5%～2%，近年来有逐年上升的趋势。

白癜风病因不完全清楚，可能的致病因素包括遗传因素、免疫功能异常和内分泌因素等，导致黑素细胞破坏或酶系统抑制、黑素体生成障碍，从而产生色素脱失。目前认为白癜风的病因主要有遗传因素、精神神经因素、化学因素、酪氨酶及铜离子相对缺乏因素、感染因素、外伤因素等等。可见，白癜风的发病因素是多方面的，但是有相当一部分患者查不出任何诱发因素。

诱发白癜风发病的因素主要有：精神紧张，外伤，手术，长期强短波紫外线照射，各种电离辐射，某些化学物质刺激，过敏，其他皮肤病如牛皮癣等，某些内脏疾病尤其是甲状腺疾病，营养不良等等。西医学经多年的免疫学研究，目前已经证实白癜风属于自身免疫性疾病。

白癜风中医学称之为“白癜”或“白驳风”。中医认为，白癜风的发病是机体内外因素互相作用的结果，内因为肝脾肾虚，多由肝血虚、肾阳虚、肾气不足，致令机体阴阳失衡，气血失和，在此基础上湿热风邪乘虚而入，客入肌肤，闭阻经络血脉，肌肤不得温煦，皮肤毛发失养致黑色素脱失而成白斑。

〔治疗原则〕

对白癜风的治疗，目前国内外均缺乏较为满意的疗法，然而中医对此病的论述及治疗已有悠久的历史，积累了丰富的经验，其中白癜扶正散等有较好的疗效。

白癜风可分为进展期和稳定期。治疗一般以外用药物为主，对于稳定期的皮损，可采用自体表皮移植手术或自体表皮黑素细胞移植手术。

可应用甲氧沙林治疗。

窄波紫外线(Narrow B and UV，NB—UV)适用于皮损泛发、皮损处于稳定期白癜风患者的治疗。一般每周照射2～3次，需连续治疗3～6个月。

〔用药精选〕

1. 甲氧沙林溶液 Methoxsalen Solution

甲氧沙林为补骨脂素的衍生物，光敏剂。与表皮细胞结合的本品，易被波长在320～400nm的长波紫外线激活，形成

光加合物(PUVA),产生光毒反应,抑制表皮细胞 DNA 合成及有丝分裂,表皮细胞更新速度减缓,从而对银屑病起治疗作用;光敏反应的结果还提高酪氨酸酶活性,促使黑色素形成,促使毛囊中的黑色素细胞向表皮中移动,从而使皮肤上出现色素沉着,用于治疗白癜风。

【适应证】用于白癜风、牛皮癣(银屑病),还可用于掌跖脓疱病、湿疹、遗传过敏性皮炎(异位性皮炎)、扁平苔藓等的治疗。

【不良反应】①本品内服后可有恶心、呕吐、头晕、头痛、精神抑郁、失眠,以及中毒性肝炎。②本品配合 UVA 照射后常见的不良反应是红斑(常在照射 24 ~ 48 小时出现)、皮肤色素沉着、瘙痒。若照射剂量过大或时间过长,照射部位皮肤上可出现红肿、水疱、疼痛、脱屑,以及足和小腿的肿胀。③局部应用高浓度甲氧沙林和 UVA 照射过度,可引起剧烈红斑和水疱等毒性反应。④曾报道长期 PUVA 治疗后可出现白内障和皮肤早期老化的症状。

【禁忌】对本品过敏、严重肝病、白内障或其他晶体疾病、光敏性疾病(如红斑狼疮、皮肌炎、卟啉症、多形性日光疹、着色性干皮病等)患者禁用。

【孕妇及哺乳期妇女用药】孕妇及哺乳期妇女禁用。

【儿童用药】12 岁以下儿童禁用。

【老年用药】年老体弱患者禁用。

【用法用量】①口服。2 小时后配合日晒或黑光照射,一周至少 2 ~ 3 次(至少相隔 48 小时)。剂量:白癜风,按体重 0.5mg/kg 计算,成人一次服用量为 25 ~ 30mg,一周2 ~ 3 次;银屑病,按体重 0.6mg/kg 计算,成人一次服用量为 30 ~ 35mg,一周 2 ~ 3 次。照光时间:a. 日光照射(日晒),首次照射时间为 15 ~ 25 分钟,浅肤色一般为 15 分钟,中等肤色为 20 分钟,深肤色为 25 分钟,以后治疗可适当增加 5 分钟的照射时间;b. 黑光照射,照射治疗时间为照射出现红斑反应时间的一半。

②外用。a. 甲氧沙林 1.1% 溶液用于牛皮癣;0.1% 溶液用于白癜风。患处涂擦 1 ~ 2 小时后,用长波紫外线照射患处。照射时光距为 10 ~ 30cm,照射 30 分钟左右。一日 1 次。一般一个疗程为 1 个月。治愈后,一周或隔周照射一次以巩固疗效。如未治愈应继续治疗。如两个疗程结束,皮损仍无明显消退,可停止治疗。治愈后如有复发,重复治疗仍然有效。b. 全身性或弥散性患者除用药方法同上外,需在医师指导下用黑光机照射治疗。c. 局限性白癜风或初起的白癜风患者患处涂擦药液后,应照射紫外线。

【制剂】甲氧沙林片(溶液、搽剂)

2. 他克莫司软膏 Tacrolimus Ointment

见本章“213. 皮炎”。

附:用于白癜风的其他西药

1. 卢立康唑乳膏 Luliconazole Cream

【适应证】用于治疗下列真菌感染:癣病——脚癣、体癣、股癣;念珠菌感染——指间糜烂症、擦烂;白癜风。

2. 盐酸氮芥酊 Chlormethine Hydrochloride Tincture

【适应证】本品为皮肤抗真菌药。通过对皮肤的刺激而致使白斑处变黑。对白癜风有辅助治疗作用。用于白癜风、银屑病等。

二、中药

1. 白癜风胶囊(丸)

【处方组成】补骨脂、黄芪、白蒺藜、红花、乌梢蛇、当归、桃仁、川芎、香附、白鲜皮、紫草、丹参、龙胆、山药、干姜

【功能主治】活血行滞,祛风解毒。用于经络阻隔、气血不畅所致的白癜风,症见白斑散在分布、色泽苍白、边界较明显。

【用法用量】口服。一次 3 ~ 4 粒,一日 2 次。

【使用注意】孕妇禁用。

2. 白灵片(胶囊)

【处方组成】当归、三七、红花、牡丹皮、桃仁、防风、苍术、白芷、马齿苋、赤芍、黄芪

【功能主治】活血化瘀,祛风通络。用于经络阻隔、气血不和所致的白癜风,症见白斑散在不对称、皮色苍白、边界较清楚。

【用法用量】片剂,口服,一次 4 片,一日 3 次。同时使用外搽白灵酊涂患处,一日 3 次,三个月为一疗程。

【使用注意】孕妇禁用。

3. 消白软膏

【处方组成】蛋黄、丁香、黑芝麻、黑种草子、芥子、阿育魏实、羊脂

【功能主治】祛风利湿,调和气血。用于风湿阻络、气血不和所致的白癜风。

【用法用量】外用,膏体适量涂于患处;可配合局部揉搓按摩或配合日光浴。

4. 驱白马日白热斯丸

【处方组成】金钱白花蛇、司卡摩尼亚脂、阿纳其根、西红花、马钱子(制)、全蝎、芦荟、湖蛙、蜈蚣、乳香、水菖蒲

【功能主治】清理浊血,理气止痛。用于白热斯(白癜风),斯立(结核),皮肤病,各种肿疮。

【用法用量】口服。一日 1 次,晚间服,第一天服 5 粒,以后每天加服 1 粒,15 天后每天减 1 粒,至首次用量,为一个疗程。

【使用注意】孕妇禁用。

5. 驱白巴布期片

【处方组成】补骨脂、驱虫斑鸠菊、高良姜、盒果藤、白花丹

【功能主治】通脉,理血。用于白热斯(白癜风)。

【用法用量】口服。一次 3 ~ 5 片。一日 3 次。

6. 桃红清血丸(片)

【处方组成】蒺藜(炒)、紫草、降香、拳参、白薇、桃仁

(炒)、红花、制何首乌、甘草、苍术(炒)、龙胆、白药子、海螵蛸

【功能主治】调和气血,化瘀消斑。用于气血不和、经络瘀滞所致的白癜风。

【用法用量】口服。一次2.5g(15丸),一日2次,或遵医嘱。

7. 外搽白灵酊

【处方组成】当归尾、红花、红花夹竹桃(叶)、马齿苋、苏木、没药、白芷、白矾

【功能主治】通经活血。用于经络阻隔、气血凝滞所致的白癜风,症见白斑不对称、色泽苍白、边缘清楚。

【用法用量】涂擦患处,一日3次,三个月为一个疗程,同时服用百灵片。

【使用注意】①皮肤破损处禁用。②对本品或酒精过敏者禁用。

8. 补骨脂注射液

【处方组成】补骨脂

【功能主治】温肾扶正。用于治疗白癜风、银屑病(牛皮癣)。

【用法用量】肌内注射。一次2ml,一日1~2次,10天为一疗程,或遵医嘱。

9. 复方补骨脂颗粒

【处方组成】补骨脂、锁阳、续断、狗脊、赤芍、黄精

【功能主治】温补肝肾,强壮筋骨,活血止痛。用于肾阳虚亏,腰膝酸痛,腰肌劳损及腰椎退行性病变等病。

【用法用量】开水冲服。一次20g,一日2次;1~2周为一个疗程。

【使用注意】对本品任何成分过敏者禁用。

10. 润肌皮肤膏

【处方组成】大枫子仁、红粉、核桃仁、蓖麻子、樟脑、松香、蜂蜡

【功能主治】消斑,燥湿,活血。用于皮肤疮癣,粉刺疙瘩,酒渣赤鼻,雀斑,汗斑,白癜风,湿毒脚气。

【用法用量】外用。用纱布包药擦患处,用药后如不痛,可直接敷于患处,一日2~3次。

附:用于白癜风的其他中药

1. 复方卡力孜然酊

【功能主治】活血温肤,清除沉着于局部的未成熟异常黏液质。用于白热斯(白癜风)。

2. 苏孜阿甫片

【功能主治】活血化瘀、理气、开窍,增加皮肤色素。用于动脉硬化、冠心病、肝脏疾病、白癜风、水肿、胃病等。

222. 痤疮(粉刺)

〔基本概述〕

痤疮又叫青春痘或粉刺,是由多种因素导致的一种发生于毛囊、皮脂腺的慢性炎症性皮肤病。

痤疮主要是青春发育期由于雄激素增多,致皮脂腺毛囊管壁角化并堵塞毛孔造成皮脂排出不畅,从而引起毛囊皮脂腺的炎症反应,同时与痤疮丙酸杆菌感染有关。根据皮损的严重程度,痤疮分为轻、中、重三度。

痤疮好发于青春期,男女均可发病。皮损好发于面部、上胸背部等皮脂溢出部位,多对称分布。面部中央及眶周常不受侵犯。损害为多形性,包括白头粉刺、黑头粉刺、炎性丘疹、脓疱、结节、囊肿,数量多少不等。重症者可出现萎缩或肥厚性瘢痕。

引起痤疮发病的原因较多,发病机制也较复杂,主要是由于青春期时,体内的激素会刺激毛发生长,促进皮脂腺分泌更多油脂,毛发和皮脂腺因此堆积许多物质,使油脂和细菌附着,引发皮肤红肿的反应。由于这种症状常见于青年男女,所以常称它为青春痘。其实青少年不一定都会长青春痘,而青春痘也不一定只长在青少年的身上。

本病慢性病程,常反复发作,青春期后大多自然痊愈或减轻。

中医学认为粉刺的主要病因有肺胃实热、湿热蕴结、脾虚湿蕴等,治宜清热祛风、凉血利湿、化瘀解毒。

〔治疗原则〕

除儿童外,大部分人群都曾经患过本病(包括轻症在内)。青春期后大都能够自然消退。医师应告知患者本病并非内分泌的紊乱所致,而是青春期的一个常见现象,过了青春期,症状可以自然消退。治疗的目的是使其减轻,同时治疗过程中可能有反复,特别是女性,可能随月经周期的变化而时轻时重。

痤疮治疗应尽早开始以防止形成瘢痕。如果痤疮皮疹较少,炎症较轻,可不予治疗,待其自然消退。如果皮疹较多,炎症较重,则应积极治疗。尤其是患有脓疱、结节、脓肿、囊肿性痤疮者如果没有及时治疗,会遗留下凹陷性或增生性瘢痕,影响皮肤外观。

治疗方法的选择主要取决于痤疮的严重程度。轻度到中度痤疮一般采用局部治疗。中度到重度痤疮患者,除局部用药外,可配合系统治疗。如口服抗生素(四环素、米诺环素等),女性患者可口服激素,如孕酮和乙炔雌二醇,结节及囊肿性痤疮患者可在皮肤科医师指导下口服异维A酸等治疗。

为了减少痤疮丙酸杆菌等的耐药性,应做到以下几点:①尽可能使用非抗生素类抗菌药,如过氧苯甲酰或壬二酸;②如果某种抗生素有效,可重复使用该药物数疗程,疗程的

间歇配合使用过氧苯甲酰或壬二酸；③外用抗生素的疗程为4~8周，在此基础上一旦没有用药指征，应停药。治疗原则如下。

(1)注意局部清洁，少食油腻及刺激性食物。

(2)轻症者外用1%红霉素软膏，一日2次。维A酸软膏外用，每晚1次，连续4~8周。注意避免局部刺激和避光。

(3)重症可联合口服红霉素0.5g，一日3次，连续2~4周，也可使用四环素或克林霉素。

〔用药精选〕

一、西药

1. 过氧苯甲酰乳膏 Benzoyl Peroxide Cream

本品是一种氧化剂，外用于皮肤后，能缓慢释放出新生态氧，可杀灭痤疮丙酸杆菌，并有使皮肤干燥和脱屑的作用。

【适应证】用于寻常痤疮。

【不良反应】用药后局部可有轻度痒感或烧灼感，也可发生轻度红斑、脱皮和皮肤干燥等。偶有接触性皮炎发生。

【禁忌】对本品过敏、皮肤有急性炎症及破溃者禁用。

【孕妇及哺乳期妇女用药】孕妇及哺乳期妇女慎用。

【儿童用药】儿童慎用。

【用法用量】洗净患处，轻轻揩干，取适量本品涂于患处，一日1~2次。

【制剂】①过氧苯甲酰乳膏；②过氧苯甲酰凝胶；③红霉素过氧苯甲酰凝胶

2. 壬二酸乳膏 Azelaic Acid Cream

壬二酸抑制微生物的蛋白合成，对痤疮丙酸杆菌和表皮葡萄球菌有抗菌活性。本品能使毛囊漏斗部的角化过程转为正常，皮肤角质层变薄、角质透明蛋白颗粒减少与变小、表皮层中丝角蛋白含量与分布减少等现象，这些变化可能与本品抑制粉刺形成有关。

【适应证】适用于轻、中度炎症性寻常痤疮的局部治疗。

【不良反应】不良反应一般皆较轻微而且短暂。1%~5%的患者用药初有瘙痒、灼热、刺激和刺痛感。其他不良反应有红斑、皮肤干燥、皮疹、脱屑、刺激、皮炎及接触性皮炎等，其总发生率不到1%。本品有引起变态反应的潜在可能性。极少数因使用本品而引起哮喘加重、皮肤色素减少、白斑、多毛、发红(毛囊角化病的征兆)及复发性嘴唇疱疹恶化。

【禁忌】对本品中任何成分敏感者禁用。

【孕妇及哺乳期妇女用药】孕妇禁用，哺乳期妇女慎用。

【儿童用药】12岁以下儿童用药的安全性尚不明确。

【用法用量】外用。清洗皮肤并擦干后，将本品在痤疮处涂抹成薄层，一日2次，早晚各1次，须用力涂搽，务使深入皮肤，涂后洗手。

3. 阿达帕林 Adapalene

阿达帕林是一种维A酸类化合物，在体内与体外炎症模型中被证明具有抗炎特性。本品选择性与维生素A酸核受体结合。局部使用本品可使毛囊上皮细胞分化正常化，减少微粉刺的形成。

【适应证】以粉刺、丘疹和脓疱为主要表现的寻常型痤疮；面部、胸部和背部的痤疮。

【不良反应】①本品在最初治疗的2~4周里最常见的不良反应为红斑、干燥、鳞屑、瘙痒、灼伤或刺痛，在程度上多为轻、中度。②较少发生的不良反应有晒伤、皮肤刺激、皮肤不适的烧灼和刺痛感。③极少发生的不良反应包括痤疮红肿、皮炎和接触性皮炎、眼浮肿、结膜炎、红斑、瘙痒、皮肤变色、红疹和湿疹等。

【禁忌】对阿达帕林或凝胶赋形剂中的任何组分过敏者禁用。

【孕妇及哺乳期妇女用药】建议在妊娠时不要使用本品。目前尚不知本品是否经乳汁排泄。哺乳期妇女若必须使用本品，请勿涂于胸部。

【儿童用药】在12岁以下儿科患者中，其安全性和有效性尚未确定。

【老年用药】临床试验中，受试者年龄均在12~30岁，因此尚不明确65岁以上老年人与年轻人之间是否不同。

【用法用量】局部外用，一日1次，晚上使用。用前用刺激小的或无皂性清洁剂清洗治疗区域，然后涂在皮肤患处，在痤疮损伤处的皮肤区域将本品涂一薄膜层，完全覆盖住患处。

对于必须减少用药次数或暂停用药的患者，当证实患者已恢复对阿达帕林的耐受时可恢复用药次数。

【制剂】阿达帕林凝胶

4. 维A酸乳膏 Tretinoin Cream

维A酸类药物治疗痤疮可直接或间接作用于痤疮发病的4个主要环节：抑制皮脂腺功能，抗毛囊皮脂导管角化，抑制毛囊皮脂导管内微生物的生长，抑制炎症。所以，维A酸类药物是治疗痤疮最为有效的药物种类之一。

【适应证】用于寻常痤疮、角化异常性疾病及银屑病的治疗。

【不良反应】外用本品可能会引起皮肤刺激症状，如灼热感、红斑及脱屑，可能使皮损更明显，但同时表明药物正在起作用，不是病情的加重。皮肤多半可适应及耐受，刺激现象可逐步消失。若刺激现象持续或加重，可在医师指导下间歇用药，或暂停用药。

【禁忌】对本品过敏者、眼部、急性或亚急性皮炎、湿疹类皮肤病患者禁用。

【孕妇及哺乳期妇女用药】妊娠起初3个月内妇女禁用；哺乳期妇女禁用，以免婴儿经口摄入本品。

【儿童用药】儿童慎用。

【用法用量】外用。涂于患处，一日1~3次，或遵医嘱。

【制剂】①维A酸乳膏(软膏、凝胶)；②复方维A酸凝胶(维A酸与红霉素的复方制剂)

5. 克林霉素凝胶 Clindamycin Cream

本品有抗菌作用,尤对痤疮致病菌(痤疮丙酸杆菌)具有较好的抗菌活性,局部使用还可使表皮脂肪酸减少,有利于痤疮的治疗。

【适应证】用于治疗寻常痤疮等。

【不良反应】可引起皮肤干燥、局部刺激、皮疹等过敏反应。偶见胃肠不适及腹泻。

【禁忌】对本品过敏、有肠炎或溃疡性结肠病病史者禁用。

【孕妇及哺乳期妇女用药】孕妇慎用。哺乳期妇女若使用本品,应暂停哺乳。

【儿童用药】小儿应用时,应注意重要器官的功能,小于1个月的小儿不宜应用。

【用法用量】局部外用,先用温水洗净患处,轻轻揩干后,取适量药液在患处涂一薄层,每日早晚各1次。

【制剂】①克林霉素磷酸酯溶液(凝胶、搽剂、外用溶液);②克林霉素凝胶

6. 维胺酯胶囊 Viaminate Capsules

本品为维A酸衍生物,结构式近似全反式维A酸。口服具有调节和控制上皮细胞分化与生长,抑制角化,减少皮脂分泌,抑制角质形成细胞的角化过程,使角化异常恢复正常,抑制痤疮丙酸菌的生长,并有调节免疫及抗炎作用。

【适应证】用于治疗重、中度痤疮,对鱼鳞病、银屑病、苔藓类皮肤病及某些角化异常性皮肤病也有一定疗效。

【不良反应】①常见皮肤干燥、脱屑、瘙痒、皮疹、脆性增加,掌跖脱皮,瘀斑,继发感染等;口腔黏膜干燥、疼痛,结合膜炎,严重者角膜浑浊,视力障碍,视乳头水肿,头痛、头晕、精神症状、抑郁、良性脑压增高。②骨质疏松,肌肉无力、疼痛,胃肠道症状、鼻出血等。③妊娠服药可导致自发性流产及胎儿发育畸形。④实验室检查可引起红细胞沉降率上升、肝酶升高、血脂升高、血糖升高、血小板下降等。

副作用的轻重与本品的剂量大小、疗程长短及个体耐受有关。轻度不良反应可不必停药,或减量使用,重度不良反应应立即停药,并去医院由医师的相应处理。

【禁忌】对本品过敏者禁用。

【孕妇及哺乳期妇女用药】孕妇及哺乳期妇女禁用。

【儿童用药】对儿童的安全性尚不清楚,过量服药可产生骨骼改变,如儿童骨骺盘的早熟融合。

【老年用药】肝、肾功能不全者慎用。

【用法用量】口服。成人一次25~50mg,一日3次。

7. 维胺酯维E乳膏 Viaminate and Vitamin E Cream

本品为皮肤科用药类非处方药药品。局部使用具有促进上皮细胞分化与脱落、调节和防止角化、抑制皮脂分泌、抗炎、抑制痤疮丙酸杆菌的作用,还具有抗氧化、保护皮肤作用。

【适应证】用于痤疮。

【不良反应】偶见皮肤刺激如烧灼感,或过敏反应如皮疹、瘙痒等。

【禁忌】对本品过敏者禁用。

【孕妇及哺乳期妇女用药】孕妇禁用。

【儿童用药】婴幼儿不宜使用。

【用法用量】外用。一日1~2次,先将患部用温水洗净擦干后,均匀涂搽一层,睡前使用更佳。

【制剂】维胺酯维E乳膏(凝胶)

8. 异维A酸 Isotretinoin

异维A酸胶囊口服用于治疗痤疮时,可缩小皮脂腺组织,抑制皮脂腺活性,减少皮脂分泌,减轻上皮细胞角化及毛囊皮脂腺口的角质栓塞,并抑制痤疮丙酸杆菌数的生长繁殖。研究还表明,本品可调控与痤疮发病机制有关的炎症免疫介质,以及选择性地结合维A酸核受体而发挥治疗作用。

异维A酸凝胶外用局部使用时,异维A酸的作用方式可能同它的立体异构体维A酸类似,维A酸可以诱导表皮细胞增生,促进表皮颗粒层细胞向角质层分化,通过调节毛囊皮脂腺上皮角化异常过程去除角质栓,起到防治及消除粉刺皮损作用。

【适应证】口服适用于重度难治性结节性痤疮(尤其是结节囊肿型痤疮)、重症酒渣鼻等;也可用于毛发红糠疹、掌跖角化症等角化异常性皮肤病。外用适用于局部寻常痤疮、粉刺、酒渣鼻的治疗。

【不良反应】口服本品面部出油明显减少,皮肤、黏膜、口唇、眼、鼻黏膜干燥脱皮,鼻出血,头痛、肌肉关节痛,血脂升高,肝酶升高。有报告服药后出现精神变化,如抑郁、自杀倾向、焦虑,脱发,偶见恶心。偶见过敏反应及光敏。

异维A酸凝胶局部外用时用药部位可能发生红斑、肿胀、脱屑、结痂、色素增加或减退。

【禁忌】对本品任何成分过敏、维生素A过量、高脂血症患者禁用。有皮肤上皮细胞肿瘤(皮肤癌)个人史或家族史、破损皮肤、湿疹样或太阳灼伤区皮肤患者禁用。

【孕妇及哺乳期妇女用药】孕妇、哺乳期妇女禁用。

【儿童用药】对儿童的安全性尚不清楚。药物过量可发生骨结构的改变,包括儿童骨骺盘早熟融合。在对12~17岁重度难治性结节性痤疮儿童患者,尤其当已知其合并有代谢或骨骼方面疾病时,使用异维A酸治疗时应慎重。

【老年用药】肝、肾功能不全者禁用。

【用法用量】口服。开始剂量为一日0.5mg/kg,分2~3次服用,4周后改用维持量。维持量视患者耐受情况决定,但一日最高剂量不得超过1mg/kg,饭间或餐后服用。一般16周为一疗程。如需要,停药8周后,再进行下一疗程。

外用,涂于患处。一日1~2次,6~8周为一个疗程。用药前应清洁患处皮肤,且等其干燥后再用药。

【制剂】异维A酸胶囊(软胶囊、凝胶);异维A酸红霉素凝胶

附:用于痤疮的其他西药

1. 盐酸米诺环素 Minocycline Hydrochloride

【适应证】本品为半合成的四环素类抗生素,是四环素类抗生素中抗菌作用最强的品种。用于对敏感菌引起的多种感染,包括浅表性化脓性感染:毛囊炎、脓皮症、疖、疖肿症、痈、蜂窝织炎、汗腺炎、痤疮、皮脂囊肿粉瘤、乳头状皮肤炎、甲沟炎、脓肿、鸡眼继发性感染、扁桃体炎、肩周缘炎、咽炎、泪囊炎、眼睑缘炎、睑腺炎、龈炎、牙冠周围炎、牙科性上腭窦炎、感染性上腭囊肿、牙周炎、外耳炎、外阴炎、阴道炎、创伤感染、手术后感染等。

2. 醋酸环丙孕酮片 Cyproterone Acetate Tablets

【适应证】本品是一种抗雄激素制剂。用于降低男性性欲倒错的性欲,不能手术的前列腺癌,女性重度雄性化体征,如非常严重的多毛症,雄激素依赖性严重脱发,最终导致秃顶(重度雄激素性脱发),常伴有重度痤疮及/或皮脂溢。

3. 盐酸仑氨西林片 Lenampicillin Hydrochloride Tablets

【适应证】本品为半合成青霉素类广谱抗生素,可用于皮肤软组织感染:包括毛囊炎(脓疱性痤疮)、疖、痈、丹毒、蜂窝织炎、淋巴管(结)炎、化脓性甲沟炎、皮下脓肿、汗腺炎、簇状痤疮、皮脂性囊肿合并感染、肛周脓肿等。

4. 氟氯西林钠 Flucloxacillin Sodium

【适应证】本品是一种半合成的耐青霉素酶的青霉素,可用于敏感菌所致的各种感染,包括软组织感染,如脓肿、疖、痈、蜂窝织炎、创口感染、烧伤、中/外耳炎、皮肤移植保护、皮肤溃疡、湿疹、痤疮等。

5. 甲苯磺酸托氟沙星胶囊 Tosufloxacin Tosylate Capsules

【适应证】本品为喹诺酮类广谱抗菌药。可用于皮肤软组织感染,包括毛囊炎(脓疱性痤疮)、疖、疖肿症、丹毒、蜂窝织炎、痈、皮下脓疮、多发性痤疮、感染性粉瘤、肛周脓肿、汗腺炎等。

6. 法罗培南钠 Faropenem Sodium

【适应证】本品是一种新的碳青霉烯类药物,属非典型内酰胺类抗生素,可用于敏感菌所致的浅表性皮肤感染症、深层皮肤感染症、痤疮(伴有化脓性炎症)等。

7. 甲苯磺酸妥舒沙星 Tosufloxacin Tosylate

【适应证】本品为喹诺酮类广谱抗菌药。可用于敏感菌所致皮肤软组织感染,包括毛囊炎(包括脓疱性痤疮)、疖、痈、丹毒等。

8. 乳酸司帕沙星 Sparfloxacin Lactate

【适应证】本品为广谱氟喹诺酮类抗生素,可用于由敏感菌引起的皮肤、软组织感染,如脓疱疮、集族性痤疮、毛囊炎、疖、疖肿、痈、丹毒、蜂窝织炎、淋巴结炎、淋巴管炎、皮下脓肿、汗腺炎、乳腺炎、外伤及手术伤口感染等。

9. 参皇乳膏 Ginseng and Royal Jelly Cream

见本章“213. 皮炎”。

10. 硫酸锌 Zinc Sulfate

见第十三章“180. 小儿厌食症”。

11. 甘草锌 Licorzinc

【适应证】主要用于锌缺乏症引起的儿童厌食、异食癖、生长发育不良及成人锌缺乏症。也用于寻常型痤疮,口腔、胃、十二指肠及其他部位的溃疡症等。

12. 克林霉素甲硝唑搽剂 Clindamycin Hydrochloride and Metronidazole Liniment

【适应证】本品所含克林霉素主要对革兰阳性菌有较高抗菌活性,抑制菌体蛋白质合成。甲硝唑有抗厌氧菌作用。两药并用可抑制杀灭痤疮丙酸杆菌,并减少表皮脂肪酸生成,有利于痤疮治疗。用于寻常痤疮,也可用于脂溢性皮炎及酒渣鼻、毛囊炎。

13. 葡萄糖酸氯己定软膏 Chlorhexidine Gluconate Ointment

【适应证】本品所含氯己定为阳离子型表面活性防腐剂,能改变细菌细胞膜的通透性,具有广谱抗菌作用。用于轻度小面积烧伤、烫伤、外伤感染,也可用于湿疹、痤疮、足癣等。

14. 硫软膏 Sulfur Ointment

【适应证】硫黄与皮肤及组织分泌物接触后,生成硫化氢和五硫黄酸等,对疥虫、细菌、真菌有杀灭作用,并能除去油脂及软化表皮、溶解角质。用于疥疮、头癣、痤疮、脂溢性皮炎、酒渣鼻、单纯糠疹、慢性湿疹。

15. 葡萄糖酸锌 Zinc Gluconate

【适应证】用于治疗缺锌引起的营养不良、厌食症、异食癖、口腔溃疡、痤疮、儿童生长发育迟缓等。

16. 红霉素软膏 Erythromycin Ointment

【适应证】用于脓疱疮等化脓性皮肤病、小面积烧伤、溃疡面的感染和寻常痤疮。

17. 维生素 B_6 软膏 Vitamin B_6 Ointment

【适应证】用于痤疮、酒渣鼻、脂溢性湿疹、皱皮症。

18. 葡萄糖酸钙锌口服溶液 Calcium Zinc Gulconate Oral Solution

见第十三章“190. 小儿佝偻病”。

19. 硫黄硼砂乳膏 Compound Sulfur Cream

【适应证】本品所含硫黄对疥虫、细菌、真菌具有杀灭作用,并能除去油脂及软化表皮,溶解角质。硼砂具有轻度抑菌作用。用于脂溢性皮炎、疥疮、痤疮及湿疹。

20. 他扎罗汀 Tazarotene

【适应证】用于寻常性斑块型银屑病及寻常痤疮。

21. 头孢泊肟酯 Cefpodoxime Proxetil

【适应证】可用于敏感菌引起的轻、中度皮肤及软组织感染,包括毛囊炎、疖、疖肿症、痈、丹毒、蜂窝织炎、淋巴管(结)炎、瘭疽、化脓性甲沟炎、皮下脓肿、汗腺炎、族状痤疮、感染性粉瘤、肛门周围脓肿等。

22. 雌二醇 Estradiol

【适应证】本品是体内重点由卵巢成熟滤泡分泌的一种自然雌激素,可用于治疗痤疮(粉刺),在男性可用于较重的病例,在女性可选用雌、孕激素复合制剂。

23. 吉他霉素 Kitasamycin

【适应证】本品为大环内酯类抗生素,作用机制和抗菌谱与红霉素相似。主要用于敏感的革兰阳性菌所致的皮肤、软组织感染,胆道感染,呼吸道感染,链球菌咽峡炎,猩红热,白喉,军团菌病,百日咳,以及淋病、非淋病性尿道炎、痤疮等。

24. 红霉素醋酸锌凝胶 Erythromycin and Zinc Acetate Gel

【适应证】治疗寻常型痤疮。

25. 枸橼酸锌 Zinc Citrate

见第十三章"180. 小儿厌食症"。

26. 夫西地酸乳膏 Fusidic Acid Cream

【适应证】本品主治由葡萄球菌、链球菌、痤疮丙酸杆菌极小棒状杆菌及其他对夫西地酸敏感的细菌引起的皮肤感染。主要适应证包括脓疱疮、疖、痈、甲沟炎、创伤感染、须疮、汗腺炎、红癣、毛囊炎、寻常性痤疮。本品适用于面部和头部等部位的感染而无碍外观。

27. 水杨酸 Salicylic Acid

【适应证】用于寻常痤疮、头屑、脂溢性皮炎、银屑病、浅部真菌病、跖疣、鸡眼、胼胝及局部角质增生。

28. 氨苯砜 Dapsone

【适应证】本品为砜类抑菌剂,对麻风杆菌有较强的抑菌作用。本品与其他抑制麻风药联合用于由麻风分枝杆菌引起的各种类型麻风和疱疹样皮炎的治疗,也用于脓疱性皮肤病、聚会性痤疮、银屑病、带状疱疹的治疗。

二、中药

1. 金花消痤丸(胶囊、颗粒)

【处方组成】金银花、栀子(炒)、大黄(酒炙)、黄芩(炒)、黄连、黄柏、薄荷、桔梗、甘草

【功能主治】清热泻火,解毒消肿。用于肺胃热盛所致的粉刺,口舌生疮,胃火牙痛,咽喉肿痛,目赤,便秘,尿黄赤。

【用法用量】口服。一次4g,一日3次。

【使用注意】孕妇禁用。

2. 消痤丸

【处方组成】升麻、柴胡、麦冬、野菊花、黄芩、玄参、生石膏、石斛、龙胆草、大青叶、金银花、竹茹、蒲公英、淡竹叶、夏枯草、紫草

【功能主治】清热利湿,解毒散结。用于湿热毒邪聚结肌肤所致的粉刺,症见颜面皮肤光亮油腻,黑头粉刺、脓疱、结节,伴有口苦、口黏、大便干;痤疮见上述证候者。

【用法用量】口服。一次30粒,一日3次。

【使用注意】孕妇禁用。

3. 当归苦参丸

见本章"214. 湿疹"。

4. 复方珍珠暗疮片(胶囊)

见第十三章"178. 小儿湿疹"。

5. 清热暗疮丸(片、胶囊)

【处方组成】穿心莲、牛黄、金银花、蒲公英、大黄浸膏、山豆根、栀子、珍珠层粉、甘草

【功能主治】清热解毒,泻火通腑。用于肺胃积热所致的粉刺、疖,症见颜面部粉刺、脓疱、皮肤硬结、疼痛,顶部有脓头,大便干、小便黄。

【用法用量】丸剂,口服。一次2~4丸,一日3次,14天为一疗程。

6. 通便消痤胶囊

【处方组成】大黄、枳实、芒硝、西洋参、生白术、青阳参、小红参、肉苁蓉、荷叶

【功能主治】益气活血,通便排毒。用于气虚、血瘀,热毒内盛所致的粉刺、黧黑斑,症见面部粉刺、褐斑,伴乏力气短、面色不华、大便不畅;痤疮、黄褐斑见上述证候者。

【用法用量】口服。①便秘、排便不爽者,一次3~6粒,一日2次,根据大便情况酌情加减药量,以大便通畅,每天1~2次为宜。②大便一日1次者,以1粒起服,每日服1~2次,根据大便情况逐渐加量至大便通畅,每天1~2次为宜。

【使用注意】孕妇禁用。

7. 丹花口服液

【处方组成】金银花、连翘、土茯苓、荆芥、防风、浮萍、白芷、桔梗、皂角刺、牡丹皮、牛膝、何首乌、黄芩

【功能主治】祛风清热,除湿散结。用于肺胃蕴热所致的粉刺(痤疮)。

【用法用量】口服。一次10ml,一日3次,饭后服,四周为一疗程。

8. 皮肤病血毒丸(片)

见本章"214. 湿疹"。

9. 丹参酮胶囊

【处方组成】丹参乙醇提取物

【功能主治】抗菌消炎。用于痤疮,扁桃体炎,外耳道炎,疖、痈,外伤感染,烧伤感染,乳腺炎,蜂窝织炎,骨髓炎等。

【用法用量】口服。一次4粒,一日3~4次。小儿酌减。

【使用注意】孕妇禁用。

10. 复方片仔癀软膏

【处方组成】片仔癀粉、季德胜蛇药片

【功能主治】清热,解毒,止痛。用于带状疱疹、单纯疱疹、脓疱疮、毛囊炎、痤疮。

【用法用量】外用。涂于患处,一日2~3次。

【使用注意】孕妇禁用。

11. 润肌皮肤膏

【处方组成】大枫子仁、红粉、核桃仁、蓖麻子、樟脑、松香、蜂蜡

【功能主治】消斑，燥湿，活血。用于皮肤疮癣，粉刺疙瘩，酒渣赤鼻，雀斑，汗斑，白癜风，湿毒脚气。

【用法用量】外用。用纱布包药擦患处，用药后如不痛，可直接敷于患处，一日2~3次。

12. 冰黄软膏

【处方组成】大黄、硫黄、黄连、冰片、氯霉素

【功能主治】清热除湿，解毒化瘀。用于肺热血瘀所致寻常型痤疮，症见皮疹红肿，或有脓疱结节，用手挤压有小米粒样白色脂栓排出，伴有颜面潮红，皮肤油腻，大便秘结，舌质红，苔薄黄，脉弦数（本品与美诺平颗粒配合使用）。

【用法用量】温水洗脸后，取软膏剂适量涂于面部。

13. 克痤隐酮凝胶

【处方组成】丹参酮粉、甲氧苄啶、维生素A、维生素E

【功能主治】抑制皮脂腺分泌及痤疮杆菌生长。用于黑头、白头粉刺及脓疮型痤疮。

【用法用量】外用，涂敷患处，一日2次。

【使用注意】儿童、孕妇、哺乳期妇女禁用。

14. 美诺平颗粒

【处方组成】白花蛇舌草、金银花、连翘、地黄、牡丹皮

【功能主治】（本品与冰黄软膏配合使用）清热解毒，凉血散瘀。用于肺热血瘀所致的寻常型痤疮；皮疹红肿或有脓疱结节，用手挤压有小米粒样白色脂栓排出，伴有颜面潮红、皮肤油腻，大便秘结，舌质红，苔薄黄，脉弦数。

【用法用量】开水冲服，一次6g，一日3次。

15. 润伊容口服液（胶囊）

【处方组成】蒲公英、千里光、侧柏叶、大血藤、柴胡、川木通、白芷、皂角刺

【功能主治】傣医：别非解逼。兵休占，兵那干。中医：祛风清热，解毒消痤。用于风热上逆所致的痤疮。

【用法用量】口服。一次10ml，一日3次。

16. 排毒养颜胶囊（片）

【处方组成】大黄、白术、西洋参、芒硝、枳实、青阳参、小红参、肉苁蓉、荷叶

【功能主治】益气活血，通便排毒。用于气虚血瘀、热毒内盛所致的便秘，痤疮、颜面色斑。

【用法用量】胶囊，口服。①便秘、排便不爽者，一次3~6粒，一日2次，根据大便情况酌情加减药量，以大便通畅，每天1~2次为宜。②大便一日1次者，以1粒起服，每日服1~2次，根据大便情况逐渐加量至大便通畅，每天1~2次为宜。片剂，口服。①便秘、排便不爽者，一次3~6片，一日2次，根据大便情况酌情加减药量，以大便通畅，每天1~2次为宜。②大便一日1次者，以1片起服，每日服1~2次，根据大便情况逐渐加量至大便通畅，每天1~2次为宜。

【使用注意】孕妇禁用。

17. 排毒清脂片（胶囊、软胶囊、颗粒）

【处方组成】大黄、西洋参、麦冬

【功能主治】化瘀降脂，通便消痤。用于浊瘀内阻所致的单纯性肥胖，高脂血症，痤疮。

【用法用量】口服。一次2片，一日2~3次。

【使用注意】孕妇禁用。

18. 芩桑金海颗粒

【处方组成】黄芩、桑白皮、枇杷叶、金银花、薏苡仁、夏枯草、海浮石、西红花、甘草

【功能主治】清热泻火，凉血解毒，活血散结。用于轻中度痤疮，中医辨证为肺胃郁热证，症见皮肤局部粉刺、红色丘疹、脓疱，颜面潮红，皮肤灼热，舌红苔黄。

【用法用量】开水冲服。每次1袋，一日3次。

附：用于痤疮的其他中药

1. 复方芙蓉叶酊

【功能主治】清热解毒，散结止痒。用于热毒蕴结、血脉瘀滞所引起的寻常型痤疮的辅助治疗。

2. 黄地养阴颗粒

【功能主治】养阴清肺，清热除湿，凉血通络。适用于肺肾阴虚、湿热内蕴、血热瘀阻所引起的寻常型痤疮。

3. 新肤螨灵软膏

【功能主治】杀螨止痒。用于治疗痤疮。

4. 解毒痤疮丸

【功能主治】清肺胃，解热毒，消痤疮。痤疮属肺胃热盛证，症见皮肤局部粉刺，丘疹，脓疱，以及面红，口渴，口臭，小便短黄，大便秘结，舌红苔黄等。

5. 解毒凉血合剂

【功能主治】清热解毒，凉血祛风。用于风邪热毒瘀阻所致痤疮的辅助治疗。

6. 痤疮涂膜剂

【功能主治】清热燥湿，凉血解毒，化瘀散结。用于湿热蕴结、血热瘀滞型寻常痤疮的辅助治疗。

7. 化瘀祛斑胶囊（片）

【功能主治】疏风清热，活血化瘀。用于黄褐斑、酒渣、粉刺。

8. 三味肤宝软膏

【功能主治】清热解毒，益气养阴。用于热毒炽盛、气阴不足所致的寻常型痤疮，症见皮肤潮红，伴有丘疹，硬结者。

9. 复方紫苏油软胶囊

【功能主治】祛脂化浊，解毒散结。用于粉刺湿浊毒瘀证，症见丘疹，色微红，白色粉刺或有痒痛，皮肤油腻。

10. 复方槐花胶囊

【功能主治】祛风除湿，活血解毒。用于因风湿热毒瘀阻所致的寻常型痤疮。

11. 景天祛斑胶囊

【功能主治】活血行气，祛斑消痤。用于气滞血瘀所致的黄褐斑、痤疮。

12. 肤康搽剂

【功能主治】清热燥湿,祛风止痒。用于湿疹,痤疮,花斑癣属风热湿毒证者。

13. 复方珍珠解毒口服液

【功能主治】清热凉血,养阴解毒。适用于因热毒瘀阻肌肤所致的轻型粉刺,症见皮疹以红色丘疹、黑头或白头粉刺为主,伴有少量脓头者。

14. 润燥止痒胶囊

【功能主治】养血滋阴,祛风止痒,润肠通便。用于血虚风燥所致的皮肤瘙痒,痤疮,便秘。

15. 复方蛇胆清热搽剂

【功能主治】清热燥湿解毒,疏风止痒。适用于湿热毒邪内蕴所致的寻常型痤疮。

16. 清火养元胶囊

【功能主治】清热泻火,安神通便。用于热病所致的心烦,目赤肿痛,颜面痤疮,夜寐不宁,大便秘结。

17. 姜黄消痤搽剂

【功能主治】清热祛湿,活血消痤。用于湿热郁肤所致的粉刺(痤疮)。

18. 玫芦消痤膏

【功能主治】清热燥湿,杀虫止痒。用于痤疮,皮肤瘙痒,湿疹及日晒疮。

19. 百癣夏塔热片(胶囊)

【功能主治】清除异常黏液质、胆液质,消肿止痒。用于治疗手癣,体癣,足癣,花斑癣,过敏性皮炎,痤疮。

20. 增抗宁片(胶囊、颗粒、口服液)

【功能主治】益气健脾,养阴生津,清热,并能提高机体免疫功能。用于化疗、放疗及不明原因引起的白细胞减少症、青春型痤疮,亦可用于慢性肝炎的治疗。

223. 脓疱疮(黄水疮)

〔基本概述〕

脓疱疮又称黄水疮,是由化脓性球菌感染引起的一种常见的急性化脓性、传染性皮肤病。病原菌主要为金黄色葡萄球菌。主要表现为丘疹、水疱或脓疱。其为接触性传染,可在儿童中流行传染。

脓疱疮是一种常见的化脓性皮肤病,主要由凝固酶阳性的金黄色葡萄球菌及/或溶血性链球菌所致。临床表现包括四种主要类型:寻常型脓疱疮、大疱型脓疱疮、新生儿脓疱疮和深脓疱疮等。

本病好发于儿童,夏秋季多汗、闷热的天气多见。好发于面部及暴露部位。皮损为丘疹、水疱或黄色脓疱,周围有红晕,疱壁薄,易破溃,脓液干燥结痂,愈后无瘢痕,可伴不同程度瘙痒。重症可出现邻近淋巴结肿大,可伴发热,可出现较大脓疱。

中医学认为,黄水疮多因暑夏炎热,湿热邪毒袭于肌表,导致气机失畅,疏泄障碍,熏蒸皮肤而成。治宜清暑利湿,清热解毒。

〔治疗原则〕

脓疱疮可出现接触性传染。本病患者要适当隔离,接触衣物及时消毒。

脓疱疮的治疗原则为杀菌、消炎。治疗方法如下。

(1)注意皮肤卫生,夏季勤洗澡。隔离患者,防止传染。增强营养,改善全身抵抗力。

(2)局部治疗原则为清洁、消炎、杀菌、干燥、收敛。首选抗菌药物,如莫匹罗星软膏、夫西地酸软膏或鱼石脂软膏等。还可用龙胆紫液,一日用药两次。

(3)轻症者注意局部清洁,可外用1%红霉素软膏,一日2次。局部用药前,可用0.05%黄连素液或0.02%高锰酸钾液清洗患部。

(4)皮损广泛、全身症状明显者,应及时内用抗生素治疗,可口服抗菌药物,连续1周,如阿莫西林、头孢氨苄、头孢唑啉、氯唑西林等,也可选用其他二代或三代头孢类抗生素。

(5)避免搔抓,防止自身传染。局部避免使用激素类药物。

〔用药精选〕

一、西药

1. 莫匹罗星软膏 Mupirocin Ointment

见第十三章“178. 小儿湿疹”。

2. 夫西地酸乳膏 Fusidic Acid Cream

夫西地酸通过抑制细菌的蛋白质合成而产生抗菌作用。对与皮肤感染有关的各种革兰阳性球菌尤其对葡萄球菌高度敏感,对耐药金黄色葡萄球菌也有效,对某些革兰阴性菌也有一定的抗菌作用。与其他抗生素无交叉耐药性。本品除了对大多数导致皮肤感染的细菌有强效外,还具有能渗透入感染灶内部的特性。

【适应证】本品主要用于由葡萄球菌、链球菌、痤疮丙酸杆菌极小棒状杆菌及其他对夫西地酸敏感的细菌引起的皮肤感染。主要适应证包括脓疱疮、疖、痈、甲沟炎、创伤感染、须疮、汗腺炎、红癣、毛囊炎、寻常性痤疮,本品适用于面部和头部等部位的感染而无碍外观。

【不良反应】主要是用药局部皮肤反应,包括接触性皮炎、皮疹、湿疹、红斑、斑丘疹、瘙痒、皮肤过敏反应等。罕见不良反应有黄疸、紫癜、表皮坏死、血管水肿等。

【禁忌】对本品中的任何一种成分过敏者禁用。

【孕妇及哺乳期妇女用药】孕妇及哺乳期妇女用药安全性尚不明确,实验证明,夫西地酸经吸收后能透过胎盘屏障并能分泌入乳汁,孕妇及哺乳期妇女宜慎用。

【用法用量】本品应局部涂于患处,并缓和地摩擦;必要时可用多孔绷带包扎患处。一日2～3次,7日为一疗程,必要时可重复一个疗程。

3. 红霉素软膏 Erythromycin Ointment

本品为大环内酯类抗生素。对大多数革兰阳性菌、部分革兰阴性菌及一些非典型性致病菌如衣原体、支原体均有抗菌活性。

【适应证】用于脓疱疮、毛囊炎等化脓性皮肤病、小面积烧伤、溃疡面的感染和寻常痤疮。

【不良反应】偶见刺激症状和过敏反应。

【禁忌】对本品及大环内酯类药物过敏者禁用。

【孕妇及哺乳期妇女用药】孕妇及哺乳期妇女应在医师指导下使用。

【用法用量】局部外用。取本品适量,涂于患处,一日2次。

4. 硫酸新霉素软膏 Neomycin Sulfate Ointment

本品属广谱氨基糖苷类抗生素。对于局限性原发性脓皮病(如浅表的毛囊炎、深脓疮、脓疱病)及局限性继发性脓皮病(如感染性湿疹样皮炎、感染的真皮溃疡、擦烂),单独使用新霉素即有效。对葡萄球菌的感染最为有效。

【适应证】用于脓疱疮等化脓性皮肤病及烧伤、溃疡面感染。

【不良反应】个别患者可能引起皮肤过敏,并可导致之后口服或局部应用新霉素时产生过敏反应。

【禁忌】对本品或氨基糖苷类抗生素过敏的患者禁用。

【孕妇及哺乳期妇女用药】新霉素虽很少从皮肤吸收,但在妊娠及授乳时使用仍应权衡利弊。

【用法用量】涂于患处,一日2～3次。

5. 复方新霉素软膏 Compound Neomycin Ointment

本品所含新霉素、杆菌肽两种抗生素,对多数革兰阴性菌、阳性菌有较强的抗菌作用,在完整皮肤吸收很少。

【适应证】用于脓疱疮等化脓性皮肤病及小面积烧伤、溃疡面的感染。

【不良反应】①个别患者可能引起皮肤过敏,并可导致今后口服或局部应用新霉素时产生过敏反应。②大面积外用吸收后可出现耳毒性及肾毒性。

【禁忌】对新霉素或其他氨基糖苷类抗生素或杆菌肽过敏、严重肾功能不全患者禁用。

【用法用量】局部外用。取本品适量,涂于患处,一日2～3次。

附:用于脓疱疮(黄水疮)的其他西药

1. 盐酸环丙沙星乳膏(软膏、凝胶) Ciprofloxacin Hydrochloride Cream

【适应证】本品为杀菌剂,与其他抗生素无交叉耐药性,β-内酰胺类、氨基糖苷类、磺胺类耐药菌株对本品仍敏感。用于治疗脓疱疮、疖肿、毛囊炎、湿疹合并感染、外伤感染、癣病合并感染及其他化脓性皮肤感染等。

2. 甲硝唑乳膏(凝胶、霜) Metronidazole Cream

【适应证】本品可抑制阿米巴原虫的氧化还原反应,使原虫氮链发生断裂。对厌氧微生物有杀灭作用。①治疗毛囊虫皮炎、疥疮、痤疮。②炎症性丘疹、脓疱疮、酒渣鼻红斑的局部治疗。③其他如滴虫阴道炎、外阴炎等可作为局部辅助治疗。

3. 盐酸左氧氟沙星软膏 Levofloxacin Hydrochloride Ointment

【适应证】本品为氧氟沙星的左旋异构体,其抗菌活性约为氧氟沙星的2倍,用于治疗脓疱疮、疥疮、毛囊炎等化脓性皮肤病。

4. 阿奇霉素 Azithromycin

见第十三章“163. 小儿支气管炎”。

5. 注射用阿莫西林钠舒巴坦钠 Amoxicillin Sodium and Sulbactam Sodium for Injection

【适应证】可用于皮肤及软组织感染,如蜂窝织炎、伤口感染、疖病、脓性皮炎和脓疱病、性病、淋病等。

6. 阿莫西林舒巴坦匹酯 Amoxicillin and Sulbactam Pivoxil

【适应证】本品适用对阿莫西林耐药但对本品敏感的产β-内酰胺酶致病菌引起的各种轻、中度感染,包括皮肤及软组织感染,如蜂窝织炎、伤口感染、疖病、脓性皮炎、脓疱病、性病、淋病等。

7. 阿莫西林克拉维酸钾 Amoxicillin and Clavulanate Potassium

见第十三章“163. 小儿支气管炎”。

8. 哌拉西林钠他唑巴坦钠 Piperacillin Sodium and Tazobactam Sodium

【适应证】适用于对哌拉西林耐药,但对哌拉西林他唑巴坦敏感的产β-内酰胺酶的细菌引起的中、重度感染。包括非复杂性和复杂性皮肤及软组织感染,如蜂窝织炎、皮肤脓肿、缺血性或糖尿病性足部感染等。

9. 盐酸安妥沙星片 Antofloxacin Hydrochloride Tablets

见第十四章“210. 骨膜炎与骨髓炎”。

10. 氟氯西林钠 Flucloxacillin Sodium

【适应证】氟氯西林是一种半合成的耐青霉素酶的青霉素,可有效对抗耐青霉素的金黄色葡萄球菌感染和对青霉素敏感的金黄色葡萄球菌、溶血性链球菌(化脓链球菌)、肺炎双球菌等所致的各种感染,包括皮肤软组织感染,如脓肿、疖、痈、蜂窝织炎、创口感染、烧伤、中/外耳炎、皮肤移植保护、皮肤溃疡、湿疹、痤疮等。

11. 复方多黏菌素B软膏 Compound Polymyxin B Ointment

【适应证】本品为硫酸多黏菌素B、硫酸新霉素、杆菌肽和盐酸利多卡因组成的复方制剂。可用于各种细菌性皮肤感染的治疗,如脓疱疮、疖肿、毛囊炎、须疮、甲沟炎、原发性皮肤细菌感染、湿疹、单纯性疱疹、脂溢性皮炎、溃疡合并感染、创伤合并感染、继发性感染。

12. 注射用美洛西林钠舒巴坦钠 Mezlocillin Sodium and Sulbactam Sodium for Injection

【适应证】适用于产酶耐药菌引起的中重度感染性疾病，包括蜂窝织炎、伤口感染、疖病、脓性皮炎和脓疱病等。

13. 注射用硫酸头孢匹罗 Cefpirome Sulfate for Injection

【适应证】本品是一种β-内酰胺酶稳定的头孢菌素类杀菌性抗菌素，在低浓度水平即可对相当广谱的革兰阴性及革兰阳性病原菌具有杀菌作用。许多对其他注射头孢菌素或氨基糖苷类耐药的菌株对本品依然敏感。可用于皮肤及软组织感染(蜂窝织炎、皮肤脓肿及伤口感染)等。

14. 克拉霉素 Clarithromycin

【适应证】克拉霉素是红霉素的衍生物，最新大环内酯类抗生素。抗菌谱与红霉素、罗红霉素等相同。可用于皮肤软组织感染，脓疱病、丹毒、毛囊炎、疖和伤口感染等。

15. 乳酸司帕沙星 Sparfloxacin Lactate

【适应证】本品为广谱氟喹诺酮类抗生素，可用于由敏感菌引起的轻、中度感染，包括皮肤、软组织感染，如脓疱疮、集族性痤疮、毛囊炎、疖、疖肿、痈、丹毒、蜂窝织炎、淋巴结炎、淋巴管炎、皮下脓肿、汗腺炎、乳腺炎、外伤及手术伤口感染等。

16. 头孢地尼 Cefdinir

【适应证】本品为半合成的、广谱的口服第三代头孢菌素，对革兰阳性菌和阴性菌均有抗菌活性。可用于敏感菌所引起的毛囊炎、疖、疖肿、痈、传染性脓疱病、丹毒、蜂窝织炎、淋巴管炎、甲沟炎、皮下脓肿、粉瘤感染、慢性脓皮症等。

17. 阿莫西林 Amoxicillin

见第十三章“163. 小儿支气管炎”。

18. 硼酸 Boric Acid

【适应证】本品为外用杀菌剂、消毒剂、收敛剂和防腐剂。用作皮肤、鼻腔、口腔消毒，膀胱、阴道冲洗，以及治疗细菌和真菌感染，也可用于伴大量渗液的急性湿疹、脓疱疮等。

19. 硫唑嘌呤 Azathioprine

【适应证】用于严重的风湿性关节炎、系统性红斑狼疮、皮肌炎/多发性肌炎、自体免疫性慢性活动性肝炎等，也可用于天疱疮、类天疱疮等。

20. 头孢氨苄 Cefalexin

【适应证】本品属于β-内酰胺类抗生素，是半合成的第一代口服头孢菌素。可用于金黄色葡萄球菌、溶血性链球菌、肺炎球菌、大肠埃希菌、肺炎杆菌、流感杆菌、痢疾杆菌等敏感菌株引起的毛囊炎、疖、丹毒、蜂窝织炎、脓疱、痈、痤疮感染、皮下脓肿、创伤感染、乳腺炎、淋巴管炎等。

21. 醋酸氯己定软膏 Chlorhexidine Acetate Ointment

【适应证】本品为阳离子型表面活性防腐剂，具有抗菌谱广、抗菌作用较强特点。其作用机制是改变细菌细胞膜的通透性。但对芽孢、病毒及耐酸菌无效。用于疖肿，小面积烧伤、烫伤、外伤感染和脓疱疮。

22. 盐酸金霉素软膏 Chlortetracycline Hydrochloride Ointment

【适应证】本品为四环素类广谱抗生素，对金黄色葡萄球菌、化脓性链球菌、肺炎球菌及淋球菌，以及沙眼衣原体等有较好抑制作用。适用于浅表皮肤感染，用于脓疱疮等化脓性皮肤病，轻度小面积烧伤及溃疡面的感染。

23. 复方氧化锌软膏 Compound Zinc Oxide Ointment

【适应证】用于轻度烧伤、脓疱疮、疖肿等。

24. 杆菌肽软膏 Bacitracin Ointment

【适应证】本品对大多数革兰阴性、阳性细菌具有较强的抗菌作用。用于脓疱疮等化脓性皮肤病及小面积烧烫伤和溃疡面的感染。

25. 甲硝唑氯己定软膏 Metromidazole and Chlorhexidine Ointment

【适应证】本品所含甲硝唑为抗厌氧菌药，其作用机制为干扰细菌代谢、促使其死亡；醋酸氯己定为季铵盐类阳离子表面活性剂，对革兰阳性菌有较强杀菌作用。用于疖肿、溃疡、小面积烧伤、烫伤、外伤感染和脓疱疮。

26. 甲苯磺酸托氟沙星胶囊 Tosufloxacin Tosylate Capsules

【适应证】本品为喹诺酮类广谱抗菌药。可用于敏感菌所引起的轻中度皮肤软组织感染：毛囊炎(脓疱性痤疮)、疖、疖肿症、丹毒、蜂窝织炎、痈、皮下脓疮、多发性痤疮、感染性粉瘤、肛周脓肿、汗腺炎等。

27. 硫酸庆大霉素 Gentamicin Sulfate

【适应证】本品为氨基糖苷类抗生素，对多种革兰阴性细菌及革兰阳性细菌都有良好抗菌作用。可用于敏感菌所致的严重感染，如败血症、下呼吸道感染、肠道感染、盆腔感染、腹腔感染、皮肤软组织感染、复杂性尿路感染等。

二、中药

1. 青蛤散

见第十三章“178. 小儿湿疹”。

2. 九圣散

见本章“213. 皮炎”。

3. 拔毒膏

【处方组成】金银花、连翘、大黄、栀子、黄芩、黄柏、赤芍、当归、川芎、乳香、没药、血竭、儿茶、木鳖子、蓖麻子、蜈蚣、穿山甲、红粉、轻粉、樟脑、苍术、白芷、白蔹、玄参、地黄、桔梗

【功能主治】清热解毒，活血消肿。用于热毒瘀滞肌肤所致的疮疡，症见肌肤红、肿、热、痛，或已成脓。

【用法用量】加热软化，贴于患处，隔日换药1次，溃脓时每日换药1次。

【使用注意】肿疡未成脓者禁用。

4. 连翘败毒丸(片、膏)

【处方组成】连翘、金银花、蒲公英、紫花地丁、栀子、天花

粉、黄芩、黄连、黄柏、大黄、苦参、白鲜皮、木通、荆芥穗、防风、白芷、蝉蜕、羌活、麻黄、薄荷、柴胡、玄参、浙贝母、桔梗、当归、赤芍、甘草

【功能主治】清热解毒，消肿止痛。用于热毒蕴结肌肤所致的疮疡，症见局部红肿热痛、未溃破者。

【用法用量】丸剂，口服。一次 6g，一日 2 次。

【使用注意】孕妇禁用。

5. 清血内消丸

【处方组成】金银花、连翘、栀子（姜炙）、拳参、大黄、蒲公英、黄芩、黄柏、关木通、玄明粉、赤芍、乳香（醋炙）、没药（醋炙）、桔梗、瞿麦、玄参、薄荷、雄黄、甘草

【功能主治】清热祛湿，消肿败毒。用于脏腑积热、风湿热毒引起的疮疡肿毒，红肿坚硬，痈疡不休，憎寒发热，二便不利。

【用法用量】口服。一次 6g，一日 3 次。

【使用注意】孕妇禁用。

6. 如意金黄散（金黄散）

【处方组成】姜黄、大黄、黄柏、苍术、厚朴、陈皮、甘草、生天南星、白芷、天花粉

【功能主治】清热解毒，消肿止痛。用于热毒瘀滞肌肤所致的疮疖肿痛，症见肌肤红、肿、热、痛，亦可用于跌打损伤。

【用法用量】红肿，烦热，疼痛，用清茶调敷；漫肿无头，用醋或葱酒调敷；亦可用植物油或蜂蜜调敷。一日数次。

7. 复方片仔癀软膏

见本章“222. 痤疮（粉刺）”。

8. 小败毒膏

【处方组成】蒲公英、大黄、黄柏、赤芍、金银花、乳香（醋炙）、木鳖子（打碎）、陈皮、天花粉、白芷、当归、甘草。辅料为蜂蜜

【功能主治】清热解毒，消肿止痛。用于疮疡初起，红肿热痛。

【用法用量】口服。一次 10～20g，一日 2 次。

【使用注意】孕妇禁用。

附：用于脓疱疮（黄水疮）的其他中药

1. 提毒散

【功能主治】化腐解毒，生肌止痛；用于疔疖痈肿，臁疮，溃流脓血，疮口不敛。

2. 复方黄柏液（涂剂）

【功能主治】清热解毒，消肿祛腐。用于阳证疮疡溃后。

224. 压疮

〔基本概述〕

压疮是指长期卧床不起的患者，因躯体的压迫及摩擦引起的疮疡，多见于半身不遂，下肢瘫痪，久病卧床，或长时间昏迷的患者。

压疮又称席疮、褥疮、压力性溃疡，是由于局部组织长期受压，发生持续缺血、缺氧、营养不良而致组织溃烂坏死。本病多见于长期卧床患者，好发于骶尾部、髋部、足跟部、背脊部等，在持续受压部位出现红斑、水疱、溃疡三步曲病理改变。轻者护理治疗即可痊愈，重者溃烂，往往经久不愈。

皮肤压疮在康复治疗、护理中是一个普遍性的问题。据有关文献报道，每年约有 6 万人死于褥疮合并症。

引起压疮最主要的原因是局部组织遭受持续性垂直压力，特别在身体骨头粗隆凸出处。如长期卧床或坐轮椅、夹板内衬垫放置不当，石膏内不平整或有渣屑等，局部长时间承受超过正常毛细血管的压迫，均可造成压疮。（一般而言，皮肤层下的血管可承受的压力约为 32mmHg，假若超过以上的压力局部血管便可能扭曲、变形而影响到血流的通过而有缺血的现象。）

当患者在床上活动或坐轮椅时，皮肤可受到床单和轮椅垫表面的逆行阻力摩擦，如皮肤被擦伤后受到汗、尿、大便等的浸渍时，易发生压疮。

当皮肤经常受潮湿、摩擦等物理性刺激（如石膏绷带和夹板使用不当、大小便失禁、床单皱褶不平、床上有碎屑等），使皮肤抵抗力降低，也易发生压疮。

压疮多发生于无肌肉包裹或肌肉层较薄、缺乏脂肪组织保护又经常受压的骨隆突处。仰卧位好发于枕骨粗隆、肩胛部、肘、脊椎体隆突处、骶尾部、足跟。侧卧位好发于耳部、肩峰、肘部、肋骨、髋部，膝关节的内、外侧及内外踝。俯卧位好发于耳、颊部、肩部、女性乳房、男性生殖器、髂嵴、膝部、脚趾。

压疮的形成过程可分为红斑期、水疱期和溃疡期三期。不同分期的症状如下。压疮Ⅰ度（红斑期）：全身的受压部位表现为局部瘀血，皮肤呈现红斑。若在此期除去压力此改变在 48 小时内消失。压疮Ⅱ度（水疱期）：受压部位出现大小不等的水疱，皮肤发红充血，用手指压时不消退。压疮Ⅲ度（浅溃疡）：溃疡不超过皮肤全层，因溃疡基底部缺乏血液供应，呈苍白色，肉芽水肿，流水不止。压疮Ⅳ度（深溃疡）：涉及深筋膜和肌肉，受累组织因缺血而坏死呈黑色，因细胞的感染，病变常侵犯骨质，形成骨膜炎或骨髓炎。

〔治疗原则〕

压疮的预防极为重要，主要以精心护理为基础。压疮早期皮肤发红，采取翻身、减压等措施后可好转。当皮肤出现浅表溃烂、溃疡、渗出液多时就应及时到医院接受治疗。

1. 药物治疗

（1）成纤维生长因子：将褥疮局部消毒，清洗后用 2% 的成纤维生长因子软膏均匀覆盖创面，用消毒敷料包扎，每日换药一次。其能促进创伤愈合过程中所有细胞增生，加快创口的愈合速度。

(2)碘酊:具有使组织脱水促进创面干燥、软化硬结构的作用。将碘酊涂于创面,每日2次。

(3)多抗甲素:能刺激机体的免疫细胞增强免疫功能,促进创面组织修复。对创面较大者,先用生理盐水清创,然后用红外线灯照射20分钟,创面干燥后用多抗甲素液湿敷,再用红外线灯照射10分钟,最后用灭菌紫草油纱布覆盖,对渗出液多者,每日换药3次。

(4)灭滴灵:对杀灭厌氧菌有特效,并能扩张血管,增强血液循环。用此药冲洗后,湿敷创面,加红外线灯照射20分钟,每日3~4次。

(5)传统中药药膏:对于Ⅱ和Ⅳ期褥疮,中药膏的应用十分重要。可以先用生理盐水清洗创面,去除坏死组织,再采用中药膏涂于褥疮创面进行治疗,伴有空洞可配合使用化腐生肌油纱条,能将化腐溶解物引流排出,促使新生肉芽加速生长。中药膏治疗褥疮的重要性越来越得到认可。

2. 物理疗法

(1)氧疗:利用纯氧抑制创面厌氧菌的生长,提高创面组织中氧的供应量,改善局部组织代谢。氧气流吹干创面后,形成薄痂,利于愈合。方法:用塑料袋罩住创面,固定牢靠,通过一小孔向袋内吹氧,氧流量为5~6L/分,每次15分钟,每日2次。治疗完毕,创面盖以无菌纱布或暴露均可。对分泌物较多的创面,可在湿化瓶内放75%酒精,使氧气通过湿化瓶时带出一部分酒精,起到抑制细菌生长,减少分泌物,加速创面愈合的作用。

(2)人工护理:每1~2小时定时对患者进行翻身,按摩受压皮肤,劳动量大,需要护理人员有高度责任心;定期为患者清洁皮肤。实际护理中,由于患者行动不便,很难保证皮肤清洁。

3. 外科手术

对大面积、深达骨质的褥疮,上述保守治疗不理想时,可采用外科治疗加速愈合,如手术修刮引流,清除坏死组织,植皮修补缺损等。

外科手术修复亦适用于战伤并发大面积褥疮。因战伤患者失血多,机体抵抗力差,褥疮迁延不愈,易造成全身感染。采用手术修复可缩短褥疮的病程,减轻痛苦,提高治愈率。

〔用药精选〕

一、西药

1. 重组人表皮生长因子凝胶 Recombinant Human Epidermal Growth Factor Gel

本品为外用重组人表皮生长因子,可促进动物皮肤创面组织修复过程的DNA、RNA和羟脯氨酸的合成,加速创面肉芽组织的生成和上皮细胞的增殖,从而缩短创面的愈合时间。

【适应证】适用于皮肤烧烫伤创面(浅Ⅱ度至深Ⅱ度烧烫伤创面)、残余创面、供皮区创面及慢性溃疡创面的治疗。也用于各类普通创面、足坏疽、角膜炎、鼓膜穿孔、褥疮、口腔溃疡、黄雀斑、激光手术防护等。

【禁忌】对本品过敏者禁用。

【用法用量】常规清创后,用生理氯化钠溶液清洗创面,取本品适量,均匀涂于患处。需要包扎者,同时将本品均匀涂于适当大小的内层消毒纱布,覆盖于创面,常规包扎,一日1次或遵医嘱。推荐剂量为每100cm^{2}创面使用本品10g(以凝胶重量计)。

【制剂】重组人表皮生长因子凝胶(外用溶液),外用重组人表皮生长因子

2. 莫匹罗星软膏 Mupirocin Ointment

见第十三章“178. 小儿湿疹”。

附:用于褥疮的其他西药

1. 外用重组人碱性成纤维细胞生长因子 Recombinant Human Basic Fibroblast Growth Factor for External Use

【适应证】促进创面愈合,可用于烧伤创面(包括浅Ⅱ度、深Ⅱ度、肉芽创面)、慢性创面(包括慢性肉芽创面、溃疡和褥疮等)和新鲜创面(包括外伤、手术伤等)。

2. 冻干鼠表皮生长因子 Lyophilized Mouse Epidermal Growth Factor for External Use(mEGF)

【适应证】本品能有效促进浅Ⅱ度烧伤创面、供皮区创面及慢性创面的愈合:用于烧伤、烫伤、灼伤(浅Ⅱ度、深Ⅱ度、肉芽创面);新鲜创面(包括各种刀伤、外伤、手术伤口、美容整形创面);糖尿病或静脉曲张等所致的顽固性溃疡和坏疽溃疡创面(包括口腔及各种皮肤溃疡等);疮痈类疾病(如褥疮、痤疮、疖肿等);角膜外伤、溃疡、电光性眼炎;供皮区创面;放射性损伤创面。

3. 重组人表皮生长因子衍生物 Recombinant Human Epidermal Growth Factor Derivative

【适应证】①难愈性创面的治疗,如足靴区溃疡、糖尿病性溃疡、褥疮、窦道、肛门会阴部创面及其他难以愈合的创面。②切口愈合障碍的治疗,如切口感染、切口脂肪液化、切口张力过大、术后使用糖皮质激素、化疗药物、合并低蛋白血症、贫血,以及重要脏器功能障碍。③预防和减少手术瘢痕。

4. 外用冻干重组人酸性成纤维细胞生长因子 Lyophilized Recombinant Human Acidic Fibroblast Growth Factor For External Use

【适应证】本品用于下述创面,以促进创面愈合。①深Ⅱ度烧伤创面。②慢性溃疡创面(包括外伤后残余创面、糖尿病溃疡、血管性溃疡和褥疮)。

5. 美皮康褥疮贴 Mepilex Border

【适应证】可用于各种渗出性伤口,例如腿部和足部溃疡、褥疮和创伤,皮肤破损和二期愈合伤口等。

6. 硼酸软膏 Boric Acid Ointment

【适应证】用于轻度、小面积急性湿疹、急性皮炎、脓疱

疮、褥疮。

7. 硼酸氧化锌软膏 Boric Acid and Zinc Oxide Ointment

【适应证】用于湿疹及慢性皮炎，也可用于小面积浅表创伤、烧伤及褥疮的辅助治疗。

8. 注射用奥硝唑 Ornidazole for Injection

【适应证】可用于治疗敏感厌氧菌所引起的多种感染性疾病，包括伤口感染、表皮脓肿、褥疮溃疡感染、蜂窝织炎、气性坏疽等。

9. 左奥硝唑氯化钠注射液 Levornidazole and Sodium Chloride Injection

【适应证】本品为奥硝唑的左旋体，可用于治疗由敏感厌氧菌所引起的多种感染性疾病，包括伤口感染、表皮脓肿、褥疮溃疡感染、蜂窝织炎、气性坏疽等。

10. 乙醇 Ethanol

【适应证】本品为常用的消毒防腐药。75% 乙醇用于灭菌消毒。40% ~50% 的乙醇可预防褥疮。25% ~50% 乙醇擦浴用于高热患者的物理退热。此外，还可用于小面积烫伤的湿敷浸泡。在配制剂时作溶剂用。

11. 复方维生素 B_{12} 软膏 Compound Vitamin B_{12} Ointement

【适应证】本品含维生素 B_{12}、啤酒花浸膏和硫酸庆大霉素。局部给药对慢性放射性皮肤损伤具有加速溃疡愈合、促进皮肤 RNA 合成作用，并具有止痒止痛作用。用于急慢性放射性皮肤损伤，慢性放射性皮肤损伤恢复期。

二、中药

1. 创灼膏

见第十三章“178. 小儿湿疹”。

2. 紫草膏

【处方组成】紫草、当归、防风、地黄、白芷、乳香、没药

【功能主治】化腐生肌，解毒止痛。用于热毒蕴结所致的溃疡，症见疮面疼痛，疮色鲜活，脓腐将尽。

【用法用量】外用。摊于纱布上贴患处。每隔 1 ~2 日换药 1 次。

【使用注意】肿疡未溃、溃疡腐肉未尽者禁用。

3. 复方紫草油

【处方组成】紫草、冰片、忍冬藤、白芷

【功能主治】清热凉血，解毒止痛。用于轻度水、火烫伤。

【用法用量】外用适量，涂擦患处，一日数次。

4. 赛霉安乳膏

【处方组成】石膏、冰片、朱砂

【功能主治】清热止血，收敛祛湿，化腐生肌。用于牙周溃疡，皮肤碰伤、刀伤、慢性溃疡，子宫颈糜烂，阴道炎，痔疮，肛瘘，褥疮等症。

【用法用量】外用，一日 2 次。

【使用注意】皮肤有破损者禁用。

5. 拔脓净

【处方组成】乳香(制)、没药(制)、穿山甲(砂炙)、红粉

【功能主治】拔脓去腐，生肌止痛。用于疮疡溃后腐肉不脱，褥疮及慢性瘘道。

【用法用量】外用。取药粉适量，撒于患处后，患面小者，用黑膏药外贴，患面大者，用创灼膏外贴(亦可用凡士林代替)，再用纱布衬垫，胶布固定。分泌物较多者，每日换药 1 次，分泌物较少者 2 ~3 日换药 1 次。

6. 康复新液

【处方组成】美洲大蠊干燥虫体的乙醇提取物

【功能主治】通利血脉，养阴生肌。内服：用于瘀血阻滞，胃痛出血，胃、十二指肠溃疡，以及阴虚肺痨，肺结核的辅助治疗。外用：用于金疮、外伤、溃疡、瘘管、烧伤、烫伤、褥疮之创面。

【用法用量】口服。一次 10ml，一日 3 次，或遵医嘱；外用用医用纱布浸透药液后敷患处，感染创面先清创后再用本品冲洗，并用浸透本品的纱布填塞或敷用。

附：用于褥疮的其他中药

冻疮消酊

【功能主治】活血祛瘀，止痒止痛，消肿。用于冻疮，褥疮。

225. 毛囊炎

〔基本概述〕

毛囊炎为整个毛囊浅部或深部的细菌感染，以炎性丘疹或脓疱为主要表现。病原菌主要为金黄色葡萄球菌。不清洁、搔抓及机体抵抗力下降可为本病的诱因。皮损多在 1 周左右消退。部分患者可反复发作。

毛囊炎好发于头、面、四肢及外阴等部位。初期表现为粟粒大小的红色毛囊性丘疹，顶部逐渐形成小脓疱，散在分布，可有痛感。浅部毛囊炎愈后不留下瘢痕，深部感染可形成瘢痕及造成永久性脱发。

毛囊炎、疖和痈是一组由细菌感染毛囊及其周围组织所致的炎症疾病。毛囊炎系单纯毛囊的感染；疖为毛囊和毛囊深部及周围组织的急性化脓性感染，如多个损害反复发生则为疖病；痈系多个相邻毛囊的深部感染或由数个疖肿相互融合形成的皮肤深层脓皮病。致病菌主要为金黄色葡萄球菌。

毛囊炎在中医学中属于痈疮疖肿的范畴，主要病因为风邪外犯、湿热内郁、毒火热盛等，治宜疏风清热、泻火解毒、消肿。

〔治疗原则〕

毛囊炎需与痤疮、糠秕孢子菌毛囊炎相鉴别。慢性反复

病例需检查有无全身疾病,如糖尿病、贫血等。

多发毛囊炎应及早使用抗生素。局部治疗以杀菌、清洁为原则,可配合紫外线、超短波等治疗。治疗方法如下。

(1)注意个人卫生,避免局部皮肤摩擦损伤。

(2)外用药物常用莫匹罗星软膏、夫西地酸软膏、1%红霉素软膏、2.5%碘酊或鱼石脂软膏等。

(3)皮损泛发者可口服抗菌药物,如阿莫西林、头孢氨苄等。

(4)局部避免使用激素类药物。

(5)物理治疗可早期同时进行超短波、远红外线、紫外线等理疗。

(6)晚期疖肿和痈应做手术切开引流。

〔用药精选〕

1. 莫匹罗星软膏 Mupirocin Ointment

见第十三章“178. 小儿湿疹”。

2. 夫西地酸乳膏 Fusidic Acid Cream

见本章“223. 脓疱疮”。

3. 红霉素软膏 Erythromycin Ointment

见本章“223. 脓疱疮”。

4. 诺氟沙星软膏 Norfloxacin Ointment

诺氟沙星为杀菌剂,通过作用于细菌 DNA 螺旋酶的 A 亚单位,抑制 DNA 的合成和复制而使细菌死亡。

【适应证】用于敏感菌所致的皮肤软组织感染,如脓疱疮、湿疹感染、足癣感染、毛囊炎、疖肿等。

【用法用量】外用。皮肤软组织细菌感染,每日患处涂药 2 次。

【不良反应】主要为过敏反应,有皮疹,皮肤瘙痒,偶可发生渗出性多性红斑及血管神经性水肿。一过性疼痛较少见。

【禁忌】禁用于对本品及氟喹诺酮类药过敏的患者。

【儿童用药】一般不用于婴幼儿。

【孕妇及哺乳期妇女用药】孕妇不宜应用,如确有指征应用,且利大于弊时方可慎用。哺乳期妇女应用时停止授乳。

附:用于毛囊炎的其他西药

1. 硫酸庆大霉素 Gentamicin Sulfate

【适应证】本品为氨基糖苷类抗生素,对多种革兰阴性细菌及革兰阳性细菌都有良好抗菌作用。适用于治疗敏感菌所致的严重感染,如败血症、下呼吸道感染、肠道感染、盆腔感染、腹腔感染、皮肤软组织感染、复杂性尿路感染等。

2. 头孢克洛 Cefaclor

见第十三章“163. 小儿支气管炎”。

3. 盐酸环丙沙星乳膏(软膏、凝胶)Ciprofloxacin Hydrochloride Cream

【适应证】用于治疗脓疱疮、疖肿、毛囊炎、湿疹合并感染、外伤感染、癣病合并感染及其他化脓性皮肤感染等。

4. 复方多黏菌素 B 软膏 Compound Polymyxin B Ointment

【适应证】可用于各种细菌性皮肤感染的治疗,如脓疱疮、疖肿、毛囊炎、须疮、甲沟炎、原发性皮肤细菌感染、湿疹、单纯性疱疹、脂溢性皮炎、溃疡合并感染、创伤合并感染、继发性感染。

5. 克拉霉素 Clarithromycin

【适应证】用于敏感菌所引起的多种感染,包括皮肤软组织感染:脓疱病、丹毒、毛囊炎、疖和伤口感染等。

6. 头孢泊肟酯 Cefpodoxime Proxetil

【适应证】用于对本品敏感的细菌引起的轻、中度感染,包括皮肤及软组织感染,如毛囊炎、疖、疖肿症、痈、丹毒、蜂窝织炎、淋巴管(结)炎、瘭疽、化脓性甲沟炎、皮下脓肿、汗腺炎、族状痤疮、感染性粉瘤、肛门周围脓肿等。

7. 盐酸仑氨西林片 Lenampicillin Hydrochloride Tablets

【适应证】本品主要治疗敏感菌引起的感染,如皮肤软组织感染:毛囊炎(脓疱性痤疮)、疖、痈、丹毒、蜂窝织炎、淋巴管(结)炎、化脓性甲沟炎、皮下脓肿、汗腺炎、簇状痤疮、皮脂性囊肿合并感染、肛周脓肿等。

8. 盐酸左氧氟沙星软膏 Levofloxacin Hydrochloride Ointment

【适应证】可用于治疗脓疱疮、疥疮、毛囊炎等化脓性皮肤病。

9. 普卢利沙星 Prulifloxacin

【适应证】可用于治疗敏感菌引起的感染,包括浅表性皮肤感染症(急性浅表性毛囊炎、传染性脓痂疹)、深部皮肤感染症(蜂窝织炎、丹毒、疖、疖肿症、痈、化脓性甲周炎)、慢性脓皮症(感染性皮脂腺囊肿、化脓性汗腺炎、皮下脓肿)等。

10. 阿莫西林 Amoxicillin

见第十三章“163. 小儿支气管炎”。

11. 甲苯磺酸妥舒沙星 Tosufloxacin Tosylate

【适应证】可用于敏感菌所致的皮肤软组织感染:毛囊炎(包括脓疱性痤疮)、疖、痈、丹毒等。

12. 司帕沙星 Sparfloxacin

【适应证】本品可用于由敏感菌引起的轻、中度感染,包括皮肤、软组织感染,如脓疱疮、集族性痤疮、毛囊炎、疖、疖肿、痈、丹毒、蜂窝织炎、淋巴结炎、淋巴管炎、皮下脓肿、汗腺炎、乳腺炎、外伤及手术伤口感染等。

13. 盐酸米诺环素 Minocycline Hydrochloride

【适应证】用于敏感菌引起的多种感染,包括浅表性化脓性感染:毛囊炎、脓皮症、疖、疖肿症、痈、蜂窝织炎、汗腺炎、痤疮、皮脂囊肿粉瘤、乳头状皮肤炎、甲沟炎、脓肿等。

14. 甲苯磺酸托氟沙星胶囊 Tosufloxacin Tosilate Capsules

【适应证】适用于敏感菌所引起的轻中度感染,包括皮肤软组织:毛囊炎(脓疱性痤疮)、疖、疖肿症、丹毒、蜂窝织炎、痈、皮下脓疮、多发性痤疮、感染性粉瘤、肛周脓肿、汗腺炎等。

15. 头孢地尼 Cefdinir

【适应证】本品为半合成的、广谱的口服第三代头孢菌素，用于敏感菌引起的多种感染，包括毛囊炎、疖、疖肿、痈、传染性脓疱病、丹毒、蜂窝织炎、淋巴管炎、甲沟炎、皮下脓肿、粉瘤感染、慢性脓皮症等。

16. 克林霉素甲硝唑搽剂 Clindamycin Hydrochloride and Metronidazole Liniment

【适应证】本品所含克林霉素主要对革兰阳性菌有较高抗菌活性，抑制菌体蛋白质合成。甲硝唑有抗厌氧菌作用。两药并用可抑制杀灭痤疮丙酸杆菌，并减少表皮脂肪酸生成，有利于痤疮治疗。用于寻常痤疮，也可用于脂溢性皮炎及酒渣鼻、毛囊炎。

17. 头孢氨苄 Cefalexin

【适应证】可用于金黄色葡萄球菌、溶血性链球菌、肺炎球菌、大肠埃希菌、肺炎杆菌、流感杆菌、痢疾杆菌等敏感菌株引起的轻、中度感染：包括毛囊炎、疖、丹毒、蜂窝织炎、脓疱、痈、痤疮感染、皮下脓肿、创伤感染、乳腺炎、淋巴管炎等皮肤软组织感染。

18. 硫酸新霉素软膏 Neomycin Sulfate Ointment

见本章“223. 脓疱疮”。

19. 复方新霉素软膏 Compound Neomycin Ointment

见本章“223. 脓疱疮”。

20. 氯碘羟喹 Clioquinol

【适应证】主要用于皮肤、黏膜真菌病，如头癣、股癣、体癣、脚癣及皮肤擦烂型念珠菌病的治疗，也可用于细菌感染性皮肤病，如毛囊炎和脓皮病的治疗。

二、中药

1. 复方南板蓝根颗粒(片)

【处方组成】南板蓝根、紫花地丁、蒲公英

【功能主治】清热解毒，消肿止痛。用于腮腺炎、咽炎、乳腺炎、疮疖肿痛属热毒内盛者。

【用法用量】颗粒剂，开水冲服。一次10g，一日3次。

2. 芩连片(胶囊)

【处方组成】黄芩、连翘、黄连、黄柏、赤芍、甘草

【功能主治】清热解毒，消肿止痛。用于脏腑蕴热，头痛目赤，口鼻生疮，热痢腹痛，湿热带下，疮疖肿痛。

【用法用量】口服。一次4片，一日2～3次。

3. 龙珠软膏

【处方组成】人工麝香、人工牛黄、珍珠(制)、琥珀、硼砂、硇砂、冰片、炉甘石(煅)

【功能主治】清热解毒，消肿止痛，祛腐生肌。用于疖、痈属热毒蕴结证，也可用于浅Ⅱ度烧伤。

【用法用量】外用。取适量膏药涂抹患处或摊于纱布上贴患处。一日1次，溃前涂药宜厚，溃后涂药宜薄。

【使用注意】疮疡阴证者禁用。

4. 清热暗疮丸(片、胶囊)

见本章“222. 痤疮(粉刺)”。

5. 老鹳草软膏

见第十三章“178. 小儿湿疹”。

6. 珍黄丸

【处方组成】珍珠、人工牛黄、三七、黄芩浸膏粉、冰片、猪胆粉、薄荷素油

【功能主治】清热解毒，消肿止痛。用于肺胃热盛所致的咽喉肿痛，疮疡热疖。

【用法用量】口服。一次2粒，一日3次。外用，取药粉用米醋或冷开水调成糊状，敷患处。

【使用注意】孕妇禁用。

7. 拔毒膏

见本章“223. 脓疱疮(黄水疮)”。

8. 连翘败毒丸(片、膏)

见本章“223. 脓疱疮(黄水疮)”。

9. 复方片仔癀软膏

见本章“222. 痤疮(粉刺)”。

10. 清血内消丸

见本章“223. 脓疱疮(黄水疮)”。

附：用于毛囊炎的其他中药

1. 小败毒膏

见本章“223. 脓疱疮(黄水疮)”。

2. 提毒散

【功能主治】化腐解毒，生肌止痛。用于疔疖痈肿，臁疮，溃流脓血，疮口不敛。

3. 黄花油

【功能主治】消炎、止痒、杀菌。用于虫咬皮炎，毛囊炎。

4. 外用无敌膏

【功能主治】祛风除湿，活血消肿，清热拔毒，通痹止痛。用于跌打损伤，风湿麻木，腰肩腿痛，疮疖红肿疼痛。

5. 消肿止痛酊

【功能主治】舒筋活络，消肿止痛。用于跌打扭伤，风湿骨痛，无名肿毒及腮腺炎肿痛。

226. 酒渣鼻

〔基本概述〕

酒渣鼻又名酒糟鼻、酒齄鼻、玫瑰痤疮，俗称红鼻子或红鼻头，是一种发生于鼻面部中央的慢性皮肤炎症，早期表现为在鼻面部发生弥漫性暗红色斑片，伴发丘疹、脓疱和毛细血管扩张，晚期出现鼻赘。

本病多见于中青年男女，女性较多，但病情严重的常是

男性患者,常伴有皮脂溢出。主要症状有鼻子潮红,表面油腻发亮,持续存在伴有瘙痒、灼热和疼痛感。早期鼻部出现红色的小丘疹、丘疱疹和脓疱,鼻部毛细血管充血严重,肉眼可见明显树枝状的毛细血管分支,最终鼻子上出现大小不等的结节和凹凸不平的增生,鼻子肥大不适,严重影响美观。

本病可伴发脂溢性皮炎,病因未明。目前,一般的医学书籍认为,酒渣鼻的发病原因和螨虫感染有关。一些学者认为,可能是在皮脂溢出的基础上,由于某些因素的作用,如颜面血管舒缩神经失调、毛细血管长期扩张、消化道功能障碍、内分泌功能失调、精神因素、病灶感染、嗜酒、辛辣食物的刺激等引起局部生理及病理变化。有人认为寄生在毛囊皮脂腺内的蠕形螨(即毛囊虫)的刺激,其代谢产物及排泄物引起的炎症是酒渣鼻的重要发病因素。

酒渣鼻按临床特点分为红斑期、丘疹脓疱期及鼻赘期。①红斑期:初起为暂时性红斑,这是刚刚发病的时候,以皮肤发红为主要特点。在脸的中部,特别是鼻子、两颊、眉间出现红斑,两侧对称,红斑一开始只是偶尔出现,如吃了辛辣食物或喝热饮料、外界环境温度升高、感情冲动时,面部发红充血,自己觉得发烫。之后反复发作,日久红斑持续不退,鼻尖、鼻翼及面颊等处可看到扩张的毛细血管,像树枝一样的,同时面中部持久性发红,看上去也是油光光的,毛孔粗大。②丘疹脓疱期:在红斑基础上,鼻子、面颊部、颏部可出现一些脓疱,甚至结节,有人误以为是青春痘。鼻部、面颊处的毛囊口更加扩大,脓疱也是此起彼伏,数年不愈,少数患者还可并发结膜炎、睑缘炎等,中年女性患者皮疹常在经前加重。③鼻赘期:只有少数患者才会发展到这一期,几乎都会发生在男性。患者鼻尖部的皮脂腺和结缔组织增殖,棘层细胞轻度增厚,真皮胶原纤维增生,皮脂腺大小及数目均增加,形成紫红色结节状或肿瘤状突起,鼻尖部肥大,鼻子表面凹凸不平,毛细血管扩张显著,毛囊口扩张并充满角蛋白物质。从红斑发展至鼻赘期差不多需要数十年。

中医学认为,酒渣鼻是因饮食不节,肺胃积热上蒸,外感风邪,血瘀凝结所致。本病与热、瘀、毒邪有关,脏腑多与肺、胃、肝、肾有关。

〔治疗原则〕

治疗酒渣鼻首先应该去除诱因,如避免刺激性食物,丘疹脓疱期可外用或口服药物治疗,鼻赘期可行整形手术。

外用药物有甲硝唑和壬二酸等。

口服药物有四环素、米诺环素、红霉素,适于丘疹脓疱期皮损;甲硝唑或替硝唑适于有多数毛囊虫的患者。

〔用药精选〕

1. 甲硝唑乳膏 Metronidazole Cream

本品可抑制阿米巴原虫的氧化还原反应,使原虫氮链发生断裂。对厌氧微生物有杀灭作用,抑制细菌的脱氧核糖核酸的合成,干扰细菌的生长、繁殖,最终致细菌死亡。

【适应证】①治疗毛囊虫皮炎、疥疮、痤疮。②炎症性丘疹、脓疱疮、酒渣鼻红斑的局部治疗。③其他如滴虫阴道炎、外阴炎等可作为局部辅助治疗。

【不良反应】偶见皮肤干燥、烧灼感和皮肤刺激等过敏反应。

【禁忌】对本品或硝基咪唑类药物过敏者、有活动性中枢神经疾病和血液病患者禁用。

【孕妇及哺乳期妇女用药】孕妇及哺乳期妇女禁用。

【儿童用药】儿童应慎用。

【老年用药】老年人由于肝功能减退,应用本品时药代动力学有所改变,因此应慎用。

【用法用量】局部外用。清洗患处后,取适量本品涂于患处,每日早、晚各1次。酒渣鼻红斑以2周为一疗程,连用8周;炎症性丘疹、脓疱以4周为一疗程。

【制剂】甲硝唑乳膏(凝胶、霜)

2. 异维A酸 Isotretinoin

见本章"222. 痤疮(粉刺)"。

3. 克林霉素甲硝唑搽剂 ClindamycinHydrochlorideandMetronidazoleLiniment

克林霉素主要对革兰阳性菌有较高的抗菌活性,抑制菌体蛋白质合成。甲硝唑有抗厌氧菌的作用。两药并用可抑制杀灭痤疮丙酸杆菌,并减少表皮脂肪酸生成,有利于痤疮的治疗。

【适应证】用于寻常痤疮,也可用于脂溢性皮炎及酒渣鼻、毛囊炎。

【不良反应】可引起皮肤干燥、局部刺激、皮疹等过敏反应。

【禁忌】对本品过敏者禁用。

【孕妇及哺乳期妇女用药】孕妇及哺乳期妇女禁用。

【用法用量】外用。剪去瓶尖圆顶(或将瓶口铝箔穿一小孔),一次1~2滴,滴于患处,或蘸取适量药液于棉签上,涂抹患处。一日3次,2周为一疗程。必要时可重复一疗程。

附:用于酒渣鼻的其他西药

1. 维生素B_6软膏 Vitamin B_6 Ointment

【适应证】用于痤疮、酒渣鼻、脂溢性湿疹、皱皮症。

2. 硫软膏 Sulfur Ointment

【适应证】本品对疥虫、细菌、真菌有杀灭作用,并能除去油脂及软化表皮、溶解角质。用于疥疮、头癣、痤疮、脂溢性皮炎、酒渣鼻、单纯糠疹、慢性湿疹。

3. 维A酸 Tretinoin

见本章"219. 鱼鳞病"。

4. 硫黄硼砂乳膏 Compound Sulfur Cream

【适应证】本品所含硫黄对疥虫、细菌、真菌具有杀灭作用,并能除去油脂及软化表皮,溶解角质。硼砂具有轻度抑菌作用。用于脂溢性皮炎、疥疮、痤疮及湿疹。

二、中药

1. 皮肤病血毒丸(片)

见本章“214. 湿疹”。

2. 当归苦参丸

见本章“214. 湿疹”。

3. 大枫子油

见本章“217. 皮肤瘙痒”。

4. 化瘀祛斑胶囊(片)

【功能主治】疏风清热,活血化瘀。用于黄褐斑、酒渣、粉刺。

【用法用量】口服。一日2次,一次5粒。

【使用注意】孕妇禁用。

227. 疥疮

〔基本概述〕

疥疮是由疥螨寄生于表皮内而引起的一种接触性皮肤传染病,主要通过直接接触传染,也可通过患者用过的衣物、床单等间接传染。

疥疮在集体宿舍中可多人发病,在家庭中亦常数人患病。皮损好发于指缝、四肢屈侧面及腋窝、下腹及股上部内侧等处,婴儿常累及掌跖,甚至头面部。基本损害为针头大小丘疱疹及疥螨在表皮内掘成的隧道,隧道长5~15mm,弯曲,微隆起,呈浅灰色或皮色。在指缝的隧道末端有针头大小的水疱,瘙痒剧烈,尤以夜间为著。

本病病程较长,由于搔抓可继发湿疹样皮炎、脓疱疮和疖病。有时在男性阴囊、阴茎等处可出现淡红色或红褐色、绿豆至黄豆大半球形炎性结节,常伴有剧痒,此为疥疮结节。在表皮隧道末端的水疱内可查到疥虫及虫卵。

中医学认为,疥疮多因起居不慎,接触疥虫,传染而致。治宜清热利湿,凉血解毒,杀虫。

〔治疗原则〕

若发现患者,密切接触者均需同时接受治疗,对用过的衣物、被褥等也均要消毒。患者衣服与被褥洗净后再用沸水或热水浸烫,反复数次,或一日充分暴晒。

治疗主要用外用药,有5%~10%硫黄软膏,γ-六氯化苯乳膏、10%~25%苯甲酸苄酯乳膏、10%克罗米通乳膏等。药物需涂抹在全身,特别是皮肤皱褶部位,如手指间和足趾间,腋、腹股沟、阴肛部,女性乳下、男性阴囊及阴茎,还有远端甲下均需涂药。

有的患者在治疗后,虽然已无疥疮的特征性皮疹,亦不再能查到疥螨,但患者仍感瘙痒。此时可用10%克罗米通软膏或丁香罗勒软膏外用,睡前可服有镇静作用的抗组胺药物。

〔用药精选〕

1. 硫软膏 Sulfur Ointment

本品为皮肤科用药类非处方药药品。硫黄与皮肤及组织分泌物接触后,生成硫化氢和连五硫酸等,对疥虫、细菌、真菌有杀灭作用,并能除去油脂及软化表皮、溶解角质。

【适应证】用于疥疮、头癣、痤疮、脂溢性皮炎、酒渣鼻、单纯糠疹、慢性湿疹。

【不良反应】偶见皮肤刺激、瘙痒和烧灼感。

【禁忌】对本品过敏者禁用。

【儿童用药】本品浓度较高,对儿童刺激性大,使用时应咨询医师。

【用法用量】外用,涂于洗净的患处,一日1~2次。用于疥疮,将药膏涂于颈部以下的全身皮肤,尤其是皮肤褶皱处,每晚1次,3日为一疗程,换洗衣服、洗澡。需要时停用3日,再重复第二个疗程。

【制剂】①硫软膏;②氧化锌硫软膏;③氧化锌升华硫软膏

2. 林旦乳膏 Lindane Cream

林旦是杀灭疥虫的有效药物,亦有杀灭虱和虱卵的作用。本品与疥虫和虱体体表直接接触后,透过体壁进入体腔和血液,引起神经系统麻痹而使其死亡。

【适应证】用于疥疮和阴虱病。

【不良反应】①可有局部刺激症状,数日后消退。②擦药后偶有头晕,1~2日后消失。长期大量使用后,也可能由于药物经皮肤吸收后,对中枢神经系统产生较大的毒性作用,如癫痫发作等。③少数患者可出现荨麻疹。

【禁忌】对本品过敏及有癫痫病史者禁用。

【孕妇及哺乳期妇女用药】孕妇及哺乳期妇女禁用。哺乳期妇女若使用本品,需停药4日后方可哺乳。

【儿童用药】4岁以下婴幼儿禁用。4岁以上儿童应减量使用。

【老年用药】老年患者应慎用。

【用法用量】外用。①疥疮:自颈部以下将药均匀擦全身,无皮疹处亦需擦到。成人一次不超过30g。擦药后24小时洗澡,同时更换衣被和床单。首次治疗1周后,如未痊愈,可进行第2次治疗。②阴虱病:剃去阴毛后涂擦本品,一日3~5次。

3. 达克罗宁氯己定硫软膏 Dyclonine Hydrochloride, Chlorhexidine Acetste and Sublimed Sulfur Ointment

本品所含升华硫对疥虫、细菌、真菌有杀灭作用,并能除去油脂及软化表皮,溶解角质;醋酸氯己定为阳离子表面活性剂,能改变细菌细胞膜的通透性,具有广谱抗菌作用;盐酸达克罗宁为局部麻醉药,有止痒和止痛的作用。

【适应证】用于疥疮。

【不良反应】偶见皮肤刺激如烧灼感,或过敏反应如皮疹、瘙痒等。

【禁忌】对本品过敏者禁用。

【孕妇及哺乳期妇女用药】妊娠3个月内禁用。孕妇及哺乳期妇女应在医师指导下使用。

【儿童用药】2岁以下儿童禁用。

【用法用量】外用(外搽颈部以下皮肤,包括所有的皮肤褶皱部位、指、趾部)。每晚1次,3日为一疗程,疗程结束时当晚洗澡,若无效,次日再重复第二疗程。

4. 苯甲酸苄酯 Benzyl Benzoate

本品为皮肤科用药类非处方药药品,抗寄生虫药。高浓度时能杀灭疥虫和虱,刺激性较小,无油腻感。

【适应证】用于疥疮,也用于体虱、头虱和阴虱。

【不良反应】偶见皮肤刺激如烧灼感,或过敏反应如皮疹、瘙痒等。

【禁忌】对本品过敏者、癫痫患者禁用。

【孕妇及哺乳期妇女用药】孕妇及哺乳期妇女慎用。

【儿童用药】儿童慎用。

【用法用量】外用。使用前先以温热水和肥皂洗净患处,擦干后,将本品涂擦全身(应仔细涂擦患处,但面部除外)24小时后洗去,连续使用3~5日。用于头虱及阴虱时,则应将头发或阴毛剃去后,再将本品涂擦患处。

【制剂】苯甲酸苄酯凝胶(搽剂)

5. 克罗米通 Crotamiton

本品作用于疥虫的神经系统,使疥虫麻痹而死亡。此外尚有轻微的局麻作用可止痒。

【适应证】用于疥疮、皮肤瘙痒。

【不良反应】可引起接触性皮炎,偶见过敏反应。

【禁忌】对本品过敏者及急性炎症性、糜烂或渗出性皮损处禁用。

【孕妇及哺乳期妇女用药】孕妇慎用。

【儿童用药】婴幼儿、10岁以下儿童慎用。

【用法用量】①用于疥疮时,治疗前洗澡、擦干,将本品从颈以下涂搽全身皮肤,特别是皱折处、手足、指趾间、腋下和腹股沟;24小时后涂第2次,再隔48小时后洗澡将药物洗去,穿上干净衣服,更换床单、被褥;配偶及家中患者应同时治疗。一周后可重复1次。②用于止痒时,局部涂于患处,一日3次。

【制剂】克罗米通乳膏(洗剂)

6. 丁香罗勒油 Ocimum Oil

本品具有杀灭疥虫作用。

【适应证】用于治疗疥疮。

【不良反应】偶见过敏反应如皮疹、瘙痒等。

【禁忌】对本品过敏者、皮肤糜烂处禁用。

【用法用量】外用。用药前修剪指甲,温水洗澡后,用乳膏自颈部以下擦遍全身及四肢,早晚各1次,连续2日。停用2日,自第5天起,再重复上述治疗2日,并消毒衣服及被褥。未愈者可再重复上述治疗。

【制剂】丁香罗勒油乳膏,复方丁香罗勒油

7. 硫黄硼砂乳膏 Compound Sulfur Cream

本品所含硫黄对疥虫、细菌、真菌具有杀灭作用,并能除去油脂及软化表皮,溶解角质。硼砂具有轻度抑菌作用。

【适应证】用于脂溢性皮炎、疥疮、痤疮及湿疹。

【不良反应】偶见皮肤刺激如烧灼感,或过敏反应如皮疹、瘙痒等。

【禁忌】对本品过敏者禁用。

【孕妇及哺乳期妇女用药】孕妇及哺乳期妇女应在医师指导下使用。

【儿童用药】儿童应在医师指导下使用。

【用法用量】外用。一日1~2次,涂擦患处并轻轻搓揉数分钟,用水洗净即可。

附:用于疥疮的其他西药

盐酸左氧氟沙星软膏 Levofloxacin Hydrochloride Ointment

【适应证】可用于治疗脓疱疮、疥疮、毛囊炎等化脓性皮肤病。

二、中药

1. 克比热提片

【处方组成】硫黄、阿拉伯胶、硇砂、阿那其根、茯苓

【功能主治】清理血液,适用于疥疮,淋巴结核,肛瘘,各种皮肤癣(银屑病)等。

【用法用量】口服。一天2~3片,每日2次。

2. 大败毒胶囊

【处方组成】大黄、蒲公英、陈皮、木鳖子、白芷、天花粉、金银花、黄柏、乳香(制)、当归、赤芍、蛇蜕(酒炙)、干蟾(制)、蜈蚣、全蝎、芒硝、甘草

【功能主治】清血败毒,消肿止痛。用于脏腑毒热、血液不清引起的梅毒,血淋,白浊,尿道刺痛,大便秘结,疥疮,痈疽疮疡,红肿疼痛。

【用法用量】口服。一次5粒,一日4次。

【使用注意】孕妇禁用。

3. 复方骆驼蓬子软膏

见第十四章“204. 坐骨神经痛”。

4. 大枫子油

见本章“217. 皮肤瘙痒”。

5. 润肌皮肤膏

【处方组成】大枫子仁、红粉、核桃仁、蓖麻子、樟脑、松香、蜂蜡

【功能主治】消斑,燥湿,活血。用于皮肤疮癣,粉刺疙瘩,酒渣赤鼻,雀斑,汗斑,白癜风,湿毒脚气。

【用法用量】外用。用纱布包药擦患处,用药后如不痛,可直接敷于患处,一日2~3次。

附:用于疥疮的其他中药

皮肤病血毒丸(片)

见本章“214. 湿疹”。

228. 虱病

〔基本概述〕

虱病包括头虱、体虱、阴虱,是由虱子引起的皮肤病,世界各地均有发生。患者大多为卫生条件差、群居生活的人。通过直接接触患者的衣物、被褥等而传染。

虱以吸食人血为生,头虱、体虱、阴虱分别以头发、衣服纤维及阴毛为主要寄生部位,在眉、睫等其他体毛处也可寄生。

头虱、体虱、阴虱为体外寄生虫,三者的寄生部位、生活习性和外观形态略有不同。

虱病的主要症状为刺痒感。由于虱吸血及叮咬,其唾液内含有抗凝及溶血物质,使被叮咬处皮肤发生炎症,产生痒感乃至刺痛感,久之因搔抓可致抓痕、渗液及继发感染。

虱可通过人体的直接接触和间接接触而传播,梳篦、帽子及衣被等常为虱传播的工具。虱除叮咬引起虱病外,还可传播斑疹伤寒及回归热。

〔治疗原则〕

(1)剃除毛发,使虱无处附着。

(2)虱的抗热性差,可煮烫消毒衣服,杀死残存虱及卵。

(3)如不愿剃除毛发者,亦可使用药物外擦头发。

①祛克虱:不刮阴毛用5天,刮掉阴毛用3天,唯一一个不刮体毛能治疗阴虱、头虱病的产品。3～5天都可根治。孕妇,小孩都能用,不伤皮肤。

②包括5%～50%百部酊、煤油与植物油等量混合、2%煤皂酚溶液及一些杀虫剂,用药后应及时将死虱篦出,并充分洗净。

〔用药精选〕

1. 林旦乳膏 Lindane Cream

见本章“227. 疥疮”。

2. 苯甲酸苄酯搽剂 Benzyl Benzoate Liniment

见本章“227. 疥疮”。

附:用于虱病的其他西药

硫软膏 Sulfur Ointment

见本章“227. 疥疮”。

二、中药

百部酊

【处方组成】百部

【功能主治】祛风杀虫。用于瘙痒性皮肤病;头虱,阴虱,体虱。

【用法用量】用百部40g,75%酒精或60°烧酒160ml,酒浸百部,3天后擦涂患处。

229. 扁平疣与寻常疣

〔基本概述〕

疣是由人类乳头瘤病毒(HPV)感染引起的表皮赘生物。临床常见的有寻常疣、扁平疣、跖疣及尖锐湿疣等。其中尖锐湿疣属于性传播性疾病。

疣主要是直接接触传染,亦可通过污染的器物损伤皮肤而间接传染。潜伏期为6～12个月。

扁平疣好发于青少年,好发部位有颜面、手背及前臂等处。皮损为米粒到绿豆大的扁平圆形或多角形丘疹,表面光滑、质硬、浅褐色或正常肤色。数目较多,散在或密集,偶可沿抓痕排列成条状。病程慢性,时起时消,少数患者可自行消退,自愈后不留瘢痕。

扁平疣常在机体免疫力降低时,如感冒、发热、精神创伤、过度劳累、月经期或内分泌失调等情况下骤然发病。面部尤其是额部与颊部,手背与前臂是其好发部位,颈、胸、腿或其他部位亦可受累。表现为正常皮色或浅褐色的扁平丘疹,表面光滑,境界明显。在初发病时,皮损发展及增多较快。因疣体中有大量活跃的病毒,当局部被搔抓时,疣体表面和正常皮肤可产生轻微的破损,这时病毒很容易被接种到正常皮肤上而产生新的疣体。患者有意无意地搔抓患处,结果发现疣体越来越多,甚至沿抓痕呈串珠状排列或密集成片。扁平疣患者多无自觉症状,偶有微痒。扁平疣具有传染性,可以通过密切接触传染家人和朋友。由于发病时间越长,扁平疣越容易形成严重的色素沉着,且容易诱发其他严重后果,故应及时治疗。

寻常疣俗称“瘊子”,疣体较大,既可以发于头面也可发于四肢,好发于手指、手背、足缘等处。皮损为黄豆大或更大的圆形或多角形,表面粗糙,角化明显,质坚硬,呈灰黄、污黄或污褐色。数目由1个到几十个不等,病程慢性。

中医学认为,疣的发病多因肝火妄动,气血失和,或肝经血燥,血不养筋,或皮肤外伤,感受病毒等原因引起。治宜清热解毒,理气解郁,平肝活血,化瘀通络。

〔治疗原则〕

疣的治疗应根据患者皮损的部位、数目、大小等选用相应的方法。

局部治疗:数目少的可选用电灼、冷冻、激光、刮除等治疗。

数目多的可选用外用药物,对数目多或久治不愈者还可全身用药,如聚肌胞注射液、干扰素等肌内注射,口服左旋咪唑等。

尖锐湿疣的治疗请参阅性传播疾病。

〔用药精选〕

1. 氟尿嘧啶软膏 Fluorouracil Ointment

氟尿嘧啶为细胞周期特异性药，主要抑制S期瘤细胞生长。

【适应证】本品外用治疗多种皮肤疾病，包括尖锐湿疣、寻常疣、扁平疣、表浅性基底细胞上皮瘤等。

【不良反应】偶见局部皮肤刺激。

【禁忌】对本品过敏者禁用。

【孕妇及哺乳期妇女用药】妇女妊娠初期3个月内禁用本品。应用本品期间禁止哺乳。

【老年用药】老年患者慎用。

【用法用量】外用，5%～10%软膏局部涂抹。

2. 鬼臼毒素 Podophyllotoxin

鬼臼毒素为一植物提取物，是一种细胞分裂中期的细胞分裂抑制剂。本品有抗肿瘤活性，能抑制微管聚合，抑制细胞核有丝分裂，使其停止于中期。鬼臼毒素外用时，可抑制人乳头瘤病毒(HPV)感染所导致疣状增殖的上皮细胞的分裂和增生，使之发生坏死、脱落，从而起到治疗尖锐湿疣的作用。

【适应证】皮肤科用于各种病毒性疣，如尖锐湿疣、寻常疣、扁平疣、趾疣等。0.5%鬼臼毒素治疗尖锐湿疣疗效显著。

【不良反应】①多数患者用药后涂药部位可出现不同程度烧灼感或刺痛感，以及红斑、水肿等刺激。②疣体脱落后局部可出现红斑或浅表糜烂，以上均为常见的局部反应，不必停药。③个别患者局部反应严重，可用消炎、收敛药液冷湿敷或护肤霜、乳、糊剂处理，可很快显著减轻症状，对于局部出现严重溃疡，水肿，剧烈疼痛者必要时可停止治疗。

【禁忌】对本品过敏、手术后未愈合创口患者禁用。

【孕妇及哺乳期妇女用药】孕妇与哺乳期妇女禁用。

【儿童用药】目前尚缺乏儿童用药方面的实验资料，建议儿童不宜用药。

【用法用量】①涂药前先用消毒、收敛溶液(如高锰酸钾溶液等)清洗患处，擦干。②用特制药签将本品涂遍疣体，并尽量避免接触正常皮肤和黏膜。③用药总量勿超过1ml，涂药后暴露患处使药液干燥。④一日用药2次，连续用3日，停药观察4日，为一疗程。如病灶尚有残留可重复一个疗程，但最多不超过3个疗程，如3个疗程后仍有湿疣，患者应及时就医以进一步检查。

【制剂】①鬼臼毒素软膏；②鬼臼毒素酊

附：用于扁平疣与寻常疣的其他西药

1. 异维A酸胶囊 Isotretinoin Capsules

【适应证】口服适用于重度难治性结节性痤疮(尤其是结节囊肿型痤疮)，也可用于毛发红糠疹、掌跖角化症等角化异常性皮肤病。

2. 维A酸乳膏(软膏、凝胶) Tretinoin Cream

见本章“222. 痤疮(粉刺)”。

3. 重组人干扰素α2b乳膏(软膏、凝胶、喷雾剂) Recombinant Human Interferon α2b Olntments Cream

【适应证】用于宫颈糜烂，尖锐湿疣，带状疱疹，口唇疱疹及生殖器疱疹等。

4. 重组人干扰素-β Recombinant Human Interferon-β

【适应证】用于病毒性疾病的防治，对RNA、DNA病毒均敏感，注射给药用于治疗慢性活动性肝炎、新生儿巨细胞病毒性脑炎。外涂、滴鼻等用于防治流感A2和B病毒、鼻病毒感冒、疱疹、带状疱疹、青年疣、寻常疣病毒感染等。

5. 稀戊二醛溶液 Dilute Glutaral Solution

【适应证】用于器械消毒，也用于治疗寻常疣和多汗症。

6. 水杨酸 Salicylic Acid

【适应证】用于寻常痤疮、脂溢性皮炎、银屑病、皮肤浅部真菌病、疣、鸡眼、胼胝及局部角质增生。

7. 间苯二酚 Resorcinol

【适应证】外用于脂溢性皮炎、痤疮、浅部皮肤真菌感染、花斑癣、胼胝、鸡眼、寻常疣的治疗。

二、中药

1. 五妙水仙膏

【处方组成】黄柏、紫草、五倍子、碳酸钠、生石灰

【功能主治】祛腐生新，清热解毒。用于扁平疣、各种痣、寻常疣(瘊子)、老年斑、血管瘤、汗管瘤、皮赘等皮肤疾病。

【用法用量】外用药。治疗前先用棉球蘸生理盐水(医用)局部清洗，将药摇晃均匀后，用消毒探针沾药均匀涂于患处表面，范围略大于患处1mm，15分钟待药干后，用潮湿棉球搽掉药，再用消毒探针或牙签搓擦，使角质层溶解、变薄，有利于药品的吸收。重复上述用药(2～3遍)，到感觉疼痛同时至患处变黑，变硬，患处与正常皮肤出现明显交界，表面形成人工痂皮时立即停止用药。最后一次用药可留于患处；将痂皮妥善保护7～10天后，自然脱落。脱痂后几个月恢复正常肤色。由医师掌握使用。

2. 土贝母皂苷注射液

【处方组成】土贝母皂苷

【功能主治】清热解毒，除湿散结。用于治疗湿热蕴毒证扁平疣。

【用法用量】注射用或外用，肌内注射：一次2ml，一日1～2次；外用：取本品适量擦患处。

3. 鸡眼膏

【处方组成】沙参、丹参、半夏、冰片、乌梅等组成的膏剂(外用)

【功能主治】治疗鸡眼，跖疣，寻常疣，瘊子。

【用法用量】将本膏剂取适当涂抹患处，纱布包扎，每 5 日 1 次。

附：用于扁平疣与寻常疣的其他中药

疣迪搽剂

【功能主治】清热解毒，化瘀散结。用于尖锐湿疣，生殖器疱疹等。

230. 鸡眼

〔基本概述〕

鸡眼是由于局部皮肤长期受到挤压摩擦而形成的角质层增生，形如圆锥体嵌入皮内，尖顶突入真皮中压迫神经末梢，局部一旦受压或受挤就会引起明显的疼痛。

鸡眼是一种局限性圆锥状角质增生物，为角质增生形成的硬结，好发生在足底、趾侧受压部位，多见于足跖前中部、小趾外侧或拇趾内侧缘，也见于趾背。一般如黄豆大小或更大，数目不定，表面光滑与皮面平或稍隆起，境界清楚，呈淡黄或深黄色，中心有倒圆锥状的角质栓，嵌入真皮。由于其尖端压迫神经末梢，故行走时引起疼痛。数目不定，根部深陷、皮肤增厚、顶端凸突，呈浅黄色或淡黄色，境界清楚，常因疼痛而影响行走。

鸡眼的主要症状是疼痛，特别在走路时更加明显。

鸡眼是一种局限性圆锥状角质增生物，尖端深入皮内，基底露于表面，呈圆形似鸡眼故得其名。中医学亦称为“鸡眼”和“肉刺”。中医认为鸡眼是由于足部长期受压，气血运行不畅，肌肤失养，生长异常所致。

〔治疗原则〕

鸡眼治疗方法有：药物腐蚀、中药贴敷、穴位注射治疗、火针、熏灼、液氮冷冻、激光及电灼烧法、挖除术、切除术等。目前较好的办法是激光治疗，鸡眼膏外贴也有一定效果。

〔用药精选〕

1. 水杨酸 Salicylic Acid

本品浓度不同药理作用各异。1% ~3% 浓度具有角化促成和止痒作用；5% ~10% 具有角质溶解作用，能将角质层中连接鳞屑的细胞间黏合质溶解，使角质松开而脱屑，去除角质层，因而抑制真菌生长。本品尚能帮助其他抗真菌药物的穿透，并抑制细菌生长。25% ~60% 浓度具有腐蚀作用。

【适应证】用于寻常痤疮、头屑、脂溢性皮炎、银屑病、浅部真菌病、跖疣、鸡眼、胼胝及局部角质增生。

【不良反应】可引起接触性皮炎。大面积使用吸收后可出现水杨酸全身中毒症状，如头晕、神志模糊、呼吸急促、持续性耳鸣、剧烈或持续头痛。

【禁忌】对本品过敏、面部及破溃处禁用。

【孕妇及哺乳期妇女用药】孕妇及哺乳期妇女严禁大面积使用。

【儿童用药】6 个月以下婴儿禁用。12 岁以下儿童严禁大面积使用。

【老年用药】老年患者严禁大面积使用。

【用法用量】局部外用，取适量本品涂于患处，一日 2 次。

【制剂】①水杨酸软膏；②水杨酸凝胶；③复方水杨酸溶液；④复方水杨酸酊；⑤复方水杨酸搽剂；⑥复方间苯二酚水杨酸酊

2. 水杨酸苯酚贴膏 Salicylic Acid and Phenol Plasters

本品含水杨酸，具有抗真菌、止痒及溶解角质作用；苯酚为消毒防腐剂，具有杀菌、止痒作用。

【适应证】用于鸡眼。

【不良反应】可见皮肤刺激、腐蚀。

【禁忌】对本品过敏、皮肤破溃处禁用。

【孕妇及哺乳期妇女用药】孕妇及哺乳期妇女慎用。

【用法用量】外用。用前将患处于热水中浸泡 10 分钟，擦干，将本品盖膜撕去后贴于患处，24 小时后，如患处软化发白，且略感疼痛时，可换药 1 次（宜先除去白色软化层）。若未发现上述现象可延长贴用时间，直到鸡眼全部脱落为止。

3. 尿素贴膏 Urea Plasters

本品可溶解皮肤角蛋白，增加角质层的水合作用，从而使角质软化和溶解，防止干裂。

【适应证】用于指（趾）甲癣、胼胝和鸡眼的软化和剥离。

【不良反应】偶见皮肤刺激如烧灼感，或过敏反应如皮疹、瘙痒等。

【禁忌】对胶布过敏、病甲周围有炎症、化脓者禁用。

【孕妇及哺乳期妇女用药】孕妇及哺乳期妇女慎用。

【用法用量】外用。在病甲上滴水 1 ~2 滴，根据病甲大小剪取尿素贴，并用较大胶布将尿素贴紧贴于病甲上，2 ~3 日后，除去胶布和尿素贴，用消毒剪刀剥离病甲。一次不能剥离干净，可再贴敷。将病甲从甲床上刮净后，使用抗真菌药物涂敷，直至长出新甲。胼胝和鸡眼宜用温水浸泡软化后，再用清洁刀削薄后贴用。

附：用于鸡眼的其他西药

1. 间苯二酚 Resorcinol

【适应证】外用于脂溢性皮炎、痤疮、浅部皮肤真菌感染、花斑癣、胼胝、鸡眼、寻常疣的治疗。

2. 维 A 酸乳膏（软膏、凝胶）Tretinoin Cream

见本章“222. 痤疮（粉刺）”。

二、中药

鸡眼膏

见本章“229. 扁平疣与寻常疣”。

附:用于鸡眼的其他中药

五妙水仙膏

见本章“229. 扁平疣与寻常疣”。

231. 单纯疱疹与带状疱疹

〔基本概述〕

(一)单纯疱疹

单纯疱疹是由单纯疱疹病毒感染所致的病毒性皮肤病。病毒分为Ⅰ型和Ⅱ型,主要通过接触传染,Ⅱ型主要发生于外阴及生殖器部位称为生殖器疱疹,通过性接触传染。

单纯疱疹以群集性小水疱为特征,好发于皮肤黏膜交界处,如口周、鼻腔、生殖器等处。自觉有灼热及痒感。本病有自限性,但多为反复发作,在机体抵抗力下降时易复发。是多形红斑的常见诱因。

本病好发于皮肤黏膜交界处,但也可发生于任何部位。皮损表现为片状分布的簇集性水疱。自觉瘙痒或烧灼感,附近淋巴结可肿大。病程为自限性,但易复发。复发性疱疹多在1周消退。

单纯疱疹在中医学中属于热疮的范畴,是因外感风热邪毒阻于肺胃,熏蒸皮肤而成,或因阴虚内热而致反复发作。

(二)带状疱疹

带状疱疹系由水痘-带状疱疹病毒感染引起的一种以沿周围神经单侧分布的簇集性水疱及伴神经痛为特征的皮肤病。一般儿童感染表现为水痘,成人多为体内潜在病毒复发感染,表现为带状疱疹。

水痘-带状疱疹病毒通过呼吸道传播,患者是该病的唯一传染源,人群普遍易感,儿童发病率较高。

带状疱疹成人多见,其典型的临床表现为出疹前有2~5天低热,头痛,局部烧灼感、刺痛、瘙痒等,皮疹呈丛集分布,多沿受累神经分布,常见于肋间神经、三叉神经等。

带状疱疹在中医学中属于蛇串疮的范畴,多因情志内伤,肝气郁结,久而化火妄动,脾经湿热内蕴,外溢皮肤而生;偶因兼感毒邪,以致湿热火毒蕴积肌肤而成。治宜清肝火、利湿热为主。

〔治疗原则〕

1. 单纯疱疹的治疗

单纯疱疹的治疗原则为缩短病程,防止感染和并发症,防止复发,避免接触性传染,避免生殖器疱疹传染。

局部治疗可用3%阿昔洛韦软膏,1%喷昔洛韦乳膏等。局部禁止使用激素类药物。

频繁复发者系统用抗病毒药物以核苷类疗效突出。可用阿昔洛韦或泛昔洛韦口服或静脉注射。疱疹性口炎、眼炎,除选用上述方法外,尚应注意局部清洁杀菌。如用0.1%苯扎溴铵溶液漱口,0.1%阿昔洛韦滴眼液等。

2. 带状疱疹的治疗

带状疱疹多为自限性疾病,治疗以抗病毒、消炎、止痛,局部对症治疗和防止继发感染为原则。

局部治疗以干燥、消炎为主。可外搽炉甘石洗剂,或阿昔洛韦软膏、喷昔洛韦乳膏、龙胆紫等。

全身抗病毒药物阿昔洛韦静脉滴注或口服。阿昔洛韦可减轻病情,缩短排毒时间,促进愈合。伐昔洛韦、万乃洛韦疗效亦佳,疗程7~10天。疼痛明显者可内服去痛片(索米痛片)、颅痛定(罗通定)、布洛芬等。神经营养剂用维生素B_1、维生素B_{12}等。皮损泛发严重者应加强支持疗法,防止并发细菌感染。

〔用药精选〕

1. 阿昔洛韦 Aciclovir

本品对单纯疱疹病毒、水痘带状疱疹病毒、巨细胞病毒等具有抑制作用。

【适应证】主要用于单纯疱疹或带状疱疹感染。①单纯疱疹病毒感染:免疫缺陷者初发和复发性黏膜皮肤感染的治疗,以及反复发作病例的预防;单纯疱疹性脑炎治疗。②带状疱疹:治疗免疫缺陷者严重带状疱疹或免疫功能正常者弥散型带状疱疹。③免疫缺陷者水痘。④急性视网膜坏死。⑤可试用于病毒性脑膜炎。

【不良反应】①常见注射部位的炎症或静脉炎,皮肤瘙痒或荨麻疹,皮疹,发热,轻度头痛,恶心,呕吐,腹泻,蛋白尿,血液尿素氮和血清肌酐值升高,肝功能异常如AST、ALT、碱性磷酸酶、乳酸脱氢酶、总胆红素轻度升高等。②少见急性肾功能不全、白细胞和红细胞计数下降、血红蛋白减少、胆固醇、三酰甘油升高、血尿、低血压、多汗、心悸、呼吸困难、胸闷等。③罕见昏迷、意识模糊、幻觉、癫痫、下肢抽搐、舌及手足麻木感、震颤、全身倦怠感等中枢神经系统症状。

【禁忌】对阿昔洛韦过敏者禁用。

【孕妇及哺乳期妇女用药】药物能通过胎盘,孕妇用药需权衡利弊。药物在乳汁中的浓度为血药浓度的0.6~4.1倍,虽未发现婴儿异常,但哺乳期妇女应慎用。

【儿童用药】2岁以下儿童慎用。

【老年用药】由于老年人生理性肾功能衰退,本品剂量与用药间期需调整。

【用法用量】①口服。a. 成人:生殖器疱疹初治和免疫缺陷者皮肤黏膜单纯疱疹,一次200mg,一日5次,10日为一疗程;或一次400mg,一日3次,5日为一疗程;复发性感染,一次200mg,一日5次,5日为一疗程。复发性感染的慢性抑制疗法,一次200mg,一日3次,6个月为一疗程;必要时剂量可加至一日5次,6~12个月为一疗程;带状疱疹,一次800mg,一日5次,7~10日为一疗程;水痘,40kg以上儿童和成人常用量为一次800mg,一日4次,5日为一疗程。b. 儿童:水痘,一次20mg/kg,一日4次,5日为一疗程。2岁以下小儿剂量尚未确立。

②静脉滴注：请遵医嘱。

【制剂】①阿昔洛韦乳膏(软膏、凝胶、片、分散片、咀嚼片、缓释片、胶囊、颗粒、注射液)；②注射用阿昔洛韦

2. 泛昔洛韦 Famciclovir

本品对水痘-带状疱疹病毒、单纯疱疹病毒1型和2型和HBV均有较强的抑制作用。

【适应证】用于治疗带状疱疹和原发性生殖器疱疹。

【不良反应】常见头痛、恶心；此外尚可见如下症状。①神经系统：头晕、失眠、嗜睡、感觉异常等。②消化系统：腹泻、腹痛、消化不良、厌食、呕吐、便秘、胀气等。③全身反应：疲劳、疼痛、发热、寒战等。④其他反应：皮疹、皮肤瘙痒、鼻窦炎、咽炎等。

【禁忌】对泛昔洛韦及喷昔洛韦过敏者禁用。

【孕妇及哺乳期妇女用药】孕妇使用本品需充分权衡利弊。哺乳期妇女使用本品应停止哺乳。

【儿童用药】18岁以下患者使用本品的安全性和有效性尚未确定。

【老年用药】65岁以上老人服用本品后的不良反应的类型和发生率与年轻人相似，但服药前要监测肾功能以及时调整剂量。

【用法用量】口服。成人一次0.25g，每8小时1次。带状疱疹疗程7日；原发性生殖器疱疹疗程为5日。肾功能不全者：剂量请遵医嘱。

【制剂】泛昔洛韦片(分散片、胶囊、缓释胶囊、颗粒)

3. 盐酸伐昔洛韦片 Valaciclovir Hydrochloride Tablets

本品是阿昔洛韦的前体药物，口服后吸收并在体内很快转化为阿昔洛韦，其抗病毒作用为阿昔洛韦所发挥。本品体内的抗病毒活性优于阿昔洛韦，对单纯性疱疹病毒Ⅰ型和Ⅱ型的治疗指数分别比阿昔洛韦高42.91%和30.13%。对水痘带状疱疹病毒也有很高的疗效。

【适应证】用于治疗水痘带状疱疹及Ⅰ型、Ⅱ型单纯疱疹病毒感染，包括初发和复发的生殖器疱疹病毒感染。本品可用于阿昔洛韦的所有适应证。

【用法用量】口服。一次0.3g，一日2次，饭前空腹服用。带状疱疹连续服药10天。单纯疱疹连续服药7天。

【不良反应】偶有头晕、头痛、关节痛、恶心、呕吐、腹泻、胃部不适、食欲减退、口渴、白细胞下降、蛋白尿及尿素氮轻度升高、皮肤瘙痒等，长程给药偶见痤疮、失眠、月经紊乱。

【禁忌】对本品及阿昔洛韦过敏者禁用。

【儿童用药】儿童用药的安全性和有效性尚未确定。

【孕妇及哺乳期妇女用药】阿昔洛韦能通过胎盘，孕妇用药需权衡利弊。阿昔洛韦在乳汁中的浓度为血药浓度的0.6～4.1倍，哺乳期妇女应慎用。

【老年用药】由于老年人生理性肾功能衰退，本品剂量与用药间期需调整。

【制剂】盐酸伐昔洛韦片(缓释片、分散片、胶囊、颗粒)。

4. 喷昔洛韦 Penciclovir

本品为核苷类抗病毒药，抑制病毒DNA的合成及复制。体外对Ⅰ型和Ⅱ型单纯疱疹病毒、带状疱疹病毒及非淋巴细胞瘤病毒(EB病毒)有抑制作用。

【适应证】①严重带状疱疹患者，如出血性带状疱疹，坏疽性带状疱疹，播散性带状疱，三叉神经支带状疱疹，带状疱疹脑膜炎，严重疼痛的早期带状疱疹等和免役功能障碍并发的带状疱疹。②外用治疗口唇、面部单纯疱疹及生殖器疱疹。

【不良反应】①注射后可见头痛、头晕、肌酐清除率少量增加、血压轻度下降等。②外用时偶见头痛，用药局部灼热感、疼痛、瘙痒等。

【禁忌】对喷昔洛韦及泛昔洛韦过敏者禁用。

【孕妇及哺乳期妇女用药】妊娠、哺乳期妇女在医师指导下使用。

【儿童用药】儿童应在医师指导下使用。

【老年用药】老年患者勿过量用药。

【用法用量】①静脉滴注：一次5mg/kg，每12小时1次。②外用：涂于患处，一日4～5次，应尽早开始治疗(如有先兆或损害出现时)。

【制剂】①喷昔洛韦乳膏(凝胶)；②注射用喷昔洛韦

5. 重组人干扰素 Recombinant Human Interferon

干扰素有抗病毒、提高免疫功能等作用。后者包括增强巨噬细胞的吞噬功能，增强细胞毒T细胞的杀伤作用和天然杀伤性细胞的功能。

【适应证】宫颈糜烂、尖锐湿疣、带状疱疹、口唇疱疹及生殖器疱疹。

【不良反应】治疗病毒性皮肤病，有暂时性的刺痛或烧灼感；治疗宫颈糜烂，有轻度瘙痒，下腹部坠胀，分泌物增多。

【禁忌】对本品过敏者禁用。

【孕妇及哺乳期妇女用药】目前尚未在孕妇中进行充分的严格对照临床研究，只有医师确实认为本品的潜在利益大于胎儿的潜在危险才可使用。

【儿童用药】儿童用药经验仍有限，对此类病例应小心权衡利弊后遵医嘱用药。

【用法用量】外用，涂于患处。尖锐湿疣，一日4次，连续用6～8周；口唇疱疹或生殖器疱疹，一日4次，连续用7日。

【制剂】①重组人干扰素α2b乳膏(软膏、凝胶、喷雾剂)；②重组人干扰素α2a凝胶；③重组人干扰素α1b喷雾剂；④注射用重组人干扰素α1b；⑤注射用重组人干扰素β

6. 炉甘石洗剂 Calamine Lotion

见第十三章“178. 小儿湿疹”。

7. 酞丁安 Ftibamzone

本品为抗病毒药，具有抗沙眼衣原体和抗疱疹病毒活性，主要是抑制病毒DNA和早期蛋白质合成。本品对皮肤癣菌具有一定抗真菌作用。

【适应证】①外用于治疗单纯疱疹、带状疱疹、尖锐湿疣、

浅表真菌感染(如体癣、股癣、手足癣等)。②滴眼液治疗各种沙眼、单纯疱疹病毒Ⅰ型与Ⅱ型及水痘-带状疱疹病毒引起的角膜炎。

【不良反应】少数病例有局部瘙痒刺激反应,可出现皮肤红斑、丘疹及刺痒感。

【禁忌】对本品中任何成分过敏患者禁用。

【孕妇及哺乳期妇女用药】孕妇禁用。育龄妇女慎用。哺乳期妇女不宜使用。

【儿童用药】儿童用药尚缺乏资料。一般不用于婴幼儿。

【用法用量】①外用:a. 单纯疱疹、带状疱疹、尖锐湿疣等,涂于患处,一日3次。b. 浅表真菌感染,涂于患处,早晚各1次,体、股癣连用3周,手足癣连用4周。c. 阴部瘙痒症,涂于患处,一日2次,连用1周。②滴眼:滴入眼睑内,一次1滴,一日2~4次。

【制剂】酞丁安乳膏(软膏、搽剂、滴眼液)

附:用于单纯疱疹与带状疱疹的其他西药

1. 膦甲酸钠 Foscarnet Sodium

【适应证】可用于免疫功能损害患者对阿昔洛韦耐药的单纯疱疹病毒性皮肤、黏膜感染。

2. 复方多黏菌素B软膏 Compound Polymyxin B Ointment

【适应证】可用于各种细菌性皮肤感染的治疗,如脓疱疮、疖肿、毛囊炎、须疮、甲沟炎、原发性皮肤细菌感染、湿疹、单纯性疱疹、脂溢性皮炎、溃疡合并感染、创伤合并感染、继发性感染。

3. 利巴韦林 Ribavirin

见第十三章"160. 小儿感冒"。

4. 二十二醇乳膏 Docosanol cream

【适应证】本品为抗疱疹病毒新药,主要用于治疗复发性的口面部单纯疱疹,其治疗效果较目前临床上使用的核苷类抗病毒药物更好而不良反应更低。

5. 咪喹莫特乳膏 Imiquimod Cream

【适应证】用于治疗水痘-带状疱疹Ⅰ型、Ⅱ型单纯疱疹的感染,包括初发和复发的生殖器疱疹。本品在医师指导下,可用于阿昔洛韦的所有适应证(如乙肝、尖锐湿疣、全身性疱疹)。

6. 加巴喷丁 Gabapentin

【适应证】该药可作为部分癫痫发作及带状疱疹后神经痛的辅助治疗药。

7. 转移因子 Transfer Factor

【适应证】用于某些抗生素难以控制的病毒性或真菌性细胞内感染的辅助治疗,如带状疱疹、流行性乙型脑炎、白色念球菌感染、病毒性心肌炎等。

8. 碘苷 ldoxuridine

【适应证】用于治疗单纯疱疹性角膜炎、牛痘病毒性角膜炎和带状疱疹病毒眼部感染。

9. 普瑞巴林 Pregabalin

【适应证】主要用于焦虑症,也可用于疱疹后神经痛。

二、中药

1. 复方片仔癀软膏

见本章"222. 痤疮(粉刺)"。

2. 苦参疱疹酊

【处方组成】苦参、蜂胶、牡丹皮、灯盏细辛

【功能主治】清热解毒,凉血止痛。用于肝经湿热所致的带状疱疹。

【用法用量】外用,加药液保湿外敷(根据带状疱疹皮损的面积大小、皮损部位,剪裁适当大小的黏胶棉垫,滴加药液湿润后敷于患处,四周用配备的胶带粘封。待药液干后视情况补充适量药液)。每日补药2~4次,1~2日换棉垫1次,6~8日为一疗程。

3. 重楼解毒酊

见本章"213. 皮炎"。

4. 消肿痛醋膏

【处方组成】黄柏、生半夏、伸筋草、五倍子(面炒,去虫)

【功能主治】清热解毒,活血祛瘀,消肿止痛。用于闭合性软组织损伤,带状疱疹,流行性腮腺炎,血栓静脉炎等。

【用法用量】外用,涂于患处,约1.5mm厚,其上盖5~6层纱布。

【使用注意】开放性软组织损伤及颜面损伤禁用;用药后出现红痒小丘疹或小水泡。

附:用于单纯疱疹与带状疱疹的其他西药

1. 紫金锭(散)

见第十三章"172. 腮腺炎"。

2. 金黄散

见本章"223. 脓疱疮(黄水疮)"。

232. 麻风病

〔基本概述〕

麻风病是由麻风分枝杆菌引起的一种慢性接触性传染病。其主要侵犯人体皮肤和神经,如果不治疗可引起皮肤、神经、四肢和眼的进行性和永久性损害。

麻风分枝杆菌具有嗜神经性,主要侵犯皮肤、黏膜和周围神经,少数抵抗力弱者,晚期可累及深部组织和内脏器官。皮肤表现为各种颜色和形态的斑疹、丘疹、结节、斑块、毛发脱落,因神经受累而发生感觉、运动、营养和循环障碍,甚至出现垂足、垂腕等畸形,影响患者的正常生活。

麻风病的流行历史悠久,分布广泛,给流行区人民带来

深重灾难。麻风病的潜伏期较长,感染这种病后一般要过2~7年才会发病。以往由于可致畸残和难以治愈,社会偏见十分严重。自1998年WHO研究组推荐麻风联合化疗(MDT)方案,可减少耐药性的发生和缩短疗程,其后麻风病的治疗有了显著进步,使该病可以治愈。

由于麻风病后期可致肢体畸形、残疾,给人类健康危害极大,故新中国成立后,国家采取一系列麻风病的社会性防洪措施,大批麻风病患者获得痊愈,同时也显著遏制了新发病例,目前正朝着基本消灭麻风病的目标努力。

〔治疗原则〕

麻风病的治疗是要早期、及时、足量、足程、规则治疗,可使健康恢复较快,减少畸形残疾及出现复发。为了减少耐药性的产生,现在主张数种有效的抗麻风化学药物联合治疗。

麻风病的病原菌为麻风分枝杆菌,可分为5型。其治疗方案如下。

多菌型麻风病:(包括瘤型麻风、偏瘤型界线类麻风和中间界线类麻风):利福平600mg,一月1次,在督导下服用;氨苯砜一日100mg,氯法齐明300mg,一月1次,在督导下服用;氨苯砜一日50mg,疗程24个月。

少菌型麻风病:(包括偏结核样型界线类麻风、结核样型麻风和未定型麻风):利福平一次600mg,一月1次,在督导下服用;氨苯砜一日100mg,疗程6个月。

〔用药精选〕

1. 氨苯砜片 Dapsone Tablets

本品为砜类抑菌剂,对麻风杆菌有较强的抑菌作用,大剂量时显示杀菌作用。本品尚具免疫抑制作用。如长期单用,麻风杆菌易对本品产生耐药性。

【适应证】①本品与其他抑制麻风药联合治疗由麻风分枝杆菌引起的各种类型麻风和疱疹样皮炎。②脓疱性皮肤病、类天疱疮、坏死性脓皮病、复发性多软骨炎、环形肉芽肿、系统性红斑狼疮的某些皮肤病变、放线菌性足分枝菌病、聚会性痤疮、银屑病、带状疱疹。③与甲氧苄啶联合治疗卡氏肺孢子虫感染。④与乙胺嘧啶联合预防氯喹耐药性疟疾;与乙胺嘧啶和氯喹三者联合预防间日疟。

【禁忌】对氨苯砜及磺胺类药过敏者、严重肝功能损害和精神障碍者。

【不良反应】①常见背痛,腿痛,胃痛,食欲减退;皮肤苍白、发热、溶血性贫血、皮疹、异常乏力、软弱、变性血红蛋白血症。少见皮肤瘙痒、剥脱性皮炎、精神紊乱、周围神经炎、咽痛、粒细胞减低或缺乏、砜类综合征或肝脏损害等。②下列症状如持续存在需引起注意:眩晕、头痛、恶心、呕吐。

【用法用量】口服。麻风病时多与其他抗麻风药合用。

①成人:治疗麻风,一次50~100mg,一日1次;或按体重一次0.9~1.4mg/kg,一日1次,最高剂量一日200mg。开始可一日口服12.5~25mg,以后逐渐加量到一日100mg。

②儿童:治疗麻风,按体重一次0.9~1.4mg/kg,一日1次。

由于氨苯砜有蓄积作用,故每服药6日停药1日,每服药10周停药2周。

【孕妇及哺乳期妇女用药】本品可在乳汁中达到有效浓度,对新生儿具有预防作用。但砜类药物在G-6PD缺乏的新生儿中可能引起溶血性贫血。孕妇及哺乳期妇女用药前应充分权衡利弊后决定是否采用,如确有应用指征者应在严密观察下应用。

【儿童用药】儿童用量酌减,一般对儿童的生长发育无明显影响。

【老年用药】老年患者肝、肾功能有所减退,用药量应酌减。

【制剂】氨苯砜片

2. 氯法齐明 Clofazimine

本品不仅对麻风杆菌有缓慢杀菌作用,与其他抗分枝杆菌药合用对结核分枝杆菌、溃疡分枝杆菌亦有效。此外,其还具有抗炎作用,对治疗和预防II型麻风反应结节性和多形性红斑等均有效。

【适应证】①瘤型麻风。②与利福平或乙硫异烟胺联合用于耐砜类药物菌株所致的感染。③红斑结节性麻风反应和其他药物引起的急性麻风反应。④与其他抗结核药合用于艾滋病患者并发非典型分枝杆菌感染。

【禁忌】①对氯法齐明过敏者,严重肝、肾功能障碍和胃肠道疾患者,以及孕妇、哺乳期妇女禁用。

【不良反应】①皮肤黏膜着色为其主要不良反应。服药2周后即可出现皮肤和黏膜红染,呈粉红色、棕色,甚至黑色。着色程度与剂量、疗程成正比。停药2个月后色素逐渐减退,1~2年才能褪完。氯法齐明可使尿液、汗液、乳汁、精液和唾液呈淡红色,且可通过胎盘使胎儿着色,但未有致畸报道。应注意个别患者因皮肤着色反应而导致抑郁症,曾有报道,2例患者继皮肤色素减退后,因精神抑郁而自杀。②70%~80%用氯法齐明治疗的患者皮肤有鱼鳞病样改变,尤以四肢和冬季为主。停药后2~3个月可好转。③可致食欲减退、恶心、呕吐、腹痛、腹泻等胃肠道反应。④个别患者可产生眩晕、嗜睡、肝炎、上消化道出血、皮肤瘙痒等。⑤个别患者可产生皮肤色素减退。⑥个别报道发生阿斯综合征。

偶有服药期间发生脾梗死、肠梗阻或消化道出血而需进行剖腹探查者。因此,应高度注意服药期间出现急腹症症状者。

【用法用量】口服。①成人。a. 耐氨苯砜的各型麻风:一次50~100mg,一日1次,与其他一种或几种抗麻风药合用。b. 伴红斑结节麻风反应的各型麻风:有神经损害或皮肤溃疡凶兆者,一日口服100~300mg,有助于减少和撤除泼尼松(一日40~80mg)。待反应控制后,逐渐递减至一日100mg。为使组织内达到足够的药物浓度,用药2个月后才逐渐减少泼尼松的用量。无神经损害或皮肤溃疡凶兆时,按耐氨苯砜的各型麻风处理。c. 治疗氨苯砜敏感的各型麻风,本品可与其他两种抗麻风药合用。如可能三药合用至少2年以上，直至皮肤涂片查菌转阴。此后，继续采用一种合适的药物。d. 成人一日最大量不超过300mg。

②儿童：剂量尚未确认，请遵医嘱。

【孕妇及哺乳期妇女用药】本品能透过胎盘并进入乳汁，使新生儿和哺乳儿皮肤染色。孕妇避免应用本品，哺乳期妇女不宜应用本品。

【制剂】氯法齐明软胶囊(胶丸)

3. 沙利度胺 Thalidomide

本品作用机制推测有免疫抑制、免疫调节作用，通过稳定溶酶体膜，抑制中性粒细胞趋化性，产生抗炎作用。尚有抗前列腺素、组胺及5-HT作用等。

【适应证】用于控制瘤型麻风反应症。对于各型麻风反应如发热、结节红斑、神经痛、关节痛、淋巴结肿大等，有一定疗效，对结核样型的麻风反应疗效稍差。对麻风本病无治疗作用，可与抗麻风药同用以减少反应。

【禁忌】本品有强烈致畸作用，妊娠妇女禁忌。非麻风病患者不应使用此药。对本品过敏者禁用。

【不良反应】口鼻黏膜干燥、头昏、倦怠、嗜睡、恶心、腹痛、便秘、面部浮肿、面部红斑、过敏反应及多发性神经炎等。

【用法用量】口服。每日100~200mg，分4次服。对严重反应者，可增至300~400mg(反应得到控制即逐渐减量)。对长期反应者，需要较长期服药，每日或隔日服25~50mg。

【儿童用药】儿童禁用。

【老年用药】老年患者慎用。

【制剂】沙利度胺片(胶囊)

附：用于麻风病的其他西药

1. 利福平 Rifampicin

【适应证】本品是常用有效的抗结核病药，也可与其他药物联合用于治疗麻风病。

2. 乙硫异烟胺 Ethionamide

【适应证】本品常与其他抗结核病药联合应用，以增强疗效和避免病菌产生耐药性。本品也可与其他抗麻风药联合用于治疗麻风病。

3. 胸腺素 Thymosin

【适应证】可试用于治疗复发性口疮、麻风、重症感染、慢性肾炎等伴有细胞免疫功能低下的患者。

4. 重组人白介素-2 Recombinant Human Interleukin-2

【适应证】对某些病毒性、杆菌性疾病，胞内寄生菌感染性疾病，如乙型肝炎、麻风病、肺结核、白色念珠菌感染等具有一定的治疗作用。

二、中药

1. 雷公藤多苷片

【处方组成】雷公藤多苷

【功能主治】祛风解毒，除湿消肿，疏筋通络。有抗炎及抑制细胞免疫和体液免疫等作用，用于风湿热瘀、毒邪阻滞所致的类风湿关节炎、肾病综合征、白塞综合征、麻风反应、自身免疫性肝炎。

【用法与用量】口服，按体重每1kg每日1~1.5mg，分3次饭后服用，或遵医嘱。

【使用注意】孕妇禁用。

2. 大枫子油

见本章"217. 皮肤瘙痒"。

3. 月光宝鹏丸

【处方组成】铁棒锤、麝香、木香、藏菖蒲、诃子(去核)、天竺黄、红花、丁香、肉豆蔻、豆蔻、草果、乳香、决明子、黄葵子、硇砂、金礞石、螃蟹、牛黄、安息香、硫黄(制)、欧曲(制)

【功能主治】清热解毒，祛风燥湿，杀疠除瘟。用于麻风，中风，白喉，炭疽，疫疠，脓肿，"黄水"病，"亚玛"病等。

【用法用量】一次2~3丸，一日2次。

4. 十八味欧曲珍宝丸

见本章"214. 湿疹"。

233. 皮肤溃疡

〔基本概述〕

皮肤溃疡是外科常见病、多发病，是以皮肤溃疡为主要临床表现，长期不能愈合为临床特征，皮肤组织缺损液化感染坏死的一种体表疾病。此处泛指中医外科疮疡类溃后长期未愈者。由于疮面难以愈合且消耗甚大，给患者造成了很大的心理压力和经济损失，严重影响患者的身体健康及生活质量。

皮肤溃疡一般是由外伤、微生物感染、肿瘤循环障碍和神经功能障碍、免疫功能异常或先天皮肤缺损等引起的局限性皮肤组织缺损。外伤性溃疡往往是由物理和化学因素直接作用于组织引起；微生物感染性疾病多由细菌、真菌、螺旋体、病毒等引起组织破坏、结节或肿瘤破溃；免疫异常引起的血管炎性溃疡系因动脉或小动脉炎使组织发生坏死而形成；循环或神经功能障碍属营养障碍引起组织坏死，如静脉曲张、麻风溃疡等。

在临床上为了便于管理，将皮肤溃疡病理损害分为三型。

Ⅰ型：溃疡的深度范围仅为皮肤，称为单纯顽固性皮肤溃疡，简称片型。

Ⅱ型：溃疡范围和深度涉及皮肤、肌肉、肌腱、韧带、神经、血管、骨骼等，称为顽固性皮肤溃疡，简称碗型。

Ⅲ型：溃疡涉及范围及深度同Ⅱ型，只是损伤范围的长度远远超过宽度，称为盲管样深度皮肤溃疡，简称窦道型。

根据临床实践观察，慢性皮肤溃疡有如下特点。①溃疡多位于结缔组织致密、血运相对较差的部位，如胫前、踝跟及足部。②原因多为局部软组织损伤严重、局部瘢痕化严重或早期处理不当导致,甚至伴有贴骨瘢痕,血循环差,如污染较重清创又不彻底等。③患者多为老年人,而且溃疡本身常不影响其生活,因此患者及家属未引起足够重视,缺乏正规、系统治疗。④合并骨、关节、钢板、肌腱等外露,用换药等非手术治疗无法解决。⑤邻近关节的皮肤溃疡,长期的慢性炎症,可致关节僵硬强直,甚至炎症波及关节,形成化脓性关节炎,增加治疗难度。⑥病程较长、全身情况差或有其他并发症。

慢性皮肤溃疡是由于创伤、挤压伤、皮外伤等直接伤害人体,而再感受毒邪,造成气血运行失常,导致皮肤溃疡,又不能做好皮肤的保护或远离刺激环境,久治不愈,严重危害患者健康和生活质量。慢性皮肤溃疡治疗不当易形成老烂腿、糖尿病足、脉管炎溃烂坏疽、化脓性骨髓炎,皮肤软组织化脓感染,分泌物稀薄,有恶臭,患者年久不愈,受尽折磨。

〔治疗原则〕

(1)对因处理:如过敏性(药疹)者要切断过敏源;糖尿病病足,要注意血糖的控制;物理化学的损伤,要注意远离致病源;职业病,尽量消除致病的条件等。

(2)支持治疗:包括良好的局部制动、抬高患部、良好的护理等,注意水、电解质的平衡,给予高蛋白、高能量和维生素的饮食。提高患者的免疫力。

(3)药物的治疗:抗过敏药物,抗寄生虫药物,抗生素(抗感染,保护创面),以及促进溃疡愈合的药物等。

(4)手术处理:对于肿瘤引起的或是有皮肤的恶变、癌变等应及时处理。

治疗方法有局部治疗和全身治疗两种类型。

①局部治疗。a. 溃疡清创换药:清除坏死组织、瘢痕、陈旧肉芽组织、异物等,直至相对健康、血运丰富的组织。对于伴有骨、关节等外露的慢性溃疡而需要行皮瓣修复者,创面处理的好坏是皮瓣移植是否成功的关键之一。分别用双氧水、新洁而灭、生理盐水、碘伏浸泡及冲洗 5 分钟。皮维碘纱布覆盖,局部水肿严重者,用 3% 高渗盐水湿敷,或根据细菌、真菌培养及检查结果,加用抗生素和抗真菌药。b. 皮肤湿疹的处理。充分遵循皮肤科外用药物的使用原则:急性发作期,渗出较多,应用 3% 硼酸溶液湿敷,渗出较少后用糖皮质激素霜剂;慢性期用卤米松乳膏或百多邦软膏。c. 局部理疗。氦氖激光、超短波、红外线等局部照射。d. 手术治疗。对于溃疡面积较大、长期换药未愈或伴有骨、关节、肌腱或钢板等外露者,应考虑手术治疗。

②全身治疗。全身治疗目的在于抗炎、止痒,提高机体抵抗力。a. 抗菌或抗真菌药的应用,根据细菌、真菌培养及检查结果,静脉应用抗生素和抗真菌药;b. 应用抗组胺药、钙剂、维生素 C 等;c. 提高机体抵抗力的药物,如乌体林斯等;d. 纠正贫血或低蛋白血症;e. 其他伴随疾病的治疗:对于合并有下肢静脉曲张、糖尿病、心脏病、高血压病等,请相关专科医师会诊,进行正规、系统治疗。

〔用药精选〕

一、西药

1. 莫匹罗星软膏 Mupirocin Ointment

见第十三章"178. 小儿湿疹"。

2. 重组人表皮生长因子凝胶 Recombinant Human Epidermal Growth Factor Gel

见本章"224. 褥疮(压疮)"。

3. 外用重组人碱性成纤维细胞生长因子 Recombinant Human Basic Fibroblast Growth Factor for External Use

本品的主要成分为重组人碱性成纤维细胞生长因子,来源于基因工程重组的大肠埃希菌。其对于中胚层和外胚层的细胞具有促进修复和再生的作用。

【适应证】促进创面愈合,可用于烧伤创面(包括浅Ⅱ度、深Ⅱ度、肉芽创面)、慢性创面(包括慢性肉芽创面、溃疡和褥疮等)和新鲜创面(包括外伤、手术伤等)。

【用法用量】将安瓶或西林瓶中的重组人碱性成纤维细胞生长因子干粉用注射用水或生理盐水溶解后,直接涂抹于(或用喷雾器喷于)清创后的伤患处,或在伤患处覆以适当大小的消毒纱布上,将药液均匀滴加于纱布上,适当包扎即可,重组人碱性成纤维细胞生长因子的最适宜量约为 150IU(90AU)/cm^2 创面面积。

【禁忌】对本品过敏者禁用。

【不良反应】未见明显不良反应。

4. 外用冻干重组人酸性成纤维细胞生长因子 Lyophilized Recombinant Human Acidic Fibroblast Growth Factor For External Use

本品的主要成分为重组人酸性成纤维细胞生长因子,是一种多功能细胞生长因子,对中胚层和外胚层来源的多种细胞具有促增殖和促分化作用。

【适应证】本品用于下述创面,以促进创面愈合。①深Ⅱ度烧伤创面。②慢性溃疡创面(包括外伤后残余创面、糖尿病溃疡、血管性溃疡和褥疮)。

【用法用量】将本包装中所配置的 10ml 溶媒倒入装有 rhaFGF 冻干粉的瓶中,盖(卡)上包装中所配置的喷雾器头后,即可开始使用。将药液直接喷于清创后的伤患处,或在伤患处覆以适当大小的消毒纱布,将药液均匀滴加于纱布上,适当包扎即可。每日换药 1 次,或遵医嘱。对于烧伤创面,用药时间最长不宜超过 3 周;对于慢性溃疡创面,用药时间最长不宜超过 6 周。

用量:本品最适用量约为 100IU/cm^2。

【禁忌】对本品中任何成分过敏者禁用。

【不良反应】在本品的临床研究中,部分使用者出现了瘙痒、皮疹、轻微发热和创面疼痛,停药后并加抗过敏药物治疗,瘙痒和皮疹均消失。未发现有其他明显不良反应。

5. 冻干鼠表皮生长因子 Lyophilized Mouse Epidermal Growth Factor(mEGF)

本品为小鼠表皮生长因子(EGF)外用制剂,可促进动物皮肤创面组织修复过程中的DNA/RNA和羟脯氨酸的合成,加速创面肉芽组织的生成和上皮细胞的增殖,从而缩短创面的愈合时间。

【适应证】烧伤、烫伤、灼伤(浅Ⅱ度、深Ⅱ度、肉芽创面),新鲜创面(包括各种刀伤、外伤、手术伤口、美容整形创面),糖尿病或静脉曲张等所致的顽固性溃疡和坏疽溃疡创面(包括口腔及各种皮肤溃疡等),疮痈类疾病(如褥疮、痤疮、疖肿等),角膜外伤、溃疡、电光性眼炎,供皮区创面,放射性损伤创面。

【用法用量】本品为外用药,使用时应将本品溶于注射用生理盐水,配制成一定浓度。

烧烫伤、灼伤:创面经清创、除痂后外敷一层浸有本品的消毒纱布,其上敷一层油纱布或1%磺胺嘧啶银霜,以防蒸发或流失,半暴露或行包扎。也可把本品调于磺胺嘧啶银糊剂中,直接敷于创面上,浓度为(1~2)μg/ml,用药后3天内每日更换敷料,以后隔日1次,直到创面愈合。如大面积烧伤,可结合自身微粒皮肤移植和整张异体皮覆盖术,效果更佳。

新鲜创面、供皮区创面:创口常规处理后外敷一层浸有本品的纱布,覆以油纱布,再行常规包扎,3日换药1次,浓度为5μg/ml。

角膜外伤、溃疡、电光性眼炎:用浓度为5μg/ml的本品溶液滴眼或外涂,一日4次。

皮肤溃疡、糖尿病足坏疽:外敷浓度为5μg/ml,隔日1次。运用本品时与庆大霉素或氯霉素等抗生素配伍效果更佳。

口腔溃疡:用浓度(1~5)μg/ml本品溶液直接涂沫或漱口,一日3~4次。

疮痈类疾病:用浓度10μg/ml本品溶液与抗生素或消炎、镇痛药配伍外敷,3日换药1次。

【禁忌】本品禁用于皮肤肿瘤患者及皮肤肿瘤引起的溃疡坏死等。

6. 重组牛碱性成纤维细胞生长因子凝胶 Recombinant Bovine Basic Fibroblast Growth Factor Gel

本品具有促进修复和再生的作用,能促进毛细血管再生,改善局部血液循环,加速创面的愈合。

【适应证】促进创面愈合,用于烧伤创面(包括浅Ⅱ度、深Ⅱ度、肉芽创面)、慢性创面(包括体表慢性溃疡等)和新鲜创面(包括外伤、供皮区创面、手术伤等)。

【用法用量】将凝胶直接涂于清创后的伤患处,覆以适当大小的消毒敷料,适当包扎即可。推荐剂量每次约300IU/cm^2,每日1次,或遵医嘱。

【禁忌】对本品过敏者禁用。

【制剂】重组牛碱性成纤维细胞生长因子凝胶(外用溶液),外用重组牛碱性成纤维细胞生长因子

7. 复方维生素 B_{12} 软膏 Compound Vitamin B_{12} Ointment

本品具有减轻因放射性灼烧伤所致的局部肿胀和局部抗菌作用,缩短放射性灼伤创面的愈合时间。其对慢性放射性皮肤损伤具有加速溃疡愈合、促进皮肤RNA合成作用,并具有止痒止痛作用。

【适应证】用于放射性急、慢性皮肤溃疡,并对褥疮、皮肤淋巴腺的溃疡、糖尿病所致的皮肤溃疡,以及各种顽固性皮肤溃疡有特效。

【用法用量】外用。采用四层无菌纱布,每2.0×2.0cm^2创面涂1g软膏,每日用药1~2次。

【不良反应】在本品进行的300余例临床试验中尚未发现不良反应。

【禁忌】对本品各成分过敏者禁用。肾功能不全者禁用。

【孕妇及哺乳期妇女用药】孕妇及哺乳期妇女慎用。

【老年用药】因老年患者多有肾功能减退,故应用本品时需权衡利弊。

【制剂】复方维生素 B_{12} 软膏Ⅰ号;复方维生素 B_{12} 软膏Ⅱ号

附:用于皮肤溃疡的其他西药

1. 美皮康褥疮贴 Mepilex Border

【适应证】可用于各种渗出性伤口,例如腿部和足部溃疡、褥疮和创伤,皮肤破损和二期愈合伤口等。

2. 肝素钠乳膏 Heparin Sodiun Cream

见本章"218. 皮肤干燥"。

3. 杆菌肽软膏 Bacitracin Ointment

【适应证】用于脓疱疮等化脓性皮肤病及小面积烧烫伤和溃疡面的感染。

4. 甲硝唑氯己定软膏 Metromidazole and Chlorhexidine Ointment

【适应证】用于疖肿、溃疡、小面积烧伤、烫伤、外伤感染和脓疱疮。

5. 红霉素软膏 Erythromycin Ointment

见本章"223. 脓疱疮(黄水疮)"。

6. 氟氯西林钠胶囊 Flucloxacillin Sodium Capsules

【适应证】主要适用于耐青霉素的葡萄球菌和对本品敏感的致病菌引起的感染,包括皮肤软组织感染:脓肿、痤疮、湿疹、疖、痈、蜂窝织炎、皮肤溃疡、伤口感染、烧伤、中耳炎、外耳道炎、皮肤移植保护、手术预防用药等。

7. 复方多黏菌素 B 软膏 Compound Polymyxin B Ointment

【适应证】可用于各种细菌性皮肤感染的治疗,如脓疱疮、疖肿、毛囊炎、须疮、甲沟炎、原发性皮肤细菌感染、湿疹、单纯性疱疹、脂溢性皮炎、溃疡合并感染、创伤合并感染、继

发性感染。

8. 氧化锌软膏 Zine Oxide Ointment

【适应证】用于急性或亚急性皮炎、湿疹、痱子及轻度、小面积的皮肤溃疡。

9. 乳酸依沙吖啶软膏(溶液)Ethacridine Lactate Ointment

【适应证】用于各种小面积创伤、溃烂及感染性皮肤病。

10. 复方苯佐卡因软膏 Compound Benzocaine Ointment

【适应证】本品为局部麻醉药,外用起持久止痛、止痒作用。用于小面积轻度创面、溃疡和痔疮的镇痛。

11. 复方右旋糖酐40注射液 Compound Dextran 40 Injection

【适应证】本品为复方制剂,含右旋糖酐、氯化钙、氯化钾、氯化钠、乳酸钠。可用于血栓性疾病,如脑血栓形成、心绞痛和心肌梗死、血栓闭塞性脉管炎、视网膜动静脉血栓、皮肤缺血性溃疡等。

12. 注射用替加环素 Tigecycline for Injection

【适应证】用于18岁及18岁以上复杂皮肤和皮肤结构感染或者复杂腹内感染患者的治疗。包括复杂阑尾炎、烧伤感染、腹内脓肿、深部软组织感染及溃疡感染。

13. 高锰酸钾 Potassium Permanganate

【适应证】用于急性皮炎或急性湿疹,特别是伴继发感染的湿敷,清洗小面积溃疡。

二、中药

1. 康复新液

见本章"224. 褥疮(压疮)"。

2. 赛霉安乳膏

见本章"224. 褥疮(压疮)"。

3. 复方炉甘石外用散

【处方组成】炉甘石、血竭、铜绿、乳香、自然铜、紫草、朱砂、磺胺嘧啶银

【功能主治】用于皮肤及伤口感染,渗出性湿疹,体表慢性顽固性溃疡及烧伤、烫伤等。

【用法用量】撒于患处,每1~2日换药1次。

【使用注意】婴幼儿、对磺胺类过敏者、对汞剂过敏者禁用。

4. 月白珍珠散

【处方组成】珍珠、轻粉、冰片、龙骨(煅)、青黛、炉甘石

【功能主治】化腐生肌。用于属阳证溃后,脓腐未尽,久不收口。

【用法用量】外用适量,撒于患处。

【使用注意】孕妇禁用。

5. 京万红软膏

【处方组成】白蔹、白芷、半边莲、冰片、苍术、赤芍、川芎、穿山甲、大黄、当归、地黄、地榆、红花、胡黄连、槐米、黄柏、黄连、黄芩、金银花、苦参、没药、木鳖子、木瓜、乳香、桃仁、土鳖虫、乌梅、五倍子、血竭、血余炭、罂粟壳、栀子、紫草、棕榈

【功能主治】清热解毒,凉血化瘀,消肿止痛,祛腐生肌。用于水、火、电灼烫伤,疮疡肿痛,皮肤损伤,创面溃烂。

【用法用量】用生理盐水清理创面,涂敷本品或将本品涂于消毒纱布上,敷盖创面,消毒纱布包扎,每日换药1次。

【使用注意】烧、烫伤感染者禁用。

6. 紫冰油

【处方组成】紫草、忍冬藤、冰片、珍珠、当归

【功能主治】清热解毒,消肿止痛,祛腐生肌。用于属阳证的皮肤浅表溃疡。

【用法用量】外用。拭净创面分泌物,清除坏死组织,在无菌容器内以本药液浸泡无菌纱布,以二层浸好的纱布敷于创面及其周围红肿部位,所浸药液以不流淌为宜,并盖好消毒敷料。一日换药1次。

7. 清热祛毒丸

【处方组成】牛蒡子(炒)、地黄、荆芥、玄参、赤芍、连翘、天花粉、浙贝母、芒硝、甘草、桔梗、防风、朱砂、蜂蜜(炼)

【功能主治】清热,凉血,解毒。用于小儿热毒蕴积,头面生疮,皮肤溃烂,口舌生疮,心热烦渴,痘疹余毒不清。

【用法用量】口服。一次1丸,一日2次;3岁以下小儿酌减。

【使用注意】肝肾功能不全、造血系统疾病者禁用。

8. 拔脓净

见本章"224. 褥疮(压疮)"。

9. 拔毒生肌散

【处方组成】冰片、炉甘石(煅)、龙骨(煅)、虫白蜡、石膏(煅)、轻粉、红粉、黄丹

【功能主治】拔毒生肌。用于疮疡阳证已溃,脓腐未清,久不生肌,疮口下陷,常流毒水。

【用法用量】外用适量,撒布患处,或以膏药护之。

【使用注意】孕妇及哺乳期妇女禁用。

附:用于皮肤溃疡的其他中药

1. 蜂蜜

蜂蜜有很高的营养价值,内服可以治疗和缓解肠胃各种疾病,在外科、皮肤科方面,因蜂蜜中含有40%葡萄糖、40%果糖和多种氨基酸、维生素和微量元素,有营养伤口的作用。同时蜂蜜有吸湿、收敛功效,可减轻肉芽组织水肿及构成黏性保护屏障,防治伤口感染、褥疮、下肢溃疡等,可使创面很快结痂,上皮愈合良好。

2. 红升丹

【功能主治】拔毒,提脓,生新。用于溃疡疮口不敛,肉芽暗滞,腐肉不净。

3. 复方紫草油

【功能主治】清热凉血,解毒止痛。用于轻度水、火烫伤。

4. 如意金黄散

见本章“223. 脓疱疮(黄水疮)”。

234. 疮疡(痈疮疖肿)

〔基本概述〕

疮疡是各种致病因素侵袭人体后引起的体表化脓性疾病,是外科临床常见的多发病。疮疡包括所有的肿疡和溃疡,如痈疽、疔疮、疖肿、流痰、流注、瘰疬等。

疮疡,又称疮疡肿毒,是各种痈疮疖肿的总称。此类病四季皆可发病、好发于夏秋季,有发病迅速,部分病情较重等特点。在面部可引起疔疮走黄(西医称为败血症或脓毒败血症),在手、足易引起伤筋损骨的严重后果。

导致疮疡发生的病因有外伤、外感六淫邪毒、内伤情志、饮食不节、房劳损伤等,但大多都由外来创伤所致。创伤出现感染以后,就形成了疮疡。一般“伤”在皮肤,出现感染后,伤口比较浅,感染也就比较薄,故称为“疡”。“创”在肌肉深处,感染以后脓血郁积较深,同时伴有红肿热痛,故称为“疮”。

〔治疗原则〕

疮疡的发生、发展、变化过程是与气血、脏腑、经络等方面有极其密切的关系。因而在治疗中既要重视疮疡的局部病变,又要重视整体情况,分清寒热、虚实、表里、阴阳,采取准确的治疗方法,达到治愈的目的。

治疗宜早。治疗期间,禁仰卧,不可用手挤压脓液,或局部碰撞,忌早期开刀。

内治与外治相结合是治疗疮疡的基本原则,轻浅的疮疡单用外治也可获得痊愈。而严重的病症,必须内外合治,有时还需抗生素、支持疗法等配合治疗才可收到较好的疗效。

对疮疡的治疗,要根据痈疮疖肿的不同时期,采用不同方法。对炎症结节可用热敷或物理疗法(透热、红外线或超短波),亦可外敷鱼石脂软膏、红膏药或金黄膏。已有脓头时,可在其顶部点涂苯酚。有波动时,应及早切开引流。对未成熟的疖,不应刻意挤压,以免引起感染扩散。

面部疖,有全身症状的疖和疖病,应给予磺胺药或抗生素。并注意休息,补充维生素,适当增加营养。

此外,在饮食方面,烟、酒、鱼、虾、肉、香草、蟹黄等发物不可食,甘露茶之类凉性饮料,亦不可饮之。

1. 全身治疗

患者应适当休息和加强营养。必要时用止痛及镇痛剂。有糖尿病者应积极治疗糖尿病。

2. 抗生素治疗

可选用磺胺甲硝唑加甲氧嘧啶或青霉素、红霉素、氨卞青霉素、头孢类抗生素等治疗。

3. 局部治疗

可用50%硫酸镁湿热敷,理疗,或70%酒精湿敷。面部痈应减少说话和咬嚼动作。

4. 手术治疗

经上述治疗炎症不能控制时应及时引流,并将炎症坏死组织彻底切除。切口的长度要超出炎症范围少许,深达筋膜,尽量剪去所有坏死组织,伤口内用纱布或碘仿纱布填塞止血。以后每日换药,并注意将纱条填入伤口内每个角落,掀起边缘的皮瓣,以利引流。伤口内用生肌散,可促进肉芽组织生长。如面积过大,待肉芽组织健康时,可考虑植皮。亦有直接做痈切除术,肉芽组织长出后即植皮,可缩短疗程。

〔用药精选〕

1. 莫匹罗星软膏 Mupirocin Ointment

见第十三章“178. 小儿湿疹”。

2. 阿莫西林克拉维酸钾 Amoxicillin and Clavulanate Potassium

见第十三章“163. 小儿支气管炎”。

3. 红霉素 Erythromycin

见第十三章“162. 百日咳”。

4. 夫西地酸 Fusidic Acid

夫西地酸钠通过抑制细菌的蛋白质合成而产生杀菌作用,对一系列革兰阳性细菌有强大的抗菌作用。葡萄球菌,包括对青霉素、甲氧西林和其他抗生素耐药的菌株,均对本品高度敏感。夫西地酸钠与临床使用的其他抗菌药物之间无交叉耐药性。

【适应证】用于敏感细菌,尤其是葡萄球菌引起的各种感染,如骨髓炎、败血症、心内膜炎,反复感染的囊性纤维化、肺炎、皮肤及软组织感染,外科及创伤性感染等。

【不良反应】主要是用药局部皮肤反应,包括接触性皮炎、红斑、丘疹、瘙痒、皮肤过敏反应等。罕见有黄疸、紫癜、表皮坏死、血管水肿等。

【禁忌】对夫西地酸过敏者禁用。

【孕妇及哺乳期妇女用药】妊娠初始3个月内禁用。哺乳期妇女可使用本品。

【儿童用药】可以使用。

【老年用药】可以使用。

【用法用量】①口服。成人一次500mg,一日3次。一日总量不得超过2g;儿童及婴儿一日20mg/kg,分3次给药。②静脉滴注。成人一次500mg,一日3次;儿童及婴儿一日20mg/kg,分3次给药。③外用。涂于患处,并缓和地摩擦;必要时可用多孔绷带包扎患处。一日2~3次,7日为一疗程,必要时可重复一疗程。

【制剂】夫西地酸乳膏(软膏);注射用夫西地酸钠

5. 头孢曲松 Ceftriaxone

见第十三章“163. 小儿支气管炎”。

附：用于疮疡(痈疮疖肿)的其他西药

1. 阿奇霉素 Azithromycin

见第十三章“163. 小儿支气管炎”。

2. 左氧氟沙星 Levofloxacin

见第十四章“210. 骨膜炎与骨髓炎”。

3. 克林霉素 Clindamycin

见第十四章“210. 骨膜炎与骨髓炎”。

4. 氨苄西林钠舒巴坦钠 Ampicillin Sodium and Sulbactam Sodium

见第十三章“162. 百日咳”。

5. 头孢他啶 Ceftazidime

见第十三章“164. 小儿肺炎”。

6. 头孢吡肟 Cefepime

见第十三章“164. 小儿肺炎”。

7. 亚胺培南西司他丁钠 Imipenem and Cilastatin Sodium

见第十四章“210. 骨膜炎与骨髓炎”。

8. 莫西沙星 Moxifloxacin

【适应证】用于上呼吸道和下呼吸道感染，如急性窦炎、慢性支气管炎急性发作、社区获得性肺炎及皮肤和软组织感染。

9. 厄他培南 Ertapenem

【适应证】用于敏感菌株引起的多种中、重度感染，包括复杂性皮肤及附属器感染：由金黄色葡萄球菌(仅指对甲氧西林敏感菌株)、化脓性链球菌、大肠埃希菌或消化链球菌属引起者。

10. 头孢哌酮钠舒巴坦钠 Cefoperazone Sodium and Sulbactum Sodium

见第十三章“164. 小儿肺炎”。

11. 克拉霉素 Clarithromycin

【适应证】本品适用于敏感菌所引起的下列感染：鼻咽部感染(包括扁桃体炎、咽炎、副鼻窦炎)、下呼吸道感染(包括支气管炎、细菌性肺炎、非典型肺炎)、皮肤和软组织感染(包括脓疱病、丹毒、毛囊炎、疖和伤口感染)。

12. 氨曲南 Aztreonam

【适应证】适用于治疗敏感需氧革兰阴性菌所致的各种感染，如尿路感染、下呼吸道感染、败血症、腹腔内感染、妇科感染、术后伤口及烧伤、溃疡等皮肤软组织感染等。亦用于治疗医院内感染中的上述类型感染如免疫缺陷患者的感染。

13. 美罗培南 Meropenem

【适应证】适用于成人和儿童由单一或多种对美罗培南敏感的细菌引起的感染：肺炎(包括院内获得性肺炎)、尿路感染、妇科感染(如子宫内膜炎和盆腔炎)、皮肤软组织感染、脑膜炎、败血症。

14. 硫酸小诺霉素 Micronomicin Sulfate

【适应证】用于敏感菌(如大肠埃希菌、痢疾杆菌、变形杆菌、克雷伯肺炎杆菌、铜绿假单胞菌等)感染引起的败血症、支气管炎、肺炎、腹膜炎、肾盂肾炎、膀胱炎、皮肤及软组织感染等。

15. 依诺沙星 Enoxacin

【适应证】适用于敏感菌引起的多种感染，包括皮肤软组织感染等。

16. 青霉素 Benzylpenicillin

见第十三章“164. 小儿肺炎”。

17. 氟罗沙星 Fleroxacin

【适应证】用于敏感菌引起的多种感染，包括皮肤软组织感染、骨感染、腹腔感染及盆腔感染等。

18. 硫酸依替米星 Etimicin Sulfate

【适应证】适用于敏感革兰阴性杆菌所致的各种感染，如支气管炎、肺部感染、膀胱炎、肾盂肾炎、皮肤及软组织感染等。

19. 舒他西林 Sultamicillin

【适应证】适用于敏感细菌引起的下列感染。①上呼吸道感染：鼻窦炎、中耳炎、扁桃体炎等；②下呼吸道感染：支气管炎、肺炎等；③泌尿道感染及肾盂肾炎；④皮肤、软组织感染；⑤骨和关节感染；⑥其他严重感染，如细菌性败血症。

20. 头孢泊肟酯 Cefpodoxime Proxetil

【适应证】适用于敏感菌引起的多种感染，包括单纯性皮肤和皮肤软组织感染：毛囊炎(包括脓性痤疮)、疖、痈、丹毒、蜂窝织炎、淋巴管(结)炎、化脓性甲沟炎、皮下脓肿、汗腺炎、簇状痤疮、皮脂腺囊肿合并感染等。

21. 替加环素 Tigecycline

【适应证】替加环素被批准用于18岁及18岁以上复杂皮肤和皮肤结构感染，或者复杂腹内感染患者的治疗。包括复杂阑尾炎、烧伤感染、腹内脓肿、深部软组织感染及溃疡感染。

22. 乙酰螺旋霉素 Acetylspiramycin

【适应证】适用于敏感菌引起的各种轻、中度感染，包括皮肤软组织感染等。

23. 螺旋霉素胶囊 Spiramycin Capsules

见第十四章“210. 骨膜炎与骨髓炎”。

24. 麦白霉素 Meleumycin

【适应证】本品为大环内酯类抗生素。抗菌范围与红霉素相似，主要用于金黄色葡萄球菌、溶血性链球菌、肺炎双球菌等所致的呼吸道感染及皮肤、软组织感染等。

25. 头孢地尼 Cefdinir

【适应证】用于敏感菌所引起的多种感染，包括毛囊炎、疖、疖肿、痈、传染性脓疱病、丹毒、蜂窝织炎、淋巴管炎、甲沟炎、皮下脓肿、粉瘤感染、慢性脓皮症等。

26. 替考拉宁 Teicoplanin

见第十四章“210. 骨膜炎与骨髓炎”。

27. 普卢利沙星 Prulifloxacin

【适应证】用于敏感菌引起的各种感染，包括浅表性皮肤感染(急性浅表性毛囊炎、传染性脓痂症)，深层皮肤感染症

(蜂窝织炎、丹毒、疖、疖肿症、痈、化脓性甲周炎),慢性脓皮症(感染性皮脂腺囊肿、化脓性汗腺炎、皮下脓肿)等。

28. 环丙沙星 Ciprofloxacin

【适应证】用于敏感菌引起的多种感染,包括皮肤及软组织感染等。

29. 氟氯西林钠 Flucloxacillin Sodium

【适应证】适用于治疗敏感的革兰阳性菌引起的多种感染,包含产 β-内酰胺酶的葡萄球菌和链球菌所致的皮肤及软组织感染,如疖、痈、脓肿、蜂窝织炎、脓疱病、感染性烧伤、植皮保护、感染性皮肤状态,如溃疡、湿疹和痤疮伤口感染等。

30. 阿莫西林舒巴坦匹酯片 Amoxicillin and Pivoxil Sulbactan Tablets

【适应证】本品适用对阿莫西林耐药但对本品敏感的产 β-内酰胺酶致病菌引起的各种轻、中度感染性疾病,包括皮肤及软组织感染,如蜂窝织炎、伤口感染、疖病、脓性皮炎和脓疱病,性病,淋病等。

31. 司帕沙星 Sparfloxacin

【适应证】用于敏感菌引起的多种感染,皮肤、软组织感染,如脓疱疮、集簇性痤疮、毛囊炎、疖、疖肿、痈、丹毒、蜂窝织炎、淋巴结炎、淋巴管炎、皮下脓肿、汗腺炎、乳腺炎、外伤及手术伤口感染等。

32. 阿莫西林双氯西林钠胶囊(片)Amoxicillin and Dicloxacillin Sodium Capsules

【适应证】用于敏感菌所致的多种感染,包括皮肤软组织感染,如疖、脓肿、蜂窝织炎、伤口感染、腹内脓毒症等。

33. 盐酸仑氨西林 Lenampicillin Hydrochloride

【适应证】用于治疗敏感菌引起的多种感染,如皮肤软组织感染:毛囊炎(脓疱性痤疮)、疖、痈、丹毒、蜂窝织炎、淋巴管(结)炎、化脓性甲沟炎、皮下脓肿、汗腺炎、簇状痤疮、皮脂性囊肿合并感染、肛周脓肿等。

34. 复方多黏菌素 B 软膏 Compound Polymyxin B Ointment

【适应证】可用于预防割伤、擦伤、烧烫伤、手术伤口,小面积皮肤创口感染,属急救药类;也用于各种细菌性皮肤感染的治疗,如脓疱疮、疖肿、毛囊炎、须疮、甲沟炎,原发性皮肤细菌感染,以及湿疹、单纯性疱疹、脂溢性皮炎、溃疡合并感染、创伤合并感染,继发性感染等。

35. 注射用阿莫西林钠舒巴坦钠 Amoxilcillin Sodium and Sulbactam Sodium for Injection

【适应证】本品为由阿莫西林和舒巴坦钠组成的复方制剂,适用于产酶葡萄球菌、肺炎杆菌、其他链球菌、流感杆菌、淋球菌、大肠埃希菌、变形杆菌、莫根杆菌、枸橼酸杆菌、肠杆菌、沙门菌等所致的多种感染,包括皮肤软组织感染:疖、脓肿、蜂窝织炎,伤口感染等。

36. 注射用美洛西林钠舒巴坦钠 Mezlocillin Sodium and Sulbactam Sodium for Injection

【适应证】本品含 β-内酰胺酶抑制剂-舒巴坦,适用于产 β-内酰胺酶耐药菌引起的中、重度多种感染性疾病,包括皮肤及软组织感染,如蜂窝织炎、伤口感染、疖病、脓性皮炎和脓疱病等。

37. 氨苄西林 Ampicillin

见第十三章“166. 小儿发热”。

38. 甲苯磺酸托氟沙星 Tosufloxacin Tosilate

【适应证】适用于敏感菌所引起的多种轻中度感染,包括皮肤软组织感染:毛囊炎(脓疱性痤疮)、疖、疖肿症、丹毒、蜂窝织炎、痈、皮下脓疮、多发性痤疮、感染性粉瘤、肛周脓肿、汗腺炎等。

39. 甲苯磺酸妥舒沙星 Tosufloxacin Tosylate

【适应证】适用于敏感菌所致的多种感染,包括皮肤软组织感染:毛囊炎(包括脓疱性痤疮)、疖、痈、丹毒等。

40. 复方聚维酮碘搽剂 Compound Povidone Iodine Liniment

【适应证】①用于足癣、体癣、头癣、花斑癣、手癣、甲癣;并发细菌感染也可使用。②用于疖、蚊虫叮咬、手足多汗症。

41. 呋喃西林乳膏 Nitrofural Cream

【适应证】用于轻度化脓性皮肤病。

42. 醋酸氯己定软膏 Chlorhexidine Acetate Ointment

【适应证】用于疖肿,小面积烧伤、烫伤、外伤感染和脓疱疮。

43. 复方氧化锌软膏 Compound Zinc Oxide Ointment

【适应证】用于轻度烧伤、脓疱疮、疖肿等。

44. 鱼石脂软膏 Ichthammol Ointment

【适应证】用于疖肿。

45. 碘酊 Iodine tincture

【适应证】用于皮肤感染和消毒。

46. 苯扎溴铵溶液 Benzalkonium Bromide Solution

【适应证】用于皮肤、黏膜和小面积伤口的消毒。

47. 复方苯佐卡因软膏 Compound Benzocaine Ointment

【适应证】用于小面积轻度创面、溃疡和痔疮的镇痛。

48. 甲硝唑氯己定软膏 Metronidazole and Chlorhexidine Ointment

【适应证】用于疖肿、溃疡、小面积烧伤、烫伤、外伤感染和脓疱疮。

49. 乳酸依沙吖啶软膏(溶液)Ethacridine Lactate Ointment

【适应证】用于各种小面积创伤、溃烂及感染性皮肤病。

50. 伏立康唑 Voriconazole

【适应证】本品是一种广谱的三唑类抗真菌药,用于治疗侵袭性曲霉病、对氟康唑耐药的念珠菌引起的严重侵袭性感染(包括克柔念珠菌)、由足放线病菌属和镰刀菌属引起的严重感染。本品应主要用于治疗免疫缺陷患者中进行性的、可能威胁生命的感染,也可用于念珠菌属所致播散性皮肤感染等。

51. 乙醇 Ethanol

【适应证】外用消毒。

52. 甲硝唑 Metronidazole

【适应证】广泛用于各种厌氧菌感染的治疗，也包括皮肤及软组织感染等。

53. 硼酸洗液 Boric Acid Lotion

【适应证】消毒防腐药，用于冲洗小面积创面与黏膜面。

54. 阿奇霉素磷酸二氢钠 Azithromycin Sodium Dihydrogen Phosphate

【适应证】用于对阿奇霉素敏感的病原微生物引起的多种感染，包括皮肤软组织感染：疖、痈、丹毒、蜂窝织炎等。

55. 氧氟沙星 Ofloxacin

【适应证】适用于敏感菌引起的多种感染，包括皮肤软组织感染。

56. 甲磺酸培氟沙星乳膏 Pefloxacin Mesylate Cream

【适应证】用于治疗敏感菌引起的细菌感染性皮肤病，如脓疱、毛囊炎、疖、湿疹合并感染、外伤感染、癣病合并感染及其他化脓性皮肤感染等。

57. 阿莫西林钠氟氯西林钠 Amoxicillin Sodium and Flucloxacillin Sodium

【适应证】本品适用于敏感菌引起的呼吸道感染、消化道感染、泌尿道感染、皮肤软组织感染、骨和关节感染、口腔及耳鼻喉感染等。

58. 利奈唑胺 Linezolid

【适应证】本品用于治疗由特定微生物敏感株引起的多种感染，包括复杂性皮肤和皮肤软组织感染，由金黄色葡萄球菌（甲氧西林敏感或耐甲氧西林的菌株）、化脓链球菌或无乳链球菌引起。

59. 头孢羟氨苄 Cefadroxil

见第十三章“166. 小儿发热”。

60. 头孢唑肟钠 Ceftizoxime Sodium

【适应证】用于敏感菌所致的下呼吸道感染、尿路感染、腹腔感染、盆腔感染、败血症、皮肤软组织感染、骨和关节感染、肺炎链球菌或流感嗜血杆菌所致脑膜炎和单纯性淋病。

61. 头孢西丁钠 Cefoxitin Sodium

【适应证】用于敏感菌所致的下列感染。①呼吸道感染。②泌尿生殖系统感染。③腹内感染（包括腹膜炎、胆道炎）。④骨、关节、皮肤和软组织等部位感染。⑤败血症。

62. 帕尼培南倍他米隆 Panipenem and Betamipron

【适应证】用于敏感菌引起的多种感染，包括丹毒、蜂窝织炎、淋巴管（结）炎、肛门周围脓肿、外伤和烧伤，以及手术创伤等。

63. 替卡西林克拉维酸钾 Ticarcillin Disodium and Clavulanate Potassium

见第十三章“166. 小儿发热”。

64. 硫酸阿米卡星 Amikacin Sulfate

【适应证】适用于敏感菌所致严重感染，如菌血症或败血症，细菌性心内膜炎，下呼吸道感染，骨关节感染，胆道感染，腹腔感染，复杂性尿路感染，皮肤软组织感染等。

65. 硫酸西索米星 Sisomicin Sulfate

【适应证】适用于革兰阴性杆菌（包括铜绿假单胞菌）、葡萄球菌和其他敏感菌所致的下列感染：呼吸系统感染、泌尿生殖系统感染、胆道感染、皮肤和软组织感染、感染性腹泻及败血症等。

66. 交沙霉素 Josamycin

【适应证】本品适用于化脓性链球菌引起的咽炎及扁桃体炎，敏感菌所致的鼻窦炎、中耳炎、急性支气管炎及口腔脓肿，肺炎支原体所致的肺炎，敏感细菌引起的皮肤软组织感染，也可用于对青霉素、红霉素耐药的葡萄球菌的感染。

67. 吉他霉素 Kitasamycin

【适应证】主要用于革兰阳性菌所致的皮肤软组织感染、呼吸道感染、链球菌咽峡炎、猩红热、白喉、军团菌病、百日咳等，以及淋病、非淋病性尿道炎、痤疮等。

68. 盐酸林可霉素 Lincomycin Hydrochloride

【适应证】适用于敏感葡萄球菌属、链球菌属、肺炎链球菌及厌氧菌所致的呼吸道感染、皮肤软组织感染、女性生殖道感染和盆腔感染及腹腔感染等。

69. 磷霉素 Fosfomycin

【适应证】口服适用于对磷霉素敏感的致病菌所致的多种感染，包括皮肤及软组织感染：疖病、炭疽、汗腺炎、淋巴结炎、毛囊炎等。

70. 硫酸庆大霉素 Gentamycin Sulfate

【适应证】本品为氨基糖苷类抗生素，对多种革兰阴性细菌及革兰阳性细菌都有良好抗菌作用。适用于治疗敏感革兰阴性杆菌，如大肠埃希菌、克雷伯菌属、肠杆菌属、变形杆菌属、沙雷菌属、铜绿假单胞菌，以及葡萄球菌甲氧西林敏感株所致的严重感染，如败血症、下呼吸道感染、肠道感染、盆腔感染、腹腔感染、皮肤软组织感染、复杂性尿路感染等。

二、中药

（一）疔用中药

1. 西黄丸

【处方组成】牛黄、麝香、乳香（醋制）、没药（醋制）

【功能主治】清热解毒，消肿散结。用于热毒蕴结所致的痈疽疔毒，瘰疬，流注，癌肿。

【用法用量】口服。一次3g，一日2次。

【使用注意】孕妇禁用。

2. 老鹳草软膏

见第十三章“178. 小儿湿疹”。

3. 牛黄消炎片

【处方组成】人工牛黄、珍珠母、蟾酥、青黛、天花粉、大黄、雄黄

【功能主治】清热解毒，消肿止痛。用于热毒蕴结所致的咽喉肿痛，疔，痈，疮疖。

【用法用量】口服。一次1片，一日3次，小儿酌减；外用研末调敷患处。

【使用注意】孕妇禁用。

（二）疖用中药

1. 复方南板蓝根颗粒（片）

见本章“225. 毛囊炎”。

2. 芩连片（胶囊）

见本章“225. 毛囊炎”。

3. 鱼腥草注射液

【处方组成】鲜鱼腥草

【功能主治】清热解毒，消痈排脓，利湿通淋。用于痰热蕴肺所致的肺脓疡，湿热下注所致的尿路感染，热毒壅盛所致的痈疖。

【用法用量】肌内注射，一次2ml，一日4～6ml。

【使用注意】①对本品过敏者禁用。②孕妇、儿童禁用。③禁用静脉输注。

4. 复方黄柏液

【处方组成】黄柏、连翘、金银花、蒲公英、蜈蚣

【功能主治】清热解毒，消肿祛腐。用于阳证疮疡溃后。

【用法用量】外用。浸泡纱布条外敷于感染伤口内，或破溃的脓肿内。若溃疡较深，可用直径0.5～1.0cm的无菌胶管，插入溃疡深部，以注射器抽取本品进行冲洗。用量一般10～20ml，每日1次。或遵医嘱。

5. 创灼膏

见第十三章“178. 小儿湿疹”。

6. 清热暗疮丸（片、胶囊）

见本章“222. 痤疮（粉刺）”。

7. 老鹳草软膏

见第十三章“178. 小儿湿疹”。

8. 万通炎康片

【处方组成】苦玄参、肿节风

【功能主治】疏风清热，解毒消肿。用于外感风热所致的咽部红肿、牙龈红肿、疮疡肿痛；急慢性咽炎、扁桃体炎、龈炎、疮疖见上述证候者。

【用法用量】口服。薄膜衣片：小片一次3片，重症一次4片，一日3次；大片一次2片，重症一次3片，一日3次。糖衣片：一次6片，重症一次9片，一日3次；小儿酌减。

9. 众生丸

见第十三章“168. 小儿扁桃体炎与乳蛾”。

10. 珍黄丸

见本章“225. 毛囊炎”。

11. 皮肤病血毒丸（片）

见本章“214. 湿疹”。

12. 五福化毒丸（片）

见第十三章“170. 小儿口疮”。

13. 金银花露

见本章“216. 痱子”。

（三）痈用中药

1. 鱼腥草注射液

见上一页“疖”用中药。

2. 活血消炎丸

【处方组成】乳香（醋炙）、没药（醋炙）、石菖蒲、黄米（蒸熟）、牛黄

【功能主治】活血解毒，消肿止痛。用于热毒瘀滞所致的痈疽、乳痈，症见局部红肿热痛，有结块。

【用法用量】温黄酒或温开水送服。一次半袋（3g），一日2次。

3. 老鹳草软膏

见第十三章“178. 小儿湿疹”。

4. 醒消丸

【处方组成】麝香、乳香（醋制）、没药（醋制）、雄黄

【功能主治】行气活血，解毒消肿。用于气滞血瘀、邪毒结聚所致的痈疽肿毒，坚硬疼痛。

【用法用量】用黄酒或温开水送服。一次1.5～3g，一日2次。

【使用注意】孕妇禁用。

5. 龙珠软膏

见本章“225. 毛囊炎”。

6. 牛黄醒消丸

【处方组成】牛黄、麝香、乳香（醋制）、没药（醋制）、雄黄

【功能主治】清热解毒，活血祛瘀，消肿止痛。用于热毒郁滞、痰瘀互结所致的痈疽发背，瘰疬流注，乳痈乳岩，无名肿毒。

【用法用量】用黄酒或温开水送服，一次3g，一日1～2次；患在上部，临睡前服；患在下部，空腹时服。

【使用注意】①孕妇禁用。②疮疡阴证者禁用。

（四）疮疡用的其他中药

1. 连翘败毒丸（片、膏）

见本章“223. 脓疱疮（黄水疮）”。

2. 如意金黄散

见本章“223. 脓疱疮（黄水疮）”。

3. 拔毒膏

见本章“223. 脓疱疮（黄水疮）”。

4. 伤疖膏

【处方组成】黄芩、连翘、天南星（生）、白芷、冰片、薄荷脑、水杨酸甲酯

【功能主治】清热解毒，消肿止痛。用于热毒蕴结肌肤所致的疮疡，症见红、肿、热、痛、未溃破。亦用于乳腺炎、静脉炎及其他皮肤创伤。

【用法用量】外用，贴于患处，每日更换1次。

【使用注意】肿疡阴证者禁用。

5. 活血解毒丸

【处方组成】乳香（醋炙）、没药（醋炙）、蜈蚣、黄米（蒸熟）、石菖蒲、雄黄粉

【功能主治】解毒消肿，活血止痛。用于热毒瘀滞肌肤所致的疮疡、乳痈，症见肌肤红、肿、热、痛、未溃破。

【用法用量】温黄酒或温开水送服，一次3g，一日2次。

【使用注意】①孕妇禁用。②疮疡阴证者禁用。

6. 拔毒生肌散

见本章“233. 皮肤溃疡”。

7. 生肌玉红膏

【处方组成】白芷、虫白蜡、当归、甘草、轻粉、血竭、紫草

【功能主治】解毒，祛腐，生肌。用于热毒壅盛所致的疮疡，症见疮面色鲜，脓腐将尽，或久不收口；亦用于乳痈。

【用法用量】疮面洗净后外涂本膏，一日1次。

8. 九一散

【处方组成】石膏（煅）、红粉

【功能主治】提脓拔毒，祛腐生肌。用于热毒壅盛所致的溃疡，症见疮面鲜活，脓腐将尽。

【用法用量】外用，取本品适量均匀地撒于患处，对深部疮口及瘘管，可用含本品的纸捻条插入，疮口表面均用油膏或敷料盖贴。每日换药1次，或遵医嘱。

【使用注意】慢性溃疡无脓者禁用。

9. 创灼膏

见第十三章“178. 小儿湿疹”。

10. 珍珠散

【处方组成】石决明（煅）、龙骨（煅）、白石脂（煅）、石膏（煅）、珍珠、麝香、冰片

【功能主治】祛腐生肌，收湿敛疮。用于热毒蕴结所致的溃疡，症见疮面鲜活，脓腐将尽。

【用法用量】外用，取药粉适量，敷患处。

【使用注意】肿疡未溃、溃疡腐肉未尽者禁用。

11. 紫草膏

见本章“224. 褥疮（压疮）”。

12. 解毒生肌膏

【处方组成】紫草、当归、白芷、甘草、乳香（醋制）、轻粉

【功能主治】活血散瘀，消肿止痛，解毒排脓，祛腐生肌。用于各类创面感染、Ⅱ度烧伤。

【用法用量】外用，摊于纱布上贴敷患处。

【使用注意】肿疡未溃、溃疡腐肉未尽者禁用。

13. 小儿化毒胶囊（散）

见第十三章“170. 小儿口疮”。

14. 复方黄芩片

【处方组成】黄芩、虎杖、穿心莲、十大功劳

【功能主治】清热解毒，凉血消肿。用于风热上攻、湿热内蕴所致的咽喉肿痛，口舌生疮，感冒发热，湿热泄泻，热淋涩痛，痈肿疮疡。

【用法用量】口服。一次4片，一日3～4次。

15. 六应丸

【处方组成】丁香、蟾酥、雄黄、牛黄、珍珠、冰片

【功能主治】清热，解毒，消肿，止痛。用于火毒内盛所致的乳蛾，喉痹，症见咽喉肿痛，口苦咽干，喉核红肿；咽喉炎、扁桃体炎见上述证候者。亦用于疖痈疮疡及虫咬肿痛。

【用法用量】饭后服，一次10丸，儿童一次5丸，婴儿一次2丸，一日3次；外用，以冷开水或醋调敷患处。

【使用注意】孕妇禁用。

16. 梅花点舌丹（丸、胶囊、片）

【处方组成】冰片、蟾酥（制）、沉香、没药（制）、牛黄、硼砂、乳香（制）、人工麝香、葶苈子、雄黄、熊胆粉、血竭、珍珠、朱砂

【功能主治】清热解毒，消肿止痛。用于火毒内盛所致的疔疮痈肿初起，咽喉、牙龈肿痛，口舌生疮。

【用法用量】丸剂，口服。一次3丸，一日1～2次；外用，用醋化开，敷于患处。

【使用注意】孕妇禁用。

17. 珍黄丸

见本章“225. 毛囊炎”。

18. 生肌散（膏）

【处方组成】象皮（滑石烫）、乳香（醋炙）、没药（醋炙）、血竭、儿茶、冰片、龙骨（煅）、赤石脂

【功能主治】解毒生肌。用于热毒壅盛、气血耗伤所致的溃疡，症见疮面脓水将尽，久不收口。

【用法用量】散剂，外用，取本品少许，薄撒于患处。

【使用注意】肿疡未溃、溃疡腐肉未尽者禁用。

19. 清血内消丸

见本章“223. 脓疱疮（黄水疮）”。

20. 六神丸（胶囊）

【处方组成】牛黄、麝香、冰片、蟾酥、珍珠、雄黄

【功能主治】清热解毒，消肿利咽，化腐止痛。用于烂喉丹痧，咽喉肿痛，喉风喉痈，单双乳蛾，小儿热疖，痈疡疔疮，乳痈发背，无名肿毒。

【用法用量】丸剂，口服，一日3次，温开水吞服；1岁一服1粒，2岁一服2粒，3岁一服3～4粒，4～8岁一服5～6粒，9～10岁一服8～9粒，成年一次服10粒。另可外敷在皮肤红肿处，取丸十数粒，用冷开水或米醋少许，盛食匙中化散，敷搽四周，每日数次，常保潮润，直至肿退为止。如红肿已将出脓或已穿烂，切勿再敷。胶囊，口服，一日3次，每次1粒。

【使用注意】孕妇禁用。

21. 片仔癀

【处方组成】麝香、牛黄、田七、蛇胆等

【功能主治】清热解毒，凉血化瘀，消肿止痛。用于热毒血瘀所致痈疽疔疮，跌打损伤。

【用法用量】口服。每次0.6g，8岁以下儿童每次0.15～0.3g，每日2～3次；外用研末，用冷开水或食醋少许调匀涂在患处（溃疡者可在患处周围涂敷之）。每日数次，常保持湿润，或遵医嘱。

【使用注意】孕妇禁用。

22. 新癀片

【处方组成】肿节风、三七、人工牛黄、猪胆粉、肖梵天花、珍珠层粉、水牛角浓缩粉、红曲、吲哚美辛

【功能主治】清热解毒,活血化瘀,消肿止痛。用于热毒瘀血所致的咽喉肿痛、牙痛、痹痛、胁痛、黄疸、无名肿毒。

【用法用量】口服。一次2～4片,一日3次,小儿酌减。外用,用冷开水调化,敷患处。

23. 消炎退热颗粒

【处方组成】大青叶、蒲公英、紫花地丁、甘草

【功能主治】清热解毒,凉血消肿。用于外感热病、热毒壅盛证,症见发热头痛,口干口渴,咽喉肿痛;上呼吸道感染见上述证候者,亦用于疮疖肿痛。

【用法用量】开水冲服。一次1袋,一日4次。

24. 紫金锭(散)

见第十三章"172. 腮腺炎"。

25. 牛黄化毒片

【处方组成】天南星(制)、连翘、金银花、白芷、甘草、乳香、没药、人工牛黄

【功能主治】解毒消肿,散结止痛。用于疮疡、乳痈、红肿疼痛。

【用法用量】口服。一次4片,一日3次,小儿酌减。

26. 金黄散

见本章"223. 脓疱疮(黄水疮)"。

27. 大败毒胶囊

见本章"227. 疥疮"。

28. 小败毒膏

见本章"223. 脓疱疮(黄水疮)"。

附:用于疮疡的其他中药

1. 提毒散

【功能主治】化腐解毒,生肌止痛。用于疔疖痈肿,臁疮,溃流脓血,疮口不敛。

2. 复方蟾酥丸

【功能主治】消解疮毒。用于痈疽、疔疮。

3. 久芝清心丸

【功能主治】清热,泻火,通便。用于内热壅盛引起的头晕脑胀,口鼻生疮,咽喉肿痛,风火牙痛,耳聋耳肿,大便秘结。

4. 泻毒散

【功能主治】清热解毒。用于疮疡初起,红肿热痛。

5. 六神软膏

【功能主治】清凉解毒,消炎止痛。用于痈疡疔疮,乳痈发背,小儿热疖,无名肿毒。

6. 拔脓净

见本章"224. 褥疮(压疮)"。

7. 小金丸(胶囊、片)

【功能主治】散结消肿,化瘀止痛。用于痰气凝滞所致的瘰疬、瘿瘤、乳岩、乳癖,症见肌肤或肌肤下肿块一处或数处,推之能动,或骨及骨关节肿大,皮色不变、肿硬作痛。

8. 余良卿膏药

【功能主治】收敛,提脓,生肌。用于疮疡阳证各期(早期、化脓期、溃后期)。

9. 复方半边莲注射液

【功能主治】清热解毒,消肿止痛。用于多发性疖肿、扁桃体炎、乳体炎等。

10. 复方栀子气雾剂

【功能主治】清热解毒,收敛止血,消肿止痛。用于皮肤浅表切割伤、疖疮。

11. 黑虎散

【功能主治】提脓拔毒,消肿软坚。用于痈疽发背,对口疔疮,无名肿毒,坚硬疼痛。

12. 解毒万灵丸

【功能主治】祛风除湿,解毒止痛。用于阴疽发背,湿痰流注,气血阻滞,遍身走痛。

13. 解毒胶囊

【功能主治】清热解毒,祛腐生肌。用于各种毒症,陈旧热病,某些接触性皮炎等。

14. 消炎胶囊

【功能主治】清热解毒,抗菌消炎。用于呼吸道感染,发热,肺炎,支气管炎,咳嗽有痰,疖肿等。

15. 清热祛毒丸

【功能主治】清热,凉血,解毒。用于小儿热毒蕴积,头面生疮,皮肤溃烂,口舌生疮,心热烦渴,痘疹余毒不清。

16. 白及胶囊

【功能主治】收敛止血,消肿生肌。用于咯血吐血、疮疡肿毒、肺结核咯血、消化性溃疡出血。

17. 达斯玛保丸

【功能主治】清热解毒,消炎杀疠。用于脑膜炎,流行性感冒,肺炎,咽炎,疮疡,各种瘟疠疾病。

18. 黄柏片

见本章"214. 湿疹"。

19. 黄柏八味片

见本章"214. 湿疹"。

20. 炎可宁丸(胶囊)

【功能主治】清热泻火,消炎止痢。用于急性扁桃体炎,细菌性肺炎,急性结膜炎,中耳炎,疖痈瘰疬,急性乳腺炎,肠炎,细菌性痢疾及急性尿道感染。

21. 羚羊角散

【功能主治】平肝息风,清肝明目,散血解毒。用于高热惊痫、神昏痉厥、子痫抽搐、癫痫发狂、头痛眩晕、目赤翳障、温毒发斑、痈肿疮毒。

22. 复方片仔癀软膏

见本章"222. 痤疮(粉刺)"。

23. 消肿止痛酊

【功能主治】舒筋活络，消肿止痛。用于跌打扭伤，风湿骨痛，无名肿毒及腮腺炎肿痛。

24. 银花口服液

【功能主治】清热解毒。用于发热口渴，咽喉肿痛，热疖疮疡。

25. 蒲地蓝消炎片（胶囊、口服液）

【功能主治】清热解毒，抗炎消肿。用于疖肿、咽炎、扁桃体炎。

26. 四黄泻火片

【功能主治】清热燥湿，泻火解毒。用于火毒内盛所致目赤肿痛，风火牙痛，口舌生疮，小便短赤，大便干结及外科疮疡。

27. 金银花颗粒

【功能主治】清热解毒。用于发热口渴，咽喉肿痛，热疖疮疡。

28. 丹参酮胶囊

【功能主治】抗菌消炎。用于痤疮，扁桃体炎，疖。

29. 三黄丸

【功能主治】泻火解毒。用于治疗便秘、疮痈。

30. 清热去湿茶

【功能主治】清热解毒，利水去湿，活血消肿，生津止渴。用于感冒发热，咽喉肿痛，口干舌燥，皮肤疮疖，湿热腹泻，小便赤痛。

31. 金银花糖浆

【功能主治】清热解毒。用于发热口渴，咽喉肿痛，热疖疮疡。

32. 松胆元胡搽剂

【功能主治】清热解毒，活血止痛。适用于疖肿轻症。

33. 二丁颗粒

【功能主治】清热解毒。用于火热毒盛所致的热疖痈毒、咽喉肿痛、风热火眼。

34. 蒲公英颗粒

【功能主治】清热消炎。用于上呼吸道感染，急性扁桃体炎，疖肿，乳腺炎。

35. 野菊花颗粒（胶囊、注射液）

【功能主治】清热解毒。用于疖疮肿痛，目赤肿痛，头痛眩晕。

36. 虎杖矾石搽剂

【功能主治】清热解毒，消肿生肌。用于轻度水火烫伤，疖肿初起。

37. 金果榄凝胶

【功能主治】清热解毒，消肿止痛。用于热毒蕴结所致的疖肿初起。

38. 田七花叶颗粒

【功能主治】清热，凉血。用于由血热引起的疮疖，由肝热引起的心悸、烦躁、眩晕、头痛、失眠。

39. 蒲公英片

【功能主治】清热解毒。用于咽喉肿痛（急性扁桃体炎），疮疖。

40. 叶绿油

【功能主治】芳香开窍，消疲提神，祛风除湿，理气止痛。用于关节痛，神经痛，扭挫伤痛，伤风感冒引起的头痛及蚊虫叮咬痒痛，晕车、中暑和疖疮初起。

41. 夏桑菊颗粒

【功能主治】清肝明目，疏风散热，除湿痹，解疮毒。用于风热感冒，目赤头痛，头晕耳鸣，咽喉肿痛，疔疮肿毒等症，并可作清凉饮料。

42. 消炎片

【功能主治】清热解毒。用于上呼吸道感染的发热，支气管炎的咳嗽有痰及疖肿。

43. 黄连解毒丸

【功能主治】泻火，解毒，通便。用于三焦积热所致的口舌生疮，目赤头痛，便秘溲赤，心胸烦热，咽痛，疮疖。

44. 三黄膏

【功能主治】清热解毒，消肿止痛。用于疮疡初起，红肿热痛，轻度烫伤。

45. 疮炎灵软膏

【功能主治】排脓活血，消肿解毒。用于疮疖。

46. 金银花胶囊

【功能主治】清热解毒。用于暑热口渴，热疖疮毒。

47. 复方金银花颗粒

【功能主治】清热解毒，凉血消肿。用于风热感冒，咽炎，扁桃体炎，目痛，牙痛及痈肿疮疖。

48. 罗浮山百草油

【功能主治】祛风解毒，消肿止痛。用于感冒头痛，虫蚊咬伤，无名肿毒，舟车眩晕。

49. 白降丹

【功能主治】祛腐排脓。用于阳证疮疡及瘰疬形成瘘管，久不收口。

50. 地锦草胶囊

【功能主治】清热解毒，凉血止血。用于痢疾，肠炎，咳血，尿血，便血，崩漏，痈肿疮疔。

51. 抗炎退热片

【功能主治】清热解毒，消肿散结。用于肺胃热盛所致的咽喉肿痛，疮痈疔疖，红肿热痛诸症。

235. 丹毒

〔基本概述〕

丹毒是皮肤突然发红，色如丹涂脂染的急性感染性疾病，相当于西医的急性网状淋巴管炎。其特点是起病突然，恶寒发热，局部皮肤突然变赤，色如丹涂脂染，焮热肿胀，迅速扩大,发无定处,一般数日内可逐渐痊愈。

丹毒是由乙型溶血性链球菌感染引起的皮肤和皮下组织内的淋巴管及周围软组织的急性皮肤炎症。病原菌主要为A族乙型溶血性链球菌,经过皮肤黏膜的微细损伤侵入,小腿丹毒多由足癣诱发,面部丹毒多由挖鼻、掏耳等诱发。反复发作或治疗不彻底可引起慢性丹毒。

本病皮损好发于小腿或面部,多在抵抗力降低情况下发病。皮损为略高出皮面的水肿性鲜红斑片,边缘清楚,表面光滑,严重者可出现水疱或大疱,皮温高,伴疼痛和触痛。常有畏寒、发热等全身症状,高热时体温可达40℃。局部淋巴结肿大。

游走性丹毒皮损在一处消退后,又在另一处出现,连续迁延达数周。慢性丹毒病程慢性,反复在原发部位发作,组织可肥厚,可形成慢性淋巴水肿。

中医学认为,丹毒之起,总由血热火毒为患,其特点是病起突然,恶寒壮热,局部皮肤赤如丹涂脂染,焮热肿胀,迅速扩大,边界清楚,发无定处,多数发生于小腿者,其次为头面部,数日内可逐渐痊愈,但每多复发。治宜疏风清热解毒,清肝泻火利湿。

〔治疗原则〕

丹毒的治疗原则为积极抗菌。早期、足量、有效的抗生素治疗可解除全身症状,控制炎症蔓延,防止复发。青霉素可作为对溶血性链球菌所致感染的首选药物。其他病原菌可选用耐青霉素酶的青霉素或头孢菌素。

首选青霉素G治疗,一日640万~960万U,分2次静脉滴注,连续治疗至少2周。皮损消退3天后停用。如青霉素过敏,可选用其他抗菌药物,如左氧氟沙星等。

同时注意卧床休息,抬高患肢。可用冷湿敷,避免热刺激。

〔用药精选〕

一、西药

1. 青霉素 Benzylpenicillin

见第十三章“164. 小儿肺炎”。

2. 盐酸左氧氟沙星 Levofloxacin

本品为氧氟沙星的左旋体,属喹诺酮类抗菌药,其体外抗菌活性约为氧氟沙星的两倍。左氧氟沙星具有抗菌谱广、抗菌作用强的特点。

【适应证】用于敏感细菌感染所引起的中、重度感染。①呼吸系统感染:包括敏感革兰阴性杆菌所致急性支气管炎、慢性支气管炎急性发作、弥漫性支气管炎、支气管扩张合并感染、肺炎、扁桃体炎(扁桃体周脓肿)。②泌尿系统感染:肾盂肾炎、复杂性尿路感染等。③生殖系统感染:急性前列腺炎、急性副睾炎、宫腔感染、子宫附件炎、盆腔炎(疑有厌氧菌感染时可合用甲硝唑)、淋病奈瑟菌尿道炎或宫颈炎(包括产酶株所致者)。④皮肤软组织感染:传染性脓疱病、蜂窝织炎、淋巴管(结)炎、皮下脓肿、肛脓肿等。⑤肠道感染:细菌性痢疾、感染性肠炎、沙门菌属肠炎、伤寒及副伤寒。⑥败血症、粒细胞减少及免疫功能低下患者的各种感染。⑦其他感染:乳腺炎、外伤、烧伤及手术后伤口感染、腹腔感染(必要时合用甲硝唑)、胆囊炎、胆管炎、骨与关节感染及五官科感染等。

【不良反应】①胃肠道反应:腹部不适或疼痛、腹泻、恶心或呕吐。②中枢神经系统反应可有头昏、头痛、嗜睡或失眠。③过敏反应:皮疹、皮肤瘙痒,偶可发生渗出性多形性红斑及血管神经性水肿。光敏反应较少见。④偶可发生:a. 癫痫发作、精神异常、烦躁不安、意识混乱、幻觉、震颤;b. 血尿、发热、皮疹等间质性肾炎表现;c. 静脉炎;d. 结晶尿,多见于高剂量应用时;e. 关节疼痛。⑤少数患者可发生血清氨基转移酶升高、血尿素氮增高及周围血象白细胞降低,多属轻度,并呈一过性。

【禁忌】对左氧氟沙星及氟喹诺酮类药过敏者禁用。原有癫痫等中枢神经疾患者禁用。严重肾功能减退者禁用。

【孕妇及哺乳期妇女用药】禁用。

【儿童用药】18岁以下儿童禁用。

【老年用药】老年患者常有肾功能减退,因本品部分经肾排出,需减量应用。

【用法用量】①口服。成人常用量为一日0.3~0.4g,分2~3次服用。感染较重或感染病原体敏感性较差者,治疗剂量也可增至一日0.6g,分3次服。②静脉滴注:请遵医嘱。

【制剂】①左氧氟沙星片(注射剂);②左氧氟沙星葡萄糖注射液;③盐酸左氧氟沙星片(胶囊、注射剂);④乳酸左氧氟沙星片(分散片、胶囊、注射剂);⑤甲磺酸左氧氟沙星片(胶囊、注射剂);⑥乳酸左氧氟沙星葡萄糖注射液;⑦乳酸左氧氟沙星氯化钠注射液

3. 头孢曲松钠 Ceftriaxone Sodium

见第十三章“164. 小儿肺炎”。

4. 盐酸莫西沙星 Moxifloxacin Hydrochloride

本品为广谱和具有抗菌活性的第四代氟喹诺酮类抗菌药。通过干扰Ⅱ、Ⅳ拓扑异构酶(控制DNA拓扑和DNA复制、修复和转录中的关键酶)抑制细菌细胞的合成,从而起到杀菌作用。

【适应证】用于上呼吸道和下呼吸道感染如急性窦炎、慢性支气管炎急性发作、社区获得性肺炎,以及皮肤和软组织感染。

【不良反应】常见腹痛、头痛、恶心、腹泻、呕吐、消化不良、肝功能化验异常、眩晕等。少见乏力、念珠菌病、心动过速、QT延长、口干、便秘、胃肠功能失调、白细胞减少、凝血酶原减少、嗜酸粒细胞增多、肌肉痛、失眠、感觉异常、皮疹等。偶见过敏反应、外周水肿、胃炎、腹泻(难辨梭状芽孢杆菌)、血小板减少、肝功能异常、肌腱异常、紧张、情绪不稳定、耳鸣、弱视、肾功能异常等。

【禁忌】有喹诺酮过敏史、对莫西沙星及其他喹诺酮类或任何辅料过敏者禁用。

【孕妇及哺乳期妇女用药】禁用。

【儿童用药】18岁以下儿童禁用。

【用法用量】①口服。成人一次400mg，一日1次。疗程：慢性气管炎急性发作5日，社区获得性肺炎10日，急性鼻窦炎7日，皮肤和软组织感染7日。②静脉滴注。一次0.4g，一日1次，滴注90分钟。

【孕妇及哺乳期妇女用药】禁用。

【儿童用药】18岁以下儿童禁用。

【老年用药】老年患者不必调整用药剂量。

【制剂】盐酸莫西沙星片，盐酸莫西沙星注射液（氯化钠注射液）

5. 莫匹罗星软膏 Mupirocin Ointment

见第十三章"178. 小儿湿疹"。

6. 头孢哌酮钠舒巴坦钠 Cefoperazone Sodium and Sulbactam Sodium

见第十三章"164. 小儿肺炎"。

附：用于丹毒的其他西药

1. 氧氟沙星 Ofloxacin

【适应证】用于敏感菌所引起的多种感染，包括皮肤软组织感染等。

2. 氨苄西林 Ampicillin

见第十三章"166. 小儿发热"。

3. 头孢泊肟酯 Cefpodoxime Proxetil

【适应证】本品为适用于敏感菌引起的多种感染，包括单纯性皮肤和皮肤软组织感染：毛囊炎（包括脓性痤疮）、疖、痈、丹毒、蜂窝织炎、淋巴管（结）炎、化脓性甲沟炎、皮下脓肿、汗腺炎、簇状痤疮、皮脂腺囊肿合并感染等。

4. 普卢利沙星 Prulifloxacin

【适应证】用于治疗敏感菌引起的各种感染，包括浅表性皮肤感染（急性浅表性毛囊炎，传染性脓痂症），深层皮肤感染症（蜂窝织炎、丹毒、疖、疖肿症、痈、化脓性甲周炎），慢性脓皮症（感染性皮脂腺囊肿、化脓性汗腺炎、皮下脓肿）等。

5. 盐酸仑氨西林 Lenampicillin Hydrochloride

【适应证】用于治疗敏感菌引起的多种感染，如皮肤软组织感染：毛囊炎（脓疱性痤疮）、疖、痈、丹毒、蜂窝织炎、淋巴管（结）炎、化脓性甲沟炎、皮下脓肿、汗腺炎、簇状痤疮、皮脂性囊肿合并感染、肛周脓肿等。

6. 甲苯磺酸托氟沙星胶囊 Tosufloxacin Tosilate Capsules

【适应证】适用于敏感菌所引起的多种轻中度感染，包括皮肤软组织感染：毛囊炎（脓疱性痤疮），疖、疖肿症、丹毒、蜂窝织炎、痈、皮下脓疮、多发性痤疮、感染性粉瘤、肛周脓肿、汗腺炎等。

7. 乳酸司帕沙星 Sparfloxacin Lactate

【适应证】用于敏感菌引起的多种轻、中度感染，包括皮肤、软组织感染，如脓疱疮、集族性痤疮、毛囊炎、疖、疖肿、痈、丹毒、蜂窝织炎、淋巴结炎、淋巴管炎、皮下脓肿、汗腺炎、乳腺炎、外伤及手术伤口感染等。

8. 阿奇霉素 Azithromycin

见第十三章"163. 小儿支气管炎"。

9. 注射用硫酸头孢噻利 Cefoselis Sulfate for Injection

【适应证】用于敏感菌引起的中度以上症状的感染症，包括丹毒、蜂巢炎、淋巴管（节）炎、肛门周围脓肿、外伤、烫伤、手术创伤等感染。

10. 阿奇霉素磷酸二氢钠 Azithromycin Sodium Dihydrogen Phosphate

【适应证】用于对阿奇霉素敏感的病原微生物引起的多种感染性疾病，包括皮肤软组织感染：疖、痈、丹毒、蜂窝织炎等。

11. 甲苯磺酸妥舒沙星 Tosufloxacin Tosylate

【适应证】适用于敏感菌所致的多种感染，包括皮肤软组织感染：毛囊炎（包括脓疱性痤疮）、疖、痈、丹毒等。

12. 克拉霉素 Clarithromycin

【适应证】适用于敏感菌引起的多种感染，包括皮肤及软组织感染，如毛囊炎、蜂窝织炎、丹毒等。

13. 红霉素 Erythromycin

见第十三章"162. 百日咳"。

14. 头孢地尼 Cefdinir

【适应证】用于敏感菌引起的多种感染，包括毛囊炎、疖、疖肿、痈、传染性脓疱病、丹毒、蜂窝织炎、淋巴管炎、甲沟炎、皮下脓肿、粉瘤感染、慢性脓皮症等。

二、中药

1. 如意金黄散

见本章"223. 脓疱疮（黄水疮）"。

2. 二妙丸

见本章"214. 湿疹"。

236. 蜂窝织炎

〔基本概述〕

蜂窝织炎又称蜂窝织炎，是由溶血性链球菌和金黄色葡萄球菌等引起的急性、亚急性或慢性的疏松结缔组织炎症。

本病为广泛的皮肤和皮下组织弥漫性化脓性炎症，病原菌多为溶血性链球菌，有时为金黄色葡萄球菌，也可因化学物质侵入软组织引起。细菌通过皮肤小创伤而侵入，或者由淋巴和血行感染所致。大部分为原发，因皮肤创伤引起，也可因其他部位化脓性感染扩散而来。

本病常发生于四肢、面部、外阴、肛周等部位，发生于指、趾处的称为瘭疽。损害为局部大片状红、肿、热、痛,边界不清,严重者可出现大疱和深在性脓肿。急性期常伴高热、寒战和全身不适。口底及颌下蜂窝织炎可引起呼吸困难或窒息。复发性蜂窝织炎损害反复发作,全身症状可能较轻。

蜂窝织炎中医称瘭疽,一般为继发链球菌感染而引起,也可由葡萄球菌、大肠埃希菌等引起的疏松结缔组织的急性弥漫性化脓性炎症。这种病变可发生在皮肤较浅的部位,也可发生在筋膜下或肌肉间的较深部位。

〔治疗原则〕

蜂窝织炎需与丹毒和血管性水肿相鉴别。治疗应及时应用足量和足疗程的抗菌药物。严重者应及时切开引流。

早期应用足量有效抗菌药物,首选青霉素 G,一日 640 万~960 万 U,分 2 次静脉滴注,连续治疗至少 10 天;其他药物如头孢菌素类、喹诺酮类等也可选用。

同时要注意患肢休息,局部可热敷和物理治疗。明显脓肿时应及时切开引流。

〔用药精选〕

1. 哌拉西林钠他唑巴坦钠 Piperacillin Sodium and Tazobactam Sodium

哌拉西林属于 β-内酰胺类抗生素为半合成青霉素,他唑巴坦为 β-内酰胺酶抑制药。哌拉西林钠他唑巴坦钠为哌拉西林钠与他唑巴坦钠混合制成,具有广谱抗菌作用。

【适应证】适用于对哌拉西林耐药,但对哌拉西林他唑巴坦敏感的产 β-内酰胺酶的细菌引起的中、重度感染:大肠埃希菌和拟杆菌属(脆弱拟杆菌、卵形拟杆菌、多形拟杆菌或普通拟杆菌)所致的阑尾炎(伴发穿孔或脓肿)和腹膜炎;金黄色葡萄球菌所致的中、重度医院获得性肺炎(医院内肺炎)、非复杂性和复杂性皮肤及软组织感染,包括蜂窝织炎、皮肤脓肿、缺血性或糖尿病性足部感染;大肠埃希菌所致的产后子宫内膜炎或盆腔炎性疾病;流感嗜血杆菌所致的社区获得性肺炎(仅限中度)。还用于治疗敏感细菌所致的全身和(或)局部细菌感染。

【不良反应】腹泻、便秘、恶心、呕吐、腹痛、消化不良,斑丘疹、疱疹、荨麻疹、湿疹,烦躁、头晕、焦虑,鼻炎、呼吸困难等。

本品与氨基糖苷类药物联合治疗时常见不良反应:皮疹、瘙痒,腹泻、恶心、呕吐,过敏反应,注射局部刺激反应、疼痛、静脉炎、血栓性静脉炎和水肿,其他如血小板减少、胰腺炎、发热、发热伴嗜酸粒细胞增多、AST 及 ALT 升高等。

【禁忌】对青霉素类、头孢菌素类抗生素或 β-内酰胺酶抑制药过敏者禁用。

【孕妇及哺乳期妇女用药】孕妇慎用。哺乳期妇女应用本品应暂停哺乳。

【老年用药】老年患者肾功能减退,应适当调整剂量。

【用法用量】静脉滴注。成人及 12 岁以上儿童,静脉滴注,一次 4.5g,每 8 小时 1 次,或一次 3.375g,每 6 小时 1 次。

【制剂】注射用哌拉西林钠他唑巴坦钠

2. 青霉素 Benzylpenicillin

见第十三章“164. 小儿肺炎”。

3. 盐酸莫西沙星 Moxifloxacin Hydrochloride

见本章“235. 丹毒”。

4. 头孢哌酮钠舒巴坦钠 Cefoperazone Sodium and Sulbactam Sodium

见第十三章“164. 小儿肺炎”。

5. 头孢曲松钠 Ceftriaxone Sodium

见第十三章“164. 小儿肺炎”。

6. 左氧氟沙星 Levofloxacin

见本章“235. 丹毒”。

7. 阿奇霉素 Azithromycin

见第十三章“163. 小儿支气管炎”。

附:用于蜂窝织炎的其他西药

1. 氧氟沙星 Ofloxacin

【适应证】适用于敏感菌引起的多种感染,包括皮肤软组织感染。

2. 氨苄西林 Ampicillin

见第十三章“166. 小儿发热”。

3. 红霉素 Erythromycin

见第十三章“162. 百日咳”。

4. 头孢泊肟酯片 Cefpodoxime Proxetil Tablets

【适应证】适用于敏感菌引起的多种感染,包括单纯性皮肤和皮肤软组织感染:毛囊炎(包括脓性痤疮)、疖、痈、丹毒、蜂窝织炎、淋巴管(结)炎、化脓性甲沟炎、皮下脓肿、汗腺炎、簇状痤疮、皮脂腺囊肿合并感染等。

5. 头孢替唑钠 Ceftezole Sodium

【适应证】用于呼吸系统感染、泌尿系统感染、败血症、腹膜炎等,也用于皮肤及软组织感染。

6. 头孢美唑钠 Cefmetazole Sodium

【适应证】可用于子宫旁组织炎,颌骨周围蜂窝织炎、颌炎等。

7. 头孢匹胺钠 Cefpiramide Sodium

【适应证】用于敏感菌所致的多种感染,包括子宫旁结缔组织炎、颌骨周围蜂窝织炎等。

8. 替硝唑 Tinidazole

【适应证】用于各种厌氧菌感染,如败血症、骨髓炎、腹腔感染、盆腔感染、肺支气管感染、肺炎、鼻窦炎、皮肤蜂窝织炎、牙周感染及术后伤口感染等。

9. 螺旋霉素 Spiramycin

【适应证】适用于敏感菌引起的各种感染,包括呼吸道感染:咽炎、支气管炎、肺炎、鼻炎、鼻窦炎、扁桃体炎,蜂窝织炎、耳炎、颊口部感染等。也用于其他皮肤软组织感染。

10. 阿莫西林双氯西林钠胶囊(片)Amoxicillin and Dicloxacillin Sodium Capsules

【适应证】适用于敏感细菌所致的多种感染,包括皮肤软组织感染,如疖、脓肿、蜂窝织炎、伤口感染、腹内脓毒症等。

11. 盐酸安妥沙星片 Antofloxacin Hydrochloride Tablets

见第十四章“210. 骨膜炎与骨髓炎”。

12. 普卢利沙星 Prulifloxacin

【适应证】用于敏感菌引起的多种感染,包括浅表性皮肤感染(急性浅表性毛囊炎,传染性脓痂症),深层皮肤感染症(蜂窝织炎、丹毒、疖、疖肿症、痈、化脓性甲周炎),慢性脓皮症(感染性皮脂腺囊肿、化脓性汗腺炎、皮下脓肿)等。

13. 盐酸仑氨西林片 Lenampicillin Hydrochloride Tablets

【适应证】用于治疗敏感菌引起的多种感染,如皮肤软组织感染:毛囊炎(脓疱性痤疮)、疖、痈、丹毒、蜂窝织炎、淋巴管(结)炎、化脓性甲沟炎、皮下脓肿、汗腺炎、簇状痤疮、皮脂性囊肿合并感染、肛周脓肿等。

14. 注射用硫酸头孢噻利 Cefoselis Sulfate for Injection

【适应证】用于敏感菌引起的中度以上症状的多种感染症,包括丹毒、蜂巢炎、淋巴管(节)炎、肛门周围脓肿、外伤、烫伤、手术创伤等。

15. 司帕沙星 Sparfloxacin

【适应证】用于由敏感菌引起的轻、中度感染,包括皮肤、软组织感染:如脓疱疮、集族性痤疮、毛囊炎、疖、疥肿、痈、丹毒、蜂窝织炎、淋巴结炎、淋巴管炎、皮下脓肿、汗腺炎、乳腺炎、外伤及手术伤口感染等。

16. b 型流感嗜血杆菌结合疫苗 Haemophilus Influenzae Type b conjugate vaccine

【适应证】用于预防由 b 型流感嗜血杆菌引起的侵袭性感染(包括脑膜炎、肺炎、败血症、蜂窝织炎、关节炎、会厌炎等)。

17. 美洛西林钠舒巴坦钠 Mezlocillin Sodium and Sulbactam Sodium

【适应证】本品适用于产 β-内酰胺酶耐药菌引起的中、重度多种感染性疾病,包括皮肤及软组织感染,如蜂窝织炎、伤口感染、疖病、脓性皮炎和脓疱病等。

18. 克拉霉素 Clarithromycin

【适应证】用于敏感菌引起的多种感染,包括皮肤及软组织感染,如毛囊炎、蜂窝织炎、丹毒等。

19. 氟氯西林钠 Flucloxacillin Sodium

【适应证】用于敏感的革兰阳性菌引起的多种感染,包括皮肤及软组织感染,如疖、痈、脓肿、蜂窝织炎、脓疱病、感染性烧伤、植皮保护、感染性皮肤状态,如溃疡、湿疹和痤疮伤口感染等。

20. 甲苯磺酸托氟沙星 Tosufloxacin Tosilate

【适应证】用于敏感菌所引起的多种轻中度感染,包括皮肤软组织感染:毛囊炎(脓疱性痤疮),疖、疖肿症、丹毒、蜂窝织炎、痈、皮下脓疮、多发性痤疮、感染性粉瘤、肛周脓肿、汗腺炎等。

21. 左奥硝唑 Levornidazole

【适应证】用于敏感厌氧菌所引起的多种感染性疾病,包括外科感染:伤口感染、表皮脓肿、褥疮溃疡感染、蜂窝织炎、气性坏疽等。

22. 阿莫西林克拉维酸钾 Amoxicillin and Clavulanate Potassium

见第十三章“163. 小儿支气管炎”。

23. 注射用奥硝唑 Ornidazole for Injection

【适应证】用于敏感厌氧菌所引起的多种感染性疾病,包括外科感染:伤口感染、表皮脓肿、褥疮溃疡感染、蜂窝织炎、气性坏疽等。

24. 注射用阿奇霉素磷酸二氢钠 Azithromycin Sodium Dihydrogen Phosphate for Injection

【适应证】用于对阿奇霉素敏感的病原微生物引起的多种感染,包括皮肤软组织感染:疖、痈、丹毒、蜂窝织炎等。

25. 头孢地尼 Cefdinir

【适应证】用于敏感菌引起的多种感染,包括毛囊炎、疖、疖肿、痈、传染性脓疱病、丹毒、蜂窝织炎、淋巴管炎、甲沟炎、皮下脓肿、粉瘤感染、慢性脓皮症等。

26. 注射用硫酸头孢匹罗 Cefpirome Sulfate for Injection

【适应证】可用于皮肤及软组织感染(如蜂窝织炎、皮肤脓肿及伤口感染)等。

27. 阿莫西林钠氟氯西林钠 Amoxicillin Sodium and Flucloxacillin Sodium

【适应证】本品适用于敏感菌引起的呼吸道感染、消化道感染、泌尿道感染、皮肤软组织感染、骨和关节感染、口腔及耳鼻喉感染等。

28. 头孢羟氨苄 Cefadroxil

见第十三章“166. 小儿发热”。

29. 注射用阿莫西林钠舒巴坦钠 Amoxilcillin Sodium and Sulbactam Sodium for Injection

【适应证】本品为由阿莫西林和舒巴坦钠组成的复方制剂,可用于皮肤软组织感染:疖、脓肿、蜂窝织炎,伤口感染等。

30. 阿莫西林舒巴坦匹酯 Amoxicillin and Sulbactam Pivoxil

【适应证】适用于对阿莫西林耐药但对本品敏感的产β-内酰胺酶致病菌引起的多种轻、中度感染性疾病,包括皮肤及软组织感染,如蜂窝织炎、伤口感染、疖病、脓性皮炎和脓疱病等。

二、中药

1. 了哥王胶囊(颗粒、咀嚼片)

见第十三章“172. 腮腺炎”。

2. 肿节风胶囊(软胶囊、分散片、颗粒、滴丸、咀嚼片)

【处方组成】肿节风

【功能主治】清热解毒,消肿散结。用于肺炎、阑尾炎、蜂窝织炎、属热毒壅盛证候者,并可用于癌症辅助治疗。

【用法用量】胶囊、软胶囊口服,一次3粒,一日3次。

3. 如意金黄散

见本章“223. 脓疱疮(黄水疮)”。

附:用于蜂窝织炎的其他中药

1. 芩连片(胶囊)

见本章“225. 毛囊炎”。

2. 二妙丸

见本章“214. 湿疹”。

3. 连翘败毒丸(片、膏)

见本章“223. 脓疱疮(黄水疮)”。

237. 癣病

〔基本概述〕

癣病是由皮肤癣菌感染而引起的皮肤浅部真菌病,依据发病部位不同而命名,主要包括手足癣、体股癣、头癣、甲癣等。

我国足癣的发病率较高,多为接触性传染。潮湿、闷热是皮肤浅部真菌感染的主要诱因。

癣病夏季多发,潮湿、热为诱因。初起多为单侧发病,可逐渐发展为双侧。皮损初起为丘疹或丘疱疹,逐渐向外扩大,可形成环形或多环形,边缘可隆起,可有鳞屑,界限清楚。手足可仅表现为干燥、皲裂和脱屑。可有明显瘙痒。

癣病皮损边缘取材做真菌镜检,可发现菌丝。

中医学认为,癣的发病多由起居不慎,感受风湿热邪,郁于腠理,淫于皮肤而致。治宜清热解毒,利水渗湿,疏风止痒,养血润肤。

(一)头癣

头癣是由皮肤癣菌感染头皮及毛发所致的疾病。根据致病菌种类和宿主反应性不同可分为黄癣、白癣、黑点癣及脓癣等种类。

黄癣俗称秃疮或癞痢头,好发于儿童,成人也可感染;典型皮损为盘状黄豆大小的黄癣痂,中心有毛发贯穿,病发参差不齐,干枯无光泽,愈后形成萎缩性瘢痕;可造成永久性秃发。

白癣主要见于儿童,典型皮损为初发较大的灰白色鳞屑性斑片,周围继发较小的卫星状子斑;患区病发一般距头皮2~3mm处折断;青春期后可不治自愈,愈后不留瘢痕。

黑点癣好发于儿童,成人也可感染;典型皮损为多数散在鳞屑性小斑,病发刚露出头皮即行折断,其残端留在毛囊口,呈黑点状,愈合可有小片瘢痕。

脓癣皮损初起为成群的炎性毛囊丘疹,渐融合成隆起的炎性肿块,质地软,表面有蜂窝状排脓小孔,可挤出脓液。皮损处毛发松动,易拔出。愈后常形成瘢痕,遗留永久性脱发。

头癣好发于儿童,传染性较强,易在托儿所、幼儿园、小学校及家庭中互相传染。主要通过被污染的理发工具传染,也可通过接触患癣的猫、狗等家畜而感染。

中医学认为,头癣多因风湿热生虫,郁于头皮、毛发而发,或由接触染毒而得。

(二)体癣和股癣

体癣是指发生在头皮、毛发、掌跖和指甲以外的其他部位的皮肤癣菌感染,其中邻近外生殖器的体癣又称为股癣。

体股癣易发生在潮湿多汗部位,因此夏、秋两季多见。临床表现原发皮损初起为丘疹、水疱或丘疱疹,逐渐从中心等距离向外扩大,可形成环形或多环形,边缘隆起而狭窄,中央有愈合倾向或留下暂时性色素沉着。由于病原菌和个体的反应性不同,体癣有时可表现为点滴形、同心圆形等。取皮屑做真菌镜检,可发现菌丝。

(三)手癣和足癣

手癣和足癣是指掌跖皮肤的癣菌感染,有时蔓延到手背或足背。根据发病部位及皮损表现可分为浸润型、水疱型、鳞屑型和角化增厚型等类型。

浸渍型表现为指趾皮肤发白、糜烂、浸渍、边缘清楚,去除浸渍的表皮,留下潮红的新生皮肤。水疱型表现为手掌或足底出现水疱,甚至几个水疱融合成较大的水疱,界限清楚,皮肤不红,疱破脱屑,一般夏发冬愈。鳞屑型以脱屑为主,间有少数水疱,疱干脱屑,界限清楚,炎症不明显,夏重冬轻。角化增厚型表现为掌趾皮肤增厚、粗糙、脱屑、干燥,自觉症状轻,冬季易发皲裂。

足癣俗名香港脚,又叫脚气、脚湿气,是一种接触传染病,会因共用面盆、脚盆、脚巾、手巾、拖鞋及澡盆而迅速传播。足癣的常见症状为脚趾间起水疱,脱皮或皮肤发白湿软,也可能是糜烂或皮肤增厚、粗糙、开裂,可蔓延至脚底及脚背边缘。足癣如不及时治疗,有时可传染至其他部位,如引起手癣和甲癣等,有时因为痒被抓破,继发细菌感染,会引起严重的并发症。

中医学称手癣为“鹅掌风”,称足癣为“脚湿气”。中医认为,本病多因脾胃湿热循经上行于手则发手癣,下注于足则发足癣,或由湿热生虫,或疫行相染所致。

〔治疗原则〕

癣病治疗的基本原则是要保持局部干燥,并避免接触传染。采用硝酸咪康唑软膏或克霉唑软膏等外用,一日2次,用药范围应大于皮损边缘。体、股癣用药不少于2周,手、足癣不少于4周。对顽固性手、足癣需要口服抗真菌药。

局部避免使用激素类药物,以免皮损扩散。

1. 头癣的治疗

头癣应采取综合治疗,即口服药物,外用药物及剃发消毒联合应用。各项措施需配合进行，不可偏废，以免造成治疗失败。

口服药物以灰黄霉素为首选药，儿童一日 15 ~ 20mg/kg 口服，成人 0.6 ~ 0.8g/日，分 3 次口服，连续服药 3 ~ 4 周。若对灰黄霉素过敏或治疗失败的病例，可采用伊曲康唑、特比萘芬或氟康唑口服。伊曲康唑成人一日 100 ~ 200mg，儿童一日 3 ~ 5mg/kg，餐后立即服用，疗程 4 ~ 6 周。特比萘芬成人一日 250mg，儿童体重小于 20kg 者，一日 62.5mg，体重 20 ~ 40kg，一日 125mg，疗程 4 ~ 6 周。脓癣治疗除内服抗真菌药物外，急性期可短期口服小剂量糖皮质激素，如有细菌感染需加用抗菌药，注意切忌切开引流。服药结束后进行真菌镜检，如病发真菌镜检仍阳性，需延长疗程。以后每 10 ~ 14 天复查一次，连续 3 次阴性后方可认为治愈。外用 5% ~ 10% 硫黄软膏或其他抗真菌外用制剂，搽遍整个头皮，一日 2 次，连续 2 个月。

2. 体癣和股癣的治疗

体股癣的治疗以外用药物为主，同时应注意个人及环境卫生。对于皮损广泛或外用药疗效不佳者可考虑内用药物治疗。

常用的抗真菌口服药物有伊曲康唑、特比萘芬等；外用药物有酮康唑霜、联苯苄唑霜、特比萘芬霜、复方间苯二酚搽剂、复方苯甲酸搽剂、克霉唑霜、硝酸咪康唑软膏等。

3. 手癣和足癣的治疗

手足癣都是难以彻底治愈的皮肤病。治疗主要应用外用药物，病程久者或治疗效果差者可选择口服抗真菌药或抗组胺药物。

(1) 鳞屑型可外用复方苯甲酸搽剂、联苯苄唑霜、咪康唑、克霉唑或酮康唑等。

(2) 浸渍水疱型一般选用比较温和或浓度较低的抗真菌外用制剂，如复方间苯二酚搽剂或咪唑类抗真菌霜剂，有时需加用干燥性粉剂等。

(3) 角化增厚型一般选用抗真菌软膏或霜剂，如复方苯甲酸软膏、咪唑类霜剂或其他抗真菌药。

(4) 病程长者或治疗效果差者，可选择口服抗真菌药，如伊曲康唑或特比萘芬等。

(5) 为防止复发，各种外用药物都应坚持治疗 1 ~ 2 个月。如伴发细菌感染或继发湿疹样变者，可外用或内服抗生素或抗过敏药物等。足癣发生继发感染时，局部出现急性炎症，就不能按一般足癣治疗，应该先处理继发感染。

(6) 由于手足癣可通过接触传染，因此患者应分开使用脸盆、脚盆、毛巾、拖鞋等物品，避免重复感染。直到皮损恢复正常后，还要坚持用药 1 ~ 2 周。

〔用药精选〕

1. 克霉唑软膏 Clotrimazole Ointment

本品系广谱抗真菌药，对浅部、深部多种真菌有抗菌作用。

【适应证】用于体癣、股癣、手癣、足癣、花斑癣、头癣，以及念珠菌甲沟炎和念珠菌外阴阴道炎。

【不良反应】①偶见过敏反应。②偶可引起一过性刺激症状，如瘙痒、刺痛、红斑、水肿等。

【禁忌】对本品过敏者禁用。

【孕妇及哺乳期妇女用药】孕妇慎用。哺乳期妇女使用本品时应暂停哺乳。

【儿童用药】儿童慎用。

【用法用量】外用。涂于患处，一日 2 ~ 3 次。

【其他制剂】①克霉唑片（乳膏、栓、药膜、溶液）；② 复方克霉唑软膏。

【制剂】克霉唑软膏（乳膏、溶液、阴道片、片、喷雾剂、栓、涂膜）；复方克霉唑软膏。

2. 硝酸益康唑乳膏 Econazole Nitrate Cream

本品为抗真菌药，对皮肤癣菌、真菌及酵母菌属如白色念珠菌具有抑制作用。

【适应证】用于皮肤念珠菌病的治疗，亦可用于治疗体癣、股癣、足癣、花斑癣。

【不良反应】可见烧灼感，偶见瘙痒、皮疹等过敏反应。

【禁忌】对本品过敏者禁用。

【孕妇及哺乳期妇女用药】妊娠初期 3 个月禁用。

【用法用量】局部外用。取适量涂于患处。皮肤念珠菌病及癣病，每日早晚各 1 次；花斑癣，一日 1 次。

【制剂】硝酸益康唑乳膏（溶液、癣药水、气雾剂、喷雾剂），益康唑乳膏，复方硝酸益康唑乳膏（软膏）

3. 酮康唑乳膏 Ketoconazole Cream

酮康唑为抗真菌药，对皮肤癣菌如毛发癣菌属、表皮癣菌属、小孢子菌属及酵母菌属如念珠菌有抑制作用。局部外用几乎不经皮肤吸收。

【适应证】用于手癣、足癣、体癣、股癣、花斑癣，以及皮肤念珠菌病。

【禁忌】对酮康唑、咪唑类药物或亚硫酸盐过敏者禁用，对本品任何组分过敏者禁用。

【不良反应】局部使用本品治疗一般耐受性良好，罕见的不良反应有用药局部皮肤烧灼感、瘙痒、刺激、油腻或干燥，用药局部头发纹理异常，干燥或油腻。有报道对头发受到化学损伤或灰发的患者，使用本品后可能出现褪色。此外，偶见过敏反应。用药部位可能出现由刺激或过敏引起的接触性皮炎。

【孕妇及哺乳期妇女用药】孕妇及哺乳期妇女应在医师指导下使用。

【用法用量】乳膏，涂于患处，一日 2 ~ 3 次。

洗剂：①花斑糠疹，一日 1 次，连续 5 日；②脂溢性皮炎，一周 2 次，每两次之间至少相隔 3 日，连续 4 周，然后间歇性给药以控制症状的发作。

【制剂】酮康唑乳膏（洗剂），复方酮康唑软膏（乳膏、凝胶）

4. 盐酸特比萘芬乳膏 Terbinafine Hydrochloride Cream

本品为广谱抗真菌药，能高度选择性地抑制真菌麦角鲨烯环氧化酶,阻断真菌细胞膜形成过程中的麦角鲨烯环氧化反应而干扰真菌固醇的早期生物合成,从而发挥抑制和杀灭真菌的作用。

【适应证】用于治疗手癣、足癣、股癣、体癣、花斑癣及皮肤念珠菌病等。

【用法用量】盐酸特比萘芬乳膏外用:涂于患处,一日1次,疗程体股癣2~4周,手足癣、花斑糠疹4~6周。

特比奈芬片、盐酸特比萘芬散:口服,请遵医嘱。

【不良反应】偶见皮肤刺激如烧灼感,或过敏反应如皮疹、瘙痒等。

【禁忌】对本品过敏者禁用。

【孕妇及哺乳期妇女用药】孕妇及哺乳期妇女慎用。

【制剂】盐酸特比萘芬乳膏(凝胶、散、搽剂、喷雾剂、溶液、片)

5. 联苯苄唑乳膏 Bifonazole Cream

本品为广谱抗真菌药,通过抑制细胞膜的合成,对皮肤癣菌及念珠菌等有抗菌作用。

【适应证】用于治疗各种皮肤真菌病,如手、足癣,体、股癣,花斑癣。

【禁忌】对本品或咪唑类药物过敏患者禁用。

【不良反应】皮肤局部过敏、红斑、瘙痒感,偶可发生接触性皮炎。

【用法用量】外用。涂于患处,一日1次。

【孕妇及哺乳期妇女用药】在怀孕的前3个月,未经咨询医师,请勿使用本品。

【制剂】联苯苄唑乳膏(溶液、凝胶、涂膜、喷雾剂)

6. 盐酸萘替芬软膏(乳膏)Naftifine Hydrochloride Ointment

本品对皮肤真菌(毛癣菌属、小孢子菌属、表皮癣菌属)有杀菌作用,对马拉色菌属、念珠菌属及其他酵母菌有抑菌作用,对革兰阳性及阴性细菌也具有局部杀菌作用。

【适应证】适用于体股癣、手足癣、头癣、甲癣、花斑癣、浅表念珠菌病。

【禁忌】对萘替芬过敏者禁用。

【不良反应】有局部刺激,如红斑、烧灼、干燥、瘙痒等,个别患者可发生接触性皮炎。

【用法用量】外用。涂抹患处及其周围,一日1~2次。

【孕妇及哺乳期妇女用药】孕妇及哺乳期妇女慎用。

【制剂】盐酸萘替芬软膏(乳膏、溶液)

7. 萘替芬酮康唑乳膏 Naftifine Hydrochloride and Ketoconazole Cream

本品为复方制剂,含盐酸萘替芬和酮康唑。其可抑制真菌细胞膜麦角固醇的合成,使膜结构破坏,从而抑制真菌细胞的生长。

【适应证】适用于治疗真菌性皮肤病,如手足癣、体股癣、头癣、皮肤念珠菌病等。

【用法用量】外用,均匀涂于患处及周围皮肤,每日1~2次,疗程一般为2~4周。

【禁忌】对盐酸萘替芬、酮康唑过敏者禁用。

【孕妇及哺乳期妇女用药】孕妇及哺乳期妇女应权衡利弊后慎用本品,哺乳期妇女使用本品时应暂停哺乳。

【不良反应】本品外用耐受性良好,少数患者可出现轻度的局部刺激症状,如灼热、刺痛、皮肤干燥、红斑、瘙痒,偶可发生过敏反应,引起接触性皮炎。

8. 盐酸阿莫罗芬乳膏 Amorolfine Hydrochloride Cream

阿莫罗芬为一种新型广谱高效抗真菌药,抗菌谱广。通过干扰真菌细胞膜中麦角甾醇的生物合成,实现抑菌及杀菌的作用。

【适应证】用于治疗皮肤及黏膜浅表真菌感染,如体癣、手癣、足癣、甲真菌病等

【用法用量】将本品适量涂抹于患处,每日1次。

【不良反应】少数患者会发生轻度皮肤刺激(红斑、瘙痒或轻度灼烧感)等。

【禁忌】对本品过敏者禁用。

【孕妇及哺乳期妇女用药】避免怀孕及哺乳期妇女使用本品。

【儿童用药】勿将本品用于儿童。

【老年用药】遵医嘱。

【其他制剂】盐酸阿莫罗芬搽剂

9. 硝酸舍他康唑乳膏 Sertaconazole Nitrate Cream

硝酸舍他康唑乳膏是咪唑类广谱抗真菌药,对皮肤真菌、酵母菌、念珠菌、曲霉菌有抑制和杀灭作用,对革兰阳性菌有较强抗菌作用。

【适应证】用于由皮真菌、酵母菌、念珠菌、曲霉菌引起的皮肤感染,如体股癣、足癣。

【禁忌】对硝酸舍他康唑或本品任何成分过敏者禁用。

【不良反应】少数患者用药后可出现局部刺激症状,如烧灼感、瘙痒、红肿等。

【用法用量】涂于患处,一日2次。

【制剂】硝酸舍他康唑乳膏(软膏、栓)

10. 硝酸咪康唑 Miconazole Nitrate

本品系广谱抗真菌药,其作用机制是抑制真菌细胞膜的合成,以及影响其代谢过程,对皮肤癣菌、念珠菌等有抗菌作用,对某些革兰阳性球菌也有一定疗效。

【适应证】用于体股癣、手足癣等,亦用于丘疹性荨麻疹、湿疹、皮肤瘙痒症等。

【禁忌】对本药过敏者、妊娠期妇女、1岁以下儿童禁用。

【不良反应】少数患者用药后可出现局部刺激症状如烧灼感、瘙痒等。偶见过敏反应。

【用法用量】外用,一日2次。花斑糠疹可每天1次。念珠菌性阴道炎用栓剂,一次1片,每天1~2次,疗程7天。

【孕妇及哺乳期妇女用药】孕妇禁用。

【制剂】硝酸咪康唑溶液(乳膏、软膏、搽剂、凝胶、散、阴

道泡腾片、阴道软胶囊)，复方硝酸咪康唑软膏

附:用于癣病的其他西药

1. 伊曲康唑 Itraconazole

【适应证】本品具广谱抗真菌作用，适用于治疗以下疾病。①妇科:外阴阴道念珠菌病。②皮肤科/眼科:花斑癣、皮肤真菌病、真菌性角膜炎和口腔念珠菌病。③由皮肤癣菌和/或酵母菌引起的甲真菌病。④系统性真菌感染。

2. 利拉萘酯乳膏 Liranaftate Cream

【适应证】主要用于治疗头癣、手癣、脚癣、甲癣、体癣和股癣等。

3. 环吡酮胺乳膏 Ciclopirox Olamine Cream

【适应证】用于浅部皮肤真菌感染，如体、股癣，手、足癣(尤其是角化增厚型)，花斑癣，皮肤念珠菌病及甲癣。

4. 布替萘芬 Butenafine

【适应证】主要用于敏感真菌所致的手癣、足癣、体癣、股癣及花斑癣等。

5. 柳烯酸溶液喷雾剂 Salicylic Acid and Undecylenic Acid Liquid Spray

【适应证】主要用于治疗手足癣、体股癣、花斑癣等因真菌感染引起的皮肤病。

6. 卢立康唑乳膏 Luliconazole Cream

【适应证】用于下列真菌感染。癣病——脚癣、体癣、股癣;念珠菌感染——指间糜烂症、擦烂;癜风。

7. 克霉唑倍他米松乳膏 Clotrimazole And Betamethasone Dipropionate Cream

【适应证】本品适用于红色毛癣菌、须发癣毛癣菌、絮状表皮菌及犬小孢子菌所引起的手、足癣和体、股癣，也可用于由白色念珠菌引起的皮肤念珠菌病。

8. 硝酸硫康唑喷雾剂 Sulconazole Nitrate Spray

【适应证】用于股癣、体癣、花斑癣等。

9. 硝酸奥昔康唑乳膏 Oxiconazole Nitrate Cream

【适应证】本品属新一代咪唑类广谱抗真菌药物。本品局部用于因红色毛癣菌、须癣毛癣菌或絮状表皮癣菌感染所致的足癣、股癣、体癣、因糠秕孢子菌所致的糠疹。

10. 氟康唑 Fluconazole

【适应证】治疗念珠菌病、隐球菌病、球孢子菌病等，本品亦可替代伊曲康唑用于芽生菌病和组织胞浆菌病的治疗。

11. 酞丁安乳膏(软膏、搽剂)Ftibamzone Cream

【适应证】用于单纯疱疹、带状疱疹;也可用于浅表真菌感染，如体癣、股癣、手足癣。

12. 夫西地酸乳膏 Fusidic Acid Cream

见本章“223. 脓疱疮(黄水疮)”。

13. 硫软膏 Sulfur Ointment

【适应证】用于疥疮、头癣、痤疮、脂溢性皮炎、酒渣鼻、单纯糠疹、慢性湿疹。

14. 复方间苯二酚水杨酸酊 Compound Resorcinol and Salicylic Acid Tincture

【适应证】用于角化型手足癣。

15. 水杨酸冰醋酸溶液 Salicylic Acid and Acetic Acid Glacial Solution

【适应证】适用于手癣、足癣等浅部真菌感染的治疗和甲真菌病的辅助治疗。

16. 水杨酸软膏(凝胶)Salicylic Acid Ointment

【适应证】用于头癣、足癣及局部角质增生。

17. 水杨酸复合洗剂 Salicylic Acid Complex Lotion

【适应证】用于真菌感染引起的手、足癣。

18. 灰黄霉素片 Griseofulvin Tablets

【适应证】用于各种癣病的治疗，包括头癣、须癣、体癣、股癣、足癣和甲癣。本品不宜用于轻症、局限的浅部真菌感染及局部用抗真菌药已可奏效者。

19. 甲紫溶液 Methylrosanilinium Chloride Solution

【适应证】用于黏膜、皮肤创伤感染及溃疡、湿疹、文森口颊炎、皮肤癣等。

20. 复方水杨酸溶液(搽剂、酊)Compound Salicylic Acid Solution

【适应证】用于手癣、足癣、体癣、股癣。

21. 复方苦参水杨酸散 Compound Flavescent Sophora and Salicylic Acid Powder

【适应证】用于手、足癣。

22. 酮康他索乳膏 Compound Ketoconazole and Clobetasol Propionate Cream

【适应证】本品主要用于皮肤浅表真菌感染，如手癣、足癣、体癣、股癣等。

23. 复方苯甲酸酊 Compound Benzoic Acidi Tincture

【适应证】外用抗真菌药，可治疗浅表真菌感染。特别是对体癣，股癣，手、足癣效果较好。

24. 复方克霉唑乳膏(溶液)Compound Clotrimazole Cream

【适应证】用于真菌病，如手癣、足癣、股癣、体癣及花斑癣。

25. 复方水杨酸樟碘溶液 Compound Benzoic Acid and Camphor Solution

【适应证】用于手、足癣，体癣，股癣。

26. 复方益康唑氧化锌撒粉 Compound Econazole and Zinc Oxide Powder

【适应证】用于手癣、足癣、体癣、股癣。

27. 复方柳唑气雾剂 Compound Salicylic Acid and Clortrimazol Aerosol

【适应证】用于体癣、手癣、足癣。

28. 复方联苯苄唑溶液(乳膏)Compound Bifonazole Solution

【适应证】用于手癣、足癣、股癣、体癣、花斑癣。

29. 复方聚维酮碘搽剂 Compound Povidone Iodine Liniment

【适应证】①用于足癣、体癣、头癣、花斑癣、手癣、甲癣；并发细菌感染也可使用。②用于疖、蚊虫叮咬、手足多汗症。

30. 复方五倍子水杨酸搽剂 Compound Gall and Salicylic Acid Liniment

【适应证】用于手癣、足癣、体癣、头癣、甲癣。

31. 复方水杨酸苯甲酸搽剂 Compound Salicylic Acid and Benzoic Acid Liniment

【适应证】用于真菌感染引起的头癣、手足癣等。

32. 复方水杨酸冰片软膏 Compound Benzoic Acid Ointment

【适应证】用于手癣、足癣、体癣。

33. 复方水杨酸苯胺甲酯乳膏 Compound Salicylanilide and Methyl Salicylate Cream

【适应证】用于头癣、手癣、足癣及体癣等。

34. 曲咪新乳膏 Triamcinolone Acetonide Acetate and Miconazole Nitrate and Neomycin Sulfate Cream

【适应证】用于湿疹、接触性皮炎、脂溢性皮炎、神经性皮炎、体癣、股癣及手足癣等。

35. 曲安奈德益康唑乳膏 Triamcinolone Acetonide and Econazole Nitrate Cream

见本章“213. 皮炎”。

36. 复方呋喃西林散 Compound Nitrofurazone Topical Powders

【适应证】用于真菌感染所致的足癣。

37. 复方紫荆皮水杨酸溶液 Compound Redbud Bark and Salicylic Acid Solution

【适应证】用于足癣，亦用于手足多汗症。

38. 葡萄糖酸氯己定软膏 Chlorhexidine Gluconate Ointment

【适应证】用于轻度小面积烧伤、烫伤、外伤感染，也可用于湿疹、痤疮、足癣等。

39. 复方氧化锌水杨酸散 Compound Zinc Oxide and Salicylic Acid Powder

【适应证】用于手癣、足癣。

40. 水杨酸氧化锌软膏 Salicylic Acid Zinc Oxide Ointment

【适应证】适用于手癣、足癣等皮肤真菌感染。

41. 鞣柳硼三酸散 Tannic Aicd, Salicylic Aicd and Boric Acid Powder

【适应证】用于手癣、足癣。

42. 十一烯酸酊 Undecylenic Acid Tincture

【适应证】用于手癣、足癣、体癣及股癣。

43. 异康唑二氟可龙乳膏 Isoconazole Nitrate and Diflucortolone Valerate Cream

【适应证】适用于皮肤念珠菌病的治疗，亦可用于体癣、股癣、足癣、花斑癣等。

二、中药

1. 癣湿药水

【处方组成】土荆皮、蛇床子、大风子仁、百部、防风、当归、风仙透骨草、侧柏叶、吴茱萸、花椒、蝉蜕、斑蝥

【功能主治】祛风除湿，杀虫止痒。用于风湿虫毒所致的鹅掌风、脚湿气，症见皮肤丘疹、水疱、脱屑，伴有不同程度瘙痒。

【用法用量】外用。擦于洗净的患处，一日3~4次；治疗灰指甲应除去空松部分，使药易渗入。

【使用注意】孕妇禁用。

2. 复方土槿皮酊

【处方组成】土槿皮、苯甲酸、水杨酸

【功能主治】杀菌，止痒。适用于趾痒、皮肤瘙痒、一般癣疾。

【用法用量】外用。用软毛刷蘸药涂皮肤与皮损部位。涂药后用聚乙烯塑料薄膜包封。每5天换药1次（详细用法遵医嘱）

3. 复方土荆皮凝胶

见本章“213. 皮炎”。

4. 脚气散

【处方组成】枯矾、白芷、荆芥穗

【功能主治】燥湿收敛，祛风止痒。用于湿热浸淫皮肤所致的脚癣，趾间糜烂，症见趾缝湿烂浸渍，瘙痒难忍。

【用法用量】外用。取本品适量撒于患处。

5. 冰黄肤乐软膏

见本章“217. 皮肤瘙痒”。

6. 癣灵药水

【处方组成】土槿皮、黄柏、白鲜皮、徐长卿、苦参、石榴皮、洋金花、南天仙子、地肤子、樟脑

【功能主治】清热除湿，杀虫止痒，有较强的抗真菌作用。本品用于脚癣、手癣、体癣、股癣等皮肤癣症。

【用法用量】外用。涂擦或喷于患处，一日2~3次。

7. 顽癣净

【处方组成】熊胆、黄连、苦参、血竭、土槿皮、山豆根、蛇床子

【功能主治】祛风止痒，保湿杀虫。用于手癣、脚癣、股癣、体癣等各种皮肤癣症。

【用法用量】外用。直接涂抹于患处，每日1~2次，用量以不滴流为度。愈合巩固使用5~7天。

8. 癣药膏

【处方组成】桃仁（带皮水泡三四日）、苦楝皮、冰片、硫黄、樟脑、紫草

【功能主治】活血祛毒，杀虫止痒。用于皮肤湿毒，身面刺痒，牛皮恶癣，干湿疥癣，金钱癣，瘙痒成疮，溃流脓水，浸淫作痛。

【用法用量】用温水洗净患处,涂擦患处。

9. 青大将丸

见本章“214. 湿疹”。

10. 克比热提片

见本章“227. 疥疮”。

11. 润肌皮肤膏

见本章“227. 疥疮”。

12. 肤净康洗剂

见本章“213. 皮炎”。

13. 复方硫黄乳膏(维肤康乳膏)

【处方组成】硫黄、硼砂

【功能主治】用于脂溢性皮炎、疥癣、痤疮、湿疹等皮肤病。

【用法用量】外用。涂于患处(或加适量温水溶化后洗涤患处)。一日3~4次,数分钟后用温水洗净。本品亦可用于洗澡、洗头。

14. 顽癣敌软膏

【处方组成】柳蘑、蜂蜡

【功能主治】消炎解毒、止痒。用于干癣、风癣、牛皮癣,多年蔓延不愈。

【用法用量】擦抹患处。

15. 足光散

【处方组成】水杨酸、苯甲酸、硼酸、苦参。辅料:滑石粉

【功能主治】清热燥湿,杀虫敛汗。用于湿热下注所致的角化型手足癣及臭汗症。

【用法用量】外用。取药粉40g加沸水1000~1500ml,或取药粉20g加沸水500~750ml,搅拌,溶解,放温,趁热浸泡患处20~30分钟,一日1次,连续3日为一疗程。

【禁忌】水疱型、糜烂型手足癣禁用。儿童、孕妇禁用。

附:用于癣病的其他中药

1. 葛洪脚气水

【功能主治】除湿杀虫。用于湿毒蕴结而致的足癣、手癣及真菌引起的其他皮肤病。

2. 华佗膏

【功能主治】杀菌止痒。用于癣症湿气,脚趾痒,鹅掌风。

3. 皂白散

【功能主治】清热燥湿,杀虫止痒。适用于因湿热蕴结所致的汗疱型手足癣,症见水疱,瘙痒。

4. 双虾标青草油

【功能主治】祛风火,消肿止痛。用于指端疼痛,蚊虫叮咬,脚癣等。

5. 清肤止痒酊

【功能主治】凉血解毒,祛风止痒。用于血热风燥所致的手足癣及皮肤瘙痒。

6. 珊瑚癣净

【功能主治】杀菌,止痒。用于脚癣、手癣、指(趾)甲癣。

7. 肤痔清软膏

【功能主治】清热解毒,化瘀消肿,除湿止痒。用于湿热蕴结所致的手足癣、体癣、股癣、浸淫疮、内痔、外痔,肿痛出血,带下病。

8. 蟹黄肤宁软膏

【功能主治】清热燥湿,杀虫止痒。主治浅部皮肤真菌病(手、足癣,体癣,股癣)属湿热浸淫者。

9. 紫椒癣酊

【功能主治】清热燥湿,杀虫止痒。用于足癣、手癣及体癣。

10. 复方黄柏祛癣搽剂

【功能主治】清热燥湿,祛风杀虫,收敛止痒。适用于湿热、虫毒所致的手足癣、体癣、股癣的辅助治疗。

11. 百癣夏塔热片(胶囊、分散片)

【功能主治】清除异常黏液质、胆液质,消肿止痒。用于治疗手癣,体癣,足癣,花斑癣,过敏性皮炎,痤疮。

12. 疗癣卡西甫散(丸)

【功能主治】清除碱性异常黏液质,燥湿,止痒。用于肌肤瘙痒,体癣,牛皮癣。

13. 皮肤病血毒丸(片)

【功能主治】见本章“214. 湿疹”。

238. 甲癣(灰指甲、甲真菌病)

〔基本概述〕

甲真菌病是指由皮肤癣菌、酵母菌和其他真菌侵犯甲板所致的病变。其中由皮肤癣菌侵犯甲板所致的病变又称为甲癣。

甲癣俗称灰指甲,中医称“鹅爪风”,属于甲真菌病的一种类型。甲癣最常见的致病菌为红色毛癣菌。甲癣病变始于甲远端、侧缘或甲褶部,表现为甲颜色和形态异常。一般以1~2个指(趾)甲开始发病,重者全部指(趾)甲均可罹患。患病甲板失去光泽,日久甲板变脆而破损脱落,多呈灰白色,且失去光泽;甲板增厚显著,表面高低不平。其质松碎,甲下常有角蛋白及碎屑沉积。有时甲板可与甲床分离。

〔治疗原则〕

甲真菌病的治疗包括外用药物、口服药物,以及拔甲治疗等。不同类型的甲真菌病治疗选择不同。

口服药物治疗适用于各种类型的甲真菌病,无口服禁忌者,疗效肯定,安全性较好。一线药物推荐特比萘芬和伊曲康唑。特比萘芬一日250mg,口服8~12周,指甲用药8~10周,趾甲用药12~16周。伊曲康唑有两种用药方式。冲击疗法为每月第一周服药,一日服400mg,分2次,后三周停药,

指甲真菌病需口服2～3个周期,趾甲真菌病需3～4个周期。还可以一日服药200mg,连续2～4个月。

其他还可选用的药物包括氟康唑、酮康唑和灰黄霉素。但是,酮康唑和灰黄霉素肝毒性大,不推荐用于甲真菌病的治疗。

外用药物适用于远端甲下型甲真菌病,甲根部未受累的患者,或者口服禁忌患者。包括5%阿莫洛芬甲涂剂或8%环吡酮甲涂剂等。外用抗真菌软膏由于药物不易透入甲板,不推荐使用。对于病甲较厚,外用药物不易透入者可以联合应用40%尿素霜封包或者外科拔甲等方法。对于顽固性和复发性甲真菌病,推荐同时应用口服药物和外用药物联合治疗。

灰指甲绝大多数可以治好。常用的方法包括用小利刀刮除松脆病甲,或锉薄增厚的病甲,然后涂10%碘酒或30%冰醋酸溶液,也可把病甲浸于10%碘酒或鹅掌风特效药中,坚持治疗几个月后,即可生出新甲。治疗严重的灰指甲,还要内服灰黄霉素几个月。下面介绍几种常用的治疗方法。

(1)使用40%的尿素油膏。尿素油膏的配方:尿素40g,羊毛脂20g,白蜡5g,凡士林加到100g。此尿素制剂是强烈角质溶解剂,应用时,要把病甲周围皮肤用纱布保护起来,并用胶布固定好,然后再用纱布包好。每天换药1次,每次换药都要用小刀分离甲板,促使甲板与甲床分离。一般换药5～7次,甲板即可软化与甲床分离。分离后,用小剪刀将甲板减成两半,局部用碘酒消毒,滴几滴1%～2%普鲁卡因溶液,几分钟后,将病甲拔除,并清刮甲床上凹凸不平的角化物,再用尿素油膏和复方苯甲酸油膏等份混合油膏敷包,每天换药1次,直至新甲完全长出。

(2)取20瓣大蒜,除去外皮,切碎或捣烂,放入带塞的广口玻璃瓶中。加入10%的醋酸150ml(也可用食用醋代替),浸泡一天,即可使用。将病指甲浸入温水5分钟,把指甲泡软,用剪刀剪去或刮去可以除去的病指甲,将病指甲插入大蒜浸液15分钟。每日3次,一周即可见效。如未痊愈,可按上法再治一个疗程。为节约时间,也可以用药棉蘸大蒜浸液敷在病指甲上。浸入或敷上大蒜浸液,有时病甲感到有点疼痛,应坚持下去。如果趾甲患有灰指甲,用此法同样有效。大蒜浸液可长期保存,反复使用。用此法治脚癣也有效果。

(3)取大蒜4～5瓣,去皮捣烂,放入干净的玻璃瓶内,加入100ml质量较好的食醋,浸泡3～4天即成醋蒜液。将患处放入醋蒜液浸泡15分钟,然后用棉球蘸醋蒜液包裹于患处。每日早晚两次,直至症状全部消失。

(4)将白颜色的凤仙花捣烂,敷在指甲上包扎起来,一天换1次,大约1个月见效。

(5)用白颜色的凤仙花2～3株,泡在醋里一天,每天睡前浸泡灰指甲10分钟,不要加水。连续7天见效。

(6)取山西太原陈醋(越陈越好)500ml,放入铁锅内煮沸,浓缩至150ml,然后将苦参50g、花椒20g,用水冲洗干净,放进浓缩醋内,浸泡一周即可用。

治疗方法:在搽药之前,先将灰指(趾)甲用热水泡软,再用刀片轻轻地一层一层地刮削病甲。病甲刮削得越彻底,治疗效果越显著,以不出血,无疼痛感为度。然后用消毒棉球蘸药液浸润病甲5～10分钟,每日晚睡前进行一次。一般搽药5～7天见效。

注意事项:①每次搽药前一定要用热水浸泡病甲,使药力直达病所,以加速药效;②在治疗期间,切忌用冷水洗患部,保持鞋袜干燥和清洁。

〔用药精选〕

1. 复方聚维酮碘搽剂 Compound Povidone Iodine Liniment

本品为复方制剂,含聚维酮碘和阿司匹林。聚维酮碘能逐步释放出有效碘,使微生物蛋白质变性而死亡,对细菌、病毒、真菌均有效,且微生物对有效碘无耐药性。阿司匹林具有抗真菌、消炎和止痒的作用。在患处一部分分解出水杨酸,继续发挥抗真菌、消炎和止痒的作用,而延长作用时间;还可软化角质,增强药物的皮肤渗透作用。

【适应证】皮肤外用药。适用于足癣、体癣、头癣、花斑癣、手癣、甲癣(灰指甲、灰趾甲);并发细菌感染也可使用。也可用于疖、蚊虫叮咬、手足多汗症,可消除脚臭。

【不良反应】偶见皮肤刺激如烧灼感,或过敏反应如皮疹、瘙痒等。

【用法用量】外用。温水洗净患处,除去污物,取本品轻轻涂搽皮肤患处,一天1次;为了治疗重症或为了强化治疗,也可增加为一天2次,一般疗程为5～14天,或遵医嘱。甲癣:先用温水软化患处,修锉掉病变部位(即甲上不光滑、不紧密的呈灰色、白色或黄色的病变部位),再涂本品,坚持使用至新甲长出,一般需2个月以上。

【禁忌】对本品过敏者禁用。

【妊娠及哺乳期妇女用药】孕妇或哺乳期妇女可以外用涂搽本品。

2. 环吡酮胺乳膏 Ciclopirox Olamine Cream

本品为广谱抗真菌药。其对皮肤癣菌、酵母菌、真菌等具有较强的抑菌和杀菌作用,渗透性强,对各种放线菌、革兰阳性菌和革兰阴性菌及支原体、衣原体、毛滴虫等也有一定抑制作用。

【适应证】用于浅部皮肤真菌感染,如体、股癣,手、足癣(尤其是角化增厚型),花斑癣,皮肤念珠菌病,也适用于甲癣。

【禁忌】对本品过敏者禁用。

【孕妇及哺乳期妇女用药】孕妇及哺乳期妇女慎用。

【儿童用药】儿童禁用。

【不良反应】偶见局部发红、刺痛、瘙痒、烧灼感等刺激症状,偶见接触性皮炎。

【用法用量】皮肤感染涂于患处,一日2次。

甲真菌病初次使用8%环吡酮甲溶液之前,尽可能将被感染的(指)趾甲剪去,并用指甲锉将病甲磨粗糙。在治疗的第 1 个月内,隔日于病甲上涂药,第 2 个月可减少至每周至少用药 2 次,第 3 个月起每周用药 1 次。

【制剂】环吡酮胺乳膏

3. 硝酸咪康唑乳膏 Miconazole Nitrate Cream

本品系广谱抗真菌药,其作用机制是抑制真菌细胞膜的合成,以及影响其代谢过程,对皮肤癣菌、念珠菌等有抗菌作用,对某些革兰阳性球菌也有一定疗效。

【适应证】①由皮真菌、酵母菌及其他真菌引起的皮肤、指(趾)甲感染,如体股癣、手足癣、花斑癣、头癣、须癣、甲癣;皮肤、指(趾)甲念珠菌病;口角炎、外耳炎。由于本品对革兰阳性菌有抗菌作用,可用于此类细菌引起的继发性感染。②由酵母菌(如念珠菌等)和革兰阳性细菌引起的阴道感染和继发感染。

【禁忌】对本药过敏者、妊娠期妇女、1 岁以下儿童禁用。

【儿童用药】1 岁以下儿童禁用。

【不良反应】局部刺激症状如烧灼感、瘙痒等。

【用法用量】外用,一日 2 次。花斑糠疹可每天 1 次。念珠菌性阴道炎用栓剂,一次 1 片,每天 1 ~2 次,疗程 7 天。

【制剂】硝酸咪康唑乳膏(软膏、搽剂、溶液、凝胶剂、散、阴道片、阴道泡腾片、阴道软胶囊);复方硝酸咪康唑软膏

4. 盐酸阿莫罗芬乳膏 Amorolfine Hydrochloride Cream

见本章“237. 癣病”。

附:用于甲癣(灰指甲、甲真菌病)的其他西药

1. 伊曲康唑 Itraconazole

【适应证】本品具有广谱抗真菌作用,适用于治疗以下疾病。①妇科:外阴阴道念珠菌病。②皮肤科/眼科:花斑癣、皮肤真菌病、真菌性角膜炎和口腔念珠菌病。③由皮肤癣菌和/或酵母菌引起的甲真菌病。④系统性真菌感染。

2. 利拉萘酯乳膏 Liranaftate Cream

【适应证】主要用于治疗头癣、手癣、脚癣、甲癣、体癣和股癣等。

3. 水杨酸冰醋酸溶液 Salicylicylic Acid and Acetic Acid Glacial Solution

【适应证】消毒防腐药。本品适用于手癣、足癣等浅部真菌感染的治疗和甲真菌病的辅助治疗。

4. 盐酸特比萘芬 Terbinafine Hydrochloride

【适应证】外用于治疗手癣、足癣、股癣、体癣、花斑癣及皮肤念珠菌病等。内服可用于治疗甲真菌病等。

5. 灰黄霉素片 Griseofulvin Tablets

【适应证】本品适用于各种癣病的治疗,包括头癣、须癣、体癣、股癣、足癣和甲癣。

6. 薄荷尿素贴膏 Mentholie and Urea Patches

【适应证】用于手足皲裂,也可用于指(趾)甲癣、胼胝和鸡眼的软化和剥离。

7. 萘替芬 Naftifine

【适应证】适用于体股癣、手足癣、头癣、甲癣、花斑癣、浅表念珠菌病。

二、中药

1. 珊瑚癣净

【处方组成】复方珊瑚姜酊、水杨酸、甘油、醋酸

【功能主治】杀菌,止痒。用于脚癣、手癣、指(趾)甲癣。

【用法用量】外用,取本品 250ml,置于脚盆中,加入等量温水稀释后,将患脚浸泡 30 分钟即可。如未痊愈,可于 20 天后再浸泡 1 次。

2. 复方土荆皮凝胶

见本章“213. 皮炎”。

239. 甲沟炎

〔基本概述〕

甲沟炎是指(趾)甲周围软组织的化脓感染,是细菌通过甲旁皮肤的微创破损袭至皮下并生长繁殖引起。

指甲的近侧(甲根)与皮肤紧密相连,皮肤沿指甲两向远端伸延,形成甲沟。甲沟炎是甲沟或其周围组织的感染。多因微小刺伤、挫伤、倒刺(逆剥)或剪指甲过深等损伤而引起,致病菌多为金黄色葡萄球菌。

甲沟炎多见于青少年或妇女。一般可发生于手指,或者发生在足趾。发于手指者常有啃手指的不良习惯,发于足趾者常由嵌甲继发感染引起。

甲沟炎在手指多由于刺伤、撕剥肉刺或修剪指甲过深等损伤引起。在足趾多因嵌甲或鞋子过紧引起,大多发生在拇指。

甲沟炎刚开始时指甲的一侧轻度疼痛和红肿,有的可自行消退,有的却迅速化脓。脓液向另一侧或甲下蔓延,形成甲下脓肿,在甲下可见到黄白色脓液,使深处掀甲与甲床分离。在足趾嵌甲的一侧常有慢性肉芽组织增生,使伤口长期不愈。慢性甲沟炎有时可继发真菌感染。

〔治疗原则〕

甲沟炎初起未成脓时,局部可选用鱼石脂软膏、金黄散糊等敷贴或超短波、红外线等理疗,并用 R 复方新诺明等抗菌药。已成脓时,可以选用立甲宁进行治疗。对单侧的皮下脓肿,可在甲沟旁切开引流;双侧皮下脓肿则需双侧引流,然后敷上立甲宁的药膏。甲根处的脓肿,单纯掀起皮肤往往难以充分引流甲下脓液,需要分离拔除一部分甚至全片指甲(但不可过于损伤其基底组织,以免失去日后指甲再生能力)。麻醉应在指的近端以利多卡因阻滞指神经,不可在病变邻近处行浸润麻醉法。

(1)早期可用热敷、理疗等,应用磺胺药或抗生素。

(2)甲沟炎的一般保守疗法如下。

①抗生素:种类较多,有肌内注射、静脉用药、外用药等类型。优点是对细菌有较强的抑制作用,有一定的消炎止痛效果。缺点是对于物理性趾甲刺入所致的嵌甲,似乎没有作用。

②消炎镇痛剂:如水杨酸制剂等,有口服、软膏、注射等类型。优点是可减轻疼痛和肿胀,适合于疼痛难忍时使用。缺点是对治疗嵌甲无效,如果长期使用,对胃肠道的刺激较大,患有胃肠病的人慎用。

③尿素软膏:优点是可软化皮肤,也可软化趾甲,有助于矫正。缺点是软化趾甲所需的时间很久,非常麻烦,单独使用效果不佳。而且即使软化趾甲,如不使用矫正手段,也难以治愈趾甲变形。

④硝酸银:优点是治疗时疼痛较小,通常不需要麻醉,可使肉芽组织平覆,对脓液和渗液有抑制作用。缺点是具有一定的腐蚀性,并且会使皮肤和趾甲的颜色变黑,严重影响美观。只对肉芽组织有作用,对趾甲的矫正帮助不大。

⑤中医中药疗法:中药外敷、浸泡等,或传统的修脚技术等。优点是通常无不良反应,对于消除炎症效果较好。缺点是根治效果需要根据医师的个人经验来定,没有统一的标准。

(3)切开引流或拔甲治疗。已有脓液的,可在甲沟处做纵行切开引流。感染已累及指甲基部皮下周围时,可在两侧甲沟各做纵行切口,将甲根上皮片翻起,切除指甲根部,置一小片凡士林纱布或乳胶片引流。如甲床下已积脓,应将指甲拔去,或将脓腔上的指甲剪去,以利于充分引流和彻底治愈。拔甲时,应注意避免损伤甲床,以免日后新生指甲发生畸形。

〔用药精选〕

1. 盐酸仑氨西林片 Lenampicillin Hydrochloride Tablets

仑氨西林属半合成青霉素类广谱抗生素,通过在肠壁中水解成氨苄西林而发挥抗菌作用。其抗菌作用机制与青霉素相同。

【适应证】主要治疗敏感菌引起的感染。①呼吸系统感染:扁桃体炎、咽炎、急性支气管炎、肺炎等;②泌尿系统感染:单纯性膀胱炎、淋菌性尿道炎;③妇科感染:子宫内感染、子宫附件炎、前庭大腺炎;④皮肤软组织感染:毛囊炎(脓疱性痤疮)、疖、痈、丹毒、蜂窝织炎、淋巴管(结)炎、化脓性甲沟炎、皮下脓肿、汗腺炎、簇状痤疮、皮脂性囊肿合并感染、肛周脓肿等;⑤外伤、手术创口等的浅表性继发感染;⑥耳鼻科感染:中耳炎、副鼻窦炎;泪囊炎、角膜溃疡;⑦口腔科感染:牙周组织炎、冠周炎等。

【用法用量】成人每次口服500mg(2片),每天3~4次。严重感染时剂量可加倍。

【不良反应】①过敏反应:用药后偶见发热、皮疹、荨麻疹等症状,出现时应中止给药;罕见休克症状,应严密观察,遇有不适感、口内异常感、哮喘、眩晕、耳鸣等症状时应中止给药。②胃肠道反应:偶见恶心、食欲不振、腹泻等,罕见伪膜性肠炎。③肝脏毒性:少数患者用药后出现转氨酶升高等肝功能检查异常。④肾毒性:少数患者用药后可出现间质性肾炎。⑤血液系统:罕见嗜酸粒细胞增多、粒细胞减少、血小板减少、溶血性贫血等。⑥其他:长期大剂量服用偶可见菌群失调,二重感染等。偶见维生素K、维生素B族缺乏症。

【禁忌】①对青霉素类或头孢菌素类药物过敏者禁用。②有传染性单核细胞增多症的患者禁用。

【儿童用药】儿童用药的安全性尚未确立。儿童用药须权衡利弊,推荐用法用量:儿童一般剂量25mg/kg/天,每天3~4次。

【孕妇及哺乳期妇女用药】孕妇及哺乳期妇女用药的安全性尚未确立,必须使用时应权衡利弊。

【老年用药】老年人给药应注意用量及用药间隔时间,服药后留意观察患者的状态,慎重给药。老年人维生素K缺乏者,易发生出血倾向。

2. 头孢地尼 Cefdinir

本品对革兰阳性菌和革兰阴性菌有广范围的抗菌谱,其作用方式是杀菌性的。对多种细菌产生的β-内酰胺酶稳定,对β-内酰胺酶的产生菌也具有优异的抗菌活性。

【适应证】用于对头孢地尼敏感的菌株所引起的下列感染。①咽喉炎、扁桃体炎、急性支气管炎、肺炎;②中耳炎、鼻窦炎;③肾盂肾炎、膀胱炎、淋菌性尿道炎;④附件炎、宫内感染、前庭大腺炎;⑤乳腺炎、肛门周围脓肿、外伤或手术伤口的继发感染;⑥毛囊炎、疖、疖肿、痈、传染性脓疱病、丹毒、蜂窝织炎、淋巴管炎、甲沟炎、皮下脓肿、粉瘤感染、慢性脓皮症;⑦眼睑炎、睑腺炎、睑板腺炎。

【用法用量】口服。成人服用的常规剂量为一次0.1g(1粒),一日3次。剂量可依年龄、症状进行适量增减,或遵医嘱。

【禁忌】对本品有休克史者禁用。对青霉素或头孢菌素有过敏史者慎用。

【不良反应】据国外临床试验数据,主要不良反应为消化道症状,如腹泻或腹痛,皮肤症状,如皮疹或瘙痒。实验室数据异常如谷丙转氨酶和谷草转氨酶升高,嗜酸粒细胞增多。

其他不良反应:①皮肤科:斯-约综合征或毒性表皮坏死松解症。若出现发热、头痛、关节痛、皮肤或黏膜出现红斑/水疱、皮肤感觉紧绷/灼烧/疼痛,应立即停药并进行适当处理。②过敏反应:呼吸困难、红斑、血管性水肿、荨麻疹。③休克:口内不适、喘憋、眩晕、便意、耳鸣或出汗等。④血液学:全血细胞减少症、粒细胞缺乏症(初期为发热、咽喉痛、头痛、不适)、血小板减少症(初期为瘀斑、紫癜)或溶血性贫血(初期为发热、血红蛋白尿、贫血)。⑤结肠炎:严重结肠炎(如经血便证实的伪膜性结肠炎)。⑥间质性肺炎或PIE综合征:经发热、咳嗽、呼吸困难、胸部X光检查异常或嗜酸粒细胞增多证实。⑦肾脏疾病:严重肾脏疾病(如急性肾衰竭)。⑧暴发性肝炎、肝功能异常或黄疸:严重肝炎(如伴有明显谷丙转氨酶、谷草转氨酶或碱性磷酸酶升高的暴发性肝炎、肝功能异常或黄疸）。

【禁忌】对青霉素或头孢菌素有过敏史、对本品有休克史的患者禁用。

【孕妇及哺乳期妇女用药】应权衡利弊，只有在利大于弊的情况下，才能使用。

【儿童用药】体重过低的早产儿、新生儿的用药安全性尚未确立。

【老年用药】老年患者应根据临床观察调整剂量和给药间隔：①由于身体机能下降，老年患者可能容易出现不良反应。②由于维生素 K 缺乏，老年患者可能会有出血倾向。

【制剂】头孢地尼胶囊（分散片）

3. 盐酸莫西沙星 Moxifloxacin Hydrochloride

见本章“235. 丹毒”。

4. 夫西地酸乳膏 Fusidic Acid Cream

见本章“223. 脓疱疮（黄水疮）”。

5. 头孢泊肟酯 Cefpodoxime Proxetil

本品为口服广谱第三代头孢菌素，进入体内后经非特异性酯酶水解为头孢泊肟发挥抗菌作用，对革兰阳性菌和阴性菌均有效。本品对 β-内酰胺酶稳定，所以对青霉素和头孢菌素类耐药的许多产 β-内酰胺酶的微生物对本品仍敏感。

【适应证】适用于敏感菌引起的下列感染。①呼吸道感染：包括咽喉炎、咽喉脓肿、扁桃体炎、扁桃体周炎、扁桃体周脓肿、急性气管支气管炎、慢性支气管炎急性发作、支气管扩张症继发感染、肺炎。②泌尿生殖系统感染：包括肾盂肾炎、膀胱炎、前庭大腺炎、前庭大腺脓肿、淋菌性尿道炎等。③皮肤及软组织感染：包括毛囊炎、疖、疖肿症、痈、丹毒、蜂窝织炎、淋巴管（结）炎、瘭疽、化脓性甲沟炎、皮下脓肿、汗腺炎、族状痤疮、感染性粉瘤、肛门周围脓肿等。④中耳炎、副鼻窦炎。⑤乳腺炎。

【用法用量】餐后口服。成人一次 100～200mg，一日1～2 次，疗程 5～14 日。儿童按体重一次 5～10mg/kg，一日 1～2 次，疗程 5～10 日。

【不良反应】①胃肠道反应：有时出现恶心、呕吐、腹泻、软便、胃痛、腹痛、食欲不振或胃部不适感，偶见便秘等。②过敏症：如出现皮疹、荨麻疹、红斑、瘙痒、发热、淋巴结肿胀或关节痛时应停药并适当处理。③血液：有时出现嗜酸粒细胞增多、血小板减少，偶见粒细胞减少。④肝脏：有时出现 AST、ALT、ALF、LDH 等上升。⑤肾脏：有时出现 BUN、Cr 上升。⑥菌群交替症：偶见口腔炎、念珠菌症。⑦维生素缺乏症：偶见维生素 K 缺乏症状（低凝血酶原血症、出血倾向等）、维生素 B 族缺乏症状（舌炎、口腔炎、食欲不振、神经炎等）。⑧其他：偶见眩晕、头痛、浮肿。

【禁忌】对头孢菌素过敏者及有青霉素过敏性休克或即刻反应史者禁用。

【孕妇及哺乳期妇女用药】孕妇或可能妊娠的妇女，仅在治疗有益性超过危险性时方可给药。哺乳期妇女服药期间应停止哺乳。

【儿童用药】小于 5 个月的婴儿的安全性和有效性资料尚未确立。

【老年用药】慎用。

【制剂】头孢泊肟酯干混悬剂（片、分散片、胶囊、颗粒）

6. 曲安奈德益康唑乳膏 Triamcinolone Acetonide and Econazole Nitrate Cream

见本章“213. 皮炎”。

附：用于甲沟炎的其他西药

1. 氧氟沙星 Ofloxacin

【适应证】用于敏感菌所引起的多种感染，包括骨和关节感染，皮肤软组织感染等。

2. 头孢克洛 Cefaclor

见第十三章“163. 小儿支气管炎”。

3. 罗红霉素 Roxithromycin

见第十三章“163. 小儿支气管炎”。

4. 氟氯西林钠胶囊 Flucloxacillin Sodium Capsules

【适应证】用于耐青霉素的葡萄球菌和对本品敏感的致病菌引起的感染，包括皮肤软组织感染，脓肿、痤疮、湿疹、疖、痈、蜂窝织炎、皮肤溃疡、伤口感染、烧伤、中耳炎、外耳道炎、皮肤移植保护、手术预防用药等。

5. 莫匹罗星软膏 Mupirocin Ointment

见第十三章“178. 小儿湿疹”。

6. 硫酸庆大霉素 Gentamycin Sulfate

【适应证】本品为氨基糖苷类抗生素，用于治疗敏感菌所致的严重感染，如败血症、下呼吸道感染、肠道感染、盆腔感染、腹腔感染、皮肤软组织感染、复杂性尿路感染等。

7. 复方多黏菌素 B 软膏 Compound Polymyxin B Ointment

【适应证】用于预防割伤、擦伤、烧烫伤、手术伤口，小面积皮肤创口感染，属急救药类；也用于各种细菌性皮肤感染的治疗，如脓疱疮、疖肿、毛囊炎、须疮、甲沟炎，原发性皮肤细菌感染，以及湿疹、单纯性疱疹、脂溢性皮炎、溃疡合并感染、创伤合并感染，继发性感染。

8. 复方硝酸益康唑软膏 Compound Econazole Nitrate Ointment

【适应证】①皮炎、湿疹。②浅表皮肤真菌病，如手癣、足癣、体癣、股癣、花斑癣。也可用于尿布性皮炎、念珠菌性口角炎、甲沟炎等由真菌、细菌所致的皮肤混合感染。

9. 克霉唑乳膏（软膏）Clotrimazole Cream

【适应证】用于体癣、股癣、手癣、足癣、花斑癣、头癣，以及念珠菌性甲沟炎和念珠菌外阴阴道炎。

二、中药

1. 云南白药创可贴

【处方组成】略，为保密处方

【功能主治】止血,镇痛,消炎,愈创。用于小面积开放性外科创伤。(消炎,是指抑制炎症因子产生或释放的药物,通过抑制炎症因子的产生,使炎症得以减轻至消退,同时使炎症引起的疼痛得以缓解。)

【用法用量】清洁创面,从防粘胶纸上揭下云南白药创可贴,使药带贴于创面,松紧适当即可。

【使用注意】对胶布或云南白药过敏者禁用。

2. 立甲宁乳膏

【处方组成】立甲宁在中医学理论基础上融入现代医学之精华(国际最新的高分子凝聚萃取技术),精选多种地道中药材,采用目前先进的药物分化萃取生产工艺生产而成

【功能主治】直接针对甲沟炎进行针对性治疗,达到彻底根除甲沟炎的目的。

【用法用量】使用前常规消毒,取适量药膏涂抹病甲,然后用消毒纱布包裹病甲,一天两次,一般连续使用 3 ~ 10 天即可彻底治愈。

240. 花斑癣(汗斑、花斑糠疹)

〔基本概述〕

花斑癣俗称汗斑、花斑糠疹,是由糠秕马拉色菌累及皮肤角质层所致的慢性浅部真菌病,此菌仅侵犯角质层浅层而不引起真皮的炎症反应。皮损表现为色素沉着或减退斑、表面覆盖有细小糠秕状鳞屑。

本病遍布世界各地,常见于相对湿度较高的热带和温带地区。

临床表现初起损害为围绕毛孔的圆形点状斑疹,以后逐渐增至甲盖大小,边缘清楚,邻近损害可相互融合成不规则大片形,而周围又有新的斑疹出现。表面附有少量极易剥离的糠秕样鳞屑,灰色、褐色至黄棕色不等,有时多种颜色共存,状如花斑。时间较久的呈浅色斑。皮疹无炎性反应,偶有轻度瘙痒感,皮损好发生于胸背部,也可累及颈、面、腋、腹、肩及上臂等处,一般以青壮年男性多见。病程慢性,冬季皮疹减少或消失,但夏天又可复发,出汗过多后加重。

中医学认为,此乃是风湿侵肤,与气血凝滞所成。本病之发生,乃是由体热、风邪和湿气侵入毛孔,与气血凝滞,毛窍闭塞所致。

〔治疗原则〕

治疗可用酮康唑洗剂、联苯苄唑洗剂、二硫化硒洗剂等治疗。方法是洗浴时使药液在患处放置 20 ~ 30 分钟;隔日一次,连续 2 周。外用咪唑类药物如联苯苄唑、咪康唑、益康唑、克霉唑、酮康唑及丙烯胺类特比萘芬等也是可选择的药物。

若外用疗法失败或感染广泛,则需要系统应用抗真菌药物治疗。伊曲康唑,200 ~ 400mg/日,治疗应坚持到真菌培养阴性为止 7 天 ~ 14 天,以后可改为每月 1 次服 200 ~ 400mg 伊曲康唑,也可一次顿服氟康唑 400mg。

中医药浴对预防花斑癣有很好的效果,常用的有艾叶浴、薄荷浴、菊花浴、青蒿浴、食醋浴、盐水浴等,方法非常简单,就是用上述中药熬水洗澡,每周 1 次即可。

〔用药精选〕

1. 克霉唑软膏 Clotrimazole Ointment

见本章“237. 癣病”。

2. 硝酸益康唑乳膏 Econazole Nitrate Ointment

见本章“237. 癣病”。

3. 联苯苄唑乳膏 Bifonazole Cream

见本章“237. 癣病”。

4. 盐酸特比萘芬乳膏 Terbinafine Hydrochloride Cream

见本章“237. 癣病”。

5. 酮康唑乳膏 Ketoconazole Cream

见本章“237. 癣病”。

6. 复方间苯二酚洗剂(无色卡搽剂)Compound Resorcinol Lotion

本品为复方制剂。其主要成分有硼酸、间苯二酚、苯酚、丙酮。

【适应证】用于治疗真菌性皮肤病,如手足癣、体癣、股癣、花斑癣等。

【用法用量】外用,局部涂擦,一日数次。

【不良反应】可引起接触性皮炎,中毒症状有腹泻、恶心、呕吐、胃痛、头晕、剧烈或持续头痛、疲乏或软弱、易激动或烦躁、昏沉思睡、盗汗、心动过缓、呼吸短促;儿童在伤口上应用本品可发生正铁血红蛋白血症。本品具有一定刺激性。长期应用(特别应用在溃疡面上),可导致黏膜性水肿;本品可使淡色发变黑。

【禁忌】对本品过敏者禁用。

【孕妇及哺乳期妇女用药】慎用。

【儿童用药】婴儿和幼儿不宜高浓度大面积使用。

【制剂】复方间苯二酚洗剂(无色卡搽剂),复方间苯二酚乳膏,间苯二酚搽剂(雷琐辛)

7. 硝酸舍他康唑乳膏 Sertaconazole Nitrate Cream

见本章“237. 癣病”。

附:用于花斑癣(汗斑、花斑糠疹)的其他西药

1. 伊曲康唑 Itraconazole

【适应证】本品具有广谱抗真菌作用,适用于治疗以下疾病。①妇科:外阴阴道念珠菌病。②皮肤科/眼科:花斑癣、皮肤真菌病、真菌性角膜炎和口腔念珠菌病。③由皮肤癣菌和/或酵母菌引起的甲真菌病。④系统性真菌感染。

2. 硝酸咪康唑 Miconazole Nitrate

见本章“237. 癣病”。

3. 布替萘芬 Butenafine

【适应证】用于敏感真菌所致的手癣、足癣、体癣、股癣及花斑癣等。

4. 环吡酮胺 Ciclopirox Olamine

【适应证】用于浅部皮肤真菌感染,如体、股癣,手、足癣(尤其是角化增厚型),花斑癣,皮肤念珠菌病及甲癣。

5. 萘替芬 Naftifine

【适应证】适用于体股癣、手足癣、头癣、甲癣、花斑癣、浅表念珠菌病。

6. 阿莫罗芬 Amorolfine

【适应证】由皮肤真菌引起的皮肤真菌病:足癣(脚癣,运动员脚),股癣,体癣,花斑癣等。也用于皮肤念珠菌病。

7. 曲安奈德益康唑乳膏 Triamcinolone Acetonide and Econazole Nitrate Cream

见本章“213. 皮炎”。

8. 复方聚维酮碘搽剂 Compound Povidone Iodine Liniment

见本章“238. 甲癣(灰指甲、甲真菌病)”。

9. 二硫化硒洗剂 Selenium Sulfide Lotion

【适应证】用于去头屑、头皮脂溢性皮炎、花斑癣(汗斑)等。

10. 异康唑二氟可龙乳膏 Isoconazole Nitrate and Diflucortolone Valerate Cream

【适应证】适用于皮肤念珠菌病的治疗,亦可用于体癣、股癣、足癣、花斑癣等。

二、中药

1. 润肌皮肤膏

见本章“222. 痤疮(粉刺)”。

2. 肤康搽剂

【处方组成】苦参、黄连、红花、川芎、丁香、人参、乌梅、槐米、白芍、五味子、射干、五倍子、白矾、苯甲酸钠

【功能主治】清热燥湿,祛风止痒。用于湿疹,痤疮,花斑癣属风热湿毒证者。

【用法用量】外用,一日搽3～4次。

附:用于花斑癣(汗斑、花斑糠疹)的其他中药

百癣夏塔热胶囊

【功能主治】清除异常黏液质,胆液质,消肿止痒。用于治疗手癣,体癣,足癣,花斑癣,过敏性皮炎,痤疮等。

241. 玫瑰糠疹

〔基本概述〕

玫瑰糠疹也称玫瑰癣、风癣,是常见的炎症性皮肤病,好发于躯干和四肢近端,皮损大小不等,数目不定,成玫瑰色斑片,其上有糠状鳞屑。多数可自然痊愈。

本病好发于青年及中年人,年龄10～35岁者多见,其他年龄层较少见,男女发病的病例数无明显差异。一般皮肤发疹持续时间约数周到数个月,通常消退不会留下痕迹。

玫瑰糠疹色淡红,表面有细碎鳞屑,且有轻重不同的痒感。刚发作时往往为单一性较大的粉红色斑块,呈椭圆形,边缘有轻微脱屑,常见于胸腹部或背部。随后的一两周里,身上、四肢陆续出现愈来愈多的斑点或斑块,可能蔓延至颈部,但甚少侵犯脸部。有40%～50%的患者会有轻微的挠痒感,在较高温的环境下,挠痒感有时会变得较为严重。有部分患者在红疹出现前会有疲倦等类似感冒的症状。玫瑰糠疹一般在发病两周左右会达皮疹发作的高峰期,随后即会自行逐渐消退,一般6～8周可完全消失。但有一些患者皮疹可能会持续较久些,少数病患更可达数月之久。自愈或痊愈后一般不复发。

有少数患者开始皮损为红色丘疹,可互相融合成斑片,这类患者常有剧痒,称为丘疹型玫瑰糠疹。另有一类患者,发病急骤,无前驱斑,多在下腹部或大腿内侧出现大片红色斑片或斑丘疹,有剧痒,损害迅速扩至躯干与四肢,这些损害渐渐在中央部位出现结痂性损害,痂皮脱落而呈玫瑰糠疹样皮损,这类患者可能是自身敏感性反应所引起,故称之为玫瑰型自家敏感性皮炎。与玫瑰糠疹的关系还待进一步研究。少数患者可出现全身症状,尤其是玫瑰型自家敏感性皮炎的患者,可有发热。

本病病因尚未明确。因为本病有季节性发作,皮疹有自限性,很少复发,初起为前驱斑,又未发现任何确定的变态反应性的物质引起本病,因此多数认为与病毒感染有关。患者偶尔有类似感冒的症状发生。因而判定为玫瑰糠疹的诊断前,需先排除如癣疾、药物疹、梅毒等引起的外观相似症状,特别第二期梅毒所出现的皮肤疹子最像玫瑰糠疹,但其特点为易在手掌及脚掌也出现红疹。所以一定要经皮肤科医师诊断判定。

玫瑰糠疹属中医学“风癣”、“风热疮”的范畴,多因内有血热,复感风邪,热毒凝结,郁于肌肤,闭塞腠理而发病;或汗出当风,汗衣湿溻肌肤所致。治宜疏风清热凉血。

〔治疗原则〕

本病有自限性,一般持续6～8周而自愈。但也有经久不愈的情况,由于很多玫瑰糠疹患者延误治疗后容易遗留难看的色素沉着,应及早治疗。

本病治疗的目的是为了减轻症状和缩短病程。在治疗上一般可用抗组胺及外用药类固醇来帮忙止痒。严重时可增加口服类固醇加速皮疹愈合。

1. 一般治疗

在急性期禁忌热水洗烫和肥皂的搓洗,禁用强烈刺激外用药物,临床上见到很多由于一般治疗注意得不够,因而延

长病程,或转变成自身敏感性皮炎。

2. 抗组胺药物

可适当应用抗组胺药物,例如氯苯那敏、赛庚啶、特非那丁及氯雷他定等,也可用维生素 C。

3. 中医中药

中医的治疗原则是清热凉血,祛风止痒,一般用凉血消风汤有效。轻型患者可用紫草 30g,水煎服,每日 1 次有效。

4. 紫外线照射

急性炎症期过去后,要是采用紫外线斑量照射能促进损害的消退。

5. 外用药治疗

可采用炉甘石洗剂外涂。

〔用药精选〕

1. 硝酸奥昔康唑乳膏 Oxiconazole Nitrate Cream

本品为新一代咪唑类广谱抗真菌药物,对红色毛癣菌、石膏样毛癣菌、石膏样小孢子菌、絮状表皮癣菌、白色念珠菌、新生隐球菌、孢子丝菌、裴氏着色真菌和烟曲菌有抑制作用。

【适应证】本品为新一代咪唑类广谱抗真菌药物,局部用于因红色毛癣菌、须癣毛癣菌或絮状表皮癣菌感染所致的足癣、股癣、体癣、因糠秕孢子菌所致的糠疹。

【不良反应】临床试验中出现药物相关的不良反应,包括瘙痒、烧灼感、刺激感、过敏性皮炎、毛囊炎、红斑、丘疹、软化、潮红、刺痛和结节。

【用法用量】用于成人及 12 岁以上儿童。局部外用,用药前请清洁和干燥患处,然后将乳膏涂于患处及其周围,一日 1~2 次。如果患者在治疗期未出现明显临床改善,应及时就医并重新诊断所患疾病。

【禁忌】对本品过敏者禁用。

【孕妇及哺乳期妇女用药】孕妇及哺乳期妇女慎用。

【儿童用药】12 岁以下儿童禁用。

2. 曲安奈德益康唑乳膏 Triamcinolone Acetonide and Econazole Nitrate Cream

见本章“213. 皮炎”。

附:用于玫瑰糠疹的其他西药

1. 炉甘石洗剂 Calamine Lotion

见第十三章“178. 小儿湿疹”。

2. 盐酸西替利嗪 Cetirizine Hydrochloride

【适应证】本品为选择性组胺 H_1 受体拮抗剂。用于季节性或常年性变应性鼻炎、过敏性结膜炎及过敏引起皮肤瘙痒和荨麻疹的对症治疗。

3. 依巴斯汀 Ebastine

【适应证】本品为选择性组胺 H_1 受体拮抗剂。用于荨麻疹、变应性鼻炎、湿疹、皮炎、痒疹、皮肤瘙痒症等。

4. 氯雷他定 Loratadine

见第十三章“178. 小儿湿疹”。

5. 马来酸氯苯那敏 Chlorphenamine Maleate

见第十三章“178. 小儿湿疹”。

6. 赛庚啶乳膏 Cyproheptadine Cream

【适应证】用于过敏性皮炎、接触性皮炎、丘疹性荨麻疹、皮肤瘙痒症及湿疹等。

7. 特非那定 Terfenadine

【适应证】用于季节性和非季节性变应性鼻炎、荨麻疹及枯草热的治疗。

二、中药

复方青黛胶囊(丸、片)

见本章“217. 皮肤瘙痒”。

242. 黄褐斑

〔基本概述〕

黄褐斑是发生于面部的形状不规则、边界清楚的淡褐色或淡黑色斑片,常对称而呈蝴蝶状,多见于中青年女性。病因尚不明确,目前认为可能与妊娠、口服避孕药、内分泌失调、某些药物、日光照射、外用化妆品,以及精神抑郁等有关。

皮损表现为淡褐色或黄褐色、深褐色的斑片,边界较清,形状不规则或呈蝴蝶形,对称分布于眼眶附近、额部、眉弓、鼻部、两颊、唇及口周等处,无自觉症状及全身不适。皮损受紫外线照射后颜色加深,常在春夏季加重,秋冬则减轻。

黄褐斑的形成是由于表皮中色素过度沉着,黑色素增多而形成。黄褐斑的病因不清,常认为与内分泌功能改变有关。多见于妇女妊娠期或口服避孕药者及其他因素。妇女妊娠期的黄褐斑一般开始于妊娠 3~5 个月,分娩以后色素斑渐渐消失。孕妇面部色素沉着可能是由于雌激素与黄体酮联合作用,增加了黑色素的生成,促使色素沉着。长期应用某些药物如苯妥英钠、氯丙嗪(冬眠灵)、避孕药均可发生黄褐斑。口服避孕药的妇女约 20% 可发生黄褐斑。此外,一些慢性疾病、精神刺激、紫外线照射、不良化妆品的使用等都可导致本病的发生。黄褐斑也见于未婚、未孕的正常女性或男性,其原因不明。

中医学称本病为“黧黑斑”、“面尘”、“蝴蝶斑”等。中医学认为本病多因脾虚失健,不能化生精微,气血两亏,肌肤失于荣养,湿热薰蒸而成,或肾水不足,不能制水,虚热内蕴,郁结不散,阻于皮肤所致,或肝气郁结,郁而化火,火热灼津,津液亏虚,不能养肤而致。中医治疗通过疏肝解郁,调和气血,滋阴补肾,内外结合等方法,可取得较好的效果。

〔治疗原则〕

黄褐斑对女性的危害最广。黄褐斑主要因女性内分泌失调,精神压力大,各种疾病(肝肾功能不全,妇科病、糖尿病)等,以及体内缺少维生素及外用化学药物刺激引起。对黄褐斑的治疗,除了专门针对消除斑点的治疗以外,更多的还应注重内分泌的调节。

引起黄褐斑的因素很多,主要有内分泌因素、物理性因素、化学性因素、炎症性因素、营养性因素等。长期的精神紧张、慢性肝功能不良、结核病、癌瘤、慢性酒精中毒等,均可诱发黄褐斑。调理好女性内分泌环境,保持心情舒畅,积极预防妇科疾病等是预防与治疗黄褐斑的有效手段。同时,在生活中应注意不要长时间在阳光下暴晒,多吃新鲜水果蔬菜,少食辛辣等刺激性食物。保持精神愉快,保持充足的睡眠,多运动,积极治疗慢性疾病,纠正月经不调,调节内分泌功能障碍。

黄褐斑的预防要注意以下方面。避免日晒,外出时应根据季节选择适宜的防晒品;面部发生各种皮炎及时治疗,防止炎症性色素沉着发生;不滥用化妆品,尤其是不用劣质化妆品;注意劳逸结合,豁达大度,避免长期、过度的精神紧张;黄褐斑的疗程较长,要坚持治疗。

1. 预防

(1)防晒。防晒非常重要!因为色斑最怕日晒。日光的暴晒或X线、紫外线的照射过多皆可促发色斑,并使其加剧。甚至室内照明用的荧光灯也因激发紫外线而加重色斑,所以可以认为色斑是一种物理性损伤性皮肤病。日晒可使黑色素活性增加致使表皮基底层黑色素含量增多,色斑形成。夏季日晒充足,色斑活动频繁,斑点数目增多,色加深,损害变大;冬季日晒较少,斑点数目减少,色变淡,损害缩小。所以患者应尽量避免长时间日晒,尤其在夏季。

(2)防止各种电离辐射。包括各种玻璃壳显示屏、各种荧光灯、X光机、紫外线照射仪等等。这些不良刺激均可产生类似强日光照射的后果,甚至比日光照射的损伤还要大,其结果是导致色斑加重。

(3)慎用各种有创伤性的治疗。包括冷冻、激光、电离子、强酸强碱等腐蚀性物质,否则容易造成毁容。

(4)禁忌使用含有激素、铅、汞等有害物质的"速效祛斑霜",因为不良反应较多,甚至导致毁容。

(5)戒掉不良习惯,如抽烟、喝酒、熬夜等。

(6)多喝水,多吃蔬菜和水果,如西红柿、黄瓜、草莓、桃等。

(7)注意休息和保证充足的睡眠。睡眠不足易致黑眼圈,皮肤变灰黑。

(8)保持良好的情绪。精神焕发则皮肤好,情绪不好则会有相反的作用。

(9)避免刺激性的食物。刺激性食物易使皮肤老化。尤其咖啡、可乐、浓茶、香烟、酒等。吃得越多,老化会越快,引致黑色素分子浮在皮肤表面,使黑斑扩大及变黑。

2. 保健

要想从根本上去除黄褐斑,必须从调整内分泌入手。导致内分泌失调的原因有很多种,比如:情绪、情怀不畅,肝气不得正常疏泄,气滞血瘀等,加上每月月经,造成气血流失,也容易引起内分泌失调;失眠;饮食不规律;劳累等。生活中的很多因素也都会引起内分泌失调。

针对这些原因,最有效的途径是,通过服用一些调整内分泌的纯中药保健品来调理,通过化瘀通络、改善循环,从而调整内分泌,消除体内瘀积,使人体机能恢复到良好的生理状态。

当然,还要养成好的生活习惯,保持良好的情绪;科学饮食,多吃水果,饮食以新鲜蔬菜及高蛋白、低脂肪的食物为主。另应注意降温、多喝开水,以补充体内水分。

3. 全身治疗

口服大量维生素C,每日1~3g,或维生素C 2g静脉注射。维生素C能将颜色较深的氧化型色素还原成色浅的还原型色素,并将多巴醌还原成多巴,从而抑制黑色素的形成。

4. 局部治疗

局部外用与口服药联合应用,疗效更佳。

(1)脱色剂

①氢醌类制剂。3%~5%氢醌霜、2.6叔丁基对苯酚霜、10%~20%氢醌单苯醚霜及3%对苯二酚单丙酸脂,局部外用可有效。氢醌主要阻断被酪氨酸酶催化的从酪氨酸到多巴的反应过程,减少黑色素的形成,也就是阻止酪氨酸氧化成二羟苯丙氨酸而有效地阻止黑色素的生成。氢醌霜不要涂擦损害附近的正常皮肤,也不要用得太多,以免使皮肤颜色斑驳不均匀。极少数患者可以过敏而发生皮炎。20%氢醌单苯醚乳剂或软膏可应用,在皮肤内变成氢醌起相同的作用,对顽固病例可能有效,应注意易引起过敏和不均匀脱色或永久性脱色。

②维甲酸制剂。用0.1%维甲酸、5%氢醌、0.1%地塞米松放入亲水性软膏或配入等量丙二醇酒精溶液中(溶液必须新鲜配制)。每日外用2次,治疗开始时常有红斑刺激现象,4~6周后可使色素明显减退。

③2%~5%双氧水外擦也可脱色。

(2)遮光剂。在治疗黄褐斑时,合并使用遮光剂以加强疗效。遮光剂可防御紫外线光和可见光,从而保护皮肤免受损伤及防止色素沉着。

①对氨基苯甲酸(PABA)易吸收中波紫外线(280~320nm)。以5% PABA的50%~60%酒精溶液最有效,注意可引起过敏。目前已用于临床。

②水杨酸苯酯常配成10%乳膏外用。

③二氧化钛,5%二氧化钛霜剂外用,有防晒斑的作用。

(3)抗皮肤衰老剂

①1%维生素E霜:外用维生素E能抑制自由基诱导的脂质过氧化,防止皮肤衰老和色素沉着。

②15%沙棘乳剂是由沙棘果实中榨取的一种混合植物油加乳剂基质混合制成。沙棘内含维生素C、维生素E、β胡萝卜素及多种氨基酸,具有抗衰老和减轻色素沉着作用。

5. 中医治疗

按照中医的基本理论,较常见的黄褐斑可分为三型,肝气郁结型、脾土亏虚型、肾水不足型。按照中医理论对黄褐斑除用中药内服进行治疗外,还可采取针灸、刮痧、食疗、敷脐等方法进行治疗。

鹿胎是一味传统经典的中药,几千年来中医妇科一直用它调整女性的月经,保养容颜。因黄褐斑患者大多伴有月经不调、经期不准、经血量少的症状,因此改善内分泌,增加经血量,增加雌激素水平就成为根治黄褐斑的主要方法。鹿胎配伍当归、党参、白芍,可以分别起到补血活血、补中益气、美白润肤的作用。常用的鹿胎膏、鹿胎归白片、鹿胎胶囊等是黄褐斑有效的以鹿胎为君药的药物及食品。

中医中药治疗方法很多,疗效不一。对不同患者应辨证论治。对肝郁气滞型可用疏肝理气活血之法,方剂有逍遥散、柴胡疏肝散加减。脾虚型以二陈汤、四君子汤加减。肾虚型以六味地黄丸、杞菊地黄丸加减。

6. 注意事项

应该提出的是黄褐斑不同于其他色素斑,它的成因非常复杂,治疗应该侧重于内调,不宜采用激光祛斑、冷冻、电灼等方法治疗,否则可能破坏皮肤琉基,使色素加深,色斑范围扩大。

〔用药精选〕

一、西药

氢醌乳膏 Hydroquinone Cream

本品通过抑制酪氨酸转化为多巴的酶氧化作用和抑制其他的黑色素细胞代谢过程而产生可逆性的皮肤褪色。

【适应证】用于黄褐斑,轻度雀斑,以及其他皮肤色素沉着改变。

【用法用量】每天早晚各1次,适量外搽数周,色素斑才会减轻;如果病变无改善仍应维持用药数周。当斑变颜色恢复至正常肤色时,应渐渐减少用药。用药时如治疗2个月后仍未出现去斑或色素变浅效果,应停用或遵医嘱。

【不良反应】可见有烧灼感,偶尔有局部过敏反应(如局部接触性皮炎),此情况应立即停药,并给予治疗。皮肤干燥、红斑、水疱等刺激症状;荨麻疹、呼吸困难等过敏症状;皮肤颜色加深。

【禁忌】对本品过敏者禁用。

【孕妇及哺乳期妇女用药】孕妇禁用。

【儿童用药】12岁以下儿童禁用。

附:用于黄褐斑的其他西药

1. 氨甲环酸片 Tranexamic Acid Tablets

【适应证】本品主要用于急性或慢性、局限性或全身性原发性纤维蛋白溶解亢进所致的各种出血。近年也有用于治疗黄褐斑。

2. 维生素E软胶囊 Vitamin E Soft Capsules

【适应证】本品具有美容(祛黄褐斑)、延缓衰老的保健功能。适用于有黄褐斑者、中老年人。

3. 谷胱甘肽 Glutathione

【适应证】本品可防止皮肤色素沉着等。

二、中药

1. 通便消痤胶囊

见本章"222. 痤疮(粉刺)"。

2. 化瘀祛斑胶囊(片)

【处方组成】柴胡、薄荷、黄芩、当归、红花、赤芍

【功能主治】疏风清热,活血化瘀。用于黄褐斑、酒渣鼻、粉刺。

【用法用量】口服。一日2次,一次5粒。

3. 景天祛斑片(胶囊)

【处方组成】红景天、枸杞子、黄芪、当归、制何首乌、红花、珍珠、杜鹃花

【功能主治】养血益气,祛瘀消斑。用于气滞血瘀所致的黄褐斑、痤疮。

【用法用量】片剂,口服。一次3~4片,一日2次。胶囊,口服。一次3~4粒,一日2次。

【使用注意】孕妇禁用。

4. 调经祛斑片(胶囊、片、丸)

【处方组成】黄芪、当归、白芍、熟地黄、何首乌、女贞子、枸杞子、阿胶、菟丝子、墨旱莲、柴胡、红花、地黄、桃仁、手参

【功能主治】养血调经,祛瘀消斑。用于营血不足、气滞血瘀所致的月经过多,黄褐斑。

【用法用量】片剂,口服。一次4片,一日3次。胶囊,口服。一次4粒,一日3次。丸剂,口服。一次2g,一日3次。

【使用注意】孕妇禁用。

5. 丝白祛斑软膏

【处方组成】血竭、三七、杏仁、桃仁、牵牛子、白芷、制白附子、丝瓜络、当归、薏苡仁、白僵蚕、白蔹、黄芩、川芎、珍珠粉

【功能主治】活血化瘀,祛风消斑。适用于气血瘀滞,肌肤失养所致的黄褐斑。

【用法用量】涂于面部及患处,一日2次,配合按摩3~5分钟。

【使用注意】孕妇禁用。

6. 参苓祛斑涂膜

【处方组成】黄芪、人参、益母草、白芷、珍珠粉、茯苓、白附子(制)、柿叶、当归、桃仁、丹参

【功能主治】养颜润肤,化瘀祛斑。对气血不足、经脉违和所致的黄褐斑有辅助治疗的作用。

【用法用量】清水洗面,热敷5分钟,将药液涂于患处,使成一薄层,敷着30分钟以上。轻轻顺皮纹揭去药膜,再以清水洗面。隔日一次,15次为一疗程。

7. 排毒养颜胶囊(片)

见本章“222. 痤疮(粉刺)”。

8. 气血和胶囊

【功能主治】疏肝理气,活血止痛。用于妇女月经过少、经期后错,行经不畅,经色黯红有血块,小腹或少腹疼痛,经前乳房胀痛,或伴有黄褐斑等面部色素沉着。

【用法用量】口服。一次4粒,一日3次。

【使用注意】孕妇禁用。

附:用于黄褐斑的其他中药

1. 参棘软膏

【功能主治】益气,活血。用于改善气虚血瘀所致的黄褐斑,兼见倦怠乏力,面色少华。

2. 调经养颜片(胶囊)

【功能主治】补血益气,调经养颜。用于妇女月经不调及其所引起的痛经、面色淡暗或有暗斑。

3. 珍红颗粒

【功能主治】益气养血,滋阴生津,活血化瘀。用于气血双亏、肾阴不足、气滞血瘀引起的面色无华,晦暗生斑。

4. 养荣祛斑膏

【功能主治】消斑润肤。用于面部黄褐斑、轻度雀斑、过敏性刺痒的辅助治疗。

5. 舒肝颗粒(散)

【功能主治】疏肝理气,散郁调经。用于肝气不疏的两胁疼痛,胸腹胀闷,月经不调,头痛目眩,心烦意乱,口苦咽干,以及肝郁气滞所致的面部黧黑斑(黄褐斑)。

6. 红花逍遥胶囊

【功能主治】疏肝理气活血。用于肝气不疏所致的胸胁胀痛,头晕目眩,食欲减退,月经不调,乳房胀痛或伴见颜面黄褐斑。

7. 日晒防治膏

【功能主治】清热解毒,凉血消斑。用于防治热毒灼肤所致的日晒疮。

243. 雀斑

〔基本概述〕

雀斑是一种常见于面部的浅褐色或黄褐色小斑点,针尖至米粒大小,常出现于前额、鼻梁和脸颊等处,偶尔也会出现于颈部、肩部、手背等处。浅色皮肤者及女性多见。

雀斑有遗传倾向,为常染色体显性遗传,常自幼年发病,随年龄增长而逐渐增多,至青春期时达到高峰,到老年又逐渐减轻。

皮损表现为黄褐色或黄棕色的斑点,呈点状,圆形、椭圆形或不规则形;多见于面部,特别是鼻梁部及颧部、颊部等处,也常见于颈部、手背、前臂伸侧及肩部,个别可泛发至胸、背;大小如同针尖至小米粒大,直径一般在2mm以下;数量少者几十个,多者成百,通常呈密集分布,但互不融合,多数呈对称性。无自觉症状。

雀斑一般始发于5~10岁的儿童,女性明显多于男性,也可发生于青春期后的少女,到成年后(20岁以后)多数色斑呈静止状态、停止发展。

雀斑与黄褐斑的不同在于:雀斑有明显的遗传性,是由父母的基因决定的,女性表现突出,但男性有雀斑的也不在少数,表现为黄褐色或黄棕色的斑点。黄褐斑的发病机制多样,主要由内分泌失调、日晒等因素所致,育龄期女性多见,表现为淡褐色到深褐色的色素斑片对称分布,边缘清楚或呈弥漫性,有时呈蝶翼状。雀斑是遗传性疾病,是先天的,只是这种疾病的发病年龄并不是出生就有,而是稍晚些,7~8岁开始。而黄褐斑的内分泌失调一般是在怀孕后或生育后发生的。

中医学认为雀斑主要是先天肾水不足,不能荣华于上,阴虚火邪上炎,蕴蒸肌肤而致,治以补益肝肾、滋阴降火为主。

〔治疗原则〕

雀斑的治疗,在医学美容界目前还是个难题。雀斑的发病与遗传基因有关,很多祛斑方法只能使其淡化,有的也能把雀斑祛掉,但没有多久就会复发(反弹)。因此目前普遍认为雀斑是不能根治的病症,治疗的效果只能是淡化。一般认为雀斑只能是靠外用产品(如化妆品等)或医疗手术来达到减轻和祛除的目的。

目前临床上多用脱色剂及冷冻、激光等方法治疗,但也可能形成瘢痕或色素沉着。激光、光子、磨削、化学、超低温、高频、电离等方法都可用于雀斑的治疗,但在康复期多数会出现不同程度的云雾状色素沉着。其原因是多样的,可能与自行撕脱痂皮、过多接受日光照射、有潜在黄褐斑、皮肤质地较黑、亚裔人种等有关。这种色素沉着的发生过程与外伤或炎症后皮肤色素一过性加深的过程极为相似,即在祛雀斑的同时刺激了色素细胞暂时性活跃,产生大量的色素颗粒的过程。可幸的是这一过程是暂时的,治疗期后一个月消退得最快,大多数在3~6个月自行消失,极个别的可达一年之久,没有终身不退的先例。对于色素沉着,作为退斑淡色的首选方案,维甲酸表面涂剂有良好的治疗和安慰剂效果,长期使用安全无副作用。

目前要想快速有效地让雀斑从面部消失,最普遍选择的方法就是医疗性激光。其他种类的快速祛斑原理都是与其相似或相同。但激光的种类也很多,也要谨慎选择。

祛斑化妆品多含有违禁化学药品,如氢醌、漂白剂、铅汞、脱皮剂等,短时间有效,但对雀斑只起淡化效果,长期使用往往有害皮肤。

神经免疫剂+六合维生素丸+维生素E胶丸+卵磷脂

片，四种药物联合运用治疗雀斑有神奇的疗效，这种方法通过促进肠液的分泌和肠道的蠕动，分解体内过多的毒素，并经肝脏和肾脏的处理排出体外，当体内的毒素降低到一定浓度时，脸上的斑点和青春痘就会慢慢消失。

液氮冷冻法是根据雀斑的大小，选用相应的锥形冷冻头，将其置入液氮中降温约一分钟左右取出，在长雀斑上点冻，直至将皮肤冻成霜白色为止，每一次2～3秒钟即可。

〔用药精选〕

一、西药

氢醌乳膏 Hydroquinone Cream

见本章"242. 黄褐斑"。

附：用于雀斑的其他西药

1. 谷胱甘肽 Glutathione

【适应证】本品可用于防止皮肤色素沉着等。

2. 液氮 Liquid Nitrogen

【适应证】液氮冷冻治疗一般用于治疗扁平疣、传染性软疣、瘢痕疙瘩、慢性湿疹、神经性皮炎、鸡眼、扁平苔癣、痒疹、脂溢性皮炎、老年斑等。

二、中药

1. 润肌皮肤膏

见本章"222. 痤疮（粉刺）"。

2. 排毒养颜胶囊（片）

见本章"222. 痤疮（粉刺）"。

附：用于雀斑的其他中药

养荣祛斑膏

【功能主治】消斑润肤。用于面部黄褐斑、轻度雀斑、过敏性刺痒的辅助治疗。

244. 老年斑

〔基本概述〕

老年斑全称为老年性色素斑，医学上又被称为脂溢性角化，是指在老年人皮肤上出现的一种脂褐质色素斑块，属于一种良性表皮增生性肿瘤，一般多出现在面部、额头、背部、颈部、胸前等，有时候也可能出现在上肢等部位。大部分是在50岁以后开始长，多见于高龄老人，人们又称其为"寿斑"。现代医学研究结果表明，这个雅号名实不符，它并非长寿的标志。专家们发现，随着人口平均年龄的增长，老年斑在老年人中并不普遍，仅占27%。

老年斑一般长在面、手、四肢等部位，多为较大点，不规则，分布呈不对称性，范围一般较黄褐斑小，多长在面部边缘部位和手背，与健康组织有明显界限，与早衰有关。一般位于脸部及身上的面积较大，较为突起且颜色较深，位于四肢、手或足踝的病灶常较小，较为扁平且颜色较淡。

老年斑是体内自由基作用的结果。人体内的自由基是一种衰老因子，它作用于皮肤，可引起老年斑。人在青壮年时期，体内有天然的抗氧化剂和抗氧化酶，这些抗氧化物质会使游离基变为惰性化合物，不能生成过氧化脂质，故不能对细胞有所破坏。然而，随着年龄的增长，体内的抗氧化功能逐步减退，到了老年时体内游离基便会起破坏作用了。一般认为，老年斑是组织衰老的一种先兆斑，表示细胞进入了衰老阶段。脂褐质色素不仅聚集于皮肤上，而且还侵扰机体内部，如果沉积在血管壁上，会使血管发生纤维性病变，导致动脉硬化、高血压、心肌梗死；积存于脑细胞时，影响脑功能，从而加速了脑衰老过程，还会引起老年人记忆、智力障碍，抑郁症，甚至老年痴呆。这种物质在细胞内积蓄，便会妨碍细胞的正常代谢，引起整个机体衰老，最后导致死亡。

老年斑可分为以下几类。

（一）老年性雀斑

发病与皮肤老化、日晒等有关，常发于中老年人的手背、前臂等暴露部位，随年龄增长而增多，呈绿豆至杏仁大小的褐色或黑色斑。略高皮面，表面光滑，不痛不痒，无碍健康，但应避免日晒。

（二）老年性点状白斑

又叫老年性白点病，是皮肤老化的一种表现，常见于躯干、四肢，呈绿豆至黄豆大小的瓷白色斑点，边界清楚，微微凹陷，无痛痒，无碍健康。

（三）老年疣

又叫脂溢性角化病，是表皮有一种良性疣状增生，多发手背、面额及躯干等处，呈针头帽至黄豆大小或更大，淡褐到深褐乃至黑色，稍高出皮肤，亦可呈乳头状，表面常附有油脂性鳞屑，触之柔软，无痛无痒，无碍健康。但如在6个月内皮疹迅速扩大，数目增多或伴有明显瘙痒者，也有并发恶性病变的可能，应及时到医院检查治疗。

〔治疗原则〕

目前研究证明，要想不长或少长老年斑，只有增加体内的抗氧化剂。诸多研究表明，最理想的抗氧化剂是维生素E，它在体内能阻止不饱和脂肪酸生成脂褐质色素，自然也就有较强的抗衰老性能。从60岁以上健康老人的血浆检查中发现，维生素E的含量随年龄的增长而降低，这说明维生素E与化学自由基的活跃有一定关系。因此，老年人除遵医嘱服用一定的维生素E外，还应多吃含维生素E丰富的食物，如植物油、谷类、豆料、深绿色植物，以及肝、蛋和乳制品等动物性食物。而植物油是维生素E最好的食物来源。此外，大豆、芝麻、花生、核桃、瓜子仁、动物肝、蛋黄、奶油及玉米、黄绿色蔬菜中，均含有丰富的维生素E。动物实验证实，维生素E能阻止脂褐质生成，并有清除自由基与延长寿命的功效。每天服维生素E 100国际单位和维生素C 300～500mg，连服2年，可明显减缓动脉硬化斑和老年斑的发展。

生姜中含有多种活性成分，其中姜辣素有很强的对付自由基的本领，它比我们所熟知的抗衰老能手维生素E的功效还强。因此，常食生姜可及时清除人体内致衰老因子的自由基，还能去除因自由基作用而产生的老年斑。把姜洗净，切成片或丝，加入沸水冲泡10分钟，再加一汤匙蜂蜜搅匀，每天饮用一杯不间断，可明显减轻老年斑。也可将姜切碎，拌上精盐、味精、辣椒油等调料，长期食用。实践证明，饮用生姜蜂蜜水一年多，脸部和手背等处的老年斑就会有明显改变，或消失，或程度不同地缩小，或颜色变浅，而且不会有继续生长的迹象。

蜂蜜具有补中润燥、缓急解毒的作用，通过其补益作用可促进人体气血的化生，维持气血的正常运行。现代医学研究亦表明，蜂蜜中也含有大量的抗氧化剂、维生素C和黄酮类化合物等，对自由基有很强的杀伤力。

此外，身体裸露处要避免紫外线长时间照射。不要用手搔抓老年斑，也不要滥用刺激性外用药，必要时，可在医师指导下选用5%氟尿嘧啶软膏、液氮冷冻或激光治疗来消除老年斑。老年斑如果数量很少，可以采取冷冻或激光法，可色斑数目较多时，宜用5%氟尿嘧啶软膏外用，或采用经验方法，每日3次拍打手背，拍打到发红发热，再摩擦100次，大约两三个月可使老年斑自行消失。

除药物外，体育锻炼也可以作为防止这种老年色素沉积在血管上，阻止血管变性的重要措施之一。

中医学认为，五脏六腑气滞血瘀，人的脸色就会晦暗萎黄，容易长出老年斑，还会出现性情急躁、心情郁闷、月经不调、失眠多梦等症状，只有内调外治，标本兼治，才能彻底治愈老年斑。

〔用药精选〕

一、西药

维A酸乳膏 Tretinoin Cream

见本章“222. 痤疮(粉刺)”。

附：用于老年斑的其他西药

1. 维生素A软胶囊 Vitamin A Soft Capsules

【适应证】用于预防维生素A缺乏症，如夜盲症、干眼症、角膜软化、皮肤粗糙角化。

2. 维生素E软胶囊 Vitamin E Soft Capsules

【适应证】本品具有美容(祛黄褐斑)、延缓衰老的保健功能。适用于有黄褐斑者、中老年人。

3. 液氮 Liquid Nitrogen

【适应证】液氮冷冻治疗一般用于治疗扁平疣、传染性软疣、瘢痕疙瘩、慢性湿疹、神经性皮炎、鸡眼、扁平苔癣、痒疹、脂溢性皮炎、老年斑等。

二、中药

五妙水仙膏

见本章“229. 扁平疣与寻常疣”。

245. 腋臭(狐臭)

〔基本概述〕

腋臭俗称狐臭，是腋下汗出有特异臭味之病症。由于其味类似狐狸的分泌气味，故常常又称为狐臭。

腋臭是患者腋窝的大汗腺排泄的汗液经皮肤表面的细菌分解，产生不饱和脂肪酸而发出的臭味。其多在青春期时发生，夏重冬轻，到老年时可减轻或消失。

狐臭还具有遗传性，并与性别、种族差异有关。一般来说，女性多于男性，白种人和黑种人多于黄种人。这主要与大汗腺的生理结构和功能有关。在我国，狐臭的出现一般以南方人和新疆、内蒙古人居多，这和当地的饮食及气候都有很大的关系。

腋臭的发生与遗传明显相关，临床上所见病例几乎都有家族史，患者的父母中有一方有这样的病史。手术虽然去除了患者本身的异味，但并未改变患者的遗传性，因此仍可遗传给下代。据调查，双亲皆有狐臭的人80%会遗传到，若双亲只有一方有狐臭，那么遗传的概率为50%。

狐臭是腋下大汗腺及其周围组织有细菌寄生，细菌分解大汗腺排出的汗液，从而产生气味。一般人腋下都有细菌寄生，有的人大汗腺比较发达，排出的汗液比较多、比较浓，经细菌作用而产生的气味，自然特别刺鼻。

人体内有两种汗腺：大汗腺和小汗腺。前者分布范围较窄，仅分布于腋窝、外耳道和外阴等部位，后者在全身各处(除极少数部位外)均有分布。大汗腺的分泌物中含有大量不饱和脂肪酸，被皮肤表面存在的细菌分解后即可产生具有异味的小分子有机物，而小汗腺的分泌物主要为各类盐分及水。由此可见，腋臭气味的产生需要两个条件：体表细菌和大汗腺的分泌物，两者缺一不可。所以，腋臭的气味夏天出汗较多时明显，卫生习惯不佳的人明显。

腋臭一般在青春发育期后产生，持续到40～50岁，之后大汗腺一般可以自行萎缩，气味明显减淡。在青春发育期前，如果外耳道分泌物油性较重，则腋臭的发生概率较大，因为外耳道亦为大汗腺的分布区域，所以绝大多数腋臭患者伴有“油耳朵”。

〔治疗原则〕

目前治疗腋臭的方法有两类。非手术方法和手术方法。非手术方法适合腋臭较轻的患者，手术方法适合各种程度的腋臭患者。

对腋臭的治疗,可先用些局部外用药,如应用25%氯化铝溶液等敛汗剂,或是用去臭剂以掩盖或去除臭味。外用药物治疗腋臭多是以香遮臭,局部应用对腋臭有抑制作用的香露以去除臭味。如局部搽冰片、滑石粉、西施兰露,减少汗腺分泌。也有局部用75%酒精或0.5%安多脂消毒剂杀灭局部细菌等。由于没有从根本上解决腋臭的病因,所以只能缓解症状。

手术清除腋下大汗腺可以一劳永逸。手术治疗有激光破坏大汗腺、汗腺切除术及大汗腺清除术等几种方法。激光治疗是用激光高能瞬间碳化破坏皮肤上的汗腺,其特点是治疗快、不出血,治疗效果较为可靠,缺点是损伤面积大,激光烧灼皮肤的深浅度,经验不足者很难掌握,易遗漏大汗腺而造成疗效不满意。皮肤汗腺切除的特点是切除腋下皮肤上的所有汗腺,疗效可靠,可彻底治愈腋臭,缺点是损伤太大,造成局部皮肤缺损、出血多等,一般只适用于严重的,经其他方法治疗效果不佳的患者。微小切口大汗腺清除术的方法是在腋下作一麦粒大小切口,用汗腺清除器进入腋下皮肤将汗腺破坏并清除出体外以达到根治腋臭目的,其特点是不开刀、不缝针、损伤小、出血少、无痛苦、没有瘢痕。

有人用95%酒精与2%利多卡因的混合液注入皮下封闭,一周后重复注射治疗,有一定的疗效。

近年来用液氮冷冻法可以达到损坏腋下汗腺分泌机能的目的。此法不用麻醉。

注意个人卫生,勤洗澡,勤换内衣,少做过量的运动,少食刺激性的食物,保持生活规律,情绪稳定,经常保持腋窝部的干燥和清洁,可以减少臭味的散发。

〔用药精选〕

一、西药

乌洛托品溶液 Methenamine Solution

本品又称西施兰夏露,具有杀菌、收敛、止汗作用。

【适应证】用于手足多汗及腋臭(狐臭)。

【不良反应】偶见皮肤刺激如烧灼感,或过敏反应如皮疹、瘙痒等。

【用法用量】外用。用于手足多汗,一日1次,每次适量,用手指均匀涂于患处;用于腋臭,一周1次,每次适量涂搽腋下。

【禁忌】对本品过敏、皮肤破溃处禁用。

附:用于腋臭的其他西药

液氮 Liquid Nitrogen

【适应证】液氮冷冻治疗一般用于治疗扁平疣、传染性软疣、瘢痕疙瘩、慢性湿疹、神经性皮炎、鸡眼、扁平苔癣、痒疹、脂溢性皮炎、老年斑、腋臭等。

二、中药

腋臭粉

【处方组成】红粉、白矾(煅)、丁香、石膏、龙骨

【功能主治】辟秽,除臭。用于腋臭。

【用法用量】外用,一次2g,一日2次;用热毛巾擦净患处,蘸药粉轻轻擦3遍,腋臭消失后,改为一日1次,继续一周,总疗程不超过15日。

【使用注意】肝功能不全者、造血系统疾病者、孕妇及哺乳期妇女禁用。

246. 烧烫伤

〔基本概述〕

烧烫伤是指机体接触高温、电流、强辐射或者腐蚀性物质所发生的损伤。但在平时仍以火焰烧伤和热水烫伤为多见。

烧烫伤的严重程度主要根据烧烫伤的部位、面积大小和烧烫伤的深浅度来判断。烧烫伤在头面部,或虽不在头面部,但烧烫伤面积大、深度深的,都属于严重者。

烧烫伤按深度,一般分为三度。①一度烧烫伤:只伤及表皮层,受伤的皮肤发红、肿胀,觉得火辣辣地痛,但无水疱出现。②二度烧烫伤:伤及真皮层,局部红肿、发热,疼痛难忍,有明显水疱。③三度烧烫伤:全层皮肤包括皮肤下面的脂肪、骨和肌肉都受到伤害,皮肤焦黑、坏死,这时反而疼痛不剧烈,因为许多神经也都一起被损坏了。

大多数人都认为高温是引起烧伤的唯一原因,然而,某些化学物质和电流也能引起灼伤。皮肤常常只是身体烧伤的一部分,皮下组织也可能被烧伤,甚至没有皮肤烧伤时,也可能有内部器官烧伤。例如,饮入很烫的液体或腐蚀性的物质(如酸等)能灼伤食管和胃。在建筑物火灾中,吸入烟或热空气,可能造成肺部烧伤。

临床经验证明,烧伤达全身表面积的1/3以上时则可有生命危险。

〔治疗原则〕

烧烫伤是指因沸水(油)、光、烈火、电、放射线或化学物质作用于人体而引起的损伤。烧烫伤重症可危及生命,治疗应当中西医结合,内外并治。根据烧烫伤的程度不同,采取的救护治疗措施也不同。

(1)对一度烧烫伤,应立即将伤处浸在凉水中进行"冷却治疗",它有降温、减轻余热损伤、减轻肿胀、止痛、防止起疱等作用,如有冰块,把冰块敷于伤处效果更佳。"冷却"30分钟左右就能完全止痛。随后用鸡蛋清或万花油或烫伤膏涂于烫伤部位,这样只需3~5天便可自愈。

应当注意,这种"冷却治疗"在烧烫伤后要立即进行,如过了5分钟后才浸泡在冷水中,则只能起止痛作用,不能保证不起水疱,因为这5分钟内烧烫的余热还继续损伤肌肤。

如果烧烫伤部位不是手或足,不能将伤处浸泡在水中进行"冷却治疗"时,则可将受伤部位用毛巾包好,再在毛巾上

浇水，用冰块敷效果可能更佳。

如果穿着衣服或鞋袜部位被烫伤，千万不要急忙脱去被烫部位的鞋袜或衣裤，否则会使表皮随同鞋袜、衣裤一起脱落，这样不但痛苦，而且容易感染，迁延病程。最好的方法就是马上用食醋（食醋有收敛、散瘀、消肿、杀菌、止痛作用）或冷水隔着衣裤或鞋袜浇到伤处及周围，然后才脱去鞋袜或衣裤，这样可以防止揭掉表皮，发生水肿和感染，同时又能止痛。接着，再将伤处进行“冷却治疗”，最后涂抹鸡蛋清、万花油或烫伤膏便可。

(2)烧烫伤者经“冷却治疗”一定时间后，仍疼痛难受，且伤处长起了水疱，这说明是“二度烧烫伤”。这时不要弄破水疱，要迅速到医院治疗。

(3)对三度烧烫伤者，应立即用清洁的被单或衣服简单包扎，避免污染和再次损伤，创伤面不要涂擦药物，保持清洁，迅速送医院治疗。

(4)威胁生命的严重烧伤需要立即治疗，最好到有烧伤专科的医院治疗。急救人员应用面罩给伤员输氧。在急诊室，医护人员应保持伤员呼吸通畅，检查是否另外有威胁生命的创伤，并开始补充液体和预防感染。有时严重烧伤患者需要送入高压氧舱治疗，但不是普遍应用，而且，必须在烧伤后24小时内进行。

如果在火灾中，呼吸道和肺部灼伤，可用气管插管帮助呼吸通畅。是否需要插管可根据呼吸的频率等因素决定，呼吸太快或太慢都不能使肺有效吸入足够的空气和把足够的氧输送到血液中去。面部烧伤或喉头水肿影响呼吸需要插管。有时在封闭空间或爆炸引起的火灾中，烧伤的人鼻和口内发现烟灰或鼻毛烧焦，怀疑有呼吸道灼伤时，也需要插管。呼吸正常时，用氧气面罩给氧。

创面清理干净后，涂敷抗生素软膏或油膏，然后用消毒纱布覆盖。每天更换纱布两三次。深度烧伤很容易引起严重感染，应静脉输入抗生素。根据伤员以前免疫接种情况，确定是否需要注射破伤风抗毒素。

大面积烧伤可引起威胁生命的体液丢失，必须静脉补充液体。深度烧伤可能引起肌球蛋白尿，这是因为肌球蛋白从受伤的肌肉中释放出来损害肾脏。如果液体补充不够，就会引起肾衰竭。

(5)烧伤的皮肤表面形成较厚的硬壳，称为焦痂，它逐渐紧缩影响创面的血液循环。如果创面围绕上肢或下肢，焦痂使血液循环受限可能产生严重后果。应切开焦痂松解下面的正常组织。

如果创面很小（不大于硬币），只要保持清洁，甚至深度烧伤，也可能自愈。如果下层真皮受损面积较大，常常需要植皮。植皮需要的健康皮片，可以取自烧伤患者自身未烧伤的部位（自体植皮），也可取自其他活人或尸体（异体植皮）或其他种类的动物（异种植皮），常用猪皮，因为它与人皮很相似。自体植皮是永久性的，取自其他人或动物的植皮是暂时性的，是在创面愈合过程中为保护创面而采取的措施，10～14天后就要被身体排斥。

为减少瘢痕和尽可能保留功能，常常需要物理治疗和固定疗法，尽早将关节用夹板固定，保持在功能位置，以防肌肉和皮肤过度紧张、挛缩。夹板一直保留到创面愈合。

植皮前，用各种方法进行关节锻炼，增加活动能力，保持正常关节的活动范围。植皮术后，植皮部位应用夹板固定5～10天，植皮成功后再恢复锻炼。

(6)在烧伤愈合期间，患者要消耗较多热量与营养。进食困难的人可以饮营养液或用鼻饲管管饲。严重烧伤需要很长时间才能愈合，有的甚至需要几年时间，因此，患者可能变得非常沮丧。大多数烧伤中心都通过社会工作者、精神科医师和其他人员给这类患者提供心理支持。

〔用药精选〕

一、西药

1. 重组人表皮生长因子凝胶 Recombinant Human Epidermal Growth Factor Gel

见本章“224. 褥疮（压疮）”。

2. 红霉素软膏 Erythromycin Ointment

见本章“223. 脓疱疮（黄水疮）”。

3. 莫匹罗星软膏 Mupirocin Ointment

见第十三章“178. 小儿湿疹”。

附：用于烧烫伤的其他西药

1. 外用冻干重组人酸性成纤维细胞生长因子 Lyophilized Recombinant Human Acidic Fibroblast Growth Factor For External Use

见本章“233. 皮肤溃疡”。

2. 冻干鼠表皮生长因子 Lyophilized Mouse Epidermal Growth Factor(mEGF)

见本章“233. 皮肤溃疡”。

3. 外用重组人粒细胞巨噬细胞刺激因子凝胶 Recombinant Human Granulocyte/Macrophage Colony-stimulating Factor Hydro-Gel for Topical Application

【适应证】本品可促进创面愈合，用于深Ⅱ度烧伤创面。

4. 外用重组人碱性成纤维细胞生长因子 Recombinant Human Basic Fibroblast Growth Factor for External Use

见本章“233. 皮肤溃疡”。

5. 重组人生长激素注射液 Recombinant Human Growth Hormone Injection

【适应证】主要用于因内源性生长激素缺乏所引起的儿童生长缓慢，也用于重度烧伤治疗等。

6. 重组牛碱性成纤维细胞生长因子凝胶 Recombinant Bovine Basic Fibroblast Growth Factor Gel

见本章“233. 皮肤溃疡”。

7. 注射用替加环素 Tigecycline for Injection

【适应证】用于18岁及18岁以上复杂皮肤和皮肤结构感染或者复杂腹内感染患者的治疗。包括复杂阑尾炎、烧伤感染、腹内脓肿、深部软组织感染及溃疡感染。

8. 硫酸异帕米星 Isepamicin Sulfate

【适应证】用于敏感菌引起的败血症、外伤、烫伤、手术引起的继发性感染、慢性支气管炎、支气管扩张、肺炎、肾盂肾炎、膀胱炎、腹膜炎。

9. 磺胺嘧啶银乳膏(软膏)Sulfadiazine Silver Cream

【适应证】用于预防或治疗敏感菌所致的Ⅱ、Ⅲ度烧伤继发创面感染。

10. 磺胺嘧啶锌 Sulfadiazine Zinc

【适应证】适用于预防及治疗敏感菌所致的Ⅱ、Ⅲ度烧伤继发创面感染。

11. 醋酸磺胺米隆 Mafenide Acetate

【适应证】可用于预防或治疗敏感菌所致的Ⅱ、Ⅲ度烧伤后继发创面感染。

12. 复方氨基酸注射液(15AA)Compound Amino Acid Injection(15AA)

【适应证】用于大面积烧伤、创伤及严重感染等应激状态下肌肉分解代谢亢进、消化系统功能障碍、营养恶化及免疫功能下降患者的营养支持,也用于手术后患者营养的改善。

13. 人纤维蛋白黏合剂 Fibrin Sealant (Human)

【适应证】本品为局部止血药。辅助用于处理烧伤创面、普通外科腹部切口、肝脏手术创面和血管外科手术创面的渗血。

14. 盐酸安妥沙星片 Antofloxacin Hydrochloride Tablets

见第十四章“210. 骨膜炎与骨髓炎”。

15. 头孢替唑钠 Ceftezole Sodium

【适应证】用于呼吸系统感染、泌尿系统感染、败血症、腹膜炎,也可用于烧伤及烫伤继发感染等。

16. 氨曲南 Aztreonam

【适应证】用于治疗敏感需氧革兰阴性菌所致的各种感染,如尿路感染,下呼吸道感染,败血症,腹腔内感染,妇科感染,术后伤口及烧伤溃疡等皮肤软组织感染。

17. 头孢哌酮钠舒巴坦钠 Cefoperazone Sodium and Sulbactum Sodium

见第十三章“164. 小儿肺炎”。

18. 硫酸阿米卡星 Amikacin Sulfate

【适应证】本品适用于敏感菌所致严重感染,包括皮肤软组织感染等。

19. 夫西地酸乳膏 Fusidic Acid Cream

见本章“223. 脓疱疮(黄水疮)”。

20. 苯扎溴铵溶液 Benzalkonium Bromide Solution

【适应证】本品为阳离子表面活性剂,系广谱杀菌剂。用于皮肤、黏膜和小面积伤口的消毒。用于手术前皮肤消毒,黏膜和伤口消毒。

21. 苯扎氯铵溶液 Benzalkonium Chloride Solution

【适应证】用于手术前皮肤消毒,黏膜和伤口消毒。

22. 呋喃西林乳膏 Nitrofural Cream

【适应证】可局部用于皮肤的创伤、烧伤、溃疡和感染等疾患。

23. 两性霉素B Amphotericin B

【适应证】本品适用于敏感真菌所致的深部真菌感染且病情呈进行性发展者,也可外用于灼烧伤后皮肤真菌感染等。

24. 复方苯佐卡因软膏 Compound Benzocaine Ointment

【适应证】用于皮肤小面积轻度烫伤、烧伤。

25. 醋酸氯己定软膏(溶液)Chlorhexidine Acetate Ointment

【适应证】用于疖肿,小面积烧伤、烫伤、外伤感染和脓疱疮。

26. 聚维酮碘溶液(乳膏、软膏)Povidone Iodine Solution

【适应证】用于化脓性皮炎、皮肤真菌感染、小面积轻度烧烫伤,也用于小面积皮肤、黏膜创口的消毒。

27. 复方新霉素软膏 Compound Neomycin Ointment

见本章“223. 脓疱疮(黄水疮)”。

28. 盐酸金霉素软膏 Chlortetracycline Hydrochloride Ointment

【适应证】用于脓疱疮等化脓性皮肤病,轻度小面积烧伤及溃疡面的感染。

29. 复方氧化锌软膏 Compound Zinc Oxide Ointment

【适应证】用于轻度烧伤、脓疱疮、疖肿等。

30. 氧化锌油 Zinc Oxide Oil

【适应证】用于轻度小面积烧伤和烫伤、皮炎、湿疹。

31. 碱式碳酸铋 Bismuth Subcarbonate

【适应证】主要用于缓解胃酸过多引起的胃痛,胃灼热感(烧心),反酸及慢性胃炎。本药糊剂可外用于轻度烧伤、溃疡及湿疹等。

32. 生长激素 Somatropin

【适应证】主要用于儿童、成人生长激素缺乏症。也用于手术、创伤后高代谢状态(负氮平衡),烧伤,脓毒败血症等。

33. 度米芬 Domiphen Bromide

【适应证】用于急、慢性咽喉炎,扁桃体炎、口腔黏膜感染。也用于创伤、烧伤感染的消毒等。

34. 甲硝唑氯己定软膏 Metromidazole and Chlorhexidine Ointment

【适应证】用于疖肿、溃疡、小面积烧伤、烫伤、外伤感染和脓疱疮。

35. 复方鱼肝油氧化锌软膏 Compound Cod Liver Oil

and Zinc Oxide Ointment

【适应证】用于急慢性皮炎、湿疹、冻疮、轻度烧伤、烫伤等。

36. 葡萄糖酸氯己定软膏 Chlorhexidine Gluconate Ointment

【适应证】用于轻度小面积烧伤、烫伤、外伤感染，也可用于湿疹、痤疮、足癣等。

37. 乳酸依沙吖啶软膏(溶液) Ethacridine Lactate Ointment

【适应证】用于各种小面积创伤、溃烂及感染性皮肤病。

38. 硼酸氧化锌软膏 Boric Acid and Zinc Oxide Ointment

【适应证】用于湿疹及慢性皮炎，也可用于小面积浅表创伤、烧伤及褥疮的辅助治疗。

39. 林可霉素利多卡因凝胶 Lincomycin Hydrochloride and Lidocaine Hydrochoride Gel

【适应证】用于轻度烧伤、创伤及蚊虫叮咬引起的各种皮肤感染。

40. 复方氨基酸脂质凝胶 Compound Amino Acid Lipid Gel

【适应证】用于促进Ⅱ度烧伤(包括浅Ⅱ度、深Ⅱ度)等创面愈合。

41. 普卢利沙星 Prulifloxacin

【适应证】用于敏感菌引起的多种感染，包括外伤和烫伤，以及手术创伤等浅表性继发性感染等。

42. 小牛血清去蛋白肠溶胶囊 Deproteinised Calf Serum Enteric Capsules

【适应证】用于改善脑供血不足、颅脑外伤引起的神经功能缺损。也用于糖尿病性周围神经病变、糖尿病足、烧烫伤、动脉血管病、伤口愈合等。

43. 氟氯西林钠 Flucloxacillin Sodium

【适应证】适用于耐青霉素的葡萄球菌和对本品敏感的致病菌引起的感染，包括皮肤软组织感染：脓肿、痤疮、湿疹、疖、痈、蜂窝织炎、皮肤溃疡、伤口感染、烧伤感染、中耳炎、外耳道炎、皮肤移植保护、手术预防用药等。

44. 法罗培南钠 Faropenem Sodium

【适应证】用于敏感菌所致的多种感染性疾病，包括外伤、烫伤和手术创伤等继发性感染等。

45. 注射用硫酸头孢噻利 Cefoselis Sulfate for Injection

【适应证】用于敏感菌引起的中度以上症状的多种感染症，包括丹毒、蜂巢炎、淋巴管(节)炎；肛门周围脓肿、外伤、烫伤、手术创伤等。

46. 注射用盐酸头孢甲肟 Cefmenoxime Hydrochloride for Injection

【适应证】用于敏感菌引起的败血症，也用于烧伤及手术创伤的继发感染等。

47. 谷氨酰胺 Glutamine

【适应证】主要适用于烧伤、创伤、大手术后需要补充谷氨酰胺的患者，也可用于那些处于分解代谢和高代谢状况的患者的辅助治疗。

48. 甲磺酸帕珠沙星 Pazufloxacin Mesilate

【适应证】适用于敏感细菌引起的多种感染，包括烧伤创面感染，外科伤口感染等。

49. 注射用头孢匹胺钠 Cefpiramide Sodium for Injection

【适应证】用于敏感菌所致的多种感染，包括烧伤、手术切口等继发性感染。

50. 胶原酶软膏 Collagenase Ointment

【适应证】适用于烧伤创面的酶学清创和促进创面的愈合。

51. 转化糖注射液 Invert Sugar Injection

【适应证】适用于需要非口服途径补充水分或能源的患者的补液治疗。尤其是下列情况。①糖尿病患者的能量补充剂。②烧创伤、术后及感染等胰岛素抵抗(糖尿病状态)患者的能量补充剂。③药物中毒。④酒精中毒。

52. 注射用果糖 Fructose for Injection

【适应证】用于烧创伤、术后及感染等胰岛素抵抗状态下或不适宜使用葡萄糖时需补充水分或能源的患者的补液治疗。

53. 正红花油 Red Flower Oil

【适应证】用于关节酸痛，扭伤肿胀，跌打损伤，轻微烫伤及蚊虫叮咬。

二、中药

1. 京万红软膏

见本章“233. 皮肤溃疡”。

2. 湿润烧伤膏

【处方组成】黄连、黄柏、黄芩、地龙、罂粟壳、芝麻油、蜂蜡

【功能主治】清热解毒，止痛生肌。用于各种烧、烫、灼伤。

【用法用量】外用。涂敷创面0.5～2mm厚，视具体情况每日4～6次。换药前，须将残留在创面上的药物及液化物拭去。暴露创面用药。

3. 烫伤油

【处方组成】马尾莲、黄芩、紫草、大黄、地榆、冰片

【功能主治】清热解毒，凉血祛腐止痛。用于Ⅰ度、Ⅱ度烧烫伤和酸碱灼伤。

【用法用量】外用，伤面经消毒清洗后，用棉球将药涂于患处，盖于伤面，必要时用纱布浸药盖于伤面。

【使用注意】烧、烫伤感染者禁用。

4. 康复新液

见本章“224. 褥疮(压疮)”。

5. 龙珠软膏

见本章“225. 毛囊炎”。

6. 紫花烧伤膏

【处方组成】紫草、黄连、熟地黄、当归、花椒、地黄、冰片、甘草、麻油、蜂蜡

【功能主治】清热凉血，化瘀解毒，止痛生肌。用于Ⅰ度、Ⅱ度以下烧伤、烫伤。

【用法用量】外用。清洁患处，将药膏均匀涂敷于创面，一日1~2次。采用湿润暴露疗法，必要时特殊部位可用包扎疗法或遵医嘱。

【使用注意】烧、烫伤感染者禁用。

7. 老鹳草软膏

见第十三章“178. 小儿湿疹”。

8. 解毒生肌膏

【处方组成】紫草、当归、白芷、甘草、乳香(醋制)、轻粉

【功能主治】活血散瘀，消肿止痛，解毒排脓，祛腐生肌。用于各类创面感染、Ⅱ度烧伤。

【用法用量】外用，摊于纱布上贴敷患处。

【使用注意】肿疡未溃、溃疡腐肉未尽者禁用。

9. 烧伤灵酊

【处方组成】虎杖、黄柏、冰片

【功能主治】清热燥湿，解毒消肿，收敛止痛。用于各种原因引起的Ⅰ、Ⅱ度烧伤。

【用法用量】外用，喷洒于洁净的创面，不需包扎，一日3~4次。

【使用注意】烧、烫伤感染者禁用。

10. 创灼膏

见第十三章“178. 小儿湿疹”。

11. 复方紫草油(气雾剂)

见本章“224. 褥疮(压疮)”。

12. 伤科万花油

【处方组成】黄连、赤芍、大黄、防风、白芷、独活、天南星、川芎、白及、三棱、威灵仙、莪术、乌药、乳香、香附、骨碎补、山慈菇、桃仁、蛇床子、苍耳子、蓖麻子、水翁花、陈皮、青皮、柚皮、栀子、砂仁、泽兰、卷柏、墨旱莲等

【功能主治】清热解毒，祛瘀止血，消肿止痛，收敛生肌。用于水火烫伤，跌打损伤，刀伤出血。

【用法用量】外擦，一日3次；外敷，将药棉蘸油敷患处，一日1次。

13. 獾油

【处方组成】獾油、冰片

【功能主治】清热解毒，消肿止痛。用于烧伤、烫伤，皮肤肿痛。

【用法用量】外用，涂抹患处。

【使用注意】烧、烫伤感染者禁用。

14. 橡皮生肌膏

【处方组成】血余、龟甲、地黄、当归、石膏、炉甘石、蜂蜡等味

【功能主治】祛痛生肌，消炎长皮。用于褥疮、烧伤及大面积创面感染的后期治疗。

【用法用量】外用。摊于脱脂棉上敷患处。

15. 烧伤喷雾剂

【处方组成】榆树皮、地榆、黄连、紫草、黄柏、白芷、川芎、大黄、酸枣树皮、红花、细辛、冰片。辅料为乙醇

【功能主治】清热解毒，消肿止痛。用于轻度水、火烫伤。

【用法用量】外用。每2~3小时喷药1次，一日6~8次。

16. 烧伤肤康液

【处方组成】地榆、虎杖、白及、忍冬藤、黄连、冰片。辅料为苯甲酸钠

【功能主治】清热解毒，收敛止痛，保护创面。用于轻度水、火烫伤及热疖、痱子、湿疹。

【用法用量】外用。将本品摇匀，用消毒棉球蘸取药液，轻轻涂于清洁的创面或患处，一日3~4次。2~3日后不再涂，任其愈合。

17. 珍石烧伤膏

【处方组成】石膏(煅)、炉甘石(煅)、南寒水石、花蕊石、海螵蛸、没药(炒)、乳香(炒)、珍珠、珍珠母(煅)

【功能主治】清热止痛，活血生肌。用于面积不超过10%的浅、深Ⅱ度烧烫伤。

【用法用量】创面以无菌生理盐水清洁，清创后，将药物均匀涂于无菌纱布上，涂药厚1~2mm，敷于创面，包扎固定，隔日换药1次。

18. 黄公烧伤膏

【处方组成】黄芩、蒲公英、毛花点草、芦荟

【功能主治】清热解毒，消肿止痛，活血化瘀。用于治疗浅、深Ⅱ度烧伤，面积小于或等于体表面积的10%，烧伤后72小时内，中医辨证属火盛伤阴或火毒伤阴者。

【用法用量】烧伤创面用0.9%氯化钠清洗创面，按烧伤常规清创后，直接涂黄公烧伤膏1mm左右厚，用无菌纱布包扎，每日换药1次。疗程为浅Ⅱ度10天，深Ⅱ度30天。

19. 烧伤止痛药膏

【处方组成】当归、地榆、黄柏、黄芩、罂粟壳、大黄、五倍子、槐米、忍冬藤、侧柏叶、白芷、栀子、苦参、紫草、血余炭、红花、冰片、穿山甲、麻油、蜂蜡

【功能主治】消肿，止痛，解毒，杀菌，生肌止血。用于Ⅰ度、Ⅱ度水火烫伤，红肿气泡，创面溃烂感染等。

【用法用量】外用，涂抹创面，一日1次。将灼伤水泡剪破引流，如感染可用生理盐水将创面洗净。

20. 烧伤止痛膏

【处方组成】地榆炭、黄连、鸡血藤、虎杖、人参、蜂蜜等

【功能与主治】清热解毒，生肌止痛。用于浅、深Ⅱ度烧、烫伤，灼伤面积小于10%者。

【用法与用量】首先，对创面用生理盐水清洗，然后，将药

膏均匀地涂抹在消毒纱布上，药面厚约2mm，覆盖创面，敷药后可视情况予以包扎或半暴露。每日换药1次。

【使用注意】有过敏史者慎用。

21. 连柏烧伤软膏

【处方组成】黄连、黄柏、藤黄（制）、冰片

【功能主治】清热解毒，生肌止痛。用于浅、深Ⅱ度烧伤创面的治疗，用药面积不宜超出体表面积的3%。

【用法用量】用生理盐水清洁创面后，直接涂抹药膏，厚度1～2mm，或涂于消毒敷料上，再覆盖于创面。根据病情需要可用纱布适度包扎。每日换药1次。

【使用注意】孕妇、儿童禁用，肝肾功能不全者禁用。

22. 复方虎杖烧伤油

【处方组成】虎杖、龙骨（煅）、象皮（制）、冰片、黄连、甘草

【功能主治】清热解毒，祛腐生肌，敛疮收口。用于各种热源及化学物质所致的体表皮肤有红、肿、热、痛症状的Ⅰ度烧（烫）伤，有水疱、表皮脱落等症状的Ⅱ度烧（烫）伤。

【用法用量】外涂，一日2次。

23. 复方雪莲烧伤膏

【处方组成】雪莲花、紫草等

【功能主治】清热解毒，消肿止痛，生肌收口。适用于各种原因引起的烧烫伤。

【用法用量】烧烫伤创面用0.9%生理盐水清洗，按烧烫伤常规清创后，按每80cm^{2}涂抹5g药量。面积较大者用暴露疗法，面积较小者用无菌纱布包扎创面红肿、分泌物增多者，每日换药1次；创面分泌物少，红肿不明显，每日或隔日换药1次。

24. 金珠烧伤搽剂

【处方组成】山竹子叶、假葡萄叶、一枝黄花、紫花地丁、金银花、大黄、马蹄金、珍珠粉

【用法用量】外用，用纱布贴上创伤面即涂药水，保持湿润，每3天用3%金银花溶液清洗创面1次，再涂本品，直至全愈合为止。（3%金银花溶液制备：取金银花50g，加水1665ml煎沸30～60分钟，滤过，即得。）

25. 虎黄烧伤搽剂

【处方组成】虎杖、黄连、黄柏、水牛角、红花、白芷、千里光、冰片等8味

【功能主治】泻火解毒，凉血活血，消肿止痛，燥湿敛疮。用于面积不超过5%的Ⅰ、Ⅱ度烧烫伤。

【用法用量】外用。新鲜烧伤创面用无菌生理盐水清创后，将本品涂于创面，每1%烧伤面积用量为0.5ml，每次一般不超过10ml，一日1次，至愈合为止。创面可采用暴露或半暴露疗法。

26. 解毒烧伤膏

【处方组成】生地黄、大黄、黄柏等十二味药

【功能主治】凉血解毒，活血止痛，祛腐生肌。用于浅Ⅱ度、深Ⅱ度烧伤。

【用法用量】外用，创面先用0.1%新洁尔灭溶液清创处理后，视创面大小取本品适量，均匀涂布于创面，厚度约2mm；或将本品事先做成药物纱布，覆盖在创面上，视创面剪大小适宜的双层纱布覆盖；根据创面分泌物情况，每日或隔日更换1次，致创面愈合为止。

【使用注意】对麻油过敏者慎用。

27. 复方桐叶烧伤油

【处方组成】桐叶、麻油

【功能主治】清热解毒，消肿止痛，祛腐生肌。用于面积小于29%的Ⅱ度烧烫伤。

【用法用量】用棉球将药涂于患处，或用浸透药液的纱布敷于创面；保持创面湿润，不流为度；药效学实验发现：用药次数增加，疗效更好，一日3次。

附：用于烧烫伤的其他中药

1. 伤科灵喷雾剂

【功能主治】清热凉血，活血化瘀，消肿止痛。用于软组织损伤，轻度水火烫伤，湿疹。

2. 强力狮子油

见本章“217. 皮肤瘙痒”。

3. 狮马龙活络油（红花油）

【功能主治】祛风活络，消肿止痛。用于风湿关节酸痛，手足麻木，以及跌打损伤，轻度烫伤，外用止痛。

4. 外用万应膏

【功能主治】活血镇痛。用于跌打损伤，负重闪腰，筋骨疼痛，足膝拘挛，颈、肩、腰、腿及全身各关节部位的疼痛、麻木、肿胀。

5. 伤痛克酊

【功能主治】消肿止痛，收敛止血。用于跌打损伤，瘀血肿痛，轻度水火烫伤。

6. 伤益气雾剂

【功能主治】消肿止痛，止血散瘀。用于跌打损伤及轻度水火烫伤。

7. 外伤如意膏

【功能主治】清热解毒，凉血散瘀，消肿止痛，止血生肌。用于跌打撞伤，筋伤积瘀，轻度水火烫伤。

8. 伤复欣喷雾剂

【功能主治】清热泻火，化腐生肌。用于热毒灼肤证之浅Ⅱ度烧烫伤（面积在10%以下）。

9. 冰石愈伤软膏

【功能主治】解毒止痛，祛腐生肌。用于烧烫伤，烧烫伤Ⅱ度面积小于16%，症见：局部疼痛，水疱，水肿，去表皮后创面湿润或微湿，创底鲜红或苍白等。

10. 丹芎瘢痕涂膜

【功能主治】活血化瘀，软坚，止痒。用于减轻和辅助治疗烧烫伤创面愈合后的瘢痕增生。

11. 疤痕止痒软化乳膏

【功能主治】活血柔皮,除湿止痒。用于灼伤或手术后的增殖性瘢痕等。

12. 积雪苷片(胶囊)

【功能主治】有促进创伤愈合作用。用于治疗外伤、手术创伤、烧伤、瘢痕疙瘩及硬皮病。

13. 冰栀伤痛气雾剂

【功能主治】清热解毒凉血,活血化瘀止痛。用于跌打损伤,瘀血肿痛,亦可用于浅Ⅱ度烧伤。

14. 跌打万花油

【功能主治】消肿散瘀,舒筋活络止痛。用于治疗跌打损伤,扭伤,轻度水火烫伤。

15. 紫云膏

【功能主治】消热解毒,祛腐生肌。用于轻度水、火烫伤。

16. 复方蛇油烫伤膏

【功能主治】解毒止痛,消肿生肌。用于轻度小面积(不超过5%)水火烫伤的辅助治疗。

17. 虎参软膏

【功能主治】凉血解毒,化瘀消肿。用于轻度小面积水火烫伤的辅助治疗。

18. 长春烫伤膏

【功能主治】消炎,止痛。用于轻度水火烫伤。

19. 复方樟脑软膏

【功能主治】清热解毒,活血凉血,补气养血。适用于轻度小面积水火烫伤及手足皲裂。

20. 烧烫宁喷雾剂

【功能主治】清热解毒,活血化瘀,收敛生肌。用于轻度小面积水火烫伤。

21. 虎杖矾石搽剂

【功能主治】清热解毒,消肿生肌。用于轻度水火烫伤,疖肿初起。

22. 七味解毒活血膏

【功能主治】清热,活血,止痛。用于软组织损伤,轻度水火烫伤。

23. 烫疮油

【功能主治】清热止痛,解毒消肿,生肌。用于轻度小面积水火烫伤。

24. 三黄膏

【功能主治】清热解毒,消肿止痛。用于疮疡初起,红肿热痛,轻度烫伤。

25. 烧伤净喷雾剂

【功能主治】解毒止痛,利湿消肿。用于轻度水、火烫伤。

26. 烧烫伤膏

【功能主治】清热解毒,消肿止痛。用于轻度水、火烫伤。

27. 万宝油

【功能主治】清凉,镇痛,祛风,消炎,抗菌。用于伤风感冒,中暑目眩,头痛牙痛,筋骨疼痛,舟车晕浪,轻度水火烫伤,蚊虫叮咬。

247. 瘢痕(疤痕)

〔基本概述〕

瘢痕或称疤痕,是物理、生物、化学等因素的损害作用于人体皮肤软组织,导致皮肤软组织的严重损伤而不能完全自行正常修复,转由纤维组织替代修复留下的既影响外观又影响功能的局部症状。

瘢痕是指皮肤因外伤或手术造成的伤口在愈合后所留下的产物,它会永远存在皮肤上面,而很难借由外力来予以祛除。

瘢痕疙瘩、瘢痕过度增生是创伤、外伤的一种重要的并发症。造成瘢痕的原因有很多,比如,烧烫伤、外伤、创伤、痤疮(青春痘)、打耳孔、打预防针,都可以形成不同程度的瘢痕增生及瘢痕疙瘩。

瘢痕是皮肤曾受到创伤后的痕迹,这种创伤可以是外伤造成的,也可能是手术所致,只是因创伤程度不同,愈合过程平顺与否,以及伤口在人体上位置不同,所形成的瘢痕便有明显大小不等程度的差异。瘢痕给患者带来的是巨大的肉体痛苦和精神痛苦,尤其是烧伤、烫伤、严重外伤后遗留的瘢痕。瘢痕增生期的几年时间几乎让患者苦不堪言。而后的萎缩期又使患者面目全非,功能障碍,造成患者极大的身心双重障碍。

瘢痕疙瘩好发于胸、肩、颈、背与耳廓,极少见于眼睑、手掌、足跖及外生殖器等部位。瘢痕的特征为瘢痕疙瘩隆起,皮表呈瘤状增生,表面光滑,颜色红润而发亮,常发现有扩张的毛细血管。皮肤损害自边缘向外伸出,蟹脚形变。皮肤损伤大小不一,外形差异,质硬,如软骨样,自觉症状多感到奇痒难受或有疼痛、灼热感。由于痛感敏锐,可能系神经末梢传导敏感或微神经瘤的形成,甚至衣服等轻轻触及即感疼痛。发展比较缓慢,大多持续增大,有的瘢痕表皮及周边组织发亮,色稍呈白色。极少有自行回缩的现象,偶尔有恶变。

瘢痕在中医学上称为蟹足肿或巨痕症,一般表现为隆出正常皮肤,形状不一,色红质硬的良性肿块。

〔治疗原则〕

虽然瘢痕疙瘩较为常见,但是其病因迄今不明,这给治疗带来很大困难。如何抑制纤维细胞的疯狂增殖,防止其复发和继续增长已成为当今医学界的一道难关。瘢痕治疗等方法可以将凹凸不平或粗大不雅的瘢痕予以美化成细小、平淡而不易看得见的瘢痕,而却无法去除它。

瘢痕是美容整形外科门诊中最常见的问题之一,除了外观的影响,事实上有不少的瘢痕会有令人难受的瘙痒、疼痛及干裂,若不幸产生瘢痕挛缩,更会进一步影响四肢关节活动或五官之正常功能,这些瘢痕更是非积极治疗不可。

瘢痕治疗的方法很多,在医学上一般分为非手术治疗、手术治疗、综合治疗。非手术治疗包括激光、冷冻、压力、物理、放射、药物、中药、康复等治疗方法。手术治疗包括瘢痕切除、分次切除、切除后皮片、皮瓣或其他组织移植、磨削、组织扩张器和显微外科技术的应用等等。综合治疗包括手术后辅加药物、放射线或同位素治疗,医疗、体育与物理疗法,药物与物理疗法等。这些方法各有优缺点,选择时需要求助于有经验的医师,诊断明确后再做选择。

现在所有的手术、药物和镭射都无法将瘢痕去掉,但一定程度的改善是可以做到的。尤其透过整形外科医师的巧手,期盼能让患者满意。现代医学的发展,使瘢痕的康复诊疗的方式越来越多,诊疗设备日趋先进,康复的效果使患者更满意。主要方法如下。

(1)压迫疗法:瘢痕上紧贴美容胶纸,并在上面用力定点按摩,以使瘢痕逐渐消平,此法必须持续 6 个月以上才有效果。

(2)硅胶片压贴法:瘢痕上贴硅胶片,初期一天贴 8 小时,待皮肤慢慢适应后,可增至 12 小时,需贴 6 个月才有良效。

(3)瘢痕内注射类固醇:使用长效性类固醇制剂,直接注射到瘢痕内,抑制瘢痕内过量的胶原蛋白,达到抑制瘢痕的效果。

(4)放射线照射:过去曾利用放射线照射来杀死、抑制或转化纤维母细胞,借以控制过量的瘢痕组织增生。目前这种方法只保留用在对类固醇治疗无效的大面积蟹足肿患者身上。

(5)激光:依据激光除瘢的原理,可分为两种:一种是磨皮激光,另一种是去色素激光。

(6)手术:利用手术来控制瘢痕,是应用在瘢痕已成稳定状态(通常瘢痕形成已超过半年),且外形宽粗或不雅时。手术方法包括瘢痕切除重缝、Z 形或 W 形修瘢、磨皮术等。若瘢痕太大,可考虑分阶段切除或置放组织扩张器一段时间后再瘢痕切除。

(7)其他:可以抑制瘢痕的方法还包括有:维生素 A、维生素 E、抑制胶原蛋白和秋水仙素、二氧化锌、干扰素、转型细胞生长素抑制剂等。

〔用药精选〕

一、西药

1. 重组人表皮生长因子凝胶 Recombinant Human Epidermal Growth Factor Gel

见本章“224. 褥疮(压疮)”。

2. 重组人表皮生长因子衍生物 Recombinant Human Epidermal Growth Factor Derivative

本品有趋化作用:促进上皮细胞(表皮细胞、黏膜细胞、内皮细胞)、中性粒细胞、成纤维细胞等多种细胞向创面迁移,提供组织再生与修复的基础,缩短创面愈合时间。本品有增殖作用:①作用于细胞生长调节基因,促进 RNA 及 DNA 的复制和蛋白质的合成;②调节细胞糖酵解及 Ca^{2+} 浓度;③促进创面细胞再上皮化,加速创面愈合速度。本品有重建作用:①促进胞外基质(透明质酸、纤维连接蛋白、胶原蛋白、糖蛋白和羟脯氨酸等)合成;②调节胶原的降解及更新、增强创面抗张强度。③提高上皮细胞的完全再生度和连续性,预防和减少瘢痕形成,提高创面修复质量。

【适应证】①难愈性创面的治疗,如足靴区溃疡、糖尿病性溃疡、褥疮、窦道、肛门会阴部创面及其他难以愈合的创面。②切口愈合障碍的治疗,如切口感染、切口脂肪液化、切口张力过大、术后使用糖皮质激素、化疗药物、合并低蛋白血症、贫血,以及重要脏器功能障碍。③预防和减少手术瘢痕。

【用法用量】常规清创面,用本品局部均匀喷湿创面,每 10cm × 10cm 约 4000IU,每日 1 次,再根据创面情况的需要作相应处理。

【孕妇及哺乳期妇女用药】哺乳妇女的乳汁及婴幼儿唾液、尿液中含有人表皮生长因子,对于体表局部外用重组人表皮生长因子对胎儿及婴幼儿有无潜在危害性尚不清楚。

【禁忌】对天然及重组 rhEGF、甘油、甘露醇有过敏史者禁用。

3. 多磺酸黏多糖乳膏 Mucopolysaccharide Polysulfate Cream

本品具有抗血栓形成作用、抗炎作用,以及促进正常结缔组织的再生作用。其能防止浅表血栓的形成,促进血栓的吸收,阻止局部炎症的发展和加速血肿的吸收。

【适应证】用于浅表性静脉炎,静脉曲张性静脉炎,静脉曲张外科和硬化术后的辅助治疗血肿,挫伤,肿胀和水肿,血栓性静脉炎,由静脉输液和注射引起的渗出,抑制瘢痕的形成和软化瘢痕。

【用法用量】将 3 ~ 5cm 的乳膏涂在患处并轻轻按摩,一日 1 ~ 2 次。如有需要,可在医师指导下增加剂量。本品在用于软化瘢痕时,需用力按摩,使药物充分渗入皮肤。

【不良反应】偶见局部皮肤或接触性皮炎。

【禁忌】对乳膏任何成分或肝素高度过敏者禁用,开放性伤口和破损的皮肤禁用

【儿童用药】尚未对儿童使用进行明确的研究,儿童用量应咨询医师。

【老年患者用药】没有特殊注意事项。

【孕妇及哺乳期妇女用药】由于含有对羟基苯甲酸,除非在医学监控下,否则不推荐在孕期或哺乳期应用。

4. 硅凝胶 Silica Gel

本品是一种可对瘢痕进行处理的外用硅凝胶。本品主要成分为聚硅氧烷,与外用硅凝胶膜所采用的长链高分子材料相同。

【适应证】适用于预防和处理已愈合伤口或未受损伤皮肤上的肥厚性瘢痕和瘢痕疙瘩(如由一般外科手术、外伤和

烧伤导致的此类瘢痕),本产品对陈旧性瘢痕的疗效尚未确立。

【用法用量】①使用性质温和的肥皂清洁瘢痕部位,清水洗净后轻轻拍干。②将本品轻柔地涂抹在瘢痕区域。③待干燥4~5分钟后,即可穿着衣物,不影响化妆品或防晒霜使用。但请勿与外用抗生素或其他外用药在同一部位使用。

【不良反应】偶见皮肤发红、疼痛和刺激感。

【禁忌】对本品过敏者禁用。

附:用于瘢痕的其他西药

醋酸曲安奈德注射液 Triamcinolone Acetonide Acetate Injection

【适应证】本品为肾上腺皮质激素类药物,具有抗炎、抗过敏和抑制免疫等多种药理作用。适用于各种皮肤病、变应性鼻炎、关节痛、支气管哮喘、肩周炎、腱鞘炎、滑膜炎、急性扭伤、类风湿关节炎等。局部注射可用于瘢痕疙瘩等。

二、中药

1. 丹芎瘢痕涂膜

【处方组成】丹参、当归、川芎、桃仁、红花、山慈菇、五倍子、苦参、乳香(制)、没药(制)、冰片、甘草

【功能主治】活血化瘀,软坚,止痒。用于减轻和辅助治疗烧烫伤创面愈合后的瘢痕增生。

【用法用量】外用。深Ⅱ度烧烫伤创面已愈合瘢痕尚未形成或瘢痕形成初期,按下述方法使用:涂药前先用温水洗净患处,擦干,将本品均匀涂于患处,即形成药膜,次日揭去药膜。一日1次,5个月为一疗程。每次涂药面积不得超过患者表面积的8%。

【使用注意】孕妇禁用。

2. 瘢痕止痒软化乳膏

【处方组成】五倍子、威灵仙、牡丹皮、泽兰、冰片、薄荷脑、樟脑、水杨酸甲酯

【功能主治】活血柔皮,除湿止痒。用于灼伤或手术后的增殖性瘢痕等。

【用法用量】外用,涂敷于患处。每日3次。

3. 积雪苷片(胶囊)

【处方组成】积雪草总苷

【功能主治】有促进创伤愈合作用。用于治疗外伤、手术创伤、烧伤、瘢痕疙瘩及硬皮病。

【用法用量】片剂,口服。一次2片,一日3次;用于治疗瘢痕疙瘩及硬皮病时,一次2~4片,一日3次。

附:用于瘢痕的其他中药

1. 除疤膏

【功能主治】软坚散结,活血消瘢。用于因烧伤、烫伤、疮痈、创伤等所致的增生性瘢痕的辅助治疗。

2. 京万红软膏

见本章“233. 皮肤溃疡”。

3. 湿润烧伤膏

见本章“246. 烧烫伤”。

248. 冻伤与冻疮

〔基本概述〕

冻伤和冻疮是由低温寒冷所致的体表局部损伤性皮肤病,是一种冬季常见病,以暴露部位出现充血性水肿红斑,遇高温时皮肤瘙痒为特征,严重者可能会出现患处皮肤糜烂、溃疡等现象。

冻疮发生于寒冷的季节,好发生在肢体的末梢和暴露的部位,如手、足、鼻尖、耳边、耳垂和面颊部。当身体较长时间处于低温和潮湿刺激时,就会使体表的血管发生痉挛,血液流量因此减少,造成其组织缺血缺氧,细胞受到损伤,尤其是肢体远端血液循环较差的部位,如脚趾等。

冻伤一般根据损伤范围和程度分为以下几度。Ⅰ度冻伤最轻,亦即常见的“冻疮”,受损在表皮层,受冻部位皮肤红肿充血,自觉热、痒、灼痛,症状在数日后消失,愈后除有表皮脱落外,不留瘢痕。Ⅱ度冻伤伤及真皮浅层,伤后除红肿外,伴有水疱,疱内可为血性液,深部可出现水肿,剧痛,皮肤感觉迟钝。Ⅲ度冻伤伤及皮肤全层,出现黑色或紫褐色,痛感觉丧失,伤后不易愈合,除遗有瘢痕外,可有长期感觉过敏或疼痛。Ⅳ度冻伤伤及皮肤、皮下组织、肌肉,甚至骨头,可出现坏死,感觉丧失,愈后可有瘢痕形成。

冻疮好发于手足、面颊、耳廓等末梢部位。皮损为瘙痒性局限性水肿性红斑,境界不清,可出现水疱、糜烂和溃疡。冻疮初起为局限性蚕豆至指甲盖大小紫红色肿块或硬结,边缘鲜红,中央青紫,触之冰冷,压之褪色,去压后恢复较慢,自觉局部有胀感、瘙痒,遇热后更甚,严重者可有水疱,破溃后形成溃疡、经久不愈。

冻疮一旦发生,在寒冷季节里常较难快速治愈,要等天气转暖后才会逐渐愈合,欲减少冻疮的发生,关键在于入冬前就应开始预防。

中医学认为本病的发生是由于患者阳气不足,外感寒湿之邪,使气血运行不畅,瘀血阻滞而发病。

〔治疗原则〕

该病病程较长,冬季还会反复发作,在治疗方面,虽方法较多,但不易根治。

冻伤的肢体应迅速在温水中使之温暖,水的温度要护理人员的手能忍受(不超过40.5℃)。

在医院内进行肢体检查期间,应迅速将肢体置于大容器内温暖,水温保持在38~43℃。预防感染也很重要,若坏疽是干的,感染不大可能。但湿性坏疽,像浸泡足一样,可能被

感染,应该应用抗生素。若免疫接种不是最近进行的,则应给予破伤风类毒素。

温暖后肢体应保持干燥,暴露于暖空气中,尽可能做到无菌。多数患者有脱水和血液浓缩,应口服或静脉滴注补液,并恢复电解质到正常水平。可采用的内科疗法并不一致,但目标是恢复循环,使细胞损害减至最小。最有效的是低分子右旋糖酐。营养和精神状态需要特别关心。最好的长期治疗是漩涡浴及浴后轻轻擦干并休息。

对冻伤后长期持续存在的症状(如麻木、对寒冷过敏等),目前尚无较好的治疗办法。

〔用药精选〕

一、西药

1. 肌醇烟酸酯软膏 Inositol Nicotinate Ointment

本品能选择性地使病变部位和受寒冷刺激敏感部位的血管扩张,解除血管痉挛,改善末梢血液循环。

【适应证】用于预防和治疗冻疮。

【用法用量】局部涂擦或包敷患处,一日1~2次(包敷法,每1~2日换药1次)。

【禁忌】对内服的肌醇烟酸酯过敏者禁用。

2. 冻疮膏 Unguentum Acldi Borici Camphoratum

本品为复方制剂,含樟脑、硼酸、甘油。本品所含樟脑具有促进局部皮肤血液循环、止痛止痒作用。另所含硼酸具有轻度抗菌消炎作用。

【适应证】用于冻疮。

【用法用量】局部外用,用温水洗净疮面后,轻轻揩干。取本品适量涂于患处,并加轻揉,每日数次。1周后可重复1次。用于止痒,局部涂于患处,每日2~3次。

【不良反应】可有刺激和烧灼感,偶见过敏反应。

【禁忌】对本品过敏者、疮面破溃者禁用。

【儿童用药】小儿应避免大面积使用。

【老年用药】老年人应避免大面积使用。

3. 肝素钠乳膏 Heparin Sodium Cream

见本章“218. 皮肤干燥”。

附:用于冻伤与冻疮的其他西药

1. 樟脑软膏 Camphor Ointment

【适应证】用于冻疮及瘙痒性皮肤病。

2. 复方鱼肝油氧化锌软膏 Compound Cod Liver Oil and Zinc Oxide Ointment

【适应证】用于急慢性皮炎、湿疹、冻疮、轻度烧伤、烫伤等。

3. 复方水杨酸甲酯薄荷醇贴剂 Compound Methyl Salicylate and Menthol Patches

见第十四章“199. 颈椎病”。

4. 辣椒碱 Capsaicin

见第十四章“200. 肩周炎(肩关节周围炎)”。

二、中药

1. 创灼膏

见第十三章“178. 小儿湿疹”。

2. 风痛灵

【处方组成】乳香、没药、血竭、麝香草脑、冰片、樟脑、薄荷脑、丁香罗勒油、水杨酸甲酯适量

【功能主治】活血化瘀,消肿止痛。用于扭挫伤痛,风湿痹痛,冻疮红肿。

【用法用量】外用,适量涂擦患处,一日数次。必要时用湿毛巾热敷后,随即涂擦。

【使用注意】孕妇禁用。

3. 貂油治裂软膏

【处方组成】貂油、藏茄流浸膏、樟脑、维生素E、单硬脂酸甘油酯、十八醇、液状石蜡、硬脂酸、甘油、十二烷基硫酸钠、氮酮、香精

【功能主治】润肤治裂。用于冻疮早期皮肤红肿。

【用法用量】外用,涂患处。

【使用注意】冻疮破溃者禁用,变质有酸败气味者禁用。

4. 解痉镇痛酊

【处方组成】辣椒浸出液、陈皮浸出液、水杨酸甲酯、薄荷脑

【功能主治】活血通经,止痛。用于治疗软组织损伤而引起的颈、肩、腰、腿痛。对冻疮也有一定疗效。

【用法用量】涂擦患处,一日2次。

【使用注意】孕妇禁用。

附:用于冻伤与冻疮的其他中药

1. 辣椒风湿膏

【功能主治】祛风散寒,舒筋活络,消肿止痛。用于关节疼痛,腰背酸痛,扭伤瘀肿,以及慢性关节炎和未溃破的冻疮。

2. 治冻灵

【功能主治】消肿,止痒。用于治疗冻疮。

3. 冻疮未溃膏

【功能主治】活血散瘀。用于未溃冻疮。

4. 复方三七冻疮软膏

【功能主治】温经通络,活血消肿。适用于轻度冻疮,可缓解皮肤红肿,发热,瘙痒。

5. 云南白药酊

【功能主治】活血散瘀,消肿止痛。用于跌打损伤,风湿麻木、筋骨及关节疼痛,肌肉酸痛及冻伤。

6. 无敌止痛搽剂

【功能主治】消肿止痛,活血化瘀。用于急、慢性扭、挫

伤,冻疮。

7. 云香精

【功能主治】祛风除湿,活血止痛。用于风湿骨痛,伤风感冒,头痛,肚痛,心胃气痛,冻疮。

8. 冻疮消酊

【功能主治】活血祛瘀,止痒止痛,消肿。用于冻疮,褥疮。

9. 冻可消搽剂

【功能主治】辛温祛寒,温通血脉,活血化瘀,消肿止痛。用于未溃烂的冻疮。

10. 十灵油

【功能主治】祛风,局部刺激药。用于伤风,鼻塞,局部冻伤。

11. 双灵油

【功能主治】祛风止痒。用于虫咬,皮肤瘙痒,伤风鼻塞,冻疮。

12. 如意油

【功能主治】祛风,兴奋。适用于伤风鼻塞,局部冻伤。

249. 手足皲裂

〔基本概述〕

皲裂是由于皮肤因多种原因引起干燥开裂的表现。多于寒冷、干燥季节,发生于手、足,又称手足皲裂。多见于掌面、十指尖、手侧、足侧、足跟等处,可见长短不一、深浅不等的裂隙,轻者仅为干燥、龟裂,重者裂口深达真皮,易出血,疼痛。

手足皲裂是手、足部皮肤由于各种原因所致的皮肤干燥和线状裂隙的一种疾病。本病是为常见的一种皮肤病,多见于老年人及妇女。因经常受机械性或化学性物质的刺激,加之冬季气候寒冷,皮下汗腺分泌减少,皮肤干燥,皮肤角质增厚,失去弹性,故当手足运动时极易发生皲裂。

发生皲裂跟干燥有关,跟职业也有关。有的人可能每天都要洗衣做饭,要接触一些脂溶性或碱性物质,手脚皮肤往往因缺少滋润而干裂。

本病好发于皮肤角层厚或经常摩擦的部位,如指屈面、手掌、足跟、足跖外侧等。初起手足皮肤微觉发紧,变硬,以后皮肤变粗糙增厚,失去润泽,继之可出现深浅不等的裂隙,有明显痛感甚至影响手足活动、皮损由皱裂至龟裂至皲裂,严重者皲裂可至深部肌层,为长短、深浅不一的裂口,在皮肤较厚处更深,疼痛难忍,并可伴有出血。

中医认为,皲裂多因肌肤骤被寒冷风燥所侵,致血脉阻滞,肤失濡养而成;并与经常摩擦、压力、浸渍有关。治宜滋养肌肤润燥。

〔治疗原则〕

对手足皲裂应防治结合,防重于治,否则一旦皲裂形成,治愈就较缓慢。防治措施包括:劳动后洗净手足,冬季外用油脂保护,并注意保暖;对同时并存的手足癣、湿疹和鱼鳞病等进行治疗;外搽15%尿素软膏等。

1%尿囊素乳膏是治疗手足皲裂的一种比较理想的药物,其作用有:水合(滋润)、分解及去除角质;刺激上皮增生,缩短愈合时间;对皮肤有安抚麻醉作用,可减轻或解除疼痛。其疗效明显优于15%尿素软膏及单纯脂。

愈裂贴膏是以尿囊素、白及、维A酸及苯丙咪唑掺入到普通氧化锌橡皮膏中制成的硬膏剂型,其中2号(尿囊素0.4,白及100.0)、3号(尿囊素0.4,维A酸0.2,苯丙咪唑1.0)对手足皲裂疗效显著。用药前先用热水浸泡患处,促使角质软化;如角质过厚者,在浸泡后将增厚角质用刀片削薄,然后按皮损大小剪取大于皮损面积的愈裂贴膏敷贴,每2~3天更换1次或每日1次。

甘油搽剂外用可在3~7天内使手足皲裂治愈,处方:甘油60%,红花油15%,青黛4%,香水1%和75%的乙醇20%,将各药混合调匀外搽,每日3次。

中医治疗以濡养润燥为宜。一般不需内服药,如病情严重,可适当予以养血润肤方剂。内服中成药可选用八珍丸、人参养荣丸等。外用中成药可选用愈裂霜、润肌膏、玉黄膏、紫草油等涂布患处。还可以自制愈裂膏疗效较好。

〔用药精选〕

一、西药

1. 复方乳酸软膏 Compound Lactic Acid Ointment

本品为复方制剂,含乳酸和尿素。尿素可溶解角蛋白,增加蛋白质的水合作用,从而使角质软化和溶解。乳酸可使角质层细胞和角朊细胞的带正、负电荷基团间的相互吸引力减弱,从而降低角质层细胞间的内聚力而发挥治疗作用。

【适应证】皮肤外用药。适用于治疗手足皲裂症和鱼鳞病。

【禁忌】对乳酸、尿素及化学结构类似的药物有过敏史者禁用。

【用法用量】涂擦于用温水洗净的患处,每日早晚各1次,疗程4周。

【孕妇及哺乳期妇女用药】尚不明确,慎用。

【不良反应】偶见轻度局部刺激或灼热。

2. 尿素软膏(乳膏)Urea Ointment

见本章"218. 皮肤干燥"。

3. 肝素钠乳膏 Heparin Sodium Cream

见本章"218. 皮肤干燥"。

附:用于手足皲裂的其他西药

1. 甘油 Glycerol

【适应证】用于防治手足皲裂。

2. 甘油醇溶液 Glycerol and Alcohol Solution

见本章"218. 皮肤干燥"。

3. 维生素 E 乳(霜) Vitamin E Emulsion

【适应证】外用具有抗氧化和润肤、止痒作用。用于皮肤干燥及因季节变化所引起的皮肤瘙痒症。

4. 尿素维 E 乳膏 Urea and Vitamin E Cream

【适应证】用于手足皲裂,也可用于角化型手足癣引起的皲裂。

5. 弹性火棉胶 Flexible Collodion

【适应证】用于小伤口(割伤、擦伤、甲剥离及冬季皲裂)的保护。

6. 薄荷尿素贴膏 Menthol and Urea Patches

【适应证】用于手足皲裂。

7. 水杨酸苯佐卡因软膏 Salicylic Acid and Benzocaine Ointment

【适应证】用于手足皲裂及真菌引起的皮肤病。

8. 硼砂甘油钾溶液 Borax Glycerol and Potassium Carbonate Solution

【适应证】用于手足皲裂,也可用于角化型手、足癣引起的皲裂。

9. 桉油尿素乳膏 Eucalyptus Oil, Peppermint Oil and Urea Cream

【适应证】用于手足皮肤皲裂,也可用于角化型手足癣所引起的皲裂。

二、中药

1. 参皇软膏(乳膏)

见本章"218. 皮肤干燥"。

2. 貂油治裂软膏

【处方组成】貂油、藏茄流浸膏、樟脑、维生素 E

【功能主治】润肤治裂。用于冻疮早期皮肤红肿。

【用法用量】外用,涂患处。

【使用注意】冻疮破溃者禁用,变质有酸败气味者禁用。

附:用于手足皲裂的其他中药

1. 愈裂贴膏

【功能主治】生肌止痛。用于手足皲裂。

2. 复方蛇脂软膏

【功能主治】养阴润燥愈裂。用于阴津不足、肌肤失养所致的手足皲裂,皮肤干燥。

3. 复方樟脑软膏

【功能主治】清热解毒,活血凉血,补气养血。适用于轻度小面积水火烫伤及手足皲裂。

4. 克裂霜

【功能主治】收敛止血,消肿生肌。用于防治皮肤皲裂,手足皲裂。

5. 紫归治裂膏

【功能主治】活血,生肌,止痛。用于手足皲裂。

6. 貂胰防裂膏

【功能主治】活血祛风,养血润肤。用于血虚风燥所致的皮肤皲裂。

250. 脱发

〔基本概述〕

脱发是指头发异常脱落的现象。正常的生理性脱发每天要脱落 50 ~ 75 根,脱落的头发都是处于退行期及休止期的毛发,由于进入退行期与新进入生长期的毛发不断处于动态平衡,故能维持正常数量的头发。而病理性脱发是指头发异常或过度的脱落。

引起脱发的原因很多。从病因学角度,脱发可划分为以下几种类型。①脂溢性脱发:常常出现在中青年身上,表现为头皮上有较厚的油性分泌物,头发光亮,稀疏而细,或者头发干燥,头屑多,无光泽,稀疏纤细。经临床证实,脂溢性脱发可能与人体的内分泌功能(主要是雄性激素)、精神状态、遗传,以及某些药物等因素有关。②病理性脱发:主要由于病毒、细菌、高热对毛囊细胞有损伤,抑制了毛囊细胞正常分裂,使毛囊处于休克状态而导致脱发,如急性传染病、长期服用某种药物等。③化学性脱发:有害化学物质对头皮组织、毛囊细胞的损害导致脱发。④物理性脱发:空气污染物堵塞毛囊、有害辐射等原因导致的脱发。⑤营养性脱发:消化吸收机能障碍造成营养不良导致脱发。⑥肥胖性脱发:大量的饱和脂肪酸在体内代谢后产生废物,堵塞毛囊导致脱发。⑦遗传性脱发:脱发也是有遗传性的,一般男性呈显性遗传,女性呈隐性遗传。

遗传性脱发是女性脱发的主要原因,由于毛囊的生长期因遗传而较短,因此提早出现脱发现象。过度减肥节食也是导致女性脱发的主要原因之一。头发的主要成分是角朊,它由蛋白质、铁质等物质构成,不少女士因减肥而一日三餐光吃蔬菜、水果等素食,难以有充足蛋白质、铁质等营养供给头发毛囊而导致脱发。服用、停用避孕丸或更年期的妇女会出现激素分泌失调,造成脱发的现象。怀孕分娩后妇女在怀孕末期,毛发会进入休止期,生育后才会长出新毛发,因此,新毛发会把原有的毛发挤出从而产生脱发现象。经期导致营养流失,让头发层及毛囊细胞得不到充足的养分。职业女性工作过劳及压力过大,引致精神紧张。当人处于紧张状态时会形成汗毛直竖的现象,妨碍血液循环的畅通,导致脱发及白发等情况出现。拉扯头发或经常烫染头发,以及使用对头发有破坏性的化学用品,如定型泡沫及染发剂等,或习惯性将头发束缚拉扯都会令头发脱落,而且束马尾更会让前额的头发渐稀疏。

化疗也是引起的脱发主要原因之一。许多患者在化疗后会引起暂时性毛发脱落。常用的化学药物中最易引起脱发的是阿霉素、依托泊苷(鬼臼乙叉苷,VP16)、长春新碱和大剂量的环磷酰胺等。爱美之心人皆有之,尤其在女患者中会造成很大的精神负担,担心头发不能重新生长。一般来说,患者在脱发之后(部分或全部脱发),毛发会重新生长。这种生长在化疗实施过程中可见到多次。并且令人惊奇的是,脱发患者经过几个月后头发再次生长常长得更黑、更浓、更好看,故患者不必为此忧虑。

甲状腺功能失调也可引起脱发,无论是甲状腺功能偏高,还是偏低,头发几乎总是干燥,常常易断。有这两种甲状腺状况的人,其脱发类型均与男性型脱发相似,只是它更分散一些,而且这类脱发可能遍及整个头部。另外,甲状腺失调引起的脱发可能与其他类型的脱发(如产后脱发)同时发生,可导致大量的头发脱落。

脱发有两种基本的类型:一种是由于毛囊受损造成的永久性脱发,另一种是由于毛囊短时间受损造成的暂时性脱发。永久性脱发(即常见的男性型脱发)的掉发过程是逐渐产生的。开始时,头前额部的头发边缘明显后缩,头顶部头发稀少,然后逐步发展,最后会发展到只剩下头后部,头两侧一圈稀疏的头发;暂时性脱发往往是由某些发高热的疾病引起的。此外,照X光、摄入金属(如铊、锡和砷)或摄入有毒物品、营养不良、某些带炎症的皮肤病、慢性消耗性疾病,以及内分泌失调等也可造成暂时性脱发。

脱发可分为男性型脱发(又称雄性激素源性脱发、雄性秃,俗称早秃、谢顶等)、脂溢性脱发(又称脂秃)、斑秃等十几种。常见的脱发大多为男性型脱发(占脱发患者50%以上)和脂溢性脱发(占45%以上),其他类型的脱发则总共只占脱发患者总数的5%(其中斑秃占3%,其余的约仅占2%)。

通常人们都把脂溢性脱发与男性型脱发混为一谈,其实二者还是有明显的区别,因为脂溢性脱发除了有与男性型脱发相同的雄性激素水平异常的原因外,还具有其本身所独有的原因和特征,即皮脂溢出过多。

(一)脂溢性脱发

脂溢性脱发是一种永久性脱发,是在皮脂溢出过多的基础上发生的一种脱发,多发生于皮脂腺分泌旺盛的青壮年。患者一般头发细软,头皮脂肪过量溢出,常伴有头屑增多,头皮油腻,瘙痒明显,有的还伴有头皮脂溢性皮炎症状。开始逐渐自头顶部脱发,蔓延及额部,继而弥漫于整个头顶。有些男性在发育后,即开始出现脱发,进而头发油腻发亮,头皮屑慢慢增多,经常出现奇痒,有时头发干枯无光泽,只要用手抓一抓,头发就会脱落,特别是两侧额角还会发生慢性弥漫性脱发。

脂溢性脱发主要发生于男性青年,但近些年来女性患者人数有增加的趋势。女性脂溢性脱发表现为头发稀少干枯,毛发也是慢慢地、散在地脱落,露出头皮,但很少有形成秃顶的可能。

当今医学界普遍认为,脂溢性脱发与下列三种因素有关。①雄性激素:现代医学证实,脂溢性脱发者,其雄性激素大都较多,这主要是睾丸分泌的雄性激素进入血液循环后,到达头皮经转化作用形成毒性物质刺激毛囊,毛囊能量代谢和蛋白质代谢发生障碍,致使头发脱落。②遗传因素:脂溢性脱发的遗传基因在男子呈显性遗传,致病因子可由上一代直接遗传给下一代,故男性脂秃患者多见。而女性因脱发基因是隐性的缘故,因此对女性来讲一般只会变得毛发稀疏,而不会变成大脱发或只留下边缘头发而中间秃的情形。③年龄:随着男子年龄的增长,脂脱的发病率亦逐渐增加,脂秃常发于17~20岁的男青年,30岁左右为发病高峰,以后随年龄的增加,虽然发病率减少,但症状加重,最后变成秃头。

(二)斑秃

斑秃俗称“鬼剃头”,在中医学中称为“油风”,是一种头部骤然发生的局限性斑片状的脱发。其病变处头皮正常,无炎症及自觉症状。若整个头皮毛发全部脱落,称全秃;若全身所有毛发均脱落者,称普秃。本病病程缓慢,有自愈倾向,可自行缓解和复发。

斑秃的病因目前尚不明了,一般认为主要与精神因素,神经系统功能紊乱,自身免疫功能失调及遗传因素有关。神经精神因素被认为是一个重要因素。这类患者伴有失眠多梦,或精神受到某些刺激、精神紧张、压力突然加大等。不少病例发病前有神经精神创伤如长期焦急、忧虑、悲伤、精神紧张和情绪不安等现象。

斑秃可发生在从婴儿到老人的任何年龄,但以中年人较多,性别差异不明显。本病常于无意中发现或被他人发现,无自觉症状,少数病例在发病初期患处可有轻度异常感觉。

斑秃在临床上按病情演变可分为进展期、静止期和恢复期。初起为1个或数个边界清楚的圆形或椭圆形脱发区,直径1~2cm或更大。脱发区的边缘处常有一些松而易脱的头发,有的已经折断,近侧端的毛往往萎缩。这种现象是进展期的征象。脱发现象继续增多,每片亦扩展,可互相融合形成不规则形。如继续进展可以全秃。严重者眉毛、睫毛、腋毛、阴毛和全身毳毛也都脱落,即为普秃。脱发也可停止,此时脱发区范围不再扩大,边缘毛发也较牢固,不易拔出,此为静止期。大多数患者在脱发静止3~4个月后进入恢复期,毛发可逐渐或迅速长出,也有的患者先长出白色茸毛,以后逐渐变粗变黑,变长,成为正常头发。

中医学认为脱发是由肾血亏虚、肝郁气滞、阴虚内热引起。中医学认为脱发的病因主要在肾,若肝肾两虚气血不足,全身的血液循环就疲软,无力将营养物质输送到人体直立的最高处“头顶”,头上毛囊得不到滋养,渐渐萎缩,就会引起脱发。

〔治疗原则〕

正常人平均每天脱发50根左右,属于正常新陈代谢,每天脱落的头发与新生发的数量大致相同,因此不会变稀。如果脱发数量超过这个数字,且头发比以前明显变稀即为病理性脱发。如果平时脱发不多,但头发生长非常缓慢,头发渐稀,这也属于病理性脱发。

脱发的类型很多,造成脱发的根本原因也不尽相同。治疗前,必须进行毛囊的检测及脱发原因的确诊,通过辨证施治、内外结合、对症下药的治疗才是根本的。

1. 脂溢性脱发的治疗

对脂溢性脱发的治疗目前尚未有最直接和最有成效的药物。目前西医主张用5α-还原酶抑制剂治疗男性脂溢性脱发,因为男性脱发与体内双氢睾酮浓度有关。有研究指出,女性脂溢性脱发与头皮睾酮水平增高有关,而与二氢睾酮水平升高无关,这说明女性的脂溢性脱发不应以抗雄激素药物治疗为主。

2. 斑秃的治疗

大多数斑秃患者在半年至一年内是可以自然痊愈的。治疗原则是去除可能的诱因,注意劳逸结合。常用的外用药物有米诺地尔酊剂、地塞米松二甲亚砜溶液、地蒽酚软膏、盐酸氮芥、补骨脂酊、斑蝥酊、甲氧补骨脂素溶液等。内服药物有胱氨酸、维生素B、泛酸钙等。

3. 病理性脱发的治疗

病理性脱发主要由于病毒、细菌、高热对毛母细胞有损伤,抑制了毛母细胞正常分裂,使毛囊处于休克状态而导致脱发,如急性传染病、长期服用某种药物等。治疗的方法是多休息,身体康复或停药后头发一般会重新长出。

4. 化学性脱发的治疗

病理性脱发是由有害化学物质对头皮组织、毛囊细胞的损害导致的脱发。治疗的方法是不使用刺激性强的染发剂、烫发剂及劣质洗发用品。

5. 物理性脱发的治疗

物理性脱发是指空气污染物堵塞毛囊、有害辐射等原因导致的脱发。治疗的方法是不要使用易产生静电的尼龙梳子和尼龙头刷,在空气粉尘污染严重的环境戴防护帽并及时洗头等。

6. 营养性脱发的治疗

营养性脱发是指消化吸收机能障碍造成营养不良导致的脱发。治疗的方法是加强营养,多吃蔬果、海带、桑葚、核桃仁等。

7. 肥胖性脱发的治疗

肥胖性脱发是由于大量的饱和脂肪酸在体内代谢后产生废物,堵塞毛囊导致脱发。治疗的方法是少吃油腻重的食物,加强体育锻炼。

8. 遗传性脱发的治疗

脱发也是有遗传性的,一般男性呈显性遗传,女性呈隐性遗传。治疗方法有待进一步探索。

9. 针灸或针刺治疗斑秃

针灸或针刺治疗斑秃也有较好的效果。实验研究证实,电梅花针等法,可使毛囊周围小血管数目增加,促进微循环,使毛球细胞分裂活动增加,达到治疗目的。

10. 脱发的手术治疗(毛发移植)

毛发移植手术是治疗永久性脱发的唯一手段,是通过手术的方法将自身后枕部健康毛囊分离、培植后,均匀种植于脱发部位,使其重新长出新的头发,而且终身保留。随着技术的不断进步,手术效果越来越理想。

自体头发移植及再生手术已经成为一种安全、可靠并可以从根本上解决秃顶、脱发问题的美容外科手术方法。

北京雍禾YHI植发是一个先进的毛发移植专业机构,采用先进的FUE和FUT及微切口植入方法,完全改变了以前打孔植发稀疏、植发区凹凸不平,后枕部瘢痕过宽的现象,一次达到您满意的效果。

〔用药精选〕

一、西药

1. 非那雄胺胶囊 Finasteride Capsules

非那雄胺可使患者头皮及血清中双氢睾酮浓度显著下降,抑制头皮毛囊变小,逆转脱发的过程。

【适应证】适用于治疗男性秃发(雄激素性秃发),能促进头发生长并防止继续脱发。

【不良反应】可见瘙痒感、风疹及面唇部肿胀等过敏反应和睾丸疼痛等。

【禁忌】对本品任何成分过敏者禁用。

【孕妇及哺乳期妇女用药】本品禁用于怀孕或可能受孕的妇女。孕妇不能触摸本品的碎片和裂片,否则对男性胎儿有影响。本品不适用于哺乳期妇女。

【儿童用药】儿童禁用。

【老年用药】尚未在老年男性患者中进行本品治疗男性秃发的临床研究。

【用法用量】口服。用于脱发治疗:一次1mg,一日1次,4个月为一疗程。

2. 米诺地尔溶液 Solution of Minoxidil

米诺地尔原名长压定,是治疗高血压的药物,因为其有扩张血管的作用,被用来治疗脱发。局部长期使用可刺激男性型脱发。

【适应证】用于治疗男性型脱发和斑秃。

【用法用量】局部外用:每次1ml(米诺地尔50mg),涂于头部患处,从患处的中心开始涂抹,并用手按摩3~5分钟,不管患处的大小如何,均使用该剂量。每天的总量不得超过2ml。本品应在头发和头皮完全干燥时使用。使用本品后,应清洗双手。

【不良反应】刺激性皮炎(红肿、皮屑和灼痛),非特异性过敏反应,风团,变应性鼻炎,面部肿胀,过敏,气短,头痛,神经炎,头晕,晕厥,眩晕,水肿,胸痛,血压变化,心悸和脉搏频率变化。

【禁忌】对本品任何成分过敏者禁用。

【孕妇及哺乳期妇女用药】妊娠期和泌乳期妇女应慎用本品。

【儿童用药】18岁以下的患者使用本品的安全性和有效

性尚未建立。

【老年用药】65 岁以上的患者使用本品的安全性和有效性尚未建立。

【制剂】米诺地尔溶液(酊、凝胶、喷雾剂)

3. 胱氨酸片 Cystine Tablets

本品中胱氨酸为氨基酸类药物,能增强细胞氧化还原功能,使肝脏功能旺盛,并能中和毒素、促进细胞增生、阻止病原菌生长。

【适应证】用于产后或病后的继发性脱发症、慢性肝炎的辅助治疗。

【用法用量】口服。一次 2 片,一日 3 次。

【不良反应】长期服用或特异体质者可能导致胃结石形成,服药期间应多饮水,定期就医检查。结石病患者慎用。

【禁忌】对本品过敏者禁用。

【儿童用药】遵医嘱。

【老年患者用药】本品未进行该项实验且无可靠参考文献。

【孕妇及哺乳期妇女用药】孕妇使用本品应考虑用药的利弊。

附:用于脱发的其他西药

1. 安体舒通乳液 Spironolactone Lotion

【适应证】本品是皮肤科最近几年开始广泛采用的治疗雄性激素脱发的新药,普遍用于替代保法止(非那雄胺)。用于治疗雄激素源性脱发。

2. 复方倍他米松注射液 Compound Betamethasone Injection

【适应证】本品适用于治疗对糖皮质激素敏感的急性和慢性疾病。在皮肤病方面,可用于异位性皮炎(钱币状湿疹)、神经性皮炎(局限性单纯苔藓)、接触性皮炎、重症日光性皮炎、荨麻疹、肥大性扁平苔藓、糖尿病脂性渐进性坏死、斑秃,盘状红斑狼疮、银屑病、瘢痕疙瘩、天疱疮、疱疹样皮炎,囊肿性痤疮等。

3. 地蒽酚软膏 Dithranol Ointment

【适应证】外用于治疗寻常型斑块状银屑病,也用于治疗斑秃等。

4. 二硫化硒洗剂 Selenium Sulfide Lotion

【适应证】本品具有抗皮脂溢出、抗头屑、抗细菌、抗真菌及角质溶解作用。用于去头屑、头皮脂溢性皮炎、花斑癣(汗斑)等。

5. 醋酸环丙孕酮片 Cyproterone Acetate Tablets

【适应证】可用于雄激素依赖性严重脱发,最终导致秃顶(重度雄激素性脱发)。

6. 复方甘草酸苷 Compound Glycyrrhizin

【适应证】主要用于治疗慢性肝病。也可用于治疗湿疹,皮肤炎、斑秃。

7. 复方间苯二酚乳膏 Compound Resorcinol Cream

【适应证】用于头部脂溢性皮炎及由此引起的瘙痒和脱屑,对脂溢性脱发和斑秃也有一定疗效。

8. 右泛醇 Dexpanthenol

【适应证】本品可防治小皱纹、炎症、日晒、糜烂,防止脱发,促进生发,保持头发湿润,减少头发分叉,防止干脆及断裂,对头发起保护、修复、护理作用。

二、中药

1. 生发酊(丸、片)

【处方组成】闹羊花、补骨脂、生姜

【功能主治】温经通脉,用于经络阻隔、气血不畅所致的油风,症见头部毛发成片脱落,头皮光亮,无痛痒;斑秃见上述证候者。

【用法用量】外用,涂擦患处,一日 2 ~ 3 次。

【使用注意】孕妇禁用。

2. 养血生发胶囊

【处方组成】熟地黄、制何首乌、当归、川芎、白芍、菟丝子、天麻、木瓜、羌活

【功能主治】养血祛风,益肾填精。用于血虚风盛,肾精不足所致的脱发,症见毛发松动或呈稀疏状脱落、毛发干燥或油腻、头皮瘙痒;斑秃、全秃、脂溢性脱发与病后、产后脱发见上述证候者。

【用法用量】口服。一次 4 粒,一日 2 次。

3. 天麻首乌片

【处方组成】天麻、川芎、白芷、何首乌、熟地黄、丹参、当归、炒蒺藜、桑叶、墨旱莲、女贞子、白芍、黄精、甘草

【功能主治】滋阴补肾,养血息风。用于肝肾阴虚所致的头晕目眩,头痛耳鸣,口苦咽干,腰膝酸软,脱发,白发;脑动脉硬化、早期高血压、血管神经性头痛、脂溢性脱发见上述证候者。

【用法用量】口服。一次 6 片,一日 3 次。

【使用注意】孕妇禁用。

4. 斑秃丸

【处方组成】熟地黄、地黄、制何首乌、当归、白芍(炒)、五味子、丹参、羌活、木瓜

【功能主治】补益肝肾,养血生发。用于肝肾不足、血虚风盛所致的油风,症见头部毛发成片脱落,或至全部脱落,多伴有头晕失眠,目眩耳鸣,腰膝酸软;斑秃、全秃、普秃见上述证候者。

【用法用量】口服。水蜜丸一次 5g,大蜜丸一次 1 丸;一日 3 次。

【使用注意】孕妇禁用。

5. 制首乌颗粒

【处方组成】制何首乌

【功能主治】补肝肾,益精血,乌须发,强筋骨。用于血虚萎黄,眩晕耳鸣,须发早白,腰膝酸软,肢体麻木。

【用法用量】开水冲服,一次14g,一日2次。

6. 益肾生发丸

【处方组成】何首乌、女贞子、熟地黄、当归、大枣

【功能主治】滋补肝肾,养血生发。用于肝肾不足、精血亏虚所致的斑秃。

【用法用量】口服。一次9g,一日2次。

【使用注意】糖尿病患者禁用。

7. 固肾生发丸

【处方组成】熟地黄、何首乌、女贞子、丹参、枸杞子、川芎、当归、党参、羌活、木瓜、桑葚、黑芝麻

【功能主治】固肾养血,益气祛风。用于斑秃、全秃、普秃及肝肾虚引起的脱发。

【用法用量】口服。一次2.5g,一日2次。

【使用注意】孕妇禁用。

8. 滋补生发片(丸)

【处方组成】当归、地黄、川芎、桑葚、黄芪、黑芝麻、桑叶、何首乌、菟丝子、枸杞子、侧柏叶、熟地黄、女贞子、墨旱莲、鸡血藤

【功效主治】滋补肝肾,益气养荣,活络生发。用于脱发症。

【用法用量】口服。一次6~8片,一日3次,小儿酌减。

9. 健肾生发丸

【处方组成】制何首乌、熟地黄、枸杞子、黄精、五味子、大枣、女贞子、菟丝子、苣胜子、桑葚、当归、柏子仁、山药、山茱萸、茯苓、泽泻、桑叶、地黄、牡丹皮、黄连、黄柏、杜仲、牛膝、续断、木瓜、羌活、川芎、白芍、甘草

【功能主治】补肾益肝,健肾生发。用于肾虚脱发,肾虚腰痛,慢性肾炎,神经衰弱。

【用法用量】口服。一次1丸,一日2次。

10. 参归生发酊

【处方组成】人参、当归、冬虫夏草、骨碎补、丹参、红花、侧柏叶、丁香、何首乌

【功能主治】止脱育发,去屑止痒,化瘀通络,促进头皮血液循环。适用于脂溢性脱发、斑秃、普秃等。

【用法用量】外用,涂抹脱发处,一次用量3~5ml,一日3次。

11. 丹骨生发酊

【处方组成】赭石、骨碎补、丹参、血余炭、侧柏叶、熟地黄、当归、红花

【功能主治】养血活血,益精生发。适用于肝肾不足、血脉瘀滞引起的斑秃。

【用法用量】外用,涂擦于患处。一日1~3次,用药前后按摩患处1~3分钟效果更好。

【使用注意】孕妇禁用。对酒精过敏者禁用。

12. 止脱生发散

【处方组成】当归、制首乌、红花等29味药组成

【功能主治】益气健脾,化瘀通络,养血生发。用于脾虚湿盛、气滞血瘀所致的脂溢性脱发及斑秃。

【用法用量】口服。轻度患者一次5g,重度患者一次10g,一日2次,开水冲成糊状,空腹服用。

【使用注意】孕妇禁用。

13. 补肾生发药酒

【处方组成】黄芪、当归、熟地黄、制何首乌、龙眼肉、丹参、红花、女贞子、淫羊藿、杜仲、枸杞子、蒺藜、白芷、甘草、茯苓、墨旱莲

【功能主治】补肾益气,活血祛风。适用于肝肾不足、气虚血瘀所致斑秃的辅助治疗。

【用法用量】口服。一次50~75ml,一日2次。

【使用注意】儿童、孕妇禁用;对酒精过敏者禁服。

14. 六君生发胶囊

【处方组成】当归、熟地黄、侧柏叶、何首乌、胱氨酸、蜂王浆

【功能主治】养血生发。用于血虚所致的脱发及须发早白。

【用法用量】口服。一次4粒,一日3次。

15. 复方斯亚旦生发酊(油)

【处方组成】黑种草子

【功能主治】育发,润发,固发。用于秃发、斑秃、脂溢性脱发及其他不明原因的脱发。

【用法用量】外用。清洁患部,按摩2~3分钟,喷涂适量,一日3次。

16. 六味防脱生发酊

【处方组成】大黄、苦参、何首乌、当归、黄芪、薄荷

【功能主治】养血活血,祛风生发。对气血失和、化燥生风而引起的头屑增多,瘙痒症状有一定缓解作用。适用于脂溢性脱发、斑秃、弥漫性脱发。

【用法用量】①外洗法:洗头后取本品20ml,加温水100ml稀释后直接淋在头皮及发部,并轻轻拍打2~3分钟后擦干,不再冲洗。2~3天1次。②外擦法:先用热毛巾将局部擦洗干净,然后将药液轻轻涂患处,最后用手指在涂药液处轻轻扣击5~10分钟,每日1~2次。

17. 除脂生发片(胶囊)

【处方组成】当归、牡丹皮、川芎、白鲜皮、蝉蜕、地黄、苦参、地肤子、防风、制何首乌、荆芥、僵蚕(麸炒)、蜈蚣

【功能主治】滋阴养血,祛风活络止痒,除油脂。用于脂溢性脱发、头皮瘙痒、落屑、油脂分泌过多症。

【用法用量】片剂,口服,一次6~8片,一日3次。

18. 金樱首乌汁

【处方组成】何首乌、地黄、金樱子提取液、狗脊、当归、川芎、菟丝子

【功能主治】养血益肝,强筋健骨,乌须黑发。用于肝肾亏损、阴虚血少所致的腰酸,耳鸣,头晕眼花,筋骨痿软,脱发,白发,月经失调。

【用法用量】口服。一次10~20ml,一日3次。

19. 益虚宁片

【处方组成】枸杞子、何首乌(黑豆汁制)、党参、当归、地黄、五味子、菟丝子、女贞子、牛膝、牡丹皮、麦冬、甘草

【功能主治】养阴益气,补血安神。用于失眠少寝,头发脱落,耳鸣头晕,腰痛腿软。

【用法用量】口服。一次5~6片,一日3次。

附:用于脱发的其他中药

1. 精乌胶囊(颗粒)

【功能主治】补肝肾,益精血。用于肝肾亏虚所致的失眠多梦,耳鸣健忘,须发早白。

2. 养血荣发颗粒

【功能主治】滋补肝肾,养血荣发。用于肝肾不足、精血亏虚所致的脱发,腰膝酸软,失眠多梦。

3. 黑首生发颗粒

【功能主治】滋补肝肾,养血生发。用于肝肾阴虚、精血不足所致脱发的辅助治疗。

4. 荣发胶囊

【功能主治】滋补肝肾,养阴清热,益气养血。用于肝肾不足、气血亏虚、血热风燥引起的干性脂溢性脱发及斑秃。

5. 首乌补肾酒

【功能主治】补气养血,补肾益精,补心安神。用于气血不足、肝肾亏损所致的神疲乏力,健忘失眠,脱发白发,眩晕耳鸣,心慌,多梦易惊,面色萎黄,以及夜尿频繁者。

251. 白发

〔基本概述〕

白发或称少白头,指头发全部或部分变白。

先天性少白头,常有家族遗传史,往往一出生就有白头发,或头发比别人白得早,此外,无其他异常表现;后天性少白头,引起的原因很多:营养不良,如缺乏蛋白质、维生素及某些微量元素(如铜)等,都会使头发变白;某些慢性消耗性疾病如结核病等,因造成营养缺乏,头发也比一般人的要白得早些;一些长期发热的患者,头发会黄脆甚至变白脱落;有的内分泌疾病,如脑垂体或甲状腺疾患,可影响色素细胞产生色素颗粒的能力而导致头发过早变白;有些年轻人在短时间内,头发大量变白,则与过度焦虑、悲伤等严重精神创伤或精神过度疲劳有关。

白发患者一般在青少年或青年时发病。最初头发有稀疏散在的少数白发,大多数首先出现在头皮的后部或顶部,夹杂在黑发中呈花白状。随后,白发可逐渐或突然增多,骤然发生者,与营养障碍有关。

遗传性白发通常出生时即有,或在儿童期迅速出现。包括全身性毛发变白的白化病和局限性毛发变白的斑驳病等。青年人或中年人的早老性白发,初起只有少数白色,以后逐渐增多。老年性白头发常从两鬓角开始,慢慢向头顶发展。数年后胡须、鼻毛等也变灰白,但胸毛、阴毛和腋毛即使到老年也不变白。

青少年生白发,与头发中的黑色素减少密切相关。精神紧张、营养失调、患慢性疾病、遗传因素等都可能导致白发过早出现。在一些疾病中,如白癜风等可伴有局部白发。

中医学认为,引起白发的主要因素有精虚血弱、血热偏盛、肝郁脾湿等方面。按照中医理论,头发与肝肾有密切关系。肾藏精,肝主血,其华在发,肝肾虚则精血不足,毛囊得不到充足的营养。一种情况是合成黑色素能力减弱,出现白发,那么还有一种情况就是毛囊萎缩或者坏死,造成脱发。反之,肝肾强健,上荣于头,则毛发浓密乌黑。先天(遗传性)肝肾不足则少年白头,年纪大了肝肾虚弱就长出白头发,部分患者还伴有失眠多梦、腰膝酸软、肾功能减退症状。

〔治疗原则〕

保持乐观、加强营养、治疗疾病、按摩头皮、勤于梳头是预防和治疗白头发的基本方法。

我国采取何首乌治疗白发已有上千年历史,古代的帝王将相们经常通过御医精心配制的首乌制品来使自己乌须发、健筋骨、养血益肾、保持年轻状态。

药疗、食疗和按摩对于青少年白发人群而言,都是切实可行、方便持久的治疗方法。其中,首乌、当归、黑芝麻、核桃等都是促黑发生成的良药,可以长期服用。同时,白发少年应尽量少吃动物类油脂和白糖。

少年白发主要是由于血热、肝肾不足和气血亏损所致。治疗应当采用滋阴凉血、养血乌发、补肾安神的药物为主,同时可以配合一些外用药物、按摩等疗法。

适当进行头部按摩,增加头皮血液循环,也有利于促进黑色素颗粒的合成,从而使头发转黑。

治疗白发时间根据白发患者的具体情况不同而定,有的需要1个月,有的需要2个月,有的还需要半年,严重的甚至需要2年左右。

〔用药精选〕

一、西药

对白发的治疗,目前尚没有明显有效的西药制剂。

二、中药

1. 七宝美髯丸(颗粒、胶囊、口服液)

【处方组成】制何首乌、当归、补骨脂(黑芝麻炒)、枸杞子(酒蒸)、菟丝子(炒)、茯苓、牛膝(酒蒸)

【功能主治】滋补肝肾。用于肝肾不足所致的须发早白,遗精早泄,头眩耳鸣,腰酸背痛。

【用法用量】丸剂,淡盐汤或温开水送服,一次1丸,一日2次。

2. 精乌胶囊(颗粒)

【处方组成】制何首乌、黄精(制)、女贞子(酒蒸)、墨旱莲

【功能主治】补肝肾,益精血。用于肝肾亏虚所致的失眠多梦,耳鸣健忘,须发早白。

【用法用量】胶囊,口服。一次6粒,一日3次。2周为一疗程。

3. 首乌丸(片)

【处方组成】制何首乌、桑葚、黑芝麻、酒牛膝、菟丝子(酒蒸)、盐补骨脂(盐炒)、熟地黄、金樱子、女贞子(酒蒸)、墨旱莲、桑叶(制)、金银花(制)、豨莶草(制)

【功能主治】补肝肾,强筋骨,乌须发。用于肝肾两虚,头晕目花,耳鸣,腰酸肢麻,须发早白;亦用于高脂血症。

【用法用量】丸剂,口服,一次6g,一日2次。

4. 制首乌颗粒

见本章"250. 脱发"。

5. 金樱首乌汁

见本章"250. 脱发"。

6. 生发酊(丸、片)

见本章"250. 脱发"。

7. 人参首乌胶囊(精)

【处方组成】红参、制何首乌

【功能主治】益气养血。用于气血两虚所致的须发早白,健忘失眠,食欲不振,体疲乏力;神经衰弱见上述证候者。

【用法用量】胶囊,口服。一次1~2粒,一日3次,饭前服用。

8. 六君生发胶囊

见本章"250. 脱发"。

9. 天麻首乌片

【处方组成】天麻、川芎、白芷、何首乌、熟地黄、丹参、当归、炒蒺藜、桑叶、墨旱莲、女贞子、白芍、黄精、甘草

【功能主治】滋阴补肾,养血息风。用于肝肾阴虚所致的头晕目眩,头痛耳鸣,口苦咽干,腰膝酸软,脱发,白发;脑动脉硬化、早期高血压、血管神经性头痛、脂溢性脱发见上述证候者。

【用法用量】口服。一次6片,一日3次。

【使用注意】孕妇禁用。

10. 桑葚颗粒

【处方组成】桑葚

【功能主治】滋阴益肾,补血润燥。用于阴亏血燥引起的腰膝酸软,眩晕失眠,目昏耳鸣,肠燥便秘,口干舌燥,须发早白。

【用法用量】开水冲服,一次1袋(块),一日1~2次。

附:用于白发的其他中药

1. 益肾乌发口服液

【功能主治】补肝肾,乌须发。用于肝肾两虚引起的须发脱落、早白。

2. 固精麦斯哈片(胶囊)

【功能主治】增强机体抵抗力,强身补脑,固精缩尿,乌发。用于遗尿,体弱,头发早白,神疲乏力。

3. 灵芝桂圆酒

【功能主治】滋补强壮,温补气血,健脾益肺,保肝护肾。用于身体瘦弱,产后虚弱,贫血,须发早白的辅助治疗。

4. 固本延龄丸

【功能主治】固本培元,滋阴,补髓填精,强壮筋骨。用于虚劳损伤,腰痛体倦,心悸失眠,肌肤憔悴,须发早白,经血不调,食欲不振。

5. 女贞子糖浆

【功能主治】滋补肝肾,强壮腰膝。用于肝肾两亏所致腰膝酸软,耳鸣目昏,须发早白。

6. 复方首乌地黄丸

【功能主治】滋阴补肾,乌须黑发,壮筋骨。用于腰膝酸软,头痛眩晕,须发早白。

7. 补肾养血丸

【功能主治】补肝肾,益精血。用于身体虚弱,血气不足,须发早白。

8. 肝肾安糖浆

【功能主治】补肝肾,强筋骨,乌须发。用于头晕目花,耳鸣,腰酸肢麻,头发早白。

9. 肝肾康糖浆

【功能主治】滋补肝肾,调气益血,收敛精气。用于贫血,黄瘦,须发早白。

10. 乌发丸

【功能主治】滋阴健脑,凉血乌发。用于青少年白发症。

11. 首乌延寿片

【功能主治】补肝肾,养精血。用于肝肾两虚、精血不足而致的头晕目眩,耳鸣健忘,鬓发早白,腰膝酸软。

12. 首乌补肾酒

【功能主治】补气养血,补肾益精,补心安神。用于气血不足、肝肾亏损所致的神疲乏力,健忘失眠,脱发白发,眩晕耳鸣,心慌,多梦易惊,面色萎黄,以及夜尿频繁者。

13. 首乌地黄丸

【功能主治】补血滋阴。用于肝肾不足,须发早白。

14. 健身宁片

【功能主治】滋补肝肾,养血健身。用于肝肾不足引起的腰酸腿软,神疲体倦,头晕耳鸣,心悸气短,须发早白。

252. 包皮龟头炎

〔基本概述〕

包皮龟头炎可分为感染性的和非感染性的。感染性的包皮龟头炎较多见，常由细菌、白色念珠菌、滴虫等引起。非感染性的是由于包皮垢刺激、药物过敏（磺胺、四环素等）等引起。

本病多见于青少年和儿童，常因包皮过长、包皮垢，在未注意卫生时，细菌感染后引起。

起病初仅表现为龟头和包皮内板充血、肿胀，并伴有瘙痒感，重者出现灼痛和触痛，后期可出现表浅小溃疡或糜烂，有脓性分泌物，可影响排尿和出现排尿痛。

〔治疗原则〕

(1)对症敷以消炎软膏（如红霉素软膏、咪康唑软膏等）。

(2)过敏性的包皮龟头炎需口服抗过敏药物（氯苯那敏、赛庚啶等）及外用氢化可的松软膏。

(3)针对病原菌，酌情使用口服抗菌药物。

(4)平时要常清洗包皮和龟头，保持清洁和干燥。反复出现包皮龟头炎的患者应行包皮环切术。

〔用药精选〕

一、西药

1. 红霉素软膏 Erythromycin

见本章“223. 脓疱疮（黄水疮）”。

2. 莫匹罗星软膏 Mupirocin Ointment

见第十三章“178. 小儿湿疹”。

3. 曲安奈德益康唑乳膏 Triamcinolone Acetonide and Econazole Nitrate Cream

见本章“213. 皮炎”。

4. 联苯苄唑乳膏 Bifonazole Cream

见本章“237. 癣病”。

5. 曲咪新乳膏 Triamcinolone Acetonide Acetate and Miconazole Nitrate and Neomycin Sulfate Cream

见本章“213. 皮炎”。

6. 复方酮康唑软膏 Compound Ketoconazole Ointment

本品为复方制剂，含酮康唑和丙酸氯倍他索。丙酸氯倍他索为糖皮质激素，具有较强的抗炎、抗过敏作用。

【适应证】用于体癣，手、足癣，股癣。

【用法用量】外用。取适量直接涂于患处，一日 2 次。

【不良反应】①局部偶见过敏反应，如出现皮肤烧灼感、瘙痒、针刺感等。②长期使用时可出现皮肤萎缩、毛细血管扩张、色素沉着，以及继发感染。

【禁忌】对本品过敏及病毒性感染如疱疹、水痘等患者禁用。

【儿童用药】婴幼儿和儿童慎用。

【孕妇及哺乳期妇女用药】孕妇及哺乳期妇女禁用。

附：用于包皮龟头炎的其他西药

1. 炉甘石洗剂 Calamine

见第十三章“178. 小儿湿疹”。

2. 高锰酸钾 Potassium Permanganate

【适应证】本品属高效消毒剂、强氧化剂，杀菌力极强，对各种细菌、真菌等致病微生物有杀灭作用。用于急性皮炎或急性湿疹，特别是伴继发感染的湿敷，清洗小面积溃疡。

3. 咪康唑软膏 Miconazole

【适应证】用于浅表真菌感染，皮肤念珠菌病，念珠菌性外阴阴道炎。

4. 伊曲康唑 Itraconazole

【适应证】本品具有广谱抗真菌作用，适用于治疗以下疾病。①妇科：外阴阴道念珠菌病。②皮肤科/眼科：花斑癣、皮肤真菌病、真菌性角膜炎和口腔念珠菌病。③由皮肤癣菌和/或酵母菌引起的甲真菌病。④系统性真菌感染。

二、中药

1. 复方双花藤止痒搽剂

【处方组成】忍冬藤、虎杖、苦参、地榆、大黄、漆大姑、冰片、岗松油、蛇床子、百部、樟脑、杉木叶、小鱼仙草、山香、桉油、松节油、樟油

【功能主治】清热解毒，燥湿止痒。用于湿热下注所致的外阴瘙痒；外阴炎见以上症状者。

【用法用量】外用，洗净外阴后，将适量药液直接涂搽于患处，一日 2～3 次。

【使用注意】妇女孕期、月经期禁用。

2. 妇阴康洗剂

【处方组成】苦参、金银花、野菊花、蛇床子、冰片等

【功能主治】治疗阴道炎、盆腔炎及男性生殖器炎症。

【用法用量】阴道注入方法：先将注射器后盖打开，按上推杆，将原注射器头剪断，再将专用无菌注射器头按上，即可使用。男性生殖器炎症：外用适量。

3. 复方黄柏液

见本章“234. 疮疡（痈疮疖肿）”。

附：用于包皮龟头炎的其他中药

复方苦参洗剂

【功能主治】清热解毒，燥湿止痒，杀虫灭菌。用于妇女阴道炎，治疗妇女带下过多，外阴瘙痒，皮肤及肛门湿疹，体、脚癣等症。

253. 生殖器疱疹

〔基本概述〕

生殖器疱疹是由单纯疱疹病毒（HSV）感染泌尿生殖器及肛门部位皮肤黏膜而引起的性传播疾病。多数由HSV-2引起。

生殖器疱疹感染后，经过一定的静止期复发。引起复发的因素有发热、月经期、精神创伤等。传染途径是与生殖器疱疹患者发生性接触，有疱疹病史而无症状的带菌者也是传染源。

本病传染性极强，凡与患有阴茎疱疹的男性发生一次性接触的女性，有60%～80%可受感染。

生殖器疱疹临床表现中可分为原发和复发两种。原发指首次感染病毒，一般从接触到发病2～10天，也就是潜伏期。复发性生殖器疱疹在原发后1～4个月内发生。

本病女性好发于阴唇、阴阜、阴蒂、肛周或阴道。患病部位先有烧灼感，很快在红斑基础上发生3～10个成群的红色丘疹，伴有瘙痒，丘疹很快变成小水疱，3～5天后变为脓疱，破溃后形成大片的糜烂和溃疡，自觉疼痛，最后结痂愈合。整个病程可持续20天左右。

生殖器疱疹常反复发作，主要感染泌尿生殖器及肛门部位皮肤黏膜。约90%的患者，病毒可同时侵犯子宫颈，出现阴道分泌物增多或下腹痛，并可并发宫颈炎和子宫炎。大多数患者双侧腹股沟淋巴结肿大。后期炎症波及尿道、膀胱时，可出现排尿困难、尿痛、尿频，严重者可发生尿潴留等现象。还可能有其他症状同时出现，如发热、全身不适、头痛、颈项强直、脑膜炎和骶部神经系统功能不全。

复发一般都在原处，但水疱数目、持续时间和自觉症状均比原发者轻，淋巴结不肿大，很少有全身症状。

生殖器疱疹诊断主要依赖于临床表现，必要时可做病毒培养、抗原检测或核酸检测。

〔治疗原则〕

本病危害性严重，复发率高，目前无特效治疗方法，尚可引起女性不孕、流产或新生儿死亡等。

本病目前尚无特效药物，治疗原则为缩短病程，防止继发感染，减少复发。在治疗上主要采用抗病毒治疗。常用的抗病毒药有阿昔洛韦或伐昔洛韦等。

治疗包括全身治疗和局部处理两方面。全身治疗主要是抗病毒治疗，局部处理包括清洁创面和防止继发感染。生殖器疱疹很易复发，常给患者带来很大的心理压力，因此，应给予患者医学咨询、社会心理咨询、药物治疗等综合处理措施。

治疗生殖器疱疹的抗病毒药主要如下。

系统性抗病毒药：阿昔洛韦是最常用的抗疱疹病毒药。虽然该药口服吸收差，半衰期短，需要每天多次口服。但该药安全，耐受性好，价格低廉。伐昔洛韦是阿昔洛韦的L-缬氨酸酯，是阿昔洛韦的前体药。口服吸收后在体内转化为阿昔洛韦而发挥抗病毒作用。泛昔洛韦是喷昔洛韦的前体药，口服利用度高，治疗指数高，为有高度选择性的抗疱疹病毒药。

外用抗病毒药：皮损局部可外用3%阿昔洛韦乳膏、1%喷昔洛韦乳膏、重组人干扰素α2b凝胶等，但单独局部治疗的疗效远逊于系统性用药。

1. 原发性生殖器疱疹

为第一次感染HSV而出现症状者。临床表现相对明显。治疗采用阿昔洛韦200mg，口服，每天5次，共7～10天；或阿昔洛韦400mg，口服，一日3次，共7～10天；或伐昔洛韦300mg，口服，一日2次，共7～10天；或泛昔洛韦250mg，口服，一日3次，共7～10天。

2. 复发性生殖器疱疹

生殖器疱疹常复发，但复发时的皮损数目相对少，病程也较短。发作时可给予抗病毒治疗，最好在出现前驱症状或皮损出现24小时内开始用药。常用的治疗方案：阿昔洛韦200mg，口服，每天5次，共5天；或阿昔洛韦400mg，口服，一日3次，共5天；或伐昔洛韦300mg，口服，一日2次，共5天；或泛昔洛韦125～250mg，口服，一日3次，共5天。

对于频繁复发、每年复发≥6次者，可采用长期抑制疗法。阿昔洛韦400mg，口服，一日2次；或伐昔洛韦300mg，口服，一日1次；或泛昔洛韦125～250mg，口服，一日2次。疗程一般为4个月。

〔用药精选〕

一、西药

1. 阿昔洛韦 Aciclovir

阿昔洛韦在体外对单纯疱疹病毒、水痘带状疱疹病毒、巨细胞病毒等具有抑制作用。

【适应证】主要用于单纯疱疹或带状疱疹感染。①单纯疱疹病毒感染：免疫缺陷者初发和复发性黏膜皮肤感染的治疗，以及反复发作病例的预防；单纯疱疹性脑炎治疗。②带状疱疹：治疗免疫缺陷者严重带状疱疹或免疫功能正常者弥散型带状疱疹。③免疫缺陷者水痘。④急性视网膜坏死。⑤可试用于病毒性脑膜炎。

【禁忌】对阿昔洛韦过敏者禁用。

【不良反应】常见注射部位的炎症或静脉炎、皮肤瘙痒或荨麻疹、皮疹、发热、轻度头痛、恶心、呕吐、腹泻、蛋白尿、血液尿素氮和血清肌酐值升高、肝功能异常如AST、ALT、碱性磷酸酶、乳酸脱氢酶、总胆红素轻度升高等。

少见急性肾功能不全、白细胞和红细胞计数下降、血红蛋白减少、胆固醇、三酰甘油升高、血尿、低血压、多汗、心悸、呼吸困难、胸闷等。

罕见昏迷、意识模糊、幻觉、癫痫、下肢抽搐、舌及手足麻木感、震颤、全身倦怠感等中枢神经系统症状。

【用法用量】静脉滴注：请遵医嘱。

口服。①成人：生殖器疱疹初治和免疫缺陷者皮肤黏膜单纯疱疹，一次200mg，一日5次，10日为一疗程；或一次400mg，一日3次，5日为一疗程；复发性感染，一次200mg，一日5次，5日为一疗程。复发性感染的慢性抑制疗法，一次200mg，一日3次，6个月为一疗程；必要时剂量可加至一日5次，6～12个月为一疗程。带状疱疹，一次800mg，一日5次，7～10日为一疗程。水痘，40kg以上儿童和成人常用量为一次800mg，一次4日，5日为一疗程。②儿童：水痘，一次20mg/kg，一日4次，5日为一疗程。2岁以下小儿剂量尚未确立。

【孕妇及哺乳期妇女用药】慎用。

【儿童用药】2岁以下儿童慎用。

【老年用药】由于生理性肾功能的衰退，本品剂量与用药间期需调整。

【制剂】阿昔洛韦片（分散片、咀嚼片、缓释片、胶囊、颗粒、乳膏、软膏、凝胶、注射液），注射用阿昔洛韦。

2. 泛昔洛韦 Famciclovir

见本章“231. 单纯疱疹与带状疱疹”。

3. 盐酸伐昔洛韦片 Valaciclovir Hydrochloride Tablets

见本章“231. 单纯疱疹与带状疱疹”。

4. 喷昔洛韦 Penciclovir

见本章“231. 单纯疱疹与带状疱疹”。

5. 重组人干扰素α2a凝胶 Recombinant Human Interferon α2a Gel

本品具有广谱的抗病毒作用，还有多种调节作用，如提高巨噬细胞的吞噬活性，提高免疫功能等作用。

【适应证】用于治疗单纯疱疹、尖锐湿疣及预防尖锐湿疣复发。临床研究表明，本品对于单个直径<0.5cm，疣体数目≤15个初发尖锐湿疣及皮损出现在24小时以内的单纯疱疹有较好的疗效。对于单个直径>0.5cm，疣体数目>15个的初发尖锐湿疣，以及皮损出现24小时以上的单纯疱疹的疗效尚不明确。

【用法用量】用法：局部涂抹给药，旋下瓶盖，用顶端刺破铝管封口，挤出凝胶涂抹患处。用量：感染较重时每日4次，好转后可减少到每日2次，单纯疱疹连续使用7天，尖锐湿疣每两周为一个疗程可连续使用2～3个疗程。尖锐湿疣患者清除疣体后，预防复发，可连续使用2～8周。

【不良反应】临床研究发现，本品不良反应包括局部中度灼热、刺激、瘙痒、糜烂和红肿，发生率较低，停药后消失。研究报道重组人干扰素α2a肌内注射的不良反应包括流感样症状、中性粒细胞和血小板减少、胃肠道症状等。但本品为局部用药，尚无资料确定其吸收程度。因此，全身用药的不良反应是否会在本品的使用中出现尚不明确。

【禁忌】过敏体质者慎用。研究报道重组人干扰素α2a全身用药的禁忌除了对α干扰素过敏者，还包括自身免疫性疾病、艾滋病、严重心脏病等。但尚无资料表明上述患者是否能使用本品。

【孕妇及哺乳期妇女用药】慎用。国外资料表明哺乳期妇女应禁止肌内注射重组人干扰素α2a。

6. 重组人干扰素α2b Recombinant Human Interferon α2b

本品具有广谱抗病毒、抑制细胞增殖及提高免疫功能等作用。其具有提高免疫功能包括增强巨噬细胞的吞噬功能，增强淋巴细胞对靶细胞的细胞毒性和增强天然杀伤性细胞的功能。

【适应证】用于宫颈糜烂，尖锐湿疣，带状疱疹，口唇疱疹及生殖器疱疹。

【不良反应】治疗病毒性皮肤病：暂时性的刺痛或烧灼感；治疗宫颈糜烂：轻度瘙痒，下腹部坠胀，分泌物增多。

【禁忌】对本品过敏者禁用。

【孕妇及哺乳期妇女用药】目前尚未在孕妇中进行充分严格对照临床研究，只有医师确实认为本品的潜在利益大于胎儿的潜在危险才可使用。

【儿童用药】儿童用药经验仍有限，对此类病例应小心权衡利弊后遵医嘱用药。

【用法用量】外用涂于患处。尖锐湿疣一日4次，连续6～8周。口唇疱疹或生殖器疱疹一日4次，连续7天。

【制剂】重组人干扰素α2b乳膏（软膏、凝胶、喷雾剂）

附：用于生殖器疱疹的其他西药

1. 膦甲酸钠 Foscarnet Sodium

【适应证】用于免疫功能损害患者对阿昔洛韦耐药的单纯疱疹病毒性皮肤，黏膜感染。

2. 酞丁安 Ftibamzone

见本章“231. 单纯疱疹与带状疱疹”。

3. 复方多黏菌素B软膏 Compound Polymyxin B Ointment

【适应证】可用于各种细菌性皮肤感染的治疗，如脓疱疮、疖肿、毛囊炎、须疮、甲沟炎，原发性皮肤细菌感染及湿疹、单纯性疱疹、脂溢性皮炎、溃疡合并感染、创伤合并感染，继发性感染。

4. 利巴韦林 Ribavirin

见第十三章“160. 小儿感冒”。

5. 二十二醇乳膏 Docosanol Cream

【适应证】本品为抗疱疹病毒新药，主要用于治疗复发性的口唇及面部单纯疱疹等。

6. 咪喹莫特乳膏 Imiquimod Cream

【适应证】用于治疗水痘-带状疱疹及Ⅰ型、Ⅱ型单纯疱疹的感染，包括初发和复发的生殖器疱疹。本品在医师指导下，可用于阿昔洛韦的所有适应证（如尖锐湿疣、全身性疱疹）。

二、中药

疣迪搽剂

【处方组成】苦参、水杨酸、鬼臼毒素、冰片

【功能主治】清热解毒，化瘀散结。用于尖锐湿疣，生殖器疱疹。

【用法用量】局部外用，涂药液之前，将患处洗净抹干，然后将患处周围正常组织用凡士林软膏仔细涂抹，再将本品涂擦于患处，一日 2 次，早晚各涂 1 次；连续 3 天，至疣体变白，停药观察，4 天为一疗程。疣体未消退者进行第二疗程，这样持续 3 个疗程，大米粒大小的疣体也能掉了。

【使用注意】孕妇禁用。

254. 淋病

〔基本概述〕

淋病是淋病奈瑟菌（淋球菌）感染所引起，是常见的性传播疾病。其主要由不洁性交传染，极少数是由污染的用具间接传染。

男性主要表现为淋菌性尿道炎、淋菌性包皮龟头炎、后尿道炎等。女性主要表现为淋菌性宫颈炎、淋菌性阴道炎、尿道炎、尿道旁腺炎、前庭大腺炎等。幼女可因间接接触而发生淋菌性外阴阴道炎。男性并发症包括附睾炎、精囊炎、前列腺炎，极少数患者可并发系带旁腺或尿道旁腺炎、尿道球腺炎等。女性并发症多为淋菌性宫颈炎未及时治疗，淋球菌上行感染而致，表现为淋菌性盆腔炎。根据淋球菌感染部位的不同，淋病还可表现为新生儿和成人的淋菌性眼炎、淋菌性直肠炎、咽炎等。播散性淋病极为少见，可出现淋菌性关节炎、败血症等。

本病潜伏期短（3 ~ 5 日）、传染性强，最常见表现为泌尿生殖系统的化脓性炎症。①急性感染主要表现为急性尿道炎，尿道口红肿，有浆液或脓性分泌物，尿道内有瘙痒或灼热感，排尿时有疼痛，但无尿急、尿频感，多数患者 1 ~ 2 周内累及后尿道，其特征是排尿频繁、尿意窘迫及尿痛，尿末期出现血尿，直肠内有不适感，直肠指检常有前列腺肿大并有触痛。女性除尿道炎外，尿道旁腺、子宫颈、腔黏膜、输尿管亦可被感染，主要症状是发热、白带增多呈脓样，可有下腹痛及尿频。②慢性感染是指上述症状持续 1 个月以上或反复出现急性症状者，症状不如急性期明显，少数患者可完全无自觉症状，尿中带有淋丝可能为唯一症状。有些表现为慢性前列腺炎和附睾炎或精囊炎的症状（直肠内烧灼感、会阴部疼痛、腰酸等）。女性可伴有宫颈炎、前庭大腺炎、输卵管炎等。

淋病的诊断采用脓液涂片染色镜检和淋球菌培养法。在淋病患者的分泌物中涂片和培养，可发现淋球菌。本病要与非淋菌性尿道炎相区别，后者潜伏期长（多为 7 ~ 21 日），尿道分泌物少而质稀薄，尿痛、排尿困难及全身症状轻微或无，分泌物涂片无细胞内革兰阴性双球菌。

淋病属于中医学“淋浊”的范畴，多由不洁性交，淫毒侵袭而致。治宜清热利湿，调补肝肾。

〔治疗原则〕

淋病的治疗应遵循及时、足量、规则用药的原则。注意多重病原体感染，一般同时应用抗沙眼衣原体药物。性伴侣如有感染应同时接受治疗。治疗后应进行随访。

治疗淋病的抗生素主要有头孢菌素类、氨基糖苷类和喹诺酮类。

头孢菌素类：淋球菌对其敏感性高，药物血浆半衰期长，不良反应小，近年来淋球菌耐药监测未见耐头孢曲松的菌株。但值得注意的是，随着这类药物在临床应用的增加，淋球菌对其的敏感性有下降的趋势。临床研究发现，这类药物的淋病临床治愈率高，对直肠及咽部感染有效，妊娠期安全有效，对治疗新生儿感染也有效。主要用药为第三代头孢菌素如头孢曲松、头孢噻肟及头孢克肟。

氨基糖苷类：大观霉素在临床上仅用于淋病的治疗。近年来的淋球菌耐药监测很少见耐药株。适用于不能耐受头孢菌素的患者。对淋球菌无青霉素交叉抗药性。可用于妊娠期和儿童患者。对咽部淋病无效。

喹诺酮类：主要有氧氟沙星、诺氟沙星、环丙沙星等。

对其他部位淋病的治疗方案与无并发症淋病相似。但淋菌性咽炎用大观霉素治疗疗效差。对淋菌性结膜炎，同时应用氯化钠注射液冲洗眼部，每小时 1 次。

〔用药精选〕

一、西药

1. 注射用盐酸大观霉素 Spectinomycin Hydrochloride for Infection

本品为链霉菌产生的氨基糖苷类抗生素，主要对淋病奈瑟菌有高度抗菌活性，对产生 β - 内酰胺酶的淋病奈瑟菌也有良好的抗菌活性，对许多肠杆菌科细菌具有中度抗菌活性。

【适应证】主要用于奈瑟淋球菌所致的尿道炎、前列腺炎、宫颈炎和直肠感染，以及对青霉素、四环素等耐药菌株引起的感染。由于多数淋病患者同时合并沙眼衣原体感染，因此应用本品治疗后应继续予以 7 日疗程的四环素或多西环素或红霉素治疗。

【禁忌】对本品及氨基糖苷类抗生素过敏史者及肾病患者禁用。

【不良反应】注射部位疼痛，荨麻疹，眩晕，恶心，感冒样症状，发热，失眠等，尿量减少，血红蛋白、红细胞比容降低，碱性磷酸酶、BUN 及 SGPT 升高。

【孕妇及哺乳期妇女用药】孕妇禁用。哺乳期妇女若使

用本品,应暂停哺乳。

【儿童用药】本品的稀释液中含 0.9% 的苯甲醇,可能引起新生儿产生致命性喘息综合征,新生儿禁用。小儿淋病患者对青霉素类或头胞菌素类过敏者可应用本品。

【用法用量】仅供肌内注射。成人用于宫颈、直肠或尿道淋病奈瑟菌感染,单剂一次肌内注射 2g;用于播散性淋病,一次肌内注射 2g,每 12 小时 1 次,共 3 日。一次最大剂量 4g,于左右两侧臀部肌内注射;小儿体重 45kg 以下,按体重单剂一次肌内注射 40mg/kg,45 kg 以上,单剂一次肌内注射 2g。

2. 注射用头孢曲松钠 Ceftriaxone Sodium for Injection

见第十三章“164. 小儿肺炎”。

3. 注射用青霉素钠 Benzylpenicillin potassium for Injection

本品属于 β-内酰胺类抗生素,对溶血性链球菌、肺炎链球菌和不产青霉素酶的葡萄球菌等具有良好抗菌作用。

【适应证】青霉素适用于敏感细菌所致各种感染,如脓肿、菌血症、肺炎和心内膜炎等。其中青霉素为以下感染的首选药物。①溶血性链球菌感染,如咽炎、扁桃体炎、猩红热、丹毒、蜂窝织炎和产褥热等。②肺炎链球菌感染如肺炎、中耳炎、脑膜炎和菌血症等。③不产青霉素酶葡萄球菌感染。④炭疽。⑤破伤风、气性坏疽等梭状芽孢杆菌感染。⑥梅毒(包括先天性梅毒)。⑦钩端螺旋体病。⑧回归热。⑨白喉。⑩青霉素与氨基糖苷类药物联合用于治疗草绿色链球菌心内膜炎。

青霉素亦可用于治疗:①流行性脑脊髓膜炎;②放线菌病;③淋病;④樊尚咽峡炎;⑤莱姆病;⑥多杀巴斯德菌感染;⑦鼠咬热;⑧李斯特菌感染;⑨除脆弱拟杆菌以外的许多厌氧菌感染。

【不良反应】①过敏反应:青霉素过敏反应较常见,包括荨麻疹等各类皮疹、白细胞减少、间质性肾炎、哮喘发作等和血清病型反应;过敏性休克偶见,一旦发生,必须就地抢救,予以保持气道畅通、吸氧及使用肾上腺素、糖皮质激素等治疗措施。②毒性反应:少见,但静脉滴注大剂量本品或鞘内给药时,可因脑脊液药物浓度过高导致抽搐、肌肉阵挛、昏迷及严重精神症状等(青霉素脑病)。此种反应多见于婴儿、老年人和肾功能不全患者。③赫氏反应和治疗矛盾:用青霉素治疗梅毒、钩端螺旋体病等疾病时可由于病原体死亡致症状加剧,称为赫氏反应;治疗矛盾也见于梅毒患者,系治疗后梅毒病灶消失过快,而组织修补相对较慢或病灶部位纤维组织收缩,妨碍器官功能所致。④二重感染:可出现耐青霉素金黄色葡萄球菌、革兰阴性杆菌或念珠菌等二重感染。⑤应用大剂量青霉素钠可因摄入大量钠盐而导致心力衰竭。

【禁忌】有青霉素类药物过敏史或青霉素皮肤试验阳性患者禁用。

【孕妇及哺乳期妇女用药】孕妇应仅在确有必要时使用本品。少量本品从乳汁中分泌,哺乳期妇女用药时宜暂停哺乳。

【儿童用药】婴儿慎用。

【老年用药】慎用。

【用法用量】①口服:成人一日 1 ~ 2g;儿童一日按体重 50 ~ 100mg/kg,分 2 ~ 4 次服用。②肌内注射、静脉滴注:请遵医嘱。

4. 注射用头孢哌酮钠舒巴坦钠 Cefoperazone Sodium and Sulbactam Sodium for Injection

见第十三章“164. 小儿肺炎”。

5. 头孢克肟 Cefixime

头孢克肟为第三代口服头孢菌素,通过抑制细菌细胞壁合成而起杀菌作用,对多数 β-内酰胺酶稳定。本品抗菌谱广,对化脓性链球菌、肺炎球菌、无乳链球菌、淋球菌、流感杆菌、摩拉卡他菌及大肠埃希菌、肺炎杆菌等多数肠杆菌科细菌具有良好抗菌活性。

【适应证】用于治疗敏感菌引起的咽炎、扁桃体炎、支气管炎、支气管扩张合并感染、慢性呼吸道疾患继发感染、肺炎、肾盂肾炎、膀胱炎、淋菌性尿道炎、胆囊炎、胆管炎、猩红热、中耳炎、副鼻窦炎、尿路感染、单纯性淋病。

【不良反应】头孢克肟不良反应大多短暂而轻微。最常见者为胃肠道反应,其中腹泻 16%、大便次数增多 6%、腹痛 3%、恶心 7%、消化不良 3%、腹胀 4%;发生率低于 2% 的不良反应有皮疹、荨麻疹、药物热、瘙痒、头痛、头昏。极少数患者 GPT、GOT 升高。实验室异常表现为一过性 ALT、AST、ALP、LDH、胆红素、BUN、Cr 升高,血小板和白细胞计数一过性减少和嗜酸粒细胞增多,直接 Coombs 试验阳性等。

【禁忌】对本品或头孢菌素类抗生素有过敏史者禁用。

【孕妇及哺乳期妇女用药】孕妇及哺乳期妇女用药安全性尚未确定,仅在确实需要使用时使用该品,尚不清楚该品是否从乳汁中分泌,必须使用时应暂停哺乳。

【儿童用药】6 月以下婴儿不宜应用。

【老年用药】老年患者慎用。

【用法用量】口服。成人和体重 30kg 以上的儿童:一次 50 ~ 100mg,一日 2 次。重症可增至一次 200mg。一日 2 次。

小儿:按体重一次 1.5 ~ 3mg/kg,一日 2 次。可根据症状适当增减,对于重症患者,可增至一次 6mg/kg,一日 2 次。

【制剂】①头孢克肟片;②头孢克肟分散片;③头孢克肟咀嚼片;④头孢克肟胶囊;⑤头孢克肟颗粒;⑥头孢克肟干混悬剂

6. 米诺环素 Minocycline

见第十四章“210. 骨膜炎与骨髓炎”。

附:用于淋病的其他西药

1. 头孢呋辛 Cefuroxime

见第十三章“164. 小儿肺炎”。

2. 头孢噻肟 Cefotaxime

见第十三章“164. 小儿肺炎”。

3. 舒他西林 Sultamicillin

【适应证】本品适用于治疗敏感细菌引起的下列感染。①上呼吸道感染：鼻窦炎、中耳炎、扁桃体炎等；②下呼吸道感染：支气管炎、肺炎等；③泌尿道感染及肾盂肾炎；④皮肤、软组织感染；⑤淋病。

4. 头孢泊肟酯 Cefpodoxime Proxetil

见本章“239. 甲沟炎”。

5. 头孢他美酯 Cefetamet Pivoxil

【适应证】适用于敏感菌引起的下列感染：耳、鼻、喉部感染，如中耳炎、鼻窦炎、咽炎、扁桃体炎等；下呼吸道感染，如慢性支气管炎急性发作、急性气管炎、急性支气管炎等；泌尿系统感染，如非复杂性尿路感染、复杂性尿路感染（包括肾盂肾炎），男性急性淋球菌性尿道炎等。

6. 加替沙星 Gatifloxacin

【适应证】本品用于治疗敏感菌株引起的多种感染。包括男性非复杂性尿道感染：由奈瑟氏淋球菌所致；女性非复杂性宫颈和直肠感染：由奈瑟淋球菌所致。

7. 吉他霉素 Kitasamycin

【适应证】主要用于敏感的革兰阳性菌所致的皮肤、软组织感染、胆道感染、呼吸道感染、链球菌咽峡炎、猩红热、白喉、军团菌病、百日咳，以及淋病、非淋病性尿道炎、痤疮等。

8. 氧氟沙星 Ofloxacin

【适应证】用于敏感菌所引起的多种感染，包括单纯性、复杂性尿路感染，细菌性前列腺炎，淋病奈瑟菌尿道炎或宫颈炎（包括产酶株所致者）等。

9. 诺氟沙星 Norfloxacin

【适应证】用于敏感菌所致的尿路感染、淋病、前列腺炎和肠道感染等。

10. 环丙沙星 Ciprofloxacin

【适应证】适用于敏感菌引起的多种感染，包括单纯性、复杂性尿路感染，细菌性前列腺炎，淋病奈瑟菌尿道炎或宫颈炎（包括产酶株所致者）。

11. 盐酸多西环素 Doxycycline Hydrochloride

【适应证】主要用于立克次体病、支原体感染、衣原体感染等。还可用于对青霉素类过敏患者的破伤风、气性坏疽、雅司、梅毒、淋病和钩端螺旋体病，以及放线菌属、李斯特菌感染等。

12. 盐酸四环素 Tetracycline Hydrochloride

【适应证】主要用于立克次体病、支原体感染、衣原体感染等。还可用于对青霉素类过敏的破伤风、气性坏疽、雅司、梅毒、淋病和钩端螺旋体病，以及放线菌属、单核细胞增多性李斯特菌感染的患者。

13. 盐酸土霉素 Oxytetracycline Hydrochloride

【适应证】主要用于立克次体病、支原体感染、衣原体感染等。还可用于对青霉素类过敏的破伤风、气性坏疽、雅司、梅毒、淋病和钩端螺旋体病，以及放线菌属、李斯特菌感染等。

14. 盐酸美他环素 Metacycline Hydrochloride

【适应证】主要用于立克次体病、支原体感染、衣原体感染等。还可用于对青霉素类过敏的破伤风、气性坏疽、雅司、梅毒、淋病和钩端螺旋体病，以及放线菌属、李斯特菌感染等。

15. 门冬氨酸洛美沙星 Lomefloxacin Aspartate

【适应证】用于敏感菌引起的多种感染，包括泌尿生殖系统感染：急性膀胱炎、急性肾盂肾炎、复杂性尿路感染、慢性尿路感染急性发作、急慢性前列腺炎、单纯性淋病等。

16. 盐酸巴氨西林片 Bacampicillin Hydrochloride Tablets

【适应证】适用于敏感菌引起的呼吸道感染、泌尿系统感染及皮肤软组织感染。

17. 阿莫西林双氯西林钠胶囊（片）Amoxicillin and Dicloxacillin Sodium Capsules

【适应证】本品为复方制剂，含阿莫西林和双氯西林。适用于敏感菌所致的多种感染，包括生殖泌尿道感染，如膀胱炎、尿道炎、肾盂肾炎、脓毒性流产、产后脓毒症、盆腔感染、软下疳、淋病等。

18. 头孢羟氨苄 Cefadroxil

见第十三章“164. 小儿肺炎”。

19. 托西酸舒他西林 Sultamicillin Tosilate

【适应证】①上呼吸道感染鼻窦炎、中耳炎、扁桃体炎等。②下呼吸道感染支气管炎、肺炎等。③泌尿系统感染。④皮肤软组织感染。⑤淋病。

20. 氨苄西林丙磺舒胶囊 Ampicillin and Probenecid Capsules

【适应证】本品为复方制剂，含氨苄西林和丙磺舒。适用于敏感菌所致的多种感染，包括泌尿系统感染：膀胱炎、尿道炎、肾盂肾炎、前列腺炎等、淋病等。

21. 阿莫西林克拉维酸钾 Amoxicillin and Clavulanate Potassium

见第十三章“163. 小儿支气管炎”。

22. 注射用头孢曲松钠他唑巴坦钠 Ceftriaxone Sodium and Tazobactam Sodium for Injection

【适应证】用于治疗由对头孢曲松单方耐药、对本复方敏感的产β-内酰胺酶细菌引起的中、重度感染，包括：尿路感染，由产β-内酰胺酶的大肠埃希菌、奇异变形杆菌、肺炎克雷伯菌等敏感菌导致；单纯性淋病：由产β-内酰胺酶的淋球菌导致等。

23. 注射用头孢哌酮钠他唑巴坦钠 Cefoperazone Sodium and Tazobactam Sodium for Injection

【适应证】仅用于治疗由对头孢哌酮单药耐药、对本品敏感的产β-内酰胺酶细菌引起的中、重度感染，包括泌尿生殖系统感染：由产β-内酰胺酶的大肠埃希菌、变形杆菌、克雷伯菌属、铜绿假单胞菌、葡萄球菌属等敏感菌所致的急性肾盂肾炎、慢性肾盂肾炎急性发作、复杂性尿路感染、子宫内膜炎、淋病和其他生殖道感染等。

24. 注射用头孢噻肟钠舒巴坦钠 Cefotaxime Sodium and Sulbactam Sodium for Injection

【适应证】用于治疗由对头孢噻肟单药耐药、对本复方敏感的产β-内酰胺酶细菌引起的中、重度感染,包括泌尿生殖系统感染:由产β-内酰胺酶的肠球菌属、表皮链球菌、金黄色葡萄球菌、肠杆菌属、大肠埃希菌、克雷伯菌属等敏感菌所致的急性肾盂肾炎、慢性肾盂肾炎急性发作、复杂性尿路感染、子宫内膜炎、淋病和其他生殖道感染等。

25. 谷氨酸诺氟沙星注射液 Norfloxacin Glutamate Injection

【适应证】用于敏感菌所致的呼吸道感染、尿路感染、淋病、前列腺炎、肠道感染和伤寒及其他沙门菌感染。

26. 盐酸头孢卡品酯片 Cefcapene Pivoxil Hydrochloride Tablets

【适应证】适用于敏感菌所致的呼吸道感染如肺炎、支气管炎、咽喉炎、扁桃体炎等,中耳炎,鼻窦炎,尿路感染如淋病、肾盂肾炎、膀胱炎,皮肤与皮肤组织感染等,胆道感染等。

27. 注射用美洛西林钠舒巴坦钠 Mezlocillin Sodium and Sulbactam sodium for Injection

【适应证】本品含β-内酰胺酶抑制剂舒巴坦,适用于产β-内酰胺酶耐药菌引起的中、重度感染性疾病,包括泌尿生殖系统感染,如肾盂肾炎、膀胱炎和尿道炎、淋病等。

28. 阿莫西林舒巴坦匹酯片 Amoxicillin and Pivoxil Sulbactam Tablets

【适应证】本品含β-内酰胺酶抑制剂-舒巴坦,适用于产酶耐药菌引起的多种感染性疾病,包括泌尿生殖系统感染:如肾盂肾炎、膀胱炎和尿道炎、淋病等。

29. 注射用夫西地酸钠 Sodium Fusidate for Injection

【适应证】主要用于由各种敏感细菌尤其是葡萄球菌引起的感染:①皮肤软组织感染;②骨、关节感染;③尿路感染;④外科及创伤性感染⑤心内膜炎;⑥败血症;⑦肺炎、反复感染的囊性纤维化;⑧生殖器疾病如淋球菌引起的感染。

30. 头孢克洛 Cefaclor

见第十三章“163. 小儿支气管炎”。

31. 注射用头孢唑肟钠 Ceftizoxime Sodium for Injection

【适应证】用于敏感菌所致的下呼吸道感染、尿路感染、腹腔感染、盆腔感染、败血症、皮肤软组织感染、骨和关节感染、肺炎链球菌或流感嗜血杆菌所致脑膜炎和单纯性淋病。

32. 注射用头孢地嗪钠 Cefodizime Sodium for Injection

【适应证】用于敏感细菌引起的感染,如上、下泌尿道感染,下呼吸道感染,淋病等。

33. 红霉素 Erythromycin

见第十三章“162. 百日咳”。

34. 注射用头孢西丁钠 Cefoxitin Sodium for Injection

【适应证】用于敏感菌引起的多种感染,如泌尿道感染,包括无并发症的淋病等。

35. 注射用拉氧头孢钠 Latamoxef Sodium for Injection

【适应证】用于敏感菌引起的各种感染症,如泌尿系统及生殖系统感染症(肾盂肾炎、膀胱炎、尿道炎、淋病附睾炎、子宫内膜炎等)。

二、中药

1. 妇科分清丸

【处方组成】当归、白芍、川芎、地黄、栀子、黄连、石韦、海金沙、甘草、木通、滑石

【功能主治】清热利湿,活血止痛。用于湿热瘀阻下焦所致的妇女热淋证,症见尿频,尿急,尿少涩痛,尿赤浑浊。

【用法用量】口服。一次9g,一日2次。

【使用注意】孕妇禁用。

2. 三金片(颗粒、胶囊)

【处方组成】金樱根、菝葜、羊开口、金沙藤、积雪草

【功能主治】清热解毒,利湿通淋,益肾。用于下焦湿热所致的热淋,小便短赤,淋沥涩痛,尿急频数;急慢性肾盂肾炎、膀胱炎、尿路感染见上述证候者。

【用法用量】片剂,口服,小片一次5片,大片一次3片,一日3~4次。

3. 复方金钱草颗粒

【处方组成】广金钱草、车前草、石韦、玉米须

【功能主治】清热祛湿,通淋排石。用于湿热下注所致的热淋、石淋,症见尿频,尿急,尿痛,腰痛等;泌尿系结石、尿路感染见上述证候者。

【用法用量】开水冲服,一次1~2袋,一日3次。

4. 尿感宁颗粒

【处方组成】海金沙藤、连钱草、凤尾草、紫花地丁、葎草

【功能主治】清热解毒,利尿通淋。用于膀胱湿热所致淋证,症见尿频、尿急、尿道涩痛,尿色偏黄,小便淋漓不尽;急、慢性尿路感染见上述证候者。

【用法用量】开水冲服,一次1袋,一日3~4次。

5. 复方石韦片(颗粒、胶囊)

【处方组成】石韦、萹蓄、苦参、黄芪

【功能主治】清热燥湿,利尿通淋。用于下焦湿热所致的热淋,症见小便不利,尿频,尿急,尿痛,下肢浮肿;急性肾小球肾炎、肾盂肾炎、膀胱炎、尿道炎见上述证候者。

【用法用量】片剂,口服,一次5片,一日3次,15天为一疗程,可连服两个疗程。

6. 热淋清片(颗粒、胶囊、软胶囊、糖浆)

【处方组成】头花蓼

【功能主治】清热泻火,利尿通淋。用于下焦湿热所致的热淋,症见尿频、尿急、尿痛;尿路感染、肾盂肾炎见上述证候者。

【用法用量】片剂,口服,一次3~6片,一日3次。

7. 宁泌泰胶囊

【处方组成】四季红、芙蓉叶、仙鹤草、大风藤、白茅根、连翘、三颗针

【功能主治】清热解毒，利湿通淋。用于湿热蕴结所致的淋证，症见小便不利，淋漓涩痛，尿血；下尿路感染、慢性前列腺炎见上述证候者。

【用法用量】口服。一次3～4粒，一日3次；7天为一个疗程，或遵医嘱。

【使用注意】孕妇慎服。

8. 癃清片（胶囊）

【处方组成】泽泻、车前子、败酱草、金银花、牡丹皮、白花蛇舌草、赤芍、仙鹤草、黄连、黄柏

【功能主治】清热解毒，凉血通淋。用于下焦湿热所致的热淋，症见尿频，尿急，尿痛，腰痛，小腹坠胀。亦用于慢性前列腺炎湿热蕴结兼瘀血证，症见小便频急，尿后余沥不尽，尿道灼热，会阴、少腹、腰骶部疼痛或不适等。

【用法用量】片剂，口服，一次6片，一日2次；重症一次8片，一日3次。

附：用于淋病的其他中药

男康片

【功能主治】益肾活血，清热解毒。用于肾虚血瘀、湿热蕴结所致的淋证，症见尿频，尿急，小腹胀满；慢性前列腺炎见上述证候者。

255. 梅毒

〔基本概述〕

梅毒是由梅毒螺旋体引起的一种慢性、全身性的性传播疾病。其主要通过性接触传播，另外可通过胎盘、输血、间接接触传播。

梅毒可分为后天获得性梅毒和先天梅毒（胎传梅毒）。获得性梅毒又分为早期和晚期梅毒。早期梅毒病期在2年以内，包括一期、二期和早期潜伏梅毒。晚期梅毒病期在2年以上，包括晚期良性梅毒、心血管和神经梅毒、晚期潜伏梅毒等。胎传梅毒又分为早期（出生后2年内发病）和晚期（出生2年后发病）。

一期梅毒表现为软下疳，腹股沟或患部近处淋巴结肿大。不治疗可发展为二期，表现为多形性皮肤黏膜疹，扁平湿疣，全身浅表淋巴结肿大，可发生骨关节、眼、内脏及神经系统损害等。晚期梅毒（三期梅毒）病情轻者发生晚期良性梅毒，主要为皮肤黏膜损害。较重者发生心血管梅毒和神经梅毒。

隐性梅毒（潜伏梅毒）一般无临床表现。如病期在2年内，称为早期隐性梅毒；病期在2年以上，称为晚期隐性梅毒。

梅毒的主要诊断方法是暗视野显微镜检查、非梅毒螺旋体抗原血清学试验和梅毒螺旋体抗原血清学试验。

〔治疗原则〕

梅毒的治疗原则是及早发现，及时治疗，足量治疗，疗程规则。早期梅毒经充分足量治疗，90%以上可以根治，治疗越早，效果越好。治疗后要经过足够时间的追踪观察。对所有性伴侣应同时进行检查和治疗。

治疗梅毒的抗生素主要如下。青霉素类：青霉素是所有类型梅毒的首选和最有效治疗药物，梅毒螺旋体极少对青霉素耐药。只有在青霉素过敏的情况下，才考虑使用其他抗生素。常用的青霉素类药物有青霉素、普鲁卡因青霉素及苄星青霉素。各期梅毒的治疗需选择合适的青霉素剂型，早期梅毒和晚期树胶肿梅毒选用苄星青霉素、普鲁卡因青霉素，神经梅毒及心血管梅毒选用水剂青霉素G。

梅毒治疗后可发生吉海反应，又称疗后剧增反应，常发生于首剂抗梅毒药物治疗后数小时，并在24小时内消退。全身反应似流感样，包括发热、怕冷、全身不适、头痛、肌肉骨骼痛、恶心、心悸等。此反应常见于早期梅毒，反应时硬下疳可肿胀，二期梅毒疹可加重。在晚期梅毒中发生率虽不高，但反应较严重，特别是在心血管梅毒和神经梅毒患者中可危及生命。为减轻此反应，可于治疗前口服泼尼松，一日30～40mg，分次给药，抗梅毒治疗后2～4天逐渐停用。此反应还可致妊娠期妇女早产或胎儿宫内窒息，应给予必要的医疗监护和处理，但不应就此不治疗或推迟治疗。

四环素类药物为青霉素过敏者的替代治疗药物，对梅毒螺旋体的制动能力比青霉素小1000倍，其疗效不如青霉素。因需要多次用药，患者的依从性是治疗成功与否的关键。主要用四环素、多西环素、大环内酯类作为替代治疗药物，其疗效不及青霉素。红霉素的半衰期短，对脑脊液的渗透性差，且有梅毒螺旋体耐药的报告。需要多次用药，患者的依从性也较差，可用于治疗对青霉素过敏的妊娠期妇女梅毒。主要用红霉素。

（1）早期梅毒的治疗可采用普鲁卡因青霉素G 80万U/d，肌内注射，一日1次，连续15天；或苄星青霉素G240万U，分为两侧臀部肌内注射，一周1次，共2～3次。如患者对青霉素过敏，则采用多西环素100mg，一日2次，连服15天；或盐酸四环素500mg，一日4次，连服15天（肝、肾功能不全者禁用）；或红霉素500mg，一日4次，连服15天。二期复发梅毒的治疗采用后述的晚期梅毒治疗方案。

（2）晚期梅毒可采用普鲁卡因青霉素G 80万U/d，肌内注射，一日1次，连续20天为一疗程，也可考虑给第二疗程，疗程间停药2周；或苄星青霉素G 240万U，分为两侧臀部肌内注射，一周1次，共3次。如患者对青霉素过敏，则采用多西环素100mg，一日2次，连服30天；或盐酸四环素500mg，一日4次，连服30天（肝、肾功能不全者禁用）；或红霉素500mg，一日4次，连服30天。

对于心血管梅毒，如有心力衰竭，首先治疗心力衰竭，待心功能可代偿时，可注射青霉素，但从小剂量开始以避免发

生吉海反应,造成病情加剧或死亡。对青霉素过敏者可用多西环素或盐酸四环素,或红霉素。

对于神经梅毒,推荐采用青霉素 G、苄星青霉素或普鲁卡因青霉素 G,同时口服丙磺舒。对青霉素过敏者可用多西环素或盐酸四环素,或红霉素。

对于晚期皮肤黏膜、骨、关节梅毒,治疗要求症状消失,防止发生新的损害,不一定要求血清阴转。而对于心血管梅毒、神经梅毒与各种内脏梅毒,在用青霉素治疗前最好结合有关专科进行处理,并慎重地进行抗梅毒治疗,切忌在短时期内用大量抗梅毒药物,以免发生瘢痕收缩引起重要脏器的严重功能障碍。

(3)隐性梅毒(潜伏梅毒)的治疗方案与早期或晚期显性梅毒的方案一致。对不能确定病期的隐性梅毒的治疗一律按晚期隐性梅毒处理。对于隐性病毒,治疗目的主要为预防各种复发,防止病情进展和发生晚期梅毒,早期隐性梅毒争取血清阴转,而对晚期隐性梅毒不要求血清阴转。

(4)对于早期胎传梅毒,患儿如有脑脊液异常者,采用水剂青霉素 G,或普鲁卡因青霉素 G。如脑脊液正常,采用苄星青霉素 G。如无条件检查脑脊液者,可按脑脊液异常者治疗。对于晚期胎传梅毒,推荐采用普鲁卡因青霉素 G,一日 5 万 U/kg,肌内注射,连续 10 天为一疗程。对较大儿童的青霉素用量,不应超过成人同期患者的治疗量。对青霉素过敏者,可用红霉素治疗,一日 7.5～12.5mg/kg,分 4 次口服,连服 30 天。8 岁以下的儿童禁用四环素。

早期胎传梅毒的治疗要求症状消失,争取血清阴转。当患儿内脏损害多而严重时,首先要立足于挽救患儿的生命,小心谨慎地进行治疗,避免发生严重的吉海反应。而对于晚期胎传梅毒,要求损害愈合及预防新的损害发生,不一定要求血清阴转。

(5)其他治疗和随访注意事项

妊娠期妇女梅毒的治疗方案根据不同的梅毒病期,采取相应的治疗方案。要求在妊娠最初 3 个月和末 3 个月各应用一个疗程。对青霉素过敏者建议用红霉素治疗,禁用四环素及多西环素。

梅毒经足量规则治疗后,应定期随访,复查非梅毒螺旋体抗原血清学试验滴度。第一次治疗后隔 3 个月复查,以后每 3 个月复查一次,1 年后每半年复查一次。共随访2～3 年。对血清固定者,如临床上无复发表现,并除外神经、心血管及其他内脏梅毒,可不必再治疗,但要定期复查血清反应滴度,随访 3 年以上判断是否终止观察。心血管梅毒及神经梅毒需随访 3 年以上。

〔用药精选〕

一、西药

1. 注射用青霉素钠 Benzylpenicillin Sodium for Injection

见本章"254. 淋病"。

2. 盐酸多西环素 Doxycycline Hydrochloride

本品为四环素类抗生素,抗菌谱与四环素、土霉素基本相同,体内、外抗菌力均较四环素为强。微生物对本品与四环素、土霉素等有密切的交叉耐药性。

【适应证】用于立克次体病,如:流行性斑疹伤寒、地方性斑疹伤寒、落矶山热、恙虫病和 Q 热;支原体属感染;衣原体属感染,包括鹦鹉热、性病、淋巴肉芽肿、非特异性尿道炎、输卵管炎、宫颈炎及沙眼;回归热:布鲁菌病、霍乱、兔热病、鼠疫、软下疳,治疗布鲁菌病和鼠疫时需与氨基糖苷类联合应用。还可用于对青霉素类过敏患者的破伤风、气性坏疽、雅司、梅毒、淋病和钩端螺旋体病,以及放线菌属、李斯特菌感染。中、重度痤疮患者作为辅助治疗。

【不良反应】①消化系统:本品口服可引起恶心、呕吐、腹痛、腹泻等胃肠道反应。偶有食管炎和食管溃疡的报道,多发生于服药后立即卧床的患者。②肝毒性:通常为脂肪肝变性,多见于妊娠期妇女、原有肾功能损害的患者。③过敏反应:多为斑丘疹和红斑,少数患者可有荨麻疹、血管神经性水肿、过敏性紫癜、心包炎,以及系统性红斑狼疮皮损加重,表皮剥脱性皮炎并不常见。偶有过敏性休克和哮喘发生。④血液系统:偶可引起溶血性贫血、血小板减少、中性粒细胞减少和嗜酸粒细胞减少。⑤中枢神经系统:偶可致良性颅内压增高,可表现为头痛、呕吐、视神经乳头水肿等,停药后可缓解。⑥二重感染:长期应用本品可发生耐药金黄色葡萄球菌、革兰阴性菌和真菌等引起的消化道、呼吸道和尿路感染,严重者可致败血症。⑦四环素类的应用可使人体内正常菌群减少,并致维生素缺乏、真菌繁殖,出现口干、咽炎、口角炎和舌炎等。

【禁忌】有四环素类药物过敏史者禁用。

【孕妇及哺乳期妇女用药】本品可透过胎盘屏障进入胎儿体内,沉积在牙齿和骨的钙质区内,引起胎儿牙齿变色、牙釉质再生不良及抑制胎儿骨骼生长,该类药物在动物实验中有致畸胎作用,因此孕妇不宜应用;本品可自乳汁分泌,乳汁中浓度较高,哺乳期妇女应用时应暂停哺乳。

【儿童用药】8 岁以下儿童禁用。

【用法用量】口服。成人:治疗梅毒,一次 150mg,每 12 小时 1 次,疗程至少 10 日。

儿童:8 岁以上者按体重一日 2.2mg/kg,每 12 小时 1 次,继以 2.2～4.4mg/kg,一日 1 次,或 2.2mg/kg,每 12 小时 1 次;体重超过 45kg 者用量同成人。

口服,治疗鼠疫的用量请遵医嘱。

【制剂】盐酸多西环素片(分散片、胶囊、肠溶胶囊、干混悬剂)

3. 红霉素 Erythromycin

见第十三章"162. 百日咳"。

4. 米诺环素 Minocycline

见第十四章"210. 骨膜炎与骨髓炎"。

5. 苄星青霉素 Benzathine Benzylpenicillin

见第十三章"166. 小儿发热"。

6. 普鲁卡因青霉素 Procaine Benzylpenicillin

本品为青霉素的普鲁卡因盐，其抗菌活性成分为青霉素。青霉素对溶血性链球菌等链球菌属、肺炎链球菌和不产青霉素酶的葡萄球菌具有良好抗菌活性。

【适应证】由于本品血药浓度较低，故其应用仅限于青霉素高度敏感病原体所致的轻、中度感染，如A组链球菌所致的扁桃体炎、猩红热、丹毒、肺炎链球菌肺炎、青霉素敏感金黄色葡萄球菌所致疖、痈，以及樊尚咽峡炎等。本品尚可用于治疗钩端螺旋体病、回归热和早期梅毒。

【用法用量】本品供肌内注射，临用前加适量灭菌注射用水使成混悬液，每次40万～80万U，每日1～2次。

【不良反应】①过敏反应：荨麻疹等各类皮疹较常见，白细胞减少、间质性肾炎、哮喘发作和血清病型反应较少见；过敏性休克偶见，一旦发生，必须就地抢救，予以保持气道畅通、吸氧及给用肾上腺素、糖皮质激素等治疗措施。②赫氏反应和治疗矛盾：用普鲁卡因青霉素治疗梅毒、钩端螺旋体病等疾病时，可由于病原体死亡致症状加剧，称为赫氏反应；治疗矛盾也见于梅毒患者，系治疗后梅毒病灶消失过快，而组织修补相对较慢或病灶部位纤维组织收缩，妨碍器官功能所致。③二重感染：可出现耐青霉素金黄色葡萄球菌、革兰阴性杆菌或念珠菌二重感染。

【禁忌】有青霉素类药物或普鲁卡因过敏史者，以及青霉素或普鲁卡因皮肤试验阳性患者禁用。

【孕妇及哺乳期妇女用药】孕妇应用须权衡利弊。哺乳期妇女用药时宜暂停哺乳。

【制剂】注射用普鲁卡因青霉素

附：用于梅毒的其他西药

1. 盐酸四环素 Tetracycline Hydrochloride

【适应证】主要用于立克次体病、支原体感染、衣原体感染等，也可用于对青霉素类过敏的破伤风、气性坏疽、雅司、梅毒、淋病和钩端螺旋体病，以及放线菌属、单核细胞增多性李斯特菌感染的患者。

2. 盐酸土霉素 Oxytetracycline Hydrochloride

【适应证】主要用于立克次体病、支原体感染、衣原体感染等，也可用于对青霉素类过敏的破伤风、气性坏疽、雅司、梅毒、淋病和钩端螺旋体病，以及放线菌属、李斯特菌感染。

3. 盐酸美他环素 Metacycline Hydrochloride

【适应证】主要用于立克次体病、支原体感染、衣原体感染等，还可用于对青霉素类过敏患者的破伤风、气性坏疽、雅司、梅毒、淋病和钩端螺旋体病，以及放线菌属、李斯特菌感染。

4. 阿奇霉素 Azithromycin

见第十三章“163. 小儿支气管炎”。

5. 注射用头孢曲松钠 Ceftriaxone Sodium for Injection

【适应证】用于敏感菌引起的各种感染：肺炎、支气管炎、肺化脓症和脓胸；耳、鼻、喉感染；肾脏及尿道感染；败血症；脑膜炎；手术前感染的预防；骨、关节、软组织、皮肤及伤口的感染和烧伤感染；腹部感染，包括腹膜炎、胆管及胃肠道感染；生殖器感染，包括淋病。也可用于治疗软下疳等。

二、中药

大败毒胶囊

见本章“227. 疖疮”。

附：用于梅毒的其他中药

生肌散(膏)

【功能主治】解毒生肌。用于热毒壅盛、气血耗伤所致的溃疡，症见疮面脓水将尽，久不收口。

256. 尖锐湿疣

〔基本概述〕

尖锐湿疣是由人乳头瘤病毒(HPV)引起的常见的性传播疾病。

HPV有100余个亚型，尖锐湿疣90%以上是由低危型即HPV6或11型引起。少数是由高危型即HPV16或18型等引起，后者有致癌性，与宫颈癌的发病有关。

典型尖锐湿疣皮损为柔软、粉红色、菜花状或乳头状赘生物，大小不等。HPV亚临床感染很常见，其皮肤黏膜表面外观正常，做醋酸白试验可出现阳性。

尖锐湿疣的诊断主要依赖于临床表现，必要时可做组织病理学和HPVDNA检测以协助诊断。

〔治疗原则〕

治疗以去除疣体为主要目的，但复发率较高，30%～50%。同时应对其性伴侣进行检查及治疗。患者治疗和随访期间应避免性行为。任何外用药物治疗都可能发生皮肤黏膜反应包括瘙痒、灼热、糜烂及疼痛。

对于男女两性外生殖器部位单个疣体直径<5mm，团块直径<10mm，疣体数目<15个的患者，一般可自己外用药物治疗。推荐方案为0.5%鬼臼毒素酊或0.15%鬼臼毒素乳膏外用，替代方案为5%咪喹莫特乳膏，用法见下述。

如在医院内治疗，可采用CO_2激光治疗，或液氮冷冻治疗，或高频电治疗，或微波治疗，或外科手术切除。药物可采用80%～90%三氯醋酸或二氯醋酸，在疣体损害上涂少量药液，待其干燥，此时见表面形成一层白霜。在治疗时应注意保护周围的正常皮肤和黏膜，如果外用药液量过剩，可敷上滑石粉，或碳酸氢钠(小苏打)粉，或液体皂以中和过量的、未反应的酸。如有必要，隔1～2周重复一次，最多6次。或复方硝酸溶液，用涂药棒将药液涂于疣体的表面及根部，至疣体变成灰白色或淡黄色为止,如未愈,3~5天后可再次治疗。对发生在尿道口或反复复发的损害,可采用光动力疗法。

无论是药物治疗或物理治疗,治疗前应先做醋酸白试验,确定病变部位及数目,尽量清除疣体损害,以减少复发。

治疗尖锐湿疣有效的外用药物主要有以下几种。①细胞毒类:鬼臼毒素。②免疫调节剂:咪喹莫特。③腐蚀剂:三氯醋酸、二氯醋酸、硝酸。

〔用药精选〕

一、西药

1. 鬼臼毒素 Podophyllotoxin

见本章"229. 扁平疣与寻常疣"。

2. 咪喹莫特乳膏 Imiquimod Cream

本品为小分子免疫调节剂。临床前研究提示,本品可能通过诱导体内包括 INF-α 在内的细胞因子而产生抗病毒活性作用。

【适应证】用于成人外生殖器疣和肛周疣/尖锐湿疣。

【禁忌】对本药过敏者禁用。

【不良反应】以局部刺激作用为主,可有瘙痒、灼痛、红斑、糜烂。偶见色素减退。

【孕妇及哺乳期妇女用药】不推荐孕妇、哺乳期妇女应用本品。

【儿童用药】没有18岁以下患者用药经验。

【用法用量】用手指涂药于疣体上,隔日1次,晚间用药,1周3次,用药6~10小时后,以肥皂和水清洗用药部位,疗程不超过16周。

3. 重组人干扰素 α2a 凝胶 Recombinant Human Interferon α2a Gel

见本章"253. 生殖器疱疹"。

4. 重组人干扰素 α2b Recombinant Human Interferon α2b

见本章"253. 生殖器疱疹"。

5. 聚甲酚磺醛 Policresulen

本品具有广谱的抗菌作用,包括革兰阳性菌、革兰阴性菌和某些真菌,尤其是对加那菌、厌氧菌和滴虫有效。

【适应证】用于治疗阴道炎、宫颈炎及其伴随症状(如细菌、滴虫和真菌感染引起的白带增多)、尖锐湿疣及使用子宫托造成的压迫性溃疡等。

【用法用量】根据病情,可以隔日或每日使用1枚阴道栓剂,疗程由医师决定。如果用其溶液病灶烧灼,则于两次烧灼间隔日放入1枚阴道栓剂。使用时,患者最好取仰卧位,先将栓剂用水浸湿,然后插入阴道深部。通常以晚间睡前用药为宜。配合使用卫生带,防止污染衣物和被褥。如果外科手术中使用,应使用阴道塞,并在术后1~2小时后拿出阴道塞。

【不良反应】用药初期,有时产生局部利雄症状,但很快自行消失。偶有阴道紧缩干涩感。如使用本品中出现任何不良事件和/或不良反应,请与医师联络。

【禁忌】禁用于对本品中任何成分过敏的患者。

【儿童用药】尚缺乏本品儿童用药的有效性和安全性研究资料。避免儿童接触。

【老年用药】尚缺乏本品老年患者用药的有效性和安全性研究资料。

【孕妇及哺乳期妇女用药】怀孕期间,聚甲酚磺醛仅在绝对需要的情况下方可使用。

【制剂】聚甲酚磺醛阴道栓(溶液、凝胶)

附:用于尖锐湿疣的其他西药

1. 盐酸氨酮戊酸外用散 Aminolevulinic Acid Hydrochloride for Topical Powder

【适应证】本品用于治疗尖锐湿疣,尤其适用于发生在尿道口的尖锐湿疣,且单个疣体直径最好不超过0.5cm。

2. 三氯醋酸 Trichloroacetic Acid

【适应证】80%~90%三氯醋酸或二氯醋酸均具有腐蚀作用,用于疣体较小、数目较小尖锐湿疣的治疗,并应注意保护周围皮肤。不能用于较大、多发性及面积较大的疣体。

3. 酞丁安乳膏(搽剂)Ftibamzone Cream

【适应证】用于单纯疱疹、带状疱疹;也可用于浅表真菌感染,如体癣、股癣、手足癣。对尖锐湿疣也有一定的治疗作用。

4. 重组人干扰素 α1b Recombinant Human Interferon α1b

【适应证】本品适用于治疗病毒性疾病和某些恶性肿瘤。已有临床试验结果和文献报告可用于治疗病毒性疾病如带状疱疹、尖锐湿疣、流行性出血热和小儿呼吸道合胞病毒肺炎等。

5. 重组人干扰素 γ Recombinant Human Interferon γ

【适应证】本品可用于治疗类风湿关节炎等。有临床结果表明,治疗骨髓增生异常综合征、异位性皮炎和尖锐湿疣有效。

6. 斑蝥素乳膏 Cantharidine Cream

【适应证】用于治疗尖锐湿疣。

7. 复方硝酸溶液 Compound Nitric Acid Solution

【适应证】用于局部治疗下列浅层良性皮肤损害:寻常疣、尖锐湿疣。

8. 氟尿嘧啶 Fluorouracil

【适应证】本品为抗肿瘤药,尚可外用治疗多种皮肤疾病,包括尖锐湿疣、寻常疣、扁平疣、表浅性基底细胞上皮瘤等。

二、中药

疣迪搽剂

见本章"253. 生殖器疱疹"。

附:用于尖锐湿疣的其他中药

九味黄连解毒软膏

【功能主治】清热解毒,燥湿祛疣。用于外生殖器及肛周部位尖锐湿疣的局部治疗(单个疣体最大直径≤5mm 或单个疣体最大厚度≤5mm,或疣的总数小于 10 个;疣体总面积≤250mm^2)。

257. 泌尿生殖道衣原体和支原体感染

〔基本概述〕

(一)泌尿生殖道衣原体感染

泌尿生殖道沙眼衣原体感染是常见的性病。在男性,沙眼衣原体常引起尿道炎、附睾炎等,女性常引起宫颈炎、盆腔炎,男女两性可引起直肠炎、眼结膜炎等。

衣原体的种类很多,不同的衣原体可引起人类、鸟类及哺乳类动物(如家畜、啮齿类动物)的眼、泌尿生殖道、呼吸道、神经系统、关节、胎盘和全身感染。引起人类衣原体感染的主要病原有沙眼衣原体、花柳性淋巴肉芽肿衣原体和鹦鹉热衣原体。中国除沙眼衣原体引起眼、泌尿生殖系和呼吸道疾病较普遍外,其他衣原体的感染较少见。

衣原体对热较敏感,56℃时 5 ~ 10 分钟即可灭活,-70℃可保存数年。常用消毒剂如 0.1% 甲醛和 0.5% 苯酚溶液经 24 小时可以杀死衣原体,75% 酒精杀灭力最强,半分钟即可将其灭活。污染的脸盆或毛巾干燥 1 小时后其中的衣原体即可全部死亡。金霉素、四环素、氯霉素、磺胺药、利福平、0.5% 硫酸铜溶液等均可抑制其繁殖或将其杀灭。

衣原体感染的症状不限于尿道,可累及整个泌尿生殖器官,此类感染常因缺乏自觉症状或症状轻微而忽视了治疗,造成传染源而扩散,形成危害。女性衣原体感染的症状比男性要多,其主要感染部位为宫颈,其后遗症多导致不孕症。

泌尿生殖道沙眼衣原体感染诊断方法包括沙眼衣原体抗原检测、PCR 检测和细胞培养等。

(二)泌尿生殖道支原体感染

泌尿生殖道支原体感染是近年新明确的一种性接触传播疾病。成人主要通过性接触传播。成人男性的感染部位在尿道黏膜,女性感染部位在宫颈。

支原体是一种不同于细菌和真菌的另一类微小病原体,支原体是细胞外生存的最小微生物。是一类缺乏细胞壁的原核细胞型微生物,大小一般在 0.3 ~ 0.5μm,呈高度多形性,有球形、杆形、丝状、分枝状等多种形态。它不同于细胞,也不同于病毒。种类繁多、分布广泛、造成的危害相当大,涉及人、动物、植物及昆虫等多个领域,给人类健康和科研工作带来许多不利影响。

支原体属有 80 余种,对人有致病性的支原体有肺炎支原体(MP)、人型支原体(MH)、解脲支原体(UU)和生殖支原体(MG)。肺炎支原体是呼吸道感染、肺炎的主要原因。解脲支原体、人型支原体和生殖支原体则引起泌尿生殖道感染。

支原体只能黏附在呼吸道或泌尿生殖道的上皮细胞表面的受体上,而不进入组织和血液。成人主要通过性接触传播,新生儿则由母亲生殖道分娩时感染。成人男性的感染部位在尿道黏膜,女性感染部位在宫颈。新生儿主要引起结膜炎和肺炎。

支原体、衣原体感染人体后,首先侵入柱状上皮细胞并在细胞内生长繁殖,然后进入单核巨噬细胞系统的细胞内增殖。由于支原体、衣原体在细胞内繁殖,导致感染细胞死亡,同时尚能逃避宿主免疫防御功能,得到间歇性保护。

泌尿生殖道支原体感染潜伏期为 1 ~ 3 周,典型的急性期症状与其他非淋病性生殖泌尿系统感染相似,表现为尿道刺痛,不同程度的尿急及尿频、排尿刺痛,特别是当尿液较为浓缩的时候明显。尿道口轻度红肿,分泌物稀薄,量少,为浆液性或脓性,多需用力挤压尿道才见分泌物溢出,常于晨起尿道口有少量黏液性分泌物或仅有痂膜封口,或见污秽裤裆。

亚急性期常合并前列腺感染,患者常出现会阴部胀痛、腰酸、双股内侧不适感或在做提肛动作时有自会阴向股内侧发散的刺痛感。

女性患者多见以子宫颈为中心扩散的生殖系炎症。多数无明显自觉症状,少数重症患者有阴道坠感,当感染扩及尿道时,尿频、尿急是引起患者注意的主要症状。感染局限在子宫颈,表现为白带增多、混浊、子宫颈水肿、充血或表面糜烂。感染扩及尿道表现为尿道口潮红、充血、挤压尿道可有少量分泌物外溢,但很少有压痛出现。

男性支原体经尿道感染后可出现尿道炎症状,并可继发前列腺炎。支原体还继续感染精道、精囊和睾丸,影响精子和精液的质量,引起不育。因此,不育症患者应该注意检查支原体的感染情况,以便明确病因,对症治疗。

女性支原体感染常见的合并症为输卵管炎,少数患者可出现子宫内膜炎及盆腔炎。若得不到及时治疗便会继续感染,引起子宫内膜炎症,输卵管纤毛肿胀,造成这些器官的生理功能受损,直接影响精子进入子宫、输卵管影响精卵结合,影响受精卵的正常运行。即使怀孕也很容易导致胚胎夭折、胎儿死亡、自然流产、低体重儿等。

〔治疗原则〕

1. 衣原体感染的治疗

生殖道沙眼衣原体感染宜早期诊断,早期治疗。及时、足量、规则用药。性伴侣应该同时接受治疗。治疗后进行随访。

治疗泌尿生殖道沙眼衣原体感染的抗生素主要有以下几类。

大环内酯类:阿奇霉素的血浆和组织半衰期长,一次标准剂量口服,在组织中能达到较高的治疗浓度,在炎症部位保持不少于 5 天。而且只需单次应用。红霉素由于其胃肠道不良反应常常影响患者对治疗的依从性,因此疗效比阿奇霉素差。其他大环内酯类药物如罗红霉素、克拉霉素及交沙霉素等也可用,具有较好的疗效。主要用药有阿奇霉素、红霉素、克拉霉素、罗红霉素。

四环素类:均有较好的疗效。多西环素与四环素相比,优点在于一日服药次数减少,耐受性稍好,半衰期长,即便漏服一次也有效,同等剂量下抗沙眼衣原体的作用更强。米诺环素是第二代半合成的四环素类药物,具有高度的亲脂性和较强的组织穿透性,在泌尿生殖道的浓度高于有效治疗浓度,因而疗效较高。主要用药有四环素、多西环素、米诺环素。

氟喹诺酮类:氟喹诺酮类药氧氟沙星、左氧氟沙星、司帕沙星等的疗效与阿奇霉素或多西环素相当。左氧氟沙星为氧氟沙星的左旋体,作用强一倍,而不良反应更少。司帕沙星的半衰期较长,可一日 1 次给药,故患者依从性相对较好。司帕沙星有光敏现象,给药时应注意。18 岁以下者忌用此类药物。但我国分离的淋球菌菌株大多数对喹诺酮类药物耐药。主要用药有氧氟沙星、左氧氟沙星、司帕沙星。

首选阿奇霉素 1g,单剂口服,或多西环素 100mg,一日 2 次,共 7～10 天。替代治疗可选用下列方案中的任一种:米诺环素 100mg,一日 2 次,共 10 天;红霉素碱 500mg,一日 4 次,共 7～10 天;四环素 500mg,一日 4 次,共 7～10 天;罗红霉素 150mg,一日 2 次,共 7～10 天;克拉霉素 250mg,一日 2 次,共 7～10 天;氧氟沙星 300mg,一日 2 次,共 7～10 天;左氧氟沙星 500mg,一日 1 次,共 7～10 天;司帕沙星 200mg,一日 1 次,共 7～10 天。

2. 支原体感染治疗

病原治疗主要采用四环素、壮观霉素,疗程 10～14 天。尿素分解支原体感染亦可用红霉素,而人型支原体感染,则可采用林可霉素,疗程同上。

强力霉素 100mg 口服,每日 2 次,连服 7～14 天或阿奇霉素 1g,单剂量口服,半衰期长达 60 小时,一次口服,可维持有效浓度 5 天;氟嗪酸 0.2g,口服,每日 2 次,连服 7～14 天。

某些中西药物可提高机体细胞及体液免疫功能,最好是在医师指导下用药。

〔用药精选〕

一、西药

1. 红霉素 Erythromycin

见第十三章"162. 百日咳"。

2. 罗红霉素 Roxithromycin

见第十三章"163. 小儿支气管炎"。

3. 盐酸多西环素 Doxycycline Hydrochloride

本品为四环素类抗生素,抗菌谱与四环素、土霉素基本相同,体内、外抗菌力均较四环素为强,是支原体、衣原体感染的首选药物。

【适应证】用于立克次体病,如:流行性斑疹伤寒、地方性斑疹伤寒、落矶山热、恙虫病和 Q 热;支原体属感染;衣原体属感染,包括鹦鹉热、性病、淋巴肉芽肿、非特异性尿道炎、输卵管炎、宫颈炎及沙眼;回归热;布鲁菌病、霍乱、兔热病、鼠疫、软下疳,治疗布鲁菌病和鼠疫时需与氨基糖苷类联合应用。还可用于对青霉素类过敏患者的破伤风、气性坏疽、雅司、梅毒、淋病和钩端螺旋体病,以及放线菌属、李斯特菌感染。中、重度痤疮患者作为辅助治疗。

【不良反应】①消化系统:本品口服可引起恶心、呕吐、腹痛、腹泻等胃肠道反应。偶有食管炎和食管溃疡的报道,多发生于服药后立即卧床的患者。②肝毒性:通常为脂肪肝变性,多见于妊娠期妇女、原有肾功能损害的患者。③过敏反应:多为斑丘疹和红斑,少数患者可有荨麻疹、血管神经性水肿、过敏性紫癜、心包炎,以及系统性红斑狼疮皮损加重,表皮剥脱性皮炎并不常见。偶有过敏性休克和哮喘发生。④血液系统:偶可引起溶血性贫血、血小板减少、中性粒细胞减少和嗜酸粒细胞减少。⑤中枢神经系统:偶可致良性颅内压增高,可表现为头痛、呕吐、视神经乳头水肿等,停药后可缓解。⑥二重感染:长期应用本品可发生耐药金黄色葡萄球菌、革兰阴性菌和真菌等引起的消化道、呼吸道和尿路感染,严重者可致败血症。⑦四环素类的应用可使人体内正常菌群减少,并致维生素缺乏、真菌繁殖,出现口干、咽炎、口角炎和舌炎等。

【禁忌】有四环素类药物过敏史者禁用。

【孕妇及哺乳期妇女用药】本品可透过胎盘屏障进入胎儿体内,沉积在牙齿和骨的钙质区内,引起胎儿牙齿变色、牙釉质再生不良及抑制胎儿骨骼生长,该类药物在动物实验中有致畸胎作用,因此孕妇不宜应用;本品可自乳汁分泌,乳汁中浓度较高,哺乳期妇女应用时应暂停哺乳。

【儿童用药】8 岁以下儿童禁用。

【用法用量】口服。成人:①抗菌及抗寄生虫感染,第一日 100mg,每 12 小时 1 次,继以 100～200mg,一日 1 次,或 50～100mg,每 12 小时 1 次。②淋病奈瑟菌性尿道炎和宫颈炎,一次 100mg,每 12 小时 1 次,共 7 日。③非淋病奈瑟菌性尿道炎由沙眼衣原体或解脲脲原体引起者,以及沙眼衣原体所致的单纯性尿道炎、宫颈炎或直肠感染,均为一次 100mg,一日 2 次,疗程至少 7 日。

儿童:8 岁以上者按体重一日 2.2mg/kg,每 12 小时 1 次,继以 2.2～4.4mg/kg,一日 1 次,或 2.2mg/kg,每 12 小时 1 次;体重超过 45kg 者用量同成人。

【制剂】①盐酸多西环素片;②盐酸多西环素分散片;③盐酸多西环素胶囊;④盐酸多西环素肠溶胶囊;⑤盐酸多西环素干混悬剂。⑥盐酸多西环素微丸胶囊

4. 阿奇霉素 Azithromycin

见第十三章"163. 小儿支气管炎"。

附:用于泌尿生殖道衣原体和支原体感染的其他西药

1. 盐酸四环素 Tetracycline Hydrochloride

【适应证】可用于支原体属感染、衣原体属感染,包括鹦

鹉热、性病、淋巴肉芽肿、非特异性尿道炎、输卵管炎、宫颈炎及沙眼等。

2. 左氧氟沙星 Levofloxacin

见第十四章“210. 骨膜炎与骨髓炎”。

3. 氧氟沙星 Ofloxacin

【适应证】用于敏感菌所引起的多种感染,包括单纯性、复杂性尿路感染、细菌性前列腺炎、淋病奈瑟菌尿道炎或宫颈炎(包括产酶株所致者)等,也可用于沙眼衣原体所致的非淋菌性尿道炎和宫颈炎等。

4. 螺旋霉素胶囊 Spiramycin Capsules

见第十四章“210. 骨膜炎与骨髓炎”。

5. 司帕沙星 Sparfloxacin

【适应证】可用于敏感菌引起的多种轻、中度感染,包括泌尿生殖系统感染,如膀胱炎、肾盂肾炎、前列腺炎、淋病奈瑟菌性尿道炎、非淋病奈瑟菌性尿道炎、子宫附件炎、子宫内感染、子宫颈炎、前庭大腺炎等,以及由溶脲脲原体、沙眼衣原体所致的泌尿生殖道感染等。

6. 米诺环素 Minocycline

见第十四章“210. 骨膜炎与骨髓炎”。

二、中药

对泌尿生殖道衣原体和支原体感染目前尚没有明显有效的中药制剂。

258. 艾滋病(获得性免疫缺陷综合征)

〔基本概述〕

艾滋病全称为获得性免疫缺陷综合征,英语缩写为AIDS,是由人类免疫缺陷病毒(HIV)引起的一种性传播疾病。主要传播途径为血液传播和性接触。其特点是:以严重细胞免疫缺陷,症状多样,易患条件性感染和少见的恶性肿瘤为特征,病死率高,传染性强,对人类健康生存具有极大的威胁。近年来,儿童病例有增加的趋势。

1981 年在美国,艾滋病首次被确认。分为两型:HIV-1型和 HIV-2 型,被称为“史后世纪的瘟疫”,也被称为“超级癌症”和“世纪杀手”。

艾滋病主要通过性接触传播,另外也可通过污染的血制品、污染的针头或由母亲传给婴儿的方式传播。

人类免疫缺陷病毒(HIV)也称艾滋病病毒,能感染 T 细胞、巨噬细胞、胶质细胞等,使之被杀伤或耗竭,导致细胞免疫缺陷,引起各种致病菌感染及恶性肿瘤。

艾滋病的主要症状包括发热、长期腹泻、体重减轻、卡氏肺囊虫肺病炎、隐球菌性肺炎等,另外可发生卡波济肉瘤、淋巴瘤、鳞癌等恶性肿瘤。

HIV 把人体免疫系统中最重要的 T4 淋巴组织作为攻击目标,大量破坏 T4 淋巴组织,破坏人的免疫平衡,使人体成为各种疾病的载体。HIV 本身并不会引发任何疾病,而是当免疫系统被 HIV 破坏后,人体由于抵抗能力过低,丧失复制免疫细胞的机会,从而感染其他的疾病导致各种复合感染而死亡。

艾滋病病毒在室温下,液体环境中可以存活 15 天,被 HIV 污染的物品至少在 3 天内有传染性。液体中的 HIV 加热到 56 度 10 分钟即可灭活。如果煮沸,可以迅速灭活;37 度时,用 70% 的酒精、10% 漂白粉、2% 戊二醛、4% 福尔马林、35% 异丙醇、0.5% 来苏水和 0.3% 过氧化氢等消毒剂处理 10 分钟,即可灭活 HIV。

尽管艾滋病毒见缝就钻,这些病毒也有弱点,它们只能在血液和体液中活的细胞中生存,不能在空气中、水中和食物中存活,离开了这些血液和体液,这些病毒会很快死亡。只有带病毒的血液或体液从一个人体内直接进入到另一个人体内时才能传播。它也和乙肝病毒一样,进入消化道后就会被消化道内的蛋白酶所破坏。因此,日常生活中的接触,如握手,接吻,共餐,生活在同一房间或办公室,接触电话、门把、便具,接触汗液或泪液等都不会感染艾滋病。

科学研究发现,人类艾滋病病毒 HIV-1 起源于野生黑猩猩,病毒很可能是从猿类免疫缺陷病毒 SIV 进化而来。艾滋病起源于非洲,后由移民带入美国。1981 年 6 月 5 日,美国亚特兰大疾病控制中心在《发病率与死亡率周刊》上简要介绍了 5 例艾滋病患者的病史,这是世界上第一次有关艾滋病的正式记载。1982 年,这种疾病被命名为“艾滋病”。不久以后,艾滋病迅速蔓延到各大洲。1985 年,一位到中国旅游的外籍青年患病入住北京协和医院后很快死亡,后被证实死于艾滋病。这是我国第一次发现艾滋病。

艾滋病病毒在人体内的潜伏期长短不一,半年到 12 年不等,少数可达 20 年以上。艾滋病病毒在人体内的潜伏期平均为 6 年。在发展成艾滋病患者以前,患者外表看上去正常,他们可以没有任何症状地生活和工作很多年。从感染艾滋病病毒到发病有一个完整的自然过程,临床上将这个过程分为四期:急性感染期、潜伏期、艾滋病前期、典型艾滋病期。艾滋病病毒感染者从感染初期算起,要经过数年,甚至长达 10 年或更长的潜伏期后才会发展成艾滋病患者。艾滋病患者因抵抗能力极度下降会出现多种感染,如带状疱疹、口腔真菌感染、肺结核,特殊病原微生物引起的肠炎、肺炎、脑炎等,后期常常发生恶性肿瘤,直至因长期消耗,全身衰竭而死亡。

艾滋病在世界范围内的传播越来越迅猛,严重威胁着人类的健康和社会的发展,已成为威胁人们健康的第四大杀手。每年的 12 月 1 日为世界艾滋病日。虽然全世界众多医学研究人员付出了巨大的努力,但至今尚未研制出根治艾滋病的特效药物,也没有可用于预防的有效疫苗。目前,这种病死率几乎高达 100% 的“超级癌症”已被我国列入乙类法定传染病，并被列为国境卫生监测传染病之一。

艾滋病传染主要是通过性行为、体液的交流而传播，母婴传播。体液主要有精液、血液、阴道分泌物、乳汁、脑脊液和有神经症状者的脑组织中。其他体液中，如眼泪、唾液和汗液，存在的数量很少，一般不会导致艾滋病的传播。

唾液传播艾滋病病毒的可能性非常小。所以一般接吻是不会传播的。但是如果健康的一方口腔内有伤口，或者破裂的地方，同时艾滋病患者口内也有破裂的地方，双方接吻，艾滋病病毒就有可能通过血液而传染。汗液是不会传播艾滋病病毒的。艾滋病患者接触过的物体也不可能传播艾滋病病毒。但是艾滋病患者用过的剃刀、牙刷等，可能有少量艾滋病患者的血液，毛巾上可能有精液。如果和患者共用个人卫生用品，就可能被传染。但是，因为性乱交而得艾滋病的患者往往还有其他性病，如果和他们共用个人卫生用品，即使不会被感染艾滋病，也可能感染其他疾病。所以个人卫生用品不应该和别人共用。

艾滋病的临床症状多种多样，一般初期的开始症状像伤风、流感，全身疲劳无力、食欲减退、发热、体重减轻，随着病情的加重，症状日渐增多，如皮肤、黏膜出现白色念珠菌感染，单纯疱疹、带状疱疹、紫斑、血肿、血疱、滞血斑、皮肤容易损伤，伤后出血不止等；以后渐渐侵犯内脏器官，不断出现原因不明的持续性发热，可长达3～4个月；还可出现咳嗽、气短、持续性腹泻便血、肝脾肿大、并发恶性肿瘤、呼吸困难等。由于症状复杂多变，每个患者并非上述所有症状全都出现。一般常见一二种以上的症状。按受损器官来说，侵犯肺部时常出现呼吸困难、胸痛、咳嗽等，如侵犯胃肠可引起持续性腹泻、腹痛、消瘦无力等，如侵犯血管而引起血管性血栓性心内膜炎、血小板减少性脑出血等。

艾滋病临床症状有以下特点。①发病以青壮年较多，发病年龄80%在18～45岁，即性生活较活跃的年龄段。②在感染艾滋病后往往患有一些罕见的疾病，如肺孢子虫肺炎、弓形体病、非典型性分枝杆菌与真菌感染等。③持续广泛性全身淋巴结肿大。特别是颈部、腋窝和腹股沟淋巴结肿大更明显。淋巴结直径在1cm以上，质地坚实，可活动，无疼痛。④并发恶性肿瘤。卡波西肉瘤、淋巴瘤等恶性肿瘤等。⑤中枢神经系统症状。约30%艾滋病病例出现此症状，出现头痛、意识障碍、痴呆、抽搐等，常导致严重后果。

艾滋病的确诊不能只看临床表现，最重要的根据是检查者的血液检测是否为阳性结果，所以怀疑自身感染HIV后应当及时到当地的卫生检疫部门做检查，千万不要自己乱下诊断。

艾滋病在中医古籍中没有记载，但根据发病原因、机制和临床表现，其应属于中医学“瘟疫”范畴。又因本病在发病过程中，出现不同的症候群，而分属不同的病症。如凡具发热、发斑、出血、昏迷等症状者，属“温疫”；具盗汗、消瘦、困倦、纳呆、腹泻等脏腑亏损症状者，则类似“虚劳”；全身淋巴结肿大，并发卡氏肉瘤者，又近似“瘰疬”、“癥瘕”之类。目前对艾滋病的治疗尚无明显有效的方法，而中医学的辨证论治在缓解症状、改善免疫功能、延长生命方面却有明显的优势。主要治法有清热解毒、益气养阴、润肺清热、健脾和胃、温阳散寒、活血化瘀、凉血清热、化痰软坚等方面。

〔治疗原则〕

获得性免疫缺陷综合征（HIV/AIDS）的药物治疗包括艾滋病及其常见机会性感染的治疗。对艾滋病的治疗目前尚没有根治的方法，以下药物的治疗有一定的效果。

1. 针对病原体人免疫缺陷病毒的治疗

首选药物：齐多夫定，一次300mg，一日2次。拉米夫定一次300mg，一日1次；或一次150mg，一日2次。司他夫定一次30mg，一日2次。依非韦仑一次600mg，一日1次，空腹、睡前服用较好；奈韦拉平，一次200mg，一日1次，共14日，然后一次200mg，一日2次。

次选药物：去羟肌苷，体重>60kg者，一次200mg（咀嚼片），一日2次；或一次250mg（散剂），一日2次；体重<60kg者，一次125mg（咀嚼片），一日2次；或一次167mg（散剂），一日2次；建议餐前至少半小时或餐后2小时服用。阿巴卡韦，一次300mg，一日2次或一次600mg，一日1次。替诺福韦，一次300mg，一日1次；茚地那韦，一次800mg，一日2次；餐前1小时或餐后2小时服用（要多饮水，每天排尿1.5L以上）。洛匹那韦/利托那韦一次3粒，一日2次。

说明：艾滋病的抗病毒治疗一定要3种药物联合使用。未接受抗病毒治疗患者的一线方案：齐多夫定或司他夫定+拉米夫定+奈韦拉平。对奈韦拉平不能耐受或禁忌的患者选用：齐多夫定或司他夫定+拉米夫定+依非韦仑。

2. 针对艾滋病的常见机会性感染的药物治疗

（1）病毒感染

①巨细胞病毒感染

首选药物：更昔洛韦。次选药物：膦甲酸钠。

说明：当给予抗艾滋病病毒治疗后CD4+T细胞数大于100/μl且达6个月以上时，可以停止预防治疗。对巨细胞病毒视网膜炎患者，也可选用眼球内植入缓释更昔洛韦装置治疗。

②单纯/带状疱疹病毒感染

首选药物：阿昔洛韦。

（2）分枝杆菌感染

①结核分枝杆菌感染

首选药物：异烟肼、利福平、吡嗪酰胺、乙胺丁醇。

次选药物：对氨基水杨酸钠、丁氨卡那霉素。

说明：应避免用利福喷丁代替利福平。四联抗结核药物强化治疗2个月，使用利福平+异烟肼维持治疗4个月。若胸片示存在空洞或抗结核治疗2个月后仍有临床症状或细菌学检查阳性者，抗结核治疗疗程可延长至9个月。

②鸟分枝杆菌复合体感染

首选药物：克拉霉素，联用乙胺丁醇。

次选药物:克拉霉素、阿奇霉素、环丙沙星、左氧氟沙星、莫西沙星、阿米卡星。

(3)真菌感染

①肺孢子菌肺炎

首选药物:复方磺胺甲噁唑片(含磺胺甲噁唑和甲氧苄啶)。

次选药物:氨苯砜,联用甲氧苄啶;或伯氨喹,联用克拉霉素。

②念珠菌感染

A. 口腔炎

首选药物:氟康唑,或伊曲康唑、克霉唑、制霉菌素。

次选药物:对氟康唑耐药者,口服伊曲康唑,或静脉滴注两性霉素 B,或静脉滴注卡泊芬净。

说明:复发性感染或引起功能障碍时,长期服用吡咯类抗真菌药。

B. 食管炎

首选药物:氟康唑,或伊曲康唑、伏立康唑、卡泊芬净、米卡芬净。

次选药物:对氟康唑耐药的食管炎,静脉滴注卡泊芬净或伏立康唑,或静脉滴注两性霉素 B,或静脉滴注脂质体两性霉素 B,或静脉滴注两性霉素 B 脂质体复合物。

说明:静脉滴注米卡芬净一日 100mg 或 150mg 与氟康唑一日 200mg 疗效相等。复发率亦相似。

C. 外阴阴道炎

首选药物:局部用制霉菌素(阴道片);口服氟康唑,或伊曲康唑。

说明:口服和阴道内给药同样有效,避免穿紧身衣裤,口服药物可减少复发。

③新型隐球菌感染

A. 隐球菌脑膜炎

首选药物:两性霉素 B,或脂质体两性霉素 B,合并应用氟胞嘧啶。

次选药物:氟康唑,合并应用氟胞嘧啶。

说明:两性霉素 B + 氟胞嘧啶比两性霉素 B + 氟康唑或三药联合使用效果好。如果患者精神状态正常,脑脊液中细胞数 $>0.02\times10^9/L$ 和脑脊液隐球菌抗原滴度 $<1:1024$,可单用氟康唑。

④组织胞浆菌感染

A. 肺组织胞浆菌病

首选药物:伊曲康唑、两性霉素 B,或脂质体两性霉素 B。

次选药物:氟康唑。

说明:急性肺组织胞浆菌病在 H 静脉滴注 ~1 感染患者 CD4 $>500/mm^3$ 可不用治疗。伊曲康唑 200mg,一日 1 次是维持治疗最佳药物。氟康唑比伊曲康唑作用差,且容易诱导耐药。

B. 脑膜炎

首选药物:两性霉素 B 或脂质体两性霉素 B、伊曲康唑。

次选药物:两性霉素 B。

(4)原虫感染

弓形虫感染

首选药物:乙胺嘧啶,联用磺胺嘧啶,亚叶酸。

次选药物:乙胺嘧啶和亚叶酸,合用克拉霉素;或阿奇霉素,或复方磺胺甲噁唑片。

说明:CD4 + T 细胞 $<200/\mu l$ 且弓形虫抗体 IgG 阳性时,需预防性治疗:复方磺胺甲噁唑片一次 2 片,一日 1 次。

〔用药精选〕

一、西药

1. 齐多夫定 Zidovudine

本品为抗病毒药,在体外对逆转病毒包括人免疫缺陷病毒(HIV)具有高度活性。

【适应证】与其他抗逆转录病毒药物联合使用,用于治疗人类免疫缺陷病毒(HIV)感染的成年人和儿童。由于齐多夫定显示出可降低 HIV 的母-婴传播率,齐多夫定亦可用于 HIV 阳性怀孕妇女及其新生儿。

【禁忌】本品禁用于已知对齐多夫定或制剂中任何成分过敏者。对于中性粒细胞计数异常低下者或血红蛋白水平异常低下者禁忌应用。

【孕妇及哺乳期妇女用药】孕妇应权衡利弊慎用。哺乳期妇女授乳期间应停止用药。

【用法用量】成人:与其他抗逆转录酶病毒药合用,本品推荐剂量为一日 600mg,分次服用;单独应用本品则推荐一日 500 或 600mg,分次服用(在清醒时每 4 小时服 100mg)。

儿童:推荐 3 个月至 12 岁儿童给药剂量为每 6 小时 $180mg/m^2$,不应超过每 6 小时 $200mg/m^2$。新生儿给药:出生 12 小时后开始给药至 6 周龄,口服 2mg/kg/6 小时。

【不良反应】成人与儿童的不良反应谱是一致的。接受齐多夫定进行治疗的患者中曾有下列不良反应的报道,它们可能是与其他药物联合治疗 HIV 有关,也可能是潜在疾病进展过程的一部分。不良反应与使用齐多夫定的关系很难判断,特别是当晚期 HIV 疾病患者处于复杂的用药状况下,在下列现象出现时,应减少或暂时停止齐多夫定的治疗。

心血管:心肌病。胃肠道:恶心、呕吐、口黏膜色素沉着、腹痛、吞咽困难、厌食、腹泻、胃肠胀气。血液学:贫血(可能需要输血)、中性粒细胞减少症、白细胞减少、再生障碍性贫血。上述情况多见于接受大剂量治疗(1200 ~ 1500mg/天)和晚期 HIV 患者(特别是治疗前骨髓功能储备差者),特别是当患者 CD4 细胞计数小于 $100/mm^3$ 时。必要时需减量或终止治疗。接受齐多夫定治疗初期中性粒细胞计数、血红蛋白水平及血清维生素 B_{12} 水平偏低者,中性粒细胞减少的发生率增加。血小板减少症、全血细胞减少(伴骨髓再生不良)和真性红细胞发育不良。肝脏/胰腺:肝脏功能紊乱如严重的脂肪变性相关的肝肿大,血中肝酶水平和胆红素升高及胰腺炎。代谢/内分泌:非低氧血症性乳酸酸中毒。肌肉骨骼:肌痛、肌病。神经学/精神病学:头痛、头晕失眠、感觉异常、嗜睡、丧失智力、惊厥、焦虑、抑郁。呼吸道:呼吸困难、咳嗽。皮肤:指甲和皮肤色素沉着、皮疹、荨麻疹、瘙痒、出汗。其他:尿频、味觉倒错、发热、不适、全身痛、冷颤、胸痛、感冒样综合征,男子女性型乳房,虚弱。

安慰剂对照及开放试验的结果表明,接受齐多夫定治疗后数周内,恶心及其他临床常见不良反应的发生率将逐步下降。

齐多夫定用于预防母-婴传播的不良反应:在安慰剂对照研究中(ACTG076),孕妇对于推荐用于此适应证的剂量耐受性良好。临床不良反应和实验室异常在齐多夫定和安慰剂组相似。

在相同的研究中,血红蛋白浓度在暴露于齐多夫定的婴儿中略低于安慰剂组的婴儿,但不需要输血。贫血在完成齐多夫定治疗6周内缓解。其他临床不良反应和实验室异常在齐多夫定和安慰剂组相似。宫内和婴儿暴露于齐多夫定的远期后果尚不清楚。

【制剂】齐多夫定片(胶囊、口服溶液、注射液),注射用齐多夫定

2. 拉米夫定 Lamivudine

本品是核苷类抗病毒药,具有抑制 HIV 和 HBV 的作用,长期应用可显著改善肝脏坏死炎症性改变并减轻或阻止肝脏纤维化的进展。

【适应证】本品与其他抗逆转录病毒药物联合用于 HIV 感染患者;本品也可用于治疗慢性乙型肝炎患者。

【不良反应】常见上呼吸道感染样症状,头痛、恶心、身体不适、腹痛和腹泻,症状一般较轻并可自行缓解。

【禁忌】对拉米夫定或制剂中任何成分过敏者禁用。

【孕妇及哺乳期妇女用药】妊娠最初 3 个月的患者不宜使用。妊娠 3 个月以上的患者使用需权衡利弊。哺乳期妇女服用时暂停哺乳。建议服用本品的母亲不要对婴儿进行母乳喂养;为避免 HIV 的传播,感染 HIV 的母亲在任何情况下都不要对婴儿进行母乳喂养。

孕妇服用后仍应对新生儿进行常规的乙型肝炎免疫接种。

【儿童用药】目前尚无 16 岁以下患者的疗效和安全性资料。

【用法用量】口服。治疗慢性乙型肝炎,成人一次 0.1g,一日 1 次。治疗 HIV 感染,一日 300mg。3 月龄至 12 岁儿童一次 4mg/kg,一日 2 次,最大剂量为一日 300mg。

【制剂】拉米夫定片(胶囊)

3. 齐多拉米双夫定片 Zidovudine and Lamivudine Tablets

本品为复方制剂,含齐多夫定和拉米夫定。

【适应证】本品单独或与其他抗逆转录病毒药物联合使用,用于治疗人类免疫缺陷病毒(HIV)感染。

【不良反应】常规联合使用拉米夫定和齐多夫定未见明显毒性增加。

拉米夫定:常见头痛,不适,乏力,恶心,腹泻,呕吐,上腹痛,发热及皮疹。有胰腺炎和外围神经痛(或感觉异常)的病例报道,但未发现与拉米夫定的剂量有关。

拉米夫定和齐多夫定联用时可引起中性粒细胞减少和贫血(有时很严重)。也有报道能引起血小板减少,一过性肝酶(AST,ALT)升高和血清淀粉酶的升高。

齐多夫定:最严重的副作用有贫血(可能需要验血),中性粒细胞和白细胞减少。常见于大剂量(1200-1500mg/日)的使用,进展的 HIV 感染者(尤其是治疗前骨髓增生差的病人),特别是 CD4+细胞计数 100/mm3 病人的治疗中,可能需要减少剂量或停止治疗。齐多夫定治疗开始时,中性粒细胞数、血红蛋白水平、血清维生素 B12 水平低,以及同时服用扑热息痛的病人在使用齐多夫定时,中性粒细胞数减少的概率也会增加(与其他药物的相互作用及其他形式的相互作用)。

在一组大规模、设对照的临床试验中,常见恶心、呕吐、厌食、腹痛、头痛、皮疹、发热、肌痛、感觉异常、失眠、不适、乏力及消化不良。接受齐多夫定治疗的所有病人中最常见的是恶心,此外,其他不良反应与安慰剂试验相比较并不多见。严重的头痛、肌痛及失眠在齐多夫定治疗的进展性 HIV 感染者中更为常见,而呕吐、厌食、体虚及乏力则常见于齐多夫定治疗的早期 HIV 感染者。其他表现有嗜睡、腹泻、头晕、盗汗、呼吸困难、气胀、味觉异常、胸痛、精神异常、焦虑、尿频、忧郁、全身疼痛、寒战、荨麻疹、瘙痒及流感样综合征。这些和其他不常见的副作用在齐多夫定和安慰剂治疗的患者中发生率相似。资料表明,在齐多夫定治疗的最初几个星期后,恶心及其他常见临床副作用发生率会逐渐减少。

以下不良反应在齐多夫定治疗的患者中也有报道,这些与使用齐多夫定之间的关系难于评价,尤其是进展性 HIV 感染者临床情况复杂。肌病,伴有骨髓增生不良的全血细胞减少症及单发性血小板减少症,非低氧血症的乳酸酸中毒,肝功能异常(诸如肝大伴有脂肪肝,血液中肝酶及胆红素水平升高),胰腺炎,指(趾)甲、皮肤及口腔黏膜色素沉着。在齐多夫定开放性治疗试验中,患者出现抽搐及其他脑部症状。反过来也表明了齐多夫定对 HIV 相关的神经功能异常的治疗整体上是有效的。若症状严重,减少齐多夫定的剂量或停药有助于这些状况的改善。这种情况下应停用本品,改用齐多夫定及拉米夫定的单制剂。

【孕妇及哺乳期妇女用药】建议怀孕最初 3 个月不服用本品。在妊娠期,只有用药的预期益处超过可能发生的危险时,才能考虑用本品。服用本品的哺乳期女性暂停哺乳新生儿。

【儿童用药】12 岁以下儿童禁用本品,因为不能根据儿童的体重准确地减少药物剂量。

【老年用药】对于该年龄组的患者,尚无特殊资料可循。

但是建议对老年患者进行特殊的关注，因为伴随年龄的增加，会发生诸如肾功能降低和血液学参数改变等变化。

【用法用量】口服。一次 1 片，一日 2 次。为确保服用剂量的完整，本品应吞服而不要碾碎。对于无法吞服的患者，可将本品碾碎加入到少量的半固体或液体的食物中，并立即服用。如临床需要减少本品的剂量，或需减少或停用本品中的某一成分时，则用拉米夫定及齐多夫定的单制剂。

【禁忌】已知对拉米夫定、齐多夫定或对本制剂中的任何成分过敏的患者禁用本品。因为齐多夫定对低嗜中性粒细胞计数（$<0.75\times10^9$/L），或低血红蛋白水平（<0.75g/dl 或 4.65mmol/L）的患者禁用，所以此类患者也禁用本品。

4. 更昔洛韦 Ganciclovir

更昔洛韦是继阿昔洛韦之后新开发的广谱核苷类抗病毒药物。丙氧鸟苷是化学合成的鸟嘌呤类似物，能够阻止疱疹病毒的复制。其抗病毒作用与阿昔洛韦类似。

【适应证】①免疫缺陷患者（包括艾滋病患者）并发巨细胞病毒视网膜炎的诱导期和维持期治疗。②接受器官移植的患者预防巨细胞病毒感染及用于巨细胞病毒血清试验阳性的艾滋病患者预防发生巨细胞病毒疾病。③手足口病等。

【禁忌】对本品或阿昔洛韦过敏者禁用。

【不良反应】常见的为骨髓抑制，用药后约 40% 的患者中性粒细胞数减低至 1.0×10^9/L 以下，约 20% 的患者血小板计数减低至 50×10^9/L 下，此外可有贫血。可出现中枢神经系统症状，如精神异常、紧张、震颤等。偶有昏迷、抽搐等。可出现皮疹、瘙痒、药物热、头痛、头昏、呼吸困难、恶心、呕吐、腹痛、食欲减退、肝功能异常、消化道出血、心律失常、血压升高或降低、血尿、血尿素氮增加、脱发、血糖降低、水肿、周身不适、血肌酐增加、嗜酸性细胞增多症、注射局部疼痛、静脉炎等；有巨细胞病毒感染性视网膜炎的艾滋病患者可出现视网膜剥离。

【用法用量】口服。用于巨细胞病毒（CMV）视网膜炎的维持治疗，在诱导治疗后，维持量为一次 1g，一日 3 次，与食物同服。也可在非睡眠时一次服 0.5g，每 3 小时一次，一日 6 次，与食物同服。若 CMV 视网膜炎有发展，则应重新进行诱导治疗。用于晚期 HIV 感染患者 CMV 病的预防：一次 1g，一日 3 次，与食物同服。用于器官移植受者 CMV 病的预防：预防剂量为一次 1g，一日 3 次，与食物同服。用药疗程根据免疫抑制时间和程度确定。

静脉滴注，一次静脉滴注 1 小时以上。滴注浓度不超过 100mg/ml。

【孕妇及哺乳期妇女用药】据动物实验，本品有致畸、致癌、免疫抑制作用和生殖系统毒性，故对孕妇应充分权衡利弊后决定是否用药。哺乳期妇女用药期间应暂停哺乳。

【儿童用药】12 岁以下小儿，应充分权衡利弊后决定是否用药。

【老年用药】老年患者应根据其肾功能情况适当调整剂量。

【制剂】更昔洛韦胶囊（分散片、注射液），注射用更昔洛韦，更昔洛韦葡萄糖注射液，更昔洛韦钠氯化钠注射液

5. 沙奎那韦 Saquinavir

本品为一高效高选择性的 HIV 蛋白酶抑制剂。本品作用于 HIV 繁殖的后期，本品与 HIV 蛋白酶的激活点结合，使之失去结合和水解断裂多肽的功能。

【适应证】与其他药物合用治疗严重的 HIV 感染（如 CD4 计数低于 300 个/mm^3），能增加 CD4 计数，降低血中 HIV 总量。

【不良反应】常见疲劳、头痛、胃肠不适、恶心、腹泻、嗜睡、皮疹、味觉异常、眩晕、失眠、过敏、口干、尿痛、肌痛、肾石病、高胆红素血症和血液中其他化学变化。

本品不增强其他药物如叠氮胸苷和扎西胞苷（Zalcitabine）的不良反应。

【禁忌】对本品过敏者、严重肝疾病患者禁用。

【孕妇及哺乳期妇女用药】妊娠期及哺乳期妇女禁用。

【用法用量】口服。每日 3 次，每次 600mg，饭后服用。

【制剂】甲磺酸沙奎那韦胶囊（片）

6. 去羟肌苷 Didanosine

本品为人类免疫缺陷病毒（HIV）复制抑制剂，在细胞酶的作用下转化为具有抗病毒活性的代谢物双去氧三磷酸腺苷（ddATP）。其作用机制与齐多夫定相似，能抑制 HIV 的复制。

【适应证】本品与其他抗病毒药物联合，用于治疗 Ⅰ 型 HIV（人免疫缺陷病毒）感染。

【用法用量】本品应在餐前至少 30 分钟给药，或在用餐 2 小时以后，空腹服用。①成人体重≥60kg，一次 200mg，一日 2 次；或一次 400mg，一日 1 次。体重<60kg，一次 125mg，一日 2 次；或一次 250mg，一日 1 次。②儿童患者的推荐剂量为 120mg/m^2，一日 2 次。

【不良反应】①胰腺炎：无论是否接受过治疗，也无论免疫抑制的程度，单独使用或者合用本品，均会产生致命或非致命的胰腺炎，若怀疑患者患有胰腺炎，应暂停使用。一旦确定有胰腺炎，应停止使用。合用司他夫定的患者，无论是否同时合用羟基脲，发生胰腺炎的可能性较大。为了维持生命，必须使用有胰腺毒性的药物时，建议暂停使用本品。有胰腺炎危险因素的患者，尽量避免使用。一定需要使用时，需格外小心。HIV 感染的晚期患者，其发生胰腺炎的可能性高，需密切观察。肾功能损害的患者，若剂量不作调整，也较容易发生胰腺炎。胰腺炎的发生率与剂量有关。在Ⅲ期研究中发现，若剂量超过推荐剂量，其发生率为 1% ~10%，而采用推荐剂量时的发生率为 1% ~7%。小儿研究发现，首次剂量低于 300mg/m^2/日时，胰腺炎发生率为 3%（2/60）。高剂量时，发生率为 13%（5/38）。儿童患者出现胰腺炎症状或体征时，应暂停使用本品。一旦确诊有胰腺炎，应停止使用。②乳酸性酸中毒和脂肪变性重度肝肿大：单独使用核苷类药物或者联合用药，包括去羟肌苷和其他抗病毒药物，均

会产生乳酸性酸中毒和脂肪变性重度肝肿大,甚至会引起死亡。这些情况多发生在女性。肥胖和长期的核苷摄入可能是引起上述情况的危险因素。若患者有患肝脏疾病的危险因素,使用本品需谨慎。因这些情况也发生在无危险因素的患者,所以用药也需注意。临床上或实验室检查一旦出现乳酸性酸中毒或明显的肝毒性(包括肝肿大和脂肪变性,转氨酸可能不升高),本品治疗应暂缓。③视网膜改变和视神经炎:在成人和儿童患者,均有视网膜改变和视神经炎的发生,服用本品的患者应定期接受视网膜检查。④全身性反应:脱发、过敏样反应、无力、疼痛、寒战和发热。⑤消化系统:厌食、消化不良和腹胀。⑥外分泌腺:涎腺炎、腮腺肿大、口干和眼干。⑦造血系统:贫血、白细胞缺乏症和血小板缺乏症。⑧代谢:糖尿病、低血糖和高血糖。⑨肌肉骨骼系统:肌肉疼痛(伴有或不伴有肌酸磷酸酶的升高)、引起肾衰竭而需血液透析的横纹肌溶解。关节痛和肌肉病变。

【禁忌】对去羟肌苷和其他配方成分有明显过敏的患者禁用。

【孕妇及哺乳期妇女用药】怀孕期间,除非确实需要,不要使用本品。美国公众健康、疾病控制中心建议 HIV 感染的母亲不要给新生儿哺乳,以减少产后 HIV 传染给可能未感染的新生儿。大鼠实验发现,口服后,去羟肌苷或其代谢物可经乳汁分泌。目前不知道去羟肌苷是否在人类乳汁中分泌。

【儿童用药】研究表明儿童可以使用本品。

【老年用药】老年人通常肾功能衰退,应注意调整剂量。

【制剂】去羟肌苷颗粒(分散片、咀嚼片、肠溶胶囊、散)

7. 茚地那韦 Indinavir

本品是一种人免疫缺陷病毒(HIV)蛋白酶抑制剂,可与 HIV 蛋白酶的活性部位结合并抑制其活性。这种抑制作用阻断了病毒聚合蛋白的裂解,导致不成熟的非传染性病毒颗粒形成。

【适应证】和其他抗逆转录病毒药物联合使用,用于治疗成人及儿童 HIV-1 感染。

【用法用量】成人:本品的推荐剂量为每 8 小时口服 800mg。用本品治疗必须以 2.4g/日的推荐剂量开始。儿童患者(3 岁及 3 岁以上可口服片剂的儿童):本品的推荐剂量为每 8 小时口服 500mg/m^2。儿童剂量不能超过成人剂量每 8 小时 800mg。本品尚未在 3 岁以下儿童中进行过研究。

【不良反应】临床不良反应包括虚弱/疲劳、腹痛、反酸、腹泻、口干、消化不良、胃肠胀气、恶心、呕吐、淋巴结病、眩晕、头痛、感觉迟钝、失眠、皮肤干燥、瘙痒、药疹和味觉异常。

据报道,服用本品的患者有肾结石,包括伴有或不伴有血尿(包括镜检血尿)的腰痛。在≥3 岁的儿童患者的临床试验中,服用本品每 8 小时 500mg/m2 后,除肾结石发生率增高至 24%(13/55)以外,其他不良反应均与成人相似。

【禁忌】本品禁用于对其任何成分在临床上有明显过敏反应的患者。本品不能与特非那定、西沙比利、阿司咪唑、三唑仑、咪唑安定、匹莫齐特或麦角衍生物同时服用。本品抑制 CYP3A4 而引起上述药物血浆浓度增高,可能会导致严重的甚至危及生命的不良反应。

【老年用药】老年患者的安全性和有效性数据尚未建立。

【孕妇及哺乳期妇女用药】只有在可能的受益超过对胎儿可能的危险时,方可在妊娠期使用本品。

如果哺乳妇女正在服用本品,应建议中断哺乳。

【儿童用药】本品适宜于 3 岁及 3 岁以上可口服胶囊的儿童患者。

【制剂】硫酸茚地那韦片(胶囊)

8. 奈韦拉平 Nevirapine

本品是人体免疫缺陷病毒(HIV-1)的非核苷类逆转录酶抑制剂。其与 HIV-1 的逆转录酶直接结合,通过破坏该酶的催化位点来阻断 RNA 依赖和 DNA 依赖的 DNA 聚核酶的活性。

【适应证】本品适用于治疗 HIV-1(人类免疫缺陷病毒)感染,单用易产生耐药性,应与其他抗 HIV-1 药物联合用药。

【用法用量】本品应同时使用一种或一种以上的其他抗 HIV-1 药物。

成人:口服,一次 200mg,一日 1 次,连续 14 天(这一导入期的应用可以降低皮疹的发生率);之后改为一日两次,一次 200mg。

儿童患者:2 个月至 8 岁(不含 8 岁)的儿童患者推荐口服剂量是用药最初 14 天内一天 1 次,每次 4mg/kg;之后改为一天两次,每次 7mg/kg。8 岁及 8 岁以上的儿童患者推荐剂量为最初 14 天内,一天 1 次,每次 4mg/kg;之后改为一天两次,每次 4mg/kg。

任何患者每天的总用药量不能超过 400mg。

应告知患者按照处方剂量每日服用奈韦拉平的必要性。如果漏服药物,患者应该尽快服用下一次药物,但不要加倍服用。

如果患者停用奈韦拉平超过 7 天,应按照给药的原则重新开始,即 200mg 药物,每日一次连续 14 天,之后每次 200mg,每日 2 次;儿童则根据年龄 4 或 7mg/kg。

【禁忌】①对奈韦拉平过敏者禁用。②对由于严重皮疹,皮疹伴全身症状,过敏反应和奈韦拉平引起的肝炎而中断奈韦拉平治疗的患者不能重新服用。③在服用奈韦拉平期间,曾出现 AST 或 ALT > 正常值上限 5 倍,重新服用奈韦拉平后迅速复发肝功能不正常的患者应禁用。

【不良反应】①成人:奈韦拉平最普遍的临床毒性为皮疹。除皮疹和肝功能异常外,在所有临床试验中,与奈韦拉平治疗相关的最常见的不良反应有恶心、疲劳、发热、头痛、嗜睡、呕吐、腹泻、腹痛和肌肉痛。上市后情况表明,最严重的药物不良反应是斯-约综合征、毒性表皮坏死溶解、重症肝炎/肝衰竭和过敏反应,其特征为皮疹,伴全身症状,如发热、关节痛、肌肉痛和淋巴结病变,以及内脏损害,如肝炎、嗜酸粒细胞增多、粒细胞缺乏症和肾功能损害。②儿童患者:除粒细胞减少更为常见外,儿童患者与奈韦拉平有关最常见的不良反应报道与成人中观察到的一致。

【孕妇及哺乳期妇女用药】仅在用药潜在益处大于用药可能造成的胎儿危害时，才考虑孕妇使用本品。建议感染HIV的女性不要给婴儿哺乳，以免产后传染给婴儿HIV。

【儿童用药】儿童的清除率比成人高，且随年龄的增长而清除率降低。副作用与成人类似。

【老年用药】对55岁以上的HIV－1患者，奈韦拉平的药代动力学尚未评估。

【制剂】奈韦拉平片（分散片、缓释片、胶囊）

9. 重组人白介素-2 Recombinant Human Interleukin-2

见第十三章“191. 小儿贫血”。

10. 依非韦仑 Efavirenz

本品是人免疫缺陷病毒-1型（HIV-1）的选择性非核苷逆转录酶抑制剂。作用于模版、引物或三磷酸核苷，兼有小部分竞争性的抑制作用。

【适应证】本品适用于与其他抗病毒药物联合治疗HIV-1感染的成人、青少年及儿童。

【用法用量】口服。用于HIV感染，每次600mg，每天1次。3岁以下儿童每次200～400mg，3岁以上儿童每次600mg，每天1次。对初始治疗出现不良反应但又需维持治疗者可于睡前服用。

【不良反应】中重度最常见不良反应是皮疹、头晕、恶心、头痛和乏力。与本品有关的最值得注意的不良事件为皮疹和神经系统症状。较少发生的不良反应包括过敏反应、协调异常、共济失调、精神混乱、昏迷、眩晕、呕吐、腹泻、肝炎、注意力不集中、失眠、焦虑、异梦、困倦、抑郁、思维异常、兴奋、健忘、精神错乱、情绪不稳定、欣快、幻觉和精神症状。上市后监测报道的不良反应包括神经衰弱、妄想症、小脑协调及平衡能力紊乱、惊厥、瘙痒症、腹痛、视力模糊、脸红、男子乳房发育、肝衰竭、光敏性皮炎、胰腺炎和在颈后、乳房、腹部和腹膜后腔等处的身体脂肪再分布或蓄积、耳鸣和颤动。

除了皮疹的发生率较高及程度较为严重外，儿童中其余不良反应的类型和发生率基本上与成人相似。

【禁忌】本品禁用于临床上对本产品任何成分明显过敏的患者。

【儿童用药】尚未对3岁以下或体重低于13kg的儿科患者进行本品的临床研究。

【老年患者用药】本品的临床试验不能确定老年人的反应是否和年轻人不同。

【孕妇及哺乳期妇女用药】服用依非韦伦的妇女应避免怀孕。妊娠期应停止使用，，除非它带给母亲的可能益处超过带给胎儿的可能危险。服用依非韦伦的妇女停止母乳喂养。为避免传播HIV，建议感染HIV的妇女在任何情况下都不要母乳喂养。

【制剂】依非韦伦片

11. 利托那韦口服溶液 Ritonavir Oral Solution

本品为人免疫缺陷病毒-1（HIV-1）和人免疫缺陷病毒-2（HIV-2）天冬氨酸蛋白酶的口服有效抑制剂，阻断该酶促使产生形态学上成熟HIV颗粒所需的聚蛋白，使HIV颗粒因而保持在未成熟的状态，从而减慢HIV在细胞中的蔓延，以防止新一轮感染的发生和延迟疾病的发展。本品对齐多夫定敏感的和齐多夫定与沙喹那韦耐药的HIV株一般均有效。

【适应证】单独或与抗逆转录病毒的核苷类药物合用治疗晚期或非进行性的艾滋病患者。

【用法用量】口服。推荐与食物一起服用。一次600mg，一日2次。儿童患者：推荐剂量为400mg/㎡，一日2次，不应超过600mg。

【不良反应】本品耐受性一般良好。常见的不良反应有恶心、呕吐、腹泻、虚弱、腹痛、厌食、味觉异常、感觉异常。此外还有头痛、血管扩张和实验室化验异常，如三酰甘油与胆固醇、丙氨酸转氨酶与天冬氨酸转氨酶、尿酸值升高。本品不良反应发生率在治疗开始2～4周最大，因为在此时期内本品血浓度高。

【禁忌】对本品过敏者、严重肝病患者禁用。

【孕妇及哺乳期妇女用药】孕妇只有在明确完全需要时才能使用。哺乳妇女应停止授乳，以免将HIV传染给婴儿。

【儿童用药】对于儿童患者，利托那韦应与其他抗逆转录病毒制剂联合使用。

附：用于艾滋病的其他西药

1. 人免疫球蛋白（丙种球蛋白）Human Immunoglobulin

【适应证】本品具有免疫替代和免疫调节的双重治疗作用，增强机体的抗感染能力和免疫调节功能。主要用于治疗先天性丙种球蛋白缺乏症和继发性免疫球蛋白缺陷病。

2. 静脉注射用人免疫球蛋白（pH4）Human Immunoglobulin（pH4）for Intravenous Injection

【适应证】本品含有广谱抗病毒、细菌或其他病原体的IgG抗体，具有免疫替代和免疫调节的双重治疗作用。可用于原发性免疫球蛋白缺乏或低下症。也可用于严重感染，特别是其他治疗效果不理想时，可作为加强治疗。

3. 注射用恩夫韦肽 Enfuvirtide for Injection

【适应证】恩夫韦肽与其他抗逆转录病毒药物联合，用于治疗HIV-1感染的患者。

4. 膦甲酸钠 Foscarnet Sodium

【适应证】①艾滋病患者巨细胞病毒性视网膜炎。②免疫功能损害患者耐阿昔洛韦单纯疱疹病毒性皮肤黏膜感染。

5. 伏立康唑 Voriconazole

【适应证】本品是一种广谱的三唑类抗真菌药，可用于治疗免疫缺陷患者中进行性的、可能威胁生命的感染。

6. 胸腺五肽 Thymopentin

【适应证】本品为免疫双向调节药,可用于各种细胞免疫功能低下的疾病(严重免疫缺陷、HIV 患者、极度免疫低下或先天性胸腺功能不全或无胸腺等)。

7. 奈韦拉平司他拉米双夫定片(Ⅱ)Nevirapine,Lamivudine and Stavudine Tablets(Ⅱ)

【适应证】本品为复方制剂,含奈韦拉平、司他夫定和拉米夫定。用于抗 HIV。

8. 恩曲他滨 Emtricitabine

【适应证】①与其他抗病毒药物合用于成人 HIV-1 感染的治疗。患者为未经过逆转录酶抑制剂治疗和经过逆转录酶抑制剂治疗病毒已被抑制者。②用于慢性乙型肝炎治疗。

9. 司他夫定 Stavudine

【适应证】司他夫定与其他抗病毒药物联合使用,用于治疗Ⅰ型 HIV 感染。

10. 阿巴卡韦 Abacavir

【适应证】本品与其他抗 HIV 病药物联合应用,治疗人类免疫缺陷病毒(HIV)感染的成人患者及 3 个月以上的儿童患者。

11. 阿巴卡韦拉米夫定片 Abacavir Sulfate and Lamivudine Tablets

本品为复合制剂,含阿巴卡韦和拉米夫定。本品可与其他抗逆转录病毒药联合用药,适用于治疗 HIV-1 感染。

12. 富马酸替诺福韦二吡呋酯 Tenofovir Disoproxil Fumarate

【适应证】适用于与其他抗逆转录病毒药物合用,治疗 HIV-1 感染。

13. 洛匹那韦利托那韦片 Lopinavir and Ritonavir Tablets

【适应证】本品适用于与其他抗逆转录病毒药物联合用药,治疗 HIV 感染。

14. 利托那韦片 Ritonavir Tablets

【适应证】单独或与抗逆转录病毒的核苷类药物合用治疗晚期或非进行性的艾滋病患者。

15. 利福布汀胶囊 Rifabutin Capsules

【适应证】用于 AIDS(艾滋病)患者鸟分枝杆菌感染综合征、肺炎、慢性抗药性肺结核。

16. 阿扎那韦 Atazanavir

【适应证】本品用于与其他抗逆转录病毒药物联合使用治疗 HIV-1 感染。

17. 两性霉素 B 脂质体 Amphotericin B Liposome

【适应证】本品适用于患有深部真菌感染的患者;因肾损伤或药物毒性而不能使用有效剂量的两性霉素 B 的患者,或已经接受过两性霉素 B 治疗无效的患者均可使用。

18. 氟康唑 Fluconazole

【适应证】可作为艾滋病患者的隐球菌脑膜炎的维持治疗药物。

19. 阿奇霉素 Azithromycin

【适应证】与其他药物联合,可用于 HIV 感染者中鸟分枝杆菌复合体感染的预防与治疗。

20. 复方磺胺甲噁唑 Compound Sulfamethoxazole

【适应证】也可用于 HIV 成人感染者引起的感染性疾病。

21. 重组人粒细胞刺激因子 Recombinant Human Granulocyte Colony-Stimulating Factor

【适应证】可用于治疗抗艾滋病药物引起的中性粒细胞减少症。

22 重组人粒细胞巨噬细胞刺激因子 Recombinant Human Granulocyte/Macrophage Colony-Stimulating Factor

【适应证】也可用于艾滋病本身,或因药物治疗所致的中性粒细胞减少。

23. 乳糖酸克拉霉素 Clarithromycin Lactobionate

【适应证】克拉霉素也适用于 CD4 淋巴细胞数小于或等于 $100mm^3$ 的 HIV 感染的患者预防由弥散性鸟型分枝杆菌引起的混合感染。

24. 多替拉韦纳片 Dolutegravir Sodium Tablets

【适应证】本品联合其他抗逆转录病毒药物,用于治疗人类免疫缺陷病毒(HIV)感染的成人和年满 12 岁的儿童患者。

25. 恩曲利替片 Emtricitabine Rilpiviine and Tenofovir Disoproxil Fumarate Tablets

【适应证】本品适用于作为一个完整方案治疗 HIV-1 RNA 水平≤100,000 拷贝/ml 的初治成人患者的 HIV-1 感染。

二、中药

1. 唐草片

【处方组成】老鹳草、瓜蒌皮、柴胡、香薷、黄芪、木棉花、鸡血藤、糯稻根、诃子、白花蛇舌草、马齿苋、胡黄连、全蝎等

【功能主治】清热解毒,活血益气。用于艾滋病毒感染者,以及艾滋病患者(CD4 淋巴细胞在 100~400 个/mm^3),有提高 CD4 淋巴细胞计数作用,可改善乏力、脱发、食欲减退和腹泻等症状,改善活动功能状况。

【用法用量】口服。一次 8 片,一日 3 次;6 个月为 1 个疗程。

2. 河车大造丸

【处方组成】紫河车、熟地黄、天冬、麦冬、盐杜仲、牛膝(盐炒)、盐黄柏、醋龟甲

【功能主治】滋阴清热,补肾益肺。用于肺肾两虚,虚劳咳嗽,骨蒸潮热,盗汗遗精,腰膝酸软。

【用法用量】口服。水蜜丸一次 6g,小蜜丸一次 9g,大蜜丸一次 1 丸,一日 2 次。

3. 补中益气丸(颗粒、合剂、口服液)

【处方组成】炙黄芪、党参、炙甘草、炒白术、当归、升麻、

柴胡、陈皮

【功能主治】补中益气，升阳举陷。用于脾胃虚弱、中气下陷所致的泄泻、脱肛、阴挺，症见体倦乏力，食少腹胀，便溏久泻，肛门下坠或脱肛，子宫脱垂。

【用法用量】丸剂，口服，小蜜丸一次 9g，大蜜丸一次 1 丸，水丸一次 6g，一日 2～3 次。口服液一次 10ml，一日2～3 次。合剂，口服，一次 10～15ml，一日 3 次。

4. 右归丸

【处方组成】熟地黄、炮附片、肉桂、山药、酒山茱萸、菟丝子、鹿角胶、枸杞子、当归、盐杜仲

【功能主治】温补肾阳，填精止遗。用于肾阳不足，命门火衰，腰膝酸冷，精神不振，怯寒畏冷，阳痿遗精，大便溏薄，尿频而清。

【用法用量】口服。小蜜丸一次 9g，大蜜丸一次 1 丸，一日 3 次。

5. 理中丸(党参理中丸)

【处方组成】党参、炮姜、土白术、炙甘草

【功能主治】温中祛寒，健脾。用于脾胃虚寒，呕吐泄泻，胸满腹痛，消化不良。

【用法用量】口服。大蜜丸一次 1 丸，一日 2 次，小儿酌减；浓缩丸一次 8 丸，一日 3 次。

附：用于艾滋病的其他中药

1. 玉屏风颗粒(胶囊、口服液、袋泡茶)

【功能主治】益气，固表，止汗。用于表虚不固，自汗恶风，面色㿠白，或体虚易感风邪者。

2. 七味都气丸

【功能主治】补肾纳气，涩精止遗。用于肾不纳气所致的喘促，胸闷，久咳，咽干，气短，遗精，盗汗，小便频数。

3. 六味地黄丸(浓缩丸、胶囊、软胶囊、颗粒、口服液、片、咀嚼片)

【功能主治】滋阴补肾。用于肾阴亏虚，头晕耳鸣，腰膝酸软，骨蒸潮热，盗汗遗精，消渴。

4. 生脉饮(胶囊、颗粒、注射液)

【功能主治】益气复脉，养阴生津。用于气阴两亏，心悸气短，脉微自汗。

5. 八珍丸(颗粒、片、胶囊)

【功能主治】补气益血。用于气血两虚，面色萎黄，食欲不振，四肢乏力，月经过多。

第十六章　眼科病症

259. 结膜炎与红眼病

〔基本概述〕

(一)结膜炎

结膜炎经常是由于葡萄球菌感染所引起。当外界环境及微生物与结膜接触,在眼表的特异性和非特异性防护机制减弱的时候,将引起结膜组织的炎症发生,表现为结膜血管扩张,渗出,细胞浸润。

结膜炎按照致病原因可以分为微生物性和非微生物性。最常见的结膜炎是微生物感染,常见的致病微生物可以是细菌、病毒或衣原体等。物理性刺激(如风沙、烟尘、紫外线等)和化学性损伤(如医用药品、酸碱或有毒气体)。此外,还包括其他全身或局部因素引起的结膜炎。

结膜炎的主要症状有异物感、烧灼感、痒、畏光、流泪。表现为结膜充血、水肿、渗出物、乳头滤泡增生、伪膜和真膜形成及耳前淋巴结肿大等。病程少于3周者为急性结膜炎,病程超过3周为慢性结膜炎。

急性传染性结膜炎又称红眼病,在中医学中属于天行赤眼之范畴。本病多由风热毒邪,时行疠气所致。红眼病发病急,一般在感染细菌1~2天内开始发病,且多数为双眼发病。传染性强,本病由于治愈后免疫力低,因此可重复感染(如再接触患者还可得病),从几个月的婴儿至八九十岁的老人都可能发病。流行快,患红眼病后,常常是一人得病,在1~2周内造成全家、幼儿园、学校、工厂等广泛传播,不分男女老幼,大批患者感染。

(二)红眼病

急性或亚急性细菌性结膜炎,又称急性卡他性结膜炎,俗称“红眼病”。也有认为红眼病是传染性结膜炎的俗称,又叫暴发火眼,在中医学中属于天行赤眼之范畴。根据不同的致病原因,可分为细菌性结膜炎和病毒性结膜炎两类,其临床症状相似,但流行程度和危害性以病毒性结膜炎为重。该病全年均可发生,以春夏季节多见。红眼病是通过接触传染的眼病,如接触患者用过的毛巾、洗脸用具、水龙头、门把、游泳池的水、公用的玩具等。因此,该病常在幼儿园、学校、医院、工厂等集体单位广泛传播,造成暴发流行。

〔治疗原则〕

治疗结膜炎的目标是控制感染,保护眼组织及其功能。

虽然大多数细菌性结膜炎的病例是自限的,但是应用抗菌滴眼液或眼膏是恰当的治疗措施。急性期忌包扎患眼。如果用药后反应很差,就表明可能是病毒性或过敏性结膜炎。对于淋球菌性结膜炎应当采用全身及眼局部抗菌药物来治疗。

药物治疗以针对病因,局部用药为主。对于感染性结膜炎必要时可根据病原体培养选择有效的药物。

(1)左氧氟沙星滴眼液急性期每1~2小时1次,病情好转后减少滴眼次数。左氧氟沙星滴眼液的不良反应为轻微的针刺样刺激症状。对于喹诺酮过敏的患者禁用。左氧氟沙星滴眼液不宜长期使用,长期使用可引起耐药菌或真菌感染。

(2)0.5%氯霉素眼药水对细菌性结膜炎中革兰阳性菌有效。急性期每1~2小时1次,病情好转后减少滴眼次数。

(3)红霉素眼膏睡前应用。

(4)得了红眼病后要积极治疗,一般要求要及时、彻底、坚持。一经发现,立即治疗,不要中断,症状完全消失后仍要继续治疗1周时间,以防复发。治疗可冲洗眼睛,在患眼分泌物较多时,宜用适当的冲洗剂如生理盐水或2%硼酸水冲洗结膜囊,每日2~3次,并用消毒棉签擦净睑缘。也可对患眼点眼药水或涂眼药膏。如为细菌性感染,可根据检查出的菌种选择最有效的抗生素眼药水滴眼,根据病情轻重,每2~3小时或每小时点眼药1次,常用眼药水有10%~20%磺胺醋酰钠、0.3%氟哌酸、0.25%氯霉素眼药水等,晚上睡前可涂抗生素眼膏,如环丙沙星、金霉素或四环素眼药膏,每次点药前需将分泌物擦洗干净,以提高疗效。对混合病毒感染的结膜炎,除应用以上药物治疗外,还可用抗病毒眼药水,如为腺病毒可用0.1%羟苄唑眼药水、0.1%肽丁胺乳剂,如为小病毒可用0.1%疱疹净、0.1%无环鸟苷眼药水等,每日2~3次,必要时还可应用干扰素等。有条件时可进行细菌培养,并做药敏试验,以选用适当的抗生素。

对红眼病也可采用中医治疗,中医称本病为暴风客热或天行赤眼,一般为外感风热邪毒所致,故宜祛风散邪,清热解毒,常用泻肺饮和银翘解毒丸。

当炎症控制后,为预防复发,仍需点眼药水1周左右,或应用收敛剂,如0.25%硫酸锌眼药水,每日2～3次,以改善充血状态,预防复发。

〔用药精选〕

一、西药

1. 左氧氟沙星滴眼液 Levofloxacin Eye Drops

左氧氟沙星为氧氟沙星的左旋体。其抗菌活性约为氧氟沙星的两倍,具有抗菌谱广、抗菌作用强的特点。

【适应证】用于治疗细菌性结膜炎、细菌性角膜炎、角膜溃疡、泪囊炎等外眼感染。

【禁忌】对本品或喹诺酮类药物过敏者禁用。

【孕妇及哺乳期用药】只有在判断药物的潜在利益大于对胎儿的潜在风险时,才能使用本品。哺乳期妇女慎用。

【儿童用药】1岁以下婴儿使用本品的疗效及安全性尚未确立。未成熟动物口服喹诺酮类药物可引起关节病,但没有证据证明左氧氟沙星滴眼液对承重关节有任何影响。

【老人用药】老年人使用本品的疗效及安全性与其他成人患者无总体差别。

【不良反应】最常报道的不良反应是暂时性视力下降、发热、一过性眼睛灼热、眼痛或不适、咽炎及畏光,发生率1%～3%。其发生率低于1%的不良反应有过敏、眼睑水肿、眼睛干燥及瘙痒。偶尔有轻微似蜇样的刺激症状。

【用法用量】滴于眼睑内。一次1～2滴,一日3～5次。推荐疗程:细菌性结膜炎7日,细菌性角膜炎10～14日。或遵医嘱。

【制剂】盐酸左氧氟沙星滴眼液,乳酸左氧氟沙星滴眼液,盐酸左氧氟沙星眼用凝胶

2. 氧氟沙星滴眼液 Ofloxacin Eye Drops

氧氯沙星的抗菌谱较为广泛。其体外试验结果显示对葡萄球菌属等革兰阳性菌和包括铜绿假单胞菌的假单胞菌属等革兰阴性菌,以及厌氧菌属的丙酸杆菌等引起眼感染性疾病的致病菌具有较强的抗菌作用。此外,本品具有抗衣原体活性,对沙眼衣原体有抗菌作用,衣原体对本品也较难产生耐药性。

【适应证】用于治疗细菌性结膜炎、角膜炎、角膜溃疡、泪囊炎、术后感染等外眼感染。

【禁忌】对本品或喹诺酮类药物过敏者禁用。

【不良反应】偶尔有辛辣似蜇样的刺激症状。

【用法用量】①滴于眼睑内,一次1～2滴,一日3～5次。

【孕妇及哺乳期妇女用药】只有在其治疗的有益性高于可能发生的危险性时方可给药。哺乳期妇女慎用。

【儿童用药】国外资料显示,在1岁以下的496例使用者中发现有不良反应的为2例(眼睑炎、眼睑肿胀),在1～15岁的1657例使用者中发现有不良反应的为2例3件(眼睑肿胀、结膜充血、瘙痒感)。

【老年用药】通常,老年人的生理功能有所下降,应注意减量等。

【制剂】氧氟沙星滴眼液,氧氟沙星眼膏

3. 加替沙星滴眼液 Gatifloxacin Eye Drops

加替沙星为8－甲氧氟喹诺酮类外消旋化合物,具有广谱的抗革兰阴性和阳性微生物的活性。其对革兰阳性菌、革兰阴性菌的大多数菌株,以及肺炎衣原体、嗜肺性军团杆菌、肺炎支原体具有抗菌活性。

【适应证】本品适用于敏感菌引起的急性细菌性结膜炎。

【用法用量】滴于眼睑内。第1～2天:清醒状态下,2小时1次,一次1滴,每天8次;第3～7天:清醒状态下,每天4次,一次1滴。

【不良反应】眼部用药常见的不良反应为结膜刺激、流泪、角膜炎和乳头状结膜炎,发生率为5%～10%。发生率在1%～4%的不良反应为球结膜水肿、结膜充血、眼干、流泪、眼部刺激、眼部疼痛、眼睑水肿、头痛、红眼、视力减退和味觉紊乱。

【禁忌】对加替沙星及其他喹诺酮类药物过敏者禁用。

【孕妇及哺乳期妇女用药】孕妇权衡利弊后方可使用。哺乳期妇女应慎用。

【儿童用药】1岁以下婴儿使用本品的安全性和有效性尚未建立,婴儿慎用。

【老年用药】老年患者和年轻患者使用加替沙星的有效性和安全性未见显著不同。

【制剂】加替沙星滴眼液,加替沙星眼用凝胶

4. 妥布霉素滴眼液 Tobramycin Eye Drops

本品抗菌谱及抗菌作用与庆大霉素近似。本品抗铜绿假单胞菌作用强,为庆大霉素的2～4倍,对庆大霉素耐药的铜绿假单胞菌对本品仍敏感。对金黄色葡萄球菌的活性和庆大霉素相同。

【适应证】本品适用于敏感细菌所致的外眼及附属器的局部感染。用于治疗革兰阴性杆菌,特别是铜绿假单胞菌所致的眼部感染性疾病。

【用法用量】滴于眼睑内。轻、中度感染:一次1～2滴,每4小时1次;重度感染:一次2滴,每小时1次。

【不良反应】偶见局部刺激症状,如眼睑灼痛或肿胀、结膜红斑等;罕见过敏反应。

【禁忌】对本品及其他氨基糖苷类抗生素过敏者禁用。

【儿童用药】由于本品具有潜在的肾毒性和耳毒性,故小儿慎用。

【孕妇及哺乳期妇女用药】孕妇慎用。哺乳期妇女,由于哺乳时可能会产生不良反应,建议根据临床权衡利弊,或者停止哺乳,或者停止用药。

【老年用药】由于本品具有潜在的肾毒性和耳毒性,故老年患者慎用。

【制剂】妥布霉素滴眼液,妥布霉素眼膏。

5. 妥布霉素地塞米松滴眼液 Tobramycin and Dexam-

ethasone Ophthalmic Suspension Eye Drops

本品为复方制剂，含妥布霉素和地塞米松。妥布霉素的抗菌活性与庆大霉素相似，对多数革兰阴性杆菌及铜绿假单胞菌有良好作用，对铜绿假单胞菌的作用较庆大霉素强。地塞米松是一种作用很强的皮质激素，可抑制各种因素引起的炎症反应，同时也可能延缓伤口愈合。

【适应证】用于眼科手术前、后预防，治疗感染与炎症反应，严重的细菌性结膜炎、角膜炎、泪囊炎与化学灼伤等。

【用法用量】滴眼。每天4～6次，每次1～2滴。重症可增至每2小时1次。

【不良反应】①少数患者（低于4%）偶有发痒、红肿、结膜充血现象发生。②使用糖皮质激素与抗生素混合制剂有可能发生二重感染，尤其长期使用糖皮质激素，可导致眼压升高，角膜可发生真菌感染。

【禁忌】①树枝状角膜炎，牛痘、水痘及其他病毒引起的角膜炎、结膜炎，眼部分枝杆菌感染，眼部真菌感染。②对本品任何成分过敏者及角膜上异物未完全去除者。

【孕妇及哺乳期用药】孕妇慎用本品。建议哺乳期妇女在使用本品时暂停哺乳。

【儿童用药】尚未有对儿童的评估的报告。

【制剂】妥布霉素地塞米松滴眼液，妥布霉素地塞米松眼膏。

6. 氯霉素滴眼液 Ghloramphenicol Eye Drops

本品为氯霉素类抗生素。其在体外具有广谱抗微生物作用，包括需氧革兰阴性菌及革兰阳性菌、厌氧菌、立克次体属、螺旋体和衣原体属。

【适应证】用于由大肠埃希菌、流感嗜血杆菌、克雷伯菌属、金黄色葡萄球菌、溶血性链球菌和其他敏感菌所致的结膜炎、角膜炎、眼睑缘炎、沙眼等。

【禁忌】对本品过敏者禁用。

【孕妇及哺乳期妇女用药】本品虽是局部用药，但因氯霉素具有严重的骨髓抑制作用，孕妇及哺乳期妇女宜慎用。

【儿童用药】新生儿和早产儿禁用。

【不良反应】①偶见眼睛疼痛、视力改变、持续性发红或有刺激感。②口腔苦味。③偶见儿童使用后出现再生不良性障碍性贫血。

【用法用量】滴于眼睑内，一次1～2滴，一日3～5次。

【制剂】氯霉素滴眼液，氯霉素眼膏

7. 利福平滴眼液 Rifampicin Eye Drops

利福平为半合成广谱杀菌剂。

【适应证】用于治疗细菌性外眼感染，如沙眼、结核性眼病及某些病毒性眼病。

【禁忌】①严重肝功能不全患者禁用。②胆道阻塞患者禁用。③对本品过敏者禁用。

【不良反应】①滴眼后有眼局部刺激症状。②畏寒、呼吸困难、头昏、发热、头痛、泪液呈橘红色或红棕色等。③可引起皮肤发红、皮疹、瘙痒等。

【用法用量】滴眼，一次1～2滴，一日4～6次。

【儿童用药】5岁以下小儿应慎用。

【孕妇及哺乳期妇女用药】孕妇及哺乳期妇女用本品应充分权衡利弊。

【老年用药】老年患者由于肝功能下降宜慎用。

8. 四环素可的松眼膏 Tetracycline Cortisone Eye Ointment

四环素具有广谱抗病原微生物作用，为抑菌剂，高浓度时具有杀菌作用。醋酸可的松为肾上腺皮质激素类药，具有抗炎及抗过敏作用，能抑制结缔组织的增生，降低毛细血管壁和细胞膜的通透性，减少炎性渗出，并能抑制组胺及其他毒性物质的形成与释放。

【适应证】用于沙眼、结膜炎等眼病。

【禁忌】①对本品及四环素类药物过敏者禁用。②单纯疱疹性或溃疡性角膜炎患者禁用。

【不良反应】长期应用可引起青光眼、白内障。

【用法用量】涂于眼睑内，一次适量，一日3～4次。

9. 地塞米松磷酸钠滴眼液 Dexamethasone Sodium Phosphate Eye Drops

本品为肾上腺皮质激素类药，具有抗炎、抗过敏和抑制免疫等多种药理作用。

【适应证】用于虹膜睫状体炎、虹膜炎、角膜炎、过敏性结膜炎、眼睑炎、泪囊炎等。

【禁忌】单纯疱疹性或溃疡性角膜炎禁用。

【不良反应】长期频繁用药可引起青光眼、白内障，诱发真菌性眼睑炎。

【用法用量】滴眼，一次1滴，一日3～4次。

【儿童用药】避免长期、频繁使用。

【老年患者用药】避免长期、频繁使用。

【孕妇及哺乳期妇女用药】避免长期、频繁使用。

10. 氟米龙滴眼液 Fluorometholone Eye Drops

本品可抑制机械、化学或免疫性刺激因子所致的炎症。肾上腺皮质激素及其衍生物可能引起眼内压升高，患者眼部使用艾氟龙和地塞米松的临床研究显示，艾氟龙对眼压的影响比地塞米松小（半衰期短，易于代谢）。

【适应证】用于对糖皮质激素敏感的外眼部及前眼部的炎性疾病（眼睑炎、结膜炎、角膜炎、巩膜炎、表层巩膜炎、虹膜炎、虹膜睫状体炎、葡萄膜炎、术后炎症等）。

【禁忌】对本品过敏者、角膜上皮剥脱或角膜溃疡者、病毒性结膜或角膜病变者、结核性眼病者、真菌性或化脓性眼病者禁用。

【不良反应】可能引起眼内压升高，甚至青光眼，偶致视神经损害，后囊膜下白内障、继发性感染，眼球穿孔和延缓伤口愈合。

【用法用量】滴眼，一次1～2滴，一日2～4次。开始治疗的24～48小时内可酌情增至每小时2滴，或根据患者年龄、病情适当增减。应逐步减量停药。

【孕妇及哺乳期妇女用药】孕妇或可能已经妊娠的妇女避免长期、频繁用药。

【儿童用药】对未满 2 周岁的婴幼儿应慎重用药。

【老年用药】通常,老年人的生理功能有所下降,应予以注意。

11. 盐酸金霉素眼膏 Chlortetracycline Hydrochloride Eye Ointment

本品为四环素类广谱抗生素,能抑制细菌蛋白质合成,对眼部常见革兰阳性细菌及沙眼衣原体有抑制作用。

【适应证】①用于细菌性结膜炎、睑腺炎及细菌性眼睑炎。②用于沙眼。

【禁忌】①对本品过敏者禁用。②有四环素类药物过敏史者禁用。

【不良反应】①轻微刺激感。②偶见过敏反应,出现充血、眼痒、水肿等症状。

【用法用量】涂于眼睑内,一日 1~2 次,最后一次宜在睡前使用。

12. 红霉素眼膏 Erythromycin Eye Ointment

红霉素为大环内酯类抗生素。其作用机制是抑制细菌蛋白质合成,对革兰阳性细菌和沙眼衣原体有抗菌作用。

【适应证】用于沙眼、结膜炎、角膜炎、眼睑缘炎及眼外部感染。

【禁忌】对本品及大环内酯类药物过敏者禁用。

【不良反应】涂眼后偶见眼痛、视力改变、持续性眼红或刺激症状。

【用法用量】涂于眼睑内,一次适量,一日 2~3 次,最后一次宜在睡前使用。

【孕妇及哺乳期妇女用药】孕妇及哺乳期妇女应在医师指导下使用。

13. 色甘酸钠滴眼液 Sodium Cromoglicate Eye Drops

本品系抗过敏药物。其作用机制是稳定肥大细胞膜,制止肥大细胞释放组胺、白三烯、5-HT、缓激肽及慢反应物质等致敏介质,从而预防过敏反应的发生。

【适应证】用于预防春季过敏性结膜炎。

【孕妇及哺乳期妇女用药】妊娠 3 个月以内的妇女禁用。

【不良反应】滴眼后偶有刺痛感和过敏反应。

【用法用量】滴眼,一次 1~2 滴,一日 4 次,必要时一日 6 次。

【禁忌】对本品过敏者禁用。

14. 盐酸奥洛他定滴眼液 Olopatadine Hydrochloride Eye Drops

奥洛他定是肥大细胞稳定剂及相对选择性组胺 H_1 受体拮抗剂。活体和体外实验中均能抑制 I 型速发型过敏反应。

【适应证】用于治疗过敏性结膜炎的体征和症状。

【用法用量】滴眼,一次 1~2 滴,一日 2 次。

【不良反应】头痛、乏力、视力模糊、烧灼或刺痛感、感冒综合征、眼干、异物感、充血、过敏、角膜炎、眼睑水肿、恶心、咽炎、瘙痒、鼻炎、鼻窦炎及味觉倒错。相当一部分的不良反应和疾病本身的症状相似。

【禁忌】对本品任何成分过敏者禁用。

【孕妇及哺乳期妇女用药】慎用。

【儿童用药】尚未确定 3 岁以下儿童使用本品的安全性和有效性。

15. 富马酸依美斯汀滴眼液 Emedastine Fumarate Eye Drops

依美斯汀是一种相对选择性的组胺 H1 受体拮抗剂。研究表明,本品对组胺引起的结膜血管渗透性的改变存在着浓度相关的抑制关系。

【适应证】用于治疗过敏性结膜炎,可暂时缓解过敏性结膜炎的体征和症状。

【用法用量】滴眼,一次 1 滴,一日 2 次,必要时一日 4 次。

【不良反应】头痛、异梦、乏力、怪味、视物模糊、眼部灼热或刺痛、角膜浸润、角膜着染、皮炎、不适、眼干、异物感、充血、角膜炎、瘙痒、鼻炎、鼻窦炎和流泪。有些表现与疾病本身的症状相似。

【禁忌】对本品过敏者禁用。

【孕妇及哺乳期妇女用药】慎用。

【儿童用药】尚未确定 3 岁以下儿童使用本品的安全性和有效性。

16. 复方萘维新滴眼液 Compound Naphazoline Hydrochloride, Vitamin and Neostigmine Methylsulfate Eye Drops

本品为复方制剂,含盐酸萘甲唑林、甲基硫酸新斯的明。盐酸萘甲唑林是拟肾上腺素药,有收缩血管的作用,消除眼充血、红肿;甲基硫酸新斯的明是拟胆碱药,有促进腺体分泌作用。

【适应证】用于过敏性或炎症性结膜充血、肿胀及眼干等的治疗。本品消除眼充血红肿,并使眼睛滋润。

【用法用量】眼科用药。滴入结膜囊内;一次 1~2 滴,一日 2~3 次。

【不良反应】偶有眼部疼痛、流泪等轻度刺激症状,连续使用易引起反应性充血。

【禁忌】对本品过敏者禁用。

附:用于结膜炎与红眼病的其他西药

1. 诺氟沙星滴眼液 Norfloxacin Eye Drops

【适应证】用于敏感菌所致的外眼感染,如结膜炎、角膜炎、角膜溃疡等。

2. 盐酸环丙沙星滴眼液 Ciprofloxacin Hydrochloride Eye Drops

【适应证】用于敏感菌引起的外眼部感染,如结膜炎等。

3. 硫酸庆大霉素滴眼液 Gentamicin Sulfate Eye Drops

【适应证】用于治疗葡萄球菌属(金黄色葡萄球菌及凝

固酶阴性葡萄球菌中甲氧西林敏感株)及敏感革兰阴性杆菌所致的结膜炎、角膜炎、泪囊炎、眼睑炎、睑板腺炎等感染。

4. 硫酸新霉素滴眼液 Neomycin Sulfate Eye Drops

【适应证】用于敏感菌所致的外眼感染,如结膜炎、角膜炎、泪囊炎、睑缘炎、睑板腺炎等。

5. 复方硫酸新霉素滴眼液 Compound Neomycin Sulfate Eye Drops

【适应证】用于结膜炎、角膜炎、虹膜炎、巩膜炎、葡萄膜炎、白内障、青光眼、角膜移植术后及眼部机械或化学损伤处理。

6. 复方尿维氨滴眼液 Compound Allantoin VitaminB$_6$-E and Aminoemvlsulfonic Acid Eye Drops

【适应证】本品为复方制剂,含硫酸软骨素、尿囊素、维生素、氨化乙基硫酸等。用于治疗慢性结膜炎、角膜损伤、结膜充血;预防眼病,缓解因佩戴接触镜引起的不适;眼睛疲劳,眼痒、眼朦胧等症状;还用于眼部调节功能下降、屈光不正的辅助治疗。

7. 盐酸氮革斯汀滴眼液 Azelastine Hydrochloride Eye Drops

【适应证】用于枯草热结膜炎,巨型乳头状结膜炎(GPC),春天性角结膜炎(VKC),特异性角结膜炎(AKC)等过敏性眼疾。

8. 注射用甲泼尼龙琥珀酸钠 Methylprednisolone Sodium Succinate for Injection

【适应证】本品在治疗眼部疾病方面,可用于严重的眼部急慢性过敏和炎症,例如:眼部带状疱疹;虹膜炎、虹膜睫状体炎;脉络视网膜炎;扩散性后房色素层炎和脉络膜炎;视神经炎;交感性眼炎。

9. 硫酸庆大霉素氟米龙滴眼液 Sulfate Gentamicin and Fluorometholone Eye Drops

【适应证】①用于对庆大霉素敏感细菌引起的眼前段细菌性感染,如细菌性结膜炎。②用于眼前段炎症,以及有发生细菌性感染危险的治疗,如眼科术后治疗等。

10. 那他霉素滴眼液 Natamycin Eye Drops

【适应证】用于对本品敏感的真菌性眼睑炎、结膜炎和角膜炎,包括腐皮镰刀菌角膜炎。

11. 氯替泼诺混悬滴眼液 Loteprednol Etabonate Ophthalmic Suspension

【适应证】①用于季节性过敏性结膜炎的治疗。②用于眼睑和球结膜、角膜和眼球前部的糖皮质激素敏感的炎症的治疗,如过敏性结膜炎、红斑性角膜炎、浅层点状角膜炎、带状疱疹性角膜炎、虹膜炎、睫状体炎、选择性感染性结膜炎;本品也适用于眼科手术后炎症的治疗。

12. 氯替泼诺妥布霉素滴眼液 Loteprednol Etabonate and Tobramycin Eye Drops

【适应证】①本品可以适用于治疗眼睑和球结膜炎、葡萄膜炎、角膜和眼前节的炎症等对皮质类固醇敏感性的炎症。(例如季节性过敏性结膜炎、红斑痤疮性角膜炎、浅层点状角膜炎、带状疱疹性角膜炎、虹膜炎、睫状体炎、特异反应性角结膜炎等)。②本品也适用于治疗各种眼部手术后的术后炎症。

13. 酮洛酸氨丁三醇滴眼液 Ketorolac Tromethamine Eye Drops

【适应证】①用于暂时缓解季节性过敏性结膜炎引起的眼痒。②用于治疗内眼手术后(如白内障摘除术)的炎症反应。

14. 洛度沙胺氨丁三醇滴眼液 Lodoxamide Tromethamine Eye Drops

【适应证】用于各种过敏性眼病,如春季角结膜炎、卡他性结膜炎、巨大乳头性睑结膜炎、过敏性或特异反应性角结膜炎,包括那些病因不明,但一般由空气传播的抗原及隐形眼镜引起的过敏反应。对由Ⅰ型速发性变态反应(或肥大细胞)引起的炎症性眼病有效。

15. 吡嘧司特钾滴眼液 Pemirolast Potassium Eye Drops

【适应证】用于过敏性结膜炎、春季结膜炎。

16. 盐酸羟苄唑滴眼液 Hydrobenzole Hydrochloride Eye Drops

【适应证】用于急性流行性出血性结膜炎。

17. 普拉洛芬滴眼液 Pranoprofen Eye Drops

【适应证】用于眼睑炎、结膜炎、角膜炎、巩膜炎、浅层巩膜炎、虹膜睫状体炎、术后炎症等外眼及眼前部炎症的对症治疗。

18. 盐酸洛美沙星眼用凝胶 Lomefloxacin Hydrochloride Eye Ophthalmic Gel

【适应证】本品适用于治疗敏感细菌所致的结膜炎、角膜炎、角膜溃疡、泪囊炎等眼前部感染。

19. 西吡氯铵滴眼液 Cetylpyridinium Chloride Eye Drops

【适应证】适用于治疗敏感细菌引起的轻、中度细菌性结膜炎。

20. 甲磺酸帕珠沙星滴眼液 Pazufloxacin Mesylate Eye Drops

【适应证】适用于敏感菌引起的细菌性结膜炎的治疗。

21. 曲尼司特滴眼液 Tranilast Eye Drops

【适应证】适用于过敏性结膜炎。

22. 色甘那敏滴眼液 Sodium Cromoglicate and Chlorphenamine Maleate Eye Drops

【适应证】用于预防春季过敏性结膜炎。

23. 盐酸西替利嗪 Cetirizine Hydrochloride

【适应证】用于季节性鼻炎、常年性变应性鼻炎、过敏性结膜炎及过敏引起的瘙痒和荨麻疹的对症治疗。

24. 盐酸左西替利嗪 Levocetirizine Hydrochloride

【适应证】用于季节性、常年性变应性鼻炎、过敏性结膜炎、慢性特发性荨麻疹等。

25. 美喹他嗪 Mequitazine

【适应证】适用于变应性鼻炎，过敏性结膜炎，荨麻疹，支气管哮喘，各种过敏性瘙痒性皮肤病。

26. 咪唑斯汀 Mizolastine

【适应证】季节性和常年性变应性鼻炎、过敏性结膜炎，荨麻疹和其他过敏反应症状。

27. 盐酸左卡巴斯汀滴眼液 Levocabastine Hydrochloride Eye Drops

【适应证】用于治疗过敏性结膜炎。

28. 地氯雷他定 Desloratadine

【适应证】用于季节性和常年性变应性鼻炎，过敏性结膜炎，荨麻疹等。

29. 盐酸非索非那定 Fexofenadine Hydrochloride

【适应证】变应性鼻炎，过敏性结膜炎，慢性特发性荨麻疹等。

30. 盐酸赛庚啶 Cyproheptadine Hydrochloride

【适应证】用于荨麻疹、血管性水肿、变应性鼻炎、过敏性结膜炎，其他过敏性瘙痒性皮肤病。

31. 硫酸锌 Zinc Sulfate

【适应证】用于锌缺乏引起的食欲缺乏，贫血，生长发育迟缓等，也用于结膜炎，口疮等的辅助治疗。

32. 枸橼酸锌 Zinc Citrate

【适应证】用于锌缺乏引起的食欲缺乏，贫血，生长发育迟缓等，也用于结膜炎，口疮等的辅助治疗。

33. 复方门冬维甘滴眼液 Compound Aspartate, Vitamin B_6 and Dipotassium Glycyrrhetate Eye Drops

【适应证】本品为复方制剂，含门冬氨酸、维生素 B_6、甘草酸二钾、盐酸萘甲唑林、甲硫酸新斯的明、马来酸氯苯那敏。用于抗眼疲劳，减轻结膜充血症状。

34. 阿米卡星滴眼液 Amikacin Eye Drops

【适应证】用于敏感菌所致外眼感染，如结膜炎、角膜炎、泪囊炎、睑缘炎、睑板腺炎等。

35. 硫酸卡那霉素滴眼液 Kanamycin Sulfate Eye Drops

【适应证】用于敏感大肠埃希菌、克雷伯菌属、变形杆菌属、淋病奈瑟菌及葡萄球菌属等细菌所致的结膜炎、角膜炎、泪囊炎、睑缘炎、睑板腺炎等外眼感染。

36. 硫酸小诺霉素滴眼液 Sulfate Micronomycin Eye Drops

【适应证】用于敏感菌所致的外眼感染，如结膜炎、角膜炎、眼睑发炎、睑板腺炎、泪囊炎等。

37. 夫西地酸滴眼液 Fusidic Acid Eye Drops

【适应证】用于急性细菌性结膜炎。

38. 四环素眼膏 Tetracycline Eye Ointment

【适应证】用于敏感菌所引起的结膜炎、眼睑炎、角膜炎、沙眼等。

39. 盐酸林可霉素滴眼液 Lincomycin Hydrochloride Eye Drops

【适应证】用于敏感菌感染所致的外眼感染，如结膜炎、角膜炎、睑缘炎、泪囊炎等。

40. 磺胺醋酰钠滴眼液 Sulfacetamide Sodium Eye Drops

【适应证】用于结膜炎、睑缘炎，也可用于沙眼衣原体感染的辅助治疗。

41. 依诺沙星滴眼液 Enoxacin Eye Drops

【适应证】用于敏感菌所致的外眼感染，如结膜炎、角膜炎等。

42. 复方磺胺甲噁唑钠滴眼液 Compound Sodium Sulfamethoxazole Eye Drops

【适应证】本品为复方制剂，含磺胺甲噁唑钠、氨基己酸、甘草酸二钾、马来酸氯苯那敏。用于由敏感菌所引起的细菌性结膜炎、睑腺炎(麦粒肿)及细菌性眼睑炎。

43. 磺胺嘧啶眼膏 Sulfadiazine Eye Ointment

【适应证】用于敏感微生物所致眼部感染，如沙眼、结膜炎、睑缘炎等。

44. 醋酸可的松滴眼液(眼膏) Cortisone Acetate Eye Drops

【适应证】主要用于虹膜炎、虹膜睫状体炎、过敏性结膜炎等。

45. 醋酸氢化可的松滴眼液(眼膏) Hydrocortisone Acetate Eye Drops

【适应证】主要用于虹膜睫状体炎、虹膜炎、结膜炎、过敏性结膜炎等。

46. 醋酸泼尼松眼膏 Prednisone Acetate Eye Ointment

【适应证】主要用于虹膜睫状体炎、虹膜炎、过敏性结膜炎等。

47. 双氯芬酸钠滴眼液 Diclofenac Sodium Eye Drops

【适应证】①用于葡萄膜炎、角膜炎、巩膜炎等；②用于预防和治疗春季结膜炎、季节过敏性结膜炎等。

48. 重组人干扰素 α1b 滴眼液 Recombinant Human Interferon α1b Eye Drops

【适应证】主要用于眼部病毒性疾病，对单纯疱疹性结膜炎、角膜炎等有良效。

49. 维生素 B_2 Vitamin B_2

【适应证】用于预防和治疗维生素 B_2 缺乏症，如口角炎、唇干裂、舌炎、阴囊炎、结膜炎、脂溢性皮炎等。

50. 盐酸曲普利啶胶囊 Triprolidine Hydrochloride Capsules

【适应证】用于治疗各种过敏性疾患，包括变应性鼻炎、荨麻疹、过敏性结膜炎、皮肤瘙痒症等。

51. 牛磺酸滴眼液 Taurine Eye Drops

【适应证】用于牛磺酸代谢失调引起的白内障，也可用于急性结膜炎、疱疹性结膜炎、病毒性结膜炎的辅助治疗。

52. 复方牛磺酸滴眼液 Compound Taurine Eye Drops

【适应证】本品为复方制剂,含牛磺酸、马来酸氯苯那敏、L-天门冬氨酸钾、氨基己酸。主要用于15岁以下儿童,以缓解视疲劳和慢性结膜炎或伴有结膜充血者。

53. 盐酸萘甲唑林滴眼液 Naphazoline Hydrochloride Eye Drops

【适应证】用于过敏性结膜炎。

54. 盐酸异丙嗪片 Promethazine Hydrochloride Tablets

【适应证】可用于长期的、季节性的变应性鼻炎、血管舒缩性鼻炎、过敏性结膜炎,荨麻疹、食物过敏、皮肤划痕症等。

55. 富马酸酮替芬滴眼液 Ketotifen Fumarate Eye Drops

【适应证】用于过敏性结膜炎。

56. 硫酸锌尿囊素滴眼液 Zinc Sulfate and Allantoin Eye Drops

【适应证】防治结膜炎、球结膜下出血、结膜充血、角膜损伤、视疲劳、戴隐形眼镜引起的不适及眼病(如在游泳、海水浴过程中有灰尘、污水混入眼内)。

57. 溴芬酸钠滴眼液 Bromfenac Sodium Eye Drops

【适应证】用于外眼部及前眼部炎症性疾病的对症治疗(结膜炎、巩膜炎、术后炎症等)。

58. 青霉素 Benzylpenicillin

【适应证】适用于敏感菌所致的急性感染,包括结膜炎等。

59. 头孢曲松钠 Ceftriaxone Sodium

【适应证】用于敏感菌所引起的各种感染,包括结膜炎等。

二、中药

1. 黄连羊肝丸

【处方组成】黄连、胡黄连、黄芩、黄柏、龙胆、柴胡、青皮(醋炒)、木贼、密蒙花、茺蔚子、决明子(炒)、石决明(煅)、夜明砂、鲜羊肝

【功能主治】泻火明目。用于肝火旺盛,目赤肿痛,视物昏暗,羞明流泪,胬肉攀睛。

【用法用量】口服。一次1丸,一日1~2次。

2. 白敬宇眼药

【处方组成】石决明(煅)、熊胆、珍珠(豆腐炙)、海螵蛸、炉甘石(煅,黄连水飞)、硇砂(炙)、麝香、冰片

【功能主治】清热消肿,止痛止痒。用于肝胃火盛所致的暴发火眼,眼边刺痒,溃烂肿痛,胬肉攀睛,云翳多蒙,视物昏花,迎风流泪。

【用法用量】取少许,点眼角内,一日3次。

3. 明目蒺藜丸

【处方组成】蒺藜(盐水炙)、菊花、地黄、当归、蔓荆子(微炒)、密蒙花、木贼、决明子(炒)、蝉蜕、黄连、黄芩、荆芥、旋覆花、栀子(姜水炙)、石决明、川芎、黄柏、防风、白芷、薄荷、连翘、赤芍、甘草

【功能主治】清热散风,明目退翳。用于上焦火盛引起的暴发火眼,云蒙障翳,羞明多眵,眼边赤烂,红肿痛痒,迎风流泪。

【用法用量】口服。一次9g,一日2次。

4. 明目上清片(丸)

【处方组成】熟大黄、黄连、黄芩、玄参、菊花、连翘、蝉蜕、蒺藜、车前子、赤芍、麦冬、当归、薄荷脑、荆芥油、栀子、石膏、天花粉、枳壳、陈皮、桔梗、甘草

【功能主治】清热散风,明目止痛。用于外感风热所致的暴发火眼,红肿作痛,头晕目眩,眼边刺痒,大便燥结,小便赤黄。

【用法用量】片剂,口服。一次4片,一日2次。

【使用注意】孕妇禁用。

5. 马应龙八宝眼膏(眼粉)

【处方组成】炉甘石、冰片、硼砂、人工牛黄、珍珠、人工麝香、琥珀、硇砂

【功能主治】清热退赤,止痒去翳。用于风火上扰所致的眼睛红肿痛痒,流泪,眼睑红烂;沙眼见上述证候者。

【用法用量】眼膏点入眼睑内,一日2~3次。

【使用注意】孕妇禁用。

6. 开光复明丸

【处方组成】栀子(姜制)、黄连、黄芩、黄柏、大黄、泽泻、玄参、红花、龙胆、赤芍、当归、菊花、防风、地黄、石决明、蒺藜(去刺盐炒)、羚羊角粉、冰片

【功能主治】清热散风,退翳明目。用于肝胆热盛引起的暴发火眼,红肿痛痒,眼睑赤烂,云翳气蒙,羞明多眵。

【用法用量】口服。一次1~2丸,一日2次。

7. 珍珠明目滴眼液

【处方组成】珍珠液、冰片

【功能主治】清肝,明目,止痛。能改善眼胀眼痛,干涩不舒,不能持久阅读等,用于早期老年性白内障、慢性结膜炎、视疲劳见上述证候者。

【用法用量】滴入眼睑内,滴后闭目片刻,一次1~2滴,一日3~5次。

8. 熊胆眼药水

【处方组成】熊胆粉、硼砂、硼酸、氯化钠

【功能主治】清热解毒,祛翳明目。用于急、慢性卡他性结膜炎、流行性角膜炎。

【用法用量】滴入眼睑内,一次1~3滴,一日3~5次。

【使用注意】眼外伤患者禁用。

9. 复方熊胆滴眼液

【处方组成】熊胆粉、天然冰片

【功能主治】清热降火、明目退翳。用于肝火上炎、热毒伤络所致的白睛红赤、眵多、羞明流泪;急性细菌性结膜炎、流行性角结膜炎见上述证候者。

【用法用量】滴眼,一次1~2滴,一日6次,或遵医嘱。

10. 熊胆丸

【处方组成】熊胆、龙胆、黄连、大黄、黄芩、决明子、菊花、地黄、栀子、木贼、冰片、柴胡、防风、薄荷脑、当归、泽泻(盐制)、车前子(盐制)

【功能主治】清热利湿,散风止痛。用于风热或肝经湿热引起的目赤肿痛,羞明多泪。

【用法用量】口服。一次4粒,一日2次,小儿酌减。

【使用注意】孕妇禁用。

11. 八宝眼药

【处方组成】冰片、地栗粉、海螵蛸(去壳)、炉甘石(三黄汤飞)、硼砂(炒)、麝香、熊胆、珍珠、朱砂

【功能主治】消肿止痛,明目退翳。用于肝胃火盛所致的目赤肿痛,眼缘溃烂,畏光怕风,眼角涩痒。

【用法用量】每用少许,点于眼角,一日2~3次。

12. 六味明目丸

【处方组成】铁粉(制)、小檗皮、葛缕子、诃子、毛诃子、余甘子

【功能主治】清热泻火,平肝明目。用于肝火上炎所致的目赤肿痛、羞明流泪、视物不清。

【用法用量】嚼碎服用。一次3丸,一日2次。

13. 金珍滴眼液

【处方组成】金银花、密蒙花、野菊花、薄荷、珍珠、冰片

【功能主治】疏风,清热,明目。用于慢性卡他性结膜炎属风热滞目症,症见眼睑内红赤、羞明流泪,眼灼热痒痛,干涩不爽,久视疲劳等。

【用法用量】滴入眼睑内,一次1~2滴,一日4次。

14. 鱼腥草滴眼液

【处方组成】鲜鱼腥草

【功能主治】清热,解毒,利湿。用于风热疫毒,暴风客热,天行赤眼暴翳(急性卡他性结膜炎、流行性角结膜炎)。

【用法用量】滴入眼睑内。一次1滴,一日6次。疗程:急性卡他性结膜炎7天,流行性角结膜炎10天。

【使用注意】对鱼腥草过敏者禁用。

15. 清热散结胶囊(片)

【处方组成】千里光

【功能主治】消炎解毒,散结止痛。用于急性结膜炎,急性咽喉炎,急性扁桃体炎,急性肠炎,急性菌痢,上呼吸道炎,急性支气管炎,淋巴结炎,疮疖疼痛,中耳炎,皮炎湿疹。

【用法用量】胶囊,口服,一次4~6粒,一日3次。

16. 千里光胶囊

【处方组成】千里光

【功能主治】抗菌消炎。用于菌痢、肠炎、结膜炎、上呼吸道感染。

【用法用量】口服。一次4粒,一日3次。

17. 京制牛黄解毒片

【处方组成】黄连、黄柏、石膏、金银花、薄荷、桔梗、连翘、大黄、黄芩、栀子(姜炙)、菊花、荆芥穗、防风、旋覆花、白芷、川芎、蔓荆子(微炒)、蚕砂、甘草、牛黄、冰片

【功能主治】清热解毒,散风止痛。用于肺胃蕴热、风火上攻所致的头目眩晕,口鼻生疮,风火牙痛,暴发火眼,咽喉疼痛,痄腮红肿,耳鸣肿痛,大便秘结,皮肤瘙痒。

【用法用量】口服。片剂,一次2片,一日2次。

【使用注意】孕妇禁用。

18. 黄连上清片(丸、胶囊、颗粒)

【处方组成】白芷、薄荷、川芎、防风、甘草、黄柏(酒炒)、黄连、黄芩、荆芥穗、酒大黄、桔梗、菊花、连翘、炒蔓荆子、石膏、旋覆花、栀子(姜制)

【功能主治】散风清热,泻火止痛。用于风热上攻、肺胃热盛所致的头晕目眩,暴发火眼,牙齿疼痛,口舌生疮,咽喉肿痛,耳痛耳鸣,大便秘结,小便短赤。

【用法用量】片剂,口服。一次6片,一日2次。

【使用注意】孕妇禁用。

19. 胆木注射液

【处方组成】胆木提取物

【功能主治】清热解毒。用于急性扁桃体炎、急性咽喉炎、急性结膜炎及上呼吸道感染。

【用法用量】肌内注射,一次2ml,一日2次。

20. 胆木浸膏片(胶囊、糖浆)

【处方组成】胆木

【功能主治】清热解毒,消肿止痛。用于急性扁桃体炎,急性咽炎,急性结膜炎及上呼吸道感染。

【用法用量】片剂,口服,一次2~3片,一日3~4次。

附:用于结膜炎与红眼病的其他中药

1. 板蓝根滴眼液

【功能主治】用于风热疫毒所致暴风客热、天行赤眼、聚星障等(即西医之急性卡他性结膜炎、流行性角膜结膜炎,流行性出血性结膜炎、单纯疱疹病毒性角膜炎等)。

2. 炎可宁丸(胶囊)

【功能主治】清热泻火,消炎止痢。用于急性扁桃体炎,细菌性肺炎,急性结膜炎,中耳炎,疖痈瘰疬,急性乳腺炎,肠炎,细菌性痢疾及急性尿道感染。

3. 明目十六味丸

【功能主治】清血热、明目。用于肝热引起的眼病、目赤痒病、流泪等。

4. 十五味萝蒂明目片

【功能主治】清肝,明目。用于早期白内障,结膜炎。

5. 清宁丸

【功能主治】清热泻火,消肿通便。用于火毒内蕴所致的咽喉肿痛,口舌生疮,头晕耳鸣,目赤牙痛,腹中胀满,大便秘结。

6. 莫家清宁丸

【功能主治】清热,泻火,通便。用于胃肠实热积滞所致

的大便秘结，脘腹胀满，头昏耳鸣，口燥舌干，咽喉不利，目赤牙痛，小便赤黄。

7. 新清宁片(胶囊)

【功能主治】清热解毒，泻火通便。用于内结实热所致的喉肿，牙痛，目赤，便秘，下痢，发热；感染性炎症见上述证候者。

8. 三黄片(胶囊)

【功能主治】清热解毒，泻火通便。用于三焦热盛所致的目赤肿痛，口鼻生疮，咽喉肿痛，牙龈肿痛，心烦口渴，尿黄，便秘；亦用于急性胃肠炎，痢疾。

9. 清火片

【功能主治】清热泻火，通便。用于火热壅盛所致的咽喉肿痛，牙痛，头目眩晕，口鼻生疮，目赤肿痛，大便不通。

10. 上清丸(片、胶囊)

【功能主治】清热散风，解毒通便。用于风热火盛所致的头晕耳鸣，目赤，口舌生疮，牙龈肿痛，大便秘结。

11. 野菊花颗粒

【功能主治】清热解毒。用于疖疮肿痛，目赤肿痛，头痛眩晕。

12. 栀子金花丸

【功能主治】清热泻火，凉血解毒。用于肺胃热盛，口舌生疮，牙龈肿痛，目赤眩晕，咽喉肿痛，大便秘结。

13. 清热明目茶

【功能主治】清热祛风，平肝明目。用于头眩、头痛、目赤目糊。

14. 牛黄上清胶囊(软胶囊、片、丸)

【功能主治】清热泻火，散风止痛。用于热毒内盛、风火上攻所致的头痛眩晕，目赤耳鸣，咽喉肿痛，口舌生疮，牙龈肿痛，大便燥结。

15. 二丁颗粒(胶囊)

【功能主治】清热解毒。用于火热毒盛所致的热疖痈毒，咽喉肿痛，风热火眼。

16. 清血八味胶囊

【功能主治】清讧血。用于血热头痛，口渴目赤，中暑。

17. 清凉眼药膏

【功能主治】消炎，抑菌，收敛。用于结膜炎，睑缘炎，沙眼，睑腺炎。

18. 龙泽熊胆胶囊(熊胆丸)

【功能主治】清热散风，止痛退翳。用于风热或肝经湿热引起的目赤肿痛，羞明多泪。

19. 黄连清胃丸

【功能主治】清胃泻火。用于口舌生疮，牙龈肿痛，胃热牙痛，暴发火眼。

20. 熊胆粉

【功能主治】清热，平肝，明目。用于目赤肿痛，咽喉肿痛。

21. 清火养元胶囊

【功能主治】清热泻火，安神通便。用于热病所致的心烦，目赤肿痛，颜面痤疮，夜寐不宁，大便秘结。

22. 熊胆降热胶囊

【功能主治】清热解毒通便。用于外感热病所致的发热烦躁，头痛目赤，牙龈肿痛，大便秘结。

23. 拨云复光散

【功能主治】明目退翳，解毒散结，消肿止痛。用于暴发火眼，目赤肿痛，痧眼刺痛，目痒流泪，翼状胬肉；牙龈肿痛，喉舌红肿。

24. 拨云退翳丸

【功能主治】散风清热，退翳明目。用于风热上扰所致的目翳外障、视物不清、隐痛流泪。

25. 拨云眼膏

【功能主治】明目退翳，解毒散结，消肿止痛。用于暴发火眼，目赤肿痛，痧眼刺痛，目痒流泪，翼状胬肉。

26. 拨云锭

【功能主治】明目退翳，解毒散结，消肿止痛。用于暴发火眼，目赤肿痛，痧眼刺痛，目痒流泪，翼状胬肉，牙龈肿痛，喉舌红肿。

27. 风火眼药

【功能主治】清热解毒，退翳明目。用于暴发火眼，翳膜遮睛，沙眼。

28. 复方金银花颗粒

【功能主治】清热解毒，凉血消肿。用于风热感冒，咽炎，扁桃体炎，目痛，牙痛及痈肿疮疖。

29. 特灵眼药

【功能主治】明目消炎。用于目赤肿痛，暴发火眼，眼赤烂，轻沙眼。

30. 小儿明目丸

【功能主治】清热明目，散风止痒。用于上焦热盛，两眼红肿，疼痒不安，二便不利。

31. 苦胆草片(胶囊)

【功能主治】清热燥湿，泻火。用于目赤口燥，咽喉肿痛。

32. 四黄泻火片

【功能主治】清热燥湿，泻火解毒。用于火毒内盛所致的目赤肿痛，风火牙痛，口舌生疮，小便短赤，大便干结及外科疮疡。

33. 清便丸

【功能主治】清热利湿，通利二便。用于湿热蕴结，小便赤热，腑热便秘，目赤牙痛。

260. 角膜炎

〔基本概述〕

外源性或内源性致病因素在角膜防御能力减弱时可引起角膜组织的炎症反应。感染是最常见的原因。

感染性角膜炎按照病因可以分为病毒性、细菌性、真菌性、棘阿米巴性、衣原体性等。

急性期角膜炎的病变主要表现为浸润与角膜溃疡的形成。患眼有明显的刺激症状，畏光、流泪、眼睑痉挛。角膜缘睫状充血，角膜局限性灰白色浑浊灶。如果炎症未得到有效控制，致病微生物侵袭力较强，坏死的角膜上皮细胞和基质脱落形成角膜溃疡。

〔治疗原则〕

角膜炎治疗原则是积极控制感染，减轻炎症反应，促进溃疡愈合，减少瘢痕形成。

角膜炎的治疗首先要确定是否为感染性的角膜炎。应仔细询问患者角膜擦伤、接触镜佩戴、眼部接触病原体污染的药物或水源、既往角膜病史等。对于是否使用皮质类固醇激素、全身自身免疫性疾病、糖尿病、营养不良等病史也应当详细询问。然后针对病因采取有效治疗。

(1)细菌性角膜炎宜选用敏感的抗菌药物进行治疗，可选用左氧氟沙星滴眼液每1～2小时点眼1次，并根据实验室检查结果证实病原菌后及时调整治疗方案。

(2)单纯疱疹病毒性上皮型角膜炎可以选择阿昔洛韦滴眼液点眼，4～6次/日，因阿昔洛韦眼药对角膜穿透能力差，对基质型和内皮型角膜炎治疗效果欠佳，可适当加用低浓度激素治疗。单纯疱疹病毒性角膜炎患者如出现角膜水肿应转送专科医院做进一步治疗。

(3)对于植物划伤、污染水源接触史的患者，应考虑真菌及棘阿米巴感染可能，在使用左氧氟沙星滴眼液点眼的同时应及时转送专科医院做进一步治疗。

(4)对于非感染性角膜炎如神经麻痹性角膜炎、暴露性角膜炎、蚕食性角膜炎、丝状角膜炎等特殊类型角膜炎，如怀疑上述疾病，应及时转送上级医院进行治疗。

(5)角膜炎的治疗应密切注意角膜病灶的变化，提示角膜炎治疗有效的指标包括：角膜上皮缺损修复、浸润和炎症密度减轻、溃疡病灶减小、疼痛缓解等。

(6)对于角膜炎角膜基质变薄接近穿孔的患者，应避免按压眼球，直接转送上级医院。

〔用药精选〕

一、西药

1. 左氧氟沙星滴眼液 Levofloxacin Eye Drops

见本章"259. 结膜炎与红眼病"。

2. 氧氟沙星滴眼液 Ofloxacin Eye Drops

见本章"259. 结膜炎与红眼病"。

3. 诺氟沙星滴眼液 Norfloxacin Eye Drops

诺氟沙星为氟喹诺酮类抗菌药，具有广谱抗菌作用。其通过作用于细菌DNA螺旋酶的A亚单位，抑制DNA的合成和复制而使细菌死亡。

【适应证】用于敏感菌所致的外眼感染，如结膜炎、角膜炎、角膜溃疡等。

【禁忌】对本品或喹诺酮类药物过敏者禁用。

【不良反应】眼部滴用后出现轻微一过性的刺激症状，如刺痛、痒、异物感。

【用法用量】滴眼，一次1～2滴，一日3～6次。

【孕妇及哺乳期妇女用药】孕妇不宜应用，如确有指征应用，且利大于弊时方可慎用。哺乳期妇女应用时应停止授乳。

【儿童用药】一般不用于婴幼儿。

4. 妥布霉素滴眼液 Tobramycin Eye Drops

见本章"259. 结膜炎与红眼病"。

5. 妥布霉素地塞米松滴眼液 Tobramycin and Dexamethasone Ophthalmic Suspension

见本章"259. 结膜炎与红眼病"。

6. 阿昔洛韦滴眼液 Aciclovir Eye Drops

见本章"259. 结膜炎与红眼病"。

7. 更昔洛韦滴眼液 Ganciclovir Eye Drops

见本章"259. 结膜炎与红眼病"。

8. 氟康唑滴眼液 Fluconazole Eye Drops

本品为抗真菌药，具有抑制真菌的作用，高浓度时也可具有杀菌作用。

【适应证】用于治疗白色念珠菌、烟曲霉菌、隐球菌及球孢子菌属等引起的真菌性角膜炎。

【禁忌】对本品或其他三唑类、吡咯类药物过敏者禁用。

【不良反应】偶见眼部刺激反应和过敏反应。

【用法用量】滴眼，一次1～2滴，一日4～6次，重症每1～2小时1次。

【孕妇及哺乳期妇女用药】妊娠及哺乳期妇女禁用。

【儿童用药】不推荐儿童使用本品。

【老年用药】老年患者慎用。

9. 重组牛碱性成纤维细胞生长因子滴眼液 Recombinant Bovine Basic Fibroblast Growth Factor Eye Drops

本品对家兔碱烧伤角膜上皮的再生、角膜基质层和内皮层的修复均有促进作用。

【适应证】各种原因引起的角膜上皮缺损和点状角膜病变，复发性浅层点状角膜病变、轻中度干眼症、大泡性角膜病变、地图状(或营养性)单疱性角膜溃疡等。

【用法用量】滴眼，一次1～2滴，一日4～6次。或遵医嘱。

【不良反应】个别患者用药时可能会出现轻微刺痛感，不影响治疗。

【禁忌】对本品过敏者禁用。

【制剂】重组牛碱性成纤维细胞生长因子滴眼液(眼用凝胶)

10. 重组人表皮生长因子滴眼液 Recombinant Human Epidermal Growth Factor Eye Drops

重组人表皮生长因子(rhEGF)可促进角膜上皮细胞的再生，从而缩短受损角膜的愈合时间。

【适应证】用于各种原因引起的角膜上皮缺损,包括角膜机械性损伤、各种角膜手术后、轻度干眼症伴浅层点状角膜病变、轻度化学烧伤等。

【用法用量】将本品直接滴入眼结膜囊内,每次1~2滴,每日4次,或遵医嘱。

【不良反应】未观察到局部刺激现象及全身性不良反应。

【禁忌】对天然和重组hEGF、甘油、甘露醇有过敏史者禁用。

【孕妇及哺乳期妇女用药】孕妇及哺乳期妇女慎用。

11. 重组人干扰素α1b滴眼液 Recombinant Human Interferon α1b Eye Drops

本品具有广泛的抗病毒及免疫调节功能,可通过调节免疫功能增强巨噬细胞、淋巴细胞对靶细胞的特异细胞毒作用,有效地遏制病毒侵袭和感染的发生。

【适应证】用于治疗眼部病毒性疾病,对单纯疱疹性眼病,包括眼睑单纯疱疹,单疱性结膜炎,角膜炎(树枝状、地图状、盘状、实质性角膜炎)单疱性虹膜睫状体炎疗效显著;对带状疱疹性眼病(如眼睑带状疱疹、带状疱疹性角膜炎、巩膜炎、虹膜睫状体炎)、腺病毒性结膜角膜炎、流行性出血性结膜炎等也有良好效果。

【用法用量】旋下瓶盖,于结膜囊内滴本药1滴,滴后闭眼1~2分钟。急性炎症期,每日滴用4~6次,随病情好转逐渐减为每日2~3次,基本痊愈后改为每日1次,继续用药一周后停药。有多次复发史的单疱性角膜炎患者,每遇感冒、发热或其他诱因,如疲劳,生活不规律可滴用本品,一日2次,连续3日,以预防复发。

【不良反应】偶见一过性轻度结膜充血,少量分泌物,黏涩感,眼部刺痛,痒感等症状,但可耐受继续用药。病情好转时酌减滴药次数,症状即缓解消失。

【禁忌】对本品过敏者禁用。

12. 重组人干扰素α2b滴眼液 Recombinant Human Interferon α2b Eye Drop

本品具有广谱抗病毒、抑制细胞增殖及提高免疫功能等作用。

【适应证】用于治疗单纯疱疹性角膜炎。

【用法用量】直接将本品滴于患眼的结膜囊内,每日6次,每次1~2滴,滴后闭眼1~2分钟。一般二周为一疗程,必要时可遵医嘱。

【禁忌】对本品过敏者禁用。

【孕妇及哺乳期妇女用药】应慎用或遵医嘱。

【不良反应】少数患者可能会出现眼部刺痛、轻度眼痒等症状,但多为一过性反应,停药后症状一般会自行消失。

附:用于角膜炎的其他西药

1. 重组人表皮生长因子衍生物滴眼液 Recombinant Human Epidermal Growth Factor Derivative Eye Drops

【适应证】各种原因引起的角膜上皮缺损,包括角膜机械性损伤、各种角膜手术后、轻度干眼症伴浅层点状角膜病变、轻度化学烧伤等。

2. 盐酸环丙沙星滴眼液 Ciprofloxacin Hydrochloride Eye Drops

【适应证】用于由敏感菌引起的外眼部感染,如结膜炎、角膜炎等。

3. 硫酸庆大霉素滴眼液 Gentamicin Sulfate Eye Drops

【适应证】用于治疗葡萄球菌属及敏感革兰阴性杆菌所致的结膜炎、角膜炎、泪囊炎、眼睑炎、睑板腺炎等感染。

4. 氯霉素滴眼液(眼膏)Chloramphenicol Eye Drops

【适应证】用于由大肠埃希菌、流感嗜血杆菌、克雷伯菌属、金黄色葡萄球菌、溶血性链球菌和其他敏感菌所致的结膜炎、角膜炎、眼睑缘炎、沙眼等。

5. 红霉素眼膏 Erythromycin Eye Ointment

见本章"259. 结膜炎与红眼病"。

6. 复方硫酸新霉素滴眼液 Compound Neomycin Sulfate Eye Drops

【适应证】用于结膜炎、角膜炎、虹膜炎、巩膜炎、葡萄膜炎、白内障、青光眼、角膜移植术后及眼部机械或化学损伤处理。

7. 妥布霉素地塞米松滴眼液(眼膏)Tobramycin and Dexamethasone Eye Drops

【适应证】用于眼科手术前、后预防,治疗感染与炎症反应;严重的细菌性结膜炎、角膜炎、泪囊炎与化学灼伤等。

8. 那他霉素滴眼液 Natamycin Eye Drops

【适应证】用于对本品敏感的真菌性眼睑炎、结膜炎和角膜炎,包括腐皮镰刀菌角膜炎。

9. 利巴韦林滴眼液 Ribavirin Eye Drops

【适应证】用于单纯疱疹性角膜炎。

10. 醋酸泼尼松龙滴眼液 Prednisolone Acetate Ophthalmic Suspension

【适应证】①用于需要抗炎治疗的眼部疾病,如非化脓性结膜炎、睑炎、巩膜炎、非疱疹性角膜炎、泪囊炎。②用于在眼科手术后、异物去除后、化学或热烧伤、擦伤、裂伤或其他眼部创伤时做预防性治疗。

11. 氟米龙滴眼液 Fluorometholone Eye Drops

见本章"259. 结膜炎与红眼病"。

12. 醋酸可的松滴眼液(眼膏)Cortisone Acetate Eye Drops

【适应证】用于虹膜睫状体炎、虹膜炎、角膜炎、过敏性结膜炎等。

13. 地塞米松磷酸钠滴眼液 Dexamethasone Sodium Phosphate Eye Drops

见本章"259. 结膜炎与红眼病"。

14. 双氯芬酸钠滴眼液 Diclofenac Sodium Eye Drops

【适应证】①用于治疗葡萄膜炎、角膜炎、巩膜炎,抑制角膜新生血管的形成。②用于治疗眼内手术后、激光滤帘成形术后或各种眼部损伤的炎症反应,抑制白内障手术中缩瞳反应。③用于准分子激光角膜切削术后止痛及消炎。④用于春季过敏性眼病，预防和治疗白内障及人工晶体术后及黄斑囊样水肿，以及青光眼滤过术后促进滤过泡形成等。

15. 普拉洛芬滴眼液 Pranoprofen Eye Drops

【适应证】用于眼睑炎、结膜炎、角膜炎、巩膜炎、浅层巩膜炎、虹膜睫状体炎、术后炎症等外眼及眼前部炎症的对症治疗。

16. 洛度沙胺滴眼液 Lodoxamide Eye Drops

【适应证】①用于各种过敏性眼病，如春季卡他性角结膜炎、卡他性结膜炎、巨大乳头性睑结膜炎、过敏性或特异反应性角结膜炎，包括那些病因不明，但一般由空气传播的抗原及接触镜引起的过敏反应。②用于由Ⅰ型速发性变态反应（或肥大细胞）引起的炎症性眼病。

17. 硫酸阿托品滴眼液（眼用凝胶、眼膏）Atropine Sulfate Eye Drops

【适应证】①用于眼底检查及验光前的散瞳，眼科手术术前散瞳，术后防止粘连。②用于治疗角膜炎、虹膜睫状体炎。

18. 四环素眼膏 Tetracycline Eye Ointment

【适应证】用于敏感病原菌所引起的结膜炎、眼睑炎、角膜炎、沙眼等。

19. 洛度沙胺氨丁三醇滴眼液 Lodoxamide Tromethamine Eye Drops

【适应证】用于各种过敏性眼病，如春季角结膜炎、卡他性结膜炎、巨大乳头性睑结膜炎、过敏性或特异反应性角结膜炎，包括那些病因不明，但一般由空气传播的抗原及接触镜引起的过敏反应。对由Ⅰ型速发性变态反应（或肥大细胞）引起的炎症性眼病有效。

20. 盐酸洛美沙星眼用凝胶 Lomefloxacin Hydrochloride Eye Ophthalmic Gel

【适应证】用于治疗敏感细菌所致的结膜炎、角膜炎、角膜溃疡、泪囊炎等眼前部感染。

21. 伊曲康唑 Itraconazole

【适应证】可用于治疗真菌性角膜炎和口腔念珠菌病等。

22. 聚肌胞注射液 Polyinosinic-Polycytidylic Acid Injection

【适应证】用于治疗病毒性角膜炎、单纯疱疹、慢性病毒性肝炎的辅助治疗。

23. 还原型谷胱甘肽滴眼液 Reduced Glutathione Eye Drops

【适应证】用于角膜溃疡、角膜上皮剥离、角膜炎、初期老年性白内障。

24. 复方右旋糖酐 70 滴眼液 Compound Dextran 70 Eye Drop

【适应证】滋润泪液分泌不足的眼睛，消除眼部不适，主要用于干燥性角膜炎、眼干燥症。

25. 硫酸软骨素滴眼液 Chondroitin Sulfate Eye Drops

【适应证】用于角膜炎，角膜溃疡，角膜损伤等。

26. 阿米卡星滴眼液 Amikacin Eye Drops

【适应证】用于敏感细菌所致的外眼感染，如结膜炎、角膜炎、泪囊炎、睑缘炎、睑板腺炎等。

27. 硫酸卡那霉素滴眼液 Kanamycin Sulfate Eye Drops

【适应证】用于敏感菌所致的结膜炎、角膜炎、泪囊炎、睑缘炎、睑板腺炎等外眼感染。

28. 硫酸新霉素滴眼液 Neomycin Sulfate Eye Drops

【适应证】用于敏感细菌所致的外眼感染，如结膜炎、角膜炎、泪囊炎、睑缘炎、睑板腺炎等。

29. 硫酸小诺霉素滴眼液 Sulfate Micronomycin Eye Drops

【适应证】用于敏感细菌所致的外眼感染，如结膜炎、角膜炎、眼睑发炎、睑板腺炎、泪囊炎等。

30. 复方硫酸新霉素滴眼液 Compound Neomycin Sulfate Eye Drops

【适应证】本品含硫酸新霉素、地塞米松磷酸钠、玻璃酸钠。用于急、慢性结膜炎，角膜炎，巩膜炎等。

31. 四环素可的松眼膏 Tetracycline Cortisone Eye Ointment

见本章“259. 结膜炎与红眼病”。

32. 盐酸林可霉素滴眼液 Lincomycin Hydrochloride Eye Drops

【适应证】用于敏感菌感染所致的外眼感染，如结膜炎、角膜炎、睑缘炎、泪囊炎等。

33. 依诺沙星滴眼液 Enoxacin Eye Drops

【适应证】用于敏感菌所致的外眼感染，如结膜炎、角膜炎等。

34. 磺胺醋酰钠滴眼液 Sulfacetamide Sodium Eye Drops

【适应证】本品为广谱抑菌剂。用于眼结膜炎、角膜炎、睑缘炎和沙眼等。

35. 盐酸吗啉胍滴眼液 Moroxydine Hydrochloride Eye Drops

【适应证】用于单纯疱疹性角膜炎、流行性点状角膜炎及其他病毒性眼部感染。

36. 碘苷滴眼液 Idoxuridine Eye Drops

【适应证】用于单纯疱疹性角膜炎、牛痘病毒性角膜炎和带状疱疹病毒感染。

37. 酞丁安滴眼液 Ftibamzone Eye Drops

【适应证】用于治疗各种沙眼，也可用于单纯疱疹病毒Ⅰ型与Ⅱ型及水痘-带状疱疹病毒引起的角膜炎。

38. 眼氨肽滴眼液 Ocular Extractives Eye Drops

【适应证】本品含多种氨基酸、多肽、核苷酸及微量钙、镁等，有促进眼组织的新陈代谢伤痕愈合、吸收炎性渗出，并能促进眼角膜上皮组织的再生。用于角膜炎、沙眼、视力疲劳等。

39. 环孢素滴眼液 Cyclosporin Eye Drops

【适应证】用于预防和治疗眼角膜移植术后的免疫排斥

反应。

40. 法罗培南钠 Faropenem Sodium

【适应证】用于敏感菌所致的多种感染性疾病，包括泪囊炎、睑腺炎、睑板腺炎、角膜炎（含角膜溃疡）等。

41. 小牛血去蛋白提取物眼用凝胶 Deproteinized Calf Blood Extract Eye Gel

【适应证】用于各种病因引起的角膜溃疡，角膜损伤，酸或碱引起的角膜灼伤，大泡性角膜病变，神经麻痹性角膜炎，角膜和结膜变性。

42. 小牛血清去蛋白眼用凝胶 Deproteinised Calf Serum Eye Gel

【适应证】用于各种起因的角膜溃疡，角膜损伤，由碱或酸引起的角膜灼伤，大泡性角膜病变，神经性麻痹性角膜炎，角膜和结膜变性。

二、中药

1. 明目蒺藜丸

见本章“259. 结膜炎与红眼病”。

2. 黄连羊肝丸

见本章“259. 结膜炎与红眼病”。

3. 八宝眼药

见本章“259. 结膜炎与红眼病”。

4. 复方熊胆滴眼液

见本章“259. 结膜炎与红眼病”。

5. 开光复明丸

见本章“259. 结膜炎与红眼病”。

6. 明目地黄丸（浓缩丸）

【处方组成】熟地黄、酒山茱萸、牡丹皮、山药、茯苓、泽泻、枸杞子、菊花、当归、白芍、蒺藜、煅石决明

【功能主治】滋肾，养肝，明目。用于肝肾阴虚，目涩畏光，视物模糊，迎风流泪。

【用法用量】口服。水蜜丸一次 6g，小蜜丸一次 9g，大蜜丸一次 1 丸，一日 2 次。

7. 双黄连滴眼剂

【处方组成】连翘、金银花、黄芩

【功能主治】祛风清热，解毒退翳，用于风邪热毒型单纯疱疹性树枝状角膜炎。

【用法用量】滴入眼睑内（临用前将一支药粉与一支溶剂配制成溶液，使充分溶解后使用）。一次 1 ~ 2 滴，一日 4 次。疗程为 4 周。

附：用于角膜炎的其他中药

1. 除翳明目片

【功能主治】清热泻火，祛风退翳。用于风火上扰，目赤肿痛，眼生星翳，畏光流泪。

2. 板蓝根滴眼液

【功能主治】用于风热疫毒所致暴风客热、天行赤眼、聚星障等（即西医之急性卡他性结膜炎、流行性角膜结膜炎，流行性出血性结膜炎、单纯疱疹性角膜炎等）。

3. 鱼腥草滴眼液

见本章“259. 结膜炎与红眼病”。

261. 角膜溃疡

〔基本概述〕

角膜是眼球最前面的一层透明的薄膜，经常暴露在空气里，接触病菌机会多。其常因异物等外伤，角膜异物剔除后损伤，以及沙眼及其并发症、睑内翻倒睫刺伤角膜，细菌、病毒或真菌乘机而入，引起感染而发生角膜溃疡。此外，如结核引起的变态反应、维生素 A 缺乏、面瘫及眼睑瘢痕致眼睑闭合不良等均可引起角膜溃疡。

得病初期，眼睛有明显的刺激症状，怕光、流泪、眼痛、角膜上出现灰白色小点或片状浸润；严重时上述症状更加明显，睁不开眼，眼痛难忍，视力减退。球结膜呈紫红色充血，越靠近角膜越严重，角膜表面可见灰白色坏死组织脱落，形成溃疡。如果细菌毒性强，合并慢性泪囊炎或全身抵抗力减低时，溃疡向四周或深层蔓延，形成前房积脓，甚至引起角膜穿孔，使视力遭到严重的损害。铜绿假单胞菌性角膜溃疡，常在 1 ~ 2 天内造成角膜穿孔，后果十分严重。而真菌性角膜溃疡，开始症状较轻，溃疡面不规则，呈灰白色，前房常有积脓现象。

如果角膜溃疡得到及时治疗，溃疡可逐渐修复而愈合，但常结成瘢痕，出现混浊。混浊有薄有厚：最薄的像天上的薄云，叫云翳；较深的溃疡治愈后留下一层像磨砂玻璃样的灰色白色斑，叫斑翳；最厚的叫白斑。由于溃疡穿孔而使虹膜脱出，黏在角膜上的叫角膜粘连性白斑。角膜瘢痕对视力的影响与发生的部位有关，如瘢痕在中央部位遮住了瞳孔时，即使很薄，也严重影响视力。

〔治疗原则〕

得了角膜溃疡，必须及时治疗，以防瘢痕形成，影响视力。首先应针对病因治疗，对泪囊炎、沙眼、内翻倒睫、角膜异物等应彻底治疗。患眼滴抗生素眼药水，1 ~ 2 小时滴 1 次，晚上涂眼膏，以减少角膜溃疡摩擦，促使溃疡早日愈合。溃疡严重时，需在球结膜下注射阿米卡星青霉素、链霉素或其他抗生素。严重者全身注射抗生素。对较大而深的溃疡，可滴 1% 阿托品液，每日 1 次，包扎眼睛，减少摩擦，有利于角膜上皮生长，又可减轻疼痛。溃疡进展期或病毒性角膜溃疡，禁用激素类眼药水。病灶局限且药物治疗无效，或治愈后形成角膜混浊严重影响视力者，可行角膜移植术。

〔用药精选〕

一、西药

1. 还原型谷胱甘肽滴眼液 Reduced Glutathione Eye Drops

谷胱甘肽可改善角膜损伤（过敏性角膜炎、由农药引起的眼损伤、放射性角膜炎），能防止白内障的进展（二硝基酚白内障、放射性白内障）。

【适应证】用于角膜溃疡、角膜上皮剥离、角膜炎、初期老年性白内障。

【用法用量】滴眼。每日3～5次，每次1～2滴。

【禁忌】有药物过敏史的患者使用前应请教医师或药剂师。

【不良反应】眼偶有刺激感，极少数会有瘙痒感，结膜充血，一过性视物模糊等。如有上述症状出现，即停止用药。

2. 重组牛碱性成纤维细胞生长因子滴眼液 Recombinant Bovine Basic Fibroblast Growth Factor Eye Drops

见本章“260. 角膜炎”。

3. 左氧氟沙星滴眼液 Levofloxacin Eye Drops

见本章“259. 结膜炎与红眼病”。

4. 氧氟沙星滴眼液 Ofloxacin Eye Drops

见本章“259. 结膜炎与红眼病”。

5. 诺氟沙星滴眼液 Norfloxacin Eye Drops

见本章“260. 角膜炎”。

6. 妥布霉素滴眼液 Tobramycin Eye Drops

见本章“259. 结膜炎与红眼病”。

7. 重组人表皮生长因子滴眼液 Recombinant Human Epidermal Growth Factor Eye Drops

见本章“260. 角膜炎”。

8. 重组人表皮生长因子衍生物滴眼液 Recombinant Human Epidermal Growth Factor Derivative Eye Drops

rh－EGF可促进角膜上皮细胞的再生，从而缩短受损角膜的愈合时间。临床结果显示，本品能加速眼角膜创伤的愈合。

【适应证】各种原因引起的角膜上皮缺损，包括角膜机械性损伤、各种角膜手术后、轻度干眼症伴浅层点状角膜病变、轻度化学烧伤等。

【用法用量】将本品直接滴入眼结膜囊内，每次1～2滴，每日4次，或遵医嘱。

【不良反应】未观察到局部刺激现象及全身性不良反应。

【禁忌】对天然和重组hEGF、甘油、甘露醇有过敏史者禁用。

【孕妇及哺乳期妇女用药】孕妇及哺乳期妇女慎用。

附：用于角膜溃疡的其他西药

1. 冻干鼠表皮生长因子 Lyophilized Mouse Epidermal Growth Factor（mEGF）

【适应证】用于烧伤、烫伤、灼伤（浅Ⅱ度、深Ⅱ度、肉芽创面）；也用于角膜外伤、溃疡、电光性眼炎等。

2. 小牛血去蛋白提取物眼用凝胶 Deproteinized Calf Blood Extract Eye Gel

【适应证】用于各种病因引起的角膜溃疡，角膜损伤，酸或碱引起的角膜灼伤，大疱性角膜病变，神经麻痹性角膜炎，角膜和结膜变性。

3. 小牛血清去蛋白眼用凝胶 Deproteinised Calf Serum Eye Gel

【适应证】用于各种起因的角膜溃疡，角膜损伤，由碱或酸引起的角膜灼伤，大疱性角膜病变，神经性麻痹性角膜炎，角膜和结膜变性。

4. 妥布霉素地塞米松滴眼液（眼膏）Tobramycin and Dexamethasone Eye Drops

见本章“259. 结膜炎与红眼病”。

5. 法罗培南钠 Faropenem Sodium

【适应证】可用于由敏感菌所致的泪囊炎、睑腺炎、睑板腺炎、角膜炎（含角膜溃疡）等。

6. 盐酸仑氨西林片 Lenampicillin Hydrochloride Tablets

【适应证】可用于由敏感菌所致的泪囊炎、角膜溃疡等。

7. 盐酸洛美沙星眼用凝胶 Lomefloxacin Hydrochloride Eye Ophthalmic Gel

【适应证】本品适用于治疗敏感细菌所致的结膜炎、角膜炎、角膜溃疡、泪囊炎等眼前部感染。

8. 环孢素滴眼液 Cyclosporin Eye Drops

【适应证】用于预防和治疗眼角膜移植术后的免疫排斥反应。

9. 硫酸软骨素滴眼液 Chondroitin Sulfate Eye Drops

【适应证】用于角膜炎，角膜溃疡，角膜损伤等。

二、中药

对角膜溃疡的治疗，目前尚没有明显有效的中药制剂。

262. 睑腺炎（麦粒肿）与睑缘炎

〔基本概述〕

（一）睑腺炎

睑腺炎又称麦粒肿，是一种眼睑腺体的急性、痛性、化脓性、结节性炎症病变。

睑板腺受累称为内睑腺炎，肿胀区较大；眼睑皮脂腺或汗腺感染称为外睑腺炎，肿胀范围小而表浅。

睑腺炎的主要症状表现为眼睑皮肤局限性红、肿、热、痛，触之有硬结，睫毛根部、近睑缘皮肤或睑结膜面出现脓点。

麦粒肿在中医学中称为针眼,是指生于眼睑边缘的小疖肿,形似麦粒,易于溃脓。因其脓成针破排脓即愈,故称之为针眼,民间也有俗称为偷针眼。

(二)睑缘炎

睑缘炎是睑缘的一种慢性炎症。睑缘炎可因细菌、脂溢性皮肤炎或局部的过敏反应所引起,且常合并存在,导致睑缘表面、睫毛、毛囊及其腺组织的亚急性或慢性炎症。

根据临床的不同特点,睑缘炎可分为三类:鳞屑性睑缘炎、溃疡性睑缘炎、眦角性睑缘炎。

由于睑皮脂腺及睑板腺分泌旺盛,皮脂溢出多合并轻度感染所致。其中鳞屑性睑缘炎多为酵母样真菌或糠疹癣菌;溃疡性睑缘炎以葡萄球菌为主;眦性睑缘炎则是摩—阿附双杆菌感染引起。其他如风沙、烟尘、热和化学因素等刺激,屈光不正,眼疲劳,睡眠不足,全身抵抗力降低,营养不良如维生素 B_2 的缺乏等都是引起三种类型睑缘炎的共同诱因。

鳞屑性睑缘炎:眼睑皮脂腺及睑板腺分泌旺盛,以至皮脂溢出而发生轻度感染,是鳞屑性睑缘炎致病起因。各种物理、化学刺激(风、尘、烟、热等),全身抵抗力降低、营养不良、睡眠不足、屈光不正及视力疲劳等,加之眼部不卫生时,都是其致病因素。主要症状有刺痛、干燥感、奇痒。睫毛根部和睑缘表面附有头皮样鳞屑,局部无溃疡面。

溃疡性睑缘炎:溃疡性睑缘炎常为金黄色葡萄球菌感染引起睫毛毛囊、Zeis 和 Moll 腺体的急性或化脓性炎症。睫毛根部有出血的溃疡面和小脓疱,溃疡愈合后形成瘢痕,泪小点闭塞。睑缘皮脂腺分泌很多,干后结痂,并将睫毛黏着成束,痂皮除去后,睫毛根部可见出血性溃疡及小脓疱。因病变深达皮脂腺及毛囊,毛囊被破坏,睫毛易脱落,不易再生,形成秃睫,即使再生位置也不正。附近瘢痕收缩,形成倒睫或睫毛乱生,刺激角膜;病变长期拖延,可使睑缘肥厚变形。伴发慢性结膜炎、泪溢,周围皮肤湿疹,甚至下睑外翻等,导致泪溢加重,泪液又促使外翻和慢性结膜炎产生。

眦角性睑缘炎:眦角性睑缘炎为摩—阿双杆菌感染,常为双眼病变,限于眦部,以外眦部最为常见。常与体质差或贫血、结核等有关或因缺乏核黄素所致。内、外眦部皮肤发红、糜烂、湿润,有黏稠性分泌物。睑缘及附近皮肤显著充血糜烂,自觉干燥刺痒和异物感,常合并慢性结膜炎,称眦部睑缘结膜炎。

中医称睑缘炎为睑弦赤烂、风弦赤烂或烂弦风,病变局限于眦部者称眦帷赤烂。因脾胃蕴积温热并外感风邪所致。治以祛风清热除湿为主。

〔治疗原则〕

1. 睑腺炎的治疗

睑腺炎经常是由于葡萄球菌感染所引起,病轻者可自愈,顽固者易反复发生,甚至可使眼睑形成瘢痕。治疗的目标是控制感染,保护眼组织及其功能。

睑腺炎的治疗原则是使用抗菌药物眼药水点眼,结膜囊内涂抗菌药物眼膏有助于控制感染。症状较重或发展为眼睑蜂窝织炎的口服或静脉滴注抗菌药物。

(1)湿热敷。早期效果尤佳。每次 20 ~ 30 分钟,每日两次。温度最高以手背能接受为宜。

(2)红霉素眼膏涂于结膜囊内,一日 2 ~ 4 次,用药一周。对于已经出现脓头的脓肿可以切开引流。

(3)如症状较重或发展为眼睑蜂窝织炎者,需口服红霉素或依托红霉素,一日 4 次,疗程 7 ~ 14 天。

2. 睑缘炎的治疗

(1)鳞屑性睑缘炎

①首先除去病因,避免一切刺激因素,矫正屈光不正,注意营养,锻炼身体,治疗全身其他慢性病,借以提高机体素质。

②局部用棉签蘸 3% ~ 4% 重碳酸钠溶液或温生理盐水,除去痂皮,使睑皮脂腺及睑板腺的过剩分泌排泄通畅。然后于睑缘涂用抗生素软膏,或用 1∶5000 氧氰化汞软膏涂搽睑缘,每日 2 ~ 3 次,用药需至痊愈后两周,以防复发。如汞剂过敏或局部刺激反应过重者,则改用抗生素或 5% 磺胺眼药膏。若同时伴有结膜炎,则应滴用抗生素眼药水。

(2)溃疡性睑缘炎。较为难治,每日应清除痂皮,并拔除受累的睫毛,多面用各种抗生素或者磺胺眼膏搽涂。治疗务求彻底,不可中断。对屡发和长期不愈的患者,应做细菌培养与药物试验,以选择有效药物。严重的溃疡性睑缘炎可用 1% 硝酸银涂布,生理盐水冲洗,每日 1 次,数日可愈。

(3)眦角性睑缘炎

①改善健康状况,增强体质,加强锻炼。

②眼部频点 0.25% ~ 0.5% 硫酸锌溶液或抗生素眼膏涂布,具有特殊治疗功效。亦可用硫酸锌电离子透入法治疗,涂布 1% 白降汞软膏亦有效。

③全身可内服核黄素。

〔用药精选〕

一、西药

1. 红霉素眼膏 Erythromycin Eye Ointment

见本章“259. 结膜炎与红眼病”。

2. 氧氟沙星滴眼液 Ofloxacin Eye Drops

见本章“259. 结膜炎与红眼病”。

3. 左氧氟沙星滴眼液 Levofloxacin Eye Drops

见本章“259. 结膜炎与红眼病”。

4. 妥布霉素滴眼液 Tobramycin Eye Drops

见本章“259. 结膜炎与红眼病”。

5. 妥布霉素地塞米松滴眼液 Tobramycin and Dexamethasone Eye Drops

见本章“259. 结膜炎与红眼病”。

6. 硫酸小诺霉素滴眼液 Sulfate Micronomycin Eye Drops

本品属氨基糖苷类抗生素,对各种革兰阴性杆菌和金黄色葡萄球菌有抗菌作用。

【适应证】主要用于本品敏感菌(如金黄色葡萄球菌、甲型链球菌、铜绿假单胞菌等)感染引起的细菌性结膜炎,也可用于上述敏感菌感染引起的眼睑炎、睑腺炎、泪囊炎、角膜炎等外眼部细菌感染。

【用法用量】滴于眼内。一次1~2滴,一日3~4次。

【不良反应】①少数患者可能出现皮疹等过敏反应;②个别患者使用后,眼部有痒感。

【禁忌】对卡那霉素、链霉素、庆大霉素、妥布霉素、丁胺卡那霉素等氨基糖苷类抗生素及杆菌肽过敏者忌用。

7. 氯霉素滴眼液 Chloramphenicol Eye Drops

见本章“259. 结膜炎与红眼病”。

8. 盐酸金霉素眼膏 Chlortetracycline Hydrochloride Eye Ointment

见本章“259. 结膜炎与红眼病”。

附:用于睑腺炎(麦粒肿)与睑缘炎的其他西药

1. 硫酸庆大霉素滴眼液 Gentamicin Sulfate Eye Drops

【适应证】用于治疗葡萄球菌属及敏感革兰阴性杆菌,如大肠埃希菌、克雷伯菌属、变形杆菌属、肠杆菌属、沙雷菌属、铜绿假单胞菌等所致的结膜炎、角膜炎、泪囊炎、眼睑炎、睑板腺炎等感染。

2. 复方磺胺甲噁唑钠滴眼液 Compound Sodium Sulfamethoxazole Eye Drops

【适应证】本品为复方制剂,含磺胺甲噁唑钠,氨基己酸、甘草酸二钾、马来酸氯苯那敏。主要用于敏感菌所引起的细菌性结膜炎、睑腺炎(麦粒肿)及细菌性眼睑炎。

3. 那他霉素滴眼液 Natamycin Eye Drops

【适应证】用于对本品敏感的真菌性眼睑炎、结膜炎和角膜炎,包括腐皮镰刀菌角膜炎。

4. 阿米卡星滴眼液 Amikacin Eye Drops

【适应证】用于敏感细菌所致的外眼感染,如结膜炎、角膜炎、泪囊炎、睑缘炎、睑板腺炎等。

5. 硫酸卡那霉素 Kanamycin Sulfate Eye Drops

【适应证】用于敏感大肠埃希菌、克雷伯菌属、变形杆菌属、淋病奈瑟菌及葡萄球菌属等细菌所致的结膜炎、角膜炎、泪囊炎、睑缘炎、睑板腺炎等外眼感染。

6. 硫酸新霉素滴眼液 Neomycin Sulfate Eye Drops

【适应证】用于敏感细菌所致的外眼感染,如结膜炎、角膜炎、泪囊炎、睑缘炎、睑板腺炎等。

7. 复方硫酸新霉素滴眼液 Compound Neomycin Sulfate Eye Drops

【适应证】本品为复方制剂,含硫酸新霉素、地塞米松磷酸钠、玻璃酸钠。用于急、慢性结膜炎,角膜炎,巩膜炎等。

8. 磺胺醋酰钠滴眼液 Sulfacetamide Sodium Eye Drops

【适应证】本品为广谱抑菌剂。用于眼结膜炎,睑缘炎和沙眼。

9. 硫酸锌尿囊素滴眼液 Zinc Sulfate and Allantoin Eye Drops

【适应证】用于慢性结膜炎、眦部睑缘炎、眦部结膜炎、春季结膜炎、沙眼等。

10. 盐酸林可霉素滴眼液 Lincomycin Hydrochloride Eye Drops

【适应证】用于敏感菌感染所致的外眼感染,如结膜炎、角膜炎、睑缘炎、泪囊炎等。

11. 普卢利沙星 Prulifloxacin

【适应证】可用于治疗敏感菌引起的各种感染,包括眼睑炎、睑腺炎等。

12. 头孢地尼 Cefdinir

【适应证】用于敏感菌引起的各种感染,包括眼睑炎、睑腺炎、睑板腺炎等。

13. 法罗培南钠 Faropenem Sodium

【适应证】用于由敏感菌所致的各种感染,包括泪囊炎、睑腺炎、睑板腺炎、角膜炎(含角膜溃疡)等。

14. 甲苯磺酸托氟沙星胶囊 Tosufloxacin Tosilate Capsules

【适应证】适用于敏感菌所引起的各种轻中度感染,包括眼睑炎、睑腺炎、泪囊炎、睑板腺炎等。

15. 甲苯磺酸妥舒沙星 Tosufloxacin Tosylate

【适应证】适用于敏感菌所致的各种感染,包括眼睑炎、睑板腺炎、泪囊炎等。

16. 复方门冬维甘滴眼液 Compound Aspartate, Vitamin B_6 and Dipotassium Glycyrrhetate Eye Drops

【适应证】本品为复方制剂,含盐酸萘甲唑林、甲基硫酸新斯的明、甘草酸二钾、马来酸氯苯那敏、门冬氨酸钾、维生素 B_6。用于眼睛疲劳、眼结膜充血、慢性结膜炎、慢性睑缘炎及过敏性结膜炎等。

17. 四环素眼膏 Tetracycline Eye Ointment

【适应证】用于敏感病原菌所致的结膜炎、眼睑缘、角膜炎、沙眼等。

18. 四环素可的松眼膏 Tetracycline and Cortisone Acetate Eye Ointment

见本章“259. 结膜炎与红眼病”。

19. 磺胺嘧啶眼膏 Sulfadiazine Eye Ointment

【适应证】用于敏感微生物所致的眼部感染,如沙眼、结膜炎、睑缘炎等。

20. 普拉洛芬滴眼液 Pranoprofen Eye Drops

【适应证】外眼及眼前部的对症治疗(眼睑炎、结膜炎、角膜炎、巩膜炎、浅层巩膜炎、虹膜睫状体炎术后炎症)。

21. 门冬氨酸洛美沙星 Lomefloxacin Aspartate

【适应证】本品适用于敏感细菌引起的多种感染,包括鼻窦炎、中耳炎、眼睑炎等。

22. 溴芬酸钠滴眼液 Bromfenac Sodium Eye Drops

【适应证】用于外眼部及前眼部的炎性疾病的对症治疗，包括眼睑炎、结膜炎、巩膜炎。

二、中药

1. 明目蒺藜丸

见本章“259. 结膜炎与红眼病”。

2. 马应龙八宝眼膏(眼粉)

见本章“259. 结膜炎与红眼病”。

3. 白敬宇眼药

见本章“259. 结膜炎与红眼病”。

4. 八宝眼药

见本章“259. 结膜炎与红眼病”。

5. 开光复明丸

见本章“259. 结膜炎与红眼病”。

6. 明目上清片(丸)

见本章“259. 结膜炎与红眼病”。

7. 熊胆丸

见本章“259. 结膜炎与红眼病”。

附:用于睑腺炎(麦粒肿)与睑缘炎的其他中药

1. 眼敷膏

【功能主治】清热解毒，消肿止痛，化瘀散结，除湿收敛。用于睑腺炎。

2. 清凉眼药膏

【功能主治】消炎，抑菌，收敛。用于结膜炎，睑缘炎，沙眼，睑腺炎。

3. 五黄膏

【功能主治】清热解毒，消肿止痛，化瘀散结，除湿收敛。用于睑腺炎及眼部疖肿。

4. 眼药锭

【功能主治】清热，消肿，退翳。用于云翳气蒙，暴发火眼，眼睑红烂。

5. 蚕茧眼药

【功能主治】清热散风，消肿止痛。用于暴发火眼，睑烂痛痒，羞明热泪。

6. 特灵眼药

【功能主治】明目消炎。用于目赤肿痛，暴发火眼，眼赤烂，轻沙眼。

263. 沙眼

〔基本概述〕

沙眼是由沙眼衣原体感染所致的一种慢性传染性结膜角膜炎，是致盲的主要疾病。

沙眼是通过直接接触或污染物间接接触传播。节肢昆虫也是传播媒介。易感危险因素包括不良的卫生条件、营养不良、酷热或沙尘气候。

沙眼病程慢性，自觉症状一般轻微，甚至无症状，只是在体检时被发现。少数有痒感、异物感、烧灼和干燥感。临床所见通常为慢性炎症，睑结膜弥漫性浸润充血、乳头增生肥大、多个滤泡形成、典型的睑结膜瘢痕和广泛的角膜血管翳。常并发睑内翻倒睫、角膜溃疡、眼干燥症和泪道阻塞，影响视力，甚至致盲。

沙眼在中医学中属于椒疮的范畴，以不同程度的沙涩羞明，多眵流泪为主症，多因感染风热毒邪而致。

〔治疗原则〕

对于沙眼衣原体感染的治疗，除了注意个人卫生和环境卫生之外，主要是抗菌药物的治疗。轻症以局部点药为主，重症则宜配合内治，必要时还须手术治疗。

急性期或严重的沙眼应当采用口服阿奇霉素进行全身治疗，首次500mg口服，以后一日250mg，共4日为一疗程。为了保证患者的依从性，也可以采用单次口服，剂量为1g。或者口服红霉素一日1g，分四次服用。

眼局部治疗可以滴用抗菌滴眼液或眼膏，如0.3%氧氟沙星、0.25%氯霉素滴眼液、红霉素眼膏、金霉素眼膏等，以及0.1%利福平滴眼液、0.1%酞丁胺滴眼液。疗效10～12周。

〔用药精选〕

一、西药

1. 红霉素眼膏 Erythromycin Eye Ointment

见本章“259. 结膜炎与红眼病”。

2. 利福平滴眼液 Rifampicin Eye Drops

见本章“259. 结膜炎与红眼病”。

3. 四环素可的松眼膏 Tetracycline Cortisone Eye Ointment

见本章“259. 结膜炎与红眼病”。

附:用于沙眼的其他西药

1. 氯霉素滴眼液 Chloramphenicol Eye Drops

见本章“259. 结膜炎与红眼病”。

2. 盐酸金霉素眼膏 Chlortetracycline Hydrochloride Eye Ointment

见本章“259. 结膜炎与红眼病”。

3. 酞丁安滴眼液 Ftibamzone Eye Drops

【适应证】用于各型沙眼。

4. 磺胺醋酰钠滴眼液 Sulfacetamide Sodium Eye Drops

【适应证】本品为广谱抑菌剂。用于眼结膜炎、睑缘炎和沙眼。

5. 硫酸锌尿囊素滴眼液 Zinc Sulfate and Allantoin Eye Drops

【适应证】用于慢性结膜炎、眦部睑缘炎、眦部结膜炎、春季结膜炎、沙眼。

6. 琥乙红霉素 Erythromycin Ethylsuccinate

【适应证】可用于沙眼衣原体结膜炎等。

7. 阿奇霉素 Azithromycin

【适应证】可用于沙眼。

8. 磺胺嘧啶眼膏 Sulfadiazine Eye Ointment

【适应证】用于敏感微生物所致的眼部感染，如沙眼、结膜炎、睑缘炎等。

9. 眼氨肽滴眼液 Ocular Extractives Eye Drops

【适应证】本品含多种氨基酸、多肽、核苷酸及微量钙、镁等，有促进眼组织的新陈代谢、伤痕愈合、吸收炎性渗出，并能促进眼角膜上皮组织的再生。用于角膜炎、沙眼、视力疲劳等。

10. 复方硫酸锌滴眼液 Compound Zinc Sulfate Eye Drops

【适应证】本品为复方制剂，含盐酸小檗碱、硫酸锌、硼酸。用于治疗眼结膜炎、沙眼等眼部感染。

11. 复方硫酸新霉素滴眼液 Compound Neomycin Sulfate Eye Drops

【适应证】用于结膜炎、角膜炎、虹膜炎、巩膜炎、葡萄膜炎、白内障、青光眼、角膜移植术后及眼部机械或化学损伤处理。

二、中药

1. 马应龙八宝眼膏(眼粉)

见本章“259. 结膜炎与红眼病”。

2. 开光复明丸

见本章“259. 结膜炎与红眼病”。

附：用于沙眼的其他中药

1. 清凉眼药膏

【功能主治】消炎，抑菌，收敛。用于结膜炎，睑缘炎，沙眼，睑腺炎。

2. 风火眼药

【功能主治】清热解毒，退翳明目。用于暴发火眼，翳膜遮睛，沙眼。

3. 特灵眼药

【功能主治】明目消炎。用于目赤肿痛，暴发火眼，眼赤烂，轻沙眼。

264. 青光眼

〔基本概述〕

青光眼是一组威胁和损害视神经视觉功能，主要与病理性眼压升高有关的临床综合征或眼病。

当眼压超过了眼球内组织，尤其是视网膜视神经所能承受的限度，将给眼球内各组织尤其是视神经视功能带来损害，最典型、最突出的表现是视神经乳头的凹陷性萎缩和视野的特征性缺损缩小，如不及时采取有效的治疗，视野可以全部丧失，终至失明。

青光眼可以分为原发性青光眼、继发性青光眼和发育性青光眼。其中最常见的是原发性青光眼。

一、原发性青光眼

原发性青光眼是青光眼的主要类型。一般双眼发病，但两眼的发病可有先后，严重程度也有差异。根据前房角解剖结构的差异和发病机制的不同，分为原发性闭角型青光眼和原发性开角型青光眼。

原发性闭角型青光眼是在原先就存在的异常虹膜构型的基础上而发生的前房角被周边虹膜组织机械性阻塞，导致房水流出受阻造成眼压升高的一类青光眼。原发性开角型青光眼是小梁途径的房水外流排除系统病变和(或)房水外流阻力增加所致眼压升高的一类青光眼。

(一)急性闭角型青光眼

临床上多见于虹膜膨隆型的明显窄房角眼，相对性瞳孔阻滞较重，房角呈“全”或“无”关闭，眼压升高明显。其分为临床前期、发作期、间歇缓解期、慢性进展期等。

1. 临床前期　表现出浅前房、窄房角，具有明确的另一眼急性闭角型青光眼发作史或明确的急性闭角型青光眼家族史；尚未发生青光眼。

2. 发作期

(1)典型大发作：表现为眼痛、头痛、视力下降；眼压升高，眼球坚硬如石，测量眼压多在50mmHg以上；结膜混合充血，角膜雾状水肿，瞳孔扩大，对光反应消失；前房浅，晶体前囊下可见灰白色斑点，虹膜脱色素或呈节段性萎缩。

(2)不典型发作：患者仅有轻度的眼部酸胀、头痛，雾视虹视发作；虹膜膨隆，前房较浅；眼压30～50mmHg；发作时间短暂，经休息后自行缓解。

3. 间歇缓解期　有明确的小发作史；房角开放或大部分开放；不用药或单用少量药水眼压能稳定在正常水平。

4. 慢性进展期　房角大部分或全部粘连；眼压持续升高；后期出现视乳头逐渐凹陷萎缩，视野受损缩小，最后失明。

(二)慢性闭角型青光眼

慢性闭角型青光眼的房角粘连是由点到面逐步发展，眼压水平随着房角粘连范围缓慢扩展而逐步上升，一般不会急性发作。眼压多中等程度升高。

慢性闭角型青光眼具有浅前房、房角较窄的解剖特点。发作程度较急性闭角型青光眼轻，瞳孔阻滞不明显。中晚期出现青光眼视野损害。眼压升高。眼底有典型的青光眼性视乳头凹陷萎缩。

（三）原发性开角型青光眼

这类青光眼病程进展较为缓慢，而且多无明显症状，不易早期发现。

原发性开角型青光眼两眼中至少一只眼眼压持续高于21mmHg。房角开放，具有正常外观，没有与眼压升高相关的病因性眼部或全身其他异常。存在典型的青光眼性视神经乳头和视野损害。

二、继发性青光眼

继发性青光眼是以眼压升高为特征的眼部综合征。其病理生理是某些眼部或全身疾病或某些药物的不合理应用，干扰了正常的房水循环，或阻碍了房水外流，或增加了房水生成。

其常见的病因包括炎症、外伤、出血、血管疾病、相关综合征、相关药物、眼部手术，以及眼部占位性病变。其病情复杂、严重，预后较差，其诊断和治疗需要同时考虑原发病变与眼压，建议转送上级医院治疗。

三、发育性青光眼

发育性青光眼是胚胎期和发育期内眼球房角组织发育异常所引起的青光眼，多在出生时已经存在异常，但可以在儿童期甚至青年期才出现症状、体征。其分为原发性婴幼儿型青光眼、青少年型青光眼和伴有其他异常的青光眼。

此类青光眼由于发育的遏制，阻止了虹膜睫状体后移，房角形态和功能异常并存。

降眼压药物在儿童均没有明确的临床有效性和安全性研究。一旦发现儿童眼压升高或伴有其他眼部异常或青少年近视度数进展过快应尽早转送上级医院确诊，确诊后应手术治疗。药物仅适用于不能手术的患儿，以及术后眼压控制不理想的患者的补充治疗。

青光眼在中医学中属于绿风内障、青风内障等范畴，主要为肝胆火邪亢盛、情志不舒、痰郁化热、劳神过度等病因所致。

〔治疗原则〕

青光眼是一类严重的致盲眼病，到目前为止，只有降低眼压才能控制青光眼的病情。对于大多数原发性开角型青光眼患者来说，首选的是应用药物治疗来降低眼压。

对于原发性闭角型青光眼，首要的问题是解除前房角关闭，可以进行激光或手术周边虹膜切除术，使后房水经过虹膜切除孔进入前房，消除或减轻周边部虹膜向前膨隆，开放前房角。但在进行周边部虹膜切除术之前，需要应用药物治疗来降低眼压和防止前房角关闭。一些原发性闭角型青光眼患者由于治疗不及时或不合理，导致前房角粘连性关闭，单纯施行周边部虹膜切除术并不能降低眼压，需要施行眼外滤过术。虽然大多数患者在手术后能满意地控制眼压，但是仍然有相当一部分患者需要加用药物来控制眼压。总之，通过药物治疗来降低眼压是处理青光眼的主要措施。

多种不同作用机制的药物可以降低眼压。眼部滴用的β肾上腺素受体拮抗剂或前列腺素衍生物通常是首选的药物。在一些病例中，有必要联合应用这些药物，或者需要加用其他药物，如缩瞳药、交感神经兴奋剂及碳酸酐酶抑制剂等，以便控制眼压。

在一些高眼压或需要手术的病例中，需要紧急地降低眼压，可以应用20%甘露醇静脉滴注，用量可以大至500ml。

青光眼是不可逆性的致盲性眼病，最有效的降低青光眼发生率的措施是加强青光眼筛查，早期预防处理可以有效预防原发性闭角型青光眼的发作和减少原发性开角型青光眼的损害。

1. 急性闭角型青光眼的治疗

（1）临床前期治疗目的为预防发作。周边虹膜切除术或激光周边虹膜切开术是首选的解除瞳孔阻滞的治疗方案。对于患者暂时不愿手术者或无条件进行手术的地区，可选用1%毛果芸香碱，一日2～3次点眼，并定期随访。

（2）急性发作期治疗目的为挽救视功能和保护房角功能，应作急诊全力抢救，以期在最短的时间内控制高眼压。需要促进房水引流、减少房水生成和高渗脱水药物联合应用。

①乙酰唑胺125～250mg，口服，每日2～4次，日总剂量不超过1g。

②0.5%噻吗洛尔滴眼液点眼，一日2次，每次1滴。

③1%毛果芸香碱滴眼液点眼，每15分钟1次，至眼压下降后或瞳孔恢复正常大小后逐渐减少用药次数，保持在一日3次的频率。

④20%甘露醇溶液一日1.0～1.5g/kg，分2～3次，快速静脉滴注。

如果采用上述治疗措施治疗2小时后眼压仍持续在50～60mmHg以上，应立即考虑转送专科医院进一步治疗。对于不典型发作，在发作期可以选用以上①～③治疗，眼压下降后可逐步减少至停用1～2两种药物。如眼压控制，可转专科医院进行周边虹膜切除术或激光周边虹膜切开治疗。

（3）间歇缓解期暂不愿进行手术者，选用1%毛果芸香碱，一日2～3次点眼，加强随访；必要时可进行周边虹膜切除术或激光周边虹膜切开治疗。

（4）慢性进展期治疗的主要目的是控制眼压，应在使用急性发作期②～④药物治疗的同时转送上级医院进行眼外滤过手术。

2. 慢性闭角型青光眼的治疗

早期患者治疗原则同急性闭角型青光眼的间歇缓解期和临床前期，应将患者转送上级医院进行周边虹膜切除术治疗。对于中晚期病例，给予噻吗洛尔和碳酸酐酶抑制剂治疗[参见急性闭角型青光眼处理中（1）～（2）条]的同时转送上级医院进行眼外滤过手术。

3. 原发性开角型青光眼的治疗

治疗的目的是尽可能阻止青光眼病程进展，减少视神经节细胞的丧失，以保持视觉功能的生理需要。

药物治疗若能利用 1 ~ 2 种药物使眼压稳定于安全水平，视野和眼底改变不再进展，患者可以耐受可定期复查，则可长期选用药物治疗。如联合 1 ~ 2 种药物不能控制眼压或阻止视野损失进展，则应转送上级医院更换药物或手术治疗。

(1)0.5% 噻吗洛尔滴眼液点眼，每日 2 次，每次 1 滴。

(2)1% 毛果芸香碱滴眼液点眼，每次 1 滴，一日 3 次，多作为噻吗洛尔不能较好控制眼压时的联合用药。

(3)乙酰唑胺 125 ~ 250mg，口服，每日 2 ~ 4 次，日总剂量不超过 1g。多作为局部用药不能良好控制眼压的短期用药补充，或手术前用药，剂量和时间均不宜过大过长，以免引起全身更多不良反应。或醋甲唑胺 25 ~ 50mg，口服，一日 2 次，日总剂量不超过 0.1g。

(四)继发性青光眼的治疗

继发性青光眼病情复杂、严重，预后较差，其诊断和治疗需要同时考虑原发病变与眼压，建议转送上级医院治疗。

(五)发育性青光眼的治疗

发育性青光眼应尽早转送上级医院确诊，确诊后应手术治疗。药物仅适用于不能手术的患儿，以及术后眼压控制不理想的患者的补充治疗。

〔用药精选〕

一、西药

1. 盐酸卡替洛尔滴眼液 Carteolol Hydrochloride Eye Drops

本品对高眼压和正常眼压患者均有降眼压作用，青光眼患者滴用 1 小时后眼压开始降低，4 小时时降眼压作用最大。

【适应证】用于青光眼、高眼压症。

【禁忌】①本品过敏者禁用。②支气管哮喘或有支气管哮喘史，严重慢性阻塞性肺部疾病禁用。③窦性心动过缓、Ⅱ或Ⅲ度房室传导阻滞、明显心力衰竭、心源性休克禁用。

【不良反应】①偶见局部不良反应，视物模糊、畏光、角膜着色、出现暂时性眼烧灼刺痛及流泪、结膜充血。全身不良反应，心率减慢、呼吸困难、无力、头痛头晕。②罕见不良反应恶心。③长期连续用于无晶体眼或眼底病变者时，偶可发生黄斑部水肿、浑浊，故需定期测定视力和检查眼底。

【用法用量】滴眼，一次 1 滴，一日 2 次。滴于结膜囊内，滴后用手指压迫内眦角泪囊部 3 ~ 5 分钟。效果不明显时，改用 2% 制剂，一次 1 滴，一日 2 次。

【孕妇及哺乳期妇女用药】孕妇应慎用。哺乳期妇女应权衡利弊，在医师指导下使用。

【儿童用药】本品对于儿童的安全性和疗效尚未确立，请慎用。

2. 复方美替洛尔滴眼液 Compound Metipranolol Eye Drops

本品含盐酸毛果芸香碱、盐酸美替洛尔。盐酸毛果芸香基于对副交感神经分布区内胆碱能受体的刺激，在眼内引起睫状肌的收缩，使小梁网扩张，促进房水外流。美替洛尔基于抗 β - 肾上腺素的作用，通过减少房水的生成来降低眼内压，而不影响房水外流阻力。

【适应证】①用于高眼压症、慢性开角型青光眼、无晶体性青光眼。②用于囊性青光眼、色素型青光眼、先天性和出血性青光眼。

【禁忌】①窦性心动过缓、重度房室传导阻滞、心源性休克、低血压症患者禁用。②有增加洋地黄毒性的作用，对已洋地黄化而心脏高度扩大、心率又较不平稳的患者禁用。③哮喘及变应性鼻炎患者禁用。

【不良反应】①睑结膜炎，一过性眼烧灼、刺激感，心率下降，偶有报道降低血压。②罕见不良反应，包括呼吸困难、虹膜睫状体炎、额痛、头痛、肝酶活性升高、嗳气、一过性共济失调、嗜睡、头晕、瘙痒及荨麻疹。

【用法用量】滴眼，一次 1 滴，一日 2 次。从低浓度开始使用，如未能达到疗效或维持治疗，可改用较高浓度滴眼液。仅在 0.3% 浓度滴眼液治疗无效时，方可改用 0.6% 浓度滴眼液。

【孕妇及哺乳期妇女用药】本品可通过胎盘，也可分泌至乳汁中，孕妇及哺乳期妇女用药应权衡利弊。

【儿童用药】本品尚无用于儿童治疗的经验。必要时应权衡利弊，在医师监护下使用。

3. 拉坦前列素滴眼液 Latanoprost Eye Drops

拉坦前列素是一种新型苯基替代的丙基酯前列腺素 F2a，在酯酶的作用下水解为具有生物活性的游离酸，以增加房水的巩膜色素外流达到降低眼压的目的。

【适应证】用于治疗青光眼和高眼压症，以及各种眼内压增高的情况。

【禁忌】对本品过敏者、角膜接触镜佩戴者禁用。

【不良反应】①虹膜颜色加深、睑缘炎、眼部刺激症状和疼痛；眼睫毛变黑、增粗、增长；结膜充血、暂时点状角膜上皮糜烂、眼睑水肿和红斑；皮疹。②罕见呼吸障碍、哮喘加重、虹膜炎、葡萄膜炎、眼睑皮肤变黑。③极罕见胸痛、咽炎。

【用法用量】滴眼，一次 1 滴，一日 1 次。晚间使用效果较好。

【孕妇及哺乳期妇女用药】孕妇不宜使用本品。哺乳妇女不应使用本品，或者停止哺乳。

【儿童用药】儿童用药的安全性与有效性尚未建立，故不推荐用于儿童。

4. 曲伏前列素滴眼液 Travoprost Eye Drops

曲伏前列素游离酸是一种选择性的 FP 前列腺素类受体激动剂。据报道，FP 前列腺素类受体激动剂可通过增加葡萄膜巩膜通路房水外流的机制来降低眼压。

【适应证】用于降低开角型青光眼或高眼压症患者升高的眼压。

【禁忌】对本品、苯扎氯铵或药物的任何成分过敏者禁用。急性眼部感染的患者禁用。

【不良反应】①35% ~50%的患者眼充血。大约3%的患者因结膜充血停止用药。②5% ~10%的眼部不良反应包括视力下降,眼部不适,异物感,疼痛,瘙痒。③1% ~4%的眼部不良反应包括视力异常、眼睑炎、视力模糊、白内障、炎性细胞、结膜炎、干眼、眼部不适、房闪、虹膜异色、角膜炎、睑缘结痂、畏光、结膜下出血和流泪。④非眼部不良反应占1% ~5%,包括外伤、心绞痛、焦虑、关节炎、背痛、心动过缓、气管炎、胸痛、感冒综合征、抑郁、消化不良、胃肠功能紊乱、头痛、高胆固醇血症、高血压、低血压、感染、疼痛、前列腺功能紊乱、窦炎、尿失禁和尿道感染。

【用法用量】滴入患眼,每晚1次,每次1滴。剂量不能超过每天1次,因为频繁使用会降低药物的降眼压效应。

【孕妇及哺乳期妇女用药】只有在怀孕期间证明对胎儿有益,才可使用本品。哺乳期妇女应用本品时应特别小心。

【儿童用药】未对儿童应用的安全性和有效性进行研究。

【老年用药】老年患者与成年患者在疗效和不良反应方面总体上无明显差别。

5. 布林佐胺滴眼液 Brinzolamide Eye Drops

眼压是青光眼视神经损害和青光眼性视野缺损的重要危险因素。布林佐胺主要抑制眼部睫状体的碳酸酐酶,减少房水的分泌量。其可能是通过减少碳酸氧盐离子的生成从而减少了钠和水的转运,最终降低眼压。【适应证】用于开角型青光眼和高眼压症。可以作为对β肾上腺素受体阻滞剂无效,或者有使用禁忌证的患者单独的治疗药物,或者作为β肾上腺素受体阻滞剂的协同治疗药物。

【禁忌】①对本品或磺胺过敏者禁用。②严重肾功能不全(肌酐清除率低于30ml/min)和高氯性酸中毒者禁用。

【不良反应】滴药后可有局部刺激症状、味觉障碍、异物感和眼部充血;少见眼干、眼痛、眼分泌物增多、角膜炎、流泪、眼疲劳、视力异常、角膜糜烂等。

【用法用量】滴眼,一次1滴,一日2次,必要时一日3次。与其他抗青光眼药物合用时,至少间隔5分钟。

【孕妇及哺乳期妇女用药】孕妇及哺乳期妇女禁用。

【儿童用药】不推荐18岁以下儿童应用本品。

6. 酒石酸溴莫尼定滴眼液 Brimonidine Tartrate Eye Drops

酒石酸溴莫尼定具有双重的作用机制:既减少房水的生成,又增加葡萄膜巩膜的外流。其有降低眼内压的作用,而对心血管和肺功能的影响很小。

【适应证】用于降低开角型青光眼和高眼压症患者的眼压。

【禁忌】①严重心血管疾病、脑或冠状动脉供血不足、肢端动脉痉挛综合征、直立性低血压、抑郁症、肝肾功能不全患者禁用。②孕妇及哺乳期妇女禁用。③使用单胺氧化酶抑制剂治疗的患者禁用。

【不良反应】眼部反应包括结膜充血、烧灼感、刺痛、眼痒、过敏、结膜滤泡增生、视觉障碍、睑缘炎、流泪、角膜糜烂、浅层点状角膜炎、眼痛、分泌物、眼干、眼部刺激、眼睑炎症、结膜炎、畏光。此外还有高血压、头痛、抑郁、口干、疲劳、困倦。较少见的不良反应有味觉障碍、心悸、头昏、晕厥、鼻炎、鼻干。

【用法用量】滴眼,一次1滴,一日2次。对眼内压在下午达高峰的患者或需要额外控制眼压者,下午可增加1滴。

【孕妇及哺乳期妇女用药】孕妇及哺乳期妇女禁用。

【儿童用药】有报道婴儿使用本品出现心搏徐缓、血压过低、体温降低、张力减弱,以及呼吸暂停的症状。

7. 乙酰唑胺 Acetazolamide

本品能抑制眼睫状体细胞中的碳酸酐酶,使房水生成减少而降低眼内压,用于治疗青光眼。

【适应证】①用于治疗各种类型的青光眼,对各种类型青光眼急性发作时的短期控制是一种有效的降低眼压的辅助药物:a. 开角型(慢性单纯性)青光眼,如用药物不能控制眼压,并用本品治疗可使其中大部分病例的眼压得到控制,作为术前短期辅助药物;b. 闭角型青光眼,急性期应用本品降压后,原则上应根据房角及眼压描记情况选择适宜的抗青光眼手术;c. 本品也用于抗青光眼及某些内眼手术前降低眼压,抗青光眼术后眼压控制不满意者,仍可应用本品控制眼压。②用于继发性青光眼降低眼压。

【禁忌】①对本品或磺胺药过敏者禁用。②肝肾功能不全所致低钾血症、低钠血症、高氯性酸中毒者禁用;③肝昏迷者禁用。④肾上腺衰竭及肾上腺皮质机能减退(阿狄森病)者禁用。

【不良反应】恶心、呕吐、腹泻、味觉失调、食欲缺乏、感觉异常、面部潮红、头痛、眩晕、疲劳、易激动、抑郁、性欲降低、代谢性酸中毒和电解质紊乱、嗜睡、意识模糊、听力障碍、荨麻疹、皲裂、尿糖增加、血尿、肾结石、血液病(包括粒细胞缺乏症和血小板减少症)、皮疹(包括多形性红斑和中毒性表皮坏死松解症)、光过敏、肝功能损害、迟缓性瘫痪、惊厥、暂时性近视。

【用法用量】口服。①开角型青光眼,首量250mg,每日1~3次,维持量应根据患者对药物的反应决定,尽量使用较小的剂量使眼压得到控制;一般一次250mg,一日2次,就可使眼压控制在正常范围。②继发性青光眼和手术前降眼压,一次250mg,每4~8小时1次,一般每日2~3次。③急性病例,首次药量500mg,以后用维持量,一次125~250mg,一日2~3次。

【孕妇及哺乳期妇女用药】孕妇不宜使用,尤其是妊娠的前3个月内。哺乳妇女确需使用本品应暂停哺乳。

【儿童用药】口服。抗青光眼,一日2~3次,一次按体重5~10mg/kg,或一日按体表面积300~900mg/m^2,分2~3次服用。

【制剂】乙酰唑胺片(胶囊)

8. 硝酸毛果芸香碱滴眼液 Pilocarpine Nitrate Eye Drops

毛果芸香碱是一种具有直接作用的拟胆碱药物。其通过收缩瞳孔括约肌,使周边虹膜离开房角前壁,开放房角,增加房水排出。同时还通过收缩睫状肌的纵行纤维,增加巩膜突的张力,使小梁网间隙开放,房水引流阻力减小,增加房水排出,降低眼压。

【适应证】①用于急性闭角型青光眼、慢性闭角型青光眼、开角型青光眼、继发性青光眼等。本品可与其他缩瞳剂、β受体阻滞剂、碳酸酐酶抑制剂、拟交感神经药物或高渗脱水剂联合用于治疗青光眼。②用于检眼镜检查后,用本品滴眼缩瞳以抵消睫状肌麻痹剂或扩瞳药的作用。

【禁忌】任何不应缩瞳的眼病患者,如虹膜睫状体炎和继发性青光眼等患者禁用。

【不良反应】眼刺痛,烧灼感,结膜充血引起睫状体痉挛,浅表角膜炎,颞侧或眼周头痛,诱发近视。眼部反应通常发生在治疗初期,并在治疗过程中消失。老年人和晶状体混浊的患者在照明不足的情况下会有视力减退。有使用缩瞳剂后视网膜脱离的罕见报告。长期使用本品可出现晶状体混浊。局部用药后出现全身副反应的情况罕见,但偶见特别敏感的患者,局部常规用药后出现流涎、出汗、胃肠道反应和支气管痉挛。

【用法用量】①滴眼液滴眼。a. 慢性青光眼:0.5%～4%溶液,一次1滴,一日1～4次。b. 急性闭角型青光眼急性发作期:1%～2%溶液,一次1滴,每5～10分钟1次,3～6次后,每1～3小时1次,直至眼压下降(注意:对侧眼每6～8小时滴眼1次,以防对侧眼闭角型青光的发作)。c. 缩瞳:对抗散瞳作用,1%溶液滴眼1滴,2～3次;先天性青光眼房角切开或外路小梁切开术前,1%溶液,一般滴眼1～2次;虹膜切除术前,2%溶液,一次1滴。②眼膏点眼,每晚涂擦1次。

【禁忌】对本品过敏者、任何不应缩瞳的眼病患者(如虹膜睫状体炎、继发性青光眼等)禁用。

【孕妇及哺乳期妇女用药】孕妇及哺乳期妇女慎用。

【儿童用药】儿童要慎用本品,因患儿体重轻,用药过量易引起全身中毒。

【制剂】硝酸毛果芸香碱滴眼液(眼膏)

附:用于青光眼的其他西药

1. 马来酸噻吗洛尔滴眼液 Timolol Maleate Eye Drops

【适应证】①用于原发性开角型青光眼。②用于某些继发性青光眼,高眼压症,部分原发性闭角型青光眼,以及其他药物及手术无效的青光眼,加用本品滴眼可进一步增强降眼压效果。

2. 盐酸左布诺洛尔滴眼液 Levobunolol Hydrochloride Eye Drops

【适应证】①用于原发性开角型青光眼。②用于某些继发性青光眼,高眼压症,手术后未完全控制的闭角型青光眼,以及其他药物及手术无效的青光眼,加用本品滴眼可进一步增强降眼压效果。

3. 复方噻吗洛尔滴眼液 Timolol Maleate and Pilocarpine Nitrate Eye Drops

【适应证】本品含马来酸噻吗洛尔、硝酸毛果芸香碱。适用于原发性开角型青光眼、原发性闭角型青光眼,以及高眼压症,特别适用于单独使用β受体阻断剂或毛果芸香碱治疗无法控制或效果不佳的青光眼。

4. 马来酸右旋噻吗洛尔滴眼液 Dextimolol Maleate Eye Drops

【适应证】原发性开角型青光眼、继发性青光眼及高眼压症。部分原发性闭角型青光眼,其他药物或手术治疗无效的青光眼也可应用。

5. 盐酸倍他洛尔滴眼液 Betaxolol Hydrochloride Eye Drops

【适应证】用于慢性开角型青光眼和高眼压症。

6. 盐酸地匹福林滴眼液 Dipivefrine Hydrochloride Eye Drops

【适应证】①用于降低开角型青光眼和高眼压症患者的眼压。②用于对闭角型青光眼虹膜切除后的残余性青光眼。

7. 甘露醇注射液 Mannitol Injection

【适应证】用于治疗各种原因引起的脑水肿,降低颅内压,防止脑疝。也可有效降低眼内压,应用于其他降眼内压药无效时或眼内手术前准备。

8. 复方甘露醇注射液 Compound Mannitol Injection

【适应证】用于治疗脑水肿,降低颅内压,降低眼内压,渗透性利尿,防止肾中毒等。

9. 甘油氯化钠注射液 Glycerol and Sodium Chloride Injection

【适应证】降低眼压,用于其他降眼压药无效时或眼内手术前准备。

10. 阿替洛尔注射液 Atenolol Injection

【适应证】主要用于治疗心肌梗死、各种高血压、心绞痛、心律失常、心力衰竭、肥厚型心肌病、心肌缺血、甲状腺功能亢进、青光眼、偏头痛等疾病及肾病血液透析患者。

11. 醋甲唑胺片 Methazolamide Tablets

【适应证】降眼压药。适用于慢性开角型青光眼、继发性青光眼,也适用于急性闭角型青光眼的术前治疗。

12. 双氯非那胺片 Diclofenamide Tablets

【适应证】适用于治疗各种类型的青光眼,对各种类型青光眼急性发作时的短期给药控制眼压,是一种有效的辅助药物。特别适用于急性闭角型青光眼急性发作期、急性眼压升高的继发性青光眼及对乙酰唑胺不敏感的病例。亦可作为抗青光眼手术的术前降压剂。本品也和其他碳酸酐酶抑制剂一样，不能长期用于控制眼压。

13. 布林佐胺滴眼液 Brinzolamide Eye Drops

【适应证】用于开角型青光眼和高眼压症。可以作为对β－阻滞剂无效，或者有使用禁忌证的患者单独的治疗药物，或者作为β－阻滞剂的协同治疗药物。

14. 甘油果糖氯化钠注射液 Glycerol Fructose and Sodium Chloride Injection

【适应证】用于脑血管病、脑外伤、脑肿瘤、颅内炎症及其他原因引起的急慢性颅内压增高、脑水肿等症。也用于青光眼，以降低眼压。

15. 阿可乐定 Apraclonidine

【适应证】0.5%滴眼液用于其他药物不能将眼压降到预定目标的某些青光眼患者。1%滴眼液主要用于某些眼科手术（如激光小梁成形术、激光虹膜切除术等）的前后，防止手术诱发的急性眼压升高

16. 水杨酸毒扁豆碱眼膏 Physostigmine Salicylate Eye Ointment

【适应证】原发性闭角型青光眼，偶用于原发开角型青光眼。

17. 卡巴胆碱 Carbachol

【适应证】用于治疗青光眼，以及白内障摘除、人工晶体植入、角膜移植等需要缩瞳的眼科手术。

18. 硫酸阿托品 Atropine Sulfate

【适应证】角膜炎、虹膜睫状体炎，白内障手术前后及验光前扩瞳，也可用于青光眼的辅助治疗。

19. 盐酸安普乐定滴眼液 Apraclonidine Hydrochloride Eye Drops

【适应证】适用于控制和预防氩激光穿刺术、氩激光虹膜切除术或 Nd:YAG 后房穿刺术后引起的眼内压升高。

20. 葛根素滴眼液 Puerarin Eye Drops

【适应证】本品用于治疗原发性开角青光眼、高眼压症、原发性闭角型青光眼、继发性青光眼。

21. 他氟前列素滴眼液 Tafluprost Eye Drops

【适应证】用于降低开角型青光眼和高眼压者升高的眼压。

22. 布林佐胺噻吗洛尔滴滴眼液 Brinzolamide and Timolol Maleate Eye Drops

【适应证】用于降低青光眼的眼压。

23. 贝美素噻吗洛尔滴眼液 Bimatoprost and Timolol Maleate Eye Drops

【适应证】本品用于降低对β-受体阻滞剂或前列腺素类似物治疗效果不佳的开角型青光眼及高眼压症患者的眼压。

二、中药

1. 复明片（胶囊、颗粒）

【处方组成】羚羊角、蒺藜、木贼、菊花、车前子、夏枯草、决明子、人参、山茱萸（制）、石斛、枸杞子、菟丝子、女贞子、石决明、黄连、谷精草、川木通、熟地黄、山药、泽泻、茯苓、牡丹皮、地黄、槟榔

【功能主治】滋补肝肾，养阴生津，清肝明目。用于肝肾阴虚所致的羞明畏光，视物模糊；青光眼，初、中期白内障见上述证候者。

【用法用量】片剂，口服，一次5片，一日3次。

2. 珍视明滴眼液（四味珍层冰硼滴眼液）

【处方组成】珍珠层粉、天然冰片、硼砂、硼酸

【功能主治】清热解痉，祛翳明目。用于肝阴不足、肝气偏盛所致的不能久视，轻度眼胀，眼痛，青少年远视力下降；青少年假性近视、视力疲劳、轻度青光眼见上述证候者。

【用法用量】滴于眼睑内。一次1～2滴，一日3～5次；必要时可酌情增加。

3. 益脉康分散片（胶囊、软胶囊、滴丸）

【处方组成】灯盏细辛浸膏

【功能主治】活血化瘀。用于缺血性脑血管病及脑出血后遗瘫痪，眼底视网膜阻塞，冠心病，血管炎性皮肤病，风湿病；行小梁切除术后眼压已控制的晚期青光眼视野缩小症。

【用法用量】分散片吞服，或用水分散后口服。一次2片，一日3次。胶囊口服，一次1粒，一日3次。软胶囊口服，一次2粒，一日3次。滴丸口服，一次16丸，一日3次。

附：用于青光眼的其他中药

羚羊角胶囊

【功能主治】平肝息风，清肝明目，散血解毒。用于肝风内动，肝火上扰，血热毒盛所致的高热惊痫、神昏痉厥、子痫抽搐、癫痫发狂、头痛眩晕、目赤、翳障、温毒发斑。

265. 白内障

〔基本概述〕

白内障是眼睛晶状体混浊的病症。人眼的晶状体像一个透明的双凸透镜，光线透过它在视网膜上汇聚。当晶状体混浊时光线的透过就要受影响，看东西就会不清楚，这种晶状体的混浊称为白内障。

老化、遗传、代谢异常、外伤、辐射、中毒和局部营养不良等可引起晶状体囊膜损伤，使其渗透性增加，丧失屏障作用，或导致晶状体代谢紊乱，使晶状体蛋白发生变性，形成混浊。

白内障分先天性和后天性两大类型。通常又将白内障分为老年性、并发性、先天性、外伤性、代谢性、药物及中毒性、后发性等几个类型。

先天性白内障有内生性和外生性两种。内生性原因与胎儿发育障碍有关，具有遗传性；外生性的原因是指母体或胎儿的全身病变对晶状体所造成的损害，如母亲在妊娠前期6个月内患有病毒感染，如风疹、麻疹、水痘、腮腺炎，甲

状旁腺功能减退，以及营养不良、维生素缺乏等，均有可能引起。老年性白内障形成中主要是蛋白质的变性，不溶性蛋白、钠和钙等含量的增加，钾和维生素 C 减少和谷胱甘肽的缺如。

先天性白内障多在出生前后即已存在，小部分在出生后逐渐形成，多为遗传性疾病。后天性白内障是出生后因全身疾病或局部眼病、营养代谢异常、中毒、变性及外伤等原因所致的晶状体混浊。其又分为 6 种。①老年性白内障。最常见，多见于 40 岁以上人群，且随年龄增长而增多，病因与老年人代谢缓慢发生退行性病变有关，也有人认为与日光长期照射、内分泌紊乱、代谢障碍等因素有关。②并发性白内障（并发于其他眼病）。③外伤性白内障。④代谢性白内障（因内分泌功能不全所致，如糖尿病性白内障）。⑤放射性白内障（与 X 射线、β 射线、γ 射线等有关）。⑥药物及中毒性白内障。

白内障的主要症状是视力障碍，它与晶状体浑浊程度和部位有关。视物模糊，可有怕光、看物体颜色较暗或呈黄色，甚至复视（双影）及看物体变形等症状。虽然一般白内障为无痛性，但少数患者可因晶状体肿胀而使眼压增高（青光眼），出现眼痛症状。严重的白内障可致盲。

中医古籍中无白内障之名。今之所谓白内障一病，包括在内障眼病这一大类之中，如圆翳内障、银内障证等。本病以虚证居多，与肝、肾、脾三脏有关，其中与肝肾阴虚最为密切。

〔治疗原则〕

对于白内障的治疗，目前尚无疗效肯定的药物，以手术治疗为主。常用白内障手术方法有白内障囊内摘出术、白内障针吸术、白内障针拨术等，随着显微手术的发展，又出现了现代白内障囊外摘出术、人工晶状体植入术、晶状体超声乳化摘出术等。

由于手术显微镜、显微手术器械和人工晶状体的应用，缝线材料和局部麻醉方法的改进，20 世纪 90 年代以来，白内障手术取得了重大的进展。目前多采用白内障摘除术治疗，术后在眼内植入人工晶状体或配戴眼镜，或角膜接触镜以矫正视力。

现代显微手术日臻完善，使白内障和人工晶体植入作为门诊手术成为可能。随着白内障超声乳化摘除并人工晶体植入术越来越普及，激光乳化也将应用于临床。注入式人工晶体的研究开发必将使白内障手术更上一个新的台阶。

国内先进的超声乳化联合人工晶体植入术治疗白内障，是应用先进的超声乳化装置，最小的只需 1.7mm 的切口，将混浊的晶体粉碎吸出，能够很好地保留晶体囊膜，可将人工晶体放入囊袋内，从而有效地防止术后晶体偏移、脱位等。术后第二天即可摘掉眼罩，恢复正常生活。

〔用药精选〕

一、西药

1. 苄达赖氨酸滴眼液 Bendazac Lysine Eye Drops

苄达赖氨酸是醛糖还原酶（AR）抑制剂，对晶状体 AR 有抑制作用。所以用苄达赖氨酸滴眼液抑制眼睛中 AR 的活性，达到预防或治疗白内障的目的。

【适应证】适用于早期老年性白内障。

【用法用量】滴眼，一日 3 次，一次 1～2 滴或遵医嘱。

【不良反应】一过性烧灼感，流泪等反应，但能随着用药时间延长而适应。极少可有吞咽困难，恶心，呕吐，腹泻，流泪，接触性皮炎等。

【禁忌】①对本品过敏者禁用。②眼外伤严重感染时，暂不使用，或遵医嘱。

2. 法可林滴眼液 Phacolysin Eye Drops

本品为蛋白分解酶激活剂，有激活蛋白分解的作用，滴眼后能渗透到晶状体内，使变性的蛋白分解并被吸收，具有维持晶状体透明，改善眼组织的新陈代谢，阻止白内障病情发展的作用。

【适应证】用于老年性白内障、先天性白内障、外伤性白内障等各种类型的白内障。

【用法用量】外用，滴眼，每次 2～3 滴，一日 3～5 次。

【不良反应】个别患者用后出现结膜充血及过敏反应。

【禁忌】①化脓性眼病患者禁用。②对本品过敏者禁用。

3. 牛磺酸滴眼液 Taurine Eye Drops

本品能促进视网膜生长发育，缓解睫状肌痉挛。牛磺酸在房水和玻璃体中与还原性糖竞争性结合，使玻璃体中蛋白质避免糖化和氧化。

【适应证】用于牛磺酸代谢失调引起的白内障。也可用于急性结膜炎、疱疹性结膜炎、病毒性结膜炎的辅助治疗。

【用法用量】滴眼，一次 1～2 滴，一日 3～5 次。

【不良反应】偶见一过性刺激反应。

【禁忌】对本品过敏者禁用。

4. 吡诺克辛钠滴眼液 Pirenoxine Sodium Eye Drops

本品对白内障的发展具有一定的抑制功效，能减少白内障囊外摘除术后囊膜混浊的发生率。

【适应证】主要用于治疗初期老年性白内障、轻度糖尿病性白内障或并发性白内障等。

【用法用量】滴眼，每日 3～4 次，每次 1～2 滴。

【不良反应】极少数患者可有轻微眼部刺痛。

【禁忌】眼外伤及严重感染时，暂不使用，或遵医嘱。

附：用于白内障的其他西药

1. 氨碘肽滴眼液 Amiotide Eye Drops

【适应证】本品能改善眼部血液循环和新陈代谢，促进玻璃体混浊吸收，促进组织修复再生，阻止白内障发展，提高视觉功能。用于早期老年性白内障、玻璃体混浊等眼病的治疗。

2. 还原型谷胱甘肽滴眼液 Reduced Glutathione Eye Drops

见本章“261. 角膜溃疡”。

3. 卡巴胆碱注射液 Carbachol Injection

【适应证】用于人工晶体植入,白内障摘除,角膜移植等需要缩瞳的眼科手术。

4. 硫酸阿托品滴眼液(眼用凝胶、眼膏)Atropine Sulfate Eye Drops

【适应证】用于角膜炎、虹膜睫状体炎,白内障手术前后及验光前扩瞳。

5. 酮咯酸氨丁三醇滴眼液 Ketorolac Tromethamine Eye Drops

【适应证】本品可暂时解除季节性过敏性结膜炎所致的眼部瘙痒。亦可用于治疗白内障摘除术后的炎症。

6. 甲状腺素碘塞罗宁滴眼液 Thyroxine and Liothyronine Eye Drops

【适应证】治疗老年性白内障。

7. 硫普罗宁 Tiopronin

【适应证】用于改善慢性乙型肝炎患者的肝功能。对老年性早期白内障和玻璃体混浊也有效。

二、中药

1. 麝珠明目滴眼液

【处方组成】珍珠(水飞)、麝香、冬虫夏草、石决明(煅)、黄连、黄柏、大黄、冰片、蛇胆、猪胆膏、炉甘石(煅)、紫苏叶、荆芥

【功能主治】清热,消翳,明目。用于肝虚内热所致的视物不清,干涩不舒,不能久视。早、中期年龄相关性白内障见上述证候者。

【用法用量】滴眼。取本品 1 支(0.3g)倒入装有 5ml 生理盐水的滴眼瓶中,摇匀,即可使用,每次 3 滴(每滴之间闭眼 15 分钟),一日 2 次。一个月为一疗程。或遵医嘱。

2. 石斛夜光丸(颗粒)

【处方组成】石斛、人参、山药、茯苓、甘草、肉苁蓉、枸杞子、菟丝子、地黄、熟地黄、五味子、天冬、麦冬、苦杏仁、防风、川芎、枳壳(麸炒)、黄连、牛膝、菊花、蒺藜(盐炒)、青葙子、决明子、水牛角浓缩粉、羚羊角

【功能主治】滋阴补肾,清肝明目。用于肝肾两亏,阴虚火旺,内障目暗,视物昏花。

【用法用量】丸剂,口服。水蜜丸一次 6g,小蜜丸一次 9g,大蜜丸一次 1 丸,一日 2 次。

3. 明目地黄丸(浓缩丸)

见本章“260. 角膜炎”。

4. 杞菊地黄丸(口服液、胶囊、片)

【处方组成】枸杞子、菊花、熟地黄、酒山茱萸、牡丹皮、山药、茯苓、泽泻

【功能主治】滋肾养肝。用于肝肾阴亏,眩晕耳鸣,羞明畏光,迎风流泪,视物昏花。

【用法用量】口服。水蜜丸一次 6g,小蜜丸一次 9g,大蜜丸一次 1 丸,一日 2 次;浓缩丸一次 8 丸,一日 3 次。

5. 障眼明片(胶囊)

【处方组成】白芍、车前子、川芎、党参、甘草、葛根、枸杞子、关黄柏、黄精、黄芪、菊花、决明子、蔓荆子、密蒙花、青葙子、肉苁蓉、蕤仁(去内果皮)、山茱萸、升麻、石菖蒲、熟地黄、菟丝子

【功能主治】补益肝肾,退翳明目。用于肝肾不足所致的干涩不舒,单眼复视,腰膝酸软,或轻度视力下降;早、中期年龄相关性白内障见上述证候者。

【用法用量】片剂,口服,薄膜衣片一次 4 片,糖衣片一次 2 片,一日 3 次。

6. 复明片(胶囊、颗粒)

见本章“264. 青光眼”。

7. 珍珠明目滴眼液

见本章“259. 结膜炎与红眼病”。

8. 障翳散

【处方组成】荸荠粉、蝉蜕、茺蔚子、丹参、木通、海螵蛸、海藻、核黄素、红花、琥珀、黄连素、黄芪、决明子、昆布、炉甘石(水飞)、没药、牛胆干膏、硼砂、青葙子、山药、麝香、天然冰片、无水硫酸钙、羊胆干膏、珍珠

【功能主治】行滞祛瘀,退障消翳。用于老年性白内障及角膜翳属气滞血瘀证。

【用法用量】外用。临用时,将本品倒入滴眼用溶剂瓶中,摇匀后滴入眼睑内,一次 1～2 滴,一日 3～4 次。或遵医嘱。

9. 石斛明目丸

【处方组成】川芎、磁石(煅,醋淬)、地黄、防风、茯苓、甘草、枸杞子、黄连、蒺藜(去刺,盐炒)、菊花、决明子(炒)、苦杏仁(去皮炒)、麦冬、牛膝、青葙子、人参、肉苁蓉(酒炙)、山药、石膏、石斛、熟地黄、水牛角浓缩粉、天冬、菟丝子、五味子(醋炙)、枳壳(麸炒)

【功能主治】滋阴补肾,清肝明目。用于肝肾两亏、阴虚火旺所致的视物昏花、内障目暗。

【用法用量】口服。一次 6g,一日 2 次。

10. 金花明目丸

【处方组成】熟地黄、盐菟丝子、枸杞子、五味子、白芍、黄精、黄芪、党参、川芎、菊花、炒决明子、车前子(炒)、密蒙花、炒鸡内金、金荞麦、山楂、升麻

【功能主治】补肝,益肾,明目。用于老年性白内障早、中期属肝肾不足、阴血亏虚证,症见视物模糊,头晕,耳鸣,腰膝酸软。

【用法用量】口服。一次 4g,一日 3 次,饭后服。一个月为一疗程,连续服用 3 个疗程。

11. 琥珀还睛丸

【处方组成】琥珀、菊花、青葙子、黄连、黄柏、知母、石斛、地黄、麦冬、天冬、党参(去芦)、山药、茯苓、甘草(蜜炙)、枳壳(去瓤,麸炒)、苦杏仁(去皮炒)、当归、川芎、熟地黄、枸杞子、沙苑子、菟丝子、肉苁蓉(酒炙)、杜仲(炭)、羚羊角粉、水牛角浓缩粉

【功能主治】补益肝肾,清热明目。用于肝肾两亏、虚火上炎所致的内外翳障,瞳孔散大,视力减退,夜盲昏花,目涩羞明,迎风流泪。

【用法用量】口服。一次 2 丸,一日 2 次。

12. 十五味萝蒂明目片

【处方组成】萝蒂、寒水石(奶制)、藏茴香、石灰华、甘草、红花、渣驯膏、丁香、金钱白花蛇、绿绒蒿、铁屑(诃子制)、诃子、余甘子(去核)、代赭石、毛诃子等

【功能主治】清肝,明目。用于早期白内障,结膜炎。

【用法用量】口服。一次 2~3 丸,一日 1 次,早晨服。

附:用于白内障的其他中药

1. 六锐胶囊

【功能主治】清热凉血,明目退翳。用于血、胆、疠引起的头痛病,云翳等眼病。临床用于治疗角膜云翳、白内障、慢性青光眼、玻璃体疾病、眼底病等。

2. 明目二十五味丸

【功能主治】养阴清肝,退翳明目。用于阴虚肝旺,目赤、眼花、眼干,云翳、视力减退。

3. 冰珍去翳滴眼液

【功能主治】去翳明目。用于老年性白内障初发期。

4. 拨云退翳丸

【功能主治】散风明目,消障退翳。用于目翳外障,视物不清,隐痛流泪。

5. 珍珠粉(末、胶囊)

【功能主治】安神,明目消翳。用于惊悸失眠,目生云翳。

6. 除障则海甫片(胶囊)

【功能主治】清除异常黑胆质及胆液质,除障明目。用于白内障。

7. 消朦胶囊(片)

【功能主治】明目退翳,镇静安神。用于角膜云翳、斑翳、白斑、白内障及神经衰弱。

8. 赛空青眼药

【功能主治】消炎,明目,退障。用于风热上攻,目赤肿痛,翳膜外障,流泪羞明。

9. 退障眼膏

【功能主治】明目退翳。用于初发白内障及角膜斑翳。

10. 固本明目颗粒

【功能主治】平肝健脾,化瘀明目。用于脾虚肝旺、瘀血阻络所引起的目赤干涩,白内障,视物模糊。

266. 干眼症(角结膜干燥症)

〔基本概述〕

干眼症又称角结膜干燥症,是由泪液分泌减少或成分异常所引起的慢性眼部不适的症状。其发病率占人群的 2.7%,我国约有 3000 万人患有程度不等的角结膜干燥症。

干眼症实际上也是一种结膜角膜不能湿润的炎症反应。常见的症状是眼部干涩和异物感,其他症状有烧灼感、痒感、畏光、红痛、视物模糊易于疲劳、黏丝状分泌物等。

干眼病的一般症状是眼睛有干涩,灼痛感,眼屎较多;眼酸、眼痒、怕光和视力减退。其他症状还有头痛、烦躁、疲劳、注意力难以集中,严重时会发生角膜软化穿孔,在检查时可以看到有眼结膜充血。

干眼症症状的个体差异很大。大多数患者抱怨眼部异物感,烧灼感和一般的眼部不适。这些不适被典型地描述为刮擦感,眼干,疼痛,沙粒感,刺痛感或烧灼感。这些不适感可能是由干眼症引起,因为角膜的表面遍布感觉神经末梢,干眼症患者因泪膜的不完整或易破裂,而使角膜长期直接暴露于空气中,而引起各种不适。有相当比例的患者有畏光和间歇性模糊或其他的视力问题。

干眼症病因繁多,病理过程复杂。最近研究认为,眼表面的改变、基于免疫的炎症反应、细胞凋亡、性激素水平的改变等,是干眼症发生发展的相关因素,而各因素之间的关系尚未明了。

可引发干眼症的因素相当多,包括:中老年人睑板腺功能减退,泪液分泌减少、泪液成分不完善,眼睛本身的病症,如角膜退化、睑缘炎、沙眼等;各种免疫性病症和结缔组织病,如类风湿关节炎、红斑狼疮、口眼干燥、关节炎综合征(多发生在中老年或老年妇女)等;因某些药物引起,如避孕丸、安眠药、镇静剂、咳嗽药、胃药等;也可因维生素 A 缺乏所致。

近年来干眼病的年轻化趋势明显,主要是由于现代生活中,青年人的工作和娱乐与电视、电脑接触得越来越多、长时间面对荧光屏,缺乏适时地眨眼或让眼睛休息,减少了泪膜涂布在角膜表面的频次,影响了双眼的泪液分泌;或长期使用某种眼药水,如血管收缩性眼药水,也很容易形成干眼病。

干眼症在临床上大致可分为泪液生成不足型和蒸发过强型两种类型。但许多患者可能是水样液缺乏和蒸发过强两种因素并存。

中医学认为,干眼症的主要病因病机有燥伤肺阴、燥伤肝阴、外感燥邪、脾虚气弱、气阴两虚等方面。

〔治疗原则〕

干眼症是慢性病症,多需长期治疗,需鼓励患者坚持治疗。开始治疗干眼症之前,应首先明确以哪一型为主(水液缺乏性、睑板腺功能障碍性),以便采取针对性措施。

干眼症目前还无法根治,临床上大多采用人工泪液缓解症状。人工泪液有水剂和膏剂两种剂型,症状轻重不同,使用的人工泪液也不相同。一旦停用,症状往往又会复发。

干眼症的治疗要采取综合措施。首先,是在确诊引起该病原因的基础上进行治疗,根除或对症处理原发病变,从根本上截断病源,至少可大大缓解疾病的进展速度。与此同时,适当补充不含防腐剂的人工泪液。对泪液极度缺乏者,必要时可在医院做可逆性泪点封闭术,使非常有限的泪液存留在结膜囊内润湿角膜,以减轻用人工泪液的频次。轻度的眼部干涩、灼热等不适可以自己点人工泪液。干眼症症状重或用药3天以后仍然不能缓解,甚至有所加重的,应当尽早去医院请眼科医师诊治。

干眼症的治疗通常采用泪液补偿疗法,即滴用人工泪液有较好的反应。眼部不适的严重程度和患者的喜好,常常影响患者对人工泪液的选择。

羟丙甲基纤维素是治疗泪液不足的传统治疗方法。需要频繁滴药(例如每小时1次),才能使症状获得充分缓解。卡波姆具有黏附于眼表的特性,有助于减少用药频次至一日4次。聚乙烯醇可以增加泪膜持续时间,当眼表黏蛋白减少时可以起到积极的作用。聚维酮滴眼液也可以用于泪液缺乏症的治疗。0.9%氯化钠滴眼液有时对泪液缺乏症有用,滴用后也可以使角膜接触镜佩戴者感到舒适。0.9%氯化钠溶液和其他冲洗液常规地应用于内眼手术。

含有石蜡的眼膏可以润滑眼表,尤其适用于复发性角膜上皮糜烂的患者,但可能引起短暂的视觉障碍,因此最好在睡前使用。在佩戴接触镜时不应当使用眼膏。

硫酸锌是一种传统的收敛剂。

〔用药精选〕

一、西药

1. 羟丙甲纤维素滴眼液 Hypromellose Eye Drops

羟丙甲纤维素是纤维素的部分甲基和部分聚羟丙基醚,可溶于冷水中形成具有一定黏性的溶液,其性质与泪液中的黏弹性物质(主要是黏蛋白)接近,因此,可以作为人工泪液使用。

【适应证】本品可滋润泪液分泌不足的眼睛,消除眼部不适。用于诱增泪液分泌,舒缓由于长期阅读、使用计算机或置身于空调环境中而导致的眼睛过度使用、疲倦和干涩的状态。

【禁忌】对羟丙甲纤维素及其他辅料如苯扎氯铵等过敏者禁用。本产品含有氯化苄烷胺,佩戴接触镜时不宜使用。

【不良反应】在极少数人中可能会引起眼部不适,如眼睛疼痛,视力模糊,眼球持续发红或出现刺激。如使用后眼部的上述症状持续超过3天,则应停止使用该药,必要时去医院检查。

【用法用量】滴眼,一次1~2滴,一日3次,或根据病情需要滴用。

2. 卡波姆滴眼液 Carbomer Eye Drops

本品是触变性凝胶,受切应力(眨眼)作用即可改变其稠度,呈凝胶状或形成水相。每眨眼一次,凝胶中的水分即可部分释放以补充泪液。其可有效地保护敏感的角膜和结膜上皮,防止干眼症的继发症状。【适应证】用于干眼症泪液缺乏的替代治疗。

【禁忌】对本品任何成分过敏者禁用。戴接触镜时不宜使用。

【不良反应】用药后可能引起短暂的视物模糊。

【用法用量】滴眼,一次1滴,一日3~5次,或更多,于白天和睡觉前使用。

【孕妇及哺乳期妇女用药】怀孕和哺乳期间不应使用本品。

【儿童用药】儿童使用时应咨询医师。

3. 玻璃酸钠滴眼液 Sodium Hyaluronate Eye Drops

玻璃酸钠具有显著的亲水能力和润滑作用。其可促进创伤愈合及角膜上皮细胞层的伸展,明显缓解眼干燥症的疼痛、痒、烧灼感、异物感等临床症状。

【适应证】①用于眼睛疲劳、眼干燥症、眼干燥综合征、斯-约综合征等内因性疾患。②用于手术后药物性、外伤、光线对眼造成的刺激及戴接触镜等引起的外因性疾病。

【禁忌】青光眼或眼部有剧痛感者禁用。不要在佩戴角膜接触镜时使用。

【不良反应】可能引起短暂的视物模糊、刺激感、眼痒、结膜充血、睑皮肤炎等。

【用法用量】滴眼,一次1滴,一日5~6次,或根据症状适当增减。

4. 羟糖苷滴眼液 Hypromellose 2910, Dextran 70 and Glycerol Eye Drops

本品为复方制剂,含羟丙甲纤维素、右旋糖酐、甘油。

【适应证】用于减轻由于泪液分泌不足或暴露在风沙、阳光下、久视屏幕等原因所引起的眼部干涩、刺痛等不适症状,保护眼球免受刺激。

【用法用量】根据病情需要滴入患眼1~2滴。

【禁忌】对本品过敏者禁用。

5. 聚乙二醇滴眼液 Polyethylene Glycol Eye Drops

本品为高分子聚合物,具有亲水性和成膜性,在适宜浓度下,具有类似人工泪液的作用。

【适应证】用于暂时缓解由于眼睛干涩引起的灼热和刺痛症状。

【用法用量】根据病情需要滴眼,每次1~2滴;使用前摇匀。

【不良反应】偶有眼部刺激症状和过敏反应。

【禁忌】对本品成分过敏者禁用。

6. 右旋糖酐70滴眼液 Dextran 70 Eye Drops

本品是一种拟天然泪液的灭菌滴眼液,能与泪液结合,并可替代泪膜,消除因眼球干燥引起的灼热、刺激感等不适感。

【适应证】减轻眼部干燥引起的灼热、刺激感等不适症状,保护眼球免受刺激,减轻由于暴露于风沙或阳光下造成的眼部不适。

【不良反应】可能会有暂时性的视物模糊现象。

【用法用量】根据病情需要滴眼,每次1~2滴;包装袋一旦打开,塑料瓶内的滴眼剂应在4天内使用(96小时)。

【禁忌】对本品过敏者禁用。

【制剂】右旋糖酐70滴眼液,右旋糖酐70甘油滴眼液

7. 复方右旋糖酐70滴眼液 Compound Dextran 70 Eye Drops

右旋糖酐70相对分子量与人血白蛋白相近,具有提高血浆胶体渗透压、增加血浆容量和维持血压的作用。羟丙甲纤维素性质与泪液中的黏弹性物质(主要是黏蛋白)接近,因此,可作为人工泪液来使用。本品可模拟天然泪液。

【适应证】本品滋润泪液分泌不足的眼睛,消除眼部不适,主要用于干燥性角膜炎、干眼症。

【用法用量】滴眼。每日3次,每次1~2滴;或遵医嘱。

【不良反应】对极少数人可能会引起眼部不适,如眼睛疼痛,视力模糊,持续结膜充血或出现眼睛刺激感。如上述症状明显或持续存在,则应停止使用该药,去医院检查。偶见过敏反应,如荨麻疹、瘙痒,常与用量有关。

【禁忌】对本品过敏者禁用。

8. 重组牛碱性成纤维细胞生长因子滴眼液 Recombinant Bovine Basic Fibroblast Growth Factor Eye Drops

见本章"260. 角膜炎"。

9. 重组人表皮生长因子滴眼液 Recombinant Human Epidermal Growth Factor Eye Drops

见本章"260. 角膜炎"。

10. 复方萘维新滴眼液 Compound Naphazoline Hydrochloride, Vitamin and Neostigmine Methylsulfate Eye Drops

本品为复方制剂,含盐酸萘甲唑林、甲基硫酸新斯的明。萘甲唑林是拟肾上腺素药,有收缩血管的作用,能消除眼部充血、红肿;甲基硫酸新斯的明是拟胆碱药,有促进腺体分泌的作用。

【适应证】本品消除眼充血红肿,并使眼睛滋润。用于过敏性或炎症性结膜充血、肿胀及眼干等的治疗。

【用法用量】眼科用药。滴入结膜囊内;一次1~2滴,一日2~3次。

【不良反应】偶有眼部疼痛、流泪等轻度刺激症状,连续使用易引起反应性充血。

【禁忌】对本品过敏者禁用。

附:用于干眼症(角结膜干燥症)的其他西药

1. 羧甲基纤维素钠滴眼液 Carboxymethylcellulose Sodium Eye Drops

【适应证】①用于缓解眼部干燥,或因暴露于阳光、风沙所引起的眼部烧灼、刺痛等不适感。②用于保护眼睛,避免受到不良环境的进一步刺激。

2. 聚乙烯醇滴眼液 Polyvinyl Alcohol Eye Dro

【适应证】用于预防或治疗眼部干涩、异物感等刺激症状,或改善眼干燥症状。

3. 氯化钠滴眼液 Sodium Chloride Eye Drops

【适应证】用于暂时性缓解眼部干涩症状。

4. 复方氯化钠滴眼液 Compound Sodium Chloride Eye Drops

【适应证】用于干眼症,眼睛疲劳,戴接触镜引起的不适症状和视物模糊(眼分泌物过多)。

5. 鱼肝油 Cod Liver Oil

【适应证】鱼肝油含有维生素A和维生素D,常用来防治维生素A和维生素D缺乏症。可用于夜盲症、软骨症、干燥性眼炎、佝偻病,以及其他缺乏维生素A、维生素D的患者。

6. 复方硫酸软骨素滴眼液(眼用凝胶) Compound Chondroitin Sulfate Eye Drops

【适应证】用于视疲劳,干眼症。

7. 维生素A胶丸 Vitamin A Soft Capsuies

【适应证】用于预防和治疗维生素A缺乏症,如夜盲症、干眼症、角膜软化、皮肤粗糙角化。

8. 三维鱼肝油乳 Trivitamins and Cod Liver Oil Emulsion

【适应证】用于预防和治疗因成人维生素A及维生素D、维生素C缺乏所引起的各种疾病,如夜盲症、眼干燥症、角膜软化症、佝偻病、软骨病。

9. 维生素AE胶丸 Vitamin A and E Soft Capsules

【适应证】用于防治因维生素A、维生素E缺乏而引起的角膜软化症、干眼症、夜盲症、皮肤粗糙角化;亦用于习惯性流产的辅助治疗。

10. 复方新斯的明牛磺酸滴眼液 Compound Neostigmine Methylsulfate and Taurine Eye Drops

【适应证】用于缓解儿童及青少年视疲劳症状,如眼痛、眼胀、眼痒、视物模糊、异物感、眼干涩等。

11. 维生素A棕榈酸酯眼用凝胶 Vitamin A Palmitate Eye Gel

【适应证】替代泪液治疗角结膜炎干燥症。

二、中药

1. 珍珠明目滴眼液

见本章"259. 结膜炎与红眼病"。

2. 明目地黄丸(浓缩丸)

见本章"260. 角膜炎"。

3. 琥珀还睛丸

见本章"265. 白内障"。

4. 杞菊地黄丸(口服液、胶囊、片)

【处方组成】枸杞子、菊花、熟地黄、酒山茱萸、牡丹皮、山药、茯苓、泽泻

【功能主治】滋肾养肝。用于肝肾阴亏,眩晕耳鸣,羞明畏光,迎风流泪,视物昏花。

【用法用量】口服。水蜜丸一次6g,小蜜丸一次9g,大蜜丸一次1丸,一日2次;浓缩丸一次8丸,一日3次。

5. 石斛夜光丸(颗粒)

见本章“265. 白内障”。

6. 石斛明目丸

见本章“265. 白内障”。

7. 明目羊肝丸

【处方组成】羊肝、青葙子、葶苈子、地肤子、细辛、菟丝子、车前子、黄芩、泽泻、决明子、熟地黄、肉桂、茯苓、枸杞子、苦杏仁、麦冬、茺蔚子、五味子、防风、蕤仁

【功能主治】滋阴明目。用于肝肾衰弱、精血不足,发为青盲,症见视物昏花,瞳孔散大,两目干涩,迎风流泪,目生内障。

【用法用量】口服。一次1丸,一日3次。

8. 羊肝明目片

【处方组成】当归(酒制)、夜明砂、羊肝粉、蝉蜕、木贼

【功能主治】养血祛风,散热退翳。用于黑眼云翳,干眼夜盲,迎风流泪。

【用法用量】口服。一次4片,一日2次;或遵医嘱。

9. 复方羊肝丸

【处方组成】羊肝粉、当归、夜明砂、蝉蜕、木贼、麦粉

【功能主治】养血祛风,散热退翳。用于黑眼云翳,干眼夜盲,迎风流泪。

【用法用量】口服。一次9g,一日2次。

10. 双丹明目胶囊

【处方组成】女贞子、墨旱莲等

【功能主治】益肾养肝,活血明目。用于2型糖尿病视网膜病变单纯型,中医辨证属于肝肾阴虚、瘀血阻络证,症见视物模糊,双目干涩,头晕耳鸣,咽干口燥,五心烦热,腰膝酸软等。

【用法用量】口服。一次4粒,一日3次,饭后温开水送服。疗程4个月。

11. 金珍滴眼液

见本章“259. 结膜炎与红眼病”。

附:用于干眼症(角结膜干燥症)的其他中药

1. 明目二十五味丸

【功能主治】养阴清肝,退翳明目。用于阴虚肝旺,目赤、眼花、眼干,云翳、视力减退。

2. 铁皮枫斗胶囊

【功能主治】益气养阴,养胃生津。适用于气阴两虚所致的干咳,口燥咽干,两目干涩,视物模糊,五心烦热,午后潮热,大便干结,神疲乏力,腰膝酸软。

3. 固本明目颗粒

【功能主治】平肝健脾,化瘀明目。用于脾虚肝旺、瘀血阻络所引起的目赤干涩,白内障,视物模糊。

267. 视神经炎

〔基本概述〕

视神经炎或视神经乳头炎是指视神经各种感染性炎症、脱髓鞘性疾病。临床上根据发病的部位不同,视神经炎分为视盘炎和球后视盘炎两种。如炎症发生在视神经乳头本身或其附和部位,引起视神经乳头充血、边界模糊等炎症时,称为视神经乳头炎;如炎症发生在球后视神经,视乳头正常或有轻微充血性改变,则称为球后视神经炎。

视神经炎大多为单侧性,视乳头炎多见于儿童,球后视神经炎多见于青壮年。

引起视神经炎的原因很多,常见病因有局部炎症,全身疾病,中毒等,其中鼻窦炎导致的球后视神经炎尤为多见。维生素 B_1 缺乏是视神经炎的重要诱因。

眼内、眶内炎症、口腔炎症、中耳和乳突炎及颅内感染等,均可通过局部蔓延直接导致视神经炎。某些感染性疾病,如白喉(白喉杆菌)、猩红热(链球菌)、肺炎(肺炎球菌、葡萄球菌)、痢疾(痢疾杆菌)、伤寒(伤寒杆菌)、结核(结核杆菌)、化脓性脑膜炎、脓毒血症等全身细菌感染性疾病,其病原体均可进入血流,在血液中生长繁殖,释放毒素,引起视神经炎。病毒性疾病如流感、麻疹、腮腺炎、带状疱疹、水痘等,以及 Lyme 螺旋体、钩端螺旋体、梅毒螺旋体、弓形体病、弓蛔虫病、球虫病等寄生虫感染,都有引起视神经炎的报道。自身免疫性疾病如系统性红斑狼疮、Wegener 肉芽肿、Behcet 病、干燥综合征、结节病等均可引起视神经的非特异性炎症。除以上原因外,临床上约1/3至半数的病例查不出病因,研究发现其中部分患者可能为 Leber 遗传性视神经。

视神经炎在临床上表现为急剧的视力减退,甚至失明,伴前额部或眼球后疼痛,瞳孔散大,光反应迟钝或消失,视野出现中心暗点或缩小,以红、绿色受侵最明显。

炎性脱髓鞘性视神经炎患者表现视力急剧下降,可在一两天内视力严重障碍,甚至无光感;通常在发病1~2周时视力损害严重,其后视力逐渐恢复,多数患者1~3个月视力恢复正常。除视力下降外,还有表现为色觉异常或仅有视野损害;可伴有闪光感、眼眶痛,特别是眼球转动时疼痛。部分患者病史中可有一过性麻木、无力、膀胱和直肠括约肌功能障碍及平衡障碍等,提示存在多发性硬化的可能。有的患者感觉运动或热水浴后视力下降,此称为 Uthoff 征,可能是体温升高会影响轴浆流运输。常为单侧眼发病,但也可能为双侧。儿童与成人的视神经炎有所不同,儿童视神经半数双眼

患病,而成人双眼累及率明显低于儿童。儿童视神经炎发病急,但预后好,约70%的患者视力可恢复至1.0,50%～70%的VEP检测恢复正常。感染性视神经炎和自身免疫性视神经炎的临床表现与脱髓鞘性视神经炎类似,但无明显的自然缓解和复发的病程,通常可随着原发病的治疗而好转。

本病属中医学"视瞻昏渺"和"暴盲"等范畴。

〔治疗原则〕

视神经炎的治疗主要为去除病因,并应用药物及物理疗法等综合治疗。部分炎性脱髓性视神经炎患者,不经治疗可自行恢复。使用糖皮质激素的目的是缩短病程,减少复发。

1. 病因治疗

如禁烟、戒酒、终止哺乳、卧床休息、戴墨镜等。

2. 糖皮质激素治疗

急性患者,由于视神经纤维发炎肿胀,若时间过长或炎性反应过于剧烈,都可使视神经纤维发生变性和坏死。因此,早期控制炎性反应,避免视神经纤维受累极为重要。可用泼尼松龙或醋酸可的松、地塞米松等大剂量冲击治疗。

3. 血管扩张剂

常用的有妥拉唑林、烟酸、地巴唑等。

4. 支持疗法

维生素 B_1 和维生素 B_{12} 肌内注射,每日1次,还可用三磷酸腺苷、辅酶A等肌内注射,每日1次。

5. 抗感染治疗

如有感染情况,可根据病情使用抗生素,如青霉素、先锋霉素等。

〔用药精选〕

一、西药

1. 维生素 B_{12} 注射液 Vitamin B_{12} Injection

本品为抗贫血药。本品还促使甲基丙二酸转变为琥珀酸,参与三羧酸循环。此作用关系到神经髓鞘脂类的合成及维持有髓神经纤维功能完整,维生素 B_{12} 缺乏症的神经损害可能与此有关。

【适应证】主要用于巨幼细胞性贫血,也可用于神经炎的辅助治疗。

【用法用量】肌内注射,成人,一日0.025～0.1mg或隔日0.05～0.2mg。用于神经炎时,用量可酌增。儿童用药肌内注射25～100ug/次,每日或隔日1次。避免同一部位反复给药,且对新生儿、早产儿、婴儿、幼儿要特别小心。

【不良反应】肌内注射偶可引起皮疹、瘙痒、腹泻及过敏性哮喘,但发生率低,极个别有过敏性休克。

【禁忌】对维生素B12有过敏史、有家族遗传性球后视神经炎及弱视患者禁用。

2. 普罗碘铵 Prolonium Iodide

本品注射后吸收缓慢,大部分存在于脂肪组织与神经组织中,能促进组织内炎性渗出物及其他病理沉着物的吸收和慢性炎的消散。

【适应证】用于晚期眼底出血、玻璃体积血或浑浊、虹膜睫状体炎、视网膜脉络膜炎及角膜斑翳、白斑、视网膜炎,亦可作为视神经炎辅助治疗。

【用法用量】①结膜下注射:一次0.1～0.2g,2～3日一次,5～7次为一疗程。②肌内注射:一次0.4g,每日或隔日一次,10次为一疗程,每疗程间隔7～14日,一般用2～3个疗程。

【不良反应】①久用可偶见轻度碘中毒症状,如恶心、发痒、皮肤红疹等。②出现症状时可暂停使用或少用。

【孕妇及哺乳期妇女用药】孕妇慎用。

【禁忌】①对碘过敏者禁用。②严重肝肾功能减退者、活动性肺结核、消化道溃疡隐性出血者禁用。③甲状腺肿大及有甲状腺功能亢进家族史者慎用。

【制剂】普罗碘铵注射液,注射用普罗碘铵

3. 复方樟柳碱注射液 Compound Anisodine Hydrobromide Injection

本品为复方制剂,其组分为氢溴酸樟柳碱和盐酸普鲁卡因。本品可以加速恢复眼缺血区血管活性物质的正常水平,缓解血管痉挛,维持脉络膜血管的正常紧张度及舒缩功能,增加血流量,改善流供应,促进缺血组织迅速恢复。

【适应证】用于缺血性视神经、视网膜、脉络脉膜病变。

【用法用量】患侧颞浅动脉旁皮下注射,一日1次,每次2ml(急重症者可加球旁注射,一日1次),14次为一疗程。据病情需要可注射2～4疗程。

【不良反应】少数患者注射后轻度口干,15～20分钟消失。

【禁忌】脑出血及眼出血急性期禁用。有普鲁卡因过敏史者禁用。

附:用于视神经炎的其他西药

1. 醋酸泼尼松龙滴眼液 Prednisolone Acetate Ophthalmic Suspension

【适应证】①用于需要抗炎治疗的眼部疾病,如非化脓性结膜炎、睑炎、巩膜炎、非疱疹性角膜炎、泪囊炎。②用于在眼科手术后、异物去除后、化学或热烧伤、擦伤、裂伤或其他眼部创伤时作预防性治疗。

2. 甲泼尼龙 Methylprednisolone

【适应证】主要用于过敏性与炎症性疾病。目前主要用于器官移植以防排异;亦作为危重疾病的急救用药,如脑水肿、休克、严重的过敏反应、胶原性疾病、风湿病、白血病、多发性神经炎、内分泌失调及急性喉支气管炎等。

3. 甲钴胺注射液 Mecobalamin Injection

【适应证】甲钴胺是一种内源性的辅酶 B_{12}。甲钴胺易转移至神经细胞的细胞器,从而促进核酸和蛋白质的合成。

①用于周围神经病。②因缺乏维生素 B_{12} 引起的巨幼红细胞性贫血的治疗。

二、中药

1. 肝肾滋

【处方组成】枸杞子、麦冬、阿胶、党参、黄芪

【功能主治】滋养肝肾，补益气血，明目安神。用于肝肾阴虚、气血两亏所致的目眩昏暗，心烦失眠，肢倦乏力，腰腿酸软。

【用法用量】开水冲服，一次 10g，一日 2 次。早晚使用。

2. 黄连羊肝丸

见本章“259. 结膜炎与红眼病”。

3. 明目地黄丸(浓缩丸)

见本章“260. 角膜炎”。

4. 石斛夜光丸(颗粒)

见本章“265. 白内障”。

5. 明珠口服液

【处方组成】决明子、制何首乌、珍珠母、菊花、夏枯草、当归、白芍、枸杞子、赤芍、红花、益母草、车前子、茯苓、冬瓜子、甘草

【功能主治】滋补肝肾，养血活血，渗湿明目。用于肝肾阴虚所致的视力下降，视瞻有色，视物变形；中心性浆液性脉络膜视网膜病变见上述证候者。

【用法用量】口服。一次 10ml(1 支)，一日 3 次。一个月为 1 个疗程。

【使用注意】孕妇禁用。

附：用于视神经炎的其他中药

琥珀还睛丸

见本章“265. 白内障”。

268. 视神经萎缩

〔基本概述〕

视神经萎缩不是一个疾病的名称，而是指任何疾病引起视网膜神经节细胞和其轴突发生病变，致使视神经全部变细的一种形成学改变，为病理学通用的名词，一般发生于视网膜至外侧膝状体之间的神经节细胞轴突变性。一般分为原发性和继发性两类。

视神经萎缩是一种视神经纤维在各种病因影响下发生变性和传导功能障碍而致视力减退或丧失的一种严重眼病。病因十分复杂，治疗十分困难。

视神经萎缩是视神经病损的最终结果，临床症状主要为视力减退和视盘呈灰白色或苍白。表现为视盘颜色变淡或苍白，视力不同程度、不同速度的下降，视野向心性缩小、缺损、偏盲，甚至视神经功能完全丧失。

视盘小血管通常为 9 ~ 10 根，如果视神经萎缩，这些小血管数目将减少。同时尚可见视网膜动脉变细和狭窄、闭塞，但该现象不是所有视神经萎缩皆有。视神经纤维的变性和消失，传导功能障碍，出现视野变化，视力减退并丧失。除上述症状外，眼底检查尚可见视盘颜色为淡黄或苍白色，境界模糊，生理凹陷消失，血管变细等。

引起视神经萎缩的病因，有先天遗传性视神经病、外伤、炎症(大多眼睛伴有疼痛)、中毒(如乙胺丁醇等药物及烟、酒中毒)、肿瘤(长在头颅或眼眶内)等等，儿童、成人、老人都可能发生。而现在青年中以视神经炎继发为多见，这同长期上网，看电视，用眼不当密切相关。

视神经萎缩常见的原因有缺血、炎症、压迫、外伤和脱髓鞘疾病等。视网膜、脉络膜的变性、炎症及萎缩均可引起视神经萎缩，如视网膜色素变性、高度近视等；视神经的脱髓鞘疾病，如多发性硬化症、视神经脊髓炎等；炎症，如视神经炎、球后视神经炎、脑膜炎、败血症等；缺血性疾病，如视网膜中央动脉阻塞、颅内动脉供血不足或阻塞、动脉硬化、高血压、红斑狼疮、大量出血、低压性青光眼等；长期的视盘水肿；中毒及营养不良，如铅、砷、苯、甲醇、乙醇、烟草、CO、二氧化硫、奎宁、有机磷、乙胺丁醇等，营养不良如 B 族维生素缺乏造成的恶性贫血等；压迫，如颅内、眶内肿瘤压迫，先天性颅缝早期闭合，视神经管骨折碎片压迫等；遗传性疾病，最多见为 lede 先天性视神经萎缩；肿瘤，视神经原发性肿瘤及视神经转移瘤；梅毒；外伤、视神经直接的挫伤；各类青光眼。

视神经萎缩一般分原发性和继发性两种：前者视盘境界清晰，生理凹陷及筛板可见；后者境界模糊，生理凹陷及筛板不可见。

视神经萎缩在中医学中属于青盲的范畴，其病因有五脏虚损、肝郁不疏、气血瘀滞等方面。

〔治疗原则〕

由于该病可有多种原因引起，必须尽可能同时作出病因诊断。首先应排除颅内占位性病变的可能性。

现代西医学对本病尚缺乏特效疗法，病因治疗为首要的。一旦视神经萎缩，要使之痊愈几乎不可能，但是其残余的神经纤维恢复或维持其功能是完全可能的。因此应使患者充满信心及坚持治疗。由于各种药物的应用未能采取严格的双盲试验(有时也不允许)，因此很难说明何种药物及方法一定有效。

药物中常用的包括神经营养药物如维生素 B_1、维生素 B_{12}、ATP 及辅酶 A 等，血管扩张药及活血化瘀药类如烟酸、地巴唑、维生素 E、曲克芦丁(维脑路通)、复方丹参等。近年来通过高压氧、体外反搏穴位注射 654-2 等均已取得一定效果。中药补中益气汤类及针刺治疗早已证明有效，可继续应用发掘整理。针灸主要治疗原发性和炎症引起的继发性视神经萎缩。

电离子透入法是利用稳定低电压小电流的直流电，使用带有电荷的药物离子不经血液循环直接透入眼内，药物可以在眼球内保持较高的浓度和较久的时间，从而达到治疗眼底疾病的目的。

手术治疗视神经萎缩，采用血管分流术、网膜血管再植术，可使供应视神经及视网膜的眼动脉、视网膜中央动脉和睫状后短动脉的血流量增加，改善了视神经及视网膜的缺血状态，丰富了视神经及视网膜的营养，可使患者的视力得到进一步的提高和视野的扩大。

尚应提及的是，禁止吸烟及饮烈性酒，增强机体体质，做保健操、气功等在某些病例均有一定效果。

〔用药精选〕

一、西药

1. 注射用鼠神经生长因子 Mouse Nerve Growth Factor for Injection

本品主要成分为从小鼠颌下腺中提取的神经生长因子，鼠神经生长因子具有促进损伤神经恢复的作用。

【适应证】本品具有促进神经损伤恢复的作用，可用于治疗视神经损伤。

【用法用量】临用前每瓶用2ml氯化钠注射液（或灭菌注射用水）溶解。肌内注射，每日30μg（一瓶），一日一次，3～6周为一疗程。

【禁忌】对本品过敏者禁用。

【不良反应】常见注射部位疼痛或注射侧下肢疼痛，一般不需处理。个别症状较重者，口服镇痛剂即可缓解。偶见头晕、失眠等。个别患者出现一过性转氨酶升高。

【孕妇及哺乳期妇女用药】孕妇、围产期及哺乳期妇女慎用或遵医嘱。

【儿童用药】请遵医嘱。

2. 甲钴胺注射液 Mecobalamin Injection

甲钴胺是一种内源性的辅酶 B_{12}。甲钴胺易转移至神经细胞的细胞器，从而促进核酸和蛋白质的合成。

【适应证】①用于周围神经病。②因缺乏维生素 B_{12} 引起的巨幼红细胞性贫血的治疗。

【用法用量】治疗周围神经病：成人一次0.5mg，一周3次，肌内注射或静脉注射，可按年龄、症状酌情增减。

【不良反应】①严重不良反应（频度不明）：会引起血压下降、呼吸困难等过敏反应。②其他不良反应：皮疹头痛、发热感、出汗、肌内注射部位疼痛、硬结（频度不明）。如果出现这些不良反应，应停止用药。

【禁忌】对本品及成分过敏者禁用。

【制剂】甲钴胺片（分散片、胶囊、注射液），注射用甲钴胺

3. 复方樟柳碱注射液 Compound Anisodine Hydrobromide Injection

见本章“267. 视神经炎”。

附：用于视神经萎缩的其他西药

1. 维生素 B_{12} 注射液 Vitamin B_{12} Injection

见本章“267. 视神经炎”。

2. 肌苷片 Inosine Tables

【适应证】本品能直接透过细胞膜进入体细胞，活化丙酮酸氧化酶类，从而使处于低能缺氧状态下的细胞能继续顺利进行代谢，并参与人体能量代谢与蛋白质的合成。可用于中心视网膜炎、视神经萎缩等的辅助治疗。

二、中药

1. 石斛夜光丸（颗粒）

见本章“265. 白内障”。

2. 石斛明目丸

见本章“265. 白内障”。

3. 琥珀还睛丸

见本章“265. 白内障”。

4. 明目地黄丸（浓缩丸）

见本章“260. 角膜炎”。

5. 杞菊地黄丸（口服液、胶囊、片）

见本章“266. 干眼症（角结膜干燥症）”。

6. 肝肾滋

见本章“267. 视神经炎”。

7. 黄连羊肝丸

见本章“259. 结膜炎与红眼病”。

8. 补益蒺藜丸

【处方组成】黄芪（蜜炙）、白术（麸炒）、山药、茯苓、白扁豆、芡实（麸炒）、当归、沙苑子、菟丝子、陈皮

【功能主治】健脾补肾，益气明目。用于脾肾不足，眼目昏花，视物不清，腰酸气短。

【用法用量】口服。一次2丸，一日2次。

附：用于视神经萎缩的其他中药

六锐胶囊

【功能主治】清热凉血，明目翳。用于血、胆、疖引起的头痛病，云翳等眼病。临床用于治疗：角膜云翳，白内障、慢性青光眼的控制、延缓及手术后康复治疗，玻璃体积血、脱落，眼底病（症见：视网膜动、静脉阻塞，视网膜毛细血管扩张症，糖尿病性、高血压性视网膜病变，中心性浆液性脉络膜视网膜病变，年龄相关性黄斑变性，黄斑囊样水肿，视网膜脱离，前部缺血性视神经病变、视神经萎缩，脉络膜的萎缩、脱落等）。

269. 视网膜炎和视网膜病变

〔基本概述〕

(一)视网膜炎

视网膜炎是以视网膜组织水肿、渗出和出血为主,引起不同程度的视力减退的疾病。一般继发于脉络膜炎,导致脉络膜视网膜炎症。病因分外源性和内源性两类。眼观症状不明显,主要表现为视力减退,甚至失明。

外源性视网膜炎:由细菌、病毒、化学毒素等伴随异物进入眼内,或眼内的寄生虫刺激,引起脉络膜炎、脉络膜视网膜炎症、渗出性视网膜炎等。内源性视网膜炎:继发于某些传染病,如犬瘟热、犬传染性肝炎、钩端螺旋体病等,出现菌血症或败血症,病原微生物经血液转移到视网膜血管,在眼组织中出现脓毒病灶,造成视网膜炎;本病也可能因局部病灶的过敏性反应引起。

(二)视网膜病变

视网膜病变是糖尿病患者最严重的微血管并发症之一,也是导致患者失明的主要原因。

目前对视网膜病变(GRP)的确切发病机制尚不十分明了。相关的血液学异常在发病中的详细作为有待阐明。视网膜毛细血管的病理改变包括周细胞减少、基底膜增厚,毛细血管腔减小,毛细血管内皮屏障(血视网膜内屏障)失代偿。

糖尿病性视网膜病变是由糖尿病引起,除全身症状以多饮、多食、多尿及尿糖、血糖升高为特征外,并有双眼视网膜出现鲜红色毛细血管瘤,火焰状出血,后期有灰白色渗出,鲜红色新生血管形成,易发生玻璃体红色积血为主要特征的眼底改变,对于诊断和估计预后有意义。年龄愈大,病程愈长,眼底发病率愈高。年轻人较老年人患者危险性更大,预后常不良。若糖尿病能得到及时控制,不仅发生机会少,同时对视网膜损害也较轻,否则视网膜病变逐渐加重,发生反复出血,导致视网膜增殖性改变,甚至视网膜脱离,或并发白内障。

糖尿病是以糖代谢紊乱为主的全身常见病,我国人群的发病率约为1%。糖尿病视网膜病变是糖尿病的严重并发症之一。在糖尿病患者中,发生糖尿病视网膜病变者,达50%以上。

多数糖尿病视网膜病变患者在病变初期,眼部一般无自觉症状,但随着病变发展,可出现不同程度的视力下降。若黄斑区受累,患者可有视野中央暗影、中心视力下降及视物变形等症状。当视网膜小血管破裂,少量出血进入玻璃体,患者可自觉眼前有黑影飘动。当新生血管大量出血到玻璃体腔,患者视力可严重丧失,仅存光感。黄斑区以外的视网膜血管闭塞,或增殖性视网膜病变可导致视网膜脱离,患者视野出现相应部位较大面积的缺损。

专家提醒患者要对眼睛定期检查,以便于及早发现糖尿病视网膜病变,帮助患者减少并发症对患者的损害。

(三)视网膜色素变性

视网膜色素变性是眼科中的一种疑难疾病,被称为不治之症,是原发于视网膜营养不良的一种遗传性慢性眼病。多累及双眼,国内患者约30万,全世界约300万。其临床特点表现为早期夜盲、视野向心性缩小,最终呈管状视野,双目失明或濒临失明,在失明眼病中占有相当大的比例。

视网膜色素变性(RP)属于遗传性视杆、视锥细胞营养不良性疾病。以夜盲、视野缩小、眼底骨细胞样色素沉着为特征。数十年来国内外眼科界多项基础研究证实,视网膜色素变性与脉络膜血液减少有关。夜盲、管状视野的形成预示脉络膜血流已无法满足视杆细胞的代谢需求,与脉络膜毛细血管区域血流循环功能下降相对应。

视网膜色素变性是一种慢性、进行性、遗传性,营养不良性视网膜退行性变。中医学称本病为"高风内障"、"高风雀目",系先天禀赋不足所致。

〔治疗原则〕

1. 视网膜炎的治疗

视网膜炎的后期,可以继发视网膜剥离、萎缩,白内障或青光眼。

治疗以全身应用抗生素,眼部封闭(抗生素+普鲁卡因+地塞米松)以控制炎症的发展为主。

治疗原发病在病初非常重要,病情严重者可以摘除眼球。

2. 视网膜病变的治疗

由于视网膜病变多为糖尿病的并发症,因此主要应控制糖尿病和血压。糖尿病的控制和并发症检查证实强度胰岛素疗法可延缓IDDM患者糖尿病性视网膜病变,肾病和神经病变的发作和减慢其进展。视觉症状有视力模糊,一眼或两眼视力突然减退,视野内出现黑点或闪光感者,皆应随时请眼科医师会诊。

视网膜病变药物治疗基本无效,激光光凝是目前治疗脉络膜新生血管的有效方法。在活动期,病灶位于黄斑中心1/4 PD以外者,可行激光治疗。

目前,治疗糖尿病视网膜病变的最有效的手段是细胞渗透修复疗法,它可以帮助患者恢复健康。

对视网膜出血的治疗,西医主要采用激光疗法,纤溶剂、抗血小板凝聚剂等方法治疗,在临床上有一定的效果。这些可以治疗已经存在的新生血管和控制病情,但不能阻止新生血管的形成,对瘀血的进一步吸收,恢复视力,预防病情反复发作,远不如中医药理想,可以在采用激光及西药的同时,以及在病情恢复的过程中,争取更多的机会运用中药以达到标本兼治的效果。

对视网膜血管动脉阻塞:①紧急抢救,及时用血管扩张剂,如硝酸甘油片等舌下含化,妥拉苏林或阿托品球后注射等,并可每小时吸入 10 分钟的 95% 氧及 5% 二氧化碳混合气体;②眼球按压;③可用维生素 B_1、维生素 B_{12}、肌苷、皮质类固醇等;④降眼压,口服乙酰唑胺等;⑤体外反搏;⑥病因检查与治疗,预防另一眼发病。

对视网膜血管静脉阻塞:①病因治疗,如治疗高血压、炎症及病灶处理。有视网膜血管炎者使用皮质类固醇;血黏度高者行血液稀释治疗(右旋糖酐静滴等)。②激光治疗。a. 黄斑囊样水肿持续 3 个月以上,应采用黄色、绿色或红色激光进行格子样光凝。b. 有大面积毛细血管无灌注区或已产生新生血管者,行激光视网膜光凝术。c. 手术治疗。玻璃体出血长期不吸收可行玻璃体切割术。c. 药物治疗:静脉点滴血管扩张剂及纤溶制剂,维生素 C、维生素 E、地巴唑等口服,亦可用活血化瘀中药。

3. 视网膜色素变性的治疗

视网膜色素变性是原发于网脉络膜营养不良,以视网膜色素上皮、视网膜功能障碍为主要临床表现的一种先天遗传性致盲眼病。我国群体发病率大约 1/4000,患者有 30 多万,全世界患者 300 多万。临床表现为早期夜盲,视野进行性缩窄,严重者呈管状,最终中心视力下降逐渐失明或濒临失明。

视网膜色素变性虽属遗传性疾病,但视网膜、脉络膜微循环障碍在本病的发生、发展过程中起到了至关重要的作用。20 世纪 70 年代,由原苏联眼科专家提出改善脉络膜微循环治疗此病;20 世纪 90 年代英国眼科学者证实:视网膜色素变性与脉络膜血流减少有关。根据视网膜色素变性病理改变,采用建立侧支循环手术治疗,使脉络膜外层大血管、视网膜扇形区的循环代谢得到了明显改善,视功能逆转。为医治视网膜色素变性患者闯出一条新路。早、中期患者通过手术治疗可以不同程度改善视力、拓宽视野;晚期患者通过手术治疗能有效阻止病情进展,延缓失明。

我国发现本病是在清朝早期,当时称之为"雀目内障"。顾名思义,恰如其分。病名命得好,况且也道出了辨证施治的依据,如:以健脾益气为主,加疏肝活血方剂,配合针灸、推拿、气功和滋补类药品等,有的方剂延续至今仍在使用。

〔用药精选〕

一、西药

1. 曲克芦丁 Troxerutin

本品为抗血小板药物,能抑制血小板的聚集,防止血栓形成,同时能对抗 5 - HT、缓激肽引起的血管损伤,增加毛细血管抵抗力,降低毛细血管通透性,可防止血管通透性升高引起的水肿。

【适应证】用于缺血性脑血管病(如脑血栓形成、脑栓塞)、中心性视网膜炎、血栓性静脉炎、血管通透性增高所致水肿等。

【用法用量】静脉滴注。一次 0.24 ~ 0.48g(以曲克芦丁计),一日 1 次,20 天为一疗程,或遵医嘱。

【禁忌】对本品过敏者禁用。

【不良反应】偶见过敏反应,潮红、头痛及胃肠道不适等。曾有患者静脉滴注本品出现急性脑水肿、心律失常及肝脏毒性反应的报道。

【孕妇及哺乳期妇女用药】妊娠期及哺乳期妇女慎用。

【儿童用药】尚缺乏本品儿童用药的研究和文献资料,不推荐儿童使用本品。

【制剂】曲克芦丁注射液(葡萄糖注射液、氯化钠注射液、片、胶囊、颗粒、口服溶液),注射用曲克芦丁

2. 更昔洛韦 Ganciclovir

见第十五章"258. 艾滋病(获得性免疫缺陷综合征)"。

3. 复方樟柳碱注射液 Compound Anisodine Hydrobromide Injection

见本章"267. 视神经炎"。

4. 雷珠单抗注射液 Ranibizumab Injections

雷珠单抗为抗新生血管生成药,是一种血管内皮细胞生长因子(VEGF)片段抗体,可以抑制多个 VEGF 亚型。

【适应证】用于治疗湿性(新生血管性)年龄相关性黄斑病变。

【用法用量】推荐剂量:玻璃体注射 0.5mg,每月 1 次,对不能耐受者,可改为每 3 个月注射 1 次,但可能导致疗效下降。

【不良反应】常见的不良反应包括结膜出血、眼痛、玻璃体漂浮感(飞蚊症)、视网膜出血等。与注射过程有关的严重不良反应,发生率 < 2% 的包括眼部感染和眼压升高;< 0.1% 的包括眼内炎、孔源性视网膜剥离、医源性白内障。非眼部的严重不良反应(发生率 < 4%)主要为动脉栓塞性疾病。

【孕妇及哺乳期妇女用药】不得用于孕妇,除非预期利益超过对于胎儿的潜在风险时才可考虑使用。有生育能力的妇女应在治疗期间采取有效的避孕措施。建议患者在本品治疗期间不要哺乳。

【儿童用药】不建议儿童与青少年使用本品。

【禁忌】眼部或眼周围感染者、对雷珠单抗及其成分过敏者禁用。

5. 康柏西普眼用注射液 Conbercept Ophthalmic Injection

康柏西普是利用中国仓鼠卵巢(CHO)细胞表达系统生产的重组融合蛋白。本品竞争性抑制 VEGF 与受体结合并阻止 VEGF 家族受体的激活,抑制病理性血管生成。

【适应证】用于治疗湿性年龄相关性黄斑变性(AMD)。

年龄相关性黄斑变性(AMD)又称老年黄斑变性,为视网膜黄斑区结构的衰老性改变,主要由视网膜色素上皮细胞和视网膜退行性病变引起的不可逆的视力下降或丧失。该病在临床上分为干性(萎缩性)AMD 和湿性(渗出性)AMD 两种,多发生于 45 岁以上人群,发病率随年龄增长而增高,随着我国老龄化步伐的加快,湿性 AMD 致盲性眼病的发患

者数呈逐年上升趋势,是老年人视力降低和致盲的主要眼病之一。

【不良反应】最常见的不良反应为注射部位出血、结膜充血和眼内压增高。这 3 种不良反应均由玻璃体腔内注射引起,且程度较轻,大多数无须治疗即可恢复。其他的不良反应包括结膜炎、玻璃体混浊、视觉灵敏度减退、前房性闪光、眼炎症、白内障和角膜上皮缺损等,极少数患者出现虹膜睫状体炎、虹膜炎、葡萄膜炎、视网膜破裂、眼充血、眼痛、眼内炎等偶发的不良反应。

【用法用量】经玻璃体腔内注射给药。本品推荐给药方案:初始 3 个月,每个月玻璃体腔内给药 0.5 mg/眼/次(相当于 0.05 ml 的注射量),之后每 3 个月玻璃体腔内给药 1 次。或者,在初始 3 个月连续每月玻璃体腔内给药 1 次后,按需给药。

【禁忌】对本品过敏者禁用。

6. 膦甲酸钠 Foscarnet Sodium

膦甲酸钠在体外试验中可抑制包括巨细胞病毒(CMV)、单纯疱疹病毒 1 型和 2 型(HSV-1 和 HSV-2)等疱疹病毒的复制。

【适应证】①艾滋病患者巨细胞病毒性视网膜炎;②免疫功能损害患者耐阿昔洛韦单纯疱疹病毒性皮肤黏膜感染。

【用法用量】静脉滴注,剂量应个体化。对艾滋病(AIDS)患者巨细胞病毒性视网膜炎(肾功能正常)的诱导治疗:推荐初始剂量为 60mg/kg,每 8 小时 1 次,静脉滴注时间不得少于 1 小时,根据疗效连用 2~3 周。维持治疗:维持剂量为 90~120mg/kg/日(按肾功能调整剂量),静脉滴注时间不得少于 2 小时。维持治疗期间,若病情加重,可重复诱导治疗及维持治疗过程。

【禁忌】对本品过敏者禁用。

【不良反应】①肾功能损害:血清肌酐值升高,肌酐清除率降低,肾功能异常、急性肾衰竭、尿毒症、多尿、代谢性酸中毒。②电解质:低钙血症、低镁血症、低钾血症、低磷血症或高磷血症。③可逆性低钙血症,呈量效关系。惊厥(包括癫痫大发作)。④贫血或血红蛋白降低:伴有白细胞及血小板计数下降。⑤注射部位静脉炎,生殖泌尿道刺激症状或溃疡。⑥全身:疲乏、不适、寒战、发热、脓毒症。⑦胃肠系统:恶心、呕吐、腹泻、腹痛、消化不良、便秘,曾有胰腺炎个例报道。⑧代谢及营养失调:低钠血症和下肢浮肿,乳酸脱氧酶、碱性磷酸酶或淀粉酶升高。⑨中枢及周围神经系统:头痛、眩晕、非自主性肌肉收缩、震颤、共济失调、神经病。⑩精神失调:厌食、焦虑、神经质、精神混乱、抑郁、精神病、激动、进攻性反应。⑪肝胆系统:ALT 和 AST 异常。⑫心血管:ECG 异常、高血压或低血压、室性心律不齐。⑬其他:白细胞减少、粒细胞减少、血小板减少、皮疹、肌肉无力。

【孕妇及哺乳期妇女用药】孕妇权衡利弊后慎用。哺乳期妇女应用本品时应停止哺乳。

【儿童用药】儿童用药应仔细评价,在获利大于风险时使用。

【老年用药】老年人常合并有肾小球滤过功能减退,用药前及用药期间应评价其肾功能状态。

【制剂】注射用膦甲酸钠,膦甲酸钠注射液(葡萄糖注射液、氯化钠注射液、乳膏、滴眼液)

7. 羟苯磺酸钙 Calcium Dobesilate

本品通过调节微血管壁的生理功能,降低血浆黏稠度,减少血小板聚集等机制,调节微循环功能,从而起到治疗糖尿病引起的视网膜微循环病变的作用。

【适应证】主要用于糖尿病引起的视网膜病变。

【用法用量】口服。亚临床视网膜病变或预防性用药,每日 500mg,分 1~2 次服用;非增生性视网膜病变或隐匿性视网膜病变每日 750~1500mg,分 2~3 次服用;增生性视网膜病变,每日 1500~2000mg,分 3~4 次服用。轻症疗程为 1~3 个月,中症疗程为 6~12 个月,重症疗程为 1~2 年。

【不良反应】主要为胃肠道不适,其次为疲乏无力、瞌睡、眩晕、头痛;也有皮肤过敏反应;偶有发热、出汗、脸部红热、心脏不适等。

【禁忌】胃肠道功能不全或过敏者禁用。

【孕妇及哺乳期妇女用药】孕妇及哺乳期妇女禁用。

【制剂】羟苯磺酸钙胶囊(片、分散片、颗粒)

附:用于视网膜炎和视网膜病变的其他西药

1. 普罗碘铵 Prolonium Iodide

见本章“267. 视神经炎”。

2. 注射用尿激酶 Urokinase for Injection

【适应证】本品主要用于血栓栓塞性疾病的溶栓治疗。包括视网膜动脉栓塞和其他外周动脉栓塞症状严重的髂-股静脉血栓形成者。

3. 胰激肽原酶肠溶片 Pancreatic Kininogenase Enteric-coated Tablets

【适应证】本品为血管扩张药,有改善微循环作用。主要用于微循环障碍性疾病,如糖尿病引起的肾病、周围神经病、视网膜病、眼底病及缺血性脑血管病,也可用于高血压病的辅助治疗。

4. 长春西汀 Vinpocetine

【适应证】适用于脑梗死后遗症、脑出血后遗症、脑动脉硬化症等,也用于视盘炎、视网膜挫伤等。

5. 氢溴酸山莨菪碱 Anisodamine Hydrobromide

【适应证】缓解平滑肌痉挛,眩晕症,微循环障碍及有机磷中毒等。也可用于眼底疾病,如中心性视网膜炎、视网膜色素变性、视网膜动脉血栓等。

6. 谷胱甘肽 Glutathione

【适应证】用于角膜溃疡、角膜上皮剥离、角膜炎、初期老年性白内障,也可用于控制角膜及视网膜疾病的发展。

7. 降纤酶 Defibrase

【适应证】本品主要用于急性脑梗死，包括脑血栓、脑栓塞，短暂性脑缺血发作（TIA），以及脑梗死再复发的预防，也可用于视网膜静脉阻塞等。

8. 右旋糖酐 40 Dextran 40

【适应证】可用于视网膜动静脉血栓等。

9. 烟酸 Nicotinic Acid

【适应证】用于预防和治疗烟酸缺乏症如糙皮病、皮炎、舌炎等，也可用于治疗中心性视网膜脉络膜炎。

10. 注射用甲磺酸二氢麦角碱 Ergoloid Mesylate for Injection

【适应证】适用于脑供血不足、急性缺血性脑卒中、卒中或脑外伤后遗症及老年性痴呆；也可用于血管性视网膜病变、血管性偏头痛和其他头痛、高血压等。

11. 甲磺酸双氢麦角毒碱 Dihydroergotoxine Methanesulfonate

【适应证】适用于脑供血不足、急性缺血性脑卒中、卒中或脑外伤后遗症及老年性痴呆。也可用于血管性视网膜病变、血管性偏头痛和其他头痛、高血压等。

12. 复方右旋糖酐 40 注射液 Compound Dextran 40 Injection

【适应证】用于各种休克：可用于失血、创伤、烧伤及中毒性休克，还可早期预防因休克引起的弥散性血管内凝血，也可用于血栓闭塞性脉管炎、视网膜动静脉血栓、皮肤缺血性溃疡等。

13. 卵磷脂络合碘胶囊 Iodized Lecithin Capsules

【适应证】治疗中心性浆液性脉络膜视网膜病变、中心性渗出性脉络膜视网膜病变、玻璃体出血、玻璃体混浊、视网膜中央静脉阻塞等。

14. 注射用葛根素 Puerarin for Injection

【适应证】用于辅助治疗冠心病、心绞痛、心肌梗死，视网膜动、静脉阻塞，突发性耳聋。

15. 注射用甲泼尼龙琥珀酸钠 Methylprednisolone Sodium Succinate for Injection

【适应证】本品在治疗眼部疾病方面，可用于严重的眼部急慢性过敏和炎症，例如，眼部带状疱疹，虹膜炎、虹膜睫状体炎，脉络视网膜炎，扩散性后房色素层炎和脉络膜炎，视神经炎，交感性眼炎等。

二、中药

1. 明珠口服液

见本章“267. 视神经炎”。

2. 琥珀还睛丸

见本章“265. 白内障”。

3. 血塞通颗粒（片、胶囊、注射剂）

【处方组成】三七总皂苷

【功能主治】活血祛瘀，通脉活络。用于瘀血阻络所致的中风偏瘫，肢体活动不利，口眼歪斜，胸痹心痛，胸闷气憋；中风后遗症及冠心病心绞痛、视网膜中央静脉阻塞见上述证候者。

【用法用量】颗粒剂，开水冲服，一次 1 ~ 2 袋，一日 3 次。

【使用注意】孕妇禁用。

4. 复方血栓通胶囊（片、颗粒、滴丸）

【处方组成】三七、黄芪、丹参、玄参

【功能主治】活血化瘀，益气养阴。用于血瘀兼气阴两虚证的视网膜静脉阻塞，症见视力下降或视觉异常、眼底瘀血征象，神疲乏力、咽干、口干等，以及用于血瘀兼气阴两虚的稳定性劳累型心绞痛，症见胸闷、胸痛、心悸、心慌、气短、乏力、心烦、口干。

【用法用量】胶囊，口服。一次 3 粒，一日 3 次。

5. 丹红化瘀口服液

【处方组成】丹参、当归、川芎、桃仁、红花、柴胡、枳壳

【功能主治】活血化瘀，行气通络。用于气滞血瘀引起的视物不清，突然不见；视网膜中央静脉阻塞症的吸收期见上述证候者。

【用法用量】口服。一次 10 ~ 20ml，一日 3 次，用时摇匀。

6. 明目地黄丸（浓缩丸）

见本章“260. 角膜炎”。

7. 石斛夜光丸（颗粒）

见本章“265. 白内障”。

8. 石斛明目丸

见本章“265. 白内障”。

9. 双丹明目胶囊

见本章“266. 干眼症（角结膜干燥症）”。

10. 芪明颗粒

【处方组成】黄芪、葛根、地黄、枸杞子、决明子、茺蔚子、蒲黄、水蛭

【功能主治】益气生津，滋养肝肾，通络明目。用于 2 型糖尿病视网膜病变单纯型，中医辨证属气阴亏虚、肝肾不足、目络瘀滞证，症见视物昏花、目睛干涩、神疲乏力，五心烦热，自汗盗汗，口渴喜饮，便秘，腰膝酸软，头晕，耳鸣。

【用法用量】开水冲服。一次 1 袋，一日 3 次。疗程为 3 ~ 6 个月。

11. 益脉康分散片（胶囊、软胶囊、滴丸）

见本章“264. 青光眼”。

12. 路路通注射液

【处方组成】三七总皂苷

【功能主治】活血祛瘀，通脉活络。用于中风偏瘫、瘀血阻络证，动脉粥状硬化性血栓性脑梗死、脑栓塞、视网膜中央静脉阻塞见瘀血阻络证者。

【用法用量】肌内注射，一次 100mg，一日 1 ~ 2 次；静脉注射，一次 200 ~ 400mg，用 5% ~ 10% 葡萄糖注射液 250 ~ 500ml 稀释后缓缓滴注，一日 1 次。

附:用于视网膜炎和视网膜病变的其他中药

血栓通注射液

【功能主治】活血祛瘀;扩张血管,改善血液循环。用于视网膜中央静脉阻塞症,脑血管病后遗症,内眼病,眼前房出血等。

270. 眼底出血

〔基本概述〕

眼底出血不是一种独立的眼病,而是许多眼病和某些全身疾病所共有的特征性症状。其常见于高血压视网膜病变、糖尿病及肾病引起的视网膜病变,视网膜静脉周围炎、视网膜静脉阻塞、视盘血管炎,以及血液病引起视网膜病变,眼外伤性眼底出血等。

眼底出血是临床常见致盲眼病之一,是指眼内血液不循常道而溢于络外的眼疾,临床比较多见。由于病因复杂,又易反复发作,往往造成严重的视力障碍,成为眼科领域中的一个热点和难点。

本病由于病因复杂,病程长,易反复发作,严重影响视力,引起诸多严重的并发症。如黄斑病变(黄斑囊样水肿、黄斑变性),新生血管性青光眼、玻璃体积血、视神经萎缩、增殖性视网膜病变、牵拉性视网膜脱离,如不及时有效治疗,常可导致失明。

眼底出血主要以毛细血管病变最为常见,尤其是来自静脉方面的出血,多发生于患者出现局部或全身病变,由动脉方面发生的出血比较少见,主要由于毛细血管内膜损害,渗透性增加,使血液渗出,血流动力学的改变,血液黏稠度高,静脉血流迟缓或滞留,静脉血栓,静脉壁的炎症等。动脉主要见于动脉血管壁局部粥样硬化或血管栓塞等情况。

眼底出血的主要病因:①机械性阻塞,如血栓等;②炎症性疾患或免疫复合物侵犯血管壁,如视网膜静脉周围炎、视盘血管炎等;③全身性血管病和血液病,如高血压、糖尿病等视网膜病变;④视网膜血管异常,各种不同的病因导致相同的病理损害,如视网膜出血、渗出、微血管瘤、新生血管等。

由于眼底出血的原因及部位不同,预后及对患者视力的影响也不一样,依照出血量的多少、出血部位不同而产生不同的症状。如出血量少,位于视乳头及视网膜周边部,可以没有明显的症状,如出血量多,患者感到眼前有黑影浮动,视线被部分或完全遮挡,仅剩光感的视力。如出血位于视网膜中心(黄斑区)患者中心视力丧失,即中心区视物不清有暗影遮挡,周边尚有部分视力。

本病根据出血的多少及部位属中医学"视瞻昏渺""云雾移晴"和"暴盲"等范畴。

〔治疗原则〕

眼底出血是全身疾病的局部表现,故眼内出血必有所因,临床当审证以求因,审因以论治。目前,西医对本病的治疗主要采用激光疗法,纤溶剂、抗血小板凝聚剂等方法治疗。在临床上有一定的效果,这些可以治疗已经存在的新生血管和控制病情,但不能阻止新的新生血管的形成,对瘀血的进一步吸收,恢复视力,预防病情反复发作,远不如中医药理想,可以在采用激光及西药的同时,以及在病情恢复的过程中,争取更多的机会运用中药以达到标本兼治的效果。

目前中医采用活血化瘀法治疗许多疾病,对眼底出血的治疗也起到了很好的疗效,但用之不当,会发生不良反应,眼睛乃弹丸之地,结构精致而脆弱,祛瘀之药,可消除离经之血,但易引起再次出血。

〔用药精选〕

一、西药

1. 普罗碘铵 Prolonium Iodide

见本章"267. 视神经炎"。

2. 长春西汀 Vinpocetine

本品为脑血管扩张药,能抑制磷酸二酯酶活性,增加血管平滑肌松弛的信使 c-GMP 的作用,选择性地增加脑血流量,此外还能抑制血小板凝集,降低人体血液黏度,增强红细胞变形力,改善血液流动性和微循环,促进脑组织摄取葡萄糖,增加脑耗氧量,改善脑代谢。

【适应证】①改善脑梗死后遗症、脑出血后遗症、脑动脉硬化症等引发的各种症状;②治疗血管性痴呆、慢性脑功能不全及认知功能障碍,提高和恢复记忆力;③颅脑外伤或颅脑手术后脑功能的恢复;④减轻动脉粥样硬化,治疗冠心病,缓解心绞痛;⑤治疗各种眼底血液循环不良所致的视力障碍;⑥治疗原发性、医源性听力损伤,以及耳鸣、眩晕等。

【不良反应】①过敏:有时可出现皮疹,偶有荨麻疹、瘙痒等过敏症状,若出现此症状应停药。②精神神经系统:有时头痛、眩晕,偶尔出现困倦感,侧肢的麻木感,脱力感加重。③消化道:有时恶心、呕吐,也偶尔出现食欲不振、腹痛、腹泻等症状。④循环器官:有时可出现颜面潮红、头昏等症状。⑤血液:有时可出现白细胞减少。⑥肝脏:有时可出现转氨酶升高,偶尔也出现碱性磷酸酶升高等。⑦肾脏:偶尔可出现血尿素氮升高。

【禁忌】对本品过敏、颅内出血后尚未完全止血、严重缺血性心脏病、严重心律失常患者禁用。

【孕妇及哺乳期妇女用药】孕妇或已有妊娠可能的妇女禁用;哺乳期妇女慎用,必须使用时应停止哺乳。

【儿童用药】本品含苯甲醇,禁止用于儿童肌内注射。尚缺乏本品儿童用药的安全性和有效性的研究。

【老年用药】老年患者请遵医嘱。

【用法用量】①口服,成人一次 5mg,一日 3 次,或遵医嘱。②静脉滴注,开始剂量一日 20mg,以后根据病情可增至一日 30mg。可用本品 20 ~ 30mg 加入 500ml 液体内,缓慢滴注。

【制剂】①长春西汀片;②长春西汀注射液(葡萄糖注射液、氯化钠注射液);③注射用长春西汀

附:用于眼底出血的其他西药

1. 胰激肽原酶 Pancreatic Kininogenase

【适应证】血管扩张药,有改善微循环作用。主要用于微循环障碍性疾病,如糖尿病引起的肾病,周围神经病,视网膜病,眼底病及缺血性脑血管病,也可用于高血压病的辅助治疗。

2. 注射用尿激酶 Urokinase for Injection

【适应证】本品主要用于血栓栓塞性疾病的溶栓治疗,也可用于视网膜动脉栓塞和其他外周动脉栓塞症状严重的髂-股静脉血栓形成者。

3. 低分子右旋糖酐氨基酸注射液 Dextran 40 and Amino Acid Injection

【适应证】用于各种休克及血栓性疾病,也可用于肢体再植和血管外科手术,预防术后血栓形成。

4. 康柏西普眼用注射液 Conbercept Ophthalmic Injection

见本章“269. 视网膜炎和视网膜病变”。

5. 雷珠单抗注射液 Ranibizumab Injections

见本章“269. 视网膜炎和视网膜病变”。

二、中药

1. 血栓通注射液

【处方组成】三七总皂苷、氯化钠

【功能主治】活血祛瘀;扩张血管,改善血液循环。用于视网膜中央静脉阻塞,脑血管病后遗症,内眼病,眼前房出血等。

【用法用量】静脉注射。一次2~5ml,以氯化钠注射液20~40ml稀释后使用,一日1~2次。静脉滴注。一次2~5ml,用10%葡萄糖注射液250~500ml稀释后使用,一日1~2次。肌内注射。一次2~5ml,一日1~2次。理疗一次2ml,加注射用水3ml,从负极导入。

2. 和血明目片

【处方组成】蒲黄、地黄、丹参、墨旱莲、女贞子、黄芩(炭)、赤芍、牡丹皮、茺蔚子、菊花、决明子、车前子等19味

【功能主治】凉血止血,滋阴化瘀,养肝明目。用于阴虚肝旺、热伤络脉所引起的眼底出血。

【用法用量】口服。一次5片,一日3次。

3. 止血祛瘀明目片

【处方组成】丹参、三七、赤芍、地黄、墨旱莲、茺蔚子、牡丹皮、女贞子、夏枯草、毛冬青、大黄、黄芩(酒炙)

【功能主治】化瘀止血,滋阴清肝,明目。用于阴虚肝旺,热伤络脉所致的眼底出血。

【用法用量】口服。一次5片,一日3次;或遵医嘱。

【使用注意】孕妇禁用。

4. 丹红化瘀口服液

见本章“269. 视网膜炎和视网膜病变”。

附:用于眼底出血的其他中药

1. 复方血栓通胶囊(软胶囊、片、颗粒、滴丸)

见本章“269. 视网膜炎和视网膜病变”。

2. 石斛夜光丸(颗粒)

见本章“265. 白内障”。

3. 益脉康分散片(胶囊、软胶囊、滴丸)

见本章“264. 青光眼”。

271. 胬肉

〔基本概述〕

胬肉也称翼状胬肉,是指眼球结膜增生而突起的肉状物。未遮掩住角膜的称“胬肉”,遮掩住角膜的称“胬肉攀睛”。

胬肉通常自眦角开始的巩膜表层上生出肉,渐渐变厚,有赤丝相伴并高起,多呈三角形,如昆虫之翅膀。其底称为体部,自眦角开始横贯巩膜;其尖端称为头部,渐向角膜攀侵。病变分为进行性和静止性。进行性指胬肉头尖高起,赤瘀如肉,发展较迅速,每可于数月或数年内攀侵角膜中央而遮挡视力;患者自觉眼涩痛流泪,异物感,重则刺痛畏光。静止性则指胬肉头部平而薄,色白或淡红,多发展缓慢或始终停止在角膜边缘,不影响视力,无自觉症状。

中医学认为,胬肉多因心肺两经风热壅盛,或饮食不节,恣食辛辣煎炸,使脾胃邪热壅结,熏蒸于目;或因过度劳欲,耗损心阴,暗夺肾精,致水火不济,虚火上浮。此外,因风沙、强光、沙眼等长期刺激,也可诱发本病。治疗总原则为祛风清热,凉血导滞,或滋阴清热活血。

〔治疗原则〕

本病若为静止性,且病变小而无自觉症者,可无须治疗。进行性或有自觉症状时必须手术治疗,并配合外点眼药,以减轻及消除症状。

1. 心肺风热型

症见胬肉初生且渐肥厚,赤脉集布,眼痒涩,羞明流泪,舌苔薄黄。治宜祛风清热通络。

2. 心火上炎型

症见胬肉头尖红赤高起,痒涩刺痛,每见心烦失眠,或口舌生疮,小便短赤,舌尖红,脉数。治宜清心泻火,凉血导滞。

3. 脾胃实热型

症见胬肉头尖高起,体厚红赤,生长迅速;自觉眼痒涩不

适,眵多黏结,口渴欲饮,便秘尿赤,舌红苔黄,脉洪数。治宜泄热通腑,祛瘀凉血。

4. 阴虚火旺型

症见胬肉淡红菲薄,时轻时重,涩痒间作,心烦舌燥,舌红少苔。治宜滋阴降火。

对于胬肉体厚,发展迅速,或遮盖瞳仁时,宜用手术切除胬肉联合角膜行干细胞移植。

〔用药精选〕

一、西药

1. 醋酸氢化可的松滴眼液 Hydrocortisone Acetate Eye Drops

本品为肾上腺皮质激素类药,具有抗炎、抗过敏和抑制免疫等多种药理作用。

【适应证】用于虹膜睫状体炎、角膜炎、虹膜炎、结膜炎等。

【用法用量】滴眼,一日 3 ~4 次,用前摇匀。

【不良反应】长期频繁用药可引起青光眼、白内障。

【禁忌】单纯疱疹性或溃疡性角膜炎禁用。

【孕妇及哺乳期妇女用药】孕妇慎用。

【儿童用药】儿童慎用。

【制剂】醋酸氢化可的松滴眼液,醋酸氢化可的松眼膏。

2. 氟米龙滴眼液 Fluorometholone Eye Drops

见本章“259. 结膜炎与红眼病”。

二、中药

1. 白敬宇眼药

见本章“259. 结膜炎与红眼病”。

2. 拨云退翳丸

【处方组成】密蒙花、蒺藜(盐炒)、菊花、木贼、蛇蜕、蝉蜕、荆芥穗、蔓荆子、薄荷、当归、川芎、黄连、地骨皮、花椒、楮实子、天花粉、甘草

【功能主治】散风清热,退翳明目。用于风热上扰所致的目翳外障,视物不清,隐痛流泪。

【用法用量】口服。一次 1 丸,一日 2 次。

3. 障翳散

见本章“265. 白内障”。

4. 黄连羊肝丸

见本章“259. 结膜炎与红眼病”。

附:用于胬肉的其他中药

1. 拨云复光散

【功能主治】明目退翳,解毒散结,消肿止痛。用于暴发火眼,目赤肿痛,痧眼刺痛,目痒流泪,翼状胬肉;牙龈肿痛,喉舌红肿。

2. 拨云眼膏

【功能主治】明目退翳,解毒散结,消肿止痛。用于暴发火眼,目赤肿痛,痧眼刺痛,目痒流泪,翼状胬肉。

3. 拨云锭

【功能主治】明目退翳,解毒散结,消肿止痛。用于暴发火眼,目赤肿痛,痧眼刺痛,目痒流泪,翼状胬肉,牙龈肿痛,喉舌红肿。

4. 风火眼药

【功能主治】清热解毒,退翳明目。用于暴发火眼,翳膜遮睛,沙眼。

272. 近视与假性近视

〔基本概述〕

近视是指眼睛看不清远物却看清近物的症状。

近视眼是由于先天或后天的因素而造成眼球前后径变长,平行光线通过眼的屈光系统屈折后,焦点落在视网膜之前的一种屈光状态。所以近视眼不能看清远方的目标。在屈光静止的前提下,远处的物体不能在视网膜汇聚,而在视网膜之前形成焦点,因而造成视觉变形,导致远方的物体模糊不清。

目前,据中国、美国、澳大利亚合作开展的防治儿童近视研究项目前期调查显示,我国人口近视发生率为 33%,全国近视眼人数已近 4 亿,已经达到世界平均水平 22% 的 1.5 倍。而近视高发群体——青少年近视发病率则高达 50% ~60%,我国是世界上近视发病率最高的国家之一,近视眼人数世界第一。我国在校学生视力不良(主要为近视)检出率为:我国小学生近视眼发生率为 22.78%,初中生为 55.32%,高中生为 70.34%,大学生 77.95%。女生视力不良检出率高于男生,城市学生视力不良检出率高于农村学生。

近视发生的原因大多为眼球前后轴过长(称为轴性近视),其次为眼的屈光力较强(称为屈光性近视)。近视多发生在青少年时期,遗传因素有一定影响,但其发生和发展,与灯光照明不足,阅读姿势不当,近距离工作较久等有密切关系。

大部分近视眼发生在青少年,在发育生长阶段度数逐年加深,到发育成熟以后即不发展或发展缓慢。其近视度数很少超过 6D,眼底不发生退行性变化,视力可以配镜矫正,称为单纯性近视。另一种近视发生较早(在 5 ~10 岁即可发生),且进展很快,25 岁以后继续发展,近视度数可达 15D 以上,常伴有眼底改变,视力不易矫正,称为病理性近视。

近视是由多种因素导致的。近年来,许多证据表明,环境和遗传因素共同参与了近视的发生。环境因素:近视眼的发生和发展与近距离用眼的关系非常密切。长时间近距离看事物,使眼球中睫状肌失去弹性而导致晶状体不能复原(比天生厚了),于是晶状体屈光力增强,发生近视。青少年的眼球正处在生长发育阶段,调节能力很强,眼球壁的伸展性也比较大,阅读、书写等近距离工作时,不仅需要眼的调节

作用的发挥，双眼球还要内聚，这样眼外肌对眼球施加一定的压力，久而久之，眼球的前后轴就可能变长。每增长 1mm 就达-3.00D（也就是普通说的 300 度）。当然，这种近视绝大多数为单纯性近视，一般度数都比较低，都在 6D 以下，发病多在青春期前后，进展也比较缓慢，有人把这种近视称之为真性近视，以示与假性近视相区别。遗传因素：研究认为高度近视眼的双亲家庭，下一代近视的发病率较高，近视眼具有一定的遗传倾向已被公认，对高度近视更是如此。但对一般近视遗传倾向就不很明显。

据有关资料报道，青少年近视眼以长期用眼距离过近引起者为多见。青少年眼睛的调节力很强，当书本与眼睛的距离达 7～10cm 时仍能看清物体，但如果经常以此距离看书，写字就会使眼睛的调节异常紧张，从而可形成屈折性（调节性）近视，所谓的假性近视。如果长期调节过度，使睫状肌不能灵活伸缩，由于调节过度而引起辐辏作用加强，使眼外肌对眼球施加压力，眼内压增高，眼内组织充血，加上青少年眼球组织娇嫩，眼球壁受压渐渐延伸，眼球前后轴变长，超过了正常值就形成了轴性近视眼，所谓真性近视。正常阅读距离应是 30～35cm。

此外，用眼时间过长、照明光线过强或过弱、在行车上或走路时看书、躺着看书、睡眠不足、课桌不符合要求、写字姿势不正确、经常看电视、用电脑等都可能导致近视。

另外，体质因素方面除遗传外，主要和营养不良有关。近视的形成与饮食有关系，多数近视患者的血钙偏低，维生素 A 缺乏；多数青少年近视患者的血清蛋白偏低，血钙和血色素也偏低。在生长发育期间缺乏某种或某些重要的营养物质，使眼球组织变得比较脆弱，在环境因素的作用下，眼球壁的巩膜容易扩张，从而使眼睛的前后轴伸长而发生近视。多数近视儿童有爱吃零食、挑食、偏食的习惯。他们吃的多是精粮和快餐食品，这些食品中缺乏营养物质或营养物质破坏较多。同时他们的膳食中缺乏乳、蛋、奶、鱼、肉、鸡等优质蛋白食品和粗粮食品。缺乏的食物种类越多，总量越大，近视的发生率越高，近视的程度也越高。

近视按照程度，可分为以下几类。①3.00D（300 度）以内者，称为轻度近视眼。②3.00D～6.00D（300 度～600 度）者为中度近视眼。③6.00D（600 度）以上者为高度近视眼（伴有进行性度数加深及眼底病变者又称病理性近视）。

假性近视眼又称调节性近视眼，是相对真性近视而言。它与屈光成分改变的真性近视眼有本质上的不同，是由看远时调节未放松所致。假性近视眼常见于青少年学生在看近物时，由于使用调节的程度过强和持续时间太长，造成睫状肌的持续性收缩，引起调节紧张或调节痉挛，因而在长时间读写后转为看远时，不能很快放松调节，而造成头晕，眼胀，视力下降等视力疲劳症状。这种由于眼的屈光力增强，使眼球处于近视状态，称为假性近视。假性近视属于功能性改变，没有眼球前后径变长的问题，只是调节痉挛，经睫状肌麻痹药点眼后，多数可转为远视或正视眼。

近视在中医学中属于能近怯远症。中医学认为，近视多由青少年时学习、工作用眼不善，劳瞻竭视，或禀赋不足、先天遗传所致。其病机多系心阳不足、肝肾两虚等所致。

〔治疗原则〕

近视一般是由于眼睛过度疲劳引起的睫状体失去弹性和调节能力下降所引起，分轴性近视，白带性近视，屈光性近视三种，其中轴性近视是由于坐姿不正确所引起的视网膜后移所引起，白带性近视是由于眼疲劳导致眼睛的晶状体变形所引起，屈光性近视（也俗称近视眼）则是因为眼睛看书时间过长、看电视过长使眼睛疲劳，眼睛的晶状体突出所引起，是有害光线造成的，所以我们要注意用眼，预防近视。

部分青少年的近视眼，属于“假性近视”。由于用眼过度，调节紧张而引起的一种功能性近视。如果不及时进行解痉矫治，日久后就发展成真性近视。

目前矫正近视的方法主要有以下几种。

1. 镜片矫正

包括框架眼镜、角膜接触镜；

2. 角膜屈光性手术

放射状角膜切开术（RK）、准分子激光切削术（PRK）、准分子激光原位角膜磨镶术（LASIK）等；

3. 眼内屈光手术

透明晶体摘除术、有晶体眼的人工晶体植入术等。

应该指出的是，从安全、简便、经济、实用等因素考虑，眼科学界认为对于多数人来说，目前矫正近视的首选方法仍然是佩戴框架眼镜。如果患者准备选择准分子激光手术，那么最关心的问题就是手术安全性了。

客观地说，目前的准分子激光手术的安全性是比较高的，与最早使用钻石刀进行的近视眼放射状角膜切开手术相比，其安全性已经发生了质的飞跃，历经 10 多年大量临床实践充分证明了这一点，可以说激光治疗近视手术在我国至今已经比较成熟。但任何手术的成功率都不可能是 100%，就像接触镜容易感染危害视力，而框架眼镜镜片破裂引起的外伤，也是失明的原因之一。对美国《眼科学》杂志文章指出的：此类眼部手术的失败率是 1/10，当然，良好的手术设备，手术者熟练的操作和丰富的经验，还有患者良好的配合，是手术高安全性的基础。

任何手术都有风险，近视眼激光手术也不能完全避免并发症。最常见的并发症就是过度矫正或矫正不足，这些要经过一定时间观察，酌情二次手术；部分人可出现眩光，即夜间将一个光点看成光团、光晕，这可因术后角膜组织间轻微水肿反应或夜间瞳孔较大、其边缘与手术缘靠近有关，随手术后时间推移而逐渐减轻；圆锥角膜在有这种潜质或者手术后角膜过薄的人身上出现；因为注视目标不良，可能出现偏心切削，或因角膜表面水气漩的作用出现中心岛；PRK 和 LASEK 手术后可能有角膜的浑浊（Haze），以及长期点用对抗 Haze 的药物带来的激素性高眼压。LASIK 则有与角膜瓣相关的并发症，如瓣下异物、角膜瓣移位、溶解，散光有所增加，自觉眼睛干燥等。最严重的是手术眼角膜伤口的感染，虽然极少发生，却是可以致盲的直接原因，所以严格的手术消毒制度和患者良好的卫生习惯至关重要。手术后也应定期检查眼睛，特别注意眼底黄斑区和周边视网膜的变化，做到未雨绸缪。

ICL（有晶体眼人工晶体植入术）是一种替代 LASIK、PRK 和其他切削手术进行屈光矫正的技术。主要对象是角膜薄而不能行准分子激光手术的近视患者，尤其是高度近视患者。ICL 人工晶体植入术只需在眼睛上开宽约 3mm 的小口，将特制的人工晶体像打针一样注射进入眼球内，安全并具有良好的矫治效果。400～2500 度的近视，或者 200～1000 度的远视，只要是 20 岁以上，屈光状态稳定不适合做 LASIK 手术的患者，通过术前检查符合受术条件的，均可施行 ICL 手术。同样，ICL 也有一些眼内可能出现的并发症，尤其不适合近视度数逐年加深者。

〔用药精选〕

一、西药

1. 消旋山莨菪碱滴眼液 Raceanisodamine Eye Drops

本品有外周 M 胆碱受体阻断作用，能解除乙酰胆碱所致的平滑肌痉挛，有松弛平滑肌，扩张血管，改善微循环的作用，因此能解除睫状肌痉挛，促使视力改善。

【适应证】用于治疗青少年假性近视眼。

【用法用量】滴眼。一次 1～2 滴，一日 2 次，3 个月为一疗程。

【不良反应】可有轻微瞳孔扩大、视近物模糊等现象。

【禁忌】①青光眼者及眼内压高者禁用。②对本品过敏者禁用。

2. 复方消旋山莨菪碱滴眼液 Compound Raceanisodamine Eye Drops

本品为复方制剂，含消旋山莨菪碱和硫酸软骨素。消旋山莨菪碱具有明显的外周抗胆碱能作用，能使乙酰胆碱所引起的痉挛平滑肌松弛，并解除血管（尤其是微血管）痉挛，改善微循环。硫酸软骨素分子中带有大量阴电荷，对维持细胞环境的相对稳定和正常功能具有重要作用。

【适应证】用于青少年假性近视。

【用法用量】滴眼。滴后闭眼 1 分钟，一日 2 次，一次 1～2 滴，1 个月为一疗程。

【不良反应】口干，面红。少见的有心率加快，排尿困难等反应。少数患者可发生唾液腺肿胀，偶有过敏反应，甚至过敏性休克。滴眼后有轻微散瞳作用。

【禁忌】对本品过敏、脑出血急性期、前列腺肥大及青光眼患者禁用。

3. 眼氨肽滴眼液 Ocular Extractives Eye Drops

本品含有多种氨基酸、多肽、核苷酸及微量钙、镁等，有促进眼部组织的新陈代谢、伤痕愈合、吸收炎性渗出，并能促进眼角膜上皮组织的再生的作用。

【适应证】用于角膜炎、沙眼、视力疲劳及青少年假性近视等眼疾。

【用法用量】滴眼。一次 2～3 滴，一日 3～4 次。

【禁忌】对本品过敏者禁用。

4. 托吡卡胺滴眼液 Tropicamide Eye Drops

本品为抗胆碱药，能阻滞乙酰胆碱引起的虹膜括约肌及睫状肌兴奋。其 0.5% 溶液可引起瞳孔散大；1% 溶液可引起睫状肌麻痹及瞳孔散大。

【适应证】用于滴眼散瞳和调节麻痹，也用于青少年功能性近视，能改善中间性近视的调节部分和轻度近视，并可预防青少年近视。

【用法用量】滴眼剂 0.5% ～1% 溶液滴眼，一次 1 滴，间隔 5 分钟滴第二次。

【禁忌】闭角型青光眼者禁用，婴幼儿有脑损伤、痉挛性麻痹及先天愚型综合征者反应强烈应禁用。

【不良反应】本品 0.5% 溶液滴眼 1～2 次，每次 1 滴的不良反应罕见，1% 溶液可能产生暂时的刺激症状。因本品为类似阿托品的药物，故可使闭角型青光眼眼压急剧升高，也可能激发未被诊断的闭角型青光眼。

【儿童用药】婴幼儿对本品极为敏感，药物吸收后可引起眼局部皮肤潮红、口干等。

【老年用药】高龄者易产生类阿托品样毒性反应，也可诱发未经诊断的闭角型青光眼，一经发现应即停药。

5. 地巴唑滴眼液 Bendazol Eye Drops

本品为平滑肌松弛药，能直接松弛平滑肌，并且扩张睫状前动脉和静脉，有利于向睫状体供血，使睫状肌营养改善，从而恢复睫状肌正常调节功能。

【适应证】用于青少年假性近视。

【用法用量】首次点眼每小时 4 次（每隔 15 分钟 1 次，各眼 1 滴，闭目 5～10 分钟），以后每日 4～6 次，每次各眼 1 滴，坚持用药 7～14 天，以巩固疗效。

【不良反应】有一过性刺激，短时即可恢复正常。

【禁忌】对本品过敏、有单疱病毒感染者禁用。

二、中药

1. 近视乐眼药水

【处方组成】紫金龙

【功能主治】调节视力。用于治疗青少年假性近视和连续近距离使用视力所引起的眼疲劳。

【用法用量】滴眼，一次 1～2 滴，一日 3 次；或一次1～2 滴，滴后闭目休息 5 分钟，再滴，连续 5 次。

2. 夏天无眼药水

【处方组成】夏天无提取物

【功能主治】活血明目舒筋。用于血瘀筋脉阻滞所致的青少年远视力下降、不能久视；青少年假性近视症见上述证候者。

【用法用量】滴于眼睑内。一次1~2滴，一日3~5次。

3. 珍视明滴眼液(四味珍层冰硼滴眼液)

见本章“264. 青光眼”。

附:用于近视与假性近视的其他中药

1. 冰珍清目滴眼液

【功能主治】养肝明目。用于青少年假性近视及缓解视疲劳。

2. 复方决明片(胶囊)

【功能主治】养肝益气，开窍明目。用于气阴两虚证的青少年假性近视。

【用法用量】口服。一次4~8片，一日2次；两个月为一疗程。

3. 益视颗粒(口服液)

【功能主治】滋肾养肝，健脾益气，调节视力。用于肝肾不足、气血亏虚引起的青少年假性近视及视力疲劳者。

4. 增光片(胶囊、咀嚼片)

见本章“275. 弱视”。

5. 宁神定志丸

【功能主治】益气安神，交通心肾，明目。用于神志不宁，惊悸健忘，失眠，倦怠，视力减退。

273. 远视

〔基本概述〕

远视是指眼在不使用调节时，平行光线通过眼的屈光系统屈折后，焦点落在视网膜之后的一种屈光状态。

远视能够清楚看见远方的物体，但无法看清近在眼前的物体。远视在观看近端物体时，会造成眼睛额外的负担。观看近端物体过久，会有视线模糊、头痛及眼睛疲劳的症状。远视若发生在学龄儿童身上，可能造成阅读上的困难。

远视与年龄的关系密切。①<6岁时，低、中度远视者无任何症状，因为调节幅度很大，近距阅读的需求也较少。高度远视者通常是在体检时发现，或伴有调节性内斜而被发现。调节性内斜表现为近距内斜大于远距内斜，由高调节性集合/调节比例(AC/A)引起。远视的正确矫正可以减少调节，从而减少调节内斜。②6~20岁时，近距阅读需求增大，特别在10岁左右时，阅读量增加，阅读字体变小，开始出现视觉症状。③20~40岁，近距阅读时出现眼酸、头痛等视疲劳症状，部分患者老花眼提前出现，这是因为随着年龄增长，调节幅度减少，隐性远视减少，显性远视增加。④>40岁时，调节幅度进一步下降，隐性远视转为显性远视，这些患者不仅需要近距阅读附加，而且还需要远距远视矫正。

远视眼中最常见的是轴性远视，即眼的前后轴比正视眼短些。这是屈光异常中比较多见的一种。在出生时，人的眼轴平均约为17.3mm，从眼轴的长短来看几乎都是远视。可以说婴儿的远视眼是生理性的，之后随着婴儿身体的发育，眼的前后轴也慢慢增长。待到成年，人眼应当是正视或者接近于正视。有些人在眼的发育过程中，由于内在(遗传)和外界环境的影响，眼球停止发育，眼轴不能达到正常眼的长度，因而到成年时仍保持婴儿或幼儿的眼球轴长，称为轴性远视眼，反之发育过程即成近视眼，真正屈光度为零的正视眼是少数。

一般来说，人类远视眼眼轴较短的程度并不很大，很少超过2mm。按照眼屈光学计算，每缩短1mm约代表3D的改变，因而超过6D的远视是少见的，但也有高度远视眼，并且有的眼睛虽不合并其他任何病理性变化，也会高达24D。在病理性发育不正常者中，例如小眼球，其远视程度甚至还会超过24D。

眼的前后轴变短，亦可见于病理情况。眼肿瘤或眼眶的炎性肿块，可使眼球后极部内陷并使之变平；再者球后新生物或球壁组织水肿均可使视网膜的黄斑区向前移；一种更为严重的情况可以由视网膜剥离所引起，这种剥离所引起的移位甚至可使之触及晶体的后面，其屈光度的改变更为明显。

远视眼的另一原因为曲率性远视。它是由于眼球屈光系统中任何屈光体的表面弯曲度较小所形成，称为曲率性远视。角膜是易于发生这种变化的部位，如先天性平角膜或由外伤或角膜疾病所致。从光学的理论计算，角膜的弯曲半径每增加1mm可增加6D的远视。在这种曲率性远视眼中，只有很少的角膜能保持完全球形，几乎都合并有散光。

第三种远视称屈光率性远视。这是由于晶体的屈光效力减弱所致，系因老年时所发生的生理性变化，以及糖尿病者在治疗中引起的病理变化所造成；晶体向后脱位时也可产生远视，它可能是先天性不正常或眼外伤和眼病所引起；另外在晶体缺乏时可致高度远视。

远视按度数可分为三种。①低度远视：< +3.00D，在年轻时由于能在视远时使用调节进行代偿，大部分人40岁以前不影响视力；②中度远视：+3.00D ~ +5.00D，视力受影响，并伴有不适感或视疲劳症状，过度使用调节还会出现内斜；③高度远视：> +5.00D，视力受影响，视物非常模糊，但视觉疲劳或不适感反而不明显，因为远视度数太高，患者无法使用调节来代偿。

中医学认为，远视多由肾阴亏损、禀赋不足，或肝肾俱虚等所致。

〔治疗原则〕

远视是平行光线进入眼内后在视网膜之后形成焦点，外界物体在视网膜不能形成清晰的影像。患者主观感觉看远模糊，看近更模糊。用凸透镜矫正远视。轻度的远视，通过晶体的调节，主观感觉不明显。随着年龄的增大，调节力下降，视疲劳、视物模糊等症状慢慢表现出来。

远视眼的视力可因远视程度的深浅及年龄的大小而有近、远视力正常或近视力差,远视力好,或者远近视力均差几种情况。远视眼易产生视疲劳,近距离工作或阅读时间不能持久,应验光检查,然后配适宜的凸球面透镜即可以解决。

远视眼一般用凸透镜矫正。轻度远视如无症状则不需矫正,如有视疲劳和内斜视,即使远视度数低也应戴镜。中度远视或中年以上远视者应戴镜矫正视力,消除视疲劳及防止内斜视的发生。

〔用药精选〕

一、西药

对远视的治疗,目前尚没有明显有效的西药制剂。

二、中药

杞菊地黄丸(口服液、胶囊、片)

见本章“266. 干眼症(角结膜干燥症)”。

274. 斜视

〔基本概述〕

斜视是指两眼不能同时注视目标,属眼外肌疾病。其可分为共同性斜视和麻痹性斜视两大类。前者以眼位偏向颞侧,眼球无运动障碍,无复视为主要临床特征;后者则有眼球运动受限、复视,并伴眩晕、恶心、步态不稳等全身症状。

临床上把由于眼球位置或运动异常所引起的双眼视轴分离称为斜视,其是较常见的一类眼科疾患。斜视按患者是否有眼外肌功能障碍可分为共同性斜视和非共同性斜视两大类。共同性斜视又称共转性斜视,为各眼外肌功能正常,眼球向各个方向运动无障碍但双眼视轴分离者。根据注视眼的性质可分为单侧性和双眼交替性;根据斜视发生的时间可分为间歇性、恒定性或周期性等。非共同性斜视又称麻痹性斜视,为神经传导或眼外肌本身功能障碍致一条或数条眼外肌麻痹而发生双眼视轴分离者,患眼由于眼肌麻痹必然伴有眼球向某一个或多个方向运动障碍。确定了斜视患者为共同性或非共同性斜视后,按眼位的偏斜方向可以把共同性斜视分为内斜视、外斜视和垂直性斜视。麻痹性斜视则按麻痹神经或功能障碍眼外肌命名,如动眼神经麻痹、上斜肌麻痹等。

隐斜是指眼球仅有偏斜趋向,但能被大脑融合机能所控制,使斜视不出现,并保持双眼单视。这种潜在性眼位偏斜,称为隐斜。绝对正位眼很少,约占10%,90%的人有隐斜,多为轻度水平性隐斜而无症状。根据眼位元潜在性偏斜方向分为内隐斜、外隐斜、垂直性隐斜和旋转性隐斜。其中内隐斜和外隐斜(两者亦称为水平性隐斜)在临床上最为常见,垂直性隐斜和旋转性隐斜少见。其病因可能与解剖异常、屈光不正或神经源性因素有关。临床上主要表现为视力疲劳。

隐斜常出现以下症状。①久视之后常出现头疼、眼酸疼、畏光,这是由于持续使用神经肌肉的储备力而引起眼肌疲劳。②阅读时出现字迹模糊不清或重叠、串行,有时可出现间歇性复视,间歇性斜视,如果用单眼看,反而觉得清晰、省力等,甚至发生双眼视觉紊乱。③立体感觉差,不能精确地判定空间物体的位置和距离。隐斜还可出现神经放射性症状,如恶心、呕吐、失眠、结膜和睑缘充血等症状。

儿童轻度的内、外隐斜不会引起眼睛不舒服,斜度高的才有眼睛不适。垂直性隐斜有较明显的眼睛不舒服,旋转性隐斜引起眼睛及全身不适症状很明显。隐斜的症状也与全身健康情况、精神状态等因素有关。

大部分斜视患者都同时患有弱视。由于斜视患者长期一只眼注视,另一只眼将造成废用性视力下降或停止发育,日后即便戴合适的眼镜,视力也不能达到正常。

斜视的危害首先是外观的影响,这也是使患者就医的主要动机。更重要的是,斜视影响双眼视觉功能,严重者没有良好的立体视力。立体视力是只有人类和高等动物才具有的高级视觉功能,是人们从事精细工作的先决条件之一,如没有良好的立体视觉,在学习和就业方面将受到很大的限制。

在儿童时期患上斜视还会影响全身骨骼的发育,如先天性麻痹斜视的代偿头位,使颈部肌肉挛缩和脊柱发生病理性弯曲,以及面部发育不对称。

〔治疗原则〕

斜视病因复杂,现代西医学主要针对病因进行手术治疗,对病因不明者,尚无理想方法。

中医针灸治疗斜视有一定的效果。

斜视的治疗,首先是针对弱视,以促使两眼良好的视力发育,其次为矫正偏斜的眼位。斜视的治疗方法包括:戴眼镜、戴眼罩遮盖、眼视轴矫正训练、眼肌手术或上述方法的综合使用。戴眼罩是治疗斜视所引起的弱视。视轴矫正乃利用仪器加强眼球运动。眼肌手术则包括放松或缩短一眼或两眼的眼外肌中的一条或多条眼肌。轻度斜视可以戴棱镜眼镜来矫治。

〔用药精选〕

一、西药

1. 硫酸阿托品 Atropine Sulfate

本品为典型的M胆碱受体阻滞剂,具有解除胃肠平滑肌痉挛、抑制腺体分泌、扩大瞳孔、升高眼压、视力调节麻痹、加快心率、扩张支气管等作用。

【适应证】用于葡萄膜炎,包括虹膜睫状体炎。用于散瞳验光及检查眼底,也可用于治疗弱视和斜视的压抑疗法等。

【用法用量】一次1滴,滴于结膜囊内,一天3次。或遵医嘱。

【禁忌】对本品过敏者、青光眼及前列腺肥大者禁用。

【不良反应】①眼部用药后可能产生皮肤、黏膜干燥、发热，面部潮红，心动过速等现象。②少数患者眼睑出现发痒、红肿、结膜充血等过敏现象，应立即停药。

【儿童用药】儿童用药宜选用眼膏，或浓度较低的滴眼液，减少全身性吸收。

【制剂】硫酸阿托品滴眼液（眼膏、眼用凝胶）

2. 氢溴酸后马托品 Homatropine Hydrobromide

本品为合成的抗胆碱药，具有阻断乙酰胆碱的作用，使瞳孔括约肌和睫状肌麻痹引起散瞳和调节麻痹，比阿托品效力快而弱，适用于眼科检查和验光。

【适应证】用于葡萄膜炎、角膜炎、虹膜睫状体炎及散瞳，也可用于治疗弱视和斜视的压抑疗法。

【禁忌】青光眼及青光眼可疑患者禁用。前列腺肥大患者慎用。对本品过敏者禁用。

【不良反应】个别患者可出现结膜轻度充血，短时间内可恢复。

【用法用量】请遵医嘱。

【制剂】氢溴酸后马托品滴眼液（眼膏）

二、中药

天麻钩藤颗粒

【处方组成】天麻、钩藤、石决明、栀子、黄芩、牛膝、杜仲（盐制）、益母草、桑寄生、首乌藤、茯苓

【功能主治】平肝息风，清热安神。用于治疗肝阳上亢型高血压等所引起的头痛，眩晕，耳鸣，眼花，震颤，失眠。

【用法用量】开水冲服。一次 10g，一日 3 次；或遵医嘱。

275. 弱视

〔基本概述〕

眼部无明显器质性病变，或者有器质性改变及屈光异常，但与其病变不相适应的视力下降和不断矫正或矫正视力低于正常者均为弱视，可以发生于一眼或两眼。

弱视是一种常见的多发病，我国弱视发病率为2% ~ 4%。弱视在视觉发育期间均可发生，多在 1 ~ 2 岁就开始。弱视发病愈早，其程度就越重。

我们知道良好的视力不是先天获得的，婴儿出生时，视力不及成人的 1%，随着年龄的不断增长，双眼视细胞不断发育和完善。5 岁以内是视功能发育的重要时期，视觉发育一直延续到 6 ~ 8 岁，如这个时期某种原因造成双眼视物障碍，视细胞就得不到正常的刺激，视功能就停留在一个低级水平，双眼视力低下，不能矫正，就形成了双眼弱视；若只能用一眼视物，久而久之反复刺激的眼视觉发育了，而不能注视的另一眼发育迟缓，就形成了单眼弱视。

弱视的临床表现主要是视力和屈光异常。分读困难（或称拥挤现象）是弱视的一个特征。分读困难就是弱视眼识别单独视标比识别集合或密集视标的能力好，即对视力表上的单开字体（如 E 字）分辨力比对成行的字要强。

弱视中最重要的为斜视性弱视，半数以上的弱视与斜视有关。从症状上来看，斜视为眼位异常，弱视是视力异常。弱视可以形成斜视，斜视可以导致弱视。弱视除与斜视有关的斜视性弱视外，尚有屈光异常、屈光参差等所形成的弱视。有屈光异常者不能得到矫正，就是增加照明或增强注视目标的对比度时，往往也不能使视觉得到改善。

弱视与近视有本质的不同。近视眼是由于眼调节肌肉睫状肌过度紧张或遗传等原因造成眼轴变长引起的看远不清楚，看近清楚的眼病，戴镜后矫正视力多可恢复正常。而弱视是一种视功能发育迟缓、紊乱，常伴有斜视、高度屈光不正，戴镜视力也无法矫正到正常的眼病。

弱视对儿童视功能的危害比近视大得多。因为近视仅仅是视远时视力下降，不伴有其他视功能损害，视力矫正不受年龄限制；而弱视患儿不仅视力低下，不能矫正，不可能有双眼单视功能，无立体视，今后不能胜任驾驶、测绘及精细性工作，不仅影响工作前途，而且直接影响到人口素质。

弱视按程度分为轻度弱视（视力 0.8 ~ 0.6）、中度弱视（视力 0.5 ~ 0.2）、重度弱视（视力低于或等于 0.1）。

弱视根据病因不同可分为斜视性弱视、屈光参差性弱视、形觉剥夺性弱视、先天性弱视和屈光不正性弱视等。从表面看，以上五种均是弱视，但在发病机制方面有本质区别。斜视和屈光参差性弱视，进入双眼的光刺激是等同的，双眼黄斑部都参与视功能的发生、发展过程，所以预后较好。但形觉剥夺性弱视是在婴幼儿期视功能尚未发育到完善或成熟阶段，视网膜未能得到足够的光刺激而未能充分参与视功能的发育过程，造成弱视，这种弱视不仅视力低下，且预后也差。单眼障碍造成后果较双眼者更为严重。所以由于眼病而遮盖婴幼儿眼睛时应特别慎重，以免形成剥夺性弱视（尤其 6 个月以内的患儿）。

综上所述，先天性及形觉剥夺性弱视预后较差；屈光不正性、斜视性、屈光参差性弱视预后较好。关键在于早期发现，及时和正确治疗，绝大多数视力可提高，获得正常视力的可能性也相当大。

弱视是儿童时期最常见的疾病。该病发病率高，占儿童总比例的 2% ~ 3%。由于儿童时期是视觉的发育关键时期，儿童时期发生的眼病对儿童视力发育危害极大，许多眼部疾病如果不能在儿童时期治愈，将造成眼睛的终生残疾。

大量的研究证明，微量元素锌参与儿童眼睛的视黄醇代谢，缺锌时，视黄醇结合血浆蛋白合成速度降低，自肝脏进入血清内的视黄醇减少，造成视网膜可利用的视黄醇量随之下降，直接影响视功能，容易使儿童发生屈光不正、斜眼、弱视眼。如果食物单一，造成维生素、微量元素摄入不足，就极易对儿童视功能产生潜在威胁。如果母亲在妊娠期缺乏维生

素及微量元素，也会影响胎儿器官系统的正常生长发育，有可能导致儿童视力天生欠佳。

〔治疗原则〕

诊治弱视的重要原则是“早发现，早治疗”。它直接影响弱视的治疗效果。视功能发育完毕后发现弱视，为时已晚了，早期发现弱视在临床上有十分重要意义。

如果很早发现弱视，可以试遮挡健眼，强迫用弱视眼，以刺激其中枢的恢复。当然也需确定有无屈光不正，加以矫正。再经眼肌训练，以恢复其双眼单视，使之有立体感。所有一切检查、治疗都应在眼科医师指导下进行。最重要的是早期发现，早期治疗。

治疗弱视的方法一般有以下几个步骤。第一步是矫正屈光不正：弱视患者如存在近视、远视或散光等屈光不正，首先要佩戴光学矫正眼睛，并要坚持配镜；第二步是适度遮盖健眼：适度遮盖健眼可消除优势眼对弱视眼镜的抑制作用，强迫锻炼弱视眼；第三步是坚持使用新视觉弱视治疗仪：坚持使用弱视治疗仪刺激和锻炼弱视眼，是目前治疗弱视的基本方法。

根据弱视程度和注视性质的不同，可选择如下不同的治疗方法。

1. 中心注视性弱视

传统治疗通常在矫正屈光的前提下采用遮盖健眼的遮盖法，强迫弱视眼注视，并结合精细目力作业，如在家做些描图、穿针、穿珠子等训练，以促进视力提高。而随着技术的进步通常采用多媒体网络视觉训练。

2. 旁中心注视弱视

各家意见不同，有些学者主张仍用主导眼遮盖法，认为弱视眼经强迫作注视眼后能自动改变旁中心注视为中心注视，并增进视力。亦有学者主张手术前宜先使旁中心注视转变为中心注视，才能在术后保持正视位。采用的方法有增视疗法、光栅刺激疗法、红色滤光片疗法、压抑疗法等多种。

3. 弱视合并近视眼的治疗

(1)遮盖法。此法用三层黑布作眼罩包盖健眼，抑制优势眼，强迫弱视眼锻炼，根据患者年龄和视力、注视性质决定遮盖时间长短。年龄越小，遮盖时间越短，治疗近视眼期间要由医师定期检查。也可以用阿托品滴剂代替遮盖。阿托品可使远近视力暂时减退，是变相的遮盖法。

(2)后像疗法是矫治旁心注视、增进视力的方法。利用保护眼底中心凹区，用带 3o，5o，7o 圆形黑点的后像镜，6V15W 强光照黄斑区，使其产生后像，抑止旁心注视，兴奋中央视功能，此时注视视标（十字或视力表可看见的 E 字），一日 2 次，每次反复做 2～3 次。

(3)红色滤光法。眼底黄斑区只含锥细胞，锥细胞对红光敏感，迫使中心凹注视，抑制旁中心区。目前国内有不少此类治疗仪，滤光片波长就是 620～700nm，每分钟闪烁 60～80 次为宜。

(4)药物治疗法。适量补充微量元素锌、铜，因其与视网膜、视神经代谢有关，也有用左旋多巴口服后视力改善，须注意使用方法。

此外，还有视觉刺激仪，光刷治疗仪等都可治疗近视、弱视，但弱视都有不同程度屈光度，故首先要矫正屈光不正，戴上适度的眼镜是很重要的。如果还伴有斜视，还应将斜视矫治，矫治方法有戴镜、手术。

〔用药精选〕

一、西药

1. 硫酸阿托品 Atropine Sulfate

见本章“274. 斜视”。

2. 氢溴酸后马托品 Homatropine Hydrobromide

见本章“274. 斜视”。

二、中药

1. 增光片（胶囊、咀嚼片）

【处方组成】党参、枸杞子、当归、远志（甘草水制）、麦冬、五味子、石菖蒲、茯苓、丹皮、泽泻

【功能主治】补益气血，滋养肝肾，明目安神。用于肝肾不足、气血亏虚所致的远视力下降，不能久视，干涩不舒。

【用法用量】片剂，口服。一次 4～6 片，一日 3 次。

2. 珍视明滴眼液（四味珍层冰硼滴眼液）

见本章“264. 青光眼”。

3. 芍杞颗粒

【处方组成】枸杞、白芍、菊花、当归等六味中药

【功能主治】用于肾精不充，肝血不足，目失濡养而形成的弱视等症。

【用法用量】一日 3 次，一次 1 袋。

276. 散光

〔基本概述〕

散光是眼睛的一种屈光不正常状况，与角膜的弧度有关。人类的眼睛并不是完美的，有些人眼睛的角膜在某一角度区域的弧度较弯，而另一些角度区域则较扁平。造成散光的原因，就是由于角膜上的这些厚薄不匀或角膜的弯曲度不匀而使得角膜各子午线的屈折率不一致，使得经过这些子午线的光线不能聚集于同一焦点。这样，光线便不能准确地聚焦在视网膜上形成清晰的物像，这种情况便称为散光。

一般来说，先天性散光很常见，后天性散光比较少见。

散光最主要的是由于眼睛的角膜弯曲度发生变化所造成的。规则散光多数是由于角膜先天性异态变化所致，还可能存在晶状体散光。也有些后天引起的散光，比如眼睑长针眼或粟粒肿，长期用眼姿势不良（如经常眯眼、揉眼、躺着看

书等等)，这样眼皮压迫角膜也会使角膜弧度改变，发生散光并使散光度数增加。另外，一些眼科手术(如白内障及角膜手术)也可能改变散光的度数及轴度。规则散光是由于角膜弯曲度在某一方向与它的垂直方向不一致的时引起。它的类型很多，有单纯远视散光，有单纯近视散光，有复性远视散光与复性近视散光，以及混合散光等。它多数是由于角膜的屈光能力不同所造成，并与近视或者远视同时存在，是可以用眼镜矫正的。

不规则散光是由于角膜屈光面凹凸不平所致，其原因有两种:一种是先天遗传，另一种是由于后天角膜发生了疾病。如角膜发生溃疡或外伤等，痊愈后产生瘢痕，就会造成角膜不平，弯曲度不正。不规则散光由于角膜弯曲度改变太多，所以很难用眼镜矫正。

有规则的轻度散光，一般不会影响视力，但可能有眼睛疲劳等不舒服的现象。很多人当用眼时间稍久，就会引起头痛，眼睛和眼眶周围酸痛等不舒服的感觉，少数人甚至还有恶心、呕吐的症状，对健康和工作有一定影响。至于散光比较严重时，则看到物体一片模糊，对工作更有影响。

散光的临床表现如下。①视力减退:其程度由于散光性质、屈光度高低及轴的方向等因素有较大差异，属于生理范围的散光通常对远近视力无任何影响，高度数散光，多由于合并径线性弱视或其他异常，视力减退明显，并难以获得良好的矫正视力。②视疲劳:较轻度散光眼患者为了提高视力，往往利用改变调节、眯眼、斜颈等方法进行自我矫正，持续的调节紧张和努力易引起视疲劳。高度散光眼由于主观努力无法提高视力，视疲劳症状反而不明显。③模糊:视力模糊与散光的程度和方式密切相关，有轻度散光的人视力通常正常，但在看某一距离的物体时可能出现头痛、眼疲劳和视力模糊。有严重散光眼的人视物不清和扭曲。看远看近都不很清楚，时间稍长即眼胀头痛，阅读串行或有重影。④不正常的头位和眼位:双眼有高度不对称散光者，为了看得更清楚，往往采取倾斜头位而导致斜视，散光矫正后可以恢复。高度散光者看远处目标时常常眯眼，达到针孔和裂隙作用，以提高视力。通过针孔或裂隙看东西，可以减少散光对视力的影响。

〔治疗原则〕

目前西医针对散光主要只能是配戴眼镜予以矫正。规则性散光检影后用合适度数的圆柱镜或球面联合圆柱镜加以矫正，非规则性散光可戴角膜接触镜加以矫正;而中医则在原来临床实践中发现，针对眼球正在发育中的散光儿童患者，可采用改善加强眼部及角膜微循环等中医手段措施来促进角膜向均衡方向发育，达到减轻或消除散光的目的。

(1)规则散光:可按散光类型及散光度数以不同圆柱镜矫正。

(2)不规则散光:可配用角膜接触镜矫正。

(3)18岁以上成人的高度散光可考虑行角膜屈光手术治疗。

(4)人工水晶体植入手术主要用于治疗白内障，而对矫正散光也有较好效果。

(5)儿童散光眼的治疗，主要依据视力的好坏，与视疲劳的轻重而定，如果儿童为规则散光，不引起视力障碍，没有视疲劳可以不用治。如果儿童有视疲劳，不管散光度数小大，即使散光度数很轻微，也需要散瞳验光，佩戴适宜的矫正眼镜。原则上全部散光度数都要矫正，但如果儿童散光度数过高，不能适应，可以先戴低度的矫正眼镜，慢慢适应，之后再佩戴高度数全部矫正的眼镜。

〔用药精选〕

一、西药

对散光的治疗，目前尚没有明显有效的西药制剂。

二、中药

养肝还睛丸

【处方组成】党参、杏仁、枸杞子、青葙子、熟地黄、五味子、石斛等24味

【功能主治】平肝息风，养肝明目。用于阴虚肝旺所致的视物模糊，畏光流泪，瞳仁散大。

【用法用量】口服。一次3～6g，一日2次;或遵医嘱。

277. 色盲与色弱

〔基本概述〕

色盲是一种先天性色觉障碍疾病。色觉障碍有多种类型，最常见的是红绿色盲。根据三原色学说，可见光谱内任何颜色都可由红、绿、蓝三色组成。如能辨认三原色都为正常人，三种原色均不能辨认都称全色盲。辨认任何一种颜色的能力降低者称色弱，主要有红色弱和绿色弱，还有蓝黄色弱。如有一种原色不能辨认都称二色盲，主要为红色盲与绿色盲。

色觉是人眼视觉的重要组成部分。色彩的感受与反应是一个充满无穷奥秘的复杂系统，辨色过程中任何环节出了问题，人眼辨别颜色的能力就会发生障碍，称之为色觉障碍即色盲或色弱。

色盲在国外首先由英国化学家、物理学家、近代化学之父约翰·道尔顿发现，所以又称“道尔顿症”。色盲以红绿色盲较为多见，蓝色盲及全色盲较少见。由于患者从小就没有正常辨色能力，因此不易被发现。

通常，色盲是不能辨别某些颜色或全部颜色，色弱则是指辨别颜色的能力降低。色盲以红绿色盲为多见，红色盲者不能分辨红光，绿色盲者不能感受绿色，这对生活和工作无疑会带来影响。色弱主要是辨色功能低下，比色盲的表现程

度轻,也分红色弱、绿色弱等。色弱者,虽然能看到正常人所看到的颜色,但辨认颜色的能力迟缓或很差,在光线较暗时,有的几乎和色盲差不多或表现为色觉疲劳。色盲与色弱以先天性因素为多见。

色盲有先天性及后天性两种,先天性色盲或色弱是遗传性疾病,且与性别有关。临床调查显示,男性色盲占4.9%,女性色盲仅占0.18%,男性患者人数大大超过女性,这是因为色盲遗传基因存在于性染色体的X染色体上,而且采取伴性隐性遗传方式。通常男性表现为色盲,而女性却为外表正常的色盲基因携带者,因此色盲患者男性多于女性。后天性者为视网膜或视神经等疾病所致。偶见于服药之后,如内服山道年可以发生黄视,注射洋地黄可以发生蓝视。

在我国,色盲发生率男性为5%~8%,女性0.5~1%;日本男性为4%~5%,女性0.5%;欧美国家男性8%,女性0.4%。我国先天性色盲的发生率,男性约5.14%,女性约为0.73%。

由于红绿色盲患者不能辨别红色和绿色,因而不适宜从事美术、纺织、印染、化工等需色觉敏感的工作。

色盲患者不能分辩自然光谱中的各种颜色或某种颜色。而对颜色的辨别能力差的则称色弱,它与色盲的界限一般不易严格区分,只不过轻重程度不同。色盲又分为全色盲和部分色盲(红色盲、绿色盲、蓝黄色盲等)。①全色盲属于完全性视锥细胞功能障碍,与夜盲(视杆细胞功能障碍)恰好相反,患者尤喜暗、畏光,表现为昼盲。七彩世界在其眼中是一片灰暗,如同观黑白电视一般,仅有明暗之分,而无颜色差别。而且所见红色发暗、蓝色光亮,此外,还有视力差、弱视、中心性暗点、摆动性眼球震颤等症状。它是色觉障碍中最严重的一种,患者较少见。②红色盲又称第一色盲,患者主要是不能分辨红色,对红色与深绿色、蓝色与紫红色及紫色不能分辨。常把绿色视为黄色,紫色看成蓝色,将绿色和蓝色相混为白色。③绿色盲又称第二色盲,患者不能分辨淡绿色与深红色、紫色与青蓝色、紫红色与灰色,把绿色视为灰色或暗黑色。临床上把红色盲与绿色盲统称为红绿色盲,患者较常见。我们平常说的色盲一般就是指红绿色盲。④蓝黄色盲又称第三色盲。患者蓝黄色混淆不清,对红、绿色可辨,较少见。⑤全色反,又称三原色盲,是所有色盲病中最严重的一种视觉障碍,现实世界在其眼睛中如同一幅纯真的底片。患者将红色视为绿色,黑色视为白色,所有看到的颜色与现实完全相反。

〔治疗原则〕

先天性色觉障碍终生不变,目前尚缺乏有效治疗,可以针对性地戴用红或绿色软接触眼镜来矫正。有人试用针灸或中药治疗,据称有一定效果,但仍处于临床研究阶段。由于色盲和色弱是遗传性疾病,可传给后代,因此避免近亲结婚和婚前调查对方家族遗传病史及采取措施,减低色盲后代的出生率,不失为一有效的预防手段。

少数色觉异常亦见于后天性者,如某些眼底病、青光眼等,这类眼病引起的色觉障碍程度较轻,且随着原发性眼病的恢复而消失,所以多未引起患者的注意。

1. 穴位与指压法

指压位于眼球正中央下2cm处的“四白穴”,能提高眼睛功能。指压时,一面吐气一面用食指强压6秒钟。指压时,睁眼指压和闭眼指压均可。

睁眼指压时,能明确判断色彩,闭眼指压时,能治疗视力异常、假性近视。如果是患有强烈色彩异常的话,应重点强压眼下。

不断进行这种指压法,会逐渐祛除色觉异常。早上在镜前不妨指压一次,女性以夜间卸妆后指压为宜。

2. 色盲矫正镜

色盲矫正镜是矫正色盲的有效途径。色盲矫正镜的原理是根据补色拮抗,在镜片上进行特殊镀膜,产生截止波长的作用,对长波长者可透射,对短波长者发生反射。戴色盲眼镜,可使原来色盲图本辨认不清的变为能正确辨认,达到矫正色觉障碍的效果。

色盲矫正镜分隐形眼镜式和普通宽架式。亮瞳色盲矫正隐性眼镜对红色盲和绿色盲均有卓著的矫正效果,是目前市场上表现最优秀的色盲矫正隐形眼镜。

根据色盲纠正理论,树脂色盲镜片可纠正色觉异常。明魅色盲隐形眼镜(简称明魅色盲片),能有效改善患者的色觉,提高色分辨力。使用时只需要将色盲片戴在患者的主视眼上,大脑通过分析对比两眼所见物象的色差而达到分辨红绿色彩的效果。

〔用药精选〕

对色盲与色弱的治疗目前尚没有明显有效的中西药品。以下药物可试用。

一、西药

多维元素片 Vitamins With Minerals Tablets

本品为复方制剂,含维生素A、维生素D、维生素E、维生素B_1、维生素B_2、维生素B_6、维生素B_{12}、铁、铜、锌、镁、烟酰胺、泛酸钙、磷酸氢钙、L-赖氨酸盐、重酒石酸胆碱、肌醇、维生素C、碘、锰、钾等。

【适应证】用于预防和治疗因维生素与矿物质缺乏所引起的各种疾病。

【用法用量】口服。成人及12岁以上儿童一日2片,12岁以下儿童一日1片,饭后服用。

【不良反应】偶见胃部不适。

【禁忌】对本品过敏者、慢性肾衰竭者、高钙血症者、高磷血症伴肾性佝偻病患者禁用。

【孕妇及哺乳期妇女用药】本品含维生素A,可从乳汁中分泌,哺乳期妇女过量服用可致婴儿产生食欲缺乏、易激动、颅压增高等不良反应。

【制剂】多维生素片(胶囊、分散片)

二、中药

尚无可试用药。

278. 夜盲症

〔基本概述〕

夜盲症俗称“雀蒙眼”，是在夜间或光线昏暗的环境下视物不清、行动困难的病症。造成夜盲症的根本原因是视网膜杆状细胞缺乏合成视紫红质的原料或杆状细胞本身的病变。

因麻雀等某些鸟类系先天夜盲，故夜盲症又名“雀目”“雀盲”“雀目眼”。

夜盲症可分为以下几种类型。①暂时性夜盲：由于饮食中缺乏维生素A或因某些消化系统疾病影响维生素A的吸收，致使视网膜杆状细胞没有合成视紫红质的原料而造成夜盲。这种夜盲是暂时性的，只要多吃猪肝、胡萝卜、鱼肝油等，即可补充维生素A的不足，很快就会痊愈。②获得性夜盲：往往由于视网膜杆状细胞营养不良或本身的病变引起，常见于弥漫性脉络膜炎、广泛的脉络膜缺血萎缩等。这种夜盲随着有效的治疗、疾病的痊愈而逐渐改善。③先天性夜盲：系先天遗传性眼病，如视网膜色素变性，杆状细胞发育不良，失去了合成视紫红质的功能，所以发生夜盲。

〔治疗原则〕

夜盲可分为先天性和后天性两类，先天性夜盲又可分为静止性和进行性两种。先天性静止性盲症是一常染色体显性或隐性遗传性眼病，视力、视野、眼底均无异常，但暗适应功能降低，时间延长，出生后即可出现夜盲症状，不随年龄的增长而加重，无须特殊治疗。先天性进行性夜盲症多与其他遗传性视网膜疾患并发，如原发性视网膜色素变性，其暗适应功能随病情进展而不断下降，同时伴有视力、视野及眼底的改变，目前尚无有效治疗手段。

后天性夜盲是由于后天性全身疾病或眼病所致，与遗传无关，见于维生素A缺乏症、肝病、甲状腺功能亢进症、晚期青光眼、高度近视、视神经萎缩、弥漫性视网膜脉络膜萎缩等，可针对病因给予不同治疗。

夜盲症的治疗一般应急速补充大量的维生素A，内服鱼肝油或用维生素A点眼。防止眼球感染。

虽然夜盲症很多时候是由缺乏维生素造成的，但是维生素A的补充一定要在医师的指导下进行。过量服用，有可能会引起维生素A中毒现象。

〔用药精选〕

一、西药

1. 维生素A Vitamin A

维生素A缺乏时，则骨骼生长不良，生殖功能衰退，皮肤粗糙、干燥，角膜软化，并发生干燥性眼炎及夜盲症。

【适应证】用于预防维生素A缺乏症，如夜盲症、干眼症、角膜软化、皮肤粗糙等。

【用法用量】口服。成人一次1粒，一日1次。儿童用量请咨询医师或药师。

【不良反应】按推荐剂量服用，无不良反应。如一日10万单位以上连服6个月可引起慢性中毒，表现为食欲不振，呕吐，腹泻，皮肤发痒、干燥和脱屑，颅内压增高。急性中毒表现为颅内压增高。

【禁忌】对本品过敏者、慢性肾衰竭者、维生素A过多症患者禁用。

【孕妇及哺乳期妇女用药】孕妇摄入大量维生素A可致胎儿畸形，如泌尿道畸形、生长迟缓、早期骨骺愈合等。维生素A能从乳汁中分泌，乳母摄入增加时，应注意婴儿自母乳中摄取的维生素A量。维生素A过量期应避孕。妊娠妇女如有维生素A摄入过量中毒，应进行有无胎儿致畸风险的咨询。

【儿童用药】婴幼儿对大量或超量维生素A较敏感。儿童用量请遵医嘱。

【老年用药】老年人长期服用维生素A可能因视黄基醛清除延迟而致维生素A过量。

【制剂】维生素A软胶囊，维生素A胶丸，维生素A糖丸

2. 维生素AD滴剂 Vitamin A and D Drops

本品为复方制剂，含维生素A和维生素D。维生素A和维生素D是人体生长发育的必需物质，尤其对胎儿、婴幼儿的发育，上皮组织的完整性，视力，生殖器官，血钙和磷的恒定，骨骼、牙的生长发育有重要作用。

【适应证】①治疗佝偻病和夜盲症。②治疗小儿手足抽搐症。③预防和治疗维生素A和D缺乏症。

【用法用量】口服。将胶囊尖端剪开或刺破，将液体滴入婴儿口中或直接嚼服胶丸。1岁以上小儿，一次1粒，一日1次。

【不良反应】按推荐剂量服用，无明显不良反应。长期过量服用，可产生慢性中毒。早期表现为骨关节疼痛、肿胀、皮肤瘙痒、口唇干裂、发热、头痛、呕吐、便秘、腹泻、恶心等。

【禁忌】对本品过敏、慢性肾衰竭、高钙血症、高磷血症伴肾性佝偻病患者禁用。

【儿童用药】婴幼儿对大量或超量维生素A较敏感，应谨慎使用。

【孕妇及哺乳期妇女用药】不宜大量或超量使用，应谨慎使用。

【老年用药】老年人长期服用维生素A，可能因视黄基醛廓清延迟而致维生素A过量。

【制剂】维生素AD滴剂(胶丸)

附：用于夜盲症的其他西药

1. 倍他胡萝卜素 Betacarotene

【适应证】本品是维生素A的前体，在人体内倍他胡萝

卜素通过氧化酶的作用,游离出二分子维生素 A,而发挥维生素 A 的作用。用于维生素 A 缺乏,光敏皮炎及肿瘤、免疫性疾病的辅助治疗。

2. 多维元素片(29) Vitamins With Minerals Tablets (29)

【适应证】本品含维生素 A、叶酸、锌、维生素 D、烟酰胺、锰、维生素 E、泛酸、碘、维生素 B_1、钙、铬、维生素 B_2、磷、钼、维生素 B_6、钾、硒、维生素 C、氯、镍、维生素 B_{12}、镁、锡、维生素 K_1、铁、硅、生物素、铜、钒等。用于预防和治疗因维生素与矿物质缺乏所引起的各种疾病。

3. 鱼肝油 Cod Liver Oil

【适应证】鱼肝油含有维生素 A 和维生素 D,常用来防治维生素 A 和维生素 D 缺乏症。①用于结核患者,病后恢复期及幼儿、产妇作滋养剂。②用于夜盲症、软骨症、干燥性眼炎、佝偻病,以及其他缺乏维生素 A、维生素 D 的患者。

4. 参芪鱼肝油凝胶 Pilose Asiabell, Astragalus and Ichthyotoxin Gel

【适应证】用于防治维生素 A、维生素 D 缺乏症,如夜盲症、佝偻病等。

5. 三维鱼肝油乳 Trivitamins and Cod Liver Oil Emulsion

【适应证】用于预防和治疗因成人维生素 A 及维生素 D、维生素 C 缺乏所引起的各种疾病,如夜盲症、眼干燥症、角膜软化症、佝偻病、软骨病。

6. 维生素 AE 胶丸 Vitamin A and E Soft Capsules

【适应证】用于防治因维生素 A、维生素 E 缺乏而引起的角膜软化症、干眼症、夜盲症、皮肤粗糙角化,亦用于习惯性流产的辅助治疗。

二、中药

1. 羊肝明目片

见本章“266. 干眼症(角结膜干燥症)”。

2. 复方羊肝丸

见本章“266. 干眼症(角结膜干燥症)”。

279. 老花眼

〔基本概述〕

老花眼是指 40 岁以上,视远尚清、视近模糊的眼病,医学上又称老视,是人体衰老变化的一种表现,由于年龄增加而导致晶状体调节力减弱而发生的近视力下降。老视的程度与年龄的大小有一定的规律,但远视眼患者,老花眼出现要比正常眼为早,而近视眼患者出现此症要比正视眼晚些,或终身不用老花镜。

绝大多数的人在 40 ~ 45 岁眼睛会悄悄出现“老花”,首先感到看细小字迹模糊不清,必须要将书本、报纸拿远才能看清上面的字迹。

老花眼又称“视敏度功能衰退症”,最直接表现为近距离阅读模糊、疲劳、酸胀、多泪、畏光、干涩及伴生头痛等症状。中老年人常说的“四十七八,两眼花花”,“眼力差多了”、“眼神不济了”都属老花眼典型症状。大幅度降低工作效率,是这个病的最大祸害。和许多慢性病一样,初期老花眼往往得不到应有重视,因而错过了改善视力、提高生活质量的机会。

本病年龄多在 40 岁以上。临床可见视远如常,视近则模糊不清,将目标移远即感清楚,故常不自主将近物远移。随年龄增长,即使将书报尽量远移,也难得到清晰视力,并可伴有眼胀、干涩、头痛等症状。戴凸透镜后,近视力能提高。

老花眼是人体生理上的一种正常现象,是身体开始衰老的信号。随着年龄增长,眼球晶状体逐渐硬化、增厚,而且眼部肌肉的调节能力也随之减退,导致变焦能力降低。因此,当看近物时,由于影像投射在视网膜时无法完全聚焦,看近距离的物件就会变得模糊不清。即使注意保护眼睛,眼睛老花的度数也会随着年龄增长而增加,一般是按照每 5 年加深 50 度的速度递增。根据年龄和眼睛老花度数的对应表,大多数本身眼睛屈光状况良好,也就是无近视、远视的人,45 岁时眼睛老花度数通常为 100 度,55 岁提高到 200 度,到了 60 岁左右,度数会增至 250 ~ 300 度,此后眼睛老花度数一般不再加深。

中医学认为,本病多为年老体弱者,肝之精渐衰,或劳瞻竭视,阴血暗耗,阴精不足,不能配阳,故目中光华虽可发越于外,但不能收敛视近。

〔治疗原则〕

对于人体衰老的规律,中医在 2000 多年前就有认识。老花眼主要缘于脾胃肝肾的自然衰老,脏腑精气不能上输营养目瞳。枸杞子为补益肝肾的要药,也能明目;菊花可以清肝明目。两者配合,一清一补,标本兼顾,对眼睛有明显的保护作用。

老花眼症状出现过早,或发展较快者,应视体质情况辨证论治:肝肾两虚者,可用杞菊地黄丸加减;肾虚有热者,可用地芝丸加减;气血两虚者,可用八珍汤加减。

验光配镜是可靠、有效的方法。应在排除近视、远视的因素后,以既能看清近物,又无不适为原则,配用适合眼镜。如原有屈光不正,配镜度数应为原屈光不正度数加老花度数。若老花镜度数提高较快,而频换眼镜亦难得到满意者,应及时排除圆翳内障、青风内障等眼疾。

CK 手术是利用一根细如发丝的探针,释放出温和的射频,让眼角膜周边少量胶原蛋白收缩,使角膜变陡变凸,以达到矫正远视和老花的目的。不需要激光,也不需要开刀,无伤视轴,它的安全性和临床疗效,在所有针对性眼手术中名列前茅。

〔用药精选〕

一、西药

1. 复方牛磺酸滴眼液 Compound Taurine Eye Drops

本品为复方制剂，含牛磺酸、氨基己酸、门冬氨酸、马来酸氯苯那敏。本品中牛磺酸为人眼晶状体中不可缺少的营养性物质，具有抗炎、镇痛及抑菌作用；氨基己酸具有抗炎、抗过敏作用；门冬氨酸具有促进眼组织新陈代谢和视紫红质再生作用，以及缓解视疲劳；马来酸氯苯那敏为抗组胺药，可缓解过敏症状。

【适应证】用于眼睛疲劳、慢性结膜炎或伴有结膜充血等。

【用法用量】滴眼，一次1~2滴，一日4~6次。

【禁忌】对本品过敏者禁用。

2. 玻璃酸钠滴眼液 Sodium Hyaluronate Eye Drops

见本章“266. 干眼症(角结膜干燥症)”。

3. 羟糖苷滴眼液 Hypromellose 2910, Dextran 70 and Glycerol Eye Drops

见本章“266. 干眼症(角结膜干燥症)”。

附:用于老花眼的其他西药

盐酸萘甲唑林滴眼液 Naphazoline Hydrochloride Eye Drops

【适应证】用于结膜充血或过敏性结膜炎等不适症状，也用于缓解眼疲劳。

二、中药

1. 杞菊地黄丸(口服液、胶囊、片)

见本章“266. 干眼症(角结膜干燥症)”。

2. 六味地黄丸(浓缩丸、胶囊、软胶囊、颗粒、口服液、片、咀嚼片、膏)

【处方组成】熟地黄、酒山茱萸、牡丹皮、山药、茯苓、泽泻

【功能主治】滋阴补肾。用于肾阴亏虚，头晕耳鸣，腰膝酸软，骨蒸潮热，盗汗遗精，消渴。

【用法用量】口服。水蜜丸一次6g，小蜜丸一次9g，大蜜丸一次1丸，一日2次；浓缩丸一次8丸，一日3次。

3. 复明片

见本章“264. 青光眼”。

4. 八珍颗粒

【处方组成】白芍、白术、川芎、当归、党参、茯苓、甘草、熟地黄

【功能主治】补气益血。用于气血两亏，面色萎黄，食欲不振，四肢乏力，月经过多。

【用法用量】开水冲服。一次1袋，一日2次。

5. 珍珠明目滴眼液

见本章“259. 结膜炎与红眼病”。

6. 珍视明滴眼液

见本章“264. 青光眼”。

7. 明目地黄丸(浓缩丸)

见本章“260. 角膜炎”。

8. 芪明颗粒

见本章“269. 视网膜炎和视网膜病变”。

9. 白敬宇眼药

见本章“259. 结膜炎与红眼病”。

10. 金樱首乌汁

【处方组成】何首乌、地黄、金樱子提取液、狗脊、当归、川芎、菟丝子

【功能主治】养血益肝，强筋健骨，乌须黑发。用于肝肾亏损、阴虚血少所致的腰酸，耳鸣，头晕眼花，筋骨痿软，脱发，白发，月经失调。

【用法用量】口服。一次10~20ml，一日3次。

11. 西洋参金钱龟合剂

【处方组成】西洋参、乌龟、制何首乌、金樱子、黄芪、黄精、茯苓、蛤蚧、枸杞子、杜仲、龙眼肉、山药、乌鸡

【功能主治】补益肾气。用于肾气不足所致的体虚气弱，精神疲倦，四肢无力，气短懒言，头昏眼花，病后体虚等症。

【用法用量】口服。一次1瓶，一日1~2次。

12. 扶芳参芪口服液

【处方组成】扶芳藤、生晒参、黄芪

【功能主治】益气补血，健脾养心。用于气血不足、心脾两虚引起的神疲乏力，少气懒言，头晕眼花，津伤口渴及失眠等症。

【用法用量】口服。一次15ml，一日2次。

附:用于老花眼的其他中药

1. 槟榔七味丸

【功能主治】祛寒补肾。用于肾寒肾虚，腰腿疼痛，小腹胀满，头昏眼花，耳鸣。

2. 益肝明目口服液

【功能主治】补益肝肾。适用于肝肾不足，症见腰膝酸软，头晕目糊，记忆力减退，体倦乏力。

3. 益气聪明丸

【功能主治】益气升阳，聪耳明目。用于耳聋耳鸣，视物昏花。

4. 桑麻丸

【功能主治】滋养肝肾，祛风明目。用于肝肾不足，头晕眼花，视物不清，迎风流泪。

5. 五味甘露滋补丸

【功能主治】明目，养荣强壮。用于气血亏虚，眼睛昏花。

6. 芪参虫草酒

【功能主治】补气养血，滋阴益肾。用于气血不足、肺肾气虚、心脾亏乏见有头晕眼花，气短乏力，腰膝酸软，食欲减

退,失眠多梦等症。

7. 桑葚膏

【功能主治】补肝肾,益精血。用于肝肾精血亏损引起的身体消瘦,腰膝酸软,盗汗,头晕眼花,口渴咽干。

8. 养血清脑丸

【功能主治】养血平肝,活血通络。用于血虚肝旺所致的头痛,眩晕眼花,心烦易怒,失眠多梦。

9. 明目二十五味丸

【功能主治】养阴清肝,退翳明目。用于阴虚肝旺,目赤、眼花、眼干,云翳,视力减退。

280. 视力疲劳与视物不清

〔基本概述〕

(一)视力疲劳

视力疲劳是指从事近距离工作或学习,由于过度使用调节而产生的眼睛疲劳。

此症好发于从事近距离精密工作、电脑工作或者照明不足,以及患有近视、远视、老光等屈光不正及身体衰弱的人。患者一般的症状是视物稍久则模糊,有的甚至无法写作或阅读,眼睛干涩、头昏痛,严重时可出现恶心、呕吐等。

视力疲劳一般是指用眼工作时产生的主观症状的综合征。患者的症状多种多样,常见的有近距离工作不能持久,出现眼及眼眶周围疼痛、视物模糊、眼睛干涩、流泪等,严重者头痛、恶心、眩晕。

视力疲劳不是独立的疾病,而是由于各种原因引起的一组疲劳综合征。其发生原因也是多种多样的,常见的原因如下。①眼睛本身的原因,如近视、远视、散光等屈光不正、调节因素、眼肌因素、结膜炎、角膜炎、所戴眼镜不合适等;②全身因素,如神经衰弱、身体过劳、癔病或更年期的妇女;③环境因素,如光照不足或过强,光源分布不均匀或闪烁不定,注视的目标过小、过细或不稳定等。

视力疲劳的症状有眼疲劳、眼干涩、异物感、眼皮沉重感、视物模糊、畏光流泪、眼胀痛及眼部充血等,严重者还可出现头痛、头昏、恶心、精神萎靡、注意力不集中、记忆力下降、食欲不振,以及颈肩腰背酸痛和指关节麻木等全身症候群,少数患者可出现复视、立体视觉功能障碍、眼压升高、角膜损害等,青少年还可以出现近视眼或加深原有近视程度。有青光眼、眼表面或眼前节疾患者还可因眼的过度疲劳而引发或加重原有眼病。

(二)视物不清(视物模糊)

视物不清或称视物模糊,是指看东西模糊不清。引起视物模糊的原因有很多种,可以是多种眼科疾病,也可以是屈光不正,例如近视、远视、散光等。也可能是其他全身疾病引起的并发症。或者非疾病而受外界干扰导致。

视物模糊的主要原因如下。

1. 屈光不正

(1)近视眼:看近物清楚,看不清远处物体。

(2)远视眼:轻度的远视会出现看远物清楚,看近物不清楚,较高度的远视看远看近都不清楚。

(3)散光:非常轻微的散光例如50度以下,一般不会引起视物模糊,但75度以上的散光,一般会出现看远看近都不清楚,有重影,不同方向的线条清晰度不一致,夜间视力或暗视力更差,常有眯眼习惯、斜颈,容易引起视觉疲劳,长时间阅读容易引起头痛。

(4)老视眼:是指近距离视物不清、老视眼与其他几种屈光不正的区别是,它与年龄和自身眼睛的调节力有关,40余岁起逐渐出现老花,几乎是人人会发生的。

2. 严重维生素A缺乏

维生素A的一项重要作用是维持正常视觉,防止夜盲症。视网膜上的感光物质视紫质,是一种结合蛋白质。视紫质是由维生素A与视蛋白质结合而成,并存在于杆细胞内。视网膜细胞由锥细胞和杆细胞构成。锥细胞专管在白天看东西,即明视;而杆细胞专管在夜间看东西,即暗视。如果维生素A缺乏时,会影响视紫质的合成和更新,出现夜盲症,使眼的暗视能力减弱。

3. 其他疾病导致的病变

如心脑血管疾病、神经性病变、慢性病并发症等。

〔治疗原则〕

1. 视力疲劳的治疗

运动是解除视力疲劳的最好办法。解除视力疲劳最好的办法依次是运动、做眼保健操、远眺、滴抗疲劳眼液。平时要保证充足睡眠,劳逸结合,平衡饮食,多吃谷类、豆类、水果、蔬菜及动物肝脏等食品,生活要有规律。有眼病和其他全身性疾病时应及时诊治;注意眼的调节和保护。另外,经常以热水、热毛巾或蒸汽等熏浴双眼,可以促进眼部的血液循环,减轻眼睛的疲劳感。

2. 视物模糊的保健护理与治疗

(1)远方凝视。找一处10m以外的草地或绿树,全神贯注地凝视25秒,辨认草叶或树叶的轮廓。接着把左手掌略高于眼睛前方30cm处,逐一从头到尾看清掌纹,大约5秒。看完掌纹后再凝视远方的草地或树叶25秒,然后再看掌纹。

(2)晶体操

①转眼:双手托腮,让眼球按上、下、左、右的顺序转动10次,接着再逆时针、顺时针各转动10次。

②找一幅3m外的景物(如墙上的字画等),同时举起自己的左手距眼睛略高处伸直(约30cm),看清手掌手纹后,再看清远物,尽量快速地在二者间移动目光,往返20次。

(3)多吃有助视力的食物。

①叶黄素及玉米黄质:具有不同颜色的蔬菜及水果。如深绿的花椰菜、菠菜、玉米、豌豆等。

②适量的脂肪酸:富含脂肪的鱼类,如鲔鱼、鲑鱼,以及

全谷类、鸡肉或蛋。

③维生素 C:如柳橙、葡萄柚、草莓、木瓜或蕃茄。

④维生素 E:植物油及胡桃、地瓜、葵花子等。

(4)出现视物模糊须排查是否有白内障。

(5)对于屈光不正,可以通过专业的验光检查作出诊断,并可选择框架眼镜、隐形眼镜、散光隐形眼镜或屈光手术加以矫正。

〔用药精选〕

一、西药

1. 复方牛磺酸滴眼液 Compound Taurine Eye Drops

见本章“279. 老花眼”。

2. 玻璃酸钠滴眼液 Sodium Hyaluronate Eye Drops

见本章“266. 干眼症(角结膜干燥症)”。

3. 羟糖苷滴眼液 Hypromellose 2910, Dextran 70 and Glycerol Eye Drops

见本章“266. 干眼症(角结膜干燥症)”。

4. 卡波姆滴眼液 Carbomer Eye Drops

本品是触变性凝胶,受切应力(眨眼)作用即可改变其稠度,呈凝胶状或形成水相。每眨眼一次,凝胶中的水分即可部分释放以补充泪液。其可有效地保护敏感的角膜和结膜上皮,防止干眼症的继发症状。

【适应证】用于干眼症、泪液分泌减少的替代治疗。

【禁忌】对本品任何成分过敏者禁用。戴接触镜时不宜使用。

【不良反应】用药后可能引起短暂的视物模糊。

【用法用量】滴眼,一次 1 滴,一日 3~5 次,或更多,于白天和睡前使用。

【孕妇及哺乳期妇女用药】怀孕和哺乳期间不应使用本品。

【儿童用药】儿童使用时应咨询医师。

5. 羟丙甲纤维素滴眼液 Hypromellose Eye Drops

见本章“266. 干眼症(角结膜干燥症)”。

6. 复方门冬维甘滴眼液 Compound Aspartate, Vitamin B_6 and Dipotassium Glycyrrhetate Eye Drops

本品为复方制剂,含门冬氨酸、维生素 B_6、甘草酸二钾、盐酸萘甲唑林、甲硫酸新斯的明、马来酸氯苯那敏。本品所含门冬氨酸、维生素 B_6 在糖、蛋白质、脂肪代谢中起重要作用,可维持角膜与虹膜、睫状体的新陈代谢。甘草酸二钾具有抗炎、抗过敏作用。盐酸萘甲唑林为血管收缩剂,可减轻炎症和充血。马来酸氯苯那敏为抗组胺药,可缓解过敏反应症状。甲硫酸新斯的明为抗胆碱酯酶药,具有拟胆碱作用,可降低眼压,调节视力以及解除眼肌疲劳。

【适应证】用于长时间使用电脑、看电视、看书或过度用眼等引起的眼疲劳,佩戴接触镜引起的眼涩和眼痒,以及长期在空调、干燥空气等情况下出现的眼干等眼不适,有效舒缓眼疲劳,解除眼睛的酸胀、干涩、热痛、红肿等症状。

【用法用量】滴眼,一次 1~2 滴,一日 4~6 次。

【禁忌】对本品过敏者禁用。

【不良反应】偶见一过性刺激症状,不影响治疗。

7. 眼氨肽滴眼液 Ocular Extractives Eye Drops

见本章“272. 近视与假性近视”。

8. 复方尿维氨滴眼液 Compound Allantoin Vitamin B_6-E and Aminoemvlsulfonic Acid Eye Drops

本品为复方制剂,含硫酸软骨素、尿囊素、维生素、氨化乙基硫酸等。

【适应证】用于治疗慢性结膜炎、角膜损伤、结膜充血;预防眼病,缓解因佩戴接触镜引起的不适;眼睛疲劳,眼痒、眼朦胧等症状;还用于眼部调节功能下降、屈光不正的辅助治疗。

【用法用量】局部滴眼,每次 2~3 滴,每日 4~6 次。

【孕妇及哺乳期妇女用药】孕妇及哺乳期妇女慎用。

【儿童用药】不推荐儿童使用。

【禁忌】对本品成分过敏者禁用。

附:用于视力疲劳与视物不清的其他西药

1. 盐酸萘甲唑林滴眼液 Naphazoline Hydrochloride Eye Drops

【适应证】用于过敏性结膜炎,也用于缓解眼疲劳、结膜充血等不适症状。

2. 复方氯化钠滴眼液 Compound Sodium Chloride Eye Drops

【适应证】用于干眼症,眼睛疲劳,戴接触镜引起的不适症状和视物模糊(眼分泌物过多)。

3. 氨碘肽滴眼液 Amiotide Eye Drops

【适应证】用于早期老年性白内障、玻璃体浑浊等眼病的治疗。

4. 复方硫酸软骨素滴眼液(眼用凝胶) Compound Chondroitin Sulfate Eye Drops

【适应证】用于视疲劳、干眼症。

5. 聚乙烯醇滴眼液 Polyvinyl Alcohol Eye Drops

【适应证】可作为一种润滑剂预防或治疗眼部干涩、异物感、眼疲劳等刺激症状或改善眼部的干燥症状。

6. 萘敏维滴眼液 Naphazoline Hydrochloride, Chlorphenamine Maleate and Vitamin B_{12} Eye Drops

【适应证】用于缓解眼睛疲劳、结膜充血,以及眼睛发痒等症状。

7. 复方新斯的明牛磺酸滴眼液 Compound Neostigmine Methylsulfate and Taurine Eye Drops

【适应证】用于缓解儿童及青少年视疲劳症状,如眼痛、眼胀、眼痒、视物模糊、异物感、眼干涩等。

8. 萘非滴眼液 Naphazoline Hydrochloride and Phe-

niramine Maleate Eye Drops

【适应证】主要用于缓解因尘埃、感冒、过敏、揉眼、佩戴角膜接触镜(隐形眼镜)、游泳,以及眼睛疲劳等引起的眼睛充血、瘙痒、灼热感及其他刺激症状。

9. 维生素 B_{12} 滴眼液 Vitamin B_{12} Eye Drops

【适应证】适用于眼疲劳等眼部不适症状。

10. 七叶洋地黄双苷滴眼液 Esculin and Digitalisglycosides Eye Drops

【适应证】用于老年性黄斑变性,以及各种类型的眼疲劳。

二、中药

1. 珍珠明目滴眼液

见本章"259. 结膜炎与红眼病"。

2. 珍视明滴眼液(四味珍层冰硼滴眼液)

见本章"264. 青光眼"。

3. 杞菊地黄丸(口服液、胶囊、片)

见本章"266. 干眼症(角结膜干燥症)"。

4. 增光片(胶囊、咀嚼片)

见本章"275. 弱视"。

5. 明目地黄丸(浓缩丸)

见本章"260. 角膜炎"。

6. 石斛夜光丸(颗粒)

见本章"265. 白内障"。

7. 芪明颗粒

见本章"269. 视网膜炎和视网膜病变"。

8. 六味明目丸

【处方组成】铁粉(制)、小檗皮、葛缕子、诃子、毛诃子、余甘子

【功能主治】清热泻火,平肝明目。用于肝火上炎所致的目赤肿痛、羞明流泪、视物不清。

【用法用量】嚼碎服用。一次 3 丸,一日 2 次。

9. 六锐胶囊

【处方组成】诃子(去核)、红花、巴夏嘎、木香、安息香、人工麝香

【功能主治】清热凉血,明目翳。用于血、胆、痞引起的头痛病,云翳等眼病。临床用于治疗:角膜云翳、白内障、慢性青光眼、玻璃体疾病、眼底病。即角膜云翳,白内障、慢性青光眼的控制、延缓及手术后康复治疗,玻璃体积血、脱落,眼底病(症见视网膜动、静脉阻塞,视网膜毛细血管扩张症,糖尿病性、高血压性视网膜病变,中心性浆液性脉络膜视网膜病变,年龄相关性黄斑变性,黄斑囊样水肿,视网膜脱离,前部缺血性视神经病变、视神经萎缩,脉络膜的萎缩、脱落等)。

【用法用量】口服。一次 4 粒,一日 1 ~ 2 次。

10. 双丹明目胶囊

见本章"266. 干眼症(角结膜干燥症)"。

11. 金珍滴眼液

见本章"259. 结膜炎与红眼病"。

12. 复明片(胶囊、颗粒)

见本章"264. 青光眼"。

13. 养肝还睛丸

【处方组成】党参、杏仁、枸杞子、川牛膝(炒)、防风、菊花、水牛角浓缩粉、青葙子、地熟黄、菟丝子(炒)、白蒺藜(炒)、枳壳(炒)、茯苓、山药、羚羊角、决明子、地黄、天冬、麦冬、五味子(蒸)、川芎、黄连、炙甘草、石斛

【功能主治】平肝息风,养肝明目。用于阴虚肝旺所致的视物模糊,畏光流泪,瞳仁散大。

【用法用量】口服。一次 3 ~ 6g,一日 2 次;或遵医嘱。

14. 益肝活血明目丸

【处方组成】北寒水石、天竺黄、红花、丁香、诃子、毛诃子、余甘子、甘草、金钱白花蛇、木贼、葛缕子、绿绒蒿、岩精膏、铁粉(制)、文石

【功能主治】养肝益气,活血明目。用于肝阴不足,视物不清,视疲劳,青少年视力下降。

【用法用量】口服。一次 2 丸,一日 2 次。

15. 女贞子糖浆

【处方组成】女贞子(酒蒸)

【功能主治】滋补肝肾,强壮腰膝。用于肝肾两亏所致的腰膝酸软,耳鸣目昏,须发早白。

【用法用量】口服。一次 6 ~ 15ml,一日 3 次。

附:用于视力疲劳与视物不清的其他中药

1. 冰珍清目滴眼液

【功能主治】养肝明目。用于青少年假性近视及缓解视疲劳。

2. 铁皮枫斗胶囊(颗粒)

【功能主治】益气养阴,养胃生津。适用于气阴两虚所致的干咳,口燥咽干,两目干涩,视物模糊,五心烦热,午后潮热,大便干结,神疲乏力,腰膝酸软。

3. 益视颗粒

【功能主治】滋肾养肝,健脾益气,调节视力。用于肝肾不足、气血亏虚引起的青少年假性近视及视力疲劳者。

4. 益肝明目口服液

【功能主治】补益肝肾。适用于肝肾不足,症见腰膝酸软,头晕目糊,记忆力减退,体倦乏力。

5. 明目滋肾片

【功能主治】滋补肝肾,明目。用于肝肾阴虚所致的目暗,头晕耳鸣,腰膝酸软。

6. 熊胆酒

【功能主治】疏肝,清热明目,用于肝郁气滞所致的胁痛,胃脘满闷,不思饮食,面黄肌瘦,视物不明。

7. 近视乐眼药水

【功能主治】调节视力。用于治疗青少年假性近视和连续近距离使用视力所引起的眼疲劳。

8. 桑麻口服液

【功能主治】滋养肝肾，祛风明目。用于肝肾不足，头晕眼花，视物不清，迎风流泪。

9. 桑麻丸

【功能主治】滋养肝肾，祛风明目。用于肝肾不足，头晕眼花，视物不清，迎风流泪。

10. 益气聪明丸

【功能主治】益气升阳，聪耳明目。用于耳聋耳鸣，视物昏花。

11. 固本明目颗粒

【功能主治】平肝健脾，化瘀明目。用于脾虚肝旺、瘀血阻络所引起的目赤干涩，白内障、视物模糊。

第十七章　耳鼻喉科病症

281. 耳聋

〔基本概述〕

耳聋是指不同程度的听力障碍，轻者听力减退，重者全然不闻外声。

听觉系统中的传音、感音、听神经或各级听觉中枢的任何结构或功能障碍，都可表现为不同程度的听力减退，人们习惯把轻者称为重听，把重者称为耳聋。

耳聋按病变部位及性质可分为三类。①传导性聋：外耳和中耳有病变，使声音传导过程发生障碍而引起耳聋。常见致聋原因有外耳道耵聍、异物、炎症、先天性耳道闭锁、急慢性化脓性中耳炎、急慢性非化脓性中耳炎、先天性畸形、肿瘤、大疱性鼓膜炎、耳硬化症早期等。②感音神经性聋：耳蜗螺旋器病变不能将音波变为神经兴奋，或神经及其中枢途径发生障碍不能将神经兴奋传入；或大脑皮质中枢病变不能分辨语言，统称感音神经性聋。临床上包括各种急慢性传染病的耳并发病、药物或化学物质中毒、迷路炎、膜迷路积水、颞骨骨折、听神经瘤、颅脑外伤、脑血管意外、脑血管硬化或痉挛等引起的耳聋及老年聋。③混合性聋：传音和感音机构同时发生病变。如长期慢性化脓性中耳炎、耳硬化症晚期、爆震性聋等。

耳聋可以按出生前后划分为先天性聋和后天性聋。常见的有先天性畸形，包括外耳、中耳的畸形，如先天性外耳道闭锁或鼓膜、听骨、蜗窗、前庭窗发育不全等。后天性有外耳道发生阻塞，如耵聍栓塞、骨疣、异物、肿瘤、炎症等，中耳化脓或非化脓性炎症使中耳传音机构障碍，或耳部外伤使听骨链受损，中耳良性、恶性肿瘤或耳硬化症等。

（1）传染病源性聋：各种急性传染病、细菌性或病毒性感染，如流行性乙型脑炎、流行性腮腺炎、化脓性脑膜炎、麻疹、猩红热、流行性感冒、耳带状疱疹、伤寒等均可损伤内耳而引起轻重不同的感音神经性聋。

（2）药物中毒性聋：多见于氨基糖苷类抗生素，如庆大霉素、卡那霉素、多黏菌素、双氢链霉素、新霉素等，其他药物如奎宁、水杨酸、顺氯氨铂等都可导致感音神经性聋。药物中毒性聋为双侧性，多伴有耳鸣，前庭功能可能受损，与机体的易感性有密切关系。中耳长期滴用上述药物，可通过蜗窗膜渗入内耳，应予注意。

（3）老年性聋：多因老年血管硬化、骨质增生，使螺旋器毛细胞和螺旋神经节供血不足，发生退行病变，或中枢神经系统衰退，导致听力减退。

（4）外伤性聋：颅脑外伤、手术操作误伤及颞骨骨折可损伤内耳结构，导致内耳出血，或因强烈震荡引起内耳损伤，均可导致感音神经性聋，可伴有耳鸣、眩晕，轻者可以恢复。

（5）突发性聋：是一种突然发生而原因不明的感音神经性聋。目前多认为常见原因为急性血管阻塞和病毒感染，病变可累及螺旋器，或前庭膜、蜗窗膜破裂；耳聋可在瞬间显现，也可在数小时、数天内迅速达到高峰，多为单侧，亦有双耳患病，伴有耳鸣、眩晕。早期治疗可获得较好效果。

（6）爆震性聋：系由于突然发生的强大压力波和强脉冲噪声引起的听觉器官急性声损伤。损伤程度与压力波强度有关，可表现为鼓膜充血、出血或穿孔，中耳听骨、内耳螺旋器毛细胞的损伤、盖膜移位、基底膜撕裂或窗破裂等。

（7）噪声性聋：是由于长期遭受85dB（A）以上噪声刺激所引起的一种缓慢的、进行性听觉损伤，损伤部位主要是内耳，属于慢性声损伤。损伤程度与噪声强度、暴露次数，以及压力波的峰值、脉宽、频谱、个体差异等因素有关，多为感音神经性聋或混合性聋。主要表现为耳鸣、渐进性听力减退，亦可出现头痛、失眠、易烦躁和记忆力减退等症状。纯音测听检查提示听力曲线下降多呈双侧感音神经性聋，早期为高频听力损失，在4000Hz处出现“V”形凹陷或高频衰减型。

〔治疗原则〕

耳聋是一个较难治愈的耳科疾病。由于耳聋的病因较为复杂，突发性耳聋突然发病或全聋，给患者带来极大的痛苦，甚或对生活失去信心；渐进性感音神经性聋，则因疗效欠佳，给患者工作、学习和生活带来极大不便。所以，对耳聋患者要早发现、早确诊、早治疗。

1. 传导性聋的防治

早期积极治疗是防治传导性聋的重要措施。传音结构重建术（鼓室成形术）对提高传导性聋的听力有一定效果，可保存和恢复听力；对传导性聋较重者，可佩戴助听器，以提高听力。

2. 感音神经性聋的防治

感音神经性聋的疗效目前尚不理想，因此，关键在预防，发病后及早治疗。

(1)积极防治因急性传染病所引起的耳聋,做好传染病的预防、隔离和治疗工作,增强机体(尤其是儿童)的抵抗力。

(2)对耳毒性药物的使用,要严格掌握适应证,如有中毒现象应立即停药,并用维生素和扩张血管的药物。

(3)根据不同的原因和病理变化的不同阶段可采取不同药物综合治疗,如增进神经营养和改善耳蜗微循环的药物、各种血管扩张剂、促进代谢的生物制品等。

3. 突发性聋的治疗

突发性聋病因尚未清楚,多数学者认为与下列病变有关。①血管病变;②病毒感染;③自身免疫性疾病;④膜迷路破裂。耳聋程度不一,多数不会全聋,常伴有耳鸣,多为低音调,有时耳内有堵塞感,有的伴有不同程度的眩晕。

本病虽有自愈倾向,但切不可因此等待观察或放弃治疗,早期及时治疗与预后密切相关。治疗原则是改善内耳微循环加以神经营养为主的综合治疗。

(1)血管扩张剂:病程越短,用药越早,预后越好。发病一周内开始治疗者,80%以上可获得痊愈或部分恢复。可用氢溴酸山莨菪碱、前列腺素 E、氟桂利嗪(西比灵)、倍他司汀(敏使朗)等,也可用中药针剂,如葛根、川芎嗪、复方丹参注射液、当归注射液等滴注。

(2)改善内耳组织的可逆性病理状态:三磷酸腺苷、恩经复、施捷因、辅酶 A 及 B 族维生素等。

(3)皮质激素:有抗渗出和抗透明质酸酶作用。可用地塞米松等。

(4)抗凝纤溶:如巴曲酶、尿激酶、东菱迪芙等。

(5)改善内耳供氧:口服都可喜。

(6)组胺衍生物:口服倍他司汀。

(7)针灸治疗或做体外反搏治疗均有辅助作用。

〔用药精选〕

一、西药

1. 巴曲酶注射液 Batroxobin Injection

【适应证】用于急性缺血性脑血管病、突发性聋、伴有缺血症状的慢性动脉闭塞症,也用于振动病等末梢循环障碍等。

【用法用量】成人首次剂量通常为 10BU,维持量可视患者情况酌情给予,一般为 5BU,隔日 1 次,药液使用前用 100ml 以上的生理盐水稀释,静脉点滴 1 小时以上。对于突发性聋的重症患者,首次使用量应为 20BU,以后维持量可减为 5BU;通常疗程为一周,必要时可增至 3 周;慢性治疗可增至 6 周,但在延长期间内每次用量减至 5BU 隔日点滴。

【不良反应】不良反应多为轻度,主要为注射部位出血、创面出血、头痛、头晕耳鸣,偶有轻度皮下瘀斑、鼻衄、恶心、呕吐、上腹不适、皮疹、发热、血 GOT、GPT、BUN、Cr 升高及尿潜血阳性。罕有引起休克的情况,故应仔细观察病情,发现异常时终止给药,并采取输血等妥当的措施。

【禁忌】下列患者禁用。①有出血患者(出凝血障碍性疾病、血管障碍所致出血倾向,活动性消化道溃疡,疑有颅内出血者等);②新近手术患者;③有出血可能的患者(内脏肿瘤,消化道憩室炎,亚急性细菌性心内膜炎,重症高血压,重症糖尿病者等);④正在使用具有抗凝作用及抑制血小板功能药物(如阿司匹林)者和正在使用抗纤溶性制剂者;⑤用药前血纤维蛋白原浓度低于 100mg/dl 者;⑥重度肝或肾功能障碍及其他如乳头肌断裂、心室中隔穿孔、心源性休克、多脏器功能衰竭症者。⑦对本制剂有过敏史者。

2. 己酮可可碱 Pentoxifylline

本品及其代谢产物能通过降低血液黏度而改善血液流变性,可增加慢性外周动脉血管疾病患者受累微循环的血流,提高其组织供氧量。

【适应证】①脑部血循环障碍如暂时性脑缺血发作、中风后遗症、脑缺血引起的脑功能障碍;②外周血循环障碍性疾病如血栓栓塞性脉管炎、腹部动脉血循环障碍、间歇性跛行或静息痛;③内耳循环障碍如突发性聋、老年性耳鸣及耳聋;④眼部血循环障碍。

【不良反应】①常见:恶心、头晕、头痛、厌食、腹胀、呕吐等。②少见:血压降低、呼吸不规则、水肿、焦虑、抑郁、抽搐、厌食、便秘、口干、口渴、血管性水肿、皮疹、指甲发亮、视力模糊、结膜炎、中央盲点扩大、味觉减退、唾液增多、白细胞减少、肌肉酸痛、体重改变等。③偶见:心绞痛、心律不齐、黄疸、肝炎、肝功能异常、血液纤维蛋白原降低、再生不良性贫血和白血病等。

【禁忌】对本品及其他甲黄嘌呤过敏、急性心肌梗死、严重冠状动脉硬化、严重高血压、脑出血、广泛视网膜出血、严重心律失常患者禁用。

【孕妇及哺乳期妇女用药】妊娠妇女应用应考虑利弊。哺乳期妇女禁用。

【儿童用药】儿童不推荐使用。

【老年用药】老年患者在肝脏代谢减慢,通过肾脏、粪便排泄速率减慢,应酌情减量。

【用法用量】①口服。一次 100～400mg,一日 3 次。缓释制剂一次 400mg,一日 1 次。②静脉滴注:请遵医嘱。

【制剂】①己酮可可碱肠溶片(缓释片、肠溶胶囊、缓释胶囊、注射剂);②己酮可可碱葡萄糖注射液(氯化钠注射液)

3. 注射用葛根素 Puerarin For Injection

【适应证】用于辅助治疗冠心病,心绞痛,心肌梗死,视网膜动、静脉阻塞,突发性聋。

【用法用量】静脉滴注。每次 0.2～0.4g(1～2 瓶),用 5%葡萄糖注射液 500ml 溶解后静脉滴注,每日 1 次,10～20 天为一疗程,可连续使用 2～3 个疗程。超过 65 岁的老年人连续使用总剂量不超过 5g(25 瓶)。

【禁忌】①严重肝、肾功能不全,心力衰竭及其他严重器质性疾病患者禁用。②对本品过敏者禁用。③对本药过敏或过敏体质者禁用。

【不良反应】①个别患者用药开始时有暂时性腹胀、恶心等消化道反应，继续用药自行消失。②极少数患者可出现皮疹、过敏性哮喘、过敏性休克、发热等过敏反应，极少数患者出现溶血反应。一旦出现上述不良反应，应立即停药并对症治疗。③偶见急性血管内溶血：寒战、发热、黄疸、腰痛、尿色加深等。

4. 降纤酶 Defibrase

本品为蛋白水解酶，能溶解血栓，抑制血栓形成，改善微循环。

【适应证】①急性脑梗死，包括脑血栓、脑栓塞，短暂性脑缺血发作（TIA），以及脑梗死再复发的预防。②心肌梗死，不稳定性心绞痛及心肌梗死再复发的预防。③四肢血管病，包括股动脉栓塞，血栓闭塞性脉管炎，雷诺现象。④血液呈高黏状态、高凝状态、血栓前状态。⑤突发性聋。⑥肺栓塞。

【用法用量】临用前，用注射用水或生理盐水适量使之溶解，加入至无菌生理盐水100～250ml中，静脉点滴1小时以上。急性发作期：一次10U，一日1次，连用3～4日。非急性发作期：首次10U，维持量5～10U，一日或隔日1次，二周为一疗程。

【不良反应】个别患者用药后可能出现少量瘀斑、鼻血或牙龈出血，或有一过性GOT或GPT轻度上升，停药后自行消失。

【禁忌】有内源性出血倾向、过敏体质患者慎用。严重肝、肾功能不全患者禁用。①下列患者禁用。a. 具有出血疾病史者；b. 手术后不久者；c. 有出血倾向者；d. 正在使用具有抗凝血作用及抑制血小板功能药物（如阿司匹林）者；e. 正在使用具有抗纤溶作用制剂者；f. 重度肝或肾功能障碍及其他如乳头肌断裂、心室中隔穿孔、心源性休克、多脏器功能衰竭症者；g. 对本制剂有过敏史者。②下列患者慎用：a. 有药物过敏史者；b. 有消化道溃疡病史者；c. 患有脑血栓后遗症者。

【老年用药】70岁以上高龄患者慎用。

5. 长春西汀 Vinpocetine

见第十六章“270. 眼底出血”。

附：用于耳聋的其他西药

氢溴酸山莨菪碱 Anisodamine Hydrobromide

【适应证】用于缓解平滑肌痉挛、眩晕症、微循环障碍及有机磷中毒等，也用于突发性耳聋等。

二、中药

1. 当归龙荟丸

【处方组成】当归（酒炒）、龙胆（酒炙）、芦荟、青黛、栀子、黄连（酒炒）、黄芩（酒炒）、黄柏（盐炒）、大黄（酒炒）、木香、人工麝香

【功能主治】泻火通便。用于肝胆火旺，心烦不宁，头晕目眩，耳鸣耳聋，胁肋疼痛，脘腹胀痛，大便秘结。

【用法用量】口服。一次6g，一日2次。

【使用注意】孕妇禁用。

2. 龙胆泻肝丸（水丸、颗粒、大蜜丸、口服液）

【处方组成】龙胆、柴胡、黄芩、栀子（炒）、泽泻、木通、盐车前子、酒当归、地黄、炙甘草

【功能主治】清肝胆，利湿热。用于肝胆湿热，头晕目眩，耳鸣耳聋，耳肿疼痛，胁痛口苦，尿赤涩痛，湿热带下。

【用法用量】丸剂，口服，大蜜丸一次1～2丸，一日2次；水丸一次3～6g，一日2次。

3. 耳聋丸（片、胶囊）

【处方组成】龙胆、黄芩、地黄、泽泻、木通、栀子、当归、九节菖蒲、甘草、羚羊角

【功能主治】清肝泻火，利湿通窍。用于肝胆湿热所致的头晕头痛，耳聋耳鸣，耳内流脓。

【用法用量】丸剂，口服，小蜜丸一次7g，大蜜丸一次1丸，一日2次。

4. 通窍耳聋丸

【处方组成】柴胡、龙胆、芦荟、熟大黄、黄芩、青黛、栀子（姜炙）、天南星（矾炙）、陈皮、当归、木香、青皮（醋炙）

【功能主治】清肝泻火，通窍润便。用于肝经热盛所致的头目眩晕，耳鸣耳聋，听力下降，耳底肿痛，目赤口苦，胸膈满闷，大便燥结。

【用法用量】口服。一次6g，一日2次。

5. 耳聋左慈丸

【处方组成】磁石（煅）、熟地黄、山药、山茱萸（制）、茯苓、牡丹皮、竹叶柴胡、泽泻

【功能主治】滋肾平肝。用于肝肾阴虚，耳鸣耳聋，头晕目眩。

【用法用量】口服。水蜜丸一次6g，大蜜丸一次1丸，一日2次。

6. 补肾益脑片（丸、胶囊）

【处方组成】红参、鹿茸（去毛）、酸枣仁（炒）、熟地黄、茯苓、玄参、远志（蜜炙）、麦冬、五味子、当归、川芎、牛膝、山药（炒）、补骨脂（盐制）、枸杞子、朱砂

【功能主治】补肾生精，益气养血。用于气血两虚，肾虚精亏所致的心悸，气短，失眠，健忘，遗精，盗汗，腰腿酸软，耳鸣耳聋。

【用法用量】片剂，口服，一次4～6片，一日2次。

7. 愈风宁心片（胶囊、软胶囊、颗粒、丸、滴丸、口服液）

【处方组成】葛根

【功能主治】解痉止痛，增强脑及冠脉血流量。用于高血压头晕，头痛，颈项疼痛，冠心病，心绞痛，神经性头痛，早期突发性聋等病症。

【用法用量】片剂，口服。一次5片，一日3次。胶囊，口

服,一次4粒,一日3次。颗粒剂,开水冲服,一次5g,一日3次。口服液一次10ml,一日3次。

【使用注意】月经期及有出血倾向者禁用。

8. 滴耳油

【处方组成】核桃油、黄柏、五倍子、薄荷油、冰片

【功能主治】清热解毒,燥湿消肿。用于肝经湿热蕴结所致的耳鸣耳聋,听力下降,耳内生疮,肿痛刺痒,破流脓水,久不收敛。

【用法用量】滴耳用,先搽净脓水,一次2~3滴,一日3~5次。

9. 泻青丸

【处方组成】龙胆、大黄(酒炒)、防风、羌活、栀子、川芎、当归、青黛

【功能主治】清肝泻火。用于耳鸣耳聋,口苦头晕,两胁疼痛,小便赤涩。

【用法用量】口服。一次1丸,一日2次。

【使用注意】孕妇禁用。

10. 益气聪明丸

【处方组成】黄芪、党参、葛根、升麻、蔓荆子、白芍、黄柏(炒)、甘草(炙)

【功能主治】益气升阳,聪耳明目。用于耳聋耳鸣,视物昏花。

【用法用量】口服。一次9g,一日1次。

附:用于耳聋的其他中药

1. 杞菊地黄丸(口服液、胶囊、片)

见第十六章“266. 干眼症(角结膜干燥症)”。

2. 舒筋通络颗粒

【功能主治】补肝益肾,活血舒筋。用于颈椎病属于肝肾阴虚、气滞血瘀证,症见头晕、头痛、胀痛或刺痛,耳聋、耳鸣,颈项僵直,颈、肩、背疼痛,肢体麻木,倦怠乏力,腰膝酸软,口唇色暗,舌质暗红或有瘀斑。

282. 耳鸣

〔基本概述〕

耳鸣是指人们在没有任何外界刺激条件下所产生的异常声音感觉,常常是耳聋的先兆,因听觉功能紊乱而引起。由耳部病变引起的常与耳聋或眩晕同时存在。由其他因素引起的,则可不伴有耳聋或眩晕。

耳鸣是指外界无声响,耳内却有声,它是听觉紊乱的一种表现。耳鸣多属噪声,有间歇性或持续性,有单一频率、窄频带噪声或白噪声等多种表现。耳内出现歌曲或说话声,乃是幻听,不属耳鸣范畴。耳鸣不是一个独立的疾病,而是许多疾病伴随的一种症状,可由大多数耳病和许多全身性疾病所引起。一般患者主观感觉耳内或头内有声音鸣响,但其环境中并无相应的声源。另外一部分耳鸣客观上确有声源传至耳内,除患者主观察觉外,他人亦能听到。前者称主观性耳鸣,后者称客观性耳鸣。

耳鸣的病因较复杂,一般可分为两类。①耳源性疾病(与耳部疾病相关),常伴有听力下降,如耳毒性药物中毒、病毒感染、内耳供血不足等。②非耳源性疾病,除有耳鸣外,常伴有相应疾病的其他症状,如心血管疾病、高血压病、糖尿病、脑外伤等。按耳鸣的音调不同,常将其分低音调耳鸣和高音调耳鸣两种。低音调耳鸣为轰轰声、呜呜声,多为传导系统病变所致,如耵聍栓塞、耳道异物堵塞、急慢性卡他性中耳炎、急慢性化脓性中耳炎等;高音调耳鸣为蝉鸣声、汽笛声、开水沸腾声,多为感音系统病变所引起,如梅尼埃病、药物中毒性耳聋、噪声外伤、感染性耳聋、老年性聋等。

常见原因如下。①噪声:爆震声和长时间的噪声接触,均能导致听力下降和耳鸣;②精神紧张和疲劳:长期处于精神高度紧张及身体疲劳易使耳鸣加重;③特殊药物:有些药物会导致耳鸣的发生和症状加剧;④不良习惯:咖啡因和酒精可使耳鸣症状加重,吸烟可使血氧浓度下降,内耳毛细胞对血氧浓度极其敏感,缺氧会对毛细胞造成损害,因此,要注意改变不良习惯。

某些耳鸣与听觉系统无关,而与情绪(下丘脑)、记忆(大脑额叶)及自主神经反应有关。有些人当月经期、疲劳、饮酒时出现耳鸣,绝经期和神经官能症者也可出现耳鸣;全身各器官系统性疾病,如高血压、低血压、白血病、贫血、肾病、动脉硬化等也可出现耳鸣。中医学认为,耳鸣实少虚多,且以肾虚最为多见,引起耳鸣的原因有风热侵袭、肝火上扰、脾胃虚弱、肾精亏虚、气血瘀阻等方面。

〔治疗原则〕

耳鸣早期诊治有助于病情好转和康复,如氨基糖苷类抗生素的耳毒性常先出现耳鸣,继而听力减退,故当耳鸣发生时应立即停药;贫血、高血压的患者出现耳鸣或耳鸣加重,表明病情恶化,应引起警惕;长期在噪音环境下工作出现耳鸣,则应考虑调换工作。有些耳鸣早期明确病因,如耵聍栓塞、分泌性中耳炎等,可采取相应的治疗措施。

耳鸣的治疗方法主要有药物治疗、掩蔽治疗和精神治疗等。如掩蔽疗法中,用水滴声来治疗耳鸣,就是一种简便、安全的生理性疗法,一种集掩蔽疗法与心理疗法于一体的治疗方法;用外界噪声掩蔽耳鸣称为耳鸣掩蔽疗法,常用的外界噪声发生装置有耳鸣掩蔽器和助听器、随身听、家用录放机等,噪声分为白噪声和窄带噪声,后者的掩蔽效果最好。但由于许多人的耳鸣音调难以匹配,所以,耳鸣掩蔽器产生的噪声多为白噪声。不全掩蔽是指用低强度噪声不完全掩蔽耳鸣,噪声强度以刚刚听到为准,不要太大。目的是让患者逐渐习惯和适应与耳鸣相似的外界噪声,并避免噪声加重或造成新的损害。精神或情绪紧张可以导致耳鸣,耳鸣也可以

加重情绪紧张。耳鸣患者常常伴有紧张、焦虑或抑郁等情绪。耳鸣习惯疗法强调放松训练,目的是让患者得到身心松弛,因此,又称松弛疗法。方法是:闭目静坐或平卧,用意念控制神经和肌肉的紧张性,先从头皮、额部、面部肌肉开始放松,逐渐将上下肢、胸部乃至全身的肌肉放松。

对于耳鸣患者,首先要查明究竟属于哪种原因引起,然后根据具体情况处理。

(1)过度疲劳、睡眠不足、情绪过于紧张也可导致耳鸣的发生。对过度疲劳及睡眠不足者应注意休息,保证足够睡眠;情绪紧张、焦虑者要使思想放松,必要时可服用一些镇静药,如地西泮、异丙嗪。六味地黄丸等中药制剂对耳鸣也有一定的作用。

(2)耳部疾病引起的耳鸣要积极治疗耳部原发疾病。

(3)有全身病者要同时进行治疗,如高血压患者要降低血压,糖尿病患者要控制血糖,贫血患者要纠正贫血,营养不良或偏食者要注意补充营养成分等。

(4)如果是因为用耳毒性药物如"庆大霉素"、"链霉素"或"卡那霉素"等而出现耳鸣,则应及时停药和采取有力的医疗措施,以期消除耳鸣,恢复听力。

(5)对于神经性耳聋,常采用扩血管药物等治疗,增加局部缺血组织的血流量,减轻血管内膜水肿及改善内淋巴循环,以维持组织细胞的正常功能。

〔用药精选〕

一、西药

1. 长春西汀 Vinpocetine

见第十六章"270. 眼底出血"。

2. 盐酸曲美他嗪 Trimetazidine Hydrochloride

【适应证】用于心绞痛发作的预防性治疗,也用于眩晕和耳鸣的辅助性对症治疗。

【用法用量】每 24 小时 60mg(3 片);每日 3 次,每次 1 片,三餐时服用。

【禁忌】对药品任一组分过敏者禁用。哺乳期通常不推荐使用(参见孕妇及哺乳期妇女用药)。

【不良反应】罕见胃肠道不适(恶心、呕吐)。

【制剂】盐酸曲美他嗪片(胶囊、缓释片)

3. 倍他司汀 Betahistine

本品对心血管、脑血管,特别是对椎底动脉系统有明显的扩张作用,显著增加心、脑及周围循环血流量,改善血循环,并降低全身血压。此外,能增加耳蜗和前底血流量,从而消除内耳性眩晕、耳鸣和耳闭感。

【适应证】主要用于梅尼埃病,亦可用于动脉硬化,缺血性脑血管疾病及高血压所致的体位性眩晕、耳鸣。

【用法用量】每日 1 次,一次 20mg(1 支),用时,以 2ml 5% 葡萄糖注射液或 500ml 生理氯化钠注射液中缓慢静脉滴注。

【不良反应】偶有口干、心悸、皮肤瘙痒等,停药后可自行消失。

【禁忌】对本药过敏,活动期胃溃疡和嗜铬细胞瘤患者禁用。

【孕妇及哺乳期妇女用药】孕妇禁用。

【制剂】盐酸倍他司汀片,盐酸倍他司汀口服液,注射用盐酸倍他司汀,盐酸倍他司汀注射液,盐酸倍他司汀氯化钠注射液,甲磺酸倍他司汀片

附:用于耳鸣的其他西药

1. 天麻蜜环菌片(粉) Armillaria Mellea Preparation

【适应证】本品可恢复大脑皮质兴奋与抑制过程间的平衡失调,具有镇静、助眠和镇痛等中枢抑制作用。本品还有增加脑血流量及缓解脑血管痉挛作用。用于各种眩晕、神经衰弱、失眠、耳鸣、肢体麻木等。

2. 长春胺缓释胶囊 Vincamine Sustained Release Capsules

【适应证】本品能够提高神经元对葡萄糖和循环氧的利用能力,扩张脑血管和毛细血管,改善脑血流量。①用于治疗衰老期心理行为障碍(如警觉性和记忆力丧失、头晕、耳鸣、时间与空间定向力障碍、失眠)。②用于急性脑血管病及脑外伤后综合征的治疗。③用于治疗缺血性视网膜病变。④用于治疗耳蜗前庭疾病。

3. 盐酸氟桂利嗪片 Flunarizine Hydrochloride Tablets

【适应证】①用于脑血供不足,椎动脉缺血,脑血栓形成后等;②用于耳鸣,头晕患者;③用于偏头痛预防;④用于癫痫辅助治疗。

4. 注射用己酮可可碱 Pentoxifylline for Injection

见本章"281. 耳聋"。

5. 桂利嗪片 Cinnarizine Tablets

【适应证】用于脑血栓形成、脑栓塞、脑动脉硬化、脑出血恢复期、蛛网膜下腔出血恢复期、脑外伤后遗症、内耳眩晕症、冠状动脉硬化及由于末梢循环不良引起的疾病等治疗。近年来有关文献报道,本品可用于慢性荨麻疹、老年性皮肤瘙痒等过敏性皮肤病。

6. 烟酸 Nicotinic Acid

【适应证】也可用于内耳眩晕症等。

二、中药

1. 当归龙荟丸

见本章"281. 耳聋"。

2. 龙胆泻肝丸(水丸、颗粒、大蜜丸、口服液)

见本章"281. 耳聋"。

3. 二至丸

【处方组成】女贞子(蒸)、墨旱莲

【功能主治】补益肝肾,滋阴止血。用于肝肾阴虚,眩晕

耳鸣,咽干鼻燥,腰膝酸痛,月经量多。

【用法用量】口服。一次9g,一日2次。

4. 耳聋丸(片、胶囊)

见本章“281. 耳聋”。

5. 通窍耳聋丸

见本章“281. 耳聋”。

6. 耳聋左慈丸

见本章“281. 耳聋”。

7. 复方羚角降压片

【处方组成】羚羊角、夏枯草、黄芩、槲寄生

【功能主治】平肝泄热。用于肝火上炎、肝阳上亢所致的头晕、头胀、头痛、耳鸣;高血压见上述证候者。

【用法用量】口服。一次4片,一日2~3次。

8. 健脑补肾丸

【处方组成】红参、鹿茸、狗鞭、肉桂、金樱子、杜仲(炭)、当归、远志(制)、酸枣仁(炒)、龙骨(煅)、牡蛎(煅)、金牛草、牛蒡子(炒)、川牛膝、金银花、连翘、蝉蜕、山药、砂仁、茯苓、白术(麸炒)、桂枝、甘草、白芍(酒炒)、豆蔻

【功能主治】健脑补肾,益气健脾,安神定志。用于脾肾两虚所致的健忘,失眠,头晕目眩,耳鸣,心悸,腰膝酸软,遗精;神经衰弱和性功能障碍见上述证候者。

【用法用量】口服。淡盐水或温开水送服,一次15丸,一日2次。

9. 深海龙胶囊

【处方组成】大枣、当归、茯苓、附片、干姜、炙甘草、枸杞子、海龙、海马、黄芪、鹿茸、麦冬、牡丹皮、牛膝、人参、肉苁蓉、砂仁、山药、蛇床子、熟地黄、水蛭、桃仁、天冬、五味子、羊鞭(砂烫)、淫羊藿

【功能主治】温补肾阳,益髓填精。用于肾阳虚所致的腰膝酸软,畏寒肢冷,神疲乏力,头晕,耳鸣,心悸,失眠,小便频数及性功能减退。

【用法用量】口服。一次2~3粒,一日2~3次;饭后用温开水送服。

【使用注意】孕妇禁用。

10. 大补阴丸

【处方组成】熟地黄、盐知母、盐黄柏、醋龟甲、猪脊髓

【功能主治】滋阴降火。用于阴虚火旺,潮热盗汗,咳嗽咯血,耳鸣遗精。

【用法用量】口服。水蜜丸一次6g,一日2~3次;大蜜丸一次1丸,一日2次。

11. 归芍地黄丸

【处方组成】当归、白芍(酒炒)、熟地黄、山茱萸(制)、牡丹皮、山药、茯苓、泽泻

【功能主治】滋肝肾,补阴血,清虚热。用于肝肾两亏,阴虚血少,头晕目眩,耳鸣咽干,午后潮热,腰腿酸痛,足跟疼痛。

【用法用量】口服。水蜜丸一次6g,小蜜丸一次9g,大蜜丸一次1丸,一日2~3次。

12. 七宝美髯丸(颗粒、胶囊、口服液)

【处方组成】制何首乌、当归、补骨脂(黑芝麻炒)、枸杞子(酒蒸)、菟丝子(炒)、茯苓、牛膝(酒蒸)

【功能主治】滋补肝肾。用于肝肾不足所致的须发早白,遗精早泄,头眩耳鸣,腰酸背痛。

【用法用量】丸剂,淡盐汤或温开水送服,一次1丸,一日2次。

13. 知柏地黄丸(浓缩丸、口服液)

【处方组成】知母、黄柏、熟地黄、山茱萸、牡丹皮、山药、茯苓、泽泻

【功能主治】滋阴降火。用于阴虚火旺,潮热盗汗,口干咽痛,耳鸣遗精,小便短赤。

【用法用量】丸剂,口服。水蜜丸一次6g,小蜜丸一次9g,大蜜丸一次1丸,一日2次;浓缩丸一次8丸,一日3次。

14. 首乌丸

【处方组成】制何首乌、地黄、牛膝(酒炙)、桑葚、女贞子(酒制)、墨旱莲、桑叶(制)、黑芝麻、菟丝子(酒蒸)、金樱子、补骨脂(盐炒)、豨莶草(制)、金银花(制)

【功能主治】补肝肾,强筋骨,乌须发。用于肝肾两虚,头晕目花,耳鸣,腰酸肢麻,须发早白;亦用于高脂血症。

【用法用量】口服。一次6g,一日2次。

15. 健延龄胶囊

【处方组成】熟地黄、制何首乌、黄精、黑豆、黑芝麻、侧柏叶、黄芪、山药、茯苓、芡实、西洋参、天冬、麦冬、琥珀、龙骨

【功能主治】补肾填精,益气养血。用于肾虚精亏、气血不足所致的神疲乏力,食欲减退,健忘失眠,头晕耳鸣。

【用法用量】口服。一次4粒,一日2次,疗程8周。或遵医嘱。

16. 生血宝颗粒

【处方组成】制何首乌、女贞子、桑葚、墨旱莲、白芍、黄芪、狗脊

【功能主治】滋补肝肾,益气生血。用于肝肾不足、气血两虚所致的神疲乏力,腰膝酸软,头晕耳鸣,心悸,气短,失眠,咽干,纳差食少;放、化疗所致的白细胞减少,缺铁性贫血见上述证候者。

【用法用量】开水冲服。一次8g,一日2~3次。

17. 还少胶囊

【处方组成】熟地黄、山茱萸、山药(炒)、枸杞子、杜仲(盐制)、巴戟天(炒)、肉苁蓉、远志(甘草炙)、石菖蒲、五味子、小茴香(盐制)、楮实子、牛膝、茯苓、大枣(去核)

【功能主治】温肾补脾,养血益精。用于脾肾两虚、精血亏耗所致的腰膝酸痛,阳痿,遗精,耳鸣,目眩,肌体瘦弱,食欲减退,牙根酸痛。

【用法用量】口服。一次5粒,一日2~3次。

18. 补肾益脑片(丸、胶囊)

见本章“281. 耳聋”。

19. 滋肾宁神丸

【处方组成】熟地黄、制何首乌、金樱子、黄精(制)、菟丝子(制)、女贞子、五味子、山药、茯苓、牛大力、五指毛桃、珍珠母、丹参、白芍(炒)、酸枣仁(炒)、首乌藤

【功能主治】滋补肝肾，宁心安神。用于肝肾阴亏所致的头晕耳鸣，失眠多梦，怔忡健忘，腰酸遗精；神经衰弱见上述证候者。

【用法用量】口服。一次10g，一日2次。

20. 六味地黄丸(浓缩丸、胶囊、软胶囊、颗粒、口服液、片、咀嚼片、膏)

见第十六章“279. 老花眼”。

21. 杞菊地黄丸(口服液、胶囊、片)

见第十六章“266. 干眼症(角结膜干燥症)”。

22. 补肾益寿片

【处方组成】红参、制何首乌、枸杞子、淫羊藿、黄精、灵芝、珍珠、丹参、甘草

【功能主治】补肾益气，能调节老年人免疫功能趋于正常。用于失眠，耳鸣，腰酸，健忘，倦怠，胸闷气短，夜尿频数。

【用法用量】口服。一次1~2片，一日3次。

23. 麦味地黄丸(口服液、片)

【处方组成】麦冬、五味子、熟地黄、酒山茱萸、牡丹皮、山药、茯苓、泽泻

【功能主治】滋肾养肺。用于肺肾阴亏，潮热盗汗，咽干咳血，眩晕耳鸣，腰膝酸软，消渴。

【用法用量】口服。水蜜丸一次6g，小蜜丸一次9g，大蜜丸一次1丸，一日2次。浓缩丸一次8丸，一日3次。

24. 精乌胶囊(颗粒)

【处方组成】制何首乌、黄精(制)、女贞子(酒蒸)、墨旱莲

【功能主治】补肝肾，益精血。用于肝肾亏虚所致的失眠多梦，耳鸣健忘，须发早白。

【用法用量】胶囊，口服。一次6粒，一日3次。2周为一疗程。

25. 益气聪明丸

见本章“281. 耳聋”。

附:用于耳鸣的其他中药

1. 清宫长春胶囊

【功能主治】补肾益精，强筋壮骨。用于神衰体弱，精力不足，健忘易倦，头晕耳鸣，腰痛膝酸。

2. 京制牛黄解毒片

【功能主治】清热解毒，散风止痛。用于肺胃蕴热、风火上攻所致的头目眩晕，口鼻生疮，风火牙痛，暴发火眼，咽喉疼痛，痄腮红肿，耳鸣肿痛，大便秘结，皮肤瘙痒。

3. 宁心补肾丸

【功能主治】宁心补肾。用于肾虚耳鸣，头晕眼花，惊悸不宁，盗汗体倦，腰膝酸软。

4. 止眩安神颗粒

【功能主治】补肝肾，益气血，安心神。用于肝肾不足、气血亏损所致的眩晕，耳鸣，失眠，心悸。

5. 清宁丸

【功能主治】热泻火，消肿通便。用于火毒内蕴所致的咽喉肿痛，口舌生疮，头晕耳鸣，目赤牙痛，腹中胀满，大便秘结。

6. 上清丸(片)

【功能主治】清热散风，解毒通便。用于风热火盛所致的头晕耳鸣，目赤，口舌生疮，牙龈肿痛，大便秘结。

7. 莫家清宁丸

【功能主治】清热，泻火，通便。用于胃肠实热积滞所致的大便秘结，脘腹胀满，头昏耳鸣，口燥舌干，咽喉不利，目赤牙痛，小便赤黄。

8. 金樱首乌汁

见第十六章“279. 老花眼”。

9. 珍芝安神胶囊

【功能主治】滋阴清热，养心安神。适用于阴虚火旺所致的不寐心悸，头晕耳鸣，五心烦热。

10. 黄连上清片(丸、胶囊、颗粒)

【功能主治】散风清热，泻火止痛。用于风热上攻、肺胃热盛所致的头晕目眩，暴发火眼，牙齿疼痛，口舌生疮，咽喉肿痛，耳痛耳鸣，大便秘结，小便短赤。

11. 加减地黄丸

【功能主治】滋补肝肾。用于肝肾不足，头晕耳鸣，潮热。

12. 安神补心胶囊(片、丸、颗粒)

【功能主治】养心安神。用于心血不足、虚火内扰所致的心悸失眠，头晕耳鸣。

13. 女贞子糖浆

见第十六章“280. 视力疲劳与视物不清”。

14. 益虚宁片

【功能主治】养阴益气，补血安神。用于失眠少寝，头发脱落，耳鸣头晕，腰痛腿软。

15. 滴耳油

见本章“281. 耳聋”。

16. 牛黄上清胶囊(软胶囊、片、丸)

【功能主治】清热泻火，散风止痛。用于热毒内盛、风火上攻所致的头痛眩晕，目赤耳鸣，咽喉肿痛，口舌生疮，牙龈肿痛，大便燥结。

17. 巴戟天寡糖胶囊

【功能主治】舒郁安神，补肾益智。用于抑郁症(肾虚型)，症见抑郁情绪，心绪低落，提心吊胆，入睡难眠，失眠多梦，焦虑多疑，疲倦乏力，性欲减退，耳鸣健忘等。

18. 二十味肉豆蔻丸

【功能主治】镇静，安神。用于“宁龙”病引起的神志紊乱，烦躁，精神恍惚，失眠，头晕，健忘，耳鸣，颤抖，惊悸。

19. 槟榔七味丸

【功能主治】祛寒补肾。用于肾寒肾虚，腰腿疼痛，小腹胀满，头昏眼花，耳鸣。

20. 健脑安神胶囊

【功能主治】滋补强壮，镇静安神。用于神经衰弱，头痛，头晕，健忘失眠，耳鸣等。

21. 培元通脑胶囊

【功能主治】益肾填精，息风通络。用于缺血性中风中经络恢复期肾元亏虚、瘀血阻络证，症见半身不遂，口舌歪斜，语言不清，偏身麻木，眩晕耳鸣，腰膝酸软，脉沉细。

22. 逐瘀通脉胶囊

【功能主治】破血逐瘀，通经活络。主治血瘀型眩晕证，症见眩晕，头痛耳鸣，舌质暗红，脉沉涩。

23. 平眩胶囊

【功能主治】滋补肝肾，平肝潜阳。用于肝肾不足、肝阳上扰所致的眩晕，头昏，心悸耳鸣，失眠多梦，腰膝酸软。

24. 安康片(胶囊)

【功能主治】安和五脏，健脑安神。用于头目眩晕，耳鸣，四肢乏力、疲软，食欲不振，睡眠不深，多梦。

25. 九味益脑颗粒

【功能主治】活血化瘀，补肾益智。适用于老年期血管性痴呆轻度之髓海不足兼痰瘀阻络证。症见近事善忘，呆钝少言，头昏耳鸣，肢体麻木不遂等。

26. 苁蓉总苷胶囊

【功能主治】补肾益髓，健脑益智。用于髓海不足证的轻中度血管性痴呆。症见脑血管病后出现的认知功能损伤表现的智力减退，思维迟钝，健忘，注意力不集中，语言能力和判断力降低，个性改变，日常生活能力的减退，表情呆板，善惊易恐，倦怠思卧，腰膝酸软，脑转耳鸣等。

27. 复方苁蓉益智胶囊

【功能主治】益智养肝，活血化浊，健脑增智。用于轻、中度血管性痴呆肝肾亏虚兼痰瘀阻络证。症见智力减退，思维迟钝，神情呆滞，健忘，或喜怒不定，腰膝酸软，头晕耳鸣，失眠多梦等。

28. 舒筋通络颗粒

【功能主治】补肝益肾，活血舒筋。用于颈椎病属于肝肾阴虚、气滞血瘀证，症见头晕、头痛、胀痛或刺痛，耳聋、耳鸣，颈项僵直，颈、肩、背疼痛，肢体麻木，倦怠乏力，腰膝酸软，口唇色暗，舌质暗红或有瘀斑。

29. 五根油丸

【功能主治】补肾健脾，宁心安神。用于脾肾两虚所致的虚痨，四肢无力，腰酸腿疼，头晕耳鸣，失眠多梦。

30. 苁蓉益肾颗粒

【功能主治】补肾填精。用于肾气不足，腰膝酸软，记忆力减退，头晕耳鸣，四肢无力。

31. 神康宁丸

【功能主治】滋阴养血。用于阴虚火旺所致的心悸失眠，眩晕耳鸣。

32. 桑葚颗粒

【功能主治】滋阴益肾，补血润燥。用于阴亏血燥引起的腰膝酸软，眩晕失眠，目昏耳鸣，肠燥便秘，口干舌燥，须发早白。

33. 泻青丸

见本章“281. 耳聋”。

34. 五味子丸

【功能主治】滋阴补气，填精益髓。用于肾气不足，腰膝疼痛，记忆力衰退，头晕耳鸣，四肢无力。

35. 丹杞颗粒

【功能主治】补肾壮骨。用于骨质疏松症属肝肾阴虚证，症见腰脊疼痛或全身骨痛，腰膝酸软，或下肢痿软，眩晕耳鸣，舌质或偏红或淡等。

283. 外耳道炎

〔基本概述〕

外耳道炎是指外耳道的急慢性炎症，以外耳道灼热、疼痛、耳闷感，重者伴全身发热、不适感，耳周淋巴结肿大等为主要特征。

外耳道炎是由细菌感染所致的外耳道皮肤的弥漫性炎症，任何年龄均可发病。常见致病菌为金黄色葡萄球菌链球菌、铜绿假单胞菌和变形杆菌等。

本病属中医学耳疮等范畴，多因风热侵袭或热毒旺盛所致，治宜疏风清热，解毒消肿。

(一)急性外耳道炎

急性外耳道炎是微生物进入外耳道皮肤或皮下组织引起的急性感染。

临床表现为急性起病，可有挖耳、游泳进水等病史。耳内疼痛剧烈，坐卧不安，咀嚼或说话时加重。但早期多为耳内轻痛，逐渐加重。一般无听力下降。耳屏压痛、耳廓牵拉痛。耳道皮肤充血，肿胀，潮湿，有脓。脓液早期稀薄，晚期变稠。一般鼓膜完整。重者耳廓周围水肿，耳周淋巴结肿胀、压痛。

(二)慢性外耳道炎

慢性外耳道炎是外耳道皮肤或皮下组织的慢性感染。患者或有全身慢性疾病，抵抗力差，或局部病因长期未予去除。外耳道急性炎症会迁延为慢性。

临床表现为耳内瘙痒不适，不时有少量分泌物流出。一般无外耳道奇痒，无大量水样分泌物，无听力下降；皮肤无丘疹或水疱。游泳、洗澡进水，或挖耳损伤外耳道可转为急性外耳道炎。此外，外耳道皮肤增厚，痂皮附着。耳道内可有稠厚的分泌物，或外耳道潮湿，有白色豆渣样分泌物堆积在外耳道深部。

(三)外耳道耵聍栓塞

外耳道内耵聍聚积过多,形成较硬的团块,阻塞于外耳道内,称耵聍栓塞。

外耳道内棕黑色团块,触之很硬,不完全堵塞者多无症状,完全堵塞者可有耳闷堵感、听力下降、搏动性耳鸣,下颌关节活动时出现耳痛,进水膨胀后耳内胀痛,伴发感染时则疼痛剧烈,听力学检查为轻度传导性耳聋。

〔治疗原则〕

1. 急性外耳道炎的治疗

(1)氧氟沙星滴耳剂每次4~6滴,一日1~2次。儿童、孕妇及哺乳期妇女禁用。

(2)抗菌药物治疗首选青霉素或半合成青霉素类药物。可选用青霉素G,也可肌内注射普鲁卡因青霉素或口服青霉素V,或口服阿莫西林。

青霉素过敏患者可口服红霉素、阿奇霉素等大环内酯类。其他可选药物有口服第一代或第二代头孢菌素、氟喹诺酮类,如头孢氨苄、头孢呋辛酯、左氧氟沙星等。

2. 慢性外耳道炎的治疗

(1)清洁外耳道,保证局部清洁、干燥和引流通畅,保持外耳道酸性环境。

(2)改掉不良的挖耳习惯。

(3)避免在脏水中游泳。

(4)游泳、洗头、洗澡时不要让水进入外耳道内,如有水进入外耳道内,可用棉棒放在外耳道口将水吸出,或患耳向下让水流出后擦干。

(5)可使用抗菌药物治疗,同急性外耳道炎。

3. 外耳道耵聍栓塞的治疗

耵聍取出:较小的耵聍可用耳镊或耵聍钩取出。

对于一次不易取出的耵聍,可用外耳道冲洗法:碳酸氢钠滴耳剂每2~4小时滴1次,3天后用37℃温水将耵聍冲出;或用吸引法:碳酸氢钠滴耳剂,每2~4小时滴耳1次,3天后用吸引器吸出。如继发感染,可使用抗菌药物治疗,同急性外耳道炎。

【附】外耳道疖:外耳道疖肿又称局限性外耳道炎,是外耳道皮肤的毛囊感染形成的疖肿。抗菌药物应用参照急性外耳道炎的用药。疖肿表面出现脓头时,可以切开引流,排除脓液,并用无菌小棉卷或纱条轻填耳道直到愈合,以防止肉芽增生堵塞耳道。

〔用药精选〕

一、西药

1. 盐酸左氧氟沙星滴耳液 Levofloxacin Hydrochloride Ear Drops

【适应证】用于治疗敏感菌引起的外耳道炎,中耳炎。

【用法用量】滴耳。成人一次6~10滴,一日2~3次。滴耳后进行约10分钟耳浴,根据症状适当增减滴耳次数。

【不良反应】偶有中耳痛及瘙痒感。

【禁忌】对本品及氟喹诺酮类药过敏的患者禁用。

【儿童用药】一般不用于婴幼儿。

【孕妇及哺乳期妇女用药】孕妇不宜应用,如确有应用指征,且利大于弊时方可慎用。哺乳期妇女使用时应停止授乳。

2. 氧氟沙星滴耳液 Ofloxacin Ear Drops

【适应证】用于敏感菌引起的中耳炎、外耳道炎、鼓膜炎。

【禁忌】①对本品所含成分过敏者禁用。②对氟喹诺酮类药过敏的患者禁用。

【不良反应】偶有中耳痛及瘙痒感。

【用法用量】滴耳。成人一次6~10滴,儿童酌减,一日2~3次。滴耳后进行约10分钟耳浴。根据症状适当增减滴耳次数。

3. 硼酸冰片滴耳液 Boric Acid Ear Drops

本品为复方制剂,其组分为硼酸和冰片,对细菌和真菌有抑制作用。

【适应证】耳内消炎止痛药。用于耳底、耳塞、耳内流黄水等症。

【用法用量】滴耳。一次2~3滴,一日2~3次。

4. 环丙沙星滴耳液 Ciprofloxacin Ear Drops

【适应证】用于敏感菌所致的中耳炎、外耳道炎、鼓膜炎、乳突腔术后感染等。

【禁忌】对本品或其他喹诺酮类药物有过敏史者禁用。

【不良反应】偶有中耳痛及瘙痒感。

【用法用量】滴耳。成人一次6~10滴,儿童酌减,一日2~3次。滴耳后进行约10分钟耳浴。根据症状适当增减滴耳次数。

5. 氯霉素滴耳液 Chloramphenicol Ear Drops

【适应证】用于治疗敏感细菌感染引起的外耳炎、急慢性中耳炎。

【用法用量】滴于耳道内,一次2~3滴,一日3次。

【不良反应】偶见过敏反应。

【禁忌】对本品过敏者禁用。

【孕妇及哺乳期妇女用药】孕妇及哺乳期妇女宜慎用。

【儿童用药】新生儿和早产儿禁用。

6. 盐酸洛美沙星滴耳液 Lomefloxacin hydrochloride Ear Drops

【适应证】本品适用于敏感细菌所致的中耳炎、外耳道炎、鼓膜炎。

【用法用量】成人一次6~10滴,一日2次,点耳后进行约10分钟耳浴。根据症状适当增减点耳次数。

【不良反应】偶有中耳痛及瘙痒感。

【禁忌】对本品及氟喹诺酮类药过敏的患者禁用。

7. 氢化可的松新霉素滴耳液 Hydrocortisone and Neomycin Sulfate Ear Drops

本品为复方制剂,含硫酸新霉素和氢化可的松。

【适应证】用于急、慢性中耳炎，外耳道炎及耳部湿疹等。

【用法用量】外用。每日2～3次，每次2～3滴；小儿每次1滴。

【禁忌】对本品过敏者禁用。

附：用于外耳道炎的其他西药

1. 青霉素 Benzylpenicillin

见第十三章"164. 小儿肺炎"。

2. 阿奇霉素 Azithromycin

见第十三章"163. 小儿支气管炎"。

3. 克拉霉素胶囊 Clarithromycin

【适应证】适用于敏感菌引起的多种感染。①鼻咽感染：扁桃体炎、咽炎、鼻窦炎。②下呼吸道感染：急性支气管炎、慢性支气管炎急性发作和肺炎。③皮肤软组织感染：脓疱病、丹毒、毛囊炎、疖和伤口感染。④急性中耳炎、肺炎支原体肺炎、沙眼衣原体引起的尿道炎及宫颈炎等。⑤也用于军团菌感染，或与其他药物联合用于鸟分枝杆菌感染、幽门螺杆菌感染的治疗。

4. 甲苯磺酸托氟沙星胶囊 Tosufloxacin Tosilate Capsules

【适应证】适用于敏感菌所引起的多种轻中度感染，包括眼、耳、鼻、口腔感染：外耳炎、中耳炎、副鼻腔炎、化脓性唾液腺炎、眼睑炎、睑腺炎、泪囊炎、睑板腺炎、齿周组织炎、齿冠周围炎、鄂窦炎等。

5. 甲苯磺酸妥舒沙星 Tosufloxacin Tosylate

【适应证】本品为喹诺酮类广谱抗菌药。适用于敏感菌所致的多种感染，包括皮肤软组织感染：毛囊炎（包括脓疱性痤疮）、疖、痈、丹毒。眼、耳、鼻、口腔感染：眼睑炎、睑板腺炎、泪囊炎、外耳道炎、中耳炎、副鼻窦炎、牙周炎等。

6. 氟氯西林钠 Flucloxacillin Sodium

【适应证】本品主要适用于耐青霉素的葡萄球菌和对本品敏感的致病菌引起的感染。包括皮肤软组织感染：脓肿、痤疮、湿疹、疖、痈、蜂窝织炎、皮肤溃疡、伤口感染、烧伤、中耳炎、外耳道炎、皮肤移植保护、手术预防用药等。

7. 匹多莫德 Pidotimod

【适应证】本品用于反复发作的上、下呼吸道感染（咽炎、气管炎、支气管炎、扁桃体炎），反复发作的感染（鼻炎、鼻窦炎、耳炎），泌尿系感染，妇科感染。其可减少急性发作的次数，缩短病程，减轻发作的程度，还可作为急性感染时抗生素的辅助治疗。

8. 过氧化氢溶液 Hydrogen Peroxide Solution

【适应证】用于化脓性外耳道炎和中耳炎、文森口腔炎、齿龈脓漏、扁桃体炎及清洁伤口。

9. 法罗培南钠 Faropenem Sodium

【适应证】用于由敏感菌所致的多种感染性疾病，包括外耳炎、中耳炎、鼻窦炎等。

10. 阿莫西林片 Amoxicillin Tablets

【适应证】适用于敏感菌所致的多种感染，包括溶血链球菌、肺炎链球菌、葡萄球菌或流感嗜血杆菌所致中耳炎、鼻窦炎、咽炎、扁桃体炎等上呼吸道感染。

11. 头孢呋辛酯 Cefuroxime Axetil

【适应证】本品适用于敏感菌所致成人急性咽炎或扁桃体炎、急性中耳炎、上颌窦炎、慢性支气管炎急性发作、急性支气管炎、单纯性尿路感染、皮肤软组织感染及无并发症淋病奈瑟菌性尿道炎和宫颈炎。也用于儿童咽炎或扁桃体炎、急性中耳炎及脓疱病等。

12. 盐酸林可霉素滴耳液 Lincomycin Hydrochloride Ear Drops

【适应证】主要用于由革兰阳性细菌及厌氧菌引起的急、慢性化脓性中耳炎鼓膜已经穿孔者。

二、中药

1. 耳炎液

【处方组成】白矾、竹叶柴胡、硼砂、麝香草酚

【功能主治】清热消肿，敛湿去脓。用于肝胆湿热所致的脓耳，症见耳底肿痛，耳内流脓；急、慢性化脓性中耳炎见上述证候者。

【用法用量】滴耳，一次2～3滴，一日2～3次。

2. 龙胆泻肝丸（水丸、颗粒、大蜜丸、口服液）

见本章"281. 耳聋"。

3. 耳聋丸（片、胶囊）

见本章"281. 耳聋"。

4. 滴耳油

见本章"281. 耳聋"。

附：用于外耳道炎的其他中药

1. 通窍耳聋丸

见本章"281. 耳聋"。

2. 片仔癀（胶囊）

【功能主治】清热解毒，凉血化瘀，消肿止痛。用于热毒血瘀所致的急、慢性病毒性肝炎，痈疽疔疮，无名肿毒，跌打损伤及各种炎症。

284. 中耳炎

〔基本概述〕

中耳炎是中耳黏膜、骨膜或深达骨质的炎症，一般由细菌或病毒感染引起，临床上以耳痛、听力减退及耳鸣、耳内流脓、鼓膜穿孔等为特点。危险型中耳炎可引起严重的颅内、外并发症而危及生命。

中耳炎可分为分泌性中耳炎、急性化脓性中耳炎和慢性

化脓性中耳炎等类型。

(一)分泌性中耳炎

分泌性中耳炎是以中耳积液及听力下降为主要特征的中耳非化脓性炎性疾病。本病可分为急性和慢性两种。咽鼓管功能障碍是本病的重要原因之一。儿童需了解腺样体是否增生,成人要了解鼻咽部病变(注意排除鼻咽癌)。

(二)急性化脓性中耳炎

急性化脓性中耳炎是细菌感染引起的中耳黏膜的化脓性炎症。通常继发于上呼吸道感染,可在任何年龄发病,但在幼儿中最为常见,尤其是3个月至3岁者。以耳痛、听力减退及耳鸣为主要特征,开始时耳痛轻,逐渐加重。多数患者鼓膜穿孔前疼痛剧烈、夜不成眠;如为波动性跳痛或刺痛,可向同侧头部、耳后或牙齿放射,婴幼儿常哭闹不安、拒食,鼓膜穿孔流脓后耳痛减轻。鼓膜穿孔后耳内可有液体流出,初为血水脓样,以后变为脓性分泌物。全身症状轻重不一。可有全身发热、恶寒、乏力、纳差、畏寒、倦怠等症状。小儿全身症状较重,常伴呕吐、腹泻等消化道症状。一旦鼓膜穿孔,体温即逐渐下降,全身症状明显减轻。

(三)慢性化脓性中耳炎

慢性化脓性中耳炎是中耳黏膜、骨膜或深达骨质的慢性化脓性炎症,常与慢性乳突炎合并存在。按病理变化和临床表现可分为单纯型、骨疡型和胆脂瘤型三种。临床上以耳内反复流脓、鼓膜穿孔及听力减退为特点。危险型中耳炎可引起严重的颅内、外并发症而危及生命。

单纯型流脓多为间歇性,分泌物无臭味,轻度听力下降,鼓膜紧张部中央型穿孔,颞骨CT正常。骨疡型流脓多为持续性,分泌物多为黏脓性伴有血丝,有臭味,听力损失较重,鼓膜紧张部大穿孔,颞骨CT检查提示鼓室或鼓窦有软组织密度影,可伴有骨质破坏。胆脂瘤型不伴感染者不流脓,伴感染者持续流脓,分泌物多为豆渣样物,奇臭,听力损失可轻可重,鼓膜松弛部穿孔或紧张部后上边缘性穿孔,颞骨CT多有骨质破坏,边缘整齐。

〔治疗原则〕

1. 分泌性中耳炎的治疗

非手术治疗包括:抗生素,可选用青霉素类、大环内酯类、头孢菌素类等广谱抗生素口服或静脉滴注;保持鼻腔及咽鼓管通畅,减充血剂如1%麻黄素,盐酸羟甲唑啉滴(喷)鼻腔;咽鼓管吹张。

手术治疗包括鼓膜穿刺术,鼓膜切开术,鼓膜切开加置管术,腺样体刮除术(3岁以上的儿童),鼻息肉摘除术,下鼻甲部分切除术,鼻窦内镜手术,鼻中隔矫正术等。

2. 急性化脓性中耳炎治疗

应及早应用足量抗生素控制感染,可首选青霉素类、头孢菌素类,也可用大环内酯类等抗生素口服或静脉滴注;鼻减充血剂如盐酸羟甲唑啉、1%麻黄素等喷鼻。局部治疗、鼓膜穿孔前可应用2%酚甘油滴耳;鼓膜穿孔后可先用3%双氧水彻底清洗外耳道脓液,再以无耳毒性的抗生素滴耳剂滴耳。流脓已停止而鼓膜穿孔长期不愈合者,可做鼓膜修补术。

3. 慢性化脓性中耳炎治疗

单纯型以局部用药为主,抗生素滴耳剂,用药前用3%双氧水彻底清洗外耳道及鼓室的脓液,并用棉签拭干,方可滴药;静止期可行鼓膜修补术或鼓室成形术。骨疡型引流通畅者,可先予局部用药,定期复查。引流不畅及局部用药无效者,应手术治疗。胆脂瘤型应及早施行手术。

〔用药精选〕

一、西药

1. 盐酸左氧氟沙星滴耳液 Levofloxacin Hydrochloride Ear Drops

见本章“283. 外耳道炎”。

2. 过氧化氢溶液 Hydrogen Peroxide Solution

【适应证】用于急性化脓性中耳炎、慢性化脓性中耳炎及外耳道炎。

【注意事项】①避免皮肤及黏膜接触高浓度溶液。②本品遇氧化物或还原物即迅速分解并发生泡沫,遇光易变质。

【禁忌】对本品所含成分过敏者禁用。

【不良反应】高浓度对皮肤和黏膜产生刺激性灼伤,形成一疼痛“白痂”。

【用法用量】滴耳。成人一次5~10滴,儿童酌减,一日3次。滴药后数分钟用棉签擦净外耳道分泌物。

3. 氧氟沙星滴耳液 Ofloxacin Ear Drops

见本章“283. 外耳道炎”。

4. 环丙沙星滴耳液 Ciprofloxacin Ear Drops

见本章“283. 外耳道炎”。

附:用于中耳炎的其他西药

1. 氯霉素耳栓 Aurisuppositoria Chloramphenicoli

【适应证】抗生素类药。用于急、慢性化脓性中耳炎及乳突根治术后流脓者。对病原微生物引起的外耳道炎亦有效。

2. 法罗培南钠 Faropenem Sodium

【适应证】用于由敏感菌所致的多种感染性疾病,包括外耳炎、中耳炎、鼻窦炎等。

3. 注射用阿莫西林钠舒巴坦钠 Amoxicillin Sodium and Sulbactam Sodium for Injection

【适应证】本品为由阿莫西林和舒巴坦钠组成的复方制剂,适用于敏感菌所致的多种感染,包括上呼吸道感染,如鼻窦炎、扁桃体炎、中耳炎、喉炎、咽炎等。

4. 甲苯磺酸妥舒沙星 Tosufloxacin Tosylate

【适应证】本品为喹诺酮类广谱抗菌药。适用于敏感菌所致的多种感染,包括外耳道炎、中耳炎、副鼻窦炎、牙周炎等。

5. 氨苄西林丙磺舒胶囊 Ampicillin and Probenecid Capsules

【适应证】本品为复方制剂,含氨苄西林和丙磺舒。本品对多种革兰阳性菌与革兰阴性菌有效。本品适用于敏感致病菌所致的多种感染,包括耳鼻喉感染:急性咽炎、扁桃体炎、中耳炎、鼻窦炎等。

6. 普卢利沙星片 Prulifloxacin Tablets

【适应证】用于治疗敏感菌引起的多种感染,包括中耳炎、鼻窦炎等。

7. 盐酸仑氨西林片 Lenampicillin Hydrochloride Tablets

【适应证】本品主要治疗敏感菌引起的感染,包括耳鼻科感染:中耳炎、副鼻窦炎等。

8. 乳酸司帕沙星片 Sparfloxacin Lactate Tablets

【适应证】本品可用于由敏感菌引起的多种轻、中度感染,包括呼吸系统感染,如急性咽炎、急性扁桃体炎、中耳炎、副鼻窦炎、支气管炎、支气管扩张合并感染、肺炎等。

9. 螺旋霉素胶囊 Spiramycin Capsules

见第十四章“210. 骨膜炎与骨髓炎”。

10. 克林霉素磷酸酯 Clindamycin Phosphate

【适应证】用于敏感菌所致的多种感染,包括中耳炎、鼻窦炎、化脓性扁桃体炎、肺炎,皮肤软组织感染等。

11. 阿奇霉素 Azithromycin

见第十三章“163. 小儿支气管炎”。

12 盐酸头孢卡品酯片 Cefcapene Pivoxil Hydrochloride Tablets

【适应证】用于敏感菌所致的呼吸道感染,如肺炎、支气管炎、咽喉炎、扁桃体炎等;中耳炎;鼻窦炎;尿路感染如淋病、肾盂肾炎、膀胱炎;皮肤与皮肤组织感染等;胆道感染等。

13. 氟氯西林钠 Flucloxacillin Sodium

【适应证】用于耐青霉素的葡萄球菌和对本品敏感的致病菌引起的感染。包括皮肤软组织感染:脓肿、痤疮、湿疹、疖、痈、蜂窝织炎、皮肤溃疡、伤口感染、烧伤、中耳炎、外耳道炎、皮肤移植保护、手术预防用药等。

14. 头孢特仑新戊酯 Cefteram Pivoxil

【适应证】用于敏感细菌引起的多种感染性疾病,包括中耳炎、副鼻窦炎等。

15. 注射用阿莫西林钠氟氯西林钠 Amoxicillin Sodium and Flucloxacillin Sodium for Injection

【适应证】用于敏感菌引起的呼吸道感染、消化道感染、泌尿道感染、皮肤软组织感染、骨和关节感染、口腔及耳鼻喉感染等。

16. 头孢曲松钠他唑巴坦钠 Ceftriaxone Sodium and Tazobactam Sodium

【适应证】本品为复方制剂,其组分为头孢曲松钠和他唑巴坦钠。用于治疗由对头孢曲松单方耐药、对本复方敏感的产 β-内酰胺酶细菌引起的中、重度感染。包括急性细菌性中耳炎等:由产 β-内酰胺酶的肺炎链球菌、流感嗜血杆菌、莫拉菌属等敏感菌导致。

17. 甲苯磺酸托氟沙星胶囊 Tosufloxacin Tosilate Capsules

【适应证】用于敏感菌引起的多种轻中度感染,包括眼、耳、鼻、口腔感染:外耳炎、中耳炎、副鼻腔炎、化脓性唾液腺炎、眼睑炎、睑腺炎、泪囊炎、睑板腺炎、冠周围炎等。

18. 注射用门冬氨酸洛美沙星 Lomefloxacin Aspartate for Injection

【适应证】本品适用于敏感细菌引起的多种感染,包括鼻窦炎、中耳炎、眼睑炎等。

19. 青霉素 Benzylpenicillin

见第十三章“164. 小儿肺炎”。

20. 氯霉素滴耳液 Chloramphenicol Ear Drops

见本章“283. 外耳道炎”。

21. 头孢拉定 Cefradine

【适应证】适用于敏感菌所致的急性咽炎、扁桃体炎、中耳炎、支气管炎和肺炎等呼吸道感染、泌尿生殖道感染及皮肤软组织感染等。本品为口服制剂,不宜用于严重感染。

22. 头孢氨苄 Cefalexin

【适应证】用于敏感菌所致的急性咽炎、扁桃体炎、中耳炎、支气管炎、肺炎、泌尿生殖道感染等。

23. 头孢羟氨苄 Cefadroxil

见第十三章“166. 小儿发热”。

24. 头孢替唑钠 Ceftezole Sodium

【适应证】可用于败血症、肺炎、支气管炎、支气管扩张症(感染时)、慢性呼吸系统疾病的继发性感染、肺脓肿、腹膜炎、肾盂肾炎、膀胱炎、尿道炎、中耳炎、鼻窦炎等。

25. 头孢替安 Cefotiam

【适应证】用于治疗敏感菌所致的感染,如肺炎、支气管炎、胆道感染、腹膜炎、尿路感染、扁桃体炎、中耳炎,以及手术和外伤所致的感染和败血症等。

26. 头孢呋辛酯 Cefuroxime Axetil

【适应证】用于敏感菌所致的急性咽炎或扁桃体炎、急性中耳炎、上颌窦炎、慢性支气管炎急性发作、急性支气管炎、单纯性尿路感染、皮肤软组织感染及无并发症淋病奈瑟菌性尿道炎和宫颈炎。

27. 头孢丙烯 Cefprozil

见第十三章“168. 小儿扁桃体炎与乳蛾”。

28. 头孢克洛 Cefaclor

见第十三章“163. 小儿支气管炎”。

29. 头孢曲松钠 Ceftriaxone Sodium

见第十三章“164. 小儿肺炎”。

30. 头孢克肟 Cefixime

【适应证】用于敏感菌引起的多种感染,包括中耳炎、鼻窦炎等。

31. 头孢泊肟酯 Cefpodoxime Proxetil

见第十五章“239. 甲沟炎”。

32. 头孢地尼 Cefdinir

见第十五章“239. 甲沟炎”。

33. 头孢他美酯 Cefetamet Pivoxil

【适应证】用于敏感菌引起的多种感染，包括耳、鼻、喉部感染，如中耳炎、鼻窦炎、咽炎、扁桃体炎等。

34. 舒他西林 Sultamicillin

【适应证】用于治疗敏感细菌引起的多种感染，包括上呼吸道感染：鼻窦炎、中耳炎、扁桃体炎等。

35. 阿莫西林克拉维酸钾 Amoxicillin and Clavulanate Potassium

见第十三章“163. 小儿支气管炎”。

36. 交沙霉素 Josamycin

【适应证】适用于化脓性链球菌引起的咽炎及扁桃体炎，敏感菌所致的鼻窦炎、中耳炎、急性支气管炎及口腔脓肿，肺炎支原体所致的肺炎，敏感细菌引起的皮肤软组织感染等。

37. 麦白霉素 Meleumycin

【适应证】适用于金黄色葡萄球菌、溶血性链球菌、肺炎球菌、白喉杆菌、支原体等敏感菌所致的呼吸道、皮肤、软组织、胆道感染和支原体性肺炎等。

38. 乙酰螺旋霉素 Acetylspiramycin

【适应证】用于敏感菌所致的轻、中度感染，如咽炎、扁桃体炎、鼻窦炎、中耳炎、牙周炎、急性支气管炎、慢性支气管炎急性发作、肺炎、非淋菌性尿道炎、皮肤软组织感染等。

39. 罗红霉素 Roxithromycin

见第十三章“163. 小儿支气管炎”。

40. 克拉霉素 Clarithromycin

【适应证】适用于克拉霉素敏感菌所引起的多种感染，包括急性中耳炎、肺炎支原体肺炎、沙眼衣原体引起的尿道炎及宫颈炎等。

41. 磺胺甲噁唑片 Sulfamethoxazole Tablets

【适应证】可用于对其敏感的流感嗜血杆菌、肺炎链球菌和其他链球菌所致的中耳炎等。

42. 复方磺胺甲噁唑片 Compound Sulfamethoxazole Tablets

【适应证】本品为复方制剂，含磺胺甲噁唑和甲氧苄啶。可用于肺炎链球菌或流感嗜血杆菌所致的 2 岁以上小儿急性中耳炎等。

43. 磺胺嘧啶片 Sulfadiazine Tablets

【适应证】与甲氧苄啶合用，可治疗对其敏感的流感嗜血杆菌、肺炎链球菌和其他链球菌所致的中耳炎及皮肤软组织等感染。

44. 盐酸头孢他美酯 Cefetamet Pivoxil Hydrochloride

【适应证】用于敏感菌引起的多种感染，包括耳、鼻、喉部感染，如中耳炎、鼻窦炎、咽炎、扁桃体炎等。

45. 匹多莫德 Pidotimod

【适应证】本品为免疫促进剂，适用于上、下呼吸道反复感染（咽炎、气管炎、支气管炎、扁桃体炎），耳鼻喉科反复感染（鼻炎、鼻窦炎、中耳炎）。用以减少急性发作的次数，缩短病程，减轻发作的程度，本品也可作为急性感染时抗生素的辅助用药。

46. 托西酸舒他西林 Sultamicillin Tosilate

【适应证】①上呼吸道感染鼻窦炎、中耳炎、扁桃体炎等。②下呼吸道感染支气管炎、肺炎等。③泌尿系统感染。④皮肤软组织感染。⑤淋病。

47. 糜蛋白酶 Chymotrypsin

【适应证】可用于创伤或手术后伤口愈合、抗炎及防止局部水肿、积血、扭伤血肿、乳房手术后浮肿、中耳炎、鼻炎等。

48. 阿莫西林 Amoxicillin

【适应证】适用于敏感菌所致的多种感染，包括溶血链球菌、肺炎链球菌、葡萄球菌或流感嗜血杆菌所致的中耳炎、鼻窦炎、咽炎、扁桃体炎等上呼吸道感染。

49. 阿莫西林舒巴坦匹酯片 Amoxicillin and Sulbactam Pivoxil Tablets

【适应证】本品适用对阿莫西林耐药但对本品敏感的产β-内酰胺酶致病菌引起的多种轻、中度感染性疾病，包括上呼吸道感染，如耳、鼻、喉部感染，即中耳炎、鼻窦炎、扁桃体炎和咽炎等。

50. 乙酰吉他霉素 Acetylkitasamycin

见第十三章“162. 百日咳”。

51. 注射用硫酸头孢噻利 Cefoselis Sulfate for Injection

【适应证】用于由敏感菌引起的中度以上症状的感染症，包括中耳炎、副鼻窦炎等。

52. 注射用美洛西林钠舒巴坦钠 Mezlocillin Sodium and Sulbactam Sodium for Injection

【适应证】本品含 β-内酰胺酶抑制剂舒巴坦，适用于产β-内酰胺酶耐药菌引起的多种中、重度感染性疾病，包括呼吸系统感染，如中耳炎、鼻窦炎、扁桃体炎、咽炎等。

53. 米诺环素 Minocycline

见第十四章“210. 骨膜炎与骨髓炎”。

54. 阿莫西林双氯西林钠胶囊 Amoxicillin and Dicloxacillin Sodium Capsules

【适应证】本品为复方制剂，含阿莫西林和双氯西林。本品适用于敏感细菌所致的多种感染，包括上呼吸道感染，如鼻窦炎、扁桃体炎、中耳炎等。

二、中药

1. 耳炎液

见本章“283. 外耳道炎”。

2. 龙胆泻肝丸（水丸、颗粒、大蜜丸、口服液）

见本章“281. 耳聋”。

3. 耳聋丸(片、胶囊)

见本章“281. 耳聋”。

4. 冰连滴耳剂

【处方组成】黄连、枯矾、冰片、明矾、龙骨、海螵蛸

【功能主治】清热解毒,燥湿祛脓。用于风热型、肝胆湿热型急、慢性化脓性中耳炎。

【用法用量】外用,先用棉签蘸3%双氧水清洗患耳耳道,然后用棉签拭干外耳道,患耳向上,将耳廓向上后方轻轻牵拉,滴入本品1~3滴,轻轻按压耳屏数次,一日3次。

5. 滴耳油

见本章“281. 耳聋”。

6. 黄连上清片(丸、胶囊、颗粒)

【处方组成】白芷、薄荷、川芎、防风、甘草、黄柏(酒炒)、黄连、黄芩、荆芥穗、酒大黄、桔梗、菊花、连翘、炒蔓荆子、石膏、旋覆花、栀子(姜制)

【功能主治】散风清热,泻火止痛。用于风热上攻、肺胃热盛所致的头晕目眩,暴发火眼,牙齿疼痛,口舌生疮,咽喉肿痛,耳痛耳鸣,大便秘结,小便短赤。

【用法用量】片剂,口服。一次6片,一日2次。丸剂,口服,水丸或水蜜丸一次3~6g,大蜜丸一次1~2丸,一日2次。胶囊,口服,一次4粒,一日2次。颗粒剂,口服,一次2g,一日2次。

【使用注意】孕妇禁用。

7. 炎可宁胶囊(丸)

【处方组成】黄柏、大黄、黄芩、板蓝根、黄连

【功能主治】清热泻火,消炎止痢。用于急性扁桃体炎、细菌性肺炎、急性结膜炎、中耳炎、疖痈瘰疬、急性乳腺炎、肠炎、细菌性痢疾及急性尿道感染。

【用法用量】胶囊,口服,一次3~4粒,一日3次。丸剂,口服,一次1袋,一日3次。

【使用注意】孕妇禁用。

附:用于中耳炎的其他中药

1. 通窍耳聋丸

见本章“281. 耳聋”。

2. 红棉散

【功能主治】除湿止痒,消肿定痛。用于耳内生疮,破流脓水,痛痒浸淫。

285. 鼓膜穿孔

〔基本概述〕

鼓膜俗称耳膜,是介于外耳道与鼓室之间,为向内凹入、椭圆形、半透明的薄膜,将外耳道与中耳腔隔开。鼓膜很薄,厚约0.1mm,分为三层:外层为上皮层;中层为纤维组织层,含有浅层放射形纤维和深层环状纤维,松弛部无此层;内层为黏膜层,与鼓室黏膜相延续。鼓膜穿孔后,外层上皮层和内层黏膜层能够再生,中层无再生能力;鼓膜松弛部鼓膜缺少中层。

鼓膜穿孔的病因有三种。①用牙签、发夹挖耳有时可损及鼓膜而致穿孔;焊工电焊时金属碎屑溅入而致鼓膜被灼穿。②气压改变:大气压力变化引起的耳气压伤常易伤及鼓膜。③中耳炎。

鼓膜穿孔出现听力减退,其程度和性质视病变程度而定,表现为传导性耳聋或混合性耳聋。

〔治疗原则〕

绝大多数外伤性鼓膜穿孔如无继发感染,通常会在一个月左右自行愈合,经1~3个月观察不愈合的鼓膜穿孔,可考虑行鼓膜修补术。所以,需要清洁外耳道,保持干燥和清洁,禁止冲洗和滴药,禁止游泳,避免感冒,暂勿擤鼻。

慢性化脓性中耳炎引起的鼓膜穿孔,除了出现耳漏、听力障碍外,尚有形成后天性胆脂瘤的危险,须及早进行手术治疗。

鼓膜修补术可采用局部麻醉或全身麻醉,视患者之情形而定;根据病变范围及性质,术式可分为开放式乳突根治术加鼓室成形术和完壁式乳突根治术加鼓室成形术;鼓膜穿孔修补的移植材料可以选用颞肌筋膜、乳突骨膜、耳屏软骨膜等。

〔用药精选〕

一、西药

1. 外用重组人表皮生长因子 Recombinant Human Epidermal Growth Factor for External Use

见第十五章“233. 皮肤溃疡”。

2. 氧氟沙星滴耳液 Ofloxacin Ear Drops

见本章“283. 外耳道炎”。

附:用于鼓膜穿孔的其他西药

1. 盐酸左氧氟沙星滴耳液 Levofloxacin Hydrochloride Ear Drops

见本章“283. 外耳道炎”。

2. 硼酸冰片滴耳液 Boric Acid Ear Drops

见本章“283. 外耳道炎”。

3. 克拉霉素 Clarithromycin

【适应证】适用于敏感菌所引起的多种感染,包括急性中耳炎、肺炎支原体肺炎、沙眼衣原体引起的尿道炎及宫颈炎等。

二、中药

滴耳油

见本章“281. 耳聋”。

286. 梅尼埃病

〔基本概述〕

梅尼埃病是一种原因不明，以膜迷路积水为主要病理特征的内耳病，以病程多变、发作性眩晕、波动性耳聋和耳鸣为主要症状。

梅尼埃病的症状特征：反复发作眩晕持续20分钟至数小时，至少发作2次以上，常伴自主神经反射症状；无意识丧失；呈明显的波动性听力下降，早期多为低频听力损失，随病情进展听力损失逐渐加重；至少一次纯音测听为感音神经性耳聋，可出现听觉重振现象；伴有耳鸣和（或）耳胀满感；前庭功能检查可有自发性眼震和（或）前庭功能异常。

梅尼埃病在中医学中主要属于眩晕的范畴。

〔治疗原则〕

梅尼埃病多采用以调节自主神经功能、改善内耳微循环，以及解除膜迷路积水为主的药物综合治疗或手术治疗，治疗原则如下。

1. 一般治疗

发作期卧床休息，低盐低脂肪饮食，避免声光刺激。

2. 发作期的对症治疗

（1）前庭神经抑制剂：常用地西泮片、苯海拉明、地芬尼多等。

（2）抗胆碱能药物：常用山莨菪碱或东莨菪碱。

（3）血管扩张药及钙离子拮抗剂：常用桂利嗪、氟桂利嗪、倍他司汀、尼莫地平等。

（4）利尿脱水药：依他尼酸、呋塞米。

（5）中药：辨证论治主要从补虚、化痰、祛瘀方面着手，如眩晕宁冲剂。

〔用药精选〕

一、西药

1. 倍他司汀 Betahistine

见本章“282. 耳鸣”。

2. 盐酸地芬尼多片 Difenidol Hydrochloride Tablets

本品可改善椎底动脉供血，调节前庭系统功能，抑制呕吐中枢，有抗眩晕及镇吐作用。

【适应证】用于防治多种原因或疾病引起的眩晕、恶心、呕吐，如乘车、船、机时的晕动病等。

【用法用量】口服。成人治疗晕动症一次1～2片，一日3次。预防晕动病应在出发前30分钟服药。

【不良反应】①常见的有口干，心悸，头昏，头痛，嗜睡，不安和轻度胃肠不适，停药后即可消失。②偶见幻听，幻视，视力模糊，定向力障碍，精神错乱，忧郁等。③偶见皮疹和轻度，一过性低血压反应。

【禁忌】①6个月以内婴儿禁用。②肾功能不全患者禁用。

【儿童用药】6个月以内婴儿禁用。

【孕妇及哺乳期妇女用药】孕妇慎用。

3. 氢溴酸山莨菪碱 Anisodamine Hydrobromide

【适应证】用于缓解平滑肌痉挛、眩晕症、微循环障碍及有机磷中毒等。

【用法用量】口服。成人一次1片，疼痛时服。必要时4小时后可重复1次。

【不良反应】①常见口干、面红、轻度扩瞳、视近物模糊等。②少见有心率加快及排尿困难，多在1～3小时消失，长期应用无蓄积中毒。③用量过大时可出现阿托品样中毒症状。

【禁忌】颅内压增高脑出血急性期及青光眼患者禁用。

【制剂】氢溴酸山莨菪碱片（注射液）

4. 桂利嗪片 Cinnarizine Tablets

本品为哌嗪类钙通道拮抗剂，可阻止血管平滑肌的钙内流，引起血管扩张而改善脑循环及冠脉循环，特别对脑血管有一定的选择作用。

【适应证】用于脑血栓形成、脑栓塞、脑动脉硬化、脑出血恢复期、蛛网膜下腔出血恢复期、脑外伤后遗症、内耳眩晕症、冠状动脉硬化及由于末梢循环不良引起的疾病等治疗。近年来有关文献报道，本品可用于慢性荨麻疹、老年性皮肤瘙痒等过敏性皮肤病。

【用法用量】口服。每次25～50mg（1～2片），每日3次。

【不良反应】常见嗜睡、疲惫，某些患者可出现体重增加（一般为一过性），长期服用偶见抑郁和锥体外系反应，如运动徐缓、强直、静坐不能、口干、肌肉疼痛及皮疹。

【禁忌】有本药品过敏史，或有抑郁症病史的患者禁用此药。

【儿童用药】尚不明确。

【老年患者用药】尚不明确。

【孕妇及哺乳期妇女用药】由于本制剂随乳汁分泌，虽然尚无致畸和对胚胎发育有影响的研究报告，但原则上孕妇和哺乳期妇女不用此药。

5. 盐酸氟桂利嗪胶囊 Flunarizine Hydrochloride Capsules

【适应证】本品用于典型（有先兆）或非典型（无先兆）偏头痛的预防性治疗，也用于由前庭功能紊乱引起的眩晕的对症治疗。

【用法用量】①偏头痛的预防性治疗。起始剂量：对于65岁以下患者开始治疗时给予每晚2粒，65岁以上患者每晚1粒。如在治疗中出现抑郁、锥体外系反应和其他无法接受的不良反应，应及时停药。如在治疗2个月后未见明显改善，则应视为患者对本品无反应，也应停止用药。②眩晕。每日剂量应与上相同，但应在控制症状后及时停药，初次疗程通常少于2个月。如果治疗慢性眩晕症1个月或突发性眩晕症2个月后症状未见任何改善则应视为患者对本品无反应，应停药。

【不良反应】①最常见不良反应为瞌睡和疲惫，某些患者还可出现体重增加（或伴有食欲增加），这些反应常属一过性的。②长期用药时，偶见下列严重的不良反应：抑郁症，有抑郁病史的女性患者尤其易发生此反应。锥体外系症状（如运动徐缓、强直、静坐不能、口颌运动障碍、震颤等），老年人较易发生。③较少见的不良反应报道有：胃肠道反应，胃灼热、恶心、胃痛；中枢神经系统，失眠、焦虑。④其他：溢乳、口干、肌肉疼痛及皮疹。

【禁忌】本品禁用于有抑郁症病史、帕金森病或其他锥体外系疾病症状的患者。

【孕妇及哺乳期妇女用药】尚无人体妊娠期间使用本品的安全性资料。虽无本品随人乳分泌的资料，但用哺乳期狗做的试验表明，盐酸氟桂利嗪可随乳汁分泌，其乳汁浓度较血中更高，故服用本品的妇女最好不哺乳。

【老年用药】老年患者慎用。

附：用于梅尼埃病的其他西药

1. 茶苯海明片 Dimenhydrinate Tablets

【适应证】用于防治晕动病，如晕车、晕船、晕机所致的恶心、呕吐。

2. 盐酸苯海拉明片 Diphenhydramine Hydrochloride Tablets

【适应证】用于皮肤黏膜的过敏，如荨麻疹、变应性鼻炎、皮肤瘙痒症、药疹，对虫咬症和接触性皮炎也有效。亦可用于预防和治疗晕动病。

二、中药

1. 眩晕宁颗粒（片）

【处方组成】泽泻、白术、茯苓、陈皮、半夏（制）、女贞子、墨旱莲、菊花、牛膝、甘草

【功能主治】利湿化痰，补益肝肾。用于痰湿中阻、肝肾不足所致的眩晕，症见头晕目眩，胸脘痞闷，腰膝酸软。

【用法用量】颗粒剂，开水冲服，一次8g，一日3～4次。

【使用注意】孕妇禁用。

2. 晕复静片

【处方组成】制马钱子、珍珠、僵蚕（炒）、九里香

【功能主治】化痰，息风。用于痰浊中阻所致的头晕，目眩，耳胀，胸闷，恶心，视物昏旋；梅尼埃病及晕动症见上述证候者。

【用法用量】口服。一次1～3片，一日3次，饭后服。晕船、晕车于开始前半小时服用。

【使用注意】孕妇禁用。

3. 半夏天麻丸

【处方组成】法半夏、天麻、炙黄芪、人参、苍术（米泔制）、炒白术、茯苓、陈皮、泽泻、六神曲（麸炒）、炒麦芽、黄柏

【功能主治】健脾祛湿，化痰息风。用于脾虚湿盛、痰浊内阻所致的眩晕，头痛，如蒙如裹、胸脘满闷。

【用法用量】口服。一次6g，一日2～3次。

【使用注意】孕妇禁用。

4. 天麻眩晕宁合剂（颗粒）

【处方组成】天麻、钩藤、泽泻（制）、半夏（制）、白术、茯苓、白芍、竹茹、川芎、甘草（炙）、陈皮、生姜

【功能主治】祛痰定眩，和胃止呕。用于眩晕，恶心、呕吐、舌淡，苔白滑。尤适用于梅尼埃病。

【用法用量】合剂，口服，一次30ml，一日3次。颗粒剂，开水冲服，一次1袋，一日3次。

287. 鼻炎

〔基本概述〕

鼻炎是发生在鼻腔黏膜的炎性疾病，可以分为变应性鼻炎和非变应性鼻炎。

中医学认为本病是由于外感六淫之邪，或热邪窒肺使肺气不宣，肺窍闭塞所致，一般采用消炎、通窍，或温中、扶正祛邪等法。

（一）急性鼻炎

急性鼻炎是由病毒感染引起的鼻黏膜急性炎症性疾病，俗称“伤风”，“感冒”，有传染性，四季均可发病，但冬季更为多见。

急性鼻炎整个病程通常可分为三期。①前驱期：数小时或1～2天，鼻内有干燥、灼热感，患者畏寒，全身不适。鼻黏膜充血，干燥。②卡他期：2～7天，此期出现鼻塞，逐渐加重，打喷嚏，流清水样鼻涕伴嗅觉减退。同时出现全身症状，如发热，倦怠，食欲减退及头痛。鼻黏膜弥漫性充血肿胀，总鼻道或鼻腔底见水样或黏液性分泌物。③恢复期：清鼻涕减少，逐渐变为黏液脓性。全身症状逐渐减轻，如无并发症，7～10天可痊愈。

（二）慢性鼻炎

慢性鼻炎是指鼻腔黏膜或黏膜下的炎症持续数月以上，或炎症反复发作，间歇期内亦不恢复正常，且无明确的致病微生物感染。其可分为慢性单纯性鼻炎、慢性肥厚性鼻炎。

1. 慢性单纯性鼻炎

间歇性、交替性鼻塞，多伴透明的黏液性鼻涕。查体可

见鼻黏膜肿胀，下鼻甲肿大，鼻甲柔软，富有弹性，对血管收缩剂敏感。鼻腔内有较黏稠的黏性分泌物，多聚集于鼻腔底部、下鼻道或总鼻道。

2. 慢性肥厚性鼻炎

持续性鼻塞，鼻涕难以擤出，可引起头疼、头昏、失眠及精神萎靡等。查体见鼻黏膜增生、肥厚，呈暗红色，下鼻甲黏膜肥厚，下鼻甲表面呈结节状或桑葚状。麻黄碱收缩欠佳。下鼻甲触之硬实感。

（三）变态反应性鼻炎

变应性鼻炎又称过敏性鼻炎，是鼻黏膜组织的一种非感染性炎性疾病，可分为常年性和季节性鼻炎两类。变应性鼻炎主要症状：喷嚏、鼻塞、流清鼻涕、鼻痒、嗅觉减退或消失。鼻黏膜多表现为苍白、水肿。变应原皮肤试验反应阳性，特异性 IgE 抗体检测阳性。

〔治疗原则〕

1. 急性鼻炎的治疗

（1）解热镇痛药用于减轻全身症状，退热，缩短病程。常用阿司匹林或对乙酰氨基酚等。

（2）减充血剂常用1%麻黄素滴鼻液等，一次每鼻孔2～4 滴，一日 3～4 次，应用7 天以内。

（3）若合并细菌感染或可疑有并发症时可全身应用抗菌药物。

2. 慢性鼻炎的治疗原则

（1）慢性单纯性鼻炎：减充血剂常用1%麻黄素滴鼻液，一次每鼻孔 2～4 滴，一日 3～4 次，应用 3 天以内。也可以应用苍耳子等中药治疗。

（2）慢性肥厚性鼻炎：以手术、微波、激光、等离子消融等方法减少肥厚下甲体积，改善鼻腔通气。

3. 变态反应性鼻炎的治疗

（1）避免与变应原接触。

（2）药物疗法：抗组胺药物有地氯雷他啶、开思亭、色苷酸钠等；类固醇激素临床上多以局部应用或外用喷鼻为主，有丙酸倍氯米松、辅舒良喷鼻剂（丙酸氟替卡松）、雷诺考特（布地奈德喷鼻剂）、内舒拿（糠酸莫米松）等。

（3）免疫疗法：有特异性脱敏疗法或减敏疗法。

〔用药精选〕

一、西药

1. 盐酸麻黄碱滴鼻液 Ephedrine Hydrochloride Nasal Drops

【适应证】①用于急性鼻炎、慢性鼻炎及鼻窦炎。②用于鼻出血和慢性肥大性鼻炎。

【禁忌】鼻腔干燥、萎缩性鼻炎患者禁用。

【不良反应】偶见一过性轻微烧灼感，干燥感，头痛，头晕，心率加快，长期使用可致心悸，焦虑不安，失眠等。

【用法用量】滴鼻，一次 1～2 滴，一日 3～4 次，连续使用不得超过 3 日。

2. 盐酸羟甲唑啉滴鼻液 Oxymetazoline Hydrochloride Nasal Drops

【适应证】用于急性鼻炎、慢性鼻炎、鼻窦炎、变应性鼻炎、肥厚性鼻炎。

【禁忌】萎缩性鼻炎、鼻腔干燥患者禁用。

【不良反应】①滴药过频易致反跳性鼻充血，久用可致药物性鼻炎。②轻微烧灼感，针刺感、鼻黏膜干燥，以及头痛、头晕、心率加快等反应。

【用法用量】滴鼻，一次 1～3 滴，早晚各 1 次，每次间隔 4 小时以上，连续使用不得超过 7 日。

【制剂】盐酸羟甲唑啉滴鼻液（喷雾剂）

3. 布地奈德鼻喷雾剂 Budesonide Nasal Spray

【适应证】①用于治疗成人及 6 岁以上儿童季节性和常年性的变态反应性鼻炎，常年性非变态反应性鼻炎。②用于预防鼻息肉切除后鼻息肉的复发，对症治疗鼻息肉。

【禁忌】对本品所含成分过敏者禁用。

【不良反应】①局部症状，如鼻干、喷嚏。②轻微的血性分泌物或鼻出血。③皮肤反应，如荨麻疹、皮疹、皮炎、血管性水肿等。④极少数患者发生溃疡和鼻中隔穿孔。

【用法用量】鼻腔喷雾吸入。

①鼻炎：成人、6 岁及 6 岁以上儿童起始剂量，一日 256μg（每个鼻孔 64μg），早晨一次喷入或分早晚两次喷入。在获得预期效果后，减少用量至控制症状所需的最小剂量，如每天早晨每个鼻孔喷入 64μg。

②鼻息肉：成人一次 128μg（每个鼻孔 64μg），一日 2 次。

【制剂】布地奈德鼻喷雾剂（粉雾剂、吸入粉雾剂、气雾剂）

4. 丙酸氟替卡松鼻喷雾剂 Fluticasone Propionate Nasal Spray

【适应证】用于预防和治疗常年性和季节性的变态反应性鼻炎。

【禁忌】对本品所含成分过敏者禁用。

【不良反应】①局部症状，如鼻干、喷嚏。②轻微的血性分泌物或鼻出血。③皮肤反应，如荨麻疹、皮疹、皮炎、血管性水肿。④极少数患者发生溃疡和鼻中隔穿孔。

【用法用量】鼻腔喷雾吸入。

①成人和 12 岁以上儿童一次每个鼻孔各 100μg，一日 1～2 次，一日最大剂量每个鼻孔一次 200μg。维持量一日 1 次，每个鼻孔各 50μg。

②老年患者用量同成年患者。

③4～11 岁儿童一次每个鼻孔各 50μg，一日 1～2 次。一日最大剂量每个鼻孔一次 100μg。维持量应采用能够使症状得到有效控制的最小剂量。

【制剂】丙酸氟替卡松鼻喷雾剂（气雾剂）

5. 丙酸倍氯米松鼻喷雾剂 Beclometasone Dipropionate

Aqueous Nasal Spray

【适应证】用于预防和治疗成人及6岁以上儿童常年性和季节性的变应性鼻炎和血管舒缩性鼻炎。

【禁忌】对本品所含成分过敏者禁用。

【不良反应】①少数患者可出现鼻、咽部干燥或烧灼感、喷嚏、味感和口感不佳或轻微鼻出血。②极个别患者发生鼻中隔穿孔。③罕见眼内压升高或青光眼。

【用法用量】鼻腔喷雾吸入。成人及六岁以上儿童一次每鼻孔100μg，一日2次；或一次每鼻孔50μg，一日3～4次。一日用量不可超过400μg。

【制剂】丙酸倍氯米松鼻喷雾剂(鼻气雾剂)

6. 糠酸莫米松鼻喷雾剂 Mometasone Furoate Nasal Spray

【适应证】用于治疗成人和3岁以上儿童的季节性或常年性鼻炎。

【禁忌】对本品所含成分(糠酸莫米松、聚山梨酯80、苯扎氯铵、苯乙醇等)过敏者禁用。

【不良反应】①鼻出血，如明显出血、带血黏液和血斑，咽炎，鼻灼热感及鼻部刺激感。②过敏反应和血管性水肿。

【用法用量】鼻腔喷雾吸入。

①成人及12岁以上儿童，一次每侧鼻孔各100μg，一日1次。症状被控制后，剂量可减至一次每侧鼻孔各50μg。如症状未被有效控制，则剂量可增至一次每侧鼻孔200μg。

②3～11岁儿童一次每侧鼻孔各50μg，一日1次。

7. 地氯雷他定 Desloratadine

本品是氯雷他定的活性代谢物，可通过选择性地拮抗外周H_1受体，缓解变应性鼻炎或慢性特发性荨麻疹的相关症状。另外，体外研究结果显示，本品可抑制组胺从人肥大细胞释放。

【适应证】用于快速缓解变应性鼻炎的相关症状，如打喷嚏，流涕和鼻痒，鼻黏膜充血/鼻塞，以及眼痒、流泪和充血，腭痒及咳嗽。本品还用于缓解慢性特发性荨麻疹的相关症状如瘙痒，并可减少荨麻疹的数量及大小。

【用法用量】口服。成人和12岁以上青少年，每次5mg(一片)，一日1次。

【不良反应】本品主要不良反应为恶心、头晕、头痛、困倦、口干、乏力，偶见嗜睡，健忘及晨起面部肢端水肿。

【禁忌】对本产品活性成分或赋型剂过敏者禁用。

【儿童用药】地氯雷他定对12岁以下的儿童患者的疗效和安全性尚未确定。

【孕妇及哺乳期妇女用药】怀孕期内使用地氯雷他定的安全性尚未确定，除非潜在的益处超过可能的风险，怀孕期内不应使用地氯雷他定。地氯雷他定可经乳汁排泌，因此不建议哺乳期妇女服用地氯雷他定。

【制剂】地氯雷他定片

8. 色甘酸钠 Sodium Cromoglicate

【适应证】用于防治变应性鼻炎。

【禁忌】妇女妊娠初期(1～3个月)禁用。

【不良反应】①使用滴鼻液时，可见鼻刺痛、烧灼感、喷嚏、头痛、嗅觉改变，罕见鼻出血、皮疹等过敏反应。②干粉吸入时，少数患者有咽部刺激感、呛咳、恶心、胸闷反应，系由粉末的刺激所致。也有在治疗数周后症状加重，或出现皮疹、排尿困难者。

【用法用量】①色甘酸钠滴鼻液滴入鼻内，一次5～6滴，一日5～6次。②吸入用色甘酸钠胶囊干粉(胶囊)鼻吸入，每侧10mg(半粒)，一日4～6次。

【制剂】色甘酸钠滴鼻液，吸入用色甘酸钠胶囊

9. 依巴斯汀 Ebastine

见第十五章“214. 湿疹”。

10. 孟鲁司特 Montelukast

本品为选择性白三烯受体拮抗剂，能特异性抑制半胱氨酰白三烯(CysLT1)受体。

【适应证】用于减轻季节性变应性鼻炎引起的症状。

【用法用量】口服。①15岁及15岁以上成人一次10mg，一日1次，睡前服用。②6～14岁儿童一次5mg，一日1次，睡前服用咀嚼片。③2～5岁儿童一次4mg，一日1次，睡前服用咀嚼片。

【不良反应】一般耐受性良好，不良反应较轻微。可能出现腹痛和头痛。

【禁忌】对本产品的任何成分过敏者禁用。

【孕妇及哺乳期妇女用药】应在医师指导下使用。

【制剂】孟鲁司特钠片(咀嚼片)

11. 曲安奈德鼻喷雾剂 Triamcinolone Acetonide Nasal Spray

【适应证】用于治疗和预防成人及6岁以上儿童的季节性或常年性变态反应性鼻炎。

【禁忌】对本品所含成分过敏者禁用。

【不良反应】①鼻、咽部干燥或烧灼感，喷嚏或轻微鼻出血、头痛等。②鼻分泌物呈黄色或绿色，有异味；鼻部或咽部有较严重的刺痛或流鼻血。③罕见鼻中隔穿孔、眼压升高，通常见于曾做过鼻手术的患者。

【用法用量】鼻腔喷雾吸入。

①成人和12岁以上儿童，一次每侧鼻孔各110μg，一日1次。当症状被控制时，用维持量，一次每侧鼻孔各55μg；如果症状未被有效控制，则剂量可增至一次每侧鼻孔各220μg，但一次总量不得超过440μg。

②6～12岁的儿童，一次每侧鼻孔各55μg，一日1次。每日最大量，一次每侧鼻孔各110μg，一天1次。

【制剂】曲安奈德鼻喷雾剂；醋酸曲安奈德鼻用喷雾剂

12. 盐酸赛洛唑啉滴鼻液 Xylometazoline Hydrochloride Nasal Drops

【适应证】用于缓解急性鼻炎、慢性鼻炎、鼻窦炎等引起的鼻塞症状。

【禁忌】萎缩性鼻炎及鼻腔干燥患者禁用。

【不良反应】①滴药过频易致反跳性鼻充血，久用可致药物性鼻炎。②偶见一过性的轻微烧灼感，针刺感，鼻黏膜干燥，以及头痛、头晕、心率加快等反应。

【用法用量】滴鼻。①成人0.1%溶液，一次2~3滴，一日2次，连续使用不得超过7日。②6~12岁儿童0.05%溶液，一次2~3滴，一日2次，连续使用不得超过7日。

【制剂】盐酸赛洛唑啉滴鼻液（喷鼻液）

13. 氮卓斯汀鼻喷剂 Azelastine Nasal Spray

【适应证】用于季节性变应性鼻炎（花粉症）和常年性变应性鼻炎。

【禁忌】①哺乳期妇女禁用。②6岁以下儿童禁用。

【不良反应】①鼻黏膜刺激，鼻衄。③若给药方法不正确（如头部后仰），用药时会有苦味感，偶见恶心。

【用法用量】鼻腔喷雾吸入。成人，一次每鼻孔各140μg（2喷），一日2次（早晚各1次，相当于一日560μg），连续使用不超过6个月。

14. 异丙托溴铵气雾剂 Ipratropium Bromide Aerosol

【适应证】用于变态反应及非变态反应所引起的流涕。

【禁忌】青光眼、前列腺肥大、尿潴留患者禁用。

【不良反应】①鼻出血、鼻孔干燥和炎症。②不常见呕吐、头痛和咽痛。③罕见胃肠运动失调、心悸、尿潴留等。

【用法用量】鼻腔喷雾吸入。成人一次40~80μg，一日2~4次。

15. 盐酸司他斯汀片 Setastine Hydrochloride Tablets

【适应证】抗组胺药。用于治疗急、慢性荨麻疹，常年性变应性鼻炎和其他急、慢性过敏性反应症状。

【用法用量】口服。成人每日2次，每次1mg（1片）。必要时在医师指导下可增量。日用量最多6mg（6片），不可超过此量。

【不良反应】用药时，可能出现疲劳、困倦、头痛、头晕、胃部不适、口干、饥饿、恶心，个别出现腹泻、便秘及失眠症状；大剂量用药时，可出现注意力减退、整日发困、反应迟钝、恶心等症状。如有以上反应，请向医师说明。

【禁忌】孕妇，哺乳期妇女，严重肝、肾疾病者，对本品过敏者禁用。

【孕妇用药】孕妇、哺乳期妇女禁用本品。

【儿童用药】3岁以下儿童禁用本品。

【老年用药】老年患者中患有显著肝、肾功能障碍的禁用本品。

16. 咪唑斯汀缓释片 Mizolastine Sustained-release Tablets

【适应证】本品是长效的组胺 H_1 受体拮抗剂，适用于成人或12岁以上的儿童所患的荨麻疹等皮肤过敏症状、季节性变应性鼻炎（花粉症）及常年性变应性鼻炎。

【用法用量】口服。成人（包括老年人）和12岁以上儿童：每日1次，每次1片（10mg）。或遵医嘱服用。本品为缓释薄膜衣片，不能掰开服用。

【不良反应】本品无中枢镇静作用和抗胆碱作用。偶见思睡、乏力、头痛、口干、腹泻和消化不良等症状。个别病例出现低血压、紧张、抑郁、中性粒细胞计数减少和肝脏转氨酶升高。曾有与食欲增加有关的体重增加的报道。

【禁忌】本药禁用于下列情况：对本品任何一种成分过敏；严重的肝功能损害；与咪唑类抗真菌药（全身用药）或大环内酯类抗生素合用；与已知可延长QT间期的药物合用，如Ⅰ类和Ⅲ类抗心律失常药；晕厥病史；严重的心脏病或有心律失常（心动过缓、心律不齐或心动过速）病史明显或可疑QT间期延长或电解质失衡，特别是低血钾；严重心动过缓。

【孕妇及哺乳期用药】孕期尤其前3个月不建议使用。哺乳期不建议使用。

【儿童用药】尚无12岁以下儿童用药方面的资料。

【老人用药】老年患者用药同成人。老年患者可能对咪唑斯汀潜在的镇静作用和对心脏复极化作用较为敏感。

17. 盐酸奥洛他定片 Olopatadine Hydrochloride Tablets

见第十五章“217. 皮肤瘙痒”。

附：用于鼻炎的其他西药

1. 标准桃金娘油肠溶胶囊 Myrtol Standardized Enteric Coated Soft Capsules

【适应证】用于急性鼻窦炎、慢性鼻窦炎和支气管炎。

2. 盐酸依匹斯汀胶囊 Epinastine Hydrochloride Capsules

【适应证】本品为组胺 H_1 受体拮抗剂，适用于成人所患的变应性鼻炎、荨麻疹、湿疹、皮炎、皮肤瘙痒症、痒疹、伴有瘙痒的寻常性银屑病及过敏性支气管哮喘的防治。

3. 富马酸依美斯汀 Emedastine Fumarate

【适应证】用于治疗荨麻疹、湿疹或皮炎、瘙痒症及痒疹、变应性鼻炎等。

4. 复方氯雷他定缓释片 Compound Loratadine Sustained Release Tablets

【适应证】用于缓解因感冒或变应性鼻炎引起的鼻塞、鼻痒、打喷嚏、流涕及流泪等症状。

5. 西替伪麻缓释片（缓释胶囊）Cetirizine Hydrochloride and Pseudoephedrine Hydrochloride Sustained-Release Tablets

【适应证】用于治疗成人和儿童变应性鼻炎和慢性自发性荨麻疹等过敏性疾病。

6. 复方倍他米松注射液 Compound Betamethasone Injection

见第十五章“212. 滑膜炎、滑囊炎和肌腱炎、腱鞘炎”。

7. 氨酚氯雷伪麻缓释片 Paracetamol, Loratadine and Pseudoephedrine Sulfate Sustained-Release Tablets

【适应证】用于缓解感冒引起的打喷嚏、流鼻涕、鼻塞、咽喉不适、乏力、发热、肌肉酸痛、头痛等症状及季节性变应性鼻炎。

8. 富马酸氯马斯汀 Clemastine Fumarate

【适应证】本品为抗组胺药，主要用于治疗变应性鼻炎、荨麻疹、湿疹及皮肤瘙痒症等过敏性疾病。亦可用于支气管哮喘的抗过敏治疗。

9. 粉尘螨滴剂 Dermatophagoides Farinae Drops

【适应证】用于粉尘螨过敏引起的变应性鼻炎、过敏性哮喘的脱敏治疗。

10. 氯雷他定伪麻黄碱缓释片 Loratadine and Pseudoephedrine Sulfate Sustained-Release Tablets

【适应证】用于缓解变应性鼻炎或感冒引起的鼻塞、鼻痒、打喷嚏、流涕及流泪等症状。

11. 盐酸氮䓬斯汀 Azelastine Hydrochloride

【适应证】抗过敏。用于治疗变应性鼻炎，急、慢性荨麻疹。

12. 麻黄碱苯海拉明片 Ephedrine Hydrochlcride and Diphenhydramine Tablets

【适应证】用于解除和减轻感冒及变应性鼻炎引起的喷嚏、流鼻涕、鼻塞、流眼泪等症状。

13. 盐酸西替利嗪 Cetirizine Hydrochloride

见第十五章“214. 湿疹”。

14. 马来酸氯苯那敏 Chlorphenamine Maleate

见第十三章“178. 小儿湿疹”。

15. 复方曲尼司特胶囊 Compound Tranilast Capsules

【适应证】本品为抗变态反应药，可用于支气管哮喘及变应性鼻炎的预防性治疗。

16. 枸地氯雷他定片 Desloratadine Citrate Disodium Tablets

【适应证】用于快速缓解变应性鼻炎的相关症状，如打喷嚏、流涕和鼻痒，鼻黏膜充血/鼻塞，以及眼痒、流泪和充血，腭痒及咳嗽。本品还用于缓解慢性特发性荨麻疹的相关症状如瘙痒，并可减少荨麻疹的数量及大小。

17. 螺旋霉素胶囊 Spiramycin Capsules

【适应证】适用于敏感菌引起的多种感染，包括呼吸道感染：咽炎、支气管炎、肺炎、鼻炎、鼻窦炎、扁桃体炎、蜂窝织炎、耳炎、颊口部感染等。

18. 氨酚氯汀伪麻片 Paracetamol, Clemastine Fumarate and Pseudoephedrine Hydrochloride Tablets

【适应证】本品为复方制剂，含对乙酰氨基酚、盐酸伪麻黄碱、富马酸氯马斯汀。用于暂时缓解枯草热、变应性鼻炎和普通感冒引起的发热，头痛，四肢酸痛，打喷嚏，流鼻涕，鼻塞，眼痒流泪等症。

19. 盐酸苯海拉明 Diphenhydramine Hydrochloride

【适应证】可用于皮肤、黏膜的过敏如荨麻疹、血管神经性水肿、变应性鼻炎等。

20. 盐酸异丙嗪 Promethazine Hydrochloride

见第十三章“178. 小儿湿疹”。

21. 盐酸左西替利嗪 Levocetirizine Hydrochloride

【适应证】用于荨麻疹、变应性鼻炎、湿疹、皮炎、皮肤瘙痒症等。

22. 盐酸去氯羟嗪 Decloxizine Hydrochloride

【适应证】用于过敏性疾病，如急慢性荨麻疹、变应性鼻炎等。

23. 阿伐斯汀 Acrivastine

【适应证】适用于缓解下列疾病的症状。变应性鼻炎，包括枯草热，组胺介导的皮肤病，包括有关的过敏性皮肤疾患。

24. 氯雷他定 Loratadine

见第十三章“178. 小儿湿疹”。

25. 盐酸左卡巴斯汀 Levocabastine Hydrochloride

【适应证】用于喷嚏、鼻痒、流涕等变应性鼻炎的症状。

26. 特非那定 Terfenadine

【适应证】用于季节性和非季节性变应性鼻炎、荨麻疹及枯草热的治疗。

27. 盐酸非索非那定 Fexofenadine Hydrochloride

【适应证】适用于缓解成人和 12 岁及 12 岁以上的儿童的季节变应性鼻炎相关的症状。如打喷嚏，流鼻涕，鼻、上腭、喉咙发痒，眼睛发痒、潮湿、发红。

28. 盐酸赛庚啶 Cyproheptadine Hydrochloride

【适应证】用于过敏性疾病，如荨麻疹、丘疹性荨麻疹、湿疹、变应性鼻炎、皮肤瘙痒等。

29. 奥洛他定 Olopatadine

【适应证】用于变应性鼻炎、荨麻疹、皮肤病（湿疹、皮肤炎、痒疹、皮肤瘙痒症、寻常型干癣、多形性渗出性红斑）伴发的瘙痒。

30. 盐酸曲普利啶 Triprolidine Hydrochloride

【适应证】用于治疗各种过敏性疾患，包括变应性鼻炎、荨麻疹、过敏性结膜炎、皮肤瘙痒症等。

31. 丙酸倍氯米松气雾剂 Beclometasone Dipropionate Aerosol

【适应证】用于治疗和预防支气管哮喘及变应性鼻炎。

32. 富马酸卢帕他定片 Rupatadine Fumarate Tablets

【适应证】用于季节性或常年性变应性鼻炎及相关症状的治疗。

33. 富马酸酮替芬 Ketotifen Fumarate

见第十三章“165. 小儿哮喘”。

34. 曲尼司特 Tranilast

【适应证】本品为抗变态反应药，可用于支气管哮喘及变应性鼻炎的预防性治疗。

35. 匹多莫德 Pidotimod

【适应证】本品为免疫促进剂，可用于上下呼吸道反复感染（咽炎、气管炎、支气管炎、扁桃体炎），耳鼻喉科反复感染（鼻炎、鼻窦炎、中耳炎）。用以减少急性发作的次数，缩短病程,减轻发作的程度。本品也可作为急性感染时抗生素的辅助用药。

36. 盐酸去氧肾上腺素 Phenylephrine Hydrochloride

【适应证】用于治疗休克及麻醉时维持血压,也可用于急、慢性鼻炎和鼻窦炎、鼻出血等。

37. 盐酸左卡巴斯汀鼻喷雾剂 Levocabastine Hydrochloride Nasal Spray

【适应证】用于喷嚏、鼻痒、流涕等变应性鼻炎的症状。盐酸左卡巴斯汀是一种强效、长效、具有高度选择性的组胺 H_1 受体拮抗剂。局部应用于鼻部,几乎立刻起效,消除变应性鼻炎的典型症状(喷嚏、鼻痒、流涕),作用可维持数小时。

38. 盐酸氮卓斯汀鼻喷剂 Azelastine Hydrochloride Nasal Spray

【适应证】季节性变应性鼻炎(花粉症)和常年性变应性鼻炎。

39. 五维甘草那敏胶囊 Pentavitamin, Licorice and Chlorphenamine Maleate Capsules

【适应证】用于变应性鼻炎、湿疹、荨麻疹、皮肤瘙痒症及药物过敏。

40. 氯己定鱼肝油滴鼻液 Chlorhexidine Cod liver Oil Nasal Drops

【适应证】可用于干燥性鼻炎、萎缩性鼻炎等。

41. 鱼肝油酸钠注射液 Sodium Morrhuate Injection

【适应证】用于慢性肥厚性鼻炎,血管瘤内注射及黏膜下注射止鼻出血。

42. 注射用糜蛋白酶 Chymotrypsin for Injection

【适应证】用于创伤或手术后伤口愈合、抗炎及防止局部水肿、积血、扭伤血肿、乳房手术后浮肿、中耳炎、鼻炎等。

43. 呋麻滴鼻液 Ephedrine Hydrochloride and Nitrofurazone Nasal Drops

【适应证】用于缓解急、慢性鼻炎的鼻塞症状。

44. 盐酸萘甲唑林滴鼻液 Naphazoline Hydrochloride Nasal Drops

【适应证】用于过敏性及炎症性鼻充血、急慢性鼻炎。

45. 复方萘甲唑林喷剂 Compound Naphazoline Spray

【适应证】用于急、慢性鼻炎、鼻窦炎,以及变应性鼻炎发作期。

46. 伪麻非索缓释胶囊 Pseudoephedrine Hydrochloride and Fexofenadine Hydrochloride Sustained-Release Capsules

【适应证】用于治疗变应性鼻炎。

47. 复方氨酚肾素片 Compound Paracetamol and Phenylephrine Tablets

【适应证】适用于缓解普通感冒及流行性感冒引起的发热、头痛、四肢酸痛、打喷嚏、流鼻涕、鼻塞、咽痛等症状,也可用于变应性鼻炎。

48. 复方薄荷脑鼻用吸入剂 Compound Menthol Naseal Inhalation

【适应证】用于感冒引起的鼻塞。

49. 苯海拉明薄荷脑糖浆 Diphenhydramine Hydrochloride and Menthol Syrup

【适应证】用于皮肤黏膜的过敏,如荨麻疹、变应性鼻炎、皮肤瘙痒症、药疹,对虫咬症和接触性皮炎也有效。亦可用于预防和治疗晕动病。

50. 氨酚那敏片、维 B_1 那敏片复合包装 Complex Patching Paracetamol and Chlorphenamine Maleate Tablets and Vitamin B_1 and Chlorphenamine Maleate Tablets

【适应证】本品为复方制剂。淡橙色片含马来酸氯苯那敏、维生素 B_1;红棕色片含马来酸氯苯那敏、对乙酰氨基酚。用于变应性鼻炎。亦可用于缓解因气候变化或刺激性气味等引起的鼻黏膜水肿、充血、鼻塞、鼻痒、喷嚏、大量黏液分泌等症状。

51. 注射用甲泼尼龙琥珀酸钠 Methylprednisolone Sodium Succinate for Injection

【适应证】可用于控制如下以常规疗法难以处理的严重的或造成功能损伤的过敏性疾病:支气管哮喘、接触性皮炎、特应性皮炎、血清病、季节性或全年性变应性鼻炎、药物过敏反应、荨麻疹样输血反应、急性非感染性喉头水肿(肾上腺素为首选药物)等。

二、中药

1. 鼻炎滴剂(鼻炎通喷雾剂)

【处方组成】盐酸麻黄碱、黄芩苷、山银花、辛夷油、冰片

【功能主治】散风,清热,宣肺,通窍。用于风热蕴肺所致的鼻塞,鼻流清涕或浊涕,发热,头痛;急、慢性鼻炎见上述证候者。

【用法用量】滴鼻,一次 2~4 滴,一日 2~4 次。一个月为一疗程。

2. 滴通鼻炎水喷雾剂

【处方组成】蒲公英、黄芩、麻黄、苍耳子、辛夷、白芷、细辛、石菖蒲

【功能主治】祛风清热,宣肺通窍。用于伤风鼻塞,鼻窒(慢性鼻炎)、鼻鼽(变应性鼻炎)、鼻渊(鼻窦炎)等病。

【用法用量】外用喷鼻,一次 2~3 揿,一日 3~4 次。

【使用注意】儿童、孕妇及哺乳期妇女禁用;肝肾功能不全者禁用。

3. 滴通鼻炎水

【处方组成】蒲公英、黄芩、麻黄、苍耳子、辛夷、白芷、细辛、石菖蒲

【功能主治】祛风清热,宣肺通窍。用于风热蕴肺所致的伤风鼻塞,鼻窒,鼻鼽、鼻渊,症见发热,恶风,头痛,鼻塞,鼻痒,鼻流清涕或浊涕;慢性鼻炎、鼻窦炎、变应性鼻炎见上述证候者。

【用法用量】外用滴鼻,一次 2~3 滴,一日 3~4 次。

4. 利鼻片

【处方组成】黄芩、苍耳子、辛夷、薄荷、白芷、细辛、蒲公英

【功能主治】清热解毒,祛风开窍。用于风热蕴肺所致的伤风鼻塞、鼻渊、鼻流清涕或浊涕。

【用法用量】口服。一次4片,一日2次。

5. 鼻炎片

【处方组成】苍耳子、辛夷、防风、连翘、野菊花、五味子、桔梗、麻黄、细辛、黄柏、白芷、知母、荆芥、甘草

【功能主治】祛风宣肺,清热解毒。用于急、慢性鼻炎风热蕴肺证,症见鼻塞,流涕,发热,头痛。

【用法用量】口服。一次3~4片(糖衣片)或2片(薄膜衣片),一日3次。

6. 鼻渊舒胶囊(口服液)

【处方组成】苍耳子、辛夷、薄荷、白芷、茯苓、黄芩、栀子、柴胡、细辛、川芎、黄芪、川木通、桔梗

【功能主治】疏风清热,祛湿通窍。用于鼻炎、鼻窦炎属肺经风热及胆腑郁热证者。

【用法用量】胶囊,口服,一次3粒,一日3次。疗程7天或遵医嘱。

7. 鼻窦炎口服液

【处方组成】辛夷、荆芥、薄荷、桔梗、柴胡、苍耳子、白芷、川芎、黄芩、栀子、茯苓、川木通、黄芪、龙胆草

【功能主治】疏散风热,清热利湿,宣通鼻窍。用于风热犯肺、湿热内蕴所致的鼻塞不通,流黄稠涕;急慢性鼻炎、鼻窦炎见上述证候者。

【用法用量】口服。一次10ml,一日3次,20天为一疗程。

8. 辛夷鼻炎丸

【处方组成】板蓝根、薄荷、苍耳子、鹅不食草、防风、甘草、广藿香、菊花、三叉苦、山白芷、辛夷、鱼腥草、紫苏叶

【功能主治】祛风宣窍,清热解毒。用于风热上攻、热毒蕴肺所致的鼻塞,鼻流清涕或浊涕,发热,头痛;慢性鼻炎、变应性鼻炎、神经性头痛见上述证候者。

【用法用量】口服。一次3g,一日3次。

9. 千柏鼻炎片(胶囊)

【处方组成】千里光、卷柏、羌活、决明子、麻黄、川芎、白芷

【功能主治】清热解毒,活血祛风,宣肺通窍。用于风热犯肺、内郁化火、凝滞气血所致的鼻塞,鼻痒气热,流涕黄稠,或持续鼻塞,嗅觉迟钝;急、慢性鼻炎,急、慢性鼻窦炎见上述证候者。

【用法用量】口服。一次3~4片,一日3次。

10. 鼻炎康片

【处方组成】广藿香、苍耳子、鹅不食草、野菊花、黄芩、麻黄、当归、猪胆粉、薄荷油、马来酸氯苯那敏

【功能主治】清热解毒,宣肺通窍,消肿止痛。用于风邪蕴肺所致的急、慢性鼻炎,变应性鼻炎。

【用法用量】口服。一次4片,一日3次。

11. 鼻通丸

【处方组成】苍耳子(炒)、辛夷、白芷、薄荷、鹅不食草、黄芩、甘草

【功能主治】疏散风热,宣通鼻窍。用于外感风热或风寒化热所致的鼻塞流涕,头痛流泪;慢性鼻炎见上述证候者。

【用法用量】口服。一次1丸,一日2次。

12. 香菊胶囊(片)

【处方组成】化香树果序(除去种子)、夏枯草、野菊花、黄芪、辛夷、防风、白芷、甘草、川芎

【功能主治】祛风通窍,解毒固表。用于风热袭肺、表虚不固所致的急、慢性鼻窦炎,鼻炎。

【用法用量】胶囊,口服。一次2~4粒,一日3次。

13. 辛芳鼻炎胶囊

【处方组成】辛夷、白芷、黄芩、柴胡、川芎、桔梗、薄荷、菊花、荆芥穗、枳壳(炒)、防风、细辛、蔓荆子(炒)、龙胆、水牛角浓缩粉

【功能主治】解表散风,清热解毒,宣肺通窍。用于风热蕴肺所致的慢性鼻炎,鼻窦炎。

【用法用量】口服。一次6粒,一日2~3次;小儿酌减。15天为一个疗程。

14. 鼻塞通滴鼻液

【处方组成】甜瓜蒂、羟苯乙酯

【功能主治】清热解毒,消肿通窍。用于急性鼻炎、慢性单纯性鼻炎所致的鼻塞、流涕。

【用法用量】外用。滴鼻,每次每侧鼻腔1~2滴,一日2次,或遵医嘱。

【使用注意】孕妇禁用。

15. 通窍鼻炎片(丸、颗粒、胶囊)

【处方组成】苍耳子(炒)、辛夷、防风、黄芪、白芷、薄荷、白术(炒)

【功能主治】散风固表,宣肺通窍。用于风热蕴肺、表虚不固所致的鼻塞时轻时重,鼻流清涕或浊涕,前额头痛;慢性鼻炎、变应性鼻炎、鼻窦炎见上述证候者。

【用法用量】片剂,口服。一次5~7片,一日3次。

16. 鼻咽清毒剂(颗粒)

【处方组成】野菊花、苍耳子、重楼、蛇泡簕、两面针、夏枯草、龙胆、党参

【功能主治】清热解毒,化痰散结。用于痰热毒瘀蕴结所致的鼻咽部慢性炎症、鼻咽癌放射治疗后分泌物增多。

【用法用量】口服。一次20g,一日2次,30天为一疗程。

17. 裸花紫珠片(胶囊)

【处方组成】裸花紫珠浸膏

【功能主治】清热解毒,收敛止血。用于血热毒盛所致的鼻衄、咯血、吐血、崩漏下血;呼吸道出血、消化道出血、子宫功能性出血、人流后出血见上述证候者。

【用法用量】片剂,口服,一次3~5片,一日3~4次。

18. 苍耳子鼻炎胶囊(滴丸)

【处方组成】苍耳子浸膏粉、白芷浸膏粉、辛夷花浸膏粉、石膏浸膏粉、冰片、薄荷脑、黄芩浸膏粉

【功能主治】疏风,清肺热,通鼻窍,止头痛。用于风热型鼻疾,包括变应性鼻炎,急、慢性鼻炎。

【用法用量】胶囊,口服,一次2粒,一日3次。

19. 苍辛气雾剂

【处方组成】苍耳子、辛夷、细辛、白芷、黄连、甜瓜蒂

【功能主治】疏风散寒,通窍。用于风邪上扰所致的鼻塞、鼻痒、喷嚏;变应性鼻炎、急慢性鼻炎见上述症状者。

【用法用量】每侧鼻孔喷3揿,重症者可重复使用。

【使用注意】肾脏病患者、孕妇、新生儿禁用。

20. 鼻炎宁胶囊

【处方组成】巢脾浸膏

【功能主治】清湿热,通鼻窍,疏肝气,健脾胃。用于慢性鼻炎,慢性副鼻窦炎,变应性鼻炎,亦可用于急性传染性肝炎,慢性肝炎,迁延性肝炎。

【用法用量】口服。一次5粒,一日3次。

21. 畅鼻通颗粒

【处方组成】桂枝、荆芥、防风、黄芩、当归、白芍、薄荷、甘草

【功能主治】调和营卫,解表散风。用于外感风寒、营卫不和所致的恶风有汗,头痛,喷嚏,或鼻塞时轻时重、疹块色白发痒;变应性鼻炎、荨麻疹见上述证候者。

【用法用量】开水冲服。一次12g,一日3次。

22. 鼻通宁滴剂

【处方组成】鹅不食草、辛夷

【功能主治】通利鼻窍。用于鼻塞不通。

【用法用量】滴鼻,一次1~2滴,一日2~3次。

23. 藿胆丸(片)

【处方组成】广藿香叶、猪胆粉

【功能主治】芳香化浊,清热通窍。用于湿浊内蕴、胆经郁火所致的鼻塞、流清涕或浊涕、前额头痛。

【用法用量】口服。一次3~6g(即外盖的半盖至一盖),一日2次。

24. 辛芩颗粒(片、胶囊)

【处方组成】细辛、黄芩、荆芥、防风、白芷、苍耳子、黄芪、白术、桂枝、石菖蒲

【功能主治】益气固表,祛风通窍。用于肺气不足、风邪外袭所致的鼻痒、喷嚏、流清涕、易感冒;变应性鼻炎见上述证候者。

【用法用量】颗粒剂,开水冲服,一次1袋,一日3次,20天为一个疗程。

25. 胆香鼻炎片(胶囊)

【处方组成】猪胆汁膏、广藿香、白芷、苍耳子、鹅不食草、荆芥、金银花、野菊花、薄荷脑

【功能主治】消炎清热,祛风散寒,通窍止痛。用于慢性单纯性鼻炎,变应性鼻炎,急、慢性副鼻窦炎。

【用法用量】口服。一次4片,一日3次。

附:用于鼻炎的其他中药

1. 百蕊颗粒

【功能主治】清热消炎,止咳化痰。用于急慢性咽喉炎,支气管炎,鼻炎,感冒发热,肺炎等。

2. 苍鹅鼻炎片

【功能主治】清热解毒,疏风通窍。用于风热而致的变应性鼻炎,慢性单纯性鼻炎及鼻窦炎引起的头痛、鼻塞、流涕。

3. 藿胆片(滴丸)

【功能主治】芳香化浊,清热通窍。用于湿浊内蕴、胆经郁火所致的鼻塞、鼻渊、流清涕或浊涕、前额头痛。

4. 复方鼻炎膏

【功能主治】消炎,通窍。用于变应性鼻炎,急、慢性鼻炎及鼻窦炎。

5. 鼻通滴鼻剂

【功能主治】清风热,通鼻窍。用于外感风热或风寒化热,鼻塞流涕,头痛流泪,慢性鼻炎。

6. 复方熊胆通鼻喷雾剂

【功能主治】疏风通窍。适用于急性鼻炎之鼻塞,流涕。

7. 生桂口服液

【功能主治】解肌发表,调和营卫。用于改善肺气虚寒所致的鼻痒,鼻塞,喷嚏,流清涕,畏寒。

8. 通达滴鼻剂

【功能主治】疏风宣肺,芳香通窍。可改善急性鼻炎所致的鼻塞。

9. 益鼻喷雾剂

【功能主治】辛温散寒,通利鼻窍。用于鼻塞不通,或因鼻塞所致的嗅觉障碍,头昏,头痛等症状的改善。

10. 通鼻抗感剂

【功能主治】通窍,散寒,清热,解毒。用于外感风寒,鼻塞、鼻痒、喷嚏、流涕、头昏、头痛、恶寒、发热、四肢倦怠;轻、中型感冒,慢性单纯性鼻炎,变应性鼻炎见上述证候者。

11. 鼻康片(胶囊)

【功能主治】清热解毒,疏风消肿,利咽通窍。用于风热所致的急慢性鼻炎、鼻窦炎及咽炎。

12. 鼻宁喷雾剂

【功能主治】疏风解表,清热通窍。用于急性鼻炎(伤风鼻塞),慢性单纯性鼻炎,变应性鼻炎。

13. 鼻炎灵片(丸)

【功能主治】透窍消肿,祛风退热。用于慢性鼻窦炎、鼻炎及鼻塞头痛,浊涕臭气,嗅觉失灵等。

288. 鼻窦炎

〔基本概述〕

鼻窦炎通常指鼻窦黏膜的化脓性炎症,可分为急性和慢性,以慢性多见;前组鼻窦较后组鼻窦的发病率高,其中上颌窦最为常见;鼻窦炎可发生于一侧,亦可双侧;可限于一窦发病,亦可累及多窦。窦口引流和通气障碍是引起鼻窦炎发生的最重要机制。

(一)急性鼻窦炎

急性鼻窦炎系鼻窦黏膜的急性炎症,多由于机体全身抵抗力下降时病毒和细菌的感染或因鼻窦解剖上的特殊性继发于上呼吸道感染,致病菌以化脓性球菌多见。

急性鼻窦炎主要症状有鼻塞,较多黄脓涕,头痛,并伴有面颊部、额部或头深部的疼痛。重症者可有发热、畏寒及全身不适。查体可见鼻黏膜充血、肿胀,鼻腔内有较多黏脓性分泌物,中鼻道、嗅裂可见脓涕。面颊部、内眦或眶内上角可有局部红肿和压痛。

(二)慢性鼻窦炎

慢性鼻窦炎为鼻窦黏膜的慢性炎症,多由急性鼻窦炎反复发作且未获彻底治愈而迁延所致,持续时间较长。慢性鼻窦炎的主要表现是有反复鼻窦炎发作史,单侧或双侧鼻塞,多有黏脓涕,嗅觉障碍,反复发作的头痛及视觉障碍等。查体可见鼻黏膜充血肥厚,鼻甲肿胀,鼻腔可见多发白色、透明的息肉样物及黏脓涕。

鼻窦炎在中医学中属于鼻渊等范畴,以鼻流浊涕,量多不止为主要特征。常伴有头痛、鼻塞、嗅觉减退等症状。中医学认为鼻窦炎多由外感风寒、肺经风热、胆腑郁热、脾经湿热、肺脾气虚等所致。本病有实证与虚证之分。实证起病急,病程短,病因有肺经风热、胆腑郁热、脾胃湿热等方面;虚证病程长,缠绵难愈,病因主要有肺气虚寒,脾气虚弱等。在病理机制中,痰浊脓液既是病理产物,又是新的病因。故清除痰浊脓液,杜绝痰浊之源是治愈本病的关键。故升清降浊则是中医最有效、最根本的治疗法则。

〔治疗原则〕

1. 急性鼻窦炎的治疗

急性鼻窦炎的治疗原则是根除病因,保证引流通畅,控制感染,预防出现严重的并发症并阻断疾病向慢性过程进展。

(1)抗菌治疗。病原菌是导致急性鼻窦炎的直接致病因素。明确致病菌者应选择敏感的抗生素,未能明确致病菌者可选用广谱抗生素。应足量应用,以控制感染。通常首选青霉素。还可以应用其他抗菌药物,如阿莫西林/克拉维酸、阿莫西林、头孢泊肟酯、头孢呋辛酯、头孢地尼、甲氧苄啶/磺胺甲基异噁唑、多西环素、阿奇霉素、克拉霉素、红霉素、加替沙星、左氧氟沙星、莫西沙星、头孢曲松、加替沙星/左氧氟沙星/莫西沙星、克林霉素、甲哌力复霉素等。

(2)局部治疗。减充血剂 1% 麻黄素生理盐水滴鼻,连续使用不得超过 7 日,否则可产生“反跳”现象,出现更为严重的鼻塞。

(3)镇静止痛药。用于头痛和局部疼痛剧烈者。

(4)上颌窦穿刺冲洗术,一般宜在全身症状消退及局部炎症控制后施行。

2. 慢性鼻窦炎的治疗

慢性鼻窦炎的治疗原则是控制感染和变态反应因素导致的鼻腔鼻窦的黏膜炎症,改善鼻腔鼻窦的通气和引流。采用内科和外科手段结合的综合治疗。

(1)药物治疗。可选用血管收缩剂滴鼻,常用 1% 麻黄素生理盐水、滴鼻净等,可在滴鼻液中加入地塞米松、倍他米松等;还应使用足量的抗生素以消除鼻窦内的细菌感染。慢性鼻窦炎的急性发作期药物治疗同急性鼻窦炎。

(2)局部治疗。可在鼻内镜下吸除鼻内分泌物,也可进行上颌窦穿刺冲洗及鼻窦置换治疗。

(3)手术治疗。鼻窦根治手术以解除鼻腔鼻窦解剖学异常造成的机械性阻塞、结构重建、通畅鼻窦的通气和引流、黏膜保留为主要原则。鼻窦开放手术现以功能性内镜鼻窦手术为主,在鼻内镜及电视监视下进行,具有创伤小、视野开阔、术野清楚、操作精细等特点。

〔用药精选〕

一、西药

1. 盐酸麻黄碱滴鼻液 Ephedrine Hydrochloride Nasal Drops

见本章“287. 鼻炎”。

2. 盐酸羟甲唑啉滴鼻液 Oxymetazoline Hydrochloride Nasal Drops

见本章“287. 鼻炎”。

3. 头孢地尼 Cefdinir

见第十五章“239. 甲沟炎”。

4. 克拉霉素 Clarithromycin

本品为大环内酯类抗生素,在体外的抗菌活性与红霉素相似,但在体内对部分细菌如金黄色葡萄球菌、链球菌、流感嗜血杆菌等的抗菌活性比红霉素强。本品与红霉素之间有交叉耐药性。

【适应证】适用于克拉霉素敏感菌所引起的下列感染。①鼻咽感染:扁桃体炎、咽炎、鼻窦炎。②下呼吸道感染:急性支气管炎、慢性支气管炎急性发作和肺炎。③皮肤软组织感染:脓疱病、丹毒、毛囊炎、疖和伤口感染。④急性中耳炎、肺炎支原体肺炎、沙眼衣原体引起的尿道炎及宫颈炎等。⑤也用于军团菌感染,或与其他药物联合用于鸟分枝杆菌感染、幽门螺杆菌感染的治疗。

【用法用量】成人口服,常用量一次 250mg,每 12 小时 1 次;重症感染者一次 500mg,每 12 小时 1 次。根据感染的严重程度应连续服用 6~14 日。儿童口服,请遵医嘱。

【不良反应】①主要有口腔异味(3%),腹痛、腹泻、恶心、呕吐等胃肠道反应(2%~3%),头痛(2%),血清转氨酶短暂升高。②可能发生过敏反应,轻者为药疹、荨麻疹,重者为过敏及斯-约综合征。③偶见肝毒性、艰难梭菌引起的假膜性肠炎。④曾有发生短暂性中枢神经系统不良反应的报告,包括焦虑、头昏、失眠、幻觉、噩梦或意识模糊,然而其原因和药物的关系仍不清楚。

【禁忌】①对本品或大环内酯类药物过敏者禁用。②孕妇、哺乳期妇女禁用。③严重肝功能损害者、水电解质紊乱患者、服用特非那丁治疗者禁用。④某些心脏病(包括心律失常、心动过缓、Q-T 间期延长、缺血性心脏病、充血性心力衰竭等)患者禁用。

【儿童用药】6 个月以下儿童的疗效和安全性尚未确定。

【妊娠及哺乳期妇女用药】动物实验中,本品对胚胎及胎儿有毒性作用,同时本品及其代谢产物可进入母乳中,故孕妇及哺乳期妇女禁用。

【老人用药】老年人的耐受性与年轻人相仿。

5. 盐酸赛洛唑啉滴鼻液 Xylometazoline Hydrochloride Nasal Drops

见本章“287. 鼻炎”。

6. 标准桃金娘油肠溶胶囊 Myrtol Standardized Enteric Coated Soft Capsules

本品为桃金娘科树叶提取物,具有促进痰液排出、抗炎、杀菌作用。

【适应证】用于急、慢性鼻窦炎和支气管炎,也适用于支气管扩张、慢性阻塞性肺疾患、肺部真菌感染、肺结核、矽肺,可在支气管造影术后使用,以利于造影剂的排出。

【不良反应】极个别有胃肠道不适及原有的肾结石和胆结石的移动。偶有过敏反应,如皮疹、面部浮肿、呼吸困难和循环障碍。

【禁忌】对本品过敏者禁用。

【孕妇及哺乳期妇女用药】孕妇在医师的指导下服用本品无危险性。但应充分考虑到本品的亲脂性而可进入乳汁。

【用法用量】口服。急性病患者:成人一次 300mg,4~10 岁儿童一次 120mg,一日 3~4 次。慢性病患者:成人一次 300mg,4~10 岁儿童一次 120mg,一日 2 次。

7. 匹多莫德 Pidotimod

【适应证】本品用于反复发作的上下呼吸道感染(咽炎、气管炎、支气管炎、扁桃体炎),反复发作的感染(鼻炎、鼻窦炎、耳炎),泌尿系感染,妇科感染。可减少急性发作的次数,缩短病程,减轻发作的程度,还可作为急性感染时抗生素的辅助治疗。

【用法用量】口服。成人:急性期用药,开始两周,每次 0.8g(二片),一日 2 次,随后减为每次 0.8g(二片),一日 1 次,或遵医嘱。预防期用药,每次 0.8g(二片),一日 1 次,连续用药 60 天或遵医嘱。儿童:请遵医嘱。

【禁忌】对本品过敏者禁用。

【制剂】匹多莫德片(散、颗粒、胶囊、分散片、口服溶液)

附:用于鼻窦炎的其他西药

1. 复方萘甲唑林喷剂 Compound Naphazoline Spray

【适应证】用于急、慢性鼻炎,鼻窦炎及变应性鼻炎发作期。

2. 青霉素 Benzylpenicillin

见第十三章“164. 小儿肺炎”。

3. 青霉素 V 钾胶囊 Phenoxymethylpenicillin Potassium Capsules

【适应证】适用于敏感菌所致的轻、中度感染,包括链球菌所致的扁桃体炎、咽喉炎、猩红热、丹毒等;肺炎球菌所致支气管炎、肺炎、中耳炎、鼻窦炎等。

4. 头孢羟氨苄 Cefadroxil

见第十三章“166. 小儿发热”。

5. 头孢丙烯 Cefprozil

见第十三章“168. 小儿扁桃体炎与乳蛾”。

6. 甲磺酸吉米沙星片 Gemifloxacin Mesylate Tablets

【适应证】用于敏感菌引起的多种感染,包括急性鼻窦炎:由肺炎链球菌、流感嗜血杆菌、卡他莫拉菌、肺炎克雷伯杆菌、金黄色葡萄球菌等敏感菌引起。

7. 法罗培南钠 Faropenem Sodium

【适应证】用于由敏感菌所致的多种感染性疾病,包括外耳炎、中耳炎、鼻窦炎。

8. 乳酸司帕沙星片 Sparfloxacin Lactate Tablets

【适应证】可用于由敏感菌引起的轻、中度感染,包括呼吸系统感染,如急性咽炎、急性扁桃体炎、中耳炎、副鼻窦炎、支气管炎、支气管扩张合并感染、肺炎等。

9. 阿奇霉素 Azithromycin

见第十三章“163. 小儿支气管炎”。

10. 注射用阿莫西林钠舒巴坦钠 Amoxilcillin Sodium and Sulbactam Sodium for Injection

【适应证】本品为由阿莫西林和舒巴坦钠组成的复方制剂,适用于敏感菌所致的多种感染,包括上呼吸道感染,如鼻窦炎、扁桃体炎、中耳炎、喉炎、咽炎等。

11. 桉柠蒎肠溶软胶囊 Eucalyptol, Limonene and Pinene Enteric Soft Capsules

【适应证】本品为黏液溶解性祛痰药,适用于急、慢性鼻窦炎。也适用于急慢性支气管炎、肺炎、支气管扩张、肺脓肿、慢性阻塞性肺部疾患、肺结核和矽肺等呼吸道疾病。

12. 阿酚咖片 Aspirin Paracetamol and Caffeine Tablets

见第十四章“208. 肌肉痛”。

13. 头孢氨苄 Cefalexin

【适应证】用于敏感菌所致的急性扁桃体炎、咽峡炎、中耳炎、鼻窦炎、支气管炎、肺炎等呼吸道感染、尿路感染及皮肤软组织感染等。本品为口服制剂,不宜用于重症感染。

14. 头孢替唑钠 Ceftezole Sodium

【适应证】适用于敏感菌所致的多种感染,包括耳鼻喉科感染,如中耳炎、鼻窦炎、咽炎、扁桃体炎等。

15. 头孢替安 Cefotiam

【适应证】适用于敏感菌所致的多种感染,包括扁桃体炎、中耳炎、鼻窦炎等。

16. 头孢呋辛酯 Cefuroxime Axetil

【适应证】适用于敏感菌所致成人急性咽炎或扁桃体炎、急性中耳炎、鼻窦炎、慢性支气管炎急性发作、急性支气管炎、单纯性尿路感染、皮肤软组织感染等。

17. 头孢克肟 Cefixime

【适应证】本品适用于敏感菌引起的多种感染性疾病,包括中耳炎、鼻窦炎等。

18. 头孢泊肟酯 Cefpodoxime Proxetil

见第十五章“239. 甲沟炎”。

19. 头孢他美酯 Cefetamet Pivoxil

【适应证】本品适用于敏感菌引起的多种感染,包括耳、鼻、喉部感染,如中耳炎、鼻窦炎、咽炎、扁桃体炎等。

20. 舒他西林 Sultamicillin

【适应证】用于治疗敏感细菌引起的多种感染,包括上呼吸道感染:鼻窦炎、中耳炎、扁桃体炎等。

21. 阿莫西林克拉维酸钾 Amoxicillin and Clavulanate Potassium

见第十三章“163. 小儿支气管炎”。

22. 红霉素 Erythromycin

见第十三章“162. 百日咳”。

23. 交沙霉素 Josamycin

【适应证】适用于化脓性链球菌引起的咽炎及扁桃体炎,敏感菌所致的鼻窦炎、中耳炎、急性支气管炎及口腔脓肿,肺炎支原体所致的肺炎,敏感细菌引起的皮肤软组织感染等。

24. 麦白霉素 Meleumycin

【适应证】适用于金黄色葡萄球菌、溶血性链球菌、肺炎球菌、白喉杆菌、支原体等敏感菌所致的呼吸道、皮肤、软组织、胆道感染和支原体性肺炎等。

25. 乙酰螺旋霉素 Acetylspiramycin

【适应证】用于敏感菌所致的轻、中度感染,如咽炎、扁桃体炎、鼻窦炎、中耳炎、牙周炎、急性支气管炎、慢性支气管炎急性发作、肺炎、非淋菌性尿道炎、皮肤软组织感染等。

26. 环丙沙星 Ciprofloxacin

【适应证】本品可用于治疗由敏感菌引起的多种感染,包括急性鼻窦炎等。

27. 氧氟沙星 Ofloxacin

【适应证】适用于敏感菌引起的多种感染,包括急性鼻窦炎等。

28. 甲磺酸培氟沙星 Pefloxacin Mesylate

【适应证】用于敏感菌所致的多种感染,包括尿路感染,呼吸道感染,耳、鼻、喉感染,妇科、生殖系统感染,腹部和肝、胆系统感染,骨和关节感染,皮肤感染等。

29. 左氧氟沙星 Levofloxacin

见第十四章“210. 骨膜炎与骨髓炎”。

30. 加替沙星 Gatifloxacin

【适应证】主要用于由敏感病原体所致的各种感染性疾病,包括慢性支气管炎急性发作,急性鼻窦炎,社区获得性肺炎,单纯性尿路感染(膀胱炎)和复杂性尿路感染等。

31. 莫西沙星 Moxifloxacin

【适应证】莫西沙星片的适应证为治疗患有上呼吸道和下呼吸道感染的成人(≥18 岁)。如急性鼻窦炎、慢性支气管炎急性发作、社区获得性肺炎,以及皮肤和软组织感染。

32. 替硝唑 Tinidazole

【适应证】用于各种厌氧菌感染,如败血症、骨髓炎、腹腔感染、盆腔感染、肺支气管感染、鼻窦炎、皮肤蜂窝织炎、牙周感染及术后伤口感染等。

33. 盐酸去氧肾上腺素 Phenylephrine Hydrochloride

【适应证】用于治疗休克及麻醉时维持血压,也可用于急、慢性鼻炎和鼻窦炎等。

34. 阿莫西林 Amoxicillin

【适应证】适用于敏感菌所致的多种感染,包括溶血链球菌、肺炎链球菌、葡萄球菌或流感嗜血杆菌所致中耳炎、鼻窦炎、咽炎、扁桃体炎等上呼吸道感染。

35. 普卢利沙星 Prulifloxacin

【适应证】用于治疗敏感菌引起的各种感染,包括中耳炎、鼻窦炎等。

36. 克林霉素 Clindamycin

见第十四章“210. 骨膜炎与骨髓炎”。

37. 复方头孢克洛片 Compound Cefaclor Tablets

【适应证】本品含头孢克洛、溴己新。适用于治疗因敏感菌引起的呼吸道轻度至中度感染并有咯痰的患者,也可用于慢性支气管炎急性发作,慢性阻塞性肺气肿伴发感染,鼻窦炎等的治疗。

38. 螺旋霉素 Spiramycin

【适应证】适用于敏感菌引起的多种感染,包括呼吸道感染:咽炎、支气管炎、肺炎、鼻炎、鼻窦炎、扁桃体炎、蜂窝织炎、耳炎、颊口部感染等。

39. 氨苄西林丙磺舒胶囊 Ampicillin and Probenecid Capsules

【适应证】本品为复方制剂,含氨苄西林、丙磺舒。本品适用于敏感致病菌所致的多种感染,包括耳鼻喉感染:急性咽炎、扁桃体炎、中耳炎、鼻窦炎等。

40. 克洛己新片 Cefaclor and Bromhexine Hydrochloride Tablets

【适应证】本品为广谱抗菌和止咳化痰药的复方制剂。

用于敏感菌引起的上、下呼吸道感染，咽炎，扁桃体炎，急、慢性支气管炎，肺炎，感染性肺气肿，鼻窦炎等。

41. 注射用门冬氨酸洛美沙星 Lomefloxacin Aspartate for Injection

【适应证】本品适用于敏感细菌引起的多种感染，包括鼻窦炎、中耳炎、眼睑炎等。

42. 盐酸仑氨西林 Lenampicillin Hydrochloride

【适应证】主要治疗敏感菌引起的感染，包括耳鼻科感染：中耳炎、副鼻窦炎等。

43. 盐酸头孢他美酯 Cefetamet Pivoxil

【适应证】适用于敏感菌引起的多种感染，包括耳、鼻、喉部感染，如中耳炎、鼻窦炎、咽炎、扁桃体炎等。

44. 盐酸头孢卡品酯 Cefcapene Pivoxil Hydrochloride

【适应证】主要适用于敏感菌所致的呼吸道感染如肺炎、支气管炎、咽喉炎、扁桃体炎等，中耳炎，鼻窦炎，尿路感染如淋病、肾盂肾炎、膀胱炎，皮肤与皮肤组织感染等。

45. 米诺环素 Minocycline

见第十四章“210. 骨膜炎与骨髓炎”。

46. 克林霉素磷酸酯 Clindamycin Phosphate

【适应证】适用于敏感菌所致的多种感染，包括中耳炎、鼻窦炎、化脓性扁桃体炎、肺炎，皮肤软组织感染等。

47. 氟氯西林钠 Flucloxacillin Sodium

【适应证】主要适用于耐青霉素的葡萄球菌和对本品敏感的致病菌引起的感染。包括呼吸道感染，如肺炎、脓胸、肺脓肿、鼻窦炎、咽炎、扁桃体炎等。

48. 甲苯磺酸妥舒沙星 Tosufloxacin Tosylate

【适应证】适用于敏感菌所致的多种感染，包括眼、耳、鼻、口腔感染：眼睑炎、睑板腺炎、泪囊炎、外耳道炎、中耳炎、副鼻窦炎、牙周炎等。

49. 托西酸舒他西林 Sultamicillin Tosilate

【适应证】适用于上呼吸道感染，鼻窦炎、中耳炎、扁桃体炎、下呼吸道感染、支气管炎、肺炎等。

50. 阿莫西林舒巴坦匹酯片 Amoxicillin and Pivoxil Sulbactam Tablets

【适应证】适用于对阿莫西林耐药但对本品敏感的产β-内酰胺酶致病菌引起的下列轻、中度感染性疾病，包括耳、鼻、喉部感染，即中耳炎、鼻窦炎、扁桃体炎和咽炎等。

51. 阿莫西林双氯西林钠胶囊 Amoxicillin and Dicloxacillin Sodium Capsules

【适应证】适用于敏感细菌所致的多种感染，包括上呼吸道感染，如鼻窦炎、扁桃体炎、中耳炎等。

52. 头孢克洛 Cefaclor

见第十三章“163. 小儿支气管炎”。

53. 头孢特仑新戊酯 Cefteram Pivoxil

【适应证】适用于敏感细菌引起的多种感染性疾病，包括中耳炎、副鼻窦炎等。

54. 注射用氟氯西林钠 Flucloxacillin Sodium for Injection

【适应证】适用于治疗敏感的革兰阳性菌引起的多种感染，包含产β-内酰胺酶的葡萄球菌和链球菌引起的感染。如肺炎、肺部脓肿、鼻窦炎、咽炎、扁桃体炎、扁桃周脓肿、中外耳炎积脓等。

二、中药

1. 滴通鼻炎水

见本章“287. 鼻炎”。

2. 千柏鼻炎片(胶囊)

见本章“287. 鼻炎”。

3. 鼻塞通滴鼻液

见本章“287. 鼻炎”。

4. 鼻渊舒胶囊(口服液)

见本章“287. 鼻炎”。

5. 辛芳鼻炎胶囊

见本章“287. 鼻炎”。

6. 鼻咽清毒剂(颗粒)

见本章“287. 鼻炎”。

7. 鼻窦炎口服液

【处方组成】辛夷、荆芥、薄荷、桔梗、柴胡、苍耳子、白芷、川芎、黄芩、栀子、茯苓、川木通、黄芪、龙胆草

【功能主治】疏散风热，清热利湿，宣通鼻窍。用于风热犯肺、湿热内蕴所致的鼻塞不通、流黄稠涕；急慢性鼻炎、鼻窦炎见上述证候者。

【用法用量】口服。一次10ml，一日3次，20天为一疗程。

8. 利鼻片

见本章“287. 鼻炎”。

9. 香菊胶囊(片)

见本章“287. 鼻炎”。

10. 通窍鼻炎片(丸、颗粒、胶囊)

见本章“287. 鼻炎”。

11. 胆香鼻炎片(胶囊)

见本章“287. 鼻炎”。

12. 鼻渊丸(胶囊、软胶囊、片、合剂)

【处方组成】苍耳子、辛夷、金银花、茜草、野菊花

【功能主治】祛风宣肺，清热解毒，通窍止痛。用于鼻塞鼻渊，通气不畅，流涕黄浊，嗅觉不灵，头痛，眉棱骨痛。

【用法用量】口服。一次12粒，一日3次。

【使用注意】孕妇禁用。

13. 苍耳子鼻炎胶囊(滴丸)

见本章“287. 鼻炎”。

14. 鼻舒适片

【处方组成】苍耳子、野菊花、鹅不食草、白芷、防风、墨旱莲、白芍、胆南星、甘草、蒺藜、扑尔敏

【功能主治】清热消炎，通窍。用于治疗慢性鼻炎引起的

喷嚏、流涕、鼻塞、头痛,变应性鼻炎,慢性鼻窦炎。

【用法用量】口服。一次4~5片,一日3次。

15. 双辛鼻窦炎颗粒

【处方组成】苍耳子、辛夷、白芷、细辛、金银花、忍冬藤、蒲公英、甘草、桔梗、菊花、黄芩、赤芍、薏苡仁、地黄

【功能主治】清热解毒,宣肺通窍。用于肺经郁热引起的鼻窦炎。

【用法用量】开水冲服,一次10g,一日2~3次;或遵医嘱。

【使用注意】孕妇禁用。

16. 鼻炎宁胶囊

见本章"287. 鼻炎"。

17. 鼻渊通窍颗粒

【处方组成】辛夷、苍耳子(炒)、麻黄、白芷、薄荷、藁本、黄芩、连翘、野菊花、天花粉、地黄、丹参、茯苓、甘草

【功能主治】疏风清热,宣肺通窍。用于急鼻渊(急性鼻窦炎)属外邪犯肺证,症见前额或颧骨部压痛,鼻塞时作,流涕黏白或黏黄,或头痛,或发热,苔薄黄或白,脉浮。

【用法用量】开水冲服,一次15g,一日3次。

附:用于鼻窦炎的其他中药

1. 苍鹅鼻炎片

【功能主治】清热解毒,疏风通窍。用于风热而致的变应性鼻炎,慢性单纯性鼻炎及鼻窦炎引起的头痛、鼻塞、流涕。

2. 复方鼻炎膏

【功能主治】消炎,通窍。用于变应性鼻炎,急、慢性鼻炎及鼻窦炎。

3. 鼻康片

【功能主治】清热解毒,疏风消肿,利咽通窍。用于风热所致的急慢性鼻炎、鼻窦炎及咽炎。

4. 鼻炎灵片(丸)

【功能主治】透窍消肿,祛风退热。用于慢性鼻窦炎、鼻炎及鼻塞头痛,浊涕臭气,嗅觉失灵等。

5. 鼻通宁滴剂

【功能主治】通利鼻窍。用于鼻塞不通。

6. 藿胆丸

见本章"287. 鼻炎"。

289. 鼻出血

〔基本概述〕

鼻出血又称流鼻血、鼻衄,是由于鼻孔内的毛细血管脆弱,血管受到破坏后,血液从鼻孔里流出,是临床常见症状之一,多因鼻腔病变引起,也可由全身疾病所引起,偶有因鼻腔邻近病变出血经鼻腔流出者。

鼻出血多为单侧,亦可为双侧;可间歇反复出血,亦可持续出血;出血量多少不一,轻者仅鼻涕中带血,重者可引起失血性休克;反复出血则可导致贫血。多数出血可自止。

鼻出血多数发生于鼻中隔前下部位,该处有扩张的血管形成血管丛,称为鼻中隔易出血区,少数病例出血部位在鼻腔后方或其他部位。鼻出血大多数为一侧性,出血量可以很少,亦可为动脉性大量出血,甚至发生休克。

流鼻血原因很多,有鼻外伤,黏膜上结干痂皮,受酸、碱异物的损伤,日晒过热,饮酒过多等。常流鼻血往往是心血管系统、内器官、各种感染、血液疾病和其他疾病的并发症。

鼻出血的病因可归纳为局部原因和全身原因。局部原因:①鼻部受到外伤撞击或挖鼻过深或挖鼻过重;②鼻中隔弯曲或有嵴、距状突,因局部黏膜菲薄,受空气刺激后易于出血;③患急性鼻炎、萎缩性鼻炎者易出血;④少数病例是由鼻腔、鼻窦或鼻咽部肿瘤引起出血,如血管瘤、恶性肿瘤等。全身原因:①动脉压过高,如高血压、动脉硬化;②静脉压升高,如二尖瓣狭窄、肺水肿等;③患急性发热性传染病,如上呼吸道感染、流感等;④血液疾患,如白血病、血友病、各种紫癜等;⑤肝、脾疾患及风湿病;⑥磷、砷、苯等中毒可破坏造血系统功能引起出血;⑦代偿性月经。

鼻出血是儿童期最常见的病症之一。其病因包括局部和全身两大类,出血部位大多在鼻中隔前下方的黎氏区,此处有汇集成网状的血管,表面黏膜菲薄,很容易因情绪波动、疲劳、挖鼻孔、发热、上呼吸道感染等诱因,使毛细血管充血扩张、损伤出血。此外,孩子大多有厌食、偏食等不良习惯,若维生素A、维生素C、维生素PP等摄入不足,可使毛细血管脆性和通透性增加易致出血。最近研究表明,微量元素锌缺乏也可成为鼻出血的重要原因之一。患有白血病、血友病、再生障碍性贫血等血液病的孩子,除全身性出血征象外,鼻出血也会经常发生。

鼻出血可发生在鼻腔的任何部位,但以鼻中隔前下区最为多见,有时可见喷射性或搏动性小动脉出血。鼻腔后部出血常迅速流入咽部,从口吐出。一般说来,局部疾患引起的鼻出血,多限于一侧鼻腔,而全身疾病引起者,可能两侧鼻腔内交替或同时出血。

中医学认为,鼻衄是多种疾病的常见症状之一,可由鼻部损伤引起,也可因脏腑功能失调而致。其与肺和肝等部位出现异常有着很大的关系。鼻衄的产生与肺、胃、肝、肾、脾关系较密切,主要病因有肺经热盛、胃热炽盛、肝火上逆、肝肾阴虚、脾不统血等方面。

〔治疗原则〕

从临床上来看,90%的流鼻血现象都属于血管破裂导致的血管性流血。当鼻腔过于干燥时,里面的毛细血管就会破裂,导致流血。对此,患者不用太紧张,大多数情况下可以自行处理,及时止血即可。

1. 一般原则

(1)对患者应多方安慰。

(2)严重鼻出血可使大脑皮质供血不足,患者常出现烦躁不安,可注射镇定剂,一般用巴比妥类药物,但对老年人以用地西泮或异丙嗪为宜。对心力衰竭及肺源性心脏病患者鼻出血时,忌用吗啡以免抑制呼吸。

(3)已出现休克症状者,应注意呼吸道情况,对合并有呼吸道阻塞者,应首先予以解除,同时进行有效地抗休克治疗。

2. 局部止血方法

按病因和病情不同区别对待。

鼻中隔前方的少量出血可作鼻部冷敷或鼻内充填消毒棉球或浸有1%麻黄素的棉球止血,亦可用各种止血海绵、凝血质、凝血酶等。出血量较多者应由医师检查,寻找出血部位。常用的止血法有药物烧灼法、冷冻止血法及用凡士林纱条作前鼻充填或后鼻充填法。极少量严重出血需结扎或栓塞有关血管止血。

3. 全身治疗

除以上局部处置外,全身使用止血药治疗,必要时输血输液,并寻找病因,针对病因进行治疗。

(1)半坐位休息。注意营养,给予高热量、易消化饮食。对老年或出血较多者,注意有无失血性贫血、休克、心脏损害等情况,并及时处理。失血严重者,须予输血、输液。

(2)寻找出血病因,进行病因治疗。

(3)给予足够的维生素C、维生素K、维生素P等,并给予适量的镇静剂。

(4)静脉注射50%葡萄糖、5%氯化钙或凝血质(3~4ml,肌内注射,每日2次),以促进凝血。适当应用止血剂,如抗血纤溶芳酸、6-氨基已酸、酚磺乙胺或云南白药等。

(5)反复鼻腔填塞时间较长者,应加用抗生素预防感染。

4. 手术疗法

手术治疗可酌情采用。

5. 儿童鼻出血的特点和治疗

据临床资料分析,儿童在春季发生鼻出血的比例,远远高于其他季节。鼻出血多是突发性,往往使患儿不知所措,如果救治不及时,会出血太多影响健康。

由于春季儿童容易发生鼻出血,因此,儿童要少参加剧烈的活动,避免鼻外伤;饮食要注意清淡,少吃煎炸的食品;预防感冒和其他热性病;如果有春季鼻出血史者,可以服用银花、菊花、麦冬等加以预防。

孩子鼻出血时,家长可先让其坐起,头微向上仰,用拇指和食指按住其双侧耳翼,这刚好按在黎氏区,一般5~10分钟出血大多可止住,同时可用冷毛巾敷头部及鼻子周围。若此时出血仍未止,可将麻黄碱或1‰肾上腺素溶液滴于棉球上送入鼻腔,有止血效果。

6. 孕妇鼻出血的特点和治疗

孕妇流鼻血是较常见的一种现象,在怀孕的早期、中期、晚期都可能会出现,尤其是在怀孕的中晚期会更严重。

孕妇体内会分泌出大量的孕激素使得血管扩张充血。同时,其血容量比非孕期增高,而人的鼻腔黏膜血管比较丰富,血管壁比较薄,所以容易破裂引起出血。尤其是经过一个晚上的睡眠,起床后,体位发生变化或擤鼻涕时,就更可能容易引起流鼻血。

建议孕妇随身携带一些纸巾备用。若发生流鼻血,可走到阴凉处坐下或躺下,抬头,用手局部捏住鼻子,然后将蘸冷水的药棉或纸巾塞入鼻孔内。如果不能在短时间内止住流血,则可以在额头上敷上冷毛巾,并用手轻轻地拍额头,从而减缓血流的速度。

7. 流鼻血紧急应对措施

(1)将流血一侧的鼻翼推向鼻梁,并保持5~10分钟,即可止血。如两侧均出血,则捏住两侧鼻翼。鼻血止住后,鼻孔中多有凝血块,不要急于将它弄出,尽量避免用力打喷嚏和用力揉,防止再出血。

(2)左鼻孔流血,举起右手臂,右鼻孔流血,举起左手臂,数分钟后即可止血。

(3)取大蒜适量,去皮捣成蒜泥,敷在脚心上,用纱布包好,可较快止血。

(4)坐在椅子上,将双脚浸泡在热水中,也可止鼻血。

〔用药精选〕

一、西药

1. 盐酸麻黄碱滴鼻液 Ephedrine Hydrochloride Nasal Drops

见本章“287. 鼻炎”。

2. 芦丁片 Rutin Tablets

本品为维生素P属的一种,其主要药理作用是维持血管弹性,增强毛细血管抵抗力,降低其脆性与通透性,并促进其细胞增生和防止血细胞凝集。

【适应证】主要用于脆性增加的毛细血管出血症,也用于高血压脑病、脑出血、视网膜出血、出血性紫癜、急性出血性肾炎、再发性鼻出血、创伤性肺出血、产后出血等的辅助治疗。

【用法用量】口服。成人常用量一次20~40mg,每日3次。

3. 凝血酶 Thrombin

本品能促使纤维蛋白原转化为纤维蛋白,应用于创口,使血液凝固而止血。

【适应证】本品能有效地用于小血管或毛细血管渗血的局部止血,例如肝素化患者穿刺部位的渗血。与明胶海绵同用于外科止血。

【用法用量】①局部止血:用灭菌氯化钠注射液溶解成50~200U/ml的溶液喷雾或用本品干粉喷洒于创面。②消化道止血用生理盐水或温开水(不超37℃)溶解成10~100U/ml的溶液,口服或局部灌注,也可根据出血部位及程度增减浓度、次数。

【不良反应】①偶可致过敏反应,应及时停药。②外科止血中应用本品曾有致低热反应的报道。

【禁忌】对本品有过敏史者禁用。

附:用于鼻出血的其他西药

1. 氨基己酸 Aminocaproic Acid

【适应证】适用于预防及治疗血纤维蛋白溶解亢进引起的各种出血,可用于特发性血小板减少性紫癜,白血病,血友病,咯血,弥散性血管内凝血,月经过多,上消化道出血等。

2. 酚磺乙胺 Etamsylate

【适应证】用于防治各种手术前后的出血,也可用于血小板功能不良、血管脆性增加而引起的出血,亦可用于呕血、尿血等。

3. 盐酸去氧肾上腺素 Phenylephrine Hydrochloride

【适应证】用于治疗休克及麻醉时维持血压,也用于治疗室上性心动过速,也可用于急、慢性鼻炎和鼻窦炎、鼻出血等。

4. 鱼肝油酸钠注射液 Sodium Morrhuate Injection

【适应证】用于慢性肥厚性鼻炎,血管瘤内注射及黏膜下注射止鼻出血。

5. 维生素 K Vitamin K

【适应证】维生素类药。主要适用于维生素 K 缺乏所致的凝血障碍性疾病。

6. 盐酸羟甲唑啉喷雾剂 Oxymetazoline Hydrochloride Spray

【适应证】本品适用于急慢性鼻炎、鼻窦炎、变应性鼻炎、肥厚性鼻炎,也用于鼻出血、鼻阻塞、鼾症和其他鼻阻塞疾病。

二、中药

1. 裸花紫珠片(胶囊)

见本章“287. 鼻炎”。

2. 止血宝胶囊(颗粒)

【处方组成】小蓟

【功能主治】凉血止血,祛瘀消肿。用于血热妄行所致的鼻出血、吐血、尿血、便血、崩漏下血。

【用法用量】胶囊,口服,一次 2~4 粒,一日 2~3 次。

3. 荷叶丸

【处方组成】荷叶、藕节、大蓟(炭)、小蓟(炭)、知母、黄芩(炭)、地黄(炭)、棕榈(炭)、栀子(焦)、茅根(炭)、玄参、白芍、当归、香墨

【功能主治】凉血止血。用于血热所致的咯血,衄血,尿血,便血,崩漏。

【用法用量】口服。一次 1 丸,一日 2~3 次。

4. 三七片

【处方组成】三七

【功能主治】散瘀止血,消肿定痛。用于咯血、吐血、衄血、便血、崩漏、外伤出血、胸腹刺痛、跌仆肿痛。

【用法用量】口服。小片一次 4~12 片,大片一次 2~6 片,一日 3 次。

附:用于鼻出血的其他中药

羚羊清肺颗粒(丸、胶囊)

【功能主治】清肺利咽,清瘟止嗽。用于肺胃热盛,感受时邪,身热头晕,四肢酸懒,咳嗽痰盛,咽喉肿痛,鼻衄咳血,口干舌燥。

290. 鼾症

〔基本概述〕

鼾症又称打呼噜、打鼾、睡眠呼吸暂停综合征。

患者熟睡后鼾声响度增大超过 60dB 以上,妨碍正常呼吸时的气体交换,称鼾症。

5% 的鼾症患者兼有睡眠期间不同程度憋气现象,称阻塞性睡眠呼吸暂停综合征,临床表现严重打鼾、憋气、夜间呼吸暂停、梦游、遗尿和白昼嗜睡,还可伴有心血管和呼吸系统继发症,如高血压、心脏肥大、心律不齐,30% 患者肺功能检查有不同程度慢性肺损伤,此外尚有情绪压抑及健忘等。

上呼吸道任何解剖部位的狭窄或堵塞,都可导致阻塞性睡眠呼吸暂停。某些全身性疾病如肢端肥大症引起舌体增大,甲状腺功能减退所致的黏液性水肿,慢性淋巴细胞性白血病性咽峡炎,女性绝经期后的内分泌紊乱及肥胖症等,均易导致此病。

医学研究表明,轻度的鼾声对人体健康影响不大,引起医学界关注的鼾症是睡眠中伴有呼吸暂停的鼾症,可导致不同程度缺氧,时间久了,会引起人体内激素分泌功能紊乱,从而造成多种系统、组织器官的损害,引起大脑、血液严重缺氧,形成低血氧症,对心血管系统损害甚大,可引起高血压、冠心病、脑梗死、心律失常、心肌梗死、心绞痛、中风、性功能障碍等,严重者可致夜间猝死。儿童鼾症则会影响身体与智力发育。

〔治疗原则〕

1. 保守疗法

减肥疗法;改善睡眠体位,避免高枕仰卧,头向前弯;器械疗法,如鼻瓣扩张器、自流式压舌器等。

2. 手术疗法

适用于保守疗法无效、鼾声响度大于 60dB、睡眠期每次憋气持续时间 10~20 秒以上、每小时睡眠至少呼吸暂停 10

次左右、晨起头胀、迷糊而白天嗜睡、经仪器检查证实存在睡眠期憋气和低氧血症、家属反应症状典型、检查为咽腔狭小者,可施行腭咽成形术或悬雍垂腭咽成形术或激光悬雍垂腭咽成形术。

注意对鼾症属中枢性或混合型者、血氧饱和度在50%以下者、小颌或颌后缩畸形者不宜行上述手术。

3. 药物疗法

现在医学研究证实,鼾症发生的主要原因为鼻和鼻咽、口咽和软腭及舌根三处发生狭窄、阻塞,再加上睡眠时咽部软组织松弛、舌根后坠等导致气流不能自由通过咽部的气道。目前国内外能治疗鼾症的药物有不少,乙酰唑胺、甲状腺素片促进新陈代谢,具有一定功效,服药期间可以缓解,但不能治愈。国内新出的鼾夫康口含片与喷剂组合消喉毒,强免疫,从根本上解除打鼾的根源,治愈后不会复发。

4. 饮食疗法

多吃清淡食物,例如蔬菜瓜果,少抽烟,不喝酒。早睡早起。体育运动能减轻鼾症病症。

5. 物理疗法

睡眠时使用阻鼾器。其原理是:通过放置在口腔中个性化配制的器械,使患者下颌固定在适当的前伸位,下颌的前伸使得颏舌肌牵引舌体前伸,这样舌后部的呼吸通道就被打开了。同时舌的前移减少了舌体对腭垂的压迫,其后部的呼吸通道也被打开了,从而提高了通气量,改善供氧,消除或减低鼾声,使鼾症得到有效的治疗。这种治疗方法无创、费用低、效果明显;缺点是患者需要几天时间适应戴阻鼾器睡眠。

6. 预防与保健措施

(1)加强体育锻炼,保持良好的生活习惯。

(2)避免烟酒嗜好,因为吸烟能引起呼吸道症状加重,饮酒加重打鼾、夜间呼吸紊乱及低氧血症。尤其是睡前饮酒。只有保持鼻、咽部的通畅,才能减轻鼾声。

(3)对于肥胖者,要积极减轻体重,加强运动。我们的经验是减去体重的5% ~10%或以上。

(4)鼾症患者多有血氧含量下降,故常伴有高血压、心律紊乱、血液黏稠度增高,心脏负担加重,容易导致心脑血管疾病的发生,所以要重视血压的监测,按时服用降压药物。

(5)睡前禁止服用镇静、安眠药物,以免加重对呼吸中枢调节的抑制。

(6)采取侧卧位睡眠姿势,尤以右侧卧位为宜,避免在睡眠时舌、软腭、腭垂松弛后坠,加重上气道堵塞。可在睡眠时背部固定一个小皮球,有助于强制性保持侧卧位睡眠。

(7)手术后的患者要以软食为主,勿食过烫的食物。避免剧烈活动。

(8)鼾症患者还应预防感冒并及时治疗鼻腔堵塞性疾病。

〔用药精选〕

一、西药

盐酸羟甲唑啉喷雾剂 Oxymetazoline Hydrochloride Spray

【适应证】本品适用于急慢性鼻炎、鼻窦炎、变应性鼻炎、肥厚性鼻炎,也用于鼻出血、鼻阻塞、鼾症和其他鼻阻塞疾病。

【用法用量】喷鼻,成人和6岁以上儿童每次每侧1 ~3喷,早晨和睡前各1次。

【不良反应】个别患者可能有轻微的烧灼感、针刺感、鼻黏膜干燥等。

【禁忌】①接受单胺氧化酶MAO抑制剂治疗的患者禁用。②对本品过敏的患者禁用。

【制剂】盐酸羟甲唑啉喷雾剂(滴鼻液)

二、中药

红草止鼾胶囊(颗粒)

【处方组成】红景天、土木香、牛蒡子、麻黄、半边莲、甘草

【功能主治】宣肺利咽,畅通气道。用于肺气不宣、气道阻塞所致的睡眠呼吸暂停综合征。

【用法用量】胶囊,口服。一次5粒,一日2次;重症患者加服5粒。颗粒剂,开水冲服。一次10g,一日2次;重症患者加服10g。

【使用注意】孕妇禁用。

291. 咽炎

〔基本概述〕

咽炎是咽部黏膜、黏膜下组织的炎症,常为上呼吸道感染的一部分。

本病常因受凉,过度疲劳,烟酒过度等致全身及局部抵抗力下降,病原微生物乘虚而入而引发。营养不良,患慢性心、肾、关节疾病,生活及工作环境不佳,经常接触高温、粉尘、有害刺激气体等皆易罹患本病。

病原微生物主要为溶血性链球菌、肺炎双球菌、流行性感冒杆菌及病毒。

依据病程的长短和病理改变性质的不同,其分为急性咽炎和慢性咽炎两大类。

(一)急性咽炎

急性咽炎是病毒或细菌引起咽部黏膜、黏膜下组织及淋巴组织的急性炎症,多见于冬春两季。常在全身抵抗力下降时,如受凉、过度劳累、体弱及烟酒过度时发病。

急性咽炎常继发于急性鼻炎或急性扁桃体炎之后或为上呼吸道感染之一部分,亦常为全身疾病的局部表现或为急

性传染病之前驱症状。临床主要表现为急性起病，咽干、咽痛明显，吞咽时加重。全身症状轻重不一，轻者有低热、乏力，重者有高热、头痛和全身酸痛等。咽部急性充血、水肿，可有点、片状渗出物；病变可局限于口咽一部分，也可累及整个咽部，甚至累及会厌及会厌襞。颌下淋巴结可肿大及压痛。若为细菌感染，可有白细胞增高。

急性咽炎常为病毒引起，其次为细菌所致。冬春季最为多见。其多继发于急性鼻炎、急性鼻窦炎、急性扁桃体炎，且常是麻疹、流感、猩红热等传染病的并发症。受凉、疲劳、长期受化学气体或粉尘的刺激、吸烟过度等，降低人体抵抗力，容易促其发病。成年人以咽部症状为主，病初咽部有干痒，灼热，渐有疼痛，吞咽时加重，唾液增多，咽侧索受累则有明显的耳痛。体弱成人或小儿，则全身症状显著，有发热怕冷，头痛，食欲不振，四肢酸痛等。

（二）慢性咽炎

慢性咽炎为咽部黏膜、黏膜下组织的弥散性、慢性炎症，常为慢性上呼吸道炎症的一部分。

本病多发生于成年人，有单纯性、肥厚性及萎缩性之分。病程长，症状顽固，不易治愈。

慢性咽炎主要症状表现为咽部长期不适、异物堵塞感、发胀、痒、痛，伴有分泌物多、咳嗽，易恶心等，在说话多、受凉、咽部受刺激后症状加重。咽黏膜呈暗红色，咽后壁淋巴滤泡增生伴有黏稠分泌物者为单纯型慢性咽炎。咽部黏膜肥厚增生，慢性充血，咽后壁淋巴滤泡增生呈片状，侧索增生，可有散在脓点者为肥厚型慢性咽炎。

慢性咽炎主要是由于急性咽炎治疗不彻底而反复发作，转为慢性，或是因为患各种鼻病，鼻窍阻塞，长期张口呼吸，以及物理、化学因素，颈部放射治疗等经常刺激咽部所致。全身各种慢性疾病，如贫血、便秘、下呼吸道慢性炎症、心血管疾病等也可继发本病。自觉咽部不适，干、痒、胀，分泌物多而灼痛，易干恶，有异物感，咯之不出，吞之不下，以上症状在说话稍多，食用刺激性食物后，疲劳或天气变化时加重。呼吸及吞咽均畅通无阻。

慢性咽炎在检查时可有咽部敏感、容易恶心的症状。

（三）小儿咽喉炎

小儿急性咽炎是由于咽黏膜病变及黏膜下和淋巴组织病变引起的急性炎症，常继发于急性鼻炎或急性扁桃体炎之后或为上呼吸道感染的一部分。亦常为全身疾病的局部表现或急性传染病的前驱症状。

当小儿因受凉等全身或局部抵抗力下降，病原微生物乘虚而入引发急性咽炎。营养不良、经常接触高温、粉尘、有害刺激气体容易引起慢性咽炎的发生。

小儿咽炎的主要症状表现如下。①声音嘶哑：小儿咽喉炎的患者都会出现声音嘶哑这一症状，严重时甚至还会影响正常的发声。②喉部肿痛：通常孩子觉得喉部有疼痛感，有异物感，这种情况在发声时更为严重。③痰多：由于喉部发炎导致喉部的分泌物增多，因此孩子总出现咳嗽，痰多的情况。

患有小儿咽喉炎的孩子若没有得到及时治疗，会引发鼻炎、中耳炎等相邻器官疾病，造成恶性循环。

〔治疗原则〕

1. 急性咽炎的治疗

（1）症状显著者卧床休息，多饮水，通便，对症治疗。

（2）儿童、年老体弱或症状显著者，全身应用抗菌药物预防并发症，可选用阿莫西林、头孢氨苄、红霉素、罗红霉素、阿奇霉素等药物。

（3）清淡饮食，淡盐水漱口，可用各种含片。

2. 慢性咽炎的治疗

慢性咽炎并无细菌感染，不宜反复施用抗菌类药，一则无效，二则会产生副作用，对身体不利。本病病程长，症状顽固，较难治愈，应积极寻找病因和诱因。中医中药是治疗慢性咽炎的主要方法。

（1）消除致病因素，增强体质。如戒除烟酒，避免粉尘及有害气体的刺激，勿吃刺激性大或过咸、过腻的食物等。

（2）可采用中医中药治疗。服用维生素 A、维生素 B_2、维生素 C、维生素 E 等。

（3）治疗周围器官疾病，如鼻窦炎、龋齿等。

（4）清淡饮食；可用淡盐水、复方硼砂溶液、复方氯己定等漱口液漱口；各种含片，如西地碘、杜灭芬喉片、溶菌酶、地喹氯铵、薄荷含片等可缓解不适症状；也可用咽部涂抹的制剂如2%碘甘油、硼酸甘油等涂抹咽部。

（5）低温等离子消融微创技术是治疗咽部疾病的新方法，对治疗慢性咽炎也有较多的优点。

3. 小儿咽喉炎的治疗

（1）对症治疗，通畅大便，多喝白开水。

（2）发热者应用抗生素（青霉素、先锋霉素）、磺胺类药和抗病毒药（如吗啉双胍、金刚烷胺、吗啉胍等）。

（3）局部可用 1∶5000 呋喃西林液或复方硼砂液漱口，杜来芬、氯己定、薄荷片或含碘片含化，或抗生素加激素雾化吸入。

（4）中医中药治疗：恶寒重，发热轻，无汗，脉浮者可用麻黄汤内服。发热重，恶寒轻者则用银翘散内服，亦可用牛黄解毒丸、解毒消炎丸、六神丸内服。局部可用冰硼散或锡类散吹入咽中。针刺颊车、合谷、少商穴或做下颌角封闭，可使炎症消退，止痛效果尤佳。

附：咽炎与喉炎的区别与联系

咽炎是咽部常见的疾病，是咽黏膜及其淋巴组织的炎症。急性咽炎常为上呼吸道感染的一部分，多由病毒感染引起。病变可表现为急性单纯性咽炎和急性化脓性咽炎。急性咽炎反复发作可转为慢性，长期烟酒过度或受有害气体刺激也可引起慢性咽炎。慢性咽炎可分为：慢性单纯性咽炎，慢性肥厚性咽炎,慢性萎缩性咽炎。

喉炎是喉黏膜及黏膜下层组织的炎症。临床上以剧咳及喉部肿胀、增温和疼痛为特征。依病因和临床经过可分为原发性和继发性,急性与慢性。临床上则以急性卡他性喉炎为多见,且常与咽炎并发。

中医学认为,咽为胃之关,喉为肺之门,外感之邪入肺易伤喉,饮食不当入胃易损于咽。咽喉为邪毒好侵久留之地。咽喉炎的主要病因是风热外侵、肺胃火盛。由于内外邪毒结聚,气滞血瘀,经脉痹阻导致咽喉红肿疼痛,阻塞等症状。

慢性咽炎在中医里有“梅核气”的病名。

〔用药精选〕

一、西药

1. 西地碘含片 Cydiodine Buccal Tablets

本品活性成分为分子碘,在唾液作用下迅速释放,直接卤化菌体蛋白质,杀灭各种微生物。

【适应证】用于慢性咽喉炎、口腔溃疡、慢性龈炎、牙周炎。

【禁忌】对本品过敏者或对其他碘制剂过敏者禁用。

【不良反应】①偶见皮疹、皮肤瘙痒等过敏反应。②长期含服可导致舌苔染色,停药后可消退。

【用法用量】口含,一次1.5mg(1片),一日3~5次。

2. 薄荷喉片 Tabellae Menthae Laryngiticae

本品为复方制剂,含薄荷脑、苯甲酸钠、三氯叔丁醇、桉油、八角茴香油。

【适应证】用于咽喉炎、扁桃体炎及口臭等。

【不良反应】少见,偶可发生哮喘,荨麻疹和血管性水肿等变态反应。

【用法用量】口含,一次含1片,并徐徐咽下,一日4~6次。

3. 复方硼砂含漱液 Compound Borax Solution

本品为复方制剂,含硼砂、碳酸氢钠、液化酚、甘油。

【适应证】用于口腔炎、咽喉炎与扁桃体炎等。

【不良反应】外用一般毒性不大,用于大面积损伤,其中的硼砂吸收后可发生急性中毒,早期症状为呕吐、腹泻、皮疹、中枢神经系统先兴奋后抑制。硼砂排泄缓慢,反复应用可产生蓄积,导致慢性中毒,表现为厌食、乏力、精神错乱、皮炎、秃发和月经紊乱。

【禁忌】新生儿、婴儿禁用。

【用法用量】含漱,一次10ml,加5倍量的温开水稀释后含漱,一次含漱5分钟后吐出,一日3~4次。

4. 碘甘油 Iodine Glycerol

见第十三章“170. 小儿口疮”。

5. 度米芬含片(滴丸)Domiphen Bromide Buccal Tablets

见第十三章“170. 小儿口疮”。

6. 溶菌酶含片 Lysozyme Buccal Tablets

见第十三章“170. 小儿口疮”。

7. 地喹氯铵含片 Degualinium Chloride Buccal Tablets

本品为阳离子表面活性剂,具有广谱抗菌作用,对口腔和咽喉部的常见致病细菌和真菌感染有效。

【适应证】用于急性咽喉炎、慢性咽喉炎、口腔黏膜溃疡、齿龈炎。

【用法用量】口含,一次1~2片,每2~3小时1次,必要时可重复用药。

【不良反应】①罕见皮疹等过敏反应。②偶见恶心、胃部不适。

【禁忌】对本品过敏者禁用。

8. 青霉素 Benzylpenicillin

见第十三章“164. 小儿肺炎”。

9. 阿奇霉素 Azithromycin

见第十三章“163. 小儿支气管炎”。

附:用于咽炎的其他西药

1. 头孢匹胺钠 Cefpiramide Sodium

【适应证】用于敏感菌所致的多种感染,包括咽喉炎(咽喉脓肿)、急性支气管炎、扁桃体炎(扁桃体周围炎,扁桃体周脓肿)、慢性支气管炎、支气管扩张(感染时)、慢性呼吸道疾病的继发性感染、肺炎、肺脓肿、脓胸等。

2. 克洛己新 Cefaclor and Bromhexine Hydrochloride

【适应证】本品含头孢克洛、盐酸溴己新。本品为广谱抗菌和止咳化痰药的复方制剂。用于敏感菌引起的上、下呼吸道感染,咽炎、扁桃体炎、急慢性支气管炎、肺炎、感染性肺气肿、鼻窦炎和尿路感染、皮肤软组织感染、胆道感染等症的治疗。

3. 氟氯西林钠 Flucloxacillin Sodium

【适应证】主要适用于耐青霉素的葡萄球菌和对本品敏感的致病菌引起的感染。包括呼吸道感染,如肺炎、脓胸、肺脓肿、鼻窦炎、咽炎、扁桃体炎等。

4. 注射用阿莫西林钠氟氯西林钠 Amoxicillin Sodium and Flucloxacillin Sodium for Injection

【适应证】适用于敏感菌引起的呼吸道感染、消化道感染、泌尿道感染、皮肤软组织感染、骨和关节感染、口腔及耳鼻喉感染等。

5. 头孢拉定 Cefradine

【适应证】适用于敏感菌所致的急性咽炎、扁桃体炎、中耳炎、支气管炎和肺炎等呼吸道感染、泌尿生殖道感染及皮肤软组织感染等。

6. 法罗培南 Faropenem

【适应证】用于敏感菌所致的多种感染性疾病,包括呼吸系统感染:咽喉炎、扁桃体炎、急慢性支气管炎、肺炎、肺脓肿(肺脓疡病)等。

7. 司帕沙星 Sparfloxacin

【适应证】可用于由敏感菌引起的轻、中度感染，包括呼吸系统感染，如急性咽炎、急性扁桃体炎、中耳炎、副鼻窦炎、支气管炎、支气管扩张合并感染、肺炎等。

8. 头孢硫脒 Cefathiamidine

【适应证】用于敏感菌所引起的呼吸系统、肝胆系统、五官、尿路感染及心内膜炎、败血症。

9. 头孢替唑钠 Ceftezole Sodium

【适应证】用于败血症、肺炎、支气管炎、支气管扩张症（感染时）、慢性呼吸系统疾病的继发性感染、肺脓肿、腹膜炎、肾盂肾炎、膀胱炎、尿道炎。

10. 头孢曲松钠 Ceftriaxone Sodium

见第十三章“164. 小儿肺炎”。

11. 头孢泊肟酯 Cefpodoxime Proxetil

见第十五章“239. 甲沟炎”。

12. 头孢地尼 Cefdinir

【适应证】用于敏感菌所引起的多种感染，包括咽喉炎、扁桃体炎、急性支气管炎、肺炎等。

13. 头孢他美酯 Cefetamet Pivoxil

【适应证】适用于敏感菌引起的多种感染，包括耳、鼻、喉部感染，如中耳炎、鼻窦炎、咽炎、扁桃体炎等。

14. 头孢呋辛酯 Cefuroxime Axetil

【适应证】本品适用于敏感菌所致的急性咽炎或扁桃体炎、急性中耳炎、上颌窦炎、慢性支气管炎急性发作、急性支气管炎、单纯性尿路感染、皮肤软组织感染等。

15. 头孢丙烯 Cefprozil

见第十三章“168. 小儿扁桃体炎与乳蛾”。

16. 头孢克洛 Cefaclor

见第十三章“163. 小儿支气管炎”。

17. 红霉素 Erythromycin

见第十三章“162. 百日咳”。

18. 地红霉素 Dirithromycin

【适应证】适用于12岁以上患者，用于治疗敏感菌引起的多种轻、中度感染，包括由化脓性链球菌引起的咽炎和扁桃体炎等。

19. 交沙霉素 Josamycin

【适应证】适用于化脓性链球菌引起的咽炎及扁桃体炎，敏感菌所致的鼻窦炎、中耳炎、急性支气管炎及口腔脓肿，肺炎支原体所致的肺炎，以及皮肤软组织感染等。

20. 麦白霉素 Meleumycin

【适应证】适用于金黄色葡萄球菌、溶血性链球菌、肺炎球菌、白喉杆菌、支原体等敏感菌所致的呼吸道、皮肤、软组织、胆道感染和支原体性肺炎等。

21. 乙酰螺旋霉素 Acetylspiramycin

【适应证】适用于敏感菌所致的轻、中度感染，如咽炎、扁桃体炎、鼻窦炎、中耳炎、牙周炎、急性支气管炎、慢性支气管炎急性发作、肺炎等。

22. 螺旋霉素 Spiramycin

【适应证】适用于敏感菌引起的下列多种感染，包括呼吸道感染：咽炎、支气管炎、肺炎、鼻炎、鼻窦炎、扁桃体炎、蜂窝织炎、耳炎、颊口部感染等。

23. 克拉霉素 Clarithromycin

见本章“288. 鼻窦炎”。

24 匹多莫德 Pidotimod

见本章“288. 鼻窦炎”。

25. 硼酸洗液 Boric Acid Lotion

【适应证】可用于皮肤、黏膜损害的清洁剂，以及急性皮炎、湿疹渗出的湿敷液，也可用于口腔、咽喉漱液，外耳道、慢性溃疡面、褥疮洗液，以及真菌、脓疱疮感染杀菌液。

26. 阿莫西林 Amoxicillin

【适应证】用于敏感菌所致的多种感染，包括溶血链球菌、肺炎链球菌、葡萄球菌或流感嗜血杆菌所致的中耳炎、鼻窦炎、咽炎、扁桃体炎等上呼吸道感染。

27. 头孢氨苄 Cefalexin

【适应证】主要用于葡萄球菌软组织感染、链球菌咽喉炎、肺炎球菌性大叶肺炎及尿路感染等。

28. 头孢羟氨苄 Cefadroxil

见第十三章“166. 小儿发热”。

29. 普卢利沙星 Prulifloxacin

【适应证】用于敏感菌引起的多种感染，包括急性上呼吸道感染（咽喉炎、扁桃体炎、急性支气管炎等）。

30. 薄荷桉油含片 Menthol and Eucalyptus oil Buccal Tablets

【适应证】用于缓解急、慢性咽炎及改善口臭。

31. 头孢特仑新戊酯 Cefteram Pivoxil

【适应证】用于敏感菌引起的多种感染性疾病，包括咽喉炎（咽炎、喉炎）、扁桃体炎（扁桃体周炎、扁桃体周脓肿）、急性支气管炎、肺炎、慢性支气管炎等。

32. 注射用阿奇霉素磷酸二氢钠 Azithromycin Sodium Dihydrogen Phosphate for Injection

【适应证】用于敏感菌引起的急性细菌性呼吸道感染疾病，包括急性咽炎、急性扁桃体炎、扁桃体周炎、急性支气管炎、慢性支气管炎急性发作、肺炎等。

33. 复方熊胆薄荷含片 Compound Bear Gall and Deppermint Buccal Tablets

【适应证】用于缓解咽喉肿痛、声音嘶哑等咽喉部不适。

34. 醋酸氯己定溶液 Chlorhexidine Acetate Solution

【适应证】用于龈炎、口腔黏膜炎、咽炎及牙科手术后控制口腔感染。

35. 葡萄糖酸氯己定含漱液 Chlorhexidine Gluconate Gargle

【适应证】用于口腔疾病（如龈炎、口腔溃疡、咽炎等）的防治。

36. 氨苄西林丙磺舒胶囊 Ampicillin and Probenecid

Capsules

【适应证】用于敏感菌所致的多种感染，包括耳鼻喉感染：急性咽炎、扁桃体炎、中耳炎、鼻窦炎等。

37. 甲苯磺酸托氟沙星胶囊 Tosufloxacin Tosilate Capsules

【适应证】用于敏感菌所引起的多种轻中度感染，包括呼吸系统感染：咽喉炎、扁桃体炎、扁桃体周脓肿、急性气管炎、肺炎、慢性气管炎、支气管扩张继发感染等。

38. 甲苯磺酸妥舒沙星片 Tosufloxacin Tosylate Tablets

【适应证】适用于敏感菌所致的多种感染，包括上、下呼吸道感染：咽炎、扁桃体炎、急慢性支气管炎、肺炎等。

39. 复方西吡氯铵含片 Compound Cetylpyridinium Chloride Buccal Tablets

【适应证】本品是由西吡氯铵、盐酸丁卡因和维生素C组成的复方制剂。可用于急性咽炎、慢性咽炎急性发作的辅助治疗。

40. 注射用阿莫西林钠舒巴坦钠 Amoxilcillin Sodium and Sulbactam Sodium for Injection

【适应证】本品为阿莫西林钠和舒巴坦钠组成的复方制剂，适用于敏感菌所致的多种感染，包括上呼吸道感染：鼻窦炎、扁桃体炎、中耳炎、喉炎、咽炎等。

41. 阿莫西林克拉维酸钾 Amoxicillin and Clavulanate Potassium

见第十三章“163. 小儿支气管炎”。

42. 阿莫西林舒巴坦匹酯 Amoxicillin and Sulbactam Pivoxil

【适应证】本品适用于对阿莫西林耐药但对本品敏感的产β-内酰胺酶致病菌引起的多种轻、中度感染性疾病，包括上呼吸道感染：如耳、鼻、喉部感染，即中耳炎、鼻窦炎、扁桃体炎和咽炎等。

43. 薄荷茴桉苯甲酸钠含片 Sodium Benzoate, Peppermit, Fennel and Eucalyptus Oils Buccal Tablets

【适应证】用于急、慢性咽炎及咽喉肿痛。

44. 盐酸头孢他美酯 Cefetamet Pivoxil

【适应证】适用于敏感菌引起的多种感染，包括耳、鼻、喉部感染，如中耳炎、鼻窦炎、咽炎、扁桃体炎等。

45. 盐酸头孢卡品酯 Cefcapene Pivoxil Hydrochloride

【适应证】适用于敏感菌所致的呼吸道感染如肺炎、支气管炎、咽喉炎、扁桃体炎等，中耳炎，鼻窦炎，尿路感染如淋病、肾盂肾炎、膀胱炎，皮肤与软组织感染等。

46. 盐酸仑氨西林 Lenampicillin Hydrochloride

【适应证】主要用于治疗敏感菌引起的感染，如呼吸系统感染：扁桃体炎、咽炎、急性支气管炎、肺炎等。

47. 美洛西林钠舒巴坦钠 Mezlocillin Sodium and Sulbactam Sodium

【适应证】适用于产β-内酰胺酶耐药菌引起的中、重度多种感染性疾病，包括呼吸系统感染，如中耳炎、鼻窦炎、扁桃体炎、咽炎、肺炎、急性支气管炎和慢性支气管炎急性发作、支气管扩张、脓胸、肺脓肿等。

二、中药

（一）急性咽炎用中药

1. 感冒退热颗粒

【处方组成】大青叶、板蓝根、连翘、拳参

【功能主治】清热解毒，疏风解表。用于上呼吸道感染、急性扁桃体炎、咽喉炎属外感风热、热毒壅盛证，症见发热，咽喉肿痛。

【用法用量】开水冲服，一次1～2袋，一日3次。

2. 金莲花润喉片

【处方组成】金莲花、薄荷素油

【功能主治】清热解毒，消肿止痛，利咽。用于热毒内盛所致的咽喉肿痛，牙龈肿胀，口舌生疮；急性咽炎、急性扁桃体炎、上呼吸道感染见上述证候者。

【用法用量】含服。一次1～2片，一日4～5次。

3. 双黄连口服液（合剂、颗粒、片、含片、胶囊、糖浆、注射液）

见第十三章“160. 小儿感冒”。

4. 三黄片（胶囊）

【处方组成】大黄、盐酸小檗碱、黄芩浸膏

【功能主治】清热解毒，泻火通便。用于三焦热盛所致的目赤肿痛，口鼻生疮，咽喉肿痛，牙龈肿痛，心烦口渴，尿黄，便秘；亦用于急性胃肠炎，痢疾。

【用法用量】口服。小片一次4片，大片一次2片，一日2次，小儿酌减。

【使用注意】孕妇禁用。

5. 金嗓开音丸（片、胶囊、颗粒）

【处方组成】金银花、连翘、玄参、板蓝根、赤芍、黄芩、桑叶、菊花、前胡、苦杏仁（去皮）、牛蒡子、泽泻、胖大海、僵蚕（麸炒）、蝉蜕、木蝴蝶

【功能主治】清热解毒，疏风利咽。用于风热邪毒所致的咽喉肿痛，声音嘶哑，急性咽炎、亚急性咽炎、喉炎见上述证候者。

【用法用量】丸剂，口服。水蜜丸一次60～120丸，大蜜丸一次1～2丸，一日2次。

6. 清开灵口服液（片、泡腾片、胶囊、软胶囊、颗粒、滴丸、注射液）

见第十三章“160. 小儿感冒”。

7. 热炎宁颗粒（片、胶囊、合剂）

【处方组成】蒲公英、虎杖、北败酱、半枝莲

【功能主治】清热解毒。用于外感风热、内郁化火所致的风热感冒，发热，咽喉肿痛，口苦咽干，咳嗽痰黄，尿黄便结；化脓性扁桃体炎，急性咽炎，急性支气管炎，单纯性肺炎见上述证候者。

【用法用量】颗粒剂，开水冲服，一次1～2袋，一日2～

4 次。

【使用注意】孕妇禁用。

8. 莲芝消炎胶囊

【处方组成】穿心莲总内酯、山芝麻干浸膏

【功能主治】清热解毒，燥湿止泻。用于肺胃蕴热所致的泄泻腹痛或咳嗽，咽部红肿疼痛，喉核红肿；胃肠炎、气管炎、急性扁桃体炎、急性咽炎见上述证候者。

【用法用量】胶囊，口服，一次 1 粒，一日 3 次。

9. 羚羊清肺颗粒（丸、胶囊）

【处方组成】浙贝母、桑白皮（蜜炙）、前胡、麦冬、天冬、天花粉、地黄、玄参、石斛、桔梗、枇杷叶（蜜炙）、苦杏仁（炒）、金果榄、金银花、大青叶、栀子、黄芩、板蓝根、牡丹皮、薄荷、甘草、熟大黄、陈皮、羚羊角粉

【功能主治】清肺利咽，清瘟止嗽。用于肺胃热盛，感受时邪，身热头晕，四肢酸懒，咳嗽痰盛，咽喉肿痛，鼻衄咳血，口干舌燥。

【用法用量】颗粒剂，开水冲服。一次 6g，一日 3 次。

【使用注意】孕妇禁用。

10. 复方鱼腥草片（胶囊、软胶囊、颗粒、糖浆、合剂、滴丸）

【处方组成】鱼腥草、黄芩、板蓝根、连翘、金银花

【功能主治】清热解毒。用于外感风热所致的急喉痹、急乳蛾，症见咽部红肿、咽痛；急性咽炎、急性扁桃体炎见上述证候者。

【用法用量】片剂，口服，一次 4～6 片，一日 3 次。

11. 复方瓜子金颗粒（胶囊、含片）

【处方组成】瓜子金、大青叶、野菊花、海金沙、白花蛇舌草、紫花地丁

【功能主治】清热利咽，散结止痛，祛痰止咳。用于风热袭肺或痰热壅肺所致的咽部红肿，咽痛，发热，咳嗽；急性咽炎、慢性咽炎急性发作及上呼吸道感染见上述证候者。

【用法用量】开水冲服，一次 1 袋，一日 3 次；儿童酌减。

12. 西园喉药散

见第十三章“168. 小儿扁桃体炎与乳蛾”。

13. 利咽解毒颗粒

见第十三章“172. 腮腺炎”。

14. 清咽滴丸

【处方组成】薄荷脑、青黛、冰片、诃子、甘草、人工牛黄

【功能主治】疏风清热，解毒利咽。用于外感风热所致的急喉痹。症见咽痛，咽干，口渴，或微恶风，发热，咽部红肿，舌边尖红、苔薄白或薄黄、脉浮数或滑数；急性咽炎见上述证候者。

【用法用量】含服。一次 4～6 粒，一日 3 次。

15. 复方草珊瑚含片

【处方组成】肿节风浸膏、薄荷脑、薄荷素油

【功能主治】疏风清热，消肿止痛，清利咽喉。用于外感风热所致的喉痹，症见咽喉肿痛，声哑失音；急性咽喉炎见上述证候者。

【用法用量】含服。一次 2 片（小片），或一次 1 片（大片），每隔 2 小时 1 次，一日 6 次。

16. 猴耳环消炎片（胶囊）

【处方组成】猴耳环干浸膏

【功能主治】清热解毒，凉血消肿。用于邪热犯肺所致的感冒咳嗽，喉痹，乳蛾，咽喉肿痛，喉核肿大；上呼吸道感染，急性咽喉炎，急性扁桃体炎见上述证候者。

【用法用量】片剂，口服。一次 3～4 片，一日 3 次。

17. 功劳去火片（胶囊）

【处方组成】功劳木、黄芩、黄柏、栀子

【功能主治】清热解毒。用于实热火毒所致的急性咽喉炎、急性胆囊炎、急性肠炎。

【用法用量】片剂，口服。糖衣片一次 5 片，薄膜衣片一次 3 片，一日 3 次。

18. 复方红根草片

【处方组成】红根草、鱼腥草、金银花、野菊花、穿心莲

【功能主治】清热解毒，利咽，止泻、止痢。用于火毒内盛、湿热蕴结所致的急性咽喉炎、扁桃体炎、肠炎、痢疾。

【用法用量】口服。一次 4 片，一日 3～4 次。

19. 山香圆片（含片、颗粒）

见第十三章“168. 小儿扁桃体炎与乳蛾”。

20. 喉咽清口服液（颗粒）

见第十三章“168. 小儿扁桃体炎与乳蛾”。

21. 蓝芩口服液（颗粒）

见第十三章“177. 风疹”。

22. 板蓝根颗粒（糖浆、咀嚼片、茶、胶囊、分散片）

见第十三章“172. 腮腺炎”。

23. 喉疾灵胶囊（片）

见第十三章“172. 腮腺炎”。

24. 六神丸（胶囊）

见第十三章“168. 小儿扁桃体炎与乳蛾”。

25. 芩翘口服液

【处方组成】黄芩、连翘、荆芥、野菊花、玄参、水牛角、大黄（酒炙）、皂角刺、蜂房

【功能主治】疏风清热，解毒利咽，消肿止痛。用于外感风邪、内有郁热所致的喉痹、乳蛾。症见咽痛或吞咽痛，咽干灼热，口渴多饮，咳嗽，痰黄，便干，尿黄，舌质红，苔薄白或黄，脉浮数有力；急性咽炎、扁桃体炎见上述证候者。

【用法用量】口服。一次 10～20ml，一日 2～3 次。喉痹（急性咽炎）者，5 天为一疗程。风热乳蛾（急性充血性扁桃体炎）者，7 天为一疗程。

26. 银蒲解毒片

【处方组成】山银花、蒲公英、野菊花、紫花地丁、夏枯草

【功能主治】清热解毒。用于风热型急性咽炎，症见咽痛、充血，咽干或有灼热感，舌苔薄黄；湿热型肾盂肾炎，症见尿频短急，灼热疼痛，头身疼痛，小腹坠胀，肾区叩击痛。

【用法用量】口服。一次 4～5 片，一日 3～4 次，小儿酌减。

27. 清热散结片

【处方组成】千里光

【功能主治】清热解毒，散结止痛。用于急性结膜炎，急性咽喉炎，急性扁桃体炎，急性肠炎，急性菌痢，急性支气管炎，淋巴结炎，疮疖疼痛，中耳炎，皮炎湿疹。

【用法用量】口服。一次 5～8 片，一日 3 次。

（二）急、慢性咽炎用中药

1. 清热灵颗粒

【处方组成】黄芩、连翘、大青叶、甘草

【功能主治】清热解毒。用于感冒热邪壅肺证，症见发热、咽喉肿痛。

【用法用量】开水冲服。周岁以内小儿一次 5g，1～6 岁一次 10g，一日 3 次；7 岁以上一次 15g，一日 3～4 次。7 岁以上一次 5g（无蔗糖），一日 3～4 次。

2. 金莲花片（颗粒、胶囊、咀嚼片、口服液）

【处方组成】金莲花

【功能主治】清热解毒。用于风热袭肺、热毒内盛证，症见发热恶风，咽喉肿痛；上呼吸道感染、咽炎、扁桃体炎见上述证候者。

【用法用量】片剂，口服，一次 3～4 片，一日 3 次。小儿酌减。

3. 一清颗粒（胶囊、片）

【处方组成】黄连、大黄、黄芩

【功能主治】清热泻火解毒，化瘀凉血止血。用于火毒血热所致的身热烦躁，目赤口疮，咽喉及牙龈肿痛，大便秘结，吐血，咯血，衄血，痔血；咽炎、扁桃体炎、龈炎见上述证候者。

【用法用量】颗粒剂，开水冲服。一次 7.5g，一日 3～4 次。

【使用注意】孕妇禁用。

4. 牛黄上清胶囊（软胶囊、片、颗粒、丸）

【处方组成】牛黄、薄荷、菊花、荆芥穗、白芷、川芎、栀子、黄连、黄柏、黄芩、大黄、连翘、赤芍、当归、地黄、桔梗、甘草、石膏、冰片

【功能主治】清热泻火，散风止痛。用于热毒内盛、风火上攻所致的头痛眩晕，目赤耳鸣，咽喉肿痛，口舌生疮，牙龈肿痛，大便燥结。

【用法用量】胶囊，口服。一次 3 粒，一日 2 次。

【使用注意】孕妇禁用。

5. 清火片（胶囊）

【处方组成】大青叶、大黄、石膏、薄荷脑

【功能主治】清热泻火，通便。用于火热壅盛所致的咽喉肿痛，牙痛，头目眩晕，口鼻生疮，目赤肿痛，大便不通。

【用法用量】片剂，口服，一次 6 片，一日 2 次。

【使用注意】孕妇禁用。

6. 瓜霜退热灵胶囊

【处方组成】西瓜霜、寒水石、石膏、滑石、磁石、玄参、水牛角浓缩粉、羚羊角、甘草、升麻、丁香、沉香、人工麝香、冰片、朱砂

【功能主治】清热解毒，开窍镇静。用于热病热入心包、肝风内动证，症见高热，惊厥、抽搐，咽喉肿痛。

【用法用量】口服。一次 1 岁以内 0.15～0.3g；1～3 岁 0.3～0.6g；3～6 岁 0.6～0.75g；6～9 岁 0.75～0.9g；9 岁以上 0.9～1.2g；成人 1.2～1.8g；一日 3～4 次。

【使用注意】孕妇禁用。

7. 牛黄解毒片（丸、胶囊、软胶囊）

见第十三章“170. 小儿口疮”。

8. 京制牛黄解毒片

见第十三章“172. 腮腺炎”。

9. 复方南板蓝根颗粒（片、胶囊）

见第十三章“172. 腮腺炎”。

10. 冰硼散

见第十三章“168. 小儿扁桃体炎与乳蛾”。

11. 喉症丸

见第十三章“168. 小儿扁桃体炎与乳蛾”。

12. 新癀片

【处方组成】肿节风、三七、人工牛黄、猪胆粉、肖梵天花、珍珠层粉、水牛角浓缩粉、红曲、吲哚美辛

【功能主治】清热解毒，活血化瘀，消肿止痛。用于热毒瘀血所致的咽喉肿痛，牙痛，痹痛，胁痛，黄疸，无名肿毒。

【用法用量】口服。一次 2～4 片，一日 3 次，小儿酌减。外用，用冷开水调化，敷患处。

13. 咽喉消炎丸

【处方组成】牛黄、七叶莲、珍珠、冰片、雄黄、蟾酥（制）、百草霜、穿心莲总内酯

【功能主治】清热解毒，消肿止痛。用于热毒内盛所致的咽喉肿痛，吞咽不利，喉核肿大；食管炎、咽喉炎、急慢性扁桃体炎见上述证候者。

【用法用量】口服。一次 5～10 粒，一日 3～4 次；口含徐徐咽下；小儿按年龄酌减或遵医嘱。

【使用注意】孕妇禁用。

14. 银黄口服液（颗粒、片、胶囊、含片、注射液）

见第十三章“168. 小儿扁桃体炎与乳蛾”。

15. 清咽润喉丸

【处方组成】射干、山豆根、桔梗、僵蚕、栀子（姜炙）、牡丹皮、青果、金果榄、麦冬、玄参、知母、地黄、白芍、浙贝母、甘草、冰片、水牛角浓缩粉

【功能主治】清热利咽，消肿止痛。用于风热外袭、肺胃热盛所致的胸膈不利，口渴心烦，咳嗽痰多，咽部红肿，咽痛，失声声哑。

【用法用量】温开水送服或含化。小蜜丸一次 4.5g，大蜜丸一次 2 丸，一日 2 次。

16. 清咽利膈丸

【处方组成】射干、黄芩、荆芥穗、薄荷、防风、连翘、栀子、牛蒡子(炒)、天花粉、玄参、熟大黄、桔梗、甘草

【功能主治】清热利咽，消肿止痛。用于外感风邪、脏腑积热所致的咽部红肿，咽痛，面红腮肿，痰涎壅盛，胸膈不利，口苦舌干，大便秘结，小便黄赤。

【用法用量】口服。一次6g，一日2次。

【使用注意】孕妇禁用。

17. 桂林西瓜霜(胶囊、含片)

见第十三章“168. 小儿扁桃体炎与乳蛾”。

18. 西瓜霜润喉片

见第十三章“168. 小儿扁桃体炎与乳蛾”。

19. 健民咽喉片

【处方组成】玄参、麦冬、蝉蜕、柯子、桔梗、板蓝根、胖大海、地黄、西青果、甘草、薄荷素油、薄荷脑

【功能主治】清利咽喉，养阴生津，解毒泻火。用于热盛津伤、热毒内盛所致的咽喉肿痛、失声及上呼吸道炎症。

【用法用量】含服。一次2~4片(每片相当于饮片0.195g)或2片(每片相当于饮片0.292g)，每隔1小时1次。

20. 万通炎康片

【处方组成】苦玄参、肿节风

【功能主治】疏风清热，解毒消肿。用于外感风热所致的咽部红肿，牙龈红肿，疮疡肿痛；急慢性咽炎、扁桃体炎、龈炎、疮疖见上述证候者。

【用法用量】口服。薄膜衣片：小片一次3片，重症一次4片，一日3次；大片一次2片，重症一次3片，一日3次。糖衣片一次6片，重症一次9片，一日3次；小儿酌减。

21. 众生丸

见第十三章“168. 小儿扁桃体炎与乳蛾”。

22. 复方黄芩片

【处方组成】黄芩、虎杖、穿心莲、十大功劳

【功能主治】清热解毒，凉血消肿。用于风热上攻、湿热内蕴所致的咽喉肿痛，口舌生疮，感冒发热，湿热泄泻，热淋涩痛，痈肿疮疡。

【用法用量】口服。一次4片，一日3~4次。

23. 北豆根胶囊(片、滴丸)

【处方组成】北豆根提取物

【功能主治】清热解毒，止咳，祛痰。用于咽喉肿痛，扁桃体炎，慢性支气管炎。

【用法用量】胶囊，口服。一次2粒，一日3次。

24. 六应丸

见第十三章“168. 小儿扁桃体炎与乳蛾”。

25. 梅花点舌丹(丸、胶囊、片)

【处方组成】冰片、蟾酥(制)、沉香、没药(制)、牛黄、硼砂、乳香(制)、人工麝香、葶苈子、雄黄、熊胆粉、血竭、珍珠、朱砂

【功能主治】清热解毒，消肿止痛。用于火毒内盛所致的疔疮痈肿初起，咽喉、牙龈肿痛，口舌生疮。

【用法用量】丸剂，口服。一次3丸，一日1~2次；外用，用醋化开，敷于患处。

【使用注意】孕妇禁用。

26. 双料喉风散(含片)

【处方组成】珍珠、人工牛黄、冰片、黄连、山豆根、甘草、青黛、人中白(煅)、寒水石

【功能主治】清热解毒，消肿利咽。用于肺胃热毒炽盛所致的咽喉肿痛，口腔糜烂，齿龈肿痛，皮肤溃烂。

【用法用量】散剂。口腔咽喉诸症：喷于患处，一日3次。皮肤溃烂：先用浓茶洗净患处，后敷药粉于患处，一日1次。含片含服。一次2~4片，一日3~5次。

27. 冬凌草片(胶囊、糖浆、滴丸)

【处方组成】冬凌草

【功能主治】清热解毒，消肿散结，利咽止痛。用于热毒壅盛所致的咽喉肿痛，声音嘶哑；扁桃体炎，咽炎，口腔炎见上述证候者及癌症的辅助治疗。

【用法用量】片剂，口服，一次2~5片，一日3次。

28. 青果丸(颗粒、片)

【处方组成】青果、金银花、黄芩、北豆根、麦冬、玄参、白芍、桔梗

【功能主治】清热利咽，消肿止痛。用于肺胃蕴热所致的咽部红肿，咽痛，失音声哑，口干舌燥，干咳少痰。

【用法用量】丸剂，口服。水蜜丸一次8g，大蜜丸一次2丸，一日2次。

29. 清火栀麦胶囊(片、丸)

【处方组成】穿心莲、栀子、麦冬

【功能主治】清热解毒，凉血消肿。用于肺胃热盛所致的咽喉肿痛，发热，牙痛，目赤。

【用法用量】胶囊，口服。一次2粒，一日2次。

(三)慢性咽炎用中药

1. 知柏地黄丸(口服液)

见本章“282. 耳鸣”。

2. 金参润喉合剂

【处方组成】玄参、地黄、金银花、连翘、桔梗、射干、板蓝根、甘草、冰片、蜂蜜

【功能主治】养阴生津，清热解毒，化痰利咽。用于肺胃阴虚或痰热蕴肺所致的咽喉疼痛、咽痒、咽干、异物感；慢性咽炎见上述证候者。

【用法用量】口服。一次20ml，一日4次。20天为一疗程，可服用1~2个疗程。

3. 玄麦甘桔含片(颗粒)

【处方组成】玄参、麦冬、甘草、桔梗

【功能主治】清热滋阴，祛痰利咽。用于阴虚火旺，虚火上浮，口鼻干燥，咽喉肿痛。

【用法用量】片剂，含服。一次1~2片，一日12片，随时服用。

4. 利咽灵片

【处方组成】穿山甲(制)、土鳖虫、僵蚕、牡蛎(煅)、玄参

【功能主治】活血通络,益阴散结,利咽止痛。用于阴虚血瘀所致的咽喉干痛,异物感,发痒灼热;慢性咽喉炎见上述证候者。

【用法用量】口服。一次3~4片,一日3次。

【使用注意】孕妇禁用。

5. 慢咽宁袋泡茶

【处方组成】太子参、生地黄、玄参、麦冬、浙贝母、蒲公英、薄荷

【功能主治】养阴清热,消肿利咽。用于慢性咽炎属于阴虚痰热证,症见咽痛,咽干,咽赤灼热或痰黏者。

【用法用量】用沸水泡30分钟后饮服,一次2袋,一日2次。

6. 金嗓清音丸

【处方组成】玄参、地黄、麦冬、黄芩、丹皮、赤芍、川贝母、泽泻、薏苡仁(炒)、石斛、僵蚕(麸炒)、薄荷、胖大海、蝉蜕、木蝴蝶、甘草

【功能主治】养阴清肺,化痰利咽。用于阴虚肺热所致的喉瘖、慢喉痹,症见声音嘶哑,咽喉肿痛,咽干;慢性咽炎、慢性喉炎见上述证候者。

【用法用量】口服。大蜜丸一次1~2丸,水蜜丸60~120粒(6~12g),一日2次。

7. 金嗓利咽丸(胶囊、片、颗粒)

【处方组成】青皮(炒)、茯苓、枳实(炒)、胆南星、木蝴蝶、法半夏、蝉蜕、橘红、槟榔、厚朴(制)、合欢皮、砂仁、豆蔻、紫苏梗、生姜、神曲(炒)

【功能主治】疏肝理气,化痰利咽。用于痰湿内阻、肝郁气滞所致的咽部不适,咽部异物感,声音嘶哑,声带肥厚见上述证候者。

【用法用量】丸剂,口服,水蜜丸一次60~120粒,大蜜丸一次1~2丸,一日2次。

8. 藏青果颗粒

见第十三章“168. 小儿扁桃体炎与乳蛾”。

9. 金鸣片

【处方组成】地黄、玄明粉、玄参、麦冬、硼砂(煅)、人工牛黄、珍珠粉、冰片、丹参、薄荷脑、乌梅

【功能主治】清热生津,开音利咽。用于肺热伤阴所致的咽部红肿,咽痛,声哑失声;慢性咽炎、慢性喉炎见上述证候者。亦用于用声过度引起的咽干、喉痒、发声费力、起声困难。

【用法用量】含化,一次1~2片,一日3~4次。

【使用注意】孕妇禁用。

10. 贞芪利咽颗粒

【处方组成】女贞子、黄芪、丹参、泽漆

【功能主治】养阴益气,化痰祛瘀。用于慢性咽炎属气阴两虚兼有痰瘀证,症见咽部不适,或干燥,或咽痒,或有异物感,或咽灼热感,清嗓作咳,神倦乏力等。

【用法用量】冲服。一次10g,一日3次。30天为一个疗程。

【使用注意】有严重胃炎及十二指肠壶腹溃疡者慎用;孕妇禁用。

(四)小儿咽炎用药

1. 小儿清咽颗粒

见第十三章“160. 小儿感冒”。

2. 小儿金丹片

见第十三章“160. 小儿感冒”。

3. 小儿热速清口服液(糖浆、颗粒)

见第十三章“166. 小儿发热”。

4. 小儿咽扁颗粒

见第十三章“160. 小儿感冒”。

5. 小儿化毒胶囊(散)

见第十三章“170. 小儿口疮”。

6. 万应锭(胶囊)

见第十三章“166. 小儿发热”。

7. 赛金化毒散

见第十三章“170. 小儿口疮”。

8. 五福化毒丸(片)

见第十三章“170. 小儿口疮”。

9. 小儿麻甘颗粒(冲剂)

见第十三章“161. 小儿咳嗽”。

10. 儿童清咽解热口服液

【处方组成】柴胡、黄芩苷、紫花地丁、人工牛黄、苣荬菜、鱼腥草、芦根、赤小豆

【功能主治】清热解毒,消肿利咽,用于小儿急性咽炎属肺胃实热证,症见发热,咽痛,咽部充血,或咳嗽,口渴等。

【用法用量】一日3次,1~3岁5ml,4~7岁10ml,7岁以上15ml。

11. 射干利咽口服液

【处方组成】射干、升麻、桔梗、芒硝、川木通、百合、甘草(炙)

【功能主治】降火解毒,利咽止痛。用于肺胃热盛所致的喉痹。症见咽喉肿痛,咽干灼痛,吞咽加剧;小儿急性咽炎见上述证候者。

【用法用量】口服。2~5岁,一次1支,一日3次;6~9岁,一次2支,一日2次;10岁以上,一次2支,一日3次。疗程4天。

附:用于咽炎的其他中药

1. 黄芩茎叶解毒胶囊

【功能主治】清热解毒。用于急性咽炎属风热证。症见咽痛,咽干灼热,咽部黏膜或腭垂红肿。

2. 西黄清醒丸

【功能主治】清利咽喉,解热除烦。用于肺胃蕴热引起的口苦舌燥,咽喉肿痛,烦躁不安,气滞胸满,头晕耳鸣。

3. 双梅喉片

【功能主治】疏风清热,生津止渴。用于外感风热所致的咽喉部肿痛、口干咽燥。

4. 感冒消炎片

【功能主治】散风清热,解毒利咽。用于感冒热毒壅盛证,症见发热咳嗽,咽喉肿痛,乳蛾,目赤肿痛。

5. 罗汉果玉竹颗粒

【功能主治】养阴生津,润肺止咳。用于肺燥咳嗽,咽喉干痛。

6. 灵丹草片(胶囊、软胶囊、颗粒、合剂)

【功能主治】清热疏风,解毒利咽,止咳祛痰。用于风热邪毒所致的咽喉肿痛,肺热咳嗽;急性咽炎、扁桃体炎、上呼吸道感染见上述证候者。

7. 口咽清丸(阮氏上清丸)

【功能主治】清热降火,生津止渴。用于火热伤津所致的咽喉肿痛,口舌生疮,牙龈红肿,口干舌燥。

8. 珍黄丸(片)

【功能主治】清热解毒,消肿止痛。用于肺胃热盛所致的咽喉肿痛,疮疡热疖。

9. 牛黄消炎片

【功能主治】清热解毒,消肿止痛。用于热毒蕴结所致的咽喉肿痛,疔,痈,疮疖。

10. 清膈丸

【功能主治】清热利咽,消肿止痛。用于内蕴毒热引起的口渴咽干,咽喉肿痛,水浆难下,声哑失音,面赤腮肿,大便燥结。

11. 热毒清片(锭)

【功能主治】清热解毒,消肿散结。用于热毒内盛所致的咽喉肿痛,腮腺肿胀,发热头痛;腮腺炎、扁桃体炎、咽炎、上呼吸道感染见上述证候者。

12. 余甘子喉片

【功能主治】清热润燥,利咽止痛。用于燥热伤津所致的喉痹,咽喉干燥疼痛。

13. 鼻咽灵片

【功能主治】解毒消肿,益气养阴。用于火毒蕴结、耗气伤津所致的口干,咽痛,咽喉干燥灼热,声嘶、头痛,鼻塞,流脓涕或涕中带血;急慢性咽炎、口腔炎,鼻咽炎见上述证候者。亦用于鼻咽癌放疗、化疗辅助治疗。

14. 清喉利咽颗粒

见第十三章“168. 小儿扁桃体炎与乳蛾”。

15. 珠黄吹喉散

【功能主治】解毒化腐生肌。用于热毒内蕴所致的咽喉口舌肿痛、糜烂。

16. 珠黄散

【功能主治】清热解毒,祛腐生肌。用于热毒内蕴所致的咽痛、咽部红肿、糜烂、口腔溃疡,久不收敛。

17. 锡类散

【功能主治】解毒化腐,敛疮。用于心胃火盛所致的咽喉糜烂肿痛。

18. 青黛散

见第十三章“172. 腮腺炎”。

19. 栀子金花丸

【功能主治】清热泻火,凉血解毒。用于肺胃热盛,口舌生疮,牙龈肿痛,目赤眩晕,咽喉肿痛,吐血衄血,大便秘结。

20. 复方牛黄清胃丸

【功能主治】清热泻火,解毒通便。用于胃肠实热所致的口舌生疮,牙龈肿痛,咽膈不利,大便秘结,小便短赤。

21. 清胃黄连丸(片)

【功能主治】清胃泻火,解毒消肿。用于肺胃火盛所致的口舌生疮,齿龈、咽喉肿痛。

22. 牛黄清胃丸

【功能主治】清胃泻火,润燥通便。用于心胃火盛所致的头晕目眩,口舌生疮,牙龈肿痛,乳蛾咽痛,便秘尿赤。

23. 银翘解毒丸(颗粒、片、胶囊、软胶囊)

【功能主治】疏风解表,清热解毒。用于风热感冒,症见发热头痛,咳嗽口干,咽喉疼痛。

24. 羚翘解毒片(丸、颗粒、口服液)

【功能主治】疏风清热,清热解毒。用于外感温邪或风热所致的感冒,症见恶寒发热,四肢酸懒,头晕,鼻塞,咳嗽,咽痛。

25. 铁笛丸(口服液)

【功能主治】润肺利咽,生津止渴。用于阴虚肺热津亏引起的咽干声哑,咽喉疼痛,口渴烦躁。

26. 穿心莲片(胶囊、丸)

【功能主治】清热解毒,凉血消肿。用于邪毒内盛,感冒发热,咽喉肿痛,口舌生疮,顿咳劳嗽,泄泻痢疾,热淋涩痛,痈肿疮疡,毒蛇咬伤。

27. 莫家清宁丸

【功能主治】清热,泻火,通便。用于胃肠实热积滞所致的大便秘结,脘腹胀满,头昏耳鸣,口燥舌干,咽喉不利,目赤牙痛,小便赤黄。

28. 清喉咽合剂(颗粒)

见第十三章“168. 小儿扁桃体炎与乳蛾”。

29. 玉叶金花清热片

【功能主治】清热解表,利咽消肿。用于急性咽炎属风热证者,症见咽痛,咽干灼热,咽黏膜、腭垂红肿,咽后壁淋巴滤泡等。

30. 银翘散

【功能主治】辛凉透表,清热解毒。用于风热感冒,发热头痛,口干咳嗽,咽喉疼痛,小便短赤。

31. 复方青果颗粒

【功能主治】清热利咽。用于口干舌燥，声哑失音，咽喉肿痛。

32. 五味麝香丸

【功能主治】消炎，止痛，祛风。用于扁桃体炎，咽峡炎，流行性感冒，炭疽病，风湿性关节炎，神经痛，胃痛，牙痛。

33. 三味龙胆花片

【功能主治】清热，润肺。用于肺热气喘和咽喉炎。

34. 六味丁香片

【功能主治】清热解毒。用于咽喉肿痛，声音嘶哑，咳嗽。

35. 双黄消炎胶囊

【功能主治】消炎。用于咽喉疼痛、腹泻、痢疾、慢性痢疾。

36. 金果饮(含片)

【功能主治】养阴生津，清热利咽，用于肺热阴伤所致的咽部红肿，咽痛，口干咽燥；急、慢性咽炎见上述证候者。亦可用于放疗引起的咽干不适。

37. 咽舒胶囊(口服液)

【功能主治】清咽利喉，止咳化痰。用于风热证或痰热证引起的咽喉肿痛，咳嗽、痰多，发热，口苦；急慢性咽炎、扁桃体炎。

38. 二丁颗粒(胶囊)

【功能主治】清热解毒。用于火热毒盛所致的热疖痈毒、咽喉肿痛、风热火眼。

39. 甘桔清咽颗粒

【功能主治】祛风清热，解毒利咽，用于急慢性咽炎属风热证者，症见咽痛，咽黏膜，腭垂红肿，咽干灼热，咽侧索红肿等。

40. 金芩花颗粒

【功能主治】清热疏风，解毒利咽。主要用于急性卡他性扁桃体炎、急性咽炎属肺胃实热证，症见喉痛，咽部充血，咽干灼热等。

41. 清热散结片(胶囊)

【功能主治】消炎解毒，散结止痛。用于急性结膜炎，急性咽喉炎，急性扁桃体炎，急性肠炎。

42. 清咽丸(片)

【功能主治】清热利咽，生津止渴。用于肺胃热盛所致的咽喉肿痛，声音嘶哑，口舌干燥，咽下不利。

43. 咽炎片(胶囊)

【功能主治】养阴润肺，清热解毒，清利咽喉，镇咳止痒。用于慢性咽炎引起咽干，咽痒，刺激性咳嗽。

44. 银花口服液

【功能主治】清热解毒。用于发热口渴，咽喉肿痛、热疖疮疡。

45. 抗菌消炎胶囊(片)

【功能主治】清热解表，泻火解毒。用于外感风热，内郁化火所致的风热感冒，咽喉肿痛，实火牙痛。

46. 甘果含片

【功能主治】疏风解表，清热解毒。可缓解急性咽炎的咽痛，咽干症状。

47. 金银花颗粒(糖浆)

【功能主治】清热解毒。用于发热口渴，咽喉肿痛，热疖疮疡。

48. 复方穿心莲片

【功能主治】清热解毒，利湿。用于风热感冒，咽喉疼痛，湿热泄泻。

49. 复方西羚解毒片

【功能主治】疏风解表，清热解毒。用于外感风热，发热、头痛，咳嗽音哑，咽喉肿痛。

50. 复方一枝黄花喷雾剂

【功能主治】清热解毒，宣散风热，清利咽喉。用于上呼吸道感染，急、慢性咽炎，口舌生疮，牙龈肿痛，口臭。

51. 复方罗汉果含片

【功能主治】滋阴润肺，利咽止痛。用于咽痛，咽干，干咳，少痰。

52. 复方余甘子利咽片

【功能主治】清热养阴，解毒利咽。用于咽部疼痛，咽干咽痒，咽部灼热，异物感，干咳痰少的辅助治疗。

53. 复方金连颗粒

【功能主治】清热解毒。用于风热感冒，咽喉肿痛。

54. 三黄清解片

【功能主治】清热解毒。用于风温热病所致的发热咳喘，口疮咽肿。

55. 玉竹颗粒

【功能主治】补中益气，润肺生津。用于热病伤津，咽干口渴，气虚食少。

56. 五味沙棘颗粒(含片、散)

【功能主治】清热利咽。用于风热喉痹(急性咽炎)。

57. 四季三黄丸

【功能主治】消炎退热，通便利水。用于口鼻生疮，咽疼齿痛，口干舌燥，目眩头晕，大便秘结，小便赤黄。

58. 清热去湿茶

【功能主治】清热解毒，利水去湿，活血消肿，生津止渴。用于感冒发热，咽喉肿痛，口干舌燥，皮肤疮疖，湿热腹泻，小便赤痛。

59. 清咽六味散

【功能主治】理肺，清咽。用于外感咳嗽，失音声哑，咽喉肿痛。

60. 牛黄益金片

【功能主治】清热利咽，消肿止痛。用于急、慢性咽炎。

61. 清凉喉片

【功能主治】疏散风热，清利咽喉，用于风热感冒，咽喉肿痛。

62. 喉痛灵颗粒

【功能主治】清热，解毒，消炎，利咽喉。用于咽喉炎，感冒发热，上呼吸道感染，疔口疮，咽喉肿痛。

63. 噙化上清丸(片)

【功能主治】清热散风。用于上焦风热，咽喉肿痛，口燥舌干，头目不清，口渴心烦，咽干声哑。

64. 喉康散

【功能主治】清热解毒，消炎止痛。用于各种咽喉疾患，如急性、慢性咽炎，喉炎，扁桃体炎，口腔溃疡。

65. 喉舒口含片

【功能主治】清热解毒，润肺利咽。用于咽喉肿痛，咽痒，咽干。

66. 喉舒宁胶囊(片)

【功能主治】清热解毒，散结止痛。用于急、慢性咽炎，急性扁桃体炎。

67. 蒲地蓝消炎片

【功能主治】清热解毒，抗炎消肿。用于疖肿、咽炎、扁桃体炎。

68. 金嗓子喉片

【功能主治】疏风清热，解毒利咽，芳香辟秽。适用于改善急性咽炎所致的咽喉肿痛，干燥灼热，声音嘶哑症状。

69. 双花草珊瑚含片

【功能主治】疏风解热，利咽止痛。可改善咽喉干灼，疼痛，声音嘶哑。

70. 金海清咽袋泡茶

【功能主治】疏风清热，生津利咽。适用于咽痛灼热，咽干不适症状的改善。

71. 银桔利咽含片

【功能主治】疏风清热，解毒利咽。用于改善急性咽炎引起的咽痛、咽痒。

72. 珍元清咽散

【功能主治】清热解毒，消肿止痛。用于缓解口疮及喉痹引起的口腔咽喉肿痛，灼热干燥，咽喉异物感。

73. 金果含片

【功能主治】养阴生津，清热利咽。用于肺热阴伤所致的咽部红肿，咽痛，口干咽燥；急、慢性咽炎见上述证候者。

74. 菊梅利咽含片

【功能主治】清肺利咽，消肿止痛。用于急、慢性咽炎，症见咽痛、咽干、有异物感。

75. 罗汉果银花含片

【功能主治】疏风清热，解毒利咽。用于改善急性咽炎引起的咽痛、灼热、干燥不适。

76. 苦金片

【功能主治】清热利咽，消肿止痛。主治急性咽炎，症见咽痛、红肿，或干燥灼热，发热，微恶风。

77. 金衣万应丸

【功能主治】清热祛暑，解毒止血。用于内热引起的中暑头晕，上吐下泻，咽喉肿痛，口舌生疮，牙齿疼痛。

78. 西瓜霜清咽含片

【功能主治】清热解毒，消肿利咽。用于缓解咽痛，咽干，灼热，声音不扬或西医诊断为急性咽炎，有上述表现者。

79. 金玄利咽颗粒

【功能主治】清热解毒，宣肺利咽。用于缓解急、慢性咽炎所致的咽痛，咽干。

80. 穿心莲内酯胶囊(滴丸)

【功能主治】清热解毒，抗菌消炎。用于上呼吸道感染风热证所致的咽痛。

81. 复方两面针含片

【功能主治】清热解毒，疏风利咽。用于肺经风热引起的咽喉肿痛。

82. 口洁含漱液(喷雾剂)

【功能主治】清热解毒。用于口舌生疮，牙龈、咽喉肿痛。

83. 疏风清热胶囊

【功能主治】疏风清热。用于外感风热所致的咽痛的辅助治疗。

84. 复方板蓝根胶囊

【功能主治】清热解毒，凉血。用于风热感冒，咽喉肿痛。

85. 美声喉泰含片

【功能主治】疏风清热，解毒利咽。用于改善急性咽炎引起的咽痛，咽干，灼热不适。

86. 双羊喉痹通颗粒

【功能主治】清热解毒，利咽止痛。用于急喉痹(急性咽炎)、急乳蛾(急性扁桃体炎)所致的咽喉肿痛。

87. 清咽舒茶

【功能主治】疏风清热，解毒利咽。用于咽干，咽痛，咽痒，有异物感的改善。

88. 清咽饮茶

【功能主治】养阴清热，润肺利咽。适用于虚火上炎所致的咽干、有异物感。

89. 清热利咽茶

【功能主治】清热解毒，利咽消肿。适用于急、慢性咽炎引起的咽干，咽痛。

90. 芩黄喉症胶囊

【功能主治】清热解毒，消肿止痛。用于热毒内盛所致的咽喉肿痛。

91. 虎梅含片

【功能主治】疏风清热，解毒利咽，生津止渴。用于急性咽炎、慢性咽炎急性发作，属风热证候者。

92. 蓝蒲解毒片

【功能主治】清热解毒。用于肺胃蕴热引起的咽喉肿痛。

93. 龙血竭含片

【功能主治】活血散瘀，定痛止血，敛疮生肌。用于跌打损伤，瘀血作痛，复发性口腔溃疡，慢性咽炎。

94. 表热清颗粒

【功能主治】清热解毒，疏风解表。用于风热感冒所致的发热、咽痛；上呼吸道感染、急性扁桃体炎、急性咽炎见上述证候者。

95. 咽立爽口含滴丸

【功能主治】疏风散热，消肿止痛，清利咽喉。用于急性咽炎，慢性咽炎急性发作，咽痛，咽黏膜红肿，咽干，口臭等症。

96. 咽炎清片（丸）

【功能主治】清热解毒，消肿止痛，用于喉痹（急慢性咽炎）、口疮（复发性口疮，疱疹性口炎）、牙周炎。

97. 银菊清咽颗粒

【功能主治】生津止渴，清凉解热。用于虚火上炎所致的暑热烦渴，咽喉肿痛。

98. 咽喉清喉片（滴丸）

【功能主治】疏风解表，清热解毒，清利咽喉。用于咽痛，咽干，声音嘶哑。

99. 咽康滴丸（含片）

【功能主治】清热解毒，养阴利咽。用于肺经风热所致的急、慢性咽炎。

100. 金菊五花茶颗粒

【功能主治】清热利湿，凉血解毒，清肝明目。用于大肠湿热所致的泄泻、痔血，以及肝热目赤，风热咽痛，口舌溃烂。

101. 藏青果喉片

【功能主治】清热，利咽，生津。用于慢性咽炎、慢性喉炎、慢性扁桃体炎。

102. 复方川贝清喉喷雾剂

【功能主治】清热解毒，消肿利咽。可缓解急性咽炎所致的咽部疼痛不适，咽干灼热。

103. 穿黄清热片

【功能主治】清热解毒。用于急性上呼吸道感染、急性扁桃体炎、咽炎等热毒壅盛者。

104. 炎见宁片

【功能主治】清热燥湿解毒，活血消肿止痛。用于湿热瘀毒蕴结引起的上呼吸道感染、咽炎、扁桃体炎。

105. 润喉丸

【功能主治】润喉生津，开音止痛，疏风清热。用于急、慢性咽炎及喉炎所致的疼痛，亦用于喉痒咳嗽，声音嘶哑的辅助治疗。

106. 清热消炎宁胶囊

【功能主治】清热解毒。用于流行性感冒、咽炎所致的咽喉痛。

107. 熊胆粉（含片、咀嚼片、滴丸）

【功能主治】清热，平肝，明目。用于目赤肿痛，咽喉肿痛。

108. 双山胶囊（颗粒）

【功能主治】清热解毒，化湿消积。用于热毒内蕴证咽炎、扁桃体炎及小儿疳积。

109. 四季青胶囊（片）

【功能主治】清热解毒，凉血止血。用于咽喉肿痛。

110. 半枝莲胶囊（片）

【功能主治】清热解毒。用于急性咽炎所致的咽痛。

111. 清感穿心莲胶囊

【功能主治】清热利咽，止咳化痰。用于风热感冒，咽喉肿痛，咳嗽；慢性支气管炎、扁桃体炎见上述症状者。

112. 复方冬凌草含片

【功能主治】疏风清热，解毒利咽。用于咽部干燥，灼热，疼痛症状的改善。

113. 复方草玉梅含片

【功能主治】清热解毒，消肿止痛，生津止渴，化痰利咽。用于急喉痹、急乳蛾、牙痛（急性咽炎、急性扁桃体炎、龈炎）等所致的咽痛，口干，牙龈肿痛。

114. 芩石利咽口服液

【功能主治】清热解毒，疏风利咽。用于急喉痹（急性咽炎）的肺胃实热兼外感风邪证。

115. 四季三黄软胶囊

【功能主治】清热解毒，通便利水。用于口鼻生疮，咽痛齿痛，口干舌燥，目眩头晕，大便秘结，小便赤黄。

116. 毛萼香茶菜清热利咽片

【功能主治】清热利咽。用于缓解风热上扰型急性咽炎引起的咽痛。

117. 灵丹草颗粒

【功能主治】清热疏风，解毒利咽，止咳祛痰。用于风热邪毒，咽喉肿痛及肺热咳嗽；急性咽炎、扁桃体炎，上呼吸道感染见上述证候者。

118. 利咽灵片

【功能主治】活血通络，益阴散结，利咽止痛。主治咽喉干痛，异物感，发痒灼热，以及慢性咽炎见上述证候者。

119. 黏膜溃疡散

【功能主治】清热解毒，收敛止痛。用于热毒内盛而致的咽喉肿痛，口舌生疮。

120. 复方青橄榄利咽含片

【功能主治】滋阴清热，利咽解毒。适用于咽部灼热，疼痛，咽干不适。

121. 珍珠层粉

【功能主治】安神，清热，解毒。用于神经衰弱，咽炎，外治口舌肿痛。

122. 苏梅爽含片

【功能主治】疏风散邪，解毒利咽。用于咽痛，咽燥，灼热，口腔异味等症。

123. 消炎灵片

【功能主治】清热解毒，消肿止痛。用于支气管炎咳嗽，咽炎，扁桃体炎。

124. 清喉咽颗粒

【功能主治】养阴,清咽,解毒。用于急性扁桃体炎、咽炎所致的咽喉疼痛。

125. 苦胆草片

【功能主治】清热燥湿,泻火。用于目赤口燥,咽喉肿痛。

126. 四季消炎喉片

【功能主治】清热利咽,解毒消肿。用于咽炎、扁桃体炎的辅助治疗。

127. 兰草颗粒(片)

【功能主治】清热解毒。用于感冒、急性扁桃体炎、咽炎属风热证者。

128. 乌梅人丹

【功能主治】生津解渴,清凉润喉。用于口臭、口干、咽痛等,也可用作咽炎和扁桃体炎的辅助治疗。

129. 夏桑菊颗粒

【功能主治】清肝明目,疏风散热,除湿痹,解疮毒。用于风热感冒,目赤头痛,头晕耳鸣,咽喉肿痛,疔疮肿毒等症,并可作清凉饮料。

130. 黄连解毒丸

【功能主治】泻火,解毒,通便。用于三焦积热所致的口舌生疮,目赤头痛,便秘溲赤,心胸烦热,咽痛,疮疖。

131. 玉叶解毒颗粒(糖浆)

【功能主治】清热解毒,辛凉解表,清暑利湿,生津利咽。用于外感风热引起的感冒咳嗽,咽喉炎,口干,咽喉肿痛,小便短赤,预防中暑。

132. 玉簪清咽十五味散(哈斯哈图呼日-15)

【功能主治】清"巴达干"热。用于咽喉肿痛,气喘,音哑,胸肋刺痛。

133. 抗炎退热片

【功能主治】清热解毒,消肿散结。用于肺胃热盛所致的咽喉肿痛,疮痈疔疖,红肿热痛诸症。

134. 灵丹草胶囊(片、合剂)

【功能主治】清热疏风,解毒利咽,止咳祛痰。用于风热邪毒,咽喉肿痛,肺热咳嗽;急性咽炎、扁桃体炎、上呼吸道感染见上述证候者。

135. 金喉健喷雾剂

【功能主治】祛风解毒,消肿止痛,清咽利喉。用于风热所致咽痛,咽干,咽喉红肿,牙龈肿痛,口腔溃疡。

136. 冰硼咽喉散

【功能主治】清热解毒,消肿止痛。用于咽部、齿龈肿痛,口舌生疮。

137. 复方金银花颗粒

【功能主治】清热解毒,凉血消肿。用于风热感冒,咽炎,扁桃体炎,目痛,牙痛及痈肿疮疖。

138. 清凉含片

【功能主治】清热解暑,生津止渴。用于受暑受热,口渴恶心,烦闷头昏,咽喉肿痛。

139. 清肺抑火片

【功能主治】清肺止嗽,降火生津。用于肺热咳嗽,痰涎壅盛,咽喉肿痛,口鼻生疮,牙齿疼痛,牙根出血,大便干燥,小便赤黄。

140. 三果汤颗粒(含片、胶囊、口服液、散)

【功能主治】清热生津,润燥利咽。用于燥热伤津所致的喉痹,症见咽喉干燥、疼痛作痒;慢性咽炎见上述证候者。

141. 清降片

【功能主治】清热解毒,利咽止痛。用于肺胃蕴热所致的咽喉肿痛,发热烦躁,大便秘结;小儿急性咽炎、急性扁桃体炎见以上证候者。

142. 泻热合剂

【功能主治】清热,解毒,通便。用于胸膈烦热,头昏目赤,口舌生疮,咽喉疼痛,小便赤黄,大便秘结。

143. 复方片仔癀含片

【功能主治】清热解毒,利咽止痛,生津润喉。用于风热上攻,肺胃热盛所致的急、慢性咽喉炎。

144. 复方无花果含片

【功能主治】清热解毒,消肿利咽。适用于急性咽炎(及慢性咽炎急性发作期)风热证及肺胃蕴热证,具有咽部疼痛、干燥、灼热,口渴欲饮,发热或微恶寒,食欲不振,大便干,舌红苔黄,脉数等症状者。

145. 玉叶清火片(胶囊)

【功能主治】清热解表,消肿止痛。用于喉痹,暴喑,急性咽喉炎属于风热证者。

146. 百蕊颗粒

【功能主治】清热消炎,止咳化痰。用于急、慢性咽喉炎,支气管炎,鼻炎,感冒发热,肺炎等。

147. 冰连清咽喷雾剂

【功能主治】清热解毒,消肿止痛。用于急性咽炎及慢性咽炎急性发作属肺胃实热证者,症见咽痛,咽黏膜、腭垂红肿,咽干灼热,咽侧索红肿,舌淡红,苔薄黄,脉数有力等。

148. 芩玄解毒口服液

【功能主治】清热疏风,解毒利咽。用于风热邪毒外侵咽喉,症见发热,咽喉红肿胀痛,扁桃体充血,咳嗽、咯痰、舌红、苔薄黄、脉浮数等;急性卡他性扁桃体炎见上述证候者。

【用法用量】口服。一次10ml(1瓶),一日3次。

149. 利咽含片

【功能主治】清肺利咽,消肿止痛。用于急、慢性咽炎,症见咽痛、咽干、异物感。

150. 金栀咽喉袋泡茶

【功能主治】清热解毒,生津利咽。用于上焦风热所致的喉痹,症见咽喉疼痛,咽干喉痒,声音嘶哑。

151. 雪胆解毒丸

【功能主治】清热泻火。用于口燥咽干,咽喉肿痛,大便结燥,小便赤黄。

152. 金菊利咽口含片

【功能主治】清热解毒，疏风利咽。用于外感风热所致的急性咽炎，症见咽痛、咽干、吞咽不利，咽部红肿，口渴，发热，微恶寒，苔薄白或黄，脉浮数。

153. 减味牛黄解毒胶囊

【功能主治】清热解毒。用于火热内盛，咽赤肿痛，牙龈肿痛，口舌生疮，目赤肿痛。

154. 蒲黄胶囊

【功能主治】清热解毒，抗炎消肿。用于热入营血、气血两燔、温毒发斑及咽肿口疮等证。

155. 舒咽清喷雾剂

【功能主治】清热疏风，消肿利咽。用于急喉痹（急性咽炎或慢性咽炎急性发作），症见咽痛，咽干灼热，咽黏膜腭垂红肿，或吞咽不利等。

156. 解毒利咽丸

【功能主治】清热解毒，消肿止痛。用于咽喉肿痛，单双乳蛾，痈疽疮疖肿毒。

157. 达斯玛保丸

【功能主治】清热解毒，消炎杀疠。用于脑膜炎，流行性感冒，肺炎，咽炎，疮疡，各种瘟疠疾病。

158. 九味青鹏散

【功能主治】清热止痛，制疠。用于瘟疠疾病，流感引起的发热、肺部疼痛、肺炎、嗓子肿痛等。

159. 孕妇金花丸（片、胶囊）

【功能主治】清热安胎。用于孕妇头痛，眩晕，口鼻生疮，咽喉肿痛，双目赤肿，牙龈疼痛，或胎动下坠，小腹作痛，心烦不安，口干咽燥，渴喜冷饮，小便短黄等症。

160. 复方苦木消炎分散片

【功能主治】清热解毒，燥湿止痢。用于细菌性痢疾、急性肠炎及各种急性感染性疾患，也可用于风热感冒，咽喉肿痛。

161. 穿王消炎片

【功能主治】消炎解毒。用于痰热咳喘，腹痛，以及急慢性扁桃体炎、咽喉炎、肺炎，急性肠胃炎、急性菌痢见以上症状者。

162. 天蚕胶囊

【功能主治】祛风定惊，化痰散结。用于惊风抽搐，咽喉肿痛，颌下淋巴结炎，面瘫，面神经麻痹，面肌痉挛，皮肤瘙痒。

163. 川射干黄酮胶囊

【功能主治】用于热毒痰火郁结，咽喉肿痛，痰涎壅盛，咳嗽气喘。

164. 开喉剑喷雾剂

见第十三章“168. 小儿扁桃体炎与乳蛾”。

165. 胆木注射液

见第十六章“259. 结膜炎与红眼病”。

166. 胆木浸膏片（胶囊、糖浆）

见第十六章“259. 结膜炎与红眼病”。

167. 抗炎退热片

【功能主治】清热解毒，消肿散结。用于肺胃热盛所致的咽喉肿痛，疮痈疔疖，红肿热痛诸症。

168. 清宁丸

【功能主治】清热泻火，消肿通便。用于火毒内蕴所致的咽喉肿痛，口舌生疮，头晕耳鸣，目赤牙痛，腹中胀满，大便秘结。

169. 导赤丸

【功能主治】清热泻火，利尿通便。用于火热内盛所致的口舌生疮，咽喉疼痛，心胸烦热，小便短赤，大便秘结。

292. 喉炎

〔基本概述〕

喉炎是喉黏膜、黏膜下层组织及声带的炎症。临床上以剧咳及喉部肿胀、增温和疼痛为特征。依病因和临床经过可分为原发性和继发性，急性与慢性。临床上则以急性卡他性喉炎为多见，且常与咽炎并发。

喉炎在中医学中属于喉痹、喉蛾、喉瘖（喑）等范畴，喉炎的主要病因病机有风热外侵、肺胃火盛、肺热津伤、肺阴不足、肾阴不足等方面。

（一）急性喉炎

急性喉炎指以声门区为主的喉黏膜的急性弥漫性卡他性炎症，多发于冬、春季，小儿急性喉炎具有其特殊性，应当引起重视。

声音嘶哑为急性喉炎临床表现的主要症状，音调变低、变粗，甚至只能耳语或完全失声。喉分泌物增多，不易咳出，加重声嘶。全身症状小儿较重，表现为畏寒、发热、疲倦、食欲不振。

小儿急性喉炎时起病较急，表现为犬吠样咳嗽或呼吸困难，出现三凹征，面色发绀、烦躁不安，进一步发展可面色苍白、呼吸无力，甚至呼吸循环衰竭、死亡。

（二）慢性喉炎

慢性喉炎是指喉部黏膜的非特异性病菌感染所引起的慢性炎症，可分为慢性单纯性喉炎、肥厚性喉炎、萎缩性喉炎等类型。

临床主要表现为咽喉感觉异常，可为异物感、干燥感、烧灼感或疼痛。发声功能改变，音调低沉粗糙，大量用声后可加重，多讲话后可出现疲倦或失声。喉分泌物增加。

慢性单纯性喉炎表现为喉黏膜弥漫性充血、肿胀，声带呈粉红色，边缘钝，黏膜表面可见黏稠分泌物。肥厚性喉炎表现为喉黏膜肥厚，以杓间区明显，声带肥厚成梭形，室带肥厚可遮盖部分声带。萎缩性喉炎表现为喉黏膜干燥、变薄而发亮，杓间区、声门下可见黄绿色或黑褐色干痂。

〔治疗原则〕

1. 急性喉炎的治疗

(1)急性喉炎治疗期间,少讲话,使声带休息是首要条件,因此必须指导患者进行声带休息。

(2)病情较重,有细菌感染时可全身应用抗生素和糖皮质激素。及早使用有效、足量的抗菌药物控制感染,首选青霉素肌内注射或静脉滴注,若效果欠佳,可换用其他种类抗菌药物,如头孢呋辛(酯)、阿奇霉素等。

(3)激素治疗用于症状重、声带肿胀明显的患者。常用泼尼松片口服,或者地塞米松肌内注射或静脉滴注。

(4)雾化吸入可用庆大霉素 8 万单位加 5mg 地塞米松,一日雾化 1 次或 2 次,5 日为一疗程。或超声雾化吸入布地奈德雾化混悬液。也可在热水内加入复方安息香酊等药物,慢慢吸入。

(5)中医中药对急性喉炎的治疗也有一定的疗效。

2. 慢性喉炎的治疗

慢性喉炎治疗的关键是病因治疗。

(1)除去刺激因素,戒除烟酒。

(2)适当声带休息,减少发声。

(3)正确使用嗓音,禁止大声叫喊。

(4)积极治疗鼻、咽等邻近器官的感染,减少分泌物对喉部的刺激。

(5)控制喉咽反流等。

(6)必要时可酌情使用雾化吸入治疗(同急性喉炎)。

〔用药精选〕

一、西药

1. 复方硼砂含漱液 Compound Borax Solution

见本章“291. 咽炎”。

2. 西地碘含片 Cydiodine Buccal Tablets

见本章“291. 咽炎”。

3. 度米芬含片(滴丸)Domipheni Bromide Buccal Tablets

见第十三章“170. 小儿口疮”。

4. 溶菌酶含片 Lysozyme Buccal Tablets

见第十三章“170. 小儿口疮”。

5. 地喹氯铵含片 Degualinium Chloride Buccal Tablets

见本章“291. 咽炎”。

6. 薄荷喉片 Tabellae Menthae Laryngiticae

见本章“291. 咽炎”。

7. 薄荷茴桉苯甲酸钠含片 Sodium Benzoate, Peppermit, Fennel and Eucalyptus Oils Buccal Tablets

【适应证】用于急、慢性咽炎及咽喉肿痛。

【用法用量】含服。一次 1~2 片,每隔 0.5~1 小时含服 1 片。

【不良反应】偶可发生哮喘、荨麻疹和血管神经性水肿等过敏反应。

8. 复方熊胆薄荷含片 Compound Bear Gall and Deppermint Buccal Tablets

本品为复方制剂,含三氯叔丁醇、熊胆粉、薄荷脑、薄荷油。本品中所含熊胆粉具有清热泻火与凉血止痛作用;薄荷脑与薄荷油外用时可促进局部血液循环,有消炎、止痒、止痛的作用;三氯叔丁醇为消毒防腐剂,具有抗菌作用。

【适应证】用于缓解咽喉肿痛、声音嘶哑等咽喉部不适。

【用法用量】含服。一次 1 片,一日 5~7 次。

【不良反应】偶见过敏反应、恶心、胃部不适。

附:用于喉炎的其他西药

1. 青霉素 Benzylpenicillin

见第十三章“164. 小儿肺炎”。

2. 青霉素 V 钾 Phenoxymethylpenicillin Potassium

【适应证】适用于青霉素敏感菌株所致的轻、中度感染,包括链球菌所致的扁桃体炎、咽喉炎、猩红热、丹毒等。

3. 阿奇霉素 Azithromycin

见第十三章“163. 小儿支气管炎”。

4. 硼酸洗液 Boric Acid Lotion

【适应证】可用于皮肤、黏膜损害的清洁剂,以及急性皮炎、湿疹渗出的湿敷液,也可用于口腔、咽喉漱液,外耳道、慢性溃疡面、褥疮洗液,以及真菌、脓疱疮感染杀菌液。

5. 聚维酮碘溶液 Povion Iodine Solution

见第十三章“170. 小儿口疮”。

6. 碘糖丸 Iodine Sugar Pills

【适应证】可用于咽喉部的急慢性炎症。

7. 头孢呋辛 Cefuroxime

见第十三章“164. 小儿肺炎”。

8. 甲泼尼龙 Methylprednisolone

【适应证】本品为肾上腺皮质激素类药。主要用于过敏性与炎症性疾病。本品亦作为危重疾病的急救用药,如脑水肿、休克、严重的过敏反应、胶原性疾病、风湿病、白血病、多发性神经炎、内分泌失调及急性喉支气管炎等。

9. 普卢利沙星 Prulifloxacin

【适应证】用于治疗对普卢利沙星敏感的细菌引起的多种感染,包括急性上呼吸道感染(咽喉炎、扁桃体炎、急性支气管炎等)。

10. 头孢特仑新戊酯 Cefteram Pivoxil

【适应证】用于敏感细菌引起的多种感染性疾病,包括咽喉炎(咽炎、喉炎)、扁桃体炎(扁桃体周炎、扁桃体周脓肿)、急性支气管炎、肺炎、慢性支气管炎、弥漫性细支气管炎、支气管扩张(感染时)、慢性呼吸系统疾病的重复感染等。

11. 注射用阿莫西林钠舒巴坦钠 Amoxilcillin Sodium

and Sulbactam Sodium for Injection

【适应证】本品为阿莫西林钠和舒巴坦钠组成的复方制剂,适用于敏感菌所致的多种感染,包括上呼吸道感染:鼻窦炎、扁桃体炎、中耳炎、喉炎、咽炎等。

12. 注射用阿莫西林钠氟氯西林钠 Amoxicillin Sodium and Flucloxacillin Sodium for Injection

【适应证】本品适用于敏感菌引起的呼吸道感染、消化道感染、泌尿道感染、皮肤软组织感染、骨和关节感染、口腔及耳鼻喉感染等。

13. 盐酸头孢卡品酯 Cefcapene Pivoxil Hydrochloride

【适应证】适用于敏感菌所致的呼吸道感染如肺炎、支气管炎、咽喉炎、扁桃体炎等,中耳炎,鼻窦炎,尿路感染如淋病、肾盂肾炎、膀胱炎,皮肤与皮肤组织感染等。

二、中药

1. 银黄口服液(颗粒、片、胶囊、含片、注射液)

见第十三章"168. 小儿扁桃体炎与乳蛾"。

2. 清咽润喉丸

见本章"291. 咽炎"。

3. 清膈丸

【处方组成】金银花、连翘、黄连、龙胆、射干、薄荷、石膏、熟大黄、玄明粉、山豆根、牛黄、桔梗、地黄、玄参、麦冬、冰片、硼砂、水牛角浓缩粉、甘草

【功能主治】清热利咽,消肿止痛。用于内蕴毒热引起的口渴咽干,咽喉肿痛,水浆难下,声哑失音,面赤腮肿,大便燥结。

【用法用量】口服。一次1丸,一日2次。

【使用注意】孕妇禁用。

4. 清音丸

【处方组成】诃子肉、川贝母、百药煎、乌梅肉、葛根、茯苓、甘草、天花粉

【功能主治】清热利咽,生津润燥。用于肺热津亏,咽喉不利,口舌干燥,声哑失声。

【用法用量】口服。温开水送服或噙化。水蜜丸一次2g,大蜜丸一次1丸,一日2次。

【使用注意】孕妇禁用。

5. 西瓜霜润喉片

见第十三章"168. 小儿扁桃体炎与乳蛾"。

6. 喉症丸

见第十三章"168. 小儿扁桃体炎与乳蛾"。

7. 青果丸(颗粒、片)

见本章"291. 咽炎"。

8. 金嗓清音丸

见本章"291. 咽炎"。

9. 黄氏响声丸

【处方组成】薄荷、浙贝母、连翘、蝉蜕、胖大海、酒大黄、川芎、儿茶、桔梗、诃子肉、甘草、薄荷脑

【功能主治】疏风清热,化痰散结,利咽开音。用于风热外束、痰热内盛所致的急、慢性喉痹,症见声音嘶哑,咽喉肿痛,咽干灼热,咽中有痰,或寒热头痛,或便秘尿赤;急、慢性喉炎及声带小结、声带息肉初起见上述证候者。

【用法用量】口服。炭衣丸一次8丸(每丸重0.1g)或6丸(每丸重0.133g),糖衣丸一次20丸,一日3次。饭后服用;儿童减半。

10. 金嗓开音丸(片、胶囊)

见本章"291. 咽炎"。

11. 铁笛丸(口服液)

【处方组成】桔梗、甘草、麦冬、玄参、诃子肉、青果、浙贝母、瓜蒌皮、茯苓、凤凰衣

【功能主治】润肺利咽,生津止渴。用于阴虚肺热津亏引起的咽干声哑、咽喉疼痛、口渴烦躁。

【用法用量】丸剂,口服或含化,一次2丸,一日2次。小儿酌减。

12. 金鸣片

见本章"291. 咽炎"。

13. 利咽灵片

见本章"291. 咽炎"。

14. 北豆根胶囊(片)

见本章"291. 咽炎"。

15. 穿心莲片(胶囊、丸)

【处方组成】穿心莲

【功能主治】清热解毒,凉血消肿。用于邪毒内盛,感冒发热,咽喉肿痛,口舌生疮,顿咳劳嗽,泄泻痢疾,热淋涩痛,痈肿疮疡,毒蛇咬伤。

【用法用量】片剂,口服,一次2~3片(小片),一日3~4次;或一次1~2片(大片),一日3次。

16. 金嗓散结丸(胶囊、片、颗粒)

【处方组成】金银花、板蓝根、玄参、蒲公英、焯桃仁、醋三棱、醋莪术、麦冬、木蝴蝶、浙贝母、泽泻、炒鸡内金、蝉蜕、马勃、丹参、红花

【功能主治】清热解毒,活血化瘀,利湿化痰。用于热毒蓄结、气滞血瘀所致的声音嘶哑、声带充血、肿胀;慢性喉炎、声带小结、声带息肉见上述证候者。

【用法用量】丸剂,口服,水蜜丸一次60~120粒,大蜜丸一次1~2丸,一日2次。

【使用注意】孕妇禁用。

17. 莲芝消炎胶囊

见本章"291. 咽炎"。

18. 复方红根草片

见本章"291. 咽炎"。

19. 功劳去火片(胶囊)

见本章"291. 咽炎"。

20. 复方草珊瑚含片

见本章"291. 咽炎"。

21. 余甘子喉片

【处方组成】余甘子、冰片、薄荷脑

【功能主治】清热润燥，利咽止痛。用于燥热伤津所致的喉痹，咽喉干燥疼痛。

【用法用量】含服。每隔2小时1～2片，一日6～8次。

22. 咽喉消炎丸

见第十三章“168. 小儿扁桃体炎与乳蛾”。

23. 穿王消炎片（胶囊）

【处方组成】穿心莲总内酯：穿心莲内酯、新穿心莲内酯、无氧穿心莲内酯、脱水穿心莲内酯。了哥王活性提取物：黄酮苷、南荛花素、了哥王素等

【功能主治】消炎解毒。用于痰热咳喘，腹痛，以及急慢性扁桃体炎、咽喉炎、肺炎，急性肠胃炎、急性菌痢见以上症状者。

【用法用量】片剂，口服，一次4片，一日3次。

【使用注意】孕妇禁用。

24. 六神丸（胶囊）

见第十三章“168. 小儿扁桃体炎与乳蛾”。

25. 清热散结片（胶囊）

见本章“291. 咽炎”。

26. 灵丹草颗粒

【处方组成】臭灵丹草

【功能主治】清热疏风，解毒利咽，止咳祛痰。用于风热邪毒，咽喉肿痛，肺热咳嗽；急性咽炎，扁桃体炎，上呼吸道感染见上述证候者。

【用法用量】开水冲服。一次3～6g，一日3～4次。

【使用注意】孕妇禁用。

27. 众生丸

见第十三章“168. 小儿扁桃体炎与乳蛾”。

28. 三黄片（胶囊）

见本章“291. 咽炎”。

附：用于喉炎的其他中药

1. 金嗓利咽丸（胶囊、片、颗粒）

【功能主治】疏肝理气，化痰利咽。用于痰湿内阻、肝郁气滞所致的咽部不适，咽部异物感，声音嘶哑，声带肥厚见上述证候者。

2. 三味龙胆花片

【功能主治】清热，润肺。用于肺热气喘和咽喉炎。

3. 玉叶清火片（胶囊）

【功能主治】清热解表，消肿止痛。用于喉痹，暴喑，急性咽喉炎属于风热证者。

4. 抗菌消炎片

【功能主治】清热、泻火、解毒。用于风热感冒，咽喉肿痛，实火牙痛。

5. 银花口服液

【功能主治】清热解毒。用于发热口渴，咽喉肿痛，热疖疮疡。

6. 抗菌消炎胶囊

【功能主治】清热解表，泻火解毒。用于外感风热，内郁化火所致的风热感冒，咽喉肿痛，实火牙痛。

7. 金银花颗粒

【功能主治】清热解毒。用于发热口渴，咽喉肿痛，热疖疮疡。

8. 喉痛灵片

【功能主治】清热，解毒，消炎，清咽喉。用于咽喉炎，感冒发热，上呼吸道炎。

9. 喉康散

【功能主治】清热解毒，消炎止痛。用于各种咽喉疾患，如急性、慢性咽炎，喉炎，扁桃体炎，口腔溃疡。

10. 广东凉茶颗粒

【功能主治】清热解暑，祛湿生津。用于四时感冒，发热喉痛，湿热积滞，口干尿黄。

11. 板蓝根颗粒（糖浆）

【功能主治】清热解毒。用于病毒性感冒，咽喉肿痛。

12. 冬凌草糖浆（滴丸）

【功能主治】清热解毒。用于慢性扁桃体炎，咽炎，喉炎，口腔炎。

13. 新清宁胶囊

【功能主治】清热解毒，活血化瘀，缓下。用于内结实热，喉肿，牙痛，目赤，便秘。

14. 新清宁片

【功能主治】清热解毒，泻火通便。用于内结实热所致的喉肿、牙痛、目赤、便秘、发热。

15. 胆木注射液

见第十六章“259. 结膜炎与红眼病”。

16. 银蒲解毒片

【功能主治】清热解毒。用于风热型急性咽炎，症见咽痛、充血，咽干或有灼热感，舌苔薄黄；湿热型肾盂肾炎，症见尿频短急，灼热疼痛，头身疼痛，小腹坠胀，肾区叩击痛。

17. 金果饮（含片）

【功能主治】养阴生津，清热利咽，用于肺热阴伤所致的咽部红肿、咽痛、口干咽燥；急、慢性咽炎见上述证候者。亦可用于放疗引起的咽干不适。

18. 五味麝香丸

【功能主治】消炎，止痛，祛风。用于扁桃体炎，咽峡炎，流行性感冒，炭疽病，风湿性关节炎，神经痛，胃痛，牙痛。

19. 抗炎退热片

【功能主治】清热解毒，消肿散结。用于肺胃热盛所致的咽喉肿痛，疮痈疔疖，红肿热痛诸症。

293. 扁桃体炎

〔基本概述〕

扁桃体炎也称扁桃体炎,属于上呼吸道常见细菌性感染疾病,儿童、青少年多见。本病分为急性扁桃体炎和慢性扁桃体炎。

溶血性链球菌为本病的主要致病菌,非溶血性链球菌、葡萄球菌、肺炎链球菌、流感嗜血杆菌、大肠埃希菌、变形杆菌、厌氧菌、腺病毒等也可引起本病。上述病原体多属于正常人口腔及扁桃体内的正常菌群,只有当某些因素使全身或局部的抵抗力降低时,病原体方能侵袭人体导致感染。受凉、潮湿、劳累、烟酒过度、有害气体等均可为诱因。

急性扁桃体炎为腭扁桃体(常称扁桃体)的急性非特异性炎症。本病具有传染性,故患者要适当隔离。急性化脓性扁桃体炎起病较急,咽痛为其主要症状,初起多为一侧,继而可发展到对侧,咽痛剧烈者,吞咽困难,可有同侧耳痛;由于咽部及软腭肿胀,讲话言语不清,呼吸费力;如果发展为扁桃体周炎,还可出现张口受限;若炎症侵及咽鼓管,则可有耳闷、耳鸣和听力减退。患者多有全身不适、疲乏无力、头痛等,常有发热,体温可达38~40℃,甚至40℃以上。婴幼儿可有腹泻。检查可见扁桃体充血、肿大、化脓。

慢性扁桃体炎多由急性扁桃体炎反复发作演变而来。扁桃体一年急性发作达4次以上,可诊断为慢性扁桃体炎,多是由于扁桃体窝的病原体所引起。检查可见扁桃体肥大、充血,或可见分泌物,颌下淋巴结肿大等。

扁桃体炎在中医中属于乳蛾、喉痈等的范畴,发生于一侧的称单乳蛾,双侧的称双乳蛾。主要由于风热邪毒从口鼻而入侵犯肺胃两经,邪毒熏蒸于咽喉遂成本病。或肺胃素有积热,或热毒较甚,灼热肺胃之阴,津液不足,虚火上炎而成,常反复发作。急性扁桃体炎相当于"风热乳蛾",慢性扁桃体炎相当于"虚火乳蛾"。

〔治疗原则〕

1. 一般治疗与对症治疗

患者需适当休息,多饮水,食用易消化富于营养的半流质或软食。咽痛较剧,高热、头痛与四肢酸痛者,可口服解热镇痛药,如对乙酰氨基酚、阿司匹林。急性扁桃体炎全身应用抗生素,首选青霉素。可配合应用清热解毒的中成药或汤剂。局部常用含漱液(含盐漱口水、复方硼砂溶液、复方氯己定溶液、1%过氧化氢溶液、呋喃西林漱口片)漱口。咽痛较剧或高热时,可口服解热镇痛药。注意休息。加强营养,进易消化的流食或软食,补充维生素,多饮水。疏通大便。

2. 抗感染治疗

抗菌药物为化脓性扁桃体炎的主要治疗药物。青霉素类药物对主要致病菌具有抗菌作用,为首选,可选用青霉素G,也可肌内注射普鲁卡因青霉素或口服青霉素V,或口服阿莫西林。青霉素过敏患者可口服红霉素、阿奇霉素等大环内酯类。其他可选药物有口服第一代或第二代头孢菌素、氟喹诺酮类,如头孢氨苄、头孢呋辛酯、左氧氟沙星;对青霉素有超敏反应患者禁用头孢菌素,18岁以下未成年人忌用氟喹诺酮类药物。所有药物疗程为10天。

化脓性扁桃体炎可以引起局部和全身并发症。局部并发症如扁桃体周脓肿、急性中耳炎、急性鼻窦炎、咽后脓肿等;全身并发症主要与链球菌所产生的Ⅲ型变态反应有关,如急性风湿热、急性肾炎等。发生并发症者应采取有效措施及时处理。

对反复发生化脓性扁桃体炎的患者可进行扁桃体摘除术,通常在急性炎症消退后施行,但需要严格掌握。摘除指征需要结合患者年龄、免疫状态、是否有并发症,以及扁桃体局部情况综合考虑。

〔用药精选〕

一、西药

1. 青霉素 Benzylpenicillin

见第十三章"164. 小儿肺炎"。

2. 阿莫西林 Amoxicillin

见第十三章"163. 小儿支气管炎"。

3. 阿莫西林克拉维酸钾 Amoxicillin and Clavulanate Potassium

见第十三章"163. 小儿支气管炎"。

4. 普鲁卡因青霉素 Procaine Benzylpenicillin

见第十五章"255. 梅毒"。

5. 头孢拉定 Cefradine

【适应证】用于敏感菌所致的急性咽炎、扁桃体炎、中耳炎、支气管炎和肺炎等呼吸道感染、泌尿生殖道感染及皮肤软组织感染等。

【禁忌】对头孢菌素过敏者及有青霉素过敏性休克或即刻反应史者禁用本品。

【不良反应】①恶心、呕吐、腹泻、上腹部不适等胃肠道反应较为常见。②药疹发生率1%~3%,抗生素相关性肠炎、嗜酸粒细胞增多。偶见阴道念珠菌病。③直接Coombs试验阳性反应、周围血象白细胞及中性粒细胞减少等见于个别患者。④少数患者可出现暂时性血尿素氮升高,AST及ALT、血清碱性磷酸酶一过性升高。⑤肌内注射疼痛明显,有静脉注射后发生静脉炎的报道。⑥罕见血尿、精神异常、听力减退、迟发性变态反应、过敏性休克、排尿困难、药物性溶血、心律失常等。

【用法用量】用法:口服、静脉滴注、静脉注射或肌内注射。

用量:口服,①成人一次0.25~0.5g,每6小时1次,感染较严重者一次可增至1.0g,但一日总量不超过4g。②儿童按体重一次 6.25～12.5mg/kg,每 6 小时 1 次。

静脉滴注、静脉注射或肌内注射:请遵医嘱。

【制剂】头孢拉定胶囊(干混悬剂、片、颗粒),注射用头孢拉定

6. 头孢氨苄 Cefalexin

【适应证】用于金黄色葡萄球菌、溶血性链球菌、肺炎球菌、大肠埃希菌、肺炎杆菌、流感杆菌、痢疾杆菌等敏感菌株引起的下列部位的轻、中度感染。①扁桃体炎、扁桃体周炎、咽喉炎、支气管炎、肺炎、支气管肺炎、哮喘和支气管扩张感染及手术后胸腔感染。②急性及慢性肾盂肾炎、膀胱炎、前列腺炎及泌尿生殖系感染。③中耳炎、外耳炎、鼻窦炎。④上颌骨周炎、上颌骨骨膜炎、上颌骨骨髓炎、急性腭炎、牙槽脓肿、根尖性牙周炎、智齿周围炎、拔牙后感染。⑤睑腺炎、眼睑炎、急性泪囊炎。⑥毛囊炎、疖、丹毒、蜂窝织炎、脓疱、痈、痤疮感染、皮下脓肿、创伤感染、乳腺炎、淋巴管炎等。

【禁忌】对头孢菌素过敏者及有青霉素过敏性休克或即刻反应史者禁用。

【不良反应】①恶心、呕吐、腹泻和腹部不适较为多见。②皮疹、药物热等过敏反应。偶可发生过敏性休克。③头晕、复视、耳鸣、抽搐等神经系统反应。④应用期间偶有出现肾损害。⑤偶有患者出现 AST 及 ALT 升高、Coombs 试验阳性。溶血性贫血罕见,中性粒细胞减少和抗生素相关性肠炎也有报告。

【用法用量】口服。片剂、颗粒剂、干混悬剂、胶囊剂。①成人剂量:口服,一般一次 250～500mg,一日 4 次,最高剂量一日 4g。单纯性膀胱炎、皮肤软组织感染及链球菌咽峡炎患者每 12 小时 500mg。②儿童剂量:口服,一日按体重 25～50mg/kg,一日 4 次。皮肤软组织感染及链球菌咽峡炎患者,一次 12.5～50mg/kg,一日 2 次。③肾功能减退的患者,应根据肾功能减退的程度,减量用药。

缓释胶囊:①成年人及体重 20kg 以上儿童,常用量一日 1～2g,分 2 次于早、晚餐后口服。②20kg 体重以下儿童,一日 40～60mg/kg,分 2 次于早、晚餐后口服。

【制剂】头孢氨苄胶囊(干悬混剂、片、颗粒、缓释胶囊、泡腾片)

7. 头孢羟氨苄 Cefadroxil

见第十三章"166. 小儿发热"。

8. 头孢呋辛酯 Cefuroxime Axetil

【适应证】用于溶血性链球菌、金黄色葡萄球菌(耐甲氧西林株除外)及流感嗜血杆菌、大肠埃希菌、肺炎克雷伯菌、奇异变形杆菌等肠杆菌科细菌敏感菌株所致的感染。①成人急性咽炎或扁桃体炎、急性中耳炎、上颌窦炎、慢性支气管炎急性发作、急性支气管炎、单纯性尿路感染、皮肤软组织感染及无并发症淋病奈瑟菌性尿道炎和宫颈炎。②儿童咽炎或扁桃体炎、急性中耳炎及脓疱病等。

【禁忌】对本品及其他头孢菌素类过敏者、有青霉素过敏性休克或即刻反应史者及胃肠道吸收障碍者禁用。

【不良反应】①常见腹泻、恶心和呕吐等胃肠反应。②少见皮疹、药物热等过敏反应。③偶见抗生素相关性肠炎、嗜酸粒细胞增多、血胆红素升高、血红蛋白降低、肾功能改变、Coombs 试验阳性和一过性肝酶升高。

【用法用量】口服。①成人:一般一日 0.5g,2 次服用。②儿童:小儿急性咽炎或急性扁桃体炎,按体重一日 20mg/kg,分 2 次服用,一日不超过 0.5g。③对注射头孢呋辛钠治疗获得一定疗效,尚需继续治疗的患者,可改为口服本品治疗。④分散片可加入适量温开水中搅拌均匀后服用。

【制剂】头孢呋辛酯片(干混悬剂、胶囊)

9. 红霉素 Erythromycin

见第十三章"162. 百日咳"。

10. 阿奇霉素 Azithromycin

见第十三章"163. 小儿支气管炎"。

11. 左氧氟沙星 Levofloxacin

见第十四章"210. 骨膜炎与骨髓炎"。

附:用于扁桃体炎的其他西药

1. 对乙酰氨基酚 Paracetamol

见第十三章"160. 小儿感冒"。

2. 复方硼砂含漱液 Compound Borax Solution

见本章"291. 咽炎"。

3. 过氧化氢溶液 Hydrogen Peroxide Solution

见第十三章"170. 小儿口疮"。

4. 度米芬含片(滴丸)Domiphen Bromide Buccal Tabiets

见第十三章"170. 小儿口疮"。

5. 薄荷喉片 Tabellae Menthae Laryngiticae

见本章"291. 咽炎"。

6. 氟氯西林 Flucloxacillin

见第十三章"166. 小儿发热"。

7. 司帕沙星 Sparfloxacin

【适应证】可用于由敏感菌引起的轻、中度感染,包括呼吸系统感染,如急性咽炎、急性扁桃体炎、中耳炎、副鼻窦炎、支气管炎、支气管扩张合并感染、肺炎等。

8. 硫酸头孢噻利 Cefoselis Sulfate

【适应证】用于敏感菌引起的中度以上症状的多种感染症,包括扁桃体周脓肿、慢性支气管炎、支气管扩张(感染时)、慢性呼吸系统疾病的二次感染、肺炎、肺化脓症等。

9. 头孢硫脒 Cefathiamidine

【适应证】用于敏感菌所引起呼吸系统、肝胆系统、五官、尿路感染及心内膜炎、败血症。

10. 头孢替唑钠 Ceftezole Sodium

【适应证】败血症、肺炎、支气管炎、支气管扩张症(感染时)、慢性呼吸系统疾病的继发性感染、肺脓肿、腹膜炎、肾盂肾炎、膀胱炎、尿道炎。

11. 头孢替安 Cefotiam

【适应证】用于治疗敏感菌所致的感染，如肺炎、支气管炎、胆道感染、腹膜炎、尿路感染，以及手术和外伤所致的感染和败血症等。

12. 普卢利沙星 Prulifloxacin

【适应证】用于敏感菌引起的多种感染，包括急性上呼吸道感染(咽喉炎、扁桃体炎、急性支气管炎等)、慢性呼吸系统疾病的继发性感染和肺炎等。

13. 苄星青霉素 Benzathine Benzylpenicillin

见第十三章"166. 小儿发热"。

14. 头孢泊肟酯 Cefpodoxime Proxetil

见第十五章"239. 甲沟炎"。

15. 美洛西林钠舒巴坦钠 Mezlocillin Sodium and Sulbactam Sodium

【适应证】本品适用于产 β-内酰胺酶耐药菌引起的中、重度感染性疾病，包括呼吸系统感染，如中耳炎、鼻窦炎、扁桃体炎、咽炎、肺炎、急性支气管炎和慢性支气管炎急性发作、支气管扩张、脓胸、肺脓肿等。

16. 米诺环素 Minocycline

见第十四章"210. 骨膜炎与骨髓炎"。

17. 阿莫西林舒巴坦匹酯片 Amoxicillin and Sulbactam Pivoxil Tablets

【适应证】本品适用对阿莫西林耐药但对本品敏感的产 β-内酰胺酶致病菌引起的多种轻、中度感染，包括上呼吸道感染，如耳、鼻、喉部感染，即中耳炎、鼻窦炎、扁桃体炎和咽炎等。

18. 舒他西林 Sultamicillin

【适应证】适用于敏感菌引起的多种感染，包括：上呼吸道感染，鼻窦炎、中耳炎、扁桃体炎等；下呼吸道感染：支气管炎、肺炎等。

19. 螺旋霉素 Spiramycin

【适应证】适用于敏感菌引起的多种感染，包括呼吸道感染：咽炎、支气管炎、肺炎、鼻炎、鼻窦炎、扁桃体炎、蜂窝织炎、耳炎、颊口部感染等。

20. 盐酸仑氨西林 Lenampicillin Hydrochloride

【适应证】主要用于治疗敏感菌引起的感染，如呼吸系统感染：扁桃体炎、咽炎、急性支气管炎、肺炎等。

21. 克洛己新片 Cefaclor and Bromhexine Hydrochloride Tablets

【适应证】本品为广谱抗菌和止咳化痰药的复方制剂。用于敏感菌引起的上、下呼吸道感染，咽炎、扁桃体炎、急慢性支气管炎、肺炎、感染性肺气肿、鼻窦炎等。

22. 氨苄西林丙磺舒胶囊 Ampicillin and Probenecid Capsules

【适应证】适用于敏感致病菌所致的多种感染，包括耳鼻喉感染：急性咽炎、扁桃体炎、中耳炎、鼻窦炎等。

23. 法罗培南 Faropenem

【适应证】用于敏感菌所致的多种感染性疾病，包括呼吸系统感染：咽喉炎、扁桃体炎、急慢性支气管炎、肺炎、肺脓肿(肺脓疡病)等。

24. 盐酸安妥沙星 Antofloxacin Hydrochloride

【适应证】用于敏感菌所引起的多种轻、中度感染，包括呼吸系统感染：急性支气管炎、慢性支气管炎急性发作、弥漫性细支气管炎、支气管扩张合并感染、肺炎、扁桃体炎等。

25. 头孢他美酯 Cefetame Pivoxil

【适应证】用于敏感菌引起的多种感染，包括耳、鼻、喉部感染，如中耳炎、鼻窦炎、咽炎、扁桃体炎等。

26. 头孢匹胺 Cefpiramide

【适应证】用于敏感菌所致的多种感染，包括咽喉炎(咽喉脓肿)、急性支气管炎、扁桃体炎(扁桃体周炎，扁桃体周脓肿)、慢性支气管炎、支气管扩张(感染时)等。

27. 阿莫西林双氯西林钠胶囊 Amoxicillin and Dicloxocillin Sodium Capsules

【适应证】适用于敏感细菌所致的多种感染，包括上呼吸道感染，如鼻窦炎、扁桃体炎、中耳炎等。

28. 注射用阿莫西林钠氟氯西林钠 Amoxicillin Sodium and Flucloxacillin Sodium

【适应证】适用于敏感菌引起的呼吸道感染、消化道感染、泌尿道感染、皮肤软组织感染、骨和关节感染、口腔及耳鼻喉感染等。

29. 注射用阿莫西林钠舒巴坦钠 Amoxilcillin Sodium and Sulbactam Sodium for Injection

【适应证】本品为阿莫西林钠和舒巴坦钠组成的复方制剂，适用于敏感菌所致的多种感染，包括上呼吸道感染：鼻窦炎、扁桃体炎、中耳炎、喉炎、咽炎等。

30. 盐酸头孢卡品酯片 Cefcapene Pivoxil Hydrochloride Tablets

【适应证】适用于敏感菌所致的呼吸道感染如肺炎、支气管炎、咽喉炎、扁桃体炎等，中耳炎，鼻窦炎，尿路感染如淋病、肾盂肾炎、膀胱炎，皮肤与皮肤组织感染等。

31. 头孢特仑新戊酯 Cefteram Pivoxil

【适应证】用于敏感菌引起的多种感染性疾病，包括咽喉炎(咽炎、喉炎)、扁桃体炎(扁桃体周炎、扁桃体周脓肿)、急性支气管炎、肺炎、慢性支气管炎等。

32. 克林霉素磷酸酯 Clindamycin Phosphate

【适应证】适用于由链球菌属、葡萄球菌属及厌氧菌等敏感菌株所致的多种感染，包括中耳炎、鼻窦炎、化脓性扁桃体炎、肺炎，皮肤软组织感染等。

33. 克拉霉素 Clarithromycin

见本章"288. 鼻窦炎"。

34. 匹多莫德 Pidotimod

见本章"288. 鼻窦炎"。

35. 甲苯磺酸妥舒沙星 Tosufloxacin Tosylate

【适应证】适用于敏感菌所致的多种感染，包括上、下呼吸道感染：咽炎、扁桃体炎、急慢性支气管炎、肺炎等。

36. 头孢克洛 Cefaclor

见第十三章"163. 小儿支气管炎"。

37. 头孢米诺钠 Cefminox Sodium

【适应证】用于治疗敏感细菌引起的多种感染,包括呼吸系统感染:扁桃体炎,扁桃体周脓肿,支气管炎,细支气管炎,支气管扩张症(感染时),慢性呼吸道患者继发感染等。

38. 甲苯磺酸托氟沙星 Tosufloxacin Tosilate

【适应证】适用于敏感菌引起的多种轻中度感染,包括呼吸系统感染:咽喉炎、扁桃体炎、扁桃体周脓肿、急性气管炎、肺炎、慢性气管炎、支气管扩张继发感染等。

39. 地红霉素 Dirithromycin

【适应证】适用于12岁以上患者,用于治疗敏感菌引起的轻、中度感染,包括咽炎和扁桃体炎,由化脓性链球菌引起。

40. 头孢丙烯 Cefprozil

见第十三章"168. 小儿扁桃体炎与乳蛾"。

41. 头孢地尼 Cefdinir

见第十五章"239. 甲沟炎"。

42. 阿奇霉素磷酸二氢钠 Azithromycin Sodium Dihydrogen Phosphate

【适应证】用于对阿奇霉素敏感的病原微生物引起的急性细菌性呼吸道感染疾病,包括急性咽炎、急性扁桃体炎、扁桃体周炎、急性支气管炎、慢性支气管炎急性发作、肺炎等。

43. 交沙霉素 Josamycin

【适应证】适用于化脓性链球菌引起的咽炎及扁桃体炎,敏感菌所致的鼻窦炎、中耳炎、急性支气管炎及口腔脓肿,肺炎支原体所致的肺炎,敏感细菌引起的皮肤软组织感染等。

44. 麦白霉素 Meleumycin

【适应证】主要适用于金黄色葡萄球菌、溶血性链球菌、肺炎球菌、白喉杆菌、支原体等敏感菌所致的呼吸道、皮肤、软组织、胆道感染和支原体性肺炎等。

45. 乙酰螺旋霉素 Acetylspiramycin

【适应证】适用于敏感葡萄球菌、链球菌属和肺炎链球菌所致的轻、中度感染,如咽炎、扁桃体炎、鼻窦炎、中耳炎、牙周炎、急性支气管炎、慢性支气管炎急性发作、肺炎等。

46. 碘糖丸 Iodine Sugar Pills

【适应证】可用于咽喉部的急、慢性炎症。

二、中药

1. 双黄连口服液(合剂、颗粒、片、含片、胶囊、糖浆、注射液)

见第十三章"160. 小儿感冒"。

2. 感冒退热颗粒

见本章"291. 咽炎"。

3. 清开灵口服液(片、泡腾片、胶囊、软胶囊、颗粒、滴丸、注射液)

见第十三章"160. 小儿感冒"。

4. 板蓝根颗粒(糖浆、咀嚼片、泡腾片、含片、茶、胶囊、软胶囊、分散片、滴丸)

见第十三章"172. 腮腺炎"。

5. 山香圆片(含片、颗粒)

见第十三章"168. 小儿扁桃体炎与乳蛾"。

6. 冬凌草片(胶囊、糖浆、滴丸)

见本章"291. 咽炎"。

7. 喉咽清口服液(颗粒)

见第十三章"168. 小儿扁桃体炎与乳蛾"。

8. 万通炎康片

见本章"291. 咽炎"。

9. 金莲花片(颗粒、胶囊、咀嚼片、口服液)

【处方组成】金莲花

【功能主治】清热解毒。用于风热袭肺、热毒内盛证,症见发热恶风,咽喉肿痛;上呼吸道感染、咽炎、扁桃体炎见上述证候者。

【用法用量】片剂,口服,一次3~4片,一日3次。

10. 银翘双解栓

【处方组成】连翘、金银花、黄芩、丁香叶

【功能主治】疏解风热,清肺泻火。用于外感风热、肺热内盛所致的发热,微恶风寒,咽喉肿痛,咳嗽,痰白或黄,口干微渴,舌红苔白或黄,脉浮数或滑数;上呼吸道感染、扁桃体炎、急性支气管炎见上述证候者。

【用法用量】肛门给药。一次1粒,一日3次;儿童用量酌减。

11. 一清颗粒(胶囊、片)

见本章"291. 咽炎"。

12. 喉症丸

见第十三章"168. 小儿扁桃体炎与乳蛾"。

13. 热炎宁颗粒(片、胶囊、合剂)

见本章"291. 咽炎"。

14. 喉疾灵胶囊(片)

见第十三章"172. 腮腺炎"。

15. 莲芝消炎胶囊

见本章"291. 咽炎"。

16. 复方双花口服液(片、颗粒)

见第十三章"168. 小儿扁桃体炎与乳蛾"。

17. 银黄口服液(颗粒、片、丸、胶囊、软胶囊、含片、咀嚼片、滴丸、含化滴丸、分散片、注射液)

见第十三章"168. 小儿扁桃体炎与乳蛾"。

18. 复方鱼腥草片(胶囊、软胶囊、颗粒、糖浆、合剂、滴丸)

见本章"291. 咽炎"。

19. 西园喉药散

见第十三章"168. 小儿扁桃体炎与乳蛾"。

20. 利咽解毒颗粒

见第十三章"172. 腮腺炎"。

21. 桂林西瓜霜(胶囊、含片)

见第十三章“168. 小儿扁桃体炎与乳蛾”。

22. 众生丸

见第十三章“168. 小儿扁桃体炎与乳蛾”。

23. 西瓜霜润喉片

见第十三章“168. 小儿扁桃体炎与乳蛾”。

24. 北豆根胶囊(片)

见本章“291. 咽炎”。

25. 猴耳环消炎片(胶囊)

见本章“291. 咽炎”。

26. 六应丸

见第十三章“168. 小儿扁桃体炎与乳蛾”。

27. 咽速康气雾剂

见第十三章“168. 小儿扁桃体炎与乳蛾”。

28. 金莲花润喉片

见第十三章“172. 腮腺炎”。

29. 小儿咽扁颗粒

见第十三章“160. 小儿感冒”。

附:用于扁桃体炎的其他中药

1. 冰硼散

见第十三章“168. 小儿扁桃体炎与乳蛾”。

2. 银翘解毒丸(颗粒、片、胶囊、软胶囊)

【功能主治】疏风解表,清热解毒。用于风热感冒,症见发热头痛,咳嗽口干,咽喉疼痛。

3. 抗病毒口服液(颗粒、片、胶囊、糖浆)

见第十三章“160. 小儿感冒”。

4. 莲必治注射液

【功能主治】清热解毒,抗菌消炎。用于细菌性痢疾,肺炎,急性扁桃体炎。

5. 感冒消炎片

【功能主治】散风清热,解毒利咽。用于感冒热毒壅盛证,症见发热咳嗽,咽喉肿痛,乳蛾,目赤肿痛。

6. 复方红根草片

见本章“291. 咽炎”。

7. 炎宁颗粒(胶囊、糖浆)

【功能主治】清热解毒,利湿止痢。用于外感风热、湿毒蕴结所致的发热头痛,咽部红肿,咽痛,喉核肿大,小便淋沥涩痛,泻痢腹痛;上呼吸道感染、扁桃体炎、尿路感染、急性菌痢、肠炎见上述证候者。

8. 咽喉消炎丸

【功能主治】清热解毒,消肿止痛。用于热毒内盛所致的咽喉肿痛,吞咽不利,喉核肿大;食管炎、咽喉炎、急慢性扁桃体炎见上述证候者。

9. 热毒清片(锭)

【功能主治】清热解毒,消肿散结。用于热毒内盛所致的咽喉肿痛、腮腺肿胀、发热头痛;腮腺炎、扁桃体炎、咽炎、上呼吸道感染见上述证候者。

10. 六神丸(胶囊)

见第十三章“168. 小儿扁桃体炎与乳蛾”。

11. 清喉咽合剂(颗粒)

见第十三章“168. 小儿扁桃体炎与乳蛾”。

12. 清喉利咽颗粒

见第十三章“168. 小儿扁桃体炎与乳蛾”。

13. 牛黄清胃丸

【功能主治】清胃泻火,润燥通便。用于心胃火盛所致的头晕目眩,口舌生疮,牙龈肿痛,乳蛾咽痛,便秘尿赤。

14. 玄麦甘桔含片(颗粒)

见本章“291. 咽炎”。

15. 藏青果颗粒

见第十三章“168. 小儿扁桃体炎与乳蛾”。

16. 小儿热速清口服液(糖浆、颗粒)

见第十三章“160. 小儿感冒”。

17. 五味麝香丸

【功能主治】消炎,止痛,祛风。用于扁桃体炎,咽峡炎,流行性感冒,炭疽病,风湿性关节炎,神经痛,胃痛,牙痛。

18. 复方板蓝根颗粒

【功能主治】清热解毒,凉血。用于风热感冒,咽喉肿痛。

19. 穿王消炎片

见本章“292. 喉炎”。

20. 喜炎平注射液

【功能主治】清热解毒,止咳止痢。用于支气管炎,扁桃体炎,细菌性痢疾等。

21. 金银花颗粒

【功能主治】清热解毒。用于发热口渴,咽喉肿痛,热疖疮疡。

22. 清降片

【功能主治】清热解毒,利咽止痛。用于肺胃蕴热所致的咽喉肿痛,发热烦躁,大便秘结。小儿急性咽炎、急性扁桃体炎见以上证候者。

23. 丹参酮胶囊

【功能主治】抗菌消炎。用于痤疮,扁桃体炎,疖。

24. 喉康散

【功能主治】清热解毒,消炎止痛。用于各种咽喉疾患,如急性、慢性咽炎,喉炎,扁桃体炎,口腔溃疡。

25. 喉舒宁片

【功能主治】清热解毒,散结止痛。用于急、慢性咽炎,急性扁桃体炎。

26. 抗菌消炎胶囊

【功能主治】清热解表,泻火解毒。用于外感风热,内郁化火所致的风热感冒,咽喉肿痛,实火牙痛。

27. 蒲地蓝消炎片

【功能主治】清热解毒,抗炎消肿。用于疖肿、咽炎、扁桃体炎。

28. 含化上清片

【功能主治】利肺生津，清喉散火。用于咽喉失润，咳嗽不爽，声音嘶哑，口燥舌干，以及急、慢性咽炎，扁桃体炎。

29. 双羊喉痹通颗粒

【功能主治】清热解毒，利咽止痛。用于急喉痹（急性咽炎）、急乳蛾（急性扁桃体炎）所致的咽喉肿痛。

30. 蒲公英颗粒（片）

【功能主治】清热消炎。用于上呼吸道感染，急性扁桃体炎，疖肿。

31. 表热清颗粒

【功能主治】清热解毒，疏风解表。用于风热感冒所致的发热、咽痛；上呼吸道感染、急性扁桃体炎、急性咽炎见上述证候者。

32. 藏青果喉片

【功能主治】清热，利咽，生津。用于慢性咽炎，慢性喉炎，慢性扁桃体炎。

33. 穿黄清热片

【功能主治】清热解毒。用于急性上呼吸道感染、急性扁桃体炎、咽炎等热毒壅盛者。

34. 炎见宁片

【功能主治】清热燥湿解毒，活血消肿止痛。用于湿热瘀毒蕴结引起的上呼吸道感染、咽炎、扁桃体炎。

35. 双山颗粒

【功能主治】清热解毒，化湿消积。用于热毒内蕴证咽炎、扁桃体炎及小儿疳积。

36. 清感穿心莲胶囊

【功能主治】清热利咽，止咳化痰。用于风热感冒，咽喉肿痛，咳嗽；慢性支气管炎，扁桃体炎见上述症状者。

37. 消炎灵片

【功能主治】清热解毒，消肿止痛。用于支气管炎咳嗽，咽炎，扁桃体炎。

38. 清喉咽颗粒

【功能主治】养阴，清咽，解毒。用于急性扁桃体炎、咽炎所致的咽喉疼痛。

39. 四季消炎喉片

【功能主治】清热利咽，解毒消肿。用于咽炎、扁桃体炎的辅助治疗。

40. 兰草颗粒（片）

【功能主治】清热解毒。用于感冒、急性扁桃体炎、咽炎属风热证者。

41. 乌梅人丹

【功能主治】生津解渴，清凉润喉。用于口臭、口干、咽痛等，也可用作咽炎和扁桃体炎的辅助治疗。

42. 咽舒胶囊（口服液）

【功能主治】清咽利喉，止咳化痰。用于风热或痰热所致的咽喉肿痛，咳嗽，痰多，发热，口苦；急慢性咽炎、扁桃体炎。

43. 雪胆素胶囊

【功能主治】清热解毒，抗菌消炎。用于细菌性痢疾、肠炎、支气管炎、急性扁桃体炎。

44. 复方金银花颗粒

【功能主治】清热解毒，凉血消肿。用于风热感冒，咽炎，扁桃体炎，目痛，牙痛及痈肿疮疖。

45. 白石清热颗粒

【功能主治】疏风清热，解毒利咽。用于外感风热，或风寒化热，表邪尚在；症见发热，微恶风，头痛鼻塞，咳嗽痰黄，咽红肿痛，口干而渴，舌苔薄白或薄黄，脉浮数。可用于上呼吸道感染，急性扁桃体炎见上述证候者。

46. 复方蒲芩胶囊

【功能主治】清热消炎。用于急、慢性支气管炎，肺炎，扁桃体炎、龈炎等。

47. 炎立消胶囊（丸）

【功能主治】清热解毒，消炎。用于属于热证的细菌性痢疾、急性扁桃体炎、急慢性支气管炎、急性肠胃炎、急性乳腺炎等感染性疾病。

48. 复方半边莲注射液

【功能主治】清热解毒，消肿止痛。用于多发性疖肿、扁桃体炎、乳腺炎等。

49. 芩玄解毒口服液

【功能主治】清热疏风，解毒利咽。用于风热邪毒外侵咽喉，症见发热，咽喉红肿胀痛，扁桃体充血，咳嗽、咯痰、舌红、苔薄黄、脉浮数等；急性卡他性扁桃体炎见上述证候者。

50. 新雪颗粒（丸、胶囊）

【功能主治】清热解毒。用于外感热病、热毒壅盛证，症见高热、烦躁；扁桃体炎、上呼吸道感染、气管炎、感冒见上述证候者。

51. 石黄抗菌胶囊

【功能主治】抗菌消炎。用于细菌性痢疾、上呼吸道感染、扁桃体炎、尿路感染。

52. 灵丹草颗粒（片、胶囊、合剂）

【功能主治】清热疏风，解毒利咽，止咳祛痰。用于风热邪毒，咽喉肿痛，肺热咳嗽；急性咽炎、扁桃体炎、上呼吸道感染见上述证候者。

53. 复方草玉梅含片

【功能主治】清热解毒，消肿止痛，生津止渴，化痰利咽。用于急喉痹、急乳蛾、牙痛（急性咽炎，急性扁桃体炎，龈炎）等所致的咽痛，口干，牙龈肿痛。

54. 了哥王胶囊（颗粒、咀嚼片）

【功能主治】消炎，解毒。用于支气管炎，肺炎，扁桃体炎，腮腺炎，乳腺炎，蜂窝织炎。

55. 胆木浸膏片（胶囊、糖浆、注射液）

见第十六章“259. 结膜炎与红眼病”。

56. 银花口服液

【功能主治】清热解毒。用于发热口渴，咽喉肿痛，热疖疮疡。

57. 金芩花颗粒

【功能主治】清热疏风，解毒利咽。主要用于急性卡他性扁桃体炎、急性咽炎属肺胃实热证，症见喉痛，咽部充血，咽干灼热等。

58. 清热散结片(胶囊)

【功能主治】消炎解毒，散结止痛。用于急性结膜炎，急性咽喉炎，急性扁桃体炎，急性肠炎。

59. 炎可宁丸(片、胶囊)

【功能主治】清热泻火，消炎止痢。用于急性扁桃体炎，细菌性肺炎，急性结膜炎，中耳炎，疖痈瘰疬，急性乳腺炎，肠炎，细菌性痢疾及急性尿道感染。

60. 炎热清片(颗粒、软胶囊)

【功能主治】解表清里，清热解毒。用于呼吸道炎，支气管炎，肺炎，急性扁桃体炎，也可用于泌尿系统感染，胆道感染。

294. 声音嘶哑与声带小结

〔基本概述〕

声带小结是慢性喉炎的一种，指两侧声带边缘前中1/3交界处出现对称性结节样增生，妨碍声门闭合致声音低粗不利，甚则嘶哑失声。

本病多因长期用声不当或用声过度所致。喉镜下可见两侧声带边缘前中1/3处有苍白色小凸起，半透明，表面光滑，基底可见小血管，发声时妨碍声带闭合。其主要症状为声音嘶哑，咽喉干痒疼痛。

声带小结多见于职业用嗓者中或者喜欢大声喊叫，发声不当的人群中。常见于喜爱说话的男孩和成年妇女，尤其好发于职业性用喉者，如大班上课的教师，超过其自然音域歌唱的高音歌唱家等。又有人称之为歌唱家小结或者教师小结。

声带小结主要症状为声音嘶哑，好发于歌唱演员，教师，售票员等职业的人群中，也与抽烟、过度饮酒有关。

声带小结因表现为发声困难或声音嘶哑，故属中医学“声嘶”范畴。本病多因说话失度，过久过劳，伤气动火，致气血瘀滞，痰浊凝聚而成。评述症状为发音困难，声音嘶哑，咽喉不适，局部可见声带小结。

〔治疗原则〕

声带小结的治疗首先要注意发声休息，少说话，必要时绝对禁声。忌烟、酒及避免进刺激性食物。药物治疗可用皮质激素及抗生素。口服中药清音丸或喉症丸。凡经保守治疗无效且妨碍声音者，应予以手术摘除。

1. 西医治疗

口服阿莫西林胶囊、复方菠萝酶片，早期加服激素，并用庆大霉素注射液3单位加地塞米松注射液5mg、α-糜蛋白酶4kU雾化吸入，若声带充血，加复方丹参注射液2ml雾化吸入，每日1～2次，10天为一疗程，治疗3个疗程。

2. 中医治疗

(1)痰湿型(水肿型)：主要表现为声音嘶哑，病程较短，喉中有痰，咳之不畅，声带小结呈透明白色，质软，整个声带可出现肥厚水肿等。治以化痰除湿，利水散结。

(2)邪热型(充血型)：主要表现为声音嘶哑，病程短，可伴感冒。咳嗽以后有咽痛史。声带小结呈鲜红色，表面光亮不透明，基底清楚，可出现整个声带的充血水肿。治以疏风清热，活血开结。

(3)气滞型(纤维化型)：主要表现为声音嘶哑，病程较长，可伴咽喉干燥，喉中有异物感。声带小结呈米粒样白色，不透明，质较硬。往往双侧声带均出现，治以理气辟浊，祛痰逐结。

(4)湿热型(囊肿型)：主要表现为声音嘶哑，程度较重，病程较长，声带小结呈黄白色，不透明，质较软，与声带交界处黄白分明。治以清热利水，祛湿化结。

3. 手术治疗

手术切除适用于较大的小结，经一段时间的药物治疗无效且妨碍发声者，可在间接或直接喉镜下切除。儿童患声带小结，在青春期可能自行消失，不必急于做手术切除。细小的小结宜在显微喉镜下手术，以减少损伤声带。术后声休不宜过长，以1周左右为宜。因早期开始非张力性发声，能使覆盖在声韧带上的残留黏膜，发生自由振动，促使声带运动性愈合。

术后早期发声训练需在声学专业者指导下进行。

〔用药精选〕

一、西药

1. 复方熊胆薄荷含片 Compound Bear Gall and Deppermint Buccal Tablets

见本章“292. 喉炎”。

2. 阿莫西林 Amoxicillin

见第十三章“163. 小儿支气管炎”。

3. 阿莫西林克拉维酸钾 Amoxicillin and Clavulanate Potassium

见第十三章“163. 小儿支气管炎”。

附：用于声音嘶哑与声带小结的其他西药

复方菠萝蛋白酶肠溶片 Compound Bromelains Entericcoated Tablets

【适应证】本品含菠萝蛋白酶和猪胆汁浸膏粉。用于慢性支气管炎、喉炎、百日咳、哮喘等

二、中药

1. 黄氏响声丸

见本章“292. 喉炎”。

2. 金嗓散结丸(胶囊、片)

见本章“292. 喉炎”。

3. 金嗓利咽丸(胶囊、片)

见本章“291. 咽炎”。

4. 咽舒胶囊

【处方组成】虎掌草、午香草、玄参、射干、牛蒡子、桔梗、陈皮

【功能主治】清咽利喉,止咳化痰。用于风热证或痰热证引起的咽喉肿痛,咳嗽、痰多、发热、口苦;急慢性咽炎、扁桃体炎。

【用法用量】口服。一次4~5粒,一日4次;或遵医嘱。

5. 金果饮(含片)

【处方组成】地黄、玄参、麦冬、南沙参、太子参、胖大海、西青果、蝉蜕、陈皮、薄荷油

【功能主治】养阴生津,清热利咽,用于肺热阴伤所致的咽部红肿、咽痛、口干咽燥;急、慢性咽炎见上述证候者。亦可用于放疗引起的咽干不适。

【用法用量】口服。一次15ml,一日3次,或遵医嘱。

6. 铁笛丸(口服液)

见本章“292. 喉炎”。

7. 清音丸

见本章“292. 喉炎”。

8. 清喉利咽颗粒

见第十三章“168. 小儿扁桃体炎与乳蛾”。

9. 青果丸(颗粒、片)

见本章“291. 咽炎”。

10. 金鸣片

见本章“291. 咽炎”。

11. 金嗓开音丸(片、胶囊)

见本章“291. 咽炎”。

12. 二母宁嗽丸

【处方组成】川贝母、知母、石膏、炒栀子、黄芩、蜜桑白皮、茯苓、炒瓜蒌子、陈皮、麸炒枳实、炙甘草、五味子(蒸)

【功能主治】清肺润燥,化痰止咳。用于燥热壅肺所致的咳嗽,痰黄而黏不易咳出,胸闷气促,久咳不止,声哑喉痛。

【用法用量】口服。大蜜丸一次1丸,水蜜丸一次6g,一日2次。

13. 清咽丸(片)

【处方组成】桔梗、北寒水石、薄荷、诃子(去核)、甘草、乌梅(去核)、青黛、硼砂(煅)、冰片

【功能主治】清热利咽,生津止渴。用于肺胃热盛所致的咽喉肿痛,声音嘶哑,口舌干燥,咽下不利。

【用法用量】丸剂,口服或含化。大蜜丸一次1丸,一日2~3次。

14. 六味丁香片

【处方组成】丁香、藏木香、石灰华、甘草、白花龙胆、诃子

【功能主治】清热解毒。用于咽喉肿痛,声音嘶哑,咳嗽。

【用法用量】口服。一次1~3片,一日2~3次。

15. 金栀咽喉袋泡茶

【处方组成】金银花、诃子肉、玄参、麦冬、北豆根、桔梗、薄荷叶、胖大海、金果榄、硼砂、黄连、栀子等十七味药

【功能主治】清热解毒,生津利咽。用于上焦风热所致的喉痹,症见咽喉疼痛,咽干喉痒,声音嘶哑。

【用法用量】口服。一次1袋,一日2次。

16. 七味螃蟹甲丸

【处方组成】螃蟹甲、诃子、石灰华、甘草、丛菔、檀香、丁香等

【功能主治】清热解毒,消炎止咳。用于感冒咳嗽,气管炎,音哑。

【用法用量】口服。一次10丸,一日2次。

17. 七味血病丸

【处方组成】藏紫草、川木香、寒水石(制)、甘草、余甘子(去核)、巴夏嘎、土木香等

【功能主治】清热,化坏血,清肺止咳。用于培根坏血窜散引起的肺病,血盛上壅,目赤,咳嗽,咯血痰,声哑,喉肿胸满。急慢性气管炎、喘息性气管炎、哮喘、上呼吸道感染、烟肺、尘肺、矽肺、咳嗽、肺气肿、肺心病等见上述证候者。

【用法用量】口服。一次6丸,一日2~3次。将药丸碾碎或用水泡开后服用。

18. 十一味维命胶囊(丸、散)

【处方组成】沉香、肉豆蔻、广枣、阿魏、天竺黄、乳香、木香、诃子、木棉花、丁香、野牛心等

【功能主治】镇静安神,用于“索龙”病引起的神志紊乱,惊悸,哑结,失眠多梦,头晕目眩。

【用法用量】胶囊,口服,一次2~3粒,一日2次,饭后服用。

19. 复方青果颗粒

【处方组成】胖大海、青果、金果榄、麦冬、玄参、诃子、甘草

【功能主治】清热利咽。用于口干舌燥,声哑失音,咽喉肿痛。

【用法用量】开水冲服。一次1袋,一日2~3次。

附:用于声音嘶哑与声带小结的其他中药

1. 菊花茶调散

【功能主治】清头明目,解表退热。用于伤风感冒,偏正头痛,鼻塞声哑。

2. 噙化上清丸(片)

【功能主治】清热散风。用于上焦风热,咽喉肿痛,口燥舌干,头目不清,口渴心烦,咽干声哑。

3. 金嗓子喉片

【功能主治】疏风清热,解毒利咽,芳香辟秽。适用于改善急性咽炎所致的咽喉肿痛,干燥灼热,声音嘶哑。

4. 双花草珊瑚含片

【功能主治】疏风解热，利咽止痛。可改善咽喉干灼、疼痛，声音嘶哑。

5. 甘桔冰梅片

【功能主治】清热开音。用于风热犯肺引起的失音声哑。

6. 咽喉清喉片

【功能主治】疏风解表，清热解毒，清利咽喉。用于咽痛、咽干、声音嘶哑。

7. 润喉丸

【功能主治】润喉生津，开音止痛，疏风清热。用于急、慢性咽炎及喉炎所致的疼痛，亦用于喉痒咳嗽，声音嘶哑的辅助治疗。

8. 玉簪清咽十五味散

【功能主治】清"巴达干"热。用于咽喉肿痛，气喘，音哑，胸肋刺痛。

295. 梅核气

〔基本概述〕

梅核气是指咽喉中有异常感觉，但不影响进食为特征的病症。如梅核塞于咽喉，咯之不出，咽之不下，时发时止，相当于西医的咽部神经官能症，或称咽癔症、癔球。该病多发于壮年人，以女性居多。

梅核气主要因情志不畅，肝气郁结，循经上逆，结于咽喉或乘脾犯胃，运化失司，津液不得输布，凝结成痰，痰气结于咽喉引起。

此病既无全身病变，更无前驱症状，惟觉喉头有异物感，无疼痛，往往在工作紧张时或睡着后或专心做事时可以完全消失，闲暇无事或情志不畅时异物感明显，当吞咽口涎或空咽时更觉明显吐之不出，咽之不下，而进食时，则毫无梗阻感觉。很多患者恐惧是喉癌或食管癌而致思想负担沉重。借助现代仪器局部检查及 X 线吞钡检查并未发现器质性病变。常伴有精神抑郁，心烦疑虑，胸胁胀满，纳呆，困倦，消瘦等。妇女常见月经不畅，舌质暗滞，脉弦。

梅核气的特征是以咽内异物感为主要症状，但吞咽饮食并不妨碍。症状的轻重与情志的变化有关。检查咽喉各部所见均属正常，无任何有关的阳性体征。

〔治疗原则〕

梅核气主要因情志不畅引起，因此细心开导、解除其思想顾虑，有益于疾病痊愈。此外，也应少食煎炒辛辣食物。

治疗宜疏肝解郁、行气导滞、散结除痰，常用半夏厚朴汤，肝郁不舒者可用逍遥散加减。

〔用药精选〕

一、西药

对梅核气的治疗，目前尚没有明显有效的西药制剂。

二、中药

1. 金嗓利咽丸(胶囊、片)

见本章"291. 咽炎"。

2. 逍遥丸(颗粒)

【处方组成】柴胡、当归、白芍、白术(炒)、茯苓、炙甘草、薄荷。颗粒加生姜

【功能主治】疏肝健脾，养血调经。用于肝郁脾虚所致的郁闷不舒，胸胁胀痛，头晕目眩，食欲减退，月经不调。

【用法用量】口服。大蜜丸一次 1 丸，一日 2 次；水丸一次 6～9g，一日 1～2 次。

3. 丹栀逍遥丸(片、胶囊)

【处方组成】牡丹皮、栀子(炒焦)、柴胡(酒制)、白芍(酒炒)、当归、白术(土炒)、茯苓、薄荷、炙甘草

【功能主治】疏肝解郁，清热调经。用于肝郁化火，胸胁胀痛，烦闷急躁，颊赤口干，食欲不振或有潮热，以及妇女月经先期，经行不畅，乳房与少腹胀痛。

【用法用量】丸剂，口服，一次 6～9g，一日 2 次。

4. 利咽灵片

见本章"291. 咽炎"。

5. 贞芪利咽颗粒

见本章"291. 咽炎"。

附：用于梅核气的其他中药

1. 珍元清咽散

【功能主治】清热解毒，消肿止痛。用于缓解口疮及喉痹引起的口腔咽喉肿痛，灼热干燥，咽喉异物感。

2. 菊梅利咽含片

【功能主治】清肺利咽，消肿止痛。用于急、慢性咽炎，症见咽痛、咽干、异物感。

3. 清咽舒茶

【功能主治】疏风清热，解毒利咽。用于咽干，咽痛，咽痒，异物感的改善。

4. 清咽饮茶

【功能主治】养阴清热，润肺利咽。适用于虚火上炎所致的咽干、异物感。

5. 柴胡舒肝丸

【功能主治】疏肝理气，消胀止痛。用于肝气不舒，胸胁痞闷，食滞不清，呕吐酸水。

第十八章　口腔科病症

296. 口炎(口腔炎)

〔基本概述〕

口炎是口腔黏膜的炎症,可波及颊黏膜、舌、齿龈、上腭等处。在小儿时期较多见,尤其是婴幼儿,可单纯发病,也可继发于腹泻、营养不良、急性感染、久病体弱等全身性疾病时。

引起口炎的主要有细菌、病毒及真菌,因受伤感染或全身抵抗力下降而诱发。常见的口炎有鹅口疮、疱疹性口炎、细菌性口炎等类型。

细菌感染性口炎常以链球菌和葡萄球菌为主要致病菌。这些细菌在急性感染、长期腹泻等机体抵抗力低下时,若口腔不洁,则致细菌大量繁殖,从而引起急性口腔黏膜损伤。初起时口腔黏膜充血水肿,随后发生大小不等的糜烂或溃疡,上有较厚的纤维素性炎症渗出物形成的灰白色假膜。

疱疹性口炎是口腔常见的病毒性口炎。致病原是Ⅰ型单纯疱疹病毒。局部皮肤出现红疹,并迅速出现渗出而形成水疱。原发性疱疹性龈口炎常见于婴幼儿。患者表现为口腔黏膜充血水肿,特别是牙龈充血水肿明显,黏膜出现簇集性小水疱,小疱破裂后形成浅溃疡。

疱疹性口炎起病时发热可达38℃～40℃,1～2天后,齿龈、唇内、舌、颊黏膜等各部位口腔黏膜出现单个或成簇的小疱疹,直径2～3mm,周围有红晕,迅速破溃后形成溃疡,有黄白色纤维素性分泌物覆盖,多个溃疡可融合成不规则的大溃疡,有时累及上腭和咽部。在口角和唇周皮肤亦常发生疱疹,疼痛颇剧、拒食、流涎、烦躁,颌下淋巴结经常肿大。体温在3～5天后恢复正常,病程1～2周。局部淋巴结肿大可持续2～3周。

本病应与疱疹性咽峡炎鉴别,后者由柯萨奇病毒引起,多发生于夏秋季,疱疹主要发生在咽部和软腭,有时见于舌,但不累及齿龈和颊黏膜,颌下淋巴结肿大。

念珠菌口炎是常见的口腔真菌感染,是念珠菌属感染所引起的急性、亚急性或慢性口腔黏膜疾病。口腔念珠菌病中白色念珠菌是最主要的病原菌。

抗生素口炎多见于成年人,与长期应用广谱抗生素有关,且大多数患者原患有消耗性疾病,如白血病、营养不良、内分泌紊乱、肿瘤化疗后等。以舌黏膜多见,主要表现为黏膜充血、糜烂及舌背中部乳头萎缩。

义齿性口炎又称慢性萎缩型念珠菌口炎,多发生于戴义齿的患者,也可发生于一般患者口中。其常伴有口角炎,慢性病程,持续数月至数年,可有轻度口干和烧灼感。损害部位常在上颌义齿侧面接触的腭、龈黏膜,表现为义齿承托区黏膜广泛发红,形成鲜红色弥散红斑,红斑表面可有颗粒增生。义齿组织面涂片检查可见念珠菌菌丝或培养法证实念珠菌感染。

溃疡性口炎常见于唇内、舌及颊黏膜等处,可蔓延到唇和咽喉部。初起黏膜充血、水肿,可有疱疹,后发生大小不等的糜烂或溃疡,创面覆盖较厚的纤维素性渗出物形成的灰白色或黄色假膜,边界清楚,易于擦去,擦后遗留溢血的糜烂面,不久又重新出现假膜。局部疼痛,淋巴结肿大。拒食、烦躁、发热39℃～40℃。外周血象中白细胞常增高;创面渗出液涂片染色可见大量细菌。全身症状轻者约一周左右体温恢复正常,溃疡逐渐痊愈;重者可出现脱水和酸中毒。

药物过敏性口炎是指服了某种药物后,使口腔黏膜发生急性炎症表现。一般在服药后24小时左右发病。其早期症状是口腔黏膜充血,水肿或出现红斑和水疱等。由于药物不断吸收,使早期症状逐渐加重并形成黏膜溃烂。这种黏膜溃烂面不同于一般口疮表现,在其溃烂面上覆盖血性分泌物,溃面肿胀,常常引起刺激性剧烈疼痛,儿童因疼痛而拒食。药物过敏的部位以口腔前部多见,如上下唇黏膜、舌背、上腭等。

中医学认为,本病病因多为外感邪毒,或食伤,素体蕴热及阴虚等。风热外感,引动心脾两经内热,蒸于口舌黏膜而发为口疮。食伤于脾胃,则致心脾积热,火热上灼口舌;或复感受外邪,熏灼口腔,皆可致疱疹、溃疡发生。如若素体阴虚,阴液亏耗,水不制火,虚火上炎,热熏口腔亦可发为口疮。本病属急性者易治,若溃疡反复发作,正气亏虚者病程迁延而难治。

〔治疗原则〕

1. 疱疹性口炎的治疗

疱疹性口炎口腔局部选用氯己定、聚维酮碘、依沙吖啶或复方硼酸溶液漱口。可用氯己定、溶菌酶、西地碘片等含化。唇疱疹局部用阿昔洛韦、喷昔洛韦软膏或酞丁安乳膏局部涂布。唇疱疹继发感染时，可用温生理盐水、依沙吖啶或氯己定溶液湿敷。

全身抗病毒治疗可选用利巴韦林、阿昔洛韦、伐昔洛韦、泛昔洛韦和更昔洛韦的口服制剂。

2. 念珠菌口炎的治疗

念珠菌口炎局部治疗选用碳酸氢钠溶液含漱，甲紫溶液及制霉菌素糊剂局部涂布。

全身抗真菌药物治疗可选用咪康唑、克霉唑及氟康唑。对氟康唑耐药的感染可选用伊曲康唑治疗。

较轻的小婴儿可用 2% ~4% 碳酸氢钠液擦洗口腔。较重的患儿可用 10 万单位制霉菌素甘油液涂擦。成人患者可全身和局部应用抗真菌治疗。可以口服氟康唑。局部口含化制霉菌素。将碳酸氢钠溶液局部含漱。唇部及口角部位的病损还可局部涂布咪康唑软膏。

3. 抗生素口炎的治疗

局部治疗选用碳酸氢钠溶液含漱，甲紫溶液及制霉菌素糊剂局部涂布。

4. 义齿性口炎的治疗

以局部抗菌治疗为主。局部治疗选用碳酸氢钠溶液含漱，甲紫溶液及制霉菌素糊剂局部涂布。局部口含化制霉菌素，碳酸氢钠溶液局部含漱。

睡觉前将义齿取下，浸泡在 2% ~4% 碳酸氢钠液中。

〔用药精选〕

一、西药

1. 复方硼砂含漱液 Compound Borax Solution

见第十七章“291. 咽炎”。

2. 复方氯己定含漱液 Compound Gargle Solution Chlorhexidine Gluconate

本品为复方制剂，含葡萄糖酸氯己定、甲硝唑。本品为抗菌药。其中所含葡萄糖酸氯己定为广谱杀菌剂，甲硝唑具有抗厌氧菌作用。

【适应证】用于龈炎、冠周炎、口腔黏膜炎等引致的牙龈出血、牙周脓肿、口腔黏膜溃疡等的辅助治疗。

【用法用量】漱口。一次 10 ~20ml，早晚刷牙后含漱，5 ~10 日为一疗程。

【不良反应】①偶见过敏反应或口腔黏膜浅表脱屑。②长期使用能使口腔黏膜表面与牙齿着色，舌苔发黄，味觉改变。

【禁忌】对本品过敏者禁用。

【儿童用药】小儿应在家长指导下使用本品，以避免吞服。小儿误饮本品后，可出现酒精中毒症状（如口齿不清、嗜睡、步态摇晃等），应送急诊处理。

【孕妇及哺乳期妇女用药】孕妇及哺乳期妇女慎用。

【制剂】复方氯己定含漱液，葡萄糖酸氯己定含漱液

3. 丁硼乳膏 Ding Peng Cream

见第十三章“170. 小儿口疮”。

4. 阿昔洛韦 Aciclovir

见第十五章“231. 单纯疱疹与带状疱疹”。

5. 伐昔洛韦 Valaciclovir

【适应证】用于治疗水痘带状疱疹及Ⅰ型、Ⅱ型单纯疱疹病毒感染，包括初发和复发的生殖器疱疹病毒感染。本品可用于阿昔洛韦的所有适应证。

【用法用量】口服。一次 0.3g，一日 2 次，饭前空腹服用。

【不良反应】偶有头晕、头痛、关节痛、恶心、呕吐、腹泻、胃部不适、食欲减退、口渴、白细胞下降、蛋白尿及尿素氮轻度升高、皮肤瘙痒等，长程给药偶见痤疮、失眠、月经紊乱。

【禁忌】对本品及阿昔洛韦过敏者禁用。

【儿童用药】儿童用药的安全性和有效性尚未确定。

【孕妇及哺乳期妇女用药】阿昔洛韦能通过胎盘，孕妇用药需权衡利弊。阿昔洛韦在乳汁中的浓度为血药浓度的 0.6 ~4.1 倍，哺乳期妇女应慎用。

【老年用药】由于生理性肾功能的衰退，本品剂量与用药间期需调整。

6. 更昔洛韦 Ganciclovir

见第十三章“179. 手足口病”。

7. 乳酸依沙吖啶溶液（软膏）Ethacridine Lactate Solution

乳酸依沙吖啶为消毒防腐剂，能抑制革兰阳性细菌，主要是球菌。

【适应证】用于口腔、外伤及感染创面的消毒与湿敷。

【用法用量】外用。洗涤或涂抹患处。

【不良反应】偶见皮肤刺激如烧灼感，或过敏反应如皮疹、瘙痒等。

【禁忌】对本品过敏者禁用。

8. 聚维酮碘 Povidone Iodine

见第十三章“170. 小儿口疮”。

附：用于口炎的其他西药

1. 利巴韦林 Ribavirin

见第十三章“160. 小儿感冒”。

2. 甲紫溶液 Methylrosanilinium Chloride Solution

【适应证】用于皮肤和黏膜的化脓性感染、念珠菌引起的口腔炎，也用于烫伤、烧伤等。

3. 西地碘含片 Cydiodine Buccal Tablets

见第十七章“291. 咽炎”。

4. 氟康唑 Fluconazole

【适应证】可用于治疗口咽部和食管念珠菌感染等。

5. 环酯红霉素 Erythromycin Cyclocarbonate

【适应证】用于敏感菌引起的多种感染，如扁桃体炎、咽炎、细菌性肺炎、支原体肺炎、口腔炎、军团病、白喉、百日咳、

猩红热、红癣、类丹毒、淋病、早期梅毒、软下疳等。

6. 过氧化氢溶液 Hydrogen Peroxide Solution

见第十七章“284. 中耳炎”。

7. 溶菌酶含片 Lysozyme Buccal Tablets

见第十三章“170. 小儿口疮”。

8. 泛酸钙片 Calcium Pantothenate Tablets

【适应证】主要用于维生素 B 缺乏症及周围神经炎、手术后肠绞痛等。也用于热带口炎性腹泻等。

9. 尼美舒利片 Nimesulide Tablets

【适应证】本品为非甾体抗炎药,具有抗炎、镇痛、解热作用,可用于慢性关节炎症(如类风湿关节炎和骨关节炎等),也用于口腔炎、龈炎、牙周炎等。

10. 制霉菌素片 Nystatin Tablets

【适应证】口服用于治疗消化道念珠菌病。局部用药治疗口腔黏膜念珠菌感染,如鹅口疮(雪口)、义齿性口炎等。

11. 碘苷 Idoxuridine

【适应证】用于病毒感染性口炎,也用于带状疱疹等疱疹性疾病。

12. 曲安奈德 Triamcinolone Acetonide

【适应证】适用于各种皮肤病(如神经性皮炎、湿疹、牛皮癣等)、关节痛、支气管哮喘等,也用于口腔黏膜的急慢性炎症。

13. 螺旋霉素 Spiramycin

【适应证】适用于敏感菌引起的多种感染,包括咽炎、支气管炎、肺炎、鼻炎、鼻窦炎、扁桃体炎、蜂窝织炎、耳炎、颊口部感染等。

二、中药

1. 口炎清颗粒(胶囊、片、含片、咀嚼片)

【处方组成】天冬、麦冬、玄参、山银花、甘草

【功能主治】滋阴清热,解毒消肿。用于阴虚火旺所致的口腔炎症。

【用法用量】颗粒剂,口服,一次 2 袋,一日 1 ~ 2 次。

2. 一清颗粒(胶囊、片)

见第十七章“291. 咽炎”。

3. 牛黄上清胶囊(软胶囊、片、丸)

见第十七章“291. 咽炎”。

4. 清宁丸

【处方组成】大黄、绿豆、车前草、白术(炒)、黑豆、半夏(制)、香附(醋制)、桑叶、桃枝、牛乳、厚朴(姜制)、麦芽、陈皮、侧柏叶

【功能主治】清热泻火,消肿通便。用于火毒内蕴所致的咽喉肿痛,口舌生疮,头晕耳鸣,目赤牙痛,腹中胀满,大便秘结。

【用法用量】口服。大蜜丸一次 1 丸,水蜜丸一次 6g,一日 1 ~ 2 次。

【使用注意】孕妇禁用。

5. 上清丸(片)

【处方组成】菊花、薄荷、川芎、白芷、荆芥、防风、桔梗、连翘、栀子、黄芩(酒炒)、黄柏(酒炒)、大黄(酒炒)

【功能主治】清热散风,解毒通便。用于风热火盛所致的头晕耳鸣,目赤,口舌生疮,牙龈肿痛,大便秘结。

【用法用量】丸剂,口服,大蜜丸一次 1 丸,水丸一次 6g,一日 1 ~ 2 次。

6. 黄连上清片(丸、胶囊、颗粒)

【处方组成】白芷、薄荷、川芎、防风、甘草、黄柏(酒炒)、黄连、黄芩、荆芥穗、酒大黄、桔梗、菊花、连翘、炒蔓荆子、石膏、旋覆花、栀子(姜制)

【功能主治】散风清热,泻火止痛。用于风热上攻、肺胃热盛所致的头晕目眩,暴发火眼,牙齿疼痛,口舌生疮,咽喉肿痛,耳痛耳鸣,大便秘结,小便短赤。

【用法用量】片剂,口服。一次 6 片,一日 2 次。

【使用注意】孕妇禁用。

7. 齿痛冰硼散

【处方组成】硼砂、硝石、冰片

【功能主治】散郁火,止牙痛。用于火热内闭引起的牙龈肿痛,口舌生疮。

【用法用量】吹敷患处,每次少量,一日数次。

8. 口腔溃疡散

【处方组成】青黛、白矾、冰片

【功能主治】消热,消肿,止痛。用于火热内蕴所致的口舌生疮,黏膜破溃,红肿灼痛;复发性口疮、急性口炎见上述证候者。

【用法用量】用消毒棉球蘸药擦患处,一日 2 ~ 3 次。

9. 石膏散

【处方组成】石膏、冰片

【功能主治】清热祛火,消肿止痛。用于胃火上升引起的牙齿疼痛,口舌糜烂,牙龈出血。

【用法用量】取药粉少许,敷患处。

10. 珍黛散

【处方组成】珍珠、人工牛黄、青黛、冰片、滑石

【功能主治】清热解毒,止痛生肌。用于毒火内蕴所致的口舌生疮;复发性口疮、急性口炎见上述证候者。

【用法用量】吹撒涂搽患处,一日 3 ~ 4 次。症状较重者可加服半瓶,一日 2 ~ 3 次。

11. 复方牛黄清胃丸

【处方组成】大黄、牵牛子(炒)、栀子(姜炙)、石膏、芒硝、黄芩、黄连、连翘、山楂(炒)、陈皮、厚朴(姜炙)、枳实、香附、猪牙皂、荆芥穗、薄荷、防风、菊花、白芷、桔梗、玄参、甘草、牛黄、冰片

【功能主治】清热泻火,解毒通便。用于胃肠实热所致的口舌生疮,牙龈肿痛,咽膈不利,大便秘结,小便短赤。

【用法用量】口服。一次 2 丸,一日 2 次。

【使用注意】孕妇禁用。

12. 牛黄清胃丸

【处方组成】牛黄、大黄、菊花、麦冬、薄荷、石膏、栀子、玄参、番泻叶、黄芩、连翘、桔梗、黄柏、甘草、牵牛子(炒)、枳实(沙烫)、冰片

【功能主治】清胃泻火,润燥通便。用于心胃火盛所致的头晕目眩,口舌生疮,牙龈肿痛,乳蛾咽痛,便秘尿赤。

【用法用量】口服。一次2丸,一日2次。

【使用注意】孕妇禁用。

13. 栀子金花丸

【处方组成】栀子、黄连、黄芩、黄柏、大黄、金银花、知母、天花粉

【功能主治】清热泻火,凉血解毒。用于肺胃热盛,口舌生疮,牙龈肿痛,目赤眩晕,咽喉肿痛,吐血衄血,大便秘结。

【用法用量】口服。一次9g,一日1次。

14. 清胃黄连丸(片)

【处方组成】黄连、石膏、桔梗、甘草、知母、玄参、地黄、牡丹皮、天花粉、连翘、栀子、黄柏、黄芩、赤芍

【功能主治】清胃泻火,解毒消肿。用于肺胃火盛所致的口舌生疮,齿龈、咽喉肿痛。

【用法用量】口服。大蜜丸一次1~2丸,一日2次。水丸一次9g,一日2次。

【使用注意】孕妇禁用。

15. 白清胃散

【处方组成】石膏、玄明粉、硼砂、冰片

【功能主治】清热泻火,消肿止痛。用于胃火上升引起的牙龈疼痛,口舌生疮。

【用法用量】吹敷患处,每次少量,一日数次。

【使用注意】孕妇禁用。

16. 青黛散

见第十三章“172. 腮腺炎”。

17. 冰硼散

见第十三章“168. 小儿扁桃体炎与乳蛾”。

18. 冬凌草片(胶囊、糖浆、滴丸)

见第十七章“291. 咽炎”。

19. 桂林西瓜霜(胶囊、含片)

见第十三章“168. 小儿扁桃体炎与乳蛾”。

20. 西瓜霜润喉片

见第十三章“168. 小儿扁桃体炎与乳蛾”。

附:用于口炎的其他中药

1. 导赤丸

见第十三章“170. 小儿口疮”。

2. 锡类散

【功能主治】解毒化腐,敛疮。用于心胃火盛所致的咽喉糜烂肿痛。

3. 板蓝根颗粒

见第十三章“177. 风疹”。

4. 金栀洁龈含漱液

【功能主治】清热解毒,消肿止痛。适用于缓解牙龈、牙周及黏膜炎症所致的肿痛。

5. 口炎胶囊(颗粒、片)

【功能主治】清热解毒。用于胃火上炎,口舌生疮,牙龈肿痛。

297. 口角炎

〔基本概述〕

口角炎是发生于口角区的炎症总称,以皲裂、糜烂和结痂为主要症状。其多由维生素缺乏,细菌和真菌感染引起。老年患者口角炎多与咬合垂直距离缩短有关,口角区皮肤发生塌陷呈沟槽状,导致唾液由口角溢入沟内,故常呈潮湿状态,有利于真菌生长繁殖。

口角炎俗称“烂嘴角”,表现为口角潮红、起疱、皲裂、糜烂、结痂、脱屑等。患者张口易出血,连吃饭、说话都受影响。

口角炎的诱发因素是干冷的气候,会使口唇、口角周围皮肤黏膜干裂,周围的病菌乘虚而入造成感染,引起口角炎;口唇干裂时,人们常会习惯性地用舌头去舔,这更容易使口角干裂;若从膳食中摄取的维生素减少,造成体内B族维生素缺乏,还会导致维生素B族缺乏性口角炎的发生。

口角炎可分为营养不良性口角炎、球菌性口角炎、真菌性口角炎等类型。营养不良性口角炎在营养缺乏和维生素B族缺乏者中常有发生,以维生素B族缺乏引起的口角炎最常见。球菌性口角炎是由于链球菌、葡萄球菌感染引起的口角炎,多见于老年无牙的患者。真菌性口角炎是由于真菌(主要是白色念珠菌)感染引起的口角炎。

〔治疗原则〕

局部治疗:口角区病损用依沙吖啶、氯己定溶液湿敷,去除痂皮后,涂布甲紫溶液。在渗出不多无结痂时,可用金霉素软膏局部涂布。对真菌性口角炎可加用达克宁软膏。针对引起感染性口角炎的诱因,应采取措施加以消除。例如:纠正过短的牙合间距离,修改不良修复体,增加牙合垫,制作符合生理牙合间距离的义齿,减少口角区皱褶,保持口角区干燥。

营养不良性口角炎治疗应加强营养,补充复合维生素B。球菌性口角炎治疗应局部清洗干净后,用抗生素(如红霉素软膏)涂擦,同时可口服广谱抗生素,可用青霉素V钾片、磺胺药、螺旋霉素等口服。真菌性口角炎治疗应局部用制霉菌素液清洗、擦干,然后局部涂制霉菌素、克霉唑、咪康唑等。

〔用药精选〕

一、西药

1. 维生素 B_2 Vitamin B_2

见第十三章“170. 小儿口疮”。

2. 注射用核黄素磷酸钠 Riboflavin Sodium Phosphate for Injection

【适应证】用于由维生素 B_2 缺乏引起的口角炎、唇炎、舌炎、眼结膜炎及阴囊炎等疾病的治疗。

【用法用量】皮下、肌内注射或静脉注射。一次 5～30mg，一日 1 次。

【禁忌】对本药过敏者禁用。

【不良反应】①肾功能正常时，本药几乎不产生毒性。②偶有过敏反应。

【制剂】注射用核黄素磷酸钠，核黄素磷酸钠注射液，核黄素四丁酸酯胶囊

3. 复合维生素 B 片 Vitamin B Compound Tablets

见第十三章“180. 小儿厌食症”。

4. 红霉素软膏 Erythromycin Ointment

见第十五章“223. 脓疱疮（黄水疮）”。

5. 克霉唑药膜 Clotrimazole Pellicles

本品系广谱抗真菌药，作用机制是抑制真菌细胞膜的合成，以及影响其代谢过程。对浅部、深部多种真菌有抗菌作用。

【适应证】用于鹅口疮、口角炎和其他口腔真菌病。

【用法用量】擦干黏膜，粘于口腔内患处，一日 3 次。溶化后可咽下。

【不良反应】①偶见烧灼刺激感或过敏反应。②长期使用对肝功能有影响。

6. 硝酸咪康唑乳膏 Miconazole Nitrate Cream

见第十五章“238. 甲癣（灰指甲、甲真菌病）”。

附：用于口角炎的其他西药

1. 盐酸金霉素软膏 Chlortetracycline Hydrochloride Ointment

【适应证】金霉素为四环素类广谱抗生素，对金黄色葡萄球菌、化脓性链球菌、肺炎球菌及淋球菌，以及沙眼衣原体等有较好抑制作用。适用于浅表皮肤感染。

2. 四维他片 Tetravitamin Tablets

【适应证】用于预防和治疗缺乏维生素所引起的各种疾病，如脚气病、口角炎、糙皮病、坏血病等。

3. 曲安奈德益康唑乳膏 Triamcinolone Acetonide and Econazole Nitrate Cream

见第十五章“213. 皮炎”。

4. 硝酸益康唑乳膏 Econazole Nitrate Cream

见第十五章“237. 癣病”。

二、中药

对口角炎的治疗，目前尚没有明显有效的中药制剂。

298. 口腔溃疡（口疮、口舌生疮）

〔基本概述〕

口腔溃疡是指发生在口腔黏膜上的黄白色表浅性溃疡，大小可从米粒至黄豆大小，呈圆形或卵圆形。其可因刺激性食物引发疼痛，一般一至两个星期可以自愈。

口腔溃疡在民间一般被称为上火，但是西医的观点是 95% 的口腔溃疡都是由于病毒引起的，不可小视。口腔溃疡一般多发于春秋季节交替的时候，由于季节变化，体内的环境不能及时调整，发生免疫力低下，病毒此时就会乘虚而入，造成溃疡。

口腔溃疡一般成周期性反复发生，医学上称“复发性口腔溃疡”，可一年发病数次，也可以一个月发病几次，甚至新旧病变交替出现。溃疡可发生在口腔黏膜的任何部位，以口腔的唇、颊、软腭或齿龈等处的黏膜，发生单个或者多个大小不等的圆形或椭圆形溃疡，表面覆盖灰白或黄色假膜，中央凹陷，边界清楚，周围黏膜红而微肿，局部灼痛为主要特征。

复发性口腔溃疡是最常见的口腔黏膜溃疡性疾病，具有周期性复发性和自限性特征。根据溃疡和数目分为轻型、口炎型和重型复发性口腔溃疡。

口腔溃疡的病因主要为病毒感染。复发性口腔溃疡首先与免疫有着很密切的关系，其次是与遗传等因素有关。另外，复发性口腔溃疡的发作，常常还与一些疾病或症状有关，比如消化系统疾病胃溃疡、十二指肠溃疡、慢性或迁延性肝炎、结肠炎等。另外，贫血，偏食，消化不良，腹泻，发热，睡眠不足，过度疲劳，精神紧张，工作压力大，月经周期的改变等等也会诱发本病。随着一种或多种因素的活跃、交替、重叠就出现机体免疫力下降，免疫功能紊乱，也就造成了复发性口腔溃疡的频繁发作。

创伤性口腔溃疡是由于长期慢性机械刺激或压迫而产生的口腔软组织损害。特点是慢性、深大的溃疡，周围有炎症增生反应，黏膜水肿明显。多数是由口内持久的机械刺激，如残冠、残根、不良修复体、锐利的牙齿边缘等。溃疡发生在邻近或接触刺激因子的部位，其形态常常能与刺激因子相契合。

口腔溃疡在中医学中属于口疮、口疳、口舌生疮等的范畴。中医认为，口疮的主要原因是阴虚内热，虚火上扰。本病的发生，外因以热毒为主，内因多为情志内伤，饮食不节，房室劳倦所致。

口舌生疮，也就是口腔溃疡，是口腔黏膜疾病中常见的

溃疡性损害,有周期性复发的特点。胃肠功能紊乱、情绪紧张、精神刺激、过敏反应、内分泌紊乱、急性传染病等是引起本病的常见病因,另外,口腔黏膜损伤或常吃辛辣香燥的食物,也可导致口腔溃疡。

〔治疗原则〕

口腔溃疡的治疗方法虽然很多,但基本上都是对症治疗,目的主要是减轻疼痛或减少复发次数,但不能完全控制复发,所以预防本病尤为重要。

口腔溃疡一般不需用药,一至两周可自愈。也可以服用一点维生素,维生素 C 和维生素 B_2 配合服用,2~3 天痊愈,注意多饮水,多休息。尤其体质弱的人更要注意休息。

1. 复发性口腔溃疡的治疗

复发性口腔溃疡局部治疗主要是消炎、止痛,促进溃疡愈合。可选用氯己定、聚维酮碘、依沙吖啶、西吡氯铵、复方硼砂溶液漱口,以及溶菌酶、地喹氯铵、西地碘片含化。

止痛可选用复方甘菊利多卡因凝胶于溃疡局部涂布。促进溃疡愈合可局部外用重组人表皮生长因子。

深大的重型复发性口腔溃疡,可用曲安奈德混悬液或醋酸泼尼松龙混悬液 0.5~1ml,加入 2% 普鲁卡因 0.3~0.5ml 在溃疡基底部注射,每周 1 次。

口服维生素 B_2、维生素 B_6 等维生素 B 族对口腔溃疡也有较好的疗效。

2. 创伤性溃疡的治疗

创伤性溃疡治疗首先立即去除刺激因素,如拔除残根、残冠、磨改过陡的牙尖,拆除不良修复体。用氯己定、聚维酮碘、依沙吖啶、西吡氯铵溶液含漱,以及溶菌酶、地喹氯铵、西地碘片含化。

注意,若除去病因仍不能在短期内愈合,则应做病理检查与癌及结核性溃疡鉴别。

3. 中医药对口腔溃疡的治疗

主要采用清心降火、滋阴降火、消肿止痛等方法,也可取得很好的疗效。

需要提醒的是,口腔内经久不愈的溃疡,由于经常受到咀嚼、说话的刺激,日久也有可能会发生癌变。特别是在与牙齿接触的那些部位,如存在着未拔除的残存破损的牙齿,或者佩戴的义齿制作不合适,其锐利边缘不断刺激,刮破了黏膜,产生溃疡,如不去除刺激因素,溃疡不但不会痊愈,还会日益加重。这种经久不愈的溃疡,也有可能是一种癌前病损,应注意癌变。

〔用药精选〕

一、西药

1. 氯己定 Chlorhexidine

见第十三章“170. 小儿口疮”。

2. 碘甘油 Iodine Glycerol

见第十三章“170. 小儿口疮”。

3. 度米芬含片(滴丸) Domipheni Bromide Buccal Tablets

见第十三章“170. 小儿口疮”。

4. 溶菌酶含片 Lysozyme Buccal Tablets

见第十三章“170. 小儿口疮”。

5. 西地碘含片 Cydiodine Buccal Tablets

见第十七章“291. 咽炎”。

附:用于口腔溃疡(口疮、口舌生疮)的其他西药

1. 过氧化氢溶液 Hydrogen Peroxide Solution

见第十七章“284. 中耳炎”。

2. 碳酸氢钠 Sodium Bicarbonate

见第十三章“170. 小儿口疮”。

3. 聚维酮碘 Povidone Iodine

见第十三章“170. 小儿口疮”。

4. 丁硼乳膏 Ding Peng Cream

见第十三章“170. 小儿口疮”。

5. 硫酸锌 Zinc Sulfate

见第十三章“180. 小儿厌食症”。

6. 枸橼酸锌 Zinc Citrate

见第十三章“180. 小儿厌食症”。

7. 硼酸 Boric Acid

【适应证】消毒防腐药,用于冲洗小面积创面与黏膜面。

8. 硼砂 Borax

【适应证】可用于治疗咽喉肿痛,口舌生疮,目赤翳障;骨哽,噎膈,咳嗽痰稠等。

9. 复方硼砂含漱液 Compound Borax Solution

见第十七章“291. 咽炎”。

10. 盐酸利多卡因 Lidocaine Hydrochloride

【适应证】本品为局部麻醉药及抗心律失常药。主要用于浸润麻醉、硬膜外麻醉、表面麻醉及神经传导阻滞,也可用于口腔大面积溃疡或糜烂、黏膜疼痛患者。

11. 双氯芬酸钠 Diclofenac Sodium

【适应证】可用于复发性口腔溃疡及扁桃体切除术后局部止痛。

12. 氯己定苯佐卡因含片 Compound Chlorhexidine Hydrochloride Buccal Tablets

【适应证】用于口腔溃疡。

13. 曲安奈德 Triamcinolone Acetonide

【适应证】可用于口腔黏膜的急、慢性炎症,包括复发性口腔溃疡、糜烂型扁平苔藓,口炎创伤性病损等。

14. 胸腺肽 Thymosin

【适应证】可用于复发性口腔溃疡、扁平苔藓、盘状红斑狼疮等。

15. 转移因子 Transfer Factor

【适应证】可用于复发性口腔溃疡、扁平苔藓、盘状红斑狼疮等。

16. 盐酸左旋咪唑 Levamisole Hydrochloride

【适应证】可用于复发性口腔溃疡、贝赫切特综合征、扁平苔藓等。

17. 氨来呫诺口腔贴片 Amlexanox Oral Mucoadhesive patch

【适应证】适用于免疫系统正常的阿弗他口腔溃疡。

18. 外用重组人表皮生长因子 Recombinant Human Epidermal Growth Factor for External Use

见第十五章"233. 皮肤溃疡"。

19. 复方苯佐卡因凝胶 Compound Benzocain Gel

【适应证】适用于复发性口腔溃疡的止痛及治疗。

20. 醋酸地塞米松粘贴片 Dexamethasone Acetate Adhesive Tablets

【适应证】用于非感染性口腔黏膜溃疡。

21. 地喹氯铵含片 Degualinium Chloride Buccal Tablets

【适应证】用于急、慢性咽喉炎,口腔黏膜溃疡、龈炎。

22. 地喹氯铵短杆菌素含片 Dequalinium Chloride and Tyrothricin Lozenges

【适应证】用于急、慢性咽喉炎、口腔黏膜溃疡及龈炎。

23. 复方氯己定地塞米松膜 Compound Chlorhexidine and Dexamethasone Pellicles

【适应证】用于口腔黏膜溃疡。

24. 甘草锌颗粒(胶囊) Licorice Zinc Granules

【适应证】①由于锌缺乏症引起的儿童厌食、异食癖、生长发育不良。②口腔溃疡症。

25. 葡萄糖酸钙锌口服溶液 Calcium and Zinc Gluconate Oral Solution

见第十三章"190. 小儿佝偻病"。

26. 甲硝唑 Metronidazole

【适应证】用于龈炎、牙周炎、冠周炎及口腔溃疡。

27. 葡萄糖酸锌胶囊 Zinc Gluconate Capsules

见第十三章"180. 小儿厌食症"。

28. 复方庆大霉素膜 Compound Gentamycin Pellicles

【适应证】适用于复发性口疮、创伤性口腔溃疡、疖疮引起的溃疡等疾病,还可用于皮肤创伤及皮肤溃疡。

29. 乳酸依沙吖啶 Ethacridine Lactate

【适应证】用于口腔、外伤及感染创面的消毒与湿敷。

二、中药

1. 清宁丸

见本章"296. 口炎(口腔炎)"。

2. 一清颗粒(胶囊、片)

见第十七章"291. 咽炎"。

3. 三黄片(胶囊)

见第十七章"291. 咽炎"。

4. 牛黄解毒片(丸、胶囊、软胶囊)

见第十三章"170. 小儿口疮"。

5. 京制牛黄解毒片

见第十三章"172. 腮腺炎"。

6. 梅花点舌丹(丸、胶囊、片)

见第十七章"291. 咽炎"。

7. 芩连片(胶囊)

【处方组成】黄芩、连翘、黄连、黄柏、赤芍、甘草

【功能主治】清热解毒,消肿止痛。用于脏腑蕴热,头痛目赤,口鼻生疮,热痢腹痛,湿热带下,疮疖肿痛。

【用法用量】口服。一次4片,一日2~3次。

8. 导赤丸

见第十三章"170. 小儿口疮"。

9. 桂林西瓜霜(胶囊、含片)

见第十三章"168. 小儿扁桃体炎与乳蛾"。

10. 复方黄芩片

见第十七章"291. 咽炎"。

11. 西瓜霜润喉片

见第十三章"168. 小儿扁桃体炎与乳蛾"。

12. 珠黄吹喉散

见第十三章"174. 猩红热"。

13. 珠黄散

见第十三章"174. 猩红热"。

14. 齿痛冰硼散

见本章"296. 口炎(口腔炎)"。

15. 珍黛散

见本章"296. 口炎(口腔炎)"。

16. 口腔溃疡散(含片)

见本章"296. 口炎(口腔炎)"。

17. 青黛散

见第十三章"172. 腮腺炎"。

18. 石膏散

见本章"296. 口炎(口腔炎)"。

19. 牛黄清胃丸

见本章"296. 口炎(口腔炎)"。

20. 锡类散

【处方组成】象牙屑、青黛、壁钱炭、人指甲(滑石粉制)、珍珠、冰片、牛黄

【功能主治】解毒化腐,敛疮。用于心胃火盛所致的咽喉糜烂肿痛。

【用法用量】每用少许,吹敷患处,一日1~2次。

21. 冰硼散

见第十三章"168. 小儿扁桃体炎与乳蛾"。

22. 复方珍珠口疮颗粒

【处方组成】珍珠、五倍子、苍术、甘草

【功能主治】燥湿,生肌止痛。用于心脾湿热证口疮,症见口疮周围红肿,中间凹陷,表面黄白,灼热疼痛,口干口臭,舌红;复发性口腔溃疡见上述证候者。

【用法用量】每次1袋,开水100ml溶解,分次含于口中,每口含1~2分钟后缓缓咽下,10分钟内服完。一日2次。饭后半小时服用。疗程5天。

23. 双料喉风散(含片)

见第十七章“291. 咽炎”。

24. 口腔炎喷雾剂

【处方组成】蒲公英、忍冬藤、皂角刺、蜂房

【功能主治】清热解毒,消炎止痛。用于治疗口腔炎、口腔溃疡、咽喉炎等;对小儿口腔炎症有特效。

【用法用量】口腔喷雾用。每次向口腔挤喷药液适量,一日3~4次,小儿酌减。

25. 双花百合片

【处方组成】黄连、苦地丁、地黄、板蓝根、紫草、金银花、淡竹叶、干蛇胆、百合、细辛

【功能主治】清热泻火,解毒凉血。用于轻型复发性口腔溃疡心脾积热证,症见口腔黏膜反复溃疡,灼热疼痛,口渴,口臭,舌红苔黄等。

【用法用量】口服。一次4片,一日3次;疗程为5天。

附:用于口腔溃疡的其他中药

1. 复方牛黄清胃丸

见本章“296. 口炎(口腔炎)”。

2. 黄连上清片(丸、胶囊、颗粒)

见本章“296. 口炎(口腔炎)”。

3. 栀子金花丸

见本章“296. 口炎(口腔炎)”。

4. 白清胃散

见本章“296. 口炎(口腔炎)”。

5. 清胃黄连丸(片)

见本章“296. 口炎(口腔炎)”。

6. 口咽清丸(阮氏上清丸)

【功能主治】清热降火,生津止渴。用于火热伤津所致的咽喉肿痛,口舌生疮,牙龈红肿,口干舌燥。

7. 上清丸(片)

见本章“296. 口炎(口腔炎)”。

8. 开喉剑喷雾剂

见本章“296. 口炎(口腔炎)”。

9. 孕妇金花丸(片、胶囊)

【功能主治】清热安胎。用于孕妇头痛,眩晕,口鼻生疮,咽喉肿痛,双目赤肿,牙龈疼痛,或胎动下坠,小腹作痛,心烦不安,口干咽燥,渴喜冷饮,小便短黄等症。

10. 蒲黄胶囊

【功能主治】清热解毒,抗炎消肿。用于热入营血、气血两燔、温毒发斑及咽肿口疮等证。

11. 清火片(胶囊)

见第十七章“291. 咽炎”。

12. 五福化毒丸(片)

见第十三章“170. 小儿口疮”。

13. 穿心莲片(胶囊、丸)

【功能主治】清热解毒,凉血消肿。用于邪毒内盛,感冒发热,咽喉肿痛,口舌生疮,顿咳劳嗽,泄泻痢疾,热淋涩痛,痈肿疮疡,毒蛇咬伤。

14. 连芩珍珠滴丸

【功能主治】清热祛火,收敛伤口,祛腐生肌。本品是新一代治疗口腔溃疡药物。

15. 利口清含漱液

【功能主治】清热解毒。用于肺胃火热引起的复发性口疮和牙周病(龈炎和牙周炎)的辅助治疗,可减轻本类疾病引起的口腔局部溃疡、渗出、充血、出血、水肿和疼痛等症状。

16. 珍元清咽散

【功能主治】清热解毒,消肿止痛。用于缓解口疮及喉痹引起的口腔咽喉肿痛,灼热干燥,咽喉异物感。

17. 冰矾清毒生肌散

【功能主治】清热解毒,生肌止痛。适用于缓解口疮局部肿痛症状。

18. 金衣万应丸

【功能主治】清热祛暑,解毒止血。用于内热引起的中暑头晕,上吐下泻,咽喉肿痛,口舌生疮,牙齿疼痛。

19. 口炎颗粒

【功能主治】清热解毒。用于胃火上炎所致的口舌生疮,牙龈肿痛。

20. 口洁含漱液

【功能主治】清热解毒。用于口舌生疮,牙龈、咽喉肿痛。

21. 口洁喷雾剂

【功能主治】清热解毒。用于口舌生疮,牙龈、咽喉肿痛。

22. 香菊含漱液

【功能主治】清热解毒,消肿止痛。用于减轻口腔溃疡所致的局部红肿疼痛症状。

23. 黄连双清丸

【功能主治】清热通便。用于头目眩晕,牙龈肿痛,口舌生疮,便秘尿赤。

24. 蜂胶口腔膜

【功能主治】清热止痛。用于复发性口疮。

25. 养阴口香合剂

【功能主治】清胃泻火,滋阴生津,行气消积。用于胃热津亏、阴虚郁热上蒸所致的口臭,口舌生疮,齿龈肿痛,咽干口苦,胃灼热痛,肠燥便秘。

26. 龙血竭含片

【功能主治】活血散瘀,定痛止血,敛疮生肌。用于跌打损伤,瘀血作痛,复发性口腔溃疡,慢性咽炎。

27. 咽炎清片(丸)

【功能主治】清热解毒,消肿止痛。用于喉痹(急、慢性咽炎)、口疮(复发性口疮,疱疹性口炎)、牙周炎。

28. 余麦口咽合剂

【功能主治】滋阴降火。用于阴虚火旺、虚火上炎所致的口疮灼热、疼痛,局部红肿,心烦,口干,小便黄赤,以及复发性口腔溃疡见以上症状者。

29. 金菊五花茶颗粒

【功能主治】清热利湿,凉血解毒,清肝明目。用于大肠湿热所致的泄泻、痔血,以及肝热目赤,风热咽痛,口舌溃烂。

30. 复方一枝黄花喷雾剂

【功能主治】清热解毒,宣散风热,清利咽喉。用于上呼吸道感染,急、慢性咽炎,口舌生疮,牙龈肿痛,口臭。

31. 黏膜溃疡散

【功能主治】清热解毒,收敛止痛。用于热毒内盛而致的咽喉肿痛,口舌生疮。

32. 珍珠层粉

【功能主治】安神,清热,解毒。用于神经衰弱,咽炎,外治口舌肿痛。

33. 龙掌口含液

【功能主治】散瘀止血,除湿解毒,消肿止痛。用于口臭,复发性口疮(口腔溃疡),龈炎,牙周炎。

34. 黄连解毒丸

【功能主治】泻火,解毒,通便。用于三焦积热所致的口舌生疮,目赤头痛,便秘溲赤,心胸烦热,咽痛,疮疖。

35. 金喉健喷雾剂

【功能主治】祛风解毒,消肿止痛,清咽利喉。用于风热所致的咽痛,咽干,咽喉红肿,牙龈肿痛,口腔溃疡。

36. 冰硼咽喉散

【功能主治】清热解毒,消肿止痛。用于咽部、齿龈肿痛,口舌生疮。

37. 泻热合剂

【功能主治】清热,解毒,通便。用于胸膈烦热,头昏目赤,口舌生疮,咽喉疼痛,小便赤黄,大便秘结。

38. 西帕依固龈液

【功能主治】健齿固龈,清血止痛。用于牙周疾病引起的牙齿酸软,咀嚼无力,松动移位,牙龈出血,以及口舌生疮,咽喉肿痛,口臭烟臭。

39. 爽口托疮膜

【功能主治】清湿解热,泻火毒,收敛生肌,用于口疮。

40. 显齿蛇葡萄总黄酮含片

【功能主治】消肿止痛,解毒敛疮。用于复发性阿弗他溃疡(轻型、口炎型)心脾积热证的疼痛缓解,症见口舌生疮,局部疼痛、红肿、灼热,面红,口鼻灼干而热,口渴欲饮,便干,尿黄赤,舌尖偏红而干,苔黄或黄腻,脉弦数。

41. 牙痛宁滴丸

【功能主治】清热解毒,消肿止痛。用于胃火内盛所致的牙痛、齿龈肿痛,口疮,龋齿、牙周炎、口腔溃疡见上述证候者。

42. 减味牛黄解毒胶囊

【功能主治】清热解毒。用于火热内盛,咽赤肿痛,牙龈肿痛,口舌生疮,目赤肿痛。

43. 四黄泻火片

【功能主治】清热燥湿,泻火解毒。用于火毒内盛所致的目赤肿痛,风火牙痛,口舌生疮,小便短赤,大便干结及外科疮疡。

44. 三黄清解片

【功能主治】清热解毒。用于风温热病所致的发热咳喘,口疮咽肿。

45. 四季三黄丸

【功能主治】消炎退热,通便利水。用于口鼻生疮,咽疼齿痛,口干舌燥,目眩头晕,大便秘结,小便赤黄。

46. 喉康散

【功能主治】清热解毒,消炎止痛。用于各种咽喉疾患,如急性、慢性咽炎,喉炎,扁桃体炎,口腔溃疡。

47. 赛金化毒散

见第十三章“170. 小儿口疮”。

299. 口腔念珠菌病

〔基本概述〕

口腔念珠菌病是念珠菌属感染所引起的急性、亚急性或慢性口腔黏膜疾病。念珠菌性口炎是最常见的口腔真菌感染,白色念珠菌是最主要的病原菌。

口腔念珠菌病分型尚不统一,可按病损特征及病变部位等分型。目前普遍将口腔念珠菌病分为假膜型、萎缩型、增殖型念珠菌病及和念珠菌感染有关的疾病,如正中菱形舌炎、念珠菌唇炎等。具体分型如下。

(一)急性假膜型念珠菌口炎

急性假膜型念珠菌口炎又叫鹅口疮或雪口病,可发生于任何年龄的人,但以新生婴儿最多见。病程为急性或亚急性。病损可发生于口腔黏膜的任何部位。新生儿鹅口疮多在生后 2～8 日内发生,好发部位为颊、舌、软腭及唇。

本病好发于新生儿、小婴儿,长期使用抗菌药物或激素的患者,以及长期卧床休息的患者。大部分患者有口干、烧灼感及轻微疼痛。病变可向口腔后部蔓延至咽、气管、食管。可引起食管念珠菌病和肺部的念珠菌感染。口腔黏膜充血,表面可见白色乳凝状或淡黄色的伪膜,用力可将伪膜擦去,下方为充血的基底。

(二)急性萎缩型念珠菌口炎

急性萎缩型念珠菌口炎可以单独发病,也可和伪膜型念珠菌病同时发生。

本病患者多有服用大量抗菌药物和激素史。口腔黏膜充血,形成广泛的红色斑片,疼痛并有明显的烧灼感。涂片检查可见念珠菌菌丝或培养证实念珠菌感染。

(三)慢性萎缩型念珠菌口炎

慢性萎缩型念珠菌口炎又称义齿性口炎,多发生于戴义齿的患者。损害部位常在上颌义齿腭侧面接触的上腭和牙龈黏膜,常伴有口角炎。

本病好发于戴上颌义齿的患者,也可发生于一般患者口中。病程慢性,持续数月至数年不等。可有轻度口干和烧灼感,义齿承托区黏膜广泛发红。义齿组织面涂片检查可见念珠菌菌丝或培养法证实念珠菌感染。

(四)慢性增殖型念珠菌口炎

慢性增殖型念珠菌口炎常发生于吸烟或口腔卫生差的患者。有些患者发病与全身疾病有关,如血清铁低下,内分泌失调等。

本病患者口角内侧三角区可见红色与白色颗粒状增生或白色斑块。病损区涂片检查可见菌丝孢子。病损区组织病理检查表现为上皮不全角化,可见白色念珠菌菌丝侵入。

念珠菌白斑常见于口角联合区、颊黏膜、舌背及腭部,常表现为颗粒状白色斑块。此型患者应警惕癌变。吸烟的患者应该戒烟。

〔治疗原则〕

1. 急性假膜型念珠菌口炎的治疗

(1)较轻的小婴儿可用2% ~4%碳酸氢钠液擦洗口腔。较重的患儿可用10万单位制霉菌素甘油液涂擦。

(2)成人患者可全身和局部应用抗真菌治疗。用药要连续两周,但应连续3次真菌检查阴性方可认为治愈。可以口服氟康唑。局部应用可口含化制霉菌素,或将碳酸氢钠配制成2% ~4%溶液局部含漱。唇部及口角部位的病损还可局部涂布咪康唑软膏等。幼儿还可局部涂0.1%甲紫进行治疗。

2. 急性萎缩型念珠菌口炎的治疗

全身抗真菌治疗用药要连续两周,但应连续3次真菌检查阴性方可认为治愈。可以口服氟康唑。局部应用可口含化制霉菌素,或将碳酸氢钠配制成2% ~4%溶液局部含漱。

3. 慢性萎缩型念珠菌口炎的治疗

(1)局部治疗可口含化制霉菌素;将碳酸氢钠配制成2% ~4%溶液局部含漱。

(2)睡觉前将义齿取下,浸泡在2% ~4%碳酸氢钠液中。

(3)长期佩戴义齿的患者应注意义齿的清洁,养成睡觉前将义齿摘下,进食后将义齿清洁干净的良好习惯。

(4)去除局部创伤因素,义齿固位不好引起创伤的应重衬或重新修复。

4. 慢性增殖型念珠菌口炎的治疗

(1)局部抗真菌治疗为主,可口含化制霉菌素;将碳酸氢钠配制成2% ~4%浓度局部含漱。

(2)注意调整全身情况,如缺铁者应补充铁。内科配合治疗全身疾病,增强免疫功能等。

(3)一般病损在抗真菌治疗后,充血及溃疡消失,黏膜恢复正常或留下白色斑块。

(4)表面出现颗粒增生的病损及组织学检查有上皮异常增生的病损,抗霉治疗后需要手术切除。

(5)此型患者应警惕癌变。吸烟的患者应戒烟。

〔用药精选〕

一、西药

1. 碳酸氢钠溶液 Sodium Bicarbonate Solution

见第十三章“170. 小儿口疮”。

2. 制霉菌素片 Nystfungini Tablets

【适应证】①口腔念珠菌病,还可将本品涂敷于义齿黏膜面,然后再戴上义齿。②久治难愈的口腔黏膜病损如天疱疮、糜烂型口腔扁平苔藓等,配合糖皮质激素局部制剂。

【禁忌】对本品过敏者禁用。

【不良反应】口服较大剂量时可发生腹泻、恶心、呕吐和上腹部疼痛等消化道反应,减量或停药后症状迅速消失。

【用法用量】片剂,口含,一次1~2片,一日3次。

3. 伊曲康唑 Itraconazole

本品为合成的三氮唑衍生物,具有广谱抗真菌作用。

【适应证】①妇科:外阴阴道念珠菌病。②皮肤科/眼科:花斑癣、皮肤真菌病、真菌性角膜炎和口腔念珠菌病。③由皮肤癣菌和/或酵母菌引起的甲真菌病。④系统性真菌感染。

【用法用量】为达到最佳吸收效果,用餐后立即给药,加水搅拌溶解均匀后口服。

口腔念珠菌病:每次100mg,每日1次,疗程为15日。

【不良反应】在已报告的伊曲康唑的不良反应中:常见胃肠道不适,如厌食、恶心、腹痛和便秘;少见的不良反应包括头痛、可逆性肝酶升高、月经紊乱、头晕和过敏反应(如瘙痒、红斑、风团和血管性水肿)。有个例报告出现了外周神经病变和斯-约综合征(重症多形红斑),但后者的原因不明。已有重要的潜在病理改变并同时接受多种药物治疗的大多数患者,在接受伊曲康唑颗粒长疗程(一个月以上)治疗时,可见低血钾症、水肿、肝炎和脱发等症状。

【禁忌】①对本品过敏者禁用。②孕妇禁用。

【儿童用药】因伊曲康唑用于儿童的临床资料有限,因此不建议用于儿童患者,除非潜在利益优于可能出现的危害。

【老年患者用药】本品用于老年人的临床资料有限,因此只有在利大于弊时,方可用于老年患者。或遵医嘱。

【孕妇及哺乳期妇女用药】孕妇禁用。除非用于系统性真菌治疗,但仍应权衡对胎儿有无潜在性伤害作用。哺乳期妇女不宜使用。

【制剂】伊曲康唑颗粒,伊曲康唑胶囊,伊曲康唑分散片

4. 西地碘含片 Cydiodine Buccal Tablets

见第十七章“291. 咽炎”。

附:用于口腔念珠菌病的其他西药

1. 氯己定 Chlorhexidine

见第十三章“170. 小儿口疮”。

2. 甲紫溶液 Methylrosanilinium Chloride Solution

【适应证】用于皮肤和黏膜的化脓性感染、念珠菌引起的口腔炎,也用于烫伤、烧伤等。

3. 克霉唑药膜 Clotrimazole Pellicles

见本章“297. 口角炎”。

4. 西吡氯铵含漱液 Cetylpyridinium Chloride Gargle

【适应证】治疗白色念珠菌感染,对菌斑形成有一定抑制作用,可用于口腔疾病的辅助治疗,也可用于日常口腔护理及清洁口腔。

5. 氟康唑 Fluconazole

【适应证】本品属三唑类广谱抗真菌药。用于深部真菌感染、念珠菌病等。

6. 两性霉素 B Amphotericin B

【适应证】适用于患有深部真菌感染的患者。

二、中药

1. 一清颗粒(胶囊、片)

见第十七章“291. 咽炎”。

2. 牛黄上清胶囊(软胶囊、片、丸)

见第十七章“291. 咽炎”。

3. 清宁丸

见本章“296. 口炎(口腔炎)”。

4. 上清丸(片)

见本章“296. 口炎(口腔炎)”。

5. 黄连上清片(丸、胶囊、颗粒)

见本章“296. 口炎(口腔炎)”。

6. 齿痛冰硼散

见本章“296. 口炎(口腔炎)”。

7. 口腔溃疡散(含片)

见本章“296. 口炎(口腔炎)”。

8. 石膏散

见本章“296. 口炎(口腔炎)”。

9. 珍黛散

见本章“296. 口炎(口腔炎)”。

10. 复方牛黄清胃丸

见本章“296. 口炎(口腔炎)”。

11. 牛黄清胃丸

见本章“296. 口炎(口腔炎)”。

12. 栀子金花丸

见本章“296. 口炎(口腔炎)”。

13. 清胃黄连丸(片)

见本章“296. 口炎(口腔炎)”。

14. 白清胃散

见本章“296. 口炎(口腔炎)”。

15. 青黛散

见第十三章“172. 腮腺炎”。

16. 冰硼散

见第十三章“168. 小儿扁桃体炎与乳蛾”。

附:用于口腔念珠菌病的其他中药

1. 导赤丸

见第十三章“170. 小儿口疮”。

2. 锡类散

见本章“298. 口腔溃疡(口疮、口舌生疮)”。

3. 五福化毒丸(片)

见第十三章“170. 小儿口疮”。

300. 牙痛

〔基本概述〕

牙痛是指牙齿因各种原因引起的疼痛,为口腔疾患中常见的症状之一,可见于西医学的龋齿、牙髓炎、根尖周围炎、牙周炎、冠周炎、干槽症、牙损伤和牙本质过敏等。遇冷、热、酸、甜等刺激时牙痛发作或加重。

牙痛是多种牙齿疾病和牙周疾病的常见症状,其主要表现为牙龈红肿、疼痛,遇冷热刺激痛、面颊部肿胀等。其大多由牙龈炎和牙周炎、龋齿(蛀牙)或折裂牙而导致牙髓(牙神经)感染所引起。

牙痛的病因一般有以下几种。①龋齿:初龋一般无症状,如龋洞变大而深时,可出现进食时牙痛,吃甜食或过冷、过热的食物时疼痛加重。②牙髓炎:多是由于深龋未补致牙髓感染,或化学药物或温度刺激引起,其疼痛为自发性,阵发性剧痛,可有冷热刺激痛和叩痛。③牙根尖周炎:多由牙髓炎扩散到根管口,致根尖周围组织发炎。表现为持续性牙痛。患牙有伸长感,触、压痛明显,不能咬食物。④牙外伤:如意外摔倒、碰伤或吃饭时咬到砂粒等致牙折或牙裂开,引起牙痛。⑤智齿冠周炎:智齿萌出困难(阻生),加上口腔卫生不良,引起牙冠周围组织发炎、肿痛。此外,流感、三叉神经痛、颌骨囊肿或肿瘤、高血压、心脏病,有时也会引起牙痛。

牙痛大致可分为两类:原发性牙痛和并发性牙痛。

原发性牙痛是指牙齿和牙龈本身的直接原因造成的,分为两种。①蛀牙引起的牙痛,俗称是牙髓炎或根尖周炎。这种牙痛的表现:牙齿已经有蛀牙形成,特别是对糖、奶类食品及冷、热等物质的刺激特别敏感,因此发作时是一种钻骨般的痛,并且通常不会伴随有牙龈的反应。这种牙痛一般是晚上比白天痛,躺着比坐着痛。②牙周炎引起的牙痛。牙周炎的患者不一定会牙痛,而是当牙龈出现萎缩后引起的,因此患者以中老年人居多,牙齿疼痛的范围也不尽相同。有的人仅是一颗牙或相邻的两三颗牙痛。有的人则是上下牙床,大范围内的牙齿都痛。其原因是,牙周炎的疼痛不是牙齿本身的原因造成的,而是由于口腔内的一种厌氧菌引发内牙龈,即牙周组织充血发炎,刺激牙神经引起的疼痛(特别是酸痛),在咬食的过程会直接加剧疼痛。另外,这种牙痛不会出现牙龈红肿的现象。

并发性牙痛包括两种。①红肿型牙痛,主要表现发作在上下后槽牙的牙龈,发病急,也可称为急性牙龈炎,俗称"风火牙痛"。牙龈严重肿起,痛点主要是牙龈,稍加触动就非常痛,甚至张口即痛。严重者会有咽喉肿痛,淋巴腺肿大,发热,大便不畅或便秘等症状。舌苔厚,干或黄,舌质鲜红。从这些系列症状可以看出,其是身体的病变(俗称"上火")所引发的牙龈急性发炎,病变的原因不是牙龈和牙齿口腔本身引起的,所以这种牙痛也称为牙痛并发症。②神经性的牙痛,俗称"虚火牙痛"。其跟牙龈和牙齿都没有直接关系,多是身体的其他原因引发牙神经亢奋而引起牙根痛。如熬夜或其他五官的病变及头痛等原因,都有可能引起这类牙痛,故也列为并发性牙痛。这种牙痛一般多发于成年人或中老年人,是一种神经放射性的酸痛和隐痛,这时牙齿明显有松动,这种痛楚持续时间不会很久,一般2~3天之后逐渐缓解消失。

牙痛是以牙齿及牙龈红肿疼痛为主要表现的病症,属中医的"牙宣"、"骨槽风"等范畴。各种牙病引起的疼痛,虽然症状表现复杂,病名繁多,但根据其病因病机,大致可分为龋齿牙痛、风火牙痛、胃火牙痛、虚火牙痛等。中医认为牙痛是由于外感风邪、胃火炽盛、肾虚火旺、虫蚀牙齿等原因所致。多因平素口腔不洁或过食膏粱厚味,胃腑积热、胃火上冲,或风火邪毒侵犯、伤及牙齿,或肾阴亏损、虚火上炎、灼烁牙龈等引起。

〔治疗原则〕

(一)西医治疗原则

西医对牙痛的治疗要根据龋齿、牙髓炎、根尖周围炎、牙周炎、冠周炎、干槽症、牙损伤和牙本质过敏等具体的病因采取相应的措施。

1. 龋齿

有效的治疗方法应是填补龋洞。

2. 牙髓炎

多是由于深龋未补致牙髓感染,或化学药物或温度刺激引起,其疼痛为自发性、阵发性剧痛,可有冷、热刺激痛和叩痛。这种牙痛的应急处理,可用芬必得300mg口服,一日2次,止痛,或用民间验方止痛。根治的方法是在局麻下用牙砧磨开牙髓腔做牙髓治疗。

3. 牙根尖周炎

多由牙髓炎扩散到根管口,致根尖周围组织发炎。表现为持续性牙痛。患牙有伸长感,触、压痛明显,不能咬食物。这时可服消炎止痛药,如:头孢氨苄0.5g,一日3次;甲硝唑0.4g,一日3次;吲哚美辛25mg,一日3次;并吃软食。也可用民间验方应急止痛。待消炎后再做根管治疗。

4. 牙外伤

如意外摔倒、碰伤或吃饭时咬到砂粒等致牙折或牙裂开,引起牙痛,可先服消炎止痛药,也可用民间验方止痛。有条件者应到口腔科处理。

5. 智齿冠周炎

智齿萌出困难(阻生),加上口腔卫生不良,引起牙冠周围组织发炎、肿痛。可用口泰或口舒等含漱液漱口,服消炎、止痛药或用民间验方止痛。消炎后再拔除阻生牙。

此外,流感、三叉神经痛、颌骨囊肿或肿瘤、高血压、心脏病,有时也会引起牙痛。所以对主诉牙痛,但牙齿又无任何病变者,切不可盲目滥用止痛药,应及时去医院专科诊治。

(二)中医治疗原则

中医治疗牙痛的基本方法是祛风泻火、通络止痛。

1. 风火牙痛

症见牙齿痛,牙龈红肿疼痛,遇冷则痛减,遇风、热则痛甚,或有发热、恶寒、口渴、舌红、苔白干、脉浮数。治宜疏风清火,解毒消肿,方用清瘟败毒散等。

2. 胃火牙痛

症见牙齿痛甚,牙龈红肿,或出脓渗血,牵及颌面疼痛、头痛,口渴、口臭,大便秘结,舌红苔黄,脉滑数。治宜清胃泻火,方用清胃散等。

3. 虚火牙痛

症见牙齿隐隐微痛,牙龈微红、微肿,久则牙龈萎缩、牙齿松动,伴有心烦失眠、眩晕,舌红嫩,脉细数。治宜滋阴降火,方用知柏地黄丸等。

〔用药精选〕

一、西药

1. 贝诺酯胶囊 Benorilate Capsules

本品为对乙酰氨基酚与阿司匹林的酯化物,属非甾体抗炎解热镇痛药。其作用机制主要通过抑制前列腺素的合成而产生镇痛、抗炎和解热作用。对胃肠道的刺激性小于阿司匹林。疗效与阿司匹林相似,作用时间较阿司匹林及对乙酰氨基酚长。

【适应证】用于发热、头痛、神经痛、牙痛及手术后轻中度疼痛等。

【用法用量】口服。成人常用量:一次0.5~1.0g,一日3~4次,疗程不超过10天。老年人用药一日不超过2.6g,疗程不超过5天。

【不良反应】①胃肠道反应较轻,可有恶心、烧心、消化不良及便秘,也有报道引起腹泻者;②可引起皮疹;③可引起嗜睡、头晕及定向障碍等神经精神症状;④在小儿急性发热性疾病，尤其是流感及水痘患儿有引起瑞氏综合征（Reye）的危险。在中国尚不多见；⑤长期用药可影响肝功能，并有引起肝细胞坏死的报道；⑥长期应用有可能引起镇痛药性肾病。

【禁忌】肝肾功能不全，阿司匹林对乙酰氨基酚过敏者，以及其他非甾体抗炎药引起过哮喘、鼻炎及鼻息肉综合征者禁用。

2. 对乙酰氨基酚 Paracetamol

见第十三章"160. 小儿感冒"。

3. 布洛芬 Ibuprofen

见第十四章"198. 骨性关节炎"。

4. 双氯芬酸钠 Diclofenac

见第十四章"202. 腰椎间盘突出症"。

5. 双水杨酯片 Salsalate Tablets

本品属非乙酰化水杨酸。其抗炎、镇痛作用类似阿司匹林，但不具有抑制血小板聚集的作用。

【适应证】用于缓解各类疼痛，包括头痛、牙痛、神经痛、关节痛及软组织炎症等中等度疼痛。

【用法用量】口服。成人一次1～2片，一日2～3次。

【不良反应】本品对胃刺激性较阿司匹林小，与其他非甾体抗炎药发生交叉过敏反应较阿司匹林低。大剂量与口服抗凝血药合用时，有发生出血的可能性。

【禁忌】①对本品过敏、有哮喘史患者禁用；②下列患者避免使用双水杨酯：严重的肝病、出血性疾病或接受抗凝血剂治疗的人；③动脉硬化伴高血压、近期脑出血或年老体弱者禁用。

6. 非诺洛芬钙 Fenoprofen Calcium

本品属非甾体抗炎药，通过下丘脑体温调节中枢而起解热作用。

【适应证】适用于各种关节炎，包括类风湿关节炎、骨关节炎、强直性脊柱炎、痛风性关节炎及其他软组织疼痛，亦用于其他疼痛如痛经、牙痛、损伤及创伤性痛等。

【不良反应】①胃肠道症状最为常见，包括恶心、呕吐，烧心，便秘，消化不良等。严重者可有胃溃疡、出血和穿孔。②其他有头痛、头晕、困倦、下肢浮肿。偶有使白细胞、血小板减少，有时血清转氨酶可以一过性升高。③过敏性皮疹、皮肤瘙痒亦有发生。

【禁忌】对本品及阿司匹林或其他非甾体类抗炎药过敏、严重肾功能障碍、阿司匹林及其他非甾体类消炎止痛药诱发的哮喘、鼻炎、风疹等患者禁用。

【孕妇及哺乳期妇女用药】晚期妊娠妇女可使孕期延长，引起难产及产程延长。孕妇及哺乳期妇女不宜使用。本品在乳汁中仅有微量排出，孕妇及乳母用药问题尚缺乏资料。

【儿童用药】由于没有相关安全性和剂量参考研究，不建议用于儿童。

【用法用量】口服。成人常用量：①抗风湿，一次0.3～0.6g，依病情轻重一日3～4次；②镇痛（轻至中等度疼痛或痛经），一次0.15～0.3g，4～6小时1次。成人一日最大限量为3.2g。

【制剂】非诺洛芬钙片（胶囊、肠溶胶囊）

7. 芬布芬 Fenbufen

本品为长效的非甾体抗炎镇痛药。进入体内后代谢成为联苯乙酯，可抑制环氧酶的活性，使前列腺素的合成减少而产生抗炎、镇痛及解热作用。

【适应证】用于类风湿关节炎、风湿性关节炎、骨关节炎、脊柱关节病、痛风性关节炎的治疗，还可用于牙痛、手术后疼痛及外伤性疼痛。

【不良反应】本品不良反应主要为胃肠道反应，表现为胃痛、胃烧灼感、恶心，少数出现严重不良反应包括胃溃疡、出血，甚至穿孔。头晕、皮疹、白细胞数轻度下降、血清转移酶轻度升高等较少见。

【禁忌】对本品过敏、消化性溃疡、严重肝肾功能损害、阿司匹林引起哮喘者禁用。

【孕妇及哺乳期妇女用药】孕妇及哺乳期妇女禁用。

【儿童用药】儿童禁用。

【老年用药】老年患者因肝、肾功能减退，应用本品时需监测血药浓度并注意肾脏毒性。

【用法用量】口服。成人常用量：一日0.6g，分1～2次服用。成人一日总量不超过1.0g。

【制剂】①芬布芬片（胶囊）；②甲硝唑芬布芬胶囊

8. 氟比洛芬 Flurbiprofen

见第十四章"198. 骨性关节炎"。

9. 盐酸曲马多片 Tramadol Hydrochloride Tablets

本品为非吗啡类强效镇痛药，主要作用于中枢神经系统与疼痛相关的特异受体。镇痛作用可维持4～6小时。

【适应证】用于癌症疼痛，骨折或术后疼痛等各种急、慢性疼痛。

【用法用量】口服。一次1～2片，必要时可重复。日剂量不超过8片。

【不良反应】偶见出汗、恶心、呕吐、纳差、头晕、无力、思睡等。罕见皮疹、心悸、直立性低血压，在患者疲劳时更易产生。

【禁忌】酒精、安眠药、镇痛剂或其他精神药物中毒者禁用。

【孕妇及哺乳期妇女用药】孕妇、哺乳期妇女慎用。

【制剂】盐酸曲马多片（分散片）

10. 复方磷酸可待因片 Compound Codeine Phosphate Tablets

见第十四章"208. 肌肉痛"。

11. 对乙酰氨基酚维生素C泡腾片 Paracetamol and Vitamin C Effervescent Tablets

见第十三章"166. 小儿发热"。

附：用于牙痛的其他西药

1. 酮洛芬 Ketoprofen

【适应证】用于慢性类风湿、风湿性关节炎，增生性骨关节病，强直性脊椎炎，痛风，肩关节周围炎，坐骨神经痛；也用于各种疼痛（如痛经、牙痛、手术后痛、癌性疼痛等）。

2. 阿司匹林 Aspirin

【适应证】用于缓解轻度或中度的疼痛，如头痛、牙痛、神经痛、肌肉痛及月经痛，也用于感冒和流感等退热。

3. 奥沙普秦 Oxaprozin

见第十四章"198. 骨性关节炎"。

4. 舒林酸 Sulindac

【适应证】适用于类风湿关节炎、退行性关节病，也可用于各种原因引起的疼痛，如痛经、牙痛、外伤和手术后疼痛等。

5. 萘丁美酮 Nabumetone

见第十四章"200. 肩周炎（肩关节周围炎）"。

6. 塞来昔布 Celecoxib

见第十四章"198. 骨性关节炎"。

7. 甲芬那酸 Mefenamic Acid

【适应证】用于轻度及中等度疼痛，如牙科、产科或矫形科手术后的疼痛，以及软组织损伤性疼痛及骨骼、关节疼痛。此外，还用于痛经、血管性头痛及癌性疼痛等。

8. 吲哚美辛 Indometacin

见第十四章"200. 肩周炎（肩关节周围炎）"。

9. 盐酸奈福泮 Nefopam Hydrochloride

【适应证】盐酸奈福泮缓释片用于术后疼痛、牙痛、急性外伤痛和癌症疼痛。

10. 阿司匹林可待因片 Aspirin and Codeine Phosphate Tablets

【适应证】用于各种手术后疼痛、骨折、牙痛、骨关节痛、神经痛、痛经等中度及中度以下的疼痛，也可用与伴有发热的感冒及身体不适。

11. 阿司可咖胶囊 Aspirin，Codeine Phosphate and caffeine Capsules

【适应证】成分为阿司匹林、磷酸可待因、咖啡因。用于中度急、慢性疼痛，如手术后疼痛、头痛、肌肉痛、痛经、牙痛及癌症疼痛。

12. 双氯芬酸钾片 Diclofenac Potassium Tablets

【适应证】用于快速缓解轻至中度疼痛，如扭伤、牙痛、痛经、偏头痛。

13. 萘普生 Naproxen

见第十四章"198. 骨性关节炎"。

14. 乙水杨胺片 Chlormezanone Tablets

【适应证】用于缓解轻至中度疼痛，如头痛、牙痛、神经痛。

15. 精氨酸布洛芬片（颗粒、散）Ibuprofen Arginine Tablets

【适应证】牙痛、痛经、因创伤引起的疼痛（例如运动性损伤）、关节和韧带痛、背痛、头痛，以及流感引起的发热。

16. 右布洛芬 Dexibuprofen

【适应证】本品为非甾体类抗炎药，具有解热、镇痛及抗炎作用，适用于感冒等疾病引起的发热、头痛，也用于痛经、痛风、牙痛或手术后疼痛等。

17. 右旋酮洛芬（右酮洛芬）Dexketoprofen

【适应证】适用于治疗不同病因引起的轻中度疼痛，如类风湿关节炎、骨性关节炎、强直性脊柱炎、痛风性关节炎的关节痛，以及痛经，牙痛，手术后痛，癌性疼痛等。

18. 右旋酮洛芬氨丁三醇 Dexketoprofen Trometamol

【适应证】适用于治疗不同病因引起的轻中度疼痛，如类风湿关节炎、骨性关节炎、强直性脊柱炎、痛风性关节炎等的关节痛，以及痛经、牙痛、手术后痛、癌性疼痛等。

19. 氨酚双氢可待因片 Paracetamol and Dihydrocodeine Tartrate Tablets

【适应证】本品为复方制剂，其组分为对乙酰氨基酚和酒石酸双氢可待因，可广泛用于各种疼痛，包括头痛、牙痛、痛经、神经痛等。

20. 阿酚咖片 Aspirin Paracetamol and Caffeine Tablets

见第十四章"208. 肌肉痛"。

21. 尼美舒利 Nimesulide

【适应证】本品为非甾体抗炎药，具有抗炎、镇痛、解热作用，可用于慢性关节炎症，手术和急性创伤后的疼痛和炎症，耳鼻咽部炎症引起的疼痛，牙痛、痛经等。

22. 盐酸替利定口服溶液（片）Tilidine Hydrochloride Oral Solution

【适应证】适用于慢性关节痛，恶性肿瘤疼痛，消化道痉挛疼痛，尿道及胆道疼痛，术后疼痛，矫形、外伤、妇科疾病、口腔疾病引起的疼痛，神经痛，尤其用于三叉神经痛。

23. 铝镁司片 Aspirin，Heavy Magnesium Carbonate and Dihydroxyaluminium Aminoacetate Tablets

【适应证】本品为复方制剂，含阿司匹林、重质碳酸镁、甘羟铝。用于普通感冒或流行性感冒引起的发热，也用于缓解轻至中度疼痛，如头痛、关节痛、偏头痛、牙痛、肌肉痛、神经痛、痛经。

二、中药

1. 新清宁片（胶囊）

【处方组成】熟大黄

【功能主治】清热解毒，泻火通便。用于内结实热所致的喉肿，牙痛，目赤，便秘，下痢，发热；感染性炎症见上述证候者。

【用法用量】片剂，口服，一次3～5片，一日3次，必要时可适当增量；学龄前儿童酌减或遵医嘱；用于便秘，临睡前服5片。胶囊，口服，一次3～5粒，一日3次，必要时可适当增量；学龄前儿童酌减或遵医嘱；用于便秘，临睡前服5粒。

【使用注意】孕妇、哺乳期、月经期妇女禁用。

2. 金花消痤丸（胶囊、颗粒）

【处方组成】金银花、栀子（炒）、大黄（酒炙）、黄芩（炒）、黄连、黄柏、薄荷、桔梗、甘草

【功能主治】清热泻火，解毒消肿。用于肺胃热盛所致的粉刺，口舌生疮，胃火牙痛，咽喉肿痛，目赤，便秘，尿黄赤。

【用法用量】口服。一次 4g，一日 3 次。

【使用注意】孕妇禁用。

3. 冰硼散

见第十三章“168. 小儿扁桃体炎与乳蛾”。

4. 牛黄解毒片（丸、胶囊、软胶囊）

见第十三章“170. 小儿口疮”。

5. 牛黄上清胶囊（软胶囊、片、丸）

见第十七章“291. 咽炎”。

6. 复方牛黄清胃丸

见本章“296. 口炎（口腔炎）”。

7. 牛黄清胃丸

见本章“296. 口炎（口腔炎）”。

8. 清胃黄连丸（片）

见本章“296. 口炎（口腔炎）”。

9. 齿痛冰硼散

见本章“296. 口炎（口腔炎）”。

10. 白清胃散

见本章“296. 口炎（口腔炎）”。

11. 齿痛消炎灵颗粒

【处方组成】石膏、地黄、青皮、青黛、牡丹皮、细辛、白芷、防风、荆芥、甘草

【功能主治】疏风清热，凉血止痛。用于脾胃积热、风热上攻所致的头痛身热，口干口臭，便秘燥结，牙龈肿痛；急性齿根尖周炎，智齿冠周炎，急性牙龈（周）炎、急性牙髓炎见上述证候者。

【用法用量】开水冲服。一次 1 袋，一日 3 次，首次加倍。

12. 清宁丸

见本章“296. 口炎（口腔炎）”。

13. 上清丸（片）

见本章“296. 口炎（口腔炎）”。

14. 石膏散

见本章“296. 口炎（口腔炎）”。

15. 栀子金花丸

见本章“296. 口炎（口腔炎）”。

16. 京制牛黄解毒片

见第十三章“172. 腮腺炎”。

17. 新癀片

见第十七章“291. 咽炎”。

18. 三黄片（胶囊）

见第十七章“291. 咽炎”。

19. 清火片

【处方组成】大青叶、大黄、石膏、薄荷脑

【功能主治】清热泻火，通便。用于火热壅盛所致的咽喉肿痛，牙痛，头目眩晕，口鼻生疮，目赤肿痛，大便不通。

【用法用量】口服。一次 6 片，一日 2 次。

【使用注意】孕妇禁用。

20. 牙痛一粒丸

【处方组成】蟾酥、朱砂、雄黄、甘草

【功能主治】解毒消肿，杀虫止痛。用于火毒内盛所致的牙龈肿痛，龋齿疼痛。

【用法用量】每次取 1 ~ 2 丸，填入龋齿洞内或肿痛的齿缝处，外塞一块消毒棉花，防止药丸滑脱。

【使用注意】孕妇和哺乳期妇女禁用。

21. 黄连上清片（丸、胶囊、颗粒）

见本章“296. 口炎（口腔炎）”。

22. 牙痛药水

【处方组成】荜茇、细辛、高良姜、丁香、冰片

【功能主治】止痛杀菌，防蛀。用于风火牙痛，牙龈红肿，虫蛀牙痛及一切神经牙痛。

【用法用量】用药棉蘸药水涂于患处。

23. 复方牙痛酊

【处方组成】宽叶缬草、红花、凤仙花、樟木

【功能主治】活血散瘀，消肿止痛。用于龈炎、龋齿引起的牙痛或牙龈肿痛。

【用法用量】口腔用药，一日 3 次，每 5 日为一疗程。用小棉球浸湿本品适量涂擦或置于患处，适时取出。

24. 牙痛清火口服液

【处方组成】大黄、石膏、重楼、赤芍、栀子（焦）、玄参、地骨皮、白芍、乌梅、白芷、细辛

【功能主治】清热泻火，消肿止痛。适用于缓解胃火引起的牙痛，牙龈红肿等。

【用法用量】口服。一次 10ml，一日 3 次；外用，用消毒棉球浸药液 1 ~ 2ml 局部含浸，一日 4 ~ 6 次。

25. 速效牙痛宁酊

【处方组成】芫花根、地骨皮

【功能主治】活血化瘀，理血止痛。用于风虫牙痛，龋齿性急、慢性牙髓炎，牙本质过敏，楔状缺损。

【用法用量】外用适量，涂擦患牙处，或用药棉蘸取药液 1 ~ 2 滴，塞入龋齿窝内。重症可反复使用。

26. 复方牙痛宁搽剂

【处方组成】松花粉、丁香、薄荷脑、花椒、冰片、茵陈、荜茇、八角茴香、荆芥、甘草

【功能主治】消肿止痛。用于牙痛，牙周肿痛。

【用法用量】口腔用药，用小棉球蘸取 0.5ml 药液放在肿痛处，一日 2 次；或临睡前使用。

27. 翘栀牙痛颗粒

【处方组成】连翘、栀子、桂枝、升麻、麻黄、桔梗、甘草

【功能主治】清热泻火，消肿止痛。用于风火牙痛和胃火牙痛，症见牙齿疼痛，牙龈红肿，骨节酸痛。

【用法用量】开水冲服，一次 15g，一日 3 次。

28. 丁细牙痛胶囊

【处方组成】丁香叶、细辛

【功能主治】清热解毒,疏风止痛。用于风火牙痛,症见:牙痛阵作,遇风即发,受热加重,甚则齿痛连及头部面部;或伴有牙龈肿胀,患处红、肿、热、痛,得凉痛减;或伴有口渴喜凉饮,便干溲黄,舌红或舌尖红,苔薄黄或苔白少津,脉浮数或脉弦。急性牙髓炎、急性根尖周炎见上述症状者。

【用法用量】口服。一日 3 次,一次 4 粒,饭后白开水送服。

附:用于牙痛的其他中药

1. 蜂胶牙痛酊

【功能主治】止痛止血。用于牙周炎症的辅助治疗。

2. 牙痛宁滴丸

【功能主治】清热解毒,消肿止痛。用于胃炎内盛所致的牙痛、齿龈肿痛,口疮、龋齿、牙周炎、口腔溃疡见上述证候者。

3. 牙痛停滴丸

【功能主治】止痛消肿。用于风火牙痛,牙周炎及冠周炎引起的牙痛。

4. 莫家清宁丸

【功能主治】清热,泻火,通便。用于胃肠实热积滞所致的大便秘结,脘腹胀满,头昏耳鸣,口燥舌干,咽喉不利,目赤牙痛,小便赤黄。

5. 口咽清丸(阮氏上清丸)

【功能主治】清热降火,生津止渴。用于火热伤津所致的咽喉肿痛,口舌生疮,牙龈红肿,口干舌燥。

6. 清火栀麦胶囊(片、丸)

【功能主治】清热解毒,凉血消肿。用于肺胃热盛所致的咽喉肿痛,发热,牙痛,目赤。

7. 莪树油

【功能主治】祛风火。用于筋骨疼痛,风火牙痛,蚊虫咬伤,腰骨刺痛,皮肤瘙痒,舟车晕浪。

8. 清风油

【功能主治】驱风,止痛。用于伤风感冒,头晕,头痛,舟车晕浪,风湿骨痛,牙痛,蚊叮虫咬,皮肤瘙痒。

9. 丁香风油精

【功能主治】清凉散热,止痛止痒。用于蚊虫蜇咬,晕船晕车,感冒头痛,亦可用于龋齿止痛。

10. 万宝油

【功能主治】清凉,镇痛,驱风,消炎,抗菌。用于伤风感冒,中暑目眩,头痛牙痛,筋骨疼痛,舟车晕浪,轻度水火烫伤,蚊虫叮咬。

11. 芎菊上清丸(片、颗粒)

【功能主治】清热解表,散风止痛。用于外感风邪引起的恶风身热,偏正头痛,鼻流清涕,牙疼喉痛。

12. 四季平安油

【功能主治】驱风,止痛。用于头晕头痛,腰酸背痛,风火牙痛,风湿骨痛,蚊虫叮咬。

13. 那如三味片(丸)

见第十三章“169. 白喉”。

14. 石辛含片

【功能主治】清胃泻火,消肿止痛。用于急性智齿冠周炎胃火上炎证出现的牙痛、牙龈红肿、疼痛等症状。

15. 抗菌消炎片(胶囊)

【功能主治】清热,泻火,解毒。用于风热感冒,咽喉肿痛,实火牙痛。

16. 四黄泻火片

【功能主治】清热燥湿,泻火解毒。用于火毒内盛所致的目赤肿痛,风火牙痛,口舌生疮,小便短赤,大便干结及外科疮疡。

17. 四季三黄丸(片、软胶囊)

【功能主治】消炎退热,通便利水。用于口鼻生疮,咽疼齿痛,口干舌燥,目眩头晕,大便秘结,小便赤黄。

18. 凉膈丸

【功能主治】消炎解热,消火凉膈。用于上焦热盛,咽喉不利,牙齿疼痛,大便秘结,小便赤黄。

19. 金衣万应丸

【功能主治】清热祛暑,解毒止血。用于内热引起的中暑头晕,上吐下泻,咽喉肿痛,口舌生疮,牙齿疼痛。

20. 香荷止痒软膏

【功能主治】驱风止痛,止痒。用于风火牙痛,蚊虫叮咬,头痛腹痛,晕车晕船,伤风感冒,风湿骨痛。

21. 复方草玉梅含片

【功能主治】清热解毒,消肿止痛,生津止渴,化痰利咽。用于急喉痹、急乳蛾、牙痛(急性咽炎,急性扁桃体炎,龈炎)等所致的咽痛,口干,牙龈肿痛。

22. 龋齿宁含片

【功能主治】清热解毒,消肿止痛。用于龋齿痛及牙周炎,龈炎。

23. 复方金银花颗粒

【功能主治】清热解毒,凉血消肿。用于风热感冒,咽炎,扁桃体炎,目痛,牙痛及痈肿疮疖。

24. 清肺抑火片

【功能主治】清肺止嗽,降火生津。用于肺热咳嗽,痰涎壅盛,咽喉肿痛,口鼻生疮,牙齿疼痛,牙根出血,大便干燥,小便赤黄。

25. 外用万应膏

【功能主治】活血镇痛。用于跌打损伤,负重闪腰,筋骨疼痛,足膝拘挛。颈、肩、腰、腿及全身各关节部位的疼痛、麻木、肿胀。

26. 还少胶囊

【功能主治】温肾补脾,养血益精。用于脾肾两虚、精血亏耗所致的腰膝酸痛,阳痿、遗精,耳鸣,目眩,肌体瘦弱,食欲减退,牙根酸痛。

27. 清便丸

【功能主治】清热利湿，通利二便。用于湿热蕴结，小便赤热，腑热便秘，目赤牙痛。

301. 牙本质过敏

〔基本概述〕

牙本质过敏又称牙本质过敏症、过敏性牙本质，是牙齿受到外界刺激，如温度（冷、热）、化学物质（酸、甜）及机械作用（摩擦、咬硬物）等引起的酸痛症状。

牙本质过敏是一种常见、多发病，多见于中年以上男女患者，发病的高峰年龄在40岁左右，男性多于女性。它是指暴露的牙本质对温度、化学性、机械性刺激产生敏感，表现牙酸痛为主的感觉，与龋齿发展到牙本质时所造成的酸痛不相同。

当用尖锐的探针在牙面上滑动时，可找到一个或数个过敏区，它发作迅速、疼痛尖锐、时间短暂，是各种牙体疾病的共有症状，是由于釉质的完整性受到破坏牙本质暴露所致，磨耗、楔状缺损、牙折、龋病、牙周萎缩均可发生牙本质过敏。

牙本质过敏的原因可能是牙釉质缺乏致使牙本质暴露，或者是釉质发育钙化不良，也有可能是由于长期用一侧咀嚼食物，导致一侧牙齿磨耗严重。

牙本质过敏症的主要表现为刺激痛，当刷牙，吃硬物，遇酸、甜、冷、热等刺激时均引起酸痛，尤其对机械刺激最敏感。发作迅速，疼痛尖锐，时间短暂，患者多能指出患牙。

〔治疗原则〕

1. 脱敏治疗

多种氟化物制剂可用于治疗牙本质过敏症。方法多为局部涂擦，疗效常因人而异。脱敏的具体治疗方法如下。

（1）氟化物：0.76%单氟磷酸钠凝胶或75%氟化钠甘油局部涂擦1～2分钟，2%氟化钠电离子导入（可用直流电疗器，也可用电解牙刷导入药物离子）。

（2）牙齿黄金：由天然植物精华提炼而成的生物科技产品，无化学剂，无色无异味，口含20分钟左右，刷牙漱口，有效改善牙齿矿化情况，纯自然方式，1～2周可有效消除牙体过敏现象。

（3）氯化锶：10%氯化锶放入牙膏中或75%氯化锶甘油和25%氯化锶液局部涂擦。

（4）氨硝酸银：隔湿，吹干，涂擦，丁香油还原至黑色（注意勿灼伤口腔软组织）。

（5）碘化银：3%碘酊涂半分钟，10%～30%硝酸银涂半分钟，产生灰白色碘化银。

（6）激光：YAG激光，功率15W照射敏感区每次0.5秒，10～20次为一个疗程。

（7）其他药物：4%硫酸镁液、5%硝酸钾液、30%草酸钾液。

2. 修复治疗

对小而深的敏感点，可做充填或调牙合；对敏感部位行脱敏治疗并注意检查和调磨对牙合过高的牙尖；牙颈部敏感区的脱敏应注意避免脱敏剂烧伤牙龈，应选用无腐蚀的脱敏剂（如75%的氟化钠甘油糊剂）；对多个牙敏感，尤其位于牙颈部，可考虑用激光或直流电离子导入法脱敏。

3. 髓治疗

对药物脱敏无效者，以及磨损接近牙髓者，可考虑牙髓失活治疗，并做全冠修复。

〔用药精选〕

一、西药

1. 氟化钠甘油糊剂 Sodium Fluoride and Glycerol Paste

本品主要成分为氟化钠和甘油。

【适应证】用于预防龋齿，也用于治疗牙本质过敏症。

【用法用量】用小棉球或适当器械蘸取本品75%糊剂反复摩擦涂布患部1～2分钟，每周1次，每4次为一个疗程。

2. 氨制硝酸银溶液 Ammoniacal Silver Nitrate Solution

【适应证】用于治疗龋齿，利用还原出来的银粒子堵塞小管和裂沟，并可持久抑菌，窝洞消毒，根管消毒。适用于后牙细而弯曲的感染根管，除消毒作用外，亦可堵塞牙本质小管的开口。并可用于牙本质脱敏。

【用法用量】使用氨制硝酸银处理牙齿后，以丁香油酚（或丁香油）或10%甲醛液等还原，得到金属银粒子，沉淀于患处。

附：用于牙本质过敏的其他西药

麝香草酚 Thymol

【适应证】用于窝洞或根管消毒。也用于牙本质过敏症时脱敏。

二、中药

脱牙敏糊剂

【成分】高良姜片、花椒、四季叶青

【功能主治】辛香辟秽，清热解毒，止痛，消肿。用于患牙对冷、热、酸、甜等刺激不能耐受的敏感症。

【用法用量】将本品涂于患处，保持5～10分钟，每日3～4次；每日早晚使用本品刷牙，可预防牙本质过敏。

302. 龋齿

〔基本概述〕

龋齿也称蛀齿，是由口腔中多种因素复合作用所导致的牙齿硬组织进行性病损，表现为无机质脱矿和有机质分解，随病程发展从色泽改变到形成实质性病损的演变过程。

龋齿是小儿常见的多发病，乳牙患龋率高峰在5岁左右，恒牙患龋率高峰在15岁左右。据调查材料，在幼儿园儿童和中小学学生中乳牙患龋率为56.62%。4岁时患龋率达65.92%，9岁为83.57%。一般农村较城市人口恒牙患龋为低。资料表明：城市人口恒牙患龋率平均为63.65%，平均龋牙数为1.67颗；农业人口患龋率为55.67%，平均龋牙数1.27颗。

龋齿是多因素疾病，主要包括四个方面：细菌、饮食、牙和唾液。四者相互关联，缺少一个方面都不能发生龋齿。①细菌：龋齿发生和发展过程中，由于细菌在龋病发病中起着主导作用，因此，近年来国际上公认龋病是细菌病。致龋的细菌种类很多，最主要的是某些变形链球菌和乳酸杆菌。这些细菌与唾液中的黏蛋白和食物残屑混合在一起，牢固地黏附在牙齿表面和窝沟中。这种黏合物叫作牙菌斑或菌斑。菌斑中的大量细菌产酸，造成菌斑下面的釉质表面脱钙、溶解。临床调查证明，口腔中菌斑多的儿童龋齿也多。②饮食：在龋齿形成过程中，饮食是细菌的重要作用物。食物中含有大量的碳水化合物和糖，这些物质既供给菌斑中细菌生活和活动能量，又通过细菌代谢作用使糖酵解产生有机酸，酸长期滞留在牙齿表面和窝沟中，使釉质脱矿破坏，继之某些细菌又使蛋白质溶解形成龋洞。致龋的糖类很多，最主要的是蔗糖。牙齿发育时期，营养决定牙齿组织的生化结构，钙化良好的牙齿抗龋性高。如果食物中含有的矿物盐类、主要维生素和微量元素，如钙、磷、维生素B_1、维生素D和氟等不足，牙齿的抗龋性就低，造成龋齿发病的条件。乳牙在胎儿期即已发生、发育和钙化，母乳期的营养，对胎儿乳牙的发育虽然没有决定性影响，但加强母体营养仍对乳牙钙化有利。除非母体患严重代谢障碍病或遗传病，一般乳牙不易受到严重影响。③牙齿：牙齿的形态、结构和位置与龋齿发病有明显的关系。牙齿咬面的窝沟是发育过程中留下的缺陷，深窝沟内容易滞留细胞和食物残屑，而且不易清除掉，容易诱发龋齿。矿化不足，特别是钙化不足的牙齿，釉质和牙本质的致密度不高，抗龋性低，容易患龋齿。氟在牙齿矿化结构中的含量虽然很微少，但对增强牙齿的抗龋性很重要。牙齿中含适量氟就不易发生龋齿。乳牙和年轻恒牙的结构和钙化程度都还不够成熟，因此容易受致龋因素的影响，患龋率高。④唾液：唾液是牙齿的外环境，起着缓冲、洗涤、抗菌或抑菌等作用。当前学者们认为唾液作为牙齿的外环境，是重要影响龋病的因素。量多而稀的唾液可以洗涤牙齿表面，减少细菌和食物残屑堆积。量少而稠的唾液易于滞留，助长菌斑形成和黏附在牙齿表面上。唾液的性质和成分影响其缓冲能力，也影响细菌的生活条件。

龋齿是一种细菌性疾病，可以继发牙髓炎和根尖周炎，甚至可引起牙槽骨和颌骨炎症。此外，龋齿的继发感染还可以导致关节炎、肾炎和多种眼病等。龋齿最容易发生在磨牙和双尖牙的咬面小窝、裂沟中，以及相邻牙齿的接触面。前者称为窝沟龋，后者称为邻面龋。在临床上，根据牙齿被破坏的程度，可将龋齿分为浅龋、中龋和深龋。①浅龋：龋蚀破坏只局限在釉质，初期表现为釉质上有褐色或黑褐色斑点或斑块，继而牙齿表面遭到破坏，一般没有自觉症状；②中龋：龋蚀破坏已达到牙本质，形成牙本质浅层龋洞，龋齿遇冷水、冷气或甜、酸食物会感到酸痛；③深龋：龋蚀破坏已达到牙本质深层，接近牙髓或已影响牙髓，龋齿遇冷、热、酸、甜都有痛感，尤其对热更敏感。

〔治疗原则〕

龋齿的发生与口腔不洁有关，但牙齿的位置不好，发育不良，牙面的沟裂等，都是食物残渣易于积存之处，是龋的好发部位，须早防，早治。龋深则引发牙髓炎，根尖脓肿，进而侵犯牙槽骨等。

龋齿发病开始在牙冠，如未能及时治疗，病变继续发展，形成龋洞，终至牙冠完全破坏消失。未经治疗的龋洞是不会自行愈合的，其发展的最终结果是牙齿丧失。

治疗龋齿的主要方法是充填，即将龋坏组织去除净，做成一定的洞形，清洗、消毒以后，用充填材料填充，并恢复牙齿缺损的外形，龋坏即可不继续发展。

浅龋充填效果最好。中龋和深龋的治疗，在去净龋坏组织以后，有时洞底已接近牙髓，就需要在洞底加一层护髓剂再填充。有时深龋在去净龋坏组织以后牙髓就暴露了，就需要先采取牙髓治疗，然后才能填充。充填材料主要用银汞合金或复合充填树脂。

乳牙因要换牙，可以用玻璃离子水门汀填补（暂时性充填材料）。

没有形成龋洞的初期龋，可以用药物治疗的方法，能达到一定的疗效。恒牙常用氟化钠糊剂涂擦龋损，乳牙可用氟化双胺银（涂擦后有变色，故不用于恒牙）。涂药治疗后，仍可能复发，需要每半年复查一次。因此，治疗龋齿愈早愈好。

牙齿的咬合面有许多窝沟、点隙，此处是牙齿发育过程中钙化的薄弱环节，故该部位是龋齿的易发部位。解决的方法是采用窝沟封闭剂把盲沟封闭起来。窝沟封闭剂的成分以高分子合成材料为主，将其涂盖在经酸蚀处理过的窝沟上，利用它的黏稠度高、渗透性好、快速固化成膜等特点，将易发龋齿的窝沟封闭，如不脱落，其防龋效果达90%以上。近几年，又有应用光固材料与氟化物结合的方法来增强防龋的效果。

中医对龋齿的治疗主要采用清胃泻火，祛湿止痛，滋阴益肾，降火止痛等方法。

〔用药精选〕

一、西药

1. 氟化钠甘油糊剂 Sodium Fluoride and Glycerol Paste

见本章“301. 牙本质过敏”。

2. 磷酸氢钙 Calcium Hydrogen Phosphate

本品参与骨骼的形成与骨折后骨组织的再建，以及肌肉收缩、神经传递、凝血机制并降低毛细血管的渗透性等。

【适应证】本品为补钙药，用于钙缺乏症。本品加于糖果内可预防龋齿。

【用法用量】口服。成人一次 0.6～2g（含钙量 140～466mg），每日 3 次。

【不良反应】引起便秘。因不溶于水，吸收少，全身反应少。

【禁忌】①高钙血症；②高钙尿症；③含钙肾结石或有肾结石病史；④类肉瘤病（可加重高钙血症）。

3. 氨制硝酸银溶液 Ammoniacal Silver Nitrate Solution

见本章“301. 牙本质过敏”。

4. 西吡氯铵 Cetylpyridinium Chloride

【适应证】本品对牙菌斑的形成有一定抑制作用，用于口腔疾病的辅助治疗，也可用作日常口腔护理及清洁口腔，用于口腔炎，龋齿。

【用法用量】本品为漱口剂，刷牙前后或需要使用时，每次 15ml，强力漱口 1 分钟，每天至少使用 2 次。

【禁忌】本品仅供含漱用，含漱后吐出，不得咽下。②对本品过敏者禁用，过敏体质者慎用。

【制剂】西吡氯铵含漱液（含片），复方西吡氯铵含片

附：用于龋齿的其他西药

1. 丁香酚 Eugenol

【适应证】本品具有抗菌、健胃、降低血压等作用。丁香酚具有很强的杀菌力，作为局部镇痛药可用于龋齿，且兼有局部防腐作用。

2. 樟脑苯酚溶液 Camphor and Phenol Solution

【适应证】本品为复方制剂。其组分为樟脑、苯酚。本品中苯酚是原浆毒，使细菌蛋白变性起杀菌作用，对革兰阳性和革兰阴性菌有效，对真菌亦有杀灭作用。本品也有止痛作用。用于牙髓炎、龋齿窝及牙根管消毒。

3. 甲醛溶液 Formaldehyde Solution

【适应证】本品是一种强还原剂，杀菌杀虫力强，对寄生虫、藻类、真菌、细菌、芽孢和病毒均有杀灭效果。适用于跖疣、多汗症、包虫病、龋齿，也用于器械、房屋等消毒、病理标本防腐保存等。

二、中药

1. 复方牙痛酊

见本章“300. 牙痛”。

2. 丁香风油精

【处方组成】薄荷脑、樟脑、桉油、丁香酚、水杨酸甲酯

【功能主治】清凉散热，止痛止痒。用于蚊虫蜇咬，晕船晕车，感冒头痛，亦可用于龋齿止痛。

【用法用量】外用，涂擦于太阳穴或患处，每日 2～3 次，治疗龋齿痛时，可蘸以小棉球，嵌入蛀孔内。

3. 牙痛宁滴丸

【处方组成】山豆根、黄柏、天花粉、青木香、天然冰片、白芷、细辛、樟脑

【功能主治】清热解毒，消肿止痛。用于胃火内盛所致的牙痛、齿龈肿痛，口疮、龋齿、牙周炎、口腔溃疡见上述证候者。

【用法用量】口服或舌下含服，一次 10 粒，一日 3 次；或遵医嘱。

【使用注意】肾脏病患者、孕妇、新生儿禁用。

附：用于龋齿的其他中药

1. 龋齿宁含片

【功能主治】清热解毒，消肿止痛。用于龋齿痛及牙周炎，龈炎。

2. 清火口胶

【功能主治】清热泻火，解毒消肿。可抑制青少年牙菌斑形成，有利于健齿、护齿。

3. 养阴护齿含片

【功能主治】养阴清热，解毒杀虫。可用于龋齿的预防。

303. 牙髓炎

〔基本概述〕

牙髓炎是指细菌或毒素侵入位于牙齿中心的牙髓引起的炎症。其以自发性、阵发性疼痛为主症。

牙髓炎俗称牙神经痛，表现为剧烈难以忍受的疼痛，疼痛的性质有以下特点。自发性疼痛，阵发性加剧，呈间歇性发作，在无外界任何刺激的情况下，患牙发生剧烈疼痛，早期疼痛发作时间短，缓解时间较长，随着病情发展，晚期则疼痛发作时间长，缓解时间较短，乃至最后无缓解期；夜间疼痛比白天重，特别是平卧时更显著；早期冷、热刺激均可引起疼痛加重，晚期冷刺激不但不激发疼痛，反而使疼痛暂时缓解，故临床常见患者口含冷水或吸冷气以减轻疼痛。民间常说“牙痛不是病，痛起来要人命”，就是指急性牙髓炎晚期（化脓期）的症状；再者，疼痛不能定位，常沿三叉神经分布区向同侧上、下颌牙齿及临近部位放射，患者常不能指出病牙的准确位置。

急性牙髓炎是指急性牙髓组织的炎症，感染源主要来自深髓，牙髓的感染可通过根尖孔引起根尖感染。临床主要特征是剧烈疼痛，一般止痛药物效果不明显，后期可发展为牙髓坏疽，治疗主要有开髓及药物止痛。

引起牙髓炎的原因有细菌因素、物理因素、化学因素及特发性因素。①细菌因素：牙髓炎可以说是一种感染性疾

病，细菌是牙髓病的重要致病因素。引起牙髓感染的途径有经牙体感染、牙周感染和血源感染三个方面。龋病、外伤性牙折及钻磨牙体时意外露髓、楔状缺损露髓、老年人严重磨耗露髓、畸形中央尖折断或磨损露髓、畸形舌侧窝或畸形舌侧沟的底部无牙釉质覆盖时、牙隐裂深达髓腔时细菌均可直接感染暴露的牙髓，如覆盖于牙髓组织上的牙本质很薄，细菌及其毒性产物可穿过牙本质小管到达髓腔而引起牙髓感染；细菌通过牙周组织也可由牙周袋到根尖，通过根尖孔进入牙髓腔引起逆行性感染，这种经由牙周感染牙髓所引起的牙髓炎称为逆行性牙髓炎；通过血源感染引起牙髓炎十分少见。②物理因素：急性牙齿外伤，如交通事故、运动竞技、暴力斗殴使牙齿受到猛烈撞击或进食中突然咀嚼到硬物，以及医疗工作中的意外，如进行牙列矫治时用力过猛、移动牙齿过快、拔牙时误伤邻牙根周、刮治深的牙周袋时损伤根尖血管等引起的机械性创伤，创伤性咬合、充填物或其他修复体过高引起的慢性咬创伤牙合等机械性创伤。③化学因素：牙内吸收、牙外吸收可以引起一些原因不明的牙髓病变。

感染是牙髓炎的主要病因，感染可继发于深龋和其他严重的牙体缺损，也可因牙周组织发生疾病，感染通过根尖或副根管口逆行进入牙髓，使牙髓发生炎症，同时，血源性感染也可引起，治疗深龋时消毒窝洞所用药物，都会刺激牙髓，引起急性牙髓炎，钻磨牙齿时用高速风动电转时，当局部温度超过牙髓组织所能耐受的限度（20～50℃），可使牙髓组织充血发炎。所以，用牙钻时一定要使用降温措施，当牙齿受到外伤时，可引起急性牙髓炎。

牙髓炎不及时治疗的后果很严重，渐渐地会产生毒素导致牙髓坏死，进而造成如牙根尖周膜炎、根尖周脓肿，或甚至造成脸部蜂窝织炎及牙根尖的囊肿。绝大多数根尖周的病变，特别是炎症，都是继发于牙髓病的。根尖周病变时，也可影响牙髓。

牙髓炎临床上常分为可复性牙髓炎、不可复性牙髓炎、牙髓变性和牙髓坏死几类。主要分为可复性牙髓炎和不可复性牙髓炎两大类。

（一）可复性牙髓炎

一种病变较轻的牙髓炎，相当于“牙髓充血”。当牙髓受到温度刺激时，产生短暂、尖锐的疼痛，当刺激去除后，疼痛立即消失。临床检查时，去尽龋坏组织，无穿髓孔；牙髓电测器检查，反应与正常牙相同或稍高，冷刺激试验产生疼痛，刺激一去除疼痛立即消失。其主要特点是：无自发痛史，刺激去除后，疼痛立即消失。治疗可复性牙髓炎的原则：去除刺激，消除炎症。在去除龋坏组织后，用氧化锌丁香油黏固粉暂时封闭窝洞，待无症状后按深龋处理。

（二）不可复性牙髓炎

包括急性、慢性、逆行性牙髓炎，临床上很难从炎症病变的范围和性质加以区分，而治疗上都需去除牙髓来消除病变，但其临床特点有所不同。①急性牙髓炎：可由可复性牙髓炎发展而来，可为慢性牙髓炎急性发作。其临床特点为发病急，疼痛剧烈，表现为自发性疼痛，阵发性发作或剧痛，有放散性，多不能自己确定牙位，夜间疼痛较白天剧烈，温度刺激可引起或加剧疼痛，刺激去除后疼痛持续一段时间，也可能患牙疼痛剧烈，不能忍受高温而遇冷水疼痛缓解（化脓性牙髓炎），可查到深的龋洞或其他牙体硬组织疾患，患牙可有轻叩痛。治疗首先要开放髓腔、止痛，再选用盖髓术、活髓切断术、根管治疗术、干髓术等。②慢性牙髓炎：多为龋病所致，没有剧烈的自发性痛，有时有轻微的钝痛，有较长时间的冷热刺激痛史，去除刺激后要较长时间疼痛才能逐渐消失，多可以自行定位，患牙可有轻微咬合痛或叩痛；可查到深的龋洞或其他牙体硬组织疾患，可有敏感的露髓孔（溃疡性牙髓炎），或无露髓孔（闭锁性牙髓炎），或在露髓孔处有突出的牙髓息肉（增生性牙髓炎）；温度测试反应不一，多对热敏感或有迟缓性反应痛。治疗可选用开髓术、根管治疗术、塑化术、干髓术。③逆行性牙髓炎：是牙周病患牙的牙周组织破坏后，感染通过侧、副根管或根尖孔进入牙髓引起的牙髓炎症。患牙伴有严重的牙周病，同时表现出牙周炎、根尖周炎和牙髓炎的多种特性，有自发性和阵发性疼痛，对冷、热刺激敏感或有放散痛等急性牙髓炎的表现；也可表现为牙齿钝痛、胀痛，无明显自发痛，对冷、热刺激敏感等慢性牙髓炎的症状；检查可见深的牙周袋，或创伤性咬合，牙齿松动、叩痛；X线片示根尖周牙槽骨吸收。治疗可选用开髓术、根管治疗术。

〔治疗原则〕

牙髓炎的治疗原则是保存活髓或保存患牙。应急处理可以开髓减压，温盐水冲洗后，放置止痛药物（如樟脑酚、丁香油酚或牙痛水等小棉球）于龋洞内，可以暂时止痛，同时服用消炎、镇痛药，疼痛缓解后1～2天，视患牙具体情况选用：①活髓切断术；②平髓术；③牙髓塑化或根管治疗。无保留价值患牙，可拔除患牙，以解除患者痛苦和阻止病变继续扩散。

（1）可逆性牙髓炎：治疗方法以保留活髓为目的，有直接盖髓术、间接盖髓术和牙髓切断术。

（2）不可逆性牙髓炎：治疗方法以去除牙髓，保存患牙为目的，如根管治疗术。

（3）牙髓病的主要症状是疼痛，尤其是急性牙髓炎，在牙髓病治疗过程中，解决疼痛问题是首要的，其应急处理为开髓引流，即在局麻下用锐利的钻针迅速穿通髓腔使炎症渗出物从髓腔溢出，再置丁香油棉球于穿髓孔处以安抚止痛，也可同时口服镇痛剂止痛，针刺止痛也能取得良好的效果。

（4）同时，要在治疗牙髓病时，采用无痛的操作方法，即麻醉法或失活法，才能最大可能地减轻牙髓疾病治疗中的疼痛，减轻患者的思想负担，使其配合治疗操作，从而取得良好的效果。

①麻醉法：一般采用药物麻醉，最常用的是注射麻醉剂的方法。常用的麻醉剂为：2%普鲁卡因，一次注射量为2～

4ml(不能超过 50ml);2% 利多卡因,一次注射量为2~4ml(不能超过 20ml)。麻醉注射的方法与拔牙术基本相同,但不必麻醉牙周组织。上颌前牙、前磨牙只需在患牙唇(颊)侧根尖部位行黏膜下浸润麻醉;上前磨牙也可行眶下孔麻醉;上颌磨牙只需行上颌结节传导麻醉;但上颌第一磨牙还应加近中颊根尖部位黏膜下浸润麻醉;下颌均采用下颌传导麻醉。除此之外,有时也可采用髓腔内注射麻醉剂的方法,但因进针时较痛而很少使用。除干髓术外,其他牙髓治疗都选用麻醉法,当麻醉法效果不佳,或对麻醉剂过敏,或不需保存活髓时,才选用失活法。

②失活法:即用化学药物封在牙髓创面上,使牙髓组织失去活力,发生化学性坏死的方法。失活法常规用作干髓术的第一步骤,也为其他不保留活髓的牙髓治疗的无痛法。使牙髓失活的药物称作失活剂,常采用砷剂,有亚砷酸(三氧化二砷 As_2O_3)、金属砷、多聚甲醛、蟾酥制剂。操作时,先稍清除龋洞内的食物残渣及腐质,用挖匙或锐利的球钻暴露牙髓(可在麻醉下进行),隔离唾液,擦干窝洞,置失活剂(约小米粒大小)于穿髓孔处,使其紧贴于牙髓组织上,不可加压使失活剂压进髓腔内,以免失活中发生剧烈疼痛,如出血过多,用浸有酚或肾上腺素的小棉球压入窝洞内片刻,止血后再放失活剂;最后用氧化锌丁香油黏固粉暂封窝洞,注意不可将失活剂推动移位,不接触穿髓孔则达不到失活效果;邻面窝洞,若失活剂接触牙龈可造成牙龈灼伤,甚至牙槽骨烧伤的不良后果。用亚坤酸失活一般封药需要 24~48 小时,用金属砷失活,一般封药需要 5~7 天,多聚甲醛失活多用于乳牙,一般封药需要 2 周左右,用蟾酥制剂失活,一般封药需要 2~4 天。

(5)中医中药治疗。

〔用药精选〕

一、西药

1. 樟脑苯酚溶液 Camphor and Phenol Solution

本品为复方制剂,其组分为樟脑、苯酚。本品中苯酚对革兰阳性和革兰阴性菌有效,对真菌亦有杀灭作用。但对芽孢、病毒无效。本品也有止痛作用。

【适应证】用于牙髓炎、龋齿窝及牙根管消毒。

【用法用量】外用。用棉球蘸药置于龋洞或根管中。

【禁忌】对本品过敏者禁用。

2. 甲酚皂溶液 Saponated Cresol Solution

本品的杀菌能力与苯酚相似。含 0.6% ~1% 本品溶液 10 分钟能使大部分致病菌死亡,杀灭芽孢需要较高浓度和较长时间。

【适应证】用于器械、环境消毒及处理排泄物,也用于牙髓切断术和根管治疗。

【用法用量】一般消毒手时用 1% ~2% 的溶液。器械、环境消毒及处理排泄物时用 5% ~10% 的溶液。

【不良反应】①有引起新生儿高胆红素血症的报道,目前已证实本药对婴儿有致死性。②误服本药可引起广泛的局部组织腐蚀,引起疼痛、出汗、恶心、呕吐和腹泻,可出现短暂的兴奋,随之出现知觉丧失、中枢神经系统抑制、循环和呼吸衰竭、肺水肿、肝肾坏死和功能衰竭。尚有引起死亡的报道。

【禁忌】①尿布皮炎患儿及 6 个月以下婴儿禁用。②皮肤有伤口时禁用。

3. 盐酸普鲁卡因 Procaine Hydrochloride

【适应证】用于表面麻醉、浸润麻醉、阻滞麻醉及封闭疗法等。可用于牙髓治疗时的阻滞麻醉、镇痛。

【用法用量】口服。一日 2 片(一次服用或分 2 次服用),连续服用 12 天为一个疗程,停药 18 天继续服用下一个疗程。

【不良反应】个别患者可发生头晕、恶心、嗜睡或兴奋。

【禁忌】①肾功能不全患者禁用。②重症肌无力患者禁用。

【制剂】盐酸普鲁卡因注射液

4. 复方三氧化二砷糊剂 Compound Arsenic Trioxide Paste

【适应证】用于牙髓失活。

【用法用量】外用。由牙科医师掌握使用。取约粟米大小一点,置于露髓处,严密封闭,封药时间 24~48 小时内,必须及时取出。

【不良反应】封药后可能出现疼痛症状。

【禁忌】请遵医嘱。

附:用于牙髓炎的其他西药

1. 丁香酚 Eugenol

【适应证】主要用于盖髓、牙髓深洞基底料、暂封材料、根管充填材料等。与氧化锌调合成硬糊剂,用于牙髓充血时的安抚治疗。急性牙髓炎开髓后,于穿髓孔处放丁香油棉球,可迅速止痛。

2. 盐酸利多卡因 Lidocaine Hydrochloride

【适应证】本品为局部麻醉药及抗心律失常药。主要用于浸润麻醉、硬膜外麻醉、表面麻醉(包括在胸腔镜检查或腹腔手术时作黏膜麻醉用)及神经传导阻滞。本品也可用于牙髓治疗时的阻滞麻醉、镇痛。

3. 复方盐酸阿替卡因注射液 Compound Articaine Hydrochloride Injection

【适应证】主要用于拔牙、牙髓治疗及牙周治疗时的浸润麻醉或阻滞麻醉。

二、中药

1. 牛黄上清胶囊(软胶囊、片、丸)

见第十七章“291. 咽炎”。

2. 清宁丸

见本章“296. 口炎(口腔炎)”。

3. 上清丸(片)

见本章“296. 口炎(口腔炎)”。

4. 齿痛消炎灵颗粒

见本章“300. 牙痛”。

5. 齿痛冰硼散

见本章“296. 口炎(口腔炎)”。

6. 石膏散

见本章“296. 口炎(口腔炎)”。

7. 栀子金花丸

见本章“296. 口炎(口腔炎)”。

8. 白清胃散

见本章“296. 口炎(口腔炎)”。

9. 复方牛黄清胃丸

见本章“296. 口炎”。

附:用于牙髓炎的其他中药

1. 清胃黄连丸(片)

见本章“296. 口炎(口腔炎)”。

2. 牛黄清胃丸

见本章“296. 口炎(口腔炎)”。

304. 牙龈出血与龈炎

〔基本概述〕

牙龈出血是口腔科常见的症状之一。一般情况下,牙龈出血常见于牙周炎的早期——龈炎。

口腔中的牙菌斑在牙体表面形成后,如不及时清除,可逐渐硬化,形成牙石。牙石多位于牙体与牙龈的结合部位,这种较硬的牙石对于牙龈产生持续的刺激作用,当正常的牙龈受到炎症的刺激,牙龈的毛细血管增多,变得充血,牙龈颜色变暗,一旦受到刺激,牙龈就容易出血。这就是牙龈出血的主要原因。

牙龈出血不仅仅出现于口腔科的疾病,它还会出现于全身的其他疾病,可能预示着其他系统的疾病,如白血病、遭遇放射性辐射后、自身免疫性疾病等。

牙龈出血有两种情况。一种情况是受到轻微刺激如刷牙,进食,吮吸等时即出血,这种出血多能自行停止,出血量较少。另一种情况是在无任何刺激时自动流血,出血量较多,无自限性。前者与局部因素有关,后者常系全身因素引起。综合牙龈出血的原因如下。

(1)龈炎和炎症增生:不洁性龈炎,牙间乳头炎和牙龈炎症性增生等,是牙龈出血的常见原因。常在刷牙,咬硬食物,剔牙或其他刺激时发生出血,一般均能自行停止。

(2)牙周病:炎症型牙周病患者的牙龈易出血,此外,尚有牙周袋形成并溢脓,牙槽骨吸收,牙齿松动等症状,变性型牙周病虽然一般炎症不明显,但有些病例在早期尚未出现明显的牙周袋和牙槽骨吸引以前,即有出血的主诉,这些患者常找不到明显的局部刺激因素,唯有牙龈水肿,易出血。

(3)坏死性龈炎:为梭形杆菌和口腔螺旋体的混合感染。主要表现为牙间乳头的溃疡,坏死,腐臭,疼痛和牙龈出血。

(4)妊娠期龈炎和妊娠瘤:妊娠期间,牙龈充血,水肿,触之易出血。妊娠3~4个月后,妊娠瘤易发生在牙龈乳头上,呈肿瘤样增生,触之易出血。

(5)肝脏疾病:可使凝血酶原或纤维蛋白原减少,以致血液凝固不佳,当口腔受到损害时,可发生持续性出血。检查时可见肝肿大,肝功能异常,凝血时间和凝血酶原时间过长。

(6)血小板减少性紫癜病:在口腔黏膜或牙龈受到损害后,可出血不止;也可发生牙龈广泛的自动流血,除口腔外,皮肤和内脏也可出现瘀斑,化验时血小板计数减少,出血时间明显延长。

(7)白血病:口腔牙龈表现为带污秽样的肿胀,溃烂,并可突然发生大出血,可长期少量渗出。此外,常出现全身贫血,白细胞和不成熟的白细胞增多。

(8)血友病:仅见于男性,多在拔牙或口腔轻微损伤后发生持续性渗血,常因缺乏凝血活素而致血液凝固延长。

(9)再生障碍性贫血:也可表现为牙龈广泛出血。其是由于红骨髓明显减少,造血功能低下而引起的一组综合征,主要表现为全白细胞减少,常以贫血为最先症状。

(10)肿瘤:有些生长在牙龈上的肿瘤如血管瘤、牙龈瘤等,较易出血,有些从身体其他部位转移到牙龈的肿瘤,也可能引起牙龈大出血,如绒毛膜上皮癌等。

〔治疗原则〕

由于龈炎是牙周炎的早期,所以,定期的洁治(洗牙)以去除牙体上的牙石,缓解牙龈的炎症,可以使牙龈炎得以康复。牙周炎时,不仅牙龈出血,而且牙齿开始出现松动,仅仅定期的洁治(洗牙)已经不能使病变恢复,只有采取刮治和其他牙周治疗或牙周手术治疗,才能缓解病症。

对牙龈出血的治疗,首先应去除病因。如病因为牙石的刺激,必须做洁治术;如食物嵌塞,则需矫治食物嵌塞;如为不良修复体,应去除。其次给予必要的药物治疗,控制感染。如为其他疾病引起的出血,应根据具体的原因采取相应的治疗方法,并给予适当的止血药物。

1. 西医治疗基本方法

(1)补充营养:出血的原因很多,因此必须找出病因,才能进行有效地防治。如果是缺乏维生素C,除了在医师的指导下服用维生素C片剂外,饮食上也要多注意补充富含维生素C的食物,多吃水果蔬菜。如果是牙周炎,要在医生指导下服用消炎药,并遵医嘱复诊,不能自己随便停药。

(2)洗牙:超声波洗牙大家都比较熟悉了,是针对清除牙齿结石部分。因为牙结石更容易造成牙菌斑的堆积,造成牙龈炎、牙龈出血,牙周病。所以去除牙结石是医疗行为。当然在治疗的同时,齿颈部,邻接面的结石去除掉了,牙齿也会有美白的表现。洗牙的弊端在于比较痛,会出比较多的血,还有洗后牙齿表面比较粗糙,牙渍牙石的再次出现更加来得快。最后就是有可能感染疾病。

(3)有局部刺激因素如牙石、咬牙合创伤和不良修复体等,应进行牙周洁治清除牙石、调整咬牙合关系、矫治食物嵌塞和修改或更新假牙等修复体。

(4)局部以2%碘甘油、口服甲硝唑0.2g,一日3次,或乙酰螺旋霉素0.2g,一日4次,连服4~5天。

(5)对坏死性龈炎患者应加强口腔护理,用1%双氧水漱洗口腔,以2.5%金霉素甘油剂局部涂患处,一日多次,全身选用青霉素和抗厌氧菌药物。

(6)如患有牙龈肿瘤,应采用外科手术。

(7)对血液病引起的龈炎,暂时可采用明胶海棉压迫止血,也可用牙周塞治剂填塞等止血法处理,主要由血液专科做全身治疗,禁忌一切牙周手术。

(8)生物科技疗法之牙齿黄金,从天然植物中萃取出对口腔和牙龈非常有益的成分,不仅可以通过自然渗透进入龈下溶解牙石,而且还能直接给萎缩牙龈补充营养的方式,有效控制和预防牙龈萎缩,避免牙龈出血发展成为其他更严重的炎症,效果很好,而且使用中痛苦少,也无副作用。

2. 中医治疗方法

牙龈出血是牙周病或全身疾病在牙龈组织上出现的一种症状,中医学称“牙衄”。治宜辨证审因,标本兼治,以诊治全身疾病,消除诱因为主,对症治疗,局部止血为辅,使病愈血止。

(1)敷药疗法

处方:白砂糖、石膏各10g。

用法:共研细末,加冷开水适量调成糊状,涂敷牙龈患处。

疗效:用药1次,止血有效率达100%,且无副作用。

(2)中成药疗法

药名:二至丸。

服法:每服15g,日2次。连服15天为一疗程。

疗效:服药1~2个疗程,齿衄止,病告愈。

〔用药精选〕

一、西药

1. 氯己定 Chlorhexidine

见第十三章“170. 小儿口疮”。

2. 过氧化氢溶液 hydrogen perxide solution

见第十三章“170. 小儿口疮”。

3. 米诺环素 Minocycline

【适应证】用于敏感的病原体引起的多种感染,包括浅表性化脓性感染:毛囊炎、脓皮症、扁桃体炎、肩周炎、泪囊炎、龈炎、牙周炎、牙周脓肿、冠周炎等。

【禁忌】对四环素类抗生素有过敏史的患者禁用。

【不良反应】牙周袋内注射后即刻出现局部刺激,但随即消失,属于一过性反应。

【用法用量】外用,在进行牙周冲洗或牙周基础治疗后,通过纤细的特制注射器将软膏注入牙周袋深部,一周1次,连续用4次。

【制剂】盐酸米诺环素软膏

4. 西地碘含片 Cydiodine Buccal Tablets

见第十七章“291. 咽炎”。

5. 碘甘油 Iodine Glycerol

见第十三章“170. 小儿口疮”。

6. 乳酸依沙吖啶溶液 Ethacridine Lactate Solution

【适应证】适用于敏感革兰阳性菌及革兰阴性菌引起的浅表皮肤感染,如创伤性创口感染、化脓性皮肤感染等,也用于龈炎、牙周炎的辅助治疗。

【用法用量】局部外用。适量涂于患处,一日1次或数次,外用灭菌纱布覆盖固定。对于创伤性创口感染,应先消毒创口周围皮肤,用生理盐水棉球清洁创面后再用。

【制剂】乳酸依沙吖啶溶液(软膏)

7. 地喹氯铵含片 Dequalinium Chloride Buccal Tablets

见第十三章“170. 小儿口疮”。

附:用于牙龈出血与龈炎的其他西药

1. 甲硝唑 Metronidazole

【适应证】用于厌氧菌感染引起的龈炎、牙周炎、冠周炎及口腔溃疡等。

2. 尼美舒利片 Nimesulide Tablets

【适应证】本品为非甾体抗炎药,具有抗炎、镇痛、解热作用,可用于慢性关节炎症,也可用于口腔炎、龈炎、牙周炎及脓肿等。

3. 曲安奈德 Triamcinolone Acetonide

【适应证】也可用于剥脱性龈炎和口腔炎等。

4. 维生素K Vitamin K

【适应证】维生素类药。主要适用于维生素K缺乏所致的凝血障碍性疾病。

5. 乙酰螺旋霉素 Acetylspiramycin

【适应证】适用于敏感菌所致的轻、中度感染,如咽炎、扁桃体炎、鼻窦炎、中耳炎、牙周炎、急性支气管炎、慢性支气管炎急性发作、肺炎等。

6. 吸收性明胶海绵 Absorbable Gelatin Sponge

【适应证】对创面渗血有止血作用,用于创伤止血。

7. 丁硼乳膏 Cremor Olei Ocimi Gratissimi Et Boracis

见第十三章“170. 小儿口疮”。

8. 地喹氯铵短杆菌素含片 Dequalinium Chloride and Tyrothricin Lozenges

【适应证】用于急、慢性咽喉炎,口腔黏膜溃疡及龈炎。

9. 替硝唑 Tinidazole

【适应证】用于厌氧菌感染引起的龈炎、冠周炎、牙周炎等口腔疾病的辅助治疗。

10. 奥硝唑 Ornidazole

【适应证】用于敏感厌氧菌所引起的多种感染性疾病，包括口腔感染：牙周炎、根尖周炎，冠周炎，急性溃疡性龈炎等。

11. 左奥硝唑 Levornidazole

【适应证】用于敏感厌氧菌所引起的多种感染性疾病，包括口腔感染：牙周炎、尖周炎、冠周炎、急性溃疡性龈炎等。

12. 氯己定甲硝唑乳膏 Chlorhexidine Metronidazole Acetate Cream

【适应证】用于龈炎、牙周炎。

二、中药

1. 一清颗粒（胶囊、片）

见第十七章"291. 咽炎"。

2. 牛黄解毒片（丸、胶囊、软胶囊）

见第十三章"170. 小儿口疮"。

3. 桂林西瓜霜（胶囊、含片）

见第十三章"168. 小儿扁桃体炎与乳蛾"。

4. 万通炎康片

见第十七章"291. 咽炎"。

5. 西瓜霜润喉片

见第十三章"168. 小儿扁桃体炎与乳蛾"。

6. 双料喉风散（含片）

见第十七章"291. 咽炎"。

7. 口咽清丸（阮氏上清丸）

【处方组成】儿茶、马槟榔、薄荷叶、乌梅（肉）、硼砂、诃子、山豆根、冰片、甘草

【功能主治】清热降火，生津止渴。用于火热伤津所致的咽喉肿痛，口舌生疮，牙龈红肿，口干舌燥。

【用法用量】吞服或含服。一次0.5g，一日2～4次。

8. 新癀片

见第十七章"291. 咽炎"。

9. 齿痛消炎灵颗粒

见本章"300. 牙痛"。

10. 牙痛一粒丸

见本章"300. 牙痛"。

11. 十二味齿龈康散

【处方组成】寒水石（制）、大青盐、细辛、川芎、羌活、花椒、白芷、升麻、龙胆草、大黄、地骨皮、白茅根等

【功能主治】清胃祛火，凉血解毒。用于胃火炽盛所致的牙龈肿痛出血，口臭；牙周炎见上述证候者。

【用法用量】每次用已润湿牙刷沾本品约1g，连续刷牙2～3分钟，温水漱出（必要时可继续刷牙2～3次），每日刷牙3次。

12. 复方牙痛酊

见本章"300. 牙痛"。

13. 三黄片（胶囊）

见第十七章"291. 咽炎"。

14. 牙痛宁滴丸

【处方组成】山豆根、黄柏、天花粉、青木香、天然冰片、白芷、细辛、樟脑

【功能主治】清热解毒，消肿止痛。用于胃火内盛所致的牙痛、齿龈肿痛，口疮，龋齿、牙周炎、口腔溃疡见上述证候者。

【用法用量】口服或舌下含服，一次10粒，一日3次；或遵医嘱。

【使用注意】肾脏病患者、孕妇、新生儿禁用。

15. 石辛含片

【处方组成】石膏、黄芩、黄柏、栀子、细辛、麻黄、姜黄、大黄

【功能主治】清胃泻火，消肿止痛。用于急性智齿冠周炎胃火上炎证出现的牙痛、牙龈红肿、疼痛等症状。

【用法用量】含服。一次1～2片，一日4次，分别在三餐后及晚上睡觉前服用。疗程为5天。用药前需进行常规局部治疗，进行牙周袋冲洗（用3%的双氧水5ml，分3次缓慢冲洗，然后用生理盐水10ml，分6次缓慢冲洗），然后含本品服用。

16. 黄连上清片（丸、胶囊、颗粒）

见本章"296. 口炎（口腔炎）"。

17. 清宁丸

见本章"296. 口炎（口腔炎）"。

18. 上清丸（片）

见本章"296. 口炎（口腔炎）"。

19. 白清胃散

见本章"296. 口炎（口腔炎）"。

20. 牛黄清胃丸

见本章"296. 口炎（口腔炎）"。

21. 清胃黄连丸（片）

见本章"296. 口炎（口腔炎）"。

22. 复方牛黄清胃丸

见本章"296. 口炎（口腔炎）"。

23. 开喉剑喷雾剂

见第十三章"168. 小儿扁桃体炎与乳蛾"。

24. 孕妇金花丸（片、胶囊）

【处方组成】栀子（姜制）、金银花、当归、川芎、地黄、黄芩、黄柏、黄连、白芍

【功能主治】清热、安胎。用于孕妇头痛，眩晕，口鼻生疮，咽喉肿痛，双目赤肿，牙龈疼痛，或胎动下坠，小腹作痛，心烦不安，口干咽燥，渴喜冷饮，小便短黄等症。

【用法用量】丸剂，口服。一次6g（1瓶），一日2次。

25. 五福化毒丸（片）

见第十三章"170. 小儿口疮"。

26. 梅花点舌丹（丸、胶囊、片）

见第十七章"291. 咽炎"。

27. 减味牛黄解毒胶囊

【处方组成】人工牛黄、大黄、石膏、黄芩、桔梗、冰片、甘草

【功能主治】清热解毒。用于火热内盛，咽赤肿痛，牙龈肿痛，口舌生疮，目赤肿痛。

【用法用量】口服。一次2粒，一日3次。

附：用于牙龈出血与龈炎的其他中药

1. 独一味片（胶囊、软胶囊、丸、分散片、颗粒、滴丸、咀嚼片）

【功能主治】活血止痛，化瘀止血。用于多种外科手术后的刀口疼痛、出血，外伤骨折，筋骨扭伤，风湿痹痛，以及崩漏、痛经、牙龈肿痛、出血。

2. 复方蒲芩胶囊

【功能主治】清热消炎。用于急、慢性支气管炎，肺炎，扁桃体炎，龈炎等。

3. 固齿散

【功能主治】滋阴降火，消肿止痛。用于慢性牙周炎，症见牙齿松动，咬合无力，牙龈宣露，牙龈红肿出血等。

4. 利口清含漱液

【功能主治】清热解毒。用于肺胃火热引起的复发性口疮和牙周病（龈炎和牙周炎）的辅助治疗，可减轻本类疾病引起的口腔局部溃疡、渗出、充血、出血、水肿和疼痛等症状。

5. 熊胆降热胶囊

【功能主治】清热解毒通便。用于外感热病所致的发热烦躁，头痛目赤，牙龈肿痛，大便秘结。

6. 清火爽口颗粒

【功能主治】清胃泻火，滋阴凉血。用于牙龈肿痛，出血，齿动，口臭症状的改善。

7. 金栀洁龈含漱液

【功能主治】清热解毒，消肿止痛。适用于缓解牙龈、牙周及黏膜炎症所致的肿痛。

8. 口炎颗粒

【功能主治】清热解毒。用于胃火上炎所致的口舌生疮，牙龈肿痛。

9. 口洁含漱液

【功能主治】清热解毒。用于口舌生疮，牙龈、咽喉肿痛。

10. 口洁喷雾剂

【功能主治】清热解毒。用于口舌生疮，牙龈、咽喉肿痛。

11. 黄连清胃丸

【功能主治】清胃泻火。用于口舌生疮，牙龈肿痛，胃热牙痛，暴发火眼。

12. 复方两面针漱齿液

【功能主治】下气除满，宣散风热。用于牙龈痛，牙龈出血，口臭症状的改善。

13. 黄连双清丸

【功能主治】清热通便。用于头目眩晕，牙龈肿痛，口舌生疮，便秘尿赤。

14. 养阴口香合剂

【功能主治】清胃泻火，滋阴生津，行气消积。用于胃热津亏、阴虚郁热上蒸所致的口臭，口舌生疮，齿龈肿痛，咽干口苦，胃灼热痛，肠燥便秘。

15. 复方草玉梅含片

【功能主治】清热解毒，消肿止痛，生津止渴，化痰利咽。用于急喉痹、急乳蛾、牙痛（急性咽炎、急性扁桃体炎、龈炎）等所致的咽痛，口干，牙龈肿痛。

16. 复方一枝黄花喷雾剂

【功能主治】清热解毒，宣散风热，清利咽喉。用于上呼吸道感染，急、慢性咽炎，口舌生疮，牙龈肿痛，口臭。

17. 龋齿宁含片

【功能主治】清热解毒，消肿止痛。用于龋齿痛及牙周炎，龈炎。

18. 龙掌口含液

【功能主治】散瘀止血，除湿解毒，消肿止痛。用于口臭，复发性口疮（口腔溃疡），龈炎，牙周炎。

19. 通舒口爽胶囊

【功能主治】清热除湿，化浊通便。用于大肠湿热所致的便秘，口臭，牙龈肿痛。

20. 金喉健喷雾剂

【功能主治】祛风解毒，消肿止痛，清咽利喉。用于风热所致的咽痛，咽干，咽喉红肿，牙龈肿痛，口腔溃疡。

21. 唇齿清胃丸

【功能主治】清胃火。用于由胃火引起的牙龈肿痛，口干唇裂，咽喉痛。

22. 冰硼咽喉散

【功能主治】清热解毒，消肿止痛。用于咽部、齿龈肿痛，口舌生疮。

23. 西帕依固龈液

【功能主治】健齿固龈，清血止痛。用于牙周疾病引起的牙齿酸软，咀嚼无力，松动移位，牙龈出血，以及口舌生疮，咽喉肿痛，口臭咽臭。

305. 牙周炎和牙周脓肿

〔基本概述〕

牙周炎是由牙菌斑中的微生物所引起的牙周支持组织的慢性感染性疾病，导致牙周支持组织的炎症和破坏。

牙周炎是侵犯牙龈和牙周组织的慢性炎症，是一种破坏性疾病，其主要特征为牙周袋的形成及袋壁的炎症，牙槽骨吸收和牙齿逐渐松动。它是导致成年人牙齿丧失的主要原因。本病多因为菌斑、牙石、食物嵌塞、不良修复体、咬创伤

等引起，牙龈发炎肿胀，同时使菌斑堆积加重，并由龈上向龈下扩延。由于龈下微生态环境的特点，龈下菌斑中滋生着大量毒力较大的牙周致病菌，如牙龈类杆菌、中间类杆菌、螺旋体等，使牙龈的炎症加重并扩延，导致牙周袋形成和牙槽骨吸收，造成牙周炎。

牙周炎的症状，主要表现为牙龈红肿、出血，不仅在刷牙时出血，有时在说话或咬硬物时也要出血，偶也可有自发出血。健康的牙龈即使用力刷牙或轻探龈沟均不引起出血。而在初期和早期龈炎阶段，轻探龈沟即可出血。它比牙龈颜色的改变出现得早些，而且也较客观。故探诊出血可作为诊断牙龈有无炎症的重要指标。此外，还有牙周袋形成、附着丧失。牙周袋的形成说明炎症已从牙龈发展到牙周支持组织，使较深层的牙周组织感染，慢性破坏，脓性分泌物可以从牙周袋溢出。当慢性破坏性炎症发展到一定的程度，牙周组织支持力量大为减弱时，可以导致牙齿松动、移位，甚至脱落，导致咀嚼无力。牙龈退缩（牙槽骨吸收）也是牙周炎的症状之一，局部因素引起的牙周炎，由于长时间受大量牙石的压迫，刺激牙龈，所以，龈缘外形出现退缩，X 线片上可显示牙槽骨高度降低，呈水平或垂直吸收，但患者常不易察觉。牙龈退缩可导致牙根面暴露，由于牙根面的暴露，对冷、热、甜、酸食物或机械性刺激，都有敏感的表现。

牙周炎的特点是牙齿周围组织（包括牙龈、牙周膜、牙槽骨）慢性破坏，自觉症状不明显，所以常不为一般人注意。一旦发生牙龈出血、溢脓、口臭、牙齿松动、伸长、移位及疼痛发作，才引起患者重视。冷、热、酸、甜吃了都牙疼，牙周炎给许多人带来痛苦。

牙周炎发病的原因，有局部也有全身的因素。一般说，口腔卫生不良，牙石和牙垢堆积，食物嵌塞，细菌和菌斑作用，不良补牙和镶牙刺激，或压迫牙龈等，都是引起牙周炎的重要局部原因。有时，全身因素对牙周炎的发生和发展也起一定的作用，如年龄、性别、遗传、内分泌、营养等因素，在一定的程度上也可以改变组织抵抗力，以及口腔中共生菌之间的关系，使原来不能引起病变的局部因素，变为可以致病的因素。任何单独的因素，不可能造成牙周炎。

绝大多数牙周炎患者都伴随着牙龈萎缩的症状。调查发现，在 45 岁以上的人群，90% 以上存在不同程度的牙龈萎缩现象，而牙龈萎缩，也一向被口腔医学界视为不可逆转的生理退化现象。牙龈萎缩带来的直接影响，就是作为保护牙齿及龈下牙周组织的天然屏障被打开，导致口腔内各种食物残留及污垢，得以越过健康牙龈的保护而侵入龈下，在这种常规刷牙无法清洁到的口腔卫生“死角”，长时间地累积形成牙石。

牙石是龈下各种牙周有害病菌滋生必不可少的“载体”，由于牙龈萎缩，而令厌氧菌在龈下得以滋生、扩散，长期侵袭着牙龈和牙周组织的健康；同时如前面所说的由于牙龈的营养不良，此消彼长之下，进而导致成年人口腔抵抗疾病侵害的能力，随着年龄增长而大幅衰退的结果，从而引发各种牙龈炎、牙周炎、牙髓炎症状。

由于每颗患病牙齿，本身都是一个不断生产、复制大量病菌病毒的温床，每天都在通过血液向全身传播，进而侵害整个身体健康，在这个时候，传统的口腔牙病治疗方法，不得不采取破坏性的拔牙疗法（包括拔牙、镶牙、根管治疗等），来阻止口腔疾病恶化对身体健康的各种不利影响，然而，这种“亡羊补牢”式的破坏性的疗法，却是以牺牲牙齿为代价的。

牙周脓肿是位于牙周袋壁或深部牙周组织中的局限性化脓性炎症，一般为急性过程，也可为慢性牙周脓肿。

急性牙周脓肿发病突然，在患牙的唇颊侧或舌腭侧牙龈形成椭圆形或半球状的肿胀突起。牙龈发红、水肿，表面光亮，疼痛较剧烈，可有搏动性疼痛，患牙有“浮起感”，叩痛，松动明显。在脓肿的后期，脓肿表面较软，扪诊可有波动感，疼痛稍减轻，轻压牙龈可有脓液从袋内流出，或脓肿自行从表面破溃。脓肿可发生在单个牙齿，磨牙的根分叉处较为多见，也可同时发生于多个牙齿，或此起彼伏。多发性牙周脓肿常伴有较明显的全身不适。

〔治疗原则〕

1. 牙周炎的治疗

治疗牙周炎，主要在于消除病因，增强牙周组织的健康，防止炎症和萎缩的继续发展。一旦发生牙周炎应早期治疗，因为其预后与病变严重程度有关。

牙周炎的治疗应当以局部治疗为主，采用洁治术、龈下刮治和根面平整术清除局部致病因素，治疗后可以局部用药冲洗。局部治疗首先是除去牙龈上方的牙石（医学上称为龈上牙石），然后除去牙周袋内的牙石（即龈下牙石），并刮除牙周袋内含有大量细菌毒素的病变牙骨质，治疗后可用 3% 过氧化氢溶液或氯己定溶液局部冲洗。经过这些治疗后，牙龈红肿可以消退，牙龈出血和牙周袋溢脓可消失。同时要指导患者采用正确的方法刷牙，使用牙线或牙签或牙间隙刷，以长期控制菌斑，保持口腔卫生。

重度牙周炎患者或伴有全身系统病的牙周炎患者可选用全身药物治疗，如重度慢性牙周炎、侵袭性牙周炎、伴糖尿病等全身疾病的牙周炎患者局部药物治疗的同时常需辅助全身用药，可选用的药物如甲硝唑、替硝唑、阿莫西林、阿莫西林/克拉维酸钾、螺旋霉素等。局部用氯己定、西吡氯铵溶液含漱等。

形成了牙周袋后，通常对牙周袋进行药物处理，可在牙周袋内置入各种药物，如碘甘油、复方碘液或抗菌药物，使牙周袋内保持较高的药物浓度，消灭牙周袋的各种细菌，达到杀菌、消炎和收敛的作用。经上述治疗后，疗效不好者，则需进行牙周手术。

牙齿松动者，可采取不同方法，进行松牙固定术。对于病情严重，牙周组织破坏较多，无法保留的患牙，则需拔除。

2. 牙周脓肿的治疗

牙周脓肿治疗原则是止痛、防止感染扩散，以及使脓液引流。在脓肿初期脓液尚未形成前，可清除大块牙石，冲洗牙周袋，将碘甘油引入袋内，必要时全身给予抗菌药物或支持疗法。当脓液形成出现波动时，可根据脓肿的部位及表面黏膜的厚薄，选择从牙周袋内或牙龈表面引流。袋内引流可用尖探针从袋内壁刺入脓腔，切开引流可在表面麻醉下进行，用尖刀片切开脓肿达深部，切开后用氯化钠溶液彻底冲洗脓腔，然后局部使用碘甘油。切开引流后的数日内应让患者用氯已定溶液含漱。

局部用药主要有氯己定、西吡氯铵、过氧化氢、聚维酮碘溶液、米诺环素软膏等。

重度牙周脓肿、多发性牙周脓肿，应使用全身药物治疗，可用硝基咪唑类，四环素类，也可硝基咪唑类与阿莫西林联合应用。常用药物有甲硝唑、阿莫西林及阿莫西林/克拉维酸钾等。

〔用药精选〕

一、西药

1. 氯己定 Chlorhexidine

见第十三章“170. 小儿口疮”。

2. 过氧化氢溶液 Hydrogen Peroxide Solution

见第十三章“170. 小儿口疮”。

3. 西地碘含片 Cydiodine Buccal Tablets

见第十七章“291. 咽炎”。

4. 碘甘油 Iodine Glycerol

见第十三章“170. 小儿口疮”。

5. 聚维酮碘溶液 Povidone Iodine Solution

本品因能逐步释放出碘而发挥抗菌作用，对细菌、真菌、病毒均有效。其特点是对组织刺激性小。

【适应证】用于化脓性皮炎、皮肤真菌感染、小面积轻度烧烫伤，小面积皮肤、黏膜创口的消毒，也用于口腔炎、咽喉炎、口腔溃疡、牙周炎、冠周炎等口腔疾病。

【用法用量】外用。用棉签蘸取少量溶液，由中心向外周局部涂搽。一日1～2次。

【不良反应】偶见过敏反应和皮炎。

6. 甲硝唑 Metronidazole

本品为硝基咪唑衍生物，对厌氧微生物有杀灭作用。它在人体中还原时生成的代谢物也具有抗厌氧菌作用，抑制细菌的脱氧核糖核酸的合成，从而干扰细菌的生长、繁殖，最终致细菌死亡。

【适应证】用于治疗肠道和肠外阿米巴病（如阿米巴肝脓肿、胸膜阿米巴病等），还可用于治疗阴道滴虫病、小袋虫病和皮肤利什曼病、麦地那龙线虫感染等。目前还广泛用于厌氧菌感染的治疗，用于龈炎、牙周炎、冠周炎及口腔溃疡等。

【用法用量】①成人常用量：厌氧菌感染，口服，每日0.6～1.2g，分3次服，7～10日为一疗程。②小儿常用量：厌氧菌感染，口服，每日按体重20～50mg/kg。

【不良反应】15%～30%病例出现不良反应，以消化道反应最为常见，包括恶心、呕吐、食欲不振、腹部绞痛，一般不影响治疗；神经系统症状有头痛、眩晕，偶有感觉异常、肢体麻木、共济失调、多发性神经炎等，大剂量可致抽搐。少数病例发生荨麻疹、潮红、瘙痒、膀胱炎、排尿困难、口中金属味及白细胞减少等，均属可逆性，停药后自行恢复。

【禁忌】有活动性中枢神经系统疾患和血液病者禁用。

【孕妇及哺乳期妇女用药】孕妇及哺乳期妇女禁用。

【制剂】①甲硝唑片（缓释片、含片、口颊片、胶囊、注射剂）；②人工牛黄甲硝唑胶囊

7. 替硝唑 Tinidazole

本品对原虫及厌氧菌有较高活性。对脆弱拟杆菌等拟杆菌属、梭杆菌属、梭菌属、消化球菌、消化链球菌、韦容球菌属及加得纳菌等具有抗菌活性，2～4mg/L的浓度可抑制大多数厌氧菌；微需氧菌、幽门螺杆菌对其敏感；对阴道滴虫的MIC与甲硝唑相仿，其代谢物对加得纳菌的活性较替硝唑为强。

【适应证】可用于厌氧菌感染引起的龈炎、冠周炎、牙周炎等口腔疾病的辅助治疗。

【用法用量】口服。①厌氧菌感染：一次1g，一日1次，首剂量加倍，一般疗程5～6日，或根据病情决定。②预防手术后厌氧菌感染：手术前12小时一次顿服2g。

【不良反应】不良反应少见而轻微，主要为恶心、呕吐、上腹痛、食欲下降及口腔金属味，可有头痛、眩晕、皮肤瘙痒、皮疹、便秘及全身不适。此外，还可有中性粒细胞减少、双硫仑样反应及黑尿。高剂量时也可引起癫痫发作和周围神经病变。

【禁忌】对本品或吡咯类药物过敏患者，以及有活动性中枢神经疾病和血液病者禁用。

【孕妇及哺乳期妇女用药】妊娠3个月内应禁用。3个月以上的孕妇只有具有明确指征时才选用本品。哺乳期妇女应避免使用。若必须用药，应暂停哺乳，并在停药3日后方可授乳。

【儿童用药】12岁以下患者禁用。

【老年患者用药】老年人由于肝功能减退，应用本品时药代动力学有所改变，需监测血药浓度。

【制剂】①替硝唑片（胶囊、注射液）；②注射用替硝唑

附：用于牙周炎和牙周脓肿的其他西药

1. 盐酸米诺环素 Minocycline Hydrochloride

【适应证】本品为半合成的四环素类抗生素，是四环素类抗生素中抗菌作用最强的品种。用于对敏感菌及衣原体等引起的多种感染，包括龈炎、牙冠周围炎、牙科性上腭窦炎、感染性上腭囊肿、牙周炎、外耳炎、外阴炎、阴道炎、创伤感染、手术后感染等。

2. 麦白霉素 Meleumycin

【适应证】主要适用于金黄色葡萄球菌、溶血性链球菌、肺炎球菌、白喉杆菌、支原体等敏感菌所致的呼吸道、皮肤、软组织、胆道感染和支原体性肺炎等,也用于链球菌属所致口腔及牙周感染。

3. 乙酰螺旋霉素 Acetylspiramycin

【适应证】适用于敏感菌所致的轻、中度感染,如咽炎、扁桃体炎、鼻窦炎、中耳炎、牙周炎、急性支气管炎、慢性支气管炎急性发作、肺炎、非淋菌性尿道炎、皮肤软组织感染等。

4. 盐酸多西环素 Doxycycline Hydrochloride

【适应证】本品可用于牙周炎的辅助治疗。

5. 乳酸依沙吖啶溶液(软膏)Ethacridine Lactate Solution

见本章“296. 口炎(口腔炎)”。

6. 西吡氯铵 Cetylpyridinium

见本章“302. 龋齿”。

7. 丁硼乳膏 Cremor Olei Ocimi Gratissimi Et Boracis

见第十三章“170. 小儿口疮”。

8. 氯己定甲硝唑乳膏 Chlorhexidine Metronidazole Acetate Cream

【适应证】用于龈炎、牙周炎。

9. 左奥硝唑 Levornidazole

【适应证】本品用于治疗由敏感厌氧菌所引起的多种感染性疾病,包括口腔感染:牙周炎、尖周炎、冠周炎、急性溃疡性龈炎等。

10. 奥硝唑 Ornidazole

【适应证】用于治疗由敏感厌氧菌所引起的多种感染性疾病,包括口腔感染:牙周炎、根尖周炎,冠周炎,急性溃疡性龈炎等。

11. 甲苯磺酸妥舒沙星 Tosufloxacin Tosylate

【适应证】适用于敏感菌所致的多种感染,包括眼、耳、鼻、口腔感染:眼睑炎、睑板腺炎、泪囊炎、外耳道炎、中耳炎、副鼻窦炎、牙周炎等。

12. 甲苯磺酸托氟沙星 Tosufloxacin Tosilate

【适应证】本品适用于敏感菌所引起的多种轻中度感染,包括眼、耳、鼻、口腔感染:外耳炎、中耳炎、副鼻腔炎、化脓性唾液腺炎、眼睑炎、睑腺炎、泪囊炎、睑板腺炎、齿周组织炎、齿冠周围炎、腭窦炎等。

13. 头孢特仑新戊酯 Cefteram Pivoxil

【适应证】用于敏感细菌引起的多种感染性疾病,包括牙周炎、冠周炎、上颚炎等。

14. 司帕沙星 Sparfloxacin

【适应证】本品可用于由敏感菌引起的多种轻、中度感染,包括口腔科感染,如牙周组织炎、牙冠周炎、腭炎等。

15. 法罗培南钠 Faropenem Sodium

【适应证】用于由敏感菌所致的多种感染性疾病,包括牙周组织炎、牙周炎、颚炎等。

16. 盐酸仑氨西林 Lenampicillin Hydrochloride

【适应证】本品主要治疗敏感菌引起的感染,包括口腔科感染:牙周组织炎、冠周炎等。

二、中药

1. 牛黄上清胶囊(软胶囊、片、丸)

见第十七章“291. 咽炎”。

2. 清火片

见本章“300. 牙痛”。

3. 牛黄解毒片(丸、胶囊、软胶囊)

见第十三章“170. 小儿口疮”。

4. 清宁丸

见本章“296. 口炎(口腔炎)”。

5. 上清丸(片)

见本章“296. 口炎(口腔炎)”。

6. 齿痛冰硼散

见本章“296. 口炎(口腔炎)”。

7. 青黛散

见第十三章“172. 腮腺炎”。

8. 石膏散

见本章“296. 口炎(口腔炎)”。

9. 栀子金花丸

见本章“296. 口炎(口腔炎)”。

10. 白清胃散

见本章“296. 口炎(口腔炎)”。

11. 复方牛黄清胃丸

见本章“296. 口炎(口腔炎)”。

12. 清胃黄连丸(片)

见本章“296. 口炎(口腔炎)”。

13. 牛黄清胃丸

见本章“296. 口炎(口腔炎)”。

14. 莫家清宁丸

【处方组成】大黄、桃仁、杏仁、枳壳、厚朴、黄芩、半夏(制)、香附、木香、麦芽、陈皮、桑叶、侧柏叶、车前子、白术、绿豆、黑豆

【功能主治】清热,泻火,通便。用于胃肠实热积滞所致的大便秘结,脘腹胀满,头昏耳鸣,口燥舌干,咽喉不利,目赤牙痛,小便赤黄。

【用法用量】口服。一次 6g,一日 1 次。

【使用注意】孕妇禁用。

15. 一清颗粒(胶囊、片)

见第十七章“291. 咽炎”。

16. 三黄片(胶囊)

见第十七章“291. 咽炎”。

17. 齿痛消炎灵颗粒

见本章“300. 牙痛”。

18. 补肾固齿丸

【处方组成】熟地黄、地黄、鸡血藤、紫河车、盐骨碎补、漏芦、酒丹参、酒五味子、山药、醋郁金、炙黄芪、牛膝、野菊花、茯苓、枸杞子、牡丹皮、盐泽泻、肉桂

【功能主治】补肾固齿，活血解毒。用于肾虚火旺所致的牙齿酸软，咀嚼无力，松动移位，龈肿齿衄；慢性牙周炎见上述证候者。

【用法用量】口服。一次4g，一日2次。

19. 十二味齿龈康散

【处方组成】大青叶、川芎、细辛

【功能主治】清胃祛火，凉血解毒。用于胃火炽盛所致的牙龈肿痛出血，口臭；牙周炎见上述证候者。

【用法用量】每次用已润湿牙刷沾本品约1g，连续刷牙2～3分钟，温水漱出（必要时可继续刷牙2～3次），每日刷牙3次。

20. 固齿散

【处方组成】龟甲、大青盐、川芎、香附、荷叶、花椒、木槿皮、白芷

【功能主治】滋阴降火，消肿止痛。用于慢性牙周炎，症见牙齿松动，咬合无力，牙龈宣露，牙龈红肿出血等。

【用法用量】加水调和，涂擦牙龈处。一次0.5g，一日2次，每次涂擦2～3分钟

附：用于牙周炎和牙周脓肿的其他中药

1. 新清宁片（胶囊）

见本章“300. 牙痛”。

2. 麝香牛黄丸

【功能主治】清热解毒。用于热毒内盛所致的头晕目赤，咽干咳嗽，风火牙疼，大便秘结。

3. 清眩丸（片）

【功能主治】散风清热。用于风热头晕目眩，偏正头痛，鼻塞牙痛。

4. 桂林西瓜霜（胶囊、含片）

见第十三章“168. 小儿扁桃体炎与乳蛾”。

5. 西瓜霜润喉片

见第十三章“168. 小儿扁桃体炎与乳蛾”。

6. 梅花点舌丹（丸、胶囊、片）

见第十七章“291. 咽炎”。

7. 冰硼散

见第十三章“168. 小儿扁桃体炎与乳蛾”。

8. 新癀片

见第十七章“291. 咽炎”。

9. 牙痛一粒丸

见本章“300. 牙痛”。

10. 双料喉风散（含片）

见第十七章“291. 咽炎”。

11. 蜂胶牙痛酊

【功能主治】止痛止血。用于牙周炎症的辅助治疗。

12. 牙痛停滴丸

【功能主治】止痛消肿。用于风火牙痛，牙周炎及冠周炎引起的牙痛。

13. 利口清含漱液

【功能主治】清热解毒。用于肺胃火热引起的复发性口疮和牙周病（龈炎和牙周炎）的辅助治疗，可减轻本类疾病引起的口腔局部溃疡、渗出、充血、出血、水肿和疼痛等症状。

14. 牙痛宁滴丸

见本章“304. 牙龈出血与龈炎”。

15. 金栀洁龈含漱液

【功能主治】清热解毒，消肿止痛。适用于缓解牙龈、牙周及黏膜炎症所致的肿痛。

16. 咽炎清片（丸）

【功能主治】清热解毒，消肿止痛。用于喉痹（急、慢性咽炎）、口疮（复发性口疮、疱疹性口炎）、牙周炎。

17. 龋齿宁含片

【功能主治】清热解毒，消肿止痛。用于龋齿痛及牙周炎，龈炎。

18. 龙掌口含液

【功能主治】散瘀止血，除湿解毒，消肿止痛。用于口臭，复发性口疮（口腔溃疡），龈炎，牙周炎。

19. 黄连上清片（丸、胶囊、颗粒）

见本章“296. 口炎（口腔炎）”。

20. 口咽清丸（阮氏上清丸）

【功能主治】清热降火，生津止渴。用于火热伤津所致的咽喉肿痛，口舌生疮，牙龈红肿，口干舌燥。

21. 西帕依固龈液（泡腾片）

见本章“307. 口臭（口腔异味）”。

22. 复方牙痛宁搽剂

【功能主治】消肿止痛。用于牙痛，牙周肿痛。

306. 冠周炎

〔基本概述〕

冠周炎是指正常萌出或阻生的牙齿，在萌出的过程中牙冠周围软组织发生的炎症。其中以下颌第三磨牙的冠周炎最为常见，称之为下颌第三磨牙冠周炎，又称智齿冠周炎。其好发于18～30岁的年轻人，是口腔科的常见病和多发病。

冠周炎常以急性炎症的形式出现。急性发作可以分为两型，局限型和扩散型。局限型表现为患牙区胀痛不适，当咀嚼、吞咽、开口活动时疼痛加重，口腔检查可见萌出不全的牙齿被肿胀的龈瓣部分或完全覆盖，龈瓣充血，边缘糜烂，触痛明显，盲袋内有少许渗出，无明显张口受限，一般没有全身症状。扩散型是局限型的进一步加重，可出现畏寒、发热、头

痛、全身不适、食欲减退等症状,血常规检查有白细胞计数和中性粒细胞比例增高。局部可呈自发性跳痛,或疼痛向咽侧壁和耳颞区放散。口腔检查可见冠周红肿和触痛范围扩大,盲袋内有脓性分泌物流出,局部若有波动感则提示脓肿形成。当炎症波及咬肌时可出现不同程度的张口困难,甚至“牙关紧闭”,面颊部肿胀,患侧局部淋巴结肿痛。

冠周炎治疗不及时可能引发局部骨膜下脓肿,穿破黏膜或皮肤形成瘘管。当感染向邻近潜在的间隙扩散时,可发生蜂窝织炎、扁桃体周脓肿、急性化脓性淋巴结炎,甚至颌骨骨髓炎、败血症和脓毒血症等严重并发症。

急性冠周炎也可以迁延变成慢性冠周炎,此时全身症状消失,局部症状时好时坏,因没有彻底清除病灶,还可能出现急性发作。

〔治疗原则〕

对于局限型冠周炎强调及时局部处理。用过氧化氢、氯化钠、氯己定溶液反复冲洗,清除龈袋内的食物碎屑、坏死组织和脓液,擦干局部,用探针蘸碘甘油导入龈袋内,每日2~3次。用呋喃西林或氯己定溶液漱口。

在急性期应以消炎、镇痛、切开引流、增强全身抵抗力的治疗为主。根据局部炎症及全身反应程度和有无其他并发症,选择抗菌药物及全身支持疗法。

对于扩散型冠周炎,除局部处理外,应根据分泌物的细菌学检查选择合适的抗菌药物和全身支持治疗,可口服或静脉输入抗生素,如青霉素类、大环内酯类或头孢菌素类等。龈瓣附近形成脓肿时应及时切开引流,放置引流条。

抗菌药物首选青霉素类,如阿莫西林、青霉素G等,也可选用甲硝唑、红霉素、复方磺胺甲噁唑、头孢氨苄、头孢呋辛、头孢曲松等药物。

急性炎症得到有效控制后,应及时处理病灶牙,如手术消除盲袋,牙齿导萌,拔除阻生牙,切除瘘道,刮尽肉芽等。

当炎症好转后,若为不可能萌出的阻生牙则应尽早拔除,以防感染再发。

〔用药精选〕

一、西药

1. 氯己定 Chlorhexidine

见第十三章“170. 小儿口疮”。

2. 碘甘油 Iodine Glycerol

见第十三章“170. 小儿口疮”。

3. 过氧化氢溶液 Hydrogen Peroxide Solution

见第十三章“170. 小儿口疮”。

4. 甲硝唑 Metronidazole

见本章“305. 牙周炎和牙周脓肿”。

5. 奥硝唑 Ornidazole

【适应证】①用于治疗由脆弱拟杆菌、狄氏拟杆菌、卵园拟杆菌、多形拟杆菌、普通拟杆菌,梭状芽孢杆菌、真杆菌、消化球菌和消化链球、竿门螺杆菌、黑色素拟杆菌、梭杆菌、CO_2噬织维菌、牙龈类杆菌等敏感厌氧菌所引起的多种感染性疾病。a. 腹部感染:腹膜炎、腹内脓肿、肝脓肿等;b. 盆腔感染:子宫内膜炎、子宫肌炎、输卵管或卵巢脓肿、盆腔软组织感染、嗜血杆菌阴道炎等;c. 口腔感染:牙周炎、根尖周炎,冠周炎,急性溃疡性龈炎等;d. 外科感染:伤口感染、表皮脓肿、压疮溃疡感染、蜂窝织炎、气性坏疽等;e. 脑部感染:脑膜炎、脑脓肿;f. 败血症、菌血症等严重厌氧菌感染等。②用于手术前预防感染和手术后厌氧菌感染的治疗。③治疗消化系统严重阿米巴虫病,如阿米巴痢疾、阿米巴肝脓肿等。

【用法用量】将本量用适量5%葡萄糖注射液、10%葡萄糖注射液或0.9%氯化钠注射液溶解后,再加入该液体中缓慢静脉滴注,滴注浓度为5mg/ml,每100ml滴注时间不少于30分钟。用量如下。①术前、术后预防用药,成人手术前1~2小时静脉滴注1g奥硝唑,术后12小时静脉滴注500mg,术后24小时静脉滴注500mg。②治疗厌氧菌引起的感染:成人起始剂量为0.5~1g,然后每12小时静脉滴注0.5g,连用3~6天。如患者症状改善,建议改用口服剂。③儿童剂量为每日20~30mg/kg体重,每12小时静脉滴注1次,滴注时间30分钟。

【禁忌】①禁用于对本品及其他硝基咪唑类药物过敏的患者。②禁用于脑和脊髓发生病变的患者,癫痫及各种器官硬化症患者。③禁用于器官硬化症、造血功能低下、慢性酒精中毒患者。

【不良反应】本品通常具有良好的耐受性,用药期间会出现下列反应。①消化系统:包括轻度胃部不适(如恶心、呕吐)、胃痛、口腔异味等;②神经系统:包括头痛及困倦、眩晕、颤抖、运动失调、周围神经病、癫痫发作、意识短暂消失,四肢麻木、痉挛和精神错乱等;③过敏反应:如皮疹、瘙痒等;④局部反应:包括刺感、疼痛等;⑤其他:白细胞减少等。

【制剂】奥硝唑片,奥硝唑胶囊,注射用奥硝唑,奥硝唑注射液,奥硝唑分散片,奥硝唑葡萄糖注射液,奥硝唑氯化钠注射液

6. 盐酸米诺环素 Minocycline Hydrochloride

【适应证】用于辅助治疗牙周炎、牙周脓肿、冠周炎等。

【禁忌】对四环素类抗生素有过敏史的患者。

【不良反应】牙周袋内注射后即刻出现局部刺激,但随即消失,属于一过性反应。

【用法用量】外用,在进行牙周冲洗或牙周基础治疗后,通过纤细的特制注射器将软膏注入牙周袋深部,一周1次,连续用4次。

【制剂】盐酸米诺环素软膏

附:用于冠周炎的其他西药

1. 左奥硝唑 Levornidazole

【适应证】用于治疗敏感厌氧菌所引起的多种感染性疾

病，包括口腔感染：牙周炎、尖周炎、冠周炎、急性溃疡性龈炎等。

2. 替硝唑 Tinidazole

见本章“305. 牙周炎和牙周脓肿”。

3. 盐酸仑氨西林 Lenampicillin Hydrochloride

【适应证】本品主要治疗敏感菌引起的感染，包括口腔科感染：牙周组织炎、冠周炎等。

4. 司帕沙星 Sparfloxacin

【适应证】本品可用于由敏感菌引起的轻、中度感染，包括口腔科感染，如牙周组织炎、冠周炎、腭炎等。

5. 头孢特仑新戊酯 Cefteram Pivoxil

【适应证】用于敏感细菌引起的感染性疾病，包括牙周炎、冠周炎、上颚炎等。

6. 甲苯磺酸托氟沙星 Tosufloxacin Tosilate

【适应证】本品适用于敏感菌所引起的轻、中度感染，包括眼、耳、鼻、口腔感染：外耳炎、中耳炎、副鼻腔炎、化脓性唾液腺炎、眼睑炎、睑腺炎、泪囊炎、睑板腺炎、齿周组织炎、齿冠周围炎、腭窦炎等。

7. 聚维酮碘溶液 Povidone Iodine Solution

见本章“305. 牙周炎和牙周脓肿”。

8. 头孢氨苄 Cefalexin

见第十七章“293. 扁桃体炎”。

二、中药

1. 牛黄上清胶囊(软胶囊、片、丸)

见第十七章“291. 咽炎”。

2. 新癀片

见第十七章“291. 咽炎”。

3. 齿痛消炎灵颗粒

见本章“300. 牙痛”。

4. 石辛含片

见本章“304. 牙龈出血与龈炎”。

5. 牙痛停滴丸

【处方组成】荜茇、丁香、冰片

【功能主治】止痛消肿。用于风火牙痛；牙周炎及冠周炎引起的牙痛。

【用法用量】一次2丸，置于患处，一日3次。

附：用于冠周炎的其他中药

黄连上清片(丸、胶囊、颗粒)

见本章“296. 口炎(口腔炎)”。

307. 口臭(口腔异味)

〔基本概述〕

口臭也称口腔异味(也有称“口气”)，就是人口中散发出来的令人厌烦、使自己尴尬的难闻的口气。

口臭实质上是全身疾病或局部疾病的一种表征，尤其是口齿疾病中最常见的临床症状。因全身疾病所致的口臭，患者往往能够主动求医，口臭得以消除；因口齿疾病所致的口臭，由于症状不显、患者重视不足，多无主动求医要求，故口臭长期存在。一般而言，容易引起口臭，且易于被人的忽视的口齿疾病主要有龋病(俗称蛀牙)和牙周病(牙龈炎和牙周炎)。

研究发现，90%的口臭就诊患者是因为口腔问题引起的。牙龈炎、牙周炎、龋齿等都可能导致口臭的发生。不过，口臭的最常见病因仍然是牙周炎。居高不下的牙周炎发病率，使口臭患者也变成一个庞大的群体。此外，幽门螺杆菌感染引起口臭的发生率较高。现代医学认为，口臭常常是消化系统的功能紊乱、消化腺分泌过多或过少引起的，病变器官常涉及胃、肠、胰腺、肝、胆等内脏。急慢性胃炎、十二指肠溃疡、肝炎、肺结核、糖尿病、癌症患者、接受化疗者亦会产生强烈口臭。根据调查表明，糖尿病患者较之非糖尿病患者，引发口臭的可能性要大2～3倍。

口臭是口腔中的异常气味，自己和周围的人都能嗅到。引起口臭的原因很多，通常归纳为食源性、气源性、病源性、习惯性等四种原因。如吃葱蒜、咸腥等食物，长期吸烟酗酒，患有牙周炎、不注意口腔卫生、慢性鼻窦炎、肺部疾病、胃肠道疾病、糖尿病、癌症等因素都可产生不同的强烈口臭。但是，不良的情绪也会导致口臭，这一因素往往被大家所忽视。

口臭虽然由口而出，但其病因不完全来自口腔，口臭原因有可能跟身体的五脏六腑有关，也有可能跟平时的饮食习惯有关。引起口腔异味的原因主要有以下几个方面：一是食物残渣长期积存，在细菌的作用下发酵腐败分解，产生难闻的气味；二是牙周疾病、龋齿造成异味；三是患有消化道疾病，如缺乏胃动力、消化不好；四是有些处于青春发育期的女性，卵巢功能不全，性激素水平较低时，口腔组织抵抗力下降，容易感染病菌而产生异味；五是心理压力过大，消化不良，尤其是唾液分泌减少，导致口干者。另外，人过中年后，唾液分泌减少，降低了口腔的自洁作用，所以中老年人更容易出现口臭。当然，如果是烟民，吸烟将会是口臭的重要原因。

口臭会使人(尤其是年轻人)不敢与人近距离交往，从而产生自卑心理，影响正常的人际、情感交流，令人十分苦恼。有些人口臭较重，自己就可以闻到口气臭秽；而有些人，通过他人的反应，才知道自己口臭。自测口气的方法：将左右两手掌合拢并收成封闭的碗状，包住嘴部及鼻头处，然后向聚拢的双掌中呼一口气后用鼻吸气，就可闻到自己口中的气味了。

中医学认为，口臭是胃气上逆现象，口臭的产生源于人体的各种急、慢性疾病，引发口臭的主要原因是胃热证、胃阴虚证，其中由胃热证导致者居多。

〔治疗原则〕

防治口臭除了要注意饭后和睡前刷牙、漱口,保持口腔卫生,用芳香爽口剂之外,根本方法是去除病因。我们不仅要治疗有关的器质性疾病,同时也要重视治疗心理障碍,努力改善情绪,把心境调整到良好的状态。

口臭有时是一些严重内科疾病的表现,所以不能忽视。治疗口臭首先须明白口臭病的根本病因,方能够真正彻底地治愈口臭病。对于免疫、脏腑功能失调所致的口臭病,要根据具体的病因采取相应的治疗措施。绿多维胶囊及其他一些药物产品可参考使用。对于单纯性口腔疾病引起的口臭,通过一般的口腔药物及手术均可治愈。

定期洁牙,除口臭,为目前各地口腔医院或口腔科的普遍做法,采用超声波洁治法洗牙洁齿,已成为人们健康生活的一种新时尚,并逐渐被许多都市人所接受。口臭者通过洁牙,消除牙菌斑、软垢、牙石,对改善口臭和预防牙周病都有益处。一般可根据自身条件,每隔半年左右洁牙一次为宜。

口臭的产生源于人体的各种急、慢性疾病。也有认为口臭的直接原因是口腔中的口臭杆菌所引发。口臭杆菌主要是在齿缝中繁殖,靠分解口腔内的细菌生活,一般没有药物治疗,唯一可以控制它的是口腔内的溶菌酶,但是,某些厌氧菌抑制药有一定疗效,比如内服甲硝唑可以控制几天,在这几天,可以完全没有口臭。还有一些食物可以抑制它,比如甘蔗,吃了它后也可短期消除口臭。如果用机械的方法,比如用水龙头对着口腔慢慢地冲洗并加用牙刷不断地刷,也可以在短期内没有口臭。口臭以早上起床时最为明显,白天较为弱。提高胃肠道中双歧杆菌,可以治疗口臭。大豆低聚糖、异麦芽低聚糖、低聚果糖等双歧杆菌因子,对于治疗口臭效果较好。

中医辨证治疗口臭可取得较好的效果。中医认为口臭主要是胃火或胃有湿热的表现。引起口臭的病因主要有三种。一是胃热上蒸口臭,伴见口渴饮冷,口舌生疮糜烂,或牙龈赤烂肿痛,大便干结,小便短黄,舌红苔黄,脉洪数等,宜清胃泻热。二是痰热壅肺口气腥臭,伴胸痛胸闷,咳嗽痰黄黏稠,或咳吐脓血,咽干口燥,舌苔黄腻,脉象滑数等,宜清肺化痰。三是肠胃食积口中酸臭,伴脘腹胀满,嗳气吞酸,不思饮食,苔厚腻,脉滑等,宜消食和胃。

〔用药精选〕

一、西药

1. 氯己定 Chlorhexidine

见第十三章“170. 小儿口疮”。

2. 薄荷喉片 Mentha Laryngitic Tablets

见第十七章“291. 咽炎”。

3. 薄荷桉油含片 Menthol and Eucalyptus oil Buccal Tablets

本品为复方制剂,含薄荷脑、桉叶油、薄荷油。局部应用时可促进局部血液循环,有消炎、止痒、止痛的作用。

【适应证】用于缓解急、慢性咽炎及改善口臭。

【用法用量】含服。每隔0.5~1小时含1片。

【不良反应】偶可发生哮喘、荨麻疹和血管神经性水肿等过敏反应。

【禁忌】糖尿病患者禁用。

4. 过氧化氢溶液 Hydrogen Peroxide Solution

见第十三章“170. 小儿口疮”。

5. 盐酸米诺环素 Minocycline Hydrochloride

见本章“306. 冠周炎”。

6. 西地碘含片 Cydiodine Buccal Tablets

见第十七章“291. 咽炎”。

7. 碘甘油 Iodine Glycerol

见第十三章“170. 小儿口疮”。

附:用于口臭的其他西药

1. 甲硝唑 Metronidazole

见本章“305. 牙周炎和牙周脓肿”。

2. 替硝唑 Tinidazole

见本章“305. 牙周炎和牙周脓肿”。

3. 麦白霉素 Meleumycin

【适应证】主要适用于敏感菌所致的呼吸道、皮肤、软组织、胆道感染和支原体肺炎等,也用于链球菌属所致口腔及牙周感染。

4. 乙酰螺旋霉素 Acetylspiramycin

【适应证】适用于敏感菌所致的轻、中度感染,如咽炎、扁桃体炎、鼻窦炎、中耳炎、牙周炎、急性支气管炎、慢性支气管炎急性发作、肺炎等。

5. 多西环素 Doxycycline

【适应证】本品可用于牙周炎的辅助治疗。

6. 乳酸依沙吖啶溶液 Ethacridine Lactate Solution

见本章“296. 口炎(口腔炎)”。

7. 西吡氯铵含漱液 Cetylpyridinium Chloride Gargle

【适应证】本品主要成分为氯化十六烷基吡啶,对菌斑形成有一定抑制作用,可用于口腔疾病的辅助治疗,也可用作日常口腔护理及清洁口腔。

8. 聚维酮碘溶液 Povidone Iodine Solution

见本章“305. 牙周炎和牙周脓肿”。

二、中药

1. 白清胃散

见本章“296. 口炎(口腔炎)”。

2. 保和丸(片、颗粒)

见第十三章“180. 小儿厌食症”。

3. 枳实导滞丸

【处方组成】大黄、枳实(炒)、六神曲(炒)、茯苓、黄芩、

黄连(姜汁炒)、白术(炒)、泽泻

【功能主治】消食导滞,清利湿热。用于饮食积滞、湿热内阻所致的脘腹胀痛,不思饮食,大便秘结,痢疾里急后重。

【用法用量】口服。一次6~9g,一日2次。

4. 十二味齿龈康散

见本章"305. 牙周炎和牙周脓肿"。

5. 西帕依固龈液(泡腾片)

【处方组成】没食子

【功能主治】健齿固龈,清血止痛。用于牙周疾病引起的牙齿酸软,咀嚼无力,松动移位,牙龈出血,以及口舌生疮,咽喉肿痛,口臭烟臭。

【用法用量】漱口,一次约3ml,一日3~5次。

6. 龙胆泻肝丸(水丸、颗粒、大蜜丸、口服液)

【处方组成】龙胆、柴胡、黄芩、栀子(炒)、泽泻、木通、盐车前子、酒当归、地黄、炙甘草

【功能主治】清肝胆,利湿热。用于肝胆湿热,头晕目眩,耳鸣耳聋,耳肿疼痛,胁痛口苦,尿赤涩痛,湿热带下。

【用法用量】丸剂,口服,大蜜丸一次1~2丸,一日2次;水丸一次3~6g,一日2次。

7. 双花百合片

见本章"298. 口腔溃疡(口疮、口舌生疮)"。

8. 砂连和胃胶囊

【处方组成】紫箕贯众(麸炒)、黄连(酒炙)、砂仁、北沙参、陈皮、土木香

【功能主治】清热养阴,理气和胃。用于胃热阴伤,兼有气滞所致的胃脘疼痛,口臭,呃逆,肋痛。

【用法用量】口服。一次4粒,一日3次,饭前半小时服用,痛时可临时加服4粒。

附:用于口臭的其他中药

1. 清火爽口颗粒

【功能主治】清胃泻火,滋阴凉血。用于牙龈肿痛,出血,齿动,口臭症状的改善。

2. 藿香清胃片

【功能主治】清热化湿,醒脾消滞。用于消化不良,脘腹胀满,不思饮食,口苦口臭。

3. 复方两面针漱齿液

【功能主治】下气除满,宣散风热。用于牙龈痛,牙龈出血,口臭症状的改善。

4. 泻停封胶囊

【功能主治】清热解毒,燥湿止泻。用于腹泻,伤食泄泻,脘腹疼痛,口臭,嗳气。

5. 养阴口香合剂

【功能主治】清胃泻火,滋阴生津,行气消积。用于胃热津亏、阴虚郁热上蒸所致的口臭,口舌生疮,齿龈肿痛,咽干口苦,胃灼热痛,肠燥便秘。

6. 咽立爽口含滴丸

【功能主治】疏风散热,消肿止痛,清利咽喉。用于急性咽炎,慢性咽炎急性发作,咽痛,咽黏膜红肿,咽干,口臭等症。

7. 复方一枝黄花喷雾剂

【功能主治】清热解毒,宣散风热,清利咽喉。用于上呼吸道感染,急、慢性咽炎,口舌生疮,牙龈肿痛,口臭。

8. 乌梅人丹

【功能主治】生津解渴,清凉润喉。用于口臭、口干、咽痛等,也可用作咽炎和扁桃体炎的辅助治疗。

9. 龙掌口含液(泡腾颗粒)

【功能主治】散瘀止血,除湿解毒,消肿止痛。用于口臭,复发性口疮(口腔溃疡),龈炎,牙周炎。

10. 通舒口爽胶囊(片、丸)

【功能主治】清热除湿,化浊通便。用于大肠湿热所致的便秘,口臭,牙龈肿痛。

11. 苏梅爽含片

【功能主治】疏风散邪,解毒利咽。用于咽痛,咽燥,灼热,口腔异味等症。

第十九章　肿瘤科病症

308. 癌症与癌症疼痛

〔基本概述〕

在医学上,癌是指起源于上皮组织的恶性肿瘤,是恶性肿瘤中最常见的一类。相对应的,起源于间叶组织的恶性肿瘤统称为肉瘤。有少数恶性肿瘤不按上述原则命名,如肾母细胞瘤、恶性畸胎瘤等。一般人们所说的"癌症"习惯上泛指所有恶性肿瘤。

肿瘤是机体在各种致瘤因素作用下,局部组织的细胞在基因水平上失去对其生长的正常调控导致异常增生与分化而形成的新生物。新生物一旦形成,不因病因消除而停止生长,他的生长不受正常机体生理调节,而是破坏正常组织与器官,这一点在恶性肿瘤中尤其明显。与良性肿瘤相比,恶性肿瘤生长速度快,呈浸润性生长,易发生出血、坏死、溃疡等,并常有远处转移,造成人体消瘦、无力、贫血、食欲不振、发热,以及严重的脏器功能受损等情况,最终造成死亡。

人体可通过免疫系统监视杀伤癌细胞,但是当人体内防癌能力减弱或被抑制时,癌细胞就会乘机增殖,形成临床可见的癌症。免疫功能低下或肿瘤细胞逃逸机体免疫监视是导致癌症发生发展的关键因素。

癌症是一大类恶性肿瘤的统称。由于各种癌的发生部位不同,病理形态不同,以及发展阶段不同,临床表现各异。但癌症的早期往往症状很少,待发展到一定阶段后才渐渐表现出一系列症状和体征。一般将癌症的临床表现分为局部表现和全身性症状两个方面。局部表现主要有肿块、疼痛、溃疡、出血、梗阻等。颅内肿瘤可引起视力障碍(压迫视神经)、面瘫(压迫面神经)等多种神经系统症状,骨肿瘤侵犯骨骼可导致骨折,肝癌引起血浆白蛋白减少而致腹水等。

癌症疼痛也称癌性疼痛,系指肿瘤侵及胸、腹膜及脏器,压迫神经和骨转移等所产生的疼痛,为癌症临床常见症状之一。

癌症疼痛多为持续性疼痛,并随着病灶增大而加剧。疼痛大致分为两种:一种为局部性,可定位;另一种则为弥漫性,疼痛部位不清。疼痛的耐受性可因人而异。由于癌症疼痛严重地影响患者休息、睡眠,给其精神上和肉体上带来极大痛苦,因此,缓解癌症疼痛对改善晚期癌症患者的生存质量、延长生存期都具有十分重要的意义。

癌症在中医学中又称为岩,属于"癥瘕""积聚""噎膈"等证的范畴。

〔治疗原则〕

目前,治疗恶性肿瘤有许多种手段和方法,比如外科手术、化学药物治疗、放射线治疗、靶向药物治疗、免疫治疗和传统医学治疗等。临床医师在治疗恶性肿瘤时,要遵循整体治疗和局部治疗相结合、扶正治疗和祛邪治疗相结合、传统医学和现代医学相结合的原则,才能扬长避短,提高治疗效果。

1. 癌症的治疗

肿瘤患者是一个复杂而庞大的群体,每一位患者的发生、发展趋势和转归都不一样,因此肿瘤不同于其他的任何疾患,这种复杂性决定了恶性肿瘤的治疗是一种综合治疗。西医的手术和放疗、化疗是肿瘤治疗的主要手段,在治疗中占主导地位,但这些方法给机体内环境平衡造成的破坏不可避免。对这种破坏,不同个体的恢复能力快慢不一,程度不同,有的甚至无法恢复。中医治疗强调整体观念,强调寒热、虚实、阴阳、脏腑的辨证施治,是个体化的治疗,符合肿瘤发生、发展的复杂性和规律性。在这种基础上建立起新的平衡,对肿瘤患者恢复治疗、维持治疗、提高生活质量并延长生存期确有良效。因此,恶性肿瘤的治疗不仅需要根据肿瘤的不同种类及病程选用不同的治疗方法,而且更应该从具体情况出发,综合应用各种治疗方法,相互取长补短,以求得最好疗效。

(1)手术治疗。手术治疗通常包括根治性手术、姑息性手术、探查性手术。①根治性手术:由于恶性肿瘤生长快,表面没有包膜,它和周围正常组织没有明显的界限,局部浸润严重,并可通过淋巴管转移。因此,手术要把肿瘤及其周围一定范围的正常组织和可能受侵犯的淋巴结彻底切除。这种手术适合于肿瘤范围较局限、没有远处转移、体质好的患者。②姑息性手术:肿瘤范围较广,已有转移而不能做根治性手术的晚期患者,可以只切除部分肿瘤或做些减轻症状的手术。各种姑息性手术的实施可以通过减少肿瘤体积,解除肿瘤压迫,解除梗阻等方法改善患者的一般状况,提供营养保障,防止并发症的发生,为其他综合治疗争取时间,也提供了较好的条件。③探查性手术:对深部的内脏肿物,有时经过各种检查不能确定其性质时，需要开胸、开腹或开颅检查肿块的形态，肉眼区别其性质或切取一小块活组织进行快速冰冻切片检查，明确诊断后再决定手术和治疗方案，为探查性手术。

（2）化学治疗。化学治疗是化学药物治疗的简称，是利用化学药物阻止癌细胞的增殖、浸润、转移，直至最终杀灭癌细胞的一种治疗方式。

化学治疗的临床应用有四种方式。①晚期或播散性肿瘤的全身化疗：因对这类肿瘤患者通常缺乏其他有效的治疗方法，常常一开始就采用化学治疗，近期的目的是取得缓解效果。通常人们将这种化疗称为诱导化疗。如开始采用的化疗方案失败，改用其他方案化疗时，称为解救治疗。②辅助化疗：是指局部治疗（手术或放疗）后，针对可能存在的微小转移病灶，防止其复发转移而进行的化疗。例如骨肉瘤、睾丸肿瘤和高危的乳腺癌患者术后辅助化疗可明显改善疗效，提高生存率或无病生存率。③新辅助化疗：针对临床上相对较为局限性的肿瘤，手术切除或放射治疗有一定难度的，可在手术或放射治疗前先使用化疗。其目的是希望化疗后肿瘤缩小，从而减少切除的范围，缩小手术造成的伤害；其次化疗可抑制或消灭可能存在的微小转移病灶，提高患者的生存率。现已证明，新辅助化疗对膀胱癌、乳腺癌、喉癌、骨肉瘤及软组织肉瘤、非小细胞肺癌、食管癌及头颈部癌可以减小手术范围，或把不能手术切除的肿瘤经化疗后变成可切除的肿瘤。④特殊途径化疗：有腔内治疗、椎管内化疗、动脉插管化疗等。

（3）放射治疗。肿瘤放射治疗是利用放射线，如放射性同位素产生的 α、β、γ 射线和各种 X 射线治疗机或加速器产生的 X 射线、电子线、质子束及其他粒子束等治疗恶性肿瘤的一种方法。放射治疗简称放疗。放疗之所以能发挥抗恶性肿瘤作用，是因为放射线承载着一种特殊能量，称为辐射。辐射作用于生命体通过直接损伤和间接损伤机制发挥抗肿瘤作用。直接损伤指射线直接作用于有机分子而产生自由基引起 DNA 分子出现断裂、交叉；间接损伤是指射线对人体组织内水发生电离，产生自由基，这些自由基再和生物大分子发生作用，导致不可逆损伤。对于放疗的效应，这两种机制具有同等的重要性。放射敏感性与肿瘤细胞的增殖周期和病理分级有关，增殖活跃的细胞比不增殖的细胞敏感，细胞分化程度越高，放射敏感性越低，反之越高。此外，肿瘤细胞的氧含量直接影响放射敏感性。如早期肿瘤体积小，血运好，疗效好，晚期肿瘤体积大，瘤内血运差，甚至中心有坏死，则放射敏感性低；生长在局部的鳞癌，较在臀部和四肢的肿瘤血运好，敏感性高；肿瘤局部合并感染，血运差，放射敏感性下降。

（4）中医中药治疗。传统医学和现代医学是两个完全不同的理论体系。在恶性肿瘤综合治疗的今天，以中医药为代表的传统医学的优势体现在整体观指导下的个体化、动态辨证论治，以调节机体内环境平衡，实现较高生存质量基础上的“带瘤”长期生存，从而在一定程度上弥补现代医学治疗上的不足。无论是对于处在围手术期、放疗和化疗期、西医规范化治疗后期的患者，还是不适于手术和/或放、化疗的患者，抑或存在癌前病变的高危人群，中医药治疗都可以发挥重要作用。中医药治疗应及早介入，与多种治疗手段恰当配合，并贯穿肿瘤治疗的全过程。

2. 癌症疼痛的治疗

癌症疼痛是一个普遍性的问题，有效的止痛治疗是 WHO 癌症综合规划四项重点之一。WHO 为实现让癌症患者不痛，并提高其生活质量的目标，在全球推行癌症患者三级止痛阶梯治疗方案。此方案是目前癌症疼痛治疗的基本原则。

所谓癌痛治疗的三阶梯方法就是在对癌痛的性质和原因做出正确的评估后，根据患者的疼痛程度和原因适当地选择不同作用强度的镇痛药。

第一阶梯的药物为非甾体抗炎药，代表药物为阿司匹林，其他药物有对乙酰氨基酚、布洛芬、双氯芬酸、高乌甲素、萘普生及吲哚美辛栓（肛内）等。这类药物主要用于轻、中度疼痛的患者，也可作为第二、第三阶梯的辅助用药。

第二阶梯的药物为弱阿片类镇痛药，代表药物为可待因，其他药物有双氢可待因、氨酚待因、氢可酮、羟考酮、布桂嗪、曲马多等。这类药物主要用于中度疼痛的患者或第一阶梯用药后仍有疼痛的患者。

第三阶梯的药物为强效阿片类镇痛药，代表药物为吗啡，其他药物有氢吗啡酮、羟吗啡酮、左啡诺、二氢埃托啡、美沙酮、芬太尼等。这类药物主要用于重度疼痛的患者或应用第二阶梯的药物后疼痛仍不能缓解的患者。

三阶梯止痛治疗的主要原则是首选口服给药、按时给药、按阶梯给药、个体化用药和注意其他问题的处理等。

上述的癌痛三阶梯治疗方法对癌症疼痛的治疗有较好的效果，但由于癌痛的机制非常复杂，单纯使用药物治疗有一定的局限性。WHO 提出的 2000 年癌症患者无痛的目标难以实现，因此，国内外学者倡导调整三阶梯治疗癌痛的理念。①按 WHO 阶梯划分方案，归类为第一、二阶梯的患者，目前新的观点是及早采用小剂量的强阿片类药物控制中度疼痛。②归类为第二、三阶梯的患者，疼痛机制更为复杂，部分还涉及神经和组织器官的损害，尤其是神经源性疼痛的患者。目前新的进展是规范和足量使用阿片类镇痛药后，采用辅助用药缓解，其中抗抑郁和抗惊厥类药物的研究是重点。③由于癌痛药物治疗的局限性，最后还会有 10% ~20% 的患者，在接受规范化的镇痛治疗后不能使疼痛得到有效的控制。对这些患者可考虑采用微创治疗，如神经阻滞、神经损毁及病灶局部治疗等。但这类手术可能引起相应的神经功能障碍，且后期有失效的可能，因此，在临床上适合这些治疗的患者较少。目前，国际上公认的比较先进的介入治疗方法是鞘内药物输注治疗。其作用原理是通过埋藏在体内的电脑输注泵，将止痛药物输注至蛛网膜下腔内，作用于脊髓的作用位点达到止痛的目的。它不仅能更有效地缓解疼痛,还可以减轻吗啡等药物的不良反应,改善癌症患者的生活质量。

镇痛药主要作用于中枢神经系统,能选择性地减轻或缓解疼痛感觉,又能使因剧烈疼痛而引起的恐惧、紧张、焦虑不安等不愉快的情绪得到缓解。临床常用的镇痛药有:非甾体抗炎药,用于轻、中度疼痛;阿片类镇痛药及其代用品,用于中、重度疼痛。近年来,强阿片类药物新剂型(缓、控释片剂,透皮贴剂、舌下含片等)或阿片类与非甾体抗炎药复合剂型,正在成为慢性非癌性的或癌性的疼痛治疗中方便而有效的药物。

中医认为,癌症疼痛的发生主要为邪毒内蓄,气滞血瘀,不通则痛。故消肿解毒、活血化瘀、理气止痛为治疗癌症疼痛的主要法则。

〔用药精选〕

一、西药

抗肿瘤的药物和肿瘤辅助治疗用药请详见各具体肿瘤项下所列药品,这里主要列出止癌痛的西药。

1. 复方磷酸可待因片 Compound Codeine Phosphate Tablets

见第十四章"208. 肌肉痛"。

2. 吗啡 Morphine

吗啡为阿片受体激动剂,有强大的镇痛作用,同时也有明显的镇静作用,并有镇咳作用(因其可致成瘾而不用于临床)。

【适应证】本品为强效镇痛药,适用于其他镇痛药无效的急性剧痛,如严重创伤、战伤、烧伤、晚期癌症等疼痛。根据WHO和国家药品监督管理局提出的癌痛治疗三阶梯方案的要求,吗啡是治疗重度癌痛的代表性药物。

【不良反应】①连用3~5日即产生耐受性,1周以上可成瘾;但晚期中重度癌痛患者如果治疗适当,少见依赖及成瘾现象。②恶心、呕吐、呼吸抑制、嗜睡、眩晕、便秘、排尿困难、胆绞痛等。偶见瘙痒、荨麻疹、皮肤水肿等过敏反应。③急性中毒。表现为昏迷,呼吸深度抑制、瞳孔极度缩小、两侧对称,或呈针尖样大,血压下降、发绀,尿少,体温下降,皮肤湿冷,肌无力,由于严重缺氧致休克、循环衰竭、瞳孔散大、死亡。

【禁忌】对吗啡过敏、呼吸抑制已显示发绀、颅内压增高和颅脑损伤、支气管哮喘、肺源性心脏病代偿失调、甲状腺功能减退、皮质功能不全、前列腺肥大、排尿困难及严重肝功能不全、休克尚未纠正控制前、炎性肠梗阻等患者禁用。

【孕妇及哺乳期妇女用药】本品可通过胎盘屏障到达胎儿体内,少量经乳汁排出,故禁用于孕妇、哺乳期妇女。本品能对抗催产素对子宫的兴奋作用而延长产程,禁用于临盆产妇。

【儿童用药】婴幼儿慎用,未成熟新生儿禁用。

【老年用药】慎用。

【用法用量】①口服。常用量,一次5~15mg。一日15~60mg;极量,一次30mg,一日100mg。对于重度癌痛患者,应按时口服,个体化给药,逐渐增量,以充分缓解癌痛。首次剂量范围可较大,一日3~6次,临睡前一次剂量可加倍。②皮下注射、静脉注射、手术后镇痛硬膜外间隙注射:请遵医嘱。

【制剂】盐酸吗啡片(缓释片、控释片、注射液),硫酸吗啡片(缓释片、控释片、口服溶液、栓、注射液)

3. 盐酸哌替啶 Pethidine Hydrochloride

本品为阿片受体激动剂,强效镇痛药,效价为吗啡的1/10~1/8,与吗啡在等效剂量下可产生同样的镇痛、镇静及呼吸抑制作用,但后者维持时间较短,无明显的镇咳作用。

【适应证】用于各种剧痛,如创伤性疼痛、手术后疼痛、麻醉前用药,或局部麻醉与静吸复合麻醉辅助用药等。对内脏绞痛应与阿托品配伍应用。用于分娩止痛时,须监护本品对新生儿的抑制呼吸作用。麻醉前给药、人工冬眠时,常与氯丙嗪、异丙嗪组成人工冬眠合剂应用。用于心源性哮喘,有利于肺水肿的消除。慢性重度疼痛的晚期癌症患者不宜长期使用本品。

【不良反应】①本品的耐受性和成瘾性程度介于吗啡与可待因之间,一般不应连续使用。②治疗剂量时可出现轻度的眩晕、出汗、口干、恶心、呕吐、心动过速及直立性低血压等。

【禁忌】对本品过敏、室上性心动过速、颅脑损伤、颅内占位性病变、慢性阻塞性肺疾患、支气管哮喘、严重肺功能不全患者禁用。严禁与单胺氧化酶抑制剂同用。

【孕妇及哺乳期妇女用药】本品能通过胎盘屏障及分泌入乳汁,因此产妇分娩镇痛时,以及哺乳期间使用时剂量酌减。

【儿童用药】小儿基础麻醉:在硫喷妥钠按体重3~5mg/kg 10~15分钟后,追加哌替啶1mg/kg加异丙嗪0.5mg/kg稀释至10ml缓慢静脉滴注。

【老年用药】老年患者慎用。

【用法用量】①口服。镇痛:成人常用量一次50~100mg,一日200~400mg;极量一次150mg,一日600mg。小儿按体重一次以1.1~1.76mg/kg为度。对于重度癌痛患者,首次剂量视情况可以大于常规剂量。②注射:遵医嘱。

【制剂】盐酸哌替啶片(注射液)

4. 盐酸布桂嗪 Bucinnazine Hydrochloride

本品为速效镇痛药,对皮肤、黏膜、运动器官(包括关节、肌肉、肌腱等)的疼痛有明显的抑制作用,对内脏器官疼痛的镇痛效果较差。本品不易成瘾,但有不同程度的耐受性。

【适应证】本品为中等强度的镇痛药。适用于偏头痛,三叉神经痛,牙痛,炎症性疼痛,神经痛,月经痛,关节痛,外伤性疼痛,手术后疼痛,以及癌症痛(属二阶梯镇痛药)等。

【不良反应】①少数患者可见有恶心、眩晕或困倦、黄视、全身发麻感等，偶可出现精神症状，停药后可消失。②本品引起依赖性的倾向与吗啡类药相比为低，据临床报道，连续使用本品，可耐受和成瘾，故不可滥用。

【禁忌】对本品过敏者禁用。

【孕妇及哺乳期妇女用药】妊娠及哺乳期妇女慎用。

【用法用量】①口服。成人一次 30 ~ 60mg，一日 90 ~ 180mg；小儿按体重一次 1mg/kg。②皮下或肌内注射。成人一次 50 ~ 100mg，一日 1 ~ 2 次。

疼痛剧烈时用量可酌增。对于慢性中重度癌痛患者，剂量可逐渐增加。首次及总量可以不受常规剂量的限制。

【制剂】盐酸布桂嗪片(注射液)

5. 盐酸曲马多 Tramadol Hydrochloride

本品为合成的可待因类似物，具有较弱 μ 受体激动作用，镇痛强度约为吗啡的 1/10。除作用于阿片受体，还能抑制 5-HT 和去甲肾上腺素的再摄取。无致平滑肌痉挛和明显呼吸抑制作用，镇痛作用可维持 4 ~ 6 小时，可延长巴比妥类药物麻醉持续时间，与安定(地西泮)类药物同用可增强镇痛作用，具有轻度的耐药性和依赖性。

【适应证】用于癌症疼痛，骨折或术后疼痛等各种急、慢性疼痛。

【不良反应】偶见出汗、恶心、呕吐、纳差、头晕、无力、思睡等。罕见皮疹、心悸、直立性低血压，在患者疲劳时更易产生。

【禁忌】对本品过敏，酒精、安眠药、镇痛剂或其他中枢神经系统作用药物急性中毒，严重脑损伤，意识模糊，呼吸抑制患者禁用。本品不宜用于正在接受单胺氧化酶(MAO)抑制剂治疗或在过去的 14 日内已服用过上述药物的患者。本品禁用于戒毒治疗。

【孕妇及哺乳期妇女用药】孕妇对于本品的应用仅限于单次，应避免长期使用，因为可能引起新生儿成瘾和戒断症状。哺乳期妇女慎用，单次应用无须中断喂奶。

【儿童用药】不推荐 12 岁以下儿童服用本品。

【老年用药】老年患者用药应根据其肝、肾功能情况酌情调整给药方案。剂量要考虑有所减少，两次服药的间隔不得少于 8 小时。

【用法用量】①口服，一次 50 ~ 100mg，必要时可重复给药，日剂量不超过 400mg。

②静脉注射、肌内注射、皮下注射及肛门给药。一次 50mg ~ 100mg，一日 2 ~ 3 次。一日剂量最多不超过 400mg，严重疼痛初次可给药 100mg。

【制剂】①盐酸曲马多片(分散片、缓释片、胶囊、缓释胶囊、泡腾颗粒、栓、滴剂、注射液、葡萄糖注射液、氯化钠注射液)；②注射用盐酸曲马多

6. 氟比洛芬酯注射液 Flurbiprofen Axetil Injection

本品是非甾体类镇痛剂，通过抑制前列腺素的合成而发挥镇痛作用。

【适应证】用于术后及癌症的镇痛。

【不良反应】①严重不良反应：罕见休克、急性肾衰竭、肾病综合征、胃肠道出血、伴意识障碍的抽搐。②罕见再生障碍性贫血、中毒性表皮坏死症(Lyell 综合征)、剥脱性皮炎。③一般的不良反应：偶见注射部位疼痛及皮下出血；有时出现恶心、呕吐，转氨酶升高，偶见腹泻，罕见胃肠出血；有时出现发热，偶见头痛、倦怠、嗜睡、畏寒；偶见血压上升、心悸；偶见瘙痒、皮疹等过敏反应；罕见血小板减少、血小板功能低下。

【禁忌】对本品过敏，消化道溃疡，严重的肝肾及血液系统功能障碍，严重心力衰竭，高血压，阿司匹林哮喘或有既往史，正在使用依洛沙星、洛美沙星、诺氟沙星的患者禁用。

【孕妇及哺乳期妇女用药】妊娠或可能妊娠的妇女必须在治疗的有益性大于危险性时才能应用，尽量不在妊娠末期应用，应用本品过程中避免哺乳(可能会转移到母乳中)。

【儿童用药】儿童使用的安全性尚未确定，因此儿童不宜使用。

【老年用药】要特别当心老年患者出现不良反应，要从小剂量开始慎重给药。

【用法用量】通常成人一次静脉给予氟比洛芬酯 50mg，尽可能缓慢给药(1 分钟以上)，根据需要使用镇痛泵，必要时可重复应用。并根据年龄、症状适当增减用量。一般情况下，本品应在不能口服药物或口服药物效果不理想时应用。

7. 盐酸羟考酮 Oxycodone Hydrochloride

羟考酮为半合成的纯阿片受体激动药，主要通过激动中枢神经系统内的阿片受体而起镇痛作用，镇痛效力中等。

【适应证】用于缓解中至重度疼痛，如关节痛、背痛、癌性疼痛、牙痛、手术后疼痛等。

【不良反应】常见：便秘、恶心、呕吐、嗜睡、头晕、瘙痒、头痛、多汗和乏力。偶见：厌食、紧张、失眠、发热、精神错乱、腹泻、腹痛、血管舒张、感觉异常、皮疹、焦虑、欣快、抑郁、呼吸困难、体位低血压、寒战、噩梦、思维异常、呃逆、排尿困难、胆道痉挛、输尿管痉挛。罕见：眩晕、抽搐、定向障碍、面部潮红、情绪改变、幻觉、支气管痉挛、嗳气、气胀、肠梗阻、味觉反常、激动、遗忘、张力过高或过低、感觉过敏、肌肉不自主收缩、言语障碍、震颤、视觉异常、戒断综合征、闭经、性欲减退、阳痿、低血压、室上性心动过速、晕厥、外周性水肿、口渴、皮肤干燥、荨麻疹、变态反应、过敏反应或类过敏性反应、瞳孔缩小和绞痛。

【禁忌】对本品过敏、麻痹性肠梗阻、肺源性心脏病、慢性支气管哮喘或慢性阻塞性呼吸道疾病、高碳酸血症、呼吸抑制、颅脑损伤、急腹症、胃排空延迟、肺源性心脏病、中重度肝功能障碍、重度肾功能障碍、慢性便秘、停用单胺氧化酶抑制剂 <2 周、手术前或手术后 24 小时内患者禁用。

【孕妇及哺乳期妇女用药】孕妇及哺乳期妇女禁用。

【儿童用药】18 岁以下患者用药安全性和有效性尚未确立，不推荐使用。

【老年用药】老年患者(年龄大于 65 岁)的清除率仅较

成人略低,成人剂量和用药间隔时间亦适用于老年患者。

【用法用量】口服。控释片必须整片吞服,不得掰开、咀嚼或研磨。①一般镇痛:本品控释片,每 12 小时 1 次,剂量取决于患者疼痛严重程度和既往镇痛药用药史。调整剂量时,只调整一次用药剂量而不改变用药次数,调整幅度是在上一次用药剂量上增减 25% ~50%。a. 首次服用阿片类或曾用弱阿片类的重度疼痛患者,初始剂量 5mg,每 12 小时 1 次。然后根据病情调整剂量直至理想效果。多数患者最高剂量为每 12 小时 200mg,少数患者可能需要更高的剂量。b. 已接受口服吗啡治疗的患者,改用本品的日剂量换算比例为:口服本品 10mg 相当于口服吗啡 20mg。②术后疼痛:使用本品复方胶囊,一次 1 ~2 粒,间隔4 ~6 小时可重复用药 1 次。

【制剂】①盐酸羟考酮片(缓释片、控释片);②酚氨羟考酮片(胶囊)

8. 芬太尼透皮贴剂 Fentany Transdermal System

芬太尼为一种短效阿片类镇痛药,镇痛效力为吗啡的 100 倍。芬太尼透皮贴剂主要用于止痛和镇静。

【适应证】用于治疗需要应用阿片类止痛药物的重度慢性疼痛,包括癌症疼痛等。

【不良反应】常见恶心、呕吐、便秘、低血压、嗜睡、头晕、失眠,较常见焦虑、忧郁、食欲减退、不自主肌收缩、心悸、感觉减退、呵欠、鼻炎、腹痛、消化不良、口干、瘙痒、体温变化、多汗、疲乏、不适、流感样症状、外周水肿、瘙痒、尿潴留、戒断综合征。罕见过敏性休克、过敏反应、意识模糊、惊厥、震颤、记忆力减退、性功能障碍、呼吸抑制。与所有的强效阿片类制剂相同,最严重的不良反应为肺通气不足。反复使用可能出现耐药,身体依赖和心理依赖。

【禁忌】对芬太尼或对本贴剂中黏附剂敏感、急性或手术后疼痛(可能会导致严重的或威胁生命的肺通气不足)、40 岁以下非癌性慢性疼痛(艾滋病与截瘫患者不受年龄限制)患者禁用。

【孕妇及哺乳期妇女用药】不能用于可能已怀孕的妇女。哺乳期妇女不推荐使用本品。

【儿童用药】在儿童中使用的有效性和安全性尚未明确。

【老年用药】芬太尼在老年患者体内的清除率下降,半衰期延长,他们可能比年轻患者对药物更敏感。应仔细观察老年患者使用芬太尼时的毒性症状,必要时可减量。

【用法用量】从小剂量 25μg/h 开始使用,贴膜每 3 日更换 1 次。粘贴部位应为躯干或上臂无毛发平坦区,清洁并干燥皮肤,启封后立即使用,务必使药膜与皮肤粘贴平整、牢固。更新下一贴时另换他处。

【其他制剂】枸橼酸芬太尼注射液,枸橼酸舒芬太尼注射液

9. 氨酚待因片 Paracetamol and Codeine Phosphate Tablets

本品有镇痛作用,并有一定的解热、镇咳作用,为国家特殊管理的第二类精神药品。

【适应证】本品为中等强度镇痛药。适用于各种手术后疼痛、骨折、中度癌症疼痛、骨关节疼痛、牙痛、头痛、神经痛、全身痛、软组织损伤及痛经等。

【不良反应】偶有头晕、出汗、恶心、嗜睡等反应,停药后可自行消失。超剂量或长期使用可产生药物依赖性。

【禁忌】对本品过敏、呼吸抑制、呼吸道梗阻性疾病、哮喘发作、多痰患者禁用。

【孕妇及哺乳期妇女用药】本品可透过胎盘而影响胎儿,如使胎儿成瘾,引起新生儿的戒断症状等。本品可自乳汁排出,哺乳期妇女及孕妇应慎用。

【儿童用药】7 岁以下儿童不宜使用。

【老年用药】老年患者慎用。

【用法用量】口服。①氨酚待因片Ⅰ:一次 1 片,一日 3 次。一日限用 4 片。②氨酚待因Ⅱ:一次 1 片,一日 3 次。③中度癌症疼痛时可适当增加。

10. 盐酸丁丙诺啡 Buprenorphine Hydrochloride

本品为蒂巴因的半合成衍生物,为阿片受体的部分拮抗激动剂,具有较强的镇痛作用。其镇痛效果优于哌替啶,为国家特殊管理的第一类精神药品。

【适应证】本品为强效镇痛药,用于各类手术后疼痛、癌症疼痛、烧伤后疼痛、脉管炎引起的肢痛及心绞痛和其他内脏痛。

【不良反应】头晕、嗜睡、恶心、呕吐、出汗、头痛、皮疹。

【禁忌】对本品过敏、重症肝损伤、脑部损害、意识模糊及颅内压升高、轻微疼痛和疼痛原因不明患者禁用。

【孕妇及哺乳期妇女用药】本品可通过胎盘和血-脑脊液屏障,孕妇、哺乳期妇女不宜使用。

【儿童用药】7 岁以下儿童不宜使用。

【老年用药】老弱患者慎用。

对本品有过敏史、重症肝损伤、脑部损害、意识模糊及颅内压升高患者禁用。

【用法用量】①舌下含服。一次 0.2 ~0.8mg,每 6 ~8 小时 1 次。②肌内注射。一次 0.15 ~0.3mg,每 6 ~8 小时或按需注射。疗效不佳时可适当增加用量。

【制剂】①盐酸丁丙诺啡舌下片;②盐酸丁丙诺啡注射液

11. 阿司匹林可待因片 Aspirin and Codeine Phosphate Tablets

本品为复方制剂,含阿司匹林和磷酸可待因。

【适应证】用于缓解肿瘤、手术后及骨科慢性疾患的中至重度疼痛。

【不良反应】常见头晕、便秘、恶心呕吐、呼吸抑制、皮疹和血管神经性水肿。

【禁忌】对本品过敏或不能耐受、严重出血、凝血障碍或原发性止血困难者(包括血友病、血内凝血酶素原过少、遗传性假血友病、血小板减少、血小板功能不足及遗传性血小板减少,也包括与之有关的维生素 K 缺乏症和严重肝损坏)、抗

凝血治疗者、消化性溃疡或其他严重胃肠道疾病、流感患者禁用。

【孕妇及哺乳期妇女用药】妊娠后6个月经常高剂量使用阿司匹林可延长妊娠期和分娩时间，分娩前使用阿司匹林会延长分娩时间或造成产妇或新生儿出血；可待因可能造成新生儿呼吸抑制。哺乳期妇女必须用本品时停止哺乳。

【儿童用药】水痘及流感患儿应用本品，可能发生瑞氏综合征（Reye syndrome）。

【老年用药】老年患者慎用。

【用法用量】口服。一次1～2片，一日3次。

12. 右旋酮洛芬氨丁三醇 Dexketoprofen Trometamol

本品为非甾体抗炎药，具有抗炎、镇痛、解热作用。其作用机制可能与抑制前列腺素合成有关。

【适应证】用于治疗不同病因的轻中度疼痛，如类风湿关节炎、骨性关节炎、强直性脊柱炎、痛风性关节炎等的关节痛，以及痛经、牙痛、手术后痛、癌性疼痛、急性扭伤或软组织挫伤疼痛和感冒发热引起的全身疼痛等各种急慢性疼痛。

【不良反应】服用后最常见的不良反应是胃烧灼感、胃痛、头痛及眩晕，偶见恶心、呕吐、腹泻、便秘、瘙痒、焦虑、心悸、失眠、寒战、四肢浮肿及皮疹等，多为轻、中度。极少出现或偶尔复发胃、十二指肠溃疡和消化道出血。

【禁忌】对本品过敏、对乙酰水杨酸或其他非甾体抗炎药过敏、消化道溃疡或正在服用其他可能引起消化道溃疡药物、哮喘、鼻息肉、血管神经性水肿（脸、眼、唇、舌肿大或呼吸困难）或支气管痉挛、中重度肾功能不全、重度肝功能不全、凝血功能不良或正在服用抗凝血剂患者禁用。

【孕妇及哺乳期妇女用药】孕妇及哺乳期妇女不宜使用。

【儿童用药】儿童不宜使用。

【老年用药】老年患者应用本品时，血浆蛋白结合率及药物排出速度可减低，导致血药浓度升高和半衰期延长，因此需酌情减量。

【用法用量】口服。一次12.5～25mg，一日3～4次，或遵医嘱。一日最大剂量不超过100mg。剂量可根据疼痛的类型、程度和时间长短而不同。一般宜饭后服或与食物同服。

【制剂】①右旋酮洛芬氨丁三醇片；②右旋酮洛芬氨丁三醇胶囊

13. 右酮洛芬 Dexketoprofen

本品为非甾体抗炎药，具有抗炎、镇痛、解热作用，其作用机制可能与抑制前列腺素合成有关。

【适应证】用于治疗不同病因的轻中度疼痛，如类风湿关节炎、骨性关节炎、强直性脊柱炎、痛风性关节炎的关节痛，以及痛经、牙痛、手术后痛、癌性疼痛、急性扭伤或软组织挫伤疼痛和感冒发热引起的全身疼痛等各种急慢性疼痛。

【不良反应】服用后最常见的不良反应是胃烧灼感、胃痛、头痛及眩晕，偶见恶心、呕吐、腹泻、便秘、瘙痒、焦虑、心悸、失眠、寒战、四肢浮肿及皮疹等，多为轻、中度。极少出现或偶尔复发胃、十二指肠溃疡和消化道出血。

【禁忌】对本品及乙酰水杨酸或其他非甾体抗炎药过敏、冠状动脉搭桥手术（CABG）围手术期疼痛、消化道溃疡或正服用可能引起消化道溃疡药物、有应用非甾体抗炎药后发生胃肠道出血或穿孔病史、哮喘或鼻息肉、血管神经性水肿（脸、眼、唇、舌肿大或呼吸困难）、支气管痉挛、肝肾功能不全、凝血功能不良或正服用抗凝血剂、重度心力衰竭患者禁用。

【孕妇及哺乳期妇女用药】孕妇及哺乳期妇女禁用。

【儿童用药】儿童禁用。

【老年用药】老年患者应用本品时，血浆蛋白结合率及药物排出速度可减低，导致血药浓度升高和半衰期延长，因此需酌情减量。

【用法用量】口服。一次12.5～25mg，一日3～4次，或遵医嘱。一日最大剂量不超过100mg。宜饭后服或与食物同服。剂量可根据疼痛的类型、程度和时间长短而不同。

【制剂】右酮洛芬片（肠溶片、胶囊）

14. 盐酸氢吗啡酮注射液 Hydromorphone Hydrochloride Injection

本品属于麻醉性镇痛药，是吗啡的半合成衍生物。

【适应证】本品适用于需要使用阿片类药物镇痛的患者，包括癌症疼痛等。

【不良反应】①连用3～5日即产生耐药性，一周以上可成瘾，需慎用。但对于晚期中重度癌痛患者，如果治疗适当，少见依赖及成瘾现象。②恶心、呕吐、呼吸抑制、嗜睡、眩晕、便秘、排尿困难、胆绞痛等。偶见瘙痒、荨麻疹、皮肤水肿等过敏反应。

严重不良反应包括呼吸抑制和呼吸暂停，并在较重程度上可出现循环抑制、呼吸骤停、休克、心跳骤停。

【禁忌】对本品过敏、呼吸抑制已显示发绀并缺少心肺复苏装置或监控设施、颅内压增高和颅脑损伤、支气管哮喘、肺源性心脏病代偿失调、甲状腺功能减退、皮质功能不全、前列腺肥大、排尿困难及严重肝功能不全、休克尚未纠正控制前、胃肠道梗阻尤其是麻痹性肠梗阻患者禁用。

【孕妇及哺乳期妇女用药】只有当对胎儿潜在利益大于潜在风险时，才能在怀孕期间使用本品。分娩时应慎用。哺乳期妇女使用本品时应停止哺乳。

【儿童用药】婴幼儿慎用，未成熟新生儿禁用。

【老年用药】慎用。

【用法用量】皮下注射、肌内注射、静脉注射：请遵医嘱。

15. 洛芬待因 Ibuprofen and Codeine Phosphate

本品为复方制剂，含布洛芬与磷酸可待因。

【适应证】用于中等强度疼痛止痛，适用于术后痛和中度癌痛止痛。

【不良反应】偶有轻微不良反应，如恶心、乏力、多汗、便秘。停药后可自行消失。

【禁忌】对本品过敏者禁用。

【孕妇及哺乳期妇女用药】本品中的磷酸可待因可透过胎盘,并可自乳汁排出,故孕妇、产妇及哺乳期妇女慎用。

【儿童用药】12 岁以上儿童遵医嘱服用,12 岁以下儿童不宜服用。

【老年用药】老年患者慎用。

【用法用量】口服。①成人首次剂量 2 片。如需再服,每 4 ~6 小时 1 ~2 片。最大剂量一日 6 片。②缓释片整片吞服。成人一次 2 ~4 片,每 12 小时 1 次。

【制剂】洛芬待因片(缓释片)

16. 氨酚氢可酮片 Hydrocodone Bitartrate and Acetaminophen Tablets

本品为复方制剂,含重酒石酸二氢可待因酮和对乙酰氨基酚。

【适应证】适用于缓解中度到中重度疼痛。

【不良反应】常见头晕、镇静及恶心、呕吐。其他包括:①嗜睡、精神朦胧、精神和躯体功能损害、焦虑、恐惧、烦躁、精神依赖和情绪改变;②恶心、呕吐,长期使用本品可致便秘;③输尿管痉挛、膀胱括约肌痉挛及尿潴留均有见报道;④呼吸抑制。二氢可待因酮直接作用于脑干呼吸中枢,产生与剂量相关的呼吸抑制,还作用于呼吸节律调节中枢,引发不规则呼吸或周期性呼吸;⑤皮疹、皮肤瘙痒。

【禁忌】对二氢可待因酮或对乙酰氨基酚过敏者禁用。

【孕妇及哺乳期妇女用药】只有当预期的益处大于对胎儿预期的风险时,才能在妊娠期中使用本品。产妇在分娩前短时间内或大剂量使用氨酚氢可酮,可引起新生儿不同程度的呼吸抑制。哺乳妇女服用氨酚氢可酮对其婴儿有潜在严重不良影响,在决定是停药还是停止哺乳时,要综合考虑这两方面的因素。

【儿童用药】儿童使用本品的安全性与有效性尚未明确。

【老年用药】老年患者在使用任何麻醉剂(包括氨酚氢可酮)时,应特别注意。密切观察可能出现的呼吸抑制和常见的注意事项。

【用法用量】口服。每 4 ~6 小时 1 ~2 片,可达镇痛作用。24 小时的总用药量不应超过 5 片。剂量应根据患者疼痛程度及其对药物的反应予以调整。但是应明确:持续用药,机体将对二氢可待因酮产生耐受性,并且,不良反应的发生和剂量相关。

17. 甲芬那酸 Mefenamic Acid

本品为非甾体抗炎镇痛药,具有镇痛、解热和抗炎作用。其抗炎作用较强。

【适应证】用于轻度及中等度疼痛,如牙科、产科或矫形科手术后的疼痛,以及软组织损伤性疼痛及骨骼、关节疼痛。此外,还用于痛经、血管性头痛及癌性疼痛等。

【不良反应】①胃肠道反应较常见,如腹部不适、胃烧灼感、食欲下降、恶心、腹痛、腹泻、消化不良。严重者可引起消化性溃疡。②其他:精神抑郁、头晕、头痛、易激惹、视力模糊、多汗、气短、睡眠困难等,过敏性皮疹少见。

【禁忌】对本品及其他非甾体抗炎药过敏、炎性肠病、活动性消化性溃疡患者禁用。

【孕妇及哺乳期妇女用药】不宜应用。

【儿童用药】尚无 14 岁以下儿童的安全性和疗效的临床资料。

【老年用药】老年人易引起毒副作用,开始用量宜小。

【用法用量】口服。镇痛或治疗痛经,开始 0.5g,继用 0.25g,每 6 小时 1 次。一疗程用药不超过 7 日。

【制剂】甲芬那酸片(分散片、胶囊)

18. 注射用因卡膦酸二钠 Incadronate Disodium for Injection

本品为双膦酸盐类药物。本品静脉滴注可以治疗恶性肿瘤引起的高钙血症。

【适应证】用于恶性肿瘤引起的骨转移疼痛。

【不良反应】最常见的不良反应为发热。少见意识障碍。偶见血压降低。极少见急性肾功能不全、低血钙,低血钙伴有手足抽搐,双手麻木等临床症状。

【禁忌】对本品过敏者禁用。

【孕妇及哺乳期妇女用药】对孕妇及哺乳期妇女未进行对照研究,故不推荐使用。

【儿童用药】一般不用。

【老年用药】一般老年人生理功能衰退,给药时可考虑降低用量。

【用法用量】静脉滴注。用生理盐水溶解后稀释于500 ~1000ml 生理盐水中,静脉滴注 2 ~4 小时。一般患者一次用量不超过 10mg,65 周岁以上患者推荐剂量为一次 5mg。

19. 酒石酸布托啡诺注射液 Butorphanol Tartrate Injection

本品对中枢神经系统的影响除镇痛外,还包括减少呼吸系统自发性的呼吸、咳嗽、兴奋呕吐中枢、缩瞳、镇静等。

【适应证】用于治疗各种癌性疼痛、手术后疼痛。

【不良反应】主要为嗜睡、头晕、恶心和/或呕吐。发生率在 1% 或以上、可能与本品有关的不良反应:①全身虚弱、头痛、热感;②血管舒张、心悸;③畏食、便秘、口干、胃痛;④焦虑、意识模糊、欣快感、飘浮、失眠、神经质、感觉异常、震颤;⑤支气管炎、咳嗽、呼吸困难、鼻衄、鼻充血、鼻刺激、鼻炎、鼻窦炎、鼻窦充血、咽炎、上呼吸道感染;⑥皮肤多汗/湿冷,瘙痒;⑦视力模糊、耳痛、耳鸣、味觉异常。

发生率在 1% 以下、可能与本品有关的不良反应:①低血压、晕厥;②异梦、焦虑、幻觉、敌意、药物戒断症状;③皮疹/风团;④排尿障碍。

【禁忌】对本品过敏者、因阿片的拮抗特征本品不宜用于依赖那可汀的患者禁用。

【孕妇及哺乳期妇女用药】只有潜在利益大于潜在风险时,妊娠妇女才可使用布托啡诺。哺乳期妇女用药应权衡利弊。

【儿童用药】年龄小于 18 岁的患者禁用。

【老年用药】老年患者使用布托啡诺时,起始剂量减半,并且比正常人间歇延长2倍,随后的剂量和间歇时间根据患者具体反应而定。

【用法用量】静脉注射量为1mg,肌内注射剂量为1～2mg。如需要,每3～4小时可重复给药1次,没有充分的临床资料推荐单剂量超过4mg。或遵医嘱。

20. 酒石酸双氢可待因片 Dihydrocodeine Tartrate Tablets

双氢可待因作用于中枢神经系统,产生镇痛作用。其镇痛强度介于吗啡和可待因之间。

【适应证】用于缓解中度以上疼痛。

【不良反应】主要不良反应为便秘、恶心、呕吐、胃部不适、皮肤瘙痒。

【禁忌】对本品过敏、呼吸抑制、呼吸道阻塞性疾病、慢性肺功能障碍、支气管哮喘发作、诊断不明确的急腹症、休克、昏迷或心力衰竭、抽搐、急性酒精中毒、对阿片类生物碱过敏、失血性大肠炎及细菌性痢疾患者禁用。

【孕妇及哺乳期妇女用药】孕妇及哺乳期妇女不宜使用。

【儿童用药】12岁以下儿童不推荐使用。或遵医嘱。

【老年用药】老年人因生理功能低下,易产生呼吸抑制,因此推荐从低剂量开始,密切观察,慎重使用。或遵医嘱。

【用法用量】口服。一次1～2片,一日3次,饭后服;或遵医嘱。需依据临床症状调节用量,如全日用量超过240mg镇痛不佳时,请改用更强效的镇痛药。

21. 盐酸奈福泮 Nefopam Hydrochloride

本品为一种新型的非麻醉性镇痛药,兼有轻度的解热和肌松作用。化学结构属于环化邻甲基苯海拉明,不具有非甾体抗炎药的特性,亦非阿片受体激动剂。其对中、重度疼痛有效,对呼吸抑制作用较轻,对循环系统无抑制作用,无耐受和依赖性。

【适应证】用于术后止痛、癌症痛、急性外伤痛,亦用于急性胃炎、胆道蛔虫病、输尿管结石等内脏平滑肌绞痛。局部麻醉、针麻等麻醉辅助用药。

【不良反应】产生作用时常有嗜睡、恶心、出汗、头晕、头痛等。但一般持续时间不长。偶见口干、眩晕、皮疹。

【禁忌】对本品过敏、严重心血管疾病、心肌梗死或惊厥患者禁用。

【孕妇及哺乳期妇女用药】对孕妇的影响尚不明确。由于乳汁中的药物浓度与血浆中的浓度相当,故哺乳期妇女使用应遵医嘱。

【儿童用药】本品在儿童用药的有效性和安全性方面均不明确,儿童不应使用。

【用法用量】①口服。一次20～60mg,一日2～3次。②肌内注射或缓慢静脉滴注。一次20mg,必要时每3～4小时1次;或遵医嘱。滴注时患者应躺下,滴注完后15分钟方可起身。

【制剂】①盐酸奈福泮片(缓释片、葡萄糖注射液、氯化钠注射液);②注射用盐酸奈福泮

22. 氢溴酸依他佐辛注射液 Eptazocine Hydrobromide Injection

本品为合成的强效阿片类镇痛药,属混合型阿片受体激动拮抗药。主要通过激动中枢神经系统内的阿片K受体,抑制痛觉传导而起到镇痛作用。

【适应证】用于镇痛,如缓解癌症及手术后疼痛等。

【不良反应】①精神神经系统:偶见出汗、头晕、头重及昏睡;极少见不安、兴奋、失眠、多语、耳鸣、手足麻木等。②心血管系统:偶见心悸、燥热感;极少见心动过速、面部潮红、血压上升、寒冷感等。③消化系统:偶见恶心、呕吐、口渴干;极少见胃部不适、呃逆等。④呼吸系统:偶见呼吸抑制或胸部压迫感。⑤皮肤:可出现皮肤瘙痒。注射部位偶有疼痛,极少出现红肿和硬结。

【禁忌】对本品过敏,严重呼吸抑制,因头颅外伤或颅脑疾病导致意识不清、颅内压增高患者禁用。

【孕妇及哺乳期妇女用药】孕妇或可能怀孕的妇女用药时,应权衡利弊。哺乳妇女用药期间应停止授乳。

【儿童用药】儿童用药安全性尚未确立。

【老年用药】老年人生理功能低下,应慎用。

【用法用量】肌内注射或皮下注射。一次15mg,或遵医嘱,可根据病情酌情增减。

23. 阿司可咖胶囊 Aspirin, Codeine Phosphate and caffeine Capsules

本品是由阿司匹林、磷酸可待因和咖啡因组成的复方制剂。三者合用可使镇痛作用加强。本品超剂量或长期使用可产生药物依赖性。

【适应证】用于中度急、慢性疼痛,如手术后疼痛、头痛、肌肉痛、痛经、牙痛,以及癌症疼痛。

【不良反应】①常见恶心、呕吐,上腹部不适或疼痛,长期或大量服用可能产生胃肠道出血或溃疡。②可能产生心理问题或幻想,呼吸及心率异常,耳鸣或听力下降,头晕、注意力不集中、烦躁不安、便秘。③少见惊厥,肌肉震颤,精神抑郁,肌肉强直和荨麻疹、皮疹、哮喘等过敏性反应,以及肝肾功能损害。

【禁忌】对阿司匹林或其他非甾体抗炎药过敏、活动性溃疡病、消化道出血及其他压动性出血、血友病、血小板减少患者禁用。

【孕妇及哺乳期妇女用药】孕期及哺乳期妇女禁用。

【儿童用药】18岁以下儿童禁用。

【老年用药】老年患者由于肾功能下降较易出现不良反应,应慎用。

【用法用量】口服。成人一次1～2粒,一日3～4次;或遵医嘱。

24. 阿片 Opium

阿片类药可选择性地抑制某些兴奋性神经的冲动传递,发挥竞争性抑制作用,从而解除对疼痛的感受和伴随着的心

理行为反应。本品有成瘾性,属麻醉药品管理。

【适应证】用于各种急性剧痛,偶用于腹泻,镇咳。

【不良反应】有头痛、头晕、便秘等。

【禁忌】肠炎或巨结肠急性炎症、严重肝功能不全、肺源性心脏病、支气管哮喘的患者禁用。

【孕妇及哺乳期妇女用药】本品主要成分吗啡可通过胎盘屏障到达胎儿体内,部分亦经乳汁排出,孕妇及哺乳期妇女禁用。

【儿童用药】婴儿禁用。

【用量用法】①口服。a. 阿片粉:一次 0.03 ~ 0.1g,一日 0.1 ~ 0.4g;极量一次 0.2g,一日 0.6g。b. 阿片酊:一次 0.3 ~ 1ml,一日 1 ~ 4ml;极量一次 2ml,一日 6ml。

②皮下注射。阿片全碱:一次 6 ~ 12mg;极量一次 30mg。

【制剂】①阿片粉;②阿片片;③阿片酊

25. 氯芬待因片 Diclofenac Sodium and Codeine Phosphate Tablets

本品为复方片剂,含双氯芬酸钠和磷酸可待因。双氯芬酸钠为苯基乙酸衍生物,具有镇痛、抗炎、解热作用。可待因为吗啡的甲基衍生物,镇痛作用为吗啡的 1/10,系中枢型弱阿片类镇痛药。本品成瘾性较低。

【适应证】适用于各种手术后疼痛、癌痛、骨病痛等中度疼痛。可作为癌症三阶梯止痛治疗中的第二阶梯镇痛药。

【不良反应】主要为胃肠道症状,如胃部不适、恶心、呕吐等,发生率约为 10%。文献报道还可有头晕、困倦、皮疹、瘙痒、水肿、黄疸、便秘或出血倾向等。消化道溃疡、肾损害或成瘾性的发生,大都是长期、大剂量应用时才有出现的可能。

【禁忌】对阿司匹林及吗啡过敏、心因性与功能性及诊断不明的疼痛者禁用。

【孕妇及哺乳期妇女用药】本品可透过胎盘而影响胎儿,孕妇慎用,妊娠头 3 个月禁用。本品可自乳汁排出,哺乳期妇女慎用。

【儿童用药】7 岁以下儿童不宜使用。

【老年用药】慎用。

【用法用量】口服。成人一次 1 ~ 2 片,一日 3 次。儿童一日按体重 3.5 ~ 6mg/kg,在医师指导下,多次服用。连续使用不超过 7 日。

26. 氨酚双氢可待因片 Paracetamol and Dihydrocodeine Tartrate Tablets

见第十四章“203. 腰痛、腰腿痛和腰肌劳损”。

27. 萘普待因片 Naproxen and Codeine Phosphate Tablets

本品为复方制剂,含萘普生和磷酸可待因。

【适应证】镇痛药。适用于各类手术后疼痛、神经痛等及各种中、晚期癌痛的二级止痛。

【不良反应】可有轻微嗜睡、头晕、胃部不适、恶心或呕吐。停药后即自行消失。

【禁忌】对本品过敏、对阿司匹林或其他非甾体抗炎药有过敏史者禁用。

【孕妇及哺乳期妇女用药】孕妇及哺乳期妇女,避免使用。

【用法用量】口服。一次 1 ~ 2 片,一日 3 次;或遵医嘱。连续使用不超过 7 日。

28. 盐酸二氢埃托啡舌下片 Dihydroetorphine Hydrochloride Sublingual Tablets

本品系我国合成的具有 μ-受体激动作用的麻醉性镇痛药,具有高效镇痛作用。其镇痛强度为吗啡的数百倍至千倍。本品有较强的镇静及平滑肌解痉作用,呼吸抑制作用相对轻于吗啡,反复用药可产生耐受性和依赖性,主要表现为精神依赖性。口服效果差。

【适应证】适用于各种重度疼痛的止痛,如创伤性疼痛、手术后疼痛、急腹痛、痛经、晚期癌症疼痛,包括使用吗啡、哌替啶无效的剧痛。

【不良反应】少数患者可出现头晕、恶心、呕吐、乏力、出汗,卧床患者比活动患者反应轻。这些反应可不经任何处理而自愈。偶见呼吸减慢至每分钟 10 次左右,用呼吸兴奋药尼可刹米可纠正,也可用吸氧纠正。偶见呼吸抑制。未见吗啡样致便秘作用。

【禁忌】对本品过敏、脑外伤神志不清、肺功能不全的患者禁用。非剧烈疼痛病例,如牙痛、头痛、风湿痛、痔疮痛或局部组织小创伤痛等不宜使用。

【儿童用药】婴幼儿、未成熟新生儿禁用。

【老年用药】慎用。

【用法用量】舌下含化。一次 20 ~ 40μg,视需要可于 3 ~ 4 小时后重复给药。极量,一次 60μg,一日 3 次,一般连续用药不得超过 7 日。晚期癌症患者长期应用对本品产生耐受性时,可视需要适当增加剂量,最大可用至每次 100μg,一日 400μg。超大剂量使用时应遵医嘱。

29. 盐酸替利定口服溶液(片) Tilidine hydrochloride oral solution

本品镇痛作用明显,使用后 5 ~ 20 分钟起效,药效持续 4 ~ 6 小时。

【适应证】适用于慢性关节痛,恶性肿瘤疼痛,消化道痉挛疼痛,尿道及胆道疼痛,术后疼痛,矫形、外伤、妇科疾病、口腔疾病引起的疼痛、神经痛,尤其用于三叉神经痛。

【不良反应】眩晕、恶心、呕吐、精神恍惚。

【禁忌】对本品过敏、肾功能不全患者禁用。

【孕妇及哺乳期妇女用药】孕妇禁用。

【用法用量】口服。一次 5 ~ 20ml,一日 15 ~ 80ml;每张处方最大量 105 ~ 560ml。

附:用于止癌痛的其他西药

1. 可待因 Codeine

【适应证】本品具有明显的镇咳作用,是常用的传统镇咳药之一,除镇咳作用外,也有镇痛和镇静作用。其镇痛作用为吗啡的1/12~1/7,但强于一般解热镇痛药。①用于无痰干咳,以及剧烈、频繁的咳嗽。②镇痛,用于中度以上的疼痛。③镇静,用于辅助局部麻醉或全身麻醉。

2. 氢溴酸高乌甲素 Lappaconite Hydrobromide

【适应证】本品为非成瘾性镇痛药,具有较强的镇痛作用。本品还具有局部麻醉、降温、解热和抗炎作用。本品与哌替啶相比镇痛效果相当,起效时间稍慢,而维持时间较长;镇痛作用为解热镇痛药氨基比林的7倍。用于中度以上疼痛。

3. 酮咯酸氨丁三醇片 Ketorolac Tromethamine Tablet

【适应证】本品适用于需要阿片水平镇痛药的急性较严重疼痛的短期治疗,通常用于手术后镇痛,不适用于轻度或慢性疼痛的治疗。

4. 舒林酸 Sulindac

【适应证】①增生性骨关节病,类风湿关节炎、慢性关节炎、肩关节周围炎、颈肩腕综合征、腱鞘炎等。②各种原因引起的疼痛,如痛经、牙痛、外伤和手术后疼痛等。③轻中度癌性疼痛。

5. 尼美舒利 Nimesulide

【适应证】①增生性骨关节病,风湿性关节炎,肌腱炎,腱鞘炎,滑囊炎,腰痛。②急、慢性支气管炎,肺炎,流行性感冒,发热,偏头痛。③也用于肿瘤痛,手术后痛等。

6. 对乙酰氨基酚 Paracetamol

见第十三章"160. 小儿发热"。

7. 盐酸美沙酮 Methadone Hydrochloride

【适应证】盐酸美沙酮是合成麻醉性镇痛药,具有吗啡样药理作用。本品为阿片受体激动药,起效慢、作用时效长,能控制阿片类的戒断症状。本品目前在国际上作为海洛因成瘾者脱毒药的最常用药物,中国卫生部亦正式推荐其作为脱毒药。①用于慢性疼痛。②可作为阿片、吗啡及海洛因成瘾者的戒断药。

8. 氯化锶[89Sr]注射液 Strontium [89Sr] Chloride Injection

【适应证】本品为转移癌性骨痛的姑息治疗剂,主要用于前列腺癌、乳腺癌等晚期恶性肿瘤继发骨转移所致骨痛的缓解,是转移癌性骨痛止痛的一种补充选择疗法。

二、中药

为便于查阅,这里列出了可用于治疗肿瘤或辅助治疗肿瘤的所有中药。这些中药对癌症及癌症疼痛有一定的治疗作用。

1. 抗癌平丸

【处方组成】珍珠菜、半枝莲、白花蛇舌草、蛇莓、藤梨根、蟾酥、香茶菜、肿节风、兰香草、石上柏

【功能主治】清热解毒,散瘀止痛。用于热毒瘀血壅滞而致的胃癌、食管癌、贲门癌、直肠癌、胆囊癌、胰腺癌等消化系统肿瘤。

【用法用量】口服。一次0.5~1g,一日3次。饭后半小时服用,或遵医嘱。

2. 消癌平片(分散片、咀嚼片、丸、胶囊、软胶囊、颗粒、滴丸、口服液、注射液)

【处方组成】乌骨藤

【功能主治】抗癌,消炎,平喘。用于食管癌、胃癌、肺癌,对大肠癌、宫颈癌、白血病等多种恶性肿瘤,亦有一定疗效,亦可配合放疗、化疗及手术后治疗。并用于治疗慢性气管炎和支气管哮喘。

【用法用量】口服。一次8~10片,一日3次。

【使用注意】孕妇禁用。

3. 西黄丸

【处方组成】牛黄、醋乳香、醋没药、麝香

【功能主治】清热解毒,和营消肿。用于痈疽疔毒,瘰疬,流注,癌肿等。

【用法用量】口服。一次3g,一日2次。

【使用注意】孕妇禁用。

4. 消癥益肝片

【处方组成】蜚蠊提取物

【功能主治】破瘀化积,消肿止痛。对原发性肝癌和肝疼痛、肝肿大、食欲不振等症状有一定的缓解作用。

【用法用量】口服。一次6~8片,一日3次。

5. 华蟾素注射液(片、胶囊、口服液)

【处方组成】干蟾皮

【功能主治】解毒,消肿,止痛。用于中、晚期肿瘤,慢性乙型肝炎等症。

【用法用量】肌内注射,一次2~4ml,一日2次;静脉滴注,一次10~20ml,用5%的葡萄糖注射液500ml稀释后缓缓滴注,用药7日,休息1~2日,4周为一疗程,或遵医嘱。

【使用注意】避免与剧烈兴奋心脏药物配伍。

6. 平消胶囊(片)

【处方组成】郁金、仙鹤草、五灵脂、白矾、硝石、干漆(制)、麸炒枳壳、马钱子粉

【功能主治】活血化瘀,散结消肿,解毒止痛。对毒瘀内结所致的肿瘤患者具有缓解症状、缩小瘤体、提高机体免疫力、延长患者生存时间的作用。

【用法用量】口服。一次4~8粒,一日3次。

【使用注意】孕妇禁用。

7. 艾迪注射液

【处方组成】斑蝥、人参、黄芪、刺五加

【功能主治】清热解毒,消瘀散结。用于原发性肝癌,肺癌,直肠癌,恶性淋巴瘤,妇科恶性肿瘤等。

【用法用量】静脉滴注。一次50~100ml,以0.9%氯化钠或5%~10%葡萄糖注射液400~450ml稀释后使用,一日1次。30日为一疗程。

【使用注意】孕妇及哺乳期妇女禁用。

8. 金龙胶囊

【处方组成】鲜守宫、鲜金钱白花蛇、鲜蕲蛇

【功能主治】破瘀散结，解郁通络。用于原发性肝癌血瘀郁结证，症见右胁下积块，胸胁疼痛，神疲乏力，腹胀，纳差等。

【用法用量】口服。一次4粒，一日3次。

【使用注意】妊娠及哺乳期妇女禁用。

9. 复方斑蝥胶囊

【处方组成】斑蝥、人参、黄芪、刺五加、三棱、半枝莲、莪术、山茱萸、女贞子、熊胆粉、甘草

【功能主治】破血消瘀，攻毒蚀疮。用于原发性肝癌、肺癌、直肠癌、恶性淋巴瘤、妇科肿瘤等。

【用法用量】口服。一次3粒，一日2次。

10. 康莱特注射液

【处方组成】注射用薏苡仁油

【功能主治】益气养阴，消癥散结。适用于不宜手术的气阴两虚、脾虚湿困型原发性非小细胞肺癌及原发性肝癌。配合放、化疗有一定的增效作用。对中晚期肿瘤患者具有一定的抗恶病质和止痛作用。

【用法用量】缓慢静脉滴注200ml，一日1次，21日为一疗程，间隔3～5日，可进行下一疗程。联合放、化疗时，可酌减剂量。首次使用，滴注速度应缓慢，开始10分钟滴速应为20滴/分，20分钟后可持续增加，30分钟后可控制在40～60滴/分。

【使用注意】在脂肪代谢严重失调时（急性休克、急性胰腺炎、病理性高脂血症、脂性肾病变等）禁用。孕妇禁用。

11. 参莲胶囊（颗粒）

【处方组成】苦参、山豆根、半枝莲、防己、三棱、莪术、丹参、补骨脂、苦杏仁、乌梅、白扁豆

【功能主治】清热解毒，活血化瘀，软坚散结。用于由气血瘀滞、热毒内阻而致的中晚期肺癌、胃癌患者。

【用法用量】口服。一次6粒，一日3次。

12. 慈丹胶囊

【处方组成】莪术、山慈菇、马钱子粉、蜂房、鸦胆子、人工牛黄、僵蚕、丹参、黄芪、当归、冰片

【功能主治】化瘀解毒，消肿散结，益气养血。用于原发性肝癌、肺癌、消化道肿瘤，或经手术、放疗、化疗后患者的辅助治疗。

【用法用量】口服。一次5粒，一日4次，一个月为一个疗程，或遵医嘱。

【使用注意】孕妇禁用。

13. 楼莲胶囊

【处方组成】白花蛇舌草、天葵子、水红花子（炒）、重楼、鳖甲（制）、莪术、半边莲、土鳖虫、水蛭（烫）、红参、制何首乌、龙葵、鸡内金（炒）、半枝莲、乌梅（去核）、水牛角浓缩粉、砂仁、没药（制）、白英、乳香（制）

【功能主治】行气化瘀，清热解毒。用于原发性肝癌Ⅱ期气滞血瘀证的辅助治疗，合并肝动脉插管化疗，可缓解腹胀、乏力等症状。

【用法用量】饭后口服。一次6粒，一日3次，6周为一疗程；或遵医嘱。

【使用注意】孕妇禁用。

14. 参芪扶正注射液

【处方组成】党参、黄芪

【功能主治】益气扶正。用于肺脾气虚引起的神疲乏力，少气懒言，自汗眩晕；肺癌、胃癌见上述证候者的辅助治疗。

【用法用量】静脉滴注。一次250ml，一日1次，疗程21日；与化疗合用，在化疗前3日开始使用，疗程可与化疗同步结束。

【使用注意】孕妇禁用。

15. 生血康口服液

【处方组成】黄芪、红参、五味子、当归、白芍、茯苓、猪苓、鸡血藤、制何首乌、山茱萸、枸杞子、女贞子、白花蛇舌草、茜草、虎杖、陈皮、半夏、大枣

【功能主治】补气生血，健脾益肾，化瘀解毒。用于恶性肿瘤放、化疗引起的白细胞与红细胞减少，属于气血两虚兼脾肾虚损、热毒未清证，症见面色苍白，神疲乏力，头晕耳鸣，食欲不振，腰膝酸软，恶心呕吐，口渴喜饮等者。

【用法用量】口服。一次20ml，一日3次，2周为一疗程；或遵医嘱。

【使用注意】孕妇慎用。

16. 云芝糖肽胶囊（颗粒）

【处方组成】多糖肽聚合物

【功能主治】补益精气，健脾养心。用于食管癌、胃癌及原发性肺癌患者放、化疗所致的气阴两虚、心脾不足证。对细胞免疫功能和血象有一定的保护作用。可改善生活质量。

【用法用量】口服。一次3粒，一日3次。

【使用注意】使用免疫抑制剂者禁用。

17. 十味扶正颗粒

【处方组成】人参、熟地黄、白术、黄芪、茯苓、白芍、当归、肉桂、甘草、川芎

【功能主治】补益气血，温中健脾。用于肿瘤放、化疗引起的白细胞减少、免疫功能下降等不良反应所致的气血双亏证，症见四肢乏力、气短心悸、面色苍白、头晕、食欲不振。

【用法用量】开水冲服。一次1袋，一日3次，或遵医嘱。

【使用注意】阴虚内热者禁用。

18. 养正合剂

【处方组成】红参、黄芪、枸杞子、女贞子（酒蒸）、猪苓、茯苓

【功能主治】益气健脾，滋养肝肾。用于肿瘤患者化疗后引起的气阴两虚，症见神疲乏力，少气懒言，五心烦热，口干咽燥等症及白细胞减少。

【用法用量】口服。一次20ml，一日3次。

19. 养正消积胶囊

【处方组成】黄芪、女贞子、人参、莪术、灵芝、绞股蓝、炒

白术、半枝莲、白花蛇舌草、茯苓、土鳖虫、鸡内金、蛇莓、白英、茵陈(绵茵陈)、徐长卿

【功能主治】健脾益肾,化瘀解毒。适用于不宜手术的脾肾两虚、瘀毒内阻型原发性肝癌辅助治疗,与肝内动脉介入灌注加栓塞化疗合用,有助于提高介入化疗疗效,减轻对白细胞、肝功能、血红蛋白的毒性作用,改善患者生存质量,改善脘腹胀满、纳呆食少、神疲乏力、腰膝酸软、溲赤便溏、疼痛等症状。

【用法用量】口服。一次4粒,一日3次。

20. 肝复乐片(胶囊)

【处方组成】党参、醋鳖甲、重楼、炒白术、黄芪、陈皮、土鳖虫、大黄、桃仁、半枝莲、败酱草、茯苓、薏苡仁、郁金、苏木、牡蛎、茵陈、木通、香附(制)、沉香、柴胡

【功能主治】健脾理气,化瘀软坚,清热解毒。适用于以肝瘀脾虚为主证的原发性肝癌,症见上腹肿块,胁肋疼痛,神疲乏力,食少纳呆,脘腹胀满,心烦易怒,口苦咽干等。对于上述证候的乙型肝炎肝硬化患者的肝功能及肝纤维化血清学指标有改善作用。

【用法用量】口服。一次6片(薄膜衣片),一日3次。Ⅱ期原发性肝癌2个月为一疗程,Ⅲ期原发性肝癌1个月为一疗程,乙型肝炎肝硬化3个月为一疗程;或遵医嘱。

【使用注意】孕妇禁用。

21. 槐耳颗粒

【处方组成】槐耳菌质

【功能主治】扶正固本,活血消癥。适用于正气虚弱,瘀血阻滞,原发性肝癌不宜手术和化疗者辅助治疗用药,有改善肝区疼痛、腹胀、乏力等症状的作用。在标准的化学药品抗癌治疗基础上,可用于肺癌、胃肠癌和乳腺癌所致的神疲乏力、少气懒言、脘腹疼痛、纳谷少馨、大便干结或溏泄,或气促、咳嗽、多痰、面色㿠白、胸痛、痰中带血、胸胁不适等症,改善患者生活质量。

【用法用量】口服。一次20g,一日3次。肝癌的辅助治疗1个月为一个疗程,或遵医嘱。肺癌、胃肠癌、乳腺癌的辅助治疗时6周为一个疗程。

22. 复方皂矾丸

【处方组成】皂矾、西洋参、海马、肉桂、大枣(去核)、核桃仁

【功能主治】温肾健髓,益气养阴,生血止血。用于再生障碍性贫血,白细胞减少症,血小板减少症,骨髓增生异常综合征,以及放疗和化疗引起的骨髓损伤、白细胞减少属肾阳不足、气血两虚证者。

【用法用量】口服。一次7~9丸,一日3次,饭后即服。

23. 养血饮口服液

【处方组成】当归、黄芪、鹿角胶、阿胶、大枣

【功能主治】补气养血,益肾助脾。用于气血两亏,崩漏下血,体虚羸弱,血小板减少及贫血,对放疗和化疗后引起的白细胞减少症有一定的治疗作用。

【用法用量】口服。一次10ml,一日2次。

24. 生白口服液(颗粒)

【处方组成】淫羊藿、补骨脂、附子(制)、枸杞子、黄芪、鸡血藤、茜草、当归、芦根、麦冬、甘草

【功能主治】温肾健脾,补益气血。用于癌症放、化疗引起的白细胞减少属脾肾阳虚、气血不足证候者,症见神疲乏力,少气懒言,畏寒肢冷,纳差便溏,腰膝酸软等。

【用法用量】口服。一次40ml,一日3次;或遵医嘱。

【使用注意】孕妇、阴虚火旺者、有出血倾向者、热毒证患者禁用。

25. 养阴生血合剂

【处方组成】地黄、黄芪、当归、玄参、麦冬、石斛、川芎

【功能主治】养阴清热,益气生血。用于阴虚内热、气血不足所致的口干咽燥、食欲减退、倦怠无力;有助于减轻肿瘤患者白细胞下降的情况,改善免疫功能,用于肿瘤患者放疗时见上述证候者。

【用法用量】口服。一次50ml,一日1次。放射治疗前3天开始服用,放疗期间,在每次放射治疗前1小时服用,至放疗结束。

26. 金复康口服液

【处方组成】黄芪、北沙参、麦冬、女贞子(酒制)山茱萸、绞股蓝、淫羊藿、胡芦巴(盐水炒)、石上柏、石见穿、重楼、天冬

【功能主治】益气养阴,清热解毒。用于原发性非小细胞肺癌气阴两虚证不适合手术、放疗、化疗的患者,或与化疗合用有助于提高化疗效果,改善免疫功能,减轻化疗引起的白细胞下降等副作用。

【用法用量】口服。一次30ml,一日3次,30日为一疗程,可连续使用2个疗程;或遵医嘱。

27. 健脾益肾颗粒

【处方组成】党参、枸杞子、女贞子、菟丝子、白术、补骨脂(盐炙)

【功能主治】健脾益肾。用于减轻肿瘤患者术后放、化疗不良反应,提高机体免疫功能,以及脾肾虚弱所引起的疾病。

【用法用量】开水冲服。一日10g,一日2次。

28. 紫芝多糖片

【处方组成】紫芝多糖

【功能主治】滋补强壮,养心安神。用于神经衰弱,白细胞和血小板减少症,电离辐射及职业性造血损伤及肿瘤患者放、化疗后白细胞下降等症。

【用法用量】口服。一次3片,一日3次,饭后服。

29. 金蒲胶囊

【处方组成】人工牛黄、金银花、蜈蚣、炮穿山甲、蟾酥、蒲公英、半枝莲、山慈菇、莪术、白花蛇舌草、苦参、龙葵、珍珠、大黄、黄药子、乳香(制)、没药(制)、醋延胡索、红花、姜半夏、党参、黄芪、刺五加、砂仁

【功能主治】清热解毒，消肿止痛，益气化痰。用于晚期胃癌、食管癌患者痰湿瘀阻及气滞血瘀证。

【用法用量】饭后用温开水送服。一次3粒，一日3次，或遵医嘱。42日为一疗程。

【使用注意】孕妇禁用。

30. 鸦胆子油乳注射液

【处方组成】鸦胆子油

【功能主治】抗癌药。用于肺癌、肺癌脑转移及消化道肿瘤。

【用法用量】静脉滴注。一次10～30ml，一日1次（本品须加灭菌生理盐水250ml，稀释后立即使用）。

31. 安替可胶囊

【处方组成】蟾皮、当归

【功能主治】软坚散结，解毒定痛，养血活血。用于食管癌瘀毒证，与放疗合用可增强对食管癌的疗效。

【用法用量】口服。一次2粒，一日3次，饭后服用；疗程6周，或遵医嘱。

【使用注意】孕妇禁用。

32. 软坚口服液

【处方组成】白附子（制）、人参、半枝莲、三棱、黄芪、山豆根、重楼、金银花、板蓝根、山慈菇、醋延胡索、益母草

【功能主治】化瘀，解毒，益气。适用于肝癌治疗，同时应用放、化疗有协同增效作用。并可提高机体免疫功能，缓解癌性疼痛及消除肝癌腹水。对胁肋疼痛、腹痛、纳呆、腹胀、神疲乏力等症状有明显改善作用。

【用法用量】口服。一次20ml，一日3次。30日为一疗程。

【使用注意】孕妇禁用。

33. 参一胶囊

【处方组成】人参皂苷Rg3

【功能主治】培元固本，补益气血。与化疗配合用药，有助于提高原发性肺癌、肝癌的疗效，可改善肿瘤患者的气虚症状，提高机体免疫功能。

【用法用量】口服。一次2粒，一日2次。饭前空腹口服，8周为一疗程。

【使用注意】有出血倾向者禁用。

34. 志苓胶囊

【处方组成】黄芪、女贞子、黄精（制）、北沙参、麦冬、党参、白术、茯苓、绞股蓝、白毛藤、仙鹤草、远志（去心）、陈皮（制）、山药、芡实、甘草、吲哚美辛、醋酸地塞米松、螺内酯、法莫替丁、地西泮

【功能主治】益气健脾，滋阴润燥。用于缓解肺、食管、胃、肝、结肠、直肠、乳腺等晚期癌症出现的发热、疼痛、咳嗽、气喘、吞咽困难、食欲不振、失眠、神疲乏力、体重减轻等症状。

【用法用量】饭后口服。一次3粒，一日3次。老年人、消瘦、体弱者，可根据实际情况次剂量可改为2粒；如为镇痛，部分患者一次3粒仍难完全控制，可改为一次4粒或3粒，一日4次。

【使用注意】对本品或阿司匹林及其他非甾体类抗炎镇痛药过敏、糖尿病、高血压、活动性胃十二指肠溃疡、胃出血、未经手术切除的胃癌、溃疡性结肠炎、癫痫、帕金森病、精神病或严重精神病（史）、对肾上腺皮质激素类过敏、新近胃肠吻合手术后、合并未控制的病毒及细菌、真菌感染、肝肾功能不全患者禁用。

35. 贞芪扶正胶囊（片、颗粒）

【处方组成】女贞子、黄芪

【功能主治】补气养阴。用于久病虚损，气阴不足。配合手术、放射治疗、化学治疗，促进正常功能的恢复。

【用法用量】口服。一次4粒，一日2次。

36. 金菌灵胶囊（片）

【处方组成】金针菇菌丝体

【功能主治】调补气血，扶正固本。用于胃炎、慢性肝炎、神经性皮炎及癌症患者的辅助治疗。

【用法用量】口服。一次4粒，一日2次。

37. 芪珍胶囊

【处方组成】珍珠、黄芪、三七、大青叶、重楼

【功能主治】益气化瘀，清热解毒。用于肺癌、乳腺癌、胃癌患者的辅助治疗。

【用法用量】口服。一次5粒，一日3次。

38. 蟾乌巴布膏

【处方组成】蟾酥、川乌、两面针、重楼、关白附、三棱、莪术、细辛、丁香、肉桂、乳香、冰片等二十四味

【功能主治】活血化瘀，消肿止痛。用于肺、肝、胃等多种癌症引起的疼痛。

【用法用量】外用。一次1贴，1～2日换药1次；或遵医嘱。

【使用注意】孕妇、新生儿、肾病患者禁用。

39. 解毒维康片（胶囊）

【处方组成】绵马贯众、半枝莲、土茯苓、青黛、白花蛇舌草、黄芪、狗脊、肉苁蓉、巴戟天、菟丝子、青蒿、枸杞子、乌梅

【功能主治】清热解毒，补益肝肾。用于白血病热毒壅盛、肝肾不足证，以及放疗和化疗引起的血细胞减少等症。

【用法用量】口服。一次3片，一日3次。

40. 微达康颗粒（口服液）

【处方组成】刺五加、黄芪、陈皮、熟地黄、女贞子、附子、淫羊藿

【功能主治】扶正固本，补肾安神。用于微波及肿瘤放疗、化疗及射线损伤引起的白细胞、血小板减少，免疫功能降低，体虚乏力，失眠多梦，食欲不振等。

【用法用量】开水冲服。用于肿瘤放疗、化疗及放射线损伤：一次40g，一日3次；一周后一次20g，一日3次。用于微波损伤：一次20g，一日2次。

41. 参丹散结胶囊

【处方组成】人参、黄芪、麸炒白术、鸡内金、厚朴、瓜蒌、

清半夏、全蝎、蜈蚣、郁金、丹参、枳壳(炒)

【功能主治】益气健脾,理气化痰,活血祛瘀。合并化疗具有改善原发性非小细胞肺癌、胃肠癌、乳腺癌中医脾虚痰瘀证所致的气短、面色㿠白、胸痛、纳谷少馨、胸胁胀满等症状的作用,可提高患者化疗期间的生活质量。对原发性非小细胞肺癌合并 NP(NVB、PDD)及 MVP(MMC、VDS、PDD)方案化疗时,在抑制肿瘤方面具有一定的辅助治疗作用。

【用法用量】口服。一次6粒,一日3次,疗程42日。

42. 珍香胶囊

【处方组成】珍珠、人工牛黄、血竭、三七、人工麝香、冰片、琥珀、沉香、天竺黄、川贝母、僵蚕(姜汁制)、金礞石(煅)、大黄、西洋参、黄芪、海马

【功能主治】清热解毒,活血化瘀,消痰散结。对于证属痰瘀凝聚、毒热蕴结的食管癌患者的放疗有协同作用。

【用法用量】口服。一次6粒,一日3次。

【使用注意】孕妇禁用。

43. 猪苓多糖注射液

【处方组成】猪苓多糖

【功能主治】本品能调节机体免疫功能,对慢性肝炎、肿瘤病有一定疗效。与抗肿瘤化疗药物合用,可增强疗效,减轻毒副作用。

【用法用量】肌内注射。一次2~4ml,一日1次;小儿酌减或遵医嘱。

【使用注意】孕妇、新生儿、婴幼儿、严重低血钾症、高血钠症、心力衰竭、肾衰竭的患者禁用。本品不可供静脉注射。

44. 复方黄黛片

【处方组成】青黛、雄黄(水飞)、太子参、丹参

【功能主治】清热解毒,益气生血。主要用于急性早幼粒细胞白血病,或伍用化疗药物治疗其他的白血病及真性红细胞增多症。

【用法用量】口服。一次5~10片,一日3次。

【使用注意】孕妇及哺乳期妇女慎用。

45. 艾愈胶囊

【处方组成】山慈菇、白英、当归、白术、人参、淫羊藿、苦参

【功能主治】解毒散结,补气养血。用于中晚期癌症的辅助治疗,以及癌症放、化疗引起的白细胞减少症属气血两虚者。

【用法用量】口服。一次3粒,一日3次。

46. 天蟾胶囊

【处方组成】夏天无、制川乌、蟾酥、祖师麻、白屈菜、秦艽、白芷、川芎、白芍、甘草

【功能主治】行气活血,通络止痛。用于肺癌、胃癌、肝癌等引起的轻、中度癌性疼痛属气滞血瘀证者。

【用法用量】口服。一次3粒,一日3次,5日为一疗程。

【使用注意】孕妇、哺乳期妇女禁用。

47. 金刺参九正合剂

【处方组成】刺梨果(鲜)、苦参、金荞麦

【功能主治】解毒散结,和胃生津。用于癌症放、化疗引起的白细胞减少、头昏、失眠、恶心呕吐等症的辅助治疗。

【用法用量】口服。一次20~40ml,一日2次;或遵医嘱。

48. 仙蟾片

【处方组成】马钱子粉、蟾酥、补骨脂、半夏(制)、郁金、人参、黄芪、当归、仙鹤草

【功能主治】化瘀散结,益气止痛。用于食管癌、胃癌、肺癌等。

【用法用量】口服。一次4片,一日3次;或遵医嘱。

【使用注意】孕妇禁用。

49. 回生口服液

【处方组成】益母草、红花、花椒(炭)、水蛭(制)、当归、苏木、醋三棱、两头尖、川芎、降香、醋香附、人参、高良姜、姜黄、醋没药、苦杏仁(炒)、大黄、紫苏子、小茴香(盐炒)、桃仁、醋五灵脂、虻虫、鳖甲、丁香、醋延胡索、白芍、蒲黄(炭)、醋乳香、干漆(煅)、吴茱萸(甘草水炙)、阿魏、肉桂、艾叶(炙)、熟地黄

【功能主治】消癥化瘀。用于原发性肝癌、肺癌。

【用法用量】口服。一次10ml,一日3次;或遵医嘱。

【使用注意】孕妇禁用。

50. 安康欣胶囊

【处方组成】半枝莲、山豆根、蒲公英、鱼腥草、夏枯草、石上柏、枸杞子、穿破石、人参、黄芪、鸡血藤、灵芝、黄精、白术、党参、淫羊藿、菟丝子、丹参

【功能主治】活血化瘀,软坚散结,清热解毒,扶正固本。用于肺癌、胃癌、肝癌、食管癌、直肠癌、鼻咽癌、乳腺癌、子宫颈癌、恶性淋巴瘤、淋巴细胞性白血病、膀胱癌、颅内肿瘤(脑膜瘤、脑胶质细胞瘤)等的辅助治疗。

【服法用量】口服。一日3次,一次4~6粒,饭后温开水送服。

【使用注意】孕妇禁用或遵医嘱。

51. 芪天扶正胶囊

【处方组成】黄芪、百合、女贞子、北沙参、天冬、山茱萸(酒制)、胡芦巴、陈皮

【功能主治】益气滋阴,补肾培本。与规范方案的抗肿瘤化学药品配合,用于非小细胞肺癌属气阴两虚证,可改善患者神疲乏力,少气懒言,口干咽燥,自汗盗汗,面色㿠白,或咳嗽咯痰,或纳呆,或痰中带血等症状;减轻由化疗引起的免疫功能低下,以及白细胞下降及恶心、呕吐、脱发等现象,改善患者生活质量。

【用法用量】口服。一次4粒,一日4次。配合化疗方案在规定的治疗时段内服用。

52. 芦笋片(胶囊、颗粒、口服液)

【处方组成】鲜芦笋提取物

【功能主治】扶正生津。用于癌症的辅助治疗及放疗、化

疗后口干舌燥,食欲不振,全身倦怠者。

【用法用量】口服。一次3片,一日3次。

53. 枫苓合剂

【处方组成】大风子(去壳)、木鳖子(带壳)、穿山甲(砂烫)、大黄、甘草

【功能主治】攻毒散积,活血行瘀。适用于不宜手术、放疗、化疗的晚期瘀毒结滞证胃癌。与化疗药合用,对瘀毒结滞证胃癌的化疗、瘀毒结滞证原发性肝癌介入加栓塞化疗有一定增效作用,有改善临床症状、生存质量作用。

【用法用量】口服。一次15ml,一日2次,疗程2个月。原发性肝癌与介入加栓塞化疗合用时,在介入化疗前一周开始服用本品;胃癌与化疗合用时,与化疗同时开始服用本品。

【使用注意】消化道出血者禁用。

54. 固元胶囊

【处方组成】黄芪多糖、人参芦头

【功能主治】免疫调节剂。用于癌症的化疗或放疗引起的免疫功能和造血功能障碍。

【用法用量】口服。一次4粒,一日2次。

【使用注意】不可与中药藜芦同用。

55. 欣力康胶囊(颗粒)

【处方组成】半枝莲、黄芪、当归、龙葵、郁金、红参、蛇莓、雪莲花、轮环藤根、丹参

【功能主治】补气养血,化瘀解毒。用于癌症放、化疗的辅助治疗。

【用法用量】口服。一次5粒,一日3次,饭后服。

56. 康莱特软胶囊

【处方组成】薏苡仁油

【功能主治】益气养阴,消癥散结。适用于手术前及不宜手术的脾虚痰湿型、气阴两虚型原发性非小细胞肺癌。

【用法用量】口服。一次6粒,一日4次。宜联合放、化疗使用。

【使用注意】孕妇禁用。

57. 参丹活血胶囊

【处方组成】人参、黄芪、白术、鸡内金、瓜蒌、清半夏、厚朴、枳壳、郁金、丹参、全蝎、蜈蚣

【功能主治】理气化痰,活血行瘀。用于治疗肺癌、胃癌、肠癌及乳腺癌、宫颈癌、卵巢癌等妇科肿瘤,能有效抑制肿瘤的扩散和转移,改善肿瘤引起的不适症状。

【用法用量】口服。一次6粒,一日3次。

58. 参蟾消解胶囊

【处方组成】人参、雄黄、蟾酥(酒制)、西红花、人工牛黄、人工麝香、冰片、三七、天竺黄、芦荟

【功能主治】化瘀解毒,豁痰浮肿。用于肺腺癌、胃腺癌的辅助治疗。

【用法用量】饭后口服。一次1粒,一日3次。连用一周后,无恶心、呕吐,可一次服2粒,一日3次;或遵医嘱。

【使用注意】孕妇禁用。

59. 茸术口服液

【处方组成】马鹿茸、白术(炒)、淫羊藿、蛇床子、肉苁蓉、何首乌、北五味子

【功能主治】补肾健脾。用于肺癌、胃癌、乳腺癌等肿瘤患者手术、化疗后的脾肾两虚证,症见面色皖白,纳少不化,精神萎靡,腰膝酸软,畏寒肢冷,小便频数等。

【用法用量】口服。一次10ml,一日2次。

60. 鸦胆子油软胶囊

【成分】鸦胆子油。

【功能主治】抗癌药。用于肺癌、肺癌脑转移,消化道肿瘤及肝癌的辅助治疗。

【用法用量】口服。一次4粒,一日2~3次,30日为一个疗程。

61. 柘木颗粒

【处方组成】柘木

【功能主治】抗肿瘤药。用于食管癌、胃癌、贲门癌、肠癌的辅助治疗。

【用法用量】开水冲服。一次1袋,一日3次。

62. 复生康片(胶囊)

【处方组成】蒲葵子、喜树果、莪术、绞股蓝、黄芪、香菇、甘草

【功能主治】活血化瘀,健脾消积。用于胃癌、肝癌,能增强放疗、化疗的疗效,并能增强机体免疫功能;能改善肝癌患者临床症状。

【用法用量】口服。一次4片,一日3次,4周为一疗程。

63. 复方红豆杉胶囊

【处方组成】红豆杉、红参、甘草

【功能主治】祛邪散结。用于气虚痰瘀所致的中晚期肺癌、乳腺癌、卵巢癌、宫颈癌、食管癌、直肠癌、肝脏肿瘤、头颈部肿瘤、淋巴细胞性白血病等化疗的辅助治疗。

【用法用量】口服。一次2粒,一日3次。

64. 复方蟾酥膏

【处方组成】蟾酥、生川乌、两面针、七叶一枝花、生关白附、芙蓉叶、三棱、莪术、红花、丁香、细辛、肉桂、八里麻、荜茇、甘松、山柰、乳香、没药、薄荷脑、冰片、樟脑、水杨酸甲酯、苯甲醇、二甲基亚砜

【功能主治】活血化瘀,消肿止痛。用于肝癌、肺癌、胰腺癌、食管癌、胃癌、肠癌、卵巢癌、乳腺癌、宫颈癌、脑瘤、骨瘤等原发性和转移性肿瘤患者及出现积水(胸腔积液或腹水)者,活血化瘀,消肿止痛。可用于急慢性扭挫伤、跌打瘀痛,骨质增生、风湿及类风湿疼痛,亦用于落枕、肩周炎、腰肌劳损和伤痛等。

【用法用量】外用。贴于疼痛处,一次1贴,24小时换药1次;或遵医嘱。

【使用注意】孕妇慎用。

65. 通迪胶囊

【处方组成】三七、紫金莲、大青木香、七叶莲、鸡屎藤、

细辛

【功能主治】活血行气，散瘀止痛。用于气滞血瘀、经络阻滞所致的癌症疼痛，术后疼痛，跌打疼痛，肩颈痹痛，以及胃脘疼痛，头痛，痛经等。

【用法用量】口服。一次 2 粒，一日 3 次；剧痛时加服 1 粒。

【使用注意】孕妇禁用。肾功能不全者慎用。

66. 注射用黄芪多糖

【处方组成】黄芪多糖

【功能主治】益气补虚。用于倦怠乏力、少气懒言、自汗、气短、食欲不振属气虚证，因化疗后白细胞减少，生活质量降低，免疫功能低下的肿瘤患者。

【用法用量】静脉滴注。取本品 250mg 加入生理盐水 10ml 使完全溶解，将其加入到 500ml 生理盐水或 5% ~10% 的葡萄糖注射液中，静脉滴注。滴注时间不少于 2.5 小时，一日 1 次。疗程 7 日，免疫功能低下患者疗程 21 日。

【使用注意】孕妇、皮试阳性患者禁用。

67. 蛇莲胶囊

【处方组成】白花蛇舌草、半枝莲、郁金、丹参、两头尖、虎杖、川楝子、枳壳（炒）、天南星（制）、青黛、全蝎、鳖甲（制）、桃仁（生）、鹿角霜、人参、大枣

【功能主治】清热解毒，软坚散结。适用于原发性肝癌。

【用法用量】口服。一次 4 粒，一日 3 次。疗程 4 ~8 周。

【使用注意】孕妇禁用。

68. 得力生注射液

【处方组成】红参、黄芪、蟾酥、斑蝥

【功能主治】益气扶正，消癥散结。用于中、晚期原发性肝癌气虚瘀滞证，症见右肋腹积块、疼痛不移、腹胀食少、倦怠乏力。

【用法用量】静脉滴注。将本品 40 ~60ml 用 500ml 5% 葡萄糖注射液或氯化钠注射液稀释后使用，滴速以不超过 60 滴/分为宜，一日 1 次。

每疗程首次用量减半，用 500ml 5% 葡萄糖注射液或氯化钠注射液稀释后使用，缓慢滴注，滴速为不超过 15 滴/分，如无不良反应，半小时后可逐渐增加滴速，以不超过 60 滴/分为宜。45 日为一疗程，停药一周后可进行下一疗程的治疗，或遵医嘱。

【使用注意】①禁止直接静脉推注。②不得与其他药品混合静脉滴注。③严禁不经稀释直接使用。⑤不得加入滴壶中滴入。⑥心肾功能不良及急性泌尿系统感染者禁用。

69. 康力欣胶囊

【处方组成】阿魏、九香虫、大黄、姜黄、诃子、木香、丁香、冬虫夏草

【功能主治】扶正祛邪，软坚散结。用于消化道恶性肿瘤、乳腺恶性肿瘤、肺恶性肿瘤见气血瘀阻证者。

【用法用量】口服。一次 2 ~3 粒，一日 3 次；或遵医嘱。

【使用注意】孕妇禁用。

70. 康艾扶正片（胶囊）

【处方组成】灵芝、黄芪、刺梨、熟地黄、女贞子、淫羊藿、姜半夏

【功能主治】益气解毒，散结消肿，和胃安神。用于肿瘤放、化疗引起的白细胞下降，血小板减少，免疫功能降低所致的体虚乏力、食欲不振、呕吐、失眠等症的辅助治疗。

【用法用量】口服。一次 1 ~2 片，一日 3 次。

71. 博尔宁胶囊

【处方组成】炙黄芪、女贞子（酒制）、光慈菇、马齿苋、重楼、龙葵、紫苏子（炒）、鸡内金（炒）、大黄、冰片、僵蚕（炒）

【功能主治】扶正祛邪，益气活血，软坚散结，消肿止痛。本品为癌症辅助治疗药物，可配合化疗使用，有一定的减毒、增效作用。

【用法用量】口服。一次 4 粒，一日 3 次；或遵医嘱。

72. 痛可宁注射液

【处方组成】木贼、卷柏

【功能主治】清热解毒，开郁通络。用于恶性肿瘤疼痛的辅助治疗。

【用法用量】肌内注射，一次 2 ~4ml，一日 2 次。

73. 雷丸片（胶囊）

【处方组成】雷丸

【功能主治】化痰软坚。用于癌症的辅助治疗。

【用法用量】片剂，口服。一次 1 片，一日 3 次，30 日为一疗程；或遵医嘱。

【使用注意】孕妇禁用。

74. 痛安注射液

【处方组成】青风藤、白屈菜、汉桃叶

【功能主治】通络止痛。适用于放、化疗或非放、化疗的肺癌、肝癌、胃癌等肿瘤属血瘀引发的癌性中度疼痛。

【用法用量】肌内注射，一次 2ml，一日 2 ~3 次。或遵医嘱。

【使用注意】对本品过敏者禁用。

75. 三味化瘀胶囊

【处方组成】红景天、水蛭、地龙

【功能主治】化瘀散结。用于非小细胞肺癌属气虚痰结夹瘀证的辅助治疗，症见胸痛有定处，咳嗽，痰黄或痰多，便干，舌紫或有瘀斑等；减轻化疗药物所致的恶心、呕吐现象。

【用法用量】饭后口服。一次 6 粒，一日 3 次。化疗的当日开始服用，连续服药 21 日为 1 个周期，共 2 个周期；随化疗周期同步服用。

【使用注意】对本品过敏及过敏体质、颅内高血压、肾衰竭患者慎用。

76. 姜竭补血合剂

【处方组成】生姜、龙血竭、山药、茯苓、砂仁、当归、三七、甘草、米酒

【功能主治】傣医：补塔铃塔喃，通塞勒塞拢，兵勒拢软多约。中医：补脾生血，祛瘀生新。用于脾虚血瘀所致的贫血，

放、化疗及其他原因造成的白细胞减少症,以及肿瘤患者在放、化疗过程中辅助治疗作用。

【用法用量】口服。一次10~20ml,一日2~3次;或遵医嘱。

77. 葫芦素胶囊(片)

【处方组成】葫芦素

【功能主治】解毒清热,利湿退黄。用于湿热毒盛所致的慢性肝炎及原发性肝癌的辅助治疗。

【用法用量】饭后口服。慢性肝炎一次1~3粒,一日3次,3个月为一疗程,儿童酌减。原发性肝癌一次2~4粒,一日3次,3个月为一疗程;或遵医嘱。极量:一次6粒。

【使用注意】孕妇及严重消化道溃疡患者禁用。

78. 香菇多糖片(胶囊、注射液)

【处方组成】香菇菌多糖

【功能主治】益气健脾,补虚扶正。用于慢性乙型迁延性肝炎及消化道肿瘤的放、化疗辅助药。

【用法用量】口服。一次3~5片,一日2次。

【使用注意】对本品过敏、癫痫、严重肾功能不良患者禁用。

79. 复方木鸡颗粒(合剂)

【处方组成】云芝提取物、山豆根、菟丝子、核桃楸皮

【功能主治】具有抑制甲胎蛋白升高的作用。用于肝炎,肝硬化,肝癌。

【用法用量】口服。一次10g,一日3次,饭后服。

80. 天佛参口服液

【处方组成】西洋参、蟾酥、天冬、倒卵叶五加、猕猴桃根、沙棘、土贝母、佛手

【功能主治】养阴益气,解毒散结。与抗肿瘤化学药品合用,用于非小细胞肺癌属气阴两虚证,症见神疲乏力,口干咽燥,气急,痰血,胸痛等;同时,可减轻化疗所致的恶心、呕吐、便秘、脱发等现象。

【用法用量】口服。一次20ml,一日3次。4周为一疗程,连续服用2个疗程。

81. 消癥扶正口服液

【处方组成】白术、茯苓、麦冬、枸杞子、鸡内金、厚朴、枳壳、郁金、蜈蚣、全蝎、重楼、僵蚕、茵陈、石韦、百部

【功能主治】健脾理气,活血解毒。适用于脾虚气滞兼有瘀毒证的肺癌患者的辅助治疗,与化疗合用有一定的改善症状、提高T淋巴细胞免疫功能作用。

【用法用量】口服。一次20ml,一日3次,餐前半小时服。

【使用注意】孕妇、婴幼儿禁用。

82. 紫龙金片

【处方组成】黄芪、当归、白英、龙葵、丹参、半枝莲、蛇莓、郁金

【功能主治】益气养血,清热解毒,理气化瘀。用于气血两虚证原发性肺癌化疗者,症见神疲乏力,少气懒言,头晕眼花,食欲不振,气短自汗,咳嗽,疼痛。

【用法用量】口服。一次4片,一日3次,与化疗同时使用。每4周为一周期,2个周期为一疗程。

【使用注意】孕妇禁用。

83. 清肺散结丸

【处方组成】绞股蓝浸膏、三七、苦玄参浸膏、川贝母、白果、法半夏、灵芝、冬虫夏草、珍珠、阿胶、人工牛黄

【功能主治】清肺散结,活血止痛,解毒化痰。用于肺癌的辅助治疗。

【用法用量】口服。一次3g,一日2次,或遵医嘱。2个月为一个疗程。

84. 食管平散

【处方组成】人参、西洋参、紫硇砂、珍珠、人工牛黄、熊胆粉、全蝎、蜈蚣、细辛、三七、薄荷脑、朱砂

【功能主治】益气破瘀,解毒散结。用于中、晚期食管癌而致食管狭窄梗阻,吞咽困难,疼痛,噎膈反涎等病症。

【用法用量】口服。一次0.3~0.5g,一日3~5次;或遵医嘱。

【使用注意】有出血现象者及孕妇禁用。

85. 五参芪苓丸

【处方组成】红参、黄芪、党参、茯苓、玄参、地黄、枸杞子、牡丹皮、北沙参、天冬、麦冬、鳖甲、山茱萸

【功能主治】补气益血,滋肾养肝,软坚散结。用于不宜手术和化疗的Ⅱ、Ⅲ期原发性肝癌,证属气阴两虚、血瘀肝郁者。有改善症状和提高生存质量的作用。

【用法用量】口服。一次8g,一日3次,饭前半小时温开水送服;或遵医嘱。

【使用注意】孕妇禁用。

86. 复方鹿仙草片(胶囊、颗粒)

【处方组成】鹿仙草、九香虫(炒)、黄药子、苦参、天花粉、土茯苓

【功能主治】疏肝解郁,活血解毒。用于肝郁气滞、毒瘀互阻所致的原发性肝癌。

【用法用量】口服。一次4片,一日3次。

87. 复方金蒲片(胶囊)

【处方组成】金不换、蒲葵子、柴胡、莪术、丹参、绞股蓝、黄芪、女贞子、螺旋藻

【功能主治】活血祛瘀,行气止痛。用于气滞血瘀之肝癌的辅助治疗。

【用法用量】口服。一次5片,一日3次。

88. 散结片

【处方组成】白附子、白鲜皮、核桃楸青果皮、人工牛黄

【功能主治】清热解毒,软坚散结,活血化瘀。对湿瘀互结证的原发性肝癌有一定的抑制增长作用,与介入灌注化疗合用,可提高介入化疗的疗效。

【用法用量】口服。与介入化疗同时使用,一次6片,一日3次。Ⅰ、Ⅱ期患者2个月为一疗程。Ⅲ期患者1个月为

一疗程。

89. 天芝草胶囊

【处方组成】白花蛇舌草、肿节风、半枝莲、延胡索、三棱、莪术、丹参、人参、黄芪、灵芝、鸡血藤、地黄、枸杞子、天花粉、蒲公英、山豆根、苦参、甘草

【功能主治】活血祛瘀,解毒消肿,益气养血。用于血瘀证之鼻咽癌、肝癌的辅助治疗。

【用法用量】口服。一次5粒,一日3次。

【使用注意】孕妇禁用。

附:用于癌症与癌症疼痛的其他中药

1. 褐藻多糖硫酸酯

【功能主治】①抑制肿瘤细胞生长,治疗癌症。②治疗心脑血管疾病。③治疗肾衰竭。

2. 芪黄颗粒

【功能主治】益气解毒,生津利咽。主要用于治疗鼻咽癌癌前病变之气虚郁热等症。

3. 化癥回生片(口服液)

【功能主治】消癥化瘀。用于癥积,产后瘀血,少腹疼痛拒按,适用于属血瘀气滞型的原发性支气管肺癌及原发性肝癌等。

4. 参芪十一味颗粒(片)

【功能主治】补气养血,健脾益肾。适用于癌症应用放、化疗所致的白细胞减少及因放、化疗引起的头晕头昏、倦怠乏力、消瘦、恶心呕吐等症。

5. 灰树花胶囊

【功能主治】益气健脾。适用于脾虚引起的体倦乏力,神疲懒言,饮食减少,食后腹胀。

309. 肺部肿瘤与肺癌

〔基本概述〕

肺部肿瘤分良性肿瘤和恶性肿瘤(肺癌)两类。

肺部的良性肿瘤包括支气管和肺的真性肿瘤、腺瘤、平滑肌瘤、脂肪瘤、纤维瘤等,是极少见的一组疾病。肺部良性肿瘤一旦发现应手术切除,一般预后良好。但某些良性肿瘤有恶变的可能,并有浸润性增长,故手术时应切除彻底,力求根治。

肺癌是最常见的肺原发性恶性肿瘤,绝大多数肺癌起源于支气管黏膜上皮,故亦称支气管肺癌。20世纪70年代以来,世界各国特别是工业发达国家,肺癌的发病率和病死率均迅速上升,死于癌症的男性患者中肺癌已居首位。

肺癌一般指的是肺实质部的癌症,通常不包含其他肋膜起源的中胚层肿瘤,或者其他恶性肿瘤如类癌、恶性淋巴瘤,或是转移自其他来源的肿瘤。因此以下我们所说的肺癌,是指来自于支气管或细支气管表皮细胞的恶性肿瘤,占了肺实质恶性肿瘤的90%～95%。

目前,肺癌居全世界癌症死因的第一位。全世界每年约有60万人死于肺癌,而且有逐年上升的趋势。而女性患肺癌的发生率尤其有上升的趋势。本病多在40岁以上发病,发病年龄高峰在60～79岁。男女患病率为2.3:1。种族、家族史与吸烟对肺癌的发病均有影响。

肺癌的确切病因至今尚欠了解。经过多年的大量调查研究,目前公认下列因素与肺癌的病因有密切关系。吸烟,大气污染,长期接触铀、镭等放射性物质及其衍化物,致癌性碳氢化合物、砷、铬、镍、铜、锡、铁、煤焦油、沥青、石油、石棉、芥子气等物质均可诱发肺癌。肺部慢性疾病如肺结核、矽肺、尘肺等可与肺癌并存。人体内在因素如家族遗传,以及免疫功能降低,代谢活动、内分泌功能失调等也可能对肺癌的发病起一定的促进作用。

肺癌的临床表现与癌肿的部位大小,是否压迫、侵及邻近器官,以及有无转移等情况有密切关系。癌肿在较大的支气管内生长,常出现刺激性咳嗽。癌肿增大影响支气管引流,继发肺部感染时可以有脓痰。另一个常见的症状是血痰,通常为痰中带血点、血丝或间断少量咯血;有些患者即使出现一两次血痰对诊断也具有重要参考价值。有的患者由于肿瘤造成较大支气管阻塞,可以出现胸闷、气短、发热和胸痛等症状。

肺癌在早期并没有什么特殊症状,仅为一般呼吸系统疾病所共有的症状,如咳嗽、痰血、低热、胸痛、气闷、声音嘶哑等,很容易被忽略。

肺癌的其他早期症状如咳嗽、胸痛、咯血等,均缺乏特征性,而声音嘶哑则有一定的特异性。据统计,有20%～30%的肺癌患者可在疾病的不同时期包括早期内出现声音嘶哑,其中中央型肺癌可高达40%。肺癌引起声音嘶哑的病理是癌肿侵犯和压迫了支配声带的神经,这种嘶哑常突然发生、进展迅速,甚至完全失声,同时大多数患者伴有胸痛等,经休息和抗炎对症治疗两周以上仍无效果。

肺癌极易在早期发生远处转移,因而与远处转移有关的症状往往是医师或患者发现的首发症状。若病灶转移到脑,则可产生持续性头痛、视矇。继续发展可能导致意识模糊甚至癫痫。这种头痛的性质与普通的紧张性头痛无明显差别,因此极易被人们忽视。视力模糊主要表现为读报或看电视感到困难。因为大多数肺癌患者为老年人,他们往往误以为自己只需更换眼镜罢了,而其关键却在于视力性质的改变。最初对意识和视力的改变是非常敏感的。然而,最常见的远处转移或全身转移症状是乏力、消瘦。发生远处转移的患者都有不明原因的消瘦,这往往发生于食欲下降之前,且即使增加食欲也无济于事。

肺癌晚期症状有面、颈部水肿,气促,胸痛,胸腔积液,吞咽困难等。声音嘶哑也是肺癌晚期最常见症状之一。肿瘤侵及纵隔左侧,使控制发音功能的喉返神经受到压迫,引起

声带麻痹，声音嘶哑，但却无咽痛及上呼吸道感染的其他症状。

肺癌晚期可出现各个不同脏器的转移，可引起相应的症状，常常给患者带来极大的痛苦，甚至威胁到生命。临床最常见的转移有以下几个部位：肺癌脑转移、肺癌骨转移、肺癌肝转移、肺癌肾及肾上腺转移等。

肺癌大致有小细胞肺癌和非小细胞肺癌两种基本类型。

(1)小细胞肺癌或称燕麦细胞癌，近20%的肺癌患者属于这种类型。小细胞肺癌肿瘤细胞倍增时间短，进展快，常伴内分泌异常或类癌综合征；由于患者早期即发生血行转移且对放、化疗敏感，故小细胞肺癌的治疗应以全身化疗为主，联合放疗和手术为主要治疗手段。综合治疗系治疗小细胞肺癌成功的关键。

(2)非小细胞肺癌类，约80%的肺癌患者属于这种类型。

这种区分是相当重要的，因为这两种类型肺癌的治疗方案是截然不同的。小细胞肺癌患者主要用化学疗法治疗。外科治疗对这种类型肺癌患者并不起主要作用。另一方面，外科治疗主要适用于非小细胞肺癌患者。

为了便于治疗，临床上一般又将肺癌细分为下列四种类型。

1. 鳞形细胞癌(又称鳞癌)

鳞癌在各种类型肺癌中最为常见，约占50%。患病年龄大多在50岁以上，男性占多数，大多起源于较大的支气管，常为中央型肺癌。鳞癌一般生长发展速度比较缓慢，病程较长，对放射疗法和化学疗法较敏感，首先经淋巴转移，血行转移发生较晚。

2. 未分化癌

未分化癌发病率仅次于鳞癌，多见于男性，发病年龄较轻，一般起源于较大支气管，属中央型肺癌。其根据组织细胞形态又可分为燕麦细胞、小圆细胞和大细胞等几种类型。其中以燕麦细胞最为常见。未分化癌恶性度高，生长快，而且较早地出现淋巴和血行广泛转移，对放射疗法和化学疗法较敏感，在各型肺癌中预后最差。

3. 腺癌

腺癌起源于支气管黏膜上皮，是起源于大支气管的黏液腺。发病率比鳞癌和未分化癌低，发病年龄较小，女性相对多见。多数腺癌起源于较小的支气管，为周围型肺癌。早期一般没有明显的临床症状，往往在胸部X线检查时被发现，表现为圆形或椭圆形肿块，一般生长较慢，但有时早期即发生血行转移，淋巴转移则发生较晚。

4. 肺泡细胞癌

肺泡细胞癌起源于支气管黏膜上皮，又称为细支气管肺泡细胞癌，或细支气管腺癌。部位在肺野周围，在各型肺癌中发病率最低，女性比较多见。一般分化程度较高，生长较慢，癌细胞沿细支气管肺泡管和肺泡壁生长而不侵犯肺泡间隔。淋巴和血行转移发生较晚，但可经支气管播散到其他肺叶或侵犯胸膜。肺泡细胞癌在形态上有结节型和弥漫型两类，前者可以是单个结节或多个结节，后者形态类似肺炎病变。范围局限的结节型手术切除疗效较好。

肺癌的分期是定义癌症扩散程度的方法。分期非常重要，这是因为癌症的恢复和治疗可能的概况取决于癌症的分期。例如，某个期的癌症可能最好手术治疗，而其他的最好采用化疗和放射联合治疗。

肺癌患者的治疗和预后(存活可能概况)在很大程度上取决于癌症的分期和细胞类型。CT、MRI、扫描、骨髓活检、纵隔镜和血液学检查等可用于癌症的分期。

〔治疗原则〕

根据肺癌的发病成因，预防肺癌的方法主要有：禁止和控制吸烟；减少和控制大气污染；职业防护；防治慢性支气管炎；保持健康的心理；培养良好的饮食习惯；不滥用药物；适当运动，提高肺部功能，增强抵抗力等方面。

肺癌治疗效果取决于早期诊断、早期治疗。肺癌治疗方法如下。①手术治疗：局限性肿瘤切除术可取得相当于广泛切除者的疗效，一般推荐肺叶切除术。②化疗：小细胞肺癌对化疗有高度的反应性。③放疗：对癌细胞有杀伤作用，分为根治性和姑息性治疗。④其他局部治疗：缓解症状和控制肿瘤发展。⑤靶向治疗：肺癌靶向治疗是一种新型癌症治疗方法，其因有效性而受到患者及医师的青睐。⑥生物缓解调解剂：可用于小细胞肺癌。⑦中医药治疗：可减少患者对放、化疗的不良反应，提高机体抗病能力，在巩固疗效，促进、恢复机体功能中起辅助作用。

1. 肺癌的化学治疗

化疗是肺癌的主要治疗方法。90%以上的肺癌需要接受化疗治疗。化疗对小细胞肺癌的疗效无论早期还是晚期均较肯定，甚至有约1%的早期小细胞肺癌通过化疗治愈。化疗也是治疗非小细胞肺癌的主要手段，化疗治疗非小细胞肺癌的肿瘤缓解率为40%～50%。化疗一般不能治愈非小细胞肺癌，只能延长患者生存时间和改善生活质量。化疗分为治疗性化疗和辅助性化疗。化疗需根据肺癌组织学类型不同选用不同的化疗药物和不同的化疗方案。化疗除能杀死肿瘤细胞外，对人体正常细胞也有损害，因此需要在肿瘤专科医师指导下进行。近年化疗在肺癌中的作用已不再限于不能手术的晚期肺癌患者，而常作为全身治疗列入肺癌的综合治疗方案。化疗会抑制骨髓造血系统的功能，主要表现是白细胞和血小板数量的下降，可以应用粒细胞集落刺激因子和血小板刺激因子治疗。

2. 肺癌的放射治疗

(1)治疗原则。放疗对小细胞肺癌疗效最佳，鳞状细胞癌次之，腺癌最差。肺癌放疗照射野应包括原发灶、淋巴结转移的纵隔区。同时要辅以药物治疗。鳞状细胞癌对射线有中等度的敏感性，病变以局部侵犯为主，转移相对较慢，故多用根治治疗。腺癌对射线敏感性差，且容易血道转移，故较少采用单纯放射治疗。放疗是一种局部治疗,常常需要联合化疗。放疗与化疗的联合可以视患者的情况不同,采取同步放、化疗或交替化、放疗的方法。

(2)放疗的分类。根据治疗的目的不同,放疗分为根治治疗、姑息治疗、术前新辅助放疗、术后辅助放疗及腔内放疗等。

(3)放疗的并发症。肺癌放疗的并发症包括放射性肺炎、放射性食管炎、放射性肺纤维化和放射性脊髓炎。上述放射治疗相关并发症与放疗剂量存在正相关关系,同时也存在个体差异性。

3. 肺癌的外科治疗

(1)肺癌的治疗方法中除Ⅲb及Ⅳ期外应以手术治疗或争取手术治疗为主,依据不同期别和病理组织类型酌加放射治疗、化学治疗和免疫治疗的综合治疗。

(2)关于肺癌手术术后的生存期,国内有报道三年生存率为40% ~60%,五年生存率为22% ~44%,手术死亡率在3%以下。

(3)目前,学术界对于肺癌外科手术治疗的指征有所放宽,对于一些侵犯到胸内大血管及远处孤立转移的患者,只要身体条件许可,有学者也认为可以手术,并进行了相关的探索和研究。

4. 靶向治疗

靶向治疗针对传统的化疗来讲是作用在新的位点的药物治疗。其实化疗跟靶向治疗都是药物治疗,化疗是作用在细胞内的各个位点上,比如每个细胞都有的有丝分裂不同的时相等。其实肿瘤增长不仅有细胞内的有丝分裂过程,还有其他过程,比如细胞周围的血管生成、细胞周围的环境改变对肿瘤的影响。恶性肿瘤需要启动、信号传导等引起无限增殖过程,如果阻断这些信号传导,即可阻止细胞增殖,针对这些靶点研制的药物就是现在比较热门的靶向药物。

随着肿瘤标志物的发现、评价标准的明确,基因检测、基因分型在肿瘤的治疗中广泛应用,在疾病的筛查、分型分期、预后判断、进展评估、预测治疗方面都有重要的作用。非小细胞肺癌超过50%致病基因已经明确,其中最主要的两个驱动基因是KRAS和EGFR。其他有ALK、HER2、BRAF、AKT等。KRAS突变在腺癌中比较常见。

EGFR抑制剂:吉非替尼、厄洛替尼、阿法替尼等;

ALK抑制剂:克唑替尼;

KRAS抑制剂:安卓健(Ⅱ期)、司美替尼(Ⅲ期)。

5. 肺癌的中医药治疗

大量临床实践证明,中医药治疗可以弥补手术治疗、放射治疗、化学治疗的不足,既能巩固放疗、化疗的效果,又能消除放疗、化疗的毒副作用,更重要的是可以切断癌细胞的复制功能,使癌细胞体积逐渐缩小,在血管内形成稳定的抗癌细胞,从而提高人体的代谢功能,即通过抑制癌细胞的呼吸,使癌细胞缺血、缺氧,不再裂变,从而达到治愈癌症的目的。

6. 肺癌的食疗

(1)癌症患者是否消瘦和消瘦的程度,对预后有很大影响。美国医学专家通过对3000名各种癌症患者的调查,发现体重下降患者的生存期只有体重正常的一半,肺癌患者体重下降不超过7%的人,可以进行正常治疗,如果体重下降超过18%,抗癌药物的治疗就会无效。

(2)根据上述要求,患者每天应喝两杯牛奶(450g),进食50g瘦肉,250g蔬菜和水果。其中,蔬菜中应有一半是绿叶蔬菜。体重下降明显时,可增加进食量和加餐,如果多吃100g的馒头和25g肉,体内的热量就可增加500cal。每天多500 ~1000cal的热量,一个月可使体重增加1 ~1.5kg。因此,可以采取两餐之间加餐的方法,多吃甜食、奶、蛋类食物,使热量大量增加,弥补患者因消耗太大而引起的体重减轻。

(3)对于不能进食的癌症患者,除了采用胃管注入牛奶、麦乳精等流食外,还应进行静脉输液,补充大量的葡萄糖、钠离子及血清蛋白等。这些措施对增强癌症患者的体质,提高放疗、化疗的治疗效果,以及延长患者的生存时间都具有举足轻重的作用。

(4)癌症难治的原因与体液酸化可能有关。有人认为酸性体液不改变,癌细胞也就不会死亡,这就是做了手术和化疗后癌细胞再度转移和复发的原因。要治疗癌症还得从改善自身的体质开始,从源头上饿死癌细胞。多吃碱性食品,改善自身的酸性体质,同时补充人体必需的有机营养物质,这样才能在饿死癌细胞的同时,恢复自身的免疫力。恰玛古是新疆维吾尔人吃了2000多年的一种食品,被誉为"长寿圣果",是癌症患者的希望。恰玛古适用于糖尿病及各类腺癌、直肠癌、乳腺癌、淋巴癌、前列腺癌、子宫癌、卵巢癌、胆管癌、食管癌、胃癌、各类小细胞癌、肺癌、皮肤癌、膀胱癌、血癌等等各类癌症,对白细胞居高不下的白血病及转移至骨骼的各类晚期癌症效果较好。

7. 肺癌疼痛的控制

疼痛是晚期肺癌患者的主要症状,对患者的影响很大。对于癌性疼痛的控制应该正确理解和应用WHO推荐的三阶梯止痛方案。

(1)体表止痛法。可通过刺激疼痛部位周围的皮肤或相对应的健侧达到止痛目的。刺激方法可采用按摩、涂清凉止痛药等,也可采用各种温度的刺激,或用65℃热水袋放在湿毛巾上做局部热敷,每次20分钟,可取得一定的止痛效果。

(2)注意力转移止痛法。可根据患者的爱好,放一些快节奏的音乐,让患者边欣赏边随节奏做拍手动作;或让患者看一些笑话、幽默小说,说一段相声取乐。还可以让患者坐在舒适的椅子上,闭上双眼,回想自己童年有趣的乐事,或者想自己愿意想的任何事,每次15分钟,一般在进食后2小时进行,事后闭目静坐2分钟,这些都可以达到转移止痛的目的。

(3)放松止痛法。全身放松可有轻快感,肌肉松弛可阻断疼痛反应。让患者闭上双眼,做叹气、打呵气等动作,随后屈髋屈膝平卧,放松腹肌、背肌,缓慢做腹式呼吸。或让患者在幽静的环境里闭目进行慢而深的吸气与呼气,使清新空气进入肺部,达到止痛目的。

(4)药物止痛法。详见“癌症疼痛的治疗”。

〔用药精选〕

一、西药

1. 重组人血管内皮抑制素注射液 Recombinant Human Endostatin Injection

本品为血管抑制类新生物制品,通过抑制形成血管的内皮细胞迁移来达到抑制肿瘤新生血管的生成,阻断肿瘤的营养供给,从而抑制肿瘤增殖或转移。

【适应证】本品联合 NP 方案用于治疗初治或复治的Ⅲ/Ⅳ期非小细胞肺癌患者。

【不良反应】①心脏反应:用药初期少数患者可出现轻度疲乏、胸闷、心慌,绝大多数经对症处理后可以好转,不影响继续用药,极个别病例停止用药。②消化系统:偶见腹泻,肝功能异常,主要包括无症状性转氨酶升高,黄疸,为轻、中度,罕见重度。③皮肤及附件:过敏反应表现为全身斑丘疹,伴瘙痒。暂停用药可缓解。发热,乏力,多为轻中度。

【禁忌】心、肾功能不全者慎用。

【孕妇及哺乳期妇女用药】需要时应在医师严密观察下使用。

【儿童用药】确实需要用药时,应在医师指导下使用。

【老年用药】对有严重心脏病病史的老年肿瘤患者,应在医师严密观察下应用。

【用法用量】静脉滴注。将本品加入 250 ~ 500 ml 生理盐水中,匀速静脉点滴,滴注时间 3 ~ 4 小时。与 NP 化疗方案联合给药时,在治疗周期的第 1 ~ 14 日,一次 7.5 mg/m^2 (1.2×10^{5}U/m^2),一日 1 次,连续给药 14 日,休息 1 周,再继续下一周期治疗。通常可进行 2 ~ 4 个周期治疗。

2. 顺铂 Cisplatin

本品常用有效的抗肿瘤药,抗瘤谱较广,为治疗多种实体瘤的一线用药。

【适应证】本品对膀胱癌、卵巢癌、睾丸癌有较好的疗效,对乳腺癌、宫颈癌、子宫内膜癌、肾上腺皮质癌、胃癌、肺癌、前列腺癌、头颈部鳞癌,以及儿童的神经母细胞瘤、骨肉瘤、卵巢生殖细胞瘤均有一定疗效。本品与放射治疗联合应用时,有增效作用。

【不良反应】①消化道:严重的恶心、呕吐。急性呕吐一般发生于给药后 1 ~ 2 小时,可持续一周左右。②肾毒性:一日超过 90mg/m^2 即为肾毒性的危险因素,主要为肾小管损伤。急性损害一般用药后 10 ~ 15 日,血尿素氮(BUN)及肌酐(Cr)增高,肌酐清除率降低,多为可逆性,反复高剂量治疗可致持久性轻至中度肾损害。③神经毒性:神经损害如听神经损害所致耳鸣、听力下降较常见。有时出现肢端麻痹、躯干肌力下降等,一般难以恢复。④骨髓抑制(白细胞和/或血小板下降)一般较轻,发生概率与每疗程剂量及联合化疗中其他抗癌药骨髓毒性的重叠有关。⑤过敏反应:睑肿、气喘、心动过速、低血压、非特异斑丘疹类皮疹。⑥其他:心脏功能异常、肝功能改变少见。

【禁忌】对顺铂和其他铂化合物制剂过敏、肾损害患者禁用。

【孕妇及哺乳期妇女用药】孕妇禁用,哺乳期妇女慎用。

【老年用药】老年患者肾小球滤过率及肾血浆流量减少,药物排泄率减低,故慎用。如肾功能正常,可给予全量的 70% ~ 90%。

【用法用量】静脉、动脉或腔内给药,通常采用静脉滴注。给药前 2 ~ 16 小时和给药后至少 6 小时之内,必须进行充分的水化治疗。本品需用 0.9% 氯化钠注射液或 5% 葡萄糖溶液稀释后静脉滴注。剂量视化疗效果和个体反应而定。遵医嘱。

【制剂】①顺铂注射液;②注射用顺铂

3. 卡铂 Carboplatin

本品为第二代铂类抗肿瘤药,其生化特征与顺铂相似,而肾毒性、消化道反应及耳毒性均较低。

【适应证】本品对卵巢癌、小细胞肺癌、非小细胞肺癌、头颈部鳞癌、食管癌、睾丸癌、精原细胞瘤、膀胱癌、间皮瘤、小儿脑瘤等有一定疗效。

【不良反应】常见:①骨髓抑制为剂量限制毒性,白细胞与血小板在用药 21 日后达最低点,通常在用药后 30 日左右恢复;粒细胞的最低点发生于用药后 21 ~ 28 日,通常在 35 日左右恢复;白细胞与血小板减少与剂量相关,有蓄积作用。②注射部位疼痛。

较少见:①过敏反应:皮疹或瘙痒,偶见喘咳,发生于用药后几分钟之内;②周围神经毒性:指或趾麻木或麻刺感;③耳毒性:高频率的听觉丧失首先发生,耳鸣偶见;④视力模糊、黏膜炎或口腔炎;⑤恶心及呕吐、便秘或腹泻、食欲减退、脱发及头晕,偶见变态反应和肝功能异常。

【禁忌】对本品及甘露醇过敏、有明显骨髓抑制、肝肾功能不全患者禁用。

【孕妇及哺乳期妇女用药】孕妇禁用。需要用卡铂治疗的哺乳期妇女,要在停止哺乳和中断治疗之间作出选择。

【儿童用药】儿童用本品的安全性和有效性还未经试验研究确定。

【老年用药】老年患者应根据体能、全身的肌酸酐清除率及肾对卡铂的清除率,慎重调整卡铂的用量,并且随时监控。

【用法用量】用 5% 葡萄糖注射液溶解本品,浓度为 10mg/ml,再加入 5% 葡萄糖注射液 250 ~ 500ml 中静脉滴注。

成人按体表面积一次 200 ~ 400mg/m^2,每 3 ~ 4 周给药一次;2 ~ 4 次为一疗程。也可采用按体表面积一次 50mg/m^2,一日 1 次,连用 5 日,间隔 4 周重复。

【制剂】①卡铂注射液;②注射用卡铂

4. 长春瑞滨 Vinorelbine

本品主要成分为重酒石酸长春瑞滨，是长春碱半合成衍生物，主要通过抑制微管蛋白的聚合，使细胞分裂停止于有丝分裂中期，是一细胞周期特异性的药物。

【适应证】用于晚期乳腺癌、非小细胞肺癌、卵巢癌、恶性淋巴瘤、食管癌、头颈部癌等。

【不良反应】①剂量限制性毒性为骨髓抑制，表现在粒细胞减少，贫血，偶见血小板降低。②恶心、呕吐、脱发。③注射静脉出现不同程度的刺激反应，有时可发生静脉炎。④神经毒性较长春新碱(VCR)轻，周围神经毒性一般限于深腱反射消失，感觉异常少见，长期治疗可出现下肢无力。⑤自主神经毒性主要表现为小肠麻痹引起的便秘，麻痹性肠梗阻罕见。⑥偶见有心律失常、呼吸困难、支气管痉挛、肝功能受损等。

【禁忌】对本品过敏、严重肝功能不全、粒细胞计数 $<1000/mm^3$ 的患者禁用。

【孕妇及哺乳期妇女用药】妊娠及哺乳期妇女禁用。

【儿童用药】本品在儿童用药的安全性尚未确定，故不推荐用于儿童。

【老年用药】本品适于老年患者用药。老年人多有生理功能下降，易出现不良反应。

【用法用量】静脉给药。①单药治疗：一次 25 ~ 30 mg/m^2，21 日为一周期，分别在第 1、8 日各给药 1 次，2 ~ 3 周期为一疗程。②联合用药：用药剂量和给药时间随化疗方案而有所不同。

本品须溶于氯化钠注射液，于 15 ~ 20 分钟输入，然后输入大量氯化钠注射液冲洗静脉。

【制剂】①酒石酸长春瑞滨软胶囊(注射液)；②注射用酒石酸长春瑞滨；③重酒石酸长春瑞滨注射液；④注射用重酒石酸长春瑞滨

5. 盐酸吉西他滨 Gemcitabine Hydrochloride

本品属细胞周期特异性抗肿瘤药。主要杀伤处于 S 期(DNA 合成)的细胞，同时也阻断细胞增殖由 G1 向 S 期过渡的进程。

【适应证】用于非小细胞肺癌和胰腺癌，也用于膀胱癌、乳腺癌、卵巢癌、小细胞肺癌。

【不良反应】贫血，白细胞降低，血小板减少，中性粒细胞减少，周围性血管炎，坏疽，AST 升高，ALT 升高，碱性磷酸酶升高，恶心，呕吐，腹泻，口腔黏膜炎，呼吸困难，肺水肿，间质性肺炎，成人呼吸窘迫综合征(ARDS)；轻度蛋白尿，血尿，皮疹，瘙痒，脱皮，水疱，溃疡，支气管痉挛，低血压，心肌梗死，充血性心力衰竭，心律失常，水肿，脱发，流感样症状，发热，头痛，背痛，寒战，肌痛，乏力，厌食，咳嗽，鼻炎，不适，出汗，失眠，局部疼痛，嗜睡。

【禁忌】对本品高度过敏、正在放射治疗、严重肾功能不全患者禁用。

【孕妇及哺乳期妇女用药】本品对胎儿和婴儿有潜在的危险，孕妇及哺乳期妇女禁用。

【儿童用药】不推荐将吉西他滨用于 18 岁以下的儿童。

【老年用药】65 岁以上的老年患者耐受性未见明显变化，尽管年龄对吉西他滨的清除率和半衰期有影响，但并没有证据表明高龄患者需要调整剂量。

【用法用量】静脉滴注。成人一次 $1000mg/m^2$，静脉滴注 30 分钟，一周 1 次，连续 3 周，随后休息 1 周，每 4 周重复 1 次。依据患者的毒性反应相应减少剂量。

【制剂】注射用盐酸吉西他滨

6. 紫杉醇 Paclitaxel

本品是从红豆杉科植物红豆杉等植物中提取的有效抗肿瘤药，通过促进微管蛋白聚合，抑制解聚，保持微管蛋白稳定，抑制细胞有丝分裂。本品为天然来源的抗肿瘤药，目前也能够半合成制备。

【适应证】用于卵巢癌、乳腺癌、肺癌、头颈部肿瘤、食管癌和胃癌及软组织肉瘤等。

【不良反应】①过敏反应：支气管痉挛性呼吸困难、荨麻疹和低血压。②骨髓抑制：中性粒细胞减少、血小板降低少见。③神经毒性：轻度麻木和感觉异常。④心血管毒性：低血压、无症状的短时间心动过缓。30% 有心电图异常改变。⑤肌肉关节疼痛。⑥胃肠道反应：恶心、呕吐、腹泻和黏膜炎。⑦肝脏毒性：ALT、AST 和 AKP 升高。⑧脱发。⑨局部反应：输注药物的静脉和药物外渗局部的炎症。

【禁忌】对本品或聚氧乙基代蓖麻油过敏、中性粒细胞计数 $<1500/mm^3$ 的实体瘤、中性粒细胞计数 $<1000/mm^3$ 的 AIDS 相关性卡氏肉瘤患者禁用。

【孕妇及哺乳期妇女用药】孕妇禁用。育龄妇女治疗期不宜怀孕。哺乳期妇女接受本品治疗时应中断哺乳。

【儿童用药】儿童中应用的安全性和有效性尚未被确立。

【用法用量】静脉滴注。为预防发生过敏，在治疗前 12 小时及 6 小时口服地塞米松 20mg，治疗前 30 ~ 60 分钟肌内注射苯海拉明 50mg，静脉注射西咪替丁 300mg 或雷尼替丁 50mg。

静脉滴注时间大于 3 小时。①单药：一次 135 ~ 200 mg/m^2，在 G-CSF 支持下剂量可达 $250mg/m^2$。②联合用药：一次 135 ~ $175mg/m^2$，3 ~ 4 周 1 次。

【制剂】①紫杉醇注射液；②注射用紫杉醇脂质体

7. 多西他赛 Docetaxel

【适应证】主要治疗晚期乳腺癌、卵巢癌、非小细胞肺癌的治疗。对头颈部癌、小细胞肺癌，对胃癌、胰腺癌、黑色素瘤等也有一定疗效。

【不良反应】①骨髓抑制：中性粒细胞减少。②过敏反应：低血压、支气管痉挛。轻度过敏反应：脸红、红斑、胸闷、背痛、呼吸困难、药物热或寒战。③皮肤反应：红斑，主要见于手、足，也可发生在臂部、脸部及胸部的局部皮疹、瘙痒。指(趾)甲病变，疼痛和指甲脱落。④体液潴留：水肿、胸腔积液、腹水、心包积液、毛细血管通透性及体重增加。下肢液体潴留,发展至全身水肿,体重增加。⑤恶心、呕吐或腹泻等。⑥临床试验中曾有神经毒性的报道。⑦心血管不良反应:低血压、窦性心动过速、心悸、肺水肿及高血压等。⑧其他不良反应:脱发、无力、黏膜炎、关节痛和肌肉痛,低血压和注射部位反应。⑨氨基转移酶、胆红素升高。

【禁忌】对本品或吐温-80过敏、白细胞数目小于1500/mm^3、肝功能严重损害患者禁用。

【孕妇及哺乳期妇女用药】孕妇禁用。育龄妇女治疗期应避免怀孕。哺乳期妇女接受本品治疗时应中断哺乳。

【儿童用药】儿童中应用的安全性和有效性尚未被确立。

【用法用量】静脉滴注。一次75mg/m^2,滴注1小时,3周1次。所有患者在接受本品治疗期前均必须口服糖皮质激素类。

【制剂】①多西他赛注射液;②注射用多西他赛

8. 伊立替康 Irinotecan

伊立替康是半合成喜树碱的衍生物,是能特异性抑制DNA拓扑异构酶Ⅰ的抗肿瘤药。

【适应证】①用于晚期大肠癌的治疗:与氟尿嘧啶和亚叶酸钙联合治疗既往未接受化疗的晚期大肠癌患者;作为单一用药,治疗经含氟尿嘧啶化疗方案治疗失败的患者。②对肺癌、乳腺癌、胃癌、胰腺癌、宫颈癌、卵巢癌也有一定的疗效。

【不良反应】①胃肠道:迟发性腹泻、恶心与呕吐、腹泻及/或呕吐伴随脱水、厌食、腹痛及黏膜炎。②血液学:中性粒细胞减少、贫血、血小板减少。③急性胆碱能综合征:9%的患者出现短暂严重的急性胆碱能综合征。主要症状为早发性腹泻、腹痛、结膜炎、鼻炎、低血压、血管舒张、出汗、寒战、全身不适、头晕、视力障碍、瞳孔缩小、流泪、流涎增多。④其他:早期呼吸困难、肌肉收缩、痉挛及感觉异常等。常见脱发、轻度皮肤反应、变态反应及注射部位的反应。⑤实验室检查:血清中短暂、轻至中度转氨酶、碱性磷酸酶、胆红素水平升高,轻至中度血清肌酐水平升高。

【禁忌】对本品有过敏史、慢性炎性肠病和/或肠梗阻、胆红素超过正常值上限3倍、严重骨髓功能衰竭、WHO行为状态评分>2的患者禁用。

【孕妇及哺乳期妇女用药】孕妇禁用。育龄妇女治疗期应避免怀孕。哺乳期妇女接受本品治疗时应中断哺乳。

【儿童用药】本品应用于儿童的有效性及安全性尚未确定。

【老年用药】老年人生理功能尤其是肝功能减退,老年患者选择本品剂量时应谨慎。

【用法用量】静脉滴注。成人一次350mg/m^2,滴注30~90分钟,每3周1次。

【制剂】①盐酸伊立替康注射液;②注射用盐酸伊立替康

9. 丝裂霉素 Mitomycin

丝裂霉素是由链霉菌提取的抗生素类抗肿瘤药,属细胞周期非特异性药物,可与DNA发生交叉联结,抑制DNA合成,对RNA及蛋白合成也有一定的抑制作用。

【适应证】主要用于胃癌、肺癌、乳腺癌,也适用于肝癌、胰腺癌、结肠癌、直肠癌、食管癌、卵巢癌及癌性腔内积液。

【不良反应】①骨髓抑制:白细胞及血小板减少。②恶心、呕吐。③局部疼痛、坏死和溃疡。④间质性肺炎、肾衰竭等。⑤心脏:本品与多柔比星同用可增加心脏毒性,建议多柔比星总量限制在按体表面积450mg/m^2以下。⑥膀胱注入法有时会出现膀胱炎、血尿、膀胱萎缩等。

【禁忌】对本品过敏、水痘或带状疱疹、活病毒疫苗接种、口服脊髓灰质炎疫苗的患者禁用。

【孕妇及哺乳期妇女用药】妊娠初期3个月、哺乳期不应用丝裂霉素。

【老年用药】老年患者常有肾功能损害,丝裂霉素应慎用。

【用法用量】①静脉注射。一次6~8mg,以氯化钠注射液溶解后静脉注射,一周1次;或一次10~20mg,每6~8周重复治疗。②动脉注射,同静脉注射。③腔内注射。一次6~8mg。④联合化疗。FAM(氟尿嘧啶、多柔比星、丝裂霉素)主要用于胃肠道肿瘤。⑤膀胱肿瘤。预防复发:一次4~10mg,一日1次或隔日1次注入膀胱;治疗:一次10~40mg,一日1次注入膀胱。

【制剂】注射用丝裂霉素

10. 依托泊苷 Etoposide

本品为细胞周期特异性抗肿瘤药物,作用于DNA拓扑异构酶Ⅱ,形成药物-酶-DNA稳定的可逆性复合物,阻碍DNA修复。实验发现这复合物可随药物的清除而逆转,使损伤的DNA得到修复,降低了细胞毒作用。因此,延长药物的给药时间,可能提高抗肿瘤活性。

【适应证】用于支气管肺癌及睾丸癌、恶性淋巴瘤、急性非淋巴细胞白血病、尤因肉瘤和消化道恶性肿瘤。

【不良反应】①可逆性的骨髓抑制,包括白细胞及血小板减少。②食欲减退、恶心、呕吐、口腔炎等消化道反应,脱发亦常见。③若静脉滴注过速(<30分钟),可有低血压、喉痉挛等过敏反应。

【禁忌】对本品过敏、骨髓抑制、白细胞及血小板明显低下、心肝肾功能严重障碍患者禁用。

【孕妇及哺乳期妇女用药】孕妇禁用。哺乳期妇女慎用。

【儿童用药】本品含苯甲醇,禁用于儿童肌内注射。

【用法用量】①空腹口服。一次50mg,一日2次,连续口服10~14日,停药2周,再服用11~14日为一周期;停药1个月后再重复一周期,每疗程至少两周期;或遵医嘱。

②静脉滴注。用氯化钠注射液稀释,浓度不超过0.25mg/ml。成人一日60~100mg/m^2,连续3~5日,3~4周为一疗程。儿童一日100~150mg/m^2,连续3~4日。

【制剂】①依托泊苷胶囊(软胶囊、注射液);②注射用依托泊苷;③注射用磷酸依托泊苷

11. 长春碱 Vinblastine

长春碱为夹竹桃科植物长春花中提取的一种有抗癌活

性的生物碱，抗瘤谱较广。

【适应证】主要对恶性淋巴瘤、绒毛膜上皮癌及睾丸肿瘤有效，对肺癌、乳腺癌、卵巢癌及单核细胞白血病也有效。

【不良反应】①血液学毒性：为剂量限制性毒性，骨髓抑制作用强于长春新碱，停药后迅速恢复。②消化道反应：食欲下降、恶心、呕吐、腹泻、腹痛、口腔炎等。③周围神经毒性：指（趾）尖麻木、四肢疼痛、肌肉震颤、腱反射消失等。④局部刺激：注射血管可出现血栓性静脉炎，漏于血管外可引起局部组织坏死。⑤其他：少数患者可出现直立性低血压、脱发、失眠、头痛等。

【禁忌】对本品或长春花生物碱过敏、严重白细胞减少、未控制的细菌性感染患者禁用。

【孕妇及哺乳期妇女用药】慎用。

【用法用量】静脉注射或滴注。成人一次 10mg（或 6mg/m^2），一周 1 次，一个疗程总量 60mg ~ 80mg（或 10mg/m^2）。小儿按体重一次 0.1mg ~ 0.15mg/kg，一周 1 次。

本品严禁肌内、皮下或鞘内注射。

【制剂】①硫酸长春碱注射液；②注射用硫酸长春碱

12. 环磷酰胺 Cyclophosphamide

本品为烷化剂类抗肿瘤药，属细胞周期非特异性药物。对多种肿瘤有抑制作用。

【适应证】本品为细胞毒类抗肿瘤药，用于恶性淋巴瘤、多发性骨髓瘤、淋巴细胞白血病、实体瘤如神经母细胞瘤、卵巢癌、乳腺癌、各种肉瘤及肺癌等，也可作为免疫抑制剂，用于系统性红斑狼疮、大动脉炎、韦格纳肉芽肿病、结节性动脉周围炎、显微镜下多动脉炎、类风湿关节炎等风湿性疾病，以及抗器官移植时的排斥反应。

【不良反应】常见胃肠反应和骨髓抑制症状，表现为食欲不振、恶心、呕吐、白细胞和血小板减少，较氮芥为轻。脱发也较常见，但停药后可再生新发。还可引起膀胱刺激症状，如出血性膀胱炎、血尿、蛋白尿等。偶见发热、过敏、荨麻疹或视力模糊。罕见肝脏损害、肺纤维化等。

【禁忌】对本品过敏、骨髓抑制、感染、肝肾功能损害患者禁用。

【孕妇及哺乳期妇女用药】孕妇禁用。哺乳期妇女接受本品治疗时应停止哺乳。

【用法用量】①口服。a. 成人按体重一日 2 ~ 4mg/kg，连用 10 ~ 14 日，休息 1 ~ 2 周重复。b. 儿童按体重一日 2 ~ 6mg/kg，连用 10 ~ 14 日，休息 1 ~ 2 周重复。②静脉注射，请遵医嘱。

【制剂】①环磷酰胺片；②注射用环磷酰胺

13. 异环磷酰胺 Ifosfamide

本品为常用的抗肿瘤药，在体外无抗癌活性，进入体内被肝脏或肿瘤内存在的磷酰胺酶或磷酸酶水解，变为有活性的磷酰胺氮芥而起作用。本品抗瘤谱广，对多种肿瘤有抑制作用。

【适应证】用于睾丸癌、卵巢癌、乳腺癌、肉瘤、恶性淋巴瘤和肺癌等。

【不良反应】①骨髓抑制：白细胞减少较血小板减少为常见。对肝功能有影响。胃肠道反应：包括食欲减退、恶心及呕吐。②泌尿道反应：可致出血性膀胱炎，表现为排尿困难、尿频和尿痛。③中枢神经系统毒性：与剂量有关，通常表现为焦虑不安、神情慌乱、幻觉和乏力等。少见晕厥、癫痫样发作，甚至昏迷。④一过性无症状肝肾功能异常。若高剂量用药可因肾毒性产生代谢性酸中毒。罕见心脏和肺毒性。⑤其他：脱发、恶心和呕吐等。注射部位可产生静脉炎。⑥长期用药可产生免疫抑制、垂体功能低下、不育症和继发性肿瘤。

【禁忌】对本品过敏、严重骨髓抑制、双侧输尿管阻塞患者禁用。

【孕妇及哺乳期妇女用药】妊娠妇女禁用。本品可在乳汁中排出，哺乳期妇女用药时必须中止哺乳。

【用法用量】①单药治疗：静脉注射按体表面积一次 1.2 ~ 2.5g/m^2，连续 5 日为一疗程。②联合用药：静脉注射按体表面积一次 1.2 ~ 2.0g/m^2，连续 5 日为一疗程。③每一疗程间隙 3 ~ 4 周，500 ~ 600mg/m^2。

特别注意：本品作为一种烷化剂，可能诱发突变甚至致癌，因此应避免接触皮肤及黏膜。

【制剂】注射用异环磷酰胺

14. 长春新碱 Vincristine

本品是从夹竹桃科植物长春花中提取出的生物碱，为常用的抗肿瘤药，疗效比长春碱约高 10 倍。长春新碱虽然抗肿瘤作用良好，但毒副作用大，主要是神经毒性。

【适应证】用于急、慢性白血病，恶性淋巴瘤，也用于乳腺癌、支气管肺癌、软组织肉瘤、神经母细胞瘤及多发性骨髓瘤等。

【不良反应】四肢麻木，腱反射迟钝或消失，外周神经炎，腹痛，便秘，麻痹性肠梗阻，运动神经、感觉神经、脑神经症状，骨髓抑制，消化道反应，生殖系统毒性，脱发，血压改变，血栓性静脉炎，局部刺激，局部组织坏死。

【禁忌】对本品或其他长春花生物碱过敏、腓骨肌萎缩引起的脱髓鞘患者禁用。

【孕妇及哺乳期妇女用药】孕妇禁用。哺乳期妇女慎用。

【儿童用药】2 岁以下儿童的周围神经髓鞘形成尚不健全，应慎用。

【用法用量】静脉注射或冲入。成人一次 1 ~ 2mg（或 1.4mg/m^2），一次量不超过 2mg，65 岁以上者，一次最大量 1mg。儿童一次按体重 75μg/kg（或 2mg/m^2），一周 1 次。联合化疗，连续 2 周为一周期。

本品不能肌内、皮下和鞘内注射。

【制剂】注射用硫酸长春新碱

15. 多柔比星 Doxorubicin

本品主要成分为盐酸多柔比星，为广谱抗肿瘤药，对机体可产生广泛的生物化学效应，可抑制 RNA 和 DNA 的合成,具有强烈的细胞毒性作用。

【适应证】用于急性白血病(淋巴细胞性和粒细胞性)、恶性淋巴瘤、乳腺癌、支气管肺癌(未分化小细胞性)、卵巢癌、软组织肉瘤、成骨肉瘤、横纹肌肉瘤、尤因肉瘤、肾母细胞瘤、神经母细胞瘤、膀胱癌、甲状腺癌、前列腺癌、头颈部鳞癌、睾丸癌、胃癌、肝癌等。

【不良反应】①骨髓抑制为主要不良反应。白细胞下降,贫血和血小板减少。一过性心电图改变,表现为室上性心动过速、室性期前收缩及ST-T改变,少数可出现延迟性进行性心肌病变,表现为急性充血性心力衰竭,这些情况偶尔突发而常规心电图无异常迹象。②心脏毒性:食欲减退、恶心、呕吐,也可有口腔黏膜红斑、溃疡及食管炎、胃炎、脱发。③局部反应:如注射处药物外渗可引起组织溃疡和坏死。药物浓度过高引起静脉炎。少数患者有发热、出血性红斑、肝功能异常与蛋白尿、甲床部位出现色素沉着、指甲松离,在原先放射野可出现皮肤发红或色素沉着。个别患者出现荨麻疹、过敏反应、结膜炎、流泪。④本品可增加放疗和一些抗癌药毒性。白血病和恶性淋巴瘤患者应用本品时,特别是初次使用者,可因瘤细胞大量破坏引起高尿酸血症,而致关节痛或肾功能损害。

【禁忌】对本品及蒽环类过敏、严重器质性心脏病和心功能异常的患者禁用。

【孕妇及哺乳期妇女用药】孕妇及哺乳期妇女禁用。

【儿童用药】儿童须减量。

【老年用药】老年人须减量。

【用法用量】静脉冲入、静脉滴注或动脉注射。临用前加灭菌注射用水溶解,浓度为2mg/ml。成人静脉冲入:①单药50~60mg/m^2,每3~4周1次或一日20mg/m^2,连用3日,停用2~3周后重复。②联合用药为40mg/m^2,每3周1次或25mg/m^2,一周1次,连续2周,3周重复。总剂量不宜超过400mg/m^2。分次用药心肌毒性、骨髓抑制、胃肠道反应(包括口腔溃疡)较每3周1次为轻。

【制剂】①盐酸多柔比星注射液;②注射用多柔比星;③盐酸多柔比星脂质体注射液

16. 重组人白介素-2 Recombinant Human Interleukin-2

本品是一种淋巴因子,可提高人体对病毒、细菌、真菌、原虫等感染的免疫应答,进而清除体内肿瘤细胞和病毒感染细胞等,还可以促进淋巴细胞分泌抗体和干扰素。它是机体免疫应答的核心物质,是一种免疫增强剂,具有抗病毒、抗肿瘤和增强机体免疫功能等作用。

【适应证】①用于肾细胞癌、黑色素瘤、乳腺癌、膀胱癌、肝癌、直肠癌、淋巴癌、肺癌等恶性肿瘤的治疗,用于癌性胸腔积液和腹水的控制,也可以用于淋巴因子激活的杀伤细胞的培养。②用于手术、放疗及化疗后的肿瘤患者的治疗,可增强机体免疫功能。③用于先天或后天免疫缺陷症的治疗,提高患者细胞免疫功能和抗感染能力。④各种自身免疫病的治疗,如类风湿关节炎、系统性红斑狼疮、干燥综合征等。⑤对某些病毒性、杆菌性疾病,胞内寄生菌感染性疾病,如乙型肝炎、麻风病、肺结核、白色念珠菌感染等具有一定的治疗作用。

【不良反应】常见发热、畏寒、疲乏。个别患者可出现恶心、呕吐、类感冒症状。皮下注射者局部可出现红肿、硬结、疼痛。使用较大剂量时,本品可能会引起毛细血管渗漏综合征,表现为低血压、末梢水肿、暂时性肾功能不全。

【禁忌】对本品成分有过敏史、高热、严重心脏病、低血压、严重心肾功能不全、肺功能异常或进行过器官移植的患者禁用。

【孕妇及哺乳期妇女用药】孕妇慎用。

【儿童用药】儿童注射,须在病情十分需要,并由临床医师仔细斟酌后确定。

【老年用药】老年注射,须在病情十分需要,并由临床医师仔细斟酌后确定。

【用法用量】本品可静脉滴注、胸腹腔内注射、动脉插管注射、局部注射、皮下注射。用灭菌注射水溶解,具体用法、剂量和疗程因病而异。遵医嘱。

【制剂】①重组人白介素-2注射液;②注射用重组人白介素-2

17. 盐酸拓扑替康 Topotecan Hydrochloride

本品是一种喜树碱类似物,有很强的抗肿瘤活性和广泛的抗癌谱。

【适应证】用于小细胞肺癌、一线治疗失败的转移性卵巢癌。

【不良反应】①常见的剂量限制性毒性反应为骨髓抑制,主要是中性粒细胞减少。血液系统毒性主要有中性粒细胞减少、血小板减少和贫血,非血液学毒性主要有恶心、呕吐、脱发和腹泻。国外研究表明,口服给药的血液学毒性Ⅲ-Ⅳ级中性粒细胞减少的发生率较静脉给药低。口服给药的非血液学毒性呕吐、腹泻、脱发可能较静脉给药多见。

【禁忌】对本品有过敏史、严重骨髓抑制(中性粒细胞<1500/mm^3)的患者禁用。

【孕妇及哺乳期妇女用药】孕妇、哺乳期妇女禁用。

【老年用药】老年人除非肾功能不全,一般不作剂量调整。

【用法用量】①口服。与顺铂联用。一次按体表面积1.4mg/m^2,一日1次,连服5日,第5日给予顺铂(75mg/m^2)静脉输注,每21日为一个疗程。②静脉输注:请遵医嘱。

【制剂】①盐酸拓扑替康胶囊;②注射用盐酸拓扑替康

18. 注射用氟脲苷 Floxuridine for Injection

本品属于抗代谢类抗肿瘤药物。本品注射后在体内转化为活性型氟脲苷单磷酸盐,抑制脱氧胸苷酸合成酶,阻止脱氧尿苷酸甲基化转变为脱氧胸苷酸,从而阻断DNA的合成和抑制RNA的形成,致使肿瘤细胞死亡。

【适应证】适用于肝癌、直管癌、食管癌、胃癌、乳腺癌和肺癌等。对无法手术切除的原发性肝癌疗效显著。

【不良反应】本品不良反应与局部动脉灌注并发症相关。表现为恶心、呕吐、腹泻、肠炎、口炎和局限性红斑。常见实验性异常:贫血,白细胞减少,碱性磷酸激酶、血清转氨酶、血清胆红素和乳酸脱氢酶升高。其他不良反应:十二指肠溃疡、十二指肠炎、胃炎、出血、胃肠炎、舌炎、咽炎、厌食、痉挛、腹痛,肝胆硬化。脱发、非特异性皮肤毒性、皮疹。心肌局部缺血。各种临床反应:发热、嗜睡、身体不适、虚弱。局部动脉灌注并发症:动脉瘤、动脉局部缺血、动脉血栓、栓塞、纤肌炎、血栓性静脉炎、肝坏死、脓肿、导管感染、导管出血、导管阻塞、渗漏。

【禁忌】对本品有严重过敏史、骨髓抑制、营养不良、有潜在重度感染的患者禁用。

【孕妇及哺乳期妇女用药】本品对动物有致畸作用,只有在用药的益处大于其对胎儿的潜在危害时,孕妇方可使用本品。哺乳期妇女禁用。

【儿童用药】本品对儿童用药的安全性和有效性尚未确定。

【用法用量】静脉滴注。取本品用注射用水溶解制成每1ml约含氟脲苷100mg的溶液,使用时以5%葡萄糖或0.9%氯化钠注射液适当稀释。治疗肝癌以肝动脉插管给药疗效较好,一次250~500mg,每疗程用量遵医嘱。

按体重一次15mg/kg,一日1次,滴注2~8小时,连续使用5日,以后剂量减半,隔日1次,直至出现毒性反应。出现不良反应应停药,待副作用消退后,再继续用药。只要本品对患者仍然有效,则应继续用药。

19. 去甲斑蝥酸钠注射液 Sodium Demethylcantharidate Injection

本品可使癌细胞骨架破坏(微丝、微管),影响癌细胞超微结构,导致线粒体、微绒毛及质膜损伤等,能抑制癌细胞DNA合成,但对正常骨髓细胞不抑制,并能升高白细胞。

【适应证】用于肝癌、食管癌、胃和贲门癌、肺癌等及白细胞低下症。亦可作为癌瘤术前用药或用于联合化疗中。

【不良反应】一次注射量若超过30mg,部分患者可出现恶心、呕吐等消化道症状。

【禁忌】对本品过敏者禁用。

【孕妇及哺乳期妇女用药】孕妇及哺乳期用药宜在医师指导下,酌情使用。

【儿童用药】儿童用量酌减,一般为成人量的25%~50%,可在医师指导下应用。

【用法用量】①静脉注射。用5%葡萄糖注射液稀释后,缓慢静脉推注,一次10~30mg;或遵医嘱。静脉滴注时加入5%葡萄糖注射液250~500ml中缓慢滴入。②肝动脉插管。一次10~30mg,一日2次。一个月为1个疗程,一般持续2~3个疗程。③瘤内注射。一次10~30mg,一周1次。4次为1个疗程,可持续4个疗程。

【其他制剂】去甲斑蝥酸钠氯化钠注射液

20. 注射用甘氨双唑钠 Sodium Glycididazole for Injection

甘氨双唑钠为肿瘤放疗的增敏剂,属于硝基咪唑类化合物,可将射线对肿瘤乏氧细胞DNA的损伤固定,抑制其DNA损伤的修复,从而提高肿瘤乏氧细胞对辐射的敏感性。

【适应证】放射增敏药,适用于对头颈部肿瘤、食管癌、肺癌等实体肿瘤进行放射治疗的患者。

【不良反应】使用中有时会出现GPT、GOT的轻度升高和心悸、窦性心动过速、轻度ST段改变。偶尔出现皮肤瘙痒、皮疹和恶心、呕吐等。

【禁忌】对本品过敏、肝肾功能和心脏功能严重异常患者禁用。

【孕妇及哺乳期妇女用药】孕妇及哺乳期妇女禁用。

【用法用量】静脉滴注。按体表面积一次800mg/m^2,于放射治疗前加入到100ml生理盐水中充分摇匀后,30分钟内滴完。给药后60分钟内进行放射治疗。建议于放射治疗期间按隔日1次、一周3次用药。

21. 盐酸埃克替尼片 Icotinib Hydrochloride Tablets

埃克替尼是一个高选择性的EGFR激酶抑制剂。体外研究和动物实验表明,埃克替尼可抑制多种人肿瘤细胞株的增殖。

【适应证】本品单药适用于治疗既往接受过至少一个化疗方案失败后的局部晚期或转移性非小细胞肺癌(NSCLC),既往化疗主要是指以铂类为基础的联合化疗。

【不良反应】埃克替尼的安全性评估基于312例晚期NSCLC患者的研究数据,包括224例接受125mg、一日3次剂量的治疗。总体上埃克替尼耐受性良好。Ⅲ期临床试验(ICOGEN)最常见不良反应为皮疹(39.5%)、腹泻(18.5%)和氨基转移酶升高(8.0%),绝大多数为Ⅰ~Ⅱ级,一般见于服药后1~3周内,通常是可逆性的,无须特殊处理,可自行消失。

【禁忌】对本品或任一赋形剂有严重过敏反应者禁用。

【孕妇及哺乳期妇女用药】育龄女性在接受本品治疗期间避免妊娠。哺乳母亲在接受本品治疗期间停止母乳喂养。

【儿童用药】尚无本品用于18岁以下儿童或青少年患者安全性与疗效的资料,故不推荐使用。

【用法用量】口服。一次125mg,一日3次。空腹或与食物同服。

22. 注射用奈达铂 Nedaplatin for Injection

奈达铂为顺铂类似物。本品以与顺铂相同的方式与DNA结合,并抑制DNA复制,从而产生抗肿瘤活性。

【适应证】主要用于头颈部癌、小细胞肺癌、非小细胞肺癌、食管癌等实体瘤。

【不良反应】①主要不良反应:骨髓抑制,表现为白细胞、血小板、血色素减少;较常见的包括恶心、呕吐、食欲不振等消化道症状,以及肝肾功能异常、耳神经毒性、脱发等。

②其他不良反应。a. 严重不良反应:过敏性休克、骨髓

抑制、阿-斯综合征、听觉障碍、听力低下、耳鸣、间质性肺炎、抗利尿激素分泌异常综合征(SIADH))。b. 其他不良反应：痉挛、头痛、手足发冷等末梢神经功能障碍；BUN 升高、血清肌酐清除率低下、β_2-微球蛋白升高、血尿、蛋白尿、少尿、代偿性酸中毒、尿酸升高、NAC 升高；恶心、呕吐、食欲不振、腹泻、肠梗阻、腹痛、便秘、口腔炎等；心电图异常(心动过速、ST 波低下)，心肌受损；呼吸困难；尿痛、排尿困难；变态反应(湿疹、发红)、发疹等；AST 及 ALT 升高、胆红素升高、AL-P 上升、LDH 升高、血清总蛋白减少、血清白蛋白降低；钠、钾、氯等电解质异常；脱发、全身性疲倦、发热、静脉炎、浮肿、潮红、疱疹、白细胞增多。

【禁忌】对铂制剂及右旋糖酐过敏、有明显骨髓抑制、严重肝肾功能不全的患者禁用。

【孕妇及哺乳期妇女用药】孕妇及可能妊娠的患者禁用本品。哺乳期妇女用药时应终止授乳。

【儿童用药】儿童使用本品的安全性尚未确立。

【老年用药】本品主要经肾脏排泄，由于老年人肾功能减退，排泄延迟，应注意观察出现骨髓抑制的可能性。建议老年患者初次用药剂量为 80mg/m^2。

【用法用量】静脉滴注。临用前，取本品用生理盐水溶解并稀释至 500ml。滴注时间不应少于 1 小时，滴完后需继续点滴输液 1000ml 以上。一次 80 ~ 100mg/m^2，每疗程给药 1 次，间隔 3 ~ 4 周后方可进行下一个疗程。

23. 注射用洛铂 Lobaplatin for Injection

本品对多种动物和人肿瘤细胞株有明确的细胞毒作用，与顺铂的抑瘤作用相似或较强，对顺铂有抗药性的细胞株，仍有一定的细胞毒作用。

【适应证】主要用于治疗乳腺癌、小细胞肺癌及慢性粒细胞性白血病。

【不良反应】①血液毒性：在洛铂的剂量限制性毒性中，血小板减少最为强烈。约有 26.9% 实体瘤患者的血小板计数低于 50000/mm^3。大剂量化疗后的卵巢癌患者中，血小板减少发生率达 75%。在 15% 的患者中白细胞低于 2000/mm^3。血象改变呈可逆性，但可引起继发的副作用，如血小板减少引起出血，白细胞减少引起感染。②胃肠道毒性：34.3% 的患者发生呕吐，但仅有 6.7% 的患者较严重；14.8% 的患者发生恶心；③5% 的患者发生腹泻。

【禁忌】对铂类化合物过敏、骨髓抑制、凝血机制障碍、肾功能损害的患者禁用。

【孕妇及哺乳期妇女用药】妊娠和哺乳期禁用。有生育能力的女性，在洛铂治疗期间应避免怀孕，并在洛铂治疗终止后 6 个月内也应避免怀孕。

【用法用量】静脉注射。使用前用 5ml 注射用水溶解，4 小时内应用(存放温度 2 ~ 8℃)。按体表面积一次 50mg/m^2，再次使用时应待血液毒性或其他临床副作用完全恢复，应用间歇为 3 周。如副作用恢复较慢，可延长使用间歇。

用药的持续时间：治疗持续时间应根据肿瘤的反应，最少应使用 2 个疗程。如肿瘤开始缩小，可继续进行治疗，总数可达 6 个疗程。

附：用于肺部肿瘤与肺癌的其他西药

1. 尿多酸肽注射液 Uroacitides Injection

【适应证】本品是从健康人尿液中分离、提取和纯化的含多种有机酸和多肽的静脉注射剂，与化疗联合应用，可用于晚期乳腺癌、非小细胞肺癌的辅助治疗。

2. 注射用核糖核酸Ⅰ Ribonucleic Acid for Injection Ⅰ

【适应证】本品具有提高机体细胞免疫功能和抑瘤作用，为免疫调节药。适用于胰腺癌、肝癌、胃癌、肺癌、乳腺癌、软组织肉瘤及其他癌症的辅助治疗，对乙型肝炎的辅助治疗有较好的效果。本品亦可用于其他免疫功能低下引起的各种疾病。

3. 汉防己甲素注射液 Tetrandrine Hydrochloride Injection

【适应证】本品为镇痛药及抗肿瘤药。用于关节痛、神经痛；与小剂量放射合并用于肺癌，亦可用于单纯硅肺Ⅰ期、Ⅱ期、Ⅲ期及各期煤硅肺。

4. 注射用盐酸尼莫司汀 Nimustine Hydrochloride for Injection

【适应证】本品为亚硝脲类药物，可使细胞内 DNA 烷化，引起 DNA 低分子化，抑制 DNA 合成。用于脑肿瘤、消化道肿瘤(胃癌、肝癌、结肠癌、直肠癌)、肺癌、恶性淋巴瘤、慢性白血病等。

5. 碘[^{125}I]密封籽源 Iodine [^{125}I] Brachytherapy Source

【适应证】本品可长期、间歇地作用于无法切除、未浸润、生长速率慢、对低中度放射线敏感的肿瘤，通过射线杀伤肿瘤细胞。对于浅表、胸腹腔内的肿瘤(如头颈部肿瘤、肺癌、胰腺癌、早期前列腺癌)，如果其为不能切除、局部生长缓慢、对放射线低度或中度敏感时，可试用本品进行治疗。本品也可适用于经放射线外照射治疗残留的肿瘤及复发的肿瘤。

6. 注射用重组改构人肿瘤坏死因子 Recombinant Human Tumor Necrosis Factor for Injection

【适应证】本品是用基因工程技术对天然肿瘤坏死因子进行结构改造，并用基因重组技术生产的高科技生物药物。本品可直接杀伤肿瘤细胞，破坏肿瘤组织血液供应，介导机体免疫调节作用，增强放/化疗敏感性。本品与 NP、MVP 化疗方案联合，可试用于经其他方法治疗无效或复发的晚期非小细胞肺癌患者。

7. 榄香烯 Elemene

【适应证】榄香烯是从姜科植物温郁金中提取的抗癌有效成分。其主要生物学活性为降低肿瘤细胞有丝分裂能力，诱发肿瘤细胞凋亡，抑制肿瘤细胞的生长。本品合并放、化疗常规方案对肺癌、肝癌、食管癌、鼻咽癌、脑瘤、骨转移癌等恶性肿瘤可以增强疗效，降低放、化疗毒性作用。并可用于介入、腔内化疗及癌性胸腔积液和腹水的治疗。

8. 奥沙利铂 Oxaliplatin

【适应证】主要用于大肠癌晚期一、二级治疗和早期患者术后的辅助治疗。对卵巢癌、乳腺癌、胃癌、胰腺癌、非小细胞肺癌、黑色素瘤、睾丸肿瘤和淋巴瘤等也均有效。

9. 甲氨蝶呤 Methotrexate

【适应证】用于各类型急性白血病，特别是急性淋巴细胞白血病、恶性葡萄胎、绒毛膜上皮癌、乳腺癌、恶性淋巴瘤特别是非霍奇金恶性淋巴瘤和蕈样肉芽肿，头颈部癌、卵巢癌、宫颈癌、睾丸癌、支气管肺癌、多发性骨髓病和各种软组织肉瘤等。

10. 长春地辛 Vindesine

【适应证】用于肺癌、恶性淋巴瘤、霍奇金病和非霍奇金淋巴瘤、乳腺癌、食管癌、恶性黑色素瘤、白血病、生殖细胞肿瘤、头颈部癌、卵巢癌和软组织肉瘤等。

11. 表柔比星 Epirubicin

【适应证】主要用于各种急性白血病和恶性淋巴瘤、乳腺癌、支气管肺癌、卵巢癌、肾母细胞瘤、软组织肉瘤、膀胱癌、睾丸癌、前列腺癌、胃癌、肝癌及甲状腺髓袢癌等。

12. 盐酸氮芥 Chlormethine Hydrochloride

【适应证】主要用于恶性淋巴瘤、肺癌、头颈部癌，亦用于慢性白血病、乳腺癌、卵巢癌及绒癌等。

13. 甘磷酰芥 Glyfosfin

【适应证】①用于恶性淋巴瘤，有较好的疗效。②乳腺癌，亦有相对疗效，可作为二线药物使用。③其他如小细胞肺癌、子宫肉瘤和急、慢性白血病也有效。④局部应用对乳腺癌引起的溃疡有显著疗效，对子宫颈癌也有效。

14. 硝卡芥 Nitrocaphane

【适应证】对癌性胸腔积液疗效较好，对原发性肺癌、头颈部恶性肿瘤、鼻咽癌、喉癌、乳腺癌有一定疗效，对宫颈癌、淋巴肉瘤及食管癌有效。

15. 甲氧芳芥 Methoxymerphalan

【适应证】主要用于慢性粒细胞白血病疗效较好，对霍奇金病、淋巴肉瘤、肺癌、乳腺癌、骨髓转移癌及多发性骨髓瘤也有一定疗效，而且对骨转移癌所致的疼痛有止痛作用。

16. 尼莫司汀 Nimustine

【适应证】脑肿瘤、消化道肿瘤（胃癌、肝癌、结肠癌、直肠癌）、肺癌、恶性淋巴瘤、慢性白血病等。

17. 洛莫司汀 Lomustine

【适应证】用于脑胶质瘤、消化道癌、霍奇金病、淋巴肉瘤、网状细胞网瘤、肺癌及白血病，有一定疗效。

18. 六甲蜜胺 Altretamine

【适应证】单一或联合用药治疗肺癌、卵巢癌、乳腺癌、恶性淋巴瘤、消化系癌、多发性骨髓瘤、慢性粒细胞性白血病。

19. 平阳霉素 Bleomycin A5

【适应证】主要用于头颈部癌、皮肤癌、食管癌、鼻咽癌、肺癌、恶性淋巴瘤、子宫颈癌、阴茎癌和睾丸肿瘤。

20. 替尼泊苷 Teniposide

【适应证】本品适用于治疗小细胞肺癌、恶性淋巴瘤、急性淋巴细胞白血病、中枢神经系统恶性肿瘤如神经母细胞瘤、胶质瘤和星形细胞瘤及转移瘤、膀胱癌等。

21. 贝伐珠单抗 Bevacizumab

【适应证】本品用于转移性结直肠癌的一、二线治疗和转移性乳腺癌、晚期非小细胞肺癌、进展或转移性肾细胞癌的一线治疗。

22. 吉非替尼 Gefitinib

【适应证】本品适用于治疗既往接受过化学治疗或不适于化疗的局部晚期或转移性非小细胞肺癌（NSCLC）。

23. 厄洛替尼 Erlotinib

【适应证】厄洛替尼单药适用于既往接受过至少一个化疗方案失败后的局部晚期或转移的非小细胞肺癌（NSCLC）。

24. 盐酸丙卡巴肼 Procarbazine Hydrochloride

【适应证】本品为恶性淋巴瘤标准方案 MOPP 及 COPP 的主要药物之一，对小细胞肺癌（SCLC）、恶性黑色素瘤、多发骨髓瘤、脑瘤（原发或继发）等亦有一定疗效。

25. 香菇多糖 Lentinan

【适应证】抗肿瘤。与放疗、化疗、手术配合，主要用于不宜手术或复发的胃肠道肿瘤。本品加放疗、化疗治疗小细胞肺癌、乳癌、恶性淋巴瘤等，也可用于癌性胸腔积液和腹水的治疗。

26. 猪苓多糖 Polyporus Bellatus

【适应证】本品能调节机体免疫功能。用于肺癌，与抗肿瘤化疗药物合用，可增强疗效，减轻毒副作用。

27. 短棒杆菌 Corynebacterium Parvum

【适应证】用于恶性黑色素瘤、乳腺癌及肺小细胞型未分化癌。腹腔注射对癌性腹水也有治疗作用。

28. 红色诺卡菌细胞壁骨架 Nocardia rubra cell wall skeleton（N-CWS）

【适应证】用于各种肿瘤引起的胸腔积液、腹水的控制，也可用于肺癌、恶性黑色素瘤、膀胱癌、恶性淋巴瘤、晚期胃癌和食管癌的辅助治疗。

29. 碘[^{131}I]肿瘤细胞核人鼠嵌合单克隆抗体注射液 Iodine [^{131}I] Tumor Necrosis Therapy Monoclonal Antibody Injection

【适应证】本品是一种用于实体瘤放射免疫治疗的 131I 标记的人鼠嵌合型单抗，该单抗靶向作用于肿瘤坏死区中变性、坏死细胞的细胞核，将其荷载的放射性 131I 输送到实体瘤坏死部位，通过其局部放射性而对实体瘤组织细胞产生杀伤作用。适用于放、化疗不能控制或复发的晚期肺癌的放射免疫治疗。

30. 替加氟氯化钠注射液 Tegafur and Sodium Chloride Injection

【适应证】本品为氟尿嘧啶的衍生物，在体内经肝脏活化逐渐转变为氟尿嘧啶而起抗肿瘤作用。主要用于治疗消化道肿瘤,如胃癌、直肠癌、胰腺癌、肝癌。亦可用于乳腺癌、支气管肺癌等。

31. 注射用氨磷汀 Amifostine for Injection

【适应证】本品为正常细胞保护剂,主要用于各种癌症的辅助治疗。在对肺癌、卵巢癌、乳腺癌、鼻咽癌、骨肿瘤、消化道肿瘤、血液系统肿瘤等多种癌症患者进行化疗前应用本品,可明显减轻化疗药物所产生的肾脏、骨髓、心脏、耳及神经系统的毒性。

二、中药

1. 参莲胶囊(颗粒)

见本章"308. 癌症与癌症疼痛。"

2. 金复康口服液

见本章"308. 癌症与癌症疼痛。"

3. 鸦胆子油乳注射液

见本章"308. 癌症与癌症疼痛。"

4. 天佛参口服液

见本章"308. 癌症与癌症疼痛。"

5. 消癥扶正口服液

见本章"308. 癌症与癌症疼痛。"

6. 紫龙金片

见本章"308. 癌症与癌症疼痛。"

7. 清肺散结丸

见本章"308. 癌症与癌症疼痛。"

8. 艾迪注射液

见本章"308. 癌症与癌症疼痛。"

9. 复方斑蝥胶囊

见本章"308. 癌症与癌症疼痛。"

10. 参一胶囊

见本章"308. 癌症与癌症疼痛。"

11. 康莱特注射液

见本章"308. 癌症与癌症疼痛。"

12. 益肺清化膏

【处方组成】黄芪、党参、北沙参、麦冬、仙鹤草、拳参、败酱草、白花蛇舌草、川贝母、桔梗、苦杏仁、紫菀、甘草

【功能主治】益气养阴,清热解毒,化痰止咳。适用于气阴两虚、阴虚内热型晚期肺癌的辅助治疗。症见气短,乏力,咳嗽,咯血,胸痛等。

【用法用量】口服。一次 20g,一日 3 次。2 个月为一疗程,或遵医嘱。

13. 参芪扶正注射液

见本章"308. 癌症与癌症疼痛。"

14. 天蟾胶囊

见本章"308. 癌症与癌症疼痛。"

15. 志苓胶囊

见本章"308. 癌症与癌症疼痛。"

16. 云芝糖肽胶囊(颗粒)

见本章"308. 癌症与癌症疼痛。"

17. 仙蟾片

见本章"308. 癌症与癌症疼痛。"

18. 回生口服液

见本章"308. 癌症与癌症疼痛。"

19. 安康欣胶囊

见本章"308. 癌症与癌症疼痛。"

20. 芪天扶正胶囊

见本章"308. 癌症与癌症疼痛。"

21. 芪珍胶囊

见本章"308. 癌症与癌症疼痛。"

22. 康莱特软胶囊

见本章"308. 癌症与癌症疼痛。"

23. 参丹活血胶囊

见本章"308. 癌症与癌症疼痛。"

24. 参丹散结胶囊

见本章"308. 癌症与癌症疼痛。"

25. 参蟾消解胶囊

见本章"308. 癌症与癌症疼痛。"

26. 茸术口服液

见本章"308. 癌症与癌症疼痛。"

27. 鸦胆子油软胶囊

见本章"308. 癌症与癌症疼痛。"

28. 复方红豆杉胶囊

见本章"308. 癌症与癌症疼痛。"

附:用于肺部肿瘤与肺癌的其他中药

1. 复方蟾酥膏

见本章"308. 癌症与癌症疼痛。"

2. 康力欣胶囊

见本章"308. 癌症与癌症疼痛。"

3. 三味化瘀胶囊

见本章"308. 癌症与癌症疼痛。"

4. 痛安注射液

见本章"308. 癌症与癌症疼痛。"

5. 蟾乌巴布膏

见本章"308. 癌症与癌症疼痛。"

310. 食管癌

〔基本概述〕

食管癌又叫食管癌,是发生在食管上皮组织的恶性肿瘤,占所有恶性肿瘤的 2%。全世界每年约有 22 万人死于食管癌。我国是食管癌高发区,其死亡率排在肺癌、肝癌和胃

癌之后,居第四位,发病年龄多在 40 岁以上,男性多于女性,但近年来 40 岁以下发病者有增长趋势。

食管癌在我国有明显的地理聚集现象,高发病率及高病死率地区相当集中。其发病率在河北、河南、江苏、山西、陕西、安徽、湖北、四川等省在各种肿瘤中高居首位,其中河南省病死率最高,以下依次为江苏、山西、河北、陕西、福建、安徽、湖北等省。主要的高病死率地区分布在:河南、河北、山西三省交界(太行山)地区;四川北部地区;鄂豫皖交界(大别山)地区;闽南和广东东北部地区;苏北及新疆哈萨克族聚居地区。在世界范围内同样存在高发区,哈萨克斯坦的古里亚夫、伊朗北部的土库曼、南非的特兰斯凯等,其发病率均超过 100/10 万。

食管癌是常见的肿瘤之一,也是严重威胁人民健康与生命的疾病之一。我国是食管癌发病的高发国家,又是食管癌死亡率最高的国家。全世界每年因食管癌死亡的患者中,约有一半以上是中国人。

食管癌的发生因素众多,与亚硝胺慢性刺激、炎症与创伤,遗传因素,以及饮水、粮食和蔬菜中的微量元素含量有关。

食管癌发生是一个渐进过程,在癌变的过程中必有一种主要因素和若干次要因素,这些因素在癌变过程中又起着协同促癌作用。国内、国际的大量调查研究认为,主要有两方面的因素。一是由于饮食结构和生活习惯的变化,大量进食酸性食物,体质酸化,癌细胞不会像正常细胞因环境酸化而死亡,事实上癌细胞是正常细胞为了在酸性环境里生长,采取主动变异,并继续绵延而成。另外一种是外部因素:包括化学物质因素、毒菌污染等。在以上两种因素中,内因是起决定作用的,体质酸化为癌细胞的生存和疯长提供了良好的空间。此外,精神因素也是本病发生的重要原因。

食管癌的发病主要与以下几点有关。①亚硝胺类:亚硝胺类化合物是一种很强的致癌物质。研究表明,食管癌高发区林县食用酸菜的居民,胃液、尿液中存在有诱发食管癌的甲基苄基亚硝胺、亚硝基吡咯烷、亚硝基胍啶。并发现食用酸菜量和食管癌发病率成正比。②食管黏膜的损伤:长期喜进烫食、粗食,饮浓茶,多食辣椒等刺激性食物可引起食管黏膜损伤、引起食管黏膜增生间变,也可能是致癌因素之一。吸烟、饮烈性酒与食管癌发病有一定关系。各种长期不愈的食管炎可能是食管癌的癌前病变。③真菌致癌因素:真菌与亚硝胺促癌有协同作用。④微量元素缺乏和营养不良。⑤遗传因素:食管癌具有显著的家族聚集现象,高发区连续三代或三代以上患病家族屡见不鲜,但食管癌绝对不存在遗传,而是与家庭饮食习惯有密不可分的关系。

食管癌的形成是由食管黏膜正常上皮细胞受体内外各种因素刺激逐渐变为癌。从正常上皮发展成癌需要多长时间至今还不清楚,一般地说,从食管上皮重度增生发展成癌需数年之久,再由早期癌发展到中晚期癌需一年左右。

食管癌的早期症状以咽下梗噎感最多见,可自行消失和复发,不影响进食。常在患者情绪波动时发生,故易被误认为功能性症状。胸骨后和剑突下疼痛较多见。咽下食物时有胸骨后或剑突下痛,其性质可呈烧灼样、针刺样或牵拉样,以咽下粗糙、灼热或有刺激性食物为著。初时呈间歇性,当癌肿侵及附近组织或有穿透时,就可有剧烈而持续的疼痛。疼痛部位常不完全与食管内病变部位一致。疼痛多可被解痉剂暂时缓解。咽下食物或饮水时,有食物下行缓慢并滞留的感觉,以及胸骨后紧缩感或食物黏附于食管壁等感觉,食毕消失。症状发生的部位多与食管内病变部位一致。咽喉部干燥和紧缩感,咽下干燥粗糙食物尤为明显,此症状的发生也常与患者的情绪波动有关。少数患者可有胸骨后闷胀不适、疼痛和嗳气等症状。

食管癌的中晚期典型症状是进行性吞咽困难,可有吞咽时胸骨后疼痛和吐黏液样痰。进行性咽下困难是绝大多数患者就诊时的主要症状,但却是本病的较晚期表现。因为食管壁富有弹性和扩张能力,只有当约 2/3 的食管周径被癌肿浸润时,才出现咽下困难。因此,在上述早期症状出现后,在数月内病情逐渐加重,由不能咽下固体食物发展至液体食物亦不能咽下。如癌肿伴有食管壁炎症、水肿、痉挛等,可加重咽下困难。食物反应常在咽下困难加重时出现,反流量不大,内含食物与黏液,也可含血液与脓液。当癌肿压迫喉返神经可致声音嘶哑;侵犯膈神经可引起呃逆或膈神经麻痹;压迫气管或支气管可出现气急和干咳;侵蚀主动脉则可产生致命性出血。并发食管-气管或食管-支气管瘘或癌肿位于食管上段时,吞咽液体时常可产生颈交感神经麻痹征群。

〔治疗原则〕

食管癌的治疗结果因病期的早晚相差非常悬殊。以手术治疗为例,早期癌 5 年生存率 90% 左右,而中晚期癌 5 年生存率降到 20% ~30%。

食管癌早期的治疗应该采用手术、放疗、化疗、中医药治疗相结合的综合治疗方式,中晚期就要采用中医保守治疗。

1. 手术治疗

外科手术是治疗早期食管癌的首选方法。食管癌患者一经确诊,身体条件允许即应采取手术治疗。根据病情可分姑息手术和根治手术两种。姑息手术主要针对晚期不能根治或放疗后的患者,为解决进食困难而采用。根治性手术根据病变部位和患者具体情况而定。原则上应切除食管大部分,食管切除范围至少应距肿瘤 5cm 以上。

2. 化学药物治疗

目前,对食管癌患者,无论是术前还是术后,大多采用联合化疗(几种化学药物联合应用)的方案。常用的药物有博来霉素(争光霉素)、长春地辛(长春花碱酰胺、西艾克)、氟尿嘧啶、紫杉醇、顺铂等。

3. 放射性治疗

术前或术后放疗,可以提高食管癌患者的预后。

4. 中医药治疗

食管癌治疗以手术、放疗、化疗为主,中医治疗也是很重要的组成部分。中医学认为，食管癌病机之根本为阳气虚弱，机体功能下降，治疗宜温阳益气，扶助正气，提高机体功能，所以治疗主方要体现这一中医治疗原则。关于食管癌的分证各有不同，立法用药亦随之而异。但治法总不离疏肝理气、降逆化瘀、活血化瘀、软坚散结、扶正培本、生津润燥、清热解毒、抗癌止痛、温阳益气等。

5. 食管癌的物理微创治疗

氩氦刀适用于早期、中期和晚期各期实体肿瘤的治疗，尤其是那些不能手术切除的中晚期患者，或因年龄大、身体虚弱等各种原因不愿手术肿瘤患者的首选，是不愿承受放、化疗副作用或放、化疗及介入治疗等治疗效果不好肿瘤患者的首选，也是复发、转移的中晚期肿瘤患者的首选。手术时多数用局麻为主，治疗时一般在B超、CT、磁共振引导下进行穿刺，实时监测穿刺的全过程。在CT或B超定位引导下将氩气刀准确穿刺进入肿瘤体内，然后首先启动氩气，可借氩气在刀尖急速膨胀产生制冷作用，在15秒内将病变组织冷冻至零下140℃～170℃。持续15～20分钟后，关闭氩气，再启动氦气，又可借氦气在刀尖急速膨胀，急速加热处于超低温状态的病变组织，可使病变组织温度从零下140℃上升至零上20℃～40℃从而施行快速热疗。持续3～5分钟之后，再重复一次以上治疗。此种冷热逆转疗法，对病变组织的摧毁尤为彻底。由于氩氦刀制冷或加热只局限在刀尖端，刀杆不会对穿刺路径上的组织产生冷热伤害。

〔用药精选〕

一、西药

1. 紫杉醇 Paclitaxel

见本章"309. 肺部肿瘤与肺癌"。

2. 平阳霉素 Bleomycin A5

本品是由平阳链霉菌产生的博莱霉素类抗肿瘤抗生素，能抑制癌细胞DNA的合成和切断DNA链，影响癌细胞代谢功能，促进癌细胞变性，坏死。

【适应证】主要用于头颈部癌、皮肤癌、食管癌、鼻咽癌、肺癌、恶性淋巴瘤、子宫颈癌、阴茎癌和睾丸肿瘤。

【不良反应】主要有发热、胃肠道反应（恶心、呕吐、食欲不振等）、皮肤反应（色素沉着、角化增厚、皮炎、皮疹等）、脱发、肢端麻病和口腔炎症等，肺部症状（肺炎样病变或肺纤维化）出现率低于博莱霉素。

【禁忌】对博莱霉素类抗生素有过敏史的患者禁用。

【老年用药】老年患者慎用。

【用法用量】静脉、肌内、动脉、肿瘤内注射。请遵医嘱。

【制剂】注射用盐酸平阳霉素

3. 博来霉素 Bleomycin

本品属碱性糖肽类抗癌抗生素，主要抑制胸腺嘧啶核苷参入DNA，与DNA结合使之破坏分解，作用于增殖细胞周期的S期。

【适应证】用于头颈部、食管、皮肤、宫颈、阴道、外阴、阴茎癌，霍奇金病及恶性淋巴瘤、睾丸癌及癌性胸腔积液等，亦可用于治疗银屑病。

【不良反应】骨髓抑制轻微，常见注射后发热反应，偶见因过敏性休克而死亡。可引起皮肤色素沉着（特别是骨隆起处，如踝部）、指甲变色脱落、脱发、口腔溃破、食欲不振等。长期用药可致肺纤维化，可因肺功能不全而死亡。

【禁忌】对本品过敏、水痘患者、白细胞计数低于2.5×10^9/L者禁用。

【孕妇及哺乳期妇女用药】所有抗癌药均可影响细胞动力学，并有致畸性，孕妇和哺乳期妇女应谨慎给药，特别是妊娠初期的3个月。

【儿童用药】本品用于儿童的安全性和有效性还没确定。

【老年用药】本品不宜用于70岁以上老年患者。

【用法用量】肌内、静脉及动脉注射。成人一次15mg，一日1次或一周2～3次，总量不超过400mg；小儿按体表面积一次10mg/m^2。第一次用药时，先肌内注射1/3量，若无反应再将全部剂量注射完。静脉注射应缓慢，不少于10分钟。

【制剂】①博莱霉素软膏；②注射用盐酸博来霉素

4. 注射用硫酸长春地辛 Vindesine Sulfate for Injection

本品为细胞周期特异性抗肿瘤药物，抑制细胞内微管蛋白的聚合，阻止增殖细胞有丝分裂中的纺锤体的形成，使细胞分裂停于有丝分裂中期。本品对移植性动物肿瘤的抗瘤谱较广，与长春花碱和长春新碱无完全的交叉耐药。

【适应证】对非小细胞肺癌、小细胞肺癌、恶性淋巴瘤、乳腺癌、食管癌及恶性黑色素瘤等恶性肿瘤有效。

【不良反应】①骨髓抑制：最常见白细胞降低，其次为血小板降低，对血红蛋白有一定影响。②胃肠道反应：轻度食欲减低，恶心和呕吐。③神经毒性：可逆性的末梢神经炎较长春新碱轻，可有腹胀、便秘。④局部组织刺激反应：可引起静脉炎，应避免漏出血管外和溅入眼内。

【禁忌】对本品过敏、骨髓功能低下、严重感染患者禁用。

【孕妇及哺乳期妇女用药】本品有生殖毒性和致畸作用，孕妇不宜使用。

【儿童用药】遵医嘱使用。

【用法用量】单一用药一次3mg/m^2，一周1次，通常连续用药3次为一周期。生理盐水溶解后缓慢静脉注射，亦可溶于5%葡萄糖缓慢静脉滴注（6～12小时）。

5. 卡铂 Carboplatin

见本章"309. 肺部肿瘤与肺癌"。

6. 长春瑞滨 Vinorelbine

见本章"309. 肺部肿瘤与肺癌"。

7. 注射用甘氨双唑钠 Sodium Glycididazole for Injection

见本章"309. 肺部肿瘤与肺癌"。

8. 去甲斑蝥酸钠注射液 Sodium Demethylcantharidate Injection

见本章"309. 肺部肿瘤与肺癌"。

9. 注射用氟脲苷 Floxuridine for Injection

见本章“309. 肺部肿瘤与肺癌”。

10. 注射用奈达铂 Nedaplatin for Injection

见本章“309. 肺部肿瘤与肺癌”。

附:用于食管癌的其他西药

1. 氟尿嘧啶 Fluorouracil

【适应证】用于乳腺癌、消化道癌肿(包括原发性和转移性肝癌、胆道系统肿瘤和胰腺癌)、卵巢癌、恶性葡萄胎和绒毛膜上皮癌等。

2. 依托泊苷 Etoposide

见本章“309. 肺部肿瘤与肺癌”。

3. 甲磺酸阿帕替尼片 Apatinib Mesylate Tablets

【适应证】适用于既往至少接受过2种系统化疗后进展或复发的晚期胃腺癌或胃-食管结合部腺癌患者。

4. 丝裂霉素 Mitomycin

见本章“309. 肺部肿瘤与肺癌”。

5. 卡莫氟 Carmofur

【适应证】主要用于消化道癌(食管癌、胃癌、结肠癌、直肠癌),乳腺癌亦有效。

6. 注射用红色诺卡菌细胞壁骨架 Nocardia Rubra Cell Wall Skeleton for Injection

【适应证】用于各种肿瘤引起的胸腔积液、腹水的控制,也可用于肺癌、恶性黑色素瘤、膀胱癌、恶性淋巴瘤、晚期胃癌和食管癌的辅助治疗。

7. 榄香烯 Elemene

【适应证】榄香烯是从姜科植物温郁金中提取的抗癌有效成分。本品合并放、化疗常规方案对肺癌、肝癌、食管癌、鼻咽癌、脑瘤、骨转移癌等恶性肿瘤可以增强疗效,降低放、化疗毒性作用。并可用于介入、腔内化疗及癌性胸腔积液、腹水的治疗。

二、中药

1. 抗癌平丸

见本章“308. 癌症与癌症疼痛”。

2. 平消胶囊(片)

见本章“308. 癌症与癌症疼痛”。

3. 安替可胶囊

见本章“308. 癌症与癌症疼痛”。

4. 金蒲胶囊

见本章“308. 癌症与癌症疼痛”。

5. 增生平片

【处方组成】山豆根、拳参、北败酱、夏枯草、白鲜皮、黄药子

【功能主治】清热解毒,化瘀散结。适用于食管及贲门上皮增生,具有呃逆、进食吞咽不利、口干、口苦、咽痛、便干、舌暗、脉弦滑等热瘀内结表现者。

【用法用量】口服。一次8片,一日2次。疗程6个月,或遵医嘱。

【使用注意】孕妇禁用。

6. 香菇多糖片(胶囊、注射液)

见本章“308. 癌症与癌症疼痛”。

7. 珍香胶囊

见本章“308. 癌症与癌症疼痛”。

8. 食管平散

见本章“308. 癌症与癌症疼痛”。

9. 云芝糖肽胶囊(颗粒)

见本章“308. 癌症与癌症疼痛”。

10. 仙蟾片

见本章“308. 癌症与癌症疼痛”。

11. 回生口服液

见本章“308. 癌症与癌症疼痛”。

12. 安康欣胶囊

见本章“308. 癌症与癌症疼痛”。

附:用于食管癌的其他中药

1. 志苓胶囊

见本章“308. 癌症与癌症疼痛”。

2. 鸦胆子油软胶囊

见本章“308. 癌症与癌症疼痛”。

3. 柘木颗粒

见本章“308. 癌症与癌症疼痛”。

4. 复方蟾酥膏

见本章“308. 癌症与癌症疼痛”。

5. 康力欣胶囊

见本章“308. 癌症与癌症疼痛”。

311. 胃癌

〔基本概述〕

胃癌是我国最常见的恶性肿瘤之一,其发病率居各类肿瘤的第三位。

胃癌是一种严重威胁人民身体健康的疾病。中国的胃癌发病率以西北最高、东北及内蒙古次之、华东及沿海又次之、中南及西南最低。每年约有17万人死于胃癌,几乎接近全部恶性肿瘤死亡人数的1/4,且每年还有2万以上新的胃癌患者产生。

胃癌可发生于任何年龄,但以40~60岁多见,男性与女性患病比率为2:1。胃癌可发生于胃的任何部位,但多见于胃窦部,尤其是胃小弯侧,其次在贲门部,胃体区相对较少。

根据癌组织浸润深度分为早期胃癌和进展期胃癌(中、晚期胃癌)。

胃癌发病原因可能与多种因素,如生活习惯、饮食种类、环境因素、遗传因素、精神因素等有关,也与慢性胃炎、胃息肉、胃黏膜异形增生和肠上皮化生、手术后残胃,以及长期幽门螺杆菌(HP)感染等有一定的关系。

胃癌早期症状常不明显,如捉摸不定的上腹部不适、隐痛、嗳气、泛酸、食欲减退、轻度贫血等部分类似胃、十二指肠溃疡或慢性胃炎症状。有些患者服用止痛药、抗溃疡药或饮食调节后疼痛减轻或缓解,因而往往被忽视而未做进一步检查。随着病情的进展,胃部症状渐转明显,出现上腹部疼痛、食欲不振、消瘦、体重减轻和贫血等。后期常有癌肿转移,出现腹部肿块、左锁骨上淋巴结肿大、黑便、腹水及严重营养不良等。

中医学认为,本病多属于"反胃"、"胃脘痛"的范畴。病机是饮食不节,忧思过度,脾胃损伤,运化失司,痰湿内生,气结痰凝久则成积。常见症状为上腹部不适或上腹部疼痛,进食后症状往往加剧,随着病情进展疼痛加剧,发作频繁,并向腰背部放射,同时常伴有食欲不振,疲倦乏力,恶心呕吐,胃部灼热,面色萎黄,形体消瘦等症状。

〔治疗原则〕

胃癌的治疗原则是:早期发现、早期诊断、早期治疗。

胃癌的治疗主要有手术治疗、放射治疗、化疗和中医药治疗。

胃癌治疗至今早期仍以手术为主,术后根据不同的病理检查结果,辅以药物治疗,但中晚期一定要采用中医保守治疗,减轻患者痛苦,延长寿命,提高生存质量。

胃癌治疗效果的好坏,取决于能否早期诊断,如能在尚未发生转移前进行根治手术,则疗效较好,尤其是癌组织尚未侵入肌层、浆膜层时,五年生存率最高。故凡临床确诊或高度疑诊为胃癌,除已有远处转移或一般情况较差不能耐受手术者外,均应剖腹探查。对于进展期癌,除了癌肿已有广泛扩散的病例,只要全身情况和技术条件许可,即使不能行根治性切除,也应力争切除全部或大部原发灶,以缓解症状。对癌肿已不能切除,而伴幽门梗阻者可行短路手术——胃空肠吻合术或胃造瘘术,以缓解症状。

1. 手术治疗

由于胃癌诊断和治疗水平提高,手术适应证较前相应扩大。目前除了原发灶巨大,固定,腹内脏器广泛转移,伴血性腹水呈恶病质者外,只要患者全身情况许可,即使锁骨上淋巴结转移,肝脏有转移结节等,均应争取剖腹探查,切除原发病灶,减轻症状。

2. 放射治疗

胃癌不能单独用放疗来根治。放疗在胃癌治疗中的作用主要是辅助性或姑息性的,多用于综合治疗。放疗的主要形式有术前放疗、术中放疗、术后放疗和姑息性放疗等四种。据文献报道,术前放疗可使根治手术切除率提高2%左右,使中晚期胃癌5年生存率提高1% ~2.5%。

3. 化学治疗(化疗)

胃癌切除术后除少数患者外,大多需行术后化疗。其原因系术后可能残存有癌细胞,或者有的胃癌手术难以完全清除,或者通过淋巴或血液系统存在转移病灶。实践证明,胃癌术后配合化疗与单纯性手术比较,前者生存期要长,术后复发较少。

4. 中医治疗

手术固然能切除癌肿,但还有残癌,或区域淋巴结转移,或血管中癌栓存在等,复发转移概率非常高。运用中药术后长期治疗,可以防止复发和转移。

中晚期胃癌手术的可能性不大,即便能够手术也仅为姑息性的局部切除。临床上,中晚期胃癌的治疗多采用放、化疗联合中医药治疗的综合手段,以充分结合各治疗方法的优势。放、化疗对癌细胞均有较为直接的抑制作用,但二者也会对人体免疫系统造成损伤,多数患者在进行一段时期的放疗或化疗后,会出现白细胞减少,骨髓抑制,脱发,乏力等一系列症状,身体功能严重下降,对治疗的顺利进行不利。因此,中晚期胃癌患者应结合中医药进行治疗,其治疗胃癌的优势在于,一方面可以增强放、化疗的治疗效果,提高其敏感性,一方面能减轻放、化疗对人体功能的损伤,使得治疗得以顺利进行,效果比单纯西医治疗为好,患者生存质量更高,生存时间也更长。一般采取中药真情散进行治疗。

5. 免疫治疗

免疫治疗的适应证包括:①早期胃癌根治术后适合全身应用免疫刺激剂;②不能切除的或姑息切除的病例可在残留癌内直接注射免疫刺激剂;③晚期患者伴有腹水者适于腹腔内注射免疫增强药物。

〔用药精选〕

一、西药

1. 表柔比星 Epirubicin

表柔比星具有广谱的抗实验性肿瘤的作用,对拓扑异构酶Ⅱ也有抑制作用。疗效与多柔比星相等或略高,而毒性尤其是心脏毒性低于多柔比星。

【适应证】主要用于各种急性白血病和恶性淋巴瘤、乳腺癌、支气管肺癌、卵巢癌、肾母细胞瘤、软组织肉瘤、膀胱癌、睾丸癌、前列腺癌、胃癌、肝癌及甲状腺髓样癌等多种实体瘤。

【不良反应】与多柔比星相似,但程度较低,尤其是心脏毒性和骨髓抑制毒性。其他不良反应有:脱发,男性有胡须生长受抑;黏膜炎,常见舌侧及舌下黏膜;胃肠功能紊乱,恶心、呕吐、腹泻;偶有发热、寒战、荨麻疹、色素沉着、关节疼痛。注射处如有药液外溢,可致红肿、局部疼痛、蜂窝织炎或坏死。肝肾功能损害罕见,有慢性肝病或肝转移时可引起血清谷丙转氨酶升高甚或黄疸。

【禁忌】对本品过敏、化疗或放疗造成明显骨髓抑制、已用过大剂量蒽环类药物（如多柔比星或柔红霉素）、近期或既往有心脏受损病史的患者禁用。禁用于血尿患者膀胱内灌注。

【孕妇及哺乳期妇女用药】妊娠及哺乳期妇女禁用。

【老年用药】老年患者伴心功能减退者宜慎用或减量。

【用法用量】静脉注射。成人单药一次 60～90mg/m²，根据患者骨髓象的情况，上述剂量可间隔 21 日后重复使用。早期化疗、放疗、老人或骨髓新生物浸润而造成骨髓造血功能不良者，应使用小剂量：60～75mg/m²，每疗程的总剂量可分为 2～3 个节段。

【制剂】①盐酸表柔比星注射液；②注射用盐酸表柔比星

2. 氟尿嘧啶 Fluorouracil

本品为嘧啶类氟化物，属于抗代谢抗肿瘤药，能抑制胸腺嘧啶核苷酸合成酶，阻断脱氧嘧啶核苷酸转换成胸腺嘧啶核苷核，干扰 DNA 合成。对 RNA 的合成也有一定的抑制作用。

【适应证】①用于乳腺癌、消化道癌肿（包括原发性和转移性肝癌、胆道系统肿瘤和胰腺癌）、卵巢癌。②用于治疗恶性葡萄胎和绒毛膜上皮癌，为主要化疗药物。③用于浆膜腔癌性积液和膀胱癌的腔内化疗。④用于头颈部恶性肿瘤和肝癌的动脉内插管化疗。⑤局部治疗，如瘤内注射，其软膏用于皮肤癌，以及乳腺癌的胸壁转移等。⑥尚可外用治疗多种皮肤疾病，包括尖锐湿疣、寻常疣、扁平疣、表浅性基底细胞上皮瘤等。

【不良反应】①恶心、食欲减退或呕吐，一般剂量多不严重。②偶见口腔黏膜炎或溃疡，腹部不适或腹泻。③周围血白细胞减少常见，大多在疗程开始后 2～3 周内达最低点，在 3～4 周后恢复正常，血小板减少罕见。④极少见咳嗽、气急或小脑共济失调等。⑤脱发或注入药物的静脉上升性色素沉着相当多见。⑥静脉滴注处药物外溢可引起局部疼痛、坏死或蜂窝织炎。⑦长期应用可导致神经系统毒性。⑧长期动脉插管投给氟尿嘧啶，可引起动脉栓塞或血栓的形成、局部感染、脓肿形成或栓塞性静脉炎等。⑨偶见用药后心肌缺血，可出现心绞痛和心电图的变化。

【禁忌】对本品严重过敏、伴发水痘或带状疱疹时禁用。

【孕妇及哺乳期妇女用药】孕妇及哺乳期妇女禁用。

【儿童用药】应在医师指导下进行。

【老年用药】老年人、肝肾功能不全，特别是有骨髓抑制者，剂量应减少。

【用法用量】静脉滴注。本品须先用适量注射用水溶解后使用。①成人一日 0.5～1mg，每 3～4 周连用 5 日；也可一周 1 次，一次 0.5～0.75g，连用 2～4 周后休息 2 周作为一疗程。静脉滴注速度越慢，疗效越好而毒副作用相应减轻。动脉插管注射，一次 0.75～1g。腹腔内注射按体表面积一次 500～600mg/m²，一周 1 次，2～4 次为一疗程。②小儿按体重一次 10～12mg/kg。③老年人、肝肾功能不全，特别是骨髓抑制者应降低用量。

【制剂】①氟尿嘧啶片；②氟尿嘧啶注射液；③注射用氟尿嘧啶

3. 替加氟 Tegafur

本品为氟尿嘧啶的衍生物，在体内经肝脏活化逐渐转变为氟尿嘧啶而起抗肿瘤作用。

【适应证】主要用于消化道肿瘤，如胃癌、直肠癌、胰腺癌、肝癌，亦可用于乳腺癌。

【不良反应】骨髓抑制反应轻，有白细胞、血小板下降。神经毒性反应有头痛、眩晕、共济失调、精神状态改变等。少数患者恶心、呕吐、腹泻、肝肾功能改变。局部注射部位有静脉炎、肿胀和疼痛。偶见发热、皮肤瘙痒、色素沉着。

【禁忌】对本品过敏者禁用。

【孕妇及哺乳期妇女用药】孕妇及哺乳期妇女禁用。

【老年用药】根据全身主要脏器功能酌情减少用药剂量。

【儿童用药】适当减量。

【用法用量】①口服。成人一日 0.6～1.2g，分 3～4 次服，总量 30～50g 为一疗程；儿童一日 16～24mg/kg，分 4 次服用。

②静脉滴注。单药成人一日 800～1000mg 或按体重一次 15～20mg/kg，溶于 5% 葡萄糖注射液或 0.9% 氯化钠注射液 500ml 中，一日 1 次静脉滴注，总量 2040g 为一疗程。

【制剂】①替加氟片（胶囊、栓、注射液、氯化钠注射液）；②注射用替加氟

4. 奥沙利铂 Oxaliplatin

本品属于新的铂类衍生物，通过产生烷化结合物作用于 DNA，形成链内和链间交联，从而抑制 DNA 的合成及复制。

【适应证】主要用于大肠癌晚期一、二级治疗和早期患者术后的辅助治疗。对卵巢癌、乳腺癌、胃癌、胰腺癌、非小细胞肺癌、黑色素瘤、睾丸肿瘤和淋巴瘤等也均有效。

【不良反应】①贫血，白细胞减少、粒细胞减少及血小板减少。②恶心、呕吐、腹泻。③以末梢神经炎为主要表现，有时可有口腔周围、上呼吸道和上消化道的痉挛及感觉障碍。

【禁忌】对铂类衍生物过敏者禁用。

【孕妇及哺乳期妇女用药】奥沙利铂在孕期、哺乳期禁用。

【用法用量】在单独或联合用药时，按体表面积一次 130mg/m²，加入 250～500ml 5% 葡萄糖溶液中输注 2～6 小时。没有主要毒性出现时，每 3 周给药 1 次。调整剂量以安全性，尤其是神经学的安全性为依据。

【制剂】①奥沙利铂注射液；②奥沙利铂葡萄糖注射液；③奥沙利铂甘露醇注射液；④注射用奥沙利铂

5. 伊立替康 Irinotecan

见本章“309. 肺部肿瘤与肺癌”。

6. 紫杉醇 Paclitaxel

见本章“309. 肺部肿瘤与肺癌”。

7. 多西他赛 Docetaxel

见本章“309. 肺部肿瘤与肺癌”。

8. 替吉奥胶囊 Tegafur, Gimeracil and Oteracil Potassium Capsules

【适应证】主要用于不能切除的局部晚期或转移性胃癌。

【不良反应】①重度骨髓抑制如全血细胞、粒细胞、白细胞减少,贫血、血小板减少、溶血性贫血。②弥散性血管内凝血(DIC):如血小板计数、血清FDP和血浆纤维蛋白原等血液学检查异常。③暴发性肝炎等严重肝功能异常。④脱水。⑤重度肠炎。⑥间质性肺炎:咳嗽、气短、呼吸困难和发热。⑦重度口腔炎、消化道溃疡、消化道出血和消化道穿孔。⑧急性肾衰竭。⑨斯-约综合征和中毒性表皮坏死溶解综合征(Lyell综合征)。⑩脑白质病等神经精神系统异常:意识障碍、小脑共济失调和痴呆样症状、定向力障碍、嗜睡、记忆力减退、锥体外系症状、语言障碍、四肢瘫痪、步态障碍、尿失禁或感觉障碍。⑪急性胰腺炎:可能出现急性胰腺炎。⑫横纹肌溶解症:肌肉痛、虚弱、CK升高和血/尿肌红蛋白升高,须停药并采取相应措施,并注意防止横纹肌溶解所导致的急性肾衰竭。⑬嗅觉丧失:嗅觉障碍、嗅觉丧失。

【禁忌】对本品过敏、重度骨髓抑制、重度肾功能异常、重度肝功能异常、正接受氟尿嘧啶类抗肿瘤药治疗、正接受氟胞嘧啶治疗、正接受索利夫定及其结构类似物(溴夫定)治疗的患者禁用。

【孕妇及哺乳期妇女用药】妊娠或可能妊娠的妇女禁用本品。哺乳期妇女服用本品应停止哺乳。

【儿童用药】低体重出生儿、新生儿、婴儿、幼儿和儿童使用本品的安全性尚未得到验证。如儿童必须使用本品,须考虑其对性腺的影响,特别注意不良反应的发生。

【老年用药】由于老年人的生理功能下降,须慎重使用本品。

【用法用量】口服。根据患者情况,一次按40mg、50mg、60mg、75mg四个剂量等级顺序递增或递减。上限为一次75mg,下限为一次40mg。一日2次,早、晚餐后服,连续给药28日,休息14日,为一个治疗周期。给药直至患者病情恶化或无法耐受为止。

【其他制剂】替吉奥片

9. 注射用氟脲苷 Floxuridine for Injection

见本章“309. 肺部肿瘤与肺癌”。

10. 去氧氟尿苷胶囊 Doxifluridine Capsules

去氧氟尿苷是一种氟尿嘧啶类衍生物,由肿瘤组织中高活性的嘧啶核苷磷酸化酶转化成氟尿嘧啶(5-Fu),发挥其选择性抗肿瘤作用。试验显示去氧氟尿苷的治疗指数高于5-Fu。

【适应证】主要用于治疗乳腺癌、胃癌和大肠癌。

【不良反应】在常用剂量下,本品耐受性好,但有时也可能出现以下不良反应。①消化系统:腹泻、恶心、呕吐、食欲不振,偶有口干、唇炎、腹痛、腹胀、便秘、胃炎、麻痹性肠梗阻,罕见胃肠道出血、胃溃疡、舌炎等。②血液:可出现白细胞减少,血红蛋白降低,偶尔出现血小板减少、贫血等症状。③肝脏:偶见GOT、GPT、ALP、BIL等升高。④肾脏:偶见BUN上升、血尿、蛋白尿、尿频等症状。⑤精神神经系统:偶有出现倦怠感、头晕、头痛、思睡、耳鸣、脚步不稳、定向障碍、嗅觉倒错、口齿不清、味觉减弱等症状,尚有类似化合物(卡莫夫等)引起脑白质症的报道。⑥皮肤:偶有出现色素沉着、瘙痒感、毛发脱落,罕见指、趾甲异常和皮炎等。⑦循环系统:罕见胸部压迫感、心悸、心电图异常(ST段升高)等症状。⑧过敏症:偶有出现皮疹,罕见光过敏、湿疹、荨麻疹等过敏反应。⑨其他:有时出现发热、咽喉部不适感、眼睛疲劳等症状。

【禁忌】对本品有过敏史、正在接受索立夫定(Sorivudine)治疗的患者禁用。

【孕妇及哺乳期妇女用药】孕妇禁用本品。哺乳期妇女服用本品应停止哺乳。

【儿童用药】对早产儿、新生儿、乳婴或儿童的安全性尚未确定(无使用经验)。

【用法用量】口服。一日总量0.8~1.2g,分3~4次,并根据年龄、症状可适当增减,或遵医嘱,与其他抗肿瘤药物一起使用时,请遵医嘱。

【其他制剂】①去氧氟尿苷片;②去氧氟尿苷分散片

11. 注射用左亚叶酸钙 Calcium Levofolinate for Injection

亚叶酸是四氢叶酸(THF)的5-甲酰衍生物的非对应异构体混合物,能够抵消抑制二氢叶酸还原酶的盐酸拮抗剂(例如甲氨蝶呤)的治疗效果和毒性。亚叶酸能够增强氟嘧啶(如5-氟尿嘧啶)在肿瘤治疗中的疗效和毒性作用。

【适应证】与5-氟尿嘧啶合用,用于治疗胃癌和结肠癌、直肠癌。

【不良反应】据国外临床研究,本品不良反应包括恶心、呕吐、感觉神经毒性、腹泻、脱发、运动神经毒性、口腔黏膜炎、发热。实验室检查异常包括白细胞减少、中性粒细胞减少、血红蛋白下降、血小板下降、总胆红素升高、谷丙转氨酶、谷草转氨酶升高、BUN、Cr升高。

【禁忌】对本品过敏、严重骨髓抑制、腹泻、合并重症感染、胸腔积液和腹水多、严重心脏疾病或有其既往史、全身情况恶化、与替加氟等合用或停用后7日内的患者禁用。

本品不宜用于治疗恶性贫血或维生素B_{12}缺乏所引起的巨幼细胞性贫血。

【孕妇及哺乳期妇女用药】孕妇只有在潜在获益超过胎儿安全风险时方可使用本品。妊娠或可能妊娠的妇女不宜使用本品与5-氟尿嘧啶进行联合化疗。哺乳期妇女不宜使用本品。

【儿童用药】低体重出生儿、新生儿、乳儿、幼儿或小儿的用药安全性未确立,故不宜使用本品。

【老年用药】高龄患者容易出现骨髓抑制、消化道反应

(剧烈的腹泻和口腔内膜炎等)、皮肤毒性和神经精神系统毒性,故要注意用药量和用药间隔期,慎重用药。

【用法用量】本品 100mg 加入 0.9% 氯化钠注射液 100ml 中静脉点滴 1 小时,之后予以 5-氟尿嘧啶 375 ~ 425mg/m^2 静脉点滴 4 ~ 6 小时。

附:用于胃癌的其他西药

1. 顺铂 Cisplatin

见本章“309. 肺部肿瘤与肺癌”。

2. 去甲斑蝥酸钠注射液 Sodium Demethylcantharidate Injection

见本章“309. 肺部肿瘤与肺癌”。

3. 吡柔比星 Pirarubicin

【适应证】主要用于恶性淋巴瘤、急性白血病、乳腺癌、泌尿道上皮癌(膀胱癌及输尿管癌)、卵巢癌,也可用于子宫颈癌、头颈部癌和胃癌。

4. 注射用盐酸尼莫司汀 Nimustine Hydrochloride for Injection

【适应证】脑肿瘤、消化道肿瘤(胃癌、肝癌、结肠癌、直肠癌)、肺癌、恶性淋巴瘤、慢性白血病等。

5. 榄香烯口服乳 Elemene Oral Emulusion

【适应证】用于食管癌及胃癌改善症状的辅助治疗。

6. 注射用核糖核酸Ⅰ Ribonucleic Acid for Injection Ⅰ

【适应证】免疫调节药。适用于胰腺癌、肝癌、胃癌、肺癌、乳腺癌、软组织肉瘤及其他癌症的辅助治疗。本品亦可用于其他免疫功能低下引起的各种疾病。

7. 多柔比星 Doxorubicin

见本章“309. 肺部肿瘤与肺癌”。

8. 丝裂霉素 Mitomycin

见本章“309. 肺部肿瘤与肺癌”。

9. 卡莫司汀注射液 Carmustine Injection

【适应证】本品能够通过血脑屏障,对脑瘤、脑转移瘤和脑膜白血病有效,也用于胃癌、直肠癌、恶性淋巴瘤等。

10. 洛莫司汀胶囊 Lomustine Capsules

【适应证】常用于脑部原发肿瘤(如成胶质细胞瘤)及继发性肿瘤;治疗实体瘤,如联合用药治疗胃癌、直肠癌及支气管肺癌、恶性淋巴瘤等。

11. 司莫司汀胶囊 Semustine Capsules

【适应证】常用于脑原发肿瘤及转移瘤。与其他药物合用可治疗恶性淋巴瘤、胃癌、大肠癌、黑色素瘤。

12. 塞替派 Thiotepa

【适应证】主要用于卵巢癌、乳腺癌、膀胱癌等。对消化道腺癌、恶性淋巴瘤、子宫颈癌、恶性黑色素瘤、甲状腺癌、肺癌等亦有一定疗效。

13. 卡莫氟 Carmofur

【适应证】主要用于消化道癌(食管癌、胃癌、结肠癌、直肠癌),乳腺癌亦有效。

14. 羟喜树碱 Hydroxycamptothecine

【适应证】主要用于原发性肝癌、胃癌、头颈部癌、膀胱癌、直肠癌及白血病。

15. 香菇多糖 Lentinan

【适应证】抗肿瘤。与放疗、化疗、手术配合,主要用于不宜手术或复发的胃肠道肿瘤。本品加放疗、化疗治疗小细胞肺癌、乳癌、恶性淋巴瘤等,也可用于癌性胸腔积液、腹水的治疗。

16. 注射用红色诺卡菌细胞壁骨架 Nocardia Rubra Cell Wall Skeleton for Injection

【适应证】用于各种肿瘤引起的胸腔积液、腹水的控制,也可用于肺癌、恶性黑色素瘤、膀胱癌、恶性淋巴瘤、晚期胃癌和食管癌的辅助治疗。

17. 甲磺酸伊马替尼 Imatinib Mesylate

【适应证】主要用于治疗慢性粒细胞白血病,也用于治疗不能手术切除和/或发生转移的恶性胃肠道间质肿瘤(GIST)患者。

18. 甲磺酸阿帕替尼片 Apatinib Mesylate Tablets

【适应证】适用于既往至少接受过 2 种系统化疗后进展或复发的晚期胃腺癌或胃-食管结合部腺癌患者。

19. 亚叶酸钙 Calcium Folinate

【适应证】本品可用作叶酸拮抗剂(如甲氨蝶呤、乙胺嘧啶或甲氧苄啶等)的解毒剂;由叶酸缺乏引起的巨幼红细胞贫血。与 5-氟尿嘧啶联合应用,治疗晚期结肠癌、直肠癌。

二、中药

1. 抗癌平丸

见本章“308. 癌症与癌症疼痛”。

2. 金蒲胶囊

见本章“308. 癌症与癌症疼痛”。

3. 安替可胶囊

见本章“308. 癌症与癌症疼痛”。

4. 增生平片

见本章“310. 食管癌”。

5. 参芪扶正注射液

见本章“308. 癌症与癌症疼痛”。

6. 香菇多糖片(胶囊、注射液)

见本章“308. 癌症与癌症疼痛”。

7. 胃复春片(胶囊)

【处方组成】红参、香茶菜、麸炒枳壳

【功能主治】健脾益气,活血解毒。用于胃癌前期病变及胃癌手术后辅助治疗。

【用法用量】口服。一次 4 片,一日 3 次。

8. 天蟾胶囊

见本章“308. 癌症与癌症疼痛”。

9. 云芝糖肽胶囊(颗粒)

见本章“308. 癌症与癌症疼痛”。

10. 仙蟾片

见本章“308. 癌症与癌症疼痛”。

11. 回生口服液

见本章“308. 癌症与癌症疼痛”。

12. 安康欣胶囊

见本章“308. 癌症与癌症疼痛”。

13. 志苓胶囊

见本章“308. 癌症与癌症疼痛”。

14. 芪珍胶囊

见本章“308. 癌症与癌症疼痛”。

15. 参丹活血胶囊

见本章“308. 癌症与癌症疼痛”。

16. 参丹散结胶囊

见本章“308. 癌症与癌症疼痛”。

17. 参莲胶囊(颗粒)

见本章“308. 癌症与癌症疼痛”。

附:用于胃癌的其他中药

1. 参蟾消解胶囊

见本章“308. 癌症与癌症疼痛”。

2. 茸术口服液

见本章“308. 癌症与癌症疼痛”。

3. 鸦胆子油软胶囊

见本章“308. 癌症与癌症疼痛”。

4. 柘木颗粒

见本章“308. 癌症与癌症疼痛”。

5. 复生康片(胶囊)

【功能主治】活血化瘀,健脾消积。用于胃癌、肝癌能增强放疗、化疗的疗效,并能增强机体免疫功能,能改善肝癌患者临床症状。

6. 复方蟾酥膏

见本章“308. 癌症与癌症疼痛”。

7. 康力欣胶囊

见本章“308. 癌症与癌症疼痛”。

8. 痛安注射液

见本章“308. 癌症与癌症疼痛”。

9. 蟾乌巴布膏

见本章“308. 癌症与癌症疼痛”。

312. 大肠癌(直肠癌和结肠癌)

〔基本概述〕

大肠癌(主要包括结肠癌和直肠癌)是胃肠道中常见的恶性肿瘤,发病率仅次于胃癌和食管癌。

大肠癌中以直肠癌最为多见(占大肠癌的65%左右)其次是结肠癌(占大肠癌的35%左右),极个别的发生在肛门。绝大多数患者在40岁以上,30岁以下者约占15%,男性较多见,男女之比为(2~3):1。

大肠癌的病因到当前为止仍然不十分明了,多数认为与食物或遗传有关。根据临床观察发现:一部分肠癌,发生于直肠息肉或血吸虫病的基础上;肠的慢性炎症,有的能诱发癌变;高脂高蛋白饮食引起胆酸分泌增加,后者被肠内厌氧菌分解为不饱和的多环烃,也可致癌。最近十多年来,从各方面的研究,证明酸性食品的摄入是癌症的元凶,癌症是酸性体质的代表。在食物方面,肉类、蛋白质、脂肪的摄取量提高很多,大肠癌有明显增加的趋势,三十几岁就得大肠癌的患者也不少。

大肠癌的临床表现主要有:排便习惯改变、血便、脓血便、里急后重、便秘、腹泻等;大便逐渐变细,晚期则有排便梗阻、消瘦,甚至恶病质;直肠指检可触及质硬凹凸不平包块,晚期可触及肠腔狭窄,包块固定,指套见含粪的污浊脓血;直肠镜检可窥见肿瘤大小、形状、部位,并可直接取介入组织作病检;直肠被癌肿梗阻,有排便困难、粪少便闭、伴腹痛、腹胀,甚者可见肠型并有肠鸣亢强等;肿瘤增大可致肠腔狭窄,肠内容物通过障碍,而导致机械性肠梗阻。肿瘤导致的肠穿孔可使临床有典型的急腹症表现,腹肌紧张、压痛、反跳痛,X线平片见隔下新月状游离气体等;急性大出血是大肠癌较少见的并发症。

〔治疗原则〕

人的肠道分为小肠和大肠,大肠又包括结肠和直肠两部分。小肠占胃肠道全长的75%,但是小肠肿瘤的发生率仅占胃肠道肿瘤的5%左右,小肠恶性肿瘤(小肠癌)则更为少见,约占胃肠道恶性肿瘤的1%。因此,对肠癌的治疗主要指的是对大肠癌(包括直肠癌和结肠癌)的治疗。

1. 手术治疗

(1)根治性手术:手术方式根据癌肿在大肠的位置而定。手术固然能切除癌肿,但还有残癌,或区域淋巴结转移,或血管中癌栓存在等,复发转移概率非常高。运用中药真情散等术后长期治疗,可减少复发和转移的情况。

(2)姑息性手术:如癌肿局部浸润严重或转移广泛而无法根治时,为了解除梗阻和减少患者痛苦,可行姑息性切除,将有癌肿的肠段作有限的切除。

2. 化学治疗

大肠癌约半数患者在术后出现转移和复发,除部分早期患者外,晚期和手术切除后的患者均需接受化疗。化疗在大肠癌综合治疗中是除外科治疗后又一重要治疗措施。化疗会抑制骨髓造血系统,主要是白细胞和血小板的下降,这时候有必要服用中药真情散来配合,这样才可以弥补化疗的不足,降低化疗对造血系统的伤害。

3. 放射治疗

放射治疗在大肠癌治疗中的地位已日益受到重视,有与手术、中药相结合的综合治疗和单纯放射治疗两种。

放疗可有效地减少肿瘤的局部复发。盆腔内复发病灶采用放射治疗,每疗程20gy(2000rd),可暂缓解疼痛症状。术前放疗,可提高手术疗效,降低患者术后复发率;术后放疗,可杀灭残留微小病灶。同时适用于晚期患者或术后复发者。

4. 靶向治疗

大约60%的结肠癌和直肠癌患者初诊时已是局部进展期或晚期,5年生存率仅5%~8%。靶向药物的出现为晚期肠癌的治疗带来了新希望。在化疗方案基础上联合靶向药物可以进一步延长患者生存期,改善患者预后。目前已批准用于晚期肠癌的靶向药物包括:以血管内皮生长内子(VEGF)为靶点的单克隆抗体(代表药物为贝伐珠单抗)和以表皮生长因子受体(EGFR)为靶点的单克隆抗体(代表药物为西妥昔单抗和帕尼单抗)。

近年来,靶向药物的研究进展为晚期结肠癌和直肠癌患者的治疗提供了更多、更好的策略。但是如何合理地选择靶向药物及最佳个体化治疗方案,同时尽量减少耐药的产生和不必要的治疗,仍然是目前面临的重要问题。

5. 中药治疗

中药能调节机体免疫力,使术后患者的免疫系统功能得到恢复、增强,与化疗有协同增效与减毒作用,特别对化疗引起的消化道反应、造血功能抑制等有保护作用,故不仅在国内,在世界上一些发达国家也日益受到重视。对结肠癌和直肠癌术后患者,中医一般采用益气健脾、清热解毒治法,根据辨证结果,还可结合通络散结法。具体用药因人而异,根据不同病期、不同体质、不同证型等情况,进行个体化治疗。

大量临床实践证明,对中晚期患者进行大剂量放、化疗,或对产生耐药的患者再次进行化疗只能导致虚弱的生命更加垂危,加速患者死亡。临床常常可以见到,患者死因不是因为癌症本身造成,而是由于不科学、不恰当的杀伤性治疗所致。如肝癌多次介入后出现腹水、黄疸等肝功能衰竭而致死;肺癌胸腔积液化疗后导致呼吸衰竭而死亡;胃癌、肠癌化疗后恶心、呕吐,患者更加衰竭而死亡;白细胞下降,患者感染而死亡等。对晚期癌症的治疗更重要的是通过服用中药真情散来减轻痛苦,提高生活质量,控制病情,“稳中求进”,以便获得“长期带瘤生存”。中医中药治癌可减轻患者的症状和痛苦,提高生存质量,延长生命,降低癌症的死亡率。

6. 肿瘤局部冷冻、激光和烧灼治疗

晚期直肠癌患者伴有不全肠梗阻征象,可试用肿瘤局部冷冻或烧灼(包括电烙烧灼和化学烧灼)治疗,使肿瘤组织缩小或脱落,暂时缓解梗阻症状。近年来开展激光治疗,应用nd-yag激光,功率65w,分点照射局部肿瘤组织,遇有出血,改用功率40w在出血点四周聚集照射止血,每隔2~3周重复照射,个别病例的肿瘤可见缩小,暂时缓解症状,可作为一种姑息治疗方法。

7. 转移和复发患者的治疗

手术固然能切除癌肿,但还有残癌,或区域淋巴结转移,或血管中癌栓存在等,复发转移概率非常高。如果局部复发病灶范围局限,且无其他部位的复发、转移时,可予手术探查,争取切除。如复发灶局限于会阴切口中央,两侧尚未延及坐骨结节者,有广泛切除的可能。直肠癌转移灶的手术切除可提高生存率。凡属单个转移灶,可行肝段或楔形切除。如为多个肝转移灶而不能手术切除者,先用去动脉化措施,即结扎肝动脉,使肝瘤坏死,再通过结扎肝动脉的远端插入导管,从中注入氟尿嘧啶和丝裂霉素;也可采用肝动脉栓塞术,使肿瘤体积明显缩小。但上述治疗禁用于伴有明显黄疸、严重肝功能异常、门静脉梗死,以及年龄超过65岁的患者。放射治疗可改善部分患者的症状。

8. 免疫治疗

免疫治疗可以提高患者抗肿瘤的能力,近年来发展很快,诸如干扰素、白细胞介素、转移因子、肿瘤坏死因子等,已逐渐广泛应用,不但可以提高患者的免疫能力,而且可以配合化疗的进行。

〔用药精选〕

一、西药

1. 奥沙利铂 Oxaliplatin

见本章“311. 胃癌”。

2. 氟尿嘧啶 Fluorouracil

见本章“311. 胃癌”。

3. 亚叶酸钙 Calcium Folinate

本品为四氢叶酸的甲酰衍生物,系叶酸在体内的活化形式,常用作氨蝶呤及甲氨蝶呤过量时的解毒剂。用于叶酸缺乏引起的巨幼细胞性贫血及白细胞减少症。

【适应证】用作叶酸拮抗剂(如甲氨蝶呤、乙胺嘧啶或甲氧苄啶等)的解毒剂;用于由叶酸缺乏引起的巨幼红细胞贫血;与5-氟尿嘧啶联合应用,治疗晚期结肠癌、直肠癌。

【不良反应】偶见皮疹、荨麻疹或哮喘等过敏反应。

【禁忌】恶性贫血及维生素B_{12}缺乏引起的巨幼细胞性贫血禁用。

【孕妇及哺乳期妇女用药】如非确实必要,本品不应在妊娠期使用。尚不清楚本品是经人乳汁分泌,哺乳妇女应慎用本品。

【儿童用药】服用抗癫痫药的儿童应慎用本品。

【用法用量】①口服。治疗晚期结肠癌、直肠癌:口服20~30mg/m^2,在5-氟尿嘧啶用药前半小时口服。②肌内注射,请遵医嘱。

【制剂】①亚叶酸钙片(分散片、胶囊、注射液、氯化钠注射液);②注射用亚叶酸钙

4. 注射用左亚叶酸钙 Calcium Levofolinate for Injection

见本章“309. 肺部肿瘤与肺癌”。

5. 伊立替康 Irinotecan

见本章“309. 肺部肿瘤与肺癌”。

6. 贝伐珠单抗 Bevacizumab

贝伐珠单抗通过与血管内皮生长因子(VEGF)特异性结合,阻止其与受体相互作用,使现有的肿瘤血管退化,切断肿瘤细胞生长所需氧气及其他营养物质;使存活的肿瘤血管正常化,降低肿瘤组织间压,改善化疗药物向肿瘤组织内的传送,提高化疗效果;抑制肿瘤新生血管生成,从而持续抑制肿瘤细胞的生长和转移。

【适应证】本品用于转移性结肠癌、直肠癌的一、二线治疗和转移性乳腺癌、晚期非小细胞肺癌、进展或转移性肾细胞癌的一线治疗。

【不良反应】胃肠道穿孔,出血,动脉血栓,衰弱,腹泻,恶心,疼痛,高血压,蛋白尿,伤口愈合减慢,可逆性后脑白质病综合征(RPLS),肿瘤相关出血,黏膜皮肤出血,血栓栓塞,充血性心力衰竭/心肌病,中性粒细胞减少,白细胞减少。

【禁忌】对本品过敏者、对中国仓鼠卵巢细胞产物或其他重组人类或人源抗体过敏者禁用。

【孕妇及哺乳期妇女用药】妊娠期间不宜使用,育龄应该采取适当的避孕措施,建议在最后一次贝伐珠单抗治疗后的至少6个月内都要采取避孕措施。哺乳期妇女采用本品治疗时应停止哺乳,并且在最后一次治疗后的至少6个月内不要采取母乳喂养。

【儿童用药】贝伐珠单抗用于儿童和青少年的安全性和有效性尚不明确。

【老年用药】年龄大于65岁的接受贝伐珠单抗与化疗联合治疗的患者,发生动脉血栓栓塞的风险增高,应该慎重。

【用法用量】静脉滴注。一次5mg/kg,每14日给药1次。用氯化钠注射液稀释,第一次滴注应在化疗后,时间应超过90分钟,之后给药可在化疗前或化疗后,如耐受性好,滴注时间可缩短。

【制剂】贝伐珠单抗注射液

7. 帕尼单抗 Panitumumab

帕尼单抗与EGFR相结合,可阻止其与表皮生长因子或转化生长因子a结合,抑制细胞生长和诱导其凋亡,降低促炎症细胞因子和血管生长因子的产生及EGFR的内化,可以抑制某些表达EGFR的人类肿瘤细胞的生长和存活,从而阻断癌细胞生长。

【适应证】用于治疗结肠癌、直肠癌。主要用于EGFR表达阳性且在进行含氟尿嘧啶、奥沙利铂、伊立替康的化疗方案之后病情仍然进展的、转移的结肠癌、直肠癌。

【不良反应】常见不良反应包括皮肤疹、疲惫、腹痛、恶心和腹泻。严重不良反应包括肺纤维化(肺脏的纤维组织之形成)、由感染所并发的严重皮肤疹、药物注射反应、腹痛、恶心、呕吐和便秘。

【禁忌】对帕尼单抗过敏者禁用。

【孕妇及哺乳期妇女用药】哺乳期妇女在使用本品最后一个剂量两个月内,应停止哺乳。

【用法用量】静脉滴注。一次6mg/kg,静脉输注60分钟以上,每14日1次;剂量超过1000mg时输注时间应超过90分钟。

剂量调整:请遵医嘱。

【制剂】帕尼单抗注射液

8. 卡培他滨 Capecitabine

卡培他滨是一种对肿瘤细胞有选择性活性的口服细胞毒性制剂。卡培他滨本身无细胞毒性,但可转化为具有细胞毒性的5-氟尿嘧啶,其结构通过肿瘤相关性血管因子胸苷磷酸化酶在肿瘤所在部位转化而成,从而最大程度地降低了5-氟尿嘧啶对正常人体细胞的损害。

【适应证】主要用于晚期乳腺癌和结肠癌、直肠癌。

【不良反应】腹泻,恶心,呕吐,口炎,腹痛,胃肠动力紊乱,便秘,口腔不适,上消化道炎性疾病,胃肠道出血,肠梗阻,手足综合征,皮炎,皮肤脱色,指甲病变,脱发,疲劳,虚弱,发热,水肿,疼痛,胸痛,感觉异常,头痛,头昏,失眠,味觉紊乱,食欲下降,脱水,眼部刺激,视觉异常,呼吸困难,咳嗽,咽部疾病,鼻衄,咽喉痛,背痛,关节痛,水肿,静脉栓塞,情绪改变,抑郁,感染,梅毒,中性粒细胞减少,血小板减少,贫血,高胆红素血症。

【禁忌】对本品及氟尿嘧啶过敏、二氢嘧啶脱氢酶(DPD)缺陷、严重肾功能损害患者禁用。本品不应与索立夫定或其类似物(如溴夫定)同时给药。

【孕妇及哺乳期妇女用药】妊娠期间禁止使用卡培他滨,育龄妇女在接受卡培他滨治疗期间避免怀孕。哺乳期妇女接受卡培他滨治疗时停止授乳。

【儿童用药】本品对18岁以下患者的安全性和疗效尚未证实。

【老年用药】老年患者慎用。

【用法用量】口服。一次1250mg/m^2,一日2次。治疗2周后停药1周,3周为一个疗程。与多西他赛联合使用时,卡培他滨的推荐剂量为一次1250 mg/m^2,一日2次,治疗2周后停药1周。

【制剂】卡培他滨片

9. 西妥昔单抗 Cetuximab

本品是针对EGF受体的IgG1单克隆抗体,两者特异性结合后,通过对与EGF受体结合的酪氨酸激酶(TK)的抑制作用,阻断细胞内信号转导途径,从而抑制癌细胞的增殖,诱导癌细胞的凋亡,减少基质金属蛋白酶和血管内皮生长因子的产生。

【适应证】本品单用或与伊立替康联合用于表皮生长因子受体(EGFR)过度表达的并经以伊立替康为基础的化疗方案耐药的转移性结肠癌、直肠癌的治疗。

【不良反应】痤疮样皮疹、疲劳、腹泻、恶心、呕吐、腹痛、发热和便秘,白细胞计数下降、呼吸困难,痤疮样皮疹、皮肤干燥、裂伤和感染等,严重过敏反应、输液反应、败血症、肺间质疾病、肾衰竭、肺栓塞和脱水等。

【禁忌】对本品有严重超敏反应者禁用。

【孕妇及哺乳期妇女用药】孕妇仅在获得利益大于对胎儿的潜在风险时才能接受本品治疗。哺乳期妇女在使用本品治疗期间和最后一次用药后 1 个月内不要哺乳。

【老年用药】老年患者无需调整剂量。75 岁以上患者的用药经验有限。

【用法用量】静脉滴注。初始剂量一次 400mg/m^2，滴注 120 分钟，之后一周给药一次 250mg/m^2，滴注 60 分钟，最大滴速不得超过 5ml/分。治疗持续至病情进展。

【制剂】西妥昔单抗注射液

10. 替加氟 Tegafur

见本章“311. 胃癌”。

附：用于大肠癌（直肠癌和结肠癌）的其他西药

1. 榄香烯口服乳 Elemene Oral Emulusion

【适应证】用于食管癌及胃癌、肠癌改善症状的辅助治疗。

2. 去氧氟尿苷胶囊 Doxifluridine Capsules

【适应证】主要用于治疗乳腺癌、胃癌和大肠癌。

3. 注射用氟脲苷 Floxuridine for Injection

【适应证】本品属于抗代谢类抗肿瘤药物。适用于肝癌、直肠癌、食管癌、胃癌、乳腺癌和肺癌等。对无法手术切除的原发性肝癌疗效显著。

4. 雷替曲塞 Raltitrexed

【适应证】在患者无法接受联合化疗时，本品可单药用于治疗不适合 5-Fu/亚叶酸钙的晚期结肠癌、直肠癌患者。

5. 尼莫司汀 Nimustine

【适应证】脑肿瘤、消化道肿瘤（胃癌、肝癌、结肠癌、直肠癌）、肺癌、恶性淋巴瘤、慢性白血病等。

6. 丝裂霉素 Mitomycin

见本章“309. 肺部肿瘤与肺癌”。

7. 卡莫司汀注射液 Carmustine Injection

【适应证】本品能够通过血脑屏障，用于脑瘤、脑转移瘤和脑膜白血病；也用于胃癌、直肠癌、恶性淋巴瘤等。

8. 洛莫司汀 Lomustine

【适应证】用于脑胶质瘤、胃癌、直肠癌、霍奇金病、淋巴肉瘤、网状细胞网瘤、肺癌及白血病等。

9. 司莫司汀胶囊 Semustine Capsules

【适应证】常用于脑原发肿瘤及转移瘤。与其他药物合用可治疗恶性淋巴瘤、胃癌、大肠癌、黑色素瘤。

10. 卡莫氟 Carmofur

【适应证】主要用于消化道癌（食管癌、胃癌、结肠癌、直肠癌），乳腺癌亦有效。

11. 塞替派 Thiotepa

【适应证】用于卵巢癌、乳腺癌、膀胱癌，对胃肠道癌、恶性淋巴瘤、子宫颈癌、恶性黑色素瘤、甲状腺癌、肺癌等亦有一定疗效。

12. 羟喜树碱 Hydroxycamptothecine

【适应证】主要用于原发性肝癌、胃癌、头颈部癌、膀胱癌、直肠癌及白血病。

13. 甲磺酸伊马替尼 Imatinib Mesylate

【适应证】用于治疗慢性粒细胞白血病，也用于不能手术切除和/或发生转移的恶性胃肠道间质肿瘤（GIST）患者。

二、中药

1. 平消胶囊（片）

见本章“308. 癌症与癌症疼痛”。

2. 艾迪注射液

见本章“308. 癌症与癌症疼痛”。

3. 鸦胆子油乳注射液

见本章“308. 癌症与癌症疼痛”。

4. 复方斑蝥胶囊

见本章“308. 癌症与癌症疼痛”。

5. 抗癌平丸

见本章“308. 癌症与癌症疼痛”。

6. 香菇多糖片（胶囊、注射液）

见本章“308. 癌症与癌症疼痛”。

7. 华蟾素注射液（片、胶囊、口服液）

见本章“308. 癌症与癌症疼痛”。

8. 志苓胶囊

见本章“308. 癌症与癌症疼痛”。

9. 回生口服液

见本章“308. 癌症与癌症疼痛”。

10. 安康欣胶囊

见本章“308. 癌症与癌症疼痛”。

11. 参丹活血胶囊

见本章“308. 癌症与癌症疼痛”。

12. 参丹散结胶囊

见本章“308. 癌症与癌症疼痛”。

13. 鸦胆子油软胶囊

见本章“308. 癌症与癌症疼痛”。

14. 柘木颗粒

见本章“308. 癌症与癌症疼痛”。

15. 复方红豆杉胶囊

见本章“308. 癌症与癌症疼痛”。

附：用于大肠癌（直肠癌和结肠癌）的其他中药

1. 复方蟾酥膏

见本章“308. 癌症与癌症疼痛”。

2. 康力欣胶囊

见本章“308. 癌症与癌症疼痛”。

313. 胰腺癌

〔基本概述〕

胰腺癌多见于45岁以上人群。近年来,胰腺癌的发病率逐年上升,瑞典发病率较高,为125/10万。在我国,胰腺癌已成为我国人口死亡的十大恶性肿瘤之一。北京协和医院近年来收住院的胰腺癌患者比20世纪50年代增加了5~6倍。而且据北京地区7家医院354例病例分析,患者中41~70岁者占80%。近年来,年轻的胰腺癌患者也较10年前有明显增加的趋势,而且恶性度更高,预后更差。就胰腺癌的发生部位而言,仍以胰头部位最多见,约占70%,胰体次之,胰尾部更次之,有的头、体、尾部均有,属于弥漫性病变或多中心性病变。

胰腺癌的病因尚不十分清楚。其发生与吸烟、饮酒、高脂肪和高蛋白饮食、过量饮用咖啡、环境污染及遗传因素有关。近年来的调查报告发现,糖尿病人群中胰腺癌的发病率明显高于普通人群;也有人注意到慢性胰腺炎患者与胰腺癌的发病存在一定关系,发现慢性胰腺炎患者发生胰腺癌的比例明显增高;另外,还有许多因素与此病的发生有一定关系,如职业、环境、地理因素等。精神因素与恶性肿瘤发生与转归的关系,早已引起了人们的重视。不良情绪可以降低机体的免疫功能,从而减弱免疫系统识别消灭癌细胞的免疫监视作用;相反,良好的心理状态和情绪,可以调整和平衡机体的免疫功能,不但可能防止恶性肿瘤的发生,同时还可使已有的恶性肿瘤处于自限的状态,或最终被机体强有力的免疫作用所消灭。因此,在人们研究恶性肿瘤自然消退的各种原因中,精神因素是倍受重视的研究内容之一。

胰腺癌的主要临床症状如下。①腹痛:为胰腺癌的早期症状,多见于胰体及胰尾癌,位于上腹部、脐周或右上腹,性质为绞痛,阵发性或持续性、进行性加重的钝痛,大多向腰背部放射,卧位及晚间加重,坐、立、前倾位或走动时疼痛可减轻。②黄疸:在病程的某一阶段可有黄疸,一般胰头癌黄疸较多见,且出现较早,癌肿局限于体、尾部时多无黄疸。黄疸多属阻塞性,呈进行性加深,伴有皮肤瘙痒等症状。③约90%患者有迅速而显著发展的体重减轻,在胰腺癌晚期常伴有恶病质。④乏力与食欲不振甚为常见,尚可伴有腹泻、便秘、腹胀、恶心等胃肠道症状。部分病例可出现脂肪泻和高血糖、糖尿。⑤由于癌肿溃烂或感染,亦可因继发胆管感染而出现发热。⑥部分胰腺体、尾部癌肿可见肢体静脉的血栓性静脉炎,而造成局部肢体浮肿。⑦体格检查除发现黄疸外,可有上腹部压痛。晚期可于上腹部触及结节状、质硬之肿块。如黄疸伴有胆囊肿大,则为胰头癌的重要依据。由于胆汁淤积,常可扪及肝脏肿大。如癌肿压迫脾静脉或脾静脉血栓形成时,可扪及脾肿大。⑧晚期胰腺癌病例可出现腹水,并可在左锁骨上或直肠前陷凹扪及坚硬且肿大的转移淋巴结。

〔治疗原则〕

胰腺癌手术成功率低,病情恶变快,患者疼痛剧烈。目前短期治疗以缓解症状,延长生存期为主,然后再考虑如何治愈。

1. 外科治疗

胰腺癌早期缺乏明显症状,大多数病例确诊时已是晚期,手术切除的机会少。外科治疗需要针对不同病期和肿瘤病灶局部侵犯的范围,采取不同的手术方式。

2. 化疗

手术后可以辅助化疗,主要以5-FU为主,联合其他的药物,可以延长生存期。化疗前须向患者解释治疗目的,接受化疗的患者须密切随访,包括体检,腹部、胸部影像学和血CA19-9检查。

适应证:根治性手术切除后辅助化疗;胰腺癌伴转移;局部进展无法切除胰腺癌、手术或其他治疗后复发转移。

3. 靶向治疗

表皮生长因子受体(EGFR)是细胞周期调节中发挥关键作用的跨膜酪氨酸激酶受体,阻断EGFR酪氨酸激酶受体信号通路可以减少胰腺癌细胞的生长和转移。EGFR抑制剂厄洛替尼联合吉西他滨能显著提高胰腺癌患者的一年生存率。除EGFR靶点外,Hedgehog和Notch也是提高晚期胰腺癌治疗效果极有发展前景的靶点。

4. 中医中药治疗

本病在中医临床多属于"积聚"、"黄疸"范畴。胰腺癌大多数病例确诊时已是晚期,手术切除的机会少,放、化疗副作用大,效果欠佳。目前多采用中西医结合的治疗方法,以减轻放、化疗副作用,提高疗效,取得了较好的效果。

5. 物理微创治疗

物理微创治疗是应用肿瘤微创靶向治疗技术-氩氦刀同时兼具零下150度超低温冷冻、介入热疗、200度大温差逆转和免疫增强等多重效能的高新科技医疗系统对肿瘤进行治疗的新技术。它是继射频消融治疗、微波、激光、超声聚集刀、伽玛刀等之后发展起来的肿瘤治疗高新技术。在治疗肺癌、肝癌、乳腺癌、肾肿瘤等实体肿瘤方面具有显著优势。

6. 免疫疗法

传统化疗的临床效果差强人意,免疫治疗可能成为新的希望。有证据表明,胰腺癌的发生发展与许多免疫逃逸机制有关,如负调节T细胞反应如PD-1/PD-L1途径,分泌因子如TGF-β,IL-10和下调MHCI表达等。以PD-1和PD-L1信号通为靶标的一类新药如Keytruda和Opdivo的出现,给多种癌症的治疗带来曙光。伊匹单抗是靶向CTL-A4的单克隆抗体,通过作用于APC与T细胞的活化途径而间接活化抗肿瘤免疫反应。胰腺癌疫苗CRS-207和GVAX联合治疗转移性胰腺癌的临床研究取得阳性结果,获FDA突破性疗法认定。此外,20世纪80年代以来,以美国和日本为首的科学家对舞茸(Maitake,又名灰树花)的研究取得了突破性进展,给癌症患者带来了全新的治疗手段,取得了较为理想的效果。舞茸中含有以β-(1-6)结合为主链、β-(1-3)结合为侧链的葡聚糖和以β-(1-3)结合为主链、β-(1-6)结合为侧链的活性葡聚糖。实验证明,这些活性葡聚糖可通过活化免疫功能而显著抑制肿瘤的生长;同时还发现纯化的活性葡聚糖只有通过注射才能显效,而舞茸 D-fraction(活性葡聚糖和蛋白的结合物)通过口服便可得到理想的效果。舞茸 D-fraction 无论是化学结构和组成成分还是分子量都有别于从香菇、云芝、灵芝等其他菇类提取的同类物质,其生物活性也是这些同类物质所无法比拟的。与免疫治疗药物(干扰素-α2b)有协同作用。

〔用药精选〕

一、西药

1. 盐酸吉西他滨 Gemcitabine Hydrochloride

见本章“309. 肺部肿瘤与肺癌”。

2. 氟尿嘧啶 Fluorouracil

见本章“311. 胃癌”。

3. 奥沙利铂 Oxaliplatin

见本章“311. 胃癌”。

4. 伊立替康 Irinotecan

见本章“309. 肺部肿瘤与肺癌”。

5. 替加氟 Tegafur

见本章“311. 胃癌”。

附:用于胰腺癌的其他西药

1. 碘[125I]密封籽源 Iodine [125I] Brachytherapy Source

【适应证】对于浅表、胸腹腔内的肿瘤(如头颈部肿瘤、肺癌、胰腺癌、早期前列腺癌),如果其为不能切除、局部、生长缓慢、对放射线低度或中度敏感时,可试用本品进行治疗。本品也可适用于经放射线外照射治疗残留的肿瘤及复发的肿瘤。

2. 注射用核糖核酸Ⅰ Ribonucleic Acid for Injection Ⅰ

【适应证】本品为免疫调节药。适用于胰腺癌、肝癌、胃癌、肺癌、乳腺癌、软组织肉瘤及其他癌症的辅助治疗。本品亦可用于其他免疫功能低下引起的各种疾病。

3. 丝裂霉素 Mitomycin

见本章“309. 肺部肿瘤与肺癌”。

4. 多西他赛 Docetaxel

【适应证】主要治疗晚期乳腺癌、卵巢癌、非小细胞肺癌的治疗。对头颈部癌、小细胞肺癌,对胃癌、胰腺癌、黑色素瘤等也有一定疗效。

5. 厄洛替尼 Erlotinib

【适应证】美国国家综合癌症网络(NCCN)指南推荐使用厄洛替尼联合吉西他滨治疗晚期胰腺癌。

二、中药

复方蟾酥膏

见本章“308. 癌症与癌症疼痛”。

附:用于胰腺癌的其他中药

1. 志苓胶囊

见本章“308. 癌症与癌症疼痛”。

2. 香菇多糖片(胶囊、注射液)

见本章“308. 癌症与癌症疼痛”。

314. 肝癌

〔基本概述〕

发生在肝脏的肿瘤,有良性及恶性之分。肝脏良性肿瘤不多见,包括先天性肝囊肿等。肝脏的恶性肿瘤主要是原发性肝癌和继发性肝癌。

原发性肝癌约4/5为肝细胞肝癌,1/5为胆管细胞肝癌,两者混合的肝癌罕见。

肝癌是我国常见恶性肿瘤之一,死亡率高,在恶性肿瘤死亡顺位中仅次于胃癌、食管癌而居第三位;在部分地区的农村中则占第二位,仅次于胃癌。

原发性肝癌的发病率以东南亚及非洲撒哈拉沙漠以南地区为高,而欧美、俄罗斯、大洋洲等地较低。国内沿海高于内地,东南和东北高于西北、华北和西南;沿海江苏省江湖沼泽区或岛屿又高于沿海其他地区。广西扶绥、江苏启东、福建等高发区,肝癌年死亡率可高达40/10万以上。男女性别之比在肝癌高发区中约(3～4):1,低发区则为(1～2):1。高发区发病以40～49岁年龄组最高,低发多见于老年。

我国每年死于肝癌约11万人,占全世界肝癌死亡人数的45%。由于依靠血清甲胎蛋白(AFP)检测结合超声显像对高危人群的监测,使肝癌在亚临床阶段即可做出诊断,早期切除的远期效果尤为显著,加之积极综合治疗,已使肝癌的五年生存率有了显著提高。

我国肝癌的主要病因有病毒性肝炎和肝硬化,食物中的黄曲霉毒素污染,以及农村中饮水污染等。

引起肝癌的其他致癌物质或致癌因素尚有:①酒精中毒;②亚硝胺;③农药如有机氯类等;④微量元素、性激素、放射性物质、寄生虫、酗酒、吸烟、遗传因素等。

由于目前尚难以一种因素满意解释我国和世界各地肝癌的发病原因和分布情况,故肝癌的发生可能由多种因素经多种途径引起;不同地区致癌和促癌因素可能不完全相同,什么是主要因素,各因素之间相互关系如何尚有待研究。

肝癌起病常隐匿,多在肝病随访中或体检普查中应用

AFP 及 B 超检查偶然发现肝癌。此时患者既无症状，体格检查亦缺乏肿瘤本身的体征，此期称之为亚临床期。肝癌一旦出现症状，来就诊者其病程大多已进入中晚期。不同阶段的肝癌其临床表现有明显差异。肝痛，乏力，纳差，消瘦是最具特征性的临床症状。

肝癌的分期一般分为三期。Ⅰ期：无明显的肝癌症状与体征者，又称亚临床期。Ⅱ期：出现临床症状或体征但无Ⅲ期表现者。Ⅲ期：有黄疸、腹水、远处转移或恶病质之一者。

肝癌早期症状：肝癌从第一个癌细胞形成发展到有自觉症状，大约需要 2 年时间，在此期间，患者可无任何症状或体征，少数患者会出现食欲减退，上腹闷胀、乏力等，有些患者可能轻度肝大。肝癌的早期信号和常见症状有：右上腹肝区不适、疼痛，全身乏力；食欲减退；消瘦。

肝癌中、晚期症状：肝癌的典型症状和体征一般出现在中、晚期，主要有肝痛、乏力、消瘦、黄疸、腹水等。肝区疼痛最常见的是间歇持续性钝痛或胀痛，由癌迅速生长使肝包膜绷紧所致肿瘤侵犯膈肌疼痛，可放射至右肩或右背；向右后生长的肿瘤可致右腰疼痛；突然发生剧烈腹痛和腹膜刺激征提示癌结节包膜下出血或向腹腔破溃。胃纳减退，消化不良，恶心呕吐和腹泻等消化道症状因缺乏特异性而易被忽视。乏力，消瘦，全身衰弱，晚期少数患者可呈恶病质状。发热一般为低热，偶达 39℃以上，呈持续发热或午后低热或弛张型高热。发热与癌肿坏死产物吸收有关。癌肿压迫或侵犯胆管可并发胆道感染。严重者可出现黑便、腹水、黄疸、呕血、内出血等。

肝癌肿瘤转移之处有相应症状，有时成为发现肝癌的初现症状。如转移至肺可引起咳嗽，咯血；胸膜转移可引起胸痛和血性胸腔积液；转移至骨可引起局部疼痛或病理性骨折；转移到脊柱或压迫脊髓神经可引起局部疼痛和截瘫等；颅内转移可出现相应的定位症状和体征。

〔治疗原则〕

早期治疗是改善肝癌预后的最主要因素。早期肝癌应尽量采取手术切除的方法，对不能切除的大肝癌亦可采用多模式的综合治疗。

患者手术后属于术后康复期。康复期的治疗也是尤为重要的，因为存在的复发和转移概率是很高的，术后残余的癌细胞会不定时的向各部位转移，所以术后要加强巩固以防止它的复发和转移。西医手术治标，术后康复期用中药真情散等来治本。所谓急则治其标，缓则治其本，这样中西医结合，标本兼职，才能取得很好的效果，否则转移后再治疗就比较晚了。

1. 手术治疗

肝癌的治疗仍以手术切除为首选，早期切除是提高生存率的关键，肿瘤越小，五年生存率越高。由于根治切除术后随访密切，故常检测到“亚临床期”复发的小肝癌，乃以再手术为首选，第二次手术后五年生存率仍可达 38.7%。

肝移植术虽不失为治疗肝癌的一种方法，国外报道较多，但在治疗肝癌中的地位长期未得到证实，术后长期应用免疫抑制剂，患者常死于复发。对发展中国家而言，由于供体来源及费用问题，近年仍难以推广。

2. 姑息性外科治疗

适于较大肿瘤或散在分布或靠近大血管区，或合并肝硬化限制而无法切除者，方法有肝动脉结扎和（或）肝动脉插管化疗、冷冻、激光治疗、微波治疗，术中肝动脉栓塞治疗或无水酒精瘤内注射等，有时可使肿瘤缩小，血清 AFP 下降，为二步切除提供机会。

3. 多模式的综合治疗

这是近年对中期大肝癌积极有效的治疗方法，有时使不能切除的大肝癌转变为可切除的较小肝癌。其方法有多种，一般多以肝动脉结扎加肝动脉插管化疗的二联方式为基础，加外放射治疗为三联，如合并免疫治疗四联。以三联以上效果最佳。经多模式综合治疗，患者肿瘤缩小率达 31%，因肿瘤明显缩小，获二步切除，二步切除率达 38.1%。上海医科大学肝癌研究所亦曾研究超分割放疗及导向治疗，超分割外放射和肝动脉插管化疗联合治疗的方法是：第一周肝动脉导管内化疗顺氯氨铂（CDDP）每日 20mg，连续 3 天。第二周肝肿瘤区局部外放射上、下午各 2.5Gy（250rads），连续 3 天；两周为一疗程，如此隔周交替可重复 3～4 个疗程。导向治疗，以^{131}I-抗人肝癌铁蛋白抗体或抗肝癌单克隆抗体或^{131}I-抗人肝癌铁蛋白抗体肝动脉导管内注射，每隔 1～2 月 1 次，治疗间期动脉内化 CDDP 20mg 每日 1 次，连续 3～5 天。若上述治疗同时加免疫治疗如干扰素、香菇多糖、白介素-2 等则更佳。

4. 肝动脉栓塞化疗（TACE）

这是 20 世纪 80 年代发展的一种非手术的肿瘤治疗方法，对肝癌有很好疗效，甚至被推荐为非手术疗法中的首选方案。多采用碘化油（lipiodol）混合化疗法，使用^{131}I 或^{125}I－lipiodol 或 90 钇微球栓塞肿瘤远端血供，再用明胶海绵栓塞肿瘤近端肝动脉，使之难以建立侧支循环，致使肿瘤病灶缺血坏死。

5. 无水酒精瘤内注射

超声引导下经皮肝穿于肿瘤内注入无水酒精治疗肝癌。以肿瘤直径≤3cm，结节数在 3 个以内者伴有肝硬化而不能手术的肝癌为首选。对小肝癌有可能治愈。≥5cm 效果差。

6. 放射治疗

由于放射源、放射设备和技术的进步，各种影像学检查的准确定位使放射治疗在肝癌治疗中地位有所提高，疗效亦有所改善。放射治疗适于肿瘤仍局限的不能切除的肝癌，通常如能耐受较大剂量，其疗效也较好，外放射治疗经历全肝放射、局部放射、全肝移动条放射、局部超分割放射、立体放射总量超过近有用质子作肝癌放射治疗者。有报道放射总量超过 40Gy（4000rads 容气量）合并理气健脾中药使一年生存率达 72.7%，五年生存率达 10%，与手术、化疗综合治疗可起杀灭残癌之作用，化疗亦可辅助放疗起增敏作用。肝动脉内注射 Y-90 微球、[131]I-碘化油或同位素标记的单克隆抗体等可起内放射治疗作用。

7. 导向治疗

应用特异性抗体和单克隆抗体或亲肿瘤的化学药物为载体，标记核素或与化疗药物或免疫毒素交联进行特异性导向治疗，是有希望的疗法之一。临床已采用的抗体有抗人肝癌蛋白抗体、抗人肝癌单克隆抗体、抗甲胎蛋白单克隆抗体等。“弹头”除[131]I、[125]I 外已试用 90Y。此外，毒蛋白和化疗药物与抗体的交联人源单抗或基因工程抗体等正在研究中。

8. 化疗

对肝癌较为常用的化疗药物有氟脲嘧啶（5Fu）、顺铂（CDD）、阿霉素（ADM）、丝裂霉素和索拉非尼等。一般认为单个药物静脉给药疗效较差。采用肝动脉给药和（或）栓塞，以及配合内、外放射治疗应用较多，效果较明显。对某些中晚期肝癌无手术指征，且门静脉主干癌栓阻塞不宜肝动脉介入治疗者和某些姑息性手术后患者可采用联合或序贯化疗。

9. 生物治疗

生物治疗具有配合手术、化疗、放疗以减轻对免疫的抑制，消灭残余肿瘤细胞的作用。近年来，基因重组技术的发展，使获得大量免疫活性因子或细胞因子成为可能。应用重组淋巴因子和细胞因子等生物反应调节因子（BRM）对肿瘤生物治疗已引起医学界普遍关注，已被认为是第四种抗肿瘤治疗。目前，临床已普遍应用 α 和 γ 干扰素（IFN）进行治疗，天然和重组 IL-2，TNF 业已问世，此外，淋巴因子激活的杀伤细胞 LAK 细胞肿瘤浸润淋巴细胞（TIL）等已开始试用。所用各种生物治疗剂的疗效仍有待更多的实践和总结。基因治疗为肝癌的生物治疗提供了新的前景。

10. 中医药治疗

红豆杉中药材所含的紫杉醇能够切断癌细胞的复制功能，也就是切断癌细胞重要的分裂方式——微管蛋白合成，使细胞体积逐渐缩小，在血管内形成稳定的抗癌细胞，从而提高人体的代谢功能。

中医学认为癌是正气不足，气滞、痰凝、血瘀日久而引起的，治疗癌症要以“软坚散结”为原则，通过脱毒的红豆杉中药材将硬结打散，可延长生命、减轻痛苦、防止复发转移，最终实现“长期带瘤生存”。

11. 物理微创治疗

半个世纪来，我国肝癌治疗一直以手术切除、肝脏移植、放射治疗、化学治疗、中医中药为主。手术、放疗、化疗三大手段的临床治愈仅为 22%、18% 和 5%。不能手术患者的治疗是临床面对的难题。

氩氦刀适用于早期、中期和晚期各期实体肿瘤的治疗，尤其是那些不能手术切除的中晚期患者，或因年龄大、身体虚弱等各种原因不愿手术肿瘤患者的首选；是不愿承受放、化疗副作用或放、化疗及介入治疗等治疗效果不好肿瘤患者的首选；也是复发、转移的中晚期肿瘤患者的首选。

12. 免疫治疗

众所周知，大部分肝癌的发病与肝炎相关，肿瘤的发展与机体微环境异常相关，这是基于慢性炎症与肿瘤的高发病率相关而得出。而肝脏的慢性炎症是肝细胞癌（HCC）发生和发展的主要危险因素，且肿瘤诱导产生的抗肿瘤免疫对患者预后起着关键作用。一项合理的假设是，肝脏微环境在炎症的影响下发生重编程，从而与 HCC 的发病相关。因此，HCC 的免疫学研究有助于对癌症进展的免疫学机制进行深入了解，有助于探究新的治疗策略。目前，乙肝疫苗接种已经得到普及，台湾的一项研究表明，疫苗的接种可以有效预防儿童和青少年肝癌的发生。因此，乙肝疫苗可能是第一个可以预防癌症的疫苗。目前为止，免疫检测点抑制剂是增强抗肿瘤免疫最成熟的分子，三种不同位点抑制剂已被 FDA 批准用于治疗黑色素瘤患者，分别为 ipilimumab（抗细胞毒性 T 淋巴细胞相关蛋白 4，anti-CTLA4），pembrolizumab（抗细胞程序性死亡蛋白 1，anti-PD1）和 nivolumab（anti-PD1），其他试剂还处于临床研究阶段。这些药物在黑色素瘤及非小细胞肺癌（NSCLC）患者中已取得显著疗效。最近一项临床研究报道了 20 例 HCC 患者应用 tremelimumab（anti-CTLA4）的安全性、免疫反应及临床活动的早期指征等。目前正在开展有关该药物与消融的联合治疗疗效的临床研究。肝癌标准疗法联合免疫治疗的临床试验 HCC 免疫疗法联合标准治疗是一个有趣的选择，许多研究已开始验证这一疗法。已有研究开展经导管肝动脉栓塞（TACE）结合瘤内树突状细胞注射治疗，且患者的初步结果证明了该疗法的安全性。另一项研究也证实了联合治疗的安全性和免疫活动标志，该研究通过化脓性链球菌冻干剂刺激机体产生树突状细胞，同时联合 TACE 开展。三项研究分别报道了不同的消融治疗（如冷冻、微波或射频消融）联合适应性免疫治疗（通过 NK 细胞、γδT 细胞及细胞因子诱导杀伤细胞）。适应性细胞免疫也在研究中进行了检测，然而目前缺少随机对照试验数据。总之，大部分的研究均缺乏对照试验，因此他们的结果是非常有限的。此外，免疫检测相关的数据也是有限的。

20 世纪 70 年代美国提倡了一种概念，即以修饰人体的生物学反应的物质（Biological response modifiers）来提高对肿瘤的抵抗力，这种方法被称为 BRM 疗法或免疫疗法。20 世纪 70 年代末以来，云芝多糖、裂褶菌多糖、香菇多糖在日本，桑黄多糖在韩国先后被批准作为免疫抗肿瘤药物，由此奠定了菇类多糖类在 BRM 疗法中的地位，同时也极大地推动了菇类生物活性成分的研究和应用。近期研究发现，从舞茸中提取的最有效活性成分舞茸 D-fraction 是最有效的抗癌防癌活性成分，与免疫治疗药物（干扰素-α2b）有协同作用。

〔用药精选〕

一、西药

1. 氟尿嘧啶 Fluorouracil

见本章“311. 胃癌”。

2. 丝裂霉素 Mitomycin

见本章“309. 肺部肿瘤与肺癌。”

3. 依托泊苷 Etoposide

见本章“309. 肺部肿瘤与肺癌。”

4. 羟喜树碱 Hydroxycamptothecine

本品通过抑制拓扑异构酶I而发挥细胞毒作用,使DNA不能复制,造成不可逆的DNA链破坏,从而导致细胞死亡。

【适应证】主要用于原发性肝癌、胃癌、头颈部癌、膀胱癌、直肠癌及白血病。

【不良反应】①骨髓抑制:白细胞下降,对红细胞及血小板无明显的影响。②胃肠道反应:恶心、呕吐、食欲减退、腹泻等。③偶见泌尿系统毒性:血尿、尿频和轻度蛋白尿。④其他:偶见嗜睡、乏力、头痛、脱发。

【禁忌】对本品过敏者禁用。

【孕妇及哺乳期妇女用药】孕妇慎用。

【用法用量】①静脉注射。以氯化钠注射液溶解后静脉注射,一次10~30mg,一日1次,一周3次,6~8周为一个疗程。联合用药本品剂量可适当减少。②膀胱灌注。一次10mg,以氯化钠注射液10ml溶解,排尽尿液后灌注,保持2~4小时,一周1次,10次为一个疗程。③胸腹腔注射。恶性胸腔积液和腹水放净后,10~20mg以氯化钠注射液20ml溶解胸腹腔内注入,一周1~2次。

【制剂】①羟喜树碱注射液;②注射用羟喜树碱

附:用于肝癌的其他西药

1. 表柔比星 Epirubicin

见本章“311. 胃癌”。

2. 多柔比星 Doxorubicin

见本章“309. 肺部肿瘤与肺癌”。

3. 尼莫司汀 Nimustine

【适应证】脑肿瘤、消化道肿瘤(胃癌、肝癌、结肠癌、直肠癌)、肺癌、恶性淋巴瘤、慢性白血病等。

4. 替加氟 Tegafur

见本章“311. 胃癌”。

5. 注射用核糖核酸Ⅰ Ribonucleic Acid for Injection Ⅰ

【适应证】本品为免疫调节药。适用于胰腺癌、肝癌、胃癌、肺癌、乳腺癌、软组织肉瘤及其他癌症的辅助治疗。本品亦可用于其他免疫功能低下引起的各种疾病。

6. 碘[^{131}I]美妥昔单抗注射液 Iodine [^{131}I] Metuximab Injection

【适应证】不能手术切除或术后复发的原发性肝癌,以及不适宜做动脉导管化学栓塞(TACE)或经TACE治疗后无效、复发的晚期肝癌患者。

7. 榄香烯 Elemene

【适应证】用于肺癌、肝癌、食管癌及胃癌等。

8. 去甲斑蝥酸钠注射液 Sodium Demethylcantharidate Injection

见本章“309. 肺部肿瘤与肺癌”。

9. 钆贝葡胺注射液 Gadobenate Dimeglumine Injection

【适应证】本品为用于肝脏和中枢神经系统的诊断性磁共振成像(MRI)的顺磁性对比剂。可用于探测已知或怀疑患有原发性肝癌(如肝细胞癌)或转移性癌患者的局灶性肝损伤。

10. 亚砷酸氯化钠注射液 Arsenious Acid and Sodium Chloride Injection

【适应证】本品为抗肿瘤药物,适用于急性早幼粒细胞性白血病、原发性肝癌晚期。

11. 注射用三氧化二砷 Arsenic Trioxide for Injection

【适应证】本品适用于急性早幼粒细胞白血病、原发性肝癌晚期。

12. 索拉非尼 Sorafenib

【适应证】用于不能手术的晚期肾细胞癌,也用于无法手术或远处转移的肝细胞癌。

13. 塞替派 Thiotepa

【适应证】用于卵巢癌、乳腺癌、膀胱癌;对消化道腺癌、恶性淋巴瘤、子宫颈癌、恶性黑色素瘤、甲状腺癌、肺癌等亦有一定疗效。

14. 碘化油 Iodinated Oil

【适应证】可用于预防和治疗地方性甲状腺肿、地方性克汀病及肝恶性肿瘤的栓塞治疗。

15. 顺铂 Cisplatin

【适应证】本品对膀胱癌、卵巢癌、睾丸癌有较好的疗效,对乳腺癌、宫颈癌、子宫内膜癌、肾上腺皮质癌、胃癌、肺癌、前列腺癌、头颈部鳞癌,以及儿童的神经母细胞瘤、骨肉瘤、卵巢生殖细胞瘤均有一定疗效。其也用于肝癌的治疗。

二、中药

1. 艾迪注射液

见本章“308. 癌症与癌症疼痛”。

2. 复方斑蝥胶囊

见本章“308. 癌症与癌症疼痛”。

3. 慈丹胶囊

见本章“308. 癌症与癌症疼痛”。

4. 楼莲胶囊

见本章“308. 癌症与癌症疼痛”。

5. 养正消积胶囊

见本章“308. 癌症与癌症疼痛”。

6. 金龙胶囊

见本章“308. 癌症与癌症疼痛”。

7. 肝复乐片(胶囊)

见本章“308. 癌症与癌症疼痛”。

8. 槐耳颗粒

见本章“308. 癌症与癌症疼痛”。

9. 康莱特注射液

见本章“308. 癌症与癌症疼痛”。

10. 消癥益肝片

见本章“308. 癌症与癌症疼痛”。

11. 平消胶囊(片)

见本章“308. 癌症与癌症疼痛”。

12. 华蟾素注射液(片、胶囊、口服液)

见本章“308. 癌症与癌症疼痛”。

13. 健脾益肾颗粒

见本章“308. 癌症与癌症疼痛”。

14. 香菇多糖片(胶囊、注射液)

见本章“308. 癌症与癌症疼痛”。

15. 五参芪苓丸

见本章“308. 癌症与癌症疼痛”。

16. 复方鹿仙草片(胶囊、颗粒)

见本章“308. 癌症与癌症疼痛”。

17. 复方金蒲片(胶囊)

见本章“308. 癌症与癌症疼痛”。

18. 散结片

见本章“308. 癌症与癌症疼痛”。

19. 参一胶囊

见本章“308. 癌症与癌症疼痛”。

20. 秘诀清凉散(胶囊)

【处方组成】煅寒水石、檀香、降香、沉香、诃子(去核)、豆蔻、红花、天竺黄、肉豆蔻、草果、余甘子、石榴子、止泻木子、荜茇、木香、甘青青兰、獐牙菜、巴夏嘎、绿绒蒿、波棱瓜子、榜嘎、体外培育牛黄、人工麝香

【功能主治】清热解毒,凉血热,化培根痰湿。用于病毒性肝炎、酒精性肝炎、肝硬化、肝癌引起的肝区疼痛、肝肿大、黄染,亦可用于热病余邪。(藏医理论中“化培根痰湿”是指消除由病毒性肝炎、肝硬化、肝癌引起的肝腹水)。

【用法用量】口服。一次2g,一日2~3次,温开水送服。

21. 回生口服液

见本章“308. 癌症与癌症疼痛”。

22. 安康欣胶囊

见本章“308. 癌症与癌症疼痛”。

23. 软坚口服液

见本章“308. 癌症与癌症疼痛”。

附:用于肝癌的其他中药

1. 天蟾胶囊

见本章“308. 癌症与癌症疼痛”。

2. 枫苓合剂

见本章“308. 癌症与癌症疼痛”。

3. 复生康片(胶囊)

【功能主治】活血化瘀,健脾消积。用于胃癌、肝癌,能增强放疗、化疗的疗效,并能增强机体免疫功能,能改善肝癌患者临床症状。

4. 复方红豆杉胶囊

见本章“308. 癌症与癌症疼痛”。

5. 复方蟾酥膏

见本章“308. 癌症与癌症疼痛”。

6. 蛇莲胶囊

见本章“308. 癌症与癌症疼痛”。

7. 得力生注射液

见本章“308. 癌症与癌症疼痛”。

8. 志苓胶囊

见本章“308. 癌症与癌症疼痛”。

9. 痛安注射液

见本章“308. 癌症与癌症疼痛”。

10. 蟾乌巴布膏

见本章“308. 癌症与癌症疼痛”。

11. 天芝草胶囊

见本章“308. 癌症与癌症疼痛”。

12. 鸦胆子油软胶囊

见本章“308. 癌症与癌症疼痛”。

315. 乳腺癌

〔基本概述〕

乳腺癌是女性最常见的恶性肿瘤之一。据资料统计,其发病率占全身各种恶性肿瘤的7%~10%。它的发病常与遗传有关,且40~60岁、绝经期前后的妇女发病率较高。它是一种严重影响妇女身心健康,甚至危及生命的最常见的恶性肿瘤之一,男性乳腺癌罕见。

20世纪以来,乳腺癌的发病率在世界各地均有上升的趋势。在欧洲、北美,其占女性恶性肿瘤发病的第一、二位。中国现有乳腺癌患者上百万,而且每年新发病例约5万。

乳腺癌的主要症状表现为乳腺肿块、乳腺疼痛、乳头溢液、乳头改变、皮肤改变、腋窝淋巴结肿大。乳腺肿块是乳腺癌最常见的症状,约90%的患者是以该症状前来就诊的。乳腺癌以单侧乳腺的单发肿块为多见,单侧多发肿块及原发双侧乳腺癌临床上并不多见。但随着肿瘤防治水平的提高,患者生存期不断延长,一侧乳腺癌术后,对侧乳腺发生第二个原发癌肿的机会将增多。早期乳腺癌的肿块一般较小,有时与小叶增生或一些良性病变不易区分。但即使很小的肿块有时也会累及乳腺悬韧带,而引起局部皮肤的凹陷或乳头回缩等症状,较易早期发现。乳腺癌绝大多数呈浸润性生长,边界欠清。有的可呈扁平状,表面不光滑,有结节感。但需注意的是,肿块越小,上述症状越不明显,而且少数特殊类型的乳腺癌可因浸润较轻,呈膨胀性生长,表现为光滑、活动、边界清楚,与良性肿瘤不易区别。乳腺癌肿块质地较硬,但

富于细胞的髓样癌可稍软，个别也可呈囊性，如囊性乳头状癌。少数肿块周围有较多脂肪组织包裹，触诊时有柔韧感。肿块较小时，活动度较大，但这种活动是肿块与其周围组织一起活动，若肿瘤侵犯胸大肌筋膜，则活动度减弱；肿瘤进一步累及胸大肌，则活动消失。让患者双手叉腰、挺胸，使胸肌收缩，可见两侧乳腺明显不对称。晚期乳腺癌可侵及胸壁，则完全固定，肿瘤周围淋巴结受侵，皮肤水肿可以呈橘皮状，称"橘皮症"，肿瘤周围皮下出现结节称"卫星结节"。

部分早期乳腺癌患者虽然在乳房部尚未能够触摸到明确的肿块，但常有局部不适感，特别是绝经后的女性，有时会感到一侧乳房轻度疼痛不适，或一侧肩背部发沉、酸胀不适，甚至牵及该侧的上臂。

此外，乳腺疼痛、乳头溢液、乳头改变（表现为乳头扁平、回缩、凹陷，直至完全缩入乳晕下，看不见乳头，有时整个乳房抬高，两侧乳头不在同一水平面上）、皮肤改变（表现为皮肤粘连、皮肤浅表静脉曲张、皮肤发红、皮肤水肿、皮肤结节等）、腋窝淋巴结肿大、乳晕异常等也是乳腺癌的较常见症状。

乳腺癌的病因还没有完全明确，但不育、生育次数少、第一胎足月产年龄晚、初潮年龄早、良性乳腺疾病史、乳腺癌家族史、口服避孕药、放射线暴露等因素已经被确认与乳腺癌有关。流行病学调查发现，其有明显的家族遗传倾向。如有一位近亲患乳腺癌，则患病的危险性增加 1.5 ~3 倍；如有两位近亲患乳腺癌，则患病率将增加 7 倍。发病的年龄越轻，亲属中患乳腺癌的危险越大。长期的饮食结构、生活习惯等因素造成体质过度酸化，人体整体的功能下降，引起肾虚，肝肾同源，肾虚肝亦虚，进而引起上焦代谢循环变慢，造成甲状腺疾病和内分泌失调、免疫功能下降，从而发展为乳腺组织异常增生，终致癌变。

乳腺癌的病因尚不能完全明了，已证实的某些发病因素亦仍存在着不少争议，绝经前和绝经后雌激素是刺激发生乳腺癌的明显因素；此外，遗传因素、饮食因素、外界理化因素，以及某些乳房良性疾病与乳癌的发生有一定关系。年龄增加、遗传基因、生活形态等方面的不同，使得某些女性患乳腺癌的概率较一般女性为高。

中医学称乳腺癌为乳岩，多为六淫内侵，禀赋不足，后天失养，肝脾气郁，冲任失调，以致气滞血瘀、痰凝、邪毒结于乳络而成。治宜疏肝解郁，理气化痰，散结。

〔治疗原则〕

1. 外科手术

手术治疗仍为乳腺癌的主要治疗手段之一。无论选用何种术式都必须严格掌握以根治为主、保留功能及外形为辅的原则。在设备条件允许下对早期乳腺癌患者尽力保留乳房外形。手术固然能切除癌肿，但还有残癌，或区域淋巴结转移，或血管中癌栓存在等，复发转移概率非常高。运用中药真情散等术后长期治疗，可以防止复发和转移。

2. 放射治疗

放射治疗是治疗乳腺癌的主要组成部分，是局部治疗手段之一，与手术治疗相比较少受解剖学、患者体质等因素的限制。不过放射治疗效果受着射线的生物学效应的影响，用目前常用的放疗设施较难达到"完全杀灭"肿瘤的目的，效果较手术逊色，因此目前多数学者不主张对可治愈的乳腺癌行单纯放射治疗。放射治疗多用于综合治疗，包括根治术之前或后作辅助治疗、晚期乳腺癌的姑息性治疗。近 10 余年来，较早的乳腺癌以局部切除为主的综合治疗日益增多，疗效与根治术无明显差异，放射治疗在缩小手术范围中起了重要作用。但放射治疗并发症较多，甚至引起部分功能丧失，可同时配合中药真情散等以降低放疗的不良反应。

3. 雌激素受体靶向及内分泌治疗

雌激素及其受体在乳腺发育和细胞分化中发挥着重要的作用，同时在乳腺癌的发生和发展中也占有主导地位，70% ~80% 的乳腺癌表达雌激素受体。20 世纪 70 年代，合成的抗雌激素药物三苯氧胺（又名他莫昔芬，Tamoxifen）的问世成为乳腺癌内分泌治疗的里程碑。90 年代芳香化酶抑制剂（aromatase inhibitor，AI）的问世使乳腺癌的内分泌治疗进入了一个崭新的时代。芳香化酶是催化雌激素生物合成的关键酶和限速酶，抑制该酶的活性能够特异性地抑制雌激素的合成，因此也成为靶向治疗 ER 依赖性乳腺癌的较好的选择。作为一种可逆性结合的 AI，来曲唑（Letrozole）能通过抑制芳香化酶活性，降低血浆 E2 水平，而达到治疗目的。由于绝经后女性的 E2 主要由雄激素经芳香化酶转化而来，因此，目前 AI 多用于绝经后女性的乳腺癌的治疗。

人表皮生长因子受体 2（HER2）及作用于 HER2 靶点的药物曲妥珠单抗（Trastuzumab），是针对 HER2 的细胞外结构域的完全人源化单克隆抗体，也称赫赛汀（Herceptin），是 1998 年经国家食品药品监督管理局批准的用于治疗晚期及转移性乳腺癌的一线或辅助治疗药物，同时，联合曲妥珠单抗化疗可提高早期乳腺癌的总生存期。拉帕替尼（Lapatinib）是一种小分子酪氨酸激酶抑制剂，能抑制 HER1 和 HER2 的活性。帕妥珠单抗（Pertuzumab）是人工合成靶向 HER2 的另一种人源化单克隆抗体，与 HER2 的胞外区结合，可以抑制 HER2 与家族其他成员（主要是 HER3）二聚体的形成，阻断信号通路传导，该药联合曲妥珠单抗能够发挥协同阻断 HER2 信号传导的作用。T-DM1 是一种新型抗体药物，是 MCC（一种结直肠癌的突变蛋白）将曲妥珠单抗与微管抑制剂美坦辛 M1（Maytansine）偶连在一起的形成的新型药物。由于该药兼顾靶向和细胞毒药物特点，T-DM1 单药疗效优于拉帕替尼联合卡培他滨，且耐受性良好。

4. 化疗

化疗的目的就是根除机体内残余的肿瘤细胞以提高外科手术的治愈率。术前化疗的意义在于尽早控制微转移灶；使原发癌及其周围扩散的癌细胞产生退变或部分被杀灭，以减少术后复发及转移；进展期乳癌及炎症型乳癌限制了手术治疗的实施,术前化疗可使肿瘤缩小以便手术切除;可以根据切除肿瘤标本评价术前化疗效果作为术后或复发时选择化疗方案的参考。术后化疗的意义在于提高癌症的治愈率,延长患者的生命。对乳腺癌术后主张进行连续 6 疗程的化疗。

5. 免疫治疗

免疫治疗的作用是活化吞噬细胞、自然杀手细胞、伤害性 T 细胞等免疫细胞,诱导白细胞素,干扰素-γ,肿瘤坏死因子-α 等细胞因子的分泌,诱导癌细胞凋亡。与传统的化学治疗药物(丝裂霉素、卡莫斯丁等)合用,既增加药效,又减轻化疗过程中的毒性作用。其与免疫治疗药物(干扰素 α2b)有协同作用,可能减缓晚期癌症患者的疼痛,增加食欲,改善患者的生活质量。

6. 中医中药治疗

中医中药治疗乳腺癌的特点有:不影响劳动力;乳腺癌患者在局部状况好转的同时,全身状况也得到改善;不良反应小;具有较强的整体观念,采取扶正培本的方法,对于改善患者的局部症状和全身状况都具有重要的作用;可以弥补手术治疗、放射治疗、化学治疗的不足。

手术固然能切除癌肿,但还有残癌,或区域淋巴结转移,或血管中癌栓存在等,运用中医中药术后长期治疗,可以防止复发和转移;放疗、化疗治疗对消化道和造血系统有明显的副作用,运用中医中药治疗既能减轻放、化疗的副作用,又能加强放疗、化疗的效果,晚期乳腺癌患者或不能手术和放疗、化疗者可以采用中医中药治疗。

〔用药精选〕

一、西药

1. 环磷酰胺 Cyclophosphamide

见本章“309. 肺部肿瘤与肺癌”。

2. 多柔比星 Doxorubicin

见本章“309. 肺部肿瘤与肺癌”。

3. 多西他赛 Docetaxel

见本章“309. 肺部肿瘤与肺癌”。

4. 紫杉醇 Paclitaxel

见本章“309. 肺部肿瘤与肺癌”。

5. 氟尿嘧啶 Fluorouracil

见本章“311. 胃癌”。

6. 甲氨蝶呤 Methotrexate

甲氨蝶呤竞争性抑制叶酸还原酶,将叶酸还原成四氢叶酸,作用于 DNA 合成期的细胞。增殖活跃的组织如恶性肿瘤细胞、骨髓、胚胎细胞、皮肤上皮、口腔和肠黏膜及膀胱细胞通常对甲氨蝶呤作用更敏感。恶性肿瘤组织中的细胞增殖比大部分正常组织中的更快,因此甲氨蝶呤可以削弱恶性肿瘤的生长而不对正常组织产生非可逆性的损伤。

【适应证】用于各类型急性白血病,特别是急性淋巴细胞白血病、恶性葡萄胎、绒毛膜上皮癌、乳腺癌、恶性淋巴瘤特别是非霍奇金恶性淋巴瘤和蕈样肉芽肿,头颈部癌、卵巢癌、宫颈癌、睾丸癌、支气管肺癌、多发性骨髓病和各种软组织肉瘤。高剂量用于骨肉瘤,鞘内注射可用于预防和治疗脑膜白血病,以及恶性淋巴瘤的神经系统侵犯。本品经剂量用法调整后用作免疫抑制药,用于类风湿关节炎、银屑病关节炎及银屑病、幼年型类风湿关节炎、脊柱关节病的周围关节炎、多肌炎及皮肌炎、系统性红斑狼疮等。还可用于重度或顽固性 IBD。

【不良反应】①胃肠道:口腔炎、口唇溃疡、咽喉炎、恶心、呕吐、腹痛、腹泻、消化道出血。食欲减退,偶见伪膜性或出血性肠炎等。②肝功能损害:黄疸、谷丙转氨酶、碱性磷酸酶、γ-谷氨酰转肽酶等增高。③大剂量应用可见血尿、蛋白尿、尿少、氮质血症,甚至尿毒症。④长期用药可引起咳嗽、气短、肺炎或肺纤维化。⑤骨髓抑制:引起白细胞和血小板减少,尤以应用大剂量或长期口服小剂量后,引起明显骨髓抑制,贫血和血小板下降而致皮肤或内脏出血。⑥脱发、皮肤发红、瘙痒或皮疹。⑦在白细胞低下时可并发感染。⑧鞘内注射后可见视力模糊、眩晕、头痛、意识障碍,甚至嗜睡或抽搐等。

【禁忌】对本品高度过敏、全身极度衰竭、恶病质或并发感染、心肺肝肾功能不全患者禁用。

【孕妇及哺乳期妇女用药】应用本品期间禁怀孕及哺乳。

【儿童用药】儿童一日 1.25mg～5mg,视骨髓情况而定。

【用法用量】①口服。成人一次 5～10mg,一日 1 次,一周 1～2 次,一疗程安全量 50～100mg。用于急性淋巴细胞白血病维持治疗,一次 15～20mg/m^2,一周 1 次。

②肌肉或静脉注射。一次 10～30mg,一周 1～2 次;儿童一日 20～30mg/m^2,一周 1 次,或视骨髓情况而定。

【制剂】①甲氨蝶呤片;②甲氨蝶呤注射液;③注射用甲氨蝶呤

7. 曲妥珠单抗 Trastuzumab

曲妥珠单抗,是抗人表皮生长因子受体 2 的单克隆抗体,它通过将自已附着在人表皮生长因子受体 2 上来阻止人体表皮生长因子在人表皮生长因子受体 2 上的附着,从而阻断癌细胞的生长,还可以刺激身体自身的免疫细胞去摧毁癌细胞。

【适应证】用于治疗人表皮生长因子受体 2(HER2)过度表达的乳腺癌。单药治疗或与紫杉醇类等药物联合治疗。

【不良反应】疼痛,乏力,寒战,发热,感冒样症状,感染,白细胞减少,血小板减少,贫血,肝毒性,心功能不全,血管扩张,低血压,厌食,便秘,腹泻,消化不良,腹胀,呕吐,恶心,周围水肿,水肿,关节痛,肌肉疼痛,焦虑,抑郁,眩晕,失眠,感觉异常,嗜睡,哮喘,咳嗽增多,呼吸困难,鼻出血,肺部疾病,胸腔积液,咽炎,鼻炎,鼻窦炎,瘙痒,皮疹。

【禁忌】对曲妥珠单抗或其他成分过敏者禁用。

【孕妇及哺乳期妇女用药】不宜用于孕妇,除非对孕妇的潜在好处远大于对胎儿的潜在危险。曲妥珠单抗对婴幼儿的潜在危害并不知道，因此用药期间应停止授乳。

【儿童用药】小于18岁患者使用本品的安全性和疗效尚未确立。本品使用苯乙醇作为溶媒，禁止用于儿童肌内注射。

【用法用量】静脉滴注。初次剂量：一次4mg/kg，90分钟内输入。维持剂量：一次2mg/kg，一周1次，如初次剂量可耐受，则维持剂量可于30分钟内输完。治疗持续到疾病进展为止。

【制剂】注射用曲妥珠单抗

8. 阿那曲唑 Anastrozole

本品为一种强效、选择性非甾体类芳香化酶抑制剂，可抑制绝经后患者肾上腺中生成的雄烯二酮转化为雌酮，从而明显地降低血浆雌激素水平，产生抑制乳腺肿瘤生长的作用。

【适应证】①用于绝经后妇女的晚期乳腺癌的治疗。②对雌激素受体阴性的患者，若对他莫昔芬呈现阳性的临床反应，可考虑使用本品。③用于绝经后妇女雌激素受体阳性的早期乳腺癌的辅助治疗。

【不良反应】常见轻到中度潮热、衰弱、关节疼痛/僵直、阴道干燥、毛发稀疏、皮疹、恶心、腹泻、头痛。少见轻到中度阴道出血、厌食、呕吐、高胆固醇血症、嗜睡。极罕见过敏反应。

【禁忌】对阿那曲唑及其制剂辅料高度敏感、绝经前妇女、严重肾损害（肌酐清除率<20ml/分）、中重度肝损害的患者禁用。

【孕妇及哺乳期妇女用药】妊娠期或哺乳期妇女禁用。

【儿童用药】本品安全性和有效性的试验尚未在儿童中进行，因此不用于儿童。

【用法用量】口服。一次1mg，一日1次。对轻度肝功能或轻至中度肾功能损害患者一般可无须调整剂量。

【制剂】阿那曲唑片

9. 来曲唑 Letrozole

来曲唑是新一代芳香化酶抑制剂，通过抑制芳香化酶，使雌激素水平下降，从而消除雌激素对肿瘤生长的刺激作用。

【适应证】用于治疗抗雌激素治疗无效的晚期乳腺癌绝经后患者。

【不良反应】骨骼肌疼痛、恶心、头痛、关节疼痛、疲劳、呼吸困难、咳嗽、便秘、呕吐、腹泻、胸痛、病毒感染、面部潮红、腹痛等。

【禁忌】对本品及其辅料过敏者禁用。

【孕妇及哺乳期妇女用药】建议妊娠期和哺乳期禁用。

【儿童用药】来曲唑不能应用于儿童或青少年。

【用法用量】口服。一次2.5mg，一日1次。老年患者、轻中度肝功能损伤、肌酐清除率≥10ml/分的患者无须调整剂量。

【制剂】来曲唑片

10. 枸橼酸他莫昔芬 Tamoxifen Citrate

本品为非固醇类抗雌激素药物，通过阻止雌激素作用的发挥，从而抑制乳腺癌细胞的增殖。

【适应证】①绝经期前的妇女代替卵巢切除或放射去势；②乳腺癌广泛切除后预防复发及经前期紧张综合征。③治疗女性转移性乳腺癌。

【不良反应】①治疗初期骨和肿瘤疼痛可一过性加重，继续治疗可逐渐减轻。②少数患者有不良反应。胃肠道：食欲不振、恶心、呕吐、腹泻。③生殖系统：月经失调、闭经、阴道出血、外阴瘙痒、子宫内膜增生、内膜息肉和内膜癌。④皮肤：颜面潮红、皮疹、脱发。⑤骨髓：偶见白细胞和血小板减少。⑥肝功能：偶见异常。⑦眼睛：长时间（17个月以上）大量（一日240~320mg）使用可出现视网膜病或角膜浑浊。②罕见的、需引起注意的不良反应：精神错乱、肺栓塞（表现为气短）、血栓形成、无力、嗜睡。

【禁忌】对本品过敏、有眼底疾病患者禁用。

【孕妇及哺乳期用药】对胎儿有影响，妊娠、哺乳期妇女禁用。

【用法用量】口服。一次10mg，一日2次；也可一次20mg，一日2次。

【制剂】枸橼酸他莫昔芬片（口服溶液）

11. 注射用氟脲苷 Floxuridine for Injection

见本章“309. 肺部肿瘤与肺癌”。

附：用于乳腺癌的其他西药

1. 醋酸甲地孕酮 Megestrol Acetate

【适应证】治疗月经不调、功能性子宫出血、子宫内膜异位症，晚期乳腺癌和子宫内膜腺癌，亦可用于短效复方口服避孕片的孕激素成分。

2. 醋酸甲羟孕酮片 Medroxyprogesterone Acetate Tablets

【适应证】可用于月经不调、功能性子宫出血及子宫内膜异位症等，还可用于晚期乳腺癌、子宫内膜癌。

3. 卡培他滨 Capecitabine

见本章“312. 大肠癌（直肠癌和结肠癌）”。

4. 盐酸吉西他滨 Gemcitabine Hydrochloride

见本章“309. 肺部肿瘤与肺癌”。

5. 长春瑞滨 Vinorelbine

见本章“309. 肺部肿瘤与肺癌”。

6. 去氧氟尿苷胶囊 Doxifluridine Capsules

见本章“311. 胃癌”。

7. 吡柔比星 Pirarubicin

【适应证】主要用于恶性淋巴瘤、急性白血病、乳腺癌、泌尿道上皮癌（膀胱癌及输尿管癌）、卵巢癌，也可用于子宫颈癌、头颈部癌和胃癌。

8. 替加氟氯化钠注射液 Tegafur and Sodium Chloride Injection

【适应证】主要用于治疗消化道肿瘤，如胃癌、直肠癌、胰腺癌、肝癌，亦可用于乳腺癌。

9. 注射用洛铂 Lobaplatin for Injection

见本章“309. 肺部肿瘤与肺癌”。

10. 注射用核糖核酸I Ribonucleic Acid for Injection I

【适应证】本品为免疫调节药。适用于胰腺癌、肝癌、胃癌、肺癌、乳腺癌、软组织肉瘤及其他癌症的辅助治疗。本品亦可用于其他免疫功能低下引起的各种疾病。

11. 注射用氨磷汀 Amifostine for Injection

【适应证】本品为正常细胞保护剂，主要用于各种癌症的辅助治疗。在对肺癌、卵巢癌、乳腺癌、鼻咽癌，骨肿瘤、消化道肿瘤、血液系统肿瘤等多种癌症患者进行化疗前应用本品，可明显减轻化疗药物所产生的毒性。放疗前应用本品可显著减少口腔干燥和黏膜炎的发生。

12. 多西他赛 Docetaxel

【适应证】主要治疗晚期乳腺癌、卵巢癌、非小细胞肺癌的治疗。对头颈部癌、小细胞肺癌；对胃癌、胰腺癌、黑色素瘤等也有一定疗效。

13. 盐酸米托蒽醌注射液 Mitoxantrone Hydrochloride Injection

【适应证】主要用于恶性淋巴瘤、乳腺癌和急性白血病。对肺癌、黑色素瘤、软组织肉瘤、多发性骨髓瘤、肝癌、大肠癌、肾癌、前列腺癌、子宫内膜癌、睾丸肿瘤、卵巢癌和头颈部癌也有一定疗效。

14. 注射用福美坦 Formestane for injection

【适应证】用于治疗自然或人工绝经后妇女晚期乳腺癌。

15. 注射用右丙亚胺 Dexrazoxane for Injection

【适应证】本品可减少多柔比星引起的心脏毒性的发生率和严重程度，适用于接受多柔比星治疗累积量达 300mg/m^2，并且医师认为继续使用多柔比星有利的女性转移性乳腺癌患者。

16. 枸橼酸托瑞米芬片 Toremifene citrate Tablets

【适应证】用于治疗绝经后妇女雌激素受体阳性/或不详的转移性乳腺癌。

17. 表柔比星 Epirubicin

见本章“311. 胃癌”。

18. 尿多酸肽注射液 Uroacitides Injection

【适应证】与化疗联合应用，可用于晚期乳腺癌、非小细胞肺癌的辅助治疗。

19. 注射用醋酸亮丙瑞林微球 Leuprorelin Acetate Microspheres for Injection

【适应证】子宫内膜异位症；伴有月经过多、下腹痛、腰痛及贫血等的子宫肌瘤；绝经前乳腺癌，且雌激素受体阳性；前列腺癌；中枢性性早熟症。

20. 依西美坦 Exemestane

【适应证】适用于以他莫昔芬治疗后病情进展的绝经后晚期乳腺癌患者。

21. 顺铂 Cisplatin

见本章“309. 肺部肿瘤与肺癌”。

22. 丝裂霉素 Mitomycin

见本章“309. 肺部肿瘤与肺癌”。

23. 替加氟 Tegafur

见本章“311. 胃癌”。

24. 奥沙利铂 Oxaliplatin

见本章“311. 胃癌”。

25. 伊立替康 Irinotecan

见本章“309. 肺部肿瘤与肺癌”。

26. 长春碱 Vinblastine

【适应证】主要对恶性淋巴瘤、绒毛膜上皮癌及睾丸肿瘤有效，对肺癌、乳腺癌、卵巢癌及单核细胞白血病也有效。

27. 异环磷酰胺 Ifosfamide

【适应证】用于睾丸癌、卵巢癌、乳腺癌、肉瘤、恶性淋巴瘤和肺癌等。

28. 甘磷酰芥 Glyfosfin

【适应证】①用于恶性淋巴瘤，有较好的疗效。②乳腺癌，亦有相对疗效，可作为二线药物使用。③对其他如小细胞肺癌、子宫肉瘤和急、慢性白血病也有效。④局部应用对乳腺癌引起的溃疡有显著疗效，对子宫颈癌也有效。

29. 甲氧芳芥 Methoxymerphalan

【适应证】主要对慢性粒细胞白血病疗效较好，对霍奇金病、淋巴肉瘤、肺癌、乳腺癌、骨髓转移癌及多发性骨髓瘤也有一定疗效，而且对骨转移癌所致的疼痛有止痛作用。

30. 塞替派 Thiotepa

【适应证】用于卵巢癌、乳腺癌、膀胱癌，对消化道腺癌、恶性淋巴瘤、子宫颈癌、恶性黑色素瘤、甲状腺癌、肺癌等亦有一定疗效。

31. 六甲蜜胺 Altretamine

【适应证】单一或联合用药治疗肺癌、卵巢癌、乳腺癌、恶性淋巴瘤、消化系统癌、多发性骨髓瘤、慢性粒细胞性白血病。

32. 卡莫氟 Carmofur

【适应证】主要用于消化道癌（食管癌、胃癌、结肠癌、直肠癌），乳腺癌亦有效。

33. 米尔法兰 Melphalan

【适应证】对多发性骨髓瘤疗效显著，对恶性淋巴瘤、乳腺癌、卵巢癌、精原细胞瘤、慢性白血病、真红细胞增多症、儿童晚期神经母细胞瘤、甲状腺癌有较好疗效。

34. 伊沙匹隆 Ixabepilone

【适应证】①与卡培他滨联用治疗转移性或局部晚期的乳腺癌。②用于治疗对蒽环类抗生素、紫杉烷类和卡培他滨耐药的转移性或局部晚期乳腺癌。

35. 醋酸戈舍瑞林 Goserelin Acetate

【适应证】可用激素治疗的前列腺癌及绝经前及围绝经期的乳腺癌。也可用于子宫内膜异位症的治疗,如缓解疼痛并减少子宫内膜损伤。

36. 氟维司群 Fulvestrant

【适应证】用于在抗雌激素辅助治疗后或治疗过程中复发的,或是在抗雌激素治疗中进展的绝经后(包括自然绝经和人工绝经)雌激素受体阳性的局部晚期或转移性乳腺癌。

37. 氨鲁米特 Aminoglutethimide

【适应证】适用于绝经后晚期乳腺癌,雌激素受体阳性效果更好。对乳腺癌骨转移有效。也可用于皮质醇增多症的治疗。

38. 拉帕替尼 Lapatinib

【适应证】用于联合卡培他滨治疗 ErbB-2 过度表达的,既往接受过包括蒽环类、紫杉醇、曲妥珠单抗(赫赛汀)治疗的晚期或转移性乳腺癌。

39. 丙酸睾酮 Testosterone Propionate

【适应证】①原发性或继发性男性性功能减退。②男性青春期发育迟缓。③绝经期后女性晚期乳腺癌的姑息性治疗。

40. 庚酸睾酮 Testosterone Enantate

【适应证】适用于男性性功能不全、性器官发育不良、不育症、隐睾症和无睾症等。也可用于女性功能性子宫出血、更年期综合征、乳腺癌及性器官癌等。

41. 十一酸睾酮 Testosterone Undecanoate

【适应证】用于男性原发性或继发性性腺功能低下的睾酮替代疗法,也用于女性乳腺癌转移患者的姑息治疗。

42. 苯丙酸诺龙 Nandrolone Phenylpropionate

【适应证】①女性晚期乳腺癌姑息性治疗。②伴有蛋白分解的消耗性疾病的治疗。

43. 短棒杆菌 Corynebacterium Pavum

【适应证】用于恶性黑色素瘤、乳腺癌及肺小细胞型未分化癌。腹腔注射对癌性腹水也有治疗作用。

二、中药

1. 牛黄醒消丸

【处方组成】人工牛黄、人工麝香、醋乳香、醋没药、雄黄

【功能主治】清热解毒,消肿止痛。用于痈疽发背,瘰疬流注,乳痈乳岩,无名肿毒。

【用法用量】用温黄酒或温开水送服,一次 3g,一日 1~2 次;患在上部,临睡前服;患在下部,空腹时服。

【使用注意】孕妇禁用。

2. 小金丸(片、胶囊)

【处方组成】人工麝香、木鳖子(去壳、去油)、制草乌、枫香脂、乳香(制)、没药(制)、五灵脂(醋炒)、酒当归、地龙、香墨

【功能主治】散结消肿,化瘀止痛。用于痰气凝滞所致的瘰疬、瘿瘤、乳岩、乳癖,症见肌肤或肌肤下肿块一处或数处,推之能动,或骨及骨关节肿大、皮色不变、肿硬作痛。

【用法用量】打碎后口服。一次 1.2~3g,一日 2 次;小儿酌减。

【使用注意】孕妇禁用。

3. 平消胶囊(片)

见本章“308. 癌症与癌症疼痛”。

4. 健脾益肾颗粒

见本章“308. 癌症与癌症疼痛”。

5. 志苓胶囊

见本章“308. 癌症与癌症疼痛”。

6. 贞芪扶正胶囊(片、颗粒)

见本章“308. 癌症与癌症疼痛”。

7. 金菌灵胶囊(片)

见本章“308. 癌症与癌症疼痛”。

8. 芪珍胶囊

见本章“308. 癌症与癌症疼痛”。

9. 回生口服液

见本章“308. 癌症与癌症疼痛”。

10. 安康欣胶囊

见本章“308. 癌症与癌症疼痛”。

11. 参丹活血胶囊

见本章“308. 癌症与癌症疼痛”。

12. 参丹散结胶囊

见本章“308. 癌症与癌症疼痛”。

13. 茸术口服液

见本章“308. 癌症与癌症疼痛”。

14. 复方红豆杉胶囊

见本章“308. 癌症与癌症疼痛”。

15. 复方蟾酥膏

见本章“308. 癌症与癌症疼痛”。

附:用于乳腺癌的其他中药

1. 康力欣胶囊

见本章“308. 癌症与癌症疼痛”。

2. 香菇多糖片(胶囊、注射液)

见本章“308. 癌症与癌症疼痛”。

316. 宫颈癌

〔基本概述〕

宫颈癌是指发生在子宫阴道部及宫颈管的恶性肿瘤,是女性常见恶性肿瘤之一。

在全球范围内,每年约有 20 多万女性死于宫颈癌。我国每年新发现的病例为 13.15 万,死亡率最高的地区是山西,最低的是西藏。总的趋势是农村高于城市,山区高于

平原。

宫颈癌发病率在妇科恶性肿瘤中排名第二位，仅次于乳腺癌。目前，此病在发展中国家发病率高于发达国家，原因就在于前者妇女的保健意识较差，往往等到发病了才去检查，而这时肿瘤往往已经到了晚期。

宫颈癌的发病原因尚不清楚，国内外大量资料证实，早婚、早育、多产及性生活紊乱的妇女有较高的患病率。目前也有认为包皮垢中的胆固醇经细菌作用后可转变为致癌物质，也是导致宫颈癌的重要诱因。病毒（如人类乳头瘤病毒）或真菌感染可能与宫颈癌的发生也有关系。

宫颈癌疫苗，又称为 HPV 疫苗，是疫苗的一种，可以防止人乳头状瘤病毒（HPV）感染。医学界研究表明，99.7% 的子宫颈癌都是由于 HPV 病毒导致的。在全世界使用该疫苗的 160 个国家里，有相当一部分国家将之称为“宫颈癌疫苗”，尽管这不够严谨。国际上普遍认定，HPV 疫苗对 9～45 岁的女性都有预防效果，如果女性能在首次性行为之前注射 HPV 疫苗，会降低 90% 的宫颈癌及癌前病变发生率。

另外，抽烟或因其他疾病、服用类固醇、艾滋病者都会因为免疫力较差，而比一般人容易患子宫颈癌。

子宫颈癌多发于 35 岁以后的妇女，高峰期则为 45～59 岁，但目前发病年龄已经大大提前，很多得病的女性只有 20 几岁。研究发现，不少性传播疾病都会引起子宫颈癌，尤其是尖锐湿疣，更是与此病有密切联系，因此多性伴的女性是子宫颈癌的高危人群。此外，性生活过早、营养不良、长期口服避孕药、家族遗传、妇科检查器械造成的伤害也会增加子宫颈癌发病的风险。有过以上经历的女性应特别重视子宫颈癌的筛查工作。

宫颈癌初期症状有阴道分泌物增加并带有颜色，性行为后有出血现象；发展期的症状有性行为后出血较明显，阴道分泌物有异常臭味；恶化期症状有日常出血，分泌物恶臭，腰痛，下肢类似神经痛。当宫颈癌的症状出现 3 个月后就诊者已有 2/3 为癌症晚期。

宫颈癌的症状主要如下。①阴道出血：不规则阴道出血，尤其是接触性出血（即性生活后或妇科检查后出血）和绝经后阴道出血是宫颈癌患者的主要症状。菜花状宫颈癌出血现象较早，出血量较多。②阴道分泌物增多：白色稀薄，水样、米泔样或血性，有腥臭味。当癌组织破溃感染时，分泌物可为脓性，伴恶臭。③晚期表现：由于癌肿的浸润、转移，可出现相应部位乃至全身的症状。如尿频、尿急，肛门坠胀、秘结，下肢肿痛、坐骨神经痛，肾盂积水，肾衰竭、尿毒症等；到了疾病末期，患者可出现消瘦、贫血、发热及全身衰竭。

宫颈癌的转移途径以直接侵犯和淋巴转移为主，血行转移较少见，多发生于晚期。转移可向邻近组织和器官直接蔓延，向下至阴道穹窿及阴道壁，向上可侵犯子宫体，向两侧可侵犯盆腔组织，向前可侵犯膀胱，向后可侵犯直肠。也可通过淋巴管转移至宫颈旁、髂内、髂外、腹股沟淋巴结，晚期甚至可转移到锁骨上及全身其他淋巴结。血行转移比较少见，常见的转移部位是肺、肝及骨。

宫颈癌早期时可无明显症状，也无特殊体征，往往出现最早的症状是阴道出血，开始常为少量的接触性出血，绝经后间断性出血或白带量的增多，呈血性或脓性，气味腥臭，晚期可出现大出血、恶病质、消瘦、发热、贫血，以及癌肿侵犯所造成的周围压迫症状，如下腹痛、腰痛、尿频、尿急、肛门坠胀感、里急后重、下肢肿痛，坐骨神经痛等，严重时可导致尿毒症，出现全身衰竭，危及生命。同样用窥阴器直接观察宫颈，早期难以看到异常，而当病变明显时，局部病变可呈糜烂、溃疡、菜花样赘生物、结节、空洞，甚至内生凹陷等，经颈管内诊刮，病理检查可明确诊断。

宫颈癌在中医学中属于“崩漏”“带下”“癥瘕”等范畴。中医学认为子宫颈癌的发病是由脾湿、肝郁、肾虚，脏腑功能亏损，致冲任失调，督带失约而成。此病以七情所伤，肝郁气滞，冲任损伤，肝、脾、肾诸脏虚损为内因，外受湿热瘀毒积滞所致。

〔治疗原则〕

经临床追踪观察显示，从一般的宫颈癌前病变发展为宫颈癌大约需要 10 年时间。从这个角度看，宫颈癌是一种可预防、可治愈的疾病。防治的关键在于：定期进行妇科检查，及时发现和治疗宫颈癌前病变，终止其向宫颈癌的发展。

宫颈癌初期没有任何症状，后期可出现异常阴道流血。目前治疗方案以手术和放射治疗为主，亦可采用中西医综合治疗，但中晚期患者治愈率很低。

子宫颈癌治疗的方式包括外科手术切除、中医药、放射线治疗及化学治疗等方法。决定最佳的治疗方式前必须考虑很多因素，包括肿瘤大小，病患年龄及整体健康状况还有早期、晚期等等。一般的子宫颈癌恶性程度高，70% 的患者在确诊时已属晚期。对Ⅱ、Ⅲ、Ⅳ期的患者均不宜手术治疗。手术后也容易转移或复发。

宫颈癌的治疗主要是手术及放射治疗。尤其是鳞癌对放射治疗较敏感。近年来抗癌化学药物的迅猛发展，过去认为对宫颈癌无效的化疗，现已成为辅助治疗的常用方法，尤其在晚期或复发者。在手术或放疗前先用化疗，化疗后待癌灶萎缩或部分萎缩后再行手术或放疗，或者手术或化疗后再加用化疗，便可提高疗效。

1. 放射治疗

放射治疗为宫颈癌的首选疗法，可应用于各期宫颈癌，放射范围包括子宫颈及受累的阴道、子宫体、宫旁组织及盆腔淋巴结。照射方法一般都采取内外照射结合法。目前对早期宫颈癌多主张先行内照射。而对晚期癌，特别是局部瘤体巨大，出血活跃，或伴感染者则以先行外照射为宜。

放射治疗是子宫颈癌主要治疗方法，在进行放疗时，应用中药配合治疗，减轻不良反应，如养阴清热法治疗放疗所致带下黄白、腥臭，阴部疼痛，口干、口渴，大便硬结的症状。

2. 手术治疗

手术治疗多采用广泛性子宫切除术和盆腔淋巴结消除。切除范围包括全子宫、双侧附件、阴道上段和阴道旁组织以及盆腔内备组淋巴结(子宫颈旁、闭孔、髂内、髂外、髂总下段淋巴结)。手术要求彻底、安全、严格掌握适应证、防止并发症。

3. 化学治疗

到目前为止,子宫颈癌对大多数抗癌药物不敏感,化疗的有效率不超过15%,晚期患者可采用化疗、放疗等综合治疗。化疗药物可采用5-氟脲嘧啶,阿霉素等进行静脉或局部注射。

4. 中医药治疗

中西医综合治疗癌肿是我国肿瘤研究的成就。中医药从辨证论治出发,调整机体功能,改善临床症状,减轻放疗、化疗的不良反应,提高手术前后机体抗感染能力和细胞免疫能力,可大大提高临床疗效,应贯穿于治疗的始终。

中医中药治癌可减轻患者的症状和痛苦,提高生存质量,延长生命,降低癌症的死亡率。中草药治癌有以下特点。①具有较强的整体观念。肿瘤虽然是生长在身体的某一局部,但实际上是一种全身性疾病。对多数的肿瘤患者来说,局部治疗是不能解决根治问题的,而中医由于从整体观念出发,实施辨证论治,既考虑了局部的治疗,又采取扶正培本的方法,对于改善患者的局部症状和全身状况都具有重要的作用。②可以弥补手术治疗、放射治疗、化学治疗的不足。手术固然能切除癌肿,但还有残癌,或区域淋巴结转移,或血管中癌栓存在等,运用中医中药术后长期治疗,可以防止复发和转移;放疗、化疗治疗对消化道和造血系统有明显的副作用,运用中医中药治疗既能减轻放、化疗的副作用,又能加强放疗、化疗的效果,对于晚期癌症患者或不能手术和放疗、化疗者可以采用中医中药治疗。③不影响劳动力。癌症患者在局部状况好转的同时,全身状况也得到改善。④不良反应少。

中医药对子宫颈癌,早期以局部用药为主,阴道给药,使子宫颈癌病灶发生凝固、坏死、脱落;而晚期癌,需辨证论治进行治疗,扶正祛邪、攻补兼施、标本合治,能使子宫颈癌患者症状减轻,延年益寿。

目前,治疗子宫颈癌的单一方法都有其不足之处,如手术治疗虽然是治疗宫颈癌的重要方法之一,对多数早期患者可达到根治的目的,但如手术中残留少量癌组织,尤其是存在于宫颈周围或转移至远处的亚临床病灶,可造成术后的局部复发或出现远处转移;此外,手术时亦有可能造成局部癌细胞种植及血行或淋巴播散,故有可能引起局部复发或远处转移。子宫颈癌放射治疗也是主要的治疗手段,但也可因某些原因使治疗效果不理想,如:部分肿瘤或盆腔淋巴结在放射治疗时被遗漏或照射剂量不够,某些病理类型的癌组织对放射线不敏感等。

〔用药精选〕

一、西药

1. 顺铂 Cisplatin

见本章“309. 肺部肿瘤与肺癌”。

2. 伊立替康 Irinotecan

见本章“309. 肺部肿瘤与肺癌”。

3. 博来霉素(争光霉素) Bleomycin

本品属碱性糖肽类抗癌抗生素。其主要抑制胸腺嘧啶核苷参入 DNA,与 DNA 结合使之破坏分解,作用于增殖细胞周期的 S 期。

【适应证】用于头颈部癌、食管癌、皮肤癌、宫颈癌、阴道癌、外阴癌、阴茎癌,霍奇金病及恶性淋巴瘤、睾丸癌及癌性胸腔积液等,亦可用于治疗银屑病。

【不良反应】骨髓抑制轻微,常见注射后发热反应,偶见因过敏性休克而死亡。可引起皮肤色素沉着(特别是骨隆起处,如踝部)、指甲变色脱落、脱发、口腔溃破、食欲不振等。长期用药可致肺纤维化,可因肺功能不全而死亡。

【禁忌】对本品过敏、水痘患者、白细胞计数低于 $2.5\times10^9/L$ 者禁用。

【孕妇及哺乳期妇女用药】所有抗癌药均可影响细胞动力学,并有致畸性,孕妇和哺乳期妇女应谨慎给药,特别是妊娠初期的 3 个月。

【儿童用药】本品用于儿童的安全性和有效性还没确定。

【老年用药】本品不宜用于 70 岁以上老年患者。

【用法用量】肌内、静脉及动脉注射。成人一次 15mg,一日 1 次或一周 2~3 次,总量不超过 400mg;小儿按体表面积一次 $10mg/m^2$。第一次用药时,先肌内注射 1/3 量,若无反应再将全部剂量注射完。静脉注射应缓慢,不少于 10 分钟。

【制剂】①博莱霉素软膏;②注射用盐酸博来霉素

4. 平阳霉素 Bleomycin A5

见本章“310. 食管癌”。

5. 甲氨蝶呤 Methotrexate

见本章“315. 乳腺癌”。

附:用于宫颈癌的其他西药

1. 吡柔比星(PRA) Pirarubicin

【适应证】主要用于恶性淋巴瘤、急性白血病、乳腺癌、泌尿道上皮癌(膀胱癌及输尿管癌)、卵巢癌,也可用于子宫颈癌、头颈部癌和胃癌。

2. 甘磷酰芥 Glyfosfin

【适应证】用于恶性淋巴瘤、乳腺癌、小细胞肺癌、子宫肉瘤和急、慢性白血病等。对子宫颈癌也有效。

3. 硝卡芥 Nitrocaphane

【适应证】对癌性胸腔积液疗效较好,对原发性肺癌、头颈部恶性肿瘤、鼻咽癌、喉癌、乳腺癌有一定疗效,对宫颈癌、淋巴肉瘤及食管癌有效。

4. 塞替派 Thiotepa

【适应证】用于卵巢癌、乳腺癌、膀胱癌，对消化道腺癌、恶性淋巴瘤、子宫颈癌、恶性黑色素瘤、甲状腺癌、肺癌等亦有一定疗效。

5. 羟基脲 Hydroxycarbamide

【适应证】本品对慢性粒细胞白血病（CML）有效，并可用于对白消安耐药的 CML。对黑色素瘤、肾癌、头颈部癌有一定疗效；与放疗联合对头颈部及宫颈鳞癌有效。

6. 双价人乳头瘤病毒吸附疫苗 Human Papillomavirus（Types16，18）Vaccine，Adsorbed

【适应证】适用于预防因高危型人乳头瘤病毒（HPV）16 型、18 型所致的宫颈癌。

二、中药

1. 复方斑蝥胶囊

见本章“308. 癌症与癌症疼痛”。

2. 艾迪注射液

见本章“308. 癌症与癌症疼痛”。

3. 消癌平片（分散片、咀嚼片、丸、胶囊、软胶囊、颗粒、滴丸、口服液、注射液）

见本章“308. 癌症与癌症疼痛”。

4. 安康欣胶囊

见本章“308. 癌症与癌症疼痛”。

5. 参丹活血胶囊

见本章“308. 癌症与癌症疼痛”。

6. 复方红豆杉胶囊

见本章“308. 癌症与癌症疼痛”。

附：用于宫颈癌的其他中药

复方蟾酥膏

见本章“308. 癌症与癌症疼痛”。

317. 子宫内膜癌

〔基本概述〕

子宫内膜癌又称为子宫体癌，是妇科常见的恶性肿瘤，仅次于子宫颈癌。

子宫内膜癌的真正发病原因迄今不明，但其发病的危险因素却长期被人们注意。其危险因素如下。①肥胖：脂肪过多将增加雌激素的储存，以及增加血浆中雄烯二酮转化为雌酮。这种游离的具有活性雌酮增加，可能是子宫内膜癌的致癌因子，或促癌因子。②糖尿病：糖尿病患者或耐糖量不正常者，其患子宫内膜癌的危险比正常人增加 2.8 倍。③高血压：子宫内膜癌伴高血压者较多。肥胖、糖尿病与高血压三者并存于子宫内膜癌患者，称为“宫内膜的三联征”或“宫内膜癌综合征”。三者可能与高脂饮食有关，而高脂饮食与子宫内膜癌有直接关系。④月经失调：子宫内膜癌患者月经紊乱、量多者，比正常妇女高 3 倍。⑤初潮早与绝经迟：12 岁以前比 12 岁以后初潮者，子宫内膜癌患者的发生率多 60%。子宫内膜癌患者的绝经年龄较正常妇女迟 6 年。⑥孕产次：子宫内膜癌发生于多产、未产、不孕症者较多。⑦多囊卵巢综合征：表现为不排卵，而使子宫内膜处于高水平的、持续的雌激素作用之下，缺乏孕激素的调节和周期性的子宫内膜剥脱，而发生增生改变。⑧卵巢肿瘤：分泌较高水平雌激素的颗粒细胞癌、卵泡膜细胞瘤等，可致月经不调，绝经后出血及子宫内膜增生和内膜癌。⑨子宫内膜不典型增生：可为内膜癌发展的一个阶段或无此阶段。而重度不典型增生，可视为子宫内膜原位癌。⑩外源性雌激素：服用雌激素的妇女具有高度发生子宫内膜癌的危险，其危险与剂量大小、服用时间长短，是否合用孕激素、中间是否停药，以及患者特点等有关。停药后危险性降低，但危险性仍继续若干年。

子宫内膜癌极早期患者可无明显症状，仅在普查或其他原因作妇科检查时偶然发现。一旦出现症状，则多表现如下。①子宫出血：绝经期前后的不规则阴道出血是子宫内膜癌的主要症状，常为少量至中等量出血，很少为大量出血。不仅较年轻或近绝经期患者易误认为月经不调，不及时就诊，而且医师亦往往疏忽。个别也有月经周期延迟者，但表现不规律。在绝经后患者多表现为持续或间断性阴道出血。子宫内膜癌患者一般无接触性出血。晚期出血中可杂有烂肉样组织。②阴道排液：因腺癌生长于宫腔内，感染机会较宫颈癌少，故在初期可能仅有少量血性白带，但后期发生感染、坏死，则有大量恶臭的脓血样液体排出。有时排液可夹杂癌组织的小碎片。倘若宫颈腔积脓，引起发热、腹痛、白细胞增多，一般情况也迅速恶化。③疼痛：由于癌肿及其出血与排液的瘀积，刺激子宫不规则收缩而引起阵发性疼痛，占 10% ~46%。这种症状多半发生在晚期。如癌组织穿透浆膜或侵蚀宫旁结缔组织、膀胱，压迫其他组织也可引起疼痛，往往呈顽固性和进行性加重；且多从腰骶部、下腹向大腿及膝放射。④其他：晚期患者自己可触及下腹部增大的子宫或/及邻近组织器官，可致该侧下肢肿痛，或压迫输尿管引起该侧肾盂输尿管积水或致肾脏萎缩；或出现贫血、消瘦、发热、恶病质等全身衰竭表现。

子宫内膜癌在中医学中属于“癥瘕”等的范畴，多与正气虚弱，脏腑气血失调有关，以肝郁气滞、血瘀、痰湿致病。治疗以理气、祛瘀、利湿除痰、散结消癥为主。

〔治疗原则〕

子宫内膜癌的治疗原则，应根据临床分期、癌细胞的分化程度，患者周身情况等因素综合考虑决定。因为子宫内膜癌绝大多数为腺癌，对放射治疗不敏感，故治疗以手术为主，其他尚有放疗、化疗及其他药物等综合治疗。

1. 手术治疗

单纯手术治疗效果优于单纯放疗，其5年治愈率，手术治疗比放疗高出20%。

2. 放射治疗

腺癌对放疗敏感度不高，单纯放疗效果不佳。但对老年患者或合并有严重内科疾患不能接受手术治疗或禁忌手术时，放疗仍不失为一种有一定疗效的治疗。

3. 放疗加手术治疗

放疗与手术合并治疗，是历年来争论很多而尚未完全解决的问题。有的学者认为术前加放疗能提高5年生存率，也有持否定意见者。术前加用放疗的好处是：①可使肿瘤的体积缩小，利于手术；②灭活癌细胞，减少手术后复发和远处转移的可能性；③减少感染的机会，故能提高手术治愈率。因此，对符合放疗条件者，需术前放疗者仍以放疗加手术为宜。

4. 孕激素治疗

多用于手术或放疗后复发或转移的病例，也用于腺癌分化好、早期、年轻、需要保留生育功能的患者。孕激素类药物作为综合治疗的一个组成部分，值得推荐。孕激素还可降低术后阴道复发率，故还可广泛地应用手术后或放疗后的辅助治疗。

5. 抗雌激素药物治疗

三苯氧胺为一种非甾体类抗雌激素药物，本身有轻微雄激素作用。它与雌二醇竞争雌激素受体（ER），占据受体而起抗雌激素的作用。服本药后，肿瘤内PR上升，有利于孕激素治疗。通常用于晚期病例、术后复发或转移者。可单用（孕激素治疗无效）或与孕激素，或与化疗药物合并应用。

6. 化疗

多用于晚期或复发转移患者。有条件能进行癌组织PR、ER测定者，当受体阳性时首选孕激素治疗；当受体阴性时，则更多采用化疗。无条件测定受体时，癌细胞分化良好，应选用孕激素，分化不好的宜选用化疗。

〔用药精选〕

一、西药

1. 顺铂 Cisplatin

见本章“309. 肺部肿瘤与肺癌”。

2. 醋酸甲地孕酮 Megestrol Acetate

本品为半合成孕激素衍生物，对激素依赖性肿瘤有一定抑制作用。作用于雌激素受体，阻止其合成和重新利用，干扰其与雌激素的结合，抑制瘤细胞生长。

【适应证】用于治疗月经不调、功能性子宫出血、子宫内膜异位症，晚期乳腺癌和子宫内膜腺癌，亦可作为复方短效口服避孕片的孕激素成分。

【不良反应】主要为恶心、头晕、倦怠，突破性出血，孕期服用有比较明确的增加女性后代男性化的作用。

【禁忌】对本品过敏、严重肝肾功能不全、乳房肿块患者禁用。

【孕妇及哺乳期妇女用药】禁用。

【用法用量】口服。①闭经（雌激素水平足够时）：一次4mg，一日2～3次，连服2～3日，停药2周内即有撤退性出血。②功能性子宫出血：一日4～8 mg，共20日，开始自月经第5日服或同①。③子宫内膜异位症：一次4～8mg，一日1～2次，自月经第5日服，连服3～6个月。④乳腺癌：一次40mg，一日4次，一日量160mg，连续用2个月。⑤子宫内膜癌：一次10～80mg，一日4次，一日量40～320mg，或一次160mg，一日1次。

【制剂】①醋酸甲地孕酮片（分散片、胶囊）；②复方甲地孕酮注射液

附：用于子宫内膜癌的其他西药

醋酸甲羟孕酮 Medroxyprogesterone Acetate

【适应证】可用于月经不调、功能性子宫出血及子宫内膜异位症等。还可用于晚期乳腺癌、子宫内膜癌。

二、中药

1. 复方斑蝥胶囊

见本章“308. 癌症与癌症疼痛”。

2. 艾迪注射液

见本章“308. 癌症与癌症疼痛”。

318. 卵巢癌

〔基本概述〕

卵巢癌是女性生殖器官常见的肿瘤之一，发病率仅次于子宫颈癌和子宫内膜癌（子宫体癌）而列居第三位。但因卵巢癌致死者，却占各类妇科肿瘤的首位，对女性生命造成严重威胁。卵巢癌是相对常见的病，大约有1.4%的女性会患此病。但是如果发现得早，90%的患者都能存活；发现得迟，癌细胞扩散到卵巢，存活率就低于30%。

由于卵巢的胚胎发育，组织解剖及内分泌功能较复杂，它所患的肿瘤可能是良性或恶性。据统计，其中90%属良性，8%为恶性，还有2%是介于良性和恶性之间的中间型和转移癌。卵巢良性肿瘤在女性任何年龄都可以发生，以30～40岁多见，而卵巢癌20岁以前很少见，大多好发于40～50岁之间。因卵巢癌临床早期无症状，鉴别其组织类型及良恶性相当困难，所以卵巢癌无论在诊断还是治疗上确是一大难题。到目前为止，就国内外临床资料统计，其五年生存率仅25%～30%。

卵巢癌的病因尚不清楚，其发病可能与年龄、生育、血型、精神因素及环境等有关。卵巢癌可发生于任何年龄，年龄越高，发病者越多，一般多见于更年期和绝经期妇女。独

身或未生育的妇女卵巢癌发病率高。有人统计，独身者的卵巢癌发病率较已婚者高 60% ~70%。精神因素对卵巢癌的发生发展有一定的影响。性格急躁，长期的精神刺激可导致宿主免疫监视系统受损，对肿瘤生长有促进作用。卵巢对香烟也很敏感，每天吸 20 支香烟的女性，闭经早，卵巢癌发病率高。经常接触滑石粉、石棉的人患卵巢癌的机会较多。很多女性喜欢在洗浴后在外阴部、大腿内侧、下腹部、腋窝等处撒上爽身粉。医学专家根据大量的病理检查发现，约有 75% 的卵巢癌患者，由其组织切片中可见到 2 微米左右的滑石粉粒子，这充分证实大多数卵巢癌患者都有会阴部接触滑石粉多年的历史。爽身粉诱发卵巢癌，是因为痱子粉、去汗粉等的主要原料是滑石粉，而滑石粉是由氧化镁、氧化硅、硅酸镁以“结合”形式组成的无机化合物。其中硅酸镁就是我们常说的石棉，它是一种容易诱发癌症的物质。

卵巢癌临床表现症状主要有疼痛、月经不调、进行性消瘦等。

卵巢癌的早期症状如下。①外阴及下肢水肿：随着卵巢癌肿的增大，盆腔静脉受压，导致血流不畅，妨碍淋巴回流，致使外阴及下肢出现水肿。②月经过少或闭经：多数卵巢癌患者的月经基本无变化，随着癌肿增大，癌细胞会破坏卵巢正常组织，导致卵巢功能失调，引起月经过少或闭经。③腰腹部疼痛：与卵巢邻近的组织如受到癌肿浸润或发生粘连，易引起腰腹部隐痛、钝痛。④胃肠道症状：更年期女性如果经常感觉腹胀、食欲不振，经消化科检查没有发现胃肠道疾病，此时需去妇科就诊。因为卵巢肿瘤会使周围的韧带受到压迫、牵拉，加上腹水刺激，往往会出现胃肠道症状。⑤性激素紊乱：卵巢癌病理类型复杂多变，有些肿瘤分泌雌激素过多时，可引起性早熟、月经失调或绝经后阴道流血；如果是睾丸母细胞癌，则会产生过多雄激素而出现男性化体征。

卵巢癌中、晚期症状如下。①偶有下腹部不适或一侧下腹有坠疼感。②腹部膨胀感，由于肿瘤生长迅速，短期内可有腹胀，腹部肿块及腹水。肿瘤小的只有在盆腔检查时才能发现，肿块逐渐长大超出盆腔时，腹部可以触到肿块。③压迫症状：当肿瘤向周围组织浸润或压迫神经时，可引起腹痛、腰痛或坐骨神经痛，若压迫盆腔静脉，可出现下肢浮肿；巨大的肿瘤可压迫膀胱，有尿频、排尿难、尿潴留；压迫直肠则大便困难；压迫胃肠道便有消化道症状；压迫膈肌可发生呼吸困难，不能平卧。④由于肿瘤迅速生长，出现营养不良及体质消瘦，形成恶液质。⑤因癌肿转移而出现相应的症状，卵巢恶性肿瘤极少引起疼痛，如发生肿瘤破裂、出血或感染，或由于浸润压迫邻近脏器可引起腹痛、腰痛。⑥可出现月经紊乱、阴道出血。若双侧卵巢均被癌组织破坏，可引起月经失调和闭经，肺转移可出现咳嗽、咳血、胸腔积液；骨转移可造成转移灶局部剧疼。肠道转移可有便血，严重的可造成肠梗阻。⑦此外，若为功能性肿瘤，可产生相应的雌激素或雄激素过多的症状。如：引起早期功能失调性子宫出血，绝经后阴道出血或出现男性化征象。晚期患者则表现明显消瘦、严重贫血等恶病质现象。妇科检查时可在阴道后穹窿触及散在的坚硬结节，肿块多为双侧性，实质性，表面凹凸不平，固定不动，常伴有血性腹水。有时在腹股沟、腋下或锁骨上可触及肿大的淋巴结。

卵巢肿瘤在中医学中属于“癥瘕”等的范畴，多与正气虚弱，脏腑气血失调有关，以肝郁气滞、血瘀、痰湿致病。治疗以理气、祛瘀、利湿除痰、散结消癥为主。

〔治疗原则〕

卵巢恶性肿瘤以手术治疗为主并辅以放射治疗、化疗、中药等综合治疗。

1. 手术治疗

手术方式分为彻底手术和保留生育功能的保守性手术。手术中尽量将肿瘤切除干净是治疗成功的关键。另外，患者手术后属于术后康复期，在康复期的治疗上也是尤为重要的。因为存在的复发和转移概率是很高的，术后残余的癌细胞会不定时的向各部位转移，所以术后要加强巩固以防止它的复发和转移。术后康复期用中药真情散等中西医结合，可取得较好的效果。否则转移后再治疗就比较晚了。

2. 化学治疗

由于卵巢恶性肿瘤很早扩散，手术时多数病例已不能清除病灶，且放疗的效果及应用也很有限，因此全身性化疗是一项重要的辅助治疗方法。一些晚期患者经化疗后肿块可以缩小，为再次手术时创造有利条件。化疗同时服用真情散可降低化疗毒性作用。

3. 放射治疗

卵巢恶性肿瘤的放射敏感性差别很大，卵巢内胚窦瘤、未成熟畸胎瘤、胚胎癌最不敏感，卵巢上皮癌及颗粒细胞癌中度敏感，无性细胞瘤最敏感。手术后再用放疗多能控制。由于卵巢癌较早发生腹腔转移，因此照射范围包括腹腔及盆腔肝肾区要加以保护，以免造成放射性损伤。

4. 生物免疫疗法

20 世纪 70 年代美国提出一种概念，即以修饰人体的生物学反应的物质来提高对肿瘤的抵抗力，这种方法被称为 BRM 疗法或免疫疗法。20 世纪 70 年代以来云芝多糖、裂褶菌多糖、香菇多糖在日本，桑黄多糖在韩国先后被批准作为免疫抗肿瘤药物，由此奠定了菇类多糖类在 BRM 疗法中的地位，同时也极大地推动了菇类生物活性成分的研究和应用。

5. 中医药辅助治疗

中医认为癌是正气不足、气滞、痰凝、血瘀日久而引起的，治疗癌症要以“软坚散结”为原则。现代研究表明，卵巢恶性肿瘤患者运用中医药治疗有抑杀癌细胞的作用，是增强宿主的免疫力，这些作用对患者术前控制病情、术后预防复发均有好处。常用的治法有清热解毒法及活血化瘀法。在中医治疗中，还可以选用扶正固本、补虚的中药与活血化瘀药合并应用，取其提高机体抗病能力及调整酶系统，促进自身免疫,这将是有益于临床治疗、减少卵巢癌复发的手段。

〔用药精选〕

一、西药

1. 氟尿嘧啶 Fluorouracil

见本章“311. 胃癌”。

2. 顺铂 Cisplatin

见本章“309. 肺部肿瘤和肺癌”。

3. 紫杉醇 Paclitaxel

见本章“309. 肺部肿瘤和肺癌”。

4. 环磷酰胺 Cyclophosphamide

见本章“309. 肺部肿瘤和肺癌”。

5. 多柔比星 Doxorubicin

见本章“309. 肺部肿瘤与肺癌”。

6. 卡铂 Carboplatin

见本章“309. 肺部肿瘤与肺癌”。

7. 盐酸拓扑替康 Topotecan Hydrochloride

见本章“309. 肺部肿瘤与肺癌”。

8. 奥沙利铂 Oxaliplatin

见本章“311. 胃癌”。

附:用于卵巢癌的其他西药

1. 甲氨蝶呤 Methotrexate

见本章“315. 乳腺癌”。

2. 多西他赛 Docetaxel

见本章“309. 肺部肿瘤与肺癌”。

3. 盐酸吉西他滨 Gemcitabine Hydrochloride

见本章“309. 肺部肿瘤与肺癌”。

4. 表柔比星 Epirubicin

见本章“311. 胃癌”。

5. 吡柔比星 Pirarubicin

【适应证】主要用于恶性淋巴瘤、急性白血病、乳腺癌、泌尿道上皮癌(膀胱癌及输尿管癌)、卵巢癌,也可用于子宫颈癌、头颈部癌和胃癌。

6. 伊立替康 Irinotecan

见本章“309. 肺部肿瘤与肺癌”。

7. 长春瑞滨 Vinorelbine

见本章“309. 肺部肿瘤与肺癌”。

8. 长春碱 Vinblastine

见本章“309. 肺部肿瘤与肺癌”。

9. 异环磷酰胺 Ifosfamide

见本章“309. 肺部肿瘤与肺癌”。

10. 丝裂霉素 Mitomycin

见本章“309. 肺部肿瘤与肺癌”。

11. 注射用氨磷汀 Amifostine for Injection

【适应证】本品为正常细胞保护剂,主要用于各种癌症的辅助治疗。在对肺癌、卵巢癌、乳腺癌、鼻咽癌、骨肿瘤、消化道肿瘤、血液系统肿瘤等多种癌症患者进行化疗前应用本品,可明显减轻化疗药物所产生的毒性。放疗前应用本品可显著减少口腔干燥和黏膜炎的发生。

12. 苯丁酸氮芥 Chlorambucil

【适应证】主要用于慢性淋巴细胞白血病,也可用于恶性淋巴瘤、卵巢癌、多发性骨髓瘤及巨球蛋白血症的治疗。

13. 重组人干扰素 α2b Recombinant Human Interferon α2b

【适应证】①用于治疗某些病毒性疾病,如急慢性病毒性肝炎、带状疱疹、尖锐湿疣。②用于治疗某些肿瘤,如毛细胞性白血病、慢性髓细胞性白血病、多发性骨髓瘤、非霍奇金淋巴瘤、恶性黑色素瘤、肾细胞癌、喉乳头状瘤、卡波肉瘤、卵巢癌、基底细胞癌等。

14. 塞替派 Thiotepa

【适应证】用于卵巢癌、乳腺癌、膀胱癌,对消化道腺癌、恶性淋巴瘤、子宫颈癌、恶性黑色素瘤、甲状腺癌、肺癌等亦有一定疗效。

15. 六甲蜜胺 Altretamine

【适应证】单一或联合用药治疗肺癌、卵巢癌、乳腺癌、恶性淋巴瘤、消化系癌、多发性骨髓瘤、慢性粒细胞性白血病。

16. 美法仑 Melphalan

【适应证】用于多发性骨髓瘤、乳腺癌、卵巢癌等。

二、中药

1. 复方斑蝥胶囊

见本章“308. 癌症与癌症疼痛”。

2. 艾迪注射液

见本章“308. 癌症与癌症疼痛”。

3. 复方红豆杉胶囊

见本章“308. 癌症与癌症疼痛”。

4. 参丹活血胶囊

见本章“308. 癌症与癌症疼痛”。

附:用于卵巢癌的其他中药

复方蟾酥膏

见本章“308. 癌症与癌症疼痛”。

319. 绒毛膜癌和恶性葡萄胎

〔基本概述〕

绒毛膜癌(简称绒癌)和恶性葡萄胎(简称恶葡)是发生于胎盘外层的绒毛膜上皮细胞(即滋养叶细胞)的一种恶性程度很高的肿瘤。一般认为这两种肿瘤是一种疾病发展在不同阶段的表现,只是绒癌比恶葡的恶性程度更高。

据统计,约有50%绒毛膜癌和恶性葡萄胎继发于葡萄胎之后,约有25%发生在流产之后,约有22%发生在正常妊娠或足月分娩以后,其他少数则发生在异位妊娠后。偶尔发生于未婚妇女之卵巢者,称为原发性绒毛膜癌,但极罕见。

本病的病因尚不明了,可能与营养缺乏、多次妊娠、近亲结婚或病毒感染等有关。

绒毛膜癌和恶性葡萄胎的临床表现主要有以下几种。①阴道不规则流血:在葡萄胎排出后,流产或足月分娩后,阴道不规则出血。量多少不定,多者可发生出血性休克。有时也可表现妊娠时期阴道出血。如绒毛膜癌已侵入子宫肌壁间而子宫内膜病变较轻者,可无阴道流血。②腹部包块:因增大的子宫或阔韧带内形成血肿,或增大的黄色囊肿,患者往往主诉为下腹包块。③腹痛:癌组织侵蚀子宫壁或子宫腔积血所致,也可因癌组织穿破子宫或内脏转移所致。④其他:贫血、消瘦、虚汗、疲乏,甚至恶病质。⑤转移症状:转移至肺、脑、肝、肾、胃肠等可出现相应的症状。

〔治疗原则〕

本病自从发现甲氨蝶呤及氟尿嘧啶等化疗药物有特效,加上中医的扶正培本治疗后,死亡率显著下降。治疗原则以化疗为主,手术为辅,年轻未育者尽可能不切除子宫,以保留生育功能,如不得已切除子宫,卵巢仍可保留。

1. 化学药物治疗

在一般早期病例,可单用一种药物,以5-Fu为首选。如病情急或已到晚期,则需两种或两种以上药物合用。常用的为5-氟脲嘧啶(5-Fu)加更生霉素(ksm)。

2. 手术治疗

自证明化学药物治疗有较多的效果后,手术治疗已不如过去重要,但是在有些情况下,如病灶大,估计化疗不能完全征服者或治疗过程中HCG下降缓慢者,子宫穿孔肝内转移灶出血等,为挽救患者生命,手术仍然是治疗绒毛膜癌的重要方法。

3. 放射治疗

绒毛膜癌及恶性葡萄胎对放疗敏感。若手术有困难或经多个疗程化疗消退不明显者,可考虑放射治疗。

4. 中医药治疗

根据证型和表现,采用解毒散结、调理冲任、扶正祛邪、清热生津等方法可取得较好的疗效。

〔用药精选〕

一、西药

1. 氟尿嘧啶 Fluorouracil

见本章“311. 胃癌”。

2. 甲氨蝶呤 Methotrexate

见本章“315. 乳腺癌”。

3. 长春碱 Vinblastine

见本章“309. 肺部肿瘤与肺癌”。

附:用于绒毛膜癌和恶性葡萄胎的其他西药

放线菌素D(更生霉素)Dactinomycin

【适应证】本品属细胞周期非特异性药物。主要用于霍奇金病、神经母细胞瘤、绒毛膜上皮癌、睾丸肿瘤等。对肾母细胞瘤、尤文肉瘤和横纹肌肉瘤亦有效。

二、中药

1. 复方斑蝥胶囊

见本章“308. 癌症与癌症疼痛”。

2. 艾迪注射液

见本章“308. 癌症与癌症疼痛”。

320. 骨肿瘤(骨癌)

〔基本概述〕

骨肿瘤是指发生于骨骼内的肿瘤,有良性和恶性之分。恶性骨肿瘤(骨癌)有原发和继发两种,由骨本身长出者称为原发性,由其他器官的恶性肿瘤转移到骨为继发性。其中骨转移瘤发生率可达骨原发肿瘤的35~40倍。原发性的骨肿瘤最常见的是骨肉瘤,其他依次为软骨肉瘤、恶性纤维组织细胞瘤、脊索瘤、网状细胞肉瘤等。

骨肿瘤总体发病率虽不高,但常造成患者肢体残疾甚至危及生命,因此在骨科临床上占有极其重要的地位。随着科学技术的不断发展,骨肿瘤的基础与临床研究都取得了长足的进步,尤其对于恶性骨肿瘤,其5年生存率已由过去的10%~20%提高到现在的50%~60%。

现代医学对骨肿瘤发生的病因尚未明确,大致可概括为机体与周围环境多种因素的作用,如素质易感、骨发育过程方向转位、遗传倾向、化学致癌物质的作用、放射性物质的刺激、病毒因素、良性肿瘤恶变等。

骨癌发生真正原因,现仍不很清楚,可能与骨骼过度生长、慢性炎症刺激、遗传因素、特殊病毒的感染,骨内血液回流不顺畅及放射线照射等因素有关。

骨癌易发生在12~20岁的年轻人,以原发性骨瘤为常见,次为50~60岁者,则以转移性骨癌及多发性骨髓瘤转移较多。

骨肿瘤的症状和体征主要有疼痛、局部肿块、局部皮肤改变、功能障碍、贫血、乏力、营养不良和恶病质等。局部疼痛和压痛为最常见,可与肿块同时出现或先出现,开始疼痛轻微,呈间歇性钝痛,继而变为持续性剧痛。浅表部位可触及骨膨胀变形及软组织肿块,皮肤呈暗红色,紧张发亮,皮温增高,短期内形成较大肿块,功能障碍,骨骼畸形及病理性骨折等。

一般来说,良性骨肿瘤生长缓慢,疼痛轻微或不痛,除位置表浅者外,早期不易察觉,当肿瘤长大或压迫周围组织时,疼痛加重或发生病理性骨折时始被发现。

骨癌一般症状与其他癌症患者一样有食欲减低、体重减轻、发热等症状。患部疼痛,关节与肢体有局部肿块及肿胀,患部之关节与肢体运动受限制,患部皮肤溃烂。患部肢体远端会有麻木感,因压迫神经血管,易发生病理性骨折或变形。骨癌最典型的症状就是骨痛,如果有晚上比白天明显的骨痛时,更需特别注意。

恶性肿瘤呈浸润性生长,发展迅速,骨皮质破坏后,可蔓延至周围软组织。患部常呈梭形肿胀,肿块边界不清,质地较硬,局部血管扩张,皮肤温度升高,早期出现疼痛并呈进行性加重。后期出现贫血及恶液质,并可发生多处转移病灶,其中以肺部转移最多见。

良性骨肿瘤易根治,预后良好。恶性骨肿瘤发展迅速,预后不佳,死亡率高,至今尚无满意的治疗方法。恶性骨肿瘤可以是原发的,也可以是继发的,从体内其他组织或器官的恶性肿瘤经血液循环,淋巴系统转移至骨骼或直接侵犯骨骼。还有一类病损称瘤样病变,肿瘤样病变的组织不具有肿瘤细胞形态的特点,但其生态和行为都具有肿瘤的破坏性,一般较局限,易根治。

中医认为骨肿瘤属于"骨痨""肾虚劳损"的范畴,内因多为禀赋不足,肾精亏损,劳倦内伤,骨髓空虚。因肾主骨,骨生髓,故肾虚骨病。外因多为寒湿、热毒之邪乘机入侵,气血凝滞,伤筋蚀骨,经络受阻,蓄结成毒瘤。本病好发于四肢,伴有局部疼痛如刺,久之功能障碍,骨生阴毒。

〔治疗原则〕

现代医学对本病主要采用以手术治疗为主的综合治疗。放射治疗对尤因肉瘤、网状细胞肉瘤等疗效较为显著。化疗与手术、放疗并用效果好些。新辅助化疗对骨肉瘤的生存率和保肢率有着极大的提高。

由于医学的进步,患者、外科、放射科与病理科医师等四方面之通力合作,已经使恶性骨癌经治疗有5年以上存活率由15%~20%提高到60%~70%。

对于良性骨肿瘤多以局部刮除植骨或切除为主,如能彻底去除,一般不复发,预后良好。

对于恶性骨肿瘤治疗上尚存在不少困难,尽管近年来采用所谓的综合方法,疗效有所提高,但仍远远不能令人满意,在"挽救生命,最大限度保留肢体功能"的原则下,人们在积极地寻求更有效的方法。

1. 手术治疗

这是治疗骨肿瘤的主要手段。

良性骨肿瘤或瘤样病变以手术刮除或切除为主。手术力求彻底,以免复发或引起恶变,但应尽量保留肢体功能。

对于恶性骨肿瘤,目前保肢已成为外科治疗的主要发展方向,截肢相对罕见。

现代医学的进步已彻底改写了骨肉瘤的历史,先进的影像学技术、新的外科分期系统、新辅助化疗的应用、结合现代外科技术,以及人工替代品的改进,使肢体骨肉瘤患者的保肢率提高至90%~95%,5年生存率控制在60%以上。

在保肢成为肢体肿瘤外科治疗的主流的今天,患者的生存率并未下降,局部复发也未上升。保肢治疗具有安全性,局部复发率为5%~10%,与截肢治疗的生存率、局部复发率相同。保肢手术的重建方法包括瘤骨骨壳灭活再植术、异体骨半关节移植术、人工假体置换术、关节融合术和旋转成形术等。

手术的方案应根据术前化疗的效果及肿瘤的外科分期而定。此外,还要参考患者、家庭的意愿,患者的年龄、心理状态,肿瘤的部位、大小,软组织、神经血管束的情况,可预见的术后功能等。

2. 化学治疗

化学治疗分全身化疗、局部化疗。常用的药物有阿霉素及大剂量甲氨蝶呤,但药物的作用选择性不强,肿瘤细胞在分裂周期中不同步,都影响化疗的效果。用单克隆抗体携带药物,选择性攻击瘤细胞(即"导弹方法"),只是一种设想,距实际应用尚有距离。局部化疗包括动脉内持续化疗及区域灌注,其中以区域灌注效果较好,5年生存率得到提高,但达不到完全"化学截除"的作用。今后需要继续研究以期改善灌注方法,如合理的联合用药、选择灌注液的最适宜温度、灌注后根治性手术的时机等,均需深入探讨,使其日臻完善。

对于骨转移瘤,应更多地参照原发灶肿瘤化疗。对于原发恶性骨肿瘤,不同的肿瘤应该选择不同的化疗方案。如:对于低度恶性成骨肉瘤,无论是髓内或近皮质的,都可单独用广泛切除的保肢手术,无须截肢。随访至少5年的病例表明,总的治愈率在90%以上。这类患者无须进行辅助化疗,但需要定期随访。病灶内切除及边缘切除都不充分,局部复发率在50%~100%。对于高度恶性成骨肉瘤,现在在新辅助化疗和正确的手术方案的基础上,目前5年生存率为60%~80%。目前常用的化疗药为阿霉素(ADM)、顺铂(CDP)、大剂量甲氨蝶呤(MTX)和异环磷酰胺(IFO)。

3. 免疫疗法

目前仍停留在非特异性免疫治疗阶段,因肿瘤抗原是一个复杂的问题,还没有理想的特异性免疫疗法。干扰素也在不断扩大应用范围,但其来源有限,还不能广为应用。

4. 放射疗法

对骨肿瘤的治疗只能作为一种辅助治疗,目前也有一些改进(如快中子、射频等的作用)。

5. 中医药治疗

常用于骨癌原发癌灶抑制、症状控制药物有复方斑蝥胶囊、西黄丸、消癌平片等;用于骨癌扩散转移治疗药物有鸦胆子油口服液、参丹散结胶囊、珍香胶囊等;用于骨癌放、化疗辅助药有微达康颗粒、贞芪扶正颗粒、贞芪扶正胶囊、参芪十一味颗粒等;用于骨癌癌性疼痛控制药有蟾乌巴布膏等。

6. 骨肿瘤的氩氦刀微创治疗

这是一种新型的、超低温治疗肿瘤的仪器。氩氦刀治疗后还需要配合放疗和化疗。

〔用药精选〕

一、西药

1. 多柔比星 Doxorubicin

见本章“309. 肺部肿瘤与肺癌”。

2. 顺铂 Cisplatin

见本章“309. 肺部肿瘤与肺癌”。

3. 甲氨蝶呤 Methotrexate

见本章“315. 乳腺癌”。

4. 长春新碱 Vincristine

见本章“309. 肺部肿瘤与肺癌”。

5. 地诺单抗注射液 Denosumab Injection

地诺单抗用以预防癌症已经转移并且损害骨质的肿瘤患者骨骼相关事件(SREs)。所谓骨骼相关事件包括癌症所致骨折和疼痛。

【适应证】用于在有骨转移来自实体瘤患者中预防骨相关事件。

【不良反应】本品常见不良反应(每例患者发生率大于或等于25%)是疲劳/虚弱、低磷酸盐血症、恶心。

【禁忌】对本品过敏者禁用。用本品治疗期间避免侵害性牙科手术。

【孕妇及哺乳期妇女用药】可能引起胎儿损害,孕妇禁用。哺乳期妇女接受本品治疗时应中断哺乳。

【儿童用药】未确定安全性和有效性。

【用法用量】皮下注射。给药前,从冰箱取出放在原始容器内带到室温放置,直至25℃。在上臂、大腿或腹部给予120mg,每4周1次。当需要治疗或预防低钙血症时,给予钙和维生素D。

6. 硼替佐米 Bortezomib

硼替佐米是哺乳动物细胞中26S蛋白酶体糜蛋白酶样活性的可逆抑制剂,对多种类型的癌细胞具有细胞毒性,能够延迟包括多发性骨髓瘤在内的肿瘤生长。

【适应证】用于多发性骨髓瘤患者的治疗,此患者在使用本品前至少接受过两种治疗,并在最近一次治疗中病情还在进展。

【不良反应】最常见的不良事件有虚弱(包括疲劳、不适和乏力)(65%)、恶心、腹泻、食欲下降(包括厌食)、便秘、血小板减少、周围神经病(包括周围感觉神经病和周围神经病加重)、发热、呕吐和贫血。最常见的不良反应为血小板减少和中性粒细胞减少症。

【禁忌】对硼替佐米、硼或者甘露醇过敏的患者禁用。

【孕妇及哺乳期妇女用药】育龄妇女在使用本品治疗期间应避免受孕。哺乳期妇女在接受本品治疗期间不要哺乳。

【儿童用药】儿童用药的安全有效性尚未确立。

【老年用药】老年患者对本品的敏感性更高,慎用。

【用法用量】静脉注射。本品须用3.5ml生理盐水完全溶解后在3～5秒内通过导管静脉注射,随后使用注射用0.9%氯化钠溶液冲洗。一次1.3 mg/m^2,一周2次,连续注射2周(即在第1、4、7和11日注射)后停药10日(即从第12至第21日)。3周为1个疗程,两次给药至少间隔72小时。

在临床研究中,被确认完全有效的患者再接受另外2个周期的注射用硼替佐米治疗。建议有效的患者接受8个周期的注射用硼替佐米治疗。

【制剂】注射用硼替佐米

7. 环磷酰胺 Cyclophosphamide

见本章“309. 肺部肿瘤与肺癌”。

附:用于骨肿瘤(骨癌)的其他西药

1. 伊班膦酸钠 Ibandronate Sodium

【适应证】本品为双膦酸盐类骨吸收抑制剂。研究表明,伊班膦酸抑制肿瘤引起的溶骨现象,尤其对肿瘤性高钙血症的临床治疗特点是能使血钙水平和尿钙排泄下降。用于肿瘤引起的病理性(异常)血钙升高(高钙血症)。

2. 乌苯美司 Ubenimex

【适应证】本品可增强免疫功能,用于抗癌化疗、放疗的辅助治疗,老年性免疫功能缺陷等。可配合化疗、放疗及联合应用于白血病、多发性骨髓瘤、骨髓增生异常综合征及造血干细胞移植后,以及其他实体瘤患者。

3. 榄香烯 Elemene

【适应证】本品合并放、化疗常规方案对肺癌、肝癌、食管癌、鼻咽癌、脑瘤、骨转移癌等恶性肿瘤可以增强疗效,降低放、化疗毒副作用,并可用于介入、腔内化疗及癌性胸腔积液和腹水的治疗。

4. 注射用氨磷汀 Amifostine for Injection

【适应证】本品为正常细胞保护剂,主要用于各种癌症的辅助治疗。在对肺癌、卵巢癌、乳腺癌、鼻咽癌,骨肿瘤、消化道肿瘤、血液系统肿瘤等多种癌症患者进行化疗前应用本品,可明显减轻化疗药物所产生的毒性。放疗前应用本品可显著减少口腔干燥和黏膜炎的发生。

5. 注射用因卡膦酸二钠 Incadronate Disodium for Injection

【适应证】恶性肿瘤引起的骨转移疼痛。

6. 帕米膦酸二钠 Pamidronate Disodium

【适应证】恶性肿瘤并发的高钙血症和溶骨性癌转移引起的骨痛。

7. 氮甲 Formylmerphalan

【适应证】用于睾丸精原细胞瘤、多发性骨髓瘤、恶性淋巴瘤等。

8. 美法仑 Melphalan

【适应证】对多发性骨髓瘤疗效显著,对恶性淋巴瘤、乳腺癌、卵巢癌、精原细胞瘤、慢性白血病、真红细胞增多症、儿童晚期神经母细胞瘤、甲状腺癌有较好疗效。

9. 氯膦酸二钠 Clodronate Disodium

【适应证】①恶性肿瘤并发的高钙血症。②溶骨性癌转移引起的骨痛。③可避免或延迟恶性肿瘤溶骨性骨转移。④各种类型骨质疏松。

10. 唑来膦酸 Zoledronic Acid

【适应证】用于恶性肿瘤溶骨性骨转移引起的骨痛，也用于恶性肿瘤并发的高钙血症。

11. 苯丁酸氮芥 Chlorambucil

【适应证】主要用于慢性淋巴细胞白血病，也可用于恶性淋巴瘤、卵巢癌、多发性骨髓瘤及巨球蛋白血症的治疗。

12. 甲氧芳芥 Methoxymerphalan

【适应证】主要用于慢性粒细胞白血病疗效较好，对霍奇金病、淋巴肉瘤、肺癌、乳腺癌、骨髓转移癌及多发性骨髓瘤也有一定疗效，而且对骨转移癌所致的疼痛有止痛作用。

13. 盐酸丙卡巴肼 Procarbazine Hydrochloride

【适应证】本品为恶性淋巴瘤标准方案 MOPP 及 COPP 的主要药物之一，对小细胞肺癌、恶性黑色素瘤、多发骨髓瘤、脑瘤（原发或继发）等亦有一定疗效。

14. 重组人干扰素 α2a Recombinant Human Interferon α2a

【适应证】①淋巴或造血系统肿瘤：毛状细胞白血病，多发性骨髓瘤，低度恶性非霍奇金淋巴瘤，慢性髓性白血病。②病毒性疾病：成年慢性活动性乙型肝炎，成年急慢性丙型肝炎，尖锐湿疣。

15. 重组人干扰素 α2b Recombinant Human Interferon α2b

【适应证】①用于治疗某些病毒性疾病，如急慢性病毒性肝炎、带状疱疹、尖锐湿疣。②用于治疗某些肿瘤，如毛细胞性白血病、慢性髓细胞性白血病、多发性骨髓瘤、非霍奇金淋巴瘤、恶性黑色素瘤、肾细胞癌、喉乳头状瘤、卡波肉瘤、卵巢癌、基底细胞癌等。

16. 重组人干扰素 β Recombinant Human Interferon β

【适应证】①用于病毒性疾病的防治。②用于肿瘤，成骨瘤、毛细胞白血病、红斑狼疮，多发性骨髓瘤、喉乳头瘤。③用于多发性硬化。

17. 锝[^{99m}Tc]-亚甲基二膦酸盐 Technetium [^{99m}Tc] Methylenediphosphonate

【适应证】主要用于骨肿瘤的显像诊断等。

18. 来昔决南钐[^{153}Sm]注射液 Samarium [^{153}Sm] Lexidronam Injection

【适应证】用于患有成骨性骨转移，核素骨扫描显示有放射性浓聚灶患者的疼痛治疗。

二、中药

复方蟾酥膏

见本章“308. 癌症与癌症疼痛”。

附：用于骨肿瘤（骨癌）的其他中药

1. 骨痨敌注射液

【功能主治】益气养血，补肾壮骨，活血化瘀。用于骨关节结核、淋巴结核、肺结核等各种结核病及瘤型麻风病等症。

2. 西黄丸

见本章“308. 癌症与癌症疼痛”。

3. 微达康颗粒

见本章“308. 癌症与癌症疼痛”。

4. 贞芪扶正胶囊（片、颗粒）

见本章“308. 癌症与癌症疼痛”。

5. 参芪十一味颗粒（片）

【功能主治】补气养血，健脾益肾。适用于癌症应用放、化疗所致的白细胞减少，以及因放、化疗引起的头晕头昏、倦怠乏力、消瘦、恶心呕吐等症。

321. 鼻咽癌

〔基本概述〕

鼻咽癌是指发生于鼻咽黏膜的恶性肿瘤，发病率以我国南方较高，如广东省中山市男性为 25.61/10 万，女性为 10.51/10 万，香港男性为 28.5/10 万，女性为 11.2/10 万。鼻咽癌患者以男性居多，约为女性的 2 倍。40～60 岁为发病高峰，最小年龄为 3 岁，最大者为 90 岁。鼻咽癌是我国高发肿瘤，占头颈部肿瘤发病率首位。

目前认为鼻咽癌病因可能与种族易感性（黄种人较白种人患病多）、遗传因素及 EB 病毒感染等有关。研究表明，EB 病毒感染与鼻咽癌的发生密切相关，在大部分角化鳞状细胞癌和几乎所有未分化的鳞状细胞癌都有 EB 病毒的存在。环境因素也是诱发鼻咽癌的一种原因。调查发现，在广东鼻咽癌高发区的大米和水中的微量元素镍的含量较高，鼻咽癌患者的头发中镍的含量亦较高；动物实验表明，镍能促进亚硝胺诱发鼻咽癌。生活中易接触甲醛的人群也容易患鼻咽癌，也有报道说，食用咸鱼及腌制食物是中国南方鼻咽癌高危因素，且与食咸鱼的年龄、食用的期限额度及烹调方法也有关。鼻咽癌患者有种族及家族聚集现象，如居住在其他国家的中国南方人后代仍保持着较高的鼻咽癌发病率，这提示鼻咽癌可能是遗传性疾病。

鼻咽癌的临床主要表现如下。①回吸性涕血：早期可有出血症状，表现为吸鼻后痰中带血，或擤鼻时涕中带血，早期痰中或涕中仅有少量血丝，时有时无，晚期出血较多。②耳鸣、听力减退、耳内闭塞感：鼻咽癌发生在鼻咽侧壁侧窝或咽鼓管开口上唇时，肿瘤压迫咽鼓管可发生单侧性耳鸣或听力下降，还可发生卡他性中耳炎，单侧性耳鸣或听力减退、耳内闭塞感等，是早期鼻咽癌症状。③头痛：头痛为常见症状，占 63.6%，可为首发症状或唯一症状，早期头痛部位不固定、呈间歇性，晚期则为持续性偏头痛，部位固定。早期患者可能是神经血管反射引起，或是对三叉神经第一支末梢神经的刺激所致，晚期患者常是肿瘤破坏颅底或在颅内蔓延累及颅神经所引起。④复视：侵犯外展神经，常引起向外视物呈双影；滑车神经受侵，常引起向内斜视、复视；常与三叉神经同时受损。⑤面麻：面部麻木感，痛觉和触觉减退或消失。⑥鼻塞：肿瘤堵塞后鼻孔可出现鼻塞，肿瘤较小时鼻塞较轻，随着肿瘤长大鼻塞加重，多为单侧性鼻塞；若肿瘤堵塞双侧后鼻孔可出现双侧性鼻塞。⑦颈部淋巴结转移症状：鼻咽癌容易发生颈部淋巴结，转移率约为65.9%，其中半数为双侧性转移，颈部淋巴结转移常为鼻咽癌的首发症状，少数患者鼻咽部检查常不能发现原发病灶，而颈部淋巴结转移是唯一的临床表现。⑧舌肌萎缩和伸舌偏斜：鼻咽癌直接侵犯或淋巴结转移至茎突后区或舌下神经管，使舌下神经受侵，引起伸舌偏向病侧伴有病侧舌肌萎缩。⑨动眼神经、视神经损害或眶锥侵犯引起眼睑下垂、眼球固定、视力减退或消失。⑩远处转移：鼻咽癌的远处转移率约4.2%，远处转移是鼻咽癌治疗失败的主要原因之一，常见的转移部位是骨、肺、肝等多器官，同时转移多见。⑪伴发皮肌炎：皮肌炎可与鼻咽癌伴发，皮肌炎患者应仔细检查鼻咽部。⑫停经：女性作为鼻咽癌首发症状罕见，与鼻咽癌侵入蝶窦和脑垂体有关。

本病在中医临床中属于"鼻渊"、"真头痛"、"石上疽"、"失荣"等范畴。中医学认为，肺热痰火及肝胆热毒上扰为鼻咽癌发病主要原因。上焦积热，肺气失宣，热甚迫血离经出现鼻衄，继而气血凝滞，津聚为痰，痰热蕴结而成肿块；肝失疏泄，气郁气泄，气泄不能运化水湿，积聚为痰，痰浊凝集而成肿核、肿块；肝气郁滞，郁久化火，灼液为痰，痰火上扰清阳则烦躁易怒、耳鸣、耳聋、头痛、视物模糊、颈部出现痰核。

〔治疗原则〕

鼻咽癌的治疗应以放射治疗为主，辅以化学治疗、手术治疗、中医中药扶正治疗。

1. 放射治疗

鼻咽癌对放射治疗敏感，各期鼻咽癌放射治疗的5年生存率达50%，因此，放射治疗一直是鼻咽癌的首选方法。放射线的种类对治疗效果有明显影响。鼻咽癌宜选用穿透力强而对皮肤照射量低的高能量放射源，如^{60}Co或4～6MV加速器X线治疗；鼻咽癌的放射治疗根据患者具体情况可分根治性放射治疗和姑息性放射治疗。

2. 手术治疗

手术仅作为辅助治疗。其适应证：放射治疗后鼻咽局部复发，病灶较局限，无颅底骨质破坏，一般情况好，近期内做过放疗不宜再放疗者；根治放疗后3个月鼻咽癌仍有残留者；鼻咽癌原发灶经放疗后已控制，颈部淋巴结转移灶虽经放疗或化疗，仍有残灶或复发，范围局限且比较活动，与颈深部组织无严重粘连或固定者。

3. 化学治疗

鼻咽癌对化疗的敏感性不高，一般只适用于全身状况较好，转移灶较小，能够耐受化疗冲击的患者。化疗可在放疗前，或放疗或手术治疗后进行。

4. 免疫治疗

20世纪70年代美国提出一种概念，即以修饰人体的生物学反应的物质来提高对肿瘤的抵抗力，这种方法被称为BRM疗法或免疫疗法。20世纪70年代末以来，云芝多糖、裂褶菌多糖、香菇多糖在日本，桑黄多糖在韩国先后被批准作为免疫抗肿瘤药物，由此奠定了菇类多糖类在BRM疗法中的地位，同时也极大地推动了菇类生物活性成分的研究和应用。

PD-1程序性死亡受体是一种重要的免疫抑制分子，主要在激活的T细胞和B细胞中表达，功能是抑制细胞的激活，这是免疫系统的一种正常的自稳机制。肿瘤细胞所具有的逃避免疫系统的能力，是通过在其表面产生的程序性死亡配体（PD-L1）结合到T细胞的PD-1蛋白上实现的。PD-1抗体是针对PD-1或者PD-L1的一种抗体蛋白，使得前两种蛋白不能发生结合，阻断这一通路，部分恢复T细胞的杀伤肿瘤细胞功能。抗PD-1抗体Opdivo和Keytruda均已拿下黑色素瘤和肺癌适应证。此外，2015年11月，FDA批准Opdivo用于晚期肾细胞癌，且不久前Opdivo头颈癌关键Ⅲ期大获成功。

5. 中医中药治疗

中医中药治疗可以弥补手术治疗、放射治疗、化学治疗的不足，能巩固放疗、化疗的效果，消除放、化疗的毒性作用。

〔用药精选〕

一、西药

1. 顺铂 Cisplatin

见本章"309. 肺部肿瘤与肺癌"。

2. 氟尿嘧啶 Fluorouracil

见本章"311. 胃癌"。

3. 平阳霉素 Bleomycin A5

见本章"310. 食管癌"。

4. 尼妥珠单抗 Nimotuzumab

研究显示，尼妥珠单抗可阻断EGFR与其配体的结合，并对EGFR过度表达的肿瘤具有抗血管生成、抗细胞增殖和促凋亡作用。

【适应证】试用于与放疗联合治疗表皮生长因子受体（EGFR）表达阳性的Ⅲ/Ⅳ期鼻咽癌。

【不良反应】在中国进行的晚期鼻咽癌Ⅱ期临床试验中，不良反应主要表现为轻度发热、血压下降、恶心、头晕、皮疹等。

在古巴、德国、加拿大等国家进行了本品单药或联合放、化疗治疗头颈部肿瘤、神经胶质瘤、胰腺癌、结肠癌、直肠癌和非小细胞肺癌的临床试验。常见不良反应为发热、寒战、恶心、呕吐、发冷、血压降低、虚弱、贫血、肢端青紫。罕见不良反为吞咽困难、口干、潮红、心前区痛、嗜睡、定向障碍、肌痛、血尿、转氨酶升高、肌苷升高。

【禁忌】对本品或其任一组分过敏者禁用。

【孕妇及哺乳期妇女用药】孕妇或没有采取有效避孕措施的妇女应慎用。哺乳期妇女在本品治疗期间，以及在最后一次给药后60日内停止哺乳。

【儿童用药】尚未确定18岁以下儿童使用本品的安全性和疗效。

【老年用药】尚未确定老年患者使用本品安全性和疗效方面的特殊性。

【用法用量】将100mg尼妥珠单抗注射液稀释到250ml生理盐水中，静脉输液给药，给药过程应持续60分钟以上。在给药过程中及给药结束后1小时内，需密切监测患者的状况。首次给药应在放射治疗的第一日，并在放射治疗开始前完成。之后每周给药1次，共8周，患者同时接受标准的放射治疗。

【制剂】尼妥珠单抗注射液

附：用于鼻咽癌的其他西药

1. 榄香烯 Elemene

【适应证】本品合并放、化疗常规方案对肺癌、肝癌、食管癌、鼻咽癌、脑瘤、骨转移癌等恶性肿瘤可以增强疗效，降低放、化疗毒性作用，并可用于介入、腔内化疗及癌性胸腔积液和腹水的治疗。

2. 甲氨蝶呤 Methotrexate

见本章“315. 乳腺炎”。

3. 多柔比星 Doxorubicin

见本章“309. 肺部肿瘤与肺癌”。

4. 注射用氨磷汀 Amifostine for Injection

【适应证】本品为正常细胞保护剂，主要用于各种癌症的辅助治疗。在对肺癌、卵巢癌、乳腺癌、鼻咽癌，骨肿瘤、消化道肿瘤、血液系统肿瘤等多种癌症患者进行化疗前应用本品，可明显减轻化疗药物所产生的毒性。放疗前应用本品可显著减少口腔干燥和黏膜炎的发生。

5. 重组人5型腺病毒注射液 Recombinant Human Adenovirus Type 5 Injection

【适应证】对常规放疗或放疗加化疗治疗无效，并以5-FU、顺铂化疗方案进行姑息治疗的晚期鼻咽癌患者可试用本品与化疗方案联合使用。

6. 羟基脲 Hydroxycarbamide

【适应证】本品对慢性粒细胞白血病（CML）有效，并可用于对白消安耐药的CML。对黑色素瘤、肾癌、头颈部癌有一定疗效；与放疗联合对头颈部及宫颈鳞癌有效。

二、中药

1. 天芝草胶囊

见本章“308. 癌症与癌症疼痛”。

2. 安康欣胶囊

见本章“308. 癌症与癌症疼痛”。

3. 芪黄颗粒

【处方组成】黄芪

【功能主治】益气解毒，生津利咽。主要用于治疗鼻咽癌癌前病变之气虚郁热等证。

【用法用量】口服。一次1袋，一日3次，疗程8周。

【使用注意】对本品过敏者禁用。

附：用于鼻咽癌的其他中药

1. 贞芪扶正胶囊（片、颗粒）

见本章“308. 癌症与癌症疼痛”。

2. 参芪十一味颗粒（片）

【功能主治】补气养血，健脾益肾。适用于癌症应用放、化疗所致白细胞减少，以及因放、化疗引起的头晕头昏、倦怠乏力、消瘦、恶心呕吐等症。

3. 微达康颗粒

见本章“308. 癌症与癌症疼痛”。

4. 香菇多糖片（胶囊、注射液）

见本章“308. 癌症与癌症疼痛”。

322. 口腔癌

〔基本概述〕

口腔癌是发生在口腔的恶性肿瘤之总称，大部分属于鳞状上皮细胞癌，即所谓的黏膜发生变异。在临床实践中，口腔癌包括牙龈癌、舌癌、软硬腭癌、颌骨癌、口底癌、口咽癌、涎腺癌、唇癌和上颌窦癌，以及发生于颜面部皮肤黏膜的癌症等。口腔癌是头颈部较常见的恶性肿瘤之一。

（一）主要病因

1. 长期嗜好烟、酒

口腔癌患者大多有长期吸烟、饮酒史，而不吸烟又不饮酒者口腔癌少见。

2. 口腔卫生差

口腔卫生习惯差，为细菌或真菌在口腔内滋生、繁殖创造了条件，从而有利于亚硝胺及其前体的形成。加之口腔炎，一些细胞处于增生状态，对致癌物更敏感，如此种种原因可能促进口腔癌发生。

3. 异物长期刺激

牙根或锐利的牙尖、不合适的假牙长期刺激口腔黏膜，产生慢性溃疡乃至癌变。

4. 营养不良

维生素 A 缺乏可引起口腔黏膜上皮增厚、角化过度而与口腔癌的发生有关。人口统计学研究显示,摄入维生素 A 低的国家口腔癌发病率高。也有认为与微量元素摄入不足有关,如食物含锌量低。锌是动物组织生长不可缺少的元素,锌缺乏可能导致黏膜上皮损伤,为口腔癌的发生创造了有利条件。另外,总蛋白和动物蛋白摄取量不足可能与口腔癌有关。

5. 黏膜白斑与红斑

口腔黏膜白斑与增生性红斑常是一种癌前病变。

(二)相关病变与口腔癌的关系

1. 口腔癌与癌前病变之关系

许多人都有颊黏膜内侧发生白色溃疡或水疱的经验,常发生于有压力,睡眠不好或饮食习惯改变(如水果不足)之际,一般两周内会痊愈;如超过两周未痊愈,必须做检查,以排除上皮性细胞癌发生的可能。

2. 口腔黏膜颜色发生变化

正常的上皮是粉红色,出现白色或红色两极化的颜色皆是不正常。如红中带白,则是比较严重的状况,再如舌尖出现深红中带有白色点状,高度怀疑癌变的发生。

3. 溃疡

超过两周以上尚未愈合的口腔黏膜溃疡,应注意排除口腔癌。

(三)临床表现症状

(1)有肿块、结节出现;

(2)有白色、平滑式鳞状斑块状出现;

(3)有红色斑块、溃疡、炎症区等症状,而且较长时期不能痊愈者;

(4)口腔中无明显原因的反复出血;

(5)口腔中无明显原因的麻木、灼热或干燥感;

(6)说话或吞咽时发生困难或不正常。

(四)以下几种症状要警惕口腔癌

口腔如果变成白色、褐色或黑色,意味着黏膜表皮细胞发生了变化。尤其是口腔黏膜变粗糙、变厚或呈硬结,出现口腔黏膜白斑、红斑,很可能已发生癌变。

1. 溃疡不愈

口腔溃疡的病程一般不超过两周,如果烧灼感、疼痛等症状超过两周仍不见好,需警惕口腔癌的可能。因为,口腔癌常表现为溃疡的形式,四周边缘隆起,中央凹凸不平,并有坏死组织覆盖,疼痛明显。

2. 疼痛明显

早期一般无痛或仅有局部异常摩擦感,溃破后疼痛明显,随着肿瘤进一步侵犯神经,可引发耳部和咽喉痛。

3. 淋巴结肿大

口腔癌多向附近的颈部淋巴结转移,有时原发病灶很小,甚至症状还不明显,但颈部淋巴结却发现了转移的癌细胞。因此,颈部淋巴结如突然肿大,需检查口腔。

4. 功能障碍

肿瘤可能侵犯张、闭口肌肉和下颌关节,导致开闭口运动受限。

需要强调的是,以上症状虽是口腔癌常见症状,但并不完全以此判断是否患有癌症。因为口腔炎症也会出现上述症状,最好到医院及时就诊,早期明确诊断,对症治疗。

〔治疗原则〕

治疗方式分为手术切除、放射线治疗、化学治疗、中药治疗。

早期的口腔癌如未见颈部淋巴转移,则单独使用手术或放射治疗均有不错的成效。

中晚期的口腔癌,较适合使用外科手术合并术后与放射线治疗。

〔用药精选〕

一、西药

1. 甲氨蝶呤 Methotrexate

见本章“315. 乳腺癌”。

2. 博来霉素 Bleomycin

见本章“316. 宫颈癌”。

3. 顺铂 Cisplatin

见本章“309. 肺部肿瘤与肺癌”。

4. 氟尿嘧啶 Fluorouracil

见本章“311. 胃癌”。

5. 多柔比星 Doxorubicin

见本章“309. 肺部肿瘤与肺癌”。

附:用于口腔癌的其他西药

羟基脲 Hydroxycarbamide

【适应证】本品对慢性粒细胞白血病(CML)有效,并可用于对白消安耐药的 CML。对黑色素瘤、肾癌、头颈部癌有一定疗效;与放疗联合对头颈部及宫颈鳞癌有效。

二、中药

对口腔癌的治疗,目前尚没有明显有效的中药制剂。

323. 甲状腺肿瘤与甲状腺癌

〔基本概述〕

甲状腺肿瘤是临床常见病、多发病,其中绝大多数为良性病变,少数为癌。该病女性发病率明显高于男性,男女发病比例约 1:(2~3)。

甲状腺肿瘤分为良性和恶性两大类。甲状腺良性肿瘤主要为甲状腺腺瘤,约占甲状腺疾病的60%。患者以女性为多,多在甲状腺功能活跃时期发病,即20~40岁,40岁以后发病逐渐下降。甲状腺恶性肿瘤包括甲状腺癌、甲状腺恶性淋巴瘤(单独原发于甲状腺者极少,常为全身性恶性淋巴瘤的一部分)、甲状腺转移癌(较罕见)和甲状腺肉瘤(极罕见)等。

甲状腺肿瘤的病因尚不明确。目前认为最主要的有二:一是放射线,二是地方性甲状腺肿。

甲状腺癌是由数种不同生物学行为及不同病理类型的癌肿组成,主要包括乳头状腺癌、滤泡状癌、未分化癌、髓样癌四种类型。它们的发病年龄、生长速度、转移途径、预后都明显不同,如乳头状腺癌术后10年生存率将近90%,而未分化癌病程很短,一般仅生存几个月。

甲状腺癌的病因可能与放射性损伤、摄碘过量或缺碘、促甲状腺激素分泌增加、良性甲状腺肿大、甲状腺功能亢进、结节性甲状腺肿或腺瘤、遗传因素等有关。

甲状腺癌早期一般没有症状,与良性甲状腺瘤相似,但质地比腺瘤坚韧,生长迅速。当癌瘤进一步发展增大时,肿块多凹凸不平,与周围粘连,吞咽活动受限。如肿癌继续增大压迫食管及气管或喉返神经,则出现吞咽、呼吸困难及声音嘶哑。颈静脉受压,则产生面部水肿。转移颈部则可见质硬的淋巴结肿大。

甲状腺肿瘤在中医学中属于瘿瘤病的范畴,软坚散结、活血化瘀、疏肝解郁、理气化痰等中药有消瘤作用。

〔治疗原则〕

瘤体较小的良性甲状腺瘤可以保守治疗,即采用甲状腺素或中药治疗;瘤体较大或有恶变趋势的应及时尽早采用手术治疗,并作病理,确诊良性或恶性。术后再采用中药巩固治疗,以防复发。

绝大多数甲状腺癌为分化性甲状腺癌,不同病理类型的甲状腺癌其发病特点、治疗方式、预后有明显差异。手术治疗为主要治疗措施,主张行治疗性颈淋巴结清扫,不主张行预防性颈淋巴结清扫。放射治疗为主要辅助治疗手段,内分泌治疗适用于所有甲状腺癌的治疗,一般不主张化疗。甲状腺癌的治疗要遵循个体化原则。

1. 手术治疗

甲状腺癌的治疗涉及外科手术、放射治疗、化疗、内分泌治疗等,但主要是外科手术治疗。

手术仍是当前治疗甲状腺癌的主要手段,主要适用于乳头状癌、滤泡状癌、髓样癌。早期可行单纯切除,有外侵及颈部转移者可作颈淋巴结清扫。

2. 放射治疗

放疗对甲状腺癌(未分化癌除外)不敏感,主要适用于手术后或已行活检不宜手术者。各种类型的甲状腺癌对放射线的敏感性差异很大,几乎与甲状腺癌的分化程度成正比,分化越好敏感性越差,分化越差敏感性越高,因此未分化癌的治疗主要是放射治疗。

3. 化学治疗

化学治疗对甲状腺癌效果也不理想,除了未分化癌采用化疗作为放疗的互补治疗外,其他类型效果均很低。分化型甲状腺癌对化疗反应差,仅有选择的和其他治疗方法联用于晚期局部无法切除或远处转移的患者,以阿霉素最有效。相比而言,未分化癌对化疗则较敏感,多采用联合化疗,常用药物有阿霉素(ADM)、环磷酰胺(CTX)、丝裂霉素(MMC)、长春新碱(VCR)等。

4. 内分泌治疗

甲状腺素能抑制TSH分泌,从而对甲状腺组织的增生和分化好的癌有抑制作用,对乳头状癌和滤泡状癌有较好的治疗效果。因此,在上述类型甲状腺癌手术后常规给予抑制TSH剂量甲状腺素对预防癌复发和转移灶的治疗均有一定效果,但对未分化癌无效。

5. 中医药治疗

甲状腺肿瘤在中医学中属于瘿瘤病的范畴,中药中有一些药物有软坚散结、活血化瘀、疏肝解郁、理气化痰、消瘤作用,对甲状腺肿瘤和甲状腺癌的治疗有良好的效果。

〔用药精选〕

一、西药

1. 多柔比星 Doxorubicin

见本章"309. 肺部肿瘤与肺癌"。

2. 表柔比星 Epirubicin

见本章"311. 胃癌"。

3. 左甲状腺素钠片 Levothyroxine Sodium Tablets

本品中所含有的合成左甲状腺素与甲状腺自然分泌的甲状腺素相同。它与内源性激素一样,在外周器官中被转化为T3,然后通过与T3受体结合发挥其特定作用。人体不能够区分内源性或外源性的左甲状腺素。

【适应证】适用于先天性甲状腺功能减退症(克汀病)与儿童及成人的各种原因引起的甲状腺功能减退症的长期替代治疗,也可用于单纯性甲状腺肿,慢性淋巴性甲状腺炎,甲状腺癌手术后的抑制(及替代)治疗,也可用于诊断甲状腺功能亢进的抑制试验。

【不良反应】剂量过度的表现有心绞痛、心律失常、心悸、腹泻、呕吐、震颤、兴奋、头痛、不安、失眠、多汗、潮红、体重减轻、骨骼肌痉挛等,通常在减少用量或停药数日后,上述表现消失。

【禁忌】对本品过敏、非甲状腺功能低下性心力衰竭、快速型心律失常、近期出现心肌梗死者的患者禁用。

【孕妇及哺乳期妇女用药】在甲状腺替代治疗期间,必须严密监护,避免造成过低或过高的甲状腺功能,以免对胎儿及婴儿造成不良影响。微量的甲状腺激素可从乳汁中排出。

【儿童用药】新生儿和儿童甲状腺功能降低或克汀病,剂量请遵医嘱。

【老年用药】老年患者则需要较低的剂量,大约一日1.0μg/kg。

【用法用量】口服。成人最初一日25~50μg,最大量不超过100μg,每隔2~4周增加25~50μg,直至维持正常代谢为止。维持剂量为一日50~200μg。老年或有心血管疾病患者,起始量12.5~25μg,每3~4周增加一次剂量,一次增加12.5~25μg。给药后应密切观察患者有否心率加快、心律不齐、血压改变,并定期监测甲状腺激素水平,必要时暂缓加量或减少用量。

附:用于甲状腺肿瘤与甲状腺癌的其他西药

1. 甲巯咪唑 Thiamazole

【适应证】用于各种类型的甲状腺功能亢进症,包括Graves病(伴自身免疫功能紊乱,甲状腺弥漫性肿大,可有突眼),甲状腺腺瘤,结节性甲状腺肿及甲状腺癌所引起者。在Graves病中,尤其适用于:①病情较轻,甲状腺轻至中度肿大患者;②青少年及儿童、老年患者;③甲状腺手术后复发,又不适于用放射性碘-131治疗者;④手术前准备;⑤作为碘-131放疗的辅助治疗。

2. 丙硫氧嘧啶 Propylthiouracil

【适应证】用于各种类型的甲状腺功能亢进症,尤其适用于:病情较轻,甲状腺轻至中度肿大患者;青少年及儿童、老年患者;甲状腺手术后复发,又不适于放射性碘-131治疗者;手术前准备,常与碘剂合用;作为碘-131放疗的辅助治疗。

二、中药

1. 小金丸(片、胶囊)

见本章“315. 乳腺癌”。

2. 夏枯草膏

【处方组成】夏枯草

【功能主治】清火,散结,消肿。用于火热内蕴所致的头痛、眩晕、瘰疬、瘿瘤、乳痈肿痛;甲状腺肿大,淋巴结结核,乳腺增生病见上述证候者。

【用法用量】口服。一次9g,一日2次。

附:用于甲状腺肿瘤与甲状腺癌的其他中药

消瘿丸

【功能主治】散结消瘿。用于痰火郁结所致的瘿瘤初起;单纯型地方性甲状腺肿见上述证候者。

324. 肾癌

〔基本概述〕

肾癌又称肾细胞癌,起源于肾小管上皮细胞,可发生于肾实质的任何部位,少数侵及全肾;左、右肾发病机会均等,双侧同时病变者占1%~2%。

肾癌的病因未明,但有资料显示其发病与吸烟、肥胖和高血压、糖尿病、解热镇痛药物、激素、病毒、射线、咖啡、镉、钍及遗传因素等有关;另有些职业如石油、皮革、石棉等产业工人患病率高。

肾癌患者的主诉和临床表现多样,容易误诊为其他疾病。肾位置隐蔽,与外界主要的联系是尿,因此血尿是发现肾癌最常见的症状,但血尿的出现必须在肿瘤侵入肾盂后方有可能,因此已不是早期病状。多年来,把血尿、疼痛和肿块称为肾癌的“三联征”,大多数患者就诊时已具有1~2个症状,三联征俱全者占10%左右。

肾癌患者的血尿常为无痛性间歇发作,肉眼可见全程血尿,间歇期随病变发展而缩短。肾癌出血多时可能伴肾绞痛,常因血块通过输尿管引起。肾癌血尿的血块可能因通过输尿管形成条状。血尿的程度与肾癌体积大小无关。肾癌有时可表现为持久的镜下血尿。腰部疼痛为肾癌另一常见症状,亦是晚期症状,约见于50%的病例,多数为钝痛,局限在腰部,系肾包膜或肾盂为逐渐长大的肿瘤所牵扯,或由于肿瘤侵犯压迫腹后壁结缔组织、肌肉、腰椎或腰神经所致的患侧腰部持久性疼痛。疼痛常因肿块增长充胀肾包膜引起,血块通过输尿管亦可引起腰痛已如前述。肿瘤侵犯周围脏器和腰肌时疼痛较重且为持续性。肿块亦为肾癌的常见症状,1/3~1/4肾癌患者就诊时可发现肿大的肾脏。肾脏位置较隐蔽,肾癌在达到相当大体积以前肿块很难发现。一般腹部摸到肿块已是晚期症状。全身表现有发热、高血压、红细胞沉降率加快、贫血、红细胞增多、精索静脉曲张等。其他症状有:不明原因的发热,或刚发觉时已转移,有乏力、体重减轻、食欲不振、贫血、咳嗽和咳血等肺部症状。另外,肾腺癌的作用是由肿瘤内分泌活动而引起的,包括红细胞增多症、高血压、低血压、高钙血症,发热综合征。虽然这些全身性、中毒性和内分泌的作用是非特殊性的,但约30%的患者首先有许多混合的表现。因而是有价值的线索,这种发现考虑为肿瘤的系统作用。

〔治疗原则〕

肾癌的治疗主要是手术切除。各类肾恶性肿瘤于确诊后均应早期施行根治性肾切除术。

1. 手术治疗

肾癌手术分为单纯性肾癌切除术和根治性肾癌切除术。目前公认的是根治性肾癌切除术可以提高生存率。根治性肾癌切除术包括肾周围筋膜及其内容:肾周围脂肪,患肾和同侧肾上腺。

2. 免疫治疗

在过去十几年,非特异性免疫治疗中高剂量的白细胞介素2或α-干扰素(IFN-α)是治疗肾癌的一线药物。但其缓解率低,肾癌转移患者的预后极差,只有少数患者明显受益。近年来,随着免疫检查点阻断药物临床数据的不断公布,免疫治疗已成为进展期肾癌患者生存进一步改善的希望。2014 年,KEYNOTE-012 研究已公布了 nivolumab(PD-1 的 IgG4 单克隆抗体)在进展期肾癌中的疗效,证实了其在进展期肾癌治疗中的疗效及安全性。2015 年,ASCO 更新了研究总生存的数据,对于进展期肾癌患者可从不同剂量的 nivolumab 治疗中获益。2015 年 11 月,FDA 批准 Opdivo(抗 PD-1 单抗)用于晚期肾细胞癌。

常用的免疫治疗药物有人白细胞介素-2、干扰素等。

3. 化学治疗

肾癌的化疗效果不好,单用药治疗效果更差。联合化疗中疗效较好的药物有吉西他滨、氟尿嘧啶、卡培他滨等。

4. 放射治疗

对恶性度高,肿瘤较大,估计不能手术的肾癌患者,放疗可使肿瘤缩小,为手术创造条件。术后放疗可消灭残癌,提高生存率。对已广泛转移不宜手术者,为缓解症状,也可做姑息性放疗。

5. 内分泌治疗

肾癌与激素平衡失调有关。临床上发现应用黄体激素及雄激素治疗,部分肾癌可取得缓解。常用的激素有:甲羟孕酮(安宫黄体酮)、甲地孕酮、丙睾酮等。

6. 中医药治疗

中医药治疗具有较强的整体观念。其可以弥补手术治疗、放射治疗、化学治疗的不足。对于晚期癌症患者或不能手术和放疗、化疗者可以采用中医中药治疗。

〔用药精选〕

一、西药

1. 索拉非尼 Sorafenib

本品是一种多激酶抑制剂,可抑制肿瘤细胞增殖和抗血管生成作用。体内试验显示,在多种人肿瘤抑制裸鼠模型中,如人肝细胞肿瘤、肾细胞肿瘤中,可抑制肿瘤生长和血管生成。

【适应证】①不能手术的晚期肾细胞癌。②无法手术或远处转移的肝细胞癌。

【不良反应】常见不良事件包括皮疹、腹泻、血压升高,以及手掌或足底部发红、疼痛、肿胀或出现水疱。在临床试验中,最常见的与治疗有关的不良事件有腹泻、皮疹/脱屑、疲劳、手足部皮肤反应、脱发、恶心、呕吐、瘙痒、高血压和食欲减退。

【禁忌】对索拉非尼或药物的非活性成分有严重过敏症状的患者禁用。

【孕妇及哺乳期妇女用药】只有治疗收益超过对胎儿产生的可能危害时,才应用于妊娠妇女。育龄妇女治疗期间和治疗结束至少 2 周内应采取足够的避孕措施。哺乳期妇女治疗期间应停止哺乳。

【用法用量】口服。一次 0.4g,一日 2 次,空腹或伴低脂、中脂饮食服用。持续治疗直至患者不能临床受益或出现不可耐受的毒性反应。

【制剂】甲苯磺酸索拉非尼片

2. 舒尼替尼 Sunitinib Malate

本品为多靶点酪氨酸激酶抑制剂,能抑制多个受体酪氨酸激酶的磷酸化进程;在某些动物肿瘤模型中显示出抑制肿瘤生长或导致肿瘤消退和/或抑制肿瘤转移的作用。其能抑制靶向受体酪氨酸激酶表达失调的肿瘤细胞生长,抑制 PDGFRβ-和 VEGFR2-依赖的肿瘤血管形成。

【适应证】用于:甲磺酸伊马替尼治疗失败或不能耐受的胃肠道间质瘤(GIST);不能手术的晚期肾细胞癌(RCC);晚期胰腺等内分泌肿瘤的治疗。

【不良反应】①最常见:疲乏、食欲减退、恶心、腹泻。②常见:疲劳、乏力,腹泻、腹痛、便秘、味觉改变、厌食、恶心、呕吐、黏膜炎/口腔炎、消化不良,高血压,皮疹、手足综合征、皮肤变色、出血。③潜在严重不良反应:左心室功能障碍、QT 间期延长、出血、高血压和肾上腺功能;静脉血栓事件;可逆性后脑白质脑病综合征(RPLS,高血压、头痛、灵敏性下降、精神功能改变、视力丧失)。

【禁忌】对本品任何成分过敏者禁用。

【孕妇及哺乳期妇女用药】患者妊娠期间使用本品或接受本品治疗期间妊娠,应告知患者药物对胎儿的潜在危害。育龄妇女接受本品治疗时应避孕。哺乳妇女接受药物治疗时,应权衡决定是否停止哺乳或停止治疗。

【老年用药】尚未发现年轻患者与老年患者在安全性或有效性方面存在差异。

【用法用量】口服。一次 50mg,一日 1 次。服药 4 周,停药 2 周(4/2 给药方案)。

建议根据药物在个体中的安全性和耐受性情况,以 12.5mg 为梯度单位增加或减少调整或者中断治疗。

【制剂】苹果酸舒尼替尼胶囊

3. 西罗莫司片 Sirolimus Tablets

【适应证】用于舒尼替尼或索拉非尼治疗失败的晚期肾细胞癌;需治疗但无法根治性手术切除的伴结节性硬化的室管膜下巨细胞星形细胞瘤(SEGA)。

【不良反应】晚期肾细胞癌最常见不良反应(发生率≥30%)是咽炎,感染,无力,疲乏,咳嗽和腹泻;SEGA 最常见不良反应(发生率 ≥30%)是咽炎,上呼吸道感染,鼻窦炎、中耳炎和发热。

【禁忌】对本品及其他雷帕霉素衍生物或任何辅料过敏的患者禁用。

【孕妇及哺乳期妇女用药】育龄妇女治疗开始前、治疗期间和停止后 12 周内,应采取有效的避孕措施。孕妇仅在使用本品的潜在益处超过对胚胎/胎儿的潜在危险时,才可使用。哺乳期妇女应根据本品对母亲的重要性来决定终止哺乳抑或终止用药。

【儿童用药】本品用于 13 岁以下儿科患者的安全性和疗

效尚未确定。13岁以下儿科患者使用本品时,应进行血药谷浓度监测。

【用法用量】口服。治疗晚期肾细胞癌:一次10mg,一日1次。中度肝功能损害患者一次5mg,一日1次。如需同时服用中度CYP3A4抑制剂或P糖蛋白抑制剂(如红霉素、氟康唑、维拉帕米),一次2.5mg,一日1次,如患者能耐受,可增至一次5mg。如需同时服用CYP3A4强诱导剂(如利福平、苯妥英),一次增加5mg,最大使用剂量可达一次20mg,一日1次。

【其他制剂】①西罗莫司胶囊;②西罗莫司口服溶液

4. 阿西替尼片 Axitinib Tablets

阿西替尼是一种小分子酪氨酸激酶抑制剂,对多个靶点有效,包括VEGF受体,可阻止对肿瘤生长和转移起作用的某些被称为激酶的蛋白发挥作用。

【适应证】本品是一种激酶抑制剂,适用于既往全身治疗失败后晚期肾细胞癌的治疗。

【不良反应】常见腹泻,高血压,疲乏,食欲减低,恶心,发音障碍,手足综合征,体重减轻,呕吐,乏力,便秘。

【禁忌】对本品过敏、未治疗脑转移、最近活动性胃肠道出血患者禁用。

【孕妇及哺乳期妇女用药】孕妇禁用。育龄妇女接受本品治疗期间应采取有效的避孕措施。哺乳期妇女应终止哺乳或终止用药。

【用法用量】口服。起始剂量一次5mg,一日2次。本品应整片吞服,可根据个体安全性和耐受性调整剂量。如需同时服用强CYP3A4/5抑制剂,减量50%服用本品。对中度肝受损患者,减低开始剂量约半量。

5. 多柔比星 Doxorubicin

见本章"309. 肺部肿瘤与肺癌"。

6. 表柔比星 Epirubicin

见本章"311. 胃癌"。

7. 重组人白介素-2　Recombinant Human Interleukin-2

见本章"309. 肺部肿瘤与肺癌"。

附:用于肾癌的其他西药

1. 替西罗莫司 Temsirolimus

【适应证】适用于晚期肾细胞癌的治疗。

2. 羟基脲 Hydroxycarbamide

【适应证】本品对慢性粒细胞白血病(CML)有效,并可用于对白消安耐药的CML。对黑色素瘤、肾癌、头颈部癌有一定疗效;与放疗联合对头颈部及宫颈鳞癌有效。

3. 放线菌素D　Dactinomycin

【适应证】主要用于霍奇金病、神经母细胞瘤、绒毛膜上皮癌、睾丸肿瘤等。对肾母细胞瘤、尤因肉瘤和横纹肌肉瘤亦有效。

4. 重组人干扰素α2a Recombinant Human Interferon α2a

【适应证】可用于某些恶性肿瘤:毛状细胞白血病,多发性骨髓瘤,低度恶性非霍奇金淋巴瘤,慢性髓性白血病,肾癌等。

5. 重组人干扰素α2b　Recombinant Human Interferon α2b

【适应证】可用于某些肿瘤,如毛细胞性白血病、慢性髓细胞性白血病、多发性骨髓瘤、非霍奇金淋巴瘤、恶性黑色素瘤、肾细胞癌、喉乳头状瘤、卡波西肉瘤、卵巢癌、基底细胞癌、表面膀胱癌等。

6. 重组人干扰素γ Recombinant Human Interferon γ

【适应证】可用于治疗转移性肾癌、肾细胞癌等。

7. 柔红霉素 Daunorubicin

【适应证】主要用于各种类型的急性白血病、红白血病、慢性粒细胞白血病、恶性淋巴瘤,也可用于神经母细胞病、尤因肉瘤和肾母细胞瘤等。

8. 贝伐珠单抗 Bevacizumab

见本章"312. 大肠癌(直肠癌和结肠癌)"。

二、中药

猪苓多糖注射液

【处方组成】猪苓多糖

【功能主治】本品能调节机体免疫功能,对慢性肝炎、肿瘤病有一定疗效。与抗肿瘤化疗药物合用,可增强疗效,减轻毒性作用。

【用法用量】肌内注射。一次2~4ml,一日1次;小儿酌减或遵医嘱。

【使用注意】孕妇、新生儿、婴幼儿、严重低血钾症、高血钠症、心力衰竭、肾衰竭的患者禁用。本品不可供静脉注射。

325. 膀胱癌

〔基本概述〕

膀胱肿瘤是泌尿系统中最常见的肿瘤,多数为移行上皮细胞癌,在膀胱侧壁及后壁最多,其次为三角区和顶部,其发生可为多中心。

膀胱肿瘤可先后或同时伴有肾盂、输尿管、尿道肿瘤。在国外,膀胱肿瘤的发病率在男性泌尿生殖器肿瘤中仅次于前列腺癌,居第2位;在国内则占首位。男性发病率约为女性的3~4倍,年龄以50~70岁为多。

膀胱癌的病因至今尚未完全明确,比较公认的膀胱癌常见病因如下。①长期接触芳香族类物质的工种,如染料、皮革、橡胶、油漆工等,可有膀胱肿瘤的高发生率。②吸烟也是一种增加膀胱肿瘤发生率的原因。近年研究显示,吸烟者在尿中致癌物质色氨酸的代谢增加50%,当吸烟停止,色氨酸水平回复到正常。③体内色氨酸代谢的异常。④膀胱黏膜局部长期遭受刺激。⑤某些药物，如大量服用非那西汀类药物，已证实可致膀胱癌。⑥寄生虫病如发生在膀胱内，亦可诱发膀胱癌。

膀胱癌的临床主要症状有血尿、膀胱刺激症状、排尿困难、上尿路阻塞等。①血尿：大多数膀胱肿瘤以无痛性肉眼血尿或显微镜下血尿为首发症状，患者表现为间歇性、全程血尿，有时可伴有血块。因此，在临床上间歇性无痛肉眼血尿被认为是膀胱肿瘤的典型症状。膀胱癌血尿与其他疾患所致的血尿相比，膀胱癌的血尿有两个特点。一是无痛性，即在发生血尿时，患者无任何疼痛及其他不适症状，医学上称为无痛性血尿。这与结石有血尿时多伴有肾、输尿管疼痛不同，也与膀胱炎所致的血尿多伴尿频、尿急、尿痛不一样。但若癌肿坏死、溃疡和合并感染时，可出现尿频、尿急、尿痛等膀胱刺激症状。二是间歇性，即血尿间歇出现，可自行停止或减轻，两次血尿可间隔数天或数月，甚至半年，容易造成血尿已治愈好转的错觉，从而未能及时就诊检查。②膀胱刺激症状：早期膀胱肿瘤较少出现尿路刺激症状。若膀胱肿瘤同时伴有感染，或肿瘤发生在膀胱三角区时，则尿路刺激症状可以较早出现。此外，还必须警惕尿频、尿急等膀胱刺激症状，可能提示膀胱原位癌的可能性。③排尿困难：少数患者因肿瘤较大，或肿瘤发生在膀胱颈部，或血块形成，可造成尿流阻塞、排尿困难甚或出现尿潴留。④上尿路阻塞症状：癌肿浸润输尿管口时，引起肾盂及输尿管扩张积水，甚至感染，引起不同程度的腰酸、腰痛、发热等症状。如双侧输尿管口受侵，可发生急性肾衰竭症状。⑤全身症状：包括恶心、食欲不振、发热、消瘦、贫血，恶病质，类白血病反应等。

〔治疗原则〕

1. 外科手术治疗

外科手术治疗为治疗膀胱癌的主要方法。具体手术范围和方法应根据肿瘤的分期、恶性程度和病理类型，以及肿瘤的大小、部位、有无累及邻近器官等情况综合分析确定。

2. 放射治疗

膀胱放射治疗多是配合手术前、手术后进行。对于病期较晚，失去手术时机或拒绝手术，以及术后复发的病例行姑息性放疗也能获得一定疗效。

3. 介入放射治疗

介入放射治疗是指利用放射学技术，经导管将药物直接注入肿瘤的供养血管，从而杀灭肿瘤细胞。对于Ⅱ～Ⅳ期膀胱癌患者，也可利用此方法，使肿瘤病灶缩小，提高手术切除率，减少复发率。

4. 化疗

膀胱癌的化学药物治疗包括膀胱内灌注化疗、全身化疗、动脉灌注化疗等。

(1)膀胱内灌注化疗：适用于各期患者，尤对0～Ⅰ期表浅肿瘤效果最好，对其他已有深部浸润的病灶不能发挥良好的治疗作用，但对浅表有病灶者仍有治疗作用。经尿道切除肿瘤后2/3病例发生复发。目前一般都采用膀胱内药物灌注作为预防复发。所用药物常用的有卡介苗(BCG)、丝裂霉素或阿霉素等，其中BCG效果最好。

(2)全身联合化疗：全身联合化疗可以提高手术切除率，提高膀胱癌的综合治疗效果。

5. 免疫治疗

研究表明，膀胱移行细胞癌具有抗原性，患者免疫力受损的情况与肿瘤分期、分级和血管淋巴扩散有很大关系。因此，该病适合应用免疫治疗。

所谓免疫疗法就是采用生物反应调节因子，如用卡介苗来激发并增强机体抗肿瘤的免疫反应，从而达到杀灭肿瘤细胞的目的。卡介苗治疗膀胱癌的给药途径除了膀胱灌注外，还有皮下注射法、皮肤划痕法、口服法等。卡介苗使用得当，不仅可显著降低膀胱癌的复发率，还可治愈早期膀胱癌(如原位癌)，甚至还可以防止癌前病变进一步发展为癌，起到预防癌发生的作用。

其他生物反应调节因子如干扰素、肿瘤坏死因子，以及白细胞介素-2也相继用于膀胱癌的治疗，并已取得了可喜的效果。免疫治疗已成为防治膀胱癌的重要手段之一。

6. 中医中药治疗

中医中药治癌可减轻患者的症状和痛苦，提高生存质量，延长生命，降低癌症的死亡率。中医治疗具有较强的整体观念，可以弥补手术治疗、放射治疗、化学治疗的不足。对于晚期癌症患者或不能手术和放疗、化疗的可以采用中医中药治疗。

膀胱癌大多以本虚标实为特点。本属肾气虚、脾气虚、肺气虚、肝气郁结等，标实为湿热、毒热、痰浊、瘀血为患。其中药治疗原则应以补肾健脾益肺为主，兼以利湿止血，清热止血，解毒化瘀。

〔用药精选〕

一、西药

1. 吡柔比星 Pirarubicin

本品为半合成的蒽环类抗癌药，具有较强的抗癌活性。

【适应证】主要用于恶性淋巴瘤、急性白血病、乳腺癌、泌尿道上皮癌(膀胱癌及输尿管癌)、卵巢癌，也可用于子宫颈癌、头颈部癌和胃癌。

【不良反应】①骨髓抑制为剂量限制性毒性，主要为粒细胞减少，平均最低值在14天，第21日恢复，贫血及血小板减少少见。②心脏毒性低于ADM，急性心脏毒性主要为可逆性心电图变化，如心律失常或非特异性ST-T异常，慢性心脏毒性呈剂量累积性。③胃肠道反应：恶心、呕吐、食欲不振、口腔黏膜炎，有时出现腹泻。④其他：肝肾功能异常、脱发、皮肤色素沉着等，偶有皮疹。膀胱内注入可出现尿频、排尿痛、血尿等膀胱刺激症状，甚至膀胱萎缩。

【禁忌】对本品过敏、严重器质性心脏病、心功能异常患者禁用。

【孕妇及哺乳期妇女用药】孕妇及哺乳期妇女禁用。

【老年用药】高龄者酌情减量。

【用法用量】静脉、动脉、膀胱内注射。将本品加入5%葡萄糖注射液或注射用水10ml溶解。静注:按体表面积一次25~40mg/m^2;动脉给药:如头颈部癌按体表面积一次7~20 mg/m^2,一日1次,共用5~7日,亦可一次14~25 mg/m^2,一周1次;膀胱内给药:按体表面积一次15~30 mg/m^2,稀释为500~1000μg/ml浓度,注入膀胱腔内保留1~2小时,一周3次为一疗程,可用2~3疗程。

【制剂】注射用盐酸吡柔比星

2. 表柔比星 Epirubicin

见本章"311. 胃癌"。

3. 多柔比星 Doxorubicin

见本章"309. 肺部肿瘤与肺癌"。

4. 羟喜树碱 Hydroxycamptothecin

见本章"314. 肝癌"。

5. 顺铂 Cisplatin

见本章"309. 肺部肿瘤与肺癌"。

6. 氟尿嘧啶 Fluorouracil

见本章"311. 胃癌"。

7. 卡铂 Carboplatin

见本章"309. 肺部肿瘤与肺癌"。

附:用于膀胱癌的其他西药

1. 盐酸吉西他滨 Gemcitabine Hydrochloride

见本章"309. 肺部肿瘤与肺癌"。

2. 重组人干扰素 α2a Recombinant Human Interferon α2a

【适应证】可用于治疗某些肿瘤:毛状细胞白血病,多发性骨髓瘤,低度恶性非霍奇金淋巴瘤,慢性髓性白血病、肾癌、膀胱癌等。

3. 重组人干扰素 α2b Recombinant Human Interferon α2b

【适应证】可用于治疗某些肿瘤,如毛细胞性白血病、慢性髓细胞性白血病、多发性骨髓瘤、非霍奇金淋巴瘤、恶性黑色素瘤、肾细胞癌、喉乳头状瘤、卡波西肉瘤、卵巢癌、基底细胞癌、表面膀胱癌等。

4. 塞替派 Thiotepa

【适应证】用于卵巢癌、乳腺癌、膀胱癌;对消化道腺癌、恶性淋巴瘤、子宫颈癌、恶性黑色素瘤、甲状腺癌、肺癌等亦有一定疗效。

5. 卡介苗(结核活菌苗) Bacillus Calmette-Guerin

【适应证】原用于预防结核,属特异性免疫制剂,后证明它还具有促进巨噬细胞吞噬功能的作用,为非特异性免疫增强剂。现用于治疗恶性黑色素瘤,或在膀胱癌、急性白血病、恶性淋巴瘤根治性手术或化疗后作为辅助治疗。

6. 红色诺卡菌细胞壁骨架 Nocardia rubra cell wall skeleton (N-CWS)

【适应证】用于各种肿瘤引起的胸腔积液、腹水的控制,也可用于肺癌、恶性黑色素瘤、膀胱癌、恶性淋巴瘤、晚期胃癌和食管癌的辅助治疗。

二、中药

1. 猪苓多糖注射液

见本章"324. 肾癌"。

2. 安康欣胶囊

见本章"308. 癌症与癌症疼痛"。

326. 前列腺癌

〔基本概述〕

前列腺癌是男性生殖系统最常见的恶性肿瘤,发病随年龄而增长,发病高峰在70~90岁。其发病率有明显的地区差异,欧美地区较高。美国年发病率约为75/10万男性,我国年发病率约为5/10万男性。据报道,在男性是癌症死亡的第二位,仅次于肺癌。

前列腺癌的病因尚未查明,可能与遗传、环境、性激素等有关。前列腺分泌功能受雄激素睾丸酮调节,促性腺激素的黄体生成素发挥间接作用。幼年阉割者从不发生前列腺癌。

前列腺癌真正的发病原因和发病机制现在还不很清楚。但前列腺癌发生于老年人,年龄越大发病率越高,青年人几乎不发病,中年发病少见,睾丸不发育或没有睾丸的人不发生前列腺肥大,也不发生前列腺癌,说明前列腺癌与男性睾丸和男性激素(雄激素)密切有关。此外,前列腺癌发病率在不同人种中差别很大,在有前列腺癌家族史的人中发病率高,说明与遗传也有一定关系。流行病学调查发现,前列腺癌还与生活水平和生活习惯有关,生活水平越高,饮食中脂肪、蛋白质及胆固醇成分越多,则前列腺癌发病率就越高。

前列腺癌可分三种类型:①临床型,临床症状同前列腺增生症;②隐蔽型,肿瘤小,不引起梗阻和临床症状,可因体检或出现转移病灶(如骨盆、脊柱等)症状时被发现;③潜伏型,仅在组织行病理检查时发现。

前列腺癌临床表现差别很大,与肿瘤分型有关。潜伏型、隐匿型皆无局部症状。临床型局部症状与前列腺增生症相类似。

前列腺癌早期无症状。当癌肿引起膀胱颈及后尿道梗阻时可出现症状,血尿较少,部分患者以转移症状就诊,表现为腰背痛、坐骨神经痛等。侵及膀胱颈后尿道,有尿道狭窄炎性症状,尿频、尿急、尿痛、血尿和排尿困难。患者有慢性消耗症状,消瘦、无力、贫血。

前列腺癌的临床分期如下。

(1)A 期疾病:A 期病灶完全局限于前列腺内,体积很小,没有症状,仅是在查体时偶然发现。无局部或远处播散,临床上不易查出。只能由病理学通过对尸体解剖、前列腺增生摘除标本或活检标本的检查作出诊断。病灶局限且细胞分化良好,生长较为缓慢,肛诊检查不能触及结节,临床无转移病变,此期约占前列腺癌的 9%。前瞻性及回顾性研究表明,A 期预后一般很好,大多数患者在有生之年不进展到临床癌或隐蔽癌。

(2)B 期病变:B 期病灶局限于前列腺包膜内,癌肿稍大,但仍未突破前列腺包囊,多为在直肠指诊时发现前列腺的单个结节,没有远处转移的征象。必须通过前列腺穿刺活检组织学检查确诊。B 期为前列腺癌发展过程中较短暂的时期,故临床发现病例较少,约占前列腺癌的 11%。

(3)C 期疾病:病变超出前列腺包膜,可侵犯邻近的精囊、膀胱颈部等邻近组织器官,但无远处转移证据。C 期前列腺癌不治疗则约有 60% 患者 5 年内病情加重,10 年内有一半发生转移,75% 死于前列腺癌。此期约占前列腺癌的 44%。

(4)D 期疾病:病变超出前列腺,并有远处转移灶,远处的骨骼,甚至肺、肝和肾上腺可发生转移。D 期患者预后较差,大多数在诊断后 3 年内死于远处癌转移灶。此期约占 36%。

〔治疗原则〕

前列腺癌的治疗有手术、放疗、化疗、中医中药治疗和免疫治疗等。如何选择治疗方案,应根据前列腺癌的分期和患者的具体情况。对于 A、B 期患者,由于病变基本局限在前列腺内,可以争取尽早行根治性前列腺切除术;对 C、D 期已经有前列腺外及远处转移的患者,行放射治疗,再配合内分泌疗法及放、化疗治疗。

采用的相应的治疗方案如下。

A1 期:治前列腺增生时偶然发现的癌症,病变局限,多数分化良好,大部分患者病情稳定,发展缓慢,仅有 1% 左右可能死于癌症。由于预后良好,一般不主张立即行前列腺根治手术或放射、内分泌治疗。可定期随访,行直肠指检和 B 超检查,测定 PSA。可配合中医药治疗以控制其发展。

A2 期:不做治疗者可能有 35% 的患者肿瘤出现进展,因此应该考虑行前列腺根治切除术或放射治疗。

B1 期:肿瘤多数分化较好,但在手术时发现有 5% ~ 20% 的患者已出现淋巴转移,故应行前列腺癌根治切除术,根治术后 15 年无癌生存率达 50% ~70%。

B2 期:约有 50% 的患者肿瘤已侵犯精囊,同时有 25% ~ 35% 的病例有淋巴结转移,故应行前腺癌根治手术和盆腔淋巴结清扫术、睾丸切除术、内分泌治疗、放射治疗及组织内放疗等。B2 期根治手术后 15 年无癌生存率为 25%。

C 期:治疗尚无统一意见,因此时治疗比较困难,多数盆腔淋巴结已有转移。一般采用下列几种方法治疗。①对年老体弱、全身情况较差的患者,适合用扩大范围的体外放疗。②内分泌治疗(包括双睾丸切除术),经降级处理后,进行扩大范围体外放疗及前列腺癌根治手术联合应用。③组织内放疗及体外放疗,适用于无淋巴结转移和远处转移,且全身情况较好者。

D 期:以内分泌、化疗及免疫治疗为主,对 D0、D1 期可争取施行盆腔淋巴结清扫术,早期应用内分泌治疗可延长有肿瘤存活时间,5 年生存率 30% 左右。

1. 手术治疗

2. 内分泌治疗

主要使用雌激素类药物以对抗雄性激素,可使前列腺瘤体萎缩,缓解疼痛。

3. 化疗

常用的药物有紫杉醇、米托蒽醌、阿霉素、表阿霉素、雌二醇氮芥、环磷酰胺、氟尿嘧啶等。

4. 冷冻治疗

应用特制的液氮冷冻探子,经尿道进入前列腺部位,使局部冷冻,造成癌组织坏死。

5. 放射性粒子种植治疗(近距离放疗)

放射性粒子种植治疗是将放射性粒子经过会阴部皮肤种植到前列腺中,通过近距离放射线杀伤前列腺癌细胞。根据肿瘤的分级、分期、psa 值,放射性粒子种植治疗后可进一步加用体外适型放射治疗。

6. 中医药治疗 中医认为本病主要是年老,肾气虚弱,肾阳不足所致,治疗宜在辨证论治的基础上重用滋阴补肾药。

〔用药精选〕

一、西药

1. 醋酸亮丙瑞林 Leuprorelin Acetate

本品可抑制垂体生成和释放促性腺激素,有效地抑制垂体-性腺系统的功能,降低卵巢和睾丸的反应,产生高度有效的垂体-性腺系统的抑制作用,具有卵巢功能抑制作用、药物性的去势作用,对第二性征有进行性抑制作用。

【适应证】用于子宫内膜异位症;伴有月经过多、下腹痛、腰痛及贫血等的子宫肌瘤;绝经前乳腺癌,且雌激素受体阳性;前列腺癌;中枢性性早熟症。

【不良反应】①内分泌系统:发热,颜面潮红,发汗,性欲减退,阳痿,男子女性化乳房,睾丸萎缩,会阴不适等现象。②肌肉骨骼系统:可见骨疼痛,肩腰四肢疼痛。泌尿系统:可见排尿障碍,血尿等。③循环系统:可见心电图异常,心胸比例增大等。④消化系统:恶心,呕吐,食欲不振等。过敏反应:可见皮疹瘙痒等。注射局部疼痛,硬结,发红。⑤其他:可见浮肿,胸部压迫感,发冷,疲倦,体重增加,知觉异常,听力衰退,耳鸣,头部多毛,尿酸,BUN,LDH,GOT,GPT 上升等。

由于雌激素降低作用而出现的更年期综合征样的精神抑郁状态。

【禁忌】对本品及合成的 LH-RH 或 LH-RH 衍生物有过敏史、有性质不明的异常阴道出血者患者禁用。

【孕妇及哺乳期妇女用药】禁用。

【儿童用药】中枢性性早熟：本品对低体重儿、新生儿和乳儿的安全性尚未确定。

【用法用量】皮下注射。前列腺癌：成人一次 3.75mg，每4周1次。

【制剂】①注射用醋酸亮丙瑞林微球；②注射用醋酸亮丙瑞林缓释微球

2. 醋酸曲普瑞林 Triptorelin Acetate

本品是天然 GnRH（促性腺激素释放激素）的类似物，可抑制促性腺激素的分泌，从而抑制睾丸和卵巢的功能，还可通过降低外周 GnRH 受体的敏感性产生直接性腺抑制作用。

【适应证】适用于治疗一般需要把性类固醇血清浓度降低至去势水平而达治疗效果的病例。例如，男性：激素依赖性前列腺癌；女性：子宫内膜异位症、子宫肌瘤或辅助生育技术（ART），例如体外授精（IVF）。

【不良反应】①男性：热潮红、阳痿及性欲减退。②女性：热潮红，阴道干涸、交媾困难、出血斑及由于雌激素的血浓度降低至绝经后的水平所可能引起的轻微小梁骨基质流失。但是，一般在治疗停止后 6～9 个月均可完全恢复正常。③其他：注射部位局部反应、轻微过敏（发热、发痒、出疹、过敏反应）、男子女性型乳房、出血斑、头痛、疲惫及睡眠紊乱。上述不良反应一般比较温和，停药后将会消失。

【禁忌】对本品或对促性腺激素释放激素（GnRH）及其类似物过敏、非激素依赖性的前列腺癌、前列腺切除手术后、治疗期间发现已怀孕的患者禁用。

【孕妇及哺乳期妇女用药】妇女在使用曲普瑞林前必须接受验孕确保未孕。对于使用曲普瑞林对哺乳的影响，并没有足够的研究数据。

【儿童用药】本品仅用于性早熟的儿童（女孩 8 岁以前，男孩 10 岁以前）。

【用法用量】皮下注射。一次 0.5mg，一日 1 次，连续 7 日；以后一次 0.1mg，一日 1 次，作为维持剂量。

体外授精术（IVF）：一次 0.5mg，一日 1 次，7～10 日；以后一次 0.1mg，一日 1 次。

【制剂】①醋酸曲普瑞林注射液；②注射用醋酸曲普瑞林

3. 比卡鲁胺 Bicalutamide

本品通过抑制雄激素的分泌，切断肿瘤生长，抑制癌肿发展。前列腺癌是激素依赖型肿瘤，降低雄激素能抑制癌肿的发展。

【适应证】与促黄体生成素释放激素（LHRH）类似物或外科睾丸切除术联合应用于晚期前列腺癌的治疗。

【不良反应】面色潮红、瘙痒、乳房触痛、男性乳房女性化，也可引起腹泻、恶心、呕吐、乏力和皮肤干燥。肝功能改变（转氨酶水平升高、黄疸），但少见严重变化。极少出现肝功能衰竭。

在使用本品与 LHRH 类似物伍用进行临床研究期间还观察到下列副作用：心力衰竭、厌食、口干、消化不良、便秘、胃肠胀气，头晕、失眠、嗜睡、性欲减低，呼吸困难、阳痿、夜尿增多，贫血，脱发、皮疹、出汗、多毛，糖尿病、高血糖、周围性水肿、体重增加、体重减轻，腹痛、胸痛、头痛、骨盆痛、寒战。

【禁忌】对本品过敏者禁用。

【孕妇及哺乳期妇女用药】本品禁用于女性。孕妇及哺乳期妇女禁用。

【儿童用药】本品禁用于儿童。

【用法用量】口服。成年男性包括老年人：一次 50mg，一日 1 次。用本品治疗应与 LHRH 类似物或外科睾丸切除术治疗同时开始。

肾损害、轻度肝损害的患者无须调整剂量。

【制剂】①比卡鲁胺片；②比卡鲁胺胶囊

4. 醋酸阿比特龙 Abiraterone Acetate

阿比特龙是一种雄激素生物合成抑制剂，在睾丸、肾上腺和前列腺肿瘤组织中表达此酶和为雄激素生物合成所需。

【适应证】适用于与泼尼松联用为治疗既往接受含多烯紫杉醇化疗转移去势难治性前列腺癌患者。

【不良反应】最常见不良反应（≥5%）是关节肿胀或不适，低钾血症，水肿，肌肉不适，热潮红，腹泻，泌尿道感染，咳嗽，高血压，心律失常，尿频，夜尿，消化不良和上呼吸道感染。

【禁忌】对本品过敏者禁用。

【孕妇及哺乳期妇女用药】妊娠或可能成为妊娠妇女禁用。哺乳母亲对来自 ZYTIGA 严重不良反应的潜能应做出决策，或终止哺乳，或终止药物。

【儿童用药】本品不适用于儿童。

【老年用药】老年患者和较年轻患者间未观察到安全性和有效性的总体差别。

【用法用量】口服。与泼尼松联用。阿比特龙一次 1000 mg，一日 1 次；泼尼松一次 5 mg，一日 2 次。

ZYTIGA 必须空胃给药。服用 ZYTIGA 前至少 2 小时和服用 ZYTIGA 后至少 1 小时不应消耗食物。应与水吞服。

【制剂】醋酸阿比特龙片

5. 醋酸戈舍瑞林 Goserelin Acetate

本品是天然促性腺激素释放激素的一种合成类似物，长期使用抑制脑垂体促性腺激素的分泌，从而引起男性血清睾丸酮和女性血清雌二醇的下降。

【适应证】适用于可用激素治疗的前列腺癌、绝经前期及围绝经期妇女的乳腺癌，也可用于子宫内膜异位症的治疗。

【不良反应】皮疹，偶见皮下注射部位的轻度肿胀。男性患者可见潮红及性欲减退，偶见乳房肿胀和硬结。前列腺癌患者用药初期可见暂时性骨骼疼痛加剧。个别病例可见尿道梗阻和脊髓压迫。女性患者可见潮红，出汗及性欲减退。

头痛及情绪变化如抑郁。阴道干燥及乳房体积改变。乳腺癌患者用药初期会有症状加剧。极少数患子宫内膜异位症的患者,使用促黄体生成素释放激素类似物后发生停经,而停药后月经不再来潮。

【禁忌】对本品及类似物过敏的患者禁用。

【孕妇及哺乳期妇女用药】妊娠期及哺乳期妇女不可使用。

【儿童用药】本品不推荐用于儿童。

【用法用量】腹前壁皮下注射。成人一次 3.6mg,每 28 日 1 次。如果必要可使用局部麻醉。肝、肾功能不全者及老年患者不需调整剂量。子宫内膜异位症的疗程不应超过 6 个月。

【制剂】①醋酸戈舍瑞林缓释植入剂;②醋酸戈舍瑞林注射液

6. 顺铂 Cisplatin

见本章“309. 肺部肿瘤与肺癌”。

7. 多柔比星 Doxorubicin

见本章“309. 肺部肿瘤与肺癌”。

8. 表柔比星 Epirubicin

见本章“311. 胃癌”。

9. 多西他赛 Docetaxel

【适应证】主要治疗先期化疗失败的晚期或转移性乳腺癌、卵巢癌、以顺铂为主的化疗失败的晚期或转移性非小细胞肺癌。多西他赛能有效延长内分泌治疗抵抗性前列腺癌患者的生存时间;对头颈部癌、小细胞肺癌,对胃癌、胰腺癌、黑色素瘤等也有一定疗效。

【不良反应】①骨髓抑制:背痛、呼吸困难、药物热或寒战。②皮肤反应:红斑,主要见于手、足,也可发生在臂部、脸部及胸部的局部皮疹、瘙痒。指(趾)甲病变,疼痛和指甲脱落。③体液潴留:水肿、胸腔积液、腹水、心包积液、毛细血管通透性及体重增加。下肢液体潴留,发展至全身水肿,体重增加。④恶心、呕吐或腹泻等。⑤临床试验中曾有神经毒性的报道。⑥心血管副反应:低血压、窦性心动过速、心悸、肺水肿及高血压等。⑦其他副反应:脱发、无力、黏膜炎、关节痛和肌肉痛,低血压和注射部位反应。⑧转氨酶、胆红素升高。

【禁忌】对本品或吐温-80 过敏、白细胞数目小于 1500/mm^3、肝功能严重损害患者禁用。

【孕妇及哺乳期妇女用药】孕妇禁用。育龄妇女治疗期应避免怀孕。哺乳期妇女接受本品治疗时应中断哺乳。

【儿童用药】儿童中应用的安全性和有效性尚未被确立。

【用法用量】静脉滴注。一次 75mg/m^2,滴注 1 小时,3 周 1 次。所有患者在接受本品治疗期前均必须口服糖皮质激素类。

【制剂】多西他赛注射液,注射用多西他赛

附:用于前列腺癌的其他西药

1. 碘【^{125}I】密封籽源 Iodine [^{125}I] Brachytherapy Source

【适应证】对于浅表、胸腹腔内的肿瘤(如头颈部肿瘤、肺癌、胰腺癌、早期前列腺癌),如果其为不能切除、局部、生长缓慢、对放射线低度或中度敏感时,可试用本品进行治疗。本品也可适用于经放射线外照射治疗残留的肿瘤及复发的肿瘤。

2. 氟他胺 Flutamide

【适应证】适用于前列腺癌,对初治及复治患者都可有效。

3. 雌二醇 Estradiol

【适应证】可用以治疗晚期前列腺癌,症状明显改善,疼痛减轻,睾丸摘除后再加用雌激素治疗。

4. 戊酸雌二醇 Estradiol Valerate

【适应证】可用以治疗晚期前列腺癌。

5. 苯甲酸雌二醇 Estradiol Benzoate

【适应证】可用以治疗晚期前列腺癌。

6. 炔雌醇 Ethinylestradiol

【适应证】可用以治疗晚期前列腺癌。

7. 氯烯雌醚 Chlorotrianisene

【适应证】主要用于治疗妇女围绝经期综合征及手术后因雌激素缺乏所引起的症状。近年也试用于治疗男性前列腺增生与晚期前列腺癌。

8. 聚磷酸雌二醇 Polyestradiol Phosphate

【适应证】①前列腺癌。②晚期前列腺癌。

9. 磷酸雌二醇氮芥 Estramustine Phosphate

【适应证】可用于治疗晚期前列腺癌。

10. 甘氨酸冲洗剂 Glycine Irrigation Solution

【适应证】用于泌尿外科腔内手术的冲洗,如经尿道前列腺电切术、经尿道膀胱肿瘤电切术或尿道内电切术、经尿道前列腺激光切除术等。

二、中药

对前列腺癌的治疗,目前尚没有明显有效的中药制剂。

327. 白血病

〔基本概述〕

白血病是一组异质性恶性克隆性疾病,系造血干细胞或祖细胞突变引起的造血系统的恶性肿瘤。其主要表现为异常白细胞在骨髓及其他造血组织中失控制地增生,浸润各种组织,而正常造血功能受到抑制,正常血细胞生成减少,产生相应的临床表现,周围血细胞有质和量的变化。

我国白血病发病率(3.0~4.0)/10 万。各地区白血病的发病率在各种肿瘤中占第六位。在恶性肿瘤死亡率中，白血病在男女性中分别居第6位和第8位，而在35岁以下人群中居首位。急性白血病死亡率多于慢性白血病。

白血病的病因尚未完全阐明，病毒可能是主要的因素，此外，尚有遗传因素、反射、化学毒物或药物等因素。

白血病根据临床表现、细胞形态学、细胞化学、细胞免疫学及细胞和分子遗传学进行分类。根据病程缓急和细胞分化程度分为急性和慢性两大类；结合白血病细胞形态、免疫学标记和细胞遗传学分类，急性白血病又分为急性淋巴细胞白血病（ALL）和急性非淋巴细胞白血病，也称急性髓性白血病（AML）。慢性白血病又分为慢性粒细胞白血病，也称慢性髓细胞性白血病（CML），和慢性淋巴细胞性白血病（CLL）。

白血病主要临床表现有贫血、感染、发热、出血及肝、脾、淋巴结浸润肿大等。急性白血病多数起病急骤，常以高热、进行性贫血、有出血倾向、全身酸痛等为首发症状；慢性白血病起病缓慢，症状多为非特异性，绝大多数患者起病时处于慢性期。

中医学认为白血病属于"热劳""急劳""虚劳""癥积""血证""温病"的范畴。在古代医籍中对白血病的贫血，发热，出血，浸润等症状，已有记载。白血病的发热和贫血与中医学中"热劳""急劳"的证候相似。

白血病发病原因比较复杂，其内因为正气不足，而先天已有"胎毒"内伏，加之复感外邪瘟毒所致。《内经》中说："邪之所凑，其气必虚"，正气虚，导致外感，内外合邪而致病。白血病的病因病机，主要是在正虚的基础上感受外邪，并与痰、湿、气、瘀、热等积结而成。因此给治疗造成困难，扶正则虑碍邪，攻邪则又恐伤正。虚与湿热并见，痰浊与瘀血互结等，颇难施药，因此必须仔细分析病情，攻补适当。既要遵守辨证论治的原则，又需因病选药，随症加减，才能取得较好的疗效。

〔治疗原则〕

1. 急性白血病治疗

急性白血病的治疗目标是彻底清除体内的白血病细胞，同时使正常的造血功能得以恢复。化疗是实现这一目标的最主要手段，但同时必须加强支持治疗，防治感染和出血，以保证化疗的顺利进行。

（1）支持治疗：包括控制感染，纠正贫血，防治出血和纠正高尿酸血症。

（2）化学治疗：应先确定白血病的类型，再选择适当的药物。

（3）造血干细胞移植：AML和ALL均为异基因造血干细胞移植的适应证。

（4）嵌合抗原受体T细胞免疫疗法（CAR-T细胞治疗）：针对B相关抗原CD19阳性的B细胞恶性肿瘤[急性B淋巴细胞白血病（B-ALL），慢性B淋巴细胞白血病（B-CLL），B细胞霍奇金淋巴瘤（B-HL）和非霍奇金淋巴瘤（B-NHL）]，CAR-T-CD19 T细胞免疫治疗疗效显著，这项CAR-T治疗在国际上已经获得了公认。

2. 慢性白血病的治疗

慢性白血病治疗主要目的是促进正常干细胞的生长和抑制白血病克隆增殖，以期降低外周血白细胞计数，缓解脾大并控制高代谢症群，达到细胞遗传学完全缓解或部分缓解。

（1）甲磺酸依马替尼：属于慢粒细诱导缓解药物。

（2）造血干细胞移植。

（3）羟基脲：可延缓疾病进程，有利于提高移植成功率。

（4）干扰素：在甲磺酸依马替尼推广前多用于那些不适宜进行异基因移植的慢粒患者。

（5）其他药物：如白消安、高三尖杉酯碱。

（6）反射治疗。

（7）脾切除：适用于症状显著的巨脾或有脾功能亢进者。

〔用药精选〕

一、西药

（一）急性白血病用西药

1. 长春新碱 Vincristine

见本章"309. 肺部肿瘤与肺癌"。

2. 多柔比星 Doxorubicin

见本章"309. 肺部肿瘤与肺癌"。

3. 高三尖杉酯碱 Homoharringtonine

本品是从三尖杉属植物中提出有抗癌作用的生物酯碱，能抑制真核细胞蛋白质的合成，使多聚核糖体解聚，干扰蛋白核体糖功能。本品对细胞内DNA的合成亦有抑制作用。

【适应证】适用于各型急性非淋巴细胞白血病，对骨髓增生异常综合征（MDS）、慢性粒细胞性白血病及真性红细胞增多症等亦有一定疗效。

【不良反应】骨髓抑制，心脏毒性，窦性心动过速，房性或室性期前收缩，心电图出现ST段变化及T波平坦，奔马律，房室传导阻滞及束支传导阻滞，心房颤动，低血压，厌食，恶心，呕吐，肝功能损害，脱发，皮疹，过敏性休克。

【禁忌】对本品过敏、严重或频发的心律失常、器质性心血管疾病患者禁用。

【孕妇及哺乳期妇女用药】为避免胎儿死亡及先天畸形的发生，孕妇及哺乳期妇女慎用。

【老年用药】老年患者对化疗耐受性较差，选用本品时亦需加强支持疗法，并严密观察各种不良反应。

【用法用量】静脉滴注。成人一日1～4mg，加5%葡萄糖注射液250～500ml，缓慢滴入3小时以上，4～6日为一疗程，间歇1～2周再重复用药。小儿一日按体重0.05～0.1mg/kg，4～6日为一疗程。

【制剂】①高三尖杉酯碱注射液；②注射用高三尖杉酯碱

4. 盐酸阿糖胞苷 Cytarabine Hydrochloride

本品为主要作用于细胞S增殖期的嘧啶类抗代谢药物，

通过抑制细胞 DNA 的合成,干扰细胞的增殖。

【适应证】用于急性淋巴细胞及非淋巴细胞白血病的诱导缓解期及维持巩固期,慢性粒细胞白血病的急变期。本品也适用于恶性淋巴瘤。

【不良反应】①造血系统:主要是骨髓抑制,白细胞及血小板减少,严重者可发生再生障碍性贫血或巨幼细胞性贫血。②白血病、淋巴瘤患者治疗初期可发生高尿酸血症,严重者可发生尿酸性肾病。③较少见的有口腔炎、食管炎、肝功能异常、发热反应及血栓性静脉炎。阿糖胞苷综合征多出现于用药后 6~12 小时,有骨痛或肌痛、咽痛、发热、全身不适、皮疹、眼睛发红等表现。

【禁忌】对本品过敏者禁用。

【孕妇及哺乳期妇女用药】孕妇及哺乳期妇女禁用。接受阿糖胞苷治疗的女性不宜哺乳。

【儿童用药】应根据儿童的年龄、体重或体表面积等因素来进行剂量调整。

【用法用量】①诱导缓解:静脉注射或滴注。一次按体重 2mg/kg(或 1~3mg/kg),一日 1 次,连用 10~14 日,如无明显不良反应,剂量可增大至一次按体重 4~6mg/kg;维持量:皮下注射。一次按体重 1mg/kg,一日 1~2 次,连用 7~10 日。

②中剂量阿糖胞苷,静脉滴注。一次按体表面积 0.5~1.0g/m^2,静滴 1~3 小时,一日 2 次,以 2~6 日为一疗程。用于难治性或复发性急性白血病,急性白血病缓解后,延长其缓解期。

③小剂量阿糖胞苷,皮下注射。一次按体表面积 10mg/m^2,一日 2 次,以 14~21 日为一疗程,如不缓解而患者情况容许,可于 2~3 周重复一疗程。用于治疗原始细胞增多或骨髓增生异常综合征患者,亦可治疗低增生性急性白血病、老年性急性淋巴细胞白血病等。

④鞘内注射。阿糖胞苷为鞘内注射防治脑膜白血病的第二线药物。一次 25~75mg,联用地塞米松 5mg,用 2ml 0.9% 氯化钠注射液溶解后鞘内注射,一周 1~2 次,至脑脊液正常。如为预防性则每 4~8 周 1 次。

【制剂】①阿糖胞苷注射液;②注射用阿糖胞苷

5. 依托泊苷 Etoposide

见本章“309. 肺部肿瘤与肺癌”。

6. 门冬酰胺酶 Asparaginase

本品属周期特异性抗癌药,能将血清中的门冬酰胺水解为门冬氨酸和氨。正常细胞有自身合成门冬酰胺的功能,而急性白血病等肿瘤细胞则无此功能,当用本品使门冬酰胺急剧缺失时,肿瘤细胞蛋白质合成受障碍,达到抗肿瘤的作用。

【适应证】用于急性淋巴细胞性白血病,急性粒细胞性白血病,急性单核细胞性白血病,慢性淋巴细胞性白血病,霍奇金病及非霍奇金病淋巴瘤,黑色素瘤。

【不良反应】过敏反应,休克,荨麻疹,血管肿胀,皮疹,瘙痒,面部水肿,关节肿痛,寒战,呕吐,呼吸困难,意识不清,痉挛,血压下降,ALT 及 AST、胆红素升高,肝衰竭,上腹痛,恶心,呕吐,腹泻,严重者可发生急性胰腺炎,血糖过高,高氨血症,高尿酸血症,高热,昏迷,意识障碍,定向障碍,广泛脑器质性障碍,凝血功能异常,脑出血,脑梗死,肺出血,血浆纤维蛋白原减少,凝血酶原减少,纤维蛋白溶酶原减少,血清白蛋白浓度降低。

【禁忌】对本品过敏、胰腺炎、水痘、广泛带状疱疹等严重感染患者禁用。

【孕妇及哺乳期妇女用药】妊娠 3 个月内的孕妇避免使用。哺乳期妇女应停止哺乳。

【用法用量】静脉滴注。根据不同病种、不同的治疗方案,用量有较大差异。以急性淋巴细胞性白血病的诱导缓解方案为例:剂量根据体表面积计,一日 500U/m^2,或一日 1000U/m^2,最高可达一日 2000U/m^2;以 10~20 日为一疗程。

【制剂】注射用门冬酰胺酶

7. 柔红霉素 Daunorubicin

柔红霉素为周期非特异性抗肿瘤药,是一种强效的抗白血病制剂。柔红霉素能直接与 DNA 结合,阻碍 DNA 合成和依赖 DNA 的 RNA 合成反应。

【适应证】主要用于各种类型的急性白血病、红白血病、慢性粒细胞白血病、恶性淋巴瘤,也可用于神经母细胞病、尤因肉瘤和肾母细胞瘤等。

【不良反应】①骨髓抑制:较严重。贫血、粒细胞减少、血小板减少、出血,不应用药过久;如出现口腔溃疡(多在骨髓毒性之前出现)应即停药。②心脏毒性:可引起心电图异常、心动过速、心律失常;严重者可有心力衰竭。总给药量超过 25mg/kg 时可致严重心肌损伤,静脉注射太快时也可出现心律失常。③胃肠道反应:溃疡性口腔炎,食欲不振、恶心、呕吐、腹痛等。④肝肾损伤:GOT、GPT、ALP 升高,黄疸,BUN 升高,蛋白尿。⑤局部反应:漏出血管外可导致局部组织坏死。

【禁忌】对本品有严重过敏史、心脏病及有心脏病病史的患者禁用。

【孕妇及哺乳期妇女用药】孕妇或可能妊娠的妇女禁用。哺乳期妇女用药时应终止哺乳。

【儿童用药】儿童慎用。对儿童及生育年龄的患者,如必须给药,应考虑到对性腺的影响。给药剂量一般按照患者的体表面积计算,但对于小于 2 岁的患者(或体表面积小于 0.5m^2),建议采用体重代替体表面积计算用量。

【老年用药】本品主要经肝脏代谢,老年患者肝脏功能等生理功能减退,慎用。大于 65 岁的患者,柔红霉素单独给药应减至 45mg/m^2,联合给药时应减至 30mg/m^2。

【用法用量】静脉注射、静脉滴注。须避免肌内注射或鞘内注射。口服无效。应先滴注生理盐水,以确保针头在静脉内,在这一通畅的静脉输液管内注射柔红霉素。

单一剂量从 0.5mg/kg~3mg/kg。0.5mg~1mg/kg 的剂量须间隔一日或以上,才可重复注射;而 2mg/kg 的剂量须间隔 4 日或以上,才可重复注射。应用 2.5~3mg/kg 的剂量,须间隔7～14日才可重复注射。应根据患者对药物的反应和耐受性，根据血象或骨髓情况来调整剂量。

【制剂】注射用盐酸柔红霉素

8. 米托蒽醌 Mitoxantrone

本品为细胞周期非特异性药物，通过和DNA分子结合，抑制核酸合成而导致细胞死亡。其与蒽环类药物没有完全交叉耐药性。

【适应证】主要用于恶性淋巴瘤、乳腺癌和急性白血病。对肺癌、黑色素瘤、软组织肉瘤、多发性骨髓瘤、肝癌、大肠癌、肾癌、前列腺癌、子宫内膜癌、睾丸肿瘤、卵巢癌和头颈部癌也有一定疗效。

【不良反应】①骨髓抑制，引起白细胞和血小板减少，为剂量限制性毒性。②少数患者可能有心悸、期前收缩及心电图异常。③恶心、呕吐、食欲减退、腹泻等消化道反应。④偶见乏力、脱发、皮疹、口腔炎等。

【禁忌】对本品过敏、骨髓抑制、肝功能不全患者禁用。

【孕妇及哺乳期妇女用药】孕妇禁用。哺乳期妇女最好不用。

【老年用药】老年患者较年轻患者对本品的消除率下降，故原有肝、肾疾病患者慎用。

【用法用量】静脉滴注。将本品溶于50ml以上的氯化钠注射液或5%葡萄糖注射液中，滴注时间不少于30分钟。成人一次12～14mg/m^2，每3～4周1次；或4～8mg/m^2，一日1次，连用3～5日，间隔2～3周。

【制剂】①盐酸米托蒽醌注射液；②注射用盐酸米托蒽醌

9. 阿柔比星 Aclarubicin

本品是一种新蒽环类抗肿瘤抗生素，对各种移植性动物肿瘤如L310、P388、Ehlrich腹水癌、Lewis肺癌、S100肉瘤、B16黑色素瘤和CDF8及C3H乳癌等均有较强的抗瘤活性。

【适应证】用于急性白血病、恶性淋巴瘤，也可试用于其他实体恶性肿瘤。

【不良反应】主要为消化道反应和骨髓抑制，少数患者出现轻度脱发，个别患者出现发热、静脉炎、心脏毒性及肝肾功能异常。

【禁忌】对本品过敏、心肝肾功能异常、有严重心脏病病史患者禁用。

【孕妇及哺乳期妇女用药】本品有生殖毒性，孕妇使用本品前必须充分权衡利弊。哺乳期妇女在用药期间需暂停哺乳。

【老年用药】由于生理性肾功能的衰退，本品剂量与用药间期需调整。

【用法用量】静脉注射或滴注。临用前加氯化钠注射液或5%葡萄糖注射液溶解。白血病与淋巴瘤：一日15～20mg，连用7～10日，间隔2～3周后可重复。实体瘤：一次30～40mg，一周2次，连用4～8周。本品也可与其他抗癌药物联合应用。

【制剂】注射用盐酸阿柔比星

10. 吡柔比星 Pirarubicin

见本章“325. 膀胱癌”。

11. 伊达比星 Idarubicin

伊达比星是一种DNA嵌入剂，作用于拓扑异构酶Ⅱ，抑制核酸合成。其与阿霉素和柔红霉素相比具有高亲脂性，提高了细胞对药物的摄入。

【适应证】①用于成人未经治疗的急性髓性白血病的诱导缓解、成人复发和难治性急性髓性白血病的诱导缓解。②用于成人和儿童急性淋巴细胞性白血病（ALL）的二线治疗。

【不良反应】主要的不良反应为严重的骨髓抑制（表现为白细胞、红细胞、血小板减少）和心脏毒性（表现为致命性充血性心力衰竭、急性心律失常和心肌病）。其他：脱发，多为可逆性；恶心、呕吐；黏膜炎，主要是口腔黏膜炎，出现于开始治疗后3～10日；食管炎和腹泻；发热，寒战，皮疹；肝脏酶类和胆红素增高的发生率为20%～30%，单独使用本品或与阿糖胞苷合用会产生严重的，有时甚至是致命的感染。

【禁忌】对本品及其他蒽环类或蒽二酮类药物过敏、严重肝肾功能损害、严重心肌功能不全、近期发生过心肌梗死、严重心律失常、持续的骨髓抑制、曾以伊达比星和/或其他蒽环类和蒽二酮类药物最大累积剂量治疗的患者禁用。

【孕妇及哺乳期妇女用药】孕妇及哺乳期妇女禁用本品。

【儿童用药】急性淋巴细胞性白血病，一日10mg/m^2，连续使用3日。

【用法用量】①口服。a. 急性非淋巴细胞性白血病：一日30mg/m^2；与其他抗白血病药物合用，一日15～30mg/m^2。疗程3日。b. 晚期乳腺癌：一次45mg/m^2，一日1次，或分为3日连续使用（一日15mg/m^2），根据血象的恢复情况每3～4星期重复应用；与其他化疗药物合用，一次35mg/m^2，一日服1次。

②静脉注射。a. 急性非淋巴细胞性白血病：一日12mg/m^2，疗程3日，与阿糖胞苷联合使用；或一日8mg/m^2，疗程5日。b. 急性淋巴细胞性白血病：一日12mg/m^2，疗程3日。

【制剂】①盐酸伊达比星胶囊；②注射用盐酸伊达比星

12. 安吖啶 Amsacrine

安吖啶具有广谱的抗肿瘤活性，主要抑制DNA合成，对RNA的合成影响较小。

【适应证】对急性白血病和恶性淋巴瘤有效；对蒽环类和阿糖胞苷产生耐药的患者无明显交叉耐药性，部分患者仍有效。

【不良反应】①主要是骨髓抑制，为剂量限制性毒性。当给药量达到90～120 mg/m^2，即可出现血小板和白细胞减少。②常见胃肠道反应，与剂量有关。常出现低、中度恶心、呕吐。当总剂量达到750 mg/m^{2}或更高时，容易发生黏膜炎。③心、肝、神经毒性较轻，个别患者可出现室性心律不齐。较少出现过敏反应和癫痫发作，常伴有脱发。

【禁忌】对本品过敏者禁用。

【孕妇及哺乳期妇女用药】孕妇及哺乳期妇女应慎用

本品。

【儿童用药】儿童用药无特殊要求。剂量应按体表面积调整。

【老年用药】老年患者用药无特殊要求。剂量应适当降低。

【用法用量】静脉注射或滴注。急性白血病:按体表面积一次 $75mg/m^2$,一日 1 次,连用 7 日,最大耐受剂量是 $150mg/m^2$。实体瘤:按体表面积一次 75 ~ 120 mg/m^2,3 ~ 4 周 1 次。

【制剂】安吖啶注射液

13. 巯嘌呤 Mercaptopurine

本品属于抑制嘌呤合成途径的细胞周期特异性药物,能竞争性地抑制次黄嘌呤的转变过程。对处于 S 增殖周期的细胞较敏感,除能抑制细胞 DNA 的合成外,对细胞 RNA 的合成亦有轻度的抑制作用。

【适应证】①主要用于急性白血病的维持治疗,也曾用于治疗绒毛膜癌、恶性葡萄胎、恶性淋巴瘤。②国外也试用于克罗恩病、溃疡性结肠炎等免疫性疾病。

【不良反应】①较常见的为骨髓抑制:可有白细胞及血小板减少。②肝脏损害:可致胆汁郁积出现黄疸。③消化系统:恶心、呕吐、食欲减退、口腔炎、腹泻,但较少发生,可见于服药量过大的患者。④高尿酸血症:多见于白血病治疗初期,严重的可发生尿酸性肾病。⑤间质性肺炎及肺纤维化少见。

【禁忌】已知对本品高度过敏的患者禁用。

【孕妇及哺乳妇女用药】本品有增加胎儿死亡及先天性畸形的危险,故孕期禁用。

【儿童用药】小儿一次 1.5 ~ 2.5mg/kg 或 $50mg/m^2$,一日 1 次或分次口服。

【老年用药】老年患者对化疗药物耐受性差,服用本品时,需加强支持疗法,并严密观察症状、体征及周围血管等的动态改变。

【用法用量】口服。①白血病:一日 1.5 ~ 3mg/kg,分 2 ~ 3 次服。根据血象改变调整剂量,显效时间 2 ~ 4 周,一疗程 2 ~ 4 个月。②绒毛膜上皮癌:一日 6mg/kg,连用 10 日为一疗程。隔 3 ~ 4 周后可再重复疗程。

【制剂】巯嘌呤片

14. 硫鸟嘌呤 Tioguanine

本品属于抑制嘌呤合成途径的常用嘌呤代谢拮抗药物,是细胞周期特异性药物,对处于 S 期细胞最敏感,除能抑制细胞 DNA 的合成外,对 RNA 的合成亦有轻度抑制作用。

【适应证】急性淋巴细胞性白血病及急性非淋巴细胞性白血病的诱导缓解期及继续治疗期,慢性粒细胞性白血病的慢性期及急变期。

【不良反应】骨髓抑制:白细胞减少,血小板减少;恶心,呕吐,食欲减退,肝功能损害,黄疸;高尿酸血症,尿酸性肾病;睾丸或卵巢功能抑制,闭经或精子缺乏。

【禁忌】已知对本品高度过敏的患者禁用。

【孕妇及哺乳妇女用药】本品有增加胎儿死亡或先天性畸形的危险,应避免在妊娠初期的 3 个月内服用,哺乳期妇女慎用。

【儿童用药】口服。一日 2.5mg/kg,分 1 ~ 2 次服用。

【老年用药】老年患者对化疗药物的耐受性差,用药时需加强支持疗法,并严密观察病情及可能出现的不良反应,及时调整剂量。

【用法用量】口服。开始时一日 2mg/kg 或 $100mg/m^2$,一日 1 次或分次服用,如 4 周后临床未见改进,白细胞未见抑制,可慎将一日剂量增至 3mg/kg。维持量一日 2 ~ 3mg/kg 或 $100mg/m^2$。联合化疗中 75 ~ $200mg/m^2$,一次或分次服,连用 5 ~ 7 日。

【制剂】硫鸟嘌呤片

15. 亚砷酸氯化钠注射液 Arsenious Acid and Sodium Chloride Injection

亚砷酸能够引起 NB4 人急性早幼粒细胞白血病细胞的形态学变化、DNA 断裂和凋亡。亚砷酸也可以引起早幼粒细胞白血病/维甲酸受体融和蛋白(PML/RAR-α)的损伤和退化。

【适应证】本品为抗肿瘤药物,适用于急性早幼粒细胞性白血病、原发性肝癌晚期。

【不良反应】常见的不良反应:①食欲减退、腹胀或腹部不适、恶心、呕吐及腹泻等;②皮肤干燥、红斑或色素沉着;③肝功能改变(AST、ALT、r-GT 及血清胆红素升高等);④其他:关节或肌肉酸痛、浮肿、轻度心电图异常、尿素氮升高、头痛等,极少见精神及精神症状等;⑤由于本品在肝癌患者中的半衰期延长,因此临床应用中应关注砷蓄积及相关不良反应。

【禁忌】长期接触砷或砷中毒、非白血病所致的严重肝肾功能损害患者禁用。

【孕妇及哺乳期妇女用药】孕妇禁用,哺乳期妇女用药时则不宜哺乳。

【儿童用药】建议儿童不宜将本品作首选药物治疗。

【用法用量】静脉滴注。①治疗白血病:成人一次 10mg(或按体表面积一次 $7mg/m^2$),一日 1 次。用 5% 葡萄糖注射液或 0.9% 氯化钠注射液 500ml 稀释后静脉滴注 3 ~ 4 小时,4 周为一疗程,间歇 1 ~ 2 周,也可连续用药;儿童一次 0.16mg/kg,用法同上。

②治疗肝癌:一次 7 ~ $8mg/m^2$,一日 1 次。用 5% 葡萄糖注射液或 0.9% 氯化钠注射液 500ml 稀释后静脉滴注 3 ~ 4 小时,2 周为一疗程,间歇 1 ~ 2 周可进行下一疗程。

【其他制剂】注射用三氧化二砷

16. 甲氨蝶呤 Methotrexate

见本章"315. 乳腺癌"。

17. 替尼泊苷 Teniposide

本品为周期特异性细胞毒药物,抑制拓扑异构酶Ⅱ,引起 DNA 断裂,阻断有丝分裂于细胞周期 S 期和 G2 期。对实验性鼠肿瘤，替尼泊苷在其体内具有较广谱的抗肿瘤活性。

【适应证】本品适用治疗恶性淋巴瘤、急性淋巴细胞白血病、中枢神经系统恶性肿瘤如神经母细胞瘤、胶质瘤和星形细胞瘤及转移瘤、膀胱癌等。

【不良反应】白细胞、血小板减少，贫血，恶心、呕吐，口腔炎/黏膜炎，厌食，腹泻，腹痛，肝功能异常，寒战，发热，心动过速，支气管痉挛，呼吸困难，荨麻疹，脱发，低血压，神经病变，感染，肾功能不全，高血压，头痛，神经混乱，肌无力，致癌性，致突变性，生殖毒性。

【禁忌】对本品过敏、严重白细胞减少、血小板减少患者禁用。

【孕妇及哺乳期妇女用药】孕妇及哺乳期妇女禁用。

【儿童用药】本品含有苯甲醇，可能造成新生儿的损害。

【用法用量】静脉滴注。单药治疗一疗程总剂量为300mg/m^2，在3～5日内给予，每3周或待骨髓功能恢复后可重复1个疗程。联合用药一日60mg，加生理盐水500ml静脉滴注，一般连用3日。老年人及骨髓功能欠佳、多次化疗患者酌情减量。

【制剂】替尼泊苷注射液

18. 培门冬酶注射液 Pegaspargase Injection

本品可使进入肿瘤的L-天门冬酰胺水解，肿瘤细胞得不到L-天门冬酰胺，而影响其蛋白质的合成，最终使肿瘤细胞的增长繁殖受到抑制。

【适应证】本品可用于儿童急性淋巴细胞白血病患者一线治疗。国外资料提示可用于治疗成人急性淋巴细胞白血病、非霍奇金淋巴瘤（NK/T淋巴瘤、前T母淋巴细胞淋巴瘤）。

【不良反应】主要不良反应为恶心、呕吐、腹泻、腹痛。多数患者的凝血酶原时间和凝血因子Ⅰ出现异常。此外，尚可见发热、体重减轻、嗜睡、精神错乱、血脂异常、低血钙和氮质血症等。

【禁忌】对本品过敏、有胰腺炎病史、以前有明显出血史的患者禁用。

【孕妇及哺乳期妇女用药】培门冬酶应在明确必须给药的情况应用于妊娠妇女。根据药物对母亲的重要性来权衡是否对哺乳母亲使用药物治疗。

【儿童用药】支持本品注册的临床试验主要在18岁以下患者中进行。

【用法用量】肌内注射或静脉滴注。成人一次2500U/m^2，每1～2周1次，10周为一疗程。儿童体表面积0.6m^2者，一次2500U/m^2，每2周1次；体表面积低于0.6m^2者，一次82.5U/kg，每2周1次。

【制剂】①培门冬酶溶液；②培门冬酶注射液

19. 表柔比星 Epirubicin

见本章"311. 胃癌"。

20. 长春碱 Vinblastine

见本章"309. 肺部肿瘤与肺癌"。

（二）慢性白血病用西药

1. 白消安 Busulfan

本品属双甲基磺酸酯类的双功能烷化剂，为细胞周期非特异性药物。通过与细胞的DNA内鸟嘌呤起烷化作用而破坏DNA的结构与功能。本品的细胞毒作用主要表现在对粒细胞生成的明显抑制作用，其次是血小板和红细胞的抑制，对淋巴细胞的抑制很弱。

【适应证】用于慢性粒细胞白血病的慢性期，亦可用于治疗原发性血小板增多症、真性红细胞增多症等慢性骨髓增殖性疾病。

【不良反应】骨髓抑制：常见粒细胞减少，血小板减少。严重者需及时停药。长期服用或药量过大可致肺纤维化。皮肤色素沉着，高尿酸血症及性功能减退，男性乳房女性化，睾丸萎缩，女性月经不调等。罕见白内障，多型红斑皮疹，结节性多动脉炎。曾有个别报道使用高剂量后出现癫痫发作；心内膜纤维化，并由此出现相应症状，以及少见的肝静脉闭锁。

【禁忌】对本品过敏者禁用。

【孕妇及哺乳期妇女用药】孕妇、哺乳妇女不宜服用。

【儿童用药】诱导剂量为一日按体重0.06～0.12mg/kg或按体表面积一日1.8～3.6mg/m^2。以后根据血象、病情及疗效调整剂量，以维持白细胞计数在20×10^9/L以上。

【用法用量】口服。慢性粒细胞白血病，一日总量4～6mg/m^2，一日1次。如白细胞数下降至20×10^9/L则需酌情停药。或给维持量一日或隔日1～2mg，以维持白细胞计数在10×10^9/L左右。真性红细胞增多症，一日4～6mg，分次口服，以后根据血象、病情及疗效调整剂量。

【制剂】白消安片（注射液）

2. 甲磺酸伊马替尼 Imatinib Mesylate

伊马替尼是一种酪氨酸激酶抑制剂，能抑制慢性粒细胞白血病患者因费城染色体异常而产生的BCR-ABL酪氨酸激酶，能阻断BCR-ABL阳性细胞株和费城染色体阳性的慢性粒细胞白血病患者的新生白血病细胞的增殖并诱导其凋亡。

【适应证】用于治疗慢性粒细胞白血病（CML）急变期、加速期或α-干扰素治疗失败后的慢性期患者；不能手术切除和/或发生转移的恶性胃肠道间质肿瘤（GIST）患者。

【不良反应】中性粒细胞减少，血小板减少，贫血，头痛，消化不良，水肿，体重增加，恶心，呕吐，肌肉痉挛，肌肉、骨骼痛，腹泻，皮疹，疲劳和腹痛。这些事件的严重程度均为轻度至中度，且只有2%～5%的患者因发生药物相关性不良事件导致治疗永久性终止。

【禁忌】对本品活性物质或任何赋形剂成分过敏者禁用。

【孕妇及哺乳期妇女用药】仅在预期获益超过胎儿潜在风险时，方可在妊娠期间使用甲磺酸伊马替尼。正在服用本品的女性不应哺乳。

【儿童用药】3岁以上一日260～400mg，最大剂量400～600mg。一日1次或分2次服用。

【用法用量】口服。一次 400～600mg，一日 1 次。宜在进餐时服用，并饮一大杯水，不能吞咽的患者（包括儿童），可将药物分散于水或苹果汁中。

【制剂】①甲磺酸伊马替尼片；②甲磺酸伊马替尼胶囊

3. 羟基脲 Hydroxycarbamide

本品是一种核苷二磷酸还原酶抑制剂，可阻止核苷酸还原为脱氧核苷酸，干扰嘌呤及嘧啶碱基生物合成，选择性地阻碍 DNA 合成，对 RNA 及蛋白质合成无阻断作用。周期特异性药，S 期细胞敏感。

【适应证】本品对慢性粒细胞白血病（CML）有效，并可用于对白消安耐药的 CML。对黑色素瘤、肾癌、头颈部癌有一定疗效；与放疗联合对头颈部及宫颈鳞癌有效。

【不良反应】①骨髓抑制为剂量限制性毒性，可致白细胞和血小板减少，停药后 1～2 周可恢复。②有时出现胃肠道反应，尚有致睾丸萎缩和致畸胎的报道。③偶有中枢神经系统症状和脱发，亦有本药引起药物性发热的报道，重复给药时可再出现。

【禁忌】对本品过敏、水痘、带状疱疹及各种严重感染者禁用。

【孕妇及哺乳期妇女用药】本品有诱变、致畸胎及致癌的潜在可能，孕妇及哺乳期妇女禁用。

【老年用药】老年患者对本品敏感，肾功能可能较差，服用本品时应适当减少剂量。

【用法用量】口服。慢性粒细胞白血病，一日 20～60mg/kg，一周 2 次，6 周为一疗程；头颈癌、宫颈鳞癌等一次 80mg/kg，每 3 日 1 次，需与放疗合用。

【制剂】①羟基脲片；②羟基脲胶囊

4. 甲异靛 Meisoindigo

本品为靛玉红的类似物。实验证明，其对 L1210、L615 等均有抑制作用，能破坏白血病瘤细胞，抑制 DNA 聚合酶，影响 DNA 聚合过程，从而使 DNA 合成受抑制。

【适应证】主要用于治疗慢性粒细胞白血病。

【不良反应】常见食欲不振、恶心、呕吐，偶见关节痛、肌痛，有时可见骨髓抑制等。

【禁忌】对本品及其中任何成分过敏者禁用。

【孕妇及哺乳期妇女用药】孕妇、哺乳期妇女禁用。

【儿童用药】婴幼儿禁用。

【用法用量】口服。一次 50mg，一日 2～3 次。

【制剂】甲异靛片

5. 靛玉红 Indirubin

靛玉红是从中药青黛中提取的吲哚类药物。其选择性破坏慢性粒细胞性白血病细胞，使幼稚粒细胞坏死、变性，DNA 合成受抑制，白血病细胞增殖被阻抑。

【适应证】主要用于慢性粒细胞白血病。

【不良反应】①消化道黏膜的刺激反应，如食欲不振、恶心、呕吐、腹痛、腹泻，个别病例出现便血。②骨髓抑制，少数有暂时性血小板减少。③极少数出现浮肿、头昏、肝功能损害。

【禁忌】对本品过敏者禁用。

【孕妇及哺乳期妇女用药】孕妇及哺乳期妇女禁用。

【儿童用药】婴幼儿禁用。

【用法用量】口服。一日 50～300mg，分 3～4 次服，一般一日 200mg，至缓解或以 3 个月为一个疗程。

【制剂】靛玉红片

6. 苯丁酸氮芥 Chlorambucil

本品属氮芥类衍生物，具有双功能烷化剂作用，可形成不稳定的乙撑亚胺而发挥其细胞毒作用，干扰 DNA 和 RNA 的功能。对增殖状态的细胞敏感，特别对 G1 期与 M 期的作用最强，属细胞周期非特异性药物。对淋巴细胞有一定的选择性控制作用。

【适应证】主要用于慢性淋巴细胞白血病，也可用于恶性淋巴瘤、卵巢癌、多发性骨髓瘤及巨球蛋白血症的治疗。

【不良反应】①骨髓抑制：属中等程度，主要表现为白细胞减少，对血小板影响较轻，但大剂量连续用药时可出现全血象下降。②胃肠道反应：较轻，多为食欲减退、恶心，偶见呕吐。③生殖系统反应：长期应用本品可致精子缺乏或持久不育，月经紊乱或停经。④其他少见的不良反应尚包括中枢神经系统毒性、皮疹、脱发、肝损害及发热等，长期或高剂量应用可导致间质性肺炎。

【禁忌】对本品过敏、严重骨髓抑制、感染患者禁用。

【孕妇及哺乳期妇女用药】妊娠时，尤其在最初 3 个月内，应尽量避免使用。应谨慎权衡用药对胎儿的潜在危险和对母亲所预期的益处。使用本品的女性不应哺乳。

【儿童用药】患霍奇金病和非霍奇金淋巴瘤的儿童，其剂量方案与成人相近。

【用法用量】口服。成人一日按体重 0.2mg/kg，每 3～4 周连服 10～14 日（可一次或分次给药）。儿童一日按体重 0.1～0.2mg/kg。

【制剂】①苯丁酸氮芥片；②苯丁酸氮芥纸型片

7. 氟达拉滨 Fludarabine

本品在组织培养和肿瘤动物模型中能抑制许多人体肿瘤，如非霍奇金淋巴瘤、白血病、乳腺癌、非小细胞肺癌和卵巢瘤的生长，在体外还有增强许多抗肿瘤药物活性的作用。本品联用硝酸镓、阿糖胞苷、米托蒽醌或联用 Ara-C 加顺铂，可增强对肿瘤细胞的杀伤作用。

【适应证】用于 B 细胞性慢性淋巴细胞白血病（CLL）患者的治疗，这些患者至少接受过一个标准的烷化剂方案治疗，但在治疗期间或治疗后，病情并没有改善或仍持续进展。

【不良反应】①骨髓抑制：贫血、血小板减少、中性白细胞减少和 CD4 + 细胞缺乏。②轻至中度的恶心和呕吐、发热、疼痛、感染、寒战、腹泻、厌食、不适、药疹、水肿、咳嗽、胰腺炎等。③肿瘤溶解综合征：胸痛、血尿、高尿酸血症、高磷酸盐血症、低血钙、高血钾、尿酸盐结晶尿症、肾衰竭。④虚弱、激动、精神混乱、视觉紊乱。⑤泌尿道感染较常见，出血性膀胱炎、致畸胎倾向、睾丸体积缩小。⑥皮肤出疹性疾病和带状疱疹也有报道。

【禁忌】对本品过敏、肾功能不全(肌酐清除率 < 30ml/min)、失代偿性溶血性贫血患者禁用。

【孕妇及哺乳期妇女用药】妊娠期、哺乳期不应使用。

【老年用药】用于老年人(> 75 岁)的数据有限,因此这些患者使用本品应慎重。

【用法用量】①口服。一次 40mg/m²,一日 1 次,连续 5 日,28 日为一周期,须以水吞服。②静脉注射。成人一日 25mg/m²,连续 5 日,28 日为一周期,用 2ml 注射用水配制成 25mg/ml 的溶液,将所需剂量抽入注射器内;如果静脉注射,需再用 0.9% 氯化钠注射液 10ml 稀释;如果静脉输注,需再用 0.9% 氯化钠注射液 100ml 稀释,输注时间 30 分钟。

【制剂】①磷酸氟达拉滨片;②注射用磷酸氟达拉滨

附:用于白血病的其他西药

1. 环磷腺苷 Adenosine Cyclophosphate

【适应证】用于心绞痛、心肌梗死、心肌炎及心源性休克。对急性白血病结合化疗可提高疗效,亦可用于急性白血病的诱导缓解。

2. 环磷酰胺 Cyclophosphamide

见本章“309. 肺部肿瘤与肺癌”。

3. 泼尼松 Prednisone

【适应证】本品适用于过敏性与自身免疫性炎症性疾病,包括急性淋巴性白血病、恶性淋巴瘤等。

4. 地塞米松 Dexamethasone

【适应证】主要用于过敏性与自身免疫性炎症性疾病,如结缔组织病,严重支气管哮喘,皮炎等过敏性疾病,溃疡性结肠炎,急性白血病,恶性淋巴瘤等。

5. 注射用倍他米松磷酸钠 Betamethasone Sodium Phosphate for Injection

【适应证】主要用于过敏性与自身免疫性炎症性疾病。现多用于活动性风湿病、类风湿关节炎、红斑狼疮、严重支气管哮喘、严重皮炎、急性白血病等。

6. 注射用地西他滨 Decitabine for Injection

【适应证】适用于难治性贫血,难治性贫血伴环形铁粒幼细胞增多,难治性贫血伴原始细胞过多,难治性贫血伴有原始细胞增多-转变型,慢性粒-单核细胞白血病。

7. 注射用盐酸尼莫司汀 Nimustine Hydrochloride for Injection

【适应证】用于脑肿瘤、消化道肿瘤(胃癌、肝癌、结肠癌、直肠癌)、肺癌、恶性淋巴瘤、慢性白血病等。

8. 复方倍他米松注射液 Compound Betamethasone Injection

【适应证】适用于治疗对糖皮质激素敏感的急性和慢性疾病,也可用于成人白血病和淋巴瘤的姑息治疗,小儿急性白血病等。

9. 注射用洛铂 Lobaplatin for Injection

见本章“309. 肺部肿瘤与肺癌”。

10. 羟喜树碱 Hydroxycamptothecine

见本章“314. 肝癌”。

11. 克拉屈滨注射液 Cladribine Injection

【适应证】用于治疗毛细胞白血病,临床表现为贫血、嗜中性白细胞减少、血小板减少等症状。

12. 乌苯美司 Ubenimex

【适应证】本品可增强免疫功能,用于抗癌化疗、放疗的辅助治疗,老年性免疫功能缺陷等。可配合化疗、放疗及联合应用于白血病、多发性骨髓瘤等。

13. 安西他滨 Ancitabine

【适应证】①对各类急性白血病有效。②对脑膜白血病有良效。③与其他类药物合用治疗实体瘤。④眼科用于治疗单纯疱疹病毒角膜炎。

14. 甘磷酰芥 Glyfosfin

【适应证】用于恶性淋巴瘤、乳腺癌。对小细胞肺癌、子宫肉瘤和急、慢性白血病等也有效。

15. 甲氧芳芥 Methoxymerphalan

【适应证】主要用于慢性粒细胞白血病疗效较好,对霍奇金病、淋巴肉瘤、肺癌、乳腺癌、骨髓转移癌及多发性骨髓瘤也有一定疗效,而且对骨转移癌所致的疼痛有止痛作用。

16. 香菇多糖 Lentinan

【适应证】抗肿瘤。与放疗、化疗、手术配合,主要用于不宜手术或复发的胃肠道肿瘤。本品加放疗、化疗治疗小细胞肺癌、乳癌、恶性淋巴瘤等,也可用于癌性胸腔积液、腹水的治疗。

17. 卡介苗(结核活菌苗) Vaccine Calmette-Guerin

【适应证】原用于预防结核,属特异性免疫制剂。现用于治疗恶性黑色素瘤,或在肺癌、急性白血病、恶性淋巴瘤根治性手术或化疗后作为辅助治疗。

18. 重组人干扰素 α1b Recombinant Human Interferon α1b

【适应证】适用于治疗病毒性疾病和某些恶性肿瘤。可用于治疗恶性肿瘤如慢性粒细胞白血病、黑色素瘤、淋巴瘤等。

19. 重组人干扰素 α2a Recombinant Human Interferon α2a

【适应证】可用于治疗淋巴或造血系统肿瘤:毛状细胞白血病,多发性骨髓瘤,低度恶性非霍奇金淋巴瘤,慢性髓性白血病等。

20. 重组人干扰素 α2b Recombinant Human Interferon α2b

【适应证】用于治疗某些病毒性疾病,如急慢性病毒性肝炎、带状疱疹、尖锐湿疣。也用于治疗某些肿瘤,如毛细胞性白血病、慢性髓细胞性白血病、多发性骨髓瘤、非霍奇金淋巴瘤、恶性黑色素瘤、肾细胞癌、喉乳头状瘤、卡波肉瘤、卵巢癌、基底细胞癌等。

21. 重组人干扰素 β Recombinant Human Interferon β

【适应证】用于病毒性疾病的防治。也用于肿瘤,成骨瘤、毛细胞白血病、红斑狼疮、多发性骨髓瘤、喉乳头瘤等。

22. 重组人粒细胞刺激因子 Recombinant Human Granulocyte Colony-Stimulating Factor

【适应证】用于癌症化疗等原因导致中性粒细胞减少症。本品有助于预防中性粒细胞减少症的发生,减轻中性粒细胞减少的程度,缩短粒细胞缺乏症的持续时间,加速粒细胞数的恢复,从而减少合并感染发热的危险性。

23. 二溴甘露醇 Dibromannitol

【适应证】对慢性粒细胞白血病有较好疗效。

24. 硫酸头孢匹罗 Cefpirome Sulfate

【适应证】可用于中性粒细胞减少患者所患的严重感染。

25. 尼洛替尼胶囊 Cinepazide Maleate Injection

【适应证】用于治疗新诊断的费城染色体阳性的慢性髓性白血病(Ph + CML)慢性期成人患者。用于对既往治疗(包括伊马替尼)耐药或不耐受的费城染色体阳性的慢性髓性白血病(Ph + CML)慢性期或加速期成人患者。

二、中药

1. 复方青黛片

见本章"308. 癌症与癌症疼痛"。

2. 解毒维康片(胶囊)

见本章"308. 癌症与癌症疼痛"。

3. 靛玉红片

【处方组成】靛玉红

【功能主治】主要用于慢性粒细胞白血病。

【用法用量】口服。一次 1 ~2 片,一日 3 次。

【使用注意】孕妇及哺乳期妇女、婴幼儿禁用。

附:用于白血病的其他中药

安康欣胶囊

见本章"308. 癌症与癌症疼痛"。

328. 恶性淋巴瘤

〔基本概述〕

恶性淋巴瘤起源于淋巴结或其他淋巴组织,是免疫系统的恶性肿瘤,可发生于身体的任何部位,淋巴结、扁桃体、脾及骨髓最易累及。恶性淋巴瘤发病率在全球逐年增高,占恶性肿瘤的 3% ~4%。在我国肿瘤登记地区,恶性淋巴瘤的发病率和病死率居恶性肿瘤的第 8 位和第 9 位。

根据组织病理学特征,恶性淋巴瘤分为霍奇金淋巴瘤(简称 HD)和非霍奇金淋巴瘤(简称 NHL)两大类。恶性淋巴瘤根据细胞来源不一,临床表现多种多样,以无痛性淋巴结肿大和局部肿块最为典型,颈部、腋窝及腹股沟等部位多见,可伴有某些器官的压迫症状,常伴有发热、消瘦、盗汗等全身症状,晚期出现恶病质。

一、霍奇金淋巴瘤

本病过去称为霍奇金病,是一种 B 细胞淋巴瘤,主要累及淋巴结、脾、肝和骨髓。在我国 HL 占淋巴瘤的 8% ~ 11%,男女患病比为 1.4∶1,好发于青壮年,最常见发病年龄在 15 ~40 岁。首见症状常是无痛性的颈部或锁骨上的淋巴结肿大(占 60% ~80%),其次为腋下淋巴结肿大。肿大的淋巴结可以活动,也可互相粘连,融合成块,触诊有软骨样感觉。少数患者仅有深部而无浅表淋巴结肿大,表现为纵隔或后腹膜肿块。淋巴结肿大可压迫邻近器官,如压迫神经,可引起疼痛。纵隔淋巴结肿大可致咳嗽、胸闷、气促、肺不张及上腔静脉压迫症等;腹膜后淋巴结肿大可压迫输尿管,引起肾盂积水;硬膜外肿块导致脊髓压迫症等。约 25% 患者出现全身症状,部分患者以原因不明的持续发热为首发表现,这类患者一般年龄稍大,男性较多,病变较为弥散,常已有腹膜后淋巴结累及。周期性发热(Pel-Ebstein 热)约见于 1/6 患者。当疾病累及网状内皮系统以外,可表现为局部及全身皮肤瘙痒,多为年轻患者,特别是女性。全身瘙痒可为 HD 的唯一全身症状。

体检脾肿大者并不常见,10% 左右,脾受累表明有血源播散。肝实质受侵引起肿大和肝区压痛,少数有黄疸。肝病变系脾通过静脉播散而来,所以肝较脾肿大为少。

HD 尚可侵犯各系统或器官:例如肺实质轻浸润、胸腔积液、骨髓引起骨痛、腰椎或胸椎破坏,以及脊髓压迫症等。带状疱疹好发于 HD,占 5% ~16%。

HL 的确诊依赖于病理检查,在淋巴结或结外组织可找到 R-S 细胞。

二、非霍奇金淋巴瘤

非霍奇金淋巴瘤占所有新诊断的癌症的 4%,可见于各种年龄组,但随年龄增长而发病率显著增加。男性患者较女性为多。NHL 呈跳跃式播散,越过邻近的淋巴结向远处淋巴结转移,有时在临床确诊时已播散全身。临床最常见表现是颈部、腋下及腹股沟淋巴结肿大,受累淋巴结质地韧,无触痛。NHL 几乎可以累及任何器官而出现相应症状,骨髓累及可见全血细胞减少,表现为感染、出血和贫血。

NHL 的诊断依赖于肿大淋巴结或受累的器官组织活检标本的病理学检查,细针穿刺不应该用于淋巴瘤的诊断,它不能确定的 NHL 的特殊亚型。

该病相当于中医学"石疽""阴疽""恶淋""恶核""失荣""痰核"等范畴。其病是因寒痰凝滞、气郁痰结、肝肾阴虚所致。

〔治疗原则〕

1. 放疗、化疗

放疗、化疗和生物免疫治疗的综合方式是当今治疗恶性淋巴瘤的主要措施，而且已取显著疗效，尤其是霍奇金病的预后较好，甚至可以治愈。为提高患者的长期生存的生命质量，选择治疗方案需要考虑最大限度地减少治疗相关的远期并发症。HL 因预后不同在治疗上有不同的选择。病变局限的 HL 采用两个疗程的 ABVD 方案（每个疗程多柔比星 $25mg/m^2$、博来霉素 $10mg/m^2$、长春碱 $6mg/m^2$ 和达卡巴嗪 $375mg/m^2$），化疗联合病变部位的放疗可使 95% 的患者治愈。进展期 HL 也采用 ABVD 方案化疗，放疗对其总生存率改善有限，选择需慎重。难治或复发的 HL 采用大剂量的化疗/自体造血干细胞移植。

NHL 中化疗适用于惰性淋巴瘤、侵袭性淋巴瘤，常用的方案有 CHOP，CVP-R、FCR（C 为环磷酰胺，H 为多柔比星，V 为长春新碱，P 为泼尼松，R 为利妥昔单抗、F 为氟达拉滨）。

2. 生物治疗

凡 CD20 阳性的淋巴瘤均可用 CD20 单抗治疗。

3. 骨髓或外周造血干细胞移植

53 岁以下、重要脏器功能正常，如属缓解期短、难治、易复发的侵袭性淋巴瘤，4 个疗程 CHOP 方案能使淋巴瘤缩小超过 3/4 者，可考虑全身淋巴结放疗及大剂量的联合化疗后进行异基因或自身骨髓移植。

4. 免疫细胞治疗

嵌合抗原受体 T 细胞免疫疗法（CAR-T 细胞治疗）针对 B 相关抗原 CD19 阳性的 B 细胞恶性肿瘤［急性 B 淋巴细胞白血病（B-ALL），慢性 B 淋巴细胞白血病（B-CLL），B 细胞霍奇金淋巴瘤（B-HL）和非霍奇金淋巴瘤（B-NHL）］，治疗疗效显著。这项 CAR-T 治疗在国际上已经获得了公认。

5. 中医药治疗

淋巴癌的化疗多以联合化疗为主，效果比单药化疗为好，但伴随治疗的进行，副作用也随之产生，且随着治疗程度的加深而加剧，其中以消化功能受损和骨髓造血功能受抑制等反应最为明显，往往使癌症患者因反应严重而难以接受化疗或不能坚持完成整个疗程。亦有部分患者不能很好控制，或者病情缓解后又复发，应在化疗的同时及化疗后配合健脾和胃、益气生血、补益肝肾等中医治疗，则可以较好地缓解化疗反应，有助于化疗的顺利进行。

〔用药精选〕

一、西药

1. 多柔比星 Doxorubicin

见本章“309. 肺部肿瘤与肺癌”。

2. 表柔比星 Epirubicin

见本章“311. 胃癌”。

3. 吡柔比星 Pirarubicin

见本章“325. 膀胱癌”。

4. 博来霉素 Bleomycin

见本章“316. 宫颈癌”。

5. 长春碱 Vinblastine

见本章“309. 肺部肿瘤与肺癌”。

6. 达卡巴嗪 Dacarbazine

本品是一种嘌呤类生物合成的前体，能干扰嘌呤的生物合成，进入体内后由肝微粒体去甲基形成单甲基化合物，具有直接细胞毒作用。

【适应证】用于黑色素瘤，也用于软组织瘤和恶性淋巴瘤等。

【不良反应】①消化道反应：如食欲不振、恶心呕吐、腹泻等，2～8 小时后可减轻或消失。②骨髓抑制：可致白细胞和血小板下降、贫血，以大剂量时更为明显。一般在用药 2～3 周出现血常规下降，第 4～5 周可恢复正常。③少数患者可出现“流感”样症状，如全身不适、发热、肌肉疼痛，可发生于给药后 7 日，持续 1～3 周。可有面部麻木、脱发。④局部反应：注射部位可有血管刺激反应。⑤偶见肝肾功能损害。

【禁忌】严重过敏史、水痘或带状疱疹患者禁用。

【孕妇及哺乳期妇女用药】本品有致畸、致突变作用，可能有致癌作用，妊娠期妇女禁用。哺乳期妇女用药期间应停止哺乳。

【用量用法】①静脉注射。一次 2.5～6mg/kg 或 200～$400mg/m^2$，用生理盐水 10～15ml 溶解后，用 5% 葡萄糖溶液 250～500ml 稀释后滴注。30 分钟以上滴完，一日 1 次，连用 5～10 日为一疗程，一般间歇 3～6 周重复给药。单次大剂量：650～$1450mg/m^2$，每 4～6 周 1 次。

②静脉滴注。一次 $200mg/m^2$，一日 1 次，连用 5 日，每 3～4 周重复给药。

③动脉灌注。位于四肢的恶性黑色素瘤，可用同样剂量动脉注射。

【制剂】注射用达卡巴嗪

7. 环磷酰胺 Cyclophosphamide

见本章“309. 肺部肿瘤与肺癌”。

8. 利妥昔单抗 Rituximab

本品是一种人鼠嵌合性单克隆抗体，能特异性地与跨膜抗原 CD20 结合。实验显示，利妥昔单抗可以使耐药的人 B 淋巴瘤细胞株对某些化疗药物细胞毒作用的敏感性增强。

【适应证】适用于复发或耐药的滤泡性中央型淋巴瘤（国际工作分类 B、C 和 D 亚型的 B 细胞非霍奇金淋巴瘤）的治疗。

【不良反应】发热、寒战，恶心，荨麻疹/皮疹，疲劳，头痛，瘙痒，支气管痉挛/呼吸困难，舌或喉头水肿（血管神经性水肿），鼻炎，呕吐，暂时性低血压，潮红，心律失常，肿瘤性疼痛。心绞痛和充血性心力衰竭加重。严重的血小板减少和中性粒细胞减少，严重贫血。肝功能参数的轻微、暂时上升。

发生1%以上的副作用：腹痛，背痛，胸痛，颈部痛，不适，腹胀，滴注部位疼痛；高血压，心动过缓，心动过速，直立性低血压，血管扩张；腹泻，消化不良，厌食；白细胞减少，淋巴结病；高血糖，周围性水肿；LDH增高，水肿，体重减轻，面部水肿，低血钙，尿酸升高；关节痛，肌痛，骨痛，张力过高；眩晕，焦虑，抑郁，感觉异常，躁动，失眠，紧张，嗜睡，神经炎；咳嗽，哮喘，喉痉挛；盗汗，出汗，皮肤干燥；泪腺分泌紊乱，耳痛，味觉障碍；排尿困难，血尿。少于1%的严重副作用：凝血功能紊乱；肌酸磷酸激酶增加，高血钙；自发性骨折；皮肤肿瘤复发。

【禁忌】对本品或鼠蛋白过敏者禁用。

【孕妇及哺乳期妇女用药】孕妇、哺乳者禁用。

【儿童用药】儿童禁用。

【用法用量】静脉滴注。成人一次375mg/m^2，一周1次，共4次，并适合门诊用药。滴注本品60分钟前可给予止痛药(如醋胺酚)和抗过敏药(如盐酸苯海拉明)。首次滴入速度为50mg/hr，随后可每30分钟增加50mg/hr，最大可达400mg/hr。如果发生过敏反应或与输液有关的反应，应暂时减慢或停止输入。如患者的症状改善，则可将输入速度提高一半。随后的输入速度开始可为100mg/hr，每30分钟增加100mg/hr，最大可达到400mg/hr。配置好的输注液不应静脉推注或快速滴注。

【制剂】利妥昔单抗注射液

9. 长春瑞滨 Vinorelbine

见本章“309. 肺部肿瘤与肺癌”。

10. 长春新碱 Vincristine

见本章“309. 肺部肿瘤与肺癌”。

附：用于恶性淋巴瘤(淋巴癌)的其他西药

1. 异环磷酰胺 Ifosfamide

见本章“309. 肺部肿瘤与肺癌”。

2. 柔红霉素 Daunorubicin

见本章“327. 白血病”。

3. 尼莫司汀 Nimustine

【适应证】脑肿瘤、消化道肿瘤(胃癌、肝癌、结肠癌、直肠癌)、肺癌、恶性淋巴瘤、慢性白血病等。

4. 依托泊苷 Etoposide

见本章“309. 肺部肿瘤与肺癌”。

5. 复方倍他米松注射液 Compound Betamethasone Injection

【适应证】适用于治疗对糖皮质激素敏感的急性和慢性疾病，也用于白血病和淋巴瘤的姑息治疗。

6. 注射用地塞米松磷酸钠 Dexamethasone Sodium Phosphate for Injection

【适应证】主要用于过敏性与自身免疫性炎症性疾病，也用于某些严重感染及中毒、急性白血病、恶性淋巴瘤等的综合治疗。

7. 盐酸米托蒽醌注射液 Mitoxantrone Hydrochloride Injection

【适应证】主要用于恶性淋巴瘤、乳腺癌和急性白血病，对肺癌、黑色素瘤、软组织肉瘤、多发性骨髓瘤、肝癌、大肠癌、肾癌、前列腺癌、子宫内膜癌、睾丸肿瘤、卵巢癌和头颈部癌也有一定疗效。

8. 奥沙利铂 Oxaliplatin

见本章“311. 胃癌”。

9. 甲氨蝶呤 Methotrexate

见本章“315. 乳腺癌”。

10. 平阳霉素 Bleomycin A5

见本章“310. 食管癌”。

11. 盐酸阿糖胞苷 Cytarabine Hydrochloride

见本章“327. 白血病”。

12. 盐酸氮芥 Chlormethine Hydrochloride

【适应证】主要用于恶性淋巴瘤、肺癌、头颈部癌，亦用于慢性白血病、乳腺癌、卵巢癌及绒癌等。

13. 苯丁酸氮芥 Chlorambucil

见本章“327. 白血病”。

14. 甘磷酰芥 Glyfosfin

【适应证】①用于恶性淋巴瘤，有较好的疗效。②对乳腺癌，亦有相对疗效，可作为二线药物使用。③对其他如小细胞肺癌、子宫肉瘤和急、慢性白血病待也有效。

15. 硝卡芥 Nitrocaphane

【适应证】对癌性胸腔积液疗效较好，对原发性肺癌、头颈部恶性肿瘤、鼻咽癌、喉癌、乳腺癌有一定疗效，对宫颈癌、淋巴肉瘤及食管癌有效。

16. 甲氧芳芥 Methoxymerphalan

【适应证】主要用于慢性粒细胞白血病疗效较好，对霍奇金病、淋巴肉瘤、肺癌、乳腺癌、骨髓转移癌及多发性骨髓瘤也有一定疗效，而且对骨转移癌所致的疼痛有止痛作用。

17. 氮甲 Formylmerphalan

【适应证】①对睾丸精原细胞瘤，疗效较突出。②对多发性骨髓瘤，疗效较明显，缓解期较长。③对恶性淋巴瘤，也有效，但显效较慢，可维持治疗。

18. 六甲蜜胺 Altretamine

【适应证】单一或联合用药治疗肺癌、卵巢癌、乳腺癌、恶性淋巴瘤、消化系癌、多发性骨髓瘤、慢性粒细胞性白血病。

19. 卡莫司汀注射液 Carmustine Injection

【适应证】因能够通过血脑屏障，故对脑瘤、脑转移瘤和脑膜白血病有效，对恶性淋巴瘤、多发性骨髓瘤，与其他药物合用对恶性黑色素瘤有效。

20. 洛莫司汀 Lomustine

【适应证】用于脑胶质瘤、消化道癌、霍奇金病、淋巴肉瘤、网状细胞网瘤、肺癌及白血病，有一定疗效。

21. 司莫司汀胶囊 Semustine Capsules

【适应证】常用于脑原发肿瘤及转移瘤。与其他药物合用可治疗恶性淋巴瘤，胃癌，大肠癌，黑色素瘤。

22. 替尼泊苷 Teniposide

见本章“327. 白血病”。

23. 安西他滨 Ancitabine

【适应证】用于各类急性白血病、脑膜白血病、实体瘤、恶性淋巴瘤等。眼科用于治疗单纯疱疹性角膜炎。

24. 放线菌素 D　Dactinomycin

【适应证】主要用于霍奇金病、神经母细胞瘤、绒毛膜上皮癌、睾丸肿瘤等。对肾母细胞瘤、尤因肉瘤和横纹肌肉瘤亦有效。

25. 长春地辛 Vindesine

【适应证】用于肺癌、恶性淋巴瘤、霍奇金病和非霍奇金淋巴瘤、乳腺癌、食管癌、恶性黑色素瘤、白血病、生殖细胞肿瘤、头颈部癌、卵巢癌和软组织肉瘤等。

26. 门冬酰胺酶 Asparaginase

见本章“327. 白血病”。

27. 西达本胺片 Chidamide Tablets

【适应证】适用于既往至少接受过一次全身化疗的复发或难治的外周 T 细胞淋巴瘤(PTCL)患者。

28. 盐酸丙卡巴肼 Procarbazine Hydrochloride

【适应证】本品为恶性淋巴瘤标准方案 MOPP 及 COPP 的主要药物之一，对小细胞肺癌(SCLC)、恶性黑色素瘤、多发骨髓瘤、脑瘤(原发或继发)等亦有一定疗效。

29. 卡介苗(结核活菌苗) Vaccine Calmette-Guerin

【适应证】原用于预防结核，属特异性免疫制剂。现用于治疗恶性黑色素瘤，或在肺癌、急性白血病、恶性淋巴瘤根治性手术或化疗后作为辅助治疗。

30. 红色诺卡菌细胞壁骨架 Nocardia rubra cell wall skeleton (N-CWS)

【适应证】用于各种肿瘤引起的胸腔积液、腹水的控制，也可用于肺癌、恶性黑色素瘤、膀胱癌、恶性淋巴瘤、晚期胃癌和食管癌的辅助治疗。

31. 重组人干扰素 α1b　Recombinant Human Interferon α1b

【适应证】可用于治疗恶性肿瘤如慢性粒细胞白血病、黑色素瘤、淋巴瘤等。

32. 重组人干扰素 α2a Recombinant Human Interferon α2a

【适应证】可用于治疗淋巴或造血系统肿瘤：毛状细胞白血病，多发性骨髓瘤，低度恶性非霍奇金淋巴瘤，慢性髓性白血病等。

33. 重组人干扰素 α2b　Recombinant Human Interferon α2b

【适应证】可用于治疗某些肿瘤，如毛细胞性白血病、慢性髓细胞性白血病、多发性骨髓瘤、非霍奇金淋巴瘤、恶性黑色素瘤、肾细胞癌、喉乳头状瘤、卡波西肉瘤、卵巢癌等。

34. 泼尼松 Prednisone

【适应证】本品主要用于过敏性与自身免疫性炎症性疾病，也可用于肿瘤如急性淋巴性白血病、恶性淋巴瘤等。

35. 氟达拉滨 Fludarabine

见本章“327. 白血病”。

二、中药

1. 复方斑蝥胶囊

见本章“308. 癌症与癌症疼痛”。

2. 艾迪注射液

见本章“308. 癌症与癌症疼痛”。

3. 安康欣胶囊

见本章“308. 癌症与癌症疼痛”。

附：用于恶性淋巴瘤(淋巴癌)的其他中药

小金丸(片、胶囊)

见本章“315. 乳腺癌”。

329. 皮肤癌

〔基本概述〕

皮肤癌是一种好发于身体暴露部位的恶性肿瘤。白色人种发病率比其他有色人种显著增高，说明色素沉着是预防皮肤癌的天然屏障。

皮肤癌在我国的发病率很低，但在白色人种中却是常见的恶性肿瘤之一。据统计资料表明，在澳大利亚南部地区皮肤癌的发病率至少达 650/10 万，为我国发病率的 100 倍。据估计凡能活到 65 岁的美国白种人，其中有 40% ~50% 至少患过一次皮肤癌，这可能与所处的地理位置和人民的生活方式有关。

皮肤癌的病因尚未完全明了，其发生可能与过度的日光曝晒、放射线、砷剂、焦油衍化物等长期刺激有关。烧伤瘢痕、黏膜白斑、慢性溃疡、经久不愈的瘘管、盘状红斑狼疮、射线皮炎等皮肤损害亦可继发本病。但很多患者没有明显的病因。

皮肤癌的主要类型有鳞状细胞癌和基底细胞癌两种，此外还有表皮内癌。我国以鳞癌多见，基底细胞癌仅占 10% 左右；而白色人种基底细胞癌则比鳞癌多 4 ~5 倍。

皮肤癌的主要症状如下。①鳞状细胞癌最为常见，以 30 ~50 岁年龄多发，往往由角化病、黏膜白斑及其他癌前疾病转化而成。生长较快，常在短期内快速生长，早期即形成溃疡。有的呈结节样或菜花状，向深部侵犯较小，基底可移动；有的呈蝶状，向深部浸润较明显，破坏性大，常累及骨骼。鳞状细胞癌常伴有化脓性感染，伴恶臭、疼痛。其发病部位以黏膜皮肤连接处鳞状细胞癌发展最快，黏膜发病者更容易转移。②基底细胞癌在我国比鳞癌少见，多发于 50 岁以上人群。起病时常无症状，初期多为基底较硬的斑块状丘疹，有的呈疣状隆起,而后破溃为溃疡灶改变,不规则,边缘隆起,似火山口,底部凹凸不平,生长缓慢。转移者极少,先发生边缘半透明结节隆起浅在溃疡,继之渐扩大,可侵蚀周边组织及器官,成为侵蚀性溃疡。③原位癌大多发展缓慢,仅损害于表皮层内,有的有刺痒、局部疼痛和出血等症状。

中医认为皮肤为人之藩篱,易受外邪侵袭,其为病不仅与外感六淫有关,亦与脏腑功能失调相连。肺主气,外合皮毛,肺气失调,则皮毛不润;肝藏血,调节血量,肝阴血不足,则皮肤血燥不荣;脾为后天之本,气血生化之源,若脾失健运,则气血化生乏源,肌肤失养,且脾不健运,易聚津成湿,可与外邪相挟为患。可见皮肤癌与肺、肝、脾之关系最为密切。外感六淫,风毒燥热之邪,久羁留恋,内耗阴血,夺精灼液,或湿毒久留,皆可变生恶疮,发为本病。

〔治疗原则〕

1. 手术治疗

手术治疗作为皮肤癌首选的治疗方法,适当的手术切除治疗,治愈率可达 90% ~100%。切除时,应距离肿瘤 0.5 ~2cm 做皮肤切口,并需要足够的深度,尽可能作广泛的切除。头皮、躯干和四肢的鳞状细胞癌切除应适当增加至 2 ~5cm。对于已证实的区域淋巴结转移者,应行淋巴结清扫术,但不必作预防性的清扫术。当骨或主要血管和神经受累时,则需要截肢。电刀切除优于单纯手术切除,因为干燥对开放伤口有利。化学外科治疗效果较好,但费时,代价较高。对切除范围较大者应实施植皮术。

2. 放射治疗

皮肤癌位置表浅,边界清楚,直视下照射定位精确。一般鳞状细胞癌对放射线中度敏感,基底细胞癌对放射线特别敏感,而且皮肤耐受性较高。因此,发生于暴露部位的病灶,手术切除后易致瘢痕形成,影响美容和功能。老年体弱、有手术禁忌证(有糖尿病、肾脏、心脏疾患等)者,均可选用放射治疗。但对瘢痕组织上的病灶(烧伤瘢痕)、以前放疗区、血供不佳或肿瘤累及骨和软骨,如头皮、手指、鼻、耳等处都不适宜于放疗。

3. 化学治疗

(1)局部治疗

①氟尿嘧啶(5-FU):对皮肤癌有较好的疗效,局部用药因很少全身吸收,故毒性小,而且一般很少残留瘢痕。局部应用浓度为 0.1% ~5%。多应用 5% 的 5-FU 油膏外涂,每日 1 ~2 次,连用 4 周。若在外涂氟尿嘧啶之前或同时进行液氮冰冻治疗,则疗效更快、更好。也有用 2% 普鲁卡因 2 ~4ml,5-FU 0.25 ~0.5g,去甲肾上腺素 0.5 ~1ml 混合,先在癌瘤四周皮下、健皮内做浸润注射,然后再在癌内做多方向注射,3 ~5 日 1 次。

②博来霉素(BLM)或平阳霉素(PYM):国内多用 0.1% ~0.2% 博来霉素软膏外涂,每日 1 ~2 次,一般无毒性作用。

(2)全身治疗:主要适用于不宜作手术切除或放疗的晚期病例;手术和(或)放疗后怀疑有残留病变及转移的患者。多用博来霉素或平阳霉素 10mg/次肌内注射或静脉注射,每周 2 ~3 次,可加用环磷酰胺 400 ~600mg/m^2,静脉注射,每周 1 次,4 ~6 周为一疗程。

4. 诱导分化治疗

维 A 酸类能阻断癌基因表型的表达,可抑制多种动物和人的恶性细胞类型的生长,诱导细胞分化。B-顺式维甲酸每日注射 1.5mg/kg,可预防基底细胞癌患者发生新的病变。亦有以 0.1% 或 0.3% 的 B-全反式维甲酸局部治疗而获得效者。

5. 免疫治疗

舞茸(又名灰树花)等具有较好的防癌、抗癌作用。研究认为,舞茸能够活化吞噬细胞、自然杀伤细胞、伤害性 T 细胞等免疫细胞,诱导白细胞素,干扰素-γ,肿瘤坏死因子-α 等细胞因子的分泌,诱导癌细胞凋亡。与传统的化学治疗药物(丝裂霉素、卡莫斯丁等)合用,既增加药效,又减轻化疗过程中的毒性作用。与免疫治疗药物(干扰素-α2b)有协同作用。减缓晚期癌症患者的疼痛,增加食欲,改善患者的生活质量。舞茸精滴剂对改善肿瘤患者生活质量能起到很好效果。

6. 中医中药治疗

中药可以弥补手术治疗、放射治疗、化学治疗的不足,既能巩固放疗、化疗的效果,又能消除放、化疗的毒性作用,更重要的是可以切断癌细胞的复制功能,也就是切断癌细胞重要的分裂方式——微管蛋白合成,使细胞体积逐渐缩小,在血管内形成稳定的抗癌细胞,从而提高人体的代谢功能,即通过抑制癌细胞的呼吸,使癌细胞缺血、缺氧,不再裂变,从而达到治愈癌症的目的。

7. 其他治疗

其他治疗方法还有冷冻治疗、激光治疗、光动力治疗、电热针治疗等。

〔用药精选〕

一、西药

1. 平阳霉素 Bleomycin A5

见本章“310. 食管癌”。

2. 博来霉素 Bleomycin

见本章“316. 宫颈癌”。

3. 氟尿嘧啶 Fluorouracil

见本章“311. 胃癌”。

附:用于皮肤癌的其他西药

1. 重组人干扰素 α1b Recombinant Human Interferon α1b

【适应证】适用于治疗病毒性疾病和某些恶性肿瘤。可用于治疗恶性肿瘤如慢性粒细胞白血病、黑色素瘤、淋巴瘤等。

2. 咪喹莫特 Imiquimod

【适应证】用于成人外生殖器和肛周尖锐湿疣。也可用于表浅的原发性基底细胞皮肤癌。

二、中药

对皮肤癌的治疗，目前尚没有明显有效的中药制剂。

330. 恶性黑色素瘤

〔基本概述〕

恶性黑色素瘤是源于皮肤、黏膜、眼和中枢神经系统色素沉着区域的黑素细胞的恶性肿瘤。其可发生于任何部位，特别是足底、手掌、肛门周围、外阴、腰及头颈较多，口腔、鼻腔、直肠、眼内均可发生。各种年龄均可罹患，但以老年人较多见。

美国每年有 25000 个恶性黑色素瘤新增病例，死亡约 6000 人。发病率在急速上升。日光照射是危险因素，同样危险因素还包括家族史，发生恶性斑痣，较大的先天性黑素细胞痣和发育不良性痣综合征等。黑人少见。

恶性黑色素瘤是表皮基底细胞层的黑色素细胞产生的一种高度恶性的肿瘤，大部分由色素痣恶变而成，另一部分则在正常皮肤或雀斑基础上演变而来。其演变的真正原因尚未明了，但外伤或各种外在刺激则被视为诱因。内分泌的改变、遗传倾向等都被认为是可疑的因素。

多数恶性黑色素瘤均起源于正常皮肤的黑素细胞，通常初起为棕色、黑色或蓝黑色小点，生长迅速，呈浸润发展，坚韧，无毛，大小不等，很快破溃，沿淋巴管可见细线状色素沉着，在原发灶周围出现隆起的卫星小结节。约 60% 发生于先前皮肤的良性色素痣病变。以下危险信号提示色素痣恶变：大小改变，颜色改变，变红，变白，变蓝，特别是色素沉着区向周围正常皮肤扩散；表面特征改变，质地形状的改变；尤其是痣周围皮肤出现炎症反应，可能有出血，溃疡，瘙痒或疼痛等表现。

恶性黑色素瘤扩散迅速，易造成广泛而高度的转移，其转移途径由淋巴结或血行转至内脏。可在诊断数月后死亡。但亦有多年静止，或仅缓缓增大者。患者每因肿瘤的反复出血，或合并感染而来就医。

恶性黑色素瘤的转移通过淋巴管和血管，局部转移会形成色素或非色素性的卫星丘疹或结节，也可出现皮肤或内部器官的直接转移，亦可在原发损害发现前出现转移性结节。黏膜的黑色素瘤似乎病损较局限，但预后较差。

〔治疗原则〕

治疗黑色素瘤的主要方法是外科手术切除。早期，非常表浅的病损 5 年治愈率可为 100%。所以治愈率取决于早期诊断，早期治疗。

1. 手术治疗

一般肿瘤直径小于 10mm 者，无须先做活检，只做一次完全的切除后即送活检，切除线须离开瘤体稍远、稍深，恶性低者少切，反之恶性高者多切，一般根据 Ring 氏提出的在距瘤体 4～8mm。但亦有人提出可达 15mm 以上者。如送检组织仍有肿瘤组织发现，可再行切除及合并其他方法治疗。肿瘤切除后，整复问题须按具体情况处理。

2. 放射治疗

因基底细胞癌对放射治疗较敏感，如癌体离睑缘较远和累及范围较小者，可以单独应用放射治疗。但放射治疗亦会带来一些并发症，如放射性皮炎、角膜炎及白内障等，亦间有继发青光眼者。如手术切除及放射治疗均告失效，而癌肿又已转移到颅内等处，则只能给予其他疗法。

3. 化学药物治疗

侵犯较深的恶性黑色素瘤和局部或远处发生转移的恶性黑色素瘤可以进行化疗，常用的药物有氮烯咪胺、环磷酰胺、达卡巴嗪、亚硝基脲、卡莫司丁（卡氮芥）、罗莫司丁（环己亚硝脲）、放线菌素 D（更生霉素）、羟基脲、长春碱等，但一般认为效果不佳。

4. 免疫治疗

肿瘤免疫治疗是通过激发或调动机体的免疫功能，增强肿瘤微环境抗肿瘤免疫力，从而达到控制和杀伤肿瘤细胞的目的。其具有疗效好、毒副作用低、无耐药性显著的优势，成为继传统疗法（手术、化疗和放疗）、靶向疗法（小分子靶向药物和单克隆抗体）后，肿瘤治疗领域最具前景的研究方向之一。2011 年，FDA 批准了施贵宝的负向共刺激因子抑制剂 CTLA-4 的单克隆抗体 Yervoy（又名 ipilimumab），用于治疗转移性黑色素瘤，并取得良好的治疗效果。KEYTRUDA 是一个人程序性死亡受体-1（PD-1）-阻断抗体适用为不可切除的或转移黑色素瘤和伊匹单抗后疾病进展和，如 BRAF V600 突变阳性，一个 BRAF 抑制剂患者的治疗。另外一个抗 PD-1 抗体 Opdivo（nivolumab）获批用于治疗晚期黑色素瘤、非小细胞肺癌。

应用卡介苗可以改善患者的免疫应答反应。新的免疫疗法如白细胞介素-2、淋巴因子和活化杀伤细胞、α-干扰素等也有一定疗效。用黑色素瘤抗原作为疫苗可能也会成为一种治疗方法。

5. 中医中药治疗

本病症型多变，但以热毒内蕴、肝肾阴虚、脾肾阳虚为多见。中医中药可以根据不同证型辨证论治，在改善症状、延长寿命、提高生存质量方面有独到之处。

〔用药精选〕

一、西药

1. 达卡巴嗪 Dacarbazine

见本章“328. 恶性淋巴瘤（淋巴瘤）”。

2. 卡莫司汀 Carmustine

本品及其代谢物可通过烷化作用与核酸交链，亦有可能因改变蛋白而产生抗癌作用。

【适应证】因能够通过血脑屏障，故对脑瘤（恶性胶质细胞瘤、脑干胶质瘤、成神经管细胞瘤、星形胶质细胞瘤、室管膜瘤）、脑转移瘤和脑膜白血病有效，对恶性淋巴瘤、多发性骨髓瘤，与其他药物合用对恶性黑色素瘤有效。

【不良反应】一次静脉注射后，白细胞最低值见于5～6周，在6～7周逐渐恢复。但多次用药后，可延迟至10～12周恢复。一次静脉注射后，血小板最低值见于4～5周，在6～7周内恢复。静脉注射部位可产生血栓性静脉炎。大剂量可产生脑脊髓病。长期治疗可产生肺间质炎或肺纤维化。有时甚至1～2疗程后即出现肺并发症，部分患者不能恢复。此外，可产生恶心、呕吐等消化道反应。本品有继发白血病的报道，亦有致畸胎的可能性。本品可抑制睾丸或卵巢功能，引起闭经或精子缺乏。

【禁忌】对本品过敏者禁用。

【孕妇及哺乳期妇女用药】孕妇及哺乳期妇女禁用。

【老年用药】老年人易有肾功能减退，可影响排泄，应慎用。

【用量用法】静脉注射。按体表面积100mg/m^2，一日1次，连用2～3日；或200mg/m^2，用1次，每6～8周重复。溶入5%葡萄糖或生理盐水150ml中快速点滴。

【制剂】卡莫司汀注射液

3. 福莫司汀 Fotemustine

福莫司汀为亚硝基脲类中的抑制细胞增殖的抗肿瘤药物，具有烷基化和氨甲酰化活性，以及实验性的广谱抗肿瘤活性。

【适应证】用于治疗原发性恶性脑肿瘤和播散性恶性黑色素瘤（包括脑内部位）。

【不良反应】①主要是对血液学方面的影响，表现为血小板减少和白细胞减少。②常见中度恶心及呕吐。转氨酶、碱性磷酸酶和血胆红素有中度、暂时性、可逆性的增高。③少见发热、注射部位静脉炎、腹泻、腹痛、尿素暂时性增加、瘙痒，暂时性、可逆性的神经功能障碍（意识障碍、感觉异常、失味症）等。④与达卡巴嗪联用时，有极少发生的肺毒性（急性成年人呼吸抑制综合征）。

【禁忌】①禁用于合并使用黄热病疫苗和采用苯妥英作为预防治疗。②通常不推荐与减毒活疫苗联合使用。

【孕妇及哺乳期妇女用药】孕妇及哺乳期妇女禁用。

【儿童用药】不推荐儿童使用本品。

【用法用量】本品须在医师严格指导下用药，使用前立即配制溶液。溶液一经配制，必须在避光条件下给予；静脉输注控制在1小时以上。用4ml安瓿瓶内的无菌乙醇溶液将本品瓶中的内容物溶解，然后计算好用药剂量，将溶液用250ml 5%等渗葡萄糖稀释后，用于静脉输注。①单一药剂化疗：a. 诱导治疗：一次100mg/m^2，一周1次，连续3次，停药4～5周。b. 维持治疗：一次100mg/m^2，每3周治疗1次。②联合化疗：去掉诱导治疗中的第三次给药，剂量维持100mg/m^2。

【制剂】注射用福莫司汀

4. 羟基脲 Hydroxycarbamide

见本章“327. 白血病”。

5. 重组人干扰素α1b Recombinant Human Interferon α1b

本品具有广谱的抗病毒、抗肿瘤及免疫调节功能。

【适应证】适用于治疗病毒性疾病和某些恶性肿瘤。已批准用于治疗慢性乙型肝炎、丙型肝炎和毛细胞白血病。已有临床试验结果或文献报告用于治疗病毒性疾病，如带状疱疹、尖锐湿疣、流行性出血热和小儿呼吸道合胞病毒肺炎等有效，可用于治疗恶性肿瘤如慢性粒细胞白血病、黑色素瘤、淋巴瘤等。

【不良反应】本品不良反应温和，最常见的是发热、疲劳等，常在用药初期出现，多为一次性和可逆性反应；其他有头痛、肌痛、关节痛、食欲不振、恶心等；少数患者可能出现颗粒白细胞减少、血小板减少等血象异常，停药后可恢复。如出现上述患者不能忍受的严重不良反应时，应减少剂量或停药，并给予必要的对症治疗。

【禁忌】对干扰素制品过敏、心绞痛、心肌梗死病史以及其他严重心血管病史、有其他严重疾病不能耐受本品的副作用、癫痫、中枢神经系统功能紊乱患者禁用。

【孕妇及哺乳期妇女用药】孕妇及哺乳妇女应慎用。在病情十分需要时由医师指导使用。

【儿童用药】本品治疗儿童病毒性疾病未发现任何不良反应，但目前经验尚不多，使用时应在儿科医师严密观察下，适当控制剂量。

【老年用药】对年老体衰、耐受不了可能发生的不良反应者应十分谨慎，应在医师严密观察下应用。使用较大剂量尤应谨慎，必要时可先用小剂量，逐渐加大剂量可减少不良反应。

【用法用量】肌内注射或皮下注射。治疗黑色素瘤的用法用量，请遵医嘱。

6. 短棒杆菌注射液 Corynebacterium Parvum Injection

短棒状杆菌具有免疫调节及抑瘤等活性。

【适应证】主要用于癌性胸腔积液，结合手术治疗早、中期肺癌。可配合常规治疗方法进行乳腺癌、鼻咽癌、晚期肺癌、黑色素瘤，以及癌症的体表转移灶的治疗。对牛皮癣（银屑病）、再生障碍性贫血、女阴白斑、感染性哮喘等也有一定疗效。

【不良反应】注射局部常有肿痛、硬结，持续约两周，有时出现一过性发热。胸腔注射可有一过性反应加重及发热，可对症处理。

【禁忌】发热38℃以上、重症心血管病、肝肾功能异常患者禁用。

【孕妇及哺乳期妇女用药】孕妇及哺乳期妇女禁用。

【儿童用药】不推荐儿童使用本品。

【用法用量】皮下或肌内注射。腔内注射以氯化钠注射液进行适当稀释。瘤内或瘤周采用下述剂量，多点注射以减轻局部反应。初次注射0.5～1.0ml，以后可酌情逐次增加0.5ml，直至2ml。肌内、腔内及多点注射可酌情增量，最多4.0ml（皮下不宜超过2.0ml）。女阴白斑等可在患部涂抹，一日1次，一次1.0～2.0ml；如症状减轻，可根据需要，延长用药间隔。

附：用于恶性黑色素瘤的其他西药

1. 奥沙利铂 Oxaliplatin

见本章“311. 胃癌”。

2. 多西他赛 Docetaxel

见本章“309. 肺部肿瘤与肺癌”。

3. 重组人白介素-2　Recombinant Human Interleukin-2

【适应证】可用于肾细胞癌、黑色素瘤、乳腺癌、膀胱癌、肝癌、直肠癌、淋巴癌、肺癌等恶性肿瘤的治疗，用于癌性胸腔积液、腹水的控制，也可以用于淋巴因子激活的杀伤细胞的培养。

4. 塞替派 Thiotepa

【适应证】用于卵巢癌、乳腺癌、膀胱癌；对消化道腺癌、恶性淋巴瘤、子宫颈癌、恶性黑色素瘤、甲状腺癌、肺癌等亦有一定疗效。

5. 门冬酰胺酶 Asparaginase

见本章“327. 白血病”。

6. 重组人干扰素α2a Recombinant Human Interferon α2a

【适应证】可用于毛状细胞白血病，多发性骨髓瘤，低度恶性非霍奇金淋巴瘤，慢性髓性白血病，黑色素瘤等。

7. 重组人干扰素α2b　Recombinant Human Interferon α2b

【适应证】可用于治疗某些肿瘤，如毛细胞性白血病、慢性髓细胞性白血病、多发性骨髓瘤、非霍奇金淋巴瘤、恶性黑色素瘤、肾细胞癌、喉乳头状瘤、卡波西肉瘤、卵巢癌、基底细胞癌、表面膀胱癌等。

8. 盐酸丙卡巴肼 Procarbazine Hydrochloride

【适应证】本品为恶性淋巴瘤标准方案MOPP及COPP的主要药物之一，对小细胞肺癌（SCLC）、恶性黑色素瘤、多发骨髓瘤、脑瘤（原发或继发）等亦有一定疗效。

9. 卡介苗（结核活菌苗）Bacillus Calmette-Guerin

【适应证】原用于预防结核，属特异性免疫制剂。现用于治疗恶性黑色素瘤，或在肺癌、急性白血病、恶性淋巴瘤根治性手术或化疗后作为辅助治疗。

10. 红色诺卡菌细胞壁骨架 Nocardia rubra cell wall skeleton（N-CWS）

【适应证】用于各种肿瘤引起的胸腔积液、腹水的控制，也可用于肺癌、恶性黑色素瘤、膀胱癌、恶性淋巴瘤、晚期胃癌和食管癌的辅助治疗。

二、中药

对恶性黑色素瘤的治疗，目前尚没有明显有效的中药制剂。

331. 脑肿瘤（颅内肿瘤）

〔基本概述〕

脑肿瘤即颅内肿瘤，也称颅内占位性病变，是神经系统中常见的疾病之一，对人类神经系统的功能有很大的危害。其一般分为原发性和继发性两大类。原发性颅内肿瘤可发生于脑组织、脑膜、颅神经、垂体、血管残余胚胎组织等。继发性肿瘤指身体其他部位的恶性肿瘤转移或侵入颅内形成的转移瘤。

近年来，颅内肿瘤发病率呈上升趋势。据统计，颅内肿瘤约占全身肿瘤的5%，占儿童肿瘤的70%，而其他恶性肿瘤最终会有20%～30%转入颅内，由于其膨胀的浸润性生长，在颅内一旦占据一定空间，不论其性质是良性还是恶性，都势必使颅内压升高，压迫脑组织，导致中枢神经损害，危及患者生命。

颅内肿瘤的起病有多种形式，一般以缓慢进行性神经功能障碍的形式为主，如视力的进行性障碍、各种感觉运动的障碍等，但亦可表现为突发的抽搐或进行性的颅内压增高症状。较少见的为卒中样发作，多半是由于肿瘤的突然出血、坏死或囊性变所造成。目前认为，诱发脑肿瘤发生的因素主要有遗传因素、物理因素、化学因素和致瘤病毒等。

颅内肿瘤的临床表现可根据其病理类型、发生部位、良性和恶性、原发性和继发性，以及个体差异等不同而表现不一，主要表现有两大类。

（一）颅内压增高的症状

逐渐加剧的间歇性头痛，以清晨从睡眠中醒来及晚间出现较多。其部位多数在两颞，可涉及枕后及眼眶部。咳嗽、用力、喷嚏、俯身、低头等活动时头痛加重。头痛剧烈时可伴有呕吐，常呈喷射性，严重者不能进食，食后即吐，可因此影响患者的营养状况。视乳头水肿为颅内压增高的客观体征，如存在则有较大诊断价值。除此以外，颅内压增高还可引起两眼外展神经麻痹、复视、视力减退、黑矇、头晕、猝倒、意识障碍等。

（二）局灶症状

取决于肿瘤所在的部位，可出现各种各样的症状及综合征。①精神症状：多表现为反应迟钝，生活懒散，近记忆力减退，甚至丧失，严重时丧失自知力及判断力，亦可表现为脾气暴躁，易激动或欣快。②癫痫发作：包括全身大发作和局限性发作，以额叶最为多见，依次为颞叶、顶叶，枕叶最少见，有的病例抽搐前有先兆,如颞叶肿瘤,癫痫发作前常有幻想、眩晕等先兆,顶叶肿瘤发作前可有肢体麻木等异常感觉。③锥体束损害症状:表现为肿瘤对侧半身或单一肢体力弱或瘫痪病理征阳性。④感觉障碍:表现为肿瘤对侧肢体的位置觉、两点分辨觉、图形觉、质料觉、实体觉的障碍。⑤失语:分为运动性和感觉性失语。⑥视野改变和视觉障碍:表现为视野缺损,偏盲。当肿瘤向鞍上发展压迫视交叉引起视力减退及视野缺损,常常是蝶鞍肿瘤患者前来就诊的主要原因,眼底检查可发现原发性视神经萎缩。⑦内分泌功能紊乱:如性腺功能低下,男性表现为阳痿、性欲减退。女性表现为月经期延长或闭经,生长激素分泌过盛在发育成熟前可导致巨人症,发育成熟后表现为肢端肥大症。⑧松果体区肿瘤主要表现为:眼球向上、向下运动障碍,瞳孔对光反应和调节反应障碍,听力障碍;持物不稳,躯干性共济失调,眼球震颤,肢体不全麻痹,两侧锥体束征;尿崩症,嗜睡,肥胖,男性可见性早熟。⑨颅后窝肿瘤主要表现为患侧肢体共济失调,还可出现患侧肌张力减弱或无张力,膝腱反射迟钝,眼球震颤,有时也可出现垂直或旋转性震颤。躯干性和下肢远端的共济失调表现为行走时两足分离过远,步态蹒跚,或左右摇晃如醉汉。⑩脑干症状表现为出现交叉性麻痹,病变侧动眼神经麻痹,桥脑病变可表现为病变侧眼球外展及面肌麻痹,同侧面部感觉障碍及听觉障碍,延髓病变可出现同侧舌肌麻痹、咽喉麻痹、舌后1/3味觉消失等。⑪小脑桥脑角症状常表现为耳鸣,听力下降,眩晕,颜面麻木,面肌抽搐,面肌麻痹,以及声音嘶哑,食水呛咳,病侧共济失调及水平震眼。

脑肿瘤属中医学的"头痛"、"头风"等范畴,究其发病原因,主要为肾虚不充,髓海失养,肝肾同源,肾虚肝亦虚,肝风内动,邪毒上扰清窍,痰蒙浊闭,阻塞脑络,血气凝滞,"头为诸阳之会"总司人之神明,最不容邪气相犯,若感受六淫邪毒,直中脑窍或邪气客于上焦,气化不利,经脉不通,瘀血、瘀浊内停,内外之邪,上犯于脑,并留结而成块,发为脑瘤。

〔治疗原则〕

目前国内外对颅内肿瘤的治疗多采用手术,化疗、放疗、X刀、γ刀等,但还有一部分难以治愈。恶性肿瘤病程短,发展快,根据恶性程度高低、手术切除的多少,或放、化疗的敏感度,复发有早有晚,生长在脑干、丘脑等重要部位的肿瘤手术还有一定的风险性和挑战性或不能手术,X刀、放射等治疗后的肿瘤可有缩小或短时间内控制增长,以后瘤体不再生长、再复发。良性肿瘤病程较长,生长缓慢,手术完全切除的不易复发,但生长在脑干等重要部位的脑瘤手术有些只能部分或大部分切除,手术后瘤体还会再复发、再生长。

颅内有些恶性肿瘤手术后放、化疗平均存活率不足1年,偏良性的胶质瘤,垂体瘤、颅咽管瘤、胆脂瘤等颅内良性肿瘤手术不易切除干净,γ刀、X刀、放射治疗并不可能彻底杀死肿瘤,因此大部分患者手术后仍然会再复发。

1. 手术治疗

手术治疗仍为当前治疗脑肿瘤的首选方法。性质较良性、包膜较完整和较易于剥离的,以及病程较短的脑肿瘤,手术治愈的希望较大。但对恶性程度高的或其他转移癌可行姑息性手术,如肿瘤部分切除、减压术、脑室脑池造瘘术及脑室静脉分流术。

2. 放射治疗

目前多采用放疗性手术,又称为立体照射,采用全方位的旋转放疗技术,使肿瘤在多方位受到照射后萎缩,甚至消失,达到和外科手术相同的效果。

3. 化学治疗

常用的药物有卡莫司丁(卡氮芥)、罗莫司丁(环己亚硝脲)、司莫司丁(甲环亚硝脲)、甲氨蝶呤、丙卡巴肼(甲基苄肼)、鬼噻吩苷、顺铂、长春新碱等。

采用光动力学化学疗法治疗脑恶性肿瘤疗效显著。其他化疗方案有:①BCNU—DA方案:BCNU 90mg/m^2,I·V,第1天;DAG 70mg/m^2,I·V,第1天;每5周重复。用于脑肿瘤及脑转移瘤。②AVC方案:ADM 45mg/m^2,I·V,第1天;Vm 60mg/m^2,I·V,第2、3天,连续5小时点滴;CCNU 60mg/m^2,P·O,第4~5天,每35天重复,用于脑恶性胶质瘤。

4. 中医中药治疗

脑肿瘤的证型复杂多变,尤其是手术、放疗、化疗之后,更易导致阴阳的偏颇。中医中药对调整阴阳有独到之处,有些病例通过中医的调理,常能获得较好的病情缓解效果。

〔用药精选〕

一、西药

1. 注射用盐酸尼莫司汀 Nimustine Hydrochloride for Injection

本品为亚硝脲类药物,可使细胞内DNA烷化,引起DNA低分子化,抑制DNA合成。

【适应证】用于脑肿瘤、消化道肿瘤(胃癌、肝癌、结肠癌、直肠癌)、肺癌、恶性淋巴瘤、慢性白血病等。

【不良反应】白细胞减少、血小板减少、贫血、出血倾向、骨髓抑制、全血细胞减少,间质性肺炎及肺纤维化;皮疹,AST、ALT、BUN上升,蛋白尿;食欲不振、恶心、欲吐、呕吐、口内炎、腹泻等;全身乏力感、发热、头痛、眩晕、痉挛、脱发、低蛋白血症。

【禁忌】对本品过敏、骨髓功能抑制的患者禁用。

【孕妇及哺乳期妇女用药】孕妇或可能妊娠的妇女禁用。哺乳期妇女用药时应停止哺乳。

【儿童用药】小儿因代谢系统尚未成熟,易出现不良反应(如白细胞减少),应注意观察,慎重给药。

【老年用药】通常高龄者生理功能降低,故应减量并注意观察。

【用法用量】静脉或动脉给药。取本品按每5mg溶于注射用水 1ml 的比例溶解，以盐酸尼莫司汀计，按体重给药。①一次给 2～3mg/kg，其后据血常规停药 4～6 周，再次给药，如此反复，直到临床满意的效果。②将一次量 2mg/kg，隔一周给药，2～3 次后，据血常规停药 4～6 周，再次给药，如此反复，直到临床满意的效果。

2. 卡莫司汀 Carmustine

见本章“330. 恶性黑色素瘤”。

3. 福莫司汀 Fotemustine

见本章“330. 恶性黑色素瘤”。

4. 替莫唑胺胶囊 Temozolomide Capsules

本品为咪唑并四嗪类具有抗肿瘤活性的烷化剂。在体循环生理 pH 状态下，迅速转化为活性产物 MTIC 发挥细胞毒作用。

【适应证】①新诊断的多形性胶质母细胞瘤，开始先与放疗联合治疗，随后作为辅助治疗。②常规治疗后复发或进展的多形性胶质母细胞瘤或间变性星形细胞瘤。

【不良反应】最常见恶心、呕吐。可能会出现骨髓抑制，但可恢复，患者应定期检测血常规。其他常见疲惫、便秘和头痛、眩晕、呼吸短促、脱发、贫血、发热、免疫力下降等。

【禁忌】对本品及达卡巴嗪过敏、严重骨髓抑制患者禁用。

【孕妇及哺乳期妇女用药】孕妇及哺乳期妇女禁用。

【儿童用药】不推荐儿童服用本品。

【老年用药】老年患者（>70 岁）中性粒细胞减少及血小板减少的可能性较大。

【用法用量】口服。第一疗程 28 日，按体表面积一次 150mg/m^2，一日 1 次，连服 5 日。如第 22 日与第 29 日（下一周期的第一日）测得的绝对中性粒细胞数（ANC）≥1.5×10^9/L、血小板数≥100×10^9/L 时，下一周期剂量按体表面积一次 200mg/m^2，一日 1 次，连服 5 日。在第 22 日（首次给药后的 21 日）或其后 48 小时内检测患者的全血数，之后一周测定 1 次，直到绝对中性粒细胞数（ANC）≥1.5×10^9/L、血小板数≥100×10^9/L 时，再进行下一周期的治疗。在任意治疗周期内，如绝对中性粒细胞数（ANC）<1.0×10^9/L 或血小板数<50×10^9/L 时，下一周期的剂量将减少 50mg/m^2，但不得低于 100mg/m^2。

5. 盐酸丙卡巴肼 Procarbazine Hydrochloride

本品为肼的衍生物，本身无抗癌作用，体内代谢物具烷化作用，干扰肿瘤细胞增殖，在细胞周期中阻碍 S 期细胞进入 G2 期。

【适应证】本品为恶性淋巴瘤标准方案 MOPP 及 COPP 的主要药物之一，对小细胞肺癌（SCLC）、恶性黑色素瘤、多发骨髓瘤、脑瘤（原发或继发）等亦有一定疗效。

【不良反应】①骨髓抑制为剂量限制性毒性，可致白细胞及血小板减少，出现较迟，一般发生于用药后 4～6 周，2～3 周后可恢复。②恶心、呕吐、食欲不振常见，偶有口腔炎、口干、腹泻、便秘、眩晕、嗜睡、精神错乱、脑电图异常等，肝损害、皮炎、皮肤色素沉着、脱发、外周神经炎等偶见。

【孕妇及哺乳期妇女用药】本品有致畸作用，孕妇尤其妊娠初期 3 个月内禁用。

【儿童用药】小儿一日按体重 3～5mg/kg 或按体表面积 100mg/m^2，分次口服，服药 1～2 周，停药 2 周。对儿童及青少年长期大剂量用药可有潜在的致癌、致畸性，故临床上可使用其他药物如 VP-16 替代。

【老年用药】可酌情减量。

【用法用量】口服。成人一次 50mg，一日 3 次，亦可临睡前顿服，以减轻胃肠道反应，连用两周，四周重复。若白细胞低于 3.0×10^9/L，血小板低于（80～100）$\times10^9$/L 应停药。血象恢复后剂量减为一日 50～100mg。

【制剂】盐酸丙卡巴肼肠溶片（胶囊）

附：用于脑肿瘤（颅内肿瘤）的其他西药

1. 洛莫司汀 Lomustine

【适应证】用于脑胶质瘤、消化道癌、霍奇金病、淋巴肉瘤、网状细胞网瘤、肺癌及白血病，有一定疗效。

2. 司莫司汀胶囊 Semustine Capsules

【适应证】常用于脑原发肿瘤及转移瘤。与其他药物合用可治疗恶性淋巴瘤、胃癌、大肠癌、黑色素瘤。

3. 榄香烯 Elemene

【适应证】本品合并放、化疗常规方案对肺癌、肝癌、食管癌、鼻咽癌、脑瘤、骨转移癌等恶性肿瘤可以增强疗效，降低放、化疗毒性作用，并可用于介入、腔内化疗及癌性胸腔积液、腹水的治疗。

4. 卡铂 Carboplatin

见本章“309. 肺部肿瘤与肺癌”。

二、中药

安康欣胶囊

见本章“308. 癌症与癌症疼痛”。

附：用于脑肿瘤（颅内肿瘤）的其他中药

1. 复方蟾酥膏

见本章“308. 癌症与癌症疼痛”。

2. 鸦胆子油软胶囊

见本章“308. 癌症与癌症疼痛”。

第二十章　其他中西病症

332. 中暑

〔基本概述〕

中暑是以体温调节中枢障碍、汗腺功能衰竭和水、电解质丧失过多为特征的疾病，常发生在高温和湿度较大的环境中，以高热、皮肤干燥无汗及中枢神经系统症状为特征。

中暑通常是在高温环境中劳动和生活时出现体温升高、肌肉痉挛和晕厥，可分为先兆中暑、轻症中暑和重症中暑。

先兆中暑是在高温环境下工作一定时间后，出现头昏、头痛、口渴、多汗、全身疲乏、心悸、注意力不集中、动作不协调等症状，体温正常或略有升高。

轻症中暑除上述症状外，体温升高可达38℃，出现面色潮红、大汗、皮肤灼热等表现，或出现面色苍白、四肢湿冷、血压下降等表现。如进行积极有效的处理，常常于数小时内恢复。

重症中暑包括热射病、热痉挛和热衰竭。热射病是一种致命性急症，常为在高温环境中工作数小时者或老年、体弱、慢性病患者在连续数天高温后发生。典型表现为高热（>41℃）、无汗和意识障碍。实验室检查有白细胞升高，生化及肝肾功能检查异常，心电图可有心律失常和心肌损害的表现。热痉挛常发生在高温环境中强体力劳动后。表现为四肢阵发性的强直性痉挛，最多见于下肢双侧腓肠肌，常伴有肌肉疼痛、腹绞痛。实验室检查有血钠和氯化物降低。热衰竭常发生于老年人、儿童、慢性疾病患者及一时未能适应高温气候及环境者。患者可有头痛头晕、脉搏细弱、血压偏低。

中暑在中医学中属于内科急症。中医学认为导致中暑的原因主要是外感时热，劳倦饥渴，正虚于内等。

〔治疗原则〕

1. 一般处理

应立即撤离高温环境，将患者移到通风、阴凉、干燥处安静休息，补充水、盐，有循环衰竭时可酌情给盐水静脉滴注。

2. 物理降温

尽快冷却体温，降至38℃以下，可进行冷水浴，也可用冰盐水灌肠。

3. 药物降温

氯丙嗪25～50mg加入5%葡萄糖或0.9%生理盐水中静脉滴注1～2小时。但需密切观察血压、神志和呼吸，出现低血压、呼吸抑制及深昏迷时应停用。

4. 对症处理

（1）镇静。可用地西泮10mg肌内注射。

（2）脑水肿和颅内压增高者，可使用甘露醇脱水。

（3）纠正水、电解质紊乱及酸中毒，其他支持治疗。

5. 注意与其他疾病相鉴别

尤其是老年人有基础疾病者，可能合并脑血管病变等。

〔用药精选〕

一、西药

对中暑的治疗，尚没有明显有效的西药制剂，下面列出了一些对症治疗的药品。

1. 氯丙嗪 Chlorpromazine

本品为中枢多巴胺受体的阻断剂，具有镇静、抗精神病、镇吐、降低体温及基础代谢、α-肾上腺素能受体及m-胆碱能受体阻断、抗组胺、影响内分泌等作用。

【适应证】用于控制精神分裂症或其他精神病的躁动、紧张不安、幻觉、妄想等症状，对兴奋躁动、幻觉妄想、思维障碍及行为紊乱等阳性症状有较好的疗效；用于治疗各种原因引起的呕吐或顽固性呃逆；亦用于低温麻醉及人工冬眠；与镇痛药合用，治疗癌症晚期患者的剧痛。

【不良反应】①常见口干、上腹不适、食欲缺乏、乏力及嗜睡。②可引起直立性低血压、心悸或心电图改变。③可出现锥体外系反应，如震颤、僵直、流涎、运动迟缓、静坐不能、急性肌张力障碍。④长期大量用药可引起迟发性运动障碍。⑤可引起血浆中泌乳素浓度增加，可能有关的症状为：溢乳、男子女性化乳房、月经失调、闭经。⑥可引起注射局部红肿、疼痛、硬结。⑦可引起中毒性肝损害或阻塞性黄疸。⑧少见骨髓抑制。⑨偶可引起癫痫、过敏性皮疹或剥脱性皮炎及恶性综合征。

【禁忌】基底神经节病变、帕金森及帕金森综合征、骨髓抑制、有癫痫史、昏迷、青光眼、严重肝功能损害、对吩噻嗪类药过敏患者禁用。

【孕妇及哺乳期妇女用药】孕妇避免服用。哺乳期妇女使用本品期间停止哺乳。

【儿童用药】慎用。

【老年用药】老年人易出现直立性低血压、体温过高或过低，用量应小，加量应缓慢。

【用法用量】①口服，一日 50 ~ 600mg，或遵医嘱。②肌内注射、静脉滴注：请遵医嘱。

【制剂】①盐酸氯丙嗪片；②盐酸氯丙嗪注射液

2. 地西泮 Diazepam

见第十三章“167. 小儿惊风(惊厥)”。

3. 甘露醇注射液 Mannitol Injection

甘露醇注射液在体内不被代谢，经肾小球滤过后在肾小管内极少被重吸收，起到渗透利尿作用。

【适应证】①组织脱水药。用于治疗各种原因引起的脑水肿，降低颅内压，防止脑疝。②降低眼内压。可有效降低眼内压，应用于其他降眼内压药无效时或眼内手术前准备。③渗透性利尿药。用于鉴别肾前性因素或急性肾衰竭引起的少尿。亦可应用于预防各种原因引起的急性肾小管坏死。④作为辅助性利尿措施治疗肾病综合征、肝硬化腹水，尤其是当伴有低蛋白血症时。⑤对某些药物逾量或毒物中毒(如巴比妥类药物、锂、水杨酸盐和溴化物等)，本药可促进上述物质的排泄，并防止肾毒性。⑥作为冲洗剂，应用于经尿道内做前列腺切除术。⑦术前肠道准备。

【用法用量】①成人常用量。a. 利尿。常用量为按体重 1 ~ 2g/kg，一般用 20% 溶液 250ml 静脉滴注，并调整剂量使尿量维持在每小时 30 ~ 50ml。b. 治疗脑水肿、颅内高压和青光眼。按体重 0.25 ~ 2g/kg，配制为 15% ~ 25% 浓度于 30 ~ 60 分钟内静脉滴注。当患者衰弱时，剂量应减小至 0.5g/kg。严密随访肾功能。②小儿常用量。a. 利尿。按体重 0.25 ~ 2g/kg 或按体表面积 $60g/m^2$，以 15% ~ 20% 溶液 2 ~ 6 小时内静脉滴注。b. 治疗脑水肿、颅内高压和青光眼。按体重 1 ~ 2g/kg 或按体表面积 $30 \sim 60g/m^2$，以 15% ~ 20% 浓度溶液于 30 ~ 60 分钟内静脉滴注。患者衰弱时剂量减至 0.5g/kg。

【不良反应】水和电解质紊乱最为常见。a. 快速大量静脉注射甘露醇可引起体内甘露醇积聚，血容量迅速大量增多(尤其是急、慢性肾衰竭时)，导致心力衰竭(尤其有心功能损害时)，稀释性低钠血症，偶可致高钾血症；b. 不适当的过度利尿导致血容量减少，加重少尿；c. 大量细胞内液转移至细胞外可致组织脱水，并可引起中枢神经系统症状。还可出现寒战、发热、排尿困难、血栓性静脉炎。甘露醇外渗可致组织水肿、皮肤坏死。过敏引起皮疹、荨麻疹、呼吸困难、过敏性休克。头晕、视力模糊。高渗引起口渴。渗透性肾病(或称甘露醇肾病)，主要见于大剂量快速静脉滴注时。临床上出现尿量减少，甚至急性肾衰竭。渗透性肾病常见于老年肾血流量减少及低钠、脱水患者。

【禁忌】①已确诊为急性肾小管坏死的无尿患者，包括对试用甘露醇无反应者禁用。因甘露醇积聚引起血容量增多，加重心脏负担。②严重失水者禁用。③颅内活动性出血者禁用，因扩容加重出血，但颅内手术时除外。④急性肺水肿，或严重肺瘀血禁用。⑤心功能不全，心力衰竭患者禁用。⑥对本品过敏者禁用。

【孕妇与哺乳期妇女用药】甘露醇能透过胎盘屏障，妊娠期女性慎用。

【老年用药】老年人应用本药较易出现肾损害，且随年龄增长，发生肾损害的机会增多。适当控制用量。

【制剂】甘露醇注射液，复方甘露醇注射液

附：用于中暑的其他西药

氯化钠 Sodium Chloride

【适应证】用于各缺盐性失水症(如面积烧伤、严重吐泻、大量发汗、强利尿药、出血等引起)在大量出血而又无法进行输血时，可输入其注射液以维持血容量进行急救。暑天高温下劳动大量出汗，丢失氯化钠量很大，常引起“中暑”，可在饮水中加 0.1% ~ 1% 氯化钠，或以含盐清凉片溶于开水内饮用。

二、中药

1. 人丹

【处方组成】薄荷脑、肉桂、甘草、儿茶、木香、冰片、桔梗、樟脑、小茴香、草豆蔻、丁香罗勒油

【功能主治】驱风健胃。用于消化不良，恶心呕吐，晕船，轻度中暑，酒醉饱滞。

【用法用量】口服或含服。一次 0.1 ~ 0.2g。

【使用注意】婴幼儿、孕妇禁用。

2. 仁丹

【处方组成】陈皮、檀香、砂仁、豆蔻(去果皮)、甘草、木香、广藿香叶、儿茶、肉桂、薄荷脑、冰片、朱砂

【功能主治】清暑开窍，辟秽排浊。用于中暑呕吐，烦闷恶心，胸中满闷，头目眩晕，水土不服。

【用法用量】口服。水丸，一次 10 ~ 20 粒。

【使用注意】婴幼儿及儿童不宜服用。

3. 龙虎人丹

【处方组成】薄荷脑、冰片、丁香、八角茴香、木香、砂仁、肉桂、胡椒、干姜、儿茶、甘草

【功能主治】开窍醒神，祛暑化浊，和中止呕。用于中暑头晕，恶心呕吐，腹泻及晕车，晕船。

【用法用量】口服或含服，一次 4 ~ 8 粒。

【使用注意】婴幼儿及孕妇禁用。

4. 十滴水(软胶囊)

【处方组成】樟脑、干姜、大黄、小茴香、肉桂、辣椒、桉油

【功能主治】健胃，祛暑。用于因中暑而引起的头晕、恶心、腹痛、胃肠不适。

【用法用量】水口服，一次 2 ~ 5ml，儿童酌减。胶囊口服，一次 1 ~ 2 粒；儿童酌减。

【使用注意】孕妇禁用。

5. 藿香正气水(合剂、胶囊、颗粒、口服液、软胶囊、丸、滴丸、片)

见第十三章“160. 小儿感冒”。

6. 清凉油

【处方组成】薄荷脑、薄荷油、樟脑油、樟脑、桉油、丁香油等,含极少量氨水

【功能主治】清凉散热,醒脑提神,止痒止痛。用于伤暑引起的头痛,晕车,蚊虫叮咬。

【用法用量】外用,需要时涂于太阳穴或患处。

7. 清凉油(白色)

【处方组成】薄荷脑、薄荷素油、樟脑、桉油、丁香油、肉桂油、樟脑油

【功能主治】清凉散热,醒脑提神,止痒止痛。用于感冒头痛,中暑,晕车,蚊虫叮咬。

【用法用量】搽于头部太阳穴或患处,一日2~3次。

8. 棕色清凉油

【处方组成】薄荷脑、薄荷素油、樟脑、桉油、丁香油、血竭、肉桂油、樟脑油、甘松油、桂叶油

【功能主治】清凉散热,醒脑提神,止痒止痛。用于感冒头痛,中暑,晕车,蚊虫叮咬。

【用法用量】外用,需要时少量涂于太阳穴或患处。

【使用注意】孕妇禁用于腹部。

9. 液体清凉油

【处方组成】薄荷脑、薄荷素油、樟脑油、樟脑、桉油、丁香油、肉桂油、氨水、液体石蜡、氯仿、甲基黄

【功能主治】清凉散热,醒脑提神,止痒止痛。用于感冒头痛,中暑,晕车,蚊虫叮咬。

【用法用量】外用,适量涂擦患处。

【使用注意】孕妇禁用于腹部。

10. 无极丸

【处方组成】甘草、石膏、滑石粉、糯米(蒸熟)、薄荷脑、冰片、丁香、砂仁、白豆蔻、肉桂、牛黄、人造香

【功能主治】清热祛暑,避秽止呕。用于中暑受热,呕吐恶心,身热烦倦,头目眩晕,伤酒伤食,消化不良,水土不服,晕车晕船。

【用法用量】口服。一次10~20粒。

【使用注意】孕妇禁用。

11. 避瘟散

【处方组成】檀香、零陵香、白芷、香排草、姜黄、玫瑰花、甘松、丁香、木香、人工麝香、冰片、朱砂、薄荷脑

【功能主治】祛暑避秽,开窍止痛。用于夏季暑邪引起的头目眩晕,头痛鼻塞,恶心,呕吐,晕车晕船。

【用法用量】口服。一次0.6g。外用适量,吸入鼻孔。

【使用注意】①孕妇禁用。②肝、肾功能不全者禁用。

12. 白避瘟散

【处方组成】绿豆粉、石膏、白芷、滑石、甘油、冰片、薄荷脑

【功能主治】清凉解热。用于受暑受热,头目眩晕,呕吐恶心,晕车晕船。

【用法用量】口服。一次0.3g,外闻亦可。

13. 金银花露

【处方组成】金银花

【功能主治】清热解毒。用于暑热内犯肺胃所致的中暑、痱疹、疖肿,症见发热口渴,咽喉肿痛,痱疹鲜红,头部疖肿。

【用法用量】口服。一次60~120ml,一日2~3次。

14. 清暑益气丸

【处方组成】人参、炙黄芪、白术(麸炒)、麦冬、五味子(醋炙)、葛根、苍术(米泔炙)、泽泻、黄柏、升麻、当归、陈皮、醋青皮、六神曲(麸炒)、甘草

【功能主治】祛暑利湿,补气生津。用于中暑受热,气津两伤,症见头晕身热,四肢倦怠,自汗心烦,咽干口渴。

【用法用量】姜汤或温开水送服,一次1丸,一日2次。

15. 清暑解毒颗粒

【处方组成】芦根、薄荷、金银花、甘草、淡竹叶、滑石粉、夏枯草

【功能主治】清暑解毒,生津止渴。用于暑热或高温作业中暑,症见烦热口渴,头晕乏力。

【用法用量】开水冲服或含服,一次25g,一日4~5次。

16. 紫金锭(散)

【处方组成】山慈菇、红大戟、千金子霜、五倍子、人工麝香、朱砂、雄黄

【功能主治】辟瘟解毒,消肿止痛。用于中暑,脘腹胀痛,恶心呕吐,痢疾泄泻,小儿痰厥;外治疔疮疖肿,痄腮,丹毒,喉风。

【用法用量】锭剂,口服,一次0.6~1.5g,一日2次。外用,醋磨调敷患处。散剂,口服,一次1.5g,一日2次。外用,醋调敷患处。

【使用注意】孕妇禁用。

17. 苏合香丸

【处方组成】苏合香、安息香、冰片、水牛角浓缩粉、人工麝香、檀香、沉香、丁香、香附、木香、乳香(制)、荜茇、白术、诃子肉、朱砂

【功能主治】芳香开窍,行气止痛。用于痰迷心窍所致的痰厥昏迷、中风偏瘫、肢体不利,以及中暑、心胃气痛。

【用法用量】口服。一次1丸,一日1~2次。

【使用注意】孕妇禁用。

18. 痧药

【处方组成】丁香、苍术、天麻、麻黄、大黄、甘草、冰片、人工麝香、蟾酥(制)、雄黄、朱砂

【功能主治】祛暑解毒,辟秽开窍。用于夏令贪凉饮冷,感受暑湿,症见猝然闷乱烦躁,腹痛吐泻,牙关紧闭,四肢逆冷。

【用法用量】口服。一次10~15丸,一日1次;小儿酌减,或遵医嘱。外用,研细吹鼻取嚏。

【使用注意】孕妇禁用。

19. 红灵散

【处方组成】人工麝香、雄黄、朱砂、硼砂、金礞石(煅)、硝石(精制)、冰片

【功能主治】祛暑,开窍,辟瘟,解毒。用于中暑昏厥,头晕胸闷,恶心呕吐,腹痛泄泻。

【用法用量】口服。一次0.6g,一日1次。

【使用注意】①孕妇禁用。②热闭神昏、亡阳厥脱者禁用。

20. 暑症片

【处方组成】猪牙皂、细辛、薄荷、广藿香、木香、白芷、防风、陈皮、清半夏、桔梗、甘草、贯众、枯矾、雄黄、朱砂

【功能主治】祛寒辟瘟,化浊开窍。用于夏令中恶昏厥,牙关紧闭,腹痛吐泻,四肢发麻。

【用法用量】口服。一次2片,一日2~3次;必要时将片研成细粉,取少许吹入鼻内取嚏。

【使用注意】孕妇禁用。

21. 紫雪(胶囊、颗粒)

见第十三章“166. 小儿发热”。

22. 清开灵注射液(颗粒)

见第十三章“160. 小儿感冒”。

23. 生脉注射液

【处方组成】红参、麦冬、五味子

【功能主治】益气养阴,复脉固脱。用于气阴两虚所致的脱证,心悸、胸痹,症见心悸气短,四肢厥冷,面白汗出,脉微细;心肌梗死、休克、病毒性心肌炎见上述证候者。

【用法用量】肌内注射:一次2~4ml,一日1~2次。静脉滴注:一次20~60ml,用5%葡萄糖注射液250~500ml稀释后使用,或遵医嘱。

【使用注意】孕妇禁用。

24. 参麦注射液

【处方组成】红参、麦冬

【功能主治】益气固脱,养阴生津,生脉。用于治疗气阴两虚型之休克、冠心病、病毒性心肌炎、慢性肺源性心脏病、粒细胞减少症;能提高肿瘤患者的免疫功能,与化疗药物合用时,有一定的增效作用,并能减少化疗药物所引起的毒性作用。

【用法用量】肌内注射,一次2~4ml,一日1次。静脉滴注,一次10~60ml(用5%葡萄糖注射液250~500ml稀释后应用)或遵医嘱。

【使用注意】孕妇禁用。

25. 行军散

【处方组成】姜粉、冰片、硼砂、硝石(精制)、雄黄、珍珠、牛黄、麝香

【功能主治】辟瘟,解毒,开窍。用于夏伤暑晕,腹痛吐泻。

【用法用量】口服。一次0.3~0.9g,一日1~2次。

【使用注意】孕妇禁用。

26. 诸葛行军散

【处方组成】麝香、冰片、牛黄、雄黄、硼砂、硝石(精制)、珍珠粉、姜粉

【功能主治】消暑解毒,辟秽利窍。用于中暑昏晕,腹痛吐泻,热证烦闷,小儿惊闭等症。

【用法用量】口服。一次0.3~0.6g,一日1~2次,小儿减半,或用少许吹入鼻孔。

【使用注意】孕妇禁用。

27. 卧龙散

【处方组成】麝香、蟾酥、冰片、闹羊花、猪牙皂、荆芥穗、灯心草(炭)

【功能主治】开窍、通关。用于中暑中恶,突然昏厥及小儿惊厥。

【用法用量】外用,每次用少许,吹鼻取嚏。

【使用注意】孕妇禁用。

附:用于中暑的其他中药

1. 六一散(天水散)

【功能主治】清暑利湿。用于感受暑湿所致的发热身倦、口渴、泄泻、小便黄少;外用治痱子。

2. 玉叶解毒颗粒(糖浆)

【功能主治】清热解毒,生津利咽,辛凉解表,清暑利湿。用于风热感冒,喉痹,发热头痛,咽喉肿痛,口干,咳嗽,小便短赤;防治暑热、时令感冒。

3. 驱风保济油

【功能主治】驱风,止痛,提神。用于伤风感冒,中暑头晕,舟车晕浪,头痛腹痛,皮肤瘙痒。

4. 万应甘和茶

【功能主治】芳香解表,燥湿和中,升清降浊。用于感冒发热,腹痛吐泻,暑湿泄泻。

5. 清舒油软膏

【功能主治】驱风散热,解毒。适用于感冒头痛,中暑头晕,晕车晕船,蚊虫叮咬的改善。

6. 叶绿油

【功能主治】芳香开窍,消疲提神,祛风除湿,理气止痛。用于关节痛,神经痛,扭挫伤痛,伤风感冒引起的头痛及蚊虫叮咬痒痛,晕车、中暑和疖疮初起。

7. 二天油

【功能主治】驱风兴奋药。用于伤风感冒,舟车晕眩,中暑。

8. 四季油

【功能主治】有驱风兴奋作用。用于伤风感冒,舟车晕眩,中暑。

9. 万宝油

【功能主治】清凉,镇痛,驱风,消炎,抗菌。用于伤风感

冒,中暑目眩,头痛牙痛,筋骨疼痛,舟车晕浪,轻度水火烫伤,蚊虫叮咬。

10. 白痧散

【功能主治】祛暑解毒,化痰开窍。用于中暑所致的痰涎吐泻,发热神昏。

11. 救急行军散(胶囊)

【功能主治】通关消积,止痛止泻。用于中暑伤风,发热恶寒,头眩身酸,心胃气痛。

12. 痧气散

【功能主治】芳香辟秽,通气开窍。用于中暑受秽,转筋抽搐,绞肠腹痛,吐泻不得,胸闷气闭,头晕眼花,神志昏迷,山岚瘴气。

13. 复方乌梅祛暑颗粒

【功能主治】清热,祛暑。用于高温所致的心烦,口渴。

14. 清血八味胶囊

【功能主治】清讧血。用于血热头痛,口渴目赤,中暑。

15. 闽东建曲

【功能主治】芳香化湿,疏风解表,消食开胃。用于伤风感冒,夏令中暑,怕冷发热,头痛身痛,呕吐腹泻,消化不良,胸闷腹胀。

16. 祛暑丸(片)

【功能主治】消暑祛湿,和胃止泻。用于中暑外感,恶寒发热,头疼身倦,腹胀吐泻。

17. 罗浮山凉茶颗粒

【功能主治】清热解暑,生津止渴,消食化滞,利尿除湿。用于感冒中暑,烦热口渴,小便短赤,消化不良。

18. 清凉防暑颗粒

【功能主治】清热祛暑,利尿生津。用于暑热,身热,口干,溲赤和预防中暑。

19. 梅苏颗粒

【功能主治】清解暑热,生津止渴。用于感冒暑热引起的口渴,咽干,胸中满闷,头目眩晕。

20. 梅苏丸

【功能主治】清热解暑,生津止渴。用于中暑风热,头昏目眩,口干舌燥,津液不足。

21. 红色正金软膏

【功能主治】驱风,兴奋,局部止痒,止痛。用于中暑,头晕,伤风鼻塞,虫咬,蚊叮等。

22. 千金茶

【功能主治】疏风解表,利湿和中。用于四季伤风感冒,中暑发热,腹痛身酸,呕吐泄泻。

23. 六神祛暑水

【功能主治】用于因中暑而引起的头晕、恶心、腹痛。

24. 金梅清暑颗粒

【功能主治】清暑解毒,生津止渴。用于夏季暑热,口渴多汗,头昏心烦,小便短赤,防治痱痱,暑症。

25. 金衣万应丸

【功能主治】清热祛暑,解毒止血。用于内热引起的中暑头晕,上吐下泻,咽喉肿痛,口舌生疮,牙齿疼痛。

26. 暑热康糖浆

【功能主治】益气清热,生津解暑。用于低热,口渴,多饮,多尿暑热病的辅助治疗。

27. 济众酊

【功能主治】辛温解表,散寒止痛,化湿开胃。用于因中暑而引起的头晕、恶心、腹痛。

28. 藿香祛暑软胶囊(水)

【功能主治】祛暑化湿,解表和中。用于内蕴湿滞、受暑感寒引起的恶寒发热,头痛无汗,四肢酸懒,恶心呕吐,腹痛腹泻。

29. 桂香祛暑散

【功能主治】芳香辟秽,解暑醒神。用于中暑引起的恶心呕吐,胸闷,腹痛。

30. 克痢痧胶囊

【功能主治】解毒辟秽,理气止泻。用于泄泻和痧气(中暑)。

31. 正金油(软膏)

【功能主治】驱风,兴奋,局部止痛、止痒。用于中暑头晕,伤风鼻塞,蚊叮虫咬。

32. 清热祛湿颗粒

【功能主治】清热祛湿,益气生津。用于暑湿病邪引起的四肢疲倦,食欲不振,身热口干。

33. 薄荷六一散

【功能主治】祛暑热,利小便。用于暑热烦渴,小便不利。

34. 冰霜梅苏丸

【功能主治】生津,止渴,祛暑。用于受暑受热,头晕心烦,口渴思饮,口燥咽干。

35. 碧玉散

【功能主治】清暑热,平肝火。用于暑热蕴积,烦渴引饮,肝火旺盛,小便短赤。

36. 甘和茶

【功能主治】清暑散热,生津止渴。用于感冒发热,中暑口渴,预防感冒。

37. 清凉含片

【功能主治】清热解暑,生津止渴。用于受暑受热,口渴恶心,烦闷头昏,咽喉肿痛。

38. 砂仁驱风油

【功能主治】祛风,行气,降逆,消炎,镇痛。用于食滞不化,腹胀,胃痛,呕吐,伤风鼻塞,头晕头痛,中暑,风湿骨痛,神经痛,蚊虫咬伤。

39. 山茄子清凉颗粒

【功能主治】清热解暑,开胃生津。用于暑热口渴,可作为高温、刺激性气体作业清凉剂。

40. 七味榼藤子丸

【功能主治】祛暑,和中,解痉止痛。用于吐泻腹痛,胸闷，胁痛，头痛发热。

41. 庆余辟瘟丹

【功能主治】辟秽气，止吐泻。用于感受暑邪，时行疹气，头晕胸闷，腹痛吐泻。

333. 昏迷

〔基本概述〕

昏迷又称为神昏、昏厥，是脑功能的严重障碍，大脑皮质和皮质下网状结构发生高度抑制，表现意识丧失，运动、感觉和反射等功能障碍，对外界刺激失去反应。

昏迷可见于多种疾病中，如中暑、休克、流行性乙型脑炎、中毒性痢疾及煤气中毒等。

中医学认为，昏迷属心和脑的病变。凡病邪蒙蔽清窍，上扰清阳，致阴阳两脱，清窍瘀阻，心神耗散，均可导致昏迷。

〔治疗原则〕

昏迷是多种疾病的末期或危重阶段病情危急的征象，必须分秒必争地进行抢救。

1. 一般处理

(1)保持呼吸道通畅，以保证充足的氧气吸入。

(2)用冰帽或冰袋降低头部温度。

(3)建立静脉输液通道，以保证液体入量和给药途径通畅。

(4)视病情插鼻饲管，鼻饲清淡流食。

(5)设专人守护，给予特护，密切注意病情变化；按时帮助翻身，防止褥疮及跌伤。

(6)注意口腔清洁护理，随时清除呕吐物和咽喉分泌物，防止咬伤舌头。牙关紧闭者可用乌梅擦牙。

(7)预防呼吸道、尿路及皮肤感染，调节过高或过低体温。

2. 药物急救

(1)病因治疗：尽可能明确病因，采取相应药物对因治疗是促进复苏的根本措施。

(2)中成药：热陷心营者以安宫牛黄丸、紫雪丹、至宝丹、神犀丹、牛黄清心丸等辛凉开窍；痰浊蒙蔽者以苏合香丸、玉枢丹辛温开窍；痰闭者以猴枣散豁痰开窍。以上中成药均以温开水化开、取汁，经鼻饲管喂服。

(3)醒脑静注射液：加入葡萄糖溶液中静脉滴注。

(4)出现脱证，宜急用生脉注射液或参附注射液，加入葡萄糖溶液中静脉注射。

(5)维持循环血量，如血压下降，及时给予多巴胺等。

(6)降低颅内压，消除脑水肿：常用甘露醇静脉注射。

(7)促进脑代谢和苏醒：如脑活素加入葡萄糖溶液中静脉注射。

〔用药精选〕

一、西药

1. 盐酸甲氯芬酯 Meclofenoxate Hydrochloride

本品能促进脑细胞的氧化还原代谢，增加对糖类的利用，对中枢抑制患者有兴奋作用。

【适应证】用于外伤性昏迷、酒精中毒、新生儿缺氧症、儿童遗尿症。

【用法用量】口服。成人一次0.1～0.2g(1～2粒)，一日3次，至少服用1周。儿童一次0.1g(1粒)，一日3次，至少服用1周。

【不良反应】胃部不适、兴奋、失眠、倦怠、头痛。

【禁忌】精神过度兴奋、锥体外系症状患者及对本品过敏者禁用。

【制剂】盐酸甲氯芬酯胶囊(分散片)，注射用盐酸甲氯芬酯

2. 复方氯化钠注射液 Compound Sodium Chloride Injection

本品为复方制剂，含氯化钠、氯化钾和氯化钙，是体液补充及调节水和电解质平衡的药物。

【适应证】①各种原因所致的失水，包括低渗性、等渗性和高渗性失水；②高渗性非酮症昏迷，应用等渗或低渗氯化钠可纠正失水和高渗状态；③低氯性代谢性碱中毒。

患者因某种原因不能进食或进食减少而需补充每日生理需要量时，一般可给予氯化钠注射液或复方氯化钠注射液等。因本品含钾量极少，低钾血症需根据需要另行补充。

【用法用量】治疗失水时，应根据其失水程度、类型等，决定补液量、种类、途径和速度。

【不良反应】①输注过多、过快，可致水钠潴留，引起水肿、血压升高、心率加快、胸闷、呼吸困难，甚至急性左心衰竭。②不适当地给予高渗氯化钠可致高钠血症。③过多、过快给予低渗氯化钠可致溶血、脑水肿等。

3. 乙酰谷酰胺 Aceglutamide

本品参与中枢神经系统的信息传递，改善神经细胞代谢，维持神经应激能力及降低血氨，改善脑功能。

【适应证】用于脑外伤性昏迷、神经外科手术引起的昏迷、肝昏迷及偏瘫、高位截瘫、小儿麻痹后遗症、神经性头痛和腰痛等。

【用法用量】肌内注射，一日100～600mg；儿童剂量酌减或遵医嘱。静脉滴注，每次100～600mg。儿童剂量酌减或遵医嘱。

【禁忌】对乙酰谷酰胺中任何成分过敏者禁用

【儿童用药】儿童使用本品应酌情减量或遵医嘱。

【制剂】注射用乙酰谷酰胺，乙酰谷酰胺氯化钠注射液，乙酰谷酰胺葡萄糖注射液

4. 胞二磷胆碱注射液 Citicoline Injection

本品为核苷衍生物，可改善头部外伤后或脑手术后意识

障碍的意识状态及脑电图，促进脑卒中偏瘫患者的上肢运动功能的恢复，对促进大脑功能恢复、促进苏醒有一定作用。

【适应证】用于治疗急性颅脑外伤和脑部手术后的意识障碍。对脑中风所致的偏瘫可逐渐恢复四肢的功能，亦可用于其他中枢神经系统急性损伤引起的功能和意识障碍。

【用法用量】静脉滴注，一日0.2～1g，用5%或10%葡萄糖注射液稀释后缓缓滴注。肌内注射，一日0.2g，一次或分二次注射。

【不良反应】偶尔出现休克，应仔细观察，如有血压下降、胸闷、呼吸困难等症状，应立即停药并采取适当的处理。有时出现失眠、皮疹，偶尔出现头痛、兴奋、痉挛等症状。用于脑卒中偏瘫患者时，有时瘫痪肢可能出现麻木感。少见恶心、肝功能异常、热感。罕见食欲不振、一过性复视、一过性血压波动及倦怠。

5. 盐酸纳洛酮 Naloxone Hydrochloride

本品为阿片受体特异性拮抗剂，对动物急性乙醇中毒有促醒作用。

【适应证】本品为阿片类受体拮抗药。①用于阿片类药物复合麻醉术后，拮抗该类药物所致的呼吸抑制，促使患者苏醒。②用于阿片类药物过量，完全或部分逆转阿片类药物引起的呼吸抑制。③解救急性乙醇中毒（用于急性酒精中毒时，限于步态稳定、话不连贯、欣快、共济失调、感知迟钝、困倦、嗜睡，但不伴有昏迷及生命体征改变的急性酒精中毒的酩酊状态）。④用于急性阿片类药物过量的诊断。

【用法用量】因本品存在明显的个体差异，应用时应根据患者具体情况由医师确定给药剂量及是否需多次给药。本品可静脉滴注、注射或肌内注射给药，静脉注射起效最快，适合在急诊时使用。因为某些阿片类物质作用持续时间可能超过本品，所以，应对患者持续监护，必要时应重复给予本品。

盐酸纳洛酮舌下片宜舌下含服，一次1～2片，根据病情需要可重复用药

【不良反应】有轻度嗜睡，偶见恶心、呕吐、心动过速、高血压及烦躁不安。

【孕妇及哺乳期妇女用药】本品属于妊娠危险C级的药物，所以孕妇和哺乳期妇女应用本品应特别慎用。

【制剂】注射用盐酸纳洛酮，盐酸纳洛酮注射液，盐酸纳洛酮舌下片

6. 门冬氨酸鸟氨酸 Ornithine Aspartate

【适应证】用于治疗因急、慢性肝病，如肝硬化、脂肪肝、肝炎所致的高血氨症，特别适用于因肝脏疾患引起的中枢神经系统症状的解除及肝昏迷的抢救。

【用法用量】急性肝炎，每天5～10g静脉滴注。慢性肝炎或肝硬化，每天10～20g静脉滴注（病情严重者可酌量增加，但根据目前的临床经验，每天不超过40g为宜）。

肝昏迷治疗可以参考以下方案：第一天的第一个6小时内用20g，第二个6小时内分两次给药，每次10g，静脉注射。使用时先将本品用适量注射用水充分溶解，再加入到0.9%的氯化钠注射液或5%、10%的葡萄糖注射液中，最终门冬氨酸鸟氨酸的浓度不超过2%，缓慢静脉注射。

【不良反应】大剂量静脉注射时（>40k/L）会有轻、中度的消化道反应，可能出现恶心、呕吐或者腹胀等，减少用量或减慢滴速（<10g/L）时，以上反应明显减轻。

【禁忌】对氨基酸类药物过敏者及严重的肾衰竭（血清肌酐>3mg/100ml）患者禁用。

【孕妇及哺乳期妇女用药】安全性尚未确定。动物实验中未发现本品有生殖毒性作用。

【儿童用药】用量酌减，请遵守医嘱。

【老年患者用药】无资料显示需调整剂量。

【制剂】注射用门冬氨酸鸟氨酸，门冬氨酸鸟氨酸颗粒

附：用于昏迷的其他西药

1. 谷氨酸钠 Sodium Glutamate

【适应证】用于血氨过多所致的肝性脑病、肝昏迷及其他精神症状。

2. 精氨酸 Arginine

【适应证】用于各种肝昏迷忌钠患者，也适用于其他原因引起血氨过高所致的精神症状。

3. 氯化钠 Sodium Chloride

【适应证】用于各缺盐性失水症（如面积烧伤、严重吐泻、大量发汗、强利尿药、出血等引起）在大量出血而又无法进行输血时，可输入其注射液以维持血容量进行急救。暑天高温下劳动大量出汗，丢失氯化钠量很大，常引起“中暑”，可在饮水中加0.1%～1%氯化钠，或以含盐清凉片溶于开水内饮用。**4. 多巴胺 Dopamine**

【适应证】用于各类型休克，包括中毒性休克、心源性休克、出血性休克、中枢性休克，特别对伴有肾功能不全、心输出量降低、周围血管阻力增高而已补足血容量的患者有意义。

5. 三磷酸胞苷二钠 Cytidine Disodium Triphosphate

【适应证】用于脑血管意外及其后遗症、脑震荡、外伤性昏迷及后遗症，颅脑手术后功能障碍，外周围神经损伤，神经官能症，心、脑血管硬化性疾病，老年性痴呆，儿童脑发育不全，病毒性肝炎，以及其他各种原因引起的中枢和外周围神经损伤或功能障碍。

6. 氨酪酸 Aminobutyric Acid

【适应证】用于脑卒中后遗症、脑动脉硬化症、头部外伤后遗症，以及一氧化碳中毒所致昏迷的辅助治疗，亦可用于各型肝昏迷。

二、中药

1. 参附注射液

【处方组成】红参、附片

【功能主治】回阳救逆，益气固脱。用于阳气暴脱所致的厥脱，症见四肢厥冷，面色苍白，冷汗不止，脉微细弱；感染性、失血性、失液性休克见上述证候者。

【用法用量】肌内注射，一次 2～4ml，一日 1～2 次。静脉滴注：一次 20～100ml，（用 5%～10% 葡萄糖注射液或 0.9% 氯化钠注射液 250～500ml 稀释后使用）。静脉推注：一次 5～20ml（用 5%～10% 葡萄糖注射液 20ml 稀释后使用），或遵医嘱。

【使用注意】孕妇禁用。

2. 通窍镇痛散

【处方组成】石菖蒲、郁金、荜茇、香附（醋炙）、木香、丁香、檀香、沉香、苏合香、安息香、冰片、乳香

【功能主治】行气活血，通窍止痛。用于痰瘀闭阻，心胸憋闷疼痛，或中恶气闭，霍乱，吐泻。

【用法用量】姜汤或温开水送服，一次 3g，一日 2 次。

【使用注意】孕妇禁用。

3. 苏合香丸

见本章“332. 中暑”。

4. 暑症片

见本章“332. 中暑”。

5. 红灵散

【处方组成】人工麝香、雄黄、朱砂、硼砂、金礞石（煅）、硝石（精制）、冰片

【功能主治】祛暑，开窍，辟瘟，解毒。用于中暑昏厥，头晕胸闷，恶心呕吐，腹痛泄泻。

【用法用量】口服。一次 0.6g，一日 1 次。

【使用注意】①孕妇禁用。②热闭神昏、亡阳厥脱者禁用。

6. 安宫牛黄丸（散、胶囊、片）

见第十三章“167. 小儿惊风”。

7. 紫雪（胶囊、颗粒）

见第十三章“166. 小儿发热”。

8. 局方至宝散（丸）

见第十三章“166. 小儿发热”。

9. 神犀丹

【处方组成】犀角尖、生地（熬膏）、香豉（熬膏）、连翘、黄芩、板蓝根、金银花、金汁、玄参、花粉、石菖蒲、紫草

【功能主治】温热暑疫，热毒深重，耗液伤营，热入心包，神昏谵语，痘疹发斑，舌色紫绛，口糜咽腐，目赤神烦等。

【用法用量】用生地、香豉、金汁捣烂，余药研末，和匀为丸，每丸重 9g。开水送下。

10. 猴枣散

【处方组成】猴枣、天竺黄、川贝母、沉香、羚羊角、硼砂（煅）、麝香、青礞石（煅）

【功能主治】小儿惊风，痰涎壅盛，气喘痰鸣，烦躁不宁。

【用法用量】口服。一次 0.3g；或遵医嘱。

11. 生脉注射液

见本章“332. 中暑”。

12. 醒脑静注射液

【处方组成】麝香、栀子、郁金、冰片

【功能主治】清热解毒，凉血活血，开窍醒脑。用于气血逆乱、瘀阻脑络所致的中风、神昏、偏瘫、口舌歪斜；外伤头痛，神志不清；酒毒攻心，头痛呕恶，抽搐；脑梗死、脑出血急性期、颅脑外伤、急性酒精中毒见上述证候者。

【用法用量】肌内注射，一次 2～4ml，一日 1～2 次。静脉滴注一次 10～20ml，用 5%～10% 葡萄糖注射液或氯化钠注射液 250～500ml 稀释后滴注，或遵医嘱。

【使用注意】①外感发热，寒闭神昏禁用。②孕妇禁用。

13. 苏合丸

【处方组成】苏合香、安息香、檀香、香附（酒醋制）、木香、丁香、乳香、八角茴香、朱砂、冰片

【功能主治】祛风镇痛，通窍除痰。用于中风痰厥，昏迷不省，小儿受惊吐乳，风痰腹痛吐泻。

【用法用量】口服。一次 1 丸，一日 2 次。

【使用注意】孕妇禁用。

14. 复方麝香注射液

【处方组成】人工麝香、郁金、广藿香、石菖蒲、冰片、薄荷脑

【功能主治】豁痰开窍，醒脑安神。用于痰热内闭所致的中风昏迷。

【用法用量】肌内注射，一次 2～4ml，一日 1～2 次。静脉滴注，一次 10～20ml，用 5%、10% 葡萄糖注射液或氯化钠注射液 250～500ml 稀释后使用；或遵医嘱。

【使用注意】孕妇禁用。对本品过敏者禁用。

15. 沉香安神胶囊

【处方组成】沉香、紫檀香、红花、豆蔻、诃子、旋覆花、细辛、制草乌、木棉花、胡黄连、黑云香、枫香脂、山沉香、檀香、石膏、肉豆蔻、草果、苦参、川楝子、悬钩子木、山柰、广枣、兔心、土木香、麝香、降香、马钱子

【功能主治】调“赫依”、热、“黏”交争。用于山川间热，“赫依”，热兼盛；胸满气喘，干咳痰少，游走刺痛，心悸，失眠，神昏谵语。

【用法用量】口服。一次 5～8 粒，一日 1～2 次；或遵医嘱。

【使用注意】孕妇禁用。

16. 白痧散

【处方组成】生半夏、川贝母、麝香、冰片、硼砂、蟾酥、人工牛黄

【功能主治】祛暑解毒，化痰开窍。用于中暑所致的痰涎吐泻，发热神昏。

【用法用量】口服。一次 0.1～0.2g；外用，中暑昏倒，不省人事者，取少许吹鼻取嚏。

【使用注意】孕妇禁用。

17. 痧气散

【处方组成】麝香、牛黄、珍珠、蟾酥、朱砂、冰片、雄黄、麻黄、硼砂(煅)、银硝、青黛、人中白(煅)、猪牙皂、白矾、灯心草炭

【功能主治】芳香辟秽,通气开窍。用于中暑受秽,转筋抽搐,绞肠腹痛,吐泻不得,胸闷气闭,头晕眼花,神志昏迷,山岚瘴气。

【用法用量】口服。一次 0.3~0.6g,小儿酌减;外用将药粉搐鼻取嚏。

【使用注意】孕妇禁用。

18. 牛黄清脑开窍丸

【处方组成】人工牛黄、连翘、胆汁膏、栀子、郁金、珍珠母、黄连、木香、金银花、蜈蚣、大黄、石菖蒲、全蝎、黄芩、薄荷脑、青黛、红花、石膏、冰片、黄柏、知母、山羊角、蜂蜜(炼)

【功能主治】清热解毒,开窍镇痉。用于温病高热,气血两燔,症见高热神昏,惊厥谵语。

【用法用量】口服。一次 1 丸,一日 2~3 次;小儿酌减,温开水送下。

【使用注意】孕妇禁用。

附:用于昏迷的其他中药

1. 四黄清心丸

【功能主治】清心解热,开窍醒神。用于温病高热,气血两燔,症见壮热神昏,口干烦渴,头痛便秘。

2. 抗热镇痉丸

【功能主治】清热解毒。用于湿温暑疫,高热不退,痉厥昏狂,谵语发斑。

3. 浓缩水牛角颗粒

【功能主治】清热解毒,凉血,定惊。用于温病高热,神昏谵语,发斑发疹,吐血,衄血,惊风,癫狂。

4. 凉血退热排毒丸

【功能主治】清瘟排毒,凉血退热。用于外感时疫瘟毒,内陷营血,高热不退,神昏谵语。

5. 羚羊角散

【功能主治】平肝息风,清肝明目,散血解毒。用于高热惊痫,神昏痉厥,子痫抽搐,癫痫发狂,头痛眩晕,目赤翳障,温毒发斑,痈肿疮毒。

334. 败血症

〔基本概述〕

败血症是细菌通过多种途径侵入血液循环,在其中生长繁殖、释放毒素引起的全身性感染,是一组较为严重的感染性疾病。

败血症应该包括细菌入血并导致感染症候群的所有感染。但对一些特殊细菌所导致的败血症,由于其表现独特,已经成为独立疾病,不再属于普通败血症范畴,如伤寒、布氏菌病、感染性心内膜炎等。

败血症的感染多样,引起败血症的病原菌也比较复杂,包括革兰阴性菌、革兰阳性菌、厌氧菌、真菌等,主要菌种有葡萄球菌、大肠埃希菌等。

败血症典型临床表现为急性起病,畏寒、寒战、发热、关节疼痛、皮疹、肝脾大等,重者有休克、器官功能损害;一般体温以高热为主,呈弛张热型,体弱、年幼或老年者也可不发热;皮疹可为充血性、出血性甚至坏死性皮疹,与感染病原种类有关。实验室检查一般血白细胞增加,中性粒细胞比例升高。

部分败血症患者有明确的局部感染,如尿路感染、胆道感染、腹腔感染、呼吸道感染等,寻找感染来源对确定病原菌种类、选择抗菌药物具有重要价值。

败血症根据其感染途径不同,主要可分为社区获得性败血症(可能感染菌:大肠埃希菌、葡萄球菌属等)、医院获得性败血症(可能病原菌:葡萄球菌属、肠球菌属、大肠埃希菌、肺炎克雷伯菌、阴沟肠杆菌、变形杆菌属、铜绿假单胞菌、不动杆菌属、厌氧菌、真菌)和血管导管类败血症(可能病原菌:金黄色葡萄球菌、革兰阴性菌、凝固酶阴性葡萄球菌或白色念珠菌)等类型。

〔治疗原则〕

抗菌治疗是败血症的主要治疗措施。怀疑败血症者须在使用抗菌药物之前进行血培养或骨髓培养,血培养至少在不同部位与不同时间进行两次以上;感染来源部位也需要进行细菌培养,如小便、脓液、分泌物等。

1. 经验性抗菌治疗

由于感染来源、感染地点(医院内外)、年龄等不同,败血症治疗药物选择有所不同,败血症治疗疗程一般在感染症状消退后 3~5 天。

(1)来源于社区呼吸道感染败血症,细菌以肺炎链球菌、肺炎克雷伯菌为主,以头孢曲松+阿奇霉素治疗,也可选择左氧氟沙星治疗;

(2)来源于尿路感染败血症,细菌以大肠埃希菌为主,可选用头孢曲松或左氧氟沙星治疗;

(3)如果来自于胆道感染,革兰阴性肠杆菌科细菌为主要感染病原菌,可选用头孢曲松或环丙沙星治疗;

(4)如果感染来自于皮肤,细菌以金黄色葡萄球菌为主,可选用头孢唑林或苯唑西林+庆大霉素或阿米卡星治疗;

(5)病源不明的青壮年患者,可用头孢唑林或苯唑西林+庆大霉素或阿米卡星治疗;年老体弱者,可选用头孢曲松+庆大霉素或阿米卡星治疗。

2. 目标抗菌治疗

对病原明确的败血症(血培养证实),可根据不同细菌采

用不同治疗药物;大肠埃希菌等肠杆菌科细菌可选择头孢曲松+庆大霉素或阿米卡星;葡萄球菌可选用头孢唑林或苯唑西林+庆大霉素或阿米卡星治疗;厌氧菌可选用青霉素G、克林霉素、甲硝唑治疗;念珠菌可选用氟康唑治疗。

3. 一般治疗与对症治疗

败血症患者可以发生感染性休克、器官功能损害等,可根据情况进行抗休克治疗。

4. 局部感染灶的处理

对胆道感染、脓肿等需要积极处理,包括外科手术与引流。

〔用药精选〕

一、西药

1. 替卡西林 Ticarcillin

见第十三章"166. 小儿发热"。

2. 注射用替卡西林钠克拉维酸钾 Ticarcillin Sodium and Clavulanate Potassium for Injection

见第十三章"166. 小儿发热"。

3. 头孢噻肟 Cefotaxime

见第十三章"164. 小儿肺炎"。

4. 注射用头孢噻肟钠舒巴坦钠 Cefotaxime Sodium and Sulbactam Sodium for Injection

本品为复方制剂,其组分为头孢噻肟钠和舒巴坦钠。

【适应证】本品用于治疗由对头孢噻肟单药耐药、对本复方敏感的产β-内酰胺酶细菌引起的中、重度感染。①下呼吸道感染:由产β-内酰胺酶的肺炎链球菌、化脓性链球菌和其他链球菌、金黄色葡萄球菌、大肠埃希菌、克雷伯菌属、流感嗜血杆菌等敏感菌所致的肺炎、慢性支气管炎急性发作、急性支气管炎、肺脓肿和其他肺部感染。②泌尿生殖系统感染:由产β-内酰胺酶的肠球菌属、表皮链球菌、金黄色葡萄球菌、肠杆菌属、大肠埃希菌、克雷伯菌属等敏感菌所致的急性肾盂肾炎、慢性肾盂肾炎急性发作、复杂性尿路感染、子宫内膜炎、淋病和其他生殖道感染。③菌血症/败血症:由产β-内酰胺酶的大肠埃希菌、克雷伯菌属、金黄色葡萄球菌、链球菌属等敏感菌导致的菌血症和败血症。④皮肤和皮肤软组织感染:由产β-内酰胺酶的金黄色葡萄球菌、表皮链球菌、化脓性链球菌和其他链球菌、肠球菌属、大肠埃希菌、肠杆菌属、克雷伯菌属、铜绿假单胞菌属、厌氧球菌等敏感菌导致。⑤腹腔内感染:由产β-内酰胺酶的链球菌属、大肠埃希菌、克雷伯菌属、拟杆菌属、厌氧球菌、奇异变形杆菌等敏感菌导致。⑥骨和/或关节感染:由产β-内酰胺酶的金黄色葡萄球菌、链球菌属、铜绿假单胞菌和奇异变形杆菌等敏感菌导致的骨和/或关节感染。⑦其他:由产β-内酰胺酶的奈瑟菌属、流感嗜血杆菌等敏感菌导致的脑膜炎,以及外科手术预防感染等。

【用法用量】静脉滴注。成年人每日剂量一般为3~9g(头孢噻肟2~6g、舒巴坦1~3g),分2~3次注射;严重感染者,每6~8小时注射3~4.5g,其中舒巴坦最大推荐剂量为4g/日。小儿剂量一般每日按体重,一般给药75~150mg/kg,必要时按体重300mg/kg,分3次给药。

严重肾功能减退患者应用本品时须适当减量,血清肌酐超过4.8mg或肾小球滤过率低于20ml/分钟时,本品的维持量应减半,肌酐量超过8.5mg时,维持量为正常量的1/4。

【禁忌】对头孢菌素类、青霉素过敏者或两者交叉变态反应的禁用。孕妇(尤其3个月以内的孕妇)应慎用。严重肾功能损害者,剂量应相应减小,不能合用强利尿剂。

【不良反应】①有皮疹、荨麻疹、瘙痒、药物热、注射部位疼痛、静脉炎、腹泻、恶心、呕吐、食欲不振等。②碱性磷酸酶或血清转氨酶轻度升高、暂时性血尿素氮和肌酐升高等。③白细胞减少、嗜酸粒细胞增多或血小板减少等。④偶见头痛、麻木、呼吸困难和面部潮红。⑤极少数患者可发生黏膜念球菌病。

5. 注射用亚胺培南西司他丁钠 Imipenem and Cilastatin Sodium for Injection

本品为复方制剂,其组分为亚胺培南和西司他丁钠。

【适应证】本品用于敏感菌所致的各种感染,特别适用于多种细菌复合感染和需氧菌及厌氧菌的混合感染,如腹膜炎、肝胆感染、腹腔内脓肿、阑尾炎、妇科感染、下呼吸道感染、皮肤和软组织感染、尿路感染、骨和关节感染及败血症等。

【用法用量】静脉滴注或肌内注射。①用量以亚胺培南计,根据病情,一次0.25~1g,一日2~4次。对中度感染一般可按一次1g,一日2次给予。静脉滴注可选用0.9%氯化钠注射液、5%~10%葡萄糖注射液作溶剂。每0.5g药物用100ml溶剂,制成5mg/ml液体,缓缓滴入。肌内注射用1%利多卡因注射液为溶剂,以减轻疼痛。②对肾功能不全者应按肌酐清除率调整剂量:肌酐清除率为31~70ml/min的患者,每6~8小时用0.5g,每日最高剂量1.5~2g;肌酐清除率为21~30ml/min者,每8~12小时用0.5g,每日最高剂量1~1.5g;肌酐清除率小于20ml/min者,每12小时用0.25~0.5g,每日最高剂量0.5~1g。肌酐清除率小于5ml/min者,不能使用本品,除非患者在48小时内进行血液透析。

【不良反应】①本品静脉使用时速度太快可引起血栓静脉炎,肌内注射时可引起局部疼痛、红斑、硬结等,宜注意改换注射部位。②肝脏:可有转氨酶、血胆红素或碱性磷酸酶升高。③肾脏:可有血肌酐和血尿素氮升高。但儿童用本药时常可发现红色尿,这是由于药物引起的变色,并非血尿。④神经系统症状,如肌痉挛、精神障碍等。⑤本品可引起恶心、呕吐、腹泻等胃肠道症状,偶可引起假膜性肠炎。⑥可有嗜酸粒细胞增多、白细胞减少、中性粒细胞减少、血小板减少或增多、血红蛋白减少等,并可致抗人球蛋白(Coombs)试验阳性。⑦本品也可致过敏反应,如皮肤瘙痒、皮疹、荨麻疹、药物热等。

【禁忌】对本品过敏者禁用。

【制剂】注射用亚胺培南西司他丁钠

6. 苯唑西林钠 Oxacillin Sodium

【适应证】主要用于耐青霉素葡萄球菌所致的各感染，如败血症、呼吸道感染、脑膜炎、软组织感染等，也可用于化脓性链球菌或肺炎球菌与耐青霉素葡萄球菌所致的混合感染。

【不良反应】参阅青霉素。除禁用于对青霉素类过敏患者外，有过敏性疾病、肝病或新生儿也应慎用。

【用法用量】肌内注射或静脉滴注。成人每次0.5～1.0g，每4～6小时1次，病情严重者剂量可增加。小儿体重在40kg以下者，每6小时按体重12.5～25mg/kg，体重超过40kg者给以成人剂量。口服：小儿50～100mg/(kg·d)分4次；成人0.5～1g/次，一日4～6次。

【制剂】注射用苯唑西林钠，苯唑西林钠片，苯唑西林钠胶囊

7. 万古霉素 Vancomycin

【适应证】本品适用于耐甲氧西林金黄色葡萄球菌及其他细菌所致的感染：败血症、感染性心内膜炎、骨髓炎、关节炎、灼伤、手术创伤等浅表性激发感染、肺炎、肺脓肿、脓胸、腹膜炎、脑膜炎。

【禁忌】对万古霉素过敏者，严重肝、肾功能不全者，孕妇及哺乳期妇女禁用。

【不良反应】①休克、过敏样症状（少于0.1%）（呼吸苦难、全身潮红、浮肿等）。②急性肾功能不全（0.5%），间质性肾炎（频率不明）。③多种血细胞减少（少于0.1%）、无粒细胞血症、血小板减少。④皮肤黏膜综合征（斯-约综合征）、中毒性表皮坏死症（Lyell综合征）、脱落性皮炎（频率不明）。⑤第Ⅷ脑神经损伤（少于0.1%）。⑥假膜性大肠炎（频率不明）。⑦肝功能损害、黄疸（频率不明）。

【用法用量】通常用盐酸万古霉素每天2g（效价），可分为每6小时500mg或每12小时1g，每次静脉滴注在60分钟以上，可根据年龄、体重、症状适量增减。老年人每12小时500mg或每24小时1g，每次静脉滴注在60分钟以上。新生儿每次给药量10～15mg/kg，出生一周内的新生儿每12小时给药1次，出生一周至一月新生儿每8小时给药1次，每次静脉滴注在60分钟以上。配药方法为在含有本品0.5g的小瓶中加入10ml注射用水溶解，在以至少100ml生理盐水或5%葡萄糖注射液稀释，静脉滴注时间在60分钟以上。

【制剂】注射用盐酸万古霉素，盐酸万古霉素胶囊

8. 羧苄西林钠 Carbenicillin Sodium

本品为广谱青霉素类抗生素，通过抑制细菌细胞壁合成发挥杀菌作用。

【适应证】主要用于系统性铜绿假单胞菌感染，如败血症、尿路感染、呼吸道感染、腹腔、盆腔感染及皮肤、软组织感染等，也可用于其他敏感肠杆菌科细菌引起的系统性感染。

【用法用量】本品可供静脉滴注和静脉注射。

中度感染，成人一日8g，分2～3次肌内注射或静脉注射，儿童每6小时按体重12.5～50mg/kg注射；严重感染，成人一日10～30g，分2～4次静脉滴注或注射，儿童每日按体重100～300mg/kg，分4～6次注射。新生儿体重低于2kg者，首剂按体重100mg/kg，出生第1周每12小时75mg/kg，静脉滴注；出生第2周起100mg/kg，每6小时1次。新生儿体重2kg以上者出生后第1周每8小时75mg/kg，静脉滴注，以后每6小时75mg/kg。

严重肾功能不全者，每8～12小时静脉给药2g即可维持血药浓度在100mg/L水平；如同时伴肝功能损害，一日2g即可。

【不良反应】①过敏反应：青霉素类药物的过敏反应较常见，包括荨麻疹等各类皮疹、白细胞减少、间质性肾炎、哮喘发作和血清病型反应（Ⅲ型变态反应）。严重者偶可发生过敏性休克，过敏性休克一旦发生，必须就地抢救，予以保持气道畅通、吸氧及肾上腺素、糖皮质激素等治疗措施。②消化道反应：恶心、呕吐和肝大等，ALT、AST、肌酐升高。③大剂量静脉注射本品时可出现抽搐等神经系统反应、高钠和低钾血症。④本品为弱酸，故血药浓度过高时可发生急性代谢性酸中毒，此反应尤多见于肾病患者且已有酸中毒者。⑤其他：念珠菌二重感染，出血等。

【禁忌】有青霉素类药物过敏史或青霉素皮肤试验阳性患者禁用。

【孕妇用药】尚未在孕妇中进行严格对照试验以排除本品对胎儿的不良影响，故孕妇应仅在确有必要时使用本品。少量本品从乳汁中分泌，哺乳期妇女应慎用或暂停哺乳。

9. 氯霉素 Chloramphenicol

【适应证】适用于伤寒和其他沙门菌属感染，为伤寒、副伤寒的首选药物，还用于耐氨苄西林的B型流感性杆菌脑膜炎或对青霉素过敏患者的肺炎球菌、脑膜炎球菌性脑膜炎、敏感的革兰阴性杆菌脑膜炎，脑脓肿（尤其耳源性），严重厌氧菌感染，敏感细菌及其他微生物所致的各严重感染，如由流感杆菌、沙门菌属及其他革兰阴性杆菌所致败血症（常与氨基糖苷类联合）、肺部感染等，也可用于立克次体感染。氯霉素局部用于治疗由大肠埃希菌、流感杆菌、克雷伯菌、金黄色葡萄球菌溶血性链球菌和其他敏感菌所致眼、耳部表浅感染（对铜绿假单胞菌和沙雷菌感染无效）。

【不良反应】对造血系统的毒性反应是氯霉素的最严重的不良反应，临床表现为贫血，并可伴白细胞和血小板减少，偶可发生严重的、不可逆性再生障碍性贫血。还可发生溶血性贫血、灰婴综合征、周围神经炎和视神经炎。过敏反应较少见。可致各种皮疹、日光性皮炎、血管神经性水肿。一般较轻，停药后可迅速好转。局部应用尚可致接触性皮炎。

【用法用量】①口服：成人0.5g，每6小时1次，治疗伤寒可用较大首剂量，患者体温正常后应继续应用2～3天，以防止复发，最高剂量不超过26g。儿童每日每千克体重25～50mg，分剂量每6小时1次。肌内注射或静脉滴注，一日量：0.5～1g，分2次注射。以液体稀释，1支氯霉素（250mg）至

少用稀释液 100ml。

10. 头孢哌酮钠舒巴坦钠 Cefoperazone Sodium and Sulbactam Sodium

见第十三章“164. 小儿肺炎”。

11. 头孢哌酮钠他唑巴坦钠 Cefoperazone Sodium and Tazobactam Sodium

本品为复方制剂，含头孢哌酮和他唑巴坦。

【适应证】仅用于治疗由对头孢哌酮单药耐药、对本品敏感的产 β-内酰胺酶细菌引起的中、重度感染。在用于治疗由对头孢哌酮单药敏感菌与对头孢哌酮单药耐药、对本品敏感的产 β-内酰胺酶菌引起的混合感染时，不需要加用其他抗生素。下呼吸道感染：由产 β-内酰胺酶的铜绿假单胞菌、肺炎链球菌和其他链球菌、肺炎克雷伯菌和其他克雷伯菌属、流感嗜血杆菌、金黄色葡萄球菌等敏感菌所致的肺炎、慢性支气管炎急性发作、急性支气管炎、肺脓肿和其他肺部感染。泌尿生殖系统感染：由产 β-内酰胺酶的大肠埃希菌、变形杆菌、克雷伯菌属、铜绿假单胞菌、葡萄球菌属等敏感菌所致的急性肾盂肾炎、慢性肾盂肾炎急性发作、复杂性尿路感染、子宫内膜炎、淋病和其他生殖道感染。腹腔、盆腔感染：由产 β-内酰胺酶的肠杆菌属细菌、大肠埃希菌、克雷伯菌、铜绿假单胞菌、枸橼酸杆菌属、拟杆菌消化链球菌、梭状芽孢杆菌所致的腹膜炎、胆囊炎、胆管炎和其他腹腔内感染、盆腔炎等。其他感染：对以上产 β-内酰胺酶的革兰阳性菌和革兰阴性菌所致的败血症，脑膜炎双球菌和流感嗜血杆菌所致的脑膜炎、重症皮肤和软组织感染。

【用法用量】静脉滴注。先用氯化钠注射液或灭菌注射用水适量(5～10ml)溶解，然后再加 5% 葡萄糖注射液或氯化钠注射液 150～250ml 稀释供静脉滴注，滴注时间为 30～60 分钟，每次滴注时间不得少于 30 分钟。疗程一般 7～10 天(重症感染可以适当延长)。成人用量：每次 2g(1 瓶)，每 8 小时或 12 小时静脉滴注 1 次。严重肾功能不全的患者(肌肝消除率＜30ml/min)，每 12 小时他唑巴坦的剂量应不超过 0.5g。

【禁忌】对本品任何成分或其他 β-内酰胺类抗生素过敏者禁用。

【不良反应】通常患者对本品的耐受性良好，大多数不良反应为轻度，停药后，不良反应会消失。①胃肠道：与使用其他 β-内酰胺类抗生素一样，本品常见的副作用是胃肠道反应，最常见的是稀便、腹泻，其次是恶心和呕吐。②皮肤反应：本品可引起过敏反应，表现为斑丘疹、荨麻疹、嗜酸粒细胞增多和药物热。③血液：长期使用本品有导致可逆性中性粒细胞减少、血小板减少、凝血酶原时间延长、凝血酶原活力降低，可见于个别病例。出血现象罕见，可用维生素 K 预防和控制。④实验室异常现象：少数病例有 ALT、AST、血胆红素一过性增高。⑤其他不良反应：偶有出现头痛、寒战发热、输注部位疼痛和静脉炎。

【制剂】注射用头孢哌酮钠他唑巴坦钠

12. 硫酸阿米卡星注射液 Amikacin Sulfate Injection

硫酸阿米卡星是一种氨基糖苷类抗生素。本品最突出的优点是对许多肠道革兰阴性杆菌所产生的氨基糖苷类钝化酶稳定，不会为此类酶钝化而失去抗菌活性。

【适应证】本品适用于铜绿假单胞菌及部分其他假单胞菌、大肠埃希菌、变形杆菌属、克雷伯菌属、肠杆菌属、沙雷菌属、不动杆菌属等敏感革兰阴性杆菌与葡萄球菌属(甲氧西林敏感株)所致严重感染，如菌血症或败血症、细菌性心内膜炎、下呼吸道感染、骨关节感染、胆道感染、腹腔感染、复杂性尿路感染、皮肤软组织感染等。由于本品对多数氨基糖苷类钝化酶稳定，故尤其适用于治疗革兰阴性杆菌对卡那霉素、庆大霉素或妥布霉素耐药菌株所致的严重感染。

【用法用量】①成人，肌内注射或静脉滴注。单纯性尿路感染对常用抗菌药耐药者每 12 小时 0.2g；用于其他全身感染每 12 小时 7.5mg/kg，或每 24 小时 15mg/kg。成人一日不超过 1.5g，疗程不超过 10 天。②小儿，肌内注射或静脉滴注。首剂按体重 10mg/kg，继以每 12 小时 7.5mg/kg，或每 24 小时 15mg/kg。③肾功能减退患者：请遵医嘱。

【不良反应】①患者可发生听力减退、耳鸣或耳部饱满感；少数患者亦可发生眩晕、步履不稳等症状。听力减退一般于停药后症状不再加重，但个别在停药后可能继续发展至耳聋。②本品有一定肾毒性，患者可出现血尿，排尿次数减少或尿量减少、血尿素氮、血肌酐值增高等。大多系可逆性，停药后即见减轻，但亦有个别报道出现肾衰竭。③软弱无力、嗜睡、呼吸困难等神经肌肉阻滞作用少见。④其他不良反应有头痛、麻木、针刺感染、震颤、抽搐、关节痛、药物热、嗜酸粒细胞增多、肝功能异常、视力模糊等。

【禁忌】对阿米卡星或其他氨基糖苷类过敏的患者禁用。

【孕妇及哺乳期妇女用药】本品属孕妇用药的 D 类，即对人类有一定危害，但用药后可能利大于弊。本品可穿过胎盘到达胎儿组织，可能引起胎儿听力损害。妊娠妇女使用本品前必须充分权衡利弊。哺乳期妇女用药时宜暂停哺乳。

【儿童用药】氨基糖苷类在儿科中应慎用，尤其早产儿及新生儿的肾脏组织尚未发育完全，使本类药物的半衰期延长，药物易在体内蓄积产生毒性反应。

【老年用药】老年患者的肾功能有一定程度的生理性减退，即使肾功能的测定值在正常范围内，仍应采用较小治疗量。老年患者应用本品后较易产生各种不良反应，应尽可能在疗程中监测血药浓度。

13. 左氧氟沙星 Levofloxacin

见第十四章“210. 骨膜炎与骨髓炎”。

14. 环丙沙星 Ciprofloxacin

本品具有广谱抗菌作用，尤其对需氧革兰阴性杆菌抗菌活性高。对铜绿假单胞菌等假单胞菌属的大多数菌株具抗菌作用。

【适应证】用于敏感菌感染所引起的各种感染。①泌尿生殖系统感染，包括单纯性、复杂性尿路感染，细菌性前列腺炎,淋病奈瑟菌尿道炎或宫颈炎(包括产酶株所致者)。②呼吸道感染,包括敏感革兰阴性杆菌所致支气管感染急性发作及肺部感染。③胃肠道感染,由志贺菌属、沙门菌属、产肠毒素大肠埃希菌、亲水气单胞菌、副溶血弧菌等所致。④伤寒。⑤骨和关节感染。⑥皮肤软组织感染。⑦败血症等全身感染。⑧也可用于吸入性炭疽,用于已暴露于炭疽芽孢杆菌气雾者,以减少其发病或减轻疾病的进展。

【用法用量】成人常用量一日 0.2g,每 12 小时静脉滴注 1 次,滴注时间不少于 30 分钟。严重感染或铜绿假单胞菌感染可加大剂量至一日 0.8g,分 2 次静脉滴注。疗程:①尿路感染:急性单纯性下尿路感染 5～7 日;复杂性尿路感染 7～14 日。②肺炎和皮肤软组织感染:7～14 日。③肠道感染:5～7 日。④骨和关节感染:4～6 周或更长。⑤伤寒:10～14 日。

【禁忌】对本品及任何一种氟喹诺酮类药过敏的患者禁用。

15. 注射用盐酸头孢甲肟 Cefmenoxime Hydrochloride for Injection

【适应证】由敏感菌引起的败血症;烧伤及手术创伤的继发感染;肺炎,支气管炎,支气管扩张合并感染,慢性呼吸系统疾病的继发感染,脓胸;胆管炎,胆囊炎,肝脓肿;腹膜炎;肾盂肾炎,膀胱炎,前庭大腺炎,子宫内膜炎,附件炎,盆腔炎,子宫周围炎;髓膜炎。

【用法用量】成年人:通常按盐酸头孢甲肟 1～2g(效价)/日,分 2 次静脉注射。对难治性或严重感染,可根据症状增量至 4g(效价)/日,分 2～4 次静脉注射。小儿:通常按盐酸头孢甲肟 40～80mg(效价)/kg/日,分 3～4 次静脉注射。但视年龄及症状可适当增减用量,对难治性或严重感染,可增量至 160mg(效价)/kg/日,分 3～4 次静脉注射,对脑脊膜炎可增量至 200mg(效价)/kg/日。

【不良反应】偶可引起休克,故给药时应注意观察,若出现感觉不适、口内感觉异常、喘鸣、眩晕、排便感、耳鸣、出汗等症状时应停止给药。若出现皮疹、荨麻疹、红斑、瘙痒、发热、淋巴腺肿大、关节痛等过敏症状时,应停止给药并进行适当处置。罕见严重的肾功能损害,如急性肾衰竭。极少数患者出现粒细胞缺乏症、血小板减少,贫血、嗜酸粒细胞增多、粒细胞减少,S-GOT、S-GPT、AL-P、LDH 增高少有发生。罕见黄疸或 γ-GTP 增高。胃肠道反应:偶可出现伪膜性结肠炎,表现为发热、腹痛,并以黏液、血便、重症腹泻为主要症状,内窥镜检查可见有伪膜形成,故当出现腹痛或多次腹泻时,应立即停药并采取适当措施。罕见恶心、呕吐等症状。肾功能不全的患者大量给药时,可引起痉挛等神经症状。偶见口炎、鹅口疮。维生素 K 缺乏症(低凝血酶原血症、出血倾向等)、维生素 B 族缺乏症(舌炎、口炎、食欲不振、神经炎等)。其他反应:偶见乏力、蹒跚、头痛。

【禁忌】有使用本药后发生过敏性休克既往史者,对本药成分或头孢类抗生素有过敏史者禁用。

附:用于败血症的其他西药

1. 氧氟沙星 Ofloxacin

【适应证】适用于敏感菌引起多种感染,包括败血症等全身感染。

2. 哌拉西林钠他唑巴坦钠 Piperacillin Sodium and Tazobactam Sodium

见第十五章“236. 蜂窝织炎”。

3. 头孢他啶 Ceftazidime

见第十三章“164. 小儿肺炎”。

4. 美罗培南 Meropenem

【适应证】用于敏感菌引起的感染。①肺炎及院内获得性肺炎;②尿路感染;③腹腔内感染;④妇科感染(例如子宫内膜炎);⑤皮肤及软组织感染;⑥脑膜炎;⑦败血症。

5. 盐酸去甲万古霉素 Norvancomycin Hydrochloride

【适应证】可用于耐药菌引起的败血症、心内膜炎、脑膜炎、肺炎、骨髓炎等。

6. 替考拉宁 Teicoplanin

见第十四章“210. 骨膜炎与骨髓炎”。

7. 注射用盐酸头孢替安 Cefotiam Hydrochoride for Injection

【适应证】用于敏感菌所致的感染,如肺炎、支气管炎、胆道感染、腹膜炎、尿路感染,以及手术和外伤所致的感染和败血症等。

8. 注射用硫酸头孢噻利 Cefoselis Sulfate for Injection

【适应证】用于敏感菌引起的中度以上症状的多种感染症:包括败血症、丹毒、蜂巢炎、淋巴管(节)炎等。

9. 注射用比阿培南 Biapenem for Injection

【适应证】适用于敏感菌所引起的败血症、肺炎、肺部脓肿、慢性呼吸道疾病引起的二次感染、难治性膀胱炎、肾盂肾炎、腹膜炎、妇科附件炎等。

10. 盐酸安妥沙星片 Antofloxacin Hydrochloride Tablets

见第十四章“210. 骨膜炎与骨髓炎”。

11. 氟氯西林 Flucloxacillin

【适应证】用于耐青霉素的葡萄球菌和对本品敏感的致病菌引起的感染,包括心内膜炎、脑膜炎、败血症、奈瑟菌感染、败血症性流产、产褥期感染、骨髓炎、口腔科感染等。

12. 注射用美洛西林钠舒巴坦钠 Mezlocillin Sodium and Sulbactam Sodium for Injection

【适应证】本品含 β-内酰胺酶抑制剂舒巴坦,适用于产 β-内酰胺酶耐药菌引起的中、重度感染性疾病,包括严重系统感染,如脑膜炎、细菌性心内膜炎、腹膜炎、败血症等。

13. 注射用盐酸头孢吡肟 Cefepime Hydrochloride for Injection

【适应证】本品用于治疗成人和 2 个月龄至 16 岁儿童敏感细菌引起的中重度感染,包括败血症,以及中性粒细胞减少伴发热患者的经验治疗。

14. 硫酸小诺霉素 Micronomicin Sulfate

【适应证】主要用于革兰阴性菌(如大肠埃希菌、痢疾杆菌、变形杆菌、克雷伯肺炎杆菌、铜绿假单胞杆菌等)感染引起的败血症、支气管炎、肺炎、腹膜炎、肾盂肾炎、膀胱炎等。

15. 苯酰甲硝唑 Benzoyl Metronidazole

【适应证】用于敏感厌氧菌所致的各种感染,包括菌血病、败血病、腹部术后感染等。

16. 硫酸头孢匹罗 Cefpirome Sulfate

【适应证】适用于下述由未知病原菌或已知敏感菌造成的感染的治疗。①下呼吸道感染。②合并上(肾盂肾炎)及泌尿道感染。③皮肤及软组织感染。④中性粒细胞减少患者所患的严重感染。⑤败血症/菌血症。

17. 青霉素 Benzylpenicillin

见第十三章“164. 小儿肺炎”。

18. 注射用拉氧头孢钠 Latamoxef Sodium for Injection

【适应证】用于敏感菌引起的各种感染症,如败血症、脑膜炎、呼吸系统感染,消化系统感染,腹腔内感染,泌尿系统及生殖系统感染等。

19. 注射用氨曲南 Aztreonam for Injection

【适应证】适用于治疗敏感需氧革兰阴性菌所致的各种感染,如尿路感染、下呼吸道感染、败血症、腹腔内感染、妇科感染、术后伤口及烧伤、溃疡等皮肤软组织感染等。

20. 阿莫西林克拉维酸钾 Amoxicillin and Clavulanate Potassium

见第十三章“163. 小儿支气管炎”。

21. 注射用阿莫西林钠舒巴坦钠 Amoxicillin Sodium and Sulbactam Sodium for Injection

【适应证】本品为由阿莫西林钠和舒巴坦钠组成的复方制剂,适用敏感菌所致的多种感染,包括感染性腹泻、腹腔感染、败血症、细菌性心内膜炎等。

22. 复方磺胺甲噁唑 Compound Sulfamethoxazole

见第十三章“164. 小儿肺炎”。

23. 甲磺酸培氟沙星葡萄糖注射液 Pefloxacin Mesylate and Glucose Injection

【适应证】用于敏感菌所致的各种感染:尿路感染,呼吸道感染,耳、鼻、喉感染,妇科、生殖系统感染,腹部和肝、胆系统感染,骨和关节感染,皮肤感染,败血症和心内膜炎,脑膜炎。

24. 注射用头孢他啶他唑巴坦钠 Ceftazidime and Tazobactam Sodium for Injection

【适应证】用于治疗由头孢他啶单药耐药,对本复方敏感的产β-内酰胺酶细菌引起的中、重度感染。包括细菌性败血症:由产β-内酰胺酶的铜绿假单胞菌属、克雷伯菌属、流感嗜血杆菌、大肠埃希菌、黏质沙雷菌、肺炎链球菌、金黄色葡萄球菌属等敏感菌所致。

25. 注射用头孢曲松钠他唑巴坦钠 Ceftriaxone Sodium and Tazobactam Sodium for Injection

【适应证】用于治疗由对头孢曲松单方耐药、对本复方敏感的产β-内酰胺酶细菌引起的中、重度感染。包括细菌性败血症:由产β-内酰胺酶的金黄色葡萄球菌、肺炎链球菌、大肠埃希菌、克雷伯菌属等敏感菌导致的菌血症和败血症。

26. 注射用奥硝唑 Ornidazole for Injection

【适应证】①用于治疗敏感厌氧菌所引起的多种感染性疾病,包括败血症、菌血症等严重厌氧菌感染等。

27. 注射用两性霉素B脂质体 Amphotericin B Liposome for Injection

【适应证】适用于系统性真菌感染者;病情呈进行性发展或其他抗真菌药治疗无效者,如败血症、心内膜炎、脑膜炎(隐球菌及其他真菌)、腹腔感染、肺部感染、尿路感染等。

28. 注射用氟罗沙星 Fleroxacin for Injection

【适应证】本品属氟喹诺酮类抗菌药物,适用于敏感菌引起的中重度呼吸系统、泌尿系统、消化系统及皮肤软组织感染,败血症,妇科感染等。

29. b型流感嗜血杆菌结合疫苗 Haemophilus Influenzae Type b Conjugate Vaccine

【适应证】用于预防2或3月龄婴儿至5周岁儿童由b型流感嗜血杆菌引起的侵袭性感染(包括脑膜炎、肺炎、败血症、蜂窝织炎、关节炎、会厌炎等)。

30. 头孢唑林 Cefazolin

【适应证】可用于敏感致病菌引起的呼吸道、泌尿生殖道、胆道、皮肤软组织等感染及血流感染,外科术后感染,创伤感染,眼、耳、鼻、喉科感染等。

31. 甲硝唑 Metronidazole

见第十八章“305. 牙周炎和牙周脓肿”。

32. 米诺环素 Minocycline

见第十四章“210. 骨膜炎与骨髓炎”。

33. 头孢曲松 Ceftriaxone

【适应证】用于敏感菌感染的脑膜炎、肺炎、皮肤软组织感染、腹膜炎、泌尿系统感染、淋病、肝胆感染、外科创伤,败血症及生殖器感染等。

34. 依托红霉素 Erythromycin Estolate

【适应证】适用于耐青霉素的金黄色葡萄球感染,如肺炎、败血症、伪膜性肠炎、多发性疖痈等;亦可用于治疗链球菌、肺炎双球菌、军团菌、溶血性链球菌感染及白喉带菌者等。

35. 妥布霉素氯化钠注射液 Tobramycin and Sodium Chloride Injection

见第十四章“210. 骨膜炎与骨髓炎”。

36. 硫酸西索米星氯化钠注射液 Sisomicin Sulfate And Sodium Chloride Injection

【适应证】本品用于敏感菌所致的下列感染:呼吸系统感染、泌尿生殖系统感染、胆道感染、皮肤和软组织感染、感染性腹泻及败血症等。

37. 注射用夫西地酸钠 Sodium Fusidate for Injection

【适应证】用于各种敏感细菌尤其是葡萄球菌引起的感染:①皮肤软组织感染;②骨、关节感染;③尿路感染;④外科及创伤性感染⑤心内膜炎;⑥败血症等。

38. 克林霉素 Clindamycin

见第十四章"210. 骨膜炎与骨髓炎"。

39. 克林霉素磷酸酯注射液 Clindamycin Phosphate Injection

【适应证】用于革兰阳性菌引起的多种感染性疾病,包括骨髓炎、败血症、腹膜炎和口腔感染等。

40. 注射用五水头孢唑林钠 Cefazolin Sodium Pentahydrate for Injection

【适应证】用于敏感细菌所致的支气管炎及肺炎等呼吸道感染,尿路感染,皮肤软组织感染,骨和关节感染,败血症,感染性心内膜炎,肝胆系统感染及眼、耳、鼻、喉科等感染。

41. 注射用头孢尼西钠 Cefonicid Sodium for Injection

【适应证】适用于敏感菌引起的感染:下呼吸道感染、尿路感染、败血症、皮肤软组织感染、骨和关节感染。

42. 注射用氟氯西林钠 Flucloxacillin Sodium for Injection

【适应证】适用于治疗敏感的革兰阳性菌,包含产β-内酰胺酶的葡萄球菌和链球菌引起的多种感染,如心内膜炎、败血症等。

43. 注射用头孢美唑钠 Cefmetazole Sodium for Injection

【适应证】用于敏感菌引起的下述感染症:败血症,支气管炎、支气管扩张症感染时、肺炎、慢性呼吸道疾患继发感染、肺脓肿、脓胸,胆管炎、胆囊炎,腹膜炎等。

44. 葡萄糖酸依诺沙星注射液 Enoxacin Gluconate Injection

【适应证】适用于由敏感菌引起的多种感染,包括败血症等全身感染。

45. 左奥硝唑氯化钠注射液 Levornidazole and Sodium Chloride Injection

【适应证】本品用于治疗由敏感厌氧菌所引起的多种感染性疾病,包括败血症、菌血症等严重厌氧菌感染等。

46. 注射用头孢替唑钠 Ceftezole Sodium for Injection

【适应证】用于败血症、肺炎、支气管炎、支气管扩张症(感染时)、慢性呼吸系统疾病的继发性感染、肺脓肿、腹膜炎、肾盂肾炎、膀胱炎、尿道炎。

47. 注射用头孢西酮钠 Cefazedone Sodium for Injection

【适应证】适用于敏感菌所致的各种感染,如肺炎及其他下呼吸道感染、尿路感染、胆道感染、皮肤软组织感染、败血症、腹膜炎、盆腔感染等,后两者宜与抗厌氧菌药联合应用。

48. 注射用头孢米诺钠 Cefminox Sodium for Injection

【适应证】用于治疗敏感细菌引起的多种感染,包括败血症等。

49. 注射用头孢唑肟钠 Ceftizoxime Sodium for Injection

【适应证】用于敏感菌所致的下呼吸道感染、尿路感染、腹腔感染、盆腔感染、败血症、皮肤软组织感染、骨和关节感染、肺炎链球菌或流感嗜血杆菌所致脑膜炎和单纯性淋病。

50. 注射用硫酸西索米星 Sisomicin Sulfate for Injection

【适应证】适用于敏感菌所致的下列感染:呼吸系统感染、泌尿生殖系统感染、胆道感染、皮肤和软组织感染、感染性腹泻及败血症等。

51. 注射用头孢匹胺钠 Cefpiramide Sodium for Injection

【适应证】用于敏感菌所致的多种感染,包括败血症等。

52. 注射用呋脲苄西林钠 Furbenicillin Sodium For Injection

【适应证】用于金黄色葡萄球菌、大肠埃希菌、伤寒肝菌、变形肝菌、痢疾肝菌等引起的肺部感染、脑膜炎、痢疾、尿路感染、败血症等。

53. 注射用头孢西丁钠 Cefoxitin Sodium for Injection

【适应证】适用于对本品敏感的细菌引起的多种感染,包括败血症、心内膜炎等。由于本品对厌氧菌有效及对β-内酰胺酶稳定,故特别适用需氧及厌氧菌混合感染,以及对于由产β-内酰胺酶而对本品敏感细菌引起的感染。

54. 注射用硫酸奈替米星 Netilmicin Sulfate For Injection

【适应证】本品适用于敏感细菌所引起的包括婴儿、儿童等各年龄患者在内的严重或危及生命的细菌感染性疾病的短期治疗。包括败血症:由大肠埃希菌、肺炎克雷伯杆菌、铜绿假单胞菌、肠杆菌属菌和沙雷菌属细菌及奇异变形杆菌等引起。

55. 谷胱甘肽 Glutathione

【适应证】本品用于慢性肝脏疾病的辅助治疗,包括病毒性、药物毒性、酒精毒性引起的肝脏损害。也用于急性贫血、成人呼吸窘迫综合征、败血症等引起的低氧血症,可减轻组织损伤,改善症状。

56. 盐酸林可霉素 Lincomycin Hydrochloride

【适应证】本品适用于敏感葡萄球菌属、链球菌属、肺炎链球菌及厌氧菌所致的多种感染,包括皮肤败血症等。此外,有应用青霉素指征的患者,如患者对青霉素过敏或不宜用青霉素者,本品可用作替代药物。

57. 庆大霉素 Gentamicin Sulfate

【适应证】敏感细菌所致的新生儿脓毒症、败血症、中枢神经系统感染(包括脑膜炎)、尿路生殖系统感染、呼吸道感染、胃肠道感染(包括腹膜炎)、胆道感染、皮肤、骨骼、中耳炎、鼻窦炎、软组织感染(包括烧伤)、李斯特菌病。

58. 人血白蛋白 Human Albumin

【适应证】①预防和治疗循环血容量减少。②抢救休克:

如失血性休克、感染中毒性休克等。③用于烧伤的早期和后期治疗。④治疗低蛋白血症和水肿:如肝硬化、乙型肝炎等。

59. 静脉注射用人免疫球蛋白(pH4) Human Immunoglobulin(pH4) for Intravenous Injection

【适应证】本品含有广谱抗病毒、细菌或其他病原体的IgG抗体,具有免疫替代和免疫调节的双重治疗作用。经静脉输注后,能迅速提高受者血液中的IgG水平,增强机体的抗感染能力和免疫调节功能。可用于多种严重感染,特别是其他治疗效果不理想时,可作为加强治疗。

二、中药

1. 安宫牛黄丸(散、胶囊、片)

见第十三章"167. 小儿惊风"。

2. 血必净注射液

【处方组成】红花、赤芍、川芎、丹参、当归

【功能主治】化瘀解毒。用于温热类疾病,症见:发热、喘促、心悸、烦躁等瘀毒互结症;适用于因感染诱发的全身炎症反应综合征;也可配合治疗多器官功能失常综合征的脏器功能受损期。

【用法用量】静脉注射。全身炎症反应综合征:50ml加生理盐水100ml静脉滴注,在30~40分钟内滴毕,一天2次。病情重者,一天3次。多器官功能失常综合征:100ml加生理盐水100ml静脉滴注,在30~40分钟内滴毕,一天2次。病情重者,一天3~4次。

【使用注意】孕妇禁用,对本品过敏者慎用。

335. 发热(发烧)

〔基本概述〕

发热又称发烧,是指致热原直接作用于体温调节中枢、体温中枢功能紊乱或各种原因引起的产热过多、散热减少,导致体温升高超过正常范围的情形。

正常人体温一般为36~37℃,成年人清晨安静状态下的口腔体温在36.3~37.2℃,肛门内体温36.5~37.7℃,腋窝体温36~37℃。按体温状况,发热分为四种。低热:37.3~38℃;中等度热:38.1~39℃;高热:39.1~41℃;超高热:41℃以上。

引起发热的原因很多,最常见的是感染性的,如细菌、病毒、支原体、立克次体、寄生虫等感染所引起(包括各种传染病);也有非感染性的,如外伤、中暑及某些疾病等引起。

发热有高低之分,体温高于39℃者为高热,多见于急性感染性疾病,如肺炎、腹膜炎、败血症等;低于38℃者为低热,如结核病、风湿病及其他结缔组织病(胶原病)等。

发热本身可由多类疾病,如感染、肿瘤、自身免疫病和血液病等引起,但尚有10%左右的发热病例始终不能明确病因。根据性质和特点,发热大致可分为以下几种类型。①急性发热:大多由感染性疾病引起,如呼吸道病毒性感染、严重急性呼吸综合征、肾综合征出血热(HFRS)、传染性单核细胞增多症、流行性乙型脑炎、急性病毒性肝炎、斑疹伤寒、急性局灶性细菌性感染、败血症等。②长期发热:由感染性疾病引起的主要有结核病、伤寒副伤寒、细菌性心内膜炎、肝脓肿等,非感染性疾病引起的主要有原发性肝癌、恶性淋巴瘤、恶性组织细胞病、急性白血病、血管-结缔组织病等。③长期低热:大多由结核病、慢性肾盂肾炎、慢性病灶性感染、艾滋病、巨细胞病毒感染、甲状腺功能亢进、恶性肿瘤、神经功能性低热、感染后低热等引起。④反复发热:大多由布氏杆菌病、疟疾、淋巴瘤、回归热等引起。⑤超高热:大多由中暑或热射病、中枢神经系统疾病(如病毒性脑炎、脑出血及下丘脑前部严重脑外伤等)及细菌污染血的输血反应等引起。

发热对人体有利也有害。发热时人体免疫功能明显增强,这有利于清除病原体和促进疾病的痊愈。而且发热也是疾病的一个标志,因此,体温不太高时不必用退热药。但如体温超过40℃(小儿超过39℃)则可能引起惊厥、昏迷,甚至严重后遗症,故应及时应用退热药及镇静药(特别是小儿)。

中医学中也有发热的证名,指体温高出正常标准,或自有身热不适的感觉。中医学认为发热原因可分为外感和内伤两类。外感发热,因感受六淫之邪及疫疠之气所致;内伤发热,多由饮食劳倦或七情变化,导致阴阳失调,气血虚衰所致。外感发热多实,见于感冒、伤寒、温病、瘟疫等病症;内伤多虚,有阴虚发热、阳虚发热、血虚发热、气虚发热、虚劳发热、阳浮发热、失血发热等。发热类型,有壮热、微热、恶热、发热恶寒、往来寒热、潮热、五心烦热、暴热等。

〔治疗原则〕

对发热的治疗要针对具体的病因给予恰当处理。如诊断尚不明确,可先对症处理,严密观察。高热时间过长,可引起许多并发症,对患者不利,故应退热,同时按最可能的疾病做试验性治疗。

用于试验性治疗药物,要选择特异性强、疗效确切、副作用最小的药物,有抗生素、抗原虫药、抗风湿药等,如甲硝酸治疗阿米巴肝病抗疟药治疗疟疾。但这些药物均有副作用(如药物热、皮疹、肝功能损害、造血器官损害等),如应用不当反而延误病情。如疑为疟疾者用氯喹正规治疗无效,认为疟疾的可能性很小。

1. 物理降温

首先选用此方法,如用冷水毛巾敷头部,或用50%酒精全身擦浴,常有退热效果。

2. 药物降温

对高热者在使用物理降温的同时,可应用复方阿司匹林片或其他解热镇痛药口服,或肌内注射吡罗昔康等。严重患者可静脉滴注地塞米松,并给予抗生素。

3. 镇静药的使用

高热时患者常烦躁不安,必要时应给予镇静药物,如苯

巴比妥、氯丙嗪或异丙嗪等。

4. 儿童发热的一般处理方法

(1)小儿发热不需要太惊慌:当孩子体温低于38.5℃时,可以不用退热药,最好是多喝开水,同时密切注意病情变化,或者应用物理降温方法。若是体温超过38.5℃时,可以服用退热药,目前常用的退热药有对乙酰氨基酚(扑热息痛、小儿泰诺林、美林等),但是最好在儿科医师指导下使用。

(2)物理降温的方法:在没有冷风直吹的情况下,脱去过多的衣服或松开衣服有利于散热,给小儿使用35%~45%的酒精或温水进行擦浴,主要是在大血管分布的地方,如前额、颈部、腋窝、腹股沟及大腿根部,这样能达到退温的效果。

(3)发热的药物使用:引起小儿发热的病因有很多,在病原菌不明时最好不要滥用消炎药物,若是滥用消炎药物可引起小儿肝、肾功能的损害,增加病原菌对药物的耐药性,不利于身体康复。小儿发热最好在医师的指导下,根据病情对症下药,才能起到药到病除的效果。

(4)发热的饮食注意:多喝开水,在不肯喝水的情况下可以改喝果汁之类;吃些易消化的食物。在住院期间以稀饭、汤水、面条为主。

(5)家庭需常备的用于发热的药品:小儿泰诺林、美林、退热帖、退热栓、新稀宝片等。

5. 发热的家庭一般治疗措施

(1)不要急于降温:如果只是感冒,在能耐受的范围内,不要急于服用解热药。发热是体内抵抗感染的机制之一。身体借由升高体温来调动自身的防御系统杀死外来病菌(一般来说,病菌在39℃以上时就会死亡),从而缩短疾病时间、增强抗菌能力。如果在感冒初起时(37~38.5℃)使用药物退热,会使体内的细菌暂时变成假死状态,并使其产生抗药性,一旦死灰复燃,往往更难治疗。

(2)冷敷:如果高热无法耐受,可以采用冷敷帮助降低体温。在额头、手腕、小腿上各放一块湿冷毛巾,其他部位应以衣物盖住。当冷敷布达到体温时,应换一次,反复直到热退为止。也可将冰块包在布袋里,放在额头上。

(3)热敷:假使体温不是太高,可以采用热敷来退热。用热的湿毛巾反复擦拭患者额头、四肢,使身体散热,直到退热为止。但是,如果体温上升到39℃以上,切勿再使用热敷退热,应以冷敷处理,以免体温继续升高。

(4)擦拭身体:蒸发也有降温作用。专家建议使用冷自来水来帮助皮肤驱散过多的热。虽然可以擦拭(用海绵)全身,但应特别加强一些体温较高的部位,例如腋窝及鼠蹊部。将海绵挤出过多的水后,一次擦拭一个部位,其他部位应以衣物盖住。蒸发这些水分,有助于散热。

(5)泡澡:泡温水澡同样也可以起到缓解发热的效果。婴儿应以温水泡澡,或是以湿毛巾包住婴儿,每15分钟换1次。

(6)补充液体:发热时,身体会流汗散热;但发高热时,身体会因为流失太多水分而关闭汗腺,以阻止进一步的水分流失,使身体无法散热。解决之道就是补充液体,喝大量的白开水及果菜汁,其中果菜汁含丰富的维生素及矿物质,尤其是甜菜汁及胡萝卜汁。如果想喝番茄汁,应选用低钠的产品。发热期间应避免固体食物,直到状况好转。

如果呕吐情形不严重,还可以吃冰块退热。在制冰盒内倒入果汁,冻成冰块,还可在冰格内放入葡萄或草莓,这尤其受到发热的孩子欢迎。

(7)适当服用止痛药:若感到非常不舒服,可服用止痛药。成人服用2片阿司匹林或2片对乙酰氨基酚(扑热息痛),每4小时服用1次。扑热息痛的优点是较少人对它过敏。由于阿司匹林与扑热息痛的作用方式有些不同,因此若使用任何一种皆无法有效地控制发热,不妨两种并用。每6小时服用2片阿司匹林及2片扑热息痛。服用这些药物时,需先经医师同意。

(8)勿让小儿服用阿司匹林:18岁以下的青少年,勿用阿司匹林。因为阿司匹林可能使发热的儿童爆发雷氏症候群,这是一种致命性的神经疾病。儿童可以用扑热息痛代替。以每磅体重服用5~7mg的方式,计算服用量,每4小时服用1次。增加使用频率或超过适当剂量,都有危险,一定要在医师的指导下服用。

(9)注意穿衣适量:如果感到很热,可脱下过多的衣物,使体内的热气可以散发出来。但如果打寒战,则说明衣物太少,应该增加,直到不冷为止。如果患者是小婴儿,则需特别注意,因为他们还不会表达感受。其实,给小孩穿过多衣服或把他们置于酷热的场所,都可能引起发热。

同时,勿使室温过高,医师通常建议勿超过20℃。同时,应让室内适度地透气,以帮助复原,并保持柔和的光线,使患者放松心情。

3. 常用的退热药物

(1)解热镇痛药具有较好的解热作用,作用迅速而确切,常用的有阿司匹林、对乙酰氨基酚(扑热息痛)、安乃近、吡罗昔康等。临床上较多使用复方制剂,如复方阿司匹林片、复方扑尔敏片(氯苯那敏)等。

(2)糖皮质激素能抑制下丘脑对致热原的反应,降低体温调节中枢对致热原的敏感性,因而对高热有退热作用,但只限于短期应用。主要有氢化可的松、地塞米松等。

(3)抗疟药:某些对中枢神经系统有抑制作用,能抑制过度兴奋的体温中枢,起到退热作用,如有奎宁、蒿甲醚等。

〔用药精选〕

一、西药

1. 对乙酰氨基酚 Paracetamol

见第十三章“160. 小儿感冒”。

2. 阿司匹林 Aspirin

阿司匹林主要成分为乙酰水杨酸,能抑制前列腺素的合成,产生良好的解热、镇痛、抗炎、抗风湿作用。现代研究认为，阿司匹林在体内具有抗血栓的作用，它能抑制血小板的释放反应，抑制血小板的聚集，阻止血栓形成，减少心血管事件的发生，可用于预防心脑血管疾病的发作。

【适应证】用于发热（感冒、流感等）、疼痛（头痛、牙痛、神经痛、肌肉痛和痛经等）、风湿病（急性风湿热、风湿性关节炎、类风湿关节炎），以及预防暂时性脑缺血发作、心肌梗死或其他手术后的血栓形成。

近年来，由于发现阿司匹林不良反应较多，因此在感冒方面的应用较少，更多的是用于心脑血管方面。

【不良反应】①常见的有恶心、呕吐、上腹部不适或疼痛等胃肠道反应，停药后多可消失。②长期或大剂量服用可有胃肠道出血或溃疡，表现为血性或柏油样便，胃部剧痛或呕吐血性或咖啡样物。③血液系统，凝血酶原减少、凝血时间延长、贫血、粒细胞减少、血小板减少、出血倾向。④在服用一定疗程，血药浓度达200～300ug/L后出现中枢神经症状，表现为头痛、眩晕、可逆性耳鸣、视听力减退。用药量过大时，可出现精神错乱、惊厥，甚至昏迷等。⑤过敏反应，表现为哮喘、荨麻疹、血管神经性水肿或休克。⑥剂量过大可引起可逆性肝、肾功能损害，停药后可恢复。但有引起肾乳头坏死的报道。

【禁忌】下列情况应禁用。①活动性溃疡病或其他原因引起的消化道出血、出血倾向（出血体质）、血友病或血小板减少症。②有阿司匹林或其他非甾体抗炎药过敏史者，尤其是出现哮喘、神经血管性水肿或休克者。③对阿司匹林及对其他解热镇痛药过敏者。④严重肝、肾功能不全者。

【孕妇及哺乳期妇女用药】本品易于通过胎盘，并可由乳汁分泌，故妊娠期、哺乳期妇女禁用。

【儿童用药】发热伴脱水的患儿慎用。儿童或青少年服用可能发生少见但致命的Reye综合征。

【老年用药】老年患者由于肾功能下降，服用本品易出现不良反应。

【用法用量】口服。①成人常用量：一次0.3～0.6g，一日3次，必要时每4小时1次。②小儿常用量：每次按体重5～10mg/kg，或每次每岁60mg，必要时4～6小时1次。

【制剂】阿司匹林片（缓释片、分散片、咀嚼片、肠溶片、泡腾片、缓释胶囊、肠溶胶囊、散、栓）

3. 安乃近 Metamizde Sodium

本品为氨基比林的衍生物，具有较显著的解热作用及较强的镇痛作用，解热作用为氨基比林的3倍，镇痛作用与氨基比林相似。

【适应证】主要用于退热，亦用于急性关节炎、头痛、风湿性神经痛、牙痛、肌肉痛等。

【用法用量】口服或滴鼻。口服，成人每次0.5g，日3次，儿童每次8～10mg/kg，必要时重复；滴鼻剂5岁以下小儿每次每侧鼻孔1～2滴，必要时重复一次，5岁以上适当加量。

【制剂】安乃近片

附：用于发热（发烧）的其他西药

1. 布洛芬 Ibuprofen

见第十三章“160. 小儿感冒”。

2. 吲哚美辛 Indometacin

见第十四章“200. 肩周炎（肩关节周围炎）”。

3. 贝诺酯 Benorilate

【适应证】用于普通感冒或流行性感冒引起的发热，也用于缓解轻至中度疼痛如头痛、关节痛、偏头痛、牙痛、肌肉痛、神经痛、痛经。

4. 呱西替柳 Guacetisal

【适应证】用于感冒引起的发热、头痛、肌肉痛和咳痰的症状的对症治疗。

5. 双氯芬酸钠 Diclofenac Sodium

见第十四章“202. 腰椎间盘突出症”。

6. 依托度酸 Etodolac

【适应证】用于缓解骨关节炎（退行性关节病变），类风湿关节炎的症状和体征。缓解疼痛症状。也可用于发热疾病的退热。

7. 乙醇（酒精）Ethanol

【适应证】25%～50%乙醇擦浴用于高热患者的物理退热。此外，还可用于小面积烫伤的湿敷浸泡。

8. 复方阿司匹林片 Compound Aspirin Tablets

【适应证】用于感冒发热、头痛、神经痛、牙痛、肌肉痛、月经痛等的治疗。

9. 对乙酰氨基酚维生素C片 Paracetamol and Vitamin C Effervescent Tablets

见第十三章“166. 小儿发热”。

10. 阿司匹林维生素C片 Aspirin and Vitamin C Effervescent Tablets

【适应证】用于普通感冒或流行性感冒引起的发热，也用于缓解轻至中度疼痛，如头痛、关节痛、偏头痛、牙痛、肌肉痛、神经痛、痛经。

11. 牛磺酸片（散、颗粒、胶囊）Taurine Tablets

【适应证】用于缓解感冒初期的发热。

12. 注射用盐酸丙帕他莫 Propacetamol Hydrochloride for Injection

【适应证】在临床急需静脉给药治疗疼痛或高度发热时，其他给药方式不适合的情况下，用于中度疼痛的短期治疗，尤其是外科手术后疼痛。也可用于发热的短期治疗。

13. 精氨酸布洛芬颗粒（片、散）Ibuprofen Arginine Granules

【适应证】适用于下列症状：牙痛、痛经、因创伤引起的疼痛（例如运动性损伤）、关节和韧带痛、背痛、头痛、神经痛，以及流感引起的发热。

14. 氢化可的松 Hydrocortisone

【适应证】本品为糖皮质激素类药物，具有抗炎、抗毒、抗休克和免疫抑制等多种药理作用。主要用于治疗肾上腺皮质功能减退症及垂体功能减退症的补充或替代治疗。亦可用于过敏性和炎症性疾病。

15. 地塞米松 Dexamethasone

【适应证】本品为肾上腺皮质激素类药,抗炎、抗过敏、抗休克作用比泼尼松更显著。主要适用于过敏性与自身免疫性炎症性疾病,如结缔组织病,严重的支气管哮喘,皮炎等过敏性疾病,溃疡性结肠炎,急性白血病,恶性淋巴瘤等。

二、中药

1. 安宫牛黄丸(散、胶囊、片)

见第十三章“167. 小儿惊风”。

2. 绿雪(胶囊)

见第十三章“166. 小儿发热”。

3. 牛黄清热胶囊(散)

见第十三章“166. 小儿发热”。

4. 万氏牛黄清心丸

见第十三章“167. 小儿惊风”。

5. 新雪颗粒(丸、胶囊)

【处方组成】人工牛黄、穿心莲、磁石、竹心、广升麻、沉香、南寒水石、滑石、栀子、石膏、硝石、芒硝、冰片、珍珠层粉

【功能主治】清热解毒。用于外感热病、热毒壅盛证,症见高热、烦躁;扁桃体炎、上呼吸道感染、气管炎、感冒见上述证候者。

【用法用量】丸剂、颗粒剂,口服,一次1袋(瓶),一日2次。

【使用注意】孕妇禁用。

6. 清开灵口服液(片、泡腾片、胶囊、软胶囊、颗粒、糖浆、注射液)

见第十三章“168. 小儿扁桃体炎与乳蛾”。

7. 清热解毒口服液(胶囊、片、注射液)

见第十三章“160. 小儿感冒”。

8. 瓜霜退热灵胶囊

见第十三章“166. 小儿发热”。

9. 羚羊角注射液(胶囊)

见第十三章“164. 小儿肺炎”。

10. 局方至宝散(丸)

见第十三章“166. 小儿发热”。

11. 牛黄清宫丸

见第十三章“166. 小儿发热”。

12. 牛黄醒脑丸

见第十三章“166. 小儿发热”。

13. 片仔癀(胶囊)

【处方组成】牛黄、三七、蛇胆、麝香等

【功能主治】清热解毒,凉血化瘀,消肿止痛。用于热毒血瘀所致的急、慢性病毒性肝炎,痈疽疔疮,无名肿毒,跌打损伤及各种炎症。

【用法用量】口服。每次0.6g,8岁以下儿童每次0.15~0.3g,每日2~3次;外用研末,用冷开水或食醋少许调匀涂在患处,每日数次,常保持湿润。或遵医嘱。

【使用注意】孕妇禁用。

14. 珍黄安宫片

见第十三章“167. 小儿惊风”。

15. 紫雪(胶囊、颗粒)

见第十三章“166. 小儿发热”。

16. 复方小儿退热栓

【处方组成】对乙酰氨基酚150mg,人工牛黄

【功能主治】解热镇痛,利咽解毒,祛痰定惊。用于小儿发热,惊悸不安,咽喉肿痛及肺热痰多咳嗽。

【用法用量】直肠给药。1~3岁小儿一次1粒,一日1次,3~6岁一次1粒,一日2次。

【使用注意】严重肝、肾功能不全者禁用。

17. 牛黄清脑开窍丸

【处方组成】人工牛黄、连翘、胆汁膏、栀子、郁金、珍珠母、黄连、木香、金银花、蜈蚣、大黄、石菖蒲、全蝎、黄芩、薄荷脑、青黛、红花、石膏、冰片、黄柏、知母、山羊角、蜂蜜(炼)

【功能主治】清热解毒,开窍镇痉。用于温病高热,气血两燔,症见高热神昏,惊厥谵语。

【用法用量】口服。一次1丸,一日2~3次;小儿酌减,温开水送下。

【使用注意】孕妇禁用。

18. 八味主药散

【处方组成】牛黄、檀香、天竺黄、红花、獐牙菜、巴夏嘎、兔耳草、榜嘎等

【功能主治】清热解毒。用于脏腑热病,肝热,肺热,血热,胆热,波动热,瘟热等新旧热病。

【用法用量】口服。一次1g,一日2次。

19. 穿心莲片(胶囊、丸)

【处方组成】穿心莲

【功能主治】清热解毒,凉血消肿。用于邪毒内盛,感冒发热,咽喉肿痛,口舌生疮,顿咳劳嗽,泄泻痢疾,热淋涩痛,痈肿疮疡,毒蛇咬伤。

【用法用量】片剂,口服,一次2~3片(小片),一日3~4次;或一次1~2片(大片),一日3次。

20. 银翘双解栓

【处方组成】连翘、金银花、黄芩、丁香叶

【功能主治】疏解风热,清肺泻火。用于外感风热、肺热内盛所致的发热,微恶风寒,咽喉肿痛,咳嗽,痰白或黄,口干微渴,舌红苔白或黄,脉浮数或滑数;上呼吸道感染、扁桃体炎、急性支气管炎见上述证候者。

【用法用量】肛门给药。一次1粒,一日3次;儿童用量酌减。

21. 羚羊角散

【处方组成】羚羊角

【功能主治】平肝息风，清肝明目，散血解毒。用于高热惊痫、神昏痉厥、子痫抽搐、癫痫发狂、头痛眩晕、目赤翳障、温毒发斑、痈肿疮毒。

【用法用量】口服。一次0.3～0.6g，一日1～2次。

附：用于发热（发烧）的其他中药

1. 黄连上清片（丸、胶囊、颗粒）

见第十八章“296. 口炎”。

2. 复方黄芩片

【功能主治】清热解毒，凉血消肿。用于风热上攻、湿热内蕴所致的咽喉肿痛，口舌生疮，感冒发热，湿热泄泻，热淋涩痛，痈肿疮疡。

3. 清火栀麦胶囊（片、丸）

【功能主治】清热解毒，凉血消肿。用于肺胃热盛所致的咽喉肿痛，发热，牙痛，目赤。

4. 四黄清心丸

【功能主治】清心解热，开窍醒神。用于温病高热，气血两燔，症见壮热神昏，口干烦渴，头痛便秘。

5. 热毒平胶囊

【功能主治】疏风解表，清热解毒。用于外感表里俱热证。症见发热，恶寒，头痛，咽喉疼痛，咳嗽，痰黏，胸痛，大便干燥；上呼吸道感染、肺炎见上述证候者。

6. 感冒退热颗粒

【功能主治】清热解毒，疏风解表。用于上呼吸道感染，急性扁桃体炎，咽喉炎属外感风热、热毒壅盛证，症见发热、咽喉肿痛。

7. 血必净注射液

见本章“334. 败血症”。

8. 麦冬十三味丸

【功能主治】清“协日”热，解瘟。用于瘟疫热，炽热，血热，肝胆热，胃肠热。

9. 抗热镇痉丸

【功能与主治】清热解毒。用于湿温暑疫，高热不退，痉厥昏狂，谵语发斑。

10. 浓缩水牛角颗粒

【功能主治】清热解毒，凉血，定惊。用于温病高热，神昏谵语，发斑发疹，吐血，衄血，惊风，癫狂。

11. 凉血退热排毒丸

【功能主治】清瘟排毒，凉血退热。用于外感时疫瘟毒，内陷营血，高热不退，神昏谵语。

12. 清热八味丸（胶囊）

【功能主治】清热解毒。用于脏腑热，肺热咳嗽，痰中带血，肝火肋痛。

13. 羚羊清肺颗粒（丸、胶囊）

【功能主治】清肺利咽，清瘟止嗽。用于肺胃热盛，感受时邪，身热头晕，四肢酸懒，咳嗽痰盛，咽喉肿痛，鼻衄咳血，口干舌燥。

14. 醒脑安神片

【功能主治】清热解毒，清脑安神。用于头身高热，头昏脑晕，言语狂躁，舌干眼花，咽喉肿痛，小儿内热惊风抽搐。对高血压、神经官能症、神经性头痛、失眠等皆有清脑镇静作用。

15. 九味青鹏散

【功能主治】清热止痛，制疠。用于瘟疠疾病，流感引起的发热、肺部疼痛、肺炎、嗓子肿痛等。

16. 热毒宁注射液

【功能主治】清热，疏风，解毒。用于外感风热所致的感冒、咳嗽，症见高热，微恶风寒，头痛身痛，咳嗽，痰黄；上呼吸道感染、急性支气管炎见上述证候者。

17. 九龙解毒胶囊

【功能主治】清热解毒，理气止痛。用于痰热壅肺引起的发热，咳嗽，咳吐黄痰，胸痛等症。

18. 痰热清注射液

【功能主治】清热，解毒，化痰。用于风温肺热病属痰热阻肺证，症见发热，咳嗽，咯痰不爽，口渴，舌红，苔黄等。可用于急性支气管炎、急性肺炎（早期）出现的上述症状。

19. 二十五味肺病胶囊

【功能主治】清热消炎，宣肺化痰，止咳平喘。用于肺邪病引起的咳痰不止，呼吸急促，肺热，发热，鼻塞，胸胁疼痛，咯血，倦怠等。

20. 消炎胶囊

【功能主治】清热解毒，抗菌消炎。用于呼吸道感染，发热，肺炎，支气管炎，咳嗽有痰，疖肿等。

21. 吉祥安坤丸

【功能主治】调经活血，补气安神。用于月经不调，产后发热，心神不安，头昏头痛，腰膝无力，四肢浮肿，乳腺肿胀。

22. 银花口服液

【功能主治】清热解毒。用于发热口渴，咽喉肿痛，热疖疮疡。

23. 柴胡滴丸

【功能主治】解表退热。用于外感发热，症见身热面赤，头痛身楚，口干而渴。

24. 柴黄颗粒

【功能主治】清热解毒。用于上呼吸道感染，感冒发热。

25. 清热去湿茶

【功能主治】清热解毒，利水去湿，活血消肿，生津止渴。用于感冒发热，咽喉肿痛，口干舌燥，皮肤疮疖，湿热腹泻，小便赤痛。

26. 梅翁退热片（颗粒）

【功能主治】疏风清热，解毒利咽，消痈散结。用于风热感冒，发热咳嗽，咽喉肿痛，胸脘胀痛；咽炎、扁桃体炎。

27. 金银花口服液（糖浆、软胶囊、胶囊、颗粒）

【功能主治】清热解毒。用于发热口渴，咽喉肿痛，热疖疮疡。

28. 万应甘和茶

【功能主治】芳香解表，燥湿和中，升清降浊。用于感冒发热，腹痛吐泻，暑湿泄泻。

29. 千金茶

【功能主治】疏风解表，利湿和中。用于四季伤风感冒，中暑发热，腹痛身酸，呕吐泄泻。

30. 六和茶

【功能主治】清热祛湿，解暑消食。用于感冒发热，头痛身倦，四肢不适，食滞饱胀。

31. 表热清颗粒

【功能主治】清热解毒，疏风解表。用于风热感冒所致的发热、咽痛；上呼吸道感染、急性扁桃体炎、急性咽炎见上述证候者。

32. 广东凉茶（颗粒）

【功能主治】清热解暑，祛湿生津。用于四时感冒，发热喉痛，湿热积滞，口干尿黄。

33. 三黄清解胶囊（片）

【功能主治】清热解毒。用于风温热病所致的发热咳喘，口疮咽肿。

34. 栀芩清热合剂

【功能主治】疏风散热，清热解毒。用于三焦热毒炽盛，发热头痛，口渴，尿赤。

35. 消炎片

【功能主治】清热解毒。用于上呼吸道感染的发热，支气管炎的咳嗽有痰及疖肿。

36. 熊胆降热胶囊（片）

【功能主治】清热解毒通便。用于外感热病所致的发热烦躁，头痛目赤，牙龈肿痛，大便秘结。

37. 甘和茶

【功能主治】清暑散热，生津止渴。用于感冒发热，中暑口渴，预防感冒。

38. 清热解毒片（口服液、泡腾片、胶囊、软胶囊、颗粒、糖浆、注射液）

【功能主治】清热解毒。用于热毒壅盛所致的发热面赤，烦躁口渴，咽喉肿痛；流感、上呼吸道感染见上述证候者。

39. 疏风散热胶囊

【功能主治】清热解毒，疏风散热。用于风热感冒，发热头痛，咳嗽口干，咽喉疼痛。

40. 复方西羚解毒片

【功能主治】疏风解表，清热解毒。用于外感风热，发热、头痛，咳嗽音哑，咽喉肿痛。

41. 甘露茶

【功能主治】消暑散热，行气消食。用于感冒头痛，发热，食滞。

42. 消炎退热颗粒（胶囊、合剂）

【功能主治】清热解毒，凉血消肿。用于外感热病、热毒壅盛症，症见发热头痛，口干口渴，咽喉肿痛；上呼吸道感染见上述证候者，亦用于疮疖肿痛。

43. 清解退热颗粒

【功能主治】清热解毒，解表清里。用于风热感冒，症见发热，头痛，或恶风，咽痛，口渴，便秘，尿黄。

336. 长期低热

〔基本概述〕

正常人的体温，口腔温度一般为35.8～37.4℃。在正常状态，正常人的体温不应高于37.5℃。如果经常高于37.3℃，就是低热。若低热时间超过两个星期，可认为是长期低热。

按体温状况，发热分为四种。低热：37.3～38℃；中等度热：38.1～39℃；高热：39.1～41℃；超高热：41℃以上。

人的体温并不完全一致，一般早晨较低，下午较高。冬季较低，夏季较高；妇女在月经前和妊娠期体温也稍高。但这些都不属于低热范围，而是正常的生理变动。

引起低热的原因较多，如慢性化脓性扁桃体炎、慢性副鼻窦炎、慢性胆道感染、慢性尿路感染、慢性肾盂肾炎、肺外结核等慢性感染性疾病、无黄疸型肝炎、迁延型肝炎、慢性肝炎和肝硬化、类风湿关节炎、播散性红斑狼疮、甲状腺功能亢进等。这类低热患者都是有器质性疾病的。此外，体质虚弱的人，或病后，常常会发生低热。如果在低热的同时还伴有自主神经功能失调症状：手抖、颜面易潮红、室性心动过速、打嗝、腹胀、失眠，就可能是神经性低热。

低热是指体温超过正常，但在38℃以下者。现代医学对本病按病因分感染性和非感染性两大类。长期低热（持续2周以上）的病因常见者有小儿肺结核及肺外结核，慢性感染病灶（如慢性扁桃体炎、慢性副鼻窦炎、慢性牙龈炎、慢性中耳炎、慢性肾炎等）；功能性低热，特点是清晨体温正常，活动后出现低热。

中医所指的低热尚包括患者主观自觉的手足心热、胸中烦热而体温并不高于正常的一种情况。常见表现为夜热早凉，或夜间发热为甚，午后潮热，手足心热，骨蒸发热，常伴有消瘦，神疲，乏力，纳呆厌食，烦躁，舌红少苔，脉细数等症状和体征。

中医学认为：外邪侵袭人体，正邪相争可致发热；饮食劳倦，情志郁结，宿食，痰饮，瘀血等久留不去，导致脏腑功能失调，气血津液亏耗，阴阳失调，可致发热；气、血、阴、阳亏虚可致发热。而在本症的病例中，一般内伤多于外感。

〔治疗原则〕

现代医学对本病主要采取祛除病因的治疗方法。

在低热病患中，有不少病例一时难以查清确切病因，可用中医中药治疗，临床疗效较好。

〔用药精选〕

一、西药

1. 辅酶 A Coenzyme A

本品为体内乙酰化反应的辅酶,参与体内乙酰化反应,对糖、脂肪和蛋白质的代谢起着重要的作用,如三羧酸循环、肝糖原积存、乙酰胆碱合成、降低胆固醇量、调节血脂含量及合成甾体物质等,均与本品有密切关系。

【适应证】用于白细胞减少症、原发性血小板减少性紫癜及功能性低热的辅助治疗。

【用法用量】静脉滴注:一次 50~200U,一日 50~400U,临用前用5%葡萄糖注射液500ml溶解后静脉滴注。肌内注射:一次 50~200U,一日 50~400U,临用前用氯化钠注射液2ml溶解后注射。

【不良反应】静脉注射要缓慢,否则易引起心悸、出汗等。

【禁忌】急性心肌梗死患者禁用。对本品过敏者禁用。

【制剂】注射用辅酶 A

2. 维生素 C Vitamin C

【适应证】①用于预防和治疗坏血病,也可用于各种急、慢性传染性疾病及紫癜等辅助治疗。②慢性铁中毒的治疗:维生素C促进去铁胺对铁的螯合,使铁排出加速。③特发性高铁血红蛋白症的治疗。④下列情况对维生素C的需要量增加:a. 患者接受慢性血液透析、胃肠道疾病(长期腹泻、胃或回肠切除术后)、结核病、癌症、溃疡病、甲状腺功能亢进、发热、感染、创伤、烧伤、手术等;b. 因严格控制或选择饮食,接受肠道外营养的患者,因营养不良,体重骤降,以及在妊娠期和哺乳期者;c. 应用巴比妥类、四环素类、水杨酸类,或以维生素C作为泌尿系统酸化药时。

【用法用量】口服。一次 50~100mg,一日3次。肌内或静脉注射,成人每次 100~250mg,每日 1~3 次;小儿每日 100~300mg,分次注射。

【不良反应】推荐剂量未见不良反应。①长期应用每日2~3g可引起停药后坏血病。②长期应用大量维生素C偶可引起尿酸盐、半胱氨酸盐或草酸盐结石。③快速静脉注射可引起头晕、晕厥。

【禁忌】对本品过敏者禁用。

【制剂】维生素C片(注射液、口含片)

3. 胸腺肽 Thymopolypeptides

本品是由健康牛胸腺提取,含生物活性的多肽类物质。本品为免疫调节药,具有调节和增强人体细胞免疫功能的作用,能促使T淋巴细胞成熟。

【适应证】①用于慢性乙型肝炎患者。②各种原发性或继发性T细胞缺陷病。(如儿童先天性免疫缺陷病)。③某些自身免疫性疾病(如类风湿关节炎、系统性红斑狼疮、儿童支气管哮喘和哮喘性支气管炎等)。④各种细胞免疫功能低下的疾病(如病毒性肝炎,预防上呼吸道感染、顽固性口腔溃疡等)。⑤肿瘤的辅助治疗。

【用法用量】口服。每次 5~30mg,一日 1~3 次,或遵医嘱。

【不良反应】①耐受性良好,个别可见恶心、发热、头晕、胸闷、无力等不良反应,少数患者偶有嗜睡感。②慢性乙型肝炎患者使用时可能ALT水平短暂上升,如无肝衰竭预兆出现,仍可继续使用本品。③极个别患者有轻微过敏反应,停药后可消失。

【禁忌】对本品有过敏反应者或器官移植者禁用。胸腺功能亢进或胸腺肿瘤患者禁用。

【儿童用药】对于18岁以下患者,本药的安全性和有效性尚未确立。

【孕妇及哺乳期妇女用药】动物生育研究显示,在对照组及本药治疗组,其胚胎异常影响无任何差异。目前尚不知道本药是否对胚胎有伤害,或是否影响生育能力。故本药只能在十分必要时才给孕妇使用。目前尽管本品未证实本品经人乳排出,但用于哺乳期妇女仍应特别慎重。

附:用于长期低热的其他西药

1. 维生素 A VitaminA

【适应证】用于预防维生素A缺乏症,如夜盲症、干眼症、角膜软化、皮肤粗糙角化。对于感染、长期发热的患者,维生素A的需要量增加。

2. 氢化可的松 Hydrocortisone

【适应证】本品为糖皮质激素类药物,具有抗炎、抗毒、抗休克和免疫抑制等多种药理作用。主要用于治疗肾上腺皮质功能减退症及垂体功能减退症的补充或替代治疗。亦可用于过敏性和炎症性疾病。

3. 地塞米松 Dexamethasone

【适应证】本品为肾上腺皮质激素类药,抗炎、抗过敏、抗休克作用比泼尼松更显著。主要适用于过敏性与自身免疫性炎症性疾病,如结缔组织病,严重的支气管哮喘,皮炎等过敏性疾病,溃疡性结肠炎,急性白血病,恶性淋巴瘤等。

二、中药

1. 大补阴丸

见第十六章“282. 耳鸣”。

2. 知柏地黄丸(浓缩丸、口服液)

见第十六章“282. 耳鸣”。

3. 河车大造丸

【处方组成】紫河车、熟地黄、天冬、麦冬、盐杜仲、牛膝(盐炒)、盐黄柏、醋龟甲

【功能主治】滋阴清热,补肾益肺。用于肺肾两虚,虚劳咳嗽,骨蒸潮热,盗汗遗精,腰膝酸软。

【用法用量】口服。水蜜丸一次6g,小蜜丸一次9g,大蜜丸一次1丸,一日2次。

4. 六味地黄丸(浓缩丸、胶囊、软胶囊、颗粒、口服液、片、咀嚼片、膏)

见第十六章"279. 老花眼"。

5. 大黄䗪虫丸

【处方组成】熟大黄、黄芩、甘草、桃仁、杏仁、白芍、地黄、干漆(煅)、虻虫(去翅足)、水蛭(制)、蛴螬(炒)、土鳖虫(炒)

【功能主治】活血破瘀,通经消癥。用于瘀血内停所致的闭经、癥瘕,症见腹部肿块,肌肤甲错,面色黯黑,潮热羸瘦,经闭不行。

【用法用量】口服。水蜜丸一次3g,小蜜丸一次3~6丸,大蜜丸一次1~2丸,一日1~2次。

【使用注意】孕妇禁用。

6. 加减地黄丸

【处方组成】女贞子、熟地黄、地黄、郁金(醋制)、地骨皮、山药(麸炒)、茯苓、五味子(醋制)、泽泻(麸炒)

【功能主治】滋补肝肾。用于肝肾不足,头晕耳鸣,潮热。

【用法用量】口服。水蜜丸一次9克,大蜜丸一次1丸,一日2次。

7. 参茸鹿胎丸

【处方组成】红花、当归、杜仲(炭)、人参(去芦)、鹿胎、化橘红、熟地黄、丹参、小茴香、桃仁(炒)、益母草(炭)、川芎、荆芥穗(炭)、白芍、香附(醋制)、莱菔子(炒)、白术(炒)、肉桂(去粗皮)、银柴胡、泽泻、槟榔(焦)、厚朴(姜制)、六神曲、附子(制)、麦芽(炒)、赤芍、山楂(焦)、延胡索(醋制)、苍术(炒)、续断、吴茱萸(盐制)、砂仁、海螵蛸、茯苓、乌药、牡丹皮、牛膝、龟甲(醋制)、豆蔻、木瓜、木香、山药、沉香、鹿茸、甘草、蜂蜜(炼)

【功能主治】调经活血,温宫止带,逐瘀生新。用于月经不调,行经腹痛,四肢无力,子宫寒冷,赤白带下,久不受孕,骨蒸劳热,产后腹痛。

【用法用量】口服。一次1丸,一日1~2次,空腹用红糖水送下。

【使用注意】孕妇禁用。

附:用于长期低热的其他中药

1. 固本丸

【功能主治】滋阴补气,清肺降火。用于气阴两虚,症见潮热,咳嗽,形体瘦弱,自汗盗汗,乏力或病后津伤。

2. 暑热康糖浆

【功能主治】益气清热,生津解暑。用于低热,口渴,多饮,多尿,暑热病的辅助治疗。

3. 扶正养阴片

【功能主治】扶正养阴。用于虚损劳伤,潮热咳嗽。

337. 虚劳

〔基本概述〕

虚劳又称虚损、虚证,是由多种原因所致的脏腑亏损,气血阴阳严重不足的多种慢性衰弱病症的总称。

所谓虚证,概括起来不外有气虚、阳虚、血虚、阴虚四种类型。气虚有脾气虚、肺气虚和心气虚之分。脾气虚表现为食欲不振,大便溏泄,脘腹虚胀,神倦乏力,甚至浮肿、脏器下垂;肺气虚则少气懒言、动作喘乏,易出虚汗;心气虚则心悸、脉微。血虚的基本症状是面色萎黄,唇甲苍白,头晕眼花,心慌心悸,以及妇女月经后期、量少、色淡,甚至经闭等。阴虚的证候主要有:肺阴虚多见干咳少痰,口干舌燥,咳血,虚热等症;胃阴虚多见舌红少苔,咽干口渴,或不知饥饿,或胃中嘈杂,呕哕,或大便燥结等症;肝阴虚多见眼干目昏,眩晕,震颤等症;肾阴虚多见腰膝酸痛,手足心热,心烦失眠,遗精,或潮热盗汗等症。阳虚证包括心阳虚、脾阳虚、肾阳虚等证。由于肾阳为元阳,对人体脏腑起着温煦生化的作用,阳虚诸证往往与肾阳不足有十分密切的关系,补阳药也主要是补肾阳的药物。

导致虚劳的原因很多,主要有禀赋薄弱、体质素虚,房事不节、耗损真阴,劳倦过度、情志内伤,饮食不节、起居失常,大病久病,失治误治等方面。

虚劳属于中医学的病名,相当于现代医学的多种慢性或消耗性疾病。它所涉及的病种极广,可见于西医的各个系统之中,许多慢性疾病过程出现各种虚损证候、各种重病后期的恶病质状态等,都可表现出虚劳的证候。在虚劳的病史中常有生活失节,调摄不当等因素,或大病久病,产后或手术后失血过多等。临床症状可见面色无华、发白、黯黑,消瘦,气短声低,心悸,健忘,头晕眼花,自汗盗汗,形寒肢冷或五心烦热,倦怠乏力,食欲不振,腹胀,便溏,遗精滑泄,月经不调或停闭等。可见多个脏腑气血阴阳虚损,呈慢性、难复性、进行性的演变过程。

虚劳有气虚、血虚、阳虚、阴虚之分,多因禀赋薄弱,或烦劳过度,损及五脏,或饮食不节,损伤脾胃,或大病久病,失于调理所致。以上各种病因,或是因虚致病,因病成劳,或是以病致虚,久虚不复成劳,常是多种疾病误治失治和病后失于调理的转归,原发性者很少。其病理性质,主要为气、血、阴、阳的亏耗。其病损部位,主要在于五脏,但以脾、肾为主要环节。

〔治疗原则〕

西医对此类疾病的治疗主要是针对原发病进行治疗,并针对体质虚弱的不同情况,选择相应的支持疗法。同时注意休息及饮食疗法。

中医对虚劳的治疗则积累了丰富的经验,针对不同的病因采取辨证论治的方法可取得较好的疗效。治疗的基本原则是补益。在进行补益的同时，一是必须根据病理属性的不同，分别采取益气、养血、滋阴、温阳的治疗方药，二是要密切结合五脏病位的不同而选用方药，以增强治疗的针对性。此外，由于脾为后天之本，肾为先天之本，故应十分重视调整脾肾。

临床应用补益药时，应根据虚证的不同类型而选用相适应的补益药，气虚证用补气药，阳虚证用补阳药，血虚证用补血药，阴虚证用补阴药。但是人体的气血阴阳是相互依存的，并可相互转化，所以在虚损的情况下，又常互相影响。气虚和阳虚表示机体活动能力的衰退，阳虚多兼气虚，而气虚也易导致阳虚；阴虚和血虚表示机体精血津液的损耗，阴虚多兼血虚，而血虚也易导致阴虚。因此，补气药和补阳药，补血药和补阴药，往往相须为用。至于气血两亏、阴阳俱虚的病症，当根据病情，采用气血两补或阴阳兼顾的治则。

补益药一般不适用于有实邪的病症，因能"闭门留寇"，加重病情。但在实邪虽未除，正气已虚弱的情况下，在祛邪之中，可适当选用补益药，以"扶正祛恶"，达到战胜疾病、促进病愈的目的。补益药若使用不当，反而导致机体阴阳失调，使脏腑的正常功能受到扰乱，于人体有害而无益。因此，不可滥用补益药。

〔用药精选〕

一、西药

1. 复方牛磺酸胶囊 Compound Taurine Capsules

本品为复方制剂，含牛磺酸、维生素 B_1、维生素 B_2、维生素 B_6、烟酰酸镁。牛磺酸为含硫氨基酸，具有一定生理作用；其他四种维生素均为 B 族维生素，是维持机体正常代谢和身体健康必不可少的重要物质，缺乏时可致代谢障碍而引致多种疾病。

【适应证】用于体质虚弱、疲劳、食欲缺乏等的辅助治疗。

【用法用量】口服。一次 2 粒，一日 3 次。

【不良反应】①偶见皮肤潮红、瘙痒。②尿液可呈黄色，但不影响使用。

2. 复方氨基酸胶囊(口服溶液) Compound Amino Acid Capsules

本品为复方制剂，含 L-亮氨酸、L-异亮氨酸、L-赖氨酸盐酸盐、L-苯丙氨酸、L-苏氨酸、L-缬氨酸、L-色氨酸、L-蛋氨酸、5-羟基邻氨苯甲酸盐酸盐、维生素 A、维生素 D、硝酸硫胺、维生素 B_2、烟酰胺、维生素 B_6、叶酸、泛酸钙、维生素 B_{12}、维生素 C、维生素 E。

【适应证】用于预防和治疗因缺乏必需氨基酸与维生素所引起的各种疾病。①神经炎、维生素 C 缺乏病、佝偻病、脚气病等。②外伤、烧伤、骨折及术后伤口愈合。③孕产妇、哺乳期妇女营养失调及儿童营养缺乏。④高温、高湿、寒冷环境作业及运动的营养补给。⑤改善人体免疫力。⑥用于体弱者的营养补充。

【用法用量】口服。成人一次 1～2 粒，一日 1 次。小儿每日 1/2～1 粒。

3. 维参锌胶囊 Compound Ginseng and Vitamin E Capsules

本品为复方制剂，含人参(红参须)、维生素 E、硫酸锌、花粉。本品所含维生素 E 能拮抗自由基的氧化作用；锌是体内必需的微量元素之一；红参须具有抗自由基，增强免疫力及调节内分泌作用；花粉具有调节神经系统功能和胃肠道分泌作用。

【适应证】用于改善衰老症状，提高心肺调节功能、视敏度及听力等。

【用法用量】口服。一日 2 粒，晨服。

【不良反应】①偶见轻度恶心、呕吐、便秘。②罕见口干、鼻衄。

【禁忌】①对花粉过敏者禁用。②急性感染、感冒发热者禁用。

附：用于虚劳的其他西药

各种营养液，如肠道营养液，氨基酸，以及维生素和矿物质等，都可能对虚劳有一定的作用。具体可参见贫血、消瘦和营养不良、维生素和矿物质缺乏症等篇章的有关内容。

二、中药

(一)气虚用中药

1. 补中益气丸(颗粒、合剂、口服液)

【处方组成】炙黄芪、党参、炙甘草、炒白术、当归、升麻、柴胡、陈皮

【功能主治】补中益气，升阳举陷。用于脾胃虚弱、中气下陷所致的泄泻、脱肛、阴挺，症见体倦乏力，食少腹胀，便溏久泻，肛门下坠或脱肛，子宫脱垂。

【用法用量】丸剂，口服，小蜜丸一次 9g，大蜜丸一次 1 丸，水丸一次 6g，一日 2～3 次。

2. 参芪片(咀嚼片、糖浆、颗粒、口服液)

【处方组成】党参、黄芪

【功能主治】补益元气。用于脾气虚所致的体弱，四肢无力。

【用法用量】口服。片剂，一次 4 片，一日 3 次。

3. 四君子丸(颗粒、合剂)

【处方组成】党参、白术(炒)、茯苓、生姜、大枣、炙甘草

【功能主治】益气健脾。用于脾胃气虚，胃纳不佳，食少便溏。

【用法用量】丸剂，口服。一次 3～6g，一天 3 次。

4. 人参北芪片(胶囊)

【处方组成】人参、黄芪

【功能主治】扶正固本，补气升阳，补虚生津。用于肢体

倦怠,神疲乏力,多梦健忘。

【用法用量】口服。一次4~6片,一日3次。

5. 黄芪颗粒(片)

【处方组成】黄芪

【功能主治】补气固表。用于气短心悸,自汗。

【用法用量】开水冲服,一次4g,一日2次。

【使用注意】糖尿病患者禁用。

6. 人参片

【处方组成】人参

【功能主治】大补元气,生津止渴。用于气虚所致的身倦乏力,食欲不振,心悸气短,失眠健忘。

【用法用量】口服。一次2~4片,一日2次。

【使用注意】孕妇禁用。

7. 维他参颗粒

【处方组成】人参、山楂、维生素B_1、维生素B_2、维生素B_6、维生素E、泛酸钙、烟酰胺

【功能主治】益气健脾,宁心安神。适用于心脾气虚所致的神疲乏力,心悸气短,寐少多梦,食欲不振,腹胀便溏。

【用法用量】口服。一次5g,一日2次。

【使用注意】对本品过敏者禁用。

8. 四味益气胶囊

【处方组成】人参茎叶总皂苷、刺五加浸膏、维生素E、维生素B_2

【功能主治】益气健脾。适用于气虚证,症见精神倦怠,气短乏力,食欲不振,肢冷,健忘。

【用法用量】口服。一次2~4粒,一日3次。

【使用注意】儿童、孕妇禁用;感冒发热患者禁服。

9. 补肺丸

【处方组成】熟地黄、党参、黄芪(蜜炙)、桑白皮(蜜炙)、紫菀、五味子

【功能主治】补肺益气,止咳平喘。用于肺气不足,气短喘咳,咳声低弱,干咳痰黏,咽干舌燥。

【用法用量】口服。一次1丸,一日2次。

【使用注意】外感咳嗽者禁用。

10. 归脾丸(浓缩丸、合剂、液)

【处方组成】党参、白术(炒)、黄芪(炙)、茯苓、远志(制)、酸枣仁(炒)、龙眼肉、当归、木香、大枣(去核)、甘草(炙)

【功能主治】益气健脾,养血安神。用于心脾两虚,气短心悸,失眠多梦,头昏头晕,肢倦乏力,食欲不振。

【用法用量】用温开水或生姜汤送服,水蜜丸一次6g,小蜜丸一次9g,大蜜丸一次1丸,一日3次。

【使用注意】归脾丸不宜与感冒药同服,感冒发热患者应暂时停用,须在感冒症状消退后再服用归脾丸。

11. 注射用黄芪多糖

见第十九章“308. 癌症与癌症疼痛”。

(二)血虚用中药

1. 益血生胶囊

见第十三章“191. 小儿贫血”。

2. 紫芝多糖片

见第十九章“308. 癌症与癌症疼痛”。

3. 健脾生血片(颗粒)

见第十三章“191. 小儿贫血”。

4. 六味补血胶囊

【处方组成】当归、熟地黄、白芍、川芎、黄芪、紫草

【功能主治】益气养血,用于气血两虚证,症见头晕眼花,神疲乏力,唇甲色淡等。

【用法用量】口服。一次2粒,一日3次。

5. 当归养血丸

【处方组成】当归、白芍(炒)、地黄、炙黄芪、阿胶、牡丹皮、香附(制)、茯苓、杜仲(炒)、白术(炒)

【功能主治】益气养血调经。用于气血两虚所致的月经不调,症见月经提前,经血量少或量多,经期延长,肢体乏力。

【用法用量】口服。一次9g,一日3次。

6. 四物合剂(膏、胶囊、颗粒)

【处方组成】当归、川芎、白芍、熟地黄

【功能主治】养血调经。用于血虚所致的面色萎黄,头晕眼花,心悸气短及月经不调。

【用法用量】合剂,口服。一次10~15ml,一日3次。

7. 速溶阿胶颗粒

【处方组成】阿胶

【功能主治】补血滋阴,润燥。用于血虚萎黄,眩晕心悸,肌萎无力,心烦不眠,肺燥咳嗽等。

【用法用量】开水冲服,一次3~9g,一日1~2次。

8. 补血当归精(胶囊)

【处方组成】当归、熟地黄(酒蒸制)、白芍(酒炒)、川芎(酒炒)、炙黄芪、党参、炙甘草

【功能主治】滋补气血。用于头晕,身体衰弱,妇女月经不调,产后血虚体弱,贫血。

【用法用量】口服。一次5ml,一日2次。

(三)阴虚用中药

1. 大补阴丸

见第十六章“282. 耳鸣”。

2. 河车大造丸(胶囊、片)

见第十六章“282. 耳鸣”。

3. 左归丸

【处方组成】熟地黄、山药、枸杞子、山茱萸、牛膝、鹿角胶、龟板胶、菟丝子

【功能主治】滋阴补肾。用于真阴不足,腰酸膝软,遗精,盗汗,神疲口燥。

【用法用量】口服。一次9g,一日2次。

4. 麦味地黄丸(口服液、片、胶囊)

见第十六章“282. 耳鸣”。

5. 二至丸

见第十六章“282. 耳鸣”。

6. 归芍地黄丸

见第十六章“282. 耳鸣”。

7. 杞菊地黄丸(口服液、胶囊、片)

见第十六章“266. 干眼症(角结膜干燥症)”。

8. 六味地黄丸(浓缩丸、胶囊、软胶囊、颗粒、口服液、片、咀嚼片、膏、滴丸)

见第十六章“279. 老花眼”。

9. 知柏地黄丸(口服液、颗粒、胶囊)

见第十六章“282. 耳鸣”。

10. 玉泉丸

【处方组成】葛根、天花粉、地黄、麦冬、五味子、甘草

【功能主治】清热养阴,生津止渴。用于阴虚内热所致的消渴,症见多饮、多尿、多食;2型糖尿病见上述证候者。

【用法用量】口服。一次6g,一日4次;7岁以上小儿一次3g,3~7岁小儿一次2g。

11. 肝肾滋

【处方组成】枸杞子、黄芪、党参、麦冬、阿胶

【功能主治】滋养肝肾,补益气血,明目安神。用于肝肾阴虚、气血两亏所致的目眩昏暗,心烦失眠,肢倦乏力,腰腿酸软。

【用法用量】开水冲服,一次10g,一日2次。早晚使用。

12. 肝肾膏(颗粒)

【处方组成】女贞子、熟地黄、墨旱莲、桑叶、玉竹

【功能主治】滋阴肝肾。用于肝肾阴虚之精神不振,头昏目眩,五心潮热,咽干少津,腰膝酸软。

【用法用量】口服。一次10~20g,一日2次。

(四)阳虚用中药

1. 桂附地黄丸(胶囊)

【处方组成】肉桂、附子(制)、熟地黄、酒山茱萸、牡丹皮、山药、茯苓、泽泻

【功能主治】温补肾阳。用于肾阳不足,腰膝酸冷,肢体浮肿,小便不利或反多,痰饮喘咳,消渴。

【用法用量】口服。水蜜丸一次6g,小蜜丸一次9g,大蜜丸一次1丸,一日2次。浓缩丸口服,一次8丸,一日3次。

2. 济生肾气丸(片)

【处方组成】熟地黄、山茱萸(制)、牡丹皮、山药、茯苓、泽泻、肉桂、附子(制)、牛膝、车前子

【功能主治】温肾化气,利水消肿。用于肾阳不足、水湿内停所致的肾虚水肿,腰膝酸重,小便不利,痰饮咳喘。

【用法用量】口服。水蜜丸一次6g,小蜜丸一次9g,大蜜丸一次1丸,一日2~3次。

3. 青娥丸

【处方组成】杜仲(盐炒)、补骨脂(盐炒)、核桃仁(炒)、大蒜

【功能主治】补肾强腰。用于肾虚腰痛,起坐不利,膝软乏力。

【用法用量】口服。水蜜丸一次6~9克,大蜜丸一次1丸,一日2~3次。

4. 右归丸

【处方组成】熟地黄、炮附片、肉桂、山药、酒山茱萸、菟丝子、鹿角胶、枸杞子、当归、盐杜仲

【功能主治】温补肾阳,填精止遗。用于肾阳不足,命门火衰,腰膝酸冷,精神不振,怯寒畏冷,阳痿遗精,大便溏薄,尿频而清。

【用法用量】口服。小蜜丸一次9g,大蜜丸一次1丸,一日3次。

5. 添精补肾膏

【处方组成】党参、制远志、淫羊藿、炙黄芪、茯苓、狗脊、酒肉苁蓉、熟地黄、当归、巴戟天(酒制)、盐杜仲、枸杞子、锁阳(酒蒸)、川牛膝、龟甲胶、鹿角胶

【功能主治】温肾助阳,补益精血。用于肾阳亏虚、精血不足所致的腰膝酸软,精神萎靡,畏寒怕冷,阳痿遗精。

【用法用量】冲服或炖服。一次9g,或遵医嘱。

6. 四神丸(片)

【处方组成】肉豆蔻(煨)、补骨脂(盐炒)、五味子(醋制)、吴茱萸(制)、大枣(去核)

【功能主治】温肾散寒,涩肠止泻。用于肾阳不足所致的泄泻,症见肠鸣腹胀,五更溏泻,食少不化,久泻不止,面黄肢冷。

【用法用量】丸剂,口服,一次9g,一日1~2次。

7. 龟龄集(丸)

【处方组成】红参、鹿茸、海马、枸杞子、丁香、穿山甲、雀脑、牛膝、锁阳、熟地黄、补骨脂、菟丝子、杜仲、石燕、肉苁蓉、甘草、天冬、淫羊藿、大青盐、砂仁

【功能主治】强身补脑,固肾补气,增进食欲。用于肾亏阳弱,症见记忆力减退,夜梦精溢,腰酸腿软,气虚咳嗽,五更泄泻,食欲不振。

【用法用量】口服。一次0.6g,一日1次,早饭前用淡盐水送服。

8. 龟鹿补肾丸(胶囊、口服液、片)

【处方组成】盐菟丝子、淫羊藿(蒸)、续断(盐蒸)、锁阳(蒸)、狗脊(盐蒸)、酸枣仁(炒)、制何首乌、炙甘草、陈皮(蒸)、鹿角胶(炒)、熟地黄、龟甲胶(炒)、金樱子(蒸)、炙黄芪、山药(炒)、覆盆子(蒸)

【功能主治】补肾壮阳,益气血,壮筋骨。用于肾阳虚所致的身体虚弱,精神疲乏,腰腿酸软,头晕目眩,精冷,性欲减退,小便夜多,健忘,失眠。

【用法用量】丸剂,口服,水蜜丸一次4.5~9g,大蜜丸一次6~12g,一日2次。

9. 深海龙胶囊

见第十六章“282. 耳鸣”。

10. 三鞭温阳胶囊

【处方组成】人参、鹿茸、海马、枸杞子、丁香、穿山甲、雀

脑、牛膝、锁阳、熟地黄、补骨脂、菟丝子、杜仲、石燕、肉苁蓉、甘草、天冬、淫羊藿、大青盐、砂仁等

【功能主治】强身补脑，固肾补气，增进食欲。用于肾亏阳弱，症见记忆力减退，夜梦精溢，腰酸腿软，气虚咳嗽，五更溏泻，食欲不振。

【用法用量】口服。一次0.6g，一日1次，早饭前2小时用淡盐水送服。

【使用注意】肝肾功能不全、肾病造血系统疾病者，孕妇及哺乳期妇女禁用。

11. 肾宝胶囊

【处方组成】淫羊藿、红景天、黄精、黄芪、沙棘、枸杞子、山药、白果、益智仁、灵芝孢子粉等

【功能主治】调和阴阳，温阳补肾，安神固精，扶正固本。用于阳痿、遗精、腰腿酸痛、精神不振、夜尿频多、畏寒怕冷，妇女月经过多，白带清稀诸症。

【用法用量】口服。一次2~3粒，2天1次。

12. 肾宝合剂(片、颗粒)

【处方组成】蛇床子、川芎、菟丝子、补骨脂、茯苓、红参、小茴香、五味子、金樱子、白术、当归、覆盆子、制何首乌、车前子、熟地黄、枸杞子、山药、淫羊藿、胡芦巴、黄芪、肉苁蓉、炙甘草

【功能主治】温补肾阳，固精益气。用于肾阳亏虚、精气不足所致的阳痿遗精，腰腿酸痛，精神不振，夜尿频多，畏寒怕冷，月经过多，白带清稀。

【用法用量】合剂，口服，一次10~20ml，一日3次。

13. 全鹿丸

【处方组成】全鹿干、锁阳(酒炒)、党参、地黄、牛膝、熟地黄、楮实子、菟丝子、山药、补骨脂(盐水炒)、枸杞子(盐水炒)、川芎(酒炒)、肉苁蓉、当归(酒炒)、巴戟天、甘草(炙)、天冬、五味子(蒸)、麦冬、白术(炒)、覆盆子、杜仲(盐水炒)、芡实、花椒、茯苓、陈皮、黄芪(炙)、小茴香(酒炒)、续断(盐水炒)、大青盐、胡芦巴(酒炒)、沉香

【功能主治】补肾填精，健脾益气。用于脾肾两亏所致的老年腰膝酸软，神疲乏力，畏寒肢冷，尿次频数，崩漏带下。

【用法用量】口服。水蜜丸一次6~9g，大蜜丸一次2丸(每丸重6g)，大蜜丸一次1丸(每丸重12.5g)，一日2次。

14. 锁阳固精丸

【处方组成】锁阳、肉苁蓉(蒸)、制巴戟天、补骨脂(盐炒)、菟丝子、杜仲(炭)、八角茴香、韭菜子、芡实(炒)、莲子、莲须、煅牡蛎、龙骨(煅)、鹿角霜、熟地黄、山茱萸(制)、牡丹皮、山药、茯苓、泽泻、知母、黄柏、牛膝、大青盐

【功能主治】温肾固精。用于肾阳不足所致的腰膝酸软，头晕耳鸣，遗精早泄。

【用法用量】口服。水蜜丸一次6g，大蜜丸一次1丸，一日2次。

15. 鹿茸片(胶囊)

【处方组成】鹿茸(去毛)

【功能主治】温肾阳，益精血，强筋骨。用于肾阳不足所致的神疲，畏寒，眩晕，耳鸣耳聋，腰脊冷痛。

【用法用量】口服。一次4片，一日2次。

【使用注意】儿童、糖尿病患者禁用。

16. 海龙胶口服液(颗粒)

【处方组成】海龙、黄明胶、当归、川芎、肉从蓉、黄芪、白芍、肉桂、枸杞子、陈皮、甘草

【功能主治】温补肾阳。用于肾阳不足所致的腰酸足软，精神萎靡，面色无华。

【用法用量】口服，一次40ml，一日1~2次。

【使用注意】儿童、孕妇禁用，糖尿病患者禁用。

17. 益肾兴阳胶囊(丸)

【处方组成】鹿茸、驴肾(酒炙)、狗肾(酒炙)、肉苁蓉(酒炙)、菟丝子、人参、黄芪、淫羊藿、蚕蛾(去足翅)等

【功能主治】补肾益气，固精。用于肾阳亏虚引起的腰酸腿软，精神疲倦，头晕耳鸣，失眠健忘。

【用法用量】黄酒或淡盐水或温开水送服，一次5粒，一日2次。

【使用注意】孕妇及小儿禁用；凡是实热或湿热者忌服。

(五)气血两虚用中药

1. 参茸卫生丸

【处方组成】龙眼肉、鹿茸、大枣、香附(醋制)、肉苁蓉(酒制)、杜仲(盐制)、当归、猪腰子、牛漆、琥珀、人参、鹿角、莲子、白芍、牡蛎、枸杞子、狗脊(沙烫)、龙骨、乳香(醋制)、秋石、鹿尾、没药(醋制)、陈皮、白术(麸炒)、熟地黄、砂仁、木香、黄芪、川芎、红花、沉香、续断、地黄、制何首乌、茯苓、紫河车、甘草、桑寄生、党参、酸枣仁(炒)、山茱萸(酒制)、木瓜、黄芩、清半夏、锁阳、肉豆蔻、煨补骨脂(盐制)、远志(制)、麦冬、苍术、猪骨髓

【功能主治】补肾健脾，养血益气。用于肾脾虚弱、气血两亏所致的体弱神疲，筋骨无力，心悸怔忡，腰膝酸痛，梦遗，滑精，自汗，盗汗，头昏眼花，以及妇女子宫虚寒所致的赤白带下、崩漏、腰痛、腹痛。

【用法用量】口服。一次1丸，一日2次。

2. 三七养血胶囊

【处方组成】熟三七、党参、当归、黄芪

【功能主治】补气养血。用于气血两虚所致的虚劳。

【用法用量】口服。一次3粒，一日2~3次。

3. 气血康口服液(胶囊、片)

【处方组成】三七(鲜)、黄芪、人参、葛根

【功能主治】健脾固本，滋阴润燥，生津止咳。用于神倦乏力，气短心悸，阴虚津少，口干舌燥。

【用法用量】口服。一次10~30ml，一日1~2次。四周为一疗程。

【使用注意】孕妇禁用。

4. 驴胶补血颗粒

【处方组成】阿胶、黄芪、党参、熟地黄、白术、当归

【功能主治】补血、益气、调经。用于久病气血两虚所致的体虚乏力，面黄肌瘦，头晕目眩，月经过少，闭经。

【用法用量】开水冲服。一次1袋，一日2次。

5. 升血颗粒(升血灵颗粒)

见第十三章“191. 小儿贫血”。

6. 阿胶三宝膏(颗粒)

见第十三章“191. 小儿贫血”。

7. 阿胶补血膏(颗粒、口服液)

见第十三章“191. 小儿贫血”。

8. 再造生血片

【处方组成】菟丝子(酒制)、红参、鸡血藤、阿胶、当归、女贞子、黄芪、益母草、熟地黄、白芍、制何首乌、淫羊藿、黄精(酒制)、鹿茸(去毛)、党参、麦冬、仙鹤草、白术(炒)、补骨脂(盐制)、枸杞子、墨旱莲

【功能主治】补肝益肾，补气养血。用于肝肾不足，气血两虚所致的血虚虚劳，症见心悸气短，头晕目眩，倦怠乏力，腰膝酸软，面色苍白，唇甲色淡，或伴出血；再生障碍性贫血，缺铁性贫血见上述证候者。

【用法用量】口服。一次5片，一日3次。

9. 人参首乌胶囊(精、片)

【处方组成】红参、制何首乌

【功能主治】益气养血。用于气血两虚所致的须发早白，健忘失眠，食欲不振，体疲乏力；神经衰弱见上述证候者。

【用法用量】胶囊，口服。一次1～2粒，一日3次，饭前服用。

10. 田七补丸

【处方组成】乌鸡(去毛爪肠)、熟地黄、当归、三七(香油炸黄)、党参、白术(麸炒)、山药、女贞子(酒炙)、墨旱莲、香附(醋炙)

【功能主治】补肝益肾，益气养血。用于肝肾不足、气血亏虚所致的面色苍白，心悸气短，精神疲倦，腰酸腿软。也用于妇女产后失血过多。

【用法用量】口服。小蜜丸一次45丸，一日3次；大蜜丸一次2丸，一日2次。

11. 大补元煎丸

【处方组成】熟地黄、当归、枸杞子、党参、山药(麸炒)、杜仲(盐炒)、山茱萸、炙甘草

【功能主治】益气养血，滋补肝肾，用于肝肾不足，气血两亏，精神疲惫，心悸健忘，头晕目眩，四肢酸软。

【用法用量】口服。一次9g，一日2次。

12. 阿胶益寿晶(口服液)

【处方组成】黄芪(蜜炙)、人参、阿胶、熟地黄、制何首乌、陈皮、木香、甘草

【功能主治】补气养血，用于气血双亏所致的未老先衰，四肢无力，腰膝酸软，面黄肌瘦，健忘失眠，妇女产后诸虚。

【用法用量】温开水冲服，一次10g，一日1～2次。口服液一次20ml，一日2～3次。

13. 八珍丸(颗粒、片、胶囊)

见第十三章“181. 小儿消化不良”。

14. 升气养元糖浆

【处方组成】党参、黄芪、龙眼肉

【功能主治】益气，健脾，养血。用于气血不足、脾胃虚弱所致的面色萎黄，四肢乏力。

【用法用量】口服。一次20ml，一日2次。

15. 十全大补丸(口服液)

见第十三章“189. 小儿营养不良”。

16. 养血饮口服液(片、颗粒、胶囊)

【处方组成】当归、黄芪、鹿角胶、阿胶、大枣

【功能主治】补气养血。用于气血两亏所致的体虚羸弱、崩漏下血；血小板减少、贫血及放、化疗后白细胞减少症见上述证候者。

【用法用量】口服液，口服，一次10ml，一日2次。

17. 健延龄胶囊

见第十六章“282. 耳鸣”。

18. 益气养元颗粒

【处方组成】黄芪(蜜炙)、党参、白术(麸炒)、熟地黄、当归、白芍、麦冬、紫河车、远志(甘草炙)、陈皮、肉桂

【功能主治】益气补血，养心安神。用于气血两亏引起的头晕目眩，精神恍惚，肢体倦怠，气短自汗，心悸失眠，病后及产后体虚，月经过多。

【用法用量】开水冲服，一次15g，一日3次。

19. 生血宝颗粒

见第十六章“282. 耳鸣”。

20. 复方阿胶浆(胶囊、颗粒)

见第十三章“191. 小儿贫血”。

21. 薯蓣丸

【处方组成】山药、人参、地黄、白术(麸炒)、茯苓、甘草、大枣(去核)、当归、白芍、阿胶、麦冬、川芎、六神曲(麸炒)、干姜、苦杏仁(去皮、炒)、桔梗、桂枝、大豆黄卷、柴胡、白蔹、防风

【功能主治】调理脾胃，益气和营。用于气血两虚、脾肺不足所致的虚劳，胃脘痛，痹病，闭经，月经不调。

【用法用量】口服。一次2丸，一日2次。

22. 当归补血口服液(丸、胶囊)

【处方组成】当归、黄芪

【功能主治】补养气血。用于气血两虚证。

【用法用量】口服液，一次10ml，一日2次。

23. 山东阿胶膏

【处方组成】阿胶、黄芪、枸杞子、白芍、党参、白术、甘草

【功能主治】补益气血，润燥。用于气血两虚所致的虚劳咳嗽、吐血、妇女崩漏、胎动不安。

【用法用量】开水冲服。一次20～25g，一日3次

24. 益气维血颗粒(片、胶囊)

见第十三章“191. 小儿贫血”。

25. 升血调元汤(颗粒)

【处方组成】鸡血藤、骨碎补、何首乌、黄芪、麦芽、女贞子、党参、佛手

【功能主治】益气养血,补肾健脾。用于脾肾不足、气血两亏所致的头目眩晕,心悸,气短、神疲乏力,腰膝酸软,夜尿频数;白细胞减少症见上述证候者。

【用法用量】汤口服,一次25~50ml,一日2次。

26. 阿归养血颗粒(糖浆、胶囊、口服液)

【处方组成】当归、党参、白芍、甘草(蜜炙)、茯苓、黄芪、熟地黄、川芎、阿胶

【功能主治】补养气血。用于气血亏虚,面色萎黄,头晕乏力,月经量少色淡。

【用法用量】颗粒剂,口服,一次1袋,一日3次。

27. 螺旋藻胶囊(片)

【处方组成】螺旋藻粉

【功能主治】益气养血,化痰降浊。用于气血亏虚,痰浊内蕴,面色萎黄,头晕头昏,四肢倦怠,食欲不振;病后体虚,贫血,营养不良属上述证候者。

【用法用量】口服。一次2~4粒。一日3次。

(六)气阴两虚用中药

1. 振源胶囊(片、口服液)

【处方组成】人参果总皂苷

【功能主治】滋补强壮,安神益智,生津止渴,增强免疫功能,调节内分泌和自主神经功能紊乱,增强心肌收缩力,提高心脏功能,保肝和抗肿瘤。主要用于治疗胸痹,心悸,不寐,冠心病,围绝经期综合征,久病体弱,神经衰弱,心悸不安,失眠健忘,气短乏力,心律失常,隐性糖尿病,亦可用于慢性肝炎和肿瘤的辅助治疗。滋补强壮,延年益寿,抗疲劳,抗应激,抗乏氧。用于头晕,疲劳,早衰与神经衰弱,内分泌失调等。益气养阴。用于气阴两虚的久病虚弱,症见心慌,气短,乏力,口干。

【用法用量】胶囊,口服,一次25~50mg,一日3次。

2. 人参固本丸

【处方组成】人参、地黄、熟地黄、山茱萸(酒炙)、山药、麦冬、天冬、茯苓、泽泻、牡丹皮

【功能主治】滋阴益气,固本培元。用于阴虚气弱,虚劳咳嗽,心悸气短,骨蒸潮热,腰酸耳鸣,遗精盗汗,大便干燥。

【用法用量】口服。大蜜丸一次1丸,一日2次;水蜜丸一次6g,一日2次。

3. 黄芪生脉饮(颗粒)

【处方组成】黄芪、党参、麦冬、五味子

【功能主治】益气滋阴,养心补肺。用于气阴两虚所致的心悸气短,胸闷心痛,心烦倦怠;冠心病见上述证候者。

【用法用量】口服液,一次10ml,一日3次。

4. 生脉饮软胶囊(党参方)

【处方组成】党参、麦冬、五味子

【功能主治】益气,养阴生津。用于气阴两亏,心悸气短,自汗。

【用法用量】口服。一次3粒,一日3次

5. 生脉饮(胶囊、颗粒、注射液)

【处方组成】红参、麦冬、五味子

【功能主治】益气复脉,养阴生津。用于气阴两亏,心悸气短,脉微自汗。

【用法用量】口服。生脉饮一次10ml,一日3次。

【使用注意】警惕注射液的过敏反应。

6. 强身胶囊(颗粒)

【处方组成】人参、黄芪、麦冬、五味子

【功能主治】补气益阴,固表止汗,生津止渴。用于气阴两虚所致的体质虚弱,心悸气短,虚汗口渴,神疲乏力。

【用法用量】胶囊,口服,一次4粒,一日2~3次。

7. 古汉养生精(片)

【处方组成】淫羊藿、枸杞子、女贞子(制)、金樱子、黄精(制)、白芍、菟丝子、人参、炙黄芪、麦芽(炒)、炙甘草

【功能主治】补气,滋肾,益精。用于气阴亏虚、肾精不足所致的头晕、心悸、目眩,耳鸣,健忘,失眠,阳痿遗精,疲乏无力;脑动脉硬化、冠心病、前列腺增生、围绝经期综合征、病后体虚见上述证候者。

【用法用量】口服。一次10~20ml,一日2~3次。

8. 固本强身胶囊

【处方组成】冬虫夏草、人参、乌鸡(去毛爪肠)、花粉、淫羊藿、枸杞子、何首乌

【功能主治】补虚益气,润肺养肝。用于气阴两虚、精血不足所致的神疲乏力,头昏目眩,气短懑闷,腰膝酸软,四肢麻木。

【用法用量】口服。一次2粒。一日2~3次。

9. 复方蜂王精胶囊

【处方组成】鲜王浆、党参、五味子、枸杞子、烟酰胺、维生素 B_1、维生素 B_6

【功能主治】滋阴益气。适用于气阴不足引起的精神疲倦,失眠多梦,食欲减退,体倦乏力。

【用法用量】清晨或睡前服,一次2粒;一日1~2次。

10. 蜂参益气锭

【功能主治】益气养阴。用于气阴两虚所致的神疲乏力,少气懒言,自汗心悸,咽燥口干,耳鸣健忘。

【用法用量】口服。一次1锭,一日3次。

【使用注意】儿童、孕妇禁用;感冒及甲状腺功能亢进、糖尿病患者禁服。

11. 仙桂胶囊

【处方组成】红人参、仙鹤草、桂枝等

【功能主治】益气养阴,温通经脉。用于气阴两虚引起的头晕目眩,心悸健忘,神疲乏力,口干。

【用法用量】每次4粒,一日3次。

【使用注意】高血压患者禁用。

12. 花芪胶囊

【处方组成】黄芪、地黄、太子参、山药、黄精(制)、山茱

萸、五味子、松花粉、知母、黄柏、桑白皮、丹参、大黄、荔枝核、鸡内金(炒)、玉米须

【功能主治】益气养阴，润燥清热。用于消渴属气阴两虚兼燥热证，症见多食善饥，口渴多饮，尿频量多，神疲乏力，气短懒言，自汗盗汗，五心烦热，心悸失眠，便秘等。

【用法用量】口服。一次5粒，一日3次，疗程8周。

13. 活力源胶囊

【处方组成】人参茎叶总皂苷、黄芪、麦冬、五味子、附片

【功能主治】益气养阴，强心益肾。适用于气阴两虚心肾两亏的健忘失眠，记忆力减退。冠心病，慢性肝炎，糖尿病及围绝经期综合征而见上述证候者。

【用法用量】口服。一次1粒，一日2~3次。

(七)阴阳两虚用中药

1. 还精煎口服液

【处方组成】地黄、熟地黄、何首乌、桑葚、女贞子、沙苑子、锁阳、钟乳石、牛膝、菟丝子、续断、白术(炒)、远志(炙)、石菖蒲、菊花、细辛、地骨皮、车前子

【功能主治】补肾填精，阴阳两补，益元强壮。用于肾虚所致的眩晕，症见头晕、心悸，腰酸、肢软；原发性高血压病见上述证候者。

【用法用量】口服。一次10ml，一日2~3次。

2. 清宫长春胶囊

【处方组成】人参、熟地黄、菟丝子(制)、枸杞子、当归、白芍、麦冬、五味子、茯苓、山药、柏子仁、泽泻、天冬、牛膝、石菖蒲、地黄、远志、覆盆子、杜仲、木香、花椒、地骨皮、山茱萸、肉苁蓉

【功能主治】补肾益精，强筋壮骨。用于神衰体弱，精力不足，健忘易倦，头晕耳鸣，腰痛膝酸。

【用法用量】口服。一次1~2粒，一日2~3次。

3. 参鹿扶正胶囊(片、合剂)

【处方组成】人参、鹿角胶、熟地黄、枸杞子、肉苁蓉、巴戟天、胡芦巴、茯苓、沙棘、五味子、五加皮、半枝莲等20味

【功能主治】扶正固本，滋阴助阳。用于阴阳两虚所致的神疲乏力，头晕耳鸣，健忘失眠，腰膝酸痛，夜尿频多。

【用法用量】口服。一次2~4粒，一日3次。

【使用注意】儿童、孕妇禁用。

4. 丹绿补肾胶囊

【处方组成】白花丹，绿包藤、射干、胡椒、干姜

【功能主治】补肾滋阴壮阳。用于阴阳两虚所致的阳痿遗精，腰膝酸软，身体乏力。

【用法用量】口服。一日3次，一次2~3粒。

5. 龙苓春合剂

【处方组成】红参、鹿茸、牛膝、熟地黄、肉苁蓉、菟丝子、附子(制)、黄芪、五味子、茯苓、山药、当归、龙骨、远志(制)、红曲

【功能主治】补肾助阳，填精补血。用于阴阳两虚，腰腿冷痛，手足不温，阳痿早泄，食欲不振，倦怠乏力。

【用法用量】口服。一次20~30ml，一日2次。

【使用注意】①孕妇、酒精过敏者忌服；②肝脏病患者禁用。

(八)肾虚(包括肝肾虚、脾肾虚、肾阴虚、肾阳虚)用中药、

1. 七宝美髯丸(颗粒、胶囊、口服液)

见第十六章“282. 耳鸣”。

2. 退龄颗粒

【处方组成】三七、制何首乌、黄精(制)、枸杞子、菟丝子、楮实子、桑葚、菊花、山楂、黑芝麻(炒)

【功能主治】滋补肝肾，生精益血。用于肝肾亏损、精血不足所致的神疲体倦，失眠健忘，腰膝酸软。

【用法用量】饭前开水冲服，一次10g，一日2~3次。

3. 首乌丸

见第十六章“282. 耳鸣”。

4. 健脾益肾颗粒

见第十九章“308. 癌症与癌症疼痛”。

5. 还少胶囊

见第十六章“282. 耳鸣”。

6. 龟鹿二仙膏(口服液)

【处方组成】龟甲、鹿角、党参、枸杞子

【功能主治】温肾益精，补气养血。用于肾虚精亏所致的腰膝酸软、遗精、阳痿。

【用法用量】膏口服。一次15~20g，一日3次。

7. 麒麟丸

【处方组成】制何首乌、墨旱莲、淫羊藿、菟丝子、锁阳、党参、郁金、枸杞子、覆盆子、山药、丹参、黄芪、白芍、青皮、桑葚

【功能主治】补肾填精，益气养血。用于肾虚精亏、气血不足所致的腰膝酸软，倦怠乏力，面色不华，阳痿早泄。

【用法用量】口服。一次6g，一日2~3次，或遵医嘱。

8. 健脑补肾丸

见第十六章“282. 耳鸣”。

9. 五子衍宗丸(片、口服液)

【处方组成】枸杞子、菟丝子(炒)、覆盆子、五味子(蒸)、盐车前子

【功能主治】补肾益精。用于肾虚精亏所致的阳痿不育，遗精早泄，腰痛，尿后余沥。

【用法用量】丸剂，口服，水蜜丸一次6g，小蜜丸一次9g，大蜜丸一次1丸，一日2次。

10. 鹿茸口服液(胶囊、片)

【处方组成】鹿茸(去毛)

【功能主治】温肾，生精养血，补髓健骨。用于畏寒无力，血虚眩晕，腰膝痿软。

【用法用量】口服液，口服。一次10ml，一日2次。

【使用注意】孕妇禁用。

11. 人参鹿茸丸

【处方组成】人参、鹿茸(去毛，酥油制)、补骨脂(盐炒)、

巴戟天(甘草水制)、当归、杜仲、牛膝、茯苓、菟丝子(盐炒)、黄芪(蜜炙)、龙眼肉、五味子(醋蒸)、黄柏、香附(醋制)、冬虫夏草

【功能主治】滋肾生精，益气、补血。用于肾精不足，气血两亏，目暗耳聋，腰腿酸软。

【用法用量】口服。一次1丸，一日1～2次。

12. 龟鹿补肾片(胶囊)

【处方组成】菟丝子(炒)、淫羊霍(蒸)、续断(蒸)、锁阳(蒸)、狗脊(蒸)、酸枣仁(炒)、制何首乌、炙甘草、陈皮(蒸)、鹿角胶(炒)、熟地黄

【功能主治】壮筋骨，益气血，补肾。用于身体虚弱，精神疲乏，腰腿酸软，头晕目眩，夜多小便，健忘失眠。

【用法用量】片剂，口服。一次2～4片，一日2次。

【使用注意】孕妇、儿童禁用。

13. 五根油丸

【处方组成】玉竹、黄精、天冬、天花粉、菱角、白脑砂、光明盐、紫脑砂、苦参、肉豆蔻、丁香、高良姜、荜茇、白豆蔻、蔗糖、鲜牛奶、蜂蜜、黄油

【功能主治】补肾健脾，宁心安神。用于脾肾两虚所致的虚痨，四肢无力，腰酸腿疼，头晕耳鸣，失眠多梦。

【用法用量】口服。一次1丸，一日3次。

【使用注意】孕妇禁用。

14. 手掌参三十七味丸

【处方组成】手掌参、寒水石、益智仁、全石榴、干姜、五灵脂、肉桂、荜茇、蛤蚧(制)、诃子、紫硇砂、照白杜鹃等37味

【功能主治】补肾壮阳，温中散寒。用于脾肾虚寒，腰酸腿痛，遗精阳痿，脘腹气痛，纳差便溏。

【用法用量】口服。一次9～15丸，一日1～2次。

15. 丹萸片

【处方组成】淫羊藿、肉苁蓉、熟地黄、山茱萸、丹参等

【功能主治】温阳补肾。用于命门火衰证，症见腰膝酸软，畏寒肢冷，神疲乏力，舌淡苔白，脉沉细弱等。

【用法用量】口服。一次6片，一日3次。

16. 补肾填精丸(口服液)

【处方组成】人参、鹿茸(酒炙)、牛鞭(滑石粉烫)、狗鞭(滑石粉烫)、黄芪、当归(酒炒)、肉苁蓉(酒炙)、阳起石(煅)、枸杞子、杜仲(盐炒)、附子(制)、菟丝子、熟地黄、淫羊藿、韭菜子

【功能主治】补气补血，温肾壮阳。用于气血亏损，肾气不足，腰膝无力，阳痿精冷。

【用法用量】口服。浓缩水蜜丸一次7g，一日3次。

【使用注意】①儿童、孕妇禁用；②阴虚火旺者禁用。

17. 仙鹿补酒

【处方组成】红参、丹参、鹿茸、仙茅、枸杞子、蛇床子、韭菜子、麻雀

【功能主治】益气补肾。用于元阳亏损，精气两虚，头晕目眩，腰膝酸软无力。

【用法用量】口服。一次30～50ml，一日1～2次。

【使用注意】孕妇禁用。

18. 苁蓉益肾颗粒

【处方组成】五味子(酒制)、肉苁蓉(酒制)、菟丝子(酒炒)、茯苓、车前子(盐制)、巴戟天(制)

【功能主治】补肾填精。用于肾气不足，腰膝酸软，记忆力减退，头晕耳鸣，四肢无力。

【用法用量】口服。一次1袋，一日2次。

19. 金刚口服液(胶囊)

【处方组成】肉苁蓉、猪腰子、绵草薢、菟丝子、杜仲(炒)

【功能主治】生精补肾。用于肾虚精亏引起的筋骨痿软，腰膝酸痛，四肢乏力。

【用法用量】口服。一次10ml，一日2次。饭前服用。

20. 金匮肾气片(丸)

【处方组成】地黄、酒山茱萸、山药、牡丹皮、泽泻、茯苓、桂枝、附子(制)、牛膝、盐车前子

【功能主治】温补肾阳，化气行水。用于肾虚水肿，腰膝酸软，小便不利，畏寒肢冷。

【用法用量】口服。一次4片，一日2次。

【使用注意】孕妇禁用，忌房欲，气恼。忌食生冷食物。

21. 桂茸固本丸

【处方组成】红参、鹿茸、党参、肉桂、干姜(清炒)、炙甘草、白术(焦)、附子(制)、肉豆蔻(煨)、大青盐

【功能主治】温补脾肾，益气固本。用于脾肾阳虚所致的形寒肢冷，腰膝酸软，气短喘促，夜尿频多，便溏，腰痛等。

【用法用量】口服。一次1丸，一日1～2次。

【使用注意】感冒实热者禁用，孕妇禁用。

22. 鹿尾鞭酒

【处方组成】鹿尾、驴肾、狗肾、人参、熟地黄、淫羊藿、鹿茸、锁阳、肉苁蓉、补骨脂(盐制)、当归、菟丝子、甘草

【功能主治】补肾。用于肾虚体弱，腰膝无力。

【用法用量】一次20ml，一日2次。

【使用注意】孕妇、儿童禁用。

(九)病后体虚用中药

1. 参芪阿胶胶囊(颗粒)

【处方组成】党参、枸杞子、黄芪、人参、阿胶、冰糖

【功能主治】补气，养血。用于气虚血亏，久病体弱。

【用法用量】胶囊口服，一次3粒，一日3次。

2. 驴胶补血颗粒

见本章本节“(五)气血两虚”

3. 人参蜂王浆胶囊(咀嚼片)

【处方组成】人参、蜂王浆、葡萄糖、淀粉

【功能主治】益气健脾。用于病后体虚，疲乏无力，食欲减退，失眠。

【用法用量】胶囊，口服，一次1～2粒，一日3次。

【使用注意】儿童、糖尿病患者禁用。

4. 生白口服液(颗粒)

【处方组成】淫羊藿、补骨脂、附子(制)、枸杞子、黄芪、

鸡血藤、茜草、当归、芦根、麦冬、甘草

【功能主治】温肾健脾，补益气血。用于癌症放、化疗引起的白细胞减少属脾肾阳虚、气血不足证者，症见神疲乏力，少气懒言，畏寒肢冷，纳差便溏，腰膝酸软。

【用法用量】口服液口服。一次40ml，一日3次。或遵医嘱。

【使用注意】阴虚火旺及有出血倾向者禁用。热毒证禁用。孕妇禁用。

5. 人参健脾丸

【处方组成】人参、白术（麸炒）、茯苓、山药、黄芪、木香、陈皮、砂仁、当归、酸枣仁（炒）、远志（制）

【功能主治】健脾益气，和胃止泻。用于脾胃虚弱所致的饮食不化，脘闷嘈杂，恶心呕吐，腹痛便溏，不思饮食，体弱倦怠。

【用法用量】口服。水蜜丸一次8g，大蜜丸一次2丸，一日2次。

6. 人参归脾丸

【处方组成】由人参、白术（麸炒）、茯苓、炙黄芪、当归、龙眼肉、酸枣仁（炒）、远志（去心甘草炙）、木香、炙甘草

【功能主治】益气补血，健脾养心。用于心脾两虚、气血不足所致的心悸，怔忡，健忘失眠，食少体倦，面色萎黄，以及脾不统血所致的便血、吐血、崩漏、带下。

【用法用量】口服。大蜜丸一次1丸，水蜜丸一次6g，小蜜丸一次9g，浓缩丸一次30丸，一日2次。

7. 归脾丸（合剂、胶囊）

见本章本节“（一）气虚”。

8. 刺五加片（胶囊、颗粒）

【处方组成】刺五加浸膏

【功能主治】健脾益气，补肾安神。用于脾肾阳虚，体虚乏力，食欲不振，腰膝酸痛，失眠多梦

【用法用量】片剂，口服。一次2～3片，一日2次。

9. 养阴生血合剂

【处方组成】地黄、黄芪、当归、玄参、麦冬、石斛、川芎

【功能主治】养阴清热，益气生血。用于阴虚内热、气血不足所致的口干咽燥、食欲减退、倦怠无力；有助于减轻肿瘤患者白细胞下降症状，改善免疫功能。用于肿瘤患者放疗时见上述证候者。

【用法用量】口服。一次50ml，一日1次。放射治疗前3天开始服用，放疗期间，在每次放射治疗前1小时服用，至放疗结束。

10. 气血康口服液（胶囊、片）

见本章本节“（五）气血两虚”。

11. 生血丸

见第十三章“191. 小儿贫血”。

12. 贞芪扶正片（泡腾片）

【处方组成】黄芪、女贞子

【功能主治】补气养阴，用于久病虚损，气阴不足。配合手术、放射治疗、化学治疗，促进正常功能的恢复。

【用法用量】口服。一次6片，一日2次。

13. 西洋参金钱龟合剂

【处方组成】西洋参、乌龟、制何首乌、金樱子、黄芪、黄精、茯苓、蛤蚧、枸杞子、杜仲、龙眼肉、山药、乌鸡

【功能主治】补益肾气。用于肾气不足所致的体虚气弱，精神疲倦，四肢无力，气短懒言，头昏眼花，病后体虚等症。

【用法用量】口服。一次1瓶，一日1～2次。

14. 蜂皇胎胶囊

【处方组成】蜂皇幼虫冻干粉

【功能主治】益肝健脾，养血宁神。用于体虚乏力，神经衰弱，失眠多梦，食少纳呆；亦可用于因放射治疗引起的白细胞减少。

【用法用量】口服。一次2粒，一日2次。

15. 人参五味子颗粒（糖浆）

【处方组成】五味子、生晒参

【功能主治】益气敛阴，安神镇静。用于病后体虚，神经衰弱，健忘失眠。

【用法用量】口服。一次5g，一日2次。糖浆口服，一次10ml，一日1～2次。

附：用于虚劳的其他中药

1. 人参养荣丸

见第十三章“191. 小儿贫血”。

2. 参茸阿胶

【功能主治】补益气血。用于气血两虚所致的头晕、神疲体倦、月经不调。

3. 三宝胶囊

【功能主治】益肾填精，养心安神。用于肾精亏虚、心血不足所致的腰酸腿软，阳痿遗精，头晕眼花，耳鸣耳聋，心悸失眠，食欲不振。

4. 益中生血片（胶囊）

【功能主治】健脾和胃，益气生血。用于脾胃虚弱、气血两虚所致的面色萎黄，头晕，纳差，心悸气短，食后腹胀，神疲倦怠，失眠健忘，大便溏泻，舌淡或有齿痕，脉细弱；缺铁性贫血见上述证候者。

5. 归芪口服液

【功能主治】补气生血。用于气血两虚引起的贫血症。

6. 参茸固本片

【功能主治】补气养血。用于气血两亏所致的四肢倦怠、面色无华、耳鸣目眩。

7. 补肾康乐胶囊

【功能主治】益肾助阳，补益气血，填精生髓，强身健脑。用于肾虚精亏、气血两虚所致的未老先衰，腰腿酸痛，疲乏无力，失眠，健忘，精神恍惚，性功能减退。

8. 补肾益脑片(丸、胶囊)

【功能主治】补肾生精,益气养血。用于气血两虚、肾虚精亏所致的心悸,气短,失眠,健忘,遗精,盗汗,腰腿酸软,耳鸣耳聋。

9. 复方皂矾丸

见第十三章“191. 小儿贫血”。

10. 鹿胎胶囊(鹿胎膏、颗粒、软胶囊)

【功能主治】补气养血,通经散寒。用于气血不足,虚弱消瘦,月经不调,行经腹痛,寒湿带下。

11. 虫草金钱龟口服液

【功能主治】补益气血,补肾益精。用于气血两亏、肾精不足所致的头晕眼花,精神疲倦,食欲不振,健忘失眠,面白心悸,腰酸腿软;或病后体虚,年老体衰见气血亏虚者。

12. 阿胶养血膏

【功能主治】益气养血,滋补肝肾。用于气血两虚所致的老年体弱者。

13. 阿胶当归合剂(颗粒、胶囊)

【功能主治】补养气血。用于气血亏虚所致的贫血,产后血虚,体弱,月经不调。

14. 人参补丸(胶囊)

【功能主治】滋阴补虚,养血宁神,助颜益智,大补元气。用于先天不足,气血亏损,四肢疲倦,精神恍惚,头晕眼花,惊悸善忘,神经衰弱,营养不良。

15. 乌鸡洋参胶囊

【功能主治】补气养阴,滋补肝肾。用于气血两虚或肝肾阴虚者,症见神疲乏力,气短懒言,面色萎黄,目涩咽干,腰膝酸软,头晕耳鸣。

16. 芪参补血口服液

【功能主治】益气补血。适用于气血两虚所致的头晕目眩,乏力自汗,面色苍白,心悸失眠,少气懒言。

17. 参芪力得康片

【功能主治】补气养血,升阳益胃。用于气血不足,中气虚陷,体倦乏力,食欲不振,睡眠不良,大便溏泄。

18. 川黄口服液(颗粒)

【功能主治】益气养血,滋补肝肾,活血化瘀。能改善气血两虚、肝肾不足所致的神疲乏力,头晕目眩,腰膝酸软等症。对免疫功能低下,放、化疗后白细胞减少及高脂血症等有辅助治疗作用。

19. 养心丸

【功能主治】益气,养血,安神。本品适用于心悸气血两虚证,可改善头晕目眩,心悸,失眠,多梦。

20. 参鹿补虚胶囊

【功能主治】补肾填精。用于气阴两虚所致的久病体虚,头晕目眩等症。

21. 补肾益气胶囊

【功能主治】滋补肝肾,益气养血。用于肝肾不足引起的神疲乏力,头昏耳鸣,腰膝酸软,夜尿频多。

22. 健肾益肺口服液(颗粒)

【功能主治】滋阴补肝,健肾益肺。用于气阴两伤所致的虚衰诸症。

23. 益肾消渴胶囊

【功能主治】滋阴固肾。用于肾虚引起的尿频量多,兼有口渴心烦,腰酸乏力,舌红易干,脉沉细数。

24. 索罗玛宝颗粒

【功能主治】益气安神,抗缺氧,抗疲劳。用于高原适应不全症。

25. 雷龙片

【功能主治】补肾壮阳,温经益气,强筋健骨。用于因体力大量消耗导致的肾阳虚证,症见腰膝酸软,疲乏无力,四末肢冷,心悸气短等。

26. 芪苓益气颗粒(片)

【功能主治】益气固本。用于肾气不足所致的神疲乏力,食欲不振,少气懒言,腰膝酸软。

27. 藿杞补肾片(颗粒)

【功能主治】温肾助阳,填精生髓,涩精止遗。适用于肾阳不足、精血亏虚之虚劳羸瘦,以及畏寒肢冷,腰膝酸软,头晕目眩,夜尿频数,遗精等症。

28. 参芪五味子片(胶囊、颗粒、糖浆)

【功能主治】健脾益气,宁心安神。用于气血不足、心脾两虚所致的失眠、多梦、健忘、乏力、心悸、气短、自汗。

29. 补肾益寿片(胶囊)

【功能主治】补肾益气,能调节老年人免疫功能,使之趋于正常。用于失眠,耳鸣,腰酸,健忘,倦怠,胸闷气短,夜尿频数。

30. 脑力静糖浆(颗粒)

【功能主治】健脾和中,养心安神。用于心脾不足所致的失眠健忘、心烦易躁、头晕;神经衰弱症见上述证候者。

31. 康欣胶囊(口服液)

【功能主治】补肾填精,健脾益气,养血活血。用于脾肾两虚、气血不足所致的神疲,腰膝酸软,失眠健忘,病后体弱。

32. 养血安神丸(片、糖浆、颗粒)

【功能主治】滋阴养血,宁心安神。用于阴虚血少所致的头眩心悸、失眠健忘。

33. 灵芝胶囊(颗粒、片、口服液)

【功能主治】宁心安神,健脾和胃。用于失眠健忘,身体虚弱,神经衰弱。

34. 银红补肾药酒

【功能主治】活血养血,补肾安神。用于失眠的辅助治疗,亦可改善神疲乏力,腰膝酸软,畏寒肢冷,夜尿频多。

35. 维尔康胶囊

【功能主治】健脾固本,益气扶正。用于年老体虚,健忘。

36. 杞蓉片(胶囊)

【功能主治】补肾固精,益智安神。用于肾虚引起的失眠健忘。

37. 消疲灵颗粒

【功能主治】益气健脾，养血活血，宁心安神。用于过度疲劳或病后气血两虚所致的心悸气短，四肢酸痛，全身无力，精神疲惫，烦躁失眠，食欲不振。

38. 五加参精（颗粒）

【功能主治】益气健脾，补肾安神。用于脾肾阳虚所致的失眠、多梦、体虚乏力，气短。

39. 玫参补肾口服液

【功能主治】补肾温阳，健脾益气。用于中老年人脾肾阳虚引起的腰膝酸软，神倦乏力，食欲不振；也可用于病后气虚体弱见上述证候者。

40. 参茸颗粒（口服液、丸）

【功能主治】补心气，益心肾。用于体虚神怯，心悸气短，腰膝酸软，阳痿遗精。

41. 宁清泰颗粒

【功能主治】益气，养阴，活血。用于改善老年气虚、阴亏、血瘀引起的神疲乏力，气短懒言。

42. 蓉杞参胶囊

【功能主治】补肾益气。用于脾肾不足证的辅助治疗，症见神疲乏力，气短自汗，腹胀纳差，腰膝酸软。

43. 补肾养血胶囊（丸）

【功能主治】补肾填精，健脾养心。用于中老年脾肾两虚和心气不足所致的腰膝酸软，畏寒肢冷，失眠健忘，心悸气短。

44. 参杞片（颗粒、糖浆）

【功能主治】补气健脾，滋补肝肾。用于气血不足，倦怠无力，虚劳精亏，肝肾不足，腰膝酸软。

45. 回春如意胶囊

【功能主治】补血养血，补肾，益精生髓，强筋健骨。用于头晕健忘，体虚乏力，肾虚耳鸣，腰膝酸痛。

46. 参茸安神片

【功能主治】补气养血，益精补肾，宁心安神。用于精血不足，神志不安，健忘，心跳失眠。

47. 参桂鹿茸丸

【功能主治】补气益肾，养血调经。用于气虚血亏、肝肾不足引起的体质虚弱，腰膝酸软，头晕耳鸣，自汗盗汗，失眠多梦，宫寒带下，月经不调。

48. 参茸丸

【功能主治】滋阴补肾。用于肾虚肾寒，腰腿酸痛，形体瘦弱，气血两亏。

49. 益肾养元合剂（颗粒）

【功能主治】补益肝肾，健脾益气。用于肝肾不足，脾气虚弱，面色萎黄，倦怠纳差，腰膝酸痛。

50. 补肾强身胶囊

【功能主治】补肾强身。用于腰酸足软，头晕耳鸣，眼花心悸。

51. 茸芪益肾口服液

【功能主治】温补肾阳。用于肾阳不足所致的神疲乏力，头晕耳鸣，畏寒肢冷，失眠健忘，大便溏薄，夜尿频多的辅助治疗。

52. 巴戟补肾丸

【功能主治】补肾填精，益气养血。用于肾亏，头晕目眩，耳鸣，四肢酸软，腰膝酸痛。

53. 巴戟口服液（胶囊）

【功能主治】补肾壮腰，调经。用于肾阳不足而致的神疲不振，腰膝软弱，亦用于夜尿频繁，月经不调。

54. 滋肾健脑液

【功能主治】滋补肝肾，健脑安神。适用于肝肾亏损所致的头晕头昏，健忘失眠，腰膝酸软，夜尿频作。

55. 景天五加颗粒

【功能主治】健脾温肾，养心安神。适用于脾气不足，肾阳虚弱所致的头晕目眩，神疲倦怠，失眠健忘，腰膝酸软。

56. 复方枸杞子胶囊（颗粒）

【功能主治】补益肝肾，开胃健脾。用于肝肾不足、脾胃虚弱所致的神疲乏力，少气懒言，腰膝酸软，耳鸣，心悸，失眠，食欲不振。

57. 壮元健肾胶囊

【功能主治】扶正固本，补益脾肾。用于脾肾阳虚所致的腰膝酸软，肢寒怕冷，疲乏无力，头晕耳鸣，失眠多梦，夜尿频数，便溏。

58. 安神爽脑口服液

【功能主治】补益心脾，健脑安神。用于心脾两虚而引起的头昏心悸，健忘失眠，气短乏力，倦怠纳呆。

59. 芪冬养血胶囊

【功能主治】补气养血，健脾益肾。适用于老年体弱、久病体虚所致的神疲乏力，少气懒言，头晕自汗，食欲减退，肌瘦无力的辅助治疗。

60. 杞蓉养血口服液

【功能主治】温补肾阳。适用于肾阳不足引起的气短乏力，倦怠懒言，畏寒肢冷，腰膝酸软，以及血虚体弱的辅助治疗。

61. 杞天口服液

【功能主治】滋补肝肾，益气养阴。用于肝肾不足引起的头晕耳鸣，四肢乏力，少眠多梦，食少纳呆。

62. 益肾兴阳胶囊

【功能主治】补肾益气，固精。用于肾阳亏虚引起的腰酸腿软，精神疲倦，头晕耳鸣，失眠健忘。

63. 复方高山红景天口服液

【功能主治】补肾健脾，养心安神。适用于脾肾不足，心神失养所致的头晕目眩，食少脘胀，体倦乏力，心悸气短，失眠多梦；也可用于久病体虚而见上述症状者。

64. 归杞乌鸡胶囊

【功能主治】滋补肝肾。用于中老年肝肾两虚所致的身体虚弱，腰膝酸软，头晕耳鸣，虚烦不眠，面色无华的辅助治疗。

65. 龟茸壮骨片

【功能主治】温阳补肾，益髓壮骨。本品为中老年人筋骨痿软的辅助用药。

66. 海狗丸

【功能主治】温肾助阳。用于肾阳虚引起的腰膝酸软，神疲乏力，肢体困倦，怕冷，夜尿频多，气短作喘。

67. 雏凤精

【功能主治】温补肾阳，补气养血。用于肾阳不足、气血两虚所致的腰酸背痛，四肢乏力，头晕耳鸣，神衰失眠，心慌心跳，记忆力减退，食欲不振及妇女月经不调症。

68. 参茸三肾散

【功能主治】益气补肾。用于肾阳不足引起的神经衰弱，腰酸腿软，耳鸣自汗。

69. 补肾益脑胶囊

【功能主治】补肾益气，养血生精。用于气血两虚、肾虚精亏所致的心悸气短，失眠健忘，盗汗，腰腿酸软，耳鸣耳聋。

70. 刺乌养心口服液

【功能主治】健脾补肾，养心安神。用于脾胃气虚、心肾不交所致的腰膝酸软，头晕耳鸣，食少倦怠，失眠健忘，心悸气短。

71. 参杞杜仲丸

【功能主治】益气补肾。用于倦怠乏力，腰膝酸软，健忘失眠。

72. 抗衰复春片

【功能主治】补肾，滋阴养血。用于肾虚劳损，腰膝酸软，四肢无力，神情倦怠，血虚眩晕。

73. 黄精丸

【功能主治】补气养血。用于气血两亏，身体虚弱，腰腿无力，倦怠少食。

74. 康寿丸

【功能主治】补气养血，润肺滋肾。用于气血两虚、精血两虚、精血不足导致的身体瘦弱，神疲乏力，眩晕健忘，失眠多梦，多汗，干咳少痰，心悸气促，腰膝酸软。

75. 河车补丸

【功能主治】滋肾阴，补元气。用于肾阴不足、元气亏损引起的身体消瘦，精神疲倦，腰酸腿软，自汗盗汗。

76. 固精麦斯哈片(胶囊)

【功能主治】增强机体抵抗力，强身补脑，固精缩尿，乌发。用于遗尿，体弱，头发早白，神疲乏力。

77. 脾肾双补丸

【功能主治】健脾开胃，补益肝肾。用于脾肾双亏，气阴两虚，面黄肌瘦，食欲不振。

78. 清宫寿桃丸

【功能主治】补肾生精，益元强壮。用于肾虚衰老所致的头晕疲倦，记忆力衰退，腰膝酸软，耳鸣耳聋，眼花流泪，夜尿多，尿有余沥。

79. 补益杞圆酒

【功能主治】益肾养血。用于肾虚、血虚所致的腰膝酸软，倦怠乏力。

80. 两仪膏

【功能主治】补益气血。用于面色不华，头昏目眩，心悸失眠，体瘦气短。

81. 健脾八珍糕

【功能主治】健脾益胃。用于老年、小儿及病后脾胃虚弱，消化不良，面色萎黄，腹胀便溏。

82. 巴仙苁蓉强肾胶囊

【功能主治】温补肾阳。用于肾阳不足所致的腰膝酸软，身冷畏寒等症。

83. 华佗延寿酒

【功能主治】益脾肺，养肝肾，强筋骨，补虚损。用于身体虚弱，筋骨不健，头昏目暗，腰膝酸软。

84. 鹿茸参鞭酒

【功能主治】补肾精，生气血。用于畏寒肢冷，腰痛耳鸣，四肢酸软，精神疲乏，失眠多梦，心悸怔忡，纳呆食少，肢体麻木。

85. 固本延龄丸

【功能主治】固本培元，滋阴，补髓填精，强壮筋骨。用于虚劳损伤，腰痛体倦，心悸失眠，肌肤憔悴，须发早白，经血不调，食欲不振。

86. 固精补肾丸

【功能主治】温补脾肾。用于脾肾虚寒，食减神疲，腰酸体倦。

87. 鹿尾补肾丸

【功能主治】补肾，强筋壮骨，益气补血。用于气血虚弱，头晕眼花，健忘，腰酸腿痛。

88. 脾肾两助丸

【功能主治】健脾益气，滋补肝肾。用于脾肾虚弱而致的肢体倦怠，气虚无力，不思饮食，胃脘痞闷，腰痛腰困，腿膝疲软，头晕耳鸣。

89. 健康补肾酒

【功能主治】补肾益脾，强健腰膝。用于脾肾虚弱，腰膝酸软，年老体虚，精神疲倦。

90. 力加寿片

【功能主治】补脾益肾，滋阴养血，益智安神。适用于因年老体衰出现的疲乏、心悸、失眠、健忘、尿频，并可用于慢性病恢复期增强体质。

91. 健身长春膏

【功能主治】补气血，养肝肾。用于气血不足，肝肾阴虚，症见神疲乏力，头晕眼花，耳鸣心悸，失眠，记忆力减退。

92. 胚宝胶囊

【功能主治】补肾温阳，养血填精。用于肾阳不足，精血亏虚，面色萎黄，食欲不振，畏寒肢冷，腰膝冷痛，气短自汗。

93. 枸杞药酒

【功能主治】滋肾益肝。用于肝肾不足，虚劳消瘦，腰膝酸软，失眠。

94. 枸杞益元酒

【功能主治】补益肝肾，养血明目。用于肝肾两虚，头昏目花，腰膝酸痛。

95. 健宝灵片

【功能主治】健脾益胃。用于食欲不振，病后体弱。

96. 阿胶珍珠膏

【功能主治】滋阴补肾，益气养血。用于缓解中老年妇女气血两虚引起的贫血，精神倦怠，乏力，头晕眼花，腰膝酸软。

97. 龙参补益膏（颗粒）

【功能主治】益气养血，滋补肝肾。适用于气血亏虚、肝肾不足引起的乏力，头晕，耳鸣，眼花，腰膝酸软。

98. 强力健身胶囊

【功能主治】益肾，养血。用于肝肾亏损，阴血不足，头晕目眩，面色萎黄，健忘失眠，肾虚腰痛。

99. 龟芪参口服液

【功能主治】益气养血，滋阴助阳，适用于气血不足、阴阳两虚。症见心悸气短，神疲乏力，少食倦怠，腰膝酸软，头晕耳鸣，失眠健忘。

100. 精芪颗粒

【功能主治】健脾，益气，养血。用于气血亏虚所致的神疲乏力，少气懒言，头晕目眩，面色苍白，心悸失眠。

101. 九归强肾酒

【功能主治】补肾，益精。适用于肾虚引起的畏寒肢冷，腰膝酸软，神疲乏力。

102. 蓉芝益肾合剂

【功能主治】滋阴补肾，扶正固本。用于肾阴虚所致的腰膝酸软，神疲倦怠，心烦，失眠健忘。

103. 八子补肾胶囊

【功能主治】补肾，温阳。适用于肾阳不足所致的腰膝酸痛，头晕耳鸣，神疲健忘，体倦乏力，畏寒肢冷。

104. 益肾液

【功能主治】益肾扶阳。用于肾阳不足引起的身体虚弱，小便不利。

105. 复方玄驹益气片

【功能主治】健脾温肾，益气养阴。用于脾肾两虚、气阴不足所致的腰膝酸软，眩晕耳鸣，神疲乏力，食欲不振。

106. 采力合剂

【功能主治】填精补肾，益气生血。适用于精气不足之虚损证，症见倦怠乏力，头晕目眩，心悸气短，腰膝酸软，失眠健忘。

107. 龙虱补肾酒

【功能主治】益肾固精。用于肾部亏损，身体虚弱，夜多小便，午夜梦遗。

108. 双阳益肾口服液

【功能主治】益气固本，温肾。用于气虚肾亏所致的气短乏力，精神不振，腰膝酸软，肢冷畏寒。

109. 四味生精口服液

【功能主治】益气宁神，温补肾阳，生精。用于阳虚畏寒，腰背酸痛，久虚体弱。

110. 固肾口服液

【功能主治】温肾助阳，固肾滋阴。适用于肾虚所致的精神不振，腰背酸痛，胫酸膝软，畏寒肢冷，夜尿增多。

111. 归芪补血口服液

【功能主治】益气补血，活血祛瘀。用于气血不足、气虚血瘀之少气懒言，神疲乏力，心悸失眠，头晕目眩。

112. 三鞭补酒

【功能主治】补血生精，健脑补肾。用于体质虚弱，神经衰弱。

113. 六味生脉片

【功能主治】补气养阴，养血活血。适用于老年气阴两虚所致的倦怠乏力，食欲不振，失眠多梦，心悸气短。

114. 虫草洋参胶囊

【功能主治】补肺肾，益气阴。用于肺肾两虚、气阴不足所致的咳嗽，气短，腰膝酸痛，神疲乏力，潮热，烦渴等症状的改善。

115. 龟胶养阴颗粒

【功能主治】滋补肝肾，养阴生津。适用于病后体虚之肝肾阴虚症，症见五心烦热，咽干口燥，盗汗，头晕目眩，耳鸣耳聋，急躁易怒，两目干涩，腰膝酸痛。

116. 海马香草酒

【功能主治】温补肾阳，填精补髓。用于肾阳不足，症见头晕耳鸣，腰膝酸软，畏寒肢冷，神疲乏力。

117. 参龟固本酒

【功能主治】益气养血，健脾滋肾，祛湿活络。用于气血亏虚、肝肾不足所致的精神疲倦，头昏眼花，失眠健忘，食欲不振，夜尿频多，腰膝酸软，关节酸痛。

118. 参景养阴胶囊

【功能主治】益气养阴。用于气阴两虚所致的神疲乏力，心悸气短，口干咽燥，头晕目眩，腰膝酸痛。

119. 三七参蜂口服液

【功能主治】补中益气，养血生津，滋补肝肾。用于病后及老年体虚属气血不足、肝肾亏损证，症见头昏耳鸣，头痛失眠，食欲不振，神疲乏力。

120. 温阳酒

【功能主治】补肾，益气，温阳。用于肾阳不足所致的神疲乏力，腰膝酸软，小便清长。

121. 乌鸡桂圆养血口服液

【功能主治】滋补肝肾，益气养血。用于肝肾不足、气血两虚所致的腰膝酸软，头晕耳鸣，心悸气短，食欲不振，四肢乏力。

122. 首志健脑颗粒

【功能主治】补益肝肾，养血安神。适用于肝肾亏虚所致的健忘失眠，头晕耳鸣，腰膝酸软，神倦乏力。

123. 参苓益肾酒

【功能主治】益肾助阳，适用于肾阳不足所致的神疲乏力，腰膝酸软，畏寒肢冷。

124. 参龙补肾胶囊

【功能主治】温补肾阳。用于肾阳亏虚所致的腰背酸痛，畏寒肢冷，神疲倦怠，气短乏力，夜尿频多。

125. 枸杞益肾胶囊

【功能主治】滋补肝肾。用于老年肝肾不足所致的头晕目眩，神疲乏力，食欲不振，睡眠欠佳。

126. 首乌延寿颗粒（胶囊、片）

【功能主治】补肝肾，益精血。用于肝肾两虚、精血不足所致的头晕目眩，耳鸣健忘，鬓发早白，腰膝酸软。

127. 灵芝双参口服液

【功能主治】滋补气血，养心安神。适用于气血两亏、心神不宁证，症见心悸，怔忡，腰膝酸软，失眠健忘；对神经衰弱有辅助治疗作用。

128. 气血双补丸

【功能主治】补气养血。用于气虚血亏引起的少气懒言，语言低微，面色萎黄，四肢无力，形体消瘦，经血不调。

129. 归肾丸

【功能主治】滋阴养血，填精益髓。用于肾水不足，腰酸脚软，血虚，头晕耳鸣。

130. 归羊颗粒

【功能主治】补养气血，温中散寒。用于久病体虚，产后虚寒腹痛，气血亏损。

131. 金斛酒

【功能主治】益气养阴，健脾补肾。用于中老年脾肾两虚所致之神疲乏力，头晕耳鸣，心悸盗汗，腰膝酸软，夜尿频多。

132. 通脉强肾酒

【功能主治】补肾填精，活血通脉。适用于肾虚引起的腰膝酸软，畏寒肢冷，头晕耳鸣，精神萎靡，夜尿频多等症；对心肾阳虚型冠心病也有辅助治疗作用。

133. 温补肾阳酒

【功能主治】温补肾阳，补益气血。适用于肾虚引起的头晕目眩，腰膝酸软，畏寒肢冷，神疲气少。

134. 虫草杞芝颗粒

【功能主治】益肝肾，安心神。用于肾阴不足所致的失眠，头晕，头痛，乏力。

135. 茸参益肾胶囊

【功能主治】扶正固本，补肾健脾，活血通络。用于脾肾阳虚兼血瘀证，症见神疲乏力，畏寒易感，头晕耳鸣，腰膝酸软，心悸失眠，纳呆多尿。

136. 参归养血片

【功能主治】益气养血。适用于气血两虚所致的头晕目眩，心悸失眠，神疲倦怠，气短乏力，纳差。

137. 首杞补肾口服液

【功能主治】滋补肝肾。适用于肝肾不足引起的头晕目眩，烦躁易怒，口干咽燥，五心烦热，盗汗，肢体麻木。

138. 双参补肾口服液

【功能主治】补肾，填精，益气。适用于肾虚、正气不足引起的畏冷，四肢不温，神疲倦怠，四肢乏力。

139. 银阳虫草胶囊

【功能主治】补肾助阳，益精固本，益气活血。适用于肾阳不足所致的腰膝酸痛，神疲乏力。

140. 龟甲胶（颗粒）

【功能主治】滋阴，养血。用于阴虚潮热，骨蒸盗汗，腰膝酸软，血虚萎黄。

141. 虫草五味颗粒

【功能主治】益肾健脾。适用于脾肾两虚所致的头晕目眩，神疲乏力，胸闷气短，食欲不振，自汗盗汗，夜尿频多，腰膝酸痛。

142. 藿龙补肾口服液

【功能主治】补肾助阳。用于肾阳不足引起的腰膝冷痛，肢体酸软，尿频。

143. 藿鹿补肾胶囊

【功能主治】健脾补肾。适用于脾肾不足引起的精神不振，疲乏无力，腰膝酸软，畏寒肢冷，夜尿频多。

144. 健肾强精酒

【功能主治】温肾益精，补气健脾。适用于脾肾阳虚所致的神疲乏力，面色无华，畏寒肢冷，食欲不振，腰膝酸痛。

145. 参芎胶囊

【功能主治】补肾健脾，填精益气，养血通络。适用于脾肾两虚所致的神疲乏力，头晕健忘，眼花耳鸣，心悸气短，腰膝酸软。

146. 强肾养心胶囊

【功能主治】补肾助阳，养心安神。用于肾阳不足所致的腰膝酸软，畏寒肢冷，神疲体倦，小便频数清长及心悸健忘，失眠多梦。

147. 肝肾补颗粒

【功能主治】益气养血，滋补肝肾。用于气血两虚、肝肾不足，症见面色苍白，神疲乏力，头晕目眩，心悸，健忘失眠，腰膝酸软。

148. 枸杞巴戟酒

【功能主治】益气养血，补肾健脾。用于气血虚亏、脾肾不足所引起的腰膝酸软，气短乏力，食欲不振，心悸头晕。

149. 灵芝益寿胶囊

【功能主治】补气固本，滋补肝肾。用于神疲倦怠，自汗气短，失眠多梦，头晕目眩，腰膝酸软。

150. 耆鹿逐痹口服液

【功能主治】益气养阴，补肾健骨，活血祛风。主治久痹之气阴两虚，肝肾不足。症见关节肿痛，屈伸不利，气短乏力，腰膝酸软，午后潮热，自汗盗汗。

151. 蚕参健脾颗粒

【功能主治】健脾胃，补肝肾，益气血。适用于老年体虚，病后、术后的脾胃气虚、肝肾不足证，症见头晕目眩，神疲乏力，少气懒言，纳食减少，腰膝酸软。

152. 虫草参芪膏(口服液)

【功能主治】补气养血，益肾助阳。用于气血亏虚、肾阳不足所致的气短懒言，神疲乏力，头晕眼花，腰膝酸软。

153. 虫草菌粉参芍酒

【功能主治】补肾养肺，益气健脾。适用于肺脾肾气虚引起的气短乏力，倦怠多汗，纳呆食少，腰膝酸软，神疲懒言；也可用于老年体虚，久病体弱的患者。

154. 天蓉益肾合剂

【功能主治】温肾健脾。适用于脾肾不足之神疲乏力，头晕目眩，心悸气短，食少纳呆，腰膝酸软，尿频余沥。

155. 十八味人参补气膏

【功能主治】补益气血，滋补肝肾。用于身体虚弱，气短乏力，头晕耳鸣，腰膝酸软。

156. 十味龟鹿补肾合剂

【功能主治】滋阴补肾，益气健脾。适用于因脾肾两虚所致的腰膝酸软，疲乏无力，头晕目眩，耳聋耳鸣。

157. 参茯胶囊

【功能主治】健脾滋肾，益气养阴。用于心脾两虚、肝肾阴虚所致的食少倦怠，心悸气短，头晕眼花，失眠健忘，自汗盗汗。

158. 复方淫羊藿口服液

【功能主治】温补肾阳。适用于肾阳虚衰所致的畏寒肢冷，腰膝酸软，头晕目眩，气短喘息，倦怠乏力。

159. 茸地益肾胶囊(口服液)

【功能主治】补肾助阳，健脾填精。用于脾肾阳虚、精血亏虚所致的腰膝酸痛，疲乏无力，头晕健忘。

160. 蓉蛾益肾口服液

【功能主治】补肾助阳。用于肾阳虚引起的精神不振，气短乏力，畏寒肢冷，腰膝酸软。

161. 三勒浆口服液

【功能主治】滋养肝肾，扶正固本。用于肝肾阴虚所致的疲劳神倦，形体虚弱，失眠多梦，咽干声嘶，胁肋胀满。

162. 六君子丸

【功能主治】补脾益气，燥湿化痰。用于脾胃虚弱，食量不多，气虚痰多，腹胀便溏。

163. 生血复元口服液

【功能主治】补养气血，清热解毒。适用于气血两虚证引起的倦怠乏力，少气懒言，气短汗出，心悸失眠，食欲不振，头晕目眩。

164. 十味手参散

【功能主治】补肾，固精。用于肾虚所致的腰酸，小便清长。

165. 天蓉益肾合剂

【功能主治】温肾健脾。适用于脾肾不足之神疲乏力，头晕目眩，心悸气短，食少纳呆，腰膝酸软，尿频余沥。

166. 铁皮枫斗胶囊(颗粒)

【功能主治】益气养阴，养胃生津。适用于气阴两虚所致的干咳，口燥咽干，两目干涩，视物模糊，五心烦热，午后潮热，大便干结，神疲乏力，腰膝酸软。

167. 参茯益气安神合剂

【功能主治】益气健脾，养心安神。用于心脾两虚所致的心慌，失眠健忘，头晕眼花，面色萎黄，食少倦怠。

168. 参蛤胶囊

【功能主治】补肾健脾，益精通络。适用于肾阳亏虚证，症见神疲乏力，腰膝酸软，头晕目眩，纳差腹泻，脱发齿槁，视物昏花，口干舌燥。

169. 芪仙补肾胶囊

【功能主治】温补肾阳。用于肾虚所致的腰膝酸软，畏寒肢冷，精神不振，气短乏力，夜尿频，大便溏。

170. 杞枣口服液

【功能主治】补肾健脾，益气养血。用于小儿因脾肾虚弱、气血不足所致的神疲乏力，食欲不振，面色无华。

171. 黄何口服液

【功能主治】益气养血，补益肝肾。用于气血两虚、肝肾不足所致的头晕目眩，心悸失眠。

172. 补血润泽胶囊

【功能主治】益气养血，滋阴补肾。用于气血两虚，肾精不足所致的面色无华，肤色萎黄，乏力，头晕，失眠，腰酸，耳鸣。

173. 参地益肾口服液

【功能主治】补肾健脾，养血宁心。适用于脾肾不足、气血亏虚所致的头晕目眩，失眠多梦，心悸气短，神疲乏力，腰膝酸软，夜尿频多。

174. 贞蓉丹合剂

【功能主治】养血，补益肝肾，滋阴养神。适用于中老年妇女因肝肾不足、气血不调所致的腰膝酸软，神疲乏力，烦躁易怒，失眠健忘，精神不振，头晕耳鸣。

175. 壮元强肾颗粒

【功能主治】益肾助阳，补气填精。用于肾阳虚证所致的腰膝酸软，畏寒肢冷，倦怠乏力，夜尿频多，眩晕耳鸣。

176. 归芪养血糖浆

【功能主治】调经补血。用于月经不调，贫血头晕，产后血亏体弱。

177. 活络通口服液

【功能主治】益气补肾，活血通络。适用于老年虚证引起的腰膝酸软，神疲乏力，头晕耳鸣，健忘失眠，胸闷气短。

178. 藿参补肾酒

【功能主治】补肾助阳，益气养血。适用于肾阳不足、气血两虚证，症见腰膝酸软，头晕耳鸣，失眠多梦，心悸健忘，气短乏力。

179. 七子填精口服液

【功能主治】益肾助阳，滋阴填精。用于肾气亏损、肾精不足所致的腰膝酸软,精神萎靡,五心烦热,小便清长,畏寒。

180. 精杞参胶囊

【功能主治】益气补虚,滋养肝肾。用于气血不足、肝肾两虚引起的中老年人气短乏力,眩晕,心悸,健忘,失眠,食欲不振。

181. 升气血口服液

【功能主治】补气养血。用于气血两虚所致的体倦乏力,神疲懒言,食欲不振,面色萎黄。

182. 精血补片

【功能主治】补肝肾,益气血,养心神。用于神经衰弱,精神萎靡,头晕目眩,心悸失眠。

183. 抗衰老片(口服液)

【功能主治】益气养阴,宁心安神。用于中、老年体弱者因气阴两虚所致的神疲乏力,心悸气短,少气懒言,头晕目眩,潮热盗汗,耳鸣健忘,烦躁失眠。

184. 参锁巴戟口服液

【功能主治】补肾温阳。用于肾阳不足所致的腰膝酸软,畏寒肢冷,神疲乏力,夜尿频多。

185. 参威口服液

【功能主治】健脾补肾。适用于神疲乏力,腰膝酸软,头晕目眩者。

186. 参味补肾合剂

【功能主治】益气健脾,补肾宁心。适用于气阴两虚,心肾不足所致的神疲乏力,头晕失眠,自汗心悸,腰膝酸软。

187. 参乌安神口服液

【功能主治】益气补血,养心安神。用于气血两虚引起的头晕目眩,神疲乏力,气短自汗,面色少华,心慌,失眠健忘。

188. 肾阳胶囊

【功能主治】补肾,益气养血,提神醒脑。用于失眠健忘,精神不振,腰膝酸软,病后体虚。

189. 桂圆琼玉颗粒

【功能主治】补益心脾,养血安神,补养肝肾,养阴黑发。用于气阴不足,津枯消瘦,劳伤失血,心悸,头昏眼花,健忘,失眠,须发早白。

190. 复方黑蚁健肾酒

【功能主治】补肾助阳。适用于肾阳不足所致的腰膝冷痛,头晕耳鸣,气短乏力,精神不振,夜尿频多。

191. 参茸灵芝胶囊

【功能主治】补肾益气。用于气虚肾亏所致的心悸气短,腰膝酸痛,体乏无力。

192. 天麻灵芝合剂

【功能主治】补益肝肾,养心安神。用于肝肾不足引起的失眠,头晕,目眩,心悸,腰膝酸软,体虚乏力。

193. 复方羊胎盘补肾口服液

【功能主治】补肾益气。用于肾虚引起的腰膝酸软,畏寒肢冷,神疲乏力,耳鸣,失眠,健忘。

194. 复方洋参王浆胶囊

【功能主治】补益脾肾。适用于神经衰弱,失眠健忘,食欲不振。

195. 强身酒

【功能主治】强身活血,健胃。用于身体衰弱,神倦力乏,脾胃不和,食欲不振。

196. 强身口服液

【功能主治】补气提神,固表止汗,生津止渴。用于体质虚弱,心悸气短,虚汗口渴,神疲乏力,食欲不振。

197. 桂龙药膏

【功能主治】祛风除湿,舒筋活络,温肾补血。用于风湿骨痛,慢性腰腿痛,肾阳不足及气血亏虚引起的贫血,失眠多梦,气短,心悸,多汗,厌食,腹胀,尿频。

198. 九味补血口服液

【功能主治】益气补血,健脾益胃。用于气血两虚之失眠健忘,心慌,头晕目眩,神疲乏力,气短自汗,纳呆食少。

199. 杜仲绞股蓝口服液

【功能主治】补肝肾,强筋骨。适用于中老年肝肾不足引起的头晕目眩,腰膝酸软,神疲乏力,畏寒肢冷。

200. 复方虫草补肾口服液

【功能主治】补肾益精。用于肾精不足引起的体弱,腰膝酸软,头晕耳鸣,久咳虚喘。

201. 桑杞脑康颗粒

【功能主治】补养肝肾,健脑,益气,活血。适用于老年肝肾阴虚,血瘀所致的腰膝酸软、神倦乏力、记忆力减退病情较轻者。

202. 护肾保元合剂

【功能主治】补肾助阳。适用于肾阳虚所致的腰膝酸软,畏寒肢冷,夜尿频多。

203. 补脾益肾口服液

【功能主治】补肾助阳,益气养阴。用于肾阳不足或肾阴阳两虚证,症见腰膝酸软,畏寒肢冷,神疲乏力,头晕耳鸣。

204. 补肾温阳酒

【功能主治】温补肾阳。用于肝肾亏损所致的头晕目眩,腰膝酸软,神疲乏力,畏寒肢冷,大便溏泻,夜尿频数。

205. 补血安神胶囊

【功能主治】益肾,补气,养血。用于肾虚兼气虚之头晕耳鸣,腰膝酸软,神疲乏力。

206. 鹿鞭补酒

【功能主治】补肾,益气补虚。用于腰膝冷痛,神疲气怯,四肢无力。

207. 鹿骨胶

【功能主治】补虚,强筋骨。用于久病体弱,精髓不足,贫血,风湿四肢疼痛及筋骨冷痹,肾虚腰痛,行步艰难。

208. 强力宁片(胶囊)

【功能主治】强身益智,健脑补骨。用于体乏无力,失眠健忘,精神倦怠,过度疲劳,腰膝酸软,脾肾阳虚,食欲不振。

209. 强龙益肾胶囊(片)

【功能主治】补肾壮阳,安神定志。用于肾阳不足,阳痿早泄，腰腿酸痛，记忆力衰退。

210. 复方刺五加温肾胶囊

【功能主治】温肾助阳。适用于肾阳不足，见有腰膝酸软，腰痛，畏寒肢冷，小便频数。

211. 复方地黄补肾酒

【功能主治】补肾养阴。用于肾虚所致之腰膝酸软，神疲乏力，头晕耳鸣，面色无华。

212. 复方和血丸

【功能主治】健脾补血。适用于血虚所致的头晕眼花，气短乏力，唇舌色淡。

213. 西洋参黄芪胶囊

【功能主治】益气健脾，养阴清热，生津止渴。用于气阴两虚者，症见神疲乏力，呼吸气短，五心烦热，口干咽燥，食欲减退，心悸失眠。

214. 天癸口服液

【功能主治】补肾助阳，益气填精，强筋壮骨。用于肾阳虚、肾气不足所致的腰膝酸痛，畏寒肢冷，头晕眼花，神疲乏力。

215. 海茸益肾胶囊

【功能主治】温补肾阳。适用于肾阳不足所致的神疲乏力，面色无华，气短自汗，腰膝酸软，夜尿频多。

216. 四子填精胶囊

【功能主治】补肾温阳，强筋健骨。用于肾阳虚引起的腰膝酸软，头晕耳鸣，神疲乏力，失眠健忘。

217. 参芪花粉片

【功能主治】益气健脾补肺。用于脾肺气虚症，症见胸闷气短，倦怠乏力，头晕，健忘，食少纳呆，腰膝酸软。

218. 鹿蓉颗粒

【功能主治】温补肾阳。用于肾阳虚证，症见面色晄白，形寒肢冷，倦怠嗜卧，腰膝酸软，夜尿频。

219. 乌圆补血口服液

【功能主治】补益心脾，益气养血。用于心悸怔忡，健忘失眠，头晕目眩，倦怠乏力等症。

220. 五参安神口服液

【功能主治】益气安神。用于病后或年老体弱心脾两虚所致的神倦乏力，睡眠不安，食欲不振，动则汗出，心悸。

221. 五子补肾酒

【功能主治】补肾助阳。适用于肾阳不足所致的腰膝酸软，形寒肢冷，神疲乏力，夜尿频多。

222. 参茸蛾补肾助阳胶囊

【功能主治】补气助阳，益精生髓。用于肾阳虚所致的腰膝酸软，耳鸣，畏寒肢冷。

223. 海天益肾胶囊

【功能主治】温肾健脾。适用于脾肾亏虚所致的头晕目眩，腰膝酸软，神疲乏力，畏寒肢冷，夜尿频多，食少，失眠健忘。

224. 红甲虫草口服液

【功能主治】补阳气，益精血。适用于脾肾两虚证所致的神疲乏力，腰膝酸软，头晕心悸，精神不振。

225. 三胶颗粒

【功能主治】补肾，益气，养血。适用于脾肾两虚引起的头晕，目眩，疲倦乏力，腰腿酸软；也可用于缺铁性贫血的辅助治疗。

226. 参龙养血膏

【功能主治】益气温阳，滋阴养血。用于气血阴阳不足引起的神疲乏力，头晕眼花，腰膝酸软。

227. 肾脾双补口服液

【功能主治】补肾健脾。用于脾肾两虚之体倦食少，头晕耳鸣，腰膝酸软。

228. 肾气归口服液

【功能主治】益气，养阴，温肾。用于肾阳不足、气阴亏虚所致的神疲乏力，体倦懒言，腰膝酸软。

229. 鹿阳强肾胶囊

【功能主治】温补肾阳。适用于肾阳虚证，症见腰膝酸软，畏寒肢冷，精神不振，小便清长或频数。

230. 金龙补肾合剂

【功能主治】补脾益肾。适用于脾肾两虚，症见食欲减退，身倦乏力，睡眠差，健忘，夜尿频多，尿有余沥，腰膝酸软。

231. 五子益肾酒

【功能主治】滋阴助阳，健脾益肾。适用于脾肾两虚所致的腰膝酸软，眩晕耳鸣，身倦乏力。

232. 西洋参花粉口服液

【功能主治】益气养阴。适用于气阴两虚见有体虚乏力，心悸气短，食欲不振，易于疲劳，咽干口燥，五心烦热，头晕，便干。

233. 参鹿健肾口服液

【功能主治】益气，养阴，补肾。适用于中老年肾虚所致的神疲乏力，腰膝酸软，畏寒肢冷，头晕耳鸣，失眠。

234. 参牛胶囊

【功能主治】益气活血。用于气虚血瘀所致的精神不振，疲乏倦怠，气短心悸，头痛头晕。

235. 双参补肾助阳胶囊

【功能主治】益气填精，补肾助阳。适用于气虚精亏、肾阳不足引起的神疲乏力，失眠头晕，腰膝酸软，畏寒肢冷，食欲不振，心悸气短。

236. 茸杞补肾健脾茶

【功能主治】补肾助阳，益气健脾。适用于肾阳虚所致的腰膝酸痛，畏寒肢冷，精神不振，气短，夜尿频多，大便溏薄。

237. 蓉仙口服液

【功能主治】温阳补肾，扶正固本。用于肾阳不足所致的腰膝酸软，眩晕耳鸣，健忘多梦，夜尿频多。

238. 斑龙固肾胶囊

【功能主治】温补肾阳。适用于肾阳虚所致之形寒肢冷，神疲乏力，腰膝酸软，头晕自汗，便溏。

239. 脂芪口服液

【功能主治】健脾和胃，益气养血。用于脾胃虚弱、气血不足证，症见气短懒言，体倦乏力，食欲不振，面色无华，健忘失眠，头晕目眩。

240. 芪余口服液

【功能主治】益气养阴。适用于气阴不足所致的神疲倦怠，气短乏力，心悸汗出，失眠多梦。

241. 芪元益气补血口服液

【功能主治】益气养血。用于气血两虚所致之头晕目眩，神疲乏力，面色少华，短气自汗，心慌，失眠健忘。

242. 杞茸助阳口服液

【功能主治】补肾助阳，益精壮骨。适用于肾阳不足所致的腰膝酸软，体弱乏力，头晕目眩，耳鸣，精神不振，畏寒肢冷，夜尿频多。

243. 杞蓉益精颗粒

【功能主治】补肾助阳，填精益气。用于肾阳不足、精气两虚所致的神疲乏力，腰膝酸软，畏寒肢冷，头晕耳鸣，健忘。

244. 乌麦益智合剂

【功能主治】养心补肾，安神益智。适用于心肾两虚之健忘，失眠，多梦，心悸，心烦。

245. 复方花粉舒肝口服液

【功能主治】养阴舒肝，消滞。适用于体质虚弱伴胁肋疼痛，脘胀纳呆。

246. 仙茸护肾胶囊

【功能主治】温肾健脾。适用于腰膝酸软，畏寒肢冷，神疲乏力，自汗气短，小便清长。

247. 复方乌鸡丸(胶囊)

【功能主治】补气血，益肝肾。用于妇女气血两虚或肝肾两虚所致的面色不华，五心烦热，腰酸膝软，月经量少、后错，脾虚或肾虚带下。

248. 气血固本口服液

【功能主治】益气养血，健脾固肾，宁心安神。适用于气血不足、脾肾两虚、心神不宁引起的体倦乏力，头晕耳鸣，食欲不振，腰膝酸软，盗汗，心悸失眠。

249. 气血双生合剂

【功能主治】益肾健脾，补气养血。适用于肾气不足、脾气虚衰所致的神疲乏力，腰膝酸软，夜尿频多，口干咽燥，汗出肢冷。

250. 海益元合剂

【功能主治】固本培元，温补肾阳。用于肾虚所致的腰膝酸软，畏寒肢冷，头昏神疲，尿频，小便清长。

251. 灵芪养心胶囊

【功能主治】养心健脾，益气调神。适用于心脾两虚证，症见身倦乏力，心悸，易汗出，健忘，多梦易醒，食少便溏。

252. 槐杞黄颗粒

【功能主治】益气养阴。适用于气阴两虚引起的儿童体质虚弱，反复感冒或老年人病后体虚，头晕，头昏，神疲乏力，口干气短，心悸，易出汗，食欲不振，大便秘结。

253. 雄蛾参茸合剂

【功能主治】补肾温阳。适用于中老年人肾阳不足所致的腰膝酸软，畏寒肢冷，头晕耳鸣，夜尿频多，尿后余沥。

254. 续参酒

【功能主治】温肾健脾。用于脾肾不足所致的腰膝酸软，畏寒肢冷，夜尿频多，神疲乏力，少气懒言。

255. 灵芪养心口服液

【功能主治】养心健脾，益气调神。适用于心脾两虚证，症见身倦乏力，心悸，易汗出，健忘，多梦易醒，食少便溏。

256. 灵杞益肝口服液

【功能主治】滋肾养肝补虚。用于气阴两虚所致的神倦乏力，心悸气短，头昏目涩，腰膝酸软，食欲减退。

257. 仙蛾酒

【功能主治】温补肾阳。适用于肾阳亏虚所致的腰膝酸软，畏寒肢冷，神疲乏力，夜尿频多。

258. 仙骨参芪口服液

【功能主治】温肾助阳。适用于肾阳不足所致的腰酸背痛，畏寒肢冷，神疲体倦，面色苍白，头晕耳鸣，夜尿频多。

259. 仙藜口服液

【功能主治】补气养血，宁心安神，健脾益肾。用于气血两虚、心肾不交所致的头晕目眩，神疲乏力，失眠多梦，心悸自汗，腰膝酸软。

260. 乌阳补心糖浆

【功能主治】补脾益肾，宁心安神。用于脾肾两虚、心神失养所致的失眠，多梦，食少乏力，腰膝酸软。

261. 防衰益寿丸

【功能主治】滋阴助阳，培元固本。用于气血阴阳亏虚所致的面色无华，气短懒言，神疲乏力，畏寒肢冷，健忘失眠，多梦，五心烦热，盗汗或自汗，头目眩晕，食欲不振，便溏或便秘，月经不调，小便颇数或夜尿多。

262. 血生口服液

【功能主治】补气生血。适用于肾阳不足、气血亏虚证，症见神疲乏力，少气懒言，自汗，头晕目眩，心悸多梦。

263. 益肾安神膏

【功能主治】补益气血，益肾安神。用于气血亏虚所致的头昏目眩，腰膝酸软，盗汗失眠；也可用于产后、病后调养。

264. 益肾安神口服液

【功能主治】健脾补肾，养心安神。适用于腰膝酸软，夜尿频多，食欲减退，大便稀薄，神疲乏力，失眠健忘者。

265. 益肾健胃口服液

【功能主治】益肾健胃。用于胃肾虚弱所致的食欲不振，神疲乏力，失眠，便秘。

266. 灵苓胶囊

【功能主治】益气健脾，宁心安神。用于心脾两虚所致的失眠多梦，纳呆体弱，大便稀溏。

267. 灵芪红胶囊

【功能主治】补脾肾，益元气。用于老年人及脾肾两虚，元气不足所致的神疲乏力，食少便溏，少气懒言，心悸健忘，腰膝酸软，夜尿频多。

268. 华容口服液

【功能主治】滋养肝肾，补益气血。用于肝肾亏虚、精血不足所致的面色无华，头晕发枯，疲乏无力，失眠多梦，月经不调。

269. 黄精养阴糖浆

【功能主治】润肺益胃，养阴生津。用于肺胃阴虚引起的咽干咳嗽，纳差便秘，神疲乏力。

270. 参藿温肾胶囊

【功能主治】温肾疏肝。用于肾虚肝郁所致的神疲乏力，畏寒肢冷，腰膝酸软，胸胁胀满，情志不畅。

271. 参茸蜂王浆胶囊

【功能主治】益气助阳。用于阳气不足所致的体虚气弱。

272. 益血糖浆

【功能主治】补气养血。用于气血不足所致的神疲乏力，心悸气短，失眠多梦。

273. 益阳口服液

【功能主治】温肾阳，益精髓。适用于肾阳虚损所致的腰膝酸软，畏寒肢冷，全身乏力。

274. 七味温阳胶囊

【功能主治】补肾温阳，益精养血。适用于中老年由肾阳虚引起的腰膝酸软，畏寒肢冷，头晕耳鸣，夜尿频数等症。

275. 七味养心健脾胶囊

【功能主治】养心安神，益气健脾。用于心脾两虚所引起的心悸失眠，神疲乏力，食纳减少。

276. 七味益气胶囊

【功能主治】健脾，益气，养阴。用于脾肾气阴两虚，症见体倦乏力，腰膝酸软，食欲不振，睡眠欠佳或久病、术后体虚者。

277. 益气强身胶囊

【功能主治】培补元气。适用于气虚引起的头晕气短，神疲乏力，自汗，失眠，纳呆，小便清长。

278. 龟芪壮骨颗粒

【功能主治】补气补血，滋补肝肾，强筋壮骨。适用于腰膝酸软，气血不足。

279. 七味苁蓉酒

【功能主治】补肾助阳，益精润燥。适用于脾肾阳虚所致的腰膝酸痛，畏寒肢冷，神疲健忘。

280. 贞杞肝泰颗粒(片)

【功能主治】滋补肝肾，益气养血。用于肝肾阴虚、气血不足引起的头晕目眩，腰膝酸软，神疲乏力，少气懒言，胁肋隐痛的辅助治疗。

281. 景天虫草含片

【功能主治】补肺益肾，养阴润喉。用于气阴不足所致的咽干，灼热，咽痛，声音嘶哑；慢性咽炎见上述证候者。

282. 抗衰灵口服液

【功能主治】滋补肝肾，健脾养血，宁心安神，润肠通便。用于肝肾不足、心脾两虚所致的头晕眼花，神疲乏力，失眠健忘。

283. 参茸三肾胶囊

【功能主治】益气助阳。用于肾阳不足引起的神倦乏力，腰酸腿软，耳鸣自汗。

284. 归圆口服液

【功能主治】益气养血，扶正固本。适用于产后体虚，症见神疲乏力者。

285. 玉蓉补肾口服液

【功能主治】养肝肾，补气血。用于肝肾不足、气血亏虚所致的头昏眼花，耳鸣，腰膝酸软，神疲乏力，面色不华的辅助治疗。

286. 复方虫草口服液

【功能主治】滋补肝肾，润肺。用于肝肾不足及久病所致的体虚，记忆力减退，咳喘。

287. 养元益肾酒

【功能主治】补益肝肾。适用于肝肾不足所致的神疲乏力，少气懒言，眩晕，健忘，两目干涩，腰膝酸软。

288. 益肝养血酒

【功能主治】益气养血，滋补肝肾。适用于气血不足、肝肾亏虚所致的神疲乏力，头晕眼花，少气懒言，失眠心悸，腰膝酸软。

289. 冻干蜂王浆散

【功能主治】益气养血，补虚扶正。用于气血不足所致的身体虚弱，倦怠食少的辅助治疗。

290. 白芝颗粒

【功能主治】柔肝养血。用于肝血不足所致的筋骨软弱，四肢乏力。

291. 宁心益肾口服液

【功能主治】益肾健脾，宁心安神。用于肾气不足、心脾两虚所致的腰膝酸软，神疲乏力，食欲不振，大便溏薄，失眠多梦。

292. 洋参虫草益肾口服液

【功能主治】益气生津，健脾益肾。适用于脾肾不足、津亏气弱见有神疲乏力，少气懒言，体虚食少，便秘。

293. 活力苏口服液

【功能主治】益气补血，滋养肝肾。用于年老体弱，精神萎靡，失眠健忘，眼花耳聋，脱发或头发早白属气血不足、肝肾亏虚者。

294. 参维冻干蜂王浆片

【功能主治】益气养血，补虚扶正。用于气血不足所致的身体虚弱的辅助治疗。

295. 参阳胶囊(片)

【功能主治】温补脾肾。用于脾肾阳虚所致的腰膝酸软，畏寒肢冷，体倦乏力，食少便溏，排尿不畅。

296. 复方雄蛾益阳胶囊(口服液)

【功能主治】温肾助阳，填精益髓。用于肾阳不足见有形寒肢冷,腰膝酸软,头晕目眩,耳鸣,健忘,倦怠乏力,鬓发早白,小便频数。

297. 健身长春颗粒

【功能主治】补气血,养肝肾。用于气血不足、肝肾阴虚所致的神疲乏力,头晕眼花,耳鸣心悸,失眠,健忘。

298. 枣参安神胶囊

【功能主治】宁心安神,生精补髓,健脾益肾。适用于心脾两虚或肝肾不足引起的失眠多梦,头晕健忘,纳呆便溏,神疲乏力。

299. 珍灵胶囊

【功能主治】补气养血,宁心安神。用于心脾两虚证,症见神疲乏力,心悸失眠等。

300. 至宝三鞭酒

【功能主治】补血生精,健脑补肾。用于体质虚弱,神经衰弱,腰背酸痛,用脑过度,贫血头晕,惊悸健忘,自汗虚汗,畏寒失眠,面色苍白,气虚食减。

301. 参乌健脑胶囊(抗脑衰胶囊)

【功能主治】补肾填精,益气养血,强身健脑。用于肾精不足、肝气血亏所引起的精神疲惫,失眠多梦,头晕目眩,体乏无力,记忆力减退。

302. 肾康宁片(胶囊、颗粒)

【功能主治】补脾温肾,渗湿活血。用于脾肾阳虚、血瘀湿阻所致的乏力、腰膝冷痛。

303. 五味安神颗粒

【功能主治】养心安神,健脾和中。适用于心脾两虚证,症见心烦,急躁易怒,心悸,口干,易汗出,睡眠多梦易醒,神疲乏力,食欲不振,肌肉酸楚。

304. 复方桑葚合剂

【功能主治】补肾健脾。适用于脾肾不足所致的腰膝酸软,神疲乏力,耳鸣目眩,食欲减退。

305. 益安宁

【功能主治】补气活血,益肝健肾,养心安神。治疗气血虚弱、肝肾不足所致的胸闷气短,畏寒肢冷,手足麻木,对失眠健忘、神疲乏力、腰膝酸软也有一定疗效。

306. 复方雄蛾益精口服液

【功能主治】温肾益精。适用于肾阳不足之神疲乏力,腰膝酸软,健忘耳鸣,夜寐多梦,畏寒肢冷,夜尿频多。

307. 仙参口服液

【功能主治】补脾温肾,益气活血。用于中老年人肾虚症,症见腰膝酸软,畏寒肢冷,耳鸣,精神不振,气短,夜尿频多。

308. 仙戟补肾胶囊

【功能主治】补肾,益精。用于肾阳不足所致的腰膝酸软,畏寒肢冷,神疲乏力,头晕目眩。

309. 仙灵地黄补肾颗粒

【功能主治】补肾助阳。适用于肾阳不足所致的腰膝酸软,四肢无力,精神不振,夜尿频多。

310. 健脑益气片

【功能主治】益气健脑。适用于老年及过度疲劳所致的头晕,面色苍白,唇甲不华,神疲倦怠,心悸,气短。

311. 心神安胶囊

【功能主治】健脾益气,养心安神。用于心脾两虚证,症见倦怠乏力,神疲健忘,心慌,失眠多梦。

312. 雪哈虫草软胶囊

【功能主治】补益肺肾。适用于肺肾两虚之腰膝酸软,神疲乏力,少气懒言,咳嗽气短。

313. 雪莲虫草合剂

【功能主治】补肾助阳,扶正固本。适用于肾阳不足所致的神疲乏力,腰膝酸软,肢冷畏寒,小便频数、清长。

314. 益气固肾胶囊

【功能主治】益气固肾利湿。适用于肾气不足,见有体倦乏力,头晕目眩,心烦少寐,口干口苦,小便不利。

315. 益气养阴口服液

【功能主治】益气养阴。用于气阴两虚证,症见心悸气短,头晕目眩,少寐多梦,四肢乏力,腰膝酸软。

316. 活血胶囊

【功能主治】补气养血,活血化瘀,理气安神。用于中老年人气血虚弱、瘀血阻滞所致的神疲乏力,少气懒言,心慌,失眠多梦,肢体麻木,头痛,健忘。

317. 雪莲归芪口服液

【功能主治】滋阴助阳,补气养血。适用于阴阳两虚、气血亏损所致的神疲体倦,头晕目眩,腰膝酸软,心悸气短,健忘失眠。

318. 羊藿巴戟口服液

【功能主治】温阳,益肾。用于肾阳不足所致的精神不振,失眠健忘,腰膝酸痛,畏寒肢冷,夜尿频多。

319. 六味补血颗粒

【功能主治】益气养血。用于气血两虚证,症见头晕眼花,神疲乏力,唇甲色淡。

320. 龙黄补血口服液

【功能主治】益气补血。用于气血虚弱所致的头晕目眩,心慌,四肢倦怠,妇女痛经。

321. 鹿地益元酒

【功能主治】补肾健脾。用于中老年脾肾两虚引起的腰膝酸软,神疲乏力,畏寒肢冷,小便频数清长。

322. 鹿首安神颗粒

【功能主治】滋补肝肾,健脾益气,养心安神。用于肝肾不足、心脾两虚所致的头晕耳鸣,神疲乏力,健忘,失眠多梦,纳差食少。

323. 手参肾宝胶囊

【功能主治】温肾补阴。用于肾虚所致的腰膝酸软,眩晕乏力。

324. 藿蓉补肾颗粒

【功能主治】补肾阳,益精血。用于肾阳虚引起的畏寒肢冷,腰膝酸软,夜尿频多。

325. 洋参雪哈口服液

【功能主治】滋肾润肺,健脾益气。适用于腰膝酸软,头晕耳鸣,咳嗽盗汗,神疲乏力,食欲减退,手足心热,心悸气短,失眠等以肺肾阴虚、脾气不足为主要表现者。

326. 颐神颗粒

【功能主治】补益肝肾,益气健脾,宁心安神。用于肝肾不足、脾气虚弱所致的腰膝酸软,神疲体倦,头晕目眩,心悸失眠。

327. 复方黄芪益气口服液

【功能主治】益气养血。用于气血两虚引起的体倦乏力,神疲,面白,心悸气短,失眠健忘。

328. 珍红颗粒

【功能主治】益气养血,滋阴生津,活血化瘀。用于气血双亏、肾阴不足、气滞血瘀引起的面色无华,晦暗生斑。

329. 珍芪补血口服液

【功能主治】补益气血。适用于气血不足所致的头晕眼花,面色苍白,神疲乏力,少气懒言。

330. 复方灵芝安神口服液

【功能主治】健脾益气,养心安神。用于心脾两虚所致的失眠多梦,心悸健忘,神疲体倦,食欲减少。

331. 灵芝绞股蓝口服液

【功能主治】益气,健脾,安神。用于心气虚证,可改善心悸,气短,失眠。

332. 乌苓苁蓉合剂

【功能主治】补肝肾,益脾胃,安心神。用于肝肾不足所致的头晕目眩,耳鸣健忘,腰膝酸软,心悸气短,四肢无力。

333. 参鹿膏

【功能主治】补气养血,调经。用于气血虚弱引起的腰腿疼痛,精神疲倦,经血不调。

334. 益气养血补酒

【功能主治】补益肝肾。用于气血两亏、肝肾不足所致的心悸耳鸣。

335. 益元黄精糖浆

【功能主治】补肾养血。用于肾虚血亏所致的神疲乏力,纳食减少,腰酸腿软。

336. 人参口服液(袋泡茶)

【功能主治】大补元气,生津止渴。用于气虚所致的身倦乏力,食欲不振,心悸气短,失眠健忘。

337. 人参补膏

【功能主治】补益气血,健脾滋肾。用于脾肾虚弱,气血两亏,神疲乏力,头昏耳鸣。

338. 西洋参胶囊(颗粒)

【功能主治】补气养阴,生津。用于气虚阴亏所致的咳喘,烦躁体倦,口燥咽干。

339. 壮肾安神片

【功能主治】滋阴补肾。用于肾阴不足所致的头晕目眩,心悸耳鸣,神志不宁,腰膝酸软。

340. 五加茸血口服液

【功能主治】温补肾阳。用于肾阳亏虚引起的腰酸腿软,畏寒肢冷,精冷等。

341. 子仲益肾丸

【功能主治】调和阴阳,补益肝肾。用于阴阳失调、肝肾不足引起的腰酸背痛,神疲乏力,面色苍白、形寒肢冷。

342. 益精口服液

【功能主治】益气养阴,健脾润肺。用于气阴两虚的久病虚弱者。

343. 养血补肾丸

【功能主治】补肝肾,益精血。用于肝肾不足所致的腰膝不利,头昏目眩,须发早白。

344. 复方鲜石斛颗粒(胶囊)

【功能主治】滋阴养胃,生津止渴。用于胃阴不足所致的口干咽燥,饥不欲食,烦渴。

345. 人参卫生丸

【功能主治】补肝肾,益气血。用于肝肾不足、气血亏损所致的体质虚弱,遗尿。

346. 参茸补血酒

【功能主治】温肾阳,益气血,强筋骨。用于气血两虚所致的腰膝酸软,神疲乏力,头晕耳鸣,盗汗。

347. 全龟片(胶囊)

【功能主治】滋阴补肾。用于肺肾不足,骨蒸劳热,腰膝酸软。

348. 全鹿大补丸

【功能主治】补血填精,益气固本。用于头眩耳鸣,神志恍惚,身体衰弱,气血双亏。

349. 参茸加口服液

【功能主治】益气温阳。用于阳气不足所致的体弱,神倦,乏力,食少,心慌。

350. 鹿茸洋参片

【功能主治】补气血,益心肾。用于气血不足所致的心悸气短,腰膝酸软。

351. 复方松茸胶囊

【功能主治】益气健脾,滋补肝肾。适用于脾肺两虚及肝肾亏损所致的神疲乏力,面色无华,形体消瘦,食欲不振,自汗,头晕耳鸣,腰膝酸软,心悸失眠。

352. 益智康脑丸

【功能主治】补肾益脾,健脑生髓。用于脾肾不足,精血亏虚所致的健忘头昏,倦怠食少,腰膝酸软。

353. 灵芪加口服液

【功能主治】扶正固本,滋补强壮,宁心安神。用于心脾两虚所致的心悸失眠,倦怠乏力,食少便溏。

354. 金凤丸

【功能主治】温肾益阳,活血和血。用于肾阳虚引起的畏寒怯冷,月经量少、后错,带下量多,虚寒痛经。

355. 参芪鹿茸口服液

【功能主治】益气养血，补肾生精。用于脾肾两虚所致的体乏形瘦，腰腿疼痛，头晕目眩，食欲不振。

356. 参芪益气酒

【功能主治】益气养阴。用于气阴两虚所致的身体虚弱，食少倦怠。

357. 参杞全鹿丸

【功能主治】补肾固精，益气培元。用于肾阳不足所致的精神不振，腰膝酸软，四肢乏力，形寒怕冷。

358. 枣参合剂

【功能主治】补气健脾，养血生津。用于气血两虚引起的少气乏力，心悸头晕。

359. 参鹿健肺胶囊

【功能主治】补气养血，健脾益肺，固肾强身，安神健脑。用于肺、脾、肾不足所致的食少纳呆，气短喘促，神疲倦怠，头晕耳鸣。

360. 固本回元口服液

【功能主治】补肾益精，滋阴助阳。适用于肾气不足、肾精亏虚引起的腰膝酸痛，头晕耳鸣，神疲乏力，失眠健忘，畏寒肢冷，夜尿频多，肢体麻木。

361. 人参补气胶囊

【功能主治】大补元气，补脾益肺，生津，安神。用于脾虚食少，肺虚喘咳，津伤口渴，久病虚羸，惊悸失眠。

362. 人参当归颗粒

【功能主治】补益气血。用于气血两亏，面色萎黄，心悸气短，食少倦怠。

363. 参茸正阳口服液

【功能主治】益气补肾。用于中老年肾精亏损所致的体弱，畏寒肢冷，神疲乏力，健忘。

364. 蚕鹿口服液

【功能主治】补肾益髓，培元固本。用于肾气亏虚所致的神疲乏力，头晕目眩。

365. 参芪沙棘合剂

【功能主治】健脾益肾，宁心安神，活血化瘀。适用于心气虚或气虚血瘀证引起的神疲乏力，胸闷心悸，腰膝酸软，头晕耳鸣，排尿困难，尿后余沥。

366. 参芪云芝颗粒

【功能主治】健脾补肾，养血安神。适用于头晕目眩，神疲乏力，食少纳呆，失眠多梦，少气懒言。

367. 参茸温肾丸

【功能主治】温肾健脾。用于脾肾阳虚所致的腰膝酸软，倦怠乏力，头晕目眩，气短懒言，夜尿频多。

368. 复方虫草养血颗粒

【功能主治】补益肝肾，滋阴养血。用于女性肝肾阴虚、阴血不足引起的头晕目眩，面色无华，两目干涩，月经量少。

369. 复方苁蓉补肾合剂

【功能主治】补肾益精，扶正固本。适用于腰膝酸软，神疲乏力，畏寒肢冷，精神不振，头晕耳鸣，面色无华，失眠，尿频。

370. 扶元口服液

【功能主治】扶正固本，益气补血，滋补肝肾。适用于倦怠乏力，失眠多梦，心悸气短，头晕目眩，腰膝酸软，肢体麻木，食欲不振。

371. 金鸡虎补丸(片)

【功能主治】补气补血，舒筋活络，健肾固精。用于四肢麻木，腰膝酸痛，夜尿频数。

372. 参苓归元膏

【功能主治】平补，调和脾胃。用于脾肾两虚所致的头晕目眩，耳鸣，腰膝酸软，胃纳减退。

373. 参桂补气养血口服液

【功能主治】补益气血。用于气血两虚证，症见形瘦神疲，食少便溏，病后虚弱。

374. 参苓精口服液

【功能主治】健脾助运，养心益智。适用于神疲乏力，食欲不振，头晕心悸，失眠健忘，腰膝酸软。

375. 参鹿茶

【功能主治】温肾助阳。用于肾阳虚证，症见腰膝酸软，畏寒肢冷。

376. 二十五味大汤丸

【功能主治】调和龙、赤巴、培根，开胃。用于久病不愈的身倦体重，食欲不振，月经过多。

377. 槟榔花口服液

【功能主治】健脾化痰。用于由脾虚证引起的神疲倦怠，食欲不振，咳嗽痰多。

378. 补气口服液

【功能主治】益气健脾。用于脾气亏虚证，症见神疲乏力，少气懒言，食欲不振。

379. 补肾益肝颗粒

【功能主治】益气健脾，滋补肝肾。适用于脾气不足、肝肾虚损所致的神疲乏力，气短，失眠，腰膝酸软。

380. 参精补肾胶囊

【功能主治】补肾助阳，益气健脾。用于肾阳不足、脾气虚弱所致的神疲倦怠，腰膝酸痛，夜尿频多，畏寒肢冷。

381. 参苓蛤蚧合剂

【功能主治】补肾助阳，益气健脾。用于脾肾两虚所致的腰膝酸痛，畏寒肢冷，纳少便溏，夜尿频急。

382. 虫草双参酒

【功能主治】补肾健脾，益气活血。用于脾肾亏虚、气虚血瘀所致的腰膝酸软，倦怠乏力，头晕目眩，气短懒言，食欲不振，肢体疼痛，麻木。

383. 双参安神糖浆

【功能主治】补气血，益肝肾。用于气血两虚、肝肾不足所致的身体虚弱，咳喘，腰膝酸软。

384. 复方手参益智胶囊

【功能主治】滋补肝肾，益精健脑。用于肝肾不足、气血亏虚所致的健忘,头晕,心悸失眠,倦怠乏力。

385. 复方天麻益阴酒

【功能主治】滋养肝肾,益气和血。用于肝肾不足、气血亏虚引起肢体麻木,腰膝酸软,精神倦怠。

386. 人参药酒

【功能主治】补气养血,暖胃散寒。用于气血两亏,神疲乏力,胃寒作痛,食欲不振。

387. 鹿精培元胶囊

【功能主治】滋补肝肾,益精培元。用于精血亏虚所致的腰膝酸痛,畏寒肢冷,心悸烦热,头痛失眠,夜尿频。

388. 参茸养心益肾胶囊

【功能主治】补益心肾。用于中老年心肾阴阳两虚证,症见眩晕耳鸣,神疲乏力,心悸气短,五心烦热,两目干涩,失眠多梦,腰膝酸软,自汗盗汗。

389. 媚灵丸

【功能主治】补肝益肾,温脾助胃。用于肝肾不足、脾胃虚弱所致的腰膝酸痛,精神不振,失眠。

390. 宁神补心片

【功能主治】养血安神,滋补肝肾。用于肝肾阴血不足所致的头昏,耳鸣,心悸,健忘,失眠。

391. 复方枸杞子膏

【功能主治】补益肝肾,开胃健脾。用于肝肾不足、脾胃虚弱所致的神疲乏力,少气懒言,腰膝酸软,耳鸣,心悸,失眠,食欲不振。

392. 复方海龙口服液

【功能主治】补肾助阳。适用于肾阳不足所致的腰膝冷痛,夜尿频多。

393. 复方黄芪口服液

【功能主治】补肾健脾,益气养血。适用于中老年因肾虚、脾虚所致的神疲乏力,腰膝酸软,食欲不振,失眠多梦,头晕眼花。

394. 壮血片

【功能主治】补气血,通经络,壮筋骨,健脾胃。用于贫血,病后体质虚弱所致的腰膝酸痛,妇女带下,月经不调。

395. 复方枸杞颗粒

【功能主治】益心脾,补肝肾。适用于神疲乏力,心悸气短,失眠健忘,腰膝酸软,头晕目眩。

396. 复方地茯口服液

【功能主治】补气养心,滋阴生津,益脑安神。适用于气血虚弱,倦怠乏力,病后津伤口渴,可作为围绝经期综合征辅助治疗药。

397. 强身合剂

【功能主治】补气提神,固表止汗,生津止渴。用于体质虚弱,心悸气短,虚汗口渴,神疲乏力,食欲不振。

398. 永盛合阿胶

【功能主治】益气养血,滋阴润肺。用于气血两亏所致的身体瘦弱,目暗耳鸣,月经不调。

399. 鹿茸胶

【功能主治】益肾填精。用于肾阳虚弱,精血不足引起的腰膝酸软。

400. 阳春胶囊(口服液)

【功能主治】补肾,益精补虚。用于由肾虚引起的头昏耳鸣,腰膝酸软,神疲健忘。

401. 阳春玉液

【功能主治】滋肾,填精补髓,益气健脾。用于肾虚所引起的腰背酸痛,畏寒肢冷,神疲乏力,夜尿多频。

402. 茸参补肾胶囊

【功能主治】补肾助阳。用于老年人肾阳虚和肾气不足所致的腰膝酸痛、神疲乏力、夜尿增多。

403. 芪鹿益肾片

【功能主治】温补脾肾,祛湿化浊。用于脾肾阳虚,症见面色苍白,畏寒肢冷,腰膝酸痛,纳呆,便溏。

404. 玉竹高龄酒

【功能主治】补脾肾,益气血。用于精神困倦,食欲不振。

405. 普乐安胶囊(片)

【功能主治】补肾固本。用于肾气不固所致的腰膝酸软,尿后余沥。

406. 肝舒宁颗粒

【功能主治】益气健脾。用于脾气虚引起的神疲乏力,自汗或便溏,食后腹胀,面色萎黄,纳少。

407. 延龄长春胶囊

【功能主治】补肾,填精补髓,纳气平喘。用于肾阳不足,精血亏虚,腰膝酸痛,四肢寒冷,体倦乏力,须发早白,神疲消瘦。

408. 延寿片

【功能主治】补益肝肾,强壮筋骨。用于肝肾不足,头昏目花,耳鸣重听,四肢酸麻,腰酸无力,夜尿频数,须发早白。

409. 海龙蛤蚧口服液

【功能主治】温肾助阳,补益精血。用于腰膝酸软,面色㿠白,头目眩晕。

410. 复方南五加口服液

【功能主治】温阳益气,养心安神。用于气血亏虚、阳气不足证,症见头昏气短,心悸失眠,神疲乏力,畏寒肢冷,夜尿频数。

411. 复方人参益肾胶囊

【功能主治】健脾补肾,养心安神。用于腰膝酸软,夜尿频多,食欲减退,大便溏泄,神疲乏力,失眠健忘。

412. 阿胶参芪酒

【功能主治】补气健脾,养血安神。用于神疲乏力,少气懒言,食少纳呆,头晕目眩,心悸失眠。

413. 阿珍养血口服液

【功能主治】养血润肤。用于肝血不足所致的头晕,心悸,肌肤干燥,血色欠佳。

414. 复方首乌口服液

【功能主治】滋补肝肾，健脑。用于肝肾阴虚引起的头晕目眩，健忘失眠，腰膝酸软，神疲乏力。

415. 杞鹿温肾胶囊

【功能主治】温阳补肾。用于肾阳虚所致的失眠，精神不振，食欲不佳，腰膝酸软，疲乏无力。

416. 益肾丸

【功能主治】益肾扶阳。用于肾阳不足引起的身体虚弱，小便不利。

417. 复方蚂蚁胶囊

【功能主治】补肾益精，温脾通络。用于中老年人肾虚或脾虚引起的腰背酸痛，头晕耳鸣，体倦乏力，神疲纳少。

418. 党参养荣丸

【功能主治】益气，补血，养心。用于心脾不足，气血两亏，形瘦神疲，食少便溏，病后虚弱。

419. 刺五加茶

【功能主治】益气健脾，补肾安神。用于脾肾阳虚所致的体虚乏力，食欲不振，腰膝酸软，失眠多梦。

420. 苁黄补肾胶囊(丸)

【功能主治】滋补肾阴，强筋壮骨。用于肾虚、腰酸。

421. 参鹿补膏

【功能主治】益气养血，补肾。用于精神疲乏，气血不足，腰膝酸软。

422. 参鹿补片

【功能主治】益气养血，补肾。用于肾阳虚衰，气血不足，畏寒肢冷，精神疲乏，腰膝酸软，头晕耳鸣。

423. 参鹿强身丸

【功能主治】滋补强身，益肾。用于身体虚弱，精神不振，腰背酸痛。

424. 阿胶片(液体)

【功能主治】补血滋阴，润燥，止血。用于血虚萎黄，眩晕心悸，心烦不眠，肺燥咳嗽。

425. 人参茎叶皂苷片(胶囊)

【功能主治】健脾益气。用于气虚引起的心悸，气短，疲乏无力，纳呆。

426. 益安宁丸

【功能主治】补气活血，益肝健肾，养心安神。治疗气血虚弱、肝肾不足所致的胸闷气短，畏寒肢冷，手足麻木，对失眠健忘、神疲乏力、腰膝酸软也有一定疗效。

427. 阿胶益寿口服液

【功能主治】补气养血。用于气血双亏，四肢无力，腰膝酸软，面黄肌瘦，健忘失眠，妇女产后诸虚。

428. 人参灵芝胶囊

【功能主治】扶正固本，益气安神。用于体虚乏力。

429. 益寿强身膏

【功能主治】补气养血，滋补肝肾，养心安神，强筋健骨，健脾开胃。用于体虚气弱，食欲不振，腰膝酸软，神疲乏力，头晕目眩，失眠健忘，年老体弱。

430. 阿胶颗粒(泡腾颗粒、液体)

【功能主治】滋阴养血，补肺润燥。用于血虚萎黄，眩晕心悸，心烦不眠，肺燥咳嗽，贫血。

431. 益肾强身丸

【功能主治】益肾填精，补气养血。用于肾精不足，气血两虚，胸闷气短，失眠健忘，腰酸腿软，全身乏力，脑力减退，须发早白。

432. 益寿大补酒

【功能主治】益气养血，滋补肝肾，健脾开胃，强筋健骨。用于体虚气弱，食欲不振，腰膝酸软，筋骨疼痛，神疲乏力，头晕目眩，失眠健忘，年老体弱，病后失调。

433. 益身灵丸

【功能主治】补气养血，益精安神。用于气虚血亏所致的头晕目眩，健忘失眠。

434. 七生力片

【功能主治】活血化瘀，益气通络。用于气虚血瘀所致的头昏乏力，健忘。

435. 芪胶升白胶囊

【功能主治】补血益气。用于气血亏损所引起的头昏眼花，气短乏力，自汗盗汗，以及白细胞减少症见上述证候者。

436. 当归黄精膏

【功能主治】养阴血，益肝脾。用于肝脾阴亏，身体虚弱，饮食减少，口燥咽干，面黄肌瘦。

437. 当归南枣颗粒

【功能主治】补血活血，调经止痛。用于血虚，月经不调，痛经。

438. 当归片

【功能主治】补血活血，调经止痛。用于血虚引起的面色萎黄，眩晕心悸，月经不调，痛经。

439. 紫河车胶囊

【功能主治】温肾补精，益气养血。用于虚劳消瘦，骨蒸盗汗，咳嗽气喘，食少气短。

440. 固精参茸丸

【功能主治】补肾益气养血。用于气虚血弱所致的精神不振，产后体弱。

441. 妇女养血丸

【功能主治】补气，养血，调经。用于气虚血亏，受寒引起的经期不准，行经腹痛，身体虚弱，气短烦倦，午后身热。

442. 三鞭参茸固本丸

【功能主治】补气养血，温肾助阳，强筋壮骨。用于气血两虚，肾阳不足所致的身体虚弱，腰腿酸软。

443. 滋补水鸭合剂

【功能主治】益气补血，滋阴。用于全身无力，失眠多梦，食欲不振和产后、病后身体虚弱。

444. 益气强身颗粒

【功能主治】补气养血，活血通络。用于气血不足，面色萎黄,心悸气短,倦怠乏力。

445. 益气养血口服液

【功能主治】益气养血。用于气血不足所致的气短心悸,面色不华,体虚乏力。

446. 参桂养荣丸

【功能主治】益气补血,养心安神。用于气血两亏,惊悸健忘,身倦乏力。

447. 益康补元颗粒

【功能主治】益气活血,健脾补肾。用于气虚血瘀、脾肾亏虚引起的神疲乏力,气短,失眠,腰膝酸软,食少健忘。

448. 状元深海龙酒

【功能主治】补肾益精。用于肾精亏损,腰膝酸软,倦怠无力,健忘失眠。

449. 益气六君丸

【功能主治】补气健脾。用于脾胃虚弱,食少便溏,胸脘胀闷。

450. 茸桂补肾口服液

【功能主治】补肾助阳,强筋壮骨。适用于肾阳不足、肾精亏损所致的腰膝酸软,关节疼痛,畏寒肢冷。

451. 滋补健身丸

【功能主治】补肾,理脾,祛湿,消胀。用于脾胃虚弱引起的精神倦怠,腰膝酸软,肢体沉重。

452. 九味参蓉胶囊

【功能主治】阴阳双补。用于阴阳两虚引起的头晕耳鸣,失眠多梦,心悸气短,畏寒肢冷,潮热汗出,腰膝酸软。

453. 参芪乌鸡养血膏

【功能主治】补气养血。用于病后体虚,气血两亏,身倦乏力。

454. 安神健脑液

【功能主治】益气养血,滋阴生津,养心安神。用于气血两亏、阴津不足所致的失眠多梦,神疲健忘,头晕头痛,心悸乏力,口干津少。

455. 安神胶囊

【功能主治】补血滋阴,养心安神。用于阴血不足,失眠多梦,心悸不宁,五心烦热,盗汗耳鸣。

456. 鱼鳔补肾丸

【功能主治】补肾益精。用于肾阳虚弱、肾精亏损所致的头昏,眼花,耳鸣,腰痛膝软。

457. 壮血药酒

【功能主治】补气血,通经络,壮筋骨,健脾胃。用于贫血,病后体质虚弱,腰膝酸痛,妇女带下,月经不调。

458. 参芪博力康片

【功能主治】益气养血,滋阴补阳。用于气血不足,阴阳虚损,体倦乏力,食欲不振,心悸失眠,腰膝酸软。

459. 益血膏

【功能主治】益精血,补肝肾。用于气虚血亏引起的面色萎黄,精神倦怠,头晕目眩,妇女血虚,月经不调。

460. 周公百岁酒

【功能主治】补血生精,调气壮神。用于气血两亏,真阴不足,四肢酸软。

461. 复方刺五加片

【功能主治】补气养血,益智安神,补肾健脾,扶正固本。用于气血两亏所致的全身无力,心悸失眠,食欲不振。

462. 福寿胶囊

【功能主治】滋补肝肾,调养脏腑,益气养血,扶正固本。用于改善中老年人的疲倦乏力,头晕耳鸣,失眠多梦,腰膝酸软,畏寒肢冷和夜尿频或余沥。

463. 百补酒

【功能主治】补气血,益肝肾,填精髓。用于身体虚弱,腰膝无力,头昏目眩。

464. 大补药酒

【功能主治】益气补血。用于气血两亏,倦怠,乏力。

465. 复方首乌补液

【功能主治】补肝肾,益气血,健脾胃。用于肝肾亏损,脾胃虚弱,气血不足,头晕目眩,健忘失眠,贫血萎黄,腰肢酸怠,食少或便溏。

466. 扶正养阴丸

【功能主治】扶正养阴。用于虚损劳伤,潮热咳嗽。

467. 复方胎盘片

【功能主治】益气,补精血。用于虚损,消瘦,咳喘,神经衰弱,贫血,病后体虚。

468. 冬青补汁

【功能主治】温补肝肾,滋阴益精。用于肝肾不足,头昏目眩,小便频繁,腰膝酸软,神经衰弱。

469. 壮肾丸

【功能主治】补肾壮阳,益气养血。用于肾阳不足,气血虚弱。

470. 加味归芪片

【功能主治】补气,养血。用于气血两亏,气虚体弱,肢体劳倦。

471. 参茸三七酒

【功能主治】益气补血,养心安神。用于气血不足,病后虚弱,腰膝酸软,失眠健忘。

472. 参茸珍宝片

【功能主治】补肾,益气益血,安神明目,乌发养颜,强身健体。

473. 复方鹿茸酒

【功能主治】益气养血,用于肾寒,脾胃虚弱,气血不足。

474. 参茸大补膏

【功能主治】滋阴补肾,益气养血,强壮筋骨。用于成人体虚,腰膝酸软,食减肌瘦,气短心悸。

475. 参茸三七补血片

【功能主治】滋阴补肾,填精补血,强身健脾。用于身体虚弱,头晕耳鸣,心悸失眠,阴虚盗汗,月经不调。

476. 补益地黄丸

【功能主治】滋阴补气，益肾填精。用于脾肾两虚，腰痛脚重，四肢浮肿，行步艰难，疲乏无力。

477. 复方滋补力膏

【功能主治】益气，滋阴，补肾。用于气血不足，肾虚，体力衰弱，腰酸肢软，耳鸣眼花。

478. 参茸补酒

【功能主治】补益气血。用于身体虚弱，气血两亏，脑力不足，精神疲倦。

479. 补益资生丸

【功能主治】滋阴补气，调养脾胃。用脾胃虚弱引起的胸闷作呕，食欲不振，精神倦怠，大便溏泻。

480. 甘露酥油丸

【功能主治】滋补强身，延年益寿。用于气血亏虚，心悸失眠，老年虚弱，肢体僵直，经络不利，虚损不足之症。

481. 二仙膏

【功能主治】滋阴助阳，益气益血。用于治疗气血两虚，神疲体倦，周身懒软，神经衰弱。

482. 参杞酒

【功能主治】补气益脾，滋补肝肾。用于气血不足，腰膝酸软，食少，四肢无力。

483. 二仙口服液(膏)

【功能主治】滋阴助阳，补肾养血。用于气血两虚，周身酸软，神经衰弱。

484. 蛤蚧党参膏

【功能主治】健脾胃，补肺肾，补中益气，益精助阳，止咳定喘。用于脾胃虚弱，肺气不足，体倦乏力及虚劳喘咳的辅助治疗。

485. 蛤蚧补肾丸(胶囊)

【功能主治】益肾，填精，补血。用于身体虚弱，真元不足，小便频数。

486. 参茸安神丸

【功能主治】养心安神。用于身体虚弱，神志不宁，心烦不安，心悸失眠，健忘。

487. 蛤蚧大补丸(胶囊)

【功能主治】补血益气，健脾暖胃，祛风湿，壮筋骨。用于男女体弱，头晕目眩，食欲不振，腰酸骨痛。

488. 长春益寿膏

【功能主治】补五脏，调阴阳，益气血，壮筋骨。适用于体虚易倦，心悸失眠，头晕目眩，腰膝酸软。

489. 洞天长春膏

【功能主治】滋补肝肾，补益气血，健脾开胃，养肺生津。用于体质虚弱，病后亏损，头晕目眩，神疲乏力，腰膝酸软。

490. 益气养血合剂

【功能主治】益气养血。用于身体虚弱，气短心悸，面色不华。

491. 人参养荣膏

【功能主治】温补气血。用于气血两亏，病后虚弱。

492. 敖东壮肾丸

【功能主治】补肾壮阳，益气养血。用于肾阳不足，气血虚弱。

493. 复方蛤蚧口服液

【功能主治】补肝肾，益精血，壮筋骨。用于气血两亏，身体虚弱，精神不振，失眠健忘。

494. 丹蓝通络口服液

【功能主治】化瘀通络，益气调中。可用于改善气血两虚引起的心慌，胸闷，神疲乏力，气短，失眠，食欲不振等症状。

495. 参龙虫草益肾胶囊

【功能主治】温肾助阳，益气养血，填精补髓。适用于肾阳虚衰、气虚血亏引起的腰膝酸软，畏寒肢冷等症。

496. 参芪王浆养血口服液

【功能主治】补益气血，养心安神。用于气血两虚证，症见神倦乏力，食欲不振，失眠。

497. 无比山药丸

【功能主治】健脾补肾。用于脾肾两虚，食少肌瘦，腰膝酸软，目眩耳鸣。

498. 至宝灵芝酒

【功能主治】补气养血，安神止喘。用于气血两亏，面色苍白或萎黄，气短咳喘有痰，四肢倦怠，食欲不振，心悸怔忡，头晕目眩，病后虚弱。

499. 山鸡大补酒

【功能主治】大补气血，强壮筋骨。用于劳伤虚损，面色萎黄，足膝无力。

500. 西汉古酒

【功能主治】补肾益精，强筋补髓。用于腰膝酸软，肢冷乏力，健忘，动则气喘。

501. 卫生培元丸

【功能主治】大补元气。用于气血虚弱，四肢无力。

502. 卫生丸

【功能主治】调气补血。用于气血两亏，身体虚弱，病后失调。

503. 胎宝胶囊

【功能主治】补气，养血，填精。用于身体虚弱，先天不足，气虚血亏，自汗、盗汗，产后体虚。

504. 胎盘片

【功能主治】补气，养血，益精。用于虚损消瘦，劳热骨蒸，咳嗽，盗汗，神经衰弱，病后体虚。

505. 绍兴大补酒

【功能主治】益气补血。用于气血两亏，倦怠乏力。

506. 寿星补汁

【功能主治】益气养血，调理脾胃。用于年老衰弱，病后体虚，疲乏无力，食欲减退，肢痛麻木，失眠多梦。

507. 首乌强身片

【功能主治】补肝肾，强筋骨。用于肝肾虚弱，头晕眼花，四肢酸麻，腰膝无力，夜尿频多。

508. 补肾健脾口服液

【功能主治】温肾助阳，健脾开胃，消积化食。用于因肾阳不足、脾胃亏虚所致的腰酸膝软，形寒肢冷，体虚乏力，脘腹胀满，食欲不振。

509. 首乌补肾酒

【功能主治】补气养血，补肾益精，补心安神。用于气血不足、肝肾亏损所致的神疲乏力，健忘失眠，脱发白发，眩晕耳鸣，心慌，多梦易惊，面色萎黄，以及夜尿频繁者。

510. 补脾安神合剂

【功能主治】益气健脾，养血安神。用于心脾两虚所致的气短心悸，失眠多梦，头昏头晕，肢倦乏力，食欲不振。

511. 五加参蛤蚧精

【功能主治】补肺气，益精血。用于元气亏损，肺虚咳嗽，病后衰弱。

512. 五加参归芪精

【功能主治】扶正固本，补气固表，补血养血。用于久病衰弱，失眠自汗，腰腿酸软，气短心悸。

513. 生力胶囊(片)

【功能主治】益气，填精养阴，安神。主治神疲乏力，头昏眩晕，耳鸣，失眠多梦，腰酸膝软，提高免疫功能。

514. 贞杞肝泰颗粒(片)

【功能主治】滋补肝肾，益气养血。用于肝肾阴虚、气血不足引起的头晕目眩，腰膝酸软，神疲乏力，少气懒言，胁肋隐痛的辅助治疗。

515. 五加片

【功能主治】益气健脾，补肾安神。用于脾肾阳虚，体虚乏力，食欲不振，腰膝酸痛，失眠多梦。

516. 五味甘露滋补丸

【功能主治】明目，养荣强壮。用于气血亏虚，眼睛昏花，滋补。

517. 蚕蛹补肾胶囊

【功能主治】温肾助阳。用于肾阳不足所致的腰膝酸软，四肢乏力。

518. 参茸复春片

【功能主治】补肾助阳，益气填精。用于肾阳不足所致的畏寒肢冷，腰膝酸软，神疲乏力，头晕耳鸣。

519. 参芝安神口服液

【功能主治】益气养阴，安神。用于气阴不足所致的失眠多梦，心悸气短，久病体弱。

520. 乌鸡白凤丸(片、分散片、胶囊、软胶囊、颗粒、膏)

【功能主治】补气养血，调经止带。用于气血两虚，身体瘦弱，腰膝酸软，月经不调，带下。

521. 芪参虫草酒

【功能主治】补气养血，滋阴益肾。用于气血不足、肺肾气虚、心脾亏乏见有头晕眼花，气短乏力，腰膝酸软，食欲减退，失眠多梦等症。

522. 养心定悸口服液(膏)

【功能主治】养血益气，复脉定悸。用于气虚血少，心悸气短，盗汗失眠，咽干舌燥，大便干结。

523. 灵芝浸膏片

【功能主治】宁心安神，健脾和胃。用于失眠健忘，身体虚弱，神经衰弱，慢性支气管炎，亦可用于冠心病的辅助治疗。

524. 天杞合剂

【功能主治】益气健脾，滋补肝肾。适用于气虚、肾虚所致的神疲乏力，少气懒言，腰膝酸软。

525. 参竹精颗粒(毛浩日查干-5)

【功能主治】补肾，滋补强身。用于肾寒，肾虚，精血不足，筋骨酸痛，年迈体弱。

526. 潞党参口服液(膏滋)

【功能主治】补中益气，健脾益肺。用于脾肺虚弱，气短心悸，食少便溏，虚喘咳嗽。主治脾虚型小儿泄泻，贫血，慢性胃炎。

527. 童康颗粒(片)

【功能主治】补肺固表，健脾益胃，提高机体免疫功能。用于体虚多汗，易患感冒，倦怠乏力，食欲不振。

528. 黄芪精(颗粒、片)

【功能主治】补血养气，固本止汗。用于气虚血亏所致的表虚自汗，四肢乏力，久病衰弱。

529. 正元胶囊

【功能主治】壮阳补肾，正元补气，延缓衰老，滋补肝肾。抗疲劳。

530. 附子理中丸(片)

【功能主治】温中健脾。用于脾胃虚寒，脘腹冷痛，呕吐泄泻，手足不温。

531. 玉屏风颗粒(胶囊、口服液、袋泡茶)

【功能主治】益气，固表，止汗。用于表虚不固，自汗恶风，面色㿠白，或体虚易感风邪者。

532. 参苓白术散(丸、颗粒、片、咀嚼片、口服液、胶囊)504

【功能主治】补脾胃，益肺气。用于脾胃虚弱，食少便溏，气短咳嗽，肢倦乏力。

533. 扶芳参芪口服液

【功能主治】益气补血，健脾养心。用于气血不足、心脾两虚引起的神疲乏力，少气懒言，头晕眼花，津伤口渴及失眠等症。

534. 龟黄补酒

【功能主治】补血益气，阴阳双补。用于气血两虚，阴阳不足，腰膝酸痛，健忘失眠，食欲不振。

535. 龟苓膏

【功能主治】祛毒解热，润肺止咳，健胃整肠。治青春痘，改善便秘，减肥养颜。

536. 驱毒养颜口服液

【功能主治】益气养血，补肾强筋。用于病后衰弱，肺虚咳嗽,气血失和。

537. 固肾补气散

【功能主治】补肾填精,补益脑髓。用于肾亏阳弱,记忆力减退,腰酸腿软,气虚咳嗽,五更溏泻,食欲不振。

538. 炙甘草颗粒

【功能主治】养血益气,定悸。用于气虚血少所致的心悸气短,盗汗失眠,咽干舌燥,大便干结。

539. 茸血安神丸

【功能主治】益气,补血,安神。用于气血两虚所致的心悸,症见心悸气短,失眠不宁等。

338. 破伤风

〔基本概述〕

破伤风是由破伤风杆菌侵入人体伤口,生长繁殖,产生毒素所引起的一种急性特异性感染。目前以新生儿多见。其特点是肌肉强直性痉挛和阵发性收缩。

破伤风杆菌广泛存在于泥土和人畜粪便中,是一种革兰阳性厌氧芽孢杆菌。

破伤风杆菌及其毒素都不能侵入正常的皮肤和黏膜,故破伤风都发生在伤后。一切开放性损伤如火器伤、开放性骨折、烧伤,甚至细小的伤口如木刺伤或锈钉刺伤,均有可能发生破伤风。当伤口窄深、缺血、坏死组织多、引流不畅,并混有其他需氧化脓菌感染而造成伤口局部缺氧时,破伤风便容易发生。

泥土内含有的氯化钙能促使组织坏死,有利于厌氧菌繁殖,故带有泥土的锈钉或木刺的刺伤容易引起破伤风。

破伤风的潜伏期平均为6~10日,也有短于24小时或长达20~30日的。开放性外伤(特别是创口深、污染严重者)有感染破伤风的危险。

破伤风的典型临床表现为先有乏力、头晕、头痛、嚼肌紧张酸胀、烦躁不安等前驱症状。接着出现典型的肌肉强烈收缩,最初是嚼肌,以后顺次为面肌、颈项肌、背腹肌、四肢肌群、膈肌和肋间肌。患者具有独特的“苦笑”面容,之后出现“角弓反张”。光线、声响、震动等均能诱发全身肌群的强烈收缩。

〔治疗原则〕

(1)破伤风是可以预防的,因此应及时使用破伤风抗毒素与破伤风类毒素疫苗进行预防。已出现破伤风或其可疑症状时,应在进行外科处理及其他疗法的同时,及时使用抗毒素治疗。

(2)使用抗破伤风免疫球蛋白。凡已接受过破伤风类毒素免疫注射者,应在受伤后再注射一次类毒素加强免疫,不必注射抗毒素。未接受过类毒素免疫或免疫史不清者,须注射抗毒素预防,但也应同时开始类毒素预防注射,以获得持久免疫。

(3)抗毒素治疗:破伤风抗毒素1万~3万U,一次静脉滴注或肌内注射。破伤风抗毒素注射前必须先做过敏试验并详细询问既往过敏史。凡本人及其直系亲属曾有支气管哮喘、花粉症、湿疹或血管神经性水肿等病史,或对某种物质过敏,或本人过去曾注射马血清制剂者,均须特别提防过敏反应的发生。注射中发生异常反应,应立即停止。门诊患者注射抗毒素后,须观察30分钟才可离开。

(4)使用抗菌药物抗病原治疗:首选青霉素,一日5万~10万U/kg,每8小时或每6小时1次,静脉滴注。大剂量青霉素可抑制破伤风杆菌。次选头孢菌素、亚胺培南,也可选用大环内酯类抗生素。

(5)局部处理伤口要彻底清创。

(6)对症处理包括镇静、全身营养支持治疗等。大量使用抗惊厥药和镇静药,可以控制痉挛发作。

〔用药精选〕

一、西药

1. 破伤风人免疫球蛋白 Human Tetanus Immunoglobulin

【适应证】主要用于预防和治疗破伤风,尤其适用于对破伤风抗毒素(TAT)有过敏反应者。

【禁忌】对人免疫球蛋白类制品有过敏史者禁用。

【用法用量】用法:供臀部肌内注射,不需做皮试,不得用作静脉注射。

剂量:①预防剂量,儿童、成人一次用量250IU。创面严重或创面污染严重者可加倍。②参考治疗剂量:3000~6000IU,尽快用完,可多点注射。

2. 破伤风抗毒素 Tetanus Antitoxin

【适应证】用于预防和治疗破伤风。已出现破伤风或其可疑症状时,应在进行外科处理及其他疗法的同时,及时使用抗毒素治疗。开放性外伤(特别是创口深、污染严重者)有感染破伤风的危险时,应及时进行预防。凡已接受过破伤风类毒素免疫注射者,应在受伤后再注射一针类毒素加强免疫,不必注射抗毒素;未接受过类毒素免疫或免疫史不清者,须注射抗毒素预防,但也应同时开始类毒素预防注射,以获得持久免疫。

【禁忌】过敏试验为阳性反应者慎用,详见脱敏注射法。

脱敏注射法:在一般情况下,可用氯化钠注射液将抗毒素稀释10倍,分小量数次做皮下注射,一次注射后观察30分钟。第一次可注射10倍稀释的抗毒素0.2ml,观察无发绀、气喘或显著呼吸短促、脉搏加速时,即可注射第2次0.4ml,如仍无反应则可注射第3次0.8ml,如仍无反应即可将安瓿中未稀释的抗毒素全量做皮下或肌内注射。有过敏史或过敏试验强阳性者,应将第一次注射量和以后的递增量适当减少,分多次注射,以免发生剧烈反应。

【用法用量】用法:皮下注射应在上臂三角肌附着处。同时注射类毒素时,注射部位须分开。肌内注射应在上臂三角肌中部或臀大肌外上部。只有经过皮下或肌内注射未发生反应者方可做静脉注射。静脉注射应缓慢,开始每分钟不超过 1ml,以后每分钟不宜超过 4ml。一次静脉注射不应超过 40ml,儿童每千克体重不应超过 0.8ml,亦可将抗毒素加入葡萄糖注射液、氯化钠注射液等输液中静脉滴注。静脉注射前将安瓿在温水中加热至接近体温,注射中发生异常反应,应立即停止。

剂量:①预防,一次皮下或肌内注射 1500~3000IU,儿童与成人用量相同;伤势严重者可增加用量 1~2 倍。经 5~6 日,如破伤风感染危险未消除,应重复注射。②治疗:第一次肌内或静脉注射 50000~200000IU,儿童与成人用量相同;以后视病情决定注射剂量与间隔时间,同时还可以将适量的抗毒素注射于伤口周围的组织中。初生儿破伤风,24 小时内分次肌内或静脉注射 20000~100000IU。

【制剂】破伤风抗毒素

3. 青霉素 Benzylpenicillin

见第十三章"164. 小儿肺炎"。

4. 红霉素 Erythromycin

见第十三章"162. 百日咳"。

附:用于破伤风的其他西药

1. 盐酸四环素 Tetracycline Hydrochloride

【适应证】可用于对青霉素类过敏的破伤风等。

2. 盐酸土霉素 Oxytetracycline Hydrochloride

【适应证】可用于对青霉素类过敏的破伤风、气性坏疽、雅司、梅毒、淋病和钩端螺旋体病,以及放线菌属、李斯特菌感染的患者。

3. 盐酸多西环素 Doxycycline Hydrochloride

【适应证】可用于对青霉素类过敏患者的破伤风、气性坏疽、雅司、梅毒、淋病和钩端螺旋体病以及放线菌属、李斯特菌感染。

4. 盐酸美他环素 Metacycline Hydrochloride

【适应证】可用于对青霉素类过敏患者的破伤风、气性坏疽、雅司、梅毒、淋菌性尿道炎、宫颈炎和钩端螺旋体病以及放线菌属和李斯特菌感染。

5. 过氧化氢溶液 Hydrogen Peroxide Solution

见第十七章"2841. 中耳炎"。

6. 水合氯醛 Chloral Hydrate

【适应证】本品为催眠药、抗惊厥药。可用于癫痫持续状态的治疗,也可用于小儿高热、破伤风及子痫引起的惊厥。

7. 苯巴比妥钠 Phenobarbital Sodium

【适应证】本品对中枢神经系统有广泛抑制作用,有镇静、催眠和抗惊厥、抗癫痫效应。用于治疗癫痫,也可用于其他疾病引起的惊厥及麻醉前给药。

8. 地西泮 Diazepam

见第十三章"167. 小儿惊风"。

9. 盐酸洛贝林 Lobeline Hydrochloride

【适应证】本品主要用于各种原因引起的中枢性呼吸抑制。临床上常用于新生儿窒息,一氧化碳中毒,阿片中毒等。

10. 尼可刹米注射液 Nikethamide Injection

【适应证】用于中枢性呼吸抑制及各种原因引起的呼吸抑制。

11. 无细胞百白破 b 型流感嗜血杆菌联合疫苗 Diphtheria, Tetanus, Acellular Pertussis and Haemophilus Influenzae Type b Combined Vaccine

【适应证】本品用于 3 月龄以上婴儿。用于预防百日咳、白喉、破伤风和由 b 型流感嗜血杆菌引起的侵袭性疾病。

12. 吸附百日咳、白喉、破伤风、乙型肝炎联合疫苗 Absorbed Diphtheria Tetanus Pertussis and r-Hepatitis B Combined Vaccine

【适应证】用于预防百日咳、白喉、破伤风、乙型肝炎。

13. 吸附破伤风疫苗 Tetanus Vaccine, Adsorbed

【适应证】接种本疫苗后,可刺激机体产生体液免疫应答。用于预防破伤风。

二、中药

玉真散

【处方组成】生白附子、生天南星、防风、白芷、天麻、羌活

【功能主治】息风,镇痉,止痛。用于金创受风所致的破伤风,症见筋脉拘急、手足抽搐,亦可外治跌仆损伤。

【用法用量】口服。一次 1~1.5g,或遵医嘱。外用,取适量敷于患处。

【使用注意】孕妇禁用。

339. 登革热

〔基本概述〕

登革热是由登革病毒引起的蚊媒传染病,在东南亚、西太平洋和美洲加勒比海地区广泛流行。据记载,本病于 20 世纪 40 年代曾传入我国上海、福建、汉口、广东等地,并发生流行。1978 年本病在广东省佛山市发生流行,近十年来疫情在广东、海南省迅速蔓延,波及广西,全国累计病例 60 多万例。

由于登革热传播迅猛,发病率高,登革出血热和登革休克综合征的病死率较高。其不仅严重影响人民的健康而且严重影响当地经济开发和旅游贸易事业的发展。为了控制登革热的流行和防止扩散蔓延,我国将登革热列入国家乙类管理传染病,其疫情必须按照国家传染病报告要求及时上报,疫情经证实发生后应立即与有关的省、市及县、区通报,

必要时组织联防。

登革热病毒可分为4个血清型，与其他B组虫媒病毒如乙型脑炎病毒可交叉免疫反应。感染后对同型病毒有免疫力，并可维持多年，对异型病毒也有1年以上免疫力。同时感染登革病毒后，对其他B组虫媒病毒，也产生一定程度的交叉免疫，如登革热流行后，乙型脑炎发病率随之降低。

登革热患者和隐性感染者为主要传染源，未发现健康带病毒者。埃及伊蚊和白纹伊蚊是登革热主要传播媒介，目前对登革热没有特异性预防措施，根据多年国内外防治工作的经验，控制和消灭埃及伊蚊和白纹伊蚊是当前最有效的预防措施。埃及伊蚊主要孳生于户内积水容器内，白纹伊蚊主要孳生于盆、罐、竹节、树洞、废轮胎、花瓶、壁瓶及建筑工地容器积水中，消灭和控制埃及伊蚊和白纹伊蚊一般以消灭孳生地和幼虫为主。

登革热潜伏期3～15天，一般5～8天，一般临床表现有发热、畏寒、头痛、全身疼痛、疲乏不适、胃纳差等，主要临床特征为突然起病、迅速高热、三红征（颜面潮红、颈红、胸背红）、多样性皮疹、束臂试验阳性、白细胞和血小板减少等，根据临床症状的严重程度，其可分为三型。

1. 典型登革热

突然起病、畏寒、迅速高热（一般24～36小时达39～40℃），少数呈双峰热。头痛、眼球或眶后痛，全身肌肉、骨关节疼痛，腰痛，少数患者出现腹痛。

极度疲乏，纳差。颜面潮红、结合膜充血，胸、背皮肤潮红，表浅淋巴结肿大，束臂试验阳性。白细胞和血小板减少或正常。热程通常为3～7日退热，部分患者在四肢、胸背可出现多形性皮疹，少数有出血倾向。

一般发热持续时间短，有轻度头痛及全身痛、皮疹少、无合并症者，可诊为轻型典型登革热。

2. 登革出血热

具有典型登革热的临床表现。2～3日后于四肢、面部、腋窝、黏膜可见散在性出血点，迅即融合成瘀斑。病情进展后有鼻衄、牙龈出血，消化道、子宫、阴道、泌尿道等1个以上器官出血。常见肝肿大而极少黄疸，红细胞容积增高20%以上，（由于血浆外溢，脱水而造成血液浓缩，浓缩程度越甚者病情越重），血小板低于10万/L者。

3. 登革休克综合征

登革出血热患者少数在持续发热或退热后病情突然恶化，出现皮肤变冷、湿润、烦躁不安、嘴唇发绀、脉搏快而弱、脉压低（脉压差在20mmHg或以下），血压下降甚至不能测出，休克期一般很短，如不及时抢救可于12～24小时内死亡，病程中还可出现脑水肿，预后严重。但如能及时正确处理，度过危险期后可迅速恢复。

〔治疗原则〕

目前尚无特效治疗药物，主要为对症和支持疗法，应强调患者早期卧床休息，发热以物理降温为主，也可应用肾上腺皮质激素，配合中医中药治疗。禁用水杨酸类退热药，以防止引起溶血、胃肠道出血和粒细胞减少。对高热、呕吐、胃纳差者尽可能先口服补液（水分及电解质），如口服无效，可按病情需要，给予静脉补液，但不宜应用高渗糖补液，补液过程应细心观察，注意早期脑水肿症状和警惕输液反应的发生。

治疗登革出血热和登革休克综合征以支持疗法为主，注意维持水、电解质平衡。严重出血病例，考虑发病机制以变态反应为主，可应用较大剂量的肾上腺皮质激素，并及时使用止血药物如卡巴克洛（安络血）、酚磺乙胺（止血敏），口服云南白药、静脉滴注维生素C、维生素K等，尚须输入新鲜血液或血小板；对严重的胃肠道出血不止可试用胃管输入冰冻盐水，也可应用去甲肾上腺素口服治疗。

休克病例按感染性休克处理，可先快速滴注50%碳酸氢钠、林格乳酸钠溶液，生理盐水或50%葡萄糖生理盐水，然后加用右旋糖酐或血浆，吸氧及纠正酸中毒，可使用地塞米松、氢化可的松、酚妥拉明或冬眠疗法。

本病尚无特效治疗方法，治疗中应注意以下几点。

1. 一般治疗

急性期应卧床休息，给予流质或半流质饮食，在有防蚊设备的病室中隔离到完全退热为止，不宜过早下地活动，防止病情加重。保持皮肤和口腔清洁。

2. 对症治疗

（1）高热应以物理降温为主。对出血症状明显的患者，应避免酒精擦浴。解热镇痛剂对本病退热不理想，且可诱发G-6PD缺乏的患者发生溶血，应谨慎使用。对中毒症状严重的患者，可短期使用小剂量肾上腺皮质激素，如口服泼尼松5mg 3次/日。

（2）维持水、电解质平衡。对于大汗或腹泻者应鼓励患者口服补液，对频繁呕吐、不能进食或有脱水、血容量不足的患者，应及时静脉输液，但应高度警惕输液反应致使病情加重，以及导致脑膜脑炎型病例发生。

（3）有出血倾向者可选用卡巴克洛、酚磺乙胺、维生素C及维生素K等止血药物。对大出血病例，应输入新鲜全血或血小板，大剂量维生素K_1静脉滴注，口服云南白药等，严重上消化道出血者可口服甲氰咪胍。

（4）休克病例应快速输液以扩充血容量，并加用血浆和代血浆，合并DIC的患者，不宜输全血，避免血液浓缩。

（5）脑型病例应及时选用20%甘露醇250～500ml，快速静脉注入，同时静脉滴注地塞米松，以降低颅内压，防止脑疝发生。

〔用药精选〕

对登革热的治疗目前尚没有明显有效的中西药品，治疗应以对症处理为主。

一、西药

1. 泼尼松 Prednisone

本品属肾上腺皮质激素类药物，具有抗炎、抗过敏、抗风湿、免疫抑制作用。其能抑制结缔组织的增生,降低毛细血管壁和细胞膜的通透性,减少炎性渗出,并能抑制组胺及其他毒性物质的形成与释放。当严重中毒性感染时,与大量抗菌药物配合使用,可有良好的降温、抗毒、抗炎、抗休克及促进症状缓解作用。其水钠潴留及排钾作用比可的松小,抗炎及抗过敏作用较强,不良反应较少,故比较常用。

【适应证】本品适用于过敏性与自身免疫性炎性疾病:①重症多发性皮肌炎、严重支气管哮喘、风湿病、皮肌炎、血管炎、溃疡性结肠炎、肾病综合征等。②治疗各种急性严重性细菌感染、重症肌无力。③血小板减少性紫癜、粒细胞减少症、急性淋巴性白血病、各种肾上腺皮质功能不足症。④用于器官移植的抗排斥反应。⑤过敏性疾病、胶原性疾病(系统性红斑狼疮、结节性动脉周围炎等)。⑥剥脱性皮炎、药物性皮炎、天疱疮、神经性皮炎、荨麻疹、湿疹等皮肤疾病。⑦用于肿瘤如急性淋巴性白血病、恶性淋巴瘤。⑧对糖皮质激素敏感的眼部炎症。

【不良反应】长期超生理剂量的应用,可出现并发感染、向心性肥胖、满月脸、紫纹、皮肤变薄、肌无力、肌萎缩、低血钾、浮肿、恶心、呕吐、高血压、糖尿、痤疮、多毛、感染、胰腺炎、伤口愈合不良、骨质疏松、诱发或加重消化道溃疡、儿童生长抑制、诱发精神症状等。长期使用可引起青光眼、白内障。滴眼可引起眼压升高,导致视神经损害、视野缺损、后囊膜下白内障、继发性真菌或病毒感染等。

其他不良反应见氢化可的松。

【禁忌】糖皮质激素过敏者,活动性肺结核,严重精神疾病者、癫痫、活动性消化性溃疡、糖尿病、新近胃肠吻合手术、骨折、创伤修复期、单纯疱疹性或溃疡性角膜炎、未能控制的感染者、较重的骨质疏松者,未进行抗感染治疗的急性化脓性眼部感染者禁用。

肾上腺皮质功能亢进、动脉粥样硬化、心力衰竭、肠道疾病或慢性营养不良、肝功能不全者不宜使用。

【孕妇及哺乳期妇女用药】孕妇禁用。乳母接受大剂量给药,则不应哺乳。

【儿童用药】可抑制患儿的生长和发育,长期使用应采用短效(如可的松)或中效(泼尼松),避免使用长效(如地塞米松)。口服中效制剂隔日疗法可减轻对生长的抑制作用。长程使用必须密切观察患儿发生骨质疏松症、股骨头缺血性坏死、青光眼、白内障的危险性。

【老年用药】老年患者用糖皮质激素易发生高血压。老年患者尤其是围绝经期后的女性应用糖皮质激素易发生骨质疏松。

【用法用量】口服。一般一次 5 ~ 10mg,一日 2 ~ 3 次,一日 10 ~ 60mg。

【制剂】醋酸泼尼松片

2. 地塞米松 Dexamethasone

本品为肾上腺皮质激素类药,抗炎、抗过敏、抗休克作用比泼尼松更显著,而对水钠潴留和促进排钾作用很轻,对垂体-肾上腺轴抑制作用较强。

【适应证】主要用于过敏性与自身免疫性炎性疾病。多用于结缔组织病、活动性风湿病、类风湿关节炎、红斑狼疮、严重支气管哮喘、严重皮炎、溃疡性结肠炎、急性白血病等,也用于某些严重感染及中毒、恶性淋巴瘤的综合治疗。

【不良反应】糖皮质激素在应用生理剂量替代治疗时无明显不良反应,不良反应多发生在应用药理剂量时,而且与疗程、剂量、用药种类、用法及给药途径等有密切关系。常见不良反应有以下几类。

①长程使用可引起以下副作用。医源性库欣综合征面容和体态、体重增加、下肢浮肿、紫纹、易出血倾向、创口愈合不良、痤疮、月经紊乱、肱或股骨头缺血性坏死、骨质疏松及骨折(包括脊椎压缩性骨折、长骨病理性骨折)、肌无力、肌萎缩、低血钾综合征、胃肠道刺激(恶心、呕吐)、胰腺炎、消化性溃疡或穿孔,儿童生长受到抑制、青光眼、白内障、良性颅内压升高综合征、糖耐量减退和糖尿病加重。

②患者可出现精神症状。欣快感、激动、谵妄、不安、定向力障碍,也可表现为抑制。精神症状由易发生与患慢性消耗性疾病的人及以往有过精神不正常者。

③并发感染为主要不良反应。以真菌、结核菌、葡萄球菌、变形杆菌、铜绿假单胞菌和各种疱疹病毒为主。

④糖皮质激素停药综合征。有时患者在停药后出现头晕、昏厥倾向、腹痛或背痛、低热、食欲减退、恶心、呕吐、肌肉或关节疼痛、头疼、乏力、软弱,经仔细检查如能排除肾上腺皮质功能减退和原来疾病的复燃,则可考虑为对糖皮质激素的依赖综合征。

【禁忌】对本品及肾上腺皮质激素类药物有过敏史的患者禁用。高血压、血栓症、胃与十二指肠溃疡、精神病、电解质代谢异常、心肌梗死、内脏手术、青光眼等患者一般不宜使用。特殊情况下权衡利弊使用,但应注意病情恶化的可能。

【孕妇及哺乳期妇女用药】孕妇不宜使用。妊娠期妇女使用可增加胎盘功能不全、新生儿体重减少或死胎的发生率,动物试验有致畸作用,应权衡利弊使用;乳母接受大剂量给药,则不应哺乳,防止药物经乳汁排泄,造成婴儿生长抑制、肾上腺功能抑制等不良反应。

【儿童用药】小儿如使用肾上腺皮质激素,须十分慎重,用激素可抑制患儿的生长和发育,如确有必要长期使用时,应使用短效或中效制剂,避免使用长效地塞米松制剂。并观察颅内压的变化。

【老年用药】易产生高血压及糖尿病,老年患者尤其是围绝经期后的女性使用易加重骨质疏松。

【用法用量】①口服:成人开始剂量为一次 0.75 ~ 3.00mg,一日 2 ~ 4 次。维持量约一日 0.75mg,视病情而定。②肌内注射:一次 8 ~ 16mg,间隔 2 ~ 3 周 1 次。③静脉滴注:一次 2 ~ 20mg,或遵医嘱。

【制剂】①地塞米松片;②醋酸地塞米松片(注射液)

3. 甘露醇注射液 Mannitol Injection

见本章"332. 中暑"。

4. 肾上腺色腙 Carbazochrome

本品能促进毛细血管收缩,降低毛细血管通透性,增进断裂毛细血管断端的回缩,而起到止血作用。

【适应证】本品常用于特发性紫癜、视网膜出血,慢性肺出血、胃肠道出血、鼻衄、咯血、血尿、痔出血、子宫出血、脑出血等。

【不良反应】大量应用可产生水杨酸反应,如恶心、呕吐、头晕、耳鸣、视力减退等。还可引起精神障碍及异常脑电图活动。注射部位有痛感。

【禁忌】对本品及水杨酸过敏者禁用。

【孕妇及哺乳期妇女用药】妊娠及哺乳期妇女慎用。

【儿童用药】5岁以下小儿剂量减半。

【用法用量】①口服:一次2.5~5mg,一日3次。②肌内注射:一次5~10mg,一日2~3次。严重出血一次10~20mg,每2~4小时1次。③静脉滴注:一次60~80mg,临用前,加灭菌注射用水或0.9%氯化钠注射液适量使溶解。

【制剂】肾上腺色腙片(注射液)

5. 酚磺乙胺 Etamsylate

本品能使血管收缩,降低毛细血管通透性,也能增强血小板聚集性和黏附性,促进血小板释放凝血活性物质,缩短凝血时间,达到止血效果。

【适应证】用于防治各种手术前后的出血,也可用于血小板功能不良、血管脆性增加而引起的出血,亦可用于呕血、尿血等。

【用法用量】①肌内或静脉注射,一次0.25~0.5g,一日0.5~1.5g。静脉滴注:一次0.25~0.75g,一日2~3次,稀释后滴注。②预防手术后出血,术前15~30分钟静脉滴注或肌内注射0.25~0.5g,必要时2小时后再注射0.25g。

【不良反应】本品毒性低,可有恶心、头痛、皮疹、暂时性低血压等,偶有静脉注射后发生过敏性休克的报道。

【禁忌】对本药过敏者禁用。

【制剂】酚磺乙胺注射液

附:用于登革热的的其他西药

1. 维生素 K_1 注射液 VitaminK_1 Injection

【适应证】用于维生素K缺乏引起的出血,如梗阻性黄疸、胆瘘、慢性腹泻等所致的出血等。

2. 羟乙基淀粉40氯化钠注射液 Hydroxyethyl Starch 40 Sodium Chloride Injection

见第十三章“167. 小儿贫血”。

3. 氯化钾 Potassium

【适应证】可用于治疗和预防低钾血症。

4. 碳酸氢钠 Sodium Bicarbonate

【适应证】可用于治疗代谢性酸中毒。

5. 维生素C Vitamin C

见本章“336. 长期低热”。

二、中药

云南白药(胶囊、片)

【处方组成】三七、麝香、草乌等

【功能主治】化瘀止血,活血止痛,解毒消肿。用于跌打损伤,瘀血肿痛,吐血、咳血、便血、痔血、崩漏下血,支气管扩张及肺结核咳血,溃疡病出血,疮疡肿毒及软组织挫伤,闭合性骨折,以及皮肤感染性疾病。

【用法用量】散剂,口服每次0.25~0.5g,一日4次(2~5岁按成人量1/4服用,5~12岁按成人量1/2服用)。胶囊,口服,一次1~2粒,一日4次(2~5岁按1/4剂量服用;6~12岁按1/2剂量服用)。

片剂,口服,一次1~2片,一日4次(2~5岁按1/4剂量服用;6~12岁按1/2剂量服用)。

340. 狂犬病

〔基本概述〕

狂犬病是由乃狂犬病病毒所致的急性传染病,人畜共患,多见于犬、狼、猫等肉食动物,人多因病兽咬伤而感染。

狂犬病是一种侵害中枢神经系统的急性病毒性传染病,临床表现为特有的恐水怕风、咽肌痉挛、进行性瘫痪等。由于恐水症状比较突出,故本病又名“恐水症”。

人受感染后并非全部发病,被病犬咬伤者15%~20%发病,被病狼咬伤者约50%发病,发病与否以及潜伏期的长短与咬伤的部位、创伤程度、局部处理情况等因素有关。

狂犬病病毒对神经系统有强大的亲和力,病毒进入人体后,主要沿神经系统传播和扩散。病毒在中枢神经中主要侵犯迷走神经核、舌咽神经核和舌下神经核等。这些神经核主要支配吞咽肌和呼吸肌,受到狂犬病病毒侵犯后,就处于高度兴奋状态,当饮水时,听到流水声,受到音响、吹风和亮光等刺激时,即可使吞咽肌和呼吸肌发生痉挛,引起吞咽和呼吸困难。若病毒主要侵犯延髓、脊髓时,则临床上不表现痉挛,而表现为各种麻痹(瘫痪型),但比较少见。

狂犬病的临床表现可分为四期。①潜伏期:本病潜伏期10天至1年以上,最长可达6年,一般为20~90天。在潜伏期中感染者没有任何症状。②前驱期:感染者开始出现全身不适、发热、疲倦、不安、被咬部位疼痛、感觉异常等症状。③兴奋期:患者各种症状达到顶峰,出现精神紧张,全身痉挛,幻觉,谵妄,怕光、怕声、怕水、怕风等症状明显,患者常常因为咽喉部的痉挛而窒息身亡。④昏迷期:如果患者能够度过兴奋期而侥幸活下来,就会进入昏迷期,本期患者深度昏迷,但狂犬病的各种症状均不再明显,大多数进入此期的患者最终衰竭而死。

〔治疗原则〕

狂犬病对人的危害很大,人一旦被狂犬病病犬咬伤,应尽快处理伤口,注射狂犬病疫苗和抗狂犬病血清或免疫球蛋白,最好是24小时内注射,如延迟注射也是可以的,只要没有发病,这是抗体和病毒赛跑的过程,一旦发作,病死率是100%。

本病无针对病原的特效治疗方法。患者应严格单室隔离,专人护理。医护人员须戴口罩、穿隔离衣及手套。患者的分泌物、排泄物及其污染物,均须严格消毒。

1. 伤口处理和免疫处理

(1)被犬咬伤后,应立即用肥皂水或清水彻底冲洗伤口至少15分钟,也可用大量过氧化氢冲洗。然后用2%碘酒或75%酒精涂擦伤口做消毒处理。(对伤口较深、污染严重者应酌情注射破伤风抗毒素,同时应用抗菌药物预防感染。)

用自来水对着伤口冲洗虽然有点痛,但也要立即忍痛仔细地冲洗干净,这样才能尽量防止感染。冲洗之后要用干净的纱布把伤口盖上,速去医院诊治。

(2)使用狂犬病免疫球蛋白:伤口及时彻底清创后,于受伤部位用狂犬病免疫球蛋白总剂量的1/2做皮下浸润注射,余下的1/2进行肌内注射。头部咬伤者可注射于背部肌肉。

(注射抗狂犬病血清可发生过敏反应,表现为血清病,严重者可发生过敏性休克。因此使用抗狂犬病血清须特别注意防止过敏反应,注射前需做过敏试验。)

(3)接种狂犬疫苗:使用狂犬病免疫球蛋白后即可进行狂犬病疫苗注射。但狂犬病免疫球蛋白和狂犬病疫苗两种制品的注射部位和器具要严格分开。

2. 对症治疗

(1)安静卧床休息,防止一切声、光、风的刺激。

(2)高热者用冷褥,体温过低者予热毯,血容量过低或过高者,应及时予以调整。

(3)有恐水时应禁食、禁饮,尽量减少各种刺激。痉挛发作:可予苯妥英钠一次0.125~0.25g,一日总量不超过0.5g;地西泮5~10mg/次,肌内注射或静脉注射。

3. 对合并症的治疗

(1)神经系统:脑水肿可予甘露醇及呋塞米等脱水剂。

(2)心血管系统:低血压者予扩容补液及血管活性药物。心力衰竭者限制水分,应用地高辛等强心药。

〔用药精选〕

一、西药

1. 狂犬病疫苗 Rabies Vaccine

【适应证】凡被狂犬或其他疯动物咬伤、抓伤时,不分年龄、性别均应立即处理局部伤口(用清水或肥皂水反复冲洗后再用碘酊或乙醇消毒数次),并及时按暴露后免疫程序注射本疫苗;凡有接触狂犬病病毒危险的人员(如兽医、动物饲养员、林业从业人员、屠宰场工人、狂犬病实验人员等),按暴露前免疫程序预防接种。

【用法用量】①使用前将疫苗振摇成均匀悬液。②于上臂三角肌肌内注射,幼儿可在大腿前外侧区肌内注射。③暴露后免疫程序:一般咬伤者于0天(第1天,当天)、3天(第4天,以下类推)、7天、14、28天各注射本疫苗1剂,共5针,儿童用量相同。

对有下列情形之一的建议首剂狂犬病疫苗剂量加倍给予。a. 注射疫苗前1个月内注射过免疫球蛋白或抗血清者。b. 先天性或获得性免疫缺陷患者。c. 接受免疫抑制剂(包括抗疟疾药物)治疗的患者。d. 老年人及患慢性病者。e. 于暴露后48小时或更长时间后才注射狂犬病疫苗的人员。

暴露后免疫程序按下述伤及程度分级处理。

Ⅰ级暴露:触摸动物,被动物舔及无破损皮肤,一般不需处理,不必注射狂犬病疫苗。

Ⅱ级暴露:未出血的皮肤咬伤、抓伤,破损的皮肤被舔及,应按暴露后免疫程序接种狂犬病疫苗。

Ⅲ级暴露:一处或多处皮肤出血性咬伤或被抓伤出血,可疑或确诊的疯动物唾液污染黏膜,应按暴露后程序立即接种狂犬病疫苗和抗血清或免疫球蛋白。抗狂犬病血清按40IU/kg给予,或狂犬患者免疫球蛋白按20IU/kg给予,将尽可能多的抗狂犬病血清或狂犬患者免疫球蛋白咬伤局部浸润注射,剩余部分肌内注射。

④暴露前免疫程序:按0天、7天、28天接种,共接种3针。

⑤对曾经接种过狂犬病疫苗的一般患者再需接种疫苗的建议。

a. 1年内进行过全程免疫,被可疑疯动物咬伤者,应于0天和3天各接种1剂疫苗。

b. 1年前进行过全程免疫,被可疑疯动物咬伤者,则应全程接种疫苗。

c. 3年内进行过全程免疫,并且进行过加强免疫,被可疑动物咬伤者,于0天和3天各接种1剂疫苗。

d. 进行过全程免疫,并且进行过加强免疫但超过3年,被可疑疯动物咬伤者,则应全程接种疫苗。

【不良反应】注射后有轻微局部及全身反应,可自行缓解,偶有皮疹。若有速发型过敏反应、神经性水肿、荨麻疹等较严重不良反应者,可做对症治疗。①一般接种疫苗后24小时内,注射部位可出现红肿、疼痛、发痒,一般不需处理即可自行缓解。②全身性反应可有轻度发热、无力、头痛、眩晕、关节痛、肌肉痛、呕吐、腹痛等,一般不需处理即自行消退。

罕见不良反应:短暂中度以上发热反应:应采用物理方法及药物对症处理,以防高热惊厥。

极罕见不良反应:①过敏性皮疹,一般接种疫苗后72小时内出现荨麻疹,出现反应时,应及时就诊,给予抗过敏治疗。②过敏性休克,一般注射疫苗后1小时内发生。应及时注射肾上腺素等抢救措施进行治疗。③过敏性紫癜，出现过敏性紫癜反应时应及时就诊，应用皮质固醇类药物给予抗过敏治疗，治疗不当或不及时有可能并发紫癜性肾炎。④出现血管神经性水肿和神经系统反应，应及时就诊。

【禁忌】①由于狂犬病是致死性疾病，暴露后按程序接种疫苗无任何禁忌证。②暴露前程序接种时遇发热、急性疾病、严重慢性疾病、神经系统疾病、过敏性疾病或对抗生素、生物制品有过敏反应者禁用。哺乳期、妊娠期妇女建议推迟注射本疫苗。

【制剂】人用狂犬病疫苗（Vero 细胞），人用狂犬病疫苗（地鼠肾细胞），冻干人用狂犬病疫苗（人二倍体细胞），冻干人用狂犬病疫苗（地鼠肾细胞），冻干人用狂犬病疫苗（Vero 细胞）

2. 狂犬患者免疫球蛋白 Human Rabies Immunoglobulin

【适应证】主要用于被狂犬或其他携带狂犬病毒动物咬伤、抓伤患者的被动免疫。

【禁忌】对人免疫球蛋白过敏或有其他严重过敏史者禁用。

【用法用量】用法：及时彻底清创后，于受伤部位用本品总剂量的 1/2 做皮下浸润注射，余下 1/2 进行肌内注射（头部咬伤者可注射于背部肌肉）。

剂量：注射剂量按 20IU/kg 体重计算（或遵医嘱），一次注射，如所需总剂量大于 10ml，可在 1～2 日内分次注射。随后即可进行狂犬病疫苗注射，但两种制品的注射部位和器具要严格分开。

3. 抗狂犬病血清 Rabies Antiserum

【适应证】本品仅在无狂犬病人免疫球蛋白供应时采用，一般与狂犬病疫苗合用，以提供保护性抗体。本品用于配合狂犬病疫苗对被疯动物严重咬伤如头、脸、颈部或多部位咬伤者进行预防注射。被疯动物咬伤后注射越早越好。咬后 48 小时内注射本品，可减少发病率。对已有狂犬病症状的患者，注射本品无效。

【用量用法】受伤部位应先进行处理。若伤口曾用其他化学药品处理过时，应冲洗干净。先在受伤部位进行浸润注射，余下的血清进行肌内注射。（头部咬伤可注射于颈背部肌肉）。用量：注射量均按体重计算，每千克体重注射 40IU（特别严重可酌情增至 80～100IU），在 1～2 日内分次注射，注射完毕后开始注射狂犬病疫苗。

【不良反应】①过敏休克：可在注射中或注射后数分钟至数十分钟内突然发生。患者突然表现沉郁或烦躁、脸色苍白或潮红、胸闷或气喘、出冷汗、恶心或腹痛、脉搏细速、血压下降、重者神志昏迷虚脱，如不及时抢救可以迅速死亡。轻者注射肾上腺素后即可缓解；重者需输液输氧，使用升压药维持血压，并使用抗过敏药物及肾上皮质腺素等进行抢救。②血清病：主要症状为荨麻疹、发热、淋巴结肿大、局部浮肿，偶有蛋白尿、呕吐、关节痛，注射部位可出现红斑、瘙痒及水肿。一般系在注射后 7～14 天发病，称为延缓型。亦有在注射后 2～4 天发病，称为加速型。对血清病应对症疗法，可使用钙剂或抗组织胺药物，一般数日至十数日即可痊愈。

【禁忌】过敏试验为阳性反应者慎用，详见脱敏注射法。

附：用于狂犬病的其他西药

1. 苯妥英钠 Phenytoin Sodium

【适应证】本品为抗癫痫药、抗心律失常药。主要用于洋地黄中毒时出现的各种室上性及室性心律失常、先天性 QT 间期延长综合征、癫痫患者中出现的心律失常等。

2. 地西泮 Diazepam

见第十三章“167. 小儿惊风”。

3. 甘露醇 Mannitol

【适应证】本品为组织脱水药，适用于治疗各种原因引起的脑水肿及青光眼、大面积烧烫伤引起的水肿，预防和治疗肾衰竭、腹水等。

4. 呋塞米 Furosemide

【适应证】本品为强有力的利尿剂，用于治疗心脏性水肿、肾性水肿、肝硬变腹水、功能障碍或血管障碍所引起的周围性水肿。其利尿作用迅速、强大，多用于其他利尿药无效的严重患者。

二、中药

对狂犬病的治疗目前尚无明显有效的中药制剂。

341. 毒蛇咬伤

〔基本概述〕

毒蛇咬伤是指被通过蛇牙或在蛇牙附近分泌毒液的蛇咬入后所造成的一个伤口。

我国的蛇类约有 170 多种，其中毒蛇约占 28%。据统计，我国每年被毒蛇咬伤者约 10 万人次，其发病率南方地区相对较高。

毒蛇咬伤在伤处可留一对较深的齿痕，蛇毒进入组织，并进入淋巴和血流，可引起严重的中毒，必须急救治疗。

被毒蛇咬伤者，伤处可见一对较深而粗的毒牙痕。可有局部和全身中毒表现。全身临床表现可归纳为以下三类。

（一）神经毒致伤的表现

伤口局部出现麻木，知觉丧失，或仅有轻微痒感。约在伤后半小时后，自觉头昏、嗜睡、恶心、呕吐及乏力。重者出现吞咽困难、声嘶、失语、眼睑下垂及复视。最后可出现呼吸困难、血压下降及休克，致使机体缺氧、发绀、全身瘫痪。

（二）血液毒致伤的表现

咬伤的局部迅速肿胀，并不断向近侧发展，伤口剧痛，流血不止。伤口周围的皮肤常伴有水疱或血疱，皮下瘀斑，组织坏死。严重时全身广泛性出血，如结膜下瘀血、鼻出血、呕血、咯血及尿血等。

（三）混合毒致伤的表现

兼有神经毒及血液毒的症状。从局部伤口看类似血液毒致伤，如局部红肿、瘀斑、血疱、组织坏死及淋巴结炎等。从全身来看，又类似神经毒致伤，死亡原因仍以神经毒为主。

〔治疗原则〕

（1）毒蛇咬伤的伤口处理

①在现场立即用条带绑紧咬伤处近侧肢体，如足部咬伤者在踝部和小腿绑扎两道，松紧以阻止静脉血和淋巴回流为度。

②先用0.05%高锰酸钾液或3%过氧化氢冲洗伤口；拔出残留的毒蛇牙；伤口较深者切开真皮层少许，或在肿胀处以三棱针平刺皮肤层，接着用拔罐法或吸乳器抽吸，促使部分毒液排出。

（2）特效解毒措施注射抗蛇毒血清

①用法：当毒蛇咬伤在蛇种明确诊断的情况下，应首先使用单价抗蛇毒血清进行治疗。在不能明确诊断时，如果本地区较大范围内仅有两种毒蛇，又无法确定蛇种的情况下，则应用当地蛇种的双价抗蛇毒血清为宜。如果本地区有多种毒蛇，在蛇咬伤的蛇种无法确定的情况下，应立即使用当地蛇种的多价抗蛇毒血清。用前须做过敏试验，结果阳性者需应用脱敏注射法。

②过敏试验：抗蛇毒血清者皮内过敏试验反应阴性者方可使用。皮内试验阳性者如必须应用时，应按常规脱敏，并同时用异丙嗪和糖皮质激素。弱阳性者应采取脱敏性注射法。注射时如有异常反应，应立即停止注射。

③不良反应：抗蛇毒血清的主要不良反应是可引起过敏性休克、血清病等，必须引起足够的重视，采取相应的控制和治疗措施。

（3）合并感染时可用抗菌药物。

（4）治疗过程中禁用中枢神经抑制剂、肌肉松弛剂、肾上腺素和抗凝血剂。

〔用药精选〕

一、西药

抗蛇毒血清 Snake Antivenins

【适应证】用于蛇咬伤者的治疗，其中蝮蛇毒血清，对竹叶青蛇和烙铁头蛇咬伤亦有疗效。咬伤后，应迅速注射本品，越早越好。

【禁忌】过敏试验为阳性反应者慎用。

【用法用量】用法：通常采用静脉注射，也可做肌内或皮下注射，一次完成。剂量：一般蝮蛇咬伤注射抗蝮蛇毒血清6000U；五步蛇咬伤注射抗五步蛇毒血清8000U；银环蛇或眼镜蛇咬伤注射抗银环蛇毒血清10000U，或抗眼镜蛇毒血清2000IU。以上剂量约可中和一条相应蛇的排毒量。视病情可酌情增减。

注射前必须做过敏试验，阴性者才可全量注射。

【制剂】抗蝮蛇毒血清，抗眼镜蛇毒血清，抗银环蛇毒血清，抗五步蛇毒血清

附：用于毒蛇咬伤的其他西药

高锰酸钾 Potassium Permanganate

【适应证】本品是一种强氧化剂，可以杀灭细菌，为家庭必备的常用消毒药。还可用于蛇咬伤的急救治疗等。

二、中药

1. 季德胜蛇药片

【处方组成】七叶一枝花、蟾蜍皮、蜈蚣、地锦草等

【功能主治】清热解毒，消肿止痛。用于毒蛇、毒虫咬伤。

【用法用量】口服。第一次20片，以后每隔6小时续服10片，危急重症者将剂量增加10～20片并适当缩短服药间隔时间。不能口服药者，可行鼻饲法给药。外用，被毒虫咬伤后，以本品溶于水外搽，即可消肿止痛。

【使用注意】孕妇禁用。

2. 上海蛇药片

【处方组成】穿心莲、墨旱莲等

【功能主治】解蛇毒，消炎，强心，利尿，止血，抗溶血。用于蝮蛇咬伤，亦可用于五步蛇、眼镜蛇、银环蛇、蝰蛇、龟壳花蛇、竹叶青等毒蛇咬伤。

【用法用量】口服。第一次10片，以后一次5片，每4小时1次，如病情减轻者，一次5片，一日3～4次。危重病例酌情增服。

3. 蛇伤散

【处方组成】拳参、半边莲、杨梅树皮、杜瓜、山豆根、南五味子根

【功能主治】解蛇毒，利尿，消肿，通关开窍。用于各种毒蛇咬伤。

【用法用量】口服。一次1.5g，一日3次。外用，以醋或冷开水调敷伤口或肿胀部位。吹鼻：神志昏迷、牙关紧闭者，以药粉少许吹鼻取嚏。

【使用注意】孕妇禁用。

4. 青龙蛇药片

【处方组成】青木香、龙胆、盐酸小檗碱、黄柏、黄芩、浙贝母、仙茅、穿心莲、半边莲、天花粉、白芷、大黄、徐长卿、天冬

【功能主治】祛风泻火，清热解毒，用于治疗蝮蛇、五步蛇咬伤属火毒、风毒证者。

【用法用量】首次服用20片，以后每6小时服10片，重症者加倍。

【使用注意】孕妇禁用。

附：用于毒蛇咬伤的其他中药

穿心莲片（胶囊、丸）

【功能主治】清热解毒，凉血消肿。用于邪毒内盛，感冒发热，咽喉肿痛，口舌生疮，顿咳劳嗽，泄泻痢疾，热淋涩痛，痈肿疮疡，毒蛇咬伤。

342. 蚊虫叮咬与蜂蜇伤

〔基本概述〕

蚊虫叮咬或称昆虫叮咬，是指由于某些昆虫叮咬或接触虫体内毒素等所引起的急性皮肤炎症，以夏秋季节多见。常见的致病虫类有螨、蚤、虱、蜂、刺毛虫、蚊等，以致皮肤瘙痒、刺痛，甚则传染。

蜂蜇伤是指被黄蜂、蜜蜂的蜇伤。蜂蜇伤一般只在蜇伤的部位出现红肿、疼痛，数小时后可自行消退。如果被成群的蜂蜇伤后，可出现头晕、恶心、呕吐，严重时可出现休克或急性肾衰竭、昏迷，甚至死亡。

〔治疗原则〕

本病应以预防为主。野外作业时需注意身体暴露部位的防护。

对一般昆虫叮咬的处理，可外用风油精、三黄洗剂、炉甘石洗剂、黄柏溶液等药物搽涂熏洗。

对蜂蜇伤的治疗可采用以下方法。

1. 伤口局部处理

被蜂蜇伤后，如创口内有折断的蜂刺，可用消毒的针或小刀片挑出。

2. 局部冷敷止痛

根据蜂的种类而定。黄蜂的毒液为碱性，伤口可用酸性物质如食醋、3%硼酸、1%醋酸等冲洗，以中和毒液。蜜蜂的毒液为酸性，伤口可用苏打水、氨水、肥皂水及碱水等冲洗。

3. 对症治疗

轻症者可用氯苯那敏或异丙嗪肌内注射。

重症伴有休克者，见过敏性休克的处理。①保持呼吸道畅通，吸氧，必要时气管切开或呼吸机支持治疗。②立即给予0.1%肾上腺素皮下注射或静脉滴注。③使用皮质激素氢化可的松静脉滴注或地塞米松注射。④补充血容量可用0.9%生理盐水500ml快速滴入，继之可选用5%葡萄糖或右旋糖酐滴入。⑤血管药物治疗常用多巴胺、去甲肾上腺素等。⑥抗过敏治疗常用氯苯那敏或异丙嗪肌内注射。⑦解除支气管痉挛常用氨茶碱等。

4. 治疗并发症

严重者可出现急性肾衰竭等，可给予透析治疗。

〔用药精选〕

一、西药

1. 复方薄荷柳酯搽剂

本品为复方制剂，含薄荷脑、樟脑、水杨酸甲酯、桉叶油、麝香草酚、水杨酸、硼酸、丁香酚。本品外用具有清凉、消炎、止痒、消肿、止痛作用。

【适应证】用于痱子、皮肤瘙痒及蚊叮虫咬。

【用法用量】外用。直接涂于患处。

【不良反应】偶见皮肤刺激如烧灼感，或过敏反应如皮疹、瘙痒等。

2. 复方克罗米通乳膏 Compound Crotamiton Cream

本品为复方制剂，含克罗米通、苯海拉明、维生素E和甘草次酸。

【适应证】本品适用于治疗神经性皮炎、皮肤瘙痒症、昆虫叮咬、荨麻疹、湿疹等皮肤非感染性疾病。

【用法用量】外用，取适量涂于患处，每天2～3次。

【不良反应】偶见皮肤刺激如烧灼感，或过敏反应如皮疹、瘙痒等。

【禁忌】对克罗米通、苯海拉明过敏者禁用。

3. 肾上腺素 Adrenaline

本品为各种原因引起的心脏骤停进行心肺复苏的主要抢救用药。

【适应证】主要适用于因支气管痉挛所致的严重呼吸困难，可迅速缓解药物等引起的过敏性休克，亦可用于延长浸润麻醉用药的作用时间。各种原因引起的心脏骤停进行心肺复苏的主要抢救用药。可用于蜂蜇伤引起的休克等。

【不良反应】①心悸、头痛、血压升高、震颤、无力、眩晕、呕吐、四肢发凉。②有时可有心律失常，严重者可由于心室颤动而致死。③用药局部可有水肿、充血、炎症。

【禁忌】对本品过敏、高血压、器质性心脏病、冠状动脉疾病、糖尿病、甲状腺功能亢进、洋地黄中毒、外伤性及出血性休克、心源性哮喘患者禁用。

【孕妇及哺乳期妇女用药】本品可透过胎盘。必须应用本品时应慎用。

【儿童用药】必须应用本品时应慎用。

【老年用药】老年人对拟交感神经药敏感，必须应用本品时宜慎重。

【用法用量】皮下注射。一次0.25～1mg；极量一次1mg。

【制剂】盐酸肾上腺素注射液

4. 丙酸氟替卡松乳膏 Fluticasone Propionate Cream

见第十三章“178. 小儿湿疹”。

附:用于蚊虫叮咬与蜂蜇伤的其他西药

1. 马来酸氯苯那敏 Chlorphenamine Maleate

见第十三章“178. 小儿湿疹”。

2. 复方聚维酮碘搽剂 Compound Povidone Iodine Liniment

见第十五章“237. 癣病”。

3. 复方达克罗宁薄荷溶液 Compound Dyclonine Hydrochloride and Mentha Solution

【适应证】用于感冒引起的头痛,以及关节痛、牙痛、腹部胀痛。亦可用于蚊虫叮咬、晕车引起的不适。

4. 复方氯己定撒粉 Compound Chlorhexidine Hydrochloride Dusting

【适应证】用于各类型痱子、痱毒、间擦型足癣、间擦疹,也可用于蚊虫叮咬所致的皮肤瘙痒。

5. 苯海拉明薄荷脑糖浆 Diphenhydramine Hydrochloride and Menthol Syrup

【适应证】用于皮肤黏膜的过敏,如荨麻疹、过敏性鼻炎、皮肤瘙痒症、药疹,对虫咬症和接触性皮炎也有效。亦可用于预防和治疗晕动病。

6. 桉氨溶液 Eucalyptus Oil and Ammonia Solution

【适应证】用于蚊叮虫咬、蜂蜇后的止痛止痒。

7. 无极膏 Compositus Mentholi Cream

见第十五章“213. 皮炎”。

8. 盐酸苯海拉明片 Diphenhydramine Hydrochloride Tablets

【适应证】用于皮肤黏膜的过敏,如荨麻疹、变应性鼻炎、皮肤瘙痒症、药疹,对虫咬症和接触性皮炎也有效。亦可用于预防和治疗晕动病。

9. 复方醋酸氯己定喷剂 Compound Chlorhexidine Acetate Spray

【适应证】适用于各种原因引起的皮肤瘙痒症、蚊虫叮咬引起的皮肤红肿、痱子及其继发感染。

10. 薄荷麝香草酚搽剂 Menthol and Thymol Liniment

【适应证】用于痱子、虫咬、蚊叮、皮肤瘙痒。

11. 复方樟脑乳膏 Compound Camphor Cream

【适应证】用于虫咬皮炎、湿疹、瘙痒症、神经性皮炎、过敏性皮炎、丘疹性荨麻疹等,也可用于肩胛酸痛、肌肉痛及烫伤后的皮肤疼痛。

12. 樟脑薄荷柳酯乳膏 Camphor, Menthol and Metluyl Salicylate Cream

【适应证】用于头痛、头昏,虫咬、蚊叮,消肿、止痛。

13. 利多卡因氯己定气雾剂 Lidocaine and Chlorhexine Acetate Aerosol

【适应证】用于轻度割伤、擦伤、软组织损伤、灼伤、晒伤,以及蚊虫叮咬、瘙痒、痱子等。

14. 林可霉素利多卡因凝胶 Lincomycin Hydrochloride and Lidocaine Hydrochloride Gel

【适应证】用于轻度烧伤、创伤及蚊虫叮咬引起的各种皮肤感染。

15. 复方倍他米松注射液 Compound Betamethasone Injection

见第十四章“212. 滑膜炎、滑囊炎和肌腱炎、腱鞘炎”。

二、中药

1. 六应丸

【处方组成】丁香、蟾酥、雄黄、牛黄、珍珠、冰片

【功能主治】清热,解毒,消肿,止痛。用于火毒内盛所致的乳蛾,喉痹,症见咽喉肿痛,口苦咽干,喉核红肿;咽喉炎、扁桃体炎见上述证候者。亦用于疖痈疮疡及虫咬肿痛。

【用法用量】饭后服,一次 10 丸,儿童一次 5 丸,婴儿一次 2 丸,一日 3 次;外用,以冷开水或醋调敷患处。

【使用注意】孕妇禁用。

2. 紫金锭(散)

见本章“332. 中暑”。

3. 风油精

【处方组成】薄荷脑、水杨酸甲酯、樟脑、桉油、丁香酚

【功能主治】消炎、镇痛,清凉、止痒,驱风。用于伤风感冒引起的头痛、头晕,以及由关节痛、牙痛、腹部胀痛和蚊虫叮咬、晕车等引起的不适。

【用法用量】外用,涂擦于患处。口服,一次 4~6 滴,小儿酌减或遵医嘱。

4. 虎标万金油

【处方组成】樟脑、薄荷油、玉树油、丁香油等

【功能主治】芳香通窍,祛风止痒,清凉辟秽。用于蚊叮虫咬,皮肤发痒,头痛鼻塞。

【用法用量】外用。涂擦患处。

5. 蟾酥锭

【处方组成】蟾酥、麝香、冰片、雄黄、朱砂、蜗牛

【功能主治】疔毒恶疮,痈疽发背,初起红肿坚硬,麻木疼痛,乳痈肿痛,蝎蜇虫咬伤,焮热疼痛等症。

【用法用量】用醋研磨涂患处。

【使用注意】孕妇禁用。

6. 斧标驱风油

【处方组成】薄荷脑、桉油、水杨酸甲酯、樟脑、香雪精

【功能主治】祛风止痛,芳香通窍。用于伤风喷嚏,鼻塞头痛,舟车晕浪,跌打扭伤,肌肉酸痛,蚊虫叮咬。

【用法用量】外用少量,涂擦患处。

7. 活络油

【处方组成】水杨酸甲酯、薄荷脑、松节油、桉叶油、丁香油、肉桂油、麝香草酚、樟脑

【功能主治】舒筋活络,祛风散瘀。用于风湿骨痛,筋骨疼痛,腰骨刺痛,跌打旧患,小疮肿痛,皮肤瘙痒,蚊叮虫咬,舟车晕浪,头晕肚痛。

【用法用量】外用,擦于患处。

【使用注意】孕妇禁用。

8. 莪树油

【处方组成】薄荷油、丁香油、肉桂油、薄荷脑、麝香草酚、熏衣草油、桉油、松节油

【功能主治】祛风火。用于筋骨疼痛,风火牙痛,蚊虫咬伤,腰骨刺痛,皮肤瘙痒,舟车晕浪。

【用法用量】外用,将适量的药液涂于患处。

9. 清风油

【处方组成】薄荷脑、薄荷油、水杨酸甲酯、樟脑、桉油、熏衣草油

【功能主治】驱风,止痛。用于伤风感冒,头晕,头痛,舟车晕浪,风湿骨痛,牙痛,蚊叮虫咬,皮肤瘙痒。

【用法用量】外用。涂擦额角、眉心或患处。

【使用注意】皮肤破损处禁用。

10. 清凉油

见本章“332. 中暑”。

11. 叶绿油

【处方组成】薄荷油、丁香油、桂皮油、薄荷脑、冬青油、桉叶油、冰片

【功能主治】芳香开窍,消疲提神,祛风除湿,理气止痛。用于关节痛,神经痛,扭挫伤痛,伤风感冒引起的头痛及蚊虫叮咬痒痛,晕车、中暑和疖疮初起。

【用法用量】外用擦抹患处。

12. 百草油

【处方组成】甘草、黄芩、黄柏、大黄、厚朴、陈皮、草果、豆蔻、柴胡、白芷、青蒿、大皂角、细辛、紫草、沉香、诃子、艾叶、薄荷油、丁香罗勒油、肉桂油、广藿香油

【功能主治】清暑祛湿,辟秽止呕,提神醒脑。用于伤风感冒,呕吐腹痛,舟车晕浪,皮肤瘙痒。

【用法用量】外用,擦患处。

【使用注意】皮肤破损处忌用。

13. 丁香风油精

【处方组成】薄荷脑、樟脑、桉油、丁香酚、水杨酸甲酯

【功能主治】清凉散热,止痛止痒。用于蚊虫蜇咬,晕船晕车,感冒头痛,亦可用于龋齿止痛。

【用法用量】外用,涂擦于太阳穴或患处,每日 2 ~ 3 次,治疗龋齿痛时,可蘸以小棉球,嵌入蛀孔内。

14. 罗浮山百草油

【处方组成】两面针、徐长卿、九里香、野菊花、白花蛇舌草、半枝莲、红花、当归、冰片、薄荷脑、樟油、桉油等 79 味

【功能主治】祛风解毒,消肿止痛。用于感冒头痛,虫蚊咬伤,无名肿毒,舟车眩晕。

【用法用量】外用,涂搽患处。

15. 薄荷护表油

【处方组成】薄荷油、血竭、肉桂油、黄芩、茶油、甘草

【功能主治】驱风镇痛,通窍消肿,活血止痒。用于伤风鼻塞、头晕头痛、肌肉扭伤、蚊叮虫咬、舟车晕浪。

【用法用量】外用。按部位大小,涂搽 0.25ml 至 2ml,搽后轻轻按摩患处,一日 4 次,每隔 3 小时 1 次。

16. 四季油

【处方组成】水杨酸甲酯、肉桂油、樟脑、松节油、薄荷脑、薄荷油、八角茴香油

【功能主治】有驱风、兴奋作用。用于伤风感冒,舟车晕眩,中暑。

【用法用量】外用,涂擦额角、眉心等处。

【使用注意】皮肤破损处忌用。

17. 万宝油

【处方组成】薄荷脑、樟脑、薄荷油、桉油、丁香酚、肉桂油、广藿香油、甘松油、浓氨溶液、血竭

【功能主治】清凉,镇痛,驱风,消炎,抗菌。用于伤风感冒,中暑目眩,头痛牙痛,筋骨疼痛,舟车晕浪,轻度水火烫伤,蚊虫叮咬。

【用法用量】外用,擦太阳穴或涂于患处。

【使用注意】皮肤破损处禁用,禁用于Ⅱ度以上烫伤。

18. 液体清凉油

见本章“332. 中暑”。

19. 清凉油(白色)

见本章“332. 中暑”。

20. 棕色清凉油

见本章“332. 中暑”。

21. 正红花油

【处方组成】水杨酸甲酯、桂叶油、丁香油、香茅油、血竭、红花

【功能主治】活血散寒,消肿止痛。用于风湿骨痛,腰酸腿痛,头风胀痛,扭伤瘀肿,跌打伤痛,蚊虫叮咬。

【用法用量】外用,取适量涂擦患处。

【使用注意】孕妇禁用。

22. 黑鬼油

【处方组成】麝香草酚、香茅油、冬青油、松节油

【功能主治】散瘀止痛。用于跌打损伤,筋骨酸痛,骨节疼痛,蚊虫叮咬。

【用法用量】外用搽于患处。

【使用注意】儿童、孕妇禁用。

23. 百树真油

【处方组成】薄荷油、桉油、丁香油、肉桂油、冰片等

【功能主治】驱风止痛。用于肢体麻木,关节疼痛,感冒头痛,跌打损伤,蚊虫叮咬。

【用法用量】外用,将适量的药液涂于患处。

【使用注意】孕妇腹部禁用。

24. 强力狮子油

【处方组成】松节油、樟脑油、冰片、香茅油、薄荷脑、茶子油

【功能主治】温经散寒,化瘀消肿,活血止痛。用于跌打

扭伤,轻微损伤,轻度汤火烫伤,风湿骨痛,关节酸痛,蚊叮虫咬,皮肤瘙痒。

【用法用量】适量涂擦患处。

【使用注意】忌口服,孕妇慎用。

25. 斧标正红花油

【处方组成】桂叶油、肉桂油、香茅油、松节油、辣椒油、血竭、水杨酸甲酯

【功能主治】温经散寒,活血止痛。用于风湿骨痛,筋骨酸痛,扭伤瘀肿,跌打损伤,蚊虫叮咬。

【用法用量】外用少量,涂擦患处。

【使用注意】孕妇禁用。

26. 香青百草油搽剂

【处方组成】香茅油、水杨酸甲酯、松节油、樟脑油、薄荷素油、薄荷脑、丁香油

【功能主治】驱风止痛,解毒止痒。用于辅助治疗关节疼痛,跌打损伤,感冒头痛,蚊虫叮咬。

【用法用量】外用,一天 3 ~4 次,涂擦于患处。

【使用注意】孕妇禁用。

27. 驱风油

【处方组成】水杨酸甲酯、桉叶油、薄荷脑、薄荷油、法国香精油、白樟油

【功能主治】用于风湿头痛,蚊虫咬伤,跌打损伤。

【用法用量】外用,适量涂于患处。

【使用注意】孕妇及婴儿禁用。

附:用于蚊虫叮咬与蜂蜇伤的其他中药

1. 均隆驱风油

【功能主治】能迅速解除头晕头痛、鼻塞、舟车晕浪、肌肉疼痛、腰酸背痛、扭伤、蚊虫叮咬所引起之不适。

2. 清舒油软膏

【功能主治】驱风散热,解毒。适用于感冒头痛,中暑头晕,晕车晕船,蚊虫叮咬的改善。

3. 小儿清凉止痒酊

【功能主治】祛风清热,除湿止痒。用于小儿风湿热邪引起的皮肤瘙痒及蚊叮虫咬。

4. 清凉止痒搽剂

【功能主治】清热除湿,祛风止痒。用于风湿热邪引起的皮肤瘙痒及蚊虫叮咬。

5. 黄花油

【功能主治】消炎,止痒,杀菌。用于虫咬皮炎,毛囊炎。

6. 和兴白花油

【功能主治】消炎止痛药。用于头晕头痛,伤风鼻塞,肌肉酸痛,蚊叮虫咬。

7. 红色正金软膏

【功能主治】驱风,兴奋,局部止痒,止痛。用于中暑,头晕,伤风鼻塞,虫咬,蚊叮等。

8. 万金香气雾剂

【功能主治】辟秽解毒,止痒消肿。用于蚊虫叮咬,红肿痒痛。

9. 舒筋健络油

【功能主治】祛风活血,消肿止痛。主治风湿骨痛,多种疼痛及肌肉疼痛,蚊虫叮咬。

10. 香荷止痒软膏

【功能主治】驱风止痛,止痒。用于风火牙痛,蚊虫叮咬,头痛腹痛,晕车晕船,伤风感冒,风湿骨痛。

11. 正金油

【功能主治】驱风兴奋,局部止痛、止痒。用于中暑头晕,伤风鼻塞,蚊叮虫咬。

12. 双灵油

【功能主治】驱风止痒。用于虫咬,皮肤瘙痒,伤风鼻塞,冻疮。

13. 花粉祛痒止痛酊

【功能主治】活血化瘀,消肿止痛,祛风止痒。用于蚊虫叮咬、跌打损伤,软组织挫伤。

14. 白树油

【功能主治】皮肤刺激药。用于蚊虫叮咬,皮肤瘙痒。

15. 桉绿油

【功能主治】皮肤刺激药。用于蚊叮虫咬引起的皮肤肿痛。

16. 双虾标青草油

【功能主治】祛风火,消肿止痛。用于指端疼痛,蚊虫叮咬,脚癣等。

17. 重楼解毒酊

【功能主治】清热解毒,散瘀止痛。用于肝经火毒所致的带状疱疹,皮肤瘙痒,虫咬皮炎,流行性腮腺炎。

18. 博落回肿痒酊

【功能主治】凉血解毒,祛风止痒。用于血热风燥,皮肤瘙痒及蚊虫叮咬。

19. 砂仁驱风油

【功能主治】祛风,行气,降逆,消炎,镇痛。用于食滞不化,腹胀,胃痛,呕吐,伤风鼻塞,头晕头痛,中暑,风湿骨痛,神经痛,蚊虫咬伤。

20. 丹皮酚软膏

【功能主治】抗过敏药,消炎止痒。用于各种湿疹,皮炎,皮肤瘙痒,蚊、臭虫叮咬红肿等各种皮肤疾患,对变应性鼻炎和防治感冒也有一定效果。

21. 四季平安油

【功能主治】驱风止痛。用于头晕头痛,腰酸背痛,风火牙痛,风湿骨痛,蚊虫叮咬。

343. 鼠疫

〔基本概述〕

鼠疫是由鼠疫杆菌借鼠蚤传播为主的烈性传染病，系广泛流行于野生啮齿动物间的一种自然疫源性疾病。临床主要表现为发热、严重毒血症症状、淋巴结肿大、肺炎、出血倾向等。

本病远在2000年前即有记载。世界上曾发生三次大流行：第一次发生在公元6世纪，从地中海地区传入欧洲，死亡近1亿人；第二次发生在14世纪，波及欧洲、亚洲、非洲；第三次是18世纪，传播32个国家。中国鼠疫发病高峰期为1860～1949年间，其中1890～1909年达到最高峰。1910～1919年发生的鼠疫影响中国240个县，是流行范围最大的一次。1967年以来鼠疫呈上升趋势。2009年7月30日，海南州兴海县子科滩镇发现一起疑似鼠疫疫情，经实验室48小时细菌培养结果呈阳性，根据患者临床表现、流行病学调查和实验室检测结果，专家确认为肺鼠疫，随后确诊病例12例，死亡3例。

世界各地存在许多鼠疫自然疫源地，野鼠鼠疫长期持续存在。人间鼠疫多由野鼠传至家鼠，由家鼠传染于人引起。人类偶因狩猎（捕捉旱獭）、考查、施工、军事活动进入疫区而被感染。本病多由疫区借交通工具向外传播，形成外源性鼠疫，引起流行、大流行。人群对鼠疫普遍易感，无性别、年龄差别。病后可获持久免疫力。预防接种可获一定免疫力。

鼠疫为典型的自然疫源性疾病，在人间流行前，一般先在鼠间流行。鼠间鼠疫传染源（储存宿主）有野鼠、地鼠、狐、狼、猫、豹等，其中黄鼠属和旱獭属最重要。家鼠中的黄胸鼠、褐家鼠和黑家鼠是人间鼠疫重要传染源。当每公顷地区发现1～1.5只以上的鼠疫死鼠，该地区又有居民点的话，此地爆发人间鼠疫的危险极高。各型患者均可成为传染源，因肺鼠疫可通过飞沫传播，故鼠疫传染源以肺型鼠疫最为重要。败血性鼠疫早期的血有传染性。腺鼠疫仅在脓肿破溃后或被蚤吸血时才起传染源作用。三种鼠疫类型可相互发展为对方型。

动物和人间鼠疫的传播主要以鼠蚤为媒介。当鼠蚤吸取含病菌的鼠血后，细菌在蚤胃大量繁殖，形成菌栓堵塞前胃，当蚤再吸入血时，病菌随吸进之血反吐，注入动物或人体内。蚤粪也含有鼠疫杆菌，可因瘙痒进入皮内。此种“鼠→蚤→人”的传播方式是鼠疫的主要传播方式。少数可因直接接触患者的痰液、脓液或病兽的皮、血、肉经破损皮肤或黏膜受染。肺鼠疫患者可借飞沫传播，造成人间肺鼠疫大流行。

鼠疫杆菌产生两种毒素，一为鼠毒素或外毒素（毒性蛋白质），对小鼠和大鼠有很强毒性，另一为内毒素（脂多糖），较其他革兰阴性菌内毒素毒性强，能引起发热、DIC、组织器官内溶血、中毒休克、局部及全身施瓦茨曼反应。

鼠疫杆菌在低温及有机体生存时间较长，在脓痰中存活10～20天，尸体内可活数周至数月，蚤粪中能存活1个月以上；对光、热、干燥及一般消毒剂均甚敏感。日光直射4～5小时即死，加热55℃15分钟或100℃1分钟、5%苯酚、5%来苏、0.1升汞、5%～10%氯胺均可将病菌杀死。

鼠疫潜伏期一般为2～5日。腺鼠疫或败血型鼠疫2～7天；原发性肺鼠疫1～3天，甚至短仅数小时；曾预防接种者，可长至12天。临床上主要有腺型、肺型、败血型及轻型等四种类型。

腺鼠疫占85%～90%。除全身中毒症状外，以急性淋巴结炎为特征。因下肢被蚤咬机会较多，故腹股沟淋巴结炎最多见，约占70%；其次为腋下、颈及颌下。也可几个部位淋巴结同时受累。局部淋巴结起病即肿痛，病后第2～3天症状迅速加剧，红、肿、热、痛并与周围组织黏连成块，剧烈触痛，患者处于强迫体位。4～5日后淋巴结化脓溃破，随之病情缓解。部分可发展成败血症、严重毒血症及心力衰竭或肺鼠疫而死；用抗生素治疗后，病死率可降至5%～10%。

肺鼠疫是最严重的一型，病死率极高。该型起病急骤，发展迅速，除严重中毒症状外，在起病24～36小时内出现剧烈胸痛、咳嗽、咯大量泡沫血痰或鲜红色痰，呼吸急促，并迅速呈现呼吸困难和发绀，肺部可闻及少量散在湿啰音，可出现胸膜摩擦音，胸部X线呈支气管炎表现，与病情严重程度极不一致。如抢救不及时，多于2～3日内，因心力衰竭，出血而死亡。

败血型鼠疫又称暴发型鼠疫，可原发或继发。原发型鼠疫因免疫功能差，菌量多，毒力强，所以发展极速。常突然高热或体温不升，神志不清，谵妄或昏迷；无淋巴结肿；皮肤黏膜出血、鼻衄、呕吐、便血或血尿、DIC和心力衰竭，多在发病后24小时内死亡，很少超过3天。病死率高达100%。因皮肤广泛出血、瘀斑、发绀、坏死，故死后尸体呈紫黑色，俗称“黑死病”。继发性败血型鼠疫，可由肺鼠疫、腺鼠疫发展而来，症状轻重不一。

轻型鼠疫又称小鼠疫，发热轻，患者可照常工作，局部淋巴结肿大，轻度压痛，偶见化脓。血培养可阳性。其多见于流行初、末期或预防接种者。

中医学认为，鼠疫是由感染疫鼠之秽气，疫毒侵入血分所致。其疫发病急骤，寒战发热，头痛面赤，肢节酸痛剧烈，多见在腋、胯部起核块，红、肿、痛、热，或兼见血证（衄血、吐血、便血、尿血），或咳逆上气，或神志昏迷，周身紫赤，唇焦舌黑，当急报卫生防疫部门。治宜清血热、解疫毒，兼以活血化瘀。

〔治疗原则〕

凡确诊或疑似鼠疫患者，均应迅速组织严密的隔离，就地治疗，不宜转送。隔离到症状消失，血液、局部分泌物或痰培养（每3日一次）3次阴性，肺鼠疫6次阴性。

治疗原则是早期、联合、足量应用敏感的抗菌药物。

1. 一般治疗及护理

(1)严格的隔离消毒。患者应严格隔离于隔离病院或隔离病区,病区内必须做到无鼠无蚤。入院时对患者做好卫生处理(更衣、灭蚤及消毒)。病区、室内定期进行消毒,患者排泄物和分泌物应用漂白粉或来苏液彻底消毒。工作人员在护理和诊治患者时应穿连衣裤的"五紧"防护服,戴棉花纱布口罩,穿第筒胶鞋,戴薄胶手套及防护眼镜。

(2)饮食与补液。急性期应给患者流质饮食,并供应充分液体,或予葡萄糖、生理盐水静脉滴注,以利于毒素排泄。

(3)护理:严格遵守隔离制度,做好护理工作,消除患者顾虑,达到安静休息目的。

2. 病原治疗

(1)腺鼠疫。抗病原治疗首选链霉素。成人,肌内注射,首剂1g,以后一次0.5g,每12小时1次;小儿,一日10~20mg/kg,新生儿,一日10mg/kg,分2次注射。疗程一般7~10日。次选多西环素、复方磺胺甲噁唑等。亦可应用三代头孢菌素和氟喹诺酮类药物。

对并发症治疗:①肿大淋巴结可用抗菌药物外敷,其周围组织内注入链霉素。已软化者在应用足量抗菌药物24小时以上可切开排脓。②对严重毒血症患者可短期应用肾上腺皮质激素,如100~300mg氢化可的松静脉滴注。③眼鼠疫可用四环素、氯霉素、红霉素等眼用制剂与规格。④皮肤鼠疫可用抗菌药液湿敷冲洗或抗菌药软膏外敷。

说明:小儿及孕妇慎用氯霉素。

(2)肺鼠疫或败血型鼠疫。抗病原治疗首选:①阿米卡星,成人,一次0.4g,静脉滴注或肌内注射,一日1次。体温正常后改为一次0.4g,静脉滴注或肌内注射,隔天1次,持续3~5天,最长总疗程15天;②联合用药,阿米卡星加氯霉素或多西环素。次选氯霉素、多西环素等。三代头孢菌素和氟喹诺酮类药物也可联合使用。

说明:肺鼠疫患者应严密进行呼吸道隔离。隔离到症状消失、血液或局部分泌物每3天培养1次且检菌3次阴性、肺鼠疫痰培养3天1次且6次阴性始解除隔离。

3. 对症治疗

烦躁不安或疼痛者用镇静止痛剂。注意保护心肺功能,有心力衰竭或休克者,及时强心和抗休克治疗;有DIC者采用肝素抗凝疗法;中毒症状严重者可适当使用肾上腺皮质激素。对腺鼠疫淋巴结肿,可用湿热敷或红外线照射,未化脓切勿切开,以免引起全身播散。结膜炎可用0.25%氯霉素滴眼,一日数次。

〔用药精选〕

一、西药

1. 盐酸四环素 Tetracycline Hydrochloride

【适应证】①立克次体病,包括流行性斑疹伤寒、地方性斑疹伤寒、落基山热、恙虫病和Q热。②支原体属感染。③回归热。④布鲁菌病。⑤霍乱。⑥兔热病。⑦鼠疫。治疗布鲁菌病和鼠疫时需与氨基糖苷类联合应用。

【禁忌】有四环素类药物过敏史者禁用。

【不良反应】①胃肠道症状如恶心、呕吐、上腹部不适、腹胀、腹泻等,偶可发生胰腺炎等,偶有食管炎和食管溃疡的报道,多发生于服药后立即上床的患者。②可致肝毒性,通常为脂肪肝变性,妊娠期妇女、原有肾功能损害的患者易发生肝毒性,但肝毒性亦可发生于并无上述情况的患者。本品偶可引起胰腺炎,四环素所致胰腺炎也可与肝毒性同时发生,患者并不伴有原发肝病。③变态反应:多为斑丘疹和红斑,少数患者可出现荨麻疹、血管神经性水肿、过敏性紫癜、心包炎,以及系统性红斑狼疮皮疹加重,表皮剥脱性皮炎并不常见。偶有过敏性休克和哮喘发生。某些使用四环素的患者日晒时会有光敏现象。所以,应建议患者不要直接暴露于阳光或紫外线下,一旦皮肤有红斑则立即停药。④血液系统:偶可引起溶血性贫血、血小板减少、中性粒细胞减少和嗜酸粒细胞减少。⑤中枢神经系统:偶可致良性颅内压增高,可表现为头痛、呕吐、视神经乳头水肿等。⑥肾毒性:原有显著肾功能损害的患者可能发生氮质血症加重、高磷酸血症和酸中毒。⑦二重感染:长期应用本品可诱发耐药金黄色葡萄球菌、革兰阴性杆菌和真菌等引起的消化道、呼吸道和尿路感染,严重者可致败血症。⑧四环素类的应用可使人体内正常菌群减少,导致维生素缺乏、真菌繁殖,出现口干、咽炎、口角炎、舌炎、舌苔色暗或变色等。⑨四环素静脉应用时,局部可产生疼痛等刺激症状,严重者发生血栓性静脉炎。

【用法用量】静脉滴注:成人一日1~1.5g,分2~3次给药。滴注药液浓度约为0.1%。8岁以上小儿一日10~20mg/kg,分2次给药,一日剂量不超过1g。

口服:成人,一次0.25~0.5g,每6小时1次。8岁以上儿童,一日25~50mg/kg,分4次服用。

【制剂】盐酸四环素片(胶囊),注射用盐酸四环素

2. 盐酸多西环素 Doxycycline Hydrochloride

见第十五章"255. 梅毒"。

3. 盐酸美他环素 Methacycline Hydrochloride

【适应证】①本品作为首选或选用药物可用于下列疾病。a. 立克次体病,包括流行性斑疹伤寒、地方性斑疹伤寒、落基山热、恙虫病和Q热。b. 支原体属感染。c. 衣原体属感染,包括鹦鹉热、性病性淋巴肉芽肿、非淋菌性尿道炎、输卵管炎、宫颈炎及沙眼。d. 回归热。e. 布鲁菌病。f. 霍乱。g. 兔热病。h. 鼠疫。i. 软下疳。治疗布鲁菌病和鼠疫时需与氨基糖苷类联合应用。

②由于目前常见致病菌对四环素类耐药现象严重,仅在病原菌对此类药物敏感时,方有指征选用该类药物。本品不宜用于溶血性链球菌感染及葡萄球菌感染。

③本品可用于对青霉素类过敏患者的破伤风、气性坏疽、雅司、梅毒、淋菌性尿道炎、宫颈炎和钩端螺旋体病,以及放线菌属和李斯特菌感染。

【用法用量】成人口服，每12小时300mg，8岁以上小儿口服，每12小时按体重5mg/kg。

【不良反应】见“盐酸多西环素”不良反应。

【禁忌】有四环素类药物过敏史者禁用。

【孕妇及哺乳期妇女用药】妊娠期妇女不宜应用。本品可自乳汁分泌，乳汁中浓度较高，哺乳期妇女应用时应暂停授乳。

【儿童用药】8岁以下小儿不宜用本品。

【老年用药】老年患者常伴有肾功能减退，剂量宜适当调整。老年患者应用本品，易引起肝毒性，需慎用。

【制剂】盐酸美他环素分散片(胶囊)

附：用于鼠疫的其他西药

1. 链霉素 Streptomycin

【适应证】本品与其他抗结核药联合用于结核分枝杆菌所致的各种结核病的初治病例，或其他敏感分枝杆菌感染。也可与其他抗菌药物联合用于鼠疫、腹股沟肉芽肿、布鲁菌病、鼠咬热等的治疗。

2. 盐酸土霉素 Oxytetracycline

【适应证】抗菌谱和应用与四环素相同，可用于鼠疫等。本品对肠道感染，包括阿米巴痢疾有效，疗效略强于四环素。

3. 皮上划痕用鼠疫活疫苗 Plague Vaccine (Live) for Percutaneous Scarification

【适应证】接种本疫苗后，可使机体产生免疫应答，用于预防鼠疫。

二、中药

对鼠疫的治疗，目前尚没有明显有效的中药制剂。

344. 流行性出血热

〔基本概述〕

流行性出血热是由病毒引起以鼠类为主要传染源的自然疫源性疾病，是以发热、出血倾向及肾脏损害为主要临床特征的急性病毒性传染病。

本病又称肾综合征出血热，是由流行性出血热病毒引起的自然疫源性疾病，流行广，病情危急，病死率高，是危害人类健康的重要传染病，危害极大。该病根据肾脏有无损害，分为有肾损及无肾损两大类。在我国主要为肾综合征出血热(HFRS)。由于特异性血清学诊断的确立及病原学的解决，1982年世界卫生组织统一定名为肾综合征出血热。现我国仍沿用流行性出血热的病名。

流行性出血热的病原体为汉坦病毒，为单股RNA病毒，不同地区流行的病毒血清型有所差异。我国农村与林区流行病毒为Ⅰ型(汉坦型)，黑线姬鼠为传染源，感染者病情较重；城市流行为Ⅱ型(汉城型)，褐家鼠为传染源，感染者病情较轻。病毒通过多种途径传染给易感人群，导致全身毛细血管和小血管损害，造成全身多器官病变。

流行性出血热在我国流行范围较广，几乎遍及全国。冬春与初夏为流行季节，潜伏期一般在2周之内。

出血热患者发病早期的典型表现为突起高热，体温可达40℃以上，这种高热通常持续4～6天。由于病毒引起的神经中毒现象，患者会出现头痛、眼眶痛、腰痛，即“三痛”症；因病毒引起广泛的血管壁损伤，血管壁的通透性增高，患者还会出现颜面、颈、上胸部皮肤充血潮红，俗称“三红”，很像“酒醉貌”，躯干及上肢皮肤出现条索状出血点，眼球结膜血。患者还常伴有乏力、恶心、呕吐、腹泻等症状。重症患者会出现咯血、呕血、便血、尿血等出血现象。血常规检查可见白细胞增多、血小板下降，并有尿蛋白阳性、血尿、尿内出现膜状物等肾功能损害表现。

典型临床表现分为发热期、低血压休克期、少尿期、多尿期和恢复期等五期，各期表现如下。①发热期：急性起病，畏寒、发热、头痛、腰痛、眼眶疼痛、恶心、呕吐；颜面、上胸部、眼眶充血潮红，球结合膜水肿，腋下、软腭出血点；一般持续一周以内。②低血压休克期：发热期症状减退或持续存在，患者出现血压下降甚至休克表现，一般持续1～3天时间。③少尿期：一般在休克后(也可能发热后)出现尿少，表现出肾衰竭症状，有时伴有皮下、消化道或内脏出血；一般持续1～4天。④多尿期：继少尿或休克之后，患者肾功能逐渐恢复，出现多尿症状，每日尿量3000～6000ml；持续数天至数周不等。⑤恢复期：器官功能逐渐恢复，症状消退。

流行性出血热属于我国法定乙类传染病，需要报告疫情。特异性血清学检查有助于诊断。

〔治疗原则〕

该病病情凶险，病程多会迁延月余，即使治愈也需要严格休息至少1～3个月，是一种严重危害人类健康的疾病。

流行性出血热缺乏特异性抗病毒治疗，主要治疗手段为对症治疗；一般患者应卧床休息，就地治疗。

出血热病毒对人的危害涉及机体多种器官，病变可累及全身各系统，但是这种危害是渐进性的。倘若患病后尽早治疗，尽早使用抗病毒药物，尽早休息，即可抵御病毒的毒性作用，也可能减少机体的损耗，因此可明显增加康复的机会。

1. 发热期的治疗

由于发热与血管损害、患者液体丢失较多有关，需要适当补充，一般可用葡萄糖氯化钠、碳酸氢钠等溶液输注；早期应用利巴韦林可减轻病情，缩短病程，一般在病程3天之内，静脉滴注500mg，每日2次，疗程3～4天。

2. 低血压休克期的治疗

以抗休克治疗为主。

3. 少尿期的治疗

限制患者液体入量，每日补液量为前日出量(包括呕吐、腹泻、小便等)加400ml为限;利尿可用利尿合剂(咖啡因0.25~0.5g,氨茶碱0.25g,维生素C 1~2g,普鲁卡因0.25~0.5g,氢化可的松25mg,25%葡萄糖液25ml)静脉滴注,每日1次,或用呋塞米、氢氯噻嗪等。肾衰竭者需要血液或腹膜透析治疗。纠正酸碱平衡紊乱、控制出血等。

4. 多尿期的治疗

适当控制补液,注意电解质紊乱。

〔用药精选〕

一、西药

1. 利巴韦林 Ribavirin

见第十三章“160. 小儿感冒”。

2. 地塞米松 Dexamethasone

见本章“339. 登革热”。

附:用于流行性出血热的其他西药

1. 重组人干扰素α1b Recombinant Human Interferonα1b

【适应证】本品具有广谱的抗病毒、抗肿瘤及免疫调节功能,适用于治疗病毒性疾病和某些恶性肿瘤。已批准用于治疗慢性乙型肝炎、丙型肝炎和毛细胞白血病。已有临床试验结果或文献报告用于治疗病毒性疾病,如带状疱疹、尖锐湿疣、流行性出血热和小儿呼吸道合胞病毒肺炎等有效。

2. 氢化可的松 Hydrocortisone

【适应证】本品为糖皮质激素类药物,具有抗炎、抗毒、抗休克和免疫抑制等多种药理作用,还有扩张血管,增强心肌收缩力,改善微循环等作用。主要用于治疗肾上腺皮质功能减退症的替代治疗及先天性肾上腺皮质增生症。

二、中药

对流行性出血热的治疗,目前尚没有明显有效的中药制剂。

345. 钩端螺旋体病

〔基本概述〕

钩端螺旋体病是由致病性钩端螺旋体引起的动物源性传染病,简称钩体病。

此病几乎遍及世界各大洲,尤以热带和亚热带为主。我国已有28个省、市、自治区发现本病,并以盛产水稻的中南、西南、华东等地区流行较重。发病季节主要集中在夏秋水稻收割期间,青壮年农民发病率较高。鼠类及猪是主要传染源,呈世界性范围流行。

临床以早期钩端螺旋体败血症,中期的各器官损害和功能障碍,以及后期的各种变态反应后发症为特点。重症患者可发生肝肾衰竭和肺弥漫性出血,常危及患者生命。

钩体病临床表现差别较大,典型表现为流感伤寒型,严重者出现肺大出血、黄疸出血、脑膜炎,以及肾衰竭;流感伤寒型表现为起病急骤、发热,伴畏寒及寒战,体温短期内可高达39℃左右;头痛、全身肌痛(尤以腓肠肌或颈肌、腰背肌、大腿肌及胸腹肌等部位)常见;全身乏力,有时行走困难,不能下床活动;眼结膜充血,但无分泌物、疼痛或畏光感;腓肠肌压痛明显,重者疼痛剧烈,不能行走,拒按;全身表浅淋巴结肿大,多见于腹股沟、腋窝淋巴结,有压痛。

钩体血清学检查有助于诊断。

〔治疗原则〕

钩端螺旋体病是我国法定乙类传染病,需要及时报告疫情。钩体病治疗要求:早期发现、早期诊断、早期治疗、就地治疗。

1. 一般治疗

患者卧床休息,适当补充液体,不宜使用退热药物。

2. 抗菌治疗

钩体对青霉素G高度敏感,为首选治疗药物。由于治疗中可能出现治疗后加重反应(赫氏反应),因此,一般用小剂量青霉素G,首剂20万~40万单位肌内注射,病情重者可2小时后追加40万单位,每日总量为160万~240万单位,疗程7天。对青霉素过敏者,临床应用庆大霉素每日16万~24万单位,分次肌内注射,疗程7天。

青霉素G治疗后加重反应大多发生在用药后2小时,需要严格观察,及时处理。

3. 对症治疗

黄疸出血型患者可给予维生素K注射;重型病例加用肾上腺皮质激素短程治疗,如泼尼松等,疗程2~4周,逐渐撤停。肾功能不全者除注意水、电解质及酸碱平衡外,应及时采用腹膜透析或血透析治疗以挽救患者生命。肺弥漫性出血型患者需给予适当镇静剂控制烦躁,大剂量氢化可的松配合抗菌药物控制病情。心率>120次/分钟者,可酌情应用去乙酰毛花苷缓慢静脉滴注。

〔用药精选〕

一、西药

1. 青霉素 Benzylpenicillin

见第十三章“164. 小儿肺炎”。

2. 普鲁卡因青霉素 Procaine Benzylpenicillin

本品为青霉素长效品,不耐酸,不能口服,只能肌内注射,禁止静脉给药。本品抗菌谱与作用机制同青霉素。血浓度维持时间48小时。

【适应证】主要作用于对青霉素敏感的革兰阳性球菌引起的中度与轻度感染,可用于治疗钩端螺旋体病等。急性感染经青霉素G基本控制后可改用本品肌内注射,每日1~2次,维持治疗。

【用法及用量】临用前加适量灭菌注射用水使成混悬液，肌内注射，一次 40 万 ~ 80 万 U，一日 1 ~ 2 次。成人每次肌内注射最大量为 100 万 U。

【不良反应】主要为青霉素 G 的过敏反应。

【禁忌】①应询问青霉素过敏史，对青霉素过敏者或普鲁卡因过敏者均禁用；②用前需做青霉素皮试，皮试阳性者禁用；③本品禁止静脉给药，静脉注射可引起惊厥、低血压、心跳呼吸停止等严重反应。

3. 盐酸四环素 Tetracycline Hydrochloride

【适应证】本品为广谱抗生素，作首选或选用药物可应用于下列疾病：立克次体病，包括流行性斑疹伤寒、地方性斑疹伤寒、落基山热、恙虫病和 Q 热；肺炎支原体所致感染；衣原体感染，包括鹦鹉热、性病淋巴肉芽肿、非特异性尿道炎、输卵管炎及沙眼；回归热；布氏杆菌病；霍乱；兔热病；鼠疫；急性肠阿米巴病。还可应用于对青霉素类抗生素过敏的破伤风、气性坏疽、雅司、梅毒、淋病和钩端螺旋体病的患者。

【不良反应】可致牙齿产生不同程度的变色黄染，并可致骨发育不良。口服可引起胃肠道症状，如恶心、呕吐、上腹不适、腹胀、腹泻等，还可使人体内正常菌群减少，导致维生素缺乏、真菌繁殖，出现口干、咽痛、口角炎、舌炎，致舌色暗或变色等。长期应用四环素类可诱发耐药金黄色葡萄球菌、革兰阴性杆菌和真菌等的消化道、呼吸道和尿路感染，严重者可致败血症。较大剂量四环素静脉给药或长期口服后可引起肝脏损害。过敏反应较青霉素类少见。静脉应用时，局部可产生疼痛等刺激症状，严重者发生血栓性静脉炎。

【禁忌】孕妇、哺乳期妇女及 8 岁以下儿童禁用。

【用法用量】口服。成人，一次 0.5g，一日 3 ~ 4 次；8 岁以上小儿每日按体重 30 ~ 40mg/kg，分 3 ~ 4 次服用。静脉滴注，临用加灭菌注射用水适量使溶解。一日 1g，分1 ~ 2 次稀释后滴注。

4. 盐酸多西环素 Doxycycline Hydrochloride

本品抗菌谱与四环素、土霉素基本相同，体内、外抗菌力均较四环素强，微生物对本品与四环素、土霉素等有密切的交叉耐药性。口服吸收良好。

【适应证】主要用于敏感的革兰阳性球菌和革兰阴性杆菌所致的上呼吸道感染、扁桃体炎、胆道感染、淋巴结炎、蜂窝织炎、老年慢性支气管炎等，也用于斑疹伤寒、恙虫病、支原体肺炎等。尚可用于治疗霍乱，也可用于预防恶性疟疾和钩端螺旋体感染。

【用量用法】口服：一次 0.1g，一日 2 次。必要时首剂可加倍。8 岁以上儿童：首剂每千克体重 4mg；以后，每次每千克体重 2mg，一日 2 次。一般疗程为 3 ~ 7 日。预防恶性疟：每周 0.1g；预防钩端螺旋体病：每周 2 次，每次 0.1g。

【不良反应】①胃肠道反应多见（约 20%），如恶心、呕吐、腹泻等，饭后服药可减轻。②其他不良反应参见四环素。

【禁忌】8 岁以下小儿及孕妇、哺乳妇女一般应禁用。

附：用于钩端螺旋体病的其他西药

1. 阿莫西林 Amoxicillin

见第十三章“163. 小儿支气管炎”。

2. 盐酸土霉素 Oxytetracycline Hydrochloride

【适应证】抗菌谱和应用与四环素相同，可用于对青霉素类抗生素过敏的破伤风、气性坏疽、雅司、梅毒、淋病和钩端螺旋体病的患者。

3. 盐酸美他环素 Methacycline Hydrochloride

见本章“343. 鼠疫”。

4. 钩端螺旋体疫苗 Leptospira Vaccine

【适应证】机体接种钩端螺旋体菌苗后，便产生了对钩端螺旋体的特异性免疫反应，其抗体通过凝集菌体作用和溶解病原体，而迅速清除血液中的钩端螺旋体。用于由钩端螺旋体引致的疾病。

二、中药

对钩端螺旋体病的治疗，目前尚没有明显有效的中药制剂。

346. 炭疽

〔基本概述〕

炭疽是由炭疽杆菌所致的一种人畜共患的急性传染病，临床上主要表现为皮肤坏死、溃疡、焦痂和周围组织广泛水肿及毒血症症状，可引起肺、肠和脑膜的急性感染，并可伴发败血症。

炭疽杆菌是人类历史上第一个被证实引起疾病的细菌，1877 年首次在培养基上培养成功，注射动物后可导致实验性炭疽。

炭疽杆菌是出现在历史上比较久的一种生物武器，也是战争中常用的一种细菌，曾使无数人丧命。二战时期，日本 731 部队曾经大量培养炭疽病菌，并用活人标本进行实验。20 世纪，美国只发现了 18 个吸入性炭疽病例，其中最近一例于 1976 年在加州被发现，大多数被感染者曾从事羊毛或羊皮处理工作。

炭疽杆菌是一种很大的革兰阳性杆菌，产芽孢，可在普通培养基上需氧或厌氧条件下培养，在土壤中寄居于世界各地。病菌可以通过接触、呼吸道、消化道等传播；炭疽杆菌可被用作生物恐怖武器。

炭疽杆菌的芽孢可以抵御很强的紫外线、高温等恶劣环境，在适合的环境下，芽孢会重新开始活动，变成有感染能力的炭疽杆菌。

炭疽引起的疾病以皮肤型多见。该病是牛、马、羊等草食动物传染病，人类因接触病畜或食用病畜肉类而感染。从事动物养殖，以及与动物产品有接触的人群，如牧民、皮革加工工人等易感。

由于感染途径不同,临床上将炭疽分为4型:皮肤炭疽、肠炭疽、肺炭疽、炭疽性脑膜炎。由于感染后发病情况不同,临床表现各异。

(一)皮肤炭疽

初起在病菌侵入处皮肤发生一个红色的小丘疹,丘疹很快变成水疱,疱内含有清亮的或带血的浆液。周围组织显著肿胀及浸润,不久,水疱化脓及自然破溃,流出浆液或脓液;病变中心发生坏死并结成坚硬的黑色干痂,在痂的四周皮肤发红肿胀,其上有小水疱和脓疱;患部附近的淋巴结肿大且常化脓。患者常有头痛、关节痛、发热及全身不适等症状。大部分患者症状较轻,但可并发脑脊髓膜炎及败血症,因此,如不及时治疗则有生命危险。

(二)肠炭疽

较为少见,患者突然发生高热,后续呕吐、腹泻等严重的胃肠道症状。有时发生肝脾大、腹膜炎,患者可因毒血症、败血症及衰竭在短期内死亡。

(三)肺炭疽

为吸入带有炭疽杆菌芽孢所致,发病急骤,有寒战高热等中毒症状,咳嗽胸痛、呼吸困难、咯血,可因呼吸循环衰竭在24小时内死亡。

(四)炭疽性脑膜炎

可出现剧烈头痛、呕吐、颈强直,脑积液多呈血性。病情凶险,多于2~4日内死亡。

不同患者皮肤分泌物、大便、痰液等涂片与培养检查有助于诊断。

〔治疗原则〕

本病为我国法定乙类传染病,需报告疫情,严格隔离患者,处理患者排泄物;焚烧或深埋病死动物。有效的治疗是应用大剂量青霉素。

1. 一般治疗

患者卧床休息,严格隔离,适当补液。患部不可挤压,也不要切开引流或切除皮肤损害,以防病毒扩散而引起败血症。中毒症状严重者可用肾上腺皮质激素。

2. 抗菌治疗

(1)皮肤炭疽。抗病原治疗首选青霉素,成人一次200万~400万U;儿童,20万U/kg,静脉注射,每8小时或每6小时1次,疗程7~10日。次选红霉素、多西环素等。

局部皮肤病灶外切忌挤压,也不宜切开引流,以防感染扩散而发生败血症。局部可用1:2000高锰酸钾液洗涤,涂敷四环素软膏,用消毒纱布包扎。

(2)肺炭疽、肠炭疽、脑膜炎炭疽和败血症炭疽。抗病原治疗首选青霉素,一日1000万~2000万U,每8小时或每6小时1次,静脉注射;同时合用氨基糖苷类(阿米卡星、庆大霉素等),疗程4~6周。也可加用环丙沙星,一次400mg,静脉注射,每12小时1次,或用克林霉素,一次600mg,静脉注射;或口服,每10小时1次。

重症患者可用糖皮质激素,如氢化可的松,一日100~200mg,短期静脉滴注。

〔用药精选〕

一、西药

1. 青霉素 Benzylpenicillin

见第十三章"164. 小儿肺炎"。

2. 红霉素 Erythromycin

见第十三章"162. 百日咳"。

3. 环丙沙星 Ciprofloxacin

【适应证】用于敏感菌感染所引起的下列疾病。①泌尿生殖系统感染,包括单纯性、复杂性尿路感染,细菌性前列腺炎,淋病奈瑟菌尿道炎或宫颈炎(包括产酶株所致者)。②呼吸道感染,包括敏感革兰阴性杆菌所致的支气管感染急性发作及肺部感染。③胃肠道感染,由志贺菌属、沙门菌属、产肠毒素大肠埃希菌、亲水气单胞菌、副溶血弧菌等所致。④伤寒。⑤骨和关节感染。⑥皮肤软组织感染。⑦败血症等全身感染。⑧也可用于吸入性炭疽,用于已暴露于炭疽芽孢杆菌气雾者,以减少其发病或减轻疾病的进展。

【禁忌】对环丙沙星及任何一种氟喹诺酮类药过敏的患者禁用。孕妇、哺乳期妇女及18岁以下者禁用。

【不良反应】见诺氟沙星。

【用法用量】①口服。a. 成人常用量一日0.5~1.5g,分2~3次。b. 用于骨和关节感染,一日1~1.5g,分2~3次,疗程4~6周或更长。c. 肺炎和皮肤软组织感染,一日1~1.5g,分2~3次,疗程7~14日。d. 肠道感染,一日1g,分2次,疗程5~7日。e. 伤寒,一日1.5g,分2~3次,疗程10~14日。f. 尿路感染,急性单纯性下尿路感染,一日0.5g,分2次,疗程5~7日;复杂性尿路感染,一日1g,分2次,疗程7~14日。②静脉滴注:请遵医嘱。

【制剂】盐酸环丙沙星片(胶囊),环丙沙星注射液(葡萄糖注射液),乳酸环丙沙星注射液(氯化钠注射液),注射用乳酸环丙沙星

4. 抗炭疽血清 Anthrax Antiserum

【适应证】用于预防和治疗炭疽。

【不良反应】有过敏性休克、血清病等。

【用量用法】①预防:肌内注射20ml。

②治疗:病轻者,第1日皮下或肌内注射20~30ml,较重者第1日至少80ml,一般肌注,严重者静脉注射,以后根据病情每日注射20~30ml,直至好转止。

5. 皮上划痕人用炭疽活疫苗 Anthrax Accine(Live) for Percutaneous Scarification

【适应证】主要接种对象为牧民、兽医、屠宰牲畜人员,制革及皮毛加工人员,炭疽流行区的易感人群及参加防治工作的专业人员。

【用量用法】①接种前先将安瓿中的疫苗悬液充分摇匀，按无菌操作启开安瓿后，用灭菌注射器吸出疫苗备用。②于上臂外侧上部用75%乙醇棉球消毒皮肤，待干后于消毒部位滴疫苗2滴，相距3～4cm。一手将皮肤绷紧，另一手持消毒划痕针在每滴疫苗处做"#"字划痕，每条痕长1～1.5cm，以划破表皮微见间断小血点为度。再用同一划痕针涂压10余次，使疫苗充分进入划痕皮肤。接种后局部应裸露5～10分钟，然后用干棉球擦净。③接种后24小时划痕局部应有轻微红肿、浸润，若无任何反应(包括创伤反应)，应重新接种。

【免疫效果】疫苗接种后1周开始产生免疫力，2周可达到保护水平，半年后开始下降，约可维持1年，故对有感染危险者应每年接种1次。

【不良反应】接种反应：一般局部应有轻微红肿，划痕处可有轻度浸润，24～30小时达高峰，以后自行消退。若接种后有过度疲劳或过量饮酒，有时可能引起轻度发热或腋下淋巴结轻微肿大。

【禁忌】①凡有急、慢性淋巴结炎，严重皮肤病，急性传染病及活动性结核患者禁用。②有严重过敏史者、免疫缺陷症及近期用免疫抑制剂治疗者禁用。

附：用于炭疽的其他西药

1. 盐酸四环素 Tetracycline Hydrochloride

见本章"343. 鼠疫"。

2. 多西环素 Doxycycline

见本章"345. 钩端螺旋体病"。

二、中药

1. 五味麝香丸

【处方组成】麝香、诃子(去核)、黑草乌、木香、藏菖蒲

【功能主治】消炎，止痛，祛风。用于扁桃体炎，咽峡炎，流行性感冒，炭疽病，风湿性关节炎，神经痛，胃痛，牙痛。

【用法用量】睡前服或含化，一次2～3丸，一日1次；极量5丸。

【使用注意】孕妇禁用。

2. 月光宝鹏丸(藏药名：达奥诺琼日布)

【处方组成】铁棒锤、麝香、木香、藏菖蒲、诃子(去核)、天竺黄、红花、丁香、肉豆蔻、豆蔻、草果、乳香、决明子、黄葵子、硇砂、金礞石、螃蟹、牛黄、安息香、硫黄(制)、欧曲(制)

【功能主治】清热解毒，祛风燥湿，杀疠除瘟。用于麻风，中风，白喉，炭疽，疫疠，脓肿，"黄水"病，"亚玛"病等。

【用法用量】一次2～3丸，一日2次。

【使用注意】孕妇禁用。

3. 嘎日迪五味丸(胶囊)

【处方组成】诃子、人工麝香、制草乌、水菖蒲、木香

【功能主治】消"黏"，消肿，燥"协日乌素"。用于瘟热，风湿，"黏"性刺痛，偏、正头痛，白喉，炭疽，坏血病，瘰疬疮疡，疥癣等。

【用法用量】丸剂，口服。一次3～5粒，一日1次，临睡前服，或遵医嘱。胶囊，口服。一次3～5粒，一日1次，临睡前服，或遵医嘱。

【使用注意】孕妇及哺乳期妇女禁用。严重心脏病，高血压，肝、肾疾病者忌服。

347. 锌缺乏症

〔基本概述〕

锌缺乏症是指锌摄入、代谢或排泄障碍所致的体内锌含量过低的现象。

在不同的动物种属中已发现70多种酶必须有锌才能发挥其功能。锌又是DNA、RNA聚合酶的主要组成成分。有些酶的活性与锌有关。在蛋白质合成和氨基酸代谢过程中，锌也是不可缺少的。孕妇缺锌，胎儿畸形率增高。锌可使细胞膜稳定，是唾液蛋白的基本成分，在品尝味道方面有重要意义。

锌在人体的作用主要有以下几个方面：促进人体的生长发育，维持人体正常的食欲，提高人体免疫力，维持男性正常的生殖功能，促进伤口或创伤的愈合。

锌缺乏的原因主要有以下几种。①锌的贮存、摄入减少。②锌的吸收受抑制。③营养不良。④吸收不良综合征和肠炎性疾病妨碍锌的吸收。⑤锌的丢失过多。⑥医源性因素，如长期静脉营养而未补充锌。⑦遗传因素。

锌缺乏症可分为两大类型。①营养性锌缺乏症。表现生长迟缓、免疫力降低、伤口愈合慢、皮炎、性功能低下、食欲不振、味觉异常、食土癖、暗适应减慢等。男性的第二性征发育和女性生殖系统的发育演变延缓，女性月经初潮延迟或闭经，骨骼发育受影响，影响脑功能，使智商降低。也可出现嗜睡症、抑郁症和应激性症状。②肠病性肢皮炎，为常染色体遗传性疾病，多发生于停止母乳改用人工喂养的婴儿期。主要表现不易治愈的慢性腹泻、脱发和皮炎。也可有厌食、嗜睡、生长落后及免疫功能低下等表现。

〔治疗原则〕

(1)营养性锌缺乏症患者可用二价锌剂治疗，一般疗程为3个月至1年。

(2)肠病性肢皮炎患者长期每日口服锌，可取得疗效。

(3)人体对锌的需要量因生理状态不同而异。妊娠、哺乳和生长发育期，锌需要量明显增加，正常成人每日摄取锌10～20mg即可维持平衡。膳食中锌的需要量与其可利用率有关。来自动物性食品的锌利用率高于植物产品。含锌的食物有肉类、海产品、肝、蛋、豆类、坚果及各种种子。人乳是婴儿重要的锌来源。牛乳中的含锌量不低于人乳，但不易吸收。

锌过量可影响铜、铁离子代谢，导致铜缺乏综合征，故必须在医师指导下服用锌剂。

〔用药精选〕

一、西药

1. 葡萄糖酸锌 Zinc Gluconate

锌为体内许多酶的重要组成成分，具有促进生长发育、改善味觉等作用。缺乏时，生长停滞、生殖无能、伤口不易愈合、机体衰弱，还可发生结膜炎、口腔炎、舌炎、食欲缺乏、慢性腹泻、味觉丧失及神经症状等。锌对儿童生长发育尤为重要。

【适应证】用于治疗缺锌引起的营养不良、厌食症、异食癖、口腔溃疡、痤疮、儿童生长发育迟缓等。

【用法用量】口服。成人一次 1 粒，一日 2 次。

【不良反应】有轻度恶心、呕吐、便秘等消化道反应。

【制剂】葡萄糖酸锌口服溶液，葡萄糖酸锌喷鼻剂，葡萄糖酸锌胶囊，葡萄糖酸锌片，葡萄糖酸锌咀嚼片，葡萄糖酸锌颗粒，葡萄糖酸锌糖浆

2. 枸橼酸锌片 Zinc Citrate Tablets

【适应证】用于治疗因缺锌引起的儿童生长发育迟缓、营养不良、厌食症、异食癖。

【用法用量】口服。儿童用量要根据年龄、体重进行调节。通常一日 2 次，饭后服用。

【不良反应】①可见轻度恶心、呕吐和便秘等反应。②长期服用应注意监测血液锌、钾、钠浓度。

【禁忌】急性或活动性消化道溃疡者禁用。

3. 硫酸锌 Zinc Sulfate

【适应证】用于锌缺乏引起的食欲缺乏、异食癖、贫血、生长发育迟缓，也可用于痤疮、结膜炎、口疮。

【用法用量】口服。10 岁以上儿童及成人一日 30ml，1～10 岁儿童一日 20ml，孕妇一日 40ml，哺乳期妇女一日 50ml。可分次服用。

【不良反应】可见轻度恶心、呕吐和便秘等反应。

【制剂】硫酸锌糖浆，硫酸锌口服溶液

4. 维参锌胶囊 Compound Ginseng and Vitamin E Capsules

本品为复方制剂，含人参、维生素 E、花粉素、硫酸锌。

【适应证】用于改善衰老症状，提高心肺调节功能、视敏度及听力等。

【用法用量】口服。晨服一次 2 粒，一日 1 次，3 个月为一疗程，间隔 1～2 个月后可再用药。

【不良反应】个别患者服药期间出现口干、鼻衄现象，停药后立即消失。

【禁忌】急性感染、外感发热者及对花粉过敏者禁用。

5. 甘草锌胶囊（颗粒）Licorzine Capsules

锌为体内多种酶的重要组成成分，具有促进生长发育、改善味觉、加速伤口愈合等作用。

【适应证】①由于锌缺乏症引起的儿童厌食、异食癖、生长发育不良。②口腔溃疡症。

【用法用量】口服。5 岁以上一次 1 粒，一日 3 次。饭后服用。

【不良反应】可见轻度恶心、呕吐和便秘等反应。

【禁忌】急性或活动性消化道溃疡者禁用。

6. 复方锌铁钙颗粒 Compound Zinc Gluconate，Ferrous Gluconate and Calcium Gluconate Granules

本品为复方制剂，含葡萄糖酸亚铁、葡萄糖酸锌、葡萄糖酸钙、维生素 B_2。

【适应证】用于锌、铁、钙缺乏引起的各种疾病。

【用法用量】口服。成人，一次 1 包，一日 3 次；1～10 岁儿童，一次 1 包，一日 2 次；6～12 个月儿童，一日 1 包；6 个月以下婴儿，一日 0.5 包。

【不良反应】①可见胃肠道不适，如恶心、呕吐、上腹疼痛、便秘。②本品可引起肠蠕动减少，可致便秘，并排泄黑便。

【禁忌】①胃与十二指肠溃疡、溃疡性结肠炎、严重肾功能障碍者禁用。②高钙血症、高钙尿症、肾结石患者禁用。③非缺铁性贫血者禁用。④血色病及含铁血黄素沉着症患者禁用。

7. 葡萄糖酸钙锌口服溶液 Calcium and Zinc Gluconates Oral Solution

见第十三章“190. 小儿佝偻病”。

8. 八维钙锌片 Multivitamin with Multimineral Tablets

盐酸赖氨酸是维持人体氮平衡的必需氨基酸之一，具有促进生长和智力发育的作用；锌是体内多种辅酶的重要组成成分，具有促进生长、改善味觉等作用。

【适应证】用于儿童维生素与矿物质的补充。用于防治小儿及青少年因缺乏赖氨酸和锌而引起的生长发育迟缓、营养不良及食欲缺乏等。

【用法用量】口服。预防用量：1～6 个月新生儿，一次 0.5 片，一日 1 次；7～12 个月儿童，一次 0.5 片，一日 2 次；1～10 岁儿童，一次 1 片，一日 2 次；10 岁以上儿童及成人，一次 1 片，一日 3 次；孕妇一次 2 片，一日 2 次；哺乳期妇女一次 2.5 片，一日 2 次。

【不良反应】可见轻度恶心、呕吐、便秘等反应。

【禁忌】急性或活动性溃疡病患者禁用。

附：用于锌缺乏症的其他西药（或保健食品）

锌硒宝（新稀宝）Xinxibao

【适应证】本品含锌、硒、碘蛋白质粉、淀粉、明胶、甜菊糖苷。用于有缺锌症状、免疫力低下者，如：食欲减退，不爱吃饭、偏食、异食、厌食症；免疫力低下，经常感冒发热、反复生病、久病不好、出虚汗、睡觉盗汗；生长发育缓慢，生长发育不

良、身材矮小、阴毛出现晚、性功能低下、女性乳房发育与月经来潮晚；营养不良，营养性侏儒症、指甲有白斑、头发枯黄、指甲两侧有肉刺；异食癖，咬指甲，咬衣物、玩具、硬物，吃头发、纸屑、生米、墙灰、泥土、沙石等；青春期，青春痘、粉刺、痤疮、皮肤干燥、理解力和记忆力不强；老年人，味觉与嗅觉减退、食欲缺乏、白内障、夜盲、色盲、皮肤出现黄斑；口腔溃疡、胃溃疡、慢性腹泻、反复呼吸道感染、扁桃体炎、地图舌、支气管炎；皮肤疾病，肢端发炎、皮肤易感染化脓、皮疹、疱疹、皮炎、顽固性湿疹、甲沟炎、眼睑炎、结膜炎、角膜浑浊、伤口不易愈合；亚健康，精神不好、经常性头晕、成人晚上打呼噜、磨牙、身体乏力、掉头发。

二、中药

参苓白术散(丸、颗粒、片、口服液、胶囊)

见第十三章“182. 疳证”。

348. 缺钙

〔基本概述〕

正常人的血钙维持在 2.18 ~ 2.63mmol/L(9 ~ 11mg/dl)，如果低于这个范围，则认定为缺钙。但对于 60 岁以上的老年人，由于生理原因，老年人甲状旁腺激素长期代偿性增高，引起“钙搬家”，使血钙增高，这样，测量结果就不能真实反映体内钙的含量。此时，就应进行骨密度测量。

钙是构成骨骼最重要的物质，人体从膳食和营养品中吸收的钙，经过成骨细胞的作用，沉积在骨骼上，以保证骨骼强壮有力。但是，骨骼并非一旦形成，就再也不会改变。随着年龄的增加，人体的消化吸收水平下降，激素水平出现变化，骨骼中的钙会慢慢地流失，导致骨骼变得松软、脆弱，骨质疏松也接踵而至。

在不同的生长期，缺钙往往有不同的表现。

(一)儿童缺钙

主要表现为：不易入睡、不易进入深睡状态，入睡后爱啼哭、易惊醒，入睡后多汗；阵发性腹痛、腹泻，抽筋，胸骨疼痛，“X”型腿、“O”型腿，鸡胸，指甲灰白或有白痕；厌食、偏食；白天烦躁、坐立不安；智力发育迟、说话晚；学步晚，13 个月后才开始学步；出牙晚，10 个月后才出牙，牙齿排列稀疏、不整齐、不紧密，牙齿呈黑尖形或锯齿形；头发稀疏；健康状况不好，容易感冒等。

(二)青少年

青少年缺钙会感到明显的生长痛，腿软、抽筋，体育课成绩不佳；乏力、烦躁、精力不集中，容易疲倦；偏食、厌食；蛀牙、牙齿发育不良；易过敏、易感冒等。

(三)青壮年

一般情况下，青壮年都有繁重的生活压力，紧张的生活节奏往往使其疏忽了身体上的一些不适，加之该年龄段缺钙又没有典型的症状，所以很容易掩盖病情。当有经常性的倦怠、乏力、抽筋、腰酸背疼、易过敏、易感冒等症状时，就应怀疑是否缺钙。

(四)孕妇及哺乳期妇女

处于非常时期的妇女，缺钙现象较为普遍。不过，随着优生优育知识的普及，人们对此期缺钙的症状较为熟悉。当感觉到牙齿松动，四肢无力、经常抽筋、麻木，腰酸背疼、关节疼、风湿疼，头晕，并罹患贫血、产前高血压综合征、水肿及乳汁分泌不足时，就应诊断为缺钙。

(五)老年人

成年以后，人体就慢慢进入了负钙平衡期，即钙质的吸收减少、排泄加大。老年人大多是因为钙的流失而造成缺钙现象。他们自我诊断的症状有老年性皮肤瘙痒，脚后跟疼，腰椎、颈椎疼痛，牙齿松动、脱落，明显的驼背、身高降低，食欲减退、消化道溃疡、便秘，多梦、失眠、烦躁、易怒等。

〔治疗原则〕

缺钙的表现各种各样，家长应学会根据表现判断自己的孩子是否缺钙，以便在缺钙时及时给孩子提供含钙丰富的食物，如鱼、虾皮、海带、排骨汤，同时多吃含维生素 D 丰富的食物，如猪肝、羊肝、牛肝，来促进钙的吸收。一般情况下，缺钙较轻的患儿在食补后即可改善缺钙症状。

如果症状较重，可在医师指导下补充维生素 D 和钙剂。

〔用药精选〕

一、西药

1. 碳酸钙 D_3 片 Calcium Carbonate and Vitamin D_3 Tablets

见第十四章“196. 骨质疏松症”。

2. 碳酸钙维 D_3 元素片 Calcium Carbonate, Vitamin D_3 and Elements Tablets

本品为复方制剂，含碳酸钙、D_3、氧化铜、氧化镁、氧化锌、一水硫酸锰等。

【适应证】本品用于成年人，特别是中老年人和绝经后妇女的钙补充剂；并帮助防治骨质疏松症。

【用法用量】口服。一次 1 片，一天 1 次，饭后即服。

【不良反应】①偶见嗳气、便秘；②过量服用可发生高钙血症，偶可发生奶-碱综合征，表现为高血钙，碱中毒及肾功能不全。

3. 碳酸钙 Calcium Carbonate

【适应证】补钙药。用于预防和治疗钙缺乏症，适用于妊娠、哺乳妇女、老人、儿童等人群的补钙及骨质疏松的治疗，也可用于中和胃酸。

【用法用量】口服。用于补钙，成人一次 2 粒，一日 1 ~ 2 次。用于中和胃酸时，用法用量请咨询医师。

【不良反应】可见嗳气、便秘、腹部不适，大剂量服用可见高钙血症。

【禁忌】高钙血症、高钙尿症、含钙肾结石或有肾结石病史者禁用。

【制剂】碳酸钙胶囊（片、咀嚼片、干混悬剂、口服混悬液、泡腾片、颗粒）

4. 葡萄糖酸钙 Calcium Gluconate

见第十三章“190. 小儿佝偻病”。

5. 枸橼酸苹果酸钙片 Calcium Citrate Malate Tablets

见第十三章“190. 小儿佝偻病”。

6. 枸橼酸钙片 Calcium Citrate Tablets

见第十三章“190. 小儿佝偻病”。

7. 醋酸钙颗粒（胶囊、片）Calcium Acetate Granules

本品参与骨骼的形成与骨折后骨组织再建，以及肌肉收缩、神经传递、凝血机制并降低毛细血管的渗透性等。

【适应证】用于预防和治疗钙缺乏症，如骨质疏松、手足抽搐症、骨发育不全、佝偻病，以及儿童、妊娠和哺乳期妇女、绝经期妇女、老年人钙的补充。

【用法用量】口服。一次1包，一日2次，温水冲服。

【不良反应】偶见便秘。

【禁忌】高钙血症、高钙尿症、含钙肾结石或有肾结石病史患者禁用。

8. 复方葡萄糖酸钙口服溶液 Compound Calcium Gluconate Oral Solution

本品为复方制剂，含葡萄糖酸钙和乳酸钙。

【适应证】用于预防和治疗钙缺乏症。

【用法用量】口服。成人一次10～20ml，一日2～3次，饭后服用。

【不良反应】①可见胃肠不适、便秘。②偶可发生奶-碱综合征，表现为高血钙、碱中毒及肾功能不全。

【禁忌】高钙血症患者禁用。

9. 维 D_2 果糖酸钙注射液 Vitamin D_2 and Calcium Colloid Injection

本品为复方制剂，含果糖酸钙和维生素 D_2。维生素 D_2 必须经过肝和肾的双重转化才变成有生物活性的维生素 D_3，起调节钙、磷代谢的作用。在这个转化过程中，只有一部分的维生素 D_2 最终转化成维生素 D_3。所以维生素 D_2 的生物活性远远差于维生素 D_3。

【适应证】用于预防和治疗钙缺乏症，如骨质疏松、佝偻病等。

【用法用量】用于小儿，肌内注射或皮下注射每次1ml，每日或隔日1次，用前摇匀，如有水油分离现象禁用。

【不良反应】①正常的用法和用量，很少出现不良反应。偶见食欲不振、呕吐等胃肠反应。②短期内摄入超量或长期服用大量维生素D，可导致严重中毒反应。例如婴幼儿每日20万～40万U，连续服用数周或数月可致严重毒性反应。

【禁忌】①钙血症、维生素D增多症、高磷血症伴肾性佝偻病患者禁用。②动脉硬化、心功能不全、高胆固醇血症慎用。③对维生素D高度敏感慎用。④肾功能不全者慎用。

【儿童用药】全母乳喂养婴儿易发生维生素D缺乏，皮肤黝黑母亲婴儿尤易发生。婴儿对维生素D敏感性个体间差异大，有些婴儿对小剂量维生素D即很敏感。血清钙和磷浓度的乘积[ca]×[P]（mg/dl）不得大于58。儿童长期应用维生素 D_2 每日1800U后，可致生长停滞。

【孕妇及哺乳期妇女用药】孕妇及哺乳期妇女一般需补充钙剂，但用法用量应遵医嘱。目前尚无钙剂对胎儿影响的动物和人体实验。孕妇及哺乳期妇女慎用维生素D制剂。高钙血症孕妇可伴有对维生素D敏感，应注意剂量调整。

【老年用药】老年人可能由于活性维生素D即维生素 D_3 分泌减少，肠道对钙的吸收降低，故口服剂量应相应增加。

10. 乳酸钙 Calcium Lactate

见第十三章“188. 小儿夜啼”。

11. 复方碳酸钙 Compound Calcium Carbonate

见第十三章“190. 小儿佝偻病”。

12. 葡萄糖酸钙维 D_2 咀嚼片（散）Calcium Gluconate and Vitamin D_2 Chewable Tablets

见第十三章“190. 小儿佝偻病”。

附：用于缺钙的其他西药

1. 维生素D Vitamin D

【适应证】用于防治佝偻病、骨软化症和婴儿手足搐搦症等。

2. 维生素 D_2 Vitamin D_2

【适应证】用于防治佝偻病、骨软化症和婴儿手足搐搦症等。

3. 维生素 D_3 Vitamin D_3

【适应证】用于佝偻病、骨软化症及婴儿手足搐搦症，佝偻病兼有龋齿者也可用本品防治剂量；也用于皮肤结核、皮肤及黏膜各型红斑狼疮等。

4. 泛酸钙片 Calcium Pantothenate Tablets

【适应证】用于预防和治疗泛酸缺乏症或维生素B族缺乏时的辅助治疗。

5. 二维葡磷钙咀嚼片 Diavitamin, Calcium Gluconate and Calcium Hydrogen Phosphate Chewable Tablets

【适应证】用于儿童、孕妇及哺乳期妇女钙质的补充。

6. 小儿四维葡钙片（颗粒）Pediatric Four Vitamins and Calcium Gluconate Tablets

【适应证】用于预防和补充儿童体内维生素及钙质的不足。

7. 复方锌铁钙颗粒 Compound Zinc Gluconate, Ferrous Gluconate and Calcium Gluconate Granules

【适应证】用于锌、铁、钙缺乏引起的各种疾病。

8. 三合钙咀嚼片 Tabellae Acidi Acetyls Alicylici Compos

见第十三章“190. 小儿佝偻病”。

9. 葡萄糖酸钙锌口服溶液 Calcium and Zinc Gluconates Oral Solution

见第十三章"190. 小儿佝偻病"。

10. 四维钙片 Four Vitamins and Calcium Gluconate Tablets

【适应证】用于儿童、孕妇及哺乳期妇女的钙质补充。

11. 维磷葡钙片 Vitamins, Calcium Hydrogen Phosphate and Calcium

【适应证】用于防治钙缺乏症,如佝偻病,以及妊娠和哺乳期妇女钙的补充。

12. 牡蛎碳酸钙片(胶囊、颗粒、咀嚼片、泡腾片) Oyster Shell Calcium Tablets

见第十三章"190. 小儿佝偻病"。

13. 牡蛎钙片 Oyster Shell Calcium Tablets

【适应证】补钙药。用于预防和治疗钙缺乏症。

14. 赖氨酸磷酸氢钙片 Lysine Hydrochloride and Calcium Hydrogen Phosphate Tablets

【适应证】用于促进幼儿生长发育及儿童、孕妇补充钙质。

15. 维 D_2 乳酸钙片 Vitamin D_2 and Calcium Lactate Tablets

【适应证】用于儿童、孕妇、哺乳期妇女钙的补充。

16. 维 D_2 磷葡钙片 Wei D_2 Lin Pu Gai Pian

【适应证】用于儿童、孕妇、哺乳期妇女钙、磷的补充,也可用于预防和治疗佝偻病。

17. 葡钙维 B_1 片 Calcium Gluconate and Vitamin B_1 Tablets

见第十三章"190. 小儿佝偻病"。

18. 磷酸氢钙片(咀嚼片) Calcium Hydrogen Phosphats Tablets

【适应证】用于预防和治疗钙缺乏症,如骨质疏松、手足抽搐症、骨发育不全、佝偻病,以及儿童、妊娠和哺乳期妇女、绝经期妇女、老年人钙的补充。

19. 维 D_2 磷酸氢钙片 Vitamin D_2 and Caleium Hydrogen Phosphate Tablets

【适应证】用于儿童、孕妇及哺乳期妇女钙的补充。

20. 赖氨酸磷酸氢钙颗粒 Lysine Hydrochlorideand Calcium Hydrogen Phosphate Granules

【适应证】用于促进幼儿正常生长发育,以及儿童及孕妇补充钙质。

21. 氯化钙 Sodium Chloride

【适应证】本品可用于血钙降低引起的手足搐搦症,以及肠绞痛、输尿管绞痛等。也可用于维生素 D 缺乏性佝偻病、软骨病、孕妇及哺乳期妇女钙盐补充。

二、中药

1. 龙牡壮骨颗粒(咀嚼片)

见第十三章"188. 婴儿夜啼"。

2. 蚝贝钙片(咀嚼片)

见第十三章"196. 骨质疏松症"。

3. 肾骨胶囊(片、颗粒、散、咀嚼片)

见第十三章"196. 骨质疏松症"。

4. 珍牡肾骨胶囊

【处方组成】珍珠母、牡蛎

【功能主治】强壮筋骨。用于腰背、肢体关节疼痛见于钙缺乏症者。

【用法用量】口服。一次 1 粒,一日 3 次。

附:用于缺钙的其他中药

强骨生血口服液

见第十三章"188. 婴儿夜啼"。

349. 维生素和矿物质缺乏症

〔基本概述〕

维生素与矿物质是人类维持生命与健康、促进生长发育所必需的微量元素。它们是组成人体的重要物质,如缺乏或不足,则可产生一系列疾病。

在不合理的饮食习惯、偏食,处于妊娠期、哺乳期,老年人,某些疾病如高热,劳动量过大使消耗增加,以及生活条件差等情况下,均可因维生素和矿物质的供应量不足或需求量增加,如再加上长期得不到补充,就会导致一系列疾病。

(一)维生素缺乏症

维生素是一系列有机化合物的统称,是正常人体生命活动必须具备的要素,此类物质绝大多数不能在体内合成,需要通过饮食等手段获得。维生素不能像糖类、脂肪和蛋白质那样提供热量,但在新陈代谢过程中起重要作用。缺乏维生素会导致严重的健康问题。由于婴幼儿生长发育较快,维生素需要相对较成人为多,如果供给不足,容易发生维生素缺乏病。

目前已知的维生素有 20 多种,按性质可分为两类:其一为脂溶性维生素,它们能溶解在脂肪中,伴随脂肪进入人体,包括维生素 A、维生素 D、维生素 E 等;其二为水溶性维生素,它们能溶解在水里,伴随水分进入人体,包括 B 族维生素、维生素 C、烟酸及烟酸胺、叶酸等。

引起维生素缺乏的原因很多,总体有以下几个方面。①食物摄入量不足,或者食物中维生素的含量不足。②食物在贮藏加工过程中或烹调烘烤不当而造成维生素的破坏、损失。③人体吸收能力降低,消化系统功能发生障碍。④维生素生理需要量增加。以上因素都会造成维生素的缺乏。

维生素缺乏常见的症状是:维生素 A、维生素 D、维生素 E、维生素 K、维生素 B_1、维生素 B_2、维生素 B_6、维生素 B_{12}、烟酸、烟酰胺、叶酸等缺乏而引发的疾病,如夜盲、舌炎、口腔炎、阴囊炎、周围神经炎、脚气病、食欲不振、消化不良、坏血病、佝偻病，甚至影响生长发育。几种常见的维生素缺乏的临床表现如下。

1. 维生素 A

在动物肝脏、乳汁和蛋黄中含量丰富，在不发达地区往往依靠植物来源的胡萝卜素作为维生素 A 的重要供应来源。它具有维持皮肤健康、生长发育和正常暗视觉的作用。胡萝卜素在体内可能转变为维生素 A。维生素 A 缺乏时最早出现夜盲或暗光中视物不清，还可出现皮肤粗糙、干燥、生长发育障碍（骨骼系统）等症状。

2. 维生素 B_1

又名硫胺素，在谷类、豆类如酵母中含量丰富。它易溶于水，在酸性环境中稳定，遇碱易破坏，因此应避免过久淘米，在烹调时应尽量少放碱。维生素 B_1 主要参与糖代谢和刺激胃肠蠕动。缺乏时，可出现肢体麻木、水肿、记忆力受损，常伴有消化不良、食欲不振等症状，临床上习惯以神经系统受损为主的称为"干性脚气病"，以水肿和心脏受损为主的称为"湿性脚气病"。维生素 B_1 缺乏的早期表现为乏力、头痛、肌肉酸痛、食欲减退、恶心呕吐。时有腹痛、腹泻或便秘、体重减轻等非特异性症状，随病情加重可出现典型的神经系统、循环系统的症状和体征。

3. 维生素 B_2

又叫核黄素，在体内以游离核黄素、黄素单核苷酸和黄素腺嘌呤二核苷酸三种形式存在于组织中。其广泛地存在于动、植物食物中。参与细胞内氧化—还原反应。由于食物来源丰富，很少有缺乏，但在体内需求量增加时（如青春期、妊娠、腹泻），易引起维生素 B_2 缺乏症，表现为口腔和阴囊的皮肤黏膜病变，包括口角炎、舌炎、口腔炎、脂溢性皮炎和阴囊炎等。吸烟会导致维生素 B_2 大量流失，严重缺乏时会引发眼疾"红眼"（眼白很红，有点像红眼病，但又不是红眼病）。

4. 维生素 C

又名抗坏血酸，广泛存在于新鲜水果和蔬菜中，尤以番茄、辣椒、橘子和鲜枣中含量最丰富。参与细胞间黏合物质和红细胞的形成，促进肠道中铁的吸收。维生素 C 缺乏后数月，患者感倦怠、全身乏力、精神抑郁、多疑、虚弱、厌食、营养不良、面色苍白、皮下和黏膜下出血，牙龈出血、肿胀、牙齿松动等症状（又叫坏血病）。

5. 维生素 D

主要作用是促进钙、磷吸收，促进钙、磷沉着，使牙齿和骨骼正常发育。缺乏时，可出现佝偻病和骨软化病。动物肝中维生素 D 含量丰富。在儿童期仅靠食物获得足够的维生素 D 并不容易，阳光可使皮肤中的类固醇转变为维生素 D，因此儿童要多进行户外活动，以减少食物中维生素 D 的需要量，有利于预防维生素 D 缺乏症。鱼肝油中含有大量的维生素 A 和维生素 D，对治疗相应缺乏症有一定作用，但食用过多，将引起维生素 A 或维生素 D 中毒。

（二）矿物质缺乏症

矿物质（又称无机盐），是人体内无机物的总称。人体中含有的各种元素，除了碳、氧、氢、氮等主要以有机物的形式存在以外，其余的 60 多种元素统称为矿物质（也叫无机盐）。其中 25 种为人体营养所必需。钙、镁、钾、钠、磷、硫、氯 7 种元素含量较多，占矿物质总量的 60% ~80%，称为宏量元素。其他元素如铁、铜、碘、锌、锰、钼、钴、铬、锡、钒、硅、镍、氟共 14 种，存在数量极少，在机体内含量少于 0.005%，被称为微量元素。虽然矿物质在人体内的总量不及体重的 5%，也不能提供能量，可是它们在体内不能自行合成，必须由外界环境供给，并且在人体组织的生理作用中发挥重要的功能。

矿物质是构成机体组织的重要原料，如钙、磷、镁是构成骨骼、牙齿的主要原料。矿物质也是维持机体酸碱平衡和正常渗透压的必要条件。人体内有些特殊的生理物质如血液中的血红蛋白、甲状腺素等需要铁、碘的参与才能合成。

在人体的新陈代谢过程中，每天都有一定数量的矿物质通过粪便、尿液、汗液、头发等途径排出体外，因此必须通过饮食予以补充。但是，由于某些微量元素在体内的生理作用剂量与中毒剂量非常接近，因此过量摄入不但无益反而有害。

根据无机盐在食物中的分布及吸收情况，在我国人群中比较容易缺乏的矿物质有钙、铁、锌。在特殊的地理环境和特殊生理条件下，也存在碘、氟、硒、铬等缺乏的可能。

人体必需的矿物质有钙、磷、镁、钾、钠、硫、氯 7 种，其含量占人体 0.01% 以上或膳食摄入量大于 100mg/d，被称为常量元素。而铁、锌、铜、钴、钼、硒、碘、铬 8 种为必需的微量元素。微量元素是指其含量占人体 0.01% 以下或膳食摄入量小于 100mg/d 的矿物质。还有锰、硅、镍、硼和钒 5 种是人本可能必需的微量元素；还有一些微量元素有潜在毒性，一旦摄入过量可能对人体造成病变或损伤，但在低剂量下对人体又是可能的必需微量元素，这些微量元素主要有氟、铅、汞、铝、砷、锡、锂和镉等。但无论哪种元素，和人体所需的三大营养素碳水化合物、脂类和蛋白质相比，都是非常少量的。

矿物质是维持人体正常生命活动所必需的物质，有些矿物质为酶的组成部分，能调节多种生理功能。人体中钙、磷、钠、钾、镁、硫、氯化物等含量较大，称常量元素；铜、氟、碘、铁、锌、铬、硒、锰、钼、镍、钴、锡、铅、硅等含量甚微，称微量元素。常量元素是构成人体骨骼和牙齿的重要成分，可维持体液平衡、细胞正常活动和神经肌肉兴奋性，如缺乏钙则易引起老年人和妇女骨质疏松，腰、腿、膝酸痛；微量元素对激素、细胞膜起激活和稳定作用，如锌缺乏可引起味觉、嗅觉失常、食欲不振和儿童生长发育不良等，碘缺乏可引起甲状腺肿大，铁缺乏可引起缺铁性贫血。

〔治疗原则〕

维生素和矿物质广泛存在于肉类、蔬菜、水果、粮食等食物中，如饮食适当、机体吸收能力正常，且无特殊需要，一般从食物中摄取即可满足需求。如将维生素与矿物质当成补品,不加限制的超量服用,不仅是资源浪费而且会引起不良反应,甚至中毒。因此,必要时才给予适量补充是很重要的。

作为自我保健、自我药疗的目的,国家非处方药第一、二批目录中遴选了多种维生素及矿物质的复方制剂,供老人、小儿、孕妇、哺乳期妇女及其他需要的患者选择使用。

〔用药精选〕

一、西药

(一)维生素缺乏症用西药

1. 九合维生素丸 Nine Vitamins Pills

本品为复方制剂,含维生素 A、维生素 D、维生素 B_1、维生素 B_2、维生素 B_6、维生素 C、维生素 E、泛酸钙、烟酰胺。本品所含九种维生素均为构成人体多种辅酶和激素的重要成分,是维持正常代谢和身体健康必不可少的物质,缺乏时可致代谢障碍而引发多种疾病。

【适应证】用于防治维生素缺乏所致的各种疾病。

【用法用量】口服。成人,一次 2 粒,一日 1 次。

【禁忌】①高钙血症、高磷血症伴肾性佝偻病患者禁用。②维生素 A 和维生素 D 过多症患者禁用。

2. 多维元素片 Vitamins with Minerals Tablets

【成分】本品为复方制剂,含维生素 A、维生素 D、维生素 E、维生素 B_1、维生素 B_2、维生素 B_6、维生素 B_{12}、铁、铜、锌、镁、烟酰胺、泛酸钙、磷酸氢钙、L-赖氨酸盐、重酒石酸胆碱、肌醇、维生素 C、碘、锰、钾等。

【适应证】用于预防和治疗因维生素与矿物质缺乏所引起的各种疾病。

【用法用量】口服。成人及 12 岁以上儿童一日 2 片,12 岁以下儿童一日 1 片,饭后服用。

【制剂】多维元素片(胶囊、分散片)

3. 复合维生素片 Vitamin Complex Tablets

本品为复方制剂,含 12 种维生素、7 种矿物质和微量元素:维生素 A、维生素 B_1、维生素 B_2、维生素 B_6、维生素 B_{12}、维生素 C、维生素 D_3、维生素 E、生物素、叶酸、烟酰胺、泛酸钙、钙、磷、铜、铁、锰、锌、镁等。

【适应证】用于妊娠期和哺乳期妇女对维生素、矿物质和微量元素的额外需求,并预防妊娠期因缺铁和叶酸所致的贫血。

【用法用量】口服。一次 1 片,一日 1 次,与早餐同时服用;如存在晨起恶心现象,可在中午或晚上服用。

【不良反应】①本品耐受性良好,少数病例会出现胃肠道功能紊乱(如便秘),但一般不须停药。某些敏感的妇女可能会出现一定程度的过度兴奋,故此类患者避免在晚间服用。②如出现任何不良事件或反应,请咨询医师。

【禁忌】①高维生素 A 血症、高维生素 D 血症、高钙血症、高钙尿症者禁用。②肾功能不全、铁蓄积、铁利用紊乱者禁用。

【制剂】复合维生素片(咀嚼片)

4. 注射用 12 种复合维生素 12 Vitamins for Injection

作为胃肠外营养静脉注射液,本品为含有水溶性维生素和脂溶性维生素的复合维生素制剂,可供成人和 11 岁以上儿童补充维生素。

【适应证】本品为静脉补充维生素用药。适用于经胃肠道营养摄取不足者。

【用法用量】成人及 11 岁以上儿童,每天 1 次,给药 1 支。用注射器取 5ml 注射用水注入瓶中。所得溶液应通过静脉缓慢注射,或溶于等渗的盐水或 5% 葡萄糖溶液中静脉滴注。本品可与那些已确定相容性和稳定性的碳水化合物、脂肪、氨基酸和电解质等肠外营养物混合使用。

【不良反应】静脉直接注射时,可在某些患者中观察到单独的血清谷丙转氨酶水平增高。由于本品含有维生素 B_1,某些过敏体质者可能会产生过敏反应。

【禁忌】①已知对本品任何成分过敏者,尤其是对维生素 B_1 过敏者禁用。②新生儿、婴儿、11 岁以下的儿童禁用。

【儿童用药】11 岁以下儿童禁用。

【孕妇及哺乳期妇女用药】如需要,且在监控适应证及剂量以防止过敏反应时,本品可在妊娠期使用,此时使用任何药品时应向药剂师或医师咨询。为防止新生儿维生素 A 过量,建议哺乳期妇女不要使用本品。

5. 六合维生素丸 Six Vitamins pills

本品为复方制剂,含维生素 A、维生素 D、维生素 B_1、维生素 B_2、维生素 C、烟酰胺。

【适应证】用于预防和治疗上述 6 种维生素缺乏症。

【用法用量】口服。一次 1 粒,一日 1 次。

【不良反应】偶见胃部不适。

【禁忌】①高钙血症、高磷血症伴肾性佝偻病患者禁用。②维生素 D、维生素 A 增多症患者禁用。

6. 维生素 A 胶丸 Vitamin A Soft Capsules

【适应证】用于治疗维生素 A 缺乏症,如夜盲症、干眼病、角膜软化症和皮肤粗糙等。

【用法用量】①严重维生素 A 缺乏症:口服,成人每日 10 万 U,3 日后改为每日 5 万 U,给药 2 周,然后每日 1 万 ~2 万 U,再用药 2 个月。②轻度维生素 A 缺乏症:每日 3 万 ~5 万 U,分 2 ~3 次口服,症状改善后减量。

【不良反应】推荐剂量未见不良反应。但摄入过量维生素 A 可致严重中毒,甚至死亡。

急性中毒发生于大量摄入维生素 A(成人超过 150 万 U,小儿超过 7.5 万 U ~30 万 U)6 小时后,患者出现异常激动或骚动、头昏、嗜睡、复视、严重头痛、呕吐、腹泻、脱皮(特别是唇和掌),婴儿头部可出现凸起肿块,并有骚动、惊厥、呕吐等颅内压增高、脑积水、假性脑瘤表现。慢性中毒可表现为骨关节疼痛、肿胀、皮肤瘙痒、口唇干裂、疲劳、软弱、全身不适、发热、头痛、呕吐、颅内压增高、视盘水肿、皮肤对阳光敏感性增高、易激动、食欲不振、脱发、腹痛、夜尿增多、肝毒性反应、门静脉高压、溶血、贫血、小儿骨骺早愈合、妇女月经过少。

【禁忌证】慢性肾衰竭时慎用。

7. 维生素 B_1 Vitamin B_1

【适应证】适用于维生素 B_1 缺乏的脚气病或 Wernicke 脑病的治疗。亦可用于维生素 B_1 缺乏引起的周围神经炎、消化不良等的辅助治疗。

【用法用量】口服。一次 1 片，一日 3 次。肌内注射，成人重型脚气病，一次 50~100mg，一日 3 次，症状改善后改口服；小儿重型脚气病，每日 10~25mg，症状改善后改口服。

【不良反应】推荐剂量的维生素 B_1 几乎无毒性，过量使用可出现头痛、疲倦、烦躁、食欲减退、腹泻、浮肿。大剂量肌内注射时，需注意过敏反应，表现为吞咽困难，皮肤瘙痒，面、唇、眼睑浮肿，喘鸣等。

【禁忌】对本品过敏者禁用。

【制剂】维生素 B_1 片（注射液）

8. 维生素 B_2 Vitamin B_2

【适应证】用于防治口角炎、舌炎、阴囊炎、结膜炎及脂溢性皮炎等维生素 B_2 缺乏症。全胃肠道外营养及因摄入不足所致营养不良、进行性体重下降时应补充维生素 B_2。

【用法用量】口服。一次 5~10mg，一日 3 次。

【不良反应】水溶性维生素 B_2 在正常肾功能状况下几乎不产生毒性。大量服用时尿呈黄色。

9. 维生素 B_6 Vitamin B_6

【适应证】①适用于维生素 B_6 缺乏的预防和治疗，防治异烟肼中毒，也可用于妊娠、放射病及抗癌药所致的呕吐，脂溢性皮炎等。②全胃肠道外营养及因摄入不足所致营养不良、进行性体重下降时维生素 B_6 的补充。③下列情况对维生素 B_6 需要量增加：妊娠及哺乳期、甲状腺功能亢进、烧伤、长期慢性感染、发热、先天性代谢障碍病（胱硫醚尿症、高草酸盐症、高胱氨酸尿症、黄嘌呤酸尿症）、充血性心力衰竭、长期血液透析、吸收不良综合征伴肝胆系统疾病（如酒精中毒伴肝硬化）、肠道疾病（乳糜泻、热带口炎性肠炎、局限性肠炎、持续腹泻）、胃切除术后。④新生儿遗传性维生素 B_6 依赖综合征。

【用法用量】口服。一次 1~2 片，一日 3 次。皮下注射、肌内或静脉注射，一次 50~100mg，一日 1 次。用于环丝氨酸中毒的解毒时，每日 300mg 或 300mg 以上。用于异烟肼中毒解毒时，每 1g 异烟肼给 1g 维生素 B_6 静脉注射。

【不良反应】维生素 B_6 在肾功能正常时几乎不产生毒性，但长期过量应用本品可致严重的周围神经炎，出现神经感觉异常，步态不稳，手足麻木。罕见过敏反应。若每天应用 200mg，持续 30 天以上，可致依赖综合征。

【制剂】维生素 B_6 片（注射液）

10. 维生素 B_{12} 注射液 Vitamin B_{12} Injection

【适应证】主要用于治疗原发性或继发性内因子缺乏所致的巨幼细胞性贫血，也可用于亚急性联合变性等神经系统病变的辅助治疗。

【用法用量】肌内注射，一日 0.025~0.1mg 或隔日 0.05~0.2mg，用于神经炎时用量可适当增加。

【不良反应】①肌内注射偶可引起皮疹、瘙痒、腹泻及过敏性哮喘，但发生率很低。极个别有过敏性休克。②可引起低钾血症及高尿酸血症。

11. 复合维生素 B 片 Vitamin B Compound Tablets

见第十三章“180. 小儿厌食症”。

12. 维生素 C Vitamin C

见本章“336. 长期低热”。

13. 呋喃硫胺片 Fursultimine Tablets

【适应证】适用于防治维生素 B_1 缺乏症，如脚气病，也用于周围性神经炎、营养障碍引起的多发性神经炎、消化不良、食欲不振，以及神经痛、药物引起的神经炎等辅助治疗。

【用法用量】口服。一次 1~2 片（25~50mg），一日 3 次，或遵医嘱。

【不良反应】偶见头昏、乏力、恶心、呕吐，停药后即消失，偶见过敏反应，或胃肠道反应。

【禁忌证】对本品过敏者禁用。

14. 烟酸片 Nicotinic Acid Tablets

【适应证】①用于防治糙皮病等烟酸缺乏病，也用作血管扩张药，治疗高脂血症。②严格控制或选择饮食，或接受肠道外营养的患者，因营养不良体重骤减，妊娠期、哺乳期，以及服用异烟肼者，严重烟瘾、酗酒、吸毒者，烟酸需要量均增加。

【用法用量】口服。①成人：a. 糙皮病，常用量，每次 50~100mg，每日 500mg，如有胃部不适，宜与牛奶同服或进餐时服，一般同时服用维生素 B_1、维生素 B_2、维生素 B_6 各 5mg。b. 抗高血脂，开始口服 100mg，一日 3 次，4~7 日后可增加至每次 1~2g，一日 3 次。②儿童：糙皮病，常用量，每次 25~50mg，一日 2~3 次。

【不良反应】①烟酸在肾功能正常时几乎不会发生毒性反应。②烟酸的一般反应有：感觉温热、皮肤发红，特别在脸面和颈部，头痛。③大量烟酸可导致腹泻、头晕、乏力、皮肤干燥、瘙痒、眼干燥、恶心、呕吐、胃痛等。④偶尔大量应用烟酸可致高血糖、高尿酸、心律失常、肝毒性反应。⑤一般服用烟酸 2 周后，血管扩张及胃肠道不适可渐适应，逐渐增加用量可避免上述反应。如有严重皮肤潮红、瘙痒、胃肠道不适，应减小剂量。

【禁忌证】对本品过敏者禁用。

15. 烟酰胺片 Nicotinamide Tablets

【适应证】用于预防和治疗烟酸缺乏症，如糙皮病、口炎、舌炎。

【用法用量】口服。成人一次 1~2 片，一日 3 次。

【不良反应】常见皮肤潮红和瘙痒；偶见头晕、恶心、食欲不振等，但可逐渐适应，症状自行消失。

【禁忌证】对本品过敏者禁用。

16. 维生素 E 胶丸 Vitamin E Soft Capsules

【适应证】用于心、脑血管疾病及习惯性流产、不孕症的辅助治疗。

【用法用量】口服。一次 1 粒,一日 2 ~ 3 次。

【不良反应】①长期大量(每日量 400 ~ 800mg)服用,可引起视力模糊、乳腺肿大、腹泻、头晕、流感样综合征、头痛、恶心及胃痉挛、乏力软弱。②长期服用超量(一日量大于 800mg),对维生素 K 缺乏患者可引起出血倾向,改变内分泌代谢(甲状腺、垂体和肾上腺),改变免疫机制,影响性功能,并有出现血栓性静脉炎或栓塞的危险。

【禁忌证】对本品过敏者禁用。

17. 维生素 E 烟酸酯胶囊 Vitamin E Nicotinicate Capsules

【适应证】用于高脂血症及动脉粥样硬化的防治。

【用法用量】口服。一次 1 ~ 2 粒,一日 3 次。

【不良反应】可有颈、面部感觉温热、皮肤发红、头痛等反应,亦可出现严重皮肤潮红、瘙痒、胃肠道不适。

18. 醋酸甲萘氢醌片 Menadiol Diacetate Tablets

【适应证】用于维生素 K 缺乏所致的凝血障碍性疾病。如肠道吸收不良所致的维生素 K 缺乏。各种原因所致的阻塞性黄疸、慢性溃疡性结肠炎、慢性胰腺炎和广泛小肠切除后肠道吸收功能减低;长期应用抗生素可导致体内维生素 K 缺乏,广谱抗生素或肠道灭菌药可杀灭或抑制正常肠道内的细菌群落,致使肠道内细菌合成的维生素减少;双香豆素等抗凝血剂的分子结构与维生素 K 相似,在体内干扰其代谢,使环氧叶绿醌不能被还原成维生素 K,使体内的维生素 K 不能发挥其作用,造成与维生素 K 缺乏相类似的后果。

【用法用量】口服。一次 2 ~ 4mg(0.5 ~ 1 片),一日 3 次。

【不良反应】口服后可引起恶心、呕吐等胃肠道反应。严重肝病患者慎用。

【禁忌证】对本品过敏者禁用。

19. 维生素 AD 滴剂 Vitamin A and D drops

【适应证】用于预防和治疗维生素 A 及维生素 D 的缺乏症。如佝偻病、骨软化症、亚临床维生素 A 缺乏引起的呼吸道及消化道感染易感性增高、夜盲症、干眼症、皮肤干燥角化及老年骨质疏松症等。

【用法用量】口服。将胶囊尖端剪开或刺破,将液体滴入婴儿口中或直接嚼服胶丸。一次 1 粒,一日 1 次。

【不良反应】按推荐剂量服用无不良反应。长期或过量服用,可产生慢性中毒。早期表现为骨关节疼痛、肿胀、皮肤瘙痒、口唇干裂、发热、头痛、呕吐、便秘、腹泻、恶心等。

【禁忌证】慢性肾衰竭、高钙血症、高磷血症伴肾性佝偻病者禁用。

20. 生物素 Biotin

生物素又称维生素 H、辅酶 R,是水溶性维生素,也属于 B 族维生素。它是合成维生素 C 的必要物质,是脂肪和蛋白质正常代谢不可或缺的物质,是一种维持人体自然生长和正常人体功能所必需的水溶性维生素,是代谢脂肪及蛋白质不可或缺的物质,也是维持正常成长、发育及健康必要的营养素,无法经由人工合成。

【适应证】①构成视沉细胞内感光物质。维生素 H 在体内氧化生成顺视黄醛和反视黄醛。人视网膜内有两种感光细胞,其中杆细胞对弱光敏感,与暗视觉有关,因为杆细胞内含有感光物质视紫物质,它是由视蛋白细胞和顺视黄醛构成。当维生素 H 缺乏时,顺视黄醛得不到足够的补充,杆细胞不能合成足够的视紫细胞,从而出现夜盲症。

②维持上皮组织结构的完整和健全。维生素 H 是维持机体上皮组织健全所必需的物质。维生素 H 缺乏时,可引起黏膜与表皮的角化、增生和干燥,产生干眼病,严重时角膜角化增厚、发炎,甚至穿孔导致失明。皮脂腺及汗腺角化时,皮肤干燥,发生毛囊丘疹和毛发脱落。由于消化道、呼吸道和泌尿道上皮细胞组织不健全,易于感染。

③增强机体免疫反应和抵抗力。维生素 H 能增强机体的免疫反应和感染的抵抗力,稳定正常组织的溶酶体膜,维持机体的体液免疫、细胞免疫并影响一系列细胞因子的分泌。大剂量可促进胸腺增生,如同免疫增强剂合用,可使免疫力增强。

④维持正常生长发育。维生素 H 缺乏时,生殖功能衰退,骨骼生长不良,胚胎和幼儿生长发育受阻。

用于治疗动脉硬化、中风、脂类代谢失常、高血压、冠心病和血液循环障碍性的疾病。

用于化妆品,可提高血液在皮肤血管中的循环速度,在 0.1% ~ 1.0% 的浓度范围内,易与配方中的油相混合。在护肤雪花膏、运动药液、脚用止痛膏、刮胡须液、洗发液中均可使用。

(二)矿物质缺乏症用西药

1. 复方锌铁钙颗粒(口服溶液) Compound Zinc Gluconate, Ferrous Gluconate and Calcium Gluconate Granules

本品为复方制剂,含葡萄糖酸亚铁、葡萄糖酸锌、葡萄糖酸钙、维生素 B_2。

【适应证】用于锌、铁、钙缺乏引起的各种疾病。

【用法用量】口服。成人,一次 1 包,一日 3 次;1 ~ 10 岁儿童,一次 1 包,一日 2 次;6 ~ 12 个月儿童,一日 1 包;6 个月以下婴儿一日 0.5 包。

【不良反应】①可见胃肠道不适,如恶心、呕吐、上腹疼痛、便秘。②本品可引起肠蠕动减少,可致便秘,并排泄黑便。

【禁忌】①胃与十二指肠溃疡、溃疡性结肠炎、严重肾功能障碍者禁用。②高钙血症、高钙尿症、肾结石患者禁用。③非缺铁性贫血者禁用。④血色病及含铁血黄素沉着症患者禁用。

2. 氯化钙 Calcium Chloride

【适应证】①治疗钙缺乏,急性血钙过低、碱中毒及甲状旁腺功能低下所致的手足搐搦症,维生素 D 缺乏症等;②过敏性疾患;③镁中毒时的解救;④氟中毒的解救;⑤心脏复苏时应用,如高血钾、低血钙,或钙通道阻滞引起的心功能异常的解救。

【用法与用量】①用于低钙或电解质补充,一次 0.5~1g(136~273mg 元素钙)稀释后缓慢静脉注射(每分钟不超过 0.5ml,即 13.6mg 钙),根据患者情况、血钙浓度,1~3 天重复给药。②甲状旁腺功能亢进术后的骨饥饿综合征患者的低钙,可用本品稀释于生理盐水或右旋糖酐内,每分钟滴注 0.5~1mg(最高每分钟滴 2mg)。

【不良反应】静脉注射可有全身发热,静注过快可产生恶心、呕吐、心律失常甚至心跳停止。高钙血症早期可表现为便秘,倦睡、持续头痛、食欲不振、口中有金属味、异常口干等,晚期征象表现为精神错乱、高血压、眼和皮肤对光敏感,恶心、呕吐,心律失常等。

【制剂】氯化钙注射液

3. 葡萄糖酸钙 Calcium Gluconate

见第十三章"190. 小儿佝偻病"。

4. 葡萄糖酸锌片 Zine Gluconate Tablets

【适应证】用于治疗因缺锌引起的生长发育迟缓,营养不良、厌食症、复发性口腔溃疡,痤疮等。

【用法用量】口服。成人一次 1~2 片,一日 2 次。儿童用量情况如下:1~3 岁,标准体重为 10~14kg 者,用量为一日 2 次,每次 1 片;4~6 岁,标准体重为 16~20kg 者,用量为一日 2 次,每次 1 片半;7~9 岁,标准体重为 22~26kg 者,用量为一日 2 次,每次 2 片;10~12 岁,标准体重为 28~32kg 者,用量为一日 2 次,每次 2 片。

【不良反应】①有轻度恶心、呕吐、便秘等反应。②应避免空腹服药,必要时可减少用量或停药以使不良反应减轻。

5. 碳酸钙 D_3 片 Calcium Carbonate and Vitamin D_3 Tablets

【适应证】预防和治疗由于钙和维生素 D 缺乏所引起的疾病,如骨质疏松症、骨折、佝偻病、妊娠及哺乳期妇女缺钙。

【用法用量】钙尔奇 D600 片剂:成人每次 1~2 片,每日 1 次,儿童每次 1/2 片,每日 1 次。钙尔奇 D300 咀嚼片:成人每次 2 片,每日 2~3 次,儿童每次 1 片,每日 1 次。

【不良反应】嗳气,便秘。过量服用可发生高钙血症,奶-碱综合征,表现为高钙血、碱中毒及肾功能不全。

【禁忌证】尿钙或血钙浓度过高者禁用,洋地黄化的患者禁用。

6. 牡蛎碳酸钙咀嚼片 Oyster Shell Calcium Tablets

【适应证】补钙药,用于预防和治疗钙缺乏症,如骨质疏松、手足抽搐症、骨发不全,佝偻病,以及妊娠和哺乳期妇女、绝经期妇女补钙。

【用法用量】含服或嚼服,一次 150mg(1 片),一日 3 次,或遵医嘱。

【不良反应】①嗳气,偶见便秘。②偶可发生奶-碱综合征,表现为高血钙、碱中毒及肾功能不全。(因服用牛奶及碳酸钙或单用碳酸钙引起)。③过量长期服用可引起胃酸分泌反跳性增高,并可发生高钙血症。

【禁忌证】①钙血症、高尿血症、含钙肾结石或有肾结石病史者禁用。②服用洋地黄类药物期间禁用。

7. 葡萄糖酸钙维 D_2 咀嚼片 Calcium Gluconate and Vitamin D_2 Chewable Tablets

【适应证】用于妊娠、哺乳妇女、围绝经期妇女、老年人、儿童等的钙补充,也用于防治骨质疏松。

【用法用量】成人,一次 2 片,一日 1 次。儿童,一次 1 片,一日 1 次,或遵医嘱。

【不良反应】①嗳气、便秘。②过量服用可发生高钙血症,奶-碱综合征,表现为高血钙、碱中毒及肾功能不全。

【禁忌证】①尿钙或血钙浓度过高者禁用。②洋地黄化的患者禁用。

附:用于维生素和矿物质缺乏症的其他西药

1. 小儿多维生素滴剂 Pediatric Multivitamins Drops

【适应证】用于补充 1 个月至 2 岁婴幼儿维生素的摄入不足。

2. 多维赖氨酸糖浆 Multiple Vitamins and Lysine Syrup

【适应证】用于预防和治疗因维生素与矿物质缺乏所引起的各种疾病。

3. 多维片(6) Multivitamin Tablets (6)

【适应证】用于预防因缺乏 B 族维生素而引起的各种疾病。

4. 八维钙锌片 Multivitamin with Multimineral Tablets

【适应证】用于儿童维生素与矿物质的补充。

5. 小儿善存片 Centrum Junior Tablets

【适应证】用于 2 岁以下婴儿多种维生素和矿物质的补充。

6. 小儿四维葡钙颗粒(片) Pediatric Four Vitamins and Calcium Gluconate Granules

【适应证】用于预防和补充儿童体内维生素及钙质的不足。

7. 九维片 Nine Vitamins Tablets

【适应证】用于防治维生素缺乏所致的各种疾病。

8. 九维鱼肝油 Nine Vitamin and Cod Liver Oil

【适应证】用于防治维生素缺乏所致的各种疾病。

9. 克补片 Stresstabs Tablets

【适应证】用于成年人补充多种维生素。

10. 小儿维生素咀嚼片(颗粒) Multivitamin Formula with Minerals Tablets

【适应证】用于儿童生长期维生素的补充。

11. 复方β胡萝卜素胶囊 Beta-carotene Compound Capsules

【适应证】用于各种原因所致的β胡萝卜素、维生素E和维生素C不足、缺乏症或需求增加。

12. 注射用复方维生素(3) Compound Vitamins for Injection (3)

【适应证】维生素类药,适用于不能经消化道正常进食的患者,维生素A、维生素D、维生素E、维生素K的肠外补充。

13. 复方维生素注射液(4) Compound Vitamin Injection (4)

【适应证】维生素类药,适用于不能经消化道正常进食的患者,维生素A、维生素D、维生素E、维生素K的肠外补充。

14. 善存银片 Centrum Silver Tablets

【适应证】用于50岁以上的成年人的维生素和矿物质补充。

15. 六维胶丸 Hexavitamin Soft Capsules

【适应证】本品为复方制剂,含维生素A、维生素D、维生素B_1、维生素B_2、维生素C、烟酰胺。用于预防和治疗上述6种维生素缺乏引起的各种疾病。

16. 十维片 Decavitamin Tablets

【适应证】用于防治维生素缺乏所致的各种疾病。

17. 鱼肝油乳 God Liver Oil Emulsion

【适应证】用于预防和治疗成人维生素A和维生素D缺乏症。

18. 口服四维葡萄糖 Oral four Vitamins and Glucose

【适应证】用于维生素缺乏症患者的营养及能量补充。

19. 口服维D_2葡萄糖 Oral Vitamins D_2 and Glucose

【适应证】用于营养补充。

20. 口服五维赖氨酸葡萄糖 Oral Five Vitamins, Lysine and Glucose

【适应证】用于预防和治疗因缺乏维生素所致的各种疾病,或慢性疾病引起的营养不良。

21. 口服五维葡萄糖 Oral Five Vitamins and Glucose

【适应证】用于维生素缺乏所致的各种疾病。

22. 四维他片 Tetravitamin Tablets

【适应证】用于预防和治疗缺乏维生素所引起的各种疾病,如脚气病、口角炎、糙皮病、坏血病等。

23. 七维牛磺酸口服溶液 Seven Vitamins and Taurine Oral Solution

【适应证】用于预防和治疗因缺乏维生素所引起的各种病症。

24. 维生素EC咀嚼片(颗粒) Vitamin E and Vitamin C Chewable Tablets

【适应证】用于预防和治疗维生素E和维生素C缺乏引起的疾病。

25. 复方维生素B_{12}溶液 Compound Vitamin B_{12} Solution

【适应证】用于放射性皮肤灼伤Ⅱ至Ⅲ度合并创面感染。

26. 多维铁口服溶液 Multivitamin Iron Oral Solution

【适应证】用于防治因维生素、铁、锌、叶酸及赖氨酸缺乏引起的各种疾病。

27. 维胺颗粒 Compound Vitamin Granules

【适应证】用于预防和治疗B族维生素及维生素C缺乏所致的各种疾病。

28. 五维赖氨酸口服溶液(片、颗粒) Five Vitamins and Lysine Hydrochloride Oral Solution

【适应证】用于预防和治疗儿童多种维生素缺乏所引起的多种疾病。

29. 维生素EC片(咀嚼片) Vitamin E and Vitamin C Tablets

【适应证】用于预防和治疗维生素E和维生素C缺乏引起的疾病。

30. 十维铁咀嚼片 Decavitcamin and Ferrous Fumarat chewable Tablets

【适应证】用于4岁以上儿童、成人及老年人铁元素及维生素的补充。

31. 叶酸片(注射剂) Folic Acid Tablets

【适应证】①预防胎儿先天性神经管畸形。②妊娠期、哺乳期妇女预防用药。

32. 复方多维元素片 Compound Multivitamin and Elements Tablets

【适应证】用于孕妇及哺乳期妇女多种维生素及矿物质的补充。

33. 小儿十维颗粒 Pediatric Decavitamin Granules

见第十三章“189. 小儿营养不良”。

34. β胡萝卜素胶囊 Beta-Carotene Capsules

【适应证】用于各种原因所致的倍他胡萝卜素不足、缺乏症或需求增加。

35. 泛酸钙片 Calcium Pantothenate Tablets

【适应证】适用于泛酸钙缺乏(如吸收不良综合征、热带口炎性腹泻、乳糜泻、局限性肠炎或应用泛酸钙拮抗药物时)的预防和治疗。还可用于维生素B缺乏症的辅助治疗。

36. 复方芦丁片 Tabellae Rutini Compositae

【适应证】用于脆性增加的毛细血管出血症,也用于高血压脑病、脑出血、视网膜出血、出血性紫癜、急性出血性肾炎、再发性鼻出血、创伤性肺出血、产后出血等的辅助治疗。

37. 复方维生素B_2片 Compound Vitamin B_2 Tablets

【适应证】用于维生素B_2及烟酸缺乏症所致的各种皮肤、黏膜炎症和癞皮病。

38. 复方维生素U胶囊 Compound Vitamin U Capsules

【适应证】用于慢性胃炎及缓解胃酸过多引起的胃痛、胃灼热感(烧心)、反酸。

39. 复方维生素C钠咀嚼片 Compound sodium Vitamin C Chewable Tablets

【适应证】①用于防治坏血病。②特发性高铁血红蛋白血症。③各种急、慢性传染性疾病及紫癜等辅助治疗。

40. 注射用水溶性维生素 Water-soluble Vitamin for Injection

【适应证】本品系肠外营养不可少的组成部分之一,用以满足成人和儿童每日对水溶性维生素的生理需要。

41. 脂溶性维生素注射液 Fat-soluble Vitamin Injection

【适应证】本品为肠外营养必不可少的组成部分之一,用以满足成人每日对脂溶性维生素 A、维生素 D_2、维生素 E、维生素 K_1 的生理需要。

42. 维生素 K_1 注射液 Vitamin K_1 Injection

【适应证】用于维生素 K 缺乏引起的出血,如梗阻性黄疸、胆瘘、慢性腹泻等所致的出血,香豆素类、水杨酸钠等所致的低凝血酶原血症,新生儿出血,以及长期应用广谱抗生素所致的体内维生素 K 缺乏。

43. 亚硫酸氢钠甲萘醌注射液 Menadione Sodium Bisulfite Injection

【适应证】用于维生素 K 缺乏所引起的出血性疾病,如新生儿出血、肠道吸收不良所致的维生素 K 缺乏及低凝血酶原血症等。

二、中药

对维生素和矿物质缺乏症的治疗,目前尚没有明显有效的中药制剂。

350. 维生素 C 缺乏病(坏血病)

〔基本概述〕

维生素 C 缺乏病也称坏血病,是由维生素 C 缺乏引起的。其历史上曾是严重威胁人类健康的一种疾病,过去几百年间曾在海员、探险家及军队中广为流行,特别是在远航海员中尤为严重,故有"水手的恐惧"之称。

长期摄入不足或腹泻、呕吐等情况,都可造成维生素 C 缺乏,使胶原蛋白不能正常合成导致细胞联结障碍,使毛细血管的脆性增加,从而引起皮、黏膜下出血,医学上称为坏血病。人工哺乳婴儿及成人食物中长期缺乏新鲜果蔬菜(嗜酒、偏食等),或长期感染对维生素 C 需要量增多时,可患本病。

维生素 C 缺乏症主要是指坏血病。但维生素 C 缺乏不仅能引起坏血病,还与炎症、动脉硬化、肿瘤等多种疾患有关。

维生素 C 缺乏后数月,患者感倦怠、全身乏力,精神抑郁、虚弱、厌食、营养不良,面色苍白,牙龈肿胀、出血,并可因牙龈及齿槽坏死而致牙齿松动、脱落,骨关节肌肉疼痛,皮肤瘀点、瘀斑,毛囊过度角化、周围出血,小儿可因骨膜下出血而致下肢假性瘫痪、肿胀、压痛明显,髋关节处展,膝关节半屈,足外旋,蛙样姿势。

〔治疗原则〕

1. 预防

选择含维生素 C 丰富的食物,改进烹调方法,减少维生素 C 在烹调中丧失。人工喂养婴幼儿应添加含维生素 C 食物或维生素 C。疾病,手术后,吸烟者、口服避孕药时、南北极地区工作者均应适当增加维生素 C 摄入量。

2. 对症处理

保持口腔清洁,预防或治疗继发感染,止痛,有严重贫血者可予输血,给铁剂。重症病例如有骨膜下巨大血肿,或有骨折,不需要手术治疗,用维生素 C 治疗后血肿可渐消失,骨折自能愈合。

〔用药精选〕

一、西药

1. 维生素 C Vitamin C

【适应证】用于预防和治疗坏血病,也可用于各种急、慢性传染性疾病及紫癜等的辅助治疗,可起到增强机体抵抗力的作用。

【用法用量】口服。用于补充维生素 C:成人一日 50 ~ 100mg。用于治疗维生素 C 缺乏:成人一次 100 ~ 200mg,一日 3 次;儿童一日 100 ~ 300mg。至少服 2 周。

【不良反应】①长期服用每日 2 ~ 3g 可引起停药后坏血病,故宜逐渐减量停药。②长期应用大量维生素 C 可引起尿酸盐、半胱氨酸盐或草酸盐结石。③过量服用(每日用量 1g 以上)可引起腹泻、皮肤红而亮、头痛、尿频(每日用量 600mg 以上)、恶心呕吐、胃痉挛。

【制剂】维生素 C 片(含片、泡腾片、咀嚼片、颗粒、泡腾颗粒、注射液、葡萄糖注射液、氯化钠注射液、丸)

2. 复合维生素 BC 片 Vitamin B and Complex Tablets

本品为复方制剂,含维生素 C、维生素 B_1、维生素 B_2、维生素 B_6、右旋泛酸钙、烟酰胺。

【适应证】用于营养不良、厌食、脚气病、糙皮病、坏血病及其他因维生素 B 和维生素 C 缺乏引起的疾病。

【用法用量】口服。一次 1 片,一日 3 次。

【不良反应】偶见皮肤潮红、瘙痒。

3. 甲橙维 C 咀嚼片 Methylhesperidin and Vitamin C Chewable Tablets

本品为复方制剂,含维生素 C 和甲橙皮苷。

【适应证】用于维生素 C 缺乏症。

【用法用量】嚼服。一次 2 片,一日 1 ~ 3 次。

【不良反应】①长期大量服用维生素 C(一日 2-3g),可引起停药后坏血病。②长期过量服用维生素 C,偶可引起尿酸盐、半胱氨酸或草酸盐结石。③过量服用维生素 C(一日 1g 以上)可引起腹泻、皮肤红亮、头痛、尿频、恶心、呕吐、胃部不适等反应。

4. 维C橙皮苷颗粒 Aurantium and Vitamin C Granules

本品为复方制剂,含维生素C和甲橙皮苷。

【适应证】用于维生素C和橙皮苷缺乏所致的疾病,如紫癜、坏血病等。

【用法用量】口服。一次1袋,一日2~3次。温水冲服。

【不良反应】①长期大量服用维生素C(一日2~3克),可引起停药后坏血病;②长期过量服用维生素C,偶可引起尿酸盐、半胱氨酸或草酸盐结石。③过量服用维生素C(一日1g以上)可引起腹泻、皮肤红亮、头痛、尿频、恶心、呕吐、胃部不适等反应。

附:用于坏血病(维生素C缺乏病)的其他西药

1. 四维他片 Tetravitamin Tablets

【适应证】用于预防和治疗缺乏维生素所引起的各种疾病,如脚气病、口角炎、糙皮病、坏血病等。

2. 维生素C钙胶囊 Calcium Ascorbate Capsules

【适应证】本品为维生素C补充剂。用于治疗维生素C缺乏症,也用于提供人体免疫系统所需的高含量维生素C,以减少病毒性感染的持续时间和发病次数;满足人体孕期、哺乳期、手术后、抗生素治疗阶段,消化吸收功能紊乱者,经常吸烟者对维生素C的额外需求。

3. 维生素C钠胶囊 Sodium Ascorbate Capsules

【适应证】本品为维生素C补充剂。用于预防和治疗坏血病以及各种急、慢性传染疾病或其他疾病以增强机体抵抗力,病后恢复期、创伤愈合期及过敏性疾病的辅助治疗。

4. 维生素EC颗粒 Vitamin E and Vitamin C Granules

【适应证】本品为复方制剂,含维生素E和维生素C。用于预防和治疗维生素E和维生素C缺乏引起的疾病,如坏血病,以及各急慢性传染病或其他疾病的病后恢复期、创伤愈合期,也可用于过敏性疾病、心脑血管疾病、习惯性流产。

二、中药

嘎日迪五味丸(胶囊)

见本章“346. 炭疽”。

351. 维生素K缺乏病

〔基本概述〕

维生素K缺乏病是由于维生素K缺乏引起的凝血障碍性疾病。

本病发生于1周内的新生儿称为新生儿出血症,发生于婴儿期者称为迟发性维生素K依赖因数缺乏症。临床主要表现为皮肤出血、呕血、便血,穿刺部位长时间出血,常合并颅内出血及肺出血而导致死亡,严重颅内出血常遗留后遗症。

本病为新生儿、婴儿期常见疾病,多见于3个月以内单纯母乳喂养而母亲不吃蔬菜的小儿。起病急骤,病情严重,容易误诊。但只要对本症有足够的认识,本病是完全可以预防的,一旦发病只要治疗及时,预后良好,如为严重颅内出血,预后欠佳。因此,对可能引起维生素K缺乏的孕妇、哺乳期母亲及小儿应预防性用维生素K。

本病多见于生后3个月以内的单纯母乳喂养儿。起病急骤,全身广泛出血倾向,不同程度贫血,严重者伴颅内出血症状。临床主要表现为严重的出血倾向,可见皮肤紫癜、黏膜出血,注射部位出血不止,常有呕血、便血。可有出血性贫血。半数患儿发生颅内出血,则出现烦躁、高声尖叫、频繁呕吐、反复抽搐,重者昏迷,呼吸不规则,严重时形成脑疝。

〔治疗原则〕

维生素K缺乏,易导致新生儿低凝血酶原血症。肝脏合成凝血因数需维生素K参与,而人体所需维生素K一方面来源于食物,另一方面由肠道细菌合成。如果孕妇及小儿因疾病而使用抗凝血药、大量抗生素时,或单纯母乳喂养而母亲少食含维生素K丰富食物,或双胎、早产及患有慢性肝胆疾病小儿,则易导致维生素K缺乏。因此,哺乳期女性应多食含维生素K丰富食物,如猪肝、黄豆、菠菜、卷心菜、紫花苜蓿等。而对有用上述药物的孕妇及小儿,双胎,早产儿,患有肝炎、先天性胆道闭锁的小儿则应预防性给予维生素K。

有人推荐给新生儿常规使用维生素K_1 0.5~1mg,以预防低凝血酶原血症,降低产外伤所致的颅内出血的发生率。在考虑进行外科手术时,也可预防性使用。在预产期前1周给母亲使用预防剂量(2~5mg/d,口服)的维生素K_1,或在分娩前6~24小时给以维生素K_1溶液(2~5mg,肌内注射)。服用抗惊厥药物的妊娠妇女分娩前2周应每天服用维生素K_1 20mg以预防胎儿出血。

(1)加强护理,保持安静,维持通气。

(2)轻症维生素K缺乏症病例以补充维生素K及输血为主。

(3)维生素K缺乏合并颅内出血急性期以止血、输血、营养支援疗法、对症处理治疗。

(4)颅内出血严重者可手术清除血肿。

(5)恢复期及后遗症期以营养脑细胞为主,加强功能锻炼。

〔用药精选〕

一、西药

1. 维生素K_1 Vitamin K_1

【适应证】用于维生素K缺乏引起的出血,如梗阻性黄疸、胆瘘、慢性腹泻等所致出血,香豆素类、水杨酸钠等所致的低凝血酶原血症,新生儿出血,以及长期应用广谱抗生素所致的体内维生素 K 缺乏。

【用法用量】①低凝血酶原血症：肌内或深部皮下注射，每次 10mg(1 支)，每日 1～2 次，24 小时内总量不超过 40mg (4 支)。②预防新生儿出血：可于分娩前 12～24 小时给母亲肌内注射或缓慢静脉注射 2～5mg。也可在新生儿出生后肌内或皮下注射 0.5～1mg，8 小时后可重复。③本品用于重症患者静脉注射时，给药速度不应超过 1mg/分。

【不良反应】偶见过敏反应。静注过快，超过 5mg/分，可引起面部潮红、出汗、支气管痉挛、心动过速、低血压等，曾有快速静脉注射致死的报道。肌注可引起局部红肿和疼痛。新生儿应用本品后可能出现高胆红素血症、黄疸和溶血性贫血。

【禁忌证】严重肝脏疾患或肝功能不良者禁用。

【制剂】维生素 K_1 注射液，维生素 K_1 片

2. 亚硫酸氢钠甲萘醌注射液（维生素 K_3 注射液）Menadione Sodium Bisulfite Injection

【适应证】用于维生素 K 缺乏所引起的出血性疾病，如新生儿出血、肠道吸收不良所致的维生素 K 缺乏及低凝血酶原血症等。

【用法用量】①止血：肌内注射一次 2～4mg，一日 4～8mg；防止新生儿出血可在产前 1 周给孕妇肌内注射，一日 2～4mg。②解痉止痛：肌内注射，每次 8～16mg。

【儿童用药】较大剂量维生素 K_3 可使新生儿特别是早产儿引起溶血性贫血、高胆红素血症及核黄疸症，但维生素 K_1 则较少见。

【孕妇及哺乳期妇女用药】尚不明确。

【不良反应】①局部可见红肿和疼痛。②较大剂量可致新生儿、早产儿溶血性贫血、高胆红素血症及黄疸。在红细胞 6-磷酸脱氢酶缺乏症患者可诱发急性溶血性贫血。③大剂量使用可致肝损害。肝功能不全患者可改用维生素 K_1。

【制剂】亚硫酸氢钠甲萘醌注射液，亚硫酸氢钠甲萘醌片

3. 维生素 K_4 片 Vitamin K_4 Tablets

【适应证】维生素类药。主要适用于维生素 K 缺乏所致的凝血障碍性疾病。如肠道吸收不良所致的维生素 K 缺乏。各种原因所致的阻塞性黄疸、慢性溃疡性结肠炎、慢性胰腺炎和广泛小肠切除后肠道吸收功能减低；长期应用抗生素可导致体内维生素 K 缺乏，广谱抗生素或肠道灭菌药可杀灭或抑制正常肠道内的细菌群落，致使肠道内细菌合成的维生素减少；双香豆素等抗凝血剂的分子结构与维生素 K 相似，在体内干扰其代谢，使环氧叶绿醌不能被还原成维生素 K，使体内的维生素 K 不能发挥其作用，造成与维生素 K 缺乏相类似的后果。

【用法用量】口服。一次 2～4mg(1～2 片)，一日 3 次。

【不良反应】口服后可引起恶心、呕吐等胃肠道反应。严重肝病患者慎用。

【禁忌】尚不明确。

4. 复方维生素注射液 Compound Vitamin Injection

本品为复方制剂，含维生素 A、维生素 D_2、维生素 E、维生素 K_1。

【适应证】维生素类药，适用于不能经消化道正常进食的患者，维生素 A、维生素 D、维生素 E、维生素 K 的肠外补充。

【用法用量】将本品 2ml 加入 500ml 葡萄糖、氯化钠、氨基酸等溶液中，在避光条件下静脉滴注用。

【不良反应】谨防过敏反应发生，特别是在初次使用时，应严密注意可能的过敏反应发生。使用中发生异常者如溶血现象等，应立即停用。严重时，应采取相应的治疗措施。

【禁忌】过敏体质者慎用，肝、肾功能异常者慎用。

【儿童用药】请在医师指导下用药。

【孕妇及哺乳期妇女用药】请在医师指导下用药。

【老年用药】请在医师指导下用药。

5. 注射用脂溶性维生素 Fat-soluble Vitamin for Injection

本品为脂溶性维生素复方制剂，含维生素 A、维生素 D、维生素 E、维生素 K_1。

【适应证】本品为肠外营养不可缺少组成部分之一，用以满足儿童每日对脂溶性维生素 A、维生素 D_2、维生素 E、维生素 K_1 的生理需要。

【用法用量】本品适用于 11 岁以下儿童及婴儿，每日 1ml/kg 体重，每日最大剂量 10ml。使用前在无菌条件下，将本品加入到脂肪乳注射液内（100ml 或以上量），轻摇摇匀后输注，并在 24 小时内用完。本品可用于溶解注射用水溶性维生素，使用前，在无菌条件下，将本品 10ml 加入一瓶注射用水溶性维生素，溶解后再加入到脂肪乳注射液中。

【不良反应】偶见体温上升和寒战；经 6～8 周输注后，可能出现血清氨基转移酶、碱性磷酸酶和胆红素升高，减量或暂停药即可恢复正常。

【禁忌】本药内含维生素 K_1，可对抗香豆素类抗凝血剂作用，故不宜合用。

二、中药

对维生素 K 缺乏病的治疗，目前尚没有明显有效的中药制剂。

352. 糙皮病

〔基本概述〕

烟酸缺乏症又称糙皮病，是因烟酸类维生素缺乏，临床以皮炎、舌炎、肠炎、精神异常及周围神经炎为特征的疾病。

（一）主要病因

1. 摄入不足

烟酸的主要食物来源是肝、肾、瘦肉、家禽、鱼、花生、豆类等。当这些食物摄入不足，缺乏维生素 B_1 和维生素 B_2 均

可引起烟酸缺乏症。见于以玉米为主食者,由于玉米所含的烟酸大部分为结合型,不经分解是不能为机体利用的,加之玉米蛋白质中缺乏色氨酸,故容易发生烟酸缺乏症。

2. 不良生活习惯

如酗酒时膳食摄入不足,进食不规律,当存在其他营养素摄入不足时易影响烟酸的吸收和代谢。

3. 药物

一些药物可干扰烟酸的代谢,其中了解最清楚的是异烟肼,有干扰吡哆醇的作用,而吡哆醇是色氨酸、烟酰胺代谢途径中的重要辅酶。某些抗癌药物,特别是巯嘌呤长期服用可导致烟酸缺乏。

4. 胃肠道疾患

包括各种原因引起的长期腹泻、幽门梗阻、慢性肠梗阻、肠结核等可引起烟酸的吸收不良。

5. 先天性缺陷

如 Hartnup 病,由于小肠和肾小管对色氨酸和其他几种氨基酸的转运缺陷引起。

6. 类癌综合征

由于大量色氨酸转变为 5-HT 而不转化为烟酸引起。

(二)临床表现症状

1. 早期表现

早期可出现消化不良、食欲不振、腹泻、便秘、淡漠困倦、眩晕及失眠,四肢有烧灼及麻木感。

2. 皮肤损害

由红斑开始,很像日晒斑,有烧灼和瘙痒感。随之有渗液,形成疱疹及大疱,然后结痂,色素沉着,皮肤变得粗糙并有鳞屑。

3. 消化系统症状

有口角炎,口腔黏膜、舌黏膜及齿龈肿胀,伴有溃疡和继发感染。有食欲不振、恶心、呕吐、腹泻等。

4. 神经系统症状

开始有头痛、头晕、烦躁、睡眠不安等,如病情进展可出现精神抑郁、幻视、幻听、精神错乱、谵妄及昏迷等,检查有感觉异常、肢体麻木、全身疼痛,腱反射早期亢进,晚期消失。

〔治疗原则〕

(1)饮食治疗。膳食中增加肝脏、瘦肉、家禽、乳类、蛋类及豆制品类。此外,要多吃花生、酵母、绿叶蔬菜等食品。

(2)烟酸或烟酰胺口服,2~4 周为一疗程。临床症状改善后,逐步减量,同时调整膳食。严重者可肌内注射烟酰胺。

(3)烟酸缺乏若为其他疾病所引起,应同时治疗原发性疾病。

(4)对症治疗。对皮肤损伤部位,应加强护理,避免日光照射,注意口腔卫生,补充 B 族维生素。腹泻者止泻,给易消化的食物,有精神症状者对症治疗。

〔用药精选〕

一、西药

1. 烟酰胺片 Nicotinamide Tablets

本品为烟酸在体内的转化产物,是辅酶Ⅰ和辅酶Ⅱ的重要组成成分,参与体内生物氧化过程。缺乏时可发生糙皮病,症状有皮炎、舌炎、食欲缺乏、烦躁失眠、感觉异常等。

【适应证】用于预防和治疗烟酸缺乏症,如糙皮病等。

【用法用量】口服。成人,一次 0.5~2 片,一日 5 片。

【不良反应】①常见皮肤潮红和瘙痒。②偶见头晕、恶心、食欲缺乏等,但可逐渐适应,症状自行消失。

【制剂】烟酰胺片(注射液;葡萄糖注射液),注射用烟酰胺

2. 烟酸片 Ycidum Nicotini Acid Tablets

本品在体内转变为烟酰胺,后者是辅酶Ⅰ和辅酶Ⅱ的组成部分,参与体内生物氧化过程,缺乏时产生糙皮病,其症状包括皮炎、舌炎、食欲缺乏、烦躁失眠、感觉异常等。

【适应证】用于预防和治疗烟酸缺乏症,如糙皮病等。

【用法用量】口服。成人,一次 0.5~1 片,一日 5 次,一日用量不超过 5 片。儿童,一次 0.5 片,一日 2~3 次。

【不良反应】见本章“349. 维生素和矿物质缺乏症”中“烟酸片”的不良反应。

【制剂】烟酸片,烟酸缓释片,烟酸缓释胶囊,烟酸注射液,注射用烟酸

二、中药

对糙皮病的治疗,目前尚没有明显有效的中药制剂。

353. 脚气病

〔基本概述〕

脚气病是由于缺乏维生素 B_1 而引起的一种以消化、循环和神经系统为主要表现的全身性疾病。

脚气病即维生素 B_1(硫胺素)缺乏病。硫胺素是参与体内糖及能量代谢的重要维生素,其缺乏可导致消化、神经和心血管诸系统的功能紊乱。

脚气病主要累及神经系统、心血管系统和水肿及浆液渗出。临床上以消化系统、神经系统及心血管系统的症状为主,常发生在以精白米为主食的地区。其症状表现为多发性神经炎、食欲不振、大便秘结,严重时可出现心力衰竭,称脚气性心脏病;还有的有水肿及浆液渗出,常见于足踝部,其后发展至膝、大腿至全身,严重者可有心包、胸腔及腹腔积液。

脚气病分为干性脚气病和湿性脚气病,临床表现主要有以下症状。

1. 神经系统

中枢与周围神经系统损害，称为干性脚气病。维生素 B_1 缺乏引起的周围神经系统病变典型表现为上升性、对称性的感觉，运动及反射功能受损。起病多从肢体远端开始，下肢多见于上肢，可有灼痛或异样感觉，呈袜套型分布，逐渐向肢体近端发展，原来感觉过敏处渐趋迟钝，甚则痛觉、温觉及振动感觉依次消失。伴肌力下降，肌肉酸痛，以腓肠肌为著，上下楼梯困难。继而足、趾下垂，肌肉挛缩，卧床不起。腱、膝等反射功能少数初期亢进，但一般以后均减退或消失，部分患者治愈后反射仍不能完全恢复。中枢神经系统损害可累及迷走神经，视神经，动眼神经，外展神经，听神经，喉返神经，膈神经等。表现为 Wernicke-Korsakoff 综合征。症状包括呕吐，眼球震颤（水平多于垂直震颤），眼肌麻痹，发热，共济失调，神志变化，进而昏迷，亦可伴有记忆缺失，学习能力下降及虚构症等。

2. 心血管系统

心血管系统损害称为湿性脚气病。表现为心脏扩大，周围血管扩张，静息时心动过速，气促，胸痛，水肿。如不及时治疗，可致急性心力衰竭，往往突然发生，病情危急，呼吸极度困难，心率加速，心浊音界向两侧明显扩大，心音呈钟摆音，心前区有收缩期杂音，肺动脉第二心音亢进。动脉压稍低，脉压差大，静脉压显著升高，颈及股动脉搏动增强。肝脏肿大，全身浮肿，少尿。心电图示心动过速，P-R 间期缩短，T 波双相或倒置，低电压，Q-T 间期延长。婴幼患儿以心脏累及为主，表现为食欲不振，呕吐，烦躁不安，失眠，发展迅速可致角弓反张，抽搐，心力衰竭，可致死亡。患儿母亲常系隐性或有临床表现的脚气病患者。

婴儿脚气病发病常很突然，以神经系统症状为主者称脑型，突发心力衰竭者称心型。年长儿症状近似成人，以水肿和多发性神经炎为主。年长儿患周围性神经炎者呈现蹲踞时起立困难、膝反射消失、挤压腓肠肌疼痛。常有乏力、精神萎倦、食欲不振、呕吐、腹泻或便秘，伴腹痛、腹胀、体重减轻、生长发育滞迟等。可早期出现下肢踝部水肿，甚至延至全身，或伴发心包、胸腔、腹腔积液。常先表现烦躁不安、哭声嘶哑，以至失音，继而神情淡漠、反应迟钝、喂食呛咳、嗜睡，严重时发生昏迷惊厥。有时昏迷惊厥可突然发生。常突发心力衰竭，婴儿烦躁不安、尖叫、呛咳、气促、出冷汗、唇指（趾）青紫。

孕母缺乏维生素 B_1，新生儿可患先天性脚气病，表现为哭声无力、神情萎靡、吸吮力弱、水肿、嗜睡。

脚气和脚气病有区别：脚气是一种极常见的真菌感染性皮肤病，一般是指足部的真菌感染，可出现水疱、糜烂、脱皮、干裂、瘙痒等症状。脚气病是一种由于人体缺乏维生素 B_1 而引起的全身性疾病。主要发生在长期以精白米为主食，而又缺乏其他副食补充的人群身上。患者早期表现为胃部不适、便秘、易激动、易疲劳、记忆力减退、失眠、体重下降等。病情进一步发展可发生以肢端麻木、感觉异常、站立困难等为主要表现的多发性周围神经炎，以及脚气性心脏病和脚气性精神病。

〔治疗原则〕

治疗脚气病以改善饮食营养为主，多食粗粮、猪肉、动物内脏，避免食物加工过度。戒除大量饮酒、饮咖啡等生活习惯，必要时口服维生素 B_1 片。

1. 一般治疗

调整饮食，供给乳母和病儿富含维生素的食物。喂母乳的婴儿应同时治疗乳母，必要时暂停母乳喂养。

2. 维生素 B_1 治疗

（1）轻症患者：给予口服维生素 B_1。

（2）重症（如心型、脑型）及消化道功能紊乱者：应注意静脉注射，忌用葡萄糖溶液稀释，以免因血中丙酮酸增加而加重病情。肾上腺皮质激素、ACTH、过量的烟酸和叶酸均妨碍维生素 B_1 的利用，均应避免。

（3）对症治疗：如纠正心力衰竭、抗惊厥治疗等。

〔用药精选〕

一、西药

1. 维生素 B_1 片 Vitamin B_1 Tablets

维生素 B_1 参与体内辅酶的形成，能维持正常糖代谢及神经、消化系统功能。摄入不足可致维生素 B_1 缺乏，严重缺乏可致脚气病及周围神经炎等。

【适应证】用于预防和治疗维生素 B_1 缺乏症，如脚气病、神经炎、消化不良等。

【用法用量】口服。成人，一次 1～2 片，一日 3 次。

【不良反应】推荐剂量的维生素 B_1 几乎无毒性，过量使用可出现头痛、疲倦、烦躁、食欲缺乏、腹泻、浮肿。

【制剂】维生素 B_1 片（丸、注射液）

2. 复合维生素 B 片 Vitamin B Compound Tablets

见第十三章“180. 小儿厌食症”。

3. 五维 B 颗粒 Five Vitamin B Granules

本品为复方制剂，含维生素 B_1、维生素 B_2、维生素 B_6、烟酰胺、右旋泛酸钙。

【适应证】用于预防和治疗因缺乏 B 族维生素而引起的各种疾病，如营养不良、厌食、脚气病、糙皮病。

【用法用量】口服。成人，一次 1～3 包（即 2～6g），一日 3 次。儿童，一次 1～2 包（即 2～4g），一日 3 次。

【不良反应】①偶见皮肤潮红、瘙痒。②尿液可能呈黄色，但不影响服药。

4. 复合维生素 BC 片 Vitamin B and C Complex Tablets

见本章“350. 维生素 C 缺乏病（坏血病）”。

附：用于脚气病的其他西药

1. 多维元素片 Vitamins With Minerals Tablets

见本章“349. 维生素和矿物质缺乏症”。

2. 硝酸硫胺片 Thiamine Nitrate Tablets

【适应证】用于预防和治疗维生素 B_1 缺乏症，如脚气病、神经炎、消化不良等。

3. 四维他片 Tetravitamin Tablets

【适应证】用于预防和治疗缺乏维生素所引起的各种疾病，如脚气病、口角炎、糙皮病、坏血病等。

4. 五维他口服液 Five Vitamins Oral Solution

【适应证】用于预防和治疗 B 族维生素缺乏所致的各种疾病，如厌食、营养不良、脚气病、糙皮病。

二、中药

对脚气病的治疗，目前尚没有明显有效的中药制剂。

354. 碘缺乏病

〔基本概述〕

碘缺乏病是指由于自然环境碘缺乏而造成胚胎发育到成人期，由于摄入碘不足所引起的一组有关联疾病的总称。它包括地方性甲状腺肿、地方性克汀病、地方性亚临床克汀病、单纯性聋哑、流产、早产、死胎、先天性畸形等。

本病分布广，全世界约有 110 个国家都有此病的流行。据估计，全球受碘缺乏威胁的人群约为 16 亿，其中有 6.55 亿患有地方性甲状腺肿大，1120 万人患有地方性克汀病，4300 万人存在不同程度的缺碘引起的智力低下问题，因碘缺乏导致 3 万名尚未出生的胎儿死亡，约 12 万名新生儿出生之时就已存在明显的身体和神经缺陷。我国除上海外全国各省市、自治区都有不同程度的流行区，估计约有 7 亿多人居住在缺碘地区。

碘是人体必需的微量元素，是合成甲状腺素的重要元素，成人每人每日需碘量为 100 ~ 150ug，WHO 推荐为 140ug。人体的碘主要来自食物，少量来自水和空气，虽然人体从饮食用水中摄入碘仅占总摄入量的 10% ~20%，但水碘可反映环境碘的含量，故在无外来碘食物条件下，常以水碘含量来衡量当地居民的摄入量。一般当饮水中碘含量低于 5 ~ 10ug/L 或每日摄入量低于 40ug 时往往有本病的发生。而发病的程度与人体所处发育时期，以及碘缺乏程度、持续时间等因素有关。一般认为胚胎期与出生后早期缺碘可引起克汀病、单纯性聋哑病；而生长期缺碘，则引起甲状腺肿大，甲状腺功能低下，生殖衰退、性发育落后等。

碘缺乏病的主要表现如下。①损害儿童大脑神经发育，表现为不同程度的智力缺陷、学习能力低下。②导致地方性甲状腺肿，俗称粗脖根或大脖子病；严重碘缺乏会引发地方性克汀病，表现为聋、哑、呆、傻。③导致正在胎儿死亡、畸形、聋哑或流产、早产。④成人体力和劳动能力下降，儿童生长、发育受到影响。⑤女性比男性更容易受到缺碘的影响。幼儿和青春期少年儿童生长发育较快，体内需要的碘也多。由于生理的原因，处于青春期的女孩和怀孕的妇女更是需要碘，因此，她们对碘缺乏非常敏感。

在形形色色的碘缺乏病临床症状中，最容易被人们认出的是颈部的甲状腺肿大，俗称"粗脖根、大脖子病"，即地方性甲状腺肿；另一种是"傻子"或"呆小病"，即地方性克汀病，患者表现出较明显的智力缺陷，具有典型的痴呆表情，他们身材矮小，甚至聋哑等。

碘缺乏最大的危害是儿童智力缺陷。碘是甲状腺制造甲状腺激素的原料，是脑组织正常发育必不可少的营养物质。碘缺乏影响人类脑组织正常生长，无论是轻度还是重度碘缺乏，都会影响脑发育，损伤智力。

碘缺乏病在中医学中称为瘿病，晋代的葛洪首次提出用海藻、昆布治疗地方性甲状腺肿（碘缺乏病中的一种疾病）。直至 20 世纪人们才普遍认识到可以用碘来预防碘缺乏病并获得成功。

〔治疗原则〕

碘缺乏病的病因十分清楚，是碘缺乏造成的，预防是最重要的措施。只要正确地食用碘盐，就可以预防碘缺乏病。预防碘缺乏病最重要的对象是婴幼儿、儿童，以及准备做母亲或哺乳期女性。只要这些人的碘营养水平能够满足生理需要，下一代人的智力发育才能得到基本保障。

补碘最基本的方法是食盐加碘。碘油等其他手段只能起到补充作用。只要能够吃到合格碘盐，就能够保证碘营养，不需要再吃任何含碘保健品和碘强化食品。碘盐不仅是我们中国，同时也是世界各国防治碘缺乏病最重要和最基本的手段。用食盐加碘的方法防治碘缺乏病是从上世纪初开始的，瑞士、美国、奥地利等国家是最早推广碘盐的国家。加拿大等国很早就要求生产厂家必须对所有食盐全部加碘，印度、美洲国家正在逐步实施类似的食盐加碘计划。截至 1995 年底，世界上已有 82 个国家承诺实施食盐加碘。

碘缺乏引起的智力缺陷与其他智力缺陷一样，都是脑功能障碍的表现，很难达到正常水平。轻度智力缺陷，若能早期发现，并能接受特殊教育，也只能使其达到小学毕业水平。这类患者还需通过严格的训练，才有可能提高生活适应能力，掌握一些简单的劳动技能，成为"自食其力的劳动者"。长期的实践经验表明：治疗不可能使碘缺乏患者的智力落后恢复到正常水平。

〔用药精选〕

一、西药

1. 碘化钾片 Potassium Iodide Tablets

本品为补碘药。碘化钾可因剂量不同而对甲状腺功能产生两方面的影响。①防治地方性（单纯性）甲状腺肿时，给予小剂量碘制剂，作为供给碘原料以合成甲状腺素，纠正原来垂体促甲状腺素分泌过多，而使肿大的甲状腺缩小。②大剂量碘剂作为抗甲状腺药暂时控制甲状腺功能亢进症。这可能通过抑制甲状腺球蛋白水解酶,阻止游离甲状腺激素释放入血,作用快而强,但不持久。短暂地抑制甲状腺激素合成,连续给药后抑制作用又可消失,导致甲亢症状更剧。

【适应证】用于地方性甲状腺肿的预防与治疗,甲状腺功能亢进症手术前准备及甲状腺亢进危象。用于核泄漏意外事件中可防止放射性碘进入甲状腺致癌变。

【用法用量】①预防地方性甲状腺肿:剂量根据当地缺碘情况而定,一般100μg/日即可。②治疗地方性甲状腺肿:对早期患者给予1~10mg/日,连服1~3个月,中间休息30~40天。约1~2月后,剂量可渐增至20~25mg/日,总疗程约3~6个月。

【不良反应】①过敏反应,不常见。可在服药后立即发生,或数小时后出现血管性水肿,表现为上肢、下肢、颜面部、口唇、舌或喉部水肿,也可出现皮肤红斑或风团、发热、不适。②关节疼痛、嗜酸粒细胞增多、淋巴结肿大,不常见。③长期服用,可出现口腔、咽喉部烧灼感、流涎、金属味和齿龈疼痛、胃部不适、剧烈头痛等碘中毒症状;也可出现高钾血症,表现为神志模糊、心律失常、手足麻木刺痛、下肢沉重无力。④腹泻、恶心、呕吐和胃痛等消化道不良反应,不常见。⑤动脉周围炎,类白血病样嗜酸粒细胞增多,罕见。

【禁忌】①碘化物能通过胎盘,造成胎儿甲状腺功能异常及/或甲状腺肿大,妊娠妇女严禁应用。②碘化物能分泌入乳汁,哺乳易致婴儿皮疹,甲状腺功能受到抑制,故妇女哺乳期间应禁用或暂停哺乳。③婴幼儿使用碘液易致皮疹,影响甲状腺功能,应禁用。

2. 碘糖丸 Iodine Sugar Pills

本品主要成分为碘化钾。碘为合成甲状腺激素原料之一,正常人每日需碘100~150μg。缺碘可引起甲状腺素合成不足、甲状腺功能减退、甲状腺代偿性肿大;碘过量则可引起甲状腺功能亢进。

【适应证】用于补碘。

【用法用量】口服。治疗:一次2~4mg,一日1次。预防:一次2~4mg,一周1次。

【不良反应】①过敏反应可在服药后立即发生,或数小时后出现血管性水肿,表现为上肢、下肢、颜面部、口唇、舌或喉部水肿,也可出现皮肤红斑或风团、发热、不适。②关节疼痛、嗜酸粒细胞增多、淋巴结肿大。③长期服用,可出现口腔、咽喉部烧灼感、流涎、金属味、齿和齿龈疼痛、胃部不适、剧烈头痛等碘中毒症状。也可出现高钾血症,表现为神志模糊、心律失常、手足麻木剧痛、下肢沉重无力。

【禁忌】①对碘化物过敏者禁用。②妊娠妇女禁用。③婴幼儿禁用。

【儿童用药】婴幼儿使用碘液易致皮疹,影响甲状腺功能,应禁用。

【孕妇及哺乳期妇女用药】碘化物能通过胎盘,造成胎儿甲状腺功能异常及(或)甲状腺肿大,妊娠妇女严禁应用;碘化物能分泌入乳汁,哺乳易致婴儿皮疹,影响甲状腺功能,应禁用。

【老年用药】无可靠参考文献。

3. 碘化油咀嚼片 Iodinated Oil Chewable Tablets

本品为复方制剂,其组分为植物油与碘结合的一种有机碘化合物。本品属补碘药。治疗量和预防量碘剂可弥补食物中碘的不足,使甲状腺素的合成和分泌保持或逐渐恢复到正常水平,并可使肿大的腺体随之缩小,因此可用于治疗碘缺乏病。

【适应证】用于预防地方甲状腺肿和地方性克汀病等碘缺乏病。

【用法用量】应根据缺碘情况,在医师指导下使用。咀嚼口服,16~45岁成人及哺乳期妇女、孕妇,一次4片;小儿6~15岁一次2片;5岁以下一次1片。每半年1次。

【不良反应】①偶见碘过敏反应,在给药后即刻或数小时发生,主要表现为血管神经性水肿、呼吸道黏膜刺激、肿胀和分泌物增多等症状。②碘剂可促使结核病灶恶化。

【禁忌】①对碘过敏者禁用。②甲状腺肿瘤患者,有严重心、肝、肺疾患,急性支气管炎症和发热患者,体质极度衰弱者禁用。

4. 碘酸钾片(颗粒) Potassium Iodate Tablets

碘酸钾为补碘药。本品所含碘可参与甲状腺素的构成,缺碘时可致甲状腺肿及功能减退。此外,动物实验表明,本品对碘缺乏所致脑细胞发育障碍具有一定的作用。

【适应证】可用于缺碘人群预防地方性甲状腺肿和地方性克汀病等碘缺乏病。

【用法用量】口服。一日1次,4岁以上儿童、成人、孕妇及哺乳期妇女一次1片,或遵医嘱;4岁以下儿童减半。选用本品及选择剂量时,应同时考虑其他方式碘的摄入量(如膳食等)。需长期补充时,应定期测定尿碘。

【不良反应】高浓度反复多次使用可引起腐蚀性灼伤。

【禁忌】甲状腺功能亢进及对碘过敏者禁用。

附:用于碘缺乏病的其他西药

1. 多种微量元素注射液(Ⅰ) Multi-trace Elements Injection(Ⅰ)

【适应证】本品为肠外营养的添加剂。10ml能满足成人每天对铬、铜、铁、锰、钼、硒、锌、氟和碘的基本和中等需要。妊娠妇女对微量元素的需要量轻度增高,所以本品也适用于妊娠妇女补充微量元素。

2. 罂粟乙碘油注射液 Ethiodized Poppyseed Oil Injection

【适应证】①用于碘缺乏病的治疗。② 用于淋巴造影。

二、中药

对碘缺乏病的治疗,目前尚没有明显有效的中药制剂。

355. 硒缺乏症

〔基本概述〕

硒缺乏症是指人体缺硒时发生代谢、细胞抗过氧化及清除自由基等功能的障碍和病理改变，引起小儿生长发育缓慢、心肌病变、肌肉萎缩、四肢关节变粗、脊柱变形、毛发稀疏、精子生成不良等一系列临床表现。

硒的主要作用：①组成体内抗氧化酶，能保护细胞膜免受氧化损伤，保持其通透性，硒是迄今为止发现的最重要的抗衰老元素。②硒-P 蛋白具有螯合重金属等毒物，降低毒物毒性作用。硒与体内的汞、锡、铊、铅等重金属结合，形成金属硒蛋白复合而解毒、排毒。③硒是构成谷胱甘肽过氧化物酶的活性成分，它能防止胰岛 β 细胞氧化破坏，使其功能正常，促进糖分代谢、降低血糖和尿糖。硒可以使肝炎患者的病情好转。

硒缺乏症的临床症状表现如下。

1. 心肌病变

多年以来曾对克山病病因有过种种设想，如水土学说、感染学说、营养缺乏学说等，但多数学者认为硒和(或)维生素 E 缺乏可诱发克山病。主要特征是心肌的病变，有明显的心脏扩大，急、慢性心功能不全和心律失常等表现。临床根据心脏功能状态可分为四型：急型、亚急型、慢型和潜在型。好发的人群为生育期的妇女和断乳后至学龄前的儿童。病理形态的改变为心肌变性，继发心肌坏死为弥漫性瘢痕形成。

2. 骨骼改变

大关节病是青少年期发生的一种地方性骨关节炎，关节明显变形，活动受限，它是在中国发现的另一种与硒缺乏相关的疾病。然而，对大关节病而言，硒缺乏的假说似乎没有像克山病那样被广泛接受，还提出了其他一些硒缺乏症的病因理论，如谷物中的真菌毒素、元素不平衡、饮水中有机物污染等。给低硒小鼠在饮水中加灰黄霉酸所造成的一种动物模型，被建议用来研究大关节病的致病机制。

3. 骨骼肌变化

过去，在全肠外营养(TPN)液中通常不加硒。结果出现了一些有硒缺乏生化改变的病例报告(血浆硒或血硒水平低，GSH-Px 活力降低)。虽然这些有硒状态受损的报告，但这些硒缺乏症患者未见硒缺乏的临床症状。在几个未补硒的静脉营养患者中观察到心肌病和骨骼肌软弱无力。现在仍然没有对 TNP 患者补硒剂量或补充形式的统一指导标准。

4. 眼的损伤

主要是视力下降，可能与人的眼球、视网膜含硒量有关。

5. 生长发育与免疫

硒缺乏症患者缺硒时抗体合成及对抗原的应答能力减弱，易患感染。婴儿生长发育缓慢。

6. 生育异常

缺硒时会妨碍精子的形成。也可能影响睾丸的生长和功能。

〔治疗原则〕

威胁人类健康和生命的 40 多种疾病都与人体缺硒有关，如癌症、心血管病、肝病、白内障、胰脏疾病、糖尿病、生殖系统疾病等等。由于硒在血浆中主要与蛋白质结合，故营养不良小儿常常同时伴有硒的缺乏。所以硒缺乏症患者日常可在医师指导下适当补硒。

1. 硒缺乏症的预防

应用硒强化食盐，提倡吃富含硒食物，富含硒的食物有鱼、虾、乳类、动物肝脏、肉类、坚果类(如花生、瓜子)等。

采用亚硒酸钠进行预防性服药或用亚硒酸钠施肥改良土壤等干预，均可使克山病和大关节病的发病率明显下降。中药黄芪含有丰富的硒，对硒缺乏有一定的防治作用。

2. 硒缺乏症的治疗

硒缺乏症的治疗常采用 1% 亚硒酸钠溶液：<5 岁 0.5ml/d；5～10 岁 1ml/d；>11 岁 2ml/d. 口服，疗程 3～6 个月。推荐的正常人供给量是：<1 岁 15μg/d；1～4 岁 20μ9/d；4～7 岁 40μg/d；7～18 岁 50μg/d；成人 60μg/d。

3. 硒过量、硒中毒及其防治

由于硒进入体内过多，在肝脏中甲基化使呼出的气体中含有大蒜样臭味，这是硒过量的早期征象。从事电子、玻璃、颜料等硒作业的工人，是高危人群。硒中毒表现为恶心、呕吐、烦躁、疲乏、头发脱落、指甲变形、皮肤损伤、牙齿腐蚀、神经系统异常等。测定细胞外或血浆 GSH-Px-3 有助于硒缺乏症的早期诊断。硒中毒的生化基础尚不完全了解，但与干扰硫代谢、催化巯基氧化作用和抑制蛋白质合成有关。防治硒过量的措施主要有：停止接触硒；增加蛋白质(主要是蛋氨酸)和维生素 E 的摄入，可增加硒的排泄。

〔用药精选〕

一、西药

1. 硒酵母片 Selenious Yeast Tablets

【适应证】用于防治硒缺乏引起的疾病。

【用法用量】口服。成人一次 1～2 片(50～100 微克)，一日 1～2 次。

【不良反应】长期过量服用可致肝损害及指甲变形、毛发脱落。

【制剂】硒酵母片，硒酵母胶囊，硒酵母混悬液

2. 亚硒酸钠片 Sodium Selenite Tablets

【适应证】用于缺硒患者及地方性疾病克山病的防治，以及长时间依靠静脉高营养维持的缺硒患者。

【用法用量】口服。成人每月需用量 50～500mg。儿童 10～50mg。

【禁忌】服用过量硒可引起中毒,每日最大安全量为400μg。

二、中药

硒杞补肝合剂

【主要成分】茶叶、枸杞子、蜂王浆、蜂蜜

【功能主治】补肝益肾,滋阴生津。适用于肿瘤患者放、化疗后出现的肝肾阴虚证,症见头昏目眩、口燥咽干,腰膝酸软,寐差耳鸣等的辅助治疗。

【用法用量】口服。缺硒患者每日20~40ml,癌症患者每日40~60ml,2个月为1个疗程。

356. 消瘦与营养不良

〔基本概述〕

消瘦是指体内脂肪与蛋白质减少,体重下降超过正常标准10%的状态。

消瘦一般都是短期内呈进行性的,有体重下降前后测的体重数值对照,且有明显的衣服变宽松,腰带变松,鞋子变大及皮下脂肪减少,肌肉瘦弱,皮肤松弛,骨骼突出等旁证。至于脱水与水肿消退后的体重下降,则不能称为消瘦。

引起消瘦的原因从病理角度上说,消化系统疾病、糖尿病、甲状腺功能亢进、肝炎、肾病等许多疾病都可引起身体消瘦;久病体虚,营养不良也可引起消瘦。有些身体消瘦者,到医院检查没有发现任何疾病,平日也能正常工作,身体基本无不适表现。这些人的消瘦可能与体质、遗传因素有关,如父母属消瘦体型,子女大多消瘦。有很大一部分的消瘦者是饮食及生活习惯不科学导致的,饮食摄入不足,饮食调配不合理,进餐不规律,学习工作压力大,焦虑,精神紧张,过度疲劳,睡眠不佳等都会导致消瘦。

消瘦与肥胖一样,都是亚健康的一种。消瘦者不仅容易疲倦、体力差,而且抵抗力低、免疫力差、耐寒抗病能力弱,易患多种疾病。消瘦的中老年人易患骨质疏松;消瘦的青年人常伴有肠胃疾病;消瘦的女性易出现月经紊乱和闭经;消瘦的儿童则有营养不良和智力发育的问题。

营养不良通常指的是起因于摄入不足、吸收不良或过度损耗营养素所造成的营养不足,但也可能包含由于暴饮暴食或过度的摄入特定的营养素而造成的营养过剩。2010年,联合国粮农组织(FAO)估计全世界有超过10亿人面临严重的营养不足。

营养不良的临床表现常有两种典型症状。①消瘦型:由于热量严重不足引起,小儿矮小、消瘦,皮下脂肪消失,皮肤推动弹性,头发干燥易脱落、体弱乏力、萎靡不振。②浮肿型:由严重蛋白质缺乏引起,周身水肿,眼睑和身体低垂部水肿,皮肤干燥萎缩,角化脱屑,或有色素沉着,头发脆弱易断和脱落,指甲脆弱有横沟,无食欲,肝大,常有腹泻和水样便。也有混合型,介于两者之间。并都可伴有其他营养素缺乏的表现。

比较常见的营养缺乏病主要有:蛋白质热量营养不良、缺铁性贫血、单纯性甲状腺肿、钙缺乏症、锌缺乏症、干眼病、佝偻病、脚气病、维生素B缺乏症、癞皮病、巨幼细胞性贫血等,其中蛋白质热量营养不良、缺铁性贫血、单纯性甲状腺肿和干眼病,被称为世界4大营养缺乏病。

〔治疗原则〕

对消瘦和营养不良的治疗要针对具体的原因采取相应的治疗措施。由各种疾病引起的消瘦,首先要以治疗具体的疾病为主。如治疗慢性消化系统疾病和消耗性疾病如结核和心、肝、肾疾病等。向家长宣传科学喂养知识,鼓励母乳喂养,适当添加辅食,及时断奶。改变不良饮食习惯如挑食、偏食等。

儿童生长发育期内出现的消瘦多由偏食、厌食所致消瘦。青壮年消瘦伴有长期发热的患者,应考虑甲亢或结核病的可能。成年人消瘦,伴多饮、多食、多尿,或消瘦伴心悸、多汗、易怒、手颤抖、食欲亢进者,以及消瘦伴厌食、皮肤黏膜明显发黑的患者,应考虑糖尿病、甲亢、艾滋病的可能性。消瘦伴食欲不振、进食或吞咽困难、反酸、腹胀、长期腹泻的患者,应考虑有消化系统的疾病。青年女性患者消瘦、厌食,经各方面检查均无器质性病变存在者,应考虑有精神方面的疾患。

及时补充优质蛋白质和足够的热量,是治疗营养不良的主要手段。微量营养物质补充及食品强化可以在很大程度上减轻全球营养不良的状况。WHO估计,通过使用维生素A饮食补充剂,自从1998年以来,已经避免了125万人死亡。而在尼加拉瓜的补铁已经减少了孕妇贫血达1/3。加碘盐是最常见的强化食品,根据WHO,自从1993年全球普遍加碘运动开展以来,缺碘已经显著减少。发展中国家大约2/3的家庭如今能获取加碘盐,而在过去的10年中,面临碘缺乏症公共卫生问题的国家数量已经减半。许多国际组织也推荐了强化主食,例如糖和小麦粉。58个国家有了强化铁或叶酸的小麦粉的管理规定。

营养不良的治疗,应采用"循环渐进,逐步充实"的原则。营养素的供给要由少到多,由简到繁,切忌贪多求快。在对营养不良患儿进行治疗时,合理选用食物尤为重要。蛋白质食物,轻度营养不良患儿可用牛(羊)乳(或奶粉)、蛋类、豆浆、鱼粉等,以后渐加肉末、肝末等。中、重度患儿开始时,多数不耐受全牛乳或全羊乳。若系母乳不足的婴幼儿,可试用脱脂乳、豆浆或鱼粉之类补充,待消化吸收良好后,可增加全乳、肉末、肝末。对6个月以上的患儿,可先食用嫩蒸蛋羹或少量蒸鱼。蒸蛋羹和蒸鱼不易引起腹泻,较为安全。脂肪的补充可用少量植物油(熟豆油、花生油或麻油)。碳水化合物,可用米汤、粉糊、粥类及少量白糖。各种维生素供给,可用药品以补充食物含量不足。逐步添加菜叶、果汁等辅助食品以增加维生素和矿物质的摄入。病情严重时,可输液纠正水、电解质紊乱等,如有条件时,还可多次输氨基酸混合液或血浆等。

〔用药精选〕

一、西药

1. 18 种氨基酸注射液 18 Injection Amino Acidi

本品为复方制剂,由 18 种氨基酸组成。氨基酸输液在能量供给充足的情况下,可进入组织细胞,参与蛋白质的合成代谢,获得正氮平衡,并生成酶类、激素、抗体、结构蛋白,促进组织愈合,恢复正常生理功能。

【适应证】用于蛋白质摄入不足、吸收障碍等氨基酸不能满足机体代谢需要的患者,亦用于改善手术后患者的营养状况。

【用法用量】静脉滴注,一次 250 ~ 500ml。

【不良反应】本品可致疹样过敏反应,一旦发生应停止用药。偶有恶心、呕吐、胸闷、心悸、发冷、发热或头痛等。

【禁忌】严重肝肾功能不全、严重尿毒症患者和对氨基酸有代谢障碍的患者禁用。严重酸中毒、充血型心力衰竭者慎用。

【制剂】18 种氨基酸注射液,18 种氨基酸葡萄糖注射液

2. 复方氨基酸注射液(18AA) Compound Amino Acid Injection (18AA)

在能量供给充足的情况下,氨基酸输液可进入组织细胞,参与蛋白质的合成代谢,获得正氮平衡,并生成酶类、激素、抗体、结构蛋白,促进组织愈合,恢复正常生理功能。

【适应证】用于低蛋白血症、低营养状态、手术前后等状态时的氨基酸补充。

【用法用量】静脉滴注。

①周围静脉给药。通常为成人一次 200 ~ 400ml,缓慢静脉滴注。每瓶输注时间不应少于 120 分钟(25 滴/分)。用量可根据年龄、症状、体重适当增减。小儿、老人、危重患者应减慢。本品最好与糖类同时输注以提高人体对氨基酸的利用率。

②中心静脉给药。通常为成人一日 400 ~ 800ml。本品可与糖类等混合,由中心静脉 24 小时持续滴注。根据年龄、症状、体重适当增减。

【不良反应】滴注速度过快时,可产生恶心、呕吐、发热等反应,应加以注意。

【禁忌】严重肝功能不全、严重肾功能不全及尿毒症患者、氨基酸代谢障碍者禁用。

3. 脂肪乳注射液(C14 ~ 24) Fat Emulsion Injection

脂肪酸是人体的主要能源物质。在氧供给充足的情况下,脂肪酸可在体内分解成 CO_2 及 H_2O 并释出大量能量,以 ATP 形式供机体利用。

【适应证】本品为能量补充药,能提供机体能量必需脂肪酸。用于胃肠外营养补充能量及必需脂肪酸。适用于需要静脉输注营养的患者。①手术后营养失调,本品能提供患者在手术前后需要的大量能量,用于改善氮平衡。②营养障碍或氮平衡失调,用于胃肠道肿瘤或慢性肠道疾病(如腹膜炎、溃疡性结肠炎,回肠末端炎)等引起的肠道吸收不完全或衰竭。③烧伤,对于大面积烧伤患者能通过提供额外能量来降低常见的负氮平衡。大量能量供给也有利于口服蛋白质和输注氨基酸注射液的利用。输注本品也适用于经口服不能获得足够营养的患者。④长期昏迷,在颅外伤和中毒的情况下,不能或不宜使用鼻饲时,可输注本品。⑤肾功能损害,在这种情况下,需要供给足够的能量来减低蛋白质的分解。⑥恶病质。⑦必需脂肪酸缺乏或摄取不足的患者。

【用法用量】成人:静脉滴注,按脂肪量计,每天最大推荐剂量为 3g(三酰甘油)/kg。本品提供的能量可占总能量的 70%。10%、20% 脂肪乳注射液 500ml 的输注时间不少于 5 小时,30% 脂肪乳注射液 250ml 的输注时间不少于 4 小时。儿童:请遵医嘱。

【不良反应】可引起体温升高,偶见发冷恶心、荨麻疹),呼吸影响(如高血压/红细胞增多、头痛、疲倦、血小板减少。另外,长期静脉营养时,即使不用本品也会有短暂的肝功能指标的异常。偶可发生出血倾向。患者脂肪廓清能力减退时,尽管输注速度正常仍可能导致脂肪超载综合征。脂肪超载综合征偶尔也可发生于肾功能障碍和感染患者。脂肪超载综合征表现为高脂血症、脂肪浸润、脏器功能紊乱等,但一般只要停止输注,上述症状即可消退。

【禁忌】休克和严重脂质代谢紊乱(如高脂血症)血栓患者禁用。

4. 肠内营养粉(AA) Enteral Nutritional Powder (AA)

本品为复方制剂,由氨基酸、电解质、微量元素、维生素、脂质等组成。本品有利于肝脏蛋白质合成、改善和维持肠道黏膜细胞结构与功能的完整性、降低肠源性感染的发生率、改善并增强机体免疫力。

【适应证】用于重症代谢障碍患者、胃肠功能障碍患者。

【用法用量】①本药混悬液制剂或粉剂。a. 普通患者:一日 2000kcal,可满足机体对营养的需求。b. 高代谢患者(如烧伤、多发性创伤患者):一日可用至 4000kcal 以适应机体对能量需求的增加。c. 初次胃肠道喂养的患者:初始剂量宜从一日 1000kcal 开始,在 2 ~ 3 日内逐渐增至需要量;若患者的耐受能力较差,也可从使用 0.75kcal/ml 的低浓度开始,以使机体逐渐适应。②本药乳剂:用法用量请遵医嘱。

【不良反应】给药速度过快,可能出现恶心、呕吐或腹泻等胃肠道症状,少数患者可能有腹胀、腹痛等。

【禁忌】①严重消化或吸收功能不良、胃肠道功能衰竭者。②消化道出血患者。③急性胰腺炎患者。④严重腹腔内感染(包括腹膜炎)患者。⑤胃肠张力下降的患者。⑥肠梗阻患者。⑦急腹症患者。⑧对本药中所含物质有先天性代谢障碍的患者。⑨严重肝、肾功能不全者。⑩1 岁以下婴

儿禁用本药混悬液和粉剂。

【儿童用药】除医师指示外，不用于10岁以下儿童。

【孕妇及哺乳期妇女用药】无妊娠期及哺乳期妇女的用药经验，故用药请咨询医师或药师。

【老年用药】无特殊要求。

5. 短肽型肠内营养粉 Short Peptide Enteral Nutrition Powder

本品含蛋白质、脂肪、碳水化合物、矿物质、维生素等。本品具有良好的营养作用，以水解蛋白为氮源所组成，也含有少量谷氨酰胺成分，口服经肠黏膜可吸收。

【适应证】本品适用于胃肠道功能有损失，而不能或不愿进食足够数量的常规食物以满足机体营养需求的应进行肠内营养治疗的患者。

【用法用量】口服。作为冷饮可增加口味。可与饭同食，或餐间补充。标准配法：取凉水255ml，加散剂1袋(80g)，搅拌均匀后成为300ml溶液，全溶后放入冰箱中，若需温热使用可加温至25～30℃，以防凝块发生。作为营养补充，每天至少使用250～750kcal(250～750ml标准浓度溶液)。作为唯一饮食来源者，建议3～4小时食用(或管饲)250～350kcal(250～350ml)的标准营养液。每天使用2000kcal(2000ml)以满足身体一天之需的能量和营养。管饲：据病程及患者耐受性，调整滴速、用量及浓度。可在静脉滴注后或同时给予温开水补足所需水分。

【不良反应】偶见高渗性腹泻。

【禁忌】禁用于肠梗阻、胃肠道功能衰竭、严重的腹腔脓毒血症。

6. 复方氨基酸(15)双肽(2)注射液 Compound Amino Acids (15) and Dipeptides (2) Injection

本品为复方制剂，是由15种氨基酸配制而成的灭菌水溶液。

【适应证】本品为肠外营养制剂，通过肠外营养提供氨基酸。应用于不能口服或经肠道补给营养，以及营养不能满足需要的患者，特别是处于高分解代谢的患者。

【用法用量】静脉输注。本品剂量根据患者对氨基酸的需要量而定。通常推荐剂量为每天1～2g氨基酸/双肽(0.17～0.34gN)/kg，相当于7～14ml本品/kg。如70kg患者每天需本品500～1000ml。

肝、肾疾病患者应调整剂量。

【不良反应】正确使用时，尚未发现不良反应。当本品输注过快时将出现恶心、呕吐、面部潮红、多汗，当出现上述情况时应调整滴速或停药。

【禁忌】天生氨基酸代谢缺陷患者(如苯丙酮尿患者)，肝、肾功能不全患者禁用。休克、代谢性酸中毒、细胞内氧供应不足、水肿、低钠血症、低钾血症、高乳酸血症、渗透压过高、肺水肿、代偿失调、心力衰竭和对肠外营养过敏等不能进行肠外营养的患者禁用。

【儿童用药】本品不适用于2岁以下儿童，因为本品的处方不适合这些患者的需求。2岁以上的儿童亦无使用经验，为此不推荐儿童患者应用。

【孕妇及哺乳期妇女用药】本品尚无在妊娠期及哺乳期使用的经验，如需使用应权衡利弊和风险。动物实验(对家兔的胚胎毒性研究)显示本品对生殖没有直接或间接的有害作用。

7. 中、长链脂肪乳注射液(C6～24) Medium and Long Chain Fat Emulsion Injection(C6～24)

本品为复方制剂，其组分为纯化大豆油，中链甘油三酸酯，精制蛋黄卵磷脂，甘油。通过胃肠外营养，长链甘油三酸酯(LCT)和可快速转换的中链甘油三酸酯(MCT)满足机体能量的需要，其中长链甘油三酸酯(LCT)还可保证必需脂肪酸的需要。

【适应证】用于需要接受胃肠外营养和/或必需脂肪酸缺乏的患者。

【用法用量】静脉滴注。除非另外规定或根据能量需要而定。建议剂量：按体重一日静脉滴注本品10% 10～20ml/kg，或本品20% 5～10ml/kg，相当于1～2g(2g为最大推荐剂量)脂肪/kg。

【不良反应】使用本品后可能发生的早期不良反应是：体温轻度升高；发热感，寒冷感；寒战；不正常的热感(红晕)或发绀；食欲下降，恶心、呕吐；呼吸困难；头痛、背痛、骨痛、胸痛、腰痛；阴茎异常勃起(少见)；血压升高或降低(高血压、低血压)；过敏反应(例如过敏性样反应，皮疹)。

如果有显著的反应性血糖升高，也应停止输注。如果有严重的超剂量，并且没有同时给予碳水化合物，可能会发生代谢性酸中毒。

【禁忌】严重凝血障碍、休克和虚脱、妊娠、急性血栓栓塞、伴有酸中毒和缺氧的严重脓毒血症、脂肪栓塞、急性心肌梗死和中风、酮症酸中毒昏迷和糖尿病性前期昏迷。

输液过程中出现三酰甘油蓄积时，以下也将禁忌。

脂类代谢障碍、肝功能不全、肾功能不全、网状内皮系统障碍、急性出血坏死性胰腺炎。

胃肠外营养的一般禁忌：各种原因引起的酸中毒、未治疗的水电解质代谢紊乱(低渗性脱水、低血钾、水潴留)、代谢不稳定、肝内胆汁淤积。

8. 中、长链脂肪乳注射液(C8～24) Medium and Long Chain Fat Emulsion Injection(C8-24)

本品为复方制剂，含大豆油，中链三酰甘油，卵磷脂，甘油。

【适应证】为需要静脉营养的患者提供能源，并可为需要长时间(超过5天)静脉营养治疗的患者提供必需脂肪酸，防止必需脂肪酸缺乏。

【用法用量】成人每天1～2g脂肪/kg，静脉滴注。前15分钟的输注速度应在0.25～0.5ml/(kg·h)(20%)或0.5～1ml/(kg·h)(10%)，此后输注速度可加倍。新生儿最大剂量每天3g脂肪/kg，静脉注射。最大输注速度为0.15ml/(kg·h)。

【不良反应】即发型反应：呼吸困难，发绀，变态反应，高脂血症，血液高凝固性，恶心，呕吐，头痛，潮红，发热，出汗，寒战，嗜睡及胸骨痛。迟发型反应：肝脏肿大，中央小叶胆汁瘀积性黄疸，脾肿大，血小板减少，白细胞减少，短暂性肝功能改变及脂肪过量综合征。

【禁忌】脂肪代谢紊乱、酮症酸中毒、缺氧、血栓栓塞、急性休克状态者禁用。

附：用于消瘦与营养不良的其他西药

1. 脂肪乳氨基酸（17）葡萄糖（11%）注射液 Fat Emulsion, Amino Acids(17) and Glucose(11%) Injection

【适应证】本品用于不能或功能不全或被禁忌经口/肠道摄取营养的成人患者。

2. 小儿复方氨基酸注射液 Paediatric Aminoacid Compound Injection

见第十三章“189. 小儿营养不良”。

3. 丙氨酰谷氨酰胺注射液 Alanyl Glutamine Injection

【适应证】适用于需要补充谷氨酰胺患者的肠外营养，包括处于分解代谢和高代谢状况的患者。

4. ω-3 鱼油脂肪乳注射液 ω-3 Fish Oil Fat Emulsion Injection

【适应证】用于创伤、败血症及其他危重症患者有效的能量来源，作为辅助治疗型药物调节重症患者的炎症反应。

5. 结构脂肪乳注射液（C6～24）Structural Fat Emulsion Injection(C6～24)

【适应证】作为肠外营养的组成部分，提供能量和必需脂肪酸。

6. 肠外营养注射液（25）Total Parenteral Nutrition Injection(25)

【适应证】氨基酸类药。用于蛋白质摄入不足、吸收障碍等氨基酸不能满足机体代谢需要的患者。亦用于改善手术后患者的营养状况。

7. 肠内营养乳剂（TP）Enteral Nutritional Emulsion (TP)

【适应证】本品适用于有胃肠道功能的营养不良或摄入障碍的患者，包括创伤或颅面部、颈部手术后患者；咀嚼、吞咽困难患者；意识不清或接受机械换气的患者；手术后需要补充营养的患者；神经性厌食症患者等。

8. 肠内营养乳剂（TPF-D）Enteral Nutritional Emulsion (TPF-D)

【适应证】本品适用于糖尿病患者，可为有以下症状的糖尿病患者提供全部肠内营养：①咀嚼和吞咽障碍；②食管梗阻；③中风后意识丧失；④恶病质，厌食或疾病康复期；⑤糖尿病合并营养不良；⑥也可用于其他糖尿病患者补充营养。

9. 肠内营养乳剂（TP-HE）Enteral Nutritional Emulsion(TP-HE)

【适应证】本品适用于需要高蛋白、高能量、易于消化的脂肪，以及液体入量受限的患者，包括：①代谢应激患者，特别是烧伤患者；②心功能不全患者的营养治疗；③持续性腹膜透析患者；④黏稠物阻塞症（胰纤维性囊肿病）。

10. 肠内营养乳剂（TPF）Enteral Nutritional Emulsion (TPF)

【适应证】本品可作为全部营养来源或营养补充剂提供给无法正常进食的患者，尤其是不能耐受大容量喂养或需要高能量的患者。适用于以下情况：高分解代谢状况、液体入量受限（如心功能不全患者）、恶病质、厌食症、康复期、咀嚼或吞咽困难，以及营养不良患者的术前准备。

11. 肠内营养乳剂（TPF-T）Enteral Nutritional Emulsion(TPF-T)

【适应证】本品适用于营养不良的肿瘤患者，包括恶病质、厌食症、咀嚼及吞咽障碍等病况，也适用于脂肪或ω-3 脂肪酸需要量增高的其他疾病患者，为患者提供全部营养或营养补充。患者胃肠道功能应适用肠内营养。

12. 肠内营养混悬液（TPF）Enteral Nutritional Suspension(TPF)

【适应证】本品为复方制剂，其组分为水、麦芽糊精、酪蛋白、植物油、膳食纤维（大豆多糖等）、矿物质、维生素和微量元素等人体必需的营养要素。适用于有胃肠道功能或部分胃肠道功能，而不能或不愿进食足够数量的常规食物，以满足机体营养需求的应进行肠内营养治疗的患者。

13. 肠内营养混悬液（TPF-D）Enteral Nutritional Suspension(TPFD)

【适应证】本品是含有纤维素的特殊全营养液体制剂，主要适用于糖尿病患者。

14. 肠内营养混悬液（TP）EnteralNutritionalSuspension (TP)

【适应证】本品适用于存在营养不良但有完全或部分胃肠道功能，而不能正常进食的患者的营养治疗。

15. 肠内营养混悬液（SP）Enteral Nutritional Suspension(SP)

【适应证】本品适用于有胃肠道功能或部分胃肠道功能而不能或不愿吃足够数量的常规食物以满足机体营养需求的肠内营养治疗的患者，主要用于以下情况。①代谢性胃肠道功能障碍。a. 胰腺炎。b. 肠道炎性疾病。c. 放射性肠炎和化疗。d. 肠瘘。e. 短肠综合征。f. 艾滋病病毒/艾滋病。②危重疾病。a. 大面积烧伤。b. 创伤。c. 脓毒血症。d. 大手术后的恢复期。③营养不良患者的手术前喂养。④肠道准备。⑤本品能用于糖尿病患者。

16. 整蛋白型肠内营养剂（粉剂）Intacted Protein Enteral Nutrition Powder

【适应证】本品适用于存在营养不良但有完全或部分胃肠道功能，而不能正常进食的患者的营养治疗。

17. 氢溴酸加兰他敏 Galanthamine Hydrobromide

【适应证】本品主要用于治疗阿尔茨海默症，对痴呆患者和脑器质性病变引起的记忆障碍亦有改善作用。也用于重症肌无力、进行性肌营养不良症等。

18. 乳酸菌素 Lacidophilin

【适应证】用于肠内异常发酵、消化不良、肠炎和小儿饮食不当引起的腹泻及营养不良等。

19. 维生素 A Vitamin A

【适应证】用于维生素 A 缺乏症，如夜盲症、干眼病、角膜软化症和皮肤粗糙等，也用于营养不良等。

20. 维生素 D Vitamin D

【适应证】用于预防和治疗维生素 D 缺乏症，如佝偻病等。

21. 氨基酸注射液 Amino Acid Injection

【适应证】低蛋白血症。用于蛋白质摄入不足、吸收障碍等氨基酸不能满足机体代谢需要的患者。亦用于改善手术后患者的营养状况。

22. 丙氨酰谷氨酰胺 Alanyl Glutamine

【适应证】适用于需要补充谷氨酰胺患者的肠外营养，包括处于分解代谢和高代谢状况的患者，为接受肠外营养的患者提供谷氨酰胺。

23. 多种微量元素注射液（Ⅱ）Multi-trace Elements Injection（Ⅱ）

【适应证】本品为肠外营养的添加剂，能满足成人每天对铬、铜、铁、锰、钼、硒、锌、氟和碘的基本和中等需要，也适用于妊娠妇女补充微量元素。

24. N(2)-L-丙氨酰-L-谷氨酰胺注射液 N(2)-L-alanyl-L-glutamine Injection

【适应证】适用于需要补充谷氨酰胺患者的肠外营养，包括处于分解代谢和高代谢状况的患者。

25. 葡萄糖酸锌 Zinc Gluconate

【适应证】本品适用于小儿厌食症、儿童生长发育迟缓、营养不良、各皮肤痤疮、复发性阿弗口腔溃疡等缺锌性疾病。

26. 枸橼酸锌 Zinc Citrate

见第十三章“180. 小儿厌食症”。

27. 硫酸锌 Zinc Sulfate

见第十三章“180. 小儿厌食症”。

28. 硫酸亚铁 Ferrous Sulfate

见第十三章“191. 小儿贫血”。

29. 富马酸亚铁 Ferrous Fumarate

见第十三章“191. 小儿贫血”。

30. 葡萄糖酸亚铁 Ferrous Gluconate

见第十三章“191. 小儿贫血”。

31. 琥珀酸亚铁 Ferrous Succinate

见第十三章“191. 小儿贫血”。

32. 复方氨维片（胶囊）Compound Amino Acid and Vitamin Tablets

【适应证】用于各种疾病导致的低蛋白血症的辅助治疗，如慢性肝病、肝硬化或肾病所致的低蛋白血症及外科术后或恶性肿瘤所致的负氮平衡和低蛋白血症的营养补充治疗。

33. 磷酸二氢钾 Potassium Dihydrogen Phosphate

【适应证】主要用于预防和治疗低磷血症，也可作为磷添加剂，用于全静脉高营养治疗方案。

34. 盐酸赖氨酸 Lysine Hydrochloride

【适应证】用于赖氨酸缺乏所致的营养不良、食欲缺乏。

35. 富马酸亚铁多库酯钠胶囊 Ferrous Eumanate and Docusate Sodium Capsules

【适应证】用于各种原因引起的慢性失血、营养不良，妊娠、儿童发育期等引起的缺铁性贫血，尤适用于因服铁剂而产生便秘者。

36. 口服维 D_2 葡萄糖 Oral Vitamin D_2 and Glucose

【适应证】用于营养补充。

37. 口服五维赖氨酸葡萄糖 Oral Five Vitamins, Lysine and Glucose

【适应证】用于预防和治疗因缺乏维生素所致的各种疾病，或慢性疾病引起的营养不良。

38. 复合维生素 B Vitamin B Compound

【适应证】预防和治疗 B 族维生素缺乏所致的营养不良、厌食、脚气病、糙皮病等。

39. 复合维生素 BC Vitamin B and C Complex

【适应证】用于营养不良、厌食、脚气病、糙皮病、坏血病及其他因维生素 B 和维生素 C 缺乏引起的疾病。

40. 五维赖氨酸片（颗粒）Five Vitamins and Lysine Tablets

见第十三章“189. 小儿营养不良”。

41. 复方氨基酸(15)双肽(2)注射液 Compound Amino Acids (15) and Dipeptides (2) Injection

【适应证】本品为肠外营养制剂，通过肠外营养提供氨基酸。应用于不能口服或经肠道补给营养，以及营养不能满足需要的患者，特别是处于高分解代谢的患者。

42. 五维 B 颗粒 Five vitamin B Granules

见本章“353. 脚气病”。

43. 干酵母片 Dried Yeast Tablets

见第十三章“180. 小儿厌食症”。

44. 混合糖电解质注射液 Carbohydrate and Electrolyte Injection

【适应证】用于不能口服给药或口服给药不能充分摄取时，补充和维持水分及电解质，并补给能量。

45. 脂肪乳氨基酸(18)注射液 Fat Emulsion and Amino Acids(18) Injection

【适应证】本品用于不能或功能不全或被禁忌经口/肠道摄取营养的成人患者。

46. 肠内营养粉剂（AA-PA）Enteral Nutritional powder (AA-PA)

【适应证】本品为特殊医用食品，需在医师指导下使用，适合于 1 岁以下婴儿使用。本品适用于牛奶过敏、多种食物蛋白不耐受患儿的营养支持，可以作为单一的营养来源。本品也适用于其他需要要素膳食者的营养支持。

二、中药

1. 启脾丸（口服液）

见第十三章“182. 疳证”。

2. 龙牡壮骨颗粒（咀嚼片）

见第十三章“188. 婴儿夜啼”。

3. 参苓白术散（丸、颗粒、片、口服液、胶囊）

见第十三章“182. 疳证”。

4. 螺旋藻胶囊（片）

【处方组成】螺旋藻粉

【功能主治】益气养血，化痰降浊。用于气血亏虚，痰浊内蕴，面色萎黄，头晕头昏，四肢倦怠，食欲不振；病后体虚，贫血，营养不良属上述证候者。

【用法用量】胶囊口服，一次2～4粒。一日3次。

5. 鹿角胶颗粒

【处方组成】鹿角胶

【功能主治】温补肝肾，益精养血。用于肝肾不足所致的腰膝酸冷、阳痿遗精、虚劳羸瘦、崩漏下血、便血尿血、阴疽肿痛。

【用法用量】开水冲服，一次3～6g，一日1～2次。

6. 还少胶囊

【处方组成】熟地黄、山茱萸、山药（炒）、枸杞子、杜仲（盐制）、巴戟天（炒）、肉苁蓉、远志（甘草炙）、石菖蒲、五味子、小茴香（盐制）、楮实子、牛膝、茯苓、大枣（去核）

【功能主治】温肾补脾，养血益精。用于脾肾两虚、精血亏耗所致的腰膝酸痛，阳痿、遗精，耳鸣、目眩、肌体瘦弱，食欲减退，牙根酸痛。

【用法用量】口服。一次5粒，一日2～3次。

7. 健脾补血颗粒

【处方组成】党参、茯苓、皂矾、神曲茶、黑豆（炒）、白术、陈皮、甘草

【功能主治】补血，益气，健脾和胃，消积。用于脾虚血少所致的面黄肌瘦，食少体倦，以及营养性、缺铁性贫血见上述证候者。

【用法用量】口服。2岁以下一次0.5g，2～5岁一次1g，6～10岁一次1.5g，111～14岁一次2g，15岁以上一次3g，一日3次。

附：用于消瘦与营养不良的其他中药

1. 河车补丸

【功能主治】滋肾阴，补元气。用于肾阴不足，元气亏损引起的身体消瘦，精神疲倦，腰酸腿软，自汗盗汗。

2. 琼玉膏

【功能主治】补虚健脾。用于气阴不足，肺虚干咳，形体消瘦。

3. 脾肾双补丸

【功能主治】健脾开胃，补益肝肾。用于脾肾双亏，气阴两虚，面黄肌瘦，食欲不振。

4. 两仪膏

【功能主治】补益气血。用于面色不华，头昏目眩，心悸失眠，体瘦气短。

5. 灵芝桂圆酒

【功能主治】滋补强壮，温补气血，健脾益肺，保肝护肾。用于身体瘦弱，产后虚弱，贫血，须发早白的辅助治疗。

6. 枸杞药酒

【功能主治】滋肾益肝。用于肝肾不足，虚劳消瘦，腰膝酸软，失眠。

7. 参苓健体粉

【功能主治】补气健脾，和胃渗湿。用于消化不良，食欲不振，面黄肌瘦，精神疲乏，慢性腹泻。

8. 紫河车胶囊

【功能主治】温肾补精，益气养血。用于虚劳消瘦，骨蒸盗汗，咳嗽气喘，食少气短。

9. 茯苓白术丸

【功能主治】健脾益气，和胃化湿。用于脾虚湿困，食欲不振，脘腹胀闷，大便溏烂，形体虚弱，神疲乏力，面色萎黄。

10. 无比山药丸

【功能主治】健脾补肾。用于脾肾两虚，食少肌瘦，腰膝酸软，目眩耳鸣。

11. 桑葚膏

【功能主治】补肝肾，益精血。用于肝肾精血亏损引起的身体消瘦，腰膝酸软，盗汗，头晕眼花，口渴咽干。

357. 淹溺

〔基本概述〕

淹溺也称溺水，是指人淹没于水中，水和水中污泥、杂草堵塞呼吸道或反射行喉，气管及支气管反射性痉挛引起通气障碍而窒息或心脏骤停。

溺水多见于儿童、青少年和老人，以误落水中为多，偶有投水自杀者，意外事故如遇有洪水、船只沉翻等也是重要原因。人落水被淹后一般4～6分钟即可致死。

淹溺分为淡水淹溺和海水淹溺。淡水淹溺主要是低渗液进入人体很快被肺泡毛细血管吸收进入血液循环，出现暂时性血容量过多，导致血渗透压降低，出现大量溶血现象。海水淹溺主要是高渗液进入人体，大量水分从毛细血管渗入肺泡腔，出现急性肺水肿。因此临床上应注意鉴别是淡水还是海水淹溺。

淹溺的临床表现，根据溺水时间长短与缺氧的时间和严重程度不同，轻者可表现为呛咳、血压升高、心率加快、皮肤

苍白。中度患者可有严重呕吐、神志模糊或烦躁不安、反射减弱等。重度溺水患者可处于昏迷状态，窒息，面色青紫，四肢厥冷，甚至呼吸、心跳停止。

〔治疗原则〕

迅速清除口、鼻中的污物，以保持呼吸道通畅，迅速将患者置于抢救者屈膝的大腿上，头倒悬轻按患者背部，迫使呼吸道及胃内的水倒出。一般肺内水分已被吸收，残留不多，因此倒水时间不宜过长，以免延误复苏。

淡水淹溺者可用3%高渗盐水静脉滴注，海水淹溺者可用5%葡萄糖或低分子右旋糖酐静脉滴注。对于呼吸心跳已停止者，应立即进行心肺复苏处理。

对呼吸、心跳停止患者立即进行心肺复苏。尽快进行胸外心脏按压和口对口呼吸。口对口呼吸的吹气量要大，体外心脏按压与吹气比为30∶2，加大呼吸通气量和克服肺泡阻力。经短期抢救心跳、呼吸不恢复者，不可放弃，人工呼吸必须直至自然呼吸完全恢复后才能停止，至少坚持3～4小时。有条件单位要及早进行气管插管，使用自动人工呼吸器进行间断正呼吸或呼气末期正压呼吸，使塌陷的肺泡重新张开，改善供氧和气体交换。

在抢救过程中要纠正水和电解质紊乱，防治脑水肿、肺水肿、心力衰竭和急性肾衰竭。

1. 现场急救

(1)维持呼吸道通畅：清除口鼻里的堵塞物，立即倾出溺水患者呼吸道内积水，迅速恢复其自主呼吸和心跳。救护人员单腿屈膝，将溺水者俯卧于救护者的大腿上，借体位使溺水者体内水由气管口腔中排出(有些农村将溺水者俯卧横入在牛背上，头脚下悬，赶牛行走，这样又排水，又起到人工呼吸作用)。

(2)保温：去除湿冷衣服，用棉被包裹。

2. 心肺复苏

如果溺水者呼吸、心跳已停止，应使溺水者仰卧，首先进行胸外按压并进行人工呼吸，在大约5个周期(大约两分钟)后再启动急救系统。按压速率至少为每分钟100次，成人按压幅度至少为5cm；婴儿和儿童的按压幅度至少为胸部前后径的三分之一(婴儿大约为4cm，儿童大约为5cm)。保证每次按压后胸部回弹。尽可能减少胸外按压的中断，避免过度通气，与人工呼吸互相协调操作。以大约每秒钟1次的速率进行人工呼吸。对于成人、儿童和婴儿(不包括新生儿)，单人施救者的按压－通气比率建议值为30∶2。

3. 供氧

立即用面罩给予100%纯氧，有条件时可以使用持续正压通气。

4. 维持水、电解质和酸碱平衡

视具体情况，给予补充电解质，严重酸中毒时可给予5%碳酸氢钠。

5. 补液治疗

淡水淹溺可应用高渗盐水(3%氯化钠注射液)。海水淹溺者可用5%葡萄糖或低分子右旋糖酐静脉滴注。海水淹溺补液不能用盐水。

6. 其他

(1)如有溶血，可输注红细胞或全血。

(2)心力衰竭者可用毛花苷C和呋塞米。

(3)肺部感染者应选用作用强的抗生素。

(4)脑水肿、肺水肿、溶血反应者应用糖皮质激素。

(5)急性肾衰竭者可用20%甘露醇、呋塞米。

(6)可酌情使用呼吸兴奋剂。

〔用药精选〕

一、西药

1. 肾上腺素 Adrenaline

本品兼有α受体和β受体激动作用。α受体激动引起皮肤、黏膜、内脏血管收缩。β受体激动引起冠状血管扩张、骨骼肌、心肌兴奋、心率增快、支气管平滑肌、胃肠道平滑肌松弛。对血压的影响与剂量有关，常用剂量使收缩压上升。

【适应证】主要适用于因支气管痉挛所致的严重呼吸困难，可迅速缓解药物等引起的过敏性休克，亦可用于延长浸润麻醉用药的作用时间，是各种原因引起的心脏骤停进行心肺复苏的主要抢救用药。

【不良反应】①心悸、头痛、血压升高、震颤、无力、眩晕、呕吐、四肢发凉。②有时可有心律失常，严重者可由于心室颤动而致死。③用药局部可有水肿、充血、炎症。

【禁忌】对本品过敏、高血压、器质性心脏病、冠状动脉疾病、糖尿病、甲状腺功能亢进、洋地黄中毒、外伤性及出血性休克、心源性哮喘患者禁用。

【孕妇及哺乳期妇女用药】本品可透过胎盘。必须应用本品时应慎用。

【儿童用药】必须应用本品时应慎用。

【老年用药】老年人对拟交感神经药敏感，必须应用本品时宜慎重。

【用法用量】皮下注射。一次0.25～1mg；极量：一次1mg。

【制剂】盐酸肾上腺素注射液

2. 去甲肾上腺素 Noradrenaline

本品为强烈的α受体激动药，同时也激动β受体。通过α受体的激动，可引起血管极度收缩，血压升高，冠状动脉血流增加；通过β受体的激动，使心肌收缩加强，心排出量增加。α受体激动的心脏方面表现主要是心肌收缩力增强，心率加快，心排血量增高；升压过高可引起反射性心率减慢，同时外周总阻力增加，因而心排血量反可有所下降。

【适应证】用于急性心肌梗死、体外循环引起的低血压；对血容量不足所致的休克、低血压或嗜铬细胞瘤切除术后的低血压，作为急救时补充血容量的辅助治疗；也可用于椎管内阻滞时的低血压及心跳骤停复苏后血压维持。

【不良反应】①药液外漏可引起局部组织坏死。②本品强烈的血管收缩可以使重要脏器器官血流减少，肾血流锐减后尿量减少，组织供血不足导致缺氧和酸中毒；持久或大量使用时，可使回心血流量减少，外周血管阻力升高，心排血量减少，后果严重。③静脉输注时沿静脉径路皮肤发白，注射局部皮肤破溃，皮肤发绀，发红，严重可眩晕，上述反应虽属少见，但后果严重。④个别患者因过敏而有皮疹、面部水肿。⑤在缺氧、电解质平衡失调、器质性心脏病患者中或逾量时，可出现心律失常；血压升高后可出现反射性心率减慢。⑥以下反应如持续出现应注意：焦虑不安、眩晕、头痛、皮肤苍白、心悸、失眠等。⑦逾量时可出现严重头痛及高血压、心率缓慢、呕吐、抽搐等。

【禁忌】禁止与含卤素的麻醉剂和其他儿茶酚胺类药合并使用，可卡因中毒及心动过速患者禁用。

【孕妇及哺乳期妇女用药】孕妇应权衡利弊慎用。

【老年用药】老年人长期或大量使用，可使心排血量减低。

【用法用量】静脉滴注。本品宜用5%葡萄糖注射液或葡萄糖氯化钠注射液稀释，不宜以氯化钠注射液稀释。

成人常用量：开始以8～12μg/min速度滴注，调整滴速以达到血压升到理想水平；维持量为2～4μg/min。在必要时可增加剂量，但需注意保持或补足血容量。

【制剂】重酒石酸去甲肾上腺素注射液

3. 多巴胺 Dopamine

本品主要作用于多巴胺受体，激动交感神经系统肾上腺素受体和位于肾、肠系膜、冠状动脉、脑动脉的多巴胺受体，其效应为剂量依赖性。对于伴有心肌收缩力减弱、尿量减少而血容量已为补足的休克患者尤为适用。

【适应证】适用于：心肌梗死、创伤、内毒素败血症、心脏手术、肾衰竭、充血性心力衰竭等引起的休克综合征；补充血容量后休克仍不能纠正者，尤其有少尿及周围血管阻力正常或较低的休克。由于本品可增加心排血量，也用于洋地黄和利尿剂无效的心功能不全。

【不良反应】常见的有胸痛、呼吸困难、心悸、心律失常(尤其用大剂量)、全身软弱无力感；心跳缓慢、头痛、恶心呕吐者少见。长期应用大剂量或小剂量用于外周血管病患者，出现的反应有手足疼痛或手足发凉；外周血管长时期收缩，可能导致局部坏死或坏疽；过量时可出现血压升高，此时应停药，必要时给予α受体阻滞剂。

【禁忌】对本品过敏者禁用。

【孕妇及哺乳期妇女用药】孕妇应用时必须权衡利弊。

【用法用量】静脉注射。成人常用量，开始时按体重1～5μg/kg/min，10分钟内以1～4μg/kg/min速度递增，以达到最大疗效。

【制剂】①盐酸多巴胺注射液；②注射用盐酸多巴胺

4. 多巴酚丁胺 Dobutamine

本品属β肾上腺素受体激动药，对心肌有正性肌力和较弱的正性频率作用，从而增强心肌收缩力，增加心排血量，降低肺毛细血管楔压。本品可与硝普钠等血管扩张药联合使用。

【适应证】适用于因器质性心脏病或心脏外科手术等引起的心力衰竭和休克等的短期支持治疗。

【不良反应】可见心悸、恶心、头痛、胸痛、气短等。如出现收缩压升高、心率增快，则多与剂量有关，应减量或暂停用药。

【禁忌】对本品或其他拟交感药过敏、梗阻性肥厚型心肌病患者禁用。

【孕妇及哺乳期妇女用药】慎用。

【用法用量】静脉滴注。将多巴酚丁胺加入5%葡萄糖液或氯化钠注射液中稀释后使用。一次250mg，以2.5～10μg/kg/min给予，速度在15μg/kg/min以下时，心率和外周血管阻力基本无变化；偶用大于15μg/kg/min，但需注意过大剂量仍然有可能加速心率并产生心律失常。

【制剂】①盐酸多巴酚丁胺注射液(葡萄糖注射液)；②注射用盐酸多巴酚丁胺

5. 尼可刹米 Nikethamide

本品选择性兴奋延髓呼吸中枢，也可作用于颈动脉体和主动脉体化学感受器反射性地兴奋呼吸中枢，并提高呼吸中枢对二氧化碳的敏感性，使呼吸加深加快，对血管运动中枢有微弱兴奋作用，剂量过大可引起惊厥。其吸收好，起效快，作用时间短暂。

【适应证】用于中枢性呼吸抑制及各种原因引起的呼吸抑制。

【用法用量】皮下注射、肌内注射、静脉注射，成人常用量一次，必要时1～1.25g。小儿常用量，6个月以下1次75mg，1岁1次0.125g，4～7岁一次0.175g。

【不良反应】常见面部刺激征、烦躁不安、抽搐、恶心、呕吐等。大剂量时可出现血压升高、心悸、出汗、面部潮红、呕吐、震颤、心律失常、惊厥，甚至昏迷。

【禁忌】抽搐及惊厥患者。

【制剂】尼可刹米注射液

6. 甘露醇 Mannitol

甘露醇在体内不被代谢，经肾小球滤过后在肾小管内甚少被重吸收，起到组织脱水、渗透利尿的作用。

【适应证】①组织脱水药。用于治疗各种原因引起的脑水肿，降低颅内压，防止脑疝。②降低眼内压。可有效降低眼内压，应用于其他降眼内压药无效时或眼内手术前准备。③渗透性利尿药。用于鉴别肾前性因素或急性肾衰竭引起的少尿。亦可应用于预防各种原因引起的急性肾小管坏死。④作为辅助性利尿措施治疗肾病综合征、肝硬化腹水，尤其是当伴有低蛋白血症时。⑤对某些药物逾量或毒物中毒(如巴比妥类药物、锂、水杨酸盐和溴化物等)，本药可促进上述物质的排泄，并防止肾毒性。

【用法用量】静脉滴注：按每次每千克体重1～4.5g，一般用20%溶液250~500ml(50~100g),滴速每分钟10ml。每4~6小时可重复1次。每日100~200g。

【不良反应】水和电解质紊乱最为常见:①快速大量静脉注射甘露醇可引起体内甘露醇积聚,血容量迅速大量增多(尤其是急、慢性肾衰竭时),导致心力衰竭(尤其有心功能损害时),稀释性低钠血症,偶可致高钾血症;②不适当地过度利尿导致血容量减少,加重少尿;③大量细胞内液转移至细胞外可致组织脱水,并可引起中枢神经系统症状。

还可出现:寒战、发热、排尿困难、血栓性静脉炎。甘露醇外渗可致组织水肿、皮肤坏死。过敏引起皮疹、荨麻疹、呼吸困难、过敏性休克。头晕、视力模糊。高渗引起口渴。渗透性肾病(或称甘露醇肾病),主要见于大剂量快速静脉滴注时。临床上出现尿量减少,甚至急性肾衰竭。渗透性肾病常见于老年肾血流量减少及低钠、脱水患者。

【禁忌】对本品过敏、心功能不全、心力衰竭、已确诊为急性肾小管坏死的无尿患者(包括对试用甘露醇无反应者)、严重失水、颅内活动性出血、急性肺水肿、严重肺瘀血患者禁用。

【孕妇及哺乳期妇女用药】甘露醇能透过胎盘屏障。孕妇慎用。

【老年用药】老年人应用本药较易出现肾损害,且随年龄增长,发生肾损害的机会增多。适当控制用量。

【制剂】甘露醇注射液

7. 去乙酰毛花苷 Deslanoside

本品系天然存在于毛花洋地黄中的强心苷,是最常用的强心药之一。本品速效,其作用较洋地黄、地高辛快。

【适应证】①用于心力衰竭。由于其作用较快,主要适用于急性心功能不全或慢性心功能不全急性加重的患者。②亦可用于控制伴快速心室率的心房颤动、心房扑动患者的心室率。

本品静脉注射获满意疗效后,可改用地高辛常用维持量以保持疗效。

【不良反应】常见:心律失常、食欲缺乏、恶心、呕吐、下腹痛无力和软弱。少见:视力模糊、色视、腹泻、中枢神经系统反应如精神抑郁或错乱。罕见:嗜睡、头痛、皮疹和荨麻疹。

【禁忌】①任何洋地黄类制剂中毒者禁用。②室性心动过速、心室颤动、梗阻性肥厚型心肌病(若伴收缩功能不全或心房颤动仍可考虑)禁用。③预激综合征伴心房颤动或心房扑动者禁用。

【孕妇及哺乳期妇女用药】本品可通过胎盘,故妊娠后期母体用量可能适当增加,分娩后6周减量。本品可排入乳汁,哺乳期妇女应用须权衡利弊。

【儿童用药】新生儿对本品的耐受性不定,其肾清除减少;早产儿与未成熟儿对本品敏感,按其不成熟程度而减小剂量。按体重或体表面积,1个月以上婴儿比成人用量略大。

【老年用药】老年人肝肾功能不全,表观分布容积减小或电解质平衡失调者,对本品耐受性低,必须减少剂量。

【用法用量】肌内注射或静脉注射。成人用5%葡萄糖注射液20ml稀释后缓慢静脉注射,2周内未用过洋地黄毒苷,或在1周内未用过地高辛的患者,初始剂量0.4~0.6mg,以后每2~4小时可再给0.2~0.4mg,总量一日1~1.6mg。儿童用量请遵医嘱。

【制剂】去乙酰毛花苷注射液

附:用于淹溺的其他西药

硫酸阿托品 Atropine Sulfate

【适应证】本品在临床上有多种用途。也可用于急性微循环障碍,治疗严重心动过缓、晕厥合并颈动脉窦反射亢进,以及一度房室传导阻滞等。

二、中药

对淹溺的治疗,目前尚没有明显有效的中药制剂。

358. 电击伤

〔基本概述〕

电击伤俗称触电,系超过一定极量的电流通过人体,产生机体损伤或功能障碍引起的损伤。通常是由于不慎触电或雷击造成的。

身体某部位直接接触电流或被雷击中,电流通过中枢神经和心脏时,可引起呼吸抑制、心室纤维颤动或心搏骤停,造成死亡或假死;电流局限于一侧肢体,可造成该侧肢体残废。高压电击伤及雷击伤,其后果严重,常可迅速死亡。

电击局部可出现点状或大片状严重烧伤,受伤肢体可出现暂时瘫痪,常伴有脑外伤、腹部外伤、骨折。闪电击伤患者可造成鼓膜破裂。极少数人可出现精神障碍、失明、耳聋等。

电击伤主要表现为局部的电灼伤和全身的电休克,导致呼吸和心跳停止。临床上分为轻型、重型和危重型。

轻型触电后,可出现强烈的肌肉痉挛,有可能人体被弹离电流。患者表现惊慌、四肢酸软、恶心、面色苍白、头晕、心动过速、表情呆滞、冷汗、震颤、皮肤灼伤处疼痛。心电图可见有心肌受损表现。重型患者神志不清、呼吸不规则、心动过速或心律不齐,也可伴有休克或抽搐。有些患者可转入假死状态:心跳、呼吸极其微弱,有时心电图可呈心室颤动。经过积极治疗一般可以恢复。危重型多见于高压电击伤,或低压电通电时间较长,患者呼吸和心跳停止,迅速死亡。

〔治疗原则〕

1. 现场抢救

关闭开关或用绝缘物体挑开电线、电器,或用带木柄(干燥)斧头砍断电线,拉开触电者。

2. 心肺复苏

如果电击伤者呼吸、心跳已停止,应使其仰卧,按压速率至少为每分钟 100 次，成人按压幅度至少为 5cm；婴儿和儿童的按压幅度至少为胸部前后径的 1/3（婴儿大约为 4cm，儿童大约为 5cm）。保证每次按压后胸部回弹。尽可能减少胸外按压的中断，避免过度通气，与人工呼吸互相协调操作。以大约每秒 1 次的速率进行人工呼吸。对于成人、儿童和婴儿（不包括新生儿），单人施救者的按压－通气比率建议值为 30∶2。

3. 对症处理

纠正电解质紊乱及酸碱平衡。

4. 防治脑水肿

必要时可静脉点滴 20% 甘露醇。

5. 应用抗菌药物防治感染。

6. 局部处理

伤口周围皮肤用碘酒、酒精处理后，常规注射破伤风抗毒素。

〔用药精选〕

一、西药

1. 肾上腺素 Adrenaline

见本章“357. 淹溺”。

2. 去甲肾上腺素 Noradrenaline

见本章“357. 淹溺”。

3. 多巴胺 Dopamine

见本章“357. 淹溺”。

4. 多巴酚丁胺 Dobutamine

见本章“357. 淹溺”。

5. 尼可刹米 Nikethamide

见本章“357. 淹溺”。

6. 甘露醇 Mannitol

见本章“357. 淹溺”。

7. 去乙酰毛花苷 Deslanoside

见本章“357. 淹溺”。

附：用于电击伤的其他西药

1. 磷酸肌酸钠 Creatine Phosphate Sodium

【适应证】本品在肌肉收缩的能量代谢中发挥重要作用。它是心肌和骨骼肌的化学能量储备。用于心脏手术时加入心脏停搏液中保护心肌，也用于缺血状态下的心肌代谢异常。

2. 硫酸阿托品 Atropine Sulfate

【适应证】本品在临床上有多种用途，也可用于急性微循环障碍，治疗严重心动过缓、晕厥合并颈动脉窦反射亢进，以及一度房室传导阻滞等。

3. 利多卡因 Lidocaine

【适应证】局部麻醉作用较普鲁卡因强，维持时间比它长 1 倍，但毒性也相应增加①用于阻滞麻醉及硬膜外麻醉。②用于室性心动过速及频发室性期前收缩。

4. 青霉素 Benzylpenicillin

见第十三章“164. 小儿肺炎”。

5. 破伤风抗毒素 Tetanus Antitoxin

【适应证】本品可中和伤口及游离的破伤风毒素，可预防和治疗破伤风。

二、中药

对电击伤的治疗，目前尚没有明显有效的中药制剂。

359. 放射病

〔基本概述〕

急性放射病是指机体在短时间内受到大剂量（ >1Gy）电离辐射照射引起的全身性疾病。外照射和内照射都可能发生急性放射病，但以外照射为主。外照射引起急性放射病的射线有 γ 线、中子和 X 射线等。

放射病的病因主要有以下几个方面。

（一）核战争

101kt 以下核爆炸时的暴露和有屏蔽人员，101kt 以上爆炸时的有屏蔽人员，在严重沾染区内通过和停留过久的人员，受到早期核辐射或放射性沾染的外照射，是发生大量急性放射病伤员的主要因素。

（二）平时

1. 核辐射事故

全世界目前有 430 多座核电站在运行，新建的核电站还在不断增加，从 20 世纪 50 年代至今已发生过好几起事故。其中最大的一次是 1986 年切尔诺贝利核电站事故，发生了 200 多例急性放射病，死亡 29 人。2011 年发生的日本福岛核电站泄漏事故，给全世界都造成了影响。此外，各种类型辐射源在生产、医疗各个领域的应用日益广泛，由于使用或保管不当，各种类型的辐射事故已发生过数百起。我国自 20 世纪 60 年代以来也曾发生过多起辐射源事故，伤亡多人。

2. 医疗事故

放射性核素和辐射装置的医疗应用，也有可能发生医疗事故。如国外曾发生过误用过量放射性核素治疗患者而产生内照射急性放射性致死的事故，也曾发生过因辐射装置故障使患者受到过量照射的事故。

3. 治疗性照射

因治疗需要而给予患者大剂量照射，可造成治疗性急性放射病。如骨髓移植前常用大剂量（ >6Gy）全身照射或全身淋巴结照射，作为骨髓移植前的预处理。

放射病临床表现可分为多种类型。

一、骨髓型放射病

骨髓型放射病是以骨髓造血系统损伤为主要特征的急

性放射病。

1. 轻度

轻度骨髓型放射病的病情不重，症状轻，临床分期不明显，仅在伤后数天内出现疲乏、头昏、失眠、食欲减退和恶心等症状。稍后上述症状减轻或消失，可能不出现明显的极期而逐渐趋向恢复，一般不发生脱发、出血和感染。

血常规改变轻微，伤后 1～2 天内白细胞总数可有一过性升高，达 10×10^9/L 左右。升高的组分主要是带状核中性粒细胞。升高的原因是骨髓细胞在照射后早期短暂的加速成熟和加快释放，以及循环池和边缘池白细胞的重新分配。以后白细胞总数轻度下降，30 天后可降至（3～4）$\times10^9$/L。淋巴细胞没有早期升高，一开始就下降，伤后 3 天其绝对值可降至 1×10^9/L。50～60 天后血常规逐渐恢复正常。

轻度放射病预后良好，一般在两个月内可自行恢复。

2. 中度和重度

中度和重度骨髓型放射病的临床经过基本相似，只是病情轻重不同，各期症状如下。

（1）初期：在照后数十分钟至数小时出现，表现为神经内分泌功能紊乱，特别是自主神经功能紊乱。主要症状为乏力、头昏、恶心、呕吐、食欲降低，还可能出现心悸、出汗、口渴、体温上升，失眠或嗜睡。有的患者还有皮肤红斑、结膜充血、腮腺肿大、口唇肿胀等。

初期症状出现快慢、症状多少、程度轻重、持续时间长短等，都与病情轻重有关。中度多在照后数小时出现，有的可早到数十分钟；持续 1～2 天。重度多在照后数十分钟出现，也可出现在数小时后，持续 1～3 天。

血常规变化：照后数小时至 2 天，白细胞可升高至 10×10^9/L 以上，然后下降。淋巴细胞绝对值在照后 12～24 小时内明显减少，其减少程度与照射剂量有关。

（2）假愈期：开始于照射后 2～4 天。初期症状基本消失或明显减轻。患者除有疲乏感外，可能无特殊主诉，精神良好，食欲基本正常。但是病情在继续发展，造血损伤进一步恶化，外周血白细胞和血小板呈进行性下降，机体免疫功能也开始降低。白细胞下降的速度与病情轻重有关。一般于照后 10 天左右白细胞下降到第一个最低值，然后出现顿挫回升，这是由于残留的造血干细胞有限地恢复增殖分化所致。回升的峰值与病情有关，照射剂量大者回升峰值低。血小板下降比白细胞缓慢，中度放射病在第 2 周下降至 60×10^9/L 以下，重度可降至 30×10^9/L 以下。红细胞由于在外周血中寿命较长，下降较慢，在此期中一般无明显变化。假愈期中部分患者血培养可查到细菌，出现菌血症，细菌多为上呼吸道的革兰阳性球菌。

假愈期长短是病情轻重的重要标志之一。中度放射病为 20～30 天，重度放射病为 15～25 天。在假愈期末，外周血白细胞可降至 2×10^9/L 以下，此时患者出现皮肤黏膜出血和脱发，被看作是进入极期的先兆。出血多见于口腔黏膜、胸部和腋窝部皮肤出现。

（3）极期：极期的标志是体温升高，食欲降低，呕吐、腹泻和全身衰竭。进入极期，病情急剧恶化，是各种症状的顶峰阶段，治疗不力者多于此期死亡。

①造血损伤极其严重：骨髓增生极度低下，各系造血细胞均减少，淋巴细胞和浆细胞比例增高。骨髓细胞体外培养可能无 CFU-GM 生长。外周血细胞持续下降到最低值，最低值水平与病情轻重有关。中度放射病血小板可降至（10～25）$\times10^9$/L，重度可降至 10×10^9/L。中度放射病红细胞轻度降低，重度可降至 2.5×10^{12}/L 以下。白细胞分类计数，中性粒细胞比例减少，核右移，并有退行性变化。

②感染：照射后机体免疫功能被削弱，感染是急性放射病的严重并发症，而且往往成为死亡的主要原因。感染的发生与粒细胞缺乏密切相关，粒细胞数越低，感染越重，威胁越大。

口咽部常是最早出现感染灶的部位，如牙龈炎、咽峡炎、扁桃体炎、口腔溃疡、口唇糜烂和溃疡等。口腔感染常有局部疼痛，张口和进食困难。其他如肺部、肠道、泌尿道和皮肤感染亦多见。

急性放射病的感染源有外源性和内源性两方面。内源性多为来自上呼吸道和消化道的条件致病菌。早期多为呼吸道的革兰阳性球菌，晚期多为肠道的革兰阴性杆菌。

急性放射病感染的特点是炎症反应减弱，出血坏死严重。表现为局部红肿，白细胞计数不升高；镜下可见渗出减少，炎细胞浸润很少或缺如（称乏炎细胞性炎症），吞噬现象不明显，肉芽形成少，局部细菌大量繁殖。由于细菌繁殖和毒素的作用，局部出血坏死严重，且很易播散致其他部位，发展为全身感染：菌血症、败血症、毒血症、脓毒血症等。

重度以上患者还可能并发真菌和病毒感染。由于长期应用抗生素治疗，体内菌群失调，易并发真菌感染。感染部位以肺部为多见。真菌感染常并发组织坏死，并直接向周围组织扩散，或通过血行传播至其他脏器成为致死的原因。

当全身照射 5～6Gy 以上，有可能并发病毒感染，照射剂量越大，发生率越高。病毒感染可以发生于粒细胞缺乏之前，亦可发生于粒细胞回升之后，感染源或能为疱疹病毒和巨细胞病毒。病毒感染常是凶险的征兆，可使病情迅速恶化，长期发热不退，成为致死的原因。

③出血：照射后由于造血器官损伤严重，血小板数明显减少、功能降低，如血小板黏着力减退、凝血因子不足、5-羟色胺（5-HT）含量减少等，加上血管壁的脆性和通透性增加，全身多发性出血也是急性放射病的主要病理和临床表现之一，对病情的发展和结局有重要影响。出血在各内脏器官和皮肤黏膜都可发生，一般说内脏出血要早于体表。内脏出血的顺序为骨髓、淋巴结、小肠、胃、大肠、心、肺、肾、膀胱等。出血的程度随照射剂量和治疗情况而异，轻者仅为少数点状出血，严重者成斑块状出血，甚至弥漫成片。出血的时间，常与血小板下降程度一致，当血小板低于 70×10^9/L 时，可见皮肤黏膜点状出血，低于（30～50）$\times10^9$/L 时，则往往会引

起严重出血,大量出血会加重造血障碍和物质代谢紊乱,并促进感染的发生。

患者进入极期前首先出现皮肤和黏膜散在出血点,进入极期后逐渐加重。部分中度患者也可能只有出血倾向,如束臂试验阳性、出凝血时间延长,大便潜血试验阳性等。重度患者常发生严重出血,可有鼻出血,尿血、便血、咳血、呕血等。女患者可发生子宫出血。在发生感染的部位常伴有严重的出血坏死。大量出血可引起急性贫血,重度脏器出血可成为死亡的原因。

④胃肠道症状:进入极期后,患者又出现食欲降低,恶心等症状,重度患者多有呕吐,拒食、腹泻、腹胀、腹痛等,腹泻常伴有鲜血便或柏油样便。重度患者或腹部照射剂量大者,可发生肠套叠、肠梗阻等并发症。

⑤其他症状:极期患者一般表现衰弱无力,精神淡漠,烦躁等,查体可见腱反射减弱或消失。重度患者常出现物质代谢紊乱,水、盐及酸碱平衡失调,如脱水、体重下降、酸中毒、低钾血症等。

⑥化验检查:生化检查可见二氧化碳结合力降低,血清总蛋白减少。血中非蛋白氮增高,血清 GOT 和 GPT 不同程度升高,血中凝血因子和 5-HT 含量降低。血栓弹力图检查可见 r、k、r+k 值延长,ma 和 mE 值变小,表明凝血障碍。

极期症状非常严重,但对中、重度患者来说,仍存在自行恢复的可能。在极期末可见骨髓重现造血,只要精心治疗,控制住感染、出血等主要症状的发展,保持患者内环境的稳定,患者能度过极期进入恢复期。

(4)恢复期

照射后 5~7 周开始进入临床恢复期。发病后 4~5 周骨髓开始恢复造血,1 周后外周血白细胞开始回升。照射后 50~60 天,白细胞数可升高至 5×10^9/L 左右,血小板数可基本正常。随着造血功能的恢复,其他症状也逐步好转,出血停止并逐渐吸收,体温恢复正常,精神和食欲开始好转。照射后 2 个月,患者头发开始再生,经过一段时间可恢复至照前情况,或者比照前生长更稠密。

进入恢复期后,患者免疫功能和贫血恢复较慢,可存在易疲劳等症状和再发生感染的可能。此外,重度患者进入恢复期后还可能出现某些脏器损伤的症状,常见的如肝损伤,出现黄疸,转氨酶升高,消化不良、腹泻等症状。所以,恢复期的护理和治疗仍不能放松,患者还需经过 2~4 个月才能基本恢复正常。

在恢复期中,性腺恢复较慢。照射后精子数下降的顶峰在照后 7~10 个月,1~2 年后才能恢复。受照射剂量较大者,亦可造成永久性不育。

3. 极重度

极重度放射病的病情经过和主要症状与重度大体相似。其病变发展较快,症状重,极期持续较久、恢复慢。由于造血损伤严重,自行恢复的能力减弱。其特点如下。

(1)初期症状出现早而重,假愈期短。极重度放射患者在照射后 1 小时内即出现反复呕吐,并可有腹泻,患者呈衰弱状态。初期症状持续 2~3 天后有所减轻,经 7~10 天后进入极期。有的病例也可能直接转入极期,没有明显的假愈期。

(2)造血损伤严重,部分患者能自行恢复造血功能。外周血象变化迅速,照后 1 周白细胞可降至 1×10^9/L,3 天后淋巴细胞绝对值可降至 0.25×10^9/L。极期白细胞、血小板都可降至 0,贫血严重。剂量偏大的极重度患者需输入外源性造血干细胞支持重建造血。

(3)极期症状重。进入极期后,患者高热、呕吐、腹泻、拒食、出血等症状严重,并呈现全身衰竭情况。腹泻可呈水泻样或血便,脱水和电解质紊乱严重。胸部受到大于 8Gy 照片者可并发间质性肺炎,真菌和病毒感染发生率高。

间质性肺炎是受大剂量照射后的严重并发症,其发生原因不完全清楚,一般认为与肺部放射损伤和病毒(如巨细胞病毒)感染有关。间质性肺炎的病理变化主要为肺间质水肿、炎细胞浸润,肺泡纤维蛋白渗出和透明膜形成。晚期可见肺纤维化,肺泡壁增厚、气体交换障碍。临床表现为轻到中度咳嗽,干咳或有少量非脓性痰、呼吸急促或进行性呼吸困难、发绀等,多数患者有发热和肺部啰音。治疗困难,一般在发病后 10~15 天死亡。

(4)治疗难度大,预后严重。此类患者虽经积极治疗,恢复较慢,目前治疗水平只能救活部分患者,并发间质性肺炎和真菌、病毒感染者预后严重。

二、肠型放射病

肠型放射病是以呕吐、腹泻、血水便等胃肠道症状为主要特征的非常严重的急性放射病。机体受肠型剂量照射后,造血器官损伤比骨髓型更为严重。但因病程短,造血器官的损伤尚未发展,小肠黏膜已发生了广泛坏死脱落,因此肠道病变是肠型的主要病理特点。

由于小肠黏膜上皮细胞的更新周期为 5~6 天,所以肠型放射病在 1 周左右即出现小肠危象,小肠黏膜上皮广泛坏死脱落。眼观肠壁变薄,黏膜皱襞消失,表面平滑。镜观隐窝细胞坏死,隐窝数减少甚至完全消失,绒毛裸露,在隐窝和绒毛可见巨大的畸形细胞(亦称 ω 细胞)。畸形细胞是肠腺细胞受损伤后,丧失了正常分裂能力,但仍能合成 DNA,以致胞体肿大,失去了正常的上皮细胞形态和功能。肠黏膜上皮广泛坏死脱落并出现畸形细胞,是肠型放射病的病理特征。在小肠黏膜上皮变化的同时,黏膜固有层和黏膜下层血管充血、间质水肿,有少量粒细胞和圆细胞浸润。

肠型放射病由于病情重、发展快、病程短,所以临床分期不如骨髓型明显。临床表现有以下主要特点。

1. 初期症状重,假愈期不明显

在照射后 20 分钟至 4 小时内全部出现症状,主要表现为反复呕吐,全身衰竭,血压轻度下降,有时有腹泻。症状持续 2~3 天后稍有缓解。经过 3~5 天假愈期,在照射后 1 周即转入极期,或不出现假愈期直接转入极期。

2. 极期突出表现为胃肠道症状

进入极期后,患者出现反复呕吐,呕吐物多含胆汁或血性液体。严重腹泻是极期的突出表现,每天可达 20 ~ 30 次。腹泻以血水便为其特征,血水便中含肠黏膜脱落物。腹泻伴有腹胀、腹痛。由于肠蠕动功能紊乱,肠套叠,肠梗阻、肠麻痹等发生率较高。

3. 造血损伤严重

肠型放射病造血器官损伤比骨髓型重,外周血象变化快,数天内白细胞可降至 1×10^9/L 以下。照射剂量接近肠型放射病剂量下限者,经大力救治若度过肠型死亡期,即表现出来严重的骨髓衰竭,一般都不能自行恢复造血功能。死亡早者,出血不及重度骨髓型放射病严重,若经治疗而延长生存期者,亦可发生严重出血。

4. 感染发生早

由于造血损伤严重,免疫功能低下,肠道失去障碍,致使体液和电解质大量丢失,肠腔内细菌、毒素和有害分解产物侵入血液,很快造成脱水,水、电解质代谢紊乱,毒血症、菌血症等并发症,成为死亡的原因。肠型放射病后期常出现坏死性肠炎、腹膜炎和坏死性扁桃体炎、败血症等。临终前机体衰竭,体温可骤然降低。

5. 治疗可延长生存期

患者进入极期后,病情迅速恶化,血压下降,虚汗、四肢厥冷、发绀、寒战、谵妄、昏迷,很快濒临死亡。死亡高峰在 10 天前后,治疗可延长生存期,但迄今尚无治活的先例。

三、脑型放射病

脑型放射病是以中枢神经系统损伤为特征的极其严重的急性放射病,发病很快,病情凶险,多在 1 ~ 2 天内死亡。脑型放射病时,显然造血器官和肠道的损伤更加严重。但由于病程很短,造血器官和肠道损伤未充分显露,主要病变在中枢神经系统。损伤遍及中枢神经系统各部位,尤以小脑、基底核、丘脑和大脑皮层为显著。病变的性质为循环障碍和神经细胞变性坏死。眼观大脑充血、水肿,镜观可见神经细胞变性坏死,血管变性,血管周围水肿、出血,炎细胞浸润等。小脑的辐射敏感性高于其他部位,尤其是颗粒层细胞变化显著,细胞减少,细胞核固缩或肿胀。蒲氏细胞空泡变性、坏死。大脑皮层神经细胞发生变性坏死,常见有胶质细胞包绕而成"卫星"或噬节现象,有时形成胶质细胞结节。坏死神经细胞的髓鞘发生崩解和脱失。

上述病变很快引起急性颅内压增高,脑缺氧,以及运动、意识等一系列神经活动障碍,导致在一天左右死亡。死亡原因主要为脑性昏迷衰竭。

除上述普遍公认的三型以外,国内外有些学者根据事故病例和实验研究所得,提出在肠型和脑型之间存在一个心血管型放射病。其照射剂量介于肠型和脑型之间,病程较脑型稍长。病变特点是心肌变性坏死、炎症或萎缩,并有心血管系统的功能障碍,而小脑颗粒层细胞核固缩较脑型为少,一般不超不定期 1/4。临床主要表现为休克或急性循环衰竭。此型放射病的提出,对研究大剂量照射的发病机制和治疗有指导意义。

四、中子损伤

随着中子在医学和工农业生产中的应用,特别是小型核武器和中子弹的研制和发展,中子损伤的特点引起了人们的关注。中子对生物体的作用机制和所引起的损伤,与 X 线和 γ 线类似。但由于它是高 LET 辐射,在生物体内的能量微观分布与 X 线和 γ 线不同。同等剂量的中子,损伤作用比 X 线和 γ 线强,也即是 RBE > 1。中子损伤的特点如下。

1. 病情发展快而严重

中子照射的骨髓型放射病病情发展比 γ 线所致者快,症状严重,有的不出现明显的假愈期。死亡提前,病程缩短。

2. 造血器官损伤严重

造血干细胞对中子更为敏感,其损伤的 RBE 值达 1.8 左右。狗 3.5Gy γ 线照射后 24 小时骨髓有核细胞数下降至照前的 40% 左右。而相似剂量的中子照射,仅为照前的 16.6%。中子照射引起的外周血白细胞下降亦较快,很快达到最低值,照后 5 天就可降到正常水平的 10% 左右。贫血亦较严重。

3. 胃肠道损伤严重　中子照射的骨髓型放射病初期症状出现早而重,引起腹泻的 RBE 值在 2 ~ 3,中子照射引起肠型放射病的剂量阈值明显低于 γ 线,如狗受 5.5Gy 中子照射,肠道即表现出有肠型放射病的病理特征,肠型死亡的 RBE 值为 2 ~ 4。中子照射引起胃肠道功能紊乱亦较严重,肠套叠、肠梗阻等并发症发生率高,且常为致死的原因。

4. 感染发生率高、出现早

以等效剂量中子和 γ 线照射动物,中子照射组的感染和发热出现早,而且发生率也高,常见多部位(口腔、四肢)的体表感染。

5. 远期效应较重

①白内障剂量阈值低:在辐射远期效应中,X 线和 γ 线致白内障的剂量阈值一次照射约为 1.75Gy,而中子为0.75 ~ 1.0Gy。②遗传效应明显:中子对性腺损伤较 γ 线重,有人用称量睾丸重量的方法测定睾丸损伤的程度,发现快中子 0.13Gy 照射小鼠,三周后睾丸减轻 34.8%,而用60Co γ 线照射 0.55Gy,才减轻 30.3%,中子急性照射引起精原细胞和卵母细胞产生突变的 RBE 值为 5 ~ 6。慢性分次照射诱发精原细胞突变的 RBE 值可达 20。③致肿瘤效应强:中子照射诱发肿瘤效应比 X 线和 γ 线强,如小鼠受 2.9 ~ 5.8Gy 快中子照射,诱发胃肠道癌肿的 RBE 值为 2 ~ 3。小鼠受 2 ~ 3Gy 裂变中子照射肝脏肿瘤发生率达 14%,而 5Gy 250KVX 线照射的发生率仅为 2.4%。中子诱发的肿瘤包括造血器官、乳腺、垂体、子宫、卵巢、前列腺、睾丸、肝、肾、肺、胃、肠、皮下组织、淋巴结和膀胱中的良性和恶性肿瘤。

6. 现有防护药物的防护效果不如对γ线防护好

利用药物防护辐射损伤是预防急性放射病的一个重要方面。实验证明,某些对γ线照射有防护作用的药物,对中子损伤的防护效价降低或无效。

〔治疗原则〕

能预防或减轻放射损伤的药物称之为辐射防护剂。经过近半个世纪的努力,研究的药物很多,也筛选出了一些有效药物。但总的来说,还不尽理想,有的药物防护效价低,有的有效时间短,有的毒副作用大,使用受限制。

主要的辐射防护剂有半胱胺、胱胺、氨乙基异硫脲、氨基丙胺基乙基硫代磷酸单钠盐、天然甾体激素(如雌二醇)或人工合成的非甾体激素(如己烷雌酚、己烯雌酚等)。

(一)骨髓型放射病的治疗

1. 以造血损伤为中心进行综合治疗

骨髓型放射病的主要矛盾是造血组织损伤。因此围绕这一中心,一方面要设法减轻和延缓造血器官损伤的发展,促进损伤的恢复,一方面要大力防治由造血损伤引起感染和出血等并发症。另外,由于放射病的损伤涉及全身各器官,所以仍以综合治疗为主,达到保持机体内环境的平衡,安全度过极期。

2. 分度、分期治疗

各度放射病的治疗措施基本是一致的,但繁简有所差别。轻度放射病在平时可短期住院观察,对症治疗,暂时对症处理、留队观察即可。中度以上放射病都需住院治疗。但中度的早期治疗可简化,重度和极重度不仅应立即住院治疗,而且要抓紧早期的预防性治疗措施,做到所谓"狠抓早期、主攻造血、着眼极期",有利于提高治愈率。此外,还必须针对各期不同的矛盾进行治疗。

(1)初期:主要针对初期症状对症治疗,并根据病变特点采取减轻损伤的措施。

①保持患者安静休息和情绪稳定;②早期给抗放药;③镇静、止吐等对症治疗,如给地西泮、灭吐灵等;④有眼结膜充血、皮肤潮红等症状者,给苯海拉明、异丙嗪等脱敏药;⑤改善微循环;⑥重度以上患者早期给肠道灭菌药,并做好消毒隔离;⑦严重的极重度患者早期进行造血干细胞移植。

(2)假愈期:重点是保护造血功能、预防感染和预防出血。

①加强护理,注意观察病情变化。鼓励患者多进食,给高热量、高蛋白、高维生素并易消化的食物,极重度患者可用静脉保留导管补充营养;②保护造血功能,延缓和减轻造血损伤。可口服多种维生素,重度患者可少量输血;③预防感染和预防出血;④需移植造血干细胞的极重度患者,若初期未进行,进入本期后应尽早移植。

(3)极期:抗感染和抗出血是这一期治疗的关键问题,同时要采取有力的支持治疗,供应充分营养,保持水、电解质平衡,纠正酸中毒,促进造血功能恢复。

①患者绝对卧床休息,控制输液速度,防止加重肺水肿,注意观察病情变化;②抗感染、抗出血;③促进造血功能恢复,给维生素 B_4、维生素 B_6、维生素 B_{12},叶酸和 DNA 制剂,可应用造血因子,以及补益和调理气血的中药;④在供应充分营养(包括静脉补给)的同时,根据需要补充钾离子和碱性药物,同时可给予辅酶 A、ATP 等能量合剂。

(4)恢复期:主要防止病情反复,治疗遗留病变。

①加强护理,防止患者过劳,预防感冒和再感染,注意营养摄入和观察各种并发症的发生;②继续促进造血功能恢复,贫血患者可给铁剂,服用补益和调理气血的中药,或少量输血;③有消化不良等症状者,对症处理;④临床恢复期过后,应继续休息,调养一段时间,脱离射线工作。经体检鉴定后,可恢复适当的工作。

3. 主要治疗措施

(1)早期给予抗放射药。抗放射药是指在照射前给药和照射后早期给药都可减轻放射病的一类药物,对中、重度放射病效果较好。

(2)改善微循环。照射后早期微循环障碍可加重组织细胞损伤,尤其是重度以上放射病更为明显。可于照射后最初3天静脉滴注低分子右旋糖酐,每天500~1000ml,加入适量地塞米松和复方丹参注射液,对改善微循环,增加组织血流量,减轻组织损伤有益。

(3)防治感染。防治感染在治疗中占有非常重要的位置。尤其在极期,应把控制感染放在治疗的首位。

①入院清洁处理:洗浴或用1∶5000洗必泰药浴。②消毒隔离:暂时采取区段隔离,即与其他伤病员分室或分区住院,以免发生交叉感染。病室经常用紫外线消毒和消毒液擦拭。平时,重度以上患者应住入层流洁净病房。③注意皮肤黏膜卫生:要经常洗浴或擦浴。加强口腔护理,禁用牙刷,常用消毒液含漱。每次餐后都要用消毒液漱口和用含消毒液的棉球擦拭口腔,生殖器和肛门每天药浴。④应用肠道灭菌药:重度以上患者早期抑制肠道细菌,减轻肠道感染。可口服黄连素、复方新诺明、新毒素、庆大霉素等。由于抑制了肠细菌,应适当补充维生素 B_4、维生素 B_2。⑤全身应用抗菌药:这是控制感染的重要措施,以有指征地预防性使用为好。用药的顺序可为磺胺类药、青霉素、链霉素、氨基苄青霉素、新青霉素Ⅱ、庆大霉素、卡那霉素、妥布霉素、先锋霉素等。用量宜大,以静脉给药为主。并根据血液或咽拭子培养和细菌药敏试验结果,及时调整药物种类,注意配伍用药和防止不良反应。⑥增强机体免疫功能:中度和重度偏轻患者,机体免疫功能尚未丧失,可适当采用主动免疫措施,如用短棒状杆菌菌苗、卡介苗和某些植物多糖等刺激机体免疫功能。而对严重的重度以上患者,则以被动免疫为好,可静脉注射大剂量人血丙种球蛋白或胎盘球蛋白。⑦注意局部感染灶的防治:对患者潜在的感染灶,如龋齿、口腔炎、皮肤疖肿、痔疮、脚癣糜烂,或新发生的放射性皮肤、黏膜损伤等,都要及时发现,抓紧治疗和护理,减少感染机会。⑧注意防治二重

感染:发现真菌感染可用抗真菌药物,如口服制霉菌素,或雾化吸入和漱口,也可口服抗真菌新药酮康唑片等。防治病毒感染可用无环鸟苷和丙氧鸟苷等。⑨间质性肺炎和防治:主要用给氧或辅助换气改善呼吸功能和防止心力衰竭。肾上腺皮质激素可改善呼吸困难、控制症状。大剂量应用丙种球蛋白、抗病毒药和抗巨细胞病毒血清等,对病毒感染有防治作用。

(4)防治出血。放射病出血的原因主要是血小板减少,其次还有微血管和凝血障碍等因素。

①补充血小板和促进血小板生成:给严重出血的患者输注新鲜血小板是目前最有效的抗出血措施。止血敏有促进血小板生成的作用,亦可用于放射病治疗。②改善血管功能:在假愈期即可开始应用改善和强化毛细血管功能的药物。如安络血(肾上腺素缩氨脲)、5-HT、维生素C、维生素P等。③纠正凝血障碍:可用6-氨基己酸(EACA)、维生素K_3等。

(5)输血及血液有形成分。这是重度以上放射病治疗的重要措施。

①输血:可补充血细胞、营养物质和免疫因子,刺激和保护造血功能。止血和抗感染输血时机:白细胞低于1×10^9/L,或粒细胞低于0.5×10^9/L,或血小板低于$(30\sim50)\times10^9$/L;血红蛋白低于80g/L;严重出血或病情严重、衰竭者。每次输入200~300ml,每周1~2次。②输白细胞:输入白细胞后,患者血中白细胞数可暂时升高,输入后4~6小时达高峰,以后逐渐下降。所以输入白细胞不能提高外周血中白细胞数,可达到提高机体抵抗力、延迟和减轻感染的效果。③输血小板:一次输入血小板量为$10^{11}\sim10^{12}$个,血小板严重减少阶段需每天输1次。一般以输入新鲜血小板效果好。也可应用低温保存的同种异体血小板。切尔诺贝利事故治疗经验,中度和重度放射患者血小板数降至20×10^9/L,约在照射后14~18天。这类患者在血小板减少期约需输入5~6次血小板悬液,每次输入含血小板3×10^{11}个的血浆300ml。

输血及血液有形成分,都要注意输注速度,避免加重肺水肿和脑水肿。为保证输注效果,最好选择HLA相合或半相合的供者,减少输注引起的免疫反应。对输注的血液或有形成分悬液,在输注前都需经15~25Gy γ线照射,除去其中的免疫活性细胞,减少输注后反应。

(6)造血干细胞移植。造血干细胞移植的细胞来源有三,即骨髓、胚胎肝和外周血。

①骨髓移植:骨髓含有丰富的造血干细胞,而且采集容易,所以是常用的造血的干细胞移植方法。骨髓移植可用自体骨髓移植,或同种异体骨髓移植。自体骨髓移植容易植活而且不会发生免疫学反应。目前用得多的还是同种异体骨髓移植。②胚胎肝移植:4~5月胎龄的胚胎肝中有丰富的造血干细胞,亦可作为造血干细胞移植的一个来源。用胚胎肝移植,造血干细胞植活的可能性很小。如能植活也只能形成暂时性嵌合物,在一段时间内起到造血作用,有利于患者过度严重的造血障碍期,以后逐渐被排斥。但实验研究证明,胚胎肝制剂有刺激造血和非特异性免疫功能,加上胎肝中含淋巴细胞少,GVHD的发生率比骨髓移植小,故适用于重度乃至中度放射患者。③外周血造血干细胞移植:外周血中也有少量造血干细胞,约为全身造血干细胞的1%。造血干细胞的形态尚不能辨认,是混在单个核的细胞中。通常是先给供体注射"动员剂",如地塞米松等,以增加外周血中造血干细胞含量。然后用血球分离器连续流滤。收集单个核细胞供移植用。但外周血中淋巴细胞含量较多,移植后的免疫反应可能更严重。

(7)造血因子的应用。目前细胞因子的研究日益深入,许多重组的细胞因子陆续问世。平时的辐射事故中已将有关的造血因子应用于放射病的治疗。

(二)肠型放射病的治疗

肠型放射病多在1~2周死于脱水、酸中毒、败血症、中毒性休克等。因此首先应针对肠道损伤采取综合对症治疗,同时早期时行骨髓移植。待度过肠型死亡期后,重点便是治疗造血障碍。

(三)脑型放射病治疗

脑型放射病多死于1~2天内。急救的要点是镇静、止痉、抗休克和综合对症治疗。发生抽搐时,用苯巴比妥、氯丙嗪等加以控制,呕吐、腹泻时,应予以止吐、止泻,针对休克,应予补液、输血浆,应用去甲肾上腺素、间羟胺、恢压敏等升压药。

〔用药精选〕

一、西药

1. 碘化钾片 Potassium Iodide Tablets

见本章"354. 碘缺乏病"。

2. 碘糖丸 Iodine Sugar Pills

见本章"354. 碘缺乏病"。

3. 碘化油 Iodinated Oil

见本章"354. 碘缺乏病"。

4. 碘酸钾片(颗粒)Potassium Iodate Tablets

见本章"354. 碘缺乏病"。

附:用于放射病的其他西药

1. 多烯磷脂酰胆碱 Polyene Phosphatidylcholine

【适应证】用于各种类型的急性和慢性肝病,预防胆结石复发,怀孕导致的肝脏损害(妊娠中毒),银屑病,放射综合征。

2. 腺苷钴胺片 Cobamamide Tablets

【适应证】用于维生素B_{12}缺乏所致的疾病,如妊娠期贫血、营养不良性贫血,也可用于营养性疾患,以及放射线和药物引起的白细胞减少症的辅助治疗。

3. 复方维生素 B_{12} 软膏 Ⅰ号 Compound Vitamin B_{12} Oinment Ⅰ

【适应证】本品专治放射性急、慢性皮肤溃疡，并对压疮、皮肤淋巴腺的溃疡、糖尿病所致的皮肤溃疡，以及各种顽固性皮肤溃疡有良效。

4. 复方维生素 B_{12} 软膏 Ⅱ号 Compound Vitamin B_{12} Oinment Ⅱ

【适应证】本品用于慢性放射性皮肤损伤Ⅱ度、Ⅲ度，急性放射性皮肤损伤Ⅲ度、Ⅳ度。

5. 六维磷脂软胶囊

【适应证】本品为复方制剂，含大豆磷脂、烟酰胺、维生素 B_1、维生素 B_2、维生素 B_6、维生素 B_{12}、维生素 E。主要用于急、慢性肝炎，肝硬化，肝性昏迷，肝中毒症等，也用于治疗放射综合征。

二、中药

紫芝多糖片

见第十九章“308. 癌症与癌症疼痛”。

360. 急性中毒

〔基本概述〕

急性中毒是指机体在短期内接触或吸收了对机体健康有害的物质，迅速导致脏器的生理功能障碍，表现为危及生命的一系列严重病症。毒物可经消化道、呼吸道、皮肤黏膜或血液进入人体。

由于各种毒物的毒理作用和机体的反应性不同，急性中毒的临床表现可有明显的差异，可表现为各系统的器质性或功能异常，也可突出表现为某一系统的异常。

〔治疗原则〕

急性中毒多属意外，一般经过紧急处理，大多可转危为安。但如中毒时间长，或吸收毒物量大，可危及生命。抢救原则是：及时确定中毒性质，尽快排除尚未吸收的毒物，对已被吸收的毒物迅速解毒，给予积极支持治疗，保护重要脏器功能。

对急性中毒应立即抢救，药物中毒明确者除进行一般常规抢救外，应立即使用特效解毒剂治疗。对中毒药物名称尚不明确者，除一般的急救和对症治疗外，应尽量迅速明确毒物的类别，争取早期做特效解毒药物治疗。

1. 一般处理

(1)迅速清除未吸收的毒物。根据毒物的品种、中毒的途径、时间，采取不同的排毒方法，以防毒物的继续吸收。对口服中毒者，常用的排毒方法如下。

①涌吐法：一般在中毒 6 小时以内进行。如为镇静及安眠药中毒，可使胃排空时间延迟，在中毒 12 小时以内仍应进行催吐。若为腐蚀性毒物中毒者，不用催吐。一般用压舌板或手指刺激咽后壁，引起反射性呕吐。也可用白矾适量研末，温开水调服以催吐。

②洗胃法：一般服毒后 6 ~ 8 小时可插洗胃管，用盐水反复多次洗胃，或用洗胃机洗胃。洗胃后予吞服活性炭以阻止毒物吸收。对强酸、强碱、腐蚀性毒物中毒或为惊厥发生者及昏迷患者，洗胃则列为禁忌证，可用中和法，如强碱中毒可用淡米醋、果汁弱酸；强酸中毒用镁乳、氢氧化铝凝胶、稀薄的肥皂水等口服或灌入胃中。

③泻下法：对口服中毒时间较长，考虑毒物已经进入肠道，但未完全吸收者，可用泻下的方法，如用番泻叶 5 ~ 10g 开水送服；或用肥皂水、大黄水等高位灌肠。

(2)阻止毒物的吸收。对于经皮肤接触引起中毒者，应立即将患者的衣物脱去；吸入中毒者应将患者立即移出现场，置于通风良好且空气新鲜的环境。有毒动物咬伤引起中毒者，在肢体近心端扎止血带，每 10 ~ 20 分钟放松一次。

(3)促进已吸收毒物的排泄。可用利尿排毒、透析疗法、换血疗法、高压氧疗法等。

2. 药物急救

(1)常用解毒中药

①绿豆 200g，水煎服。用于各种药物和食物中毒。

②生甘草 15g，水煎服。用于细菌毒素、药物、蛇毒等中毒。

③紫苏适量煎汤内服，用于鱼胆中毒。

④车前草、白茅根各 30g，水煎服。用于各种中毒。

(2)特殊解毒药物的使用。有些中毒，临床有特殊的解毒药物，诊断一旦明确，应尽快使用特效解毒药物以解除毒物的毒性。如毒扁豆碱、槟榔碱、毒蕈中毒，可用阿托品皮下注射。

〔用药精选〕

一、西药

1. 盐酸阿扑吗啡注射液 Apomorphine Hydrochloride Injection

本品为中枢性催吐药，主要用于催吐。它可直接兴奋催吐化学敏感区，前庭中枢亦受到刺激，运动可增加本品的催吐作用。此外，阿扑吗啡尚有镇定作用。

【适应证】主要用于抢救意外中毒及不能洗胃的患者；常用于治疗石油蒸馏液吸入患者，如煤油、汽油、煤焦油、燃料油或清洁液等，以防止严重的吸入性肺炎。

【用法用量】皮下注射。成人，一次 2 ~ 5mg。小儿按体重 0.07 ~ 0.1mg/kg。极量：每次 5mg。不得重复使用。

【不良反应】①中枢抑制的呼吸短促、呼吸困难或心动过缓；②用量过大可引起持续性呕吐；③昏睡、晕厥和直立性低血压等；④快速或不规则的呼吸、疲倦无力、颤抖或心率加快，以及中枢神经刺激反应。

【禁忌】下列情况宜慎用或禁用：心力衰竭或心力衰竭先

兆，腐蚀性中毒，张口反射抑制，醉酒状态明显，已有昏迷或有严重呼吸抑制，阿片、巴比妥类或其他中枢神经抑制药所导致的麻痹状态，癫痫发作先兆，休克前期。不能用于麻醉药中毒。

【孕妇及哺乳期妇女用药】尚不明确。

【儿童用药】幼儿对阿扑吗啡的易感性增高，应慎用。

【老年用药】老年衰弱患者对阿扑吗啡的易感性增高，应慎用。

2. 二巯丁二酸胶囊 Dimercaptosuccinic Acid Capsule

本品为口服有效的重金属解毒药。本品分子中的活性巯基能夺取已与组织中酶系统结合的金属，形成稳定的水溶性螯合物由尿中排出，使含有巯基的酶恢复活性，解除重金属引起的中毒症状。本品可特异性的与铅结合，减少铅从胃肠道吸收和滞留，降低血铅浓度。本品也可与汞、砷等形成螯合物。

【适应证】用于解救铅、汞、砷、镍、铜等金属中毒。对铅中毒疗效较好。可用于治疗肝豆状核变性。

【用法用量】口服。一次 0.5g，日 3 次，连用 3 日为 1 个疗程，停药 4 天再用；或每次 0.5g，每日 2 次，隔日服药，共 10 日，停药 5 日再用。一般 2 ~ 3 个疗程即可。

儿童每次口服 10mg/kg 或 350mg/m^2，每 8 小时 1 次，连用 5 日，然后改为每 12 小时 1 次，连用 2 周，共 19 日为一疗程。

【不良反应】成人和儿童的常见不良反应有恶心、呕吐、腹泻、食欲丧失、稀便等胃肠道反应。偶见皮疹（约 4% 成人），血清氨基转移酶一过性升高（6% ~ 10%）。偶见中性粒细胞减少。

【禁忌】严重肝功能障碍和妊娠妇女禁用。

【孕妇及哺乳期妇女用药】有动物试验表明，本品可致胎鼠基因畸变和胎鼠毒性。妊娠妇女禁用。

【儿童用药】儿童肾小管易受铅损害，影响药物经肾排出，儿童应慎用或适当减少用量。

3. 盐酸戊乙奎醚注射液 Penehyclidine Hydrochloride Injection

【适应证】用于有机磷毒物（农药）中毒急救治疗和中毒后期或胆碱酯酶（ChE）老化后维持阿托品化。

【用法用量】肌内注射，根据中毒程度选用首次用量。轻度中毒 1 ~ 2mg（支），必要时伍用氯解磷定 500 ~ 750mg。中度中毒 2 ~ 4mg（支），同时伍用氯解磷定 750 ~ 1500mg。重度中毒 4 ~ 6mg（支），同时伍用氯解磷定 1500 ~ 2500mg。

【禁忌】青光眼患者禁用。

【不良反应】用量适当时常常伴有口干、面红和皮肤干燥等。如用量过大，可出现头晕、尿潴留、谵妄和体温升高等。一般不须特殊处理，停药后可自行缓解。

4. 盐酸纳洛酮 Naloxone Hydrochloride

本品为吗啡受体拮抗剂，结构与吗啡相似，能够阻断吗啡的作用，消除吗啡的中毒症状。

【适应证】本品为阿片碱类解毒剂，可增加急性中毒的呼吸抑制患者的呼吸频率，并能对抗镇静作用及使血压上升。主要用于治疗麻醉性镇痛药的急性中毒，解除呼吸抑制及其他中枢抑制症状。

【用法用量】肌内注射或静脉注射：每次 0.4 ~ 0.8mg。静脉注射应加生理盐水稀释后给药。

【不良反应】一般剂量无不良反应，偶可有暂短的恶心、呕吐。个别有血压升高及肺水肿。为此对高血压及心功能不全者慎用。

【制剂】注射用盐酸纳洛酮，盐酸纳洛酮注射液，盐酸纳洛酮舌下片

5. 依地酸钙钠 Calcium Disodium Edetate

本品能与多种二价和三价重金属离子络合形成可溶性复合物，由组织释放到细胞外液，通过肾小球滤过，由尿排出。本品和各种金属离子的络合能力不同，其中以铅为最有效，其他金属效果较差，而对汞和砷则无效。

【适应证】依地酸钙钠治疗铅中毒有特效，还能促排铜、镉、钴、铍、锰、镍及镭，对钒也有促排作用，对放射性元素损伤亦有治疗作用；但对有机铅中毒无明显效果。

【用法用量】①成人常用量，每日 1g 加入 5% 葡萄糖注射液 250 ~ 500ml，静脉滴注 4 ~ 8 小时。连续用药 3 天，停药 4 天为一疗程。肌内注射，用 0.5g 加 1% 盐酸普鲁卡因注射液 2ml，稀释后做深部肌内注射，每日 1 次，疗程参考静脉滴注。②小儿常用量每日按体重 25mg/kg，静脉用药方法参考成人。③铅移动试验，成人每次 1g 加入 5% 葡萄糖注射液 500ml，4 小时静脉滴注完毕。自用药开始起留 24 小时尿。24 小时尿铅排泄量超过 2.42μmol（0.5mg），认为体内有过量铅负荷。

【不良反应】①头昏、前额痛、食欲不振、恶心、畏寒、发热，组胺样反应有鼻黏膜充血、喷嚏、流涕和流泪。②少数有尿频、尿急、蛋白尿、低血压和心电图 T 波倒置。③过大剂量可引起肾小管上皮细胞损害，导致急性肾衰竭。肾脏病变主要在近曲小管，亦可累及远曲小管和肾小球。④有患者应用本品出现高血钙症，应予以注意。⑤不良反应和肾脏损害一般在停药后恢复。

【禁忌】对本品过敏者禁用。少尿、无尿和肾功能不全的患者禁用。

【制剂】依地酸钙钠片（注射液）

6. 亚硝酸钠注射液 Sodium Nitrite Injection

【适应证】用于氰化物中毒的解毒。

【用法用量】本品为 3% 水溶液，仅供静脉使用，每次 10 ~ 20ml（即 6 ~ 12mg/kg），每分钟注射 2 ~ 3ml；需要时在 1 小时后可重复半量或全量；出现严重不良反应应立即停止注射本品。①成人常用量，静脉注射 0.3 ~ 0.6g。②小儿常用量，按体重 6 ~ 12mg/kg。

本品对氰化物中毒仅起暂时性的延迟其毒性的作用。因此要在应用本品后，立即通过原静脉注射针头注射硫代硫

酸钠,使其与 CN-结合变成毒性较小的硫氰酸盐由尿排出。必须在中毒早期应用,中毒时间稍长即无解毒作用。

【不良反应】有恶心、呕吐、头昏、头痛、出冷汗、发绀、气急、昏厥、低血压、休克、抽搐。不良反应的程度除剂量过大外,还与注射本品速度有关。

【老年用药】老年人心脏和肾脏潜在代偿功能差。本品可使血管扩张,导致低血压,影响心脏冠状动脉灌注和肾血流量,应慎用,但在人类尚未报道。

7. 硫代硫酸钠注射液 Sodium Thiosulfate Injection

本品所供给的硫,通过体内硫转移酶,将硫与体内游离的或已与高铁血红蛋白结合的 CN-相结合,使变为毒性很小的硫氰酸盐,随尿排出而解毒。

【适应证】主要用于氰化物中毒,也可用于砷、汞、铅、铋、碘中毒。

【用法用量】成人氰化物中毒缓慢静脉注射 12.5 ~ 25g。必要时可在 1 小时后重复半量或全量。

洗胃:口服中毒者用本品 5% 溶液洗胃,并保留本品适量于胃中。

儿童静脉注射 250 ~ 500mg/kg/次/日。

【不良反应】本品静脉注射后除有暂时性渗透压改变外,尚未见其他不良反应。

8. 二巯丙磺钠 Sodium Dimercaptosulphonate

【适应证】对汞中毒效力较二巯基丙醇好,毒性则较低,对砷、铬、铋、铜、锑等中毒亦有效。

【用法用量】①治疗急性中毒:静脉注射一次每千克体重 5mg,每 4 ~ 5 小时 1 次。第 2 日起每日 2 ~ 3 次,以后每日 1 ~ 2 次。7 日为一疗程。

②治疗慢性中毒:一次每千克体重 2.5 ~ 5mg,每日 1 次,用药 3 日停 4 日为一疗程,一般 3 ~ 5 疗程。

【不良反应】可有恶心、心动过速、头晕等,不久可消失。个别人有过敏反应,如皮疹、寒战、发热,甚至有过敏性休克、剥脱性皮炎。

【制剂】二巯丙磺钠注射液

9. 青霉胺 Penicillamine

本品为青霉素代谢产物,含有巯基的氨基酸,对金属离子有较强的络合作用。

【适应证】用于铅、汞和铜等金属解毒、肝豆状核变性、胱氨酸尿及其结石和类风湿关节炎的治疗。

【不良反应】乏力、恶心、呕吐及腹泻等。偶见骨髓抑制和肾损害。

【注意事项】用前需做过敏试验。

【用法用量】口服。铅、汞中毒,0.25g,一日 4 次,连用 5 ~ 7 日。肝豆状核变性和类风湿关节炎,20 ~ 25mg/(kg · d),连用 7 ~ 14 日,亦可开始 125-250mg/d,以后,每 1 ~ 2 个月每日增加 125 ~ 250mg 至维持量 250mg,一日 4 次。一般需服用 6 ~ 12 个月。

【制剂】青霉胺片

附:用于急性中毒的其他西药

1. 硫酸阿托品 Atropine Sulfate

【适应证】本品在临床上的用途主要是抢救感染中毒性休克,治疗锑剂引起的阿-斯综合征,治疗有机磷农药中毒等。

2. 氢溴酸东莨菪碱 Scopolamine Hydrobromide

【适应证】本品主要是消化系统用药。作为解毒药的适应证是有机磷毒物中毒的治疗。

3. 氢氧化铝凝胶 Aluminium Hydroxide Gel

【适应证】用于缓解胃酸过多引起的胃痛、胃灼热感(烧心)、反酸。对于摄入强酸性毒物时,本品可作为中和剂,以降低毒物对胃肠道黏膜的损伤。

4. 药用炭 Medicinal Charcoal

【适应证】用于腹泻、胃肠胀气、食物中毒等。

5. 二巯丙醇注射液 Dimercaprol Injection

【适应证】本品对砷、汞及金的中毒有解救作用,但治疗慢性汞中毒效果差。对锑中毒的作用因锑化合物的不同而异,它能减轻酒石酸锑钾的毒性,而能增加锑波芬与新斯锑波散等的毒性。能减轻镉对肺的损害,但因它能影响镉在体内的分布及排出,故增加对肾脏的损害,在使用时要注意掌握。它还能减轻发泡性砷化合物战争毒气所引起的损害。

6. 注射用二巯丁二钠 Sodium Dimercaptosuccinate for Injection

【适应证】本品作用大致同二巯基丙醇,对酒石酸锑钾的解毒效力较之强 10 倍,而且毒性较小,从血液中消失快,4 小时排出 80%。用于治疗锑、铅、汞、砷的中毒(治疗汞中毒的效果不如二巯丙磺钠)及预防镉、钴、镍中毒,对肝豆状核变性病有驱铜及减轻症状的效果。

7. 细胞色素 C Cytochrome C

【适应证】用于各组织缺氧的急救或辅助治疗,如一氧化碳中毒、催眠药中毒、新生儿窒息、严重休克期缺氧、麻醉及肺部疾病引起的呼吸困难、高山缺氧、脑缺氧及心脏疾病引起的缺氧,但疗效有时不显著。

8. 戊四氮 Pentetrazole

【适应证】用于急性传染病、麻醉药及巴比妥类药物中毒时引起的呼吸抑制、急性循环衰竭。

9. 盐酸洛贝林注射液 Lobeline Hydrochloride Injection

【适应证】本品主要用于各种原因引起的中枢性呼吸抑制。临床上常用于新生儿窒息,一氧化碳、阿片中毒等。

10. 贝美格 Bemegride

【适应证】用于解救巴比妥类、格鲁米特、水合氯醛等药物的中毒,亦用于加速硫喷妥钠麻醉后的恢复。

11. 葡醛内酯 Glucurolactone

【适应证】用于急慢性肝炎、肝硬变,还可用于食物或药物中毒的解毒。

12. 硫普罗宁 Tiopronin

【适应证】用于:病毒性肝炎,酒精性肝炎,药物性肝炎,重金属中毒性肝炎,脂肪肝及肝硬化早期;降低放疗、化疗的不良反应,升高白细胞并加速肝细胞的恢复,降低骨髓染色体畸变率和皮肤溃疡的发生,并能预防放疗所致二次肿瘤的发生;对重金属中毒有治疗作用。

13. 谷胱甘肽 Reduced Glutathione

【适应证】适用于各肝病,对酒精中毒性肝病、药物中毒性肝病有肯定疗效,对乙型、丙型病毒性肝炎中的慢性活动型有改善症状和肝功能的作用。

14. 呋塞米 Furosemide

【适应证】主要用于治疗心脏性水肿、肾性水肿、肝硬变腹水、功能障碍或血管障碍所引起的周围性水肿。其利尿作用迅速、强,用于其他利尿药无效的严重患者。急性药物、毒物中毒时可用以加速毒物的排泄。

15. 托拉塞米 Torasemide

【适应证】适用于需要迅速利尿或不能口服利尿的充血性心力衰竭、肝硬化腹水、肾脏疾病所致的水肿患者。急性药物、毒物中毒时可用以加速毒物的排泄。

16. 甘露醇 Mannitol

见本章“357. 淹溺”。

17. 血液透析液 Hemodialysis Solution

【适应证】用于急性肾衰竭、慢性肾衰竭等,也用于药物逾量或毒物中毒(指某些可透析性药物或毒物,量大、达到或超过致死量,严重的中毒症状,威胁生命)。

18. 腹膜透析液(乳酸盐)Peritoneal Dialysis Solution

【适应证】本品为复方制剂。用于急性肾衰竭、慢性肾衰竭等,也用于急性药物或毒物中毒。

19. 葡萄糖酸钙 Calcium Gluconate

见第十三章“190. 小儿佝偻病”。

20. 氯化钙 Sodium Chloride

【适应证】本品主要用于血钙降低引起的手足搐搦症及肠绞痛、输尿管绞痛等。也可用于解救镁盐中毒。

21. 碳酸氢钠 Sodium Bicarbonate

【适应证】中和胃酸,可用于治疗代谢性酸中毒。

22. 亚叶酸钙 Calcium Folinate

【适应证】常用作氨蝶呤及甲氨蝶呤过量时的解毒剂。此外,尚可用于巨幼红细胞性贫血及白细胞减少症。

23. 乳酸钠 Sodium Lactate

【适应证】可用于纠正代谢性酸中毒等。

24. 氯化铵 Ammonium Chloride

【适应证】常用于祛痰,也用于重度代谢性碱中毒等。

25. 肉毒抗毒素 Botulinum Antitoxins

【适应证】用于预防及治疗肉毒中毒。凡已出现肉毒中毒症状者,应尽快使用本品进行治疗。对可疑中毒者亦应尽早使用本抗毒素进行预防。在一般情况下,人的肉毒中毒多为A型、B型或E型,中毒的毒素型别尚未得到确定之前,可同时使用2个型,甚至3个型的抗毒素。

26. 高锰酸钾 Potassium Permanganate

【适应证】有强氧化作用,可除臭消毒。可用于口服吗啡、阿片、马钱子碱或有机毒物等中毒时洗胃及蛇咬伤急救治疗。也用于水果、食具等的消毒。

27. 鞣酸 Tannic Acid

【适应证】本品能沉淀蛋白质,可与部分有机或无机毒物结合成难溶性复合物而形成沉淀起到解毒作用。

28. 喷替酸钙钠 Calcium Trisodium Pentate

【适应证】可用于铅、铁、锌、钴、铬等金属中毒,也用于钍、铀、锶、钇等放射性核素的促排。

29. 去铁胺 Deferoxamine

【适应证】本品为铁的络合剂,与三价铁络合成无毒物排出,为铁中毒的解毒剂。

30. 碘解磷定 Pralidoxime Iodide

【适应证】用于治疗有机磷毒物中毒。单独应用疗效差,应与抗胆碱药物联合应用。如对1605、1059、特普、乙硫磷的疗效较好;而对敌敌畏、乐果、敌百虫、马拉硫磷的效果较差或无效;对二嗪农、甲氟磷、丙胺氟磷及八甲磷中毒则无效。对轻度有机磷中毒,可单独应用本品或阿托品以控制症状;中度、重度中毒时则必须合并应用阿托品,因对体内已蓄积的乙酰胆碱几乎无作用。

31. 氯解磷定 Pralidxime Chloride

【适应证】作用与碘解磷定略同。对敌百虫、敌敌畏效果差,对乐果、马拉硫磷等疗效可疑或无效。

32. 亚硝酸钠 Sodium Nitrite

【适应证】治疗氰化物中毒的解毒过程与亚甲蓝同,但作用较亚甲蓝强。

33. 亚硝酸异戊酯 Isoamyl Nitrite

【适应证】本品与硝酸甘油相似,唯作用更快,可用于防治心绞痛的急性发作和氰化物中毒。

34. 亚甲蓝 Methylthioninium Chloride

【适应证】治疗尿路结石、闭塞性脉管炎、神经性皮炎及口腔溃疡,还试用于有亚硝酸盐及苯胺类、氰化物引起的中毒。

35. 乙酰胺 Acetamide

【适应证】氟乙酰胺(有机氟杀虫农药)中毒的解毒剂,具有延长中毒潜伏期、减轻发病症状或制止发病的作用。

36. 维生素 K_1 VitaminK_1

见本章“351. 维生素K缺乏病”。

37. 氟马西尼 Flumazenil

【适应证】可用于治疗苯二氮卓类药物过量或中毒,也用于治疗乙醇中毒。

38. 乙酰半胱氨酸 Acetylcysteine

【适应证】可用于对乙酰氨基酚中毒的解毒。

39. 氢溴酸烯丙吗啡 Nalorphine Hydrobromide

【适应证】可用于吗啡、哌替啶等镇痛药逾量中毒等。

40. 维生素 B_6 Vitamin B_6

【适应证】可用于防治因量大或长期服用异烟肼、肼苯哒嗪等引起的周围神经炎、失眠、不安,用于减轻抗癌药和放射治疗引起的恶心、呕吐或妊娠呕吐等,也用于含有甲基肼的毒蘑菇(鹿花菌菇)中毒。

41. 注射用葡醛酸钠 Sodium Glucuronic Acid forInjection

【适应证】用于急、慢性肝炎和肝硬化的辅助治疗。对食物或药物中毒时的保肝及解毒有辅助作用。

42. 转化糖注射液 Invert Sugar Injection

【适应证】本品为复方制剂,含果糖与葡萄糖。适用于需要非口服途径补充水分或能源的患者的补液治疗,也用于药物中毒、酒精中毒等。

43. 甲硫氨酸维 B_1 注射液 Methionine and Vitamin B_1 Injection

【适应证】本品为复方制剂,含甲硫氨酸和维生素 B_1。用于改善肝脏功能,对多数的肝脏疾病有较明显的疗效。也可用于酒精、巴比妥类、磺胺类药物中毒时的辅助治疗。

44. 复方甘草酸单铵 Compound Ammonium Glycyrrhetate

【适应证】用于急、慢性迁延型肝炎引起的肝功能异常;对中毒性肝炎、外伤性肝炎及癌症有一定的辅助治疗作用。亦可用于食物中毒、药物中毒、药物过敏等。

45. 还原型谷胱甘肽 Reduced Glutathione

【适应证】用于病毒性肝病、药物性肝病、中毒性肝损伤、脂肪肝、肝硬化等,亦可用于有机磷、胺基或硝基化合物中毒的辅助治疗。

46. 氨酚甲硫氨酸胶囊 Paracetamol and Methionine Capsules

【适应证】主要用于缓解感冒引起的发热和轻至中度疼痛,也可用于酒精、巴比妥类、磺胺类药物中毒时的辅助治疗。

47. 布美他尼 Bumetanide

【适应证】用于各种水肿性疾病。可用于急性药物毒物中毒等的治疗,如巴比妥类药物中毒等。对某些呋塞米无效的病例仍可能有效。

48. 醋酸钠林格注射液 Sodium Acetate Ringer´sInjection

【适应证】用于循环血液量及组织液减少细胞外液的补充及代谢性酸中毒。

49. 复方醋酸钠林格注射液 Compound Sodium Acetate Ringer' s Injection

【适应证】用于循环血液量及组织液减少细胞外液的补充及代谢性酸中毒。

50. 盐酸纳美芬注射液 Nalmefene hydrochloride injection

【适应证】本品为阿片受体拮抗药,能完全或部分逆转阿片类物质效应,包括由天然或人工合成的阿片类物质引起的呼吸抑制。可用于已知或疑似阿片类物质过量的治疗。

二、中药

1. 仁青芒觉胶囊

【处方组成】藏红花、蒲桃等

【功能主治】清热解毒,益肝养胃,愈疮明目醒神,滋补强身。用于自然毒、配制毒等各种中毒症;培根、木布等疾病;急、慢性胃溃疡,腹水等。

【用法用量】口服。一次 3~4 粒,每隔 7 日服 1 次。黎明时温开水冲服,服药前一夜服少量花椒水。

2. 垂阴茶颗粒

【处方组成】垂盆草、阴行草、矮地茶

【功能主治】清热解毒,除湿退黄。用于急性黄疸型肝炎、中毒性肝炎等。

【用法用量】口服。一次 6g,一日 3 次,开水冲服。

3. 珍宝解毒胶囊

【处方组成】铁灰、珊瑚、牛黄、西红花、紫檀香、岩精膏、余甘子、印度獐牙菜、决明子、肉豆蔻、螃蟹、骨碎补、鸭嘴花、马钱子、佐太、青金石、麝香、朱砂、檀香、延胡索、毛诃子、止泻木子、黄葵子、丁香、天竺黄、商陆、宽筋藤、芒果核、松石、珍珠、熊胆、沉香、芫菁膏、美丽乌头、波棱瓜子、白云香、唐古特乌头、土木香、白豆蔻、海金砂、川木香、石韦、草果、槟榔、齿叶铁仔、甘草、寒水石、蒲桃、珍珠母、大托叶云实、短管兔耳草、草莓、钩藤、草红花、姜黄、芫荽、荜茇、扁叶珊瑚盘、安息香

【功能主治】清热解毒,化浊和胃。用于浊毒中阻所致的恶心呕吐,泄泻腹痛,消化性溃疡,食物中毒。

【用法用量】口服。一次 3 粒,一日 2 次,早晚空腹服用。

【使用注意】肝肾功能不全、造血系统疾病、孕妇及哺乳期妇女禁用。

361. 酒精中毒(醉酒)

〔基本概述〕

酒精中毒俗称醉酒,是酒精引起的中枢神经系统的先兴奋后抑制状态,并有可能出现循环系统、呼吸系统、消化系统的功能紊乱。

一次饮用大量的酒类饮料会对中枢神经系统产生先兴奋后抑制作用,重度中毒可使呼吸、心跳抑制而死亡。

酒精中毒是由遗传、身体状况、心理、环境和社会等诸多因素造成的,但就个体而言差异较大,遗传被认为是起关键作用的因素。

酒精为亲神经物质,对中枢神经有抑制作用。饮酒后有松弛、温暖感觉,消除紧张,解乏和减轻不适感或疼痛。一次大量饮酒可产生醉酒状态,是常见的急性酒精中毒。长期大

量饮酒可导致大脑皮质、小脑、桥脑和胼胝体变性，肝脏、心脏、内分泌腺损害，营养不良，酶和维生素缺乏等。空腹饮酒时，酒精 1 小时内有 60% 被吸收，2 小时吸收量可达 95%。酒精属微毒类，是中枢神经系统的抑制剂，作用于大脑皮质。饮酒后初始表现为兴奋，其后可累及皮质下中枢和小脑活动，影响血管运动中枢并抑制呼吸中枢，严重者可致呼吸、循环衰竭。酒精 90% 由肝脏分解，因此还可造成肝脏损害。

酒精中毒的主要症状有恶心、呕吐、头晕、谵语、躁动、共济失调(如步履不稳)等。严重者出现昏迷、大小便失禁，呼吸抑制等。

日常饮用的各类酒，都含有不同量的酒精。酒精的化学名是乙醇。酒中的乙醇含量越高，吸收越快，越易醉人。啤酒含酒精 3% ~5%，黄酒含酒精 16% ~20%，果酒含酒精 16% ~28%，葡萄酒含酒精 18% ~23%，白酒含酒精 40% ~65%，低度白酒也含酒精 24% ~38%。饮酒后，乙醇在消化道中被吸收入血，空腹饮酒则吸收更快。血中的乙醇由肝脏来解毒，先是在醇脱氢酶作用下转化为乙醛，又在醛脱氢酶作用下转化为乙酸，乙酸再进一步分解为水和二氧化碳。全过程需 2 ~4 个小时。有人报道成人的肝脏每小时约能分解 10ml 乙醇，大量饮酒，超过机体的解毒极限就会引起中毒。会饮酒与不会饮酒(即酒量大小)的人，中毒量相差十分悬殊，中毒程度、症状也有很大的个体差异。一般而论，成人的乙醇中毒量为 75 ~80ml/次，致死量为 250 ~500ml/次，幼儿 25ml/次亦有可能致死。

急性酒精中毒者发病前往往有明确的饮酒过程，呼气和呕吐物有酒精的气味。中毒的表现大致可分为三个阶段。第一阶段为兴奋期，表现为眼睛发红(即结膜充血)，脸色潮红或苍白，轻微眩晕，语言增多，逞强好胜，口若悬河，夸夸其谈，举止轻浮，有的表现粗鲁无礼，感情用事，打人毁物，喜怒无常。绝大多数人在此期都自认没有醉，继续举杯，不知节制。有的则安然入睡。第二阶段为共济失调期，表现为动作不协调，步态不稳，身体失去平衡，语无伦次，发音含糊。第三阶段为昏睡期，表现为沉睡不醒，颜色苍白，皮肤湿冷，口唇微紫，心跳加快，呼吸缓慢而有鼾声，瞳孔散大，甚至陷入深昏迷，以至呼吸麻痹而死亡。严重者昏迷、抽搐、大小便失禁，甚至呼吸麻痹衰竭而死亡。有的酒精中毒患者也可能出现高热、休克、颅内压增高、低血糖等症状。

〔治疗原则〕

1. 急性酒精中毒的现场救护

对轻度中毒者，首先要制止其继续饮酒，其次可找些梨、马蹄、西瓜之类的水果解酒，也可以用刺激咽喉的办法(如用筷子等)引起呕吐反射，将酒等胃内容物尽快呕吐出来(对于已出现昏睡的患者不适宜用此方法)，然后卧床休息，注意保暖，注意避免呕吐物阻塞呼吸道；观察呼吸和脉搏的情况，如无特别，一觉醒来即可自行康复。如果卧床休息后，还有脉搏加快、呼吸减慢、皮肤湿冷、烦躁的现象，则应马上送医院救治。严重的急性酒精中毒，会出现烦躁、昏睡、脱水、抽搐、休克、呼吸微弱等症状，应该从速送医院急救。

2. 酒精中毒的治疗措施

(1)轻症患者无须治疗，兴奋躁动者必要时加以约束。轻度醉酒者，可让其静卧，最好是侧卧，以防吸入性肺炎，注意保暖。治疗可用柑橘皮适量，焙干，研成细末，加入食盐少许，温开水送服，或绿豆 50 ~100g，熬汤饮服。

(2)共济失调(如步履不稳)患者，避免活动以免发生外伤。

(3)重度酒精中毒者，可用筷子或勺把压舌根部，迅速催吐，然后用 1% 碳酸氢钠(小苏打)溶液洗胃。并应该从速送医院急救。

(4)昏迷患者应注意是否同时服用其他药物。重点是维持生命脏器的功能。

①维持气道通畅，供氧充足，必要时做人工呼吸、气管插管。

②维持循环功能，注意血压、脉搏，静脉输入 5% 葡萄糖盐水溶液。

③心电图监测心律失常和心肌损害。

④保暖，维持正常体温。

⑤维持水、电解质、酸碱平衡，血镁低时补镁。治疗 Wernicke 脑病，可肌内注射维生素 B_1 100mg。

⑥保护大脑功能，应用纳洛酮 0.4 ~0.6mg 缓慢静脉注射，有助于缩短昏迷时间，必要时可重复用药。

(5)严重急性中毒时可用血液透析或腹膜透析，促使酒精排出体外。

〔用药精选〕

一、西药

1. 盐酸甲氯芬酯胶囊 Meclofenoxate Hydrochloride Capsules

本品能促进脑细胞的氧化还原代谢，增加对糖类的利用，对中枢抑制患者有兴奋作用。

【适应证】用于外伤性昏迷、酒精中毒、新生儿缺氧症、儿童遗尿症。

【用法用量】口服。成人一次 0.1 ~0.2g(1 ~2 粒)，一日 3 次，至少服用 1 周。儿童一次 0.1g(1 粒)，一日 3 次，至少服用 1 周。

【不良反应】胃部不适、兴奋、失眠、倦怠、头痛。

【禁忌】精神过度兴奋、锥体外系症状患者及对本品过敏者禁用。

2. 盐酸纳洛酮 Naloxone Hydrochloride

本品为阿片受体特异性拮抗剂，对动物急性乙醇中毒有促醒作用。

【适应证】本品为阿片类受体拮抗药。①用于阿片类药物复合麻醉术后，拮抗该类药物所致的呼吸抑制，促使患者苏醒。②用于阿片类药物过量,完全或部分逆转阿片类药物引起的呼吸抑制。③解救急性乙醇中毒(用于急性酒精中毒时,限于步态稳定、话不连贯、欣快、共济失调、感知迟钝、困倦、嗜睡,但不伴有昏迷及生命体征改变的急性酒精中毒的酩酊状态)。④用于急性阿片类药物过量的诊断。

【用法用量】因本品存在明显的个体差异,应用时应根据患者具体情况由医师确定给药剂量及是否需多次给药。本品可静脉滴注、注射或肌内注射给药,静脉注射起效最快,适合在急诊时使用。因为某些阿片类物质作用持续时间可能超过本品,所以,应对患者持续监护,必要时应重复给予本品。

盐酸纳洛酮舌下片宜舌下含服,一次1~2片,根据病情需要可重复用药。

【不良反应】本品有轻度嗜睡,偶见恶心、呕吐、心动过速、高血压及烦躁不安。

【孕妇及哺乳期妇女用药】本品属于妊娠危险C级的药物,所以孕妇和哺乳期妇女应特别慎用。

【制剂】注射用盐酸纳洛酮,盐酸纳洛酮注射液(舌下片)

3. 呋塞米 Furosemide

本品为强效利尿剂,能增加水、钠、氯、钾、钙、镁、磷等电解质的排泄,还可扩张肾血管、降低肺毛细血管通透性,随着剂量加大,利尿效果明显增强。其利尿作用迅速、强大,多用于其他利尿药无效的严重病例。

【适应证】①充血性心力衰竭,肝硬化,肾脏疾病(肾炎、肾病及各种原因所致的急慢性肾衰竭),与其他药物合用治疗急性肺水肿和急性脑水肿等。②预防急性肾衰竭,用于各种原因导致的肾脏血流灌注不足,如失水、休克、中毒、麻醉意外,以及循环功能不全等。在纠正血容量不足的同时及时应用,可减少急性肾小管坏死的机会。③高血压危象。④高钾血症、高钙血症、稀释性低钠血症(尤其是当血钠浓度低于120mmol/L时)。⑤抗利尿激素分泌过多症。⑥急性药物及毒物中毒。

【不良反应】常见:与水、电解质紊乱有关,尤其是大剂量或长期应用时,如直立性低血压、休克、低钾血症、低氯血症、低氯性碱中毒、低钠血症、低钙血症,以及与此有关的口渴、乏力、肌肉酸痛、心律失常等。少见:有过敏反应(包括皮疹、间质性肾炎,甚至心脏骤停)、视觉模糊、黄视症、光敏感、头晕、头痛、纳差、恶心、呕吐、腹痛、腹泻、胰腺炎、肌肉强直等,骨髓抑制导致粒细胞减少,血小板减少性紫癜和再生障碍性贫血,肝功能损害,指(趾)感觉异常,高糖血症,尿糖阳性,原有糖尿病加重,高尿酸血症。耳鸣、听力障碍多见于大剂量静脉快速注射时(每分钟剂量大于4~15mg),多为暂时性,少数为不可逆性,尤其当与其他有耳毒性的药物同时应用时。在高钙血症时,可引起肾结石。尚有报道本品可加重特发性水肿。

【禁忌】对磺酰胺类、噻嗪类药物过敏,低钾血症,肝昏迷,超量服用洋地黄患者禁用。

【孕妇及哺乳期妇女用药】妊娠前3个月应尽量避免应用。孕妇只有在心力衰竭的情况下,才有必要服用本品。本品可经乳汁分泌,哺乳期妇女应慎用。

【儿童用药】本品在新生儿的半衰期明显延长,故新生儿用药间隔应延长。

【老年用药】老年人应用本品时发生低血压、电解质紊乱,血栓形成和肾功能损害的机会增多。

【用法用量】①口服。a. 成人,起始20~40mg,一日1次,必要时6~8小时后追加20~40mg,直至出现满意利尿效果。最大剂量虽可达一日600mg,但一般应控制在100mg以内,分2~3次服,以防过度利尿和不良反应发生。部分患者剂量可减少至20~40mg,隔日1次,或一周中连续服药2~4日,一日20~40mg。b. 儿童,起始按体重2mg/kg,必要时4~6小时追加1~2mg/kg。一日最高不超过40mg。新生儿应延长用药间隔。②静脉注射:请遵医嘱。

【制剂】①呋塞米片(注射剂);②复方呋塞米片(含呋塞米和盐酸阿米洛利)

4. 转化糖注射液 Invert Sugar Injection

本品为复方制剂,含果糖与葡萄糖。其作用机制与葡萄糖和果糖的作用机制类似,可以产生与单用葡萄糖相等的能量,其中的果糖可以使葡萄糖更快地被机体利用。

【适应证】适用于需要非口服途径补充水分或能源的患者的补液治疗。尤其是下列情况下:①糖尿病患者的能量补充剂。②烧创伤、术后及感染等胰岛素抵抗(糖尿病状态)患者的能量补充剂。③药物中毒。④酒精中毒。

【用法用量】静脉滴注,用量视病情需要而定。成人常用量为每次250~1000ml,滴注速度应低于0.5g/kg/hr(以果糖计)。

【禁忌】遗传性果糖不耐受患者禁用。痛风和高尿酸血症患者禁用。应警惕本品过量使用或不正确使用有可能引起危及生命的乳酸性酸中毒,未诊断的遗传性果糖不耐受症患者使用本品时可能有致命的危险。

【不良反应】据报道,转化糖注射液可能会引起脸红、风疹、发热等过敏反应。大剂量、快速输注转化糖注射液可能导致乳酸中毒和高尿酸血症。长期单纯使用可引起电解质紊乱。

【制剂】转化糖注射液,注射用转化糖

5. 果糖注射液 Fructose Injection

果糖注射液是一种能量和体液补充剂。果糖比葡萄糖更易形成糖原,主要在肝脏通过果糖激酶代谢,易于代谢为乳酸,迅速转化为能量。

【适应证】①用于需要补充能量和体液的患者。②用于因术后、烧伤、外伤和菌血症等引起的低耐糖症患者。③用于糖尿病患者的能量和体液补充。④用于治疗乙醇急性中毒。

【用法用量】本品用以静脉注射或静脉滴注,用量视病情而定。一般每日 10% 果糖注射液 500～1000ml(2～4 瓶)。剂量根据患者的年龄、体重和临床症状调整。

【不良反应】①循环和呼吸系统:过量输入可引起水肿,包括周围水肿和肺水肿。②内分泌和代谢:滴速过快(≥1g/kg/hr)可引起乳酸性酸中毒、高尿酸血症,以及脂代谢异常。③电解质紊乱:稀释性低钾血症。④胃肠道反应:偶有上腹部不适、疼痛或痉挛性疼痛。⑤偶有发热、荨麻疹。⑥局部不良反应包括注射部位感染、血栓性静脉炎等。

【禁忌】遗传性果糖不耐受症、痛风和高尿酸血症患者禁用。警告:使用时应警惕本品过量使用有可能引起危及生命的乳酸性酸中毒,未诊断的遗传性果糖不耐受症患者使用本品时可能有致命的危险。

【孕妇及哺乳期妇女用药】无特殊,请遵医嘱。

【儿童用药】未进行儿童用药安全性和有效性的临床研究。

【老年用药】请遵医嘱。

【制剂】果糖注射液,果糖氯化钠注射液,注射用果糖

6. 尼可刹米 Nikethamide

见本章“357. 淹溺”。

附:用于酒精中毒(醉酒)的其他西药

1. 盐酸硫必利 Tiapride Hydrochloride

【适应证】用于慢性酒精中毒引起的神经精神障碍,以及舞蹈病、抽动-秽语综合征及老年性精神病,也可用于顽固性头痛、痛性痉挛、坐骨神经痛、关节疼痛等各种疼痛及急性酒精中毒等。

2. 奥沙西泮 Oxazepam

【适应证】本品对焦虑、紧张、失眠、头晕,以及部分神经官能症均有效,对控制癫痫、小发作也有一定作用。用于神经官能症、失眠及癫痫的辅助治疗,并能缓解急性乙醇戒断症状。

3. 氯卓酸钾 Dipotassium Clorazepate

【适应证】①抗焦虑;②镇静催眠;③抗惊厥;④缓解急性酒精戒断综合征。

4. 吡拉西坦 Piracetan

【适应证】用于脑动脉硬化、脑血管意外所致的记忆及思维功能减退、一氧化碳中毒患者脑功能的恢复及某些低能儿童的智力提高。也用于乙醇中毒性脑病的辅助治疗。

5. 甲硫氨酸片 Methionine Tablets

【适应证】用于脂肪肝,以及酒精和磺胺等药物引起的肝损害。

6. 甲硫氨酸维生素 B_1 Methionine and Vitamin B_1

【适应证】用于改善肝脏功能,对多数的肝脏疾病,如急慢性肝炎、肝硬化、脂肪肝有较明显的疗效。也可用于酒精、巴比妥类、磺胺类药物中毒时的辅助治疗。

7. 还原型谷胱甘肽 Reduced Glutathione

【适应证】用于化疗患者、放射治疗患者及各种低氧血症。也用肝脏疾病,包括病毒性、药物毒性、酒精毒性及其他化学物质毒性引起的肝脏损害。

8. 阿普唑仑 Alprazolam

【适应证】主要用于焦虑、紧张、激动,也可作为抗惊恐药,并能缓解急性酒精戒断症状。对有精神抑郁的患者应慎用。

二、中药

1. 醒脑静注射液

见本章“333. 昏迷”。

2. 橄榄晶冲剂

【处方组成】鲜青果(或咸青果)中药浸膏

【功能主治】开胃下气,消食导滞,祛暑止泻,增进食欲,醒酒止呕。用于食积停滞,食欲不振,胸腔痞满,暑湿腹泻,醉酒呕吐。

【用法用量】开水冲服,一次 15g,一日 3～6 次。

362. 吸毒与戒毒

〔基本概述〕

(一)吸毒

吸毒是指采取各种方式,反复大量地使用一些具有依赖性潜力的物质,这种使用与医疗目的无关,其结果是滥用者对该物质产生依赖状态,迫使他们无止境地追求使用,由此造成健康损害并带来严重的社会、经济甚至政治问题。

吸毒是我国的习惯说法,多用在社会、法学等领域,在医学上则多称为药物依赖和药物滥用,国际上通用术语则为麻醉品的滥用或药物滥用。

在我国,过去传统使用的毒品主要是鸦片(大烟),因最初吸食大烟的方式是从口鼻吸入,所以人们将这种吸毒方式称为“吸”。在民间,“吸毒”与“吸大烟”是同义词。现在,“吸毒”一词的内涵已扩大:一是毒品的范围扩大,即凡不是以医疗为目的的滥用麻醉药品与精神药品,都属于吸毒的范围;二是吸毒的方式增多了,由过去单一的烟吸发展为口服、鼻吸、肌内注射和静脉注射等。

吸毒所造成的身体依赖性是指毒品作用于人体,使人体能产生适应性改变,形成在药物作用下的新的平衡状态。一旦停掉药物,生理功能就会发生紊乱,出现一系列严重反应,称为戒断反应,使人感到非常痛苦。用药者为了避免戒断反应,就必须定时用药,并且不断加大剂量,使吸毒者终日离不开毒品。

吸毒所造成的精神依赖性是指毒品进入人体后作用于人的神经系统,使吸毒者出现一种渴求用药的强烈欲望,驱使吸毒者不顾一切地寻求和使用毒品。一旦出现精神依赖后,即使经过脱毒治疗,在急性期戒断反应基本控制后,要完

全康复原有生理功能往往需要数月甚至数年的时间。

人体对毒品的依赖性难以消除。这是许多吸毒者一而再、再而三复吸毒的原因,也是世界医药学界尚待解决的课题。

世界目前流行最广、危害最严重的毒品是海洛因,海洛因属于阿片类药物。在正常人的脑内和体内一些器官,存在着内源性阿片肽和阿片受体。在正常情况下,内源性阿片肽作用于阿片受体,调节着人的情绪和行为。人在吸食海洛因后,抑制了内源性阿片肽的生成,逐渐形成在海洛因作用下的平衡状态,一旦停用就会出现不安、焦虑、忽冷忽热、起鸡皮疙瘩、流泪、流涕、出汗、恶心、呕吐、腹痛、腹泻等。这种戒断反应的痛苦,反过来又促使吸毒者为避免这种痛苦而千方百计地维持吸毒状态。新型毒品冰毒和摇头丸在药理作用上属中枢兴奋药,主要毁坏人的神经中枢。

吸毒的症状主要表现为精神、行为的异常改变:如白天睡觉,晚上兴奋;工作无精力,学习成绩下降,旷课;常常避人视线躲在暗处偷吸;常说谎、偷盗、诓骗。断毒以后的戒断症状主要有:精神萎靡、流泪涕涎、鸡皮疙瘩、打呵欠、畏寒眩晕;食欲差、恶心、呕吐、腹痛;四肢酸痛、四肢麻木抽搐、关节骨骼疼痛、腰背痛;大汗淋漓、视物模糊;性功能下降等。

躯体脱毒后遗留的稽延性戒断综合征,使戒毒者感到身体不适如失眠、疲劳等是导致复吸的生理因素。受吸毒环境、毒友引诱、劝导等诱惑是引起复吸的主要社会因素。

(二)戒毒

戒毒是指吸毒人员戒除吸食、注射毒品的恶习及毒瘾的过程。

〔治疗原则〕

对吸毒者进行戒毒治疗,一般应包括三个阶段:脱毒—康复—重新步入社会的辅导。

一旦发现吸毒者,家属、亲戚、领导、同事应帮助他们了解吸毒的危害性及其严重性,唤醒其理性和良知。可根据不同情况采取不同的具体措施。

吸毒者本人必须下决心,立即戒毒,接受必要的治疗和康复措施。其家属要尽快将其送到卫生行政部门认可并批准的正规戒毒机构去戒毒。对那些屡教不改、一再吸毒或有违法违纪行为的吸毒者,可由公安部门强行戒毒。

海洛因依赖者的复吸率很高,各种心理治疗干预的方法效果很有限。因此,我们应根据依赖者的临床特征,采取不同的干预策略,方能提高干预工作的成效。干预对策如下。

(1)加强法律法规学习,提高心理素质。通过观看戒毒、禁毒录像,讲解有关法律法规,使其纠正对毒品的不良认知,增强法制观念,提高守法意识。

(2)心理卫生的教育。吸毒者往往有不同程度的心理问题,其家庭也常常是问题家庭。他们心理不成熟,没有建立良好的生活模式或生活习惯,不能正确、适当、健康地表达自己的愿望、情感、意志、思想、技能等。因此,我们应从心理卫生方面给予辅导、教育,以提高他们对毒品的抵御能力。

(3)行为治疗。以军事训练和劳动、文娱体育活动为主。通过职业和技能训练有助于他们自立于社会和增加谋生手段,也能促使他们通过正当的渠道表现自我,这对于帮助他们抵御毒品和防止复吸是行之有效的。

(4)家庭和社区的干预。与家庭及单位积极沟通,获得亲人与朋友的理解、关怀、支持和帮助,尽量为他们提供一个相对宽松的家庭、社会环境,更有利于戒毒人员彻底戒毒。

(5)按照目前对吸毒的定义,复吸作为吸毒反复性发作脑疾病的最典型症状,则不应该受到类似"戒毒复吸者一律劳教"等不公平待遇,因为这是疾病的体现,并不是个人责任,这种把疾病归咎于个人的法律法规显然是不科学的。

目前常见的戒毒方法主要有以下三种。

1. 自然戒断法,又称冷火鸡法或干戒法

是指强制中断吸毒者的毒品供给,仅提供饮食与一般性照顾,使其戒断症状自然消退而达到脱毒目的一种戒毒方法。其特点是不给药,缺点是较痛苦。

2. 药物戒断法,又称药物脱毒治疗

是指给吸毒者服用戒断药物,以替代、递减的方法,减缓、减轻吸毒者戒断症状的痛苦,逐渐达到脱毒的戒毒方法。其特点是使用药物脱毒。

现有的戒毒药分为西药类戒毒药与中药类戒毒药两类。

西药类戒毒药又分为治疗与抗复吸药两种。治疗药目前主要指用于早期脱毒的药物。这类药物主要有阿片受体激动剂和非阿片受体激动剂两类。阿片受体激动剂主要有美沙酮、丁丙诺啡、二氢埃托啡等,其主要特点是能快速脱毒,但会产生成瘾性。非阿片受体激动剂有可乐定、洛非西丁、东莨菪碱等,这类疗法可避免对药物的依赖,也有一定的疗效,但副作用较大,严重的甚至造成生命危险。西药类戒毒药全是化学品,作用强,毒性也强,使用后复吸率高,而且多种西药本身也具有成瘾性。

抗复吸药采用纳曲酮,可在足量服用期间抵抗吸毒造成的后果,消除吸毒产生的欣快感和身体依赖。但服用纳曲酮不能减轻稽延性症状,因而能坚持服用纳曲酮半年以上的人数只占用药人数的20%左右;因参附脱毒胶囊能有效控制解除戒毒后的稽延性症状,现一般多采用参附脱毒胶囊、纳曲酮合用或单用参附脱毒胶囊抗复吸效果显著。

中药戒毒具有悠久的历史,18世纪末的中国即有中药戒毒的运用,并已形成一套完善的理论。健康的机体阴阳平衡、气血充盈。而毒品进入人体后,损耗脾肾的阴气,引起阴阳失调、气血亏损,造成湿浊内生,全身各通路堵塞,进而阻塞心窍,完全损害大脑,所以吸毒症表现为全身各种功能全部失调。要达到戒毒的目的,就要调节阴阳、通心窍。中国古代的医学在戒毒方面积累了丰富而宝贵的经验,清代的禁烟英雄林则徐即是其中一例。中药类戒毒药的使用早在我国18世纪末就已开始,当时应用最广的有戒烟丸、忌酸丸和补正丸。20世纪30年代后在山西等地出现了曼陀罗戒毒丸。现目前参附脱毒胶囊比较常用。

中药戒毒重视整体治疗，在消除稽延性症状、康复期的全面调理等方面具有较好的作用。在西药已被证明不能彻底戒毒后，医学界已逐渐转向中药戒毒研究，寻求戒毒解毒的新出路。

3. 非药物戒断法

是指用针灸、理疗仪等，减轻吸毒者戒断症状反应的一种戒毒方法。其特点是通过辅助手段和"心理暗示"的方法减轻吸毒者戒断症状痛苦，达到脱毒目的。缺点是时间长，巩固不彻底。

此外，神经截断手术方法是通过神经外科立体定向技术，有选择性地破坏脑内某个或某几个核团神经纤维传导束，达到戒除毒瘾的目的。所谓"手术戒毒"也主要是破坏大脑中某些与精神活动有关的区域。但这些手术目前仍属于科研范畴。

〔用药精选〕

一、西药

1. 盐酸美沙酮 Methadone Hydrochloride

本品为阿片受体激动药，起效慢、作用时效长。

【适应证】用于慢性疼痛，也用于阿片、吗啡及海洛因成瘾者的脱毒。本品目前在国际上作为海洛因成瘾者脱毒药的最常用药物，中国卫生部亦正式推荐作为脱毒药。

【用量用法】①口服：成人一日 3 次，每次 5～10mg；儿童每日按每千克体重 0.7mg 计，分 4～6 次服。②肌内注射：每次 2.5～5mg。三角肌注射血药浓度峰值高，作用出现快。极量：一次 10mg，一日 20mg。③皮下注射：2.5～10mg，必要时每 6～8 小时 1 次。

【不良反应】不良反应主要有性功能减退，男性用药后精液少，且可出现女性乳房。女性与避孕药同用，可终日疲倦无力。

【孕妇及哺乳期妇女用药】妊娠期间本药能通过胎盘屏障，引起胎儿染色体变异，死胎或未成熟新生儿多，本品成瘾的产妇所分娩的新生儿，常出现延迟的戒断症状，在出生后 6～7 天才发现，持续 6～16 天不等，这些新生儿尿内药浓度可 10～16 倍于血液，又常伴有低血糖，处理上有一定的困难。因此妊娠和分娩期间严格禁用。

【制剂】盐酸美沙酮片(口服溶液)

2. 盐酸纳曲酮片 Naltrexone Hydrochloride Tablets

盐酸纳曲酮是阿片受体拮抗剂，药效学与纳洛酮的作用相似，能明显减弱或完全阻断阿片受体。对已戒断阿片瘾者能解除对阿片的身体依赖性，使其保持正常生活。本品口服有效，而且作用维持时间较长。本品不产生躯体或精神依赖性。对阿片类依赖者，盐酸纳曲酮可催促产生戒断综合征。

【适应证】盐酸纳曲酮可阻断外源性阿片类物质的药理作用，作为阿片类依赖者脱毒后预防复吸的辅助药物。

【用法用量】①准备期。a. 开始服药前 7～10 天内未滥用过阿片类药物。b. 尿吗啡检测应为阴性。如为阳性，则盐酸纳曲酮治疗应延缓，直至尿吗啡阴性后再进行。c. 开始用药前的盐酸纳洛酮激发试验：证实尿吗啡检测阴性后，皮下或肌内注射 0.4～1.2mg 盐酸纳洛酮，观察症状及体征 1 小时。如无戒断症状即为激发试验阴性。如为阳性，则盐酸纳曲酮治疗应延缓，直到激发试验阴性后再进行。

②诱导期。治疗的开始应小心、慢慢增加盐酸纳曲酮的剂量。诱导期一般 3～5 天，此期目的在于使服药者逐步达到盐酸纳曲酮的适宜服用剂量，诱导期在住院时进行，诱导期用药方法：第一天，口服盐酸纳曲酮 2.5～5mg。第一次服药一般是反应最明显的一次。有严重反应则表明个体对阿片类物质的依赖程度较重，应暂缓加量。第二天，口服 5～15mg。第三天，口服 15～30mg。第四天，口服 30～40mg。第五天，口服 40～50mg。

③维持期。a. 剂量：每日口服 40～50mg，一次顿服。b. 疗程：原则上只要存在复吸的可能，即应服用盐酸纳曲酮预防，建议服用盐酸纳曲酮至少半年。

【不良反应】①正常健康人首剂顿服盐酸纳曲酮 75mg 后，少数人有恶心呕吐、胃肠不适、纳差、乏力等症状，连续服用二三天后症状逐渐消失。②盐酸纳曲酮的每日用量达到 300mg 时可引起肝细胞损害。③除肝损害外，不良反应发生率在 10% 以上的反应有：睡眠困难、焦虑、易激动、腹痛/痉挛、恶心和/或呕吐、关节肌肉痛、头痛。④发生率在 10% 以下的不良反应有：食欲不振、腹泻、便秘、口渴、头晕。⑤发生率在 1% 以下的不良反应有：呼吸系统，鼻充血、发痒、流鼻涕、咽痛、黏液过多、声音嘶哑、咳嗽、呼吸短促；心血管系统，鼻出血、静脉炎、浮肿、血压升高、非特异性心电改变、心悸、心动过速；胃肠道：产气过多、便血、腹泻、溃疡；肌肉骨骼，肩、下肢和膝关节疼痛、震颤；皮肤，油皮肤、瘙痒、痤疮、唇疱疹；泌尿生殖系统，排尿不适增多、性欲降低；精神方面，抑郁、妄想狂、疲倦、不安、精神错乱、幻觉、恶梦。⑥第 3、4、5 项不良反应在不用盐酸纳曲酮的脱毒后患者稽延期中同样存在。

【禁忌】有下列情况者禁用盐酸纳曲酮。①应用阿片类镇痛药者。②有阿片瘾的患者未经戒除者。③突然停用阿片的患者。④盐酸纳洛酮激发失败(阳性)的患者。⑤尿检阿片类物质阳性者。⑥对盐酸纳曲酮有过敏史者。尚不清楚本品与盐酸纳洛酮或其他含有啡环的阿片类物质是否有交叉过敏性。⑦急性肝炎或肝功能衰竭的个体，或肝功能不良者。

【孕妇及哺乳期妇女用药】本品属于妊娠危险性 C 级的药物。实验证明，临床用量 140 倍的剂量(按体重约为 100mg/kg)，对家兔和大鼠可能有杀灭胚胎的作用，而且在大鼠能明显增加假妊的比例，并降低雌鼠的受孕率。但在人尚无对生育影响的报告。关于本品是否能从人乳汁中排出尚不得知。对产程是否有影响也是未知数。所以对孕妇和哺乳期妇女使用本品应当慎重。

【儿童用药】对18岁以下的个体使用本品的安全性问题尚未确定。

【老年用药】未进行该项实验且无可靠参考文献。

3. 盐酸纳洛酮 Naloxone Hydrochloride

本品为阿片受体拮抗药，本身几乎无药理活性，但能竞争性拮抗各类阿片受体，对μ受体有很强的亲和力。

【适应证】本品为阿片类受体拮抗药。①用于阿片类药物复合麻醉术后，拮抗该类药物所致的呼吸抑制，促使患者苏醒。②用于阿片类药物过量，完全或部分逆转阿片类药物引起的呼吸抑制。③解救急性乙醇中毒。④用于急性阿片类药物过量的诊断。

【用法用量】见本章“361. 酒精中毒(醉酒)”中“盐酸纳洛酮”的【用法用量】。

【制剂】盐酸纳洛酮注射液(舌下片)，注射用盐酸纳洛酮

附：用于戒毒的其他西药

1. 盐酸洛非西定片 Lofexidine Hydrochloride Tablets

【适应证】用于减轻或解除阿片类药物的戒断综合征。

2. 盐酸纳美芬注射液 Nalmefene Hydrochloride Injection

【适应证】本品为阿片受体拮抗药，能完全或部分逆转阿片类物质效应，包括由天然或人工合成的阿片类物质引起的呼吸抑制。用于已知或疑似阿片类物质过量的治疗。

3. 可乐定 Clonidine

【适应证】①高血压(不作为第一线用药)。②高血压急症。③偏头痛、绝经期潮热、痛经，以及戒断阿片瘾毒症状。

二、中药

1. 灵益胶囊

【处方组成】生甘草、夏天无、西洋参、白芍、黄连(姜制)

【功能主治】清热解毒，益气化瘀，缓急止痛，脱毒制瘾。用于阿片类急性戒断综合征热毒瘀滞、气阴不足证，症见心烦失眠，肢体挛急，腹痛泄泻，舌质黯红，脉沉细小数。

【用法用量】饭后用温开水口服。第1～5日，一次服用8～10粒，一日3～4次；第6～10日，一次服用3～6粒，一日3次。10天为一个疗程，或遵医嘱。

【使用注意】严重脑血管患者，肝、肾功能损害者，或孕妇、哺乳期妇女禁用。

2. 参附脱毒胶囊

【处方组成】制附子、人工牛黄、洋金花、钩藤、珍珠、人参、郁金、芦荟、甘草

【功能主治】温阳益气，清心凉肝。用于阿片类成瘾的急性戒断症状属脾肾阳虚，心肝热盛者。

【用法用量】口服。一次3粒，一日3次；3～5日后酌情减至一次2粒，一日3次，或晚睡前3粒。

【使用注意】心脏病、严重消化系统疾病、青光眼、前列腺肥大患者禁用，妊娠及哺乳期妇女禁用。

3. 天草颗粒

【处方组成】夏天无、洋金花、姜黄、丹参、细辛、广防己、合欢皮、酸枣仁(炒)、天麻、红参、干姜、砂仁、连翘、甘草

【功能主治】祛风活血，安神解毒。用于吸食、注射鸦片、海洛因、吗啡、哌替啶等阿片类引起的中度以下毒品依赖者在脱毒治疗过程中减轻戒断症状。

【用法用量】开水冲服，第1～3天，每天4次，每次2～3袋；第4～7天，每天3次，每次1～2袋；第8～10天，每天2次，每次1袋。

4. 益安回生口服液

【处方组成】红参、附子(制)、肉桂、砂仁、五味子、当归、白芍、香附、延胡索(醋制)、全蝎、丹参、酸枣仁(炒)、甘草

【功能主治】温补脾肾，宁心安神，脱毒。用于缓解阿片类成瘾者戒毒时的戒断症状，证属脾肾阳虚，邪毒扰心者，症见面色无华，流涕，哈欠，寒战，腰膝酸软疼痛，食欲不振，舌淡，脉弱。

【用法用量】用前摇匀。口服，前3天，每次2～3支，一日3次，从第4日起酌情减量或遵医嘱。

5. 十复生胶囊

【处方组成】南瓜(鲜)、甘草、松树皮、冬虫夏草等

【功能主治】滋阴补肾，清心安神。用于中、轻度阿片类毒品依赖者戒毒时的戒断症状。

【用法用量】饭前口服。第1+日，一次8粒，一日4次；第2～3日，一次7粒，一日4次；第4～5日，一次6粒，一日3次；第6～7日，一次5粒，一日3次；第8～9日，一次3粒，一日2粒；第10日，一次3粒，一日1次。疗程10天。

6. 玄夏祛毒胶囊

【处方组成】延胡索、夏天无、甘草、黄连、冬虫夏草、灵芝、蜈蚣、僵蚕等十九味

【功能主治】祛毒脱瘾，补益脾肾。用于缓解毒邪留滞、脾肾亏虚的阿片类成瘾者断毒时的戒断症状，症见心悸，畏寒或寒战，哈欠，涕泪俱下，出汗，烦躁易怒，失眠，手颤，周身疼痛不适，恶心反胃，纳食减少等。

【用法用量】口服。温开水送服。第1～5天，每次8～10粒，每天4次；第6～10天，每次6～8粒，每天3次。首次服药应在戒断症状出现前4小时。一般用药10天。

7. 香藤胶囊

【处方组成】五气朝阳草、万丈深、透骨草、大追风、云威灵、小儿腹痛草等

【功能主治】扶正祛邪，祛风除湿，活血止痛。用于海洛因成瘾者的脱毒治疗，以及风湿痹阻、瘀血阻络所致的痹证，症见腰腿痛、四肢关节等。

【用法用量】口服。一次6～7粒，一日3次；或遵医嘱。

【使用注意】肾脏病患者、孕妇、新生儿禁用。

8. 济泰片

【处方组成】延胡索(制)、丹参、当归、川芎、桃仁(炒)、红花、珍珠粉、附子(制)、肉桂、人参、干姜、木香、豆蔻、沉香、洋金花

【功能主治】活血行气,散寒止痛,温肾健脾,清心安神。用于缓解阿片类药成瘾者的脱毒治疗。

【用法用量】口服。第1~4天,一次4~5片,一日3次;第5~10天以后,一次2~4片,一日3次。如症状控制不彻底且无明显不良反应,可适当增加剂量,可每次增加1片或每日增服1次。如不良反应较重,应减量,可减服上一剂量的50%,严重不良反应者应停药,并采取相应的治疗措施。严重失眠或激动不安者,必要时给予常规剂量的舒乐安定或氯硝安定。

【使用注意】①青光眼、眼压高者禁用。②孕妇、产妇等禁用。

363. 吸烟与戒烟

〔基本概述〕

(一)吸烟

吸烟是指人体通过口腔将烟草燃烧时产生的气体吸入体内的行为,是一种不健康的生活习惯。吸烟不仅仅危害人体健康,还会对社会产生不良的影响。

吸烟有一定的社会性,在社交中具有一定的社会功能,但同时又可能诱发多种疾病,对个体健康危害极大。也正由于如此,戒烟越来越受欢迎。据WHO调查,在工业发达的国家中,有占国家人口1/4的肺部癌症者,吸烟的占90%;死于支气管炎的,吸烟的占75%;死于心肌梗死的,吸烟的占25%。吸烟不但给本人带来危害,而且还殃及后代。有学者对5200个孕妇进行调查分析,结果发现其丈夫每天吸烟的数量与胎儿产前的死亡率和先天畸形儿的出生率成正比。父亲不吸烟的,子女先天畸形的比率为0.8%;父亲每天吸烟1~10支者,其比率为1.4%;每天吸烟10支以上者,比率为2.1%。孕妇本人吸烟数量的多少,也直接影响到婴儿出生前后的死亡率。例如:每天吸烟不足一包的,婴儿死亡危险率为20%;每天吸烟一包以上的,婴儿死亡危险率为35%以上。同时吸烟作为一种成瘾性行为,也有一定的精神疾病。

香烟点燃后产生对人体有害的物质大致分为六大类。①醛类、氮化物、烯烃类,这些物质对呼吸道有刺激作用。②尼古丁类,可刺激交感神经,让吸烟者形成依赖。③胺类、氰化物和重金属,这些均属毒性物质。④苯丙芘、砷、镉、甲基肼、氨基酚、其他放射性物质。这些物质均有致癌作用。⑤酚类化合物和甲醛等,这些物质具有加速癌变的作用。⑥一氧化碳能减低红细胞将氧输送到全身的能力。

吸烟对身体各部位的危害如下。

(1)吸烟会引致多种脑部疾病,会减低循环脑部之氧气及血液,引致脑部血管出血及闭塞,而导致麻痹、智力衰退及中风。中风原因是吸烟导致脑部血管痉挛,使血液比较容易凝结。吸烟者中风概率较非吸烟人士高出两倍。

(2)吸烟可导致喉癌。喉癌患者以男性居多,耳鼻喉专家发现多数烟民喉咙嘶哑,可能跟烟气中的菸焦油有关。

(3)吸烟会使血液中的血小板黏性增加,这使血液更容易凝固,从而容易在冠状动脉中形成血栓。同时,吸烟还会使血液中低密度胆固醇增加,这使脂肪物质容易在血管内沉积而形成冠状动脉粥样硬化。如果冠状动脉发生硬化,其内腔便会变细,一旦血液在里面凝固,动脉便被塞住,这时氧气便不能被送到该部分的心脏肌肉中去,而心肌细胞便会因缺氧而衰竭死亡,这便是心肌梗死。局部的心肌梗死会使人发生心绞痛,大范围的心肌梗死则会使人休克,或者由于心脏突然停止跳动而死亡,这便是急性心肌梗死。吸烟令血管收缩,减慢血液及氧分循环,最终导致血管壁变厚,诱发冠心病及中风。吸烟会令手脚血液流通完全受阻,以致截肢。吸烟会使罹患心肌梗死的危险性提高几十倍。因吸烟而导致的心脏病死亡率占全部的25%。50岁以上吸烟人士的患病率提高2倍。50岁以下吸烟人士的患病率提高9~14倍。

(4)吸烟会引致肺癌。90%的总死亡率是由吸烟所导致。一个人每天吸食10支烟,其患病率是非吸烟人士的10倍。被破坏的细胞不能恢复正常。初期病症不会被察觉,直至癌性细胞蔓延至血管及其他器官。(到目前为止,肺癌是造成人类死亡最多的一种癌症,同时肺癌几乎无法早期发现。被诊断为肺癌的患者3年后的存活率低于5%,5年后的存活率几乎为零。医师们建议:吸烟人应每隔3~6个月做一次胸部透视,如出现干咳、痰中有血丝、胸内隐痛及发热等症状时,切不可掉以轻心,应立即去医院进行痰脱落细胞检查。只有这样才能增加早期发现肺癌的可能性。)吸烟亦会引致肺气肿,肺部支气管内积聚之有毒物质,会阻碍人体吸入之空气正常呼出,令肺部细胞膨胀或爆裂,导致患病者呼吸困难。重度肺气肿患者是十分痛苦的,为了吸入足够的氧气,其不得不上体直立且高频率地喘息,即使在平地上也必须慢慢地行走。

(5)吸烟是导致慢性阻塞气管疾病的主要发病因素。因为吸烟能引致支气管上皮细胞的纤毛变短和不规则及其和运动发生障碍,降低局部性抵抗力,容易受到感染。

(6)患有肠胃疾病者,吸烟足以使肠胃病更恶化。患有胃溃疡或十二指肠溃疡者,溃疡处的愈合会减慢,甚至演变为慢性病。吸烟能刺激神经系统,加速唾液及胃液的分泌,使胃肠时常出现紧张状态,导致吸烟者食欲不振。另外,尼古丁会使胃肠黏膜的血管收缩,亦令食欲减退。

(7)吸烟人士的断骨康复期要比不吸烟人士长。可能是烟所含的尼古丁及一氧化碳拖缓了骨骼再生的进度。尼古丁令血管收缩,降低了流到新生骨骼的血量。吸烟时吸入的一氧化碳,亦同时减少进入身体的氧气比率。吸烟会引致盘骨炎及背痛。每天抽烟10支以上,盘骨炎患病率将提高一

倍。有严重背痛的人大部分都有很大烟瘾,这是由于吸烟会引致流向关节盘的血液减少,关节盘因而提早退化。吸烟会引致关节炎。每天吸食一包烟,将提高患病率达50%。停经后女性吸烟者更容易患骨折及关节病。吸烟导致骨质流失更快。女性由青春期至更年期,每日持续吸烟一包,其骨骼比非吸烟者少5%~10%。当步入更年期后吸烟者的骨质流失率更快。吸烟会干扰雌激素,而雌激素正是骨骼发展的重要激素。

(8)吸烟会加重肝脏负担。经常抽烟会影响肝脏的脂质代谢作用,令血中脂肪增加,使良性胆固醇减少,恶性胆固醇增加。这令肝脏的解毒功能增加负担。

(9)吸烟会导致结肠癌。患此癌的机会则与吸食烟草的份量成正比。研究显示,停止吸烟虽然可以减低其他疾病例如心脏病、肺癌等的机会,但患上结肠癌的危险仍然非常大。

(10)吸烟会引起白内障,影响视力。研究显示,每天吸烟超过一包的白内障患者是从不吸烟者的2倍。

(11)吸烟对脊髓的神经中枢起抑制作用,使吸烟男性性欲变弱,又由于吸烟能使血管收缩、痉挛,引起末梢血循环障碍,因此,吸烟是导致阳痿的最主要原因。澳洲和加拿大已在香烟盒上直截了当地印上这个信息。另外,吸烟可影响精子的活力,使畸形精子增多,停止吸烟3~6个月后,方可恢复正常。如想要一个聪明、健康的孩子,婴儿专家提倡一定要停止吸烟3~6个月。

(12)吸烟女性的皮肤比不吸烟女性要显得衰老,皱纹多,色泽带灰。尤其是两眼角、上下唇部及口角处皱纹明显增多。

(13)吸烟对免疫系统的影响。吸烟可使活化的免疫细胞CD4和淋巴细胞明显减少。吸烟可影响阴道、子宫颈和免疫系统,使免疫力下降。因此在相同情况下,吸烟者比未吸烟者更易患艾滋病。

(14)每天吸烟10支以上的孕妇,其流产率比不吸烟孕妇高一倍以上;吸烟女性早产发生率是不吸烟女性的两倍。据最新研究,孕妇吸烟量越大,其子女将来因暴力犯罪而被捕的可能性也越大。英国牛津计划生育学会通过17000位育龄女性11年的研究所作出的结论,吸烟降低生育率。每天吸10支烟以上的女性不育率为10.7%,而不吸烟女性只有5.4%。而另一项调查认为,吸烟女性与不吸烟的女性相比,患不孕症的可能性高2.7倍;如果夫妻双方都吸烟,则不孕的可能性比不吸烟的夫妻高5.3倍。吸烟可导致怀孕女性产生许多异常症状。①流产、早产的发生率比不吸烟的女性要高。1977年新英格兰医学杂志报道,纽约574名流产的女性和320名对比观察的女性比较,发现吸烟女性比不吸烟女性流产的比例高80%。②妊娠合并症的发生率高,发生妊娠水肿吸烟者为56.2%,不吸烟者为12.9%,先兆子痫发生率吸烟者为9.8%,不吸烟者为3.4%。③美国华盛顿医学家发现,吸烟女性宫外孕的危险增加40%。④孕期出血,吸烟者为18%,不吸烟者为11%。⑤胎盘早期剥离,吸烟者为2.9%,不吸烟者为1.6%。女性吸烟会使月经初潮推迟,经期紊乱,痛经、绝经期提前。1949年,一位外国学者对458名吸烟女性和5000名不吸烟女性观察20年:经期紊乱的发生率吸烟者比不吸烟者约多2倍,过早绝经的多10倍以上。吸烟女性比不吸烟者患子宫颈瘤或其他恶性肿瘤的机会高50%,每天吸烟20支的女性患乳腺瘤者是不吸烟者的9.2倍,吸20支以上的女性是不吸烟的26.4倍。美国妇产科专家调查发现,无论是仍在吸烟还是已经戒烟的女性,都因吸烟增加了患盆腔炎症的危险,其患病率吸烟者比不吸烟者高70%。据统计,40~50岁的女性服用避孕药又吸烟,其心脏病的发病率增高。吸烟女性发生蛛网膜下出血的危险比不吸烟者大5.7倍,而既吸烟又服避孕药的女性患该病的危险性竟比不吸烟又不服避孕药者大22倍。专家调查表明,吸烟对女性皮下脂肪层的厚度有影响,因此多数吸烟女性身体不丰满,皮肤不滋润,缺乏营养而加快皮肤皱纹的出现。由于尼古丁刺激微血管发生收缩痉挛,皮肤供氧供血不足,加速衰老。

(15)吸烟与视力衰退。美国眼科专家研究证实,长期吸烟可能导致视力衰退。香烟中含有的尼古丁和焦油能大量消耗人体内包括V12在内的多种维生素,而缺乏V12便很可能引起视力衰退。而且,吸烟导致眼内血液流量减少,以及增加损害视网膜的祸首——氧游离基。但在彻底戒烟后,患者的视力大多可恢复正常;在不戒烟但减少吸烟量的情况下,视力也大多能部分恢复。

(16)吸烟与幻觉症。幻觉是脑功能障碍引起的一种精神异常。由于长期吸烟,引起慢性气管炎、肺气肿、肺源性心脏病,导致心肺功能衰弱尤其是呼吸功能衰弱,最后发生中枢神经系统病变。患者可有幻听、幻视、幻触、幻嗅、幻味等异常行为。

(二)戒烟

戒烟是指染上烟瘾的人如何戒烟,也叫戒除尼古丁依赖症或戒除尼古丁上瘾症。通过主动或被动戒烟的方法,可能是化学的、物理的、精神的戒烟的方法,去除烟瘾的行为,不再对香烟依赖,不再将香烟当作必需品。

当成瘾者停止吸烟后,由于血压和心跳下降,身体吸氧量亦相应减低,会出现眩晕、烦躁、咳嗽、干渴、胃部不适、便秘、疲累、手脚轻微发热,此种不适反应称为"烟瘾"。如果成瘾者拒绝吸烟,让血管中尼古丁含量大减,约数日后,成瘾症状会大幅减少甚至消失,但不少成瘾者只要抽几口烟,数秒内亦能即时解除烟瘾,直到烟瘾在数十分钟至数小时后再次发作为止。正因为自然调节过慢,而吸入尼古丁能即时暂解烟瘾,不少人难以停止吸烟,最终演变成恶性循环,吸入更多的尼古丁,依赖性更强。

〔治疗原则〕

有计划地戒烟并确实进行,能提高戒烟的成功率。

1. 寻求戒烟环境,获得戒烟支持

(1)尽可能避开有吸烟的社交场合,且尽可能避免接触二手烟。

(2)参与戒烟团体,例如网络上的戒烟社群、戒烟班,寻求家人或亲友的协助和支持。

2. 医疗咨询

直接依靠意志力的戒烟方法,成功率很差,医疗咨询及药物都能大幅提高成功率。

(1)使用尼古丁替代疗法,例如贴片、嚼片、吸入剂等;相较于无法戒烟,就算长期使用这些产品,危害也较低。

(2)使用非尼古丁替代疗法,一般来说这种药物的原理及副作用类似抑郁症药物,因为烟瘾与抑郁症在神经学上有一定的关联性。

(3)精神疗法,如催眠或针灸。

(4)戒烟疫苗(消除尼古丁瘾,但目前还是在人体试验阶段,有潜力发展成戒毒疫苗)

3. 改变习惯,分散注意力

(1)增加运动时间。

(2)改变饮食习惯。

(3)经常性清洁口腔。

4. 被动戒烟

(1)当身边的亲友都努力戒烟时,戒烟成功率较高。

(2)在丑化、排斥甚至拒绝雇用吸烟者的环境,戒烟成功率较高,例如在美国,青少年族群会排斥吸烟者,吸烟率当然低。

(3)高烟价可以提高戒烟率,因为药物及尼古丁替代疗法的成本会比烟价低。

(4)严格的禁烟规定能提高戒烟率。

5. 正确观念

(1)长期治疗、接受失败。近来的研究及统计显示,许多戒烟成功者经历多次失败才成功,而且以治疗慢性病的态度来戒烟,成功率高。

(2)减少吸烟量及改抽淡烟并无法减害,因为吸烟者会潜意识吸得更深;淡烟对吸烟者的危害不亚于浓烟、而对社会的危害更甚于浓烟(因为淡烟淡的是臭味,但毒性没有比较淡)。

(3)理论上无烟烟品可以减少危害,但在实务上有着品管及制程问题,多国也为了避免非吸烟者误用而禁售,这会让无烟烟品的品质更不可靠,因此符合药品规格的尼古丁替代疗法,是更安全的选择。

(4)吸烟者即使是长期使用尼古丁替代疗法,但无法成功戒烟,其健康风险也远低于不尝试戒烟者。

(5)吸烟造成的健康风险是几乎无法用良好的生活习惯来弥补的,二手烟的危害也不亚于吸烟。

(6)无论多老,戒烟都能立即降低患病率,戒烟越久、降低越多,不要等到身体快崩溃时才戒烟。

(7)戒烟不会让身体变差。近来科学界的猜测是身体快崩溃时戒烟会突然变得很容易:例如当一个人快要得肺癌时,他很可能会莫名其妙不想吸烟,因而成功戒烟。

〔用药精选〕

一、西药

1. 尼古丁舌下片 Nicotine Sublingual Tablets

尼古丁是由吡啶和吡咯烷组成的叔胺,是存在于烟草中的主要形式。尼古丁是香烟烟雾的一种成分(每根烟释放出约1mg尼古丁)。临床实验证明,尼古丁舌下片能有效地提高戒烟的成功机会。其中一个实验的结果显示,在六个月的实验期后,有60%尼古丁舌下片的使用者能成功戒除烟瘾,而使用安慰剂的成功率只有39%。

【适应证】用于戒烟。

【用法用量】舌下含服,每1~2小时1~2片(2~4mg),每日最大剂量不得超过20片(40mg)。4周后,用药剂量逐渐减少,直至停药。根据本品临床试验结果,推荐用法如下:第1~4周,每1~2小时1~2片;第5~6周,每2~4小时1~2片;第7~8周,每4~8小时1~2片;第9周,戒烟。治疗第一周的1~4天为剂量调整期,由戒烟者根据自己对香烟的依赖程度选择用量。

【不良反应】一般来说,NRT比吸烟安全很多,原因是NRT的尼古丁是用崭新的方法送入人体,而免除了吸烟的副作用。现在仍未有任何报告指尼古丁舌下含片会令人上瘾。因尼古丁舌下含片的尼古丁含量较低,故使用过量的危险亦极低。但当和其他尼古丁产品一起使用时,便有服用过量的危机,会出现呕心或呕吐。孕妇、消化性溃疡和肾脏、肝脏或心脏病患者在使用尼古丁舌下含片时须特别小心。请务必参照产品卷标上及包装上的说明。

附:用于戒烟的其他西药(或制品)

1. 尼古丁透皮贴剂 Nicotine Transdermal Patches

【适应证】本品有助于戒除吸烟,适用于年龄超过18岁的成年人。可减轻尼古丁依赖性吸烟者的成瘾行为和各种戒断症状。

2. 尼古丁贴剂 Nicotine Patch

【适应证】用于戒烟。戒烟时通常会出现尼古丁戒断引起的不适症状,而尼古丁贴剂通过缓解这些症状帮助吸烟者集中精力戒掉吸烟习惯。

3. 尼古丁咀嚼胶 Nicotine Chewing Gum

【适应证】戒烟时通常会出现尼古丁戒断引起的不适症状,而尼古丁咀嚼胶通过缓解这些症状帮助吸烟者集中精力戒掉吸烟习惯。

4. 电子烟 Electroniccigarette

【适应证】电子烟又名虚拟香烟、电子雾化器,主要用于戒烟和替代香烟。它有着与香烟一样的外观,与香烟近似的味道,甚至比一般香烟的口味要多出很多,也像香烟一样能吸出烟、吸出味道和感觉来。适用于有戒烟意愿者,长期吸烟感觉不良者,寻求香烟替代品者。

5. 戒烟糖

【适应证】本品是通过咀嚼食用而发挥戒烟作用的吸烟抑制剂。用于有吸烟嗜好者戒烟使用。

二、中药

对吸烟与戒烟的治疗，目前尚没有明显有效的中药制剂。

364. 亚健康

〔基本概述〕

WHO将机体无器质性病变，但是有一些功能改变的状态称为"第三状态"，我国称为"亚健康状态"。

亚健康现在还没有明确的医学指标来诊断，因此易被人们所忽视。一般来说，如果没有什么明显的病症，但又长时间处于以下的一种或几种状态中，注意亚健康已经发出警报了：失眠、乏力、无食欲、易疲劳、心悸，抵抗力差、易激怒、经常性感冒或口腔溃疡、便秘等等。处在高度紧张工作、学习状态的人应当特别注意这些症状。

亚健康即指非病非健康状态，这是一类次等健康状态（亚即次等之意），是界乎健康与疾病之间的状态，故又有"次健康"、"第三状态"、"中间状态"、"游离（移）状态"、"灰色状态"等称谓。其是处于疾病与健康之间的一种生理功能低下的状态，也是很多疾病的前期征兆，如肝炎、心脑血管疾病、代谢性疾病等等。亚健康人群普遍存在六高一低，即高负荷（心理和体力）、高血压、高血脂、高血糖、高体重、免疫功能低。

有人把亚健康的表现列举如下。①"将军肚"早现。30～50岁的人，大腹便便，是高血脂、脂肪肝、高血压、冠心病的隐患。②脱发、斑秃、早秃。这是工作压力大、精神紧张所致。③频频去洗手间。30～40岁的人群，排泄次数超过正常人，说明消化系统和泌尿系统开始衰退。④性能力下降。中年人过早地出现腰酸腿痛，性欲减退或男子阳痿、女子过早闭经，都是身体整体衰退的第一信号。⑤记忆力减退，开始忘记熟人的名字。⑥心算能力越来越差。⑦做事经常后悔，易怒、烦躁、悲观，难以控制自己的情绪。⑧注意力不集中，集中精力的能力越来越差。⑨睡觉时间越来越短，醒来也不解乏。⑩想做事时，不明原因地走神，精神难以集中。⑪烦躁，动辄发火。⑫处于敏感紧张状态，惧怕并回避某人、某地、某物或某事。⑬为自己的生命常规被扰乱而不高兴，总想恢复原状。对已做完的事，已想明白的问题，反复思考和检查，而自己又为这种反复而苦恼。⑭身上有某种不适或疼痛，但医师查不出问题，而仍不放心，总想着这件事。⑮很烦恼，但不一定知道为何烦恼；做其他事常常不能分散对烦恼的注意，也就是说烦恼好像摆脱不了。⑯情绪低落、心情沉重，整天不快乐，工作、学习、娱乐、生活都提不起精神和兴趣。⑰易于疲乏，或无明显原因感到精力不足，体力不支。⑱怕与人交往，厌恶人多，在他人面前无自信心，感到紧张或不自在。⑲心情不好时就晕倒，控制不住情绪和行为，甚至突然说不出话、看不见东西、憋气、肌肉抽搐等。⑳觉得别人不好，都不理解自己，在嘲笑自己或和自己作对。

根据调查发现，处于亚健康状态的患者年龄多在18～45岁，其中城市白领，尤其是女性占多数。这个年龄段的人因为面临高考升学、商务应酬、企业经营、人际交往、职位竞争等社会活动，长期处于紧张的环境压力中，如果不能科学地自我调适和自我保护，就容易进入亚健康状态。

科学研究认为，亚健康状态的形成与很多因素有关，比如遗传基因的影响、环境的污染、紧张的生活节奏、心理承受的压力、不良的生活习惯、工作生活的过度疲劳等。导致亚健康的主要因素如下。①饮食不合理。当机体摄入热量过多或营养贫乏时，都可导致机体失调。过量吸烟、酗酒、睡眠不足、缺少运动、情绪低落、心理障碍，以及大气污染、长期接触有毒物品，也可出现这种状态。②休息不足，特别是睡眠不足。起居无规律、作息不正常已经成为常见现象。对于青少年，由于影视、网络、游戏、跳舞、打牌、麻将等娱乐，以及备考开夜车等，常打乱生活规律。成人有时候也会因为娱乐（如打牌、麻将）、看护患者而影响休息。③过度紧张，压力太大。特别是白领人士，身体运动不足，体力透支。④长久的不良情绪影响。

亚健康是否发展为严重器质性病变具有不确定性。但是，亚健康本身就是需要解决的问题。

〔治疗原则〕

亚健康是一种临界状态，处于亚健康状态的人，虽然没有明确的疾病，但却出现精神活力和适应能力的下降，如果这种状态不能得到及时的纠正，就容易引起心身疾病。包括：心理障碍、胃肠道疾病、高血压、冠心病、癌症、性功能下降，倦怠、注意力不集中、心情烦躁、失眠、消化功能不好、食欲不振、腹胀、心慌、胸闷、便秘、腹泻、感觉很疲惫，甚至有欲死的感觉。然而体格检查并无器质性问题，所以主要是功能性的问题。处于亚健康状态的人，除了疲劳和不适，不会有生命危险。但如果碰到高度刺激，如熬夜、发脾气等应激状态下，就很容易出现猝死，即"过劳死"。

中医学认为，健康人应是平衡协调的有机体，正常机体在一定限度内通过自我调节，维持人体阴阳气血、升降出入的相对平衡。出现一定限度内的偏失，未成显著疾病的状态即为亚健康。中医理论中"阴阳平衡即健康"的理念，为亚健康状态的调治指明了方向。临证做到"谨察阴阳之所在而调之，以平为期"，理应收到较好效果。

中医几千年的养生实践积累了丰富的经验，创造出多种方法：运动、气功、导引吐纳、情胜疗法等。平衡观要求大家在方法选择上注意劳逸结合，平衡适度。例如喜可让人情志愉悦，血脉通利，但过喜则"气缓"。适量运动可促进血行，疏通经络，改善体质，增强机能，但过劳则伤津耗气。总之要"法于阴阳，合于术数，饮食有节，起居有常，不妄作劳"。以适合个体为度，以"阴阳平和"为法。

亚健康证候表现错综复杂决定了其治疗方法的多样性。中医养生的原则如说情志、戒私欲、远房室、适四时、节饮食、运动、服饵等都属亚健康治疗。无论何种方法，只要秉承"辨证论治"的原则，以"平衡"为宗旨，就是合理的方法。传统中医理论对此类疾病的病因病机有明确认识，并具有丰富的防治经验，经过深刻研究，必将为亚健康的防治做出应有的贡献。

摆脱亚健康状态主要不是靠药物的疗效，而是要靠自己。

1. 营养的作用

保证合理的膳食和均衡的营养。其中，维生素和矿物质是人体所必需的营养素。维生素A能促进糖蛋白的合成，细胞膜表面的蛋白主要是糖蛋白，免疫球蛋白也是糖蛋白。维生素A摄入不足，呼吸道上皮细胞缺乏抵抗力，常常容易患病。人体不能合成维生素和矿物质，而维生素C、B族维生素和铁等对人体尤为重要，因此每天应适当地补充多维元素片；除此之外，微量元素锌、硒、维生素 B_1、维生素 B_2 等多种元素都与人体非特异性免疫功能有关。

长时间在电脑前工作的人会出现精神不振、视力模糊等电脑综合征，这是因为身体维生素A消耗比较多，造成营养失衡。因此，最好每天服用一粒维生素A。

喝茶可以减少电脑辐射。泡茶最好不要选用保温杯，用保温杯把茶叶长时间浸泡在高温的水中，就如同用温水煎煮一样，会使茶叶中的维生素全部破坏。

适量饮酒。每天饮用20～30ml红葡萄酒，可以将心脏病的发病率降低75%，而过量饮啤酒就会加速心肌衰老，使血液内含铅量增加，所以还是少饮为好。

钙具有安定情绪的作用，脾气暴躁者应该借助于牛奶、酸奶、奶酪等乳制品，以及鱼、肝、骨头汤等含钙食物来平静心态。当感到心理压力巨大时，人体所消耗的维生素C将明显增加。因此，精神紧张者可多吃鲜橙、猕猴桃等，以补充足够的维生素C。

疲劳后多吃碱性食物。疲劳时，不宜大吃鸡、鱼、肉、蛋等，因为疲劳时人体内酸性物质积聚，而肉类食物属于酸性，会加重疲劳感。相反，新鲜蔬菜、水产品等碱性食物能使人迅速恢复体力。

每天至少喝3杯水。清晨，空腹喝下一杯蜂蜜水。蜂蜜有润喉、清肺、生津、暖胃、滑肠的作用。午休以后，喝一杯淡淡的清茶水。清茶有醒脑提神、润肺生津、解渴利尿的功效。晚上睡觉前，喝一杯白开水，能帮助消化，增进循环，增加解毒和排泄能力，加强免疫功能。除了每天3杯水外，日常生活中还应多饮白开水，适当多饮水是预防疾病的基本措施。

失眠、烦躁、健忘时：多吃含钙、磷的食物。含钙多的饮食如大豆、牛奶（包括酸奶）、鲜橙、牡蛎；含磷多的如菠菜、栗子、葡萄、土豆、禽蛋类。

神经敏感时：适吃蒸鱼，但要加点绿叶蔬菜。吃前先躺下休息一会，松弛紧张的情绪；也可以喝少量红葡萄酒，帮助肠胃蠕动。

精疲力尽时：嚼些花生、杏仁、腰果、核桃仁等干果，因为它们富含蛋白质、维生素B、钙、铁及植物性脂肪。

眼睛疲劳时：可在午餐时食用鳗鱼，因为鳗鱼含有丰富的维生素A。另外，吃韭菜炒猪肝也有效。

大脑疲劳时：吃坚果，如花生、瓜子、核桃、松子、榛子，香榧更好（浙江特产）。它们对健脑、增强记忆力有很好的效果。

心理压力过大时：尽可能多摄取含维生素C的食物，如青花（美国花柳菜）、菠菜、嫩油菜、芝麻、水果（柑、橘、橙、草莓、芒果）等。

脾气不好时：吃牛奶、酸奶、奶酪等乳制品及小鱼干等，都含有极其丰富的钙质，有助于消除火气；吃芫荽，能消除内火。

记忆不好，丢三落四时：应补充维生素C及维生素A，增加饮食中的蔬菜、水果的数量，少吃肉类等酸性食物。富含维生素C及维生素A的食物主要有：辣椒（新鲜的，绿色和红色都行）、鱼干、竹笋、胡萝卜、牛奶、红枣、田螺、卷心菜等，绿茶中也含有维生素A，每天喝一杯（加水2次）对改善记忆力也很有好处。

2. 生活习惯的养成

调整心理状态并保持积极、乐观。广泛的兴趣爱好，会使人受益无穷，不仅可以修身养性，而且能够辅助治疗一些心理疾病。善待压力，把压力看作是生活不可分割的一部分，学会适度减压，以保证健康、良好的心境。

及时调整生活规律，劳逸结合，保证充足睡眠。适度劳逸是健康之母，人体生物钟正常运转是健康保证，而生物钟"错点"便是亚健康的开始。

增加户外体育锻炼活动，每天保证一定运动量。现代人热衷于都市生活，忙于事业，身体锻炼的时间越来越少。加强自我运动可以提高人体对疾病的抵抗能力。

戒烟限酒：医学证明，吸烟时人体血管容易发生痉挛，局部器官血液供应减少，营养素和氧气供给减少，尤其是呼吸道黏膜得不到氧气和养料供给，抗病能力也就随之下降。少酒有益健康，嗜酒、醉酒、酗酒会削减人体免疫功能，必须严格限制。

〔用药精选〕

一、西药

对亚健康的治疗，目前尚没有明显有效的西药制剂。

二、中药

1. 安神补脑液（颗粒）

【处方组成】鹿茸、制何首乌、淫羊藿、干姜、甘草、大枣、

维生素 B_1

【功能主治】生精补髓，益气养血，强脑安神。用于肾精不足、气血两亏所致的头晕、乏力、健忘、失眠；神经衰弱症见上述证候者。

【用法用量】口服。一次 10ml，一日 2 次。

2. 复方枸杞子胶囊

【处方组成】枸杞子、大枣、山楂、甘草

【功能主治】补益肝肾，开胃健脾。用于肝肾不足、脾胃虚弱所致的神疲乏力，少气懒言，腰膝酸软，耳鸣，心悸，失眠，食欲不振。

【用法用量】胶囊，口服，一次 3 粒，一日 2 次。

3. 安神爽脑口服液

【处方组成】人参、五味子、黄芪、刺五加、鹿茸、当归等

【功能主治】补益心脾，健脑安神。用于心脾两虚而引起的头昏心悸，健忘失眠，气短乏力，倦怠纳呆。

【用法用量】口服。一次 10ml，一日 2 次，早晚空腹服。

【使用注意】儿童、孕妇禁用。

4. 康复春口服液

【处方组成】黄芪、人参、玉竹、蜂王浆

【功能主治】益气固表，养心安神，健脾和胃。用于心脾俱虚，饮食少思，腹胀腹满，少气乏力，心慌心悸，精神倦怠，失眠。

【用法用量】口服。一次 10ml，一日 2 次。

5. 健身宁片

【处方组成】何首乌、黄精(酒炙)、当归、桑葚、熟地黄、女贞子(酒炙)、墨旱莲、党参、鹿茸(去毛)、乌梅

【功能主治】滋补肝肾，养血健身。用于肝肾不足引起的腰酸腿软，神疲体倦，头晕耳鸣，心悸气短，须发早白。

【用法用量】口服。一次 6 片，一日 3 次。

7. 正元胶囊

【处方组成】人参、白术、枸杞子、菟丝子、仙灵脾、巴戟天、肉苁蓉

【适应证】抗疲劳。

【用法用量】口服。每日 3 次，每次 2～4 粒。

附：用于亚健康的其他中药

参南星口服液

【功能主治】健脾益气，解郁调神。用于慢性疲劳综合征证属肝郁脾虚型，可改善倦怠乏力，思维迟钝，头晕胀痛，烦躁易怒，失眠健忘，咽喉疼痛，耳鸣目眩，食欲不振，肌肉关节酸痛。

365. 急救与急救用药

〔基本概述〕

急救即紧急救治的意思，是指当有任何意外或急病发生时，施救者在医护人员到达前，按医学护理的原则，利用现场适用物资临时及适当地为伤病者进行初步救援及护理，然后从速送院。

〔急救原则〕

1. 急救的目的

(1) 保存生命：恢复呼吸、心跳，止血，救治休克。

(2) 防止伤势恶化：处理伤口，固定骨部。

(3) 促进复原：避免非必要的移动，小心处理，保持最舒适的坐/卧姿势，善言安慰。

2. 紧急救护的程序

(1) 第一步是拨打急救电话 120；

(2) 第二是迅速将伤者移至就近安全的地方；

(3) 第三是快速对伤者进行分类，先抢救危重者，并优先护送危重者。

3. 急救要点

在发生严重伤害或有人突然生重病的情况下，紧急呼救的同时，要特别注意以下急救要点：一是实施快速营救。二是一定要把伤病者置于通风处。一定要遵循快抢、快救、快送的"三快"原则。

(1) 维持呼吸道畅通。

(2) 重建呼吸功能——呼吸停止时，施与人工呼吸。

(3) 重建循环功能。①心跳停止时，施与心外按摩。②严重出血者予以止血。

(4) 预防休克。

(5) 预防再次受伤。

(6) 将伤患置于正确舒适的姿势，防止病情恶化。

(7) 保暖，但避免过热而出汗。

(8) 给予伤患心理支持。

(9) 详细记录，并随时观察伤患病情的变化。

4. 注意事项

为保证伤病者的安全，采取上述紧急措施以后，应注意以下事项。

(1) 为了安全起见，如无必要，不得移动伤病员。应使其处在最适合于其身体状况或受伤情况的位置。不要让其起身或走动。

(2) 要避免对伤病员进行不必要的外科处理及干扰。

(3) 设法用毛毯或被子盖住伤病员，避免受冻。如果天气寒冷或潮湿，要在伤病员身下垫些衣物或毛毯，并多盖一些。

(4) 确定伤害或突然生病的原因。主要问题得到控制以后再做如下处理。

找出确切的原因是什么，可以问伤病员，也可以问伤病时周围看到的人；寻找病员的医疗卡片，以便及时了解突发病因；伤病很严重时，要设法尽早通知伤病者的家属。

(5) 只能根据事故或突发病的种类及当时情况的需要，按顺序检查伤病者。

松开紧身衣服。但如果脊骨受伤，则不得牵拉伤病者的腰带。

为了更确切地检查伤害情况，如有必要，可拆开或脱下衣物。衣物可剪开或从衣缝撕开，但必须极其小心，否则会加重伤情。如果没有用以保护的合适的遮盖物，不要过度暴露伤病者身体。

注意伤病者的外观情况，包括皮肤变色，并检查可以提供受伤或突然生病的所有症状。如果伤病者皮肤黑，就要根据黏膜或唇、嘴及眼皮表面颜色的变化来判断。

检查伤病者的脉搏。如果腕部不能检查到，那么检查在脖子旁边的颈部大动脉。

查看伤病者是否苏醒、昏睡或无知觉。

如果伤病者无知觉，要寻找头部受伤的痕迹。对于有知觉的人，寻找其面部或身体一侧的麻痹情况。了解伤病者最近是否痉挛过。

查看伤病者的眼睛并检查其瞳孔尺寸。

检查伤病者的躯干和四肢的受伤部位是否可以张开和收起来，或者检查其是否骨折。

检查伤病者脖子前部，了解其是否做过喉头切除手术。当进行其他方面的急救时，不要阻塞做过喉头切除手术患者的空气吸入口，否则就可能引起窒息而死亡。

如果怀疑是中毒，检查伤病者嘴是否有污迹及发黑，并检查周围的中毒源，如药丸、药瓶、家用化学剂或农药等。

(6)执行指定的急救方案。按规定使用急救药物；根据受伤及突发病的性质、当时情况的需要及人员和材料是否便利，安排急救措施；在患者可以转到能胜任的急救者（如一名外科医师、一个医疗队、一个卫生所）处以前，或者患者可以自己照顾自己以前，要对患者负责；不要企图做出任何种类的诊断，或与旁观者或报告者讨论患者情况。

〔用药精选〕

一、西药

1. 二巯丁二酸 Dimercaptosuccinic Acid

见本章“360. 急性中毒”。

2. 尼可刹米 Nikethamide

见本章“357. 淹溺”。

3. 盐酸洛贝林注射液 Lobeline Hydrochloride Injection

本品可刺激颈动脉窦和主动脉体化学感受器，反射性地兴奋呼吸中枢而使呼吸加快，但对呼吸中枢并无直接兴奋作用。对迷走神经中枢和血管运动中枢也同时有反射性的兴奋作用，对自主神经节先兴奋而后阻断。

【适应证】本品主要用于各种原因引起的中枢性呼吸抑制。临床上常用于新生儿窒息，一氧化碳、阿片中毒等。

【用法用量】①静脉注射常用量，成人一次3mg（1支）；极量，一次6mg（2支），一日20mg。小儿一次0.3～3mg，必要时每隔30分钟可重复使用；新生儿窒息可注入脐静脉3mg（1支）。②皮下或肌内注射常用量，成人一次10mg；极量，一次20mg，一日50mg。小儿一次1～3mg。

【不良反应】可有恶心、呕吐、呛咳、头痛、心悸等。

【禁忌】尚不明确。

【孕妇及哺乳期妇女用药】未进行该项实验且无可靠参考文献。

【儿童用药】可用于婴幼儿、新生儿。

4. 去乙酰毛花苷 Deslanoside

见本章“357. 淹溺”。

5. 硝酸甘油 Nitroglycerin

本品为最常用的血管扩张药。通过松弛血管平滑肌，引起血管扩张，缓解心绞痛。片剂用于舌下含服，立即吸收，生物利用度80%；而口服因肝脏首过效应，生物利用度仅为8%。舌下给药2～3分钟起效，5分钟达到最大效应，作用持续10～30分钟。

【适应证】用于冠心病心绞痛的治疗及预防，也可用于降低血压或治疗充血性心力衰竭。

【不良反应】①头痛：可于用药后立即发生，可为剧痛和呈持续性。②偶可发生眩晕、虚弱、心悸和其他直立性低血压的表现，尤其是直立、制动的患者。③治疗剂量可发生明显的低血压反应，表现为恶心、呕吐、虚弱、出汗、苍白和虚脱。④晕厥、面红、药疹和剥脱性皮炎均有报告。

【禁忌】禁用于心肌梗死早期（有严重低血压及心动过速时）、梗阻性心肌病、严重贫血、青光眼、颅内压增高、脑出血或头颅外伤和已知对硝酸甘油过敏的患者。还禁用于使用枸橼酸西地那非（万艾可）的患者，后者增强硝酸甘油的降压作用。严重肾功能损害及严重肝功能损害者禁用。

【孕妇及哺乳期妇女用药】确有必要时方可用于孕妇。哺乳期妇女应慎用。

【用法用量】①舌下含服。片剂，一次0.25～0.5mg，每5分钟可重复1片，如15分钟内总量达3片后疼痛持续存在，应立即就医。可在活动前5～10分钟预防性使用。②控释口颊片剂。置于口颊犬齿龈上，一次1mg，一日3～4次。效果不佳时，可一次2.5mg，一日3～4次。勿置于舌下、咀嚼或吞服，避免睡前使用。③气雾剂。舌下喷雾，一次0.5～1mg（1～2喷），效果不佳可在10分钟内重复给药。④贴片。贴于左前胸皮肤，一次2.5mg，一日1次。⑤注射液。5%葡萄糖注射液或氯化钠注射液稀释后静脉滴注，初始剂量5μg/min。降低血压或治疗心力衰竭时，可每3～5分钟增加5μg，在20μg/min无效时可以10μg/min递增，以后可20μg/min。但要注意血压变化。

【制剂】硝酸甘油片（控释口颊片、溶液、气雾剂、注射液）

6. 间羟胺 Metaraminol

本品主要直接激动α肾上腺素受体而起作用，亦可间接地促使去甲肾上腺素自其储存囊泡释放，对心脏的β_1受体也有激动作用。由于血管收缩，收缩压和舒张压均升高，通过迷走神经反射使心率相应地减慢,对心排血量影响不大。

【适应证】用于防治椎管内阻滞麻醉时发生的急性低血压,由于出血、药物过敏、手术并发症及脑外伤或脑肿瘤合并休克而发生的低血压的辅助对症治疗,心源性休克或败血症所致的低血压。

【不良反应】升压反应过快、过猛可致急性肺水肿,心律失常,心跳停顿。

【禁忌】对本品过敏者禁用。

【孕妇及哺乳期妇女用药】孕妇禁用。

【用法用量】①成人。a. 肌内或皮下注射:一次 2 ~ 10mg,在重复用药前对初始量效应至少观察 10 分钟。b. 静脉注射:初量 0.5 ~ 5mg,继而静脉滴注。c. 静脉滴注:将间羟胺 15 ~ 100mg 加入 5% 葡萄糖液或氯化钠注射液 500ml 中滴注,调节滴速以维持合适的血压。极量一次 100mg(0.3 ~ 0.4mg/min)。②儿童用药:请遵医嘱。

【制剂】重酒石酸间羟胺注射液

7. 肾上腺素 Adrenaline

见本章“357. 淹溺”。

8. 多巴胺 Dopamine

见本章“357. 淹溺”。

9. 硫酸阿托品 Atropine Sulfate

【适应证】本品为典型的 M 胆碱受体阻滞剂。在临床上的用途主要是:①抢救感染中毒性休克;②治疗锑剂引起的阿-斯综合征;③治有机磷农药中毒;④缓解内脏绞痛;⑤用为麻醉给药;⑥用于眼科等。

【不良反应】常见便秘、出汗减少、口鼻咽喉干燥、视物模糊、皮肤潮红、排尿困难、胃肠动力低下、胃食管反流;少见眼压升高、过敏性皮疹、疱疹;接触性药物性眼睑结膜炎。

【禁忌】对本品过敏、青光眼及前列腺增生者、高热者禁用。

【孕妇及哺乳期妇女用药】本品对孕妇的安全性尚不明确,静脉注射本品可使胎儿心动过速。孕妇使用需考虑用药的利弊。本品可分泌至乳汁,并有抑制泌乳作用,哺乳期女性慎用。

【儿童用药】婴幼儿对该品的毒性反应极敏感,特别是痉挛性麻痹与脑损伤的小儿,反应更强,环境温度较高时,因闭汗有体温急骤升高的危险,应用时要严密观察。

【老年用药】老年人容易发生抗 M 胆碱样不良反应,如排尿困难、便秘、口干(特别是男性),也易诱发未经诊断的青光眼,一经发现,应即停药。该品对老年人尤易致汗液分泌减少,影响散热,故夏天慎用。

【用法用量】①成人。a. 口服:一次 0.3 ~ 0.6mg,一日 3 次,极量一次 1mg 或一日 3mg。b. 皮下注射、肌内注射、静脉注射:一次 0.3 ~ 0.5mg,一日 0.5 ~ 3mg,极量一次 2mg。c. 麻醉前用药:术前 0.5 ~ 1 小时,肌内注射 0.5mg。d. 抗心律失常:静脉注射 0.5 ~ 1mg,按需可 1 ~ 2 小时 1 次,最大剂量为 2mg。e. 抗休克及改善微循环:一般按体重 0.02 ~ 0.05mg/kg,用 5% 葡萄糖注射液稀释后静脉注射。f. 有机磷中毒:肌内注射和静脉注射 1 ~ 2mg(严重有机磷中毒时剂量可加大 5 ~ 10 倍),每 10 ~ 20 分钟重复,直到青紫消失,病情稳定,然后用维持量。

②儿童。a. 口服:按体重 0.01mg/kg,每 4 ~ 6 小时 1 次。b. 静脉注射:儿童耐受性差,0.2 ~ 10mg 可中毒致死。

【制剂】①硫酸阿托品片;②硫酸阿托品眼用凝胶;③硫酸阿托品注射液;④注射用硫酸阿托品

附:用于急救的其他西药

1. 盐酸阿扑吗啡注射液 Apomorphine Hydrochloride Injection

见本章“360. 急性中毒”。

2. 去甲肾上腺素 Noradrenaline

见本章“357. 淹溺”。

3. 异丙肾上腺素 Isoprenaline

【适应证】①治疗心源性或感染性休克。②治疗完全性房室传导阻滞、心搏骤停。

4. 多巴酚丁胺 Dobutamine

见本章“357. 淹溺”。

二、中药

1. 丹参滴丸

【处方组成】丹参、三七、冰片

【功能主治】活血化瘀,理气止痛。用于胸中憋闷,心绞痛。

【用法用量】口服或舌下含服。一次 10 丸,一日 3 次,4 周为一个疗程;或遵医嘱。

2. 速效救心丸

【处方组成】川芎、冰片

【功能主治】行气活血,祛瘀止痛,增加冠脉血流量,缓解心绞痛。用于气滞血瘀型冠心病,心绞痛。

【用法用量】含服,一次 4 ~ 6 粒,一日 3 次;急性发作时,一次 10 ~ 15 粒。

3. 救心丸

【处方组成】人参茎叶总皂苷、牛胆膏粉、麝香、珍珠、牛黄、冰片、蟾酥、三七膏粉

【功能主治】益气活血,化瘀通络。用于痰浊瘀血痹阻心脉而致的胸痹心痛,胸闷、短气、心悸、怔忡等。

【用法用量】舌下含服或口服,一次 1 ~ 2 粒,一日 2 次。

【使用注意】孕妇禁用,月经期慎用。

366. 埃博拉(EBOV)

〔基本概述〕

埃博拉又译作伊波拉病毒,是一种能引起人类和灵长类

动物产生埃博拉出血热的烈性传染病病毒，有很高的死亡率，为50%～90%。埃博拉病毒的名称出自非洲扎伊尔的"埃博拉河"。这种病毒来自"Filoviridae"族。"埃博拉"属于丝状病毒，这是一种十分罕见的病毒。

1976年，在苏丹南部和扎伊尔即现在的刚果（金）的埃博拉河地区发现它的存在后，引起医学界的广泛关注和重视，"埃博拉"由此而得名。该地区靠近1976年NhoyMushola记载的在扎伊尔的Yambuku和苏丹西部的Nzara是第一次爆发的地方。在这次爆发中，共有602个感染案例，有397人死亡。其中扎伊尔318例感染，有280例死亡；苏丹有284例感染，117例死亡。

1995年5月14日，扎伊尔发现罕见传染病埃博拉。埃博拉（Ebola），是用来称呼一群属于纤维病毒科埃博拉病毒属下数种病毒的通用术语，可导致埃博拉病毒出血热，罹患此病可致人死亡，包含数种不同程度的症状，包括恶心、呕吐、腹泻、肤色改变、全身酸痛、体内出血、体外出血、发热等。感染者症状与同为纤维病毒科的马尔堡病毒极为相似。此病毒以非洲刚果民主共和国的埃博拉河命名（该国旧称扎伊尔），此地接近首次爆发的部落，刚果仍是最近四次爆发的所在地，包括2005年5月的一次大流行。

埃博拉病毒，生物安全等级为4级（艾滋病为3级，SARS为3级，级数越大防护越严格）。病毒潜伏期可达2～21天，但通常只有5～10天。

（一）流行与传播

埃博拉病毒主要是通过患者的血液、唾液、汗液和分泌物等途径传播。

1. 传染源

埃博拉出血热的传染源是感染埃博拉病毒的人和非人灵长类动物，而其自然宿主目前认为是狐蝠科的果蝠，尤其是锤头果蝠、富氏前肩头果蝠和小领果蝠，但该病毒在自然界的循环方式尚不清楚。

在非洲热带雨林中，人们在处理受感染病患或者死去的黑猩猩、大猩猩、果蝠、猴子、森林羚羊和豪猪等而导致感染，要减少接触高危动物（即果蝠、猴子或猿），包括捡拾在森林中发现的死亡动物或处理其生肉。在埃博拉死者葬礼时，非洲人民的习俗是与死者尸体直接接触，也是埃博拉病毒传播的重要方式。因此，人们在处理埃博拉死者尸体时，必须穿戴具有较强保护性的防护服和手套，并将死者立即埋葬。

医务人员在救治埃博拉患者时如果没有穿戴合适的个人防护装备，就可能会感染这一病毒。卫生系统各个层面（医院、诊所和卫生站）的医疗卫生保健人员都应当了解该病的性质及传播方式，并严格遵守所推荐的感染控制防护措施。感染的患者应由医护人员密切观察，并进行实验室检查，以确保在出院回家前体内不再有该病毒的存在。当医护人员确定患者可以回家时，患者就不再具有传染性，不会对社区中的其他任何人造成感染。

有文献报道，埃博拉出血热患者的精液中可分离到病毒，故存在性传播的可能性。男性在康复后仍可能在长达7周的时间内通过其精液将病毒传给性伴侣。因此，男性康复后至少在7周内要避免性交，或者在康复后7周内进行性交时要戴安全套。还有动物实验表明，埃博拉病毒可通过气溶胶传播。虽然尚未证实有通过性传播和空气传播的病例发生，但应予以警惕，做好防护。

2. 传播途径

一是接触传播。直接接触感染了埃博拉病毒的人或动物的血液、尿液、体液、排泄物、分泌物、呕吐物等就有可能被埃博拉病毒感染。埃博拉病毒在死亡患者的尸体里仍可以存活数日，接触死亡患者的尸体和血液也可以被感染。二是注射传播，1976年，当时的扎伊尔医院每天早晨只给门诊部发5个注射器，使用后只是经过简单冲洗就给下一个患者使用。1976年埃博拉出血热暴发期间，249例患者中有80多人因在医院使用了未经消毒的注射器而被感染。三是性接触传播，埃博拉出血热患者精液中可以检测到埃博拉病毒。即使一些患者恢复，有报道在恢复后2～3个月精液中仍检测到埃博拉病毒，1976年埃博拉出血热流行中，一例患者的多名性伙伴被感染。

3. 人群易感性

人类对埃博拉病毒普遍易感，发病主要集中在成年人，这和暴露或接触机会多有关。本病最主要的传播途径是接触传播，人类通过密切接触患者或受感染动物的血液及其他各种体液、分泌物及排泄物（粪便、尿液、唾液和精液）、器官等而感染埃博拉病毒。一旦有人与感染埃博拉病毒的动物发生接触，就可能在社区造成人际传播。当人们通过破损皮肤或黏膜，与感染者的血液、体液、其他分泌物直接接触时可导致感染，或接触被埃博拉患者的血液和体液污染的环境或物品（如脏衣物、床单或者用过的针头）时，也可发生感染。

（二）临床特征

埃博拉出血热是一种严重、急性病毒性疾病。其特征往往是起病急，有发热、极度虚弱、肌肉疼痛、头痛和咽喉痛症状。随后会出现呕吐、腹泻、皮疹、肾脏和肝脏功能受损，某些情况下会有内出血和外出血。化验结果显示白血细胞和血小板计数降低，而肝酶则会升高。

人的血液和分泌物中含有病毒时就会具有传染性。实验室获得性病例在起病后多达第61天时，仍从其精液中分离到了埃博拉病毒。发生埃博拉出血热疫情时，病死率在不同的疫情之间存有差别，处于25%和90%之间。

1. 潜伏期

本病潜伏期为2～21天，一般为5～12天。

2. 临床症状

患者急性起病，早期表现为高热、畏寒、极度乏力、头痛、关节疼痛、肌痛、咽痛、结膜充血及相对缓脉，有的患者可出现肤色改变、全身酸痛。随后可出现恶心、呕吐、腹痛、腹泻、黏液便或血便、皮疹等表现。重症患者可出现神志改变，如嗜睡、谵妄等症状。并可出现不同程度的出血表现，包括鼻、口腔、结膜、胃肠道、阴道、皮肤瘀点和紫斑、咯血、血尿、血便及其他出血等症状和体征。危重患者可出现低血压、低血容量休克等。可并发心肌炎、肺炎和其他多脏器受损。感染者症状与同为纤维病毒科的马尔堡病毒极为相似,具有50% ~ 90%的致死率,致死原因主要为中风、心肌梗死、低血容量休克或多发性器官衰竭。

3. 体征

典型症状和体征包括突起发热、极度乏力、肌肉疼痛、头痛和咽喉痛。随后会出现呕吐、腹泻、皮疹、肾脏和肝脏功能受损,某些病例会同时有内出血和外出血。

〔治疗原则〕

目前尚无针对埃博拉病毒病原治疗的有效措施。一些抗病毒药如干扰素和利巴韦林无效,排除个别病例,埃博拉康复者的血清在治疗疾病中并没有什么作用。治疗主要以对症和支持治疗为主,注意水、电解质平衡,预防和控制出血,控制继发感染,治疗肾衰竭和出血、DIC等并发症。

1. 一般支持对症治疗

首先需要隔离患者。卧床休息,给予少渣、易消化半流质饮食,保证充足的热量。

2. 病原学治疗

抗病毒治疗尚无定论。

3. 补液治疗

充分补液,维持水、电解质和酸碱平衡,使用平衡盐液,维持有效血容量,加强胶体液补充如蛋白质、低分子右旋糖酐等,预防和治疗低血压休克。

4. 保肝抗炎治疗

应用甘草酸制剂。

5. 出血的治疗

止血和输血,新鲜冰冻血浆补充凝血因子,预防DIC。

6. 控制感染

及时发现继发感染,根据细菌培养和药敏结果应用抗生素。

7. 肾衰竭的治疗

及时行血液透析等。

〔用药精选〕

对埃博拉的治疗,目前尚没有明显有效的中西药品。治疗主要以对症和支持治疗为主。以下药物可试用。

一、西药

1. 氢化可的松 Hydrocortisone

本品为糖皮质激素类药物,具有抗炎、免疫抑制、抗毒素和抗休克作用,还有扩张血管,增强心肌收缩力,改善微循环作用。

【适应证】本品适用于过敏性、炎,性与自身免疫性疾病。①原发性或继发性肾上腺皮质功能减退症的替代治疗。②合成糖皮质激素所需酶系缺陷所致的各型肾上腺皮质增生症。③自身免疫性疾病,如系统性红斑狼疮、重症多发性皮肌炎、严重支气管哮喘、风湿病、风湿性关节炎、皮肌炎、自身免疫性出血、血管炎、肾病综合征、血小板减少性紫癜、重症肌无力。④. 过敏性疾病,严重支气管哮喘、血管神经性水肿、血清病、变应性鼻炎。⑤用于器官移植的抗排斥反应,如心、肝、肾、肺组织移植。⑥各种急性中毒性感染、病毒感染,如细菌性痢疾、中毒性肺炎、重症伤寒、结核性脑膜炎、胸膜炎。⑦血液疾病,如急性白血病、淋巴瘤等。⑧炎性疾患,如克罗恩病、溃疡性结肠炎、损伤性关节炎。

【用法用量】口服:抗炎和免疫抑制,一日2.5 ~ 10mg/kg,分3 ~ 4次给药,每隔6 ~ 8小时给药1次;替代治疗,一日20 ~ 25mg/m2,分3次给药,每隔8小时给药1次。

静脉滴注:各种危重病例的抢救,一次100 ~ 200mg;肾上腺皮质功能减退及腺垂体功能减退、严重过敏反应、哮喘持续状态及休克,一次100mg,连续应用不宜超过3 ~ 5日。

鞘内注射:一次25 ~ 50mg,摇匀后关节或鞘内注射。

【不良反应】偶见有局部刺激、过敏反应、瘙痒、烧灼感或干燥感。

长期大量应用可致皮肤萎缩、色素脱失、毛细血管扩张、酒渣样皮炎、口周皮炎,并可致医源性库欣综合征,表现有满月脸、向心性肥胖、紫纹、出血倾向、痤疮、糖尿病倾向、高血压、骨质疏松或骨折、血钙和血钾降低、广泛小动脉粥样硬化、下肢水肿、创面愈合不良、月经紊乱、股骨头坏死、儿童生长发育受抑及精神症状(欣快感、激动、烦躁不安、定向力障碍等)。其他不良反应尚可见肌无力、肌萎缩、胃肠道刺激、恶心、呕吐、消化性溃疡、肠穿孔、胰腺炎、水钠潴留、水肿、青光眼、白内障、眼压增高、颅内压增高等。

少见用药后出现血胆固醇、血脂肪酸升高,淋巴细胞、单核细胞、嗜酸粒细胞、嗜碱粒细胞计数下降,多形白细胞计数下降,血小板计数下降或增加。

若给予大剂量快速静脉滴注可能发生全身性过敏反应,表现为面部肿胀、鼻黏膜及眼睑肿胀、荨麻疹、气短、胸闷、喘鸣等。

外用偶见有局部烧灼感、瘙痒、刺激及干燥感,若长期、大面积使用,可能导致皮肤萎缩、毛细血管扩张、皮肤条纹及痤疮,甚至出现全身性不良反应。

有时患者在停药后出现头晕、昏厥倾向、腹痛或背痛、低热、食欲减退、恶心、呕吐、肌肉或关节疼痛、头疼、乏力、软弱,经仔细检查如能排除肾上腺皮质功能减退和原来疾病的复燃,则可考虑为对糖皮质激素的依赖综合征。

【禁忌】对本品及其他甾体激素过敏、有严重精神病病史和癫痫、活动性消化性溃疡、新近胃肠吻合手术、骨折、创伤修复期、角膜溃疡、肾上腺皮质功能亢进、水痘、麻疹、较重的骨质疏松症患者禁用。未能控制的结核性、化脓性、细菌性和病毒性感染者忌用。

【孕妇及哺乳期妇女用药】权衡利弊情况下,尽可能避免使用。

【儿童用药】小儿如长期使用肾上腺皮质激素，须十分慎重。肾上腺皮质功能低下症及先天性肾上腺皮质增生症例外。儿童宜尽量应用小剂量。

【老年用药】老年患者用糖皮质激素易发生高血压及糖尿病。老年患者尤其是更年期后的女性应用糖皮质激素易加重骨质疏松。

【制剂】氢化可的松片（注射液），醋酸氢化可的松注射液

2. 泼尼松 Prednisone

本品属于肾上腺皮质激素类药物，具有抗炎、抗过敏、抗风湿、免疫抑制作用。当严重中毒性感染时，与大量抗菌药物配合使用，可有良好的降温、抗毒、抗炎、抗休克及促进症状缓解的作用。其水钠潴留及排钾作用比可的松小，抗炎及抗过敏作用较强，副作用较少，故比较常用。

【适应证】本品适用于过敏性与自身免疫性炎性疾病。①重症多发性皮肌炎、严重支气管哮喘、风湿病、皮肌炎、血管炎、溃疡性结肠炎、肾病综合征等。②治疗各种急性严重性细菌感染、重症肌无力。③血小板减少性紫癜、粒细胞减少症、急性淋巴性白血病、各种肾上腺皮质功能不足症。④用于器官移植的抗排斥反应。⑤过敏性疾病、胶原性疾病（系统性红斑狼疮、结节性动脉周围炎等）。⑥剥脱性皮炎、药物性皮炎、天疱疮、神经性皮炎、荨麻疹、湿疹等皮肤疾病。⑦用于肿瘤，如急性淋巴性白血病、恶性淋巴瘤。⑧对糖皮质激素敏感的眼部炎症。

【用法用量】口服。一次 5 ~ 10mg，一日 2 ~ 3 次，一日 10 ~ 60mg。

【不良反应】长期超生理剂量的应用，可出现并发感染、向心性肥胖、满月脸、紫纹、皮肤变薄、肌无力、肌萎缩、低血钾、浮肿、恶心、呕吐、高血压、糖尿、痤疮、多毛、感染、胰腺炎、伤口愈合不良、骨质疏松、诱发或加重消化道溃疡、儿童生长抑制、诱发精神症状等。长期使用可引起青光眼、白内障。

其他不良反应见氢化可的松。

【禁忌】糖皮质激素过敏、活动性肺结核、严重精神疾病、癫痫、活动性消化性溃疡、糖尿病、新近胃肠吻合手术、骨折、创伤修复期、单纯疱疹性或溃疡性角膜炎、未能控制的感染者、较重的骨质疏松、未进行抗感染治疗的急性化脓性眼部感染者禁用。

肾上腺皮质功能亢进、动脉粥样硬化、心力衰竭、肠道疾病或慢性营养不良、肝功能不全者不宜使用。

【孕妇及哺乳期妇女用药】孕妇禁用。乳母如接受大剂量给药，则不应哺乳。

【儿童用药】可抑制患儿的生长和发育，长期使用应采用短效（如可的松）或中效（泼尼松）药，避免使用长效（如地塞米松）药。口服中效制剂隔日疗法可减轻对生长的抑制作用。长程使用必须密切观察患儿发生骨质疏松症、股骨头缺血性坏死、青光眼、白内障的危险性。

【老年用药】老年患者用糖皮质激素易发生高血压。老年患者尤其是更年期后的女性应用糖皮质激素易发生骨质疏松。

【制剂】醋酸泼尼松片

3. 泼尼松龙 Prednisolone

本品属肾上腺皮质激素类药物，具有抗炎及抗过敏作用。当严重中毒性感染时，与大量抗菌药物配合使用，可有良好的降温、抗毒、抗炎、抗休克及促进症状缓解的作用。其水钠潴留及排钾作用比可的松小，抗炎及抗过敏作用较强，不良反应较少。可用于肝功能不全的患者。

【适应证】用于各种急性严重细菌感染、过敏性疾病、胶原性疾病（红斑狼疮、结节性动脉周围炎等）、风湿病、肾病综合征、严重的支气管哮喘、血小板减少性紫癜、粒细胞较少症、急性淋巴性白血病、各种肾上腺皮质功能不足症、剥脱性皮炎、天疱疮、神经性皮炎、湿疹等症。泼尼松龙无需经肝脏转化可直接发挥效应，适用于肝功能不全者。

【用法用量】①口服：过敏性、自身免疫性及炎性疾病，一日 10 ~ 60mg，儿童一日 1 ~ 2mg/kg，分 2 ~ 3 次给药。②肌内注射（泼尼松龙磷酸酯钠）：一日 10 ~ 40mg，必要时可加量。③静脉滴注（泼尼松龙磷酸酯钠）：一次 10 ~ 20mg，加入 5% 葡萄糖注射液 500ml 中滴注。静脉注射用于危重患者，一次 10 ~ 20mg，必要时可重复给药。

【不良反应】长期超生理剂量的应用，可出现向心性肥胖、满月脸、紫纹、皮肤变薄、肌无力、肌萎缩、低血钾、浮肿、恶心、呕吐、高血压、糖尿、痤疮、多毛、感染、胰腺炎、伤口愈合不良、骨质疏松、诱发或加重消化道溃疡、儿童生长抑制、诱发精神症状等。眼部长期大量应用，可引起眼压升高，导致视神经损害、视野缺损、后囊膜下白内障、继发性真菌或病毒感染等。

【禁忌】糖皮质激素过敏者、活动性肺结核患者、未进行抗感染治疗的急性化脓性眼部感染者禁用。严重精神疾病、癫痫、活动性消化性溃疡、糖尿病、新近胃肠吻合手术、骨折、创伤修复期、角膜溃疡、未能控制的感染者、较重的骨质疏松者禁用。

【孕妇及哺乳期妇女用药】孕妇禁用。乳母如接受大剂量给药，则不应哺乳。

【儿童用药】慎用。激素可抑制患儿的生长和发育，如有必要长期使用，应采用短效（如可的松）或中效制剂（泼尼松），避免使用长效制剂（如地塞米松）。口服中效制剂隔日疗法可减轻对生长的抑制作用。儿童或少年患者长程使用糖皮质激素必须密切观察，患儿发生骨质疏松症、股骨头缺血性坏死、青光眼、白内障的危险性都增加。

【老年用药】老年患者用糖皮质激素易发生高血压。老年患者尤其是更年期后的女性应用糖皮质激素易发生骨质疏松。

【制剂】泼尼松龙片，醋酸泼尼松龙片（注射液），泼尼松

龙磷酸酯钠注射液。

二、中药

1. 板蓝根颗粒(片、咀嚼片、胶囊、糖浆、口服液、茶)

【处方组成】板蓝根

【功能主治】清热解毒,凉血利咽。用于肺胃热盛所致的咽喉肿痛、口咽干燥、腮部肿胀;急性扁桃体炎、腮腺炎见上述证候者。

【用法用量】开水冲服。一次 5~10g(或 1~2 袋),一日 3~4 次。

2. 复方板蓝根颗粒(胶囊、口服液)

【处方组成】板蓝根、大青叶

【功能主治】清热解毒,凉血。用于风热感冒,咽喉肿痛。

【用法用量】开水冲饮,一次 3g,一日 3 次。

3. 血必净注射液

【处方组成】红花、赤芍、川芎、丹参、当归

【功能主治】化瘀解毒。用于温热类疾病,症见发热、喘促、心悸、烦躁等瘀毒互结症;适用于因感染诱发的全身炎性反应综合征,也可配合治疗多器官功能失常综合征的脏器功能受损。

【用法用量】静脉注射。全身炎性反应综合征:50ml 加生理盐水 100ml 静脉滴注,在 30~40 分钟内滴毕,一日 2 次。病情重者,一日 3 次。多器官功能失常综合征:100ml 加生理盐水 100ml 静脉滴注,在 30~40 分钟内滴毕,一日 2 次。病情重者,一日 3~4 次。

【使用注意】孕妇禁用,对本品过敏者慎用。

367. 寨卡(ZIKA)

〔基本概述〕

寨卡病毒(Zika Virus)是一种通过蚊虫进行传播的虫媒病毒。宿主不明确,主要在野生灵长类动物和栖息在树上的蚊子,如非洲伊蚊中循环。该病毒最早于 1947 年偶然通过黄热病监测网络在乌干达寨卡丛林的恒河猴中发现,随后于 1952 年在乌干达和坦桑尼亚人群中发现。该病毒活动一直比较隐匿,仅在赤道周围的非洲、美洲、亚洲和太平洋地区有寨卡病毒感染散发病例。最早一次暴发流行是 2007 年发生在西太平洋密克罗尼亚群岛的雅铺岛,更大的一次流行于 2013 年-2014 年发生在大洋洲的法属波利尼西亚,感染了约 32000 人。伊蚊还传播黄病毒科中的另外三种病毒,包括登革热病毒、基孔肯雅病毒和黄热病毒,也主要在热带和亚热带地区流行。几十年前,非洲的研究者注意到伊蚊传播的寨卡病毒疫情莫名其妙地跟随伊蚊传播基孔肯雅病毒疫情之后。类似的规律开始于 2013 年,当基孔肯雅病毒从西到东传播时,寨卡病毒紧跟而来。

2014 年 2 月,智利在复活节岛发现了寨卡病毒感染的首位本土病例。2015 年 5 月,巴西开始出现寨卡病毒感染疫情。截止 2016 年 1 月 26 日,有 24 个国家和地区有疫情报道,其中 22 个在美洲,目前欧洲多国也有报道,有蔓延全球之势。

寨卡病毒病的潜伏期(从接触到出现症状的时间)尚不清楚,可能为数天。寨卡病毒感染者中,只有约 20% 会表现出轻微症状,典型的症状包括急性起病的低热、斑丘疹、关节疼痛(主要累及手、足小关节)、结膜炎,其他症状包括肌痛、头痛、眼眶痛及无力。另外,少见的症状包括腹痛、恶心、呕吐、黏膜溃疡和皮肤瘙痒。症状通常较温和,持续不到一周,需要住院治疗的严重病情并不常见。2013 年和 2015 年分别在法属波利尼西亚和巴西寨卡疫情期间,有报道称寨卡病毒病可能会造成神经和自身免疫系统并发症。

2015 年,巴西的寨卡暴发流行中发现了很多小头畸形的新生儿(出生的新生儿头围与匹配的相同性别和孕龄的孩子比,低于平均值超过了两个标准差)。在 2015 年 5 月至 2016 年 1 月间,共报道 4000 例感染寨卡病毒的孕妇分娩了小头畸形儿,与往年小头畸形的比例相比,上升了 20 倍。35 例小头畸形新生儿的头颅 CT 及头颅超声提示存在弥漫性脑组织钙化,主要发生在侧脑室旁,薄壁组织旁和丘脑区域、基底节区域。皮质和皮质下萎缩造成的脑室萎缩也能见到。小部分婴儿出现关节挛缩,提示周围和中枢神经系统受累。对寨卡疫情开展调查发现,越来越多的证据表明寨卡病毒与小头症之间存有关联。然而,在解释婴儿小头症与寨卡病毒之间的关系之前仍需要做出更多调查。

寨卡病毒感染以症状和流行病史为诊断基础(如蚊子叮咬,或者到已知存有寨卡病毒的地区旅行)。由于寨卡病毒与登革热、西尼罗河病毒和黄热病等其他黄病毒会发生交叉反应,因此通过血清学方法做出诊断可能较为困难。逆转录聚合酶链反应(RT-PCR)和血中病毒分离培养可以确诊。起病 7 天内,如果检测到外周血清中寨卡病毒 RNA 阳性可以诊断,但由于 RT-PCR 阳性窗比较短(3~7 天),也就是病毒血症期短,因此阳性窗之外阴性结果不能除外感染。

〔治疗原则〕

目前尚无预防寨卡的疫苗。减少寨卡病毒感染来源(去除和改造滋生地)及减少蚊虫与人的接触可减少感染发生。建议采取以下措施:使用驱虫剂;穿戴尽可能覆盖身体各部位的衣服,而且最好是浅色衣服;采用纱网、门窗紧闭等物理屏障;蚊帐内睡觉。另外,较为重要的是将水桶、花盆或者汽车轮胎等可能蓄水的容器实施排空、保持清洁或者加以覆盖,从而去除可使蚊虫滋生的环境。

要保护自己免患寨卡病毒和其他蚊媒疾病,采取上述措施,避免受到蚊子叮咬。孕妇或者计划怀孕的妇女应当遵循这一建议,当前往已经出现寨卡病毒疫情的地区旅行时也可征求当地卫生部门的意见。

目前尚没有寨卡的特异性治疗方法,对症退热治疗不建

议使用阿司匹林,可以使用对乙酰氨基酚。小头畸形肯定对生长发育有影响,具体影响要进一步观察。

〔用药精选〕

对寨卡的治疗,目前尚没有明显有效的中西药品。治疗主要以对症和支持治疗为主。以下药物可试用。

一、西药

对乙酰氨基酚 Paracetamol

本品为常用解热镇痛药。其通过作用于丘脑下部的体温调节中枢,抑制中枢和外周的前列腺素合成而产生解热镇痛作用,是治疗感冒发热的最常用药物之一。

【适应证】用于普通感冒或流行性感冒引起的发热、头痛、关节痛等,也可用于缓解轻至中度疼痛,如头痛、关节痛、偏头痛、牙痛、肌肉痛、神经痛及痛经等。

【用法用量】口服。①成人:一次0.3g~0.6g,一日3~4次。一日量不超过2g。②儿童:按体重一次10mg~15mg/kg,每4~6小时1次。12岁以下的小儿每24小时不超过5次量。

【不良反应】常规剂量下极少出现不良反应,偶见过敏性皮疹、血小板减少症、粒细胞缺乏症、肝炎等。

【禁忌】对本品过敏者、严重肝肾功能不全患者禁用。

【孕妇及哺乳期妇女用药】本品可通过胎盘和在乳汁中分泌,故孕妇及哺乳期妇女不推荐使用。

【儿童用药】3岁以下儿童因肝、肾功能发育不全,应避免使用。

【老年用药】老年患者由于肝、肾功能下降,半衰期有所延长,易发生不良反应,应慎用或适当减量使用。

【制剂】对乙酰氨基酚片(缓释片、控释片、咀嚼片、泡腾片、分散片、口腔崩解片、胶囊、软胶囊、颗粒、泡腾颗粒、干混悬剂、缓释干混悬剂、糖浆、溶液、口服溶液、口服混悬液、滴剂、混悬滴剂、栓剂、丸、凝胶、注射液)。

二、中药

尚无可试用药。

368. 过敏性疾病

〔基本概述〕

过敏性疾病从新生儿到老年人的各个年龄阶段都可能发生,往往具有明显的遗传倾向。过敏性疾病中,以速发型过敏反应比较常见。其主要类型有皮肤过敏反应、呼吸道过敏反应、消化道过敏反应及过敏性休克等,常见疾病有如下几种。

1. 过敏性皮炎

(1)药疹。有些药物会引起皮肤过敏反应,主要表现为皮肤红斑、紫癜、水疱及表皮松懈、瘙痒疼痛,有时还会伴随低热。皮疹消退后多无色素沉着。

(2)接触性皮炎。皮肤接触某种物质(如首饰、表链、凉鞋、化妆品等)后,局部发生红斑、水肿、痒痛感,严重者可有水泡、脱皮等现象出现。

(3)湿疹。局部或全身可见红斑、丘疹、水疱、糜烂、渗出、结痂、脱屑、色素沉着,剧烈瘙痒,有明显渗出。

(4)荨麻疹(风团、风疹块)。皮肤突然出现剧烈瘙痒或烧灼感;患处迅速出现大小不等、局限性块状浮肿性风团,小到米粒,大至手掌大小,常见为指甲至硬币大小,略高于周围皮肤。

(5)皮肤划痕症皮肤瘙痒。用手抓后起一条条伤痕。

(6)食物过敏。牛奶、面粉类、玉米类、鸡蛋、糖、西红柿、马铃薯、巧克力、水果、牛肉、猪肉等食物可能会引起过敏。食物过敏的表现可以是多种多样的,皮疹最为常见,多发生于脸部、口周的红斑,躯干部也较多见,瘙痒脱屑,并可有色素沉着,也出现恶心、腹泻、腹痛。

(7)环境因素引起过敏。花粉、真菌、灰尘、树、烟草、烟雾、香水、汽油、油漆、杀虫剂、清洁剂、药物、宠物、地毯等可以引起过敏。

2. 变应性鼻炎

变应性鼻炎的典型症状:一是阵发性、连续性的喷嚏,每次发作一般不少于5个,多时甚至达到十几个、几十个,打喷嚏的时间常以早起、夜晚入睡或随季节变换加重,严重的几乎每天都会发作几次;二是喷嚏过程后大量清水样的鼻涕;三是鼻腔的堵塞,每次发作的轻重程度不一,可持续十几分钟或几十分钟不等。

3. 过敏性哮喘

过敏性哮喘多在幼年发病,患者常具有对某些物质过敏的特应性体质,如:吸入冷空气、花粉、尘螨等;进食鱼虾、牛奶等;接触某些药物,如青霉素等。当这些过敏原进入患者体内,便通过一系列反应,使肥大细胞或嗜碱粒细胞释放致敏活性物质,作用于支气管上,造成广泛小气道狭窄,发生喘憋症状,如不及时治疗,哮喘可以致命。

4. 过敏性紫癜

发病前1~3周往往有上呼吸道感染史,并且出现全身不适、疲倦乏力、发热和食欲不振等,继之出现皮肤紫癜,伴有关节痛、腹痛、血尿或黑便等,这些症状往往易误诊。

5. 过敏性休克

过敏性休克是外界某些抗原性物质进入已致敏的机体后,通过免疫机制在短时间内发生的一种强烈的多脏器累及证候群。过敏性休克的表现与程度,与机体反应性、抗原进入量及途径等有很大差别。通常都突然发生且很剧烈,若不及时处理,常可危及生命。

〔治疗原则〕

1. 过敏性疾病的诊断

(1)详尽病史。包括发病的时间、地点、季节、周期性、诱发原因、生活及居住环境、饮食习惯、工作环境、家族遗传史、药物过敏史、既往身体状况、月经及生育情况、正在进行的治疗及用药情况等,初步判断是否有过敏性疾病,是何种过敏性疾病。

(2)实验室检查。针对过敏原做相应的检查,确定患者对哪些物质过敏,这就是所谓的过敏性疾病的特异性变应原诊断。特异性变应原诊断是变态反应学的核心所在。

2. 过敏性疾病的预防和治疗

(1)患者教育。通过对患者的教育,过敏性疾病知识得以普及,让患者了解过敏性疾病,及时进行预防和治疗。

(2)避免接触过敏原。通过先进的检测技术准确找到过敏原,明确过敏原后,在日常生活中主动避免接触。

过敏原是过敏发生的必要条件,离开了过敏原就可以避免过敏的发生,这是一种有效的办法,但不是对所有的过敏患者都有用。有的人是一种过敏原过敏,有的人的过敏原可能有几种;有的过敏原是可以避开的,但有的过敏原是很难避开的;而且很多过敏原还是未知的。所以,远离过敏原是一种很好的办法,但不是对所有患者都有用。

(3)脱敏治疗(特异性免疫治疗)。明确过敏原后,患者从小剂量开始接触过敏原,剂量逐渐增加到维持剂量,继续使用足够的疗程,使患者机体的免疫系统产生免疫耐受,再次接触过敏原时,过敏症状明显减轻或者不再发生。这种治疗方法是一种对因治疗,是可以阻断过敏性疾病自然进程的方法。舌下脱敏治疗是将过敏原的提取物滴入舌下,使呼吸道黏膜产生耐受性,从而减轻或控制过敏症状,到达脱敏治疗的目的。

全球发展最快的脱敏治疗(即特异性免疫治疗或免疫治疗)方法,符合 WHO 推荐的对症 + 对因的理性化治疗方案。其临床特点在于以下几点。

标本兼治:根本性治疗过敏性疾病,起效显著,脱敏彻底;克服传统的激素类化学药物只在疾病发作时对症治疗,治标不治本的局限性,且随着服用时间的延长,具有不同程度的不良反应,可能产生一定的耐药。

安全性高:全球范围内,使用 30 年未发生严重副作用,最大程度保障了脱敏治疗的长期用药安全性;避免注射型脱敏疗法可能引起的全身性的严重不良反应(包括过敏性休克,甚至死亡),从而减轻了医护人员和患者的心理负担。

对粉尘螨引起变应性鼻炎的患者经过舌下尘螨免疫治疗前后体内免疫学指标也有改变,由于舌下黏膜组织较薄,这些位于黏膜表面的朗格罕细胞会在接触抗原的时候,捕捉到变应原存在的信号,变应原疫苗能迅速吸收,从而启动脱敏反应。包括血清 IgG4 水平上升,Th2/Th1 细胞比值改善等。由于是通过舌下给药,通常不会产生过敏性休克等严重不良反应,极少数患者偶有轻度皮疹或轻度腹泻,停止治疗或减量即可恢复。舌下脱敏治疗的机制是因为舌下黏膜有极多的朗格罕细胞,通过吸收微量尘螨变应原后将其加工转变成螨多肽信息,通过提呈给 Th0 细胞,使 Th0 细胞向 Th1 细胞转化,阻止变态反应的发生。

(4)药物治疗(对症治疗)。这是一种对症治疗,可以较快地控制临床症状,但不能改变疾病的自然进程。常用药物有以下两类。

①中药联合抗组胺药物。玉屏风颗粒为过敏性疾病首选中药方剂,联合抗组胺类药物如氯苯那敏、阿司咪唑、敏克、氯雷他定等。抗组胺药物都有副作用,长期使用会使人嗜睡、疲倦、脑力迟钝。

②激素类药物。对过敏疾病的治疗效果非常明显,但副作用太大,不能常用,因此,只能在病情严重时暂时控制一下病情。常用激素会严重损伤肝脏、肾脏等内部器官,还会影响儿童的生长发育。

(5)对过敏性疾病的具体治疗。对过敏性皮炎、变应性鼻炎、过敏性哮喘、过敏性紫癜、过敏性休克等过敏性疾病的具体治疗和用药,请参见本书的有关章节。

〔用药精选〕

一、西药

1. 马来酸氯苯那敏 Chlorphenamine Maleate

见第十三章“178. 小儿湿疹”。

2. 氯雷他定 Loratadine

见第十三章“178. 小儿湿疹”。

3. 盐酸西替利嗪 Cetirizine Hydrochloride

见第十五章“214. 湿疹”。

4. 依巴斯汀 Ebastine

见第十五章“214. 湿疹”。

5. 赛庚啶 Cyproheptadine

见第十三章“178. 小儿湿疹”。

6. 酮替芬 Ketotifen

见第十五章“214. 湿疹”。

7. 地氯雷他定 Loratadine

见第十七章“287. 鼻炎”。

8. 盐酸司他斯汀片 Setastine Hydrochloride Tablets

见第十七章“287. 鼻炎”。

9. 咪唑斯汀缓释片 Mizolastine Sustained-release Tablets

见第十七章“287. 鼻炎”。

10. 盐酸奥洛他定片 Olopatadine Hydrochloride Tablets

见第十五章“217. 皮肤瘙痒”。

11. 曲尼司特 Tranilast

本品为过敏介质阻滞剂,具有稳定肥大细胞和嗜碱粒细胞的细胞膜作用,阻止其脱颗粒,抑制组胺和 5-HT 过敏性反应物质的释放,是针对过敏性疾病发生机制的病因治疗性药物。对于哮喘病有预防和治疗作用。

【适应证】抗变态反应药。可用于预防和治疗支气管哮喘及变应性鼻炎。对荨麻疹、血管性水肿及其他过敏性瘙痒性皮肤疾患有一定疗效。

【不良反应】①肝脏:偶尔出现肝功能异常,需注意观察,可采取减量、停药等适当措施。②胃肠道:食欲缺乏、恶心、呕吐、腹痛、腹胀、便秘、腹泻、胃部不适,偶有胃部不消化感。③血液系统:可有红细胞数和血红蛋白量下降。④精神/神经系统:有时头痛、嗜睡、头昏、头沉重感、失眠、头昏、全身疲倦感等症状。⑤过敏反应:皮疹,偶见全身痒等过敏症状,此时应停药。⑥泌尿系统:偶见膀胱刺激症状,应停止用药。⑦其他:偶见心悸、浮肿、面部红晕、鼻出血、口腔炎等症状。

【禁忌】对本品过敏者禁用。

【孕妇及哺乳期妇女用药】妊娠(特别是3个月以内)和有可能妊娠的女性禁用。哺乳女性服用时应避免授乳。

【用法用量】口服。成人一次0.1g,一日3次;儿童按体重一日5mg/kg,分3次服用。用于哮喘发作时与其他平喘药配伍,应遵医嘱。

【制剂】曲尼司特片(胶囊、颗粒剂、滴眼液)

12. 肾上腺素 Adrenaline

见本章"357. 淹溺"。

附:用于过敏性疾病的其他西药

1. 醋酸氟氢可的松乳膏 Fludrocortisone Acetate Cream

见第十三章"178. 小儿湿疹"。

2. 醋酸地塞米松 Dexamethasone Acetate

【适应证】主要用于过敏性与自身免疫性炎症性疾病。软膏或乳膏外用适用于对糖皮质激素有效的非感染性、炎症性及瘙痒性皮肤病,如特应性皮炎、湿疹、神经性皮炎、接触性皮炎、脂溢性皮炎及局限性瘙痒症等。

3. 注射用倍他米松磷酸钠 Betamethasone Sodium Phosphate for Injection

【适应证】主要用于过敏性与自身免疫性炎症性疾病。现多用于活动性风湿病、类风湿性关节炎、红斑狼疮、严重支气管哮喘、严重皮炎、急性白血病等,也用于某些感染的综合治疗。

4. 盐酸依匹斯汀 Epinastine Hydrochloride

【适应证】用于变应性鼻炎、荨麻疹、湿疹、皮炎、皮肤瘙痒症、痒疹、伴有瘙痒的寻常性银屑病及过敏性支气管哮喘的防治。

5. 富马酸依美斯汀 Emedastine Difumarate

【适应证】用于治疗荨麻疹、湿疹或皮炎、瘙痒症及痒疹、变应性鼻炎等。

6. 丙酸氟替卡松乳膏 Fluticasone Propionate Cream

见第十三章"178. 小儿湿疹"。

7. 盐酸苯海拉明片 Diphenhydramine Hydrochloride Tablets

【适应证】用于皮肤黏膜的过敏,如荨麻疹、变应性鼻炎、皮肤瘙痒症、药疹,对虫咬症和接触性皮炎也有效。亦可用于预防和治疗晕动病。

8. 苯海拉明薄荷脑糖浆 Diphenhydramine Hydrochloride and Menthol Syrup

【适应证】用于皮肤黏膜的过敏,如荨麻疹、变应性鼻炎、皮肤瘙痒症、药疹,对虫咬症和接触性皮炎也有效。亦可用于预防和治疗晕动病。

9. 复方苯海拉明搽剂 Compound Diphenhydramine Hydrochloride Liniment

【适应证】用于过敏性皮炎、皮肤瘙痒。

10. 氢化可的松 Hydrocortisone

【适应证】本品适用于过敏性、炎症性与自身免疫性疾病。外用制剂可用于眼科、皮肤科的炎症和过敏性疾病。

11. 醋酸泼尼松乳膏 Prednisone Acetate Cream

【适应证】本品为糖皮质激素类药物,外用具有抗炎、抗过敏、止痒作用。用于过敏性皮肤病、皮肤瘙痒等。

12. 醋酸泼尼松龙 Prednisolone Acetate

【适应证】本品为肾上腺皮质激素类药物,具有抗炎、抗过敏和抑制免疫等多种药理作用。用于各种急性严重细菌感染、过敏性疾病、胶原性疾病(红斑狼疮、结节性动脉周围炎等)、风湿病、肾病综合征、严重的支气管哮喘、血小板减少性紫癜、粒细胞较少症、急性淋巴性白血病、各种肾上腺皮质功能不足症、剥脱性皮炎、天疱疮、神经性皮炎、湿疹等症。

13. 丙酸氯倍他索 Clobetasol Propionate

【适应证】本品为肾上腺皮质激素类药,具有抗炎、抗过敏、止痒及抗渗出作用。用于慢性湿疹、银屑病、扁平苔藓、盘状红斑狼疮、神经性皮炎、掌跖脓疱病等瘙痒性及非感染性炎症性皮肤病。

14. 复方克罗米通乳膏 Compound Crotamiton Cream

【适应证】本品为复方外用制剂,含克罗米通、苯海拉明、维生素E和甘草次酸。其中苯海拉明为组胺H1拮抗剂,可减轻与组胺相关过敏反应症状;甘草次酸具有肾上腺皮质激素样抗炎、抗生素过敏和止痒作用。本品适用于治疗神经性皮炎、皮肤瘙痒症、昆虫叮咬、荨麻疹、湿疹等皮肤非感染性疾病。

15. 醋酸氢化泼尼松软膏 Unguentum Prednisone Acetate Ointment

【适应证】用于接触性皮炎、脂溢性皮炎、过敏性湿疹及苔藓样瘙痒症等。

16. 醋酸曲安奈德乳膏 Triamcinolone Acetonide Acetate Cream

见第十三章"178. 小儿湿疹"。

17. 复方樟脑乳膏 Compound Camphor Cream

【适应证】本品含樟脑、薄荷脑、水杨酸甲酯、苯海拉明、氯己定和甘草次酸,具有抗炎、抗过敏作用。用于虫咬皮炎、湿疹、瘙痒症、神经性皮炎、过敏性皮炎、丘疹性荨麻疹等,也可用于肩胛酸痛、肌肉痛及烫伤后的皮肤疼痛。

18. 甲磺司特 Suplatast Tosilate

【适应证】本品可明显抑制支气管壁中嗜酸粒细胞的产生,临床用于治疗过敏性疾病,如支气管哮喘、特应性皮炎、变应性鼻炎。

19. 醋酸氟轻松 Fluocinolone Acetonide

见第十五章"217. 皮肤瘙痒"。

20. 丙酸倍氯米松 Beclometasone Dipropionate

见第十三章"165. 小儿哮喘"。

21. 盐酸异丙嗪 Promethazine Hydrochloride

见第十三章"178. 小儿湿疹"。

22. 美喹他嗪 Mequitazine

【适应证】适用于治疗枯草热、变应性鼻炎、荨麻疹、湿疹、药物过敏、血管神经性水肿、季节性结膜炎、气喘等。

23. 阿伐斯汀 Acrivastine

【适应证】适用于过敏性鼻炎,枯草热。也用于过敏性皮肤疾患,例如,慢性荨麻疹、皮肤划痕症、胆碱能性荨麻疹、特发性获得性寒冷性荨麻疹、异位皮炎。

24. 特非那定 Terfenadine

【适应证】用于季节性和非季节性变应性鼻炎、荨麻疹及过敏性皮肤疾患等。

25. 枸地氯雷他定片 Desloratadine Citrate Disodium Tablets

【适应证】本品用于快速缓解变应性鼻炎的相关症状,如打喷嚏、流涕和鼻痒等。本品还用于缓解慢性特发性荨麻疹的相关症状如瘙痒,并可减少荨麻疹的数量及大小。

26. 盐酸羟甲唑啉滴鼻液 Oxymetazoline Hydrochloride Nasal Drops

【适应证】用于急性鼻炎、慢性鼻炎、鼻窦炎、变应性鼻炎、肥厚性鼻炎。

27. 布地奈德鼻喷雾剂 Budesonide Nasal Spray

见第十七章"287. 鼻炎"。

28. 丙酸氟替卡松鼻喷雾剂 Fluticasone Propionate Nasal Spray

见第十七章"287. 鼻炎"。

29. 丙酸倍氯米松鼻喷雾剂 Beclometasone Dipropionate Aqueous Nasal Spray

见第十七章"287. 鼻炎"。

30. 糠酸莫米松鼻喷雾剂 Mometasone Furoate Aqueous Nasal Spray

见第十七章"287. 鼻炎"。

31. 色甘酸钠 Sodium Cromoglycate

见第十七章"287. 鼻炎"。

32. 孟鲁司特 Montelukast

见第十七章"287. 鼻炎"。

33. 曲安奈德鼻喷雾剂 Triamcinolone Acetonide Nasal Spray

见第十七章"287. 鼻炎"。

34. 氮卓斯汀鼻喷剂 Azelastine Nasal Spray

见第十七章"287. 鼻炎"。

35. 复方氯雷他定缓释片 Compound Loratadine Sustained Release Tablets

【适应证】用于缓解因感冒或变应性鼻炎引起的鼻塞、鼻痒、打喷嚏、流涕及流泪等症状。

36. 西替伪麻缓释片(缓释胶囊) Cetirizine Hydrochloride and Pseudoephedrine Hydrochloride Sustained Release Tablets

【适应证】用于治疗成人和儿童变应性鼻炎和慢性自发性荨麻疹等过敏性疾病。

37. 复方倍他米松注射液 Compound Betamethasone Injection

见第十四章"212. 滑膜炎、滑囊炎和肌腱炎、腱鞘炎"。

38. 氨酚氯雷伪麻缓释片 Paracetamol, Loratadine and Pseudoephedrine Sulfate Sustained Release Tablets

【适应证】用于缓解感冒引起的打喷嚏、流鼻涕、鼻塞、咽喉不适、乏力、发热、肌肉酸痛、头痛等症状及季节性变应性鼻炎。

39. 富马酸氯马斯汀 Clemastine Fumarate

【适应证】本品为抗组胺药,主要用于治疗变应性鼻炎、荨麻疹、湿疹及皮肤瘙痒症等过敏性疾病。亦可用于支气管哮喘的抗过敏治疗。

40. 粉尘螨滴剂 Dermatophagoides Farinae Drops

【适应证】用于粉尘螨过敏引起的变应性鼻炎、过敏性哮喘的脱敏治疗。

41. 氯雷他定伪麻黄碱缓释片 Loratadine and Pseudoephedrine Sulfate Sustained Release Tablets

【适应证】用于缓解因变应性鼻炎或感冒引起的鼻塞、鼻痒、打喷嚏、流涕及流泪等症状。

42. 氯雷伪麻缓释片 Loratadine and Pseudoephedrine Sulfate Sustained Release Tablets

【适应证】适用于缓解变应性鼻炎和感冒的症状,包括鼻塞、打喷嚏、流鼻涕、鼻痒、流泪。本品能够同时发挥氯雷他定的抗组胺特性和硫酸伪麻黄碱的减轻充血作用。

43. 盐酸氮草斯汀 Azelastine Hydrochloride

【适应证】抗过敏。用于治疗变应性鼻炎,急、慢性荨麻疹。

44. 麻黄碱苯海拉明片 Ephedrine Hydrochloride and Diphenhydramine Hydrochloride Tablets

【适应证】用于解除和减轻感冒及变应性鼻炎引起的喷嚏、流鼻涕、鼻塞、流眼泪等症状。

45. 复方曲尼司特胶囊 Compound Tranilast Capsules

【适应证】本品为抗变态反应药,可用于支气管哮喘及变应性鼻炎的预防性治疗。

46. 氨酚氯汀伪麻片 Paracetamol, Clemastine Fumarate and Pseudoephedrine Hydrochloride Tablets

【适应证】本品为复方制剂,含对乙酰氨基酚、盐酸伪麻黄碱、富马酸氯马斯汀。用于暂时缓解枯草热、变应性鼻炎和普通感冒引起的发热,头痛,四肢酸痛,打喷嚏,流鼻涕,鼻塞,眼痒流泪等症。

47. 盐酸苯海拉明 Diphenhydramine Hydrochloride

【适应证】可用于皮肤、黏膜的过敏,如荨麻疹、血管神经性水肿、变应性鼻炎等。

48. 盐酸左西替利嗪 Levocetirizine Hydrochloride

【适应证】荨麻疹、变应性鼻炎、湿疹、皮炎、皮肤瘙痒症等。

49. 盐酸去氯羟嗪 Decloxizine Hydrochloride

【适应证】用于变应性疾病,如急、慢性荨麻疹,过敏性鼻炎等。

50. 盐酸左卡巴斯汀 Levocabastine Hydrochloride

【适应证】喷嚏、鼻痒、流涕等过敏性鼻炎的症状。

51. 盐酸非索非那定 Fexofenadine Hydrochloride

【适应证】适用于缓解成人和 12 岁及 12 岁以上的儿童的季节变应性鼻炎相关的症状。如打喷嚏,流鼻涕,鼻、上腭、喉咙发痒,眼睛发痒、潮湿、发红。

52. 盐酸曲普利啶 Triprolidine Hydrochloride

【适应证】用于治疗各种过敏性疾患,包括变应性鼻炎、荨麻疹、过敏性结膜炎、皮肤瘙痒症等。

53. 丙酸倍氯米松吸入气雾剂 Beclometasone Dipropionate Inhalation Aerosol

【适应证】治疗和预防支气管哮喘及变应性鼻炎。

54. 盐酸左卡巴斯汀鼻喷雾剂 Levocabastine Hydrochloride Nasal Spray

【适应证】盐酸左卡巴斯汀是一种强效、长效、具有高度选择性的组胺 H_1 受体拮抗剂。局部应用于鼻部,几乎立刻起效,消除变应性鼻炎的典型症状(喷嚏、鼻痒、流涕),作用可维持数小时。用于喷嚏、鼻痒、流涕等过敏性鼻炎的症状。

55. 盐酸氮䓬斯汀鼻喷剂 Azelastine Hydrochloride Nasal Spray

【适应证】季节性变应性鼻炎(花粉症)和常年性过敏性鼻炎。

56. 五维甘草那敏胶囊 Pentavitamin, Licorice and Chlorphenamine Maleate Capsules

【适应证】用于变应性鼻炎、湿疹、荨麻疹、皮肤瘙痒症及药物过敏。

57. 伪麻非索缓释胶囊 Pseudoephedrine Hydrochloride and Fexofenadine Hydrochloride Sustained Release Capsules

【适应证】用于治疗变应性鼻炎。

58. 复方氨酚肾素片 Compound Paracetamol and Phenylephrine Tablets

【适应证】适用于缓解普通感冒及流行性感冒引起的发热、头痛、四肢酸痛、打喷嚏、流鼻涕、鼻塞、咽痛等症状,也可用于变应性鼻炎。

59. 氨酚那敏片、维 B_1 那敏片复合包装 Complex Patching Paracetamol and Chlorphenamine Maleate Tablets and Vitamin B_1 and Chlorphenamine Maleate Tablets

【适应证】本品为复方制剂,淡橙色片含马来酸氯苯那敏,维生素 B_1;红棕色片含马来酸氯苯那敏、对乙酰氨基酚。用于变应性鼻炎。亦可用于缓解因气候变化或刺激性气味等引起的鼻黏膜水肿、充血、鼻塞、鼻痒、喷嚏、大量黏液分泌等症状。

60. 注射用甲泼尼龙琥珀酸钠 Methylprednisolone Sodium Succinate for Injection

【适应证】可用于控制如下以常规疗法难以处理的严重的或造成功能损伤的过敏性疾病:支气管哮喘,接触性皮炎,特应性皮炎,血清病,季节性或全年性变应性鼻炎,药物过敏反应,荨麻疹样输血反应,急性非感染性喉头水肿(肾上腺素为首选药物)等。

61. 泼尼松 Prednisone

见本章"339. 登革热"。

62. 曲普利啶 Triprolidine

【适应证】本品为抗组胺药,可选择性地阻断组胺 H_1 受体,具有抗组胺、抗胆碱及中枢镇静作用。用于各种过敏性疾患,包括变应性鼻炎、结膜炎、荨麻疹、支气管哮喘、花粉热,动植物、食物引起的过敏等。

63. 盐酸左西替利嗪 Levocetirizine Hydrochloride

【适应证】本品为选择性组胺 H_1 受体拮抗制剂。用于缓解变态反应性疾病的过敏症状,如变应性鼻炎(包括眼睛的过敏症状)、荨麻疹、血管神经性水肿、接触性皮炎、虫咬性皮炎等皮肤黏膜的过敏性疾病;用于减轻感冒时的过敏症状。

64. 苯噻啶 Pizotifen

【适应证】本品为具有较强的抗 5-HT、抗组胺作用及较弱的抗胆碱作用。用于预防和治疗先兆性和非先兆性偏头痛,其可减轻症状和发作次数,也可用于红斑性肢体痛、血管神经性水肿、慢性荨麻疹、皮肤划痕症及房性、室性期前收缩等。

65. 盐酸二氧丙嗪 Dioxopromethazine Hydrochloride

【适应证】本品具有较强的镇咳作用,并具有抗组胺、解除平滑肌痉挛、抗炎和局部麻醉作用。适用于镇咳、平喘。也适用于治疗荨麻疹及皮肤瘙痒症等。

66. 盐酸羟嗪 Hydroxyzine Hydrochloride

【适应证】用于慢性特发性荨麻疹等过敏性疾患,也用于治疗神经疾病或躯体疾病所致的焦虑、紧张、激动等症状。

二、中药

1. 玉屏风颗粒(胶囊、软胶囊、口服液、滴丸、袋泡茶)

【处方组成】黄芪、防风(炒)、白术

【功能主治】益气,固表,止汗。用于表虚不固,自汗恶风,面色㿠白,或体虚易感风邪者。

【用法用量】开水冲服,一次 1 袋,一日 3 次。

2. 皮肤病血毒丸(片)

见第十五章"214. 湿疹"。

3. 皮敏消胶囊

见第十五章"215. 荨麻疹"。

4. 消风止痒颗粒

见第十三章"178. 小儿湿疹"。

5. 乌蛇止痒丸

见第十五章"215. 荨麻疹"。

6. 防风通圣丸(颗粒)

【处方组成】防风、荆芥穗、薄荷、麻黄、大黄、芒硝、栀子、滑石、桔梗、石膏、川芎、当归、白芍、黄芩、连翘、甘草、白术(炒)

【功能主治】解表通里,清热解毒。用于外寒内热,表里俱实,恶寒壮热,头痛咽干,小便短赤,大便秘结,瘰疬初起,风疹湿疮。

【用法用量】丸剂,口服。水丸一次6g,一日2次;浓缩丸一次8丸,一日2次。

7. 金蝉止痒胶囊

见第十五章"213. 皮炎"。

8. 防参止痒颗粒

见第十五章"215. 荨麻疹"。

附:用于过敏性疾病的其他中药

1. 肤痒颗粒

【功能主治】祛风活血,除湿止痒。用于皮肤瘙痒病,荨麻疹。

2. 荨麻疹丸

【功能主治】清热祛风,除湿止痒。用于风、湿、热而致的荨麻疹,湿疹,皮肤瘙痒。

3. 维儿康洗液

【功能主治】疏风清热,除湿解毒。适用于风热湿毒所致的丘疹性荨麻疹、痱子的辅助治疗。

4. 荆肤止痒颗粒

【功能主治】祛风、除湿,清热解毒、止痒。用于儿童风热型或湿热型丘疹性荨麻疹。症状可见脓疱疮、风团、水疱、瘙痒等。疗程3~6天。

5. 花藤子颗粒

【功能主治】养血凉血,祛风止痒,解毒散邪。主治急性荨麻疹(瘾疹)、丘疹性荨麻疹(水疥)之血虚生风,热毒蕴结证型。症见突然发作,风团色红或鲜红,融连成片;或皮疹色红,疹块中有水疱,大小不等,好发于上半身,成批出现,此起彼伏,剧烈瘙痒,心烦口渴,面色无华,舌质红,苔薄或薄黄,脉浮数。

附录　病症用药药品名称

23 价肺炎球菌多糖疫苗
β-胡萝卜素胶囊
ω-3 鱼油脂肪乳注射液

A

ACYW135 群脑膜炎球菌多糖疫苗
AC 群脑膜炎球菌(结合)b 型流感嗜血杆菌(结合)联合疫苗
A 群 C 群脑膜炎球菌多糖疫苗
阿巴卡韦
阿巴卡韦拉米夫定片
阿苯达唑
阿苯片(糖丸)
阿比朵尔
阿达木单抗
阿达帕林
阿德福韦酯
阿伐斯汀
阿伐斯汀胶囊
阿法骨化醇
阿酚咖敏片
阿酚咖片
阿戈美拉汀片
阿归养血颗粒(糖浆、胶囊、口服液)
阿加曲班
阿胶补血膏(颗粒、口服液)
阿胶参芪酒
阿胶当归合剂(颗粒、胶囊)
阿胶胶囊(颗粒、泡腾颗粒、口服液)
阿胶牡蛎口服液
阿胶片(液体)
阿胶强骨口服液
阿胶三宝膏(颗粒)
阿胶养血膏
阿胶益寿晶(口服液)
阿胶益寿口服液
阿胶远志膏
阿胶珍珠膏
阿桔片
阿卡波糖
阿咖酚胶囊(散)
阿咖片
阿可乐定
阿克他利片
阿里红咳喘口服液
阿立哌唑
阿利沙坦酯片
阿仑膦酸钠
阿洛西林
阿洛西林钠
阿米卡星
阿米卡星滴眼液
阿米洛利
阿米替林
阿莫罗芬
阿莫西林
阿莫西林克拉维酸钾
阿莫西林钠氟氯西林钠
阿莫西林钠舒巴坦钠
阿莫西林片(分散片、咀嚼片、口腔崩解片、肠溶片、胶囊、颗粒、干混悬剂)
阿莫西林舒巴坦匹酯片(咀嚼片、胶囊)
阿莫西林双氯西林钠
阿莫西林双氯西林钠胶囊(片)
阿那白滞素
阿那曲唑
阿那日十四味散
阿那日五味散
阿片
阿普唑仑
阿奇霉素
阿奇霉素磷酸二氢钠
阿柔比星
阿塞那平
阿司可咖胶囊
阿司匹林
阿司匹林可待因片
阿司匹林泡腾片
阿司匹林双嘧达莫
阿司匹林双嘧达莫片(缓释片、缓释胶囊)
阿司匹林维生素 C 泡腾片(肠溶片、肠溶胶囊)
阿司匹林维生素片
阿糖腺苷
阿替洛尔
阿替洛尔注射液
阿替普酶
阿托伐他汀
阿托伐他汀钙
阿托品
阿托西班
阿维 A 胶囊
阿维 A 酯
阿魏酸钠
阿魏酸哌嗪
阿魏酸哌嗪片(胶囊、分散片)
阿西美辛
阿西美辛胶囊
阿西替尼片
阿昔洛韦
阿昔洛韦滴眼液
阿昔莫司
阿扎那韦
阿折地平片(胶囊)
阿珍养血口服液
阿佐塞米
埃索美拉唑
艾迪注射液
艾附暖宫丸
艾拉莫德片
艾普拉唑肠溶片
艾瑞昔布
艾塞那肽注射液
艾司西酞普兰
艾司唑仑
艾叶油胶囊(软胶囊)
艾愈胶囊
爱普列特片
安吖啶
安贝氯铵
安多霖胶囊
安儿宁颗粒
安尔眠糖浆(颗粒、胶囊)
安非拉酮
安非他酮
安宫降压丸
安宫牛黄丸(散、片、胶囊)
安宫止血颗粒(丸、膏)
安康片(胶囊)
安康欣胶囊
安坤颗粒(片、胶囊)
安坤赞育丸
安乐片
安络化纤丸
安眠补脑口服液(糖浆)
安乃近
安脑牛黄片(胶囊)
安脑丸(片)
安神宝颗粒
安神补脑颗粒(液、口服液、片、分散片、胶囊、软胶囊)
安神补心胶囊(片、丸、颗粒)
安神补心六味丸
安神健脑液
安神胶囊(颗粒)
安神宁
安神爽脑口服液
安神糖浆
安神养心丸
安神养血口服液
安神足液
安嗽片(糖浆)
安胎丸
安体舒通乳液
安替可胶囊
安胃片(胶囊、颗粒)
安胃止痛散(片、胶囊)
安西他滨
安阳精制膏
安中片
桉氨溶液
桉绿油
桉柠蒎肠溶软胶囊
桉油尿素乳膏
氨苯蝶啶
氨苯砜
氨苯砜片
氨苄西林
氨苄西林丙磺舒胶囊
氨苄西林钠舒巴坦钠
氨茶碱
氨碘肽滴眼液
氨酚待因片
氨酚甲硫氨酸胶囊

B

D

当归调经颗粒（片）
当归红枣颗粒
当归黄精膏
当归苦参丸
当归流浸膏（颗粒、片、丸）
当归龙荟丸（胶囊）
当归南枣颗粒（片、胶囊）
当归拈痛丸（颗粒）
当归片
当归芍药颗粒（片、胶囊）
当归丸（复方当归丸）
当归养血丸
当归益血膏（口服液）
当药片
党参养荣丸
荡涤灵颗粒
荡石胶囊
导便栓
导赤丸（散）
得力生注射液
得生丸（片、胶囊）
锝[^{99m}Tc]喷替酸盐注射液
锝[^{99m}Tc]-亚甲基二膦酸盐
锝【^{99m}Tc】亚甲基二膦酸盐注射液
灯台叶颗粒（片）
灯心止血胶囊
灯银脑通胶囊
灯盏花颗粒（滴丸）
灯盏花素片（分散片、咀嚼片、滴丸、注射液）
灯盏生脉胶囊
灯盏细辛胶囊（颗粒、注射液、软胶囊、合剂）
灯盏细辛注射液（软胶囊、合剂）
低分子肝素
低分子肝素钠凝胶
低分子量肝素（低分子肝素）
低分子右旋糖酐氨基酸注射液
滴耳油
滴通鼻炎水
滴通鼻炎水喷雾剂
地奥司明片
地奥心血康胶囊（片、颗粒、口服液、胶囊、糖浆、袋泡茶、注射液）
地巴唑
地巴唑滴眼液
地丁三味汤散
地蒽酚
地蒽酚软膏
地芬诺酯
地高辛
地高辛片
地骨降糖丸（胶囊）
地红霉素
地黄润通口服液
地黄叶总苷胶囊
地锦草胶囊（片）
地喹氯铵
地喹氯铵短杆菌素含片
地喹氯铵含片
地龙注射液
地氯雷他定
地牡宁神口服液
地奈德乳膏
地诺单抗注射液
地诺前列酮栓
地屈孕酮
地屈孕酮片
地塞米松
地塞米松磷酸钠滴眼液
地塞米松乳膏
地塞米松棕榈酸酯注射液
地西泮
地衣芽孢杆菌活菌胶囊（颗粒）
地榆槐角丸
地榆升白片（胶囊）
地贞颗粒
地仲强骨胶囊
滇白珠糖浆
滇桂艾纳香片（胶囊）
颠茄
颠茄口腔崩解片
颠茄片（酊、流浸膏）
癫痫康胶囊
癫痫宁片
癫痫平片（胶囊）
碘
碘[^{131}I]肿瘤细胞核人鼠嵌合单克隆抗体注射液
碘【^{125}I】密封籽源
碘【^{131}I】化钠
碘【^{131}I】美妥昔单抗注射液
碘酊
碘甘油
碘苷
碘苷滴眼液
碘化钾片
碘化油
碘化油咀嚼片
碘解磷定
碘酸钾
碘酸钾片（颗粒）
碘糖丸
电子烟
淀粉酶口服溶液
靛玉红
靛玉红片
貂胰防裂膏
貂油治裂软膏
吊筋药
跌打按摩药膏
跌打风湿酒
跌打红药胶囊
跌打活血散（胶囊）
跌打扭伤散
跌打七厘散（片）
跌打生骨片（颗粒、胶囊）
跌打损伤丸（散）
跌打丸（片）
跌打万花油
跌打药酒
跌打镇痛膏
丁苯羟酸乳膏
丁苯酞
丁沉透膈丸
丁二磺酸腺苷蛋氨酸
丁桂儿脐贴
丁桂温胃散（胶囊）
丁蔻理中丸
丁螺环酮
丁硼乳膏
丁酸氯倍他松
丁酸氯倍他松乳膏
丁酸氯维地平注射液
丁酸氢化可的松
丁酸氢化可的松乳膏
丁细牙痛胶囊
丁香酚
丁香风油精
丁香罗勒油
丁溴东莨菪碱
定搐化风丸
定喘膏
定喘止咳胶囊
定坤丸（丹）
东方活血膏
东方胃药胶囊
东乐膏
东梅止咳颗粒
东山感冒片
冬凌草片（胶囊、糖浆、滴丸）
冬凌草糖浆（滴丸）
冬青补汁
冬菀止咳颗粒
冻疮膏
冻疮未溃膏
冻疮消酊
冻干A、C群脑膜炎球菌多糖结合疫苗
冻干蜂王浆散
冻干鼠表皮生长因子
冻干治疗用母牛分枝杆菌菌苗
冻干重组人脑利钠肽
冻可消搽剂
洞天长春膏
都梁软胶囊（丸、滴丸）
豆腐果苷片
豆蔻五味散
毒毛花苷K
独活寄生颗粒（丸、合剂）
独活止痛搽剂
独圣活血片
独一味片（胶囊、丸、分散片、泡腾片、软胶囊、咀嚼片、颗粒、滴丸）
杜羌络通酒
杜蛭丸
杜仲补天素片（丸）
杜仲补腰合剂
杜仲绞股蓝口服液
杜仲颗粒
杜仲平压胶囊（分散片）
杜仲双降袋泡剂
杜仲药酒
杜仲壮骨丸
肚痛健胃整肠丸
肚痛丸
度洛西汀
度米芬
度米芬含片（滴丸）
短棒杆菌
短棒杆菌注射液
短肽型肠内营养粉
断血流胶囊（软胶囊、颗粒、片、分散片、泡腾片、口服液、滴丸）
对氨基水杨酸钠
对乙酰氨基酚
对乙酰氨基酚维生素C泡腾片
对乙酰氨基酚维生素泡腾片
对乙酰氨基酚维生素片
盾叶冠心宁片
多巴胺
多巴酚丁胺
多巴丝肼
多动宁胶囊
多非利特
多磺酸黏多糖乳膏
多库酯钠丹蒽醌胶囊
多库酯钠片
多酶片
多廿烷醇片
多潘立酮
多潘立酮片

多柔比星
多塞平
多索茶碱
多糖铁复合物胶囊
多替拉韦纳片
多维赖氨酸糖浆
多维片
多维铁口服溶液
多维元素片
多西环素
多西他赛
多西他赛多烯磷脂酰胆碱
多种微量元素注射液(Ⅰ)
多种微量元素注射液(Ⅱ)

E

莪树油
鹅去氧胆酸
蛾贞胶丸
厄贝沙坦片(分散片、胶囊)
厄贝沙坦氢氯噻嗪片(分散片、胶囊)
厄多司坦分散片
厄多司坦片(分散片、胶囊)
厄洛替尼
厄他培南
饿求齐胶囊(片、颗粒)
莪术油注射液
恩曲利替片
恩曲他滨
恩他卡朋
恩替卡韦
儿宝颗粒(膏)
儿感清口服液
儿感退热宁口服液(颗粒)
儿康宁糖浆
儿咳糖浆
儿脾醒颗粒
儿童复方氨酚肾素片
儿童感热清丸
儿童回春丸
儿童咳液(颗粒)
儿童清肺丸(口服液)
儿童清热导滞丸
儿童清热口服液
儿童清咽解热口服液
儿泻康贴膜
儿泻停颗粒
耳聋丸(片、胶囊)
耳聋左慈丸
耳炎液
二陈丸(合剂)
二氮嗪
二丁颗粒(胶囊)
二冬膏
二氟尼柳
二甲双胍格列吡嗪片(胶囊)
二甲双胍格列齐特片
二甲双胍马来酸罗格列酮片
二硫化硒洗剂
二氯尼特
二氯乙酸二异丙胺
二妙丸
二母安嗽丸(片)
二母宁嗽丸(片、颗粒)
二母清肺丸
二羟丙茶碱
二巯丙醇注射液
二巯丙磺钠
二巯丁二酸
二巯丁二酸胶囊
二十二醇乳膏
二十六味通经胶囊(散)
二十味肉豆蔻丸
二十味疏肝胶囊
二十五味阿魏胶囊(散)
二十五味大汤丸
二十五味肺病胶囊
二十五味驴血胶囊(丸)
二十五味绿绒蒿丸(胶囊)
二十五味珊瑚胶囊(丸)
二十五味松石丸
二十五味獐牙菜散(丸)
二十五味珍珠丸
二十一味寒水石散
二天油
二维葡磷钙咀嚼片
二维亚铁颗粒
二夏清心片
二仙膏(口服液)
二仙口服液(膏)
二溴甘露醇
二乙酰氨乙酸乙二胺
二至丸
二至益元酒

F

发汗解热丸
伐昔洛韦
法半夏枇杷膏
法可林滴眼液
法罗培南
法罗培南钠
法罗培南钠片
法莫替丁
法莫替丁钙镁咀嚼片
法制半夏曲
番泻叶颗粒
矾藤痔注射液
泛硫乙胺片
泛酸钙(维生素 B_5)
泛酸钙片
泛昔洛韦
防参止痒颗粒
防风通圣丸(颗粒)
防衰益寿丸
放线菌素 D(更生霉素)
飞扬肠胃炎片(胶囊)
非布司他片
非洛地平
非那雄胺
非那雄胺胶囊
非诺贝特
非诺洛芬
非诺洛芬钙
非诺洛芬钙肠溶胶囊
非洲臀果木提取物
肥儿宝颗粒
肥儿疳积颗粒
肥儿口服液(糖浆)
肥儿散
肥儿丸(滴丸、片)
肺力咳合剂(胶囊)
肺宁颗粒(片、分散片、胶囊、丸)
肺宁口服液
肺泡细胞癌
肺泰胶囊
肺心片
肺心夏治胶囊
痱子粉
分清五淋丸
芬布芬
芬普雷司
芬太尼透皮贴剂
酚氨咖敏片(胶囊、颗粒)
酚磺乙胺
酚咖麻敏胶囊
酚咖片(颗粒)
酚麻美敏胶囊
酚麻美敏口服溶液
酚麻美敏片
酚麻美软胶囊
酚美愈伪麻口服溶液
酚明伪麻片
酚酞
酚妥拉明
粉尘螨滴剂
奋乃静
风寒感冒颗粒
风寒感冒宁颗粒
风寒骨痛丸
风寒咳嗽颗粒(丸)
风寒砂熨剂
风寒双离拐片(胶囊)
风寒止痛膏
风火眼药
风梅颗粒
风热感冒颗粒
风热咳嗽胶囊(丸)
风热清口服液
风湿痹康胶囊
风湿跌打酊
风湿定片(胶囊)
风湿二十五味丸
风湿骨康片
风湿骨痛胶囊(片、颗粒、丸)
风湿骨痛丸(胶囊)
风湿关节炎片
风湿寒痛片
风湿灵胶囊
风湿马钱片
风湿喷雾剂
风湿祛痛胶囊
风湿塞隆胶囊
风湿伤痛膏
风湿圣药胶囊
风湿痛药酒(风湿骨痛药酒)
风湿豨桐片
风湿追风膏
风痛安胶囊
风痛灵
风痛宁片
风油精
风疹减毒活疫苗
枫荷除痹酊
枫蓼肠胃康颗粒(片、分散片、胶囊、口服液、合剂)
枫苓合剂
枫香脂十味丸
蜂参益气锭
蜂皇胎胶囊
蜂胶口腔膜
蜂胶牙痛酊
蜂蜡素胶囊
蜂蜜
冯了性风湿跌打药酒
凤保宁(非药品批准文号,供参考)
夫西地酸
夫西地酸滴眼液
夫西地酸钠
夫西地酸乳膏
呋麻滴鼻液
呋喃丙胺
呋喃硫胺片

呋喃妥因
呋喃西林
呋喃西林乳膏
呋喃唑酮(痢特灵)
呋脲苄西林钠
呋塞米
肤净康洗剂
肤康搽剂
肤舒止痒膏
肤痒颗粒(胶囊)
肤痔清软膏
伏格列波糖
伏立康唑
芙朴感冒颗粒
芙蓉抗流感胶囊(颗粒)
扶芳参芪口服液
扶元口服液
扶正化瘀胶囊(片)
扶正养阴片
扶正养阴丸
茯苓白术丸
茯蚁参酒
氟胞嘧啶
氟比洛芬
氟比洛芬缓释片
氟比洛芬酯注射液
氟达拉滨
氟伐他汀
氟伐他汀钠
氟芬那酸丁酯软膏
氟奋乃静
氟伏沙明
氟化钠甘油糊剂
氟康唑
氟康唑滴眼液
氟氯西林
氟氯西林钠
氟氯西林钠胶囊
氟罗沙星
氟马西尼
氟米龙滴眼液
氟尿嘧啶
氟尿嘧啶软膏
氟哌啶醇
氟哌噻吨美利曲辛片(胶囊)
氟氢可的松
氟他胺
氟维司群
氟西泮
氟西汀
福多司坦
福多司坦片(胶囊、颗粒)
福尔可定
福莫司汀
福寿胶囊
福辛普利钠
福辛普利钠胶囊
斧标驱风油
斧标正红花油
辅酶 A
辅酶 Q10
妇宝金丸
妇宝颗粒
妇必舒阴道泡腾片
妇肤康喷雾剂
妇洁搽剂
妇康宝合剂(口服液、颗粒、煎膏)
妇康宁片(胶囊)
妇康片
妇康丸
妇科白凤口服液(片、胶囊、颗粒)
妇科得生丸
妇科调经片(胶囊、颗粒、滴丸)
妇科断红饮胶囊
妇科分清丸
妇科回生丸
妇科毛鸡酒
妇科宁坤丸
妇科千金片(胶囊)
妇科十味片(胶囊)
妇科通经丸
妇科万应膏
妇科养坤丸
妇科养荣胶囊
妇科再造丸
妇科止带片(胶囊)
妇科止血灵片(胶囊)
妇科止痒片
妇可靖胶囊
妇乐片(颗粒、软胶囊、胶囊、糖浆)
妇良片(胶囊)
妇宁康片(胶囊)
妇宁栓
妇宁丸(胶囊)
妇女痛经丸(颗粒)
妇女养血丸
妇舒丸
妇痛宁滴丸(肠溶软胶囊)
妇血安片
妇血康颗粒
妇炎净胶囊(片)
妇炎康复胶囊
妇炎康片(丸、胶囊、软胶囊、颗粒)
妇炎灵泡腾片(栓)
妇炎平胶囊(栓、泡腾片)
妇炎清洗剂
妇炎泰颗粒
妇阴康洗剂
妇阴舒泡腾片
妇月康颗粒
附桂风湿膏
附桂骨痛片
附子理中丸(片、口服液)
复方 α-酮酸片
复方 β-胡萝卜素胶囊
复方阿胶补血颗粒
复方阿胶浆(胶囊、颗粒)
复方阿嗪米特肠溶片
复方阿司匹林片
复方阿司匹林双层片
复方矮地茶胶囊
复方氨酚甲麻口服液(颗粒)
复方氨酚美沙糖浆
复方氨酚那敏颗粒
复方氨酚葡锌片
复方氨酚肾素片
复方氨酚烷胺胶囊
复方氨酚愈敏口服溶液
复方氨基比林注射液
复方氨基酸(15)双肽(2)注射液
复方氨基酸螯合钙胶囊
复方氨基酸胶囊(口服溶液)
复方氨基酸脂质凝胶
复方氨基酸注射液(15AA)
复方氨基酸注射液(18AA)
复方氨基酸注射液(3AA)
复方氨基酸注射液(6AA)
复方氨基酸注射液(9AA)
复方氨肽素片
复方氨维片(胶囊)
复方巴旦仁颗粒
复方白头翁片(胶囊)
复方百部止咳颗粒(糖浆)
复方斑蝥胶囊
复方板蓝根颗粒(胶囊、口服液)
复方半边莲注射液
复方半夏片
复方北豆根氨酚那敏片
复方北五味子片
复方贝母氯化铵片
复方贝母片(散)
复方倍他米松注射液
复方苯海拉明搽剂
复方苯甲酸酊
复方苯佐卡因凝胶
复方苯佐卡因软膏
复方鼻炎膏
复方荜茇止痛胶囊
复方鳖甲软肝片
复方别嘌醇片
复方丙谷胺西咪替丁片
复方丙酸氯倍他索软膏
复方菠萝蛋白酶肠溶片
复方薄荷柳酯搽剂
复方薄荷脑鼻用吸入剂
复方薄荷脑软膏
复方补骨脂冲剂
复方补骨脂颗粒
复方布洛芬凝胶
复方布洛伪麻缓释片
复方藏红花油
复方草豆蔻酊
复方草珊瑚含片
复方草玉梅含片
复方茶酮缓释片 K
复方柴胡安神颗粒
复方蟾酥膏
复方蟾酥丸
复方陈香胃片
复方虫草补肾口服液
复方虫草口服液
复方虫草养血颗粒
复方川贝精片(胶囊、颗粒)
复方川贝清喉喷雾剂
复方川贝止咳糖浆
复方川芎胶囊(片)
复方穿心莲片
复方垂盆草胶囊
复方春砂颗粒
复方雌二醇片
复方雌孕片/结合雌激素片
复方次没食子酸铋栓
复方刺五加硫胺片
复方刺五加片
复方刺五加温肾胶囊
复方苁蓉补肾合剂
复方苁蓉益智胶囊
复方醋酸地塞米松乳膏(凝胶)
复方醋酸地塞米松乳膏(皮炎平)
复方醋酸环丙孕酮片
复方醋酸甲地孕酮片
复方醋酸氯己定喷剂
复方醋酸氯己定栓
复方醋酸棉酚片
复方醋酸钠林格注射液
复方醋酸曲安奈德溶液
复方达克罗宁薄荷溶液
复方大红袍止血片(胶囊)
复方大青叶合剂(颗粒)
复方丹参片(胶囊、颗粒、丸、滴

丸、喷雾剂、气雾剂)
复方丹栀颗粒
复方丹蛭片
复方单硝酸异山梨酯缓释片
复方胆通片(胶囊)
复方蛋氨酸胆碱片
复方当归注射液
复方地巴唑氢氯噻嗪胶囊
复方地芬诺酯
复方地茯口服液
复方地黄补肾酒
复方地锦胶囊
复方地龙胶囊(片)
复方地塞米松凝胶(乳膏)
复方蒂达胶囊
复方颠茄铋镁片
复方颠茄氢氧化铝片(散)
复方淀粉酶口服溶液
复方丁香开胃贴
复方丁香罗勒口服混悬液
复方丁香罗勒油
复方冬凌草含片
复方杜仲扶正合剂
复方杜仲健骨颗粒
复方杜仲强腰酒
复方杜仲丸(片、胶囊)
复方对乙酰氨基酚片
复方多黏菌素B软膏
复方多维元素片(21)
复方莪术油软胶囊
复方莪术油栓
复方二氯醋酸二异丙胺
复方酚咖伪麻胶囊
复方风湿搽剂
复方风湿宁片(胶囊、颗粒、注射液)
复方风湿药酒
复方蜂王精胶囊
复方呋喃西林散
复方芙蓉泡腾栓
复方芙蓉叶酊
复方扶芳藤合剂(胶囊)
复方福尔可定
复方福尔可定口服溶液(糖浆)
复方甘氨酸茶碱钠胶囊(片)
复方甘铋镁片
复方甘草
复方甘草氯化铵糖浆
复方甘草麻黄碱片
复方甘草片
复方甘草酸单铵
复方甘草酸单铵注射液
复方甘草酸苷
复方甘草甜素
复方甘草浙贝氯化铵片
复方甘露醇注射液
复方甘油注射液
复方肝素钠二甲亚砜凝胶
复方感冒灵颗粒(片、胶囊)
复方感冒片(胶囊)
复方岗松洗液
复方岗松止痒洗液
复方高山红景天口服液
复方蛤蚧口服液
复方蛤青胶囊(片)
复方蛤青片(胶囊、注射液)
复方庚酸炔诺酮注射液
复方公英胶囊(片)
复方钩藤片
复方枸杞颗粒
复方枸杞子膏
复方枸杞子胶囊(颗粒)
复方谷氨酰胺肠溶胶囊(颗粒)
复方骨肽
复方瓜子金颗粒(胶囊、含片)
复方海龙口服液
复方海蛇胶囊
复方和血丸
复方黑蚁健肾酒
复方红豆杉胶囊
复方红根草片
复方红衣补血口服液
复方猴头胶囊
复方虎杖烧伤油
复方花粉舒肝口服液
复方槐花胶囊
复方黄柏祛癣搽剂
复方黄柏液(涂剂)
复方黄黛片
复方黄连素片
复方黄芪健脾口服液
复方黄芪口服液
复方黄芪益气口服液
复方黄芩片
复方黄松湿巾(肤阴洁、洗液)
复方磺胺甲噁唑
复方磺胺甲噁唑钠滴眼液
复方磺胺甲噁唑片
复方活脑舒胶囊
复方藿香片
复方鸡内金片
复方鸡血藤膏(鸡血藤膏)
复方积雪草片
复方吉祥草含片
复方己酸羟孕酮注射液
复方甲地孕酮注射液
复方甲麻口服溶液
复方甲硝唑栓
复方甲氧那明胶囊
复方间苯二酚乳膏
复方间苯二酚水杨酸酊
复方间苯二酚洗剂(无色卡搽剂)
复方碱式硝酸铋片
复方降脂片(胶囊)
复方角菜酸酯栓
复方金凤搽剂
复方金黄连糖浆
复方金连颗粒(胶囊)
复方金蒲片(胶囊)
复方金钱草颗粒
复方金银花颗粒
复方桔梗麻黄碱糖浆
复方桔梗远志麻黄碱片
复方桔梗止咳片
复方聚维酮碘搽剂
复方决明片(胶囊)
复方卡比多巴片
复方卡力孜然酊
复方咳喘胶囊
复方克罗米通乳膏
复方克霉唑乳膏(溶液)
复方苦参肠炎康片
复方苦参水杨酸散
复方苦参洗剂
复方苦木消炎分散片
复方辣椒碱乳膏
复方赖氨酸颗粒
复方蓝棕果片
复方勒马回颗粒
复方雷尼替丁胶囊(片、颗粒)
复方梨膏
复方梨汁润肺茶
复方利多卡因乳膏
复方连蒲颗粒(糖浆)
复方莲芯口服液
复方联苯苄唑溶液(乳膏)
复方两面针含片
复方两面针漱齿液
复方磷酸可待因口服溶液
复方磷酸可待因片
复方磷酸萘酚喹片
复方灵芝安神口服液
复方羚角降压片(胶囊)
复方硫黄乳膏(维肤康乳膏)
复方硫酸软骨素滴眼液(眼用凝胶)
复方硫酸锌滴眼液
复方硫酸新霉素滴眼液
复方硫酸亚铁颗粒
复方硫酸亚铁叶酸片
复方柳菊胶囊(颗粒)
复方柳唑气雾剂
复方龙胆酊
复方龙胆碳酸氢钠片
复方龙脑樟脑油
复方龙血竭胶囊
复方芦丁片
复方芦荟片(胶囊)
复方芦荟维U片
复方炉甘石外用散
复方鹿参膏
复方鹿茸健骨胶囊
复方鹿茸酒
复方鹿仙草片(胶囊、颗粒)
复方铝酸铋片(胶囊、颗粒)
复方氯丙那林鱼腥草素钠片
复方氯化钠滴眼液
复方氯化钠注射液
复方氯己定地塞米松膜
复方氯己定含漱液
复方氯己定撒粉
复方氯雷他定缓释片
复方氯唑沙宗片
复方罗布麻颗粒
复方罗汉果含片
复方罗汉果清肺颗粒
复方罗汉果止咳片(颗粒)
复方骆驼蓬子软膏
复方麻黄碱糖浆
复方马其通胶囊
复方马缨丹片
复方蚂蚁活络胶囊
复方蚂蚁胶囊
复方满山白糖浆(颗粒)
复方满山红糖浆
复方美替洛尔滴眼液
复方门冬维甘滴眼液
复方米非司酮片
复方木芙蓉涂鼻膏
复方木鸡颗粒(合剂)
复方木麻黄片(胶囊)
复方木香铝镁片
复方木香小檗碱片
复方萘甲唑林喷剂
复方萘维新滴眼液
复方南板蓝根颗粒(片、胶囊)
复方南五加口服液
复方南星止痛膏
复方尿囊素片
复方尿维氨滴眼液
复方牛黄清胃丸
复方牛磺酸滴眼液
复方牛磺酸胶囊
复方硼砂含漱液
复方硼酸粉

复方枇杷氯化铵糖浆
复方枇杷叶膏
复方枇杷止咳颗粒
复方片仔癀含片
复方片仔癀软膏
复方片仔癀痔疮软膏
复方平贝口服液
复方葡萄糖酸钙口服溶液
复方蒲公英注射液
复方蒲芩胶囊
复方普萘洛尔咖啡因片
复方七叶皂苷钠凝胶
复方气管炎片(胶囊)
复方牵正膏
复方芩兰口服液
复方青黛胶囊(丸、片)
复方青橄榄利咽含片
复方青果颗粒
复方青蒿搽剂(喷雾剂)
复方氢溴酸东莨菪碱贴膏
复方氢溴酸右美沙芬胶囊
复方氢氧化铝片
复方清带散(灌注液)
复方庆大霉素膜
复方庆大霉素普鲁卡因胶囊
复方曲尼司特胶囊(片)
复方拳参片
复方炔诺酮片
复方炔诺孕酮片
复方热敷散
复方人参益肾胶囊
复方忍冬藤阿司匹林片
复方忍冬野菊感冒片
复方乳酸乳膏
复方乳酸软膏A
复方塞隆胶囊(片)
复方噻吗洛尔滴眼液
复方三七补血片(胶囊)
复方三七冻疮软膏
复方三七丸(胶囊、片)
复方三维亚铁口服溶液
复方三氧化二砷糊剂
复方桑菊感冒片(颗粒、胶囊)
复方桑葚合剂
复方沙芬那敏糖浆
复方沙棘籽油栓
复方伤复宁膏
复方伤痛胶囊
复方蛇胆陈皮末
复方蛇胆清热搽剂
复方蛇油烫伤膏
复方蛇脂软膏
复方麝香草酚撒粉
复方麝香注射液
复方伸筋胶囊
复方肾炎片
复方石菖蒲碱式硝酸铋片
复方石淋通片(胶囊)
复方石韦片(咀嚼片、胶囊、颗粒)
复方嗜酸乳杆菌片
复方手参丸
复方手参益智胶囊
复方首乌补液
复方首乌地黄丸
复方首乌口服液
复方双花口服液(片、咀嚼片、颗粒、糖浆)
复方双花藤止痒搽剂
复方双金痔疮膏
复方双氢青蒿素片
复方双炔失碳酯肠溶片
复方水杨酸苯胺甲酯乳膏
复方水杨酸苯甲酸搽剂
复方水杨酸冰片软膏
复方水杨酸甲酯苯海拉明喷雾剂
复方水杨酸甲酯薄荷醇贴剂
复方水杨酸甲酯薄荷脑油
复方水杨酸甲酯乳膏
复方水杨酸溶液(搽剂、酊)
复方水杨酸樟碘溶液
复方斯亚旦生发酊(油)
复方四季青片
复方四维女贞子胶囊
复方松茸胶囊
复方酸藤消痔胶囊
复方锁阳口服液
复方胎盘片
复方太子参止咳益气散
复方碳酸钙
复方碳酸钙咀嚼片
复方碳酸钙泡腾片
复方藤果痔疮栓
复方天麻颗粒(片、胶囊)
复方天麻片(胶囊、颗粒)
复方天麻益阴酒
复方田七胃痛胶囊(片)
复方桐叶烧伤油
复方酮康唑发用洗剂
复方酮康唑软膏
复方头孢克洛片
复方透骨香乳膏
复方土槿皮酊
复方土荆皮凝胶
复方维生素B_{12}溶液
复方维生素B_{12}软膏
复方维生素B_{12}软膏Ⅰ号
复方维生素B_{12}软膏Ⅱ号
复方维生素B_2片
复方维生素C钠咀嚼片
复方维生素U胶囊
复方维生素U片
复方维生素注射液
复方维生素注射液(4)
复方胃蛋白酶颗粒
复方胃膜素片
复方胃宁片(胶囊)
复方胃痛胶囊
复方乌槟颗粒
复方乌鸡酒
复方乌鸡口服液(颗粒、胶囊)
复方乌鸡丸(胶囊)
复方乌梅祛暑颗粒
复方无花果含片
复方五倍子水杨酸搽剂
复方五仁醇胶囊
复方五味子酊
复方五味子片(糖浆)
复方五指柑片(胶囊)
复方戊酸雌二醇片
复方西吡氯铵含片
复方西羚解毒胶囊(片)
复方西羚解毒片
复方喜树碱贴片
复方夏枯草降压颗粒(糖浆)
复方夏天无片
复方仙鹤草肠炎片(胶囊)
复方仙灵风湿酒
复方仙灵脾酒
复方鲜石斛颗粒(胶囊)
复方鲜竹沥液
复方香薷水
复方消化酶胶囊(Ⅰ)
复方消化酶胶囊(Ⅱ)
复方消食颗粒
复方消旋山莨菪碱滴眼液
复方消痔栓
复方硝酸咪康唑软膏
复方硝酸溶液
复方硝酸益康唑软膏
复方小儿退热栓
复方锌布颗粒
复方锌铁钙颗粒(口服溶液)
复方新霉素软膏
复方新斯的明牛磺酸滴眼液
复方杏香兔耳风颗粒(胶囊、片)
复方雄蛾益精口服液
复方雄蛾益阳胶囊(口服液)
复方熊胆薄荷含片
复方熊胆滴眼液
复方熊胆通鼻喷雾剂
复方熊胆乙肝胶囊
复方溴丙胺太林铝镁片
复方续断接骨丸
复方玄驹胶囊
复方玄驹益气片
复方雪参胶囊
复方雪莲胶囊(软胶囊)
复方雪莲烧伤膏
复方血栓通胶囊
复方血栓通胶囊(软胶囊、片、颗粒、滴丸)
复方血藤药酒
复方牙痛酊
复方牙痛宁搽剂
复方延胡索氢氧化铝片
复方盐酸阿替卡因注射液
复方盐酸甲麻黄碱糖浆
复方盐酸伪麻黄碱缓释胶囊
复方羊肝丸
复方羊角胶囊(颗粒、片)
复方羊胎盘补肾口服液
复方洋参王浆胶囊
复方氧化锌软膏
复方氧化锌水杨酸散
复方野菊感冒颗粒
复方野马追颗粒(糖浆)
复方一枝蒿颗粒(片)
复方一枝黄花喷雾剂
复方依那普利片
复方胰酶散
复方益肝灵片(胶囊、软胶囊)
复方益肝丸
复方益康唑氧化锌撒粉
复方益母草膏(胶囊)
复方益母口服液(片、胶囊、颗粒、膏)
复方益母养肾口服液
复方银花解毒颗粒
复方银翘氨敏胶囊
复方淫羊藿口服液
复方右旋糖酐40
复方右旋糖酐40注射液
复方右旋糖酐70滴眼液
复方余甘子利咽片
复方鱼肝油氧化锌软膏
复方鱼腥草片(胶囊、软胶囊、颗粒、糖浆、合剂、滴丸)
复方愈创木酚磺酸钾口服溶液
复方愈酚喷托那敏糖浆
复方元胡止痛片(胶囊)
复方孕二烯酮片
复方枣仁胶囊
复方皂矾丸
复方皂矾丸(片、胶囊)

H

海龙蛤蚧口服液
海龙胶口服液(颗粒)
海马多鞭丸
海马强肾丸
海马舒活膏
海马香草酒
海墨止血胶囊(片)
海茸益肾胶囊
海蛇痹宁胶囊
海蛇药酒
海天益肾胶囊
海洋胃药(丸)
海益元合剂
海藻酸铝镁颗粒
海珠喘息定片
含化上清片
寒痹停片
寒喘祖帕颗粒
寒热痹颗粒
寒湿痹颗粒(片、胶囊)
寒水石小灰散
寒痛乐熨剂
汉防己甲素(注射液)
汉桃叶片(软胶囊)
汉桃叶软胶囊(片)
蒿白伤湿气雾剂
蒿甲醚
蒿蓝感冒颗粒
蚝贝钙片(咀嚼片)
诃苓止泻胶囊
和络舒肝片(胶囊)
和胃降逆胶囊
和胃疗疳颗粒
和胃片
和胃整肠丸
和胃止泻胶囊
和兴白花油
和血明目片
和血片
和中理脾丸
河车补丸
河车大造丸(胶囊、片)
荷丹片(胶囊)
荷叶调脂茶
荷叶丸
核酪口服液
核酪注射液(口服液)
褐藻多糖硫酸酯
黑豆馏油
黑骨藤追风活络胶囊(颗粒)
黑鬼豆油
黑鬼油
黑虎散
黑加仑油软胶囊
黑首生发颗粒
恒古骨伤愈合剂
恒制咳喘胶囊
红草止鼾胶囊(颗粒)
红核妇洁洗液
红虎灌肠液
红花七厘散
红花清肝十三味丸
红花如意丸
红花逍遥胶囊(颗粒)
红花油
红茴香注射液
红甲虫草口服液
红金消结片(胶囊、浓缩丸)
红灵散
红龙镇痛片
红鹿参片
红霉素
红霉素醋酸锌凝胶
红霉素软膏
红霉素眼膏
红棉散
红三七软膏
红色诺卡菌细胞壁骨架
红色正金软膏
红升丹
红药胶囊(片、气雾剂、贴膏)
红药片
鸿茅药酒
喉疾灵胶囊(片)
喉康散
喉舒口含片
喉舒宁胶囊(片)
喉舒宁片
喉痛灵颗粒
喉痛灵片
喉咽清口服液(颗粒)
喉症丸
猴耳环消炎片(胶囊、颗粒)
猴菇饮(片、口服液)
猴头健胃灵胶囊(片)
猴头菌片
猴枣散
胡蜂酒
葫芦素胶囊(片)
糊药
虎标万金油
虎参软膏
虎地肠溶胶囊
虎黄烧伤搽剂
虎驹乙肝胶囊(片)
虎力散(片、胶囊)
虎梅含片
虎杖矾石搽剂
虎杖伤痛酊
虎杖叶胶囊
琥珀安神丸
琥珀抱龙丸(胶囊)
琥珀还睛丸
琥珀利气丸
琥珀氯霉素
琥珀酸舒马普坦
琥珀酸亚铁
琥珀酰明胶注射液
琥乙红霉素
护肝胶囊(片、颗粒)
护肝宁胶囊(片、丸)
护肝片(胶囊、颗粒、丸)
护骨胶囊(酒)
护肾保元合剂
花百胶囊
花粉祛痒止痛酊
花红胶囊(片、颗粒)
花红片(胶囊、颗粒)
花芪胶囊
花蕊石止血散
花蛇解痒胶囊(片)
花藤子颗粒
花栀清肝颗粒
华蟾素胶囊(口服液、片、注射液)
华法林
华容口服液
华山参片(滴丸、气雾剂)
华佗风痛宝片(胶囊)
华佗膏
华佗延寿酒
华佗再造丸
滑膜消肿贴
滑膜炎颗粒(片、胶囊)
化虫丸
化核膏药
化积颗粒(口服液)
化瘀祛斑胶囊(片)
化瘀散结灌肠液
化瘀舒经胶囊
化瘀丸
化瘀止痛栓
化癥回生片(口服液)
化痔灵片
化痔栓(片、胶囊)
化滞柔肝颗粒
化浊轻身颗粒
槐耳颗粒
槐角地榆丸
槐角丸
槐菊颗粒
槐杞黄颗粒
槐芩软膏
槐榆清热止血胶囊
獾油
还精煎口服液
还少丹(胶囊)
还少胶囊
还原固精丸
还原型谷胱甘肽
还原型谷胱甘肽滴眼液
环孢素
环孢素滴眼液
环吡酮胺
环吡酮胺乳膏
环吡酮胺阴道栓
环丙沙星
环丙沙星滴耳液
环磷酰胺
环磷腺苷
环磷腺苷葡胺
环磷腺苷注射液
环轮宁注射液
环丝氨酸
环丝氨酸胶囊
环索奈德气雾剂
环酯红霉素
缓痛止泻软胶囊
换骨丸
黄柏八味片
黄柏果油软胶囊
黄柏片
黄丹胶囊
黄疸肝炎丸
黄疸茵陈片(颗粒)
黄地养阴颗粒
黄莪胶囊
黄公烧伤膏
黄何口服液
黄厚止泻滴丸
黄花杜鹃油滴丸
黄花油
黄金波药酒
黄荆油胶丸
黄精丸
黄精养阴糖浆
黄精赞育胶囊
黄葵胶囊
黄连胶囊
黄连解毒丸
黄连清胃丸
黄连上清片(丸、胶囊、颗粒)
黄连双清丸
黄连羊肝丸
黄龙咳喘胶囊(片)
黄龙止咳颗粒

黄明胶
黄芪建中丸
黄芪健胃膏
黄芪精(颗粒、片)
黄芪颗粒(片)
黄芪生脉饮(颗粒)
黄芪注射液
黄芩苷胶囊
黄芩胶囊
黄芩茎叶解毒胶囊
黄瑞香注射液
黄石感冒片
黄氏响声丸
黄藤素片(分散片、胶囊、软胶囊)
黄藤素栓
黄体酮
黄香颗粒
黄萱益肝散(丸)
黄杨宁片(分散片)
黄英咳喘糖浆
黄枣颗粒
黄栀花口服液
黄蛭益肾胶囊
磺胺醋酰钠滴眼液
磺胺多辛乙胺嘧啶片
磺胺甲噁唑(片)
磺胺嘧啶(片)
磺胺嘧啶锌
磺胺嘧啶眼膏
磺胺嘧啶银乳膏(软膏)
磺胺异噁唑
磺苄西林钠
磺达肝癸钠
磺达肝癸钠注射液
灰黄霉素片
灰树花胶囊
回春胶囊
回春如意胶囊
回春散
回生第一丹(散、丸、胶囊)
回生口服液
回心康片
茴拉西坦
茴三硫
茴香橘核丸
惠血生胶囊(片)
混合糖电解质注射液
活力苏口服液
活力源口服液(片、胶囊)
活络通口服液
活络丸
活络消痛胶囊
活络油
活络止痛丸
活胃胶囊(散)
活心丸
活血调经丸
活血跌打丸
活血风寒膏
活血风湿膏
活血健骨片
活血胶囊
活血接骨散
活血解毒丸
活血通脉胶囊
活血通脉片
活血消痛酊
活血消炎丸
活血益痔酊
活血镇痛胶囊
活血止痛膏(片、胶囊、散)
活血壮筋胶囊
活血壮筋丸(胶囊)
藿参补肾酒
藿胆片(滴丸)
藿胆丸(片)
藿龙补肾口服液
藿鹿补肾胶囊
藿杞补肾片(颗粒)
藿蓉补肾颗粒
藿香清胃片(胶囊、颗粒)
藿香祛暑软胶囊(水)
藿香水
藿香万应散
藿香正气水(合剂、胶囊、颗粒、口服液、软胶囊、丸、滴丸、片)

J

肌醇烟酸酯软膏
肌苷(片、胶囊、颗粒、口服溶液、注射液)
鸡胆口服液(溶液)
鸡骨草肝炎丸(颗粒)
鸡骨草胶囊(丸、片)
鸡矢藤注射液
鸡血藤颗粒(片、胶囊)
鸡眼膏
积雪苷片(胶囊)
吉法酯
吉非罗齐
吉非替尼
吉如心片
吉他霉素
吉他霉素片
吉祥安坤丸
急支糖浆(颗粒)
棘豆消痒洗剂
蒺藜皂苷胶囊
己酮可可碱
己烯雌酚
脊髓灰质炎疫苗
季德胜蛇药片
济生肾气片(丸、片)
济泰片
济众酊
加巴喷丁
加减地黄丸
加替沙星
加替沙星滴眼液
加味八珍益母膏(胶囊)
加味白药丸
加味保和丸
加味归芪片
加味藿香正气丸(软胶囊)
加味青娥丸
加味生化颗粒
加味四消丸
加味香连丸(片)
加味香砂枳术丸
加味逍遥口服液(丸、胶囊、颗粒)
加味益母草膏
加味银翘片
加味左金丸
佳蓉片(丸)
甲氨蝶呤
甲苯磺酸托氟沙星
甲苯磺酸托氟沙星胶囊
甲苯磺酸妥舒沙星
甲苯磺酸妥舒沙星片
甲苯咪唑
甲橙维C咀嚼片
甲芬那酸
甲酚皂溶液
甲砜霉素
甲氟喹
甲睾酮片
甲钴胺
甲钴胺注射液
甲磺司特
甲磺酸-α-二氢麦角隐亭
甲磺酸阿帕替尼片
甲磺酸苯扎托品
甲磺酸多拉司琼
甲磺酸多沙唑嗪(片、缓释片、胶囊)
甲磺酸二氢麦角碱(甲磺酸双氢麦角毒碱)
甲磺酸酚妥拉明
甲磺酸吉米沙星片
甲磺酸加贝酯
甲磺酸雷沙吉兰
甲磺酸帕珠沙星(滴眼液)
甲磺酸培氟沙星(葡萄糖注射液、乳膏)
甲磺酸去铁胺
甲磺酸瑞波西汀
甲磺酸双氢麦角毒碱(注射液)
甲磺酸溴隐亭
甲磺酸伊马替尼
甲基多巴
甲基泼尼松龙
甲亢灵片(胶囊、颗粒)
甲硫氨酸
甲硫氨酸片
甲硫氨酸维 B_1 注射液
甲硫氨酸维生素 B_1
甲硫酸新斯的明
甲氯芬酯
甲氯噻嗪
甲氯噻嗪片
甲泼尼龙(甲基强的松龙)
甲芪肝纤颗粒
甲巯咪唑
甲醛溶液
甲硝唑(灭滴灵)
甲硝唑氯己定软膏(洗剂)
甲硝唑片(缓释片、胶囊)
甲硝唑乳膏(凝胶、霜)
甲型H1N1流感病毒裂解疫苗H1N1
甲型肝炎减毒活疫苗
甲型肝炎灭活疫苗
甲氧苄啶
甲氧芳芥
甲氧氯普胺
甲氧沙林(溶液)
甲异靛
甲状腺片
甲状腺素碘塞罗宁滴眼液
甲紫溶液
间苯二酚
间苯三酚
间苯三酚注射液
间羟胺
减肥胶囊(茶)
减肥通圣片
减味牛黄解毒胶囊
减味小儿化痰散
碱式碳酸铋
碱式碳酸铋糊剂
碱式碳酸铋片
建曲
建神曲
健宝灵片(颗粒)

健步强身丸
健步丸
健儿膏
健儿口服液
健儿乐颗粒
健儿清解液
健儿散(糖浆、片)
健儿素颗粒
健儿糖浆
健儿消食口服液
健儿止泻颗粒
健肺丸
健妇胶囊
健肝乐颗粒
健肝灵胶囊(片)
健康补肾酒
健民咽喉片
健脑安神胶囊(片)
健脑补肾丸(口服液)
健脑灵片
健脑丸(胶囊、片)
健脑益气片
健脾安神合剂
健脾八珍糕
健脾补血颗粒
健脾补血片(颗粒)
健脾化滞锭
健脾降脂颗粒
健脾康儿片
健脾理肠片
健脾润肺丸
健脾生血片(颗粒)
健脾丸(颗粒、糖浆)
健脾五味丸(布特格勒其-5)
健脾消疳丸
健脾消食丸
健脾益肾颗粒
健脾增力丸
健脾止泻宁颗粒
健脾止遗片
健脾壮腰药酒
健脾资生丸
健身长春膏(颗粒)
健身宁片
健肾强精酒
健肾生发丸
健肾益肺口服液(颗粒)
健胃宽胸丸
健胃片
健胃十味丸(浩道敦-10)
健胃消食片(胶囊、颗粒、口服液)
健胃消炎颗粒
健胃愈疡片(胶囊、颗粒)
健胃止疼五味胶囊(哈日嘎日迪-5)
健心胶囊
健血颗粒
健延龄胶囊
健阳片(胶囊)
江南卷柏片
姜胆咳喘片
姜红祛痛搽剂
姜黄清脂胶囊(丸、片)
姜黄通络胶囊
姜黄消痤搽剂
姜竭补血合剂
姜颗粒
姜脑止痛搽剂
姜枣祛寒颗粒
降酶灵片(胶囊)
降气定喘丸
降糖甲片(颗粒、胶囊)
降糖胶囊
降糖宁胶囊(片、颗粒)
降糖舒胶囊(片、丸)
降糖通脉片(胶囊)
降纤酶
降压颗粒(丸、袋泡茶)
降压平片
降脂减肥片(胶囊)
降脂灵颗粒(片、分散片)
降脂宁颗粒(胶囊、片)
降脂排毒胶囊
降脂平口服液
降脂通便胶囊
降脂通络软胶囊
降脂通脉胶囊
降浊健美颗粒
艽龙胶囊
交沙霉素
交通心肾胶囊
胶体果胶铋(胶囊、颗粒、散、干混悬剂)
胶体酒石酸铋胶囊
胶原酶软膏
焦楂化滞丸
绞股蓝总苷片(分散片、胶囊、软胶囊、颗粒、滴丸、口服液)
脚气散
接骨七厘丸(片、散、胶囊)
接骨丸(膏)
接骨续筋胶囊(片)
接骨续筋片(胶囊)
洁白胶囊(丸)
洁尔阴洗液(泡腾片、软膏)
洁肤净洗剂
洁康宁喷雾剂
洁身洗液
洁阴康洗液
洁阴灵洗剂
洁阴止痒洗液
结肠宁(灌肠剂)
结构脂肪乳注射液(C6~24)
结合雌激素
结核菌素纯蛋白衍生物
结石康胶囊
结石清胶囊
结石通片(胶囊)
竭红跌打酊
解表清肺丸
解表清金散
解毒痤疮丸
解毒护肝颗粒
解毒活血栓
解毒降脂胶囊(片)
解毒胶囊
解毒利咽丸
解毒凉血合剂
解毒散结胶囊
解毒烧伤膏
解毒生肌膏
解毒通淋丸
解毒万灵丸
解毒维康片(胶囊)
解毒止泻片(胶囊)
解肌宁嗽丸(片、口服液)
解肌清肺丸
解痉镇痛酊
解热感冒片
解热清肺糖浆
解热镇惊丸
解心痛胶囊
解郁安神颗粒(片、胶囊)
解郁丸
戒烟糖
蚧党参膏
金百洗剂
金贝痰咳清颗粒
金萆通淋颗粒
金参润喉合剂
金蝉止痒胶囊
金刺参九正合剂
金丹附延颗粒
金胆片
金防感冒颗粒
金凤丸
金佛止痛丸
金复康口服液
金感康胶囊
金感欣片
金刚口服液(胶囊)
金刚藤片(颗粒、丸、胶囊、软胶囊、咀嚼片、分散片、糖浆、口服液)
金骨莲片(胶囊)
金归洗液
金果含片
金果榄凝胶
金果饮(含片)
金海清咽袋泡茶
金蒿解热颗粒
金红片(颗粒)
金红止痛消肿酊
金喉健喷雾剂
金斛酒
金花跌打酊
金花明目丸
金花清感颗粒
金花消痤丸(胶囊、颗粒)
金花止咳颗粒
金槐冠心片
金黄抱龙丸
金黄利胆胶囊
金黄散
金鸡虎补丸(片)
金鸡化瘀颗粒
金鸡胶囊(颗粒、片、分散片、丸)
金甲排石胶囊
金菊感冒片
金菊利咽口含片
金菊五花茶颗粒
金鹃咳喘停合剂
金菌灵胶囊(片)
金咳息颗粒
金匮肾气片(丸)
金莲花片(咀嚼片、分散片、胶囊、软胶囊、颗粒、滴丸、口服液)
金莲花润喉片
金莲清热胶囊(颗粒、泡腾片)
金莲胃舒片
金羚感冒片(胶囊)
金龙补肾合剂
金龙胶囊
金龙驱风油
金龙舒胆颗粒(胶囊)
金马肝泰片(胶囊、颗粒)
金梅感冒片
金梅清暑颗粒
金鸣片
金牡感冒片
金诺芬片
金葡素
金蒲胶囊
金芪降糖片(胶囊、丸)

K

卡马西平
卡莫氟
卡莫司汀(注射液)
卡培他滨
卡前列甲酯(栓)
卡前列素氨丁三醇(注射液)
卡托普利
卡维地洛
卡维地洛片(分散片)
咖啡酸片
咖啡因
咖酚伪麻片
开光复明丸
开喉剑喷雾剂
开塞露
开胃加瓦日西阿米勒片
开胃健脾丸
开胃理脾口服液
开胃山楂丸
开胃丸
开胃消食口服液
开胸顺气丸(胶囊)
开郁老蔻丸
开郁舒肝丸
开郁顺气丸
坎地氢噻片
坎地沙坦酯
坎离砂
康艾扶正片(胶囊)
康柏西普眼用注射液
康儿灵颗粒
康尔心胶囊(颗粒)
康妇软膏(凝胶)
康妇消炎栓
康妇炎胶囊
康复春口服液
康复新液
康腹止泻片
康莱特软胶囊(注射液)
康力欣胶囊
康脉心口服液
康脉益心片
康肾颗粒
康肾丸
康肾准颗粒
康寿丸
康欣胶囊(口服液)
糠酸莫米松(鼻喷雾剂、乳膏)
抗癌平丸
抗病毒口服液(丸、滴丸、颗粒、片、咀嚼片、泡腾片、胶囊、软胶囊、糖浆)
抗感解毒片(颗粒、口服液、胶囊)
抗感颗粒(泡腾片、口服液、胶囊)
抗感灵片
抗感冒颗粒
抗感清热口服液
抗宫炎片(颗粒、胶囊)
抗骨髓炎片
抗骨增生胶囊(丸、片、颗粒、口服液、糖浆)
抗菌消炎胶囊(片)
抗狂犬病血清
抗痨胶囊
抗热镇痉丸
抗人T细胞免疫球蛋白
抗腮腺炎注射液
抗蛇毒血清
抗衰复春片
抗衰老片(口服液)
抗衰灵口服液
抗栓保心片
抗栓胶囊
抗栓再造丸
抗炭疽血清
抗胸腺细胞球蛋白
抗炎退热片
抗乙肝转移因子口服液
考来替泊
考来烯胺
壳脂胶囊
咳喘宁口服液(片、胶囊、颗粒)
咳喘清片
咳喘顺丸
咳喘停膏
咳喘丸
咳感康口服液
咳康含片
咳克平胶囊
咳立停糖浆
咳灵胶囊
咳露口服液
咳宁颗粒(胶囊、糖浆)
咳平胶囊
咳清胶囊
咳舒糖浆
咳嗽枇杷糖浆(颗粒)
咳嗽糖浆
咳速停胶囊(糖浆)
咳痰合剂
咳痰清糖浆
咳特灵胶囊(片、颗粒)
咳欣康片
可达灵片
可待因
可乐定
渴乐宁胶囊(颗粒)
渴络欣胶囊
克比热提片
克补片
克痤隐酮凝胶
克感利咽口服液(颗粒)
克咳胶囊(片)
克咳片
克拉霉素(胶囊)
克拉屈滨注射液
克痢痧胶囊
克裂霜
克林霉素
克林霉素甲硝唑搽剂
克林霉素磷酸酯
克林霉素磷酸酯注射液
克林霉素凝胶
克淋通胶囊
克罗米通(乳膏、洗剂)
克洛己新(片)
克霉唑
克霉唑倍他米松乳膏
克霉唑口腔药膜
克霉唑乳膏(软膏)
克霉唑软膏
克霉唑药膜
克伤痛搽剂(气雾剂)
克泻胶囊
克泻灵片(胶囊)
克痒舒洗液
克银丸
孔圣枕中丸
控涎丸
口鼻清喷雾剂
口服Ⅰ型Ⅲ型脊髓灰质炎减毒活疫苗(人二倍体细胞)
口服补液盐
口服福氏、宋内氏痢疾双价活疫苗
口服脊髓灰质炎减毒活疫苗(糖丸)
口服四维葡萄糖
口服维 D_2 葡萄糖
口服五维赖氨酸葡萄糖
口服五维葡萄糖
口洁含漱液(喷雾剂)
口腔溃疡散(含片)
口腔炎喷雾剂
口咽清丸(阮氏上清丸)
口炎胶囊(颗粒、片)
口炎颗粒
口炎清颗粒(胶囊、片、含片、咀嚼片)
枯草杆菌、肠球菌二联活菌肠溶胶囊
枯草杆菌、肠球菌二联活菌多维颗粒
枯草杆菌二联活菌颗粒(肠溶胶囊)
枯草杆菌活菌胶囊
枯草芽孢杆菌活菌胶囊
苦柏止痒洗液
苦参碱(阴道泡腾片)
苦参胶囊(片)
苦参疱疹酊
苦参栓(阴道泡腾片、软膏、凝胶、膜)
苦参素
苦胆草片(胶囊)
苦碟子注射液
苦丁降压胶囊
苦豆子片
苦豆子油搽剂
苦甘颗粒(胶囊)
苦黄颗粒
苦黄注射液(颗粒)
苦金片
苦双黄洗剂
苦栀颗粒
快胃片
快胃舒肝丸
快应茶
宽胸气雾剂
宽胸舒气化滞丸
宽中老蔻丸
狂犬病疫苗
狂犬患者免疫球蛋白
奎宁
葵酸诺龙
喹硫平
溃得康颗粒
溃平宁颗粒(胶囊)
溃疡
溃疡不愈
溃疡胶囊
溃疡颗粒
坤宝丸
坤复康胶囊
坤宁口服液(颗粒)
坤顺丸
坤泰胶囊
坤元通乳口服液
坤月安颗粒
昆明山海棠片

L

拉贝洛尔
拉呋替丁

M

N

P

Q

R

乳酸菌素片(分散片、咀嚼片、颗粒)
乳酸钠
乳酸诺氟沙星注射液
乳酸司帕沙星(片)
乳酸亚铁
乳酸依沙吖啶(软膏、溶液)
乳糖酶
乳糖酸红霉素
乳糖酸克拉霉素
乳腺康注射液
乳腺增生口服液
乳香风湿气雾剂
乳增宁胶囊(片)
软坚口服液
软脉灵口服液
瑞巴派特
瑞波西汀
瑞草油
瑞格列奈
瑞格列奈二甲双胍片
瑞舒伐他汀钙
瑞替普酶
润肠通秘茶
润肠丸(胶囊、软胶囊)
润畅胶囊
润肺膏
润肺化痰丸
润肺止咳合剂(胶囊)
润肺止嗽丸
润喉丸
润肌皮肤膏
润通丸
润伊容口服液(胶囊)
润燥止痒胶囊

S

Sabin 株脊髓灰质炎灭活疫苗
萨热大鹏丸
腮腺炎减毒活疫苗
腮腺炎片
塞克硝唑
塞来昔布
塞曲司特
塞替派
塞雪风湿胶囊
噻加宾
噻氯匹定
噻嘧啶
噻奈普汀钠
噻托溴铵
噻托溴铵粉吸入剂
赛庚啶
赛庚啶乳膏
赛金化毒散
赛空青眼药
赛洛多辛
赛霉安乳膏
三拗片
三白草肝炎颗粒(糖浆)
三宝胶囊
三苯双脒
三痹热宝熨剂
三鞭补酒
三鞭参茸固本丸
三鞭温阳胶囊
三臣胶囊
三氟拉嗪
三硅酸镁片
三果汤颗粒(含片、胶囊、口服液、散)
三号蛇胆川贝片
三合钙咀嚼片
三花接骨散
三黄膏
三黄片(胶囊)
三黄清解胶囊(片)
三黄清解片
三黄丸
三甲沙林
三胶颗粒
三金感冒片
三金片(颗粒、胶囊)
三九胃泰颗粒(胶囊)
三勒浆口服液
三两半药酒
三磷酸胞苷二钠
三磷酸腺苷二钠
三龙跌打酒
三氯醋酸
三妙丸
三七参蜂口服液
三七丹参颗粒(片、胶囊)
三七冠心宁胶囊(合剂、滴丸)
三七化痔丸
三七活血丸
三七龙血竭胶囊
三七片(胶囊)
三七伤药片(胶囊、颗粒)
三七通舒胶囊
三七血伤宁胶囊(散)
三七养血胶囊
三七脂肝丸(颗粒)
三七止血片(咀嚼片、胶囊)
三清胶囊(片)
三蛇胆川贝糖浆(膏)
三蛇风湿药酒
三肾丸
三肾温阳酒
三维鱼肝油乳
三味肤宝软膏
三味化瘀胶囊
三味龙胆花片
三味檀香汤散(胶囊、颗粒、口服液)
三味泻痢颗粒
三味止咳片
三味痔疮栓
三乌胶丸
三香跌打损伤酒
三香化瘀膏
三子止咳胶囊(膏)
三唑仑
散风通窍滴丸
散风透热颗粒
散寒感冒片(胶囊)
散寒解热口服液
散寒药茶
散结灵胶囊
散结片
散结乳癖贴膏
散结镇痛胶囊
散痰宁滴丸
散痛舒片(分散片、胶囊)
桑葛降脂丸
桑姜感冒片(胶囊)
桑菊感冒片(丸、散、颗粒、糖浆、合剂)
桑菊银翘散
桑麻口服液(丸)
桑杞脑康颗粒
桑葚膏
桑葚颗粒
扫日劳-4 胶囊(沙参止咳胶囊)
扫日劳清肺止咳胶囊
色甘那敏滴眼液
色甘酸钠
色甘酸钠滴眼液
涩肠止泻散
森登四味汤散
杀菌止痒洗剂
沙参止咳汤散
沙丁胺醇
沙格列汀
沙棘干乳剂
沙棘片(丸、分散片、糖浆、颗粒)
沙棘油软胶囊
沙棘籽油软胶囊(口服液)
沙奎那韦
沙利度胺
沙梅消渴胶囊
沙美特罗
沙美特罗氟替卡松
沙美特罗替卡松
沙溪凉茶(颗粒)
沙苑子胶囊(颗粒)
砂连和胃胶囊
砂仁驱风油
痧气散
痧药
鲨肝醇
山白消食合剂
山地岗感冒颗粒
山东阿胶膏
山葛开胃口服液
山海丹胶囊(颗粒)
山鸡大补酒
山菊降压片(胶囊、颗粒)
山腊梅叶颗粒(片、胶囊)
山莨菪碱
山梨醇(铁)
山绿茶降压胶囊(片)
山麦健脾口服液
山玫胶囊(片)
山茄子清凉颗粒
山香圆片(含片、颗粒)
山药参芪丸
山楂调中丸
山楂茯苓颗粒
山楂化滞丸
山楂精降脂片(分散片、软胶囊、滴丸)
山楂麦曲颗粒
山楂内金胶囊(口服液)
山楂内消丸
山庄降脂片(颗粒)
珊瑚七十味丸
珊瑚癣净
善存银片
伤痹通酊
伤风感冒颗粒
伤风净喷雾剂
伤风咳茶
伤风停片(胶囊)
伤复欣喷雾剂
伤寒 Vi 多糖疫苗
伤疖膏
伤筋正骨酊
伤科跌打片(胶囊)
伤科活血酊
伤科接骨片
伤科灵喷雾剂
伤科万花油
伤乐气雾剂
伤湿止痛膏(搽剂)

伤痛跌打丸
伤痛克酊
伤痛宁膏(片、丸)
伤益气雾剂
上海蛇药片
上清丸(片、胶囊)
烧伤肤康液
烧伤净喷雾剂
烧伤灵酊
烧伤喷雾剂
烧伤止痛膏
烧伤止痛药膏
烧烫宁喷雾剂
烧烫伤膏
芍倍注射液
芍杞颗粒
少腹逐瘀丸(颗粒)
少林跌打止痛膏
少林风湿跌打膏(巴布膏)
少阳感冒颗粒
绍兴大补酒
蛇胆半夏片(散)
蛇胆贝母片(散)
蛇胆陈皮口服液(片、散、胶囊、液)
蛇胆川贝枇杷膏
蛇胆川贝液(含片、胶囊、软胶囊、散)
蛇胆姜粒
蛇毒血凝酶
蛇毒血凝酶注射液
蛇黄栓
蛇连川贝散
蛇莲胶囊
蛇伤散
舍雷肽酶片
舍曲林
射干利咽口服液
射麻口服液
麝香保心丸
麝香草酚
麝香跌打风湿膏
麝香风湿胶囊
麝香海马追风膏
麝香抗栓胶囊(丸)
麝香脑脉康胶囊
麝香牛黄丸
麝香暖脐膏
麝香祛风湿膏
麝香祛风湿油
麝香祛痛气雾剂(喷雾剂、搽剂)
麝香舒活搽剂(麝香舒活精)
麝香舒活精(搽剂)
麝香舒活灵(精)
麝香通心滴丸
麝香心脑乐片(胶囊)
麝香心脑通片(胶囊)
麝香心痛膏
麝香心痛宁片
麝香醒神搽剂
麝香镇痛膏
麝香正骨酊
麝香痔疮栓
麝香壮骨膏
麝香追风膏
麝香追风止痛膏
麝珠明目滴眼液
伸筋丹胶囊
伸筋活络丸【剧】
深海龙胶囊(丸)
参柏舒心胶囊
参柏舒阴洗液
参柏洗液
参贝北瓜膏(颗粒)
参贝陈皮
参贝咳喘丸
参贝止咳颗粒
参倍固肠胶囊
参柴肝康片(软胶囊)
参柴颗粒(胶囊)
参蟾消解胶囊
参丹活血胶囊
参丹散结胶囊
参德力糖浆
参地益肾口服液
参蛾温肾口服液
参茯胶囊
参茯益气安神合剂
参附强心丸
参附脱毒胶囊
参附注射液
参蛤胶囊
参蛤平喘胶囊
参归润燥搽剂
参归生发酊
参归养血片
参龟固本酒
参桂补气养血口服液
参桂胶囊
参桂理中丸
参桂鹿茸丸
参桂养荣丸
参花消渴茶
参皇乳膏
参皇软膏(乳膏)
参藿温肾胶囊
参棘软膏
参胶胶囊
参精补肾胶囊
参精止渴丸
参景养阴胶囊
参坤养血口服液(胶囊、颗粒)
参莲胶囊(颗粒)
参灵肝康胶囊
参苓白术散(丸、颗粒、片、咀嚼片、口服液、胶囊)
参苓蛤蚧合剂
参苓归元膏
参苓健儿膏
参苓健脾丸
参苓健脾胃颗粒
参苓健体粉
参苓健胃口服液
参苓精口服液
参苓口服液
参苓祛斑涂膜
参苓益肾酒
参龙补肾胶囊
参龙虫草益肾胶囊
参龙宁心胶囊
参龙养血膏
参鹿补膏
参鹿补片
参鹿补虚胶囊
参鹿茶
参鹿扶正胶囊(片、合剂)
参鹿膏
参鹿健肺胶囊
参鹿健肾口服液
参鹿强身丸
参麦注射液
参梅健胃胶囊
参南星口服液
参牛胶囊
参七脑康胶囊
参七乳泰片
参七心疏胶囊(片)
参芪阿胶胶囊(颗粒)
参芪博力康片
参芪扶正注射液
参芪肝康胶囊(片)
参芪膏
参芪花粉片
参芪健胃颗粒
参芪降糖胶囊(颗粒、片)
参芪力得康片
参芪鹿茸口服液
参芪片(咀嚼片、糖浆、颗粒、口服液)
参芪沙棘合剂
参芪山药膏
参芪十一味颗粒(片)
参芪首乌补汁
参芪王浆养血口服液
参芪乌鸡养血膏
参芪五味子片(胶囊、颗粒、糖浆)
参芪消渴胶囊
参芪益母颗粒
参芪益气酒
参芪鱼肝油凝胶
参芪云芝颗粒
参杞杜仲丸
参杞酒
参杞片(颗粒、糖浆)
参杞全鹿丸
参茜固经颗粒
参茸阿胶
参茸安神片
参茸安神丸
参茸白凤丸
参茸保胎丸
参茸补酒
参茸补肾片
参茸补血酒
参茸大补膏
参茸蛾补肾助阳胶囊
参茸蜂王浆胶囊
参茸复春片
参茸蛤蚧保肾丸
参茸固本片
参茸黑锡丸
参茸加口服液
参茸颗粒(口服液、丸)
参茸灵芝胶囊
参茸鹿胎丸(膏)
参茸强肾片
参茸三七补血片
参茸三七酒
参茸三肾胶囊
参茸三肾散
参茸天麻酒
参茸丸
参茸卫生丸
参茸温肾丸
参茸养心益肾胶囊
参茸珍宝片
参茸正阳口服液
参三七伤药胶囊
参芍片(胶囊)
参蛇花痔疮膏
参术儿康糖浆
参术健脾丸
参术健中口服液
参术胶囊
参松养心胶囊

参苏丸(片、胶囊、颗粒、口服液)
参苏宣肺丸
参锁巴戟口服液
参威口服液
参维冻干蜂王浆片
参维灵片(口服溶液)
参味补肾合剂
参乌安神口服液
参乌健脑胶囊(抗脑衰胶囊)
参乌益肾片
参仙升脉口服液
参芎胶囊
参雄温阳胶囊
参阳胶囊(片)
参一胶囊
参泽舒肝胶囊
参芝安神口服液
参枝苓口服液
参竹精颗粒(毛浩日查干-5)
神安胶囊
神黄钠铝胶囊
神经系统
神康宁丸
神牡安神胶囊
神农茶颗粒
神农药酒
神农镇痛膏
神曲茶
神曲胃痛胶囊(片)
神曲消食口服液
神衰康颗粒(胶囊)
神犀丹
神香苏合丸
沈阳红药(胶囊、片)
肾安胶囊(片)
肾宝合剂(片、颗粒、糖浆)
肾宝胶囊
肾茶袋泡茶
肾复康胶囊(片)
肾骨胶囊(片、颗粒、散、咀嚼片)
肾康宁片(胶囊、颗粒)
肾康栓
肾康注射液(栓)
肾苓颗粒
肾脾双补口服液
肾气归口服液
肾上腺色腙
肾上腺素
肾石通颗粒(片、丸)
肾舒颗粒
肾衰宁胶囊(颗粒、片)
肾炎安胶囊(颗粒)
肾炎解热片
肾炎康复片
肾炎灵片(胶囊、颗粒)
肾炎片
肾炎平颗粒
肾炎舒片(颗粒、胶囊)
肾炎四味片(丸、胶囊、颗粒)
肾炎温阳片(胶囊)
肾炎消肿片
肾阳胶囊
肾元胶囊
升气血口服液
升气养元糖浆
升清胶囊
升提胶囊(颗粒)
升血调元汤(颗粒)
升血膏
升血颗粒(升血灵颗粒)
升血小板胶囊
升阳十一味丸(那仁满都拉)
生白口服液(合剂、颗粒)
生长激素
生长抑素
生发酊(丸、片)
生桂口服液
生化丸
生肌散(膏)
生肌玉红膏
生姜总酚软胶囊
生津消渴胶囊
生精片(胶囊)
生力胶囊(片)
生龙驱风药酒
生脉饮(口服液、胶囊、颗粒、片、糖浆、袋泡茶、注射液)
生脉饮软胶囊(党参方)
生脉饮注射液
生脉增液通胶囊
生脉注射液
生茂午时茶
生乳灵
生三七散
生物素
生血宝合剂(颗粒)
生血复元口服液
生血康口服液
生血宁片
生血片
生血丸
胜红清热片(胶囊)
狮马龙活络油(红花油)
狮子油
湿毒清胶囊(片)
湿热痹片(胶囊、颗粒)
湿热片
湿润烧伤膏
湿消丸
湿痒洗液
湿疹散
十八味诃子利尿胶囊(丸)
十八味欧曲珍宝丸
十八味人参补气膏
十滴水(软胶囊)
十二味痹通搽剂
十二味齿龈康散
十二温经丸
十二乌鸡白凤丸
十复生胶囊
十灰丸
十灵油
十六味冬青丸
十六味马蔺子丸
十七味寒水石丸
十全大补口服液(丸)
十三味青兰散
十三味疏肝胶囊
十三味菥蓂胶囊
十四味羌活风湿酒
十四味疏肝胶囊
十维片
十维铁咀嚼片
十味蒂达胶囊
十味扶正颗粒
十味龟鹿补肾合剂
十味诃子片
十味活血丸
十味降糖颗粒
十味龙胆花颗粒(胶囊)
十味乳香胶囊
十味乳香丸(胶囊)
十味手参散
十味香鹿胶囊
十味益脾颗粒
十五味沉香丸
十五味黑药丸(胶囊)
十五味龙胆花丸
十五味萝蒂明目片
十五味乳鹏胶囊(丸)
十五味赛尔斗丸
十五制清宁丸
十香返生丸
十香暖脐膏
十香丸
十香止痛丸
十一酸睾酮
十一味草果丸
十一味甘露丸(胶囊)
十一味黄精颗粒
十一味维命胶囊(丸、散)
十一烯酸
十一烯酸酊
十珍香附丸
石膏散
石斛明目丸
石斛夜光丸(颗粒)
石黄抗菌胶囊
石椒草咳喘颗粒
石淋通片(颗粒)
石榴补血糖浆
石榴健胃散(片、丸、胶囊)
石榴日轮丸
石歧外感茶(颗粒)
石杉碱甲
石辛含片
石杏痰咳片
食管平散
食积口服液(颗粒)
食母生片
食消饮
嗜酸菌
手参肾宝胶囊
手掌参三十七味丸
首荟通便胶囊
首杞补肾口服液
首乌补肾酒
首乌地黄丸
首乌强身片
首乌丸(片)
首乌延寿颗粒(胶囊、片)
首志健脑颗粒
寿星补汁
舒安卫生栓
舒必利
舒胆胶囊
舒尔经胶囊(片、颗粒)
舒肤止痒酊
舒腹贴膏
舒肝调气丸
舒肝和胃丸(口服液)
舒肝健胃丸
舒肝解郁胶囊
舒肝颗粒(散)
舒肝宁注射液
舒肝丸(片、颗粒)
舒肝消积丸
舒肝益脾颗粒(胶囊、液)
舒肝止痛丸
舒更胶囊(片)
舒冠胶囊(颗粒)
舒筋除湿胶囊
舒筋定痛酒
舒筋定痛片(胶囊)
舒筋风湿酒

W

X

硝酸舍他康唑栓
硝酸异山梨酯
硝酸益康唑
硝酸益康唑乳膏
硝西泮
小败毒膏
小檗胺
小柴胡颗粒(片、泡腾片、胶囊、丸)
小儿氨酚黄那敏片
小儿氨酚那敏片
小儿氨酚匹林咖啡因片
小儿氨酚匹林片
小儿氨酚烷胺颗粒
小儿氨酚伪麻分散片
小儿氨咖黄敏颗粒
小儿百部止咳糖浆
小儿百寿丸
小儿百效片
小儿宝泰康颗粒
小儿贝诺酯散
小儿贝诺酯维 B_1 颗粒
小儿参术健脾丸
小儿柴桂退热颗粒(口服液)
小儿柴芩清解颗粒
小儿肠胃康颗粒
小儿豉翘清热颗粒
小儿导赤片
小儿定喘口服液
小儿多维生素滴剂
小儿肺咳颗粒
小儿肺热咳喘颗粒(口服液)
小儿肺热平胶囊
小儿肺热清颗粒
小儿风热清口服液(合剂、颗粒)
小儿敷脐止泻散
小儿扶脾颗粒
小儿复方氨酚烷胺片
小儿复方氨基酸注射液
小儿复方磺胺甲噁唑片(颗粒、散)
小儿复方鸡内金散(咀嚼片)
小儿复方麝香草酚撒粉
小儿复方四维亚铁散
小儿腹泻宁糖浆(袋泡剂)
小儿腹泻贴
小儿腹泻外敷散
小儿肝炎颗粒
小儿疳积糖
小儿感冒颗粒(片、茶、口服液)
小儿感冒宁颗粒
小儿感冒宁糖浆(合剂)
小儿感冒退热糖浆
小儿功劳止泻颗粒
小儿广朴止泻口服液
小儿和胃丸
小儿和胃消食片
小儿葫芦散
小儿琥珀丸
小儿化毒胶囊(散)
小儿化食丸(口服液)
小儿化痰止咳糖浆(颗粒)
小儿化滞健脾丸
小儿化滞散
小儿黄龙颗粒
小儿回春丸(丹)
小儿健脾开胃合剂
小儿健脾颗粒(宝宝乐)
小儿健脾颗粒(小儿乐)
小儿健脾口服液(丸)
小儿健脾平肝颗粒
小儿健脾散
小儿健脾贴膏
小儿健脾丸
小儿健脾养胃颗粒
小儿健胃宁口服液
小儿健胃糖浆(咀嚼片)
小儿解表颗粒
小儿解表止咳口服液
小儿解感片(颗粒)
小儿解热栓
小儿解热丸
小儿金丹片
小儿康颗粒
小儿抗痫胶囊
小儿咳喘颗粒
小儿咳喘灵颗粒(口服液)
小儿咳喘宁糖浆
小儿咳嗽宁糖浆
小儿利湿止泻颗粒
小儿硫酸亚铁糖浆
小儿麻甘颗粒(冲剂)
小儿麦枣片
小儿秘通口服液
小儿明目丸
小儿磨积片
小儿牛黄清肺片(散)
小儿牛黄散(颗粒)
小儿七星茶颗粒(糖浆、口服液)
小儿芪楂口服液
小儿奇应丸
小儿启脾片(丸)
小儿清毒糖浆
小儿清肺化痰口服液(颗粒、咀嚼片、泡腾片)
小儿清肺颗粒(散)
小儿清肺止咳片
小儿清感灵片
小儿清凉止痒酊
小儿清热化痰栓
小儿清热利肺口服液
小儿清热灵
小儿清热宁颗粒
小儿清热片
小儿清热消蛾颗粒
小儿清热宣肺贴膏
小儿清热止咳口服液(合剂、糖浆、颗粒、丸)
小儿清热止咳口服液(丸、颗粒、合剂)
小儿清热止咳糖浆(口服液、合剂、颗粒、丸)
小儿清咽颗粒
小儿热咳口服液
小儿热速清口服液(糖浆、颗粒)
小儿痧疹金丸
小儿善存片
小儿渗湿止泻散
小儿十维颗粒
小儿石蔻散
小儿暑感宁糖浆
小儿双解止泻颗粒
小儿双金清热口服液
小儿双清颗粒
小儿四维葡钙颗粒(片)
小儿四维葡钙片(颗粒)
小儿四症丸
小儿太极丸
小儿退热颗粒(口服液)
小儿维生素咀嚼片(颗粒)
小儿伪麻滴剂
小儿伪麻美芬滴剂
小儿胃宝丸(片)
小儿五维赖氨酸糖浆
小儿喜食糖浆(片、咀嚼片、泡腾片、颗粒)
小儿香橘丸
小儿消积驱虫散
小儿消积丸
小儿消积止咳口服液(颗粒)
小儿消食健胃丸
小儿消食开胃颗粒
小儿消食片(咀嚼片、颗粒)
小儿泄泻停颗粒
小儿泻痢片
小儿泻速停颗粒
小儿泻止散
小儿宣肺止咳颗粒
小儿咽扁颗粒
小儿厌食口服液(颗粒)
小儿夜啼颗粒
小儿益麻颗粒
小儿愈美那敏溶液
小儿增食片(颗粒、丸)
小儿珍珠镇惊丸
小儿止咳糖浆
小儿止嗽金丸
小儿止嗽糖浆(丸、金丹)
小儿止泻安颗粒
小儿止泻片(膏、贴)
小儿止泻贴
小儿至宝丸
小儿智力糖浆
小儿紫草丸
小活络丸(丹)
小建中合剂(片、胶囊、颗粒)
小金丸(片、胶囊)
小麦纤维素颗粒
小牛血清去蛋白
小牛血清去蛋白肠溶胶囊
小牛血清去蛋白眼用凝胶
小牛血清去蛋白注射液
小牛血去蛋白提取物眼用凝胶
小牛血去蛋白提取物注射液
小青龙合剂(胶囊、颗粒、糖浆)
哮喘胶囊
蝎毒注射液
协日嘎四味汤胶囊
缬草提取物胶囊
缬沙坦
缬沙坦氨氯地平
泻白糖浆(丸)
泻定胶囊
泻毒散
泻肺定喘片
泻肝安神丸
泻痢保童丸
泻痢固肠丸(片)
泻痢消胶囊(片、丸)
泻青丸
泻热合剂
泻停封胶囊
泻停胶囊
蟹黄肤宁软膏
心安宁胶囊
心安宁片(胶囊)
心安软胶囊
心宝丸
心达康胶囊(片、分散片、咀嚼片、软胶囊、滴丸)
心肌康颗粒
心肌肽
心可宁胶囊
心可舒胶囊(片、咀嚼片、颗粒、丸)
心脉安片

Y

炎宁颗粒(胶囊、片、糖浆)
炎热清片(软胶囊、颗粒)
盐酸阿夫唑嗪
盐酸阿罗洛尔
盐酸阿米洛利
盐酸阿米替林
盐酸阿莫地喹片
盐酸阿莫罗芬乳膏
盐酸阿扑吗啡舌下片
盐酸阿扑吗啡注射液
盐酸阿糖胞苷
盐酸阿扎司琼
盐酸埃克替尼片
盐酸艾司洛尔
盐酸安普乐定滴眼液
盐酸安妥沙星(片)
盐酸氨酮戊酸外用散
盐酸氨溴索
盐酸昂丹司琼
盐酸奥洛他定(滴眼液、片)
盐酸奥普力农注射液
盐酸奥昔布宁
盐酸巴氨西林片
盐酸班布特罗
盐酸贝凡洛尔(片、胶囊)
盐酸贝那普利
盐酸贝尼地平
盐酸倍他洛尔滴眼液
盐酸倍他司汀
盐酸苯海拉明(片)
盐酸苯海索
盐酸苯环壬酯片
盐酸苯乙双胍
盐酸吡硫醇
盐酸苄普地尔
盐酸丙环定
盐酸丙卡巴肼
盐酸丙卡特罗
盐酸丙米嗪
盐酸丙哌维林
盐酸布桂嗪
盐酸达泊西汀片
盐酸氮芥
盐酸氮芥酊
盐酸氮䓬斯汀
盐酸氮䓬斯汀鼻喷剂
盐酸氮䓬斯汀滴眼液
盐酸地尔硫䓬
盐酸地芬尼多片
盐酸地匹福林滴眼液
盐酸丁丙诺啡
盐酸度洛西汀
盐酸多奈哌齐
盐酸多塞平
盐酸多塞平乳膏
盐酸多西环素
盐酸二甲双胍
盐酸二氢埃托啡舌下片
盐酸二氧丙嗪
盐酸伐地那非
盐酸伐昔洛韦(片)
盐酸法舒地尔注射液
盐酸非那吡啶
盐酸非索非那定
盐酸酚苄明
盐酸氟桂利嗪(胶囊、片)
盐酸氟西汀
盐酸高血糖素
盐酸格拉司琼
盐酸关附甲素注射液
盐酸环丙沙星滴眼液
盐酸环丙沙星乳膏(软膏、凝胶)
盐酸黄酮哌酯
盐酸吉西他滨
盐酸甲砜霉素甘氨酸酯
盐酸甲氯芬酯
盐酸甲氯芬酯胶囊
盐酸甲麻黄碱片
盐酸金刚烷胺
盐酸金刚乙胺
盐酸金霉素软膏
盐酸金霉素眼膏
盐酸精氨酸注射液
盐酸肼屈嗪
盐酸卡替洛尔滴眼液
盐酸考来维仑
盐酸可乐定
盐酸可乐定缓释片
盐酸克林霉素
盐酸喹那普利
盐酸拉贝洛尔
盐酸赖氨酸
盐酸乐卡地平
盐酸雷洛昔芬
盐酸利多卡因
盐酸利托君
盐酸林可霉素
盐酸林可霉素滴耳液
盐酸林可霉素滴眼液
盐酸硫必利(注射液)
盐酸氯丙那林
盐酸氯丙嗪
盐酸氯米帕明
盐酸氯哌丁片
盐酸仑氨西林
盐酸仑氨西林片
盐酸罗匹尼罗片
盐酸罗沙替丁醋酸酯
盐酸洛贝林
盐酸洛贝林注射液
盐酸洛非西定片
盐酸洛美利嗪
盐酸洛美沙星
盐酸洛美沙星滴耳液
盐酸洛美沙星眼用凝胶
盐酸麻黄碱滴鼻液
盐酸马尼地平片
盐酸吗啉胍
盐酸吗啉胍滴眼液
盐酸美金刚
盐酸美克洛嗪
盐酸美沙酮
盐酸美司坦片
盐酸美他环素
盐酸美他环素胶囊
盐酸咪达普利片
盐酸米安色林
盐酸米多君
盐酸米那普仑
盐酸米诺环素
盐酸米托蒽醌注射液
盐酸莫雷西嗪
盐酸莫索尼定片(胶囊)
盐酸莫西沙星
盐酸纳洛酮
盐酸纳美芬注射液
盐酸纳曲酮片
盐酸奈福泮
盐酸萘甲唑林滴鼻液
盐酸萘甲唑林滴眼液
盐酸萘替芬软膏(乳膏)
盐酸尼非卡兰
盐酸尼卡地平
盐酸帕罗西汀
盐酸帕洛诺司琼
盐酸哌甲酯
盐酸哌仑西平片
盐酸哌罗匹隆
盐酸哌替啶
盐酸哌唑嗪
盐酸普拉克索
盐酸普鲁卡因
盐酸普罗吩胺
盐酸普萘洛尔
盐酸羟苄唑滴眼液
盐酸羟甲唑啉滴鼻液
盐酸羟甲唑啉喷雾剂
盐酸羟考酮
盐酸羟嗪
盐酸氢吗啡酮注射液
盐酸曲马多(片)
盐酸曲美他嗪
盐酸曲普利啶(胶囊)
盐酸曲唑酮
盐酸屈他维林
盐酸去甲万古霉素
盐酸去氯羟嗪
盐酸去氧肾上腺素
盐酸噻氯匹定
盐酸赛庚啶
盐酸赛洛唑啉滴鼻液
盐酸舍曲林
盐酸肾上腺素
盐酸司来吉兰
盐酸司他斯汀片
盐酸四环素
盐酸索他洛尔
盐酸坦索罗辛缓释胶囊
盐酸特比萘芬(乳膏)
盐酸特拉唑嗪
盐酸替利定(口服溶液、片)
盐酸替罗非班
盐酸替扎尼定片
盐酸头孢甲肟
盐酸头孢卡品酯(片)
盐酸头孢他美酯
盐酸土霉素
盐酸托莫西汀
盐酸拓扑替康
盐酸万古霉素
盐酸维拉帕米
盐酸伪麻黄碱缓释片
盐酸文拉法辛
盐酸乌拉地尔
盐酸戊乙奎醚注射液
盐酸西替利嗪
盐酸小檗碱(盐酸黄连素)
盐酸溴已新片
盐酸伊伐布雷片
盐酸伊托必利
盐酸依米丁
盐酸依匹斯汀(胶囊)
盐酸乙哌立松片
盐酸异丙嗪(片)
盐酸异丙肾上腺素
盐酸罂粟碱
盐酸左布诺洛尔滴眼液
盐酸左卡巴斯汀(鼻喷雾剂、滴眼液)
盐酸左西替利嗪
盐酸左旋咪唑(搽剂)
盐酸左氧氟沙星(滴耳液、软膏)
眼氨肽滴眼液
眼敷膏
眼药锭
厌食康颗粒

Z

止血灵胶囊
止血宁胶囊
止血片(胶囊)
止血祛瘀明目片
止血镇痛胶囊
枳陈消食口服液
枳实导滞丸
枳术宽中胶囊
枳术丸(颗粒)
指迷茯苓丸
至宝灵芝酒
至宝三鞭胶囊(精)
至宝三鞭酒
至灵胶囊
至圣保元丸
志苓胶囊
制金柑丸
制霉菌素(片)
制首乌颗粒
制酸止痛胶囊
炙甘草合剂(颗粒)
治冻灵
治感佳胶囊
治感灵颗粒
治咳川贝枇杷露(滴丸)
治咳枇杷露
治咳片
治糜康栓(治糜灵栓、泡腾片)
治偏痛胶囊(颗粒)
治偏痛颗粒(低糖型)
治伤跌打丸
治伤软膏(胶囊、散)
治伤消瘀丸
致康胶囊
痔疮片(胶囊)
痔疮外洗药
痔疮止血丸(颗粒)
痔疾栓(洗液)
痔康片(胶囊、袋泡剂)
痔康舒口服液
痔瘘舒丸
痔宁片(胶囊)
痔舒适洗液
痔速宁胶囊(片、颗粒)
痔特佳片(胶囊)
痔痛安搽剂
痔痛宁气雾剂
痔炎消颗粒(片、胶囊)
蛭蛇通络胶囊
蛭芎胶囊
智托洁白丸(片)
中、长链脂肪乳注射液(C6 ~ 24)
中、长链脂肪乳注射液(C8 ~ 24)
中风安口服液
中风回春丸(片、胶囊)
中华跌打丸
中华肝灵胶囊(片)
中满分消丸
中药治疗
肿节风片(分散片、咀嚼片、胶囊、软胶囊、颗粒、滴丸、注射液)
肿瘤局部冷冻、激光和烧灼治疗
肿痛搽剂(凝胶、气雾剂)
肿痛气雾剂(搽剂、凝胶)
肿痛舒喷雾剂
肿痛外擦酊
仲景胃灵丸(片、胶囊)
众生胶囊(片)
众生丸(片、胶囊)
重感灵胶囊(片)
重酒石酸卡巴拉汀胶囊
重楼解毒酊
重组 B 亚单位/菌体霍乱疫苗(肠溶胶囊)
重组抗 CD25 人源化单克隆抗体注射液
重组牛碱性成纤维细胞生长因子滴眼液
重组牛碱性成纤维细胞生长因子凝胶
重组人 5 型腺病毒注射液
重组人白介素-2
重组人白细胞介素-11
重组人白细胞介素-2
重组人表皮生长因子滴眼液
重组人表皮生长因子凝胶
重组人表皮生长因子衍生物
重组人表皮生长因子衍生物滴眼液
重组人促红素
重组人促红素注射液
重组人促卵泡激素
重组人干扰素
重组人干扰素 α
重组人干扰素 α1
重组人干扰素 α1b
重组人干扰素 α1 滴眼液
重组人干扰素 α2
重组人干扰素 α2a
重组人干扰素 α2b
重组人干扰素 α2 滴眼液
重组人干扰素 α2 凝胶
重组人干扰素 α2 乳膏(软膏、凝胶、喷雾剂)
重组人干扰素 β
重组人干扰素 γ
重组人活化凝血因子Ⅶ
重组人甲状旁腺激素(1-34)
重组人粒细胞刺激因子
重组人粒细胞刺激因子注射液
重组人粒细胞巨噬细胞刺激因子
重组人绒促性素
重组人生长激素(注射液)
重组人血管内皮抑制素注射液
重组人血小板生成素
重组戊型肝炎疫苗(大肠埃希菌)
重组乙型肝炎疫苗
舟车丸
周公百岁酒
周氏回生丸
朱虎化瘀酊
朱砂安神丸
珠黄吹喉散
珠黄散
珠芽蓼止泻胶囊(颗粒)
珠子肝泰片(胶囊)
诸葛行军散
猪苓多糖(注射液)
猪源纤维蛋白黏合剂
竹沥达痰丸
竹沥合剂(片、胶囊、颗粒、膏)
逐瘀通脉胶囊
助消膏
注射用 12 种复合维生素
注射用阿莫西林钠氟氯西林钠
注射用阿莫西林钠舒巴坦钠
注射用阿奇霉素磷酸二氢钠
注射用艾司奥美拉唑钠
注射用氨苄西林钠舒巴坦钠
注射用氨酪酸
注射用氨磷汀
注射用氨曲南
注射用奥硝唑
注射用倍他米松磷酸钠
注射用比阿培南
注射用布美他尼
注射用醋酸亮丙瑞林微球
注射用丹参(丹参注射液)
注射用丹参多酚酸盐
注射用地塞米松磷酸钠
注射用地西他滨
注射用丁溴东莨菪碱
注射用恩夫韦肽
注射用二巯丁二钠
注射用蜂毒(冻干)
注射用夫西地酸钠
注射用呋脲苄青霉素钠
注射用呋脲苄西林钠
注射用氟氯西林钠
注射用氟罗沙星
注射用氟脲苷
注射用福美坦
注射用复方骨肽
注射用复方维生素(3)
注射用甘氨双唑钠
注射用肝水解肽
注射用葛根素
注射用骨瓜提取物
注射用骨肽
注射用果糖
注射用过氧化碳酰胺
注射用核黄素磷酸钠
注射用核糖核酸Ⅰ
注射用核糖核酸Ⅱ
注射用红花黄色素(红花黄色素氯化钠注射液)
注射用红色诺卡菌细胞壁骨架
注射用黄芪多糖
注射用肌氨肽苷
注射用己酮可可碱
注射用甲磺酸二氢麦角碱
注射用甲泼尼龙琥珀酸钠
注射用拉氧头孢钠
注射用两性霉素 B 脂质体
注射用硫酸长春地辛
注射用硫酸奈替米星
注射用硫酸软骨素
注射用硫酸头孢匹罗
注射用硫酸头孢噻利
注射用硫酸西索米星
注射用氯诺昔康
注射用洛铂
注射用美洛西林钠舒巴坦钠
注射用门冬氨酸洛美沙星
注射用糜蛋白酶
注射用奈达铂
注射用脑心康(冻干)
注射用尿激酶
注射用牛肺表面活性剂
注射用哌拉西林钠舒巴坦钠
注射用葡醛酸钠
注射用普罗碘铵
注射用普罗瑞林
注射用青霉素钠
注射用氢溴酸高乌甲素
注射用去甲斑蝥酸钠
注射用三磷酸腺苷二钠氯化镁
注射用三氧化二砷
注射用石杉碱甲
注射用鼠神经生长因子
注射用双黄连(双黄连注射液)
注射用双氯芬酸钠利多卡因